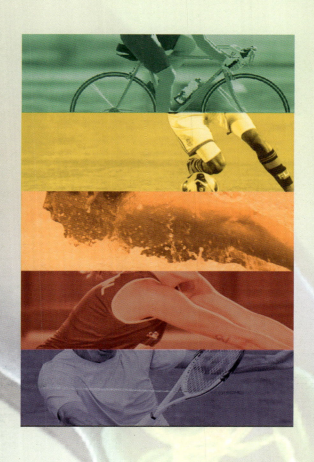

Lesões nos
Esportes

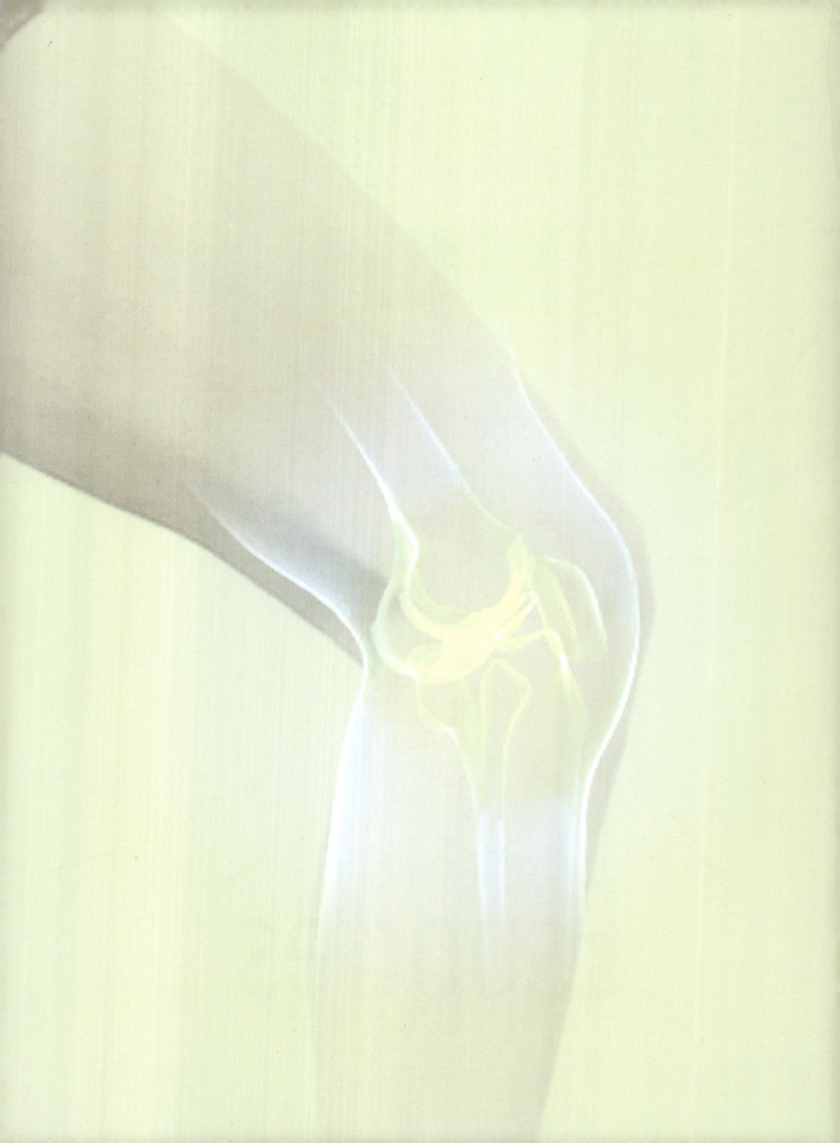

Lesões nos Esportes

DIAGNÓSTICO, PREVENÇÃO E TRATAMENTO

Moisés Cohen
Professor Titular e Chefe do Departamento de Ortopedia e Traumatologia da
Escola Paulista de Medicina da Universidade Federal de São Paulo (EPM-UNIFESP)
Professor Orientador do Curso de Pós-Graduação em Cirurgia Translacional da
Escola Paulista de Medicina da Universidade Federal de São Paulo (EPM-UNIFESP)

Rene Jorge Abdalla
Professor Livre-Docente do Departamento de Ortopedia e Traumatologia da
Escola Paulista de Medicina da Universidade Federal de São Paulo (EPM-UNIFESP)
Diretor do Instituto do Joelho – HCor

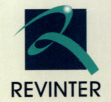

REVINTER

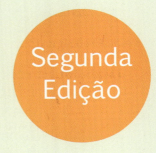

Segunda Edição

Lesões nos Esportes – Diagnóstico, Prevenção e Tratamento, Segunda Edição

Copyright © 2015 by Livraria e Editora Revinter Ltda.

Todos os direitos reservados.
É expressamente proibida a reprodução
deste livro, no seu todo ou em parte,
por quaisquer meios, sem o consentimento,
por escrito, da Editora.

ISBN 978-85-372-0606-5

CIP-BRASIL. CATALOGAÇÃO NA PUBLICAÇÃO
SINDICATO NACIONAL DOS EDITORES DE LIVROS, RJ

C76L
2. ed.
    Cohen, Moisés
        Lesões nos esportes/Moisés Cohen, Rene Jorge Abdalla. - 2. ed. - Rio de Janeiro: Revinter, 2015.
        il.

    Inclui bibliografia e índice
    ISBN 978-85-372-0606-5

    1. Medicina esportiva. I. Abdalla, Rene Jorge. II. Título.

14-16553   CDD: 617.1027
                                      CDU: 616-089.23

A precisão das indicações, as reações adversas e as relações de dosagem para as drogas citadas nesta obra podem sofrer alterações.
Solicitamos que o leitor reveja a farmacologia dos medicamentos aqui mencionados. A responsabilidade civil e criminal, perante terceiros e perante a Editora Revinter, sobre o conteúdo total desta obra, incluindo as ilustrações e autorizações/créditos correspondentes, é do(s) autor(es) da mesma.

Livraria e Editora REVINTER Ltda.
Rua do Matoso, 170 – Tijuca
20270-135 – Rio de Janeiro – RJ
Tel.: (21) 2563-9700 – Fax: (21) 2563-9701
livraria@revinter.com.br – www.revinter.com.br

DEDICATÓRIA

À Estelita, exemplo de esposa, mãe, avó e
minha amada companheira de todos os momentos.
Às minhas queridas filhas, Camila e Carina,
minhas assistentes que acreditam e espelham-se em meu trabalho.
Ao Artur e ao Joni, dois filhos queridos que a vida me presenteou.
Ao meu pequeno Pedro, a mais nova semente da família,
com quem vibro a cada dia.
Dedico esta obra a vocês.
Moisés Cohen

Às "Divas" da minha vida:
minha mãe Amélia Abdalla,
minha mãe de cor Luzia Liberato,
minha irmã Maria Helena.

Ao meu pai
Antonio Abdalla,
não tenho palavras ...
Rene Jorge Abdalla

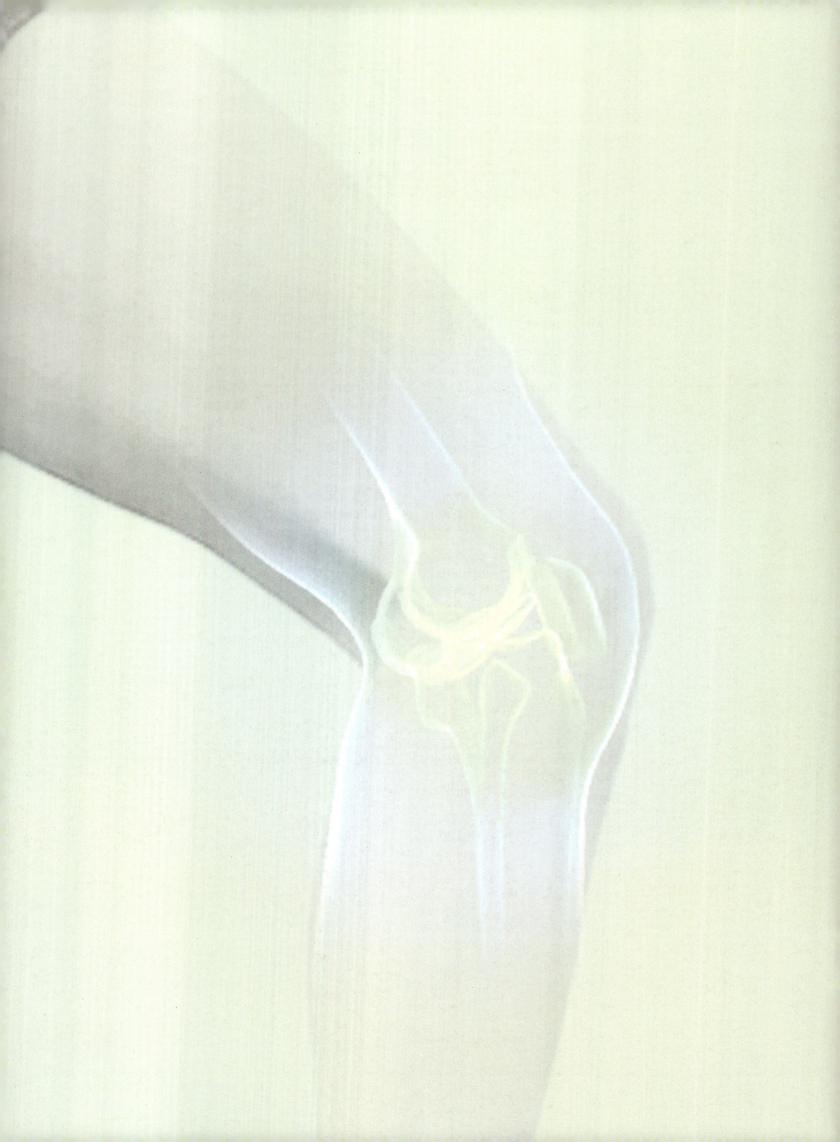

PREFÁCIO DA 2ª EDIÇÃO

Motivados pela ampla aceitação da primeira edição, que rapidamente se esgotou, e a necessidade de reimpressão, com grande satisfação, concluímos a segunda. Em relação à primeira versão, a segunda foi ampliada e revisada, com a adição de novos capítulos, estando, portanto, atualizada e mais completa, com ênfase em novas modalidades esportivas. Neste período de tempo, desde o lançamento da primeira edição, a Medicina Esportiva evoluiu muito em todos os seus aspectos e diretrizes e a intenção desta atualização foi acompanhar esta evolução e promover um *upgrade* em relação à primeira edição. Visamos a uma obra com sólidos fundamentos, objetivando criar uma ferramenta importante para consulta do médico envolvido com esporte em seu dia a dia.

Somos gratos aos nossos 180 Colaboradores, referências em suas respectivas áreas, que objetivaram, como na primeira edição, um linguajar simples e acessível a todos os profissionais envolvidos em medicina esportiva (médicos, fisioterapeutas, educadores físicos e outros). Grande parte dos membros do Departamento de Ortopedia e Traumatologia da UNIFESP participaram e apoiaram esta realização, associados a diversos outros colaboradores das mais diferentes instituições.

Não podemos deixar de mencionar as contribuições internacionais, Freddie Fu, James Tibone, René Verdonk, Mohit Bhandari, Johnny Huard, Russel F. Warren, Philippe Neyret, Timoti Heckman, João Espregueira-Mendes, nomes absolutamente conhecidos e ativos no âmbito da Medicina Esportiva, o que sem dúvida contribui para valorizar ainda mais o nosso livro.

Somos conscientes de que o conhecimento básico de anatomia, biomecânica, biologia, estatísticas e estudos randomizados são as linhas mestras para as decisões no tratamento das diversas patologias, dentro de um conceito de sempre obter as melhores evidências para a tomada de decisões.

O ponto-chave deste livro consiste em uma abordagem multidisciplinar, iniciando com ciências básicas, manifestações clínicas e seus respectivos tratamentos.

A primeira parte consiste em uma abordagem básica multidisciplinar, incluindo temas que são utilizados amplamente na prática da medicina esportiva.

A partir da segunda parte, são estudados todos os segmentos do aparelho locomotor com ênfase nas principais patologias, diagnóstico (incluindo exames complementares), tratamento, com grande ênfase nos programas de reabilitação.

Uma das maiores bênçãos é ter esta obra como produto de uma sólida e fraternal relação de amizade, respeito e afinidade, entre os autores *seniores*, cultivada há muitos anos e que culmina como privilégio ímpar na possibilidade de compartilharmos mais uma de nossas realizações.

Devemos agradecer aos nossos pais, esposa e filhos que, com certeza, incentivaram e de alguma forma participaram de todo este trabalho.

Finalmente, especial agradecimento à Editora Revinter, por tornar possível a realização deste sonho.

Moisés Cohen
Rene Jorge Abdalla

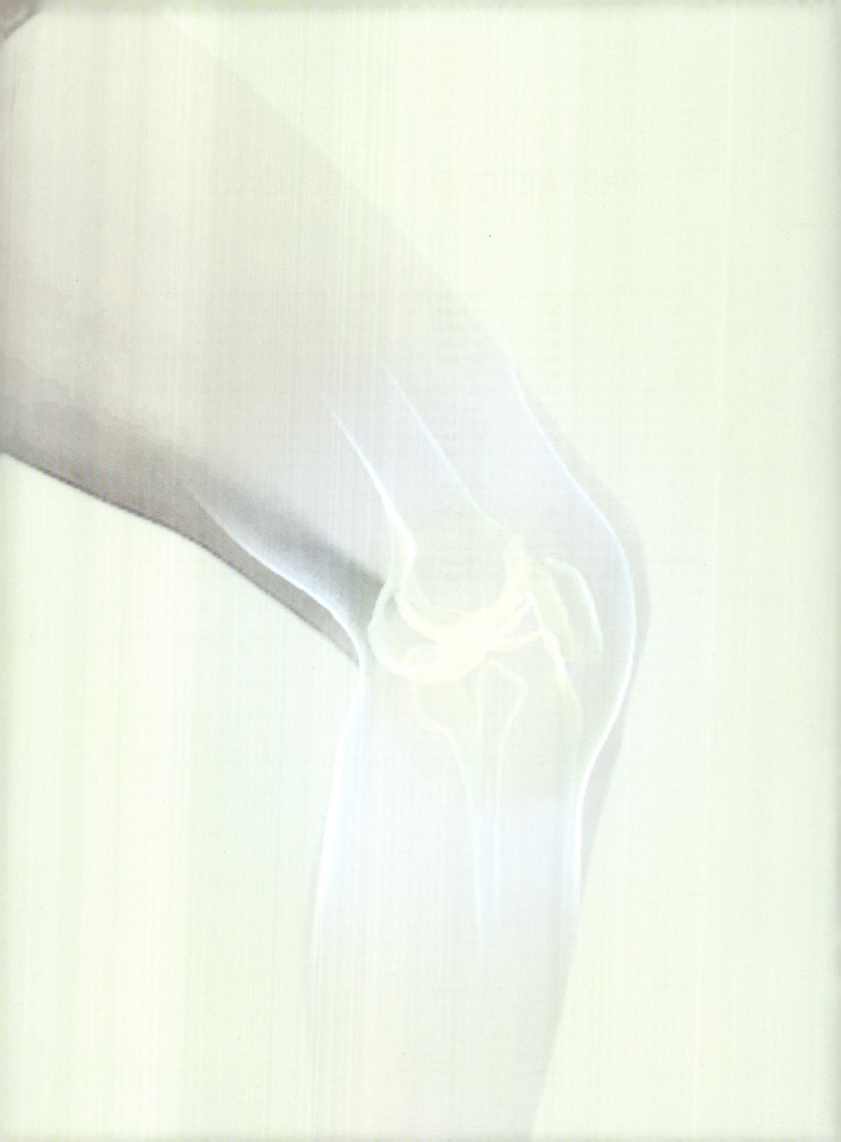

Milton Luiz Miszputen
Residência-Médica na UNIFESP
Research fellow no Departamento de Radiologia da University of California, San Diego
Médico-Radiologista Musculoesquelético
Membro do CETE

Mirtes Stancanelli
Nutricionista da Associação Atlética Ponte Preta, Bradesco Esporte e Educação, Vôlei AMIL de Campinas e Seleção Brasileira de Basquete
Mestrado em Biologia Funcional e Molecular (UNICAMP/2006)
Diretora do Grupo Minian – Educação e Qualidade de Vida

Mohit Bhandari
Mestrado, Doutorado, FRCSC
Departamento de Cirurgia Ortopédica, Universidade McMaster

Moin Khan
Mestrado
Departamento de Cirurgia Ortopédica, Universidade McMaster

Morgana de Sá Sottomaior
Especialista em Fisioterapia do Aparelho Locomotor no Esporte pelo Centro de Traumato-Ortopedia do Esporte (CETE) do Departamento de Ortopedia e Traumatologia da EPM-UNIFESP

Murilo Curtolo
Fisioterapeuta Graduado pela Universidade Federal de São Paulo – UNIFESP
Especialista em Fisioterapia no Esporte pelo Centro de Traumato-Ortopedia no Esporte (CETE) da Universidade Federal de São Paulo – UNIFESP
Mestrado em Ciências da Saúde pela Universidade Federal de São Paulo – UNIFESP

Nabil Ghorayeb, MD PhD
Cardiologista e Médico do Esporte
Presidente do DERC – Sociedade Brasileira de Cardiologia – Departamento de Ergometria, Exercício e Reabilitação Cardiovascular
Editor do Jornal da SBC, Cardiologia do Esporte – I Dante Pazzanese
Professor do Programa de Pós-Graduação em Cardiologia do IDPC-USP
Sport Check-up HCor – Hospital do Coração
Fellow ESC e da Sociedade Argentina de Cardiologia

Natália Tavares Gomes
Ginecologista e Obstetra pela Faculdade de Medicina do ABC
Pós-Graduanda do Setor de Ginecologia do Esporte da EPM-UNIFESP
Especializanda em Medicina Esportiva – CEFIT

Natanael Teixeira Alves de Sousa
Fisioterapeuta, Doutorando do Programa de Pós-Graduação em Reabilitação e Desempenho Funcional da Faculdade de Medicina de Ribeirão Preto da Universidade de São Paulo

Nathassia Eunice Gusmão Orestes
Pós-Graduada no Aparelho Locomotor no Esporte pela Universidade Federal de São Paulo – EPM-UNIFESP
Especializada em Reeducação Postural Global pelo Método Original Philippe Souchard
Graduada em Fisioterapia pelo Centro Universitário UNIFIEO

Nelson Astur Neto
Médico-Associado do Grupo de Coluna do Departamento de Ortopedia e Traumatologia – Pavilhão Fernandinho Simonsen da Santa Casa de São Paulo

Nuno Sevivas
Especialista da Saúde Atlântica – Clínica do Dragão FIFA Medical Centre of Excellence, Dom Henrique Research Center – Porto, Portugal

Ofer Levy
Senior Associate Physician in Medicine
Professor-Associado de Pediatria da Harvard Medical School

Olufemi R. Ayeni
Mestrado, MBA, FRCSC
Departamento de Cirurgia Ortopédica, Universidade McMaster

Patrícia Smith
Especialista em Medicina Esportiva
Médica do Instituto Dante Pazzanese de Cardiologia – Fundação Adib Jatene

Paulo Roberto de Queiroz Szeles
Especialização em Traumatologia do Esporte pelo Centro de Traumatologia do Esporte (CETE) da Universidade Federal de São Paulo (UNIFESP)
Especialização em Fisiologia do Exercício pelo Centro de Fisiologia do Exercício (CEFE) da Universidade Federal de São Paulo (UNIFESP)
Médico da Seleção Brasileira Adulta Feminina de Basquetebol (2008, 2009 e 2010)
Médico-Assistente do Centro de Traumatologia do Esporte (CETE/UNIFESP)

Paulo Santoro Belangero
Doutorado em Ortopedia e Traumatologia EPM-UNIFESP

Paulo Sérgio Martino Zogaib
Médico pela Escola Paulista de Medicina – 1982
Especialização em Fisiologia do Exercício pela Escola Paulista de Medicina – 1987
Especialização em Medicina Esportiva pela Escola Paulista de Medicina – 1990
Mestrado em Fisiologia do Exercício pela Escola Paulista de Medicina – 1991

Pedro Debieux
Médico-Ortopedista Especialista em Joelho pelo Departamento de Ortopedia e Traumatologia da Escola Paulista de Medicina (EPM-UNIFESP)
Membro Efetivo da ISAKOS (International Society of Arthroscopy, Knee Surgery and Orthopaedic Sports Medicine), SBOT (Sociedade Brasileira de Ortopedia e Traumatologia) e SBCJ (Sociedade Brasileira de Cirurgia do Joelho)

Pedro Varanda
Especialista da Saúde Atlântica – Clínica do Dragão FIFA Medical Centre of Excellence, Dom Henrique Research Center – Porto, Portugal

Peter Verdonk
Mestrado, Doutorado
Hospitais Monica da Antuérpia, Centro Ortopédico da Antuérpia

Philippe Neyret
Professor, Chef du Service de Chirurgie Orthopédique et Traumatologie, Groupement Hospitalier Lyon Nord – Lyon. France

Priscila Lourinho Sales Porto
Fisioterapeuta do Instituto de Tratamento da Coluna Vertebral e do Instituto Pilates
Especialista em Osteopatia e Fisioterapia Esportiva

Renato F. M. Lotufo†
Médico-Especialista em Medicina Esportiva e Fisiologia do Exercício pela EPM-UNIFESP
Consultor Científico do Centro de Fisiologia do Exercício (CEFE) da EPM-UNIFESP
Médico e Fisiologista do Sport Clube Corinthians Paulista
Coordenador do Setor de Medicina Esportiva do Instituto Cohen de Ortopedia, Reabilitação e Medicina do Esporte

René Verdonk
Mestrado, Doutorado
Universidade de Gante, Faculdade de Medicina

Ricardo Basile
Médico-Assistente do Grupo de Quadril Adulto da EPM-UNIFESP

Ricardo Contesini Francisco
Cardiologia com Ênfase em Cardiologia do Esporte, Atendimento em Medicina Esportiva e Clinica Médica
Clínica Médica pela Faculdade de Medicina do ABC
Cardiologia pela UNICAMP
Cardiologia do Esporte pelo Dante Pazzanese

Ricardo Guilherme Eid
Médico do Esporte
Membro da Sociedade Paulista de Medicina do Esporte e Exercício
Médico da Seleção Brasileira de Futebol Feminino
Médico da Academia Traffic de Futebol (Desportivo Brasil)
Médico do Centro Olímpico
Especialista em Concussão Cerebral no Esporte

Richard Eloin Liebano
Fisioterapeuta Graduado pela Pontifícia Universidade Católica de Campinas
Mestrado e Doutorado em Ciências pela Universidade Federal de São Paulo (UNIFESP)
Pós-Doutorado em Fisioterapia e Ciência da Reabilitação pela University of Iowa, Estados Unidos

Rinaldo Roberto de Jesus Guirro
Fisioterapeuta, Doutor em Ciências pela Faculdade de Odontologia de Piracicaba – UNICAMP
Professor do Curso de Graduação em Fisioterapia e do Programa de Pós-Graduação em Reabilitação e Desempenho Funcional da Faculdade de Medicina de Ribeirão Preto da Universidade de São Paulo

Roberto Dantas Queiroz
Médico-Assistente do Grupo de Quadril Adulto e do Centro de Traumato-Ortopedia do Esporte (CETE) do Departamento de Ortopedia e Traumatologia da EPM-UNIFESP
Chefe do Grupo de Quadril Adulto do Hospital do Servidor Público Estadual (IAMSPE)

Rodrigo Figueiredo
Especializando em Cirurgia do Joelho do Instituto Cohen

Rogério Teixeira Carvalho
Médico-Assistente do CETE/DOT-UNIFESP

Rogerio Teixeira da Silva
Mestrado em Ortopedia e Doutorado em Ciências pela UNIFESP
Membro do Conselho Consultivo da SBRATE
Presidente do NEO – Núcleo de Estudos em Esportes e Ortopedia

Rossman Prudente Cavalcante
Graduado em Educação Física (UNIFOR-CE)
Pós-Graduado em Treinamento Desportivo (FEFISO-SP)
Pós-Graduado em Saúde do Idoso (UECE-CE)
Mestrado em Saúde Pública com Área de Concentração em Epidemiologia (UFC-CE)
Professor da Graduação em Educação Física (UNIFOR-CE) e Pós-Graduação em Fisiologia do Exercício (UNIFOR-CE) e Treinamento Desportivo (UECE-CE)
Certificação Internacional FMS (Functional Movement Screen)
Diretor-Geral da Personal Care

Russel F. Warren
Chefe, Professor do Departamento de Cirurgia
Ortopédica do Hospital *Special Surgery* – New York, NY

Saulo Sadao Sano
Graduado em Fisioterapia pela Universidade Federal de São Carlos (UFSCar)
Pós-Graduado em Fisioterapia do Aparelho Locomotor no Esporte pelo Centro de Traumatologia do Esporte (CETE) – Universidade Federal de São Paulo (UNIFESP)
Fisioterapeuta-Assistente no Ambulatório de Joelho do Centro de Traumatologia do Esporte (CETE) – Universidade Federal de São Paulo (UNIFESP)

Sérgio Augusto Xavier
Médico-Benemérito da Confederação Brasileira de Voleibol
Médico da Federação Paulista de Voleibol
Team Doctor pela Federação Internacional de Voleibol
Médico das Equipes de Voleibol do SESI São Paulo

Sérgio Rocha Piedade
Professor Doutor, Coordenador de Medicina do Exercício e do Esporte FCM/UNICAMP

Sérgio Schubert
Ortopedista Especialista em Ombro
Membro da Sociedade Brasileira de Ortopedia e Traumatologia (SBOT)
Membro da Sociedade Brasileira de Cirurgia do Ombro e Cotovelo (SBCOC)
Membro da Sociedade Brasileira de Artroscopia e Traumatologia do Esporte (SBRATE)

Sheila Jean McNeill Ingham
Médica-Fisiatra
Mestrado em Pesquisa Clínica pela Universidade de Pittsburgh, EUA
Doutorado em Ciências pela EPM-UNIFESP
Pós-Doutorado pela Universidade de Pittsburgh, EUA

Silvia Gomyde Casseb
Ginecologista e Obstetra pela Faculdade de Medicina de Sorocaba (PUC-SP)
Pós-Graduanda do Setor de Ginecologia do Esporte da EPM-UNIFESP
Especialização em Medicina Esportiva – CEMAFE

Sintia Iole Belangero
Mestrado e Doutorado em Ciências pelo Programa de Pós-Graduação em Morfologia (Genética) da EPM-UNIFESP
Professora Adjunta da Disciplina de Genética do Departamento de Morfologia e Genética da EPM-UNIFESP
Coordenadora do Programa de Pós-Graduação em Biologia Estrutural e Funcional da EPM-UNIFESP

Tathiana Parmigiano
Mestrado em Ginecologia pela EPM-UNIFESP
Médica do Esporte pela Sociedade Brasileira de Medicina do Exercício e do Esporte
Coordenadora do Setor de Ginecologia do Esporte da EPM-UNIFESP pelo Departamento de Ginecologia e pela Disciplina de Medicina Esportiva – CETE/UNIFESP

Thatiana Carolina Schulze Goñi
Mestrado em Ciências da Saúde pela EPM-UNIFESP
Médica da Seleção Brasileira de Goalball

Thiago Fukuda
Pós-Doutorado *(Postdoct)* pela University of Southen California – USC (EUA)
Doutorado pela Universidade Federal de São Paulo – UNIFESP
Professor Adjunto da Irmandade da Santa Casa de Misericórdia de São Paulo – ISCMSP
Fisioterapeuta da Seleção Brasileira de Futebol Feminino
Diretor-Clínico da Rede O Joelho – Fisioterapia Especializada

Thiago Vilela Lemos
Fisioterapeuta *Moving* Tecnologias em Saúde
Mestrado em Fisioterapia e Doutorando em Ciências e Tecnologias em Saúde – UnB
Instrutor Internacional Credenciado pela Kinesio Taping Association Intenational
Docente da Universidade Estadual de Goiás e Universidade Salgado de Oliveira/GO

Timothy Heckman
Fisioterapeuta e Educador Físico do Cincinnati Sports Medicine and Orthopaedic Center
Co-Diretor e Consultor de Pesquisa da Reabilitação do Cincinnati Sports Medicine and Orthopaedic Centre

Timothy Lording
Médico-Ortopedista, Frankston Hospital, Hastings Rd, Frankston 3199, Victoria, Austrália

Vanessa Cristina Reis Palmieri
Especialista em Traumatologia e Ortopedia pela Universidade São Marcos/Instituto Cohen
Formação Internacional em Facilitação Neuromuscular Proprioceptiva (FNP) pela Internacional Proprioceptiva Neuromuscular Facilitation Association (IPNFA)
Fisioterapeuta do Instituto Cohen

Vitor Emer Egypto Rosa
Médico Pós-Graduando da Unidade Clínica de Valvopatias do Instituto do Coração do HCFMUSP
Médico da Unidade de Recuperação Cirúrgica do Instituto do Coração do HCFMUSP

Walter Manna Albertoni
Professor Titular Livre-Docente do Departamento de Ortopedia e Traumatologia da UNIFESP
Reitor da UNIFESP 2009-2013
Presidente da SBOT 2005
Membro Titular da Academia de Medicina de São Paulo

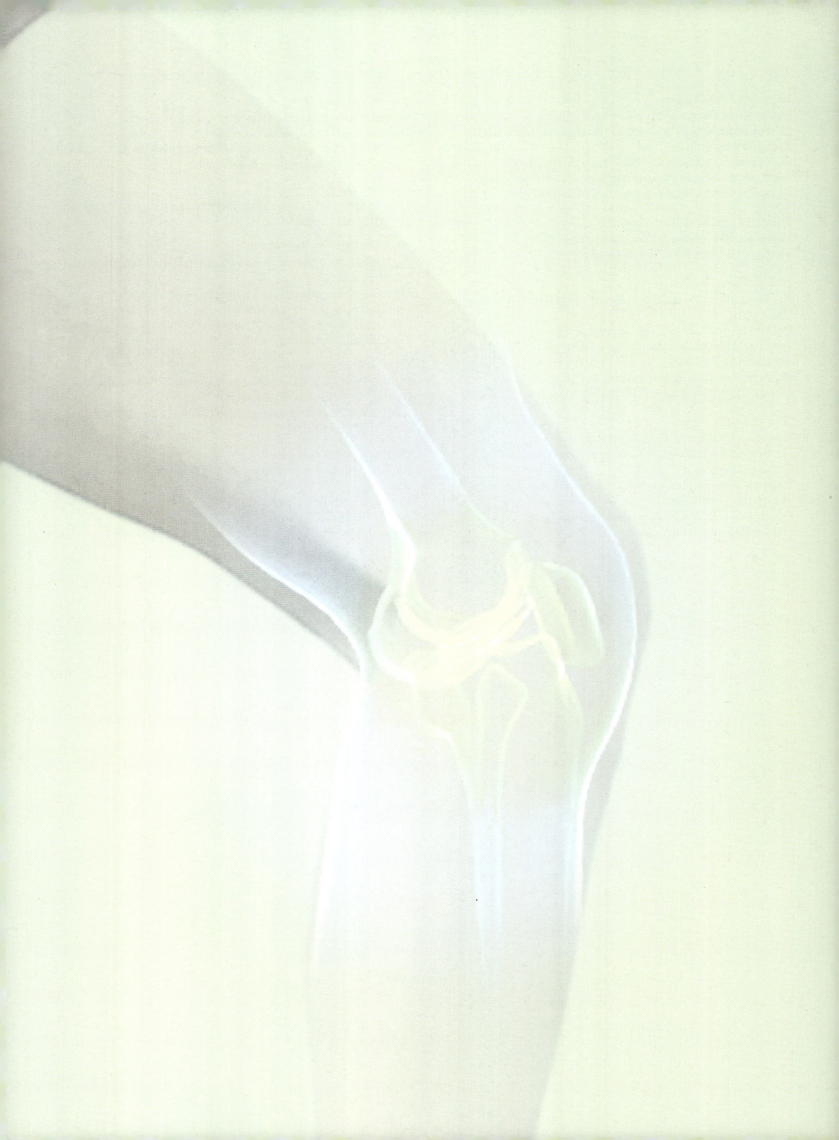

SUMÁRIO

PARTE I
BASES

1 MEDICINA BASEADA EM EVIDÊNCIAS NA MEDICINA ESPORTIVA ORTOPÉDICA – DESAFIOS E ESTRATÉGIAS 3
Moin Khan ■ Olufemi R. Ayeni ■ Mohit Bhandari

2 FISIOLOGIA DA ATIVIDADE FÍSICA 10
Paulo Sérgio Martino Zogaib

3 COMPOSIÇÃO CORPORAL 15
Fernando Carmelo Torres

4 NUTRIÇÃO E ATIVIDADE FÍSICA 27
Mirtes Stancanelli ■ Fernanda Lorenzi Lazarim

5 AVALIAÇÃO DO ATLETA 34
Leandro Santini Echenique ■ Japy Angelini Oliveira Filho

6 TERAPIA GENÉTICA 39
I Terapia Genética Aplicada À Lesão Esportiva .. 39
Sheila Jean McNeill Ingham ■ Freddie H. Fu ■ Johnny Huard

II Variantes Genéticas nas Lesões do Sistema Musculoesquelético em Atletas 45
Mariana Ferreira Leal ■ Sintia Iole Belangero

7 USO DO DOPING NO ESPORTE 57
Eduardo Henrique de Rose

8 ASPECTOS PSICOLÓGICOS DA LESÃO ESPORTIVA 63
Gustavo Korte

9 INFLUÊNCIA DO MEIO AMBIENTE SOBRE O EXERCÍCIO 77
Laíra Campêllo ■ Renato F. M. Lotufo†

10 TRÍADE DA MULHER ATLETA 87
Tathiana Parmigiano ■ Maíta Poli de Araujo
Silvia Gomyde Casseb ■ Natália Tavares Gomes

11 EXERCÍCIO FÍSICO NA TERCEIRA IDADE 96
Ricardo Contesini Francisco ■ Patrícia Smith
Nabil Ghorayeb

PARTE II
ANATOMIA FUNCIONAL, BIOMECÂNICA E SEMIOLOGIA APLICADAS AOS ESPORTES

12 COLUNA VERTEBRAL 103
Marcelo Wajchenberg ■ Eduardo Barros Puertas
Luciano Miller Reis Rodrigues

13 OMBRO 111
Benno Ejnisman ■ Bernardo Barcellos Terra

14 MÃO, PUNHO E COTOVELO – ANATOMIA FUNCIONAL, BIOMECÂNICA E SEMIOLOGIA ... 128
Walter Manna Albertoni ■ Flávio Faloppa
João Baptista Gomes dos Santos ■ Fábio Augusto Caporrino

15 QUADRIL 148
Edmílson Takehiro Takata ■ Ricardo Basile
Guilherme Guadagnini Falótico

16 JOELHO 159
Carlos Eduardo da Silveira Franciozi ■ Moisés Cohen
Rene Jorge Abdalla ■ Leonardo José Bernardes Albertoni

17 TORNOZELO E PÉ 176
Caio Augusto de Souza Nery ■ Fernando Cepollina Raduan
André Vitor Kerber Cavalcanti Lemos

18 MARCHA 194
Carla Chertman ■ Cibele Ramos Réssio

19 TESTES DE SALTO VERTICAL NO CONTROLE DO TREINAMENTO – RELAÇÕES COM O DESEMPENHO ESPORTIVO E LESÕES QUE ACOMETEM O APARELHO LOCOMOTOR 197
Irineu Loturco Filho

20 ARREMESSO 205
Benno Ejnisman ■ Carlos Vicente Andreoli

21 CHUTE 213
Moisés Cohen ■ Emerson Garms

PARTE III
PRIMEIROS SOCORROS NOS ESPORTES

22 EMERGÊNCIA CLÍNICA – MORTE SÚBITA EM ATLETAS 219
Flávio Tarasoutchi ▪ Vitor Emer Egypto Rosa

23 TRAUMATISMO CRANIOENCEFÁLICO 226
Ricardo Guilherme Eid

24 TRAUMATISMO DA COLUNA VERTEBRAL CERVICAL 236
Marcelo Wajchenberg ▪ Michel Kanas

25 TRAUMATISMO TORÁCICO 241
João Aléssio ▪ Juliano Perfeito

26 TRAUMATISMO ABDOMINAL 247
Fernando A. M. Herbella ▪ Jose Carlos Del Grande

PARTE IV
DIAGNÓSTICO POR IMAGEM

27 RADIOGRAFIA 251
Artur da Rocha Corrêa Fernandes ▪ Milton Luiz Miszputen
Júlio Brandão Guimarães

28 ULTRASSONOGRAFIA 255
Abdalla Skaf ▪ Mauro José Brandão da Costa

29 TOMOGRAFIA COMPUTADORIZADA 284
Milton Luiz Miszputen

30 RESSONÂNCIA MAGNÉTICA 288
Abdalla Skaf ▪ Francisco da Silva Maciel Júnior

31 MEDICINA NUCLEAR 292
Mario Luiz Vieira Castiglioni

PARTE V
REABILITAÇÃO NOS ESPORTES

32 RECURSOS FÍSICOS – ELETROTERMOFOTOTERAPIA 301
  I Fototerapia 301
  Carlos Eduardo Pinfildi

  II Estimulação Elétrica Nervosa Transcutânea (TENS) 311
  Richard Eloin Liebano ▪ Aline Fernanda Perez Machado

  III Corrente Interferencial 315
  Richard Eloin Liebano ▪ Juliana Barbosa Corrêa

  IV Estimulação Elétrica Neuromuscular 319
  Thiago Fukuda

  V Ultrassom Terapêutico 323
  Rinaldo Roberto de Jesus Guirro ▪ Almir Vieira Dibai Filho
  Hugo Evangelista Brandino ▪ Natanael Teixeira Alves de Sousa

  VI Iontoforese 348
  Carlos Eduardo Pinfildi ▪ Richard Eloin Liebano

  VII Crioterapia 351
  Alexandre Dias Lopes

33 PRINCÍPIOS DE REABILITAÇÃO NO ESPORTE ... 354
  I Flexibilidade e Amplitude de Movimento 354
  André Manrique Venturine ▪ Fabricio Franco Naves

  II Propriocepção 360
  Vanessa Cristina Reis Palmieri ▪ Fernando Junti Fujisaka

  III Hidroterapia no Esporte 373
  Karina da Silva Mano ▪ Morgana de Sá Sottomaior
  Fyllipi Fontes

  IV Avaliação Isocinética no Esporte 378
  Murilo Curtolo

  V Critérios de Retorno ao Esporte – Reconstrução do Ligamento Cruzado Anterior 383
  Marcelo Bannwart Santos

34 TÉCNICAS DE REABILITAÇÃO NO ESPORTE 393
  I Método Kinesio Taping® 393
  Thiago Vilela Lemos

  II Método Pilates 412
  José Helder Lima Verde Montenegro
  Larissa Mota Porto Fontenele ▪ Macelle Gomes Soares
  Priscila Lourinho Sales Porto

  III Reeducação Postural Global no Esporte 420
  Nathassia Eunice Gusmão Orestes

  IV Estabilização Lombopélvica (CORE) 432
  Carla Danielle Chagas ▪ Fabio Périssé

  V Terapia Manual 436
  Helcio Gongora

  VI Treinamento Funcional 447
  Rossman Prudente Cavalcante

PARTE VI
DIAGNÓSTICO E TRATAMENTO DAS LESÕES ORTOPÉDICAS NOS ESPORTES

35 COLUNA VERTEBRAL 455
Nelson Astur Neto ■ Michel Kanas
Délio Eulálio Martins ■ Marcelo Wajchenberg

36 OMBRO 465
I Ombro do Atleta 465
James E. Tibone ■ Brian Schultz

II Diagnóstico e Tratamento do Ombro 502
Benno Ejnisman ■ Carlos Vicente Andreoli
Eduardo Frota Carrera

III Instabilidade do Ombro 518
Benno Ejnisman ■ Bernardo Barcellos Terra
Guilherme Arce

IV Lesões SLAP 533
Gustavo Cará Monteiro

V Lesão do Manguito Rotador 537
Carlos Vicente Andreoli ■ Eduardo Antônio de Figueiredo

VI Lesões Ligamentares e Instabilidade Articular do Ombro – Luxação Acromioclavicular 544
Carina Cohen ■ Benno Ejnisman

VII Osteoartrose do Ombro 550
Benno Ejnisman ■ Ofer Levy ■ Paulo Santoro Belangero

VIII Ombro do Arremessador 554
Carlos Vicente Andreoli ■ Benno Ejnisman

IX Fraturas da Clavícula 560
Luiz Fernando Cocco

X Fraturas do Úmero Proximal 566
André Wajnsztejn ■ Luiz Fernando Cocco

XI Afecções Escapulotorácicas 576
Carlos Vicente Andreoli ■ Cassiano Diniz Carvalho
Benno Ejnisman

XII Reabilitação do Ombro do Atleta 584
Ligia Leme ■ Gisele Barbosa

37 COTOVELO 590
I Avaliação do Cotovelo por Imagem 590
Abdalla Skaf ■ Mauro José Brandão da Costa

II Lesões por Sobrecarga no Cotovelo 601
Carina Cohen ■ Bernardo Barcellos Terra

III Fraturas do Úmero Distal 606
Guilherme Boni ■ Fernando Baldy dos Reis
Luiz Fernando Cocco

IV Reabilitação nas Lesões Traumáticas do Cotovelo 612
Gisele Barbosa

V Luxações e Lesões Ligamentares do Cotovelo . 615
Bernardo Barcellos Terra ■ Carina Cohen

VI Epicondilite 627
Alberto de Castro Pochini ■ Benno Ejnisman
Cassiano Diniz Carvalho

VII Lesões Condrais 634
Carlos Vicente Andreoli ■ Diogo Esmeraldo Rolim

38 MÃO E PUNHO – DIAGNÓSTICO E TRATAMENTO 638
Fábio Augusto Caporrino ■ Fernando Travaglini Penteado
João Baptista Gomes dos Santos ■ Flávio Faloppa
Walter Manna Albertoni

39 PELVE E QUADRIL 652
I Diagnóstico e Tratamento 652
Roberto Dantas Queiroz ■ Guilherme Guadagnini Falótico

II Artroscopia do Quadril 665
Leandro Ejnisman

40 JOELHO 674
I Indicações e Técnicas do Uso de Enxertos Meniscais do Joelho 674
René Verdonk ■ Peter Verdonk ■ Karl F Almqvist

II Lesões Meniscais 679
Camila Cohen Kaleka ■ Pedro Debieux
Moisés Cohen ■ Rene Jorge Abdalla

III Tratamento Fisioterápico das Lesões Meniscais do Joelho 684
Fabio Conrado da Costa ■ Saulo Sadao Sano

IV Substitutos Meniscais: Implante de Menisco Poliuretano – Técnicas e Resultados . 693
René Verdonk ■ Peter Verdonk ■ Eva Lisa Heinrichs

V Lesão do Ligamento Cruzado Anterior ... 698
Camila Cohen Kaleka ■ Diego da Costa Astur
Pedro Debieux ■ Moisés Cohen ■ Rene Jorge Abdalla

VI Abordagem para a Reconstrução Anatômica Individualizada do Ligamento Cruzado Anterior – Visão Geral e Exemplos de Casos 708
James M. Bullock ■ Freddie H. Fu

VII Importância da Rotação na Ruptura do LCA no Futebol 714
Luís Silva ■ Alberto Monteiro ■ Nuno Sevivas
Pedro Varanda ■ Helder Pereira ■ João Espregueira-Mendes

VIII Ruptura Ligamentar em Pacientes Esqueleticamente Imaturos 718
Camila Cohen Kaleka ■ Diego da Costa Astur
Rene Jorge Abdalla ■ Moisés Cohen

IX Tratamento Fisioterápico das Lesões do Ligamento Cruzado Anterior (LCA) 725
Mauricio de Camargo Garcia

X Ligamento Cruzado Posterior 738
Rene Jorge Abdalla ■ Moisés Cohen
Carlos Eduardo da Silveira Franciozi

XI Assistência Fisioterapêutica nas Lesões do Ligamento Cruzado Posterior e na Reconstrução da Instabilidade Posterolateral . . 749
Andréa Forgas Sallum ■ Timoti Heckman
Rene Jorge Abdalla

XII Lesões Isoladas do Ligamento Cruzado Posterior (Contribuição Internacional) 755
Russel F. Warren ■ David A. Doward

XIII Lesões Ligamentares Colaterais do Joelho . . 760
Rene Jorge Abdalla ■ Moisés Cohen
Carlos Eduardo da Silveira Franciozi ■ Márcio de Castro Ferreira

XIV Síndrome Femoropatelar 768
Alexandre Pedro Nicolini ■ Bruno Dragone
Rogério Teixeira Carvalho ■ Mario Ferretti
Rene Jorge Abdalla ■ Moisés Cohen

XV Tratamento Fisioterápico das Lesões Femoropatelares do Joelho 776
Mauricio de Camargo Garcia ■ Herico Gomes

- **XVI Atividades Físicas × Artroplastias de Membros Inferiores** 779
  Márcio de Castro Ferreira ■ Sheila Jean McNeill Ingham
  Rene Jorge Abdalla

- **XVII Luxação Patelofemoral Episódica (LPFE)** ... 788
  Sérgio Rocha Piedade ■ Jonathan Robin
  Timothy Lording ■ Philippe Neyret

41 TORNOZELO E PÉ 792
- **I Lesões ligamentares do tornozelo e pé** 792
  Fernando Cepollina Raduan ■ Caio Augusto de Souza Nery

- **II Lesões Osteocondrais do Talo** 808
  Inacio Diogo Asaumi

- **III Tendinopatias do Pé e Tornozelo** 812
  Nacime Salomão Barbachan Mansur

42 LESÕES MUSCULARES E TENDINOSAS 822
- **I Tendinopatia Patelar** 822
  Diego da Costa Astur ■ Camila Cohen Kaleka
  Moisés Cohen

- **II Lesão Muscular** 828
  Diego da Costa Astur ■ Alberto de Castro Pochini
  Moisés Cohen

43 LESÕES TRAUMÁTICAS DAS CRIANÇAS NO ESPORTE 836
Fábio César Petri ■ Alexandre Francisco de Lourenço

44 FRATURAS POR ESTRESSE 849
André Wajnsztejn

45 IMPORTÂNCIA DO ESTUDO DA CARTILAGEM NO ESPORTE 855
Rogério Teixeira da Silva ■ Abdalla Skaf

SEÇÃO VII
LESÕES ESPECÍFICAS DOS ESPORTES

46 LESÕES NO FUTEBOL 867
Gustavo Gonçalves Arliani ■ Moisés Cohen

47 BASQUETE 871
Carlos Vicente Andreoli ■ Paulo Roberto de Queiroz Szeles
Felipe Tadiello

48 ATLETISMO 884
Cristiano Frota de Souza Laurino ■ Alberto de Castro Pochini

49 VOLEIBOL 906
Sérgio Augusto Xavier

50 LESÕES NO TÊNIS 912
Carlos Vicente Andreoli ■ Eduardo Antônio de Figueiredo
Paulo Santoro Belangero

51 GINÁSTICA EM ACADEMIA 920
Laíra Campêllo

52 MUSCULAÇÃO 928
Alberto de Castro Pochini ■ Emerson Garms
Fábio Augusto Caporrino

53 DANÇA 952
José Felipe Marion Alloza ■ Cristiano Frota de Souza Laurino
Eliana Santos

54 GINÁSTICA 958
Benno Ejnisman ■ Cassiano Diniz Carvalho

55 HANDEBOL 963
José Felipe Marion Alloza ■ Sheila Jean McNeill Ingham

56 BOXE 968
Emerson Garms ■ Ismael Vivacqua Neto

57 TRIATLO 975
Gustavo Magliocca ■ Carla Arnoni

58 BEISEBOL 978
Benno Ejnisman ■ Rogério Teixeira da Silva
Karina Mayumi Hatano

59 ARTES MARCIAIS 984
- **I Caratê e judô** 984
  Fábio César Petri

- **II MMA – Artes Marciais Mistas** 995
  Márcio Tannure ■ Flávio Cruz

60 ESPORTES AQUÁTICOS 1001
Sérgio Schubert ■ Bruno de Azevedo Barbalho
Carina Cohen

61 GOLFE 1010
Eduardo Benegas ■ Mauro Gracitelli

62 AUTOMOBILISMO 1019
Dino Antonio Oswaldo Altmann ■ Moisés Cohen

63 MERGULHO AUTÔNOMO RECREACIONAL ... 1025
Fábio Augusto Caporrino ■ Gabriel Ganme

64 ESPORTE DE AVENTURA 1040
Marco Antonio Ferreira Alves

65 ESPORTES A REMO 1055
Carlos Vicente Andreoli ■ Felipe Tadiello
Guilherme Marques Lima dos Santos

66 ESGRIMA 1065
Carlos Vicente Andreoli ■ Leonardo Pires

67 SURFE E WINDSURFE 1069
Gustavo Cará Monteiro

68 SKATE 1073
Diego da Costa Astur ■ Rodrigo Figueiredo

69 ESPORTES PARA AMPUTADOS 1077
Marco Antonio Guedes de S. Pinto

70 ESPORTES PARAOLÍMPICOS 1082
Giovanna Ignácio Subira Medina ■ Lucas Leite Ribeiro
Thatiana Carolina Schulze Goñi ■ Eiffel Tsuyoshi Dobashi

71 HIPISMO CLÁSSICO 1091
Marcos Korukian ■ Alex Titan Lima da Silva
Dan Carai Maia Viola

72 MOTOVELOCIDADE 1096
Marcos Korukian ■ Davi Gabriel Bellan

ÍNDICE REMISSIVO 1103

PARTE I

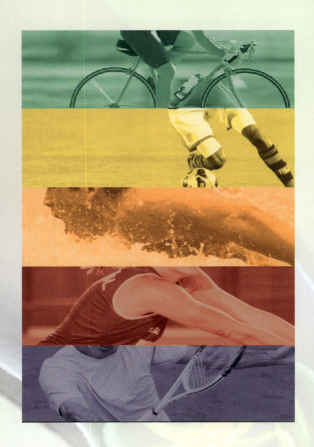

Bases

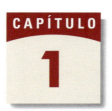

CAPÍTULO 1

MEDICINA BASEADA EM EVIDÊNCIAS NA MEDICINA ESPORTIVA ORTOPÉDICA – DESAFIOS E ESTRATÉGIAS

Moin Khan ■ Olufemi R. Ayeni ■ Mohit Bhandari

■ IMPORTÂNCIA DA MEDICINA BASEADA EM EVIDÊNCIAS NA MEDICINA ESPORTIVA ORTOPÉDICA

Introdução

Um dos maiores avanços médicos dos últimos 100 anos tem sido o desenvolvimento e foco na prática da medicina baseada em evidência (MBE).[1] O termo foi primeiramente desenvolvido e popularizado na Universidade McMaster na década de 1990 pelo Dr. Guyatt *et al.* como uma atitude de ceticismo informado para a aplicação de tecnologias de diagnóstico, terapêuticas e de prognóstico.[2,3]

A **MBE** enfatiza a importância da avaliação da pesquisa clínica, objetiva, combinada com a experiência clínica no desenvolvimento de um plano de tratamento adequado para cada paciente individualmente. Antes da referida mudança de paradigma considerava-se apropriado o desenvolvimento de uma compreensão da fisiopatologia atrás de um distúrbio ou doença e, em seguida, o fornecimento de uma intervenção para modificar ou interromper este processo.[4] No entanto, muitos estudos randomizados com controle (RCTs) mostraram, porém, que muitas dessas intervenções praticadas anteriormente, na verdade, aumentaram o risco aos pacientes.[5]

A medicina esportiva ortopédica é uma área que evolui rapidamente na cirurgia ortopédica com foco nos procedimentos minimamente invasivos para aumentar os resultados funcionais. Muitos pacientes são indivíduos saudáveis com uma forte motivação para retornar aos níveis anteriores de esporte e atividade. Esta motivação e vontade de melhorar a qualidade de vida vêm impulsionando a inovação na área com novos procedimentos e técnicas apresentados com frequência. Contudo, é essencial que tal inovação seja avaliada objetivamente, e por este motivo existe a oportunidade na medicina esportiva ortopédica para uma mudança de paradigma com relação a uma compreensão de diagnóstico aprimorada e gerenciamento de muitas condições da medicina esportiva ortopédica. A referida mudança exige uma compreensão dos princípios da medicina com base em evidências.

O desenvolvimento de uma hierarquia de evidência é combinado com uma compreensão de riscos particulares, benefícios e custos associados a uma intervenção particular dos conceitos fundamentais da **MBE**.[6]

Hierarquia de evidência

Muitas fontes podem constituir a evidência potencialmente disponível aos clínicos.[6] Segundo a opinião dos especialistas, os tamanhos limitados de amostras e deficiências na fabricação de inferências são geralmente considerados o nível mais baixo de evidência. Os amplos ensaios de controle aleatorizados, metodologicamente rigorosos, são considerados o nível mais elevado de evidência. Os estudos observacionais, incluindo estudos de caso-controle e de grupo, são classificados mais baixos, em seguida os ensaios de controle aleatorizados. As revisões sistemáticas e metanálise de amplos RCTs são geralmente consideradas as que constituem o nível mais elevado de evidência.[7]

Formando uma questão de pesquisa

A primeira e mais importante etapa na compreensão e pesquisa de um tópico é o desenvolvimento de uma questão focada, bem construída.[8] A questão deve ser diretamente relevante ao problema e deve ser formulada de modo que permita uma resposta precisa.[9] Cinco componentes foram sugeridos para a formulação de uma questão clínica, bem construída – "PICOT".

Paciente ou população

Especificar o grupo de pacientes que será explorado. Considerar as questões demográficas, como idade, gênero, doença e outros fatores, que possam ser clinicamente relevantes.

Intervenção

Especificar a intervenção, exposição ou manobra que está sendo avaliada. (p. ex., injeções de plasma rico em plaquetas, reparo artroscópico do manguito rotador etc.).

Intervenção de comparação

A intervenção deve ser avaliada em comparação a outra intervenção. Esta pode ser outra intervenção, outra exposição, tratamento placebo ou cuidado conservador.[8-10]

Resultado

Qual é o efeito que está sendo avaliado? O resultado pode ser classificado como uma medida de resultado primário ou secundário ou pode ser composto de muitos resultados, que é conhecido como uma medida de resultado composto. Idealmente as medidas de resultado devem ser importantes aos pacientes (ou seja, o retorno aos esportes melhora na função etc.).[8]

Tempo

É importante especificar em quanto tempo o resultado de interesse será avaliado.[8]

Praticando a medicina baseada em evidências

Em 1995, Haynes e Sackett resumiram as etapas principais da prática de MBE para clínicos e, por extensão, cirurgiões de medicina esportiva ortopédica:[11]

1. Identificar o problema e converter as informações necessárias em questões responsivas.
2. Pesquisar a literatura para artigos clínicos relevantes que permitam responder à questão.
3. Avaliar (avaliar criticamente) a evidência com relação à sua validade e aplicabilidade à questão clínica atual.
4. Aplicar a evidência avaliada ao contexto clínico e ao paciente?

Um exemplo clínico deste em andamento seria o caso de um senhor de 60 anos de idade, apresentando dor no joelho a um cirurgião ortopédico. Ele tem mudanças significativas de osteoartrite em seu joelho e veio com um relatório de MRI (imagem de ressonância magnética) sugerindo patologia Meniscal degenerativa concomitante. O médico, então, desenvolve uma questão com relação à eficácia do desbridamento Meniscal no cenário de mudanças de osteoartrite e sistematicamente pesquisa bases de dados *online*. Dois RCTs são encontrados para avaliar a eficácia da cirurgia artroscópica para osteoartrose do joelho.[12,13] Os estudos referem-se aos pacientes com patologia similar aos senhores que se apresentam ao consultório. Os resultados destes ensaios indicaram que os resultados seguintes da lavagem artroscópica ou desbridamento astroscópico não foram melhores que aqueles após um procedimento placebo ou terapia física.[12,13] O médico, então, avalia criticamente o estudo e encontra os resultados que serão aplicáveis e credivelmente procede ao gerenciamento não operativo, seguindo uma discussão da evidência com o paciente.

Para proporcionar o melhor cuidado aos pacientes é essencial que os cirurgiões ortopédicos combinem valores do paciente com recursos disponíveis e melhor evidência disponível. Reafirmando uma pesquisa recente de mais de 1.100 cirurgiões ortopédicos em todo o mundo indicou que a fonte mais confiável e preferível de informações para cirurgiões entrevistados era artigos de pesquisa científica.[14] Este capítulo resumirá a evidência atual disponível para cirurgiões na medicina esportiva ortopédica, bem como desafios para a realização de pesquisa de alta qualidade na área e estratégias para o aumento da qualidade da literatura com base em evidência disponível aos cirurgiões da medicina esportiva ortopédica.

■ EVIDÊNCIA ATUAL DISPONÍVEL NA MEDICINA ESPORTIVA ORTOPÉDICA

Um determinado número de estudos demonstrou que a literatura cirúrgica em geral, incluindo a literatura ortopédica, tem sido simples com relação aos dados de alta qualidade.[15] Os cirurgiões ortopédicos tradicionalmente têm contado com baixos níveis de evidências, incluindo estudos de caso. Estes são de natureza retrospectiva, falta um grupo de controle e em muitas ocasiões são publicados com coleta de dados incompletos e fornecem generalização pobre.[16]

Dado o recente foco para a medicina com base em evidências, números crescentes de RCTs têm sido realizados, entretanto, é estimado que menos de 3% dos estudos publicados na literatura ortopédica, que constituem ensaios de controle aleatorizados com aproximadamente 11% de toda a literatura publicada, está na evidência de nível 1.[17,18] Houve um esforço nos últimos anos para melhorar a qualidade da literatura disponível em revistas ortopédicas com grandes revistas, como a *Arthroscopy, The Journal of Bone and Joint Surgery (JBJS)*, Ortopedia Clínica e Pesquisa Relacionada (CORR) e *Acta Orthopaedica*, aumentando o foco na publicação de evidência de alta qualidade.[10]

A qualidade metodológica dos ensaios cirúrgicos ortopédicos foi avaliada em uma série de revisões sistemáticas. Chess *et al.* recentemente revisaram os RCTs publicados a partir de janeiro de 2006 a dezembro de 2010 nas principais revistas de ortopedia pelo fator de impacto. Duzentos e trinta e dois RCTs da Revista Americana de Medicina do Esporte; *Journal of Orthopaedic Research, JBJS, American; Spine Journal e Osteoarthritis e Cartilage* foram revistos e avaliados em 10 critérios relativos ao risco de viés. Mais de 50% dos RCTs publicados não cumpriram os critérios envolvendo as principais considerações metodológicas, incluindo randomização, sigilo de alocação, mascaramento e gerenciamento de perdas para acompanhamento e estudos cruzados.[19]

A apresentação de relatórios de qualidade é uma área que também tem recebido atenção significativa. Sem relatórios adequados da metodologia de estudo é difícil, se não impossível, para os médicos tomarem decisões informadas sobre o risco de viés presente nos estudos e, por extensão, implementação de conclusões de pesquisa na prática. A revisão de Chess *et al.*[19] descobriu que 42% dos estudos não relataram nas considerações metodológicas um impacto significativo sobre o potencial risco de viés presente no ensaio. Outras revisões sistemáticas encontraram resultados similares. Os ensaios ortopédicos realizados de 1988 a 2000 mostraram que a maioria dos ensaios publicados na JBJS não apresentou informações completas nos itens de qualidade metodológica como avaliados pela escala Detsky.[15,17] De modo similar, uma revisão de literatura relacionada com o cuidado de fratura demonstrou que menos de 70% dos RCTs ortopédicos não cumpriram nem metade dos critérios descritos na lista de controle CONSORT.[20]

A falta de evidências de alta qualidade e de informação não está restrita à ortopedia em geral e trauma. A medicina esportiva ortopédica também ficou para trás dos nossos colegas de medicina com relação à pesquisa de alta qualidade e relatórios transparentes dos métodos em ensaios de controle aleatorizados. A literatura da medicina esportiva ortopédica predominantemente mostrou que consiste em evidência níveis 3 e 4 com limitações identificadas, relacionadas com a concepção do estudo retrospectivo, falta de cálculos do tamanho de amostra, falta de mascaramento,[21] má apresentação de metodologia, acompanhamento breve ou incompleto e falta de reconhecimento ou discussão de limitações de estudo ou potenciais fontes de viés.[21-23]

Uma revisão sistemática recente, avaliando o estado atual da medicina com base em evidências tem destacado isto por uma revisão de estudos classificada como evidência de nível 1 nas cinco principais revistas de medicina esportiva.[24] A Revista Americana de Medicina do Esporte (AJSM), Revista Britânica de Medicina do Esporte (BJSM), *Medicine and Science in Sports and Exercise (MSSE), Arthroscopy: The Journal of Arthroscopic and Related Surgery (Arthroscopy)* e a versão Americana da JBJS foram revisadas de 2010 a 2012. Descobriu-se com a revisão que de 1.897 estudos publicados dentro daquele período de tempo, 119 ou 6,3% dos estudos foram ensaios de controle aleatorizados.[24]

Nos últimos 4 anos dos mais de 3.680 artigos publicados na Arthroscopy, uma pesquisa usando o filtro de pesquisa de alta sensibilidade da Cochrane para estudos de controle aleatorizados eram somente 27 RCTs. De modo similar na AJSM sobre os últimos 4 anos de mais de 1.500 publicações, aproximadamente 95 foram RCTs, destacando uma falta de evidência disponível de alta qualidade na literatura de medicina esportiva.

A maioria dos procedimentos artroscópicos realizados pelos cirurgiões de medicina esportiva é de joelho e ombro e, recentemente, houve, também, um aumento exponencial na artroscopia de quadril.[25-28] Centenas de milhares de procedimentos que são realizados anualmente com revisões ainda recentes de implicações econômicas significativas demonstraram que a evidência disponível relativa à avaliação de indicações, procedimentos específicos e resultados foi deficiente.[26,29]

Evidência atual na artroscopia de quadril

A artroscopia de quadril é comumente realizada para o tratamento de uma série de condições patológicas do quadril. Estas incluem, mas não estão limitadas à lágrima labral, síndrome mecânica, corpos soltos, anormalidades sinoviais, bem como as condições articulares extras.[30] Uma recente revisão sistemática sobre as fontes e qualidade da literatura disponível para artroscopia de quadril indicou que, contudo, houve um aumento de 5 vezes nas publicações relacionadas com os procedimentos artroscópicos de quadril de 2005 a 2010. Os estudos de níveis IV e V foram responsáveis por mais da metade da literatura disponível sem quaisquer estudos de controle aleatorizados identificados.[31] As indicações sobre o tratamento artroscópico da síndrome femoroacetabular – um procedimento cirúrgico relativamente recente, mas cada vez mais popular –, têm sido inconsistentes, como demonstrado em recentes revisões sistemáticas da literatura em como ter métodos de apresentação de resultados.[32-34] A gestão da patologia labral de quadril foi revista, e mais de 86% da literatura disponível com relação ao desbridamento, reparo ou reconstrução labral consiste em estudos de nível III.[35,36] De modo similar, as revisões das causas extra-articulares da síndrome de impacto do quadril, incluindo impacto do psoas, da subespinha e isquiofemoral são encontradas somente em séries de casos e dados de relatório de casos.[37] Estudos prospectivos avaliando a artroscopia de quadril são necessários para melhorar a nossa compreensão dos fatores prognósticos relacionados com os resultados de sucesso ou ineficazes em pacientes.[38]

Evidência atual na artroscopia de ombro

Desde a década de 1970, o tratamento artroscópico de várias condições patológicas do ombro tem sido realizado.[39] Os procedimentos mais comumente realizados referem-se à gestão da instabilidade do ombro, do impacto do ombro, lesões do manguito rotador ou remoção de corpos soltos. Houve melhora na qualidade metodológica da literatura relacionada com a cirurgia de ombro com um aumento nos estudos prospectivos, incluindo ensaios aleatorizados. Um reparo artroscópico em comparação à abertura do manguito rotador foi avaliado em uma revisão sistemática, consistindo principalmente em estudos de coorte retrospectivos de nível III e dada a heterogeneidade significativa e a má qualidade das apresentações de recomendações de uma técnica sobre a outra, foram incapazes de serem fornecidas.[40] Reparos do manguito rotador em fileira simples contra dupla não apresentaram benefício clínico em uma revisão de seis estudos, dos quais quatro foram ensaios de controle aleatorizados.[41] A descompressão subacromial concomitante com a cirurgia do manguito rotador foi avaliada em uma revisão sistemática de quatro ensaios de controle aleatorizados envolvendo 373 pacientes com falha de resultados agrupados para demonstrar diferença estatisticamente significativa entre os grupos.[42] A artroscopia, em comparação à gestão conservadora das luxações primárias de ombro, também tem sido uma área de controvérsia com uma revisão sistemática recente de 31 estudos, incluindo oito ensaios de controle aleatorizados, sugerindo uma falta de evidência para informar os médicos sobre a gestão ideal.[43] Contudo, este aumento nos RCTs está motivando limitações metodológicas significativas, bem como relatórios incompletos e tamanhos pequenos de amostra dificultam a informar os cirurgiões ortopédicos sobre as opções ideais de tratamento para várias patologias de ombro.[15]

Evidência atual na artroscopia de joelho

A cirurgia artroscópica do joelho é um dos procedimentos cirúrgicos ortopédicos mais comuns realizados. Em 2006 quase 1 milhão de procedimentos artroscópicos foram realizados no joelho nos Estados Unidos com números que aumentam anualmente.[26] Os procedimentos são comumente realizados para a gestão de patologia meniscal, reconstrução de ligamentos, avaliação e reparo de cartilagem e remoção de tecido sinovial inflamado.

Um dos procedimentos artroscópicos mais comuns é a meniscectomia particularmente no ajuste de tecidos meniscais degenerativos. Um número de RCTs recentes comparando procedimentos não operativos ou falsos à meniscectomia parcial tem mostrado pouco ou nenhum benefício em acompanhamento a curto e longo prazos, destacando a necessidade de seleção precisa de paciente.[44-46] A lavagem artroscópica também tem mostrado nenhum benefício no ajuste de mudanças avançadas de osteoartrite do joelho, mas ainda é um procedimento ortopédico comumente realizado.[12,13,47,48] Uma revisão destes RCTs recentes demonstra a presença de restrições metodológicas severas, que aumentam o risco de potencial viés nos resultados. Há uma necessidade de amplos ensaios futuros metodologicamente rigorosos para melhorar a nossa compreensão sobre as indicações e resultados para tais procedimentos cirúrgicos.

Na reconstrução do ligamento cruzado anterior (LCA), um número de RCTs e revisões sistemáticas foi realizado. A seleção do enxerto foi avaliada por Mohtadi et al. em uma revisão de 19 ensaios controlados, e quase aleatorizados. Embora inadequações metodológicas significativas tenham sido encontradas com ensaios inclusos relacionados com métodos inadequados de aleatorização, falta de mascaramento e avaliação incompleta de resultado, nenhuma diferença significativa entre o tendão patelar e autoenxertos de tendões do jarrete foi encontrada com relação aos resultados funcionais.[49] Há uma falta de ensaios clínicos avaliando as técnicas em conjunto simples ou duplo da posição de túnel e protocolos de reabilitação pós-operatória e ferramentas de avaliação de resultado.[50,51] Amplos ensaios de controle aleatorizados futuros são necessários para abordar essas questões a fim de proporcionar conclusões aos médicos para a gestão ideal do paciente.

A gestão dos defeitos de cartilagem e lesões tem sido uma área de interesse crescente na última década. Muitas técnicas cirúrgicas, incluindo microfratura, implante autólogo de condrócitos (ACI) e transplante de autoenxerto osteocondral (OATS), surgiram com uma série de relatórios recentes na literatura sobre as suas eficácias. Uma recente revisão sistemática na qualidade de apresentação de relatórios em pesquisa relacionada com a cartilagem descobriu que de 194 publicações de 2004 a 2012, mais de 70% dos estudos eram de evidência de nível IV. Apenas 8% dos estudos disponíveis foram considerados evidência de nível I. Os estudos foram avaliados utilizando a pontuação de metodologia Coleman (CMS) com uma pontuação de 100 indicando excelente qualidade metodológica, e uma pontuação menor que 55 indicando má qualidade metodológica. A pontuação média de todos os estudos relacionados com a cartilagem foi de 50.8 +/- 10 indicando má classificação. As RCTs foram avaliadas com a pontuação CONSORT, que destacou as principais deficiências metodológicas. Estas incluíram o mascaramento de profissional de saúde, mascaramento de participante, sigilo de alocação adequado, falta de registro do ensaio, determinação do tamanho de amostra ou discussão sobre a razão por trás da paragem antecipada de um ensaio para o benefício ou dano.[52] As limitações metodológicas com tais estudos dificultam a determinação de indicações ou procedimentos ideais relacionados com as técnicas de preservação de cartilagem.

As evidências atuais em medicina esportiva ortopédica relacionadas com a cirurgia artroscópica de joelho, ombro e quadril têm sido justas para os pobres, como discutido anteriormente. Apesar de não ser discutido em detalhes aqui, uma tendência similar existe em outras áreas de medicina esportiva, incluindo a cirurgia astroscópica do cotovelo e tornozelo.[53-55] Uma conclusão subjacente na maioria das revisões sobre o assunto indica que há uma necessidade de amplos ensaios de alta qualidade e relatórios completos de metodologias em ensaios da medicina esportiva ortopédica.

DESAFIOS À PESQUISA DE ALTA QUALIDADE NA MEDICINA ESPORTIVA ORTOPÉDICA

Há uma série de desafios para a produção de pesquisa de alta qualidade na cirurgia, que pode não ser encontrada em ensaios relacionados com as terapias médicas. Em ensaios cirúrgicos é frequentemente difícil realizar intervenções falsas, padronizar procedimentos para todos os cirurgiões, mascarar participantes e, em particular, o cirurgião, bem como lidar com a habilidade do profissional e potencial experiência diferencial.[56,57] No contexto da medicina esportiva ortopédica, algumas destas questões serão exploradas.

Gestão e avaliação de experiência na pesquisa de medicina esportiva

A cirurgia astroscópica, em particular, apresenta um desafio significativo por ser tecnicamente exigente. Nos RCTs envolvendo mais de um cirurgião comparando diferenças em diversos procedimentos, a experiência processual pode resultar em viés potencial nos resultados – conhecido como viés de experiência.[58] Além das questões relacionadas com a realização, os estudos também demonstraram viés potencial da convicção de um cirurgião no procedimento. Para gerenciar este tipo de viés, ensaios à base de especialistas foram desenvolvidos em que os pacientes são aleatorizados a um cirurgião que realiza um procedimento particular.[59] A documentação especializada tornou-se uma área de pesquisa e, apesar de muitos estudos sugerirem um mínimo de 10 procedimentos a serem realizados por especialização, uma série de estudos específicos da medicina esportiva demonstrou números significativamente maiores de casos necessários antes de a especialização ser obtida. Uma recente revisão sistemática por Hoppe et al. demonstrou reduções no tempo operacional e taxas de complicação quando os cirurgiões da medicina esportiva ortopédica completaram 30 procedimentos artroscópicos de quadril.[60] De modo similar, um estudo avaliando a concretização artroscópica do procedimento Laterjet – uns procedimentos artroscópicos avançados do ombro – que demonstrou que 15 casos foram necessários antes do tempo de operação, e complicações diminuíram. À medida que os casos foram concluídos, a satisfação do paciente e resultados funcionais melhoraram significativamente.[61] Resultados similares foram vistos em outros procedimentos astroscópicos envolvendo outras articulações, como o joelho.[62] A experiência e técnicas cirúrgicas continuam a melhorar e evoluir. As revisões anteriores de gestão artroscópica ou de abertura da instabilidade da glenoumeral encontraram resultados inferiores com procedimentos artroscópicos. A recente metanálise que avalia técnicas modernas e a melhor experiência com métodos artroscópicos documentou taxas de sucesso se não melhor com os procedimentos artroscópicos na comparação aos procedimentos cirúrgicos abertos.[63] Com o foco recente nos ensaios com base em experiências, a definição de experiência garante a atenção particularmente na área da medicina esportiva em casos de procedimentos de artroscopia tecnicamente desafiadores. Outras investigações com os estudos de curva adequados fornecerão informações adicionais para cirurgiões interessados na participação e realização de tais ensaios.

Gestão do efeito placebo

As intervenções cirúrgicas envolvem quantidades significativas de tensão e preparações por parte do paciente, o que pode levar a um forte efeito placebo. Após o procedimento, os pacientes geralmente terão expectativas significativas na melhoria da sintomatologia.[64] Os RCTs falsos envolvem anestésicos submetidos ao paciente e incisões na pele, entretanto, o procedimento cirúrgico inteiro não é realizado. Embora haja uma série de questões éticas envolvidas em tais ensaios, como consentimento informado e minimização de risco, a necessidade de mascarar adequadamente o paciente é um fator significativo, justificando tais projetos experimentais.[65] É fundamental em qualquer RCT que os pacientes estejam conscientes do tratamento recebido e que este é feito pelo mascaramento tanto do médico, quanto do paciente. Os ensaios cirúrgicos são, portanto, problemáticos, dado que é impossível mascarar o cirurgião, já que o cirurgião necessita enganar mais deliberadamente o paciente.[65] Um excelente exemplo de uma cirurgia falsa na área da medicina esportiva envolve um recente RCT por Sihvonen avaliando meniscectomia parcial versus a cirurgia falsa para a gestão das lesões meniscais degenerativas.[44] Os pacientes foram randomizados em dois braços de estudo: desbridamento artroscópico ou artroscopia diagnóstica do joelho. O estudo demonstrou nenhum benefício ao desbridamento Menescal artroscópico em comparação à cirurgia falsa.

Avaliação de resultado na medicina esportiva

Os avanços são comuns na medicina esportiva ortopédica e para avaliar e comparar o sucesso de novas intervenções é fundamental ter ferramentas de medição precisas e confiáveis. Existem dezenas de ferramentas de avaliação para várias articulações explorando os aspectos relacionados com a dor, função, qualidade de vida e outros resultados relevantes. Com este número esmagador de ferramentas de avaliação de resultados, é fundamental que um cirurgião de medicina esportiva ortopédica embarcando em um projeto conheça e pesquise a ferramenta de medição pretendida. As ferramentas de medição devem ser válidas (medir o que se pretende), confiáveis (consistência com a qual um resultado seja obtido dadas as medições repetidas) e responsivas a mudanças (capacidade de detectar mudança clinicamente importante). As revisões sistemáticas demonstraram grandes inconsistências nos relatórios de resultados para os diversos procedimentos da medicina esportiva e há uma necessidade de padronizar e melhorar o relatório de resultados.[33] Muitas ferramentas de medição foram designadas para um grupo em particular e não devem ser aplicadas em outros grupos. Por exemplo, a classificação da *Western Ontario McMaster Osteoarthritis Index (WOMAC)* foi designada para indivíduos mais velhos com doença artrítica e, quando usada em pacientes jovens submetidos à artroscopia de quadril, demonstra efeitos piso e teto e uma inabilidade para diferenciar entre resultados clinicamente significativos em indivíduos de funcionalidade maior.[66] Os desafios também existem com a avaliação de resultados por exame físico, uma vez que os resultados possam variar entre cirurgiões e até mesmo entre cirurgiões realizando exames em ocasiões diferentes. Muitos estudos definiram sucesso em termos de retorno ao esporte, entretanto, isto demonstrou ser problemático, uma vez que o nível de jogo não seja claro.[51] Futuras pesquisas para a padronização de medições de resultado e aplicação adequada às populações de pacientes, bem como uma análise rigorosa da confiabilidade, sensibilidade, validade e capacidade de resposta das ferramentas de medição, são necessárias para permitir que médicos analisem adequadamente os resultados cirúrgicos.

DESAFIOS PARA DIVULGAR EVIDÊNCIAS

Historicamente há uma má divulgação da melhor evidência disponível em prática dentro da comunidade médica. Mais de 10.000 novos RCTs são incluídos nas bases de dados *medline* a cada ano, criando uma situação em que os cirurgiões ortopédicos são requisitados a ler e avaliar muitos ensaios diariamente a critério de atualização com relação a novas pesquisas.[67] Uma série de estudos identificou uma lacuna significativa entre a melhor evidência e a prática na medicina em geral, bem como uma série de exemplos disto existe na medicina esportiva ortopédica.[68]

RCTs têm demonstrado uma falta de eficácia para a cirurgia artroscópica na configuração de osteoartrite significativa, entretanto, uma pesquisa recente dos cirurgiões ortopédicos da Europeia indicou que quase 2/3 dos entrevistados sentiram que os pacientes com osteoartrite e patologia Menescal seriam idealmente gerenciados com intervenção artroscópica.[12,13,69] Uma revisão dos procedimentos artroscópicos ambulatoriais realizados nos Estados Unidos constatou que a intervenção artroscópica foi amplamente realizada para osteoartrite, apesar de fortes evidências indicarem sua ineficácia nesta configuração. Dados os custos econômicos e sociais significativos da intervenção cirúrgica desnecessária, além disso, a educação é necessária para cirurgiões ortopédicos e estagiários sobre as melhores práticas.

Além de melhorar a compreensão e conscientização sobre a eficácia das opções de tratamento, há uma generalizada falta de entendimento entre os cirurgiões ortopédicos em relação à força da evidência sobre a qual as decisões de tratamento são embasadas. Uma pesquisa de cirurgiões ortopédicos holandeses descobriu que os cirurgiões enquanto positivos no sentido de incorporar o cuidado com base em evidências para a sua prática, muitos sentiram que não possuem entendimento suficiente da terminologia com base em evidências ou classificações para usá-la.[70] Uma pesquisa recente de 202 cirurgiões ortopédicos canadenses constatou que a maioria dos entrevistados não tinha conhecimento a respeito da qualidade de evidências disponíveis para o diagnóstico e tratamento do impacto femoroacetabular mesmo com várias revisões sistemáticas indicando evidências disponíveis de má qualidade.[31,32,71] Atualmente uma pesquisa internacional está sendo conduzida (*International Femoroacetabular Optimal Care impingement Update Survey – INFOCUS*) sobre as percepções dos cirurgiões ortopédicos na qualidade de evidências disponíveis com resultados preliminares inéditos de mais de 270 cirurgiões disponíveis para revisão. Quase 50% dos cirurgiões acreditam que as evidências disponíveis sobre o diagnóstico de FAI são de qualidade metodológica moderada a forte, apesar de a maioria dos dados disponíveis serem de evidência níveis IV e V.[31] A melhoria na educação dos cirurgiões esportivos ortopédicos sobre a avaliação crítica de novas pesquisas é necessária para melhorar a qualidade do cuidado entregue aos pacientes e traduz a ortopedia fundamentada em evidências no cuidado com base em evidências.

A análise de barreiras à mudança e implementação da prática com base em evidências tem demonstrado que os impedimentos podem ocorrer em fases diferentes no sistema de saúde.[72] A facilidade de implementação e compreensão de novas evidências tem demonstrado cumprir um papel importante na divulgação de novas opções de tratamento. Desafios podem ocorrer ao nível de prática, por exemplo, a implementação de novas técnicas pode resultar em restrições de tempo ou desincentivos financeiros, que podem desempenhar um papel importante na prática cirúrgica ocupacional. Todas as opiniões predominantes e treinamento prévio desempenham um papel na disposição de um cirurgião ortopédico para a prática de mudança com base em novas pesquisas. Isto pode ser composto por uma falta de certeza ou confiança na compreensão e avaliação da literatura ou novas diretrizes.[72] Algumas estratégias para a melhoria da prática fundamentada em evidências serão fornecidas na seguinte seção.

ESTRATÉGIAS PARA A MELHORA DA PRÁTICA BASEADA EM EVIDÊNCIAS NA MEDICINA ESPORTIVA

Existe uma série de barreiras potenciais à prática com base em evidências a qual necessita de soluções inovadoras para fornecer cirurgiões ortopédicos com as ferramentas necessárias para tomar decisões informadas sobre o cuidado ideal do paciente. A facilidade de acesso à evidência foi identificada como a barreira principal para a captação de novas evidências.[73] As situações em que o acesso à biblioteca ou à Internet para as revistas é restrito desestimulam médicos de buscarem respostas às consultas clínicas. A navegação ao corpo crescente de pesquisa é um desafio significativo aos médicos apesar da facilidade de acesso por meio de bases de dados eletrônicos, como Pubmed e Ovid.[74] As soluções também existem para médicos que podem ter dificuldade ou falta de tempo para avaliar de forma crítica a literatura. Por exemplo, a base de dados Cochrane de revisões sistemáticas fornece artigos de revisão de alta qualidade das melhores práticas aos médicos.[75] Recentemente, um serviço eletrônico "OrthoEvidence" (www.myorthoevidence.com) foi lançado para a especialidade ortopédica, o qual oferece literatura pré-avaliada, revisões e resumos das melhores práticas para cirurgiões, incluindo informações de subespecialidades relacionadas com a medicina esportiva ortopédica. Além disso, com base na literatura disponível, é necessário um foco maior para informar cirurgiões ortopédicos e estagiários sobre os princípios-chave com base em evidências para fornecer-lhes as ferramentas para a aprendizagem ao longo da vida e prática com base em evidências.

CONCLUSÃO

Este capítulo destaca como as evidências disponíveis na medicina esportiva ortopédica têm sido de qualidade baixa à moderada dominada por séries de casos e estudos de coorte. Números crescentes de RCTs estão sendo realizados, entretanto, é fundamental que a participação dos médicos e embarque em tais estudos forneçam divulgação metodológica completa para permitir a plena compreensão de riscos potenciais de viés presente nos resultados. Os desafios metodológicos têm sido discutidos juntamente com as soluções e áreas potenciais, que exigem uma investigação adicional dentro do contexto da medicina esportiva. As barreiras e os desafios para a divulgação e compreensão das melhores práticas foram destacados, e as estratégias foram apresentadas para melhorar o cuidado fornecido aos pacientes. Embora existam desafios, a medicina com base em evidências estabeleceu um novo paradigma que continua a ganhar impulso, prometendo um futuro brilhante para médicos que fornecem o melhor cuidado aos pacientes globalmente.

REFERÊNCIAS BIBLIOGRÁFICAS

1. Watts G. Let's pension off the "major breakthrough". *BMJ* 2007 Jan. 6;334(Suppl 1):s4.
2. Bhandari M, Jain AK. The need for evidence-based orthopedics. *Indian J Orthop* 2007 Jan.;41(1):3.
3. Guyatt G. Evidence-based medicine. *ACP J Club* 1991;114:(A-16).
4. Sackett DL, Rosenberg WM. The need for evidence-based medicine. *J R Soc Med* 1995 Nov.;88(11):620-24.
5. Morganroth J, Bigger Jr JT, Anderson JL. Treatment of ventricular arrhythmias by united states cardiologists: A survey before the cardiac arrhythmia suppression trial results were available. *Am J Cardiol* 1990 Jan.1;65(1):40-48.
6. Guyatt GH, Haynes RB, Jaeschke R, Cook D et al. Introduction: the philosophy of evidence-based medicine. In: Rennie D. Guyatt GH. (Eds.). *Users' guides to the medical literature: a manual of evidence-based clinical practice*. Chicago: American Medical Association, 2002.
7. Evans D. Hierarchy of evidence: a framework for ranking evidence evaluating healthcare interventions. *J Clin Nurs* 2003 Jan.;12(1):77-84.
8. Haynes RB. *Clinical epidemiology: how to do clinical practice research*. Philadelphia: Lippincott Williams & Wilkins, 2012.
9. Richardson W, Wilson M, Nishikawa J et al. The well-built clinical question: a key to evidence-based decisions. *ACP Journal Club* 1995;123:(A-12).
10. ISAKOS Scientific Committee, Audige L, Ayeni OR et al. A practical guide to research: Design, execution, and publication. *Arthroscopy* 2011 Apr.;27(4 Suppl):S1-112.

11. Haynes R SD. Purpose and procedure. *Evidence Based Medicine* 1995;1(2).
12. Moseley JB, O'Malley K, Petersen NJ et al. Arthroscopic surgery was not effective for relieving pain or improving function in osteoarthritis of the knee: commentary. *Evidence-Based Medicine* 2003 Mar./Apr.;8(2):56.
13. Kirkley A, Birmingham TB, Litchfield RB et al. A randomized trial of arthroscopic surgery for osteoarthritis of the knee. *N Engl J Med* 2008 Sept.11;359(11):1097-107.
14. Schulz AP, Jonsson A, Kasch R et al. Sources of information influencing decision-making in orthopaedic surgery – an international online survey of 1147 orthopaedic surgeons. *BMC Musculoskelet Disord* 2013 Mar. 14;14:96.
15. Bhandari M, Richards RR, Sprague S et al. The quality of reporting of randomized trials in the journal of bone and joint surgery from 1988 through 2000. *J Bone Joint Surg Am* 2002 Mar.;84-A(3):388-96.
16. Petrisor B, Bhandari M. The hierarchy of evidence: Levels and grades of recommendation. *Indian J Orthop* 2007 Jan.;41(1):11-15.
17. Chaudhry H, Mundi R, Singh I et al. How good is the orthopaedic literature? *Indian J Orthop* 2008 Apr.;42(2):144-49.
18. Obremskey WT, Pappas N, Attallah-Wasif E et al. Level of evidence in orthopaedic journals. *J Bone Joint Surg Am* 2005 Dec.;87(12):2632-38.
19. Chess LE, Gagnier J. Risk of bias of randomized controlled trials published in orthopaedic journals. *BMC Med Res Methodol* 2013 June 9;13:76.
20. Bhandari M, Guyatt GH, Lochner H et al. Application of the consolidated standards of reporting trials (CONSORT) in the fracture care literature. *J Bone Joint Surg Am* 2002 Mar.;84-A(3):485-89.
21. Karanicolas PJ, Bhandari M, Taromi B et al. Blinding of outcomes in trials of orthopaedic trauma: An opportunity to enhance the validity of clinical trials. *J Bone Joint Surg Am* 2008 May;90(5):1026-33.
22. Bowles RJ, Mauffrey C, Seligson D. Analysis of performance metrics reporting in papers comparing treatments or materials/devices in four important orthopaedic journals for the year 2009. *Injury* 2011 Dec.;42(12):1480-83.
23. Jakobsen RB, Engebretsen L, Slauterbeck JR. An analysis of the quality of cartilage repair studies. *J Bone Joint Surg Am* 2005 Oct.;87(10):2232-39.
24. Harris JD, Cvetanovich G, Erickson BJ et al. Current status of evidence-based sports medicine. *Arthroscopy* 2014 Mar.;30(3):362-71.
25. Cullen KA, Hall MJ, Golosinskiy A. Ambulatory surgery in the united states, 2006. *Natl Health Stat Report* 2009 Jan. 28;(11):1-25.
26. Kim S, Bosque J, Meehan JP et al. Increase in outpatient knee arthroscopy in the united states: a comparison of national surveys of ambulatory surgery, 1996 and 2006. *J Bone Joint Surg Am* 2011 June 1;93(11):994-1000.
27. Hip arthroscopy procedures to soar through 2013 [Internet]; c2009 [Citado em: 2 de maio de 2014]. Disponível em: <http://mrg.net/News-and-Events/Press-Releases/Hip-arthroscopy-procedures-to-soar-through-2013.aspx>
28. Colvin AC, Harrast J, Harner C. Trends in hip arthroscopy. *J Bone Joint Surg Am* 2012 Feb.15;94(4):e23.
29. Mather 3 RC, Koenig L, Kocher MS et al. Societal and economic impact of anterior cruciate ligament tears. *J Bone Joint Surg Am* 2013 Oct. 2;95(19):1751-59.
30. McCarthy JC, Lee JA. Hip arthroscopy: Indications, outcomes, and complications. *Instr Course Lect* 2006;55:301-8.
31. Ayeni OR, Chan K, Al-Asiri J et al. Sources and quality of literature addressing femoroacetabular impingement. *Knee Surg Sports Traumatol Arthrosc* 2013 Feb.;21(2):415-19.
32. Ayeni OR, Wong I, Chien T et al. Surgical indications for arthroscopic management of femoroacetabular impingement. *Arthroscopy* 2012 Aug.;28(8):1170-79.
33. Hetaimish BM, Khan M, Crouch S et al. Consistency of reported outcomes after arthroscopic management of femoroacetabular impingement. *Arthroscopy* 2013 Apr.;29(4):780-87.
34. Stevens MS, Legay DA, Glazebrook MA et al. The evidence for hip arthroscopy: grading the current indications. *Arthroscopy* 2010 Oct.;26(10):1370-83.
35. Ayeni OR, Adamich J, Farrokhyar F et al. Surgical management of labral tears during femoroacetabular impingement surgery: A systematic review. *Knee Surg Sports Traumatol Arthrosc* 2014 Apr.;22(4):756-62.
36. Ayeni OR, Alradwan H, de Sa D et al. The hip labrum reconstruction: Indications and outcomes—a systematic review. *Knee Surg Sports Traumatol Arthrosc* 2014 Apr.;22(4):737-43.
37. de Sa D, Alradwan H, Cargnelli S et al. Extra-articular hip impingement: A systematic review examining operative treatment of psoas, subspine, ischiofemoral, and greater trochanteric/pelvic impingement. *Arthroscopy* 2014 May 1.
38. Kowalczuk M, Bhandari M, Farrokhyar F et al. Complications following hip arthroscopy: A systematic review and meta-analysis. *Knee Surg Sports Traumatol Arthrosc* 2013 July;21(7):1669-75.
39. Strafford BB, Del Pizzo W. A historical review of shoulder arthroscopy. *Orthop Clin North Am* 1993 Jan.;24(1):1-4.
40. Nho SJ, Shindle MK, Sherman SL et al. Systematic review of arthroscopic rotator cuff repair and mini-open rotator cuff repair. *J Bone Joint Surg Am* 2007 Oct.;89(Suppl 3):127-36.
41. Saridakis P, Jones G. Outcomes of single-row and double-row arthroscopic rotator cuff repair: A systematic review. *J Bone Joint Surg Am* 2010 Mar.;92(3):732-42.
42. Chahal J, Mall N, MacDonald PB et al. The role of subacromial decompression in patients undergoing arthroscopic repair of full-thickness tears of the rotator cuff: a systematic review and meta-analysis. *Arthroscopy* 2012 May;28(5):720-27.
43. Longo UG, Loppini M, Rizzello G et al. Management of primary acute anterior shoulder dislocation: Systematic review and quantitative synthesis of the literature. *Arthroscopy* 2014 Apr.;30(4):506-22.
44. Sihvonen R, Paavola M, Malmivaara A et al. Finnish Degenerative Meniscal Lesion Study (FIDELITY) Group. Arthroscopic partial meniscectomy versus sham surgery for a degenerative meniscal tear. *N Engl J Med* 2013 Dec. 26;369(26):2515-24.
45. Katz JN, Losina E. Surgery versus physical therapy for meniscal tear and osteoarthritis. *N Engl J Med* 2013 Aug. 15;369(7):677-78.
46. Yim JH, Seon JK, Song EK et al. A comparative study of meniscectomy and nonoperative treatment for degenerative horizontal tears of the medial meniscus. *Am J Sports Med* 2013 July;41(7):1565-70.
47. Buchbinder R, Richards B, Harris I. Knee osteoarthritis and role for surgical intervention: Lessons learned from randomized clinical trials and population-based cohorts. *Curr Opin Rheumatol* 2014 Mar.;26(2):138-44.
48. Thorlund JB, Hare KB, Lohmander LS. Large increase in arthroscopic meniscus surgery in the middle-aged and older population in denmark from 2000 to 2011. *Acta Orthop* 2014 May 6.
49. Mohtadi NG, Chan DS, Dainty KN et al. Patellar tendon versus hamstring tendon autograft for anterior cruciate ligament rupture in adults. *Cochrane Database Syst Rev* 2011 Sept. 7;(9):CD005960.
50. van Eck CF, Schreiber VM, Mejia HA. "Anatomic" anterior cruciate ligament reconstruction: a systematic review of surgical techniques and reporting of surgical data. *Arthroscopy* 2010 Sept.;26 (9 Suppl):S2-12.
51. Ayeni OR, Evaniew N, Ogilvie R et al. Evidence-based practice to improve outcomes of anterior cruciate ligament reconstruction. *Clin Sports Med* 2013 Jan.;32(1):71-80.
52. Harris JD, Erickson BJ, Abrams GD et al. Methodologic quality of knee articular cartilage studies. *Arthroscopy* 2013 July;29(7):1243,1252.e5.
53. Yeoh KM, King GJ, Faber KJ et al. Evidence-based indications for elbow arthroscopy. *Arthroscopy* 2012 Feb.;28(2):272-82.
54. Glazebrook MA, Ganapathy V, Bridge MA et al. Evidence-based indications for ankle arthroscopy. *Arthroscopy* 2009 Dec.;25(12):1478-90.
55. Cychosz CC, Phisitkul P, Barg A et al. Foot and ankle tendoscopy: evidence-based recommendations. *Arthroscopy* 2014 June;30(6):755-65.
56. Boutron I, Moher D, Tugwell P et al. A checklist to evaluate a report of a nonpharmacological trial (CLEAR NPT) was developed using consensus. *J Clin Epidemiol* 2005 Dec.;58(12):1233-40.
57. Farrokhyar F, Karanicolas PJ, Thoma A et al. Randomized controlled trials of surgical interventions. *Ann Surg* 2010 Mar.;251(3):409-16.
58. Scholtes VA, Nijman TH, van Beers L et al. Emerging designs in orthopaedics: Expertise-based randomized controlled trials. *J Bone Joint Surg Am* 2012 July 18;94(Suppl 1):24-28.
59. Devereaux PJ, Bhandari M, Clarke M et al. Need for expertise based randomised controlled trials. *BMJ* 2005 Jan. 8;330(7482):88.

60. Hoppe DJ, de Sa D, Simunovic N et al. The learning curve for hip arthroscopy: a systematic review. *Arthroscopy* 2014 Mar.;30(3):389-97.
61. Castricini R, De Benedetto M, Orlando N et al. Arthroscopic latarjet procedure: analysis of the learning curve. *Musculoskelet Surg* 2013 June;97(Suppl 1):93-98.
62. Hodgins JL, Veillette C, Biau D et al. The knee arthroscopy learning curve: Quantitative assessment of surgical skills. *Arthroscopy* 2014 May;30(5):613-21.
63. Streubel PN, Krych AJ, Simone JP et al. Anterior glenohumeral instability: a pathology-based surgical treatment strategy. *J Am Acad Orthop Surg* 2014 May;22(5):283-94.
64. Sussman MD. Ethical requirements that must be met before the introduction of new procedures. *Clin Orthop Relat Res* 2000 Sept.;(378):15-22.
65. Dowrick AS, Bhandari M. Ethical issues in the design of randomized trials: To sham or not to sham. *J Bone Joint Surg Am* 2012 July 18;94(Suppl 1):7-10.
66. Mohtadi NG, Griffin DR, Pedersen ME et al. The development and validation of a self-administered quality-of-life outcome measure for young, active patients with symptomatic hip disease: The international hip outcome tool (iHOT-33). *Arthroscopy* 2012 May;28(5):595,605; quiz 606-10.e1.
67. Chassin MR. Is health care ready for six sigma quality? *Milbank Q* 1998;76(4):565-91, 510.
68. Bodenheimer T. The american health care system—the movement for improved quality in health care. *N Engl J Med* 1999 Feb.11;340(6):488-92.
69. Mayr HO, Rueschenschmidt M, Seil R et al. Indications for and results of arthroscopy in the arthritic knee: A european survey. *Int Orthop* 2013 July;37(7):1263-71.
70. Poolman RW, Sierevelt IN, Farrokhyar F et al. Perceptions and competence in evidence-based medicine: Are surgeons getting better? A questionnaire survey of members of the dutch orthopaedic association. *J Bone Joint Surg Am* 2007 Jan.;89(1):206-15.
71. Ayeni OR, Belzile EL, Musahl V et al. Results of the PeRception of femOroaCetabular impingEment by surgeons survey (PROCESS). *Knee Surg Sports Traumatol Arthrosc* 2014 Apr.;22(4):906-10.
72. Grol R, Grimshaw J. From best evidence to best practice: Effective implementation of change in patients' care. *Lancet* 2003 Oct.11;362(9391):1225-30.
73. Newman M, Papadopoulos I, Sigsworth J. Barriers to evidence-based practice. *Intensive Crit Care Nurs* 1998 Oct.;14(5):231-38.
74. Mundi R, Mundi S, Bhandari M. Evidence-based medicine: top ten things to know! *J Postgrad Med Edu Res* 2012;46(1):1-3.
75. Hussain N, Turvey S, Bhandari M. Keeping up with best evidence: What resources are available? *J Postgrad Med Edu Res* 2012;46(1):4-7.

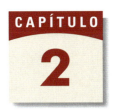

CAPÍTULO 2

FISIOLOGIA DA ATIVIDADE FÍSICA

Paulo Sérgio Martino Zogaib

■ INTRODUÇÃO

Este capítulo visa a estabelecer parâmetros fisiológicos para a avaliação, preparo e manutenção dos indivíduos que praticam atividade física.

Os exercícios físicos têm sido enaltecidos desde a Antiguidade como forma de preservar e melhorar a saúde e a qualidade de vida. Até o século XII, praticar exercícios não representava problema para a maioria das pessoas, já que os exercícios físicos vigorosos constituíam, geralmente, parte integrante da vida diária.

O homem dependia de sua capacidade física para a sobrevivência, na caça e na defesa de seu território. Entretanto, nas cidades modernas, industrializadas, a tecnologia eliminou, em grande parte, a necessidade de exercícios físicos no trabalho, no lar e no transporte. Essa diminuição da atividade física modificou, através do tempo, várias características do corpo humano, propiciando o aparecimento de novas doenças.

O homem atual, aos poucos, foi tomando consciência da necessidade de mudanças de hábitos, como melhoria da alimentação e aumento da atividade física.

Os efeitos decorrentes do treinamento físico foram amplamente estudados, e essas alterações, interpretadas como novas, porém nada mais são do que a recuperação das condições primitivas do corpo humano.

O treinamento físico, aeróbio, implica expor o organismo a uma carga de trabalho de intensidade, duração e frequência suficientes para modificar as funções para as quais se está treinando, ou seja, basicamente melhorar a aptidão do sistema de transporte de oxigênio. Um exercício que requer uma captação de oxigênio superior a 50% do consumo máximo de oxigênio, repetido 2 a 3 meias horas por semana, e envolvendo grandes massas musculares, pode proporcionar melhora gradativa da aptidão cardiorrespiratória e, consequentemente, da captação máxima de oxigênio, em indivíduos sedentários ou pacientes idosos.

Tal tipo de treinamento em indivíduos saudáveis leva a um melhor desempenho cardíaco, mesmo no trabalho submáximo, em que, para um mesmo débito cardíaco, temos um maior volume sistólico e uma menor frequência cardíaca do que em indivíduo saudável não treinado.

Além disso, no nível muscular, há aumento da capilarização, melhorando a irrigação e diminuindo a distância de difusão para o O_2 entre o sangue e a célula muscular. Alterações bioquímicas, levando a uma maior participação dos processos aeróbios de obtenção de energia, também podem ser observadas.

O treinamento anaeróbio implica expor os grupamentos musculares envolvidos no exercício a um esforço de alta intensidade e curta duração, produzindo, assim, mobilização dos sistemas anaeróbios de produção energética, que dependem dos compostos de fosfatos de alta energia (ATP-CP ou anaeróbio aláctico) e da glicólise anaeróbia, com consequente aumento de ácido láctico nos músculos e sangue (anaeróbio láctico).

O treinamento anaeróbio pode ser desenvolvido por meio de exercício dinâmico e por treinamento da força muscular. Esse treinamento implica hipertrofia dos músculos esqueléticos por aumento da síntese de proteínas miofibrilares e, consequentemente, dos filamentos contráteis de miofibrilas.

As respostas adaptativas a essas formas de treinamento são diferentes e, algumas vezes, antagônicas. Podem-se analisar essas alterações como ajustes agudos ao exercício e como adaptações crônicas aos treinamentos aeróbio e anaeróbio: bioquímicas, cardiocirculatórias, respiratórias, musculoesqueléticas, na composição corporal, psicológicas e relacionadas com as doenças e condições gerais (Quadro 1).

Como vimos, a atividade física tem o poder de modificar o organismo como um todo, dependendo do estímulo que lhe é imposto, variando conforme os objetivos da prática de exercícios.

- Prevenção de doenças.
- Manutenção de saúde.
- Reabilitação de doenças.
- Desempenho de alto nível.

■ AVALIAÇÃO DO ATLETA

O primeiro passo para a prescrição de um programa de condicionamento é a avaliação. Quanto maiores forem os conhecimentos sobre o indivíduo e sobre a modalidade ou os tipos de exercícios que serão praticados, melhores serão os resultados obtidos, diminuindo-se também os riscos de lesões. A avaliação tem como objetivo principal conhecer o indivíduo, detectando doenças e/ou limitações orgânicas e determinando com exatidão o grau de capacidade física em que ele se encontra, para então auxiliar na prescrição de exercícios individualizados, visando a suas necessidades e potencialidades.

O número de fatores envolvidos durante a prática da atividade física é grande, e sua identificação e controle são fundamentais. A avaliação deve levar em consideração todos estes fatores e procurar se adequar, sendo o mais específica possível. A Figura 1 mostra um resumo desses fatores.

Fatores somáticos

Devem ser respeitados, pois podem determinar limitações orgânicas ou induzir a avaliações e prescrições especiais. São aqueles que dizem respeito à individualidade:

- Idade.
- Estatura.
- Peso corporal.
- Sexo.
- Estado de saúde.

Quadro 1. Respostas adaptativas aos treinamentos aeróbio e anaeróbio

Bioquímicas aeróbias
- ↑ Conteúdo de mioglobina
- ↑ Oxidação do glicogênio
  - ↑ Nº e tamanho das mitocôndrias
  - ↑ Atividade do ciclo de Krebs
  - ↑ Reservas musculares de glicogênio
- ↑ Oxidação das gorduras
  - ↑ Disponibilidade – transporte – utilização
  - ↑ Reservas musculares

Bioquímicas anaeróbias
- ↑ Capacidade do sistema ATP-CP
  - ↑ Reservas de ATP-CP
  - ↑ Ressíntese de ATP-CP
- ↑ Capacidade glicolítica
  - ↑ Utilização de glicose e glicogênio
  - ↑ Remoção do ácido láctico

Cardiocirculatórias
- ■ Hipertrofia cardíaca
  - ↑ Cavidade ventricular (aeróbio)
  - ↑ Parede ventricular (anaeróbio)
- ↑ Tônus parassimpático (acetilcolina)
- ↓ Tônus simpático (adrenalina)
- ↑ Volume de ejeção
- ↑ Volume sanguíneo e na hemoglobina
- ↑ Irrigação do músculo cardíaco
- ↓ Pressão arterial
  - PA = Frequência cardíaca × Volume sistólico × Resistência periférica
  - ↓ Frequência cardíaca
  - ↓ Resistência periférica

Respiratórias
- ↑ Consumo máximo de oxigênio
- ↑ Ventilação pulmonar
- ↑ Limiar anaeróbio
- ↑ Eficiência respiratória
- ↑ Difusão alveolocapilar
- ↑ Volumes pulmonares

Musculoesqueléticas
- ■ Hipertrofia seletiva
  - ↑ Fibra do tipo I (aeróbio)
  - ↑ Fibra do tipo II (anaeróbio)
- ↑ Conteúdo enzimático
- ↑ Perfusão sanguínea
- ↑ Dif. A → VO_2 (Diferença arteriovenosa de oxigênio)

Composição corporal
- ↓ Gordura corporal total
- ↓ Colesterol e triglicerídeos
- ↓ Fração LDL do colesterol
- ↑ Fração HDL do colesterol
- ↑ Relação de massas magra e gorda
- ↑ Controle térmico
- ↑ Força dos ligamentos e tendões
- ↑ Incorporação de cálcio nos ossos

Psicológicas
- ■ Efeito relaxante
  - ↓ Tônus muscular (periférico)
  - ↑ Ondas alfa (central)
- ■ Efeito antidepressivo
  - ↓ Ansiedade
  - ↑ Betaendorfinas

Relacionadas com as doenças e condições gerais
- ↓ Fatores de risco da doença coronariana
- ↓ Hipertensão arterial
- ↓ Obesidade
- ↑ Controle do diabetes
- ↓ Crises de asma
- ↓ Osteoporose
- ↓ Ansiedade – depressão – estresse
- ↓ Doenças neuromusculares
- ↑ Condições materno-fetais
- ↑ Qualidade e no tempo de vida

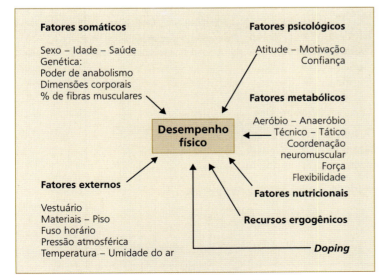

Figura 1. Fatores determinantes do desempenho físico.

Carga genética

Determina a aptidão física, os tipos de exercícios a que o indivíduo está mais apto, as proporções corporais e a expectativa de resposta ao programa de condicionamento.

Um bom exemplo é a estatura dos saltadores de altura. Os atletas mais altos obtêm vantagem, pois o seu centro de gravidade localiza-se mais próximo do sarrafo, tendo, portanto, uma distância menor a ser vencida.

Avaliação clínica*

Anamnese

- *Dados pessoais:* nome, idade, altura, peso, sexo, raça.
- *Antecedentes pessoais:* doenças, cirurgias, tratamentos etc.
- *Antecedentes familiares:* doenças, tratamentos, cirurgias etc.
- *História atual:* queixas, doenças, tratamentos etc.

*A avaliação clínica não deve esquecer as acuidades visual e auditiva, bem como uma avaliação odontológica.

Exame físico

- *Aspecto geral:* estado físico, coloração, respiração, sudorese etc.
- *Sinais e sintomas físicos:* pulso, temperatura, pressão arterial etc.
- *Exame dos diversos aparelhos:* cardiocirculatório, respiratório, locomotor, neurológico etc.
- *Exames complementares:* bioquímicos, eletrocardiograma de repouso, eletrocardiograma de esforço, ecocardiograma.

Fatores psicológicos

Interferem não somente na avaliação, bem como na evolução do condicionamento e nos objetivos alcançados:

- Postura psicológica.
- Atitude.
- Confiança.
- Motivação.

Fatores externos

- *Condições ambientais:* modificam os ajustes e as adaptações fisiológicas ao exercício, alterando os dados obtidos e a evolução do condicionamento.
    - Altitude.
    - Temperatura.
    - Umidade relativa do ar.
    - Grau de poluição.
    - Fuso horário.
- *Materiais utilizados:* modificam o desempenho e podem interferir na avaliação realizada.
    - Piso.
    - Vestuário.

Fatores nutricionais

Precisam ser identificados para a melhora do desempenho:

- Costumes individuais e regionais.
- Erros alimentares.
- Carências nutricionais.
- Composição corporal.

Fatores metabólicos

- Capacidade e potência dos sistemas de ressíntese de ATP (aeróbio e anaeróbio).

Vão ser influenciados por todos os outros fatores, bem como o grau de treinabilidade e os estímulos impostos ao organismo. A determinação desses fatores interfere na avaliação da aptidão física.

Avaliação da aptidão física

Avaliação aeróbia

Teste de consumo máximo de oxigênio (VO₂ máx.)

- Determinação do consumo máximo de oxigênio: medida direta através da análise dos gases expirados.
- Avaliação das interações entre o metabolismo de carboidratos (glicólise), lipídeos (betaoxidação) e proteínas, com acompanhamento do quociente respiratório.
- Fatores determinantes do consumo máximo de oxigênio: frequência cardíaca, volume de ejeção, diferença arteriovenosa de oxigênio.
- Fatores limitantes do consumo máximo de oxigênio: sistemas respiratório, circulatório e metabólico.

Teste de determinação do limiar anaeróbio (Lim. Anae.)

- Determinação do limiar anaeróbio:
    - Método direto: dosagem do ácido láctico sanguíneo (Fig. 2A).
    - Método ventilatório: equivalentes ventilatórios do oxigênio e do gás carbônico, ventilação pulmonar, quociente respiratório, frações expiradas de O_2 e CO_2 (Fig. 2B).

Estes testes visam ao conhecimento do sistema responsável pelas atividades de baixa intensidade e longa duração. Com a detecção do potencial máximo do indivíduo (VO_2máx.) e o grau de desenvolvimento atual (Lim. Anae.), determinam-se a intensidade de trabalho (Watts, Kpm, Km/h, Cal/h etc.), a frequência cardíaca de treinamento e a frequência cardíaca de recuperação. Esta avaliação é fundamental para a prescrição do treinamento, pois assim podemos determinar a sobrecarga ideal para cada um e o grau de solicitação da atividade específica.

Avaliação anaeróbia

Testes de determinação da potência e capacidade anaeróbias

- *Potência anaeróbia:* sistema do fosfagênio (ATP-CP).
- *Capacidade anaeróbia:* glicólise anaeróbia (sistema do ácido láctico).

Teste de Wingate

- Realizado em cicloergômetro, com duração de 30 segundos. A carga imposta varia entre 7,5 a 10% do peso corporal expressa em kp. Determina a potência média gerada (capacidade láctica), a potência máxima (potência aláctica) e o índice de fadiga.

Testes de impulsão vertical e horizontal

- Podem ser realizados com um salto, parado, em movimento etc.

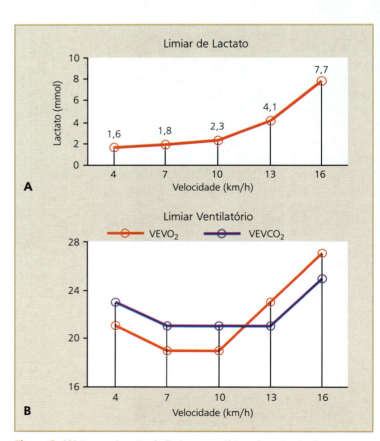

Figura 2. (A) Determinação do limiar anaeróbio pelo método direto, dosagem de lactato sanguíneo. Limiares de 2 e 4 mmol.
(B) Determinação dos limiares ventilatórios. Perda da linearidade dos equivalentes ventilatórios do oxigênio e do gás carbônico.

Testes de campo

- Teste de 30, 40, 50, 150, 250 m, 40 segundos, *sprint test* etc.
- Existe uma grande variedade de testes de campo. Eles devem ser aplicados segundo as especificidades do indivíduo e da modalidade. Os estímulos específicos determinam adaptações específicas, portanto, os testes de avaliação devem-se aproximar ao máximo da atividade praticada. A Figura 3 mostra os resultados comparativos entre um teste de Wingate e o teste de 250 m para jogadores de futebol. No teste de Wingate, realizado em bicicleta ergométrica, o jogador n° 1 tem um rendimento pior que o jogador n° 2 (Fig. 3A). Porém, quando o teste é mais específico, ou seja, realizado em campo de futebol, o jogador n° 1 demonstra um rendimento superior ao jogador n° 2 (Fig. 3B).

Testes de força e equilíbrio muscular

- Carga máxima dos diferentes grupamentos musculares.
- Relações entre agonistas e antagonistas.

Normalmente são realizados em equipamentos isocinéticos. A identificação de desvios da normalidade e de desequilíbrios musculares pode evitar lesões e melhorar o desempenho.

Estes testes fornecem informações sobre os sistemas responsáveis pelos exercícios de alta intensidade e curta duração. Detectam-se o potencial máximo, possíveis limitações e/ou predisposições a lesões e possibilitam a quantificação exata das cargas de trabalho.

Avaliação na atividade específica

Identificação dos sistemas energéticos envolvidos na atividade específica

- Medida do consumo de oxigênio durante a atividade específica.
- Medida da frequência cardíaca durante a atividade específica (Fig. 4).

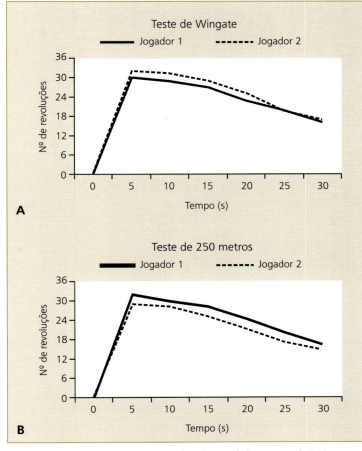

Figura 3. Comparação entre o teste de Wingate (**A**) e o teste de 250 metros (**B**) em jogadores de futebol.

Determinação do gasto calórico na atividade específica

- Medida do consumo de oxigênio durante a atividade específica.
- Medida da frequência cardíaca durante a atividade específica.

Visam ao conhecimento da sobrecarga imposta, durante a atividade específica, aos sistemas energéticos envolvidos e ao seu grau de contribuição. Analisam-se a influência de fatores externos e o comportamento do organismo em resposta aos diversos estímulos. Diferente da avaliação em laboratório, onde a carga de trabalho está sob controle, aqui se tem a situação real, e pode-se conhecer com exatidão como o organismo se comporta na atividade específica.

■ PREPARO PARA A ATIVIDADE ESPORTIVA

A preparação de um indivíduo para a prática de uma atividade esportiva deve ser global, ou seja, deve estimular todos os sistemas orgânicos, de modo que estes criem adaptações (descritas anteriormente) e melhorem o desempenho do organismo como um todo. Como vimos, o conhecimento das características individuais, suas potencialidades e seu grau de condicionamento é de suma importância. Porém somente isto não é suficiente para o sucesso de um programa de exercícios. É necessário que se conheçam também as particularidades da atividade específica, o tempo de duração, a intensidade, o grau de exigência dos sistemas metabólicos, os grupamentos musculares solicitados, os tipos de contrações musculares, os padrões de movimento e seu grau de precisão (coordenação neuromuscular), para que se possa montar um programa de exercícios que satisfaça essas exigências.

A metodologia do treinamento físico é muito variada, porém deve seguir os princípios fisiológicos. Podem-se dividir as adaptações fisiológicas em dois grandes grupos: centrais e periféricas.

As adaptações centrais são aquelas regidas pelo princípio da variabilidade, ou seja, diversos estímulos diferentes determinam as mesmas adaptações. Por exemplo, a melhora do sistema cardiocirculatório, como o aumento do volume sistólico, pode ocorrer no indivíduo que anda, corre, nada, pedala, faz ginástica aeróbia. Portanto, deve-se escolher o estímulo mais adequado, levando-se em consideração os objetivos da atividade física, a praticidade, o grau de treinabilidade, a aptidão e preferência individual e os fatores limitantes.

As adaptações periféricas seguem o princípio da especificidade, ou seja, estímulos específicos determinam adaptações específicas. Por exemplo, os ciclistas têm os membros inferiores muito mais bem preparados que os membros superiores.

A preparação para a atividade física deve, então, ser com base nas avaliações, conter um programa de condicionamento que abranja todas as necessidades do indivíduo e da atividade.

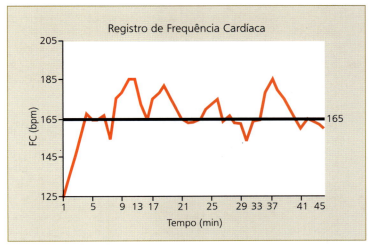

Figura 4. Registro da frequência cardíaca durante jogo de futebol. FC média = 167 bpm. FC do limiar anaeróbio determinado em esteira rolante = 165 bpm. FC máxima atingida = 185 bpm.

Alguns métodos de condicionamento separam as etapas de condicionamento geral (central) e localizado (específico), embora estudos fisiológicos demonstrem que essa separação não é necessária nem eficiente.

Um programa de condicionamento global, desde o início, parece ser o mais indicado. Pode-se alterar a proporção dos estímulos com o tempo. Por exemplo: logo no início do treinamento, a sobrecarga central corresponde a 80% do programa geral, enquanto que somente 20% visam às adaptações específicas. À medida que o programa evolui, estas proporções se alteram, satisfazendo as necessidades específicas.

■ MANUTENÇÃO

Mais uma vez, devem-se observar os objetivos da prática esportiva. A manutenção de indivíduo que faz atividade física preventiva ou como promotora de saúde segue preceitos totalmente distintos daquela de esportistas competitivos.

A sobrecarga imposta aos indivíduos que buscam saúde é muito mais leve, menos intensa e duradoura. Os riscos de lesões, tanto sistêmicas, como do aparelho locomotor, são mínimos. Portanto, a sobrecarga de manutenção também é menos intensa e mais fácil de ser controlada.

Os indivíduos que praticam esporte competitivo recebem uma sobrecarga muito alta, durante a competição, pois há a necessidade de um desempenho extremo. Essa sobrecarga leva o organismo a situações limítrofes entre o desempenho de alto nível e as lesões periféricas e centrais (supertreinamento). A manutenção desses indivíduos deve ser mais cuidadosa, dosando-se e controlando-se o treinamento em função dos estímulos recebidos durante a competição. Outra diferença entre esses dois indivíduos é que o atleta deve melhorar o seu desempenho indefinidamente, se possível, ao passo que o outro pode apenas mantê-lo.

O princípio da reversibilidade pode nos dar uma ideia da sobrecarga que deve ser imposta como fator de manutenção.

A potência aeróbia (consumo máximo de oxigênio) pode ser mantida com um treinamento a cada 7 dias, porém o conteúdo enzimático dos processos de oxidação já diminui em 3 dias de repouso, possibilitando a alteração da capacidade aeróbia.

A força máxima muscular também pode ser mantida com um treinamento a cada 7 dias, porém o conteúdo enzimático do processo glicolítico (anaeróbio láctico) e do sistema do fosfagênio (anaeróbio aláctico) também diminui com 3 dias de inatividade.

Diante disso, estabeleceu-se que um treinamento com sobrecarga leve, a cada 2 dias, seria suficiente para a manutenção do condicionamento físico. Se a sobrecarga imposta nesses dias for crescente, ocorre a melhora da condição física. Quando há necessidade de uma melhora muito grande, somente o aumento de sobrecarga diária não é suficiente, devendo-se aumentar o número de dias de atividade até cinco ou seis por semana.

■ BIBLIOGRAFIA

Åstrand PO, Rodahl K. *Tratado de fisiologia do exercício*. Rio de Janeiro: Guanabara, 1987.
Fox EL, Mathews DK. *Bases fisiológicas da educação física e dos desportos*. Rio de Janeiro: Interamericana, 1983.
Ghorayeb N, Barros T. *O Exercício – Preparação fisiológica, avaliação médica, aspectos especiais e preventivos*. São Paulo: Atheneu, 1999.
Harries M, Williams C, Stanish WD et al. *Oxford textbook of sports medicine*. Oxford: Oxford Medical, 1998.
McArdle WD, Katch FI, Katch VL. *Fisiologia do exercício – Energia, nutrição e desempenho humano*. Rio de Janeiro: Interamericana, 2003.
Powers SK, Edward T. *Exercise physiology – Theory and application to fitness and performance*. Howley: Brown & Benchmark, 1994.
Wilmore JH, Costill DL. *Physiology of sport and exercise*. Hardcover: Human Kinetics, 1994.

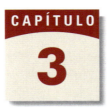

CAPÍTULO 3

COMPOSIÇÃO CORPORAL

Fernando Carmelo Torres

■ INTRODUÇÃO

É cada vez mais frequente a situação de abundância de oferta e facilidade de ingestão de calorias, associada a baixos níveis de atividade física diária. Com isso, um número crescente de indivíduos acaba apresentando um balanço energético positivo, com este excesso calórico sendo armazenado no organismo na forma de gordura.

O resultado é o progressivo avanço do sobrepeso e da obesidade, mundialmente, bem como de seus deletérios reflexos na vida das pessoas, atingindo diversos aspectos, desde dificuldade de inclusão e/ou discriminações social e profissional, a problemas de saúde (psicológicos e orgânicos). Há muito se sabe a alta correlação da obesidade com diversas patologias, como a hipertensão arterial crônica, o acidente vascular encefálico, a coronariopatia, o diabetes tipo 2, a hiperlipidemia, a síndrome metabólica e até certos tipos de câncer, faz com que o peso corporal seja uma das grandes preocupações da sociedade atual.[68] Já nos esportes, o desempenho atlético está frequentemente relacionado com condições adequadas de peso e estrutura corporais, que tragam uma adaptação melhor para a prática de cada modalidade.

Estes são alguns motivos que levaram a proposições do que poderia ser um peso "ideal", mas isto continua longe de atingir um consenso. É fácil entender que um peso sugerido como adequado para a saúde não necessariamente seria o melhor para a prática de uma determinada modalidade esportiva ou, ainda, não satisfazer os objetivos estéticos de uma pessoa. Acresça-se a tudo isso o fato de que, mesmo apresentando peso corporal similar, pessoas podem diferir nas quantidades de seus componentes, como músculos, ossos e gordura. Seja no âmbito da saúde ou esportivo, estas diferenças têm significativa relevância. A proporção de gordura e de musculatura, por exemplo, pode influir no desempenho físico, como também no aparecimento de patologias, como visto anteriormente.

Por isso, a necessidade da determinação dos componentes do peso corpóreo, pela estimativa da **composição corporal**, é de suma importância para uma melhor análise do mesmo e para que se evitem equívocos de interpretação. A composição corporal é um dos componentes da aptidão física que se relaciona com a saúde e também com o desempenho físico.[1]

■ MODELOS DE ANÁLISE DA COMPOSIÇÃO CORPORAL

A composição do organismo humano pode ser expressa de várias maneiras, existindo diferentes propostas de análise dos componentes corporais. Entre elas, a mais utilizada na prática é a do **modelo de dois compartimentos**, também chamado de clássico, elementar ou de dois componentes.

Nele, consideram-se os compartimentos **gorduroso (massa gorda – MG)** e **não gorduroso**. Vale lembrar que as versões utilizadas para definir estes componentes podem trazer dificuldades, pelas diferentes definições e terminologias utilizadas. Para expressar o que seria o componente não gorduroso, os termos **massa isenta (livre) de gordura** (MIG ou MLG) e **massa magra** (MM) comumente são usados como sinônimos, embora exibam diferenças conceituais entre si.

Conforme proposto inicialmente por Behnke et al.,[6] a MM englobaria, além dos componentes não gordurosos, uma pequena quantia de gordura, os chamados lipídios essenciais, assim denominados por serem necessários à manutenção das funções vitais. Já a MIG seria a massa corporal efetivamente sem nenhuma gordura. Portanto, os valores da MIG são sempre menores que os da MM, pois esta última corresponde à MIG acrescida de lipídios essenciais (cerca de 2 a 3% em homens e 5 a 8% em mulheres).[57] A dificuldade para se distinguir a gordura essencial da não essencial faz com que muitos autores adotem, como componentes destes dois compartimentos, a MIG e a MG, que serão os adotados neste capítulo.

Neste modelo, são adotados como pressupostos que as densidades de gordura e da MIG e seus componentes têm valores fixos para qualquer tipo de indivíduo (respectivamente, 0,901 g/cm³ e 1,10 g/cm³), aceitando-se que a MIG seja composta por proporções relativas constantes de água (73,8%), proteínas (19,4%) e minerais (6,8%).[12,77]

A seguir, serão discutidos os principais métodos de mensuração da composição corporal, incluindo as dificuldades técnicas e erros de interpretação.

■ MÉTODOS DE AVALIAÇÃO

Existem diversos métodos de determinação da composição corporal, que podem ser agrupados em procedimentos de avaliação:

- Direta: dissecção de cadáveres e extração lipídica.
- Indireta:
  - Laboratório – Ex.: densitometria, absorciometria radiológica de dupla energia, ressonância magnética, tomografia computadorizada, ultrassonografia, radiologia convencional, espectrometria de raios gama, ativação de nêutrons, excreção de creatinina, hidrometria.
  - Campo – Ex.: antropometria, bioimpedância elétrica, interactância de raios infravermelho, condutividade elétrica corporal total.

Avaliação direta

Possível somente em cadáveres, uma das técnicas deste método é a *dissecção* macroscópica dos componentes corporais. A outra, com alto nível de precisão, é a da **extração lipídica**, com a dissolução do corpo numa solução específica, identificando-se quimicamente os componentes gordurosos e os isentos de gordura presentes na mistura final. Essas avaliações, por sua óbvia inviabilidade de emprego, servem como padrão teórico e de referência para os demais métodos de estimativa da composição corporal.

Avaliação indireta – métodos de laboratório

Existem diversas técnicas de avaliação indireta laboratorial da composição corporal, com as mais utilizadas sendo:

- *Hidrodensitometria*: também denominada de pesagem hidrostática ou subaquática. Embora existam questionamentos, é considerada por muitos autores como "padrão ouro" (*gold standard*) de referência e validação de outros métodos.
- *Pletismografia*: seu uso é tido como promissor para ser um método referencial de validação.
- *DXA (dual-energy X-ray absorptiometry)*: outra técnica apresentada como potencial alternativa para a pesagem hidrostática é a absorciometria de raios X de dupla energia.

Pesagem hidrostática

O modelo de dois compartimentos serviu de base para este método. Esta técnica utiliza o princípio de Arquimedes, em que um corpo imerso em líquido recebe uma força contrária e igual ao peso da água deslocada. Como a gordura é menos densa que outras estruturas (especialmente ossos e músculos), ocupando um maior volume para uma mesma massa, provoca maior deslocamento do líquido e, portanto, origina maior flutuação (empuxo). Por isso, um indivíduo com mais gordura para uma mesma massa corporal pesará "menos" quando mergulhado em meio líquido.

Nesse processo, o avaliado, após ficar totalmente mergulhado, faz uma expiração forçada (procurando expelir a maior quantidade possível de ar dos pulmões), bloqueando na sequência a respiração por cerca de 5 a 10 segundos, para que o peso subaquático seja medido. São necessárias repetições do procedimento (podendo ser preciso de 6 a 10 vezes), pois envolve adaptação do avaliado ao protocolo e ao meio aquático.

A perda de peso do corpo submerso, corrigida pela densidade da água (varia conforme a temperatura), corresponde ao volume corporal. Por influir na flutuação, o volume de ar que sobra nos pulmões, após a expiração forçada (volume residual pulmonar – VR), deve ser considerado. A medida direta do VR, por equipamento espirométrico acoplado, é a melhor e mais precisa maneira de obtenção do mesmo. Recomenda-se que seja feita durante a aferição do peso submerso, mas a mensuração direta fora d'água do VR seja também aceita.

Equações de estimativa desse volume, embora facilitem o procedimento, aumentam bastante a probabilidade de desvios na determinação da densidade corporal (DC). Isto leva a um aumento importante do erro de mensuração, para cerca de 2,8 a 3,7% de gordura corporal (GC),[66] sendo desaconselhável o uso deste procedimento indireto para obtenção de VR. Não é possível medir o ar presente em outros locais do corpo, como nos seios paranasais e vísceras, mas esses têm influência bem menor na flutuação e, portanto, no resultado final, pois constituem um volume pequeno. A exceção é a quantidade de ar do trato gastrointestinal (estimada em 100 mL*) que, juntamente com o VR, deve ser subtraída do volume corporal na equação da DC.[45]

$$DC = PC/[(PC - PS)/Da] - (VR + 100*)$$

PC = Peso corporal; PS = peso submerso; Da = densidade da água; VR = volume pulmonar residual.

A DC é comumente convertida em porcentagem (%) de GC, por meio de equações matemáticas, com as duas mais conhecidas, derivadas do modelo de dois compartimentos, resultando em valores bastante próximos:[12,77]

$$\text{Porcentagem (\%) de GC} = [(4{,}95 : DC) - 4{,}5] \times 100$$
$$\text{(Siri, 1961)}[77]$$

$$\text{Porcentagem (\%) de GC} = [(4{,}57 : DC) - 4{,}142] \times 100$$
$$\text{(Brozek et al., 1963)}[12]$$

Embora tenha fidedignidade muito alta (r = 0,995)[82] e valores baixos de erro padrão de estimativa (EPE) para a % de GC (cerca de 0,8 a 1,2%),[5,60] sendo considerada por muitos autores como padrão de referência (*gold standard*), a hidrodensitometria pode levar a alguns erros inerentes ao método. As equações mais comumente usadas para converter DC em porcentagem de GC, como as vistas acima, são fundamentadas no modelo de dois compartimentos e, portanto, pressupõem densidades constantes de MG e de MIG. No entanto, existem fatores que podem ter influência nesses componentes, como o sexo, a etnia, as fases de crescimento (maturação e envelhecimento), o nível de atividade física e a própria taxa de GC (p. ex., anoréxicos e obesos).

Por este motivo, pesquisadores têm sugerido outras equações para determinadas populações, cujas características se distanciam destas suposições preestabelecidas.[45] Cabe lembrar que até dentro de um grupo de mesma idade, sexo e etnia, a densidade da MIG ainda pode variar. Portanto, a adoção de uma única fórmula para se estabelecer a porcentagem de GC, em qualquer tipo de população, pode levar a erros sistemáticos.

Na tentativa de melhorar esta estimativa, foram criadas fórmulas de predição da porcentagem de GC que procuram levar em conta algumas destas características populacionais. Para isso, modelos multicompartimentais podem ser utilizados para identificar os componentes da MIG, especialmente as suas proporções de água, mineral ósseo e proteínas, cujas possíveis variações interferem na densidade deste componente (adotada como fixa no modelo de dois componentes) e, consequentemente, no grau de erro.[45]

Por exigir pessoal técnico especializado, usar um equipamento muito grande e caro, ser um procedimento complicado e demorado (para iniciantes, no total, a medida de VR pode chegar a 10-15 minutos, e a pesagem subaquática, a 20-30 minutos), além da resistência de alguns avaliados em executar o processo de submersão e da exposição corporal que o procedimento naturalmente necessita, já que a pessoa deve estar em traje de banho mínimo, torna-se um método de aplicação restrita.

Pletismografia

A pletismografia de deslocamento de ar é uma técnica dispendiosa e que, de modo semelhante à pesagem hidrostática, também exige certa exposição do corpo. No entanto, comparada ao procedimento anterior, é mais fácil e rápida (podendo durar cerca de 5 a 10 minutos) e exige mínima cooperação do avaliado.

O equipamento, comercialmente conhecido como Bod Pod®, em formato ovalado, é bem mais confortável para o avaliado que a hidrodensitometria, mas tem preço alto. Ele é composto por uma câmara frontal com um visor superior, onde o avaliado fica sentado, e de outra câmara traseira. O deslocamento de ar, provocado pela entrada do avaliado na câmara da frente, origina variações internas de volume e de pressão de ar, que são transmitidas para o outro compartimento, por meio de um diafragma oscilante, existente na parede divisória entre as câmaras, causando alterações nos volumes e pressões iniciais das mesmas. O princípio básico utilizado é a lei de Boyle, que estabelece que, a uma temperatura constante, volume e pressão de gases são inversamente relacionados.

É aplicado um conceito semelhante ao usado na hidrodensitometria, de que massas iguais de gordura e de MIG têm volumes distintos, com a GC ocupando um espaço maior. A diferença é que, neste aparelho, o avaliado deslocará uma quantidade maior ou menor de ar previamente existente na câmara, cujo volume é conhecido, dependendo da proporção dos dois citados componentes corporais.

Diferentemente da pesagem subaquática, não há necessidade da medida do VR, para a obtenção do volume corporal. A pessoa ventila normalmente, por alguns ciclos respiratórios, dentro de um circuito de ar acoplado ao pletismógrafo, para avaliar o volume de ar pulmonar em expiração média, que será descontado do cálculo do volume corporal. Todos estes dados servem de parâmetro para análises computadorizadas de estimativa da DC e, finalmente, da estimativa da porcentagem de GC, por meio de equações presentes no seu *software*.

Pesquisadores,[64] analisando este método, tendo como referência a pesagem hidrostática, encontraram uma equação de regressão sem diferença estatística (r^2 = 0,93 e EPE de 1,81% de GC). Estudos comparando o Bod Pod® e a pesagem hidrostática com modelos de dois componentes mostraram que ambos podem ser considerados semelhantes na predição da porcentagem de GC.[30]

Não obstante existirem pesquisas mostrando valores próximos entre as medidas da DC média, feitas por pesagem subaquática e Bod Pod®, alguns estudos têm apresentado resultados controversos, com diferenças estatisticamente significativas nos resultados da DC entre estes dois métodos, com super ou subestimativas sistemáticas, em adultos e crianças.[21,24,50,56,65,80] Em 12 trabalhos revisados por Fields *et al.*[29], comparando estas duas técnicas, cinco não tiveram diferenças significativas entre elas, para as médias de porcentagem de GC, sendo que, nos outros sete estudos restantes, onde foi encontrada significância, cinco tiveram porcentagem de GC maior no Bod Pod® e dois deles na hidrodensitometria.

Tudo isso leva à necessidade de serem feitas mais pesquisas para que a validade deste método seja definitivamente estabelecida.[2]

Absorciometria de raios X de dupla energia (DXA)

É uma tecnologia bastante utilizada na determinação do mineral ósseo total, especialmente para avaliação de quadros de osteoporose e de outros distúrbios esqueléticos, que passou a servir também para estimar a densidade e as quantidades regionais ou totais de gordura e dos componentes ósseo e não ósseo da MIG.

Este equipamento é mais frequentemente encontrado em ambientes clínico-laboratoriais, tendo também um elevado custo. Nele é preciso se despender um tempo maior durante o exame do que na pletismografia (em torno de 10-20 min; mesmo assim, ainda é considerado relativamente rápido).

O avaliado é colocado em decúbito dorsal, e uma extensão em forma de "braço" de *scanner* desliza por sobre todo o corpo (numa distância em torno de 80 cm). As informações sobre a atenuação distinta que os tipos de tecidos produzem, ao serem expostos aos feixes de fótons com dupla energia, são analisadas e transformadas em mensurações relativas a estes diferentes tecidos. É importante ressaltar que existem alguns tipos deste equipamento no mercado, com *scanners* diferentes e programas computadorizados de características diversas, o que leva a uma baixa reprodutibilidade entre aparelhos distintos. Por isso, comparações só devem ser feitas com resultados obtidos numa mesma versão de aparelho, havendo recomendações na literatura para que ocorra maior padronização entre os fabricantes.[36]

Há eventuais problemas a serem lembrados neste método: a) a exposição do avaliado à radiação, embora esta seja considerada baixa e segura;[61] b) a estrutura onde se deita (geralmente, com tamanho de cerca de 190 × 60 cm) pode não ter um comprimento suficiente para pessoas muito altas ou ser muito estreita para as muito obesas; c) o nível de hidratação do avaliado também pode alterar os resultados, pois o método considera uma taxa fixa de aproximadamente 73,2% de água presente na MIG; d) a espessura transversa do corpo, quando ultrapassa a medida de 20 a 25 cm, tende a elevar o erro de estimativa da GC.[58]

Como vantagens, estudos citam a DXA como um método bastante confiável, tendo uma alta correlação com as estimativas de porcentagem de GC obtidas pela hidrodensitometria (r = 0,99 e 0,97, para MIG e porcentagem de GC, respectivamente),[37] além de exigir colaboração mínima do avaliado. Um importante diferencial desse método, em relação ao Bod Pod® e a pesagem subaquática, reside no fato de rotineiramente considerar a variabilidade individual do conteúdo mineral ósseo.

Embora pesquisadores tenham relatado uma acurácia preditiva da DXA melhor até do que a da pesagem hidrostática, outros estudos encontraram que esta última seria mais acurada que a DXA.[45] Mesmo podendo ser potencialmente uma boa alternativa para a pesagem hidrostática como método de referência, inclusive sendo utilizada, por vários autores, para validação de algumas equações de estimativa de composição corporal, ainda são necessários mais estudos para definir essa condição.[2]

Avaliação indireta – métodos de campo

Como visto, os métodos indiretos de laboratório, embora utilizem tecnologia avançada, tenham bons níveis de predição e estejam, paulatinamente, se difundindo, são dispendiosos para uso rotineiro e em grande escala. Por suas características descritas anteriormente, tornam-se bem menos acessíveis que as técnicas indiretas de campo, ficando sua oferta limitada a alguns locais, como grandes laboratórios, universidades e clubes.

Por seu lado, os métodos indiretos de campo são uma alternativa mais disponível e de fácil uso na prática diária. Por sua validação normalmente passar por comparações com às técnicas de laboratório, a partir de equações de regressão que possam levar a correlações entre elas, os métodos de campo são também classificados, por muitos autores, como **duplamente** indiretos.

A seguir, serão apresentados os métodos mais utilizados:

- Os **antropométricos** (como o IMC; a circunferência da cintura e índices dela derivados; e a medida de dobras cutâneas).
- A **bioimpedância elétrica**.
- A **interactância de raios infravermelho**.

Índice de massa corporal (IMC)

Também conhecido como índice de Quetelet, é uma razão entre a massa corporal (em quilograma) e a estatura (em metro) elevada ao quadrado. Esse tipo de relação é de fácil obtenção e, por isso, pode servir de método de triagem, especialmente quando utilizada em grande massa populacional.

Utilizando-se a classificação adotada pela Organização Mundial da Saúde (OMS), para adultos,[85] alguns pesquisadores encontraram que valores crescentes desse índice apresentam uma relação curvilínea (em forma de "J") com as taxas de morbidade e mortalidade (Quadro 1).[9] O risco representado pela pequena elevação inicial da curva deve-se aos problemas que pessoas com peso muito baixo podem apresentar (IMC < 18,5). Na outra extremidade da curva, os problemas de saúde estão associados ao excesso de GC, sendo significativos e crescendo a partir de um IMC de 25 (valor limite inferior do grupo com "sobrepeso", às vezes chamado "excesso de peso").

Esse tipo de medida pode levar a equívocos de interpretação, por não considerar a distribuição da gordura (central ou periférica) e, especialmente, a composição corporal. Duas pessoas com valores de IMC iguais e elevados podem ter causas (e consequências) dife-

Quadro 1. Classificação de peso pelo IMC (kg/m²)	
Baixo peso	< 18,50
Normal	18,50-24,99
Sobrepeso	≥ 25,00
Pré-obeso	25,00-29,99
Obeso	≥ 30,00
Obeso classe I	30,00-34,99
Obeso classe II	35,00-39,99
Obeso classe III (mórbido)	≥ 40,00

rentes para esse excesso de peso: uma pode ser, efetivamente, obesa, e a outra pode ter esse valor alto por apresentar grande massa muscular, ou seja, ser forte. Ainda é possível encontrar outras situações que podem levar a conclusões erradas, como estar enquadrado na "média" ou estar com um peso corporal relativamente baixo e, mesmo assim, ser portador de um excesso de GC, graças a uma redução da MIG, que estaria mascarando essa situação.[79]

Há também outras limitações, como: não há consenso para valores normais em idosos e, na infância e adolescência, preconiza-se usar o IMC estratificado segundo a idade e o sexo;[18] em indivíduos com diferentes etnias e, por isso, podendo ter proporções distintas entre tronco e membros inferiores, o risco à saúde, para um mesmo IMC, pode diferir, devendo ser estimado relativamente a cada raça;[43] em pessoas com estaturas distintas e IMC semelhante, há variação do risco em proporção inversa à estatura.[78]

É preciso atenção aos problemas de apresentação ou de nomenclatura aqui existentes. Em algumas publicações, o subgrupo pré-obeso (25,00-29,99) tem sido denominado simplesmente como Sobrepeso que, por definição, é um grupo que engloba tanto pré-obesos quanto obesos, pois nele devem estar todas as pessoas com IMC ≥ 25 (Quadro 1). Por isso, os obesos (IMC ≥ 30) também fazem parte desse grupo. Na verdade, como a pessoa com sobrepeso, ao entrar na faixa de IMC a partir de 30, passa a receber a denominação "especial" de obeso, restaria àqueles que estão entre 25,00 e 29,99 serem efetivamente chamados como sobrepeso, embora o mais apropriado fosse serem identificados como do subgrupo dos pré-obesos.

O EPE que ocorre quando se usam tabelas existentes que tentam correlacionar níveis de IMC com taxas de GC (em torno de 5%) contraindica a adoção deste tipo de estimativa para avaliação da porcentagem de GC.[60]

Circunferência da cintura e índices derivados

A distribuição da GC está associada a padrões prognósticos de risco à saúde, com diferenças quando envolve excessos em determinadas regiões corporais. Pessoas com maior quantidade de GC no tronco, principalmente na forma de gordura visceral abdominal (também chamada de central, em maçã, ou androide – por predominar em homens), apresentam risco aumentado para doenças cardiovasculares, diabetes tipo 2, hiperlipidemia e morte prematura, quando comparadas àquelas com maior acúmulo em baixo ventre, quadril e terço superior da coxa (conhecida como periférica ou ginoide – por ser mais presente em mulheres).

Em virtude disso, foi proposto um índice, a **Razão (ou Relação) Cintura–Quadril** (RCQ), com o risco para a saúde aumentando proporcionalmente a ele, conforme o sexo e a idade do avaliado.[8] A RCQ é a razão entre a circunferência (ou perímetro) da cintura e a do quadril (ambas em centímetros), medidas com o indivíduo em pé, com a fita métrica colocada num plano horizontal.

Especial atenção deve ser dada aos problemas de padronização existentes. A OMS dá como referência de medida da cintura (aferida no final de uma expiração normal) o ponto médio entre a margem inferior do gradeado costal e a crista ilíaca, e a do quadril como sendo o ponto mais largo ao redor das nádegas.[86] Entretanto, no *Anthropometric Standardization Reference Manual*,[15] base de outras normas da RCQ,[8] a cintura tem como medida a menor circunferência do tronco (geralmente de 2,5 cm a 5,0 cm acima do umbigo), e o quadril sendo aferido no ponto de maior proeminência dos glúteos. Ainda, há de se ter outros cuidados com a terminologia usada porque, às vezes, a circunferência descrita para a cintura pode ser empregada, equivocadamente, como sendo a do abdome, e vice-versa. Um dos protocolos de mensuração da circunferência abdominal, adotado por vários autores, tem como referência a medida ao nível da maior extensão abdominal anterior, coincidindo, geralmente, mas nem sempre, com o nível da cicatriz umbilical.[1]

Um amplo trabalho, com 27.000 pessoas de 52 países, de todos os continentes, mostrou que a RCQ é um índice de predição mais consistente para risco de infarto do miocárdio do que o IMC (embora este seja internacionalmente mais utilizado), independentemente das características desses indivíduos.[88] Apesar da falta de consenso entre diversas publicações, para definir o que é uma RCQ correlacionada com alto risco para a saúde, pesquisas mostram que esta relação varia conforme o sexo e a idade (Quadros 2 e 3).[8]

Por outro lado, alguns autores sugerem que a medida apenas da **Circunferência da Cintura** (CC) pode ser um melhor parâmetro de risco, até porque o principal problema reside no acúmulo de gordura intra-abdominal. Seidell[76] sugere que a CC poderia substituir a RCQ e o IMC como um fator de risco isolado para todas as causas de mortalidade. Medidas acima de 94 cm para homens e de 80 cm para mulheres parecem estar associadas a uma tendência de aumento na incidência de doenças crônico-degenerativas, ficando o risco muito alto para valores maiores que 102 cm e 88 cm, respectivamente.[54] Já para o *National Cholesterol Education Program*,[67] medidas de cintura superiores a 100 cm para homens e 88 cm para mulheres são consideradas correlacionadas com alto risco para coronariopatias e doenças metabólicas.

O ACSM[1] cita o trabalho de Bray,[10] onde há outra proposta de critérios para essa mensuração em adultos, recomendando ainda que avaliações para estratificação do risco de doenças crônicas

Quadro 2. RCQ e risco para a saúde em homens conforme a idade				
Idade	Baixo	Moderado	Alto	Muito alto
20 a 29	< 0,83	0,83 a 0,88	0,89 a 0,94	> 0,94
30 a 39	< 0,84	0,84 a 0,91	0,92 a 0,96	> 0,96
40 a 49	< 0,88	0,88 a 0,95	0,96 a 1,00	> 1,00
50 a 59	< 0,90	0,90 a 0,96	0,97 a 1,02	> 1,02
60 a 69	< 0,91	0,91 a 0,98	0,99 a 1,03	> 1,03

Quadro 3. RCQ e risco para a saúde em mulheres conforme a idade				
Idade	Baixo	Moderado	Alto	Muito alto
20 a 29	< 0,71	0,71 a 0,77	0,76 a 0,83	> 0,82
30 a 39	< 0,72	0,72 a 0,78	0,79 a 0,84	> 0,84
40 a 49	< 0,73	0,73 a 0,79	0,80 a 0,87	> 0,87
50 a 59	< 0,74	0,74 a 0,81	0,82 a 0,88	> 0,88
60 a 69	< 0,76	0,76 a 0,83	0,84 a 0,90	> 0,90

(como diabetes tipo 2, hipertensão arterial e doenças cardiovasculares) deveriam incluir, pelo menos, a medida desta circunferência ou o IMC, mas, preferencialmente, ambas (Quadro 4). O Quadro 5 mostra uma classificação deste risco relativo, com base na associação destas duas mensurações, proposta no *Expert Panel on the Identification, Evaluation, and Treatment of Overweight and Obesity in Adults* e sugerida pelo ACSM.[1,69]

Interessante ressaltar que os pontos de corte para aumento de risco para a saúde, em trabalhos feitos na América do Sul, foram diferentes dos recomendados para outras populações (valores de 94 cm e 80 cm, respectivamente, para homens e mulheres, citados anteriormente, foram fundamentados em europeus). Perímetros de cintura de 88-90 cm, para homens, e de 83-84 cm, para mulheres, seriam os valores de referência para esta população estudada.[55]

Mais recentemente, outro índice foi proposto como indicador de adiposidade e de riscos relativos à saúde (autores citam doenças cardiovasculares, dislipidemias, hipertensão arterial, intolerância à glicose, diabetes e síndrome metabólica), chamado de **Relação (ou Razão) Cintura-Estatura** (RCE).[4]

Sua utilização é bem simples, com o ponto de corte sendo 0,50 (correspondendo a uma CC igual à metade da estatura), valendo para pessoas maiores de 5 anos de idade, de ambos os sexos e de diversas etnias. A recomendação destes estudos é de que as pessoas devem "manter a cintura medindo menos que a metade de sua estatura".

Pesquisadores sugerem que esta relação apresenta vantagens na sua utilização como preditora de riscos para a saúde, em comparação a outros índices ou à medida isolada da CC. Entre elas, destaca-se o fato de ter-se mostrado mais sensível que o IMC e a CC, como indicador precoce de risco, além de simplificar a análise dos resultados, pois tem um único ponto de corte para indivíduos de ambos os sexos, envolvendo ampla faixa etária e diversas etnias.[4]

As medidas de circunferências discutidas são relativamente simples de serem coletadas, mas também existem dificuldades óbvias de correlação desses perímetros, ou dos índices deles derivados, com a quantidade de GC total. A principal delas está no fato de que, ao se medir uma circunferência, não se está avaliando apenas o acúmulo e possíveis variações da gordura local, pois há a interferência da presença de outras estruturas (como ossos, músculos ou vísceras) na região aferida. Comparando-se IMC, CC e RCE, como preditores de GC, embora estes três parâmetros apresentem alta correlação, a RCE é a que se mostra mais significativamente relacionada com a porcentagem de GC (r = 0,66-0,87).[31]

Dobras cutâneas

O método de medida da espessura de dobras cutâneas padronizadas apresenta uma boa correlação com a composição corporal, aferida por método de referência, como a pesagem hidrostática (r = 0,70-0,90).[74]

As dobras cutâneas podem ser expressas em valores absolutos individuais, somatório de dobras, ou serem usadas em equações de regressão para estimativa da DC e da porcentagem de GC. Estas equações podem ser classificadas como **específicas** (com base em amostras populacionais com características semelhantes em alguns parâmetros) ou **generalizadas** (a partir de grupos com perfis diversificados).

As equações *generalizadas* são fundamentadas em estudos feitos com grupos heterogêneos, sendo que as mais usadas levam em consideração a idade dentro de suas fórmulas.[47,49,59]

As equações **específicas** são derivadas de dados de populações com relativa homogeneidade em algumas características predeterminadas (como sexo, faixa etária, etnia e/ou nível de atividade física) sendo, portanto, voltadas para a aplicação em pessoas com características similares às do estudo original. Espera-se, portanto, que a acurácia de predição de uma equação específica tenda a ser maior, quando esta for usada em pessoas com as mesmas características do grupo pesquisado que a originou.

Embora as fórmulas específicas considerarem uma relação linear entre a gordura das dobras e a DC, há uma tendência de relação curvilínea, com a porcentagem de GC sendo superestimada em indivíduos mais magros e subestimada nos mais gordos.[47]

Logicamente, vale ressaltar que sua aplicação prática se torna mais restrita quanto maior for sua especificidade. Por isso, as equações generalizadas são uma opção mais ampla e simples, embora possam ter erros de estimativa maiores.

Algumas formas alternativas de utilização das medidas de dobras, especialmente para acompanhamento evolutivo, são a apresentação de seus valores absolutos isoladamente ou em somatório de dobras, sem que se chegue a um resultado final de porcentagem de GC. A opção por uma delas, que algumas vezes se pode fazer na prática, é para evitar os eventuais problemas decorrentes do emprego de equações de dobras cutâneas (especialmente os erros de estimativa inerentes e/ou inadequação da amostra avaliada). Com isso, permanecem apenas os demais erros decorrentes da própria técnica, como os relacionados ao avaliador, às condições do avaliado e ao compasso utilizado (discutidos adiante, nesse capítulo).

A análise dos valores absolutos de dobras permite, por exemplo, verificar separadamente as regiões onde o depósito de gordura está, eventualmente, mais acentuado, bem como acompanhar, individualmente, as variações das amostras mensuradas em locais padronizados. Isto permite também a avaliação do efeito de intervenções realizadas, como dietas ou treinamento físico, sem correr o risco de precisar explicar para o avaliado eventuais resultados inesperados, consequência de erros que equações escolhidas inadequadamente podem trazer.

No caso do somatório, usa-se o valor da soma de um grupo específico de dobras. Essa opção, além de permitir a avaliação da espessura das dobras isoladamente, também fornece um resultado

Quadro 4. Critérios para circunferência de cintura em adultos (cm)

Risco	Mulheres	Homens
Muito baixo	< 70	< 80
Baixo	70-89	80-99
Alto	90-109	100-120
Muito alto	> 110	> 120

Quadro 5. Risco relativo de doenças (comparado a pessoas com "peso e cintura normais"), com base no IMC (kg/m²) e na circunferência de cintura (cm)

IMC	Classificação	Risco Cintura ≤ 102 cm (homem) ou ≤ 88 cm (mulher)	Risco Cintura > 102 cm (homem) ou > 88 cm (mulher)
< 18,5	Abaixo do peso	–	–*
18,5-24,9	Normal	–	–
25,0-29,9	Acima do peso	Aumentado	Alto
30,0-34,9	Obeso classe I	Alto	Muito alto
35,0-39,9	Obeso classe II	Muito alto	Muito alto
≥ 40	Obeso classe III	Extremamente alto	Extremamente alto

*Obs.: Circunferência de cintura aumentada pode também ser um indicador de aumento de risco mesmo em pessoas com peso normal.

"final", que pode ser correlacionado com aumentos ou reduções da GC total, sem representar, contudo, uma estimativa direta dessa quantidade.

A grande restrição a esses dois tipos de apresentação fica por conta da expectativa que, geralmente, o avaliado (e, às vezes, seu preparador, treinador, médico, nutricionista etc.) tem de receber como resultado sua taxa de GC, cujo valor normalmente é mais bem entendido e aceito.[79] Outra dificuldade é se encontrarem na literatura valores de referência de espessuras ou de somatório de dobras e que, além disso, possam ser adequadas à população brasileira.

Erros do método

A técnica de mensuração de dobras cutâneas parte de alguns pressupostos, como o de que a quantidade de gordura subcutânea seria proporcional à GC total, em ambos os sexos, com a porção subcutânea podendo representar cerca de 1/3 da quantidade de gordura do corpo.[1] No entanto, há uma variação biológica a ser considerada nesses depósitos, com sua distribuição podendo ser influenciada por fatores, como sexo, idade, etnia e nível de GC.[59,73]

O método assume que a distribuição de gordura, entre o tecido subcutâneo e internamente, é semelhante em pessoas do mesmo sexo, o que também não corresponde à realidade. Quando comparados a grupos mais jovens e de DC similar, indivíduos mais velhos de mesmo sexo têm, proporcionalmente, menos gordura subcutânea, além de apresentarem maiores concentrações de gordura interna e subcutânea na região do tronco do que nos membros.[17]

Outras discrepâncias a serem consideradas, com relação aos pressupostos do método, são: no que diz respeito ao nível de GC, a gordura interna cai, relativamente, conforme a GC total cresce; mulheres apresentam maiores depósitos internos de gordura, para uma mesma quantidade de tecido subcutâneo, quando comparadas ao sexo oposto.[59]

Entre as distorções que podem ocorrer na medida de dobras cutâneas, uma importante causa de erro deve-se às diferenças de resultado entre avaliadores. Essas incongruências são minimizadas, quando os mesmos adotam procedimentos padronizados, fazem medidas juntos e demarcam o local das dobras a serem avaliadas.[72] Apesar de existirem autores que não utilizam essa marcação,[41] há recomendações enfáticas a seu favor, especialmente se o avaliador for um iniciante.[44]

A posição e a medição inadequadas da dobra são as principais causas da baixa confiabilidade interavaliadores, particularmente por problemas de padronização. Apesar de tentativas de estabelecimento de padrões de medição e definição de locais anatômicos, como no *Anthropometric Standardization Reference Manual*,[41] existem equações que utilizam procedimentos diferentes para a localização e medida de determinadas dobras, exigindo bastante cuidado do avaliador para não se equivocar.[47,49]

A reprodutibilidade das medidas de uma dobra feitas por uma mesma pessoa, chamada confiabilidade intra-avaliador, é outra fonte de erro. Uma recomendação para se minimizar este problema é que se pratique a técnica correta em pelo menos 50 a 100 indivíduos,[48] para se atingir um bom nível de habilidade. É importante lembrar que não basta apenas praticar, mas aplicar corretamente os procedimentos preconizados. Para isto, é necessário fazer esse treinamento com acompanhamento de avaliadores experimentados, como também participar de cursos e assistir a aulas e vídeos de demonstração da técnica apropriada.

Para um adequado aperfeiçoamento, autores sugerem que sejam feitas, no mínimo, duas medidas não consecutivas de cada dobra, em ordem rotacional. Se estas duas mensurações de uma mesma dobra mostrarem diferença maior que ± 10% entre elas, essa medida deverá ser refeita. Esse percentual de ± 10% é adotado pelo *Anthropometric Standardization Reference Manual*.[15] Já o *American College of Sports Medicine*[1] recomenda um mínimo de duas medições, com a diferença entre ambas não podendo ultrapassar uma faixa dentro de 1-2 mm, para que não seja necessário repetir a avaliação. Nos procedimentos com duas mensurações, recomenda-se que seja feita a média entre elas, quando estiverem dentro dos critérios de diferença determinados. Há também sugestões de três mensurações em cada dobra. No final, escolhe-se a mediana (e não a média), ou seja, o valor intermediário, visando à exclusão dos resultados extremos.[83]

O tipo de adipômetro (também chamado de compasso de dobras cutâneas ou plicômetro) é outro fator que merece considerações. Existem compassos de metal ou de plástico, sendo que, no país, os mais recomendados são os de metal das marcas Harpenden® (inglês), Lange® (americano) e Cescorf® (brasileiro). Há outros modelos nacionais de material metálico, como o Científico Clássico da Sanny®. Em um estudo feito no Brasil, não foram verificadas diferenças estatisticamente significativas entre os plicômetros destas quatro marcas, na mensuração dos valores absolutos das dobras e nos resultados de porcentagem de GC obtidos em equações diferentes.[20]

Os compassos considerados mais precisos apresentam, para as aberturas de suas hastes, pressão média das molas próxima a 10 g/mm², com variação máxima de ± 2 g/mm², mas as áreas de superfície de contato com a pele podem diferir (p. ex., 30 mm² para o Lange®; 90 mm² para o Cescorf® e o Harpenden®). Como o nível de compressão do compasso é influenciado proporcionalmente por essa área, os dois últimos exercem uma compressão maior na dobra ("apertando" mais) do que o Lange®. Este, por ter hastes menores, também apresenta necessidade de menor força para a abertura das mesmas (facilitando a pegada). Todas essas características fazem com que os compassos Harpenden® e Cescorf®, bastante semelhantes entre si, tendam a dar resultados de medida menores que o Lange®, para uma mesma espessura de dobra. Trabalhos calculam que essas diferenças do Harpenden® para o Lange® subestimam sistematicamente as medidas, em cerca de 1,5% de GC.[39]

O nível de precisão da escala também pode variar entre os quatro compassos mencionados, sendo 1,0 mm para o Lange®; 0,1 mm para o Cescorf® e o Sanny®, e 0,2 mm para o Harpenden® (podendo ser de 0,1 mm, usando-se interpolações na escala). Portanto, essas diferenças dificultam comparações adequadas entre as medidas feitas com o compasso Lange® e os demais.

Com relação aos compassos de material plástico, em comparação aos de metal, eles geralmente apresentam:

- Escala menor (até 40 mm).
- Menor precisão na escala (em torno de 2 mm).
- Variações de tensão maiores em sua faixa de amplitude de medida.
- Pior consistência nos resultados, quando manejados por avaliador inexperiente – por isso, seu uso deve ser evitado por esse tipo de examinador.[44]

Por ser uma fonte de erro, recomenda-se que seja usado o mesmo adipômetro no controle evolutivo das medidas de dobras.[44] A calibração periódica dos adipômetros também é necessária para evitar perda de exatidão nas mensurações.

Quanto aos fatores de erro associados ao avaliado, a presença de edema no tecido subcutâneo pode levar a um aumento da medida de uma dobra, superestimando a quantidade de gordura.[53] Por isso, recomenda-se que a mensuração não seja feita após exercício físico, principalmente quando em temperatura ambiente elevada, em razão da vasodilatação e probabilidade de acúmulo de líquido extracelular local. Pelo mesmo raciocínio, a retenção hídrica que algumas mulheres apresentam durante o ciclo menstrual também poderia aumentar as medidas, apesar de faltarem dados mais concretos sobre essa possibilidade.

Mesmo que se saiba que podem haver diferenças entre as espessuras de dobras contralaterais, ainda que mínimas, não há consenso em qual lado do corpo devem ser feitas as mensurações. O *Anthropometric Standardization Reference Manual* recomenda que seja o direito (seguido pela maioria dos pesquisadores nos Estados Unidos e no Brasil), mas o *International Biological Programs* utiliza o lado esquerdo.[63] Essa falta de padronização precisa ser lembrada quando da execução de um determinado protocolo.

Geralmente, a medida de dobras é geralmente prejudicada em pessoas muito obesas, mesmo quando feita por avaliadores treinados. A espessura da dobra pode ser maior que a abertura do adipômetro, em virtude do excesso de tecido subcutâneo. Isso traz óbvias dificuldades para se conseguir identificar, destacar e/ou introduzir as hastes do plicômetro nesses indivíduos, incluindo maior chance de deslize das garras do equipamento (causando, às vezes, inconvenientes "beliscões"). Podem acontecer problemas similares de localização e manipulação das dobras também em indivíduos com massa muscular muito desenvolvida. Em idosos, a redução de tamanho dos adipócitos, que frequentemente ocorre, e as alterações na consistência da pele (pela diminuição de elasticidade e hidratação) podem ocasionar maior compressão de uma dobra, levando também a distorções. Portanto, há restrições quanto à utilização desse método nesses grupos específicos.[44]

As equações mais utilizadas são consideradas adequadas, desde que respeitadas as características específicas da amostra e seguidos os pré-requisitos exigidos para cada uma delas, lembrando que está embutido nesse valor o erro do método usado como referência. Assim, o erro de estimativa tende a ficar próximo de 3,3% de GC (ou 0,0075 g/cm³ para a DC), ficando dentro de uma faixa considerada estatisticamente boa e aceitável, que corresponde a erros próximos de 3,5% (ou 0,0080 g/cm³).[57]

É importante ressaltar que, frequentemente, essas equações são desenvolvidas fora do Brasil, com as diferenças étnicas podendo ser causadoras de erros acentuados. Fórmulas que, a princípio, apresentam erros baixos de estimativa, não necessariamente resultam em medidas com esse mesmo nível de precisão quando aplicadas em indivíduos de outros países, mesmo que várias outras condições de semelhança sejam preenchidas. Portanto, caso essas equações não tenham sido validadas para essa nova amostra populacional, seu uso poderá trazer resultados inadequados.

A equação de Faulkner[28] foi bastante adotada no país, nas décadas de 1970 e 1980, sendo muito utilizada até hoje, embora alguns estudos a considerem de baixa validade para nossa população, principalmente para mulheres.[40] Atualmente, duas equações generalizadas, originadas em populações norte-americanas, abrangendo uma grande faixa etária (com a idade sendo um parâmetro da equação), e validadas por estudos brasileiros, são bastante usadas em nosso meio: a de Jackson & Pollock (1978),[47] para homens entre 18-61 anos;[71] e a de Jackson, Pollock & Ward (1980),[49] para mulheres de 18-55 anos.[70] Esses estudos demonstram validade para pessoas de determinadas regiões brasileiras (região sul), mas isso não significa, logicamente, que possam ser consideradas válidas para todo o país. O Brasil, por sua extensão e grande diversidade populacional, possui esta dificuldade adicional na escolha de uma equação adequada, pois esta pode apresentar resultados de validação distintos, dependendo da região geográfica onde for aplicada.

Fórmulas de predição generalizadas, propostas por Durnin & Womersley,[27] para homens (17-72 anos) e mulheres (16-68 anos) da Escócia, embora usadas aqui, não foram validadas em estudos envolvendo brasileiros,[70,71] geralmente superestimando os valores, em ambos os sexos. Como opção, estudos propuseram equações generalizadas com amostras nacionais, como as elaboradas a partir de dados de pessoas da região sul do Brasil, tendo a idade como uma variável. Os resultados de validação foram satisfatórios, tanto para mulheres (18-51 anos; r = 0,84), quanto para homens (18-66 anos; r = 0,90).[70,71]

Em laboratórios em que há uma alta rotatividade de profissionais atuando na avaliação da aptidão física, como em academias de grande porte, a aplicação desse método pode ser comprometida pela grande dificuldade em se ter um grupo de avaliadores experientes, com reduzidas diferenças técnicas entre si. Isto pode interferir também no acompanhamento dos avaliados, caso haja mudança de examinador no reteste, situação bastante comum nestes serviços.

Por último, há um problema ético que precisa ser considerado, e que foge das discussões acadêmicas sobre a precisão e a aplicabilidade do método. Muitas vezes, numa reavaliação com esse tipo de técnica, está em julgamento o efeito do treinamento aplicado ao paciente e a expectativa de obtenção dos objetivos traçados entre preparador e avaliado. A opção por esse método, bastante dependente da ação do avaliador, infelizmente abre caminho para que maus profissionais, pressionados por seus pacientes ou pela empresa (instituição ou clube) em que trabalham, façam esse controle evolutivo e tenham a chance de "melhorar" intencionalmente os resultados, quando da manipulação e medida das dobras. A independência do avaliador diante dos possíveis vetores de pressão por "bons resultados" é uma condição favorável a ser buscada nessas situações, pois cria um ambiente mais ético e de maior credibilidade.

Bioimpedância elétrica

Essa técnica consiste na passagem de uma corrente elétrica alternada de baixo nível pelo corpo (geralmente de 500 a 800 μA, a 50 kHz). Mede-se a impedância, parâmetro físico que é uma função da resistência (ou resistência pura) e da reactância à transmissão dessa corrente, significando a oposição total imposta pelo organismo a esse fluxo elétrico. A água (com seus eletrólitos), por ser boa condutora, reduz a impedância.

Como consequência, verifica-se maior dificuldade na passagem da corrente em pessoas com grande GC, pois esse tecido tem pouca água (em torno de 14 a 22%). Já a MIG, cujo conteúdo de água é de aproximadamente 73%, apresenta oposição mais baixa à passagem dessa mesma corrente, facilitada pela grande quantidade de líquido e seus eletrólitos. Por identificar essas características específicas distintas entre estes dois compartimentos corporais, o método consegue estimar a água corporal total e, a partir daí, a MIG e a porcentagem de GC.

Erros do método

As orientações básicas pré-teste a serem seguidas pelo avaliado, na utilização de analisadores desse tipo, visam a evitar desequilíbrios na hidratação do organismo (considerada a principal causa de erro de estimativa para o método), sendo descritas a seguir:[44]

- Não comer ou beber nas 4 horas prévias à avaliação.
- Não fazer exercício ou atividade física, moderada ou vigorosa, nas 12 horas precedentes.
- Esvaziar a bexiga dentro dos 30 minutos precedentes.
- Sem consumo de álcool nas 48 horas prévias.
- Não tomar nenhum diurético nos últimos 7 dias (não interromper e comunicar o avaliador, caso seja por prescrição médica).
- Não fazer sauna e evitar a ingestão de agentes diuréticos, inclusive cafeína, chocolate etc.
- Mulheres que percebam estar com retenção hídrica, em determinada fase do ciclo menstrual, devem adiar a avaliação.

Este método é contraindicado em portadores de marca-passo, bem como em gestantes, estas por apresentarem alterações importantes em sua volemia.

A variabilidade intraindividual na resistência do corpo pode envolver situações que modificam o nível de hidratação do avaliado, como ingestão de alimentos ou de bebidas, desidratação e exercícios, como nas seguintes situações:

1. Pode haver subestimativa da MIG em quase 1,5 kg, em medidas feitas entre 2 e 4 horas após uma refeição – por incremento da resistência.[22]
2. A desidratação pode elevar a resistência e subestimar a MIG em até 5 kg.[62]
3. Dependendo da duração e intensidade do exercício aeróbio, alguns estudos mostraram, por exemplo, que em intensidades moderadas, próximas de 70% do consumo máximo de oxigênio, correr e pedalar pelo período de 90 a 120 minutos podem superestimar a MIG em cerca de 12 kg.[62] Apesar de haver perda líquida (pelo suor e respiração), induzindo a se esperar, precipitadamente, por um possível aumento de resistência, o que de fato ocorre é uma concentração maior de eletrólitos nos líquidos corporais, em exercícios em que essa depleção de água não é acompanhada por perda proporcional de sais minerais. Esse nível aumentado de eletrólitos em solução facilita a passagem da corrente pelo corpo (reduz a resistência), explicando o resultado superestimado para a MIG.
4. Também a temperatura corporal central e da pele, que tende a aumentar nos exercícios, pode influir e alterar o resultado, pois se sabe que isso é capaz de reduzir a resistência e, portanto, superestimar a MIG. Por outro lado, ambientes frios (cerca de 14°C), que causam queda de temperatura da pele (para 24°C, contra 33,4°C em condições normais), provocam efeito oposto, com aumento da resistência e valor da MIG subestimado – em torno de 2,2 kg.[16]
5. Durante o ciclo menstrual, mulheres com aumento importante de peso corporal (em torno de 2 a 4 kg) tendem à queda da resistência à corrente elétrica, já que a maior parcela desse ganho ponderal é por retenção hídrica. O resultado é uma superestimativa da MIG e, por isso, recomenda-se evitar a avaliação no período do ciclo onde isto ocorra.[44]

Outros fatores de interferência nos resultados são: a) o uso de peças metálicas (como joias) e de vestimentas pesadas pode dificultar a condução, por aumento da resistência; b) doenças, como diabetes, nefro e hepatopatias que, por causarem desvios de quantidade líquida corporal, induzem a erros de estimativa maiores; c) o horário de execução, pois medidas feitas nas primeiras horas após acordar tendem a ser mais fiéis, provavelmente porque as variações metabólicas e de distribuição dos líquidos corporais são menores nesse período.

Conclui-se, portanto, que nessa técnica, há uma dependência importante das condições do avaliado sobre o aumento do erro de estimativa, de modo oposto ao que se verifica na mensuração das dobras cutâneas, onde a maior fonte de erros encontra-se no avaliador. Pelo lado do avaliador, eventuais erros a ele associados não são significativos nesse método, desde que os protocolos sejam devidamente seguidos.

Nos equipamentos tetrapolares (dois pares de eletrodos, um como fonte e outro como sensor), há a colocação de um par no membro superior e de outro par no inferior – no punho e dorso da mão; no tornozelo e dorso do pé. Atenção especial por parte do avaliador precisa ser dada aos locais e à distância protocolar entre os eletrodos de cada par e, especialmente, à posição dos eletrodos-sensores proximais, que devem estar na região da articulação do punho e do tornozelo, pois podem acontecer mudanças significativas na resistência, se o procedimento não for seguido corretamente.[62]

Os eletrodos são colocados de um mesmo lado do corpo, normalmente do lado direito, apenas por uma questão de convenção, pois as diferenças verificadas, quando de posicionamentos contralateral ou ipsolateral, não são importantes.[38] Também é preciso certificar-se que o avaliado, em decúbito dorsal e sobre superfície não condutora, esteja com os braços e pernas abduzidos a cerca de 45° (o contato do braço com o tronco e/ou entre as coxas altera a resistência).

Esse método assume, como uma de suas premissas, que o corpo se comporte como um cilindro perfeito (comprimento e área de secção uniformes), o que não é correto, pois, na verdade, há cinco segmentos ligados em série (os braços, as pernas e o tronco), com dimensões e composições hidroeletrolíticas e teciduais diferentes e, portanto, com variabilidade de comportamento quanto ao fluxo elétrico. No entanto, trabalhos têm mostrado aceitáveis correlações com os métodos de referência,[57] com o erro de estimativa esperado ficando dentro de uma faixa de ± 3,5% (semelhante ao método de dobras cutâneas). Parte deste erro é decorrente do erro primário já contido no método de referência, seguindo rigorosamente o protocolo proposto e as equações, contidos no aparelho sendo válidos para a pessoa analisada.[42]

Atualmente, a bioimpedância elétrica tem sido cada vez mais utilizada em clínicas, academias, clubes esportivos, centros de atividade física e outros locais similares, pelos seguintes motivos:

- Os equipamentos estão mais acessíveis economicamente.
- O treinamento exigido do avaliador é mínimo.
- É uma técnica confortável e não invasiva (em relação às dobras cutâneas, há menos exposição do corpo do avaliado, e o contato físico com o avaliador é bem menor).
- Seguidas as exigências de cada técnica, no geral, seu erro de estimativa pode ser semelhante ao de dobras cutâneas.
- Pode estimar melhor a composição corporal de obesos e idosos do que o método de dobras cutâneas.
- É rápida, prática, portátil e ética (esta última, pela menor possibilidade de interferência voluntária do avaliador).

Mais recentemente, diversos modelos de aparelhos estão sendo colocados no mercado a preços módicos, inclusive com a possibilidade de uso doméstico. Entre eles, temos os analisadores Tanita®, cujas plataformas funcionam como uma balança especial, que também medem a oposição total ao fluxo elétrico da parte inferior do corpo, com o avaliado ficando em pé sobre as placas de eletrodos existentes nessa plataforma.

Outra opção é o equipamento da marca Omron®, que mede a impedância da região superior do corpo. O avaliado, em posição ortostática, segura com as mãos as hastes laterais do aparelho (onde estão os eletrodos), com os braços para frente, num ângulo de 90° com o tronco. Alguns trabalhos mostram que podem ser pequenas as diferenças de resultados desses aparelhos com os que usam a técnica tetrapolar convencional.[51] No entanto, o número de estudos com esses novos equipamentos ainda é muito restrito, havendo a necessidade de mais pesquisas sobre a validade e a aplicação das equações contidas nesses analisadores para diferentes subgrupos populacionais.

Interactância de raio infravermelho

Esse método, que deve ser mais corretamente chamado de interactância de raio quase (ou próximo do) infravermelho (*near-infrared interactance*), baseia-se nos princípios de diferença de absorção e reflexão de radiação luminosa, pelos diversos tecidos, para determinação da estimativa de composição corporal através da medida de densidade óptica (DO). Resumidamente, o comportamento da GC é de tendência à absorção desta radiação, enquanto na MIG espera-se maior grau de reflexão. Como uma maior a absorção de luz corresponde a uma menor DO, conclui-se que a quantidade de GC é inversamente proporcional à DO.

No equipamento da marca comercial Futrex®, posiciona-se uma sonda de fibra óptica perpendicularmente à superfície da pele da região do corpo escolhida. A melhor opção é sua colocação na linha média anterior do bíceps, no braço dominante, por facilidade de acesso e indicação do fabricante, já que também parece ser o local onde os erros de estimativa são menores. Há a emissão de um feixe desse tipo de radiação, e um detector, também presente na mesma sonda, mede sua reflexão. Esses dados são associados a algumas informações sobre as características do avaliado (e que interferem na análise, como estatura, peso, sexo e nível de atividade física) e utilizados nas equações de regressão dos programas presentes em cada tipo de aparelho. Outros parâmetros, como etnia e idade, por exemplo, embora possam influir nas medidas, não são considerados em modelos, como o Futrex 5.000.

Se, por um lado, este aparelho é portátil, prático e rápido, exigindo mínimo treinamento do avaliador, além de resguardar a privacidade e necessitar de pouca colaboração do avaliado, o seu pressuposto básico, de que essa medida, em um único local, seja capaz de estimar a quantidade de GC, não se confirma de forma consistente. Existem orientações na literatura,[44] para se evitar o uso de estimativas da porcentagem de GC obtidas pelas equações dos analisadores Futrex®, especialmente os modelos mais estudados (das linhas 5.000 e 1.000), por apresentarem erros inaceitáveis, que podem variar de 3,7 a 6,3% de GC. Verifica-se, entre outros problemas, que a porcentagem de GC pode ser grosseiramente subestimada, quanto mais GC tiver o avaliado. O erro encontrado no modelo subsequente, o Futrex 6.000, foi de aproximadamente 4 a 5% de GC, que também o contraindica.[25]

Outros modelos de atualização (como 1.100, 5.000/XL etc.) não mudaram substancialmente a maneira de medir a DO em relação aos seus antecessores (com emissão de dois comprimentos de onda), com exceção apenas do Futrex 6.100/XL, cuja mensuração se faz com seis comprimentos de onda. De qualquer modo, como continuaram a ser encontrados muitos estudos com resultados mostrando altos erros de estimativa, a recomendação de não utilização deste tipo de equipamento ainda é prudente.[45]

Por fim, em avaliações onde se utilizem métodos de campo (cujos erros de estimativa são relativamente maiores), os resultados não devem ser equivocadamente encarados e discutidos como valores definitivos, pontuais ou precisos. Em decorrência de uma série de motivos, como certa pressão por resultados ou até por desinformação, diferenças, mesmo pequenas, podem gerar exaustivas (e desnecessárias) discussões.

Em locais e serviços onde é realizado esse tipo de mensuração, comumente surgem situações de desconforto e dúvida entre avaliadores, avaliados e profissionais envolvidos com estes, como educadores físicos, nutricionistas ou médicos, acerca de resultados obtidos em determinada pessoa, pois diferenças de valores entre métodos distintos podem ser esperadas. Até quando se usa uma única técnica, mesmo que se consigam eliminar todas as possíveis causas de falhas e erros intrínsecos e extrínsecos conhecidos, o resultado não é capaz de fornecer mais do que aquilo a que se propôs, ou seja, dar apenas uma **estimativa** do que seria a composição corporal desse indivíduo.

Portanto, a determinação da composição corporal pelos métodos de campo, que são de mais fácil acesso e, por isso, os mais frequentemente utilizados, não pode ser vista como uma "ciência exata". Tome-se, como exemplo, um homem sedentário de 40 anos, com um resultado de 17,5% de GC, ao fazer uma avaliação por mensuração de dobras cutâneas, com EPE de 3,5%. Isso significa que, por esse método, estatisticamente, aplicando-se este valor ao resultado obtido, sua taxa de GC esteja entre 14 e 21% (17,5 ± 3,5), dentro de uma probabilidade próxima de 70%, correspondendo ao uso de um desvio. Conforme classificação dos Quadros 6 e 7, esse indivíduo poderia tanto ser considerado como "abaixo da média" (14%), como também estar enquadrado até na faixa "acima da média" (21%). Não se pode esquecer que há ainda a possibilidade, em torno de 30%, de que os valores ainda possam estar acima ou abaixo disso.

Sabendo dessa imprecisão, o mais prudente é analisar e interpretar o resultado, levando-se em conta o erro-padrão do método em questão. Não se deve esquecer que, como citado, para se chegar a um erro mínimo e aceitável, todos os requisitos para uma avaliação adequada devem ser preenchidos, o que, por vezes, não acontece. Aceitando-se esses fatos e limitações, fica mais fácil trabalhar com esses métodos, de um modo mais honesto, flexível e confortável.

Os Quadros 6 a 12 apresentam classificações para porcentagem de GC, inclusive para adultos fisicamente ativos (homens e mulheres).

Quadro 6. Classificação da porcentagem de GC para adultos

	Homens	Mulheres
Risco*	≤ 5%	≤ 8%
Abaixo da média	6-14%	9-22%
Média	15%	23%
Acima da média	16-24%	24-31%
Risco**	≥ 25%	≥ 32%

*Risco para doenças e problemas associados à desnutrição.
**Risco para doenças relacionadas com a obesidade.
Fonte: Adaptado de Heyward & Stolarczyk, 2000 – citando dados de Lohman, 1992.[44,57]

Quadro 7. Classificação da porcentagem de GC para homens (a partir de 18 anos)

Classificação/Idade	18-34	35-55	> 55
Não recomendada	< 8%	< 10%	< 10%
Baixa	8%	10%	10%
Abaixo da média	> 8 a < 13%	> 10 a < 18%	> 10 a < 16%
Média	13%	18%	16%
Acima da média	> 13 a < 22%	> 18 a < 25%	> 16 a < 23%
Alta	22%	25%	23%
Obesidade	> 22%	> 25%	> 23%

Fonte: Adaptado de Lohman, Houtkooper & Going, 1997.[60]

Quadro 8. Classificação da porcentagem de GC para crianças e adolescentes (de 7 a 17 anos)

Classificação	Masculino	Feminino
Excessivamente baixa	≤ 6%	≤ 12%
Baixa	> 6 a 10%	> 12 a 15%
Adequada	> 10 a 20%	> 15 a 25%
Moderadamente alta	> 20 a 25%	> 25 a 30%
Alta	> 25 a 31%	> 30 a 36%
Excessivamente alta	> 31%	> 36%

Fonte: Adaptado de Deurenberg et al., 1990.[23]

Quadro 9. Classificação da porcentagem de GC para crianças e adolescentes (de 6 a 17 anos)

Classificação	Masculino	Feminino
Não recomendada	< 5%	< 12%
Baixa	5 a < 11%	12 a < 16%
Média	11 a 25%	16 a 30%
Alta	> 25 a 31%	> 30 a 36%
Obesidade	> 31%	> 36%

Fonte: Adaptado de Lohman, Houtkooper & Going, 1997.[60]

Quadro 10. Classificação da porcentagem de GC para mulheres (a partir de 18 anos)

Classificação/Idade	18-34	35-55	> 55
Não recomendada	< 20%	< 25%	< 25%
Baixa	20%	25%	25%
Abaixo da média	> 20 a < 28%	> 25 a < 32%	> 25 a < 30%
Média	28%	32%	30%
Acima da média	> 28 a < 35%	> 32 a < 38%	> 30 a < 35%
Alta	35%	38%	35%
Obesidade	> 35%	> 38%	> 35%

Fonte: Adaptado de Lohman, Houtkooper & Going, 1997.[60]

Quadro 11. Classificação da porcentagem de GC para homens fisicamente ativos (a partir de 18 anos)

Classificação/Idade	18-34	35-55	> 55
Baixa	≤ 5%	≤ 7%	≤ 9%
Abaixo da média	> 5 a < 10%	> 7 a < 11%	> 9 a < 12%
Média	10%	11%	12%
Acima da média	> 10 a < 15%	> 11 a < 18%	> 12 a < 18%
Alta	≥ 15%	≥ 18%	≥ 18%

Fonte: Adaptado de Lohman, Houtkooper & Going, 1997.[60]

Quadro 12. Classificação da porcentagem de GC para mulheres fisicamente ativas (a partir de 18 anos)

Classificação/Idade	18-34	35-55	> 55
Baixa	≤ 16%	≤ 20%	≤ 20%
Abaixo da média	> 16 a < 23%	> 20 a < 27%	> 20 a < 27%
Média	23%	27%	27%
Acima da média	> 23 a < 28%	> 27 a < 33%	> 27 a < 33%
Alta	≥ 28%	≥ 33%	≥ 33%

Fonte: Adaptado de Lohman, Houtkooper & Going, 1997.[60]

COMPOSIÇÃO CORPORAL E ESPORTE

A busca de uma composição corporal ideal, para ambos os sexos, que possa se correlacionar com um desempenho atlético ideal dentro de cada modalidade esportiva, tem sido motivo de diversos estudos e investigações. Entretanto, as características específicas e, muitas vezes, distintas de cada esporte desaconselham a adoção de padrões rígidos ou definitivos. Mesmo dentro de um determinado esporte coletivo, a posição/função que o atleta atua já pode trazer exigências físicas diferentes das de outros companheiros de equipe. Nos esportes individuais, o tipo de prova também distingue as necessidades dos diversos competidores, como na natação e no atletismo. Corredores de fundo geralmente se beneficiam por apresentar baixos índices de MG. Já aqueles que competem em corridas curtas e rápidas, como os 100 metros rasos, apresentam proporção maior de MIG, principalmente à custa de uma musculatura mais desenvolvida, com concomitante quantidade de MG reduzida, que os ajudam no processo de explosão muscular e também num melhor desenvolvimento da velocidade de deslocamento.

Trabalhos descrevendo perfis fisiológicos, para os mais variados esportes, apesar de merecerem atenção, devem ser vistos com reservas. Além do que foi discutido anteriormente, outros fatores, como sexo, etnia, idade, bem como o atual nível técnico e de condicionamento do atleta, podem levar à obtenção de grandes diferenças nas variáveis de aptidões física e motora, dentro de um mesmo esporte. Estudos desse tipo podem refletir muito mais as características de um determinado atleta ou grupo, dentro de um momento específico de sua preparação, do que conter valores desejáveis para a modalidade em questão. Portanto, dar um tratamento personalizado para o atleta, analisando e respeitando suas características individuais, estabelecendo objetivos viáveis para cada caso, é a melhor estratégia a ser adotada.[79]

Esportes que exigem baixo percentual de GC em mulheres atletas estão associados a distúrbios do ciclo menstrual,[81] como menarca tardia, irregularidade com atrasos (oligomenorreia) ou ausência total de menstruações (amenorreia). Uma hipótese é a de que, quando a sobrecarga física é alta e as reservas de energia são inadequadas para suprirem uma potencial gravidez, o corpo se previne, tentando evitar a ovulação e uma gestação subsequente.

Mulheres ativas tendem a ser mais magras, podendo ter baixas taxas de GC, algumas vezes abaixo dos limites considerados críticos. Esse quadro poderia prejudicar o metabolismo de transformação dos androgênios em estrogênios na gordura periférica, além de ser também responsável por menor oferta de substrato básico (proveniente dessa gordura em falta) para a produção hormonal. Estudos sugerem a necessidade de um valor mínimo de 17% de GC para o início da menstruação e de 22% como índice inferior para se manter um ciclo eumenorreico.[32] No entanto, há mulheres com níveis de GC abaixo de 17% e que, mesmo assim, são eumenorreicas, além de manterem boa capacidade funcional.[11,75] Por outro lado, há também casos de amenorreia em atletas que preenchem estes requisitos mencionados de GC. Apesar da necessidade de mais estudos para sua definição, os dados disponíveis levam a crer que níveis em torno de 13 a 17% de GC seriam uma faixa crítica relacionada com uma função menstrual normal.

Numa sessão de treino intensa e/ou prolongada é liberada uma série de hormônios, alguns com propriedades anticonceptivas,[13] como o cortisol e outros "hormônios do estresse", sugerindo uma ativação do eixo hipotálamo–hipófise–suprarrenal, o que também poderia afetar a função ovariana.[19] No entanto, ainda não está esclarecido se o exercício regular pesado é capaz de produzir uma disfunção hormonal cumulativa que possa originar problemas menstruais. Ainda em mulheres atletas, uma alimentação insuficiente e um *déficit* energético produzido pelo exercício intenso também podem originar distúrbios hormonais e reprodutivos.[52] Observa-se que a adoção de uma dieta adequada pode prevenir ou acabar com um quadro de amenorreia desse tipo, sem que a atleta tenha diminuído o volume ou a carga do treinamento.[84] Estes dados parecem indicar que os distúrbios menstruais destas mulheres são decorrentes de causas multifatoriais, envolvendo aspectos físicos, psicológicos, genéticos, nutricionais, hormonais, ambientais e de distribuição regional da gordura.[46,87]

Quadros de oligo ou amenorreia devem ser investigados por especialistas, pois podem estar relacionados com problemas de saúde, como um quadro de menopausa precoce ou, até mesmo, uma importante disfunção da hipófise e/ou da tireoide, além da redução da densidade óssea que esses casos com baixa produção hormonal estrogênica apresentam. Por outro lado, verifica-se que mulheres com deficiência estrogênica têm menor incidência de câncer de mama e de órgãos reprodutores,[33] além de alguns cânceres não ginecológicos.[35] A explicação estaria no fato de que o estrogênio estimula o crescimento de alguns tipos de células, podendo desencadear a multiplicação desses cânceres, que ainda estariam latentes nesses órgãos atingidos. Por isso, espera-se que mulheres muito ativas, e que venham a desenvolver quadro de baixo nível estrogênico e/ou de menarca tardia, tenham uma incidência menor dessa doença, por ficarem menos expostas a essa ação hormonal cíclica. Outra hipótese adicional, para essa mesma população, é a de que essas mulheres poderiam produzir um tipo de estrogênio menos potente durante sua vida atlética, o que também minimizaria esse efeito colateral.[7,34]

Em homens, o *American College of Sports Medicine*[3] propôs um percentual mínimo de 5% para lutadores acima de 16 anos (7% para idades menores), e de 12 a 14% para mulheres lutadoras, visando, com estes limites básicos, à preservação da saúde destes esportistas. Existem sugestões de taxas mínimas de 12 a 16% de GC para a maioria das atletas, cuja variação depende da modalidade. Como esses valores estão numa faixa (13 a 17%) considerada como crítica para a manutenção das funções hormonal e menstrual normais, taxas menores poderiam levar a alterações no ciclo, incluindo casos de amenorreia. Como já dito, esses quadros, com baixa produção estrogênica, aumentam também a possibilidade de diminuição da densidade óssea, com chances maiores de desenvolvimento de osteopenia e osteoporose.

Apesar de o exercício físico ser reconhecido como um fator de preservação ou de aumento de massa óssea, episódios de hipoestrogenia e consequente amenorreia secundária nessas atletas podem levá-las a ter densidade óssea menor do que a de mulheres eumenorreicas, sedentárias ou não. Isto leva também à maior suscetibilidade para episódios de lesões musculoesqueléticas, como fraturas de estresse, sendo que o pior está no fato de que, mesmo que se restabeleça a condição menstrual normal, pode não ser possível se recuperar os níveis esperados para mulheres eumenorreicas.[20]

Principalmente nas modalidades cujas atletas exibem baixos níveis de GC, há a possibilidade de desenvolvimento de uma síndrome conhecida como "tríade da mulher atleta", com as seguintes características: distúrbio alimentar, amenorreia e osteoporose prematura.[87] Médicos do esporte e demais profissionais que trabalham com atletas suscetíveis a esse tipo de problema precisam ficar atentos para prevenir o aparecimento dessa síndrome. Em caso de suspeita de sua ocorrência, devem possibilitar a detecção precoce e a confirmação do diagnóstico, visando a uma intervenção rápida e eficiente.

Atletas com amenorreia crônica, pela tendência de terem uma redução da MIG, por causa da queda da massa óssea, podem apresentar erros de estimativa da composição corporal, dentro do modelo de dois componentes. Como as equações específicas para atletas são, em sua maioria, fundamentadas na determinação da MG e MIG em eumenorreicas, estudos mostraram que pode haver uma superestimativa de até 3% da GC, neste caso. Em contrapartida, mulheres fisiculturistas, e que tinham níveis altos de densidade óssea, apresentaram subestimativas de até 3% da GC.[14] Avaliações onde é possível estimar o componente ósseo (como no método de DXA) podem reduzir essas distorções.

■ REFERÊNCIAS BIBLIOGRÁFICAS

1. American College of Sports Medicine (ACSM). *ACSM's guidelines for exercise testing and prescription*. 8th ed. Baltimore: Lippincott Williams & Wilkins, 2010a.
2. American College of Sports Medicine (ACSM). *ACSM's resource manual for guidelines for exercise testing and prescription*. 6th ed. Baltimore: Lippincott Williams & Wilkins, 2010b.
3. American College Of Sports Medicine (ACSM). Position stand on weight loss in wrestlers. *Med Sci Sports Exerc* 1996;28(2):9-12.
4. Ashwell M, Hsieh SD. Six reasons why the waist-to-height ratio is a rapid and effective global indicator for health risks of obesity and how its use could simplify the international public health message on obesity. *Int J Food Sci Nutr* 2005;56:303-7.
5. Baumgartner TA, Jackson AS. *Measurement for evaluation in physical education and exercise science*. 5th ed. Madison: Brown and Benchmark, 1995.
6. Behnke AR, Osserman EF, Welham WC. Lean Body Mass. *Arch Int Med* 1953;91:585-601.
7. Bernstein L et al. Physical exercise and a reduce risk of breast cancer in young women. *J Natl Cancer Inst* 1994;86:1403.
8. Bray GA, Gray DS. Obesity. Part I – Pathogenesis. *West J Med* 1988;149:429-41.
9. Bray GA. Classification and evaluation of the overweight patient. In: Bray GA, Bouchard C, James WPT. *Handbook of obesity*. New York: Marcel Dekker, 1998. p. 831-54.
10. Bray GA. Don't throw the baby out with the bath water. *Am J Clin Nutr* 2004;70(3):347-49.
11. Brooks-Gunn J et al. The relation of eating problems and amenorrhea in ballet dancers. *Med Sci Sports Exerc* 1987;14:41.
12. Brozek J et al. Densiometric analysis of body composition: revision of some quantitative assumptions. *Ann N Y Acad Sci* 1963;110:113-40.
13. Bullen BA et al. Endurance training effects on plasma hormonal responsiveness and sex hormone excretion. *J Appl Physiol* 1984;56:1453.
14. Bunt JC et al. Variation in bone mineral content and estimated body fat in young adult females. *Med Sci Sports Exerc* 1990;22:564-69.
15. Callaway CW et al. Circumferences. In: Lohman TG, Roche AF, Martorell R. *Anthropometric standardization reference manual*. Champaign: Human Kinetics, 1988. p. 39-54.
16. Caton JR et al. Body composition análisis by bioelectrical impedance: effect of skin temperature. *Med Sci Sports Exerc* 1988;20:489-91.
17. Chumlea WC, Baumgartner RN. Status of anthropometry and body composition data in elderly subjects. *Am J Clin Nutr* 1989;50:1158-66.
18. Cintra IP, Costa RF, Fisberg M. Composição corporal na infância e adolescência. In: Fisberg M. *Atualização em obesidade na infância e adolescência*. São Paulo: Atheneu, 2004.
19. Constantine NW, Warren MP. Physical activity, fitness, and reproductive health in women: clinical observations. In: Bouchard C et al. *Physical activity, fitness and health*. Champaign: Human Kinetics, 1994.
20. Costa RF. *Composição corporal – Teoria e prática*. Barueri: Manole, 2001.
21. Demerath et al. Comparison of percent body fat estimates using air displacement plethysmography and hydrodensitometry in adults and children. *Int J Obes Rel Metab Dis* 2002;26:389-97.
22. Deurenberg P et al. Factors affecting bioelectrical impedance measurements in humans. *Eur J Clin Nutr* 1988;42:1017-22.
23. Deurenberg P et al. The assessment of the body fat percentage by skinfold thickness measurements in childhood and young adolescent. *Brit J Nutr* 1990;63:2.
24. Dewit, O et al. Whole body air displacement plethysmography compared with hydrodensitometry for body composition analysis. *Arch Dis Child* 2000;82:159-164.
25. Dotson C et al. Calibration and validation of the Futrex 6000 body composition analyzer. *Med Sci Sports Exerc* 1997;29:S56.
26. Drinkwater BL et al. Menstrual history as a determinant of current bone density in young athletes. *JAMA* 1990;263:545.
27. Durnin JVGA, Womersley J. Body fat assessed from total body density and its estimation from skinfold thickness: measurements on 481 men and women aged from 16 to 71 years. *Brit J Nutr* 1974;32:77-97.
28. Faulkner JA. Physiology of swimming and diving. In: Falls H. *Exercise physiology*. Baltimore: Academic, 1968.
29. Fields DA et al. Body-composition assessment via air-displacement plethysmography in adults and children: a review. *Am J Clin Nutr* 2002;3:453-67.
30. Fields DA et al. Comparison of the Bod Pod with the four-compartment model in adult females. *Med Sci Sports Exerc* 2001;33:1605-10.
31. Flegal KM et al. Comparisons of percentage body fat, body mass index, waist circumference, and waist-stature ratio in adults. *Am J Clin Nutr* 2009;89:500-8.
32. Frisch RE et al. Delayed menarche and amenorrhea in ballet dancers. *N Engl J Med* 1980;303:17.

33. Frisch RE et al. Lower lifetime occurrence of breast cancer and cancers of the reproductive system among former college athletes. *Am J Clin Nutr* 1987;45:328.
34. Frisch RE et al. Lower prevalence of breast cancer and cancers of the reproductive system among former college athletes compared to non-athletes. *Brit J Cancer* 1985;52:885.
35. Frisch RE et al. Lower prevalence of non-reproductive cancers among former college athletes. *Med Sci Sports Exerc* 1989;21:250.
36. Genton L et al. Dual-energy X-ray absorptiometry and body composition: Differences between devices and comparison with reference methods. *Nutrition* 2002;18:66-70.
37. Going SB et al. Detection of small changes in body composition by dual-energy X-ray absorptiometry. *Am J Clin Nutr* 1993;57:845-50.
38. Graves JE et al. Comparison of different bioelectrical impedance analyzers in the prediction of body composition. *Am J Human Biol* 1989;1:603-11.
39. Gruber JJ et al. Comparison of Harpenden and Lange calipers in predicting body composition. *Res Quart Ex Sport* 1990;61:184-90.
40. Guedes DP. Gordura corporal: validação da equação proposta por Faulkner em jovens pertencentes à população brasileira. *Artus* 1986;9(17):10-13.
41. Harrison GG et al. Skinfold thicknesses and measurement technique. In: Lohman TG, Roche AF, Martorell R. *Anthropometric standardization reference manual*. Champaign: Human Kinetics, 1988. p. 55-70.
42. Hendel HW et al. Change in fat-free mass sed by bioelectrical impedance, total body potassium and dual energy X-ray absorptiometry during prolonged weight loss. *Scand J Clin Lab Invest* 1996;56:671-79.
43. Heymsfield SB et al. Evaluation of total and regional body composition. In: Bray GA, Bouchard C, James WPT. *Handbook of obesity*. New York: Marcel Dekker 1998. p. 41-77.
44. Heyward VH, Stolarczyk LM. *Avaliação da composição corporal aplicada*. São Paulo: Manole, 2000.
45. Heyward VH. *Avaliação física e prescrição de exercício: técnicas avançadas*. 6. ed. Porto Alegre: Artmed, 2013.
46. Hunter GR et al. Fat distribution, physical activity, and cardiovascular risk factors. *Med Sci Sports Exerc* 1997;29:362.
47. Jackson AS, Pollock ML. Generalized equations for predicting body density of men. *Br J Nutr* 1978;40:497-504.
48. Jackson AS, Pollock ML. Practical assessment of body composition. *Phys Sportsmed* 1985;13:76-90.
49. Jackson AS, Pollock ML, Ward A. Generalized equations for predicting body density of women. *Med Sci Sports Exerc* 1980;12:175-82.
50. Janot J et al. Body composition assessment of physically active adults: Hidrodensitometry vs. air displacement plethysmography (Bod Pod). *Med Sci Sports Exerc* 2001;33:S16.
51. Jebb SA et al. Evaluation of the movel Tanita body-fat analyser to measure body composition by comparison with a four-compartment model. *Brit J Nutr* 2000;83:115-22.
52. Kaiserauer S et al. Nutricional, physiological, and menstrual status of distance runners. *Med Sci Sports Exerc* 1989;21:120.
53. Keys A, Brozek J. Body fat in adult man. *Phys Reviews* 1953;33:245-325.
54. Lean ME et al. Impairment of health and quality of life in people with large waist circumference. *Lancet* 1998;351:853-56.
55. Lear SA, James PT, Ko GT et al. Appropriateness of waist circumference and waist-to-hip ratio cutoffs for different ethnic groups. *Eur J Clin Nutr* 2010;64(1):42-61.
56. Lockner D et al. Comparison of air displacement plethysmography, hydrodensitometry, and dual X-ray absorptiometry for assessing body composition of children 10 to 18 years old. *An N York Acad Sci* 2000;904:72-78.
57. Lohman TG. Advances in body composition assessment. *Current issues in exercise science series*. Monograph n. 3. Champaign: Human Kinetics, 1992.
58. Lohman TG. Dual-energy X-ray absorptiometry. In: Roche AF, Heymsfield SB, Lohman TG. *Human body composition*. Champaign: Human Kinetics, 1996. p. 63-78.
59. Lohman TG. Skinfolds and body density and their relation to body fatness: a review. *Human Biol* 1981;53:181-225.
60. Lohman TG, Houtkooper L, Going S. Body fat measurement goes high-tech: not all are created equal. *ACSM´s Health Fitness J* 1997;7:30-35.
61. Lukaski HC. Soft tissue composition and bone mineral status: evaluation by dual-energy X-ray absorptiometry. *J Nutrition* 1993;123:438-43.
62. Lukaski HC. Use of the tetrapolar bioelectrical bioimpedance method to assess human body composition. In: Norgan NG. *Human body composition and fat patterning*. Waginegen: Euronut, 1986. p. 143-58.
63. Martorell R et al. Wich side to measure: right or left? In: Lohman TG, Roche AF, Martorell R. *Anthropometric standardization reference manual*. Champaign: Human Kinetics, 1988. p. 87-91.
64. McCrory, MA et al. "Evaluation of a new displacement plethysmograph for measuring human body composition". *Med Sci Sports Exerc* 1995;27:1686-91.
65. Moon, J.R. et al. "Validity of the Bod Pod for assessing body composition in athletic high school boys". *J Str Cond Res* 2008;22:263-268.
66. Morrow, J.R. et al. "Accuracy of measured and predicted residual lung volume on body density measurement". *Med Sci Sports Exerc* 1986;18:647-52.
67. National Cholesterol Education Program (NCEP). Executive summary of the third report of the National Cholesterol Education Program (NCEP). Expert panel on detection, evaluation, and treatment of high blood cholesterol in adults (adult treatment panel III). *J Am Med Assoc* 2001;285:2486-97.
68. National Institutes of Health (NIH). Health implications of obesity: National Institutes of Health consensus development statement. *Ann Intern Med* 1985;103:1073-77.
69. Panel E. Executive summary of the clinical guidelines on the identification, evaluation, and treatment of overweight and obesity in adults. *Arch Intern Med* 1998;158:1855-67.
70. Petroski EL, Pires Neto CS. Validação de equações antropométricas para a estimativa da densidade corporal em mulheres. *Rev Bras Ativ Fís Saúde* 1995;2(1):65-73.
71. Petroski EL, Pires Neto CS. Validação de equações antropométricas para a estimativa da densidade corporal em homens. *Rev Bras Ativ Fís Saúde* 1996;1(3):5-14.
72. Pollock ML, Jackson AS. Research progress in validation of clinical methods of assessing body composition. *Med Sci Sports Exerc* 1984;16:606-13.
73. Roche AF. Anthropometry and ultrasound. In: Roche AF, Heymsfield SB, Lohman TG. *Human body composition*. Champaign: Human Kinetics, 1996. p.167-89.
74. Roche AF, Heymsfield SB, Lohman TG. *Human body composition*. Champaign: Human Kinetics, 1996.
75. Schweiger V et al. Caloric intake, stress, and menstrual function in athletes. *Fertil Steril* 1988;49:447.
76. Seidell JC. Waist circumference and waist/hip ratio in relation to all cause mortality, cancer and sleep apnea. *Eur J Clin Nutr* 2010;64(1):35-41.
77. Siri WE. Body composition from fluid space and density: analysis of methods. In: Brozek J, Hanschel A. *Techniques for measuring body composition*. Washington DC: National Academy of Science, 1961. p. 223-44.
78. Sjöström L. Impacts of body weight, body composition, and adipose tissue distribution on morbidity and mortality. In: Stunkard AJ, Wadden TA. *Obesity: theory and therapy*. New York: Raven, 1993. p. 13-42.
79. Torres FC, Silva AC. Fisiologia do esporte – Composição corporal. In: Cohen M. *Medicina do esporte*. Barueri: Manole, 2008.
80. Wagner D et al. Validation of air displacement plethysmography for assessing body composition. *Med Sci Sports Exerc* 2000;32:1339-44.
81. Wakat DK et al. Reproductive system function in women cross-country runners. *Med Sci Sports Exerc* 1982;14:263.
82. Ward A et al. A comparison of body fat determined by underwater weighing and volume displacement. *Am J Physiol Endoc Metab* 1978;234:E24-96.
83. Ward R, Anderson GS. Resilience of anthropometric data assembly strategies to imposed error. *J Sports Sci* 1998;16:755-59.
84. Williams NI et al. Strenuous exercise with caloric restriction: effect on luteinizing hormone secretion. *Med Sci Sports Exerc* 1995;27:1390-98.
85. World Health Organization (WHO). Appropriate body-mass index for Asian populations and its implications for policy and intervention strategies. *Lancet* 2004;363:157-63.
86. World Health Organization (WHO). *Waist circumference and waist-hip ratio: Report of a WHO expert consultation*. Geneva: World Health Organization, 2008.
87. Yeager KK et al. The female athlete triad: disordered eating, amenorrhea, and osteoporosis. *Med Sci Sports Exerc* 1993 July;25(7):775-77.
88. Yusuf S et al. Obesity and the risk of myocardial infarction in 27.000 participants from 52 countries: a case-control study. *Lancet* 2005;366:1640-4.

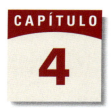

CAPÍTULO 4

NUTRIÇÃO E ATIVIDADE FÍSICA

Mirtes Stancanelli ■ Fernanda Lorenzi Lazarim

■ INTRODUÇÃO

Uma alimentação adequada visa a atender as necessidades de energia e aporte de nutrientes que auxiliem o atleta a suportar as demandas de treino e jogos, assim como promover sua saúde. Além disso, cabe à alimentação propiciar o estado metabólico adequado para que ocorram as adaptações desencadeadas pelo processo de treinamento, culminando no aumento do desempenho.[64]

O **papel da nutrição** neste contexto consiste em educar o atleta para uma prática de consumo alimentar que influencie positivamente as condições metabólicas impostas pelo treinamento. Essa atitude favorece o rendimento, promove a saúde e previne lesões.

As condições metabólicas podem ser favorecidas e otimizadas pela alimentação, quando são consideradas as seguintes ações:

1. **Fornecer energia para as sínteses (anabolismo)** adequando a ingestão energética diária do atleta.
2. **Propiciar o estado anabólico** através da sinalização de hormônios anabólicos, insulina e IGF1, propiciado pela frequência alimentar e ingestão de carboidratos antes, durante e após o exercício.
3. **Fornecer a matéria-prima para as sínteses (anabolismo)** através das recomendações adequadas de carboidratos, lipídeos, proteínas e micronutrientes para os atletas, atendendo a especificidade da modalidade.
4. Favorecer a **hidratação**.

São diversos os estudos que relacionam uma ingestão nutricional inadequada com impacto negativo nas funções fisiológicas, imunológicas, no rendimento e na saúde dos atletas.[4] São estes estudos que enquadram a nutrição como uma das áreas responsáveis na prevenção e recuperação das lesões esportivas.

■ DEMANDA ENERGÉTICA

O estado energético do organismo é o ponto principal para favorecer os processos de sínteses, principalmente síntese proteica. Isto significa que durante as 24 horas do dia o indivíduo deve atingir um balanço energético que leve a um balanço nitrogenado positivo.[58]

O Quadro 1 apresenta estimativas de ingestão energética com base na análise de diversos estudos com praticantes de atividades físicas de diversas modalidades.

Atender a demanda energética evita que o atleta permaneça em déficit energético que pode levar a um prejuízo nos processos adaptativos, assim como queda de *performance*, diminuição da massa muscular, queda do sistema imunológico e desenvolvimento de deficiências nutricionais que podem colocar em risco a saúde do atleta e levar a lesões ou prejudicar sua recuperação.[8,52]

É bastante comum uma ingestão energética abaixo do necessário tanto em atletas do sexo masculino, quanto do sexo feminino. Este fato geralmente está associado a dietas com alto teor de carboidratos e pobre em lipídeos, dietas com objetivo de emagrecimento,

Quadro 1. Estimativa energética diária para praticantes de atividade física

Nível de atividade	Kcal/kg Mulheres	Kcal/kg Homens
Pouca atividade	30	31
Exercício de intensidade moderada 3-5 vezes na semana	35	38
Treinar várias horas por dia 5 dias na semana	37	41
Treino intenso quase que diariamente	40	45
Treino extremamente intenso e volumoso	50	60

transtornos alimentares e a dificuldade na determinação correta da ingestão energética graças à "fragilidade" dos métodos indiretos de determinação do gasto calórico.[59]

Ingestões energéticas inadequadas podem estar associadas a lesões seja por uma ingesta excessiva ou insuficiente que proporcionem alteração da composição corporal.

O excesso de peso corporal associado a um excesso de massa gorda provoca alterações posturais, uma maior carga e tensão sobre as estruturas músculo-tendinosas e articulares, podendo levar à lesão das mesmas.[20]

Quando o peso e respectiva porcentagem de massa gorda são muito baixos em razão de uma elevada restrição energética, como acontece nas ginastas e bailarinas, poderão ocorrer alterações hormonais, com disfunções menstruais, que poderão associar-se a uma maior incidência de lesões, especificamente de fraturas por desmineralização óssea.[9]

Importante ressaltar que durante a recuperação de determinada lesão, o gasto energético diário do atleta irá diminuir em virtude do mesmo não realizar o programa de treino usual. Contudo, o processo de cura da lesão aumenta o gasto de energia em até 20%.[93]

Durante este período, a ingestão energética deve ser adequada para evitar grandes perdas de massa muscular, ganhos excessivos de gordura corporal e atender a demanda energética para a recuperação da lesão.

■ MACRONUTRIENTES

Carboidratos

Os carboidratos (CHO) são importantes para manter os estoques de glicogênio muscular e glicose sanguínea durante o exercício. Sabe-se que o estoque de glicogênio muscular é limitado, atingindo cerca de 400 g.[81] Contudo, estudos mostram que uma alimentação adequada, aliada ao treinamento, pode aumentar essa reserva.[75] Durante exercício submáximo os carboidratos suprem cerca de 50%

das fontes energéticas. Conforme aumenta a intensidade do exercício, maior a contribuição deste substrato como fonte de energia.[26]

Burke et al.[19] sugerem que o consumo diário de carboidratos para atletas deve ser de 5 a 7 g/kg/dia em treinos gerais (período preparatório geral) e de 7 a 10 g/kg/dia em períodos mais intensos e competitivos, chegando até a 13 g/kg/dia nas fases finais de competição.

Diversos são os trabalhos na literatura que mostraram uma diminuição tanto da *performance* como na capacidade de realizar as sessões de treino quando os estoques de glicogênio estavam baixo graças a uma baixa ingestão de carboidrato na dieta.[7,55]

A ocorrência de fadiga nas sessões de treinos decorrente de um baixo estoque de glicogênio muscular se associa a lesões estruturais das fibras musculares. Além disso, músculos fatigados que perdem força e capacidade de proteger as articulações mais fracas, levando a uma maior predisposição para a ocorrência de lesões.[40]

Outro fator responsável pelo aumento da suscetibilidade de lesões no desporto e relacionado com a ingestão de carboidratos é a ocorrência de hipoglicemia durante o treino/competição. A glicose do sangue é único substrato energético utilizado pelo sistema nervoso central (SNC). A reserva de glicogênio hepático, que também é influenciada pelo treinamento, é o responsável por manter a glicemia.[92]

Atletas com maior incidência de hipoglicemia estão sucetíveis à ocorrência de lesões musculares traumáticas e tendinites.[15] O mau funcionamento do SNC em virtude do aporte insuficiente de glicose origina alterações do equilíbrio, da coordenação neuromuscular, da concentração e da atenção, aumentando a predisposição às lesões citadas anteriormente.[42]

Pelo descrito anteriormente, a ingestão de carboidratos antes, durante e após os treinos e jogos deve ser estimulada sempre que possível (ver a recomendação no item alimentação antes, durante e após a atividade).

Outro ponto importante sobre a ingestão adequada de carboidratos está associado à diminuição na degradação de proteínas endógenas o que favorece o estabelecimento de um balanço nitrogenado positivo necessário para a síntese proteica durante o período de recuperação.[14,69]

Como o glicogênio muscular é o principal combustível para o exercício, independente da intensidade empregada, restaurar os estoques de glicogênio muscular após um exercício exaustivo é provavelmente um dos fatores mais importantes na determinação do tempo de recuperação, sendo que a restauração completa depende da extensão da depleção e do fornecimento de carboidratos. Assim, atletas deveriam consumir carboidratos imediatamente após exercícios extenuantes principalmente quando há menos de 8 horas entre dois turnos de exercícios, como acontece nas competições de diversas modalidades.[47]

A ressíntese do glicogênio também é determinada pelo momento, quantidade e, principalmente, pelo tipo de carboidrato consumido.[47] A fase rápida de reposição de glicogênio começa imediatamente após o término do exercício e dura aproximadamente de 30 a 60 minutos. Essa fase é mais visível principalmente, quando as concentrações de glicogênio intramusculares estão muito baixas, e o carboidrato é fornecido imediatamente após o exercício.[68] Seguindo essa fase rápida de síntese de glicogênio, a síntese acontece numa velocidade muito mais lenta, e necessita da presença de carboidratos e altos níveis de insulina.[45]

Stancanelli[73] em sua tese de mestrado apresentou dados da ação ergogênica do caldo de cana como repositor dos estoques de glicogênio muscular na recuperação de esforços intensos. Os resultados apresentados nesse estudo mostraram que a utilização do caldo de cana foi eficiente em aumentar os estoques de glicogênio muscular em 60 minutos de recuperação, principalmente nos músculos que foram mais depletados, sugerindo um aproveitamento da fase rápida de reposição de glicogênio. Mais importante ainda, os dados mostraram um efeito protetor do caldo de cana sobre as alterações musculares induzidas pelo exercício, conferindo uma maior resistência muscular durante a recuperação, menor excreção de ureia e menor concentração de creatina quinase no sangue. Apesar de existirem no mercado soluções de maltodextrina enriquecidas com vitaminas e minerais, as vantagens do caldo de cana estão no fato de ser um produto de fácil obtenção e principalmente de baixo custo, ideal para as condições socioeconômicas dos atletas nacionais e com boa aceitabilidade por parte dos mesmos.

É importante ressaltar que no decorrer do dia, carboidratos de diversos índices glicêmicos devem ser ingeridos. Carboidratos de alto índice glicêmico são importantes para a liberação de insulina e sinalização para os processos de sínteses, tanto de proteína como para a ressíntese de glicogênio muscular e hepático e síntese de triacilglicerol intramuscular. Contudo, a ingestão de carboidratos com índice glicêmico baixo também deve ser incentivada uma vez que este grupo de alimento é rico em fibras e micronutrientes (vitaminas e minerais) importantes para o funcionamento do metabolismo.

Lipídeos

O lipídeo é o macronutriente que mais fornece energia por grama degradada. São 9 kcal contra 4 fornecidas pelo carboidrato e proteína. Por este motivo, esta reserva se torna a principal fonte de energia para as vias de sínteses durante o período de recuperação. Durante a atividade a utilização de lipídeos ou carboidratos como fonte predominante de energia depende do tipo, intensidade do treino e da refeição realizada antes da atividade.[37,85]

Além de sua função energética, os lipídeos são elementos estruturais tanto das membranas das células, como dos hormônios sexuais e para o transporte de vitaminas lipossolúveis.[89]

A recomendação de lipídeos é cerca de 20-30% completando o valor energético do cardápio, sendo que deve ser respeitada a seguinte distribuição: 10% de saturados, 10% de poli-insaturados e 10% de monoinsaturados.[1]

Fontes interessantes de lipídeos para a dieta de atletas são as carnes magras, óleos vegetais (soja, girassol, oliva), peixes (como salmão e truta), abacate, castanha-do-pará, nozes e amêndoas, pois possuem quantidades balanceadas de ácidos graxos saturados, mono e poli-insaturados, assim como os ácidos graxos essenciais ômega 6 e ômega 3.

Alguns estudos mostram que a ingestão de lipídeo abaixo de 15% pode comprometer o fornecimento de ácidos graxos essenciais e assim prejudicar a produção de hormônios e provocar distúrbios no ciclo menstrual.[29,89]

Entretanto, o grande problema na dieta de atletas encontra-se no elevado consumo de gorduras, dificultando a ingestão adequada de carboidratos.[21,41]

Proteínas

Sabe-se que as proteínas têm uma função essencial na reparação, manutenção e síntese muscular e que, em algumas circunstâncias, poderão ser fonte energética em exercícios de longa duração. Quando utilizadas como fonte energética, as perdas musculares, associadas à degradação proteica para produção de ATP, poderão ser desvantajosas pois favorecerão a ocorrência de lesões musculares.[78]

A recomendação de proteína para atletas varia de 1,2 a 2,4 g/kg de peso.[80] Para os períodos de competição e finais de campeonato é recomendado cerca de 1,8 g/kg, desde que a ingestão calórica total seja adequada para satisfazer as necessidades energéticas. Estas quantidades são facilmente alcançadas em um programa de alimentação bem planejado.

Embora pareça elevada a ingestão de proteínas, diversos estudos que analisaram a ingestão habitual deste nutriente por atletas mostraram que a maioria dos indivíduos analisados já ingerem a quantidade sugerida.[71]

As necessidades proteicas de um atleta são maiores do que a de um indivíduo sedentário graças ao intenso processo de síntese proteica decorrente do processo adaptativo.[53] Este processo ocorre em razão das microlesões que levam a alterações na morfologia e função do tecido que pode durar por várias semanas.[76]

A microlesão é caracterizada em primeiro lugar pelo catabolismo de proteínas musculares e inflamação aguda, seguida pela regeneração do tecido muscular.[24] A inflamação muscular ocorre após a lesão por meio da migração inicial de neutrófilos seguido de aumentos sequenciais de macrófagos. Este último é essencial no reparo e remodelação do tecido lesionado.[77]

A quantidade de proteína da alimentação está associada ao processo de regeneração dos tecidos musculares. Em caso de deficiência esta recuperação será afetada levando à diminuição da proliferação dos fibroblastos, da neoangiogênese e da síntese de colágeno. Estes processos são essenciais à reparação das microlesões e formação de novas células e tecidos necessários ao processo de reabilitação.[16]

Não há evidências na literatura que indiquem que um consumo proteico acima do recomendado para esta população estimule ainda mais a síntese de proteína. Pelo contrário, pesquisadores já discutem a possibilidade de problemas futuros como cálculos renais, problemas hepáticos, osteoporose, aumento de ácido úrico, resistência à insulina com uma ingestão proteica acima de 3,0 g/kg.[49,78]

A progressão no reparo do músculo pode ser modulada por aminoácidos influenciando a inflamação e o anabolismo proteico. Proteínas da dieta, com maior conteúdo em aminoácidos não essenciais, como a glicina, arginina e taurina, podem ter várias funções biológicas, como, por exemplo, a modulação do processo inflamatório graças à sua capacidade de diminuir a produção de citocinas pró-inflamatórias (TNF alfa e IL-6) e limitar o acúmulo de macrófagos no local da lesão.[30] As proteínas provenientes do peixe, como, por exemplo, o bacalhau, possuem bons conteúdos desses aminoácidos.[57]

Fontes proteicas para a dieta devem vir tanto de proteína vegetal (como a soja, feijão, ervilha) quanto de proteína animal (carnes vermelhas, peixes, ovos, leite) buscando sempre variedade e proteínas de alto valor biológico para o fornecimento adequado principalmente de aminoácidos essenciais. Além disso, alimentos ricos em proteína de origem animal são fontes de micronutrientes, como zinco, ferro, vitaminas D e B12, riboflavina, cálcio, fosfato e tiamina.[61]

Alimentação antes, durante e após a atividade física – favorecendo o estado de sínteses

De maneira geral os estudos científicos avaliam o estado de síntese proteica mensurando a taxa de *turnover* proteico, que corresponde a diferença entre a taxa de síntese proteica e a taxa de degradação proteica. O balanço entre estes processos determinará se o indivíduo estará ganhando, mantendo ou perdendo massa muscular. O que determina as taxas de síntese ou degradação de proteínas é a relação entre hormônios catabólicos (cortisol/glucagon/GH) e anabólicos (insulina/IGF1 e demais fatores de crescimento).

Dessa forma, considerando que o balanço energético do atleta foi alcançado, o nutricionista precisa estar atento às relações hormonais durante o dia do indivíduo. Para isto, dois pontos são de extrema importância:

1. Distribuição e número de refeições ao dia

É necessário evitar períodos longos de jejum, em que os hormônios degradativos, glucagon e cortisol, favorecem tanto a oxidação de gorduras quanto a quebra de proteínas endógenas para manutenção da glicemia e produção de energia. Sugere-se no mínimo quatro refeições ao dia para ambas as modalidades.[54]

2. Intervenção antes, durante e principalmente após a atividade física

Ingestão de CHO e AA antes da atividade

O objetivo de ingerir CHO antes da atividade é garantir que os estoques de glicogênio estejam repletos para o fornecimento adequado de energia. Diversos trabalhos mostram um efeito positivo da ingestão de 1-2 g/kg de peso de carboidratos de baixo índice glicêmico 1 hora antes da atividade.[36,39,82]

Já a ingestão de aminoácidos tem o objetivo de manter elevados os níveis dos mesmos na corrente sanguínea, principalmente os aminoácidos essenciais. Isto se deve ao fato de alguns estudos terem mostrado que é o nível de aminoácidos na corrente sanguínea que regula a taxa de síntese proteica.[13] Alguns autores sugerem a ingestão de 3-6 g de aminoácidos essenciais, como BCAA imediatamente antes da atividade.[79,88]

Ingestão de CHO durante a atividade

A ingestão de CHO durante a atividade está intimamente relacionada com o tempo de treino do atleta e com os estoques de iniciais de glicogênio. Diversos trabalhos apresentam resultados positivos quando 30-60 g de CHO/hora de exercício foram ingeridos mantendo os níveis de glicose no sangue e diminuindo a oxidação de proteínas durante a atividade.[26,48,91]

Contudo, se o tempo de treino for inferior a 1 hora não há necessidade de suplementar com CHO durante o treino, uma vez que os estoques de glicogênio ainda não foram demasiadamente depletados.

Ingestão de CHO e AA/Proteína após a atividade

A ingestão de CHO e AA após a atividade apresentam um papel muito importante na regulação hormonal para favorecer os processos de síntese no período de recuperação. Neste momento, o objetivo é inverter as razões dos hormônios catabólicos liberados pelo exercício, glucagon, cortisol e GH (hormônio do crescimento) para a ação dos hormônios anabólicos, insulina, IGF e demais fatores de crescimento, favorecendo tanto o restabelecimento da reservas de glicogênio, como a síntese proteica.

A ingestão de 1,2 g/kg de peso de CHO de alto índice glicêmico imediatamente e a cada 1 hora após o exercício é fundamental para a liberação de insulina e ressíntese de glicogênio muscular e hepático.[82]

A ingestão de aminoácidos e proteínas após a atividade tem como objetivo manter elevado os níveis de AA na corrente sanguínea, favorecendo assim o estímulo para síntese proteica e ao mesmo tempo serem substrato para este processo.

Diversos estudos apresentam resultados positivos com a ingestão de CHO associado a 3-6 g de aminoácidos ou 10-15 g de proteínas imediatamente após, 1 h, 2 h e 3 h após o término da atividade.[5,12,17,35,43,44,79,88] Os aminoácidos mais utilizados são os BCAAs e *mix* de aminoácidos essenciais. E dentre os suplementos proteicos encontram-se proteína de soja, *whey protein* e caseína.

De todos os aminoácidos e proteínas ingeridas, um enfoque é dado à disponibilização de leucina para a musculatura. Este é o principal aminoácido envolvido na sinalização para ativação da síntese de proteínas através da cascata desencadeada pela mTOR.[5,74,86,97]

ÁGUA

A água é um nutriente essencial, pois é o meio onde se realizam as reações químicas de produção de energia no organismo, constituindo grande parte do volume celular e como tal faz parte do músculo.

A realização de exercícios, principalmente os intensos ou os realizados em ambientes quentes, implica em maior produção de suor para liberação de calor e concomitante manutenção da temperatura corporal, mecanismo denominado de termorregulação.[51]

O nível de hidratação de um indivíduo tem implicações importantes para o funcionamento de diversos sistemas fisiológicos, como os sistemas cardiovascular (manutenção da pressão arterial e volume sistólico), renal (manutenção da composição dos fluidos corporais) e a termorregulação (manutenção da temperatura corporal), assim como sobre a *performance* do atleta.[94] Além disso, a fibra muscular desidratada perde grande parte das suas qualidades contráteis e de elasticidade, predispondo o músculo à lesão.[72]

Portanto, o atleta deve ingerir líquido antes, durante e após o exercício, a fim de equilibrar as perdas hídricas decorrentes da sudorese excessiva. Diversos são os meios para se controlar o estado de hidratação do atleta, como variação do peso corporal, densidade e coloração da urina.[22] Outra forma de se aferir o nível de hidratação do atleta é através do diagrama de Venn que combina três dos marcadores simples da hidratação, como peso, urina e sede.[23]

As recomendações para ingestão de líquidos antes, durante e após a atividade física proposta são:[1,50,62,90]

- *Ingestão de líquidos antes da atividade*: recomenda-se a ingestão de 400-600 mL de líquido cerca de 2-3 horas antes da atividade. Diversos estudos mostram que este volume e tempo de ingestão são suficientes para manter o indivíduo hidratado para a atividade, propiciando tempo hábil para que qualquer excesso seja eliminado pela urina.
- *Ingestão de líquidos durante a atividade*: recomenda-se a ingestão de 200-400 mL de líquido a cada 15-20 minutos desde o início da atividade.
- *Ingestão de líquido após a atividade*: recomenda-se a ingestão de 150% da perda de peso corporal durante a atividade para uma reposição hídrica efetiva.

VITAMINAS E MINERAIS

As vitaminas e minerais estão envolvidas em diversos processos celulares, como no metabolismo energético, na contração muscular, no reparo e crescimento muscular, sistema de defesa antioxidante e na resposta imune.[60]

Em virtude das alterações no metabolismo decorrentes do processo adaptativo ao treino, assim como alterações na distribuição e na excreção de vitaminas e minerais e um aumento na produção de espécies reativos de oxigênio, alguns autores sugerem que atletas possam apresentar as necessidades relativas a determinados tipos de micronutrientes acima da RDA (*Recommended Dietary Allowance*).[61]

Contudo, não há comprovação científica de que as necessidades por micronutrientes sejam maiores em indivíduos que praticam atividade física. Para alguns destes nutrientes, a ingestão pode ser superior ao valor da RDA, porém deve estar próximo ao limite máximo de ingestão (UL). Não há necessidade de ultrapassá-lo. Vale lembrar que o consumo acima da UL pode apresentar efeitos tóxicos para o organismo.[46,66]

Embora muitos estudos indiquem que o consumo de uma dieta variada e balanceada é o necessário para atender as necessidades de micronutrientes geradas pelo treinamento, o nutricionista deve estar atento em detectar possíveis deficiências na ingestão de micronutrientes bastante comuns, principalmente em atletas adolescentes.[21]

A seguir descrevemos atenção especial a algumas vitaminas e minerais graças ao seu papel no processo de recuperação.

Cálcio e vitamina D

Os ossos, tendões e ligamentos são estruturas importantes para a *performance* esportiva. O colágeno é a principal proteína destes tecidos. Alterações na síntese de colágeno influenciam nas propriedades mecânicas do tendão. A síntese de colágeno é influenciada pelos níveis de aminoácidos e quantidades suficientes de cálcio e vitamina D.[6]

Cálcio

O cálcio é o mineral mais abundante do corpo humano. Corresponde a 1 ou 2% do peso corporal e ocorre numa porcentagem de 39% em relação a outros minerais. Sua distribuição é de 99% nos ossos e 1% no sangue.

É um mineral necessário para a formação e manutenção da matriz óssea, para estabilizar membranas de células excitáveis, como músculos e nervos, participa do processo de coagulação do sangue e na atividade de diversas enzimas, além de ser essencial para o crescimento e desenvolvimento dos ossos e dentes.

A ingestão de cálcio é um dos fatores que contribui para a densidade óssea. Deficiências neste oligoelemento poderão causar maior fragilidade óssea ou osteoporose e consequentemente aumento do risco de fraturas.[96]

Por outro lado, diversos estudos têm demonstrado uma associação direta entre a prática de exercício físico associada a uma ingestão de cálcio adequada e aumento da massa óssea.[38]

O cálcio é um elemento fundamental ao organismo, porém não é produzido endogenamente e somente é adquirido pela ingestão diária de alimentos que o contêm. Dos alimentos que contêm cálcio, destacam-se principalmente a sardinha, iogurte, leite, tofu, espinafre.[10]

A ingesta ideal de cálcio é aquela que conduz a um pico de massa óssea adequado na criança e adolescente, mantenha-o no adulto e minimize a perda na senilidade.[9] A ingestão dietética recomendada (RDA) de cálcio para homens e mulheres adultas entre 19 a 50 anos é de 1.000 mg/dia.[32]

Vitamina D

A vitamina D é bem conhecida por seu papel do controle da homeostase do fósforo e cálcio e na saúde dos ossos. A literatura emergente apresenta outras funções desta vitamina em processos vitais do corpo, como resposta na sinalização gênica, síntese proteica, síntese de hormônios, resposta imune, renovação celular e regeneração.[65]

Existem poucos estudos que examinaram a relação entre o estado de vitamina D e desempenho atlético. Assim o foco de discussão está nas funções desta vitamina, nas diretrizes da sua ingestão e nos fatores de risco da ingestão insuficiente em atletas.

Evidências têm apontado que níveis baixos de vitamina D aumentam a remodelação óssea, o que aumenta o risco de lesão óssea, como a fratura por estresse.[56] Um estudo examinou os níveis de 25(OH)D no sangue de recrutas militares holandeses e observou um aumento significativo de fraturas por estresse em níveis abaixo de 30 ng/mL de vitamina D.[84]

Como a deficiência de vitamina D leva à má absorção de cálcio, suas manifestações clínicas (osteopenia, osteomalacia e raquitismo) estão relacionadas com a deficiência desse mineral. Lappe *et al.*[56] observaram em recrutas mulheres que a incidência de fratura por estresse foi significativamente reduzida com uma suplementação de 800 UI de vitamina D mais 2.000 mg de cálcio em 8 semanas.

A vitamina D pode ser obtida na dieta a partir de alimentos, como peixes com maior teor de gordura, gema de ovo, cogumelos secos tipo *shitake*, leites fortificados, margarina e cereais. As recomendações da vitamina D para homens e mulheres entre a idade de 9 a 70 anos, pela *Ingestão Dietética Recomendada* – RDA é de 600 UI (15 μg) por dia.[31]

Antioxidantes

Diversos estudos têm mostrado aumento da produção de espécies reativas de oxigênio (O_2) (EROs) decorrente do aumento da demanda de ATP para manutenção da atividade contrátil muscular. A produção exacerbada de EROs ocasionada pelo exercício físico pode gerar danos oxidativos nas macromoléculas, ácido desoxirribonucleico (ADN) e membranas celulares.[67]

Para combater as EROs nosso organismo possui um sistema antioxidante enzimático em que atuam diretamente os minerais magnésio, selênio, cobre, zinco e ferro. Além disto, antioxidantes exógenos, como as vitaminas A, C e E, atuam diretamente contra EROs.

Embora a literatura apresente as EROs como responsáveis por muitas lesões esportivas, há uma corrente que defende que antioxidantes em excesso podem inibir a remoção do tecido muscular danificado pelas células inflamatórias, atrasando a regeneração de lesões musculares. Sabe-se que as EROs possuem um papel fisiológico importante na regeneração muscular, e as tentativas para impedir a sua produção através da intervenção com antioxidante pós-exercício poderão ser prejudiciais para o processo de recuperação.[25]

Vitamina A

A vitamina A é o nome genérico para classificar um grupo de substâncias com atividade biológica semelhante à do retinol e que são encontradas sob duas formas: carotenoides e vitamina A ou retinol.

O carotenoide biologicamente mais ativo é o betacaroteno. O betacaroteno é uma molécula simétrica contendo dois anéis que, uma vez partido ao meio por cisão oxidativa, fornece duas moléculas iguais de vitamina A.

A vitamina A serve como substrato para a biossíntese de vários derivados (retinoides) que são importantes para o crescimento e diferenciação celular, defesa antioxidante, função imunológica, bem como para a visão. O ácido retinoico é a principal forma fisiologicamente ativa da vitamina A.[3]

Em relação ao sistema imunológico, a vitamina A modula a resposta de células fagocitárias, estimulando a fagocitose, a ativação da citotoxicidade mediada por células e o aumento na resposta de timócitos a mitógenos específicos, aparentemente por aumentar a expressão de receptores de Interleucina 2 (IL-2) em suas células precursoras. Portanto, a vitamina A promove a fase inicial da inflamação, evita a acumulação de macrófagos na zona lesada, aumentando o número de monócitos e macrófagos circulantes, facilitando a eliminação das células lesadas e tecidos mortos e acelerando o processo de reparação e cicatrização do tecido, contribuindo para uma recuperação mais rápida e eficaz.[11]

O ácido retinoico proporciona liberação seletiva de Interleucina 1 por monócitos do sangue. Adicionalmente, aumenta a porcentagem de células linfoides que expressam marcadores de superfície de linfócitos T auxiliares, enquanto o betacaroteno aumenta a porcentagem de células linfoides com expressão de marcadores de células *natural killer*, o que sugere uma atuação diferenciada dos vários retinoides na imunidade celular específica.[27]

A deficiência de vitamina A é caracterizada pela inadequação do estado nutricional relativo à vitamina A, quando, do ponto de vista bioquímico, as reservas hepáticas se encontram abaixo de 20 µg/g (0,7 µmol/g). Os níveis séricos inferiores a 0,35 µmoL/l, 0,70 µmoL/l e 1,05 µmoL/l caracterizam a carência grave, leve e deficiência subclínica, respectivamente.[63]

A vitamina A pré-formada (retinol) é encontrada naturalmente em alimentos de origem animal, enquanto os carotenoides são presentes em óleos, frutas e vegetais. As principais fontes de retinol são fígado, leite e derivados e peixe. Das frutas com teor elevado de caroteno destacam-se as da Amazônia.[2] A Ingestão Dietética Recomendada (RDA) para a ingestão de vitamina A é de 700 µg/dia.[31]

Vitamina E

A vitamina E ou tocoferol refere-se a um grupo de oito substâncias oleosas, encontradas na natureza, com propriedades vitamínicas, denominadas tocoferóis e tocotrienóis. Entre os tocoferóis (alfa, beta, gama e delta), a forma mais ativa é o D-alfa-tocoferol.

Embora os tocoferóis sejam mais estudados, os tocotrienóis merecem atenção em razão da potência de seus efeitos biológicos. Em se tratando da abordagem nutricional para a vitamina E, seus efeitos fisiológicos de ação antioxidante e imunomoduladora são importantes nos estados de recuperação.[95]

A vitamina E atua como um anti-inflamatório, pois está diretamente relacionada com a inibição da atividade da enzima Fosfolipase A2 e, consequentemente, com a produção de prostaglandinas, que são mediadores químicos da resposta inflamatória. Assim é de extrema importância que sua ingesta seja ajustada durante períodos de recuperação de lesões.[11]

Estudos sugerem que uma ingestão adequada de vitamina E aumenta a elasticidade das fibras musculares, prevenindo o dano muscular e, consequentemente, a ocorrência de uma nova lesão.[42]

A RDA para vitamina E é de 12 mg/dia para a população com idades igual e acima de 19 anos para homens e mulheres.[33]

Suas principais fontes são os óleos de trigo, oliva, as sementes oleaginosas (girassol e nozes), leguminosas (amendoim), gérmen de trigo, abacate e vegetais folhosos, como o espinafre.

Vitamina C

O ácido ascórbico, ou vitamina C, é um micronutriente hidrossolúvel essencial para a saúde do ser humano. É considerado um importante antioxidante no fluido extracelular, pois protege o sangue dos radicais livres.

Outra função desta vitamina é agir como cofator para a hidroxilação da prolina nas cadeias dos colágenos. Sem esse processo, o número de ligações de hidrogênio na molécula diminui, e o colágeno perde sua rigidez.[87]

Portanto, é essencial levar em consideração a adequação da ingestão de vitamina C em períodos após lesões desportivas, como fraturas, inflamações dos tendões e articulações, entre outras, pois além de as necessidades estarem aumentadas pelo estresse orgânico causado, as perdas urinárias poderão estar elevadas, levando facilmente a uma situação de deficiência prejudicial à reabilitação.[16]

A RDA para adultos é de 75 mg/dia e 90 mg/dia para mulheres e homens respectivamente.[33] Alimentos vegetais consumidos *in natura* apresentam maior disponibilidade de vitamina C.[70]

Zinco

Diversos aspectos do metabolismo celular são dependentes do zinco. Aproximadamente 100 enzimas dependem deste mineral para realizar reações químicas vitais.

Dentre as funções deste mineral destacam-se: crescimento, resposta imune, função neurológica e na reprodução. Além disso, o zinco atua na estrutura das proteínas e membranas celulares e também está envolvido na expressão dos genes, na síntese de hormônios, na transmissão do impulso nervoso, na cicatrização, integridade das membranas, defesa antioxidante e sistema imunológico.[83]

Após a ocorrência de uma lesão desportiva, o processo inflamatório inerente à mesma necessita deste oligoelemento para a formação de colágeno e de novo tecido epitelial. A deficiência de zinco está associada a uma diminuição da elasticidade do colágeno e a um aumento da suscetibilidade de infecções recorrentes. Na reabilitação de fraturas ósseas em que ocorre imobilização temporária, a deficiência deste mineral está associada a uma perda de densidade óssea que lentifica e prejudica a reabilitação.[11]

Na deficiência de zinco, é comum o aparecimento de sintoma como atraso da maturidade sexual, déficit de crescimento, diarreia crônica, pouco apetite e deficiência do sistema imunológico.

Boas fontes de zinco são carne bovina, mariscos, ovos, fígado, feijões, nozes, peixes, aves, leite e derivados. Frutas e hortaliças são fontes pobres neste mineral.

Ferro

O ferro é um micronutriente essencial e é o mais abundante dos microminerais. A cerca de 3 a 5 g de ferro existente no organismo, 70% do total encontra-se ligado à hemoglobina e mioglobina, ou seja, nas hemácias e nas células musculares.[28] Os 30% restantes armazenam-se no fígado, no baço e medula óssea. Uma alimentação mista, com fontes de ferro de origens animal e vegetal, contém de 15 a 20 mg de ferro, mas a absorção líquida diária está em torno de 1 a 2 mg.

Este mineral é imprescindível para o funcionamento de diversos processos fisiológicos. É encontrado, fisiologicamente na forma ferrosa (Fe^2) ou férrica (Fe^3). Entre as diversas funções do ferro estão a atuação no transporte de oxigênio, metabolismo energético e na síntese de DNA. É essencial à oxidação de ácidos graxos, à síntese de colágeno, à formação de serotonina, dopamina e noradrenalina.[87]

Os atletas, em particular o sexo feminino e os adolescentes, são mais suscetíveis à depleção das reservas de ferro decorrente do aumento das necessidades ou das perdas. Se não tratado, este déficit poderá evoluir para uma anemia que afetará a capacidade de treino, bem como a saúde, tornando o atleta suscetível à ocorrência de lesões.[18] Além disso, a deficiência de Fe diminui a proliferação de linfócitos e a atividade fagocitária dos neutrófilos, prejudicando o funcionamento do sistema imunológico e, consequentemente, a recuperação.

■ CONSIDERAÇÕES FINAIS

Nos dias atuais existe cada vez mais um alerta para os benefícios da prática de exercícios associada a uma alimentação equilibrada como fator promotor de saúde e na prevenção de determinadas doenças. Obviamente que os riscos inerentes a qualquer prática desportiva não podem ser eliminados. A microlesão faz parte do processo adaptativo e, portanto, não deve ser evitada, porém condições fisiológicas e nutricionais adequadas devem ser proporcionadas para se atingir a melhora do rendimento.

Neste contexto, o nutricionista apresenta um papel importante na otimização do estado nutricional dos atletas, buscando a promoção da saúde, do rendimento, viabilizando a recuperação e, assim, prevenindo a ocorrência de lesões.

■ REFERÊNCIAS BIBLIOGRÁFICAS

1. ACMS: American Dietetic Association Dietitians Of Canada Joint Position Statement: Nutrition and Athletic Performance. *Med Scie Sports Exerc* 2009;707-31.
2. Aguiar JPL et al. Aspectos nutritivos de alguns frutos da Amazônia. *Acta Amazônica* 1980;10(4):755-58.
3. Amann PD, Eichmuller SB, Schmidt J et al. Regulation of gene expression. By retinoids. *Curr Med Chem* 2011;18(9):1405-12.
4. American Dietetic Association; Dietitians of Canada; and the American College of Sports Medicine. Joint position stand: Nutrition and athletic performance. *Med Sci Sports Exerc* 2009;41(3):709-31.
5. Anthony TG, McDaniel BJ, Knoll P et al. Feeding meals containing soy or whey protein after exercise stimulates protein synthesis and translation initiation in the skeletal muscle of male rats. *J Nutr* 2007;137:357-62.
6. Babraj JA, Cuthbertson DJ, Smith K et al. Collagen synthesis in human musculoskel- etal tissues and skin. *Am J Physiol Endocrinol Metab* 2005;289:E864-69.
7. Balsom PD, Gaitanos GC, Soderlund K et al. High-intensity exercise and muscle glycogen availability in humans. *Acta Physiol Scand* 1999;165:337-45.
8. Beals K. Eating behaviors, nutritional status, and menstrual function in elite female adolescents volleyball players. *J Am Diet Assoc* 2002;102(9):1293-96.
9. Beals KA, Hill AK. The prevalence of disordered eating, menstrual dysfunction, and low bone mineral density among US collegiate athletes. *Int J Sport Nutr Exerc Metab* 2006;16(1):1-23.
10. Benardot D. Nutrition sources for athletes. In: Kinetics H. (Ed.). *Advanced Sports Nutrition*. Champaign: Kinetics, 2006. p. 75-81.
11. Bistany K. *Injury rehabilitation: why is nutrition ignores?* 2003:15-17.
12. Blomstrand E, Eliasson JR, Karlsson HKR et al. Branched-chain amino acids activate key enzymes in protein synthesis after physical exercise. *J Nutr* 2006;136:269S-73S.
13. Bohe J, Low A, Wolfe RR et al. Human muscle protein synthesis is modulated by extracellular, not intramuscular amino acid availability: a dose response study. *J Physiol* 2003;552:315.
14. Borsheim E, Cree MG, Tipton KD et al. Effect of carbohydrate intake on net muscle protein synthesis during recovery from resistance exercise. *J Appl Physiol* 2004;96:674-78.
15. Brun JF, Dumortier M, Fedou C et al. Exercise hypoglycemia in nondiabetic subjects. *Diabetes Metab* 2001;27(2 Pt 1):92-106.
16. Bucci LR. *Nutrition Applied to injury rehabilitation and sports medicine*. Boca Raton: CRC, 1994.
17. Burke DG, Chilibeck PD, Davison KS et al. The effect of whey protein supplementation with and without creatine monohydrate combined with resistance training on lean tissue mass and muscle strength. *Int J Sport Nutr Exerc Metabol* 2001;11:349-64.
18. Burke L, Deakin V. *Clinical sports nutrition*. 3rd ed. Sydney: McGraw-Hill, 2006. p. 822.
19. Burke LM, Loucks AB, Broad N. Energy and carbohydrate for training and recovery. *J Sports Sci* 2006;24(7):675-85.
20. Calvete SDA. *A relação entre alteração postural e lesões esportivas em crianças e adolescentes obesos*. Rio Claro: Motriz, 2004. p. 67-72, vol. 10. n. 2.
21. Campagnolo PDB, Gama CM, Petkowicz RO. Dietary intake adequacy of adolescent athletes of 4 sports. *Rev Bras Ci e Mov* 2008;16(2):33-40.
22. Casa DJ et al. National athletic trainers association position statement: fluid replacement for athletes. *J Athletic Training* 2000;35:212-24.
23. Cheuvront SN, Sawka MN. *Avaliação da hidratação de atletas*. Gatorade Sport Science Institute. Abril de 2006, vol. 46.
24. Ciciliot S, Schiaffino S. Regeneration of mammalian skeletal muscle. Basic mechanisms and clinical implications. *Curr Pharm Des* 2010;16:906-14.
25. Close GL, Ashton T, Cable T et al. Ascorbic acid supplementation does not attenuate post-exercise muscle soreness following muscle-damaging exercise but may delay the recovery process. *Br J Nutr* 2006;95(05):976-81.
26. Coley E. Fluid and fuel intake during exercise. *J Sports Sci* 2004;22:39-55.
27. De Souza WA, Da Costa Vilas Boas OM. Vitamin A deficiency in Brazil: an overview. *Rev Panam Salud Publica* 2002;12:173-79.
28. Deìtivaud L, Nemeth E, Boudjema K et al. Hepcidin levels in humans are correlated with hepatic iron stores, hemoglobin levels, and hepatic function. *Blood* 2005 July 15;106(2):746-48.
29. Dorgan JF, Reichman ME, Judd JT et al. Relation of energy, fat, and fiber intakes to plasma concentrations of estrogens and androgens in premenopausal women. *Am J Clin Nutr* 1996;64:25-31.
30. Dort J, Sirois A, Leblanc N et al. Beneficial effects of cod protein on skeletal muscle repair following injury. *Appl Physiol Nutr Metab* 2012;37:489-98.
31. DRIs – Institute of Medicina. *Food and Nutrition Board. Dietary reference intakes for vitamin A, vitamin K, arsenic, boron, chromium, cooper, iodine, iron, manganese, molybdenum, nickel, silicon, vanadium, and zinc*. Nova York: National Academy, 2001. p. 442-501.
32. DRIs – Institute of Medicine. *Dietary reference Intake for calcium and vitamin D*. Washington DC: National Academy, 2011.
33. DRIs-Institute of Medicine. *Dietary reference intake for calcium and vitamin C, vitamin E, selenium, and carotenoids*. Washington, DC: National Academy, 2000. p. 186-283.
34. Dunfort M. *Fundamentos de nutrição no esporte e no exercício*. Barueri: Manole, 2012.
35. Esmarck B, Anderson JL, Olsen S et al. Timing of post-exercise protein intake is important for muscle hypertrophy with resistance training in elderly humans. *J Physiol* 2001;535:301-11.
36. Febbraio MA, Keenan J, Angus DJ et al. Preexercise carbohydrate ingestion, glucose kinetics, and muscle glycogen use: effect of the glycemic index. *J Appl Physiol* 2000;89:1845-51.
37. Febbraio MA, Chiu A, Angus DJ et al. Effects of carbohydrate ingestion before and during exercise on glucose kinetics and performance. *J Appl Physiol* 2000;89:2220-26.
38. Fogelholm M. Vitamin, mineral and antioxidant needs of athletes. In: Burke LDV. (Ed.). *Clinical sports nutrition*. Sydney: McGraw–Hill, 2006. p. 312-40.

39. Gonzáles GM et al. La nutrición en la práctica deportiva: adaptación de la pirámide nutricional a las características de la dieta del deportista. ALAN Caracas 2004 Dez.;51(4).
40. Schiabach G. Carbohydrate strategies for injury prevention. J Athl Train 1994;29(3):244-54.
41. Hassapidou MN, Manstrantoni A. Dietary intakes of elite female athletes in Greece. J Hum Nutr Dietet 2001;14:391-96.
42. Horta L. Lesões desportivas e estados de fadiga – Sua causalidade nutricional. In: Prevenção de lesões no desporto. 3. ed. Lisboa: Caminho, 2007. p. 169-85.
43. Hulmi JJ, Kovanen V, Lisko I et al. The eVects of whey protein on myostatin and cell cycle-related gene expression responses to a single heavy resistance exercise bout in trained older men. Eur J Appl Physiol 2008 Jan.;102(2):205-13.
44. Ivy JL, Ding Z, Hwang H et al. Post exercise carbohydrate–protein supplementation: phosphorylation of muscle proteins involved in glycogen synthesis and protein translation. Amino Acids. 2007.
45. Ivy JL. Muscle glycogen synthesis before and after exercise. Sports Med 1991;11:6-84.
46. Jackson CGR. Vitamin and mineral considerations for strength training. Nutrition for Strengh Athlet 2007.
47. Jentjens R, Jeukendrup AE. Determinants of post-exercise glycogen synthesis during shot-term recovery. Sports Med 2003;33(2):117-44.
48. Jeukendrup AE. Carbohydrate intake during exercise and performance. Nutrition 2004;20:669-77.
49. Jeukendrup A, Gleeson M. Sports nutrition. Champaing: Human Kinects, 2010.
50. Judelson DA, Maresh CM, Anderson JM et al. Hydration and muscular performance does fluid balance affect strength, power and high-intensity endurance? Sports Med 2007;37(10):907-21.
51. Kenefick RW, Cheuvront SN, Sawka MN. Thermoregulatory function during the marathon. Sports Med 2007;37(4-5):312-15.
52. Kim SH, Kim HY, Kim WK et al. Nutritional status, iron-defi ciency-related indices and immunity of female athletes. Nutrition 2002;18(1):86-90.
53. Koopman R, Saris WH, Wagenmakers AJ et al. Nutritional interventions to promote post-exercise muscle protein synthesis. Sports Med 2007;37(10):895-906.
54. La Bounty PM et al. International society of sports nutrition position stand: meal frequency. J Int Soc Sports Nutr 2011;8:4.
55. Lambert CP, Flynn MG, Boone JB et al. Effects of carbohydrate feeding on multiple bout resistance exercise. J Appl Sport Sci Res 1991;5(4):192-97.
56. Lappe J, Cullen D, Haynatzki G et al. Calcium and vitamin D supplementation decreased incidence of stress fractures in female navy recruits. J Bone Miner Res 2008;23:741-49.
57. Liaset B, Espe M. Nutritional composition of soluble and insoluble fractions obtained by enzymatic hydrolysis of fish-raw materials. Proc Biochem 2008;43:42-48.
58. Loucks AB, Kiens B, Wright HH. Energy availability in athletes. J Sports Sci 2011;29(S1):S7-15.
59. Loucks AB. Low energy availability in marathon and others endurance sports. Sports Med 2007;37(4-5):348-52.
60. Lukaski HC. Vitamin and mineral status: effects on physical performance. Nutrition 2004;20(7-8):632-44.
61. Manore MM. Effect of physical activity on thiamine, riboflavin, and vitamin B-6 requirements. Am J Clin Nutr 2000;72:598S-606S.
62. Meyer F, Perrone CA. Hidratação pós-exercício – Recomendações e fundamentação científica. Rev Bras Ci e Mov 2004;12(2):87-90.
63. Mucida D, Cheroutre H. TGF-beta and retinoic acid intersect in immune-regulation. Cell Adh Migr 2007;1:142-44.
64. Meyer F, Perrone CA. Hidratação pós-exercício – Recomendações e fundamentação científica. Rev Bras Ci e Mov 2004;12(2):87-90.
65. Ogan D, Pritchett K. Vitamin D and the athlete: risks, recommendations, and benefits. Nutrients 2013;5:1856-68.
66. Powers S, Deruisseau KC, Quindry J et al. Dietary antioxidants and exercise. J Sports Sci 2004;22:81-94.
67. Powers SK, Jackson MJ. Exercise-induced oxidative stress: cellular mechanisms and impact on muscle force production. Physiol Rev 2008;88:1243-76.
68. Price TB, Rothman DL, Taylor R et al. Human muscle glycogen resynthesis after exercise: insulin-dependent and -independent phases. J Appl Physiol 1994;76:104-11.
69. Riddell MC, Partington SL, Stupka N et al. Substrate utilization during exercise performed with and without glucose ingestion in female and male endurance trained athletes. Int J Sport Nutr Exerc Metab 2003;13:407.
70. Rios MDG, Penteado MVC. Vitamina C. In: Penteado MVC. Vitaminas aspectos nutricionais, bioquímicos, clínicos e analíticos. Barueri: Manole, 2003. p. 201-21.
71. Roy BD, Tarnopolsky MA, MacDougall JD et al. Effect of glucose supplement timing on protein metabolism after resistance training. J Appl Physiol 1997;82:1882.
72. Sawka MN, Burke LM, Eichner ER et al. American College of Sports Medicine position stand. Exercise and fluid replacement. Med Sci Sports Exerc 2007;39(2):377-90.
73. Stancanelli M. Efeito ergogênico do caldo de cana. Tese de Mestrado, Instituto de Biologia: Universidade de Campinas, Unicamp, 2006.
74. Stipanuk MH. Leucine and protein synthesis: mTOR and beyond. Nutr Rev 2007;65:122-29.
75. Tarnopolsky M et al. Evaluation of protein requirements for trained strength athletes. J Appl Physiol 1992;73:1986-95.
76. Tarnopolsky Mark A. Building muscle: nutrition to maximize bulk and strength adaptations to resistance exercise training. Eur J Sport Sci 2008;8(2):67-76.
77. Tidball JG, Villalta SA. Regulatory interactions between muscle and the immune system during muscle regeneration. Am J Physiol Regul Integr Comp Physiol 2010;298:R1173-87.
78. Tipton KD et al. Protein requirements and recommendations for athletes. Clin Sports Med 2007;26:17-36.
79. Tipton KD, Rasmussen BB, Miller SL et al. Timing of amino acid-carbohydrate ingestion alters anabolic response of muscle to resistance exercise. Am J Physiol 2001;281:E197-206.
80. Tipton KD, Wolfe RR. Protein and amino acids for athletes. J Sports Sci 2004;22(1):65-79.
81. Torres BB, Marzzoco A. Bioquímica básica. 3. ed. Rio de Janeiro: Guanabara Koogan, 2006.
82. Tsintzas K, Williams C. Human muscle glycogen metabolism during exercise effect of carbohydrate supplementation. Sports Med 1998;25(1):7-23.
83. Tudor R, Zalewski PD, Ratnaike RN. Zinc in health and chronic disease. J Nutr Health Aging 2005;9(1):45-51.
84. Valimaki VV, Alfthan H, Lehmuskallio E et al. Vitamin D status as a determinant of peak bone mass in young Finnish men. J Clin Endocr Metab 2004;89:76-80.
85. Van Loon LJC, Greenhaff PL, Constantin-Teodosiu D et al. The effects of increasing exercise intensity on muscle fuel utilisation in humans. J Physiol 2001;536;295-304.
86. Vary TC, Anthony JC, Jefferson LS et al. Rapamycin blunts nutrient stimulation of eIF4G, but not PKCδ phosphorylation, in skeletal muscle. Am J Physiol Endocrinol Metab 2007;293:E188-96.
87. Voet D, Voet JG, Pratt, Charlotte W. Fundamentos de bioquímica: a vida em nível molecular. 2. ed. Porto Alegre: Artmed, 2008.
88. Volek JS. Influence of nutrition on responses to resistance training. Med Sci Sports Exerc 2004;36(4):689-96.
89. Volek JS, Sharman MJ. Diet and hormonal responses: potential impact on body composition. In: Kraemer WJ, Rogol AD. (Eds.). The endocrine system in sports and exercise. Oxford: Blackwell, 2005. p. 426-43.
90. Von Duvillard SP, Braun WA, Markofski M et al. Fluids and hydration in prolonged endurance performance. Nutrition 2004;20:651-56.
91. Wallis GA, Dawson R, Achten J et al. Metabolic response to carbohydrate ingestion during exercise in males and females. Am J Physiol Endocrinol Metab 2006;290:E708-15.
92. Wasserman DH. Regulation of glucose fluxes during exercise in the postabsorptive state. Annu Rev Physiol 1995;57:191-218.
93. Waters RL, Campbell J, Perry J. Energy cost of three-point crutch ambulation in frac- ture patients. J Orthop Trauma 1987;1:170-73.
94. Wendt D, Van Loon LJC, Van Marken Lichtenbelt WD. Thermoregulation during exercise in the heat strategies for maintaining health and performance. Sports Med 2007;37(8):669-82.
95. West CE, D'Vaz N et al. Dietary immunomodulatory factors in the development of immune tolerance. Curr Allergy Asthma Rep 2011;11(4):325-33.
96. Whiting SJ, Barabash WA. Dietary reference intakes for the micronutrients: considerations for physical activity. Appl Physiol Nutr Metab 2006;31(1):80-85.
97. Zanchi NE, Nicastro H, Lancha Jr AH. Potential antiproteolytic effects of L-leucine: observations of in vitro and in vivo studies. Nutr Metab (Lond) 2008;5:2

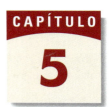

CAPÍTULO 5

AVALIAÇÃO DO ATLETA

Leandro Santini Echenique • Japy Angelini Oliveira Filho

■ INTRODUÇÃO

Nas últimas décadas diversos episódios de morte súbita (MS) em atletas chamaram a atenção da mídia e da comunidade médica para um problema até então pouco valorizado. Na atualidade, tem-se destacado a importância da avaliação pré-participação como importante instrumento na prevenção da morte súbita, bem como na profilaxia das lesões em atletas.[1]

Neste contexto, são feitos alguns questionamentos:

- A avaliação pré-participação deve ser feita em todos?
- Como deve ser realizada a avaliação pré-participação do atleta?
- Uma vez diagnosticada alguma doença cardiovascular, o que deve ser feito para reduzir o risco de morte súbita?

Os objetivos de um protocolo de rastreamento através de uma avaliação pré-participação são:

1. Identificação de condições predisponentes, ou seja, doenças cardiovasculares que potencialmente podem causar MS.
2. Definição e implementação das medidas para reduzir o risco de MS.
3. Padronização da conduta a ser adotada em cada cardiopatia e respectivos critérios de inelegibilidade.

Para definir a adoção de procedimentos na Avaliação Pré-Participação, devem-se considerar a relação custo-benefício, o desempenho do procedimento (sensibilidade, especificidade, valores preditivos positivo e negativo) e as perspectivas de redução de mortalidade.

Analisando estes fatores à luz da Medicina com Base em Evidências, há na literatura um grande debate em relação aos protocolos a serem adotados. O consenso da *American Heart Association* (AHA) preconiza avaliação exclusivamente por consulta clínica: anamnese com antecedentes pessoais e familiares e exame físico direcionado.

A lei italiana determina que todo indivíduo que deseje praticar uma atividade esportiva competitiva deva passar por avaliação especializada para confirmação de elegibilidade. A partir de 1979, foi padronizado na Itália um protocolo obrigatório que acrescenta o ECG de 12 derivações à anamnese e exame físico na Avaliação Pré-Participação.

Além da Avaliação Pré-Participação, os atletas devem ser reavaliados obrigatoriamente, ao menos a cada ano, ou, em casos específicos a cada 3, 4 ou 6 meses, a critério do médico assistente.

■ PROTOCOLO

A Diretriz de Cardiologia do Esporte da Sociedade Brasileira de Cardiologia (SBC) e da Sociedade Brasileira de Medicina do Esporte e do Exercício (SBME)[2] estabeleceram o Protocolo de Avaliação Pré-Participação, que vem resumido no Quadro 1 e Figura 1.[2,3]

Quadro 1. Protocolo de avaliação pré-participação[2]

	Lazer	Amadores	Profissionais
Criança/Adolescente	Av. inicial – ECG	Av. inicial – ECG	Av. inicial – ECG
18-35 anos	Av. inicial – ECG	Av. inicial – ECG	Av. inicial – ECG
35-59 anos	Av. inicial – ECG Av. risco DCA Considerar teste funcional	Av. inicial – ECG Av. risco DCA Considerar teste funcional	Av. inicial – ECG Av. risco DCA Considerar teste funcional
> 60 anos	Av. inicial – ECG Teste funcional	Av. inicial – ECG Teste funcional	Av. inicial – ECG Teste funcional

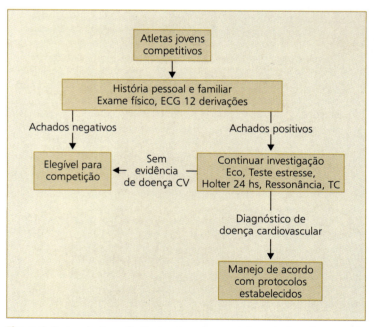

Figura 1. Protocolo de avaliação de atletas jovens. Adaptada de Pelliccia *et al.*[3]

Anamnese

A maioria dos atletas com cardiopatia de base não apresentam sintomas, ou seja, a sensibilidade da anamnese é reduzida. No entanto, quando é relatado um sintoma de provável origem cardiovascular, este deve ser valorizado e investigado em sua totalidade. Os sintomas mais relevantes são: 1) dor ou desconforto torácico; 2) síncope ou lipotimia; 3) palpitações; 4) dispneia.

Como a maioria das cardiopatias causadoras de MS é genética, com predomínio autossômico dominante, a história familiar é de fundamental importância. O antecedente é considerado positivo, se houver: 1) morte súbita em parentes de 1° grau: homens com menos de 55 anos e mulheres com idade inferior a 65 anos; 2) antecedentes familiares de miocardiopatias, síndrome de Marfan, síndrome do QT longo, síndrome de Brugada, arritmias e doença coronária aterosclerótica precoce.

A *American Heart Association* padronizou um questionário que deve ser aplicado aos atletas, objetivando melhorar a acurácia da história e do exame físico, recomendando avaliação cardiovascular se pelo menos um dos critérios, abaixo mencionados, estiver presente:

1. **Antecedentes pessoais:** dor precordial aos esforços; síncope ou lipotimia; fadiga; dispneia aos esforços; antecedentes de sopro cardíaco; antecedentes de hipertensão arterial.
2. **Antecedentes familiares:** morte cardiovascular abaixo de 50 anos, doença cardiovascular grave abaixo de 50 anos, cardiomiocardiopatia hipertrófica, QT longo, síndrome de Marfan ou outras doenças genéticas.
3. **Exame físico:** sopro cardíaco, pulso femoral diminuído, sinais de Marfan, elevação de pressão arterial.

Exame físico

O exame físico deve ser direcionado para a pesquisa de sinais indicativos de doenças cardiovasculares que potencialmente podem determinar MS ou a inegibilidade para a atividade competitiva: pressão arterial superior a 140 × 90 mmHg; ritmo cardíaco irregular; sopros sistólicos ou diastólicos (> 2+/6+); *click* meso ou telessistólico, 2ª bulha única ou desdobrada e fixa com a respiração, redução do pulso femoral, sinais da síndrome de Marfan.

Exames laboratoriais

As análises bioquímicas têm por finalidade melhorar a saúde do atleta e compreendem: hemograma completo, glicemia de jejum, creatinina, lipidograma completo (colesterol e frações, triglicérides), ácido úrico, hepatograma (TGO, TGP, GGT, bilirrubinas, TAP/INR), urina tipo I, protoparasitológico de fezes.[2] Em atletas de raça negra, a eletroforese de hemoglobina é útil para detecção de anemia ou traços falciformes. Em esportes de contato, a sorologia HIV, hepatites B C e lues são também úteis.

Eletrocardiograma

O ECG convencional de 12 derivações deve ser realizado em posição supina, em velocidade de 25 mm/s, no mínimo 24 horas após a última atividade esportiva, com repouso prévio de ao menos 5 minutos e deverá ser analisado por profissional médico, cardiologista com experiência em Medicina do Esporte.[2]

O ECG encontra-se alterado em 10 a 40% dos atletas. As hipóteses que explicam estas alterações são: aumento do tônus parassimpático, redução do tônus simpático, alterações estruturais fisiológicas e repolarização não homogênea dos ventrículos. As alterações no ECG são mais comuns nos homens (2:1) e nas modalidades esportivas de predomínio aeróbico. As alterações mais frequentes são apresentadas no Quadro 2.[4]

O eletrocardiograma tem baixa especificidade na avaliação do atleta, pois as alterações cardíacas estruturais fisiológicas secundárias ao treinamento físico podem determinar diversas alterações eletrocardiográficas que podem se assemelhar às alterações eletrocardiográficas das doenças cardíacas.

O ECG é considerado alterado, implicando na necessidade de outros exames complementares para a definição diagnóstica, nas seguintes situações: 1) sobrecarga atrial direita ou esquerda; 2) desvio do ÂQRS para a direita (≥ +120°) ou para a esquerda (< -30°); 3) sinais de sobrecarga ventricular direita ou esquerda; 4) presença de ondas Q patológicas em ≥ 2 derivações; 5) bloqueio de ramo esquerdo ou direito (QRS ≥ 120 ms); 6) infradesnivelamento do segmento ST ou inversão da onda T em ≥ 2 derivações; 7) duração do Intervalo QT > 440 ms (homens) ou > 460 ms (mulheres); 8) frequência cardíaca de repouso < 40 bpm; 9) BAV de 1, 2 ou 3 graus; 10) intervalo PR curto (< 120 ms) com ou sem onda Delta; 11) extrassístoles ventriculares prematuras; 12) arritmias ventriculares ou supraventriculares.

As alterações eletrocardiográficas consideradas fisiológicas e sugestivas de cardiopatia pela SBC/SBME[2] vêm citadas no Quadro 3.

A AHA não preconiza ECG de rotina para todos os atletas, restringindo aos casos de suspeita de doença cardiovascular, após a anamnese e o exame físico. A justificativa é a relação custo-benefício desfavorável. No EUA existem 10 a 12 milhões de atletas a serem rastreados; caso todos os atletas forem submetidos ao ECG, um número considerável de outros exames complementares acabaria

---

Quadro 2. Critérios para considerar o eletrocardiograma de 12 derivações como sugestivo de miocardiopatia e indicação de ecocardiograma segundo a Sociedade Europeia de Cardiologia[2,4]

Onda P
- Alargamento atrial esquerdo: porção negativa de onda P em V1 ≤ 0,1 mV, duração ≥ 0,04 s

Complexo QRS
- Desvio do eixo QRS: para direita (≥ 120°) para esquerda (-30° a -90°)
- Aumento da voltagem de QRS: amplitude de onda R ou S em derivação padrão ≥ 2 mV, onda S em derivação V1 ou V2 ≥ 3 mV, ou onda R em V5 ou V6 ≥ 3 mV
- Ondas Q patológicas: duração ≥ 0,04 s ou ≥ 25% da altura da onda R subsequente, ou padrão QS em ≥ 2 derivações
- Bloqueio de ramo direito ou esquerdo com QRS ≥ 0,12 s
- Onda R ou R' na derivação de V1 ≥ 0,5 mV na amplitude e relação R/S ≥ 1

Segmento ST, onda T e intervalo QT
- Depressão de segmento ST, onda T achatada ou inversão em ≥ 2 derivações
- Prolongamento do intervalo QT corrigido para a frequência cardíaca: > 0,44 s (homens) e > 0,46 s (mulheres)

Alterações do ritmo e condução
- Batimentos ventriculares prematuros ou arritmias ventriculares complexas
- Taquicardias supraventriculares, *flutter* atrial ou fibrilação atrial
- Intervalo PR curto (< 0,12 s) com ou sem onda delta
- Bradicardia sinusal com frequência cardíaca de repouso ≤ 40 batimentos/min, aumentando menos que 100 bpm durante teste de esforço
- Bloqueio atrioventricular de primeiro (≥ 0,21 s*), segundo ou terceiro grau

*Não encurtamento com hiperventilação ou teste de esforço.

Quadro 3. Alterações eletrocardiográficas consideradas fisiológicas e sugestivas de cardiopatia pela SBC/SBME[2]

Coração de atleta	Sugestivas de cardiopatia
- Bradicardia/arritmia sinusal - Bloqueio AV – 1º grau - Bloqueio AV – 2º grau (Mobitz I) - Atraso final de condução de RD - Sobrecarga ventricular esquerda - Padrão de repolarização precoce	- Inversão de onda T - Depressão de segmento ST - Onda Q patológica - Desvio de ÂQRS - Bloqueio AV – 2º grau (Mobitz II) - Bloqueio de ramo – esquerdo ou direito - Síndrome de pré-excitação - Intervalo QT longo/curto - ECG sugestivo de Brugada - Sobrecarga atrial esquerda - Sobrecarga ventricular direita

por ser solicitado. Uma vez que ECG alterado nem sempre é sinal de cardiopatia, vários atletas seriam submetidos "desnecessariamente" a vários exames e ao estresse de uma possível desqualificação. Em consequência, haveria um grande impacto econômico para se evitar um número pequeno de MS, já que este é um fenômeno raro.

Por outro lado, o ECG apresenta inúmeras vantagens: baixo custo; excelente reprodutibilidade; disponibilidade em todos os locais; sensibilidade de 75 a 95% na miocardiopatia hipertrófica, diagnóstico das síndromes do QT longo, de Brugada e de Wolf-Parkinson-White.

Em estudo retrospectivo de 134 casos de morte súbita em atletas, nos EUA, relatou-se que a doença cardiovascular só havia sido suspeitada pela anamnese e exame físico em 3% dos casos, evidenciando a necessidade de exames subsidiários.

Na Itália, todos os atletas competitivos passam obrigatoriamente por uma avaliação médica com ECG desde 1982, quando foi iniciado o programa nacional de rastreamento pré-participação. A incidência de morte súbita pré-rastreamento (1979-1982) e pós-rastreamento (1982-2004) mostrou uma redução de 89% na incidência anual. Esta redução foi simultânea à queda da incidência de mortes súbitas secundárias a miocardiopatias, e foi concomitante com o aumento da detecção de miocardiopatias em atletas e subsequente desqualificação (Fig. 2).[5]

Em outro estudo com 33.735 atletas rastreados num período de 17 anos, a miocardiopatia hipertrófica foi detectada em 22 pacientes. O ECG estava alterado em 18 casos; em apenas cinco atletas a história ou o exame físico eram anormais. Todos os pacientes foram desqualificados, e nenhum óbito ocorreu em seguimento de 8 anos.

O Consenso Europeu, com base na conduta italiana, recomenda que a cada 2 anos todo atleta seja submetido à avaliação por médico especialista na área esportiva e ECG.

Teste ergométrico

Em geral, admite-se que, em casos de atletas, o teste ergométrico (TE) é grau de recomendação I nível de evidência A.[5]

As indicações do TE em indivíduos assintomáticos ou atletas, segundo a SBC, vêm resumidas no Quadro 4.[6] Em casos de doença coronária suspeita, em esportistas/atletas, as principais recomendações da SBC, visando às atividades esportivas, apresentam-se no Quadro 5.[6]

Teste cardiopulmonar

O teste cardiopulmonar, também denominado teste ergoespirométrico, é um exame de grande aplicação para os atletas com a finalidade de determinação do limiar anaeróbio e do ponto de compensação respiratório. Desse modo, permite determinar com maior precisão a intensidade de exercício aeróbio a ser prescrita no treinamento individual do atleta, bem como a evolução da aptidão física (Quadro 6).

As recomendações para o teste cardiopulmonar vêm relacionadas no Quadro 7.

Na doença aterosclerótica coronária consideram-se **"atletas de risco discreto"**, os casos com todos os seguintes requisitos: 1) VO_{2PICO} adequado para a idade (> 10 MET até 50 anos; > 9 MET 50-59 anos; > 8 MET 60-69 anos; > 7 MET após 70 anos); 2) fração de ejeção de repouso > 50%; 3) ausência de isquemia e arritmias ventriculares complexas (extrassístoles ventriculares frequentes – > 10% dos bpm – pareadas e taquicardia ventricular), durante esforço ou fase de recu-

Quadro 4. Indicações do TE em indivíduos assintomáticos ou atletas[6]

Classe I
- Avaliação de indivíduos com história familiar de DAC precoce ou morte súbita (Nível B)
- Indivíduos classificados como de alto risco pelo escore de Framingham (Nível B)
- Avaliação de indivíduos com história familiar de DAC a serem submetidos à cirurgia não cardíaca com risco intermediário a alto (Nível C)

Classe IIa
- Avaliação de candidatos a programas de exercício (homens acima de 40 anos e mulher acima de 50 anos) (Nível C)
- Avaliação de indivíduos com ocupações especiais responsáveis pela vida de outros, como pilotos, motoristas de coletivos, embarcações etc. (Nível C)

Classe IIb
- Avaliação inicial de atletas de competição (Nível B)
- Avaliação funcional seriada de atletas para ajustes de cargas de exercícios (Nível B)

DAC = Doença arterial coronária.

Quadro 5. Principais recomendações específicas para o diagnóstico/avaliação de doença arterial coronária obstrutiva pelo teste ergométrico em atletas e esportistas

Classe I
- Pacientes com probabilidade pré-teste intermediária para doença arterial coronária obstrutiva, com base em idade, sexo e sintoma, incluindo aqueles com bloqueio completo de ramo direito ou desnível de ST < 1 mm no eletrocardiograma de repouso (Nível B)

Classe IIa
- Pacientes com suspeita de angina vasoespástica
- Avaliação de assintomáticos com mais de dois fatores de risco clássicos (Nível B)

Classe IIb
- Pacientes com alta/baixa probabilidade de DAC segundo idade, sexo e sintomas (Nível B)
- Pacientes com critérios para sobrecarga ventricular esquerda com infradesnível do segmento ST < 1 mm (Nível B)
- Investigação de alterações da repolarização ventricular no eletrocardiograma de repouso (Nível C)

Classe III
- Diagnóstico de DAC em pacientes com bloqueio de ramo esquerdo, síndrome de Wolf-Parkinson-White, ritmo de marca-passo, hipertrofia ventricular esquerda no eletrocardiograma de repouso

DAC = Doença arterial coronária.
Adaptado de Meneghello et al., 2010.[6]

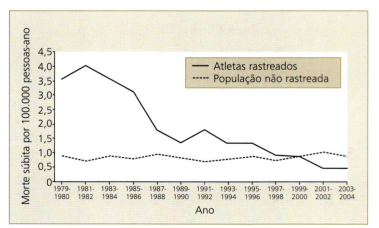

Figura 2. Incidência anual de morte súbita de origem cardiovascular na região do Vêneto, em atletas entre 12 e 25 anos de idade, submetidos a programa de rastreamento entre 1979 e 2004.[5]

Quadro 6. Principais diferenças entre o TE convencional e o TCPE[2]

Teste do exercício		
Variável	Convencional	Cardiopulmonar
Capacidade funcional	Medida	Medida
Potência aeróbica máxima	Estimada	Medida
Limiar anaeróbico	Indeterminado	Determinado
Relação V/Q	Não avaliada	Avaliada
Resposta inotrópica	Avaliação limitada	Avaliação excelente
Transientes	Indeterminados	Determinados
Eficiência mecânica	Presumida	Medida
Protocolo	Mais dependente	Menos dependente
Máximo real	Presumido	Provável/identificado
Etiologia de dispneia	Não identificada	Provável/identificada

TCPE = Teste cardiopulmonar de exercício.

Quadro 7. Recomendações para o teste cardiopulmonar em atletas e esportistas[2]

Classe I
- Procedimento de escolha: determinação válida e precisa da condição aeróbica e da frequência cardíaca dos limiares para prescrição do exercício (Nível de evidência: A)

Classe IIA
- Estratificação mais precisa do fator limitante do exercício (Nível de evidência: A)
- Quando houver alterações do eletrocardiograma de repouso que possam interferir na sua interpretação ao exercício ou respostas hemodinâmicas suspeitas (Nível de evidência: B)

Classe IIB
- O seu uso rotineiro em crianças e adolescentes aparentemente saudáveis, apenas com o objetivo de estratificar risco de morte súbita ao exercício (Nível de evidência: B)

peração; 4) ausência de lesões coronárias ≥ 50% em ramo coronário maior; 5) revascularização miocárdica bem-sucedida.[7]

Há relatos que destacam a utilização do teste cardiopulmonar para detecção de isquemia miocárdica durante o esforço pelo comportamento das curvas e valores máximos do pulso de oxigênio (VO_2/FC).[8]

No momento atual, o teste cardiopulmonar não deve ser solicitado de rotina para rastreamento de doenças cardiovasculares e prevenção de morte súbita, mas para avaliação da aptidão física, prescrição do exercício e monitoração da evolução do desempenho esportivo.[9]

Ecocardiograma

O ecocardiograma representa modalidade diagnóstica confirmatória a ser realizada após suspeição durante avaliação pré-participação inicial (Grau de Recomendação, I; nível de evidência, A). Não há evidências que justifiquem seu uso rotineiro em triagem populacional em indivíduos assintomáticos (Grau de Recomendação: III).[2]

É um exame excelente na avaliação da estrutura e da função miocárdica. É o principal exame subsidiário para o diagnóstico da miocardiopatia hipertrófica (MCH) e outras doenças cardiovasculares que causam MS em atletas (estenose aórtica, valva aórtica bicúspide, miocardiopatia dilatada, MCH). Está indicado em casos com história clínica/familiar, achado de exame físico e/ou eletrocardiograma de repouso com critérios positivos para miocardiopatia (Quadro 2).

Entretanto, o ecocardiograma apresenta aspectos desfavoráveis: 1) custo relativamente elevado; 2) procedimento operador-dependente, implicando na necessidade de médico experiente para o diagnóstico de algumas raras cardiopatias; 3) o diagnóstico diferencial da hipertrofia fisiológica *versus* MCH, às vezes, implica na solicitação de outros exames complementares.

Recente pesquisa recrutou 4.450 atletas da equipe nacional italiana que haviam sido liberados para a prática esportiva após avaliação médica e ECG normais. O ecocardiograma foi realizado em todos os atletas, evidenciando resultado normal em 98,8% dos casos, hipertrofia fisiológica em 0,8% e apenas 0,3% (12 casos) de doenças cardiovasculares com um caso de miocardiopatia hipertrófica (0,025%). Nenhum destes atletas apresentou eventos cardiovasculares num seguimento de 8 anos, mostrando que a avaliação cardiológica dos atletas com ECG foi suficiente para o rastreamento das doenças causadoras de MS.

Em casos de origem anômala das coronárias (OAAC), as possibilidades diagnósticas do ecocardiograma são mais restritas, podendo necessitar de outros exames subsidiários para a elucidação definitiva. A OAAC deve ser suspeitada em casos de atletas com síncope de esforço, arritmias ventriculares sintomáticas e atletas jovens com angina de peito. Além da ressonância magnética e tomografia computadorizada, a confirmação pode ser feita por ecocardiograma realizado com pesquisa sistemática da origem das coronárias. Em 3.650 atletas, obtiveram-se imagens de qualidade satisfatória; em 3.504 casos (96%), descrevendo-se três casos de ACAC em atletas assintomáticos (0,09%).[10]

A MCH em fase pré-hipertrófica (idade inferior a 14 anos) também não é identificada pelo ecocardiograma e localizações atípicas frequentemente não são rastreadas. O diagnóstico diferencial entre MCH não obstrutiva e coração de atleta, nos casos onde a hipertrofia ventricular é considerada limítrofe (espessura ventricular = 13 a 15 mm), baseia-se em dados clínicos e de imagens por ressonância magnética (Quadro 8).[11] A ocorrência de movimento sistólico anterior evidente da valva mitral confirma o diagnóstico da miocardiopatia hipertrófica obstrutiva. Os fatores de risco na MCH são apresentados no Quadro 9.[12]

Na miocardiopatia dilatada, consideram-se limítrofes para diagnóstico de coração de atleta os valores do diâmetro diastólico de ventrículo esquerdo situados entre 56 e 70 mm. Valores do diâmetro diastólico do ventrículo esquerdo entre 56 e 70 mm são considerados limítrofes entre coração de atleta e miocardiopatia dilatada.[13]

Quadro 8. Diagnóstico diferencial entre miocardiopatia hipertrófica não obstrutiva e coração de atleta em casos limítrofes (espessura ventricular = 13 a 15 mm)[11]

Critérios favoráveis ao diagnóstico de coração de atleta
- Diâmetro diastólico de ventrículo esquerdo > 55 mm
- Redução da hipertrofia ventricular com o descondicionamento físico
- VO_{2PICO} > 45 mL/kg/min aferido em teste cardiopulmonar
- VO_{2PICO} > 110% $VO_{2PICO\ PREDITO}$ aferido em teste cardiopulmonar

Critérios favoráveis ao diagnóstico de miocardiopatia hipertrófica
- Padrões incomuns de hipertrofia ventricular
- Diâmetro diastólico de ventrículo esquerdo < 45 mm
- Aumento acentuado do átrio esquerdo
- Padrões eletrocardiográficos aberrantes
- Enchimento ventricular esquerdo anormal
- Sexo feminino
- Antecedentes familiares de miocardiopatia hipertrófica

VO_{2PICO} = Consumo de oxigênio no pico do esforço.

Quadro 9. Fatores de risco de morte súbita na miocardiopatia hipertrófica[12]

Maiores	Possíveis em casos individuais
▪ Parada cardiorrespiratória (FV) ▪ TVS espontânea ▪ Antecedentes familiares de morte súbita precoce ▪ Síncope idiopática ▪ PPVE ≥ 30 mm ▪ Resposta anormal de PAS no TE ▪ TVNS no *Holter* 24 horas	▪ Fibrilação atrial ▪ Isquemia miocárdica ▪ Obstrução de via de saída de VE ▪ Mutação de alto risco ▪ Esforço físico intenso (competição)

REFERÊNCIAS BIBLIOGRÁFICAS

1. Oliveira Filho JA, Salvetti XM, Servantes DM. Exercício no cardiopata. In: Cohen M. *Medicina do esporte*. São Paulo: Manole, 2007. p. 241-72.
2. Ghorayeb N, Vivacqua R, Castro I et al. Diretriz em cardiologia do esporte e do exercício da sociedade brasileira de cardiologia e da sociedade brasileira de medicina do esporte. *Arq Bras Cardiol* 2013;100(1 Supl.2):1-41.
3. Pelliccia A, Di Paolo FM, Corrado D et al. Evidence for efficacy of the Italian national pre-participation screening programme for identification of hypertrophic cardiomyopathy in competitive athletes. *Eur Heart J* 2006;27(18):2196-200.
4. Pelliccia A, Maron BJ, Culasso F et al. Clinical significance of abnormal electrocardiographic patterns in trained athletes. *Circulation* 2000;102(3):278-84.
5. Corrado D, Basso C, Pavei A et al. Trends in sudden cardiovascular death in young competitive athletes after implementation of a preparticipation screening program. *JAMA* 2006;296(13):1593-601.
6. Meneghelo RS, Araújo CGS, Stein R et al. Sociedade Brasileira de Cardiologia. III Diretrizes da Sociedade Brasileira de Cardiologia sobre. Teste ergométrico. *Arq Bras Cardiol* 2010;95(5 Supl 1):1-26.
7. Thompson PD, Balady GJ, Chaitman BR et al. 36th Bethesda conference. Task force 6. Coronary artery disease. *J Am Coll Cardiol* 2005;45:37-42.
8. Chaudhry S, Arena R, Wasserman K et al. Exercise-induced myocardial ischemia detected by cardiopulmonary exercise testing. *Am J Cardiol* 2009;103(5):615-19.
9. Mezzani A, Agostoni P, Cohen-Solal A et al. Standards for the use of cardiopulmonary exercise testing for the functional evaluation of cardiac patients: a report from the exercise physiology section of the European association for cardiovascular prevention and rehabilitation. *Eur J Cardiovasc Prev Rehabil* 2009;16(3):249-67.
10. Zeppilli P, Russo AD, Santini C et al. In vivo detection of coronary artery anomalies in asymptomatic athletes by echocardiographic screening. *Chest* 1998;114:89-93.
11. Maron BJ, McKenna Danielson G et al. American College Cardiology/Europian Society of Cardiology. Clinical expert consensus on hipertrophic cardiomyopathy. *Eur Heart J* 2003;42:1965-91.
12. Maron BJ, Douglas PS, Nishimura RA et al. 36th Bethesda conference. Task force 1. Pre participation screening and diagnosis of cardiovascular disease in athletics. *J Am Coll Cardiol* 2005;45:11-15.
13. Maron BJ, Ackerman MJ, Nishimura RA et al. 36th Bethesda conference. Task force 4. HCM and others cardiomyopathies, mitral valve prolapse, myocarditis, and Marfan syndrome. *J Am Coll Cardiol* 2005;45:29-34.

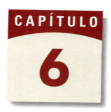

CAPÍTULO 6

TERAPIA GENÉTICA

SEÇÃO I

TERAPIA GENÉTICA APLICADA À LESÃO ESPORTIVA

Sheila Jean McNeill Ingham ■ Freddie H. Fu ■ Johnny Huard

■ INTRODUÇÃO

Modernas técnicas artroscópicas, novos modelos de instrumentos cirúrgicos, materiais mais avançados, bem como uma reabilitação inovadora embasada no aumento do conhecimento neurofisiológico e um aumento da compreensão sobre a cinesiologia da articulação do joelho levaram a um avanço significativo no tratamento dos distúrbios musculoesqueléticos.

A despeito desse considerável progresso, ainda existem deficiências no tratamento de lesões que se originam da limitada capacidade de cicatrização da maioria dos tecidos do sistema musculoesquelético. Meniscos, ligamentos e cartilagens articulares são tecidos com pouco suprimento sanguíneo e uma atividade celular reduzida. O processo de cicatrização nesses tecidos em geral é insuficiente, resultando na formação de cicatrizes de qualidade inferior ou de defeitos teciduais.

■ FATORES DE CRESCIMENTO

Vários fatores de crescimento foram identificados como proteínas capazes de modificar o processo de cicatrização dos tecidos.[1] Os fatores de crescimento podem ser sintetizados tanto por células no sítio da lesão (p. ex., fibroblastos, células endoteliais, osteoblastos), quanto pelas células inflamatórias infiltrativas (p. ex., plaquetas, macrófagos, monócitos). Eles são capazes de estimular a proliferação, migração e diferenciação celular, bem como a síntese de matriz em diferentes tecidos (Quadro 1).[1,2] A codificação genética para a maioria dos fatores de crescimento já foi determinada e, pela utilização da tecnologia de recombinação do DNA, atualmente é possível produzir essas proteínas em grande quantidade para propósitos terapêuticos.[3]

Apesar de a injeção direta dessas proteínas recombinantes representar algum benefício no processo cicatricial,[4] altas doses e injeções repetidas geralmente são necessárias em razão da meia-vida biológica relativamente curta das substâncias. Outra limitação do uso desses fatores de crescimento humano recombinante é a sua distribuição no local lesionado.[4] Diversas estratégias, incluindo polímeros e heparina, já foram investigadas para serem utilizadas na distribuição de níveis constantes dessas proteínas para os órgãos.

Quadro 1. Efeito dos fatores de crescimento em tecidos do sistema musculoesquelético

	Cartilagem hialina	Menisco	Ligamento do tendão
IGF-1	+	±	±
FGF-β	+	+	±
PDGF		±	±
EGF	+	+	+
TGF-α		+	−
TGF-β	+	±	±
BMP-2	+	+	
HGF		+	+

+ = Efeito positivo, − = sem efeito ou efeito negativo.

Apesar de tais abordagens serem capazes de melhorar a persistência local dos fatores de crescimento, os resultados ainda não são os ideais. Entre os diferentes métodos investigados para a administração local em fatores, a terapia genética com base no uso de várias técnicas de transferência de genes mostrou-se bastante promissora, além do plasma rico em plaquetas.[5]

■ PLASMA RICO EM PLAQUETAS

O plasma rico em plaquetas (PRP) pode ser definido como uma fração do volume do plasma que possui uma concentração de plaquetas maior que a basal.[6,7] A quantidade utilizada para definirmos o PRP é de 1.000.000 plaquetas/μL ou $0,5 \times 10^{11}$ plaquetas por unidade.[6,8] A concentração de plaquetas e de fatores de crescimento no PRP depende da técnica utilizada para obtenção do mesmo, mas, em média, o PRP contém de 3 a 5 vezes mais fatores de crescimento que o sangue periférico.[7,9] Atualmente não há uma metodologia padronizada para a obtenção do PRP mas, em geral, uma primeira centrifugação separa o sangue em três componentes: glóbulos vermelhos, *buffy coat* (fração do sangue que contém a maioria dos glóbulos brancos e plaquetas) e plasma pobre em plaquetas (PPP), e uma segunda centrifugação é realizada com uma velocidade maior.[8,10] O tempo e a velocidade de centrifugação são variáveis na literatura.[8,10] Uma vantagem do uso de PRP é que ele é rico em fatores de crescimento, além da presença de serotonina, histamina, dopamina, cálcio e adenosina nos grânulos densos das plaquetas, que contribuem para a cicatrização do tecido.[6,10]

As plaquetas estimulam a angiogênese e também previnem a hemorragia destes vasos neoformados.[11] Os fatores liberados pelas plaquetas que estimulam a angiogênese são: VEGF, PDGF, β-FGF, EGF, TGF-β, IGF e angiopoetina 1.[12-16] O PRP tem sido extensivamente utilizado na prática clínica para tratamento de epicondilites, osteoartrose de joelho, lesão muscular e fraturas.[17] No entanto, três metanálises recentes mostraram que ainda não há evidências suficientes para o uso do plasma rico em plaquetas em ortopedia.[18-20]

TERAPIA GENÉTICA

A terapia genética é uma técnica que compreende a alteração da informação genética da célula. Originalmente, foi concebida para a manipulação de células embrionárias para o tratamento de distúrbios genéticos hereditários, mas este método foi enormemente limitado por consideráveis questões éticas. Enquanto isso, a transferência de genes dentro de células somáticas passou a ser amplamente realizada para diversos tecidos.[5] Terapia gênica consiste na introdução de genes em células de pacientes com a finalidade de restabelecer funções perdidas, estabelecer novas funções ou reforçar algumas atividades através da expressão dos genes introduzidos.[21] Dessa forma, a terapia gênica pode ser aplicada para a maioria das doenças, seja genética ou adquirida. Um gene terapêutico é introduzido em pacientes pelas vias *in vivo* ou *ex vivo*. A escolha de um tipo ou de outro depende de uma série de fatores, como a patologia molecular da doença, da célula-alvo, do tamanho e do tipo de gene terapêutico e da duração da terapia.[21] O sistema utilizado para transferência de genes terapêuticos até a célula-alvo é denominado de vetor, que pode ter a base de estrutura viral ou de um simples plasmídeo.[21] Como os sistemas de transferência gênica disponíveis atualmente permitem a transferência de qualquer sequência gênica com uma boa flexibilidade em tamanho de genes, hoje quaisquer doenças podem ser tratadas por terapia gênica.[22] Na ortopedia, a terapia genética pode ser aplicada à transferência de genes definidos, codificados para fatores de crescimento e antibióticos, por exemplo, para dentro do tecido-alvo. Assim, substâncias biologicamente ativas podem ser produzidas de forma persistente e direta pelas células locais, para melhorar a cicatrização em locais de lesões.

Vetores de distribuição

Para se atingir uma expressão genética, o material de DNA penetra no núcleo, onde se integra aos cromossomos das células hospedeiras, ou permanece episomal (não integrado). Após sua transcrição em RNAm, o RNAm gerado é transportado para fora do núcleo e serve como uma matriz para a produção de proteínas (p. ex., fatores de crescimento) pelos ribossomos. As células modificadas pelo vetor podem expressar os fatores de crescimento de interesse e tornar-se um reservatório secretor de moléculas capaz de melhorar o processo de cicatrização.

Um dos grandes obstáculos para a aplicação da terapia gênica na prática médica é a construção de vetores apropriados para garantir a segurança ao paciente com alta taxa de transfecção para permitir um nível suficiente de expressão do gene terapêutico para o tratamento de doença. Vetores virais e não virais podem ser utilizados para levar o DNA para dentro das células. Os vetores não virais geralmente são mais fáceis de produzir e apresentam uma toxicidade e imunogenicidade menor do que os vetores virais. Os vetores plasmidiais são superiores sobre o sistema viral em termo de biossegurança, mas geralmente são inferiores em termo de eficiência de transferência gênica.[22]

Antes de utilizar-se um vírus em terapia genética, todos os genes codificados para proteínas patogênicas devem ser deletados e substituídos pelo gene de interesse (p. ex., fator de crescimento). A capacidade nativa do vírus de penetrar (infectar) a célula e expressar seu próprio material genético dentro da célula infectada pode ser utilizada. Os vírus mais comumente utilizados na terapia genética são os adenovírus, retrovírus, vírus adeno-associados, e o vírus do *herpes simplex* (Quadro 2). Apesar de os vetores virais demonstrarem uma alta eficiência de transferência para vários tipos de células, vários efeitos colaterais, como uma citotoxicidade (vírus do *herpes simplex*) ou imunogenicidade (adenovírus), vêm limitando sua aplicação geral para a terapia genética. Além disso, em virtude de alguns acidentes fatais ocorridos após o uso de vetores virais, maiores esforços para desenvolvimento de novos sistemas de transferência gênica não viral estão crescendo.[22] A eletroporação, sonoporação, uso de lipoplexo, poliplexo, a transfecção por hidrodinâmica e a nucleofecção são alguns exemplos de transferência gênica não viral eficientes e comparáveis aos sistemas virais.[23-28]

Estratégias de distribuição

Várias estratégias de distribuição genética, diretas ou sistêmicas, podem ser utilizadas para que se consiga uma transferência genética para o sistema musculoesquelético. A distribuição sistêmica dos vetores virais consiste na injeção do vetor na corrente sanguínea, resultando em uma disseminação do vetor para os tecidos-alvo. Essa abordagem representa uma grande vantagem quando o tecido-alvo é de difícil acesso através de injeção direta. As principais desvantagens dessa tecnologia são o alto número de vetores necessários e uma ausência de especificidade de expressão, já que a maioria dos vetores se disseminará em todo o organismo. É provável que a ausência de suprimento sanguíneo tornará essa abordagem inapropriada para algumas lesões do sistema musculoesquelético, incluindo as dos meniscos e das cartilagens.

Das estratégias básicas para a terapia genética, a direta para o sistema musculoesquelético vem sendo exaustivamente investigada.[4] Os vetores tanto podem ser injetados diretamente nos tecidos do hospedeiro, como em células do tecido lesionado removidas, geneticamente manipuladas *in vitro* e reinjetadas nos tecidos. O método

Quadro 2. Vetores comumente utilizados para a distribuição de genes dentro das células

	Vetores	±
Não virais	Lipossomas Gun gene DNA Complexos-DNA DNA	− Baixa eficiência + Baixa imunogenicidade + Fácil produção
Virais	Adenovírus	+ Infecta células mitóticas/ pós-mitóticas + Baixa citotoxicidade − Rejeição imune
	Retrovírus	+ Baixa toxicidade/ imunogenicidade − Infecta somente células mitoticamente ativas − Baixa capacidade de inserir genes − Produção difícil
	Vírus adeno-associado	+ Baixa toxicidade/ imunogenicidade + Alta persistência do gene − Baixa capacidade de inserção
	Vírus do *herpes simplex*	+ Grande capacidade de inserção + Infecta células mitóticas e pós-mitóticas − Efeitos citopatológicos

direto é mais simples, entretanto a distribuição genética indireta oferece mais segurança, já que a manipulação genética ocorre sob condições controladas fora do organismo. As abordagens com base na engenharia tecidual que são direcionadas na utilização de células de diferentes tecidos, incluindo células-tronco para liberar genes, podem trazer oportunidades adicionais para uma melhora do processo de cicatrização de vários tecidos do sistema musculoesquelético. Finalmente, a seleção do procedimento apropriado irá depender de diversos fatores, como o índice de divisão das células-alvo, fisiopatologia da doença, disponibilidade celular dos tecidos lesionados e o tipo de vetor utilizado. Como os sistemas de transferência gênica disponíveis atualmente permitem a transferência de qualquer sequência gênica com uma boa flexibilidade em tamanho de genes, hoje quaisquer doenças podem ser tratadas por terapia gênica.[22]

Limites da terapia genética

A aplicabilidade da terapia gênica em Ortopedia é extensa, uma vez que todo tecido que sofre um processo degenerativo seja um candidato à terapia gênica.[29] Além disso, as alterações ortopédicas estão crescendo em consequência do envelhecimento da população.[30] A aplicação da terapia gênica em humanos (estudos clínicos) incita uma série de aspectos éticos. Os riscos do tratamento devem ser considerados já que podem ser físicos, psicológicos, sociais e econômicos, e estes riscos devem ser compensados pelos possíveis benefícios.[31] Como os pacientes ortopédicos, em geral, compreendem uma população saudável (sem risco de vida), esse equilíbrio (riscos vs. benefícios) se torna uma questão mais relevante.[32] Além disso, nesta população, em muitos casos, há possibilidade de outros tratamentos com bom resultado (próteses totais, uso de aloenxertos etc.), tirando esta população da categoria "sem opção de tratamento".[32]

A principal preocupação do uso da terapia genética é a segurança. A integração de vetores virais no genoma das células carrega o perigo de uma mutagênese insercional.[33] A possibilidade de uma regulação anormal do crescimento celular, a toxicidade decorrente de uma superexposição crônica à proteína do fator de crescimento e o desenvolvimento de uma doença maligna são possíveis. Vetores que não se integram ao DNA nativo eliminam tais riscos, mas parecem apresentar uma grande limitação pela ausência de expressões persistentes dos genes desejados nos tecidos-alvo. A perda da expressão do gene transferido após algumas semanas é um fenômeno frequente e ainda não compreendido completamente. Entretanto, esta expressão genética temporária e autolimitada pode ser útil no tratamento de lesões musculoesqueléticas, em que somente uma produção transitória de fatores de crescimento é necessária para a promoção de uma resposta cicatricial.

■ TERAPIA GENÉTICA NO TRATAMENTO DOS DISTÚRBIOS DO JOELHO

Artrite

A artrite é um distúrbio comum da articulação do joelho com diferentes etiologias. A terapia genética está sendo investigada para a distribuição de proteínas recombinantes relevantes para as origens não inflamatória, inflamatória, infecciosa e hemorrágica da articulação do joelho doente.[4] Pela utilização de métodos de transferências direta e indireta, o DNA tem sido introduzido de maneira bem-sucedida localmente no tecido sinovial de joelhos de animais.[34-37]

Uma das promissoras abordagens terapêuticas na terapia genética é a transferência da proteína antagonista do receptor da interleucina 1 (PARI) para dentro de uma articulação de joelho que sofre um processo inflamatório.[34,36] A interleucina 1 (IL-1) é amplamente encontrada em distúrbios inflamatórios do joelho, especialmente na artrite reumatoide e osteoartrite.[38] Acredita-se que a IL-1 seja a responsável pela indução da síntese de protease e do catabolismo da cartilagem através da união com seu receptor (PARI). Células sinoviais mediaram *ex vivo* transferências do PARI pela utilização de um retrovírus e levaram a um significativo bloqueio do PARI na articulação de um joelho de coelho.[34] Entre as outras citocinas anti-inflamatórias, a IL-10 recebe uma atenção crescente por suas propriedades anti-inflamatórias e efeitos independentes na reatividade das células T.[38] A distribuição local da replicação de adenovírus defeituosos, expressando IL-10, diminuiu significativamente a inflamação em artrites experimentalmente induzidas em coelhos.[39]

O sucesso em estudos com animais levou à aprovação da primeira pesquisa clínica em humanos da terapia genética para uma doença não letal.[4] Nessa pesquisa, o gene humano PARI foi liberado por um método *ex vivo*, utilizando células sinoviais para as articulações metacarpofalangianas de mulheres na pós-menopausa acometidas de artrite reumatoide. O objetivo destas primeiras pesquisas foi o de testar a segurança da abordagem e, apesar de a experiência ainda estar em andamento, nenhuma reação adversa associada à terapia genética aplicada foi observada.[38]

O tratamento da osteoartrose pode necessitar de diferentes abordagens pela terapia genética.[4] Entretanto, a transferência genética *ex vivo* com base no uso de genes codificados de condrócitos modificados para fator de crescimento, inibindo o colapso das células ou aumentando para a síntese de matriz, também está sob investigação.[40,41]

Lesão cartilaginosa

As lesões da cartilagem articular do joelho levam a uma osteoartrose prematura e podem causar uma diminuição considerável na qualidade de vida e em enormes custos com um tratamento a longo prazo.[42] A cartilagem articular em adultos não possui suprimento sanguíneo, drenagem linfática, ou elementos neurais; além disso, os condrócitos não entram em contato com o nutritivo líquido sinovial e ficam afastados dos mecanismos de reconhecimento reparativo pela presença de grandes matrizes extracelulares. Por estas razões, a regeneração da cartilagem articular danificada é bastante limitada.[43]

As técnicas cirúrgicas comuns para a terapia das lesões da cartilagem articular são a perfuração subcondral ou microfratura, transplante de condrócitos autólogos ou transplante osteocondral alógeno e o uso de protetores. A despeito de alguns resultados clínicos promissores, existe a necessidade que sejam obtidas novas estratégias para que se alcancem resultados a longo prazo consistentemente bons. Fatores de crescimento, incluindo a proteína morfogenética óssea 2 (BMP-2), fator de crescimento de fibroblastos básico (FGF), fator transformador de crescimento β (TGF-β), fator de crescimento endotelial (EGF), fator de crescimento tipo insulina 1(IGF-1) e proteínas morfogenéticas derivadas de cartilagem (CDMP), foram identificados com efeitos positivos sobre os condrócitos e na cicatrização da cartilagem (Quadro 1).[40,44,45]

Várias técnicas de terapia genética atualmente estão sendo investigadas para o tratamento dos defeitos cartilaginosos, mas a maneira mais eficiente de resolver este sofisticado problema ainda não foi estabelecida.[41,46] Todavia, um efeito terapêutico da terapia genética sobre o tecido cartilaginoso *in vivo* foi demonstrado em discos intervertebrais de coelhos utilizando TGF-β1 transferidos de humanos mediados por adenovírus. Nesse estudo, foi demonstrada a transferência do FGF-β1 para células do núcleo pulposo de coelhos *in vivo*, resultando em um aumento nos níveis de TGF-β1 e na síntese de proteoglicanos.[47] Células periostais modificadas *in vitro* com a utilização à proteína morfogênica óssea 7 (BMP-7) foram consideradas capazes de melhorar a cicatrização da cartilagem articular em coelhos *in vivo*.[48]

Lesões meniscais

As lesões meniscais são lesões desportivas comuns. Diversas técnicas de reparo foram desenvolvidas para a preservação dos meniscos, mas somente o terço periférico, vascularizado, do menisco, tem uma cicatrização adequada.[49,50] A parte central avascular lesionada não cicatriza e representa um problema clínico, pois, mesmo a ressecção parcial do menisco leva, com o passar do tempo, a um dano cartilaginoso e à osteoartrose. Estudos experimentais demonstraram que o processo de cicatrização na parte central do menisco deve ser promovido por algum estímulo quimiotático ou mitogênico liberado pelos coágulos de fibrina, tecido sinovial ou fatores de crescimento (TGF-α, TGF-β, FGF-β, EGF, PDGFAB, HGF) (Quadro 1).[51-53] O tratamento da terapia genética para a cicatrização meniscal pode ser o uso de vetores utilizados de maneira direta para a modificação de células localizadas no centro das lesões meniscais ou, de maneira indireta, com células autólogas que expressam fatores de crescimento para estimular a proliferação celular e síntese de matriz nos fibroblastos do menisco. A primeira tentativa de cicatrização meniscal *in vivo* foi conseguida por meio da utilização de vetores retrovirais que expressam genes TGFβ1 em coelhos.[54]

■ TERAPIA GENÉTICA NA LESÃO MUSCULAR

Na área de lesão muscular os estudos ainda são escassos, a maior parte deles utiliza fatores de crescimento para aumentar a angiogênese e a miogênese. Piccioni *et al.*[55] mostraram que o gene Shh (*Sonic Hedgehog*) foi capaz de ativar a expressão de fatores miogênicos e angiogênicos, aumentando a capacidade de regeneração do músculo após a lesão. O gene IGF-I (*Insulin-like growth factor*) foi utilizado para tratamento de lesão muscular e mostrou ser eficaz na regeneração muscular e conseguiu atrair células-tronco da medula óssea para o local da lesão, acelerando o reparo tecidual.[56,57] Arsic *et al.*[58] construíram um adenovírus expressando VEGF e injetaram 5 dias após a lesão, o grupo tratado apresentou uma melhor e mais rápida regeneração muscular.[58] A escolha de fatores que permitam uma recuperação mais rápida e uma melhor recuperação do tecido lesionado são objetivos da terapia gênica para o tratamento de lesão muscular. O uso de um vetor expressando um fator como terapia é muito mais barato em relação à injeção da própria proteína. Além de o efeito perdurar por mais tempo.

A terapia celular envolve o uso de células para tratamento. No caso da lesão muscular, as células mais utilizadas nos ensaios pré-clínicos são: MSC (*Mesenchymal stem cell*) e MDSC (*Muscle-derived stem cell*). As MSCs são células-tronco não hematopoiéticas multipotentes que aderem a placas de cultura e têm a capacidade de se renovar e diferenciar em várias linhagens de tecido conectivo, incluindo osso, tecido adiposo, cartilagem, tendão, músculo e estroma medular.[59] Estas células foram descritas primeiramente por *Friedenstein et al.*, que descobriu que as MSCs aderem a placas de cultura, assemelham-se a fibroblastos *in vitro* e formam colônias.[60] As MSCs estão presentes em todos os tecidos adultos e na parede de vasos de tecidos fetais, como em parte da população dos periquitos.[61] *In vivo*, as MSCs são identificadas por expressar CD146 e CD271, e no tecido adiposo dentro da população CD34 positiva.[62] Uma fonte muito rica de MSC é o tecido adiposo, e as MSCs provenientes desse tecido são denominadas ADSC (*Adipose-derived stem cell*). Peçanha *et al.*[63] mostraram que as ADSCs foram capazes de acelerar a recuperação muscular dos animais tratados.

As MDSCs são células-tronco multipotentes que foram isoladas de músculo esquelético de camundongo e são obtidas por meio de uma série de etapas de plaqueamento em placas de colágeno.[64,65] As MDSCs possuem alta expressão de SCa-1, níveis muito baixos de viementina (marcador de fibroblastos), níveis baixos de desmina e outros marcadores de diferenciação muscular.[65] Ota *et al.*[66] mostraram que a injeção de MDSC 4 dias após a lesão aumentou a angiogenese e reduziu o tecido cicatricial. Esse grupo encontrou altos níveis de VEGF (*Vascular endothelial growth factor*) 1 semana após a injeção. Além disso, as MDSCs expressam altos níveis dos antioxidante e GSH (Glutathione) e superóxido desmutase, permitindo uma maior sobrevivência dessas células após a injeção.[67,68]

Atualmente a grande preocupação é manter essas células vivas no local da lesão para que elas possam ter um efeito prolongado, por isso, muitos trabalhos surgiram na literatura com a intenção de manter um nicho adequado para a sobrevivência dessas células. Distefano G *et al.*[69] utilizaram estimulo elétrico e conseguiram que as células permanecessem mais tempo no local da lesão. Park JK *et al.*[70] utilizaram Losartan e conseguiram uma maior redução da fibrose após a lesão.

Embora, o uso da terapia gênica e celular seja promissor, muito ainda deve ser estudado para que se possa avançar para um protocolo clínico. A combinação das propriedades de células-tronco com os fatores de crescimento, como VEGF e IGF, possa ser uma alternativa de terapia futura para a mais rápida recuperação de uma lesão muscular.

■ DIREÇÕES FUTURAS

Apesar de a terapia genética não ter sido estabelecida como uma técnica terapêutica aprovada, existe um grande potencial para o tratamento dos distúrbios musculoesqueléticos no futuro. Até recentemente, somente algumas técnicas de terapia genética efetivamente terapêuticas foram demonstradas em articulações humanas.[4] Em caráter experimental, muitos estudos foram realizados de maneira bem-sucedida para provar a praticabilidade da distribuição genética em diferentes tecidos do sistema musculoesquelético. Além desse estágio, estudos experimentais iniciais demonstraram os efeitos positivos dos genes modificados (especialmente BMP-2, IGF-1, TGF-β) *in vivo*. Em geral, a terapia genética terá o potencial de ajudar no desenvolvimento de terapias eficientes para os tecidos musculoesqueléticos com baixa capacidade de cicatrização (cartilagem, meniscos, ligamentos) e para outros distúrbios, como as não consolidações ósseas ou as artrites.

Uma nova frente de estudo é o sequenciamento genético. O projeto genoma humano original demorou 10 anos e teve um custo de aproximadamente US$ 100 milhões. Atualmente é possível sequenciar um genoma humano em cerca de dois meses por menos de US$ 5.000. Apesar desta maior facilidade e melhora da tecnologia ainda há uma enorme dificuldade na análise e interpretação destes dados ainda mais que cerca de 98% do genoma não codifica proteínas. Em 2009, um novo processo foi descrito (NG *Nature*) em que apenas os genes que codificam proteínas (exoma) são sequenciados. O exoma pode ser sequenciado em menos de 1 mês por cerca de US$ 1.000. Esta nova tecnologia tem o potencial de revolucionar o conhecimento e o tratamento das mais diversas doenças ortopédicas.[71]

■ REFERÊNCIAS BIBLIOGRÁFICAS

1. Trippel SB. Growth factors as therapeutic agents. *Instr Course Lect* 1997;46:473-76.
2. Schmidt CC, Georgescu HI, Kwoh CK *et al*. Effect of growth factors on the proliferation of fibroblasts from the medial collateral and anterior cruciate ligaments. *J Orthop Res* 1995;13(2):184-90.
3. Robbins PD, Ghivizzani SC. Viral vectors for gene therapy. *Pharmacol Ther* 1998;80(1):35-47.
4. Evans CH, Robbins PD. Possible orthopaedic applications of gene therapy. *J Bone Joint Surg Am* 1995;77(7):1103-14.
5. Mulligan RC. The basic science of gene therapy. *Science* 1993;260(5110):926-32.
6. Marx RE. Platelet-rich plasma (PRP): what is PRP and what is not PRP? *Implant Dent* 2001;10(4):225-28.
7. Marx RE, Carlson ER, Eichstaedt RM *et al*. Platelet-rich plasma: Growth factor enhancement for bone grafts. *Oral Surg Oral Med Oral Pathol Oral Radiol Endod* 1998;85(6):638-46.
8. Dohan Ehrenfest DM, Rasmusson L, Albrektsson T. Classification of platelet concentrates: from pure platelet-rich plasma (P-PRP) to

leucocyte- and platelet-rich fibrin (L-PRF). *Trends Biotechnol* 2009;27(3):158-67.
9. Weibrich G, Kleis WK, Hafner G et al. Growth factor levels in platelet-rich plasma and correlations with donor age, sex, and platelet count. *J Craniomaxillofac Surg* 2002;30(2):97-102. doi:10.1054/jcms.2002.0285
10. Foster TE, Puskas BL, Mandelbaum BR et al. Platelet-rich plasma: from basic science to clinical applications. *Am J Sports Med* 2009;37(11):2259-72.
11. Kisucka J, Butterfield CE, Duda DG et al. Platelets and platelet adhesion support angiogenesis while preventing excessive hemorrhage. *Proc Natl Acad Sci USA* 2006;103(4):855-60.
12. Mohle R, Green D, Moore MA et al. Constitutive production and thrombin-induced release of vascular endothelial growth factor by human megakaryocytes and platelets. *Proc Natl Acad Sci USA* 1997;94(2):663-68.
13. Kaplan DR, Chao FC, Stiles CD et al. Platelet alpha granules contain a growth factor for fibroblasts. *Blood* 1979;53(6):1043-52.
14. Ben-Ezra J, Sheibani K, Hwang DL et al. Megakaryocyte synthesis is the source of epidermal growth factor in human platelets. *Am J Pathol* 1990;137(4):755-59.
15. Assoian RK, Komoriya A, Meyers CA et al. Transforming growth factor-beta in human platelets. Identification of a major storage site, purification, and characterization. *J Biol Chem* 1983;258(11):7155-60.
16. Karey KP, Sirbasku DA. Human platelet-derived mitogens. II. Subcellular localization of insulinlike growth factor I to the alpha-granule and release in response to thrombin. *Blood* 1989;74(3):1093-100.
17. Willits K, Kaniki N, Bryant D. The use of platelet-rich plasma in orthopedic injuries. *Sports Med Arthrosc* 2013;21(4):225-30.
18. Sheth U, Simunovic N, Klein G et al. Efficacy of autologous platelet-rich plasma use for orthopaedic indications: a meta-analysis. *J Bone Joint Surg Am* 2012;94(4):298-307.
19. Martinez-Zapata MJ, Marti-Carvajal AJ, Sola I et al. Autologous platelet-rich plasma for treating chronic wounds. *Cochrane Database Syst Rev* 2012;10:CD006899.
20. Moraes VY, Lenza M, Tamaoki MJ et al. Platelet-rich therapies for musculoskeletal soft tissue injuries. *Cochrane Database Syst Rev* 2013;12:CD010071.
21. Han SW (2007) História da terapia gênica, estado da arte, técnicas e ética. In: Morales MM (ed) *Terapias avanças: células tronco, terapia gênica e nanotecnologia aplicada a saude.* Atheneu, São Paulo,
22. Wood KJ, Fry J. Gene therapy: potential applications in clinical transplantation. *Expert Rev Mol Med* 1999;1999:1-20.
23. Yang JC, Liu J, Yang XW et al. Gene therapy for diabetic rats by electroporational transfer of naked plasmid with human pre-pro-insulin gene into skeletal muscle. *Biotechnol Lett* 2002;24(10):851-55.
24. Newman CM, Bettinger T. Gene therapy progress and prospects: ultrasound for gene transfer. *Gene Therapy* 2007;14(6):465-75.
25. Wagner E, Culmsee C, Boeckle S. Targeting of Polyplexes: Toward Synthetic Virus Vector Systems. *Adv Genet* 2005;53PA:333-54.
26. Boussif O, Lezoualc'h F, Zanta MA et al. A versatile vector for gene and oligonucleotide transfer into cells in culture and in vivo: polyethylenimine. *Proc Natl Acad Sci USA* 1995;92(16):7297-301.
27. Herweijer H, Wolff JA. Gene therapy progress and prospects: hydrodynamic gene delivery. *Gene Therapy* 2007;14(2):99-107.
28. Zeitelhofer M, Vessey JP, Thomas S et al. Transfection of cultured primary neurons via nucleofection. *Curr Protoc Neurosci* 2009; Chapter 4:Unit 4 32.
29. Daar AS, Greenwood HL. A proposed definition of regenerative medicine. *J Tissue Eng Regen Med* 2007;1(3):179-84.
30. Woolf AD, Pfleger B. Burden of major musculoskeletal conditions. *Bull World Health Organ* 2003;81(9):646-56.
31. Weijer C. The ethical analysis of risk. *J Law Med Ethics* 2000;28(4):344-61.
32. Niemansburg SL, van Delden JJ, Dhert WJ et al. Regenerative medicine interventions for orthopedic disorders: ethical issues in the translation into patients. *Regenerative medicine* 2013;8(1):65-73.
33. Crystal RG. Transfer of genes to humans: early lessons and obstacles to success. *Science* 1995;270(5235):404-10.
34. Bandara G, Mueller GM, Galea-Lauri J et al. Intraarticular expression of biologically active interleukin 1-receptor-antagonist protein by ex vivo gene transfer. *Proc Natl Acad Sci USA* 1993;90(22):10764-68.
35. Day CS, Kasemkijwattana C, Menetrey J et al. Myoblast-mediated gene transfer to the joint. *J Orthop Res* 1997;15(6):894-903.
36. Otani K, Nita I, Macaulay W et al. Suppression of antigen-induced arthritis in rabbits by ex vivo gene therapy. *J Immunol* 1996;156(9):3558-62.
37. Roessler BJ, Allen ED, Wilson JM et al. Adenoviral-mediated gene transfer to rabbit synovium in vivo. *J Clin Invest* 1993;92(2):1085-92.
38. Evans CH, Ghivizzani SC, Kang R et al. Gene therapy for rheumatic diseases. *Arthritis Rheum* 1999;42(1):1-16.
39. Apparailly F, Verwaerde C, Jacquet C et al. Adenovirus-mediated transfer of viral IL-10 gene inhibits murine collagen-induced arthritis. *J Immunol* 1998;160(11):5213-20.
40. Arai Y, Kubo T, Kobayashi K et al. Adenovirus vector-mediated gene transduction to chondrocytes: in vitro evaluation of therapeutic efficacy of transforming growth factor-beta 1 and heat shock protein 70 gene transduction. *J Rheumatol* 1997;24(9):1787-95.
41. Kang R, Marui T, Ghivizzani SC et al. Ex vivo gene transfer to chondrocytes in full-thickness articular cartilage defects: a feasibility study. *Osteoarthritis Cartilage* 1997;5(2):139-43.
42. O'Driscoll SW. The healing and regeneration of articular cartilage. *J Bone Joint Surg Am* 1998;80(12):1795-812.
43. Shapiro F, Koide S, Glimcher MJ. Cell origin and differentiation in the repair of full-thickness defects of articular cartilage. *J Bone Joint Surg Am* 1993;75(4):532-53.
44. Hunziker EB, Rosenberg LC. Repair of partial-thickness defects in articular cartilage: cell recruitment from the synovial membrane. *J Bone Joint Surg Am* 1996;78(5):721-33.
45. Sellers RS, Peluso D, Morris EA. The effect of recombinant human bone morphogenetic protein-2 (rhBMP-2) on the healing of full-thickness defects of articular cartilage. *J Bone Joint Surg Am* 1997;79(10):1452-63.
46. Stone KR, Steadman JR, Rodkey WG et al. Regeneration of meniscal cartilage with use of a collagen scaffold. Analysis of preliminary data. *J Bone Joint Surg Am* 1997;79(12):1770-77.
47. Nishida K, Kang JD, Gilbertson LG et al. Modulation of the biologic activity of the rabbit intervertebral disc by gene therapy: an in vivo study of adenovirus-mediated transfer of the human transforming growth factor beta 1 encoding gene. *Spine* 1999;24(23):2419-25.
48. Mason JM, Grande DA, Barcia M et al. Expression of human bone morphogenic protein 7 in primary rabbit periosteal cells: potential utility in gene therapy for osteochondral repair. *Gene Therapy* 1998;5(8):1098-104.
49. Arnoczky SP, Warren RF. The microvasculature of the meniscus and its response to injury. An experimental study in the dog. *Am J Sports Med* 1983;11(3):131-41.
50. DeHaven KE. Meniscus repair. *Am J Sports Med* 1999;27(2):242-50.
51. Spindler KP, Mayes CE, Miller RR et al. Regional mitogenic response of the meniscus to platelet-derived growth factor (PDGF-AB). *J Orthop Res* 1995;13(2):201-7.
52. Webber RJ, Zitaglio T, Hough Jr AJ. Serum-free culture of rabbit meniscal fibrochondrocytes: proliferative response. *J Orthop Res* 1988;6(1):13-23.
53. Arnoczky SP, Warren RF, Spivak JM. Meniscal repair using an exogenous fibrin clot. An experimental study in dogs. *J Bone Joint Surg Am* 1988;70(8):1209-17.
54. Goto H, Shuler FD, Niyibizi C et al. Gene therapy for meniscal injury: enhanced synthesis of proteoglycan and collagen by meniscal cells transduced with a TGFbeta(1)gene. *Osteoarthritis Cartilage* 2000;8(4):266-71.
55. Piccioni A, Gaetani E, Neri V et al. Sonic hedgehog therapy in a mouse model of age-associated impairment of skeletal muscle regeneration. *J Gerontol A Biol Sci Med Sci* 2014;69(3):245-52.
56. Sacco A, Doyonnas R, LaBarge MA et al. IGF-I increases bone marrow contribution to adult skeletal muscle and enhances the fusion of myelomonocytic precursors. *J Cell Biol* 2005;171(3):483-92.
57. Schertzer JD, Lynch GS. Comparative evaluation of IGF-I gene transfer and IGF-I protein administration for enhancing skeletal muscle regeneration after injury. *Gene Therapy* 2006;13(23):1657-64.
58. Arsic N, Zacchigna S, Zentilin L et al. Vascular endothelial growth factor stimulates skeletal muscle regeneration in vivo. *Mol Ther* 2004;10(5):844-54. doi:10.1016/j.ymthe.2004.08.007
59. Meirelles Lda S, Nardi NB. Murine marrow-derived mesenchymal stem cell: isolation, in vitro expansion, and characterization. *Br J Haematol* 2003;123(4):702-11.

60. Friedenstein AJ, Chailakhjan RK, Lalykina KS. The development of fibroblast colonies in monolayer cultures of guinea-pig bone marrow and spleen cells. *Cell Tissue Kinetics* 1970;3(4):393-403.
61. Crisan M, Yap S, Casteilla L *et al.* A perivascular origin for mesenchymal stem cells in multiple human organs. *Cell Stem Cell* 2008;3(3):301-13.
62. Sensebe L, Bourin P, Tarte K. Good manufacturing practices production of mesenchymal stem/stromal cells. *Human Gene Therapy* 2011;22(1):19-26.
63. Pecanha R, Bagno LL, Ribeiro MB *et al.* Adipose-derived stem-cell treatment of skeletal muscle injury. *J Bone Joint Surg Am* 2012;94(7):609-17.
64. Gharaibeh B, Lu A, Tebbets J *et al.* Isolation of a slowly adhering cell fraction containing stem cells from murine skeletal muscle by the preplate technique. *Nature Protocols* 2008;3(9):1501-9.
65. Qu-Petersen Z, Deasy B, Jankowski R *et al.* Identification of a novel population of muscle stem cells in mice: potential for muscle regeneration. *J Cell Biol* 2002;157(5):851-64.
66. Ota S, Uehara K, Nozaki M *et al.* Intramuscular transplantation of muscle-derived stem cells accelerates skeletal muscle healing after contusion injury via enhancement of angiogenesis. *Am J Sports Med* 2011;39(9):1912-22.
67. Drowley L, Okada M, Beckman S *et al.* Cellular antioxidant levels influence muscle stem cell therapy. *Mol Ther* 2010;18(10):1865-73.
68. Urish KL, Vella JB, Okada M *et al.* Antioxidant levels represent a major determinant in the regenerative capacity of muscle stem cells. *Mol Biol Cell* 2009;20(1):509-20.
69. Distefano G, Ferrari RJ, Weiss C *et al.* Neuromuscular electrical stimulation as a method to maximize the beneficial effects of muscle stem cells transplanted into dystrophic skeletal muscle. *PloS One* 2013;8(3):e54922.
70. Park JK, Ki MR, Lee EM *et al.* Losartan improves adipose tissue-derived stem cell niche by inhibiting transforming growth factor-beta and fibrosis in skeletal muscle injury. *Cell Transplant* 2012;21(11):2407-24.
71. Paria N, Copley LA, Herring JA *et al.* Whole-exome sequencing: discovering genetic causes of orthopaedic disorders. *J Bone Joint Surg Am* 2013;95(23):e1851-58.

VARIANTES GENÉTICAS NAS LESÕES DO SISTEMA MUSCULOESQUELÉTICO EM ATLETAS

Mariana Ferreira Leal ■ Sintia Iole Belangero

■ INTRODUÇÃO

Atletas de elite e recreacionais apresentam um risco elevado de desenvolver uma série de lesões musculoesqueléticas, como, por exemplo, lesão do tendão do calcâneo, lesão do ligamento cruzado anterior (LCA), lesão de menisco, luxação da patela, instabilidade do ombro e epicondilite lateral do cotovelo, além de lesões musculares. É bem claro que a atividade física intensa e o trauma contribuem para a etiologia dessas lesões. No entanto, diversos estudos têm sido realizados para alcançar uma melhor compreensão das outras variáveis extrínsecas e das variáveis intrínsecas associadas ao risco dessas lesões e para entender por que alguns indivíduos parecem ser mais suscetíveis que outros com o mesmo tipo e a mesma intensidade de atividade física.

Mais recentemente, tem sido sugerido que fatores genéticos podem contribuir para o risco de lesões do sistema musculoesquelético que são comuns entre atletas (associadas, geralmente, à prática esportiva). Assim, como outras doenças complexas ou multifatoriais – por exemplo, diabetes, obesidade, hipertensão arterial sistêmica, câncer, doenças psiquiátricas etc. –, essas lesões são determinadas pela interação de fatores genéticos e ambientais. Embora fatores genéticos não determinem isoladamente a causa de uma lesão multifatorial do sistema musculoesquelético, um conjunto de variáveis genéticas é decisivo para o maior ou menor risco desse tipo de afecção. Conhecer fatores estocásticos (genéticos) associados ao risco de ter uma lesão pode ajudar na redução do risco de desenvolvê-la, contribuindo para um tratamento mais adequado dos pacientes e na definição de treinamentos mais adequados.

■ VARIAÇÃO GENÉTICA ENTRE OS INDIVÍDUOS

O gene é uma sequência de DNA, ou uma unidade funcional hereditária. As variantes ou formas alternativas de um mesmo gene são chamadas de "alelos" e, em seres diploides (como os seres humanos), que apresentam dois conjuntos de cada cromossomo, uma das cópias é de origem paterna (alelo paterno) e a outra cópia, de origem materna (alelo materno).

De modo bem simplificado, um gene pode ser transcrito em um RNA. A maioria deles são RNAs regulatórios e/ou auxiliares no processo de transcrição e tradução. Outros RNAs, chamados "RNAs mensageiros", podem ser traduzidos em proteína. A maioria das funções biológicas do corpo humano é realizada por proteínas, que são o produto final responsável por um fenótipo (característica/traço observável) celular.

Mutações são mudanças permanentes na sequência ou no arranjo do DNA, que geram variantes alélicas. As mutações de DNA podem ser classificadas como genômicas, cromossômicas e gênicas. As consequências das mutações dependem do local do genoma em que ela ocorreu e a função do(s) gene(s) envolvido(s). Essas variantes mudadas podem levar ao surgimento de novos produtos funcionais ou possuir expressão gênica alterada, resultando, por exemplo, na expressão reduzida ou aumentada de um RNAm e de sua proteína, na redução ou no aumento da atividade enzimática de uma proteína, na redução ou no aumento da meia-vida de uma proteína, na perda ou no ganho de função de uma proteína etc. Convém ressaltar que nem todas as mutações causam alterações fenotípicas, essas que não alteram o fenótipo são chamadas de mutações silenciosas.

Muitas mutações conhecidas são, diretamente, responsáveis por causar doenças, como é o caso das mutações que causam doenças monogênicas. De forma geral, as mutações têm consequências fenotípicas maiores e, por isso, sua frequência na população é baixa. No entanto, algumas variantes genéticas têm menor efeito e, com isso, podem ser mais frequentes na população. Quando a frequência de uma variante alélica atinge mais do que 1% da população, essa variante não é mais chamada "mutação" e sim "polimorfismo". Dessa forma, qualquer sítio que possua alelos múltiplos (duas ou mais variantes de alelos) como componentes estáveis da população é, por definição, polimórfico.

Em termos evolutivos, as variantes ocorrem ao acaso na população, entretanto se seu efeito fenotípico for grande, sua disseminação será menor, pois o indivíduo portador estará menos apto a se reproduzir e com isso a frequência populacional será menor. Por outro lado, os polimorfismos genéticos, por terem consequências menores, apresentam uma frequência maior na população.

Em 2001, o Consórcio Internacional de Sequenciamento do Genoma Humano mostrou que entre o genoma de indivíduos de diferentes partes do mundo havia uma grande similaridade da sequência de DNA, mais precisamente, dois indivíduos da espécie humana seriam idênticos em 99,9% de sua sequência.[1] Assim, a diferença entre indivíduos representava 0,1% do genoma. Essa variação de 0,1% referia-se a polimorfismos genômicos, sendo que os polimorfismos de um único nucleotídeo (SNP, do inglês *Single Nucleotide Polymorphism*)* eram descritos como as variações mais frequentes. Mais tarde, em 2005, o Consórcio Internacional Hap-Map[2] descreveu uma nova categoria de polimorfismos, as variações no número de cópias (CNV, do inglês *copy number variations*) – segmentos de DNA, maiores do que 1 quilobase, com um número variável de cópias no genoma.[3] Com esse tipo de polimorfismo, descobriu-se que a similaridade genética entre indivíduos normais não era mais de 99,9%, e sim de 99,5%. Além dos SNPs e CNVs, existem outras categorias de polimorfismos genéticos, como, por exemplo, os polimorfismos de inserção ou deleção de nucleotídeos (INDEL) e as variações no número de sequências repetitivas em *tandem* (VNTR, do inglês *variable number tandem repeat*) – ocorrência de múltiplas cópias, como o número de cópias é altamente polimórfico, de sequências curtas de DNA dispostas no genoma em *tandem* (Fig. 1).[4]

Importância clínica dos polimorfismos

A análise de polimorfismos de DNA, de uma forma geral, é bastante aplicada à medicina, sendo fundamental na identificação de indiví-

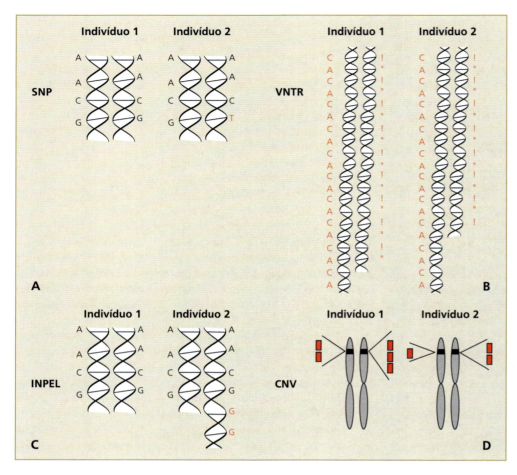

Figura 1. Representação dos polimorfismos de DNA mais comuns. (**A**) SNP (*single nucleotide polymorphism*): troca de um único nucleotídeo. Para o *locus* hipotético, o indivíduo 1 apresenta 2 variantes polimórficas (alelos) iguais, portanto, é homozigoto GG, enquanto o indivíduo 2 apresenta 2 alelos diferentes, portanto é heterozigoto GT. (**B**) VNTR (*variable number tandem repeat*): variação no número de repetições em *tandem*. O indivíduo 1, heterozigoto, apresenta em 1 cromossomo, 10 repetições de CA e, no outro, 9 repetições; o indivíduo 2, também heterozigoto, apresenta 10 e 8 repetições. (**C**) INDEL (INserção/DELeção): polimorfismo de inserção ou de deleção de nucleotídeos. O indivíduo 1 apresenta 2 cópias iguais de 1 segmento de DNA, que podem ser chamadas de cópias de deleção, enquanto o indivíduo 2 apresenta 1 cópia de deleção e 1 cópia de inserção de 2 nucleotídeos GG. (**D**) CNV (*copy number variation*): variação no número de cópias de 1 segmento cromossômico > 1 kb. O indivíduo 1 apresenta 2 cópias de 1 segmento em 1 cromossomo e 3 no outro. Já o indivíduo 2 apresenta 1 cópia em um e 2 cópias no outro.

duos na medicina forense; na determinação de doadores de órgãos e tecidos para obtenção de um maior sucesso nos transplantes e no entendimento dos processos evolutivos das populações. Além disso, a análise de polimorfismos de DNA pode ser estendida à prática clínica, uma vez que essas variantes genéticas podem estar relacionadas com a resistência a infecções virais e serem utilizadas como marcadores de risco de doenças, de resposta ao tratamento e de prognóstico. Dessa forma, a análise de polimorfismos genéticos pode contribuir para diminuir o risco de morbidades e promover uma melhoria na qualidade de vida dos pacientes.

A base da suscetibilidade ou proteção a uma determinada doença é muitas vezes determinada por polimorfismos genéticos, principalmente os SNPs e CNVs. Como introduzido anteriormente, muitas lesões musculoesqueléticas apresentam etiologia multifatorial, em que fatores genéticos de risco atuam em conjunto com os fatores ambientais em uma complexa interação gene-ambiente.

Desenhos de estudos genéticos para doenças complexas

Existem vários desenhos de estudos apropriados para a investigação genética das doenças multifatoriais (p. ex., as lesões musculoesqueléticas frequentemente associadas à prática esportiva), como os estudos de gêmeos, estudos de adoção, estudos de famílias, estudos de trios (propósito, mãe e pai) e estudos de caso-controle.

Os estudos de gêmeos são realizados com o intuito de estimar o quanto a genética contribui para a etiologia de uma doença e os estudos de adoção, o quanto o ambiente contribui.

Quando o objetivo é descobrir regiões genômicas associadas e quais são os genes envolvidos em uma doença multifatorial, o estudo de ligação ou *linkage* é a uma estratégia apropriada em amostras de gêmeos, trios ou famílias.

Os estudos casos-controles são os mais comumente realizados. Nesse desenho de estudo, frequência de alelos ou genótipos* é comparada entre os grupos de estudo e, assim, as variantes genéticas são associadas a uma doença (ou risco de desenvolver a doença) ou um aspecto clínico em questão. No entanto, a grande dificuldade desses estudos está na obtenção de controles saudáveis e confiáveis adequados ao desenho do estudo, além disso, os grupos necessitam ter a mesma origem de ancestralidade ou, no mínimo, serem homogêneos etnicamente. Nesse sentido, os estudos de famílias e trios são mais robustos, uma vez que não apresentem viés de estratificação populacional.

Para lesões do sistema musculoesquelético, grande parte dos estudos publicados até o momento da elaboração deste capítulo investigou a frequência de polimorfismo de "genes candidatos" em casos e controles. Portanto, pesquisadores selecionaram polimorfismos de genes possivelmente envolvidos na etiopatogenia de afecções musculoesqueléticas com base no que havia sido previamente publicado na literatura científica.

Em vez de focar genes candidatos, os estudos casos-controles podem também ser realizados em larga escala, como os estudos de associação genômica ampla (GWAS, do inglês *Genome Wide Association Studies*), que utilizam técnicas robustas de sequenciamento ou *microarray* (*chips* de oligonucleotídeos) para fazer uma varredura das variantes genéticas (geralmente centenas de milhares de SNPs) em um genoma humano. GWAS é, essencialmente, uma abordagem

---

*Genótipo: conjunto de alelos de um *locus* gênico. Por exemplo, em um determinado *locus* podem existir duas formas alélicas, uma com o nucleotídeo A e outra com o nucleotídeo C. Um indivíduo pode ser homozigoto para o alelo contendo o nucleotídeo A (genótipo representado por AA), homozigoto para o alelo contendo o nucleotídeo C (genótipo representado por CC) ou heterozigoto nesse *locus* gênico (genótipo representado por AC).

livre de hipótese, porque não faz suposições sobre a localização ou o significado funcional de lócus associado ou seus produtos.

Convém ressaltar que, além dos estudos com base nas análises de DNA, os estudos de expressão gênica e proteica podem fornecer pistas de genes envolvidos, e conhecimento da função biológica desses genes pode auxiliar na compreensão da fisiopatologia molecular da doença.

POLIMORFISMOS DE DNA E O RISCO DE LESÕES EM ATLETAS

Fatores genéticos contribuem, possivelmente, para diversas lesões do sistema musculoesquelético frequentemente observadas em atletas. O presente capítulo concentra-se nas lesões para as quais a possível influência desses fatores foi mais claramente descrita.

Lesões articulares

Grande parte dos estudos que avaliaram se variantes genéticas estão associadas ao risco de lesões de articulações investigou polimorfismos em genes que codificam proteínas presentes na matriz extracelular (MEC) ou que estão envolvidos direta ou indiretamente na homeostase e no processo de reparo dos tecidos envolvidos.

A estrutura básica dos tecidos afetados nas lesões a serem discutidas nesta seção (ligamentos, tendões, meniscos, retináculos patelares e cápsulas) é a fibrila de colágeno. A subfamília de colágenos fibrilares é constituída pelos colágenos tipos I, II, III, V, XI, XXIV e XXVII. Os colágenos I, II e III são os mais abundantes.[5] As fibrilas dos tecidos articulares são compostas predominantemente pelo colágeno tipo I, que é responsável primariamente pela resistência fisiológica à tensão.[6,7] Ao contrário do observado em ligamentos, tendões e cápsulas, o colágeno tipo II é abundante em menisco, especialmente na região mais interna.[7] O colágeno III parece modular o crescimento no diâmetro das fibrilas de colágeno.[8,9] Durante o processo de reparo de tendões e ligamentos, é postulado que colágeno III forma uma arquitetura primária que, posteriormente, é infiltrada e substituída por colágeno I.[10] Aumento da expressão gênica e proteica dos colágenos tipos I e III já foi descrito em diferentes lesões articulares, incluindo em tendinopatias do calcâneo[11,12] e lesão de LCA.[13-19] Nosso grupo recentemente observou que também ocorre um aumento da expressão desses genes na cápsula articular de pacientes com instabilidade do ombro (dados não publicados).

Os colágenos fibrilares tipos V e XI atuam na regulação do processo de fibrilogênese em tecidos conectivos.[20,21] A redução da expressão de colágeno V e XI pode resultar em fibrilas de maior diâmetro e também no decréscimo de fibrilas formadas.[5,22,23] Nosso grupo observou uma reduzida proporção do transcrito do gene que codifica a cadeia α1 de colágeno tipo 5 (COL5A1) na cápsula glenoumeral de pacientes com instabilidade do ombro (dados não publicados). Por outro lado, em tendinopatias, foi previamente descrito um aumento da proporção de colágeno V (ver revisão).[11] Dessa forma, o papel do colágeno V na etiologia de lesões articulares pode variar de acordo com o tipo de afecção e o tecido afetado.

Além dos colágenos fibrilares, os colágenos tipos XII e XIV, pertencentes à subfamília de colágenos com tripla hélice interrompida associados a fibrilas (FACIT), também atuam possivelmente regulando o processo de fibrilogênese em tecidos articulares.[6] Adicionalmente, outros colágenos, glicoproteínas – por exemplo, tenascina C, que atua no processo de reparo por promover migração de fibroblasto e adesão de fibroblastos às fibrilas[24] – e proteoglicanos podem estar associados às fibrilas.[25]

Mutações em genes de colágeno são associadas a síndromes monogênicas – quando a causa é determinada primariamente por mutações em um único gene – com lesões e/ou hipermobilidade de articulações, como, por exemplo, osteogênese imperfeita, síndrome de Ehlers-Danlos, síndrome de Marfan atípica, síndrome de Stickler, osteoartrose familiar de acometimento precoce, alguns tipos de displasias etc. Polimorfismos de DNA nesses genes podem também ter um efeito na expressão ou na atividade de seus produtos e contribuir para o risco de lesões de articulações multifatoriais.

A homeostase dos tecidos articulares e seu reparo quando lesionados resultam de um balanço entre síntese de degradação de MEC. A perda desse balanço pode levar à desorganização estrutural e gerar ou contribuir para uma lesão articular.[24] Esse balanço depende da ação de diversas proteínas, incluindo membros da família de metaloproteases (MMP) – peptidases que catalisam um grande número de substratos, incluindo proteínas de MEC como, por exemplo, os colágenos[26] –, de desintegrinas e metaloproteínas (ADAM) – proteínas que atuam nos processos de adesão celular, migração, proteólise e sinalização[27] –, de desintegrinas e metaloproteases com motivos de trombospondina (ADAMTS) – proteínas com um papel importante no *turnover* de proteoglicanos de MEC[28,29] – e de inibidores de metatoproteinases (TIMP) – proteínas que podem inibir MMP, assim como ADAM e ADAMTS. Alteração na expressão dessas famílias de proteínas já foi descrita em tendinopatias (ver revisão),[11] lesão de LCA[30-33] e lesão de menisco.[34-35]

As alterações moleculares que ocorrem em lesões de articulações mais frequentemente encontradas em atletas ainda são pouco conhecidas. Além dos genes e das proteínas citados anteriormente, também já foi descrita a desregulação de diversos genes/proteínas que participam do processo de apoptose e inflamação.[11,33,36-38] Variantes genéticas em genes críticos para a manutenção da homeostase ou o reparo dos tecidos articulares podem contribuir para o risco de lesões.

Lesão de tendão do calcâneo

Entre as afecções do sistema musculoesquelético frequentes em atletas, atualmente, a tendinopatia do calcâneo é a lesão mais investigada quanto à possível associação de polimorfismos de DNA e do risco de lesão. Os estudos publicados até o momento avaliaram indivíduos da população caucasoide da África do Sul isolada ou em conjunto com outra população, como as populações australiana e sueca.

Polimorfismos de genes envolvidos na estrutura (COL1A1, COL5A1, COL11A1, COL11A2, COL27A1 e TNC)[39-44] e na manutenção da homeostase (ADAMTS14, MMP13 e TIMP2)[45,46] da MEC de tendão, inflamação (GDF5, IL1B, IL1RN e IL6)[47,48] e apoptose (CASP8),[49] além de, em um microRNA – pequenos RNAs não codificantes que atuam na regulação da expressão gênica – (MIR608)[43] podem contribuir para o risco de tendinopatia do calcâneo (Quadro 1).

Lesão de LCA

A maioria das lesões do LCA podem ser potencialmente prevenidas.[54] Nas últimas décadas, vários estudos têm sido realizados para determinar os fatores de risco de lesões do LCA e, assim, desenvolver estratégias de prevenção.[55] Embora os motivos da disparidade na incidência de lesão do LCA em indivíduos de diferentes gêneros ainda não tenham sido compreendidos, é consenso que as lesões do LCA são doenças multifatoriais, com uma inter-relação complexa entre os principais fatores de risco, e com modelos de risco diferentes para indivíduos do sexo masculino ou feminino.[56]

Alguns estudos demonstraram que existe uma predisposição familiar para a ruptura do LCA.[57-60] Harner *et al.*[58] descreveram que 11 de 31 pacientes (35%) com lesão do LCA tinham histórico familiar de ruptura desse ligamento. Por outro lado, somente 1 de 23 indivíduos (4%) do grupo controle sem lesão tinha um membro da família afetado. Flynn *et al.*[57] descreveram que sujeitos com histórico de lesão do LCA possuem duas vezes mais chances de ter um parente de primeiro grau afetado do que os do grupo-controle sem

Quadro 1. Principais estudos que avaliaram o papel de polimorfismos de DNA e o risco de lesão de tendinopatia do calcâneo

Referência	Gene	Polimorfismo estudado	População	Número de casos/ número de controles	Principais achados
39	Tenascina C (TNC)	Polimorfismo de repetição de dinucleotídeos GT no intron 17 (VNTR)	AS	114 (72 com tendinopatia crônica e 43 com ruptura aguda)/127	Repetições de 12-14 CG foram associadas ao risco de lesão
50	Cadeia α1 do colágeno tipo 5 (COL5A1)	rs12722 e rs13946	AS	111 (72 com tendinopatia crônica e 39 com ruptura total ou parcial)/129	*
40	COL5A1	rs12722, rs13946, rs10858286, rs3196378, rs11103544, rs4504708 e rs3128575	AS e AU	178 (93 AS e 85 AU)/342 (132 AS e 210 AU)**	Genótipo CC do polimorfismo rs12722 é um possível fator protetor para o risco de lesão. Genótipo TC de rs3196378 foi associado ao risco de lesão na população africana
51	Cadeia α1 do colágeno tipo 12 (COL12A1)	rs240736 e rs970547	AS	137 (93 com tendinopatia crônica e 44 com ruptura aguda)/131**	*
	Cadeia α1 do colágeno tipo 14 (COL14A1)	rs4870723 e rs1563392			
52	Cadeia α1 do colágeno tipo 1 (COL1A1)	rs1800012	AS	126 (85 com tendinopatia crônica e 41 com ruptura parcial ou completa)/125	*
45	Metaloproteinase da matriz 13 (MMP13)	rs679620, rs591058 e rs650108	AS	114 (75 com tendinopatia crônica e 39 com ruptura parcial ou completa)/98**	Genótipo GG de rs679620, CC de rs591058 e AA de rs650108 foram associados ao risco de lesão. O haplótipo ATG (rs679620, rs591058, e rs650108) é um possível fator protetor para tendinopatia
41	COL1A1	rs1800012	AS e Suécia	517 (indivíduos com lesão do calcâneo, lesão de ligamento cruzado anterior ou instabilidade do ombro)/581	Genótipo TT é um possível fator protetor para lesão, quando todas as lesões foram combinadas e comparadas a indivíduos controles
47	Fator de crescimento e diferenciação 5 (GDF5)	rs143383	AS e AU	171 (112 AS e 58 AU)/235 (96 AS e 142 AU)**	Genótipo TT de rs143383 de GDF5 foi associado ao risco de lesão
	Fator β de Transformação de Crescimento β1 (TGFB1)	rs1800469			
48	Interleucina 1β (IL1B)	rs1143627 e rs16944	AS e AU	175 (90 AS e 85 AU)/369 (161 AS e 208 AU)**	Os haplótipos TTCGA2 e CTCGAX (rs12722, rs1143627, rs16944, rs2234663 e rs1800795) foram associados ao risco de tendinopatia do calcâneo
	Antagonista do receptor de interleucina 1 (IL1RN)	rs2234663			
	Interleucina 6 (IL6)	rs1800795			
	COL5A1 (somente para análise de interação com outros genes)	rs12722			
49	Caspase 8 (CAPS8)	rs1045485 e rs384129	AS e AU	166 (87 AS e 79 AU)/358 (159 AS e 199 AU)**	Alelo G ou genótipos GG do polimorfismo rs1045485 e o genótipo DD (deleção em homozigoze) do polimorfismo rs384129 de CASP8 foram associados ao risco para o risco de lesão
	Óxido nítrico sintase 2 (NOS2)	rs2779249			
	Óxido nítrico sintase 3 (NOS3)	rs1799983			
42	Cadeia α1 do colágeno tipo 27 (COL27A1)	rs4143245, rs1249744, rs753085 e rs946053	AS e AU	179 (94 AS e 85 AU)/339 (131 AS e 208 AU)**	Alelo T de rs2104772 de TNC é um possível protetor para lesão. Alelo G de rs1330363 de TNC foi associado ao risco de lesão. O haplótipo GCA (rs946053, rs13321 e rs2104772) foi associado ao risco de tendinopatia
	TNC	rs13321, rs2104772 e rs1330363			

Quadro 1. Principais estudos que avaliaram o papel de polimorfismos de DNA e o risco de lesão de tendinopatia do calcâneo (Cont.)

Referência	Gene	Polimorfismo estudado	População	Número de casos/ número de controles	Principais achados
43	COL5A1	rs71746744, rs16399 e rs1134170	AS e AU	160 (81 AS e 79 AU)/342 (149 AS e 193 AU)**	Genótipos AGGG/AGGG rs71746744, -/- ATCT de rs16399, TT de rs1134170 de COL5A1 foram associados ao risco de lesão na população. Genótipo CC de rs4919510 de MIR608 foi associado ao risco de lesão
	microRNA 608 (MIR608)	rs4919510			
44	Cadeia α1 do colágeno tipo 11 (COL11A1)	rs3753841 e rs1676486	AS e AU	184 (106 AS e 78 AU)/338 (161 AS e 177 AU)**	Os haplótipos TCT (rs3753841, rs1676486 e rs1799907) e AGGG (rs71746744, rs3753841, rs1676486 e rs1799907) foram associados ao risco de tendinopatia
	Cadeia α2 do colágeno tipo 11 (COL11A2)	rs1799907			
	COL5A1 (somente para análise de interação com outros genes)	rs71746744			
53	Proteína oligométrica da matriz da cartilagem (COMP)	rs730079 e rs28494505	AS e AU	178 (94 AS e 84 AU)/340 (133 AS e 207 AU)**	*
	Trombospondina 2 (THBS2)	rs9505888, rs6422747 e rs9283850			
46	Desintegrina e metaloproteinase de domínio 12 (ADAM12)	rs3740199	AS e AU	175 (114 AS e 59 AU)/248 (96 AS e 152 AU)**	Genótipo GG no rs4747096 de ADAMTS14 foi associado ao acometimento mais tardio. Genótipo CT no polimorfismo rs4789932 de TIMP2 foi associado ao risco de lesão
	Desintegrina e metaloprotease com motivos trombospondina 2 (ADAMTS2)	rs1054480			
	Desintegrina e metaloprotease com motivos trombospondina 5 (ADAMTS5)	rs226794			
	Desintegrina e metaloprotease com motivos trombospondina 14 (ADAMTS14)	rs4747096			
	Inibidor tecidual de metaloproteinases tipo 2 (TIMP2)	rs4789932			

*Sem associação ao risco de tendinopatia do calcâneo ou outra variável relacionada.
**O número de casos e controles avaliados por polimorfismo de DNA foi variável (reduzido). VNTR = Número variável de repetições em *tandem*; AS = população da África do Sul; AU = população da Austrália. Sublinhado = polimorfismos avaliados em mais de um estudo.

histórico dessa lesão. Esses dados sugerem que fatores genéticos estão envolvidos no risco de lesão do LCA.

Adicionalmente, alguns estudos associaram variantes genéticas polimórficas em genes de colágenos (COL1A1, COL5A1 e COL12A1),[41,61-65] em genes que codificam proteoglicanos[66] e em genes da família de MMP[67] ao risco desse tipo de lesão (Quadro 2).

Lesão de menisco

A etiologia de lesões de menisco ainda não está totalmente entendida. Uma vez que somente os fatores extrínsecos não explicam a ocorrência ou não da lesão meniscal, fatores intrínsecos predisponentes podem aumentar o risco para ocorrência dessas lesões. Fatores genéticos também podem estar associados ao risco dessas lesões. Ge e Huang[71] avaliaram se o polimorfismo rs143383 do gene que codifica o fator de crescimento e diferenciação 5 (GDF5), uma citocina que atua como regulador de proliferação e diferenciação celular, estava associado ao risco de lesão de menisco em soldados chineses do gênero masculino. Os autores observaram que o genótipo TT e o alelo T no polimorfismo estudado eram mais frequentes nos indivíduos com lesão. Adicionalmente, os indivíduos portadores do genótipo TT possuíam menor pontuação na escala Lysholm[72] que os demais indivíduos após 1 ou 2 meses de tratamento cirúrgico. Dessa forma, esse polimorfismo pode estar associado ao risco de lesão de menisco, além de ter um efeito na recuperação da função do joelho durante o período pós-operatório.

Luxação recidivante da patela

A etiologia da luxação recidivante da patela é multifatorial.[73] Fatores genéticos podem estar envolvidos na etiologia dessa afecção. Foi previamente descrito que 13-28% dos pacientes com deslocamentos de patela recorrentes possuíam histórico familiar positivo para essa doença. Maenpaa e Lehto[74] reportaram que 15,6% de 270 pacientes avaliados possuíam histórico familiar de deslocamento patelar e que o risco de recorrência dessa lesão era maior em pacientes com parentes afetados. Esses estudos sugerem que existe uma suscetibilidade genética para a luxação recidivante da patela. Ainda são necessários mais estudos para identificar variantes genéticas associadas ao risco de desenvolvimento dessa afecção.

Quadro 2. Principais estudos que avaliaram o papel de polimorfismos de DNA e o risco de lesão de LCA

Referência	Gene	Polimorfismo estudado	População	Número de casos/número de controles	Principais achados
61	Cadeia α1 do colágeno tipo 1 (COL1A1)	rs1800012	Suécia	358 (233 com lesão de LCA e 126 com instabilidade do ombro; 161 homens e 197 mulheres)/325 (mulheres selecionadas ao acaso na população sueca)	O genótipo TT é um possível fator protetor para lesões
62	COL1A1	rs1800012	AS	117 (80 homens e 37 mulheres)/130 (97 homens e 33 mulheres)	O genótipo TT é um possível fator protetor para lesão de LCA
63	Cadeia α1 do colágeno tipo 5 (COL5A1)	rs13946 e rs12722	AS	129 (91 homens e 38 mulheres)/216 (132 homens e 84 mulheres)**	O genótipo CC do rs12722 é um possível fator protetor para lesão de LCA somente entre mulheres
64	Cadeia α1 do colágeno tipo 12 (COL12A1)	rs240736 e rs970547	AS	129 (91 homens e 38 mulheres)/216 (133 homens e 83 mulheres)**	O genótipo AA de rs970547 é um possível fator de risco para LCA em mulheres
41	COL1A1	rs1800012	AS e Suécia	517 (indivíduos com lesão do calcâneo, lesão de ligamento cruzado anterior ou instabilidade do ombro)/581	Genótipo TT é um possível fator protetor para lesão de LCA. Genótipo TT é um possível fator protetor para lesão, quando todas as lesões foram combinadas e comparadas a indivíduos controles
68	Metaloproteinase da matriz 3 (MMP3)	-1612 5A/6A	Tailândia	86/100	Genótipo 5A+ foi mais frequentemente observado em indivíduos com lesão de LCA praticantes de esportes de contato em relação aos praticantes de esporte sem contato
67	Metaloproteinase da matriz 1 (MMP1)	rs1799750	AS	129 (91 homens e 38 mulheres; 54 sofreram lesão por um mecanismo sem contato físico)/216 (133 homens e 83 mulheres)**	O haplótipo T-1G-A-A (rs485055, rs1799750, rs679620 e rs2276109) é um possível fator de risco para lesão de LCA. Genótipo AG ou GG de rs 2276109 e o haplótipo C-2G-G-G são possíveis fatores protetores para lesão de LCA por um mecanismo sem contato
	MMP3	rs679620			
	Metaloproteinase da matriz 10 (MMP10)	rs486055			
	Metaloproteinase da matriz 12 (MMP12)	rs2276109			
69	Fator de crescimento e diferenciação 5 (GDF5)	rs143383	AS	126 (88 homens e 38 mulheres)/214 (132 homens e 84 mulheres)	*
70	COL1A1	rs1107946 e rs1800012	Polônia	91/143 (casos e controles eram jogadores de futebol profissional do gênero masculino)	Haplótipo GT (rs1107946 e rs1800012) é um possível fator de proteção para LCA
66	Agrecana (ACAN)	rs2351491, rs1042631 e rs1516797	AS	227 (166 homens e 61 mulheres)/234 (144 homens e 90 mulheres)	O alelo G de rs1516797 de *ACAN* é um possível fator de risco para lesão. O genótipo GG e o alelo G do rs516115 de *DCN* são possíveis fatores protetores para lesão de LCA. O haplótipo CG (rs1126499 e rs1042103) é um possível fator protetor para lesão de LCA. O haplótipo TAG (rs2268578, rs13312816 e rs516115) é um possível fator protetor para LCA
	Biglicano (BGN)	rs1126499 e rs1042103			
	Decorin (DCN)	rs13312816 e rs516115			
	Fibromodulina (FMOD)	rs7543148 e rs10800912			
	Lumicana (LUM)	rs2268578			

*Sem associação ao risco de lesão de LCA ou outra variável relacionada.
**O número de casos e controles avaliados por polimorfismo de DNA foi variável (reduzido). AS = População da África do Sul.
Sublinhado = polimorfismos avaliados em mais de um estudo; negrito = polimorfismo associado ao risco de LCA em mais de um estudo.

Instabilidade do ombro

A instabilidade de ombro, como outras afecções ortopédicas, possui um possível componente genético. Foex[75] reportou a presença de deslocamentos recorrentes de ombro em três gerações de uma família do Reino Unido. Adicionalmente, em uma população da Suécia, foi observado que os homozigotos para o alelo raro no polimorfismo rs1800012 (no sítio de ligação Sp1) do gene que codifica a cadeia α1 do colágeno tipo 1 (COL1A1) eram um fator protetor para a lesão do LCA (N = 233) e instabilidade de ombro (N = 126).[61] Collins et al.,[41] reunindo os resultados de indivíduos caucasoides da Suécia e da África do Sul, investigaram se esse polimorfismo de COL1A1 estava associado ao risco de lesão do ligamento cruzado, de instabilidade de ombro e de rupturas do tendão do calcâneo. Os autores descreveram que o genótipo TT era um fator protetor contra a lesão, quando todas as lesões foram combinadas e comparadas a indivíduos controles. Estudos avaliando se variantes genéticas contribuem para o risco de instabilidade do ombro ainda são necessários. Como cada doença é determinada por fatores intrínsecos e extrínsecos diferentes, as lesões do sistema musculoesquelético devem ser avaliadas separadamente.

Epicondilite lateral do cotovelo ou "cotovelo de tenista"

A epicondilite lateral do cotovelo ou "cotovelo de tenista" (tennis elbow) é uma lesão extremamente comum, que aparece em uma alta proporção de jogadores de tênis. Essa afecção é uma tendinopatia e, como outras tendinopatias ou lesões ligamentares apresentadas neste capítulo, pode ter um componente genético envolvido em sua etiologia. Com base em estudos clássicos com gêmeos, a herdabilidade estimada de epicondilite lateral é de 40% após o ajuste por idade. Essa condição ocorre 2-3 vezes mais frequentemente em indivíduos do que o esperado pelo acaso.[76] Embora a tennis elbow possa apresentar um fator genético hereditário, somente um estudo na literatura até o momento procurou identificar variantes alélicas (polimorfismos) associadas ao risco dessa condição.[77] Nesse estudo, o polimorfismo rs1800012 do gene COL1A1 foi avaliado em 103 casos (73 mulheres e 30 homens) e 103 controles (81 mulheres e 22 homens sem histórico de lesões de tendão ou ligamento). No entanto, não foi encontrada associação estatisticamente significativa entre esse polimorfismo e o risco de epicondilite lateral. Mais estudos e em diferentes populações ainda são necessários para determinar se variantes genéticas podem estar relacionadas com o risco dessa afecção.

Lesões musculares

Muitos pesquisadores têm investigado por que os indivíduos reagem diferentemente ao exercício físico e tentado explicar a variação individual no dano muscular induzido pelo exercício (DMIE). Este é, de forma geral, uma condição temporária e reparável do músculo esquelético causada principalmente por exercícios excêntricos extenuantes. A deficiência prolongada da força muscular é considerada o indicador direto de DMIE. No entanto, muitas vezes o DMIE é avaliado por meio de marcadores indiretos, como, por exemplo, o prejuízo da amplitude de movimento, a elevação da cretina quinase (CK) plasmática e de mioglobina (Mb).[78]

Alterações ultraestruturais, como, por exemplo, alterações nas linhas Z do sarcômero (unidade anatômica-funcional do músculo estriado) especialmente das miofibras tipo II, têm sido descritas em indivíduos que realizam exercício excêntrico.[79] Dessa forma, variantes em genes que codificam proteínas relacionadas com a composição da fibra muscular, assim como na produção de CK e Mb, podem ter um efeito na resposta ao DMIE.

A rabdomiólise é uma condição clínica rara e grave em que ocorre uma destruição das fibras musculares. Fatores genéticos têm sido relacionados com essa lesão, que pode ser induzida pela prática de exercício físico intenso.[80,81] Deuster et al. descreveram que os polimorfismos em genes relacionados com a composição de fibras musculares – R577X no gene da α-actina 3 (ACTN3) e C37885A no gene da cadeia leve de miosina quinase (MYLK) – e o polimorfismo NcoI no gene da creatina quinase específica do músculo (CKM) estavam associados ao risco de rabdomiólise.[82]

Pesquisadores também têm buscado avaliar se o DMIE, em condições não tão intensas como as que podem induzir a rabdomiólise, possui uma base genética. Gulbin e Gaffney[83] avaliaram 16 pares de gêmeos que realizaram 24 contrações máximas excêntricas e observaram que os pares de gêmeos se comportavam diferentemente. Apesar desse estudo com gêmeos, Clarkson et al.[84-86] descreveram alguns polimorfismos associados ao risco de DMIE. Esse grupo de pesquisa avaliou indivíduos da população americana sob diferentes parâmetros direta ou indiretamente associados ao dano muscular (função muscular, dor muscular, níveis de CK e Mb) antes e após (logo após exercício e 4, 5 e 10 dias após o exercício) um protocolo de **50 contrações excêntricas máximas** dos músculos flexores do cotovelo do braço não dominante (Quadro 3). Além de polimorfismos em genes que codificam proteínas relacionadas com a composição de fibras estruturais (MYLK e ACTN3),[84] os autores descreveram que variantes genéticas em genes que contribuem para o crescimento muscular normal e para sua regeneração após lesão (IGF2, IGF2AS, CCL2 e CCR2)[85,86] podem influir na variabilidade na resposta ao exercício físico e em suas consequências, incluindo o risco de DMIE.

Adicionalmente, uma variação no nível ou na atividade de CK plasmática após o exercício foi associada a polimorfismos de DNA no gene CKM[87,88] e em genes envolvidos nos processos de inflamação (IL6),[89,90] circulação via sistema renina-angiotensina (ACE)[87,91] e estresse oxidativo (HAPTO e SOD2)[92]. Polimorfismos nesses genes podem também ter um papel no DMIE.

■ CONSIDERAÇÕES TÉCNICAS DOS ESTUDOS GENÉTICOS

Para diferentes doenças multifatoriais, na última década, estudos de associação de genes candidatos foram acompanhados por uma crescente frustração em razão de achados conflitantes e da falta de replicação dos achados, principalmente em razão da falta de poder estatístico e da alta taxa de resultados falso-positivos. Assim, conclusões incorretas podem levar ao relato de preditores que não podem ser inferidos para a população em geral ou mesmo que não possuem acurácia de predição. Importa enfatizar que a etapa de validação em uma amostra independente com fenótipo conhecido é essencial antes da aplicação dos resultados em uma amostra de fenótipo desconhecido (pacientes ou atletas que querem conhecer seu possível risco de desenvolver uma determinada afecção).

Erros estatísticos nos estudos em genética

Em estatística existem dois erros que podem ser cometidos: erro do tipo I e erro do tipo II. O do tipo I ocorre quando é aceito que o efeito encontrado é verdadeiro na população estudada, quando na verdade não é. Esse tipo de erro também é chamado de falso-positivo. Contrariamente, o erro do tipo II ocorre quando se assume que o efeito não é verdadeiro, embora seja de fato (efeito falso-negativo).[93]

Quando é descrita uma associação positiva em estudos de polimorfismos, ou seja, quando a frequência alélica ou genotípica é diferente entre os grupos, essa associação pode, de fato, estar relacionada com a etiologia da doença ou ser um artefato da análise estatística. Por exemplo, a diferença encontrada pode ser causada por um processo de seleção natural, em que condições ambientais favorecem determinadas variantes em relação a outras em uma determinada população, configurando um erro do tipo I. Outro

Quadro 3. Principais estudos que avaliaram o papel de polimorfismos de DNA e o risco de lesão de DMIE

Referência	Gene	Polimorfismos estudado	População	Desenho do estudo	Principais achados
84	α-actina 3 (ACTN3)	R577X	Americana	157 indivíduos (78 homens e 79 mulheres) não treinados que realizaram exercício excêntrico máximo	Homozigotos para o alelo raro do polimorfismo R577X de ACTN3 apresentaram menores níveis de CK pré-exercício. O alelo raro dos polimorfismos C49T e C37885A de MYLK foi associado ao aumento de CK e Mb e dor muscular após exercício
	Miosina quinase (MYLK)	C49T e C37885A			
85	Insulina (INS)	rs3842748	Americana	Indivíduos avaliados no estudo[84]	Homens homozigotos para o alelo raro dos polimorfismos rs3213220 e rs680 de IGF2 apresentaram mais dor e perda de força muscular e maior atividade de CK plasmática após exercício. Homens homozigotos para o alelo selvagem do polimorfismo rs7924316 do de IGF2AS apresentaram mais dor e perda de força muscular, maior atividade de CK e níveis de Mb em resposta ao exercício
	Fator de crescimento semelhante à insulina tipo 1 (IGF1)	rs35767			
	Fator de crescimento semelhante à insulina tipo 2 (IGF2)	rs2230949, rs3213221, rs3213220, rs3213216 e rs680			
	Proteína ligadora-3 de IGF (IGFBP-3)	rs6670 e rs2132570			
	Antisense de IGF2 (IGF2AS)	rs4244808 e rs7924316			
86	Ligante de quimiocina 2, motif C-C (CCL2)	rs17652343, rs1860189, rs3917878, rs2857654, rs1024611, rs1024610, rs3760396, rs2857656, rs2857657, rs4586 e rs13900	Americana	Indivíduos avaliados no estudo[84]	O alelo raro no polimorfismo rs3917878 de CCL2 foi associado à atenuada força de recuperação em homens e à elevada resposta de CK em mulheres. O alelo raro no polimorfismo rs3918358 de CCR2 foi associado à recuperação mais lenta da força muscular em mulheres. O alelo raro no polimorfismo rs1799865 de CCR2 foi associado à maior dor muscular em todos os indivíduos
	Receptor de quimiocina 2, motif C-C (CCR2)	rs17141010, rs768539, rs3918358, rs1799864 e rs1799865			

motivo para ocorrência de um erro do tipo I é a estratificação populacional, ou seja, a diferença de frequência alélica pode não estar relacionada com o fenótipo e apenas ser mais frequente em um dos grupos por uma diferença intrínseca à etnia.

A associação de uma variante com um fenótipo nada mais é do que a co-ocorrência, estatisticamente significativa, de determinado alelo e o fenótipo de interesse. Por ser uma associação meramente estatística, é importante que o pesquisador tenha uma hipótese biológica *a priori* antes de realizar um estudo de associação. Por exemplo, em um estudo genético, ao se adotar um índice de significância menor do que 0,05, assume-se também que existe 5% de chance de erro, ou seja, 5% de aceitar como verdadeira uma diferença que não existe, uma associação ao acaso. Com base em uma hipótese biológica, a chance de ocorrer um erro do tipo I é menor, o que aumenta a chance de as associações encontradas serem verdadeiras.

Estratégias para aumentar o poder das análises genéticas

Diferente das doenças monogênicas, cuja variante (mutação) é rara e apresenta um grande efeito fenotípico, as doenças e lesões multifatoriais surgem pelo envolvimento de múltiplas variantes comuns e cada uma com um pequeno efeito. Em lesões ortopédicas, assim como em outras doenças multifatoriais, a heterogeneidade genética – uma mesma expressão clínica pode ser causada por várias causas genéticas e não genéticas – associada à heterogeneidade clínica – uma mesma alteração genética pode expressar-se de diferentes formas clínicas – diminui o poder das análises e, consequentemente, de esclarecer a etiologia da doença, de melhorar o tratamento e de manusear adequadamente o paciente. Existem algumas formas de aumentar o poder das descobertas, muito além do aprimoramento das ferramentas de investigação moleculares.

1ª estratégia – homogeneizar e subdividir os fenótipos

Em muitas investigações, pacientes pertencentes a um mesmo grupo de estudo são, na verdade, pertencentes a grupos de diferentes diagnósticos com diferentes morbidades. Uma das estratégias para aumentar o poder das descobertas em estudos de genética é melhorar as populações de estudo, por exemplo, utilizando grupos amostrais mais homogêneos clinicamente. Adicionalmente, desmembrar ou subdividir o fenótipo principal em outros menores também torna os subgrupos fenotípicos mais homogêneos. Por exemplo, pacientes portadores de uma determinada lesão podem ser subdivididos em grupos por gravidade, por tempo de doença, número de lesões prévias, respondedores ou não respondedores. Essa homogeneidade entre os grupos ou subgrupos aumenta o poder estatístico da análise, que passa a ser mais robusta do ponto de vista genético. Convém ressaltar que quanto mais complexa é a doença, maior é o número de genes envolvidos. Assim, quanto mais bem definido e homogêneo é o fenótipo dentro de um grupo ou subgrupo de estudo, maior a possibilidade de entendimento da etiologia e de outros aspectos de interesse da doença. Adicionalmente, avaliar afecções clinicamente diferentes em um mesmo estudo pode, por um lado, levar à descrição de falsos-negativos, e por outro, levar à observação de associações espúrias.

2ª estratégia – aumentar o número de amostra

O efeito de uma variante genética em uma afecção deve ser estimado em uma amostra de tamanho finito e, assim, são estimados com algum erro de amostragem. O efeito real da maioria dos polimorfismos de DNA em uma doença multifatorial é pequeno e, dessa forma, a acurácia na predição desses efeitos é pequena, a não ser que a amostra investigada seja grande.

Aumentar o número (N) de amostra, especialmente em estudos de associação que buscam determinar as frequências alélicas, minimiza os vieses inerentes ao desenho do estudo e aumenta a chance de se encontrar variantes alélicas raras com efeito fenotípico.

O tamanho de amostra ideal para estudos genéticos depende de vários fatores que estão, de certa forma, interligados, como: 1) a frequência alélica das variantes de interesse nos indivíduos afetados; 2) a prevalência da doença na população; 3) o poder estatístico desejado; 4) o índice de significância adotado (α) e 5) o tamanho do efeito da variante. De forma geral, quanto menor a frequência alélica de uma variante de interesse, maior o N de amostra necessário, pois, dessa forma, maior a chance dessa variante ser encontrada na população. Por outro lado, quanto maior a prevalência da doença investigada (como as afecções apresentadas nesse capítulo), também maior o N de amostra necessário. Quanto maior o N de amostra, mais fidedigna é essa amostragem e mais próxima do valor real da prevalência da doença estudada também. Quanto maior o poder desejado e maior o rigor (menor índice de significância) da análise, maior deverá ser amostra. Adicionalmente, quanto menor o efeito de uma variante genética, maior é o N de amostra necessário para comprovar sua associação à doença estudada. Convém ressaltar que o efeito de um polimorfismo de DNA é modulado pela presença de múltiplas variantes genéticas (*background* genético).

3ª estratégia – evitar estratificação populacional

Em geral, é fácil observar que a prevalência de certas doenças varia de acordo com a etnia da população. A frequência alélica de polimorfismos de DNA também tende a variar entre as populações.

Como dito anteriormente, uma das estratégias para aumentar o poder das descobertas em estudos de genética é melhorando as populações de estudo para que os grupos de estudo sejam mais homogêneos. No entanto, a maioria das populações são heterogêneas geneticamente, muito mais do que parece à primeira vista. Muitas populações são formadas por uma mistura étnica entre duas ou mais subpopulações e podem apresentar uma estratificação populacional, e, dessa forma, serem compostas por subgrupos geneticamente distintos.

O efeito negativo da estratificação populacional pode ser observado em estudos genéticos em populações misturadas – como, por exemplo, a de caucasianos da África do Sul e a da Austrália, assim como a de brasileiros –, em que casos e controles podem apresentar frequências alélicas e genotípicas distintas em virtude da diversidade do *background* genético na amostra avaliada e não em razão da causa da doença. Assim, um viés na amostra e na análise de dados pode levar à descrição de associações espúrias, já que as associações observadas seriam graças à presença de subpopulações diferentes em uma mesma amostra e não em decorrência de efeito das variantes genéticas na etiologia da doença estudada.

Para reduzir o viés de uma possível estratificação populacional, é aconselhável utilizar casos e controles com a mesma ancestralidade. Tem sido sugerido que marcadores moleculares podem ser utilizados para avaliar mais acuradamente a ancestralidade dos indivíduos em estudos casos-controles.

4ª estratégia – realizar investigações multidisciplinares

Visões multidisciplinares de uma mesma doença são como peças de um grande quebra-cabeça que juntas podem auxiliar a entender o todo. Assim, a utilização de investigações multidisciplinares – como, por exemplo, estudo que investiga diferentes aspectos moleculares, histológicos, anatômicos e clínicos de uma mesma afecção – e pesquisas translacionais (do inglês, *translational research*), que visam a aplicar resultados da pesquisa biológica básica na prática clínica, também auxiliam a direcionar as análises genéticas e aumentar o poder de descoberta de variantes genéticas que contribuem para a etiologia de uma determinada afecção.

Convém ressaltar que o conceito de "um gene-uma proteína", proposto por Beadle e Tatum, em 1941,[94] é demasiadamente simples, pois um gene pode ser transcrito em um RNA que pode sofrer recomposição (*splicing*) alternativa e pode produzir vários produtos proteicos. Adicionalmente, a atividade proteica depende não somente do nível de expressão, mas também de sua localização e, em muitos casos, de modificações pós-traducionais, como, por exemplo, fosforilação, glicosilação, metilação, acetilação, desaminação, ubiquitinação etc.. Além disso, algumas proteínas são ativas somente ao interagir com outras proteínas. Há uma regulação dinâmica desses processos em resposta a fatores ambientais (Fig. 2). Todo o processo de regulação da expressão gênica e proteica, assim como de suas modificações, depende da fase do ciclo celular, da célula e do tecido em questão e também varia de acordo com a afecção.

Assim, análises funcionais, nos tecidos em questão, dos polimorfismos descritos como fatores de risco para as afecções musculoesqueléticas ainda são necessárias para se entender o real papel dessas variantes genéticas na etiologia das doenças. Estudos que objetivam correlacionar dados de análise de polimorfismos de DNA e análise de expressão gênica e proteica poderão ajudar na elucidação da possível contribuição dessas variáveis genéticas para a variabilidade no risco e no prognóstico das lesões comuns em atletas.

■ PERSPECTIVAS

A era da genética individual (*personal genetics*) começou por volta de 10 anos atrás quando o primeiro teste genético foi vendido diretamente para um consumidor no mercado. Esse campo tem crescido exponencialmente nos últimos anos com os estudos de GWAS. É evidente que conhecer o risco de ter uma lesão musculoesquelética representa algum benefício potencial, como, por exemplo, auxiliar na seleção do esporte mais apropriado e na determinação de treinamentos mais adequados. Reduzir o risco das lesões articulares apresentadas no presente capítulo também poderá contribuir para reduzir a chance de desenvolver outras lesões associadas, como as lesões degenerativas. No entanto, o valor da compreensão dos fatores genéticos associados ao risco dessas lesões não pode ser supervalorizado.

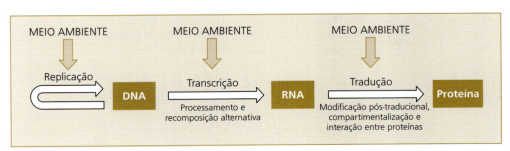

Figura 2. Regulação da expressão gênica em humanos. Há uma regulação dinâmica dos processos de replicação, transcrição, tradução e modificações pós-transcricionais e pós-traducionais em resposta a fatores ambientais.

O interesse e o progresso científico na compreensão de fatores genéticos associados a lesões comuns em atletas refletem-se na crescente taxa de publicação de artigos científicos e até de patentes de aplicação envolvendo o uso de alguns dos polimorfismos citados no presente capítulo para a determinação de uma predisposição genética a lesões de tendões e ligamentos (patentes do grupo de Collins et al. da África do Sul; ver revisão de September et al.[95]). Atualmente, existe um claro interesse comercial. No entanto, a aplicabilidade desse conhecimento ainda é pouco definida. Muitas vezes, como é o caso das patentes citadas no manuscrito de September et al.[95], a interpretação dos dados ainda é limitada pelo grupo que submeteu o pedido de patente. Dessa forma, qualquer consumidor deveria ser claramente informado sobre as limitações dos produtos (ou aplicações) a serem gerados sob essas patentes.

Como apresentado no presente capítulo, variantes genéticas são determinantes, porém não mais que os fatores ambientais. As lesões apresentadas no presente capítulo são determinadas (como a maioria dos fenótipos) pela interação de ambos os fatores. Assim, conhecer os fatores de risco ambientais – como a prática esportiva, a intensidade da atividade física, as condições climáticas durante a prática esportiva, o hábito tabagista etc. – e genéticos (interação de diversos polimorfismos), além do histórico de lesões prévias e de outras características fenotípicas que possam ser facilmente determinadas ou mensuradas – como idade, gênero, índice de massa corporal, características anatômicas (p. ex., valgismo de joelho), flexibilidade e frouxidão articular etc. –, é a chave para a era da medicina personalizada e até para a determinação do treinamento físico individualizado.

Adicionalmente, vários cuidados (da seleção da amostra à interpretação dos achados) no desenvolvimento dos estudos que buscam identificar polimorfismos associados ao risco de lesões articulares são fundamentais antes da aplicação dos conhecimentos da ciência básica na prática clínica ou na rotina de atletas profissionais e recreativos. Provavelmente, no futuro, testes genéticos oriundos de estudos bem desenvolvidos, quando somados a outras informações, poderão ter maior valor preditivo.

■ REFERÊNCIAS BIBLIOGRÁFICAS

1. Lander ES, Linton LM, Birren B et al. Initial sequencing and analysis of the human genome. Nature 2001;409:860-921.
2. International HapMap Consortium. A haplotype map of the human genome. Nature 2005;437:1299-320.
3. Feuk L, Carson AR, Scherer SW. Structural variation in the human genome. Nat Rev Genet 2006;7:85-97.
4. Nussbaum R. Thompson & Thompson: genética médica. 7. ed. Rio de Janeiro: Elsevier, 2008.
5. Boot-Handford RP, Tuckwell DS. Fibrillar collagen: the key to vertebrate evolution? A tale of molecular incest. Bioessays 2003;25:142-51.
6. Frank CB. Ligament structure, physiology and function. J Musculoskelet Neuronal Interact 2004;4:199-201.
7. Hutson M, Speed C. Sports injuries. New York: Oxford University, 2011. 576 p.
8. Birk DE, Mayne R. Localization of collagen types I, III and V during tendon development. Changes in collagen types I and III are correlated with changes in fibril diameter. Eur J Cell Biol 1997;72:352-61.
9. Romanic AM, Adachi E, Kadler KE et al. Copolymerization of pNcollagen III and collagen I. pNcollagen III decreases the rate of incorporation of collagen I into fibrils, the amount of collagen I incorporated, and the diameter of the fibrils formed. J Biol Chem 1991;266:12703-9.
10. Robertson CM, Chen CT, Shindle MK et al. Failed healing of rotator cuff repair correlates with altered collagenase and gelatinase in supraspinatus and subscapularis tendons. Am J Sports Med 2012;40:1993-2001.
11. Xu Y, Murrell GA. The basic science of tendinopathy. Clin Orthop Relat Res 2008;466:1528-38.
12. Eriksen HA, Pajala A, Leppilahti J et al. Increased content of type III collagen at the rupture site of human Achilles tendon. J Orthop Res 2002;20:1352-57.
13. Clements DN, Carter SD, Innes JF et al. Gene expression profiling of normal and ruptured canine anterior cruciate ligaments. Osteoarthritis Cartilage 2008;16:195-203.
14. Bramono DS, Richmond JC, Weitzel PP et al. Characterization of transcript levels for matrix molecules and proteases in ruptured human anterior cruciate ligaments. Connect Tissue Res 2005;46:53-65.
15. Lo IK, Marchuk L, Hart DA et al. Messenger ribonucleic acid levels in disrupted human anterior cruciate ligaments. Clin Orthop Relat Res 2003;(407):249-258.
16. Shirachi I, Gotoh M, Mitsui Y et al. Collagen production at the edge of ruptured rotator cuff tendon is correlated with postoperative cuff integrity. Arthroscopy 2011;27:1173-79.
17. Lo IK, Marchuk LL, Hart DA et al. Comparison of mRNA levels for matrix molecules in normal and disrupted human anterior cruciate ligaments using reverse transcription-polymerase chain reaction. J Orthop Res 1998;16:421-28.
18. Naraoka T, Ishibashi Y, Tsuda E et al. Time-dependent gene expression and immunohistochemical analysis of the injured anterior cruciate ligament. Bone Joint Res 2012;1:238-44.
19. Liu SH, Yang RS, al-Shaikh R et al. Collagen in tendon, ligament, and bone healing. A current review. Clin Orthop Relat Res 1995;(318):265-78.
20. Wenstrup RJ, Florer JB, Davidson JM et al. Murine model of the Ehlers-Danlos syndrome. col5a1 haploinsufficiency disrupts collagen fibril assembly at multiple stages. J Biol Chem 2006;281:12888-95.
21. Wenstrup RJ, Smith SM, Florer JB et al. Regulation of collagen fibril nucleation and initial fibril assembly involves coordinate interactions with collagens V and XI in developing tendon. J Biol Chem 2011;286:20455-65.
22. Birk DE. Type V collagen: heterotypic type I/V collagen interactions in the regulation of fibril assembly. Micron 2001;32:223-37.
23. Segev F, Heon E, Cole WG et al. Structural abnormalities of the cornea and lid resulting from collagen V mutations. Invest Ophthalmol Vis Sci 2006;47:565-73.
24. Riley G. In: Hutson M, Speed C. (Eds.). Sports injuries. New York: Oxford University, 2010. p. 3-39.
25. Collins M, Raleigh SM. Genetic risk factors for musculoskeletal soft tissue injuries. Med Sport Sci 2009;54:136-49.
26. Cauwe B, Van den Steen PE, Opdenakker G. The biochemical, biological, and pathological kaleidoscope of cell surface substrates processed by matrix metalloproteinases. Crit Rev Biochem Mol Biol 2007;42:113-85.
27. Edwards DR, Handsley MM, Pennington CJ. The ADAM metalloproteinases. Mol Aspects Med 2008;29:258-89.
28. Jones GC, Riley GP. ADAMTS proteinases: a multi-domain, multi-functional family with roles in extracellular matrix turnover and arthritis. Arthritis Res Ther 2005;7:160-69.
29. Tang BL. ADAMTS: a novel family of extracellular matrix proteases. Int J Biochem Cell Biol 2001;33:33-44.
30. Wang Y, Tang Z, Xue R et al. Combined effects of TNF-alpha, IL-1beta, and HIF-1alpha on MMP-2 production in ACL fibroblasts under mechanical stretch: an in vitro study. J Orthop Res 2011;29:1008-14.
31. Tchetverikov I, Lohmander LS, Verzijl N et al. MMP protein and activity levels in synovial fluid from patients with joint injury, inflammatory arthritis, and osteoarthritis. Ann Rheum Dis 2005;64:694-98.
32. Higuchi H, Shirakura K, Kimura M et al. Changes in biochemical parameters after anterior cruciate ligament injury. Int Orthop 2006;30:43-47.
33. Haslauer CM, Proffen BL, Johnson VM et al. Expression of modulators of extracellular matrix structure after anterior cruciate ligament injury. Wound Repair Regen 2014;22:103-10.
34. Ishihara G, Kojima T, Saito Y et al. Roles of metalloproteinase-3 and aggrecanase 1 and 2 in aggrecan cleavage during human meniscus degeneration. Orthop Rev (Pavia) 2009;1:e14.
35. Brophy RH, Rai MF, Zhang Z et al. Molecular analysis of age and sex-related gene expression in meniscal tears with and without a concomitant anterior cruciate ligament tear. J Bone Joint Surg Am 2012;94:385-93.

36. Gotoh M, Hamada K, Yamakawa H et al. Increased interleukin-1beta production in the synovium of glenohumeral joints with anterior instability. *J Orthop Res* 1999;17:392-97.
37. Bigoni M, Sacerdote P, Turati M et al. Acute and late changes in intraarticular cytokine levels following anterior cruciate ligament injury. *J Orthop Res* 2013;31:315-21.
38. Muller SA, Todorov A, Heisterbach PE et al. Tendon healing: an overview of physiology, biology, and pathology of tendon healing and systematic review of state of the art in tendon bioengineering. *Knee Surg Sports Traumatol Arthrosc* 2013.
39. Mokone GG, Gajjar M, September AV et al. The guanine-thymine dinucleotide repeat polymorphism within the tenascin-C gene is associated with achilles tendon injuries. *Am J Sports Med* 2005;33:1016-21.
40. September AV, Cook J, Handley CJ et al. Variants within the COL5A1 gene are associated with Achilles tendinopathy in two populations. *Br J Sports Med* 2009;43:357-65.
41. Collins M, Posthumus M, Schwellnus MP. The COL1A1 gene and acute soft tissue ruptures. *Br J Sports Med* 2010;44:1063-64.
42. Saunders CJ, van der Merwe L, Posthumus M et al. Investigation of variants within the COL27A1 and TNC genes and Achilles tendinopathy in two populations. *J Orthop Res* 2013;31:632-37.
43. Abrahams Y, Laguette MJ, Prince S et al. Polymorphisms within the COL5A1 3'-UTR that alters mRNA structure and the MIR608 gene are associated with Achilles tendinopathy. *Ann Hum Genet* 2013;77:204-14.
44. Hay M, Patricios J, Collins R et al. Association of type XI collagen genes with chronic Achilles tendinopathy in independent populations from South Africa and Australia. *Br J Sports Med* 2013;47:569-74.
45. Raleigh SM, van der Merwe L, Ribbans WJ et al. Variants within the MMP3 gene are associated with Achilles tendinopathy: possible interaction with the COL5A1 gene. *Br J Sports Med* 2009;43:514-20.
46. El Khoury L, Posthumus M, Collins M et al. Polymorphic variation within the ADAMTS2, ADAMTS14, ADAMTS5, ADAM12 and TIMP2 genes and the risk of Achilles tendon pathology: A genetic association study. *J Sci Med Sport* 2013;16:493-98.
47. Posthumus M, Collins M, Cook J et al. Components of the transforming growth factor-beta family and the pathogenesis of human Achilles tendon pathology–a genetic association study. *Rheumatology* (Oxford) 2010;49:2090-97.
48. September AV, Nell EM, O'Connell K et al. A pathway-based approach investigating the genes encoding interleukin-1beta, interleukin-6 and the interleukin-1 receptor antagonist provides new insight into the genetic susceptibility of Achilles tendinopathy. *Br J Sports Med* 2011;45:1040-47.
49. Nell EM, van der Merwe L, Cook J et al. The apoptosis pathway and the genetic predisposition to Achilles tendinopathy. *J Orthop Res* 2012;30:1719-24.
50. Mokone GG, Schwellnus MP, Noakes TD et al. The COL5A1 gene and Achilles tendon pathology. *Scand J Med Sci Sports* 2006;16:19-26.
51. September AV, Posthumus M, van der Merwe L et al. The COL12A1 and COL14A1 genes and Achilles tendon injuries. *Int J Sports Med* 2008;29:257-63.
52. Posthumus M, September AV, Schwellnus MP et al. Investigation of the Sp1-binding site polymorphism within the COL1A1 gene in participants with Achilles tendon injuries and controls. *J Sci Med Sport* 2009;12:184-89.
53. Saunders CJ, Van Der Merwe L, Cook J et al. Variants within the COMP and THBS2 genes are not associated with Achilles tendinopathy in a case-control study of South African and Australian populations. *J Sports Sci* 2014;32(1):92-100.
54. Griffin LY, Albohm MJ, Arendt EA et al. Understanding and preventing noncontact anterior cruciate ligament injuries: a review of the Hunt Valley II meeting, January 2005. *Am J Sports Med* 2006;34:1512-32.
55. Lin CF, Gross M, Ji C et al. A stochastic biomechanical model for risk and risk factors of non-contact anterior cruciate ligament injuries. *J Biomech* 2009;42:418-23.
56. Renstrom P, Ljungqvist A, Arendt E et al. Non-contact ACL injuries in female athletes: an International Olympic Committee current concepts statement. *Br J Sports Med* 2008;42:394-412.
57. Flynn RK, Pedersen CL, Birmingham TB et al. The familial predisposition toward tearing the anterior cruciate ligament: a case control study. *Am J Sports Med* 2005;33:23-28.
58. Harner CD, Paulos LE, Greenwald AE et al. Detailed analysis of patients with bilateral anterior cruciate ligament injuries. *Am J Sports Med* 1994;22:37-43.
59. Lambert KL. The syndrome of the torn anterior cruciate ligament. *Adv Orthop Surg* 1984;7:304-14.
60. Hewett TE, Lynch TR, Myer GD et al. Multiple risk factors related to familial predisposition to anterior cruciate ligament injury: fraternal twin sisters with anterior cruciate ligament ruptures. *Br J Sports Med* 2010;44:848-55.
61. Khoschnau S, Melhus H, Jacobson A et al. Type I collagen alpha1 Sp1 polymorphism and the risk of cruciate ligament ruptures or shoulder dislocations. *Am J Sports Med* 2008;36:2432-36.
62. Posthumus M, September AV, Keegan M et al. Genetic risk factors for anterior cruciate ligament ruptures: COL1A1 gene variant. *Br J Sports Med* 2009;43:352-56.
63. Posthumus M, September AV, O'Cuinneagain D et al. The COL5A1 gene is associated with increased risk of anterior cruciate ligament ruptures in female participants. *Am J Sports Med* 2009;37:2234-40.
64. Posthumus M, September AV, O'Cuinneagain D et al. The association between the COL12A1 gene and anterior cruciate ligament ruptures. *Br J Sports Med* 2010;44:1160-65.
65. Posthumus M, Collins M, van der Merwe L et al. Matrix metalloproteinase genes on chromosome 11q22 and the risk of anterior cruciate ligament (ACL) rupture. *Scand J Med Sci Sports* 2012 Aug.;22(4):523-33
66. Mannion S, Mtintsilana A, Posthumus M et al. Genes encoding proteoglycans are associated with the risk of anterior cruciate ligament ruptures. *Br J Sports Med* 2014
67. Posthumus M, Collins M, van der Merwe L et al. Matrix metalloproteinase genes on chromosome 11q22 and the risk of anterior cruciate ligament (ACL) rupture. *Scand J Med Sci Sports* 2012;22:523-33.
68. Malila S, Yuktanandana P, Saowaprut S et al. Association between matrix metalloproteinase-3 polymorphism and anterior cruciate ligament ruptures. *Genet Mol Res* 2011;10:4158-65.
69. Raleigh SM, Posthumus M, O'Cuinneagain D et al. The GDF5 gene and anterior cruciate ligament rupture. *Int J Sports Med* 2013;34:364-67.
70. Ficek K, Cieszczyk P, Kaczmarczyk M et al. Gene variants within the COL1A1 gene are associated with reduced anterior cruciate ligament injury in professional soccer players. *J Sci Med Sport* 2013;16:396-400.
71. Ge W, Mu J, Huang C. The GDF5 SNP is Associated with Meniscus Injury and Function Recovery in Male Chinese Soldiers. *Int J Sports Med* 2013.
72. Lysholm J, Gillquist J. Evaluation of knee ligament surgery results with special emphasis on use of a scoring scale. *Am J Sports Med* 1982;10:150-54.
73. Grelsamer RP. Patellar malalignment. *J Bone Joint Surg Am* 2000;82-A:1639-50.
74. Maenpaa H, Lehto MU. Surgery in acute patellar dislocation–evaluation of the effect of injury mechanism and family occurrence on the outcome of treatment. *Br J Sports Med* 1995;29:239-41.
75. Foex BA. Three generations of recurrent dislocated shoulders. *Emerg Med J* 2001;18:148-49.
76. Hakim AJ, Cherkas LF, Spector TD et al. Genetic associations between frozen shoulder and tennis elbow: a female twin study. *Rheumatology* (Oxford) 2003;42:739-42.
77. Erduran M, Altinisik J, Meric G et al. Is Sp1 binding site polymorphism within COL1A1 gene associated with tennis elbow? *Gene* 2014;537:308-11.
78. Warren GL, Hayes DA, Lowe DA et al. Mechanical factors in the initiation of eccentric contraction-induced injury in rat soleus muscle. *J Physiol* 1993;464:457-75.
79. Friden J, Sjostrom M, Ekblom B. Myofibrillar damage following intense eccentric exercise in man. *Int J Sports Med* 1983;4:170-76.
80. Warren JD, Blumbergs PC, Thompson PD. Rhabdomyolysis: a review. *Muscle Nerve* 2002;25:332-47.
81. Michot C, Hubert L, Romero NB et al. Study of LPIN1, LPIN2 and LPIN3 in rhabdomyolysis and exercise-induced myalgia. *J Inherit Metab Dis* 2012;35:1119-28.
82. Deuster PA, Contreras-Sesvold CL, O'Connor FG et al. Genetic polymorphisms associated with exertional rhabdomyolysis. *Eur J Appl Physiol* 2013;113:1997-2004.

83. Gulbin JP, Gaffney PT. Identical twins are discordant for markers of eccentric exercise-induced muscle damage. *Int J Sports Med* 2002;23:471-76.
84. Clarkson PM, Hoffman EP, Zambraski E et al. ACTN3 and MLCK genotype associations with exertional muscle damage. *J Appl Physiol (1985)* 2005;99:564-69.
85. Devaney JM, Hoffman EP, Gordish-Dressman H et al. IGF-II gene region polymorphisms related to exertional muscle damage. *J Appl Physiol (1985)* 2007;102:1815-23.
86. Hubal MJ, Devaney JM, Hoffman EP et al. CCL2 and CCR2 polymorphisms are associated with markers of exercise-induced skeletal muscle damage. *J Appl Physiol (1985)* 2010;108:1651-58.
87. Heled Y, Bloom MS, Wu TJ et al. CK-MM and ACE genotypes and physiological prediction of the creatine kinase response to exercise. *J Appl Physiol (1985)* 2007;103:504-10.
88. Miranda-Vilela AL, Akimoto AK, Lordelo GS et al. Creatine kinase MM TaqI and methylenetetrahydrofolate reductase C677T and A1298C gene polymorphisms influence exercise-induced C-reactive protein levels. *Eur J Appl Physiol* 2012;112:941-50.
89. Funghetto SS, Prestes J, Silva Ade O et al. Interleukin-6 -174G/C gene polymorphism affects muscle damage response to acute eccentric resistance exercise in elderly obese women. *Exp Gerontol* 2013;48:1255-59.
90. Yamin C, Duarte JA, Oliveira JM et al. IL6 (-174) and TNFA (-308) promoter polymorphisms are associated with systemic creatine kinase response to eccentric exercise. *Eur J Appl Physiol* 2008;104:579-86.
91. Yamin C, Amir O, Sagiv M et al. ACE ID genotype affects blood creatine kinase response to eccentric exercise. *J Appl Physiol (1985)* 2007;103:2057-61.
92. Akimoto AK, Miranda-Vilela AL, Alves PC et al. Evaluation of gene polymorphisms in exercise-induced oxidative stress and damage. *Free Radic Res* 2010;44:322-31.
93. Field A. *Descobrindo a estatística usando o SPSS*. São Paulo: Artmed, 2009.
94. Beadle GW, Tatum EL. Genetic control of biochemical reactions in neurospora. *Proc Natl Acad Sci USA* 1941;27:499-506.
95. September AV, Posthumus M, Collins M. Application of genomics in the prevention, treatment and management of Achilles tendinopathy and anterior cruciate ligament ruptures. *Recent Pat DNA Gene Seq* 2012;6:216-23.

CAPÍTULO 7

USO DO DOPING NO ESPORTE

Eduardo Henrique de Rose

■ INTRODUÇÃO

O aumento do uso de substâncias ou métodos proibidos destinados a melhorar artificialmente o desempenho esportivo tem motivado uma ação intensa das autoridades nacionais e internacionais. O objetivo desta atuação visa a evitar uma vantagem desleal de um competidor sobre os demais, além de preservar os aspectos éticos e morais do esporte e, sobretudo, a saúde dos atletas.

■ ASPECTOS HISTÓRICOS

O problema do *doping* vem do homem para o esporte e não do esporte para o homem. O desejo de se superar continuamente, tentando ser mais forte e mais potente, sem respeitar limites, pode ser evidenciado em todas as etapas da história da humanidade. Csaky menciona que o primeiro caso de *doping* ocorreu no paraíso, quando Eva oferece a Adão a maçã, dizendo que se ele comesse o fruto proibido seria tão forte e poderoso quanto Deus, o que era eticamente proibido.[1]

Na China, o Imperador Shen-Nung, no ano 2.737 a.C., já conhecia os efeitos estimulantes da infusão de "*machuang*", uma folha que contém altas concentrações de efedrina e era rotineiramente utilizada para aumentar a capacidade de trabalho.[2]

De acordo com os relatos de Philostratus e Galeno, já nos Jogos Olímpicos da Antiguidade, que foram iniciados no ano 776 a.C., os atletas bebiam chás de diversas ervas e comiam certos tipos de cogumelos, buscando aumentar seus rendimentos nas competições.[3]

No final do século XIX, quando o esporte começou a ser organizado de uma forma internacional, um alquimista da Córsega com o nome de Mariani, produziu um vinho com folhas de cocaína, chamado de *Vin Mariani*, e que se tornou bastante popular entre os ciclistas da época.[4]

Em 1896, o pacifista francês, Barão Pierre de Coubertin, organizou os primeiros Jogos Olímpicos da Idade Moderna na cidade de Atenas, capital da Grécia.[5] Na época, os atletas já conheciam o uso de estimulantes, particularmente a cocaína, efedrina e a estricnina, e os utilizavam em forma de pequenas esferas, chamadas de "bolinhas". Deste fato é que surgem os termos "usar bolinha" ou "usar boletas". O *doping* não era algo comum entre os atletas, estando restrito eventualmente ao ciclismo. A razão era a filosofia olímpica implantada por Coubertin, que fazia com que os atletas valorizassem mais a participação nos jogos do que a vitória.

O primeiro político que utilizou os Jogos Olímpicos como instrumento para promover as suas ideias foi Adolf Hitler. Nos XI Jogos Olímpicos, realizados em Berlim, no ano de 1936, Hitler buscou, através de uma organização monumental e da vitória dos atletas alemães, demonstrar o poderio de seu exército e a força de sua política, além da supremacia da raça ariana.

Apesar de o atleta afro-americano, Jesse Owens, que ganhou quatro medalhas de ouro no atletismo, ter acabado com os sonhos de Hitler, os Jogos Olímpicos estavam irremediavelmente contaminados. Jesse Owens foi fotografado após suas vitórias tomando uma Coca-Cola, que foi um dos primeiros patrocinadores olímpicos, caracterizando a entrada do comercialismo juntamente com o uso político dos Jogos.

Entre os anos 1936 a 1964 foi evidente o uso do esporte como um instrumento da luta pela supremacia política, além de ser uma forma de exposição de raça, religião e formas de governo. Este fato modificou irremediavelmente os valores propostos por Pierre de Coubertin, tornando-se agora imperiosa a vitória para os atletas, a qualquer custo ou por qualquer forma.

Buscando manter o ideal olímpico e preservar o espírito dos Jogos, o Comitê Olímpico Internacional (COI) estabelece, em 1967, uma Comissão Médica, dirigida pelo Príncipe Alexandre de Merode, e formada por especialistas em Medicina do Esporte e Toxicologia, e por três integrantes do Comitê Executivo da Federação Internacional de Medicina do Esporte (FIMS).[6]

A Comissão Médica do COI atuou pela primeira vez nestes Jogos e, a partir de então, realiza controles até os nossos dias. A cada edição dos Jogos Olímpicos surgem novas técnicas na área de *doping*, fato que obrigava a Comissão Médica do COI a modificar constantemente a lista de classes farmacológicas e métodos proibidos. Tal costume segue até atualmente, mas a partir do ano 2000, a lista começou a ser feita pela Agência Mundial *Antidoping* (WADA), que a publica na internet em outubro, passando a valer no dia 1 de janeiro do ano seguinte.[7]

Como a WADA é uma organização não governamental de direito privado, para tornar o seu Código Mundial *Antidoping* aceito obrigatoriamente por todos os Governos, foi necessária a promulgação de uma Convenção Internacional *Antidoping*, com idêntico teor, feita pela Organização das Nações Unidas para a Educação, a Ciência e a Cultura (UNESCO) em 19 de outubro de 2005. Esta Convenção foi firmada pelo Governo Brasileiro, em 17 de dezembro de 2007, sendo aceita hoje por 192 países. Dessa forma, o Brasil se comprometeu a adequar sua legislação *antidoping* de acordo com a Convenção e a tornar suas fronteiras permeáveis a amostras de urina em termos de importação e exportação. Com o Decreto da Presidência da República nº 6.653, de 18 de novembro de 2008, a Convenção Internacional da UNESCO tornou-se lei no Brasil.

■ DEFINIÇÃO ATUAL DE *DOPING*

Considera-se como *doping* a utilização de substâncias ou métodos capazes de aumentar artificialmente o desempenho esportivo, sejam eles potencialmente prejudiciais à saúde do atleta ou a de seus adversários, ou contrário ao espírito do jogo. Quando duas destas três condições estão presentes, pode-se caracterizar um *doping*, de acordo com o Código Mundial *Antidoping* da WADA.[8]

O *doping* contraria os princípios fundamentais do Olimpismo, do esporte e da Medicina do Esporte. É proibida a sua prática, como também o é recomendar, propor, autorizar, relevar ou facilitar o uso de qualquer substância ou método incluído nesta definição. O progresso permanente da Farmacologia, da Medicina e das Ciências do Esporte faz surgir constantemente novas formas de incrementar artificialmente o desempenho, o que torna necessária uma legislação dinâmica, atual e suficientemente abrangente.

Aqueles que, de alguma forma, participam ativamente do esporte de alto rendimento, como atletas, treinadores e médicos especializados, devem buscar atualizar-se constantemente para evitar o uso acidental de medicações que possam ocasionar uma infração da regra de *doping*.

■ TIPOS DE CONTROLE DE *DOPING*, CONSIDERANDO-SE SE O ATLETA ESTÁ OU NÃO EM UMA COMPETIÇÃO

Até os Jogos Olímpicos de Seul (1988) todos os controles eram realizados após competições. Mas a evidência clínica, que alguns atletas estavam claramente utilizando substâncias proibidas, que eram interrompidas 15 dias antes dos jogos, tempo suficiente na época para apresentar os efeitos de anabólicos esteroides e não encontrá-los na urina em virtude das limitações técnicas da época, fez com que a Comissão Médica do COI iniciasse a solicitar exames fora de competição, que podiam ser feitos em casa ou no local de treinamento do atleta.[9] Dessa forma, atualmente, existem dois tipos de controle de *doping*:[10]

- *Controle em competição*: onde o atleta é sorteado aleatoriamente ou sua posição final na prova é escolhida para controle. Atualmente, os atletas suspeitos de estarem dopados por informações obtidas, melhora rápida de desempenho físico e técnico ou incremento exagerado da massa muscular são também solicitados a fazer um controle de *doping*.
- *Controle fora de competição*: onde os atletas são escolhidos aleatoriamente ou não para se submeterem a um controle de *doping*, em uma determinada hora do dia que eles mesmos escolhem, em sua casa ou no local de treinamento. Esta hora é informada pelo atleta e consta de sua localização no programa ADAMS, ao qual governos e movimento olímpico têm acesso.

■ TIPOS DE CONTROLE DE *DOPING*, CONSIDERANDO-SE O FLUIDO ORGÂNICO ESTUDADO

O controle de *doping*, desde o seu início nos anos 1960, foi feito exclusivamente com urina. Os primeiros controles de sangue começaram a ser feitos no ano 2000, nos Jogos Olímpicos de Sidney. Hoje em dia, embora a maioria dos controles ainda seja feita em urina, o sangue tem sido cada vez mais utilizado, seja para determinar o uso de substâncias que não podem ser encontradas na urina, como o Hormônio de Crescimento e os Fatores de Transfusão Sanguínea, seja para a elaboração do Passaporte Biológico, nas áreas hematológica e endocrinológica.[10]

■ LISTA DE SUBSTÂNCIAS E MÉTODOS PROIBIDOS PELA AGÊNCIA MUNDIAL *ANTIDOPING* (WADA)

O Comitê Olímpico Internacional (COI) estabeleceu, em 1967, uma Comissão Médica para iniciar o controle de *doping* nos Jogos Olímpicos, cujas atividades foram iniciadas no ano seguinte, durante os Jogos de Inverno de Grenoble e os Jogos Olímpicos da Cidade do México. A partir de então, este controle foi sistematicamente realizado pelo COI, por associações continentais de comitês olímpicos e por algumas federações internacionais em seus principais eventos esportivos.

Em 1999, foi fundada a Agência Mundial *Antidoping* (AMA) ou, como é mais conhecida, *World Antidoping Agency* (WADA), que passou a regular harmoniosamente o controle de *doping* nos comitês olímpicos e autoridades públicas. Para orientar este controle, a AMA publica anualmente, no dia 1 de janeiro como um anexo do Código Mundial *Antidoping*, a lista de substâncias e métodos proibidos, válida até 31 de dezembro de cada ano.

O termo "*substâncias com estrutura química e efeitos biológicos similares*", encontrado ao final de determinada classe de anabólicos esteroides, diuréticos e estimulantes, indica que a relação apresentada não é terminal e que substâncias com formulação química ou ação terapêutica similar também não poderão ser usadas.

A lista de substâncias proibidas difere se o atleta estiver em competição ou não, e de esporte para esporte, uma vez que existem algumas substâncias que são proibidas em esportes específicos, como os betabloqueadores e o álcool.

Em dezembro de cada ano, o CND publica uma Resolução que traduz para o idioma Português a lista de substâncias e métodos proibidos pela WADA e a publica em sua página na internet. O mesmo é feito pelo Comitê Olímpico Brasileiro e por várias Confederações Brasileiras.

A lista atual, válida de 1 de janeiro a 31 de dezembro de 2014, é apresentada no Anexo 1.[7]

■ PASSAPORTE BIOLÓGICO

O Passaporte Biológico do Atleta (PBA) é um registro longitudinal de medições feitas em determinado marcadores biológicos na forma de um documento virtual, arquivado no sistema ADAMS, que é um programa de aplicativo para administração do controle de *doping*. O PBA possui três módulos, conhecidos pelo nome de hematológico, esteroidal e hormonal. O módulo hematológico foi implantado, em 2013, e o esteroidal, em 2014. A WADA pretende implantar o módulo hormonal até o final de 2015.[11]

O módulo hematológico já foi responsável por mais de 30 violações da regra do *antidoping* (VRAD) e vem sendo utilizado rotineiramente por mais de 20 Agências Nacionais *Antidoping* e por mais de 17 Federações Internacionais. Basicamente, ele busca substâncias ou métodos que possam aumentar o número de glóbulos vermelhos, como a eritropoietina (EPO). O módulo esteroidal, observado na urina do atleta, busca aprimorar a detecção de anabólicos esteroides através do perfil hormonal, e o módulo hormonal será utilizado basicamente para aprimorar a detecção de hormônios, como o Hormônio de Crescimento (HG).

É importante mencionar a quebra de paradigma que o PBA trouxe para o controle de *doping*. Nos últimos 50 anos, o objetivo do teste era encontrar uma substância proibida pela WADA, ou seus metabólitos ou marcadores nos fluidos do atleta. O PBA mostra claramente que houve o uso de uma substância ou de um método, cientificamente, sem, entretanto, identificar a substância, o que consiste na quebra do paradigma existente. Junto com o controle convencional, o PBA torna-se um fator importante na luta contra o *doping*.

■ CÓDIGO MUNDIAL *ANTIDOPING* DA WADA

O Código Mundial *Antidoping* descreve as Violações da Regra do *Doping*, que podem ser ou não consequências de uma análise laboratorial, definindo as sanções para cada infração e tipo de substância usada, bem como os atenuantes e agravantes.

O Código encontra-se em sua quarta versão, pois foi aprovado em 2003, em Estocolmo, e foi modificado, em 2007, em Madrid, e finalmente, em 2013, em Johanesburgo. A cada uma das edições, foi incorporando novas regras e hoje é muito menos rígido para o *doping* casual e mais rígido com o *doping* intencional, podendo punir os atletas e a sua equipe de apoio e protegendo o menor de idade.[8]

■ AUTORIZAÇÃO PARA USO TERAPÊUTICO DE SUBSTÂNCIAS PROIBIDAS (AUT)

Eventualmente, um atleta poderá vir a necessitar de uma medicação que possua na sua formulação uma substância proibida, por razões de saúde e por indicação médica. Atletas asmáticos, por exemplo, necessitam eventualmente usar β2-agonistas ou corticosteroides, enquanto atletas hipertensos não podem muitas vezes prescindir de um diurético, bem como atletas diabéticos insulinodependentes, da insulina. Nestes e em outros casos, torna-se necessário contatar a respectiva confederação (ou federação internacional, no caso de atletas no exterior) para solicitar uma permissão especial, que poderá ser concedida após a análise do diagnóstico e da indicação apropriada de um determinado medicamento.

Formulários especiais de Isenção de Uso Terapêutico (IUT), utilizados para este tipo de solicitação, podem ser encontrados no Anexo ao final deste texto. É importante que este processo seja realizado junto à autoridade médica responsável antes da participação. Eventualmente, um atleta poderá vir a necessitar de uma medicação que possua na sua formulação uma substância proibida, por razões de saúde e por indicação médica. Atletas asmáticos, por exemplo, necessitam eventualmente usar β2-agonistas ou corticosteroides, enquanto atletas hipertensos não podem muitas vezes prescindir de um diurético, bem como atletas diabéticos insulinodependentes, da insulina.

Nestes e em outros casos, torna-se necessário contatar a respectiva Confederação Brasileira para solicitar uma permissão especial, que poderá ser concedida após a análise do diagnóstico e da indicação apropriada de um determinado medicamento. Formulários especiais de Isenção de Uso Terapêutico (IUT), utilizados para este tipo de solicitação, podem ser encontrados na página do Comitê Olímpico Brasileiro ou da ABCD.[12,13]

É importante que este processo seja realizado junto à autoridade médica responsável antes da participação do atleta em uma competição, para que seja evitado um eventual controle positivo.

■ MATERIAL UTILIZADO NO CONTROLE DE *DOPING*

O controle de *doping*, em urina ou sangue, é feito com material importado da Suíça, pois ele deve ter obrigatoriamente a certificação ISO, e existe apenas uma empresa que produz um material com estas especificações, que é utilizado em todas as competições internacionais. O custo do transporte e as leis atuais de importação fazem com que este material custe três vezes mais no Brasil, o que somado ao custo do dólar comercial torna-se um dos fatores impeditivos para a ampliação do número de atletas testados.

Evidentemente, ele deve ter algo que não permita a sua abertura, uma vez fechado, para proteger o material do atleta. É constituído por um copo coletor quimicamente limpo e lacrado, e de dois recipientes: A e B. O recipiente B deve ser utilizado apenas para uma eventual contraprova na presença do atleta. Deve ser marcado com um número que identificará o atleta, pois o laboratório credenciado pela WADA não pode ter conhecimento de sua identidade.

A WADA e o COI já tentaram mais de uma vez terminar com o sistema de dois frascos, uma vez que a prova B sempre repete o achado da prova A, pois a sua eliminação traria como consequência uma grande economia, seja no custo ou no transporte. Ademais, em termos de exames deste tipo, é o único que exige amostras A e B, o que não ocorre em exames de sangue, até para provar paternidade, e exames clínicos e radiológicos.

O material é enviado para laboratórios de *doping* credenciados pela WADA, que são submetidos periodicamente a testes de controle de qualidade. Existem atualmente trinta laboratórios no mundo, e o Brasil teve o laboratório da UFRJ credenciado de 2002 até 2013, quando perdeu sua credencial, a qual esperamos que seja recuperada para os Jogos Olímpicos do Rio de Janeiro em 2016.

ANEXO 1

LISTA PROIBIDA DE 2014
CÓDIGO MUNDIAL ANTIDOPAGEM
Válida a partir de 1º de janeiro de 2014

De acordo com o artigo 4.2.2 do Código Mundial Antidopagem todas as Substâncias Proibidas devem ser consideradas como "Substâncias especificadas", exceto, Substâncias das classes S1, S2, S4.4, S4.5, S6.a, e *Métodos Proibidos* M1, M2 e M³.

SUBSTÂNCIAS E MÉTODOS PROIBIDOS PERMANENTEMENTE
(EM COMPETIÇÃO E FORA DE COMPETIÇÃO)

SUBSTÂNCIAS PROIBIDAS

S0. SUBSTÂNCIAS NÃO APROVADAS

Qualquer substância com atividade farmacológica que não esteja referenciada por nenhuma das seções subsequentes dessa lista e sem aprovação em curso por autoridade governamental regulamentadora da saúde para uso terapêutico em humanos (p. ex., drogas em desenvolvimento pré-clínico ou clínico, ou descontinuadas, drogas de desenho, substâncias aprovadas apenas para uso veterinário) são proibidas em qualquer tempo.

S1. AGENTES ANABÓLICOS

Agentes anabólicos são proibidos.

1. Esteroides anabólicos androgênicos (EAA)

a. EAA exógenos*, incluindo:

1-androstenodiol (5α-androst-1-eno-3β,-17β-diol); **1-androstenodiona** (5α-androst-1-eno-3,17-diona); **bolandiol** (estr-4-eno-3β,17β-diol); **bolasterona**, **boldenona**; **boldiona** (androsta-1,4-dieno-3,17-diona); **calusterona**; **clostebol**; **danazol** ([1,2]oxazola[4´,5´:2,3]pregna-4-en-20-in-17α-ol); **dehidroclorometiltestosterona** (4-cloro-17β-hidroxi-17α-metilandrosta-1,4-dien-3-ona); **desoximetiltestosterona** (17α-metil-5α-androst-2-en-17β-ol); **drostanolona**; **etilestrenol** (19-norpregn-4-en-17α-ol); **estanozolol**; **estembolona**; **fluoximesterona**; **formebolona**; **furazabol** (17α-metil[1,2,5]oxadiazola[3´,4´:2,3]-5α-androstan-17β-ol); **gestrinona**; **4-hidroxitestosterona** (4,17β-dihidroxiandrost-4-en-3-ona); **mestanolona**; **mesterolona**; **metandienona** (17β-hidroxi-17α-metilandrosta-1,4-dien-3-ona); **metandriol**; **metasterona** (17β-hidroxi-2α,17α-dimetil-5α-androstan-3-ona); **metenolona**; **metildienolona** (17β-hidroxi-17α-metilestra-4,9-dien-3-ona); **metil-1-testosterona** (17β-hidroxi-17α-metil-5α-androst-1-en-3-ona); **metilnortestosterona** (17β-hidroxi-17α-metilestr-4-en-3-ona); **metribolona** (metiltrienolona, 17β-hidroxi-17α-metilestra-4,9,11-trien-3-ona); **metiltestosterona**; **mibolerona**; **nandrolona**; **19-norandrostenodiona** (estr-4-eno-3,17-diona); **norboletona**; **norclostebol**; **noretandrolona**; **oxabolona**; **oxandrolona**; **oximesterona**; **oximetolona**; **prostanozol** (17β-[(tetraidropiran-2-il)oxi]-1´H-pirazola[3,4:2,3]-5α-androstano); **quimbolona**; **1-testosterona** (17β-hidroxi-5α-androst-1-en-3-ona); **tetrahidrogestrinona** (17-hidroxi-18a-homo-19-nor-17α-pregna-4,9,11-trien-3-ona); **trembolona** (17β-hidroxiestr-4,9,11-trien-3-ona) e outras substâncias com uma estrutura química similar ou efeito(os) biológico(s) similar(es).

(Continua)

b. **EAA endógenos**** quando administrados exogenamente:

Androstenodiol (androst-5-ene-3β,17β-diol); **androstenodiona** (androst-4-ene-3,17-diona); **di-hidrotestosterona** (17β-hidroxi-5α-androstan-3-ona); **prasterona** (desidroepiandrosterona, DHEA, 3β-hidroxiandrost-5-en-17-ona); **t**estosterona; e seus metabólitos e isômeros, incluindo mas não limitados a: **5α-androstano-3α,17α-diol; 5α-androstano-3α,17β-diol; 5α-androstano-3β,17α-diol; 5α-androstano-3β,17β-diol; androst-4-eno-3α,17α-diol; androst-4-eno-3α,17β-diol; androst-4-eno-3β,17α-diol; androst-5-eno-3α,17α-diol; androst-5-eno-3α,17β-diol; androst-5-ene-3β,17α-diol; 4-androstenodiol** (androst-4-eno-3β,17β-diol); **5-androstenodiona** (androst-5-eno-3,17-diona); **epi-di-hidrotestosterona, epitestosterona; etiocolanolona, 3α-hidroxi-5α-androstan-17-ona; 3β-hidroxi-5α-androstan-17-ona; 7α-hidroxi-DHEA; 7β-hidroxi-DHEA; 7-keto-DHEA; 19-norandrosterona; 19-noretiocolanolona.**

2. Outros agentes anabólicos, incluindo, mas não limitados a:

Clembuterol, moduladores seletivos de receptores androgênicos (SARMs), tibolona, zeranol, zilpaterol.

Para compreensão desta seção:

*"Exógena" refere-se a uma substância que, normalmente, não é produzida naturalmente pelo corpo.

**"Endógena" refere-se a uma substância que, normalmente, é produzida naturalmente pelo corpo.

S2. HORMÔNIOS PEPTÍDICOS, FATORES DE CRESCIMENTO E SUBSTÂNCIAS RELACIONADAS

As seguintes substâncias, e outras substâncias com estrutura química similar ou efeito(s) biológico(s) similar(es), são proibidas:

1. **Agentes estimuladores da eritropoiese [p. ex., eritropoietina (EPO), darbepoietina (dEPO), estabilizantes de fatores induzíveis por hipóxia (HIF), e ativadores (p. ex., xenon, argon) metoxi polietileno glicol-epoetina beta (CERA), peginesatide (Hematide)].**
2. **Gonadotrofina coriônica (CG) e hormônio luteinizante (LH)** e seus fatores de liberação, em homens.
3. **Corticotrofinas** e seus fatores de liberação.
4. **Hormônio do crescimento (GH)** e seus fatores de liberação e **fator de crescimento semelhante à insulina-1 (IGF-1)**.

Além disso, os seguintes fatores de crescimento são proibidos:

Fatores de crescimento fibroblástico (FGFs), fator de crescimento de hepatócitos (HGF), fatores de crescimento mecânicos (MGFs); fator de crescimento derivado de plaquetas (PDGF), fator de crescimento endotelial-vascular (VEGF) assim como qualquer outro fator de crescimento que afete a síntese/degradação de proteínas de músculo, tendão ou ligamento, vascularização, utilização de energia, capacidade regenerativa ou modificação do tipo de fibra; e outras substâncias com estrutura química similar ou efeito(s) biológico(s) similar(es).

S3. β2-AGONISTAS

Todos os β2-agonistas incluindo todos os isômeros óticos (p. ex. d- e l-) onde pertinente, são proibidos com exceção de salbutamol inalado (máximo 1.600 microgramas durante 24 horas), formoterol inalado (dose máxima administrada 54 microgramas durante 24 horas) e salmeterol quando administrado por inalação conforme recomendação de uso terapêutico do fabricante.

A presença de salbutamol na urina em concentração superior a 1.000 ng/mL ou de formoterol em concentração superior a 40 ng/mL é compreendida como não sendo uso terapêutico planejado e será considerada como um Resultado Analítico Adverso, a menos que o Atleta prove, através de um estudo farmacocinético controlado, que este resultado anormal seja consequência do uso da dose terapêutica inalada até o limite máximo exposto acima.

S4. MODULADORES HORMONAIS E METABÓLICOS

As seguintes classes de substâncias são proibidas:

1. **Inibidores da aromatase** incluindo, mas não limitados a: **anastrozola, 4-androsteno-3,6,17-triona (6-oxo), androsta-1,4,6-trieno-3,17-diona (androstatrienodiona), letrozola, aminoglutetimida, exemestano, formestano, testolactona.**
2. **Moduladores seletivos de receptores de estrogênios (SERMs)** incluindo, mas não limitados a: **raloxifeno, tamoxifeno, toremifeno**.
3. **Outras substâncias antiestrogênicas** incluindo, mas não limitados a: **clomifeno, ciclofenila, fulvestranto**.
4. **Agentes modificadores da função(ões) da miostatina** incluindo, mas não limitados a: **inibidores da miostatina**.
5. **Moduladores metabólicos:**
    a) **Insulinas**.
    b) **Agonistas do receptor ativado de proliferação peroxissomal δ (PPARδ)** (p. ex., **GW 1516**) e agonistas do eixo proteína quinase PPARδ-AMP-ativada (AMPK) (p. ex., AICAR).

S5. DIURÉTICOS E OUTROS AGENTES MASCARANTES

Agentes mascarantes são proibidos. Eles incluem:

Diuréticos, desmopressina, expansores de plasma (p. ex., **glicerol**; administração intravenosa de **albumina, dextrana, hidroxietilamido** e **manitol**), **probenecida**; e outras substâncias com efeito(s) biológico(s) similar(es). A aplicação local de felipressina em anestesia dental não está proibida.

Diuréticos incluem:

Ácido etacrínico, acetazolamida, amilorida, bumetanida, canrenona, clortalidona, espironolactona, furosemida, indapamida, metolazona, tiazidas (p. ex., **bendroflumetiazida, clorotiazida, hidroclorotiazida**), **triantereno, vaptanos** (p. ex., **tolvaptano**); além de outras substâncias com estrutura química similar ou efeito(s) biológico(s) similar(es) (excetuando-se a drosperidona, pamabrom e uso tópico de dorzolamida e brinzolamida que não são proibidas).

O uso *dentro* e *fora de competição*, conforme o caso, de qualquer quantidade de uma substância sujeita a limites máximos (ou seja, formoterol, salbutamol, catina, efedrina, metilefedrina e pseudoefedrina) associada a um diurético ou outro agente mascarante exige a concessão por uma Isenção de Uso Terapêutico específica para essa substância, além da concessão para o diurético ou outro agente mascarante.

MÉTODOS PROIBIDOS

M1. MANIPULAÇÃO DE SANGUE E COMPONENTES DO SANGUE

Os seguintes são proibidos:

1. Administração ou reintrodução no sistema circulatório, de qualquer quantidade de sangue autólogo, alógeno (homólogo) ou heterólogo ou de produtos de glóbulos vermelhos de qualquer origem.

2. Aumento artificial da captação, transporte ou aporte de oxigênio, incluindo, mas não limitado aos perfluoroquímicos, efaproxiral (RSR13) e produtos à base de hemoglobina modificada (p. ex., substitutos de sangue com base em hemoglobina, produtos de hemoglobina microencapsulados), excluindo oxigenação suplementar.
3. Qualquer forma de manipulação intravascular de sangue ou de componentes do sangue, seja por meios físicos ou químicos.

M2. MANIPULAÇÃO QUÍMICA E FÍSICA

Os seguintes são proibidos:

1. Manipular ou tentar manipular, visando a alterar a integridade e validade das *Amostras* coletadas no *Controle de Dopagem*. Isto inclui, mas não se limita à substituição e/ou adulteração de urina (p. ex., proteases).
2. Infusões intravenosas e/ou injeções maiores que 50 mL por um período de 6 horas exceto aquelas administradas de forma legítima durante ocasiões de visitas hospitalares ou investigações clínicas.

M3. DOPAGEM GENÉTICA

Os seguintes, com o potencial de melhorar o desempenho atlético, são proibidos:
1. A transferência de polímeros de ácidos nucleicos ou análogos de ácidos nucleicos;
2. O uso de células normais ou geneticamente modificadas;

SUBSTÂNCIAS E MÉTODOS PROIBIDOS EM COMPETIÇÃO

Além das categorias S0 a S5 e M1 a M3 definidas anteriormente,
as seguintes categorias são proibidas *em competição*:

SUBSTÂNCIAS PROIBIDAS

S6. ESTIMULANTES

Todos os estimulantes, incluindo todos os isômeros óticos (p. ex., d- e l-) onde pertinente, são proibidos, exceto derivados de imidazola para uso tópico e aqueles estimulantes incluídos no programa de monitoramento de 2014*.

Estimulantes incluem:

a: Estimulantes não especificados:

Adrafinil; amifenazola; anfepramona; anfetamina; anfetaminil; benfluorex; benzilpiperazina; bromantano; clobenzorex; cocaína; cropropamida; crotetamida; femproporex; fencamina; fendimetrazina; fenetilina; fenfluramina; fonturacetam [4-fenilpiracetam (carfedom)]; fenmetrazina; fentermina; furfenorex; mefenorex; mefentermina; mesocarbo; metanfetamina (d-); p-metilanfetamina; modafinil; norfenfluramina; prenilamina; prolintano.

Um estimulante não citado expressamente nesta seção é uma Substância Especificada.

b: Estimulantes especificados (exemplos):

Benzfetamina; catina**; catinona e seus análogos (p. ex., **mefedrona, metedrona, α-pirrolidinovalerofenona**); **dimetilanfetamina; efedrina***; epinefrina****(adrenalina); estricnina; etamivan; etilanfetamina; etilefrina; famprofazona; fenbutrazato; fencanfamina; fenprometamina; heptaminol; hidroxianfetamina (paraidroanfetamina); isometepteno; levmetanfetamina; meclofenoxato; metilenodioximetanfetamina; metilefedrina***; metil-hexanoamina (dimetilpentilamina); metilfenidato; niquetamida; norfenefrina; octopamina; oxilofrina (metilsinefrina); pemolina; pentetrazol; propilexedrina; pseudoefedrina*****; selegilina; sibutramina; tenanfetamina (metilenodioxianfetamina); trimetazidina; tuamino-heptano;** e outras substâncias com estrutura química similar ou efeito(s) biológico(s) similar(es).

*As seguintes substâncias, incluídas no programa de monitoramento de 2014 (bupropiona, cafeína, fenilefrina, fenilpropanolamina, nicotina, pipradol, sinefrina) não são consideradas *Substâncias Proibidas*.

**Catina é proibida quando sua concentração na urina for maior do que 5 microgramas por mililitro.

***Tanto a **efedrina** como a **metilefedrina** são proibidas quando sua concentração na urina for maior do que 10 microgramas por mililitro.

****A administração local (p. ex., nasal, oftalmológica) de **epinefrina** (**adrenalina**) ou coadministração com agentes anestésicos locais não é proibida.

*****Pseudoefedrina é proibida quando sua concentração na urina for maior do que 150 microgramas por mililitro.

S7. NARCÓTICOS

Os seguintes narcóticos são proibidos:

Buprenorfina, dextromoramida, diamorfina (heroína), fentanil e seus derivados, hidromorfona, metadona, morfina, oxicodona, oximorfona, pentazocina e petidina.

S8. CANABINOIDES

Natural (p. ex., *cannabis*, haxixe, maconha) ou **delta 9-tetraidrocanabinol sintético** (THC) e canabimiméticos (p. ex., "Spice", JWH018, JWH073, HU-210) são proibidos.

S9. Glicocorticosteroides

Todos os glicocorticosteroides são proibidos quando administrados por vias oral, retal, intramuscular ou intravenosa.

SUBSTÂNCIAS PROIBIDAS EM ESPORTES ESPECÍFICOS

P1. ÁLCOOL

Álcool (**etanol**) é proibido somente *Em Competição*, nos esportes abaixo relacionados. A detecção será feita por análise respiratória e/ou pelo sangue. O limite para a violação de dopagem é equivalente a uma concentração de álcool no sangue de 0,10 g/L.

Esportes Aeronáuticos (FAI)	Lancha de potência (UIM)
Tiro com Arco	Caratê (WKF)
Automobilismo (FIA)	Motociclismo (FIM)

(Continua)

> **P2. BETABLOQUEADORES**
>
> A menos que seja especificado, betabloqueadores são proibidos somente *Em Competição,* nos seguintes esportes:
>
> Tiro com Arco
> (proibido também *Fora De Competição*)
>
> | | |
> |---|---|
> | Automobilismo | FIA |
> | Bilhar (todas modalidades) | WCSB |
> | Dardos | WDF |
> | Esqui/*Snowboarding* | FIS |
>
> (salto com esqui e estilo livre em *snowboard*)
>
> | | |
> |---|---|
> | Golfe | IGF |
> | Tiro | ISSF, IPC |
>
> (proibido também *Fora De Competição*)
>
> Betabloqueadores incluem, mas não se limitam, aos seguintes compostos:
>
> **Acebutolol, alprenolol, atenolol, betaxolol, bisoprolol, bunolol, carteolol, carvedilol, celiprolol, esmolol, labetalol, levobunolol, metipranolol, metoprolol, nadolol, oxprenolol, pindolol, propranolol, sotalol, timolol.**

■ CONCLUSÃO

Pode-se concluir o presente texto mencionando que nunca desde sua introdução nas competições esportivas o controle de *doping* esteve tão próximo de detectar, através do sangue e da urina, os atletas que usam deste meio ilegal e antiético para aumentar seu desempenho físico e que a chegada da WADA e a criação das organizações *antidoping* nacionais foi um marco importante para o controle do *doping* no esporte.

■ REFERÊNCIAS BIBLIOGRÁFICAS

1. Csaky TZ. Doping. *J Sports Med Phys Fitness* 1972;12(2):117-23.
2. La Cava G. *Manuale pratico de medicina sportiva.* Torino: Minerva, 1973.
3. Montanaro M. I problema del doping. In: Venerando A *et al. Medicina dello Sport.* Roma: Universo, 1974.
4. Loriga V. I *doping.* Roma: CONI, 1968.
5. Muller N. *Pierre de coubertin: textes choisis* (II). Zurich: Weidmann, 1986.
6. Dirix A. Doping – Theorie et pratique. *Br J Sports Med* 1972; 1(2):250-58.
7. WADA. *List of prohibited substances, 2014.* Disponível em: <www.wada-ama.org>
8. WADA. *World Anti-Doping Code (version 4.0),* 2014. Disponível em: <www.wada-ama.org>
9. de Rose EH, Nobrega ACL. O *doping* na atividade esportiva. In: Lasmar N, Lasmar R. (Eds.). *Medicina do esporte.* Rio de Janeiro: Revinter, 2002.
10. de Rose EH. Doping in athletes – An update. *Clin Sports Med* 2007;27(1):107-30.
11. Zorzoli M, *et al.* Practical experience with implementation of an athletes biological prtofile in Athletics, Cycling, Football and Swimming. *Br J Spots Med* 2014;48(10):862-66.
12. COB. Inform*ação sobre o uso de medicamentos no Esporte, 2013.* Disponível em: <www.cob.org.br>
13. ABCD. *Lista proibida da WADA para 2014.* Disponível em: <www.abcd.org.br,

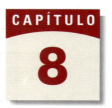

CAPÍTULO 8

ASPECTOS PSICOLÓGICOS DA LESÃO ESPORTIVA

Gustavo Korte

■ INTRODUÇÃO

A mente move o corpo. Se um atleta ou uma pessoa chega a algum lugar é porque sua mente o conduziu até lá.

A ocorrência de lesões é frequente nas práticas esportivas de todos os níveis e tipos de atividade física. Algumas vezes elas podem causar o abandono da atividade e, no caso do esporte de elite ou profissional, até mesmo a aposentadoria precoce. A lesão esportiva não só prejudica o rendimento e a saúde dos atletas, como também pode trazer consequências desastrosas para seu bem-estar e sua motivação.[1]

Apesar da variabilidade das lesões e da quantidade de desafios que elas acarretam, os atletas precisam dar os primeiros passos para a recuperação física total e também para prevenir-se da "re-lesão". O controle da lesão é, portanto, uma grande preocupação no entorno esportivo e, com vista nisso, os gestores mais informados sempre avaliam o estilo e a forma de treinamento, a tática do treinador, os recursos de segurança e de saúde, bem como o perfil dos profissionais que trabalham diretamente com os atletas, pois têm consciência da importância dos aspectos humanos como um fator de risco de lesões. Infelizmente, o baixo compromisso com a recuperação e o retorno prematuro à atividade física mais intensa após a lesão são reportados com frequência em todos os níveis e âmbitos esportivos, o que aumenta o risco de reincidência da lesão. Essa atitude pode estender o período de reabilitação e elevar o risco de "re-lesão".[2]

O objetivo deste capítulo é aprofundar esse tema e identificar os padrões psicológicos e comportamentais que podem estar presentes **antes** da lesão esportiva, **no momento** que ela ocorre, imediatamente **após**, pós-lesão, durante o processo de **recuperação** e durante o **retorno** à atividade esportiva. Para isso, é fundamental classificar os padrões psicológicos e comportamentais associados a cada fase do processo.

Para discorrer sobre os aspectos psicológicos, é importante destacar os conceitos utilizados em todo o texto. Posteriormente, é explicado de forma estruturada o que se passa na cabeça do atleta que sofre uma lesão esportiva, em quais fatores psicológicos se deve prestar atenção durante o trabalho com o atleta lesionado, assim como as emoções e os sentimentos que influenciam desde o início o processo de recuperação até o retorno às atividades esportivas.

■ O QUE SÃO EMOÇÕES

A emoção é a manifestação de um sistema de avaliação do grau de discrepância entre os objetivos e a realidade.[3] O grau de discrepância pode ser mais rápido do que o esperado (gera emoções positivas) ou mais devagar do que o esperado (gera emoções negativas). Um indivíduo pode ter atitudes para uma diminuição da emoção negativa. E pode, por exemplo, canalizar mais horas de treino para melhorar o tempo. De forma geral, o grande objetivo é o controle emocional, que é visto como um subproduto acidental de tal ação, e não um fim em si mesmo.[4]

Emoções são estados ativados por alguma perda de equilíbrio, uma reação repentina ou um choque, como raiva, alegria ou ternura. A intensidade e a brevidade são atributos dessas emoções.[5]

São definidas também como tendências de respostas comportamentais e fisiológicas adaptativas,[6] que são convocadas, diretamente, por situações significativas para a evolução do indivíduo, por meio de oportunidades ou desafios,[7] que podem ser internos ou do ambiente, do entorno. As respostas emocionais tendem a ser relativamente de curta duração e envolvem alterações nos sistemas comportamentais, experienciais, autonômico e neuroendócrino.[8] Ou seja, as emoções afetam o organismo de uma forma geral.

Entender esse processo é um dos objetivos da teoria da cognição incorporada, que propõe novas maneiras de olhar para as informações emocionais e como elas são processadas pelo indivíduo. Essa teoria sugere que a percepção e o pensamento sobre a emoção envolvem percepções somatoviscerais e "reexperiência" motora (reviver a experiência por meio do corpo ou da "incorporação", do inglês *embodiment*) com o objetivo de ter consciência da emoção relevante em si mesma.

A "incorporação" da emoção é, portanto, a manifestação conscientemente no corpo das expressões corporais, ter consciência dos movimentos que são feitos e como os músculos se comportam, desde as expressões faciais até o movimento do dedão do pé. Num ambiente experimental, é possível identificar, em geral, a forma como a informação emocional é processada. Numa sala de terapia, identifica-se a congruência entre a expressão corporal do destinatário da emoção e o tom emocional do remetente da linguagem, por exemplo, o que facilita a compreensão da comunicação, enquanto a incongruência pode prejudicar a compreensão.[9] O corpo é um dos meios de comunicação mais eficientes que temos. As crianças recém-nascidas conseguem expressar suas emoções, seus sentimentos e seus desconfortos com os movimentos de mãos e pernas, com a expressão do rosto e com os sons emitidos.

Conforme explica a *control value theory of achievement emotions*,[10] ou teoria de controle do valor da realização das emoções (CVTAE, na sigla em inglês), as emoções atuam como mediadoras cognitivas e motivacionais em diversos contextos. Considerando três categorias de emoção, com base no tempo de ocorrência de cada uma delas, são estas as emoções que podem afetar a motivação, a aprendizagem e também o processo de recuperação da lesão:

- *Emoções relacionadas com o processo*: ocorrem durante a realização de uma atividade (p. ex., prazer, tédio).

- *Emoções potenciais:* acontecem no processo de antecipação de resultados futuros (p. ex., esperança, expectativa, ansiedade).
- *Emoções retrospectivas:* ocorrem após a conclusão da tarefa (p. ex., orgulho ou vergonha por perder ou ganhar).

Um dos aspectos mais importantes da teoria de controle de valor é permitir descrever os processos recíprocos que ocorrem entre os conhecimentos do indivíduo (experiências anteriores) e as emoções associadas a essas experiências, que podem influenciar de forma construtiva ou destrutiva a recuperação e até mesmo a ocorrência da lesão. As emoções decorrentes dessa análise do processo podem afetar a motivação dos atletas, assim como seus processos cognitivos afetam a recuperação. A teoria do controle de valor propõe que as emoções resultantes das experiências positivas dos atletas os deixam mais motivados (energizados) para adotar uma conduta positiva com foco no sucesso, conduta esta que, por sua vez, leva a emoções mais positivas. Em contraste, a teoria sugere que o impacto das emoções ou das experiências negativas e desagradáveis não é, necessariamente, medido de modo linear, simples e diretamente, mas multifatorial.

De forma resumida, as emoções são sentimentos intensos direcionados a alguém ou a alguma coisa ou situação, causadas por um evento específico de breve duração (segundos ou minutos) e que podem ser de grande frequência (muitas emoções específicas, tais como raiva, medo, tristeza, alegria, nojo, surpresa). Em geral, esses estados vêm acompanhados de expressões faciais distintas.[11]

O corpo é o maior meio de expressão do atleta. Seu uniforme não é apenas um uniforme, tem um significado e uma representação únicos e diferentes, trata-se de um valor associado a uma experiência que foi internalizada e já faz parte de sua identidade, de sua vida. O peso do uniforme contribui para a intensidade da emoção.

O Dicionário Michaelis de Língua Portuguesa define a palavra "emoção" como:

> *"Complexo estado moral que envolve modificações da respiração, circulação e secreções, bem como repercussões mentais de excitação ou depressão; nas emoções intensas as funções intelectuais depereçem ou se desorganizam".*

O médico do esporte está lidando com grandes emoções, por isso deve esforçar-se para "ler" e entender como o corpo do atleta se expressa, não só nas relações com os companheiros, como também antes da lesão, durante sua ocorrência, após e no processo de recuperação e retorno à atividade física.

DOMÍNIO AFETIVO

Para uma melhor compreensão da abrangência desses conceitos, os fatores mais importantes a observar são:

- Duração.
- Intensidade.
- Mudanças corporais.
- Intensidade das mudanças corporais.
- Quantidade de vezes que o assunto é lembrado em todo o processo.

De forma mais prática, são consideradas as seguintes questões para facilitar a avaliação das emoções:[12]

- Tempo que levou para ocorrer uma reação, surgir a emoção.
- Intensidade no momento mais crítico.
- Mudanças corporais percebidas durante o evento.
- Duração das mudanças corporais.
- Continuidade da lembrança 24 horas após o evento.
- Intensidade da emoção após 24 horas.
- Continuidade da lembrança uma semana após o evento.
- Intensidade da emoção após uma semana.
- Intensidade do impulso para ação ou reação.

Diferenças importantes a considerar:

- *Afeto:* a duração é mais longa e inclui uma gama de estados.
- *Emoções:* podem durar de alguns minutos a algumas horas.
- *Humor:* pode durar meses.
- *Distúrbios emocionais:* podem durar anos.
- *Personalidade:* certos traços duram a vida toda.

Sentimento

Os sentimentos são subjetivos. Entram na mente de uma criança bem antes que elas tenham o conceito do eu, do *self* ou de um objeto. Estão fundamentados no gostar e no não gostar. O "tom" ou a qualidade da relação dor-prazer são elementos ou ingredientes indispensáveis em todos os sentimentos, tornando-os agradáveis ou desagradáveis.[13]

O Novo Dicionário Aurélio da Língua Portuguesa define o termo "sentimento" da seguinte forma:

> *"Ato ou efeito de sentir./Aptidão para sentir; sensibilidade./Qualidades ou tendências morais: estar animado de bons sentimentos".*

Afeto

É um termo genérico que abrange ampla gama de sentimentos que as pessoas experimentam, podendo ser prazerosos, positivos ou negativos emocionalmente.

O conceito é extenso, engloba tanto as emoções quanto o humor. O afeto está presente nas emoções, como parte da experiência subjetiva, e também pode estar presente em muitos outros fenômenos, incluindo sensações físicas, atitudes, humor e traços afetivos. As principais diferenças entre o afeto e as emoções são: as emoções se manifestam em função de alguma circunstância que é pessoalmente significativa; o afeto, em geral, tem maior duração e pode aparecer somente através da experiência subjetiva.[14]

Dicionário Aurélio *online*:

> *"Disposição de alma, sentimento./Amizade, simpatia./Aquilo que age sobre um ser".*

Michaelis *online*:

> *"Sentimento de afeição ou inclinação para alguém./Amizade, paixão, simpatia".*

Humor

É um sentimento que tende a ser menos intenso do que as emoções e que muitas vezes (mas nem sempre) possui um estímulo contextual. Não existe uma causa explícita ou específica. A durabilidade pode ser maior do que a das emoções, horas ou dias. É mais geral, envolve afetos positivos e negativos, que são compostos por múltiplas emoções específicas. Manifesta-se por expressões distintas. A origem é cognitiva.[11]

Definição do Dicionário Aurélio *online* para "humor":

> *"Disposição de ânimo de alguma pessoa para alguma coisa".*

Definição do Michaelis *online*:

> *"Capacidade de compreender, apreciar ou expressar coisas cômicas, engraçadas ou divertidas".*

MOTIVAÇÃO

Definição do Dicionário Aulete para "motivação":

> "Conjunto de motivos que levam uma pessoa a agir de determinado modo".

No trabalho da psicologia do rendimento aplicada ao esporte, uso como referência a teoria da autodeterminação, ou *self-determination theory* (SDT),[15] e a psicologia da excelência.[16]

A SDT considera que existem três necessidades básicas para a motivação humana:

1. **Autonomia:** a pessoa decide fazer a atividade por vontade própria.
2. **Competência:** a pessoa se sente competente fazendo o que escolheu fazer.
3. **Ambiente ou entorno (do inglês, *relatedness*):** a pessoa se sente parte de um ambiente e esse ambiente a aceita como parte dele.

A psicologia da excelência tem como objetivo a busca pela qualidade de vida de uma perspectiva mais positiva da vida, com maior compromisso, foco na atividade que está sendo realizada, maneiras mais adequadas de lidar com as distrações e estratégias para ultrapassar os obstáculos. Durante o processo de busca da excelência, o autor ressalta uma melhora na satisfação pessoal e profissional, assim como no lidar com os companheiros de trabalho e, finalmente, tornando-se mais centrado em seus pensamentos e ações.

A motivação é um dos fatores mais importantes para entender o que faz uma pessoa praticar uma atividade, ter vontade de especializar-se, de competir e também de empenhar-se na recuperação de uma lesão. Ela é essencial em cada fase do processo. A mesma motivação que leva uma pessoa a iniciar uma atividade é a que faz com que ela realize o que for necessário para se recuperar da lesão e voltar à prática esportiva.

ATIVAÇÃO OU EXCITAÇÃO (EM INGLÊS, *AROUSAL*)

A ativação (ou excitação) é uma mistura de atividades fisiológicas e psicológicas em uma pessoa e refere-se às dimensões de intensidade da motivação em determinado momento. A intensidade da ativação pode variar de acordo com um *continuum*, que vai do sono profundo à ativação máxima.[17] Pode ser descrita também como o grau de liberação de energia e a intensidade de prontidão do atleta.[18]

A ativação, em geral, é considerada uma atividade física e psicológica e está relacionada com o grau de ativação do sistema nervoso autônomo (SNA). Esses nervos estão "conectados" ao coração, aos vasos sanguíneos, aos músculos lisos e às glândulas. A teoria da ativação explica que cada atleta consegue manifestar seu máximo, quando seu nível de ativação entra na zona de funcionamento ideal, mas isto pode ocorrer de forma diferente para cada atleta e tipo de esporte. Independentemente do esporte, a ativação é um ingrediente necessário para o desempenho esportivo e, conforme o nível que atinge, pode facilitar ou dificultar a execução das habilidades específicas ou necessárias para a realização da atividade. Diferentes estímulos influenciam os indivíduos de maneiras diferentes, podendo aumentar a ansiedade, interferir na autoconfiança e na percepção do ambiente, o que favorece a geração de estresse.

A ativação é um aspecto importante para muitas teorias da aprendizagem e está proximamente relacionada com outros conceitos, como ansiedade, atenção, agitação, estresse e motivação.

Algumas pessoas costumam comparar o nível de ativação de um indivíduo à água de um copo. Se você coloca muita água num copo, ele enche e você perde água (energia). Se você põe pouca água, não está usando o copo em toda a sua potencialidade (capacidade). E, se você enche o copo com os ingredientes errados (terra), perde sua essência.

ANSIEDADE

Definição de "ansiedade" segundo o Dicionário Michaelis:

> "Sensação de aflição, receio ou agonia, sem causa aparente./Inquietação ou impaciência causada por algum desejo ou vontade".

A ansiedade é um estado emocional negativo, com sentimentos de preocupação, nervosismo e apreensão, que está associado à ativação do corpo. A ativação afeta o desempenho de muitas maneiras, podendo estar acompanhada de estresse e ansiedade ou de apenas um dos dois. A ansiedade manifesta-se em dois níveis: *ansiedade cognitiva*, que está relacionada com os aspectos mentais, e *ansiedade somática*, que está relacionada com a percepção da ativação física.[17]

Existem duas avaliações da ansiedade: estado e traço. A *ansiedade-traço* representa uma estrutura estável, um modo previsível e consistente de reação de um indivíduo a uma situação que gera ansiedade. Alguns autores a veem como uma característica da personalidade. É considerada uma disposição comportamental para perceber como ameaçadoras as situações que não o são, respondendo com um estado desproporcional de ansiedade.[17] A *ansiedade-estado* representa uma situação específica na vida de um indivíduo, que manifesta sentimentos subjetivos, como nervosismo, tensão, preocupação e apreensão onde exista a ativação do SNA.[17,19]

Há várias teorias sobre como a ativação e a ansiedade pode afetar o desempenho de uma pessoa. Foram consideradas as seguintes:

1. **Teoria da vontade (*drive theory*):**[20] considera que, quanto maior a ativação e a ansiedade que um indivíduo experimenta, maior é seu rendimento.
2. **Hipótese do U invertido (*inverted U hypothesis*):** com origem no trabalho de Yerkes e Dodson,[21] postula que a eficiência do rendimento é maximizada em um ponto ideal, em geral de intensidade moderada, mas quando a ativação é intensa o suficiente para colocar os necessários mecanismos para funcionar (Fig. 1).
3. **Estado ideal individual de funcionamento (*individual zones of optimal functioning*):** considera que as pessoas têm ou precisam ter diferentes níveis de ansiedade e ativação para poder manifestar seu máximo. Alguns indivíduos atuam melhor com baixa ansiedade, outros com média e outros ainda são altamente ansiosos. A quantidade de ansiedade ou ativação que uma pessoa precisa para realizar seu melhor depende de suas características individuais.[22]

Alguns sinais de ansiedade:
- Mãos frias e úmidas.
- Necessidade constante de urinar.

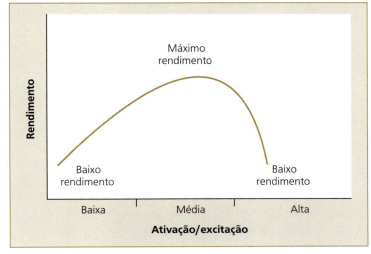

Figura 1. Relação rendimento × ativação/excitação.

- Sudorese profusa.
- Autoconversa negativa.
- Olhar ofuscado, confuso ou espantado.
- Mal-estar.
- Dor de cabeça.
- Boca seca.
- Dificuldade para dormir.
- Aumento da tensão muscular.
- Frio na barriga.
- Incapacidade de concentração.
- Em geral tem melhor desempenho nas situações em que não se sente avaliada.

Um estudo revelou que indivíduos com baixa autoestima reduzem seu vigor ou com alto nível de ansiedade sofrem mais lesões esportivas ou demoram mais para se recuperar delas.[23]

ESTRESSE

A palavra "estresse" deriva do inglês *stress*, que significa "pressão, tensão, esforço".

Na física, indica o grau de deformação que uma estrutura sofre quando é submetida à determinada força. Em 1936, o médico canadense, Hans Selye, transferiu esse conceito para o homem, não considerando o estresse como algo necessariamente ruim, porque dependia de como a pessoa o aceitava. Já os efeitos bioquímicos do estresse existiriam independentemente de a situação ser positiva ou negativa.[24]

O estresse é, na realidade, um "estímulo estressor", ou seja, um estímulo que é percebido como uma exigência ou uma perturbação, física ou psicológica, e que gera no indivíduo uma "resposta de estresse", que pode ser através de reações fisiológicas ou comportamentais, forçando-o a uma adaptação com a finalidade primordial de restaurar a homeostase. A teoria da homeostase, ou estado rígido, tornou-se um dos princípios centrais de toda a teoria da autorregulação.[25]

Ficamos geralmente cientes da atuação de estressores quando estamos com algum conflito, nos sentimos frustrados ou pressionados. A maioria dos estressores está classificada em quatro grandes categorias: **trabalho**, **pessoal**, **social/familiar** e **ambiente**.

O estresse significa o surgimento de um desequilíbrio entre as demandas existentes e os sentimentos que a pessoa tem, relacionados com sua habilidade em realizar uma atividade ou tomar uma decisão e com as consequências importantes ou drásticas que poderiam resultar do não cumprimento dessa demanda na obtenção de seus objetivos.[26]

No Anexo I, há um modelo de entrevista estruturada que pode ser usada para identificar potenciais estressores na vida do atleta, antes ou depois de uma lesão.

Com base na interpretação de Cox, surgiu o modelo biopsicossocial de estresse,[27] que envolve três componentes: um componente externo, um componente interno e a interação entre os componentes externo e interno.

A teoria da autodeterminação, relacionada com a motivação e com o modelo biopsicossocial, tem conceitos de origem muito semelhantes, a ver:

> Autonomia = Componente interno
> Entorno = Ambiente externo
> Competência = Interação entre os componentes interno e externo

É provável que a habilidade das pessoas em adaptar-se, ajustar-se às diferentes situações e estabelecer vínculos afetivos, realizando uma atividade que desejam ou gostam, seja um fator determinante para que tenham motivação na continuidade na atividade. No entanto, ao mesmo tempo, tais fatores podem ser a origem do estresse quando as pessoas não conseguem se adaptar ou administrar as demandas dos vínculos ou compromissos assumidos, interna ou externamente.

A origem do estresse pode estar relacionada com os eventos ambientais que ocorrem antes da identificação do fator gerador do estresse — o estressor (Fig. 2). Qualquer estímulo psicossocial, ou às vezes crenças pessoais, pode induzir essa reação ao estresse e ser emocionalmente ou fisiologicamente percebido como ameaça, o que pode perturbar a homeostase do organismo, nos aspectos físicos, comportamentais, mentais ou emocionais..

Os eventos de estresse podem ser associados a uma quantidade enorme de queixas, sejam elas de origem psicológica ou física. Esse estado pode gerar alterações que variam da frequência cardíaca e temperatura da pele à forma de respiração e eletricidade da pele, que, dependendo da intensidade e da durabilidade, acabam afetan-

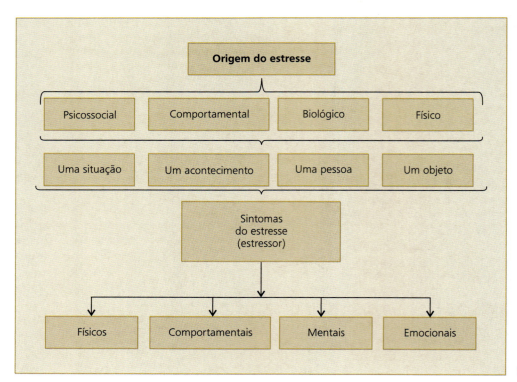

Figura 2. Origem do estresse.

do o funcionamento do sistema imunológico. O estresse gera problemas de saúde, menores ou maiores, e no âmbito esportivo causa a diminuição da atenção e da concentração, a redução do tempo de reação, o aumento da tensão muscular e, consequentemente, o aumento do risco de uma lesão esportiva. No âmbito social, causa problemas de saúde e amplia o número de acidentes em função das demandas de trabalho estressante, da precariedade e das alterações nas responsabilidades.[27]

Os estressores também diferem na duração. São eles:

1. **Estressores agudos:** de duração relativamente curta; não são, em geral, considerados um risco para a saúde, pois são limitados pelo tempo.
2. **Estressores crônicos:** de duração relativamente longa; podem representar um sério risco à saúde em razão da ativação prolongada da resposta do corpo ao estresse.

Situações que podem ser estressantes no esporte competitivo (profissional, alto rendimento ou recreação):

- Mudanças frequentes de cidade ou país.
- Processos de adaptação da família (mulher, filhos, pais).
- Distância dos amigos.
- Idioma.
- Cultura:
  - Tamanho da cidade.
  - Região onde vive na cidade.
  - Alimentação.
  - Religião.
- Excesso de viagens.
- Falta de objetivos e de controle sobre as consequências da mudança.
- Alteração do estilo de vida (quantidade de sono, uso de álcool ou drogas, autodisciplina, 100% de esforço e comprometimento no treinamento, avaliação constante do processo).
- Pressão social (família e amigos, companheiros do clube, mídia ou imprensa).

O estresse pode ter origem em uma demanda existente ou imaginária, mas as reações são iguais nos dois casos, porque as consequências estão sempre presentes, mesmo que imaginárias. No Quadro 1 são mostrados alguns exemplos de manifestação do estresse no âmbito esportivo e suas manifestações cognitivas/afetivas e comportamentais.

Como o estresse afeta a parte biológica

Todos os hormônios hipofisários mobilizados no estresse atuam sobre o sistema imunológico através de receptores específicos situados nas células linfoides (Fig. 3). Mas, para compreender melhor os mecanismos hormonais do estresse, é importante saber que esses hormônios são também produzidos, em pequenas quantidades, por linfócitos.

Outras substâncias produzidas por linfócitos e que participam ativamente das reações de estresse são as linfocinas e as monocinas. Estas substâncias são secretadas por células linfoides e macrófagos e são dotadas da capacidade de amplificar a inflamação produzida pelas reações imunológicas.[29]

Apesar de o estresse em excesso afetar várias áreas do corpo, a ausência total do estresse equivale à morte, pois o estresse está relacionado com a capacidade de adaptação e contribui para a sobrevivência da espécie (Fig. 4).[24]

O Quadro 2 apresenta os resultados de estudo quantitativo sobre as fontes e a origem do estresse, quando uma pessoa experimenta uma das ocorrências.[30]

No Quadro 3 são apresentados os **sinais** que podem indicar a presença de estresse no esporte e os **sintomas** que podem se tornar mais frequentes.

A diminuição da visão pode causar perda de informações importantes nos esportes de equipe e prejudicar a tomada de decisões, que é feita sem uma avaliação mais propícia do evento, aumentando o risco de uma lesão. Um bom exemplo é quando se percebe que um jogador está estressado por outras razões e, em determinado momento do jogo, "parece" que ele não vê a chegada de um adversário ou se atrapalha numa jogada e acaba se lesionando.

Quadro 1. Principais manifestações do estresse no contexto esportivo e sua relação hipotética com a imunidade e a vulnerabilidade das lesões esportivas

	Estado de sobrealerta e busca de recursos	Ansiedade	Hostilidade	Depressão	Desgaste/esgotamento psicológico
Nível de ativação geral	Moderado/alto	Elevado	Elevado	Moderado/baixo	Moderado/baixo
Nível de ativação fisiológica	Moderado/alto	Elevado	Elevado	Baixo	Disforia
Manifestações cognitivas e afetivas	Atenção centrada na tarefa, funcionamento mental produtivo, percepção de controle, autoconfiança	Enfoque atencional reduzido, pensamentos disfuncionais e prejudiciais, desgosto/irritado, agressividade	Enfoque atencional reduzido, pensamentos disfuncionais e prejudiciais, percepção do fracasso, sentimentos de culpa, baixa autoestima, disforia	Atenção dispersa, pensamentos negativos disfuncionais e prejudiciais, percepção do fracasso, sentimentos de culpa, baixo autoestima, disforia	Atenção dispersa, pensamentos negativos disfuncionais e prejudiciais, falta de interesse, percepção de falta de energia, percepção de cansaço, sensação de impotência, disforia
Manifestações comportamentais	Comportamento de espera em estado de alerta, rapidez de reação, atuações úteis	Inibição comportamental, evitação/escape, sobre-ativação motora prejudicial	Inibição comportamental, lentitude de reação, deficit esforço	Inibição comportamental, lentidão de reação, deficit esforço	Inibição comportamental, lentidão de reação, condutas estranhas
Imunidade/vulnerabilidade às lesões	Maior imunidade	Maior vulnerabilidade	Maior vulnerabilidade	Maior vulnerabilidade	Maior vulnerabilidade

Fonte: Adaptado de J. M. Buceta, 1996.[28]

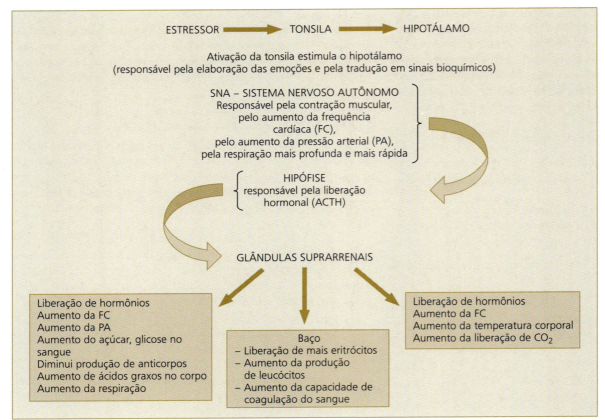

Figura 3. Como os estressores afetam o sistema hormonal.

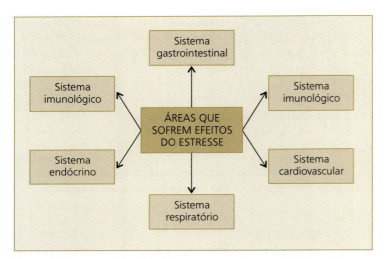

Figura 4. Resumo gráfico dos sistemas que podem ser afetados pelo estresse.

Quadro 2. Estudo quantitativo das fontes e origem do estresse	
Morte do cônjuge	100%
Divórcio	73%
Prisão	63%
Separação conjugal	63%
Morte de parente próximo	60%
Doença ou incapacidade	53%
Matrimônio	50%
Desemprego	47%
Reconciliação conjugal	45%
Reforma de residência	45%

O excesso de estresse:

- Debilita o sistema imunológico do organismo e aumenta a possibilidade de lesões.
- Aumenta os níveis de ativação, e estes reduzem o foco de atenção do atleta, podendo fazer com que ele não considere informações importantes que causam incidentes ou acidentes no processo de tomada de decisão. Por exemplo: um jogador de basquete que esteja passando por uma fase difícil na relação com os pais poderá, em dado momento, ao lançar a bola na cesta, não prestar atenção num jogador adversário que estiver vindo por trás em alta velocidade e permanecer parado, focado somente no lançar da bola (que é uma forma de desligar um pouco de outras coisas que acontecem) e sofrer um choque grave. Se estiver atento ao entorno, como é desejável que esteja, conseguirá visualizar através da visão periférica o outro jogador chegando perto.
- Afeta o nível de atenção e concentração.
- Afeta o nível de ativação e pode levar o atleta a ter uma reação emocional ou física maior do que deveria. Jogadores que, em geral, são calmos e em dado momento começam a apresentar reações "fora do comum" podem estar passando por uma situação estressante fora do esporte. Alguns sinais: brigas, xingamentos, reclamações. As reclamações são um indicador interessante, se são contra os árbitros, podem significar um estresse "indireto", cuja origem está em uma figura superior (treinador, dirigentes, agentes, pai, mãe), mas que não chegou ao ponto de se manifestar diretamente com os "responsáveis". Um estresse com adversários pode ser um indicador de que o problema está com os companheiros, mas prefere manifestar com outra pessoa (para evitar um conflito direto com o companheiro). No momento que as reclamações aumentam de frequência, atingindo um estado fora do normal para aquele atleta, é importante ficar mais atento e procurar conversar com o atleta para identificar o que estaria causando essa mudança.
- Alguns níveis de sobreativação podem gerar um estresse que enrijece os músculos numa competição esportiva. Um músculo

Quadro 3. Sinais e sintomas de presença de estresse no esporte

Sinais
- Diminuição da concentração e da memória
- Sobrecarga em atividades que antes eram feitas com prazer
- Queda no rendimento, com erros, distrações e faltas nos treinos
- Indecisão, julgamentos distorcidos e precipitados
- Reclamações constantes
- Férias, feriados e fins de semana utilizados para trabalhar, e não para descansar
- Menos prazer e entusiasmo na realização das coisas
- Dedicação cada vez maior ao trabalho, e menos diversão
- Falta de organização, perda de objetos, atraso ou antecipação de compromissos
- Insônia, sono agitado, pesadelos
- Irritabilidade, agressividade
- Sensação de monotonia e insatisfação em tudo que faz

Sintomas físicos
- Ganho ou perda de peso
- Infecções, gripes e outras viroses (até herpes) constantes
- Elevação da pressão arterial e do colesterol
- Dores musculares, de cabeça e na coluna
- Má digestão, prisão de ventre, diarreia, gases, gastrites e úlceras
- Enfraquecimento das unhas
- Aparecimento de espinhas no rosto, acne
- Diminuição do desejo sexual
- Tensão ou rigidez nos músculos
- Ocorrência de tremores e sudorese
- Zumbido no ouvido
- Sonolência ou desmaio
- Sensação de sufoco
- Dificuldade de deglutição
- Enjoos ou vômitos
- Vontade de urinar acima do normal

Sintomas comportamentais
- Procura de outras formas de relaxar, como álcool, drogas e nicotina
- Uso da alimentação como compensação (comer mais que o normal)
- Procrastinação
- Ranger de dentes durante o sono
- Dificuldade em cumprir as tarefas estabelecidas pelos treinadores
- Agitação
- Ponto de vista mais crítico
- Desejo de isolamento ou necessidade de companhia

Sintomas emocionais
- Sensação de cansaço maior que o normal
- Ranger de dentes durante o sono
- Diminuição do desejo sexual ou mesmo impotência sexual
- Sensação dominante de tensão
- Nervosismo
- Explosão, "pavio curto"
- Sensação de infelicidade sem causa específica
- Sintomas de depressão

Sintomas mentais/cognitivos
- Ataques ou transtornos de ansiedade
- Ataques de pânico ou até mesmo síndrome do pânico
- Maior incidência dos sintomas de depressão
- Aparecimento de medos por antecipação
- Preocupação constante
- Dificuldade em se concentrar
- Constante sensação de esquecimento
- Perda do sentido de humor
- Aumento de momentos de indecisão
- Ausência de criatividade
- Diminuição da visão periférica

---

rígido é mais propenso a sofrer uma lesão e também provoca um gasto maior de energia, além de diminuir o tempo de reação do atleta.

A lesão esportiva é parte da realidade de um atleta profissional ou de qualquer pessoa que pratica uma atividade física. Em geral, a prática do exercício físico é uma "ferramenta" para o alívio do estresse, mas às vezes, quando utilizada de maneira imprópria, aumenta a probabilidade de lesões.

De forma geral, todas as situações com as quais não podemos deixar de conviver ou das quais não podemos "escapar" de viver são potenciais estressores, sendo que a administração do estresse, desde o período das cavernas até hoje, é um dos grandes aprendizados humanos para tomar melhores decisões.

Fatores psicossociais que influenciam na lesão esportiva

Alguns fatores psicossociais podem influenciar na capacidade de gestão do estresse no ambiente esportivo, podendo resultar em lesões. O modelo apresentado na Figura 5, sugere que as variáveis da personalidade e os recursos de *coping* atuam diretamente na resposta à situação estressante e o histórico de estressores são fatores moderadores.[51]

■ GRUPOS ESPECIAIS

Idosos

É importante considerar que os idosos têm uma necessidade diferente e podem, inclusive, ter uma motivação diferente para a prática da atividade física. Em geral, buscam a prática de alguma atividade física para a saúde corporal.

Os idosos têm necessidades especiais e precisam de uma atenção mais dedicada, porque, com o passar dos anos, vão ficando cada vez mais sozinhos, decorrente da morte de amigos ou companheiros, e acabam sendo obrigados a integrar-se a uma nova forma de viver, mais moderna etc. As atividades físicas são importantes para o corpo e também porque propiciam a possibilidade de encontrar alguém com quem compartilhar o tempo livre.

A forma de os idosos verem o mundo é diferente, o tempo é diferente, as expectativas de vida são diferentes. Com o tempo, começam a perceber suas limitações físicas, e isso de alguma forma pode levar à depressão, se não houver um acompanhamento.

Obesos

Um grupo distinto do anterior, com muitos desafios diários. A prática da atividade física é uma necessidade e muitas vezes uma obrigação, já que uma atividade sem diversão se torna uma obrigação. Em geral, realizar uma atividade física para um obeso é um esforço enorme, que vai desde a compra do material esportivo para a prática até o momento da troca de roupa no vestiário, além das dificuldades em realizar os movimentos mínimos, causando uma percepção de falta de competência, porque muitas vezes o indivíduo não está feliz com o próprio corpo e sente vergonha, tem baixa autoestima.

Consequentemente, de acordo com a teoria da motivação (SDT), sem competência e sem autonomia, a pessoa se sente obrigada a realizar os exercícios, mas o ambiente sempre poderá ser origem de estressores. Logo, a motivação será quase zero na prática de uma atividade. Assim, sem a prática de uma atividade física, o processo ansiolítico inicia o que o indivíduo procurará compensar através da alimentação, que é algo que dá prazer, e desse modo o ciclo continua.

Uma possibilidade seria criar um espaço exclusivo para os obesos se reunirem para a prática da atividade física e oferecer um trabalho terapêutico em que pudessem conversar sobre suas dificuldades e desafios diários na perda de peso.

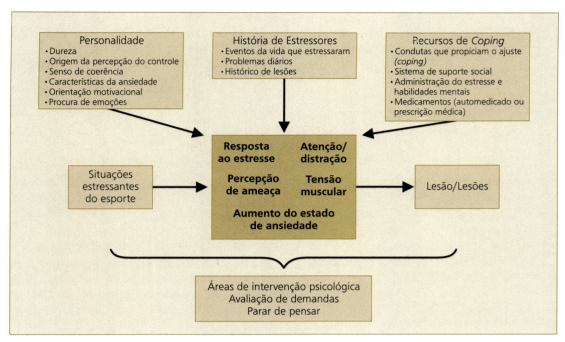

Figura 5. Modelo do estresse e lesão esportiva.

Mulheres

Não existe diferença entre homens e mulheres em relação ao compromisso e ao esforço que realizam para atingir seus objetivos como atleta de alto rendimento. São máquinas a serviço da *performance* humana, apesar de o esporte feminino profissional ou de elite não apresentarem um ambiente firmemente estruturado para desenvolver todas as potencialidades das atletas.[31]

A aplicação de cargas físicas sistemáticas promove mudanças bioquímicas, fisiológicas, morfológicas e demandas psicológicas que precisam respeitar as características individuais e de gênero.

O sistema reprodutivo feminino é altamente sensível ao estresse fisiológico, e podem ocorrer anormalidades reprodutivas, incluindo menarca atrasada, amenorreia primária e secundária e oligomenorreia. De 60 a 79% das mulheres envolvidas na atividade esportiva acabam sofrendo algum tipo de anormalidade física. Dependendo da atividade escolhida, por exemplo, balé ou ginástica, ocorrem comportamentos patológicos de origem alimentar e um balanço energético negativo.[32]

Todos esses sintomas causam um efeito psicológico que deve ser considerado. As consequências podem ser sofridas tanto imediatamente, quanto a longo prazo. Qual a estrutura psicológica que essas atletas precisarão ter se, após a aposentadoria no esporte, desejarem ter filhos e for constatado que não é mais possível ou tiverem de se submeter a tratamentos para ser mães? De que forma o profissional da saúde no esporte poderá colaborar hoje para com essa atleta?

Considerando que muitas lesões esportivas advêm de situações estressantes, é importante relacionar a forma como as mulheres reagem física e mentalmente ao estresse.

Estudos indicam que as mulheres relatam mais sintomas físicos associados ao estresse, mas, por outro lado, são mais hábeis em se conectar com as pessoas, e tais conexões são importantes para as estratégias de administração do estresse. Exemplos:

- Mulheres casadas indicam ter mais estresse do que mulheres solteiras.
- Cerca de 28% das mulheres, ante 20% dos homens, relatam alto nível de estresse (8, 9 e 10 numa escala de 10 pontos).
- As dificuldades para dormir atingem mais as mulheres do que os homens.

Atletas paraolímpicos

Os atletas paraolímpicos têm necessidade de cuidados específicos de acordo com o tipo de lesão permanente que sofreram. Já as necessidades psicológicas de um atleta de alto rendimento são as mesmas, independentemente se pertence ao esporte convencional ou não. São os mesmos desafios, comprometimento, motivação, esforço (e emoções também) quando ganham ou quando perdem. O processo de aprendizado é idêntico.

O acompanhamento psicológico deve considerar as limitações físicas e transformá-las em desafios. Tudo que os atletas com alguma deficiência não querem é ser marginalizados, ser tratados diferentemente, apesar de saberem que apresentam deficiências que devem administrar a cada dia, pois são parte de seu desafio diário de vida.

Uma atleta paraolímpica medalhista em vários campeonatos mundiais que perdeu uma das pernas, quando indagada se estava feliz, forneceu a surpreendente resposta: "Estou grata a tudo que aconteceu na minha vida, porque, se não tivesse ocorrido o acidente, não teria conhecido a quantidade de países que conheço, não teria tido as experiências que tive, assim como minhas vitórias e derrotas. Provavelmente, seria uma pessoa infeliz".

Como parte da relação com os atletas, acho importante sempre considerar os aspectos positivos das experiências que o esporte está trazendo no momento presente para a vida deles e quanto tudo isso alterou seu cotidiano.

■ TRANSIÇÃO PROFISSIONAL E APOSENTADORIA

Uma fase muito importante na vida do atleta. Em cada fase que transita é fundamental ter alguém acompanhando suas reações e seu processo de adaptação. Subir de categoria dentro da prática esportiva representa uma mudança, gera ansiedade, porque a competência entra em questão e surge um novo ambiente na vida do atleta com novos desafios. O processo de adaptação será determinante na carreira esportiva. É essencial considerar essa adaptação como fonte de novos estressores. Como profissional da saúde, é importante estar atento se houver um aumento de lesões. Faça uma avaliação do histórico de lesões do atleta e, se for comprovado um aumento, significa que ele está tendo problemas para administrar os estressores.

Aposentadoria resultante da lesão esportiva

Quando a lesão é permanente, o atleta é obrigado a abandonar a atividade física. Esse processo é muito complicado porque causa a perda da identidade do atleta. Em geral, o atleta de elite é apaixonado pelo esporte e internaliza a atividade como parte de sua identidade.[33] É importante questionar os atletas sobre qual o plano B que idealizam caso haja uma lesão mais séria e não possam continuar a praticar a atividade. Esse questionamento ajuda a atleta a se preparar para os riscos a que está sujeito.

Aposentadoria por idade ou porque o corpo não aguenta mais

A carreira de todo atleta de elite ou profissional tem uma vida útil. Seu corpo, transformado em máquina do esporte, tem prazo de validade. A demanda física e emocional do esporte de elite ou profissional é muito grande e, por mais que os atletas queiram continuar jogando, um dia não poderão mais.

A partir desse dia, a vida do atleta pode perder o sentido. Há muitos casos de suicídio e de uso intensivo de drogas e álcool após a aposentadoria. Um caso famoso é o de Maradona. Ele só conseguiu melhorar quando se tornou técnico de futebol e voltou a conviver no ambiente que é sua paixão. Estar preparado para essa transição e saber o que fará quando deixar a atividade esportiva é importante para que o atleta tenha uma melhor qualidade de vida após a aposentadoria no esporte.

■ RELAÇÃO DAS EMOÇÕES COM O SISTEMA BIOLÓGICO

Os avanços tecnológicos e os preços mais acessíveis dos equipamentos permitiram que pesquisadores realizassem mais estudos para identificar os processos neurais envolvidos nos componentes perceptivos e experienciais das emoções e sua relação com o SNA e o SNC.

Um grande número de pesquisadores busca identificar as associações entre as emoções básicas e os padrões altamente específicos da atividade do sistema nervoso autônomo. As pesquisas indicam que raiva, medo e tristeza, mas não desgosto e surpresa, estão associados à aceleração da frequência cardíaca, enquanto o aumento da condutância elétrica da pele está associado a medo e nojo, mas não à felicidade e surpresa.

Pesquisadores conseguiram relacionar padrões de ativação com a emoção no SNC pelo uso de *biofeedback* (BF) e de electroencefalografia (EEG). O uso do EEG tem sido muito útil para testar hipóteses relativas à lateralidade de aproximação — distanciamento relacionado com o *sistema das emoções*. Estudos comparando indivíduos depressivos e não depressivos mostraram que indivíduos deprimidos são mais propensos a uma hipoativação frontal esquerda relativa, quando comparados com os não depressivos do grupo-controle.[34]

■ PERCEPÇÃO ATRAVÉS DA VISÃO E AS REAÇÕES CORPORAIS

Um dos aspectos mais formidáveis da tarefa do cérebro do atleta durante o jogo é a percepção e a integração dos movimentos complexos que ocorrem simultaneamente enquanto está canalizando os recursos da atenção e realizando uma avaliação do que pode ser feito tecnicamente para realizar seus objetivos numa situação extremamente dinâmica.[35] O treinamento dessas habilidades do cérebro pode ocorrer em ambientes controlados. É um fator importante na redução da lesão esportiva o treinamento da visão, da concentração e da atenção em condições em que os aspectos emocionais podem ser treinados simultaneamente.

No momento da competição esportiva, o corpo exalta uma maior quantidade de reações. Ocorrem as mudanças na visão diretamente no músculo ciliar na ativação do sistema nervoso simpático, que não está relacionado com a liberação sistêmica da noradrenalina. Essa reação ocorre em função de uma mudança inesperada no entorno. Muitos atletas de elite ressaltam a importância da habilidade de manter a atenção num foco central e simultaneamente ter uma ampla visão periférica. A habilidade de manter esse comportamento controlado neurologicamente se torna quase essencial, quando o nível de competição se intensifica e o corpo entra em estado de alerta para reação (*Body Alarm Reaction* – BAR).[36] É um tipo de estresse causado pela resposta do corpo a um estímulo ou estressor maior do que o "normal". Um exemplo dessa situação é quando um jogador está prestes a chutar uma bola ao gol e percebe que dois defensores da equipe adversária estão se aproximando em alta velocidade. Se o jogador entra no modo de reação (BAR), uma série de reações neurais e bioquímicas começa a ocorrer em cascata. Desde a perspectiva visual, ocorre uma perda da habilidade de manter foco fixo no objetivo, retirada do foco dos objetos mais próximos (jogadores adversários e bola) e transferida para o infinito. Esse ajuste é resultado de uma mudança do sistema nervoso parassimpático (SNP) para o sistema nervoso simpático (SNS).

O papel do sistema nervoso autônomo (SNA) é preparar o corpo para a ação e a confrontação, elevando a frequência cardíaca e estimulando a distribuição de sangue para os grupos de músculos longos. Isto aumenta a pupila ocular e relaxa o músculo ciliar, obrigando a pessoa a focar uma distância mais longa, provavelmente para obrigá-la a estar preparada para algum tipo de ameaça. Olhar em direção ao infinito faz com que as pessoas processem maior quantidade de objetos ou informações no espaço periférico.

O sistema nervoso parassimpático (SNP) permite que se mantenha um estado mais relaxado e balanceado, desacelerando a frequência cardíaca, diminuindo o tamanho da pupila e acomodando o foco em distâncias mais curtas. O objetivo do SNP é levar a fisiologia neural ao estado normal ou homeostase relativa.

Quando o estado BAR é ativado, juntamente com as mudanças neurais, os sistemas hormonal e bioquímico são ativados concorrentemente pelo hipotálamo. Os componentes químicos são úteis para ajudar a manter a influência da resposta do SNA, seja sinalizando para o corpo ficar alerta, seja revertendo os estímulos para relaxar. Na fase inicial do BAR, a adrenalina é liberada no corpo para que posteriormente possa ativar os outros componentes. O SNA utiliza os mensageiros neurais através da secreção da noradrenalina ou norepinefrina sistematicamente na corrente sanguínea, preparando o corpo para o "combate".

O significado da organização motora foi estudado a fundo como parte do desenvolvimento motor, dos movimentos dos olhos, da percepção visual e das habilidades de visualização. Programas de tratamento da visão desenvolvimental (*developmental vision*) enfatizaram que o aprimoramento de habilidades motoras, organização e consciência facilita o desenvolvimento de melhores funções visuais.[37]

O sistema humano da visão é capaz de responder, localizar objetos dentro do campo visual total (cerca de 50 graus para cada olho, 60 graus em direção ao nariz, 70 graus para baixo e 90 graus desde um ponto central medido desde o ponto de fixação). Portanto, com o grau adequado de atenção, habilidade e prática, um atleta pode ver imagens dentro do campo de consciência de sua visão periférica enquanto, simultaneamente, mantém uma clara visão do que ocorre à sua frente.

Assim, o treino visual é extremamente importante para o desenvolvimento da atenção, da concentração e de habilidades técnicas, contribuindo para o desenvolvimento motor, conforme mencionado.[37] Em muitas situações, as lesões não permitem que o atleta realize atividades físicas, porém o treino mental associado ao treino da visão pode fazer que o atleta continue melhorando suas habilidades para quando estiver fisicamente pronto para retornar à ativa. Dar continuidade a qualquer tipo de atividade que promova a melhora atlética faz com o que a percepção da lesão se transforme num processo de aquisição de novas habilidades e acabe ajudando na motivação do trabalho de recuperação.

Existem alguns sistemas que utilizam a tecnologia 3D para o treino visual. Estudos indicam que o uso desse tipo de tecnologia contribui para a melhora da atenção, da concentração e da visão periférica, além de permitir a transferência de todo o aprendizado para a atividade física.[35]

TREINO DA AUTORREGULAÇÃO NO ESPORTE

Desde a década de 1960, o *biofeedback* é um das técnicas mais utilizadas no treino da autorregulação, no controle voluntário de funções fisiológicas das quais normalmente não temos consciência. Esse treino é realizado com equipamentos específicos que medem com precisão e em tempo real as funções fisiológicas que estão sendo avaliadas. O equipamento é conectado ao paciente através de sensores, que medem a frequência cardíaca (HRV), a temperatura, a condução elétrica da pele (eletrodérmica – EDA), a respiração (RESP), a tensão muscular ou eletromiografia (EMG) e algumas funções neurológicas ou eletroencefalográfica (EEG). Depois fornece um *feedback*, de forma visual ou sonora, dos valores que estão sendo medidos instantaneamente. Alguns equipamentos possibilitam a medição do tempo de reação (TR), cuja proposta é avaliar a percepção visual e a coordenação das mãos ou dos pés após um estímulo. O objetivo do uso dessa técnica é, por meio de equipamentos e de forma estável e controlada, treinar as funções fisiológicas e neurais para uma melhora na qualidade de vida e alcançar um melhor rendimento.

Ter a consciência do corpo é um processo de autoconhecimento e é um processo psicológico que também pode ser usado como um instrumento terapêutico na terapia cognitivo-comportamental. O *biofeedback* e o *neurofeedback* são ferramentas muito utilizadas em várias áreas da medicina e da psicologia. Segue abaixo uma lista das aplicabilidades:

A) Manifestações de estresse, estafa e síndrome de fadiga crônica.
B) Quadros ansiosos, fobias, medos.
C) Depressão.
D) Distúrbios de aprendizagem, em especial os causados por déficit de atenção com ou sem hiperatividade (ADD/ADHD).
E) Alcoolismo e dependência de drogas.
F) Enxaqueca e dores de cabeça tensionais;
G) Dores crônicas lombares, na nuca e nos ombros.
H) Problemas musculares, como torcicolo, bruxismo (TMJ), LER (lesão por esforço repetido).
I) Reabilitação neuromuscular, concussão cerebral.
J) Insônia.

As técnicas de *biofeedback* ajudam o paciente a ajustar a percepção de como está se sentindo psicologicamente com os resultados demonstrados visualmente ou sonoramente nos equipamentos.

TÉCNICAS PARA ADMINISTRAR O ESTRESSE

Coping ou estilo de confrontação

Coping significa confrontar o problema, distanciando-se dele e aceitando sua responsabilidade. A forma de confrontar as situações potencialmente estressantes pode determinar, em parte, a intensidade e o impacto da resposta ao estresse.[28]

Estilo de vida

Um dos fatores que afetam o índice de lesões está relacionado com o estilo de vida que os atletas levam. Considera-se estilo de vida o tipo de atividade que é realizada fora da prática esportiva, a quantidade de horas de sono diária, a alimentação adotada, o consumo de substâncias não recomendadas para o esporte de alto rendimento (álcool e drogas) e a prática de atividades que podem levar a lesões (esportes radicais). Estudos comprovam o reconhecimento do estilo de vida na ocorrência de lesões.[38]

Visualização ou imaginação

Esta técnica pode ser aplicada em diversos contextos e aspectos da vida com o propósito de melhorar habilidades, administrar emoções, trabalhar a atenção e o foco, aumentar a autoconfiança, gerir o estresse e facilitar a recuperação da lesão ou o treinamento intenso. A habilidade de imaginação é tão importante quanto a estrutura do plano de intervenção. A técnica exige prática e um protocolo de aplicação que melhora sua eficiência.[39]

Sugestões para evitar o estresse

1. Aprender técnicas ou rotinas de relaxamento.
2. Procurar afastar-se de situações que geram conflito ou são angustiantes.
3. Evitar levar para casa problemas relacionados com o trabalho.
4. Administrar o tempo de forma equilibrada: trabalho, lazer e família.
5. Estabelecer intervalos de descanso ou lazer quando houver sobrecarga de trabalho/atividades.
6. Escutar música, criar os próprios ritmos, "pensar na vida", dançar.
7. Procurar transformar os problemas em desafios e oportunidades para aprender algo novo.
8. "Quebrar paradigmas", não criar expectativas em relação a algo ou a alguém, porque toda expectativa é um "contrato" com a frustração. Expectativas, em geral, são planos em que não é considerada a vontade dos outros; e no fundo todos são livres para fazer o que quiserem (e arcar com as consequências ou com o bônus disso).

AVALIANDO ALGUNS ASPECTOS PSICOLÓGICOS DO RENDIMENTO DOS ATLETAS

Entrevista inicial

Entrevista inicial realizada com o intuito de identificar variáveis que possam ter influenciado as situações prévias à lesão esportiva, identificando situações potenciais que tenham sido ou sejam fonte de estresse para o atleta. A investigação desse tipo de variável tem como foco a prevenção de lesões e a identificação de padrões de *coping* do atleta, assim como detectar fontes de estresse.[40] Esse tipo de entrevista conduz o atleta a realizar uma autoavaliação e também aumenta a possibilidade de *insights* de consciência durante a avaliação do tipo de lesão e dos possíveis fatores causadores de estresse (Anexo I, o modelo de entrevista utilizado no CETE).[41]

Testes psicológicos utilizados para avaliação

Estresse e recuperação

RESTQ-S

Um dos instrumentos correntemente utilizados para avaliar esses indicadores psicológicos é o Questionário de Estresse e Recuperação para Atletas (RESTQ-Sport), cujo objetivo é medir o estado de estresse/recuperação dos atletas, avaliando a percepção dos indivíduos se estão fisicamente ou mentalmente estressados. O RESTQ-Sport foi desenvolvido para avaliar dois campos: o estresse e a recuperação. O processo de avaliação da recuperação envolve a análise de comportamentos que afetam as necessidades psicológicas, comportamentais, sociais, fisiológicas e ambientais posteriormente a uma carga de treino.[42] É composto de 77 itens, sendo um deles introdutório, por isso não é considerado ao compor os fatores avaliados. No total são 19 escalas, divididas em 12 escalas gerais e 7 escalas específicas que avaliam a recuperação no esporte (escalas 8, 9, 10, 11, 12, 16, 17, 18 e 19). Nas escalas gerais são analisados os fatores: **sucesso** (S), que se refere ao prazer obtido na atividade, à ocorrência de ideias e à realização; **recuperação social** (RS), que avalia a qualidade dos contatos sociais (prazerosos) e as mudanças combinadas com o relaxamento e a diversão; **recuperação física** (RF), que analisa a recuperação no âmbito fisiológico e físico; **bem-estar geral** (BEG), que avalia a ocorrência de bom humor, o relaxamento geral e o estado de contentamento geral; e **qualidade do sono** (QS), que analisa se existem interrupções no sono ou insônia.

A parte específica do esporte é avaliada pelas escalas: **estar em forma** (EF), que mede a percepção subjetiva do nível de desempenho e a vitalidade do indivíduo; *aceitação pessoal* (AP), que avalia a apreciação e a empatia com os companheiros de equipe e a realização dos objetivos pessoais na atividade; **autoeficácia** (AE), que faz uma autoavaliação do nível de expectativa e competência sobre o rendimento esportivo; e **autorregulação** (AR), que analisa a qualidade do treino das habilidades psicológicas durante a preparação para as competições.

Ansiedade

CSAI-2

O Inventário de Estado de Ansiedade Competitiva-2 (*Competitive State Anxiety Inventory-2*, CSAI-2) foi desenvolvido por Martens, Burton *et al.* para avaliar os aspectos cognitivos, somáticos e a autoconfiança em ambientes competitivos.[43] O CSAI-2 é constituído de 27 itens, com respostas classificadas numa escala de Likert de 4 pontos, entre 1 (nada) e 4 (muito). Cada uma das três escalas consiste em nove itens, sendo o valor de cada escala calculado pela soma dos itens. Os valores de cada escala variam de um mínimo de 9 a um máximo de 36.

Estados de ânimo – POMS

Os questionários de estado de ânimo têm a capacidade de prever o rendimento esportivo e, por isso, têm sido usados na identificação prévia de problemas, no monitoramento da carga de treinamento, na reabilitação, no sobretreinamento, na climatização, nas respostas emocionais à lesão, entre outras possibilidades, como monitoramento da reabilitação de pacientes cardíacos, de riscos de distúrbios de humor em pilotos de avião e na avaliação do risco de suicídio infantil. Determinados esportes não mostraram diferenças significativas. Alguns dos resultados encontrados nos estudos sobre estados de ânimo identificaram que atletas com sintomas depressivos tiveram aumento de raiva, aumento de tensão, fadiga, confusão mental e redução de vigor, causando a redução do rendimento.[44]

O POMS foi desenvolvido por Mcnair, Lorr *et al.*[45] e seu objetivo é a avaliação dos estados de humor. Ele é composto por seis dimensões (vigor, raiva, confusão, depressão, fadiga e tensão), que são constituídas de 65 itens, avaliados numa escala de zero (nada) a 4 (extremamente). A organização dos resultados obtidos em cada dimensão resulta em um gráfico, que possibilita a avaliação do perfil do humor do atleta.

■ ATIVIDADE FÍSICA X ESTRESSE X *BURNOUT* X DEPRESSÃO

Já é senso comum que a atividade física faz bem para a saúde física e mental-psicológica, comprovadamente ajudando na redução da sensação de estresse, *burnout* (exaustão emocional e amotivação) e depressão e, ao mesmo tempo, melhorando a saúde física, favorecendo a qualidade do sono e reduzindo a comorbidade e o aparecimento de vários distúrbios simultâneos de duas ou mais doenças etimologicamente relacionadas. Em estudos sobre estresse em adultos, jovens adultos e adolescentes, a atividade física, quando combinada com um bom sono e com a percepção de um bom estado físico, pode ser fator de resiliência contra os estresses ocupacional e geral. Ainda foi identificado que, quanto maior a quantidade de atividade física, menores os sintomas de estresse.[46,47]

O alto rendimento prévio aos Jogos Olímpicos implica um aumento significativo na carga de treinamento, viagens, competições e também pressão psicológica para a vitória. Todos esses fatores combinados com o estresse da Olimpíada deixam os atletas completamente exaustos quando chega a hora da competição, pois estão fisicamente esgotados, mentalmente fatigados e algumas vezes lesionados. O papel do médico e do psicólogo é elaborar um sistema de monitoramento para avaliar os sinais do excesso de treinamento, o que pode se dar por meio de exames de sangue diários ou questionários psicológicos, sempre analisando as mudanças fisiológicas e psicológicas/mentais/comportamentais para identificar o nível de estresse. Atletas sem experiência em Jogos Olímpicos registraram alto nível de estresse.[48]

Em árbitros de elite, o estilo de afrontamento foi determinante na forma de lidar com os níveis de estresse. A maneira de lidar com estresse foi receber uma orientação para a solução do problema.[49]

Os resultados da pesquisa com árbitros paulistas, utilizando o questionário RESTQ-S, indicam que as lesões estão significativa e positivamente correlacionadas com estresse geral, estresse social, fadiga, *burnout*; e negativamente correlacionadas com qualidade do sono, sucesso e autorregulação, reforçando as relações entre os conceitos teóricos.[50]

■ O ATLETA SOFREU UMA LESÃO, E AGORA?

Quais as consequências da lesão para o atleta? O profissional da saúde deve entender e ajudar o atleta a reconhecer os fatores estressantes.

Fatores de personalidade que podem influenciar na recuperação do atleta: robustez, *locus* de controle, senso de coerência, ansiedade-traço competitiva e motivação intrínseca.[51,52] Outros fatores que podem influir:

- *História do estressor*: como é percebido o estressor.
- *Lesão anterior*: preocupação com a recorrência de uma lesão.
- *Apoio social*: pessoas que o apoiam, capacitação, família, amigos, religião etc.
- *Técnicas de gestão de estresse*: conhecimento de técnicas.
- *Medicação*: contra o estresse e consequências psicológicas com o potencial de reduzir os recursos de enfrentamento do atleta.
- *Intervenções psicológicas*: modificar a avaliação cognitiva de eventos potencialmente estressantes, resposta ao estresse, avaliação cognitiva para repensar como enfrentar uma situação estressante.
- *Resposta psicológica de lesões e reabilitação*: fatores associados à resposta psicológica de um atleta a lesões e reabilitação *follow-up* após a ocorrência da lesão. É composto de avaliação cognitiva, resposta emocional e resposta comportamental.
- *Avaliação cognitiva*: ajuda a programar uma resposta emocional para as lesões. Em geral, existe uma mudança na percepção da autoestima do atleta após uma lesão séria.
- *Respostas emocionais que ocorrem durante o processo*: sentimentos de tensão, raiva e depressão, medo do desconhecido, frustração e tédio por estar parado, aumento de atitudes negativas com a recuperação e o entorno, administração das dores, dificuldade em lidar com situações do dia a dia como consequência da situação.

- *Adesão à reabilitação de lesões:* a importância da motivação para o processo de recuperação e reabilitação. Os principais fatores que influenciam são os pessoais e os situacionais.
- *Enfrentamento e intervenção:* nem sempre o atleta tem as habilidades de enfrentamento desenvolvidas. Será importante o treino dessas habilidades com intervenções cognitivo-comportamentais, pois ajudam no processo de adesão ao programa.
- *Controle da dor:* saber administrar a dor é uma habilidade muito importante no processo de recuperação. Em geral, o tratamento da lesão esportiva é acompanhado de uma combinação de abordagens farmacológicas e não farmacológicas.

Fatores situacionais relacionados com o comprometimento com o processo de recuperação incluem:

A) Dúvida de procedimentos de tratamento (explicar, explicar e explicar para os atletas os detalhes).
B) Ambiente, entorno do espaço ou clínica de reabilitação.
C) Conveniência dos horários e rotinas do programa de reabilitação.

Como entender as experiências vivenciadas pelos atletas lesionados?

Fatores pessoais que estão envolvidos com a lesão, tempo parado, contratos de publicidade não cumpridos, situação da equipe no campeonato, a falta que ele percebe, sente ou sabe que vai fazer dentro da equipe, o risco de o treinador encontrar um substituto, contrato que está para vencer o processo de recuperação ultrapassará o tempo do contrato...

Foram levantadas sete categorias principais que englobam os componentes essenciais que influenciam a percepção das experiências dos atletas:[53]

1. Aspectos essenciais do esporte.
2. Relações interpessoais.
3. Aspectos circunstanciais.
4. Relação objetiva com o corpo.
5. Tristeza.
6. Mudanças existenciais.
7. Lesões como processo de aprendizagem.

É importante transformar o tempo do atleta que está em processo de recuperação em uma oportunidade para aprender ou treinar habilidades psicológicas, técnicas, táticas e regras do esporte.

Em qualquer situação, deve-se considerar o atleta como um ser integral, um ser único, apesar do papel e da formação de cada um dos profissionais serem específicos, mas aquele atleta que está recebendo o tratamento de vários profissionais é só um.

Mudanças na vida do atleta após uma lesão

As mudanças na vida diária do atleta, após a lesão, são drásticas em todos os aspectos: desportivo, físico e psicossocial.[54] As principais mudanças são:

A) Bem-estar físico:
- Lesão física.
- Dor da lesão.
- Tratamento e reabilitação da lesão.
- Restrição física temporária.
- Mudanças físicas permanentes.

B) Bem-estar emocional:
- Trauma psicológico.
- Depressão.
- Ansiedade.
- Sentimento de perda.
- Ameaça à *performance* no futuro.
- Demandas emocionais do tratamento e da reabilitação.

C) Bem-estar social:
- Perda de importante papel social.
- Separação da família, de amigos e companheiros de time.
- Novos relacionamentos com o departamento médico.
- Necessidade de depender dos outros.

D) Autoconceito:
- Sensação de perda de controle.
- Alteração de autoimagem.
- Ameaça de metas futuras e valores.
- Ameaça de perda da posição na equipe.
- Necessidade de tomar decisões sobre circunstâncias estressantes.

O tema dos aspectos psicológicos da lesão esportiva é muito extenso, estas são apenas noções básicas sobre o assunto.

Retorno para o esporte

Basta estar fisicamente "pronto"?

Retornar ao esporte após uma lesão grave pode ser um processo muito difícil para os atletas de alto rendimento. O retorno ao esporte causa muitos medos e preocupações de como lidar com as adversidades. O principal medo é o medo da "re-lesão" ou de não conseguir render da mesma forma como antes da lesão,[55] consequentemente ocorre uma diminuição da autoconfiança. Outro fator que também cria dificuldades é o sentimento de não pertencer mais à equipe e que foi substituído.[56,57] Nesses casos é muito importante ressaltar os aspectos positivos, como o prazer de estar competindo e colaborando com a equipe. Lembrar sempre do conceito de motivação (SDT), em que o entorno tem uma grande importância, desde o entorno mais próximo, a família até os companheiros de equipe.[58]

Papel do treinador na volta ao esporte

Resultados de estudos com treinadores com foco no estresse revelaram a importância do papel do treinador em ajudar o atleta a transpor os desafios e as demandas associadas ao retorno ao esporte.[59-61]

É reconhecido que atletas que estão "fisicamente prontos" para voltar ao esporte podem não estar "psicologicamente prontos", o que gera uma nova pergunta: "Qual o significado do retorno bem-sucedido?"

Estudos identificaram uma ampla gama de motivos intrínsecos e extrínsecos para a volta ao esporte, assim como várias fontes de estresse, sendo que o maior aprendizado é saber lidar com a adversidade e considerar os aspectos divertidos e positivos de voltar a competir. Nesse estudo foi discutida a importância da definição do que é estar psicologicamente pronto para o retorno ao esporte e aprender melhor os fatores que podem afetar a percepção da melhora do rendimento após o retorno.[62]

REFERÊNCIAS BIBLIOGRÁFICAS

1. Hagger MS et al. Injury representations, coping, emotions, and functional outcomes in athletes with sport-related injuries: a test of self-regulation theory. *J Applied Social Psychology* 2005;35(11):29.
2. Chan DKC, Hagger MS, Podlog L. *Psychological factors in injury prevention and rehabilitation Psychological Perspectives to Understand Sport Injury: prevention, rehabilitation, and return-to-sport*. World Congress of Sport Psychology. Beijing China, 2013.
3. James W. What is an emotion? *Mind* 1884;9:188-205.
4. Carver CS, Scheier ME. Origins and functions of positive and negative affect: a control-process view. *Psychological Review* 1990;97:19-35.
5. Johnston CH. Ribot's theory of the passions. *J Philosophy Psychology Scient Met* 1908;5(8):197-207. Disponível em: <http://www.jstor.org/stable/2011923>
6. James W. The Physical Basis of Emotion. *Psychological Review* 1894;1:516-29.
7. Tooby J, Cosmides L. The past explains the present: emotional adaptations and the structure of ancestral environments. *Ethology Sociobiology* 1990;11:375-424.
8. Lang PJ. The emotion probe: studies of motivation and attention. *Am Psychologist* 1995;50:372-85.
9. Niedenthal PM. Embodying emotion. *Science* 2007;316(5827):1002-05. Disponível em: <http://www.jstor.org/stable/20036277>
10. Pekrun R. The control-value theory of achievement emotions: assumptions, corollaries, and implications for educational research and practice. *Educational Psychology Review* 2006;18(4)315-41. Acesso em: 01 Dez. 2006. Disponível em: <http://dx.doi.org/10.1007/s10648-006-9029-9>
11. Prinz J. Are emotions feelings? *J Consciousness Studies* 2005;12(8-10):16.
12. Sonnemans J, Frijda NH. The structure of subjective emotional intensity. *Cognition & Emotion* 1994;8(4):329-50. Acesso em: 2013/02/13. Disponível em: <http://dx.doi.org/10.1080/02699939408408945>
13. Nichols H. 'The Feelings'. *Philosophical Review* 1895;4(5):506-30. Disponível em: <http://www.jstor.org/stable/2176154>
14. Friedrickson BL. The role of positive emotions in positive psychology. *Am Psychologist* 2001;56(3):218-26.
15. Deci E, Ryan R. The "what" and "why" of goal pursuits: Human needs and the self-determination of behavior. *Psychological Inquiry* 2000;11:227-68.
16. Orlick T. *In pursuit of excellence*. Campaign IL, USA: Human Kinetics, 2008.
17. Weinberg RS, Gould D. *Foundations of sport and exercise psychology*. 5th ed. Champaign, IL: Human Kinetics, 2011. p. 625, xiii.
18. Optimum arousal. Acesso em: 22 Set. 2013. Disponível em: <http://www.hsc.csu.edu.au/pdhpe/core2/focus2/focus2/4021/fac2_2_2_3.htm>
19. Spieberger CD. Theory and research on anxiety. In: *Anxiety and behavior*. New York: Academic, 1966. p. 3-20, cap. 1.
20. Hull C. Principles of behaviour. New York: Appleton-Century-Crofts, 1943.
21. Yerkes RM, Dodson JD. The relation of strength of stimulus to rapidity of habitinformation. *J Comparative Neurol Psychology* 1908;18:459-82.
22. Hanin YL. Emotions in sport: current issues and perspectives. In: *Handbook of sport psychology*: John Wiley & Sons, 2007. p. 31-58.
23. Smith C. Innovative rehabilitation after head injury: examining the use of a creative intervention. *J Social Work Practice* 2007;21(3):297-309. Acesso em: 05 Jun. 2012. Disponível em: <http://dx.doi.org/10.1080/02650530701553591>
24. Selye H. *The stress of life*. New York: McGraw-Hill, 1956.

25. Cannon WB. *The Wisdom of the Body*. New York: W. W. Norton and Company, 1932.
26. Cox T. *Stress*. Basingstoke: Macmillan, 1978.
27. Bernard LE, Krupata E. *Health psychology: biopsychosocial factors in health and illness*. New York: Harcourt Brace College, 1994.
28. Buceta JM. *Psicologia y lesiones deportivas: prevención y recuperación*. Madrid, Spain: Dykinson, 1996. p. 188.
29. Ballone GJ. *Alterações imunológicas no estresse*. Disponível em: <www.psiqweb.med.br:PsiqWeb 2008>
30. Savoia MG. Escalas de eventos vitais e de estratégias de afrontamento (Coping). *Rev Clín Psiquiátrica* 1999;26(2):57-67.
31. Simões AC. Mulher e esporte de competição e de rendimento: as váreas fases do social, do biológico e do psicológico. In: Knijnik ACSJD. (Ed.). *O mundo psicossocial da mulher no esporte: comportamento, gênero, desempenho*. São Paulo, SP: Aleph, 2004.
32. Warren MP, Perlroth NE. Hormones and Sport: the effects of intense exercise on the female reproductive system. *J Endocrinology* 2001;170:3-11. Disponível em: <http://www.endocrinology.org>
33. Vallerand RJ et al. Les passions de l'âme: on obsessive and harmonious passion. *J Personality Social Psychology* 2003;85(4):756-67.
34. Henriques JB, Davidson RJ. Regional brain electrical asymmetries discriminate between previously depressed and healthy control subjects. *J Abnormal Psychology* 1990;99:22-31.
35. Faubert J, Sidebottom L. Perceptual-cognitive training of athletes. *J Clin Sport Psychology* 2012;6:85-102.
36. Godnig EC. *Body alarm and reaction – Sports Vision*. Disponível em: <http://www.advancedvisiontherapycenter.com/services/sports_vision/studies__sports_vision/body_alarm___reaction/2013>
37. Getman GN. *How to develop your child's intelligence*. Wayne, PA: Research, 1962.
38. Zafra AO, Toro EO, Cano LA. Percepción de los futbolistas juveniles e influencia del trabajo psicológico en la relacion entre variables psicológicas y lesiones. *Cuadernos de Psicología del Deporte* 2007;7(2).
39. Morris T. *Issues in imagery research in Sport*. World Congress of Sport Psyhchology. Beijing, China: 2013.
40. Ivarsson A, Johnson U. *Design issues in pre-injury research – A Note on Prediction and Experimental Designs*. World Congress of Sport Psyhcology. Beijing, China: 2013.
41. Podlog L, Newton M. *Psychological factors in injury prevention and rehabilitation measurement and design considerations in psychology of sport injury research*. World Congress in Sport Psychoogy. Beijing, China: 2013a.
42. Kallus KW, Kellmann M. Burnout in athletes and coaches. In: Hanin Y. (Ed.). *Emotions in Sport*. Champaign, IL: Human Kinetics, 2000. p. 209-30.
43. Martens R et al. *Competitive anxiety in sport*. Champaign, IL: Human Kinetics, 1990. p. 117.
44. Terry PC. *Developments in mood profiling and mood regulation for sport and exercise*. World Congress of Sport Psychology. Beijing, China: International Society of Sport Psychology (ISSP) 2013.
45. McNair DM, Lorr M, Droppleman LF. *Manual for the Profile of Mood States*. San Diego, CA: Educational and Industrial Testing Services, 1971.
46. Gerber M, Elliot C. *Physical activity, work-related stress, burnout and depression: emerging relationships*. World Congress of Sport Psychology. Beijing, China: 2013.
47. Gerber M et al. *Physical activity as a resilience resource: protection against burnout, depression and anxiety associated with occupational stress*. World Congress of Sport Psychology. Beijing, China: 2013.
48. Orlick T, Partington J. *Psyched: inner views of winning*. Ottawa, Ontario: Coaching Association of Canada, 1986. Acesso em: 20 Jul. 2013. Disponível em: <http://www.zoneofexcellence.ca/free/psyched.html>
49. Piffarettl M, Goulakos C. *Stress, coping strategies and dropout in refereeing: a qualitative retrospective approach with European officials*. European Congress of Sport Psychology. Madeira Island, Portugal: 2011.
50. Korte G. *Stress in professional soccer referees*. University of Jyvasklya, Finland: Federação Paulista de Futebol, 2012.
51. Heil J. *Psychology of Sport Injuries*. Champaign, IL: Human Kinects, 1993.
52. Pargman D. *Psychological bases of sport injuries*. Morgantown, WV: Fitness Information Technology, 1999. p. 349.
53. Ottonl G. *How to understand the experience lived by injured athletes?* World Congress of Sport Psychology. Beijing, China: 2013.
54. Becker B. Psicologia aplicada às lesões. In: Becker B. (Ed.). *Manual de psicologia do esporte e exercício*. Porto Alegre, RS, Brazil: Nova Prova, 2000. p. 283-95.
55. Crossman J. Psychological rehabilitation from sports injuries. *Sports Medicine* 1997;23:333-39.
56. Podlog L, Eklund RC. A longitudinal investigation of competitive athletes' return to sport following serious injury. *J Applied Sport Psychology* 2006;18(1):44-68. Acesso em: 29 Set. 2013. Disponível em: <http://dx.doi.org/10.1080/10413200500471319>
57. Ermler KL, Thomas CE. Interventions for the alienating effect of injury. *Athletic Training* 1990;25:269-71.
58. Podlog L, Dimmock J, Miller J. A review of return to sport concerns following injury rehabilitation: practitioner strategies for enhancing recovery outcomes. *Phys Ther Sport* 2011;12(1):36-42. Disponível em: <http://linkinghub.elsevier.com/retrieve/pii/S1466853X1000074X?showall=true>
59. Podlog L, Eklund RC. The psychosocial aspects of a return to sport following serious injury: a review of the literature. *Psychol Sport Exerc* 2007;8:535-66.
60. Podlog L, Dionigi R. Psychological need fulfillment among workers in an exercise intervention: a qualitative investigation. *Res Quart Exerc Sport* 2009;80:774-87.
61. Podlog L, Newton M. *Research on the return to sport transition: a reliance on qualitative approaches*. Paper presented at invited symposium, international society for sport psychology (ISSP), Beijing China: July, 2013
62. Wadey R et al. Perceived benefits following sport injury: a qualitative examination of their antecedents and underlying mechanisms. *J Applied Sport Psychol* 2011;23(2):142-58. Acesso em: 29 Set. 2013. Disponível em: <http://dx.doi.org/10.1080/10413200.2010.543119>

INFLUÊNCIA DO MEIO AMBIENTE SOBRE O EXERCÍCIO

Laíra Campêllo ■ Renato F. M. Lotufo[†]

■ INTRODUÇÃO

A prática de atividades físicas ao ar livre cresceu bastante nas duas últimas décadas. A influência das variáveis ambientais sobre o organismo que se exercita tem despertado um grande interesse tanto na comunidade científica, quanto entre os praticantes. O crescimento dos esportes chamados ao ar livre *aumentou ainda mais o interesse para o desenvolvimento de estudos nessa área*, pois a melhora do desempenho atlético nessas modalidades também depende das modificações fisiológicas que o ambiente impõe ao organismo durante o exercício, provocando a necessidade de um conhecimento maior sobre o tipo de ambiente em que essas atividades são praticadas, quais as variáveis ambientais (temperatura, umidade relativa do ar, vento, clima, fauna, flora etc.) que podem interferir nos resultados e como se preparar para enfrentá-las.

■ ALTITUDE

Atividade física em altitudes elevadas tornou-se um assunto de grande importância a partir dos Jogos Olímpicos de 1968 na Cidade do México. A preocupação das equipes em procurarem orientações sobre os efeitos que uma altitude de 2.237 m poderia causar sobre a capacidade de realizar trabalho físico fez com que, a partir desse momento, houvesse um crescimento de pesquisas sobre essa variável ambiental, que até então era enfrentada apenas pelos escaladores e montanhistas.[1-3]

Hoje, constitui um fato bem estabelecido que, em altitudes superiores a 1.524 m, a capacidade de realizar trabalho físico é afetada. Embora mais de 40 milhões de pessoas vivam, trabalhem e divirtam-se em elevações de 3.048 a 5.486 m em relação ao nível do mar, a exposição prolongada de uma pessoa não aclimatada a essas altitudes pode causar morte por hipóxia, mesmo quando a pessoa permanece inativa.

Isso significa que pelo fato de os efeitos de altitudes inferiores a 1.524 m não serem grandes, do ponto de vista prático teremos que nos preocupar principalmente com os efeitos de altitudes superiores a 1.500 m sobre as competições atléticas.[1,4,5]

Fisiologia da aclimatação

O desafio consiste em suportar uma menor pressão parcial de oxigênio do ambiente.

Quando subimos, a pressão barométrica diminui à medida que o peso da atmosfera se torna menor, consequentemente a densidade do ar diminui progressivamente. O percentual de oxigênio continua sendo o mesmo de 20,93%, porém, o número de moléculas por unidade de volume diminui.[5,6]

É essa redução na PO_2 (e a consequente hipóxia arterial) que desencadeia os ajustes fisiológicos imediatos à altitude, assim como o processo de aclimatação a longo prazo.[7]

Aclimatização

Pode ser definida como o conjunto de respostas adaptativas que aprimoram a tolerância à hipóxia da altitude. Aparentemente, a hipóxia estimula os mecanismos da aclimatação, sendo cada ajuste a uma altitude mais elevada progressivo; a aclimatação plena demanda tempo.[8] Dependendo da altitude e do tempo de exposição, entre as importantes alterações fisiológicas que ocorrem durante esse processo, temos:

1. Respostas imediatas:
   A) Maior ventilação pulmonar (hiperventilação). É a resposta mais importante e mais nítida, ocorre dentro de poucas horas após a chegada e fica mais evidente nos primeiros dias, podendo continuar elevada por um ano ou mais durante uma permanência na altitude.

   Existem receptores especiais sensíveis a uma pressão de oxigênio menor, localizados na croça da aorta e ramificações da carótida no pescoço. Qualquer diminuição importante na PO_2 arterial estimula esses quimiorreceptores; isto modifica a atividade inspiratória, aumentando a ventilação alveolar, o que induz a concentração do oxigênio alveolar a se aproximar do nível existente no ar ambiente. Quanto maior a ventilação, maior será a semelhança entre o ar alveolar e o ar ambiente, facilitando a captação de oxigênio nos pulmões e proporcionando a primeira linha de defesa contra o estresse imposto pela redução na PO_2 ambiente.[7,8]

   O resultado mais importante da hiperventilação é o aumento da PO_2 alveolar, que garante uma maior saturação da hemoglobina (Hb) com oxigênio. Com isso são eliminadas quantidades de CO_2 suficientes para reduzir tanto a PO_2 alveolar, quanto a concentração de H^+ (aumento do pH).

   B) Resposta cardiovascular. A frequência cardíaca e o débito cardíaco submáximos podem aumentar 50% acima dos valores no nível do mar, nos estágios iniciais da adaptação à altitude, enquanto o volume de ejeção fica basicamente inalterado. Esse aumento no débito cardíaco submáximo, à custa de uma FC mais elevada, compensa parcialmente a redução do oxigênio no sangue arterial. O efeito da altitude sobre o metabolismo aeróbio foi observado durante o exercício máximo, quando o VO_2 máximo sofria uma redução em relação aos valores no nível do mar. Com intensidade máxima, os ajustes circulatórios e ventilatórios não conseguem compensar a menor taxa de oxigênio do sangue arterial.[8-10]

C) Aumento no número de hemácias e maior concentração de hemoglobina. Dentro de 24 a 48 horas aumentam o hematócrito e a concentração de hemoglobina, em virtude da redução no volume plasmático consequente à desidratação ocasionada pela altitude. Nas primeiras horas de hipóxia, aumenta a concentração de eritropoietina, que é liberada pelos rins e outros tecidos após a subida para uma grande altitude e que atinge o máximo dentro de aproximadamente 48 horas. Na altitude, os níveis de eritropoietina permanecem elevados somente durante 7 a 8 dias, apesar da exposição continuada. Nas semanas seguintes, a produção de hemácias na medula dos ossos longos aumenta consideravelmente e continua elevada durante a permanência na altitude.

Podem ser necessários 1 a 2 anos de exposição continuada à altitude para que os nativos de um lugar no nível do mar adquiram a mesma massa de eritrócitos que os nativos de altitude elevada.[8-10]

2. Respostas a longo prazo:

A) Manutenção do equilíbrio acidobásico. A perda de dióxido de carbono pelos líquidos orgânicos nos meios ambientes hipóxicos causa um desequilíbrio eletrolítico fisiológico.

Uma redução no CO_2, como costuma acontecer na hiperventilação, causa elevação do pH, e o sangue torna-se mais alcalino. Esse controle da alcalose respiratória é efetuado pelos rins, que excretam bases (HCO_3) através dos túbulos renais. Essa eliminação de bicarbonato pela urina funciona como mecanismo de compensação, levando o pH até os níveis normais. Esse ajuste fisiológico leva vários dias. Embora esse mecanismo por si só não sirva para acelerar a disponibilidade do oxigênio, sua principal função consiste em manter o pH sanguíneo em valores próximos aos da normalidade.[8,9]

O estabelecimento do equilíbrio acidobásico processa-se à custa de uma perda na reserva alcalina. Apesar de as vias do metabolismo anaeróbio não serem afetadas na altitude, a capacidade de tamponamento sanguíneo para ácido diminui progressivamente, e o limite crítico para acúmulo de metabólitos ácidos é reduzido. No exercício máximo, uma diminuição geral na concentração máxima de lactato torna-se evidente em altitudes superiores a 4.000 m.

B) Adaptações teciduais. Essas alterações incluem:
- Maiores capilarizações muscular e tecidual com a função de facilitar a difusão do oxigênio entre o sangue e os tecidos.
- Maior concentração de hemoglobina e um aumento de até 16% na mioglobina, observado em biópsia muscular de seres humanos que viviam em grande altitude.
- Aumento na densidade mitocôndrica e na concentração das enzimas que aceleram a capacidade oxidativa.

Essas adaptações celulares são mais demoradas e ocorrem de maneira mais exuberante nas pessoas que residem há mais tempo em regiões de grande altitude. Sua função é aumentar as reservas de oxigênio nos músculos, o que facilitaria o fornecimento e a utilização intracelular de oxigênio em uma PO_2 tecidual mais baixa.[10,11]

Período necessário para aclimatação

O tempo em geral depende da altitude. Do ponto de vista prático e como orientação básica, são necessárias em torno de duas semanas para se adaptar à altitude de até 2.300 m. Acima dessa altitude, para cada 610 m de ascensão, será necessária mais uma semana para adaptação plena, até uma altitude de 4.572 m.

Os benefícios fisiológicos adquiridos no período de aclimatação podem ser perdidos entre 2 e 3 semanas após a descida para o nível do mar.[8]

■ ALTERAÇÕES CLÍNICAS DA ALTITUDE

Mal agudo das montanhas

A maioria das pessoas que ascendem acima de 1.500 m provavelmente experimentarão este tipo de alteração. Geralmente o indivíduo leva de 6 a 96 horas entre a chegada e o aparecimento dos primeiros sintomas e sinais que são: cefaleia, insônia, dispneia, perda de apetite, fadiga, perda de peso, fraqueza, taquicardia, taquipneia, distúrbios da marcha, confusão mental e edema. Deve-se manter o corpo bem hidratado e evitar esforço físico para que a sintomatologia não seja exuberante. Se o quadro clínico acima estiver presente, devem-se seguir os mesmos cuidados, a fim de que haja resolução, em no máximo 72 horas.[12,13]

Mal crônico das montanhas

Também conhecido como doença dos monges; caracterizada pela persistência da policitemia, hipertensão pulmonar e consequente deterioração mental. A descida para altitudes menores assegura a recuperação.[12-14]

Edema pulmonar da altitude

É o mais severo transtorno que pode ocorrer com a exposição à altitude; e trata-se de uma forma não cardíaca de edema pulmonar. Embora os sintomas possam variar quanto à extensidade, isto certamente representa uma forma dramática de doença da altitude. O sintoma associado mais comum a edema pulmonar é a respiração curta e o aumento do impulso respiratório; ocorre tosse irritativa e algumas vezes hemoptise. Alguns atletas ou indivíduos que suspeitam estar desenvolvendo esse quadro clínico devem retornar para uma altitude menor o mais rapidamente e, como segurança, aplicar oxigênio assim que possível. Quem experimentou edema pulmonar agudo deve ser completamente reavaliado antes de retornar para grandes altitudes.[15-18]

Edema cerebral da altitude

Embora incomum, essa alteração representa a mais séria e perigosa forma de doença da altitude. Pode ser relatado em pequenas altitudes, como 2.438 m, mas é usualmente considerado raro abaixo de 3.650 m. A relação entre o aparecimento de edema pulmonar e edema cerebral permanece incerta. Indivíduos que desenvolveram edema cerebral tiveram todos os transtornos da altitude, inicialmente presentes com os sinais e sintomas do Mal Agudo das Montanhas. Entretanto, o indivíduo com edema cerebral pode experimentar aumento da severidade da cefaleia, que pode ser seguida por confusão mental, esquecimento, instabilidade emocional, alucinações, ataxia. As alterações da consciência podem progredir para o estupor, coma e até o óbito.[18]

O aumento da pressão e do edema cerebral resulta em bradicardia sobre a avaliação inicial desses pacientes. A progressão do edema também leva a prejuízo do julgamento e da coordenação motora. Além disso, esse edema leva a sinais oculares, como borramento da visão, papiledema e pode ocorrer hemorragia vítrea e retiniana. Assim como no edema pulmonar, nos casos de edema cerebral, as vítimas devem ser removidas para uma altitude menor em segurança o mais rapidamente possível.[19]

Outras preocupações

- Hemorragia retiniana: comum acima de 5.000 m, usualmente assintomática, resolve-se sem tratamento.
- Edemas da face e da pele.

- Problemas circulatórios: tromboflebites e embolismo são incomuns, porém sérios, quando ocorrem.
- Crise de Sickle Cell: também chamada de siclemia, falcemia ou anemia falciforme. Quando o eritrócito portador da hemoglobina S é submetido à baixa tensão de oxigênio e/ou alteração do pH, a hemoglobina anormal se "cristaliza" dentro deste, provocando deformações características, em que a célula se torna rígida, perde sua elasticidade, adquirindo a forma de foice, provocando obstrução e, consequentemente, isquemias e infartos nos diversos tecidos e órgãos do organismo. Estas crises podem-se desenvolver até em altitudes moderadas.[19,20]
- Luz ultravioleta: embora não considerada como doença da altitude, é importante lembrar que, em grandes altitudes, a temperatura ambiente é mais baixa e a exposição à luz ultravioleta é alta. O indivíduo que irá competir ou treinar nessas condições não se deve esquecer de proteger a pele com bloqueador solar adequado, como também os olhos com óculos especiais, para não prejudicar a córnea nem a retina.[18-20]

Preparação e prevenção

Embora não seja garantia específica de prevenção para algum tipo de doença, diretrizes severas foram sugeridas pela literatura pesquisada para as pessoas que vão competir ou apenas participar de atividades de lazer em grandes altitudes.

Para maximizar o desempenho na altitude, sempre que possível, deve-se empregar o tempo necessário para a aclimatação. Nas competições em altitude, a maioria das vantagens da aclimatação a curto prazo é obtida após 2 ou 3 semanas, que permite uma aclimatação máxima, ao mesmo tempo que reduz o destreinamento que pode ocorrer durante o treinamento na altitude. A maioria dos autores acredita que, quando não há tempo hábil para a aclimatação, o melhor é competir logo após a chegada ao local. No entanto, essa hipótese não foi testada com rigor.[12,13,19]

Por causa da perda aguda de volume plasmático e insensibilidade à perda de água na altitude, é recomendado e muito necessário beber grande quantidade de água ou de um fluido de reposição. Estudos revelam que refeição rica em carboidrato tem boa aceitação na altitude por ser de fácil digestão e promover uma fonte de alta energia. Bebidas alcoólicas devem ser evitadas, porque contribuem para a desidratação.[12,13]

As reservas de ferro assumem um papel crítico na capacidade de responder ao treinamento na altitude. Em uma série de estudos envolvendo o treinamento de corredores competitivos de distância em altitude, 12 de 41 (sete mulheres e cinco homens) apresentavam baixas reservas de ferro, determinadas pelo baixo nível de ferritina. Os atletas com baixos níveis de ferritina, antes da exposição à altitude (homens e mulheres), não conseguiram aumentar o volume da massa de eritrócitos, nem do VO_2máx. Como o ferro é uma metade crítica da mioglobina e dos citocromos mitocondriais, a deficiência desse compromete não apenas a capacidade de transporte do oxigênio, como também inibe a extração do oxigênio e reduz o VO_2máx. e o desempenho, mesmo em atletas não anêmicos. Portanto, é preciso normalizar as reservas de ferro antes de iniciar um período de treinamento na altitude.[10,14,15,20]

Tratamento

As estratégias de tratamento para as alterações clínicas provocadas pela altitude incluem basicamente a descida, repouso, analgesia para a cefaleia, manutenção à hidratação, minimização do uso de álcool e ingestão de sedativos à noite; alguns autores recomendam o uso de acetazolamida.

A acetazolamida é um inibidor da anidrase carbônica, que resulta em um aumento na excreção renal de bicarbonato, produzindo acidose metabólica. Isto estimula os quimiorreceptores medulares, levando à hiperventilação.[21]

O tratamento preconizado para o edema pulmonar provocado pela altitude deve ser agressivo, com descida rápida, oxigênio e possibilidade do uso intravenoso de furosemida ou outro diurético.

Para o edema cerebral preconizam-se a rápida descida, oxigênio, aplicação intravenosa de glicocorticosteroides e o uso de furosemida ou outro diurético.

É obrigatório iniciar o tratamento com a descida para uma altitude menor assim que se manifestarem os sintomas iniciais, para minimizar seus efeitos e não ocorrer o que se chama de "espere e veja", a fim de não expor o paciente a riscos desnecessários.

Nos casos de pacientes com deficiência prévia de ferro, aconselham-se altas doses de ferro oral (200-250 mg de ferro elementar/dia em doses fracionadas), em geral mais bem toleradas em preparações líquidas pediátricas (Feosol, 1 a 2 colheres de sopa 3 vezes ao dia).

Nos atletas ou pacientes com história de anemia falciforme, já mencionamos que aumentam os riscos de se desencadear uma crise por causa da hipóxia da altitude. Isto não é comum nas altitudes onde costumam acontecer os Jogos Olímpicos; porém, não é incomum durante o treinamento de alguns esportes em grandes elevações.[20-23]

■ FRIO

Atividades físicas em baixas temperaturas podem ser divididas em dois tipos: eventos esportivos e experiências em ambientes ermos, cada um com características e interações próprias entre o meio ambiente e o participante. Vários fatores contribuem para as características peculiares, como: 1) tempo de exposição; 2) acesso aos abrigos; 3) vestuário adequado; 4) intensidade e duração do exercício. Em marchas longas em ambientes ermos, montanhismo, excursões com fardos pesados, pode-se aumentar a possibilidade de lesões induzidas pelo frio ou até mesmo o óbito por exposição excessiva.[24,25]

Respostas ao frio

O corpo humano possui uma capacidade muito menor de adaptação a uma exposição prolongada ao frio que ao calor.

É possível, de uma maneira geral, ocorrer alguma adaptação ao frio após uma exposição regular e prolongada. Como resultado, a perda de calor não é compensada por uma produção maior de calor, e os indivíduos passam a realizar a regulação corpórea para uma temperatura retal menor em resposta ao frio.

Inúmeras respostas fisiológicas e comportamentais podem ser evidenciadas em um indivíduo em repouso exposto ao frio. As respostas fisiológicas incluem: vasoconstrição periférica; termogênese sem calafrio, com uma estimulação simpática ou uma maior circulação de hormônios suprarrenais que irão desencadear maior atividade metabólica no musculoesquelético; calafrios, que envolvem contrações musculares sincrônicas não controladas e piloereção.[25,26]

As respostas comportamentais incluem o uso de vestuário apropriado, a procura por abrigos e alteração do nível de atividade com o objetivo de gerar calor; ou seja, tenta-se evitar o frio sempre que possível.

A resposta vasomotora inicial para a exposição ao frio é uma vasoconstrição periférica, em que o fluxo sanguíneo é desviado para longe da superfície cutânea. Se a temperatura da pele alcançar cerca de 3 a 4°C, ocorrerá bruscamente vasodilatação periférica. A pele fica avermelhada e passa a prevalecer a sensação de calor. Isso constitui uma tentativa de aquecer a superfície cutânea e, em verdade, é bem-sucedida. A temperatura cutânea subirá para 11 ou 12°C por um certo período de tempo e, a seguir, volta a ocorrer vasoconstrição. A exposição contínua provoca uma alternância constante entre vasodilatação e vasoconstrição.[25]

Algumas adaptações periféricas também refletem uma forma de aclimatação com uma exposição local intensa ao frio. Essa exposição repetida leva a um aumento do fluxo sanguíneo através dessas áreas, quando submetidas ao frio. Embora essa adaptação local possa acarretar perda de calor a partir da periferia, representa, na verdade, uma forma de autodefesa, pois uma circulação vigorosa nas áreas expostas ajuda a prevenir qualquer dano tecidual provocado pela hipotermia.

Acredita-se que uma melhor aptidão, refletida por uma alta capacidade aeróbia, possa aprimorar a defesa termorreguladora do indivíduo contra o estresse induzido pelo frio, manifestando-se como uma resposta mais precoce ou mais sensível à exposição a baixas temperaturas.[25,26]

Índice de esfriamento pelo vento

A ameaça mais imediata à exposição ao frio é a influência do vento sobre a velocidade do resfriamento da superfície corporal. A perda de calor corporal é representada em calorias por metro quadrado de área superficial corporal por hora (kcal/m^2/h). Representa nada mais que a capacidade de esfriamento seco por convecção da atmosfera.

Os efeitos da velocidade do vento sobre a pele descoberta para diferentes temperaturas e velocidades são representados em uma leitura onde 1,1°C corresponde a –18°C, quando a velocidade do vento for de 25 milhas por hora, e uma leitura de 12°C equivale a –34°C, se mantida a mesma velocidade. Se uma pessoa se exercita contra o vento, o índice de esfriamento aumenta em relação direta com a velocidade da pessoa que está se exercitando.

Por exemplo, correr a uma velocidade de 8 km/h com um vento contrário de 12 km/h equivale a uma velocidade do vento de 20 km/h; no entanto, ao correr na mesma velocidade com um vento favorável de 12 km/h, cria-se uma velocidade relativa do vento de apenas 4 km/h.[25,27]

Lesões induzidas pelo frio

Em virtude do aumento do interesse por atividades de inverno ao ar livre, como patinação, esqui, montanhismo etc., existe uma maior preocupação quanto às lesões produzidas por uma exposição excessiva a baixas temperaturas.[28] As lesões mais frequentes são:

Geladura ou enregelamento

É a destruição do tecido por congelamento das células. A lesão é causada pela ruptura da parede celular pelos cristais de gelo formados a partir do fluido intra e extracelular.

Em virtude da acentuada vasoconstrição periférica observada na exposição ao frio intenso, a temperatura da pele e das extremidades pode cair e alcançar níveis perigosos. É necessária uma temperatura local abaixo de 0°C e uma temperatura ambiente abaixo de –25°C para congelar as áreas expostas, como pavilhões auriculares, dedos e pele facial. Os artelhos podem sofrer enregelamento, se sua proteção for ineficiente.

Os primeiros sinais de alerta incluem formigamento e dormência em dedos de pés e mãos, ou sensação de queimação no nariz, orelhas ou pele facial, que pode estar com coloração amarelada ou azulada, e aspecto de "cera". Se esses sinais não forem levados em conta, pode haver dano tecidual e, em casos extremos, o dano pode ser irreversível, devendo o tecido ser removido cirurgicamente.[29]

Geralmente há uma exposição prolongada e inesperada ao frio intenso sem proteção apropriada, e a velocidade da perda de calor através da pele e o tempo de exposição são elementos-chave para ocorrência tanto do enregelamento como da hipotermia.

As áreas do corpo mais comumente envolvidas nesse tipo de lesão são: polpas digitais, lóbulos, ponta do nariz, dedos dos pés e pele exposta.

Podem ser classificadas em vários estágios com base no grau das lesões. 1° Grau: está geralmente associada à dor local, desconforto, torpor, vermelhidão ou edema da área afetada; 2° Grau: todos os sintomas previamente mencionados juntamente com o desenvolvimento de sérias bolhas superficiais; 3° Grau: congelamento, levando à formação de bolhas profundas de natureza hemosssérica; 4° Grau: congelamento envolvendo tecidos mais profundos, incluindo ossos, e a possibilidade de "mumificação" tecidual como resultado de exposição ao frio extremo, levando à necessidade de amputações.[29,30]

Hipotermia

Ao contrário das lesões previamente descritas, a hipotermia é uma lesão de caráter sistêmico e ocorrerá quando a temperatura corporal cair para menos que 35°C. É causa de 500 a 700 mortes por ano nos Estados Unidos.

A hipotermia tem sido classificada em leve, moderada ou severa e, entre estas, como aguda, subaguda ou crônica. Embora os autores não tenham uma opinião única quanto aos critérios de temperatura para classificar hipotermia, a classificação relacionada a seguir sintetiza a opinião da maioria.[31,32]

- *Leve:* temperatura retal maior que 33°C e menor que 35°C. Os sintomas são: dedos e artelhos gelados, tremores, muito frio, fome, letargia, confusão mental e dificuldades motoras. Os sinais mais frequentes são: aumento das frequências cardíaca e respiratória, urgência urinária, fala incompreensível, ataxia e reflexos diminuídos. É a mais comum de todas as fases e precisa ser reconhecida a tempo, porque há a possibilidade de agravamento do quadro clínico.
- *Moderada:* temperatura retal maior que 30°C e menor que 33°C. Os sinais mais frequentes são: semiconsciência, ações confusas, comportamento irracional, nervosismo extremo, irritabilidade, depressão, julgamento pobre, perda de memória, desorientação, coordenação pobre, rigidez muscular, fala confusa e diminuição e/ou pulso irregular. É preciso reconhecer os sintomas e tratar imediatamente. Se houver alteração mental, o paciente não deve ser alimentado por via oral com fluidos ou alimentos sólidos, o que pode ocasionar risco de aspiração.
- *Severa:* temperatura retal menor que 30°C. Os sinais são: perda da consciência, pupilas dilatadas, diminuição da frequência respiratória, batimentos cardíacos fracos ou indetectáveis; há perigo de desenvolvimento de edema pulmonar e aparecimento de arritmias.[30-32]

Tratamento

- *Leve:* se houver bom isolamento, não existe fadiga, e o indivíduo pode exercitar-se, o reaquecimento passivo, com a própria produção corporal de calor, geralmente é suficiente.
- *Moderado:* o diagnóstico diferencial entre a hipotermia leve e a moderada se faz quando o paciente fica tão frio, que cessam os calafrios. Isso é crucial, porque significa que não se pode confiar na produção de calor endógeno, e o paciente necessitará de calor externo para recuperar-se. Pode ser feito das seguintes formas:
  - Banho quente ou imersão em banheira com água em torno de 40°C.
  - Uso de capa especial para o banho que permite a água quente circular através dela mantendo o calor interno.
  - Inalação de calor através de aspiração de ar saturado com água na temperatura de 43°C a 44°C.
  - Contato corporal.[32,33]

- *Severo*: o reaquecimento nesse caso deve ser feito de maneira controlada. É necessário um monitoramento cardíaco e oximétrico, estabelecendo o acesso venoso. Se não interferir no reaquecimento, deve-se instalar uma sonda retal para monitorar continuamente a temperatura. Deve haver ter um número suficiente de pessoas para manter a reanimação cardiorrespiratória por um longo período; se o paciente não estiver ventilando, mantê-lo entubado. O reaquecimento só deverá ser iniciado após a adoção dessas medidas.

Embora haja controvérsias, a reanimação cardiorrespiratória deve ser feita em pacientes hipotérmicos e aparentemente sem pulso apenas quando se puder mantê-lo facilmente até o aquecimento completo. Quando iniciada, a RCP deve ser mantida na metade das taxas-padrão. Existem evidências isoladas que sugerem que pacientes hipotérmicos estejam em estado de profundo retardamento metabólico (uma espécie de animação suspensa) e que esse estado não deve ser perturbado até que ele possa ser revertido em ambiente totalmente controlado.

O método mais eficiente para reaquecer o paciente hipotérmico é a de hemodiálise veia a veia. A temperatura sanguínea deve ser elevada de 0,2 a 0,4°C por hora. Se não houver um equipamento de hemodiálise disponível, deve-se fazer uso de tubo nasogástrico, cateter urinário, cateter peritoneal e tubo de enema, irrigando-se com fluidos adequadamente aquecidos.[34]

Durante o reaquecimento podem surgir fibrilação ventricular ou arritmias que não precisam de tratamento, até que a temperatura central tenha subido acima de 32°C, quando, então, devem receber o tratamento de rotina.

Devem-se monitorar com cuidado os eletrólitos e o equilíbrio acidobásico, fazendo-se apenas manipulações delicadas desses fatores. A maioria das medicações cardíacas não é farmacologicamente ativa abaixo de 31°C, não devendo ser empregadas para evitar absorção excessiva quando ocorrer o reaquecimento.

Pacientes em hipotermia severa podem estar comatosos, parecendo mortos graças à bradicardia severa (detectável só por monitoramento) ou fibrilação ventricular.

Eles não devem ser declarados mortos até que a temperatura corporal tenha atingido 32°C e não se tenha obtido sucesso com esforços de reanimação.[34-36]

Prevenção

1. Recomenda-se a preparação apropriada para as condições ambientais, suplementos alimentares e comida suficiente para a duração da exposição, ingestão adequada de fluidos para evitar desidratação (que pode resultar em fadiga e diminuição da produção de calor endógeno).
2. Uso de vestuário apropriado, de preferência os que são feitos de várias camadas de tecido, que protejam do vento, tenham bom isolamento e, ao mesmo tempo, permitam a evaporação do suor produzido, evitando que o mesmo fique retido e deixe a pele molhada.
3. Evitar o uso de bebidas alcoólicas, reconhecer as situações de risco, os riscos individuais; usar sempre o bom-senso.
4. Os paratletas de cadeiras de rodas têm dificuldades no mecanismo termorregulador abaixo do nível de lesão da coluna. Cuidados são necessários para minimizar os riscos de hipotermia.
5. Para os organizadores de eventos, evitar percursos que tenham possibilidade de correntes de ventos fortes e, se a temperatura ambiente estiver menor que −20°C, cancelar o evento.
6. Coletar informações precisas sobre as condições do clima local, as previsões do tempo para os dias da competição, a fim de que os atletas sejam prevenidos em relação às condições ambientais que serão enfrentadas.[24,26,30,36]

■ CALOR

O principal centro termorregulador do corpo humano é o hipotálamo. É formado por um grupo de células nervosas especializadas que protegem o organismo do acúmulo ou da perda de calor; funciona como um "termostato" (geralmente regulado para 37°C ± 1°C) que realiza os ajustes termorreguladores dos desvios em relação a um padrão térmico.[37]

Essas células são estimuladas por duas vias: a) direta através da temperatura do sangue que as perfunde; e b) indireta, através dos receptores térmicos localizados na pele. Os receptores térmicos periféricos respondem às mudanças de temperatura do ambiente, servindo como alerta inicial e mandando a informação sensorial ao hipotálamo e cortical para as devidas alterações reguladoras. Estes, por sua vez, identificam as mudanças na temperatura do sangue e, quando esta ultrapassa os 37°C, uma resposta reflexa (reflexo de Benzinger) dilata os vasos sanguíneos da pele e provoca estimulação colinérgica simpática das glândulas sudoríparas écrinas, iniciando respostas coordenadas para a conservação de calor, feita pelo hipotálamo posterior; ou perda de calor, feita pelo hipotálamo anterior.

Uma vez que estas células sejam estimuladas, existem quatro mecanismos para facilitar a troca de calor com o ambiente: radiação, condução, convecção, evaporação.[27,37]

Radiação

É a transferência de calor entre dois objetos através de ondas eletromagnéticas. Está com base no fato de que as moléculas de um corpo estão em movimento contínuo e com isso há produção constante de calor na forma de ondas eletromagnéticas na variação do infravermelho. Essa forma de transferência de calor não requer contato molecular com o objeto mais quente e é o meio pelo qual os raios solares aquecem a terra. Uma pessoa pode manter-se aquecida absorvendo energia térmica radiante direto da luz solar, mesmo em temperaturas de subcongelamento. No entanto, esta via é perdida, quando a temperatura ambiente excede a temperatura corporal.[27,37]

Condução

Envolve a transferência direta de calor de um objeto para outro e requer interação molecular. Uma das primeiras respostas para o aumento da temperatura corporal é a vasodilatação, que permite ao corpo transferir calor rapidamente do centro para a periferia. A maior parte desse calor é transportada pela circulação; porém, uma pequena quantidade desloca-se de forma contínua por condução diretamente dos tecidos profundos para a superfície mais fria, através do aquecimento das moléculas de ar das superfícies mais frias em contato com a pele. A velocidade da perda de calor por esse mecanismo depende do gradiente de temperatura entre a pele e as superfícies adjacentes, assim como de suas qualidades térmicas. Isto explica os efeitos benéficos do esfriamento provocado por uma camisa ou toalha molhadas.

Convecção

É a transferência de calor de um lugar para outro graças ao movimento de uma substância aquecida. É codependente da condução para que haja uma perda efetiva de calor. As moléculas de ar ou água imediatamente adjacentes à pele são aquecidas por condução, e são levadas para longe do corpo por uma corrente convectiva e substituídas por outras mais frias para que novamente sejam aquecidas, mantendo ativo este mecanismo (como ocorre em um dia de brisa ou durante uma corrida). Se essa corrente convectiva não estiver presente, as moléculas de ar ou água, adjacentes ao corpo, criam uma camada de isolamento que impede a perda adicional de calor por condução. A perda de calor por esse mecanismo depende da velocidade e da temperatura do ar que sopra sobre a superfície do corpo. Na água, a perda de calor é maior que no ar, tanto por condução (a capacidade de absorção de calor é milhares de vezes maior que a do ar) como por convecção (o calor é perdido mais rapidamente ao nadar que ao ficar imóvel na água).

Evaporação

É considerada como o principal mecanismo de defesa contra a hipertermia. Quando a temperatura corporal aumenta, o hipotálamo estimula as fibras simpáticas colinérgicas que, por sua vez, estimulam os milhões de glândulas sudoríparas do corpo humano. Esse estímulo causa a produção de uma solução salina hipotônica (0,2 a 0,4% de NaCl) quando entra em contato com a pele, ocorrendo o efeito do esfriamento à medida que é vaporizada. Para cada 1 g de suor vaporizado, aproximadamente 0,6 kcal de calor é removido. Como isso ocorre na superfície, explica-se a pele mais fria. Esse mecanismo esfria o sangue na periferia, que retorna ao centro, reiniciando o processo. Alta temperatura ambiental, radiação solar, condução e convecção também servem para aumentar a temperatura do corpo quando os objetos à nossa volta estão mais quentes que o corpo; nestes casos, somente a evaporação pode esfriar o organismo.

Estudos têm mostrado que a taxa de produção de calor endógeno é diretamente proporcional à temperatura ambiente. A maior limitação desse mecanismo de perda de calor é a umidade relativa do ar; porém, ainda depende da superfície exposta e das correntes de convecção próximas ao corpo. Umidade relativa é definida como a quantidade de água que pode ser carreada pelo ar para uma determinada temperatura, expressa como percentual. Por exemplo: 35% de umidade relativa do ar significa que o ar contém apenas 35% de sua capacidade de carrear umidade para uma determinada temperatura. O aumento da transpiração torna a pele úmida, elevando assim sua pressão de vapor. Se a umidade relativa for baixa, a perda de calor por evaporação é aumentada; se a umidade for alta, a diferença entre a pressão de vapor da pele e o meio ambiente será baixa, e o calor não poderá ser dissipado de maneira eficaz. O suor por si só não libera calor, precisa ser evaporado para provocar esfriamento; se for seco antes de vaporizar, dificulta-se este mecanismo de perda.[27,37-39]

Fisiologia da aclimatação

O calor ambiental diminui o gradiente térmico entre o meio ambiente e a superfície cutânea, e entre esta e as áreas corporais centrais, oferecendo uma maior resistência à perda de calor corporal, assim como o aumento na umidade impõe uma barreira à perda de calor através do mecanismo de evaporação, por reduzir o gradiente de pressão do vapor entre a umidade do ar e o suor presente na pele.

A exposição repetida aos ambientes quentes, principalmente quando combinada com exercícios, resulta em maior capacidade e menor desconforto em realizar exercícios após exposição ao calor. Os ajustes fisiológicos que melhoram a tolerância ao calor são denominados conjuntamente de aclimatação ao calor.

Os ajustes, quando instalados, promovem um aumento no fluxo sanguíneo através dos músculos ativos para permitir o aumento na troca respiratória de O_2 e CO_2 e para carrear a maior quantidade de calor aí produzida até a periferia, onde é necessário um grande fluxo cutâneo para esfriar o sangue e fornecer água às glândulas sudoríparas. O sangue esfriado retorna ao centro, e o processo se repete.[37]

Ocorre uma distribuição efetiva do débito cardíaco, proporcionando uma circulação apropriada para a pele e músculos, a fim de atender às demandas do metabolismo e da termorregulação, da mesma forma que promove uma maior estabilidade na pressão arterial durante o exercício. Após dez dias de exposição ao calor, a capacidade de sudorese é quase o dobro, o suor torna-se mais diluído e distribui-se de maneira mais uniforme sobre a pele. Há queda no limiar para início da sudorese, e o esfriamento por evaporação inicia-se mais precocemente no exercício, permitindo à pessoa aclimatada exercitar-se com uma temperatura cutânea e central e uma frequência cardíaca mais baixas, que uma pessoa não aclimatada. A diminuição na temperatura central pode resultar em menor necessidade de fluxo sanguíneo para a periferia, liberando uma proporção maior de débito cardíaco para ser distribuído aos músculos ativos.

A transpiração necessária para um bom esfriamento por evaporação durante a exposição ao calor pode promover perda excessiva de água, de sal e de outros eletrólitos. A consequência mais séria da sudorese profusa é a perda de água corporal que resulta em redução do volume sanguíneo e, se for muito intensa, em menor taxa de transpiração e de esfriamento por evaporação, que, por sua vez, gera um maior esforço circulatório, com eventual colapso e elevação excessiva na temperatura retal, levando à diminuição da capacidade de realizar trabalho e à tolerância ao calor, com predisposição a graves distúrbios induzidos pelo calor.[27,40,41]

Distúrbios induzidos pelo calor

1. **Cãibras induzidas pelo calor:** para assegurar um bom funcionamento de todos os músculos, é necessário manter um bom balanço hidroeletrolítico. Durante o exercício no calor, esse balanço pode ser completamente alterado pela transpiração. Quando isso ocorre, os músculos envolvidos podem sofrer espasmos. Embora alguns músculos possam ser afetados, os mais comumente atingidos são os gastrocnêmios e o do abdome. Esses espasmos não estão relacionados com as fibrilações do superuso muscular ou das lesões musculares.

    Como em todas as lesões pelo calor, o melhor tratamento é a prevenção. Ingestão apropriada de fluidos tanto nos dias e horas que precedem o exercício, como na dieta normal, é necessária para evitar as cãibras.[42-45]

2. **Síncope pelo calor:** ocorre uma redução do tônus vasomotor e do reservatório venoso (logo depois de interromper o exercício) junto com a elevada temperatura corporal. Caracteriza-se por fraqueza generalizada, fadiga e hipotensão, ocasionalmente visão embotada, palidez e síncope.

3. **Exaustão pelo calor:** é causada por uma resposta cardiovascular inadequada ao calor, complicada por uma depleção do líquido extracelular, em virtude da transpiração excessiva, podendo reduzir drasticamente o volume sanguíneo central necessário para manter o débito cardíaco; além disso, os músculos ativos requerem mais fluxo sanguíneo, aumentando a sobrecarga ao volume sanguíneo central e dificultando ainda mais a manutenção do débito cardíaco. É caracterizada por transpiração reduzida, pulso fraco e rápido, hipotensão postural, cefaleia, vertigem, fraqueza, perda de coordenação, náuseas, possivelmente vômitos e diarreia, síncope e cãibras musculares; a temperatura corporal geralmente não está muito elevada.[46]

4. **Choque térmico:** é uma emergência médica, com taxa de mortalidade de 20 a 75%, se o esfriamento não for efetivo. Ocorre uma falha nos mecanismos termorreguladores induzida por temperatura central excessivamente alta, a sudorese diminui, a pele fica seca e quente, e a temperatura corporal pode atingir níveis perigosos (40°C ou mais).[47,48]

    Essa falência do sistema termorregulador ocorre geralmente em temperatura ambiente quente e umidade relativa do ar elevada, mas pode ocorrer na ausência de ambos. Este quadro se agrava com o aumento da demanda metabólica que afeta especialmente as células do sistema nervoso central, podendo ocasionar danos. Clinicamente o choque térmico caracteriza-se por cefaleia, flacidez muscular, movimentos involuntários dos membros, labilidade emocional, comportamento bizarro, perda da consciência, convulsão e coma, vômitos e diarreia, assim como taquicardia. O indivíduo pode mostrar-se irracional e com alucinações, se não estiver em coma.[43-48]

Prevenção

Os distúrbios provocados pelo calor podem ter sua ocorrência e gravidade diminuídas se houver boa reposição de sal e água, aclimatação ao calor e reconhecimento das limitações impostas pela combinação de exercício, vestuário e calor ambiental.

Os organizadores de competições devem escolher as primeiras horas do dia ou o fim da tarde, com percurso que tenha muitos locais com sombra e postos com oferta de líquidos colocados estrategicamente ao longo do percurso.

Os atletas devem ser orientados quanto à reposição hidroeletrolítica adequada e aos sintomas mais frequentes de hipertermia pelo calor, para que fiquem alerta em relação à sintomatologia inicial e, dessa forma, possam evitar agravamento do quadro clínico e suas complicações.[49,50]

Tratamento

Na presença de sintomas de distúrbios induzidos pelo calor, medidas imediatas de emergência devem ser adotadas. Caso contrário, o quadro clínico poderá ser agravado com a presença da intermação, que clinicamente é muito mais perigosa. Deve-se agir imediatamente de acordo com as seguintes medidas:

1. Remover imediatamente todo o vestuário.
2. Promover esfriamento imediato por qualquer meio disponível, como água gelada, mangueira, ducha fria, por exemplo.
3. Solicitar uma ambulância, e notificar o hospital de que se trata de um provável caso de intermação.
4. No trajeto, devem-se aplicar ininterruptamente sacos de gelo ou água gelada através de esponjas ou toalhas, preferencialmente na região axilar, inguinal, do pescoço e dos membros.
5. Usar algum objeto para abanar, a fim de aumentar a convecção.
6. Massagear as extremidades e promover o esfriamento controlando a estase circulatória.
7. Reidratar por aplicação endovenosa de fluidos e medicamentos indicados pela situação clínica.
8. Utilizar um termômetro retal para monitorar continuamente a temperatura corporal quando esta descer para 39°C, o paciente deverá ser removido para um local seco, sendo coberto por cobertores. Se ele for deixado em banho frio ou esfriado rapidamente, a temperatura corporal poderá cair para níveis perigosamente baixos, entrando em choque, que poderá ser letal.
9. Monitorar sinais vitais frequentemente, incluindo níveis de consciência e produção urinária. O monitoramento precisa ser longo o bastante para assegurar o restabelecimento da função renal e a não evidência de rabdomiólise e mioglobinúria.[50-52]

Achados laboratoriais

A hiperventilação e a elevação da temperatura corporal estão associadas à alcalose respiratória primária. Muitas vezes, pode ocorrer a acidose metabólica em razão do aumento da glicólise e acúmulo de ácido láctico. Podem ocorrer hipo ou hiperglicemia, hipocalemia precoce, com posterior hipercalemia (causa das anomalias do ECG muitas vezes observadas nesses casos). Dependendo do estado de hidratação e do tipo de fluidos empregados no início do tratamento, os níveis de sódio podem variar muito. Fosfato, cálcio e magnésio estão frequentemente baixos. Encontram-se com frequência elevações nos testes de função hepática, com aumento da bilirrubina, em decorrência da disfunção hepática e da hemólise. Pode haver elevação dos leucócitos, com hemoconcentração e circulação de catecolaminas, sendo frequente a queda do número de plaquetas (associada à queda dos fatores de coagulação V e VIII). Pode ocorrer a coagulação intravascular disseminada, graças à hipoprotrombinemia e à hipofibrinogemia. Em pacientes com choque térmico por esforço, encontram-se geralmente altos níveis de creatinofosfoquinase (CPK) e de mioglobina. A urina geralmente está concentrada, podendo conter cetonas, proteínas ou mioglobina.[53,54]

Complicações

Quase todos os sistemas orgânicos são afetados pela hipertermia. São frequentes os distúrbios do sistema nervoso central em decorrência do fato de ser o cérebro extremamente sensível ao calor como, por exemplo: confusão, letargia, depressão, irritabilidade ou delírio. Também podem ocorrer convulsões, deficiências cerebelares e coma decorrente da redução da perfusão cerebral ou dos microinfartos.

Podem-se observar, no ECG, distúrbios transitórios de condução, refletindo a irritabilidade neuromuscular. O débito cardíaco é baixo, apesar da taquicardia sinusal (queda no volume sistólico e da pressão sanguínea, em virtude de disfunção ventricular esquerda). Podem ocorrer também o bloqueio cardíaco e as taquiarritmias, especialmente no período de resfriamento.[55]

O sistema pulmonar pode ser afetado pelo aumento da resistência vascular pulmonar, edema pulmonar, síndrome de angústia respiratória do adulto (SARA) e coagulação intravascular disseminada (CID). É frequente a aspiração.

A azotemia pode ser renal ou pré-renal. Ocorre insuficiência renal aguda em cerca de 25% dos pacientes com choque térmico por esforço.

O fígado é um dos órgãos mais sensíveis ao excesso de calor. No choque térmico, são observadas elevações consistentes da função hepática. É possível ocorrer necrose centrilobular com extensa colestase.

É frequente a disfunção gastrointestinal, manifestada, muitas vezes, por náuseas, vômitos e diarreia, que podem provocar gastroparesia e íleo. Nos casos graves, pode-se observar ulceração por estresse ou hemorragia franca.

A hemostasia altera-se em virtude das alterações endoteliais provocadas pelo calor, da ativação térmica dos fatores de coagulação e sua redução, em virtude das alterações da função hepática, dos danos nos megacariócitos da medula óssea e, finalmente, da supressão da medula óssea.[55,56]

Cuidados posteriores à lesão pelo calor

Sabemos que não existe nenhuma variável que possa prever, de forma consistente, a recuperação funcional ou a aclimatação, sendo a velocidade de recuperação funcional específica em cada caso, mas todos os pacientes correm maior risco de hiper ou hipotermia, com alguns deles mantendo elevados, durante 3 meses, os níveis de creatinofosfoquinase.

Contudo, apenas cerca de 10% dos que sofreram choque térmico ficam, permanentemente, com intolerância ao calor.

- *Casos leves:* durante 72 horas, nenhuma lesão ou disfunção de órgão terminal – nenhuma corrida, salto, caminhada e permanência em pé por muito tempo, levantamento de pesos superiores a 2,5 kg, qualquer tipo de grande esforço e exposição a condições ambientais adversas. Não deve ser permitida nenhuma atividade extenuante, se o peso corporal cair 5% ou mais durante o treinamento. Estimular a ingestão liberal de fluidos e alimentos.
- *Casos graves:* quando existem lesões de órgão final ou anormalidades laboratoriais significativas (as mesmas anteriores), repouso durante 72 horas, depois caminhadas de pequenas distâncias em temperaturas ambientes inferiores a 30°C, nos 90 dias seguintes. Deve ser feita uma avaliação médica antes do reinício das atividades habituais, inclusive com um teste de estresse termorregulador na esteira, para avaliação da capacidade térmica do paciente.[53-56]

POLUIÇÃO

Os **Jogos Olímpicos** têm sido realizados em cidades poluídas, como Tóquio (1964), México (1968), Los Angeles (1984) e Seoul (1988), onde a possibilidade de ocorrer efeitos adversos ao desempenho atlético está aumentada em virtude da presença de poluentes no ar ambiente. Em cada um destes lugares, existiu muita preocupação antes do evento e pouca análise depois deste.

Não é possível estimar a quantidade total de poluentes que é jogada no meio ambiente a cada hora em todo o mundo, nem os danos que a sujeira provocada pelo mundo moderno já acarretou ao equilíbrio ecológico do planeta. Não há uma estatística sobre isso, porque a quantidade de poluentes é grande demais para ser mensurável.[57]

Entre os rejeitos químicos eliminados no ar por várias indústrias, encontram-se o anidrido sulfuroso e o óxido de nitrogênio. Essas substâncias, em contato com o vapor d'água e o oxigênio do ar, transformam-se em ácido sulfúrico e ácido nítrico, que, por sua vez, impregnam a neblina, a geada, a neve e as águas da chuva. Essas se transformam, então, nas chamadas chuvas ácidas.

Ao caírem na superfície, as chuvas ácidas alteram a composição do solo e das águas, atingem as cadeias alimentares, destroem florestas e lavouras, atacam estruturas metálicas, monumentos e edificações. Segundo o Fundo Mundial para a Natureza, cerca de 35% dos ecossistemas europeus já estão seriamente alterados, e aproximadamente 50% das florestas da Alemanha e da Holanda foram destruídas pela acidez da chuva. Nas florestas, o efeito é particularmente terrível, porque as folhas são queimadas, e o solo fica exposto à erosão. A vegetação da Serra do Mar, no município de Cubatão, foi seriamente afetada pelas chuvas ácidas originadas do polo industrial ali existente, tendo sido necessários trabalhos de contenção nas encostas, na tentativa de se evitarem desmoronamentos.

Na costa do Atlântico Norte, a água do mar está entre 10% e 30% mais ácida que há 20 anos. Atualmente suspeita-se que a chuva ácida facilite o acúmulo de mercúrio nos peixes e, por essa razão, alguns estados norte-americanos vêm advertindo a população contra o consumo de peixes provenientes dos lagos mais poluídos.

A queima de carvão e combustíveis fósseis produz dióxido de enxofre, que também provoca a formação de chuvas ácidas. Nos Estados Unidos, as usinas termoelétricas são responsáveis por quase 65% do dióxido de enxofre lançado no ambiente.

O óxido de nitrogênio, além de ser uma das principais causas de chuva ácida, quando em presença da radiação ultravioleta do sol e de hidrocarbonetos, transforma-se em compostos fotoquímicos extremamente tóxicos para os vegetais.[58]

Como as chuvas ácidas produzidas num país podem ser levadas pelo vento para países vizinhos, são também causa de incidentes internacionais. Aproximadamente metade da chuva ácida que atinge o Canadá é decorrente da poluição gerada nos Estados Unidos. Uma grande parte da poluição americana também atinge a Europa e desencadeia lá chuvas ácidas, conforme já comprovado por meio de satélites. No Brasil, uma usina termoelétrica no Rio Grande do Sul provoca a formação de chuvas ácidas no Uruguai. Parte do *smog* (mistura de fumaça – vários poluentes) e de nevoeiro que se forma sobre grandes concentrações urbanas e industriais sob determinadas condições atmosféricas queima hoje as folhas das árvores na Escandinávia.

A poluição atmosférica causada pela civilização abrange ainda uma quantidade enorme de compostos químicos além dos já mencionados, como: monóxido e dióxido de carbono, aldeídos, peróxidos, chumbo, arsênio, cádmio, cromo, cobalto, mercúrio, asbesto, benzeno, enxofre e material particulado. Os efeitos dessas substâncias sobre a saúde variam de acordo com a concentração, mas podem ser resumidos da seguinte forma: alergias, tonturas, cefaleia, bronquite crônica, enfisema pulmonar, pneumoconiose, alterações no tecido conectivo, danos na visão, hipóxia, lesões degenerativas no coração, nos rins, no fígado, no sistema nervoso central e no cérebro, defeitos congênitos e câncer.[59]

Suspeita-se que só a inalação de material particulado seja causa da morte de 5.000 pessoas por ano em Los Angeles e outras 4.000 em Nova York.

Se a poluição do ar já for tão considerável, a das águas requer grandes cuidados. Parte do lixo doméstico jogado nos ralos das pias, vasos sanitários, bueiros e, mesmo, nos quintais das casas, acaba interferindo no ciclo natural da água. A maior parte dos poluentes da atmosfera reage com o vapor d'água e volta à superfície sob a forma de chuvas. A chuva ácida é apenas a formação mais danosa.

Substâncias tóxicas, não biodegradáveis, dejetos orgânicos em suspensão (responsáveis pela proliferação de microrganismos patogênicos) e resíduos industriais contendo metais pesados, como mercúrio, chumbo, arsênio e cádmio, que se acumulam nos organismos vivos, lançados sem tratamento em córregos, lagos, rios e marés. Na fauna de algumas localidades do Oceano Atlântico, como a Ilha da Madeira, foram constatadas taxas de mercúrio 7 vezes maiores que o limite máximo estabelecido pela Organização Mundial da Saúde, que é de 5 mg para cada kg de peso; ou melhor, era. Um estudo do governo americano de junho de 1996 revelou que as pessoas já correm riscos quando consomem mais de 0,1 µg diário para cada kg de massa corporal.[59,60]

A ideia de que toda a poluição lançada no mar se dilui rapidamente também é uma ilusão. De acordo com pesquisas científicas, o tempo de mistura completa de uma partícula nos oceanos é de cerca de 500 anos. Acredita-se que garrafas e frascos de vidro podem permanecer incólumes no mar por até 1 milhão de anos. E, a cada ano, milhões de toneladas de poluentes – inclusive vidro – são despejados nos oceanos.

O maior processo de poluição das águas é o desencadeado pelas indústrias, que despejam seus rejeitos químicos diretamente nos rios. É absolutamente impossível estimar a quantidade de poluentes que já contaminaram as águas desta forma em todo o mundo, ou sequer os casos mais graves.

Dos poluentes mencionados anteriormente, dois merecem destaque especial: as matérias orgânicas e o mercúrio. Sendo este último o único metal que se mantém em estado líquido à temperatura ambiente, pois seu ponto de fusão é de – 38,87°C. Por suas características físico-químicas é uma substância bastante útil quando usada corretamente e com segurança. Quando um curso de água é poluído por mercúrio, parte deste se volatiliza na atmosfera e torna a cair na superfície com as chuvas, enquanto a outra parte é absorvida direta ou indiretamente por plantas e animais aquáticos, num processo chamado "bioacumulação". Esse processo provoca a concentração de mercúrio em quantidades cada vez maiores nos animais que estão mais acima na cadeia alimentar, como peixes, que por sua vez são ainda consumidos pelas pessoas. Além disso, a atividade microbiana transforma o mercúrio metálico em mercúrio orgânico, altamente tóxico.

O mercúrio metálico provoca lesões celulares, atacando principalmente o tubo digestório, rins e o sistema nervoso central. Em 1956, o mercúrio orgânico foi a causa da morte e da intoxicação de centenas de pessoas numa vila de pescadores na baía de Minamata no Japão, que haviam consumido peixes contaminados pelo metal, lançado de uma fábrica de produtos químicos.

Os efeitos decorrentes da contaminação com mercúrio orgânico são: estado de inconsciência, movimentos involuntários, degeneração das células do cérebro (que passa a apresentar um aspecto esponjoso), atrofia e degeneração do sistema nervoso, formigamento e posterior falta de sensibilidade dos membros e dos lábios, distúrbios das funções motoras, fala inarticulada, campo de visão reduzido e defeitos congênitos.[57,58,61]

Entre todos os resíduos poluentes, os mais perigosos são os radioativos, testemunhos do parco domínio da tecnologia nuclear pela humanidade neste final de século. As substâncias radioativas são usadas como combustível em usinas atômicas de geração de energia elétrica, em motores de submarinos nucleares, em equipamentos médico-hospitalares e em instalações militares envolvidas na construção de armas nucleares.

Mesmo depois de esgotarem sua capacidade como combustível, essas substâncias não podem ser destruídas e permanecem em atividade durante milhares e até milhões de anos. Apesar de os despejos no mar e na atmosfera estarem proibidos desde 1983, não se encontraram até hoje formas seguras de se armazenar esses produtos. As substâncias radioativas quando em contato com o meio ambiente interferem diretamente nos átomos e moléculas que formam os tecidos vivos, provocando lesões celulares que podem resultar em câncer, alterações no material genético que podem acarretar mutações nas próximas gerações e modificações nas funções de certos órgãos do corpo. Acredita-se que a aspiração de um milionésimo de grama de plutônio seja suficiente para causar câncer no pulmão. É o elemento radioativo mais tóxico que existe: tem uma meia-vida de 24 mil anos no meio ambiente, e a aspiração de 2 mg é suficiente para matar uma pessoa.

Há ainda um outro tipo de lixo que é exclusivo de nossa época: o espacial. A nuvem de sujeira que atualmente orbita a Terra, produzida em apenas quatro décadas de era espacial, inclui satélites em funcionamento e desativados, restos de foguetes, tanques de combustível etc. Dos 3.800 foguetes e 4.600 satélites lançados nas últimas 4 décadas, só 500 ainda funcionavam em janeiro de 1998. O resto é lixo espacial. Há ainda cerca de 8.000 peças maiores que uma bola de tênis, 110 mil cacos com diâmetro de aproximadamente 10 cm e 35 milhões de lascas menores que 1 cm. E em 1998 e 1999 estavam previstos pelo menos 300 novos lançamentos de satélites, apenas nas órbitas baixa e média, até 30 mil quilômetros de altitude. Alguns cientistas são de opinião que as próximas estações espaciais deverão estar protegidas por escudos contra o lixo sideral.[59,61]

Todas as informações supracitadas e principalmente os efeitos dos poluentes sobre o organismo foram detectados em indivíduos com atividades no dia a dia. Nos atletas, a poluição pode afetar adversamente a função cardiopulmonar, principalmente durante o exercício, da seguinte forma: o aumento do volume respiratório por minuto aumenta a quantidade de poluentes inalados.

> Quantidade de poluição = ventilação × concentração de poluentes × tempo de exposição

A velocidade do fluxo aéreo resulta na inalação dos poluentes profundamente nos pulmões, aumentando a suscetibilidade aos efeitos destes, por causa da função orgânica máxima tanto do coração, quanto dos pulmões.

Em virtude da frequente irritação nas vias aéreas superiores causada pela poluição do ar, sabe-se que os atletas estão mais predispostos a infecções de vias aéreas superiores com um efeito deletério na moral, no estado fisiológico, no treinamento e no desempenho.

Mais de 15% dos nadadores olímpicos tiveram asma; quando controlada apropriadamente, esta não interferiu em seu desempenho. A poluição do ar exacerba a asma e acrescenta mais uma variável para confundir o diagnóstico.

Um estudo realizado pelo Departamento de Medicina Ambiental de Amsterdã avaliou um grupo de ciclistas, um de motoristas e um de pedestres em diferentes rotas para determinar os efeitos da poluição relacionada com o tráfego. As rotas incluíam um túnel, um trecho rural, uma rodovia e uma rua comercial; cada trecho tinha um tempo aproximado de 30 minutos. Foi feita a monitoração de CO, NO_2, benzeno, tolueno e xilenos no ar ambiente e nos gases emitidos pelos veículos. A ventilação dos voluntários foi medida enquanto estavam pedalando, caminhando ou dirigindo. Encontraram nos resultados que o tipo de transporte influenciou na concentração dos poluentes inspirados, assim como a temperatura e a rota influenciaram nas concentrações do ar ambiental. Os pedestres aspiraram uma quantidade maior que os outros grupos, porém os ciclistas aspiraram mais profundamente os poluentes que os demais grupos graças a uma maior ventilação provocada pelo exercício.[59,62]

Outro tipo de poluição a que os esportistas estão expostos são os provocados, por exemplo, nas competições no gelo *indoor*, como patinação e hóquei, onde as máquinas que fabricam o revestimento de gelo e o mantêm operam com hidrocarbonos e dióxido de nitrogênio certamente em níveis tóxicos elevados. Os danos causados ao tecido pulmonar pelo NO_2 podem levar à pneumonite. O Hospital de Estocolmo registrou dois casos de jogadores de hóquei com pneumonite tóxica em razão da exposição ao NO_2 durante um jogo. Os sinais e sintomas são tosse, dispneia, hemoptise, hipoxemia e redução do fluxo expiratório. As radiografias mostraram lesão infiltrativa parenquimatosa e consolidação alveolar.[63,64]

Além dos perigos da poluição do ar, ainda há a poluição das águas que oferecem riscos a nadadores, triatletas, iatistas, surfistas etc. Um estudo realizado por Asperen *et al.*, em 1998, avaliou os riscos de gastroenterite em triatletas por contaminação de restos fecais nas águas onde eles treinavam. Foram encontrados entre 0,4 e 5,2% de casos entre os nadadores e 0,1 e 2,1% entre os frequentadores das praias. A taxa entre os nadadores foi significativamente maior que a concentração considerada tolerante de coliformes decorrente do tempo de exposição. O Hospital de Sophia registrou quatro casos de síndrome hemolítica urêmica em quatro nadadores recreacionais que treinaram durante cinco dias no mesmo lago e, como a temperatura durante esses dias estava alta (27°C), muitas pessoas visitaram o lago na mesma época; houve registros de mais 17 casos de visitantes ocasionais ao lago com os mesmos sintomas.[65-69]

Em virtude de todos os perigos a que os atletas estão expostos, graças à poluição ambiental, algumas medidas são sugeridas aos organizadores de eventos esportivos para minimizar os efeitos adversos da poluição sobre o desempenho e a saúde dos atletas:

1. Colher informações sobre a qualidade do ar e das águas onde se deseja realizar o evento.
2. Cuidados com a estação do ano, porque tanto temperatura como umidade interferem na qualidade do ar e até mesmo das águas.
3. Evitar percursos onde haja um tráfego intenso no dia a dia, e escolher horários nas primeiras horas do dia, quando a concentração de poluentes é menor.
4. Cancelar o evento se a medida do ar no dia da competição estiver em níveis considerados críticos.

REFERÊNCIAS BIBLIOGRÁFICAS

1. Houston CS. *Going higher. The story of man at altitude*. 3rd ed. Boston: Little & Brown, 1987.
2. Squires RW, Buskirk ER. Aerobic capacity during acute exposure to simulated altitude, 914 to 2,286 meters. *Med Sci Sports* 1982;14:36.
3. Buskirk ER. Work and fatigue in high altitude. In: Simonsen E. *Physiology of work capacity and fatigue*. Springfield, IL: Charles C. Thomas, 1971.
4. Levine BD, Roach RC, Houston CS. Work and training at altitude. In: Sutton JR, Coates G, Houston CS. (Eds.). *Hypoxia. Mountain medicine*. Burlington, VT: Queen City, 1192. p. 192-201.
5. Levine BD, Stray-Gundersen J. A practical approach to altitude training: Where to live and train for optimal performance enhancement. *J Sports Med* 1992;13(Suppl 1):s209-12.

6. Mizuno M, Juel C, Bro-Rasmussen T et al. Limb skeletal muscle adaptation in athletes after training at altitude. *J Appl Physiol* 1990;68:496-502.
7. Reeves JT, Wolfel EE, Green HJ et al. Oxygen transport during exercise at altitude and the lactate paradox: Lessons from Operation Everest II and Pikes Peak. *Exerc Sports Sci Rev* 1992;20:275-96.
8. Hurtado A. Acclimatization to high altitudes. In: Weihe W. (Ed.). *The Physiological effects of high altitude.* New York: MacMillan, 1964. p. 1-17.
9. Kollias J, Buskirk ER. Exercise and altitude. In: Johnson WR, Buskirk ER. *Science and medicine of exercise and sports.* Philadelphia: Harper & Row, 1974. p. 211-27.
10. Houston CS. Man at altitude. In: Strauss RH. (Ed.). *Sports medicine.* Philadelphia: WB Saunders, 1984. p. 344-60.
11. Shepard RJ. Environmental conditions. Part 4. In: Dirix A, Knuttgen H, Tittel K. (Eds.). *The olimpic book of sports medicine.* Oxford: Blackwell Scientific, 1988.
12. Houston CS. Altitude illness. *Emerg Med Clin North Am* 1984;2:503-12.
13. Darvill FT. *Moutaineering medicine: a wilderness medical guide.* Berkeley, CA: Wilderness, 1998.
14. Terrados N, Janson E, Sylven C et al. Is hypoxia a stimulus for synthesis of oxidative enzymes and myoglobin? *J Appl Physiol* 1990;68:2369-72.
15. Groves BM et al. Operation everest II: elevated high altitude pulmonary resistance unresponsive to oxygen. *J Appl Physiol* 1987;63:521.
16. Sutton JR, Reeves JT, Wagner PD et al. Operation Everest II: Oxygen transport during exercise at extreme simulated altitude. *J Appl Physiol* 1988;64:1309-21.
17. Manier G et al. Pulmonary gas exchange in Andean natives with excessive polycythemia-effect of hemodilution. *J Appl Physiol* 1988;65:2107.
18. Schoene RB. High-altitude pulmonary edema: the disguised killer. *Phys Sportsmed* 1988;16:103.
19. Hackett PH. Acute mountain sickness. *Semin Resp Med* 1983;5:132-40.
20. Hackett PH, Rennie D. Rales, peripheral edema, retinal hemorrhage and acute mountain sickness. *Am J Med* 1979;67:214-18.
21. Larson EB, Roach RC, Schoene RB et al. Acute mountain sickness and acetozolamide: Clinical efficacy and effect on ventilation. *JAMA* 1982;248:328-32.
22. McFadden DM, Houston CS, Sutton JD et al. High altitude retinopathy. *JAMA* 1981;245:581-86.
23. Oelez O, Howald H, dePrampero PE. Physiological profile of world-class high altitude climbers. *J Appl Physiol* 1986;60:1734-42.
24. Heller HC, Musacchia KJ, Wang LCH. *Living in the cold. Physiological and biochemical adaptations: proceedings of seventh international symposium on natural mammali hibernation (10/85).* New York: Elsevier, 1986.
25. Lloyd EL. *Hypothermia and cold stress.* Rockville, MD: Aspen, 1986.
26. Casey MJ, Foster C, Hixson EG et al. *Winter sports medicine contemporary exercise and sports medicine series.* Philadelphia: FA Davis, 1990.
27. Bracker MD. Environmental and thermal injury. *Clin Sports Med* 1992;11:419-36.
28. Britt LD, Dascombe WH, Rodriguez A. New horizons in management of hyperthermia and frostbite injury. *Surg Clin North Am* 1991;71:345-70.
29. Edlich RF, Chang DE, Birk KA et al. Cold injuries. *Compr Ther* 1989;15(9):13-21.
30. Foray J. Moutain frostbite: current trends in prognosis and treatment. *Int J Sports Med* 1992;13(Suppl 1):5193-96.
31. Kaufman JW, Bagian JP. Insidious hypothermia during raft use. *Aviat Space Environ Med* 1990;61:569-75.
32. Bangs CC. Cold injuries. In: Strauss RH. (Ed.). *Sports medicine.* Philadelphia: WB Saunders, 1984. p. 323-43.
33. McArdle WD, Majel JR, Spira RJ et al. Thermal adjustment to cold-water exposure in resting men and women. *J Appl Physiol* 1984;56:1572-77.
34. Mills WJ. Field care of the hypothermic patient. *Int J Sports Med* 1992;13(Suppl 1):s199-202.
35. Urschel JD. Frostbite: predisposing factors and predictors of poor outcome. *J Trauma* 1990;30:340-42.
36. Jarret F. Frostbite: current concepts of pathogenesis and treatment. *Rev Surg* 1974;31:71-74.
37. Allman FL. The effects of heat on the athlete. *J Med Assoc Ga* 1992;81:307-10.
38. Gisolfi CV, Wenger CB. Temperature regulation during exercise: Old concepts, new ideas. *Exercise Sports Sci Rev* 1984;12:339-73.
39. Jacobson S. The ill effects of heat. *Emerg Med May* 1992;313-24.
40. Young AJ. Energy substrate utilization during exercise in extreme environments. *Exerc Sports Sci Rev* 1990;18:65-119.
41. Epstein Y. Heat intolerance: predisposing factor or residual injury? *Med Sci Sports Exerc* 1990;22:29-35.
42. Sutton J. Heat illness. In: Strauss RH. (Ed.). *Sports medicine.* Philadelphia: WB Saunders, 1984. p. 323-43.
43. Heat Illness. *A handbook for medical officers.* US Army Technical Note 91-3. US Army Research Institute of Environmental Medicine. Natick MA; 1991 July.
44. Tek D, Olshaker JS. Heat illness. *Emerg Med Clin North Am* 1992;10:299-310.
45. Berry WJ, Henderson JM. *Showering as adjunct to dissipate core heat in soldier-athletes.* [In press].
46. Johnson JM. Exercise and the cutaneous circulation. *Exerc Sports Sci Rev* 1992;20:59-97.
47. McArdle WD, Katch VL. (Eds.). *Exercise physiology.* 2nd ed. Philadelphia: Lea & Febiger, 1986.
48. Mellion MB, Walsh WM, Shelton GL. (Eds.). *The team physician's handbook.* Philadelphia: Hanley & Belfus, 1990.
49. Robertson JW. Preventing heat injury in sports. *Phys Sportsmed* 1991;19:5:31-35.
50. Shwartz M. Recognition and management of heat stroke. *Hosp Physician* 1990 July;11-20.
51. Scott J. Heat-related illness: when are they a true emergency? *Posgrad Med* 1989;85:154-64.
52. Danzl DF. Hyperthermic syndromes. *Am Farm Physicians* 1988;37:157-62.
53. Delaney KA. Heatstroke: underlying process and lifesaving management. *Postgrad Med* 1992;91:379-88.
54. Shapiro Y, Seidman DS. Field and clinical observations of exertional heat stroke patients. *Med Sci Sports Exerc* 1990;22:6-14.
55. Roberts WO. Exercise-associated collapse in endurance events: A classification system. *Phys Sports Med* 1989;17(5):49-55.
56. Hubbard RW, Armstrong LE. Hyperthermia. News thoughts on an old problem. *Phys Sports Med* 1989;17(6):97-113.
57. McCafferty WB. *Air pollution and athletic performance.* Springfield, IL: Charles C. Thomas, 1981.
58. Rodriguez TI, Pinilla GE, Maynar MM et al. Evaluation of the infuence of physical activity on the plasma of several trace metals. *Eur J Appl Physiol* 1996;73(3-4):299-303.
59. van Wijnen JH, Verhoeff AP, Jans HW et al. The exposure of cyclists, car drivers and pedestrians to traffic-related air pollutants. *Int Arch Occup Environ Health* 1995;67(3):187-93.
60. Karlson-Stiber C, Höjer J, Sjöholm A et al. Nitrogen dioxide pneumonitis in ice hockey players. *J Intern Med* 1996 May 239(5):451-66.
61. Gapella JP. Are cycling, physical exercise and traffic fumes compatible? *Med J Aust* 1996 Feb. 5;164(3):192.
62. Corti B, Holman CD, Donovan RJ et al. Public attitudes to smoke-free areas in sports venues [Letter]. *Med J Aust* 1995 June 5;612.
63. Pribyl CR, Racca J. Toxic gas exposures in ice arenas. *Clin J Sport Med* 1996 Oct.;6(4):232-36.
64. Heir T, Larsen S. The influence of training intensity, airway infections and environmental conditions on seasonal variations in bronchial responsiveness in cross-country skiers. *Scand J Med Sci Sports* 1995 June;5(3):152-59.
65. Potts J. Factors associated with respiratory problems in swimmers. *Sports Med* 1996 Apr. 21(4):256-61.
66. Drobnic F, Freixa A, Casan P et al. Assessment of chlorine exposure in swimmers during training. *Med Sci Sports Exerc* 1996 Feb. 28(2):271-74.
67. Cransberg K, van den Kerkhof JH, Buffer JR et al. Four cases of hemolytic uremic syndrome-source contaminated swimming water? *Clin Nephrol* 1996 July 46(1):45-49.
68. van Asperen IA, Medena G, Borgdorff MW et al. Risk of gastroenteritis among triathletes in relation to faecal pollution of fresh waters. *Int J Epidemiol* 1998 Apr. 27(2):309-15.
69. Fleisher JM, Kay D, Salmon RL et al. Marine waters comtamined with bather exposure in the United Kingdom [see comments]. *Am J Public Health* 1996 Sept.;86(9):1228-34.

CAPÍTULO 10

TRÍADE DA MULHER ATLETA

Tathiana Parmigiano • Maíta Poli de Araujo
Silvia Gomyde Casseb • Natália Tavares Gomes

■ INTRODUÇÃO

A tríade da mulher atleta (TMA) é uma condição médica observada em mulheres fisicamente ativas e envolve três componentes: 1) baixa disponibilidade energética com ou sem distúrbio alimentar, 2) disfunção menstrual e 3) baixa densidade mineral óssea.[1,2] As atletas frequentemente apresentam um ou mais destes três componentes, e uma intervenção precoce é essencial para prevenir a progressão para desfechos graves, como distúrbios alimentares (bulimia e anorexia), a amenorreia (ausência de menstruação) e a osteoporose.[3]

A primeira vez em que a tríade foi descrita e considerada uma entidade relacionada com o exercício físico foi na década de 1990.[4] Nesta época, o Colégio Americano de Medicina Esportiva (*American College of Sports Medicine* – ACSM) criou um consenso definindo os três componentes da doença: distúrbio alimentar, amenorreia e osteoporose. Durante muito tempo, este primeiro consenso foi utilizado, e inúmeras consequências negativas para a saúde da mulher foram identificadas (Fig. 1).[4]

Contudo, os estudos apontavam que, mesmo sob condições subclínicas e menos graves do que os desfechos acima mencionados, mulheres praticantes de atividade física, ainda que de forma recreacional, poderiam ter alteração na densidade mineral óssea.[5] Esportistas com distúrbios menstruais, como defeitos na fase lútea e ciclos anovulatórios, já apresentavam alterações na densitometria e risco para fraturas por estresse.[6] Do mesmo modo, atletas que tinham disponibilidade energética diminuída, e não obrigatoriamente distúrbio alimentar, apresentavam interrupções hormonais importantes.[7]

Portanto, para identificar de forma mais abrangente atletas com risco de desenvolverem consequências negativas à saúde, houve uma clara necessidade de rever a definição da tríade.[1] Este novo posicionamento destacou o papel da baixa disponibilidade de energia como o gatilho para a ocorrência da tríade. A baixa disponibilidade energética é definida, de forma conceitual e comportamental, como a quantidade de energia diária, proveniente da dieta, que sobra após o exercício e as atividades da vida diária.[1] Neste novo modelo, a síndrome é caracterizada como um espectro sintomático que vai de uma condição saudável ideal (regularidade menstrual + ótima densidade mineral óssea + disponibilidade energética adequada) até uma condição final grave (amenorreia + osteoporose + disponibilidade energética negativa com ou sem distúrbio alimentar). Cada componente da síndrome está inter-relacionado e apresenta diferentes graus de intensidade (Fig. 2).

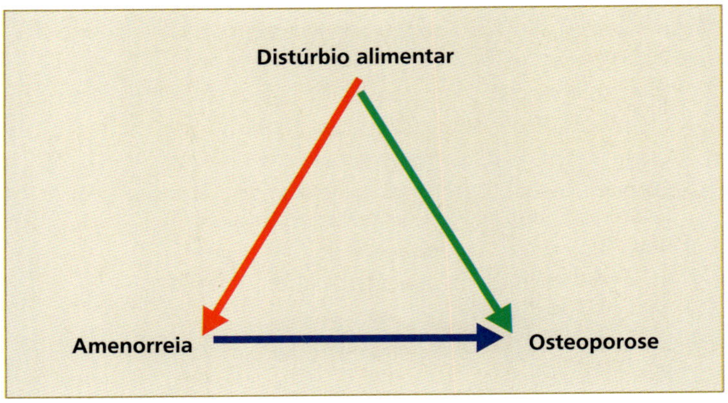

O conceito de espectro sintomático da Tríade da Mulher Atleta tem demonstrado efetividade e segurança para a tomada de decisões no que tange ao tratamento da afecção e nos parâmetros de retorno à atividade desportiva.[2]

Os efeitos negativos da Tríade envolvem a saúde física e mental das atletas, com piora da qualidade de vida e rendimento esportivo.[8] O hipoestrogenismo pode afetar negativamente a saúde reprodutiva e também tem efeitos negativos no sistema osteomioarticular.[9] Mesmo na ausência dos distúrbios menstruais clinicamente identificáveis, atletas com baixa disponibilidade energética têm risco maior de lesões musculares e fratura por estresse.[10]

Estudos recentes têm demonstrado que mulheres com a tríade podem apresentar disfunção endotelial, que aumenta de forma significativa o risco cardiovascular.[11,12] Isto ocorre porque o estrogênio, que pode estar diminuído na Tríade, estimula a síntese de óxido nítrico endotelial. O óxido nítrico, além de atuar na vasodilatação, possui propriedades antiateroscleróticas, como a inibição da agregação plaquetária, da proliferação do músculo liso e da lipoproteína de baixa densidade (LDL).

A prevalência da Tríade é difícil de ser estimada, pois a síndrome é considerada como um espectro sintomático, e os estudos usam metodologias distintas.[13] No entanto, as pesquisas sugerem que 1 a 3% dos atletas do sexo feminino apresentam três componentes.[14]

No Brasil, estudo feito com 45 tenistas mostrou que 4,2% delas apresentaram os três componentes da Tríade.[15] No Setor de Ginecologia do Esporte da EPM-UNIFESP, analisando-se 124 atletas de diferentes modalidades desportivas, a presença dos três componentes da Tríade, de acordo com o consenso de 1997 é de 1% e sobe para 4% quando definido pelo consenso de 2007 (Fig. 3). Quando consideramos a presença de apenas dois componentes da Tríade, de acordo com o consenso de 2007, a prevalência da Tríade sobe para 34,7%. Contudo, observa-se na Figura 4, ao se analisar apenas a presença de um dos componentes da Tríade (irregularidade menstrual, baixa disponibilidade energética ou baixa densidade mineral óssea), que os valores aumentam significativamente. Neste caso, o componente mais comum é a irregularidade menstrual (44%) seguido da baixa disponibilidade energética (38%).

Figura 1. Primeiro Consenso sobre a tríade da mulher atleta.[4]

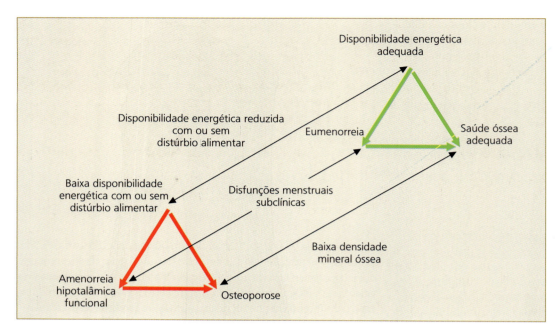

Figura 2. Consenso atual da Tríade da Mulher Atleta.[1]

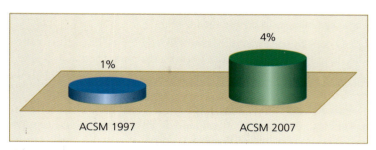

Figura 3. Prevalência dos três componentes da Tríade da Mulher Atleta em 124 usuárias do Setor de Ginecologia do Esporte da EPM-UNIFESP, de acordo com os dois consensos do Colégio Americano de Medicina Esportiva.

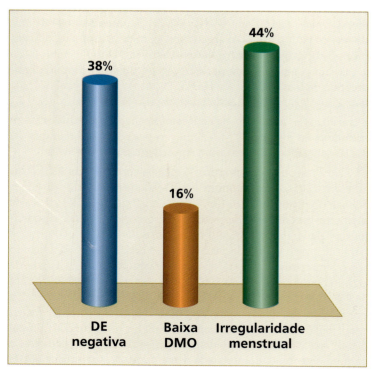

Figura 4. Prevalência de apenas um componente da Tríade da Mulher Atleta em 124 usuárias do Setor de Ginecologia do Esporte da EPM-UNIFESP. DE = Disponibilidade energética; DMO = densidade mineral óssea.

Mais importante que números é a compreensão de que existem modalidades esportivas com maior risco para o desenvolvimento de um ou mais componentes da Tríade.[7] Estes são: esportes em que o desempenho é definido de forma subjetiva (dança, ginástica, patinação artística); esportes que favorecem o baixo peso (corrida de longa distância, ciclismo); esportes em que o uniforme revela o contorno do corpo (natação, mergulho); e esportes que utilizam categorias de peso como classificação (levantamento de peso, artes marciais).

Outro ponto importante que se deve destacar é o melhor momento para o rastreamento da síndrome. Os estudos têm demonstrado que questões relacionadas com os diferentes componentes da Tríade devem ser feitas, anualmente, durante a avaliação pré-participação esportiva.[16]

Podem avaliar-se os três componentes da Tríade por meio de perguntas simples que incluem os seguintes aspectos (Quadro 1): 1) história de irregularidades menstruais e amenorreia; 2) história de fratura por estresse; 3) comentários críticos sobre alimentação ou peso pelos familiares ou treinadores; 4) história de depressão; 5) dietas; 6) fatores de personalidade (como perfeccionismo e obsessão); 7) a pressão para perder peso 8) início precoce do treinamento; 9) *overtraining*; 10) lesões recorrentes ou de difícil tratamento e 11) treinamento inapropriado.[2]

No Setor de Ginecologia do Esporte da EPM-UNIFESP utilizamos um questionário simples e autoadministrável, e que atende a todos os aspectos inerentes a Tríade.[17]

***Quadro 1.* Painel de questões mínimas para o rastreamento da Tríade da Mulher Atleta**

1. Você já menstruou?
2. Quantos anos você tinha quando menstruou pela primeira vez?
3. Quando foi a data da sua última menstruação?
4. Quantas menstruações você teve nos últimos 12 meses?
5. Você está usando atualmente algum hormônio feminino (estrogênio, progesterona ou anticoncepcional hormonal)?
6. Você se preocupa com seu peso?
7. Você está tentando, ou alguém está recomendando que você ganhe ou perca peso?
8. Você está fazendo alguma dieta especial ou evitando algum tipo de alimento?
9. Você já teve algum distúrbio alimentar (anorexia ou bulimia)?
10. Você já teve fratura por estresse?
11. Alguém já te disse que você tem osteopenia ou osteoporose?

Nas próximas páginas, os três componentes da Tríade da Mulher Atleta serão descritos. Em cada tópico serão identificados pontos importantes relacionados com a fisiopatologia, etiopatogenia, quadro clínico, diagnóstico e tratamento.

ALTERAÇÕES ALIMENTARES

O aspecto nutricional de atletas femininas é de extrema importância por ser o fator causal da Tríade da Mulher Atleta. A deficiência de energia associada a distúrbios alimentares é hoje reconhecida como fator desencadeador de tal doença.[2]

Atletas precisam consumir energia suficiente para demanda de treinos, manutenção da saúde, e, se forem jovens, para garantir seu desenvolvimento e crescimento adequados.[18] Entretanto, elas são preocupadas com peso e com sua imagem corporal e, por isso, distúrbios alimentares ou maus hábitos de alimentação são frequentes entre elas.

A prevalência de distúrbios alimentares e alterações alimentares varia de 6 a 45% em atletas femininas.[19,20] E, quando comparadas a atletas masculinos, elas têm prevalência de 6 a 10 vezes maior do que os homens.[21]

Nas modalidades conhecidas como "esportes esguios" (do inglês *leansports*), em que o baixo peso é exigido para melhores *performances* (corrida, balé), ou esportes com categorias divididas por peso (judô, boxe), ou em que a aparência estética exige padrões magros (patinação artística, ginástica olímpica, danças em geral), as atletas têm maior risco de apresentarem distúrbios alimentares, comportamentos alimentares inadequados ou mesmo distúrbios alimentares, como anorexia e/ou bulimia.[21,22] Não raro, as atletas são pressionadas por seus técnicos, por suas colegas e por si próprias para manterem rigorosamente seu peso, ou mesmo para perderem peso.[18,23]

Uma baixa ingesta energética tem efeitos deletérios em vários sistemas, como cardiovascular, musculoesquelético, em diversos padrões de produção hormonal, na termorregulação, nos fluidos e eletrólitos, entre outros. Como mencionado anteriormente, a definição de disponibilidade energética é a energia ingerida menos a energia dispendida com o exercício.[1] E esta baixa disponibilidade energética, seja ela de origem na restrição alimentar, no aumento do gasto energético com o exercício ou em ambos, é que exerce um papel desencadeador no desenvolvimento da Tríade da Mulher Atleta.[23]

Esta relação causal da baixa disponibilidade energética com a indução de distúrbios menstruais está cuidadosamente documentada na literatura médica.[2,24]

Diagnóstico

A baixa disponibilidade energética não pode ser diagnosticada apenas estimando o balanço energético de uma atleta, pois atletas com balanço energético negativo podem ter funções orgânicas suprimidas para manter o peso corporal e para restituir o balanço energético negativo. Isto significa que uma atleta pode estar com balanço energético equilibrado, mas com baixa disponibilidade energética ao mesmo tempo.[2]

Primeiramente, o índice de massa corpórea (IMC = peso/altura^2) pode indicar baixos estoques de energia quando for menor que 17,5 kg/m^2 ou, em adolescentes, menor que 85% do peso esperado. Se este parâmetro for normal, deve-se fazer uma investigação sobre ingesta calórica e o gasto energético com exercício.[2]

Um parâmetro especial deve ser usado para calcular o risco de alterações alimentares associados à Tríade. Este índice é definido como energia ingerida (em Kcal) menos a energia dispendida com exercício (em Kcal) dividido pela massa magra (em kg) ou peso livre de gordura da atleta. Esse índice está significativamente associado a alterações reprodutivas, concentrações hormonais e marcadores de formação e reabsorção ósseas. O limite mínimo para não haver detrimento destas funções é o consumo de 30 kcal/kg de massa magra por dia. Como este índice tem três variáveis de difícil obtenção e precisão, para facilitar pode-se estimar que uma mulher fisicamente ativa deva ingerir 45 kcal/kg de massa magra por dia e, assim, manter suas funções fisiológicas.[2]

Para diagnóstico de baixa disponibilidade energética, é ideal que se tenha uma equipe multidisciplinar a qual inclua médico, nutricionista, psicólogo ou psiquiatra, fisiologista e médicos consultores, se necessário. Esta equipe deve fazer um rastreamento periódico ou conforme necessidades individuais de cada atleta. Para investigar a ingesta calórica, pode-se utilizar um diário alimentar recordatório de 3, 4 ou 7 dias.[2] No Setor de Ginecologia do Esporte/UNIFESP a equipe utiliza um questionário padronizado denominado Teste de Atitudes Alimentares (*Eating Attitudes Test* – EAT-26), que consta de 26 perguntas triadoras para possíveis alterações nutricionais. A pontuação, igual ou superior a 20 pontos, classifica esta atleta como de risco para distúrbios alimentares. O EAT-26 é um questionário validado para diversas línguas, inclusive para o português, de fácil aplicação e de grande contribuição neste rastreamento.[25]

Para diagnóstico de distúrbios alimentares, como anorexia e bulimia, é necessária a avaliação de uma equipe de psicólogos e psiquiatras capacitados.[21]

Tratamento

Em linhas gerais, a principal meta do tratamento é restaurar ou normalizar o peso corporal, concomitante com a melhora da alimentação e do aporte energético. O ganho de peso é de extrema importância para as atletas que desenvolvem alterações hormonais subsequentes, como a amenorreia hipotalâmica, e que estão abaixo do peso. É necessário enfatizar que, com o ganho de peso, haverá retorno da menstruação, mas em tempo que varia de atleta para atleta. A prescrição de mudanças para ganho de peso deve ser gradual, iniciando com aumento de 20 a 30% no valor calórico total ingerido.[2]

Para prevenção da baixa disponibilidade energética e intervenção precoce, a educação das atletas, pais, técnicos, treinadores e administradores deve ser prioritária. Os membros da comissão técnica deveriam, ainda, considerar mudanças nas regras e desencorajar práticas para a perda indiscriminada de peso.[1]

Sendo assim, o primeiro objetivo do tratamento para qualquer componente da Tríade da Mulher Atleta é elevar a disponibilidade energética, aumentando a ingesta calórica e/ou reduzindo a energia dispendida com o exercício. Um aconselhamento nutricional com supervisão é suficiente para muitas atletas.[1]

Nas mais atuais recomendações, a orientação é encontrar a causa da baixa disponibilidade energética e seguir as seguintes recomendações:[2]

1. Se a causa for uma subalimentação inadvertida, encaminhar ao nutricionista para educação alimentar. Um fisiologista pode ser útil para melhor diagnosticar a energia dispendida com o exercício.
2. Se a causa for um distúrbio alimentar, encaminhar ao médico e também ao nutricionista para realizar educação alimentar.
3. Se a causa for perda de peso intencional sem distúrbio alimentar, somente uma educação alimentar será suficiente.
4. Se a causa envolver distúrbios alimentares, o tratamento deve ser feito por médico, psiquiatra e psicoterapeuta, além de acompanhamento nutricional e educação alimentar. Nestes casos, a reversão da baixa disponibilidade energética não é possível sem tratamento psicológico.

Um dos desafios é identificar quais atletas necessitarão de tratamento mais intenso. Isto pode ser potencializado pelo impacto do diagnóstico de uma distúrbio alimentar ou por se subestimarem as dificuldades que existem em mudanças comportamentais. A equipe médica deve trabalhar bem alinhada com a equipe multidisciplinar para que seja feito o melhor tratamento individual para cada caso específico.[2]

ALTERAÇÕES MENSTRUAIS

Os distúrbios menstruais são muito comuns em mulheres atletas e esportistas recreacionais. A disfunção mais discutida é a amenorreia (ausência da menstruação), que pode ser dividida em primária e secundária.[26]

A amenorreia primária consiste no atraso na idade da menarca, ou seja, ausência de menstruação até 16 anos de idade com desenvolvimento normal dos caracteres sexuais secundários (mama, pelos pubianos e axilares) ou até os 14 anos sem esses caracteres.

A amenorreia secundária corresponde à ausência da menstruação após a menarca por um período de três ou mais ciclos menstruais consecutivos.[27]

Em adolescentes atletas menores de 18 anos de idade a prevalência de disfunção menstrual varia de 45 a 50%, visto que os intervalos menstruais maiores que 35 dias são encontrados aproximadamente em 65% das mulheres nos primeiros 12 meses que sucedem a menarca, decorrente da imaturidade funcional hipotalâmica.[28-30]

Em mulheres atletas adultas a ocorrência de distúrbio menstrual varia de 12 a 79%, enquanto em mulheres não atletas é de 2 a 5%.[27,28] Sabe-se, ainda, que essa variação pode estar relacionada com o tipo de esporte praticado. As atividades que enfatizam a estética e o biótipo magro (ballet, corrida) podem ter maior prevalência de amenorreia secundária, graças à baixa disponibilidade energética, geralmente relacionada com esses esportes.[31,32] Além disso, mais de 70% dos atletas de elite que competem em modalidades que exigem divisão por categoria de peso fazem dieta, e muitas vezes isso leva a algum tipo de padrão de distúrbio alimentar, para atingir o peso desejado antes das competições.[33]

Como já mencionado, a baixa disponibilidade energética tem um papel central nos distúrbios menstruais associados à atividade física. Para manter a eumenorreia (ciclos menstruais regulares), mulheres ativas necessitam de um consumo diário de aproximadamente 45 kcal/kg de massa magra.[1,34] Este aporte energético também é fundamental para o funcionamento normal entre o hipotálamo (HT), hipófise (HP), ovários (OV) e trato genital, conhecido como eixo hipotálamo-hipófise-ovários, que envolve complexas interações neuroendócrinas e alterações morfológicas.

Eixo hipotálamo-hipófise-ovário

O hipotálamo é responsável pela coordenação da dinâmica do ciclo menstrual, monitorando as funções hipofisárias e recebendo influências tanto do sistema nervoso central (SNC), quanto dos ovários.

A secreção pulsátil do hormônio liberador de gonadotrofinas (GnRH), produzido no hipotálamo, estimula a adeno-hipófise a liberar as gonadotrofinas, que são os hormônios foliculoestimulante (FSH) e luteinizante (LH). Estas são secretadas de forma também pulsátil que, por sua vez, estimulam os ovários a produzirem os esteroides sexuais (estrogênios, progestagênios e androgênios), que atuam no *feedback* de forma negativa ou positiva sobre o hipotálamo e hipófise (Fig. 5).[30]

Portanto, o eixo HT-HP-OV controla a função ovulatória e a endócrina dos ovários, sendo imprescindível que haja uma perfeita sintonia entre seus componentes.

Entretanto, outras glândulas endócrinas, principalmente suprarrenal e tireoide, e a ação de outros órgãos e tecidos, como fígado, rins e adipócitos, podem alterar o funcionamento do eixo HT-HP-OV. Mudanças no SNC, hipófise, ovário, útero, trato genital inferior ou nas glândulas e órgãos envolvidos nesse funcionamento podem causar problemas menstruais. O Quadro 2 ilustra alguns desses distúrbios menstruais, que podem variar desde alterações subclínicas (deficiência da fase lútea e anovulação), encurtamento (omenorreia ou polimenorreia) e espaçamento do ciclo (omenorreia ou oligomenorreia) até, em casos extremos, a ausência de menstruação.[35,36]

A amenorreia observada na TMA é de causa hipotalâmica, conhecida como amenorreia hipotalâmica funcional (AHF), e não tem uma causa orgânica ou anatômica.[37] Na tríade, a secreção pulsátil do GnRH está alterada, o que leva a uma diminuição da produção do LH e FSH, resultando em uma queda nos níveis dos progestagênios e estrogênios.[38]

O hipoestrogenismo leva a alterações em diversos órgãos e sistemas, como o geniturinário, cardiovascular e o músculo-esquelético. Pode comprometer a trofia e lubrificação vaginal, resultar em perda de massa óssea, alterar a função endotelial das artérias, diminuindo assim a capacidade de vasodilatação e, consequentemente, comprometendo a perfusão muscular esquelética.[39]

Diagnóstico

A identificação de uma atleta com TMA decorrente da baixa disponibilidade energética deve ser um diagnóstico de exclusão. Na investigação da amenorreia primária ou secundária devem-se incluir endocrinopatias, como as tireoidopatias, hiperprolactinemia, insuficiência ovariana, distúrbios hipotalâmicos e hipofisários (genéticas ou adqui-

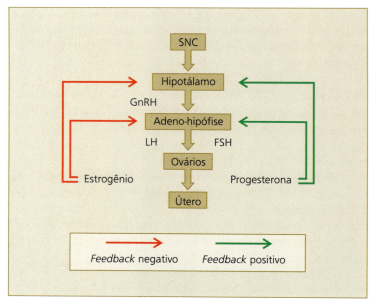

Figura 5. Eixo hipotálamo-hipófise-ovário e o mecanismo de *feedback*.

Quadro 2. Distúrbios menstruais mais comuns	
Estado menstrual	**Definição**
Eumenorreia	Ciclos menstruais regulares de intervalos de 28 +/- 7 dias
Anovulação	Ausência de ovulação normalmente decorrente do comprometimento do desenvolvimento folicular
Insuficiência lútea	Condição assintomática causada por encurtamento da fase lútea (< 11 dias) e/ou baixa concentração de progesterona
Espaniomenorreia	Ciclos menstruais com intervalo entre 45 a 90 dias

ridas) e condições de hiperandrogenismo (síndrome dos ovários policísticos, tumores ovarianos virilizantes, tumores ou hiperplasia congênita da suprarrenal e síndrome de Cushing) (Fig. 6). Em mulheres com amenorreia primária é mandatória a investigação de obstrução do trato genital.

A anamnese minuciosa, exame físico e a solicitação de exames complementares, incluindo o teste de gravidez (se pertinente), dosagem de FSH, prolactina e hormônios tireoidianos, geralmente são suficientes para o diagnóstico diferencial.[2]

Se houver evidências físicas de hiperandrogenismo, como a presença de hirsutismo, acne ou alopecia androgênica, outros exames laboratoriais são necessários e incluem a dosagem de testosterona total e livre, desidroepiandrosterona (DHEA) e seu sulfato (SDHEA). Além desses pode-se dosar a 17-hidroxiprogesterona nas mulheres com hiperandrogenismo para avaliar a deficiência de 21-hidroxilase (a causa mais comum de hiperplasia congênita de suprarrenal). A realização da ultrassonografia pélvica pode ser feita para confirmar ovários policísticos ou para excluir tumores ovarianos virilizantes.[40]

Após investigação inicial, o médico deve encaminhar ou se aconselhar com especialistas, como o endocrinologista e/ou ginecologista (Fig. 6).[2]

Tratamento

Tratamento não farmacológico

O tratamento não farmacológico consiste na modificação da dieta e/ou na diminuição da carga de treino para, dessa maneira, otimizar a disponibilidade energética deficiente.

Estas medidas serão as únicas capazes de, efetivamente, regularizar o ciclo menstrual e normalizar o estado estrogênico responsável pela manutenção de uma saúde óssea adequada.[2]

Tratamento farmacológico

Estratégias farmacológicas para o tratamento da amenorreia e do hipoestrogenismo em atletas e mulheres esportistas mantêm-se muito controversas. Deve-se ressaltar que o uso de anticoncepcional hormonal não restabelece a menstruação espontaneamente, sim-

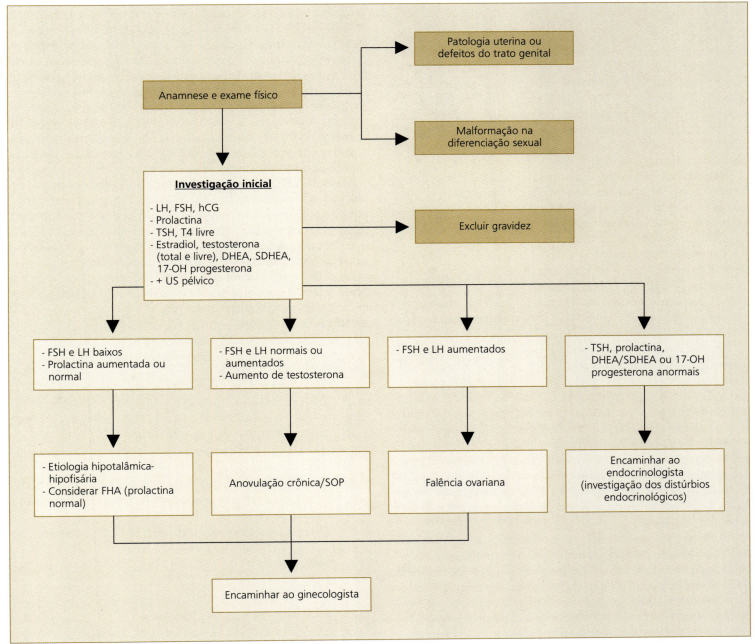

Figura 6. Algoritmo para investigação de amenorreia. É recomendado encaminhar o paciente para especialistas (endocrinologista e/ou ginecologista) se o médico não tiver experiência no tratamento de AHF ou de outras causas de amenorreia.

plesmente fornece uma falsa impressão de regularização menstrual.[28] Além disso, estudos não mostram uma associação consistente do uso de contraceptivo hormonal com a melhora da densidade mineral óssea em atletas com amenorreia.[41]

O tratamento farmacológico deve ser considerado em mulheres atletas que apresentam TMA quando os efeitos do hipoestrogenismo acarretam:

- Sintomas de hipoestrogenismo com diminuição da lubrificação vaginal e dispareunia.
- Infertilidade.
- Comprometimento da saúde óssea (mesmo com o tratamento não farmacológico).

Apesar da possibilidade de tratamento farmacológico, mesmo que ainda controverso, vale ser ressaltado que a melhor estratégia para a normalização da secreção e da pulsatilidade das gonadotrofinas continua sendo o aumento da disponibilidade energética através da intervenção nutricional.

ALTERAÇÕES ÓSSEAS

As alterações ósseas constituem a terceira e, possivelmente, a mais temida entre as alterações relacionadas com a TMA por se tratar de uma condição, possivelmente, irreversível. Os trabalhos são controversos em afirmar se a massa óssea não adquirida na adolescência ou posteriormente perdida poderá ser readquirida ou apenas ter-se-á como objetivo a não progressão da perda da mesma.[1,42] O consenso atual sobre a TMA afirma, entretanto, que o ganho de peso, principalmente se associado ao restabelecimento do fluxo menstrual, melhora a mineralização do osso trabecular e o crescimento da cortical óssea, tornando a possibilidade de aumento de densidade mineral óssea algo atingível.[2]

O osso é um tecido organizado, vivo e dinâmico, e seu processo metabólico envolve à homeostase mineral e o remodelamento ósseo. Este está associado a ação de osteoblastos e osteoclastos, células mediadas pelo estrogênio e que, em equilíbrio, são responsáveis pela formação e reabsorção óssea, respectivamente.[43]

O remodelamento acontece ao longo de toda a vida e está associado a diferentes variáveis, como estado nutricional, parâmetros menstruais, idade, sexo, nível de atividade física e etnia.[44] Dessa forma, o hipoestrogenismo anteriormente descrito implica que mulheres atletas estejam suscetíveis à falha desse processo e predispostas à lesão desse sistema.

Outro fator a ser considerado é o fato do pico de formação de massa óssea ter seu ápice até os 18 anos de idade. Em particular, atletas que participam de esportes que exigem um biótipo magro, como corridas de longa distância, ginástica e dança estão mais suscetíveis às alterações alimentares e menstruais e poderão, assim, estar em risco de não obter sua massa óssea máxima durante a adolescência. Dessa maneira, tornam-se também as de maior risco a apresentarem massa óssea insuficiente e mais suscetíveis às fraturas por estresse, outra possível consequência da baixa densidade mineral óssea. Mulheres apresentam 2 a 10 vezes mais fraturas por estresse do que homens, podendo as mesmas acometer cerca de 9,7% delas.[5,45]

Entre as etiologias aceitas para a ocorrência de fraturas de estresse está o acúmulo de microtraumas repetitivos associado à inabilidade do organismo em manter o reparo adequado do esqueleto, como ocorre em recrutas militares, ou à dificuldade em se manter o remodelamento ósseo correto, como ocorre em situações de hipoestrogenismo, logo na TMA.[43] Apesar de o organismo estar adaptado a realizar reparos recorrentes em microlesões associadas à prática esportiva, o acúmulo pode levar à perpetuação e evolução do quadro, inicialmente em reações de estresse, posteriormente às fraturas de estresse, culminando à fratura completa do osso em seu grau final.[46]

A perda de densidade mineral óssea pode predispor mulheres atletas, a fraturas de estresse.[43] Dessa maneira, toda mulher atleta, que procure auxílio médico por esta queixa, deverá, necessariamente, ser investigada quanto aos demais componentes da TMA.[1]

A ocorrência de fraturas por estresse é multifatorial. Os fatores extrínsecos e, assim, possivelmente modificáveis são o regime de treinamento, tipo de calçado, superfície de treinamento e tipo de esporte. Mudanças bruscas de duração, frequência e intensidade de treinamento, calçados inadequados ou com mais de 6 meses de uso, superfícies duras e irregulares, associados a esportes com impacto repetitivo, parecem ser os fatores que expõem as atletas a maior risco de fratura.[43]

Entre os fatores intrínsecos, estão o sexo feminino, raça branca e asiática e, mais controversamente, a idade e o baixo condicionamento físico associado a baixas flexibilidade e força muscular.[43]

Além disso, as fraturas por estresse podem afastar as atletas da sua atividade por diferentes períodos de tempo, além de submetê-las a tratamentos de maior ou menor complexidade de acordo com o sítio acometido.

Diagnóstico

Como previamente mencionado, no primeiro consenso estabelecido em 1997, foi proposto que o diagnóstico das alterações ósseas fosse realizado por meio da constatação de osteoporose na densitometria óssea.[4] Em 2007, o ACSM estabeleceu um novo consenso, em que preconizou a busca pelo reconhecimento precoce das alterações relacionadas com a TMA. Por essa razão, foram incorporadas ao mesmo as recomendações da Sociedade Internacional de Densitometria Clínica (ISCD), valorizando-se o diagnóstico de baixa densidade mineral óssea por meio da análise do Z escore, que compara a quantidade de massa óssea com a de indivíduos da mesma idade e sexo. A ISCD recomenda, ainda, que o diagnóstico de osteoporose seja feito quando o Z escore for menor que -2.0, associado à presença de outros fatores de risco, como amenorreia, distúrbios alimentares, hiperparatireoidismo ou uso crônico de corticoide. No caso de atletas, o ACSM recomenda atenção especial e maior investigação em Z escore menor que -1.0.[1,47] O mesmo critério foi mantido no atual consenso, reiterando a importância do acompanhamento da massa óssea de atletas de risco.[2]

O consenso atual recomenda que seja realizada a avaliação de DMO segundo os seguintes critérios:[2]

1. Alto risco para TMA:
   - História de diagnóstico de alteração alimentar pelo DSM-V.
   - IMC < = 17,5 kg/m², < 85% do peso estimado OU perda recente de peso maior ou igual a 10% em 1 mês.
   - Menarca acima dos 16 anos de idade.
   - História atual de menos de seis fluxos menstruais nos últimos 12 meses.
   - Dois episódios de reação ou fraturas de estresse, um episódio de fratura de estresse de alto risco ou fratura não traumática de baixa energia.
   - Z-escore anteriormente < 2.0 (em DMO de ano anterior).
2. Moderado risco para TMA:
   - História atual de alteração alimentar por período igual ou maior que 6 meses.
   - IMC entre 17,5 e 18,5, < 90% peso estimado OU perda recente de 5-10% de peso no último mês.
   - História atual de 6-8 fluxos menstruais nos últimos 12 meses.
   - Uma reação ou fratura prévia de estresse.
   - Z-escore prévio entre -1,0 e -2,0 (em DMO de ano anterior).

3. Ainda, atletas com história de uma ou mais fraturas traumáticas não periféricas ou mais de duas periféricas em ossos longos (não de estresse) se associadas a um ou mais fatores dos citados no item 2. Atletas em uso de medicamentos (como acetato de medroxiprogesterona de depósito, prednisona oral, entre outros) que podem impactar a massa óssea por mais de 6 meses também devem ser avaliadas.

O exame deve ainda considerar a avaliação de corpo inteiro para crianças, adolescentes e mulheres com menos de 20 anos. Em todas devem constar as medidas de colo do fêmur, quadril e coluna lombar.

Tratamento

A melhor maneira de se tratar as alterações ósseas é preveni-las. Sendo a disponibilidade energética o fator desencadeador de todo o processo, a manutenção de dieta adequada e balanceada torna-se essencial. Junto a mesma, a manutenção do aporte adequado de cálcio e vitamina D também devem ser vistos com prioridade.[46,48]

A ingesta de cálcio pode ser realizada pela dieta, alimentos enriquecidos ou suplementos. Recomenda-se o consumo de 1.000 a 1.300 mg/dia. Quando em forma de suplemento, o consumo de doses de 500 mg parece ser mais bem absorvido. Além disso, deve-se estar atento ao fato de que a absorção pode ser prejudicada se consumida junto à proteína animal, sódio, ferro, magnésio, zinco e cafeína.[48,49]

O consumo de vitamina D está por vezes associado ao de cálcio, mas deve ser otimizado para a correta absorção do mesmo. O consumo de 600 UI é recomendado pelo Instituto de Medicina para Adolescentes e Adultos. Doses maiores podem ser necessárias em caso de insuficiência e/ou para a manutenção em níveis entre 32-50 ng/mL.[2,45,48]

O uso de contraceptivos hormonais ou terapia hormonal apresenta dados controversos quando relacionados com o aumento da massa óssea. A maioria dos estudos refere que o uso destes entre adolescentes anoréxicas não foi efetivo em aumentar a massa óssea ou reduzir o risco de fraturas por estresse.[50] Outros, entretanto, referem que terapias contendo doses entre 20-35 µg de etinilestradiol poderiam manter a massa óssea quando muito reduzidas.[51]

Outras opções farmacológicas devem ser vistas com extremo cuidado e não encontram, até o momento, respaldo na literatura. Apesar do uso de bifosfonados no tratamento da osteoporose em mulheres na menopausa, não se deve fazer uso do mesmo ao se tratar mulheres na menacme por apresentar potencial efeito teratogênico.[1,2]

As fraturas por estresse, uma vez estabelecidas, serão classificadas em baixo ou alto risco e receberão tratamento e afastamento das atividades pertinentes a sua gravidade, conforme discussão em capítulo específico.

■ CONCLUSÕES

Nos últimos anos, tem aumentado a participação feminina em diferentes modalidades esportivas. A prática da atividade física regular e de forma segura é benéfica para a saúde reprodutiva da mulher, melhora o sistema osteomioarticular, previne doenças crônicas e aumenta a autoestima e qualidade de vida. Contudo, os excessos desencadeados pela busca incessante do corpo ideal ou a pressão de técnicos, familiares e patrocinadores aumentam o risco das alterações energéticas, sendo o principal gatilho para a Tríade da Mulher Atleta.

Historicamente, provavelmente muitas atletas portadoras da Tríade foram liberadas para a prática esportiva, sem uma avaliação adequada.

Com o atual consenso da síndrome, considerando os três componentes como espectros sintomáticos, as atletas serão diagnosticadas e tratadas precocemente, e muitas sequelas serão evitadas.

Uma proposta interessante, estabelecida no consenso de 2014, estratifica o risco cumulativo da TMA (Quadro 3). Esta diretriz leva em conta a magnitude de cada componente da Tríade o que auxilia o médico na tomada de decisões em relação à participação no esporte, descanso e retorno aos treinos.

O tratamento da TMA é multidisciplinar e tem como princípio as mudanças dietética e comportamental. Os três componentes da Tríade têm períodos de resposta terapêutica diferente (Fig. 7). Enquanto o restabelecimento da disponibilidade energética pode acontecer em dias ou semanas, a recuperação da densidade mineral óssea pode durar anos. O tratamento medicamentoso é de exceção e indicado na falha do tratamento clínico.

Outro ponto importante é a elaboração de contratos de tratamento. Neste caso, as atletas com risco para a triade receberiam um contrato após a avaliação inicial do médico. O objetivo do contrato escrito é especificar os critérios necessáriosde interrupção e retorno ao treinamento. O uso da estratificação de risco pode ser um bom parâmetro de elaboração do contrato. Com isso, pode-se otimizar a saúde e reduzir o risco de lesões provenientes da Tríade. Também envolve uma equipe multidisciplinar e garante que todos atuarão de forma conjunta na recuperação da atleta.

Frente ao exposto neste capítulo, conclui-se que a TMA é um evento muito grave, mas que pode ser prevenido. A manutenção da disponibilidade energética adequada, densidade mineral ideal e ciclos menstruais regulares é objetivo de todo profissional da saúde que lida com mulheres esportistas.

Quadro 3. Risco cumulativo da Tríade da Mulher Atleta

Fator de risco	Baixo risco = 0 ponto	Magnitude do risco Risco moderado = 1 ponto	Alto risco = 2 pontos
Baixa disponibilidade energética com ou sem distúrbio alimentar	Sem restrição dietética	Alguma restrição dietética ou história pregressa de DA	Preenche critérios DSM-V para DA
IMC baixo	IMC ≥ 18,5	IMC entre 17,5 < 18,5 ou perda de 5-10% de peso/mês	IMC ≤ 17,5 ou perda de peso ≥ 10%/mês
Oligomenorreia e/ou amenorreia	> 9 ciclos em 12 meses	6-9 ciclos em 12 meses	< 6 ciclos em 12 meses
Menarca tardia	< 15 anos	15-16 anos	≥ 16 anos
DMO baixa	Z escore ≥ −1,0	Z escore −1,0 < −2,0	Z escore ≤ −2,0
Fratura por estresse	Nenhuma	1	≥ 2 ≥ 1 de alto risco ou em osso trabecular
Risco cumulativo (total de cada coluna para cálculo total)	__ pontos	__ pontos	__ pontos = __ final

DA = Distúrbio alimentar; DMO = densidade mineral óssea.

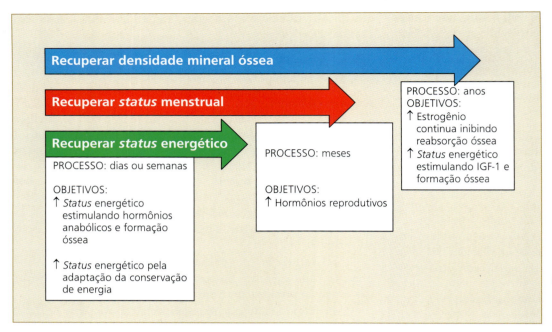

Figura 7. Tratamento da TMA. Os três componentes da Tríade exibem períodos de recuperação diferentes. (Adaptação de De Souza, 2014.[2])

■ REFERÊNCIAS BIBLIOGRÁFICAS

1. Nattiv A, Loucks AB, Manore MM, Sanborn CF, Sundgot-Borgen J, Warren MP. American College of Sports Medicine American College of Sports Medicine position stand. The female athlete triad. *Med Sci Sports Exerc* 2007;39(10):1867-82.
2. De Souza MJ, Nattiv A, Joy E, Misra M, Williams NI, Mallinson RJ, Gibbs JC, Olmsted M, Goolsby M, Matheson G. 2014 Female Athlete Triad Coalition Consensus Statement on Treatment and Return to Play of the Female Athlete Triad: 1st International Conference held in San Francisco, California, May 2012 and 2nd International Conference held in Indianapolis, Indiana, May 2013. *Br J Sports Med* 2014;48(4):289.
3. Yeager, K. K., R. Agostini, A. Nattiv, and B. Drinkwater. The female athlete triad. *Med Sci Sports Exerc* 1993;25:775-77.
4. Otis CL, Drinkwater B, Johnson M, et al. American College of Sports Medicine position stand. The female athlete triad. *Med Sci Sports Exerc* 1997;29:1-12.
5. Barrack MT, Ackerman KE, Gibbs JC. Update on the female athlete triad. *Curr Rev Musculoskelet Med* 2013;6:195-204.
6. Lauder TD, Dixit S, Pezzin LE, et al. The relation between stress fractures and bone mineral density: evidence from active-duty army women. *Arch Phys Med Rehabil* 2000;81:73-9.
7. Deimel JF, Dunlap BJ. The female athlete triad. *Clin Sports Med* 2012;31:247-54.
8. Nazem TG, Ackerman KE. The female athlete triad. *Sports Health* 2012;4:302-11.
9. Thein-Nissenbaum J. Long term consequences of the female athlete triad. *Maturitas* 2013;75:107-12.
10. Laframboise MA, Borody C, Stern P. The female athlete triad: a case series and narrative overview. *J Can Chiropr Assoc* 2013;57(4):316-26.
11. Hoch AZ, Lal S, Jurva JW, Gutterman DD The female athlete triad and cardiovascular dysfunction. *Phys Med Rehabil Clin N Am* 2007;18:385-400.
12. Lanser EM, Zach KN, Hoch AZ. The female athlete triad and endothelial dysfunction. *PM R* 2011;3:458-65.
13. Gibbs JC, Williams NI, De Souza MJ. Prevalence of individual and combined components of the female athlete triad. *Med Sci Sports Exerc* 2013;45(5):985-96.
14. Torstveit MK, Sundgot-Borgen J. The female athlete triad exist in both elite athletes and controls. *Med Sci Sports Exerc* 2005 Sept.;37(9):1449-59.
15. Coelho GM, de Farias ML, de Mendonça LM, de Mello DB, Lanzillotti HS, Ribeiro BG, Soares Ede A. The prevalence of disordered eating and possible health consequences in adolescent female tennis players from Rio de Janeiro, Brazil. *Appetite* 2013;64:39-47.
16. Mencias T, Noon M, Hoch AZ. Female athlete triad screening in National Collegiate Athletic Association Division I athletes: is the preparticipation evaluation form effective? *Clin J Sport Med* 2012;22:122-5.
17. Parmigiano, TR, Zucchi EVM, Araujo MP, Negra LL Castro RA, Sartori MGF, Girão MJBC, Cohein M.. Gynecological pre participation examination-a new proposal for female athletes care. *British Journal of Sports Medicine* 2011;45:367-8.
18. Arieli R, Constantini N. Energy balance among female athletes. *Harefuah* 2012;151:82-5.
19. Bratland-Sanda S, Sundgot-Borgen J. Eating disorders in athletes: overview of prevalence, risk factors and recommendations for prevention and treatment. *Eur J Sport Sci* 2013;13:499-508.
20. Torres-McGehee TM, Monsma EV, Gay JL et al. Prevalence of eating disorder risk and body image distorcion among National Collegiate Athletic Association Division I varsity equestrian athletes. *J Athl Train* 2011;46:431-7.
21. Schaal K, Tafflet M, Nassif H et al. Psychological balance in high level athletes: gender-based differences and sport-specific patterns. *PLoS One* 2011;6:190-7.
22. Becker CB, McDaniel L, Bull S et al. Can we reduce eating disorder risk factors in female college athletes? *BodyImage* 2012;9:31-42.
23. Javed A, Tebben PJ, Fischer PR et al. Female athlete triad and its components: toward improved screening and management. *Mayo Clin Proc* 2013;88:996-1009.
24. Williams NI, Helmreich DL, Parfitt DB et al. Evidence for a causal role of low energy availability in the induction of menstrual cycle disturbances during strenuous exercise training. *J Clin Endocrinol Metab* 2001;86:5184-93.
25. Bighetti F. Tradução e Validação do *EattingAttitudes Test* em adolescentes do sexo feminino na cidade de Ribeirão Preto- SP. Dissertação (Mestrado). Escola de Enfermagem de Ribeirão Preto – Ribeirão Preto. 2003.
26. Meira TB; Moraes FL; Böhme MTS. Relações entre leptina, puberdade e exercício no sexofeminino. *Rev Bras Med Esporte* 2009;15:306-10.
27. Brunet M. Female athlete triad. *Clin Sport Med* 2005;24:623-36.
28. Ducher G, Turner AI, KuHuljan S et al. Obstacles in the optimization of bone health outcomes in the female athlete triad. *Sports Med* 2011;41:587-607.
29. Ducher G, Bass SL, Saxon L et al. Effects of repetitive loading on the growth-induced chenges in bone mass and cortyical bone geometry: a 12-month study in pre/peri- and postmenarcheal tennis players. *J Bone Miner Res* 2011;26:1321-29.
30. Manore MM, Kam LC, Loucks AB. The female athlete triad: Components, Nutricion issues and health consequences. *J Sports Sci* 2007;25:S61-71.
31. Dusek T. Influence of high intensity training on menstrual cycle disorders in athletes. *Croat Med J* 2001;42:19-82.

32. Abraham SF, Beumont RJ, Fraser IS et al. Body weight, exercise and menstrual status among ballet dancers in the training. *Br J Obstet Gynaecol* 1982;89(7):507-10.
33. Sundgot-Borgen J, Torstveit MK. Aspects of disordered eating continuun in elite high-intensity sports. *Scand J Med Sci Sports* 2010;20:112-21.
34. Loucks AB, Nattiv A. Essay: the female athlete triad. *Lancet* 2005;366:49-50.
35. De Souza MJ, Miller BE, Loucks AB et al. High frequency of luteal phase deficiency and anovulation in recreational wonemrunners:blunted elevation in folicle-stimulation hormone observed during luteal-folicular transition. *J Clin Endocrino Metab* 1998;83:4220-32.
36. De Souza MJ, ToombsRJ, Scheid JL et al. High prevalence of subtitle and severe menstrual disturbances in exercising women: confirmation using daily hormone measures. *Human reprod* 2010;25:491-503.
37. Gordon CM. Clinical practice: functional hypothalamic amenorrhea. *N Engl J Med* 2010;363:365-71.
38. Roupas ND, Georgopoulos NA. Menstrual function in sports. *Hormones* 2011;10:104-16.
39. Hergenroeder AC, Smith EO, Shypailo R et al. Bone mineral changes in young women with hypothalamic amenorrhea treated with oral contraceptives, medroxyprogesterona, or placebo over 12 months. *Am J Obstet Gynecol* 1997;176:1017-25.
40. Legro RS, Arjlanian SA, Ehrmann DA et al. Diagnosis and treatment of polycystic ovary syndrome: an endocrine society clinical practice guideline. *J Clin Endcrinol Metab* 2013;98:4565-92.
41. Warren MP, Brooks-Gunn J, Fox RP et al. Persistent osteopenia in ballet dancers with amenorrhea and delayed menarche despite hormone therapy: a longitudinal study. *Fertil Steril* 2003;80:398-404.
42. Barrack MT, Rauh MJ, Nichols JF. Prevalence of and traits associated with low BMD among female adolescent runners. *Med Sci Sports Exerc.* 2008;40:2015-21.
43. Pepper M, Akuthota V, McCarty EC. The pathophysiology of stress fractures. *Clin Sports Med* 2006;25:1-16.
44. Nattiv A, Armsey Jr TD. Stress injury to bone in the female athlete. *Clin Sports Med* 1997;16:197-224.
45. Chen YT, Tenforde AS, Fredericso M. Update on stress fractures in female athletes: epidemiology, treatment, and prevention. *Curr Rev Musculoskelet Med* 2013;6:173-81.
46. Warden SJ, Creaby MW, Bryant AL et al. Stress fracture risk factors in female football players and their clinical implications. *Br J Sports Med* 2007;41:38-43.
47. Zach KN, Smith Machin AL, Hoch AZ. Advances in Management of the Female Athlete Triad and Eating Disorders. *Clin Sports Med* 2011;30:551-73.
48. Tenforde AS, Sayres LC, Sainani KL et al. Evaluating the relationship of calcium and vitamin D in the prevention of stress fracture injuries in the young athlete: a review of the literature. *PMR* 2010;2:945-49.
49. Sundgot-Borgen J, Torstveit MK. The female football player, disordered eating, menstrual function and bone health. *Br J Sports Med* 2007;41:68-72.
50. Cobb KL, Bachrach LK, Sowers M et al. The effect of oral contraceptives on bone mass and stress fractures in female runners. *Med Sci Sports Exerc* 2007;39:1464-73.
51. Rickenlund A, Carlstrom K, Ekblom B et al. Effects of oral contraceptives on body composition and physical performance in female athletes. *J Clin Endocrinol Metab* 2004;89:4364-70.

EXERCÍCIO FÍSICO NA TERCEIRA IDADE

Ricardo Contesini Francisco ■ Patrícia Smith ■ Nabil Ghorayeb

■ INTRODUÇÃO

A expectativa de vida vem aumentando significativamente nos últimos anos, principalmente graças à melhora dos conhecimentos médicos, proporcionando um crescimento acentuado da população geriátrica. Atualmente a vida média de um indivíduo brasileiro de 40 anos é de aproximadamente 78,3 anos e para os de 80 anos é de mais 9,1 anos. Este crescimento pode ser notado em países industrializados e de forma mais intensa nos países em desenvolvimento, como no caso do Brasil. O censo demográficos de 2000 demonstrava um percentil de 5% de brasileiros acima de 65 anos, e a projeção para 2050 é de 18%.[1-3] O Brasil já ocupa o quinto país mais populoso em números absolutos.[4,5]

Nesta nova realidade é fundamental a adoção de programas de saúde pública preventivas, e não apenas curativas, para que nas próximas décadas haja uma diminuição das doenças incapacitantes e manutenção da capacidade funcional, resultando uma população de idosos saudáveis e mais úteis à sociedade.[3]

Atualmente a atividade física foi incorporada pela prática médica e apresenta número crescente de praticantes, inclusive na terceira idade. Isto tudo em razão principalmente de estudos comprovando os benefícios para saúde e também decorrente das campanhas e orientações médicas neste sentido.[6] Esses benefícios são vistos na melhora da capacidade cardiovascular, exaustivamente documentados na literatura médica tanto em atletas jovens, quanto em atletas com idade igual ou superiores a 65 anos.[7] O que vemos é que a grande maioria da população geriátrica é sedentária ou idosos com antecedentes de atividade física nas fases precoces da vida, porém, interrompidas na fase adulta.

Existem evidências provando que o exercício físico também traz benefícios importantes para os idosos, como melhora da capacidade cardiovascular, do equilíbrio, da qualidade de vida, do humor e de doenças, como diabetes melito (DM) e hipertensão arterial sistêmica (HAS), doenças estas muito frequentes nesta população geriátrica. Porém como ocorre no adulto jovem não existem evidências de melhora do perfil lipídico nesta população de idosos.

Os estudos mostram que idosos em atividade física ou que reiniciaram a atividade nesta fase de vida têm um aumento da sobrevida de apenas de 2 a 3 anos, sendo a média de 12 meses.[8-11] Entretanto, há uma melhora importante na qualidade de vida desta população.

É importante termos em mente as definições de envelhecimento e do atleta idoso, a distinção das alterações cardiovasculares estruturais e funcionais exclusivamente atribuídas ao envelhecimento, e os efeitos do treinamento físico sobre estas alterações.

■ CONCEITOS

Está definido pela Organização Mundial de Saúde (OMS) que o indivíduo idoso é aquele que tenha idade igual ou superior a 65 anos nos países desenvolvidos. Porém o processo de envelhecimento começa muito antes, na terceira década de vida, quando se rompe o equilíbrio entre o anabolismo e o catabolismo, com predomínio deste último.

Assim o declínio da atividade celular é observado a partir da terceira década de vida e promove significativas alterações estruturais e funcionais dos órgãos, consequentemente levando a uma diminuição das reservas funcionais associada à maior vulnerabilidade do organismo aos distúrbios metabólicos, ao estresse e aos processos patológicos. Apesar de universal, a velocidade e a intensidade dessas alterações cardiovasculares, atribuídas exclusivamente ao processo natural de envelhecimento, são moduladas por fatores individuais como a genética e associadas à presença de doenças subclínicas, como a arteriosclerose coronária; os maus hábitos, como tabagismo e a dieta irregular, e as ocasionadas pelo estilo de vida sedentário são alguns fatores que podem acelerar o processo de envelhecimento.[6,11-13]

A elevada prevalência de miocardiopatias e doenças não cardíacas e o estilo sedentário do idoso dificultam no reconhecimento destas alterações exclusivas do envelhecimento. Porém existem idosos que apresentam características que vão diferenciá-los por serem praticantes de atividades físicas intensas, regulares e competitivas ou não.[14] Desta definição podemos identificar três classes de atletas idosos:

- Idosos que foram altamente competitivos na juventude e idade adulta e que, ao atingirem a terceira idade, estão se mantendo em treinamentos físicos intensos.
- Indivíduos que praticam a mesma modalidade esportiva desde sua juventude até a terceira idade sempre com excelente regularidade e alta intensidade.
- Indivíduos que iniciam atividades na idade adulta jovem e continuam a praticá-las na terceira idade, muitas vezes ainda competitivos.

■ ALTERAÇÕES CARDIOVASCULARES NO ENVELHECIMENTO

O processo natural de envelhecimento está associado a importantes modificações estruturais e funcionais do aparelho cardiovascular e osteoarticular que devem ser distinguidas daquelas alterações desencadeadas pelos processos patológicos, como a HAS, DM e doença arterial coronariana.[15]

Uma das primeiras alterações notadas é o enrijecimento da rede arterial, ocasionadas pela deposição de cálcio na parede vascular, em virtude de alterações estruturais do colágeno e da elastina na camada média vascular, aumentando a rigidez nas paredes das artérias.[16] Este processo se manifesta clinicamente com a elevação da pressão arterial sistólica que aumenta a pós-carga e a tensão da parede ventricular esquerda, impondo mecanismos de adaptações como o aumento na espessura da parede ventricular esquerda e o prolongamento na ativação contrátil do miocárdio.[17] O aumento na espessura da parede e na massa da VE, a diminuição da complacência ventricular esquerda e o consequente aumento no tamanho do átrio esquerdo promovem importantes modificações na função diastólica do coração, reduzindo o enchimento ventricular na sua fase inicial da diástole e permanecendo inalterado em sua fase final, no entanto tal redução não representa significado clínico em repouso.[18] O mecanismo celular envolvido no comprometimento diastólico é a redução da taxa de cálcio retirada do retículo sarcoplasmático, diminuição da atividade da isoenzima da miosina e a progressiva perda de miócitos, compensada pelo aumento no tamanho dos remanescentes.[19]

Mesmo com a diminuição do débito cardíaco a função sistólica não é afetada pelo envelhecimento, decorrente de dois mecanismos de adaptação; 1) hipertrofia ventricular esquerda; 2) aumento no tempo de relaxamento isovolumétrico com a força de contração. Estas alterações são mais evidentes nos idosos sedentários que em relação aos idosos com estilo de vida mais ativo.[13,20]

Nota-se, também, no processo natural do envelhecimento o declínio da frequência cardíaca máxima (FC máx.) evidenciado a partir da terceira década de vida. É considerada como mecanismo compensatório a menor capacidade de o coração aumentar seu volume durante o esforço. E o mecanismo responsável é a menor sensibilidade cardiovascular ao estímulo adrenérgico, levando a uma redução na resposta cronotrópica.[21]

Outras alterações importantes são vistas com o envelhecimento, como a capacidade aeróbica (VO_2), obtida pelo consumo direto de O_2 (MVO_2), está diminuída no idoso. Esta diminuição se faz numa taxa anual de aproximadamente 1%. Tal fato decorre pelas alterações já mencionadas e na diminuição da capacidade destes indivíduos de extrair O_2 pelos tecidos.[8,22,23]

A massa muscular assim como a força também vão apresentar alterações e diminuem 1% ao ano a partir da quarta década de vida, atingindo todos os grupos musculares, porém de modo não uniforme.[13,20] A diminuição da força muscular nesta população geriátrica acaba ocasionando transtornos importantes e originando queixas de dificuldade na movimentação e quedas frequentes, essas situações são originadas pela perda da massa muscular, inatividade física, ou seja síndrome do desuso; deficiências nutricionais e, finalmente, doenças incapacitantes muito comuns nesta população (Quadro 1).

■ EFEITOS DO TREINAMENTO FÍSICO NO ENVELHECIMENTO

O enrijecimento da rede arterial parece ser um evento primário do processo de envelhecimento e que poderia levar às outras alterações cardíacas, o treinamento físico é capaz de diminuir, mas não reverter, esses efeitos.

A função sistólica do ventrículo esquerdo não se encontra alterada pelo envelhecimento, mas pode ser melhorada com o treinamento físico, decorrente do aumento no volume ventricular. Os possíveis mecanismos envolvidos são a menor resposta à estimulação beta-adrenérgica e aumento da pós-carga, tanto em nível ventricular como vascular.[24] Os estudos demonstraram que o padrão de enchimento do VE em idosos atletas tem um " perfil juvenil ", com um volume diastólico inicial maior quando comparados ao idoso sedentário.[25,26] A FC máx. não se reverte com o treinamento físico, portanto, o declínio é observado tanto nos idosos sedentários, como nos atletas.

A capacidade aeróbica declina com o avançar da idade em razão principalmente das alterações cardíacas e periféricas, redução da capacidade oxidativa secundária à significativa redução da massa muscular esquelética.[27,28] Porém idosos sedentários, submetidos a um treinamento físico regular e intenso, podem aumentar até 30 a 40% do VO_2 inicial. Essa melhora é produzida pelo aumento do desempenho cardíaco e, principalmente, pelas adaptações periféricas.[22] Estas, são consequências do aumento significativo de capilares sanguíneos associado a grande conteúdo de enzimas aeróbias na musculatura esquelética, sem comprometimento do número e tamanho das mitocôndrias, aumentando a capacidade oxidativa. Estes efeitos benéficos são vistos após 12 a 14 semanas de treinamento e dependem dos níveis iniciais do condicionamento físico e do protocolo de treinamento realizado.[22,29]

O treinamento muscular, com baixas cargas, nesta população é recomendado e tem como finalidade manter e até mesmo aumentar a força muscular, melhorando seu desempenho nas atividades diárias ao deixar o idoso mais confiante e independente para andar sem bengala e sem acompanhantes. Isto repercute também em sua autoestima e controle pessoal. O treinamento muscular, como explicaremos mais adiante, deverá ser personalizado e após uma avaliação clínica.

Outros efeitos benéficos, não fisiológicos, podem ser sentidos nos idosos que praticam atividade física regular de baixa à moderada intensidade: são os efeitos psicológicos: como a melhora do humor, redução da ansiedade, aumento da motivação e redução de episódios depressivos, podendo até ser usados como prevenção e tratamento da depressão. O mecanismo que proporciona estes benefícios é decorrente do aumento da secreção de endorfinas induzidas pelo exercício, como acontece nos jovens.

Os efeitos benéficos do treinamento físico sobre os sistemas cardiovascular e psíquico dos indivíduos idosos, que foram relatados, dependem da regularidade, intensidade e do tempo de treinamento. Estes efeitos têm grande importância, pois reduzem a incidência da morbidade cardiovascular. Porém não há estudos que comprovem um aumento substancial na mortalidade (Quadro 2).[10]

■ IMPORTÂNCIA DA AVALIAÇÃO MÉDICA ADMISSIONAL À ATIVIDADE FÍSICA

A avaliação médica antes de iniciar alguma atividade física tem-se mostrado muito importante na detecção de doenças, principalmente cardiovasculares, podendo dessa forma evitar a morte súbita. Esta avaliação deve ser realizada em todos, sem distinção da idade, que vão iniciar uma atividade física ou querem aumentar a intensidade da mesma. Na população geriátrica estes exames são de grande importância, pois, como salientamos anteriormente, são indivíduos que por causa do próprio envelhecimento apresentam uma incidên-

---

Quadro 1. Efeitos cardiovasculares do envelhecimento

1. Aumento da resistência vascular periférica e aumento da rigidez vascular
2. Elevação de PAD e PAM
3. Hipertrofia do VE
4. Disfunção diastólica
5. Menor FC máx.
6. Redução da sensibilidade às catecolaminas
7. Declínio progressivo do DC máx. e da capacidade cardíaca de trabalho
8. Diminuição do VO_2 máx.
9. Redução da utilização periférica do O_2
10. Redução da massa e da força muscular

Quadro 2. Efeitos cardiovasculares do treinamento a longo prazo

- Redução dos níveis pressóricos
- Melhora a recuperação cardiovascular
- Melhora a duração no esforço submáximo
- Aumento do consumo de O_2
- Elevação do limiar anaeróbio
- Aumenta a força muscular
- Melhora o perfil lipídico
- Melhora o metabolismo de glicose
- Diminui a gordura corporal e facilita o abandono do tabagismo

cia maior de doenças que muitas vezes não são detectadas por não causarem sintomas. Dentre as doenças mais comuns nos idosos sabemos que a doença coronária é a principal causa de morte nesta população, cuja incidência corresponde a 80%, e a incidência de um evento coronário é de 55%. Muitas vezes esses idosos não apresentam sintomas de dor precordial, sintoma clássico da doença coronariana (DAC), mas apresentam outros sintomas sugestivos, como dispneia aos pequenos esforços, tontura ou síncope, palpitação ou taquicardia e claudicação intermitente.

Outras doenças também podem ser detectadas com esta avaliação, como anemia, DM, hepáticas, renais, pulmonares, vasculares, neurológicas e, principalmente, musculoesqueléticas. Algumas destas doenças podem contraindicar o idoso a fazer uma atividade física.

Esta avaliação deverá constar: 1) anamnese e antecedentes médicos do paciente; 2) exame físico cuidadoso; 3) exames laboratoriais; 4) eletrocardiograma (ECG) de repouso, detectar alterações elétricas ou mesmo arritmias; 5) teste ergométrico (TE); ecodopplercardiograma (ECO).

O teste ergométrico bem indicado e realizado com um protocolo adequado para cada idoso pode trazer informações importantes, como presença de DAC, arritmias desencadeadas com exercício e também para informar sobre a capacidade funcional deste indivíduo. O teste ergométrico também está indicado quando o idoso for aumentar a intensidade de treinamento. Já o ecodopplercardiograma é importante na identificação de cardiopatia estrutural e na avaliação das adaptações secundárias à prática de atividade física além do desempenho cardiovascular.[30]

PRESCRIÇÃO DE TREINAMENTO

Em decorrência da alta prevalência de cadiomiopatias, doenças metabólicas e incapacitantes é impossível a padronização de um programa de treinamento. A prescrição deve ser individualizada, determinando para cada idoso o tipo de atividade física, a frequência, a duração e intensidade (Quadro 3). E neste programa devem ser incluídas as fases de aquecimento, condicionamento aeróbio, treinamento muscular, flexibilidade e recuperação; para cada sessão de exercício.[31,32]

O desenvolvimento da prescrição deverá seguir alguns cuidados gerais importantes para que esta atividade seja segura e traga benefícios à população geriátrica. Ao iniciar exercícios deve ser recomendado alimentação frugal, evitando o jejum matinal ou fazê-los após uma refeição grande. Estimular a ingestão de líquidos durante os treinos, evitando, assim, a desidratação. Verificar se idoso está devidamente ajustado às condições climáticas, protegendo-o do sol direto assim permitir a transpiração e impedir a desidratação ou do frio excessivo. Não devemos esquecer do calçado que tem que apresentar um bom amortecedor. Limitar os aclives, informar o idoso a respeitar seus próprios limites e estar, principalmente alerta aos sintomas: dor precordial, tonturas, desmaios, dispneia e desconforto osteomioarticular, tentando tornar a prática da atividade física prazerosa.

Duração

A duração de cada sessão de treinamento é fixada inicialmente em 20 minutos. E aumentando para 30 a 60 minutos, de acordo com o progresso individual. As caminhadas devem ser executadas em apenas uma sessão ou então divididas em duas ou mais sessões com duração de 10 a 20 min, dependendo da capacidade funcional do idoso. Estudos provaram que o fracionamento não prejudica no ganho dos benefícios e até aumenta a adesão ao treinamento.[3,33]

No idoso as atividades devem ser realizadas 3 vezes por semana inicialmente, podendo ser aumentada até 5 vezes por semana, intercalando um dia de descanso entre elas. Quando realizadas numa frequência inferior a três vezes a atividade física não traz os benefícios já mencionados por nós.

Intensidade

Para todos os idosos a intensidade de treino ideal é de 60 a 80% da FC máx. aos idosos que apresentam uma capacidade funcional melhor e de 50 a 60% da FC máx. para os que apresentam uma capacidade funcional muito baixa. Sendo a FC máx. considerada aquela atingida no teste ergométrico até a exaustão. A FC de treinamento pode ser a FC de reserva ou FC alvo, como pode ser vista no Quadro 4.

CONDICIONAMENTO AERÓBIO

O condicionamento aeróbio pode ser realizado por várias modalidades esportivas, e a escolha desta modalidade vai depender da presença ou não de doenças associadas. Para os idosos que apresentam osteoporose, problemas osteoarticulares, obesidade, comprometimento do equilíbrio, da audição e visão os exercícios na água e na bicicleta são os mais indicados.

Para população geriátrica sem fatores limitantes os esportes recomendados são: caminhadas; o Vôlei recreativo; o Tênis de dupla, ciclismo no plano e a dança, pois são atividades de baixo impacto, baixo risco de choque corporal.

A natação e a hidroginástica, como citadas anteriormente, também são recomendadas desde que haja uma adequação da temperatura da água em 27°C para evitar problemas de bradiarritmias, e outras arritmias mais complexas; problemas posturais, por vasodilatação e pressóricos, vasospasmo, causados pelo choque térmico.

As atividades diárias de vida, como arrumar a casa, jardinagem, subir escadas etc., devem ser incentivadas e também contribuem para melhora do condicionamento cardiovascular.

TREINAMENTO MUSCULAR

O treinamento para idosos não deve ser esquecido, pois traz muitos benefícios para esta faixa etária. Nesta população, como citado anteriormente, as queixas de dificuldade de movimentação, perda de equilíbrio e quedas frequentes são ocasionadas pela perda da força muscular, resultado de mecanismos, como processo do envelhecimento, inatividade física, ou seja, síndrome do desuso, deficiências nutricionais e doenças osteoarticulares incapacitantes. O treinamento muscular para idosos é, então, recomendado com a finalidade de manter ou até mesmo aumentar a massa e a força muscular e, consequentemente, melhorar o desempenho destes idosos em suas atividades diárias de vida, trazendo maior equilíbrio e melhorando a sua autoestima.

O programa deve ser personalizado e orientado para fundamentos essenciais sobre métodos de respiração adequada durante os esforços, no sentido de evitarem-se complicações provocadas pela manobra de Valsalva, como elevação da pressão arterial e risco

Quadro 3. Atividade física no adulto

Fases	Adultos	Cardiopatas	Idosos
Aquecimento	10 min	10-15 min	10-15 min
Muscular	15-30 min	10-20 min	15-20 min
Aeróbio	20-60 min	30-60 min	30-60 min
Recuperação	5-10 min	15 min	10-15 min

Quadro 4. Frequência cardíaca-alvo (FCA)

FCR = (FCF − FCI) × 0,60 A 0,80 + FCI
FCR = Frequência cardíaca de reserva
FCF = Frequência cardíaca final do teste ergométrico
FCI = Frequência cardíaca inicial do teste ergométrico

de arritmias. O treinamento deve durar de 15 a 30 minutos, exercitando-se os grandes grupos musculares como os músculos do ombro, braços, tronco, costas, abdome, quadril e quadríceps. Os programas deverão ter de 8 a 12 repetições e com aumento gradual da resistência, do volume, da FC e da duração da atividade.[3,22,30]

A FC atingida, durante o treino, deve ser de 50 a 70% da FC máx. e nos idosos sem problemas cardiovasculares e ativos pode-se aplicar um treino mais intenso, chegando a 75 a 85% da FC máx.

O aumento do ganho na força muscular depende dos níveis iniciais de força, e da presença de doenças crônicas que possam afetar o potencial do referido ganho. Além do mais os resultados são específicos apenas dos grupos musculares envolvidos

Deve ficar ciente que o mecanismo de ganho de massa e força muscular nesta população é decorrente de maior estimulação das terminações neuromusculares do que da hipertrofia.

■ RISCO DA ATIVIDADE FÍSICA

O treinamento físico em excesso no idoso também pode provocar a síndrome de supertreinamento, quando isto ocorrer deve-se interromper o programa de treinamento e solicitar nova avaliação médica. Os sintomas que frequentemente aparecem nesta síndrome no idoso são dor precordial aos médios esforços, aparecimento de arritmias, como as bradicardias ou taquicardias com exercício, ataxia, tonturas, confusão, náuseas e vômitos, palidez, cianose e a dispneia aos pequenos esforços.

O risco absoluto de um evento cardiovascular de evento cardiovascular durante o exercício é baixo no idoso, porém a atividade física pode desencadear e aumentando o risco de infarto agudo do miocárdio, como também para morte súbita.[3,9,12]

Mas quando o idoso for corretamente orientado tanto no sentido médico, fazendo exames antes e periodicamente, e do profissional de educação física, a atividade física só trará benefícios a esta população tão marginalizada em nosso país.

■ REFERÊNCIAS BIBLIOGRÁFICAS

1. Anuário Estatístico do Brasil, Rio de Janeiro, 1996;56:1-1-8-32.
2. Ministério do Planejamento e Orçamento, Instituto Brasileiro de Geografia e Estatística – IBGE. Grupos Populacionais Específicos, 1996. p. 2-61-2-72.
3. Agency for Healthcare Research and Quality. Centers for Disease Control and Prevention. *Physical activity and older Americans.* Benefits and strategies. Accesso em: 4 Oct. 2008. Disponível em: <http://www.ahrq.gov/ppip/activity.htm>
4. Savioli Neto F, Ghorayeb N, Luiz CCC et al. Atividade física na terceira idade. In: Sousa AGMR, Mansur AJ. (Eds.). *Socesp: Cardiologia.* São Paulo: Atheneu, 1996. p. 541-46, vol. 2.
5. Iron G, Wailgum T, Steven C. The effect of age on the hemodynamic response to thermal stress during exercise. In: Cristafalo V, Backer G, Adelman R. *Altered endocrine states during aging.* New York: Haliss, 1984. p. 187-95.
6. IBGE 2011. Acesso em: 17 Dez. 2013. Disponivel em: <www.datasus.gov.br>
7. Active Aging Partnership. National blueprint: increasing physical activity among adults aged 50 and older. Acesso em:17 Aug. 2009. Disponível em: <http://www.agingblueprint.org>
8. Warburton D, Charlesworth S, Ivey A et al. A systematic review of the evidence for Canada's physical activity guidelines for adults. *Int J Behav Nut Phys Act* 2010;7(1):39.
9. Menard D, Stanish WB. The aging athlete. *Am J Sports Med* 1989;17(2)187-96.
10. USDHHS. *Physical Activity Guidelines for Americans.* Washington: United States Department of Health and Human Sciences, 2008.
11. Savioli Neto F, Ghorayeb N, Luiz CCC et al. Atleta idoso. In: Ghorayeb N, Barros T. (Eds.). *O exercício.* São Paulo: Atheneu, 1999. p. 387-92, cap. 63.
12. Cononie CC, Graves JE, Pollock ML et al. Effective exercise training on blood pressure in 70 to 79 yr old men and woman. *Med Sci Sports Exerc* 1991;23:503-11.
13. Paffenbarger RS, Hyde RT. A natural history of athleticism and cardiovascular health. *JAMA* 1984;252:491.
14. Butler RN, Strauss E. Physical fitness: how to help older patients live stronger and longer. *Geriatrics* 1998 Sept.;53(9)27-40.
15. Goldman R. Speculations on vascular changes with age. *J Am Geria. Soc* 1970;18:765-79.
16. Ghorayeb N et al. *Tratado de cardiologia do exercicio e do esporte.* São Paulo: Atheneu, 2007.
17. Schoenborn CA. Health habits of US adults: the Alamed 7 revisited. *Public Health Rep* 1986;101:571-80.
18. Stephens T, Jacobs DR, White CC. A descriptive epidemiology of leisure-time physical activoity. *Public Health Rep* 1985;100:147-58.
19. Sydney- Mackles L, Knarrs SF. The older athlete. In: Gucciona A. Geriatric. *Physical therapy.* Mosby-year Book, 1993. p. 403-11.
20. Sjogen A. A left ventricular wall thickness in patients with circulatory overload of the left ventricle. *Ann Clin Res* 1972;4:310-18.
21. Shoenberger J. Epidemiology of systolic and diastolic blood pressure elevation the elderly. *Am J Cardiol* 1986;37:450-510.
22. Gerstenblith G, Fredericken J, Yin F. Echocardiographic assessment of a normal adult aging population. *Circulation* 1977;56:273-78.
23. Lakatta EG, Gerstenblith G, Weisfeldt MT. The aging heart: structure, fuction, and disease. In: Brawnwald E. (Ed.). *Heart Disease; a textbook of cardiovascular medicine.* 5th ed. Philadelphia: WB Saunders, 1997. p. 1687-703.
24. Morris JM, Pollard P, Everett MG. Vigorous exercise in leisure time: protection against coronary disease. *Lancet* 1980;2:1207.
25. Lakatta EG, Age related alterations in cardiovascular response to adrenergic mediated stress. *Fed Proc* 1980;39:3173-77.
26. American College of Sports Medicine. Preventive and rehabilitative exercise committee. *Guideline for exercise testing and prescription.* 5th ed. Philadelphia: Williams & Wilkins, 1995.
27. Morris JM, Adam C, Chave SPW. Vigorous exercise in leisure-time and the incidence of coronary disease. *Lancet* 1973;1:333.
28. Josephson RA, Frannin S. Physiology of the aging heart. In: Chesler E. (Ed.). *Clinical cardiology in elderly.* Armonk, NY: Futura, 1994. p. 37-62.
29. Holloszy JO, Khort WM. Exercise. In: Masaro EJ. (Ed.). *Handbook of physiology: section 11.* American Physiol. Society. Oxford: Oxford University, 1995. p. 633-66.
30. Douglas PS, O'Toole M. Aging and physical activity determine cardiac structure and function in older athlete. *J Appl Physiol* 1992;72(5):1969-73.
31. Paffenbarger RS, Hyde RT. Work – Energy level, personal characteristics, and fatal heart attack: a birth control effect. *Am J Epidemiol* 1997;105(3):200-13.
32. Cherubini E, Donahue JL, Lowenthal DT et al. The effects of aging and endurance exercise on cardiovascular performance in healthy elderly. A review of literature. *Am J Geriatr Cardiol* 1998;7(2):30.
33. Ehnsai AA, Ogawa T, Miller TR et al. Exercise training improves left ventricular systolic function in older men. *Circulation* 1991;83:96-103.
34. Fiatarone M, Marks E, Ryan N. High intensity strength training in nonogenarians. *JAMA* 1990;263:302

PARTE II

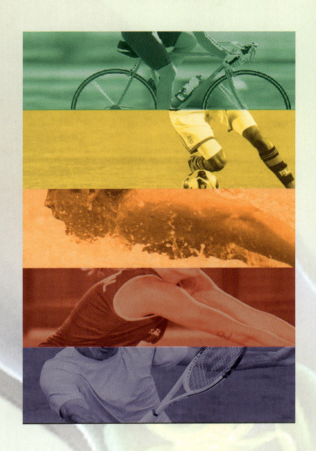

Anatomia Funcional, Biomecânica e Semiologia Aplicadas aos Esportes

CAPÍTULO 12

COLUNA VERTEBRAL

Marcelo Wajchenberg ■ Eduardo Barros Puertas ■ Luciano Miller Reis Rodrigues

■ INTRODUÇÃO

A coluna vertebral é formada por 33 vértebras: sete cervicais, doze torácicas, cinco lombares, cinco sacrais e quatro coccígeas, diferenciadas entre si por características próprias. A coluna é dividida basicamente em duas porções: uma porção anterior, formada pelo ligamento longitudinal anterior, o corpo vertebral, o disco intervertebral e o ligamento longitudinal posterior; e uma porção posterior, onde se encontra o canal vertebral, o ligamento amarelo, as articulações apofisárias, os ligamentos interespinais e supraespinais, os pedículos, as lâminas, os processos transversos e espinhosos.

A coluna tem como característica a flexibilidade, por serem as vértebras móveis entre si. A estabilidade é conferida principalmente pelas estruturas ligamentares e osteomusculares. As principais funções da coluna são a proteção da medula espinal, movimentação e marcha, manutenção da postura ereta, suporte do peso corporal e a conexão entre o occipício e o sacro.

São descritas quatro curvaturas fisiológicas: lordose cervical, cifose torácica, lordose lombar e cifose sacral. Essas curvas neutralizam-se, possibilitando o equilíbrio da coluna (Fig. 1).

A lordose cervical é uma curvatura secundária, contrariando o posicionamento fetal na cavidade uterina. A coluna vertebral no feto tem uma curvatura contínua e suave, apresentando uma concavidade anterior (cifose). Quando a criança consegue manter a cabeça ereta através do desenvolvimento da musculatura cervical, há uma inversão dessa concavidade, que passa a ser posterior (Fig. 2). Esta curvatura estende-se do atlas até a segunda vértebra torácica.

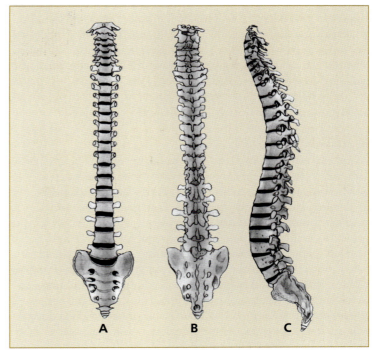

Figura 1. Aspecto anatômico e fisiológico da coluna vertebral. (**A**) Anterior. (**B**) Posterior. (**C**) Lateral.

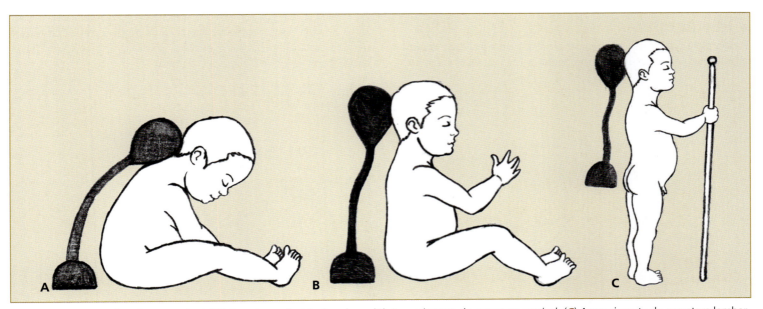

Figura 2. Curvaturas da coluna vertebral. (**A**) Curvatura primária da coluna. (**B**) Aparecimento da curvatura cervical. (**C**) Aparecimento da curvatura lombar.

A curvatura torácica estende-se de T2 até a T12, representada por uma cifose, conhecida como curvatura primária da coluna vertebral. A cifose dorsal pode variar individualmente, por características genéticas, posturais ou patológicas.

A curvatura lombar é outra curvatura secundária, abrangendo de T12 até a junção lombossacra. Sua forma é uma adaptação às forças de carga e locomoção, assim que a criança começa a deambular.

A curvatura sacral é considerada primária, estendendo-se da articulação lombossacra ao cóccix e dirigindo-se sua concavidade anterior para frente e para baixo.

As curvaturas são importantes para a distribuição do peso, evitando sobrecarregar de áreas específicas e distribuindo as forças compressivas.

No plano frontal, a coluna é fisiologicamente reta, podendo alguns desvios descritos laterais direito ou esquerdo estarem presentes, apenas como consequência de o indivíduo ser canhoto ou destro. Quando o paciente tem escoliose, deve-se investigar a causa, sabendo que existem curvaturas não estruturais (posturais), como também as curvaturas estruturais onde existe a rotação dos corpos vertebrais no sentido da convexidade da curva, enquanto os processos espinhosos desviam-se na direção de sua concavidade.

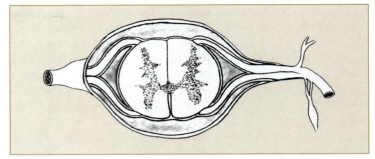

Figura 3. Esquema ilustrativo mostrando a formação do nervo espinal e suas membranas.

■ MEDULA ESPINAL

A medula espinal encontra-se no canal vertebral. Ela estende-se geralmente do forame magno à primeira vértebra lombar, podendo ocorrer variações. A medula é envolta por três membranas protetoras, de interna para externa: pia-máter, aracnoide e dura-máter. A pia-máter e a aracnoide são separadas pelo espaço subaracnóideo que contém a circulação do fluido cerebrospinal. A aracnoide termina no nível da segunda vértebra sacral. O espaço entre a dura-máter e a parede do canal vertebral é preenchido por gordura, tecido conectivo e plexo venoso, sendo este o espaço peridural. As membranas que envolvem a medula protegem o tecido nervoso, ao mesmo tempo em que permitem que os impulsos sejam transmitidos ao longo dos axônios durante o movimento ou em qualquer postura desejada.

A medula espinal é aproximadamente cilíndrica, com o diâmetro transverso maior do que o diâmetro anteroposterior. A medula apresenta duas dilatações: uma na área cervical, que forma o plexo braquial, e outra na área lombar referente ao plexo lombossacral. A medula espinal termina no cone medular, geralmente na segunda vértebra lombar. Abaixo dessa região, as raízes nervosas lombares e sacrais ocupam o canal vertebral, formando a cauda equina.

■ NERVOS ESPINHAIS

O nervo espinal é formado pela fusão de duas raízes, uma ventral e outra dorsal. A raiz ventral possui apenas fibras motoras (eferentes), cujos corpos celulares estão situados na coluna anterior da substância cinzenta da medula. A raiz dorsal possui fibras sensitivas (aferentes), cujos corpos celulares estão situados no gânglio sensitivo da raiz dorsal, que se apresenta como uma porção dilatada da própria raiz. A fusão das raízes sensitiva e motora resulta no nervo espinal (Fig. 3).

O nervo espinal deixa o forame intervertebral e divide-se em anterior (ventral), mais calibroso, e posterior (dorsal), menos calibroso. O ramo posterior inerva a pele, facetas articulares e musculatura eretora da espinha. O ramo anterior inerva a pele do pescoço, partes anterior e lateral do tórax, abdome e membros. Os ramos ventrais que inervam a parede torácica e a abdominal permanecem isolados ao longo de todo seu trajeto.

Os ramos ventrais de C5 à T1 formam o plexo braquial e inervam o membro superior, e as raízes L2 à S4 formam o plexo lombossacral, inervando o membro inferior.

■ COLUNA VERTEBRAL (ESTRUTURA ÓSSEA)

O corpo vertebral consiste em uma fina camada externa de osso cortical com o seu interior preenchido por osso esponjoso. A disposição dessas trabéculas confere resistência aos corpos vertebrais. Essa formação do corpo vertebral é importante para a compreensão da resistência ao colapso, apesar de sua leveza.

O volume dos corpos vertebrais aumenta de cranial para caudal, demonstrando uma adaptação da natureza às maiores cargas que são submetidas à coluna ao longo do seu eixo (Fig. 4).

■ ARTICULAÇÕES ANTERIORES ENTRE OS CORPOS VERTEBRAIS

As vértebras são conectadas por articulações entre os corpos e os arcos neurais. As vértebras articulam-se de modo a conferir estabilidade e flexibilidade à coluna, necessária para a mobilidade do tronco, postura, equilíbrio e suporte de peso.

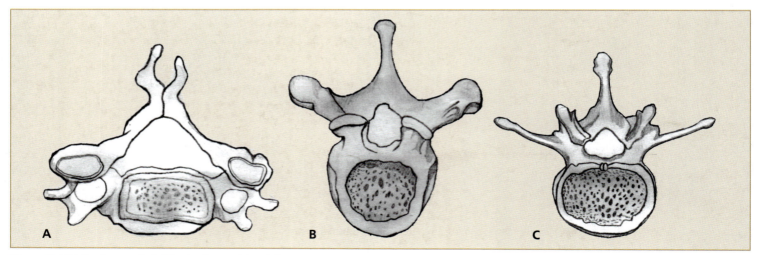

Figura 4. (**A**) Vértebra cervical. (**B**) Vértebra torácica. (**C**) Vértebra lombar.

Os discos intervertebrais estão intimamente relacionados com estas funções. Os discos encontram-se por toda a coluna vertebral, exceto entre a primeira e a segunda vértebra cervical. É importante conhecer a composição do disco intervertebral para compreender suas funções, ou seja, permitir e restringir os movimentos das articulações e atuar como principal componente na absorção de choque da coluna vertebral. Os dois componentes básicos do disco são o anel fibroso (parte externa) e o núcleo pulposo (parte interna).

O núcleo pulposo é um gel semifluido compreendendo de 40 a 60% do disco. Sua composição tem de 70 a 90% de água, com o proteoglicano constituindo 65% do peso seco, e o colágeno, 20% do peso seco. O núcleo pode ser deformado sob pressão, participando na absorção de choques e equilibrando tensões. O ânulo fibroso é uma estrutura composta, com uma série de lamelas de fibras colágenas que estão dispostas em uma forma espiral, encapsulando o núcleo pulposo. Sua função é conter o núcleo pulposo e auxiliar na estabilização da coluna, funcionando como um ligamento. Separando os discos dos corpos vertebrais, existem as placas terminais, formadas por fibrocartilagem, e responsáveis por duas funções: nutrição do disco e contenção do material do disco.

■ LIGAMENTOS (FIG. 5)

Ligamentos anteriores

Ligamento longitudinal anterior

O ligamento longitudinal anterior estende-se da região cervical (no tubérculo anterior do atlas) até a superfície do sacro. É uma faixa bastante ampla de tecido espesso, com fibras longitudinais distribuídas em várias camadas. As mais profundas unem vértebras adjacentes, e as superficiais estendem-se por duas a quatro vértebras. A função desse ligamento é conter a separação anterior dos corpos vertebrais durante a extensão e estabilizar a lordose lombar.

Ligamento longitudinal posterior

Situado no interior do canal vertebral, na face posterior dos corpos vertebrais e discos intervertebrais, o ligamento longitudinal posterior estreita-se no sentido de sua inserção no sacro. Tem aparência denteada, estreitando-se atrás de cada corpo vertebral e dilatando-se ao redor dos discos onde se funde com o ânulo fibroso. É inserido frouxamente nas margens dos corpos vertebrais, separado de sua parte mediana pelas veias basivertebrais. A separação das extremidades posteriores dos corpos vertebrais é impedida por esse ligamento.

Ligamentos posteriores

Ligamento amarelo

O ligamento amarelo conecta as bordas das lâminas das vértebras adjacentes. Algumas fibras dispõem-se na face anterior da lâmina. Lateralmente, cada ligamento estende-se à cápsula da articulação entre as facetas e, por esta razão, contribui para formar o limite posterior do forame intervertebral. Esses ligamentos têm alta proporção de fibras elásticas, permitindo a separação das lâminas durante a flexão e resistindo a uma grande separação. Outra função é auxiliar o retorno à posição de repouso da coluna quando fletida, em virtude de sua elasticidade.

Ligamento interespinal

Os ligamentos interespinais unem os processos espinhosos adjacentes desde suas bases até seus ápices. Eles encontram-se entre o ligamento amarelo, o supraespinhoso, sendo mais desenvolvidos na região lombar.

Ligamento supraespinal

Conecta as pontas dos processos espinhosos, terminando abaixo do processo espinhoso de L5, onde as fibras da fáscia toracolombar se intercruzam. Ele é pouco desenvolvido na região lombar inferior. Tanto os ligamentos interespinais quanto os supraespinais se opõem à separação dos processos espinhosos durante a flexão da coluna vertebral, porém eles não atuam até que seja atingida a metade da amplitude total de flexão. A menor resistência desses ligamentos ocorre durante os movimentos de torção.

■ MÚSCULOS DA COLUNA VERTEBRAL

A musculatura da coluna vertebral desempenha importante função na manutenção da estabilidade, equilíbrio e auxilia nos movimentos dos membros. Os músculos espinhais também participam nos mecanismos de absorção de choque, aliviando a coluna de grandes cargas, além de possuir ação protetora durante o trauma na prática esportiva. Os músculos espinhais atuam na coluna vertebral como um todo, sendo necessária a compreensão da função de cada grupo muscular e sua sincronia durante os diversos movimentos.

Didaticamente dividem-se os músculos em grupos por regiões.

Músculos responsáveis pela movimentação da coluna cervical

São os músculos da região cervical que têm importante função, não tanto pelo fato de sustentar peso, mas por possibilitar um grande número de movimentos, com grande rapidez e especificidade.

Músculos responsáveis pela movimentação do tronco

- *Músculos flexores do tronco*: psoas, oblíquo abdominal externo (Fig. 6A), oblíquo abdominal interno (Fig. 6B) e reto abdominal (Fig. 6C).
- *Músculos rotadores do tronco*: oblíquos abdominais interno e externo, multifídeos, rotadores e semi-espinal.
- *Músculos flexores laterais do tronco*: oblíquos abdominais interno e externo, reto abdominal, eretor da coluna, multifídeos e quadrado lombar.
- *Músculos extensores*: quadrado lombar, multifídeos, semiespinal, eretor da coluna e interespinais (Fig. 7).

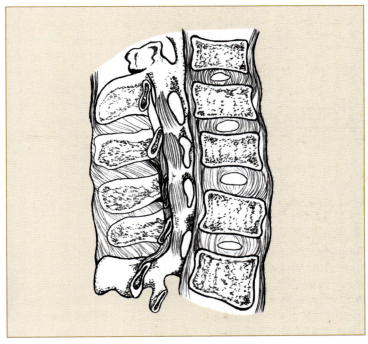

Figura 5. Vista lateral dos principais ligamentos da coluna.

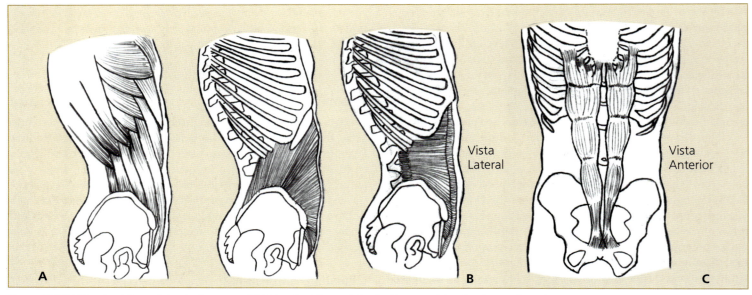

Figura 6. (**A**) Músculo oblíquo abdominal externo. (**B**) Músculo oblíquo abdominal interno. (**C**) Músculo reto (lateral e anterior respectivamente) abdominal.

Uma importante função da coluna vertebral, além da movimentação, é a estabilidade que ela proporciona, por meio de diversos músculos, entre os quais os rotadores, interespinosos e multifídeos.

■ BIOMECÂNICA DA COLUNA VERTEBRAL

Com o estudo dos movimentos corporais, verificou-se que a coluna vertebral desempenha importante papel, graças à estratégica localização no centro do corpo. Ao realizar um movimento com o membro superior ou inferior, a coluna participa fornecendo estabilidade e magnificação a este movimento.

A estabilidade é entendida segundo a terceira lei de Newton (cada ação tem uma reação), sendo a reação absorvida pela musculatura da coluna; por exemplo, ao chutar uma bola, ou arremessar, precisamos da musculatura da coluna para absorver o impacto.

A magnificação dos movimentos pela musculatura da coluna é necessária para melhora do desempenho do atleta. Na prática do tênis, ao rebater uma bola com aumento da potência, realizam-se movimentos com o membro superior e rotação do tronco. Isso explica, em parte, a grande frequência de atletas com dores na coluna vertebral.

A movimentação da coluna é um somatório de todos os pequenos movimentos entre os corpos vertebrais, sendo que cada um realiza seis tipos de movimentos: deslizar para frente e para trás no plano sagital (translações anterior e posterior), inclinar para frente e para trás em torno de um eixo frontal (translações anterior e posterior), deslizar lateralmente no plano frontal (translação lateral), inclinação lateral no plano frontal, distender e comprimir no eixo horizontal da coluna, rotação axial.

Inevitavelmente, o tônus muscular normal e os músculos atuando em sua capacidade funcional como agonistas, antagonistas e fixadores, irão afetar o movimento da coluna. Em termos esportivos, é útil ter o conhecimento efetivo das amplitudes relativas da coluna, desde que haja considerável disparidade nas amplitudes médias registradas. A essência de um bom exame da coluna está na aptidão em observar anormalidades no movimento e relacioná-las primariamente com os sinais e sintomas do paciente e, secundariamente, com o que seria esperado desse indivíduo quanto à idade, sexo, raça e biotipo, em relação ao que se espera para um bom desempenho durante a atividade esportiva.

Quando um corpo vertebral se move, o eixo ou o "centro de rotação" do corpo é diferente a cada instante. Esse ponto em torno do qual o movimento ocorre é denominado eixo instantâneo de rotação.

Entre o crânio e o sacro existem 25 níveis em que pode ocorrer movimento. O termo "segmento móvel" é utilizado para descrever duas vértebras adjacentes conectadas pelo disco intervertebral, articulações facetárias e ligamentos. O segmento móvel é uma unidade tradicional de estudo em cinética da coluna vertebral.

As curvaturas da coluna são biomecanicamente importantes, porque aumentam a capacidade de absorção de energia e a flexibilidade.

■ SEMIOLOGIA DA COLUNA VERTEBRAL

O estudo da coluna vertebral no esporte inicia-se pela análise das características do esporte praticado. Esportes com características de uso dos membros superiores, como tênis, apresentam abordagem e incidência de patologias completamente diferentes dos esportes de predomínio dos membros inferiores, como o futebol. Esportes de resistência e explosão também geram patologias diferentes e devem ser abordados distintamente. A observação do contato e impacto

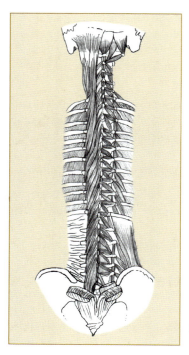

Figura 7. Músculos extensores do tronco.

tem importante função para análise do risco de lesão em cada prática esportiva.

A história é importante para a determinação do diagnóstico e deve possuir metas básicas para a identificação de síndromes clínicas distintas. Por ela devem-se excluir infecção, tumor e fatores psicogênicos. A localização da dor, frequência, fatores de piora ou melhora, interferência da dor nos treinos ou desempenho devem estar incluídos. A história associada ao exame físico e conhecimento das patologias da coluna é a chave para o bom entendimento do paciente. Os exames complementares, como radiografia, tomografia ou ressonância, mostram apenas a topografia e a anatomia das doenças, não tendo valor isolado. A propedêutica faz a correlação e o diagnóstico.

O paciente precisa ser visto como um todo, e o médico do esporte deve observar sempre as características da face, proporcionalidade entre o tronco e os membros, à procura de traços de alteração genética, como a síndrome de Marfan ou alterações endócrinas, como gigantismo. Outras alterações endócrinas devem ser observadas, e as características sexuais secundárias são importantes, como a distribuição de pelos, características da voz e perfil muscular.

O exame físico será dividido didaticamente em colunas cervical e toracolombar para melhor abordagem das patologias.

A coluna cervical está mais exposta a traumas, principalmente nos esportes de mergulho, no boxe e nos esportes de contato, como *rugby* e futebol americano. Por tal risco, foi desenvolvido o estudo radiográfico do canal medular, índice de Torg, calculado na radiografia em perfil da coluna cervical entre a distância do corpo vertebral e do pedículo.

A dor na região cervical muitas vezes irradia-se para os membros superiores. Por este motivo, o exame do ombro é importante para excluir patologias de outras articulações. Por exemplo, os nadadores podem apresentar dor cervical pela posição constante de hiperextensão do pescoço, aumentando a probabilidade de hérnias cervicais. Porém, como ombro é o local mais acometido em nadadores, devem-se descartar lesões do manguito rotador ou pinçamento subacromial quando examinar a coluna cervical de um nadador.

O exame físico da coluna cervical começa pela inspeção, observando posições antálgicas, hematomas e cicatrizes. Pela palpação, podemos correlacionar as estruturas cervicais com seus respectivos níveis, como o osso hioide com C3, cartilagem tireóidea com C4 e C5, e cricoide com C6.

Na palpação muscular, procuram-se contraturas, retrações ou rupturas no esternocleidomastóideo e trapézio. O músculo trapézio pode apresentar situações dolorosas, com pontos dolorosos na área de inserção vertebral do músculo. Em geral é um processo crônico, por vezes associado à fraqueza por alongamento do músculo como resultado de uma posição anteriorizada dos ombros. O ombro pode ser ainda tracionado para frente por músculos da cintura escapular encurtados ou superdesenvolvidos.

A dor cervical e dores de cabeça podem estar associadas à retração dos músculos posteriores do pescoço, que frequentemente estão alterados adaptativamente em pacientes com anteriorização da cabeça e dorso curvo. Nesses casos, podem-se notar tensão na parte posterior do pescoço e relaxamento da musculatura anterior.

A mobilidade da coluna cervical deve ser testada, excetuando-se os casos de trauma raquimedular agudo. Pesquisa da extensão, flexão, rotação e inclinação deve ser observada ativa e passivamente, sendo que, na flexão, o queixo deve alcançar o tórax. Na extensão, o paciente deve olhar o teto e, na rotação, o queixo deve quase que se alinhar com o ombro. Na inclinação lateral, a orelha deve-se aproximar do ombro, inclinando o pescoço em 45°. Sabemos que 50% da flexão e extensão é realizada entre o occipício e C1, e 50% da rotação ocorre entre C1 e C2; o restante é distribuído entre as outras vértebras.

Quadro 1. Níveis sensitivos da região cervical

Nível	Sensibilidade	Músculo	Reflexo
C5	Face lateral do braço	Deltoide bíceps	Bicipital
C6	Face lateral do antebraço	Extensores do punho	Braquiorradial
C7	Dedo médio	Flexor do punho e tríceps	Tricipital
C8	Face medial do antebraço	Flexão digital	Não há
T1	Face medial do braço	Intrínsecos da mão	Não há

O exame neurológico da região cervical é dividido por níveis de C5 a T1 (Quadro 1). Sendo que no nível de C5, raiz de C4-C5, tem-se como área sensitiva a face lateral do braço. No aspecto motor a raiz de C5 inerva o músculo deltoide e o bíceps braquial, podendo este último ser misto com C6. O reflexo em C5 é o bicipital.

Nível de C6, raiz de C5-C6, proporciona a sensibilidade lateral do antebraço, polegar, indicador e metade do dedo médio. O grupo muscular representativo é dos extensores do punho, e o reflexo é o braquiorradial. O nível de C7, raiz de C6-C7, possui como área sensitiva o dedo médio; como motor, a raiz de C7 é responsável pelo tríceps e flexores do punho. O reflexo é o tricipital.

O nível de C8, raiz de C7 T1, inerva o dedo anular mínimo e face medial do antebraço, tem como área motora os flexores dos dedos e músculos intrínsecos da mão. Não há reflexo nesse nível. T1 é o último nível no membro superior, sendo suas áreas sensitiva a face medial do braço e motora os abdutores dos dedos; também não há reflexos nesse nível.

O exame específico para dor cervical inicia-se pela observação dos pés à procura de espasticidade, teste de reflexos patelares, aquileu, clônus, Babinski e sensibilidade vibratória, principalmente nos casos de trauma ou na suspeita de doenças neurológicas, com comprometimento central. Durante o exame no membro superior, observa-se bem o ombro, com teste de abdução e pesquisa de braquialgias. A manobra de Adson (Fig. 8) foi descrita para pesquisa em relação a parestesias ou dores com irradiação para os membros superiores, como na síndrome do desfiladeiro torácico. A manobra de Spurling (Fig. 9) também pesquisa dor irradiada e assemelha-se ao sinal de L'Hermitte, porém é realizada a compressão da região cervical nas posições neutra, estendida e com o paciente olhando para os ombros. Outras manobras podem ser instituídas no exame da coluna cervical, como manobra de Valsalva, que aumenta a pressão intratecal e expõe patologias de compressão do canal, ou ainda a manobra de deglutição em que o paciente que apresenta dor ao deglutir pode possuir infecção, tumor ou hematomas na região cervical.

A coluna lombar foi abordada em separado em razão do alto número de patologias derivadas do esporte que ocorrem nessa região. Na biomecânica do atletismo, por exemplo, a lordose lombar sofre uma alteração mais acentuada, aumentando a oscilação da flexão, o que pode gerar mudanças na lordose normal e lesões degenerativas do disco intervertebral. Outro esporte propenso a lesões degenerativas do disco intervertebral é o levantamento de peso, assim como esportes em que o impacto ao solo ocorra de forma abrupta. As lesões no disco são causadas por combinação de estresse e cargas, principalmente axiais e rotacionais. O disco intervertebral absorve o impacto, distribuindo a energia radialmente pelo ânulo fibroso; a torção pode produzir ruptura e extrusão do disco. Ainda, alterações morfológicas no disco, como degeneração e perda da viscoelasticidade, levam a alterações da cinemática da coluna. A movimentação anormal gera, então, o processo inflamatório e subsequente dor.

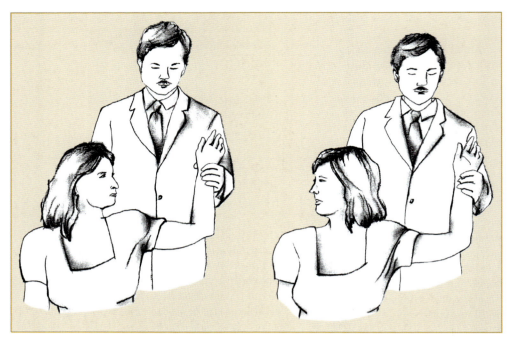

Figura 8. Teste de Adson.

A coluna lombar está exposta à instabilidade e listeses. A instabilidade da coluna é considerada quando a movimentação se torna anormalmente alterada, em geral por perda dos mecanismos estabilizadores, causando alterações no disco ou ainda compressão dural. As listeses são observadas com frequência no atletismo, em provas de salto em altura, tendo sua origem na degeneração da articulação facetária, configurando-se como processo de deslocamento de uma vértebra sobre a outra, sendo divididas quanto ao grau do deslizamento, de I a V, sendo que no grau I o deslocamento é de 25% ou menos do diâmetro anteroposterior da vértebra inferior. No grau II, o deslocamento é de 25 a 50%; no grau III, de 50 a 75%; no grau IV, acima de 75%; no grau V, ocorre a ptose vertebral (escorregamento total da vértebra superior). Na transição L5-S1, o formato cupuliforme do sacro e/ou trapezoidal de L5 propicia o deslizamento.

Os traumas na região lombar são observados em esportes de impacto, como o futebol ou futebol americano. Esportes, como escalada, alpinismo ou voo livre, podem propiciar traumas na coluna lombar por queda de altura, principalmente na transição toracolombar, pois nessa região ocorre uma diferença de movimentação, alterando o gradiente de absorção de energia.

Assim como para a coluna cervical, na coluna lombar é importante observar a história, a localização e a frequência da dor, tempo de queixa da dor e fatores de melhora e piora. A dor do atleta manifesta-se durante o repouso? Durante o treino? Qual movimento provoca dor? Ocorre impacto no esporte? A anamnese deve então localizar a queixa e dirigir o exame, procurando ainda relatos de alterações neurológicas e traumas pregressos.

O exame físico inicia-se pela inspeção. Observa-se o paciente despido, inicialmente de costas. O médico de esporte deve notar alterações na altura dos ombros, nivelamento pélvico e altura dos seios. Deve notar ainda se há alteração no ângulo formado entre o braço e o tronco (ângulo do talhe) e observar, nos casos de desnivelamento da pelve, se o paciente apresenta dissimetria dos membros inferiores associada. Após a análise posterior, observa-se o paciente de lado, notando alterações na cifose torácica e lordose lombar. A cifose algumas vezes encontra-se alterada em nadadores, e a lordose pode encontrar-se alterada em corredores.

Durante a palpação, procuram-se por pontos dolorosos na musculatura paravertebral, que possam denotar lombalgia. A lombalgia tem sua origem nos movimentos com inclinação anterior da pelve, notando-se nestes casos desequilíbrio muscular entre os músculos abdominal anterior fraco, os flexores do quadril tensionados (principalmente o iliopsoas) e os extensores do quadril fracos, com retração da musculatura posterior da coxa (isquiotibiais). Na inclinação pélvica anterior, a coluna lombar arqueia-se para frente em posição de lordose, ocorrendo compressão inadvertida nas facetas articulares posteriormente. Muitas vezes a dor lombar é desencadeada ao se erguer peso. Para evitar tal processo, é aconselhável levantar pesos do solo com agachamento.

Os componentes ósseos da coluna lombar devem ser palpados, sendo os processos espinhosos palpáveis desde a coluna cervical até a sacral. É importante a procura de dor no trauma e ainda nos casos de listese, sendo nesse último possível observar alteração na continuidade da palpação (depressão no local do escorregamento).

A mobilidade da coluna lombar deve ser pesquisada. Na flexão, o paciente inclina-se anteriormente o mais que puder, tentando tocar os pés e mantendo os joelhos estendidos; nesse movimento, o ligamento longitudinal anterior é relaxado, e o complexo ligamentar

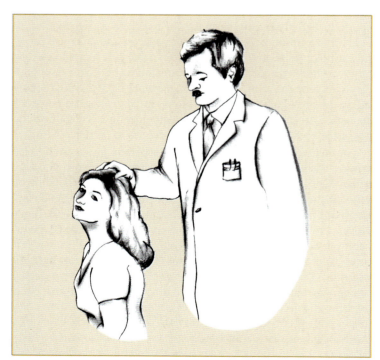

Figura 9. Teste de Spurling.

posterior (ligamento longitudinal posterior, ligamento amarelo, ligamento supra e interespinoso), tensionado. Na extensão, o paciente curva-se para trás o mais que puder.

A inclinação é testada com o examinador fixando a crista ilíaca e solicitando que o paciente se incline lateralmente o mais que puder. Para testar a rotação, o examinador coloca-se posteriormente ao paciente, fixa sua pelve com uma das mãos e, com a outra sobre o ombro, observa a rotação da coluna toracolombar.

O exame neurológico para a região lombar inicia-se com a pesquisa do nível sensitivo, em que L1 se encontra abaixo do ligamento inguinal, na porção anterossuperior da coxa, L2 na face anterior e média da coxa e L3 é uma faixa oblíqua anterior da coxa acima do joelho. O nível de L4 compreende uma faixa entre a face posterolateral da coxa, anterior do joelho e medial da perna. O nível sensitivo de L5 está na face anterolateral da perna, dorso do pé e hálux. E o nível sensitivo de S1 encontra-se no maléolo lateral, face lateral do pé e calcanhar.

O exame motor pode ser dividido em grupos musculares. Os flexores do quadril, iliopsoas, são testados com o paciente sentado, solicitando para que eleve a coxa da maca. O iliopsoas é inervado de T12 a L3. A extensão do joelho efetua-se principalmente pelo quadríceps, que é inervado pelo nervo femoral (L2, L3 e L4). O exame da extensão do joelho deve ser feito com o paciente sentado, elevando a perna contra a resistência do examinador.

Os adutores do quadril inervados pelo nervo obturador (L2, L3 e L4) são testados com o paciente em decúbito dorsal ou sentado; o examinador, com as mãos na face medial da coxa, solicita para o paciente aduzir a perna contra a resistência.

O nível de L4 tem sua representação motora com o músculo tibial anterior, que é inervado pelo nervo fibular profundo. O teste para L4 é realizado com resistência à flexão dorsal do pé. O nível L5 é testado pela extensão ativa do hálux; nesse nível, ainda temos os extensores dos dedos e o glúteo médio inervados respectivamente pelo nervo fibular profundo e nervo glúteo superior. O nervo fibular superficial tem suas origens em S1, e sua função motora pode ser observada nos músculos fibulares longo e curto.

Em relação aos reflexos para o plexo lombossacro, o reflexo patelar refere-se à raiz L4. A pesquisa desse reflexo é realizada com o paciente sentado sobre a maca, joelhos fletidos e as pernas relaxadas, estimulando o examinador o reflexo sob o tendão patelar. Esse reflexo pode ainda ser testado com o paciente em decúbito dorsal, apoiando o calcâneo de um membro sobre a face anterior da tíbia do membro contralateral. O reflexo aquileu, referente à raiz S1, é mediado pelo músculo gastrocnêmio. Para testá-lo, o examinador mantém o pé do paciente dorsifletido, com o tendão calcâneo tensionado e realizando sua percussão. O paciente demonstrará flexão plantar súbita e involuntária. A raiz L5 não possui reflexo específico, porém o músculo tibial posterior apresenta um discreto reflexo que pode ser creditado à raiz L5 (Quadro 2).

Outro reflexo nessa região é o superficial abdominal, realizado com o paciente em decúbito dorsal; utilizando um objeto pontiagudo, estimulam-se os quadrantes abdominais, observando o desvio da cicatriz umbilical. Os músculos abdominais são inervados de T10 a L1. O reflexo cremastérico pode ser obtido pela estimulação da face medial superior da coxa e observação pelo levantamento da bolsa escrotal. A abolição do reflexo bilateralmente indica lesão do primeiro neurônio motor (T12), e unilateralmente indica lesão do segundo neurônio motor, entre L1 e L2.

Nos casos de trauma, a pesquisa do reflexo bulbocavernoso é obrigatória. Esse reflexo é realizado com a estimulação por compressão da glande ou clitóris e observação da contração do esfíncter anal. Este reflexo é referente às raízes S2 e S3 e tem sua importância na determinação do fim do choque medular. Outro reflexo pesquisado nos casos de trauma é o reflexo da piscadela anal, que se caracteriza pela contração do esfíncter anal, estimulada por uma picada próxima à região anal.

Reflexos patológicos a serem testados nos membros inferiores são: o Babinski e o reflexo de Oppenheim. Ambos têm o mesmo sinal; quando positivos, os dedos dos pés realizam extensão e não flexão. Porém o reflexo de Babinski é testado na planta do pé, e o reflexo de Oppenheim, na crista da tíbia.

O exame físico prossegue após o exame neurológico com os testes específicos, dentre os quais o teste de Lasègue, ou elevação da perna, que foi descrito em 1881 por Forst, porém creditado ao seu professor. O teste de Lasègue deve ser realizado com o paciente em decúbito dorsal; o examinador eleva o membro testado pelo calcâneo, mantendo o joelho estendido (Fig. 10). O paciente deve referir dor durante a elevação até 30°; acima dessa angulação, o exame pode ser confundido com o encurtamento dos isquiotibiais. A manobra de Lasègue pode ser exacerbada com a dorsiflexão do pé. Outra forma descrita desse teste é a sua realização com o joelho e o quadril fletidos em 90°; ao se realizar a extensão do joelho, o paciente manifesta dor.

Teste de Kernig procura reproduzir, através da tensão da medula espinal, a dor referida. É realizado com o paciente em decúbito dorsal, e o examinador forçando a flexão da cabeça de encontro ao tronco. O teste de Hoover visa a determinar se o paciente está simulando ao afirmar que não pode elevar a perna. Nesse teste, solicita-se que o paciente eleve a perna estendida, enquanto o examinador mantém uma das mãos sob o calcâneo do pé oposto. Quando o paciente está realmente tentando elevar a perna, exerce pressão contra a maca pelo calcâneo oposto.

Teste de Milgram – foi elaborado para determinar compressão dural. Nesse teste, o paciente em decúbito dorsal deve erguer os membros inferiores cerca de cinco centímetros da maca, forçando a utilizar o iliopsoas e a musculatura anterior do abdome, aumentando a pressão intradural. Outra manobra para aumento da pressão intratecal é a manobra de Valsalva, em que o paciente simula o esforço para evacuar, levando-o à dor nas costas ou irradiada para os membros inferiores.

Manobras para pesquisa de dor na região sacroilíaca são descritas como o sinal de Ganslen, em que paciente deve estar em decúbito dorsal com os joelhos fletidos sob o tórax, e uma das náde-

Raiz	Reflexo	Músculo	Sensibilidade
L4	Patelar	Tibial anterior	Face medial da perna e do pé
L5	Tibial posterior	Extensor longo do hálux	Face lateral da perna e dorso do pé
S1	Aquileu	Fibular longo e curto	Face lateral do pé

Quadro 2. Níveis neurológicos lombossacros

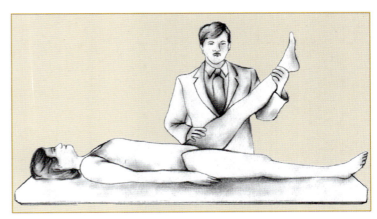

Figura 10. Teste de Lasègue.

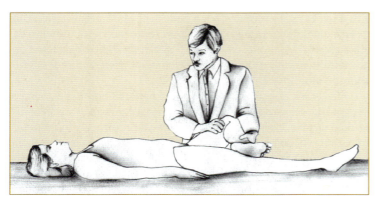

Figura 11. Teste de Patrick (FABERE).

gas fora da mesa de exame. O membro sem sustentação é solto, e o paciente pode queixar-se de dor na região sacroilíaca. O sinal de FABERE ou Patrick (Fig. 11) pesquisa lesões na articulação sacroilíaca e quadril; nesse teste o examinador leva o pé do membro acometido ao joelho oposto com o paciente em decúbito dorsal. Forçando a articulação sacroilíaca, o examinador apoia uma das mãos sobre o joelho fletido.

■ BIBLIOGRAFIA

Berge J, Marque B, Vital JM. Age-related changes in cervical spines of front-line rugby players. *Am J Sports Medicine* 1999;(27)4:422-29.

Gardner E, Gray DJ, O´Rahilly R. *Anatomia*. 4. ed. Rio de Janeiro: Guanabara Koogan, 1985.

Hoppenfeld S, Hutton R, Thomas H. *Orthopaedic neurology*. Philadelphia: Lippincott Raven, 1997.

Kendall FP, McCreary EK, Provance PG. *Músculos: provas e funções*. 4. ed. São Paulo: Manole, 1995.

Maroon JC, Bailes J. Athletes with cervical spine injury. *Spine* 1996;(21)19:2294-99.

Mundt D, Kelsey J, Golden A. An epidemiologic study of sports and weight lifting as possible risk factor for herniated lumbar and cervical discs. *Am J Sports Med* 1996;21(6):854-60.

Rockwood C, Green D. *Fraturas em adultos*. 3. ed. São Paulo: Manole, 1993.

Watkins RG. *The spine in sport*. St Louis: Mosby, 1996.

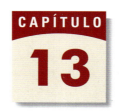

CAPÍTULO 13

OMBRO

Benno Ejnisman ■ Bernardo Barcellos Terra

■ ANATOMIA E BIOMECÂNICA DO OMBRO

O ombro é a associação harmônica de cinco articulações que caracterizam a cintura escapular, sendo três articulações verdadeiras e dois espaços de deslizamento. O movimento em sincronia desse complexo mecanismo determina uma articulação indolor e sem lesões. As articulações que formam a cintura escapular são: glenoumeral, acromioclavicular, esternoclavicular e duas falsas articulações, ou mecanismos deslizantes, que são os espaços subacromial e escapulotorácico (Fig. 1). As articulações verdadeiras do ombro são do tipo sinovial, sendo que cada uma apresenta características individuais. Embriologicamente, os tecidos ósseo, muscular e cartilaginoso têm origem da mesoderme, sendo que os tendões do manguito, arco coracoacromial, ligamentos e *labrum* são formados a partir da 13ª semana de gestação.

Nos últimos anos, o conhecimento da anatomia artroscópica do ombro, além de estudos nas áreas das ciências básicas, facilitou o entendimento dos movimentos e das lesões no ombro, deixando-se de lado os diagnósticos genéricos de ombros dolorosos ou bursites, melhorando o tratamento e, consequentemente, a recuperação dos atletas.

A articulação glenoumeral é tipicamente uma articulação instável, estabilizada dinamicamente pelos músculos do manguito rotador e estaticamente pelo lábio e ligamentos glenoumerais superior, médio, inferior e ligamento coracoumeral. Fazendo uma analogia, seria como comparar um focinho de uma foca equilibrando uma bola, onde o focinho seria a glenoide, e a bola a cabeça umeral. Possui, ainda, uma zona de deslizamento entre o arco coracoacromial, superiormente, e a parte superior da cabeça umeral, inferiormente (Fig. 1). Essa zona de deslizamento tem importância fundamental e deve ser considerada como uma verdadeira articulação. O arco coracoacromial pode ser bem compreendido numa visão em perfil (Fig. 2) e é formado pelo acrômio, posteriormente, e pelo ligamento coracoacromial, anteriormente, e descreve uma curva de concavidade inferior, terminando no processo coracoide. Esse arco prolonga-se medialmente pela articulação acromioclavicular.

A parte superior da cabeça umeral é coberta por um capuz tendinoso resultante da fusão dos tendões dos músculos subescapular, anteriormente; supraespinal, superiormente; infraespinal e o redondo menor, posteriormente (Fig. 3). Esse capuz tendinoso adere intimamente à cápsula articular, formando uma cobertura sobre a cabeça umeral, e daí o nome "manguito rotador". Sob a parte anterior do manguito, na junção subescapular/supraespinal (intervalo dos rotadores), passa o tendão da cabeça longa do músculo bíceps braquial, sendo o trajeto superior intra-articular, antes de descer pelo sulco intertubercular e tornar-se extra-articular.

Entre essas duas superfícies de deslizamento, encontra-se um espaço virtual, ocupado pela bolsa serosa subdeltóidea. Através dessa bolsa serosa, as relações anatômicas entre as duas superfícies

Figura 1. Complexo articular do ombro. (**A**) Articulação glenoumeral. (**B**) Articulação esternoclavicular. (**C**) Articulação acromioclavicular. (**D**) Espaço de deslizamento escapulotorácico. (**E**) Espaço de deslizamento acromiotubercular. (Reproduzida com autorização de Nicolle Walch.)

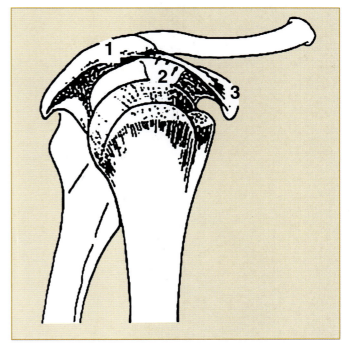

Figura 2. Arco coracoacromial: 1. acrômio; 2. ligamento coracoacromial; 3. processo coracoide. (Reproduzida com autorização de Nicolle Walch.)

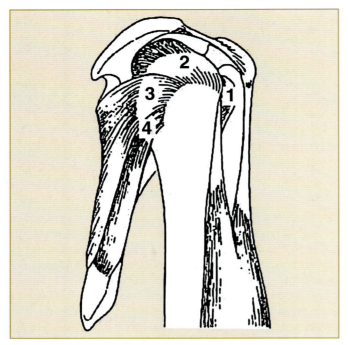

Figura 3. Manguito rotador do ombro: 1. tendão do músculo subescapular; 2. tendão do supraespinal; 3. tendão do infraespinal; 4. tendão do redondo menor. (Reproduzida com autorização de Nicolle Walch.)

de deslizamento são marcadamente constantes: em posição anatômica, a parte do manguito correspondente ao tendão de terminação do supraespinal está situada à frente da borda anterior do acrômio; em rotação medial, esta se projeta sob o ligamento coracoacromial, e em rotação lateral, sob o ângulo anteroexterno do acrômio (Fig. 4).

O músculo deltoide é o responsável pela elevação do braço, anteriormente (flexão anterior) ou lateralmente (abdução), e sua contração tem uma ação de ascensão da cabeça do úmero na direção de suas fibras, o que dá uma resultante vetorial das forças envolvidas com direção e sentido craniais (Figs. 5 e 6). A direção do vetor da força resultante do músculo deltoide é contrabalanceada pela ação dos músculos do manguito rotador, que exercem um efeito de compressão da cabeça umeral contra a cavidade glenoide.

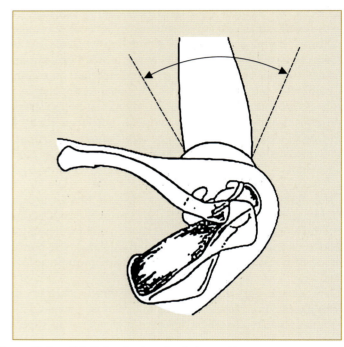

Figura 5. Arco fisiológico de elevação do braço. Notar que este movimento se faz para a frente, dentro do campo visual.

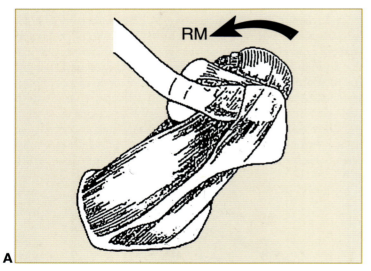

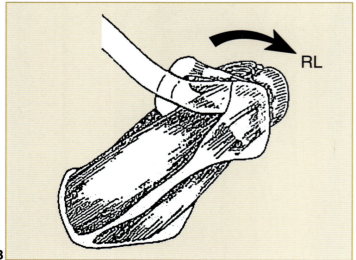

Figura 4. Relações anatômicas entre as superfícies de deslizamento no espaço subacromial, com o ombro em rotação medial (**A**). Em rotação lateral (**B**). (Reproduzida com autorização de Nicolle Walch.)

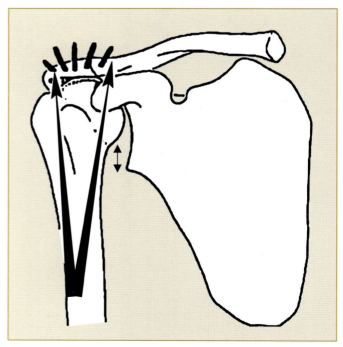

Figura 6. Resultante das forças do músculo deltoide. (Reproduzida com autorização de Nicolle Walch.)

A elevação do braço só é possível, se a cabeça do úmero estiver estabilizada na cavidade glenoidal, numa ação de pivô, e esta ação estabilizadora e centralizadora é desempenhada pelo manguito rotador, cujas resultantes das forças produzem um vetor final na direção e sentido do centro da cabeça do úmero para o centro da cavidade glenoidal (Fig. 7).

O desempenho biomecânico do manguito rotador leva não só à centralização da cabeça do úmero na cavidade glenoidal, mas também produz uma ação de rolamento da cabeça do úmero durante a elevação anterior e um deslizamento progressivo para baixo, impedindo o atrito entre a cabeça e, consequentemente, o manguito rotador, com o arco rígido coracoacromial (Fig. 8).

Quando o equilíbrio biomecânico entre as forças do músculo do deltoide e do manguito rotador é quebrado, com predomínio das forças do músculo deltoide, estabelece-se um desequilíbrio, onde a cabeça umeral pode sofrer uma ascensão, resultando em lesões ou numa entidade conhecida como artropatia do manguito rotador.

Articulação glenoumeral

A articulação glenoumeral é do tipo esferoide, formada pela cabeça do úmero e a cavidade glenoidal, possuindo cerca de 35 mL de líquido sinovial sob condições fisiológicas.

Apresenta um lábio que envolve toda a borda da cavidade glenoidal, aprofundando-a em cerca de 50% e tornando-a côncava. O tendão da cabeça longa do músculo bíceps braquial é intra-articular, sendo responsável pela depressão da cabeça do úmero entre ou mais funções.

Alguns estudos por meio de eletromiografia e robótica demonstram que, além da atuação como coadjuvante do manguito rotador, a grande importância da cabeça longa do bíceps braquial está ligada à estabilização anterior da cabeça do úmero.

A articulação do ombro apresenta uma superfície extremamente rasa, como a cavidade glenoidal e a cabeça do úmero cerca de 3 vezes maior do que aquela estrutura. Em virtude dessa anatomia, o ombro é a articulação mais instável do corpo humano, apresentando a maior incidência de casos de luxação ou subluxação. Os mecanismos passivos e ativos possuem a função de estabilizar o ombro, mantendo-o tópico e possibilitando a realização de movimentos complexos, como os arremessos.

Os mecanismos estabilizadores passivos são: a conformidade anatômica, o lábio glenoidal, a pressão negativa intra-articular, o mecanismo de adesão-coesão e os ligamentos glenoumerais. Por outro lado, os mecanismos estabilizadores ativos são representados pelo efeito de compressão articular, pela contração coordenada do manguito rotador, pelo balanço escapulotorácico e pela dinamização ligamentar.

A retroversão da cavidade glenoidal em torno de 7 graus (25% pode ser antevertida) associada à retroversão de cerca de 30 graus da cabeça do úmero determina uma certa proteção para o ombro, porém as alterações anatômicas facilitam a instabilidade (Fig. 9). Lesões da região posterolateral da cabeça do úmero somente deter-

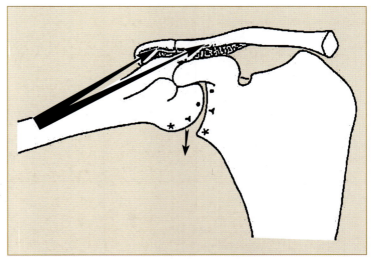

Figura 7. Resultante das forças do manguito rotador (setas pontilhadas), em equilíbrio biomecânico com as forças do músculo deltoide (setas pretas). (Reproduzida com autorização de Nicolle Walch.)

Figura 8. Ações de rolamento e abaixamento da cabeça umeral, realizadas pelo manguito rotador. (Reproduzida com autorização de Nicolle Walch.)

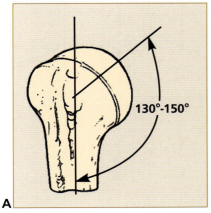
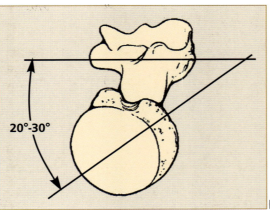
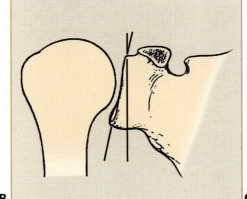

Figura 9. Articulação glenoumeral. (**A**) Representação do ângulo cervicodiafisário. (**B**) Retroversão da cabeça umeral. (**C**) Inclinação superior da cavidade glenoide.

minam instabilidades se maiores do que 30% do diâmetro da cabeça. Portanto, a anatomia do ombro apresenta-se razoavelmente protegida, pois estas lesões geralmente são pequenas, não sendo o fator determinante da instabilidade.

A pressão intra-articular negativa do ombro foi demonstrada por Kumar e Balasubramaniam,[1] que, por um estudo em cadáveres, apresentaram uma alteração do posicionamento articular (inferiorização) após a violação da cápsula do ombro. Graças a esse fato, após cirurgias que alteram esse mecanismo, deve-se tomar precaução na mobilização do ombro. Conforme realiza-se um movimento na tentativa de inferiorizar ou aumentar a rotação lateral, aumenta-se a pressão negativa intra-articular, estabilizando-se o ombro. O mecanismo de adesão-coesão seria causado pela presença da cabeça do úmero, líquido sinovial e da cavidade glenoidal que, à semelhança de uma lâmina e lamínula de microscópio, causariam um fenômeno de aumento da tensão das superfícies, facilitando o deslizamento e dificultando as luxações; entretanto, parece ser um mecanismo de menor relevância.

Os ligamentos glenoumerais, diferentemente do ligamento cruzado anterior do joelho, são espessamentos da cápsula com diferentes características, sendo solicitados em maior ou menor intensidade conforme o posicionamento do braço e a direção da força. As funções estáticas dos ligamentos parecem atuar apenas nos movimentos extremos, pois sua resistência parece ser bastante pequena, devendo atuar basicamente como gatilhos para facilitar a atuação do manguito rotador e do músculo bíceps braquial. Segundo Bigliani et al.,[2] a capacidade máxima de suportar tensão, do ligamento glenoumeral inferior, seria de 70 N, valor facilmente ultrapassado em qualquer episódio de luxação. De Palma, num clássico trabalho, descreveu seis tipos de variantes da cápsula do ombro, com base nos padrões dos recessos sinoviais e associou o aspecto irregular, franjeado e opaco do lábio glenoidal ao envelhecimento após a quinta década de vida.[3] Godinho et al.[4] descreveram os aspectos anatômicos e variantes dos recessos sinoviais, ligamentos glenoumerais e lábio glenoidal, em observações feitas em 100 artroscopias do ombro. Os autores encontraram variações semelhantes àquelas observadas por De Palma, em cadáveres, chamando atenção para a correlação entre o pouco desenvolvimento ou ausência do ligamento glenoumeral médio e lábio anterior e instabilidade anterior. Turkel et al.,[5] em 1981, definiram a importância dos ligamentos, segundo o posicionamento do braço, em 36 cadáveres. Warner et al.,[6] em 1992, observaram que, conforme o braço se posicionava em abdução, ocorria um maior tensionamento das estruturas inferiores da cápsula articular.

O ligamento glenoumeral inferior é o principal estabilizador estático do ombro com o braço em abdução, apresenta sua inserção na borda inferior da cavidade glenoidal e na parte inferior do colo anatômico do úmero com um formato triangular, apresentando uma porção anterior mais grossa (banda anterior), um recesso axilar e uma discreta banda posterior. A banda anterior é facilmente diferenciada da cápsula anterior como um espessamento abrupto e distinto, ao passo que a banda posterior é histologicamente de difícil separação com a cápsula posterior. O ligamento glenoumeral médio é o mais inconstante dos ligamentos do ombro, estando ausente em cerca de 30% e mal definido em 10% dos casos. Apresenta variações mais estabelecidas, como o complexo de Bufford, onde aparece em um formato tipo corda com hipoplasia ou ausência do *labrum* anterior, originando-se na borda superior do lábio glenoidal abaixo do ligamento glenoumeral superior.[7] O ligamento glenoumeral médio parece atuar como restritor nos movimentos com o ombro em abdução de 60 a 90 graus e rotação lateral.

O ligamento glenoumeral superior (LGUS), associado ao ligamento coracoumeral, forma o "**complexo ligamentar superior**". Anatomicamente, forma a região do intervalo dos rotadores, entre os tendões do músculo supraespinal superiormente e subescapular inferiormente. O LGUS origina-se no rebordo superior da cavidade glenoidal, inferiormente ao tendão do músculo bíceps do braço, correndo paralelo ao ligamento coracoumeral e inserindo-se medialmente ao sulco intertubercular, na região do tubérculo menor do úmero. O complexo ligamentar superior atua principalmente durante os movimentos de inferiorização da cabeça umeral em associação à rotação lateral e é o principal restritor à inferiorização da cabeça umeral. Possui três variações quanto à sua origem proximal (Figs. 10 a 12).

A cápsula posterior é a região de menor resistência e espessura, não apresentando dobras ou limites precisos, atuando como fator de limitação dos movimentos de rotação interna e adução.

Estudos por microscopia demonstraram a presença de corpúsculos de adaptação lenta de Ruffini e adaptação rápida de Paccini nos ligamentos glenoumerais anterior, superior, médio e inferior, além da cápsula posterior, principalmente na região mais proximal à inserção no lábio glenoidal. As lesões da borda anterior da cavidade glenoidal acarretam a diminuição da capacidade proprioceptiva do ombro, provando a importância da reconstrução cirúrgica e do restabelecimento das respostas normais nos ombros dos atletas.

A ação dos mecanismos ativos depende da integridade do manguito rotador e do restante dos músculos que atuam nos movi-

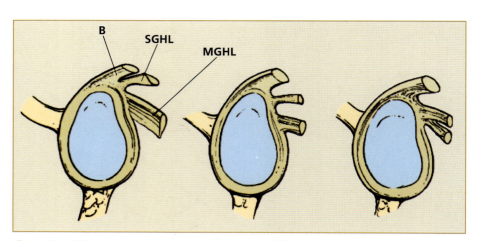

Figura 10. Representação dos ligamentos glenoumerais superior, médio e inferior.

Figura 11. SGHL = Ligamento glenoumeral superior; MGHL = ligamento glenoumeral médio; B = inserção do cabo longo do bíceps.

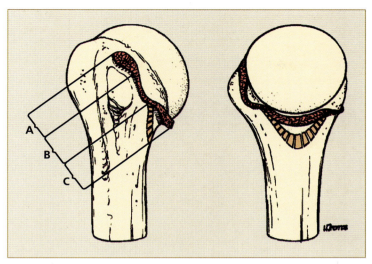

Figura 12. Representação esquemática da inserção dos ligamentos glenoumerais superior (A), médio (B) e inferior (C).

mentos da cintura escapular. A compressão do manguito rotador possibilita um aumento na força resultante da cabeça do úmero contra a cavidade glenoidal, dificultando o deslocamento do ombro. A perda do lábio glenoidal, como nas lesões de Bankart, diminui a estabilidade articular. Todos os componentes do manguito dos rotadores parecem ter importância na manutenção da compressão articular. Nos pacientes portadores de instabilidade voluntária, ou nos casos de atletas com fadiga ou supertreinamento, a falência da ação dessa estrutura facilita a instabilidade do ombro. Nos pacientes com mais de um tendão lesionado, segundo Loehr et al.,[8] existiria a alteração do padrão de movimento glenoumeral, podendo ser compatível com a instabilidade.

O mecanismo de dinamização ligamentar, apesar de ainda não estar plenamente esclarecido, ocorre durante os movimentos rotacionais do ombro, fazendo com que o mecanismo capsuloligamentar adjacente ao manguito dos rotadores seja estimulado. Nos movimentos normais, a cápsula ainda não está tensionada, enquanto nos movimentos extremos, a sua tensão é máxima e provavelmente estimula a ação dos ligamentos. Nos arremessadores, a exigência extrema de rotação lateral parece alterar esse mecanismo de proteção.

Estudos clínicos e radiográficos demonstraram a presença de alteração do ritmo escapulotorácico em pacientes com instabilidade do ombro, enquanto estudos eletromiográficos concluíram a fadiga dos músculos serrátil anterior e trapézio em arremessadores. O movimento escapulotorácico normal cria uma plataforma estável na cavidade glenoidal para servir de anteparo para a cabeça do úmero, como se fosse uma bola sendo equilibrada por uma foca. Rodovsky et al.[9] demonstraram a importância da cabeça longa do músculo bíceps braquial durante a fase de armação, prevenindo a instabilidade anterior. Outros autores relataram a importância dessa estrutura durante os movimentos de rotação medial e translação anterossuperior da cabeça do úmero.

A capsula articular do ombro possui três camadas, possui uma área 2 vezes maior que a cabeça umeral e acomoda cerca de 28-35 mL de líquido sinovial, sendo esta capacidade diminuída para 5 mL nos casos de capsulite adesiva. A cápsula é composta por tecido sinovial e estende-se do colo da glenoide (eventualmente do lábio) até o colo anatômico do úmero. O ligamento coracoumeral é uma banda fibrosa grossa que se estende da base anterolateral do processo coracoide logo abaixo do ligamento coracoacromial e se insere na tuberosidade menor, alguns autores acreditam que filogeneticamente ele seja uma inserção prévia do peitoral menor. Sua função não é muito bem estabelecida, acredita-se que ele possua um efeito suspensório estático na cabeça umeral com relação à glenoide (Fig. 13).

Vascularização

Quanto à vascularização, seis artérias contribuem para o suprimento sanguíneo dos tendões do manguito rotador: artéria supraescapular, circunflexa anterior do úmero, circunflexa posterior do úmero, toracoacromial, supraumeral e subescapular. O principal ramo para a cabeça umeral é o ramo ascendente da circunflexa anterior, localizado medialmente ao cabo longo do bíceps no sulco intertubercular. Tradicionalmente é descrita uma zona hipovascular no tendão do supraespinal presente em dois terços das pessoas, onde o suprimento vascular é prejudicado principalmente com o braço em adução. A nutrição do *labrum* se dá principalmente pela artéria supraescapular e circunflexa posterior, penetrando no *labrum* através do periósteo perifericamente, tendo uma configuração radial e longitudinal (Figs. 14 a 16).

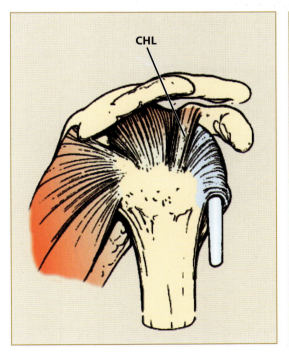
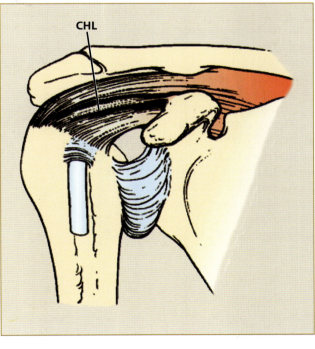

Figura 13. Ligamento coracoumeral (CHL).

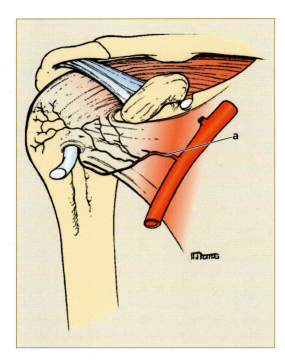

Figura 14. Artéria axilar e seu ramo circunflexo umeral anterior dando seu ramo cervical ascendente, medialmente ao tendão do cabo longo do bíceps.

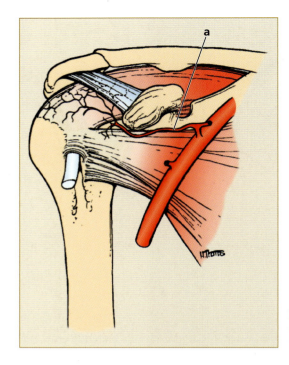

Figura 15. Artéria axilar e seu ramo toracoacromial.

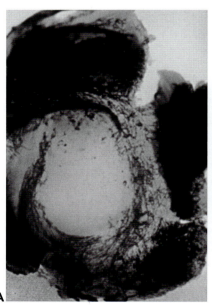
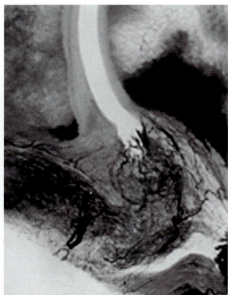

Figura 16. (**A** e **B**) Vascularização do lábio glenoidal.

Inervação

A inervação do ombro é realizada principalmente pelas raízes de C5, C6 e C7. Obedece a lei de Hilton, que diz que o nervo que atravessa a articulação fornece ramos para a mesma. O suprimento nervoso capsular se dá principalmente pelos nervos axilar e supraescapular, com uma pequena contribuição do musculocutâneo e subescapular. Os tendões do manguito rotador são inervados basicamente pelos nervos axilar, supraescapular e subescapular (Figs. 17 e 18). O nervo supraescapular, originário dos ramos ventrais das raízes de C5 e C6 origina-se do tronco superior e realiza um trajeto posterior, passa sob o ligamento transverso superior da escápula (a artéria passa superior ao ligamento), emitindo ramos para o músculo supraespinal, após a emissão dos ramos do supraespinal faz um trajeto na incisura espinoglenóideo (onde pode ser sítio de compressão por cistos), emitindo ramos para o musculo infraespinal.

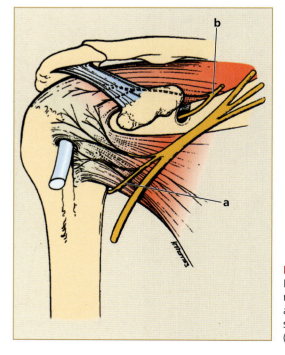

Figura 17. Incisura escapular mostrando nervo axilar (a) e nervo supraescapular (b).

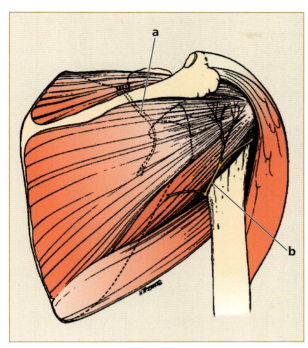

Figura 18. Visão posterior mostrando nervo supraescapular e seus ramos para o músculo supraespinal e infraespinal (a) e nervo axilar (b).

Articulação acromioclavicular

A articulação acromioclavicular é diartrodial, envolvendo a face acromial e a superfície lateral da clavícula, sendo a única articulação entre a escápula e a clavícula. Um disco fibrocartilaginoso de tamanho e formato variáveis sempre está presente, iniciando seu processo degenerativo por volta dos 40 anos de idade. A articulação está envolvida por quatro ligamentos, sendo que o superior e o posterior são os mais espessos decorrente do reforço das fáscias de trapézio e deltoide. A estabilidade horizontal é provida pelos ligamentos acromioclaviculares, enquanto os ligamentos coracoclaviculares (conoide e trapezoide) determinam a estabilidade vertical. Os ligamentos acromioclaviculares superior e posterior atuam como restritores da translação posterior da clavícula, sendo importante sua preservação durante a ressecção lateral da mesma. O ligamento trapezoide possui uma configuração mais espraiada, atuando como um estabilizador das forças compressivas na articulação.

O coracoide possui um comprimento aproximado de 4,5 cm e uma largura em torno de 2,5 cm (Fig. 19). Em torno de 1% da população pode-se formar uma ponte óssea ou articulação com a clavícula. Os três processos escapulares (glenoide, coracoide e espinha) formam duas incisuras: supraescapular e espinoglenoidal. Esta última em alguns casos possui um ligamento transverso inferior.

Estudos de Inman et al.[10] determinaram a existência de uma rotação em torno de 20 a 40 graus da clavícula em seu próprio eixo, durante o movimento de elevação (20 a 40 graus) do membro superior.

Articulação esternoclavicular

A articulação esternoclavicular mantém-se estável por meio da ação dos ligamentos, pois seu formato plano prejudica a estabilidade. A face articular da clavícula é maior do que a do esterno, e a camada de fibrocartilagem que a reveste é mais espessa. Na maioria dos casos, encontra-se um disco fibrocartilaginoso fixo à primeira costela e à face superior da clavícula por meio do ligamento interclavicular superior. Os ligamentos parecem ser reforços da cápsula, sendo que os anteriores e os posteriores são os mais importantes. O ligamento posterior é o mais grosso, sendo responsável pela estabilização da inferiorização da clavícula. Os ligamentos interclaviculares unem uma clavícula à outra, fixando-se também na margem superior do manúbrio esternal. Podem estar ausentes e contribuem para a estabilidade.

A mobilidade articular ocorre principalmente durante a elevação do braço entre 30 a 90 graus, girando em torno de 45 graus, porém a translação anteroposterior normal pode chegar a 35 graus.

Bolsas do ombro

O ombro possui em torno de sete bolsas que podem estar normais, facilitando o deslizamento, ou ser sedes de processos inflamatórios, desencadeando dor e alterações do movimento. A bolsa subacromial e a subdeltóidea, de localização bem próxima, são as maiores e as mais importantes. A outra bolsa importante é a subescapular, que vai da porção superior do tendão do músculo subescapular até o colo da cavidade glenoidal, podendo ser intra-articular e atuando como um recesso. De Palma et al. descreveram seis variações comuns ou tipos de recessos na cápsula anterior, que nada mais são que variações de aberturas ou comunicações da bursa subescapular, sendo a mais comum a tipo III, que apresenta um recesso acima e abaixo do ligamento glenoumeral médio.

■ SEMIOLOGIA DO OMBRO

A busca do diagnóstico que leve a um tratamento adequado está na dependência direta da capacidade de se investigar detalhadamente o paciente e sua postura, seu envolvimento emocional, a sequência de eventos que o trazem à consulta, seu grau de incapacidade e suas expectativas quanto ao tratamento.

As lesões do ombro, especialmente no atleta jovem, manifestam-se com grande frequência, por uma queixa única que é a dor, levando a uma perda de desempenho, sem uma clara descrição de instabilidade ou da perda de força. Daí, a grande importância da análise clínica embasada em sólido conhecimento da anatomia e biomecânica é sequenciada por um roteiro objetivo de testes clínicos e exames complementares.

O diagnóstico poderá ser fácil, se a queixa se relaciona com um macrotrauma que tenha causado uma luxação glenoumeral anterior ou uma fratura com desvio, por exemplo. Pode não ser tão evidente, quando se trata de uma luxação posterior e aí terá grande importância a associação de fatos, como a ocorrência de uma crise convulsiva seguida de dor intensa no ombro.

Um atleta arremessador com um quadro clínico de dor crônica, sem evidência clara de tendinite do supraespinal, ou mesmo com evidência da mesma, e sem relato de sensação de instabilidade glenoumeral, poderá ter seu diagnóstico ligado a uma forma "oculta" de instabilidade, comum nesse tipo de atleta, ou menos frequentemente, a uma lesão do lábio superior anteroposterior "SLAP *lesion*". Se o atleta

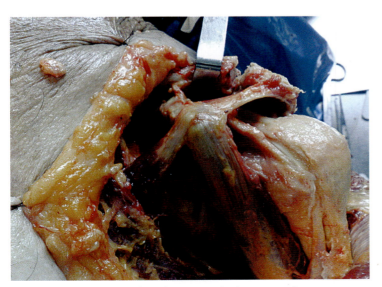

Figura 19. Visão anterior do ombro esquerdo demonstrando o processo coracoide e as inserções ligamentares e tendinosas.

em questão se apresentar numa faixa etária acima de 45 anos, o raciocínio deverá estar voltado para a lesão microtraumática e degenerativa do manguito rotador como origem dos sintomas.

Os portadores de diabetes melito, cuja rotina de tratamento tem incluído a prática de exercícios físicos, são pacientes em que a doença principal predispõe à capsulite adesiva, caracterizada pela dor e limitação dos movimentos passivos, que, por este motivo, formam um contingente merecedor de atenção preventiva cuidadosa.

Analisar cada detalhe da apresentação do paciente, dar a devida importância a cada fato da sua história com a intuição de um investigador, correlacionar as queixas relativas ao ombro com a possibilidade de doenças sistêmicas ou com alterações do comportamento, seguir as trilhas de um apurado exame físico: esta é a sequência a ser percorrida, para se transporem as dificuldades e ciladas que separam as queixas, do diagnóstico e, consequentemente, do tratamento adequado.

Identificação

É o resumo de uma série de informações a serem recolhidas. Começa pelo sexo e vale aqui lembrar que, embora o contingente de atletas do sexo feminino participantes em esportes de contato seja menor do que o sexo masculino, nos esportes de arremesso, as participações se equivalem e aqui as lesões ligamentares por sobrecarga, e mesmo os macrotraumas, não são o tributo pago pelo esforço exercido pelos atletas masculinos apenas. Na população em geral, a incidência das lesões do manguito rotador é maior no sexo feminino. Porém, a prática de esportes de arremesso, por indivíduos com idade superior a 45 anos, aumenta a incidência de lesões no tendão supraespinal em ambos os sexos, à medida que se somam os aspectos degenerativos e microtraumáticos.

A idade vai caracterizar dois importantes grupos de atletas e seus problemas específicos. Em atletas jovens, o quadro de dor crônica leva-nos a raciocinar inicialmente na possibilidade da instabilidade "oculta" como causa primária e única da dor pela lesão labioligamentar, ou pela tendinite do supraespinal, secundária à instabilidade. A evolução desse processo poderá ser para uma lesão parcial do mesmo, porém, extremamente rara será a possibilidade de uma ruptura completa. Na mesma faixa etária, a dor na posição de arremesso e os sinais clínicos de uma provável lesão do supraespinal, cujos exames complementares evidenciarão a localização na face articular do tendão, poderão indicar que se trata de uma síndrome do Impacto glenoumeral posterossuperior interno, como descrita por Walch.[11] Em um quadro clínico, em que se misturam queixas de tendinite com dados que sugerem instabilidade, às vezes com evidência de tendinite bicipital, mas, caracteristicamente em pacientes jovens, não podemos descartar a possibilidade de lesões do *labrum* superior (SLAP).

No atleta jovem com dor no ombro e perda da potência dos rotadores laterais, a presença de hipotrofia nas fossas espinais da escápula conduzirá nosso raciocínio na direção de uma provável lesão do nervo supraescapular, relativamente comum, principalmente em atletas de voleibol, e não, na possibilidade de uma lesão extensa e antiga do manguito rotador, que seria o provável diagnóstico que o mesmo quadro de hipotrofia sugere em um paciente de faixa etária acima de 60 anos de idade.[12]

A dominância e o lado acometido conduzirão o nosso raciocínio para a possibilidade do esforço repetido na origem da lesão, quando houver a coincidência entre os lados dominante e acometido. A etiologia degenerativa provavelmente terá importância fundamental, quando o lado acometido não for o lado dominante, devendo ser questionada a existência de doenças do colágeno ou doenças degenerativas de outras articulações, tendões e bolsas. A instabilidade glenoumeral, por outro lado, não mostra a existência de predomínio no lado dominante.

O esporte praticado terá importância direta nas lesões do ombro, especialmente pela relação direta entre esporte de arremesso e lesões ligamentares no jovem por um lado e, por outro lado, com as lesões tendíneas no atleta com idade acima da quarta década. Mesmo nos esportes sem envolvimento direto dos membros superiores, como o futebol, a posição de goleiro expõe o ombro a lesões típicas dos arremessadores, como as lesões labrais superiores e lesões de Bankart após episódios de luxações. Quedas com traumas diretos sobre o ombro levam a frequentes lesões na articulação acromioclavicular. Outro grupo de atletas particularmente predispostos a lesões acromioclaviculares são os halterofilistas, em que os microtraumas por compressão local levam à osteólise com microcistos, degeneração e dor crônica, principalmente nos exercícios de supino.

Avaliar em igual importância o ritmo escapuloumeral e os movimentos da articulação escapulotorácica. Atletas arremessadores apresentam uma prevalência aumentada de discinesia escapular.

Novos esportes, com características regionais, mas em expansão, e um número cada vez maior de praticantes têm trazido à tona novas lesões, como é o caso dos participantes em vaquejadas e rodeios. Temos diagnosticado "*SLAP lesions*" e lesões tendíneas, estas com uma frequência maior de rupturas completas em indivíduos jovens, o que é incomum em outros esportes, e, associação entre luxação e ruptura do manguito, também numa faixa etária baixa.

Queixa principal

É o motivo que traz o paciente à consulta e a forma mais sintética com que ele exprime a manifestação da sua doença. São as queixas mais frequentes: dor, instabilidade, rigidez, deformidade, fraqueza ou associação da dor a qualquer das outras queixas.[13]

História da moléstia atual

É mister caracterizar o trauma inicial quando este for a origem dos sintomas e saber se o mesmo foi devidamente investigado e tratado. Uma sequela de fratura com desvio trará dificuldades maiores de tratamento, se a mesma ocorreu no nível dos tubérculos.

A história de dor de grande intensidade, sem fratura, levará à hipótese de trauma ligamentar com instabilidade, especialmente se é descrita a sensação de que "o ombro parece ter saído e voltado ao lugar" espontaneamente, ou se ocorreu uma sensação de que o braço "ficou paralisado" ao fazer-se um gesto de arremesso, caracterizando a clássica *dead arm syndrome* da subluxação glenoumeral.

O relato de um primeiro episódio de luxação glenoumeral, se ocorrido antes dos 20 anos de idade, implicará 95% de chances de acontecerem recidivas, ou, acima de 40 anos de idade e com chances de serem acompanhadas de rupturas do manguito rotador. O atendimento inicial numa subluxação ou luxação, com autorredução, redução espontânea ou com uma facilidade de redução, fala a favor de uma predisposição do tipo hiperelasticidade capsuloligamentar. Por outro lado, uma redução trabalhosa, necessitando atendimento médico-hospitalar, às vezes sob anestesia geral, indicará que ocorreu uma luxação tipicamente traumática, geralmente com importantes lesões ósseas dos tipos Hill-Sachs e Bankart.

No momento do trauma, se for um gesto de arremesso com elevação, abdução e rotação lateral, poderá levar à lesão labioligamentar e instabilidade anterior, caso ocorra adução com rotação medial, levará à instabilidade posterior, ou, se em uma queda com apoio na mão ipsolateral fixada ao solo, com o braço em flexão aproximada de 70 graus e abdução de 30 graus, causará uma "*SLAP lesion*".

As quedas na chamada posição de "ponta cabeça", com trauma direto da superfície superior do ombro contra o solo, são características das luxações acromioclaviculares, enquanto os traumas por compressão lateral são causadores de fraturas na extremidade lateral da clavícula. O surgimento de um hematoma no braço pode significar uma fratura ou uma ruptura aguda do manguito rotador.

A dor de evolução lenta e progressiva no atleta, mais acentuada no gesto do arremesso e na posição de "*siesta*" (mãos entrecruzadas por detrás da cabeça e ombros em abdução) sem um componente noturno importante, sugere instabilidade como causa. Sua incidência maior à noite, principalmente no decúbito ipsolateral, nas mulheres, ao abotoarem o sutiã, e nos homens, ao colocarem a camisa por dentro da calça, no dorso, em ambas posições significando rotação medial forçada, sugere tendinite do supraespinal, também sugerida pela exacerbação da dor na elevação do membro superior, acima da altura dos ombros.

A resposta ao uso de anti-inflamatórios e ao tratamento conservador com medidas fisioterápicas são parâmetros importantes da gravidade e prognóstico da lesão. O uso prévio de infiltrações, a frequência e número das mesmas são dados valiosos do prognóstico e do planejamento terapêutico.

A rigidez progressiva deve alertar-nos principalmente para a possibilidade de artrose glenoumeral ou para a capsulite adesiva, esta principalmente em indivíduos predispostos.

A deformidade que mais traz o atleta à consulta é a luxação acromioclavicular. O examinador deverá classificá-la e, dentro dos critérios clínico e radiográfico, fará a sua abordagem.

A fraqueza estará geralmente ligada a três fatores: à dor, e nessa circunstância ela não é real; à ruptura de tendões, como nas lesões do manguito rotador, ou secundária a lesões neurológicas, como, por exemplo, nas compressões e/ou distensões do nervo supraescapular com fraqueza dos músculos supra e infraespinais, ou nas síndromes radiculares, com comprometimento de grupos musculares inervados em relação às raízes acometidas.

O raciocínio clínico deverá ser minucioso, especialmente na análise do ombro doloroso do atleta jovem, em quem o sintoma dor esconde vários possíveis diagnósticos. Busca-se a associação à modalidade esportiva, tipo de treinamento, posição, e todos os aspectos relacionados com o esporte em questão.

Diagnósticos diferenciais devem ser lembrados e excluídos outras causas de dores no ombro como causas cervicais (herniações, espondilose, plexopatia braquial), causas torácicas (tumor de Pancoast, pneumonia do lobo superior) e causas abdominais (irritação diafragmática, disfunção da vesícula biliar).

Antecedentes pessoais

Algumas doenças têm importância fundamental no conjunto de informações relativas à lesão atual, destacando-se dentre as doenças endócrinas o *diabetes melito*, principalmente na forma insulinodependente, as doenças neurológicas e as neoplasias como condições predisponentes à capsulite adesiva. O relato de uma cirurgia cardíaca recente tem a mesma importância das anteriores. O passado de crises convulsivas pode estar ligado a luxações com extensas lesões labioglenoidais ou mesmo a luxações inveteradas glenoumerais posteriores, além da predisposição à capsulite adesiva. A história pregressa de hérnia de disco cervical ou radiculopatias cervicais, especialmente nos níveis C5/C6, deverá ser investigada, em razão da relação da dor no dermátomo correspondente no ombro.

Deve-se sempre questionar o atleta quanto a seus hábitos e vícios, principalmente nos casos de suspeitas de lesões musculotendinosas com traumas de pequena intensidade, podendo estar associadas a uso de drogas anabolizantes e outras substâncias dopantes. O tabagismo também é comumente incluído como uma das causas de lesão do manguito rotador. O questionamento do etilismo e uso de drogas também faz parte da anamnese, tendo bastante importância tanto no tratamento conservador, quanto no momento do tratamento cirúrgico.

Exame físico

Inicia-se pela *inspeção*, observando todo o contorno do ombro. Observa-se pela frente a topografia das articulações esternoclavicular e acromioclavicular, sedes de alterações degenerativas e traumáticas, além da forma normal, em "S" da clavícula e seu movimento de giro em torno do próprio eixo, durante a elevação do membro superior no plano sagital.

A ruptura do tendão da cabeça longa do bíceps braquial produz uma deformidade típica pela retração distal do tendão rompido e da massa muscular, formando uma depressão proximal e um "bolo" muscular distal.

Na luxação anterior, a cabeça umeral se projeta para a frente, tornando proeminentes as margens do acrômio, o mesmo ocorrendo com o processo coracoide, na luxação posterior. Já a luxação acromioclavicular deixará à mostra a extremidade lateral da clavícula, na forma de uma pequena elevação no grau II, ou exuberante, delineando a extremidade da clavícula sob a pele, no grau IV.

A hipotrofia do músculo deltoide estará presente nas lesões do nervo axilar, que podem ser consequentes de uma luxação anterior glenoumeral. Hipotrofia em apenas uma das faces do deltoide, geralmente no deltoide médio, de forma limitada e em feixe, com frequência acompanhada de deformidade em abdução do ombro em graus variados, pode significar uma banda fibrosa provocada por injeções intramusculares de anti-inflamatórios.

O nivelamento das escápulas estará alterado em deformidades congênitas, como a "escápula alta" ou "deformidade de Sprengel", e a relação escapulotorácica se mostrará alterada nas lesões ou processos inflamatórios do nervo torácico longo com consequente fraqueza do músculo serrátil anterior e a característica "escápula alada", vista principalmente no exame dinâmico.

A espinha da escápula se torna mais evidente quando há hipotrofia dos músculos supra e infraespinais, como ocorre nas lesões extensas do manguito rotador, de longa evolução ou secundárias a lesões do nervo supraescapular.

Um dado semiológico curioso é a postura do paciente com dor no ombro, como descrevem Hawkins e Bokor:[14] o paciente com típico quadro de dor com localização primária no ombro, apresenta-se com a mão espalmada na região do deltoide, enquanto aquele que se apresenta com dor de origem radicular cervical apresenta-se com a mão espalmada sobre a região do trapézio.

A *palpação* vai identificar a presença de um processo inflamatório, como a tendinite calcária aguda do supraespinal, em que o processo é bem localizado sobre o tubérculo maior do úmero, a tendinite da cabeça longa do bíceps braquial, através da palpação do sulco intertubercular, ou as dores articulares nos processos inflamatórios esternoclaviculares e acromioclaviculares.

Na luxação acromioclavicular, a palpação da extremidade lateral da clavícula, comprimindo-a para baixo como uma tecla, recebeu o nome de "sinal da tecla de piano".

Pela palpação, investigam-se possíveis alterações do arco coracoacromial, produzindo crepitação local na elevação do membro superior.

A presença de osteocondroma na face torácica da escápula produzirá ressalto, crepitação e, às vezes, bloqueios da mesma contra espaços intercostais, o que pode ocorrer também em consequência de formação de exostoses em arcos costais ou situações em que o ângulo superomedial da escápula se apresenta anormalmente grande e angulado no sentido da parede torácica.

A ruptura do tendão da cabeça longa do bíceps braquial produz uma deformidade, às vezes pouco aparente, e a palpação do trajeto tendíneo e da junção miotendínea contra a resistência da flexão do cotovelo, feita pelo paciente, poderá permitir o diagnóstico da lesão através da palpação.

A frouxidão ligamentar é avaliada por meio do exame clínico, utilizando medidas da amplitude de movimento articular em conformidade com a preconização de **Carter e Wilkinson** e modificação proposta por **Beighton e Horan**. De acordo com este método, a mobilidade articular é determinada pelo somatório de números inteiros, e o resultado pode variar de 0 a 9 pontos. É dado um ponto para a capacidade de efetuar movimentos específicos, considerando-se o lado dominante e não dominante, e a mobilidade do tronco, de acordo com os seguintes critérios:

1. Extensão passiva dos quirodáctilos mínimos além de 90°.
2. Aposição passiva do polegar à face flexora de seu respectivo antebraço.
3. Hiperextensão passiva dos cotovelos, além de 10°.
4. Hiperextensão dos joelhos, além de 10°.
5. Flexão do tronco, partindo da posição ereta, com os joelhos totalmente estendidos, de modo que as palmas das mãos repousem no solo.

A positividade para a frouxidão ligamentar é considerada quando os indivíduos totalizam cinco ou mais pontos.

Avaliação dos movimentos articulares

As amplitudes dos movimentos articulares (ADM) são medidas ativa e passivamente, com o paciente em decúbito dorsal e em ortostatismo.

Inicia-se pela coluna cervical, com movimentos de flexão e extensão no plano sagital, além das inclinações laterais direita e esquerda. Faz-se a compressão axial, provocando eventuais irritações radiculares e distrações com alívio das mesmas.

A elevação anterior (EA) é avaliada ativamente, com o paciente em ortostatismo e, passivamente, na posição supina, joelhos fletidos para impedir-se a lordose lombar compensatória, quando há limitação dos movimentos, comparando-se sempre as amplitudes do lado normal àquelas do ombro que se avalia (Fig. 20).

Realiza-se a avaliação da rotação medial (RM) com o paciente em ortostatismo, comparando-se à capacidade do membro normal de atingir com o polegar estendido, no dorso, a apófise espinhosa mais proximal. A referência é dada pelo número de apófises que separam os dois níveis atingidos (Fig. 21).

A rotação lateral (RL) é avaliada em duas posições: com os cotovelos fletidos a 90 graus, junto do tronco (RL1) e com os braços em abdução de 90 graus no plano frontal (RL2) (Fig. 22). Recomenda-se que a RL1 seja medida ativamente, com o paciente em ortostatismo, e, passivamente, com o mesmo na posição supina. Em circunstâncias especiais, a medida da rotação externa em abdução (RL2) é muito elucidativa, como, por exemplo, a diferença que se observa entre RL1 e RL2 em pacientes que apresentam fraturas antigas do tubérculo maior, com desvio. Em atletas arremessadores, qualquer limitação na rotação lateral em abdução irá alterar o desempenho máximo. Assim, mensurações repetidas da amplitude RL2 irão fornecer dados importantes da evolução de um tratamento ou de uma recuperação funcional.

Avaliação neurológica

Faz-se a hiperextensão cervical e, em seguida, o desvio lateral da cabeça do paciente, associada às rotações para direita e esquerda. Com essas manobras, comprimem-se os forames de conjugação e, no caso de irritação radicular, o paciente apresentará de imediato o quadro de dor, podendo estar acompanhada de parestesia e com irradiação ao braço.

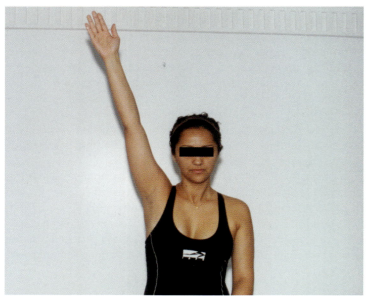
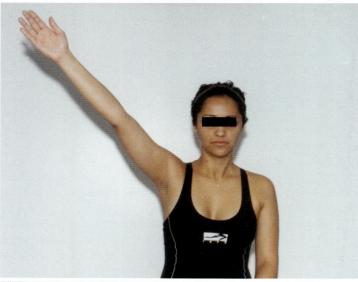
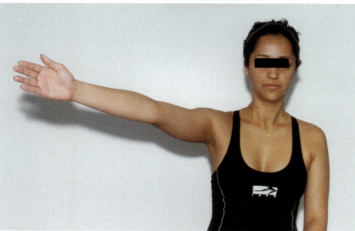

Figura 20. Movimento de elevação anterior.

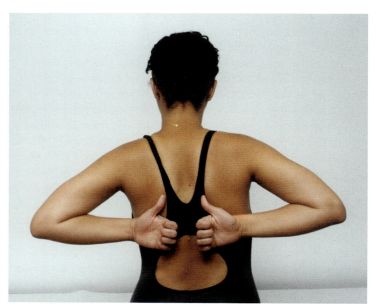

Figura 21. Movimento de rotação medial.

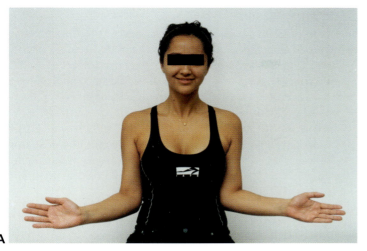
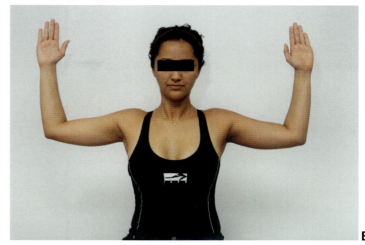

Figura 22. (A) Rotação lateral RL1. (B) Rotação lateral RL2.

A manobra de compressão longitudinal pode ser o sinal indicador da radiculopatia, se, ao ser feita, o paciente reproduzir a sintomatologia, aliviando-a com a tração cervical.

Testes para a síndrome do desfiladeiro torácico

- *Teste de hiperabdução bilateral ou teste de Roos:* os membros superiores permanecem em abdução e rotação lateral, enquanto o paciente faz movimentos de abrir e fechar as mãos, durante 2-3 minutos. Havendo a síndrome, o paciente se queixará de dor, formigamento e cansaço, decorrente da compressão do feixe neurovascular entre os músculos escaleno anterior, peitoral menor, clavícula e primeira costela.
- *Teste de Wright:* o desaparecimento do pulso radial – com o membro superior em abdução de 90 graus no plano frontal, cotovelo fletido a 90 graus e cabeça girada para o lado oposto – indica a compressão arterial. Lembrar que 25% da população assintomática apresenta este teste positivo.
- *Manobra de Adson modificada:* o paciente desvia a cabeça para o lado oposto, estendendo e abduzindo levemente o membro superior. A compressão do feixe vasculonervoso causará a diminuição do pulso radial.

Sinais de irritabilidade dos tendões

São testes clínicos cuja resposta dolorosa indica a existência de um processo inflamatório agudo ou crônico, sem definir o grau de integridade dos tendões. Expressa-se subjetivamente com indicações de + a ++++ a intensidade da dor interpretada pelo examinador. São os seguintes:

Manobra de Neer

Faz-se a elevação passiva do membro acometido com extensão do cotovelo e pronação do antebraço, provocando o choque da inserção do supraespinal contra a borda anteroinferior do acrômio (Fig. 23). Neer também descreveu o uso de 10 mL de xilocaína no espaço subacromial, sendo que se este procedimento aliviar a dor, ratifica-se o espaço subacromial como origem do estímulo doloroso.

Manobra de Hawkins

Deixa-se que o paciente descanse o membro superior acometido com adução de 10 graus e elevação de 90 graus, cotovelo fletido a 90 graus, sobre o membro contralateral do examinador, colocado em extensão e com a mão apoiada sobre o ombro do paciente, fazendo-se rápida manobra de rotação medial. Este movimento provoca o atrito do tendão supraespinal contra a borda anteroinferior do acrômio e ligamento coracoacromial (Fig. 24).

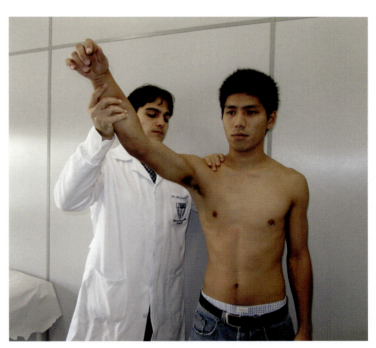

Figura 23. Teste de Neer.

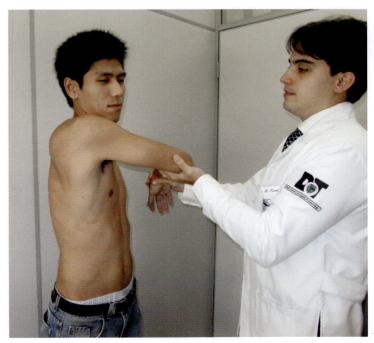

Figura 24. Manobra de Hawkins.

Manobra de Yocum

É feita com o paciente apoiando a mão no ombro contralateral, enquanto passivamente se eleva o membro pelo cotovelo, provocando o atrito entre a inserção do supraespinal e o arco coracoacromial (borda anteroinferior do acrômio, ligamento coracoacromial e borda lateral do processo coracoide) (Fig. 25).

Palmup test ou teste de Speed

Teste exclusivo para avaliação do tendão da cabeça longa do bíceps braquial, é feito com o membro superior em extensão, supinado, exercendo-se uma força de elevação do membro a partir da horizontal, contrária à força de abaixamento feita pelo examinador (Fig. 26). A positividade é indicada pela dor, na exata correlação topográfica do tendão da cabeça longa do bíceps braquial, através do sulco intertubercular.

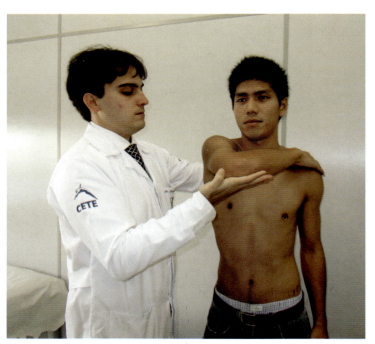

Figura 25. Manobra de Yocum.

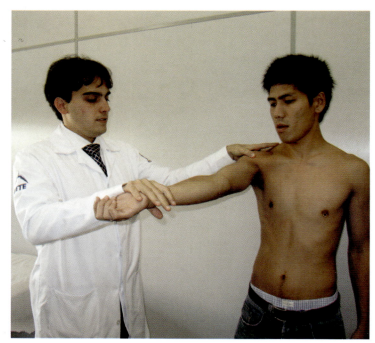

Figura 26. *Palm up test* ou teste de Speed.

Teste de Yergason

Também específico para a cabeça longa do bíceps braquial, é feito com o cotovelo fletido a 90 graus, junto ao tronco e com o antebraço proando (Fig. 27). Pede-se ao paciente para tentar fazer a supinação contra a resistência. A manifestação da dor no sulco intertubercular indica, como no teste anterior, a presença de tendinite.

Testes especiais de irritabilidade

São testes que denunciam alterações labiais localizadas no hemisfério superior da glenoide e, portanto, são, usados na pesquisa clínica das "*SLAP lesions*". Descreve-se a resposta dolorosa em presente (+) ou não (–).

Teste da compressão-rotação do ombro

É realizado com movimentos passivos em rotação glenoumeral e, ao mesmo tempo, aplicando-se força axial de compressão pelo cotovelo fletido, no eixo do úmero (Fig. 28). A lesão labial na porção superior da cavidade glenoidal provocará dor e, na existência de uma alça labial, poderá eventualmente ser observada a captura da alça entre a cabeça do úmero e a cavidade glenoidal, com bloqueio articular ou a percepção tátil ou mesmo audível de um estalido articular.

Cross chest adduction test ou teste de O'Brien

Posiciona-se o paciente com o membro superior cruzando à frente do tórax em adução, com rotação medial máxima, cotovelo estendi-

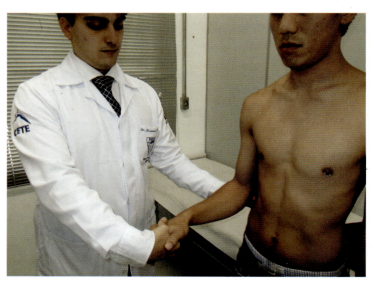

Figura 27. Teste de Yergason.

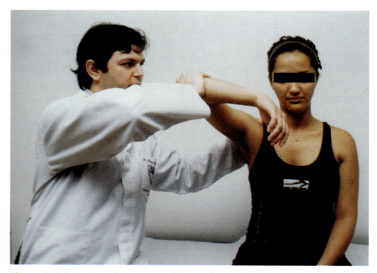

Figura 28. Manobra de compressão-rotação.

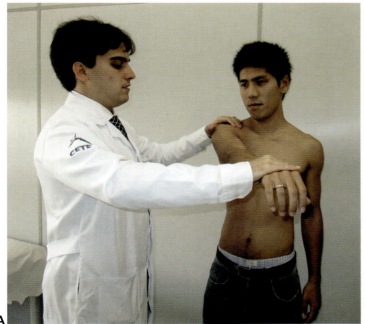

Figura 29. Teste de O'Brien. (**A**) Primeira fase. (**B**) Segunda fase.

do e o polegar apontando para o solo. Solicita-se ao paciente para fazer uma força de elevação em bloco do membro superior, contra a resistência do examinador (Fig. 29). O teste será positivo se o paciente acusar dor no nível do ombro. Para se distinguir de uma dor na articulação acromioclavicular, O'Brien recomenda inverter-se a rotação do membro, passando a realizar-se o teste com o polegar apontado para cima. Se não surgir a dor, a suspeita de lesão labial superior (*SLAP lesion*) será mantida. Se a dor persistir nessa posição, dever-se-á pensar na possibilidade de artralgia acromioclavicular como causa dos sintomas, a qual será mais bem pesquisada na manobra de adução máxima do membro superior, no plano horizontal, com a mão atingindo o dorso do ombro contralateral. Havendo dor, localizada na articulação acromioclavicular, o diagnóstico estará confirmado.

Na experiência dos autores, este tem sido o melhor teste clínico para identificação das "*SLAP lesions*", cujo curso clínico e dados do exame físico são muito vagos. Tanto a manobra com rotação medial, quanto em rotação neutra (polegar para o alto) têm sido positivas nas lesões labiais superiores, segundo se observa geralmente.

Testes de avaliação da integridade dos tendões do ombro

Realizados comparando-se as respostas do lado não acometido à aquelas do lado acometido, como na série para tendinite, bem como expressando-se graficamente com + a ++++, de acordo com o grau de fraqueza muscular. Basicamente realizados de duas maneiras, testes que determinam até onde o movimento ativo pode ser realizado e testes que determinam até quando uma posição passiva pode ser mantida.

Teste de Jobe

Teste exclusivo para avaliação do músculo supraespinal, sua positividade fornece o diagnóstico da ruptura com 90% de chances de acerto. É realizado com o paciente em ortostatismo, membros superiores em abdução no plano frontal e anteflexão de 30 graus, alinhando o eixo longitudinal do braço com o eixo de movimentos da articulação glenoumeral. O examinador faz uma força de abaixamento nos membros, simultânea e comparativa, enquanto o paciente tenta resistir (Fig. 30). Um resultado falso-positivo ou duvidoso pode surgir, graças à interferência da dor. Por isso, Neer introduziu o teste anestésico, *Teste de Neer*, que consiste em injetar-se 8 a 10 mL de lidocaína no espaço subacromial e repetir o exame. A manobra negativa evidenciará um tendão íntegro, e o teste de Jobe é negativo. A persistência da perda de força, sugerirá provável diante da ruptura tendínea.

Teste de estresse em rotação lateral

Avalia a integridade do infraespinal e redondo menor. Pede-se ao paciente (posição sentada, cotovelo fletido 90 graus) e com o ombro em rotação externa de 45 graus, que resista à força de rotação interna aplicada pelo examinador no dorso da mão do paciente (Fig. 31).

Teste do *lag sign* em rotação lateral

Avalia a integridade do infraespinal e redondo menor. Pede-se ao paciente (posição sentada, cotovelo fletido 90 graus) e com o ombro em 90 graus de rotação externa, passivamente colocado pelo examinador, que mantenha a posição após o examinador liberar o punho do paciente. Caso haja impossibilidade o teste é positivo (Fig. 32).

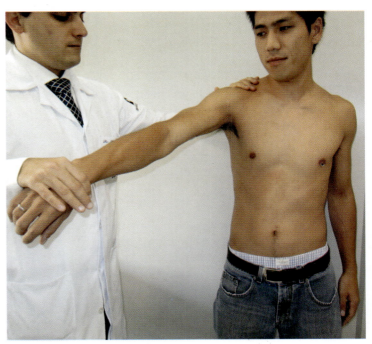

Figura 30. Teste de Jobe.

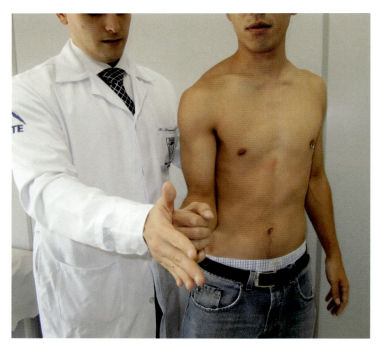
Figura 31. Teste de estresse em rotação lateral.

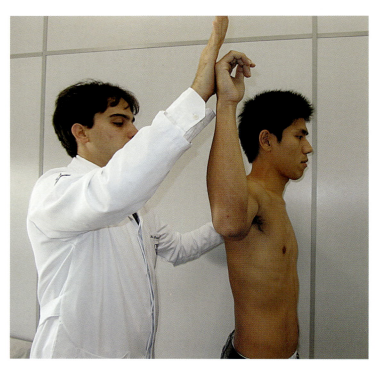
Figura 33. Teste de Patte.

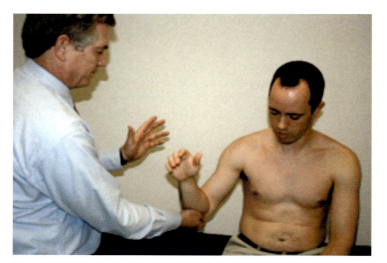
Figura 32. Teste do *lag sign* em rotação lateral.

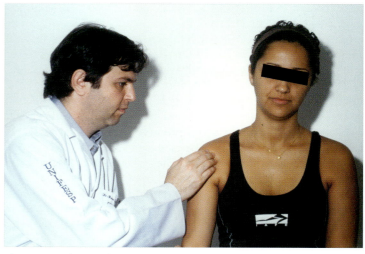
Figura 34. Palpação do tendão da cabeça longa do bíceps braquial.

Teste do *lag sign* em rotação interna ou teste de Gerber

Avalia a integridade do infraespinal. Coloca-se passivamente o dorso da mão do paciente na região lombar e retira-se passivamente o dorso da mão do contato com a região lombar e pede-se ao paciente para manter a mão naquela posição após a liberação do punho. Caso haja impossibilidade de manter o membro na posição, o teste é positivo.

Teste de Patte

Exclusivo para avaliação do infraespinal, é feito com o paciente em ortostatismo, membro superior abduzido 90 graus no plano frontal e cotovelo fletido a 90 graus (Fig. 33). Solicita-se ao mesmo que resista à força de rotação medial feita pelo examinador. A resistência diminuída no lado acometido significará provável ruptura no tendão do infraespinal. A impossibilidade de manter-se o membro na posição do exame decorrente da queda do antebraço em rotação medial, não conseguindo vencer a força da gravidade, indica uma lesão extensa do manguito, com grave envolvimento do tendão infraespinal.

Ruptura do tendão da cabeça longa do bíceps braquial

Nem sempre a retração distal do músculo bíceps braquial é facilmente perceptível no exame físico e, por isso, procura-se detectá-la solicitando ao paciente que faça uma força de flexão, enquanto o examinador faz a palpação no sulco intertubercular e junção miotendínea com os polegares. Pode-se, às vezes, detectar o tendão rompido (Fig. 34).

Lift off test ou teste de retirada

Descrito por Gerber, é específico para a pesquisa de ruptura do tendão do subescapular. É feito com o paciente de pé ou sentado, dorso da mão localizado na região lombar, ao nível de L3. Pede-se que ele afaste a mão do dorso, numa atitude de rotação medial ativa máxima (Fig. 35). A incapacidade de realizar o gesto estará ligada a uma provável ruptura do tendão do músculo subescapular ou a uma luxação do tendão da cabeça longa do bíceps braquial.

Em paciente com impossibilidade de realizar a rotação medial máxima, este teste é substituído por uma manobra em que o mesmo se posiciona com a mão junto ao abdome, e o examinador tenta

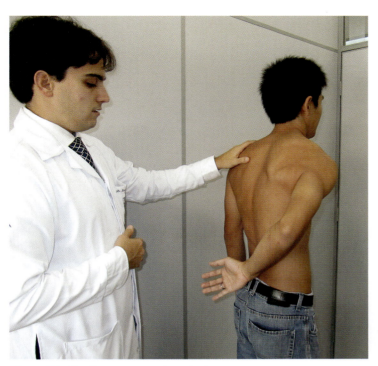

Figura 35. *Lift off test* ou teste de retirada.

afastá-la em movimento de rotação lateral. Na presença de ruptura do subescapular, o paciente não conseguirá impedir o afastamento da mão (teste de Napoleão).

Testes para a instabilidade glenoumeral

Decoaptação umeroacromial ou sinal do sulco subacromial

Faz-se tração simultânea longitudinal nos membros superiores, com o paciente em relaxamento máximo, e observa-se o surgimento de um "sulco" entre a cabeça do úmero e o acrômio. Este achado significa que o paciente apresenta elasticidade capsuloligamentar aumentada, que pode ser avaliada também pela capacidade de realizar hiperextensão de outras articulações, como cotovelos, joelhos, punhos e mãos (Fig. 36). Essa elasticidade aumentada pode estar associada à instabilidade, inclusive à instabilidade multidirecional, mas não é patognomônico desta, como querem alguns autores. Diz-se instabilidade multidirecional, quando à hiperelasticidade associa-se à dor.

Teste da gaveta anteroposterior

Avalia a translação anteroposterior da cabeça do úmero, indicando a existência de hiperelasticidade ou instabilidade anterior e/ou posterior (Fig. 37). Observa-se que alguns ombros normais permitem uma translação posterior de mais da metade do diâmetro da glenoide, o que não se observa no sentido anterior.

Teste da apreensão

Produzindo-se um movimento de abdução, combinado com rotação lateral do membro, e repetindo-se, portanto, o movimento que provoca luxação, o paciente manifestará apreensão pela dor ou pela sensação de que o ombro luxará anteriormente (Fig. 38).

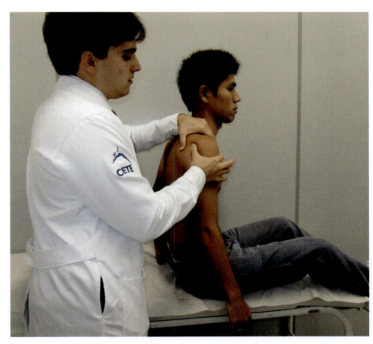

Figura 37. Teste da gaveta.

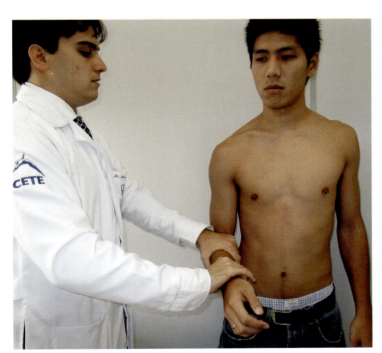

Figura 36. Sinal do sulco.

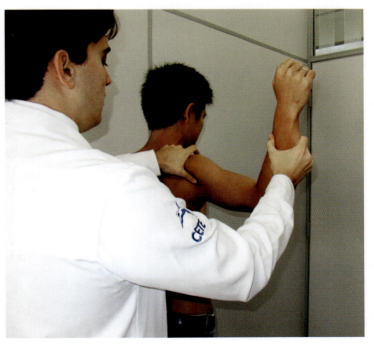

Figura 38. Teste da apreensão.

Teste de recolocação

Com o paciente em decúbito dorsal, membro superior em abdução e rotação lateral, faz-se uma força de impulsão da cabeça do úmero no sentido anterior (Fig. 39). Na existência de instabilidade, o paciente apresentará dor ou desconforto, que desaparecerão quando o examinador realizar o movimento em sentido contrário, "recentrando" a cabeça do úmero na cavidade glenoidal.

Jerk test ou teste do ressalto posterior

Usado para avaliação da instabilidade posterior, é realizado com o braço do paciente fazendo um movimento horizontal de adução passiva e rotação medial, realizada pelo examinador, com impulsão axial posterior, enquanto a escápula é estabilizada com a mão contralateral (Fig. 40). Com isso, provoca-se a subluxação posterior da cabeça do úmero. Sua redução, fazendo-se a manobra inversa em abdução com rotação lateral, se houver instabilidade posterior, produzirá um ressalto característico.

Testes para lesão labral superior

Teste O'Brien

Realizado em duas fases (Fig. 29). A primeira fase, com o membro superior do paciente na posição de elevação de 90 graus, adução de 40 graus aproximadamente e rodado interno pede-se para realizar uma força de elevação contra a resistência imposta pelo examinador. Repete-se o mesmo gesto com o membro rodado externo. Caso a dor seja positiva apenas na primeira fase, é provável de ter uma lesão SLAP, se dor nas duas fases, a patologia é na articulação acromioclavicular.

Biceps tension test ou teste da tensão do bíceps

Descrito por Snyder,[15] em 1990, o teste consiste em colocar resistência à elevação do membro superior que está com cotovelo em extensão e rodado externo (Fig. 41). Muito semelhante ao teste de Speed.

Biceps load test I (Kim I)

Descrito por Kim, em 1999, o teste consiste em colocar o membro superior do paciente em em abdução de 90 graus e rodado externo (posição de apreensão). Nesta posição o antebraço é supinado e diz para o paciente resistir à flexão do cotovelo. Se a dor aumentar com essa manobra, o teste é positivo.

Biceps load test II (Kim II)

Descrito por Kim, em 2001, o teste consiste em colocar o paciente na posição supina, elevar o membro superior em 120 graus e rodar externo o máximo possível, com o cotovelo fletido em 90 graus e antebraço supinado. Pede-se ao paciente que realize o movimento de flexão contra a resistência imposta pelo examinador. Caso haja dor, o teste é positivo (Fig. 42).

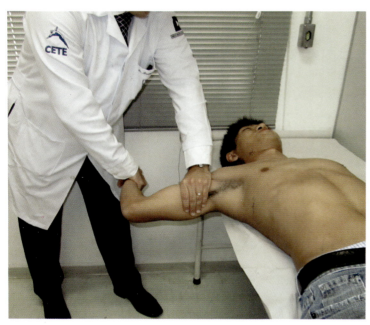

Figura 39. Teste da recolocação.

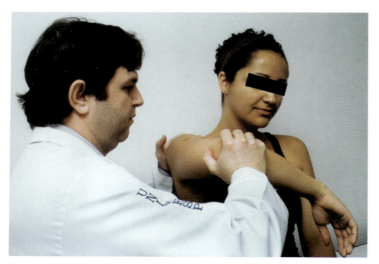

Figura 40. *Jerk test*, ou teste do ressalto posterior.

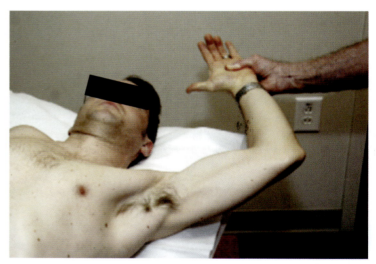

Figura 41. Teste da tensão do bíceps (*biceps tension test*).

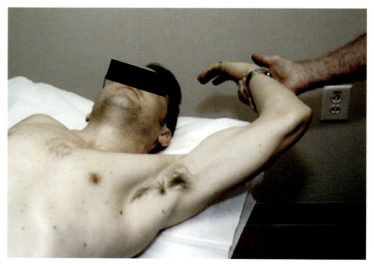

Figura 42. *Biceps load test* (Kim II).

REFERÊNCIAS BIBLIOGRÁFICAS

1. Kumar VP, Balasubramaniam P. The role of atmospheric pressure in stabilizing the shoulder. An experimental study. *J Bone Joint Surg* 1985;67B:719-21.
2. Bigliani L, Pollock R, Soslowsky L *et al*. Tensile properties of the inferior glenohumeral ligament. *J Orthop Res* 1992;10:187-97.
3. De Palma AF, Callery G, Bennett GA. Variation anatomy and degenerative lesions of the shoulder joint. *Instr Course Lect* 1949;6:255-81.
4. Godinho GG, Santos FML, Freitas JMA. Estudo artroscópico dos ligamentos glenoumerais, recessos sinoviais e labrum. *Rev Bras Ortop* 1993;28:527-31.
5. Turkel SJ, Panio MW, Marshall JL *et al*. Stabilizing mechanism preventing anterior dislocation of the glenohumeral joint. *J Bone and Joint Surgery* 1981;63A(8):1208-17.
6. Warner JJP, Caborn DNM. Overview of shoulder instability. *Critical Review Physical Rabilitation Medical* 1992;4:145-98.
7. Snyder SJ, Buford D, Wuh HCK. *The Buford complex — The loose anterior superior labrum-middle glenohumeral ligament complex: a normal anatomical variant*. Presented at the Annual Meeting of the American Academy of Orthopaedic Surgeons. Boston, MA; 1992.
8. Loehr JF, Helmig P, Sojbjerg J *et al*. Shoulder instability caused by rotator cuff lesions. *Clin Orthop Relat Res* 1994;304:84-90.
9. Rodosky MW, Harner CD, Fu FH. The role of the long head of the biceps muscle and superior glenoid labrum in anterior stability of the shoulder. *Am J Sports Medicine* 1994;22(1):121-30.
10. Inman VT, Saunder M, Abott LC. Observations of the funtion of the shoulder joint. *J Bone Joint Surg* 1944;26(1):1-30.
11. Walch G, Boileau P, Noel E *et al*. Impingement of the deep surface of the supraspinatus tendon on the posterosuperior glenoid rim: an arthroscopic study. *J Shoulder Elbow Surg* 1992;1:238-45.
12. Ferretti A, Cerullo G, Russo G. Suprascapular neuropathy in volley players. *J Bone Joint Surg* 1987;69A:260-63.
13. Andrade RP. Semiologia do ombro. *Clín Ortopéd* 2000 Mar.;1(1).
14. Hawkins RJ, Bokor DJ. *Clinical evaluation of shoulder problems. The shoulder*. Philadelphia: W.B. Saunders; 1990, vol. 1.
15. Snyder SJ, Karzel RP, Del Pizzo W *et al*. SLAP lesions of the shoulder. *Arthroscopy* 1990;6:274-79.

MÃO, PUNHO E COTOVELO – ANATOMIA FUNCIONAL, BIOMECÂNICA E SEMIOLOGIA

Walter Manna Albertoni ▪ Flávio Faloppa
João Baptista Gomes dos Santos ▪ Fábio Augusto Caporrino

■ INTRODUÇÃO

A mão é um órgão sensitivo e motor, e seu funcionamento normal depende da integridade de seus vários tecidos. Quando existe o comprometimento de qualquer estrutura, como pele, ossos, nervos, vasos, tendões, articulações ou ligamentos, podemos observar uma diminuição de sua função. O diagnóstico das diversas patologias que envolvem o membro superior depende essencialmente dos conhecimentos anatômico e fisiológico normais. Portanto, é pré-requisito o estudo da anatomia funcional. Através da propedêutica clínica, vamos avaliar as lesões no punho e na mão. A propedêutica da mão não difere na essência das outras regiões. Deve ser fundamentada na identificação do paciente, história, antecedentes pessoais, antecedentes familiares, exame físico geral ortopédico, exames físico especializado e subsidiários.

■ IDENTIFICAÇÃO

A) Nome do paciente.
B) Idade: é importante, pois determinadas patologias incidem mais em determinadas faixas etárias, como a osteoartrite da mão, que predomina em pacientes com idade superior a 50 anos.
C) Cor: também é importante, pois algumas raças têm características diferentes de outras. Por exemplo, os orientais têm uma incidência maior da variante ulnar *plus* em comparação aos brancos e, por isso, maior frequência de dor no lado ulnar do punho.
D) Sexo: as síndromes compressivas têm maior incidência no sexo feminino.
E) Dominância: na propedêutica do membro superior, é fundamental, pois na inspeção, o lado dominante pode apresentar uma hipertrofia em relação ao lado contralateral em razão do maior uso, apresentando também pregas mais marcadas e maior número de calosidades nos casos de indivíduos que exercem atividades manuais. Estará mais exposto ao trauma de repetição entre outras diferenças.
F) Profissão: importante nas patologias traumáticas ou de esforços de repetição, como na **tendinite do digitador**.
G) Naturalidade: em pacientes de regiões onde existem endemias, como, por exemplo, hanseníase, pode-se suspeitar de patologias correlatas.

■ HISTÓRIA

A história deve ser detalhada e anotada adequadamente graças a alguns itens essenciais para que se raciocine com relação ao diagnóstico.

A) *Queixa:* razão de o paciente procurar o médico.
B) *Tempo:* início da sintomatologia.
C) *Característica da dor:* tipo de dor (pontada, queimação, formigamento, choque etc.), alterações de intensidade com o tempo decorrido, com uso do membro, com a temperatura, com o trabalho. Se houver irradiação, fatores agravantes ou de melhora. Por exemplo, dores do tipo formigamento noturno são frequentemente relacionadas com síndromes compressivas, enquanto que formigamento relacionado com determinadas atividades físicas sugere compressão mecânica.
D) *Localização da dor:* importância de um exame detalhado para se tentar localizar exatamente o ponto principal da dor. Pede-se ao paciente que aponte o local exato da dor e repita as manobras que modifiquem suas características.

■ ANTECEDENTES PESSOAIS

Devem-se anotar doenças sistêmicas, cirurgias prévias, medicações, drogas etc. Por exemplo, paciente com neurite do membro superior pode ter desenvolvido o quadro decorrente de diabetes e não de uma síndrome compressiva.

Não se deve esquecer que muitas patologias sistêmicas podem repercutir com sintomatologia no membro superior.

■ ANTECEDENTES FAMILIARES

Observações com relação aos antecedentes pessoais também são válidas para os familiares.

■ EXAME FÍSICO

O exame físico deve ser realizado em condições adequadas, com o paciente sentado confortavelmente e sem interferências externas, já que, principalmente na avaliação neurológica, fatores externos podem desviar a atenção e comprometer os resultados da avaliação. O paciente deve ser visto como um todo e, com relação ao membro superior, também deve ser examinado globalmente; portanto, é indicado que o mesmo fique sem camisa e, se for do sexo feminino, utilizar um avental em que a cintura escapular permaneça livre.

Exame físico geral ortopédico

É importante ter em mente que se está examinando um paciente e não somente a mão. Alterações ortopédicas podem ser responsáveis por problemas na mão. Nos indivíduos portadores de paralisia dos membros inferiores, é frequente a queixa de dores nas mãos pelo uso de muletas ou cadeiras de roda.

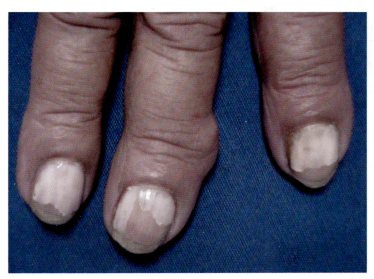

Figura 1. Paciente com tumoração ao nível da IFD, borda ulnar do 3º dedo.

Exame físico do membro superior

Antes de iniciar este importante capítulo, devem-se considerar os dois membros superiores, o que permite a comparação entre os mesmos, tanto clinicamente como nos exames subsidiários, como radiografias, ultrassonografia e outros.

Nos traumatismos das crianças, onde há suspeita de descolamento epifisário, as radiografias comparativas auxiliam muito, associadas ao exame clínico.

Inspeção

Inspeção estática

Inicia-se a observação do posicionamento do membro superior enquanto se conversa com o paciente, notando-se a harmonia do movimento das mãos ao falar, o posicionamento em repouso e a habilidade ao despir-se para o exame. Verifica-se, a seguir, se há deformidades, cicatrizes, hipotrofias, tumores e a relação do membro no esquema corporal. Alterações tróficas, como as ungueais, distribuição de pelos e verificação das pregas, também devem ser pesquisadas nessa fase do exame (Fig. 1).[1]

Movimentação ativa

Pede-se ao paciente que realize movimentos de abdução, adução, flexão-extensão e lateralidade. Dependendo da necessidade, solicita-se que o paciente realize algumas atividades com o membro, como abotoar a camisa, pegar um lápis etc.. Nas crianças, podem-se utilizar brinquedos para avaliação dos movimentos ativos. O membro contralateral serve sempre para comparação.[1]

Palpação

É importante conhecer os principais pontos anatômicos que servem de parâmetro na avaliação clínica. Esses serão discutidos no decorrer deste capítulo.

Movimentação passiva

É importante a comparação da movimentação ativa à passiva, pois quando existe diferença, significa que esta pode ser causada por dor, aderência, lesão tendinosa, lesão nervosa, entre outras causas, que levam ao déficit do movimento ativo (Fig. 2).

Sensibilidade

Avalia-se a sensibilidade superficial e profunda por testes de dor, discriminação de dois pontos, temperatura e propriocepção. Nas lesões nervosas altas, podem-se também pesquisar os reflexos tricipital, bicipital e o braquistilorradial.

Ausculta

A ausculta é pouco utilizada no exame da mão, sendo reservada apenas quando se vai avaliar o sistema vascular. O turbilhonamento nas fístulas arteriovenosas apresenta sopro característico. O Doppler é a mais sofisticada das avaliações sonoras.

Exames subsidiários

Dos exames subsidiários, o único que é utilizado rotineiramente é o exame radiográfico para estudo do esqueleto. Os demais exames devem ser feitos quando realmente forem importantes para elucidar uma dúvida diagnóstica.

■ EXAME DO MEMBRO SUPERIOR

Com a finalidade de facilitar o exame da mão costuma-se examinar separadamente cada sistema: 1) pele e anexos; 2) aponeurose palmar; 3) sistema vascular; 4) nervos periféricos; 5) músculos e tendões e 6) ossos e articulações.

Peles e anexos

O início do exame é feito pela pele. A região ventral da mão apresenta características únicas que permitem as funções motora e sensitiva. É espessa, o que proporciona resistência mecânica, e aderida aos planos profundos para melhor fixação de objetos. Sua espessura é geralmente maior que em outras áreas do corpo e tende a formar calosidades nas áreas submetidas à pressão e esforços exagerados. Não apresenta pelos ou glândulas sebáceas, mas é rica em glândulas sudoríparas. Não se pode esquecer a polpa digital, onde há uma estrutura papilar em que se encontra maior densidade de corpúsculos sensitivos intrapapilares de Meissner, responsáveis pelo tato. Encontram-se também os corpúsculos de Ruffini, responsáveis pela noção espacial de posicionamento articular dos dedos e da mão, os corpúsculos de Krause, responsáveis pelo frio, os corpúsculos de Pacini, mecanorreceptores particularmente sensíveis às vibrações.

Na inspeção da pele da mão devem-se observar seu aspecto, sua coloração rósea na face ventral, as pregas cutâneas e a estrutura papilar da polpa. Nos tumores vasculares, tipo hemangioma, há aparecimento de coloração "azulada" no local, que pode se modificar com a vasodilatação. A hanseníase provoca manchas hipocrômicas e áreas de diminuição da sensibilidade (Fig. 3).[2]

A pele dorsal é mais fina e solta, para permitir o movimento de flexão articular. Nas lesões da pele dorsal que apresentem uma cicatriz, principalmente no nível das articulações, observa-se a limitação da flexão articular na movimentação ativa. Quanto mais retrátil a cicatriz, maior será a limitação. Na palpação, podem-se sentir a textura lisa, a sudorese e sua elasticidade.

Nas lesões nervosas do mediano ou ulnar, verifica-se que, na polpa digital correspondente, a pele se torna lisa e seca com o desaparecimento progressivo das impressões digitais. Nos ferimentos corto-contusos e suas sequelas, a localização da cicatriz dá indício das estruturas lesadas nos planos profundos. É importante destacar que nos ferimentos corto-contusos na região ventral em que a cicatriz é perpendicular às pregas de flexão do dedo ou da mão, geralmente ocorre uma cicatriz retrátil com formação de uma banda fibrosa que limitará o movimento de extensão articular.[2]

Alterações ungueais aparecem nas lesões nervosas, em tumores glômicos, infecções fúngicas e patologias sistêmicas.

Aponeurose palmar

Localiza-se abaixo da pele e tem a função de proteger as estruturas profundas. Origina-se proximalmente no nível do retináculo dos

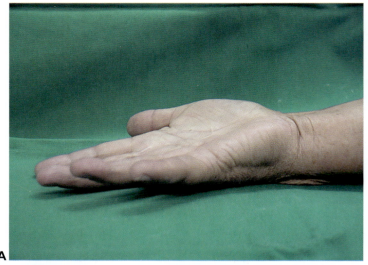
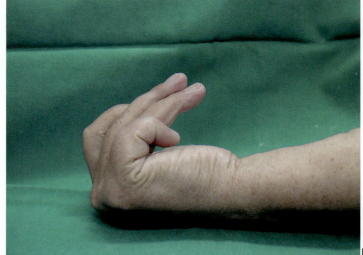
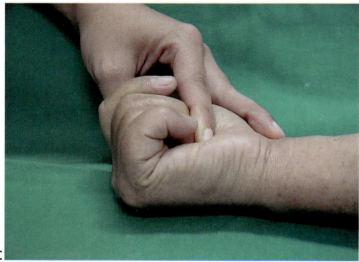

Figura 2. (**A-C**) Paciente com lesão tendínea do 3º e 4º dedos mostrando déficit à movimentação ativa, mas com a passiva normal.

flexores, tendões do palmar longo e flexor ulnar do carpo e dirige-se aos dedos. Nas pregas palmares e dos dedos, a pele se fixa a essa fáscia palmar, conferindo-lhe pouca mobilidade. A aponeurose superficial pode ser dividida em três porções; a média, ou aponeurose palmar propriamente dita, localizada no centro da mão, bastante espessa e possuindo septos; a porção lateral, ou aponeurose da eminência tenar, que é delgada como a porção medial ou aponeurose da eminência hipotenar.[2]

A doença de Dupuytren caracteriza-se por uma hipertrofia dessa fáscia que leva a algumas alterações, como o aparecimento de nódulos duros subcutâneos ou cordões na palma em direção aos dedos, principalmente no quarto e quinto dedos (Fig. 4). No início, à inspeção, nota-se uma pequena depressão geralmente na prega

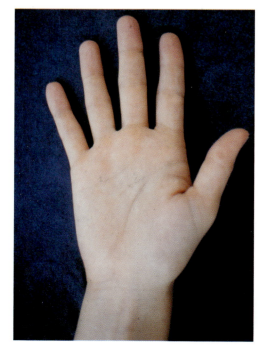

Figura 3. Aspecto normal da face palmar da mão.

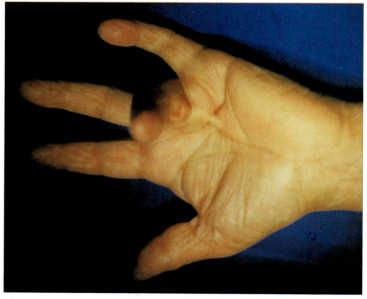

Figura 4. Doença de Dupuytren acometendo o 4º dedo.

palmar distal. Com a evolução da moléstia, notar-se-ão uma limitação da movimentação ativa das metacarpofalângicas e nódulos ou cordões no subcutâneo.[2]

As aponeuroses palmares e dorsais dividem a mão em compartimentos que podem ser sedes de patologias compressivas, tumorais, inflamatórias e infecciosas.

Sistema vascular

A mão é irrigada basicamente pelas artérias radial e ulnar. No nível da mão, essas artérias comunicam-se por dois arcos: o primeiro é o superficial, que se localiza abaixo de aponeuroses palmar e superficial aos tendões flexores, distalmente ao retináculo dos flexores. Deste, emergem as artérias digitais para os dedos. Portanto, é preciso muito cuidado na cirurgia de liberação do túnel do carpo para que não ocorra lesão desse arco. O outro arco é o profundo, que se localiza no nível da base dos metacarpianos e do que emerge a artéria *policis princeps*, que origina as artérias digitais para o polegar.

Esses arcos dão origem às artérias digitais, que são responsáveis pela irrigação dos dedos e pelo suprimento sanguíneo, quando existe lesão de uma das artérias principais.[3]

O leito ungueal visto por transparência é róseo. Se estiver pálido à inspeção, denota falta de aporte sanguíneo e, se estiver roxo, pode significar déficit de drenagem venosa. Na palpação, deve-se salientar a pesquisa da perfusão dos dedos que é sem dúvida a mais importante. É realizada por compressão da unha. Momentaneamente o leito ungueal torna-se mais pálido, retomando à cor rósea, quando suspensa a pressão.

Para se avaliar a permeabilidade das artérias radial e ulnar, pode-se utilizar o teste de Allen.

Teste de Allen

O paciente fica sentado com o braço apoiado na mesa de exame e o cotovelo fletido em 90 graus. Palpam-se as artérias ulnar e radial no nível do punho. Comprimindo-se as mesmas com o polegar e o indicador, pede-se que o paciente abra e feche a mão várias vezes para promover o esvaziamento venoso. Então, solta-se uma das artérias que está sendo comprimida e verifica-se se há enchimento arterial da mão. Repete-se em seguida a manobra para pesquisar a outra artéria (Fig. 5).[4,5]

A drenagem venosa da mão e do punho é predominantemente dorsal, sendo acompanhada por um rico sistema linfático. Este fato explica o aumento de volume no dorso da mão, nas infecções mesmo que ventrais. Podem-se utilizar, como exames subsidiários nesta propedêutica, o Doppler, a arteriografia, a linfografia ou a venografia.

Nervos periféricos

O conhecimento da inervação do membro superior é fundamental na propedêutica. O exame deve ser detalhado e anotado na ficha do paciente para que, no acompanhamento, se possa avaliar sua evolução. É importante destacar que os principais nervos do membro superior são mistos, isto é, possuem fibras sensitivas e motoras. Portanto, quando examinando um paciente com lesão nervosa, devem-se pesquisar minuciosamente as alterações sensitivas, assim como os músculos inervados por esse nervo.

Os nervos periféricos têm origem no plexo braquial, nas raízes de C5-C6-C7-C8 e Tl, e, eventualmente, podem participar as raízes do C4 e T2. É fundamental o conhecimento da anatomia e fisiologia dos nervos periféricos para examinar adequadamente suas patologias, pois existem vários sítios de compressões no braço, antebraço, punho e mão.

Dermátomos

São a representação sensitiva de cada raiz no membro superior. Assim, o metâmero de C5 corresponde à região anterolateral do braço e parte do antebraço; C6 corresponde ao polegar; C7 aos dedos indicador e médio; C8 ao 4º e 5º dedos, além das bordas posterior e medial do antebraço e braço, e Tl, à região medial do braço.[1,2] Existem alguns testes que auxiliam no diagnóstico de uma lesão nervosa:

Fase aguda

1. O paciente se queixará de uma área de anestesia ou hipoestesia referente ao território inervado. Pesquisa-se a zona autógena do nervo, isto é, a região inervada exclusivamente por aquele nervo.
2. O paciente apresentará "choque" à percussão do local lesionado. No pós-operatório de uma neurorrafia, utiliza-se o sinal de Tinel, que consiste na percussão do trajeto do nervo, e o paciente informará o local do aparecimento do choque. Sabe-se que, após uma neurorrafia, a regeneração ocorre numa velocidade de cerca de 1 mm por dia e, portanto, a progressão distal do choque é sinal de boa evolução.[6,7]

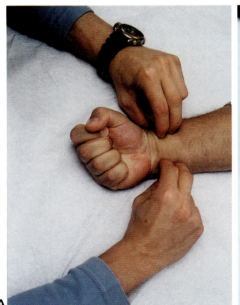
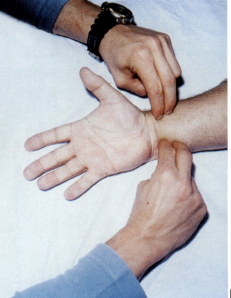
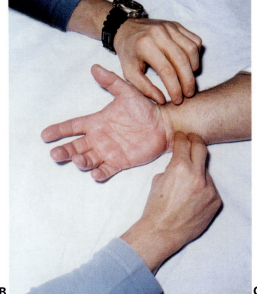

Figura 5. (**A-C**) Teste de Allen – A figura mostra a avaliação da permeabilidade da artéria radial.

3. Perda da movimentação ativa por paralisia dos músculos inervados abaixo da lesão.
4. Testes especiais: algumas vezes, há dúvidas no diagnóstico, principalmente nas crianças. Na prática utiliza-se o "teste do enrugamento", que consiste em colocar a mão do paciente num vasilhame com água por aproximadamente 15 minutos. É esperado o enrugamento da pele da polpa dos dedos. Se houver lesão nervosa, observar-se-á que os dedos correspondentes não apresentarão nenhum enrugamento. A mão contralateral serve para controle.
5. Teste de discriminação de dois pontos: nesse teste, avalia-se a capacidade do paciente de discriminar dois pontos; normalmente, no nível da polpa digital, é possível discriminar dois pontos à distância de 2 a 5 mm. Pode-se usar um clipe de papel para o teste (Fig. 6).[8-10]
6. Teste de estereognosia de Moberg: nesse teste o paciente tem que reconhecer com os olhos fechados, pela palpação, uma série de objetos, como chave, moeda, borracha, algodão, clipe etc. Avalia-se com isso a integridade das vias sensitivas até o sistema nervoso central.[11]

Fase crônica

O diagnóstico é mais fácil, pois além das alterações descritas anteriormente, podem-se observar alterações tróficas, como hipotrofia da polpa digital, diminuição ou desaparecimento das impressões digitais com a pele se tornando lisa, além da atrofia da musculatura correspondente que se tornará evidente.

Os três principais nervos do punho e mão são o mediano, o ulnar e o radial.

Nervo mediano

1. **Sensibilidade:** palma da mão, desde a metade radial do 4º dedo até o polegar. Além do dorso do 2º, 3º e a metade do 4º dedo. Sua zona autógena é a polpa do indicador (Fig. 7).[1,12,13]
2. **Motricidade:** responsável pela inervação dos flexores do punho e dedos, exceto o flexor ulnar do carpo e flexores profundos do 4º e 5º dedos. Na mão, é responsável pela inervação da musculatura tenar onde se destaca o oponente do polegar, além do 1º e 2º lumbricais.[2,13,14]

Nas lesões do nervo mediano, o quadro clínico varia conforme o nível da lesão. A mais frequente se dá ao nível do punho. Na inspeção, notar-se-ão atrofia da região tenar, atrofia de polpas dos dedos inervados pelo mediano. À movimentação ativa, percebe-se a incapacidade do paciente de fazer a oponência entre o polegar e o dedo mínimo (Fig. 8).

A palpação da área do mediano evidenciará pele seca e, em lesões antigas, limitação da movimentação ativa do polegar. A sensibilidade estará ausente em toda a área do mediano.

Nervo ulnar

1. **Sensibilidade:** na palma da mão, este é responsável pela sensibilidade da metade do 4º dedo até a borda ulnar. Na região dorsal, dá a sensibilidade da borda ulnar da mão. Sua zona autógena é a polpa do 5º dedo (Fig. 9A e B).[1,12,15]
2. **Motricidade:** inerva os músculos ulnares, a saber: flexor ulnar do carpo, flexores profundos do 4º e 5º dedos. Na mão, é responsável pelos músculos interósseos palmares e dorsais, lumbricais dos 3º e 4º músculos hipotenares e adutor do polegar.[2,13]

Nas lesões do nervo ulnar no nível do punho, encontra-se a típica garra ulnar na inspeção (Fig. 10). Na movimentação ativa, o paciente apresenta incapacidade de estender o dedo anular e o dedo mínimo no nível das interfalangianas proximais. A pele do dedo mínimo encontra-se seca à palpação, a movimentação passiva limitada quanto maior for o tempo decorrido da lesão. A sensibilidade estará ausente em toda a área do nervo ulnar.[1]

Quando as lesões ocorrem no nível do cotovelo, não haverá a formação da garra ulnar, com flexão das interfalangianas proximal e distal, pois aquela depende da integridade dos flexores profundos dos dedos anular e mínimo.

Um teste motor utilizado na pesquisa de uma lesão do nervo ulnar é a manobra de Froment para verificar a integridade do adutor do polegar (Fig. 11). Caso haja lesão, o paciente não consegue

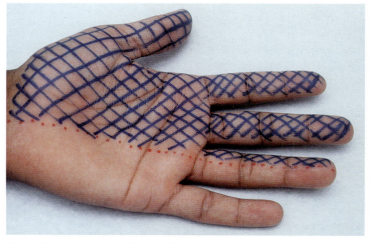

Figura 7. Zona de inervação sensitiva do nervo mediano na palma, representada pela cor azul.

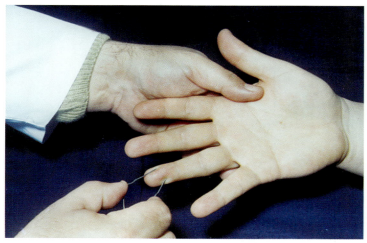

Figura 6. Teste de discriminação de dois pontos usando-se um clipe de papel.

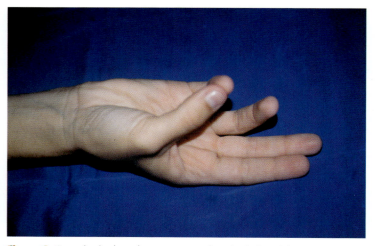

Figura 8. Oponência do polegar com a polpa do dedo mínimo.

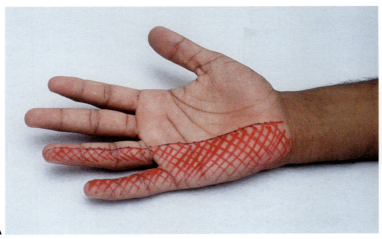
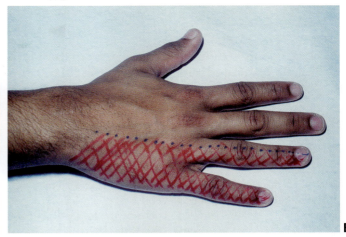

Figura 9. (**A** e **B**) Território de inervação sensitiva do nervo ulnar na palma e dorso da mão representado pela cor vermelha.

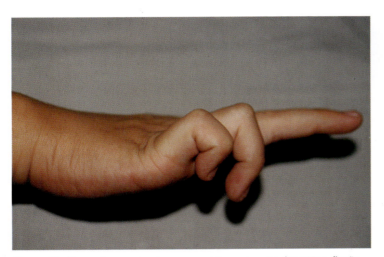

Figura 10. Garra ulnar onde observamos hiperextensão das MFs e flexão das IFPs do 4º e 5º dedos.

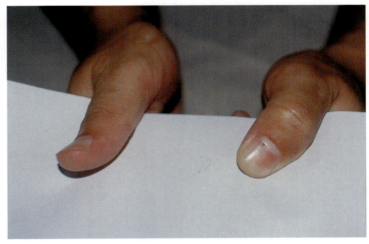

Figura 11. Manobra de Froment mostrando comprometimento do músculo adutor do polegar à direita.

segurar a folha de papel, tracionada pelo examinador, com a pinça entre o polegar e a borda radial da mão, promovida pelo músculo adutor do polegar e inervado pelo nervo ulnar. Promove, então, a flexão da articulação interfalangiana do polegar, utilizando o músculo flexor longo do polegar, inervado pelo nervo mediano.[16]

Nervo radial

1. **Sensibilidade:** borda dorsal radial da mão. Zona autógena: tabaqueira anatômica (Fig. 12).[1,17]

2. **Motricidade:** inerva os extensores do punho e dedos além do abdutor longo do polegar e supinador do antebraço.

O nervo radial, predominantemente motor, quando lesionado já apresenta, na inspeção, paralisia típica dos extensores dos dedos. O paciente apresenta total incapacidade de extensão ativa das metacarpofalângicas. As interfalangianas, acionadas pelos músculos intrínsecos, apresentam extensão ativa. Se a lesão do nervo radial se der acima do cotovelo, além dos extensores dos dedos, estarão lesionados os extensores radiais do carpo, levando à mão caída, típica da paralisia radial total (Fig. 13).[2] Nas lesões antigas, é frequente a limi-

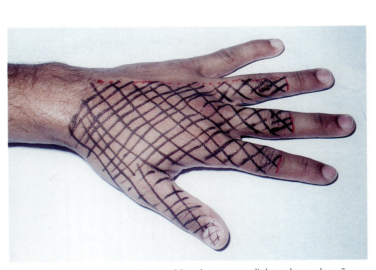

Figura 12. Zona de inervação sensitiva do nervo radial no dorso da mão representada pela cor preta.

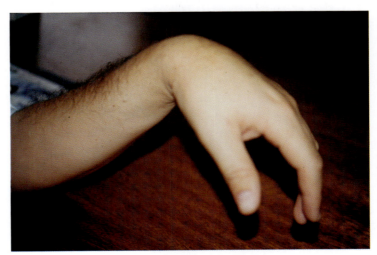

Figura 13. "Mão Caída", na paralisia alta do nervo radial.

tação na extensão passiva do punho. A área sensitiva, limitada à tabaqueira anatômica, é de pouca importância do ponto de vista funcional.

Quando existir lesões de dois ou mais nervos, o quadro será um somatório dos quadros parciais. Assim, a lesão do ulnar e mediano, paralisando todos os interósseos e todos os lumbricais, desequilibrará totalmente as MFs dos dedos, provocando a hiperextensão dessas articulações. É o que se determina a mão simiesca.

Síndromes compressivas dos nervos periféricos

A propedêutica destas patologias é importante por sua frequência e diagnósticos diferenciais. Ocorrem por uma anoxia do nervo comprometido, causada por congestão venosa do plexo vascular epineural, perineural e intrafascicular. Essa congestão leva a uma lentidão da circulação, que produz edema do nervo e fecha o ciclo da compressão. A sintomatologia se caracteriza inicialmente por dor noturna do tipo formigamento ou choque. Com a progressão do quadro, a dor também será diurna, durante atividades que produzam compressão mecânica do nervo. Hipoestesia e paralisia no território nervoso também aparecem com o tempo.

Síndromes compressivas do nervo mediano

A propedêutica é a mesma realizada para as lesões nervosas associadas a algumas manobras que produzem aumento da compressão do nervo. O nervo mediano pode sofrer compressão no nível do cotovelo, produzindo a síndrome do pronador e a do interósseo anterior, e devem ser diferenciadas da síndrome do túnel do carpo que, sem dúvida alguma, é a mais frequente entre as compressivas.

Síndrome do túnel do carpo

Acomete mais o sexo feminino, entre 40 e 60 anos, com queixa de formigamento ou adormecimento noturno da mão, predominantemente no território do nervo mediano. No exame clínico, além da parestesia, o paciente pode referir choque à percussão do nervo mediano no nível do canal do carpo.[18,19]

O teste de Phalen geralmente é positivo e consiste em que o paciente, com os ombros e os cotovelos em 90 graus, coloque o dorso das mãos em contato. Com essa manobra, o nervo mediano é pressionado contra o retináculo ventral e reproduz a sintomatologia noturna, ou seja, o paciente refere formigamento (Fig. 14).[20,21]

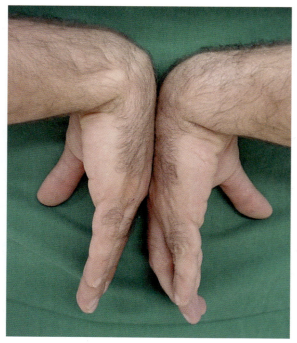

Figura 14. Teste de Phalen para pesquisa da síndrome do Túnel do Carpo.

Síndromes compressivas do nervo ulnar

O nervo ulnar pode sofrer compressão no nível do cotovelo, onde é mais frequente. No punho e mão, podemos ter a síndrome do canal de Guyon e a síndrome do túnel Piso-Hamato.[22,23] A sintomatologia é semelhante à descrita na síndrome do túnel do carpo, mas comprometendo o território de inervação do nervo ulnar. O paciente apresenta parestesia no 5º dedo e metade ulnar do 4º dedo. Nos casos crônicos, pode ocorrer atrofia da musculatura intrínseca da mão, mais visível no primeiro espaço interdigital (Fig. 15).[1,2,24]

Síndromes compressivas do nervo radial

O nervo radial também é mais frequentemente comprometido no cotovelo, onde se verificam as síndromes do túnel radial e do interósseo posterior. No punho, o nervo interósseo posterior terminal pode sofrer lesão compressiva próximo ao tubérculo de Lister. As causas principais são as fraturas, cistos ou neuromas por estiramento em virtude das torções do punho. O quadro clínico é de dor no dorso do punho e, no exame mais cuidadoso, verifica-se que a dor se localiza proximal à articulação radiocárpica e no nível do tubérculo de Lister.[25]

Outro tipo de compressão do nervo radial é a do seu ramo sensitivo dorsal no punho. Essa compressão é geralmente mecânica e ocorre pelo uso de relógio apertado ou pulseiras. O paciente apresentará um quadro de dor do tipo formigamento em torno da tabaqueira anatômica que piora com os movimentos de desvio ulnar do punho. Pode ocorrer a sensação de choque na percussão do local da compressão.[26-28]

O exame clínico é o mais importante para o diagnóstico de uma lesão nervosa. Em caso de dúvida, para documentação diagnóstica ou quando existe algum problema de ordem legal envolvendo o paciente, a eletroneuromiografia é o exame de escolha. A ressonância magnética, menos utilizada, pode auxiliar no diagnóstico de lesões do plexo braquial em casos em que ocorra suspeita de anomalias anatômicas.

Músculos e tendões

Quando se avalia o funcionamento muscular, faz-se simultaneamente a avaliação dos nervos que acionam esse músculo. Após alguns dias de denervação, o músculo inicia um processo de atrofia, diminuindo seu volume, o que é facilmente visto pela simples inspeção. A movimentação ativa confirmará uma suspeita de lesão, e a mensuração da força muscular com o auxílio de um dinamômetro con-

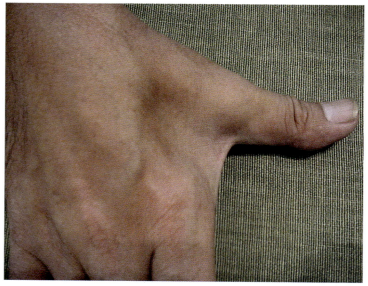

Figura 15. Paciente com lesão crônica do nervo ulnar, apresentando atrofia do primeiro espaço interdigital.

firmará o diagnóstico.[51,52] Nas lesões musculares antigas, poderá haver limitação à movimentação passiva.

Habitualmente, costuma-se realizar o exame por grupos musculares, isto é, os flexores do punho, os extensores do punho, os flexores dos dedos etc., mas é obrigatório o conhecimentos da inervação e da pesquisa individual de cada músculo.[14]

Pronadores e flexores

1. **Pronador redondo:** inervado pelo nervo mediano. Realiza a pronação do antebraço. Para sua pesquisa, estabiliza-se o ombro e com o cotovelo junto ao corpo do paciente pede-se que realize a pronação do antebraço com o cotovelo fletido em cerca de 90 graus.[1,2,14]
2. **Flexor radial do carpo:** inervado pelo nervo mediano. Realiza a flexão e a abdução do punho. Secundariamente, pode auxiliar na pronação do antebraço e flexão do cotovelo. Em sua pesquisa, o paciente deve estar sentado com antebraço supinado apoiado sobre a mesa de exame. Solicita-se que flexione o punho para o lado radial (Fig. 16).[1,2,14]
3. **Palmar longo ou pequeno palmar:** inervado pelo nervo mediano. Sua função é auxiliar a flexão do punho secundariamente à flexão do cotovelo e pronação do antebraço. Com o paciente sentado e o membro em supinação apoiado sobre a mesa de exame, pede-se que tensione o primeiro dedo contra o quinto, combinando a flexão do punho. Nesse momento, o tendão torna-se visível sob a pele (Fig. 17).[1,2,14] Deve-se destacar que este tendão está ausente em cerca de 16% da população.
4. **Flexor superficial dos dedos:** inervado pelo nervo mediano. É responsável pela flexão das articulações interfalangianas proximais e, secundariamente, pela flexão das metacarpofalângicas e do punho. Cada dedo deve ser avaliado isoladamente.

   O examinador estabiliza o punho e a mão em extensão com seu dorso apoiado sobre a mesa de exame. As articulações IFD dos dedos não examinados são mantidas em extensão. Solicita-se que o paciente realize a flexão do dedo examinado com a MF estabilizada em extensão. Essa manobra promoverá a flexão da articulação interfalangiana proximal correspondente (Fig. 18).[1,2,14]

   É importante que o exame seja realizado conforme o descrito, pois, se livres os outros dedos, o paciente pode promover a flexão da IFP à custa de flexor profundo, que, após promover a flexão da IFD, atuará na IFP.
5. **Flexor profundo dos dedos:** os flexores do indicador e médio são inervados pelo nervo mediano, enquanto que os do anular e mínimo são inervados pelo nervo ulnar. A ação destes é a flexão da IFD e, secundariamente, das IFPs e MFs. Cada dedo deve ser avaliado isoladamente. Para sua pesquisa, o examinador deve estabilizar as falanges proximal e média em extensão e solicitar ao paciente que flexione a IFD (Fig. 19).[1,2,14]

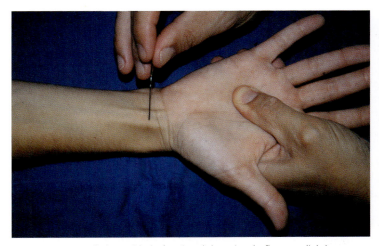

Figura 16. Teste da integridade funcional do músculo flexor radial do carpo.

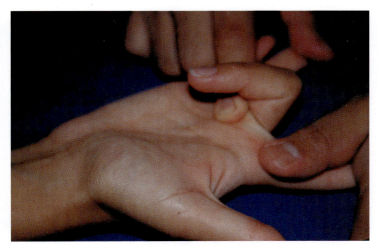

Figura 18. Pesquisa do tendão flexor superficial. Mantêm-se os outros dedos em extensão, estabiliza-se a MF do dedo pesquisado e pede-se ao paciente que flexione o dedo examinado.

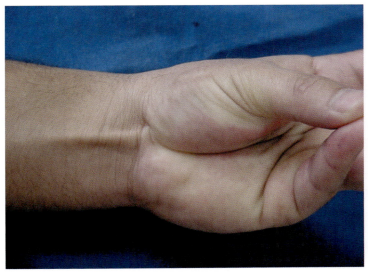

Figura 17. Teste da integridade funcional do músculo palmar longo.

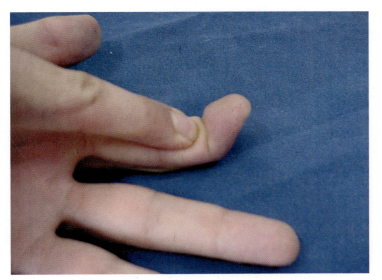

Figura 19. Pesquisa do tendão flexor profundo. Estabilizamos a IFP e solicitamos que o paciente flexione a IFD.

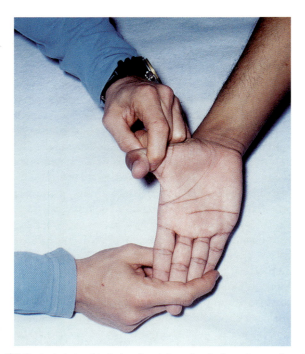

Figura 20. Teste da integridade funcional do músculo flexor longo do polegar.

6. **Flexor longo do polegar:** inervado pelo nervo mediano. Flete a IF do polegar. Realiza-se a prova pedindo ao paciente que flexione a IF do polegar com estabilização da falange proximal (Fig. 20).[1,2,14]
7. **Pronador quadrado:** inervado pelo nervo mediano. Também produz a pronação do antebraço. Estabiliza-se o membro superior, conforme o teste anterior, e, com o cotovelo totalmente fletido, pede-se ao paciente que realize a pronação do antebraço.[1,2,14]
8. **Flexor ulnar do carpo:** inervado pelo nervo ulnar, realizam-se flexão e adução do punho e, secundariamente, pode auxiliar na flexão do cotovelo. Para sua pesquisa, o paciente apoia o antebraço em supinação completa sobre a mesa e solicita-se que realize a flexão do punho para o lado ulnar.[1,2,14]

Supinadores e extensores

1. **Braquiorradial ou supinador longo:** inervado pelo nervo radial. Contribui para a pronação do antebraço até a posição neutra e realiza também a supinação do antebraço até a posição neutra; flete a articulação do cotovelo. Exame: estabiliza-se o cotovelo e pede-se ao paciente para fleti-lo com o antebraço em posição neutra.[1,2,14]
2. **Extensores radiais curto e longo do carpo:** inervados pelo nervo radial. Realizam-se a extensão e a abdução do punho, e, secundariamente, podem auxiliar na flexão do cotovelo. Para o exame, o paciente fica sentado com o antebraço em pronação apoiado sobre a mesa e realiza-se a extensão do punho para o lado radial. Fazem parte do segundo túnel extensor.[1,2,14]
3. **Extensor ulnar do carpo:** inervado pelo nervo radial. Produzem-se a extensão e a adução do punho. Para sua pesquisa, o antebraço é colocado em pronação máxima apoiado sobre a mesa de exame, e o paciente estende o punho para o lado ulnar.[1,2,14] Passa pelo sexto túnel extensor (Fig. 21).[29]
4. **Supinador curto:** inervado pelo nervo radial. Realiza movimento de supinação do antebraço. Pode ser pesquisado realizando-se o movimento de supinação contra a resistência.[1,2,14]
5. **Extensor comum dos dedos:** inervado pelo nervo radial. Estende-se as articulações metacarpofalângicas e, auxiliado pelos lumbricais, estendem-se as interfalângicas do 2º ao 5º dedos. Para pesquisa, o paciente realiza a extensão das falanges proximais, com as articulações IFP fletidas (Fig. 22).[1,2,14] Passa pelo quarto túnel extensor, juntamente com o extensor próprio do indicador.[29]
6. **Abdutor longo do polegar:** inervado pelo nervo radial. Realiza a abdução das articulações carpometacárpica e metacarpofalângica do polegar, perpendicular ao plano da palma. Para sua pesquisa, pedimos ao paciente que realize abdução do polegar em direção ventral ao plano da palma (Fig. 23).[1,2,14]

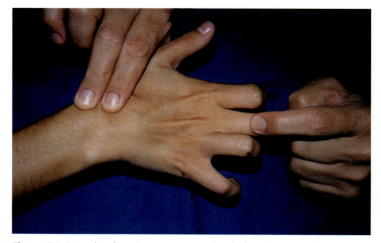

Figura 22. Pesquisa do extensor comum dos dedos. Com o punho em extensão e as IFPs fletidas, solicitamos que o paciente estenda as MFs.

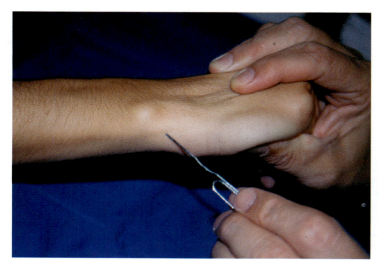

Figura 21. Teste da integridade funcional do músculo extensor ulnar do carpo.

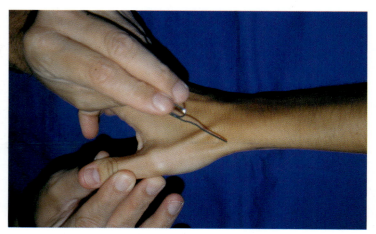

Figura 23. Teste da integridade funcional do músculo abdutor longo do polegar.

7. **Extensor curto do polegar:** inervado pelo nervo radial. Sua ação produz a extensão e abdução da articulação carpometacárpica do polegar e extensão da metacarpofalângica.[1,2,14]

Os tendões abdutor longo e extensor curto do polegar passam pelo primeiro túnel dos extensores, no nível do processo estiloide do rádio.[29] Nessa região, sofrem frequentemente compressões, principalmente as mulheres durante a gravidez ou menopausa. O quadro clínico é de dor em movimentos de preensão do polegar, que é agravada com o desvio ulnar do punho. Essa tendinite recebe o nome de tendinite de De Quervain e, para sua pesquisa, utiliza-se a manobra de Finkelstein.[30]

- *Manobra de Finkelstein*: segura-se a mão do paciente com o antebraço em posição neutra e flexão da MF do polegar. Realiza-se, então, o desvio ulnar do punho. Se positiva, o paciente apresentará dor intensa no nível da primeira polia dos extensores (Fig. 24).

8. **Extensor longo do polegar:** inervado pelo nervo radial. Realiza-se a extensão da IF do polegar e, consequentemente, auxilia na extensão do MF e carpometacárpica do polegar. Pesquisa-se esse tendão, pedindo ao paciente que realize a extensão da IF do polegar (Fig. 25).[1,2,14] Faz parte do terceiro túnel extensor.[29]

9. **Extensor próprio do indicador:** inervado pelo nervo radial. Estende o indicador com os extensores comuns relaxados. Na pesquisa, o paciente aponta o indicador com os outros dedos fletidos.[1,2,14] Passa pelo quarto compartimento extensor, juntamente com o extensor comum dos dedos.[29,31]

10. **Extensor próprio do mínimo:** inervado pelo nervo radial. Semelhante à função do tendão anterior, e sua pesquisa é a mesma apenas para o 5º dedo.[1,2,14] Passa-se pelo quinto túnel extensor.[29,31]

Músculos intrínsecos

1. **Oponente do polegar:** inervado pelo nervo mediano. Permite que a polpa do polegar toque a polpa dos outros dedos. Para sua pesquisa, o paciente tenta tocar a polpa dos outros dedos com a polpa do polegar (Fig. 26).[32]

2. **Flexor curto do polegar:** possui dois ventres musculares que são inervados pelos nervos mediano e ulnar. Pode ser palpado no movimento de flexão da metacarpofalângica.

3. **Adutor do polegar:** inervado pelo nervo ulnar. Realiza a adução do primeiro metacarpiano em direção ao segundo. Para sua pesquisa, utiliza-se a Manobra de Froment já exemplificada anteriormente no tópico de lesão do nervo ulnar.[16]

4. **Interósseos dorsais:** inervados pelo nervo ulnar. Realizam o afastamento do indicador e anular em relação ao dedo médio, além de promover os movimentos de lateralidade do terceiro dedo (Fig. 27), em sua pesquisa, pede-se ao paciente que, com a mão espalmada sobre a mesa de exame, afaste o indicador e o anular do terceiro dedo e com este, faça movimentos de lateralidade. Na sua lesão, observa-se a incapacidade de abduzir os dedos indicador e anular, além da falta dos movimentos laterais do 3º dedo.[33]

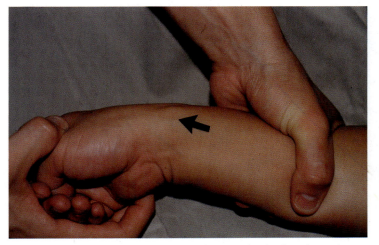

Figura 24. Manobra de Finkelstein – Realiza-se o desvio ulnar do punho segurando o polegar fletido. Se positiva, o paciente apresentará dor no primeiro túnel dos extensores (seta).

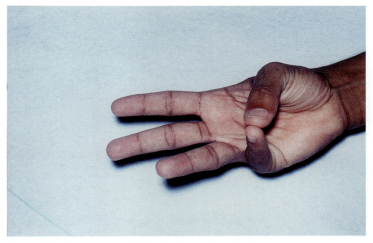

Figura 26. Teste da integridade funcional do músculo oponente do polegar.

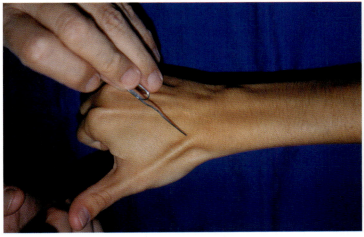

Figura 25. Teste para pesquisa do extensor longo do polegar.

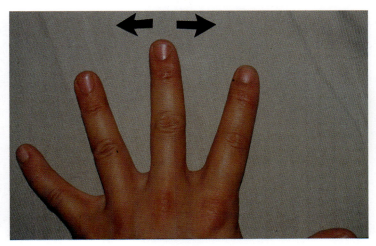

Figura 27. Teste para avaliação dos interósseos.

5. **Interósseos ventrais:** inervados pelo nervo ulnar. Produzem a adução do polegar, indicador, anular e mínimo para a linha média, ou seja, aproximam esses dedos do médio. Também ajudam a flexão das metacarpofalângicas e extensão das interfalângicas proximais. No exame, o paciente deve apoiar sua mão sobre a mesa de exame e fazer a adução do dedo indicador para a linha média.[1,2,14] Na paralisia desses músculos, observamos déficit para adução do polegar, indicador, anular e mínimo no plano da mesa, além da diminuição da potência de extensão das IFPs e flexão das MFs.
6. **Lumbricais:** o primeiro e o segundo lumbricais são inervados pelo nervo mediano; o terceiro e o quarto, pelo nervo ulnar.[34] Realizam a extensão das IFPs e flexionam simultaneamente as MFs.[1,2,14]

A manobra para pesquisa é solicitar ao paciente que realize o movimento de flexão das MFs simultâneo à extensão das IFPs (Fig. 28).

A lesão dos intrínsecos leva à deformidade, conhecida como "Mão em Garra", que consiste na hiperextensão da MF e flexão da IFP.[35]

Sistema extensor digital

Os extensores longos se unem aos interósseos e lumbricais no dorso da falange proximal dos dedos, formando o capuz extensor. Este se divide em uma cinta que se insere na base da falange média (tendão extensor central), e duas cintas laterais que se unem no dorso da falange média e se inserem na falange distal (tendão extensor terminal) (Fig. 29).[36-38]

A lesão do tendão extensor central provoca a incapacidade de estender a IFP. Com a migração ventral dos extensores laterais, haverá hiperextensão da IFD. Haverá a deformidade conhecida como dedo em botoeira (Fig. 30).[39]

A lesão do tendão extensor terminal ao nível da IFD provocará incapacidade de extensão da FD, havendo, então, o dedo em martelo (Fig. 31).[39]

Ossos e articulações

O esqueleto forma o sistema de sustentação do membro superior. Nas fraturas, os desvios dos eixos longitudinais (Fig. 32) e transversais, o aumento de volume e os hematomas podem levar ao diagnóstico pela

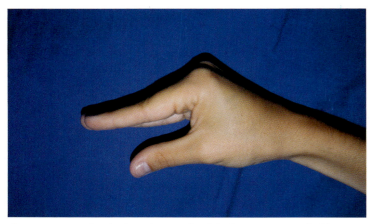

Figura 28. Pesquisa dos interósseos e lumbricais. Com as MFs fletidas em 90 graus, solicitamos que o paciente estenda as IFPs.

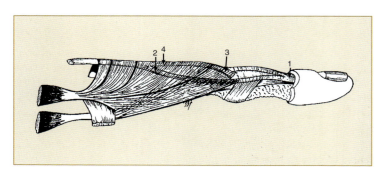

Figura 29. Esquema ilustrativo do aparelho extensor. 1. Tendão extensor terminal; 2. cintas laterais; 3. ligamento triangular; 4. tendão extensor central.

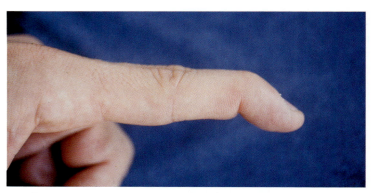

Figura 31. Dedo em martelo. Deformidade em flexão da IFD.

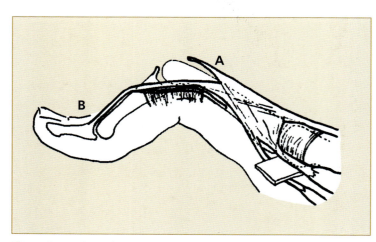

Figura 30. Dedo em botoeira. Apresenta: deformidade em flexão da IFP (A) e hiperextensão da IFD (B).

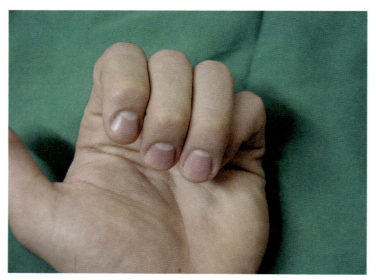

Figura 32. Paciente com fratura oblíqua do 5º metacarpo, exibindo desvio rotacional ao fletir os dedos.

simples inspeção. A dificuldade na movimentação ativa, a dor localizada, associadas à palpação das eminências ósseas, podem levar à perfeita localização do osso fraturado. A crepitação no foco de fratura fecha o diagnóstico da mesma.

O exame radiográfico, no entanto, é o que dá o prognóstico e o tipo de tratamento, sendo o único exame subsidiário de rotina na prática cirúrgica da mão. Mesmo na presença de um cisto sinovial é de fundamental importância o exame radiográfico do paciente, com a finalidade de excluir patologia óssea associada. Mesmo na presença de lesões nervosas, o estudo radiológico da região afetada se impõe.

Este estudo deve ser feito em posições padronizadas, sempre utilizando pelo menos dois planos perpendiculares.

Além das estruturas ósseas, a avaliação das estruturas ligamentares é de fundamental importância ao nível das articulações.

Punho

Esta região é delimitada pela extremidade distal do rádio e ulna, indo até os metacárpicos. Na verdade, verificamos que esta articulação compreende dois complexos articulares: as articulações radiocárpica e mediocárpica.

Na palpação observamos alguns pontos importantes: proximalmente, palpamos a estiloide radial e a estiloide ulnar. A primeira é mais distal, enquanto que a estiloide ulnar é mais proeminente no sentido dorsal.[1,2]

O rádio e a ulna formam, ao nível do punho, uma articulação, a radioulnar distal que, ao lado da radioulnar proximal, são responsáveis pelo movimento de pronação-supinação do antebraço. A integridade desta articulação pode ser pesquisada realizando-se um movimento de gaveta anteroposterior na ulna, onde verificamos sua mobilidade, além do movimento de pronação-supinação do antebraço.[40,41] Se houver instabilidade, observaremos movimentos anormais como ressalto além da dor. O exame clínico pode ser complementado com radiografias sob estresse, tomografias, ressonância magnética ou artroscopia.

Outra região importante na palpação é o escafoide que pode ter seu corpo localizado ao nível da tabaqueira anatômica (Fig. 33), e seu terço distal é palpado ventralmente ao nível do tubérculo do escafoide, próximo à prega distal do punho na direção ao terceiro dedo.[1]

Nas lesões traumáticas do punho, devemos pensar na fratura do escafoide, que é a mais frequente do carpo e nas lesões ligamentares principalmente na escafolunar. O quadro clínico da fratura do escafoide é de dor ao nível de tabaqueira anatômica, que piora com os movimentos do punho. Podemos agravar a dor com a pistona-

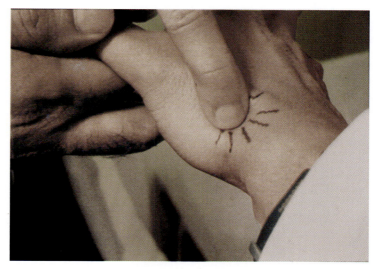

Figura 33. Palpação do escafoide ao nível da tabaqueira anatômica.

gem do polegar, que consiste em movimentos sucessivos de compressão e distração do polegar contra o escafoide. Nestes casos o exame radiográfico é importante e deve ser feito em quatro posições (frente, perfil, frente com desvio ulnar do punho e oblíqua).

Nas lesões ligamentares do carpo, a dor é a queixa inicial sendo mais frequente ao nível do dorso do punho, na articulação escafolunar. A lesão do ligamento escafolunar é conhecida como subluxação rotatória do escafoide. Infelizmente, o diagnóstico não é realizado na fase aguda com certa frequência. O teste de Watson pode ser positivo. Neste, o examinador segura a mão do paciente e, com o polegar da outra mão, palpa o polo distal do escafoide, enquanto que os outros quatro dedos são colocados no dorso do punho. Pressiona-se o polo distal do escafoide que está deslocado ventralmente e realiza-se o movimento de lateralidade do punho de ulnar para radial, que produzirá um deslocamento dorsal do polo proximal do escafoide que poderá ser sentido como um ressalto (Fig. 34).[42,43]

O semilunar pode ser palpado no dorso do punho. Este é o ápice da convexidade do carpo. Na doença de Kienböck, que consiste na necrose do semilunar, o paciente queixa-se de dor nesta região que piora com os movimentos de flexão-extensão além da palpação local.[1] Na fase inicial da doença, a radiografia pode ser normal e, com a evolução, observaremos sequencialmente aumento da densidade, fragmentação e artrose.

Outro osso que pode ser facilmente palpado é o pisiforme que se localiza na borda ulnar do punho. Pode sofrer fratura nas quedas com a mão espalmada e apoio ulnar.[1]

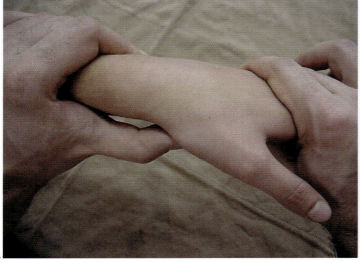
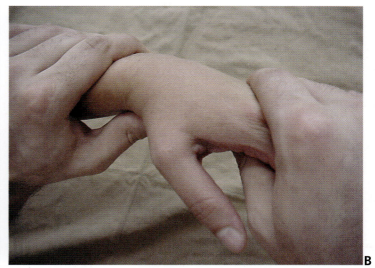

Figura 34. (A e B) Realização do teste de Watson na pesquisa da dissociação escafossemilunar.

O punho apresenta movimentos em dois planos, a flexão-extensão e a adução-abdução. A somatória destes movimentos resulta na circundação. A flexão é de cerca de 80 graus e a extensão de 70 graus, enquanto que a abdução ou desvio radial é de cerca de 15 graus, e a adução ou desvio ulnar é de cerca de 45 graus.[44,45] Como existe uma variação individual dos arcos de movimento que dependem por exemplo de uma maior ou menor frouxidão ligamentar, devemos sempre que possível comparar os movimentos dos dois punhos. A avaliação dos movimentos do punho deve ser realizada com os dedos em extensão, evitando-se assim uma diminuição do arco de movimento causado pelo efeito tenodese dos flexores dos dedos.

Na propedêutica radiográfica, é importante o conhecimento do esquema de Destot. Na projeção de frente existe um eixo que passa através do terceiro MC, capitato, semilunar e borda ulnar do rádio (Fig. 35).[46]

No perfil, o eixo do rádio está alinhado com o eixo do semilunar, eixo do capitato e terceiro MC (Fig. 36).

Nas instabilidades carpais, fratura-luxação, artrite reumatoide, existe uma quebra desse alinhamento.[47] Outro detalhe importante na radiografia de perfil com o punho em posição neutra são os posicionamentos do escafoide e semilunar, que mantêm entre si um ângulo de 30 a 60 graus.

Mão

Considera-se a região que vai da articulação carpometacárpica até os dedos, sendo muito importante para a adaptação aos diversos formatos de objetos e para isto, são fundamentais seus três arcos: transversos proximal, distal e longitudinal. O arco transverso distal possui grande mobilidade em virtude do amplo movimento do primeiro metacárpico, enquanto o quarto e o quinto metacárpicos apresentam 15 a 30 graus de mobilidade em relação aos ossos do carpo. O segundo e terceiro metacárpicos estão fortemente unidos aos ossos do carpo e, por isto, sua mobilidade é muito reduzida e serve para estabilização na preensão.[2]

O arco transverso proximal é estável pela união dos ossos da fileira distal do carpo e pelo ligamento transverso do carpo que fica preso ao tubérculo do trapézio, ao hâmulo do hamato e vai formar o túnel do carpo. Portanto, esse arco tem maior função protetora do que móvel.[2]

Os movimentos são realizados em três articulações: metacarpofalângica (MF), interfalângicas proximais (IFP) e interfalângicas distais (IFD). A estabilização destas é realizada por complexos capsuloligamentares que envolvem cada articulação.

1. **Metacarpofalângica:** é uma articulação do tipo condilar e apresenta movimentos do flexão-extensão e adução-abdução. Deve-se ressaltar que os movimentos de adução-abdução somente são realizados quando os dedos estão em extensão, pois, nessa situação, os ligamentos colaterais da articulação estão frouxos.[1,2]

2. **Interfalângica próximal:** é uma articulação em dobradiça, permitindo apenas movimentos de flexão-extensão. Os ligamentos colaterais são firmes e, na região volar, existe uma estrutura muito resistente, denominada placa volar, que impede a hiperextensão do dedo.[48] A flexão chega a 110 graus, e a extensão, a 0 grau.

   Nos traumas em hiperextensão ou luxações, pode-se observar a lesão aguda dessas estruturas e, quando não são tratadas, levam ao dedo em colo de cisne, que se caracteriza por hiperextensão da interfalângica proximal e flexão da distal (Fig. 37).

   No dorso dessa articulação encontra-se o aparelho extensor, que, quando lesionado, pode levar ao dedo em botoeira, já exemplificado, que se caracteriza pela deformidade em flexão da interfalângica proximal e hiperextensão da distal. Com o tempo, essa deformidade tornar-se-á rígida, se não tratada adequadamente.[48]

3. **Interfalângica distal:** a articulação interfalângica distal é do tipo dobradiça, semelhante à proximal, realizando, portanto, movimentos de flexão-extensão. A flexão é de aproximadamente 70 graus.[1] A placa volar é mais elástica, permitindo algum grau de hiperextensão que favorece a manipulação de pequenos objetos, como colocar uma linha na agulha. No dorso da falange distal, há a inserção do tendão extensor terminal, que é delgado e sede frequente de lesão nos traumas esportivos. Sua ruptura leva ao *dedo em martelo*, que se caracteriza pela deformidade em flexão da interfalângica distal. O tendão extensor terminal se insere na base dorsal da falange distal. Para sua pesquisa, fixam-se a MF e a IFP e a extensão, e solicita-se ao paciente que realize a extensão da IFD.

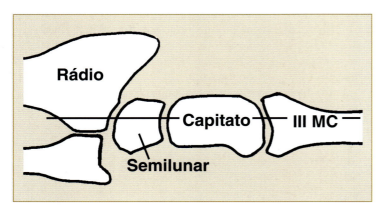

Figura 35. Esquema de Destot na projeção de frente do punho.

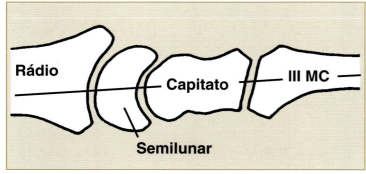

Figura 36. Esquema de Destot no perfil do punho.

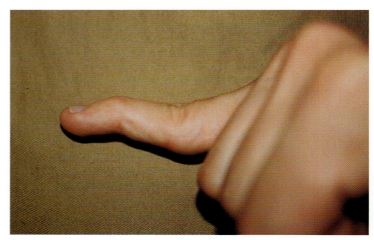

Figura 37. Lesão da placa volar da IFP, levando à deformidade conhecida como colo de cisne.

Polegar

É o dedo mais importante da mão, possuindo a capacidade de oponência, o que permite os diversos tipos de pinças que realizamos.

1. **Articulação trapezometacárpica:** o movimento de rotação realizado pelo polegar ocorre basicamente na articulação trapezometacárpica, que é o do tipo selar. Na realidade é uma dupla sela que, funcionalmente, se comporta como articulação esférica. Realiza os movimentos de antepulsão e retropulsão no plano anteroposterior e de adução-abdução, realizados no plano de palma da mão.[49]

   É importante destacar que esta liberdade de movimentos do polegar se deve também ao grande número de músculos aí inseridos. O grupo tenar, formado pelo abdutor curto, flexor curto e oponente do polegar, é responsável pela oponência e flexão da MF. O movimento de oponência do polegar se caracteriza pelo ato de colocar a polpa digital do polegar em contato com a polpa digital dos outros dedos.

2. **Articulação metacarpofalângica:** é do tipo condilar, o que permite movimentos em dois planos: flexão-extensão e adução-abdução. Os movimentos de adução-abdução são limitados, apresentando um arco em torno de 15 graus.[1,2] Ainda com relação à articulação metacarpofalângica, deve-se destacar que esta é sede frequente de traumatismos esportivos ou mesmo acidentais. Quando o paciente sofre um trauma nessa região, sua queixa de dor geralmente é acompanhada de inchaço. Preocupam, principalmente, três lesões: placa volar, ligamento colateral ulnar e cápsula dorsal.

3. **Placa volar:** importante estrutura estabilizadora volar que, quando lesionada, pode comprometer a função de pinça do polegar. No exame clínico, o paciente apresentará dor e edema, principalmente na região volar. Utiliza-se uma manobra de estresse, forçando a hiperextensão dessa articulação. Se a dor atrapalhar o exame, deve-se realizá-lo sob anestesia local. Procede-se à manobra, segurando o metacarpo e a falange proximal e hiperestendendo a MF, ao mesmo tempo em que se observa o polegar tanto clínica como radiograficamente. Radiografia que revela deslocamento do sesamoide acompanhando a falange proximal significa que a lesão da placa volar ocorreu no nível de sua inserção no metacarpo, que é a lesão mais frequente e benigna. Caso contrário, a lesão terá ocorrido no nível da falange proximal.[2]

4. **Ligamento colateral ulnar (LCU):** este ligamento é importante na pinça da chave em que produzimos uma preensão lateral contra a resistência do polegar. Neste caso, o paciente apresentará dor no lado ulnar da articulação acompanhado de inchaço e muitas vezes de equimose. Realiza-se o exame radiográfico prévio para identificar se existe fratura. Caso não haja, faz-se uma anestesia local e realiza-se a manobra de estresse deste ligamento (Fig. 38). Essa manobra é realizada, fixando-se lateralmente o metacarpo e a falange proximal com a articulação em flexão. Procede-se ao estresse em valgo da MF, tentando abri-la lateralmente. Este exame deve ser comparado ao lado contralateral. Realizam-se as radiografias comparativas durante a manobra e, se a diferença de abertura da articulação MF entre os lados afetados e não afetado for maior que 15 graus, está-se diante de uma lesão completa do ligamento colateral ulnar da MF do polegar, que é de tratamento cirúrgico.[50]

5. **Cápsula dorsal:** na verdade, a lesão é da cápsula e ligamentos dorsais; o paciente apresentará clinicamente dor e edema do dorso dessa articulação, que poderá vir acompanhada de uma pequena deficiência de extensão. Solicita-se ao paciente que realize a extensão da articulação ou também proceder à pistonagem da falange proximal com relação ao metacárpico no sentido anteroposterior. Radiograficamente, pode-se observar uma subluxação ventral da falange com relação ao metacarpo.

6. **Articulação interfalângica do polegar:** realiza o movimento de flexão-extensão somente. O seu arco de movimento varia cerca de 10 graus de extensão a 90 graus de flexão.

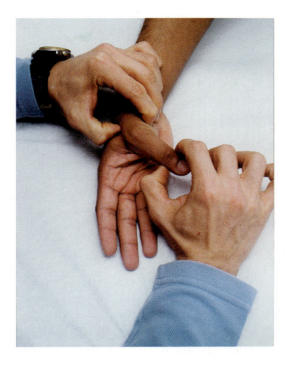

Figura 38. Pesquisa do ligamento colateral ulnar da MF do polegar. Este exame deve ser realizado com a MF em flexão.

Cotovelo

O cotovelo é uma articulação sinovial e, junto com a articulação do ombro, tem a função de levar a mão a todos os locais do espaço. Necessita-se, para isso, estar com todos os movimentos preservados e sem dor. A articulação do cotovelo é formada por três ossos: o úmero distal, a cabeça do rádio e a ulna. O úmero distal é formado pelo capítulo, que é lateral e se articula com a cabeça do rádio, enquanto que medialmente observa-se a tróclea, com formato de carretel que se articula com a cavidade semilunar da ulna. A articulação entre o úmero e a ulna é do tipo gínglimo, permitindo somente movimentos de flexão e extensão no plano sagital e um movimento mais complexo no plano frontal, visto que a porção posterior da tróclea apresenta uma obliquidade medial e faz com que, na extensão, o cotovelo fique mais valgo do que na posição em flexão. Entre a cabeça do rádio e a ulna proximal, há uma articulação do tipo trocoide, onde se realizam movimentos de rotação da cabeça do rádio sobre a ulna proximal, que contribui para a pronação e a supinação. Para esse movimento, é necessária também a integridade da membrana interóssea e da articulação radioulnar distal.

Na articulação entre o capítulo do úmero e a cabeça do rádio, há um movimento de deslizamento desse sobre o capítulo durante os movimentos de flexão e extensão do cotovelo.[53]

O cotovelo é recoberto por uma delgada e quase transparente cápsula articular em suas porções anterior e posterior (Fig. 39); exceto as colunas medial e lateral que são extracapsulares. Os traumatismos do cotovelo com hemartrose levam a espessamento dessa cápsula, sendo um fator importante na etiopatogênese das limitações de movimento dessa articulação.

A estabilidade do cotovelo é dividida em estática e dinâmica; a estática é formada pela própria articulação, cápsula articular e complexos ligamentares medial e lateral, e a dinâmica, pela musculatura.

A propedêutica do cotovelo se equivale à da mão e do punho, começando com a obtenção da história clínica precisa e cuidadosa, seguida do interrogatório sobre os diversos aparelhos. Várias pato-

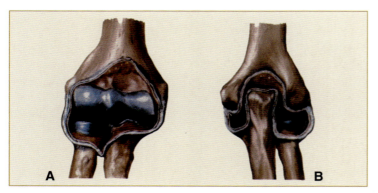

Figura 39. Cápsula articular, vistas anterior (A) e posterior (B).

logias têm repercussão no cotovelo, como as doenças reumáticas, gota úrica e patologias cervicais.

A dor costuma ser a primeira razão que leva o paciente a procurar o ortopedista. Deve-se caracterizá-la adequadamente, avaliando os fatores que possam influenciá-la. Por exemplo, a dor próxima ao epicôndilo lateral deve ser diferenciada entre epicondilite e síndrome compressiva do nervo interósseo posterior. Na epicondilite, a dor é predominantemente diurna, relacionada com esforços e se localiza exatamente no epicôndilo lateral, enquanto que a dor da síndrome compressiva do nervo interósseo posterior pode aparecer com o repouso, à noite, e localiza-se na região do músculo supinador.

Queixa também frequente é a limitação do movimento do cotovelo. A flexão-extensão limitada é geralmente decorrente de processos localizados nessa articulação, enquanto que a limitação da pronação-supinação pode ser causada por alteração tanto no nível do cotovelo quanto na membrana interóssea e articulação radioulnar distal. Entre as causas dessas limitações, devem-se destacar as fraturas, luxações, malformações congênitas (sinostose) e processos reumáticos.[55]

Exame físico

Inspeção

O examinador experiente pode retirar informações importantes da inspeção estática, porque a articulação do cotovelo é superficial, e as alterações da anatomia óssea são frequentemente detectáveis; a presença de edema grosseiro, cicatrizes e atrofia da musculatura regional devem ser observadas e anotadas.[1]

O ângulo de carregamento é formado pelo eixo do braço e antebraço em supinação, com o cotovelo em extensão máxima. Existem variações de acordo com a raça, cor, idade, sexo e biotipo, mas os valores normais médios são de 10 graus tanto para o sexo masculino, como para o feminino.[54] Nas mulheres, há uma falsa impressão de aumento desse ângulo, e isto se deve ao fato de elas apresentarem hiperextensão do cotovelo decorrente de mobilidade articular aumentada por frouxidão ligamentar, característica do sexo feminino. Deformidades angulares, como valgo ou varo (deformidade em coronha de rifle) (Fig. 40), são normalmente de fácil detecção. Deve-se ressaltar que contratura em flexão associada dificulta bastante essas avaliações.

Aspecto lateral

Na região lateral abaixo do côndilo, observa-se o recesso lateral infracondilar. O abaulamento desse recesso pode ser decorrente de aumento de líquido sinovial, proliferação de tecido sinovial ou patologias da cabeça do rádio. A pele afinada, hipocrômica, aderida ou tensa sobre o epicôndilo lateral pode ser indicativo de excessivas infiltrações de corticoide no epicôndilo lateral.[1]

Aspecto posterior

Na região posterior, está o olécrano, extremidade proximal da ulna, mais saliente na flexão do cotovelo. A mais importante bursa do cotovelo, que recobre a extremidade do olécrano, está no plano subcutâneo e é sede comum de processos inflamatórios. O músculo tríceps tem inserção no olécrano e raramente sofre rupturas, todavia, em praticantes de esportes de extensão ativa repetitiva, como arremessadores de beisebol e jogadores de handebol, que apresentem dor nessa região com perda da extensão ativa do cotovelo, o diagnóstico de ruptura de tríceps deve ser lembrado.[1]

A perda da extensão passiva do cotovelo deve ser correlacionada com patologias intra-articulares, sendo um indicador bastante sensível destas afecções.

Aspecto medial

No lado medial, são poucas as observações na inspeção. O epicôndilo medial pode não ser observado em pacientes obesos, e a subluxação do nervo ulnar anteriormente só, em raras ocasiões, é observável na prática clínica.[1]

Palpação

Os epicôndilos lateral, medial e olécrano formam um triângulo isósceles com o cotovelo a 90 graus de flexão; na extensão, esses pontos estão alinhados (Fig. 41).[1]

Aspecto lateral

Na região supracondilar, palpa-se um intervalo, que é importante referência nas exposições cirúrgicas do cotovelo. Anterior a esse intervalo, encontra-se uma massa móvel que corresponde ao músculo braquiorradial. Edema ou dor na face medial dessa massa são sugestivos da síndrome do nervo interósseo posterior, que é ramo do nervo radial, podendo sofrer compressão ao nível do cotovelo. Sua incidência é maior no sexo feminino, após a menopausa, gravidez ou transtornos hormonais. A queixa clínica é de dor na região proximal do antebraço, com piora noturna e em esforços. São quatro os pontos potenciais de compressão: aponeurose fibrosa anterior à cabeça do rádio, vasos recorrentes radiais (Henry) que suprem o braquiorradial, margem tendinosa do extensor radial curto do carpo e aponeurose fibrosa do supinador, denominada de arcada de Fröhse, sendo esta a sede mais frequente.[56,57]

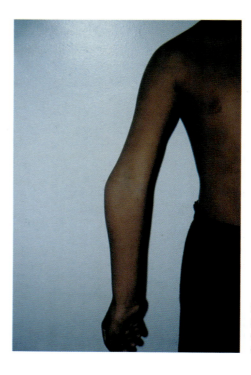

Figura 40. Paciente apresentando deformidade em varo do cotovelo direito.

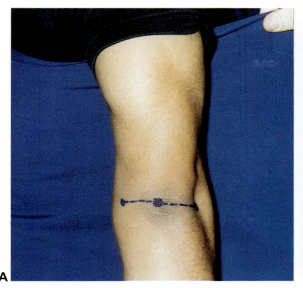
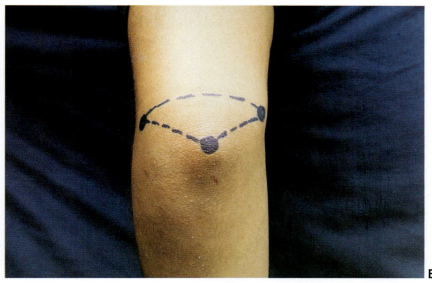

Figura 41. Epicôndilos lateral, medial e olécrano alinhados na extensão (**A**) e formando um triângulo isósceles (**B**) na flexão de 90 graus do cotovelo.

O teste do dedo médio auxilia o diagnóstico diferencial da síndrome do nervo interósseo posterior com a epicondilite lateral. Deve ser realizado com o cotovelo a 90 graus de flexão, punho em posição neutra. Pressiona-se o terceiro dedo, evitando que este faça extensão ativa (Fig. 42). O aumento da dor nessa manobra sugere síndrome do interósseo posterior.[58]

No diagnóstico diferencial entre epicondilite e síndrome do interósseo posterior, realiza-se um teste terapêutico que consiste na infiltração de 1,0 mL de lidocaína no nível do epicôndilo lateral. Nos casos de epicondilite lateral, os sintomas desaparecerão, enquanto que, na síndrome do nervo interósseo posterior, persistirão. A eletroneuromiografia é pouco útil nessa síndrome, pois frequentemente é falso-negativa. A epicondilite lateral acomete igualmente homens e mulheres, com predomínio na quarta e quinta décadas. Comumente são praticantes de atividades esportivas, como tênis de campo, arremesso de peso, esgrima e natação, ou com atividades ocupacionais, como carpintaria, encanamento e aqueles que requeiram movimentos forçados dos extensores do punho e do supinador.

A queixa clínica é de dor localizada no epicôndilo lateral (Fig. 43), normalmente de inícios insidioso e lento, com piora após a atividade. No exame, o paciente pode apresentar atrofia e dor localizada no epicôndilo lateral. Pode estar associada à síndrome do interósseo posterior. Na propedêutica, solicita-se ao paciente que realize a extensão do punho e dos de contra a resistência. Essa manobra exacerbará a dor no epicôndilo lateral.[55]

Com relação aos exames subsidiários, na radiografia simples pode-se observar eventualmente a presença de calcificações no epicôndilo lateral. A ultrassonografia pode apresentar edema e sinais de infiltração na inserção dos músculos extensores. A ressonância magnética pode também apresentar edema na inserção dos extensores, e presença ou não de ruptura dos extensores no epicôndilo lateral.

Ainda na face lateral do cotovelo, manifesta-se a síndrome do nervo musculocutâneo. O nervo cutâneo lateral do antebraço é ramo sensitivo terminal do nervo musculocutâneo. Trata-se de uma síndrome reconhecida recentemente, em que se observou que esse ramo sensitivo pode sofrer compressão entre o bíceps e a fáscia do músculo braquial. Os sintomas decorrentes dessa síndrome incluem disestesia na região lateral do antebraço na fase aguda da síndrome e desconforto no antebraço. No exame físico, observa-se piora dos sintomas nos movimentos de pronação e supinação. A percussão ou pressão digital, na porção lateral do bíceps com a prega do cotovelo, leva também à piora da dor.[55]

Aspecto medial

O espaço entre o epicôndilo medial e a borda medial do olécrano deve ser localizado para palpar adequadamente o nervo ulnar, que pode apresentar-se endurecido e espessado, sugerindo patologia do nervo, decorrente de sequela de fraturas ou luxações ou de processo degenerativo. Suaves percussões no nervo ulnar, causando parestesias em seu território, é um valioso sinal de irritação nervosa. A síndrome compressiva, mais frequente no cotovelo, é a do nervo ulnar.

Figura 42. Manobra de extensão do 3º dedo contra a resistência.

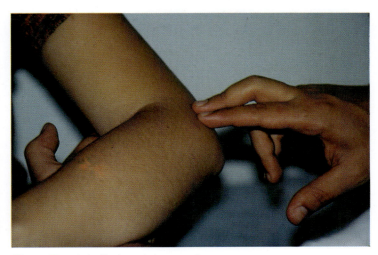

Figura 43. Epicôndilo lateral do cotovelo.

Os sintomas mais constantes dessa compressão são a dor com irradiação no lado medial do antebraço, parestesia no quinto dedo e metade radial do quarto, incluindo a região dorsal desses dedos.[59]

Esses sintomas são agravados pela flexão do cotovelo. A síndrome não apresenta alteração da sensibilidade no antebraço e, na evolução, pode ocorrer diminuição do trofismo da musculatura intrínseca da mão, com presença de garra ulnar. A percussão do nervo ulnar na região posterior ao epicôndilo medial é positiva. Se houver mobilidade anormal do nervo com subluxação, pode-se, com delicada manipulação, produzir sua anteriorização. A flexão forçada do cotovelo com o antebraço exacerba os sintomas.[60]

Na epicondilite medial, o paciente apresenta dor à palpação do epicôndilo, que piora com manobras de flexão do punho e pronação do antebraço contra a resistência.[55]

O ligamento colateral medial tem origens anterior e inferior no epicôndilo medial e é o estabilizador primário do cotovelo em valgo, podendo ser palpado mais facilmente com o cotovelo em flexão de 30 a 60 graus.

Aspecto posterior

A bursa olecraniana localiza-se na extremidade do olécrano superficialmente à aponeurose do tríceps. Ela é virtual e pode tornar-se proeminente após traumatismo, processo inflamatório ou infeccioso (Fig. 44).[1]

Ocasionalmente, esporões ou proeminências ósseas podem ser palpados na extremidade do olécrano. Com o cotovelo em flexão e o tríceps relaxado, podem-se palpar a fossa olecraniana e a região posteromedial do olécrano (Fig. 45). Pacientes que apresentam dor na região posterior ou estalidos quando o cotovelo alcança a extensão total podem ter osteofitose na região posteromedial do olécrano. Esse achado é mais frequente em atletas de basquetebol, arremessadores de beisebol ou trabalhadores braçais, pois estes grupos estão mais expostos aos traumas de repetição e esforços em valgo.[55]

Aspecto anterior

A fossa antecubital (Fig. 46) é delimitada lateralmente pelo músculo braquiorradial, superiormente pelo músculo bíceps e medialmente pelo músculo pronador redondo. Nessa região, encontram-se quatro estruturas importantes de lateral para medial: nervo cutâneo lateral do antebraço, tendão do bíceps, artéria braquial e nervo mediano. O tendão do bíceps deve ser palpado com o antebraço em supinação contra a resistência, e sua inserção distal pode ser palpada no nível das faces medial e proximal do antebraço, denominada de *lacertus fibrosus*.

A lesão do bíceps distal representa de 3 a 10% das lesões do bíceps, acometendo normalmente pacientes do sexo masculino, entre a quinta e sexta décadas, que realizam trabalhos que necessitem de grande força de flexão do cotovelo (Fig. 47).

Os pacientes apresentam dor aguda na região da fossa antecubital, equimose e perda de flexão e supinação. O defeito distal é eventualmente palpável e pode ser confundido com a lesão da porção longa do bíceps, que é mais frequente. A ultrassonografia pode

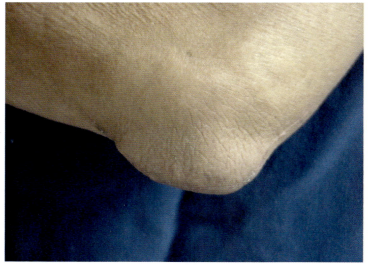

Figura 44. Bursa olecraniana aumentada denotando processo inflamatório local.

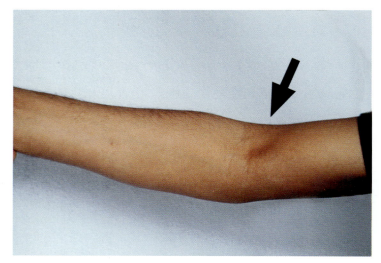

Figura 46. Fossa antecubital (seta).

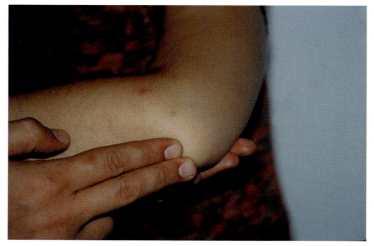

Figura 45. Palpação do olécrano.

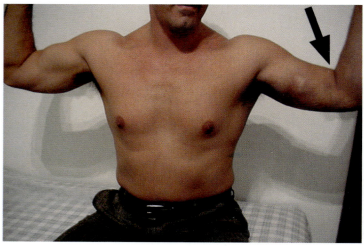

Figura 47. Paciente apresentando ruptura de bíceps distal (seta).

ajudar no diagnóstico, mas é a ressonância magnética que dará o diagnóstico de certeza, entre ruptura completa ou parcial.[55]

O nervo mediano também pode sofrer compressão no nível do cotovelo (síndrome do pronador redondo). Sua incidência é maior no sexo feminino, especialmente em pacientes expostos a traumas de repetição, principalmente os de pronação e supinação. A evolução é insidiosa, com dor no braço e região proximal do antebraço, que piora com esforços, acompanhada de diminuição da sensibilidade nos três dedos radiais e metade radial do quarto dedo e palma da mão. Não há piora significativa à noite, e a manobra de Phalen não é positiva como na síndrome do canal do carpo, descrita no capítulo da mão.

Existem quatro pontos de potencial compressão: o primeiro fica na região distal do úmero, entre o processo supracondiliano e o ligamento de Struthers, presente em 1% da população; o segundo localiza-se no nível do cotovelo, na inserção distal do bíceps no lacerto fibroso; o terceiro é a compressão entre os dois ventres musculares do pronador redondo, e o quarto está na fáscia do músculo flexor superficial.[61]

Testes funcionais auxiliam na localização provável do ponto de compressão. Se os sintomas forem agravados com a flexão contra a resistência entre 120 e 135 graus, a suspeita recai sobre a arcada de Struthers. Quando o local de compressão é o *lacertus fibrosus* a manobra de flexão ativa contra a resistência com o antebraço em pronação agrava os sintomas. Quando a compressão ocorre entre os dois ventres do pronador redondo, os sintomas são exacerbados com a pronação do antebraço contra a resistência, usualmente com a flexão do punho (relaxa a massa flexora). Se a compressão ocorre pela musculatura dos flexores superficiais, ocorre piora dos sintomas com a flexão contrarresistência do terceiro dedo. O estudo eletroneuromiográfico pode confirmar o diagnóstico clínico, entretanto, se o exame for negativo e persistir a queixa clínica, esse deve ser repetido após um período de quatro a seis semanas.[61]

Deve-se ressaltar que os sintomas da síndrome do pronador redondo apresentam semelhanças e diferenças com a síndrome do túnel do carpo, da qual deve ser diferenciada.

A compressão do nervo interósseo anterior, que é ramo do nervo mediano, manifesta-se por dores vagas na região proximal do antebraço, que pioram com esforço e melhoram com repouso. A síndrome do interósseo anterior não apresenta alterações sensitivas, sendo os sintomas puramente motores, com fraqueza da flexão ativa da interfalângica distal do indicador e interfalângica do polegar. O paciente não consegue fazer um círculo regular com esses dedos (Fig. 48).[62-64]

Mobilidade

O arco de movimento é um importante componente do exame físico do cotovelo. Ele ocorre em dois eixos: flexão-extensão e pronação-supinação. Normalmente o arco de movimento de flexão-extensão varia de 0 a 145 graus com 10 graus de desvio-padrão[53] (Fig. 49A e B). Esse arco excede em muito as necessidades diárias normais. Diferenças significativas entre o arco de movimentos passivo e ativo são geralmente ocasionadas por dor. Nos pacientes com contratura em flexão e extensão, devem-se avaliar cuidadosamente os últimos graus do movimento, para diferenciar um bloqueio ósseo de uma contratura de partes moles. O bloqueio ósseo apresenta um término do movimento abrupto ("seco"), enquanto o bloqueio de partes moles é gradual. A presença de crepitação nos movimentos é sugestiva de corpo livre intra-articular ou de processo inflamatório. O arco essencial ou funcional do cotovelo necessário na atividade diária é de 30 a 120 graus.

O arco de pronação e supinação varia aproximadamente de 75 graus de pronação e 85 graus de supinação. A pronação supinação é pesquisada com o paciente segurando um bastão (lápis ou caneta), com o cotovelo em 90 graus para não ocorrer movimento de compensação do ombro. Considera-se o grau ou posição neutra, quando o membro superior, ao lado do corpo, aponta o bastão ou polegar para cima; a partir dessa posição, medem-se a supinação e a pronação. O arco funcional é de 50 graus de pronação e supinação.[53] A pronação é mais necessária no lado dominante para comer

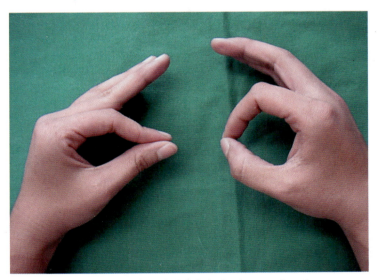

Figura 48. Manobra para diagnóstico de lesão do nervo interósseo anterior. No lado acometido, o paciente não consegue flexionar a interfalângica do polegar e interfalângica distal do indicador.

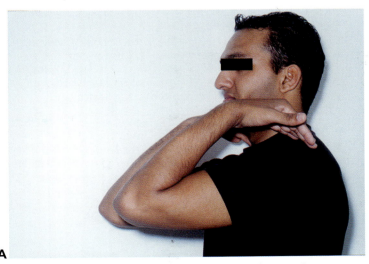

A

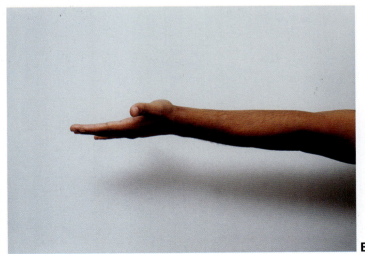

B

Figura 49. (**A** e **B**) Arco de flexão e extensão normais do cotovelo.

e escrever; sua perda é compensada parcialmente pela manobra de abdução do ombro, enquanto a perda de supinação é pouco compensada pelo movimento de adução do ombro.

Instabilidade

O arcabouço ósseo do cotovelo confere à articulação uma estabilidade intrínseca, dificultando a análise do mecanismo dos ligamentos colaterais medial e lateral. O ligamento colateral medial é formado por três feixes: anterior (mais importante), posterior e transverso.[65,66] A estabilidade em valgo é testada com o antebraço em supinação, e o cotovelo em extensão (Fig. 50).[54]

O ligamento colateral lateral é formado por quatro porções: colateral radial, colateral ulnar, acessório e anular.[65] A integridade desse complexo deve ser pesquisada com o cotovelo em flexão de 15 graus e pronação total do antebraço, forçando o estresse em varo[55] (Fig. 51).

Manobras especiais – teste de *pivot shift*

O ligamento colateral ulnar é formado por uma porção estreita, porém forte, da região posterior do complexo ligamentar lateral, combinada com as porções distal e posterior do ligamento anular. Sua insuficiência é responsável pela instabilidade posterolateral do cotovelo, elucidada pela manobra de *pivot shift* (Fig. 52). Essa manobra deve ser realizada com um assistente segurando firmemente o úmero, evitando que este rode externamente; dessa maneira, o examinador realiza supinação total do antebraço e, partindo de uma posição de semiflexão, estende gradativamente, aplicando uma força em valgo e compressão axial associada, levando a articulação umeroulnar a um deslocamento posterolateral. Observa-se, neste momento da manobra, uma proeminência posterior causada pelo olécrano e cabeça do rádio, característica da luxação posterolateral. A flexão causa a redução da luxação posterolateral.

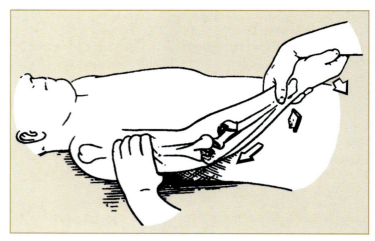

Figura 52. Manobra de *pivot shift*.

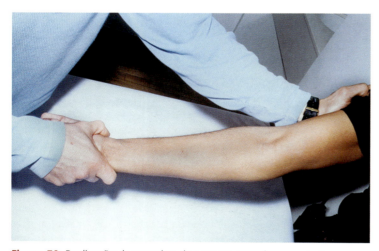

Figura 50. Realização da manobra de estresse em valgo para testar a integridade do ligamento colateral medial do cotovelo.

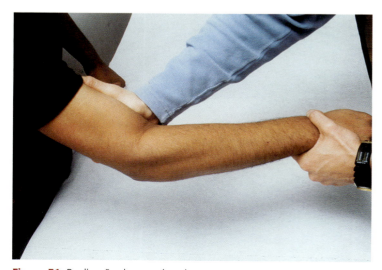

Figura 51. Realização da manobra de estresse em varo para testar a integridade do ligamento colateral lateral do cotovelo.

■ REFERÊNCIAS BIBLIOGRÁFICAS

1. Hoppenfeld S. *Propedêutica ortopédica. Coluna e extremidades*. Rio de Janeiro: Atheneu, 1980.
2. Tubiana R, Thomine JM, Mackin E. *Diagnóstico clínico da mão e do punho*. Rio de Janeiro: Interlivros, 1996.
3. Gelberman RH, Panagis JS, Taleisnik J et al. The arterial anatomy of the human carpus. Part I: the extraosseous vascularity. *J Hand Surg* 1983;8(4):367-82.
4. Allen EV. Thromboangitis obliterans: methods of diagnosis of chronic occlusive arterial lesions distal to the wrist with illustrative cases. *Am J Med Sci* 1929;178:237-44.
5. Levinsohn DG, Gordon L, Sessler DI. The Allen's test: analysis of four methods. *J Hand Surg* 1991;16A(2):279-82.
6. Moldaver J. Brief note Tinel's sign. *J Bone Joint Surg* 1978;60A(3):412-14.
7. Tinel J. Le signe du fourmillement dans les lésions des nerfs périphériques. *Presse Méd* 1915;23:388-89.
8. Weber E. Ueber den tastsinn. *Arch Anat Physiol Wissen Med Muller's Arch* 1835;1:52-59.
9. Dellon L. The moving two-point discrimination test: clinical evaluation of the quickly adapting fiber/receptor system. *J Hand Surg* 1978;3:474-81.
10. Louis DS, Greene TL, Jacobson KE et al. Evaluation of normal values for stationary and moving two-point discrimination in the hand. *J Hand Surg* 1984;9A(4):552-55.
11. Moberg E. Criticism and study of methods for examining sensibility of the hand. *Neurology* 1962;12:8-9.
12. Martin CH, Seiler JG, Lesesne J. The cutaneous innervation of the palm: an anatomic study of the ulnar and median nerves. *J Hand Surg* 1996;21A(4):634-38.
13. Silva MF, Moore DC, Weiss PC et al. Anatomy of the palmar cutaneous branch of the median nerve: clinical significance. *J Hand Surg* 1996;21A(4):639-43.
14. Kendall FP, Creaary EK. *Músculos, provas e funções*. 3. ed. São Paulo: Manole, 1986.
15. Botte MJ, Cohen MS, Lavernia CJ et al. The dorsal branch of the ulnar nerve: an anatomic study. *J Hand Surg* 1990;15A(4):603-7.
16. Froment J. Paralysie des muscles de la main et troubles de la préhension. *J Med Lyon* 1920.
17. Abrams RA, Brown RA, Botte MJ. The superficial branch of the radial nerve: an anatomic study with surgical implications. *J Hand Surg* 1992;17A(6):1037-41.
18. Williams TM, Mackinnon SE, Novak CB, McCabe S, Kelly L. Verification of the pressure provocative test in carpal tunnel syndrome. *Annais Plast Surg* 1992;29:9-11.

19. Szabo RM, Slater RR, Farver TB et al. The value of diagnostic testing in carpal tunnel syndrome. *J Hand Surg* 1999;44A(4):704-14.
20. Phalen GS. Spontaneus compression of the median nerve of the wrist. *JAMA* 1951;145:1128.
21. Krom MCTFM, Knipschild PG, Kester DM et al. Efficacy of provocative tests for diagnosis of carpal tunnel syndrome. *Lancet* 1990;335:393-95.
22. Gross MS, Gelberman RH. The anatomy of the distal ulnar tunnel. *Clin Ortop* 1985;196:238-46.
23. Shea JD, McClain EJ. Ulnar – Nerve compression syndromes at and below the wrist. *J Bone Joint Surg* 1969;51A(6):1095-103.
24. Meals RA, Shaner M. Variations in digital sensory patterns: a study of the ulnar nerve – Median nerve palmar communicating branch. *J Hand Surg* 1983;8:411-14.
25. Carr D, Davis P. Distal posterior interosseous nerve syndrome. *J Hand Surg* 1985;10A(6):873-78.
26. Wartenberg R. Cheiralgia paraesthetica. *Zeitschrift für die gesamte Neurologie und Psychiatrie* 1932;141:145-55.
27. Braidwood AS. Superficial radial neuropathy. *J Bone Joint Surg* 1975;57B(3):380-83.
28. Dellon AL, Mackinnon SE. Radial sensory nerve entrapment in the forearm. *J Hand Surg* 1986;11A(2):199-205.
29. Taleisnik J, Gelberman RH, Miller BW et al. The extensor retinaculum of the wrist. *J Hand Surg* 1984;9A(4):495-501.
30. Finkelstein H. Stenosing tendovaginitis at the radial styloid process. *J Bone Joint Surg* 1930;12:504-94.
31. Schroeder HPV, Botte MJ. Anatomy of the extensor tendons of the fingers: variations and multiplicity. *J Hand Surg* 1995;20A(1):27-34.
32. Kapandjia I. Clinical evaluation of the thumb's opposition. *J Hand Therapy* 1992;5:102-6.
33. Earle AS, Vlastou C. Crossed fingers and other tests of ulnar nerve motor function. *J Hand Surg* 1980;5:560-65.
34. Backhouse KM, Catton WT. An experimental study of the functions of the lumbrical muscles in the human hand. *J Anat* 1954;88:133.
35. Mulder JD, Landsmeer MF. The mechanism of claw finger. *J Bone Joint Surg* 1968;50B(3):664-68.
36. Littler JW. The finger extensor mechanism. *Surg Clin North Am* 1967;47:415.
37. Landsmeer JMF. The anatomy of the dorsal aponeurosis of the human finger and its functional significance. *Anat Rec* 1941;104:31.
38. Schultz RJ, Furlong J, Storace. Detailed anatomy of the extensor mechanism at the proximal aspect of the finger. *J Hand Surg* 1981;6(5):493-98.
39. Tubiana R, Valentin P. *The anatomy of the extensor apparatus of the fingers*. Philadelphia: WB Saunders, 1964. p. 897-906.
40. Linscheid RL. Biomechanics of the distal radioulnar. *Joint Clin Orthop* 1992;275:46-55.
41. Hagert CG. The distal radioulnar joint in relation to the whole forearm. *Clin Orthop* 1992;275:56-64.
42. Watson KHK, Ryu J, Akelman E. Limited triscaphoid intercarlpal arthrodesis for rotatory subluxation of the scaphoid. *J Bone Joint Surg* 1986;68A(3):345-49.
43. Wolfe SW, Gupta A, Crisco JJ. Kinematics of the scaphoid shift test. *J Bone Joint Surg* 1997;22A(5):801-6.
44. Boone DC, Azen SP, Lin CM et al. Reliability of goniometric measurements. *Phys Ther* 1978;58:1255-360.
45. Ryu J, Cooney WP, Askew LJ et al. Functional ranges of motion of the wrist joint. *J Hand Surg* 1991;16A(3):409-19.
46. Destot E. *Traumatismes du poignet et rayons*. Masson: Paris, 1923.
47. Linscheid RL, Dobyns JH, Beabout JW et al. Traumatic instability of the wrist. *J Bone Joint Surg* 1972;54A(8):1612-32.
48. Kuczynski K. The proximal interphalangeal joint. *J Bone Joint Surg* 1968;50B(3):656-63.
49. Kuczynski K. Carpometacarpal joint ofthe human thumb. *J Anat* 1974;118(1):119-26.
50. Komatsu S. *Tratamento cirúrgico da lesão do ligamento colateral ulnar do polegar*. Tese de Doutorado, 1992.
51. Caporrino FA. *Tratamento cirúrgico da pseudartrose do escafóide com enxerto ósseo vascularizado dorsal do radio distal*. Tese de Doutorado, 2001.
52. Crosby CA, Wehbé M, Mawr B. Hand strength: normative values. *J Hand Surg* 1994;19A:665-69.
53. Morrey BF, Askew LJ, An KN et al. A biomechanical study of normal functional elbow motion. *J Bone Joint Surg* 1981;63A:872.
54. Beals RK. The normal carrying angle of the elbow. *Clin Orthop* 1976;119:194.
55. Morrey BF. *The elbow and its didorders*. 2nd ed. Philadelphia: WB Saunders, 1993.
56. Spinner M. The arcade of frohse and its relationship to plosterior interosseous nerve paralysis. *J Bone Joint Surg* 1968;50B:809-12.
57. Sponseller PD, Engber WD. Double-entrapment radial tunnel syndrome. *J Hand Surg* 1983;8(4):420-23.
58. Moss SH, Switzer HE. Radial tunnel syndrome: a spectrum of clinical presentations. *J Hand Surg* 1983;8(4):414-20.
59. Vanderpool DW, Chalmers J, Lamb DW et al. Peripheral compression lesions of the ulnar nerve. *J Bone Joint Surg* 1968;50B(4):792-803.
60. Rayan GM, Jensen C, Duke J. Elbow flexion test in the normal population. *J Hand Surg* 1992;17A:86-89.
61. Olehnik WK, Manske PR, Szerzinski J. Median nerve compression in the proximal forearm. *J Hand Surg* 1994;19A(1):121-26.
62. Kiloh LG, Nevin S. Isolated Neuritis of anterior interosseoous Nerve. *Br Med J* 1952 Apr. 19;1(4763):850-51.
63. Sharrard WJW. Anterior interosseous neuritis. Report of a case. *J Bone Joint Surg* 1968;50B:804-5.
64. Gross PT, Jones HR. Proximal median neuropathies: electromyographic and clinical correlation. *Muscle & Nerve* 1992;15:390-95.
65. Morrey BF, An KN. Funcional anatomy of the ligaments of the elbow. *Clin Orthop* 1985;201:84.
66. O'Driscol SW, Bell DF, Morrey BF. Posterolateral rotatory instability of the elbow. *J Bone Joint Surg* 1991;73A(3):440.

CAPÍTULO 15

QUADRIL

Edmílson Takehiro Takata ▪ Ricardo Basile ▪ Guilherme Guadagnini Falótico

■ INTRODUÇÃO

A concentração de forças na pelve e no quadril durante a atividade física é extremamente elevada, podendo chegar a oito vezes o peso corpóreo durante a corrida.[1] Essas forças são ainda mais elevadas em esportes que exigem giros, deslocamentos laterais, intenso contato físico e chutes.[2] Nesse contexto, a incidência de dor inguinal em atletas competitivos é alta, podendo chegar a 25% ao final de uma temporada esportiva.[3]

O diagnóstico das lesões do quadril no esporte, porém, é bastante desafiador, em razão da complexidade anatômica da região. A anamnese detalhada e o exame físico minucioso representam a principal arma do ortopedista para formulação da hipótese diagnóstica, bem como para direcionar a solicitação de exames complementares.

■ ANATOMIA

A pelve é uma estrutura em anel constituída pelos ossos inominados, sacro e cóccix. Cada osso inominado é formado pela união de três ossos: o ílio, o ísquio e o púbis. Anteriormente os ossos inominados se articulam na sínfise púbica e posteriormente nas articulações sacroilíacas. A sínfise púbica é uma articulação do tipo anfiartrose com finas camadas de cartilagem hialina, separando um disco fibrocartilaginoso. O movimento nesta articulação é bastante restrito. Seus ligamentos estabilizadores são superiormente o ligamento suprapúbico, inferiormente a porção arqueada do ligamento púbico e anteriormente o ligamento interpúbico. As articulações sacroilíacas são do tipo diartrose, uma articulação sinovial estabilizada por um robusto conjunto de ligamentos.

A estabilidade do anel pélvico depende principalmente do complexo ligamentar posterior, constituído pelos ligamentos sacroilíacos posteriores, sacroespinhais, sacrotuberais, iliolombares e sacroilíacos interósseos (Fig. 1).

Este complexo ligamentar posterior é capaz de suportar a transferência de peso da coluna lombar para os membros inferiores. Os ligamentos sacroilíacos posteriores são apontados como os mais fortes do corpo humano e resistem principalmente a forças de cisalhamento. Os ligamentos sacroespinhais resistem a forças em rotação externa. Os ligamentos sacrotuberais resistem a forças de cisalhamento vertical.[4] Apesar desse complexo ligamentar, existe mobilidade na articulação sacroilíaca, sendo a quantidade de movimento variável quanto ao sexo. Os homens apresentam os ligamentos mais espessos, apresentando menor mobilidade. A pelve apresenta seis direções de movimento de acordo com a posição do tronco ou das coxas. Em posição ortostática, o plano de entrada da pelve faz um ângulo de 55° com o plano horizontal. A inclinação anterior ou báscula da pelve acompanha a flexão do tronco ou a extensão da coxa. A inclinação posterior acompanha a extensão do tronco ou a flexão da coxa. A inclinação lateral direita ou esquerda acompanha o apoio do peso dos membros inferiores direito e esquerdo, respectivamente, ou o movimento lateral da coxa ou tronco. As rotações

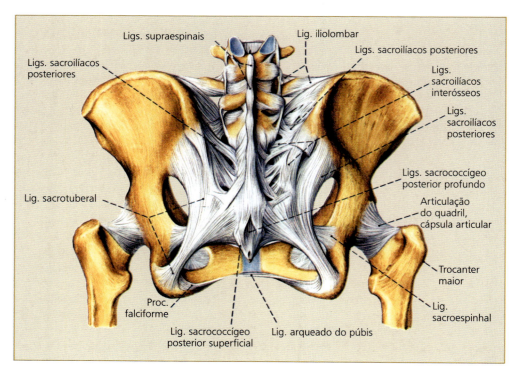

Figura 1. Ligamentos da pelve.

esquerda e direita acompanham as rotações esquerda e direita do tronco, respectivamente, ou o movimento unilateral da perna.[5,6]

A articulação do quadril é classificada como uma diartrose esférica, isto é, as superfícies articulares são reciprocamente convexas e côncavas. O acetábulo é a superfície côncava formada pela união do ílio, do ísquio e do púbis, com uma orientação espacial para anterior, lateral e inferior. O centro de ossificação secundário, em forma de Y, constituído pela junção dos três ossos (cartilagem trirradiada), funde-se normalmente entre 12 e 16 anos de idade.[7,8]

A cabeça femoral articula-se com cerca de 70% de sua superfície na cavidade acetabular. Tal configuração faz do quadril uma articulação de grande mobilidade, porém estável. As superfícies articulares são cobertas por uma camada espessa de cartilagem hialina. A cartilagem acetabular é interrompida em sua porção central na fossa acetabular, local que é preenchido por um tecido fibroadiposo denominado pulvinar. A cartilagem da cabeça femoral é interrompida focalmente na região da fóvea, local em que se localiza o ligamento redondo. A cartilagem acetabular é mais robusta que a da cabeça femoral, sendo mais espessa na região superolateral. Já a cartilagem da cabeça femoral tem a maior espessura na região superomedial.[9]

Recobrindo a margem do acetábulo, está localizado o lábio acetabular, estrutura fibrocartilaginosa responsável por aprofundar a cavidade acetabular. Tem como funções principais distribuir de maneira uniforme o líquido sinovial e aumentar a estabilidade do quadril. O lábio normal tem formato triangular, sendo mais espesso na porção posterior do quadril e mais fino na região anteroinferior. É inervado pelo obturador e por um ramo do nervo para o músculo quadrado femoral. Sua porção mais densamente inervada está localizada no quadrante anterossuperior, justificando a maior incidência de dor nesse tipo de lesão. Na sua margem mais profunda, tem contato com a cartilagem acetabular, sendo que superficialmente tem relação com a cápsula articular e com o ligamento transverso.

Recobrindo quase totalmente a articulação do quadril fica a cápsula, que se estende desde o rebordo acetabular, com fixação anterior na linha intertrocantérica e, posterior, no colo femoral, deixando cerca de 1/3 do colo descoberto. A cápsula recebe reforço anterior dos ligamentos iliofemoral e pubofemoral e posterior do ligamento isquiofemoral. O ligamento iliofemoral é um dos ligamentos mais fortes do corpo humano. Tem o formato de Y, com trajeto da espinha ilíaca anterossuperior até a linha intertrocantérica. Esse ligamento mantém a orientação vertical da pelve na posição ortostática e previne o deslocamento anterior do quadril com movimento extremo de extensão e rotação externa. O ligamento isquiofemoral ocupa a região posterossuperior do quadril e resiste principalmente à rotação interna do quadril. O ligamento pubofemoral se origina no ramo púbico superior e se estende horizontalmente para o colo femoral, profundamente ao ligamento iliofemoral e limita a abduçãoo excessiva do quadril. O ligamento da cabeça femoral, ou ligamento redondo, parte do ligamento transverso até a fóvea da cabeça femoral. Tem formato achatado e piramidal e tem papel de evitar a subluxação do quadril nos extremos de movimento.

A cabeça femoral une-se à diáfise pelo colo femoral, o qual possui orientação superior, medial e anterior, o que determina a formação de dois ângulos: o de inclinação, ou cervicodiafisário, e o de declinação, ou anteversão, com valores médios de 130° e 15°, respectivamente.

As protuberâncias ósseas do fêmur e da região acetabular servem como locais de fixação da musculatura do quadril. O trocanter maior é o local de inserção da musculatura abdutora do quadril e consiste em 4 facetas: anterior, lateral, posterior e superoposterior. O músculo glúteo mínimo se insere na faceta anterior, e o glúteo médio nas facetas lateral e superoposterior. O trocanter menor se projeta medialmente a partir da porção posteroinferior do calcar femoral e representa o local de inserção do músculo iliopsoas.

A musculatura do quadril, além da função de movimentação, apresenta importante papel na estabilidade articular. É tipicamente classificada pela função e/ou pela localização.

Os músculos do compartimento anterior são: reto femoral, sartório e iliopsoas e agem principalmente na flexão do quadril. O iliopsoas é o maior músculo do compartimento anterior e o flexor primário do quadril. É formado pela união dos músculos psoas e ilíaco e se insere no trocanter menor. O reto femoral tem função de flexão do quadril e extensão do joelho; sua origem é bífida, com a porção direta fixada na espinha ilíaca anteroinferior e a porção reflexa na região superior do acetábulo. O sartório se origina na espinha ilíaca anterossuperior e se insere nas regiões proximal e medial da tíbia, participando da formação da pata de ganso; tem como funções a flexão do quadril e a rotação medial da coxa. Todos os flexores do quadril são inervados pelo nervo femoral (L2-L4).

Os adutores do quadril estão localizados no compartimento anteromedial e incluem os adutores curto, longo e magno, o grácil e o pectíneo. As cabeças oblíqua e vertical do adutor magno se originam, respectivamente, do ramo púbico inferior e da tuberosidade isquiática. O grácil, o adutor curto e o adutor longo se originam do tubérculo púbico. O grácil se insere nas regiões medial e proximal da tíbia, como parte da pata de ganso. Os demais músculo adutores se inserem ao longo da linha áspera no terço médio da diáfise femoral. São inervados pelo nervo obturatório (L3-L4), com exceção da cabeça vertical do adutor magno, inervada por um ramo do ciático (L2-L4).

Os abdutores do quadril estão localizados no quadrante lateral e incluem o glúteo médio, o glúteo mínimo e o tensor da fáscia lata. Os glúteos médio e mínimo se originam na tábua externa do ilíaco e se inserem no trocanter maior. O tensor da fáscia lata se origina na espinha ilíaca anterossuperior e se insere no côndilo tibial lateral, através do trato iliotibial. São inervados pelo nervo glúteo superior (L4, L5, S1).

O grupamento posterior é formado pelo glúteo máximo, extensor do quadril, que se origina da margem posterior do ilíaco e se insere na tuberosidade glútea do fêmur na tuberosidade da tíbia através do trato iliotibial, sendo inervado pelo nervo glúteo inferior (L5, S1, S2) e pelos rotadores externos do quadril: piriforme, obturador interno, gêmeos superior e inferior e quadrado femoral.

O piriforme se origina da região anterolateral do sacro, passa através da incisura isquiática maior, adjacente ao nervo ciático e se insere na região superior do trocanter maior, entre o ligamento iliofemoral anteriormente e o tendão do glúteo médio posteriormente. Variações anatômicas desse músculo podem ser responsáveis pela irritação/compressão do nervo ciático. O obturador interno se origina na curvatura medial do forame obturatório e se insere lateralmente no trocanter maior. Os gêmeos superior e inferior se originam da espinha isquiática e da tuberosidade isquiática, respectivamente, e se inserem na margem lateral do trocanter maior. O quadrado femoral se origina da margem lateral da tuberosidade isquiática e se insere no trocanter maior; ocupa o intervalo isquiofemoral, podendo sofrer lesão pelo impacto entre essas estruturas. A inervação dos rotadores externos se dá por ramos do plexo lombossacro (L5-S2).

A rotação interna do quadril é feita de forma secundária pelo tensor da fáscia lata (Fig. 2) e pelos glúteos médio e mínimo.

Além da musculatura, existem diversas bursas ao redor da articulação do quadril. A bursa do iliopsoas, a maior do corpo humano, é limitada pelo tendão do iliopsoas anteriormente, pela cápsula articular do quadril posteriormente e pelos vasos femorais medialmente. Estende-se do ligamento inguinal ao trocanter menor e tem comunicação com a articulação do quadril em cerca de 15% dos indivíduos. A bursa do trocanter maior, classicamente descrita como única, representa na verdade uma união de diversos compartimentos bursais, sendo as bursas mais importantes a do trocanter maior, a sub-

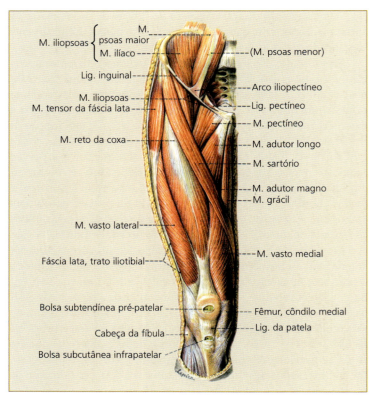

Figura 2. Músculos do quadril e região pélvica.

média e a submínima. A bursa do trocanter maior se localiza entre o tendão do glúteo máximo e a margem posterolateral do trocanter maior. As bursas submédia e submínima estão entre os respectivos tendões glúteos e o trocanter maior. Outras bursas são a isquioglútea – posterior à tuberosidade isquiática – e as bursas do obturadores externo e interno, profundas aos respectivos tendões.[10]

■ BIOMECÂNICA

O quadril, durante a corrida, realiza predominantemente a flexão e a abdução na fase de balanço e a extensão e a adução durante a fase de apoio. O músculo iliopsoas inicia a fase de balanço impulsionando a coxa para a frente. Os abdutores e os adutores do quadril promovem uma contração conjunta, que estabiliza o membro durante a fase de apoio monopodal. O grau de extensão do quadril atinge seu ângulo máximo na fase do desprendimento do pé, o que é facilitado pela ação do glúteo máximo. A extensão do quadril na etapa final da fase de balanço promove o alinhamento do pé com o centro de gravidade corporal.

O grau de flexão do quadril aumenta de forma proporcional à velocidade da corrida. O arco de flexão-extensão do quadril durante a corrida é variável, com valores normalmente entre 40° e 60°.

Os adutores, durante a corrida, permanecem ativos durante todo o ciclo, diferente do caminhar normal, em que estão ativos somente da fase de balanço até a metade da fase de apoio. O arco de adução-abdução na corrida é em torno de 15°.

A pelve, o sacro e a coluna lombar garantem a estabilidade que permite os membros inferiores executarem a corrida. A pelve normal executa movimentos rotacionais e nos planos anteroposterior e mediolateral. Normalmente, o arco de movimento de flexão-extensão da pelve durante a corrida é de 5° a 7°, não se modificando significativamente com o aumento na velocidade da corrida. Na fase de apoio monopodal, o glúteo médio se contrai de forma a manter a inclinação pélvica estável, sendo que a pelve atinge o grau máximo de angulação anterior, cerca de 20°, imediatamente após o desprendimento do pé.

A fadiga muscular e as deformidades estruturais, como a escoliose e a discrepância de comprimentos dos membros inferiores, podem modificar o funcionamento normal da pelve e quadris e levar a lesões.[11]

A atividade muscular na corrida difere entre homens e mulheres. As mulheres apresentam pico de atividade do glúteo máximo 40% maior do que os homens, bem como maior ângulo de adução do quadril e de abdução do joelho no contato inicial do pé com o solo e menor grau de rotação interna do joelho. Tais alterações podem levar à fadiga precoce do glúteo máximo, com alteração cinemática dos membros inferiores durante a corrida, o que pode predispor às mulheres a maior incidência de lesões nos membros inferiores do que os homens, especialmente patelofemorais.[12]

■ SEMIOLOGIA

A semiologia da pelve e do quadril se divide em anamnese e exame físico, este subdividido em inspeção, palpação, exame neurológico, avaliação da amplitude de movimento (ADM) e testes especiais.

Anamnese

A história clínica deve obter dados, como sexo, idade, etnia, antecedente de lesão ou cirurgia ortopédica, tempo de duração da queixa, mecanismo da lesão, presença de trauma, localização da dor, os fatores de melhora e piora dos sintomas e os tratamentos já realizados até o momento da consulta.[13]

O gesto esportivo que desencadeou a lesão sempre deve ser buscado, solicitando ao atleta que procure mostrar em que tipo de movimento a dor se iniciou.

Devem-se buscar também sintomas relacionados com a coluna lombar, presença de alterações neurológicas, bem como queixas ginecológicas/urológicas.

Nos atletas, o interrogatório sobre a prática esportiva é fundamental. Dados, como a rotina diária de treinamento, o tempo de prática esportiva, o calendário de competições e as modificações na carga de treinos, são obrigatórios. Para tal, muitas vezes, o contato com o treinador e com o preparador físico faz parte da consulta.

O quadril por ser uma articulação ricamente inervada pode apresentar diversos padrões de dor. O objetivo principal da história é, após definir o mecanismo de lesão, precisar a localização da dor, para que, após o exame físico, seja possível categorizar o quadro como uma doença intrartricular, extrartricular ou referida no quadril.

Exame físico

Dividido em inspeções estática e dinâmica, palpação, exame neurológico, avaliação da ADM e testes especiais.[5,13-18]

Inspeção estática

Deve ser realizada com o atleta na posição ortostática, nas vistas frontal, lateral e posterior, com o tronco e os membros inferiores expostos. Observam-se a presença de cicatrizes, abaulamentos, retrações, edema, equimose, assimetria na altura das cristas ilíacas, alterações no trofismo muscular, desvio de eixo dos membros inferiores e alterações clínicas do balanço sagital (Fig. 3).

Inspeção dinâmica

Consiste principalmente na análise da marcha do atleta. Numa lesão do quadril no esporte, os padrões de marcha mais vistos são a marcha antálgica, em que ocorre diminuição da duração da fase de apoio do membro acometido e a marcha de Trendelenburg, em que ocorre o desbalanço pélvico no plano coronal, resultado de insuficiência abdutora.

Palpação

Realizada inicialmente com o paciente em decúbito dorsal para as palpações anterior e medial do quadril e em decúbito lateral, com o

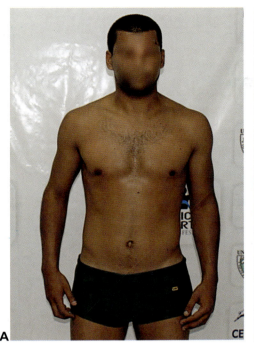 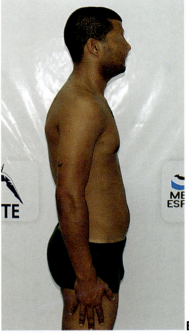 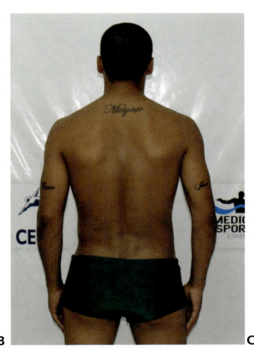

Figura 3. Inspeção estática: (**A**) frontal; (**B**) lateral; (**C**) posterior.

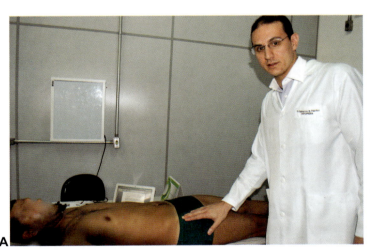 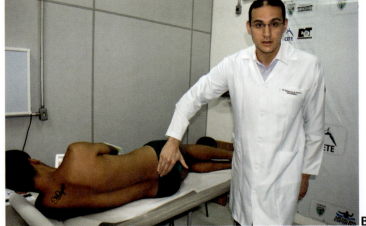

Figura 4. (**A** e **B**) Palpação.

quadril de interesse voltado para cima, para a avaliação das estruturas laterais e posteriores (Fig. 4).

Face anterior

Devem-se palpar sínfise púbica, tubérculo púbico, espinha ilíaca anterossuperior, crista ilíaca e tubérculo ilíaco.

Dor na região da sínfise e tubérculo púbico pode apontar para o diagnóstico de pubalgia do atleta (pubeíte). Dor na crista ilíaca e no tubérculo ilíaco pode representar lesão na origem da banda iliotibial ou na aponeurose do oblíquo externo.

Na região do trígono femoral, delimitado superiormente pelo ligamento inguinal, lateralmente pelo músculo sartório e medialmente pelo músculo adutor longo, encontra-se o feixe vasculonervoso femoral, constituído, de lateral para medial, pelo nervo, artéria e veia.

Face medial

No compartimento medial encontram-se os músculos adutor longo, médio e magno, o pectíneo e o grácil. O tendão do adutor longo, mais superficial, é facilmente palpável com o quadril fletido, abduzido e rodado externamente. É sede frequente de lesões em atletas, tanto rupturas agudas quanto quadros crônicos, muitas vezes associados à pubalgia do atleta.

Face lateral

A principal estrutura a ser palpada é o trocanter maior, local de inserção do glúteo médio e recoberto pela bursa trocantérica (bursa subglúteo máximo). A dor à palpação local pode apontar para o diagnóstico da síndrome trocantérica (bursite frequentemente associada à tendinopatia do glúteo médio). Outra alteração que pode ser palpável é o atrito do trato iliotibial no trocanter maior (ressalto externo do quadril), quando o quadril passa ativamente da flexão para a extensão.

Face posterior

Devem-se palpar a origem do músculo glúteo máximo na margem posterior da crista ilíaca, a tuberosidade isquiática, origem dos músculos isquiotibiais (bíceps femoral, semitendíneo e semimembranoso), além da região que compreende a incisura isquiática maior, a meia distância entre a margem posterior do trocanter maior e a tuberosidade isquiática, por onde passa o nervo ciático e onde se localiza o músculo piriforme.

Avaliação da amplitude de movimento (ADM)

Devem-se avaliar a flexão, extensão, abdução, adução, rotações interna e externa do quadril. Para a correta avaliação, a pelve e a coluna lombar devem ser estabilizadas, para evitar compensações.

Flexão (0 a 120°)

Com o paciente em decúbito dorsal, deve-se aproximar a coxa do tronco o máximo possível, sem, no entanto, movimentar a pelve e a coluna lombar. O ângulo formado entre o longo eixo da coxa e a mesa de exame é o ângulo de flexão do quadril (Fig. 5).

Extensão (0 a 30°)

Com o paciente em decúbito ventral e o joelho ipsolateral levemente fletido, a fim de relaxar a musculatura posterior da coxa, o examinador apoia uma das mãos sobre a crista ilíaca para estabilizar a pelve e, com a outra mão, realizada a extensão do quadril. O ângulo formado entre o longo eixo da coxa e a mesa de exame é o ângulo de extensão do quadril (Fig. 6).

Abdução

Com o paciente em decúbito dorsal e os membros inferiores em posição neutra, o examinador estabiliza a pelve com uma das mãos e com a outra promove o afastamento do membro em relação à linha média do corpo. O ângulo formado entre o eixo do membro e a linha média é o ângulo de abdução do quadril (Fig. 7).

Adução

Com o paciente em decúbito dorsal, o examinador com uma das mãos eleva o membro não examinado e, com a outra mão, promove a aproximação do membro examinado em relação à linha média do corpo. O ângulo formado entre o eixo do membro e a linha média é o ângulo de adução do quadril (Fig. 8).

Rotação externa

Pode ser avaliada com o quadril em neutro ou em flexão, com o paciente sentado, em decúbito dorsal ou ventral. É mais bem avaliada com o quadril em neutro de flexão-extensão, pois com o quadril fletido há um aumento fisiológico da amplitude de movimento em razão do relaxamento capsuloligamentar. Com o paciente em decúbito ventral e o joelho fletido a 90°, o examinador realiza a rotação lateral do quadril, sendo o grau de movimento dado pelo ângulo formado entre a vertical e o longo eixo da tíbia, o ângulo de rotação externa do quadril (Fig. 9).

Rotação interna

É calculado de forma semelhante à descrita para a rotação externa, apenas rodando o quadril em sentido oposto (Fig. 10).

Exame neurológico

Consiste na avaliação da sensibilidade e motricidade da região do quadril.

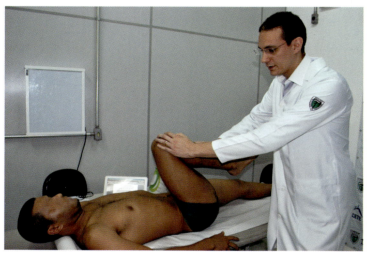

Figura 5. Flexão 0 a 120°.

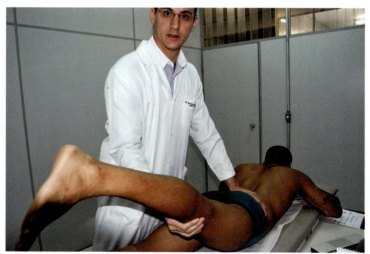

Figura 6. Extensão 0 a 30°.

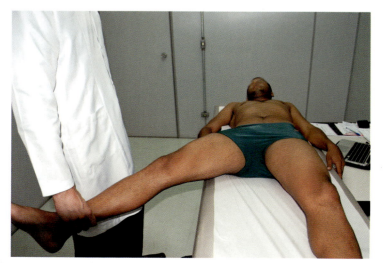

Figura 7. Abdução.

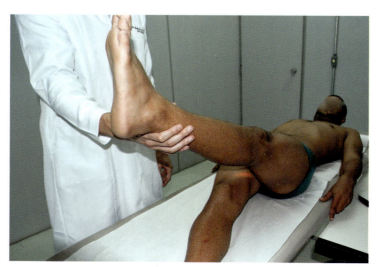

Figura 8. Adução.

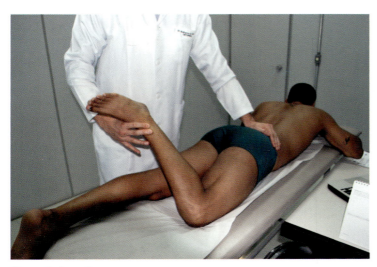

Figura 9. Rotação externa.

- *Grau 4:* movimento que supera alguma resistência.
- *Grau 5:* movimento normal contra resistência.

Flexores

Com o paciente sentado com os membros pendentes para fora da mesa de exame, solicita-se que realize o afastamento da coxa em relação à maca, contra a resistência imposta pelo examinador. Avaliam-se, dessa forma, o flexor primário do quadril, músculo iliopsoas, bem como o músculo reto femoral (Fig. 11).

Extensores

Com o paciente em decúbito ventral e com o joelho ipsolateral fletido, o examinador solicita ao atleta que afaste a coxa da maca, enquanto impõe resistência na região posterior da coxa. Avalia-se, dessa forma, o músculo glúteo máximo, extensor primário do quadril (Fig. 12).

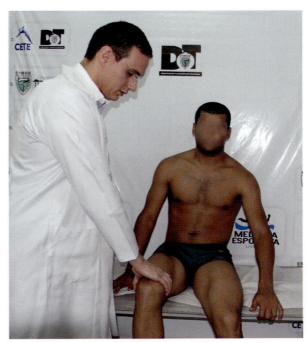

Figura 11. Flexores.

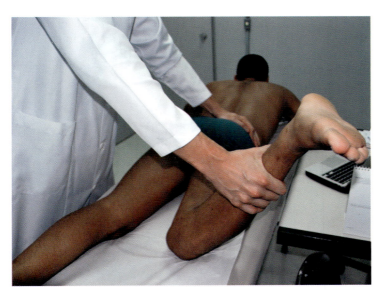

Figura 10. Rotação interna.

Deve ser pesquisada a sensibilidade térmica, tátil e dolorosa. A sensibilidade cutânea da região do quadril se baseia em dermátomos de T10 a S3 (Quadro 1).

Os testes motores se baseiam na escala de força muscular abaixo:

- *Grau 0:* ausência de contração muscular.
- *Grau 1:* presença de contração muscular e ausência de movimento.
- *Grau 2:* presença de movimento sem superar a gravidade.
- *Grau 3:* movimento que supera a gravidade, mas não resistência.

Quadro 1	
Raiz	**Dermátomo**
T10	Faixa da região da cicatriz umbilical
T11	Faixa entre a faixa de T10 e T12
T12	Faixa imediatamente acima do ligamento inguinal
L1	Faixa imediatamente abaixo do ligamento inguinal
L2	Faixa entre a faixa de L1 e L3
L3	Faixa imediatamente acima do joelho
L1-L2, L3	Região posterior do quadril
S3	Região lateral da coxa
S1-S2, S3	Região perianal

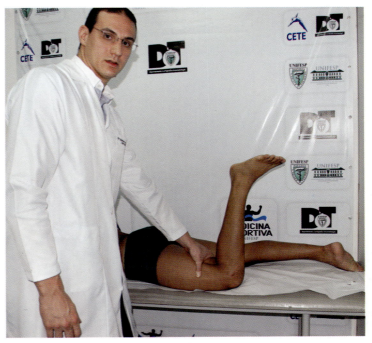

Figura 12. Extensores.

Abdutores

Com o paciente em decúbito lateral e o joelho ipsolateral fletido, a fim de relaxar o trato iliotibial, o examinador solicita que seja feita a abdução do quadril, impondo resistência na face lateral da coxa. Avaliam-se, assim, o músculo glúteo médio, abdutor primário do quadril e o glúteo mínimo (Fig. 13).

Adutores

Com o paciente em decúbito dorsal e com os membros inferiores em abdução, o examinador solicita que seja feita a adução dos membros, impondo resistência na região medial dos joelhos. Avalia o músculo adutor longo, adutor primário do quadril e os músculos adutor curto, adutor magno, grácil e pectíneo (Fig. 14).

Testes especiais

Teste de Trendelenburg

Avalia os músculos abdutores do quadril, em especial o glúteo médio. O paciente deve ser posicionado em ortostase, de costas para o examinador. A partir daí, solicita-se que realize a flexão do joelho do lado contralateral ao avaliado. Situação normal é a manutenção do equilíbrio pélvico à custa da contração dos abdutores do quadril apoiado. Em caso de insuficiência abdutora, a bacia se inclina para baixo, para o lado não apoiado (Fig. 15).

Teste de Ludloff

Pode ser positivo na tendinopatia do iliopsoas, na lesão no iliopsoas e do reto femoral, bem como na avulsão da espinha ilíaca anteroinferior. Com o paciente sentado na maca com os membros inferiores pendentes (quadris e joelhos em 90° de flexão), o examinador solicita que realize a flexão ativa do quadril contra resistência. O teste é positivo na presença de dor na região anteromedial da coxa (Fig. 16).

Teste de Thomas

Pesquisa a presença de contratura em flexão do quadril. O paciente é posicionado em decúbito dorsal; a partir daí, solicita-se que realize a flexão simultânea dos quadris até que ocorra a retificação da lordose

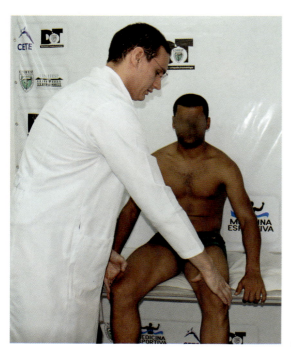

Figura 13. Abdutores.

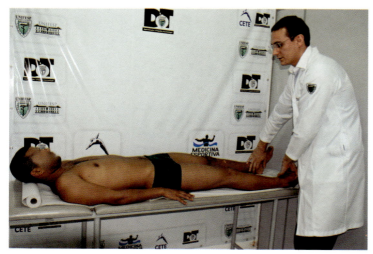

Figura 14. Adutores.

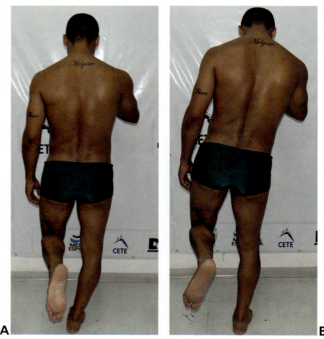

Figura 15. (A e B) Teste de Trendelenburg.

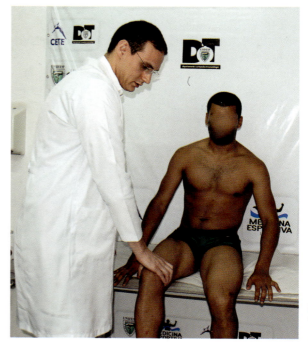

Figura 16. Teste de Ludloff.

lombar fisiológica. Então, realiza-se a extensão do quadril avaliado até que a pelve comece a se movimentar. Caso o quadril permaneça com algum grau de flexão, o teste é considerado positivo, e ângulo formado entre o eixo longitudinal da coxa e a mesa de exame expressa o grau de contratura em flexão do quadril (Fig. 17).

Teste do rolamento

Com o paciente em decúbito dorsal e os membros inferiores em extensão, realiza-se movimento de rolamento do membro avaliado. Em caso de dor no atleta, deve-se suspeitar de doenças intrarticulares agudamente dolorosas, como osteonecrose da cabeça femoral na fase aguda, fratura por estresse do colo femoral e fratura subcondral da cabeça femoral (Fig. 18).

FADURI

Representa o movimento combinado de flexão, adução e rotação interna do quadril avaliado. Com o paciente em decúbito dorsal, o examinador realiza flexão do quadril até 90°, adução e rotação interna máxima. Na presença de doença intra-articular do quadril (p. ex., impacto femoroacetabular, osteoartrose, lesão do ligamento redondo, fraturas por estresse da cabeça/colo femoral) nota-se a diminuição na amplitude de rotação interna do quadril em relação ao lado assintomático e a presença de dor, tipicamente inguinal.

Em pacientes com síndrome do músculo piriforme, esse teste pode desencadear dor glútea, pois ocorre tensionamento do músculo piriforme (Fig. 19).

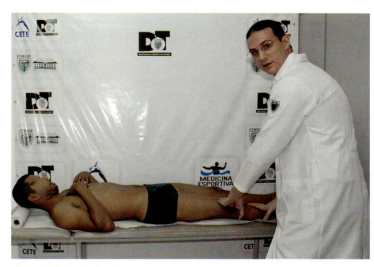

Figura 18. Teste do rolamento.

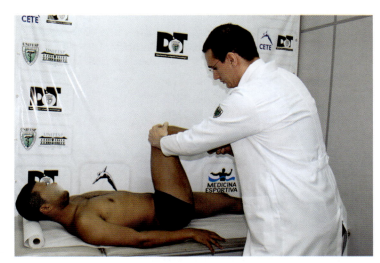

Figura 19. Teste de Faduri.

Teste do impacto posterior

Com o paciente em decúbito dorsal na borda da maca, o examinador realiza a extensão, abdução e rotação externa do quadril. O teste é doloroso na presença de impacto posterior do quadril (Fig. 20).

Teste de Patrick (FABERE)

Teste descrito para a avaliação da articulação sacroilíaca. Avalia também o quadril contralateral. Com o paciente em decúbito dorsal e o membro examinado em extensão, realizam-se a flexão, abdução

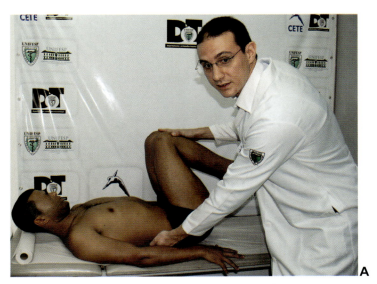
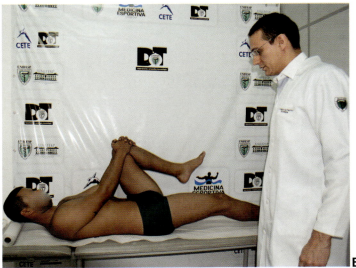

Figura 17. (**A** e **B**) Teste de Thomas.

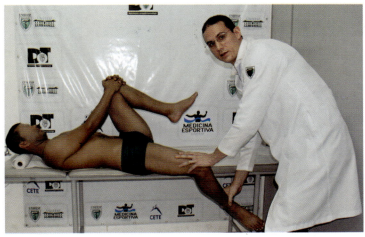

Figura 20. Teste do impacto posterior.

e rotação externa do membro contralateral, apoiando-se o tornozelo do membro fletido sobre o joelho do membro estendido (formando-se a figura do número 4). A partir daí, exerce-se pressão sobre o joelho fletido, fazendo-se um contra-apoio na crista ilíaca do lado oposto. A positividade do teste ocorre na presença de dor posterior, na projeção da articulação sacroilíaca, no membro em extensão.

Nesse teste, pode ocorrer dor no quadril fletido em casos de doenças articulares ou impacto lateral (trocanter maior no ilíaco) (Fig. 21).

Teste da pressão longitudinal da coxa

Teste descrito para avaliação da articulação sacroilíaca. Com o paciente em decúbito dorsal e os membros inferiores em extensão, o examinador realiza, no membro examinado, a flexão do quadril e do joelho a 90°. A partir daí, exerce pressão longitudinal no joelho, a fim de promover sobrecarga na articulação sacroilíaca ipsolateral. A presença de dor indica positividade do teste (Fig. 22).

Teste da compressão (*squeeze test*)

Descrito para avaliação da pubalgia do atleta. Com o paciente em decúbito dorsal, quadris fletido a 45° e joelhos fletidos a 90° e os pés apoiados sobre a maca, o examinador coloca sua mão entre os joelhos do atleta e solicita que o mesmo a comprima. A presença de dor na sínfise púbica aponta para o diagnóstico de pubalgia do atleta (Fig. 23).

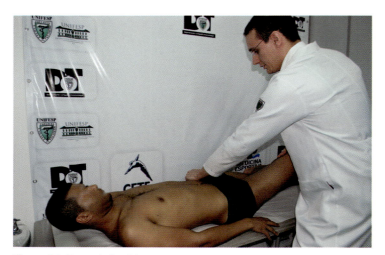

Figura 21. Teste de Patrick.

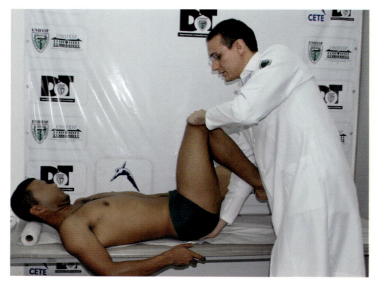

Figura 22. Teste da pressão longitudinal da coxa.

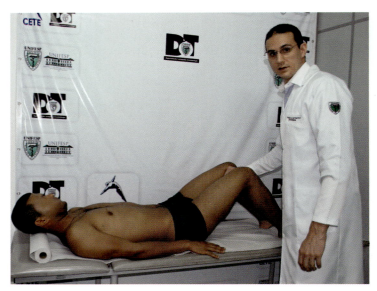

Figura 23. Teste da compressão (*squeeze test*).

Teste da adução contra resistência

Descrito para avaliação da pubalgia do atleta. Com o paciente em decúbito dorsal e os membros inferiores em extensão e levemente abduzidos, o examinador solicita que o paciente realize a adução dos quadris contra resistência. O teste é positivo na presença de dor na sínfise púbica ou no compartimento adutor do quadril (Fig. 24).

Teste de Valsalva

Utilizado para a pesquisa de hérnias inguinais. Com o paciente em decúbito dorsal, solicita-se que sopre o dorso da própria mão, a fim de elevar a pressão abdominal. O examinador, então, realiza a palpação do canal inguinal.

Teste de Freiberg

Utilizado para avaliação do músculo piriforme. Com o paciente em decúbito dorsal e os membros inferiores estendidos em discreta abdução, o examinador realiza a rotação interna máxima do membro avaliado. No caso de síndrome do piriforme, o teste pode desencadear dor glútea, associada à ciatalgia (Fig. 25).

Teste de Pace

Utilizada para o diagnóstico de síndrome do piriforme. Com o paciente sentado na maca com as pernas pendentes, o examinador soli-

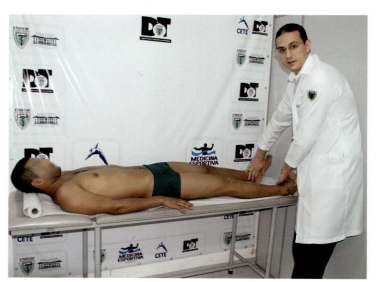

Figura 24. Teste da adução contra resistência.

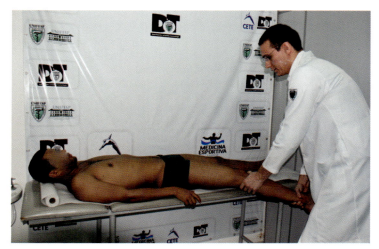

Figura 25. Teste de Freiberg.

cita que seja realizada abdução dos quadris contra resistência. A presença de dor glútea está presente nos pacientes com síndrome do piriforme (Fig. 26).

Teste de Ober

Avalia a presença de contratura em abdução do quadril. O paciente é posicionado em decúbito lateral com o quadril avaliado voltado para cima e o joelho fletido a 90°. O membro apoiado na maca deve permanecer com o joelho e o quadril em máxima flexão. A partir daí, o examinador solicita que o quadril testado seja fletido 90° e abduzido. A seguir, o quadril é estendido, e o ângulo formado pela coxa em relação à linha média do corpo quantifica a contratura em abdução do quadril (Fig. 27).

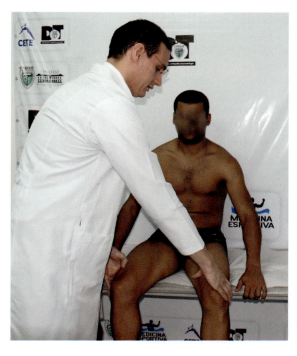

Figura 26. Teste de Pace.

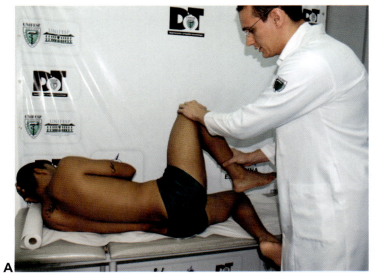

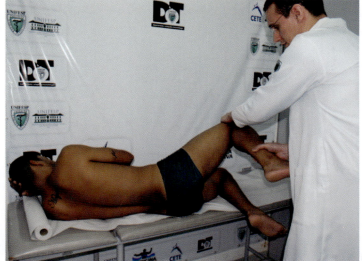

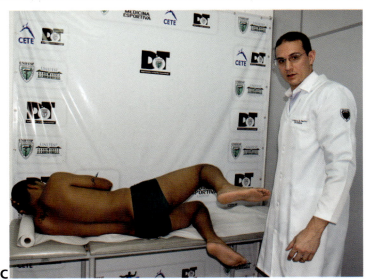

Figura 27. (A-C) Teste de Ober.

REFERÊNCIAS BIBLIOGRÁFICAS

1. Anderson K, Strickland SM, Warren S. Hip and groin injuries in athletes. *Am J Sports Med* 2001;29:521-33.
2. Verrall GM, Slavotinek JP, Fon GT. Incidence of pubic bone marrow oedema in Australian rules football players: relation to groin pain. *Br J Sports Med* 2001;35:28-33.
3. Lovell G. Osteitis pubis and assessment of bone marrow oedema at the pubic symphysis with MRI in an elite junior male soccer squad. *Clin J Sport Med* 2006;16(2):117-22.
4. Gardener E, Gray DJ, O'Rahilly. *Anatomy: a regional study of human structure*. Philadelphia: WB Saunders, 1975.
5. Hoppenfeld S. *Propedêutica ortopédica: coluna e extremidades*. Rio de Janeiro: Atheneu, 1980.
6. Kane WJ. Fractures of the pelvis. In: Rockwood Jr CA. Green DP. (Eds.). *Fractures in adults*. Philadelphia: JB Lippincott, 1986.
7. Brückl R, Tönnis D. The growth of the juvenile hip joint. A planimetric study of x-ray films (author's transl) [in German]. *Arch Orthop Trauma Surg* 1979;93(2):149-59.
8. Wierusz-Kozlowska M, Ziemiański A, Kruczyński J et al. Development of the normal infantile hip joints assessed by MRI [in Polish]. *Chir Narzadow Ruchu Ortop Pol* 2000;65(1):25-32.
9. Wyler A, Bousson V, Bergot C et al. Comparison of MR-arthrography and CT-arthrography in hyaline cartilage-thickness measurement in radiographically normal cadaver hips with anatomy as gold standard. *Osteoarthritis Cartilage* 2009;17(1):19-25.
10. Jesse MK, Petersen B, Strickland C et al. Normal Anatomy and Imaging of the Hip: Emphasis on Impingement Assessment. *Semin Musculoskelet Radiol* 2013 July;17(3):229-47.
11. Nicola TL, Jewison DJ. The anatomy and biomechanics of running. *Clin Sports Med* 2012 Apr.;31(2):187-201.
12. Willson JD, Petrowitz I, Butler RJ et al. Male and female gluteal muscle activity and lower extremity kinematics during running. *Clin Biomech* (Bristol, Avon) 2012 Dec.;27(10):1052-57.
13. Barros Filho TEP, Lech O. *O exame físico em ortopedia*. São Paulo: Savier, 2001.
14. Hegedus EJ et al. A suggested model for physical examination and conservative treatment of athletic pubalgia. *Phys Ther Sport* 2013 Feb.;14(1):3-16.
15. Kirschner JS, Foye PM, Cole JL. Piriformis syndrome, diagnosis and treatment. *Muscle Nerve* 2009;40:10-18.
16. Martin HD, Shears SA, Palmer IJ. Evaluation of the Hip. *Sports Med Arthrosc Rev* 2010;18:63-75.
17. Wong CK, Johnson EK. A narrative review of evidence-based recommendations for the physical examination of the lumbar spine, sacroiliac and hip joint complex. *Musculoskelet Care* 2012;10:149-61.
18. Martin HD, Palmer IJ. History and physical examination of the hip: the basics. *Curr Rev Musculoskelet Med* 2013;6:219-25.

CAPÍTULO 16

JOELHO

Carlos Eduardo da Silveira Franciozi ■ Moisés Cohen
Rene Jorge Abdalla ■ Leonardo José Bernardes Albertoni

■ INTRODUÇÃO

O diagnóstico adequado de uma lesão ou queixa no joelho depende de um exame físico ortopédico adequado amparado pela história clínica, averiguação do mecanismo de trauma, quando houver, e conhecimento da anatomia e biomecânica normal das estruturas envolvidas.

O joelho apresenta três compartimentos: medial, lateral e central. Suas formas incongruentes associadas ao alto grau de liberdade de movimento (três translações: medial-lateral, anterior-posterior e proximal-distal; três rotações: flexão-extensão, rotação interna-rotação externa, varo-valgo) conferem pouca estabilidade a esta articulação do tipo gínglimo complexo.[13,79]

A estabilização do joelho é realizada de forma passiva e ativa com uma interdependência entre as mesmas. As estruturas passivas são constituídas pela arquitetura óssea, cápsula, ligamentos e meniscos. As estruturas ativas são os músculos da coxa e da perna. A classificação mais difundida para os estabilizadores do joelho foi proposta por Nicholas:[68]

- *Complexo central*: ligamentos cruzados anterior (LCA) e posterior (LCP), meniscos medial e lateral.
- *Complexo medial*: ligamento colateral tibial, ligamento colateral fibular, cápsula posteromedial, músculos semimembranáceo, sartório, grácil e semitendíneo.
- *Complexo lateral*: trato iliotibial, ligamento colateral fibular, músculo poplíteo e músculo bíceps femoral.

■ ESTRUTURAS ÓSSEAS

As superfícies articulares são compostas pelos côndilos do fêmur, da tíbia, pela patela e pela articulação tibiofibular proximal. O fêmur inclina-se medialmente ao joelho, enquanto a tíbia é quase vertical. Os côndilos que formam a extremidade distal do fêmur são assimétricos, convergem-se anteriormente e possuem um formato trapezoidal; o côndilo femoral medial é maior quando visto de uma perspectiva distal para proximal e tem maior superfície articular, apesar de ser mais estreito que o côndilo femoral lateral. Possui curvatura mais simétrica, e seu eixo longo está inclinado 22 graus em relação ao plano sagital. O côndilo femoral lateral é menor quando visto de uma perspectiva distal para proximal e tem menor superfície articular, apesar de ser mais largo que o côndilo femoral medial. Possui curvatura com raio crescente posteriormente quando observado por uma perspectiva lateral sendo, portanto, mais assimétrico que o côndilo femoral medial. Seu eixo longo é discretamente maior e está mais orientado com o plano sagital do que o côndilo femoral medial, tendo, portanto, o aspecto anterior mais proeminente. Entre os côndilos femorais anteriormente, encontra-se um sulco denominado tróclea, ela se localiza discretamente lateral em relação ao meio dos côndilos. Na região posterior, entre os côndilos femorais, encontra-se a fossa intercondilar, cujo teto forma um ângulo de 40° posteriormente com o eixo da diáfise femoral. A largura da fossa intercondilar é crescente de distal para proximal, variando de 1,8 a 2,3 cm. A altura da fossa intercondilar alcança seu maior valor na porção central (2,3 cm), decrescendo proximalmente (1,3 cm) e distalmente (1,8 cm).[23,45,48]

O côndilo femoral lateral possui um pequeno sulco em que se origina o tendão do músculo poplíteo e separa o epicôndilo lateral da linha articular. No epicôndilo lateral se origina o ligamento colateral fibular. O côndilo femoral medial possui o tubérculo dos adutores em que se insere o músculo adutor magno. O epicôndilo medial localiza-se anterior e distal ao tubérculo dos adutores e possui a forma de uma saliência em C com um sulco central. Deste sulco se origina o ligamento colateral tibial. O eixo transepicondilar é traçado entre o sulco central do epicôndilo medial e a proeminência do epicôndilo lateral. Ele apresenta-se rodado externo em relação a uma linha tangente aos côndilos posteriores. Essa rotação externa normalmente é de 3,5 graus nos homens e 1 grau nas mulheres.[9]

A patela é o maior osso sesamoide do corpo. Ela possui formato relativamente triangular com o polo proximal mais amplo que o distal. As fibras do tendão quadricipital envolvem-na anteriormente e fundem-se com as fibras do ligamento patelar distalmente. No aspecto posterior da patela temos os 3/4 superiores, formando a porção articular, e o 1/4 inferior, formando a porção extra-articular em que se localiza a gordura de Hoffa e por onde penetram alguns pedículos vasculares. Ainda em relação ao aspecto posterior da patela, ele é dividido por uma crista vertical, resultando em duas facetas principais: faceta medial e faceta lateral. Essas duas facetas principais podem ser divididas em três terços cada, resultando em seis facetas. A sétima faceta ou faceta ímpar tem localização medial proximal. Normalmente a faceta medial é menor e suavemente convexa, a faceta lateral é maior e possui uma convexidade sagital e uma concavidade coronal.[13,79]

As superfícies articulares do fêmur e da tíbia não são congruentes. Na região medial a articulação do fêmur com a tíbia é semelhante a uma roda sobre uma superfície plana. Na região lateral, a articulação do fêmur com a tíbia é ainda mais incongruente, sendo semelhante a uma roda sobre uma abóboda.[55]

O platô tibial medial é quase achatado e de aspecto posterior quadrado, sendo maior que o platô tibial lateral, que é convexo. Ambos os platôs têm inclinação de 3 a 10° posteriormente em relação à diáfise da tíbia no plano sagital (*slope* tibial) e também encontram-se deslocados posteriormente à diáfise (em retroposição). Na porção mediana da tíbia encontra-se uma eminência denominada espinha tibial. Na região anterior da espinha tibial localiza-se uma depressão, a fossa intercondilar anterior, em que se inserem de anterior para posterior: o corno anterior do menisco medial, o ligamento cruzado anterior e o corno anterior do menisco lateral. Atrás da fossa intercondilar anterior da tíbia (ainda parte da espinha tibial) localizam-se o tubérculo medial e o tubérculo lateral, divididos pelo sulco intertubercular. O tubérculo medial (espinha medial) é maior, mais anterior e projeta-se mais proximalmente que o tubérculo lateral (espinha lateral). Os tubérculos NÃO são o local de inserção dos ligamentos cruzados e dos meniscos, eles funcionam como estabilizadores laterolaterais para essas estruturas.[19,64]

A fossa intercondilar posterior da tíbia (também ainda parte da espinha tibial), localizada atrás dos tubérculos, é o local de inserção, de anterior para posterior: do corno posterior do menisco lateral e do corno posterior do menisco medial. O ligamento cruzado posterior insere-se mais posterior e distalmente (1 cm distal à superfície articular tibial posterior) na margem da tíbia, entre os côndilos.[7]

Na região anterior da tíbia encontra-se a tuberosidade anterior da tíbia, em que se insere o tendão patelar. A 2 a 3 cm lateral à tuberosidade anterior da tíbia localiza-se o tubérculo de Gerdy, em que se insere a banda iliotibial.[13,79]

A articulação tibiofibular proximal é uma articulação sinovial do tipo plana. A fíbula articula-se com a tíbia na região posterolateral da metáfise. A cabeça da fíbula, anterior ao processo estiloide, é o local de inserção do ligamento colateral fibular. O processo estiloide da fíbula projeta-se proximal e posteriormente e é o local de inserção do tendão do bíceps femoral, ligamento fabelofibular, ligamento arqueado e ligamento fibulopoplíteo.[13,79,82]

A patela foi inicialmente dividida em três tipos morfológicos segundo Wiberg: tipo 1) facetas medial e lateral praticamente iguais (10%); tipo 2) faceta lateral maior que a medial em uma proporção de 3:2 (65%); tipo 3) faceta medial quase inexistente (25%).[93] Os tipos 1 e 2 são mais estáveis. Posteriormente, a patela foi morfologicamente dividida em mais três tipos resultando em seis tipos segundo Wiberg e Baumgartl continuando com a estabilidade associada apenas aos tipos 1 e 2: tipo1, tipo 2, tipo 2/3 – transição do tipo 2 para o tipo 3, tipo 3, tipo 4 – faceta medial inexistente, tipo boina de caçador.[93,7]

A patela articula-se com a tróclea femoral de maneira imperfeita e o contato entre esses dois ossos varia durante a flexão-extensão. A área de contato patelar nunca excede 1/3 da sua superfície articular. Com 10 a 20 graus de flexão o polo distal da patela faz o primeiro contato com a tróclea. As facetas fazem o primeiro contato com 30 graus de flexão. A maior área de contato ocorre em 45 graus de flexão englobando as porções centrais das facetas medial e lateral. À medida que aumenta a flexão a área de contato na patela desloca-se para proximal e medial. Com 90 graus de flexão o contato desloca-se para a região proximal das facetas medial e lateral. Acima de 90 graus de flexão a área de contato separa-se entre as facetas medial e lateral. A faceta ímpar faz contato com o fêmur apenas nos graus extremos de flexão.[9,10]

■ COMPLEXO CENTRAL

Formado pelos ligamentos cruzados anterior (LCA) e ligamento cruzado posterior (LCP), ligamentos meniscofemorais anterior (Humphrey) e posterior (Wrisberg), menisco medial e lateral (Fig. 1).

O LCA possui duas bandas, uma posterolateral que fica tensa em extensão e uma anteromedial, mais robusta, que fica tensa em flexão. O ligamento origina-se na superfície posteromedial do côndilo femoral lateral em forma de semicírculo com pouco menos de 2 cm² de área. A crista intercondilar lateral, popularmente conhecida como "crista do residente", representa o limite anterior (na posição anatômica) da inserção femoral, tendo uma angulação de 30-35° com o longo eixo do fêmur. Entre as inserções femorais das bandas posterolateral e anteromedial encontra-se a crista bifurcada. O LCA insere-se na tíbia em forma de leque, na área intercondilar anterior, entre os tubérculos tibiais (espinhas) medial e lateral e entre as fixações anteriores dos meniscos com seu centro estando

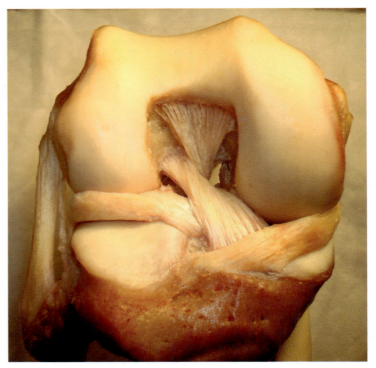

Figura 1. Anatomia central do joelho.

discretamente anterior à borda posterior do corno anterior do menisco lateral. Apresenta em média 38 mm de comprimento e 11 mm de largura.[11,27,79]

O LCP origina-se na face lateral do côndilo femoral medial em posição mais distal e verticalizada que o LCA ocupando uma área semicircular com pouco mais de 2 cm². Insere-se na região intercondilar posterior mediana da tíbia aproximadamente 1 cm distal à superfície do platô tibial. Tem em média 38 mm de comprimento e largura de 13 mm, sendo muito mais robusto que o LCA. Também é composto por duas bandas: uma anterolateral, mais espessa, que tensiona em flexão, e uma posteromedial que tensiona em extensão.[3,75]

Os ligamentos cruzados são estruturas intra-articulares e extrassinoviais. O LCA e o LCP são os restritores primários da translação anterior e posterior, respectivamente e atuam como restritores secundários ao varo e principalmente ao valgo, sendo esse efeito potencializado nas lesões dos complexos lateral e medial. Seu suprimento sanguíneo provém da artéria genicular média do joelho.[13,79]

Os ligamentos meniscofemorais anterior (Humphrey) e posterior (Wrisberg) estabilizam o corno posterior do menisco lateral e impedem seu encarceramento, além de contribuírem como restritores secundários da translação posterior com até 28% da resistência à translação posterior na gaveta posterior com o LCP íntegro, aumentando para 70% com o LCP lesado.[2]

Os meniscos são estruturas fibrocartilaginosas com formato semilunar, interpostas entre o côndilo femoral e o côndilo tibial. São ancorados à cápsula articular e ligados à tíbia pelo ligamento coronário (ou meniscotibial). Cobrem de 1/2 a 2/3 da superfície articular da tíbia. Apresentam colágeno tipo I em 75% da sua composição, sendo a maioria das fibras dispostas longitudinalmente interligadas por uma menor quantidade de fibras radias, verticais e oblíquas, também sendo composto por água, glicosaminoglicanos e proteoglicanos que conferem suas propriedades viscoelásticas (Fig. 2).[63]

O menisco medial é uma estrutura em forma de C, com raio maior que o menisco lateral, abrangendo cerca de ½ da superfície articular do côndilo medial tibial e com o corno posterior mais largo que o anterior. O menisco lateral tem forma mais circular abrangendo 2/3 da superfície articular do côndilo lateral tibial. Os cornos anteriores de ambos os meniscos encontram-se unidos pelo ligamento intermeniscal ou transverso.

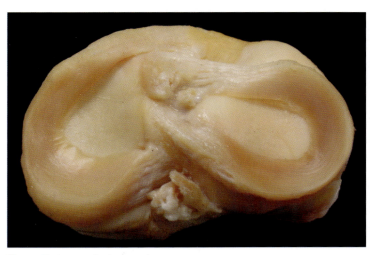

Figura 2. Anatomia dos meniscos.

Os meniscos são corpos amplamente avascularizados, exceto nas proximidades de sua inserção capsular. A irrigação meniscal do plexo sinovial capsular é proveniente principalmente das artérias geniculares superiores e inferiores mediais e laterais. O plexo capilar perimeniscal que avança pelos tecidos sinovial e cápsula aprofunda-se de 10 a 30% da largura do menisco medial e de 10 a 25% da largura do menisco lateral, sendo o 1/3 mais periférico denominado zona vermelha-vermelha, o 1/3 intermediário zona vermelho-branca e o 1/3 central zona vermelha.[4,17]

Têm as funções principais de absorver carga e melhorar a distribuição da mesma, aumentando a superfície de contato e a congruência articular do fêmur com a tíbia, sendo sua ausência ou diminuição associada à degeneração articular. Também atuam auxiliando a distribuição e circulação do líquido sinovial além de o corno posterior do menisco medial ser um importante restritor da translação anterior, principalmente na vigência de um LCA lesado.[6,25,40,49,61,91]

■ COMPLEXO MEDIAL

Para entender a anatomia do complexo ligamentar medial do joelho é necessário dividir toda a região medial. Warren e Marshall em 1979,[92] definiram todo o complexo periférico medial em três camadas. Para facilitar o entendimento dessa estratificação, progride-se de superficial para profundo ao mesmo tempo que de anterior para posterior (Fig. 3).

A primeira camada é constituída pela fáscia do sartório.[92]

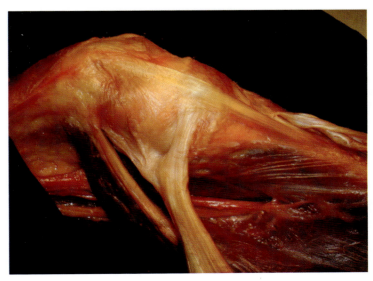

Figura 3. Anatomia medial.

A segunda camada é constituída pelo ligamento colateral tibial superficial, também englobando o ligamento patelofemoral medial.[92]

A terceira camada é constituída pelo ligamento colateral tibial profundo, o ligamento oblíquo posterior (LOP) e a cápsula articular, sendo essa reforçada nessa região pelas cinco inserções do músculo semimembranoso. O LOP nada mais é do que um espessamento da cápsula na região posteromedial do joelho, sendo importante diferenciá-lo do ligamento poplíteo oblíquo que é uma expansão do músculo semimembranoso envolvendo toda a região posterior do joelho, avançando de medial para lateral.[92]

O ligamento colateral tibial também é conhecido como ligamento colateral medial (LCM).

O ligamento colateral tibial superficial tem sua origem no epicôndilo medial (justaproximal e posterior) e insere-se em duas regiões diferentes da tíbia, a mais proximal a 1 cm da articulação, e a mais distal 6 cm abaixo da interlinha articular. Ele é composto por fibras paralelas anteriores que permanecem tensas durante todo o arco de movimento e fibras oblíquas posteriores que ficam tensas em extensão; dessa forma o ligamento permanece tenso durante todo o arco de movimento do joelho. Esse ligamento é um restritor primário do valgo, principalmente em razão de sua porção proximal, sendo responsável por 78% dessa resistência a 25° de flexão e 57% dela em 5° de flexão. Além disso, à custa da sua porção distal, este ligamento é o restritor primário da rotação externa com o joelho a 30° de flexão. O LCM superficial também atua como restritor primário da rotação interna em todos os graus de flexão do joelho, em virtude principalmente da sua porção distal. Resumindo, o LCM superficial é o restritor primário do valgo e da rotação interna em todos os graus de flexão e o restritor primário da rotação externa com o joelho em 30° de flexão.[32,52,78,84] É justamente por esse papel de restritor à rotação externa que pode ocorrer um *dial test* positivo à custa de uma lesão do LCM em vez da clássica lesão do complexo posterolateral, sendo necessário avaliar se a subluxação tibial responsável pelo aumento da rotação externa se dá de maneira posterolateral, anteromedial ou ambas, para realizar o correto diagnóstico das estruturas lesadas como será mencionado mais à frente nos tópicos envolvendo o *dial test*.[18,31,73]

O ligamento colateral tibial profundo tem sua origem também no epicôndilo medial, porém 1 cm distal à origem do ligamento colateral tibial superficial inserindo-se 4 mm distal à interlinha articular, sendo dividido na porção meniscofemoral e porção meniscotibial. Ele atua como um restritor secundário do valgo, da rotação interna e da rotação externa.[31,32,50,52,84]

O ligamento patelofemoral medial tem sua origem na junção do 1/3 proximal com o 1/3 médio da borda medial da patela e inserção 1 cm posterior ao epicôndilo medial e 1cm distal ao tubérculo dos adutores. Ele é o principal restritor estático do deslocamento lateral da patela, contribuindo com 50 a 60% da restrição lateral de 0° a 30° de flexão do joelho.[13,21,79]

O LOP é o espessamento capsular na região posteromedial do joelho desde as inserções do semimembranoso na tíbia até o tubérculo do gastrocnêmio medial no fêmur (discretamente distal e anterior ao tubérculo) tendo três braços: capsular, central (principal) e superficial. Ele atua como restritor primário da rotação interna. Também funciona como restritor secundário da rotação externa, sendo que, na presença de lesão do mesmo, ocorrerá a subluxação anteromedial da tíbia, também conhecida como instabilidade anteromedial rotatória que acarreta aumento da rotação externa tibial. Portanto, a rotação externa patológica secundária à lesão do LOP manifesta-se como uma subluxação tibial anteromedial. Por essa sua característica, um dos testes mais importantes para avaliação da integridade do LOP é o teste da gaveta anterior com o pé em rotação externa, que diferencia uma lesão isolada do LCM de uma lesão do LOP associada à lesão do LCM (neste último caso o teste da gaveta anterior com o pé em rotação externa será positivo), descrito no tópico *Semiologia – avaliação LCM e complexo posteromedial*. O LOP é também um restritor secundário da translação tibial posterior, principalmente com o joelho próximo à extensão, diminuindo essa contribuição com o aumento da flexão.[31,50,52,71,74,78]

■ COMPLEXO LATERAL

Seebacher *et al.*, em 1982,[80] dividiram topograficamente todo o complexo periférico lateral em três camadas, progredindo de superficial para profundo, sendo acrescentadas algumas modificações à descrição do trabalho inicial ao longo do tempo por outros autores em diferentes publicações (Fig. 4).

A primeira camada é constituída pela fáscia lata, trato iliotibial e bíceps, contendo também o nervo fibular.[80]

A segunda camada consiste no retináculo lateral da patela, mais bem definido, em 1980, por Fulkerson e Gossling[28] em duas subcamadas, uma mais superficial, envolvendo as fibras oblíquas do retináculo e uma mais profunda contendo, de proximal para distal: o ligamento patelofemoral lateral ou ligamento patelofemoral transverso, as fibras transversas do retináculo e o ligamento patelotibial ou patelomeniscal.[28,80]

A terceira camada, além de seguir a orientação de superficial para profundo, também progride de anterior para posterior constituindo-se na sequência dos seguintes componentes: ligamento colateral fibular, ligamento fabelofibular, ligamento arqueado, ligamento popliteofibular e cápsula. A saber, a terceira camada é dividida em duas subcamadas separadas pela artéria genicular lateroinferior, sendo que a subcamada superficial contém o ligamento colateral fibular e o ligamento fabelofibular, e a subcamada profunda contém o ligamento arqueado, o ligamento fibulopoplíteo e a cápsula.[80]

O ligamento colateral fibular também é conhecido como ligamento colateral lateral (LCL).

Na literatura existe certa controvérsia a respeito do ligamento arqueado e do ligamento popliteofibular. Normalmente, os autores que reconhecem a presença do ligamento popliteofibular descrevem o ligamento arqueado como sendo composto pelo o que é reconhecido hoje como ligamento fabelofibular em associação ao ramo capsular da cabeça curta do bíceps. Já os autores que não reconhecem a presença do ligamento popliteofibular costumam chamar esse ligamento de ligamento arqueado. Nos trabalhos em que é citada a presença das duas estruturas, o ligamento arqueado é descrito como sendo superficial ao ligamento fibulopoplíteo. Para entender melhor o que é o ligamento arqueado, deve-se compreender a anatomia insercional do tendão poplíteo com seus três ramos: um para o fêmur (18,5 mm anterior e distal à origem do ligamento colateral fibular no epicôndilo lateral), um para a fíbula e um para o menisco lateral no hiato poplíteo. O ligamento arqueado pode ser entendido como a membrana anterior que constitui a junção do ramo femoral, meniscal e por vezes fibular das inserções do tendão poplíteo. O ligamento fibulopoplíteo por sua vez é uma estrutura em forma de cordão que liga o processo estiloide da fíbula ao tendão poplíteo, estando profundo e recoberto pelo ligamento arqueado em forma de leque.[10,26,53,60,80,86]

O complexo posterolateral propriamente dito é classicamente composto e definido pelo ligamento colateral fibular, ligamento fibulopoplíteo e tendão do poplíteo. Cabe ressaltar, que em muitos trabalhos, conforme já foi mencionado, o ligamento arqueado ou complexo arqueado (composto por: ligamento popliteofibular, ligamento fabelofibular, fascículos popliteomeniscais e ramo capsular da cabeça curta do bíceps) toma o lugar do ligamento popliteofibular. Este complexo também é reforçado pelo gastrocnêmio lateral, bíceps e trato iliotibial.[10,26,53,60,80,86]

O ligamento colateral fibular origina-se no epicôndilo lateral e insere-se na região anterior da cabeça da fíbula fora do processo estiloide, sendo um erro clássico e comum atribuir a inserção deste ligamento ao processo estiloide. Este ligamento fica tenso em extensão e é um restritor primário do varo e secundário da rotação externa e da translação posterior.[60]

O ligamento fibulopoplíteo origina-se no processo estiloide da fíbula e insere-se no tendão do poplíteo. Ele atua como restritor primário da rotação externa e secundário da translação posterior e do varo.[60]

O tendão do poplíteo origina-se na região posteromedial da tíbia proximal e insere-se no sulco do poplíteo no fêmur (18,5 mm anterior e distal ao ligamento colateral fibular), estando localizado profundo ao ligamento colateral fibular. Ele é um restritor primário da rotação externa e secundário da translação posterior e do varo.[53,60]

Ainda contribuem na estabilização posterolateral o músculo gastrocnêmio lateral, o músculo biceps e o trato iliotibial.

■ LIGAMENTO ANTEROLATERAL

Recentemente é relatada ênfase a uma estrutura há tempos já conhecida no joelho, embora pouco estudada e com diversas nomenclaturas, porém nenhuma que a definia tão bem como a de ligamento anterolateral, inicialmente proposta por Vieira *et al.*[89]

Foi descrito pela primeira vez por Segond, em 1879,[81] ainda antes da descoberta dos raios X como sendo uma banda fibrosa originada no fêmur e com inserção posterior ao tubérculo de Gerdy na tíbia que resistia à rotação interna forçada. Mais tarde, inspirados nos trabalhos biomecânicos de Hughston, Woods *et al.*,[94] Goldman *et al.*[30] e Hess *et al.*[39] atribuíram a fratura de Segond ao aspecto patognomônico da lesão do LCA.

Com base nos trabalhos mais recentes, sabe-se hoje que o ligamento anterolateral está quase sempre presente nos joelhos (97% frequência). É uma estrutura fibrosa distinta macroscópica e histologicamente da cápsula articular. Insere-se em torno de 5 mm distal à superfície articular tibial posteriormente ao tubérculo de Gerdy a meia distância entre este e a cabeça da fíbula. Localiza-se na terceira camada do complexo lateral, justaposterior à cápsula articular anterolateral. Tensiona-se da extensão para flexão (ainda não sabendo-se ao certo em qual ângulo de flexão se encontra mais tenso), com a rotação interna da tíbia e também com a translação anterior da tíbia, sendo justamente por isso creditado o aumento importante

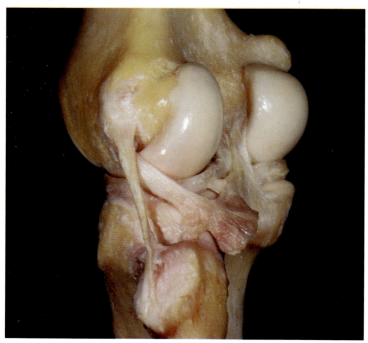

Figura 4. Anatomia posterolateral.

do *pivot shift* à lesão do ligamento anterolateral e sua profunda relação com a lesão do LCA. Aparentemente é um restritor primário da rotação interna da tíbia, também tendo papel na restrição da translação anterior tibial. Um ponto ainda controverso é a origem desse ligamento, sendo descrito por Vincent et al.[89] como justa-anterior à inserção femoral do poplíteo e descrito por Claes et al.[15], e Helito et al.[38] como justa-anterior à origem femoral do ligamento colateral fibular.

■ MÚSCULOS

Os principais movimentos da articulação do joelho são de flexão-extensão, porém também existem os movimentos de rotações externa e interna proporcionados pela musculatura. Como exposto anteriormente devemos lembrar que o joelho possui seis graus de movimento, sendo três translações (medial-lateral, anterior-posterior e proximal-distal) e três rotações (flexão-extensão, rotação interna-rotação externa, varo-valgo).

Os principais músculos responsáveis pelos movimentos da articulação do joelho são apresentados no Quadro 1.[67]

O músculo quadríceps é composto pelos músculos reto femoral, vasto lateral, vasto medial e vasto intermédio.

O músculo reto femoral possui duas cabeças, corresponde a 15% da área de secção transversa do quadríceps e se estreita para um tendão a 5-8 cm do polo proximal da patela. Suas fibras se inserem em uma direção praticamente perpendicular à diáfise femoral. O músculo vasto lateral possui uma expansão fibrosa que se funde com o retináculo lateral da patela, suas fibras se inserem 14° (varia de 6 a 45°) obliquamente em relação à diáfise femoral. O músculo vasto medial possui uma porção mais distal que se origina do tendão do músculo adutor magno, formando o músculo vasto medial oblíquo. A expansão fibrosa do músculo vasto medial funde-se com o retináculo medial da patela. As fibras do músculo vasto medial se inserem com 55° (varia de 28 a 70°) de obliquidade em relação à diáfise femoral. O músculo vasto intermédio parcialmente se funde

Quadro 1. Principais músculos responsáveis pelos movimentos da articulação do joelho

Flexão

Músculo	Origem	Inserção	Inervação
Semimembranoso	Tuberosidade isquiática	Parte posterior do côndilo medial da tíbia	Nervo tibial
Semitendíneo	Tuberosidade isquiática	Face medial da parte superior da tíbia	Nervo tibial
Bíceps femoral	Cabeça longa: tuberosidade isquiática Cabeça curta: lábio lateral linha áspera e linha supracondilar lateral	Cabeça da fíbula	Cabeça longa: nervo tibial Cabeça curta: nervo fibular
Grácil	Corpo e ramo inferior do púbis	Parte superior da face medial da tíbia	Nervo obturatório
Sartório	Espinha ilíaca anterossuperior	Parte superior da face medial da tíbia	Nervo femoral
Poplíteo	Face lateral côndilo lateral fêmur e menisco lateral	Face posterior da tíbia acima da linha do sóleo	Nervo tibial

Extensão

Músculo	Origem	Inserção	Inervação
Reto femoral (quadríceps)	Espinha ilíaca anteroinferior e sulco acima do acetábulo	Base da patela e tuberosidade anterior da tíbia através do ligamento patelar	Nervo femoral
Vasto lateral (quadríceps)	Trocanter maior e lábio lateral da linha áspera do fêmur	Base da patela e tuberosidade anterior da tíbia através do ligamento patelar	Nervo femoral
Vasto intermédio (quadríceps)	Faces anterior e lateral da diáfise do fêmur	Base da patela e tuberosidade anterior da tíbia através do ligamento patelar	Nervo femoral
Vasto medial (quadríceps)	Linha intertrocantérica e lábio medial da linha áspera do fêmur	Base da patela e tuberosidade anterior da tíbia através do ligamento patelar	Nervo femoral
Tensor fáscia lata	Espinha ilíaca anterossuperior	Banda iliotibial que se fixa no tubérculo de Gerdy na tíbia	Nervo glúteo superior

Rotação interna da tíbia sob o fêmur

Músculo	Origem	Inserção	Inervação
Poplíteo	Face lateral, côndilo lateral, fêmur e menisco lateral	Face posterior da tíbia acima da linha do sóleo	Nervo tibial
Semimembranoso	Tuberosidade isquiática	Parte posterior do côndilo medial da tíbia	Nervo tibial
Semitendíneo	Tuberosidade isquiática	Face medial da parte superior da tíbia	Nervo tibial
Sartório	Espinha ilíaca anterossuperior	Parte superior da face medial da tíbia	Nervo femoral
Grácil	Corpo e ramo inferior do púbis	Parte superior da face medial da tíbia	Nervo obturatório

Rotação externa da tíbia sob o fêmur

Músculo	Origem	Inserção	Inervação
Bíceps femoral	Cabeça longa: tuberosidade isquiática Cabeça curta: lábio lateral linha áspera e linha supracondilar lateral	Cabeça da fíbula	Cabeça longa: nervo tibial Cabeça curta: nervo fibular

ao músculo vasto medial, suas fibras se inserem em uma direção praticamente perpendicular à diáfise femoral.[76]

O tendão do quadríceps é uma estrutura trilaminar que distalmente se insere na patela através de uma expansão que passa anteriormente à patela.[76]

A principal função do quadríceps é desacelerar a flexão do joelho durante a marcha através da contração excêntrica, além disso ele também tem a função de estender o joelho.

O tendão patelar possui aproximadamente 5 cm de comprimento, originando-se da região distal da patela na depressão da superfície posterior e margens adjacentes e inserindo-se na tuberosidade anterior da tíbia. As fibras superficiais são contínuas anteriormente na patela com as fibras do tendão quadricipital.

O quadríceps normalmente forma um ângulo valgo com o tendão patelar, resultando em uma tendência ao deslocamento lateral da patela durante sua contração. Essa angulação é denominada ângulo Q e pode ser traçado pela junção de duas linhas: a primeira, da espinha ilíaca anterossuperior ao centro da patela, e a segunda, do centro da patela à tuberosidade anterior da tíbia. O ângulo Q médio é de 14° nos homens e 17° nas mulheres.[1]

Quando a perna é totalmente estendida, o joelho "trava" (screw-home), em razão da rotação interna do fêmur sobre a tíbia, transformando o membro inferior em uma coluna sólida para a sustentação de peso. Para "destrancar" o joelho, o músculo poplíteo contrai, causando uma rotação lateral do fêmur sobre a tíbia, permitindo assim o início da flexão.[67] O músculo poplíteo possui um forte tendão com aproximadamente 2,5 cm de comprimento coberto pela membrana sinovial que passa pela porção medial do ligamento arqueado e forma uma inserção triangular na linha poplítea da superfície posterior da tíbia, na cabeça da fíbula, no ligamento arqueado e no menisco lateral.[62]

Posteriormente no joelho a musculatura é a principal responsável pelos limites da fossa poplítea que consistem no bíceps lateralmente, no semimembranoso e pata de ganso medialmente, duas cabeças dos gastrocnêmios medial e lateral distalmente. O teto da fossa é formado pela fáscia profunda, e o assoalho é formado pela superfície poplítea femoral, cápsula posterior e músculo poplíteo.

Na região posterior do joelho ainda encontramos o músculo plantar que se origina na linha supracondilar lateral do fêmur, profundo à cabeça lateral do músculo gastrocnêmio, cursando na forma de um fino e longo tendão profundamente à cabeça medial do músculo gastrocnêmio e se insere na região medial do calcâneo. Pode estar ausente em 7% da população.[20]

INERVAÇÃO

A inervação do joelho pode ser dividida em dois grupos principais: grupamentos anterior e posterior.

O grupamento posterior é constituído pelo ramo articular posterior do nervo tibial e ramo articular posterior do nervo obturador.

O nervo tibial origina-se do nervo ciático aproximadamente na metade da coxa e se direciona para a fossa poplítea envolvida pela gordura abaixo da fáscia profunda, distalmente cursa entre as cabeças dos músculos gastrocnêmios medial e lateral. Emite o nervo sural, um ramo cutâneo que corre superficialmente aos gastrocnêmios. Emite ramos musculares para os músculos gastrocnêmios medial e lateral, plantar, solear e poplíteo. Emite vários ramos articulares, dentre eles o principal é o ramo articular posterior que se origina na fossa poplítea, direciona-se lateralmente envolvendo os vasos poplíteo e junta-se ao plexo poplíteo que penetra no ligamento poplíteo oblíquo para inervar a cápsula posterior, as porções perimeniscais da cápsula (inervação meniscal penetra apenas no seu 1/3 externo) e a membrana sinovial que recobre os ligamentos cruzados.[46]

A divisão posterior do nervo obturador segue junto à artéria femoral na fossa poplítea e junta-se ao plexo tibial, contribuindo assim com a inervação da cápsula e meniscos.[46]

O grupamento anterior é constituído pelos ramos articulares do nervo femoral, nervo fibular comum e nervo safeno.

A cápsula e os ligamentos das regiões anteromedial e anterolateral são inervados principalmente pelos ramos articulares dos nervos que suprem o quadríceps, sendo, portanto, ramos do nervo femoral.

O nervo safeno se origina de uma divisão posterior do nervo femoral, percorre o canal subsartorial e penetra a fáscia profunda na região medial entre os tendões do sartório e do grácil, dando origem a dois ramos: ramos infrapatelar e sartorial. O ramo infrapatelar do nervo safeno atravessa o músculo sartório e se junta ao plexo patelar que inerva a cápsula anteromedial, o tendão patelar e a pele anteromedial do joelho. O ramo sartorial do nervo safeno é mais distal que o ramo infrapatelar e acompanha a veia safena magna na região medial da perna.[46]

O plexo patelar localiza-se em frente à patela e ao tendão patelar e é formado pelas comunicações terminais dos nervos cutâneos medial, lateral e intermédio, juntamente com o ramo infrapatelar do nervo safeno. Como já foi mencionado, o plexo patelar inerva a cápsula anteromedial, o tendão patelar e a pele anteromedial do joelho.[46]

O nervo fibular comum penetra na fossa poplítea lateralmente ao nervo tibial, e se dirige distalmente junto à porção medial do tendão do bíceps, passando entre esse tendão e a cabeça lateral do gastrocnêmio distal e posteriormente à cabeça da fíbula, abraçando o colo fibular em seu aspecto lateral em uma topografia superficial. Penetra o músculo fibular longo onde se divide em nervo fibular superficial e nervo fibular profundo. Os ramos cutâneos do nervo fibular comum são o nervo comunicante sural e um pequeno ramo cutâneo para a região anterolateral da perna. Os ramos articulares do nervo fibular comum são o nervo articular lateral que inerva a cápsula inferolateral e o ligamento colateral lateral, e o nervo fibular recorrente que penetra a região anterolateral do joelho.[46]

SUPRIMENTO SANGUÍNEO

A pele da região anterior do joelho é suprida por vasos cutâneos diretos, vasos musculocutâneos e vasos septocutâneos ou intermusculares. O fluxo sanguíneo possui dois padrões principais: distribuição perfurante randômica e distribuição axial. Os vasos perfurantes, após perfurarem a fáscia profunda, em direção à superfície, percorrem trajetos paralelos à pele na camada de tecido areolar frouxo entre a fáscia profunda e gordura subcutânea, formando o plexo fascial através de ramos comunicantes. Ramos do plexo fascial atravessam o tecido subcutâneo e se anastomosam com outros vasos, formando o plexo subdérmico. Em virtude dessa conformação irrigatória o plano cirúrgico na região anterior do joelho deve ser subfascial, evitando criar retalhos de pele e tecido subcutâneo em virtude do alto risco de necrose.[14,35,36] A contribuição vascular para a anastomose anterior do joelho no plexo fascial provém em maior parte do lado medial do que do lado lateral, principalmente pela artéria safena e artéria genicular descendente, ramos da artéria femoral superficial.[16]

O suprimento sanguíneo do joelho é derivado principalmente da artéria femoral, que, antes de entrar no hiato adutor, emite a artéria genicular descendente. A artéria genicular descendente origina o ramo safeno que se anastomosa à artéria genicular medial inferior após passar pelo sartório, o ramo articular que se anastomosa à artéria genicular lateral superior após percorrer o vasto medial e o ramo profundo oblíquo ao longo da porção medial do fêmur.[67,79]

A artéria poplítea sai do canal de Hunter e penetra na fossa poplítea entre os terços médio e distal do fêmur proximalmente envolta por uma camada de gordura e distalmente em direto contato com o ligamento posterior oblíquo, dividindo-se em artéria tibial anterior e artéria tibial posterior na borda inferior do músculo poplíteo. A artéria poplítea origina diversos ramos musculares e cinco ramos articulares: artéria genicular média, artéria genicular lateral superior, artéria genicular medial superior, artéria genicular lateral inferior e artéria genicular medial inferior. A artéria genicular média perfura o ligamento posterior oblíquo para irrigar a cápsula posterior e as estruturas intracapsulares, emitindo ramos ligamentares que perfuram o sinóvio e formam um plexo, que irriga tanto o ligamento cruzado anterior, quanto o ligamento cruzado posterior (ambos também podem receber ramos da artéria genicular inferior). Ramos das artérias geniculares inferiores formam uma rede capilar no coxim de gordura anterior que irriga o coxim gorduroso, a cavidade sinovial e o tendão patelar. Como veremos adiante, a irrigação meniscal é estritamente periférica (aproximadamente 30%) e derivada principalmente da artéria genicular lateral superior e da artéria genicular lateral inferior.[67,79]

A anastomose anterior do joelho é formada pelas quatro artérias geniculares superiores e inferiores, ramos da artéria genicular descendente, ramo descendente da artéria circunflexa femoral lateral e ramos recorrentes da artéria tibial anterior, formando um círculo em torno da patela com vasos nutrientes, ascendendo do polo inferior da patela e dirigindo-se proximalmente através de sulcos na superfície anterior da mesma. O retináculo medial é suprido principalmente pela artéria genicular descendente e o retináculo lateral pelas artérias geniculares laterais superior e inferior. O ligamento patelar é irrigado por dois arcos anastomóticos alimentados medial e lateralmente por pedículos, além disso o ligamento patelar também recebe ramos colaterais perfurantes superiores que se anastomosam no meio do tendão com ramos colaterais perfurantes inferiores.[67,79]

A veia poplítea entra na fossa poplítea lateralmente à artéria, atravessa a fossa superficialmente à artéria e termina no hiato adutor onde se torna a veia femoral. A veia safena parva perfura o teto da fossa poplítea e drena na veia poplítea. As outras tributárias da veia poplítea correspondem aos ramos da artéria poplítea.[67,79]

■ SEMIOLOGIA – INSPEÇÃO

A inspeção do paciente é iniciada com o mesmo entrando na sala de consulta. Deve-se avaliar a marcha, se está presente, claudicação, uso de bengalas ou muletas. O restante da inspeção é realizado com as extremidades descobertas, em uma sala de exame, com boa luminosidade e de forma comparativa com o outro lado. A inspeção é dividida em duas fases: estática e dinâmica.

A inspeção estática consiste na avaliação do paciente em ortostase, analisando desvios do joelho no plano coronal: neutro, valgo ou varo. Os desvios no plano sagital incluem o flexo e o recurvo.

A inspeção dinâmica consiste na observação da marcha do paciente, avaliando-se os mesmos desvios já citados na inspeção estática. Nesse momento, diante de um paciente com mau alinhamento em varo, deve-se classificar o mesmo em:[72]

- *Varo primário*: varismo à custa de um mau alinhamento puramente ósseo decorrente da geometria tibiofemoral.
- *Duplo varo*: varismo à custa de um mau alinhamento ósseo associado à frouxidão e/ou lesão das partes moles laterais restritoras do varo, acarretando uma abertura do compartimento lateral durante a fase de apoio da marcha conhecida como flambagem ou *thrust*.
- *Triplo-varo*: varismo ósseo acrescido à frouxidão e/ou lesão das partes moles laterais restritoras do varo acrescido a um recurvato do joelho e uma rotação externa da tíbia na fase de apoio – recurvato rotação externa.

A inspeção dinâmica no plano coronal está diretamente relacionada com o momento adutor do joelho. O momento adutor (M), como todo o momento em física, é definido como sendo o produto de uma força (F) por uma distância (ou braço de alavanca D). A força em questão é a força de reação do solo ao peso do indivíduo. A distância é a distância do centro do joelho ao vetor da força. Dessa forma temos que **M**omento adutor = **F**orça reação do solo ao peso × **D**istância do centro do joelho ao vetor da força. Sendo assim, quanto mais varo for o mau alinhamento do joelho, maior será a intensidade do M, já que a F incidirá mais medialmente no joelho, aumentando, seu braço de alavanca D, acarretando maior sobrecarga medial, quanto maior for o varismo e, consequentemente, o braço de alavanca.[44]

Retornando à inspeção estática, avalia-se o trofismo muscular bilateralmente comparando-se por meio da observação e sequencialmente através da mensuração a uma fita métrica 10 cm proximal à patela com o joelho em extensão e o paciente em decúbito dorsal. A hipotrofia do grupo muscular do quadríceps e especialmente do vasto medial é comum na inspeção de uma lesão ligamentar de longa duração, lesões meniscais ou imobilização prolongada.

As alterações de pele, como feridas cutâneas e hematomas, fornecem indícios úteis para a natureza e direção da força produtora do trauma.

A presença de derrame articular e outras tumefações pode ser óbvia à inspeção e nos dar uma boa informação quanto a um derrame agudo, um tumor, um cisto de menisco e outros.

■ SEMIOLOGIA – MOBILIDADE ARTICULAR

A avaliação da mobilidade articular é executada após a inspeção e antes da palpação seletiva.[8]

Os graus de mobilidade passiva e ativa devem ser testados e documentados, sendo o valor normal de -5° a 0° para extensão e de 135° para flexão ativa.

Quando o arco do movimento fica restrito, é útil avaliar o ponto final do movimento. Se houver sensação de ponto final mole e elástico, a perda de movimento geralmente será decorrente da dor ou espasmo muscular. Se o ponto final passar uma sensação de firmemente elástico, deve-se suspeitar de um menisco preso ou corpo livre. Um ponto final firme e endurecido é compatível com aderências intra-articulares, deformidade óssea ou outra deformidade articular.[85]

Os testes de rigidez, que avaliam os encurtamentos e contraturas dos músculos flexores e extensores, são úteis para avaliar a distensibilidade desses músculos. Sabe-se que a contratura do quadríceps reduz a mobilidade da patela, podendo causar dor após o esforço físico. A retração da musculatura isquiotibial causa o aumento do ângulo poplíteo, o que pode predispor a uma dor anterior do joelho.[28]

Além de testar os graus de mobilidade passivo e ativo, a função muscular também deve ser avaliada, com testes contra a resistência. Distúrbios crônicos do joelho podem levar a achados patológicos, principalmente em tendinopatias. A tendinopatia patelar, comum em atletas de salto e corrida, apresenta, no exame físico, dor no ápice da patela, na tuberosidade anterior da tíbia e, em menor frequência, no corpo do ligamento da patela, quando testada a força muscular de extensão contra a resistência.

■ SEMIOLOGIA – PALPAÇÃO

Útil para avaliar derrame articular, pontos de dor, sinais intra-articulares (crepitação, estalidos), cicatrizes e temperatura da pele.

O derrame articular é avaliado com o paciente em decúbito dorsal. Uma compressão manual é aplicada no recesso suprapatelar. Gradua-se em quatro graus:[79]

- *Grau 1*: presença de líquido após compressão do recesso.
- *Grau 2*: discreto levantamento da patela (*lift-off*) após compressão do recesso.

- *Grau 3:* patela basculante ou sinal da tecla onde se comprime a patela com o indicador, e a mesma retorna à posição original após abaulamento inicial.
- *Grau 4:* efusão tensa não permite abaulamento da patela ao exercer pressão com o indicador.

Fenômenos intra-articulares, como a crepitação, estalidos ou estalos, quando acompanhados de dor, devem ser considerados.

A palpação envolve as proeminências ósseas, os ligamentos periféricos em suas origens, trajetos e inserções, as inserções tendíneas e o mecanismo extensor. Ela direciona melhor o local da afecção, podendo elucidar o diagnóstico, como nas tendinites patelares, em que o paciente apresentará dor no ápice da patela, ou em casos de síndrome da plica, em que se encontra a prega mediopatelar hipertrofiada e inflamada.

Deve-se sistematizar a palpação em regiões: anterior, lateral, medial, posterior; pode-se também iniciar com a palpação óssea seguida da de partes moles.

SEMIOLOGIA – AVALIAÇÃO MENISCAL

Iniciando-se pela inspeção, deve-se avaliar a hipotrofia da coxa, que é indicativo de patologia crônica. A amplitude de movimento deve ser cuidadosamente observada; a limitação da extensão total ou flexão, ou dor presente nos extremos da mobilidade são indicativos de lesão meniscal.

A palpação das interlinhas medial e lateral com o joelho em vários graus de flexão poderá ser causadora de dor, em cerca de 60 a 80% dos pacientes, sendo provavelmente a constatação mais importante do exame.

Numerosos testes para a patologia meniscal têm sido descritos com o intuito de demonstrar a lesão entre o fêmur e a tíbia durante sua mobilidade, porém eles podem causar dor dos ligamentos colaterais, quando uma lesão for aguda, dor na presença de uma lesão do LCA e/ou artrose e, ocasionalmente, dor femoropatelar, simulando uma lesão de menisco.

Teste de McMurray

É realizado com o paciente em decúbito dorsal, quadril fletido a 90° e o joelho em flexão máxima. O examinador coloca uma das mãos sobre a linha articular e, ao mesmo tempo, segura o pé com a outra mão. O pé e a tíbia são rodados externamente, para testar o menisco medial, e internamente, para testar o menisco lateral. Classicamente avaliam-se o corno posterior com a flexão máxima do joelho e as regiões mais anteriores do menisco conforme estende-se o mesmo. A palpação de um estalido na linha articular indica a positividade do teste para a lesão meniscal correspondente. A descrição inicial e clássica do teste consiste na presença apenas do estalido palpável. Porém, muitas vezes o estalido pode ser doloroso ou até mesmo ocorrer a presença apenas de dor sem o estalido diante de uma lesão meniscal (Fig. 5).[65]

Teste de Steinman

É realizado com o paciente sentado, exercendo-se a rotação externa ou interna passiva do pé e da tíbia para avaliar o menisco medial e lateral, respectivamente. A positividade do teste para lesão meniscal é demonstrada por dor na interlinha que migra posteriormente com a flexão do joelho e anteriormente com a extensão do mesmo. Costuma-se denominar o teste com o joelho fletido de Steinman 1 e o teste esticando-se o joelho de Steinman 2.[79]

Teste de Apley

É realizado em duas fases: com o paciente em posição prona e o quadril em extensão. Na primeira fase o examinador aplica uma força de compressão axial e vai flexionando o joelho gradualmente até a posição que gere dor, realizando-se a rotação externa ou interna passiva do pé e da tíbia para avaliar os meniscos medial e lateral, respectivamente. Na segunda fase, o examinador realiza a distração do joelho. Um teste positivo para lesão meniscal envolve dor na fase de compressão com melhora na fase de distração. A presença de dor que não melhore com a distração sugere artrose ou lesão ligamentar em detrimento a uma lesão meniscal (Fig. 6).[4]

Teste de Merke

É realizado com o paciente em ortostase rotacionando ativamente o corpo e a coxa sobre o joelho. A rotação interna dolorosa é positiva para lesão do menisco medial, pois causa uma rotação externa do pé e da tíbia. A rotação externa dolorosa é positiva para lesão do menisco lateral, pois causa uma rotação interna do pé e da tíbia.[79]

AVALIAÇÃO LIGAMENTAR

O exame deve ser bilateral, em uma mesa de exame, cujos lados sejam acessíveis; deve-se evitar a mesa encostada na parede, pois o joelho mais próximo da parede será inadequadamente examinado.

Costuma-se utilizar a classificação da *American Medical Association* de 1968 para as lesões ligamentares:

- *Grau 1:* lesão de um número mínimo de fibras ligamentares com dor localizada, sem instabilidade.

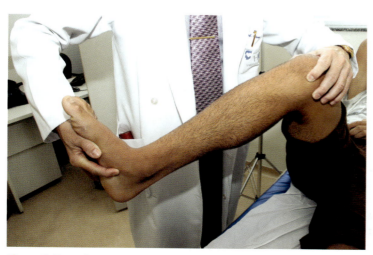

Figura 5. Teste de McMurray.

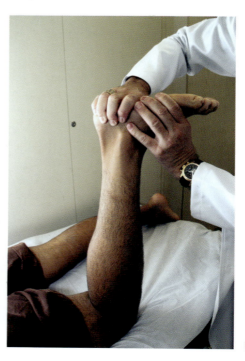

Figura 6. Teste de Apley.

- *Grau 2:* lesão de um maior número de fibras ligamentares acarretando discreta perda da função e instabilidade leve a moderada.
- *Grau 3:* lesão completa do ligamento com instabilidade importante, subdividida de acordo com a instabilidade ao teste de estresse (em relação ao membro contralateral):[13]
  - 1+: 5 mm ou menos.
  - 2+: entre 5-10 mm.
  - 3+: 10 mm ou mais.

Diversos sistemas e propostas de classificação de lesões ligamentares existem na literatura e serão abordados nos capítulos específicos.

■ AVALIAÇÃO DO LIGAMENTO CRUZADO ANTERIOR

Teste de Lachman ou *Richey test*

É realizado com o paciente em decúbito dorsal e o joelho fletido passivamente 30° (na literatura existem variações do grau de flexão do joelho em que se deve realizar o exame, sendo os valores citados de 15°, 20° e 30°). O examinador estabiliza a região supracondiliana do fêmur com uma das mãos e com a outra segurando a região posterior da tíbia proximal realiza uma translação anterior da tíbia (Fig. 7).[13,34,79,88]

Neste teste, além da graduação de negativo até 3+ (sempre em relação ao membro contralateral normal), também avalia-se a elasticidade do ponto terminal (*end point*), que, sendo firme, denota integridade do LCA ou uma lesão parcial, e, sendo mole, indica geralmente uma lesão completa do LCA.[13,79]

Teste da gaveta anterior

É realizado com o paciente em decúbito dorsal, quadril flexionado em 45° e o joelho em 90°. O examinador senta sobre o pé do paciente mantendo-o em rotação neutra, e, com as mãos colocadas na região posterior do terço proximal da tíbia, palpando os tendões flexores, assegurando que os mesmos estejam relaxados, realiza uma translação anterior da tíbia. Durante a manobra o examinador utiliza os polegares para avaliar a posição dos côndilos tibiais em relação aos côndilos femorais, graduando-se a anteriorização tibial e tendo o cuidado de partir sempre da posição reduzida do joelho que consiste no *step-off* normal de 1 cm de anteriorização do côndilo tibial medial em relação ao côndilo femoral medial, evitando-se, assim, erros diagnósticos (inferior que o paciente tem uma lesão do LCA quando na verdade está apenas reduzindo um joelho subluxado posterior em um paciente com lesão do LCP).[13,79]

Assim como no teste de Lachman, além da graduação de negativo até 3+ (sempre em relação ao membro contralateral normal), também avalia-se a elasticidade do ponto terminal (*end point*), que, sendo firme, pode estar relacionado com a integridade do LCA ou uma lesão parcial, e, sendo mole, indica geralmente a lesão completa do LCA.[13,79]

Nas lesões crônicas, uma sensação de instabilidade é a queixa predominante, e o teste da gaveta anterior costuma ser realizado com pouca ou nenhuma dor.

O teste da gaveta anterior pode apresentar resultados falso-negativos em virtude de três causas principais:

- *Primeira causa:* uma lesão aguda do LCA vem normalmente acompanhada por hemartrose e consequente sinovite reacional, dificultando a flexão do joelho a 90° por falta de relaxamento do paciente, sendo esse o principal motivo de o teste da gaveta anterior não ser o mais indicado nas lesões agudas do LCA. Nas lesões crônicas, uma sensação de instabilidade é a queixa predominante, e o teste da gaveta anterior costuma ser realizado com pouca ou nenhuma dor.
- *Segunda causa:* o espasmo protetor gerado pela musculatura flexora secundário à dor articular pode, principalmente nos pacientes com mais massa muscular e atletas bem treinados, gerar uma força considerável por vezes impedindo a translação anterior da tíbia por ser maior que a força gerada pelo examinador.
- *Terceira causa:* com o joelho fletido a 90°, a relação espacial entre o côndilo femoral medial convexo e a concavidade gerada pelo corno posterior do menisco medial e côndilo medial tibial gera uma inerente estabilidade, impedindo a translação anterior da tíbia, fazendo com que o corno posterior do menisco medial atue como um mecanismo de "trava de porta" em relação ao côndilo femoral medial. Muitas vezes, para possibilitar a realização do exame, é necessário diminuir o grau de flexão do joelho diminuindo a estabilidade espacial inerente que essa articulação apresenta a 90° de flexão.[13]

■ SEMIOLOGIA – TESTES DA GAVETA ANTERIOR COM ROTAÇÕES EXTERNA E INTERNA (TESTE DE SLOCUM)

Devem ser realizados com o paciente em decúbito dorsal, quadril flexionado em 45° e o joelho em 90°. O examinador apoia-se sobre o pé do paciente, mantendo-o inicialmente em rotação neutra e realiza o teste da gaveta anterior, conforme descrito previamente, graduando-se a translação anterior da tíbia.

Após o primeiro teste da gaveta anterior em rotação neutra, o examinador realizará o teste da gaveta anterior com o pé rodado externamente 30° e graduará a translação anterior da tíbia.[13,83] Classicamente roda-se o pé externamente 30°, porém alguns estudos sugerem rotação externa de apenas 15° para facilitar a detecção da translação tibial anterior aumentada em relação ao exame com rotação neutra.[52,84]

Após o primeiro teste da gaveta anterior em rotação neutra, o examinador realizará o teste da gaveta anterior com o pé rodado internamente 15° e graduará a translação anterior da tíbia.[13]

O teste deve ser interpretado como positivo, quando a translação anterior da tíbia durante a gaveta com rotação (externa ou interna) for igual ou superior ao teste da gaveta sem rotação (rotação neutra). Isto é explicado uma vez que as rotações externas e internas tensionam as estruturas periféricas, que uma vez intactas, devem restringir a translação anterior da tíbia em relação ao exame sem rotação (neutra).

A diferença de 30° de rotação externa e apenas 15° de rotação interna é explicada uma vez que rotações internas acima de 15° tensionem o LCP que por sua vez restringe por si só a translação anterior da tíbia quando tensionado.[13] Porém, como já citado, alguns autores também preferem realizar a rotação externa em apenas 15°.[52,84]

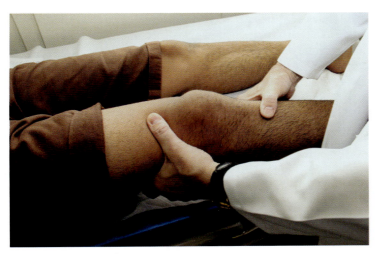

Figura 7. Teste de Lachman.

O teste da gaveta anterior com rotação externa tensiona e avalia o LCM e a cápsula posteromedial, particularmente o LOP. Dessa forma, uma gaveta anterior com rotação externa exacerbada em relação à gaveta anterior com rotação neutra denota uma lesão das estruturas periféricas mediais, incluindo o LCM (normalmente uma lesão parcial do LCM ou apenas de sua porção mais distal e anterior não acarreta obrigatoriamente um estresse em valgo muito aumentado, porém pode acarretar aumento da rotação externa no *dial test*), a cápsula posteromedial e o LOP.

O teste da gaveta anterior com rotação interna tensiona e avalia as estruturas periféricas laterais, com uma certa divergência, se a região posterolateral é ou não contemplada. O teste da gaveta anterior com rotação interna é positivo nas instabilidades anterolaterais. Mais uma vez, pode ocorrer um erro de interpretação em relação às estruturas lesadas, acreditando-se que apenas a cápsula anterolateral é afetada. Isso não é verdade, já que a clássica definição de uma instabilidade rotatória posterolateral envolve a lesão do complexo arqueado (ou seja, parte das estruturas do complexo posterolateral, conforme definição já apresentada no tópico Complexo Lateral), dos ligamentos capsulares laterais e do LCA. Portanto, segundo essa concepção, alguns autores acreditam que um teste da gaveta anterior em rotação interna positivo envolve a lesão da cápsula posterolateral, de parte das estruturas do complexo posterolateral, incluindo o LCL, e da cápsula mediolateral e anterolateral.[13,79,83] Existem outros autores, no entanto, que acreditam que a cápsula posterolateral não faz parte das estruturas lesionadas diante de um teste da gaveta anterior em rotação interna positivo. Para eles, esse teste tem como restritores primários o LCA e as estruturas anterolaterais (incluindo a banda iliotibial, a cápsula anterolateral e a cápsula mediolateral) e como restritores secundários as mesmas estruturas anterolaterais já descritas e o LCL. A saber, segundo esses mesmos autores, a cápsula anterolateral engloba desde a borda lateral do ligamento patelar até o tubérculo de Gerdy, e a cápsula mediolateral engloba desde a região posterior ao tubérculo de Gerdy até o LCL.[69,71]

Como exposto anteriormente, os testes da gaveta anterior com rotações externa e interna são úteis para avaliar as instabilidades rotatórias. Deve-se ter o cuidado de não interpretar esses testes positivos como patognomônicos de lesão do LCA, bem como não interpretar esses testes negativos como afirmativos de um LCA íntegro.

Teste do *Pivot-Shift*

São testes que diagnosticam a subluxação, redução ou ambos eventos do planalto tibial lateral em relação ao côndilo femoral lateral.

Pode ser realizado com o paciente em decúbito dorsal e o joelho inicialmente estendido. O examinador inicia lentamente a flexão do joelho, realizando a rotação interna da perna e um estresse em valgo. Com o joelho em extensão total, na famosa posição de "aparafusamento" ou *screw-home*, a articulação encontra-se reduzida. A partir do momento que se inicia a flexão, devido à lesão do LCA, a tíbia encontra-se subluxada anteriormente. Com a progressão da flexão, em torno de 30° a 50°, ocorrerá a redução repentina da articulação, muitas vezes lembrando um solavanco, por ação passiva do trato iliotibial. Isto ocorre uma vez que o trato iliotibial, com o joelho em extensão, encontra-se anterior ao centro de rotação da articulação, atuando como extensor e, com flexão do joelho em torno de 30° a 50°, o trato iliotibial passa a localizar-se posterior ao centro de rotação da articulação, atuando como flexor, reduzindo de forma passiva a tíbia subluxada anteriormente na vigência de uma lesão do LCA. A positividade do teste representa a redução da articulação subluxada.

Este fenômeno foi descrito inicialmente por Lemaire e não por Galway e MacIntosh como muitos acreditam, porém acabou sendo mais popularizado por esses.[29,54]

O teste do pivô tem graduação desde negativo até 3+ (sempre em relação ao membro contralateral normal). Biomecanicamente um teste do pivô positivo está relacionado com a lesão do LCA.[13,79] Sua exacerbação está relacionada com a lesão completa do LCA, bem como à lesão do ligamento anterolateral e/ou da cápsula anterolateral decorrente da maior instabilidade anterolateral rotatória resultante. Acredita-se que a lesão isolada do ligamento anterolateral por si só já possa acarretar um teste do pivô positivo, porém, apesar de já estarem sendo realizados trabalhos investigando esse tópico, ainda faltam evidências na literatura que o comprovem.[15,43,90]

É importante salientar que uma lesão do LCM pode atenuar o teste já que o mesmo depende de um fulcro medial para ocorrer, assim como uma lesão do trato iliotibial também pode atenuar os resultados.[13,79]

Nos joelhos com lesão aguda do LCA, as forças subluxantes que são aplicadas no teste do pivô estiram a cápsula medial e os ligamentos frequentemente já lesionados, causando dor que leva a espasmos musculares reflexos, podendo resultar em um teste falso-negativo.[58,59]

Teste do ressalto ou *Jerk Test* ou teste de Hughston

É realizado com o paciente em decúbito dorsal, quadril fletido 45° e o joelho inicialmente fletido 60° a 90°. O examinador inicia lentamente a extensão do joelho, realizando a rotação interna da perna e um estresse em valgo. Em virtude do mesmo princípio já descrito no teste do pivô, no teste do ressalto, a articulação, inicialmente reduzida, subluxa anteriormente em torno de 30° a 50° devido a ação passiva do trato iliotibial que passou da função de flexor para extensor à medida que migra anterior ao centro de rotação do joelho.[13,41,79]

Atentar que o teste do pivô ocorre com a redução da articulação, e o teste do ressalto ocorre com a subluxação da articulação.

Assim como no teste do pivô, o teste do ressalto positivo indica a lesão do LCA e pode estar atenuado na vigência da lesão do LCM ou do trato iliotibial.

Teste da gaveta em flexão-rotação (Noyes)

É realizado com o paciente em decúbito dorsal e o joelho inicialmente esticado a 0° (não deve estar em hiperextensão). O examinador levanta a perna do paciente fletindo o joelho em torno de 15° a 30° em ação análoga a estar segurando uma vara de pesca ao pescar um peixe, enquanto permite que o fêmur do paciente caia de volta e rode internamente. No início do teste, com o joelho esticado a 0°, a tíbia encontra-se subluxada anterolateralmente na presença da lesão do LCA. Quando o joelho é fletido, a tíbia é reduzida, rodando o fêmur internamente (como o examinador está segurando a tíbia, ela passa a ser o ponto fixo, de tal forma que, durante a redução da subluxação anterior, é o fêmur que acaba rodando internamente para acomodar a tíbia na posição reduzida), causando a positividade do teste. O teste pode ser sensibilizado, realizando-se um leve estresse em valgo e uma discreta força de translação anterior no terço proximal da perna do paciente (mão do examinador na parte posterior proximal da panturrilha).[13,70,79]

Foi descrito por Noyes combinando aspectos do teste de Lachman e do teste do pivô, visando a diagnosticar pacientes com lesão LCA não detectados pelos testes de gaveta anterior e do pivô.[70]

Teste ativo quadríceps para LCA

Deve-se iniciar o exame pedindo ao paciente que demonstre sua instabilidade. É descrita em alguns pacientes com insuficiência do LCA, a capacidade de subluxar a extremidade superior da tíbia voluntariamente por tensionamento dos músculos do quadríceps (às vezes associando um posicionamento em valgo forçado pelo paciente), funcionando como um teste ativo.

Pode-se realizar também o teste com o paciente em decúbito dorsal, joelho fletido 30°. O examinador segura e estabiliza a tíbia do paciente contra a resistência e solicita que o mesmo tente esticar a perna, graças à insuficiência do LCA, a contração do quadríceps subluxará anteriormente a tíbia.[79]

AVALIAÇÃO DO LIGAMENTO CRUZADO POSTERIOR

Teste da gaveta posterior

É realizado com o paciente em decúbito dorsal, quadril flexionado em 45° e o joelho em 90°. O examinador senta sobre o pé do paciente mantendo-o em rotação neutra, coloca as mãos sobre o aspecto anterior da tíbia, utilizando os polegares para avaliar a posição dos côndilos tibiais em relação aos côndilos femorais. No joelho normal reduzido, existe um *step-off* natural da tíbia em relação ao fêmur, tendo seu valor normal de 1 cm de anteriorização do côndilo tibial medial em relação ao côndilo femoral medial, que deve ser avaliado pelo polegar do examinador. Inicialmente no teste da gaveta posterior é necessário que o examinador reduza o joelho até sua posição normal, utilizando-se o *step-off* supracitado e, a partir da posição reduzida, exerça uma força de translação posterior, utilizando os polegares para graduar a posteriorização tibial a partir da posição reduzida do joelho.[13,79]

O teste da gaveta posterior é graduado desde negativo até 3+.[13,79]

Teste da posteriorização passiva ou *sag test*

É realizado com o paciente em decúbito dorsal, quadris fletidos 45° e joelhos fletidos 90°. Na presença de lesão do LCP ocorre uma posteriorização da tíbia em relação ao joelho contralateral com perda do abaulamento anterior característico da tíbia em relação ao fêmur.[13,79]

Teste de Godfrey ou teste da posteriorização passiva da tíbia a 90°

É realizado com o paciente em decúbito dorsal, quadris fletidos 90°, joelhos fletidos 90° e calcanhares apoiados pelas mãos do examinador. Na presença de lesão do LCP ocorre uma posteriorização da tíbia em relação ao joelho contralateral.[13,79]

Teste ativo do quadríceps

É realizado com o paciente em decúbito dorsal, joelho fletido 90°. O examinador segura e estabiliza a tíbia do paciente contra a resistência e solicita que o mesmo tente esticar a perna. Na presença de lesão do LCP, a tíbia encontra-se subluxada posteriormente, com a contração do quadríceps contra a resistência, com o examinador segurando e estabilizando a tíbia, ocorrerá a redução da mesma.[13,79]

O teste da contração ativa do quadríceps só será positivo no paciente com lesão do LCP que apresente uma posteriorização passiva da tíbia (*sag*), pois no paciente com lesão do LCP com um joelho reduzido, o teste será negativo.

Teste de Lachman posterior

É realizado com o paciente em decúbito dorsal e o joelho fletido passivamente a 30°. O examinador estabiliza a região supracondiliana do fêmur com uma das mãos e com a outra segurando a região proximal da perna realiza uma translação posterior da tíbia. À presença de lesão do LCP ocorre a posteriorização da tíbia, devendo ser sempre comparada ao lado contralateral saudável normalmente associado a outras lesões ligamentares.[79]

Teste do recurvato ou hiperextensão

É realizado com o paciente em decúbito dorsal e joelhos esticados. O examinador eleva passivamente ambos os membros inferiores pelos pés, observando-se o recurvato ou hiperextensão na presença de lesão do LCP em relação ao joelho contralateral.[13]

Teste da rotação lateral da tíbia a 30° e 90° ou *dial test*

Será descrito no tópico *LCL e Complexo Posterolateral*.

Podemos adiantar aqui que um *dial test* positivo a 30° e a 90° indica lesão do complexo posterolateral e também do LCP (sendo obrigatório descartar também uma lesão do LCM, conforme será mencionado no tópico).

AVALIAÇÃO DO LIGAMENTO COLATERAL MEDIAL E COMPLEXO POSTEROMEDIAL

Teste da abertura em valgo a 0°

É realizado com o paciente em decúbito dorsal, joelho estendido a 0°. O examinador coloca uma das mãos como contraforte na região lateral do joelho e com a outra mão segurando o tornozelo exerce um estresse em valgo graduando-se a abertura medial desde negativo até 3+ em comparação ao lado contralateral normal.[13,79]

Alguns autores preconizam que o indicador da mão que realiza o contraforte lateral seja colocado sobre a interlinha medial para avaliar mais precisamente os milímetros de abertura, dessa forma o contraforte passa a ser realizado principalmente com o polegar.[71]

Nos joelhos com hiperextensão, o teste deve ser realizado em hiperextensão, e, quando realizado a 0° costuma demonstrar já uma pequena abertura que pode ser interpretada como lesão do LCM caso não comparada ao joelho contralateral normal.

Para uma lesão isolada do LCM o estresse em varo a 0° deve demonstrar apenas uma pequena abertura de 1-2 mm comparado ao joelho contralateral, isto porque a 0° a cápsula posterior está tensa, assim como os ligamentos cruzados. Uma abertura maior a 0° indica provável lesão do LOP e/ou de um ou ambos os ligamentos cruzados.[13,52,79,84]

Teste da abertura em valgo a 30°

É realizado com o paciente em decúbito dorsal, joelho fletido a 30° (em algumas referências, o joelho é fletido a 20°) com a coxa apoiada sobre a maca. O examinador coloca uma das mãos como contraforte na região lateral do joelho e com a outra mão segurando o tornozelo exerce um estresse em valgo, graduando-se a abertura medial desde negativo até 3+ em comparação ao lado contralateral normal. Nesse teste também é importante avaliar a elasticidade do ponto terminal (*end point*), que, sendo firme, normalmente está relacionado com uma lesão parcial do LCM l, e, sendo mole, indica geralmente a lesão completa do LCM.[13,52,79,84,87]

Alguns autores preconizam que o indicador da mão que realiza o contraforte lateral seja colocado sobre a interlinha medial para avaliar mais precisamente os milímetros de abertura, dessa forma o contraforte passa a ser realizado principalmente com o polegar.[71]

Com a flexão do joelho a 20°-30° ocorre o relaxamento da cápsula posterior avaliando-se mais especificamente o LCM, ficando os cruzados e o LOP relegados a um segundo plano pela pouca influência que a lesão destes implica no estresse em valgo a 20°-30° de flexão.[13,52,79,84,87]

Teste da gaveta anterior com pé em rotação externa

Já relatado parcialmente no tópico *Semiologia – testes da gaveta anterior com rotações externa e interna (teste de Slocum)*.

É realizado com o paciente em decúbito dorsal, quadril flexionado em 45° e o joelho em 90°. O examinador senta sobre o pé do paciente rodado externamente a 15° ou 30°, aplicando uma força composta de translação anterior e rotação externa, avaliando-se a rotação anteromedial resultante (instabilidade anteromedial rotatória) que qualifica o teste como positivo.[52,84,87]

Este teste avalia o LCM e a cápsula posteromedial (consequentemente o LOP), sendo provavelmente o principal exame para diferenciar uma lesão isolada do LCM de uma lesão do LOP (cápsula posteromedial). Nesse teste, apesar de o LCM representar o restritor primário e o LOP o restritor secundário, sua positividade indica obrigatoriamente a lesão do LOP, em associação à lesão do LCM.[69,71,84]

Conforme já descrito no tópico *Complexo Medial*, o LCM também desempenha o papel de restritor da rotação externa, principalmente à custa da sua porção distal. Sendo assim, uma vez que uma lesão do LCM, pode, portanto, cursar com um *dial test* positivo (descrito logo abaixo) à semelhança da clássica lesão do complexo posterolateral, faz-se necessário avaliar se a rotação tibial está ocorrendo de maneira posterolateral, anteromedial ou ambas, para realizar o correto diagnóstico das estruturas lesadas.[31,73]

Portanto, um teste da gaveta anterior com o pé em rotação externa positivo auxilia na caracterização do tipo de subluxação tibial como anteromedial, ajudando dessa forma no diagnóstico correto da real instabilidade de um paciente que apresente um *dial test* positivo, visto que tanto uma subluxação anteromedial da tíbia, como uma subluxação posterolateral (ou até mesmo uma combinação dessas duas – lesão do complexo posteromedial associada à lesão do complexo posterolateral) pode causar aumento da rotação externa.[31,52,73,87,88]

Resumindo, as duas principais aplicações desse testes são: diferenciar uma lesão isolada do LCM de uma lesão do LOP (cápsula posteromedial), sendo que um teste positivo indica a lesão do LOP em associação à lesão do LCM e auxiliar na caracterização do tipo subluxação tibial diante de um *dial test* positivo, sendo que um teste positivo indica a subluxação tibial anteromedial (instabilidade anteromedial rotatória).

Teste da rotação lateral da tíbia a 30° e 90° ou *dial test*

Será descrito no tópico *Semiologia – avaliação LCL e complexo posterolateral*.

Conforme já relatado anteriormente, uma lesão do LCM também pode cursar com aumento da rotação externa e, consequentemente, um *dial test* positivo. O aumento da rotação externa pode ser à custa de uma instabilidade que leve a uma subluxação anteromedial da tíbia ou de uma instabilidade que leve a uma subluxação posterolateral da tíbia ou ainda de uma instabilidade combinada em que o paciente apresenta tanto uma subluxação anteromedial quanto uma subluxação posterolateral (lesão do complexo anteromedial associado ao complexo posterolateral), exacerbando ainda mais a rotação externa tibial resultante. Por conta disso, é imprescindível identificar qual tipo de instabilidade e de subluxação tibial ocorre para realizar o correto diagnóstico das estruturas lesadas. Para tal questão, o *dial test* é mais bem realizado com o paciente em decúbito dorsal, visto que nesse decúbito o teste proporciona melhor avaliação qualitativa do tipo de rotação externa (se à custa de subluxação tibial anteromedial, posterolateral ou ambas). O *dial test* realizado na clássica posição com o paciente em decúbito ventral proporciona melhor avaliação quantitativa da rotação externa, mas dificulta a avaliação do tipo instabilidade responsável por isso. Ainda para auxiliar na identificação do tipo de instabilidade e subluxação tibial responsável pelo aumento da rotação externa frente a um *dial test* positivo, é recomendável a realização do teste da gaveta anterior com o pé em rotação externa para avaliar a presença ou ausência de subluxação tibial anteromedial, conforme descrito anteriormente.[31,52,73,84,87]

■ AVALIAÇÃO DO LCL E DO COMPLEXO POSTEROLATERAL

A avaliação do LCL e do Complexo Posterolateral inicia-se obrigatoriamente com a inspeção estática e principalmente dinâmica, pesquisando-se a presença ou ausência do primo varo, duplo varo ou triplo varo, conforme já mencionado no tópico *Semiologia – Inspeção*.

Teste da abertura em varo a 0°

É realizado com o paciente em decúbito dorsal, joelho estendido a 0°. O examinador coloca uma das mãos como contraforte na região medial do joelho e com a outra mão, segurando o tornozelo, exerce um estresse em varo, graduando-se a abertura lateral desde negativo até 3+ em comparação ao lado contralateral normal.[13,79]

Alguns autores preconizam que o indicador da mão que realiza o contraforte lateral seja colocado sobre a interlinha lateral para avaliar mais precisamente os milímetros de abertura, dessa forma o contraforte passa a ser realizado principalmente com o polegar.[71]

Nos joelhos com hiperextensão, o teste deve ser realizado em hiperextensão e, quando realizado a 0°, costuma demonstrar já uma pequena abertura que pode ser interpretada como lesão do LCL, caso não comparada ao joelho contralateral normal.

Para uma lesão isolada do LCL o estresse em varo a 0° deve demonstrar apenas uma pequena abertura comparado ao joelho contralateral, isso porque a 0° a cápsula posterior está tensa, assim como os ligamentos cruzados. Uma abertura maior a 0° indica provável lesão do LCL, LCP, ligamentos meniscotibiais, tendão poplíteo e camada superficial do trato iliotibial.[13,60,79]

Teste da abertura em varo a 30°

É realizado com o paciente em decúbito dorsal, joelho fletido a 30° (com a coxa apoiada sobre a maca). O examinador coloca uma das mãos como contraforte na região medial do joelho e com a outra mão, segurando o tornozelo, exerce um estresse em varo graduando-se a abertura lateral desde negativo até 3+ em comparação ao lado contralateral normal. Nesse teste também é importante avaliar a elasticidade do ponto terminal (*end point*), que, sendo firme, normalmente está relacionado com uma lesão parcial do LCL grau 1, e, sendo parcialmente mole, indica lesão do LCL grau 2 e sendo completamente mole indica lesão do LCL grau 3.[13,60,79]

Alguns autores preconizam que o indicador da mão que realiza o contraforte lateral seja colocado sobre a interlinha lateral para avaliar mais precisamente os milímetros de abertura, dessa forma o contraforte passa a ser realizado principalmente com o polegar.[71]

Diferentemente da abertura em valgo a 30°, o estresse em varo a 30° costuma demonstrar um certo grau de abertura (1+) mesmo no joelho sem lesão, à semelhança do joelho contralateral normal, ou seja, um paciente com os dois joelhos normais costuma apresentar 1+ de abertura (até 5 mm) bilateralmente. Isto ocorre por dois motivos principais: primeiro porque o LCL, diferentemente do LCM, fica tenso em extensão e frouxo em flexão, e segundo porque normalmente essa 1+ de abertura representa a redutibilidade do valgismo fisiológico do joelho. É importante ressaltar que pacientes com joelho em valgo acentuado podem apresentar aumento da abertura lateral, podendo corresponder à redutibilidade do valgo, sendo necessário sempre comparar ao joelho contralateral, o que fica extremamente dificultado na presença de valgismos assimétricos. De qualquer forma, uma abertura lateral, mesmo nos joelhos com mau alinhamento em valgo que faça o joelho ultrapassar a posição neutra (valgismo fisiológico: 6° angulação entre o eixo anatômico do fêmur e o eixo anatômico da tíbia ou 0° de angulação entre o eixo mecânico do fêmur e o eixo mecânico da tíbia) deve chamar a atenção para uma provável lesão do LCL, salvo casos de hiperfrouxidão ou semelhança de abertura com o joelho contralateral normal e de alinhamento simétrico ao joelho examinado.

Com a flexão do joelho a 30° ocorre o relaxamento da cápsula posterior, avaliando-se mais especificamente o LCL, ficando os ligamentos cruzados relegados a um segundo plano pela pouca influência que a lesão destes implica no estresse em varo a 30° de flexão.[13,60,79]

Teste da gaveta posterolateral

É realizado com o paciente em decúbito dorsal, quadril flexionado em 45° e o joelho em 90°. O examinador senta sobre o pé do paciente mantido em rotação externa de 15° e realiza uma força de translação e rotação posterolateral. Um aumento da subluxação posterolateral em comparação ao lado contralateral normal indica a positividade do teste.[13,42,60]

Este teste avalia o complexo posterolateral e, consequentemente, auxilia o diagnóstico clínico de uma lesão que pode envolver o tendão poplíteo, o ligamento popliteofibular e o LCL.[13,42,60]

Teste da rotação *recurvato* externa ou teste de Hughston

É realizado com o paciente em decúbito dorsal. O examinador eleva o membro inferior do paciente segurando-os pelo hálux até a extensão ou hiperextensão máxima do joelho, enquanto gentilmente estabiliza a coxa distal do paciente com a outra mão e observa a rotação externa e recurvato produzidos pelo teste sempre comparando ao lado contralateral normal. Alternativamente, o examinador pode elevar simultaneamente ambos os membros inferiores pelos hálux e comparar a rotação externa e recurvato de ambos os joelhos. O teste é considerado positivo quando a rotação externa e recurvato forem maiores do que o lado contralateral normal, utilizando-se para essa mensuração um goniômetro ou a distância do calcanhar do paciente até a maca para graduar o recurvato e a observação visual para analisar a subluxação posterolateral da tíbia responsável pela rotação externa resultante.[13,42,51,60,79]

O teste da rotação externa- recurvato avalia o complexo posterolateral. As estruturas posterolaterais potencialmente envolvidas em um teste positivo são: tendão do poplíteo, ligamento popliteofibular, LCL, ligamento fabelofibular, ligamento coronário do menisco lateral (ou ligamento meniscotibial) e bíceps femoral.[13,51,60,79]

Esse teste deve ser interpretado com cuidado uma vez que nas lesões do LCA associadas ao complexo posterolateral pode apresentar muitos resultados falso-negativos com sensibilidade de 30% e especificidade de 100%. Nas lesões do LCP associadas ao complexo posterolateral o teste raramente é positivo. Nas lesões isoladas do complexo posterolateral o teste também raramente é positivo.[51,60]

Teste da rotação lateral da tíbia a 30° e 90° ou *dial test*

É realizado com o paciente em decúbito ventral ou decúbito dorsal (neste ultimo, normalmente solicita-se que um auxiliar mantenha os joelhos do paciente unidos e o ângulo de flexão desejado enquanto o examinador realiza a rotação externa forçada dos pés), joelhos inicialmente flexionados passivamente a 30°, sendo realizada rotação externa dos pés bilateralmente, com força, pelo examinador comparando-se à quantidade de rotação externa em ambos os membros (ou pelo ângulo coxa-pé utilizando-se a borda medial do pé como referência ou pela quantidade de rotação da tuberosidade anterior da tíbia). Após realização do teste em 30° de flexão, o mesmo também é realizado com o joelho fletido a 90°.[13,33,57,60,79]

O teste é considerado positivo na presença de uma diferença de 10° ou mais de rotação externa. Um teste positivo a 30° de flexão indica classicamente a lesão do complexo posterolateral e um teste positivo a 30° e a 90° de flexão indica classicamente a lesão do complexo posterolateral e do LCP. O termo classicamente não foi inserido aqui sem motivo, visto que nas descrições iniciais desse teste eram contempladas apenas as lesões do complexo posterolateral e sua associação à lesão do LCP.[33,57,60,79] Porém mais tarde, foi descrito que uma lesão do LCM (principalmente devido à sua porção distal) também pode cursar com aumento da rotação externa e, consequentemente, um *dial test* positivo.[13,31,52,73,84,87]

Dessa forma, o aumento da rotação externa pode ser à custa de uma instabilidade que leve a uma subluxação anteromedial da tíbia ou de uma instabilidade que leve a uma subluxação posterolateral da tíbia ou ainda de uma instabilidade combinada em que o paciente apresente tanto uma subluxação anteromedial, quanto uma subluxação posterolateral (lesão do complexo anteromedial associado à lesão do complexo posterolateral) exacerbando ainda mais a rotação externa tibial resultante. Por conta disso, é imprescindível identificar qual tipo de instabilidade e de subluxação tibial ocorre para realizar o correto diagnóstico das estruturas lesadas. Para tal questão, o *dial test* é mais bem realizado com o paciente em decúbito dorsal, visto que nesse decúbito o teste proporciona melhor avaliação qualitativa do tipo de rotação externa (se à custa de subluxação tibial anteromedial, posterolateral ou ambas) em que o examinador faz uso da observação e/ou palpação da posição do platô tibial em relação ao fêmur. O *dial test* realizado na clássica posição com o paciente em decúbito ventral proporciona melhor avaliação quantitativa da rotação externa, mas dificulta a avaliação do tipo de instabilidade responsável por isso.[13,52,73,84,87]

É importante enfatizar, portanto, que uma lesão do LCM com instabilidade em valgo pode tornar o *dial test* menos confiável, já que pode causar a positividade deste, mesmo na ausência de lesão do complexo posterolateral. Com base nessas informações, diante de um *dial test* positivo, é necessário avaliar que tipo de subluxação tibial está ocorrendo (anteromedial, posterolateral ou ambas), além da avaliação do complexo posterolateral e do LCM e complexo posteromedial por meio de outros testes descritos no tópico: Semiologia – Avaliação LCM e Complexo Posteromedial.[13,31,33,57,60,73,79,84,87]

■ SEMIOLOGIA – ARTICULAÇÃO PATELOFEMORAL

Visando a facilitar a interpretação dos diversos distúrbios patelofemorais, utilizaremos a classificação proposta por Merchant (Quadro 2).[66]

Inspeção estática do alinhamento do joelho

O paciente deve ser avaliado inicialmente quanto ao alinhamento dos joelhos: neutro, varo ou valgo. Normalmente o joelho valgo costuma estar mais relacionado com os problemas da articulação patelofemoral em virtude do mecanismo de arco de corda gerado pelo mecanismo extensor, tendendo a tracionar a patela para lateral e, consequentemente, aumento da pressão na região lateral da articulação patelofemoral.[28]

Quadro 2. Classificação de Merchant para os distúrbios patelofemorais[66]

1. Condições pós-traumáticas
   A) Trauma isolado (p. ex., fratura)
   B) Trauma repetitivo (p. ex., sobrecarga, tendinite patelar ou quadricipital)
2. Displasia (malformação) ou mal alinhamento patelofemoral
   A) Síndrome da compressão patelar lateral (com artrose ou condromalacia secundárias)
   B) Subluxação crônica da patela (com artrose ou condromalacia secundárias)
   C) Luxação recidivante da patela (com fraturas associadas, com artrose ou condromalacia secundárias)
   D) Luxação crônica da patela (crônica ou adquirida)
3. Condromalacia patelar idiopática (sem associação de nenhuma outra das condições nesta classificação; caso contrário é classificada como condromalacia secundária)
4. Osteocondrite dissecante (da patela ou tróclea)
5. Plica sinovial

Inspeção estática do estrabismo da patela

O paciente deve ser também avaliado quanto à presença do estrabismo convergente da patela uni ou bilateral com o mesmo em ortostase. A presença dessa alteração deve alertar o examinador para pesquisa e avaliação de uma possível "síndrome do mau alinhamento infeliz da patela" (*miserable malalignment syndrome*) que consiste no aumento da torção tibial interna (normalmente representado por um aumento da anteversão femoral) e/ou aumento da torção tibial externa. Essa síndrome deve ser encarada como um distúrbio patelofemoral complexo e normalmente, quando se tem indicação cirúrgica, as anomalias torcionais devem ser corrigidas com osteotomias, visto que os procedimentos clássicos de realinhamento proximal e distal do aparelho extensor conduzem a maus resultados, ao insucesso nesses pacientes.[12]

Inspeção estática do alinhamento do tornozelo

Sequencialmente avalia-se o tornozelo do paciente: neutro, varo ou valgo. O valgismo do tornozelo causa uma rotação interna forçada prolongada da tíbia desde o apoio do calcanhar até o aplanamento no pé durante a fase de apoio da marcha (normalmente a rotação interna da tíbia ocorre desde o início da fase de oscilação até apenas o começo da fase de apoio). Essa rotação interna tibial é transmitida ao fêmur, causando também sua rotação interna. Consequentemente a tróclea é rodada anteromedialmente contra a faceta lateral da patela durante a fase de apoio da marcha, agravando problemas patelofemorais.[28]

Inspeção dinâmica da excursão patelar (*tracking*)

Sequencialmente coloca-se o paciente sentado na maca com as pernas pendentes e é solicitado que seja realizada a extensão ativa do joelho, avaliando-se a excursão lateral da patela no final da extensão (ou início da flexão) comparando-se ao lado contralateral. O joelho normal apresenta uma discreta excursão ou translação lateral da patela no final da extensão que representa o momento que a patela sai da tróclea. Observando-se o movimento de flexão, normalmente em torno de 10° a 20° de flexão a patela normal deve entrar suavemente na tróclea, representando uma leve translação medial. A excursão ou translação lateral da patela aumentada é percebida pelo sinal do "J" em forma de movimento abrupto ou solavanco no final da extensão (ou avaliando-se o início da flexão em que o sinal do "J" será representado por uma translação medial aumentada também abrupta ou em solavanco) e representa uma subluxação crônica da patela, segundo a classificação de Merchant (tipo 2B).[28,66,79]

Crepitação

Ainda com o paciente sentado na maca com as pernas pendentes, é solicitada que seja realizada a extensão ativa do joelho contra a resistência imposta por uma das mãos do examinador no tornozelo do paciente, enquanto a outra mão do examinador repousa sobre a patela, avaliando-se a crepitação. Quando presente, a crepitação deve ser graduada em leve, moderada e grave. A presença de crepitação moderada e grave está associada à constatação de algum grau de condromalacia.[22,79]

Inclinação patelar (*tilt*)

Solicita-se ao paciente que deite na maca em decúbito dorsal. Nesta posição o examinador irá estabelecer o eixo longo mediolateral da patela e estimar a angulação desse com a horizontal (solo). Para isso, o examinador apreende a patela, estabilizando a faceta medial com o polegar e a faceta lateral com o indicador (sem alterar a angulação ou *tilt*), estimando, assim, o eixo longo mediolateral da mesma. O valor normal dessa angulação é de 5° a 10°, estando alterado quando fora desses valores. Um paciente com valores acima da normalidade representa uma manifestação da síndrome da compressão patelar lateral da classificação de Merchant (tipo 2A).[28,66,79]

Teste da horizontalização da patela

Partindo-se da avaliação da inclinação patelar descrita anteriormente, o examinador, com a patela apreendida entre o seu polegar na borda medial e o indicador na borda lateral, tenta horizontalizar a mesma visando a neutralizar a inclinação lateral (*tilt*), ou seja, zerar o ângulo entre o maior eixo mediolateral da patela e a horizontal (ou solo). No joelho normal a patela deve ser horizontalizada até a inclinação patelar chegar a zero. Um paciente em que a patela não pode ser completamente horizontalizada representa também uma manifestação da síndrome da compressão patelar lateral da classificação de Merchant (tipo 2A).[28,66,79]

Teste da mobilidade da patela

É realizado com o paciente ainda em decúbito dorsal, joelho fletido passivamente a 20° a 30°. A patela é dividida visualmente em quatro quadrantes mediolaterais. A mobilidade normal inclui dois quadrantes para medial e dois quadrantes para lateral.[28,79]

Um paciente que apresente diminuição da mobilidade medial (menos de dois quadrantes) representa o sinal de Sage e também é uma manifestação da síndrome da compressão patelar lateral da classificação de Merchant (tipo 2A).[28,47,66,79]

Um paciente que apresente aumento da mobilidade lateral (mais de dois quadrantes), sem apreensão de que a patela luxe, representa uma hipermobilidade.[28,47,79]

Sinal da apreensão ou sinal de Fairbank

Um paciente que apresente apreensão com a avaliação da mobilidade lateral (joelho fletido passivamente a 20° a 30°) decorrente do temor de a patela luxar durante o exame, normalmente acompanhada do aumento da mobilidade lateral, evento este conhecido como sinal de Fairbanks ou sinal de apreensão positivo. É importante que nessa dor sejam identificadas e separadas a apreensão e a dor, visto que o sinal da apreensão representa o temor da luxação iminente durante o teste. O sinal da apreensão sugere instabilidade patelar normalmente associada à luxação recidivante da classificação de Merchant (tipo 2C).[24,28,66,77,79]

Compressão patelar dos quatro quadrantes

É realizado com o paciente ainda em decúbito dorsal e o joelho estendido. O examinador realiza uma compressão da patela em direção medial para avaliar a faceta lateral, uma compressão em direção lateral para avaliar a faceta medial, uma compressão em direção proximal para avaliar a faceta distal e uma compressão em direção distal para avaliar a faceta proximal.

A dor representa um teste positivo para lesão condral análogo à região testada.[79]

Teste da compressão patelar ou sinal *rabot*

É realizado com o paciente ainda em decúbito dorsal e o joelho esticado. O examinador move a patela em direções proximal e distal enquanto aplica uma força de compressão contra a tróclea. O teste é considerado positivo se causar dor (em algumas referências é citado como positivo quando causa dor e crepitação) e representa uma alteração da cartilagem patelofemoral. O nome *rabot* na verdade é um instrumento francês de carpintaria para cortar madeira com movimentos de vai e volta em um mesmo eixo, causando um som característico semelhante à crepitação, derivando daí o nome do teste. Esse teste deve ser interpretado com cuidado e suplementado por outros em virtude do grande número de resultados falso-positivos.[28,37,79]

Sinal Clarke ou Zohlen

É realizado com o paciente ainda em decúbito dorsal e o joelho esticado. O examinador abraça a região justaproximal à patela entre o polegar e o indicador com a mão espalmada e solicita que o paciente contraia o quadríceps enquanto realiza uma compressão com a mão para manter a patela no lugar contra a ação do quadríceps contraído. Um teste positivo é representado por dor que impede a manutenção da contração do quadríceps pelo paciente por mais de 2 segundos. Um teste positivo representa uma alteração da cartilagem patelofemoral. Porém deve ser interpretado ainda com mais cuidado do que o teste da compressão patelar, pois apresenta um número ainda mais elevado de resultados falso-positivos.[22]

Aferição do ângulo Q

É realizado com o paciente em decúbito dorsal, joelho fletido a 20° a 30° (o examinador pode colocar uma das mãos em baixo do joelho para conseguir essa flexão ou alternativamente solicitar ao paciente que dobre o membro contralateral na posição de quatro colocando o pé contralateral sob o joelho a ser examinado e conferindo-lhe a flexão desejada). Calcula-se o ângulo formado pela linha traçada da espinha ilíaca anterossuperior até o centro da patela com a linha traçada do centro da patela à tuberosidade anterior da tíbia. Costuma ser um pouco mais elevado nas mulheres (14° a 16°) do que nos homens (12° a 14°), é sempre considerado alterado quando acima de 20°. Quando aumentado favorece um mau alinhamento patelar com aumento da excursão lateral, favorecendo a subluxação crônica da classificação de Merchant (tipo 2B) e favorece também a instabilidade patelar na luxação recidivante da patela da classificação de Merchant (tipo 2C).[28,66,79]

O ângulo Q tem valor de 0° com o joelho em flexão de 90° e aumenta à medida que vai ocorrendo a extensão do joelho decorrente da rotação externa natural da tíbia em relação ao fêmur durante o movimento da flexão para extensão até a posição final de "aparafusamento" (*screw-home*) que confere maior estabilidade à articulação.[28,79]

Aferição da retração isquiotibial ou aferição do ângulo poplíteo

É realizado com o paciente em decúbito dorsal, quadris e joelhos fletidos a 90°. O examinador estende gradualmente o joelho até encontrar resistência ao movimento, medindo-se nesse ponto o ângulo poplíteo. Avalia a retração da musculatura isquiotibial. É considerada boa flexibilidade quando for conseguida a extensão total do joelho sem resistência. Uma diminuição da flexibilidade implica em um aumento das forças incidentes na articulação patelofemoral.[28,79]

Alternativamente, a retração da musculatura isquiotibial pode ser avaliada com o paciente em ortostase, pés juntos, sendo solicitado que tente encostar a mão no chão sem dobrar o joelho observando o quão distal consegue chegar com as mãos. É considerada boa flexibilidade quando o paciente conseguir encostar as palmas da mão no chão sem dobrar o joelho.

Aferição da retração do quadríceps

A partir desse momento, é pedido ao paciente que fique em decúbito ventral.

A aferição da retração do quadríceps é então realizada com a flexão passiva gradual do joelho pelo examinador até que se encontre resistência, sendo medido nesse ponto o ângulo da retração. É considerada boa flexibilidade quando o calcanhar conseguir tocar livremente a região glútea. Uma retração do quadríceps implica em um aumento das forças incidentes na articulação patelofemoral.[28,79]

Aferição de aumento da rotação interna do quadril em relação à rotação externa

É realizada com o paciente em decúbito ventral. Avalia-se a rotação externa e a rotação interna dos quadris. Uma diferença maior que 30° a favor da rotação interna indica indiretamente um aumento da anteversão femoral. Nesses pacientes, para que durante a marcha o ângulo do passo se mantenha estável em torno de 10° de rotação externa durante a fase de apoio, o quadril precisa compensatoriamente rodar externo, o que diminui o braço de alavanca da musculatura glútea até determinado ponto de fadiga em que o quadril não consegue mais manter a rotação externa muscular compensatória para equilibrar a rotação interna óssea. A partir desse momento, o quadril permanecerá em rotação interna mesmo durante a fase de apoio da marcha, desencadeando a rotação anteromedial da tróclea que colide com a faceta lateral da patela e aumenta a tensão lateral pelo estiramento secundário ao efeito corda de arco no mecanismo extensor (a rotação interna femoral causa o estiramento e tensionamento lateral da patela pelo mecanismo extensor que mantém seus pontos de origem e inserção inalterados desencadeando o efeito corda de arco).[12,28,69]

Aferição do ângulo coxa-pé

É realizada com o paciente em decúbito ventral. O examinador flete os joelhos 90° e gradua o ângulo coxa-pé bilateralmente. Os valores normais costumam ser por volta dos 10° de rotação externa do pé em relação à coxa. O aumento do ângulo coxa-pé representa indiretamente um aumento da torção tibial externa. Um aumento da torção tibial externa causa aumento da pressão na região lateral patelofemoral pelo estiramento das estruturas laterais devido ao mecanismo de arco de corda do aparelho extensor. Isto porque no paciente com torção tibial externa aumentada, para que durante a marcha o ângulo do passo se mantenha estável em torno de 10° de rotação externa durante a fase de apoio, o quadril precisa compensatoriamente rodar interno, desencadeando a rotação anteromedial da tróclea que colide com a faceta lateral da patela e aumenta a tensão lateral pelo estiramento secundário ao efeito da corda de arco no mecanismo extensor.[12,28,69]

■ SEMIOLOGIA – FROUXIDÃO LIGAMENTAR

A frouxidão ligamentar ou síndrome da hipermobilidade articular influencia as diversas afecções do joelho desde o aumento do risco para as lesões ligamentares, bem como sua recorrência, principalmente pós-operatória, como também favorece a luxação recidivante de patela, aumenta a incidência de artralgias, além de alterar a biomecânica normal do joelho devido principalmente às alterações causadas nos envelopes de função (amplitude de carga que pode ser aplicada por uma articulação em um dado período sem sobrecarga suprafisiológica ou falha estrutural).

Critérios de Beighton

Cada um dos quatro primeiros testes vale 1 ponto para cada dimídeo do corpo (lado direito, lado esquerdo), e o quinto teste vale 2 pontos, com escore total variando de 0 a 10. Pacientes com escore acima de 5 são considerados como sendo portadores de frouxidão ligamentar.[8]

1. Dorsiflexão passiva da articulação metacarpofalangiana do quinto quirodáctilo superior a 90°.
2. Aposição passiva do polegar na região volar do antebraço.
3. Hiperextensão dos cotovelos superior a 10°.
4. Hiperextensão dos joelhos superior a 10°.
5. Flexão anterior do tronco, com joelhos esticados, encostando as palmas das mão no chão.

REFERÊNCIAS BIBLIOGRÁFICAS

1. Aglietti P, Insall JN, Cerulli G et al. Patella pain and incongruence. I: Measurements of incongruence. Clin Orthop 1983;176:217.
2. Amis AA, Bull AM, Gupte CM et al. Biomechanics of the PCL and related structures: posterolateral, posteromedial and meniscofemoral ligaments. Knee Surg Sports Traumatol Arthrosc 2003 Sept.;11(5):271-81.
3. Anderson CJ, Ziegler CG, Wijdicks CA et al. Arthroscopically pertinent anatomy of the anterolateral and posteromedial bundles of the posterior cruciate ligament. J Bone Joint Surg Am 2012 Nov. 7;94(21):1936-45.
4. Apley AG. The diagnosis of meniscal injuries: some new clinical methods. J Bone Joint Surg 1947;29:78-84.
5. Arnoczky SP, Warren RF. Microvasculature of the human meniscus. Am J Sports Med 1982 Mar.-Apr.;10(2):90-95.
6. Barber FA, Stone RG. Meniscal repair. an arthroscopic technique. J Bone Joint Surg Br 1985;7:39-41.
7. Baumgartl F. Das Kniegelenk. Berlin: Springer-Verlag, 1944.
8. Beighton P, Solomon L, Soskolne CL. Articular mobility in an African population. Ann Rheum Dis 1973;32:413-18
9. Berger RA, Rubash HE, Seel MJ et al. Determining the rotational alignment of the femoral component in total knee arthroplasty using the epicondilar axis. Clin Orthop 1993;286:40.
10. Bicos J, Arciero RA. Novel approach for reconstruction of the posterolateral corner using a free tendon graft technique. Sports Med Arthrosc 2006 Mar.;14(1):28-36.
11. Brown Jr CH, Spalding T, Robb C. Medial portal technique for single-bundle anatomical anterior cruciate ligament (ACL) reconstruction. Int Orthop 2013 Feb.;37(2):253-69.
12. Bruce WD, Stevens PM. Surgical correction of miserable malalignment syndrome. J Pediatr Orthop 2004 July-Aug.;24(4):392-96.
13. Canale ST, Beaty JH. Campbell's operative orthopaedics. 12th ed. Philadelphia: Elsevier, 2013. p. 2053-65.
14. Carriquiry C, Costa MA, Vascondez LO. An anatomic study of the septocutaneous vessels of the leg. Plast Reconstruct Surg 1985;76:354.
15. Claes S, Vereecke E, Maes M et al. Anatomy of the anterolateral ligament of the knee. J Anat 2013 Oct.;223(4):321-28.
16. Colombel M, Mariz Y, Dahnan P et al. Arterial and lymphatic supply of the knee integuments. Surg Radiol Anat 1998;20:35.
17. Cooper DE, Arnoczky SP, Warren RF. Meniscal repair. Clin Sports Med 1991 July;10(3):529-48.
18. Cooper DE. Tests for posterolateral instability of the knee in normal subjects. Results of examina- tion under anesthesia. J Bone Joint Surg Am 1991;73:30-36.
19. Danzig LA, Newell JD, Guerra Jr et al. Osseous landmarks of the normal knee. Clin Orthop 1981;156:201.
20. Daseler EH, Anson BJ. The plantaris muscle: na anatomical study of 750 specimens. J Boné Joint Surg 1943;25:822
21. Desio SM, Burks RT, Bachus KN. Soft tissue restraints to lateral patellar translation in the human knee. Am J Sports Med 1998;26:59-65.
22. Doberstein ST, Romeyn RL, Reineke DM. The diagnostic value of the clarke sign in assessing chondromalacia patella. J Athl Train 2008 Mar.-Apr.;43(2):190-96.
23. Eckhoff DG, Burke BJ, Dwyer TF et al. Sulcus morphology of the distal fêmur. Clin Orthop 1996;331:23.
24. Fairbank HA. Internal derangement of the knee in children and adolescents: (section of orthopaedics). Proc R Soc Med 1937 Feb.;30(4):427-32.
25. Fairbank TJ. Knee joint changes after meniscectomy. J Bone Joint Surg Br 1985;1948;30(4):664-70.
26. Fanelli GC, Larson RV. Practical management of posterolateral instability of the knee. Arthroscopy 2002 Feb.;18(2 Suppl 1):1-8.
27. Ferretti M, Ekdahl M, Shen W et al. The topography of the femoral insertion of the anterior cruciate ligament: an anatomical study. Arthroscopy 2007;23:1218-25.
28. Fulkerson JP. Disorders of the patellofemoral joint. 4th ed. Philadelphia: Lippincott Williams & Wilkins, 2004.
29. Galway R, Beaupre A, McIntosh DL. Pivot Shift – A clinical sign of symptomatic anterior cruciate insufficiency. J Bone Joint Surg Br 1972;54:763-64.
30. Goldman AB, Pavlov H, Rubenstein D. The Segond frac- ture of the proximal tibia: a small avulsion that reflects major ligamentous damage. Am J Roentgenol 1988;151:1163-67.
31. Griffith CJ, LaPrade RF, Johansen S et al. Medial knee injury: part 1, static function of the individual components of the main medial knee structures. Am J Sports Med. 2009;37:1762-70.
32. Grood ES, Noyes FR, Butler DL et al. Ligamentous and capsular restraints preventing straight medial and lateral laxity in intact human cadaver knees. J Bone Joint Surg Am 1981 Oct.;63(8):1257-69.
33. Grood ES, Stowers SF, Noyes FR. Limits of movement in the human knee. Effect of sectioning the posterior cruciate ligament and posterolateral structures. J Bone Joint Surg Am 1988 Jan.;70(1):88-97.
34. Gutler RA, Stine R, Torg JS. Lachman test evaluated – Quantification of a clinical observation. Clin Orthop 1987;216:141-50.
35. Haertsch P. The blood supply to the skin of the leg: a post-mortem investigation. Br J Plast Surg 1981;34:470.
36. Haertsch P. The surgical plane in the leg. Br J Plast Surg 1981;34:464.
37. Hand CJ, Spalding TJ. Association between anatomical fea- tures and anterior knee pain in a "fit" service population. J R Nav Med Serv 2004;90:125-34.
38. Helito CP, Demange MK, Bonadio MB et al. Anatomy and histology of the knee anterolateral ligament. Orthopaedic J Sports Med 2013 Dec. 1.
39. Hess T, Rupp S, Hopf T et al. Lateral tibial avulsion fractures and disruptions to the anterior cruciate ligament. A clinical study of their incidence and correlation. Clin Orthop Relat Res 1994;303:193-97.
40. Hsieh HH, Walker PS. Stabilizing mechanisms of the loaded and unloaded knee joint. J Bone Joint Surg Am 1976;58:87-93.
41. Hughston JC, Andrews JR, Cross MJ et al. Classification of knee ligament instabilities. Part I. The medial compartment and cruciate ligaments. J Bone Joint Surg Am 1976 Mar.;58(2):159-72.
42. Hughston JC, Norwood Jr LA. The posterolateral drawer test and external rotational recurvatum test for posterolateral rotatory instability of the knee. Clin Orthop Relat Res 1980;(147):82-87.
43. Jakob RP, Hassler H, Staeubli HU. Observations on rotatory instability of the lateral compartment of the knee. Experimental studies on the functional anatomy and the pathomechanism of the true and the reversed pivot shift sign. Acta Orthop Scand Suppl 1981;191:1-32.
44. Johnson F, Leitl S, Waugh W. The distribution of load across the knee. A comparison of static and dynamic measurements. J Bone Joint Surg Br 1980 Aug.;62(3):346-49.
45. Kaplan EB. Some aspects of functional anatomy of the human knee joint. Clin Orthop 1962;23:18.
46. Kennedy JC, Alexander IJ, Hayes KC. Nerve supply of the knee and its functional importance. Am J Sports Méd 1982;10:329.
47. Kolowich PA, Paulos LE, Rosenberg TD et al. Lateral release of the patella: indications and contraindications. Am J Sports Med 1990 July-Aug.;18(4):359-65.
48. Koukoubis TD, Glisson RR, Bolognesi M et al. Dimensions of the intercondylar notch of the knee. Am J Knee Surg 1997;10:83.
49. Kurosawa H, Fukubayashi T, Nakajima H. Load-bearing mode of the knee joint: physical behavior of the knee joint with or without menisci. Clin Orthop Relat Res 1980;149:283-90.
50. LaPrade RF, Engebretsen AH, Ly TV et al. The anatomy of the medial part of the knee. J Bone Joint Surg Am 2007;89:2000-10.
51. LaPrade RF, Ly TV, Griffith C. The external rota- tion recurvatum test revisited: reevaluation of the sagittal plane tibiofemoral relationship. Am J Sports Med 2008;36:709-12.
52. LaPrade RF, Wijdicks CA. The management of injuries to the medial side of the knee. J Orthopaed Sports Phys Ther 2012;42(3):221-33.
53. LaPrade RF. History of the nomenclature and study of the anatomy of the posterolateral knee. In: LaPrade RF. Posterolateral knee injuries: anatomy, evaluation, and treatment. New York: Thieme, 2006. p. 9-49.
54. Lemaire M. Ruptures anciennes du ligament crosié anterior du genou. J Chir (Paris) 1967;93:311-20.
55. Levangie PK, Norkin CC. The knee in joint structure and function: A comprehensive analysis. In: Levangie PK, Norkin CC. (Eds.). Joint structure and function: A comprehensive analysis. 4th ed. Philadelpia: FA Davis, 2005. p. 395.

56. Lonergan KT, Taylor DC. Medial collateral ligament injuries of the knee: An evolution of surgical reconstruction. *Tech Knee Surg* 2002;1:137-45.
57. Loomer RL. A test for knee posterolateral rotatory instability. *Clin Orthop Relat Res* 1991 Mar.;(264):235-38.
58. Losee RE, Johnson TR, Southwick WO. Anterior subluxation of the lateral tibial plateau. A diagnostic test and operative repair. *J Bone Joint Surg Am* 1978 Dec.;60(8):1015-30.
59. Losee RE. The pivot shift. In: Feagin JA. (Ed.). *The crucial ligaments. Diagnosis and treatment of ligamentous injuries about the knee*. New York: Churchill Livingstone; 1988. p. 301-15.
60. Lunden JB, Bzdusek PJ, Monson JK et al. Current concepts in the recognition and treatment of posterolateral corner injuries of the knee. *J Orthop Sports Phys Ther* 2010 Aug.;40(8):502-16.
61. Macconaill MA. The movements of bones and joints 3. the synovial fluid and its assistants. *J Bone Joint Surg Br* 1980;32:244-52.
62. Maynard MJ, Deng X, Wickiewicz TL et al. The politeofibular ligament: Rediscovery of a key element in posterolateral stability. *Am J Sports Med* 1996;24:311.
63. McDevitt CA, Webber RJ. The ultrastructure and biochemistry of meniscal cartilage. *Clin Orthop Relat Res* 1990 Mar.;(252):8-18.
64. McLeod WD, Moschi A, Andrews JR et al. Tibial plateau topography. *Am J Sports Med* 1977 Jan.-Feb.;5(1):13-18.
65. McMurray TP. The semilunar cartilages. *Br J Surg* 1949;29:407.
66. Merchant AC. Classification of patellofemoral disorders. *Arthroscopy* 1988;4(4):235-40.
67. Moore KL. *Anatomia orientada para clínica*. 6. ed. Rio de janeiro: Guanabara Koogan, 2011. p. 335-416.
68. Nicholas JA. The five-one reconstruction for anteromedial instability of the knee. Indications, technique, and the results in fifty-two patients. *J Bone Joint Surg Am* 1973 July;55(5):899-922.
69. Noyes FR, Barber-Westin SD. *Noyes' knee disorders: surgery, rehabilitation, clinical outcomes*. Philadelphia: Saunders, 2010.
70. Noyes FR, Butler D, Grood E et al. Clinical paradoxes of anterior cruciate instability and a new test to detect its instability. *Orthop Trans* 1978;2:36.
71. Noyes FR, Grood ES. Classification of ligament injuries: why an anterolateral laxity or anteromedial laxity is not a diagnostic entity. *Instr Course Lect* 1987;36:185-200.
72. Noyes FR, Simon R. The role of high tibial osteotomy in the anterior cruciate ligament-deficient knee with varus alignment. In: DeLee JC, Drez D. (Eds.). *Orthopaedic sports medicine: principles and practice*. Philadelphia, USA: WB Saunders, 1994. p. 1401-43.
73. Noyes, FR; Stowers SF, Grood ES, et al: Posterior subluxations of the medial and lateral tibiofemoral compart- ments. An in vitro ligament sectioning study in cadaveric knees. *Am J Sports Med* 21:407–414, 1993.
74. Petersen W, Loerch S, Schanz S et al. The role of the posterior oblique ligament in controlling posterior tibial translation in the posterior cruciate ligament-deficient knee. *Am J Sports Med* 2008;36:495-501.
75. Ramos LA, de Carvalho RT, Cohen M et al. Anatomic relation between the posterior cruciate ligament and the joint capsule. *Arthroscopy* 2008 Dec.;24(12):1367-72.
76. Reider B, Marshall JL, Koslin B et al: The anterior aspect of the knee joint: an anatomical study. *J Boné Joint Surg Am* 1981;63:351.
77. Rhee SJ, Pavlou G, Oakley J et al. Modern management of patellar instability. *Int Orthop* 2012 Dec.;36(12):2447-56.
78. Robinson JR, Bull AM, Thomas RR et al. The role of the medial collateral ligament and posteromedial capsule in controlling knee laxity. *Am J Sports Med* 2006 Nov.;34(11):1815-23.
79. Scott WN. *Insall & Scott surgery of the knee*. 5th ed. Philadelphia: Elsevier, 2011.
80. Seebacher JR, Inglis AE, Marshall JL et al. The structure of the posterolateral aspect of the knee. *J Bone Joint Surg Am* 1982 Apr.;64(4):536-41.
81. Segond P. Recherches cliniques et experimentales sur les epanchements sanguins du genou par entorse. *Progres Medical* (Paris) 1879;7:1-85. Disponível em: <http://www.patrimoine.edilivre.com/>
82. Sijbrandij S. Instability of the proximal tibio-fibular joint. *Acta Orthop Scand* 1978 Dec.;49(6):621-26.
83. Slocum DB, Larson RL. Rotatory instability of the knee: its pathogenesis and a clinical test to demonstrate its presence. *J Bone Joint Surg Am* 1968;50:211-25.
84. Stanard JP. Medial and posteromedial instability of the knee: evaluation, treatment, and results. *Sports Med Arthrosc Rev* 2010;18:263-68.
85. Strobel M, Stedtfeld HW. *Joelho: procedimentos diagnósticos*. Rio de Janeiro: Revinter, 2000. p. 3-164.
86. Thaunat M, Pioger C, Chatellard R et al. The arcuate ligament revisited: role of the posterolateral structures in providing static stability in the knee joint. *Knee Surg Sports Traumatol Arthrosc* 2013 Aug. 31.
87. Tibor LM, Marchant Jr MH, Taylor DC et al. Management of medial-sided knee injuries, part 2: posteromedial corner. *Am J Sports Med* 2011 June;39(6):1332-40.
88. Torg JS, Conrad W, Kalen V. Clinical diagnosis of anterior cruciate ligament instability in the athlete. *Am J Sports Med* 1976 Mar.-Apr.;4(2):84-93.
89. Vieira EL, Vieira EA, da Silva RT et al. Na anatomic study of the iliotibial tract. *Arthroscopy* 2007 Mar.;23(3):269-74.
90. Vincent JP, Magnussen RA, Gezmez F et al. The antero- lateral ligament of the human knee: an anatomic and histo- logic study. *Knee Surg Sports Traumatol Arthrosc* 2012;20:147-52.
91. Voloshin AS, Wosk J. Shock absorption of meniscectomized and painful knees: a comparative in vivo study. *J Biomed Eng* 1983;5:157-61.
92. Warren LF, Marshall JL. The supporting structures and layers on the medial side of the knee: an anatomical analysis. *J Bone Joint Surg Am* 1979 Jan.;61(1):56-62.
93. Wiberg G. Roentgenographic and anatomic studies on the femoropatellar joint: With special reference to chondromalacia patelae. *Acta Orthop Scand* 1941;12:319.
94. Woods GW, Stanley RF, Tullos HS. Lateral capsular sign: x-ray clue to a significant knee instability. *Am J Sports Med* 1979;7:27-3

CAPÍTULO 17

TORNOZELO E PÉ

Caio Augusto de Souza Nery ▪ Fernando Cepollina Raduan
André Vitor Kerber Cavalcanti Lemos

■ INTRODUÇÃO

As queixas podálicas predominantes que levam um paciente ao especialista são as **deformidades**, os **transtornos no suporte da carga** corporal durante a marcha ou ortostase e a **dor**.

As deformidades congênitas ou adquiridas agravam-se pela fadiga, idade, traumas, pressão inadequada dos calçados ou tentativas frustradas de tratamento. Os sintomas podem estar relacionados com lesões locais ou gerais que acometam secundariamente os sistemas osteoarticular, vascular e nervoso.

Em vista disso, uma abordagem disciplinada e criteriosa é imperativa para a obtenção do diagnóstico correto e do sucesso de qualquer forma de tratamento.

■ HISTÓRIA

A identificação deve conter dados sobre o sexo, a idade, a ocupação e as atividades costumeiras (trabalho e recreação). Além disso, as preferências ou necessidades profissionais quanto ao uso de calçados especiais e sua correlação com o aparecimento dos sintomas devem ser detectadas.

Um questionário cuidadoso deve abordar a forma e o tempo de aparecimento da queixa, sua evolução e a relação com doenças prévias ou familiares (artrites, infecções, alterações vasculares, diabetes, neuropatias, traumas, anomalias congênitas entre outras).

A) **Data** do aparecimento da queixa, **duração** e **velocidade** de progressão, **mudanças** da gravidade durante o dia, e **relações** com qualquer tipo de trauma, uso de calçados (especialmente os de saltos altos), tipo de atividade desenvolvida e do período do dia relacionado com o aparecimento da dor.

B) **Localização** da dor, presença ou não de **irradiação** e **fatores** de melhora ou piora, bem como a resposta a eventuais medidas terapêuticas prévias.

C) **Características** da dor, como "agulhada", "peso", "choque", "aperto" e fenômenos, como "formigamento", "anestesia" entre outras.

D) **Fenômenos associados**, como edema, eritema, rigidez articular, fraqueza e instabilidade, zonas de hiperceratose ou úlceras, devem ser cuidadosamente anotados e relacionados com as queixas principais.

O objetivo básico da história deve ser a determinação exata das estruturas anatômicas envolvidas na gênese da dor e sua relação com situações e condições que participem de sua produção. É sempre interessante sugerir ao paciente que aponte o local da dor, o mais corretamente possível, e que realize as manobras ou posições que exacerbem o quadro. O examinador deve estar atento ao tipo e à qualidade da informação de seu paciente. Deve-se certificar de seus conhecimentos sobre anatomia e do posicionamento dos segmentos corporais. São comuns as expressões "para dentro" e "para fora" quando o paciente descreve uma deformidade e que podem não corresponder àquilo que se observa o exame. Por não conhecer a terminologia adequada, alguns pacientes introduzem informações à história que, ao invés de enriquecê-la, atrapalham o raciocínio médico.

De suma importância é a adoção de terminologia detalhada e acurada na descrição dos achados para o correto entendimento por aqueles que, em tempo futuro, dependerão dessas informações para dar prosseguimento aos cuidados do paciente.

A face superior do pé é denominada "dorso", enquanto sua face inferior é conhecida como "planta". Estas denominações dão origem aos termos utilizados para identificar o posicionamento de estruturas, bem como as direções de movimentação nos diversos planos anatômicos. A borda tibial do pé é corretamente denominada como borda medial (com a correspondente face medial) enquanto a borda fibular corresponde à lateral (com a correspondente face lateral) do tornozelo e pé.

O conhecimento dos planos anatômicos e suas denominações é imprescindível, não só para o correto entendimento dos achados, como também para a acurácia dos registros relativos a cada paciente em particular. O plano sagital é aquele que divide o pé em duas metades: uma medial e outra lateral. O plano frontal divide o pé em porções anterior e posterior, e o plano transverso divide o pé em porções superior e inferior (Fig. 1).

A flexão e extensão do tornozelo ocorrem no plano sagital. A inversão e a eversão ocorrem no plano frontal, e a adução e abdução ocorrem no plano transverso.

Os termos supinação e pronação do pé referem-se a movimentações complexas que envolvem os três planos descritos já que a

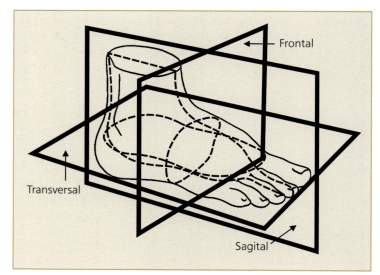

Figura 1. Planos anatômicos – o frontal divide o pé em anterior e posterior, o sagital, em medial e lateral, e o transverso, em superior e inferior.

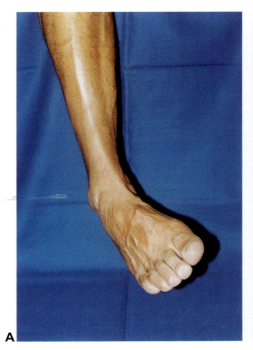
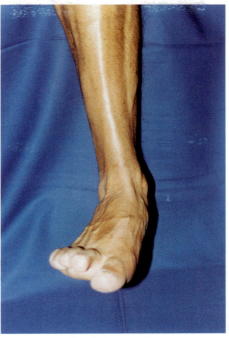

Figura 2. (**A**) Supinação do pé, que corresponde à combinação de flexão do tornozelo, inversão da subtalar, adução da mediotársica e supinação da tarsometatársica. (**B**) Pronação do pé, que corresponde à combinação de extensão do tornozelo, eversão da subtalar, abdução da mediotársica e pronação da tarsometatársica.

supinação consiste na combinação de adução, inversão e flexão, enquanto a pronação resulta da concomitância entre a abdução, eversão e extensão do pé (Fig. 2).

■ EXAME FÍSICO

Deve ser realizado em ambiente bem iluminado, estando o paciente com os membros inferiores desnudos. O exame físico inicia-se com uma abordagem geral, buscando alterações em todos os segmentos corporais, especialmente a coluna vertebral, que pode apresentar sinais externos bastante elucidativos (escoliose, massas, zonas hipercrômicas etc.). A avaliação das articulações do punho, mãos e joelhos pode esclarecer possíveis quadros sistêmicos, como as artrites. Os membros inferiores são considerados como um todo, objetivando-se notar defeitos torcionais, angulares, dismetrias, hipo ou hiperplasias segmentares ou globais.

Com a estrutura anatômica, ou as estruturas anatômicas, responsáveis pela queixa em sua mente, o examinador tenta, adotando rotinas de exame sistematizado e constante, correlacionar os dados de história com os do exame físico. Dentro do possível, deve ser evitado o exame exclusivo da região apontada pelo paciente como a mais dolorosa. Frequentemente, o examinador é surpreendido pelo achado de inúmeros outros sinais além dos que imaginava a partir da primeira impressão clínica. A regularidade e a persistência aliadas à atenção e boa técnica de exame permitem o constante progresso do examinador que passa a se diferenciar em sua função.

Exame com o pé sem carga

Esta parte do exame deve ser realizada com o paciente sentado sobre a mesa de exame, com as pernas pendentes para fora, enquanto o examinador acomoda-se em um pequeno banco ou na escada da maca, de forma a se posicionar o mais próximo possível da perna e pé a serem examinados. Nessa posição, com o membro relaxado, o pé normal assume um discreto equinismo e ligeira inversão. Devem ser avaliadas as relações dos vários segmentos do pé entre si, e do conjunto com a perna (especialmente o joelho e o tornozelo). A rotina de exame deve ser sistemática sempre comparando-se cada achado ao lado contralateral.

Alguns autores recomendam que o exame referente às mensurações angulares e mobilidade articular seja realizado com o paciente em decúbito prono com o pé a ser examinado pendente da borda da maca. Para evitar as rotações do membro inferior decorrentes dessa posição, o membro contralateral deve ser fletido e abduzido de forma que o maléolo medial se apoie na região poplítea do membro que se estará examinando, constituindo a figura em "quatro" descrita por Root *et al.* (Fig. 3).

A sequência mais lógica e útil é realizar a inspeção, seguida da palpação e manipulação, ocasião em que são realizadas as provas específicas para cada segmento examinado. No entanto, o examinador pode alterar esta rotina e repeti-la quantas vezes julgar necessários para obter a maior quantidade possível de informações.

Nas Figuras 4 a 7, são apresentados os 50 pontos de referência mais importantes do tornozelo e pé. São pontos de fácil visibilização e acesso e, em conjunto, abrangem a quase totalidade da anatomia do tornozelo e pé.

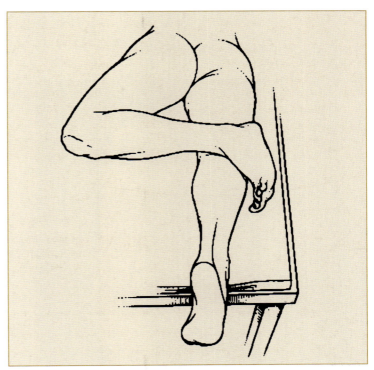

Figura 3. Posicionamento ideal, segundo Root, para as mensurações dos membros inferiores. (Figura extraída de Alexander, IJ: The Foot – Examination & Diagnosis, 2nd ed. Churchill Livingstone, NY, 1997.)

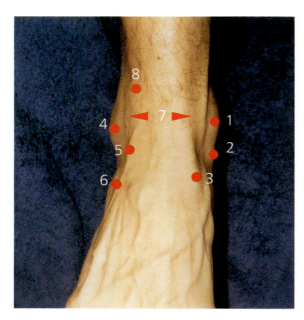

Figura 4. Tornozelo – face anterior. 1. Maléolo tibial ou medial; 2. ligamento deltoideo; 3. cabeça do talo; 4. maléolo fibular ou lateral; 5. ligamento talofibular anterior; 6. ligamento calcaneofibular; 7. interlinha articular anterior – tibiotársica; 8. articulação tibiofibular inferior ou distal.

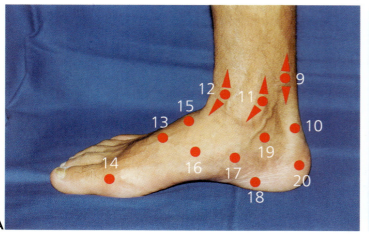

A

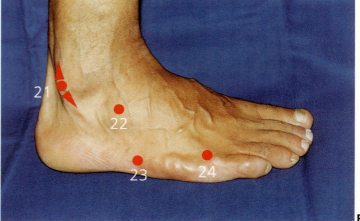

B

Figura 5. (**A**) Pé – face medial. 9. Tendão do calcâneo (Tríceps Sural); 10. eminência posterossuperior da tuberosidade posterior do calcâneo (inserção do tendão do calcâneo); 11. túnel do tarso – artéria e nervo tibiais posteriores, tendões tibiais posteriores, flexor longo dos dedos e flexor longo do hálux; 12. tendão do tibial anterior; 13. articulação cuneometatársica I; 14. articulação metatarsofalângica do hálux; 15. articulação talonavicular; 16. tuberosidade do navicular (inserção do tibial posterior e navicular acessório); 17. tendão flexor longo do hálux; 18. ponto de deflexão do ramo nervoso para o abdutor do dedo mínimo; 19. borda superior do ligamento falciforme (retináculo dos flexores) – limite superior do túnel do tarso; 20. tuberosidade posterior do calcâneo. (**B**) Pé – face lateral. 21. Tendões fibulares; 22. seio do tarso; 23. tuberosidade do V metatarsal – inserção do tendão fibular curto; 24. articulação metatarsofalângica do dedo mínimo.

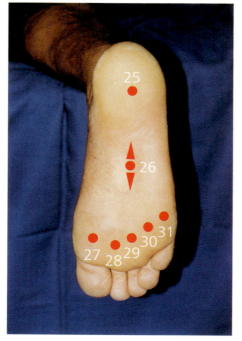

Figura 6. Pé – face plantar. 25. Ponto central do calcanhar; 26. fáscia plantar; 27. porção plantar da cabeça do I metatarsiano e sesamoides do hálux; 28. porção plantar da cabeça do II metatarsiano; 29. porção plantar da cabeça do III metatarsiano; 30. porção plantar da cabeça do IV metatarsiano; 31. porção plantar da cabeça do V metatarsiano.

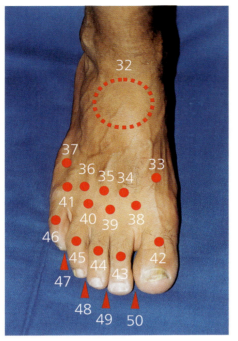

Figura 7. Pé – face dorsal. 32. Região tarsometatársica – borda inferior do retináculo dos extensores e limite distal do túnel anterior do tarso – tendões extensores – artéria tibial interior; 33. cabeça do I metatarsal e articulação metatarsofalângica do hálux; 34. cabeça do II metatarsal e articulação metatarsofalângica do II artelho; 35. cabeça do III metatarsal e articulação metatarsofalângica do III artelho; 36. cabeça do IV metatarsal e articulação metatarsofalângica do IV artelho; 37. cabeça do V metatarsal e articulação metatarsofalângica do V artelho; 38. primeiro espaço intermetatársico; 39. segundo espaço intermetatársico; 40. terceiro espaço intermetatársico; 41. quarto espaço intermetatársico; 42. articulação interfalângica do hálux; 43. articulações interfalângicas do II artelho; 44. articulações interfalângicas do III artelho; 45. articulações interfalângicas do IV artelho; 46. articulações interfalângicas do V artelho; 47. quarto interdígito, polpa digital, unha e região periungueal; 48. terceiro interdígito, polpa digital, unha e região periungueal; 49. segundo interdígito, polpa digital, unha e região periungueal; 50. primeiro interdígito, polpa digital, unha e região periungueal.

Exame das estruturas de superfície

Tegumento (dorsal e plantar)

Inclui a pele, o tecido celular subcutâneo e as fáscias profundas subjacentes. A pele deve ser examinada com especial atenção para espessamentos, umidade normal, coloração geral, pigmentações e eixos das pregas cutâneas. Alterações das condições vasculares (varicosidades e telangiectasias) e tróficas, como úlceras varicosas, úlceras perfurantes, edemas e inflamações, alterações da temperatura local, hiperidroses e anidroses, devem ser notadas. Rachaduras na pele (rágades), calosidades e cornos cutâneos devem ser identificados. É muito importante a diferenciação entre calos simples – decorrentes do atrito mecânico do calçado ou do solo – e as verrugas plantares – decorrentes de infecção viral. Os calos aparecem em áreas de atrito ou pressão, as linhas cutâneas atravessam a zona central da lesão, não existem lesões-satélites associadas, e o centro da lesão é seco e regular. A dor é desencadeada por pressão no centro da lesão. As verrugas, por sua vez, podem ou não estar localizadas em zonas de atrito ou pressão; as linhas da pele circundam o centro da lesão sem atravessá-lo; esta pode ser múltipla ou apresentar lesões-satélites de vários tamanhos e estágios de desenvolvimento; apresentam centro amolecido e irregular com hemorragia puntiforme em sua base; a dor é desencadeada pela compressão laterolateral da lesão e não pela compressão central. Tumores cutâneos de vários tipos ou aqueles de tecidos mais profundos que produzam alterações na pele podem ser percebidos sem muita dificuldade.

Sensibilidade cutânea

A sensibilidade cutânea do tornozelo e pé provém das raízes L4, L5 e S1, distribuindo-se de maneira característica na superfície, através dos ramos dos nervos safeno, fibular superficial, fibular profundo e sural (Fig. 8).

Suprimento sanguíneo

Pode ser estimado pela palpação de pulsos periféricos (artéria tibial anterior – lateralmente à proeminência dorsal da base do primeiro metatarso e osso cuneiforme medial; artéria tibial posterior – imediatamente atrás do maléolo medial, no interior do túnel tarsiano) e pela perfusão dos tecidos periféricos, em especial dos leitos subungueais, além da qualidade e vitalidade dos fâneros da pele. No caso de dúvida, podem ser necessários exames complementares de urgência (*Doppler*, venografias e arteriografias).

Anexos

Uma descrição exata das unhas e da região periungueal é importante para a determinação de lesões congênitas ou adquiridas destas estruturas. Além da alteração na espessura e resistência das unhas, o aparecimento de coloração ocre e o aprofundamento de suas ranhuras longi-

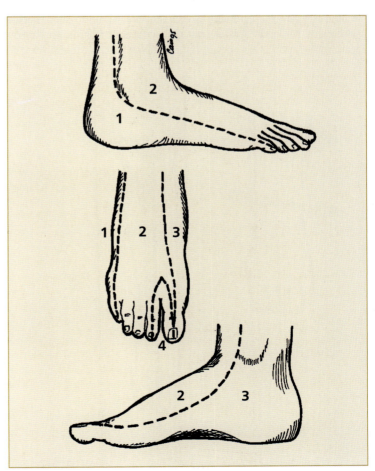

Figura 8. Inervação cutânea do pé: 1. nervo sural; 2. nervo fibular superficial; 3. nervo safeno; 4. nervo fibular profundo.

tudinais podem estar indicando alterações causadas pela infecção fúngica. Além dessas, mudanças no formato das unhas ("vidro de relógio") e na distribuição dos pelos nos pés informam sobre a qualidade da microcirculação periférica.

Exame das estruturas profundas

Tornozelo

O exame do tornozelo se inicia pela constatação da presença de edemas globais ou localizados. Observa-se a posição relativa dos maléolos tibial e fibular e a relação destes dois acidentes ósseos em conjunto com o pé. O maléolo tibial é mais alto e mais anteriorizado do que o fibular. Por isso, forma-se entre eles um eixo que se inclina para baixo de medial para lateral e da frente para trás (Fig. 9A). Com relação à perna, o ponto médio intermaleolar deve estar no eixo longitudinal que sobe até a tuberosidade anterior da tíbia. Quando deslocado para dentro deste eixo, há uma torção tibiofibular medial (que pode produzir a "marcha de periquito") e quando deslocado para fora, há uma torção tibiofibular lateral (que produz uma "marcha de Carlitos"). Com relação ao pé, o ponto médio intermaleolar deve estar em linha com o segundo metatarsal, e "olhar", para o segundo interdígito (Fig. 9B). Se estiver deslocado, medialmente, o pé está aduzido (metatarsos varos congênitos) e lateralmente, o pé está abduzido (pés valgos). Na região retromaleolar há, normalmente, duas depressões que se prolongam até o tendão do calcâneo, as quais podem desaparecer em quadros inflamatórios, em virtude do edema ou, nas mulheres maduras e obesas, pelo acúmulo de gordura. A amplitude, qualidade e conforto do movimento em todas as direções devem ser observados. O tornozelo normal realiza 45° de flexão (flexão plantar) e 25° de extensão (flexão dorsal) (Fig. 10A). O grau de extensão do tornozelo deve ser testado com o joelho fletido e estendido a fim de se avaliarem possíveis encurtamentos do músculo gastrocnêmio. Cada saliência óssea, incluindo a interlinha articular, deve ser cuidadosamente palpada, procurando-se pontos dolorosos. A palpação dos tendões e ligamentos deve ser feita seguindo seus trajetos anatômicos, podendo ser detectados aumentos de volume globais ou localizados, rupturas e processos inflamatórios. Além do tendão do calcâneo, devem ser palpados os tibiais posterior e anterior, flexor longo do hálux e os fibulares. Na face medial, o ligamento deltóideo aparece como uma forte banda fibrosa e, na face lateral, palpam-se facilmente os ligamentos talofibular anterior e o calcaneofibular. A integridade dos ligamentos colaterais do tornozelo e da unidade tibiofibular inferior pode ser testada pelas provas de "varismo forçado", "gaveta anterior" e "rotação do talo" que serão discutidas em detalhe no segmento destinado às Manobras Especiais.

Complexo subtalar

Movimenta-se no sentido de inversão e eversão (supinação e pronação) na amplitude de 20° de inversão e 10° de eversão (Fig. 10B). Quando se constata redução dessa movimentação, indicando bloqueio da subtalar, pode-se estar frente a um processo artrítico específico (artrite reumatoide), processo degenerativo (artrose), processos neuromusculares (espasmo de fibulares, doenças congênitas ou adquiridas) e coalisões tarsais (defeito congênito da segmentação dos ossos do tarso durante a formação embrionária). A dor do complexo subtalar geralmente se manifesta nas regiões anterior e inferior ao maléolo lateral (seio do tarso). Seu funcionamento normal pode ser avaliado pela manobra manual de inversão e eversão do pé, pela "prova das pontas" ou pelas marchas em equino, inversão e eversão.

Complexo articular de Chopart (articulação mediotársica ou talonavicular/calcaneocubóidea)

Devem ser observados os movimentos de adução e abdução (Fig. 10C), além da pronação e supinação do antepé. Além disso, deve-se observar o grau de convexidade da borda medial do pé que reflete o varismo e o valgismo do retropé. Nos pés planos, a cabeça do talo pode ser palpável e visível na borda medial do pé como uma massa dura e móvel. Nessa mesma região, podem ser observados os naviculares acessórios, que se projetam igualmente como massas visíveis e palpáveis na face medial.

Complexo articular de Lisfranc (articulação tarsometatársica)

Observar o movimento de flexões plantar e dorsal, a presença de osteofitose dorsal e dolorimentos locais. Em condições normais, podem ser esperados 15° de supinação e 25° de pronação do antepé com relação ao médio e retropé (Fig. 10D). Esse movimento atua como verdadeiro feixe de molas que permite o maior contato possível, a cada movimento, do antepé com o solo. Dessa forma, apesar da irregularidade do terreno, obtém-se a maior estabilidade funcional possível para o conjunto. Observar ainda se há equinismo (exagero da flexão plantar) do antepé com relação ao retropé. O desvio em adução do antepé pode indicar a presença de metatarsos varos congênitos ou pés cavos desbalanceados (varo). O desvio em abdução pode estar indicando um pé calcâneo valgo congênito ou o pé plano tanto da criança, como do adulto.

Articulações metatarsofalângicas

Normalmente realizam 80° de dorsiflexão e 30° de flexão plantar (Fig. 10E). Cada articulação pode estar rígida ou com várias deformidades independentemente da normalidade de suas vizinhas. As cabeças dos metatarsos devem ser palpadas dorsal e plantarmente por poderem apresentar, isoladamente, hipertrofias e calosidades plantares. A espessura do coxim gorduroso plantar deve ser observada, já que qualquer alteração localizada ou generalizada coloca a cabeça dos metatarsais, isolada ou conjuntamente, sob efeito de hiperpressão do peso corporal. Frente a quadros inflamatórios das articulações metatarsofalângicas – de origem traumática ou inespecífica – é importante testar sua estabilidade por meio da manobra da "gaveta metatarsofalângica (MTF)", que fornece dados acerca da integridade dos ligamentos colaterais e da placa plantar.

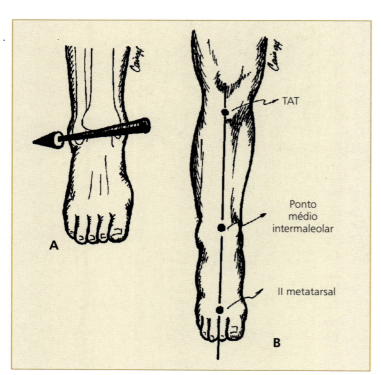

Figura 9. (**A**) Eixo funcional da articulação tibiotársica – inclinação anteroposterior e craniocaudal de medial para lateral. (**B**) Alinhamento da tuberosidade anterior da tíbia (TAT) com o ponto médio intermaleolar e com o II metatarsal.

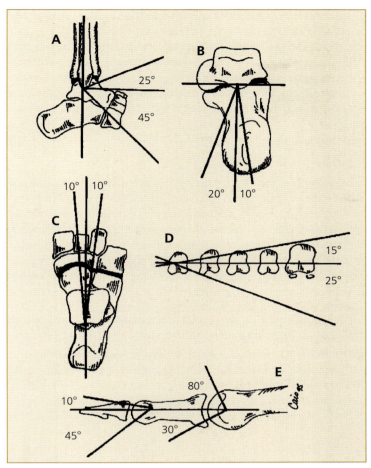

Figura 10. Arcos de movimento: (**A**) articulação tibiotársica; (**B**) articulação subtalar; (**C**) articulação ediotársica; (**D**) articulação tarsometatarsal; (**E**) articulações metatarsofalângica e interfalângica.

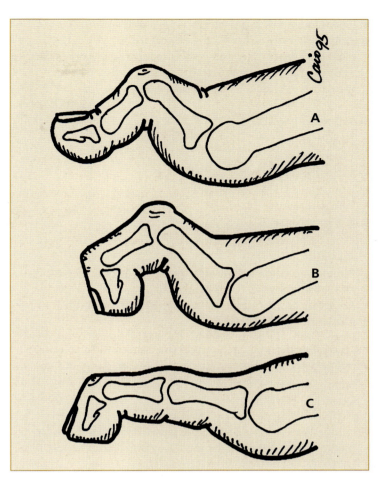

Figura 11. (**A**) Dedo em martelo: hiperextensão da MTF e da IFD com flexão da IFP. (**B**) Dedo em garra: hiperflexão das IIFF com ou sem hiperextensão da MTF. (**C**) Dedo em taco de golfe: hiperflexão da IFD.

Articulações interfalângicas

A mobilidade e qualidade de movimento, deformidades flexíveis ou rígidas e tensões dos tendões extensores e flexores devem ser observadas. As articulações interfalângicas dos artelhos são sedes frequentes de hiperceratoses em virtude da pressão exercida pelos calçados. A observação da localização e extensão dessas lesões são de suma importância. Devem ser notadas as deformidades clássicas dos dedos ("martelo", "garra" e "taco de golfe") e sua redutibilidade (Fig. 11). A região interdigital pode ser sede de infecções fúngicas ou bacterianas, bem como hiperceratoses, conhecidas como calos moles. O exame dos tamanhos relativos dos dedos dos pés (fórmula digital) define três tipos principais de conformação denominadas Pé Egípcio (1 > 2 > 3 > 4 > 5), Pé Quadrado (1 = 2 > 3 > 4 > 5) e Pé Grego (1 < 2 > 3 > 4 > 5), consideradas como fatores predisponentes ao aparecimento de determinadas deformidades (Fig. 12).

Musculatura

Tanto os músculos extrínsecos quanto os intrínsecos devem ser testados, graduando-se sua função. As manobras básicas para testar cada músculo baseiam-se em solicitar a realização dos movimentos produzidos por cada músculo especificamente, sem resistência, e, se constatada sua integridade, realizar as mesmas tarefas contra a resistência imposta pelo examinador, comparando-as às obtidas no lado oposto.

Musculatura extrínseca

Músculos extensores

- Tibial anterior (nervo fibular profundo – raízes L4, L5 e S1).
- Extensor longo do hálux (nervo fibular profundo – raízes L4, L5 e S1).
- Extensor longo dos dedos (nervo fibular profundo – raízes L4, L5 e S1).
- Fibular terceiro (nervo fibular superficial – raízes L4, L5 e S1).

Músculos flexores

- Tríceps sural (nervo tibial – raízes S1 e S2).
- Flexor longo do hálux (nervo tibial – raízes L5, S1 e S2).

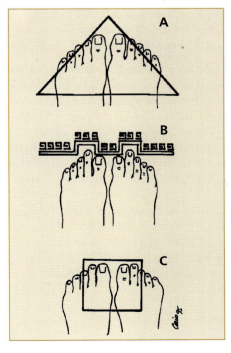

Figura 12. Fórmulas digitais mais comuns. (**A**) Pé Egípcio: 1 > 2 > 3 > 4 > 5. (**B**) Pé Grego: 1 < 2 > 3 > 4 > 5. (**C**) Pé Quadrado: 1 = 2 > 3 > 4 > 5.

- Flexor longo dos dedos (nervo tibial – raízes L5 e S1).
- Tibial posterior (nervo tibial – raízes L5 e S1).
- Fibulares curto e longo (nervo fibular superficial – raízes L4, L5 e S1).
- Plantar (nervo tibial – raízes L4, L5 e S1).

Músculos inversores
- Tibial anterior.
- Tibial posterior.
- Músculos eversores.
- Fibular curto.
- Fibular longo.
- Fibular terceiro.

Musculatura intrínseca

- Abdutor do hálux – abdução e flexão da MTF-I (nervo tibial – ramo plantar lateral, raízes L4, L5 e S1).
- Adutor do hálux – adução e flexão da MTF-I (nervo tibial – ramo plantar medial, raízes S1 e S2).
- Flexor curto do hálux – flexão da MTF-I (nervo tibial – ramo plantar medial, raízes L4, L5 e S1).
- Flexor curto dos dedos – flexão das MTF II a V (nervo tibial – ramo plantar medial, raízes L4, L5 e S1).
- Quadrado plantar – potencializa o FCD – (nervo tibial – ramo plantar medial, raízes S1 e S2).
- Lumbricais – flexão das MTF e extensão das IF dos dedos laterais (nervo tibial – ramo plantar medial e ramo plantar lateral, raízes L4 a S2).
- Interósseos dorsais – abdução dos três dedos centrais (nervo tibial – ramo plantar lateral, raízes S1 e S2).
- Interósseos plantares – abdução dos três dedos laterais (nervo tibial – ramo plantar lateral, raízes S1 e S2).
- Extensor curto dos dedos – extensão da MTF do hálux e MTF e IF dos dedos centrais (nervo fibular superficial, raízes L4, L5 e S1).
- Abdutor do V dedo – abdução do V dedo (nervo tibial – ramo plantar lateral, raízes L5 e S1).
- Flexor curto do V dedo – flexão da MTF do V dedo (nervo tibial – ramo plantar lateral, raízes L5 e S1).

Avaliação do membro inferior como um todo

Adotamos e sugerimos a sistemática proposta por Staheli para a avaliação global dos membros inferiores. O exame é realizado com o paciente em decúbito ventral e com os joelhos fletidos a 90°:

A) Utilizando-se a perna como braço de um goniômetro e o zênite como zero, estabiliza-se a bacia com uma das mãos e, com a outra, realizam-se as rotações medial e lateral do quadril, anotando-se seus valores angulares (Fig. 13A). O exagero da rotação medial pode estar indicando um aumento da anteversão do colo femoral, e o exagero da rotação lateral pode estar indicando uma redução da anteversão do colo femoral. A ausência ou redução das rotações em indivíduos adultos podem indicar lesão articular do quadril.

B) Na mesma posição, palpam-se os maléolos tibial e fibular com os dedos polegar e indicador. Entre os dedos do examinador imagina-se um eixo (eixo bimaleolar) que normalmente se encontra rodado lateralmente ao redor de 10°. As torções tibiofibulares medial e lateral, responsáveis por distúrbios rotacionais da marcha, podem ser detectadas nessa manobra propedêutica (Fig. 13C).

C) Observando-se o paciente por cima, traçam-se os eixos imaginários da imagem plantar e da coxa (Fig. 13B). O eixo da planta encontra-se, nos indivíduos normais, rodado lateralmente com relação ao eixo da coxa (ângulo coxa-pé).

D) O eixo médio da imagem plantar corta ao meio a imagem oval do calcanhar e, ao prolongar-se anteriormente, atinge o segundo interdígito ou a terceira polpa digital (Fig. 13B). Quando passa mais lateralmente, indica uma adução do antepé, e quando passa medialmente, indica abdução do antepé (índice oval).

Exame com o pé com carga

Estático

A simples observação do paciente em ortostase estática fornece dados acerca da angulação da coxa com relação à perna (valgismo ou varismo dos joelhos), defeitos torcionais dos quadris (exagero ou redução do ângulo de anteversão dos colos femorais), arqueamento das pernas (tíbias varas, raquitismo), posição relativa dos maléolos tibial e fibular (torção tibiofibular medial ou lateral), grau de valgismo e varismo do retropé (pés calcâneos valgo ou varo), e as relações do retropé, com o médio e o antepé (pé serpentiforme, metatarsos varos congênitos ou pés planos valgos com abdução do antepé).

A silhueta do pé com seu arco longitudinal medial ausente, reduzido, normal ou aumentado, as saliências ósseas do calcâneo, dos maléolos, da cabeça do talo, da tuberosidade do V metatarsiano e das articulações metatarsofalângicas e interfalângicas indicam as principais deformidades e orientam o examinador onde buscar zonas de hiperceratose, dolorimento e a origem da queixa.

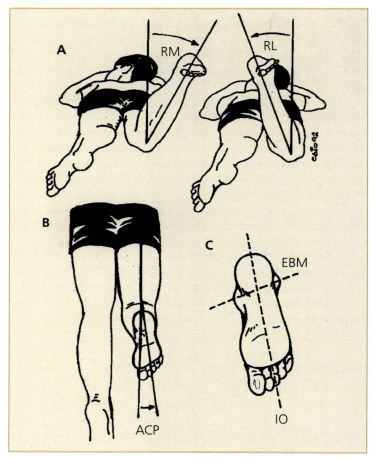

Figura 13. Método de Staheli para avaliação dos membros inferiores: (**A**) com o examinando em decúbito ventral e o joelho do membro a ser examinado fletido a 90°, utiliza-se a perna como "braço" de goniômetro a fim de se avaliar o grau de rotação medial (RM) e rotação lateral (RL) do quadril. (**B**) O ângulo coxa-pé (ACP) é medido entre os eixos imaginários da perna e do pé. (**C**) A palpação dos maléolos tibial e fibular permite imaginar uma linha que os une – eixo bimaleolar (MBE). O eixo que corta ao meio o oval do calcanhar deve situar-se entre o segundo e terceiro artelhos (índice oval – IO).

Na observação podoscópica em ortostase, pode-se notar como se distribui o peso do corpo, se há ou não áreas de hiperpressão que aparecem como pontos mais claros e isquêmicos na imagem plantar e qual a forma da superfície plantar dos pés, diferenciando-se os pés planos dos pés cavos.

O arco longitudinal medial deve ter um mínimo de 14 mm no adulto, o que pode ser constatado inserindo-se cunhas de tamanhos crescentes naquela região do pé, até que uma delas se acomode perfeitamente.

Os podogramas, imagens grafadas em papel das superfícies plantares dos pés com a carga do peso corporal, devem ser obtidos a fim de se observar a relação dos eixos, a forma da imagem plantar e as relações lineares e angulares entre as diversas regiões do pé.

Em um pé normal, o retropé imprime uma imagem oval cujo maior eixo, quando projetado, atinge o segundo interdígito ou a terceira polpa digital (Fig. 14). O desvio medial desse eixo indica valgismo do retropé ou abdução do antepé. O desvio lateral do eixo pode estar indicando varismo do retropé ou adução do antepé.

A manobra da "ponta dos pés", que consiste simplesmente em solicitar ao paciente que se erga sobre as cabeças dos metatársicos, elevando os calcanhares, fornece informações importantes sobre o grau de mobilidade da articulação subtalar, potência muscular e integridade de alguns tendões, como o tricipital e o tibial posterior. Considera-se a prova como positiva e normal quando, ao se elevar nas pontas dos pés, observa-se a varização progressiva do retropé, que logo dá lugar ao valgismo fisiológico no retorno à condição de apoio plantígrado.

A prova de Jack, caracterizada pela hiperextensão passiva da articulação metatarsofalângica do hálux, promove a elevação (ou formação) do arco longitudinal medial. A positividade da prova indica a integração entre as musculaturas intrínseca e extrínseca do pé e a liberdade de movimentação da articulação subtalar. Nos casos de pés planos valgos, enseja um bom prognóstico e classifica o paciente como potencialmente resolutivo.

Resultado semelhante pode ser obtido a partir da rotação lateral, ativa ou passiva da perna sobre o pé apoiado. Ao ser rodada lateralmente, a pinça bimaleolar promove a rotação lateral do talo, que, por sua vez, determina uma varização do calcâneo, manifestada pelo aparecimento do arco longitudinal medial.

Dinâmico

Durante a marcha, observa-se o modo com que o calcanhar toca o solo, as reações do médio e antepé quando o passo se desenvolve e a relação dos dedos com o solo durante os últimos estágios do passo. A comparação dos dados assim obtidos àqueles do exame sem a carga corporal pode estar indicando como a dor pode produzir alterações e se as deformidades são ou não dependentes da função dos pés.

Quatro dados básicos acerca da marcha devem ser colhidos após observação minuciosa e atenta do paciente enquanto caminha: 1) o eixo da marcha; 2) o ângulo do passo; 3) a amplitude do passo e 4) o apoio.

A marcha normal desenvolve-se segundo um eixo imaginário – eixo da marcha – que representa a menor distância entre dois pontos preestabelecidos. Alterações nesse eixo quase sempre representam problemas neurológicos graves (Fig. 15A).

Os pés deslocam-se em rotação lateral de aproximadamente 10° com relação ao eixo da marcha – ângulo do passo ou de Fick (Fig. 15A). Em virtude desse posicionamento dinâmico, na mudança do passo, a primeira região a tocar o solo é a borda posterior e lateral do calcanhar; a seguir, todo o calcanhar encontra-se apoiado e inicia-se a distribuição do peso pelo mediopé – esta transmissão é rápida e, embora a região de contato seja a borda lateral do pé (região do istmo), o centro de gravidade desvia-se medialmente, deslocando-se sobre o arco longitudinal; ato contínuo, apoia-se toda a porção anterior da planta, no sentido lateral para medial. Enquanto este tempo acontece, os dedos estão estendidos em seu grau máximo (neste momento é que, na vigência de desbalanceamentos da musculatura intrínseca do pé, surgem as garras dinâmicas e os dedos, ao invés de se encontrarem estendidos, realizam hiperextensão das metatarsofalângicas e flexão das interfalângicas). À medida que o passo evolui, o peso se concentra na porção média do antepé, apoiam-se as polpas digitais, e o hálux se adere firmemente ao solo; ao mesmo tempo, o retropé vai se erguendo do solo. Por último, o peso se concentra nas cabeças do I e II metatarsos e se transmite para a extremidade do que vai se dorsifletindo e elevando, até que se desprenda do solo, iniciando a fase de balanço do membro, ocasião em que o pé se desloca para a frente sem o peso do corpo, para finalmente voltar ao ponto de partida pelo choque da borda posterolateral do calcanhar com o solo (Fig. 15B).

A amplitude do passo, definida como a distância linear entre os ciclos do passo, pode estar alterada pela fraqueza muscular, pela rigidez articular, pela dor e pelas deformidades intrínsecas ou extrínsecas ao pé (Fig. 15A).

Estas características dinâmicas podem estar alteradas pelos processos patológicos originando as marchas claudicantes, mas podem representar situações características de uma determinada faixa etária. Por exemplo, a redução da amplitude do passo pode representar a presença de um hálux rígido doloroso, mas pode também ser apenas um dado de normalidade na marcha de um ancião.

O paciente deve ser estimulado a caminhar nas pontas dos pés, nos calcanhares, e sobre as faces lateral e medial dos pés. Estas manobras demonstram de maneira global, mas efetiva, a força e integridade dos principais grupos musculares e o grau de mobilidade do tornozelo e das articulações do pé, principalmente a subtalar.

Os dados coletados nessas observações devem ser comparados aos valores populacionais normais e, via de regra, indica-se o tratamento adequado sempre que os valores encontrados para um determinado paciente estejam fora da faixa de desvio-padrão da normalidade da população, tanto para mais quanto para menos.

Neste ponto vale ressaltar a singularidade de cada indivíduo, principalmente quando se observa a grande variedade de pés em uma população. As variações anatômicas presentes nesse segmento são bastante comuns e podem ser assintomáticas por várias décadas ou ainda por toda uma vida, por isso cabe ao médico-ortopedista avaliar o real impacto dos desvios individuais e sua relação com a queixa daquele paciente em especial.

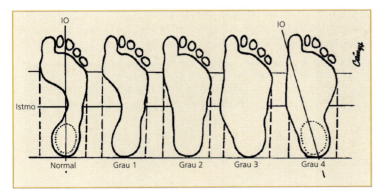

Figura 14. Graduação do pé plano pela imagem plantar (Valente): Normal – a largura do istmo corresponde a menos da metade da largura total do antepé. O eixo que divide o calcanhar em duas metades se prolonga até o segundo interdígito (índice oval – IO); Grau 1 – a largura do istmo supera a metade da largura do antepé, mas não ultrapassa 2/3 dessa mesma largura; Grau 2 – a largura do istmo supera 2/3 da largura do antepé, mas não a ultrapassa; Grau 3 – a largura do istmo é superior à largura do antepé; Grau 4 – surge arco lateral em função do valgo exagerado do retropé. O índice oval se desloca medialmente à medida que o pé se torna mais plano, atingindo seu maior desvio no grau quatro.

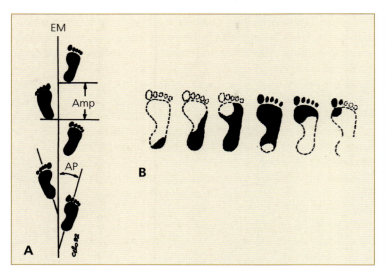
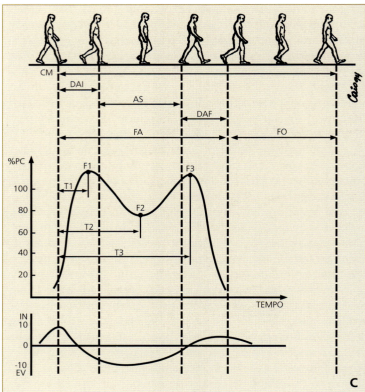

Figura 15. (**A**) Eixo da marcha (EM); amplitude do passo (AmP) e ângulo do passo (AP). (**B**) Regiões de contato e suporte plantar de carga à medida que evolui o passo. (**C**) Esquema clássico do ciclo da marcha (CM) com seus diversos componentes: fase de apoio (FA), que corresponde a 60% da duração total do ciclo e fase de oscilação (FO) que corresponde aos restantes 40% da duração total do ciclo da marcha. A fase de apoio (FA) é subdividida em duplo apoio inicial (DAI – 12%), apoio simples (AS – 60%) e duplo apoio final (DAF – 28%). O gráfico de pressão (expressa em % do peso corporal) indica os três pontos de reação vertical (F1, F2 e F3) correspondentes ao retro, médio e antepé respectivamente. T1, T2 e T3 são os tempos (expressos em% do tempo total da fase de apoio) durante os quais agem as reações verticais. O gráfico da pronossupinação da subtalar indica os valores angulares de inversão (IN) e eversão (EV) em cada momento da fase de apoio da marcha.

■ MANOBRAS E TESTES ESPECIAIS

Mensuração do arco de movimento da articulação talocrural e grau de encurtamento do músculo tríceps sural (teste de Silfverskiöld)

O examinador separa com uma das mãos o calcanhar do paciente e, com a outra mão, o antepé. Realiza o movimento completo de flexão e extensão do tornozelo, anotando sua liberdade e amplitude. Quando detecta limitação da extensão, indicando encurtamento do tríceps sural e do tendão do calcâneo, realiza a mesma manobra com o joelho estendido e fletido a 90° (Fig. 16). Com o joelho estendido, diagnostica o encurtamento do tríceps sural como um todo. Se a dificuldade persiste com o joelho fletido, fica confirmado o encurtamento do músculo sóleo, já que o músculo gastrocnêmio estará inativo nesta posição.

Teste de Thompson

Usado para a avaliação da integridade do tendão do calcâneo. Com o paciente em decúbito ventral e com os joelhos fletidos a 90°, aplica-se compressão manual vigorosa na massa muscular da panturrilha onde se situam as cabeças do músculo gastrocnêmio e o músculo solear. Essa compressão produz encurtamento da massa muscular que se transmite pelo tendão do calcâneo até o pé que sofre flexão plantar quando todas as estruturas estão íntegras. Quando, em fun-

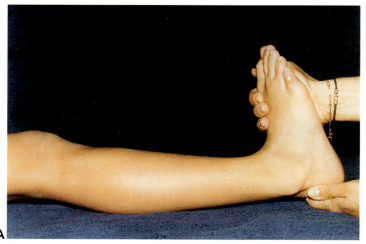
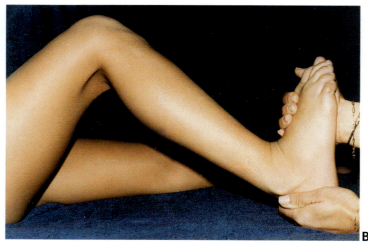

Figura 16. (**A**) Manobra para mensuração da amplitude de extensão do tornozelo com o joelho estendido. (**B**) Manobra para mensuração da amplitude de extensão do tornozelo com o joelho fletido.

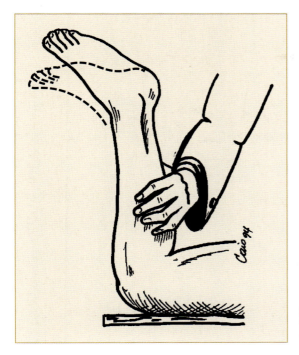

Figura 17. Teste de Thompson.

ção da ruptura completa do tendão calcâneo, a mobilização da massa muscular tricipital não se pode transmitir até o pé, não sendo observado qualquer movimento daquele segmento, apesar da força exercida sobre a panturrilha – teste de Thompson positivo (Fig. 17). O teste de Thompson pode ser realizado também com o paciente em decúbito ventral com os pés pendentes da borda da cama e os joelhos estendidos. A observação é exatamente a mesma descrita para a prova realizada na primeira posição.

Teste de Matles

Usado nos casos de suspeita de ruptura do tendão do calcâneo. Com o paciente em decúbito ventral os joelhos são fletidos a 90°, observa-se a ocorrência do equinismo fisiológico do tornozelo. Nos casos de ruptura do tendão calcâneo ocorre a perda do equinismo fisiológico.

Gaveta anterior do tornozelo

Utilizada para testar a integridade do ligamento talofibular anterior e da porção anterolateral da cápsula articular. O examinador apoia uma das mãos sobre a face anterior da tíbia, logo acima do tornozelo e, com a outra mão, envolve o calcanhar do membro a ser examinado. Nessa posição, aplica-se uma força no sentido de deslocar anteriormente o pé, enquanto a perna permanece fixa (Fig. 18A). Na eventualidade de lesão das estruturas mencionadas, ocorre o deslocamento anterior do talo no interior da pinça bimaleolar e surge uma zona de depressão na face anterolateral do tornozelo – **sinal do vácuo** – resultante da pressão negativa que se forma no interior da articulação, em função da subluxação produzida com o teste (Fig. 18B). A manobra deve ser realizada delicada e cuidadosamente por ser extremamente dolorosa. Quando se suspeita da positividade da prova, justifica-se sua realização sob bloqueio anestésico locorregional para a confirmação do achado sem desconforto para o paciente. A correta interpretação do resultado dessa manobra depende da realização do mesmo teste no tornozelo oposto, considerado normal. Dessa forma, pode-se ter noção do grau de elasticidade ou frouxidão ligamentar geral do paciente, sem se diagnosticar como positiva uma gaveta anterior produzida pela frouxidão do tecido colágeno.

Estresse em varo do tornozelo

Usado para testar a integridade do ligamento calcaneofibular e da cápsula lateral do tornozelo. O examinador aplica, com uma das mãos, uma força varizante na região do calcanhar do paciente, mantendo a extremidade distal da perna fixa com a outra mão (Fig. 19). Quando há lesão das estruturas capsuloligamentares, observa-se um exagero do varismo do pé surgindo zona de depressão na face lateral do tornozelo, logo abaixo do maléolo fibular. Da mesma forma que a gaveta anterior do tornozelo, o teste do estresse em varo do tornozelo depende da avaliação contralateral para sua correta valorização. Ainda dessa vez, devem ser observados os critérios de conforto e segurança do paciente, já que a realização da prova pode desencadear dor intensa.

Estresse em valgo do tornozelo

Usado para testar a integridade do ligamento deltóideo nas raras ocasiões em que se suspeita de sua ruptura por movimento de alta energia em valgo, que não tenha produzido fraturas. Sua positividade é bastante difícil de ser comprovada, mesmo quando se realiza o teste sob radioscopia ou radiologia, comparando o lado lesionado ao lado normal. O examinador aplica, com uma das mãos, uma força valgizante na região do calcanhar, enquanto mantém fixa a extremidade inferior da perna com a outra mão. A comparação dos lados pode evidenciar, no lado lesionado, exagero da excursão em valgo

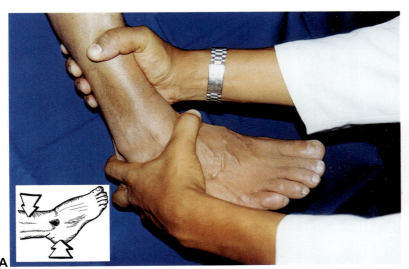
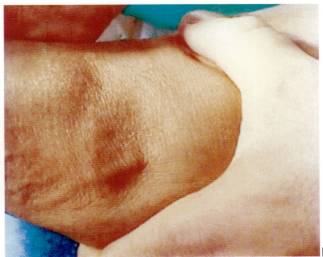

Figura 18. (**A**) Forma de segurar corretamente a tíbia e o pé para a realização do teste da gaveta anterior do tornozelo. (**B**) Sinal do vácuo na face anterolateral do tornozelo durante a realização do teste da gaveta anterior – sua presença indica a ocorrência de deslocamento do talo no interior da pinça bimaleolar do tornozelo em função da lesão capsuloligamentar ocorrida.

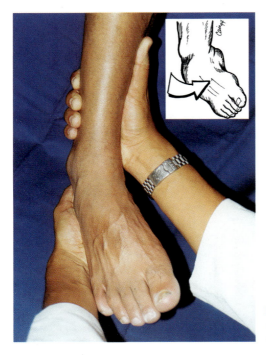

Figura 19. Manobra do estresse em varo do tornozelo.

do pé. A correção do valgismo acentuado do retropé quando o paciente é solicitado a ativar o músculo tibial posterior é mais um sinal clínico indicativo de lesão do ligmamento deltóideo.

Teste da rotação do talo

Usado para investigar a integridade dos ligamentos da sindesmose tibiofibular distal. Uma das mãos do examinador fixa firmemente o terço médio da perna no sentido de impedir sua rotação lateral durante a realização do teste. A outra mão envolve o calcanhar por sua face medial, de forma que a borda medial do pé do paciente fique encostada no antebraço do examinador. Enquanto uma das mãos segura a perna, o antebraço força o pé em rotação lateral, tendo como fulcro a mão que envolve o calcanhar. Esse movimento produz rotação do talo no interior da pinça bimaleolar. Sendo anômalo, tende a afastar a tíbia da fíbula por meio de força rotacional que se faz sentir primeiramente nos ligamentos tibiofibulares anteriores. Quando há lesão desses ligamentos, a manobra desencadeia dor aguda na região anterolateral do tornozelo, na projeção topográfica da sindesmose tibiofibular distal (Fig. 20).

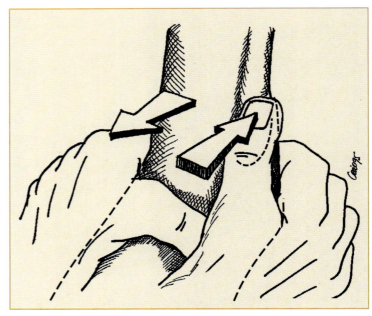

Figura 21. Gaveta posterior da fíbula.

Gaveta posterior da fíbula

Usada para testar a integridade dos ligamentos da sindesmose tibiofibular distal. O examinador segura firmemente o tornozelo a ser examinado com uma das mãos e aplica força com o polegar da outra mão no sentido de deslocar posteriormente a fíbula. Na eventualidade de lesão dos ligamentos tibiofibulares distais, surge dor na região correspondente à articulação, enquanto a fíbula se desloca levemente para trás (Fig. 21).

Teste da compressão lateral da perna – teste de Pillings

Aponta para o envolvimento traumático ou inflamatório dos ligamentos e da articulação tibiofibular distal. O teste é realizado comprimindo-se firmemente, no terço médio da perna, a fíbula contra a tíbia. Como a fíbula é móvel e está sendo pressionada em seu ponto médio, ocorre um arqueamento desse osso em função da força exercida (Fig. 22). Este arqueamento acaba por solicitar a ação dos ligamentos e da articulação tibiofibular distal, desencadeando dor aguda na face anterolateral do tornozelo quando da existência do processo inflamatório local.

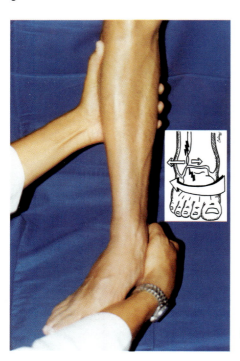

Figura 20. Teste da rotação do talo.

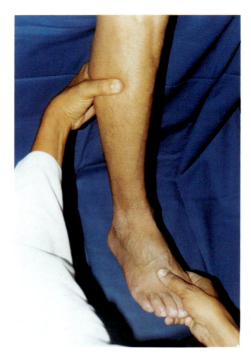

Figura 22. Teste da compressão lateral da perna – Teste de Pillings.

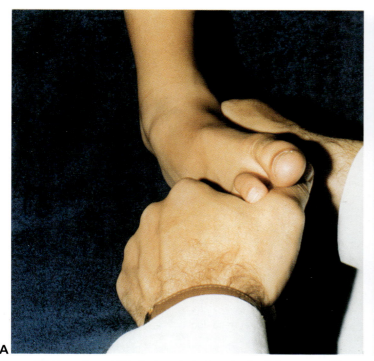 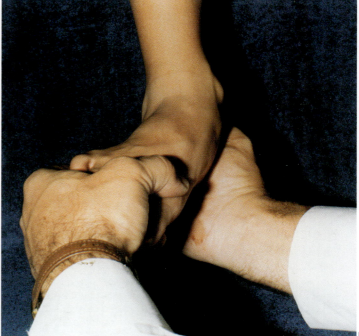

Figura 23. Teste da mobilidade da articulação subtalar. (**A**) Inversão. (**B**) Eversão.

Teste da mobilidade da articulação subtalar

Realizado para registrar a liberdade e os graus de movimentação em inversão e eversão da articulação talocalcaneana. Enquanto uma das mãos mantém a relação original entre o médio e antepé, com o retropé, a outra aplica forças varizantes e valgizantes no calcanhar, evidenciando a movimentação entre o talo e o calcâneo (Fig. 23).

Manobra da hiperextensão dos tornozelos e artelhos

Usada para distender a fáscia plantar, tornando-a mais superficial e palpável em toda sua extensão. Frequentemente esta manobra torna a fáscia visível sob a pele como um cordão que se salienta na região plantar, ao mesmo tempo, que produz o aumento da concavidade da abóbada do pé. Com uma das mãos, o examinador prende os artelhos produzindo sua extensão máxima, ao mesmo tempo em que produz a extensão máxima do tornozelo. Nos quadros inflamatórios agudos, a manobra pode desencadear dor aguda no ponto de maior inflamação ou nas inserções calcaneanas. No quadro de ruptura traumática da fáscia plantar, além da dor pode ser detectada a presença de hematoma na face plantar, bem como solução de continuidade do tecido fibroso que constitui a fáscia plantar (Fig. 24).

Prova da ponta dos pés

Usada para avaliar a integridade dos tendões do calcâneo e do tibial posterior e a capacidade neuromuscular de se erguer na ponta dos pés. Além disso, a prova fornece dados a respeito da mobilidade da articulação subtalar. O paciente, estando em apoio bipodálico, é solicitado a colocar-se nas pontas dos pés (apoiado sobre as cabeças dos metatarsos), enquanto se observam as faces medial e posterior do tornozelo e pé. O resultado esperado para a manobra consiste em se obter a elevação suave e simétrica dos calcanhares, acompanhada de varização progressiva do retropé à medida que aumenta sua elevação com relação ao solo. Quando ocorre bloqueio da movimentação da articulação subtalar, não ocorre a varização normal do retropé. A prova pode ser potencializada ao ser realizada em apoio monopodálico, enquanto o membro contralateral é mantido fletido a 90°. Sob essas condições, pode ficar mais evidente a incapacidade funcional do tríceps sural ou do tendão tibial posterior, além de doenças neuromusculares que estejam determinando algum grau de fraqueza ou hipotrofia muscular (Fig. 25).

Prova de Jack – hiperextensão passiva do hálux

Utilizada para determinar a liberdade de movimentos da articulação subtalar, a integridade do tendão flexor longo do hálux e a sincronização autônoma (reflexa) entre as musculaturas intrínseca e extrínseca do pé. A prova é realizada com o paciente em ortostase bipodálica. O examinador provoca, com um de seus polegares, a extensão passiva da articulação metatarsofalângica do hálux ao mesmo tempo que observa a varização do retropé, o surgimento ou acentuação da abóbada do pé e a rotação lateral da perna. Considera-se como positiva a prova em que se observam esses fenômenos, indicando bom prognóstico no tratamento conservador dos pés planos valgos flácidos da infância. Sua negatividade exige o prosseguimento e aprofundamento da pesquisa etiológica, já que pode estar indicando lesões articulares, tendíneas ou neuromusculares (Fig. 26).

Prova da rotação lateral passiva da perna

É útil na determinação da liberdade de movimento da articulação subtalar e na integração desta com as demais articulações do pé, especialmente a mediotársica e tarsometatársica. Com o paciente em posição ortostática e apoio bipodálico, o examinador apreende a porção média da perna a ser examinada e promove a rotação lateral do conjunto. A pinça bimaleolar determina a rotação do talo que se desloca sobre o calcâneo, promovendo sua varização. A ação desses

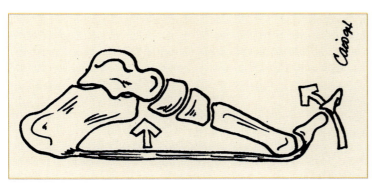

Figura 24. Ação da extensão dos dedos sobre a fáscia plantar.

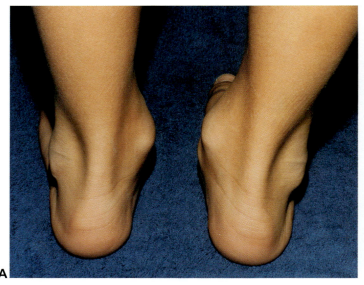
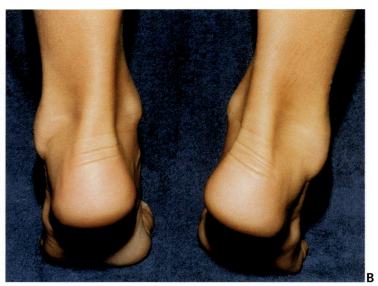

Figura 25. Prova da ponta dos pés. (**A**) Apoio bipodálico – nota-se o valgismo fisiológico do retropé. (**B**) Realizada a prova, ocorre a elevação dos calcanhares ao mesmo tempo em que ocorre a varização do retropé.

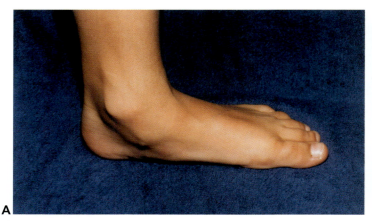
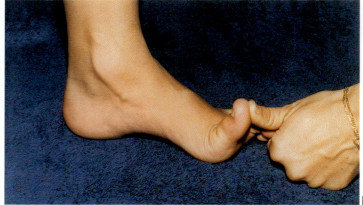

Figura 26. Prova de Jack positiva.

movimentos sobre a mediotársica e tarsometatársica determina o surgimento ou acentuação da abóbada plantar do pé, indicando o perfeito funcionamento de todas as estruturas envolvidas (Fig. 27).

Teste dos blocos de Coleman

Utilizado para a avaliação e o diagnóstico diferencial dos pés cavos varos flexíveis. O teste conta com três tempos, em que os blocos de madeira são orientados de forma a produzir a descarga do peso corporal sobre regiões predeterminadas e escolhidas – o examinador deve procurar observar a orientação do retropé nas diversas situações do teste, pois o aparecimento do valgismo fisiológico do retropé é que determina a positividade do teste e estabelece a participação das estruturas na gênese do pé cavo varo (Fig. 28). No primeiro arranjo (Fig. 28.1), o pé é colocado apoiado sobre apenas um bloco de madeira, de forma que o primeiro raio e o hálux permaneçam fora do contato. Se houver normalização do retropé – aparecimento do valgismo fisiológico – pode-se diagnosticar que o causador da deformidade é o primeiro raio que se encontra em situação de equinismo exagerado. Se, ao realizar essa primeira fase do teste, permanece o varismo do retropé, pode-se atribuí-lo a deformidades do antepé, como um todo ou ao retropé. No segundo tempo do teste, o paciente é convidado a apoiar apenas o calcanhar no bloco de madeira (Fig. 28.2). Todo o antepé deixa de receber carga do peso corporal (para isso, podem ser necessários dois blocos de madeira sobrepostos). Se, durante essa fase do teste, houver normalização do valgismo do retropé, diagnostica-se o envolvimento do antepé como um todo na gênese da deformidade. O antepé está em posição equina e pronada com relação ao restante do pé. Quando permanece o varismo neste tempo da prova, pode-se considerar que a gênese da deformidade decorre de anormalidade no retropé. No terceiro arranjo do teste de Coleman, combinam-se os dois arranjos anteriores – o retropé é colocado em nível superior ao antepé, e o primeiro raio é excluído da carga do peso corporal (Fig. 28.3). Quando, neste tempo do teste, observa-se a valgização normal do retropé, pode-se afastar o retropé como sendo responsável pela deformidade. Ao contrário, se permanece a existência de varismo do

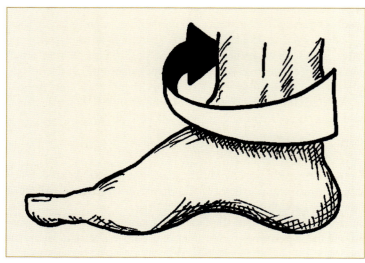

Figura 27. Rotação lateral passiva da perna.

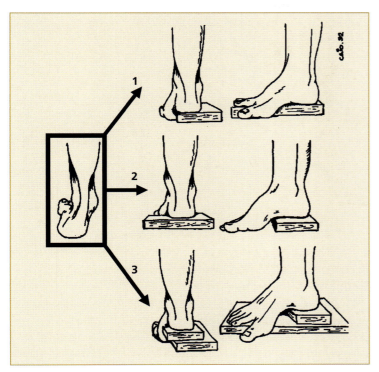

Figura 28. Teste dos blocos de Coleman – veja o texto para as explicações relativas aos três tempos do teste.

mente define a intensidade da abdução do antepé, sendo útil no acompanhamento de casos ao longo do tempo e na comparação de casos entre si.

Prova da redutibilidade do valgismo do hálux

Conhecida também como **Prova de McBride** – é utilizada na determinação do grau de retração dos tecidos moles laterais na deformidade do hálux valgo. Participam deste fenômeno os ligamentos e a cápsula lateral da metatarsofalângica do primeiro raio, além da musculatura adutora do hálux, representada principalmente por seu tendão conjunto que se insere na face lateral da base da falange proximal do hálux. Com o paciente em posição ortostática bipodálica, o examinador aplica força varizante na borda lateral do hálux, anotando o grau de redutibilidade da deformidade em valgo do grande dedo (Fig. 30). Considera-se como normal (sem contraturas ou retrações) quando o hálux se alinha com o eixo do metatarso (o que corresponde a um pequeno grau de varismo do hálux com relação ao pé). Quando este limite não é atingido, admite-se como necessária a liberação das estruturas laterais no tratamento cirúrgico do hálux valgo.

Prova da hipermobilidade do primeiro raio

Utilizada para avaliar o grau de movimentação da primeira articulação tarsometatársica nas síndromes de insuficiência do primeiro raio e no hálux valgo juvenil. Pode ser realizada de duas formas distintas. Na primeira, o examinador fixa com uma das mãos os quatro raios laterais (do II ao V), enquanto o polegar e o indicador da outra mão prendem a cabeça do primeiro metatarso. Mantendo os raios laterais fixos, aplica forças nos sentidos plantar e dorsal a fim de mobilizar o primeiro raio (flexão e extensão). O resultado da prova realizada dessa maneira é grafado em milímetros de deslocamentos dorsal e plantar (Fig. 31). Na outra maneira de se graduar a mobilidade do primeiro raio do pé, o examinador fixa o pé retro e o mediopé com uma das mãos que se encontra apoiada na face medial do pé a ser examinado. Dessa forma, o polegar e o indicador podem fixar a cunha medial de maneira efetiva. Com o polegar e indicador da mão oposta, o examinador segura a cabeça do primeiro metatársico, aplicando, ainda desta vez, forças capazes de deslocar o primeiro raio dorsal e plantarmente (Fig. 30). O grau de deslocamento do primeiro raio é mensurado

retropé, podemos considerar que a deformidade em varismo do retropé deve-se à combinação de deformidades localizadas no antepé e no retropé, e ambas são igualmente importantes na gênese da deformidade, devendo ser tratadas concomitantemente.

Sinal dos "muitos dedos" (*too many toes*)

Indica presença de deformidade em abdução do antepé com relação aos demais segmentos. Este sinal frequentemente se relaciona com a pronação do retropé em virtude da insuficiência do tendão do músculo tibial posterior no pé plano adquirido do adulto. Quando se observa por trás o tornozelo e pé de indivíduos normais, aparece lateralmente a imagem de apenas um artelho. Na eventualidade de existir abdução exagerada do antepé, surgem mais dedos lateralmente (Fig. 29). O numeral que indica o artelho visível mais medial-

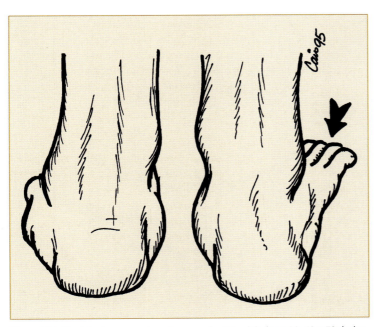

Figura 29. Sinal de *too many toes* à esquerda. São visíveis os 3º, 4º e 5º dedos, enquanto, no lado oposto, nem sequer o 5º dedo pode ser observado.

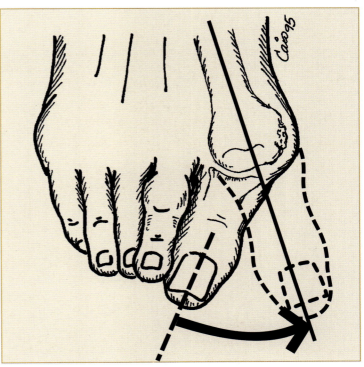

Figura 30. Prova de McBride da redutibilidade do valgismo do hálux.

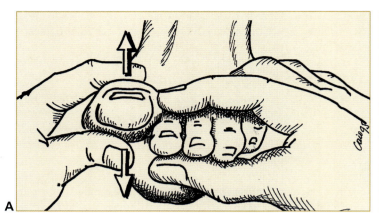 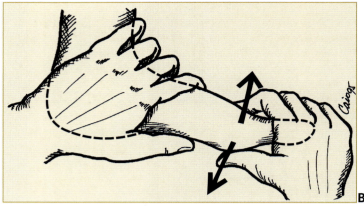

Figura 31. (A) Prova da hipermobilidade do primeiro raio – método 1. (B) Prova de hipermobilidade do primeiro raio – método 2.

com goniômetro colocado sobre a face medial do pé e cujo centro coincida com a articulação tarsometatársica do primeiro raio. Considera-se como normal a excursão total (flexão-extensão) do primeiro raio até o limite de 30°. Valores superiores a 30° indicam hipermobilidade do raio, capaz de influir decisivamente no prognóstico das deformidades.

Manobra da compressão laterolateral do antepé

Usada na detecção de processos inflamatórios e neoplásicos expansivos dos espaços intermetatársicos. Aplica-se força de compressão nas cabeças do I e V metatársicos no sentido de aproximá-las entre si, causando a redução substancial dos espaços intermetatársicos. A manobra pode ser potencializada, exercendo-se pressão plantar com o polegar de uma das mãos na região metatársica que nos desperta mais interesse, ao mesmo tempo que a outra mão realiza a compressão laterolateral (Fig. 32). Na eventualidade de existência de processos inflamatórios, surge dor na região inflamada acompanhada ou não de parestesias no território de inervação dos ramos digitais comprometidos. No quadro de neuroma de Morton, a prova costuma ser francamente positiva, acompanhando-se de estalido característico (*clic*) e ressalto doloroso resultante da movimentação brusca do neuroma no espaço compreendido entre as cabeças metatársicas, o que produz dor em choque, irradiada para os dedos correspondentes aos ramos neurais acometidos – **sinal de Mulder**.

Prova da gaveta metatarsofalângica (teste de Hamilton-Thompson)

Útil na determinação de quadros de instabilidade de origem traumática ou inflamatória destas articulações. O examinador fixa, com os polegares e indicadores em forma de pinça, o colo do metatársico e a falange proximal do raio a ser examinado. Com movimentos suaves, tenta deslocar, nos sentidos dorsal e plantar, a falange sobre a cabeça metatársica. Quando há insuficiência das estruturas capsuloligamentares (frouxidão ou ruptura), a excursão observada é ampla o bastante para diferenciá-la das articulações normais às quais é comparada (Fig. 33). Durante a mesma prova e com a mesma delicadeza, podem ser testadas a estabilidade lateral (adução e abdução – lesão dos ligamentos colaterais) e a translação dorsal (lesão da placa plantar) sempre de forma comparativa às articulações vizinhas e às contralaterais. A translação dorsal pode ser ainda graduada em 4 graus de instabilidade: subluxação menor que 50%, subluxação maior que 50%, articulação luxável e articulção luxada.

Prova da redutibilidade das garras (e martelo) dos artelhos

Também conhecida como **Prova de Kelikian-Ducroquet** – utilizada para testar a existência de retrações e contraturas capsuloligamentares e tendíneas das articulações metatarsofalângicas e interfalângicas dos dedos dos pés, quando da existência de deformidades em martelo ou garra. Aplica-se pressão com os polegares na região central do antepé (bola do pé), no sentido de acentuar ou produzir o arqueamento transverso desta região. Na vigência de contraturas e retrações dos tecidos mencionados, as deformidades dos dedos não se alteram quando da realização da manobra, sendo consideradas como rígidas ou estruturadas. Nas deformidades flexíveis ou funcionais, a manobra produz a correção do posicionamento dos dedos, indicando tática diferenciada no tratamento das deformidades (Fig. 34).

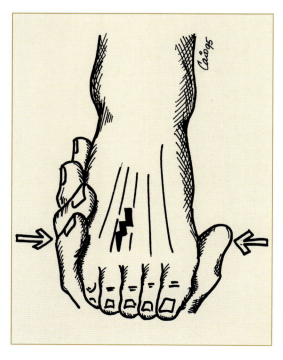

Figura 32. Teste da compressão laterolateral de Mulder.

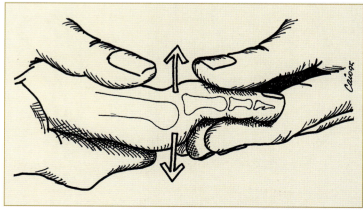

Figura 33. Prova da gaveta metatarsofalângica.

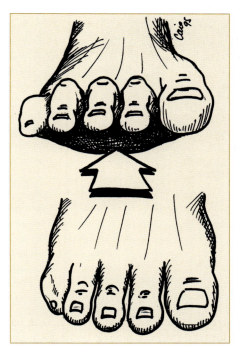

Figura 34. Manobra de Kelikian-Ducroquet.

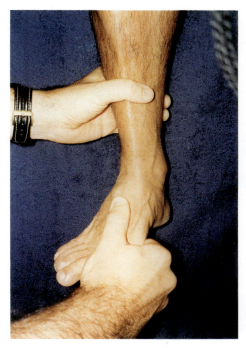

Figura 36. Manobra para testar o músculo tibial anterior.

Prova do músculo tríceps sural

O músculo tríceps sural, principal flexor do tornozelo, é facilmente testado, solicitando-se ao paciente que fique na ponta dos pés. A prova pode ser potencializada permanecendo aquele na ponta de apenas um dos pés (Fig. 35).

Prova do músculo tibial anterior

Fixando-se a perna com uma das mãos e, com a outra, a porção anterior do pé, solicita-se ao paciente que realize dorsiflexão do tornozelo (Fig. 36). O tibial anterior é o mais importante extensor do tornozelo, mas é auxiliado pelo extensor longo do hálux e pelo extensor comum dos dedos. Deve-se, na realização da prova de avaliação do tibial anterior, constatar sua presença pela impressão que seu tendão imprime sob a pele durante o esforço. Sua atuação também pode ser avaliada durante a manobra da inversão e adução contra a resistência utilizada para testar o músculo tibial posterior.

Prova do músculo tibial posterior

Realiza-se mantendo-se fixa a extremidade inferior da perna ao mesmo tempo em que o paciente tenta fazer inversão e adução do pé contra a resistência oferecida pelo examinador. Ambos os inversores do pé – os músculos tibiais anterior e posterior – são testados nesta manobra, em que não é possível isolar a ação de cada um dos músculos (Fig. 37).

Prova dos músculos fibulares curto e longo

Realiza-se estabilizando-se a perna com uma das mãos e solicitando-se ao paciente que faça abdução e eversão do pé ao mesmo tempo que o examinador aplica resistência contra esses movimentos (Fig. 38). Ambos os músculos fibulares realizam a eversão do pé, porém a ação específica do músculo fibular longo pode ser sentida ao constatar-se o abaixamento do primeiro raio metatársico durante a realização da manobra. São observações difíceis de quantificar, mas o examinador

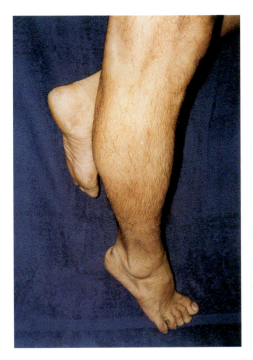

Figura 35. Manobra da ponta dos pés potencializada para avaliação do músculo tríceps sural.

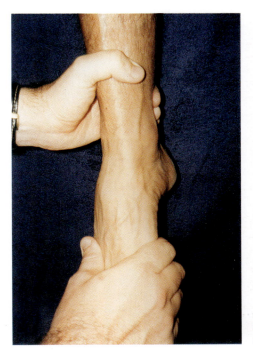

Figura 37. Prova para o músculo tibial posterior.

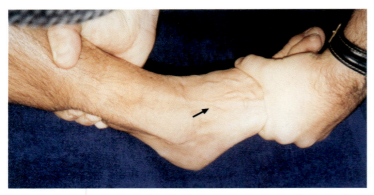

Figura 38. Prova para os tendões fibulares – a seta aponta a imagem do tendão fibular terceiro.

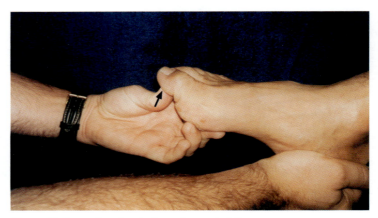

Figura 40. Prova do músculo flexor longo do hálux.

experiente consegue perceber a ação de cada músculo e, embora sem poder isolá-la completamente, avaliar sua efetividade.

Prova do músculo extensor longo do hálux

Realizada ao solicitar ao paciente que realize a extensão do grande dedo, enquanto o examinador procura mantê-lo imóvel a partir de sua extremidade distal. Esse tendão, quando acionado contra a resistência, determina o aparecimento de silhueta bastante visível na região dorsal do pé. Na região do tornozelo, o tendão torna-se menos saliente por ter sido envolvido pelo retináculo dos extensores, porém constitui importante marco anatômico, utilizado, em conjunto com o tendão do músculo tibial anterior, como referência para inúmeros procedimentos relativos à articulação do tornozelo. A ação do músculo extensor longo do hálux se faz sentir principalmente sobre a articulação interfalângica, razão pela qual se deve tomar o cuidado de circunscrever a esta articulação a resistência para a realização da prova (Fig. 39).

Prova do músculo flexor longo do hálux

Solicita-se ao paciente a realizar flexão da articulação interfalângica do hálux, ao mesmo tempo em que o examinador aplica resistência contra esse movimento na polpa digital (Fig. 40). A ação do músculo flexor longo do hálux se faz principalmente sobre a falange distal do hálux. Sua avaliação exige o correto posicionamento do examinador e das forças de resistência sob pena de não ser obtida a avaliação pretendida.

Prova do músculo flexor curto do hálux

Com o pé mantido em flexão plantar e estabilizado pelo calcanhar, o paciente é solicitado a realizar flexão da articulação metatarsofalângica do hálux, ao mesmo tempo em que o examinador aplica resistência contra esse movimento na região plantar da falange proximal do hálux (Fig. 41). Ainda desta vez, é muito importante o correto posicionamento e aplicação de forças, a fim de se extraírem da prova as informações corretas.

Prova do músculo extensor longo dos dedos

Ao mesmo tempo em que solicita-se ao paciente a realizar extensão das articulações interfalângicas distais dos quatro pequenos dedos laterais (II ao V), o examinador aplica força contrária a esse movimento na face dorsal das extremidades dos pequenos artelhos – região das falanges distais (Fig. 42).

Prova do músculo extensor curto dos dedos

Mantendo-se estáveis as interfalângicas dos pequenos dedos e o tornozelo, solicita-se ao paciente que realize a extensão da articulação metatarsofalângica dos quatro dedos laterais (Fig. 43).

Prova do músculo flexor longo dos dedos

Mantendo, com uma das mãos, estabilizadas as metatarsofalângicas dos quatro artelhos laterais, o examinador aplica força extensora nas polpas desses mesmos dedos, solicitando ao paciente que realize flexão de suas articulações interfalângicas (Fig. 44).

Prova dos músculos lumbricais

O examinador estabiliza as cabeças dos metatársicos laterais (II ao V) por sua face plantar, enquanto o paciente é solicitado a fletir as articulações metatarsofalângicas dos mesmos raios. Durante a manobra, os lumbricais, agindo normalmente, promovem a extensão das articulações interfalângicas (Fig. 45).

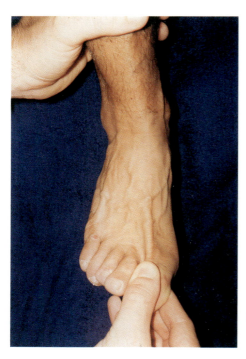

Figura 39. Prova para o músculo extensor longo do hálux.

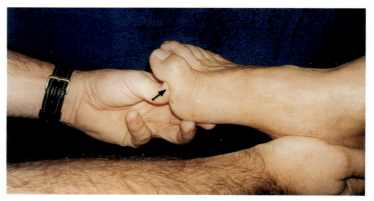

Figura 41. Prova do músculo flexor curto do hálux.

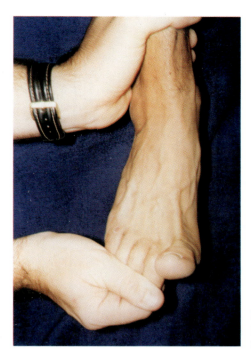

Figura 42. Prova do músculo extensor longo dos dedos.

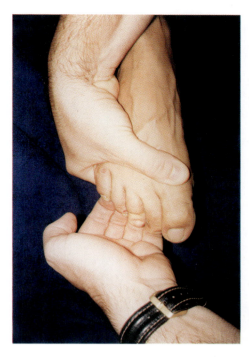

Figura 44. Prova do músculo flexor longo dos dedos.

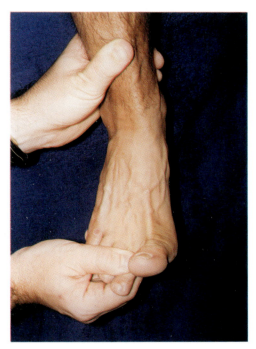

Figura 43. Prova do músculo extensor curto dos dedos.

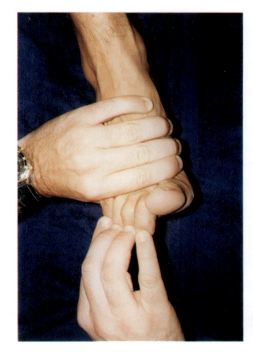

Figura 46. Prova dos músculos interósseos.

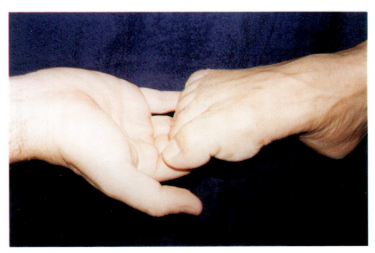

Figura 45. Prova dos músculos lumbricais.

Prova dos músculos interósseos

Após a estabilização das articulações metatarsofalângicas, solicita-se ao paciente que realize a extensão das articulações interfalângicas contra a resistência (Fig. 46). Por não ser comum a habilidade de abdução e adução dos artelhos, a solicitação desse movimento para a avaliação dos músculos interósseos nos pés perde importância clínica, diferentemente do exame das mãos.

■ BIBLIOGRAFIA

Alexander IJ. The foot – Examination & diagnosis. 2nd ed. New York: Churchill Livingstone, 1997. p. 182.

Nery CAS. Propedêutica do tornozelo e pé do adulto. Fascículos de propedêutica ortopédica – UNIFESP. Escola Paulista de Medicina, 1996.

CAPÍTULO 18

MARCHA

Carla Chertman ▪ Cibele Ramos Réssio

INTRODUÇÃO

A marcha humana é entendida como o padrão de repetição de movimentos cíclicos corporais em que há apoio de um membro, enquanto seu contralateral se desprende do solo. Esta envolve desempenho repetido dos membros inferiores em sincronia com o restante do eixo axial e o apendicular.

No campo da medicina esportiva, a análise da marcha se faz útil no estudo das lesões relacionadas com a prática esportiva, aperfeiçoamento do treinamento e desempenho de atletas de alto rendimento, bem como entendimento do papel de calçados, órteses ou equipamentos voltados para o esporte.

O padrão de locomoção é próprio para cada indivíduo, de forma que encontramos padrões discretamente diferenciados conforme a idade, sexo, altura, peso corporal entre outros.

Procuramos utilizar referenciais para sistematizar a locomoção de forma a facilitar sua compreensão e estudo, bem como identificar padrões patológicos significativos.

Antes de estudarmos os componentes da marcha, é importante nos familiarizarmos com alguns termos utilizados na sua análise:

- *Ciclo da marcha:* período que compreende o toque do pé no solo e o próximo toque do mesmo pé.
- *Comprimento da passada:* distância percorrida em um ciclo de marcha completo.
- *Comprimento do passo:* metade do comprimento da passada. Cadência: número de passos por minuto.
- *Velocidade da marcha:* velocidade do movimento em uma direção determinada (em centímetros por segundo).

A análise destes parâmetros deve ser realizada com cuidado a fim de se evitarem erros de interpretação. Assim, a velocidade da marcha e o comprimento do passo podem estar reduzidos em processos patológicos (doenças neurológicas, musculoesqueléticas, vestibulares), mas também no processo de envelhecimento. O estudo minucioso de cada característica da marcha é essencial para a acurada diferenciação entre o desvio da normalidade e o patológico e, geralmente, envolve análise visual, cinética e cinemática.

ANÁLISES CINÉTICA E CINEMÁTICA

A **cinética** é a avaliação das forças que geram os movimentos. Na marcha, cada movimento pode ser resultado da ação muscular de agonistas ou de um momento de força sobre uma determinada articulação. Assim, quando o vetor de peso do corpo está anterior a uma articulação é gerado um momento extensor, sem ação muscular. Da mesma forma, a força de reação do solo durante a locomoção também gera momento flexor ou extensor conforme passa anterior ou posterior a uma determinada articulação.

O conceito de potência é a quantidade de trabalho em função do tempo. Diz-se que esta é positiva e há geração de energia quando há contração muscular concêntrica (origem e inserção do músculo aproximam-se) e um movimento é realizado. Alternativamente, a potência é negativa e há absorção de energia, quando há contração muscular excêntrica (origem e inserção do músculo se afastam), e um movimento é freado ou ocorre mais suavemente. Neste caso, momento e movimento possuem direções opostas.

Placas, plataformas e transdutores que conseguem medir pequenas tensões são geralmente utilizados para estas análises. Assim, através de sinais dos vetores nos diversos eixos (vertical, transversal e anteroposterior) há tradução numérica das forças, momentos de força e potência dos movimentos estudados.

Cinemática é a quantificação dos deslocamentos lineares, angulares e das velocidades e acelerações que ocorrem na marcha.

Mais recentemente laboratórios de marcha estão propondo uniformizar estas informações em um estudo completo que, além das avaliações cinéticas e cinemáticas, estudem cada movimento articular através de modelos computadorizados que mimetizam o membro estudado. Estes usam marcadores cutâneos em locais predeterminados para poder reconstruir os movimentos em modelos gráficos e matemáticos, aumentando o detalhamento dos estudos. No Brasil e no mundo, muitos destes laboratórios encontram-se em instituições acadêmicas.

CICLO DA MARCHA

Durante um ciclo normal há duas fases bem definidas:

- *Fase de apoio (ou posição ou de estação):* fase em que o pé está apoiado no solo, o membro inferior recebe o peso do corpo, e o tronco ultrapassa este membro apoiado.
- *Fase de oscilação (ou balanço):* o pé não está tocando o solo e há o avanço do membro. O peso do corpo está sobre o membro inferior contralateral.

Ambas as fases são subdivididas em períodos, marcados por eventos sucessivos que serão abordados a seguir.

Fase de apoio

Ocupa 62% do ciclo normal. Pode ainda ser subdividida nos períodos de **duplo apoio inicial**, em que ambos os membros têm contato com o solo e há transferência de peso para o lado que inicia a fase de apoio; **apoio simples**, em que o tronco está apoiado totalmente sobre o membro em questão, enquanto o contralateral está em fase de balanço (sem carga) e, finalmente, **duplo apoio final**, – quando há alívio gradual da carga que está sobre o membro completando a fase de apoio, e sua sucessiva transferência para o membro que está completando a fase de balanço.

Em outras palavras, a fase de apoio se inicia com ambos os pés em contato com o solo, seguida do período em que apenas um pé se encontra apoiado, finalizando novamente com o apoio compartilhado. Conforme há sucessão destes períodos, o centro de gravidade desloca-se para frente.

Fase de balanço

Compreende 38% do ciclo da marcha. É a fase na qual o pé é elevado do solo e movido para frente de forma a ultrapassar o contralateral. É subdividida nos períodos de **balanço inicial ou aceleração**, em que há o desprendimento do pé e seu deslocamento horizontal até que se superponha ao membro apoiado; **médio balanço**, em que o membro tende a ocupar posição vertical em relação ao solo; e **balanço terminal ou desaceleração**, quando o membro se prepara para tocar o solo.

EVENTOS DA MARCHA

Uma vez compreendido o ciclo da marcha, a próxima etapa consiste em pormenorizá-lo e conhecer seus eventos.

Na realização da marcha participam articulações e músculos dos pés, joelhos, quadris e coluna; que, portanto, precisam ser conhecidos.

Para efeitos didáticos, dividimos os eventos da fase de apoio e de balanço em três intervalos.

Fase de apoio

Primeiro intervalo (apoio do calcanhar)

O primeiro intervalo inicia-se com o contato do calcanhar no solo. Neste momento o retropé está varo, o pé em supinação, o tornozelo neutro ou em discreta extensão, o joelho encontra-se em extensão, e o quadril está em flexão máxima (aproximadamente 30°).

Rapidamente há flexão do tornozelo, valgização do retropé, o peso corporal vai sendo transmitido para frente, e o pé apoia-se por completo no chão.

A correta posição do pé nesta fase é importante para a estabilidade e para isso é necessário o posicionamento adequado do tornozelo, quadril e joelho. Assim, o compartimento anterior da perna realiza contração excêntrica e impede a queda abrupta do pé; os flexores do joelho desaceleram a perna que está estendendo, e os extensores do quadril controlam o momento flexor do peso do corpo e se preparam para iniciar extensão. A pronação do pé ocorre de maneira passiva, sem participação muscular.

Com a valgização do retropé, a abóbada longitudinal medial se achata. Sabe-se que, graças à configuração anatômica do retropé, essa posição da subtalar "destrava" a articulação tarsal transversa, o que permite a absorção e dissipação da energia gerada pelo contato com o solo.

Ainda como resposta à carga, o joelho faz ligeira flexão, o que também amortece o impacto, em um movimento controlado pela ação excêntrica do quadríceps. O quadril continua a extensão pela contração do glúteo máximo e isquiotibiais.

Segundo intervalo (aplainamento do pé e acomodação intermediária)

No segundo intervalo há sucessiva transferência de carga, e o centro de gravidade ultrapassa o membro de apoio. A carga está totalmente sobre a perna de apoio.

O quadril continua em processo de extensão. O glúteo máximo acelera o tronco sobre o fêmur, e o glúteo médio, com sua função abdutora, impede a queda da pelve.

O joelho possui um momento flexor que tenderia a fazê-lo colapsar sobre o peso do corpo. A contração excêntrica do quadríceps inicialmente se opõe a esta ação, mas, à medida que o tronco se coloca à frente do membro apoiado, há um momento de extensão, e essa contração cessa. Ainda, a contração excêntrica do músculo solear favorece a extensão.

O tornozelo passa de 15° de extensão para 10° de flexão. Uma vez que o pé esteja apoiado no solo, isto significa que a tíbia está "rolando" sobre o pé. O músculo tibial anterior concentricamente leva a tíbia para frente, e o sóleo excentricamente reduz esta velocidade.

A articulação subtalar está em progressiva inversão neste intervalo. Sabe-se que esta aumenta a estabilidade da articulação transversa do tarso ao tornar, o antes flexível mediopé, uma estrutura rígida. O mecanismo principal responsável pela inversão do retropé não é totalmente conhecido, mas acredita-se que a rotação externa do membro inferior causado pelo balanço do membro contralateral provoque um torque transmitido ao tornozelo que leva, finalmente, ao varismo do retropé.

Terceiro intervalo (desprendimento do retropé e desprendimento do hálux)

O último intervalo da fase de apoio se inicia quando o retropé se eleva do solo e termina com o desprendimento dos dedos. Geralmente, o desprendimento do retropé ocorre antes do contato do membro contralateral no solo.

As ações desta fase visam a gerar uma força propulsiva do tronco. Este atinge sua maior altura e está em máximo deslocamento lateral.

O quadril encontra-se em extensão máxima, desacelerado pelo músculo iliopsoas. O glúteo médio mantém sua ação abdutora, o que mantém a pelve nivelada até o fim do balanço do membro contralateral.

O joelho encontra-se em extensão máxima em um momento de força, causado pelo peso do corpo. O músculo solear, que antes favorecia este movimento, agora passa a desacelerá-lo.

O tornozelo nesta fase faz uma rápida flexão, inicialmente por conta da contração do tríceps sural e, então, pela transferência de carga ao membro contralateral. À medida que os dedos se estendem, a aponeurose plantar força as cabeças metatársicas para a flexão, consequentemente estabilizando e elevando a abóbada longitudinal medial. A articulação subtalar inverte, atingindo seu máximo no desprendimento do hálux. Esse movimento é importante por "travar" a articulação transversa do tarso, convertendo o pé em uma estrutura rígida e facilitando seu desprendimento nesta última fase. Os músculos tibial posterior e fibulares também estão ativos nesta fase e ajudam na estabilização do pé.

Fase de balanço

Pré-balanço

É fase de preparação para o balanço (quando o pé deixa de tocar o solo). O tornozelo está em flexão, o que auxilia a destravar o joelho, possibilitando sua flexão.

O quadril tem o momento extensor contido pelos músculos iliopsoas e reto da coxa.

Balanço inicial

O início desta fase marca o fim do período de duplo apoio.

O quadril, que já atingiu extensão máxima, começa a fletir por ação dos músculos reto da coxa, adutores e iliopsoas.

O joelho vai para sua flexão máxima de forma passiva, sendo controlada pela ação excêntrica do músculo reto da coxa.

O tornozelo reduz a flexão, e os músculos tibial anterior e extensores dos dedos preparam-se para colocá-lo em neutro. Esta ação combinada com a flexão do joelho concorre para o encurtamento do membro, evitando que o pé se arraste no solo.

Balanço médio

É a fase de passagem livre do membro.

O quadril realiza flexão por ação do músculo iliopsoas, enquanto a flexão do joelho ocorre por inércia. O tornozelo passou para neutro por ação do tibial anterior.

Balanço final

O quadril encontra extensão máxima por inércia. O joelho também é estendido, permitindo a retificação do membro. O tornozelo, em neutro, é mantido pela musculatura anterior extensora, permitindo posição adequada para o subsequente contato com o solo.

■ DETERMINANTES DA MARCHA

São considerados determinantes da marcha os mecanismos que reduzem a oscilação do centro de gravidade, otimizando seu desempenho e, portanto, reduzindo o gasto energético. Assim espera-se que o centro de gravidade siga um ritmo sinusal com amplitude de deslocamento de 4 a 5 cm. São eles:

- *Rotação pélvica no plano transversal:* a pelve roda (aproximadamente 4°) sobre um eixo vertical de maneira a avançar ou recuar o quadril que entra em flexão ou extensão. Assim, menores movimentos dos quadris são necessários para o mesmo comprimento de passo desejado, com menor oscilação vertical do tronco e da trajetória do centro de gravidade.
- *Obliquidade pélvica:* é a inclinação discreta (aproximadamente 5°) da pelve no plano coronal para o lado do membro em balanço. Esta reduz as oscilações verticais do tronco.
- *Flexão do joelho:* na fase de apoio, a flexão do joelho reduz a oscilação vertical do tronco que tende a ocorrer, quando o quadril passa da extensão para a flexão. Em outras palavras, esse determinante "encurta o membro", reduzindo a altura do ápice da trajetória.
- *Extensão do tornozelo:* na transição entre balanço e apoio, a posição em extensão do tornozelo "alonga" o membro nesta fase em que o quadril está em flexão máxima. Isto reduz a queda do centro de gravidade.
- *Desprendimento do pé:* no final da fase de apoio, a flexão do tornozelo faz com que o antepé "alongue" o membro, quando a altura do quadril, por estar flexionado, é menor.
- *Valgo fisiológico do joelho:* este é o mecanismo referente ao deslocamento lateral do corpo na marcha. O valgismo do joelho compensa a largura da pelve e limita seu deslocamento lateral a 2,5 cm para cada lado. Assim, a tíbia mantém-se vertical em relação ao solo durante a passagem do membro.

■ CORRIDA

À medida que aumenta a velocidade da locomoção, a progressão para corrida ocorre de maneira natural e gradual, em um padrão que mantém simetrias espacial e temporal. Apesar dessas similaridades e dos padrões que parecem um *continuum*, existem diferenças marcantes entre os dois tipos de marcha que precisam ser conhecidos.

- *Fases:* a organização em fases da corrida difere da caminhada pela presença de uma fase sem apoio, ou seja, em que nenhum dos dois pés está, em contato com o solo pela ausência da fase de duplo apoio, em que ambos os pés apoiam o solo. Conforme há aumento de velocidade, o período em que cada pé toca o solo é progressivamente menor, seja em termos absolutos ou em porcentagem do ciclo da marcha.

- *Geração de força:* as medidas de força obtidas nas análises cinéticas durante a corrida são marcadamente superiores às da caminhada.
- *Deslocamento do centro de gravidade:* as oscilações do centro de gravidade são marcadamente superiores durante a corrida.
- *Arco de movimento:* há um aumento nos arcos de movimento das articulações envolvidas, o que desempenha papel importante na absorção das forças geradas.
- *Ação muscular:* as unidades musculares determinantes dos movimentos apresentam aumento considerável do período de atividade, inclusive participando de ações, que na caminhada ocorrem passivamente. Esses ciclos de movimento ocorrem em intervalos absolutos menores, mas em um período percentual de tempo do ciclo maior. Esse recrutamento mais frequente, visando ao controle de movimentos articulares maiores e com maior gasto energético, parece explicar algumas lesões que ocorrem no esporte.

■ CONCLUSÃO

O estudo das doenças musculoesqueléticas, em especial das lesões esportivas, envolve conhecimento profundo da marcha e seus componentes, como anatomia, biomecânica, cinética e cinemática.

A avaliação da marcha, muitas vezes realizada de maneira visual no consultório ortopédico, pode ser a ferramenta-chave para a determinação das possíveis causas de lesões, bem como da necessidade de adequação nos treinamentos de atletas.

A análise laboratorial da marcha promete acrescentar novos horizontes nesse campo de estudo. Infelizmente ainda não é realidade fora de grandes centros tecnológicos, mas espera-se que no futuro possa acrescentar mais dados a essa parte importante da investigação diagnóstica.

■ BIBLIOGRAFIA

Mann R, Haskell A. Biomechanics of foot and ankle. In: Mann R, Coughlin M et al. *Surgery of the foot and ankle.* 8th. Philadelphia: Mosby, 2007.

Mesquita IV. Marcha. In: Barros FilhoTEP, Lech O. *Exame físico em ortopedia.* 2. ed. São Paulo: Sarvier, 2002. p. 82-106.

Ramalho Jr A, Machado Neto L, Gabrieli AP. Marcha normal e patológica. In: Hebert S. *Ortopedia e traumatologia – Princípios e prática.* 3. ed. São Paulo: Artmed 2003. p. 35-55.

Saad M, Alloza JFM. Marcha. In: Cohen M, Abdalla R. *Lesões nos esportes: diagnóstico, prevenção, tratamento.* 4. ed. Rio de Janeiro: Revinter 2003.

Saunders JMB, Inman VT, Eberhart HD. The major determinants in normal and pathological gait. *J Bone Joint Surg Am* 1953 July;35-A(3):543-58.

Segers V, Aerts P, Lenoir M et al. Spatiotemporal characteristics of the walk-to-run and run-to-walk transition when gradually changing speed. *Gait Posture* 2006 Oct.;24(2):247-54.

Segers V, Lenoir M, Aerts P et al. Kinematics of the transition between walking and running when gradually changing speed. *Gait Posture* 2007 Sept.;26(3):349-61.

Siegel KL, Kepple TM, O'Connell PG et al. A technique to evaluate foot function during the stance phase of gait. *Foot Ankle Int* 1995 Dec.;16(12):764-70.

Yamashita D, Shinya M, Fujii K et al. Walk-, run- and gallop-like gait patterns in human sideways locomotion. *J Electromyogr Kinesiol* 2013 Dec.;23(6):1480-84.

CAPÍTULO 19

TESTES DE SALTO VERTICAL NO CONTROLE DO TREINAMENTO – RELAÇÕES COM O DESEMPENHO ESPORTIVO E LESÕES QUE ACOMETEM O APARELHO LOCOMOTOR

Irineu Loturco Filho

■ INTRODUÇÃO

As capacidades de força e potência muscular desempenham um papel fundamental no esporte de alto rendimento.[1] Muitos estudos reportaram altos graus de associação dessas variáveis com o desempenho em diferentes tarefas motoras, como corridas de velocidade com e sem mudança de direção e golpes desferidos por atletas de artes marciais, e até mesmo com a economia de corrida em atletas de *endurance*.[2-8] Estudos longitudinais também comprovaram que os ganhos de força e potência musculares implicam em melhoras no desempenho em capacidades motoras não treinadas, o que sugere a possível transferência dessas capacidades para gestos esportivos específicos.[9-13]

Dada a importância da força e da potência muscular na aquisição da forma esportiva, diferentes testes têm sido propostos para o controle dessas variáveis.[14] Nesse contexto, os testes de salto vertical destacam-se pela sua praticidade e por sua similaridade com os gestos motores executados na maioria dos esportes de alto rendimento.[15,16] Ainda que seja prioritariamente associada à potência muscular, a capacidade de salto vertical também está relacionada com a expressão direta da força relativa do indivíduo.[17] Isto porque, a altura do salto é, em sua maior parte, determinada pela velocidade da extensão segmentada dos membros inferiores no momento da decolagem (*take-off*). Dessa forma, sujeitos capazes de alcançar maiores taxas de aceleração contra a própria massa corporal nos movimentos de salto vertical são, provavelmente, os que atingem maiores alturas nesses testes.[18]

Considerando que a medida da força expressa em *Newtons* (N) é um produto direto da massa pela aceleração [$F = m.a$; onde F = Força; m = massa e a = aceleração] e que o salto vertical é sempre realizado contra a massa corporal, uma maior aceleração também significa uma maior quantidade de força relativa aplicada por um mesmo sujeito contra o solo. Embora os estudos de correlações não estabeleçam necessariamente relações entre causa e efeito, a observação desses parâmetros mecânicos auxilia no entendimento dos altos graus de associação entre as capacidades de força e salto vertical apresentados por atletas de alto rendimento de diferentes modalidades esportivas.[19-21]

O salto vertical pode ser empregado em uma ampla gama de testes motores que incluem a avaliação e a classificação da aptidão física, a detecção e a promoção de talentos, a caracterização das capacidades específicas associadas a distintas modalidades esportivas e até mesmo à prevenção das lesões que acometem o aparelho locomotor.[22-34] Entretanto, para que os testes realizados tenham aplicabilidade no esporte competitivo, treinadores e preparadores físicos devem fazer uma correta seleção dos protocolos utilizados na avaliação dos seus atletas.[35]

■ MÉTODOS PARA A AVALIAÇÃO DA ALTURA DO SALTO VERTICAL

Além das significativas correlações com diferentes capacidades físicas e da sua importância como tarefa motora específica, o teste de salto vertical tem como principal vantagem a sua simplicidade metodológica. Ao considerar que o resultado do teste é a expressão da altura máxima atingida pelo atleta no momento do salto, qualquer procedimento padronizado, reprodutível e que seja capaz de expressar essa altura, no campo ou no laboratório, pode ser utilizado na avaliação do atleta.[36] A seguir, faremos uma breve explanação e descrição dos métodos mais utilizados para a medida dos saltos verticais.

Sargent jump test

Também conhecido como o teste de saltar e alcançar (*The Jump-and-Reach test*), o "*Sargent jump test*" (SJT) foi criado por Sargent, em 1921.[37-40] Segundo o autor, o desempenho no salto vertical poderia estar diretamente associado à *"eficiência neuromuscular"* em tarefas motoras específicas e que envolvem *"força, velocidade, coordenação e habilidade para mudar de direção"*.[41] De fato, posteriormente, muitos estudos foram capazes de comprovar a teoria proposta por Sargent,[36,37,42-44] e o teste tornou-se um dos mais utilizados no mundo para medir as capacidades físicas de sujeitos com diferentes níveis de aptidão física, faixas etárias e modalidades esportivas.[42,45-53] A grande vantagem do SJT é a natureza simples dos materiais e procedimentos utilizados no teste. Para a aquisição da altura do salto são necessários apenas uma parede com medidas demarcadas ou uma tábua/fita métrica fixada à parede e um giz marcador. O avaliado deve posicionar-se ao lado da parede, tendo os dedos da mão marcados por giz.

Com o braço direito totalmente estendido, o atleta marca o ponto mais alto alcançado sem tirar as plantas dos pés do chão (ponto zero). Alguns autores determinam o ponto zero enquanto os atletas tocam o solo com a ponta dos pés e não padronizam também o braço a ser estendido (direito ou esquerdo). De fato, o mais importante é repetir o SJT sempre dentro do mesmo padrão. Após o comando do salto e sem uma pré-regulação na amplitude do movimento (movimentação livre dos braços e pernas) os sujeitos devem aplicar o maior impulso possível, marcando a parede na maior altura atingida durante o salto.[54] A diferença entre essa altura e o ponto zero representa a marca do sujeito no teste (Fig. 1).[15] O Quadro 1 traz a classificação da impulsão vertical de atletas adultos medida durante o SJT.

Apesar da referida simplicidade metodológica, alguns estudos reportaram coeficiente de 0,93 tanto para a validade quanto para a reprodutibilidade do SJT, o que comprova sua confiabilidade para medir as capacidades de força explosiva e potência muscular dos membros inferiores e, também, a sua aplicabilidade no esporte de alto rendimento e nos programas de seleção de talentos esportivos.[42,55]

Já foi descrito que o método de "saltar e alcançar" com apenas uma das mãos e com flexão plantar total produz valores muito próximos aos reportados em métodos que estimam a altura do salto a partir do tempo de voo e do impulso mecânico. Assim, esta técnica deve ser priorizada quando se utilizam os testes de "saltar e alcançar" para avaliar o desempenho de atletas.[56] Por outro lado, nessa técnica, o balanço dos braços pode influenciar a altura final do salto, causando viéses na interpretação do resultado do teste.[57,58] Dessa forma, a realização dos saltos verticais com ou sem auxílio dos braços também deve ser uma decisão do "que se pretende avaliar". Um outro estudo conduzido por Hartman *et al.* (1990) verificou que o salto vertical com auxílio dos braços resultou em maiores alturas de salto, quando comparado ao salto realizado sem o auxílio dos braços. Os autores descreveram que o "benefício do balanço dos braços" ocorre em função da elevação do pico de velocidade do centro de massa antes e depois da decolagem. Além disso, foi verificado que esse balanço é capaz de aumentar a força de reação do solo durante a fase propulsiva do salto.

Além do *Sargent jump test*, outras variações de salto verticais também têm sido utilizadas como forma de avaliação da força e da potência de membros inferiores. Entre os testes de salto vertical que podem ser aplicados para essa finalidade destacam-se o *squat jump*, o salto com contramovimento, e o *drop jump*, que serão descritos no próximo tópico.

TIPOS DE SALTO VERTICAL

1. **Salto sem contramovimento (*squat jump*):** o sujeito parte de uma posição estática com os joelhos flexionados em um ângulo de, aproximadamente, 90°, mãos fixas na cintura, pés paralelos com afastamento correspondente à largura dos ombros. A partir desta posição estática é permitida apenas a execução de uma trajetória ascendente, sem nenhum movimento preparatório (Fig. 2).
2. **Salto com contramovimento (*countermovement jump*):** a partir de um gesto preparatório denominado "contramovimento", o sujeito inicia a fase excêntrica do salto para, em se-

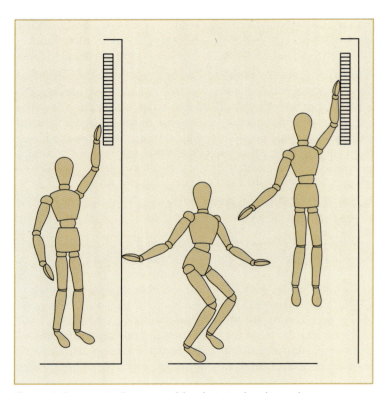

Figura 1. Representação esquemática do teste de saltar e alcançar (*jump-and-reach-test* ou *Sargent jump test*).

Quadro 1. Valores de referência para o do teste de saltar e alcançar (*jump-and-reach-test* ou *Sargent jump test*)*

Classificação	Homens (cm)	Mulheres (cm)
Excelente	> 70	> 60
Muito bom	61-70	51-60
Acima da média	51-60	41-50
Abaixo da média	41-50	31-40
Inferior	31-40	21-30
Muito inferior	21-30	11-20
Sem classificação	< 21	< 11

***Referência desconhecida.** Apesar de não haver referência, este Quadro é comumente utilizado em centros de alto rendimento esportivo para avaliação de **atletas adultos**.

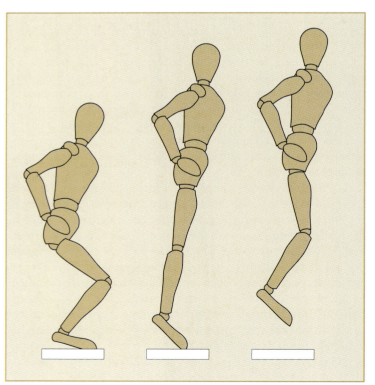

Figura 2. Representação esquemática do teste de salto sem contramovimento (*squat jump*).

quência, executar a fase concêntrica do movimento. O indivíduo parte de uma posição "em pé" (joelho e quadril estendidos), com mãos fixas na cintura e pés paralelos (separados à largura dos ombros). Um rápido movimento para baixo dá início à flexão segmentada do quadril, joelhos e tornozelos (fase excêntrica). Uma transição rápida marca o início da fase concêntrica, em que os membros inferiores devem ser estendidos na maior velocidade possível (Fig. 3).[59-66] Harman *et al.* (1990) reportaram que, quando comparado ao *squat jump*, o salto com contramovimento apresenta uma fase de pré-decolagem com uma duração 71 a 76% maior. Ainda, segundo os autores, esse aumento no tempo da duração da fase pré-decolagem provoca aumentos nas medidas de impulso e potência coletados durante a fase propulsiva desse tipo de salto, o que resulta em diferenças significativas em relação às mesmas medidas encontradas nos saltos sem contramovimento.[67]

3. **Salto em profundidade (*drop jump*):** em pé e a partir de uma plataforma de saltos, o atleta inicia uma queda livre com as mãos apoiadas na cintura. Então, aterrissa simultaneamente com ambos os pés e, logo a seguir, executa um salto vertical máximo. É imprescindível que o sujeito não impulsione o corpo verticalmente para cima no momento de deixar a plataforma. Por modificar a altura da queda, esse procedimento prejudica a interpretação dos resultados obtidos no *drop jump* (Fig. 4).[68-71]

INSTRUMENTOS PARA A MEDIDA DO SALTO VERTICAL

Muitos equipamentos têm sido utilizados para medir a altura do salto. Trenas adaptadas, *encoders*, transdutores lineares de força e até mesmo as câmeras de alta definição têm sido utilizados com essa finalidade.[65-66-68] Porém, apesar da diversidade dos equipamentos e tecnologias, a literatura científica especializada destaca três principais métodos para medir essa medida: 1) a diferença da distância entre dois pontos corporais de referência (cabeça, centro de massa, cintura ou mãos); 2) o tempo de voo; 3) as equações matemáticas que estimam a altura do salto a partir da velocidade do centro de massa corporal no momento da decolagem *(take-off)*.[64] O tempo de voo e a velocidade do centro de massa durante o *take-off* são, respectivamente, utilizados pelas plataformas de contato e de força para predizer a altura do salto vertical. Considerando que as plataformas de contato são os equipamentos mais utilizados "na prática" e que as plataformas de força representam o método padrão ouro para as medidas de força e torque durante os saltos, detalharemos esses equipamentos a seguir.[69-71]

Plataformas de contato

Fáceis de transportar e com custo relativamente baixo quando comparadas às plataformas de força, esses aparatos eletrônicos funcionam como "cronômetros", sendo capazes de contar o tempo de voo dos atletas, desde o momento da perda de contato com o solo

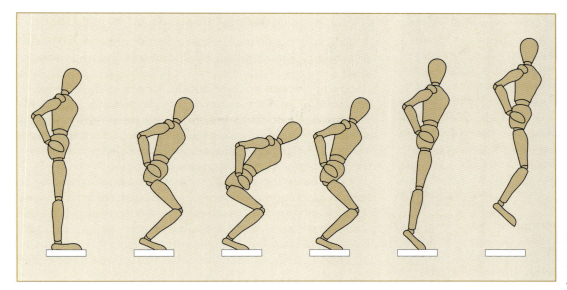

Figura 3. Representação esquemática do teste de salto com contramovimento *(countermovement jump test)*.

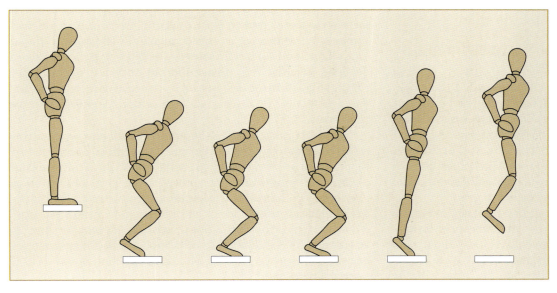

Figura 4. Representação esquemática do teste de salto em profundidade *(drop jump test)*.

(*take-off*) até a aterrissagem.[72] Com uma precisão expressa em milissegundos e através da medida do tempo de permanência do atleta no ar, um *software* conectado ao dispositivo é capaz de estimar a altura do salto vertical. Para tanto, utiliza-se a seguinte equação: **h (m) = $g \cdot t^2 \cdot 8^{-1}$**, [onde, h = altura em metros; g = aceleração da gravidade (9,81 m/s²) e t = tempo de voo] proposta originalmente por Bosco et al.[73] Para minimizar erros de predição da altura a partir de equações com base no lançamento vertical de corpos, é imprescindível que os atletas sigam trajetórias totalmente perpendiculares ao solo (verticais) durante a fase de voo do salto e mantenham as pernas estendidas no momento da aterrissagem.[15,74]

Outra vantagem desse equipamento é a possibilidade de medir o tempo de contato com o solo nos testes de salto em profundidade (*drop jumps*). Essa variável pode ser importante na análise do tempo de aplicação da força no movimento do salto e, consequentemente, na escolha das melhores alturas de queda para o treinamento pliométrico com objetivos e cargas específicas (individualização da carga do treinamento pliométrico).[75]

Plataformas de força

As plataformas de força, consideradas instrumentos *gold-standard* (padrão ouro) para a medida da força e do torque aplicado em uma ampla gama de movimentos humanos, também têm sido amplamente utilizadas para as medidas dos saltos verticais.[36,76,77] Funcionando como dinamômetros de precisão, esses equipamentos utilizam transdutores de força capazes de quantificar deformações mecânicas, por meio da análise das variações de tensão elétrica que ocorrem em corpos que alteram seu comprimento natural.[78] Considerando que existe uma relação diretamente proporcional entre a variação da tensão elétrica, a deformação elástica de um material e a quantidade de força aplicada para deformar esse corpo, as plataformas de força conseguem calcular com precisão a magnitude das forças envolvidas nos movimento.[79] Para determinar a altura do salto vertical, esses equipamentos utilizam equações que consideram a velocidade do centro de massa corporal no momento da decolagem (velocidade do *take off*). Além de oferecer os dados relativos às alturas máximas atingidas pelos atletas durante a fase de voo, as plataformas são capazes de coletar outras variáveis dinâmicas envolvidas nos movimentos como, por exemplo, pico de força, impulso e potência aplicada em cada salto.[78]

Apesar da validade e reprodutibilidade desse instrumento e da possibilidade de coletar inúmeras variáveis durante os testes de desempenho esportivo, o alto custo, aliado à dificuldade de transporte, torna esse equipamento praticamente inutilizável fora de um ambiente experimental. Dessa forma, as plataformas de força tornam-se pouco utilizadas por treinadores, preparadores físicos e demais profissionais envolvidos na parte prática do treinamento esportivo.[43,74]

■ RELAÇÃO ENTRE A ALTURA DO SALTO VERTICAL E O DESEMPENHO DE VELOCIDADE

A velocidade é uma capacidade motora determinante do desempenho nas modalidades esportivas individuais e coletivas.[2,80] Por essa razão, diversos autores têm tentado identificar quais variáveis neuromusculares e quais "tipos de testes" podem estar mais associados à essa capacidade.[5,81-83] Nesse sentido, muitos estudos já demonstraram que as forças propulsivas que atuam no plano horizontal estão diretamente correlacionadas com o desempenho dos *sprints* tanto na fase de aceleração inicial quanto na fase de *top speed*.[84-87]

Apesar da diferença evidente na trajetória de movimento entre as corridas de velocidade e o salto vertical (predominância da trajetória horizontal *vs.* vertical, respectivamente), já foi demonstrado que esse tipo de salto está significativamente associado à velocidade máxima atingida por um atleta em diferentes distâncias.[4,88,89] De fato, a altura do salto vertical está diretamente relacionada com a capacidade relativa de um sujeito acelerar sua própria massa corporal. Assim, enquanto os valores absolutos da força de reação do solo estão diretamente influenciados pela magnitude dessa massa, a altura do salto se apresenta como uma medida de desempenho já corrigida pelo peso individual o que explica, em parte, os altos índices de correlação dessa medida com a velocidade dos *sprints*.[90] Em velocistas, já foi reportado que o índice de força reativa de um salto em profundidade (razão entre a altura do salto e o tempo de contato) é capaz de explicar 89,6% das velocidades médias dos *sprints* medidas em várias distâncias.[91] Em um estudo realizado por nosso laboratório, que utilizou como sujeitos uma amostra composta por velocistas de alto rendimento (trabalho em avaliação), verificamos que a altura do *countermovement jump* apresentou altíssima correlação (> 0,90) com a velocidade atingida por estes atletas nas distâncias de 10, 30 e 50 metros. Analisando a relação paramétrica entre força e velocidade, é concebível que *sprinters* de elite sejam eficazes para aplicar grandes quantidades de força contra o próprio peso corporal, uma vez que movimentam seus corpos para frente na maior velocidade possível, tanto em curtas quanto em longas distâncias.[92,93]

■ RELAÇÃO ENTRE O SALTO VERTICAL E AS LESÕES QUE OCORREM NO APARELHO LOCOMOTOR

As lesões típicas no esporte variam conforme a modalidade praticada e ocorrem por fatores intrínsecos e extrínsecos.[94] Entre os fatores intrínsecos que contribuem para as lesões de joelho e tornozelo destacam-se os desvios dos ângulos no alinhamento do quadril (Q-ângulos) e as variações anatômicas, como o geno varo e/ou valgo de joelho e tornozelo.[95,96] Extrinsecamente, destacam-se fatores, como contatos físicos, massa corporal do atleta e/ou atletas envolvidos na ocorrência da lesão, tipo de piso, calçado utilizado, existência prévia de lesões, desequilíbrios neuromusculares e, especialmente, as sobrecargas excessivas no tecido muscular.[97] No esporte de alto rendimento, as lesões ligamentares e musculares são as mais frequentes nos membros inferiores, ocorrendo, sobretudo, em situações de "não contato" (*overuse*, movimentos não programados etc.).[98-101]

Cerca de 70% das lesões do ligamento cruzado anterior, por exemplo, acontecem em decorrência de desacelerações bruscas ou após mudanças repentinas na direção do deslocamento.[102-105] Muitos autores já descreveram que os picos abruptos da força de reação do solo que ocorrem em alguns movimentos esportivos são capazes de transferir grandes quantidades de torque à articulação do joelho, o que pode acarretar uma ruptura aguda do LCA.[106,107]

Estudos que utilizaram sistemas tridimensionais de análise do movimento humano também mapearam uma série de fatores mecânicos associados aos riscos das lesões no joelho, entre eles: os movimentos rápidos de rotação tibial, os gestos que aumentam as forças compressivas articulares, os amplos ângulos de abdução ou adução do joelho e os níveis insuficientes de flexibilidade para a flexão do quadril e do joelho.[108-115] Adicionalmente, existem evidências sugerindo que grande parte das lesões que acometem os membros inferiores aconteça em decorrência da falta de um apropriado controle neuromuscular.[113,116]

Já foi reportado que, além de promover melhoras significativas no desempenho esportivo, o treinamento excêntrico é capaz de corrigir o déficit neuromuscular em atletas, o que o torna um elemento essencial nos programas para a prevenção de lesões nos membros inferiores.[117,118] Entre as formas de treinamento excêntrico mais eficazes, destacam-se os modelos que utilizam movimentos "rápidos" e que, portanto, possuem ações musculares executadas em altas velocidades.[119,120] Ainda entre esses modelos de treinamento, os que envolvem o chamado "ciclo excêntrico-concêntrico" (CEC) merecem destaque.

O CEC pode ser definido como uma ação muscular excêntrica e que antecede uma ação muscular concêntrica.[121] Já está estabelecido que as ações musculares que utilizam o CEC são mais eficientes do que as ações excêntricas e concêntricas realizadas de forma isolada para produzir força e potência muscular.[122] Isto porque, ao alongarem-se antes de uma ação concêntrica, os tecidos muscular e conectivo acumulam energia elástica que, quando restituída rapidamente, permite um maior desempenho das capacidades de força e potência muscular.[123]

Entre os métodos de treinamento neuromuscular mais utilizados para aumentar a eficiência do CEC, destaca-se a *"pliometria"*. Constituído basicamente de exercícios que envolvem saltos com contramovimento e saltos em profundidade (*drop jumps*), o treinamento pliométrico é capaz de produzir importantes deformações mecânicas nos músculos e tendões, oriundas da energia potencial acumulada com a altura dos saltos. Essas deformações, que ocorrem na fase excêntrica do salto (aterrisagem), provocam potentes ações concêntricas que, repetidas sistematicamente, promovem o aumento das capacidades de força, potência e velocidade.[124-133]

Estruturalmente, o treinamento pliométrico é capaz de provocar melhoras no padrão de rigidez muscular (*muscle stiffness*) e nos componentes elásticos dos músculos e tendões. No que concerne à função neuromuscular, os saltos pliométricos ocasionam aumentos na coordenação intra e intermuscular e na velocidade de condução neural. Ainda, estudos que utilizaram eletromiografia reportaram aumentos no grau de ativação dos componentes contráteis da musculatura que, quando associados à redução do retardo eletromecânico e da atividade dos músculos antagonistas, provocam o aumento no desempenho de força.[70,128,134-139] Nesse sentido, muitos estudos descreveram melhoras significativas na altura dos saltos verticais, na força dinâmica máxima (1RM), na força isométrica máxima (MVC) e até mesmo no resultado dos testes isocinéticos após períodos contínuos de treinamento pliométrico.[132,140,141]

Após programas de intervenção voltados para prevenção e reabilitação de lesões esportivas e que incluíram em suas rotinas os exercícios pliométricos, foram reportadas reduções substanciais na incidência das lesões por não contato tanto nos músculos ísquio tibiais quanto nas articulações de joelho e tornozelo.[142-146] Esses dados reforçam a importância da utilização desse modelo de treinamento no esporte de alto rendimento, uma vez que essas lesões estão entra as mais recorrentes nas modalidades esportivas individuais e coletivas.[147-149]

Entre os principais benefícios da utilização do treinamento pliométrico para a prevenção das lesões do aparelho locomotor destacam-se a redução do torque medial e lateral da articulação do joelho (adução e abdução dos joelhos) e uma maior estabilidade dinâmica durante a fase de aterrissagem dos saltos.[148,150-152] Além disso, outras evidências sugerem que o treinamento pliométrico sistemático de saltos promove o reequilíbrio da força e da potência muscular entre os membros dominante e não dominante, sobretudo nas tarefas motoras que ocorrem em alta velocidade.[127]

CONCLUSÃO

Os testes de salto vertical constituem uma alternativa confiável, válida e eficiente de medir o desempenho da força e da potência muscular em atletas das mais diferentes modalidades esportivas e faixas etárias. Igualmente, a simplicidade metodológica desses testes torna possível a sua utilização nos programas de seleção e detecção de talentos esportivos. O controle da altura dos saltos aliado às avaliações do padrão de aterrissagem após períodos de treinamento pliométrico, também parecem ser estratégias interessantes a serem seguidas nos programas de prevenção e reabilitação das lesões do aparelho locomotor, sobretudo aquelas que envolvem as articulações do joelho e tornozelo e os grupos musculares das regiões da coxa, quadril e perna. Por fim, as relações entre o desempenho no salto vertical e a incidência das lesões musculares e articulares durante a temporada competitiva, ainda devem ser exploradas em estudos prospectivos e que tenham em sua amostra atletas de elite.

REFERÊNCIAS BIBLIOGRÁFICAS

1. Baechle TR, Earle RW. *Essentials of strength training and conditioning. National strength and conditioning Association.* 3rd ed. United States: Human Kinetics, 2008.
2. Cronin JB, Hansen KT. Strength and power predictors of sports speed. *J Strength Cond Res.* 2005 May;19(2):349-57.
3. Meylan C, McMaster T, Cronin J et al. Single-leg lateral, horizontal, and vertical jump assessment: reliability, interrelationships, and ability to predict sprint and change-of-direction performance. *J Strength Cond Res* 2009 July;23(4):1140-47.
4. Wisloff U, Castagna C, Helgerud J et al. Strong correlation of maximal squat strength with sprint performance and vertical jump height in elite soccer players. *Br J Sports Med* 2004 June;38(3):285-88.
5. Young WB, James R, Montgomery I. Is muscle power related to running speed with changes of direction? *J Sports Med Phys Fitness.* 2002 Sept.;42(3):282-88.
6. Loturco I, Artioli GG, Kobal R et al. Predicting Punching Acceleration from Selected Strength and Power Variables in Elite Karate Athletes: a multiple regression analysis. *J Strength Cond Res* 2014 July;28(7):1826-32.
7. Beattie K, Kenny IC, Lyons M et al. The effect of strength training on performance in endurance athletes. *Sports Med* 2014 June;44(6):845-65.
8. Paavolainen L, Hakkinen K, Hamalainen I et al. Explosive-strength training improves 5-km running time by improving running economy and muscle power. *J Appl Physiol.* May 1999;86(5):1527-33.
9. Barr M, Sheppard J, Agar-Newman D et al. The transfer effect of strength and power training to the sprinting kinematics of international rugby players. *J Strength Cond Res* 2014 Feb. 18.
10. Issurin VB. Training transfer: scientific background and insights for practical application. *Sports Med* 2013 Aug.;43(8):675-94.
11. Loturco I, Ugrinowitsch C, Roschel H et al. Distinct temporal organizations of the strength- and power-training loads produce similar performance improvements. *J Strength Cond Res* 2013 Jan.;27(1):188-94.
12. Loturco I, Ugrinowitsch C, Tricoli V et al. Different loading schemes in power training during the preseason promote similar performance improvements in brazilian elite soccer players. *J Strength Cond Res* 2013 July;27(7):1791-97.
13. Young WB. Transfer of strength and power training to sports performance. *Int J Sports Physiol Perform* 2006 June;1(2):74-83.
14. Van Praagh E. Anaerobic fitness tests: what are we measuring? *Med sport Sci* 2007;50:26-45.
15. Harman EA, Rosenstein MT, Frykman PN et al. Estimation of human power output from vertical jump. *J Strength Cond Res* 1991;5(3):116-20.
16. Klavora P. Vertical-jump tests: a critical review. *Strength Cond J* 2000;22(5):70-75.
17. Barr MJ, Nolte VW. The importance of maximal leg strength for female athletes when performing drop jumps. *J Strength Cond Res* 2014 Feb.;28(2):373-80.
18. Sheppard JM, Cronin JB, Gabbett TJ et al. Relative importance of strength, power, and anthropometric measures to jump performance of elite volleyball players. *J Strength Cond Res* 2008 May;22(3):758-65.
19. Baker D, Nance S. The relation between running speed and measures of strength and power in professional rugby league players. *J Strength Cond Res* 1999;13:230-35.
20. Barnes JL, Schilling BK, Falvo MJ et al. Relationship of jumping and agility performance in female volleyball athletes. *J Strength Cond Res* 2007 Nov.;21(4):1192-96.
21. Vescovi JD, McGuigan MR. Relationships between sprinting, agility, and jump ability in female athletes. *J Sports Sci* 2008 Jan. 1;26(1):97-107.
22. Hulse MA, Morris JG, Hawkins RD et al. A field-test battery for elite, young soccer players. *Int J Sports Med* 2013 Apr.;34(4):302-11.

23. Ruiz JR, Castro-Pinero J, Espana-Romero V et al. Field-based fitness assessment in young people: the ALPHA health-related fitness test battery for children and adolescents. *Br J Sports Med* 2011 May;45(6):518-24.
24. Theodorou A, Paradisis G, Panoutsakopoulos V et al. Performance indices selection for assessing anaerobic power during a 30 second vertical jump test. *J Sports Med Phys Fitness* 2013 Dec.;53(6):596-603.
25. Burgess DJ, Naughton GA. Talent development in adolescent team sports: a review. *Int J Sports Physiol Perform* 2010 Mar.;5(1):103-16.
26. Mohamed H, Vaeyens R, Matthys S et al. Anthropometric and performance measures for the development of a talent detection and identification model in youth handball. *J Sports Sci* 2009 Feb. 1;27(3):257-66.
27. Till K, Cobley S, O'Hara J et al. A longitudinal evaluation of anthropometric and fitness characteristics in junior rugby league players considering playing position and selection level. *J Sci Med Sport* 2013 Sept.;16(5):438-43.
28. Woods CT, Raynor AJ, Bruce L et al. Predicting playing status in junior Australian Football using physical and anthropometric parameters. *J Sci Med Sport* 2014 Feb. 12.
29. Cowley HR, Ford KR, Myer GD et al. Differences in neuromuscular strategies between landing and cutting tasks in female basketball and soccer athletes. *J Athl Train* 2006;41(1):67-73.
30. Jones MT, Lorenzo DC. Assessment of power, speed, and agility in athletic, preadolescent youth. *J Sports Med Phys Fitness* 2013 Dec.;53(6):693-700.
31. Rodrigues ME, Marins JCB. Counter movement e squat jump: análise metodológica e dados normativos em atletas. *Rev Bras Ci Mov* 2012;19(4):108-19.
32. Clanton TO, Matheny LM, Jarvis HC et al. Return to play in athletes following ankle injuries. *Sports Health* 2012 Nov.;4(6):471-74.
33. Engelen-van Melick N, van Cingel RE, Tijssen MP et al. Assessment of functional performance after anterior cruciate ligament reconstruction: a systematic review of measurement procedures. *Knee Surg Sports Traumatol Arthrosc* 2013 Apr.;21(4):869-79.
34. Petschnig R. The relationship between isokinetic quadriceps strength test and hop tests for distance and one-legged vertical jump test following anterior cruciate ligament reconstruction. *J Orthop Sports Phys Ther* 1998;28(1):23-31.
35. McGuigan MR, Cormack SJ, Gill ND. Strength and power profiling of athletes: selecting tests and how to use the information for program design. *Strength & Conditioning J* 2013;35(6):7-14.
36. Aragón LF. Evaluation of four vertical jump tests: methodology, reliability, validity, and accuracy. *Meas Phys Educ Exerc Sci* 2000;4(4):215-28.
37. Menzel HJ, Chagas MH, Szmuchrowski LA et al. Usefulness of the jump-and-reach test in assessment of vertical jump performance. *Percept Mot Skills* 2010 Feb.;110(1):150-58.
38. Henry F. The practice and fatigue effects in the Sargent test. *Research Quarterly. American Association for Health, Physical Education and Recreation* 1942;13(1):16-29.
39. Sargent DA. The physical test of a man. *Am Phys Educ Rev* 1921;26(4):188-94.
40. Van Dalen D. New studies in the Sargent jump. *Research Quarterly. American Association for Health, Physical Education and Recreation* 1940;11(2):112-15.
41. Sargent LW. Some observations on the Sargent test of neuromuscular efficiency. *Am Phys Educ Rev* 1924;29(2):47-56.
42. de Salles PG, Vasconcellos FV, de Salles GF et al. Validity and reproducibility of the sargent jump test in the assessment of explosive strength in soccer players. *J Hum Kinet* 2012 June;33:115-21.
43. Markovic G, Dizdar D, Jukic I et al. Reliability and factorial validity of squat and countermovement jump tests. *J Strength Cond Res* 2004 Aug.;18(3):551-55.
44. Vandewalle H, Peres G, Monod H. Standard anaerobic exercise tests. *Sports Med* 1987 July-Aug.;4(4):268-89.
45. Barnekow-Bergkvist M, Hedberg G, Janlert U et al. Development of muscular endurance and strength from adolescence to adulthood and level of physical capacity in men and women at the age of 34 years. *Scand J Med Sci Sports* 1996 June;6(3):145-55.
46. Glenmark B. Skeletal muscle fibre types, physical performance, physical activity and attitude to physical activity in women and men. A follow-up from age 16 to 27. *Acta Physiol Scand Suppl* 1994;623:1-47.
47. Glenmark B, Hedberg G, Jansson E. Prediction of physical activity level in adulthood by physical characteristics, physical performance and physical activity in adolescence: an 11-year follow-up study. *Eur J Appl Physiol Occup Physiol* 1994;69(6):530-38.
48. Moraes-Macêdo M, Roquetti-Fernandes P, Fernandes-Filho J. Basic physical attribute reference (anthropometric) tables for 9 to 14 year-old children. *Rev Salud Pública* 2011;13(4):654-62.
49. Viitasalo JT. Evaluation of explosive strength for young and adult athletes. *Quart Exerc Sport* 1988;59(1):9-13.
50. Westerstahl M, Barnekow-Bergkvist M, Hedberg G et al. Secular trends in body dimensions and physical fitness among adolescents in Sweden from 1974 to 1995. *Scand J Med Sci Sports* 2003 Apr.;13(2):128-37.
51. Arazi H, Faraji H, Mohammadi SM. Anthropometric and physiological profiles of Elite Iranian Junior Rowers. *Middle-East J Sci Res* 2011;9(2):162-66.
52. Gutierrez MSM, Da Cunha Furtado OLP, Magalhães TP et al. Confiabilidade Intra-sessão do Sargent Jump Test Para Atletas Com Deficiência Visual. *Rev Soc Bras Atividade Motora Adaptada* 2013;14(1):23-28.
53. Toskovic NN, Blessing D, Williford HN. Physiologic profile of recreational male and female novice and experienced Tae Kwon Do practitioners. *J Sports Med Phys Fitness* 2004 June;44(2):164-72.
54. Jackson A, Disch JG, Mood D. *Measurement and evaluation in human performance.* Canadá: Human Kinetics 2011.
55. Johnson BL, Nelson JK. *Practical measurements for evaluation in physical education.* 2nd ed. Minneapolis, MN: Burgess,1974.
56. Ferreira LC, Schilling BK, Weiss LW et al. Reach height and jump displacement: implications for standardization of reach determination. *J Strength Cond Res* 2010 June;24(6):1596-601.
57. Lees A, Vanrenterghem J, De Clercq D. Understanding how an arm swing enhances performance in the vertical jump. *J Biomech* 2004 Dec.;37(12):1929-40.
58. Shetty AB, Etnyre BR. Contribution of arm movement to the force components of a maximum vertical jump. *J Orthop Sports Phys Ther* 1989;11(5):198-201.
59. Babault N, Desbrosses K, Fabre MS et al. Neuromuscular fatigue development during maximal concentric and isometric knee extensions. *J Appl Physiol* 2006 Mar.;100(3):780-85.
60. Bobbert MF, Gerritsen KG, Litjens MC et al. Why is countermovement jump height greater than squat jump height? *Med Sci Sports Exerc* 1996 Nov.;28(11):1402-12.
61. Bosco C, Komi PV. Potentiation of the mechanical behavior of the human skeletal muscle through prestretching. *Acta Physiol Scand* 1979;106(4):467-72.
62. Bosco C, Komi PV, Ito A. Prestretch potentiation of human skeletal muscle during ballistic movement. *Acta Physiol Scand* 1981;111(2):135-40.
63. Ditroilo M, Forte R, McKeown D et al. Intra- and inter-session reliability of vertical jump performance in healthy middle-aged and older men and women. *J Sports Sci* 2011 Dec.;29(15):1675-82.
64. Edwen CE, Thorlund JB, Magnusson SP et al. Stretch-shortening cycle muscle power in women and men aged 18-81 years: Influence of age and gender. *Scand J Med Sci Sports* 2013 Mar. 28.
65. Komi PV. Physiological and biomechanical correlates of muscle function: effects of muscle structure and stretch-shortening cycle on force and speed. *Exerc Sport Sci Rev* 1984;12:81-121.
66. Meylan CM, Nosaka K, Green JP et al. Variability and influence of eccentric kinematics on unilateral vertical, horizontal, and lateral countermovement jump performance. *J Strength Cond Res* 2010 Mar.;24(3):840-45.
67. Harman EA, Rosenstein MT, Frykman PN et al. The effects of arms and countermovement on vertical jumping. *Med Sci Sports Exerc* 1990 Dec.;22(6):825-33.
68. Bobbert MF. Drop jumping as a training method for jumping ability. *Sports Med* 1990;9(1):7-22.
69. Malfait B, Sankey S, Firhad Raja Azidin RM et al. How reliable are lower-limb kinematics and kinetics during a drop vertical jump? *Med Sci Sports Exerc* 2014 Apr.;46(4):678-85.
70. Taube W, Leukel C, Gollhofer A. How neurons make us jump: the neural control of stretch-shortening cycle movements. *Exerc Sport Sci Rev* 2012 Apr.;40(2):106-15.

71. Taube W, Leukel C, Lauber B et al. The drop height determines neuromuscular adaptations and changes in jump performance in stretch-shortening cycle training. *Scand J Med Sci Sports* 2012 Oct.;22(5):671-83.
72. Buckthorpe M, Morris J, Folland JP. Validity of vertical jump measurement devices. *J Sports Sci* 2012;30(1):63-69.
73. Bosco C, Luhtanen P, Komi PV. A simple method for measurement of mechanical power in jumping. *Eur J Appl Physiol Occup Physiol* 1983;50(2):273-82.
74. Sayers SP, Harackiewicz DV, Harman EA et al. Cross-validation of three jump power equations. *Med Sci Sports Exerc* 1999 Apr.;31(4):572-77.
75. Flanagan EP, Comyns TM. The use of contact time and the reactive strength index to optimize fast stretch-shortening cycle training. *Strength Cond J* 2008;30(5):32-38.
76. McLellan CP, Lovell DI, Gass GC. The role of rate of force development on vertical jump performance. *J Strength Cond Res* 2011 Feb.;25(2):379-85.
77. Moir GL. Three different methods of calculating vertical jump height from force platform data in men and women. *Meas Phys Educ Exerc Sci* 2008;12(4):207-18.
78. Linthorne NP. Analysis of standing vertical jumps using a force platform. *Am J Phys* 2001;69(11):1198-204.
79. Biewener AA, Full RJ. *Force platform and kinematic analysis biomechanics-structures and systems: a practical approach.* New York: Oxford, 1992. p. 45-73.
80. Young W. Resistance training: training for speed/strength: heavy vs. light loads. *Strength Cond J* 1993;15(5):34-43.
81. Little T, Williams AG. Specificity of acceleration, maximum speed, and agility in professional soccer players. *J Strength Cond Res* 2005 Feb.;19(1):76-78.
82. Sheppard JM, Young WB, Doyle TL et al. An evaluation of a new test of reactive agility and its relationship to sprint speed and change of direction speed. *J Sci Med Sport* 2006 Aug.;9(4):342-49.
83. Young W, McLean B, Ardagna J. Relationship between strength qualities and sprinting performance. *J Sports Med Phys Fitness* 1995 Mar.;35(1):13-19.
84. Kale M, Asci A, Bayrak C et al. Relationships among jumping performances and sprint parameters during maximum speed phase in sprinters. *J Strength Cond Res* 2009 Nov.;23(8):2272-79.
85. Sleivert G, Taingahue M. The relationship between maximal jump-squat power and sprint acceleration in athletes. *Eur J Appl Physiol* 2004 Jan.;91(1):46-52.
86. Chelly SM, Denis C. Leg power and hopping stiffness: relationship with sprint running performance. *Med Sci Sports Exerc* 2001 Feb.;33(2):326-33.
87. Eckert HM. Linear relationships of isometric strength to propulsive force, angular velocity, and angular acceleration in the standing broad jump. *Res Q* 1964;35(1):298-306.
88. Harris NK, Cronin JB, Hopkins WG et al. Relationship between sprint times and the strength/power outputs of a machine squat jump. *J Strength Cond Res* 2008 May;22(3):691-98.
89. Hennessy L, Kilty J. Relationship of the stretch-shortening cycle to sprint performance in trained female athletes. *J Strength Cond Res* 2001 Aug.;15(3):326-31.
90. Markovic G, Jaric S. Is vertical jump height a body size-independent measure of muscle power? *J Sports Sci* 2007 Oct.;25(12):1355-63.
91. Smirniotou A, Katsikas C, Paradisis G et al. Strength-power parameters as predictors of sprinting performance. *J Sports Med Phys Fitness* 2008 Dec.;48(4):447-54.
92. Zatsiorsky V, Kraemer WJ. *Science and practice of strength training.* 2nd ed. Champaign, IL: Human Kinetics, 2006.
93. Lockie RG, Murphy AJ, Knight TJ et al. Factors that differentiate acceleration ability in field sport athletes. *J Strength Cond Res* 2011 Oct.;25(10):2704-14.
94. Barker HB, Beynnon BD, Renström PA. Ankle injury risk factors in sports. *Sports Med* 2007;23(2):69-74.
95. Fousekis K, Tsepis E, Vagenas G. Intrinsic risk factors of noncontact ankle sprains in soccer: a prospective study on 100 professional players. *Am J Sports Med* 2012 Aug.;40(8):1842-50.
96. Murphy DF, Connolly DA, Beynnon BD. Risk factors for lower extremity injury: a review of the literature. *Br J Sports Med* 2003 Feb.;37(1):13-29.
97. Bahr R, Krosshaug T. Understanding injury mechanisms: a key component of preventing injuries in sport. *Br J Sports Med* 2005 June;39(6):324-29.
98. Clarsen B, Ronsen O, Myklebust G et al. The oslo sports trauma research center questionnaire on health problems: a new approach to prospective monitoring of illness and injury in elite athletes. *Br J Sports Med* 2014 May;48(9):754-60.
99. Daneshvar DH, Nowinski CJ, McKee AC et al. The epidemiology of sport-related concussion. *Clin Sports Med* 2011 Jan.;30(1):1-17, vii.
100. Engebretsen L, Soligard T, Steffen K et al. Sports injuries and illnesses during the London Summer Olympic Games 2012. *Br J Sports Med* 2013 May;47(7):407-14.
101. Marar M, McIlvain NM, Fields SK et al. Epidemiology of concussions among United States high school athletes in 20 sports. *Am J Sports Med* 2012 Apr;40(4):747-55.
102. Alcaraz PE, Palao JM, Elvira JL et al. Effects of three types of resisted sprint training devices on the kinematics of sprinting at maximum velocity. *J Strength Cond Res* 2008 May;22(3):890-97.
103. Alentorn-Geli E, Mendiguchia J, Samuelsson K et al. Prevention of non-contact anterior cruciate ligament injuries in sports. Part II: systematic review of the effectiveness of prevention programmes in male athletes. *Knee Surg Sports Traumatol Arthrosc* 2014 Jan.;22(1):16-25.
104. Griffin LY, Agel J, Albohm MJ et al. Noncontact anterior cruciate ligament injuries: risk factors and prevention strategies. *J Am Acad Orthop Surg* 2000 May-June;8(3):141-50.
105. Myer GD, Ford KR, Brent JL et al. An integrated approach to change the outcome part I: neuromuscular screening methods to identify high ACL injury risk athletes. *J Strength Cond Res* 2012 Aug.;26(8):2265-71.
106. Boden BP, Dean GS, Feagin Jr JA et al. Mechanisms of anterior cruciate ligament injury. *Orthopedics* 2000 June;23(6):573-78.
107. Hewett TE, Lindenfeld TN, Riccobene JV et al. The effect of neuromuscular training on the incidence of knee injury in female athletes. A prospective study. *Am J Sports Med* 1999 Nov.-Dec.;27(6):699-706.
108. Koga H, Nakamae A, Shima Y et al. Mechanisms for noncontact anterior cruciate ligament injuries: knee joint kinematics in 10 injury situations from female team handball and basketball. *Am J Sports Med* 2010 Nov.;38(11):2218-25.
109. Meyer EG, Haut RC. Anterior cruciate ligament injury induced by internal tibial torsion or tibiofemoral compression. *J Biomech* 2008 Dec. 5;41(16):3377-83.
110. Hewett TE, Torg JS, Boden BP. Video analysis of trunk and knee motion during non-contact anterior cruciate ligament injury in female athletes: lateral trunk and knee abduction motion are combined components of the injury mechanism. *Br J Sports Med* 2009 June;43(6):417-22.
111. Cowan DN, Jones BH, Frykman PN et al. Lower limb morphology and risk of overuse injury among male infantry trainees. *Med Sci Sports Exerc* 1996 Aug.;28(8):945-52.
112. Ford KR, Myer GD, Hewett TE. Valgus knee motion during landing in high school female and male basketball players. *Med Sci Sports Exerc* 2003 Oct.;35(10):1745-50.
113. Chappell JD, Limpisvasti O. Effect of a neuromuscular training program on the kinetics and kinematics of jumping tasks. *Am J Sports Med* 2008 June;36(6):1081-86.
114. Pollard CD, Sigward SM, Powers CM. Limited hip and knee flexion during landing is associated with increased frontal plane knee motion and moments. *Clin Biomech (Bristol, Avon).* 2010 Feb.;25(2):142-46.
115. Witvrouw E, Danneels L, Asselman P et al. Muscle flexibility as a risk factor for developing muscle injuries in male professional soccer players. A prospective study. *Am J Sports Med* 2003 Jan.-Feb.;31(1):41-46.
116. Zazulak BT, Hewett TE, Reeves NP et al. Deficits in neuromuscular control of the trunk predict knee injury risk: a prospective biomechanical-epidemiologic study. *Am J Sports Med* 2007 July;35(7):1123-30.
117. Myer GD, Ford KR, Palumbo JP et al. Neuromuscular training improves performance and lower-extremity biomechanics in female athletes. *J Strength Cond Res* 2005 Feb.;19(1):51-60.
118. Stanton P, Purdham C. Hamstring injuries in sprinting – The role of eccentric exercise. *J Orthop Sports Phys Ther* 1989;10(9):343-49.

119. LaStayo PC, Woolf JM, Lewek MD et al. Eccentric muscle contractions: their contribution to injury, prevention, rehabilitation, and sport. *J Orthop Sports Phys Ther* 2003 Oct.;33(10):557-71.
120. Paddon-Jones D, Leveritt M, Lonergan A et al. Adaptation to chronic eccentric exercise in humans: the influence of contraction velocity. *Eur J Appl Physiol* 2001 Sept.;85(5):466-71.
121. Kubo K, Kanehisa H, Fukunaga T. Gender differences in the viscoelastic properties of tendon structures. *Eur J Appl Physiol* 2003 Feb.;88(6):520-26.
122. Komi P. *The encyclopaedia of sports medicine: an ioc medical commission publication, strength and power in sport.* UK: Wiley-Blackwell, 2008, vol 3.
123. Cavagna GA. Storage and utilization of elastic energy in skeletal muscle. *Exerc Sport Sci Rev* 1977;5:89-129.
124. Adams K, O' Shea KL, Climstein M. The effects of six weeks of Squat, Plyometric, and Squat-Plyometric Training on Power Production. *J Applied Sports Sci Res* 1992;6:36-41.
125. de Villarreal ES, Gonzalez-Badillo JJ, Izquierdo M. Low and moderate plyometric training frequency produces greater jumping and sprinting gains compared with high frequency. *J Strength Cond Res* 2008 May;22(3):715-25.
126. de Villarreal ES, Kellis E, Kraemer WJ et al. Determining variables of plyometric training for improving vertical jump height performance: a meta-analysis. *J Strength Cond Res* 2009 Mar.;23(2):495-506.
127. Hewett TE, Stroupe AL, Nance TA et al. Plyometric training in female athletes. Decreased impact forces and increased hamstring torques. *Am J Sports Med* 1996 Nov.-Dec.;24(6):765-73.
128. Markovic G, Mikulic P. Neuro-musculoskeletal and performance adaptations to lower-extremity plyometric training. *Sports Med* 2010 Oct.1;40(10):859-95.
129. Miller MG, Herniman JJ, Ricard MD et al. Effects of a 6-week plyometric training program on aglility. *J Sports Sci Med* 2006;5:495-65.
130. Rimmer E, Sleivert G. Effects of a plyometric intervention program on sprint perfromance. *J Strength Cond Res* 2000;14(3):295-301.
131. Saez de Villarreal E, Requena B, Cronin JB. The effects of plyometric training on sprint performance: a meta-analysis. *J Strength Cond Res.* 2012 Feb.;26(2):575-584.
132. Saez-Saez de Villarreal E, Requena B, Newton RU. Does plyometric training improve strength performance? A meta-analysis. *J Sci Med Sport* 2010 Sept.;13(5):513-22.
133. Salonikidis K, Zafeiridis A. The effects of plyometric, tennis-drills, and combined training on reaction, lateral and linear speed, power, and strength in novice tennis players. J Strength Cond Res 2008 Jan.;22(1):182-91.
134. Aagaard P, Simonsen EB, Andersen JL et al. Neural inhibition during maximal eccentric and concentric quadriceps contraction: effects of resistance training. *J Applied Physiol* 2000 Dec.;89(6):2249-57.
135. Baroni BM, Rodrigues R, Franke RA et al. Time course of neuromuscular adaptations to knee extensor eccentric training. *Int J Sports Med* 2013 Oct.;34(10):904-11.
136. Cavanagh PR, Komi PV. Electromechanical delay in human skeletal muscle under concentric and eccentric contractions. *Eur J Appl Physiol Occup Physiol* 1979 Nov.;42(3):159-63.
137. Gabriel DA, Kamen G, Frost G. Neural adaptations to resistive exercise: mechanisms and recommendations for training practices. *Sports Med* 2006;36(2):133-49.
138. Higbie EJ, Cureton KJ, Warren GL et al. Effects of concentric and eccentric training on muscle strength, cross-sectional area, and neural activation. *J Applied Physiol* 1996 Nov.;81(5):2173-81.
139. Krentz JR, Farthing JP. Neural and morphological changes in response to a 20-day intense eccentric training protocol. *Eur J Appl Physiol* 2010 Sept.;110(2):333-40.
140. Markovic G. Does plyometric training improve vertical jump height? A meta-analytical review. *Br J Sports Med* 2007 June;41(6):349-55; discussion 355.
141. Saez de Villarreal E, Requena B, Izquierdo M et al. Enhancing sprint and strength performance: combined versus maximal power, traditional heavy-resistance and plyometric training. *J Sci Med Sport* 2013 Mar.;16(2):146-50.
142. Askling C, Karlsson J, Thorstensson A. Hamstring injury occurrence in elite soccer players after preseason strength training with eccentric overload. *Scand J Med Sci Sports* 2003 Aug.;13(4):244-50.
143. Petersen J, Holmich P. Evidence based prevention of hamstring injuries in sport. *Br J Sports Med* 2005 June;39(6):319-23.
144. Petersen J, Thorborg K, Nielsen MB et al. Preventive effect of eccentric training on acute hamstring injuries in men's soccer: a cluster-randomized controlled trial. *Am J Sports Med* 2011 Nov.;39(11):2296-303.
145. Hartig DE, Henderson JM. Increasing hamstring flexibility decreases lower extremity overuse injuries in military basic trainees. *Am J Sports Med* 1999 Mar.-Apr.;27(2):173-76.
146. Yoo JH, Lim BO, Ha M et al. A meta-analysis of the effect of neuromuscular training on the prevention of the anterior cruciate ligament injury in female athletes. *Knee Surg Sports Traumatol Arthrosc* 2010 June;18(6):824-30.
147. Dvorak J, Junge A, Derman W et al. Injuries and illnesses of football players during the 2010 FIFA World Cup. *Br J Sports Med* 2011 June;45(8):626-30.
148. Giza E, Fuller C, Junge A et al. Mechanisms of foot and ankle injuries in soccer. *Am J Sports Med* 2003 July-Aug.;31(4):550-54.
149. Junge A, Dvorak J, Graf-Baumann T et al. Football injuries during FIFA tournaments and the Olympic Games, 1998-2001: development and implementation of an injury-reporting system. *Am J Sports Med* 2004 Jan.-Feb.;32(1 Suppl):80S-89S.
150. Fried T, Lloyd GJ. An overview of common soccer injuries. Management and prevention. *Sports Med* 1992 Oct.;14(4):269-75.
151. Thelin N, Holmberg S, Thelin A. Knee injuries account for the sports-related increased risk of knee osteoarthritis. *Scand J Med Sci Sports.* 2006 Oct.;16(5):329-33.
152. Tucker AM. Common soccer injuries. Diagnosis, treatment and rehabilitation. *Sports Med* 1997 Jan.;23(1):21-32.

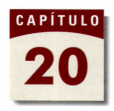

CAPÍTULO 20

ARREMESSO

Benno Ejnisman ▪ Carlos Vicente Andreoli

INTRODUÇÃO

O arremesso, a marcha, a corrida, o salto, o chute e a postura compõem os movimentos básicos dos esportes. A predominância de cada um deles depende do tipo de esporte praticado. A importância do ato do arremesso foi demonstrada por Nicholas,[1] ao analisar 61 diferentes esportes com relação à presença e ao grau de envolvimento dos seis movimentos básicos: (0 – sem envolvimento; 1 – leve; 2 – moderado; 3 – elevado envolvimento), demonstrando que o arremesso era o movimento básico com maior participação nos esportes relacionados. O Quadro 1 representa exemplos da relação dos esportes com os movimentos básicos e a soma total do grau de envolvimento nos 61 esportes.

A presença do movimento do arremesso necessita, por parte do responsável técnico (técnico, preparador físico) ou profissional da saúde (médico, fisioterapeuta), do conhecimento adequado de sua biomecânica e da influência desse movimento no desempenho dos atletas. Alguns esportes, como o vôlei, basquete e handebol, são muito difundidos em nosso meio, e o conhecimento da biomecânica do arremesso auxilia o entendimento das lesões que podem afetar estes atletas e de sua prevenção.

A palavra arremesso significa "o ato ou efeito de arremessar, atirar ou lançar com força para longe, arrojo, ousadia, acometimento, ataque, investida, intimidação e ameaça", tratando-se, portanto, de uma ação que busca algum objetivo ou alvo.[2] Nos esportes, o arremesso é um movimento balístico dos membros superiores por meio do qual seu centro de massa (ou objeto externo) é propelido para fora (sentido contrário) do centro de massa do corpo.[1] Podemos citar como exemplo de esportes com o ato do arremesso: a cortada no vôlei, o arremesso do handebol e basquete, a braçada na natação, o saque no tênis, o "pitcher" do beisebol, o "swing" do golfe e as provas de arremesso do atletismo (lançamento do dardo, disco e martelo e o arremesso de peso).

O ato do arremesso envolve um complexo mecanismo de coordenação neuromuscular de todo o corpo. O atleta gera altos níveis de energia no braço e cotovelo para acelerar e desacelerar a bola ou o próprio braço. As forças e o torque necessários para o arremesso estão próximos dos limites fisiológicos, e o efeito acumulativo de dezenas de arremessos pode levar à síndrome da sobrecarga, principalmente na região do ombro.[3,4]

A eficiência do arremesso depende basicamente de quatro eixos de rotação do corpo: pés, quadris, coluna vertebral e ombros.[3,5] Normalmente as articulações do pé e do quadril são opostas ao braço do arremesso, enquanto a coluna vertebral é o elo de ligação das pernas ao membro superior. O movimento específico de cada articulação do corpo do atleta, por meio de uma sequência sincrônica, transformará a energia potencial das pernas e do tronco em energia cinética necessária para o braço do arremesso.

O ombro é o elo de ligação para a transferência da energia gerada pelos membros inferiores e tronco para o braço, sendo a articulação do corpo mais sobrecarregada durante o arremesso. A precisão e a especificidade da ação do ombro no ato do arremesso são controladas pelos restritores estáticos (estruturas capsuloligamentares) e dinâmicos (músculos e tendões, principalmente o deltoide e o manguito rotador). A harmonia dessas estruturas é fundamental para biomecânica do arremesso, e a falha de qualquer estrutura afeta sua eficiência. A presença de vários músculos biarticulares (músculo bíceps do braço) no ombro proporciona uma economia de energia, uma melhor direção e ganho de tempo no arremesso.[5]

Os músculos produzem forças ativas no corpo para movimentar e restringir determinados movimentos, funcionando por meio de alavancas ósseas. O torque (T) é o produto da força muscular (F) com o comprimento de alavanca (L). A articulação do ombro é o fulcro do movimento no arremesso. A força muscular máxima que o arremessador pode imprimir depende do tipo de contração empregada (isométrica, concêntrica e excêntrica), do número de células motoras do músculo recrutadas, da velocidade de contração e do comprimento de alavanca, que é determinado pela posição da articulação, se mantida em flexão ou em extensão.

A ação muscular para controlar os movimentos das diversas articulações do corpo cria forças classificadas pelo alinhamento com a superfície articular. As forças perpendiculares ao centro da articulação são compressivas, e as paralelas à superfície articular

Quadro 1. Envolvimento dos movimentos básicos nos diversos esportes								
Esportes	**Arremesso**	**Postura**	**Salto**	**Chute**	**Corrida**	**Marcha**	**Total**
Judô	3	3	2	2	0	1	11
Basquete	3	3	3	1	3	2	15
Boxe	3	2	1	0	2	2	10
Esgrima	3	3	3	1	0	0	10
Natação	3	2	0	3	0	0	8
61 esportes	155	132	101	93	77	53	> arremesso

são forças de cisalhamento. Na articulação do ombro, as forças máximas de compressão ocorrem em torno de 90° de abdução, e as forças de cisalhamento em torno de 60°. Os diferentes graus de abdução no ato do arremesso associados à fadiga muscular ou lesões prévias osteomusculares podem afetar sua eficiência.

Assim como o chute, o arremesso também depende da habilidade e da criatividade do atleta para proporcionar jogadas que dificultem a ação ao adversário ou melhorem o próprio desempenho. Comparando-se o arremesso e o chute, a energia daquele chega a ser quatro vezes maior que a deste.

O Quadro 2 demonstra as principais funções dos músculos durante o ato do arremesso.

■ TIPOS DE ARREMESSO

Segundo Adrian e Cooper[5], o arremesso é dividido basicamente em três tipos:

A) **Arremesso inferior (abaixo do nível do ombro):** caracteriza-se por um movimento de superior para inferior do braço, com o mesmo ao longo da linha do tronco, com cotovelo em extensão ou semiflexão. A altura de saída do objeto é aproximadamente a altura do ombro. As articulações sofrem movimentos rotacionais, atuando como alavancas na direção do arremesso. A rotação do quadril e coluna, a adução e flexão do braço e a flexão da mão ocorrem em sequência, sendo a articulação do ombro o fulcro do movimento. O comprimento do momento do braço é a distância do úmero proximal ao ponto de impacto ou ao centro de gravidade da bola. O movimento do arremesso inferior é realizado basicamente nos planos sagital e diagonal. Exemplos: *swing* do golfe, boliche, lançamento do martelo e *softball* (Fig. 1).

B) **Arremesso superior (acima do nível do ombro):** caracteriza-se pela rotação do úmero com o membro superior em qualquer posição, auxiliado pelos movimentos de elevação, abdução do ombro, flexão e extensão do cotovelo. O comprimento do momento do braço pode ser alterado com a variação da flexão do cotovelo. O momento do braço é alongado com a extensão do antebraço, sendo encurtado com o cotovelo em 90° ou mais de flexão. O fulcro do movimento do arremesso superior também é a articulação do ombro. O movimento é realizado principalmente nos planos diagonal e sagital. Exemplos: cortada no vôlei, lançamento do dardo, braçada na natação, e o *pitcher* no beisebol (Fig. B).

C) **Arremesso lateral (perpendicular ao ombro):** é caracterizado não pela ação do ombro e sim pela limitação dos movimentos do ombro (posição de abdução) e cotovelo, com a manutenção da posição dos mesmos. A energia para o arremesso é gerada em grande parte pela rotação pélvica, através de movimentos circulares do corpo antes da soltura do objeto. Outras ações normalmente encontradas são a rotação da coluna vertebral, a flexão da mão e um pequeno movimento de adução do braço. O arremesso lateral é realizado no plano transverso ao corpo. Exemplo: lançamento do disco (Fig. 1C).

Quadro 2. Músculos envolvidos no arremesso e suas ações principais

Músculo	Ações principais
Deltoide	Elevação, abdução e extensão do ombro
Supraespinal	Elevação, abdução e rotação lateral do ombro
Infraespinal	Elevação, abdução e rotação lateral do ombro
Redondo menor	Rotação lateral do ombro
Subescapular	Rotação medial do ombro
Grande dorsal	Centralização da cabeça umeral e rotação medial do ombro
Redondo maior	Rotação medial do ombro
Peitoral maior	Rotação medial do ombro
Elevador da escápula	Elevação e rotação da escápula (superior)
Romboides	Retração da escápula
Trapézio	Elevação e rotação da escápula (superior)
Serrátil anterior	Protração da escápula
Tríceps braquial	Extensão do cotovelo
Coracobraquial	Flexão do ombro
Bíceps braquial	Depressor da cabeça umeral, flexão e supinação do antebraço

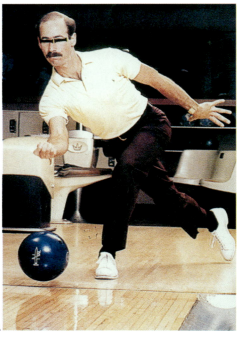
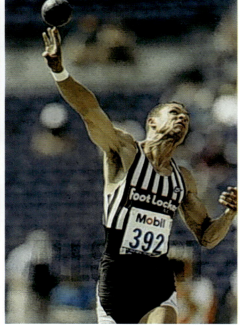
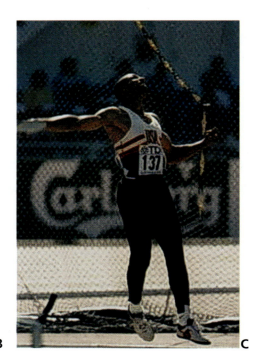

Figura 1. Tipos de arremesso. (**A**) Inferior. (**B**) Superior. (**C**) Lateral.

Evidencia-se a presença dos três tipos de arremesso também dentro do mesmo esporte. No handebol, quando o atleta frente ao goleiro ou adversário realiza o ato do arremesso, este pode ocorrer com o membro superior acima, lateralmente ou abaixo do nível da articulação do ombro, diferente de esportes como lançamento do martelo ou disco, em que a variação da posição das articulações do membro superior é restrita. No boxe, o movimento realizado pelo atleta para atingir o seu oponente apresenta variações por meio de golpes denominados de cruzados, diretos ou "*jabs*", que são conceitualmente movimentos de arremesso.

No atletismo, considera-se arremesso o movimento para a prova de peso e lançamento para o dardo, disco e martelo. Existe uma leve diferença quanto ao movimento que caracteriza a maneira de o atleta soltar o objeto no ar. Observa-se que o peso é empurrado, ao passo que o disco, o martelo e o dardo são projetados com características diferentes. O significado do arremesso e lançamento é o mesmo.[2]

Analisando as provas de arremesso do atletismo, este pode ser classificado do ponto de vista mecânico (A e B), seguindo um eixo e um plano em torno dos quais convergem todas as forças, e estrutural (C e D):[2]

A) Arremessos com rotação dominante (martelo e disco) a força resultante é centrífuga.
B) Arremessos com translação dominante (peso e dardo) a força resultante é linear.
C) Arremessos pesados (peso e martelo).
D) Arremessos leves (disco e dardo).

■ FASES DO ARREMESSO

A compreensão biomecânica do arremesso iniciou-se, em 1944, com Inman *et al.*[6] até chegar aos dias de hoje por meio dos métodos de análise do movimento *(motion analisys)* com câmeras de vídeo coordenadas em três dimensões. Estas estão ligadas ao corpo do atleta por meio da eletroneuromiografia e conectadas a programas de computadores por meio de marcadores.

Dentre os centros de estudo da biomecânica mais conceituados, podemos citar o American Sports Medicine Institute (Birminghan-EUA) e o Centinela Hospital (Inglewood–EUA). Com o avanço dos métodos de análise do movimento foi possível calcular as variáveis cinemáticas (velocidade e deslocamento angular das articulações do ombro, cotovelo, tronco e membros inferiores). As forças e os torques foram calculados no caso do ombro pela influência do tronco sobre o membro superior, e, no caso do cotovelo, pela da influência do membro superior no antebraço.

A literatura na maioria dos estudos demonstra a biomecânica do arremesso por meio da análise do movimento em jogadores de beisebol *(pitcher)*.[3,4,7-16] A escolha desse esporte deve-se ao fato de movimento do arremesso no beisebol ser constante e semelhante entre os atletas, apresentar facilidade tanto para filmagem, quanto para realização da eletroneuromiografia e pela frequência das lesões.

A sequência de eventos que ocorrem no arremesso superior (*pitcher* no beisebol) por meio dos métodos de análise do movimento pode ser dividida em cinco fases (posicionamento, preparação, armação, aceleração e desaceleração), segundo os conceitos de Fleisig *et al.*[3,4] Tibone e McMahon,[7] Jobe *et al.*[8,9] No Centro de Traumatologia do Esporte (CETE), adota-se a divisão proposta por esses autores, enfatizando a fase de posicionamento, mais importante pelos aspectos de concentração e psicológicos do que pelos gastos de energia muscular necessários para um arremesso eficiente.

As fases do arremesso são (Fig. 2):

I. *Posicionamento:* o atleta segura a bola ou posiciona-se à espera da mesma.
II. *Preparação:* inicia-se com o atleta segurando a bola com as duas mãos e termina com a saída da bola da luva pela mão dominante e a flexão do membro não dominante.
III. *Armação:* a) precoce: início com saída da bola da mão não dominante até o contato do pé no solo do membro não dominante; b) tardia: início com contato do pé no solo do membro não dominante até máxima rotação lateral.
IV. *Aceleração:* início com a máxima rotação lateral até a soltura da bola.
V. *Desaceleração:* início com a soltura da bola até o retorno à posição inicial.

Fase I (posicionamento). O jogador analisa a jogada a realizar. No caso do beisebol, o *pitcher* posiciona-se à frente do rebatedor. Em outros esportes, o atleta posiciona-se esperando a bola chegar, como no basquete ou handebol. Nesta fase quase não há gasto de energia muscular. O posicionamento está ligado à concentração do atleta. Alguns autores não consideram o posicionamento como fase do arremesso,[3,4,7,8] mas, em diferentes modalidades, um inadequado início do ato do arremesso pode significar o fracasso do mesmo. É comum atletas de handebol apresentarem "boladas" na face ou nos dedos das mãos por estarem distraídos durante a realização das jogadas. Os jogadores de golfe, na finalização da "tacada" perto do buraco, agacham para analisar o terreno, sobrecarregando muitas vezes o joelho (Fig. 3A).

Fase II (preparação). O jogador de beisebol inicia o ato do arremesso segurando a bola com as duas mãos, flexiona e abduz parcialmente os ombros e os cotovelos, flexiona o quadril (contração concêntrica dos músculos retofemoral, iliopsoas, sartório, pectí-

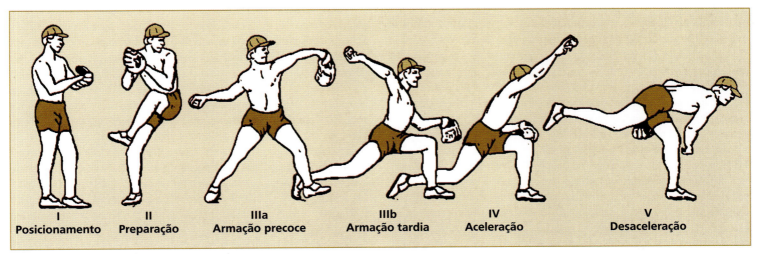

Figura 2. Representação esquemática das fases do arremesso.

neo) e flexiona o joelho do membro não dominante até aproximadamente a altura do tórax, rotaciona o tronco com o membro dominante para trás e desloca também o seu centro de gravidade para trás do corpo. O membro inferior de apoio no solo é controlado pela contração excêntrica do músculo quadríceps e pela contração isométrica dos abdutores do quadril (glúteo médio, glúteo mínimo, tensor da fáscia lata). Esta fase termina com a saída da bola da luva pela mão do arremesso. O atleta permanece apenas com o pé correspondendo ao braço do arremesso apoiado. A atividade muscular nessa fase ainda é baixa (Fig. 3B).

Fase III (armação). É subdividida em armação precoce e tardia. A **armação precoce** inicia-se com a saída da bola da luva pela mão do arremesso, extensão do quadril (glúteo máximo, isquiotibiais) e rotação lateral do quadril (glúteo máximo, sartório e os rotadores externos profundos) do membro não dominante do arremesso e início da elevação do ombro do arremesso até 90° pelo deltoide e músculo supraespinoso por meio de uma contração concêntrica.

O músculo deltoide atinge o pico de atividade muscular nesse período e o músculo supraespinoso, além da elevação do ombro, ajuda a centralização da cabeça umeral na fossa glenoide. Concomitantemente, o músculo serrátil anterior e a porção superior do trapézio rotacionam a escápula (glenoide) superiormente, auxiliando no posicionamento da cabeça umeral com a fossa glenoide. O cotovelo, ao mesmo tempo, é estendido pelo tríceps. Ambos os ombros permanecem em torno de 80° a 100° de abdução. Os extensores do punho e os dedos da mão (extensor radial do carpo, extensor ulnar do carpo e extensor dos dedos) levam o punho de uma posição de leve flexão até a hiperextensão, apresentando alta atividade durante essa fase.

A armação precoce termina com o contato do pé do membro não dominante no solo. A aterrissagem da perna no solo serve como uma fonte de energia potencial, que será transformada em energia cinética para os movimentos do quadril, tronco e membro superior. A importância do ato do arremesso dos membros inferiores durante o choque do pé no solo foi estudada inicialmente por Elliott et al.,[18] por meio de uma placa de força no solo para mensurar as forças dos arremessadores nas bolas rápidas e curvas. Nesse estudo apenas duas forças componentes (vertical e horizontal) foram avaliadas, e o posicionamento do corpo foi avaliado apenas por uma câmera, não sendo possível identificar a contribuição do movimento das pernas para o ato do arremesso. Em 1998, McWilliams et al.,[19] por meio de análise de movimento tridimensional, demonstraram a importância das forças de reação do solo durante o movimento dos membros inferiores. As forças estão concentradas no plano definido pela direção do arremesso e o eixo vertical. As forças de impulsão da perna do arremesso na fase de armação e a força da aterrissagem da perna do membro não dominante até a soltura da bola correlacionam-se com a velocidade do movimento do punho, explicando a importância do movimento dos membros inferiores na produção de energia na hora do arremesso (Fig. 3C).

A **armação tardia** inicia-se após o contato do pé no solo. O músculo quadríceps contrai-se excentricamente para controlar a flexão do joelho após o apoio no solo do membro não dominante. Ocorre a rotação da pelve e do tronco superior para frente do alvo. A rotação máxima da pelve se dá entre 400° a 700° por segundo, ocorrendo 0,03 a 0,05 segundo após o contato dos pés. A rotação do tronco é duas vezes mais ampla que a da pelve, atingindo 900° a 1.300° por segundo, ocorrendo 0,05 a 0,07 segundo após o contato dos pés. Nesse momento, a coluna lombar coloca-se em uma posição de extensão, sendo controlada pelas musculaturas abdominal e oblíqua, para se evitar a hiperextensão. Ocorre um aumento da ação dos músculos do manguito rotador, principalmente dos músculos infraespinal e redondo menor, promovendo a rotação lateral do ombro, que chega de 160° a 180°. Com o aumento da rotação lateral, o ligamento glenoumeral inferior encontra-se sob tensão. Concomitantemente, ocorre a contração excêntrica dos músculos subescapular, peitoral maior e grande dorsal, no sentido de proteger as estruturas anteriores do ombro. O músculo serrátil anterior estabiliza, protrai e rotaciona a escápula superiormente, sendo um dos músculos mais ativos nesse período. Ocorre, também, flexão do cotovelo pelo músculo bíceps braquial, permanecendo em 80° a 90° de flexão e, com o aumento da rotação lateral do ombro, adquire uma posição em valgo, tensionando as estruturas mediais do cotovelo, principalmente o ligamento colateral medial.

A atividade muscular nessa fase é intensa, os músculos deltoide, o supraespinal e o subescapular geram uma força compressiva na articulação do ombro em torno de 550 a 770 N (± 55 a 77 kg). A fase termina com a máxima rotação lateral do ombro (160° a 180°). Existe uma controvérsia quanto à ação conjunta do deltoide com o supraespinal para elevação e abdução do braço. Codman acredita que o deltoide não pode abduzir o braço sem o músculo supraespinal, interpretação com base na experiência clínica com rupturas do manguito rotador maciças. Essas lesões privam o indivíduo da habilidade de levantar o braço; uma vez elevado o braço passivamente, o paciente pode mantê-lo a posição na horizontal, embora a força seja reduzida.

Existem três achados que contradizem a probabilidade de a abdução do braço ser iniciada pelo músculo supraespinal: o tamanho do músculo, achados da eletroneuromiografia e o mecanismo do manguito rotador. O músculo supraespinal é muito pequeno para elevar o braço independentemente. Achados eletroneuromiográficos mostram a ação sincrônica entre o deltoide anterior, médio e o supraespinal, ou seja, contraem simultaneamente (Fig. 3D).

Fase IV (aceleração). Inicia-se com a máxima rotação lateral do ombro e ocorre a transferência da energia da perna, pelve, tronco e ombro para o movimento de arremesso. Caracteriza-se por uma rápida contração concêntrica dos músculos rotadores mediais do ombro (peitoral maior, grande dorsal e subescapular), chegando a uma velocidade angular de 7.000° a 8.000° por segundo. A força compressiva na articulação glenoumeral gira em torno de 800 a 900 N, sendo extremamente rápida 0,03 a 0,04 segundo. Ocorre uma flexão do tronco com alta atividade muscular dos músculos reto abdominal e oblíquos. Os músculos do manguito rotador, trapézio, serrátil anterior e romboides apresentam atividade intensa no intuito de manter a cabeça umeral centralizada na escápula e estabilizá-la. O músculo subescapular é o mais ativo nesse momento. O cotovelo é estendido pela ação do músculo tríceps imediatamente após o início da rotação medial do ombro. Após a flexão do punho e dos dedos da mão (flexor radial do carpo, flexor ulnar do carpo e flexor dos dedos), a bola sai da mão do arremessador, finalizando a aceleração (Fig. 3E).

Fase V (desaceleração). Inicia-se com a soltura da bola e a rotação do tronco e extremidade inferior dominante para a frente. Após a soltura da bola do braço, mantém-se a contração concêntrica dos rotadores mediais, chegando a uma adução e rotação medial de 30° do ombro, e o cotovelo terminando em 50° de flexão, com o antebraço pronado. O tronco e o quadril também continuam a fletir. Para frear rápido esse movimento, ocorre uma contração excêntrica dos rotadores laterais (infraespinal, redondo menor) resistindo à distração e às forças anteriores de subluxação do ombro. A contração do músculo grande dorsal, peitoral maior, deltoide posterior e redondo maior ajuda a desacelerar a abdução do ombro. O músculo bíceps do braço e o supinador desaceleram a pronação do antebraço. O músculo serrátil anterior contrai concêntrica e isometricamente para protrair a escápula. O músculo trapézio inferior e romboides contraem excentricamente para desacelerar essa protração. Os extensores do punho e dedos contraem excentricamente para desacelerar a flexão do punho (Fig. 3F).

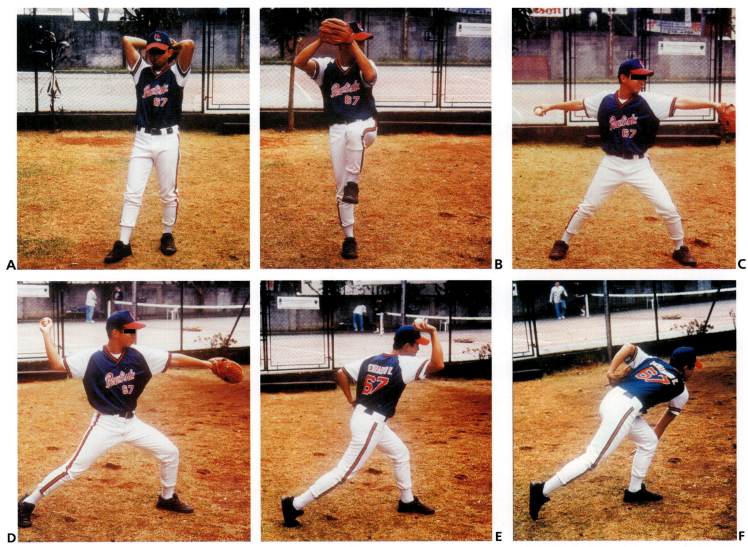

Figura 3. (**A-F**) Fases do arremesso desenvolvidas pelo jogador de beisebol. (**A**) Posicionamento. (**B**) Preparação. (**C**) Armação precoce. (**D**) Armação tardia. (**E**) Aceleração. (**F**) Desaceleração.

A fase de desaceleração é a que apresenta maior atividade muscular, com envolvimento de todos os músculos da região do ombro. As forças compressivas nesse período aproximam-se do peso corporal, chegando a 1.000-1.200 N no ombro e a 800-1.000 N no cotovelo, sendo 2 a 3 vezes maiores que em outras fases do arremesso. A fase final da desaceleração procura dissipar a energia após a soltura da bola. A chave de uma boa finalização é continuar a flexão e rotação do tronco superior, com a mão do arremesso terminando próximo ao joelho contralateral e retornando à posição inicial, após o fim do movimento.

As Figuras 4 a 7 demonstram a ação das forças e do torque na articulação do ombro e cotovelo durante o arremesso, segundo Fleisig et al.[4]

A relação de todas as estruturas do corpo com o arremesso, desde o pé até a mão, após a saída da bola ou atingindo o alvo, é representada a cada milésimo de segundo por uma estrutura específica que se encontra sob tensão e que, por meio dos movimentos repetitivos, apresenta secundariamente uma deformidade plástica, diminuindo muitas vezes sua eficiência.

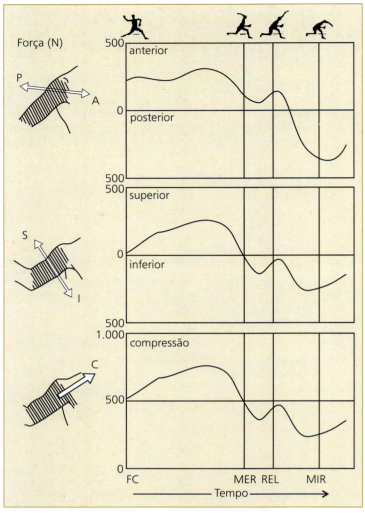

Figura 4. Forças aplicadas pelo braço no ombro na direção anteroposterior (AP), superoinferior (SI), compressão (C).

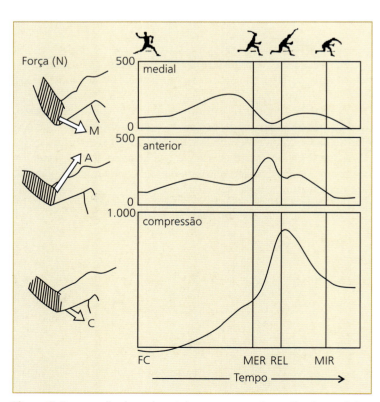

Figura 6. Forças aplicadas pelo antebraço no cotovelo na direção medial (M), anterior (A) e compressão (C).

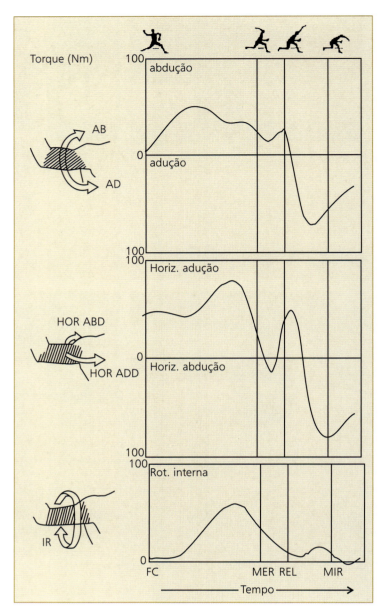

Figura 5. Torque aplicado pelo braço no ombro na direção abdução-adução (AB-AD), horizontal adução-abdução e rotação interna.

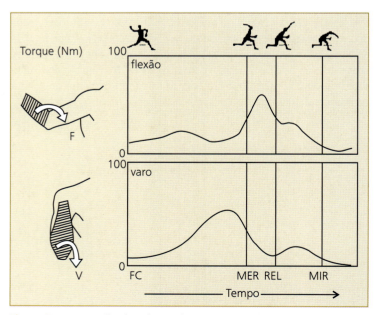

Figura 7. Torque aplicado pelo antebraço no cotovelo na direção de varo e valgo.

ESPORTES COM ARREMESSO

O movimento do arremesso apresenta algumas variações entre os esportes. Nos esportes de quadra (basquete, vôlei e handebol), a bola é o objeto a ser atingido ou arremessado. Nas artes marciais (caratê e *kung-fu*) e no boxe, o atleta adversário é o objetivo do movimento. Nos esportes de raquete (tênis e tênis de mesa), um material acessório (raquete) auxilia o movimento de arremesso. Nos esportes aquáticos, o atleta com movimento circular do braço contra a resistência da água movimenta seu corpo. A seguir, analisaremos o movimento do arremesso em outros esportes (Fig. 8).

Natação

Os estilos de nado livre, costas, peito e borboleta apresentam quatro fases em comum: entrada (o braço estende-se para entrar na água), batida (cotovelo 100°, ombros estendidos, abduzidos horizontalmente e rodados medialmente), propulsão (remada) e recuperação (braço fora da água).

Tênis

O tênis apresenta variações do movimento do arremesso, dependendo do golpe (saque, *forehand* e *backhand*) praticado pelo atleta. O saque apresenta cinco fases semelhantes ao beisebol. O *forehand* e o *backhand* apresentam três fases:

A) ***Preparação da raquete:*** inicia-se com o movimento do ombro para posicionar a raquete e termina com a transferência de peso para o pé anterior ao tronco.
B) ***Aceleração:*** inicia-se com a transferência de peso para o pé anterior ao tronco acompanhado do movimento da raquete para frente até o impacto na bola.
C) ***Finalização:*** inicia-se com o impacto na bola, terminando com o movimento completo do golpe.

Golfe

As fases do movimento *(swing)* do golfe são divididas em quatro:

A) ***Partida:*** inicia-se com o posicionamento para tacada e termina com o movimento do tronco e do taco para trás *(backswing)* da cabeça do atleta.
B) ***Balanço para frente (forward swing):*** inicia-se com o fim do balanço para trás e continua até o taco ficar horizontal ao solo.
C) ***Aceleração:*** inicia-se com a posição horizontal até o impacto na bola.
D) ***Finalização:*** vai do impacto na bola até o término do movimento.

CORRELAÇÃO DO ARREMESSO COM AS AFECÇÕES ORTOPÉDICAS

Ao analisar a sequência das fases do arremesso, tendo como exemplo o *pitcher* do beisebol, nota-se que o arremesso necessita de ações coordenadas de todas as estruturas envolvidas. Os preparos físico e técnico desabilitados, aliados ao excesso de treinos ou jogos, podem levar o atleta às lesões de sobrecarga, principalmente na região do ombro. A dor no ombro e as alterações de movimento acompanham os esportes de alto nível, principalmente com os arremessos superiores com alta frequência e velocidade.

Bigliani *et al.* avaliaram 148 atletas de beisebol sem história de dor no ombro, examinando a amplitude de movimento e a frouxidão dos ombros, dominante e não dominante. A rotação externa com o braço a 90° de abdução foi estatisticamente maior, e a rotação interna foi menor com o braço a 90° de abdução no ombro dominante desses atletas. Não houve diferença estatística na elevação e na rotação externa com o braço ao lado do tronco. No teste de frouxidão ligamentar por meio do teste do sulco, o teste apareceu em 61% do ombro dominante dos *pitchers* comparado a 47% dos jogadores de outras posições.[20] Essas alterações de movimento no ombro do arremessador são adaptações fisiológicas aos microtraumas, com seletivo alongamento da cápsula anterior e encurtamento da cápsula posterior. A diferença de amplitude de movimento e frouxidão existente no ombro de arremessadores deve ser considerada nos protocolos de reabilitação e na indicação do tratamento cirúrgico. O excessivo movimento, a frouxidão capsular, a flexibilidade limitada do ombro são fatores etiológicos no impacto subacromial e na instabilidade glenoumeral dos atletas arremessadores.

Jobe *et al.*[8,9] demonstraram a seletividade dos músculos na realização do arremesso em atletas profissionais por meio de estudos

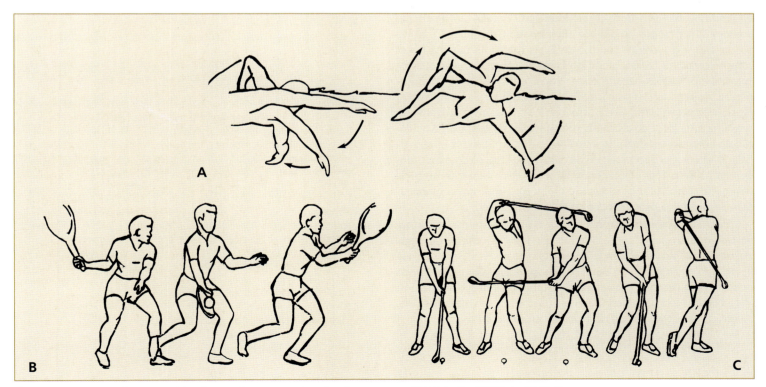

Figura 8. Representação esquemática de esportes com movimentos de arremesso. (**A**) Natação. (**B**) Tênis. (**C**) Golfe.

eletroneuromiográficos nos laboratórios de biomecânica. Jobe observou que, durante o arremesso, os atletas amadores utilizavam maior número de músculos principalmente na fase de aceleração do arremesso, ao passo que os profissionais usam os músculos com maior seletividade para cada fase. Exemplo: na fase de aceleração no beisebol, os atletas profissionais usam basicamente o músculo subescapular para rotação medial do ombro, enquanto os amadores, além do músculo subescapular, dependem dos músculos do manguito rotador e bíceps braquial para manter a estabilidade do ombro. Esses achados demonstram a importância dos treinamentos específico e progressivo, necessários para o desenvolvimento de qualquer modalidade que envolva o arremesso.

Indivíduos com instabilidade glenoumeral apresentam comportamento semelhante ao dos atletas amadores durante o arremesso, pois a instabilidade glenoumeral altera o funcionamento biomecânico do ombro. Na fase de aceleração, os indivíduos com instabilidade apresentam aumento da atividade muscular do bíceps e do supraespinal, que atuam como mecanismo compensatório para ajudar na estabilização da cabeça umeral na fossa glenoide. A perda dos restritores estáticos (lábio glenoidal), como na luxação recidivante ou nos casos de atletas com frouxidão ligamentar, aumenta a mobilidade da cabeça umeral.[21] Os músculos escapulotorácicos nos atletas com instabilidade apresentam diminuição da atividade, principalmente na fase de armação tardia, quando o membro superior é colocado em máxima rotação lateral, em razão de um processo patológico primário ou secundário à instabilidade anterior.

A fase final do arremesso é a finalização. Muitas vezes, quando o objetivo da mesma não é alcançado, ocasionam-se lesões, por vezes graves, como nos boxeadores, que, não atingindo o adversário ("soco no ar"), podem apresentar episódios de subluxação ou luxação glenoumeral.

Burkart e Morgan descreveram recentemente o mecanismo de lesão do bíceps decorrente da posição de abdução e rotação externa durante o ato do arremesso, provocando um mecanismo torsional no bíceps.[22]

A região do cotovelo durante o ato do arremesso pode apresentar quadros dolorosos em razão dos movimentos repetitivos. A excessiva tensão na região medial do cotovelo decorrente do valgo na fase de armação tardia e início da aceleração pode provocar quadros de tendinopatias dos flexo-pronadores, estiramento do ligamento colateral ulnar na porção oblíqua anterior, neurites ulnares, fraturas por avulsão e a formação de corpos livres osteocondrais. As forças compressivas, na região lateral do cotovelo, provocam quadros de epicondilites laterais, degeneração e impacto da articulação radiocapitular, resultando nas osteocondroses (doença de Panner) e compressão do nervo interósseo posterior. O estresse em valgo também ocasiona uma força de cisalhamento na região posterior da articulação do cotovelo, produzindo a formação de corpos livres intra-articulares, alterações degenerativas do olécrano e fossa olecraniana, tendinopatias do tríceps e bursites do olécrano. A dor anterior no cotovelo pode representar uma avulsão do bíceps, síndromes compartimentais dos flexo-pronadores e capsulites anteriores.[23-25]

Para cada esporte envolvido com o ato do arremesso haverá necessidade do pleno conhecimento das fases do arremesso e sua importância. Para o Centro de Traumatologia do Esporte, a braçada na natação, o arremesso do handebol, a cortada no vôlei e o *pitcher* do beisebol cada vez mais necessitam de estudos específicos biomecânicos, pois uma técnica e preparo inadequados, como vimos anteriormente, podem acarretar ao atleta lesões indesejadas.

REFERÊNCIAS BIBLIOGRÁFICAS

1. Nicholas JA, Grossman RB, Hershman EB. The importance of a simplified classification of motion in sports in relation to performance. *Orthop Clin North Am* 1977;8:499-532.
2. Fernandes JL. Atletismo: Arremessos. EPU; 1978.
3. Fleisig GS, Dillman CJ, Escamilla RF, Andrews JR. Kinetics of baseball pitching with implications about injury mechanism. *Am J Sports Med* 1995;23(2):233-7.
4. Fleisig GS, Escamilla RF, Barrentine SW. Biomechanics of pitching: Mechanism and Motion Analysis. In: Andrews JR, Zarins B, Wilk KE. *Injuries in baseball*. Philadelphia: Lippincott Raven; 1998. p. 3-22.
5. Adrian M, Cooper J. *Biomechanics of throwing*. The biomechanics of human movement. In: Adrian M, Cooper J. 1995;333-64.
6. Inman VT, Saunder M, Abott LC. Observations of the funtion of the shoulder joint. *J Bone Joint Surg* 1944;26(1):1-30.
7. Tibone JE, McMahon PJ. Biomechanics and pathologic lesions in overhead athlete. In: Iannotti JP, Williams GR. *Disorders of the shoulder*: Diagnosis and management. Philadelphia: Lippincott/Williams & Wilkins; 1999. p. 233-50.
8. Jobe FW, Moynes DR, Tibone JE, Perry J. Am EMG analysis of the shoulder in pitching. A second report. *Am J Sports Med* 1984;12(3):218-20.
9. Jobe FW, Tibone JE, Perry J, Moynes DR. Am EMG analysis of the shoulder in throwing and pitching: A preliminary report. *Am J Sports Med* 1983;11(1):3-5.
10. Gowan ID, Jobe FW, Tibone JE, Perry J, Moynes DR. A comparative electromyographic analysis of the shoulder during pitching. *Am J Sports Med* 1987;15(6):586-90.
11. DiGiovine NM, Jobe FW, Pink M et al. An eletromyographic analysis of the upper extremity in pitching. *J Shoulder Elbow* 1992;1:15-25.
12. Chagneau F, Delamarche P, Levasseur M. Stroboscopic computerized determination of humeral rotation in overarm throwing. *Br J Sp Med* 1992;26(1).
13. Qingyun X, Masuda K. A biomechanical study of fast throwing movements of the shoulder in baseball pitching. *Chinese Medical Journal* 1997;110(3):220-4.
14. Joris HJJ, Edwards van Muyen AJ, Ingen Schenau GJ, Kemper HCG. Force, velocity and emerg flow during the overarm throw in female handball players. *Am J Sports Med* 1985;18(6):409-14.
15. Hore J, Watts S, Tweed D, Miller B. Overarm throws with the nondominant arm: Kinematics of accuracy. *Journal of Neurophysiology* 1996;76(6):3693-3704.
16. Wilson FD, Andrews JR, Blackburn TA, McCluskey G. Valgus extension overload in the pitching elbow. *Am J Sports Med* 1983;11(2):83-8.
17. Pappas AM, Morgan WJ, Schulz LA, Diana R. Wrist kinematics during pitching. *Am J Sports Med* 1995;23(3):312-5.
18. Elliott B, Grove JR, Gibson B. Timing of the lower limb drive and throwing limb movement in baseball pitching. *Int J Sports Biomech* 1988;4:59-67.
19. MacWilliams BA, Choi T, Perezous MK, Chao EYS, MacFarland EG. Characteristic ground-reaction forces in baseball pitching. *Am J Sports Med* 1998;26(1):66-71.
20. Bigliani LU, Codd TP, Connor PM, Levine WN. Littlefield MA, Hershon SJ. Shoulder motion and laxity in the professional baseball player. *Am J Sports Med* 1997;25(5):609-13.
21. Glousman R, Jobe F, Tibone J, Moynes D, Antonelli D, Perry J. Dynamic electromyografic analysis of the throwing shoulder with glenohumeral instability. *Journal Bone Joint Surgery* 1988;70A(2):220-6.
22. Burkart SS, Morgan C. Slap lesions in the overhead athlete. *Operative Techniques in Sports Medicine* 2000;8(3):213-20.
23. Tibone JE, Patek R, Jobe FW, Perry J, Pink M. Functional anatomy, biomechanics, and kinesiology. In: DeLee JC, Drez D Jr. *Orthopaedic sports medicine: Principles and practice*. 1st ed. Section A. 1994. p. 463-80.
24. Harner CD, Bradley JP, McMahon PJ, Kocher MS. Baseball. In: Fu FH, Stone DA. *Sports injuries: Mechanism, prevention, and treatment*. Baltimore: Williams & Wilkins; 1994. p. 191-207.
25. Clarnette RG, Miniaci A. Baseball injuries. In: Bull RC. *Handbook of Sports Injuries*. New York: McGraw-Hill; 1999. p. 361-88.

de lesões, melhorando o padrão neuromuscular do chute e, geralmente, seu desempenho.[32] Os músculos do quadril são componentes importantes do chute, porque 90% do trabalho no chute é atribuído ao movimento da coxa e extensão do joelho.[16]

Contato com a bola

No momento de contato com a bola, o joelho está flexionado, e o pé está se movendo para frente e para cima, formando um arco. O pé e a bola estão em contato durante os graus finais de extensão, e a velocidade angular do joelho, 15 ms antes do contato da bola, está entre 1.500 e 2.000 graus por segundo. A força de impacto estimado está entre 1.000 a 1.100 N.[33,34] O tempo de contato do pé com a bola foi determinado como sendo entre 6 e 16 milissegundos.[14,28,33-35] A velocidade do pé 15 ms, antes do contato com a bola foi de 18 a 24 metros por segundo, e a resultante da velocidade da bola imediatamente após o contato do pé com a bola foi de 5 a 7 ms mais rápida do que a velocidade do pé.[28] Uma grande velocidade do pé no momento do contato com a bola nem sempre resulta em uma grande velocidade da bola.[2,36,37] Ocorre sempre alguma perda de energia durante o impacto, pela dissipação de calor e fricção entre a bola e o solo e, assim, como o momento entre o pé e a bola.[34]

A rigidez do membro inferior no impacto e a posição do pé em relação à bola podem influenciar a velocidade resultante da bola.[18] No momento do contato com a bola, o pé é forçado em flexão plantar. Asami e Nolte demonstraram que mudanças na angulação do tornozelo não influenciam de forma negativa a velocidade da bola, mas alterações nas inclinações das articulações metatarsofalangianas estão correlacionadas com diminuição desta.[33]

Desaceleração

A fase de desaceleração após o chute tem dois objetivos principais. O primeiro é manter o pé do atleta o maior tempo possível em contato com a bola, o que irá conferir um maior momento de força. O segundo objetivo é proteger o corpo de lesões, principalmente dos membros inferiores. As forças elásticas e musculares geradas em outras fases são dissipadas durante a fase de desaceleração,[4] que é mais bem caracterizada por uma atividade concêntrica dos flexores do quadril, seguida por uma atividade excêntrica dos extensores do joelho. A fase final da desaceleração é dominada pela atividade concêntrica dos extensores do quadril.[21]

■ CONCLUSÃO

O chute é um movimento básico do futebol e de outros esportes, e o grande número de lesões relacionados com o chute sugere que este seja um mecanismo de alta energia.[23] Por este e por outros motivos, a biomecânica do chute é um tópico que necessita ainda de muitas pesquisas e discussões, pois existem muitas questões a serem mais bem definidas, como, por exemplo: 1) a influência das forças que agem na fase de apoio do pé e que podem determinar a velocidade da bola; 2) melhor definição no fracionamento dos momentos e forças do quadril e do joelho; 3) melhor definição da contribuição de cada elemento para o chute, havendo, dessa maneira, melhores condições para prevenção de lesões.

■ REFERÊNCIAS BIBLIOGRÁFICAS

1. Schmid IR, McKeon JL, Schmid MR. *Skills and strategies of successful soccer.* Englewood Cliffs, NJ: Prentice-Hall, 1968.
2. Bernstein N. *The Coordination and regulation of movement.* New York: Pergamon, 1967.
3. Anderson DI, Sidaway B. Coordination changes associated with practice of a soccer kick. *Res Q Exerc Sport* 1994;65:93-98.
4. Bloomfield J, Elliot B, Davies C. Development of the soccer kick: a cinematographical analysis. *J Human Movement Studies* 1979;3:152-59.
5. Elliot BC, Bloomfield J, Davies CM. Development of the punt kick: A cinematographical analysis. *J Human Movement Studies* 1980;6:142-50.
6. Luhtanen P. Kinematics and kinetics of maximal instep kicking in junior soccer players. In: Reilly T, Lees A, Davids K et al. (Eds.) *Science and football.* New York: E & FN Spon, 1988. p. 441-48.
7. Bert RM, William EG, Donald TK. Clinics in sports medicine. *Soccer Injuries* 1998;17:4:711-28.
8. Barfield WR. *Effects of selected biomechanical variables on a coordinated human movement: instep kicking with dominant and nondominant feet.* Unpublished doctoral dissertation. Auburn University AL, 1993.
9. Barfield WR. Effects of selected kinematic and kinetic variables on step kicking with dominant and nondominant limbs. *J Human Movement Studies* 1995;29:251-72.
10. Nishijima T, Tsaki E, Noda Y et al. Development of principal motor movements controlling ball kicking performance [abstract]. ACMS National Meeting Proceedings, 1996.
11. Asai T, Kobayashi K, Oshima Y. Biomechanical analysis of instep kick in soccer. *Proceedings of Japanese Physical Education* 1980;139.
12. Isokawa M, Lees A. A biomechanical analysis of the instep kick motion in soccer. In: Reilly T, Lees A, Davids K et al. (Eds.). *Science and football.* New York: E & FN Spon, 1988. p. 449-55.
13. Kaufmann DA, Stanton DE, Updyke WF. Kinematical analysis of conventional-style and soccer style place kicking in football [abstrakt]. *Med Sci Sports Exerc* 1975;7:77-78.
14. Plagenhoff S. *Patterns of human motion: a cinematographic analysis.* Upper saddle river. Englewood Cliffs, NJ: Prentice-Hall, 1971.
15. Olson JR, Hunter GR. Anatomic and biomechanical analyses of the soccer style free kick. *National Strength and Conditional Association Journal* 1985;7:50-53.
16. Hay JG. *The biomechanics of sports techniques.* 4th ed. Englewood Cliffs, NJ: Prentice Hall, 1996.
17. Levy M. The effect of target locations and kicking techniques on approach angle in soccer. ACMS National Meeting Proceedings. *Med Sci Sports Exerc* 1996;Suppl 28.
18. Ben-Sira D. *A comparison of mechanical characteristics of the instep kick between skilled soccer players and novices.* Unpublished doctoral dissertation. Minneapolis: Univ Minnesota, 1980.
19. Kermond J, Konz S. Supporting loading in punt kicking. *Res Q* 1978;49:71-79.
20. Chyzowych W. *The official soccer book of the United States Soccer Federation.* New York: Rand McNally, 1979.
21. Robertson DGE, Mosher RE. Work and power of the leg muscles in soccer kicking. In: Winter DA, Norman RW, Wells RP et al. (Eds.). *Biomechanics 9B.* Champaign, IL: Human Kinetics, 1985. p. 533-38.
22. Huang TC, Roberts EM, Youm Y. Biomechanics of kicking. In: Ghista DJ. (Ed.). *Human body dynamics: impact occupational and athletic aspects.* New York: Clarendon & Oxford University, 1982. p. 409-43.
23. Gainor BJ, Piotrowski G, Puhl JJ et al. The kick. Biomechanics and collision injury. *Am J Sports Med* 1978;6:185-93.
24. Putnam CA. Interaction between segments during a kicking motion. In: Matsui H, Kobayashi K. (Eds.). *Biomechanics 8B.* Champaign, IL: Human kinetics, 1983. p. 688-94.
25. Putnam CA. A segment interaction analysis of proximal-to-distal sequential segment motion patterns. *Med Sci Sports Exerc* 1991;23:130-44.
26. Abo-Abdo HE. *Kinematic and kinetic analysis of the soccer instep kick.* Unpublished doctoral dissertation. Indiana University, 1981.
27. Barfield WR. Biomechanics of kicking. In: Garret WE, Kirkendall DT. (Eds.). *Textbook of sports medicine.* Baltimore: Williams & Wilkins, 1997. p. 86-94.
28. Roberts EM, Metcalfe A. Mechanical analysis of kicking. In: Wartenweiler J, Jokl E, Hebbelinck M. (Eds.). *Biomechanics I.* Baltimore: University Park, 1968. p. 315-19.
29. Tant CL. *Segmental interactions of a three-dimensional soccer instep kick.* Unpublished doctoral dissertation. Denton, TX: Women's University, 1990.

30. Cabri J, Deproft E, Dufour W et al. The relation between muscular strenght and kick performance. In: Reilly T, Lees A, Davids K et al. (Eds.). *Science and football*. New York: E & FN Spon, 1988. p. 186-93.
31. Deproft E, Clarys JP, Bollens E et al. Muscle activity in soccer kick. In: Reilly T, Lees A, David K et al. (Eds.). *Science and football*. New York: E & FN Spon, 1988. p. 434-40.
32. Clarys JP, Cabri J. Electromyograhy and study of sports movement: A review. *J Sports Sci* 1993;11:379-448.
33. Asami T, Nolte V. Analysis of powerful ball kicking. In: Matsui H, Kobayashi K. (Eds.). *Biomechanics VIIIB*. Champaign, IL: Human Kinetics; 1983. p. 695-700.
34. Tsaousidis N, Zatsiorsky V. Two types off ball-effector interaction and their relative contribution to soccer kicking. *Human Movement Science* 1996;15:861-76.
35. Lindbeck L. Impulse and moment of impulse in the leg joints by impact from kicking. *J Biomech Eng* 1983;105:108-11.
36. Aitchison I, Lees A. A biomechanical analysis of place-kicking in rugby union. In: Brodie DA, Burnie J, Eston RG et al. (Eds.). *Proceedings of sport and science*. United Kingdom: Universty of Liverpool, 1983. p. 1-7.
37. Rodano R, Tavana R. Three-dimensional analysis of instep kick in professional soccer players. In: Reilly T, Clarys J, Stibbe A. (Eds.). *Science and football II*. New York: E & FN Spon, 1993. p. 357-61.

PARTE III

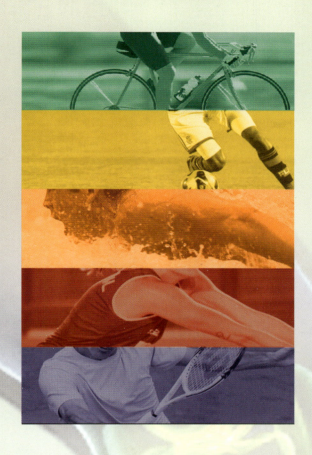

Primeiros Socorros nos Esportes

CAPÍTULO 22

EMERGÊNCIA CLÍNICA – MORTE SÚBITA EM ATLETAS

Flávio Tarasoutchi ■ Vitor Emer Egypto Rosa

■ INTRODUÇÃO

Dentre as emergências clínicas, a parada cardiorrespiratória (PCR) é sem dúvida o quadro de maior gravidade.

Desde a inesperada morte do soldado grego Pheidippides na legendária corrida de Marathon até Atenas, 490 a.C., a morte súbita em atletas, embora rara, é sempre um acontecimento que cria grande ansiedade e tem intrigado a comunidade médica e o público em geral, pois traduz uma tragédia, geralmente decorrente de doenças cardiovasculares não previamente detectadas.

Definimos como atleta competitivo, um indivíduo que participa de um time organizado ou de um esporte individual, que requer uma competição regular contra outros, e necessita de algum tipo de treinamento sistematizado, com vínculo profissional, submetidos a cargas de treinamento de alta intensidade que os colocam sob estresses físico e psíquico.[1,2] Devemos enfatizar que, ao relatarmos sobre atleta competitivo, além de defini-los, devemos sempre diferenciá-los dos indivíduos que fazem exercício regularmente. Neste capítulo o foco principal é o atleta competitivo.

Há evidências de que esportistas que apresentaram PCR abaixo de 35 anos foram decorrentes de doenças congênitas cardiovasculares, entre elas miocardiopatia hipertrófica e origem anômala de artéria coronária (Quadro 1). Em contraste, nos esportistas com idade acima de 35 anos geralmente a morte súbita foi causada pela aterosclerose da artéria coronária.[3,4]

■ CAUSAS DE MORTE SÚBITA EM ATLETAS

Considerando o grande número de participantes em atividades esportivas competitivas, os relatos deste acontecimento são raros. As causas de tais catástrofes são as mais diversas, e a idade dos atletas ajuda na diferenciação das causas de base desta tragédia inesperada que é a morte súbita.

Na experiência americana, a morte súbita ocorreu no atleta jovem, em geral do sexo masculino, e atua nos mais variados tipos de esportes, destaca-se o basquete e o futebol americano, que em conjunto somam 1/3 de todos os esportistas que foram acometidos, justificado pelo grau de intensidade dos esforços desenvolvidos durante o jogo, raramente ocorre durante o treinamento. Este quadro desenvolve-se frequentemente entre 15 e 21 horas, em contraste com os não atletas, onde a morte súbita tende a ocorrer com mais frequência no horário matutino, durante ou imediatamente após intensa atividade física. Os relatos de literatura[5,6] entre os atletas jovens que foram a óbito subitamente, 45% apresentaram algum tipo de sintoma prévio ao ocorrido.

Justifica-se, provavelmente, pela omissão ou não valorização dos sintomas, pois, sob a pressão das competições, alguns atletas colocam um alto valor na excelência das suas realizações. Dessa maneira, sintomas que aparecem durante as competições, como tontura, fadiga e desconforto no peito, podem ser uma manifestação clínica primordial para indicar algum problema de saúde importante, entretanto, frequentemente não são e não foram valorizados. Este fato reforça mesmo, em atletas jovens, a necessidade de se realizarem os exames de avaliação médica.

As necropsias de jovens que apresentaram morte súbita durante a atividade esportiva em uma população altamente treinada demonstraram lesões cardiovasculares congênitas como provável causa dos óbitos. Em uma série[1] de 29 jovens atletas, que foram a óbito subitamente e prematuramente, demonstraram-se alterações estruturais cardíacas em 28 e em um único atleta o coração estava normal. Neste caso inferiu-se como causa do óbito a arritmia ventricular primária. Ressalta-se que metade dos atletas era portador de miocardiopatia hipetrófica.

Miocardiopatia hipertrófica

É uma doença autossômica dominante, caracterizada por um desarranjo miofibrilar dos miócitos, acompanhada de hipertrofia e não dilatação do ventrículo esquerdo, em ausência de outras patologias cardíacas. Este aumento da massa cardíaca leva a uma diminuição da complacência com consequente dificuldade no enchimento ventricular. É a principal causa de morte súbita em atletas entre 30-35 anos nos Estados Unidos.[7-9]

Os atletas da série apresentavam idades entre 13 a 30 anos, observados ao ecocardiograma, a espessura do septo cardíaco de 15 a 30 mm com características assimétricas, comprometendo a contração cardíaca. Isto ocorre por um total desarranjo da arquitetura das células do músculo cardíaco.

O mecanismo de morte súbita é proveniente de arritmias ventriculares, supraventriculares, bloqueio AV total, assistolia e infarto do miocárdio.[8]

De acordo com as diretrizes atuais, os pacientes com diagnóstico de miocardiopatia hipertrófica devem ser excluídos de competições esportivas de caráter competitivo (Classe I, Nível de Evidência C).[2]

Quadro 1. Causas de morte súbita em atletas jovens – abaixo de 35 anos

- Miocardiopatia hipertrófica
- Displasia arritmogênica de ventrículo direito
- Origem anômala de artérias coronárias
- Miocardite
- Doença valvar
- Síndromes de pré-excitação
- Doença do sistema de condução

Displasia arritmogênica de ventrículo direito (DAVD)

Doença cardíaca genética que cursa com substituição fibrogordurosa do miocárdio do ventrículo direito (pode também acometer o ventrículo esquerdo) decorrente alterações na formação dos desmossomas. É importante causa de óbito em jovens atletas europeus.[10] O ecocardiograma apresenta limitações para o diagnóstico e, na suspeita clínica, a Ressonância Magnética Cardíaca deve ser realizada. Os atletas com DAVD devem ser excluídos da prática de atividades competitivas.[2]

Anomalia congênita das artérias coronárias

Há dois tipos de anomalias das artérias coronárias: a mais comum é a origem anômala do tronco da coronária esquerda no seio de Valsalva direito.[11] Durante o exercício há aumento do débito cardíaco, levando à dilatação da aorta ascendente que pode distorcer (modificar o ângulo) ou estreitar a artéria que está anormalmente localizada entre a aorta e a artéria pulmonar. Estas alterações que normalmente ocorrem durante o exercício levam à diminuição do fluxo pela artéria coronária, desenvolvem isquemia, arritmias ventriculares (taquicardia ventricular e fibrilação ventricular) ou infarto agudo do miocárdio extenso.

Ruptura da aorta

Este grave acontecimento ocorre principalmente nos portadores de Síndrome de Marfan.[12] Há alterações das fibras da parede da aorta, e caracteriza-se por necrose da média cística de sua parede. São geralmente indivíduos altos, longilíneos, com envergadura maior que altura, pode associar-se à presença de prolapso da valva mitral, discreta regurgitação da valva aórtica e muitas vezes com alterações esqueléticas típicas que facilitam o diagnóstico clínico, como, por exemplo, deformidades no esterno (*pectus escavatum*). Nos esportes em que a altura do atleta é relevante, como basquete e vôlei, deve-se valorizar a avaliação médica, pela possibilidade de se encontrarem atletas com estigma marfanoide, como ressaltamos, estes podem apresentar algum potencial em desenvolver dissecção da aorta.

Doença da artéria coronária

É uma causa rara de morte súbita em atletas jovens. Porém em decorrência dos antecedentes familiares positivos para doença aterosclerótica de coronária e dislipidemia, manifestada desde a adolescência, a doença pode desenvolver-se precocemente. Em um trabalho[12] em que três atletas com 24, 26 e 28 anos foram a óbito por insuficiência coronariana (placas de ateroma em artéria coronária), a análise retrospectiva, demonstrou que um dos casos apresentou sintomas típicos de infarto agudo do miocárdio, porém não valorizado previamente. Os sintomas foram considerados como manifestação da lesão traumática durante o jogo.

A doença coronariana é a principal causa de morte súbita.[1,4] Os sintomas preexistentes são mais frequentes e geralmente reconhecidos. Na verdade a morte súbita ocorre relacionada com o exercício físico, que é o estímulo inicial para ocorrência do evento.

O exercício físico, ao induzir um significativo aumento do tono simpático, desencadeia aumento da frequência cardíaca, da contratilidade cardíaca, do débito cardíaco e do consumo de oxigênio. Na presença de doença estrutural cardíaca (incluindo a doença coronariana), este aumento fisiológico autonômico não é bem tolerado, produzindo isquemia cardíaca, alterações hemodinâmicas e o gatilho para o desenvolvimento de arritmias cardíacas malignas, como a taquicardia ventricular e/ou fibrilação ventricular.

Por outro lado, em indivíduos sem doença cardíaca, o exercício regular é saudável.

Deve-se ressaltar que 15% das mortes inesperadas em atletas não profissionais nos Estados Unidos de causa não cardiológica são geralmente multifatoriais, como asma, rabdomiólise, hipertemia, sangramento gastrointestinal, anafilaxia ao exercício e causas desconhecidas.

Ao contrário dos jovens atletas, os atletas acima de 35 anos submetem-se frequentemente às avaliações clínicas e laboratoriais antes da prática esportiva, detectando mais precocemente as doenças assintomáticas do coração.

Outras causas com menor potencial de morte súbita

Miocardites

Normalmente de acometimento viral e tem sido considerada como causa inexplicada de morte súbita em indivíduos jovens. Jokl *et al.*[13] relataram a morte inesperada de um atleta após correr 12 milhas, causada por uma miocardite não diagnosticada previamente. Inúmeros estudos apontam o vírus H1N1 como um possível causador de miocardite grave e, no Brasil, em razão de sua alta prevalência, o vírus da dengue deve ser sempre lembrado. Após o diagnóstico de miocardite, atletas poderão retornar às atividades após 6 meses do diagnóstico apenas se apresentarem função ventricular, marcadores bioquímicos inflamatórios e, para insuficiência cardíaca, eletrocardiograma de repouso normais.

Síndromes genéticas arritmogênicas

Acometem geralmente atletas jovens e não apresentam alteração estrutural do coração. Caracterizam-se por alterações elétricas cardíacas com grande potencial em desencadear arritmias ventriculares malignas, principalmente sob estresse físico ou emocional (descarga adrenérgica). Dentre as mais frequentes podemos citar a Síndrome do QT longo, Síndrome do QT curto, síndrome de Brugada, taquicardia ventricular polimórfica catecolaminérgica. O atleta deve ser afastado das atividades e encaminhado para avaliação especializada.

Estenose aórtica

Doença valvar considerada como principal causa de morte súbita em crianças e adultos jovens. É rara entre os atletas pela facilidade em diagnosticá-la por uma avaliação clínica de rotina (detecção de um sopro sistólico na ausculta do coração). Os sintomas podem ser: cansaço, dor torácica, lipotimia ou síncope frequentemente desencadeadas pelo esforço. A morte súbita geralmente é precedida por um ou mais sintomas aqui relacionados.

Prolapso da valva mitral

Apesar da grande prevalência na população em geral (cerca de 5%), o prolapso da valva mitral é uma causa rara de morte súbita. Na série de 29 jovens atletas que foram a óbito, em apenas um demonstraram-se alterações morfológicas na valva mitral com excessivo material mucoide em sua constituição histológica. A causa exata da associação com a morte súbita não está bem definida. Especula-se em atletas acima de 35 anos,[1] ocorre geralmente em atletas do sexo masculino, com degeneração excessiva da valva mitral em presença de regurgitação da valva mitral. Advoga-se nesta associação o aumento de arritmias supra e ventriculares de início súbito.

Commotio Cordis

Fibrilação ventricular por golpe frontal no tórax (bola de baseball, disco de *hockey*, golpe de artes marciais) durante a fase de repolarização cardíaca.[14,15]

■ IDENTIFICAÇÃO DE RISCO

Ao examinar um atleta, o objetivo é afastar, através de uma avaliação clínica-laboratorial, alguma patologia não diagnosticada previa-

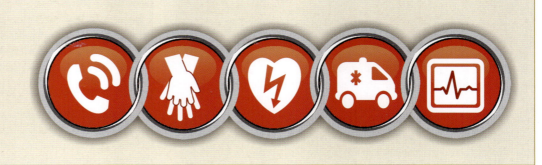

Os elos na nova Cadeia de Sobrevivência de ACE Adulto da AHA são:
1. Reconhecimento imediato da PCR e acionamento do serviço de emergência/urgência
2. RCP precoce, com ênfase nas compressões torácicas
3. Rápida desfibrilação
4. Suporte avançado de vida eficaz
5. Cuidados pós-PCR integrados

Figura 1. Cadeia de sobrevida de atendimento cardiovascular de emergência da *American Heart Association*.

mente, que poderá trazer ou potencializar riscos durante a atividade física.

Na avaliação clínica de um atleta devem constar:

- Antecedentes familiares de cardiopatias congênitas, síncope, arritmia e morte súbita.
- Antecedentes pessoais de sintomas e sinais de doença cardiovascular.
- Histórico esportivo como tempo de atividade, carga semanal de treinamento e qualidade do trabalho físico.
- Exame físico cardiovascular: detectar sopro cardíaco e arritmias cardíacas. Possibilidade nos longilíneos em apresentar síndrome de Marfan entre outros.
- Laboratório: exames de sangue, como hemograma, ferro sérico e eletrólitos.
- Eletrocardiograma em repouso: útil como triagem de pacientes que, por ventura, possam apresentam uma patologia cardiovascular assintomática.
- Radiografia de tórax: identificar aumento da área cardíaca que justifique prosseguimento da investigação. Pode afastar doenças congênitas e aneurisma de aorta, por alargamento do mediastino superior.
- Teste de esforço: apresenta caráter de diagnóstico e de avaliação de reserva cardiovascular. Pode detectar arritmias desenvolvidas no esforço e pode ser o principal exame para o diagnóstico de doença de artéria coronária assintomática.[16]
- Ecocardiograma: deve ser realizado em pacientes com história clínica ou familiar ou achado de exame físico suspeito de cardiopatia, além dos casos de eletrocardiograma de repouso com critérios sugestivos de miocardiopatia. Pode detectar patologias importantes, como miocardiopatia hipertrófica, (principal causa de morte súbita em atletas abaixo de 35 anos), a presença de origem anômala de coronária e doença valvar cardíaca.

PROCEDIMENTOS NO ATLETA COM PARADA CARDIORRESPIRATÓRIA

O atendimento da PCR em pacientes no ambiente extra-hospitalar vem-se aprimorando na última década, com atenção especial ao atendimento precoce ao ataque cardíaco. Isso vem impulsionando uma adaptação em todo o sistema de atendimento pré-hospitalar, o que inclui boa comunicação telefônica e educação comunitária, que deve saber identificar uma emergência, chamar por ajuda e iniciar as manobras básicas de reanimação. Não existem restrições às manobras de reanimação básica e/ou avançada no que se refere ao ambiente extra-hospitalar, e estas devem ser plenamente aplicáveis em quaisquer situações, exigindo apenas treinamentos amplo e contínuo, além de adequação tecnológica para remoção mais rápida e segura. Assim no caso em questão médicos, fisioterapeutas, treinadores e pessoas envolvidas no treinamento de atletas devem aprimorar-se no atendimento extra-hospitalar e uma nova concepção de emergência.

A *American Heart Association*[17] define quatro importantes passos que se realizados corretamente podem melhorar a sobrevida destes pacientes: 1) rápido reconhecimento da parada e pronta ativação dos sistemas de atendimento de emergência, seja dentro ou fora do hospital; 2) início imediato das manobras básicas de reanimação; 3) desfibrilação precoce; 4) uso adequado dos procedimentos de suporte avançado. Como elos de uma "corrente da sobrevida" (Fig. 1), cada um deles é fundamental para o funcionamento do todo.

Definição

Parada cardiorrespiratória é definida como a cessação súbita e inesperada da circulação de sangue e da respiração, levando a sofrimento orgânico generalizado. Ocorre em indivíduos previamente hígidos ou naqueles cuja condição clínica não fazia supor que ocorreria morte naquele momento. Seu diagnóstico pressupõe a existência das seguintes características:

A) Inconsciência.
B) Apneia ou respiração anormal (*gasping*).
C) Ausência de pulso palpável em grande artéria, como carótida ou femoral.

Para o socorrista leigo, não há necessidade da identificação dos três itens para iniciar a reanimação cardiopulmonar (RCP). Para evitar atrasos no início da RCP, deve-se assumir como paciente em PCR caso a vítima não responda a estímulos, não apresente respiração ou apresente respiração anormal (*gasping*).

Classificação

Um indivíduo pode apresentar parada cardiorrespiratória por fibrilação ventricular, atividade elétrica sem pulso ou assistolia.

A fibrilação ventricular (Fig. 2) corresponde a uma atividade elétrica extremamente rápida e descoordenada que é incapaz de levar a um batimento cardíaco efetivo. Já os pacientes com taquicardia ventricular (TV) (Fig. 3) estão na maioria das vezes conscientes, podendo em muitas situações ser oligossintomáticos. Porém, quan-

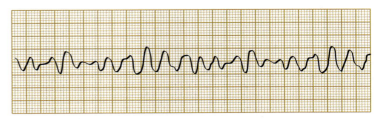

Figura 2. Exemplo de fibrilação ventricular.

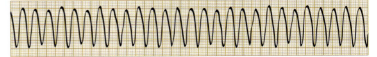

Figura 3. Exemplo de taquicardia ventricular.

Quadro 2. Possíveis causas de PCR ("5Hs" e "5Ts")	
■ Hipóxia	■ Tóxicos
■ Hipovolemia	■ Tamponamento cardíaco
■ Hidrogênio (acidose)	■ Tensão no tórax (pneumotórax hipertensivo)
■ Hiper/hipocalemia	
■ Hipotermia	■ Trombose de coronária (IAM)
	■ Tromboembolismo pulmonar

do se apresentam sem pulso palpável em grandes artérias devem ser tratados como se estivessem em fibrilação ventricular. Os quadros finais mais frequentes de morte súbita em atletas ocorrem por FV, pois geralmente são decorrentes de alterações estruturais do coração que leva à arritmia ventricular, que é a via final da morte súbita na maioria das doenças cardiovasculares. Cerca de 56-74% das PCRs no ambiente extra-hospitalar são secundárias à FV ou TV, demonstrando a necessidade de rápida solicitação do desfibrilador e rápida cardioversão elétrica.[18,19]

Atividade elétrica sem pulso (AESP) ocorre quando há um ritmo organizado no monitor e não há pulso palpável. A AESP pode ser secundária a uma causa reversível, e os "5Hs" e "5Ts" devem ser lembrados (Quadro 2).

A parada cardíaca em assistolia, que é a completa ausência de atividade elétrica do miocárdio, assim como a AESP, também pode ser causada por causa reversível, porém, na maioria das vezes representa o ritmo final da PCR.

Como proceder ao atendimento de uma PCR no ambiente habitual[20]

As medidas a serem realizadas inicialmente no atendimento à PCR podem ser agrupadas no chamado "CABD primário". O "C" corresponde a Checar responsividade e respiração da vítima, Chamar por ajuda, Checar o pulso da vítima, Compressões (30 compressões), Abertura das vias aéreas, Boa ventilação (duas ventilações), Desfibrilação.

A realização da sequência correta ajuda no diagnóstico da própria parada e provê o tratamento inicial da vítima, mantendo um mínimo de oxigenação tecidual, enquanto se aguardam medidas terapêuticas mais avançadas.

O primeiro passo é avaliar a segurança do local para não se tornar uma nova vítima. Caso o local não seja seguro para iniciar a RCP, torne o lugar seguro ou remova a vítima para desta forma prosseguir o atendimento.

Responsividade e respiração

O próximo passo é avaliar se a vítima está ou não consciente. Isto é feito pelo tradicional "grite e sacuda", falando de maneira alta e clara frases como "Você está bem?". Quando há suspeita de trauma esta abordagem deve ser mais delicada, particularmente com relação ao "sacudir". Se a vítima não responder, observe se há respiração. Esta avaliação não deve levar mais que 10 segundos.

Ajuda

Detectada a inconsciência, deve-se imediatamente solicitar ajuda e o desfibrilador. A ajuda pode ser conseguida por telefone (Serviço de Atendimento Móvel de Urgência – SAMU 192), acessando o mais rápido possível os serviços de atendimento de emergência que possam trazer o desfibrilador automático para tratar de maneira mais efetiva a arritmia que desencadeou a PCR. Se o desfibrilador estiver disponível, solicite para que alguém busque-o. A chance de reversão da fibrilação ventricular através de choque com desfibrilador declina rapidamente a cada minuto, sendo próxima de zero com 10 minutos do início da parada. Se a PCR for consequente à hipóxia (afogamento, trauma, *overdose* de drogas, dentre outros), inicie RCP por cinco ciclos e, depois, chamar ajuda, se estiver sozinho.

Cheque o pulso

Cheque o pulso carotídeo por, no máximo, 10 segundos. Se não houver pulso ou houver dúvidas, inicie a RCP. Se houver pulso, aplique uma ventilação a cada 5-6 segundos (frequência de 10-12 ventilações/min) e cheque o pulso a cada 2 minutos.

RCP

Inicie ciclos de 30 compressões e duas ventilações. Para realizar corretamente as compressões torácicas, posicione-se ao lado do paciente, este com o tórax desnudo, colocando a região hipotênar de uma das mãos sobre o esterno da vítima, e a outra mão sobre a primeira, entrelaçando-a (Fig. 4). Realize compressões, no mínimo 100 ×/minuto com profundidade de, no mínimo, 5 cm, permitindo o retorno completo do tórax após cada compressão e revezando com outro socorrista a cada 2 minutos, evitando cansaço e fadiga do socorrista. Para não retardar as compressões, as manobras de ventilação devem ser aplicadas apenas após o 1º ciclo de compressões. É indicado que o socorrista utilize-se de mecanismos de barreira para aplicar as ventilações (lenço facial, máscara de bolso ou bolsa-válvula-máscara). Deve ser realizada abertura de vias aéreas conforme Figura 5 ou conforme Figura 6 caso exista suspeita de trauma.

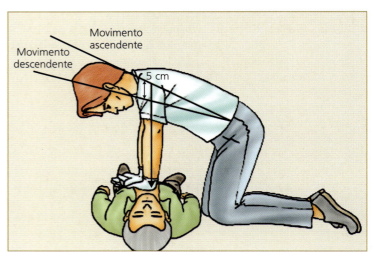

Figura 4. Posição correta para compressões torácicas.

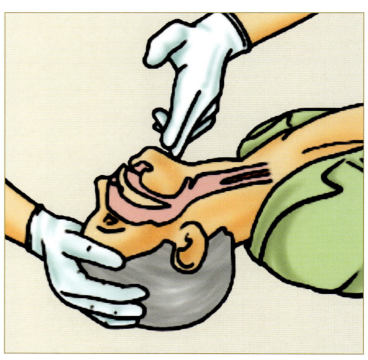

Figura 5. Manobra de inclinação da cabeça e elevação do queixo para abertura de vias aéreas.

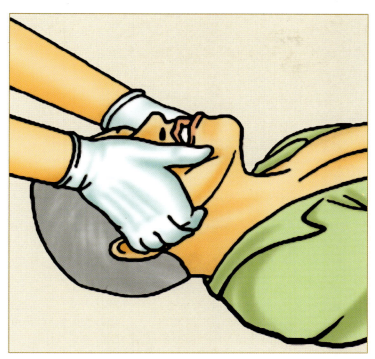

Figura 6. Manobra de elevação do ângulo da mandíbula para abertura de vias aéreas em vítimas de trauma.

Desfibrilação através de um desfibrilador semiautomático

A desfibrilação é, sem dúvida, a medida terapêutica isolada mais efetiva no tratamento de indivíduos em PCR. Este tratamento deve ser no local do ocorrido através de um aparelho portátil que pode ser manipulado por leigos treinados. O desfibrilador é posicionado ao lado do paciente e imediatamente colocam-se os eletrodos no peito do paciente. Quando bem posicionado o leigo aciona o aparelho conforme recomendações e descarrega choques elétricos sucessivos.

Os pacientes que desenvolvem fibrilação ventricular ou taquicardia ventricular sem pulso são os que, se tratados precocemente, apresentam a maior taxa de retorno à circulação espontânea e, portanto, o melhor prognóstico. A desfibrilação elétrica é o único tratamento realmente efetivo e deve ser realizado o mais precocemente possível.

Essas considerações justificam por que, na parada cardiorrespiratória, a desfibrilação deve ser realizada o mais rápido possível. Além disso, é importante ter-se em mente que, em caso de fibrilação ventricular, muitos adultos podem sobreviver neurologicamente bem, mesmo se desfibrilados tardiamente, após 6 a 10 minutos. A recuperação cardiorrespiratória, realizada enquanto se espera pela desfibrilação, prolonga a fibrilação ventricular e conserva o miocárdio e o cérebro. Isoladamente, no entanto, dificilmente converte-se uma fibrilação ventricular em ritmo regular.

É altamente recomendável que as ambulâncias e locais como estádios, clubes e aeroportos estejam equipados com desfibriladores manuais e/ou automáticos e que o pessoal de suporte esteja treinado para sua utilização.

ABCD secundário

Após serem tomadas as medidas iniciais, e persistindo o paciente em PCR, parte-se então para o chamado ABCD secundário, que cabe ao médicosocorrista a reavaliar os passos do ABCD inicial, porém agora com a preocupação de realizar intervenções avançadas mais efetivas. A Figura 7 apresenta estas medidas.

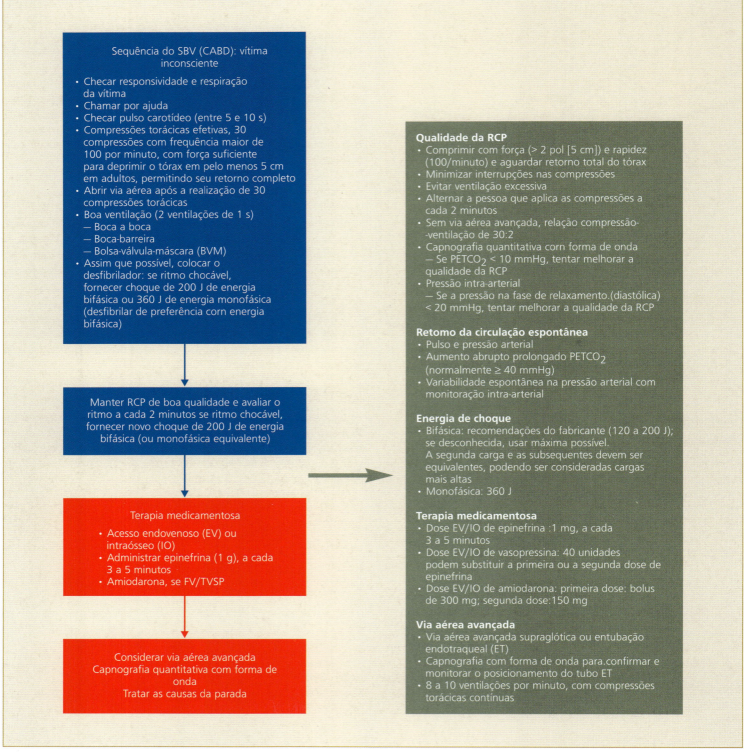

Figura 7. Atendimento secundário da PCR.

■ REFERÊNCIAS BIBLIOGRÁFICAS

1. Maron BJ, Epstein SE, Mitchell JH. The competitive athlete with cardiovasculardisease: definitions, guidelines, and consideretions. Introduction to Bethesda Conference 16. *J Am Coll Cardiol* 1986;6:1189-90.
2. Ghorayeb N, Costa RVC, Castro I et al. Diretriz em cardiologia do esporte e do exercício da sociedade brasileira de cardiologia e da sociedade brasileira de medicina do esporte. *Arq Bras Cardiol* 2013;100(1 Supl 2):1-41.
3. Maron BJ, Roberts WC, McAllister HA et al. Sudden death in young athletes. *Circulation* 1980;62:218-29.
4. Maron BJ, Roberts WC, Epstein SE. Causes of sudden death in competitive athletes. Circulation 1980;62:218-29. *J Am Coll Cardiol*; 1986;7:204-14.
5. Maron BJ, Shirani J, Poliac LC. Sudden death in young competitive athletes. Clinical, demographic and pathological profiles. *JAMA* 1996;276:199-204.
6. Conrrado D, Thiene G, Nava. Sudden death in young competitive athletes. Clinicopathologic correlagion in 22 cases. *Am J Med* 1990;89:588-96.
7. Maron BJ, Nichols PF, Pickle LW et al. Patterns of inheritance in hipertrophic cardiomiopathy. Assessment by M- mode and two-dimensional echocardiography. *Am J Cardiol* 1984;53:1087-94.
8. Corrado D, Basso C, Schiavon M et al. Screening for hypertrophic cardiomyopathy in young athletes. *N Engl J Med* 1998;339(6):364-69.
9. Burke AP, Farb A, Virmani R et al. Sports-related and non-sports-related sudden cardiac death in young adults. *Am Heart J* 1991;121(2 Pt 1):568-75.

10. Anderson EL. Arrhythmogenic right ventricular dysplasia. *Am Fam Physician* 2006;73(8):1391-98.
11. Cheitlin MD, DeCastro CM, McAllister HA. Sudden death as a aplication of anomalous left coronary origin from anterior sinus Valsalva. *Circulation* 1974;50:780-87.
12. Roberts WC, Maron BJ. Sudden death wlile playing professional football. *Am Heart J* 1981;102:1061-63.
13. Jokl E. *Sudden death after exercise due a myocaditis. Medicine and Sport vol 5: exercise and cardiac death*. Basel: Karger, 1971. p. 99-101.
14. McDonnell NJ, Muchatuta NA, Paech MJ. Acute magnesium toxicity in an obstetric patient undergoing general anaesthesia for caesarean delivery. *Int J Obstet Anesth* 2010;19(2):226-31.
15. Maron BJ, Estes NA 3rd. Commotio cordis. *N Engl J Med* 2010;362(10):917-27.
16. Brito FS, Brito Jr FB. Arritmias no esforço físico. *Rev Soc Cardiol do Estado de São Paulo* 1998;8:145-54.
17. American Heart Association Guidelines for Cardiopulmonary *Resuscitation and Emergency Cardiovascular Care Science*. 2010 Nov. 2;122:18(Suppl 3).
18. Cobb LA, Fahrenbruch CE, Olsufka M et al. Changing incidence of out-of-hospital ventricular fibrillation, 1980-2000. *JAMA* 2002;288(23):3008-13.
19. Agarwal DA, Hess EP, Atkinson EJ et al. Ventricular fibrillation in Rochester, Minnesota: experience over 18 years. *Resuscitation* 2009;80(11):1253-58.
20. Gonzalez MM, Timerman S, Gianotto-Oliveira R et al. Sociedade brasileira de cardiologia. I diretriz de ressuscitação cardiopulmonar e cuidados cardiovasculares de emergência da sociedade brasileira de cardiologia. *Arq Bras Cardiol* 2013 Ago.;101(2 Supl 3).

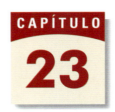

CAPÍTULO 23

TRAUMATISMO CRANIOENCEFÁLICO

Ricardo Guilherme Eid

■ INTRODUÇÃO

Os traumatismos cranioencefálicos (TCEs) constituem um grande problema de saúde pública. Segundo dados do *Center Disease Control* (CDC), nos EUA, a incidência de TCE é de 1,7 milhão por ano, o que contribui com um terço das mortes causadas por traumas no país. Naquele país, o gasto direto ou indireto está estimado em U$76,5 bilhões por ano e cerca de 75% das lesões cerebrais traumáticas são concussões ou ainda lesões leves.

No mundo esportivo TCEs são levados muito a sério, e anualmente inúmeras pesquisas são realizadas a fim de quantificar e caracterizar essas lesões. Tais estudos, dada sua relevância e a gravidade dos traumas, fundamentam mudanças de regras em diversas modalidades, tanto no modo como é praticada, como na metodologia empregada na avaliação pré-participação de um atleta. Modalidades, como o futebol americano, coíbem a colisão cabeça–cabeça, estabelecem limites para treinos com contato nas categorias de base e têm, durante as partidas oficiais, pessoas responsáveis apenas para detecção de TCE nos jogadores. Na fórmula Indy e na Nascar, por exemplo, exames neurológicos computadorizados são mandatórios na pré-temporada. No *rugby* a avaliação de TCE e concussões cerebrais possuem regras específicas, inclusive com substituições temporárias dos jogadores. Já no futebol tradicional, a partir de estudos realizados pela FIFA, disputas de bolas aéreas com a elevação exagerada do cotovelo (favorecendo o choque cabeça – cotovelo) devem ser punidas com cartões.

Neste capítulo abordaremos os TCEs do ponto de vista do médico especialista em medicina do exercício e do esporte, oferecendo conceitos e ferramentas para que esse possa realizar seu trabalho de formas segura e correta. Daremos especial ênfase no atendimento inicial da vítima de trauma, ou seja, "à beira de campo", principal local de atendimento de traumatismos cranianos desse profissional. Abordaremos ainda métodos de diagnóstico e tratamento de concussão cerebral, lesão que atualmente é uma das mais relevantes e frequentes no meio esportivo.

■ TRAUMATISMO CRANIOENCEFÁLICO

Conceito

O TCE pode ser definido como um trauma à cabeça de um indivíduo, capaz de causar lesão anatômica ou alteração funcional no tecido tegumentar da cabeça, ossos, meninges, encéfalo ou nervos cranianos.

Resulta do impacto direto no crânio ou da transmissão de forças inerciais, causando aceleração e/ou desaceleração do encéfalo. As lesões resultantes de traumas diretos tendem a ser lesões focais, já as lesões decorrentes de impactos indiretos tendem a ser difusas.

Fisiologia

No TCE há um complexo processo fisiopatológico que inclui reações concorrentes e interações alterando a hemodinâmica cerebral, bem como alterações celulares e moleculares. Abaixo estão estabelecidos alguns conceitos básicos da fisiologia cerebral. A compreensão desses fatores é essencial no entendimento das lesões e no melhor atendimento dos pacientes.

Líquido cefalorraquidiano (LCR)

É produzido em sua maior parte pelo plexo coroide, enquanto a restante é formada pelo epêndima que reveste os ventrículos cerebrais e parênquima cerebral. Atua no fornecimento de nutrientes, remoção de metabólitos e na proteção mecânica das estruturas banhadas por ele.

O LCR flui como um efeito-onda da região onde é produzida até os pontos de absorção. Seu equilíbrio é extremamente delicado, e qualquer alteração em seu volume é diretamente proporcional à pressão exercida por ele. O TCE pode levar ao desequilíbrio desse fluxo, causando, por exemplo, um aumento da pressão intracraniana (PIC), hidrocefalia etc..

Fluxo sanguíneo cerebral (FSC)

Como o cérebro não possui grande capacidade de armazenamento de nutrientes, é necessário um FSC constante para a manutenção de sua integridade estrutural e funcional. Quatro variáveis influenciam diretamente esse equilíbrio. São elas: pressão arterial sistêmica, gases arteriais, PIC e requerimento metabólico (especialmente o metabolismo neuronal). O aumento da demanda energética nas atividades neuronais reflete no aumento do fluxo sanguíneo.

O TCE pode ter efeito variado no FSC, dependendo da gravidade da lesão e de fatores intrínsecos do paciente.

Classificação das lesões

As lesões, resultantes do trauma de crânio, podem ser classificadas em:

- *Lesões primárias:* ocorrem no momento do trauma.
- *Lesões secundárias:* desenvolvem-se a partir das lesões iniciais.

As lesões primárias resultam do trauma propriamente dito e ocorrem no momento do impacto, causando lesões imediatas. Por exemplo, uma lesão no parênquima cerebral decorrente da penetração de um objeto, ou as lesões axonais causadas por movimentos bruscos de rotação do córtex.

Já as lesões secundárias são causadas pelas agressões celulares iniciadas após o momento do impacto. Resultam da interação de fatores que culminam com a morte de tecido celular poupado no trauma inicial.

Didaticamente podemos dividir as lesões primárias e secundárias, assim como exemplificar algumas dessas lesões (Quadro 1).

Quadro 1. Lesões primárias e secundárias

Lesões primárias	Lesões secundárias
■ Abertas • Escoriações • Cortocontusas • Lacerocontusas • Perfurocontusas • Escalpelamento ■ Fechadas • Hematomas do couro cabeludo ♦ Subcutâneo ♦ Subgaleal (bossa) ♦ Subperiosteal (céfalo-hematoma) • Fraturas • Lesões meníngeas • Lesões encefálicas • Contusão • Lesão axonal difusa • Concussão Cerebral	■ Lesões encefálicas • Hematoma extradural (epidural) • Hematoma subdural • Hematoma intraparenquimatoso ■ Isquemia focal

Tipos de lesões

Na realização do atendimento pré-hospitalar ao TCE, em poucos casos o diagnóstico é conhecido no momento do trauma. Esse fato raramente altera o procedimento executado, pois este deverá seguir uma sequência preestabelecida em protocolos. Mesmo assim conhecer as mais comuns e seus possíveis desdobramentos podem auxiliar no seguimento dos pacientes.

Lesões do couro cabeludo

Lesões leves com solução de continuidade podem ser tratadas imediatamente, caso o atleta possa retornar à atividade. O ideal é dispor de materiais para estancar o sangramento, para aproximar as bordas das lesões e materiais para comprimi-las.

Lesões ósseas

Existem diversos tipos de fratura. Em virtude da formação anatômica do crânio a tábua interna geralmente fratura antes da externa. Lesões cerebrais focais são comuns em casos de fraturas com afundamento.

Hematoma extradural (epidural)

Acúmulo de sangue entre a calota óssea e a dura-máter, sempre associadas à fratura craniana. Pode ocorrer o chamado intervalo lúcido, com duração em geral de 6-8 horas.

Hematoma subdural

Hemorragia que ocorre entre a dura-máter e a aracnoide. Graças à ocorrência de lesões cerebrais associadas, estas possuem uma alta taxa de mortalidade.

Hematoma intraparenquimatoso

Podem inicialmente não aparecer na tomografia computadorizada, porém ao repeti-la podem-se encontrar o surgimento e evolução da lesão. Muitas vezes estão associados a contusões cerebrais.

Hemorragia subaracnoide

Pode causar aumento da PIC e subsequentes lesões secundárias.

Contusões e lacerações

Podem ser causados pelo impacto direto do cérebro com a superfície irregular do crânio (golpe e/ou contragolpe). Compreendem áreas heterogêneas de hemorragia de diferentes montas, necrose, edema e isquemia.

Lesão axonal difusa

Lesões axonais causadas pelo atrito de deslizamento do tecido cerebral, desconectando estrutural e funcionalmente fibras de neurônios. Apresenta graves consequências.

Lesões cerebrais secundárias

Pode ser citado o infarto focal, causado pela compressão arterial e necrose temporal medial, decorrente de compressão vascular após herniação.

Classificação de gravidade das lesões

Além da compreensão do tipo de lesão, no atendimento inicial, bem como no seguimento clínico do paciente, é importante termos ferramentas para "quantificar" a patologia apresentada. A escala mais usada para o estabelecimento rápido e prático da severidade do TCE é a Escala de Coma de Glasgow (E. C. Glasgow). É utilizada pela atribuição de "pontos" (cuja soma varia de 3-15) a três fatores: abertura ocular, resposta verbal e resposta motora. A Escala de Coma de Glasgow padroniza terminologia, direciona condutas, permite comparação na efetividade do cuidado e possibilita o estabelecimento de prognóstico quanto aos resultados (Quadro 2).

A partir da aplicação da escala anterior teremos:

■ *TCE leve:* 13-15 pontos.
■ *TCE moderado:* 9-12 pontos.
■ *TCE grave:* 3-8 pontos.

Preparo do atendimento

Dentro da medicina do exercício e esporte é de suma importância conhecer a modalidade a ser praticada, pois cada uma tem características ímpares e riscos diferentes. Algumas possuem regras que podem auxiliar o médico na hora do atendimento, protegendo tanto atletas, como a equipe de socorro. É importante lembrar que se trata

Quadro 2. Escala de coma de Glasgow

Abertura ocular	
4	Espontânea
3	Ao estímulo verbal
2	Ao estímulo doloroso
1	Ausente
Melhor resposta verbal	
5	Orientado
4	Confuso
3	Palavras inapropriadas
2	Sons inespecíficos
1	Ausente
Melhor resposta motora	
6	Obedece comando
5	Localiza dor
4	Retirada ao estímulo doloroso
3	Flexão ao estímulo doloroso (postura decorticada)
2	Extensão ao estímulo doloroso (postura descerebrada)
1	Ausente

de um atendimento pré-hospitalar, ou seja, fora do hospital, em um ambiente com limitações nos procedimentos e na precisão do diagnóstico. Portanto a partir da "análise da cena", é fácil compreender que a segurança no atendimento de um atleta praticante de motocross, por exemplo, é completamente diferente da segurança no atendimento à um atleta durante uma partida de basquete.

É importante ainda saber qual será o papel do médico no atendimento, quem será a equipe profissional e quais são os materiais disponíveis para o socorro. Além disso, devem-se ter definido meios de transporte para locais previamente estabelecidos, caso necessite tratamento hospitalar.

Outra particularidade do médico do esporte é o fato de muitas vezes conhecer as vítimas. Como médicos de equipes, são os responsáveis pela saúde e pela avaliação pré-participação esportiva do atleta. Estão com eles no dia a dia, conhecem suas características físicas, sua personalidade, patologias, alergias entre outras. Este conhecimento não deve ser desprezado durante o atendimento.

Atendimento primário

Na abordagem inicial da vítima com TCE é muito importante considerarmos o mecanismo do trauma. Uma das grandes vantagens da atuação no atendimento à vítima praticante de atividade esportiva é o fato de o socorrista, muitas vezes, testemunhar o trauma, suspeitando, portanto, da sua gravidade. No atendimento inicial, muitas vezes tal conhecimento não mudará a sequência de manobras a serem realizadas, mas podem-se inferir alguns aspectos na evolução da patologia instalada ou de demais lesões associadas.

No primeiro contato com a vítima de TCE deve-se atentar à estabilização clínica e à prevenção de lesões secundárias. A identificação de outras lesões, com potencial de letalidade, também faz parte da avaliação; algoritmos internacionais de atendimento ao trauma devem ser seguidos. Porém como ocorre com frequência no meio esportivo, o mecanismo do trauma é testemunhado, portanto a decisão de seguir rigidamente as normas ou utilizá-las como guia "flexível" cabe ao médico. Por exemplo, numa colisão cabeça-cotovelo, a ausência de lesões externas, em locais diferentes do crânio, pode ser inferida, logo a avaliação neurológica ocorrerá concomitantemente com a "avaliação de lesões externas" e com a "avaliação secundária". As etapas da avaliação estão aqui sequenciadas:

1. Controle e proteção da via aérea com imobilização cervical.
2. Checagem e correção da ventilação.
3. Controle hemodinâmico.
4. Avaliação neurológica.
5. Avaliação de lesões externas.

Neste capítulo daremos ênfase à avaliação neurológica, porém alguns aspectos das demais etapas da avaliação devem ser ressaltados, já que nos fornecem detalhes sobre as consequências do trauma sofrido.

1. Controle e proteção da via aérea com imobilização cervical

O controle e a proteção das vias aéreas são a prioridade no tratamento de um paciente, vítima de TCE. Deve-se iniciar o atendimento procurando desobstruir as vias aéreas superiores, bem como estabilizar a coluna cervical. É comum em atletas que sofreram TCE a presença de lesões na cavidade oral, principalmente em esportes de luta, com corpos estranhos, como fragmentos de dentes, protetores bucais e sangue. A remoção desses objetos pode ser necessária.

Em muitos casos em que o atleta perde a consciência, manobras simples, como a tração anterior da mandíbula (*jaw thrust*), tornam pérvias as vias aéreas, já que com a perda da consciência especialmente em pacientes no decúbito dorsal associado ao relaxamento da musculatura ocorre a "queda da base da língua", e tal fator contribui para umas das maiores causas de obstrução parcial ou total das vias aéreas. Outro aspecto importante é que pacientes capazes de falar sem dificuldade provavelmente não têm problemas nas vias aéreas.

A estabilização da coluna cervical é essencial e deve ser feita inicialmente de maneira manual e *a posteriori* com o uso de colar cervical e estabilizadores laterais. A estabilização manual da coluna é prioridade; a colocação do colar cervical pode ficar para um momento próximo. Outro aspecto importante é o uso de prancha rígida para imobilização e transporte do atleta, já que auxiliam na imobilização de toda a coluna, conferindo segurança às manobras realizadas. Não é coerente realizar um atendimento ideal ao paciente para depois transportá-lo num equipamento inadequado para a imobilização, como uma padiola.

Quando optado pelo uso do colar cervical, deve-se avaliar o tamanho da forma correta. O tamanho do colar deve ser proporcional ao tamanho ou altura do pescoço. Um atleta pode ser considerado alto para os padrões normais, mas isso não significa que seu colar cervical será o de maior tamanho. Cada marca de colar cervical oferece sua regra no encontro do tamanho ideal. O mais comum é o estabelecimento da altura do pescoço pela medida da distância que vai de uma linha imaginária horizontal que passa pela borda inferior do mento à outra linha que passa pela junção do trapézio com o esternocleidomastóideo. A distância entre essas linhas deve ser igual a distância da borda rígida inferior do colar ao seu pino de fixação.

2. Checagem e correção da ventilação

Na primeira avaliação será realizada apenas a observação da qualidade da respiração, mas informações, como a frequência respiratória (FR) e o tipo de respiração, podem sugerir o grau de comprometimento encefálico. Respiração de Cheyne-Stockes (hiperventilação regularmente alternada com apneia) sugere disfunção transtentorial grave; hiperpneia neurogênica central (aumento da frequência respiratória e da amplitude) sugere alterações entre mesencéfalo e ponte; respiração apnêustica (pausas inspiratórias e expiratórias alternadas e prolongadas) sugere lesão de ponte; respiração atáxica (respirações profunda e superficial irregulares ao acaso) sugere lesão de bulbo.

O objetivo na ventilação é manter a normoventilação sem hipóxia com saturação de oxigênio acima de 94% ($SatO_2 > 94\%$) e a PCO_2 entre 35 e 45 mmHg. Ambas podem ser aferidas com aparelhos simples que podem estar disponíveis no atendimento pré-hospitalar, porém dependendo da modalidade esportiva praticada (ambientes frios, por exemplo), podemos encontrar valores diferentes dos reais.

3. Controle hemodinâmico

No ambiente do primeiro atendimento o alvo da pressão arterial sistólica é de pelo menos 100-110 mmHg, o intuito é a manutenção da pressão de perfusão cerebral. Pode ser necessário fazer uso de soluções salinas normais ou hipertônicas.

4. Avaliação neurológica

A avaliação neurológica pode ser dividida em alguns aspectos. Cada um deles fornece informações importantes sobre o estado da vítima e sua evolução. Pode-se caracterizá-la em quatro partes: pupilas, movimentos oculares, função motora e nível sensitivo. Em última análise, são quase todas variantes contempladas na E.C. Glasgow, que deve ser realizada durante a abordagem da vítima.

Nível de consciência

A maneira mais simples e precisa de realizar essa avaliação é com a aplicação da Escala de Coma de Glasgow, já apresentada anteriormente. Para qualquer valor encontrado abaixo de 9 pontos (E.C. Glasgow < 9) é mandatória a priorização do controle de via aérea definitiva. Os métodos sugeridos são a entubação orotraqueal ou o uso de dispositivos supraglóticos (máscara laríngea, por exemplo). Para a realização dessa manobra é sugerida o uso de sedação, mesmo para pacientes com E.C. Glasgow = 3, a fim de diminuir as respostas autonômicas da manipulação das vias aéreas, bem como diminuir o consumo de oxigênio cerebral. As drogas indicadas na indução da sedação são etomidato, succinilcolina e lidocaína sem vasoconstritor.

Pupilas

A alteração nas pupilas pode mostrar deterioração do quadro clínico da vítima, assim como localizar a região encefálica acometida. As pupilas têm em indivíduos normais de 2 a 5 mm, são fotorreagentes e simétricas. Um exame das pupilas onde se constata miose bilateral indica lesão do tegmento pontino, enquanto a miose unilateral é causada pelo comprometimento do trato simpático descendente em região cervical (síndrome de Horner). A midríase paralítica unilateral anuncia uma herniação transtentorial secundária a processo expansivo supratentorial.

Movimentos oculares

No primeiro atendimento, dificilmente os movimentos oculares podem ser avaliados já que para realizar manobras específicas devemos rodar a cabeça lateralmente, podendo comprometer a coluna cervical. De qualquer forma, em vítimas conscientes podemos observar o movimento dos olhos. Este deve ser simétrico, conjugado e "suave". A presença de nistagmo, por exemplo, pode refletir alterações neurológicas.

Função motora

A quantificação do nível de força muscular deve ser realizada. Para isso deve seguir a escala de força muscular (FM) apresentada no Quadro 3.

O nível motor é definido pelo segmento medular mais inferior com nível 3/5 (desde que o anterior seja 5/5).

Em paciente com distúrbio importante do nível de consciência, pode-se realizar um estímulo doloroso para provocar e verificar eventuais reações motoras patológicas, como posturas em flexão ou extensão anormais. A flexão anormal (decorticação) é caracterizada por adução e contração dos ombros, flexão dos cotovelos e pronação dos antebraços, com os membros inferiores em extensão, pode representar lesão supratentorial. A resposta extensora anormal (descerebração) consiste na extensão de todos os membros, ou seja, cabeça em opistótono, braços estendidos em pronação, flexão palmar de punhos e dedos com os membros inferiores rigidamente estendidos e com flexão plantar dos pés.

Nível sensitivo (suspeita de lesão medular)

Pode ser definido como o segmento mais caudal da medula espinal com função sensitiva normal bilateral. Para essa avaliação o conhecimento sobre os dermátomos e suas respectivas áreas e inervação se faz necessário.

5. Avaliação de lesões externas

Nesta fase da avaliação, além da busca de lesões externas associadas ao trauma, deve-se atentar para indícios de lesões cranianas. Observar lesões de couro cabeludo, assim como desníveis e traços de fraturas cranianas. Verificar a presença de sinais de fratura de base de crânio, como equimose periorbitária (sinal do guaxinim), equimose retromastóidea (sinal de Battle), hemotímpano e otorreia. Presença de rinorreia característica de uma complicação das fraturas da fossa anterior.

Tratamento definitivo

Após o transporte adequado ao serviço especializado terá início uma nova etapa do atendimento. No atendimento pré-hospitalar devemos respeitar protocolos que são padronizados para grupos de patologias, por exemplo, protocolo específico para TCE. Já no atendimento definitivo às vítimas, o diagnóstico e a mensuração dos riscos das lesões devem ser precisos e é condição *sine qua non* para o tratamento adequado. Sabe-se, por exemplo, que lesões cerebrais graves podem reduzir o fluxo sanguíneo cerebral em 50% nas primeiras 6-12 horas, acarretando em distúrbios graves no paciente.

No atendimento definitivo ainda é necessário o uso da E.C. Glasgow, dessa vez para avaliar a evolução clínica do paciente. Em alguns casos, deve-se também lançar mão do estabelecimento da PIC e temperatura corporal central. Exames laboratoriais devem ser realizados, e as alterações encontradas devem ser cuidadosamente corrigidas.

Exames de imagem também fazem parte dessa etapa do atendimento e devem ser utilizados. A radiografia simples de crânio nas incidências anteroposterior (frente), laterolateral (perfil) e *towne* (diante de traumas posteriores) é muito utilizada, porém não é tão precisa. O uso da tomografia computadorizada do crânio com janela óssea e convencional possui grande sensibilidade tanto no diagnóstico de fraturas, como para mostrar hemorragias e coágulos. Hoje, é praticamente obrigatória em TCEs. Exame como a angiografia cerebral está indicado em casos de suspeita de lesões de artérias ou seios venosos, porém não é inócua. A ressonância magnética de crânio é aplicada no trauma após a fase aguda, no intuito de estabelecer uma avaliação prognóstica do paciente.

Após o diagnóstico correto da lesão cerebral opta-se por tratamentos clínicos ou cirúrgicos (geralmente urgências). O retorno às atividades esportivas dependerá da evolução da lesão.

■ CONCUSSÃO CEREBRAL

A concussão cerebral é a mais comum das lesões que podem ser causadas por um traumatismo cranioencefálico. Sua importância é tamanha que países, como os Estados Unidos, têm leis específicas para concussão. É uma das mais importantes lesões traumáticas da atualidade, sendo objeto de muitas pesquisas especialmente no meio médico esportivo.

Por coincidência ou não, o desenvolvimento dos conhecimentos no assunto segue um padrão diferente das demais patologias. Normalmente, uma lesão é estudada em indivíduos não praticantes de atividade física e, posteriormente, tal conhecimento é aplicado para atletas, considerando suas diferenças físicas e adaptações fisiológicas. No caso da concussão, ocorre o inverso. É uma das poucas lesões que está primeiramente sendo estudada no meio esportivo e depois difundida nas demais áreas da saúde. Obviamente o conceito inicial de concussão é antigo, mas essa patologia há muito tem seus sintomas negligenciados e, principalmente, subestimados, causando transtornos diários na vida das pessoas. É uma lesão que deve causar

Quadro 3. Escala de força muscular (FM)

Nível	Avaliação
5/5	FM normal
4/5	Vence a força da gravidade e certa resistência
3/5	Vence somente a força da gravidade
2/5	Contração muscular efetiva, mas sem vencer a força da gravidade
1/5	Indícios de contração muscular
0/5	Ausência de contração muscular.

grande preocupação para o médico do esporte, pois além de apresentar diagnóstico complexo, dificilmente atletas reconhecem ou aceitam que sofreram uma concussão. Chegam a negligenciar informações e até manifestam desejo e intenção de retornar imediatamente à prática esportiva. Caso o médico permita que isso aconteça, tanto a saúde, quanto o rendimento do atleta estarão em risco.

Conceito

Com base no *Quarto Consenso de Concussão no Esporte*, concussão é um subtipo das lesões cerebrais traumáticas, definida como uma lesão cerebral de fisiopatologia complexa induzida por forças biomecânicas. Estas devem ser entendidas como trauma direto na cabeça ou indireto (em qualquer parte do corpo), capaz de provocar movimentos súbitos de aceleração e desaceleração do cérebro. A magnitude do trauma necessário para causar uma concussão ainda não foi definida, mas sabe-se que mesmo traumas de pouca energia e de "aparência inocente" podem causá-las.

Conceitualmente, trata-se de uma patologia que cursa com alterações transitórias funcionais do cérebro e não estruturais. Pesquisas mais recentes sugerem que possam existir pequenas lesões neuronais, bem como um padrão específico de deposição cerebral de proteínas *tau* após uma concussão, mas ainda são necessários mais estudos para comprovar tal teoria. Por se tratar de uma lesão funcional, exames de imagem, como radiografia, tomografia computadorizada e ressonância magnética, são sempre negativos. Existem estudos promissores tentando estabelecer o diagnóstico da concussão através de ressonância magnética funcional, porém a comprovação de sua eficácia ainda não foi estabelecida.

Caracterizada por ser uma lesão extremamente lábil e de difícil diagnóstico, apresenta uma grande variedade de sintomas. Estes podem aparecer no momento do trauma, em minutos ou até em algumas horas após a lesão inicial. A presença dos sintomas e sinais pode variar muito, por vezes até "desaparecer", mesmo durante o período de vigência da patologia. Há tempos acreditava-se que a perda da consciência, mesmo que por um curto período de tempo, deveria sempre estar presente nas concussões. Hoje, sabe-se que concussões ocorrem mesmo sem a perda da consciência no momento do trauma.

Assim, sobre a concussão podemos dizer que:

1. Causada por trauma na cabeça direto ou indireto.
2. Sintomas e sinais variam conforme o passar do tempo.
3. Sintomas e sinais resultam de alterações funcionais.
4. Perda da consciência pode não estar presente.
5. Exames de imagem são negativos.

Fisiopatologia

O mecanismo da lesão da concussão ainda está sendo estudado. A teoria mais aceita é a proposta por Giza. Em termos gerais propõe que, durante um TCE, os neurônios sofrem um processo de despolarização seguido de um efluxo de íons K^+ e influxo de íons Ca^{2+}. Consequentemente temos um aumento no funcionamento da bomba sódio-potássio-ATPase, a fim de restabelecer o equilíbrio iônico. Porém isso tem um alto custo energético, gerando uma demanda local aumentada de "energia". O que deveria acontecer, em condições normais, seria um aumento do aporte de nutrientes para suprir essa alta demanda, porém com o influxo de íons Ca^{2+}, ocorre uma constrição local, dificultando a compensação desse mecanismo.

Portanto, em linhas gerais, concussão cursa com uma "crise energética".

A Figura 1 ilustra o que ocorre nos neurônios durante o trauma.

A presença dessa alteração pode durar por tempo indeterminado, mas na maioria dos casos dura apenas alguns dias. Durante esse período de vigência do déficit de energia, o atleta está mais vulnerável a sofrer uma nova concussão ou mesmo de agravar a primeira. Além disso, pesquisas mostram que durante esse período o paciente tem maiores chances de apresentar lesões estruturais, caso sofra um novo TCE (Fig. 2).

Sintomas

A concussão cursa com um grande número de sintomas e apresentações. Podem estar presentes desde o momento do trauma ou terem início dias após a lesão inicial. De maneira geral, os sintomas têm seu ápice 24-72 horas após o trauma. Normalmente regridem em dez dias, mas mesmo com a remissão completa dos sintomas, o paciente pode não estar curado.

Em virtude da natureza lábil da lesão, os sintomas podem variar em sua apresentação e intensidade, podendo durar até mesmo meses.

Na avaliação clínica do paciente é necessário explorar especificamente cada um deles, pois pesquisas indicam que o paciente se adapta, passando a conviver com os sintomas "sem perceber". Exames cognitivos computadorizados são sugeridos para melhorar a acurácia das avaliações.

Os sinais e os sintomas podem ser didaticamente divididos em quatro grandes grupos: somáticos, cognitivos, psicológicos e alterações do sono.

O Quadro 4 mostra os sinais ou os sintomas presentes em cada grupo.

Caracterizar e indagar sobre cada um deles são essenciais. Muitos se sobrepõem e dificilmente aparecem isoladamente. Alguns valem ser comentados:

- *Cefaleia*: é o sintoma mais comum dessa patologia. Apresenta-se em forma de "pressão" que piora ao longo do dia.
- *Tontura*: estudos mostram que quando presente no momento do trauma, a recuperação tende a ser prolongada.
- *Náusea, vômito, fonofobia e fotofobia*: podem ser isolados ou associados à cefaleia, desenvolvendo caraterísticas de enxaqueca. Evidências mostram que a presença de enxaqueca pode prolongar e dificultar o tratamento.
- *Alteração visual*: alterações na acomodação e/ou na convergência visual. Acabam por desencadear muitos dos outros sintomas, especialmente tontura e cefaleia. Normalmente regridem com a remissão do quadro. Além disso, estudos mostram evidências de alteração na velocidade dos movimentos oculares.
- *Alteração de equilíbrio*: em razão das habilidades privilegiadas dos atletas, é dificilmente visualizado. Saber o "normal" do atleta é de grande valia.
- *Cansaço físico*: tolerância ao esforço diminuída.
- *Lentidão*: raciocínio lentificado, dificuldade na articulação de ideias, na compreensão e concatenação dos pensamentos.
- *Dificuldade para concentrar*: dificuldade maior para manter-se concentrado.
- *Déficit de memória*: anterógrada e/ou retrógrada, além de déficit de memória de curto prazo.

Quadro 4. Grupo de sinais e sintomas em uma concussão

Somáticos	Cefaleia, tontura, náusea, vômito, fotofobia, fonofobia, alteração visual, alteração de equilíbrio, cansaço físico
Cognitivos	Lentidão, sonolência, dificuldade para concentrar, déficit de memória, obnubilado, cansaço mental
Psicológicos	Irritabilidade, depressão, ansiedade, labilidade emocional
Sono	Dificuldade para iniciar o sono, fragmentação do sono, hipersomnia, hiposomnia

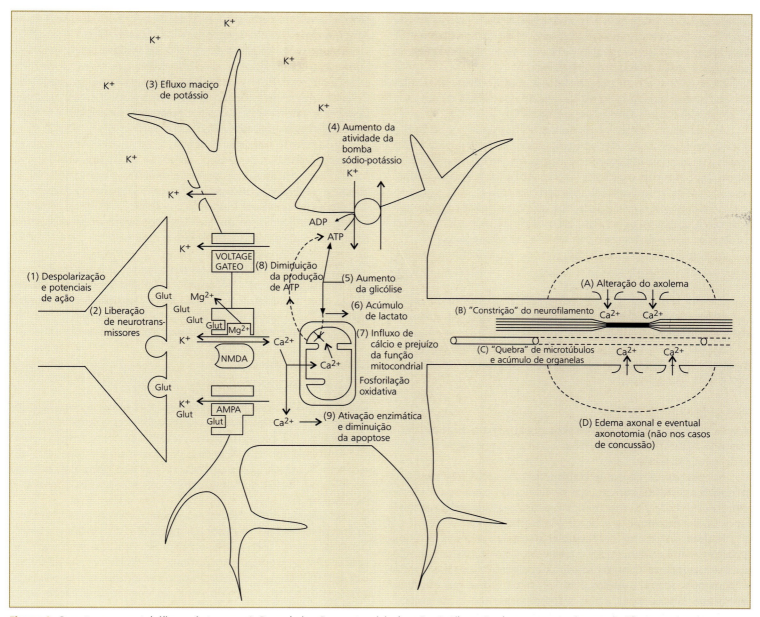

Figura 1. Cascata neurometabólica após trauma. 1. Despolarização e potenciais de ação. 2. Liberação de neurotransmissores. 3. Efluxo maciço de potássio. 4. Aumento da atividade da bomba sódio-potássio. 5. Aumento da glicólise. 6. Acúmulo de lactato. 7. Influxo de cálcio e prejuízo da função mitocondrial. 8. Diminuição da produção de ATP. 9. Ativação enzimática e diminuição da apoptose. (A) Alteração do axolema. (B) "Constrição" do neurofilamento. (C) "Quebra" de microtúbulos e acúmulo de organelas. (D) Edema axonal e eventual axonotomia (não nos casos de concussão).

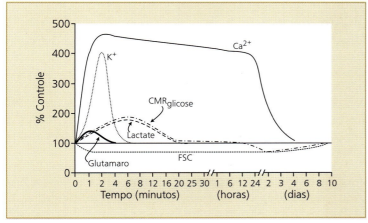

Figura 2. Cascata neurometabólica seguindo concussão experimental. CRMglic = Metabolismo oxidativo da glicose; FSC = fluxo sanguíneo cerebral.

- *Obnubilado (feel like in a fog):* descrito como a sensação de estar constantemente numa neblina, enevoado.
- *Depressão:* pacientes com antecedentes ou em tratamento de depressão sofrem uma acentuação dessa doença.
- *Ansiedade:* especialmente por apresentar dificuldade na realização de tarefas que anteriormente eram realizadas com facilidade.
- *Labilidade emocional:* o humor oscila ao longo do dia.
- *Dificuldade para iniciar o sono:* juntamente com a fragmentação do sono, é uma das principais causadoras de dificuldade no tratamento da doença.

Outras sensações comumente descritas pelo paciente são: "sinto que há algo errado comigo"; "me sinto desconectado"; "sinto como se estivesse há um passo atrás de mim mesmo".

Os sintomas podem ter efeito em cascata, por exemplo, um paciente que não consegue dormir apresenta dificuldade para se recuperar, cursa com mais sintomas cognitivos e físicos, consequentemente mais sintomas psicológicos e assim por diante, formando um ciclo que o médico deve estar pronto para detectar e intervir, na busca do sucesso no tratamento.

Deve-se estar atento a alguns fatores modificadores da patologia, que podem agravá-la ou tornar o paciente sujeito a recidivas. A tabela abaixo mostra esses fatores (Quadro 5).

A questão do "tempo" é muito discutida. Ainda não se sabe o que ocorre em pacientes com múltiplas concussões. A dúvida é referente ao término de um processo patológico anterior, ou seja, não se sabe o que é pior para o paciente, sobrepor concussões ou ter inúmeras concussões mesmo que tratadas corretamente.

A idade é uma questão preocupante, pois o processo maturacional cerebral não está completo até o início da vida adulta. Assim sendo o processo de recuperação tende a ser prolongado.

As comorbidades listadas dificultam o tratamento da concussão, e o contrário também ocorre. A concussão pode causar modificar negativamente tais patologias.

O estilo de jogo e o esporte podem ser ativamente modificados, especialmente educando os atletas sobre concussão e mudando a regra das modalidades esportivas.

Atletas do sexo feminino aparentemente estão mais suscetíveis à concussão, porém mais pesquisas são necessárias para a comprovação desse fator de risco.

Avaliação clínica

Atentando sempre para o fato de a concussão ser um diagnóstico de exclusão, devem-se descartar lesões estruturais especialmente diante de sintomas focais.

No exame físico devem-se avaliar reflexos neurológicos e aspectos sensitivos, a fim de descartar outras patologias. O objetivo da avaliação é tentar desencadear os sintomas da concussão, assim podem-se limitar os fatores desencadeantes dos sintomas no dia a dia.

Pode-se, por exemplo, solicitar ao paciente que mova os olhos, entre dois pontos previamente estabelecidos, horizontalmente e depois verticalmente. Caso os sintomas apareçam na horizontal, os movimentos oculares usados para leitura de textos, por exemplo, desencadearão sintomas, assim como observar o posicionamento dos jogadores num campo de futebol. Se os sintomas aparecerem na vertical, pode-se inferir que o paciente terá dificuldades para "correr" a tela do computador verticalmente, além de dificuldades para manter o contato visual numa jogada de bola aérea.

Diante da vasta gama de variações nos sintomas, associada à imprecisão dos métodos de imagem tradicionais, fez-se necessária a criação de ferramentas que padronizam a avaliação da concussão. Criadas e atualizadas nos encontros internacionais sobre concussão no esporte, tais ferramentas são amplamente difundidas e adaptadas a diversas modalidades em todo o mundo.

Até a criação de tais ferramentas, a classificação de concussões era fundamentada em escalas, como as de Cantu, da *Colorado Medical Society* e da *American Academy of Neurology* (1997).[7,8] Esta se baseia no tempo de inconsciência pós-TCE para a determinação do tratamento. Embora muitos locais ainda as utilizem, essas não devem ser utilizadas, sendo, portanto, consideradas obsoletas e, se usadas, na maioria das vezes podem levar ao agravo das condições do paciente.

Os instrumentos mais atuais são o *Pocket Concussion Recognition Tool* (CRT), *Sport Concussion Assessment Tool* terceira edição (SCAT3) e o *Sport Concussion Assessment Tool for Children* (Child-SCAT3).[1] Note que todas essas ferramentas devem ser utilizadas para complementar a avaliação clínica, nunca substituí-la.

Métodos de avaliação

Pocket Concussion Recognition Tool (CRT)

Desenvolvida para ser utilizada na avaliação rápida à beira do campo por profissionais treinados em modalidades com pouco tempo para avaliação. É dividida em três sessões com apenas uma orientação comum: a presença de apenas um dos sinais, sintomas ou indícios visuais, caracteriza a suspeita de concussão, portanto a retirada do atleta da atividade em questão por, pelo menos 24 horas é mandatória.

As sessões contêm informações sobre as pistas para identificar uma concussão, mesmo quando o trauma é visto a distância, como: perda de consciência ou responsividade; vítima deitada no chão sem se mover; lentidão para levantar-se; problemas de equilíbrio, cair, diminuição da coordenação motora; segurar, apertar a cabeça, olhar vago ou vazio, perda da leitura de jogo etc. Orientações sobre quais sintomas devem ser procurados diante de um TCE, assim como questões para avaliar se a vítima está orientada em tempo e espaço.

Define alguns sinais de alerta, que, caso encontrados, procedimentos de urgência devem ser tomados. São eles: dores na região cervical; incremento na irritação e confusão; vômitos incoercíveis; convulsão; alteração sensitiva ou motora nos membros; deterioração do nível de consciência; cefaleia forte ou crescente; mudança de comportamento; diplopia.

Sport Concussion Assessment Tool terceira edição (SCAT3)

Desenvolvida para uma avaliação detalhada de atletas maiores de 13 anos, servindo como guia e fornecedor de parâmetros para a avaliação clínica. Seu uso é sugerido para profissionais médicos e demora alguns minutos para ser aplicada. Pode ser aplicada à beira de campo e/ou consultórios. Deve ser idealmente aplicada num paciente que tenha repousado pelo menos 10 minutos e, para aumentar sua eficácia, é sugerido que um *baseline* (parâmetro de normalidade) do paciente tenha sido previamente realizado.

Contém as mesmas informações e orientações dispostas na ferramenta anterior acrescidas de novos critérios. Está dividida em história pregressa da moléstia atual (HPMA) e antecedentes pessoais (AP) no tocante à concussão, além de 8 outras sessões para quantificar a concussão: aplicação da E.C. Glasgow; escores de Maddocks (orientação em tempo e espaço); graduação de 0-6 dos sintomas;

Quadro 5. Fatores modificadores da patologia

Fatores	Modificador
Sintomas	Número, duração (> 10 dias), gravidade
Sinais	Perda de consciência prolongada (> 1 min), amnésia
Sequela	Convulsão
Tempo	Frequência (inúmeras concussões), proximidade temporal das lesões, reincidência.
Tolerância	Concussões ocorrem com a necessidade de menor força de impacto e com recuperação prolongada após cada concussão
Idade	Crianças e adolescentes (< 18 anos)
Comorbidades	Enxaqueca, depressão ou distúrbios mentais, déficit de atenção, problemas de aprendizado, distúrbios do sono
Medicação	Drogas psicoativas, anticoagulantes
Comportamento	Estilo de jogo perigoso
Esporte	Atividades esportivas de risco, esportes de contato, alto rendimento

acesso cognitivo (*Satandardize Assessent of Concussion* – SAC), avaliando orientação, memória imediata e concentração; avaliação cervical; avaliação de equilíbrio e marcha; avaliação de coordenação motora; memória tardia. A partir da soma de pontos tem-se um guia para saber se o paciente tem concussão ou se está evoluindo da maneira correta. Apresenta ainda informações adicionais a serem passadas para o atleta monitorar sua evolução.

Sport Concussion Assessment Tool for Children (*Child*-SCAT3)

Obedece ao mesmo princípio do SCAT3, porém deve ser aplicada em pacientes de 5 a 12 anos. Modifica o método de avaliação, já que muitas das informações serão fornecidas pelos responsáveis da criança.

Exames neurocognitivos computadorizados

Outros importantes métodos de avaliação são os testes Neurocognitivos Computadorizados. Existem muitos no mercado mundial, validados em diversas línguas e modalidades esportivas. Alguns foram desenvolvidos especialmente para esportes, com o objetivo de fornecer, ao médico e demais membros da comissão técnica, parâmetros palpáveis e mensuráveis do estado de seu atleta. Trabalhos mostram que alguns possuem acurácia significativamente superior (praticamente o dobro) à avaliação clínica isolada, podendo permanecer alterados mesmo em pacientes supostamente assintomáticos que poderiam ser liberados equivocadamente para as práticas esportivas. O tempo de aplicação dos testes varia, mas de maneira geral, são necessários apenas alguns minutos para serem aplicados. No Brasil, existem alguns disponíveis, mas ainda são pouco difundidos, e poucos profissionais possuem o conhecimento para utilizá-los da maneira ideal. Em países, como os EUA, Canadá e Austrália, muitos desses testes são aplicados até mesmo nas escolas e nas categorias esportivas de base.

Atendimento à concussão

Com base nas informações anteriores o atendimento à concussão pode ser dividido em quatro etapas:

- Avaliação pré-participação.
- Atendimento à beira de campo.
- Tratamento.
- Retorno à prática esportiva.

Avaliação pré-participação

O histórico de lesões prévias do paciente deve ser feito de maneira detalhada. Informações sobre número de concussões anteriores, principais sintomas, tempo de recuperação e protocolo de recuperação utilizado devem ser amplamente exploradas. Antecedentes pessoais importantes ("fatores modificadores") devem ser levados em consideração.

O último consenso, datado de 2013, sugere ainda estabelecer um parâmetro basal do SCAT3 ou *Child*-SCAT3 para o paciente. Sua utilização, além de nos fornecer parâmetros para uma avaliação futura, constitui uma poderosa ferramenta educacional, mostrando para o atleta como identificar os sinais e sintomas da concussão.

Da mesma forma podemos ainda estabelecer um *baseline* do atleta para o teste neurocognitivo computadorizado utilizado na instituição. Trabalhos mostram que podemos aumentar a eficiência em caso de necessidade de um exame futuro. Algumas pesquisas também sugerem que o desempenho em alguns desses testes tem relação direta com o desempenho esportivo.

Atendimento à beira do campo

Como responsáveis pelo atendimento médico dos atletas durante a prática esportiva de diversas modalidades, muitas vezes, apesar de próximos, os socorristas podem não observar o momento e forma exata do TCE. Portanto devem estar atentos os sinais sugeridos anteriormente (CRT) que podem ser indicativos de concussão.

Para uma avaliação correta do jogador são necessários protocolos de atendimento muito bem definidos, assim como ter o conhecimento de como e quando devemos utilizá-los. Vale ressaltar que o atendimento à concussão está presente em protocolos distintos, tanto no protocolo de TCE, quanto no de alteração clínica do nível de consciência. Em ambos os casos devem-se descartar demais lesões, principalmente estruturais, antes de atentar para concussão. De qualquer maneira, em qualquer TCE, independente da força de impacto, ou em qualquer alteração de nível de consciência, a concussão deve ser considerada.

No caso do TCE, a investigação de concussão é natural, ou seja, em casos que não se encontram sinais de alerta das lesões graves associadas, automaticamente inicia-se a investigação de concussão.

Já nos casos de alteração do nível de consciência, não é tão fácil pensar em concussões. Muitas vezes a vítima sofreu um trauma sem grande importância, mas o início dos sintomas ocorre minutos após o trauma inicial, sem relação aparente.

O protocolo de avaliação à beira de campo da concussão pode variar de modelo conforme a modalidade, mas todos se baseiam no CRT ou no SCAT3. Caso a modalidade não apresente um modelo específico, deve-se seguir um dos dois. A decisão de qual será seguido depende exclusivamente do tempo disponível para a avaliação do atleta. O CRT não é uma ferramenta quantitativa, portanto a presença de alguma alteração, independente da intensidade, indica a retirada do jogador da atividade, logo pode ser aplicado rapidamente. Já o SCAT3 é qualitativo e quantitativo, demora entre 5-10 minutos para ser aplicado, porém pode fornecer informações comparativas com avaliações horas após o trauma.

Tratamento

O acompanhamento clínico é feito pela busca ativa pelos sinais e sintomas. Estes devem ser minuciosamente explorados e se possível analisados juntamente com as ferramentas como o SCAT3 e outro exame cognitivo computadorizado. O SCAT3 auxilia o seguimento do atleta, porém como é uma ferramenta que depende da presença de sintomas, pode ser insuficiente em muitos casos. Já os testes computadorizados têm alta sensibilidade e especificidade meses após a lesão inicial e mesmo na ausência de sintomas. Além de estabelecerem parâmetros objetivos de avaliação e não subjetivos.

O erro mais comumente cometido é a liberação precoce do atleta para as atividades, levando a consequências, como a simples protelação da patologia e retorno dos sintomas, até mesmo eventos catastróficos como a síndrome do segundo impacto.

O tratamento é constituído de repousos físico e cognitivo (como limitação de leitura, estudos, televisão etc.), mas ainda não está estabelecido qual quantidade de repouso é necessária. Devem-se buscar ativamente nas avaliações os fatores desencadeantes dos sintomas e realizar uma exposição gradual aos mesmos. Lembrando que mesmo que assintomático durante a atividade, o paciente pode queixar-se de sintomas tardios.

Além de atividades físicas adequadas, deve-se pensar em acomodações pertinentes à faixa etária. Podem-se sugerir o afastamento das atividades escolares ou profissionais, aumento de tempo para realização de tarefas que demandem raciocínio, não anotar as aulas apenas escutá-las (o movimento ocular de olhar para lousa depois para o caderno pode desencadear sintomas), retirar o paciente de lugares com muito barulho, informações visuais ou pessoais, limi-

Estágio	Exercício	Objetivo
1. Sem atividade	Sintomas limitam atividades	Recuperação
2. Exercício aeróbico leve	Caminhar ou pedalar em aparelhos estacionários; frequência cardíaca < 70% da máxima; não utilizar treinamentos resistidos	Aumento da frequência cardíaca
3. Exercícios específicos	Corrida com mudança de direção; treinos sem cabeceio	Adicionar movimentos
4. Treino sem contato	Progressão para treinos complexos com bola; treinamentos resistidos	Aumentar a tolerância a exercícios coordenativos e cognitivos
5. Treino com contato	Após liberação médica realizar treinos sem restrição	Recuperar confiança e condicionamento
6. Retorno ao jogo	Jogo	

Quadro 6. Protocolo de retorno às atividades esportivas

tar o uso de mensagens de texto nos celulares, o uso de computador, televisão e assim por diante.

Nos casos de sintomas persistentes e refratários ao tratamento faz-se importante o trabalho conjunto com um fisioterapeuta especialista em reabilitação do aparelho vestibular. Quando necessário devemos utilizar medicamentos para controlar os sintomas. Pesquisas para estabelecimento de medicamentos indicados para o tratamento da concussão ainda estão em andamento.

Retorno à prática esportiva

O retorno à prática esportiva deve ocorrer de forma gradual, respeitando os estágios de evolução, que levam em consideração: tolerância ao aumento da frequência cardíaca, limitação de movimentos oculares, ruídos e informações visuais.

O Quadro 6 mostra o protocolo de retorno às atividades esportivas sugerido pelo consenso de 2013.

Cada estágio deve ser aplicado idealmente a cada 24 horas e só devemos passar para o segundo estágio quando o atleta estiver assintomático tanto durante a prática do estágio anterior, quanto após a realização do mesmo.

A aplicação de testes, como o neurocognitivo computadorizados, permite-nos identificar se o paciente realmente permaneceu assintomático com o incremento dos estágios.

Como critérios de alta: paciente assintomático no repouso, assintomático sob demanda cognitiva, assintomático sob demanda física (seis estágios completos), ausência de uso de medicamentos que possam mascarar os sintomas. É sugerido exame cognitivo computadorizado dentro do normal e estável.

Riscos do acompanhamento incorreto

Na maioria dos casos (80-90%) de concussão conduzidos da maneira correta temos uma resolução rápida dos sintomas (7-10 dias), mas negligenciar tal acompanhamento pode ter consequências sérias para a *performance* e saúde do atleta. No tocante ao rendimento esportivo, um atleta que treina ou joga com concussão não consegue alcançar seu rendimento máximo, graças à intolerância aos esforços físico e cognitivo, podendo desencadear os sintomas da patologia, bem como alterar seu entendimento natural da modalidade, sua precisão, podendo comprometer o resultado do seu trabalho e de todo o coletivo. Pode ainda colocar em risco a sua vida, em provas de automobilismo, por exemplo, onde uma decisão de centésimos de segundos pode ser a diferença entre fazer ou não uma curva. Já no que concerne à saúde, graças à natureza lábil e evolutiva da lesão, as consequências podem ser dramáticas, com a não resolução ou piora do quadro por tempo indeterminado, agravo da lesão inicial, desenvolvimento da síndrome pós-concussão e síndrome do segundo impacto, esta última podendo levar o atleta à morte.

Prevenção

Atualmente a melhor maneira de prevenir uma concussão ou seu agravo é a divulgação do conhecimento, associada ao tratamento correto. O mote utilizado internacionalmente é: "na dúvida, afaste o atleta".

Atletas, médicos e pessoas envolvidas no esporte devem conscientizar-se da existência da gravidade dessa doença. Devem saber que é uma doença muito comum, que diminui o rendimento do atleta, coloca em risco sua saúde, mas que pode e deve ser tratada. Hoje, a única maneira comprovada de prevenir concussões é a mudança de regras e de comportamentos de jogo.

Entidades esportivas internacionais pagam o preço da negligência e investem em pesquisas para prevenir, diagnosticar e tratar as lesões. Em pouco tempo empresas e indústrias começaram a fazer o mesmo.

Quanto aos equipamentos protetores, como capacetes e protetores bucais, ainda são necessárias mais pesquisas para comprovação sobre sua eficácia diante dessa lesão.

■ REFERÊNCIAS BIBLIOGRÁFICAS

1. McCrory P et al. Consensus statement on concussion in sport: the 4th International Conference on Concussion in Sport held in Zurich, November 2012. *Br J Sports Med* 2013;47:250-58.
2. Lau BC, Kontos AP, Collins MW et al. Which in-field signs/symptoms predict protracted recovery from sport-related concussion among high school football players? *Am J Sports Med* 2011 Nov.;39(11):2311-18.
3. Leininger RE, Knox CL, Dawn R. Comstock epidemiology of 1.6 million pediatric soccer-related injuries presenting to US emergency departments from 1990 to 2003. *Am J Sports Med* 2007;35:288 originally published online 2006 Nov. 7.
4. McCrory P, Meeuwisse WH, Kutcher JS et al. What is the evidence for chronic concussion-related changes in retired athletes: behavioural, pathological and clinical outcomes? *Br J Sports Med* 2013;47:327-30.
5. Cantu RC. Posttraumatic retrograde and anterograde amnesia, pathophysiology and implications in grading and safe return to play. *J Athl Train* 2001;36(1):244-48.
6. Levy ML, Kasasbeh AS, Baird LC et al. Concussion in soccer: a current understanding. *W Neurosurg* 2012 Nov.;78(5):535-44
7. Guidelines for the Management of Concussions in Sport (Revised). Denver, CO: Colorado Medical Society, 1991.
8. Practice parameter: the management of concussion in sports (summary statement). Report of the Quality Standards Subcommittee of the American Academy of Neurology. *Neurology* 1997;48(3):581-85.
9. Almasi SJ, Wilson JJ. *An Update on the diagnosis and management of concussion*. Wisconsin Medical Society, 2012.
10. Harmon KG, Drezner JA, Gammons M et al. American Medical Society for Sports Medicine position statement: concussion in sport. *Br J Sports Med* 2013;47:15-26.
11. Rutherford A, Fernie G. The accuracy of footballers' frequency estimates of their own football heading ?*Clin Sports Med* 2011 Jan.;30(1):145-63.

12. Mulligan I, Boland M, Payette J. Prevalence of neurocognitive and balance deficits in collegiate football players without clinically diagnosed concussion. *J.O.S.P.T.* 2012 July;42(7):625.
13. Miyashita TL, Timpson WM, Frye MA et al. The impact of an educational intervention on college athletes' knowledge of concussions. *Clin J Sport Med* 2013 Mar. 22.
14. Sandel NK, Lovell MR, Kegel NE et al. The relationship of symptoms and neurocognitive *performance* to perceived recovery from sports-related concussion among adolescent athletes. *Appl Neuropsychol Child* 2013;2(1):64-69.
15. Beckwith JG, Greenwald RM, Chu JJ et al. Timing of concussion diagnosis is related to head impact exposure prior to injury. *Med Sci Sports Exerc* 2013 Apr.;45(4):747-54.
16. Contents of FIFA F-MARC-Football for Health 15 years of F-MARC Researsh and Education 1994:20.

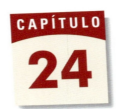

TRAUMATISMO DA COLUNA VERTEBRAL CERVICAL

Marcelo Wajchenberg ■ Michel Kanas

■ INTRODUÇÃO

As lesões da coluna vertebral cervical durante a prática esportiva, profissional ou amadora, podem envolver diversas estruturas, como vértebras, discos intervertebrais, estruturas ligamentares, musculatura, raízes nervosas e a medula espinal.

A gravidade dessas lesões é variável, abrangendo desde simples distensões musculares até lesões medulares que podem gerar sequelas neurológicas permanentes.

O atendimento ao paciente com trauma cervical deve ser realizado de forma padronizada, seguindo os preceitos do ATLS, por uma equipe médica e paramédica devidamente treinada. Quando necessário, o atleta deve ser encaminhado a um hospital de referência apto a receber traumas raquimedulares.

Alguns esportes, como futebol americano, *rugby*, hóquei, ginástica olímpica, mergulho e artes marciais, apresentam maior incidência de lesões cervicais.[1-6]

O trauma no esporte foi a quarta causa de lesão medular nos Estados Unidos entre 2005 e 2010, atrás dos acidentes automobilístico, agressões e quedas de altura, e a segunda causa abaixo de 30 anos, sendo responsável por 7,9% das lesões medulares nesse período.[7]

Alguns estudos demonstraram incidência de 1.000 casos/ano de lesões cervicais durante a prática esportiva.[1,8]

O tempo para retorno ao esporte varia de acordo com o tipo de lesão e esporte praticado. Os protocolos e critérios publicados na literatura não possuem alto nível de evidência. No entanto, quando associados ao julgamento e experiência do especialista, podem auxiliar na decisão.[9]

■ MANEJO INICIAL DO TRAUMA CERVICAL

O atleta vítima de trauma cervical deve inicialmente ser tratado como um potencial trauma raquimedular. Perceber a gravidade da lesão é o maior desafio durante a abordagem.

O manejo inicial realizado de forma incorreta pode agravar uma lesão inicial e resultar numa lesão secundária.[10]

Lesões concomitantes na cabeça, como concussões, também devem ser identificadas e já foram discutidas em outro capítulo. A expressão facial do atleta, orientação temporoespacial, presença de amnésia e a marcha devem ser avaliadas.[11]

Algumas alterações neurológicas, como parestesia e perda de força, podem ou não ser observadas após o trauma. Em atletas que apresentem espasmo, dor intensa, perda do arco de movimento ativo da coluna cervical, apreensão persistente ou perda da consciência, deve-se suspeitar de trauma significativo.[12]

Nesses casos, a coluna cervical deve ser imobilizada com colar rígido. Por meio de movimentação em bloco o paciente deve ser colocado numa prancha rígida e removido a um hospital de referência onde possa realizar exames de imagem para estudo da lesão (Fig. 1).

A movimentação cervical passiva nunca é realizada até a exclusão de uma lesão.[13]

Caso o atleta apresente recuperação poucos minutos após o trauma, com melhora da dor, presença de arco de movimento ativo e ausência de qualquer dano neurológico, caberá ao médico da equipe a responsabilidade de permitir ou não seu retorno à partida.

Em esportes, como hóquei e futebol americano, o capacete e a proteção dos ombros não devem ser retirados, a proteção do rosto pode ser retirada para liberar as vias aéreas. A manipulação da mandíbula é permitida, mas a extensão cervical deve ser evitada, a menos que o risco de asfixia seja maior que o de lesão.[13]

O hospital de referência deve ser avisado sobre a chegada do trauma, para que esteja preparado para receber o paciente.

■ LESÕES DA COLUNA CERVICAL

Distensões e entorses

São as lesões mais comuns no esporte. As distensões podem ocorrer na junção miotendínea ou na própria musculatura, já as entorses acometem estruturas ligamentares. As contusões envolvem trauma em partes moles da região, na maioria das vezes por golpe direto sobre a musculatura contraída. Essas lesões podem coexistir como resultado de um único evento traumático.[14]

Esses pacientes podem apresentar diminuição do arco de movimento e sensibilidade na região acometida, devendo ser avaliados pela radiografia para excluir fraturas e outras lesões instáveis.

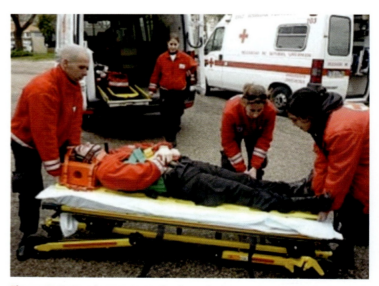

Figura 1. Protocolo para remoção do paciente com trauma cervical.

Distensões

Acontecem após golpe na região cervical durante a contração muscular, gerando contração excêntrica. Grupos musculares com maior quantidade de fibras do tipo II ou de contração rápida apresentam maior risco para distensões.[15]

O processo cicatricial dessas lesões é dividido em três fases:

1. **Fase de lesão:** formação de hematoma, necrose miofibrilar e início da resposta inflamatória.
2. **Fase de reparo:** fagocitose do tecido necrótico, regeneração das fibras e formação de tecido fibroso.
3. **Fase de remodelação:** maturação da musculatura regenerada, reorganização do tecido cicatricial de acordo com o estresse aplicado na zona de lesão.

Entorses

Essas lesões são responsáveis por dores crônicas no pescoço após flexão forçada, como o mecanismo de chicote.[16]

Após a entorse pode ocorrer disfunção dos mecanorreceptores responsáveis pela propriocepção da coluna cervical e contração rápida da musculatura como resposta ao trauma inesperado.

Lesões após o mecanismo de chicote na coluna cervical também podem acometer as articulações facetárias, provocar hérnias discais traumáticas e degeneração precoce.[17]

Tratamento e retorno ao esporte

O tratamento dessas lesões é similar e fundamentado na imobilização por períodos curtos até resolução do espasmo muscular (imobilização prolongada pode provocar descondicionamento e atrofia das fibras sadias), associada ao repouso e uso de AINE e analgésicos. Na ausência de instabilidade nas radiografias dinâmicas, exercícios de arco de movimento e contração isométrica são benéficos.[14]

O atleta deve apresentar remissão dos sintomas, força e ADM preservados para retornar à prática esportiva.[14]

Neuropraxias do plexo braquial e raízes cervicais

Consagrada na literatura como *Stingers* e *Burners*, essas lesões são definidas por um episódio de disestesia no membro superior, após inclinação lateral forçada e abrupta da coluna cervical, podendo ou não estar acompanhada de perda de força.[13]

Considerada como a lesão de nervo periférico mais comum no esporte, estima-se que ocorra pelo menos uma vez em mais de 50% dos atletas praticantes de esportes de contato.[18]

As raízes mais altas (C5, C6 e C7) são as mais envolvidas. A duração dos sintomas pode variar de segundos a minutos, mas alguns sintomas, principalmente perda de força, podem persistir por semanas.[19-21]

Existem dois mecanismos de lesão distintos (Fig. 2). A lesão por Tração ocorre no lado contralateral à inclinação, em atletas mais jovens, sem estenose ou outras alterações degenerativas. A manobra de Spurling normalmente é negativa. A lesão por compressão associada à extensão ocorre ipsolateral à inclinação, sendo mais comum em atletas maduros, que já apresentam alterações degenerativas nas radiografias prévias. A manobra de Spurling é positiva.

A lesão é considerada Grau 1, quando as funções sensitivas e motoras retornam após alguns minutos, Grau 2 quando a perda de força persiste de 3 semanas a 6 meses, e Grau 3 quando os déficits sensitivos e motores duram mais de 1 ano.[22]

A necessidade de exames de imagem ou eletrodiagnósticos depende da persistência dos sintomas e do número de episódios. Radiografias podem revelar alterações degenerativas, como estenose foraminal, hipermobilidade e instabilidade. A ressonância magnética da coluna cervical pode confirmar a estenose foraminal e anomalias do disco. A investigação do plexo braquial também é válida, podendo apresentar algum edema inferindo lesão.

A eletroneuromiografia pode ser realizada, caso a fraqueza motora não melhore após duas semanas, e pode diferenciar lesões das raízes cervicais de lesões do plexo braquial, além de graduar o tipo de lesão em neuropraxia ou axoniopatia.

Tratamento e retorno ao esporte

Num primeiro episódio o atleta pode retornar até mesmo durante a partida, após a resolução dos sintomas. O atleta deve apresentar melhora da dor cervical e do membro, ausência de disestesia, ADM cervical normal, exame neurológico do membro sem alterações e manobra de Spurling negativa.[13]

Caso o atleta apresente outro episódio mais severo durante a mesma temporada, o médico deve considerar seu afastamento, após três episódios na mesma temporada, o atleta deverá ser afastado mesmo após resolução completa dos sintomas, para investigação e exclusão de estenose foraminal ou congênita.[9]

Quadriparesia transitória

Seus sintomas incluem vários graus de distúrbios motores de perda de força à plegia completa, podendo acometer dois ou quatro membros. Os distúrbios sensitivos também variam, de disestesia até anestesia. A duração dos sintomas é curta, geralmente 10 a 15 minutos, mas sintomas residuais podem persistir por 36 a 48 horas. A permanência estendida provavelmente não será considerada como praxia.[23]

Essa lesão está associada à presença de estenose cervical, perda da lordose, fusão congênita, instabilidade e protrusões ou herniações discais.

Os atletas devem ser avaliados por meio de Radiografias e Ressonância Magnética para verificar a integridade dos elementos espinais. Durante a flexão, o diâmetro do canal aumenta, no entanto a medula e as raízes estão sobre tensão, na extensão ocorre o oposto.

O mecanismo de lesão geralmente é a hiperextensão ou a carga axial associada à flexão ou extensão. A hiperextensão causa afrouxa-

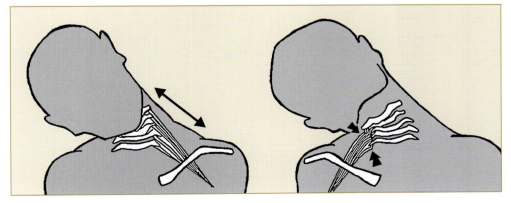

Figura 2. Mecanismos de lesão em tração e compressão das raízes do plexo braquial.

mento do ligamento amarelo para dentro do canal, na presença de estenose a medula encontra-se em maior risco de compressão direta ou isquemia. Durante a compressão axial, na presença de uma hérnia central ou osteófito posterior, pode ocorrer compressão anterior da medula ou isquemia da artéria espinal anterior. A praxia é causada por um bloqueio fisiológico da condução nervosa, resultando em disfunção axonal do nervo periférico, sem lesão anatômica.[23]

Tratamento e retorno ao esporte

O tratamento dessa lesão varia de acordo com a permanência dos sintomas, os corticosteroides podem ser utilizados, além de analgésicos e repouso.

Após o episódio de quadriparesia transitória, caso o paciente apresente radiografias e ressonância magnética normal, e completa resolução dos sintomas, com ADM preservada, poderá retornar a prática esportiva.

Atletas que apresentem estenose cervical leve a moderada, sem evidência de lesão na medula, apresentam contraindicação relativa à prática de esportes de contato. Na presença de estenose severa ou recorrência da quadriparesia, o atleta deve ser afastado dos esportes de contato, independente do grau e velocidade de recuperação.[9]

Hérnia de disco

A hérnia de disco cervical é mais prevalente em atletas de maior idade, no entanto, é menos comum que a hérnia lombar. Praticantes de esportes de contato, como futebol americano e artes marciais, apresentaram maior incidência de hérnias cervicais quando comparados à população em geral, já os praticantes de esportes sem impacto direto na região cervical apresentaram menor incidência, provavelmente em decorrência do melhor condicionamento muscular.[14,24,25]

As hérnias cervicais agudas são consideradas "moles" e resultam da herniação do núcleo pulposo através do ânulo posterior, podendo causar radiculopatia ou mielopatia. Geralmente ocorrem após inclinação lateral não controlada da coluna cervical. Hérnias "duras" resultam de um processo degenerativo crônico, com perda da altura discal e formação de osteófitos.

Tratamento e retorno ao esporte

O manejo em atletas é semelhante ao resto da população. Após a melhora dos sintomas, exercícios envolvendo alongamento isométrico, arco de movimento e fortalecimento da musculatura cervical devem ser instituídos seguidos de gestos esportivos específicos.[14]

O tratamento cirúrgico está indicado se a dor persistir após seis semanas de tratamento conservador ou se houver piora do déficit neurológico. Em atletas profissionais que necessitarem de retorno precoce, esse período de 6 semanas pode ser abreviado, caso a resposta inicial não seja positiva. A abordagem cirúrgica pode ser por via anterior ou posterior (Fig. 3). A primeira é a mais comumente realizada e possui a vantagem de evitar a dissecção da musculatura. Após a realização da discectomia, o espaço discal é preenchido com enxerto autólogo, ou dispositivos intersomáticos com enxerto autólogo ou sintético, podendo ou não ser associados à estabilização do segmento com placa e parafuso. A via posterior pode ser realizada no caso de hérnias "moles" mais laterais, sendo realizada por laminoforaminotomia, sua vantagem é um retorno precoce ao esporte por não necessitar de artrodese.[26]

Atletas submetidos ao tratamento não cirúrgico ou à laminoforaminotomia posterior podem retornar à prática esportiva assim que estiverem assintomáticos e recuperarem a força e ADM da coluna cervical. Quando submetidos à discectomia com artrodese por via anterior da coluna cervical subaxial em um ou até dois níveis, podem retornar à prática esportiva assim que a artrodese estiver consolidada e o atleta assintomático. As artrodeses de dois níveis apresentam contraindicação relativa à prática de esportes de contato, caso três ou mais níveis forem artrodesados ou em fusões acima de C3, essa contraindicação é absoluta em virtude do estresse mecânico nos níveis adjacentes.[9,25,27,28]

Estenose cervical

A diminuição do diâmetro do canal cervical possui duas principais etiologias, na estenose congênita, o paciente apresenta pedículos curtos e próximos, já a estenose adquirida é consequência do processo degenerativo crônico, onde ocorre diminuição da altura discal, hipertrofia do

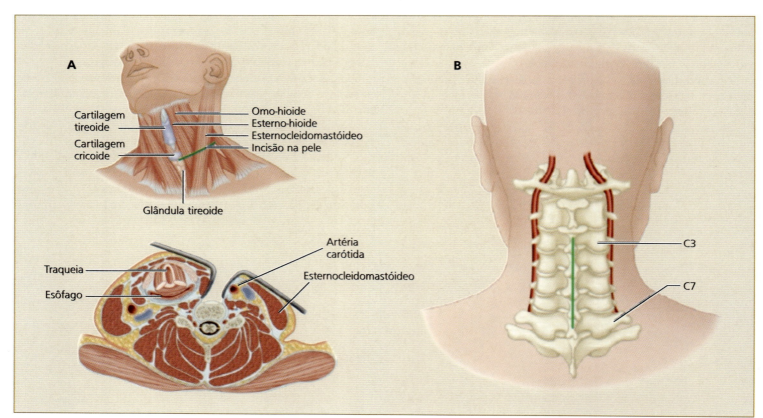

Figura 3. Vias de acesso à coluna cervical. (**A**) Via anterior. (**B**) Via posterior.

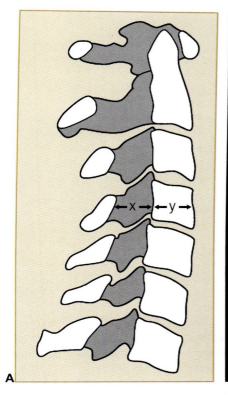
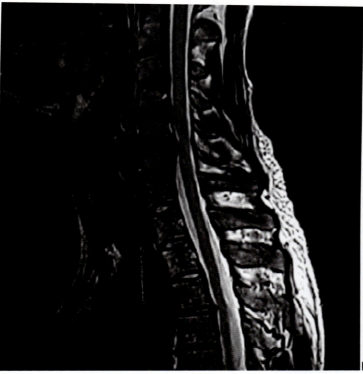

Figura 4. (A) Parâmetros para investigação da estenose congênita: x/y deve ser superior a 0,8 (Razão de Torg-Pavlov) e o valor absoluto de x deve ser superior a 13 mm. **(B)** Sinais de degeneração precoce da coluna cervical em atleta profissional de *rugby* de 25 anos: perda da altura e desidratação discal, retificação da lordose e formação de osteófitos.

ligamento amarelo e das facetas articulares e formação de osteófitos, diminuindo o espaço do canal medular.

Existe dificuldade em quantificar a estenose, no entanto valores entre 14 e 23 mm aferidos na radiografia em perfil são considerados normais, uma medida inferior a 13 mm já é considerada estenose cervical.[29] A magnificação e angulação da radiografia podem interferir na exatidão desse valor. A razão de Torg-Pavlov busca eliminar esses efeitos, e é calculada pela distância do ponto médio da região posterior do corpo vertebral ao ponto mais próximo da linha espinolaminar, dividido pelo diâmetro anteroposterior do corpo vertebral, uma razão inferior a 0,8 é considerada estenose (Fig. 4A).[30] Muitos atletas possuem o diâmetro do corpo vertebral maior que a população em geral, podendo comprometer a exatidão dessa aferição, além disso, a estenose pode ser dinâmica e manifestar sintomas em certas posições.[31]

Apesar de haver relação entre baixo índice de Torg e lesões cervicais recorrentes em atletas (praxia de raízes e quadriplegia transitória), esse fator não predispõe necessariamente uma lesão inicial.

Esportes onde o atleta é submetido a cargas axiais na coluna, como futebol, *rugby* e mergulho, podem predispor à degeneração precoce e consequente estenose cervical (Fig. 4B).[32,33]

A presença de estenose pode ser diagnóstica com radiografia ou outros exames de imagem mais avançados após episódio de lesão cervical, nesses casos os protocolos de tratamento e retorno ao esporte devem ser seguidos de acordo com o tipo de lesão.[9]

Fraturas

As fraturas cervicais durante a prática esportiva podem ser benignas e estáveis, como fraturas isoladas do processo espinhoso, ou fraturas por impacção do corpo com integridade da parede posterior e do complexo ligamentar.[14] No entanto, o tipo de fratura comumente associada ao esporte ocorre pelo mecanismo de flexão-distração, podendo causar instabilidade e acometimento neurológico.

O paciente com suspeita de fratura cervical deve ser submetido à avaliação clínica e radiológica detalhada com atenção à presença de qualquer alteração neurológica, fraturas concomitantes em diferentes segmentos da coluna e instabilidade.

White e Panjabi[34] definiram critérios para avaliar a estabilidade da coluna cervical após fratura e/ou luxação (Quadro 1). Caso a soma dos critérios seja igual ou superior a 5, estão indicadas a descompressão e a estabilização do segmento.

Tratamento e retorno ao esporte

Fraturas por impacção, sem acometimento da parede posterior que forem consideradas estáveis, podem ser tratadas com colar cervical semirrígido por 8 a 10 semanas. Após esse período, o atleta deve ser submetido a radiografias em flexão e extensão da coluna cervical para avaliar lesão ligamentar posterior. Não havendo sinal de instabilidade e estando assintomático, o atleta poderá retornar gradualmente ao esporte.[35,36]

As fraturas do processo espinhoso geralmente são isoladas, a etiologia mais comum envolve uma contração vigorosa do trapézio e romboides, causando fraturas por avulsão. Outro mecanismo frequente é a avulsão pelos ligamentos supra e interespinosos após hiperflexão ou hiperextensão. O trauma direto também pode causar

Quadro 1. Critérios de White e Panjabi para instabilidade cervical*

Critério	Pontos
1. Lesão de elementos anteriores	2
2. Lesão de elementos posteriores	2
3. Lesão medular	2
4. Translação > 3,5 mm	2
5. Angulação > 11°	2
6. Teste do estiramento	2
7. Lesão radicular	1
8. Diminuição do espaço discal	1
9. Risco de carga precoce	1

*A lesão é considerada instável quando a soma dos pontos é maior ou igual a 5.
Fonte: White e Panjabi, 1990.[34]

esse tipo de fratura, no entanto é menos comum.[14,37] O tratamento e retorno ao esporte são similares ao descrito para as impacções, no entanto, a mobilização cervical e retirada do colar podem ser realizadas assim que o paciente esteja assintomático, o que geralmente ocorre em 4 a 6 semanas.

Na presença de fraturas instáveis o tratamento cirúrgico deve ser instituído. A escolha por via anterior, posterior ou combinada dependerá do padrão da fratura e escolha do cirurgião.

Atletas submetidos à artrodese de até dois níveis apresentam contraindicação relativa ao retorno à atividade esportiva. Artrodese de três níveis ou mais, translação > 3,5 mm; angulação > 11 graus e fragmento ósseo ou discal intracanal são contraindicações absolutas ao retorno à atividade esportiva.[9]

As fraturas de C1 e C2 são consideradas biomecanicamente mais instáveis e quando submetidas à artrodese também são consideradas contraindicação absoluta para retorno ao esporte. Caso consolidem de forma incruenta, essa contraindicação é relativa.[9]

CONSIDERAÇÕES FINAIS

As lesões da coluna cervical no esporte variam em sua gravidade, diversas estruturas podem ser acometidas. Muitas lesões são semelhantes às dos pacientes comuns, no entanto, algumas lesões possuem maior prevalência nos atletas e podem estar relacionadas com o gesto e atividade esportiva.

A recuperação e o retorno às atividades em atletas profissionais devem ser o mais precoce possível, para tanto, um programa especializado de reabilitação deve ser colocado em prática.

O manejo correto dessas lesões desde o primeiro atendimento, até o retorno ao esporte é fundamental para o sucesso do tratamento.

REFERÊNCIAS BIBLIOGRÁFICAS

1. Thomas BE, McCullen GM, Yuan HA. Cervical injuries in football players. J AM Acad Orthop Surg 1999;7(5):338-47.
2. Boden BP, Tacchetti RL, Cantu RC et al. Catastrophic cervical spine injuries in high school and college football players. Am J Sports Med 2006;34(8):1223-32.
3. Rihn JA, Anderson DT, Lamb K et al. Cervical Spine injuries in American football. Sports Med 2009;39(9):697-708.
4. Wennberg RA, Cohen HB, Walker SR. Neurologic injuries in hockey. Neurol Clin 2008;26(1):243-55,xi.
5. Tator CH, Provvidenza C, Cassildy JD. Spinal injuries in Canadian ice hockey: na update to 2005. Clin J Sport Med 2009;19(6):451-56.
6. Boden BP, Lin W, Young M et al. Catastrophic injuries in wrestlers. Am J Sports Med 2002;30(6):791-95.
7. National Spinal Cord Injury Statistical Center. NSCISC Spinal Cord Injury Database, 2011(5/25).
8. US Department of Health and Human Services. Summary Health Statistics for the US Population. National Health Interview Survey 2009;2011(5/24).
9. Kepler CK, Vaccaro AR. Injuries and abnormalities of the cervical spine and return to play criteria. Clin Sports Med 2012;31(3):499-508.
10. Bailes JE, Petschauer M, Marano G et al. Management of cervical spine injuries in athletes. J Athl Train 2007;42(1):126-34.
11. Versteegen GJ, Kingma J, Meijler WJ et al. Neck sprain not arising from car accidents: A retrospective study covering 25 years. Eur Spine J 1998;7(3):201-5.
12. Kleiner DM. Inter-Association task force for appropriate care of the Spine-injured athlete. Prehospital care of the spine-injured athlete: monograph summary. Clin J Sport Med 2003 Jan.;13(1):59-61.
13. Chang D, Bosco JA. Cervical injuries in the athlete. Bulletin of the MYU Hospital for Joint. Diseases 2006;64(3):119-29.
14. Zmurko MG, Tannoury TY, Tannoury CA et al. Cervical Sprains, disc herniations, minor fractures, and other cervical injuries in the athlete. Clin Sports Med 2003;22(3):513-21.
15. Jarvinen TA, Kaariainen M, Jarvinen M et al. Muscle strain injuries. Curro Pin Rhematol 2000;12:155-61.
16. Lord SM, Barnsley L, Wallis BJ et al. Chronic cervical zygapophysial join pain after wiplash. A placebo-controlled prevalence study. Spine 1996;21(15):1737-44.
17. Taylor JR, Twomey LT. Acute injuries to cervical joints. Na autopsy study of neck sprain. Spine 1993;18(9):1115-22.
18. Torg JS, Naranja Jr RJ, Palov H et al. The relationship of developmental narrowing of the cervical spinal canal to reversible and irreversible injury of the cervical spinal cord in football players. J Bone Joint Surg Am 1996 Sept.;78(9):1308-14.
19. Maroon JC, Bailes JE. Athletes with cervical spine injury. Spine 1996 Oct.1;21(19):2294-99.
20. Markey KL, Di Benedetto M, Curl WW. Upper trunk brachial plexopathy. The stinger syndrome. Am J Sports Med 1993 Sept.-Oct.;21(5):650-55.
21. Levitz CL, Reilly PJ, Torg JS. The pathomechanics of chronic, recurrent cervical nerve root neurapraxia. The chronic burner syndrome. Am J Sports Med 1997 Jan.-Feb.;25(1):73-76.
22. Jackson DW, Lohr FT. Cervical spine injuries. Clin Sports Med 1986 Apr.;5(2):373-86.
23. Allen CR, Kang JD. Transient quadriparesis in the athlete. Clin Sports Med 2002 Jan.;21(1):15-27.
24. Albright JP, Moses JM, Feldick HG et al. Nonfatal cervical spine injuries in interscholastic football. JAMA 1976 Sept. 13;236(11):1243-45.
25. Mundt DJ, Kelsey JL, Golden AL et al. An epidemiologic study of sports and weight lifting as possible risk factors for herniated lumbar and cervical discs. The Northeast Collaborative Group on Low Back Pain. Am J Sports Med 1993 Nov.-Dec.;21(6):854-60.
26. Scherping Jr SC. Cervical disc disease in the athlete. Clin Sports Med 2002;21:37-47:vi.
27. Torg J, Ramsey-Emrheim J. Cervical spine and brachial plexus injuries: Return-to-play recommendations. Phys Sportsmed 1997 July;25(7):3-10.
28. Watkins RG. Neck injuries in football players. Clin Sports Med 1986 Apr.;5(2):215-46.
29. Breslow MJ, Rosen JE. Cervical spine injuries in football. Bull Hosp Joint Dis 2000;59(4):201-10.
30. Torg JS, Pavlov H, Genuario SE et al. Neurapraxia of the cervical spinal cord with transient quadriplegia. J Bone Joint Surg Am 1986 Dec.;68(9):1354-70.
31. Herzog RJ, Wiens JJ, Dillingham MF et al. Normal cervical spine morphometry and cervical spinal stenosis in asymptomatic professional football players. Plain film radiography, multiplanar computed tomography, and magnetic resonance imaging. Spine 1991 June;16(6 Suppl):S178-86.
32. Torg JS, Sennett B, Pavlov H et al. Spear tackler's spine. Na entity precluding participation in tackle football and collision activities that expose the cervical spine to axial energy inputs. Am J Sports Med 1993 Sept.-Oct.;21(5):640-49.
33. Hogan BA, Hogan NA, Vos PM et al. The cervical spine of professional front-row rugby players: correlation between degenerative changes and symptoms. Ir J Med Sci 2010;179(2):259-63.
34. White AA III, Panjabi MM. The problem of clinical instability in the human spine: a systematic approach. In: White AA, Panjabi MM. (Eds.). Clinical biomechanics of the spine. 2nd ed. Philadelphia: JB Lippincott, 1990.
35. Mazur JM, Stauffer ES. Unrecognized spinal instability associated with seemingly "simple" cervical compression fractures. Spine 1983;8(7):687-92.
36. Laporte C, Laville C, Lazennec JY et al. Severe hyperflexion sprains of the lower cervical spine in adults. Clin Orthop 1999;363:126-34.
37. Marks MR, Bell GR, Boumphrey FR. Cervical spine injuries and their neurologic implications. Clin Sports Med 1990;9(2):263-7

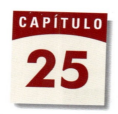

CAPÍTULO 25

TRAUMATISMO TORÁCICO

João Aléssio • Juliano Perfeito

■ INTRODUÇÃO

Atualmente há uma tendência à padronização do atendimento aos pacientes politraumatizados, liderada pelo *American College of Surgeons*, que deu origem a um curso mundial para médicos, chamado *Advanced Trauma Life Support* (ATLS). Recomenda-se, nessa padronização, que, na avaliação inicial do politraumatizado, seja realizada uma sequência chamada ABCDE do trauma, sendo:

- A = *airway*: manutenção das vias aéreas pérvias com imobilização cervical.
- B = *breathing*: avaliação e manutenção da respiração e mecânica ventilatória.
- C = *circulation*: manutenção da circulação para controle da hemorragia.
- D = *disability*: avaliação do estado neurológico.
- E = *exposure*: despir o paciente com exame periférico completo.

A maior parte dos autores acredita que, se nessa sequência, a avaliação e a ação do socorrista forem feitas passo a passo, independentemente do tipo de trauma no politraumatizado, a morbidade e a mortalidade diminuirão.

O trauma torácico pode levar a repercussões na fase extremamente inicial, dentro da avaliação do politraumatizado, tanto em "A" como em "B" e "C". Conclui-se, assim, que o conhecimento do diagnóstico e das medidas envolvidas no trauma torácico é de extrema importância para o médico geral e principalmente para os que lidam com urgências, como os traumatologistas na área esportiva.

Os traumatismos torácicos podem ser classificados em contusões (traumatismos fechados) e ferimentos (traumatismos abertos). A obtenção de uma anamnese, mesmo rápida, com os familiares ou com o próprio paciente, pode fornecer informações valiosas sobre o mecanismo de trauma. Esses dados, acrescidos ao exame físico e, se houver tempo, aos exames subsidiários, autorizam o início de uma sequência para o diagnóstico e a terapêutica.

As estatísticas mostram que a maioria dos pacientes com traumatismos torácicos não tem acesso ao médico especialista, de modo que um grande número deles morre rapidamente sem que se faça um diagnóstico ou se institua uma terapêutica correta. A necessidade de toracotomia exploradora e de procedimentos mais complexos varia de 15 a 30% e é o médico socorrista quem dá o primeiro atendimento e deve saber executar as medidas e os procedimentos iniciais, como punção e drenagem pleural, entubação orotraqueal, cricotireoidostomia e traqueostomia, que podem evitar sequelas graves ou mesmo a morte.

Na medicina do esporte, as lesões advêm basicamente do contato direto interpessoal, podendo ser mais leves e habitualmente levar à contusão da parede torácica ou pulmonar. Entretanto, com o incremento dos esportes de velocidade e mesmo situações em que existem os componentes ligados a grandes alturas, o médico do esporte também deve estar capacitado, principalmente nas situações de urgência, para lidar com os traumatismos torácicos ditos gerais.

A seguir, são descritas as principais situações de emergência, seus diagnósticos e suas condutas.

■ TRAUMATISMOS FECHADOS (CONTUSÃO TORÁCICA)

Os principais agentes causadores de contusão torácica são os acidentes automobilísticos, além das ocorrências domésticas, como a síndrome do tanque solto. No esporte, principalmente nos de quadra ou campo, o contato interpessoal, ou mesmo, com obstáculos pode levar a traumatismos torácicos fechados.

A contusão torácica pode resultar em fraturas simples e múltiplas de costelas, fratura do esterno, hemotórax, pneumotórax, síndrome do desconforto respiratório, ruptura traqueobrônquica cervical ou torácica, ruptura traumática de aorta e tamponamento cardíaco.

Fratura simples de costela

É a mais comum das lesões ósseas da parede torácica, podendo ocorrer isoladamente ou associada à pneumo ou hemotórax. As fraturas dos últimos arcos costais podem estar associadas à lesão de fígado ou baço, e a lesão dos primeiros arcos, a traumas graves com possíveis lesões vasculares.

Uma particularidade do trauma pediátrico é que as crianças apresentam menos fraturas costais em razão da maior elasticidade dos ossos, fazendo com que lesões internas por compressão possam ocorrer sem o aparecimento de fraturas.

Diagnóstico

É caracterizado por dor e possível crepitação à palpação de ponto localizado (fraturado) e radiografia de tórax mostrando solução de continuidade na costela.

Nem sempre, na radiografia simples, consegue-se ver a fratura. Assim, a radiografia deve ser avaliada com bastante atenção, procurando-se a fratura. Nos casos de dúvida, deve-se repetir a radiografia em outras incidências. É importante lembrar que a porção anterior e cartilaginosa pode apresentar lesão não visível à radiografia.

Conduta

Na fratura simples não complicada indica-se a sedação eficaz da dor com analgésicos. Se insuficiente, faz-se anestesia local no foco de fratura ou nos espaços intercostais adjacentes na porção mais posterior do tórax.

Medidas como enfaixamento torácico devem ser evitadas por serem pouco eficientes e restringirem a mobilização torácica, dificultando a fisioterapia e predispondo a infecções pulmonares.

Fraturas múltiplas de costelas

Também denominadas afundamento torácico, estão associadas aos traumatismos mais graves do tórax e, frequentemente, de outros órgãos. São definidas como fraturas múltiplas as fraturas de dois ou mais arcos costais em mais de um local diferente, o que determina perda da rigidez de parte ou de todo o envoltório ósseo torácico, fazendo com que essa parte do tórax possa se movimentar de maneira diferente do restante (movimento paradoxal do tórax).

Durante muitos anos, julgou-se que o movimento paradoxal fosse a causa da insuficiência respiratória desses pacientes. Atualmente, porém, já foi provado que o grande problema não é o movimento paradoxal e, sim, a contusão pulmonar consequente ao trauma torácico grave.

Diagnóstico

À inspeção constata-se a presença de movimento paradoxal do tórax, isto é, depressão da região fraturada à inspiração e abaulamento à expiração. À palpação, pode-se notar crepitação nos arcos costais à respiração, com intensa dor.

A radiografia de tórax mostra os arcos fraturados (múltiplas soluções de continuidade), o que permite constatar sua mudança de posição da área flácida, conforme a radiografia for inspirada ou expirada.

A tomografia do tórax, apesar de não ser imprescindível para o diagnóstico, pode ser realizada quando o paciente apresentar condições. Esse procedimento revela, com detalhes, a presença de intercorrências pleurais, laceração pulmonar e pneumomediastino. É útil na avaliação da extensão do dano parenquimatoso pulmonar, fornecendo dados prognósticos quanto ao aparecimento de insuficiência respiratória.

Conduta

Deve-se realizar sedação eficiente da dor com analgésicos comuns. Caso haja necessidade, pode-se realizar anestesia peridural torácica, muito útil nessa situação, visto que a analgesia é a prioridade no tratamento desses pacientes, não devendo nunca ser desprezada ou esquecida.

Se o movimento paradoxal for bastante evidente, pode-se colocar peso de aproximadamente 1 kg sobre a região afetada e fixá-lo com tiras de esparadrapo, sendo um método apenas paliativo.

Devem-se tratar as complicações pleurais, quando presentes (pneumotórax ou hemotórax), da maneira descrita na sequência deste capítulo.

Entubação traqueal e ventilação mecânica, já na admissão ou na evolução do paciente, devem ser realizadas quando houver sinais clínicos ou laboratoriais de insuficiência respiratória. É importante ressaltar que a falência respiratória não é somente resultado da alteração mecânica do gradeado costal, mas, principalmente, decorrente de contusão pulmonar associada à possível síndrome do desconforto respiratório do adulto (SDRA). Habitualmente, o quadro de insuficiência respiratória é mais tardio, após 12 a 24 horas do trauma, quando se manifestam as consequências do edema intersticial pulmonar, devendo o socorrista manter o paciente em observação rigorosa, mesmo quando apresentar quadro satisfatório na fase inicial.

A fixação cirúrgica da parede torácica nos casos de tórax flácido ainda é polêmica, mas, para a maior parte dos autores, não é necessário realizá-la na maioria dos pacientes, já que o problema principal é a contusão pulmonar, e não o movimento paradoxal. A fixação está indicada nos pacientes que necessitam ser submetidos à toracotomia, por outra causa, ou nas grandes instabilidades torácicas, principalmente bilaterais.

Fratura do esterno

Decorrente da compressão anteroposterior do tórax, pode estar associada à contusão cardíaca. O principal mecanismo é a batida do tórax sobre o volante do automóvel, nos acidentes automobilísticos, lembrando que o uso do cinto de segurança diminui intensamente o risco dessa fratura.

Diagnóstico

É caracterizado por dor intensa na parede anterior do tórax, deformidade transversal do esterno na inspeção ("sinal do degrau"), nem sempre presente, crepitação grosseira na palpação da região esternal acompanhada de dor e radiografia de tórax em perfil ou incidência própria para esterno.

Conduta

Deve incluir sedação da dor, investigação de contusão cardíaca associada (ausculta, eletrocardiograma, enzimas cardíacas e ecocardiograma, nos casos de suspeita clínica) e fixação cirúrgica da fratura, quando houver grande deformidade transversal ou dor intensa.

É importante lembrar que a fratura de esterno não constitui uma emergência, podendo aguardar a investigação de outras lesões mais graves, mas, preferencialmente, deve ser realizada na 1ª semana após o trauma.

Hemotórax

É a presença de sangue na cavidade pleural, resultante de lesões do parênquima pulmonar, de vasos da parede torácica ou de grandes vasos, como aorta, artéria subclávia e artéria pulmonar ou mesmo do coração. Apesar de, na maioria dos pacientes, a presença do hemotórax não significar uma lesão extremamente grave, todo paciente traumatizado com derrame pleural, supostamente hemorrágico, deve ser encarado e acompanhado como um paciente potencialmente de risco, até o total esclarecimento da lesão e do volume de sangue retido na cavidade pleural.

Diagnóstico

É caracterizado por choque hipovolêmico na dependência do volume retido ou da intensidade da lesão, dispneia decorrente da compressão do pulmão pela massa líquida (nos casos volumosos), propedêutica de derrame pleural e radiografia de tórax revelando linha de derrame ou apenas velamento difuso do hemitórax, quando a radiografia é realizada com o paciente deitado (o que normalmente acontece no trauma), punção pleural diagnóstica (realizada nos espaços intercostais inferiores e posteriores).

Conduta

Inclui drenagem pleural no 4º ou 5º espaço intercostal na linha axilar média com drenos tubulares. Em aproximadamente 80% dos casos, resolve-se o hemotórax apenas com a drenagem pleural sob selo d'água. Lembramos que nos casos de trauma com hemotórax, a drenagem deve ser indicada em todos os pacientes, independentemente do volume estimado.

A toracotomia está indicada quando houver saída imediata na drenagem pleural de mais de 1.500 mL de sangue (ou de mais de 20 mL/kg nas crianças) ou se, na evolução, o sangramento for maior que 300 mL/hora no período de 2 horas consecutivas. Outra indicação se dá nos casos em que, apesar da drenagem, se mantém imagem radiográfica de velamento com possíveis coágulos no tórax.

Pneumotórax

É a presença de ar na cavidade pleural, podendo levar à compressão do parênquima pulmonar e à insuficiência respiratória. Nas contusões, dois mecanismos podem ser responsáveis pela lesão pulmonar com extravasamento de ar para a pleura: uma laceração do pulmão pela compressão aguda do tórax ou uma espícula óssea, de uma costela fraturada, perfurando o pulmão. Se houver fístula de parênquima pulmonar com mecanismo valvulado, o pneumotórax pode tornar-se hipertensivo, com desvio do mediastino para o lado contralateral, torção das veias cavas e choque. Se não for rapidamente tratado, pode levar à morte.

Diagnóstico

É caracterizado por dispneia (relacionada com o grau de compressão do parênquima pulmonar), abaulamento do hemitórax afetado (mais nítido em crianças), hipertimpanismo à percussão e ausência ou diminuição do murmúrio vesicular.

Nos casos de pneumotórax hipertensivo, aparecem sinais de choque com pressão venosa alta (estase jugular).

A radiografia de tórax revela a linha de pleura visceral afastada do gradeado costal. É importante lembrar que, quando o paciente estiver em condição clínica desfavorável, sobretudo com sinais de pneumotórax hipertensivo, deve-se instituir a terapêutica sem os exames radiográficos, apenas com os dados do exame físico. Na dúvida, pode-se realizar a punção pleural com seringa contendo líquido, o que confirma o diagnóstico.

Conduta

Na condição de emergência (pneumotórax hipertensivo), deve-se realizar uma punção pleural descompressiva, puncionando-se o tórax, previamente à drenagem pleural, com a introdução de agulha ou cateter de teflon no 2º espaço intercostal na linha hemiclavicular (Fig. 1). Com uma punção positiva, após a resolução da emergência, deve-se realizar a drenagem pleural sob selo d'água.

Realiza-se drenagem pleural sob selo d'água no 4º ou 5º espaço intercostal na linha axilar média, com dreno tubular multiperfurado. Nos casos de pneumotórax traumático, recomenda-se a drenagem no mesmo local dos casos de hemotórax, isto é, em espaços baixos e laterais (Fig. 2). Esse procedimento não deve ser realizado nos primeiros espaços e anteriores, pois, no trauma, o pneumotórax associa-se, com grande frequência, ao hemotórax.

Após a drenagem pleural sob selo d'água, nota-se um borbulhamento pelo dreno, que poderá continuar nos casos de persistência de extravasamento de ar pelo parênquima pulmonar (fístula de parênquima). Habitualmente, esse borbulhamento para espontaneamente. Para ajudar no fechamento dessa fístula e melhorar a expansão pulmonar, utiliza-se a aspiração contínua com pressão de 10 a 20 cm de água. Se o borbulhamento persistir por período prolongado (acima de 5 dias), indica-se cirurgia para a sutura do pulmão, que poderá ser realizada por toracotomia ou por cirurgia videoassistida, dependendo da condição clínica do paciente e das lesões associadas.

A ocorrência de fístula broncopleural com borbulhamento intenso na respiração, acompanhada de grandes enfisemas subcutâneo e mediastinal, além de insuficiência respiratória, levanta a suspeita de ruptura traqueobrônquica e obriga a investigação com fibrobroncoscopia. Caso haja a confirmação da lesão traqueobrônquica, a toracotomia deve ser realizada com sutura da lesão.

Síndrome do desconforto respiratório

A contusão pulmonar tem como manifestação mais temida a síndrome do desconforto respiratório e, muitas vezes, está associada à contusão torácica grave do tipo afundamento torácico. As alterações dependem principalmente do edema intersticial inflamatório pós-traumático, de modo que os sintomas clínicos podem não se manifestar inicialmente, sendo mais tardios, às vezes, após 12 a 24 horas.

Diagnóstico

É caracterizado por história de trauma intenso de tórax, dispneia progressiva com início mais tardio, gasometrias seriadas revelando hipoxemia progressiva e radiografia de tórax evidenciando, inicialmente, infiltrado alveolar difuso e, posteriormente, confluente com zonas de condensação.

No início, as alterações são clínicas e gasométricas, apenas mais tardiamente é que são radiográficas, de modo que não se devem aguardar alterações radiográficas significativas para iniciar a terapêutica.

Conduta

A conduta na síndrome do desconforto respiratório inclui:

- Restrição hídrica, após a estabilização do possível choque hipovolêmico por outra causa.
- Diuréticos.
- Antibióticos para as possíveis infecções secundárias.
- Fisioterapia respiratória com sedação eficiente da dor.
- Ventilação mecânica nos casos mais graves.

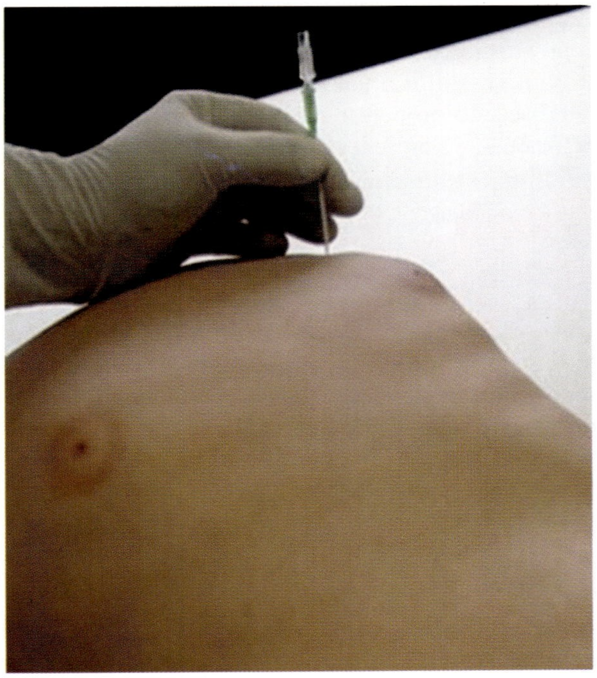

Figura 1. Punção pleural realizada com o diagnóstico de pneumotórax hipertensivo.

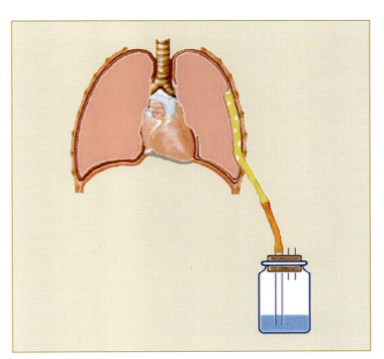

Figura 2. Sistema básico de selo d'água para drenagem fechada conectado ao dreno pleural.

Ruptura traqueobrônquica

A ruptura traqueobrônquica pode ser dividida em lesões de traqueia cervical e de traqueia torácica ou dos brônquios principais.

Traqueia cervical

O mecanismo mais frequente é o trauma direto com contusão traqueal e ruptura. Nos impactos frontais, a hiperextensão do pescoço também pode lesar essa região.

Diagnóstico

É caracterizado por sinais externos de trauma cervical (escoriações e hematomas no pescoço), cornagem ou voz rouca, crepitação dos anéis traqueais na palpação cervical e enfisema subcutâneo cervical.

Se houver condições respiratórias para ser realizada, a broncoscopia confirma o diagnóstico.

Conduta

Em caso de emergência, deve-se restabelecer a perviabilidade das vias aéreas com entubação traqueal ou traqueostomia, fazendo a cânula ultrapassar o local da ruptura.

Após a recuperação da ventilação, deve-se fazer abordagem cirúrgica com sutura da lesão ou, dependendo do grau de destruição traqueal, ressecção segmentar e anastomose terminoterminal.

Traqueia torácica ou brônquios principais

Pode resultar de compressão anteroposterior violenta do tórax ou de desaceleração súbita, como nos impactos frontais ou nas quedas de grandes alturas. O local mais comum de lesão é a carina ou o brônquio principal direito.

Diagnóstico

É caracterizado por história do trauma com possível desaceleração súbita, desconforto respiratório, escarro com sangue ou, mais raramente, hemoptise moderada, enfisema cervical subcutâneo grande e logo disseminado, radiografia de tórax com presença de pneumomediastino, pneumotórax ou atelectasia total do pulmão (mesmo após a drenagem pleural) e grande perda de ar pelo dreno após a drenagem pleural sob selo d'água (pode não ocorrer, caso a lesão esteja bloqueada pela pleura mediastinal).

A fibrobroncoscopia confirma o diagnóstico e mostra o local da lesão.

Conduta

Em caso de emergência se houver insuficiência respiratória ou perda aérea intensa pelo dreno pleural, deve-se realizar entubação seletiva contralateral.

Após a recuperação da ventilação, deve-se realizar, rapidamente, toracotomia para sutura da lesão, broncoplastia ou traqueoplastia.

Ruptura traumática da aorta

Ocorre em acidentes envolvendo altas velocidades ou quedas de grandes alturas, em que há o mecanismo de desaceleração súbita. Aproximadamente 90% das vítimas de ruptura de aorta morrem no local do acidente, apenas 10% chegam vivas ao hospital e, destas, 50% falecem nas primeiras 2 horas após a admissão, se a conduta correta não for adotada. A ruptura incide mais na região do istmo aórtico, ou seja, logo após a emergência da artéria subclávia esquerda, e ocasiona enorme hemotórax. Os sobreviventes mantêm-se vivos por um período, pois há formação de grande hematoma periaórtico, tamponado temporariamente pela pleura mediastinal e pelo pulmão. O diagnóstico e a conduta cirúrgica devem ser feitos rapidamente.

Diagnóstico

É caracterizado por história do trauma (desaceleração súbita), sinais de grande hemotórax esquerdo e choque, nos casos agônicos de ruptura para a cavidade pleural.

Nos pacientes em que a lesão está tamponada, o exame físico não mostra alterações significativas. A radiografia de tórax de frente revela alargamento mediastinal superior.

A tomografia computadorizada do tórax helicoidal indica hematoma periaórtico e extravasamento de contraste. Já a aortografia define o diagnóstico e esclarece o local da lesão, devendo ser realizada imediatamente após a suspeita diagnóstica.

Conduta

Deve ser sempre intervencionista ou pela introdução de *stents* endovasculares ou por toracotomia.

Nos casos em que a via endovascular não é possível, opta-se pela toracotomia posterolateral esquerda, com controle operatório proximal e distal à lesão e identificação do local da ruptura e correção da lesão por sutura direta ou com interposição de prótese vascular.

Hérnia diafragmática traumática

É decorrente de traumatismos fechados com compressão torácica ou abdominal ou traumatismos abertos consequentes a ferimentos toracoabdominais. Na contusão, observa-se, mais frequentemente, a hérnia diafragmática à esquerda, com insinuação do fundo gástrico e alças intestinais pela ruptura. Quando ocorre à direita, associa-se a outros traumas mais graves, como ruptura hepática ou de átrio direito. Raramente, o paciente sobrevive.

A ruptura diafragmática pode passar despercebida na fase aguda, quando é tamponada pelo omento, manifestando-se, mais tardiamente, por estrangulamento de vísceras ocas através do orifício herniário ou mesmo como achado radiográfico em radiografias realizadas, às vezes, anos após um trauma.

Diagnóstico

Pode haver presença de ruídos hidroaéreos no tórax (difíceis de serem auscultados).

A radiografia de tórax pode mostrar imagem gasosa na base do hemitórax esquerdo ou apenas velamento não característico nessa região. Frequentemente, confunde-se com pneumotórax, cúpula elevada ou derrame pleural. Em caso de dúvida, deve-se ministrar contraste baritado ou passar sonda nasogástrica, documentando radiograficamente a presença do estômago no tórax.

Outras vísceras abdominais também podem herniar, mas o mais frequente é o estômago.

Conduta

A sutura do diafragma é sempre necessária, mesmo nos ferimentos pequenos. A via de acesso depende da época do diagnóstico. Quando diagnosticada na fase aguda, opta-se pela laparotomia, pois isso permite inventário dos demais órgãos abdominais potencialmente lesados. Se diagnosticada mais tardiamente e na ausência de sinais de abdome agudo, prefere-se a toracotomia pela melhor exposição da cúpula frênica e pelas possíveis aderências pleurais.

Tamponamento cardíaco

Trata-se da presença de líquido na cavidade pericárdica, que comprime as câmaras cardíacas, promovendo restrição diastólica e colapso circulatório. Nas contusões, sua origem pode ser a ruptura cardíaca ou a lesão de vasos sanguíneos cardíacos ou pericárdicos.

Diagnóstico

É caracterizado por trauma sobre a região torácica anterior, fácies pletórico, estase jugular e hipotensão arterial (choque com pressão venosa alta), bulhas cardíacas abafadas, pulso paradoxal de Kussmaul (diminuição da amplitude do pulso na inspiração profunda), eletrocardiograma com complexos de baixa voltagem, radiografia de tórax pode mostrar aumento de área cardíaca (geralmente não é um grande aumento) e ecocardiograma revelando derrame pericárdico e sinais indiretos de tamponamento, como *swimming heart*.

O diagnóstico de tamponamento é basicamente clínico, e os exames subsidiários apenas comprovam a presença de derrame pericárdico. O FAST na sala de emergência pode ser muito útil para o diagnóstico.

Conduta

A conduta nos casos de tamponamento cardíaco inclui punção pericárdica pela via subxifóidea para confirmar o diagnóstico. Introduz-se a agulha no ângulo formado entre o apêndice xifoide e o rebordo costal esquerdo, com inclinação de 30° em relação ao plano frontal. A punção é preferencialmente realizada com monitoração do ritmo cardíaco. O aparecimento de extrassístole ventricular denota o contato com o coração.

Após a confirmação diagnóstica, procede-se à drenagem pericárdica, também por via subxifóidea, sob anestesia local ou geral. A observação de sangramento contínuo pelo dreno e o estado clínico do paciente indicarão a toracotomia de emergência nas contusões torácicas. Nos casos de ferimentos torácicos, a presença de tamponamento sempre é indicação de cirurgia (toracotomia de emergência).

■ TRAUMATISMOS ABERTOS (FERIMENTOS TORÁCICOS)

Os ferimentos torácicos têm sua origem mais frequente na agressividade da espécie humana, sendo seus principais agentes as armas brancas e de fogo. Mesmo em situações de vida civil, o armamento está cada vez mais sofisticado, com armas de maior calibre e maior velocidade, muitas vezes ocasionando lesões maiores, o que exige maior treinamento e agilidade por parte das equipes de socorro. A introdução de cateteres e outras punções também podem levar a ferimentos torácicos iatrogênicos, que devem ser tratados pelo profissional de saúde da mesma maneira que os traumatismos torácicos intencionais. Sabemos que as lesões mais frequentemente relacionadas com o esporte são contusões, mas sabemos também que condições de violência infelizmente não escolhem lugares. Muitas vezes o médico do esporte é o único profissional habilitado presente nas praças esportivas e com grande presença de potenciais vítimas; assim mantivemos neste capítulo, para orientação, as condutas relacionadas também com ferimentos torácicos.

Diversos órgãos intratorácicos podem ser atingidos nos ferimentos. Na maioria das vezes, são resolvidos com uma drenagem pleural sob selo d'água, mas, em alguns casos, o diagnóstico topográfico e a abordagem da lesão são necessários, indicando uma toracotomia exploradora de urgência, ou mesmo em condições de emergência.

As feridas cardíacas e as da aorta ou do hilo pulmonar são as mais graves, em virtude de seu potencial hemorrágico agudo. Contudo, ferimentos aparentemente inofensivos, como os periféricos de pulmão, quando acompanhados de pneumotórax hipertensivo, também podem ser fatais.

Na presença de ferimento torácico, três diagnósticos sindrômicos devem ser imediatamente aventados e confirmados ou descartados, incluindo pneumotórax, hemotórax e tamponamento cardíaco. Nessas situações, o diagnóstico e a conduta são semelhantes aos descritos para traumatismos fechados.

Um fluxograma de conduta pode orientar o médico no socorro ao ferimento torácico, conforme mostram as Figuras 3 e 4.

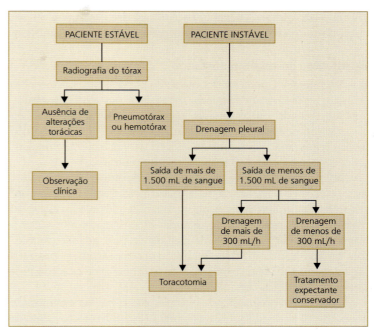

Figura 3. Conduta no ferimento penetrante torácico unilateral.

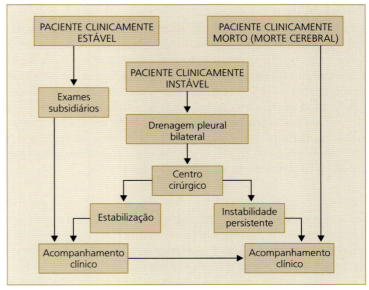

Figura 4. Conduta no ferimento transfixante do mediastino (laterolateral).

Situações especiais nos ferimentos

Ferida soprante (pneumotórax aberto)

Trata-se de uma situação em que há perda de substância na parede torácica, comunicando o meio externo e a cavidade pleural. Ocorrem pneumotórax imediato, balanço do mediastino e ar pêndulo, o que pode levar à instabilidade súbita da mecânica respiratória. Caso a conduta não seja realizada imediatamente, o paciente pode morrer.

Diagnóstico

É feito apenas pela inspeção, observando a lesão na parede torácica e ouvindo o ruído do ar entrando e saindo pelo orifício torácico, conforme a inspiração e a expiração.

Conduta

Inclui oclusão imediata do orifício na parede do tórax, transformando o pneumotórax aberto em fechado. Caso haja material, pode-se realizar um curativo com a fixação de três lados, mantendo um aberto, que funcionará como uma válvula, de forma que o ar possa sair, mas não entrar. A seguir, procede-se à drenagem pleural por outra via que não o ferimento, que deverá ser desbridado e suturado.

Ferimentos do esôfago torácico

O esôfago torácico pode ser traumatizado por dois mecanismos. Em primeiro lugar, de maneira interna, na maioria das vezes iatrogênica, pela passagem de sondas enterais ou instrumentos para dilatação ou cauterização de varizes; e, em segundo, menos frequente, mas não menos importante, nos ferimentos externos torácicos, sobretudo por arma de fogo e transfixantes laterolaterais no tórax.

Na maior parte das vezes, ao contrário de outras lesões graves, a lesão do esôfago é "silenciosa" na sua fase inicial, demonstrando poucos sintomas, muitas vezes nenhum, quando a lesão é exclusiva do esôfago. Assim, não se devem aguardar os sintomas para realizar o diagnóstico do ferimento do esôfago torácico, pois, quando os sintomas tardios aparecem, manifestam-se por mediastinite, possivelmente acompanhada de empiema pleural. Trata-se de quadro infeccioso grave de difícil controle e solução.

Conforme a progressão da infecção, isto é, na fase evolutiva da doença, deve-se decidir sobre o tratamento definitivo: fechamento da fístula esofágica, desbridamento da região ou esofagectomia com reconstrução futura.

Diagnóstico

É caracterizado por ferimento transfixante laterolateral do mediastino e dor após manipulação no lúmen do esôfago (por sondas, cateteres etc.). Em todo ferimento transfixante do mediastino, é obrigatório descartar lesão de esôfago, mesmo sem sintomas, e realizar radiografia contrastada do esôfago, de preferência com contraste não baritado, e esofagoscopia, para o diagnóstico precoce da lesão esofágica.

Na fase tardia (após 12 a 24 horas), quando não diagnosticado precocemente, inicia-se a sequência sintomática da lesão do esôfago, com mediastinite representada por dor e febre, progredindo o quadro para possível empiema pleural e septicemia.

Conduta

Na fase aguda, deve-se abordar o esôfago por toracotomia e suturar a lesão, mantendo o paciente em jejum oral por, no mínimo, 7 dias (mantendo a alimentação por sonda enteral). Ultimamente, há relatos de colocação de órteses (stents) recobertas com bons resultados.

Na fase tardia, com mediastinite, deve-se instituir a antibioticoterapia e realizar toracotomia, para desbridamento amplo da região lesada, e drenagem, para, em um segundo tempo, promover o tratamento definitivo.

Ferimentos cardíacos

São lesões muito graves que colocam a vida do paciente em risco por meio de dois mecanismos: choque hemorrágico ou tamponamento cardíaco. No ferimento, pode não ocorrer a clássica tríade de Beck, pois pode não haver volume sanguíneo suficiente para a estase jugular ou o fácies pletórico, predominando os sinais de choque hipovolêmico profundo.

Diagnóstico

É caracterizado por ferimento em região torácica anterior ou na zona perigosa de Ziedler, que abrange desde a fúrcula esternal até o epigástrio, englobando todo o precórdio, até a porção lateral direita do esterno, além de choque com sinais de tamponamento cardíaco, choque hemorrágico grave e ecocardiograma, quando o paciente está estável.

Conduta

Na presença de dúvida quanto ao tamponamento, pode-se realizar a punção apenas para o diagnóstico. Quando há choque hipovolêmico grave, com presença de ferimento em região suspeita, deve-se realizar a toracotomia de emergência no 5º espaço intercostal anterolateral, de preferência à esquerda. Após a abertura do pericárdio paralelamente ao trajeto do nervo frênico, esvazia-se rapidamente o saco pericárdico e identifica-se a lesão, que é tamponada digitalmente, até que o paciente estabilize. Após a compensação hemodinâmica, sutura-se com fio, de preferência inabsorvível, com agulha atraumática delicada.

■ CONSIDERAÇÕES FINAIS

É importante salientar que os procedimentos de emergência devem sempre ser realizados pelos profissionais mais treinados presentes no momento. Deve ser um objetivo constante do médico, independentemente de sua especialidade, um treinamento tanto clínico, para conseguir fazer o diagnóstico na urgência e definir a conduta, quanto técnico, para, ante um diagnóstico, ter condição de agir.

Procedimentos, como punção pleural, drenagem pleural e cricotireoidostomia, devem fazer parte do arsenal de recursos técnicos de emergência de todo médico voltado para o trauma, inclusive do envolvido com o esporte, que muitas vezes será o único profissional habilitado a realizar esses procedimentos, nem sempre com condições ideais, mas sabendo que do seu treinamento e da sua ação poderá resultar o prognóstico da vítima.

■ BIBLIOGRAFIA

Abib SCV, Perfeito JAJ. *Guia de trauma*. São Paulo: Manole, 2012, v. 1.

American College of Surgeons. *ATLS advanced trauma life support course for physicians*. Chicago, 1993.

Calhoon JH, Grover FL, Trinkle JK. Chest trauma approach and management. *Clin Chest Med* 1992;13:55-67.

Gallucci C. *Traumatismos torácicos*. São Paulo: Panamed, 1982.

Hood RM. Operations for trauma. In: *Techniques in general thoracic surgery*. Filadélfia: WB Saunders, 1985.

Moore EE, Moore JB, Cleveland HC et al. Emergency department thoracotomy following injury: critical determinants for patient salvage. *World J Surg* 1988;12:671-75.

Perfeito JAJ. Punção e drenagem pleural no trauma. In: Normando Jr GR, LARodrigues de Moraes. (Ed.). Traumatismo torácico – Visão geral e especializada. Universitária - *EDUFPA* 2007;1:183-97.

Webb WR, Besson A. International trends in general thoracic surgery. In: *Thoracic surgery: surgical management of chest injuries*. St Louis: Mosby Year Book, 1991.

CAPÍTULO 26

TRAUMATISMO ABDOMINAL

Fernando A. M. Herbella ■ Jose Carlos Del Grande

■ INTRODUÇÃO

Toda atividade física, seja profissional ou amadora, pode causar lesões por esforço repetitivo (microtrauma) ou trauma agudo. O sistema musculoesquelético é, sem dúvida, o mais lesado, porém, o abdome também pode ser afligido (Quadro 1).

É difícil estimar a real incidência do trauma abdominal no esporte. Bergqvist *et al.* (1982) descrevem que 10% das internações por trauma abdominal fechado em adultos devem-se a lesões ocorridas durante atividade desportiva, enquanto para a população pediátrica, a taxa é de 5%, segundo Ameh *et al.* Contudo, vários fatores são responsáveis por diferentes estimativas, como faixa etária e gênero dos praticantes, grau de profissionalismo, experiência com a modalidade e condições locais, além, obviamente, da modalidade desportiva em questão. Os esportes descritos como de maior risco são os de contato intenso, como futebol americano, *rugby* e *lacrosse* (pouco populares no Brasil) e esportes de inverno, como esqui e trenó (não praticados no país). Porém, há também taxa não desprezível de trauma abdominal em esportes populares em nosso meio, devendo ser de conhecimento do especialista em medicina desportiva a avaliação deste trauma, especialmente para reconhecer suas manifestações mais graves, mas também para decidir se o atleta tem condições de retornar a jogar, deve ser afastado do jogo, dos treinos ou mesmo ser removido de urgência.

■ MECANISMO DE TRAUMA

O trauma abdominal, de forma genérica, pode ser dividido em penetrante (aberto) ou contuso (fechado).

Trauma abdominal penetrante no esporte é raro. Para sua ocorrência deve haver uma alta energia cinética envolvida e colisão com objetos. Há casos isolados descritos em esqui e automobilismo. Tal lesão é geralmente associada a trauma grave e, mesmo que isolada, não deixa dúvida de que a remoção para ambiente hospitalar e avaliação do especialista são imperativos.

Já o trauma contuso pode ocorrer por golpe direto no abdome – seja com partes do corpo do oponente, objetos (p. ex., bola, taco) ou colisão com superfícies – ou mesmo por mecanismo de desaceleração abrupta, mesmo que o abdome não tenha sido atingido diretamente (quedas, colisões etc.).

■ QUADRO CLÍNICO

O quadro clínico do trauma no esporte não difere do trauma por outras causas. Deve-se averiguar não só consequências do trauma direto *per se*, como também suas consequências, como sinais de hipovolemia por hemorragia interna.

Pode haver lesão de vísceras ocas ou sólidas, que se traduzem em quadros clínicos diferentes.

As perfurações de vísceras ocas (tratos digestório e urinário) cursam com sinais de peritonite (descompressão brusca presente) que podem se apresentar de forma rápida ou insidiosa, dependendo do grau de irritação peritoneal relacionado com o conteúdo extravasado (suco gástrico, bile, urina, fezes etc.). O quadro clínico pode progredir até choque séptico se não tratado.

Nas lacerações de órgãos parenquimatosos, o quadro clínico geralmente é secundário à hemorragia interna e proporcional ao volume e velocidade de sangramento. É importante avaliar o grau de hemorragia para controle da evolução e da rapidez com que as condutas devam ser tomadas. Deve-se lembrar de que atletas condicionados podem ter frequência cardíaca e pressão arterial anormalmente baixas, podendo estes itens falsear o verdadeiro grau de hipovolemia.

Outros pontos a serem lembrados: 1) lesões de outros órgãos e sistemas podem estar presentes, em gravidade menor ou maior que a lesão abdominal e não devem confundir ou excluir a necessidade da avaliação abdominal; 2) os órgãos abominais localizados nos hipocôndrios estão alojados abaixo das costelas inferiores, portanto, trauma torácico inferior não exclui a possibilidade de trauma abdominal concomitante e 3) o quadro clínico do trauma abdominal pode ser insidioso e inicialmente frustro, sobretudo em indivíduos jovens e em perfeita condição física, portanto capazes de compensar adequadamente por certo tempo repercussões do trauma.

■ DIAGNÓSTICO DIFERENCIAL

O diagnóstico diferencial do trauma no esporte deve ser feito com outras causas menores de dor abdominal, como lesões da parede abdominal, dor abdominal transitória relacionada com o exercício ou estimulação do plexo celíaco.

A lesão simples da parede abdominal (contusão) pode ocorrer por trauma direto ou movimentos súbitos e repetitivos ou estiramento do tronco. Não afeta órgãos intra-abdominais.

A dor abdominal transitória relacionada com o exercício é uma entidade pouco compreendida ainda. Caracteriza-se por dor bem localizada em qualquer região do abdome, sendo mais comum,

Quadro 1. Órgãos abdominais lesados em diferentes modalidades esportivas populares no Brasil de acordo com dados de literatura

	Fígado	Baço	Pâncreas	Trato gastrointestinal	Rim
Futebol	Sim	Sim	Sim	Sim	Sim
Ciclismo	Sim	Sim	Sim	Sim	Sim
Artes marciais	Sim	Não	Sim	Sim	Sim
Basquete	Não	Não	Não	Sim	Sim
Vôlei	Não	Não	Não	Não	Não
Tênis	Não	Não	Não	Não	Não

entretanto, nos flancos. É geralmente aguda, em facada quando severa ou em cólica ou peso quando menos sintomática, podendo irradiar para os ombros. Acontece especialmente em jovens durante atividades que envolvem movimentos do tronco, sobretudo de extensão e após refeições. Sua causa é desconhecida, sugestiva de isquemia diafragmática, tração dos ligamentos de suporte das vísceras ou irritação peritoneal.

Hérnias podem causar dor abdominal ao esforço. Isquemia cardíaca ou mesentérica também deve ser lembrada no diagnóstico diferencial em indivíduos mais velhos.

A estimulação do plexo celíaco (solar) por compressão da parede abdominal no epigástrio pode estimular essa rede nervosa e levar a quadro de dispneia e dor intensa aguda. É autolimitado e não grave.

É importante lembrar que respostas individuais à dor e ao estresse podem ser intensas, cursando com ampla reação adrenérgica que pode simular quadros de hipovolemia em traumas sem gravidade.

EXAMES SUBSIDIÁRIOS

As indicações para realização de exames subsidiários são aquelas onde há alta chance de trauma abdominal ou onde sua avaliação está prejudicada: 1) politraumatismo; 2) alteração de consciência (trauma craniano); 3) exame físico alterado ou; 4) necessidade de procedimento cirúrgico em outro sistema (p. ex., fraturas).

Exames laboratoriais podem e devem ser usados para avaliar as repercussões do trauma (dosagem de hemoglobina/hematócrito) ou para seu diagnóstico (amilase no trauma de pâncreas ou urinálise no trauma de rim).

Os métodos de imagem são amplamente disponíveis e informativos, sendo os exames mais importantes no diagnóstico e decisão de terapia no trauma. A ultrassonografia apresenta uma acurácia no diagnóstico de lesão de vísceras parenquimatosas boa, mas inferior à tomografia. No diagnóstico de lesões de vísceras ocas é bem falha. Entretanto, é bom exame de triagem e pode ser realizado em curto período de tempo e à beira do leito ou no próprio local de trauma. A tomografia tem excelente acurácia. Pode diagnosticar e classificar as lesões ajudando na decisão terapêutica. Tem como desvantagens a radiação, tempo de execução e necessidade de transporte. A radiografia simples e o lavado peritoneal perderam sua utilidade na maior parte dos casos pelo progresso dos demais métodos.

Deve-se recordar que a realização de exames subsidiários não pode retardar o tratamento, especialmente em pacientes graves ou instáveis.

TRATAMENTO

O tratamento específico do trauma abdominal grave é de interesse do especialista. O generalista ou especialista em medicina desportiva deve ter conhecimento para o atendimento e suporte inicial até o transporte ou avaliação pelo traumatologista.

As regras de atendimento inicial seguem as diretrizes do *Suporte Avançado de trauma do Colégio Americano de Cirurgiões*.

Obviamente, o trauma leve, como simples contusões de pele, subcutâneo ou parede abdominal, pode ser tratado com analgésicos simples, medidas locais e repouso. Em muitas situações, o atleta pode até voltar à competição. A estimulação do plexo celíaco (solar) por trauma contuso pode causar grande desconforto, porém, é de caráter passageiro e inócuo.

PREVENÇÃO

A variedade de mecanismos de trauma, conforme as diferentes modalidades esportivas, dificulta ou impossibilita a criação de regras gerais de prevenção dessas lesões. Obviamente, o uso de equipamentos adequados de proteção e a constante supervisão de adultos sobre crianças são alguns dos vários métodos intuitivos de diminuir a incidência de trauma no esporte.

Especial atenção deve ser dada àqueles com maior risco de lesão, como portadores de visceromegalias, discrasias sanguíneas ou órgãos únicos não duplos (p. ex., rim único), quando o trauma pode ter repercussão mais grave.

O benefício do exame clínico de triagem pré-prática é controverso.

CONCLUSÃO

O trauma abdominal no esporte é de rara ocorrência, porém, pode ser fatal, devendo ser diagnosticado e tratado prontamente.

É fundamental que o especialista em medicina desportiva tenha capacidade de diagnosticar o trauma abdominal. Em virtude da variedade de apresentações clínicas e tratamentos, o especialista deve ser sempre consultado em caso de dúvida.

BIBLIOGRAFIA

1. Ameh EA, Chirdan LB, Nmadu PT. Blunt abdominal trauma in children: epidemiology, management, and management problems in a developing country. *Pediatr Surg Int* 2000;16(7):505-9.
2. American College of surgeons. *ATLS: Advanced Trauma life Support for Doctors.* 9th ed. Student Course Manual, 2012.
3. Armsey TD, Hosey RG. Medical aspects of sports: epidemiology of injuries, preparticipation physical examination, and drugs in sports. *Clin Sports Med* 2004 Apr.;23(2):255-79.
4. Barrett C, Smith D. Recognition and management of abdominal injuries at athletic events. *Int J Sports Phys Ther* 2012 Aug.;7(4):448-51.
5. Bergqvist D, Hedelin H, Karlsson G et al. Abdominal injury from sporting activities. *Br J Sports Med* 1982 June;16(2):76-79.
6. Herbella FA, Del Grande JC. Trauma abdominal no esporte. In: Cohen M, Abdalla RJ. *Lesões no esporte. Diagnóstico, prevenção, tratamento.* Rio de Janeiro: Revinter, 2003. p. 229-31.
7. Hughes TM, Elton C, Hitos K et al. Intra-abdominal gastrointestinal tract injuries following blunt trauma: the experience of an Australian trauma centre. *Injury* 2002 Sept.;33(7):617-26.
8. Intravia JM, DeBerardino TM. Evaluation of blunt abdominal trauma. *Clin Sports Med* 2013 Apr.;32(2):211-18.
9. Morton DP. Exercise related transient abdominal pain. *Br J Sports Med* 2003 Aug.;37(4):287-8

PARTE IV

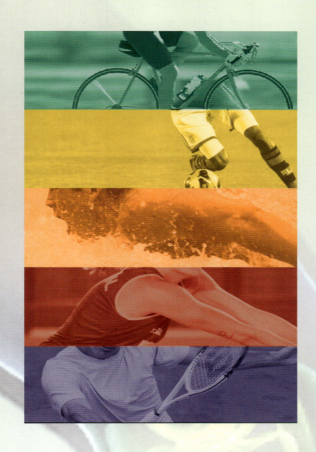

Diagnóstico por Imagem

CAPÍTULO 27

RADIOGRAFIA

Artur da Rocha Corrêa Fernandes ■ Milton Luiz Miszputen ■ Júlio Brandão Guimarães

■ HISTÓRICO

A radiografia simples (RX) foi a primeira a surgir dentre os métodos de diagnóstico por imagem. Os raios X foram descobertos pelo Professor Wilhelm Conrad Röntegen, da Universidade de Wurzburg, Alemanha, em 8 de novembro de 1895.[1] A primeira radiografia da história foi da mão da sua mulher, naquele mesmo ano. Logo a seguir, a notícia era publicada nos jornais europeus e nos Estados Unidos. Desde então, este método tem sido um grande aliado no diagnóstico médico, tanto em Ortopedia, como também nas demais especialidades. A descoberta dos raios X e as radiografias deram início à radiologia e serviram de base para o desenvolvimento tecnológico que traria, nos anos a seguir, os demais métodos de diagnóstico por imagem. Dentre esses métodos, ressalta-se a tomografia computadorizada (TC), desenvolvida cerca de 75 anos depois, e que utiliza os mesmos raios X descobertos por Roentgen.

■ FÍSICA DA RADIOLOGIA

Os raios X são uma radiação eletromagnética. A radiação emitida pelo tubo de raios X, decorrente do seu curto comprimento de onda, tem a propriedade de atravessar os objetos sólidos.[2]

No equipamento, mais especificamente no tubo de raios X (um ambiente com vácuo), elétrons são produzidos por um filamento incandescente (cátodo) e se chocam, em alta velocidade, em um "alvo", ou ânodo, de tungstênio.[3] O feixe de raios X, produzidos por essa reflexão no ânodo, atravessa a região do corpo humano a ser examinada e atinge o filme radiográfico, uma película sensível a essa radiação, acondicionado num chassi. A quantidade de raios X que atinge o filme é variável, pois depende do grau de absorção dos diferentes tecidos. É por este motivo que a imagem obtida surge como uma graduação entre o branco (tecidos muito atenuantes, ou radiopacos) e o preto (tecidos pouco atenuantes, ou radiolucentes). Então, o filme tem uma imagem latente que será registrada após o processamento (revelação, interrupção e fixação).

Com a finalidade de reduzir a dose de radiação para se produzir uma boa imagem médica, foram desenvolvidas telas intensificadoras (*écrans*). Estas telas revestem os dois lados do chassi, estão em contato com o filme e por conterem material fluorescente, brilham quando expostas aos raios X. Como o filme radiográfico também é sensível à luz, a luz emitida ajuda a sensibilizar o filme, fazendo com que a dose de radiação recebida pelo paciente possa ser reduzida a 1/20 até 1/50, evitando longas e perigosas exposições.

■ TÉCNICAS

Nos casos de trauma do sistema musculoesquelético são solicitados geralmente RX em duas incidências: anteroposterior (frente) e lateral (perfil). Isto é imprescindível, pois se sabe que, muitas vezes, linhas de fraturas são ocultas numa incidência, mas claramente diagnosticadas na outra (Fig. 1). Em várias situações, ainda, são necessárias incidências adicionais, como oblíquas, localizadas, com magnificação etc. Para avaliar determinadas articulações ou ossos (p. ex., escafoide), o médico radiologista pode ainda orientar o técnico para realizar incidências especiais que facilitem o diagnóstico.

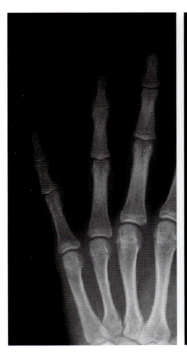
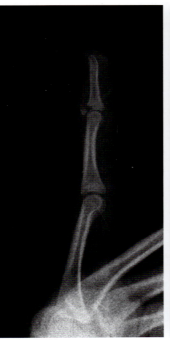
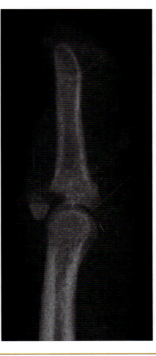

Figura 1. Estudo radiográfico da mão direita de paciente do sexo masculino, 22 anos, com trauma no IV dedo durante partida de handebol. Na incidência em AP não se observam alterações significativas, porém a incidência em perfil mostra fratura/avulsão no dorso da base da falange distal do IV dedo, na inserção do tendão extensor terminal.

Inúmeras novas incidências radiológicas têm sido estudadas e publicadas recentemente, mostrando assim que mesmo com o avanço de novas técnicas para avaliação do sistema musculoesquelético, o estudo radiográfico ainda é considerado um método fundamental na avaliação inicial dos pacientes ortopédicos. Um exemplo é a utilização de incidências oblíquas para pesquisa de impacto anterior do tornozelo, onde o estudo é adquirido com o feixe inclinado 45 graus na direção craniocaudal, a perna em rotação externa de 30 graus, e o pé em flexão plantar, em relação ao posicionamento padrão em perfil, aumentando, assim, significativamente a sensibilidade e a especificidade do diagnóstico.[4]

Radiograficamente, pode-se examinar um paciente deitado sobre a mesa ou em posição ortostática. Nesta, diz-se que a radiografia foi realizada "com carga". Com esta técnica, reproduz-se a situação real, em que a força da gravidade exerce sua ação sobre uma articulação, fornecendo informações da dinâmica da articulação.

A radiografia obtida sob estresse é outra técnica e pode demonstrar lesão ligamentar e instabilidade.[5] Para a realização deste RX, o técnico ou médico segura as extremidades de uma articulação e exerce uma força que irá produzir um determinado posicionamento da articulação (p. ex., inversão ou gaveta anterior, no tornozelo). As radiografias sob estresse podem também ser realizadas com dispositivos mecânicos (Telos) que substituem a ação do técnico e/ou médico. Assim, num caso de eventual lesão ligamentar, haverá um alargamento assimétrico do espaço articular no lado da lesão. As radiografias em estresse são aplicadas mais frequentemente no polegar, punho, joelho e tornozelo. Esta é uma técnica muito útil, mas de difícil realização, pois nos casos de lesão ligamentar aguda, o paciente não tolera movimento na região, e às vezes, pelo próprio edema periarticular, a articulação apresenta menor mobilidade. É necessário também estudar o lado contralateral sadio para a comparação das dimensões dos espaços articulares e evitar assim resultados falso-positivos.

Radiografias "dinâmicas" da coluna vertebral podem ser realizadas nas posições de flexão e extensão para se avaliar instabilidade segmentar.

A técnica de artrografia (radiografias com injeção intra-articular de contraste iodado e ar), que delineia a superfície interna da articulação, é destinada ao estudo da cartilagem hialina e de fibrocartilagens, como menisco, fibrocartilagem triangular e *labrum* da glenoide. Esta modalidade tem sido cada vez menos utilizada, pois a TC e ressonância magnética (RM) e suas versões com contraste intra-articular (efeito artrográfico), artrotomografia (artro-TC) e artrorressonância (artro-RM), respectivamente, têm-na substituído, com melhor qualidade diagnóstica.

A utilização de radiografias digitais vem aumentando nos últimos anos e estão se tornando uma importante ferramenta na análise radiográfica. A resolução de contraste, da imagem digital, pode ser ajustada e maximizada, por funções de transformação, que adequam o nível do brilho e do contraste das imagem em tons de cinza, possibilitando, assim, maior definição e auxílio diagnóstico (Fig. 2). As radiografias digitais possibilitam ampliação da imagem sem perda significativa de sua definição. As imagens adquiridas podem ser armazenadas em sistemas de arquivamento de imagens (PACS), que traz melhorias na acessibilidade e integração das informações pela vinculação de imagens ao registro eletrônico do paciente, facilitando, assim, a análise comparativa a estudos anteriores e reduzindo os desperdícios de materiais na repetição de exames.[6]

USO DAS RADIOGRAFIAS SIMPLES EM TRAUMATOLOGIA E ORTOPEDIA

É indiscutível o papel do exame radiográfico na Traumatologia e Ortopedia. Mesmo com o advento de técnicas modernas, como a ultrassonografia, TC e RM, os RX ainda são indispensáveis. Os RX têm como vantagens ser um método de baixo custo, amplamente difundido em nosso meio e de fácil e rápida realização.

As radiografias são requisitadas, como primeiro exame, na maioria dos casos de trauma do sistema musculoesquelético, principalmente quando se suspeita de lesão óssea.

O exame radiológico permite o diagnóstico de fratura fundamentando-se no estudo morfológico das áreas comprometidas, que inclui o exame dos contornos anatômicos e da densidade óssea (Fig. 3).

As modificações da densidade óssea, tanto pelo aumento (fraturas impactadas), como por diminuição (separação dos fragmentos), constituem outro dado propedêutico importante.

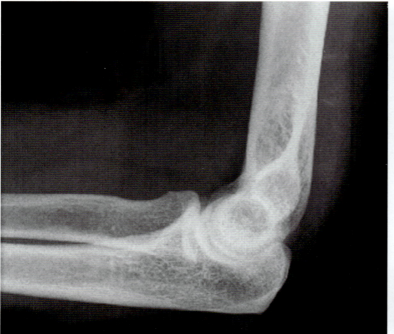
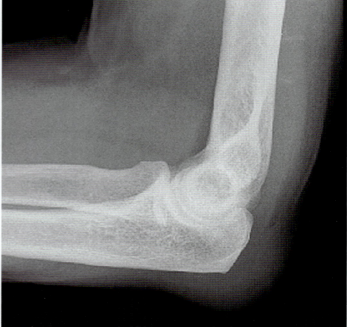

Figura 2. Estudo radiográfico digital em perfil do cotovelo esquerdo do paciente, sexo masculino, com 40 anos, com dor há 1 mês. O janelamento adequado na segunda ilustração possibilita a identificação de significativo aumento de partes moles na topografia da bursa olecraniana, confirmando posteriormente bursite olecraniana gotosa.

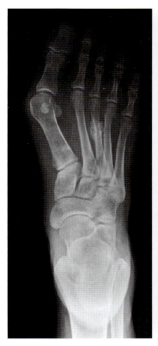
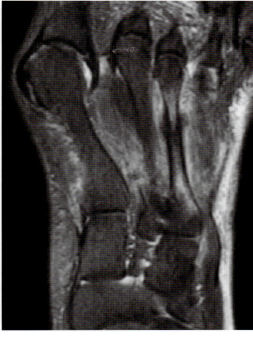

Figura 3. Estudo radiográfico do pé esquerdo da paciente do sexo feminino, 35 anos, maratonista, com dor há 40 dias, mostrando uma fratura de estresse na diáfise média do III metatarsal em fase de consolidação. Achados confirmados no exame de ressonância magnética.

Apesar de esta modalidade ser mais útil nos casos de lesão óssea, muitas informações sobre estruturas de partes moles podem também ser obtidas. Podem-se avaliar, mesmo que parcialmente ou indiretamente, a cartilagem articular, ligamentos, tendões e músculos. Assim, cabe ao radiologista reconhecer a limitação e o alcance de cada método de imagem quando do diagnóstico do tipo, localização e extensão de uma determinada lesão.

Em traumatologia, a radiografia é o método de escolha na abordagem inicial nos casos de lesões ósseas, como fraturas, luxações e lesões osteocondrais. Muitas vezes não é necessária a solicitação de nenhum outro método de imagem complementar.

Com o estudo radiográfico, podem-se classificar as fraturas com relação à localização, número de fragmentos ósseos (fratura simples ou cominutiva), orientação e grau de afastamento entre os fragmentos e relação da linha de fratura com a superfície articular.

As luxações e subluxações, também, são bem diagnosticadas pelo RX. Entretanto, as várias lesões de partes moles que podem estar associadas às luxações necessitam de exames complementares, como RM e TC com séries adicionais com efeito artrográfico.

As lesões osteocondrais também podem ser diagnosticadas por radiografias (Fig. 4). Entretanto, se o fragmento for constituído exclusivamente por cartilagem, que é radiotransparente, a radiografia será negativa. Nesta situação é conveniente complementar com artro-TC ou artro-RM. A radiografia simples tem desvantagem em relação a estes dois métodos por não poder demonstrar o grau de destacamento do fragmento osteocondral. As osteocondroses, como a doença de Osgood-Schlatter, são também facilmente diagnosticadas pelo exame radiografico.

O exame radiológico é um método importante no seguimento da reorganização das lesões traumáticas. Permite seguir o processo fisiológico de reparação – inclusive os procedimentos cirúrgicos – e é útil para detectar possíveis complicações (retardo de consolidação, infecção, perda de redução etc.).

O exame radiológico convencional também pode contribuir para avaliação de condições articulares, como artropatias degenerati-

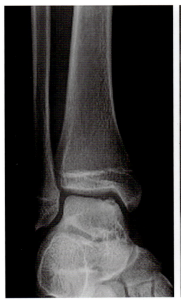
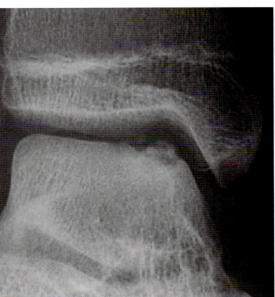
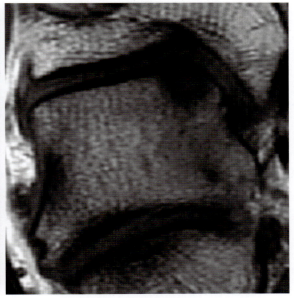

Figura 4. Estudo radiográfico digital do tornozelo direito do paciente do sexo masculino, 14 anos, ginasta, com dor há 3 meses, mostrando lesão osteocondral (osteocondrite dissecante) na porção anteromedial do domo talar, mais bem visualizada na imagem ampliada e confirmada por ressonância magnética.

vas: artrose, que eventualmente acompanha o atleta, seja decorrente de fratura pregressa ou por sobrecarga crônica. Radiografias com carga são importantes para demonstrar, o real comprometimento do espaço articular, além de poder mostrar deformidades, como valgismo e varismo de uma articulação. Incidências especiais podem ser necessárias para o estudo de uma articulação em particular, por exemplo incidências frontais do joelho com flexão, em posição ortostática, para melhor avaliação da porção posterior do espaço articular femorotibial.[1]

O exame radiológico pode também contribuir para avaliação de outras artropatias, inflamatórias, infecciosas e metabólicas.

Para obter informações adicionais sobre as alterações de partes moles que acompanham o trauma musculoesquelético, podem-se utilizar técnicas radiológicas com baixa penetração de raios X. Nestes casos, o RX simples pode identificar: derrame articular (e o deslocamento de planos gordurosos decorrentes deste), e edema, pelo aumento do volume e da densidade de partes moles.

Lesões ligamentares podem ser inicialmente diagnosticadas por radiografias em estresse.

Lesões tendíneas agudas, como rupturas totais, são de difícil identificação nos RX, mas podem ser diagnosticadas num exame tecnicamente bem realizado. Lesões tendíneas crônicas podem ser diagnosticadas pelos RX. Em casos de tendinoses, em que ocorre o alargamento do tendão, observa-se aumento do volume das partes moles; e em casos de tendinopatia calcária ou entesopatias, o RX pode demonstrar calcificação intratendínea ou na topografia da inserção do tendão, respectivamente.

As lesões musculares agudas não são satisfatoriamente diagnosticadas pelos RX. Entretanto, a miosite ossificante, uma sequela de lesão muscular crônica (geralmente por contusão muscular), é diagnosticada por meio da identificação de imagem tenuemente radiodensa, ovalada, na projeção das partes moles.

Deve-se ressaltar a importância do diagnóstico diferencial nos casos de trauma musculoesquelético. Outras enfermidades, como infecções (osteomielite), tumores ósseos ou de partes moles, deformidades congênitas e coalizão tarsal, podem estar associadas ao trauma. Em alguns casos, estas doenças podem-se apresentar com quadros clínicos, e radiológicos, muito semelhantes às lesões traumáticas. Por vezes, o trauma pode apenas ser o primeiro motivo para o paciente procurar o médico, quando, na realidade, uma doença mais preocupante pode já estar estabelecida. Cabe ao radiologista e ao ortopedista, estarem atentos a estas situações e considerar sempre, mesmo que remotamente, a possibilidade de outras enfermidades associadas, bem como definir a necessidade do prosseguimento da investigação, além de orientar qual o melhor método de imagem a ser escolhido.

■ REFERÊNCIAS BIBLIOGRÁFICAS

1. Goldman M. Introduction. In: Goldman M. *A guide to the X-ray department*. 2nd ed. Bristol: Wright, 1986. p. 1-4.
2. Goldman M. Nature of X-rays. In: Goldman M. *A guide to the X-ray department*. 2nd ed. Bristol: Wright, 1986. p. 5.
3. Meschan I. The fundamentals of radiography. In: Meschan I. *Roentgen signs in clinical practice*. Philadelphia: WB Saunders, 1966. p. 1-50, vol. 1.
4. Tol JL, Verhagen RAW, Krips R et al. The anterior ankle impingement syndrome: diagnostic value of oblique radiographs. *Foot Ankle Int* 2004;25(2):63-68.
5. Greenspan A. Técnicas de imagem em ortopedia. In: Greenspan A. *Radiologia ortopédica*. 3. ed. Rio de Janeiro: Guanabara Koogan, 2001. p. 17-18.
6. Morin RL, Seibert JA. Considerations for selecting a digital radiography system. *J Am Coll Radiol* 2005;2(3):287-90.

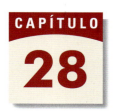

CAPÍTULO 28

ULTRASSONOGRAFIA

Abdalla Skaf ■ Mauro José Brandão da Costa

■ CONSIDERAÇÕES GERAIS

A aplicação da ultrassonografia (US) na avaliação das lesões do sistema musculoesquelético inclui, na identificação das alterações, lesões nos músculos, tendões, ligamentos, cartilagem, cápsula articular, sinóvia, bursa, nervo, cortical óssea e pesquisa de corpo livre intra-articular. O método ainda é eficaz na diferenciação entre formação expansiva cística (hematoma ou abscesso), de sólidos, além de esclarecer anormalidades intra e periarticular.

A US é um método de baixo custo e de fácil acesso, não utiliza radiação ionizante, podendo ser usada como técnica inicial de investigação diagnóstica e durante o seguimento do paciente. Atualmente, a US assessorada com recurso do *Doppler* auxilia na diferenciação e caracterização das lesões vasculares sólidas ou lesões hipervascularizadas, podendo ainda ajudar na detecção de processos inflamatórios, como tenossinovites por meio do mapeamento em cores. Uma das grandes vantagens do método é a realização do exame de formas comparativa e dinâmica, permitindo o diagnóstico de lesões sutis no lado contralateral. Em decorrência do estreito relacionamento entre o operador e o paciente, a análise é mais direcionada ao problema, aumentando a acurácia diagnóstica. O método é dinâmico e permite o estudo das diversas estruturas em tempo real, inclusive com a movimentação dos membros, manobra de estresse entre outras. Deve-se salientar que pacientes obesos, aqueles com grande massa muscular (atletas), ou pacientes com limitações de movimento, dificultam uma análise mais detalhada da região a ser analisada.

Atualmente, a ressonância magnética (RM) tem revolucionado as imagens no sistema musculoesquelético, com a desvantagem do relativo alto custo, nem sempre acessível, e limitação na avaliação de áreas com presença de metal (por exemplo: parafuso de osteossíntese), onde há deterioração da imagem. A US no sistema musculoesquelético requer um longo tempo de treinamento, perfeito conhecimento dos fenômenos fisiopatológicos das lesões e noção ampla de anatomia, além da familiarização com as variantes da normalidade. Em virtude da complexidade de algumas lesões, a curva de aprendizado e o domínio do método talvez sejam mais longos do que o emprego desse exame em outras áreas do corpo (Quadro 1).

Transdutores de alta resolução

Com o advento dos transdutores de alta resolução (maior ou igual a 7,5 mHz), houve uma melhora significativa na qualidade das imagens do exame ecográfico do sistema musculoesquelético e, consequentemente, laudos mais precisos. A US pode capacitar o clínico a determinar a necessidade ou não de se avançar na investigação diagnóstica, com a utilização da RM ou procedimentos mais invasivos, como artrografias ou biópsias.

Quadro 1. Tópicos básicos para o entendimento da física ultrassonográfica

Vantagens do exame ecográfico	Limites do exame ecográfico
■ Estreita relação médico-paciente	■ Método operador dependente
■ Avaliação dinâmica e comparativa	■ Necessidade de transdutores específicos
■ Exame não invasivo	■ Obesidade e grande massa muscular
■ Fácil acesso e relativo baixo custo	■ Déficit funcional

O que é transdutor (sonda)?

Transdutor é um dispositivo que emite o som pelos diversos compartimentos do corpo e recebe os ecos refletidos das diferentes matérias, que, por meio de um sistema computadorizado, são digitalizados e transformados em imagens.

Por que transdutores de alta frequência na análise do sistema musculoesquelético?

A frequência de pulso determina a profundidade com que é possível obter-se dados inconfundíveis com o uso da ultrassonografia. Quanto maior a frequência do transdutor, menor a amplitude da banda, menor a penetração da radiofrequência, portanto, maior a possibilidade de ser fazer a análise perfeita das estruturas superficiais. Por outro lado, quanto menor a frequência do transdutor, maior a amplitude da banda e da penetração da radiofrequência, que propiciará um estudo perfeito das estruturas mais profundas.

Como exemplo, em medicina interna, durante a análise da cavidade abdominal (fígado, rins, pâncreas e outros órgãos) são usados transdutores de 3 até 5 mHz, porque se necessita de baixa frequência para se ter uma penetração maior da radiofrequência, a fim de analisar estruturas profundas. Como no sistema musculoesquelético, em geral, as estruturas são superficiais, transdutores de alta frequência de 7,5, 10 e 13 mHz são ideais.

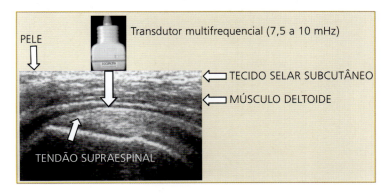

255

O que dá a tonalidade (ecotextura) das diferentes estruturas?

A tonalidade ou ecotextura é dada pela diferença de atenuação provocada pelos tecidos à passagem dos feixes acústicos. À medida que o som passa pelos diferentes tecidos do corpo, perde energia, que é conhecida como atenuação.

Conceitos básicos de nomenclatura

Diferentes matérias irão transmitir o som de maneiras diferentes, determinando maior ou menor atenuação aos feixes acústicos, resultando em tonalidades (ecotextura) diferentes. Estruturas que condicionam altas atenuações (estruturas hiperecoicas ou hiperecogênicas) apresentam tonalidades brilhantes. Aquelas com moderada atenuação (estruturas hipoecoicas ou hipoecogênicas) apresentam tonalidades escuras, tendendo para o cinza. Estruturas que não causam atenuação (anecoicas ou anecogênicas) apresentam tonalidades escuras, como o preto total (Fig. 1).

Como exemplo, podemos citar:

- *Estruturas hiperecoicas:* tecido ósseo, septos fibroadiposos, fáscias musculares.
- *Estruturas hipoecoicas:* tecido muscular, tecido celular subcutâneo.
- *Estruturas anecoicas:* cistos, líquido sinovial.

■ APLICAÇÕES DA ULTRASSONOGRAFIA NO SISTEMA MUSCULOESQUELÉTICO

Conceito básico de planejamento de corte

O conhecimento específico da anatomia e a orientação espacial das diversas estruturas do corpo humano assumem papel de extrema importância no exame ecográfico, pois o método permite uma perfeita análise em múltiplos planos (longitudinal, transversal, oblíquo entre outros), possibilitando uma noção tridimensional da região a ser analisada. Um estudo ultrassonográfico adequado inclui a análise das diversas estruturas ou lesões nos vários planos do espaço, no mínimo em dois planos básicos ortogonais (longitudinal e transversal) (Fig. 2).

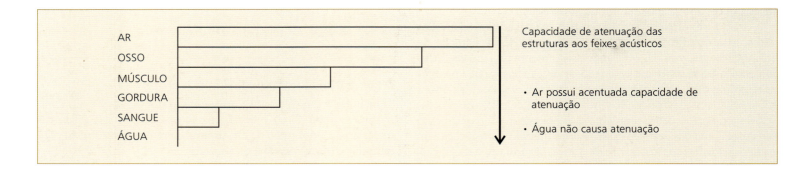

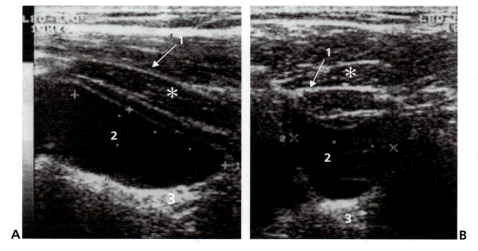

Figura 1. US do ombro, corte longitudinal (**A**) e corte transversal (**B**). 1. Septos fibroadiposos, fáscia muscular – hiperecogênico ou hiperecoico (brilhante); 2. cisto – anecogênico ou anecoico (preto); 3. reforço acústico posterior. Importante sinal ecográfico em geral está presente posteriormente à formação de conteúdo líquido; (*) musculatura – hipoecogênico ou hipoecoico (cinza).

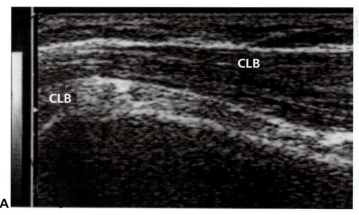
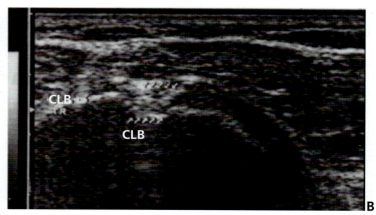

Figura 2. (**A**) Corte longitudinal demonstrando cabeça longa do bíceps no seu maior eixo com aspecto fibrilar ecogênico normal. (**B**) Corte transversal no sulco bicipital mostrando cabeça longa do bíceps (CLB) arredondada ecogênica entre a pequena e a grande tuberosidade.

Aparência normal das estruturas
- Músculos.
- Tendão.
- Ligamentos.
- Bursa.
- Cápsula/sinóvia.
- Nervo.
- Cortical/cartilagem.

Músculos

Em geral, o exame é feito com um transdutor de alta frequência (maior ou igual a 7,5 mHz), exceto nos casos de grandes "massas" musculares ou abundância de tecido adiposo, podendo ser realizado com frequências mais baixas do que 15 mHz.

Os músculos apresentam configurações variadas em arranjo, podendo ser: unipenado, bipenado ou circumpenado. Estes arranjos são facilmente detectados durante o exame ecográfico. O músculo tem uma aparência mesclada com grande parte hipoecoica (cinza) entremeada por septos fibroadiposos (do perimísio) que são vistos como estruturas tracejadas hiperecoicas (brilhantes), separando as bandas musculares. Outras estruturas, além do perimísio, aparecem com uma forma brilhante em relação ao músculo, como o epimísio, os tendões, os nervos, as fáscias musculares e o tecido adiposo. A identificação da estrutura penada é mais fácil de ser observada nos cortes longitudinais, e as imagens obtidas no plano transversal demonstram o músculo com a aparência de uma "pintura" ou "tela" (Figs. 3 e 4).

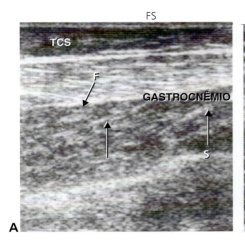
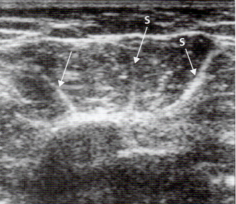

Figura 3. (**A** e **B**) Cortes longitudinal e transversal na panturrilha e braço respectivamente, demonstrando aspecto bipenado do gastrocnêmio (**A**) com a fáscia (F) intermuscular (hiperecogênica), fáscia superficial (FS) (hiperecogênica) e septos fibroadiposos (S) convergentes. Na Figura **B**, observa-se o aspecto conhecido como "pintura", com aparência brilhante empaliçada dos septos fibroadiposos (S).

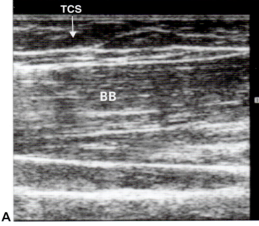
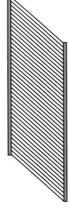
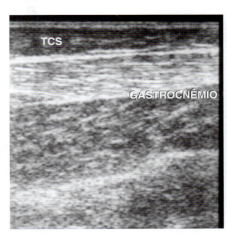
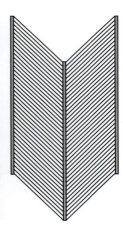

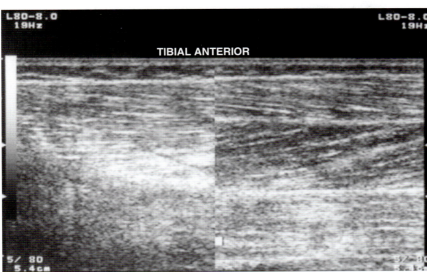
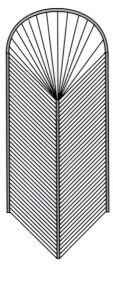

Figura 4. (**A**) Aspecto unipenado do bíceps braquial (BB). (**B**) Aspecto bipenado do gastrocnêmio. TCS = Tecido celular subcutâneo. (**C**) Aspecto circumpenado do músculo tibial anterior.

Tendão

É imprescindível a análise dos tendões com transdutores de alta frequência (acima de 7,5 MHz) por necessitar de alta resolução espacial (detecta pequenos detalhes ou mínimas alterações) e contraste (aumento da diferença entre tecidos normal e patológico) (Figs. 5 a 7).

Os tendões são estruturas organizadas de modo estriado, em geral, hiperecoico (aspecto fibrilar brilhante) e quase sempre revestidos por uma bainha sinovial. O estudo é realizado em tempo real, com movimentação das extremidades, de modo que possa ser exposto o maior eixo do tendão, para que o estudo seja feito nos diversos planos ortogonais do mesmo (Figs. 8 a 10).

A bainha sinovial facilita o exame individual dos tendões. No ombro, a cabeça longa do músculo bíceps braquial (CLB) é um exemplo de tendão com bainha sinovial de revestimento, porém nem todos os tendões do corpo são revestidos por sinóvia, como, por exemplo, o tendão do calcâneo e o tendão do semimembranoso etc. (Figs. 11 a 13).

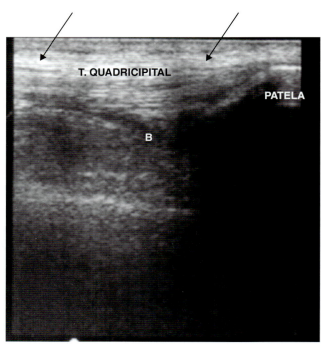

Figura 5. Corte longitudinal no compartimento anterior do joelho demonstrando aspecto normal do tendão quadricipital (setas) junto à patela.

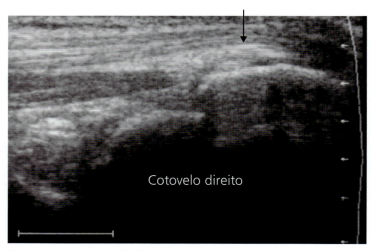

Figura 6. Corte longitudinal no compartimento posterior do cotovelo – tendão do tríceps (seta) com aspecto fibrilar.

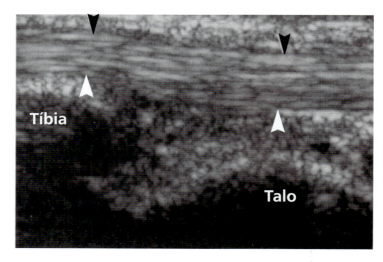

Figura 7. Corte longitudinal no compartimento interno do tornozelo. Tendão tibial posterior com aspecto fibrilar normal (pontas de seta).

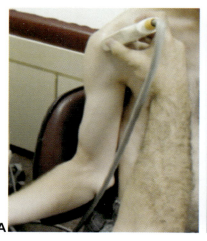
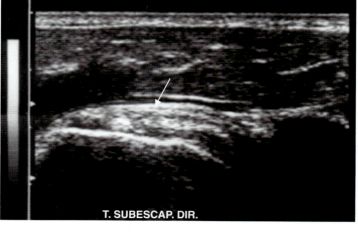

Figura 8. (**A**) Demonstração do exame com corte no tendão subescapular, em seu maior eixo, necessitando rotação externa do antebraço para melhor identificar o tendão. (**B**) Aspecto ecográfico normal do tendão subescapular (seta).

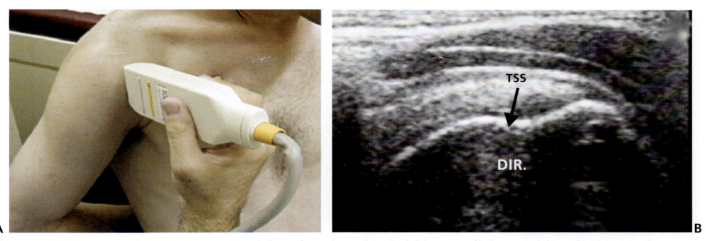

Figura 9. (**A**) Demonstração do recurso para pesquisa de lesão do tendão supraespinal. (**B**) Aspecto fibrilar normal do tendão. TSS = Tendão supraespinal.

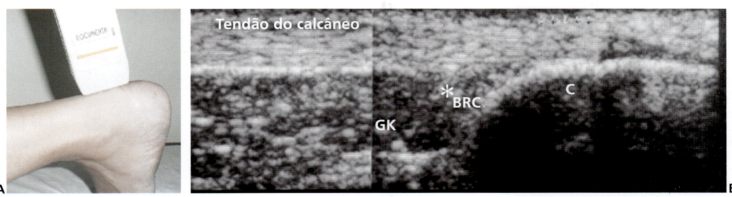

Figura 10. (**A**) Colocação do transdutor para análise do tendão do calcâneo no eixo longitudinal, com o pé em dorsiflexão. (**B**) Corte longitudinal do tendão do calcâneo; observa-se aspecto fibrilar do tendão próximo à inserção do calcâneo. C = Calcâneo; (*) = bursa retrocalcaneana; GK = gordura de Kager.

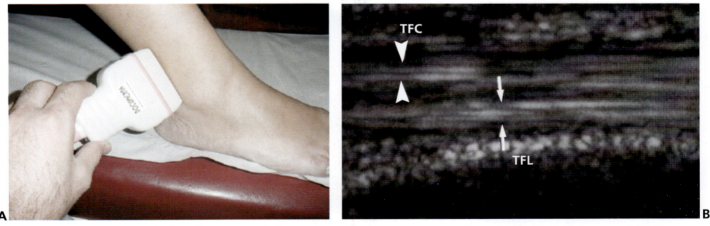

Figura 11. (**A** e **B**) Corte longitudinal no plano supramaleolar ao compartimento externo mostrando os tendões fibulares com aspecto fibrilar normal. TFC = Tendão fibular curto; TFL = tendão fibular longo.

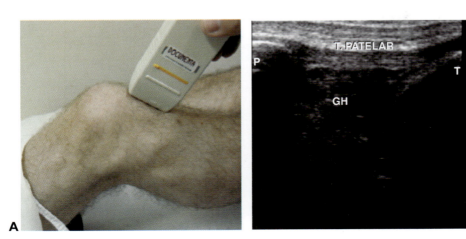

Figura 12. (**A** e **B**) Análise do tendão patelar, com transdutor posicionado longitudinalmente, com discreta flexão do joelho. Aspecto normal do tendão patelar. A textura hipoecoica difere da maioria dos tendões (hiperecoica) possivelmente por não apresentar sinóvia. GH = Gordura de Hoffa.

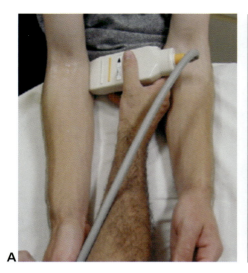
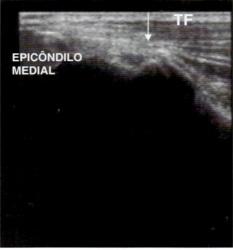

Figura 13. (A e B) Análise comparativa do compartimento interno dos cotovelos no plano do epicôndilo medial demonstrando corte longitudinal do tendão flexor (TF).

Ligamentos

As lesões ligamentares são muito comuns na prática esportiva, principalmente nas modalidades de contato. Em geral, o exame clínico é suficiente nas rupturas completas, mas pode não ter um ótimo desempenho na fase após o trauma. A US pode ser empregada nos serviços de emergência para a instalação mais precoce da terapêutica, favorecendo um melhor prognóstico.

Os ligamentos, rotineiramente, são analisados com transdutores de alta frequência acima de 7,5 mHz graças à localização mais superficial dos mesmos, sendo fundamental uma análise comparativa. Muitos ligamentos da mão, do punho, do ombro, do joelho e do tornozelo podem ser avaliados ecograficamente em uma lista que inclui ligamentos colaterais das falanges, a fibrocartilagem triangular do punho, o ligamento coracoacromial do ombro, os ligamentos colaterais dos joelhos, os ligamentos talofibulares anterior e posterior, o ligamento calcaneofibular e o ligamento colateral medial do tornozelo entre outros (Figs. 14 a 18).

Os ligamentos são estruturas brilhantes, similares à aparência cortical óssea em vizinhança, portanto, o ajuste adequado dos parâmetros é importante para que haja uma boa diferenciação, devendo

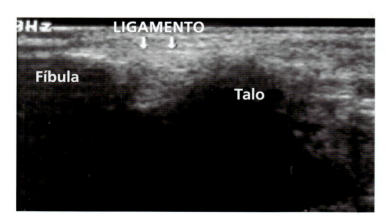

Figura 14. Banda ecogênica com orientação oblíqua unindo o acrômio (AC) ao processo coracoide (PC), constituindo o ligamento coracoacromial (LCA).

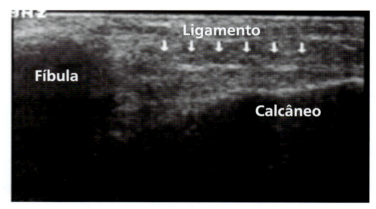

Figura 16. Banda ecogênica que parte verticalmente ao maléolo lateral unindo a fíbula ao calcâneo (ligamento fibulocalcâneo).

Figura 15. Banda ecogênica que parte lateralmente ao maléolo fibular em direção ao talo (ligamento talofibular anterior).

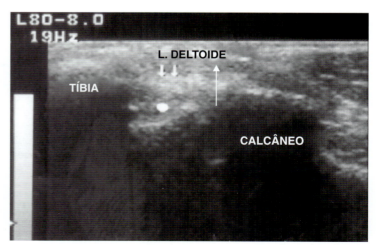

Figura 17. Banda ecogênica unindo a tíbia ao sustentáculo do talo (ligamento deltoide).

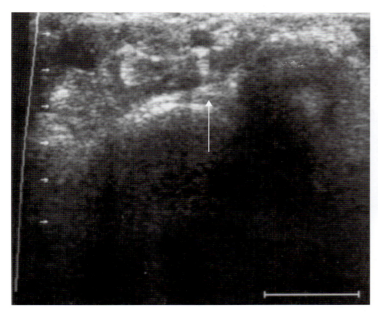

Figura 18. Formação triangular ecogênica (seta) junto à face externa do processo estiloide da ulna (fibrocartilagem triangular).

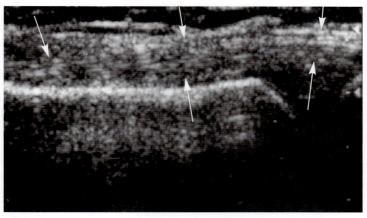

Figura 19. Banda hipoecoica com camada superficial e profunda hiperecoicas (setas) limitando a zona central hipoecoica correspondendo ao ligamento colateral medial.

o transdutor sempre ser alinhado com o maior eixo dos ligamentos (cortes longitudinais). Todos os ligamentos, com exceção do colateral medial do joelho, aparecem como bandas homogêneas e brilhantes com espessura entre 2 a 3 mm. O ligamento colateral medial do joelho tem aparência trilaminar contendo duas camadas brilhantes (uma camada superficial e outra profunda) e uma camada central hipoecoica (cinza) (Fig. 19).

Bursa

As bursas são estruturas "saculares" contendo líquido que serve como lubrificante, para facilitar o movimento das estruturas do sistema musculoesquelético, sendo encontradas em áreas submetidas à grande movimentação. A bursa pode inflamar-se em resposta a uma fricção ou pressão anormal, como, por exemplo, a bursa adventícia junto a osteocondromas (exostose bursata), bursa localizada junto ao trato iliotibial na síndrome do trato iliotibial (Figs. 20 a 24).

Dividem-se as bursas em dois grupos: as comunicantes e as não comunicantes, dependendo da relação com a articulação, podendo ser superficiais ou profundas. Assim sendo, a escolha da frequência do transdutor é com base na localização da bursa. Os transdutores de 7,5 a 10 mHz permitem um bom estudo das bursas superficiais. Eventualmente, nas bursas profundas em pacientes musculosos, os transdutores de 5 MHz podem ser utilizados. As bursas peritendinosas são mais facilmente examinadas ao longo do eixo longitudinal do tendão.

A avaliação da quantidade de líquido intrabursal é mais bem observada quando se compara ao lado contralateral (assintomático) (Fig. 24B e C).

Ultrassonograficamente, as bursas são estruturas hipoecoicas ou anecoicas circundadas por uma linha hiperecoica que representa a interface da bursa com o líquido. Esta linha mede cerca de 1,0 mm. De um modo geral, o líquido da bursa não excede a 2,0 mm (em quantidades normais) (Figs. 25 a 28).

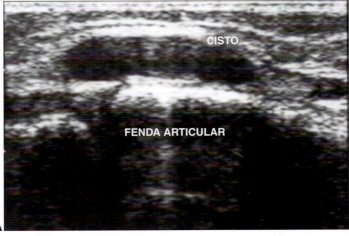
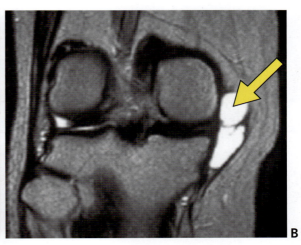

Figura 20. (**A**) US do compartimento interno do joelho demonstrando formação anecoica (líquido), organizada entre as camadas superficial e profunda do ligamento colateral medial, no plano da fenda articular. (**B**) RM confirma formação líquida (hipersinal na sequência T2) entre as camadas do ligamento colateral medial, sem se acompanhar de lesão meniscal (diagnóstico diferencial com cisto parameniscal).

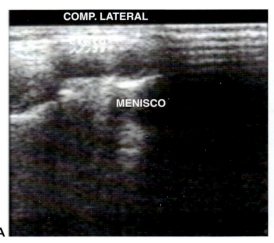
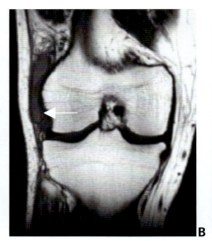
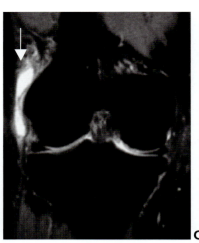

Figura 21. (**A-C**) Paciente com dor no compartimento lateral em correspondência com o trato iliotibial. US demonstrando pequeno líquido entre o côndilo lateral e o trato iliotibial. Sequências coronais de RM nas sequências T1 e T2 com saturação de gordura, coleção de fluido organizada interpondo-se entre o trato iliotibial e o côndilo femoral, consistindo em bursite (setas).

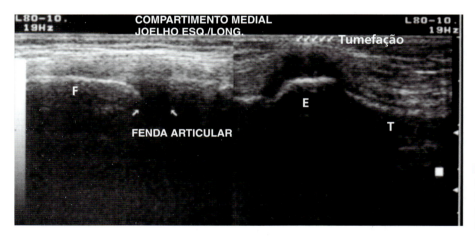

Figura 22. US longitudinal do compartimento interno demonstrando excrescência (E) na face interna da metáfise da tíbia (T), acompanhada de tumefação de partes moles sugerindo líquido espesso (hipoecoico), (F) fêmur.

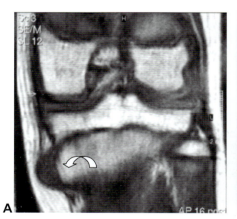
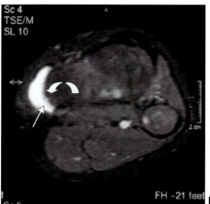

Figura 23. (**A**) Mesmo paciente da Figura 22. Coronal T1: formação com sinal intermediário. (**B**) Axial T2 com supressão de gordura. A lesão exibe hipersinal consistente com líquido (seta). Destaca-se osteocondroma séssil (seta curva) em correspondência com a coleção líquida – Osteocondromatose Bursata.

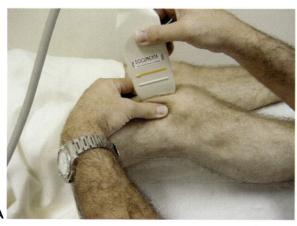
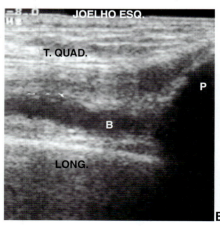
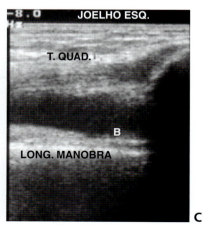

Figura 24. (**A**) Manobra de apreensão na região suprapatelar a fim de melhor visibilizar o líquido na bursa. (**B** e **C**) Sem manobra e com manobra de apreensão respectivamente. Notando-se "maior" quantidade de líquido na bursa com a manobra.

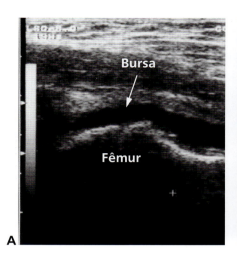
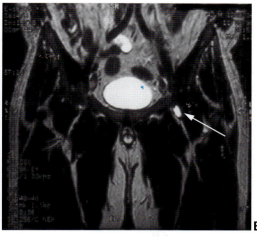

Figura 25. (**A**) US longitudinal de distensão por líquido da bursa do iliopsoas. (**B**) Corte coronal T2 demonstrando bursa iliopsoas exibindo hipersinal de morfologia globosa e distendida por líquido (seta) – bursite.

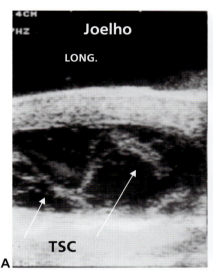
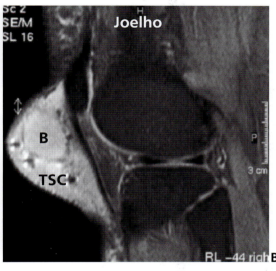

Figura 26. (**A**) US Corte longitudinal no compartimento anterior. Espessamento da parede da bursa pré-patelar e do tecido subcutâneo (TSC), notando-se conteúdo heterogêneo (traves hiperecoicas – setas). Reforço acústico posterior (R), consistente com conteúdo líquido.
(**B**) RM corte sagital T2 com supressão de gordura, bursa (B) distendida por líquido (hipersinal) e intenso hipersinal de tecido subcutâneo (TSC) indicativo de bursite complicada (processo inflamatório).

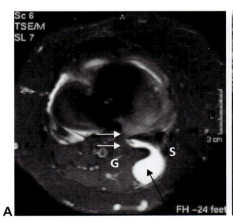
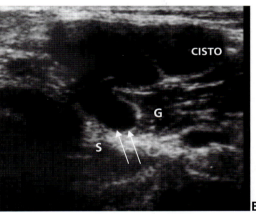

Figura 27. (**A**) Corte na fossa poplítea de RM com ponderação T2 com supressão de gordura demonstrando distensão da bursa entre a cabeça medial do gastrocnêmio (G). Semimembranoso (S) "cisto" de Baker (seta) aspecto de comunicação com articulação (↑↑). (**B**) Aspecto ecográfico similar da bursa distendida por líquido, comunicando-se com a articulação (↑↑).

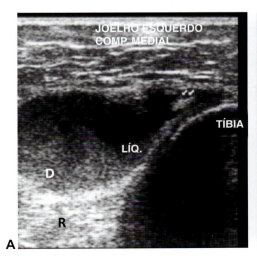
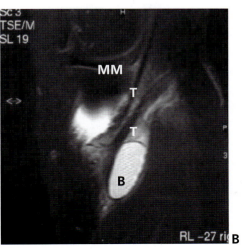

Figura 28. (**A**) US longitudinal do compartimento interno do joelho demonstrando formação expansiva com conteúdo líquido (reforço acústico posterior – R) com partículas sólidas em suspensão (*debris* – D) que corresponde a sangue, pus ou célula de descamação. (**B**) Corte sagital T2 demonstrando formação organizada com sinal de líquido entre os tendões da pata de ganso (T) compatível com bursite (B), possivelmente hemorrágica ou infectada. MM = Menisco medial.

Cápsula/sinóvia

Em um exame normal, a cápsula/sinóvia praticamente não é percebida pelo examinador, manifestando-se como uma banda hiperecogênica (brilhante), adjacente à cortical óssea da articulação, com espessura em torno de 1,0 mm. Nos casos de derrame intra-articular puro (sinovite transitória, por exemplo), nota-se um aumento da distância entre cortical e a cápsula/sinóvia, sem que ocorra um espessamento importante (Figs. 29 a 32).

O espessamento edematoso da sinóvia pode ser visto nas artropatias inflamatórias e na amiloidose. A sinovite vilonodular e a condromatose sinovial são duas entidades que se manifestam com uma forma pseudotumoral e edema da sinóvia, há espessamento sinovial difuso.

O espessamento sinovial patológico é reconhecido pela redução da hiperecogenicidade habitual da sinóvia (normalmente é uma banda brilhante), aparecendo uma banda escura entre o músculo e a face articular óssea (Figs. 31 e 32).

Nas lesões esportivas, pode haver a formação de hemartrose do joelho (rupturas ligamentares, bursites hemorrágicas) ou lipoemartrose (fraturas com extensão até a superfície articular). Na fase aguda, pode ocorrer um aumento do líquido intra-articular com material heterogêneo em suspensão, correspondendo a sangue (Figs. 33 e 34).

A avaliação das alterações da sinóvia é facilmente observada em pontos-chave, como os recessos suprapatelares do joelho, o recesso sinovial anterior do ombro, cotovelo, tornozelo entre outros.

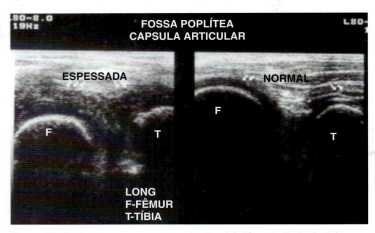

Figura 31. Paciente com espessamento sinovial difuso à direita (seta). Condromatose sinovial. F = Côndilo femoral; T = tíbia (corte transverso).

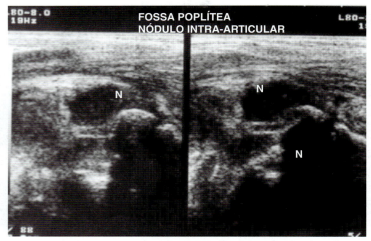

Figura 32. Mesmo paciente com corte no joelho (longitudinal) demonstrando nódulo hipoecoico intra-articular consistente com corpo livre (condromatose sinovial).

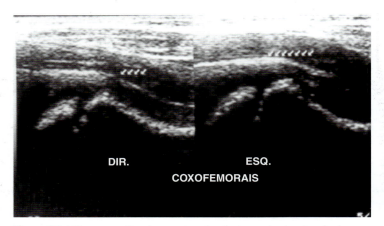

Figura 29. US comparativa demonstrando afastamento da cápsula da cortical do fêmur, bilateralmente por líquido. Setas apontam para cápsula fina (sinovite transitória).

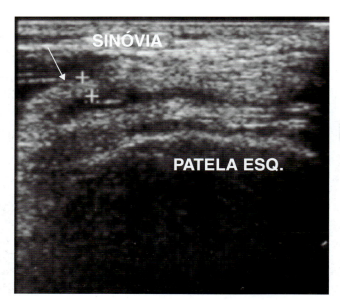

Figura 30. Corte transversal na região suprapatelar observando-se cápsula/sinóvia espessada em paciente com hemoartrose (seta). Sinovite.

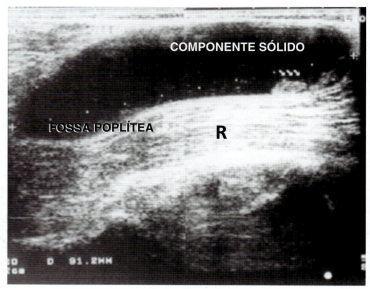

Figura 33. US demonstrando formação "cística" em fossa poplítea com partículas sólidas em suspensão (hemorragia). R = Reforço acústico (Baker complicado).

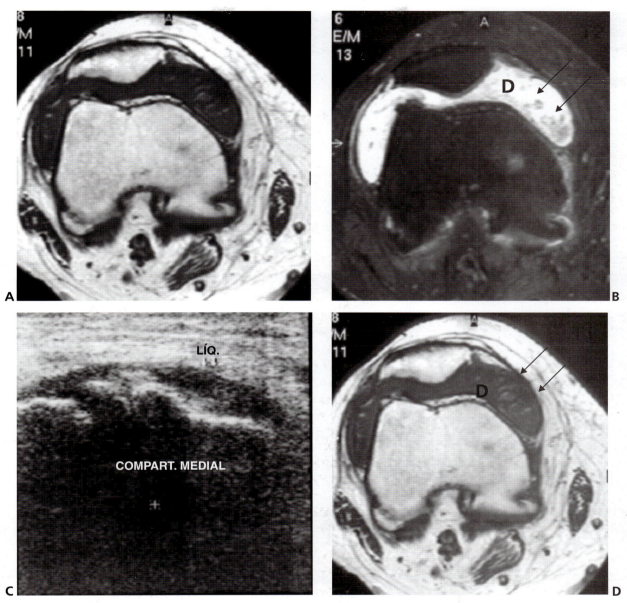

Figura 34. (**A** e **C**) Ultrassonografia nos compartimentos anterior e medial demonstrando espessamento sinovial – nodulações hiperecoicas, sugerindo componente gorduroso em paciente com derrame articular de repetição. (**B** e **D**) Axial T2 com supressão de gordura e T1 demonstrando derrame articular (D), espessamento sinovial com nodulações na face interna da sinóvia, que exibem hipersinal T1 e hipossinal T2 com supressão de gordura, indicativo de componente gorduroso (lipoma arborescente).

Nervos periféricos

Em pacientes com lesões de nervos periféricos, a avaliação baseia-se na história clínica e no exame físico, sendo a eletroneuromiografia (ENMG) um importante exame complementar na investigação diagnóstica. Porém a ENMG não demonstra a origem da lesão, além de ser um método relativamente invasivo, e com dificuldade de precisar a localização anatômica em áreas onde existe uma maior quantidade de pequenos músculos.

A US e a RM são bons métodos para análise dos nervos periféricos, principalmente nos diagnósticos das compressões em arcadas naturais (túnel do carpo, túnel do tarso). A RM permite fazer um mapeamento dos grupos musculares denervados pela alteração de sinal que se manifesta totalmente diferente do sinal do músculo normal. De acordo com os grupos musculares comprometidos, pode-se estabelecer o nível da lesão nervosa, bem como a eventual etiologia (Figs. 35 e 36).

Cortical óssea e cartilagem

A US é uma grande arma para a análise da cortical óssea e da cartilagem. Às vezes, observam-se lesões osteocondrais que eventualmente passam despercebidas pela radiografia. Lesões traumáticas envolvendo cartilagem e placas de crescimento têm sido abordadas pela ultrassonografia (Fig. 37).

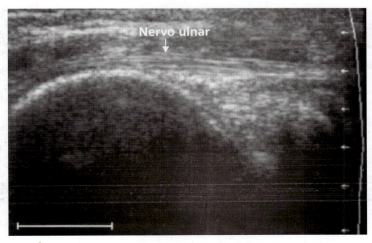

Figura 35. US corte longitudinal no sulco cubital demonstrando nervo ulnar com aspecto ecogênico normal.

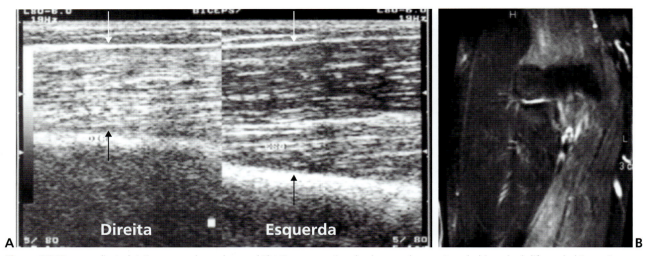

Figura 36. Trauma direto há 6 meses sobre o braço. (**A**) US comparativa dos braços demonstrando hipersinal difuso do bíceps à direita com marcada redução volumétrica quando comparado ao esquerdo, consistente com atrofia. (**B**) O mesmo paciente demonstra hipersinal difuso do bíceps braquial na sequência T2 com supressão de gordura compatível com denervação.

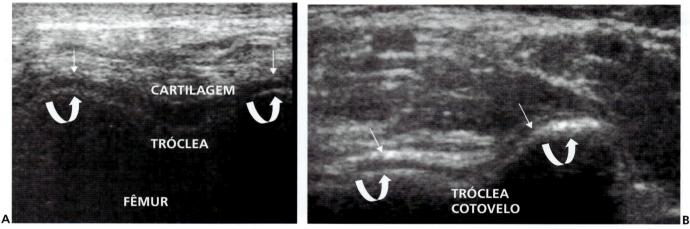

Figura 37. Corte transversal no joelho e cotovelo respectivamente demonstrando cartilagens da tróclea femoral e cotovelo (setas) – bandas de hipossinal (cinza) cobrindo a cortical do fêmur e cotovelo (banda de hipersinal – seta curva).

■ CONDIÇÕES PATOLÓGICAS

Demonstraremos as afecções de acordo com articulação, com imagens comparativas de US e RM.

Tendinose

É o depósito de substância mixoide resultante do processo degenerativo, alterando o aspecto ecográfico do tendão.

Os achados ecográficos encontrados podem ser: um aumento de volume e uma alteração da ecotextura do tendão que se apresenta heterogêneo, tendendo a hipoecogenicidade (perde o aspecto brilhante) (Figs. 38 e 39).

Eventualmente, uma tendinose manifesta-se de maneira focal sendo observada uma área hipoecoica (escura) entremeada ao aspecto fibrilar (brilhante) normal do tendão (Fig. 40).

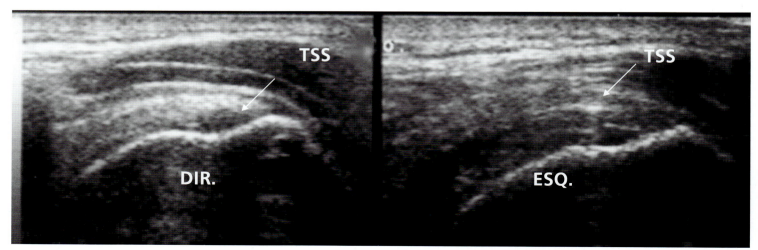

Figura 38. (**A**) US corte longitudinal – tendão supraespinal normal de aspecto fibrilar ecogênico (brilhante). (**B**) Ombro contralateral demonstrando tendão supraespinal espessado e hipoecoico difusamente. TSS = Tendão supraespinal.

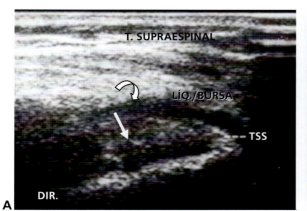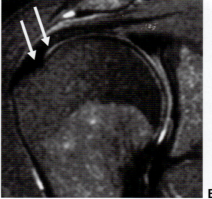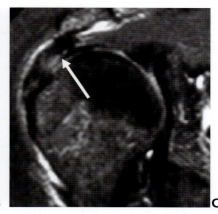

Figura 39. (**A**) US longitudinal do tendão supraespinal, espessado hipoecoico (seta). Distensão da bursa subdeltoide por líquido (bursite) (seta curva). (**B**) RM T2 – tendão supraespinal normal. (**C**) RM T2 – tendão supraespinal espessado difusamente, com sinal heterogêneo (seta), caracterizando tendinopatia.

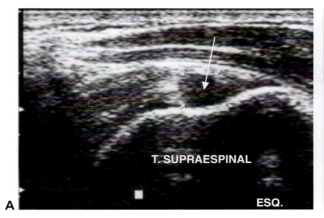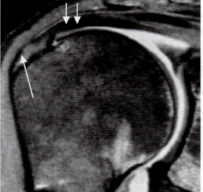

Figura 40. (**A**) US longitudinal do tendão supraespinal com imagem hipoecoica focal. (**B**) RM coronal T2 com supressão de gordura. O sinal do tendão normal (preto) é substituído de maneira focal pelo depósito mixoide (imagem cinza – seta) na inserção. Observa-se sinal normal do tendão próximo à junção musculotendinosa (2 setas).

Bursite subacromial/subdeltóidea

O processo inflamatório da bursa que se interpõe entre os tendões do manguito rotador e o arco coracoacromial resulta de microtraumatismos. O aspecto ecográfico traduz-se por espessamento e hipoecogenicidade da bursa na fase aguda. Na fase crônica, a bursa pode apresentar espessamento e hiperecogenicidade (Fig. 41).

Rupturas

Lesão parcial

Descontinuidade das fibras do tendão que acomete a superfície bursal, articular ou no interior do tendão (intrassubstancial).

Lesão transfixante

Descontinuidade das fibras do tendão que se estende da superfície bursal até a articular.

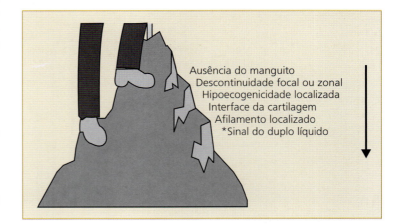

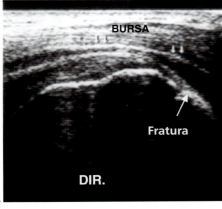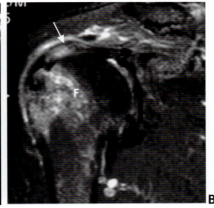

Figura 41. (**A**) Paciente com queda sobre o braço. US demonstrando tendão supraespinal, sem sinais de ruptura. Distensão da bursa por líquido e deformidade da cortical próxima à grande tuberosidade. (**B**) Coronal T2 com supressão de gordura demonstrando hipersinal (brilho) da bursa subdeltoide, confirmando bursite, aumento do sinal do tendão supraespinal (*) edema. Fratura da grande tuberosidade (F).

SINAIS ULTRASSONOGRÁFICOS DE CONFIABILIDADE NAS RUPTURAS (ORDEM DECRESCENTE)

- Ausência do manguito (cabeça umeral "careca") (Fig. 42).
- Descontinuidade focal ou zonal: área hipoecoica no interior do tendão podendo interromper parcial ou completamente as fibras (Figs. 43 e 44).
- Hipoecogenicidade localizada: foco hipoecoico que indefine as fibras musculares (Figs. 45 e 46).
- Interface da cartilagem: normalmente, acontece este sinal por ocasião de ruptura incompleta, atingindo a superfície articular, pois facilita a visibilização da cartilagem que, com a integridade do tendão, não é percebida facilmente (Fig. 47).
- Afilamento localizado (Fig. 48).
  - Sinal do duplo líquido: identifiicação de líquido distendendo a bainha da cabeça longa do músculo bíceps braquial (CLB) e na bursa subdeltóidea simultaneamente é um sinal indireto de ruptura completa, pois suspeita-se que o líquido na bainha da CLB é oriundo do líquido intra-articular, e o líquido na bursa deve-se pela comunicação livre do líquido articular com a bursa decorrente da ruptura do manguito rotador (Fig. 49).

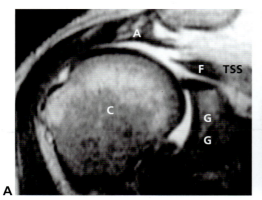
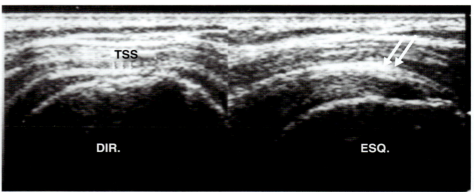

Figura 42. (**A**) RM coronal T2 demonstrando cabeça umeral totalmente descoberta, com ruptura completa do tendão supraespinal com retração tendinosa no plano da glenoide. Cabeça umeral subluxada superiormente tocando no acrômio. (**B**) US comparativa demonstrando ruptura completa do TSS, com total ausência do tendão (comparar ao contralateral (2 setas), sendo observado músculo deltoide rebaixado, tocando na cabeça umeral. C = Cabeça umeral; A = acrômio; F = fragmento do tendão supraespinal (TSS) retraído; G = glenoide; (*) = espaço deixado pela ruptura no TSS.

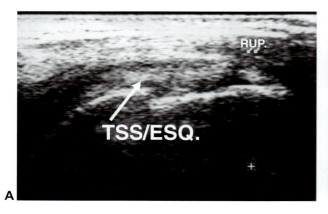
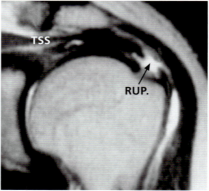

Figura 43. (**A**) US longitudinal – foco de hipossinal transverso ao tendão, próximo à inserção com aspecto de interrupção completa das fibras (transfixiantes). (**B**) RM coronal T2: hipersinal (líquido) interpondo-se entre os fragmentos do TSS consistindo em ruptura completa próxima à inserção. TSS = Tendão supraespinal; RUP. = ruptura completa; (*) = intervalo entre os fragmentos do tendão com ruptura completa (transfixante).

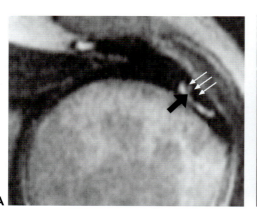
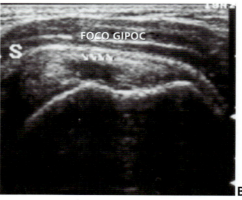

Figura 44. (**A**) RM coronal T2 demonstrando ruptura incompleta acometendo a superfície articular (seta larga), superfície bursal do tendão intacta (3 setas). (**B**) US do mesmo paciente confirmando área focal hipoecoica com indefinição de fibras da superfície articular (setas pequenas).

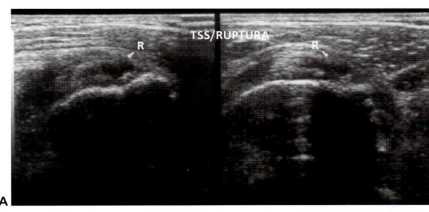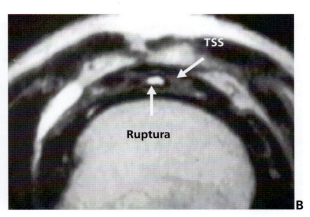

Figura 45. (A) US demonstrando foco hipoecoico com descontinuidade de fibras, restrito ao interior do tendão, sem se estender para a superfície bursal ou articular, consistindo em uma ruptura intrassubstancial (R). **(B)** RM sagital T2 demonstrando hipersinal (ruptura) no interior do TSS, poupando as superfícies articular e bursal do tendão. TSS = Tendão supraespinal.

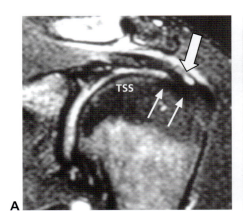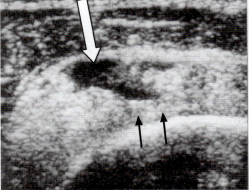

Figura 46. (A) RM coronal T2 com supressão de gordura demonstrando hipersinal (seta larga). Compatível com ruptura, comprometendo a superfície bursal do TSS. **(B)** Mesmo paciente demonstrando no exame ecográfico ruptura incompleta, acometendo a superfície bursal. Superfície articular do tendão (2 setas) íntegra. TSS = Tendão supraespinal.

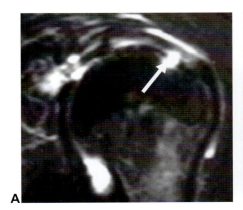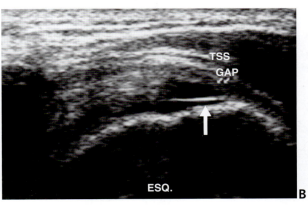

Figura 47. (A) RM coronal T2 com supressão de gordura demonstrando hipersinal, indicativo de ruptura (seta) das fibras da superfície articular. **(B)** US do mesmo paciente sendo percebida imagem focal anecoica (líquido) indicativa de ruptura, na superfície articular do tendão supraespinal (TSS), sendo perfeitamente identificada a cartilagem de revestimento sob a área do "GAP" (banda brilhante – seta).

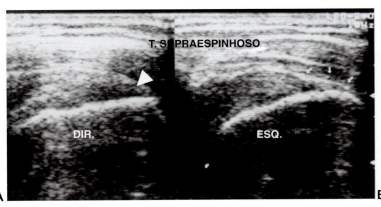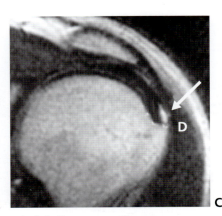

Figura 48. (A e B) US comparativa demonstrando aspecto normal do tendão supraespinal direito, que mantém espessura normal e uniforme até a inserção (ponta de seta). O tendão supraespinal esquerdo afila abruptamente (setas), estando o deltoide encostado na grande tuberosidade. **(C)** RM coronal T2 do mesmo paciente confirmando afilamento focal acentuado do tendão supraespinal durante a inserção consistente com ruptura focal (seta). D = Deltoide.

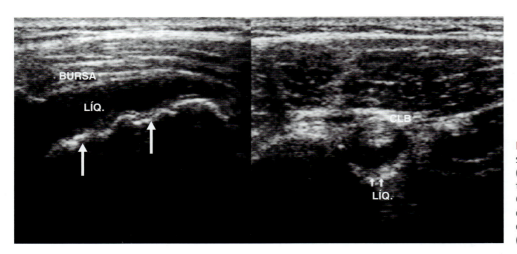

Figura 49. (**A** e **B**) Ausência total do tendão supraespinal notando-se sinal indireto de impacto (irregularidade da cortical da grande tuberosidade – setas grandes).
O líquido (LÍQ.) da bursa subdeltóidea em grande quantidade, acompanhado de líquido distendendo a bainha da cabeça longa do bíceps (setas pequenas – líquido na bainha).

Lesões da cabeça longa do músculo bíceps braquial (CLB)

- Tendinose/tendinopatia.
- Ruptura.
- Subluxação/deslocamento.

Tendinose/tendinopatia

É um processo degenerativo do tendão.

O aspecto ecográfico caracteriza-se por aumento da espessura do tendão, redução de sua ecogenicidade e distensão da bainha por líquido, devendo o examinador comparar ao lado contralateral e associar à sintomatologia, a fim de evitar falsos-positivos (Figs. 50 e 51).

O líquido na bainha da cabeça longa do músculo bíceps braquial como achado isolado pode não corresponder a um processo inflamatório, pois a bainha se comunica com a articulação e, portanto, o derrame intra-articular pode ser provocado por diversas etiologias, bem como estender e preencher de líquido a bainha do tendão (Fig. 52A e B).

O uso do *Doppler* colorido auxilia no diagnóstico diferencial entre hiperplasia sinovial (inflamatória) e fluido não inflamatório. No mapeamento em cores, observa-se um aumento da vascularização nos processos inflamatórios (Fig. 53A e B).

Ruptura

A ruptura na CLB na origem geralmente se acompanha de aumento de volume na região anterior do braço no exame clínico decorrente da retração miotendinosa e formação de hematoma. O aspecto ecográfico se caracteriza por uma ausência da CLB na sua porção visível intra-articular, sulco bicipital vazio e hematoma muscular com espessamento do fragmento do tendão retraído (Fig. 54).

Subluxação

A subluxação da CLB pode acompanhar a ruptura na inserção do tendão subescapular. O ligamento transverso do que recobre a goteira bicipital, também é lesionado quando há ruptura do tendão subescapular o que facilita a saída da CLB, que geralmente luxa anteriormente (Fig. 55).

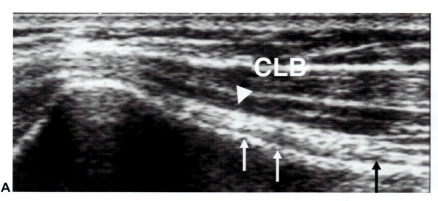
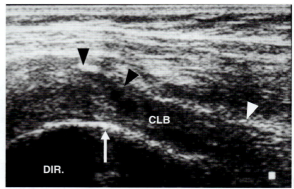

Figura 50. (**A**) US com corte ao longo do maior eixo do tendão, no seu segmento extra-articular, sendo observada a cabeça longa do bíceps (CLB) com seu aspecto fibrilar brilhante. (**B**) US com corte longitudinal no maior eixo da cabeça longa do bíceps (pontas de seta), demonstrando tendão espessado heterogeneamente, hipoecoico (perde o brilho e de contornos irregulares – tendinose). Seta = Úmero; CLB = pontas de seta.

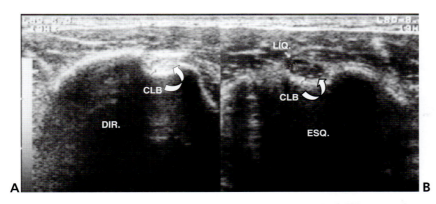

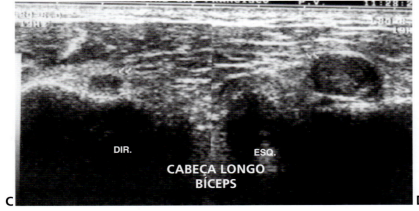

Figura 51. (A e B) US comparativa demonstranda CLB direita de aspecto brilhante e de espessura normal, dentro do sulco bicipital. Do lado esquerdo a CLB está espessa, hipoecoica (perdeu o brilho) com pequena quantidade de líquido (LÍQ.) na bainha. Tendinose. **(C e D)** US comparativa de outro paciente demonstrando marcado espessamento e hipoecogenicidade da CLB à esquerda. A CLB à direita está com espessura normal, porém sem brilho (hipoecoica). O paciente era sintomático bilateralmente (tendinose).

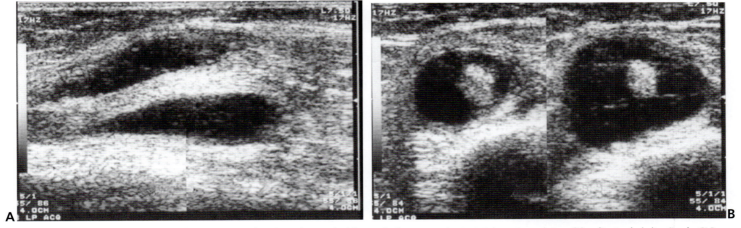

Figura 52. (A e B) Cortes longitudinal e transverso da cabeça longa do bíceps direito em paciente totalmente assintomático (teste de irritação da CLB negativa), acometido de derrame articular. Tendão da CLB com espessura e textura normal. Tendão normal, o líquido na bainha e proveniente da articulação.

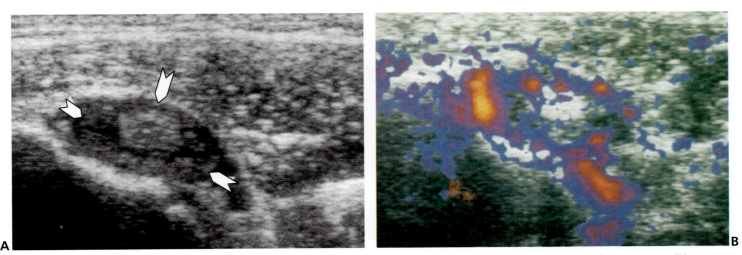

Figura 53. (A e B) US do ombro direito com modo B em exame convencional (**A**) e com auxílio do Doppler (mapeamento de fluxo) em cores (**B**). Em (**A**) nota-se líquido heterogêneo na bainha do bíceps (setas). Em (**B**) destaca-se a hipervascularização ao redor da CLB que é totalmente circundada, indicativo de aumento do fluxo em cores por processo inflamatório.

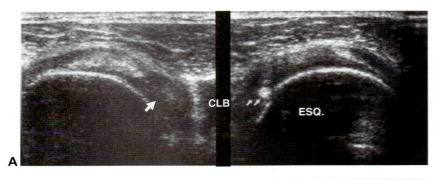
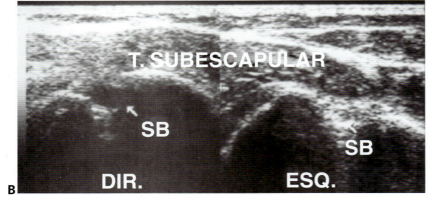
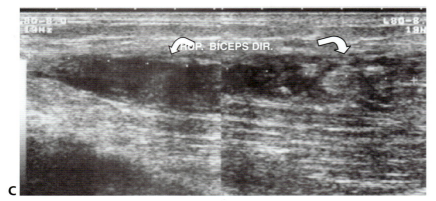

Figura 54. (**A**) US com corte transversal no mesmo plano, comparativa, demonstrando CLB direita (seta) ausente. Comparar ao contralateral onde se observa estrutura oval brilhante entre o TSS (tendão supraespinal) e o subescapular, correspondendo à CLB normal. (**B**) Sulco bicipital (SB) escuro do lado direito correspondendo a líquido, por ausência da CLB (sulco vazio) do lado esquerdo; o sulco bicipital (SB) está preenchido pela CLB, textura brilhante. (**C**) Hematoma e retração miotendinosa do bíceps braquial. Área heterogênea, com indefinição de fibras (setas curvas).

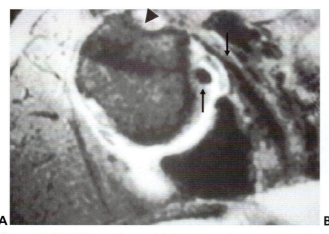
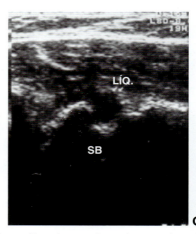
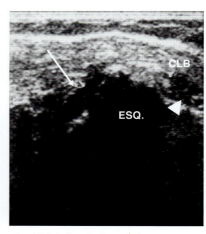

Figura 55. (**A-C**) RM no plano axial demonstrando ruptura completa do tendão subescapular na inserção (setas). Sulco bicipital vazio (ponta de seta preta) e formação ovalada hipointensa (preta), dentro da articulação, anteriormente ao úmero e atrás do tendão subescapular, corresponde à CLB deslocada (seta branca). Sulco bicipital vazio, ocupado por líquido (à direita). Tendão subescapular afilado e mal definido, rompido (seta branca), CLB deslocada para frente da pequena tuberosidade (ponta de seta branca) – (à esquerda).

Cotovelo

Considerações gerais

- Epicondilite:
  - Lesão de partes moles mais comum no cotovelo.
  - Epicondilite medial (cotovelo de golfista): tendinopatia dos flexores.
  - Epicondilite lateral (cotovelo do tenista): tendinopatia dos extensores.
- Tendinopatia do bíceps braquial ou tríceps braquial pode mimetizar lesão articular.
- Derrame articular quando presente é indicativo de provável lesão intra-articular.
  - Normalmente há pequena quantidade de líquido na articulação (menor que 1 mm e não abaula a cápsula).
- Corpo livre intra-articular, cartilaginoso, é frequentemente encontrado no recesso anterior ao exame de US, sendo negativo na radiografia simples (Fig. 56).

Condições patológicas

- Compartimento posterior:
  - Corpo livre na fossa olecraniana/derrame intra-articular (Fig. 57).
  - Bursite olecraniana (Fig. 58).
- Compartimento anterior:
  - Derrame articular com corpos livres (Fig. 56).

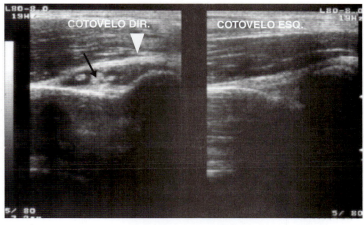

Figura 56. US longitudinal comparativa. Cotovelo esquerdo normal, a cápsula (ponta de seta) está colada à cortical do osso, ao contrário do lado direito que se encontra distante (ponta de seta), distendido por líquido, notando-se formação sólida brilhante, consistente com corpo livre (seta). Raios X negativos, possivelmente corpos cartilaginosos.

- Recesso anterior distendido por líquido intra-articular. Fratura do rádio (Figs. 59 e 60).
- Ruptura do tendão do músculo bíceps braquial distal (Fig. 61).
- Compartimento lateral:
  - Epicôndilo lateral (Fig. 62).
  - Fratura transcondral do capítulo do úmero (Fig. 63).
- Compartimento medial:
  - Epicôndilo medial (Fig. 64).

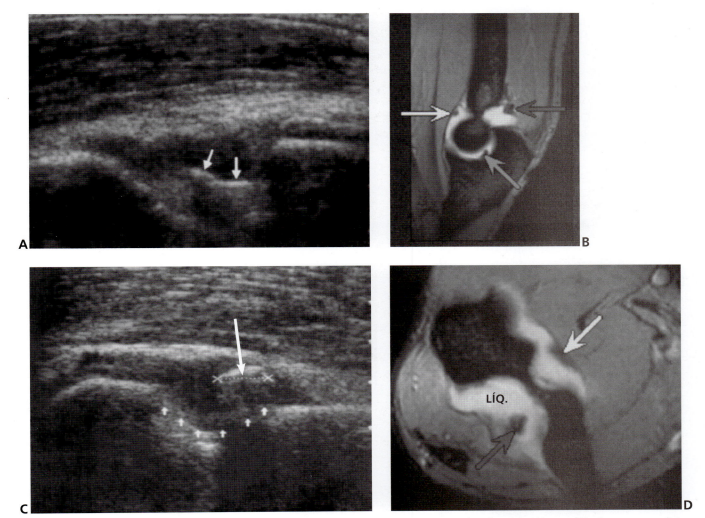

Figura 57. (**A-C**) US transversal no aspecto posterior do cotovelo. Presença de líquido ocupando a fossa do olécrano (*) e imagem ecogênica (brilhante), com textura semelhante à cortical óssea, consistente com corpo livre calcificado (seta grande). (**B** e **D**) Aspecto da RM nos cortes sagital (**B**) e axial (**D**) demonstrando corpos livres calcificados (setas) e derrame intra-articular (LÍQ.).

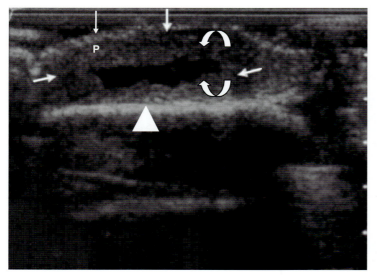

Figura 58. US longitudinal no compartimento posterior demonstrando tumefação heterogênea de paredes espessas (P) com líquido no seu interior (seta curva) e superficialmente à inserção do tríceps.

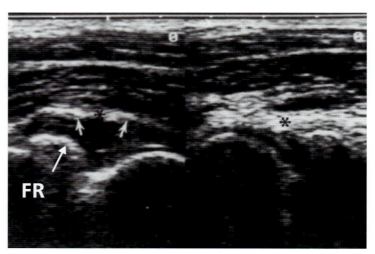

Figura 59. Exame comparativo, cortes longitudinais demonstrando abaulamento da cápsula por líquido (setas pequenas) e estrutura óssea não conectada, em topografia da cabeça do rádio, consistente com fratura. Lado contralateral normal. (*) = Cápsula normal; FR = fratura do rádio.

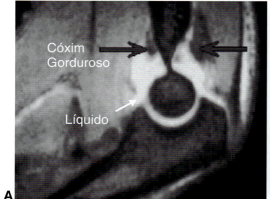
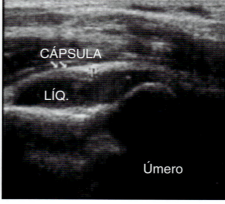

Figura 60. (**A**) RM sagital na sequência T2 com supressão de gordura demonstrando o sinal do coxim gorduroso que consiste na elevação da gordura (setas) pela presença de líquido intra-articular, por ser a gordura intra-articular, porém extrassinovial. (**B**) US longitudinal confirmando derrame articular com cápsula distendida.

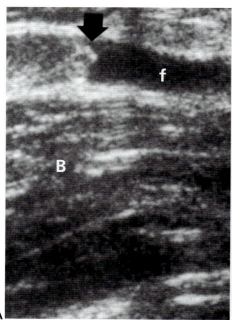
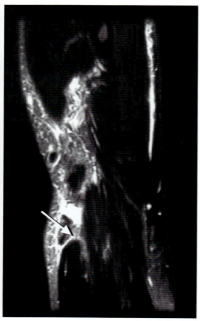

Figura 61. (**A**) US longitudinal no nível proximal do cotovelo mostrando retração do tendão (seta preta) do bíceps com fluido (f) na porção distal. (B) Músculo braquial. (**B**) RM Sagital STIR T2 ruptura da CLB distal com retração miotendinosa proximal (seta). Áreas brilhantes abaixo do fragmento retraído são a presença de processo inflamatório (hemorragia resultante da ruptura).

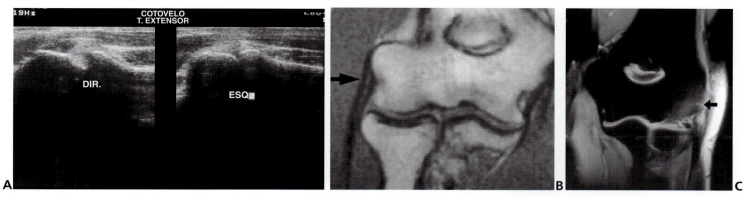

Figura 62. (**A**) US comparativa de corte longitudinal demonstrando discreto espessamento e hipoecogenicidade do tendão extensor comum junto ao epicôndilo lateral direito. Lado esquerdo mantendo aspecto fibrilar brilhante normal. (**B** e **C**) Exemplo em outro paciente de epicondilite lateral (**C**) espessamento e sinal alto do tendão (seta) ao contrário do lado contralateral (**B**) em que o tendão (seta) extensor comum está fino e com sinal normal (preto).

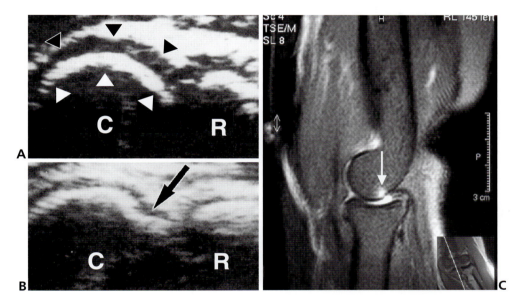

Figura 63. (**A**) US longitudinal demonstrando capitelo (C) e cabeça do rádio (R), normais. (**B**) Há deformidade da cortical do capitelo (C), notando-se depressão. (**C**) RM sagital T2 com supressão de gordura demonstrando alteração de sinal do capitelo (C), compatível com lesão osteocondral (seta).

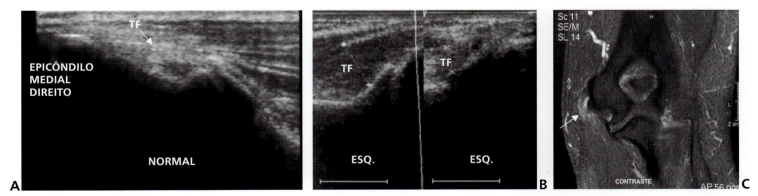

Figura 64. (**A**) US longitudinal no plano do epicôndilo medial. Tendão flexor comum (TF) de espessura e textura normais. (**B**) Demonstrando espessamento e hipoecogenicidade do tendão flexor (TF) do lado esquerdo. (**C**) RM coronal após administração de "contraste" endovenoso. Mostra reforço (brilho) em partes moles junto ao epicôndilo medial (seta).

Punho

Considerações gerais
- Principais motivos de solicitação do exame:
  - Tendinopatias inflamatórias/traumáticas.
  - Edema punho/mão.
  - Lesão ligamentar/tendinosa dos dedos.
  - Síndrome do túnel do carpo.
- Tenossinovites (Figs. 65 e 66):
  - Cisto sinovial do 2º dedo da mão (Figs. 67 e 68).

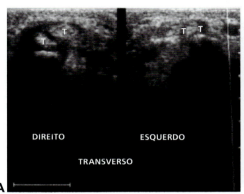
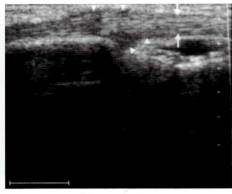

Figura 65. (**A**) Corte transverso na face volar do corpo (comparativo). Tendões flexores à direita espessados e aumento do líquido nas suas bainhas (tenossinovites). (**B**) Corte longitudinal demonstrando tendão espessado, mantendo aspecto fibrilar normal, líquido.

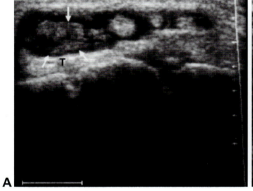
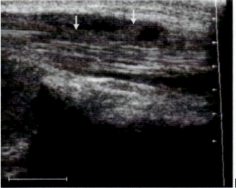

Figura 66. (**A**) Corte transverso. Tendões flexores (T) espessados imersos em uma zona escura que corresponde a líquido aumentado de volume nas bainhas, com material hipoecoico associado (seta). (**B**) Corte longitudinal demonstrando material hipoecoico (setas) imerso no líquido sinovial (tenossinovite complicada).

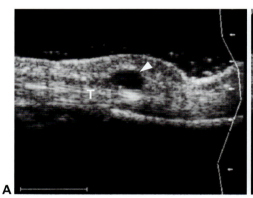
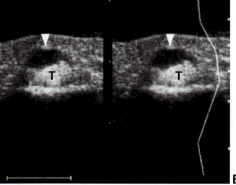

Figura 67. (**A** e **B**) Corte longitudinal e transverso na face volar da articulação interfalangiana proximal (AR) do 2º dígito demonstrando tendão flexor (T) de aspecto normal e pequena formação ovalada, superficial, compatível com cisto sinovial (ponta de seta).

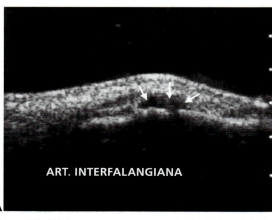
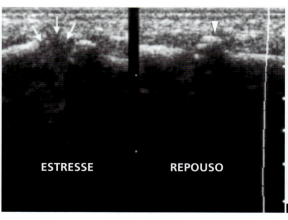
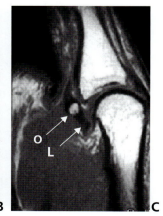

Figura 68. (**A**) Setas apontam para articulação interfalangiana, material correspondente normal e o osso cortical estão regulares. (**B**) Exame dinâmico com manobras de estresse notando-se grande separação das estruturas ósseas que apresentam contornos irregulares (ponta de seta). (**C**) RM sagital T1 mostra ruptura do ligamento colateral, com arrancamento ósseo. L = Ligamento; O = osso destacado.

Joelho

Considerações gerais

- Indicações:
  - Dor e inchaço no joelho.
  - Triagem para diagnóstico de lesões intra ou extra-articulares.
  - Tendinopatias (patelar e quadricipital).
  - Avaliação da sinóvia, ligamentos colaterais, rupturas musculares, bursas e formações císticas/sólidas periarticulares.
  - Limitação para análise conclusiva do ligamento cruzado anterior, ligamento cruzado posterior, meniscos, cartilagem patelar e do platô tibial.
  - A ultrassonografia com *Doppler* colorido demonstra aumento do fluxo, comumente encontrado nos processos inflamatórios, auxiliando no diagnóstico das tendinopatias (Fig. 69).

Condições patológicas

- Compartimento anterior:
  - Tendinopatia do quadríceps (Fig. 70).
  - Tendinopatia patelar (Figs. 69 e 71).
  - Osteocondrite dissecante da patela (Fig. 72).
  - Doença de Osgood-Schlater (Figs. 73 a 75).
- Compartimento lateral:
  - Cisto parameniscal com ruptura de menisco (Figs. 76 e 77).
  - Compartimento posterior – "Cisto de Baker" (Figs. 78 e 79).

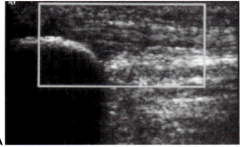
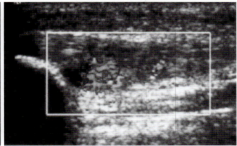

Figura 69. (**A**) Corte longitudinal com auxílio do Doppler colorido do tendão patelar direito mostra espessura e textura normais sem fluxo indicativo de baixa vascularização. Tendão normal. (**B**) Corte longitudinal com auxílio do Doppler colorido do tendão patelar esquerdo, demonstrando espessamento do tendão e aumento do fluxo em cores na porção proximal, indicativo de tendinose.

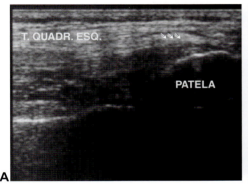
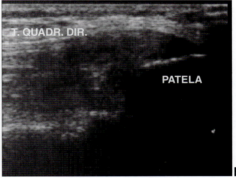

Figura 70. (**A**) Corte longitudinal na região suprapatelar. Aspecto normal do tendão quadricipital. (**B**) Tendão quadricipital contralateral espessado e hipoecoico sem sinais de descontinuidade compatível com tendinopatia.

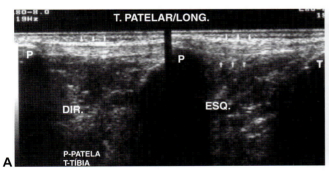
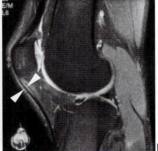

Figura 71. (**A**) US corte longitudinal comparativa. Tendão patelar direito de espessura e textura normais, lado contralateral demonstrando discreto espessamento e hipoecogenicidade da porção proximal do tendão patelar. (**B**) RM sagital T2 com supressão de gordura confirmando aumento de sinal no interior do tendão patelar, bem como a gordura de Hoffa brilhante (ponta de seta), compatível com tendinopatia.

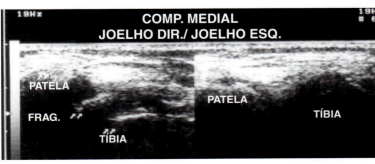
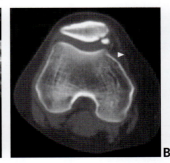
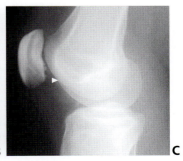

Figura 72. (**A**) US corte transversal comparativa dos joelhos demonstrando estrutura ecogênica (brilhante) compatível com osso, interpondo-se entre a patela e o fêmur, a tomografia computadorizada (**B**) e a radiografia simples (**C**) confirmam a presença de osso (ponta de seta) destacado da patela (osteocondrite dissecante da patela).

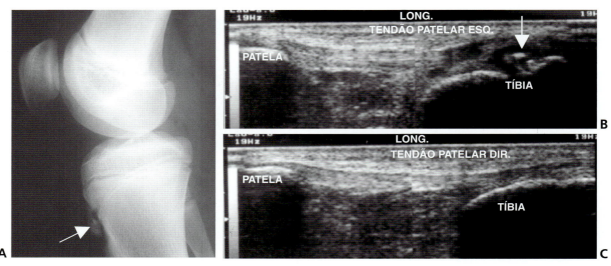

Figura 73. Osgood Schlater. (**A**) Radiografia – núcleo de ossificação do tubérculo da tíbia irregular em paciente sintomático. (**B**) US mostra o núcleo de crescimento do tubérculo anterior destacado e com líquido ao seu redor (seta). (**C**) Aspecto normal do núcleo da ossificação do tubérculo da tíbia do lado contralateral.

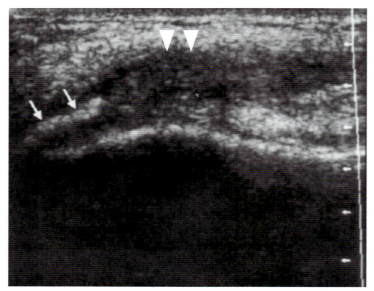

Figura 74. Calcificação (setas) na inserção proximal do ligamento colateral medial (LCM). Este está hipoecoico e mal definido (pontas de seta). Lesão crônica.

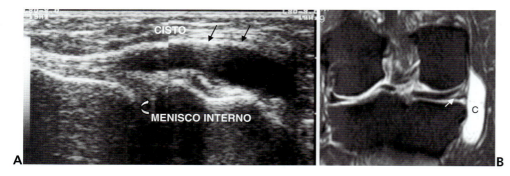

Figura 75. (**A**) US corte longitudinal demonstrando formação cística (setas), junto medialmente à articulação, em correspondência ao menisco medial (seta curva). O presente exame não pode ser conclusivo, pois apresenta alguma limitação para análise definitiva dos meniscos. (**B**) RM corte coronal T2 com supressão de gordura confirmou formação cística (C), pela maior especificidade do método, foi conclusivo, demonstrando ser um cisto perimeniscal associado à ruptura do corno posterior do menisco. A seta demonstra o traço de ruptura que se comunica com a superfície articular tibial.

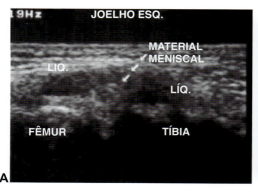
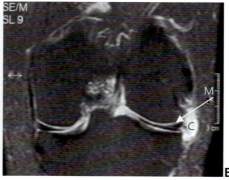

Figura 76. (**A**) US corte longitudinal no compartimento lateral demonstrando formação cística (LÍQ.) em volta de um material extruso do menisco, indicativo de lesão meniscal. (**B**) RM coronal T2 do mesmo paciente confirma cisto parameniscal (C) e menisco lateral deformado com material extruso (M).

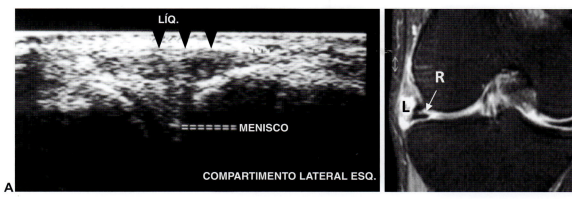

Figura 77. (**A**) US longitudinal no compartimento lateral demonstrando ruptura horizontal do menisco (traço hipoecoico), acompanhado de líquido em correspondência (pontas de seta). Este aspecto normalmente não é diagnosticado pelo exame ecográfico. (**B**) RM coronal T2 do mesmo paciente, demonstrando com facilidade a ruptura horizontal do menisco lateral com cisto parameniscal. R = Ruptura horizontal do menisco lateral; Liq. = líquido (cisto parameniscal).

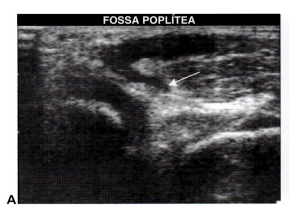
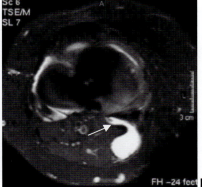

Figura 78. (**A**) US longitudinal demonstrando formação de aspecto ecográfico de líquido entre a cabeça medial do gastrocnêmio e semimembranoso, comunicante com a articulação (seta). (**B**) RM axial T2 com supressão de gordura confirmando cisto em fossa poplítea (cisto de Baker) comunicando-se com a articulação (seta).

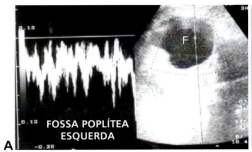
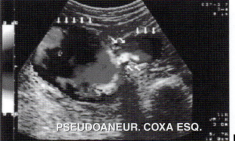

Figura 79. (**A**) US corte longitudinal na fossa poplítea, paciente vítima de trauma contundente de forte intensidade na face posterior do joelho. Formação expansiva (F) de aspecto ecográfico de líquido (anecoico e reforço acústico posterior [R]) poderia ser confundida com "cisto" de Baker ou hematoma, porém notou-se traçado ao Doppler de estrutura vascular. (**B**) O Doppler colorido mostrou fluxo em cores consistente com pseudoaneurisma em topografia da artéria poplítea.

Tornozelo e pé

Considerações gerais

A ultrassonografia do tornozelo necessita de uma análise mais direcionada à lesão do paciente, daí a importância de a suspeita clínica prévia ser informada para o examinador, dada a complexidade e o grande número de pequenas estruturas a serem estudadas no tornozelo e pé.

- *US Standard:* procura analisar principalmente:
  - Espaço articular anterior (recesso).
  - Ligamentos.
  - Tendões (compartimentos anterior, posterior, lateral e medial).
  - Bursa retrocalcânea.
- *US Adicional:* foge da rotina; necessita de uma suspeita clínica prévia de um sintoma específico:
  - Pesquisa de corpo livre.
  - Cisto sinovial.
  - Região plantar.

Fisiologicamente pode ser encontrado líquido peritendíneo, podendo ser uni ou bilateral em pessoas assintomáticas.

Condições patológicas

- Compartimento anterior:
  - Derrame articular e corpos livres no recesso anterior (Figs. 80 e 81).
- Compartimento lateral:
  - Tendinopatia dos fibulares (Figs. 82 e 83).
  - Compartimento medial (Figs. 84 a 86).
- Compartimento posterior (Figs. 87 e 88):
  - Região plantar.
  - Fascite plantar (Fig. 89).

Obs.: Diagnóstico diferencial de neuroma de Morton – bursite interdigital (Fig. 90).

- *Neuroma de Morton:* nódulo sólido na face plantar e mais raramente na face ventral entre os dedos do pé (Fig. 91).
- *Bursite:* nódulo com conteúdo de líquido espesso, entre os dedos.

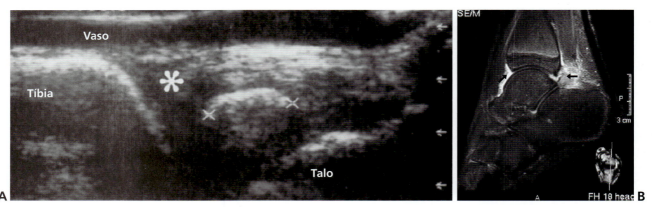

Figura 80. (A) US longitudinal no recesso anterior demonstrando líquido (*) e formação ecogênica, compatível com osso, em suspensão no líquido. **(B)** RM sagital T2 com supressão de gordura, confirmando derrame articular (hipersinal) no recesso anterior e posterior (setas).

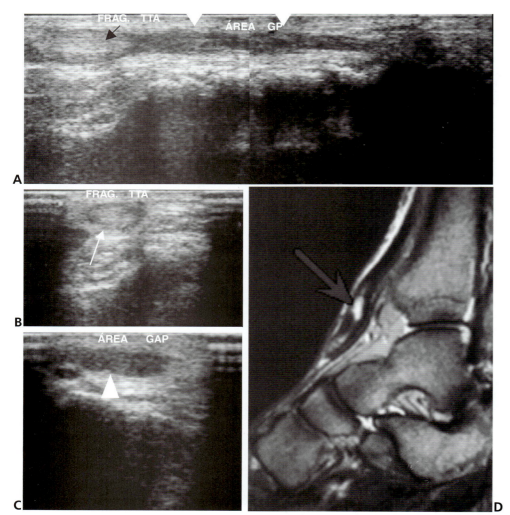

Figura 81. (A) US longitudinal demonstrando ruptura completa do tendão tibial anterior com retração miotendinosa (seta) e extensa área de descontinuidade (GAP) observada abaixo do fragmento como área escura que representa líquido (ponta de seta). **(B)** US corte transversal. Tendão retraído com aspecto espessado do fragmento (seta). **(C)** US, área do "GAP". Zona escura (líquido) indicando ausência do tendão no plano imediatamente abaixo da Figura B. **(D)** RM sagital T2 – ruptura completa do tendão tibial anterior com retração miotendinosa e líquido (seta) delaminando o fragmento retraído.

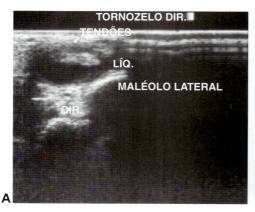
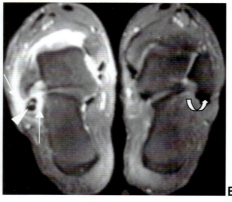

Figura 82. (A) US transversal no compartimento lateral, atrás do maléolo, sendo observados tendões fibulares espessados e distensão da bainha por líquido (tenossinovite). **(B)** RM axial T1 com supressão de gordura e administração EV do agente paramagnético, sendo observado reforço difuso em volta dos fibulares, indicativo de processo inflamatório. Setas indicando o processo inflamatório. Ponta de seta, os fibulares à direita. Seta, curvas fibulares normais do lado esquerdo.

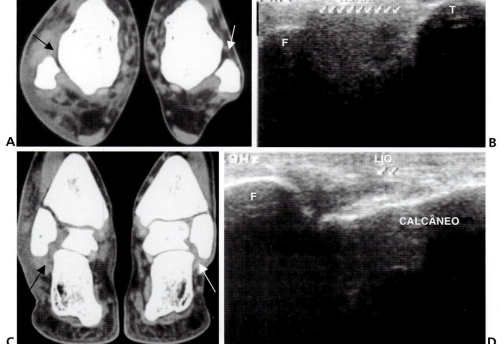

Figura 83. (**A**) TC axial comparativa. Obscurecimento ligamentar talofibular anterior (seta preta) por material denso (edema ou hemorragia). Seta branca demonstra ligamento talofibular anterior, normal. (**B**) US no compartimento lateral demonstra ausência do ligamento talofibular anterior consistente com ruptura. (**C**) Mesmo paciente da TC plano coronal demonstra material denso escurecendo a topografia do ligamento fibulocalcâneo direito, que não é percebido (seta preta). A seta branca demonstra ligamento fibulocalcâneo normal à esquerda. (**D**) US demonstra indefinição do ligamento fibulocalcâneo, em sua topografia há material hipoecoico (líquido). F = Fíbula; T = talo.

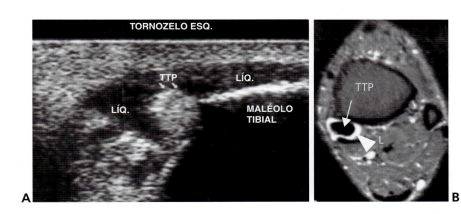

Figura 84. (**A**) US transversal atrás do maléolo medial. Tendão tibial posterior (TTP) espessado, envolto por grande quantidade de líquido na bainha (LÍQ.). (**B**) RM axial STIR T2 confirma o aspecto do tendão tibial posterior (TTP) espessado, com bastante líquido na bainha (L).

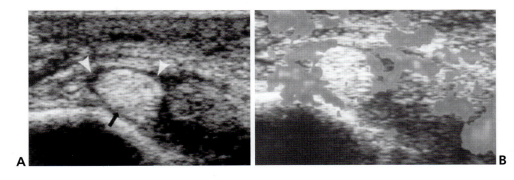

Figura 85. (**A**) US transversal atrás do maléolo medial em modo B notando líquido heterogêneo em volta do tendão tibial posterior (seta e pontas de seta). (**B**) Doppler colorido mostrando hipervascularização ao redor do tendão indicativa de processo inflamatório.

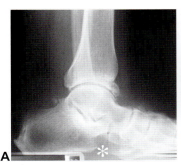 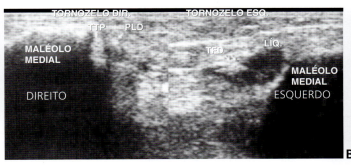 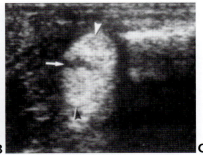

Figura 86. (**A**) Raios X demonstrando retificação do arco plantar (*) – pé plano do adulto. (**B**) US transversal comparativa (mesmo paciente), corte atrás dos maléolos. Ausência do tendão tibial posterior esquerdo, líquido ocupando a sua topografia (LÍQ.). Ruptura completa do TTP. (**C**) US transversal (outro paciente), seta aponta ruptura incompleta do TTP (pontas de seta).

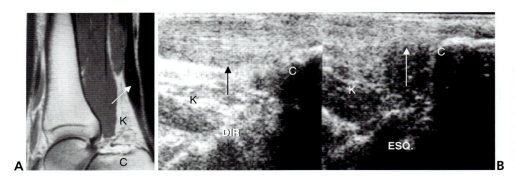

Figura 87. (**A**) RM sagital T1. Tendinopatia crônica do calcâneo (espessamento fusiforme – seta). (**B**) US transversal comparativa (mesmo paciente), à direita confirma espessamento do tendão do calcâneo (seta preta), lado esquerdo tendão do calcâneo normal (seta branca).
K = Gordura de Kager; C = calcâneo.

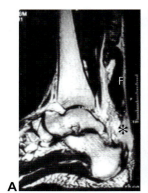
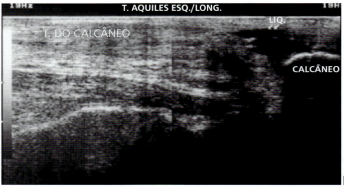

Figura 88. (**A**) RM sagital T1 – Ruptura completa do tendão do calcâneo (*) com retração do fragmento (F). (**B**) US longitudinal confirma ruptura na inserção do tendão do calcâneo (*). Presença de líquido junto ao GAP.

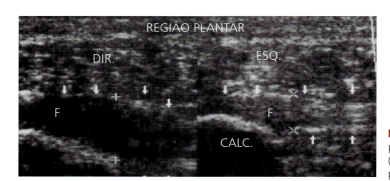

Figura 89. US longitudinal comparativa na região plantar no plano do calcâneo. Fáscia plantar direita (F) espessada e hipoecoica. À esquerda a fáscia plantar (F) é normal. Fascite plantar.

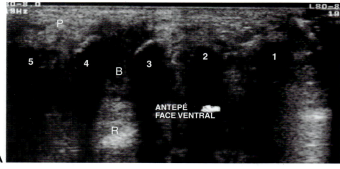
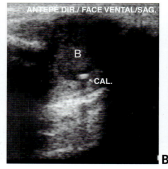
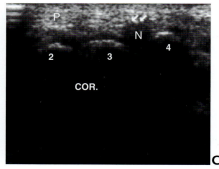

Figura 90. (**A**) US transversal na região plantar (P) do antepé – Formação ovalada hipoecoica com reforço acústico posterior (R) indicando componente de líquido espesso se interpondo entre o 3º e 4º dígitos compatíveis com bursite interdigital (B). (**B**) Magnificação da lesão demonstrando pequena calcificação (CAL). (**C**) US transversal na região plantar (P) do antepé – formação ovalada hipoecoica sem reforço acústico (setas) na face plantar do antepé entre o 3º e 4º dígitos. R = Reforço acústico; B = bursite; P = plantar; N = neuroma de Morton.

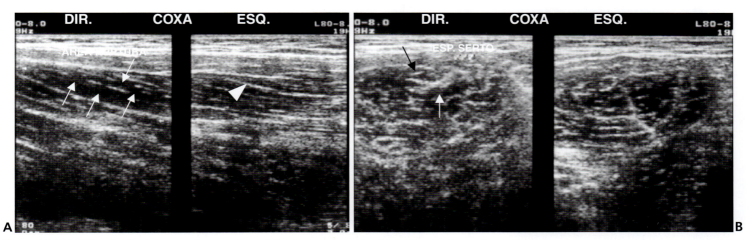

Figura 91. (A) US longitudinal comparativa no terço médio das coxas – septos fibroadiposos descontínuos (setas) em correspondência com a queixa clínica de dor. A coxa esquerda demonstra septos fibroadiposos contínuos (ponta de seta). **(B)** Controle evolutivo do paciente da Figura 91A, após 40 dias. US com cortes transversais demonstrando espessamento e irregularidade de contornos do septo fibroadiposo do retofemoral direito, com discreta distorção da arquitetura (setas) da coxa esquerda normal (lesão grau I).

■ CONCLUSÃO

A acuidade diagnóstica da ultrassonografia no sistema musculoesquelético vem aumentando nos últimos anos, principalmente com o uso de tecnologia de alta geração e um aperfeiçoamento do imagenologista na área ortopédica, sendo um aspecto importante, pois se trata de um exame operador dependente. A ultrassonografia pode fazer o diagnóstico com confiabilidade, na maioria das lesões, no sistema musculoesquelético, com mérito de ser um método não invasivo, rápido, com pouco desconforto ao paciente, capacidade de análise comparativa, fácil acesso e relativo baixo custo.

■ BIBLIOGRAFIA

An illustrated tutorial of musculoskeletal sonography. *AJR* 2000;75:637-45.

Barberie JE et al. Extended field-of-view sonography in musculoskeletal disorders. *AJR* 1998;171:751-57.

Bianchi S. Ultrasonography evolution of wrist ganglion skeletal. *Radiol* 1994;23:201-3.

Bouvier SF. L'echotomography dousles acident musculaire des membres inferiores dis footboller. *Cinesiologique* 1982;21:274-78.

Brasseur JL. Conflit antero-superieur de l'epaule in ecographie dynamique. La coiffe des rotateurs et son environnement (Getroa). Montpellier: Sauramps Medical 1996.

Candinal E. Plantar fasciites: sonographic evaluation. *Radiology* 1996;201:257-59.

Carpenter DA. Ultrasonic transducters. *Clin Diagn Ultrasound* 1980;5:31.

Chlen RR. Ultrasonography of the musculoskeletal system. *Radiol Clin North Am* 1994;32:275-89.

Duncum J. Sonography in the diagnosis of carpal tunnel syndrome. *AJR* 1999;173:681-84.

Falchook FS et al. Rupture of distal biceps tendon evaluation with MR Imaging. *Radiology* 1994;190:650.

Farin PU. Displacement of the biceps brachi tendon: Evaluation with dynamic sonography during maximal external shoulder rotation. *Radiology* 1995;195:845-48.

Farin PU. Sonographic findings of rotator cuff calcification. *J Ultrasound Med* 1995;14:7-14.

Fessel DP. US Ankle technique, anatomy and diagnosis of pathologie conditions. *Radiographics* 1998;18:325-40.

Fornage BD. Ultrasonography in the evaluation of muscular trauma. *J Ultrasound Med* 1983;2:549-54.

Fornage BD. *Ultrasonography of muscules and tendoes in examination. Technique and atlas of normal anatomy of extremitis*. New York: Springer-Verlag, 1989.

Genty J. Pathologie musculaire du sportif. *La Vie Medicale* 1980;1:1607-12.

Hollester MS. Association of sonographically deliatial subacromial/subdeltoid bursal effusion and intraarticular fluid with rotator cufftear. *AJR* 1995;165:605-8.

Jacobson JA. Musculoskeletal sonography and MR Imaging: Role for both imaging methods. *Radiol Clin North Am* 1999;37:713-35.

Kremrau F. *Diagnostic ultrasound physical principies and exercicies*. New York: Grune & Stratton, 1980.

Lee JI. Meidal collateral ligament injuries of the Knee: Ultrasonographic findings. *J Ultrasound Med* 1996;15:621-25.

Lin S. An illustrated tutorial of musculoskeletal sonography. *AJR* 2000;175:637-45.

Lozano V. Detection of the distal biceps tendon rupture. *J Ultrasound Med* 1995;14:389-91.

Martinoli C. Analyses of echotexture of tendon With US. *Radiology* 1993.

Michell DG. Femoral artery pseudoaneurysm: Diagnosis with conventional duplex and color doppler ultrasound. *Radiology* 1987;165:684-90.

Noble CA. Iliotibial band friction syndrome in Runners. *Am J Sports Med* 1980;8:232.

Raplan PA. Ultrasonography of post traumatic soft-tissue. *Radiol Clin North Am* 1989;27:973-82.

Runne SW. The iliotibial band friction syndrome. *J Bone Joint Surg* 1995;57(A):1110.

Sallomi D et al. Muscle denervation patthern in upper limb nerve injuries: MR Imaging findings and Anatomie bases. *AJR* 1998;171:779-84.

Takarahara M et al. Sonographic assesment of osteochondrites dissecantis of the humeral capitellum. *AJR* 2000;174:411-15.

Taziaux JB, Mourice E. *Ecographie du pied et de la cheville*. Montpellier: Sauramps Medical 1994.

Van Holsbeeck MT. Musculosjeletal ultrasonagraphy. *Ortop Clin North Am* 1998;29:135-67.

Van Holsbeeck MT. US of the ankle technique, anatomy and diagnosis of pathologie conditions. *Radiographics* 1998;18:335-40.

Van Holsbeeck. *Muscuoskeletal ultrasound*. St. Louis: Mosby Yearbook, 1991.

Van Holsbeeck. US depation of partial-thichness tear of the rotator cuff. *Radiology* 1995;197:443-46.

Weinberg EP. Color doppler sonography of patellar tendinosis. *AJR* 1998;171:741-44.

CAPÍTULO 29

TOMOGRAFIA COMPUTADORIZADA

Milton Luiz Miszputen

■ HISTÓRICO E CURIOSIDADES

A tomografia computadorizada (TC) foi introduzida, como valioso instrumento de diagnóstico por imagem, no começo dos anos 1970. As primeiras experiências começaram na década de 1960 com Alan M. Cormack e Godsfrey N. Hounsfield, independentemente. Os primeiros trabalhos do inglês Hounsfield, enquanto trabalhava no *Central Research Laboratories*,[1] em 1967, indicavam que a nova técnica seria mais adequada ao estudo do cérebro (Fig. 1).

A primeira imagem médica aconteceu em 1971, num hospital em Wimbledon, Inglaterra, e revelou um tumor cístico cerebral em uma paciente (Fig. 2). No início, os dados obtidos pelo tomógrafo eram armazenados em fitas magnéticas e levados para um segundo local, a fim de que um computador cuidasse da construção da imagem. Já em 1973, num equipamento que já continha o tomógrafo e o computador numa mesma unidade, cada corte demorava quase dez minutos! O método, uma revolução na medicina diagnóstica, principalmente em neurocirurgia e cirurgia torácica, foi rapidamente aceito. Sua qualidade e importância foram reconhecidas a tal ponto, que seus inventores receberam o prêmio Nobel de Medicina, em 1979.

A partir daí, os equipamentos foram sendo melhorados e com o desenvolvimento dos computadores, as imagens passaram a ser mais nítidas e obtidas em tempo menor.

Surgiram tomógrafos para imagens de todo o corpo, cuja rapidez de corte permitia que o paciente fosse estudado em apneia para que as mesmas ficassem menos tremidas.

■ TÉCNICA

A TC é um método que utiliza, como princípio físico básico, radiação ionizante, os raios X. O método consiste em obter imagens sec-cionais de um segmento corpóreo, no plano transversal.[2] Estas têm qualidade superior às das radiografias convencionais, pois são construídas digitalmente, após o feixe de raios X ultrapassar uma determinada estrutura, além do fato de na TC, não haver sobreposição de estruturas.

O equipamento de TC inclui, basicamente, uma mesa móvel onde é posicionado o paciente; um *gantry*, a unidade que contém o tubo emissor de raios X e os detectores, e um painel de controle (Fig. 3). O paciente passa através do vão do *gantry*, com a movimentação da mesa, enquanto ocorre emissão de raios X pela fonte (tubo). Os detectores, posicionados diametralmente opostos à fonte emissora de raios X, são os componentes que permitem a mensuração da atenuação do feixe de radiação pelo corpo (Fig. 4). Para que cada imagem seccional seja obtida, o tubo e os detectores fazem um giro completo de 360°.

Num só giro de 360°, obtêm-se vários somatórios de valores de atenuação provenientes das estruturas da secção do corpo. Esses valores são enviados ao computador que, por meio de análise matemática matricial, são posicionados espacialmente no plano transversal, e valores numéricos são então atribuídos a eles. Esses números fazem parte de uma escala, a escala de Hounsfield, e cada valor unitário é chamado de unidade Hounsfield (UH). Posteriormente, esses números são convertidos em pontos de uma escala cinza, que vai do preto ao branco. Cada ponto chama-se *pixel*. Quanto maior for o número de *pixels*, maior será a resolução da imagem. Final-

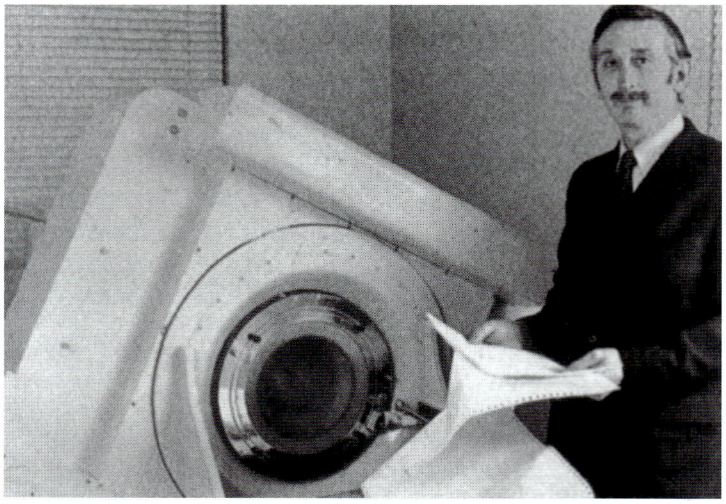

Figura 1. Dr. Godsfrey Hounsfield ao lado do primeiro tomógrafo, em 1971.

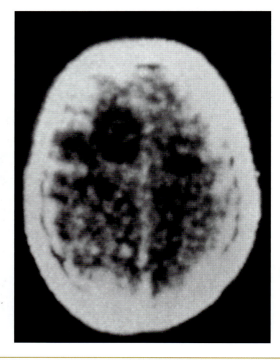

Figura 2. A primeira imagem médica. O diagnóstico evidente de um tumor cerebral.

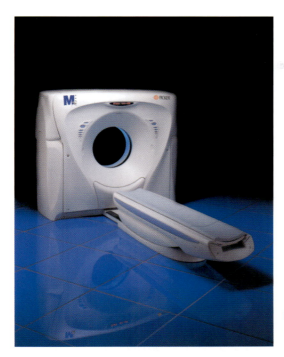

Figura 3. Exemplo de tomógrafo atual.

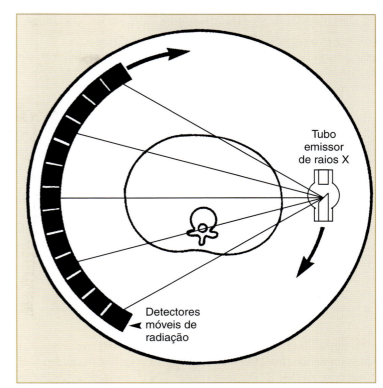

Figura 4. Esquema ilustrativo do tubo de raios X e detectores móveis.

mente, o corte tomográfico surge no monitor do painel de controle e pode ser impresso em filme.

Os termos utilizados na descrição de uma imagem em TC referem-se à capacidade de um objeto, ou estrutura anatômica, atenuar o feixe de raios X com maior ou menor intensidade.[3] Então, estruturas hipoatenuantes (ou hipodensas) provocam pequena atenuação do feixe de radiação e apresentam-se em preto. Por exemplo: ar e gordura. Estruturas densas, por outro lado, como ossos, dentes e calcificações, são hiperatenuantes (ou hiperdensas) e aparecem em branco. Outros órgãos e demais tecidos de partes moles se apresentam em tons de cinza, bastante variáveis, dependendo de seus coeficientes de atenuação.[4] A água é o referencial de atenuação. Os equipamentos são calibrados para que a água apresente valor zero na escala. Estruturas mais densas que a água têm valor positivo, e menos densas, negativo. Ossos possuem valores de até + 1.000 UH, e o ar de − 1.000 UH.

Uma mesma imagem de TC pode ter seu contraste e brilho alterados pelo recurso conhecido por "janela". Dessa forma, pode-se processar uma imagem, após o término do procedimento em si, visando a uma melhor visualização das estruturas. Nas imagens do sistema musculoesquelético, utilizam-se a "janela" para partes moles e a "janela" óssea (Fig. 5).

TC helicoidal

A TC helicoidal, ou espiral, foi um avanço dentro da modalidade da tomografia computadorizada. Nesse equipamento, enquanto a ampola de raios X gira ininterruptamente, ocorre o contínuo deslocamento do paciente. Durante esse processo, o feixe de raios X tem uma trajetória helicoidal em relação ao objeto. O procedimento pela TC helicoidal é muito mais rápido que na TC convencional, tornando o exame mais curto e confortável para o paciente.

Na TC helicoidal, os dados são obtidos continuamente, gerando uma aquisição volumétrica. A partir desta, as imagens por reconstrução nos demais planos, coronal e sagital, são mais fidedignas. A espessura de corte nos tomógrafos pode ser de 0,5 mm a 13 mm, dependendo do objetivo e da estrutura a ser analisada.

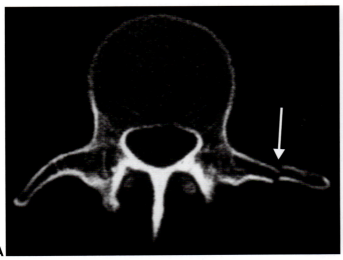
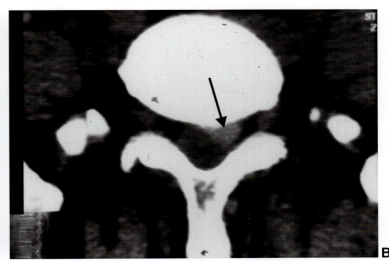

Figura 5. Exemplos de "janelas" utilizadas em tomografia. Imagem da vértebra com janela óssea evidencia pequena fratura do processo transverso esquerdo (**A**). Imagem com janela para partes moles. Notar a presença de hérnia discal e sua relação com o saco dural (**B**).

APLICAÇÕES DA TOMOGRAFIA COMPUTADORIZADA

Nas lesões ortopédicas, em especial nas lesões do esporte, a TC tem grande utilidade. Em alguns casos, lesões ósseas, como fraturas, são mais facilmente diagnosticadas pela TC do que pela radiografia convencional (raios X).

Em estruturas de maior complexidade espacial ou anatômica, como quadril, coluna vertebral e tornozelo, a TC é de grande valor. Nessas regiões, a abordagem pela radiografia simples nem sempre é satisfatória. Como a TC demonstra uma estrutura inteira por meio de finas secções independentes, identifica-se melhor cada parte dessa estrutura. Um exemplo é a imagem da vértebra. Na radiografia simples, ocorre a sobreposição dos vários elementos da vértebra no plano bidimensional, sendo necessário realizar incidências frente, perfil e, muitas vezes, oblíquas. Ainda assim, pequenas alterações, como pequenas fraturas, podem passar despercebidas. Na TC, por outro lado, elementos não se sobrepõem, sendo facilmente analisados.

A TC também é bastante útil nos casos em que a mobilização do paciente é dificultada ou contraindicada por seu próprio estado clínico, como, por exemplo, no trauma cervical com suspeita de fratura.

Uso de contraste

Um complemento à TC é a utilização de contraste. Em situações de trauma, o exame de TC sem utilização de contraste é suficiente. Entretanto, em casos de suspeita de tumores que envolvem partes moles ou abscessos, além dos cortes tomográficos de rotina, realiza-se a série contrastada. O contraste utilizado em tomografia é um produto à base de iodo hidrossolúvel, de administração intravenosa. Após essa fase, tem-se como objetivo interpretar o padrão de realce obtido nas imagens. Dependendo do realce apresentado (maior ou menor concentração de iodo na lesão examinada), infere-se sobre a atividade da doença, e a capacidade diagnóstica do estudo é ampliada.

Artrotomografia

Outra submodalidade da TC é a artrotomografia (artro-TC). Nesse procedimento, à semelhança da artrografia, utiliza-se contraste iodado hidrossolúvel intra-articular. Após punção e injeção intra-articular do contraste, uma série de cortes é realizada. Com essa técnica, obtêm-se mais informações a respeito da articulação e seus constituintes. A artro-TC é de grande utilidade na pesquisa de lesões osteocondrais (Fig. 6), na identificação de corpos livres intra-articu-

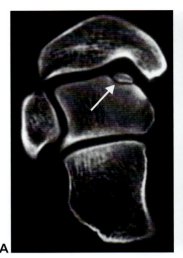
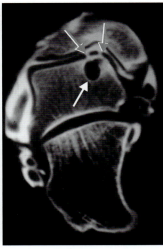

Figura 6. Tomografia computadorizada evidenciando fragmento osteocondral (seta branca) (**A**). Artrotomografia (**B**). Notar a presença de áreas de descontinuidade da cartilagem (setas cinzas) e de um grande cisto subcondral (seta branca).

lares não ossificados e nas suspeitas de lesões do lábio glenoidal no ombro. Esse procedimento ainda é realizado, apesar de menos frequente após o surgimento da ressonância magnética.

Reconstruções

Como a TC obtém dados sob a forma de informação digital, estes podem ser manipulados ou pós-processados por programas de computador, próprios do equipamento. Essa propriedade é de grande importância pois, a partir dos cortes axiais, podem-se obter imagens complementares de excelente definição, nos planos coronal e sagital (Fig. 7). Esse procedimento recebe o nome de reconstrução. Em alguns casos, principalmente em fraturas complexas, a reconstrução tridimensional (3D) é útil. A imagem obtida pode ser rodada espacialmente e exposta sob qualquer ponto de vista, facilitando a compreensão das relações entre os ossos ou entre os fragmentos decorrentes de fratura (Fig. 8). A imagem 3D assemelha-se ao máximo à imagem real e é mais familiar ao cirurgião ortopedista, podendo auxiliar eventual planejamento cirúrgico. Com todas essas submodalidades, o potencial diagnóstico da TC é ampliado, justificando ainda mais seu valor no diagnóstico por imagem.

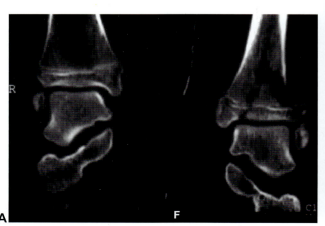

Figura 7. Reconstruções nos planos coronal e sagital, (**A** e **B**) respectivamente. Notar fratura da tíbia esquerda, com extensão para a epífise e superfície articular.

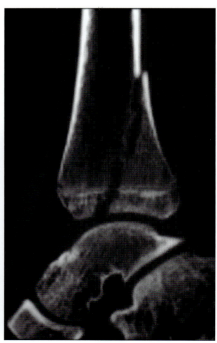

Figura 8. Radiografia simples (**A**) e reconstrução tridimensional (3D) (**B**) de fratura do úmero proximal. Notar na imagem 3D a preservação das relações articulares.

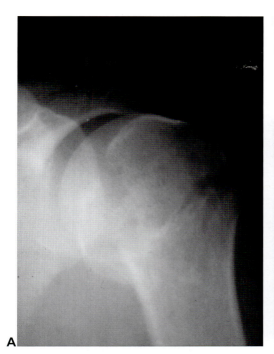
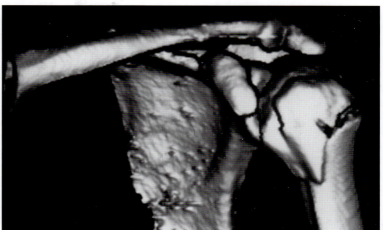

■ REFERÊNCIAS BIBLIOGRÁFICAS

1. Pandit AS. *From making to music*. Hodder & Stoughton, 1999.
2. Miraldi F, Wiesen EJ. Imaging principles in computed tomography. In: Haaga JR, Alfidi RJ. *Computed tomography of the Whole body*. 2nd ed. St Louis: Mosby, 1988. p. 1-13, vol. 1.
3. Rocha MS. Introdução e anatomia normal. In: Rocha MS. *Tomografia computadorizada e ressonância magnética em gastroenterologia*. São Paulo: Sarvier, 1997. p. 3-5.
4. Lange S, Grumme T, Kluge W *et al*. Physical and technical principles. In: *Cerebral and spinal computerized tomography*. München: S. Karger, 1989. p. 9-11.

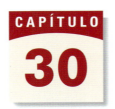

CAPÍTULO 30

RESSONÂNCIA MAGNÉTICA

Abdalla Skaf ▪ Francisco da Silva Maciel Júnior

■ INTRODUÇÃO

A proposta deste capítulo é estudar a ressonância magnética (RM), enfatizando os princípios básicos, sequências e técnicas mais utilizadas na prática diária com avaliação semiológica, vantagens e limitações, assim como cuidados e contraindicações referentes ao método. A RM, atualmente com grande aplicação na avaliação das afecções do sistema musculoesquelético, apresenta evolução contínua, necessitando, contudo, de aprimoramento contínuo.

■ HISTÓRICO

Apesar de o fenômeno do magnetismo ser conhecido há vários séculos (por volta do séc. XIII – Mericourt), a descoberta do fenômeno de ressonância magnética ocorreu somente no ano de 1946, independentemente e em lugares distintos por duas equipes de físicos comandados por Bloch, em Stanford,[1] e Purcell, em Harvard.[2] Em 1952, Bloch e Purcell receberam o prêmio Nobel de Física em razão da expressiva descoberta.

Durante vários anos, a máxima potencialidade desta técnica passou despercebida, sendo apenas utilizada por físicos e químicos, no estudo das estruturas e processos de reação química.

Somente em 1973, Lauterbur,[3] utilizando um espectrômetro para obtenção dos sinais codificados espacialmente, com variação linear do campo magnético, produziu as primeiras imagens de um objeto não homogêneo, um tubo de H_2O, fornecendo a possibilidade de obtenção por imagens de ressonância magnética.[2]

A partir desse evento, o desenvolvimento da metodologia para geração de imagens por ressonância magnética cresceu rapidamente. As primeiras imagens em seres vivos foram obtidas por Mansfield, em 1976, e, no ano seguinte, foram demonstradas imagens de mãos e tórax.[4]

No ano de 1983, após intenso desenvolvimento de *softwares* e *hardwares*, possibilitou-se a produção de aparelhos de ressonância magnética, capazes de gerar imagens em qualquer parte do corpo humano, caracterizadas pelo alto contraste e resolução, com tempos de exames cada vez mais curto.

Atualmente, este método apresenta contínuo desenvolvimento, com surgimento diário de novidades que possibilitam melhor rendimento na utilização dos exames, assim como estudos dinâmicos e funcionais, capazes de estudar melhor a vascularização e o metabolismo de áreas específicas.

A obtenção de excelentes imagens anatômicas, com elevado grau de sensibilidade e especificidade, faz da RM um método de grande aceitação e aplicação na prática clínica diária.

■ PRINCÍPIOS BÁSICOS

A RM é um método de imagem que, ao contrário da radiologia convencional e tomografia computadorizada, não utiliza radiação ionizante e apresenta princípios diferentes para obtenção de imagens.

Uma imagem por RM representa a resposta relativa de um núcleo específico (H^+) à energia de radiofrequência absorvida. Tal como a radiografia ou ultrassonografia, esta imagem é função da densidade, neste caso, da distribuição dos núcleos que estão sendo observados. No entanto, as imagens são influenciadas por outros fatores físicos (intrínsecos ou extrínsecos), como a diferença na habilidade de cada núcleo em reemitir o sinal de radiofrequência absorvida (relaxação longitudinal, transversal), a densidade de prótons, a suscetibilidade magnética e os efeitos de fluxo (fatores intrínsecos).

Os fatores extrínsecos que atuam nas imagens são dependentes dos parâmetros utilizados (TR = tempo de repetição; TE = tempo de eco; FOV = campo de visão; matriz; NSA = número de excitação) que são determinados pelos operadores no console durante o exame, assim como a intensidade do campo magnético, bobina de recepção e homogeneidade do campo magnético principal. O TR (tempo de repetição), por exemplo, na sequência *spin echo*, corresponde ao intervalo de tempo entre dois pulsos de 90°, e o TE (tempo de eco), ao intervalo entre o pulso de 90° e a obtenção do sinal (eco).

As imagens de RM são dependentes de vários parâmetros provenientes dos núcleos dos átomos de hidrogênio (H^+), que são os utilizados para obtenção de imagens, graças à grande abundância do interior do corpo humano e à sua alta constante giromagnética.

A RM é usualmente um mapa tomográfico da distribuição de prótons (H^+) da região estudada, com modificações de parâmetros operacionais específicos nos protocolos de aquisição (sequências específicas), gerando imagens capazes de distinguir intensidades de sinal diferentes entre áreas normais e patológicas, assim como excelente contraste entre os vários tecidos. Este método possibilita também a visualização de fluxo sanguíneo com utilização de técnicas específicas (sequências angiográficas).

A RM oferece a possibilidade de adquirir imagens em qualquer direção (sagital, transversa, coronal e oblíqua) sem a necessidade de mobilização do paciente.

■ COMPONENTES DE UM SISTEMA DE RM

Os componentes de um sistema de RM incluem um ímã para gerar o campo magnético estático, intenso e homogêneo, um sistema de gradiente de campo magnético que seleciona e codifica o sinal (amplificador e bobinas de gradientes), assim como uma bobina receptadora e um amplificador para detectar o sinal de radiofrequência produzido pelos núcleos (H^+).

Após a obtenção do sinal de radiofrequência, este é transmitido a um sistema para processamento digital com formação das imagens, que são enviadas a um console de operação que permite trabalhá-las.

O console é utilizado não só para visualizar as imagens, mas também para manipular os parâmetros na obtenção de sequências específicas, conforme a patologia e a área de interesse a ser estudada.

■ SEQUÊNCIAS BÁSICAS/SEMIOLOGIA DO SINAL RM

O estudo do sistema musculoesquelético por RM pode ser obtido com várias bobinas e sequências diferentes, dependendo da área a ser estudada e conforme a suspeita clínica.

A sequência *spin echo* (turbo SE ou *Fast* SE) é a mais frequentemente utilizada, muitas vezes associada a técnicas de saturação de gordura (SPIR, *Fat Sat*). Estas sequências são ponderadas em T1, T2 e DP, geralmente com avaliação nos três planos ortogonais (sagital, transverso e coronal).

A sequência ponderada em T1 (TR e TE curtos) é a que apresenta mais detalhes anatômicos, com melhor relação sinal/ruído (Fig. 1), enquanto as imagens ponderadas em T2 (TR e TE longos) permitem frequentemente melhor visualização do tecido patológico e podem contribuir para possível caracterização tecidual (Fig. 2).[5]

As técnicas seletivas de saturação de gordura (STIR, SPIR, *Fat Sat*) apresentam grandes aplicações no estudo do sistema musculoesquelético (SME), por melhor demonstrarem as alterações patoló-

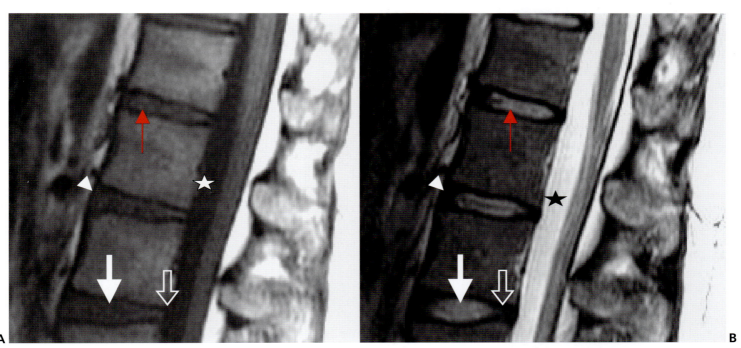

Figura 1. Plano sagital ponderado em T1 (**A**) e T2 (**B**) da coluna lombar em paciente jovem. Liquor (estrela) e disco hidratado normal (seta branca larga) – hipossinal T1 e hipersinal T2. Osso cortical (seta vermelha), anel fibroso do disco (seta vazada) e ligamento longitudinal anterior (ponta de seta) – hipossinal T1 e T2.

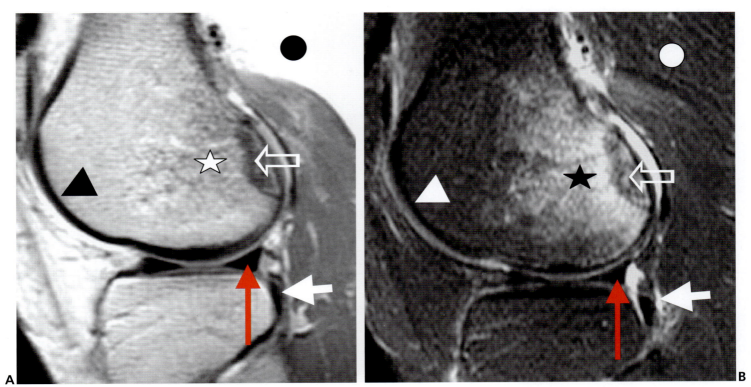

Figura 2. Fratura subcondral na borda posterolateral do côndilo femoral lateral do joelho. Plano sagital em T1 (**A**) e T2 com supressão da gordura (**B**). Delimitação do traço de fratura (seta vazada), osso cortical (ponta de seta), corno posterior do menisco lateral (seta vermelha), tendão do músculo poplíteo (seta branca), – hipossinal T1 e T2. Edema da medular óssea junto ao traço de fratura (estrela) e gordura (ponto) – hipersinal T1 e hipossinal T2.

gicas e possibilitarem a realização de estudos tanto nas sequências DP e T2 (com líquido branco), como na sequência ponderada em T1 com utilização do contraste paramagnético (gadolínio), que facilita a identificação das lesões medulares e osteocondrais. Também melhora a distinção entre as áreas de tecido inflamatório ou tumoral (com maior vascularização) das áreas normais e o estudo com Artro-RM.

A técnica STIR *(Short T1 Inversion Recovery)*, que anula o sinal da gordura, melhorando a identificação das estruturas lesionadas, apresenta alto sinal em T2 (branco) (Fig. 3).

A artro-RM consiste na introdução intra-articular de uma solução de contraste à base de gadolínio, no intuito de melhorar a identificação das lesões nas estruturas intra-articulares (meniscos, lábio da cavidade glenoidal, cartilagem, corpos livres etc.) e das estruturas que recobrem a superfície da articulação (cápsula, ligamentos, tendões etc.). Esta técnica tem suas indicações precisas em cada articulação que será abordada individualmente nos próximos capítulos.

O músculo apresenta sinal intermediário (cinza), tanto nas sequências ponderadas em T1 quanto em T2, sendo usado como parâmetro para análise dos sinais das demais estruturas musculoesqueléticas.

A cartilagem articular normal também apresenta sinal intermediário (cinza) nas sequências ponderadas em T1 e hipersinal T2. Os estudos das cartilagens com técnica de supressão de gordura ponderada em DP ou STIR trouxeram maior contribuição no diagnóstico de condropatias apresentando boa correlação com a cirurgia artroscópica.[6] Nas crianças, a matriz cartilaginosa das epífises é bem visualizada antes da ossificação e apresenta um sinal intermediário na sequência T1.

Nas imagens ponderadas em T1, toda gordura do tecido subcutâneo, intermuscular, assim como da medula óssea, apresenta hipersinal (branco). O aspecto da medula óssea é variável, conforme o componente predominante em gordura, água e tecido hematopoiético, que varia de acordo com a idade (p. ex., recém-nascido, maior quantidade de medula óssea vermelha e água – hipossinal na sequência T1).

Os tendões, ligamentos e tecidos fibrocartilaginosos (p. ex., meniscos, lábio da cavidade glenoidal) apresentam hipossinal intenso (preto), seja nas sequências ponderadas em T1 quanto T2. O osso cortical, cápsula articular e sinóvia apresentam igualmente hipossinais T1 e T2.

Quadro 1. Correlação entre as estruturas do sistema musculoesquelético e o sinal produzido nas ponderações T1 e T2

Estruturas analisadas	T1	T2
Calcificação e osso cortical Estruturas com fibrocartilagem ou colágeno (p. ex., ligamentos, tendões, meniscos e lábio da cavidade glenoidal) Hematoma na fase aguda (desoxiemoglobina) Hemossiderina e ferro Fibrose (fase tardia) e ar Fluxo sanguíneo arterial normal	Hipossinal	Hipossinal
Água – moléculas livres (p. ex., liquor, líquido sinovial) Água – moléculas ligadas a proteínas (p. ex., edema, processos inflamatórios e tumores)	Hipossinal	Hipersinal
Impregnação pelo contraste (gadolínio) Hematoma na fase subaguda (metaemoglobina extracelular) Fluidos hiperproteicos (mucina) e colesterol líquido dependendo da concentração	Hipersinal	Hipersinal
Gordura (subcutâneo, medula óssea) Melanina	Hipersinal	Hipossinal
Músculos Cartilagem	Sinal intermediário	Sinal intermediário

O líquido não hemorrágico (articular, edema, cisto, coleção etc.) apresenta hipersinal (branco) na sequência T2.

A coleção sanguínea pode apresentar sinal variável, dependendo da fase de degradação e evolução da hemoglobina (aguda, subaguda ou crônica),[6] podendo variar de hipo a hipersinal nas sequências T1 e T2.

O fluxo sanguíneo arterial normal tem hipossinal em ambas as ponderações; já o fluxo lento pode apresentar um sinal intermediário em T1 e hipersinal em T2.

Todos os achados de imagem devem ser correlacionados e valorizados conforme os dados clínicos, reconhecendo as eventuais armadilhas produzidas pelos artefatos que simulam lesões, assim como as variações do normal (Quadro 1).

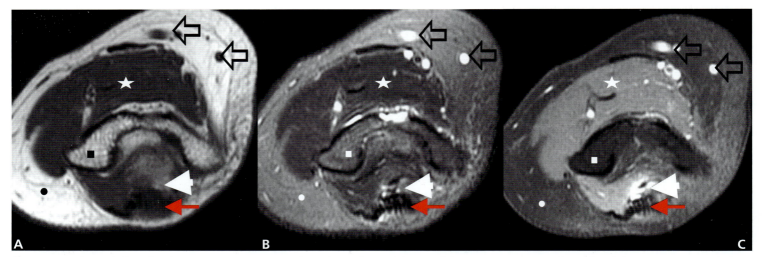

Figura 3. Tendinopatia leve do tríceps junto a sua inserção olecraniana. Plano axial em T1 (**A**) e T2 com supressão da gordura (**B**) e T1 após injeção de contraste endovenoso, com supressão da gordura (**C**). Espessamento com discreta alteração do sinal normal do tendão (seta vermelha), processo inflamatório da gordura peritendínea (seta branca) – hipossinal em T1, hipersinal em T2 e realce (hipersinal) pós-contraste. Ventre muscular (estrela) com isossinal (cinza) em todas as sequências. Medula óssea (quadrado) e tela celular subcutânea (ponto) – hipersinal T1 e hipossinal em T2 com supressão de gordura Vasos, sistema venoso superficial (setas vazadas) – isossinal T1, hipersinal T2 e T1 com contraste.

VANTAGENS E LIMITAÇÕES

As vantagens da RM sobre os outros métodos são numerosas: excelente contraste e resolução anatômica, estudos multiplanares (três planos ortogonais e oblíquos), não utilização de radiação ionizante, melhor caracterização tecidual (T1, T2 e DP), supressão seletiva de gordura, possibilidade de estudos vasculares com excelentes imagens, sem a necessidade de cateterização, utilizando apenas em algumas circunstâncias o agente paramagnético (gadolínio) por via venosa. A RM pode também ser utilizada para a avaliação da dinâmica vascular de tumores ósseos e de partes moles com técnicas de subtração, o uso de técnicas de artrografia e a possibilidade de obtenção de imagens com sequências dinâmicas em "estresse" para melhor avaliação das lesões ligamentares.

No entanto, a RM apresenta limitações, como a baixa sensibilidade na detecção de calcificações, na avaliação das reações periostais e alta suscetibilidade aos materiais metálicos (próteses, fios, hastes, parafusos etc.) que criam artefatos, distorcendo o campo magnético, algumas vezes impossibilitando o estudo da região a ser analisada. Atualmente o uso de materiais metálicos à base de titânio e parafusos biodegradáveis tem reduzido sensivelmente as dificuldades com artefatos.

CONTRAINDICAÇÕES E CUIDADOS

Durante o exame de RM, o paciente encontra-se no interior de um intenso campo magnético e é submetido a pulsos de radiofrequência. Não se conhece exatamente o efeito do campo magnético sobre os tecidos biológicos, mas alguns tecidos (p. ex., a retina) podem ser ativados com sensações do tipo lampejos, e outros podem, eventualmente, apresentar um pequeno grau de aquecimento.[5]

Existem contraindicações absolutas, como marca-passo cardíaco, *clips* de aneurismas ferromagnéticos, implantes cocleares, neuroestimuladores, estimuladores de crescimento ósseo, bomba de infusão e corpo estranho metálico intraocular. Há algumas contraindicações relativas, como prótese metálica ferromagnética (com mínimo risco de aquecimento e artefatos no local da prótese que impossibilitam a análise do exame). A claustrofobia é um problema frequente e pode ser minimizada com um bom preparo psicológico ou sedação prévia. Nos casos de difícil aceitação, a utilização de aparelho de RM de campo aberto pode amenizar o problema; no entanto, esses equipamentos são de baixo campo magnético (resolução mais baixa).

Outros exemplos de lesões observadas pela RM são demonstradas no Capítulo 28, onde estão correlacionadas as imagens ultrassonográficas nas afecções dos diversos segmentos do sistema musculoesquelético.

Em resumo, a boa aplicação da RM está relacionada diretamente com o conhecimento de todo o potencial do método, assim como de suas limitações, incluindo as contraindicações, que, associadas ao contexto clínico, fornecem um diagnóstico preciso e muitas vezes precoce, de fundamental importância para o tratamento de nossos pacientes.

REFERÊNCIAS BIBLIOGRÁFICAS

1. Purcell EM, Torrey HC, Pound RV. Ressonance absorption by nuclear magnetic moment. *Solid Phys Rev* 1946;69:37-38.
2. Bloch F, Harsen WW, Packard M. Nuclear Induction. *Phy Rev* 1946;69:127.
3. Lauterbur PC. Imagem formation by induced local interation: Examples employing nuclear magnetic ressonance. *Nature* 1973;242:190-91.
4. Mansfield P, Maudsley AA. Medical imaging by NMR. *Br J Radiol* 1977;50:188-94.
5. Mink JH, Reichey AM. *MRI of the knee*. 2nd ed. New York: Raven Press, 1992.
6. Stoller WD. Magnetic ressonance imaging. *Orthopaedics and sports medicine*. 2nd ed. Philadelphia: Lippincott Raven, 1996.

CAPÍTULO 31

MEDICINA NUCLEAR

Mario Luiz Vieira Castiglioni

■ INTRODUÇÃO

Apesar de sua dureza e resistência, o osso é um órgão extremamente plástico. Sua matriz está em constante remodelação, ajustando-se às tensões impostas pelos músculos, ganho de peso, mudanças hormonais, alterações dietéticas, principalmente, do cálcio e fósforo e mudanças na atividade física. É essa atividade que nos dá a base para o entendimento da **medicina nuclear**.

Diferente de todas as outras modalidades de imagem em radiologia, a Medicina Nuclear é um exame que mostra o estado funcional do osso, fornecendo informações importantes sobre o seu metabolismo e perfusão.

Na prática clínica, as imagens com radioisótopos são amplamente utilizadas para o estudo de diversas patologias ósseas.

Três fatores são fundamentais para a obtenção das imagens em Medicina Nuclear. O primeiro é relacionado com o **isótopo** radioativo utilizado, ou **radioisótopo**, suas características físico-químicas e a sua distribuição dentro do organismo vivo. O segundo fator é relacionado com os equipamentos capazes de detectar a radiação por ele emitida e localizá-la no espaço. O terceiro fator diz respeito ao órgão estudado, ou seja, o seu aporte sanguíneo e a viabilidade tecidual.

■ ESTRUTURA BÁSICA DO TECIDO ÓSSEO

Conhecer a estrutura do tecido ósseo, sua remodelação e crescimento é fundamental para compreendermos os fenômenos que determinam a captação do radiofármaco.

A matriz óssea é constituída por uma parte orgânica que consiste em colágeno predominantemente do tipo I, onde se deposita a fase mineral sólida, que é formada por cristais de hidroxiapatita, com fórmula aproximada $Ca_{10}(PO_4)_6(OH)_2$, e uma menor fração de fosfato de cálcio amorfo. Esta fase inorgânica representa 50% do peso da matriz óssea.

As células que participam ativamente nesse tecido são os **osteócitos**, os **osteoblastos** e os **osteoclastos**.

Os **osteócitos** são as células existentes dentro da matriz óssea. Localizam-se dentro de lacunas e são essenciais para a manutenção da mesma, tanto que, quando morrem, se inicia o processo de reabsorção da matriz.

Os **osteoblastos** são as células que sintetizam a parte orgânica da matriz óssea (colágeno e proteoglicanos), e, quando aprisionados, passam a ser chamados de osteócitos.

Os **osteoclastos** são responsáveis pela reabsorção óssea. Derivam-se de monócitos do sangue, que se fundem após atravessar a parede dos capilares do osso.

A unidade funcional do osso é o **ósteon**. Consiste em uma estrutura cilíndrica e ramificada composta de lamelas concêntricas de osso, orientadas em torno de um canal central que contém capilares e vênulas. Este canal se comunica com um grande número de canalículos que se irradiam perifericamente pelas lamelas para os vários osteócitos aprisionados dentro de suas lacunas. Os ósteons geralmente se orientam no eixo longo dos ossos, garantindo a máxima resistência ao longo das linhas de força.

O **periósteo** e o **endósteo** são membranas que recobrem respectivamente as superfícies externa e interna de todos os ossos. Sua função é a de nutrir o tecido ósseo com vasos que partem de seus ramos e penetram nos ossos, e de servir de fonte de osteoblastos para o crescimento e reparação dos ossos. Existem fibras colágenas do tecido ósseo contínuas com as fibras do periósteo, que recebem o nome de fibras de *Sharpey*, possuindo a função de unir os dois tecidos.

■ REMODELAÇÃO ÓSSEA

O osso responde de modo constante aos insultos teciduais quer eles sejam de origem vascular, infecciosa ou traumática, promovendo a osteogênese.

Os ossos e os músculos são tecidos que respondem à atividade ou inatividade com hipertrofia e atrofia respectivamente. Os músculos condicionam-se mais rápido e mais eficientemente que os ossos, criando um desbalanço mecânico. Os músculos são responsáveis pela absorção de uma boa parte da tensão do impacto, que seria despejada no osso. Grupos musculares antagonistas previnem que os grupos de músculos agonistas exerçam uma sobrecarga no osso, resultando em alterações no local de inserção. Os ossos respondem à tensão do complexo musculotendíneo com deformação de acordo com a sua elasticidade. O osso volta à sua configuração normal quando a tensão é cessada, entretanto, tensões constantes ou de intensidade progressiva podem promover uma deformidade permanente.

Após uma fratura ocorre hemorragia local pela lesão dos vasos sanguíneos do osso e do periósteo, com destruição da matriz e morte de osteócitos no local fraturado. O coágulo, restos teciduais e celulares começam a ser retirados pelos macrófagos. Nessa região o periósteo e o endósteo promovem uma intensa proliferação de fibroblastos que vai envolver esta área e penetrar entre as extremidades rompidas e fornecer os osteoblastos. Surge assim tecido ósseo imaturo, dispondo-se desordenadamente, surgindo o calo ósseo. Esse calo será mineralizado e, com a volta gradual do osso à sua atividade e às forças normais de tração a que será submetido, inicia-se o processo de remodelação.

A remodelação óssea e o crescimento seguem basicamente a mesma sequência de eventos. A mineralização da matriz orgânica inicia-se após alguns dias de sua deposição pelos osteoblastos e se completa após algumas semanas.

■ CINTILOGRAFIA ÓSSEA

As alterações cintilográficas são extremamente precoces e se manifestam como áreas de aumento ou diminuição da atividade radioativa, refletindo distúrbios no equilíbrio entre formação e reabsorção óssea. Já as alterações radiológicas se manifestam após uma diminuição considerável da estrutura mineral óssea no local afetado.

No esqueleto normal, o radiofármaco distribui-se de maneira característica, com áreas de menor e de maior concentração, dependentes da atividade osteogênica local. Nas crianças (Fig. 1A) as epífises e os discos de crescimento, que têm uma atividade osteogênica intensa, aparecerão como áreas de grande concentração do radiofármaco. No adulto (Fig. 1B) as metáfises dos ossos tubulares vão mostrar atividade maior que as suas diáfises.

Basicamente, toda resposta aos estímulos é a osteogênese; portanto, áreas focais de hiperconcentração do radiofármaco são mais frequentes, em razão da alta taxa de incorporação dos polifosfatos ligados ao ^{99m}Tc no complexo inorgânico de fosfato de cálcio que está sendo depositado na matriz recém-formada.[1] Essa taxa é dependente do fluxo sanguíneo e da taxa de remodelação local.

Áreas de hipoconcentração ou ausência de concentração do radiofármaco são muito sugestivas do acometimento vascular do osso. Em virtude da sua estrutura rígida, o osso é extremamente suscetível à diminuição de fluxo no seu interior, quer seja por bloqueio direto no aporte sanguíneo, como nas lesões vasculares, quer por efeito expansivo do exsudato inflamatório de um processo infeccioso (Fig. 2). Esta diminuição impede o aporte do radiofármaco nesta região, e esse tecido ósseo mineralizado, mas desvitalizado, não apresentará concentração do radiofármaco e deverá ser primeiramente reabsorvido pelos osteoclastos antes que se inicie o processo de substituição óssea. Nestas áreas, a atividade osteoblástica inicia-se na periferia da lesão e acarretará num aumento da atividade radioativa ao redor da área isquêmica (Fig. 3).

Pode-se ter hipoconcentração em processos tumorais metastáticos com crescimento muito rápido, onde a destruição óssea se faz muito rapidamente, não havendo tempo hábil para a neoformação óssea pelos osteoblastos. Em situações após o tratamento pela radioterapia, as alterações actínicas cursam com a morte dos osteoblastos e vasculite local, havendo também hipoconcentração no local.

A cintilografia óssea detecta uma enorme quantidade de lesões, independente de sua etiologia, sendo um exame de alta sensibilidade e de baixa especificidade. A sua especificidade aumenta quando grupos específicos de patologias são analisados, aspectos da captação em determinadas áreas são valorizados e com o aumento da experiência do examinador.

O uso clínico da cintilografia óssea tem-se ampliado nos últimos anos. É um exame que complementa o arsenal diagnóstico com os outros métodos de imagem pelas alterações funcionais que consegue detectar precocemente.

Os protocolos de obtenção das imagens são bem estabelecidos, com poucas diferenças entre os diversos serviços. Após a injeção endovenosa do radiofármaco no paciente, 2 a 3 horas são necessárias para o início do exame. As imagens poderão ser localizadas em um segmento ou de todo o esqueleto numa aquisição de corpo inteiro, já que a maioria dos equipamentos atuais assim permitem. A cintilografia óssea em **três fases** (Fig. 4) avalia: 1) o fluxo arterial da extremidade ou região estudada por aquisição de imagens sequenciais rápidas do segmento avaliado durante a injeção do radiofármaco (imagem de fluxo ou fase vascular); 2) a presença ou não de

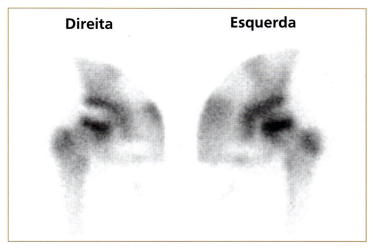

Figura 2. Cintilografia na fase aguda da doença de Leg-Perthes-Calvé. Nota-se uma área de hipoconcentração do radiofármaco na cabeça femoral direita, por comprometimento vascular. Imagens adquiridas com magnificação, usando um colimador especial (*pin-hole*).

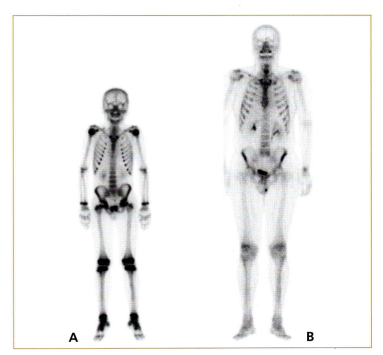

Figura 1. (**A**) Aspecto normal da concentração do radiofármaco em uma criança. Observa-se a maior concentração nas áreas de crescimento onde a atividade osteoblástica é intensa. (**B**) Aspecto da concentração do radiofármaco em um adulto normal.

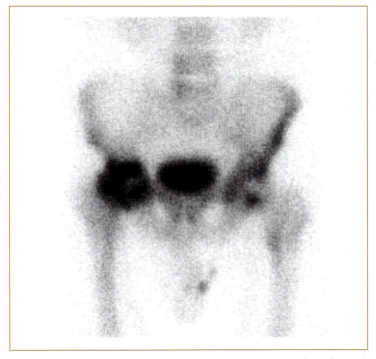

Figura 3. Necrose asséptica da cabeça femoral. Nota-se na cabeça femoral direita uma área de hipoconcentração que é circundada por uma área de concentração bem mais intensa pela atividade osteoblástica.

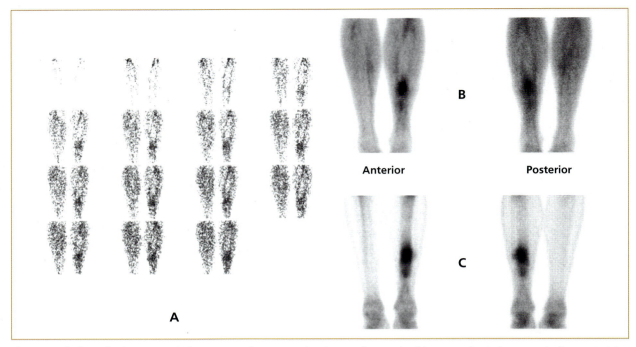

Figura 4. Cintilografia óssea em três fases em paciente portador de uma fratura da tíbia esquerda. As imagens do fluxo arterial das pernas mostram aumento de fluxo na região da fratura (**A**). As imagens de equilíbrio revelam uma concentração aumentada na mesma região, sugerindo a presença de processo inflamatório local (**B**). As imagens tardias revelam uma hiperconcentração na diáfise da tíbia esquerda, denotando atividade osteoblástica local decorrente da consolidação da fratura (**C**).

inflamação local pelo maior extravasamento do radiofármaco após 5 a 10 minutos da sua injeção (imagem de equilíbrio ou fase de *pool* sanguíneo) e 3) a presença ou não de comprometimento ósseo por uma hiperconcentração no local acometido (imagem tardia).

■ INDICAÇÕES DA CINTILOGRAFIA ÓSSEA

É amplamente utilizada no rastreamento de metástases de diversos tumores que disseminam para o osso, como os carcinomas da próstata e da mama, sendo essencial no estadiamento destas patologias.

Tem indicação precisa nos tumores ósseos primários, como auxiliar no diagnóstico e na verificação de suas metástases. Revela-se extremamente útil no diagnóstico precoce da osteomielite como na sua resposta ao tratamento antibiótico (Fig. 5). Na necrose isquêmica do osso, a cintilografia merece atenção especial pois é extremamente sensível às alterações perfusionais iniciais e ao processo osteogênico por ela desencadeada, mostrando aspectos da evolução temporal desta patologia (Figs. 2 e 3). Consegue avaliar a extensão do envolvimento articular nas diversas formas de artrite (Fig. 6). Pode ser utilizada para avaliar a evolução temporal das fraturas, já que com a remodelação do calo ósseo a intensidade de captação no local diminui, podendo até se normalizar (Fig. 7).

Figura 5. Osteomielite no fêmur esquerdo após fratura. As imagens do fluxo regional mostram um hiperfluxo no terço médio da coxa esquerda (**A**). As imagens da fase de equilíbrio revelam uma concentração aumentada na mesma região (**B**). As imagens tardias mostram uma hiperconcentração focal de leve para moderada intensidade na diáfise do fêmur esquerdo, denotando comprometimento ósseo não muito intenso (**C**).

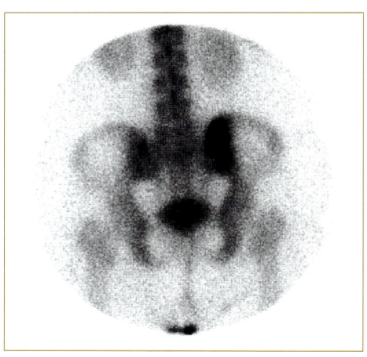

Figura 6. Sacroileíte à direita em paciente portador de artropatia soronegativa. Observa-se concentração aumentada nessa articulação.

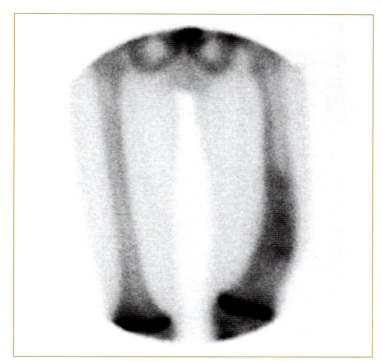

Figura 7. Alteração de concentração na fase tardia da consolidação de fratura no fêmur esquerdo mostrando intensidade pouco aumentada na região do calo e o desvio pela remodelação.

■ APLICAÇÃO NA MEDICINA ESPORTIVA

A cintilografia óssea fornece a evidência do envolvimento ósseo no trauma desencadeado pelo excesso de treino ou treinamento inadequado nos atletas de elite ou nos indivíduos praticantes de qualquer atividade esportiva. É considerada por muitos autores como o padrão ouro na detecção precoce desse envolvimento,[2,3] mesmo quando as alterações radiológicas inexistem, apesar da sintomatologia sugestiva.

Fratura por estresse

A fratura por estresse é uma patologia frequente nos esportistas e é onde a cintilografia óssea encontra sua maior aplicação em medicina esportiva.[4,5] A história do paciente, o exame físico e o exame radiológico aliados à cintilografia óssea fazem um diagnóstico preciso na maioria dos casos. O diagnóstico precoce é necessário para prevenir a continuidade do quadro e disfunção da região.

A fratura por estresse é o resultado de uma tensão repetitiva, cíclica e prolongada sobre o osso. Na maioria das vezes é associada à alteração no tipo de atividade ou à maneira como ela é realizada. Intensidade do treinamento, mudança no tipo ou execução inapropriada dos exercícios, vícios posturais (Fig. 8), todos aumentam o efeito da tensão muscular direta sobre o osso e uma possível fadiga dos músculos antagonistas que favorece a lesão.

Existem dois tipos de fratura. A fratura por **fadiga** é causada pela aplicação de uma tensão anormal ao osso, que tem uma resistência elástica normal, e acontece em locais específicos determinados pela atividade física do indivíduo. A fratura por **insuficiência** é causada pela aplicação de uma tensão normal a um osso, que tem quantidade mineral diminuída ou é anormalmente inelástico, ocorrendo principalmente em indivíduos idosos que se tornaram ativos, indivíduos portadores de patologias ósseas ou reumatológicas (p. ex., artrite reumatoide), mulheres com osteoporose pós-menopausa, indivíduos com osteomalacia, distrofia renal e diabéticos.

A tensão continuada do complexo musculotendíneo na estrutura óssea leva à formação de microfraturas nos locais da inserção muscular.[6] Com a continuidade do treinamento, mantém-se a tensão no local, e o osso acaba não sendo capaz de uma neoformação suficiente para consolidar as microfraturas estabelecidas. Junto a

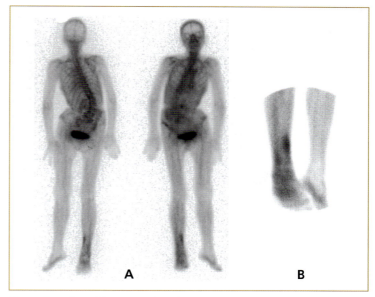

Figura 8. Paciente idosa portadora de intensa escoliose (**A**), com fratura por insuficiência da tíbia direita (**B**) decorrente provavelmente do vício postural e mudança nas forças de carga sobre a estrutura óssea.

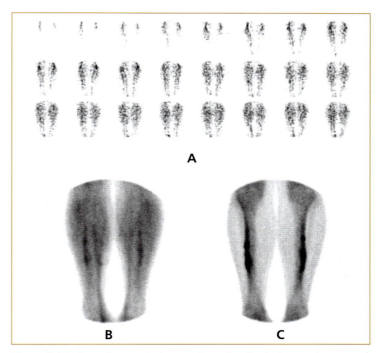

Figura 9. Cintilografia em três fases na investigação de fratura de estresse em um corredor de maratona. Há um fluxo levemente aumentado na perna direita (**A**), com sinais de inflamação na região tibial bilateralmente (**B**) e comprometimento ósseo da diáfise tibial bilateralmente, com várias áreas de hiperconcentração de aspecto fusiforme (Grau III de Zwas[8]) (**C**).

esses fenômenos, existe a inflamação do local, com exsudato e migração de células inflamatórias, que acaba somando um fator isquêmico que pode retardar o processo de consolidação.

A cintilografia óssea em três fases é utilizada para avaliação desse tipo de fratura (Fig. 9), dando indícios da idade da lesão, da consolidação óssea e da determinação de outras lesões existentes em outros locais que eventualmente são assintomáticas.[7]

Numa fase inicial, pode-se ter um fluxo arterial aumentado no segmento acometido. Ainda nessa fase inicial, uma hiperconcentração na imagem de equilíbrio ocorre por ter-se atividade inflamatória local e um extravasamento maior do radiofármaco graças ao aumento de permeabilidade capilar. As imagens tardias (2 a 3 horas) revelarão uma área focal de hiperconcentração, acometendo preferencialmente a região cortical no sentido longitudinal.

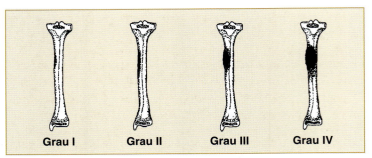

Figura 10. Esquema de classificação elaborado por Zwas[8]. Explicação no texto.

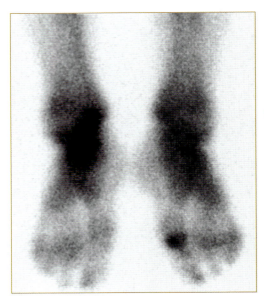

Figura 12. Hiperconcentração aumentada na articulação metatarsofalangiana do primeiro pododátilo esquerdo em paciente que iniciou atividade esportiva recentemente sem supervisão quanto à intensidade do treinamento.

Graus variáveis na intensidade e extensão dessa captação podem ocorrer de acordo com o grau de lesão. Zwas[8] desenvolveu uma classificação de acordo com o número e severidade das lesões, levando em conta dimensão, extensão e concentração do radiofármaco no local da fratura (Fig. 10). No Grau I, a hiperconcentração é focal, leve, localizada e confinada a uma pequena área na cortical. No Grau II, ela se estende ao longo do osso cortical. No Grau III, a área torna-se intensa, estende-se à medular óssea e adquire aspecto fusiforme característico. No Grau IV, ocupa toda extensão transversal do osso. Essa graduação dá uma ideia da intensidade da tensão de treinamento no osso e pode ser usada para se seguir a evolução temporal dessas fraturas.

Com a consolidação, a atividade aumentada na fase de fluxo arterial e de equilíbrio desaparece, e os graus diminuem em ordem reversa. A diminuição ou desaparecimento da atividade é variável, podendo ocorrer em meses, anos, ou persistindo definitivamente.

A localização dessas fraturas depende da atividade que o atleta desempenha, e a maioria pode ser detectada pela cintilografia óssea. É mais frequentemente encontrada em esportistas do sexo masculino do que no feminino e no grupo etário entre 16 a 24 anos, sendo que a região mais acometida são os membros inferiores e a coluna lombar.[9,10]

Há uma enorme prevalência de acometimento dos membros inferiores. A tíbia e a fíbula são acometidas nos corredores de longa distância (Fig. 11). Já os atletas que correm em terrenos irregulares, além das tíbias e fíbulas, podem apresentar, também, acometimento dos naviculares e dos metatarsos (Fig. 12). Os soldados são um grupo de risco para desenvolver esse tipo de fratura, tendo uma grande incidência nas tíbias e metatarsianos. Nos dançarinos há o acometimento dos pés, e o envolvimento dos metatarsianos parece ser a regra.[9,11] Fraturas na patela são raras e acometem atletas que têm alguma atividade de salto.[12] Fratura no fêmur pode ocorrer em praticantes de corrida com alguma atividade de salto, no treinamento.[13]

Fraturas nos membros superiores ocorrem em levantadores de peso[14,15] e praticantes de luta livre.[15] Tenistas podem ter fratura nos metacarpianos[16] e na ulna.[17]

Na região do tórax, são descritas fraturas na clavícula em ginastas;[18] nas costelas, em jogadores profissionais de golfe,[15,19] remadores[20] e nadadores.[21] Fratura no esterno foi descrita em jogador de golfe e levantador de peso.[22]

Fratura no sacro é encontrada em corredores de longa distância.[23,24]

A hipertrofia cortical por excesso de uso (sobrecarga) faz-se por remodelação óssea e espessamento da cortical, podendo ter um aspecto cintilográfico semelhante ao da fratura por tensão (Fig. 11C). A hiperconcentração faz-se intensa ao longo da cortical óssea, podendo haver áreas focais de maior concentração, remanescentes de fraturas verdadeiras. Correlação com os dados clínicos e

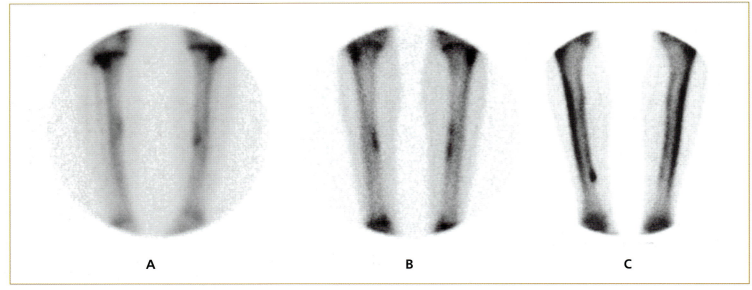

Figura 11. Aspecto da concentração aumentada em três diferentes corredores. Em (**A**), a concentração restringe-se a uma pequena área na região cortical da diáfise de ambas as tíbias de intensidade leve na direita (Grau I de Zwas[8]) e de maior intensidade na esquerda. Em (**B**), há uma concentração mais intensa bilateralmente e que já se estende longitudinalmente pela cortical da diáfise de ambas as tíbias, sendo que na esquerda observam-se duas áreas de aspecto fusiforme (Grau II de Zwas[8]). Em (**C**), há uma área focal na diáfise da tíbia direita, de aspecto fusiforme característico (Grau III de Zwas[8]). Note-se também a intensa concentração na cortical da diáfise de ambas as tíbias, decorrente provavelmente de espessamento da cortical por sobrecarga.

os achados radiológicos podem esclarecer essas mudanças e ajudar no diagnóstico diferencial.

Estudos mostram a utilidade da cintilografia na detecção de lesões em atletas que apresentam dor lombar.[25-28] As imagens podem diagnosticar a espondilólise ou reação focal ao estresse por uma hiperconcentração nos elementos vertebrais posteriores, diferenciando-se da espondilolistese, onde habitualmente não se observam alterações na concentração local do radiofármaco (Fig. 13). Pode-se ainda fazer o diagnóstico diferencial do envolvimento das articulações sacroilíacas nesses atletas.[29]

O estudo cintilográfico de corpo inteiro de qualquer atleta com suspeita desse tipo de fratura é necessário, pois pode mostrar outros focos, em diferentes localidades ósseas e em diferentes tempos de evolução, alguns deles clinicamente assintomáticos.[8,30]

Síndrome do estresse tibial medial (*Shin Splints*)

Esta afecção musculotendínea é um dos diagnósticos diferenciais mais importantes das fraturas de estresse, e a cintilografia óssea é definitiva para tal.

Canelite, ou síndrome soleal, ou ainda síndrome do estresse tibial medial, caracteriza-se por dor ao longo da tíbia e fíbula em áreas de inserção tendínea. O fator etiológico da lesão não é conhecido. Parece resultar de inflamação causada por lesão dos tendões e tecidos adjacentes nas regiões anterior e posterior da perna, ou mesmo pela ruptura das fibras de Sharpey. Ocorre mais frequentemente em corredores e marchadores. A dor é caracteristicamente localizada na borda lateral da região medial da tíbia. Uma das situações associadas ao seu aparecimento é a do aumento na distância ou intensidade no treinamento.

O estudo cintilográfico de três fases revela fluxo regional e imagem de equilíbrio normais. O padrão na fase tardia é o de uma leve hiperconcentração linear ao longo da superfície anterolateral ou posterior da tíbia, sugerindo um comprometimento do periósteo.[31] Esse aspecto é diferente das fraturas por estresse, que tendem a ser localizadas e se estendem transversalmente da cortical para a região medular, conforme a gravidade da lesão. O estudo radiológico nestes casos pouco ajuda no diagnóstico por ser invariavelmente normal.

Descreve-se uma patologia semelhante de acometimento na região da coxa denominada *Thigh Splints*.[32] Acomete principalmente mulheres que iniciaram treinamento recentemente. Os achados sugerem acometimento na área de inserção dos abdutores curto e longo, que se estendem no terço proximal medial da diáfise do fêmur, com hiperconcentração leve na cortical dessa região.

Lesões por trauma

A capacidade da cintilografia óssea em detectar fraturas ocultas é bem estabelecida.[33,34] Os estudos cintilográficos tornam-se positivos entre 4 a 72 horas após o trauma. A intensidade e a extensão do acúmulo inicial do radiofármaco dependem do local da fratura.[35] Lesões na proximidade das articulações mostram uma hiperconcentração precoce, sendo que nas lesões do esqueleto axial e diáfise dos ossos longos podem demorar dias para se manifestar. Nas 2 a 3 semanas subsequentes, a concentração aumenta, atingindo o pico em 5 semanas. Pacientes mais idosos tendem a apresentar hiperconcentração mais tardiamente e a normalizá-la também. A normalização da fase de fluxo faz-se em até 12 semanas (Fig. 4).

Dois tipos de captação são evidenciados nos locais de fratura. A captação intensa e homogênea está correlacionada com uma boa evolução e formação de um calo de união. A presença de uma linha ou área de hipoconcentração na região da fratura, circundada por uma área de hiperconcentração, mostra a presença de material fibroso interposto levando à não união da fratura.[36,37]

Uma das fraturas mais estudadas é a do escafoide. Uma cintilografia óssea normal em um punho doloroso praticamente exclui essa fratura. Pode-se com isso diminuir o tempo de imobilização do membro e modificar-se a estratégia do tratamento.[35-41]

A cintilografia óssea foi intensamente investigada nas afecções do joelho (Fig. 14), onde a presença de hipercaptação, mesmo sem alterações radiológicas locais, pode ser fundamental na estratégia do tratamento.[42,43]

Lesões ósseas subcondrais podem ser clinicamente importantes de se definir, pois, se não diagnosticadas, podem evoluir para o desgaste da cartilagem. Utilizando-se SPECT, conseguem-se detectar lesões subcondrais no joelho de atletas com alto grau de correlação com a ressonância magnética e achados cirúrgicos.[44]

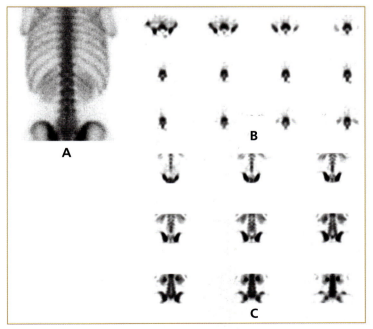

Figura 13. Estudo tomográfico normal da coluna em atleta portador de dor lombar baixa. A imagem planar não revela alterações (**A**). Os cortes tomográficos transversais (**B**) e coronais (**C**) complementam o estudo. Nota-se a capacidade de definição das estruturas posteriores das vértebras lombares.

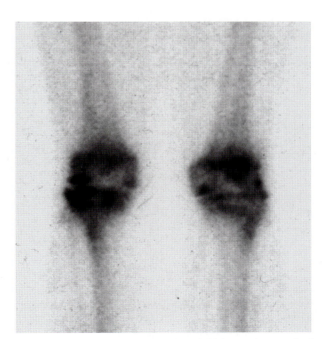

Figura 14. Cintilografia de um jogador de voleibol com sintoma de dor. Observa-se uma área linear de concentração na região subcondiliana lateral da tíbia direita. O estudo de ressonância magnética mostrou ser uma área compatível com osteocondrite.

OUTRAS INDICAÇÕES

Descreve-se o uso da cintilografia óssea em outras patologias como fascite plantar,[45] tendinite do Aquileu, osteíte púbica,[46] tendinite patelar[47] e bursite trocanteriana.[48]

CONCLUSÃO

A cintilografia óssea deve sempre ser utilizada na avaliação das lesões no esporte pelo seu potencial de detectar alterações, quando ainda outros métodos de imagem não possuem a sensibilidade para tal. Por ser capaz de detectar inúmeras alterações independentes de sua etiologia, o exame cintilográfico deve sempre ser correlacionado com a história e o exame clínico. É exame que pode ser utilizado no acompanhamento da evolução temporal de diversas patologias ósseas, dando também subsídios para a mudança na estratégia terapêutica.

REFERÊNCIAS BIBLIOGRÁFICAS

1. Subramanian G, McAfee JG. A new complex of ^{99m}Tc for skeletal imaging. *Radiology* 1971;99:192-96.
2. Hendler A, Hershkop. Mhen to use bone scintigraphy. It can reveal things other studies can not. *Postgrad Med* 1998;104(5):59-61.
3. Holder J, Steinert H, Zanetti M, Frolicher U, Rogala J, Stumpe K, von Schulthess GK. Radiographically negative stress related bone injury. MR imaging versus two phase bone scintigraphy. *Acta Radiol* 1998;(4):416-20.
4. Eisele SA, Sammarco GJ. Fatigue fractures of the foot and ankle in the athlete. *J Bone Joint Surg* 1993;75-A(2):290-300.
5. Umans H, Pavlov H. Stress fractures of the lower extremities. *Semin Roentg* 1994;29(2):176-93.
6. Burr DB, Milgrom C, Boyd RD et al. Experimental stress fracture of the tibia. Biological and mechanical aetiology in rabbits. *J Bone Joint Surg* 1990;72(3):370-75.
7. Rupani HD, Holder LE, Espinola DA et al. Three-phase radinuclide bone imaging in sports Medicine. *Radiol* 1985;156:187-96.
8. Zwas TS, Elkanovich R, Frank G. Interpretation and classification of bone scintigraphic findings in stress fractures. *J Nucl Med* 1987;28:452-57.
9. Deveraux MD, Lachmann SM. Athletes attending a sport injury clinic – a review. *Br J Sports Med* 1983 Dec.;17(4):137-42.
10. Kujal UM, Taimela S. Acute injuries in soccer, ice hockey, volleyball, basketball, judo and karate: Analisys of national registry data. *Br Med J* 1995 Dec.;311:1465-68.
11. Givon U, Friedman E. Stress fractures in the Israeli defense forces from 1995 to 1996. *Clin Orthop* 2000 Apr.;(373):227-32.
12. Orava S, Taimela S, Kvist M. Diagnosis and treatment of stress fracture of the patella in athletes. *Knee Surg Sports Traumatl Arthrosc* 1996;4(4):206-11.
13. Egol KA, Koval KJ, Kummer F. Stress fractures of the femoral neck. *Clin Orthop* 1998 Mar.;(348):72-78.
14. VanderWall H, McLaughlin A, Bruce W et al. Scintigraphic patterns of injury in amateurs weight lifters. *Clin Nucl Med* 1999;24(12):915-20.
15. Sinha AK, Kaeding CC, Wadley GM. Upper extremity stress fractures in athletes: Clinical features. *Clin J Sport Med* 1999 Oct;9(4):199-202.
16. Waninger KN, Lombardo JA. Stress fracture of index metacarpal in an adolescent tennis player. *Clin J Sport Med* 1995;5(1):63-66.
17. Bell RH, Hawkins RJ. Stress fracture of the distal ulna. *Clin Orthop* 1986 Aug.;209:169-71.
18. Roset-Lobet J, Salo-Orfila JM. Sports related stress fracture of the clavicle: a case report. *Int Orthop* 1998;22(4):266-68.
19. Lord MJ, Ha KI, Song KS. Stress fractures of the ribs in golfers. *Am J Sports Med* 1996;24(1):118-22.
20. Bojanic I, Desnica N. Stress fracture of the six rib in an elite athlete. *Croat Med J* 1998;39(4):458-60.
21. Taimela S, Kujala UM, Orava S. Two consecutive rib stress fractures in a female competitive swimmer. *Clin J Sport Med* 1995 Oct.;5(4):254-56.
22. Barbaix EJ. Stress fracture of the sternun in a golf player. *Int J Sports Med* 1996 May;17(4):303-4.
23. Mcfarland EG, Giangarra C. Sacral stress fractures in athletes. *Clin Orthop* 1996;329:240-43.
24. Major NM, Helms CA. Sacral stress fractures in long-distance runners. *Am J Roentgenol* 2000 Mar.;174(3):727-29.
25. Pennell RG, Maurer AH, Bonakdarpour A. Stress injuries of the pars articularis: Radiologic classification and indication for scintigraphy. *AJR* 1985;145:763-66.
26. Papanicolau N, Wilkinson RH, Emans JB et al. Bone scintigraphy and radiography in young athletes with low back pain. *AJR* 1985;145:1039-44.
27. Garces GL, Gonzalez Montoro I, Rasines JL et al. Early diagnosis of stress fracture of the lumbar soine in athletes. *Int Orthop* 1999;23(4):213-15.
28. Kujala UM, Kinnunen J, Helenius P. Prolonged low-back pain in young athletes: A prospective case series study of findings and prognosis. *Eur Spine J* 1999;8(6):480-84.
29. Marymont JV, Lynch MA, Henning CE. Exercise related stress reaction of the sacroiliac joint: An unusual cause of low back pain in athletes. *Am J Sports Med* 1986;14:320-23.
30. Milgrom C, Chisin R, Giladi M et al. Multiple stress fractures: A longitudianal study of a soldier with 13 lesions. *Clin Orthop* 1985;192:174-79.
31. Holder LE, Michael RH. Specific pattern of shin splints in the lower leg: concise communication. *J Nucl Med* 1984;25:865-69.
32. Charles ND, Siddivarn N, Schneck CD. Bone scaning in the adductor insertion avulsion syndrome (Thigh Splints). *J Nucl Med* 1987;28:1835-38.
33. Etchebehere EC etc.hebehere M, Gamba R et al. Orthopedic pathology of the lower extremities: Scintigraphic evaluation in the thigh, knee, and leg. *Semin Nucl Med* 1998;28(1):41-61.
34. Holder LE. Bonbe scintigraphy in squeletal trauma. *Radiol Clin North Am* 1993;31(4):739-81.
35. Spitz J, Lauer I, Tittel Klaus et al. Scintimetric evaluation of remodeling after bone fractures. *J Nucl Med* 1993;34:1403-9.
36. Desai A, Alavi A, Dalinka M. Role of bone scintigraphy in the evaluation and treatment of nonunited fractures: concise comunication. *J Nucl Med* 1980;21:931.
37. Basse-Catalinat B, Arnaud D, Blanquet P. New radiosiotopic method for evaluation of the healing potential of a fracture. *Br J Radiol* 1980;53:863.
38. Roolker W, Maas M, Broekhuizen AH. Diagnosis and treatment of scaphoid fractures, can non-union be prevented? *Arch Orthop Trauma Surg* 1999;119(7-8):428-31.
39. Wilson AW, Kurer MHJ, Peggington JL et al. Bone scintigraphy in the management of x-ray-negative potencial scaphoid fractures. *Arch Emerg Med* 1986;3:235-42.
40. Young MRA, Lowry JH, Laird JD et al. 99 mTc-MDP bone scanning of injuries of the carpal scaphoid. *Injury* 1988;19:14-17.
41. Buul MMCT, Broekhuizen TH, van Beek JR et al. Choosing a strategy for the diagnostic management of suspected scaphoid fracture: a cost-effectiveness analysis. *J Nucl Med* 1995;36:45-48.
42. Collier BD, Johnson RP, Carrera GF. Chronic knee pain assessed by SPECT: comparison with other modalities. *Radiology* 1985;157:795-802.
43. Mooar P, Gregg J, Jacobstein J. Radionuclide imaging in internal derangements of the knee. *Am J Sports Med* 1987;15:132-37.
44. Collier BD, Johnson RP, Carrera GF et al. Chronic knee pain assessed by SPECT: Comparison with other modalities. *Radiology* 1985;157:795-802.
45. Intenzo CM, Wapner KL, Park CH et al. Evaluation of plantar fasciitis by three phase bone scan scintigraphy. *Clin Nucl Med* 1991;16:325.
46. Martire JR. The role of nuclear medicine bone scans in evaluating pain in athletic injuries. *Clin Sports Med* 1987;6:713.
47. Khan D, Wilson MA. Bone scintigraphy findings in patellar tendinitis. *J Nucl Med* 1987;28:1768.
48. Allwright SJ, Cooper RA, Nash P. Throcanteric bursitis: Bone scan appearance. *Clin Nucl Med* 1899;13:561.

PARTE V

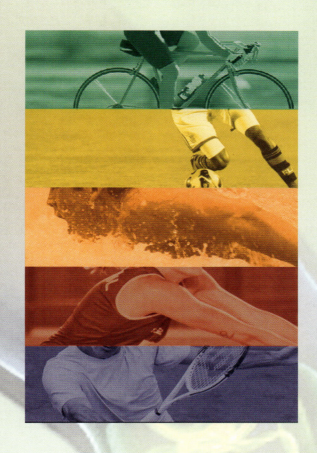

Reabilitação nos Esportes

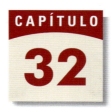

CAPÍTULO 32

RECURSOS FÍSICOS – ELETROTERMOFOTOTERAPIA

SEÇÃO I

FOTOTERAPIA

Carlos Eduardo Pinfildi

■ TERMINOLOGIA E PRINCÍPIOS GERAIS

A luz *laser* foi inicialmente descoberta, em 1916, pelo físico Albert Einstein, que relatou o fenômeno físico da emissão estimulada, que originou o acrônimo *LASER* que significa *Light Amplification by Stimulated Emission of Radiation* (Amplificação da Luz por Emissão Estimulada de Radiação).[1,2]

O pioneiro na utilização do *laser* como forma terapêutica foi o Professor Endre Mester da Universidade de Semmelweis, Budapeste, Hungria, em 1967. Mester *et al.*[3] realizaram um estudo que testava se a radiação *laser* poderia causar câncer em camundongos. Os animais tiveram suas costas depiladas e distribuídos em dois grupos, um dos grupos irradiado com *laser* de rubi (694 nm). O grupo irradiado não desenvolveu câncer, mas, os autores ficaram surpresos com o rápido crescimento dos pelos das costas dos animais irradiados, quando comparados aos animais não irradiados. Esse fenômeno foi chamado de *Laser Biostimulation* (Bioestimulação a *Laser*). A partir desse fenômeno, a literatura científica na área da bioestimulação a *laser* cresceu vertiginosamente, principalmente nas áreas que envolvem reparo tecidual.

A terapia a *laser* de baixa intensidade (TLBI) reconhecida mundialmente no termo em inglês *low level laser therapy* (LLLT) é a aplicação de luz, podendo ser considerada uma energia, usualmente de baixa potência (entre 1 mW – 500 mW) para promover regeneração tecidual, analgesia e redução do processo inflamatório.[4,5] Clínica e cientificamente a TLBI é utilizada na faixa espectral entre o vermelho e o infravermelho (600 nm – 1.000 nm) com densidade de potência (irradiância) entre 1 mW/cm^2-5 W/cm^2.

A luz *laser* apresenta características importantes que a diferenciam das outras fontes de luz, como monocromaticidade, coerência, colimação e polarização.[6]

A **monocromaticidade** indica o comprimento de onda (λ) da luz em nm (nanômetros) diferenciando as cores e espectro infravermelho e visível. Comprimentos de ondas abaixo de 770 nm estão relacionando luz visível e acima de 770 nm com luz infravermelha (Fig. 1).[7] Clinicamente os comprimentos de ondas visíveis mais utilizados estão na faixa de 500-700 nm, com ênfase na faixa espectral de 600-670 nm (vermelho visível), e infravermelho na faixa de 780-904 nm, com ênfase para 800-904 nm. Outro fator importante na produção do *laser* é a necessidade do meio ativo, composto por substâncias gasosas, líquidas, sólidas ou por associações, que são responsáveis pela formação da luz quando estimuladas, como, por exemplo, o *laser* de 904 nm (GaAs – Arsenieto de Gálio), 660 nm (AsGaInP – Arsenieto de Gálio, Índio e Fósforo) e 830 nm (GaAlAs – Arsenieto de Gálio e Alumínio).

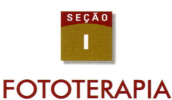

Figura 1. Espectro da luz visível (400-700 nm).
Fonte: https://www.orcagrowfilm.com/Articles.asp?ID=145.[7]

A **coerência** é a sincronicidade das ondas de luz, podendo ser temporal ou espacial. Coerência temporal nos diz o quão monocromática é a fonte de luz, enquanto a coerência espacial nos diz quão uniforme é a fase da frente de onda. A **polarização** da luz está relacionada com o direcionamento do campo eletromagnético da onda, podendo ser alterada com polarizadores. Alguns estudos abordam a importância da polarização, como Ando T *et al.*[8], que observaram resultados altamente significativos em lesão medular de ratos tratados com *laser* de 808 nm polarizado. A justificativa para utilizar o polarizador está relacionada com o alto grau de penetração no tecido tratado, podendo oferecer mais energia.

A **colimação** está relacionada com segundo Baxter D (1997), com o alto grau de paralelismo do feixe de luz, um dos fatores responsáveis por possíveis danos oculares.

■ LED (*LIGHT EMITTER DIODE* - DIODO EMISSOR DE LUZ)

O termo LED, é um acrônimo de *Light emitter diode*, ou seja, é um diodo com base nas junções p-n (p-positivo e n-negativo) que, quando energizado, emite luz (Fig. 2).[9]

301

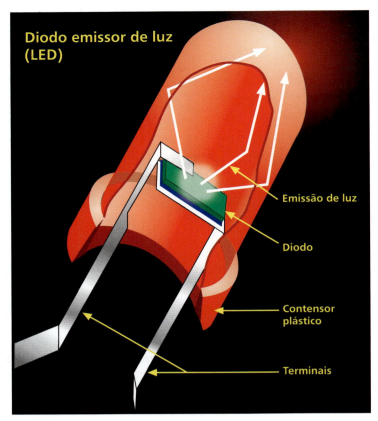

Figura 2. LED. Fonte: How stuff works (2002). http://electronics.howstuffworks.com/led3.htm.[9]

O LED terapêutico vem ganhando espaço na prática clínica e na literatura científica graças ao baixo custo e por apresentar resultados experimentais e clínicos de bioestimulação dos tecidos importantes e semelhantes ao *laser*, trazendo diversas discussões sobre princípios da luz *laser versus* LED.[10-12]

O *laser* e LED são caracterizados por apresentar uma banda espectral estreita, como, por exemplo, um *laser* de 660 nm ± 5 nm, que pode obter concentração maior da luz (energia) no alvo a ser tratado. Porém, esse espectro pode apresentar variações quando comparado ao LED, que apresenta banda espectral mais larga, como exemplo um LED de 635 nm ± 35 nm, podendo variar de 5 nm até 35 nm na maioria dos estudos da literatura. Esse aspecto levanta a questão se o LED pode atingir um número maior de fotorreceptores decorrente de maior banda espectral eletromagnética. Essa diferença entre as fontes de luz não traz diferença significativa na concentração de energia na área a ser tratada e sim na dispersão da mesma.[10]

Outras características que diferem a luz *laser* da LED são a coerência e colimação que no LED são ausentes.[13] Em virtude da diversidade dos tipos de luz, como os diodos e LEDs, a coerência tem sido estudada e discutida.

Como visto na publicação de Lars Hode[14] ao citar a importância da coerência para aplicação do *laser* e que esta não é perdida ao penetrar no tecido e sim reduzida, restando ainda vários pontos de luz no tecido mais profundo. Outro fator abordado é que a coerência pode ser mais importante para tecidos espessos (profundos) do que para superfície, mostrando que para tratamento de lesões abertas ou superficiais a coerência pode não ser um fator determinante no resultado.

Karu TI[15] relata que a coerência é perdida ao longo dos primeiros extratos da pele, antes de as moléculas fotorreceptoras produzirem a absorção da luz, como a melanina, citocromo, hemoglobina e oxidase, mostrando que a coerência pode não ser importante durante o tratamento com luz.

Ainda existem dúvidas na literatura sobre o quanto esses aspectos podem exatamente interferir na aplicação clínica e nos resultados a respeito das doses. A monocromaticidade talvez seja a mais importante característica da fototerapia, graças à relação com a profundidade do tecido a ser atingido, tornando-se assim, um dos fatores de destaque na literatura.

Um dos pontos positivos do LED é a facilidade para fabricação de equipamentos com diversos comprimentos de ondas em um só equipamento, conhecido como *clusters* ou chuveiro que favorece a aplicação em grandes áreas e pode estimular diferentes fotorreceptores, mantendo a densidade de potência semelhante em toda a região de tratamento. Isto favorece o terapeuta que necessita utilizar o LED em grandes áreas, como em tratamentos de úlceras, enxertos, queimados, pós-traumas decorrente da fratura exposta e mais recentemente em atletas, com objetivo de melhorar a *performance* muscular.

Os *clusters* geralmente trazem LEDs e diodos com potências variadas para cada comprimento de onda. A maioria dos equipamentos permite a utilização independente dos comprimentos de onda, facilitando a escolha do terapeuta para o tratamento proposto (Fig. 3).

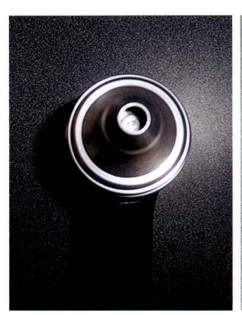
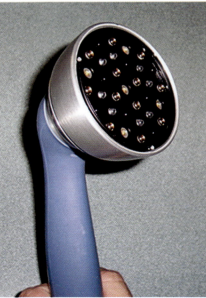
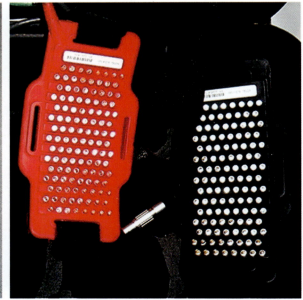

Figura 3. Aplicador simples (*single*) e *Clusters* com diferentes aplicadores.

Os diferentes tipos de fonte de luz que existem atualmente nos fazem pensar em relação ao termo clássico descrito na literatura como "terapia a *laser* de baixa intensidade" ou "terapia a *laser* de baixa potência". A utilização de LEDs e diodos superluminosos mostra configurações diferentes do *laser* propriamente dito (como visto anteriormente). Termos que englobam o tratamento com luz como "Fototerapia", vêm sendo utilizados atualmente com o objetivo de padronizar a terminologia, deixando as características dos equipamentos especificadas nos estudos e não como nomenclatura. Enwemeka CS[16] levanta essa questão indagando se atualmente as terapias com luz podem ser consideradas de "baixa intensidade" ou "baixa potência". Nesse estudo o autor refere que o termo Fototerapia é bem aceito e aprovado pelo FDA (*Food and Drug Administration*) como uma terminologia adequada ao uso de tratamento com fontes de luz.

DOSIMETRIA

Com o avanço das pesquisas e da tecnologia na área da fototerapia, os parâmetros estão cada vez mais em discussão e tornam-se um fator determinante para o sucesso do tratamento. Quando o termo dosimetria é discutido, não podemos esquecer que a dose aplicada ao paciente não está relacionada somente com a densidade de energia (J/cm^2) escolhida no momento da terapia. O termo "dose" pode ser considerado com a quantidade capaz de provocar uma resposta terapêutica desejada e está intimamente ligado a outros parâmetros, como comprimento de onda (nm), energia (J), densidade de energia (J/cm^2), potência (W ou mW), densidade de potência ou irradiância (mW/cm^2), frequência do pulso (contínuo ou pulsado – Hz) e frequência de tratamento (dias).[4] Todos esses fatores podem alterar a dose selecionada no momento da terapia.

O Quadro 1 mostra a relação dos parâmetros envolvidos no processo de seleção da dosimetria.

Atualmente, a Walt (*World Association for Laser Therapy*) vem utilizando como recomendação para dosimetria, uma tabela com valores expressos em energia total (Joules – J) para diferentes tipos de comprimentos de onda (904 nm e 780-860 nm). Também se podem observar algumas indicações de irradiância (mW/cm^2) e intervalos de tratamento. Essas tabelas podem ser acessadas em seus *links* correspondentes.[17,18]

A dosimetria vem passando por modificações nos últimos anos, principalmente quando relacionadas com altas doses, que antigamente eram consideradas lesivas e indicativas de efeitos inibitórios. O avanço tecnológico com *lasers* de diodos e LED nos traz perspectiva de utilização de doses mais elevadas, abrindo portas para alterações em parâmetros que, há algum tempo, eram mais rígidos, como potência, irradiância e energia total. Com o aumento da potência nos equipamentos comercializados, energias mais elevadas podem ser viáveis em ambientes clínicos.

Com isso, outra questão abordada é o efeito bioinibitório que, com base na Lei de Arndt-Schulz[19] relata a aceleração da atividade vital com estímulos levemente fracos, podendo aumentar conforme o acréscimo do estímulo. Se a energia for insuficiente, provavelmente não haverá resposta graças ao mínimo limiar necessário para gerar efeito. Se for entregue mais energia ao tecido, esse limiar pode ser ultrapassado e gerar um efeito bioestimulatório. Porém, se a entrega de energia continuar, a estimulação pode não ocorrer dando lugar a bioinibição.[20]

A bioinibição tem gerado controvérsia na literatura em razão da diversidade de estudos que encontram bioestimulação com as mesmas doses que podem gerar bioinibição. A tendência em encontrar efeitos bioinibitórios vem sendo encontrada em estudos laboratoriais (celulares) e experimentais (animais). A literatura em estudos clínicos não traz normalmente o tópico de inibição em discussão graças à pouca avaliação tecidual e celular. É sabido também que somente a densidade de energia não é a principal responsável por gerar efeito bioinibitório e sim a somatória dos parâmetros que geram a dosimetria, como potência e energia total. Na revisão realizada por Huang YY *et al.*[4] é sugerido que a bioinibição possa ocorrer em virtude de três hipóteses encontradas na literatura: a) excesso de ROS (espécie reativa de oxigênio) no tecido decorrente de estresse oxidativo, b) excesso de NO (óxido nítrico) e c) ativação de via citotóxica que pode ser encontrada e ativada quando se utilizam doses elevadas.

Clinicamente, o parâmetro mais utilizado como referência entre os fisioterapeutas é a densidade de energia (J/cm^2), mais conhecida como "dose". A densidade de energia indica a energia entregue ao tecido por área de feixe, ou seja, em quanto tempo será entregue a energia selecionada por centímetro quadrado. Esse parâmetro isolado não quer dizer muito sobre o tratamento com *laser*. Por isso, nos últimos anos a literatura científica vem mostrando a importância de discutir mais profundamente os parâmetros, como energia (J) por ponto e total, densidade de potência ou irradiância (mW/cm^2) e frequência de tratamento (dias). O conhecimento desses parâmetros e a familiarização com os termos tornam

Quadro 1. Parâmetros determinantes para dosimetria

Parâmetro	Unidade de medida	Definição
Comprimento de onda (CO)	nm (nanômetros)	Determina o tipo de *laser*. O CO é mensurado em nm. Pode ser visível e infravermelho. Visível abaixo de 770 nm, e infravermelho acima de 770 nm
Potência	W ou mW	Potência do equipamento
Irradiância	W/cm^2	Chamada frequentemente por densidade de potência, sendo calculada: DP = Potência (W) x área do feixe (cm^2)
Modo de emissão	Pulsada (Hz)	Se for pulsada, a potência será potência média (Pm), calculada da seguinte forma: Pm = Pico de potência (W) x largura do pulso (s) x frequência do pulso (Hz). Se for contínuo, não existirá potência média
Energia	Joules (J)	Energia entregue ao tecido, levando em consideração o tempo e potência, sendo calculada: E (J) = potência (W) x tempo (s)
Densidade de energia	J/cm^2	Parâmetro mais conhecido na TLBI como "dose" e expressa o valor da energia por área do feixe do *laser*
Irradiação (tempo)	segundos (s)	Tempo determinado pela dose utilizada
		Atualmente, muito utilizada como a forma mais segura de gravar a dose, já que leva em consideração diversos parâmetros para selecionar a dose
Fórmula geral	Diversas	Essa é conhecida como a principal fórmula para encontrarmos valores. D (J/cm^2) = P(W) x T (s)/área feixe (cm^2)

o tratamento mais próximo à realidade científica e facilita a atualização dos profissionais que utilizam a fototerapia.

Um consenso publicado, em 2006[21], "*Consensus agreement on the design and conduct of clinical studies with low level laser therapy and light therapy for musculoskeletal pain and disorders*", ressalta a importância de citarmos os parâmetros da forma mais adequada, respeitando a padronização até mesmo de técnica de aplicação. A dose de energia entregue ao tecido deverá ser fornecida em J (joules). Estudos com pequenos animais e culturas de células deverão citar a dose em J/cm². Esses detalhes mostram o quanto a dosimetria é fundamental para entendermos realmente os efeitos bioestimulatórios ou inibitórios da fototerapia.

Para entendermos melhor o processo da dosimetria, podemos usar como exemplo os diferentes tipos de equipamentos comercializados e que trazem parâmetros fixos diferentes, os quais não conseguimos alterar. Alguns equipamentos atualmente trazem maior liberdade no processo de seleção de parâmetros. No exemplo a seguir (Quadro 2), podemos identificar algumas diferenças de doses quando comparamos três modelos de equipamentos (a, b, c) com **potências e áreas de feixes diferentes** (respeitando as características de cada um) conforme ocorre no contexto clínico.

Se entregarmos o mesmo tempo de tratamento (20 s) e a mesma densidade de energia (40 J/cm²), podemos observar que, ao alterar a potência, podemos atingir energias diferentes ao término do tratamento. Com os parâmetros de potência e área de feixe do exemplo, a densidade de potência não sofre alteração.

Se desejarmos atingir a mesma energia total do equipamento b (200 mW) de 4 J, seria necessário o tempo de 130 s e densidade de energia de 260 J/cm².

Outro exemplo pode ser visto no Quadro 3, que exemplifica a situação de um único equipamento que pode alterar a potência de saída, permanecendo dessa forma com a **área de feixe fixa**. Se o terapeuta desejar utilizar a potência de 500 mW e entregar 20 s de tratamento, a densidade de energia será de 200 J/cm² e energia de 10 J. Pode-se notar que ao diminuir a potência e permanecendo com o mesmo tempo de tratamento (20 s) a densidade de energia e energia total também diminuem. Neste exemplo com a área de feixe fixa e potências variáveis, pode-se observar que a densidade de potência sofre alterações.

Diferentemente de outros tratamentos com *laser* na área médica, a TLBI é considerada uma terapia sem mecanismos térmicos ou ablativos. Porém, devem-se levar em consideração alguns fatores importantes quando relacionando a temperatura com o TLBI, como, por exemplo, irradiância, a área de feixe, potência e comprimento de onda e tempo (energia). A relação entre esses parâmetros pode acarretar em pequenos picos de aumento de temperatura se utilizado com potências elevadas (p. ex., acima de 500 mW) e área de feixes pequena (p. ex., 0,015 cm²). Esse acúmulo de irradiância (mW/cm²) em uma área com pequena dimensão pode acarretar picos de temperatura elevados, podendo atingir 0,5°C até 8°C medidas em pele.[22,23]

Outro fator que pode estar relacionado com a temperatura durante a utilização da TLBI é a cor da pele, pois esta pode alterar a quantidade de energia absorvida pelos cromóforos. Stadler I *et al.*[24] investigaram as alterações de temperatura em modelos de animais brancos e pretos *white and black mice* durante a radiação *laser* de 830 nm com ondas contínuas. Os animais pretos atingiram aumento de 4,44°C com densidade de energia de 5 J/cm² na superfície da pele e aumento de 3,21°C em 1 mm de profundidade. Portanto, os autores relatam que a cor da pele deve ser levada em consideração no momento da escolha da dosimetria, principalmente ao utilizar altas energias.

Para melhor compreensão da dosimetria da terapia a *laser* é essencial aprofundar o conhecimento nas áreas envolvidas com reparo tecidual. O entendimento dos efeitos relacionados com as doses se aprofundam cada vez mais em direção ao encontro das ciências básicas com a clínica.

Vale ressaltar que o tópico dosimetria requer maiores esclarecimentos e estudos na literatura para determinar janelas terapêuticas mais precisas quando relacionadas com energias mais elevadas. Portanto, a comparação entre energias com janelas terapêuticas esparsas é fundamental para diminuirmos as dúvidas e discrepâncias dos efeitos gerados pela fototerapia.

O objetivo desse tópico no capítulo de fototerapia é mostrar ao leitor a relação que os parâmetros, como potência, área de feixe e comprimento de onda, têm com a dosimetria no resultado final do tratamento e na seleção da energia (J) ou densidade de energia (J/cm²) a ser utilizada. O processo de escolha da dosimetria deve ser com base sempre de acordo com cada paciente, fase da lesão e com a literatura científica adequada para dar suporte ao processo de atualização tanto do terapeuta, quando do tratamento. Conhecer o equipamento que temos em mãos é o passo inicial para compreendermos a dosimetria.

■ INTERAÇÃO *LASER* TECIDO

O efeito da fototerapia nos tecidos (células) inicialmente é gerado por uma série de eventos moleculares e celulares em diferentes níveis. Portanto a complexidade dos níveis celulares e suas interações ainda deixam dúvidas e falta de esclarecimentos sobre o real efeito.

Quadro 2. Exemplo de dosimetria com parâmetros de potência de saída e área de feixe fixas (três equipamentos diferentes a, b, c)

Potência	Área de feixe	Tempo	Densidade de energia	Densidade de potência	Energia
a) 500 mW	0,25 cm²	20 s	40 J/cm²	2 mW/cm²	10 J
b) 200 mW	0,1 cm²	20 s	40 J/cm²	2 mW/cm²	4 J
c) 30 mW	0,015 cm²	20 s	40 J/cm²	2 mW/cm²	0,6 J
c) 30 mW	0,015 cm²	130 s	260 J/cm²	2 mW/cm²	4 J

Quadro 3. Exemplo de dosimetria com área de feixe fixa (equipamento com opção de alterar a potência)

Potência	Área de feixe	Tempo	Densidade de energia	Densidade de potência	Energia
500 mW	0,05 cm²	20 s	200 J/cm²	10 mW/cm²	10 J
200 mW	0,05 cm²	20 s	80 J/cm²	4 mW/cm²	4 J
30 mW	0,05 cm²	20 s	12 J/cm²	0,6 mW/cm²	0,6 J

Como a diversidade de tratamentos com a fototerapia é extensa, as questões sobre os efeitos permanecem focadas a cada tipo de tecido tratado, gerando discussões sobre os motivos de alguns efeitos ocorrerem em apenas alguns tratamentos e outros não. Alguns efeitos ocorrem de forma geral, porém a sequência da resposta bioestimulatória depende da especificidade do tecido a ser estimulado. Karu T[25] relata que o profundo conhecimento dos mecanismos do *laser* é complexo e envolve o uso de alta tecnologia, deixando assim boas perspectivas no que diz respeito à compreensão dos efeitos e que esse é o caminho para melhorar o entendimento da utilidade clínica do *laser*.

A primeira lei da fotobiologia ou bioestimulação dos tecidos para que ocorra um mínimo efeito desejado está relacionada com a absorção dos fótons pelos fotorreceptores, conhecidos como cromóforos.[26] Estes são moléculas capazes de absorver os fótons de acordo com a cor do espectro da banda eletromagnética (comprimento de onda). Exemplos de cromóforos podem ser a hemoglobina, melanina, flavinas, flavoproteínas e porfirinas.[27] A partir da absorção da luz por cromóforos específicos localizados na cadeia respiratória mitocondrial, inicia-se uma cascata de efeitos originando o aumento da síntese de ATP em razão do estímulo da entrada de cálcio intracelular Ca^{2+}. Cada tecido é responsável por produzir efeitos de acordo com composição celular, porém a base para que isso ocorra está relacionada com a absorção da luz. Com isso, a mitocondrial torna-se crucial para que o *laser* possa gerar efeito no tecido irradiado. A Figura 4 ilustra a cascata de efeitos decorrentes da absorção dos cromóforos.

A absorção da luz nos tecidos também depende do comprimento de onda a ser utilizado graças à afinidade das moléculas com o espectro óptico. *Lasers* e LEDs com comprimentos de ondas no espectro visível com 660 nm possuem afinidade com tecidos superficiais em razão da alta absorção da luz pelas hemoglobinas e melaninas. Os espectros infravermelhos com 830 nm e 904 nm são absorvidos com maior facilidade por moléculas, como água e proteínas que estão concentradas em tecidos mais profundos.[28] Essa relação comprimento de onda/profundidade é o primeiro parâmetro a ser escolhido no momento do tratamento.

Uma das primeiras vias para o efeito do *laser* é o fotorreceptor Citocromo C oxidase (Cox) tanto para os *laser*s visíveis quanto para os infravermelhos,[4,28] mantendo uma relação direta com a liberação de óxido nítrico. Diversas vias são estudadas e relacionadas com o efeito da luz *laser*, porém ainda muitas delas sem total entendimento. Algumas vias são: espécies reativas de oxigênio (ERO) que são moléculas de oxigênio e superóxido e radicais livres que são formadas em razão do metabolismo natural do oxigênio e mantêm um papel importante nas vias de sinalização de síntese, ativação de enzimas, liberação de fatores de crescimento dentro outras. Alguns estudos como Lavi et al.[29]; Lubart et al.[30], mostraram que a terapia a *laser* de baixa intensidade tem papel importante no potencial de células redox e na geração de ERO.

As ações da terapia a *laser* de baixa intensidade em células e tecidos nos trazem resultados diferentes quando comparados. Estudos laboratoriais (*in vitro*) mostram efeitos importantes com doses baixas (2-5 J/cm^2), enquanto a relação do *laser* ao tecido mostra resultados significativos com doses mais elevadas (10-40 J/cm^2), dependendo do tecido-alvo.

Outro efeito importante da fototerapia é a analgesia e efeito anti-inflamatório que são bem descritos na literatura tanto em estudos experimentais quanto clínicos. Sabe-se que os efeitos analgésicos da fototerapia estão relacionados, também, com mecanismos endógenos, como ativação de receptores periféricos de opioides e da L-arginina como via do óxido nítrico (NO), liberação de opioides endógenos, como β-endorfina, e redução no nível de NO, no tecido inflamado, descritos por Cidral-Filho et al.[31] O NO tem grande influência no processo de analgesia por ser um importante mensageiro intercelular e molecular na transmissão nociceptiva e por ser um mediador inflamatório. A liberação ou redução na concentração de NO é descrita como dose-dependente,[32] tendo relação direta com janelas terapêuticas. A alta concentração de NO pode inibir alguns componentes da cadeia mitocondrial respiratória principalmente a ligação de oxigênio do citocromo com oxidase. Portanto o NO pode servir como inibidor ou ativador da citocromo com oxidase dependendo da concentração e condições celulares.

Estudos experimentais mostram que o processo inflamatório após lesão tecidual sofre interferência com a utilização da fototerapia, reduzindo a ciclo-oxigenase 2 (COX-2) e expressão de fator de necrose tumoral alfa (TNF-α)[33] que tem relação direta com a produção de prostaglandina E2 (PGE2) e proliferação celular, respectivamente. Outros fatores relacionados com o processo inflamatório são afetados também pela fototerapia com diminuição da atividade ou liberação, como: polimorfonucleares (leucócitos e neutrófilos), interleucina 1 (IL-1), interleucina 6 (IL-6) e atividade mieloperoxidase.[34]

Esses resultados mostram a importante relação do processo inflamatório com o reparo tecidual, pois na maioria dos estudos que avaliam qualitativamente o tecido lesado, há uma melhora significativa quando comparado ao uso de anti-inflamatórios tópicos.[35]

Um estudo realizado por Malliaropoulos N et al.[36] mostrou o efeito da fototerapia em 64 pacientes com dor no joelho relacionados com lesão meniscal, todos sintomáticos com diagnóstico grau III de lesão. Foi utilizado um *cluster* com quatro *laser*s de 904 nm com potência de 240 mW (4 × 60 mW), pulsado em 2.400 Hz, com área de feixe de aproximadamente 1 cm^2 e densidade de potência de 0,24 mW/cm^2. Cada paciente foi tratado com tempo de 420 s para cada joelho com dose de 2,52 J por ponto. Esse estudo mostrou que a fototerapia pode ser benéfica na diminuição de dor de pacientes com lesão meniscal grau III.

Algumas hipóteses sobre a diminuição da dor em pacientes com meniscopatia podem ser explicadas como a capacidade da fototerapia em acelerar o processo de cicatrização de tecidos, promovendo reparo tecidual com efeitos positivos na proliferação de fibroblastos e síntese de colágeno. Dessa forma, a fototerapia pode estimular a proliferação celular, aumentar a proliferação de fibroblastos e fibrocondrócitos na zona avascular do menisco e pode ter induzido à microneovascularização na zona periférica. No entanto, não se pode confirmar que tenha ocorrido exatamente esse processo, pois análises teciduais são mais complexas nesses casos.

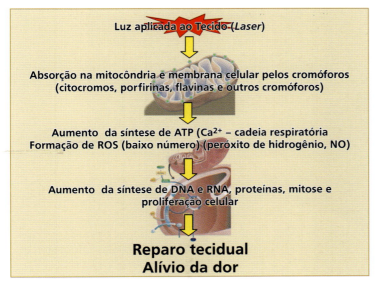

Figura 4. Cascata de efeitos da aplicação de *laser* ao tecido.

Outra hipótese pode estar relacionada com o bloqueio de receptores de dor intrameniscal, presentes principalmente na periferia, zona vascular do menisco, com alguns pequenos ramos de fibra nervosa dentro do menisco. O tecido nervoso pode ter um componente fotossensível, que pode ter sido bloqueado após a exposição ao *laser*.

FOTOTERAPIA NAS LESÕES ORTOPÉDICAS E ESPORTIVAS

A terapia a *laser* de baixa intensidade tem sido um recurso de destaque e de fácil manuseio para o tratamento de afecções ortopédicas e esportivas. No cenário científico e clínico a aplicabilidade da fototerapia abrange diversas afecções, como tratamento de tendinopatias,[37-39] feridas cutâneas,[40] redução de dor,[41] lesões nervosas,[42] degenerações de cartilagem,[43] inflamações,[44] edemas,[45] lesões musculares[46] e reparo ósseo[47].

Fototerapia em osteoartrite (OA)

Atualmente, diversos estudos mostram que o exercício físico é um dos principais tratamentos da OA, tanto aeróbios, quanto anaeróbios.[48,49] O treinamento de força muscular é também fundamental, principalmente quando discutimos a intensidade de exercícios em alta e baixa. Brosseau et al.[50] relatam que a intensidade ideal para essa população específica indifere de ser baixa ou alta, o exercício é eficaz nas duas situações, embora estudos de Focht et al.[51] e McKnight et al.[52] tenham utilizado exercícios de alta intensidade no tratamento da OA e observaram resultados significativos. Esser et al.[53] indicam que os exercícios de alta intensidade são altamente recomendados e que devem ser individualizados, respeitando o limite de cada um, assim como feito em nosso estudo, em que o foco de progressão dos exercícios foi pensado individualmente.

Os agentes físicos são recursos que podem auxiliar no tratamento da OA. Um dos principais objetivos nos estudos com terapia a *laser* de baixa intensidade é a redução da dor e melhora da capacidade funcional dos pacientes. O *laser* associado à reabilitação pode trazer benefícios importantes se for utilizado como forma de auxiliar o tratamento e não somente de forma isolada. Diversos estudos mostram que a diminuição da dor em pacientes com OA de joelho e quadril traz melhora nas capacidades funcional e muscular, podendo evoluir no quadro clínico mais rapidamente.[54,55]

Alfredo et al.,[54] com o objetivo de avaliar os efeitos da terapia a *laser* de baixa intensidade em combinação com um programa de exercícios para pacientes com OA de joelho, randomizaram 40 participantes em dois grupos que realizaram um programa de exercício proposto pelo estudo, e um dos grupos realizou aplicação de *laser* (904 nm, 60 mW de potência, na dose de 3 J por ponto, totalizando 27 J por membro). Os autores concluíram que a TLBI quando associado a exercícios é eficaz em gerar um alívio na dor, melhorar a função e a atividade em pacientes com OA de joelho.

A aplicação da TLBI geralmente é utilizada na região articular, portanto a grande maioria dos estudos são realizados em OA de joelho graças à facilidade de selecionar os pontos articulares. Atualmente as aplicações com *laser* podem ser realizadas com *single* ou *clusters*. Os *clusters* levam certa vantagem em razão do tempo de aplicação ser mais curto, facilitando assim a aplicabilidade clínica, porém o fato de utilizar um *laser single* não interfere nos resultados clínicos.

Pinfildi CE et al.[55] utilizaram um *cluster* com nove diodos (4 × 670 nm e 5 × 850 nm com potência de saída total de 540 mW). A energia total aplicada foi de 30 J em cada local de tratamento. A aplicação da TLBI foi associada a um grupo com protocolo de exercícios com treinos de equilíbrio e fortalecimento muscular comparado a outro grupo que realizou o mesmo protocolo de treinamento, porém sem TLBI. Os locais de aplicação da TLBI foram na linha articular dos compartimentos medial e lateral com os joelhos flexionados para abertura da superfície articular (Fig. 5). Os grupos apresentaram melhora nas avaliações funcionais da escala de Tinetti, qualidade de vida (SF-36), questionário Lequesne e Escala análoga visual de dor (EVA) quando comparados às avaliações prévias. O grupo que associou o tratamento à TLBI apresentou melhora significativa nas avaliações de Lequesne, Tinetti e EVA.

Estudos recentes vêm investigando os efeitos de doses elevadas, com *laser*s de alta e baixa potências, quando utilizados em pacientes com OA de joelho. Kheshie AR et al.[56] utilizaram um *cluster* com alta e baixa intensidades em 53 pacientes com OA de joelho. A energia do grupo com alta intensidade foi de 1,250 J em três aplicações de 500 J, 500 J e 250 J com *laser* de Nd:YAG (1,064 nm, potência de 3,000 W e pulsado). O grupo com baixa intensidade recebeu a mesma energia de 1,250 J, porém com *cluster* de 830 nm (GaAsAl), potência de 800 mW e pulsado. Todos os grupos associaram protocolo de exercícios. Os resultados mostraram que ambos os grupos que associaram o tratamento com *laser* de alta e baixa potências tiveram melhora da dor e capacidade funcional quando comparado ao grupo que realizou somente o protocolo. O tratamento com *laser* de Nd:YAG apresentou melhor resultado em relação a dor quando comparado ao grupo de 830 nm (GaAsAl).

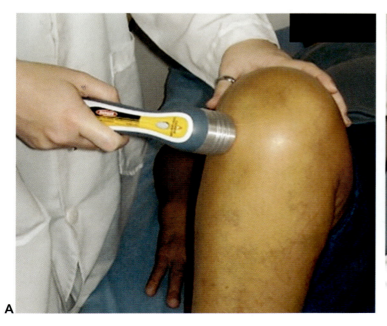
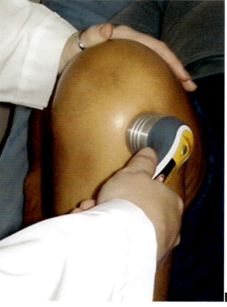

Figura 5. (**A** e **B**) Aplicação com *cluster* de nove diodos nos compartimentos medial e lateral do joelho.

Algumas questões referentes ao *laser* em degenerações de cartilagem e o processo de reparo dessas lesões são também discutidas e abordadas, porém em estudos experimentais. Esses estudos conseguem avaliar histologicamente as alterações após a aplicação da TLBI e observar a importância do reparo tecidual nos processos degenerativos.

Da Rosa et al.[57] analisaram a influência da TLBI de 660 nm e 808 nm em modelo experimental de osteoartrite de joelho em ratos que foram distribuídos em três. Para a indução da lesão na cartilagem, foram utilizadas três injeções de 4% de papaína e 10 μL de uma solução de cisteína na pata direita traseira do animal. Os grupos foram tratados com 660 nm e 808 nm com potência de 100 mW e energia total de 4 J. Os autores encontraram diferença significativa no tecido entre os dias 7 e 14 para o grupo de 808 nm. A diferença entre ambos os comprimentos de onda é importante em razão de afinidade com o tecido estimulado e sua profundidade. O *laser* 808 nm apresentou resultados melhores e estimulou a angiogênese e reduziu a formação de fibrose nos modelos experimentais de OA.

Os estudos que utilizam a terapia a *laser* combinada ao exercício enfatizam fortemente que esse recurso pode trazer benefícios diretos na melhora da dor e capacidade funcional. Porém, deixam claro que um programa de reabilitação individualizado de exercícios ativos com intensidade controlada é fundamental para a evolução dos pacientes.[41,58]

Tendinopatias e lesões musculares

Sabe-se que a tendinopatia é uma das afecções mais comuns no sistema musculoesquelético, tanto no ambiente clínico quanto esportivo. Os tendões mais acometidos geralmente são: tendão do calcâneo, tendão patelar (infrapatelar), tendão do supraespinal e epicondilite lateral.[59,60]

As lesões musculares fazem parte também das principais lesões esportivas, representando 37% das lesões no futebol e com alta porcentagem de recidivas, podendo chegar a 30% nos músculos isquiotibiais.[61]

O tratamento das tendinopatias é considerado um desafio para os fisioterapeutas e médicos em virtude da complexidade e divergência nos tratamentos clínicos que envolvem desde alterações biomecânicas, frequência de treinamento, repouso ativo, exercícios de fortalecimento excêntrico, alongamentos, terapia por ondas de choque, bandagem, *bracing*, mobilização de tecidos moles, órteses e outros tratamentos alternativos.[62]

Alguns motivos podem levar a essa miscelânea de terapias, como o empenho dos terapeutas em ter uma resolução rápida, diagnóstico é dado geralmente na fase crônica, etiologia multifatorial, danos teciduais, alterações biomecânicas e proprioceptivas já instaladas.[63,64]

Mais recentemente, as terapias celulares vêm ganhando espaço no arsenal terapêutico com o objetivo de melhorar ou recuperar o tecido tendíneo, como observado no estudo de Charousset C et al.[65] que, em uma série de casos de 28 atletas com tendinopatia patelar crônica, obsevaram um retorno à arquitetura normal do tecido tendíneo avaliado com ressonância magnética e retorno às atividades esportivas ao mesmo nível pré-sintomas após três aplicações de plasma rico em plaquetas (PRP) guiado por ultrassom.

No mesmo sentido, visando a uma melhora na estrutura tecidual e melhor recuperação do paciente, a fototerapia tornou-se um dos agentes eletrofísicos mais utilizados no tratamento das tendinopatias e lesões musculares, além de ser um método não invasivo e com mínimas contraindicações.

O objetivo de tratamento para tendinopatias e lesões musculares apresenta os mesmos problemas e desafios. Bleakley CM[66] relata em um artigo sobre a diversidade de terapias para lesões teciduais agudas como P.R.I.C.E (*protection, rest, ice, compression and elevation*) P.O.L.I.C.E (*protection, optimal loading, ice, compression and elevation*) e *kinesiotaping*. Porém, há um certo esquecimento de como o tecido reagirá ao tratamento e não somente os sinais clínicos agudos de edema e dor (que são tão importantes quanto). O tratamento de lesões agudas, como a lesão muscular, apresenta pouco suporte científico que nos mostra o tempo de utilização desses recursos citados anteriormente, portanto o estudo relata que não é aconselhável a utilização em longo prazo (fases subaguda e crônica) de recursos que possam prejudicar o reparo tecidual, até que tenhamos suporte suficiente para isso.

A utilização da fototerapia tem como objetivo não somente diminuir os sinais clínicos agudos, como dor e edema, mas influenciar na modulação do processo inflamatório e do reparo tecidual, podendo ser um excelente auxílio no tratamento das lesões agudas e crônicas. Se a lesão (tendinopatia ou lesão muscular) tiver envolvimento tecidual, podemos seguir com o objetivo de melhorar o reparo desse tecido durante o tratamento e não somente agirmos com o recurso, quando o paciente apresentar queixa de dor.

Bjordal et al.[44] estudaram o efeito da fototerapia em sete pacientes com tendinopatia do tendão do calcâneo bilateral com *probe* contendo três diodos de 904 nm (GaAs) com potência de 10 mW cada. A energia utilizada foi de 1,8 J por ponto com três pontos ao longo do tendão totalizando energia de 5,4 J durante 180 s, densidade de potência de 20 mW/cm^2 com frequência de 5.000 Hz. Como resultado, observaram que houve uma pequena diminuição no nível de PGE2 na primeira hora após o tratamento e uma diminuição gradual até a última avaliação em 105 minutos. Também foi observado o limiar de dor dos pacientes e foi notado um aumento no limiar dos pacientes que foram submetidos à fototerapia.

As alterações teciduais são avaliadas também nos estudos que objetivam alcançar um reparo adequado do tecido tendíneo, desde o alinhamento das fibras de colágenos, tipos de colágenos e efeitos celulares relacionados com a vascularização do tendão. Neves MA et al.[67] observaram que a fototerapia com diferentes potências de 40, 60, 80 e 100 mW e mesma densidade de energia (30 J/cm^2) pode melhorar o reparo de tendões submetidos à lesão parcial em relação ao alinhamento das fibras de colágeno. Os grupos irradiados apresentaram melhores resultados quando comparado ao grupo de simulação, mostrando um aumento no realinhamento de acordo com o aumento da potência. Pode-se observar que a densidade de potência alterou de acordo com cada grupo sendo 1.4, 2.14, 2.8 e 3.5 mW/cm^2. Apesar de mostrar diferença de acordo com aumento de potência, não foi possível notar significância estatística entre os grupos de tratamento.

Alguns estudos utilizam a fototerapia associada ao exercício excêntrico como recurso adjunto ao tratamento, como observado no estudo de Tumilty S et al.[38,39] que investigaram em dois grupos de 20 participantes com tendinopatia da porção média durante 12 semanas de tratamento, sendo um grupo com exercícios excêntricos somente e outro associando a fototerapia. O *laser* utilizado foi de 810 nm com potência de 100 mW com 100 mW/cm^2 com energia de 3 J por ponto em três pontos de aplicação totalizando 18 J, seguindo as recomendações da WALT. A utilização do *laser* foi nas primeiras quatro semanas. Os resultados de dor com EVA e questionário VISA-A específico para tendinopatias foram avaliados na 4ª e 12ª semanas com seguimento na 52ª semana. Os autores relataram que não houve diferença entre os grupos estudados, porém com melhora em todas as avaliações para ambos.

Na mesma linha, Stergioulas A et al.[68] mostraram resultados positivos quando utilizando o *laser* associado ao exercício excêntrico, porém com dosimetria diferente, com *laser* de 820 nm, 30 mW de potência, densidade de potência de 60 mW/cm^2, energia de 0,9 J por ponto e total de 5,4 J por sessão. Um ponto interessante foi a sequência de tratamento por 12 semanas com seis pontos de irradiação no tendão. Esses fatores podem ter influenciado nos resultados encontrados, que mostrou que a fototerapia pode ser segura e efetiva para o retorno mais rápido quando combinado ao exercício excêntrico.

Um tópico importante nas discussões de doses e tratamentos das tendinopatias está relacionado com a não padronização da dosimetria com protocolos, como sempre levantado nos estudos publicados. Esse é um tópico que avança com maior entendimento nos últimos tempos, porém tem que se respeitar a janela terapêutica encontrada, podendo variar entre as doses.

Uma avaliação criteriosa no momento de transportar os resultados de pesquisas para prática clínica é fundamental, pois as diretrizes publicadas pela WALT é no sentido de não padronizar e sim dar um direcionamento das energias com base em literatura, deixando claro que a utilização das energias mencionadas pode ter relações diretas com calibração de equipamentos, tempo de entrega de cada energia, levando em consideração se está utilizando um *probe single* ou *cluster* e fase da lesão.

Outras tendinopatias são abordadas na literatura com o uso da fototerapia, porém com menor suporte científico até o presente momento. Uma das utilizações conhecidas é nos episódios de dor no ombro, podendo ser multifatorial, como a tendinopatia do manguito rotador (tendão do supraespinal), síndrome do impacto e tendinopatia do bíceps braquial.

Um estudo realizado por Thornton AL *et al.*[69] aborda em uma revisão de literatura uma das questões mais estudadas atualmente "A fototerapia associada ao programa de reabilitação é mais efetiva do que o somente o exercício?". Ainda não é claro quais parâmetros da LLLT produzirão melhores efeitos, assim como quais efeitos a longo prazo estão associados à LLLT.

Algumas evidências indicam que tratar pontos anatômicos, ao invés de pontos-gatilhos, os benefícios da fototerapia serão maiores. Os artigos que apresentaram efeito da fototerapia tiveram aplicação em pontos anatômicos,[70,71] enquanto os outros que não apresentaram diferença significativa realizaram a aplicação em pontos de tensão.[72,73] Uma hipótese para este fato é que os pontos de tensão podem refletir a dor de tecidos ao redor da lesão e não o local exato que está ocorrendo.

Algumas conclusões podem ser tiradas desses estudos, como: 1) não há evidências sobre a influência da idade e nível de atividade na efetividade da fototerapia na dor do ombro; 2) mais pesquisas são necessárias para determinar o protocolo mais efetivo para diferentes populações e tipos de lesão no ombro; 3) em razão de os resultados dos ensaios serem inconsistentes e conflitantes, há um nível C de evidência que suporte o uso da fototerapia na dor no ombro em adultos; 4) apenas os efeitos a curto prazo foram avaliados, os efeitos a longo prazo não são claros.

Por isso, o conhecimento clínico de cada terapeuta associado à prática clínica da fototerapia e atualização científica são importantes para compreender melhor as diferenças de doses para cada tratamento. Pois, a comparação ao próprio equipamento utilizado é uma excelente forma de entender os questionamentos levantados no dia a dia.

As lesões musculares são bem descritas na literatura e com a mesma diversidade de tratamento que a tendinopatia e outras lesões de tecidos moles. Na prática clínica nos deparamos com um alto número de recidivas de lesões musculares, tornando o processo de reabilitação duvidoso quanto à efetividade nas lesões teciduais. Isso faz com que a literatura busque novos métodos de tratamento com enfoque no reparo tecidual e na qualidade na estrutura do tecido reparado.

Em relação ao tecido muscular, a utilização da fototerapia com *laser*s visíveis na faixa de 600-670 nm é mais comum quando comparado a outros tecidos considerados profundos, como tendões, ligamentos, ossos e fáscias. Apesar de ser considerado um tecido profundo, o tecido muscular é rico em sangue (hemoglobina), podendo absorver facilmente o espectro dos *laser*s visíveis. Shefer G *et al.*[74] em estudo de cultura de células utilizaram um *laser* de HeNe 632,8 nm em células de tecidos musculares lesionados e observaram que a fototerapia pode estimular os ciclos de sobrevivência de células satélites e o recrutamento em maior número dessas células na região das fibras musculares lesionadas. Foi observado, também que as proteínas relacionadas com a sobrevivência das células, como a Bcl-2, estão aumentadas (antiapoptose) e as proteínas pró-apoptose (BAX) estão diminuídas. Esses fatores fazem parte do sistema de proteção contra a apoptose, alteração de DNA e estresse celular.

Em relação ao tratamento da fototerapia em lesões musculares com atletas (ensaios clínicos) a literatura é escassa e não há relatos que possam nos dar embasamento clínico para tal utilização até o presente momento. Por isso, estudos experimentais são realizados como Iyomasa DM *et al.*[75] avaliaram o uso da fototerapia de 633 nm com 4 mW de potência e densidade de energia de 5 e 10 J/cm^2 em lesões musculares do músculo tibial anterior durante sete dias consecutivos e observaram um aumento da atividade mitocondrial das fibras musculares com aumento da angiogênese e atividade fibroblástica quando irradiadas com *laser*. O uso da fototerapia com espectro infravermelho na faixa de 780-904 nm é utilizado também e mostram resultados importantes quando relacionados com a modulação do processo inflamatório (diminuição), atividade celular e aumento no número de fibras imaturas relacionado com o reparo tecidual muscular.[33,76]

O tratamento das lesões de tecidos moles necessita de ensaios clínicos controlados e randomizados que avaliem a qualidade do retorno dos atletas e o índice de recidivas, para que possamos ter um equilíbrio entre os estados funcional e tecidual do tratamento.

REFERÊNCIAS BIBLIOGRÁFICAS

1. Cameron MH. *Physical agents in rehabilitation*. Philadelphia/USA: Saunders, 1999.
2. Low J, Reed A. *Eletroterapia Explicada: princípios e prática*. 3. ed. São Paulo: Manole, 2001.
3. Mester E, Szende B, Tota JG. Effect of laser on hair growth of mice. *Kiserl Orvostud* 1967;19:628-31.
4. Huang YY, Chen ACH, Carrol JD *et al.* Biphasic dose response in low level light therapy. *Dose Response* 2009 Sept.;7(4):358-83.
5. Kim S, Jeong S. Effects of temperature-dependent optical properties on the fluence rate and temperature of biological tissue during low-level laser therapy. *Lasers Med Sci* 2014 Mar.;29(2):637-44.
6. Baxter GD. *Therapeutic laser*. USA: Churchill Livingstone, 1997. p. 1-19.
7. Acesso em: 20 Fev. 2014. Disponível em: <https://www.orcagrowfilm.com/Articles.asp?ID=145>
8. Ando T, Sato S, Kobayashi H *et al.* Low-level laser therapy for spinal cord injury in rats: effects of polarization. *J Biomed Opt* 2013 Sept.;18(9):098002.
9. How stuff works (2002). Acesso em: 20 Fev. 2014. Disponível em: <http://electronics.howstuffworks.com/led3.htm>
10. Corazza AV, Jorge J, Kurachi C *et al.* Photobiomodulation on the angiogenesis of skin wounds in rats using different light sources. *Photomed Laser Surg* 2007;25(2):102-6.
11. Vink EM *et al.* Increased fibroblast proliferation induced by light emitting diode and low power laser irradiation. *Lasers Med Sci* 2003 May;18(2):95-99.
12. Whelan HT, Smits RL, Buchmann EV *et al.* Effect of Nasa Light-Emitting Diode Irradiation on Wound Healing. *J Clin Laser Med Surg* 2001;19(6):305-14.
13. Bagnato VS. *Uso de LEDs (Light Emitter Diodes) para terapia bioestimuladora*. BR n. PI0200200-0, 23 jan. 2002, 14 out. 2003.
14. Hode L. The importance of the coherency. *Photomed Laser Surg* 2005;23(4):431-34.
15. Karu TI. Low-power laser therapy. In: Vo-DINH T. (Ed.). *Biomedical photonics handbook*. Tennessee: CRC, 2003.
16. Enwemeka CS. Low level laser therapy is not low. *Photomed Laser Surg* 2005 Dec.;23(6):529-30.

17. Disponível em: <http://waltza.co.za/wp-content/uploads/2012/08/Dose_table_904nm_for_Low_Level_Laser_Therapy_WALT-2010.pdf>
18. Disponível em: <http://waltza.co.za/wp-content/uploads/2012/08/Dose_table_780-860nm_for_Low_Level_Laser_Therapy_WALT-2010.pdf>
19. Martius F. Das Amdt-Schulz Grandgesetz. *Munch Med Wschr* 1923;70:1005-6.
20. Sommer AP, Pinheiro AL, Mester AR et al. Biostimulatory windows in low-intensity laser activation: lasers, scanners, and NASA's light-emitting diode array system. *J Clin Laser Med Surg* 2001;19:29-33.
21. World Association of Laser Therapy (WALT). Consensus agreement on the design and conduct of clinical studies with low-level laser therapy and light therapy for musculoskeletal pain and disorders. *Photomed Laser Surg* 2006 Dec.;24(6):761-62.
22. Ito Y, Kennan RP, Watanabe E et al. Assessment of heating effects in skin during continuous wave near infrared spectroscopy. *J Biomed Opt* 2000;5:383-90.
23. Maegawa Y, Itoh T, Hosokawa T et al. Effects of near-infrared low-level laser irradiation on microcirculation. *Lasers Surg Med* 2000;27:427-37.
24. Stadler I, Lanzafame RJ, Oskoui P et al. Alteration of skin temperature during low-level laser irradiation at 830 nm in a mouse model. *Photomed Laser Surg* 2004 June;22(3):227-31.
25. Karu T. High-tech helps to estimate cellular mechanisms of low power laser therapy. *Lasers Surg Med* 2004;34(4):298-99.
26. Sutherland JC. Biological effects of polychromatic light. *Photochem Photobiol* 2002;76:164-70.
27. Karu T. Primary and secondary mechanisms of action of visible to near-IR radiation on cells. *J Photochem Photobiol B* 1999;49:1-17.
28. Karu TI, Kolyakov SF. Exact action spectra for cellular responses relevant to phototherapy. *Photomed Laser Surg* 2005;23:355-61a.
29. Lavi R, Shainberg A, Friedmann H et al. Low energy visible light induces reactive oxygen species generation and stimulates an increase of intracellular calcium concentration in cardiac cells. *J Biol Chem* 2003;278:40917-22.
30. Lubart R, Eichler M, Lavi R et al. Low-energy laser irradiation promotes cellular redox activity. *Photomed Laser Surg* 2005;23:3-9.
31. Cidral-Filho FJ, Mazzardo-Martins L, Martins DF et al. Light-emitting diode therapy induces analgesia in a mouse model of postoperative pain through activation of peripheral opioid receptors and the L-arginine/nitric oxide pathway. *Lasers Med Sci* 2014 Mar.;29(2):695-702.
32. Karu TI, Pyatibrat LV, Afanasyeva NI. Cellular effects of low-power laser therapy can be mediated by nitric oxide. *Lasers Surg Med* 2005;36(4):307-14b.
33. de Almeida P, Lopes-Martins RA, Tomazoni SS et al. Low-level laser therapy and sodium diclofenac in acute inflammatory response induced by skeletal muscle trauma: effects in muscle morphology and mRNA gene expression of inflammatory markers. *Photochem Photobiol* 2013 Mar.-Apr.;89(2):501-7.
34. Pallotta RC, Bjordal JM, Frigo L et al. Infrared (810-nm) low-level laser therapy on rat experimental knee inflammation. *Lasers Med Sci* 2012 Jan.;27(1):71-78.
35. Reis SR, Medrado AP, Marchionni AM et al. Effect of 670 nm laser therapy and dexamethasone on tissue repair: a histological and ultrastructural study. *Photomed Laser Surg* 2008;26(4):307-13.
36. Malliaropoulos N, Kiritsi O, Tsitas K et al. Low-level laser therapy in meniscal pathology: a double-blinded placebo-controlled trial. *Lasers Med Sci* 2013 July;28(4):1183-88.
37. Pinfildi CE, Rampazo EPS, Folha RAC et al. Mast cell curve-response in partial achilles tendon rupture after 830 nm phototherapy. *Photomed Laser Surg* 2014;32(2):88-92.
38. Tumilty S, McDonough S, Hurley DA et al. Clinical effectiveness of low-level laser therapy as an adjunct to eccentric exercise for the treatment of Achilles' tendinopathy: a randomized controlled trial. *Arch Phys Med Rehabil* 2012 May;93(5):733-39
39. Tumilty S, Munn J, Abbott JH et al. Laser therapy in the treatment of achilles tendinopathy: a pilot study. *Photomed Laser Surg* 2008 Feb.;26(1):25-30.
40. Saltmarche AE. Low level laser therapy for healing acute and chronic wounds – the extendicare experience. *Int Wound J* 2008;5:351-60.
41. Gur A, Cosut A, Sarac AJ et al. Efficacy of different therapy regimes of low-power laser in painful osteoarthritis of the knee: a double-blind and randomized-controlled trial. *Lasers Surg Med* 2003;33:330-38.
42. Mohammed IFR, Mustawfi NA, Kaka LN. Promotion of regenerative processes in injured peripheral nerve induced by low-level laser therapy. *Photomed Laser Surg* 2007;25(2):107-11.
43. Lin YS, Huang MH, Chai CY. Effects of heliumeneon laser on the mucopolysaccharide induction in experimental osteoarthritic cartilage. *Osteoarthritis Cartilage* 2006;14:377-83.
44. Bjordal JM, Lopes-Martins RA, Iversen VV. A randomised, placebo controlled trial of low level laser therapy for activated Achilles tendinitis with microdialysis measurement of peritendinous prostaglandin E2 concentrations. *Br J Sports Med* 2006;40:76-80.
45. Carati CJ, Anderson SN, Gannon BJ et al. Treatment of postmastectomy lymphedema with low-level laser therapy: a double blind, placebo-controlled trial. *Cancer* 2003;98:1114-22.
46. Almeida P, Lopes-Martins RAB, Tomazoni SS et al. Low-level laser therapy and sodium diclofenac in acute inflammatory response induced by skeletal muscle trauma: effects in muscle morphology and mRNA gene expression of inflammatory markers. *Photochemistry and Photobiology* 2013;89:501-7.
47. Pinto KN, Tim CR, Crovace MC et al. Effects of biosilicate(®) scaffolds and low-level laser therapy on the process of bone healing. *Photomed Laser Surg* 2013 June;31(6):252-60.
48. Fransen M, McConnell S. Exercise for osteoarthritis of the knee. *Cochrane Database Syst Rev* 2008;(4):CD004376.
49. Uthman OA, van der Windt DA, Jordan JL et al. Exercise for lower limb osteoarthritis: systematic review incorporating trial sequential analysis and network meta-analysis. *BMJ* 2013;347:f555.
50. Brosseau L, MacLeay L, Welch V et al. Intensity of exercise for the treatment of osteoarthritis. *Cochrane Database Syst Rev* 2013;(2):CD004259.
51. Focht BC, Rejeski WJ, Ambrosius WT et al. Exercise, self-efficacy, and mobility performance in overweight and obese older adults with knee osteoarthritis. *Arthritis Rheum* 2005;53(5):659-65.
52. McKnight PE, Kasle S, Going S et al. A comparison of strength training, self-management, and the combination, for early osteoarthritis of the knee. *Arthritis Care Res* 2010;62(1):45-53.
53. Esser S, Bailey A. Effects of exercise and physical activity on knee osteoarthritis. *Curr Pain Headache Rep* 2011;15(6):423-30.
54. Alfredo PP, Bjordal JM, Dreyer SH et al. Efficacy of low level laser therapy associated with exercises in knee osteoarthritis: a randomized double-blind study. *Clin Rehabil* 2012;26(6):523-33.
55. Pinfildi CE, Sardim AC, Yi LC et al. Neuromuscular training with phototerapy associated in patients knee osteoarthritis. *Archives of Physical Medicine and Rehabilitation (Print)* 2013;94:59-60.
56. Kheshie AR, Alayat MSM, Ali MME. High-intensity versus low-level laser therapy in the treatment of patients with knee osteoarthritis: a randomized controlled trial. *Lasers Med Sci* 2014 July;29(4):1371-76.
57. Rosa AS, Santos AF, Silva MM et al. Effects of low-level laser therapy at wavelengths of 660 and 808 nm in experimental model of osteoarthritis. *Photochem Photobiol* 2012;88(1):161-66.
58. Alghadir A, OmarMT, Al-Askar AB et al. Effect of low-level laser therapy in patients with chronic knee osteoarthritis: a single-blinded randomized clinical study. *Lasers Med Sci* 2014 Mar.;29(2):749-55.
59. Wren TA, Yerby SA, Beaupre GS et al. Mechanical properties of the human Achilles tendon. *Clin Biomech* 2001;16(3):245-51.
60. de Vos RJ, Windt J, Weir A. Strong evidence against platelet-rich plasma injections for chronic lateral epicondylar tendinopathy: a systematic review. *Br J Sports Med* 2014 2014 June;48(12):952-56.
61. Hägglund M, Waldén M, Ekstrand J. Risk factors for lower extremity muscle injury in professional soccer: the UEFA Injury Study. *J Am J Sports Med* 2013 Feb.;41(2):327-35.
62. Rowe V, Hemmings S, Barton C et al. Conservative management of midportion Achilles tendinopathy: a mixed methods study, integrating systematic review and clinical reasoning. *Sports Med* 2012 Nov. 1;42(11):941-67.
63. van der Worp H, van Ark M, Roerink S et al. Risk factors for patellar tendinopathy: A systematic review of the literature. *Br J Sports Med* 2011;45:446-52.
64. van der Worp H, de Poel HJ, Diercks RL et al. Jumper's Knee or Lander's Knee? A systematic review of the relation between jump

65. Charousset C, Zaoui A, Bellaiche L et al. Are multiple platelet-rich plasma injections useful for treatment of chronic patellar tendinopathy in athletes? A prospective study. *Am J Sports Med* 2014 Apr.;42(4):906-11.
66. Bleakley CM. Acute soft tissue injury management: past, present and future. *Phys Ther Sport* 2013 May;14(2):73-74.
67. Neves MA, Pinfildi CE, Wood VT et al. Different power settings of LLLT on the repair of the calcaneal tendon. *Photomed Laser Surg* 2011 Oct.;29(10):663-68.
68. Stergioulas A, Stergioula M, Aarskog R et al. Effects of low-level laser therapy and eccentric exercises in the treatment of recreational athletes with chronic achilles tendinopathy. *Am J Sports Med* 2008 May;36(5):881-87.
69. Thornton AL, McCarty CW, Burgess MJ. Effectiveness of low-level laser therapy combined with an exercise program to reduce pain and increase function in adults with shoulder pain: a critically appraised topic. *J Sport Rehabil* 2013 Feb.;22(1):72-78.
70. Abrisham SMJ, Kermani-Alghoraishi M, Ghahramani R et al. Additive effects of low-level laser therapy with exercise on subacromial syndrome: a randomized, double-blind, controlled trial. *Clin Rheumatol* 2011;30:1341-46.
71. Binjol U, Altan L, Yurtkuran M. Low-power laser treatment for shoulder pain. *Photomed Laser Surg* 2005;23(5):459-64.
72. Yeldan I, Cetin E, Ozdincler AR. The effectiveness of low-level laser therapy on shoulder function in subacromial impingement syndrome. *Disabil Rehabil* 2009;31(11):939-40.
73. Dogan SK, Ay S, Evcik D. The effectiveness of low laser therapy in subacromial impingement syndrome: a randomized placebo controlled double-blind prospective study. *Clin Sci* 2010;65(10):1019-22.
74. Shefer G, Partridge TA, Heslop L et al. Low-energy laser irradiation promotes the survival and cell cycle entry of skeletal muscle satellite cells. *J Cell Sci* 2002 Apr. 1;115(Pt 7):1461-69.
75. Iyomasa DM, Garavelo I, Iyomasa MM et al. Ultrastructural analysis of the low level laser therapy effects on the lesioned anterior tibial muscle in the Gerbil. *Micron* 2009;40:413-18.
76. Alves AN, Fernandes KP, Melo CA et al. Modulating effect of low level-laser therapy on fibrosis in the repair process of the tibialis anterior muscle in rats. *Lasers Med Sci* 2014 Mar.;29(2):813-21.

ESTIMULAÇÃO ELÉTRICA NERVOSA TRANSCUTÂNEA (TENS)

Richard Eloin Liebano ▪ Aline Fernanda Perez Machado

■ DEFINIÇÃO

A Estimulação Elétrica Nervosa Transcutânea é mundialmente conhecida pela sigla na língua inglesa "TENS", que significa *Transcutaneous Electrical Nerve Stimulation*. A TENS é uma modalidade da eletroterapia que consiste na aplicação genérica de estímulos elétricos transmitidos por eletrodos através da superfície intacta da pele com a finalidade de estimular as fibras nervosas, produzindo diversos efeitos fisiológicos.[6,7,12] Historicamente, há descrições da utilização de estímulos elétricos desde os primórdios da eletroterapia, quando os peixes elétricos (*Torpedo mamorata*, *Malapterurus electricus* e *Gymnotus electricus*) eram os responsáveis por este tipo de estimulação.[21] Trata-se de um recurso terapêutico não farmacológico, não invasivo, seguro, de baixo custo e de fácil manuseio, amplamente usado para promover analgesia.[7,9,12,20]

■ HISTÓRICO

As primeiras unidades de TENS foram desenvolvidas e tornaram-se populares após a publicação da teoria das comportas proposta por Melzack & Wall.[13] Desde então, a TENS tornou-se mundialmente conhecida e um dos recursos mais utilizados na prática clínica pelos fisioterapeutas para promover alívio de dores aguda e crônica até os dias de hoje, compondo o arsenal de agentes eletrofísicos disponíveis ao fisioterapeuta.[7,9,12,20] O principal mecanismo de ação analgésica da TENS é a ativação de receptores opioides no sistema nervoso central.[4,8,18]

■ PRINCÍPIOS FÍSICOS

A TENS não se refere a um tipo específico de corrente elétrica ou equipamento. Trata-se de uma forma de ativação de fibras nervosas por meio de impulsos elétricos através da pele com eletrodos de superfície, ou seja, sem a lesão da barreira cutânea. Assim a utilização de qualquer tipo de correntes elétrica que ative fibras nervosas sem a disrupção da pele pode ser denominada "TENS".[1] Apesar de TENS não se referir a nenhum tipo específico de corrente, os equipamentos de TENS geralmente emitem basicamente dois tipos de corrente elétrica: a corrente pulsada bifásica, simétrica, retangular (Fig. 1) e a corrente pulsada bifásica, assimétrica, balanceada (Fig. 2). Ambas as correntes são consideradas não polarizadas, ou seja, não apresentam polos fixos, podendo ser utilizadas durante longos períodos de tempo e com intensidades elevadas sem apresentarem riscos de queimadura química da pele.

■ PARÂMETROS AJUSTÁVEIS

As unidades de TENS apresentam a possibilidade de ajuste de alguns parâmetros físicos do pulso elétrico. Dentre esses parâmetros destacam-se a amplitude do pulso (I), medida em miliamperes (mA), o tempo de duração de pulso (T), medido em microssegundos (μs) e a frequência de repetição dos pulsos (f), medida em Hertz (Hz). Alguns equipamentos apresentam a opção de modular a corrente em rajadas ou *bursts*, ou ainda variações de intensidade (amplitude e/ou duração do pulso) e frequência (modo VIF). Para o sucesso do tratamento as unidades de TENS devem permitir ao fisioterapeuta o amplo ajuste destes parâmetros, não sendo adequados os equipamentos pré-programados pelos fabricantes, sem a opção de modificação.

■ MODALIDADES DA TENS

O ajuste dos parâmetros descritos anteriormente dá origem a quatro modalidades principais da TENS, sendo elas: convencional, acupuntura, *burst* e breve-intensa.

TENS convencional

A TENS convencional ou TENS de alta frequência/baixa intensidade é a modalidade de TENS mais utilizada. Trata-se de um tipo de estimulação de alta frequência (tipicamente entre 80-110 Hz) e curta duração de pulso (50-100 μs), com amplitude da corrente ajustada conforme o limiar sensorial do paciente. O conjunto destes parâmetros promove um tipo de estimulação tátil capaz de ativar as fibras do grupo II (Aβ) promovendo uma sensação de parestesia confortável.

TENS de acupuntura

A TENS de acupuntura ou TENS de baixa frequência/alta intensidade é uma estimulação em nível motor com frequência menor que 10 Hz, geralmente ajustada em 2 ou 4 Hz, e maior duração de pulso (~ 200 μs) com intensidade alta o suficiente para produzir contrações musculares visíveis. Nessa modalidade, além da ativação das fibras do grupo II (Aβ), ocorre a ativação das fibras Aα que promovem contrações musculares fásicas. Essas contrações musculares ativam as fibras do grupo III (Aδ) provenientes dos ergorreceptores. Dessa forma, os eletrodos devem ser posicionados sobre os miótomos relacionados com a área de dor.

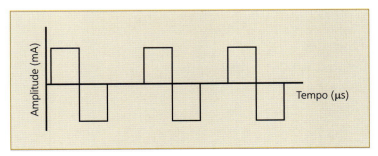

Figura 1. Corrente pulsada bifásica, simétrica, retangular.

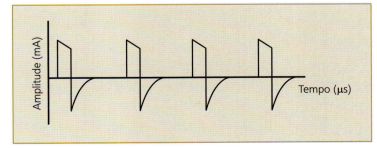

Figura 2. Corrente pulsada, bifásica, assimétrica, balanceada.

TENS *burst*

A TENS *burst* é realizada com uma corrente de 100 Hz, modulada em pacotes ou rajadas de 2 Hz, com maior duração de pulso (~ 200 µs) para facilitar a ativação das fibras motoras. Alguns pacientes preferem TENS *Burst* a TENS Acupuntura pelo fato de os trens de pulsos produzirem uma contração mais confortável.

TENS breve-intensa

Os parâmetros da TENS breve-intensa são ajustados em alta frequência (100-150 Hz) e longa duração de pulso (150-250 µs), com a intensidade máxima tolerável pelo paciente por curtos períodos de tempo (< 15 minutos). Essa modalidade pode ser utilizada durante a realização de procedimentos dolorosos, como, por exemplo, desbridamento de feridas ou retirada de suturas. Porém, esse modo de TENS não é muito usado, em razão do desconforto causado ao paciente.[16]

Os parâmetros de cada uma das modalidades descritas anteriormente encontram-se descritos no Quadro 1.

Entretanto, essas modalidades têm sido sumarizadas em dois modos principais de TENS: TENS de baixa frequência (≤ 10 Hz) e TENS de alta frequência (≥ 50 Hz) (Robinson & Snyder-Mackler, 2008). Especificamente, na TENS de baixa frequência se enquadram as modalidades TENS Acupuntura e *Burst* e na TENS de alta frequência a TENS Convencional e a Breve-intensa.

O mecanismo de ação analgésica da TENS de baixa frequência se dá pela ativação dos receptores µ-opioides na substância cinzenta periaquedutal (PAG), no bulbo rostral ventromedial (RVM) e na medula espinal. Promove também a ativação dos receptores $GABA_A$ na medula espinal, liberação de serotonina e ativação dos receptores $5-HT_2$ e $5-HT_3$ na medula espinal.[8,17,18]

Já a TENS de alta frequência promove analgesia pela ativação dos receptores δ-opioides na PAG, no RVM e na medula espinal. Ativa, também, receptotes $GABA_A$ na medula espinal e reduz a liberação de glutamato na medula espinal pela ativação dos receptotes δ-opioides.[8,17,18]

Dessa forma, a escolha de frequência da TENS deve ser feita levando-se em consideração o histórico farmacológico do paciente. Pacientes com histórico de uso crônico de opioides podem desenvolver tolerância analgésica. Como a maioria das drogas opioides disponíveis comercialmente ativam os receptores µ-opioides, o desenvolvimento de tolerância nesses receptores fará com que ele não responda favoravelmente à TENS de baixa frequência. Um estudo publicado recentemente confirmou os dados dos estudos experimentais em animais, demonstrando que pacientes com dor crônica tratados com opioides responderam favoravelmente à TENS de alta frequência (convencional), porém não responderam à TENS de baixa frequência (acupuntura). Já nos pacientes que não foram tratados com opioides, a TENS de baixa e alta frequências promoveu analgesia.[11]

Em pacientes que não apresentam histórico de utilização de drogas opioides, ambas as modalidades podem ser utilizadas. Em geral se utiliza inicialmente a TENS de alta frequência e observa-se a resposta do paciente. Caso a resposta seja negativa deve-se testar a TENS de baixa frequência ou modificar o posicionamento dos eletrodos. Law & Cheing[10] compararam três frequências diferentes de TENS (2 Hz, 100 Hz e frequência alternada 2 Hz/100 Hz) em pacientes com osteoartrite de joelho. Nos três grupos que receberam a TENS a intensidade da dor foi menor do que no grupo placebo, porém não houve diferença entre os grupos que receberam a TENS ativa.

Independentemente da frequência que tenha sido selecionada, é imprescindível que o ajuste da amplitude (intensidade) da corrente seja feito de maneira adequada. A amplitude deve ser aumentada até que o paciente relate uma parestesia forte, porém confortável. O ajuste da amplitude tem sido um fator determinante no sucesso da TENS, pois somente as amplitudes mais elevadas promovem uma resposta analgésica significativa.[14] Além disso, durante a terapia, o paciente deve ser questionado, frequentemente, sobre a ocorrência de habituação sensorial. Caso esta esteja presente, a amplitude deve ser aumentada novamente até que o paciente volte a referir uma parestesia forte, porém confortável.[15]

■ APLICAÇÃO DA TENS

A aplicação da TENS varia conforme a situação clínica do paciente, conforme discutido a seguir.

Tipos de eletrodos

A emissão da *TENS* para a pele depende de um importante sistema de transmissão feito por eletrodos, que são indispensáveis para aplicabilidade deste recurso, pois se conectam ao aparelho e transmitem a corrente para a superfície da pele. Existem dois tipos de eletrodos a serem utilizados na aplicação da TENS: silicone-carbono e autoadesivo.

Tamanho dos eletrodos

É importante ressaltar que a amplitude da corrente (I) e o tamanho dos eletrodos (área, a) influenciam a densidade da corrente (d) (d = I/a), que determina os efeitos fisiológicos e terapêuticos da estimulação elétrica.[19] Portanto, quanto maior o eletrodo, maior será a área de estimulação, e maior deverá ser o ajuste da amplitude da corrente na obtenção dos efeitos desejados, além de a estimulação ser mais confortável.

Posicionamento dos eletrodos

Para a obtenção dos efeitos desejados é necessário que se realize um adequado posicionamento dos eletrodos. Os eletrodos podem ser posicionados de diversas formas, considerando-se a queixa do paciente. A forma mais usada é a de posicionamento na área da dor, em que os eletrodos são colocados ao redor ou em cima do ponto doloroso. Os eletrodos podem ser posicionados, também, sobre um nervo periférico, responsável pela inervação da região dolorosa. Outra possibilidade é posicionar os eletrodos paralelos à coluna vertebral, sobre os forames intervertebrais, para favorecer a estimulação das raízes nervosas dos nervos espinais responsáveis pela inervação dos dermátomos da região dolorosa. Por fim, os eletrodos podem ser

Quadro 1. Parâmetros das modalidades de TENS recomendados para o controle da dor

Modalidades	Frequência (f)	Duração de pulso (T)	Amplitude (I)
Convencional	10-250 Hz	≤ 100 µs	Nível sensitivo
Acupuntura	< 10 Hz (1-4 Hz)	150-200 µs	Nível motor
Burst	100 Hz, modulada em 2 Hz	150-200 µs	Nível motor
Breve-intensa	200 Hz	150-200 µs	Nível motor/doloroso

posicionados sobre pontos de acupuntura, pontos motores e pontos-gatilhos. O ideal é que sejam feitas tentativas para se encontrar a melhor forma de posicionamento de eletrodos para cada paciente.

Tempo de aplicação

A primeira aplicação de TENS deve ser mais curta que as demais (geralmente < 30 minutos) para se observar possíveis reações adversas e a resposta analgésica do paciente. As sessões subsequentes devem ter duração variando entre 40 a 60 minutos. Cheing et al.[5] verificaram que o tempo de aplicação ideal para analgesia em pacientes com osteoartrite de joelho é de 40 minutos. A necessidade de tempos relativamente longos para efetividade da TENS tem limitado sua utilização nas clínicas de fisioterapia. Em muitos países, os pacientes que apresentam uma boa resposta à TENS são orientados a adquirir unidades portáteis para realização do uso domiciliar, podendo assim utilizar o tempo preconizado pelos estudos.

Sequência para aplicação da TENS

1. Realizar tricotomia, caso seja necessário, e assepsia da região a ser estimulada.
2. Ligar o aparelho e ajustar os parâmetros adequadamente: frequência, duração de pulso e tempo de aplicação. É importante certificar-se de que a amplitude da corrente esteja no seu valor mínimo.
3. Conectar os cabos aos eletrodos e ao aparelho.
4. No caso do eletrodo silicone-carbono, aplicar o gel em toda a superfície do eletrodo que entrará em contato com a pele do paciente e adequar de forma homogênea à região a ser estimulada.
5. Ativar a emissão da corrente e aumentar a amplitude da corrente até que o paciente refira uma sensação de formigamento (parestesia) forte, porém confortável. Caso ocorra habituação sensorial, realizar a adequação da amplitude da corrente.
6. À finalização do tempo, ajustar a amplitude ao valor mínimo novamente e desligar o aparelho. Remover os eletrodos cuidadosamente e avaliar o estado da pele.

■ INDICAÇÕES

Dor

Embora efeitos não analgésicos como, ação antiemética, aumento de fluxo sanguíneo, cicatrização de feridas, redução de necrose em retalhos isquêmicos e modulações autonômicas, tenham sido descritos na literatura com o uso de TENS, a principal indicação é a analgesia. Como consequência pode-se promover relaxamento muscular em função da influência no ciclo dor-espasmo-dor. O relaxamento muscular diminui a compressão sobre fibras nervosas e vasos sanguíneos, favorecendo a melhora do fluxo sanguíneo local, o que também favorece a analgesia.

Reparo tecidual das lesões tendíneas

No âmbito da ortopedia é importante destacar o uso da TENS no reparo tecidual das lesões tendíneas. O embasamento científico ainda é restrito, pois apenas Burssens et al. (2003 e 2005)[2,3] investigaram os efeitos da TENS Burst na cicatrização do tendão do calcâneo em humanos. Ambos os estudos foram compostos por uma casuística total de 20 pacientes com lesões esportivas no tendão do calcâneo. O tratamento com TENS Burst foi realizado 5 dias por semana, durante a segunda e a terceira semana de pós-operatório. Os parâmetros utilizados foram: TENS Burst com duração do trem de pulso de 300 milissegundos (ms), frequência interna de 100 Hz, frequência de Burst de 2 Hz e amplitude variável de acordo com a tolerância do paciente, sem que apresentasse contrações musculares visíveis.

Dos 20 pacientes apenas 18 terminaram o estudo, nove receberam TENS e nove receberam tratamento simulado. Verificou-se que o grupo que recebeu a TENS Burst obteve efetiva proliferação de fibroblastos[2] e produção, maturação e organização do colágeno.[3] Assim, ambos sugerem que a TENS Burst pode influenciar positivamente a cicatrização do tendão do calcâneo em indivíduos do gênero masculino, em função da liberação dos neuropeptídeos sensoriais de substância P (SP) e peptídeo relacionado com o gene da calcitonina (CGRP).

Sugere-se que tais resultados sejam satisfatórios à utilização da TENS como recurso para promoção da cicatrização do tendão do calcâneo, em virtude de que a sua ruptura seja descrita há muitos anos, sendo uma lesão grave e uma das mais comuns entre as lesões tendíneas.

■ CONTRAINDICAÇÕES

As contraindicações para o uso da TENS são:

- Dor não diagnosticada.
- Aplicação sobre os olhos, nervo vago e seio carotídeo.
- Pacientes que usam marca-passos e/ou que apresentem doenças cardíacas graves.
- Áreas com alteração de sensibilidade.
- Pacientes com risco de epilepsia.
- Sobre o útero ou região lombar de grávidas (exceto durante o trabalho de parto).

■ REFERÊNCIAS BIBLIOGRÁFICAS

1. Alon G. Os princípios da estimulação elétrica. In: Nelson RG, Hayes KW, Currier DP. Eletroterapia clínica. São Paulo: Manole, 2003. p. 55-139.
2. Burssens P, Forsyth R, Steyaert A et al. Influence of burst TENS stimulation on the healing of Achilles tendon suture in man. Acta Orthop Belg 2003;69:528-32.
3. Burssens P, Forsyth R, Steyaert A et al. Influence of burst TENS stimulation on collagen formation after Achilles tendon suture in man. A histological evaluation with Movat's pentachrome stain. Acta Orthop Belg 2005;71:342-46.
4. Chandran P, Sluka KA. Development of opioid tolerance with repeated transcutaneous electrical nerve stimulation administration. Pain 2003;102:195-201.
5. Cheing GL, Tsui AY, Lo SK et al. Optimal stimulation duration of tens in the management of osteoarthritic knee pain. J Rehabil Med 2003;35(2):62-68.
6. Chen C, Johnson MI. A comparison of transcutaneous electrical nerve stimulation (TENS) at 3 and 80 pulses per second on cold-pressor pain in healthy human participants. Clin Physiol Funct Imaging 2010;30:260-68.
7. Jones I, Johnson M. Transcutaneous Electrical Nerve Stimulation (TENS). Continuing education in anaesthesia. Critical Care & Pain 2009;9(4):130-35.
8. Kalra A, Urban MO, Sluka KA. Blockade of opioid receptors in rostral ventral medulla prevents antihyperalgesia produced by transcutaneous electrical nerve stimulation (TENS). J Pharmacol Exp Ther 2001;298:257-63.
9. Kelechi N, Jharna K. Transcutaneous electrical nerve stimulation (TENS) for chronic pain. Cochrane Database Syst Rev 2013.
10. Law PP, Cheing GL. Optimal stimulation frequency of transcutaneous electrical nerve stimulation on people with knee osteoarthritis. J Rehabil Med 2004 Sept.;36:220-25.
11. Léonard G, Cloutier C, Marchand S. Reduced analgesic effect of acupuncture-like TENS but not conventional TENS in opioid-treated patients. J Pain 2011;12:213-21.
12. Liebano RE, Ferreira LM, Sabino Neto M. Experimental model for transcutaneous electrical nerve stimulation on ischemic random skin flap in rats. Acta Cir Bras 2003;18:54-59.
13. Melzack R, Wall P. Pain mechanisms: A new theory. Science 1965;150:971-79.
14. Moran F, Leonard T, Hawthorne S et al. Hypoalgesia in response to transcutaneous electrical nerve stimulation (TENS) depends on stimulation intensity. J Pain 2011;12:929-35.

15. Pantaleão MA, Laurino MF, Gallego NL et al. Adjusting pulse amplitude during transcutaneous electrical nerve stimulation (TENS) application produces greater hypoalgesia. *J Pain* 2011;12(5):581-90.
16. Robinson AJ, Snyder-Mackler L. *Clinical electrophysiology.* 3rd ed. Philadelphia: Lippincott Williams & Wilkins; 2008. 555p.
17. Sluka KA, Bailey K, Bogush J et al. Treatment with either high or low-frequency TENS reduces the secondary hyperalgesia observed after injection of kaolin and carrageenan into the knee joint. *Pain* 1998;77:97-102.
18. Sluka KA, Deacon M, Stibal A et al. Spinal blockade of opioid receptors prevents the analgesia produced by TENS in arthritic rats. *J Pharmacol Exp Ther* 1999;289:840-46.
19. Starkey C. Agentes elétricos. In: Starkey C. (Ed.). *Recursos terapêuticos em fisioterapia.* São Paulo: Manole, 2001. p. 176-276.
20. Walsh DM, Howe TE, Johnson MI et al. Transcutaneous electrical nerve stimulation for acute pain. *Cochrane Database Syst Rev* 2006;(1):CD000210.
21. Walsh DM. *TENS: clinical applications and related theory.* Philadelphia: Churchill Livingstone, 1997.

CORRENTE INTERFERENCIAL

Richard Eloin Liebano ■ Juliana Barbosa Corrêa

■ DEFINIÇÃO

A corrente interferencial foi desenvolvida na década de 1950 pelo Dr. Hans Nemec, em Viena, tornando-se cada vez mais popular no Reino Unido durante a década de 1970.[7] É um método de tratamento não medicamentoso simples e não invasivo, utilizado principalmente para induzir analgesia,[28] produzir contração muscular[21] e reduzir edemas.[8,12] Atualmente, é uma das correntes elétricas mais utilizadas em serviços de fisioterapia em países, como Canadá, Austrália e Inglaterra.[5,6] Consiste na aplicação transcutânea de correntes alternadas de média frequência, com amplitude modulada em baixa frequência (0-250 Hz), formando "pacotes" ou *bursts* de corrente. A corrente interferencial é formada mesclando-se duas correntes de média frequência que ficam levemente fora de fase, de modo que sofram interferência nos tecidos ou de forma pré-modulada (modulada dentro do estimulador). Uma corrente é de frequência fixa, por exemplo, 4.000 Hz, e a outra corrente é ajustável, por exemplo, entre 4.001 e 4.250 Hz. As duas correntes se somam ou se cancelam, produzindo a corrente interferencial de amplitude modulada resultante. A frequência da corrente resultante será igual à media das duas correntes originais e sofrerá variação em amplitude com uma frequência igual à diferença entre essas duas correntes (Fig. 1).[8,14]

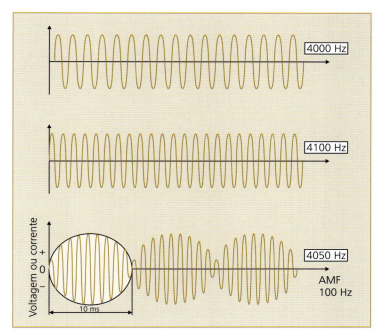

Figura 1. Interferência entre duas correntes de 4.000 Hz e 4.100 Hz. A corrente resultante possui frequência de 4.050 Hz. A duração de cada *burst* é 10 ms, e a AMF é de 100 Hz. Considera-se a frequência de menor valor como sendo a frequência portadora. Nesse caso, a frequência portadora da corrente interferencial é de 4.000 Hz.

■ VANTAGENS

As principais vantagens atribuídas à corrente interferencial são a redução da resistência da pele, produzindo menor desconforto, normalmente observado nas correntes tradicionais de baixa frequência, além da produção de efeitos das correntes de baixa frequência nos tecidos.[8] É sugerido também que a corrrente interferencial permita o tratamento de tecidos profundos,[8,10] porém, ainda não há evidências que comprovem esses efeitos.[1,22,26]

■ PARÂMETROS AJUSTÁVEIS

Frequência portadora

Em relação à frequência portadora da corrente, comumente utiliza-se a frequência de 2 kHz para gerar fortalecimento muscular e a frequência de 4 kHz para gerar analgesia. Isto porque, quando se utiliza a frequência de 2 kHz, a duração da fase da onda é de 250 microssegundos (μs) e na frequência de 4 kHz a duração da fase da onda é 125 μs. Dessa forma, considerando-se as curvas força-duração,[11] a duração de fase mais longa da frequência de 2 kHz seria mais adequada para ativação de fibras nervosas motoras, ao passo que a duração de fase menor da frequência de 4 kHz seria mais seletiva para as fibras nervosas sensitivas. No entanto, essa informação é proveniente de livros e manuais de equipamentos. Somente um estudo publicado recentemente realizou a comparação das diferentes frequências portadoras da corrente interferencial em indivíduos saudáveis, apresentando melhor efeito hipoalgésico da frequência de 1 kHz em comparação às frequências de 8 e 10 kHz. Também foi avaliado o desconforto entre as diferentes frequências analisadas, mostrando menor desconforto nas frequências de 4, 8 e 10 kHz comparada às frequências de 1 e 2 kHz.[25]

Frequência de modulação da amplitude (AMF)

Na corrente interferencial considera-se que uma frequência de modulação da amplitude (AMF) é o ingrediente ativo da corrente, simulando correntes de baixa frequência, variando de 1 a 250 Hz como forma de induzir mecanismos fisiológicos nos tecidos. A teoria é a de que os componentes da média frequência sejam responsáveis por agir como correntes portadoras, conduzindo a AMF de baixa frequência para o interior dos tecidos.[3,7,8,10,29]

Na corrente interferencial, a duração do *burst* ou envelope pode ser definida como o tempo necessário para um ciclo de modulação de amplitude (período) de ocorrer.[24,26,27] Embora não existiam evidências sobre a relevância da criação de diferentes valores de AMFs para o controle da dor,[5,6,9,16] tem sido afirmado que uma AMF de 100 Hz é capaz gerar maior analgesia.[15,20,23] Dessa maneira, uma AMF de 100 Hz é frequentemente utilizada em estudos de avaliação dos efeitos hipoalgésicos da CI.[2,14,24]

Usualmente, são utilizadas AMFs de 120 a 150 Hz para a fase aguda da lesão, 75 a 120 Hz na fase subaguda e 25 a 75 Hz para fase crônica da lesão ou para estimulação muscular.

Frequência de varredura

A AMF pode ser controlada de duas maneiras básicas, sendo conhecidas como modo contínuo (constante) e modo de frequência de varredura (ΔF ou *sweep frequency*). Esta faixa de frequência é automática e ritmicamente aumentada e diminuída dentro de uma faixa (espectro) de AMF preestabelecida. O ΔF é uma variação da AMF, em que ocorrem aumentos e diminuições da frequência em padrões estabelecidos no equipamento, que varia de 1 a 100 Hz. Portanto, se utilizada uma AMF de 100 Hz, com ΔF de 50 Hz, a variação da AMF ocorrerá entre 100 e 150 Hz. O ΔF é uma forma de diminuir a ocorrência de habituação sensorial da corrente e pode ser ajustado para aumentar e diminuir lentamente durante um período de tempo. É preconizado que o ΔF seja ajustado com valor de 50 a 60% da AMF, com exceção em casos crônicos, em que o ΔF pode ser utilizado com valores iguais ou próximos à AMF escolhida.

Padrão de varredura

O padrão de varredura, também chamado de *sweep mode* ou *slope*, é caracterizado pelo aumento da AMF a partir da frequência mais baixa para a mais alta durante certo período de tempo. No padrão de varredura de 6:6 (s), a AMF aumenta da frequência mais baixa para a mais alta em um período de 6 segundos e retorna à AMF base em mais de 6 segundos. O padrão de varredura também pode ser de 1:5:1 (s), em que a frequência aumenta em 1 segundo, mantém-se por 5 segundos e volta para AMF base em 1 segundo e a 1:1 (s), em que a AMF base é mantida durante 1 segundo, mudando em seguida para a frequência mais alta do espectro de varredura a qual também permanece por 1 segundo (Figs. 2 a 4). Para fase aguda da lesão, recomenda-se o uso de padrão de varredura de 6:6 (s), para a fase subaguda, 1:5:1 (s) e para a fase crônica 1:1 (s). No entanto, evidências recentes suportam que não há diferenças entre os padrões de padrão de varredura no alívio da dor em indivíduos saudáveis e em portadores de osteoartrite de joelho.[16]

Forma de aplicação

A forma de aplicação da corrente interferencial pode ser quadripolar ou tetrapolar (eletrodos cruzados para as correntes produzirem interferência dentro dos tecidos) (Fig. 5) ou bipolar ou pré-modulada (com 1 ou 2 canais independentes em que as correntes não se cruzam, sendo que nesse caso a interferência das correntes ocorre no interior do equipamento) (Fig. 6). Considera-se que enquanto a CI quadripolar é criada pela interferência das correntes profundamente dentro dos tecidos, a CI bipolar é distribuída de modo similar à estimulação elétrica convencional, com intensidades de corrente máximas abaixo dos eletrodos, diminuindo progressivamente com a distância.[10] No entanto, um estudo mais recente relata que o modo de aplicação bipolar penetrou mais profundamente nos tecidos e produziu maior torque e conforto em indivíduos saudáveis.[21]

Mecanismo de analgesia

O mecanismo de analgesia mais aceito com o uso da CI é a teoria das comportas medulares,[8] em que estímulos sensoriais ativam fibras não nociceptivas (fibras Aβ) que, por sua vez, ativam interneurônios que inibem a transmissão do impulso nervoso das fibras nociceptivas no corno posterior de medula espinal (fibras Aδ e C), gerando analgesia localizada.[19] Outros mecanismos de analgesia têm sido sugeridos, como o aumento do fluxo sanguíneo, que poderia remover substâncias algogênicas do sítio de lesão, ativação de vias analgésicas descendentes, bloqueio fisiológico da condução nervosa das fibras de dor e efeito placebo.[22] No entanto esses mecanismos sugeridos ainda não foram confirmados em estudos experimentais e clínicos.

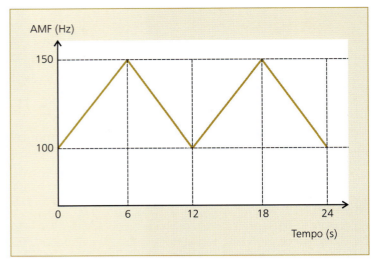

Figura 2. Padrão de varredura de 6:6 (s). Nesse caso, a AMF aumenta da frequência mais baixa para a mais alta em um período de 6 segundos e retorna à AMF base em mais de 6 segundos.

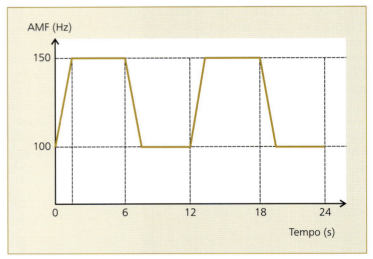

Figura 3. Padrão de varredura de 1:5:1 (s). A AMF aumenta em 1 segundo, mantém-se por 5 segundos e volta para AMF base em 1 segundo.

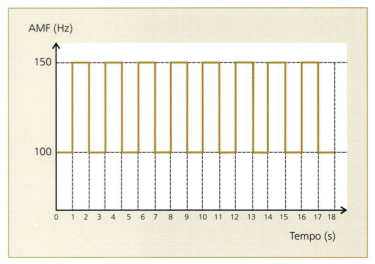

Figura 4. Padrão de varedura de 1:1 (s), em que a AMF base é mantida durante 1 segundo, mudando em seguida para a frequência mais alta do espectro de varredura a qual também permanece por 1 segundo.

CAPÍTULO 32 ■ RECURSOS FÍSICOS – ELETROTERMOFOTOTERAPIA 317

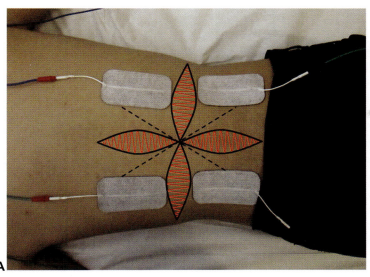
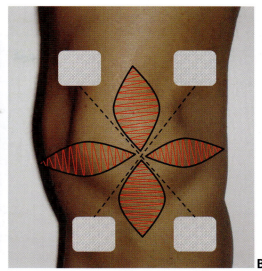
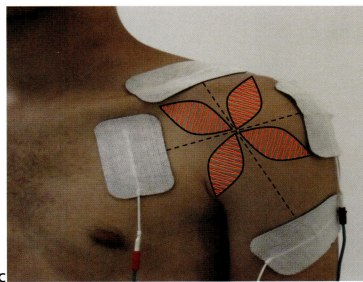

Figura 5. Técnicas de aplicação tetrapolar para os casos de: (**A**) algias da coluna vertebral; (**B**) dores ou edemas difusos na articulação do joelho; (**C**) dores difusas no ombro.

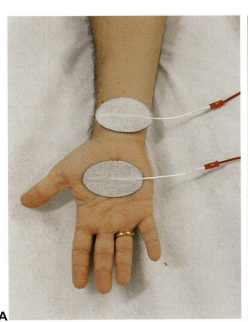
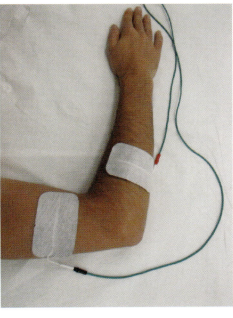

Figura 6. Técnicas de aplicação bipolar para os casos de: (**A**) afecções na região do punho; (**B**) lesões de cotovelo.

TEMPO DE APLICAÇÃO

A duração de tratamento recomendada e clinicamente mais usada tem uma base ainda pouco estudada e pode ser resultado de restrições práticas do uso da corrente interferencial, usualmente recomendada entre 10 a 20 minutos de aplicação.[13,17] Uma revisão sistemática com uso da corrente interferencial nos distúrbios musculoesqueléticos[5,6] apresentou estudos que utilizaram tempos variando de 10 a 20 minutos, além do número variado de média de 2 a 4 semanas com um total de 12 sessões como o protocolo de tratamento mais comum para uso da corrente interferencial. Estudos recentes têm utilizado protocolos para analgesia com aplicação de corrente por 30 minutos.[4,18]

CONTRAINDICAÇÕES

As contraindicações em relação ao uso da corrente interferencial são semelhantes a outras formas de estimulação com corrente elétrica. Não se deve fazer uso da corrente interferencial em portadores de marca-passo, trombose venosa profunda, câncer, útero gravídico e em portadores de doenças cardíacas. Além disso, é necessário cuidado ao aplicar a corrente em indivíduos que tenham alteração de sensibilidade ou alergia no local de aplicação dos eletrodos.

REFERÊNCIAS BIBLIOGRÁFICAS

1. Alon G. Interferential current news. *Phys Ther* 1987 Feb.;67(2):280-81.
2. Atamaz FC, Durmaz B, Baydar M et al. Comparison of the efficacy of transcutaneous electrical nerve stimulation, interferential currents, and shortwave diathermy in knee osteoarthritis: a double-blind, randomized, controlled, multicenter study. *Arch Phys Med Rehabil* 2012;93:748-56.
3. De Domenico G. Pain relief with interferential therapy. *Australian J Physiotherapy* 1982;28(3):14-18.
4. Facci LM, Nowotny JP, Tormem F et al. Effects of transcutaneous electrical nerve stimulation (TENS) and interferential currents (IFC) in patients with nonspecific chronic low back pain: randomized clinical trial. *Sao Paulo Med J* 2011;129(4):206-16.
5. Fuentes CJ, Armijo-Olivo S, Magee DJ et al. Does amplitude-modulated frequency have a role in the hypoalgesic response of interferential current on pressure pain sensitivity in healthy subjects? A randomised crossover study. *Physiotherapy* 2010;96(1):22-29.
6. Fuentes JP, Armijo Olivo S, Magee DJ et al. Effectiveness of interferential current therapy in the management of musculoskeletal pain: a systematic review and meta-analysis. *Phys Ther* 2010;90(9):1219-38.
7. Ganne JM. Interferential therapy. *Aust J Physiother* 1976;22(3):101-10.
8. Goats GC. Interferential current therapy. *Br J Sports Med* 1990;24(2):87-92.
9. Gundog M, Atamaz F, Kanyilmaz S et al. Interferential current therapy in patients with knee osteoarthritis: comparison of the effectiveness of different amplitude-modulated frequencies. *Am J Phys Med Rehabil* 2012;91(2):107-13.
10. Hansjuergens A. Interferential current clarification. *Phys Ther* 1986;66(6):1002.
11. Howson DC. Peripheral neural excitability. Implications for transcutaneous electrical nerve stimulation. *Phys Ther* 1978;58(12):1467-73.
12. Jarit GJ, Mohr KJ, Waller R et al. The effects of home interferential therapy on post-operative pain, edema, and range of motion of the knee. *Clin J Sport Med* 2003;13(1):16-20.
13. Johnson MI, Tabasam G. A double blind placebo controlled investigation into the analgesic effects of interferential currents (IFC) and transcutaneous electrical nerve stimulation (TENS) on cold-induced pain in healthy subjects. *Physiother Theory Pract* 1999;15:217-33.
14. Johnson MI, Tabasam G. A single-blind investigation into the hypoalgesic effects of different swing patterns of interferential currents on cold induced pain in healthy volunteers. *Arch Phys Med Rehabil* 2003a;84(3):350-57.
15. Johnson MI, Tabasam G. A single-blind placebo-controlled investigation into the analgesic effects of interferential currents on experimentally induced ischaemic pain in healthy subjects. *Clin Physiol Funct Imaging* 2002;22(3):187-96.
16. Johnson MI, Tabasam G. An investigation into the analgesic effects of different frequencies of the amplitude-modulated wave of interferential current therapy on cold-induced pain in normal subjects. *Arch Phys Med Rehabil* 2003b;84(9):1387-94.
17. Johnson MI. The mystique of interferential currents when used to manage pain. *Physiotherapy* 1999;85(6):294-97.
18. Lara-Palomo IC, Aguilar-Ferrandiz ME, Mataran-Penarrocha GA et al. Short-term effects of interferential current electro-massage in adults with chronic non-specific low back pain: a randomized controlled trial. *Clin Rehabil* 2013;27(5):439-49.
19. Melzack R, Wall PD. Pain mechanisms: a new theory. *Science*. 1965;150(3699):971-79.
20. Nikolova L. *Treatment with interferential current*. Edinburgh: Churchill Livingstone, 1987.
21. Ozcan J, Ward AR, Robertson VJ. A comparison of true and premodulated interferential currents. *Arch Phys Med Rehabil* 2004;85(3):409-15.
22. Palmer S, Martin D. Corrente interferencial para controle da dor. In: Kitchen S. *Eletroterapia: prática baseada em evidências*. São Paulo: Manole. 2003:287-98.
23. Savage B. *Interferential therapy*. London: Wolfe, 1992.
24. Shanahan C, War AR, Robertson VJ. Comparison of the analgesic efficacy of interferential therapy and transcutaneous electrical nerve stimulation. *Physiotherapy* 2006(92):247-53.
25. Venancio RC, Pelegrini S, Gomes DQ et al. Effects of carrier frequency of interferential current on pressure pain threshold and sensory comfort in humans. *Arch Phys Med Rehabil* 2013;94(1):95-102.
26. Ward AR, Chuen WL. Lowering of sensory, motor, and pain-tolerance thresholds with burst duration using kilohertz-frequency alternating current electric stimulation: part II. *Arch Phys Med Rehabil* 2009;90(9):1619-27.
27. Ward AR, Robertson VJ, Ioannou H. The effect of duty cycle and frequency on muscle torque production using kilohertz frequency range alternating current. *Med Eng Phys* 2004;26(7):569-79.
28. Ward AR, Robertson VJ, Makowski RJ. Optimal frequencies for electric stimulation using medium-frequency alternating current. *Arch Phys Med Rehabil* 2002;83(7):1024-27.
29. Willie CD. Interferential therapy. *Physiotherapy* 1969;55(12):503-5.

SEÇÃO IV

ESTIMULAÇÃO ELÉTRICA NEUROMUSCULAR

Thiago Fukuda

■ INTRODUÇÃO

A utilização de recursos físicos na fisioterapia vem sendo utilizada há muitos anos em praticamente todas as áreas. Com isso, o número de recursos e equipamentos tem aumentado muito e uma área que tem despertado enorme interesse clínico é a **Eletroterapia**. Esse termo refere-se a equipamentos que geram corrente elétrica e podem produzir efeitos analgésicos, anti-inflamatórios, antiedematosos e contração muscular tanto para fortalecimento como para melhora da função. Sabe-se que o conhecimento cinesioterápico e biomecânico é fundamental para o tratamento das principais enfermidades do sistema musculoesquelético, sendo que a extensão desse conhecimento para a área de eletroterapia e o manuseio correto desses equipamentos tornam o tratamento mais preciso, e o profissional que o aplica muito mais completo, tendo sempre um leque maior de opções terapêuticas. Este capítulo tem um caráter generalista e por este motivo serão abordados apenas alguns aspectos básicos de determinados equipamentos comumente utilizados na prática clínica, sempre objetivando a aplicabilidade.

■ ESTIMULAÇÃO ELÉTRICA NEUROMUSCULAR

A denominação **estimulação elétrica neuromuscular** (EENM) refere-se à utilização de equipamentos que geram corrente elétrica para estimulação no nível motor, ou seja, geram contração muscular. Diferentemente dos equipamentos de eletroanalgesia, a EENM tende a passar pelo limiar sensitivo, atuando basicamente no limiar motor, que exige uma corrente com pulsos de maior duração (Fig. 1).

Esses recursos, quando aplicados no corpo humano, tendem a gerar uma despolarização do motoneurônio inferior e, consequentemente, todas as etapas fisiológicas da contração. Portanto, para que se tenha o resultado esperado com esses recursos, há a necessidade de uma fibra nervosa eferente íntegra. Em casos de lesões periféricas, outros recursos devem ser utilizados, após uma análise por eletrodiagnóstico, prática esta que não será abordada neste capítulo.

Em resumo, os principais efeitos e indicações dos equipamentos de EENM são: manutenção ou recuperação da força, substituição da cinesioterapia em algumas condições, evitar flacidez, hipotrofia e os sinais clássicos da inatividade muscular. Clinicamente, os três aparelhos mais comuns utilizados no país são o de estimulação elétrica funcional (FES), corrente russa e corrente Aussie.

Estimulação elétrica funcional (FES)

A terapia por FES tem como definição clássica de acordo com Fitzgerald: terapia realizada no neurônio motor intacto para iniciar a contração de músculos parcialmente paralisados, de modo a produzir movimento funcional. Por esse conceito podemos subentender que sempre o paciente ou atleta deve realizar ou ao menos tentar realizar o movimento associado ao equipamento e não se submeter a uma simples terapia passiva.

Para que se entenda o mecanismo de ação exato da FES em nível motor, temos que conhecer seus princípios físicos. A FES gera uma corrente elétrica de baixa frequência, alternada ou bifásica, pulsada, simétrica com pulsos na forma retangular, sendo considerada, portanto, despolarizada (Fig. 2). O fato de se apresentar com baixa frequência (1 a 100 Hz aproximadamente) faz com que tenha uma alta resistência tecidual e pequena profundidade de penetração.

Um dos primeiros parâmetros a se regular em uma aplicação de FES é a frequência. Nos equipamentos nacionais, consegue-se trabalhar em uma faixa de 1 a 100 Hz, porém, clinicamente, é observada uma faixa mais restrita entre 30 e 80 Hz. Uma frequência mais baixa

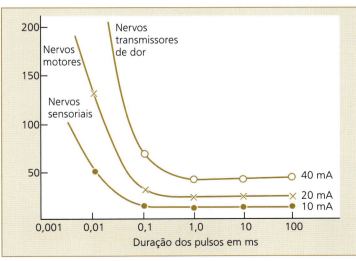

Figura 1. Curva de intensidade/duração mostrando o limiar de excitação sensorial, motor e doloroso.

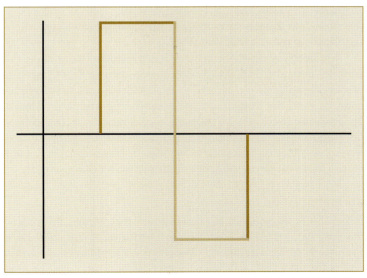

Figura 2. Pulso bifásico simétrico com forma retangular, característico do equipamento da FES.

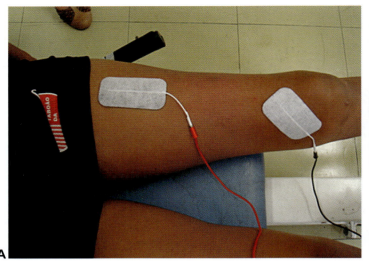 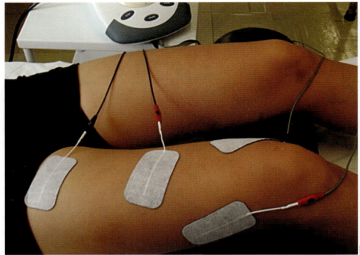

Figura 3. Aplicação de estimulação elétrica neuromuscular no quadríceps com a técnica de ponto motor para reto femoral e vasto medial (**A**) e técnica mioenergética para reto femoral com técnica de ponto motor para vastos medial e lateral (**B**).

(30 a 50 Hz) tende a selecionar mais as fibras tônicas ou vermelhas do tipo I, sendo que a frequência mais alta (50 a 80 Hz) pode selecionar mais fibras fásicas ou brancas do tipo IIb, apesar de ainda persistir certa divergência na literatura. Outro parâmetro de grande importância é a duração de pulso. Os aparelhos tradicionais permitem o ajuste entre 200 e 400 μs, quando se objetiva a contração muscular. Em um primeiro momento do tratamento, pode-se optar por duração de pulso entre 200 a 300 μs, aumentando para 300 a 400 μs em músculos que já passaram por um programa prévio de fortalecimento. Em um segundo momento, pode-se utilizar esta duração de pulso para selecionar tipos específicos de fibras. Fibras brancas ou do tipo II apresentam menor limiar de excitação, sendo mais ativadas com duração de pulso próxima a 200 μs e fibras vermelhas respondem melhor a excitação, com duração próxima a 400 μs.

A relação entre o tempo de contração e o tempo de repouso (Ton × Toff) em músculos mais fracos deve ficar em torno de 1:2 e, em músculos mais próximos do normal, relação de 1:1. Um tempo de contração entre 10 e 15 segundos tem sido preferido pela maioria dos autores. Outra regra que tem sido preconizada é um tempo total de tratamento com EENM entre 10 e 15 minutos, podendo exceder os 20 minutos apenas em casos de atletas. Utilizando também eletrodos de superfície, existem duas técnicas conhecidas de colocação dos eletrodos. Em uma delas, chamada **mioenergética**, coloca-se um eletrodo no início do ventre muscular e, outro do mesmo canal mais distal, nesse mesmo músculo. A outra técnica é chamada de **ponto motor**, colocando-se um eletrodo no ponto motor de determinado músculo, e o outro mais proximal, preferencialmente no mesmo músculo (Fig. 3).

Alguns aspectos importantes devem ser cuidadosamente avaliados no momento da aplicação do equipamento de EENM como a provável lesão de pele, o excesso de tecido adiposo, a alta fadigabilidade, os eletrodos desgastados entre outros. Outros casos deixam de ser apenas riscos relativos, tornando-se contraindicações absolutas, como lesões musculares ou tendíneas recentes, algumas distrofias musculares ou miopatias, fraturas instáveis, pacientes com marca-passo cardíaco, infecções ou trombose venosa profunda.

Corrente russa

O grande enfoque quando se planeja fazer o uso de correntes excitomotoras na área de reabilitação em Ortopedia, Traumatologia e Esporte é o fortalecimento muscular ou treinamento sensório-motor, principalmente em pacientes que por inatividade ocasionada por lesão ou após cirurgias apresentam déficit de ativação ou recrutamento por inibição artrogênica.

O equipamento chamado de **corrente russa** tem o mecanismo de ação muito parecido com a FES. Ambas geram uma corrente elétrica que, ao entrar em contato com o corpo, geram despolarizações do neurônio motor inferior, promovendo uma contração de músculos com inervação motora íntegra. Essa despolarização ocorre principalmente por troca iônica de sódio e potássio na membrana neuronal, desencadeando um potencial de ação da fibra nervosa. Esse processo ocasionará uma liberação de acetilcolina na fenda sináptica, maior ação integrada de cálcio no reticulo sarcoplasmático, culminando em ativação dos filamentos de actina e miosina.

É preciso entender, porém, não somente esse mecanismo fisiológico, mas também os conceitos físicos que norteiam os equipamentos de EENM. A corrente russa tem como característica uma corrente alternada ou bifásica, simétrica, pulsos retangulares ou sinusoidais, média frequência modulada em baixa (Fig. 4).

Esse equipamento tem uma frequência portadora de 2.500 Hz, sendo considerada de média frequência. Essa frequência mais alta tende a apresentar uma menor resistência tecidual e, consequentemente, maior profundidade de penetração. Fisiologicamente essa diferença leva ao alcance de um número maior de unidades motoras, contraindo uma porção maior do ventre muscular. Alguns autores acreditam que esse fenômeno de espalhamento da corrente leva a um maior conforto na aplicação, e o paciente toleraria um nível maior de intensidade.

Essa corrente fixa em 2.500 Hz deve sempre ser modulada em baixa frequência, e o parâmetro que controla esta modulação é a frequência de pulso (1 a 100 Hz aproximadamente). Essa frequência de pulso tende a ser ajustada entre 30 e 50 Hz, quando o objetivo é a seleção de fibras vermelhas ou tônicas do tipo I e entre 50 e 80 Hz, quando se pretende atingir as fibras brancas ou fásicas do tipo IIb. Outro parâmetro que influencia na quantidade de energia depositada é o ciclo de trabalho. Este ciclo normalmente é dado entre 10 e 50%, sendo que valores menores, próximos a 10 e 20%, são usados em múscu-

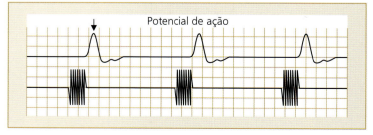

Figura 4. Corrente elétrica de média frequência, modulada, em baixa gerando despolarização de fibras nervosas eferentes (corrente russa).

los atrofiados, evitando-se uma fadiga precoce, e valores entre 40 e 50% são usados em músculos mais próximos do normal.

O último parâmetro que deve ser ajustado tanto na FES como na corrente russa é a intensidade (mA). Uma vez colocados os eletrodos, aumenta-se a intensidade até a visualização da contração, sendo o máximo tolerado, desde que não atinja o limiar doloroso.

Corrente aussie

A corrente aussie é um equipamento que gera corrente alternada ou bifásica com pulsos sinusoidais de média frequência, da mesma forma que a corrente russa, entretanto, a aussie tem uma duração de pulso mais curta, o que, teoricamente, geraria uma estimulação mais efetiva. Recentemente, o pesquisador australiano, Alex Ward, mensurou a produção de torque e desconforto em correntes alternadas em uma faixa de frequência entre 500 Hz e 20.000 Hz. Este estudo mostrou que uma maior produção de torque ocorreu com 1.000 Hz com duração de pulso de 2 ms. Estes parâmetros deram origem ao primeiro tipo de corrente aussie (Fig. 5). Entretanto, Ward *et al.* também encontraram que o mínimo desconforto ocorreu com frequência de 4.000 Hz com duração de pulso de 4 ms. Este seria o segundo tipo de corrente aussie, sendo inclusive indicada para alívio da dor. Não vamos abordar este tópico por não ser o objetivo do capítulo.

Por fim, a corrente russa e a corrente aussie por também serem despolarizadas seguem as mesmas indicações, riscos e contraindicações da FES.

■ APLICAÇÕES CLÍNICAS

Em termos de aplicabilidade clínica, a EENM pode ser usada em diversas situações onde há necessidade de auxílio externo à atividade de músculos inibidos ou com déficit de força. Pacientes com história de lesões em membros superiores, como síndrome do impacto, lesões labrais, discinesia escapular entre outras, podem se beneficiar de um programa de fortalecimento de trapézio de fibras ascendentes, serrátil anterior e manguito rotador associado a correntes excitomotoras. Além disso, alterações em membros inferiores, como impacto femoroacetabular, lesões de *labrum* no quadril, síndrome da dor femoropatelar, osteoartrite, lesões ligamentares ou pós-operatórios apresentam também resultados significativos quando associados à EENM. As Figuras 6 a 8 apresentam alguns exemplos clínicos destas associações.

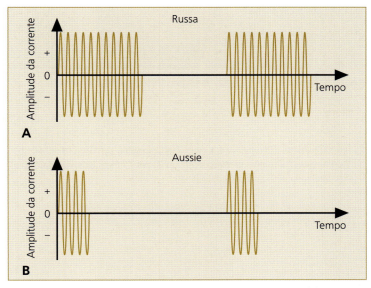

Figura 5. Comparação da corrente russa (**A**) e corrente aussie (**B**).

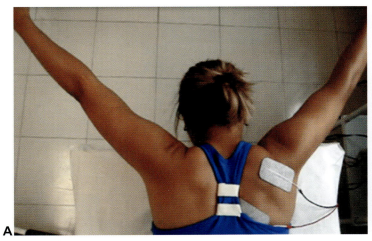
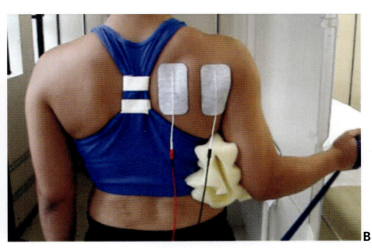

Figura 6. Atleta com síndrome do impacto do ombro direito associado discinese escapular durante tratamento fisioterapêutico. Demonstração de exercícios de fortalecimento do trapézio de fibras ascendentes (**A**) e rotadores laterais do ombro (**B**) associados à corrente aussie.

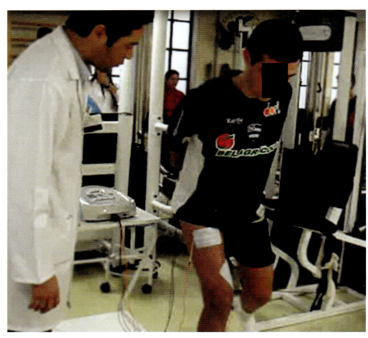

Figura 7. Atleta no terceiro mês de pós-operatório de reconstrução do ligamento cruzado anterior realizando miniagachamento com estratégia do quadril e eletroestimulação com corrente aussie no quadríceps e glúteos máximo e médio.

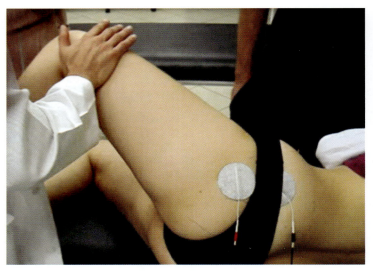

Figura 8. Paciente com inibição de glúteo máximo e médio durante exercício de fortalecimento com auxílio de estimulação elétrica neuromuscular.

■ BIBLIOGRAFIA

Fitzgerald GK, Piva SR, Irrgang JJ. A modified neuromuscular electrical stimulation protocol for quadríceps strength training following anterior cruciate ligament reconstruction. *J Orthop Sports Phys Ther* 2003;33:492-501.

Fukuda TY, Marcondes FB, Rabelo NA et al. Comparison of peak torque, intensity and discomfort generated by neuromuscular electrical stimulation of low and medium frequency. *Isokinetics and Exercise Science* 2013;21:167-71.

Kim KM, Croy T, Hertel J et al. Effects of neuromuscular electrical stimulation after anterior cruciate ligament reconstruction on quadriceps strength, function, and patient-oriented outcomes: a systematic review. *J Orthop Sports Phys Ther* 2010;40(7):383-91.

Parker MG, Keller L, Evenson J. Torque responses in human quadriceps to burst-modulated alternating current at 3 carrier frequencies. *J Orthop Sports Physical Ther* 2005;35:239-45.

Petterson S, Snyder-Mackler L. The use of neuromuscular electrical stimulation to improve activation deficits in a patient with chronic quadriceps strength impairments following total knee arthroplasty. *J Orthop Sports Phys Ther* 2006;36:678-85.

Reinold MM, Macrina LC, Wilk KE et al. The effect of neuromuscular electrical stimulation of the infraspinatus on shoulder external rotation force production after rotator cuff repair surgery. *Am J Sports Med* 2008;36(12):2317-21.

Ward AR, Oliver WG, Buccella D. Wrist extensor torque production and discomfort associated with low frequency and burst-modulated kilohertz-frequency currents. *Phys Ther* 2006;86:1360-67.

Ward AR, Roberton VJ, Joannou H. The effect of duty cycle and frequency on muscle torque production using kilohertz frequency range alternating current. *Med Eng Phys* 2004;26:569-79.

Ward AR. Electrical stimulation using kilohertz-frequency alternating current. *Phys Ther* 2009;89:181-90.

SEÇÃO V

ULTRASSOM TERAPÊUTICO

Rinaldo Roberto de Jesus Guirro ■ Almir Vieira Dibai Filho
Hugo Evangelista Brandino ■ Natanael Teixeira Alves de Sousa

■ INTRODUÇÃO

O equipamento de ultrassom terapêutico (UST) consiste em um gerador de corrente elétrica de alta frequência, conectado a uma cerâmica piezoelétrica sintética que se deforma na presença de um campo elétrico.[199] O ultrassom é uma onda mecânica, não audível, com frequência acima de 20 KHz, sendo a energia transmitida pelas vibrações das moléculas do meio através do qual a onda está se propagando. Este meio irradiado oscila ritmicamente com a frequência do gerador ultrassônico ao comprimir e expandir a matéria.

O ultrassom terapêutico caracteriza-se por apresentar frequências de 1,0 ou 3,0 Megahertz (MHz), com intensidades entre 0,1 e 3,0 Watts por centímetro quadrado (Wcm^{-2}) e regimes de pulso contínuo e/ou pulsado, podendo apresentar frequências de 16, 48 e 100 Hz e relações de 10, 20 ou 50% do ciclo de trabalho, para o regime pulsado. Como o comprimento de onda depende da frequência, encontramos os valores de 1,5 a 0,5 mm para as frequências de 1,0 e 3,0 MHz, respectivamente, para o meio aquoso.

O UST desloca-se sob a forma de ondas longitudinais, o que requer um meio material para a sua transmissão. A propagação da onda se dá como uma perturbação na posição de equilíbrio dos átomos do material, de forma que o meio não é submetido a qualquer deslocamento permanente. A energia é transmitida pelas vibrações das moléculas do meio por onde a onda está se propagando. O som e o ultrassom são vibrações elásticas, com amplitude e comprimento de onda determinados, capazes de se propagarem por gases, líquidos e sólidos, embora com velocidades diversas (em relação a cada meio) e, portanto, com comprimentos de ondas também diferentes.

A onda é um fenômeno natural que tem por finalidade a transferência de energia de um ponto a outro, pelo movimento das partículas. Segundo Okuno et al.[136] uma onda sonora pode ser produzida por um elemento vibrador, que pode ser um cristal, uma corda de instrumento musical ou uma prega vocal. Todos esses elementos causam variações na densidade ou pressão do meio ao seu redor, promovendo compressões e expansões nos tecidos.

As ondas ultrassônicas são geradas por transdutores ultrassônicos, ou simplesmente transdutores que convertem, no caso do ultrassom terapêutico, a energia elétrica em energia mecânica, graças à característica piezoelétrica do material da cerâmica.

O efeito piezoelétrico foi descoberto por Pierri e Jacques Curie, em 1880, e consiste na variação das dimensões físicas de certos materiais sujeitos a campos elétricos. Ao se colocar um material piezoelétrico num campo elétrico, as cargas da rede cristalina interagem com o mesmo e produzem tensões mecânicas. Certos cristais, como o quartzo e a turmalina, são piezoelétricos. O material utilizado nos transdutores terapêuticos é a cerâmica de PZT (titanato zirconato de chumbo), que se deforma na presença de um campo elétrico. O PZT varia a sua forma na dependência de o pulso ser positivo (espessura) ou negativo (diâmetro), conforme ilustrado na Figura 1.

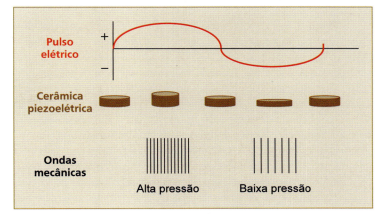

Figura 1. Representação esquemática das variações nas dimensões físicas da cerâmica piezoelétrica quando submetida à corrente elétrica, gerando ondas de alta e baixa pressões.

Nos equipamentos de ultrassom terapêutico somente a onda longitudinal é utilizada, uma vez que os tecidos moles do corpo humano possam ser considerados como um fluido, e as ondas de polarização transversal propagam-se somente em meios sólidos.[136]

Quando a onda encontra uma interface entre dois meios diferentes, parte dela é refletida, e parte é transmitida. A onda refletida na interface retorna através do meio incidente com a mesma velocidade com que se aproximou da mesma. A onda transmitida continua a se propagar após a interface, mas com velocidade característica do segundo meio.

■ ATENUAÇÃO

Assim que a onda ultrassônica atravessa um meio homogêneo, como uma suspensão biológica, por exemplo, há um decréscimo de sua intensidade à medida que a distância da fonte sonora aumenta. Quando essa energia passa de uma molécula a outra, parte dela se perde, tendo como causas os fatores geométricos e os mecanismos de absorção ou espalhamento da onda. Os fatores geométricos levam em conta as dimensões da fonte sonora, o comprimento da onda e a presença de superfícies refletoras. Os mecanismos que ocasionam perda de energia decorrente do espalhamento e absorção da onda sonora possuem características diferentes nos gases, líquidos e sólidos. No caso dos líquidos, a atenuação deve-se principalmente à viscosidade e aos mecanismos que envolvem absorção e relaxamento molecular, enquanto o espalhamento da energia se deve à presença das heterogeneidades, como partículas em suspensão, turbulência ou pequenas bolhas.[65,197]

Dentre as variáveis envolvidas no processo de atenuação das ondas mecânicas, devemos considerar: 1) absorção: a onda penetra no meio irradiado e é retida, produzindo calor; 2) reflexão: mudança na direção da onda quando atinge uma superfície a um determinado ângulo e com certa frequência e é devolvida para outra direção; 3) refração: a onda sofre um desvio de sua trajetória ao atravessar a superfície de separação de dois meios que possuem diferentes velocidades de propagação e 4) difração: ocorre quando as ondas contornam uma estrutura cuja dimensão é da mesma ordem de grandeza que o seu comprimento de onda.

A atenuação de uma onda ultrassônica obedece a lei exponencial $I = I_0\, e^{-2\alpha X}$, onde I é a intensidade do ultrassom após atravessar uma espessura X de um material com coeficiente de atenuação α, I_0 é intensidade inicial e e a base dos logaritmos naturais.[136] A transmissão das vibrações ultrassônicas às células dos tecidos gera, dentro delas e nos líquidos intersticiais, ondas de compressão e descompressão que atuam sobre as membranas celulares e produzem variação na densidade do meio. Nas regiões onde a densidade é mínima as ondas são denominadas de rarefação e, onde é máxima, de compressão.

A atenuação é decorrente da divergência do feixe sonoro, bem como da sua absorção, que é convertida em calor. Carstensen e Schwan[28] demonstraram que a absorção ultrassônica ocorre primariamente nas proteínas teciduais, embora elementos estruturais, como as membranas celulares, sejam responsáveis por um pequeno grau de absorção.

O coeficiente de atenuação do ultrassom geralmente aumenta com a frequência, razão pela qual existe um limite máximo na frequência a ser empregada. Quanto mais alta a frequência, maior é a atenuação do feixe quando este passa pelos tecidos (Quadro 1). O coeficiente de atenuação é dependente do coeficiente de absorção.

A profundidade de penetração da energia ultrassônica nos tecidos biológicos varia de modo inverso com a sua frequência. Os feixes ultrassônicos que estão situados na faixa terapêutica penetram de 3 a 5 centímetros nos tecidos moles. Allen e Battye[3] demonstraram que o ultrassom com frequência de 6 MHz não ultrapassa a pele.

Os dados referentes aos coeficientes de absorção apresentados no Quadro 1 nos mostram que o ar e a água são os dois extremos com o maior e o menor índice, respectivamente. Isto nos possibilita deduzir que o ar é o meio de menor propagação da onda ultrassônica. Outro meio que merece destaque é a gordura onde o coeficiente de absorção é baixo, decorrente da homogeneidade do tecido e, consequentemente, gerando pequeno efeito terapêutico. Em todos os meios pode-se observar que a absorção é maior para frequências de 3,0 MHz, e isto decorre do fato de que o tempo de relaxamento das estruturas biológicas é menor, consequentemente absorvem maior quantidade de energia.

Quadro 1. Coeficientes de absorção dos diferentes meios e tecidos nas frequências de 1,0 e 3,0 MHz para a energia ultrassônica. Fonte: Hoogland, 1989[86]

Meios de propagação	Coeficientes de absorção	
	1,0 MHz	3,0 MHz
Ar (20°C)	2,76	8,28
Cartilagem	1,16	3,48
Tendão	1,12	3,36
Pele	0,62	1,86
Tecido muscular		
– feixe perpendicular	0,76	2,28
– feixe paralelo*	0,28	0,84
Gordura	0,14	0,42
Água	0,0006	0,0018

*Na prática clínica não é possível aplicar paralelamente as fibras musculares.

Quando as impedâncias acústicas dos dois meios são similares, quase toda a intensidade incidente é transmitida, por essa razão usa-se o gel como meio de acoplamento. Em contrapartida nas interfaces teciduais, podem ocorrer reflexões e alterações na propagação e absorção do feixe, promovendo alterações bruscas de temperatura, por exemplo, na interface músculo-osso.

A velocidade do ultrassom é o produto de sua frequência pelo seu comprimento de onda, sendo mais elevada quando o meio é menos deformável, apresentando valores de 340 m/s no ar e de 1.500 m/s na água. O produto da velocidade das ondas sonoras pela densidade do meio nos dá a impedância acústica, que descreve a natureza do material, isto é, a facilidade com que as moléculas se movem em relação às outras.

As ondas ultrassônicas que atingirão uma determinada região dependerão de uma série de fatores a serem considerados, como intensidade, frequência, regime de pulso, área do transdutor, tempo de aplicação, técnica de aplicação e agente de acoplamento.

■ INTENSIDADE

A intensidade é definida como a quantidade de energia que passa em uma unidade de área na unidade de tempo, sendo o watt por metro quadrado (Wm^{-2}) a sua unidade no sistema internacional, mas em razão da área de radiação efetiva do transdutor ser dada em cm^2, é convenção na aplicação do ultrassom terapêutico a unidade ser Wcm^{-2}. Na maioria dos equipamentos, ela varia entre 0,01 a 2,0 Wcm^{-2}.

O primeiro parâmetro a ser considerado é a quantidade de energia ultrassônica a ser depositada no tecido em questão. Lembrando que a energia ultrassônica sofre atenuação à medida que o feixe se propaga, a intensidade deve ser estabelecida com precisão para que se possam atingir os tecidos em diferentes profundidades. Não existem regras sólidas e fixas concernentes à intensidade ideal a ser utilizada, deve-se em geral buscar a dose mínima necessária para se obter o efeito terapêutico desejado. Fato incontestável é que as doses elevadas podem provocar lesões. Patrick,[140] citado por McDjarmid e Burns,[116] relata que a intensidade do ultrassom tem sido estimada experimentalmente, e o resultado é expresso em profundidade de meia intensidade ou de meio valor, isto é, a espessura do tecido em que a intensidade do feixe é reduzida a 50%, que vai depender da frequência do ultrassom utilizado e do tecido irradiado.

Dois conceitos devem ser agregados nesse item, a intensidade média espacial e média temporal (SATA – *spatial average temporal average*) e a intensidade média espacial e de pico temporal (SATP – *spatial average temporal peak*). A primeira equivale à intensidade média espacial ao longo do tempo, considerando os ciclos de repetição do ultrassom pulsado, e a segunda considera somente a intensidade total emitida durante um pulso do ultrassom, independente do tempo. Os valores das diferentes intensidades se equivalem no caso do ultrassom contínuo, devendo ter uma atenção especial no caso do regime pulsado, quando a SATP será sempre maior que a SATA.

A partir da intensidade pode-se obter o valor da potência da radiação ultrassônica emitida. Esse valor é conseguido multiplicando-se a intensidade pela área de radiação efetiva, que pode variar entre os fabricantes. A maioria das indústrias nacionais adotam uma A_{RE} de 4 centímetros quadrados.[78] Várias normas internacionais de segurança recomendam um limite superior para a energia ultrassônica emitida, visando a proteger o paciente contra efeitos biológicos desfavoráveis. A Organização Mundial da Saúde limitou a intensidade para um máximo de 3,0 Wcm^{-2}, para ambos os regimes de pulso. No entanto, um aspecto seguro, que não é considerado nesses limites, é a ocorrência de altas intensidades espaciais instantâneas dentro do feixe, que podem causar danos para os tecidos e, portanto, devem ser evitadas. Neste sentido, avaliações periódicas realizadas pelo próprio usuário podem indicar possíveis alterações no campo acústico (Fig. 2).

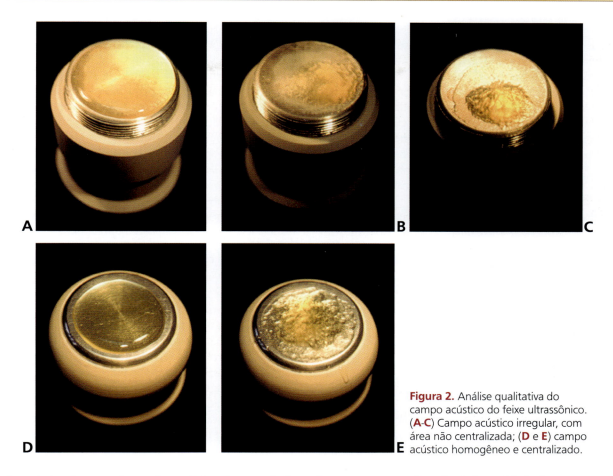

Figura 2. Análise qualitativa do campo acústico do feixe ultrassônico. (**A-C**) Campo acústico irregular, com área não centralizada; (**D e E**) campo acústico homogêneo e centralizado.

O feixe ultrassônico deve ser observado em baixa dose seguindo os mesmos procedimentos do teste de cavitação. Apesar da simplicidade e da fácil execução do teste de cavitação, a grande maioria dos usuários do ultrassom terapêutico não o utiliza como rotina. A periodicidade sugerida é de uma vez por semana, onde o responsável pela aplicação poderá detectar alterações da energia emitida pelo transdutor. Os procedimentos para a realização deste teste devem considerar a quantidade da água sobre a superfície metálica do transdutor (1,0 mL), a lenta e constante elevação da intensidade, bem como a qualidade da cavitação. A cavitação deve ser visível na intensidade de 0,1 Wcm^{-2}, no modo contínuo. Apesar de a sua análise ser predominantemente qualitativa, o teste da cavitação pode fornecer uma indicação da intensidade emitida pelo transdutor, onde na potência de 5,5 a 6,0 W, que corresponde a uma intensidade entre 1,3 a 1,5 Wcm^{-2}, pode-se observar a nebulização da água, desde que a frequência de oscilação da cerâmica esteja dentro da normalidade (1,0 MHz) (Fig. 3).

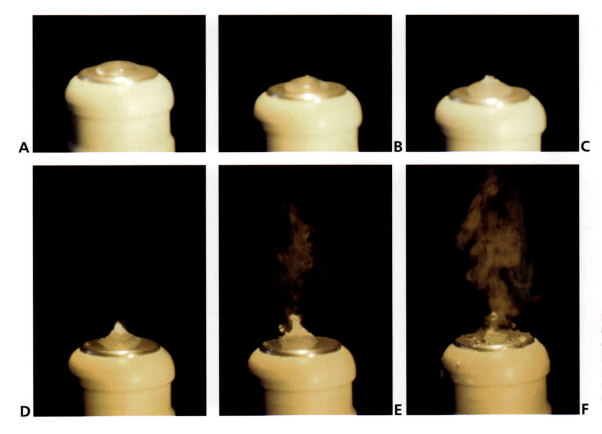

Figura 3. Teste da cavitação. (**A-F**) O aumento da cavitação deve-se ao aumento da intensidade do ultrassom, possibilitando a formação de névoa em intensidade próxima de 1,5 Wcm^{-2} na frequência de 1 MHz, no regime contínuo.

A *International Eletrotechnical Commission Publication*[90] publicou as normas particulares de aferição exigidas para a segurança do ultrassom, onde a potência acústica de saída, a intensidade efetiva e a intensidade máxima temporal não devem variar mais que 30% dos valores indicados no painel dos equipamentos. Em publicação mais recente, os limites dos valores da intensidade não devem variar mais de 20% daqueles apresentados no painel.[131]

A *American Standards Association*[4] descreve que a característica da potência do ultrassom terapêutico deve ser conservada dentro de um limite de ±15%, assim como a intensidade máxima instantânea, em ± 20%. A norma cita ainda que as intensidades médias devem ser fornecidas.

O feixe ultrassônico apresenta um comportamento não homogêneo, que pode ser expresso por um coeficiente de não uniformidade, representado pela sigla R_{NF} (Relação de não uniformidade do feixe), o qual indica a qualidade do feixe ultrassônico emitido pelo transdutor, pois avalia sua tendência em produzir picos de pressão local. Este coeficiente não deve ser maior do que 8,[131] que representa a razão entre a intensidade de pico espacial média temporal e a intensidade espacial média temporal num plano perpendicular ao seu feixe, para ambos os regimes de pulso.

■ FREQUÊNCIA

A frequência também determina a profundidade em que o feixe pode atingir. A intensidade de um feixe ultrassônico de 1,0 MHz pode ser reduzida à metade em aproximadamente 48 mm de gordura, ou 9 mm de músculo; ao passo que um feixe de 3,0 MHz pode ter a sua intensidade reduzida pela metade em aproximadamente 16 mm de gordura, ou 3 mm de músculo.[116] Portanto a baixa frequência é mais efetiva para as estruturas localizadas mais profundamente, enquanto que frequências maiores são preferencialmente utilizadas para o tratamento de tecidos superficiais. Os coeficientes de absorção variam tanto para os vários tecidos, assim como para as diferentes frequências. Conhecendo-se o valor do coeficiente de absorção dos diferentes tecidos podem-se estimar os valores da profundidade onde obtém-se metade da intensidade incidente – profundidade de meia intensidade ($P_{mi} = 0.69\ a^{-1}$), bem como a profundidade máxima ($P_{máx} = 2,3\ a^{-1}$) – profundidade onde a intensidade inicial está reduzida a 10% (Quadro 2).

■ REGIME DE PULSO

Há dois regimes de pulso comumente empregados na prática clínica do ultrassom terapêutico, o contínuo e o pulsado. O primeiro é conhecido desde a década de 1950, quando teve início o uso do UST. Já o segundo foi desenvolvido em meados de 1960, com o intuito de possibilitar o uso de intensidades instantâneas mais elevadas, sem o aumento dos efeitos secundários.[68] De acordo com Meidan et al.,[117] para a produção de onda contínua, uma corrente elétrica com voltagem alternada e frequência predeterminada é aplicada ao material piezoelétrico no interior do transdutor, resultando na emissão de uma onda contínua na mesma frequência. Para produzir onda pulsada, a voltagem alternada recebe pequenas e repetidas interrupções.

Para o regime pulsado tem que se considerar o fator de operação, que é a relação entre a duração do sinal e o intervalo de repetição, definido pela razão entre a duração (td) e o período de repetição (T), como apresentado na Figura 4.

A geração da onda pulsada varia segundo a taxa de repetição dos pulsos, sendo os fatores de operações mais utilizados de 1:1, 1:4 ou 1:9. Outra forma de variar a emissão da onda ultrassônica é alterar a sua intensidade ao longo do tempo, em uma frequência predeterminada (modulação em amplitude), possibilidade disponível em poucos modelos de equipamentos. Os fatores de operação são predeterminados pelos fabricantes e definem a porcentagem da intensidade média emitida pelo regime contínuo. No caso da relação 1:1, equivale a dizer que esse fator de operação vai emitir 50% em média do total emitido pelo regime contínuo, mantendo-se a frequência, a intensidade instantânea e o tempo de aplicação (Fig. 5).

A emissão da onda pulsada pode trazer inúmeras inconsistências no que se refere à relação duração/repouso do ciclo de repetição e a geometria da envoltória temporal. Ferrari et al.[63] analisando essas variáveis, dependendo da disponibilidade de cada modelo, observaram padrões diferentes do esperado, onde para o ciclo de 5% (0,5:9,5) foram avaliados 10 equipamentos, sendo que nenhum atendeu a norma. Vinte e um (21) equipamentos foram avaliados no ciclo de 10% (1:9), e destes 20 estavam fora dos limites de tolerância. Na avaliação do ciclo de 20% (2:8), de 24 equipamentos, 19 não contemplam a norma e, por fim, 16 equipamentos foram avaliados no ciclo de 50% (5:5), dentre estes 13 apresentaram-se fora da norma. No que se refere à geometria da envoltória, que deveria ser retangular, foram observadas diferentes formas como apresentadas na Figura 6.

Para definir uma onda pulsada, além do fator de operação é necessária a pré-seleção da frequência de repetição da onda, que pode ser de 16, 48 ou 100 Hz (Fig. 7). Esses parâmetros são independentes, isto é, podem-se utilizar diferentes fatores de operação com diferentes frequências. Segundo Low e Reed[111] a frequência de 16 Hz parece atuar principalmente no sistema de cálcio intracelular. Já a

Quadro 2. Valores (mm) da profundidade de meia intensidade e profundidade máxima para os diferentes tecidos nas frequências de 1 e 3 MHz. Fonte: Hoogland, 1989[86]

	Profundidade de meia intensidade (mm)		Profundidade máxima (mm)	
	1 MHz	3 MHz	1 MHz	3 MHz
Ar (20°C)	2,5	0,8	8,0	3,0
Tendão	6,1	2,0	21,0	7,0
Pele	11,1	4,0	37,0	12,0
Músculo	9,0	3,0	30,0	10,0
Gordura	50,0	16,5	165,0	55,0
Água	11.500,0	3.833,3	38.330,0	12.770,0

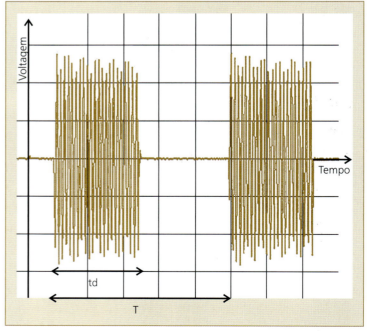

Figura 4. Duração do pulso (td) e período de repetição (T) no modo pulsado, para relação 1:1.

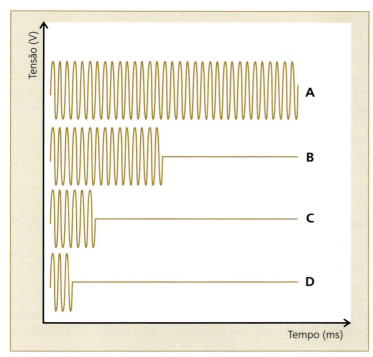

Figura 5. Representação gráfica da emissão do ultrassom nos regimes contínuo (**A**) e pulsado (**B**) nas relações 1:1 (50%), (**C**) 1:5 (20%) e (**D**) 1:9 (10%).

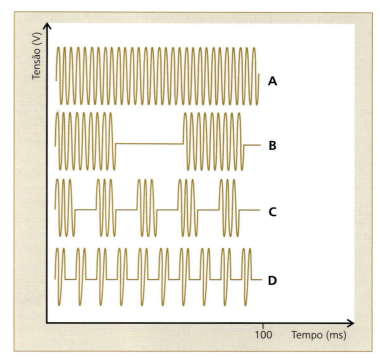

Figura 7. Representação gráfica da emissão do ultrassom nos regimes contínuo (**A**) e pulsado na relação de 1:1 (50%), nas frequências de 16 Hz (**B**), 48 Hz (**C**) e 100 Hz (**D**), considerando um período de 100 ms.

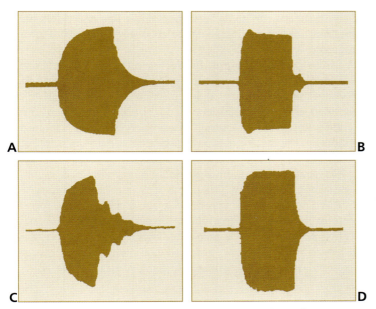

Figura 6. (**A-D**) Geometrias das envoltórias temporais das ondas moduladas encontradas no regime pulsado que não contemplam a norma NBR/IEC 1689.[131]

Quase todos os equipamentos geradores de ultrassom podem emitir o regime contínuo ou pulsado. Como pode ser observada no Quadro 3, a manutenção do mesmo nível da intensidade instantânea na forma pulsada proporciona uma intensidade média menor, quando comparada à contínua. Assim, por exemplo, a intensidade média ao longo do tempo de um feixe contínuo de 1,0 Wcm^{-2} pode ser de 0,5 Wcm^{-2} no ciclo 1:1; 0,2 Wcm^{-2} no 1:4 e de somente 0,1 Wcm^{-2} quando o ciclo for de 1:9. Por outro lado, se formos aplicar a mesma quantidade de energia acústica num paciente, isto é, a mesma intensidade média no tempo, então a intensidade instantânea em cada ciclo tem de ser progressivamente aumentada. Para manter a intensidade média de 0,2 Wcm^{-2}, a intensidade instantânea tem de ser elevada para 0,4 Wcm^{-2} no ciclo pulsado de 1:1 ou mesmo para 1,0 Wcm^{-2} no ciclo 1:4, podendo chegar até 2,0 Wcm^{-2} no ciclo de 1:9. Neste caso, em que o valor da intensidade média é mantido constante, os efeitos do aquecimento são praticamente os mesmos em todas as variações, devendo-se considerar que a possibilidade de promover cavitação instável aumenta com o aumento da intensidade instantânea.

O regime de pulso deve ser apropriado com a ação desejada. Em geral, efeitos não térmicos, como a cavitação estável e o microfluxo,

frequência de 100 Hz é indicada, quando a dor é o sinal mais evidente. Não foram encontradas justificativas na literatura até o momento para o uso da frequência de 48 Hz.

Em alguns equipamentos é possível modular a intensidade do UST para o regime contínuo, onde a intensidade variará de zero até o limite selecionado no painel, em uma frequência predeterminada que pode ser de 1 a 200 Hz.

Os efeitos térmicos e não térmicos do UST prevalecerão de acordo com a energia irradiada. Neste sentido, só ocorrerá aumento de temperatura nos casos onde a intensidade e o tempo de aplicação do UST são elevados, com o detalhe que o transdutor deve estar estacionário, para minimizar a dissipação da energia aplicada. Em seu estudo, Draper *et al.*[47] apresentam aumento da temperatura após aplicação do ultrassom terapêutico, utilizando-se da aplicação estacionária.

Quadro 3. Relação entre os valores da intensidade instantânea e média do ultrassom terapêutico para os regimes de pulso contínuo (C) e pulsado (P)

Intensidade (Wcm^{-2})				
		Média		
Instantânea	Contínua	*P 1:1	*P 1:4	*P 1:9
0,2	**0,2**	0,1	0,04	0,02
0,5	0,5	0,25	0,1	0,05
1,0	1,0	0,5	**0,2**	0,1
1,5	1,5	0,75	0,3	0,15
2,0	2,0	1,0	0,4	**0,2**

*Pulsado.

podem ser obtidos utilizando-se o regime pulsado. Por outro lado o regime contínuo proporciona, além dos efeitos mecânicos, um efeito térmico mais pronunciado, desde que a energia depositada seja maior. A onda pulsada é modulada para emitir energia em pulsos com forma e duração determinadas pelo aparelho.

Obviamente, se a mesma intensidade média for utilizada nos regimes contínuo ou pulsado, vai ocorrer intensidade instantânea maior no modo pulsado, assim esta intensidade mais alta poderá causar efeitos lesivos ao tecido quando comparado à forma contínua.

As relações entre as intensidades média e instantânea para o regime pulsado devem ser de domínio do usuário do ultrassom terapêutico. A não atenção para esse fato pode implicar em procedimentos clínicos ineficientes ou promover novas lesões aos tecidos já comprometidos. Um pré-requisito à utilização dos regimes pulsados é saber qual a intensidade (instantânea ou média) que está sendo apresentada no painel do equipamento, uma vez que equipamentos mais antigos não apresentem uma padronização.

A norma NBR/IEC 1689: Ultrassom – Sistemas de fisioterapia – Prescrições para desempenho e métodos de medição na faixa de frequências de 0,5 MHz a 5 MHz, publicada em 1998 pela Associação Brasileira de normas técnicas determina que a intensidade do painel seja a instantânea. O local mais indicado para buscar essa informação é o manual do usuário, muitas vezes não lido ou mesmo mal interpretado pelo profissional. Toda essa discussão pode ser mais bem entendida no Quadro 4, onde no item A é apresentada a intensidade instantânea no painel e observa-se que a intensidade média para os diferentes regimes pulsados 1:1, 1:4 e 1:9 apresenta valores de 0,5, 0,2 e 0,1 Wcm^{-2}, respectivamente. Neste caso o erro vai repercutir na ineficiência do tratamento, visto que na relação 1:9 a intensidade emitida é dez vezes menor do que a pretendida. No caso inverso – item B, quando a intensidade média é apresentada no painel do equipamento, deve-se ter um cuidado redobrado, visto que as intensidades instantâneas podem chegar a níveis lesivos aos tecidos, caso o equipamento tenha disponível essas intensidades.

■ TEMPO DE APLICAÇÃO

Outra variável bastante importante a ser considerada na aplicação do UST é o tempo de aplicação que está relacionado com a área a ser irradiada, isto é, quanto maior a área da lesão a ser tratada, maior o tempo desprendido para a terapia ultrassônica. Oakley[135] apresenta uma norma geral de 1 ou 2 minutos para cada 10 cm^2, sugerindo ainda que o tempo pode ser aumentado para um máximo de três minutos, se o tratamento estiver promovendo efeito favorável. Outra sugestão é dividir a área a ser irradiada pela área de radiação efetiva (A_{RE}) do transdutor, o que possibilitaria um tempo mais próximo do real, já que está sendo considerada a área emissora do transdutor. Nesse caso, o tempo de aplicação também segue 2 minutos por A_{RE} em média. Existe uma íntima relação entre o tempo de aplicação e a intensidade do feixe ultrassônico, que são inversamente proporcionais. Para se minimizar o risco de lesão celular os valores do tempo de exposição e da intensidade utilizada devem ser os mais baixos possíveis, desde que se produzam os efeitos terapêuticos desejados.

■ CALIBRAÇÃO

A energia aplicada é o produto da potência irradiada pelo tempo de tratamento. Neste contexto, é importante que a intensidade média espacial e média temporal emitida pelo transdutor esteja a mais próxima possível daquela selecionada no painel do equipamento.

A maior ou menor ação deste tipo de radiação sobre os tecidos biológicos depende grandemente da intensidade utilizada, que não raramente apresenta erros de calibração capazes de promover a ineficiência do tratamento ou até mesmo novas lesões aos tecidos irradiados. Logo o equipamento deve ser aferido periodicamente para assegurar que os padrões de segurança estejam corretos.[45] Infelizmente não se adotam procedimentos metrológicos para a devida aferição destes equipamentos.[45,83,116] Isso ocorre por não existir uma cultura metrológica entre os usuários[78,79] pelo número restrito de equipamentos de medição disponíveis e por não haver, até o momento, uma normalização nacional que regulamente tais procedimentos.

Sendo o ultrassom um dos recursos físicos mais utilizados pelos profissionais fisioterapeutas, no tratamento das mais diversas afecções dos sistemas musculoesquelético e tegumentar,[50,116,199] a quantidade de energia total depositada deve ser sempre mensurada. Segundo Repacholi e Benwel[154] essa energia é dependente dos seguintes parâmetros: potência acústica, tempo, frequência e área de radiação efetiva do transdutor.

No Quadro 5 são resumidos os itens de prescrições de segurança indicados na NBR/IEC 1689, com seus valores permitidos.[131]

Além de garantir ao consumidor que o equipamento foi realmente calibrado, a imagem obtida pelo mapeamento do campo acústico pode servir de controle de qualidade para as indústrias, que poderiam monitorar o processo de montagem do transdutor, bem como dos materiais utilizados na sua fabricação (Fig. 8).

Quadro 4. Valores da intensidade do ultrassom terapêutico emitida pelo transdutor para os diferentes regimes de pulso. A) Intensidade instantânea é apresentada no painel do equipamento e B) intensidade média é apresentada no painel do equipamento

A	Intensidades (Wcm^{-2})			
Instantânea – painel	Média – emitida no transdutor			
	Contínuo	*P 1:1	*P 1:4	*P 1:9
1,0	1,0	0,5	0,2	0,1
B	Intensidades (Wcm^{-2})			
Média – painel	Instantânea – emitida no transdutor			
	Contínuo	*P 1:1	*P 1:4	*P 1:9
1,0	1,0	2,0	5,0#	10,0#

*Pulsado; #o valor da intensidade instantânea é limitado a 3,0 Wcm^{-2} pela NBR/IEC 1689.[131]

Quadro 5. Prescrições para segurança e declaração de desempenho segundo a norma NBR/IEC 1689[131]

Prescrição para segurança	Variação permitida
Potência de saída declarada	± 20%
Área de radiação efetiva (A_{RE})	± 20%
Intensidade efetiva absoluta	≤ 3,0 Wcm^{-2}
Frequência de trabalho acústica	± 10%
Relação de não uniformidade do feixe (R_{NF})	< 8 (30%)
Intensidade máxima do feixe	< 24 Wcm^{-2}
Tipo de feixe	Divergente ou Colimado
Pulsado: duração de pulso, período de repetição de pulso, fator de operação e relação entre a potência de saída máxima temporal e a potência de saída	± 5%
Forma de onda de modulação	Retangular

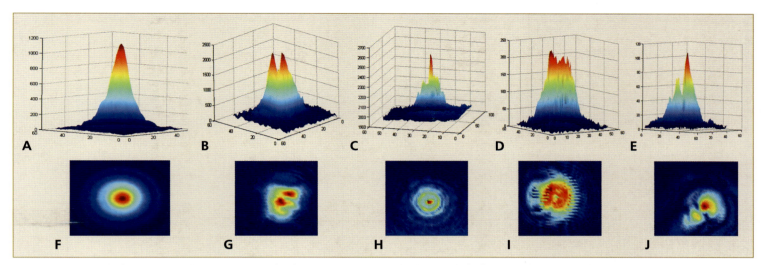

Figura 8. Imagens do feixe acústico de equipamentos de ultrassom terapêutico obtidas pelo hidrofone no último ponto de máxima pressão (Z4). (**A-E**) Imagem em 3 dimensões, indicando a forma geométrica de cone; (**F-J**) último ponto de máxima pressão (Z4), com concentração de energia no centro (vermelho). (**A**) Formas geométricas regulares; (**B-E**) formas geométricas irregulares, indicando feixes não centralizados. (Imagens de Ferrari et al., 2010.)[63]

ÁREA DE RADIAÇÃO EFETIVA (A_{RE})

Muitos pesquisadores têm discutido o fato de que as medidas da área de radiação efetiva (A_{RE}) podem diferir consideravelmente das especificadas pelos fabricantes.[3,66,83] Essas medidas podem ser identificadas por meio de um hidrofone, sistema bastante complexo que não se encontra disponível para uso rotineiro.

A A_{RE} compreende todos os pontos em que a intensidade ultrassônica é igual ou superior a 5% da intensidade ultrassônica máxima espacial, expressa em centímetros quadrados.[17] Existem dois padrões que especificam métodos para a medida da A_{RE}. O *Food and Drug Administration* – FDA (U.S. Federal register 1978) se aplica aos equipamentos usados nos EUA, e o *International Electrotechnical Comission Document* 150 (IEC 1984) é relevante para equipamentos utilizados em todo o mundo.[90] Ambos definem diferentes métodos de medida, que frequentemente dão diferentes áreas de radiação efetiva para o mesmo transdutor.

A área de radiação efetiva geralmente é menor que a área da face metálica do transdutor, sendo de 4 cm² para a maioria dos equipamentos nacionais. O usuário dos equipamentos de ultrassom terapêutico tem de ter a clareza de que um transdutor com área de acoplamento maior (face metálica) não necessariamente tem uma A_{RE} maior, que dependerá da área da cerâmica geradora do ultrassom bem como da energia produzida.

Em estudo realizado por Ferrari et al.[63] (2010) foi constatado que das 14 empresas fabricantes de ultrassom terapêutico do mercado brasileiro, somente duas tinham disponíveis o tanque acústico para medições de rotina, considerado como padrão ouro na avaliação do campo acústico.

Na prática, podemos observar a irregularidade do feixe ultrassônico de forma qualitativa, realizando o teste da cavitação (Fig. 9). Observa-se que o feixe ultrassônico está concentrado em uma pequena área da superfície de irradiação do transdutor, somente nas duas colunas de água indicadas na Figura 9C, o que caracteriza um feixe extremamente irregular, bem como uma menor área de radiação efetiva, levando a uma menor potência de saída.

AFERIÇÃO

Estudos do desempenho de equipamentos de ultrassom em Departamentos de Fisioterapia têm apresentado um quadro alarmante de uma proporção substancial de equipamentos não funcionantes ou funcionando parcialmente,[63,78,83] ainda que eles estejam em uso rotineiro. Talvez, isto ocorra porque não é possível ver ou sentir a energia ultrassônica sob condições normais de uso. Segundo McDjarmird e Burns,[116] um equipamento útil para o controle de qualidade do ultrassom é a balança acústica.

Guirro et al.[78] analisaram 31 equipamentos em uso nas clínicas e departamentos de fisioterapia pelo método da força de radiação, nos regimes contínuo e pulsado, na frequência de 1 MHz, em vários níveis de intensidade. Como resultado observou a total ineficiência de três equipamentos que não emitiam energia ultrassônica em nenhuma das intensidades aferidas. A maioria dos equipamentos apresentou perdas em torno de 50%, chegando alguns nas intensidades mais elevadas a 90%, quando comparadas as intensidades apresentadas no painel às efetivamente emitidas. Para o regime contínuo houve uma diminuição da intensidade emitida que variou de 3,1% a 100,0%, e de 40,0% a 100,0% para o regime pulsado (Fig. 10). Os autores relacionam que entre as principais causas que levam à diminuição da energia emitida e, portanto, a uma ineficiência no tratamento, são: 1) perdas por despolarização espontânea da cerâmica; 2) perdas por despolarização decorrentes do campo elétrico

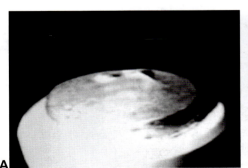
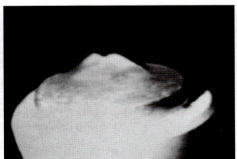
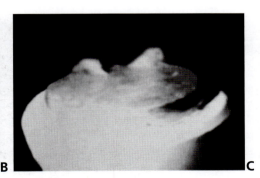

Figura 9. Análise qualitativa do campo acústico do feixe ultrassônico. Campo acústico bastante irregular. (**A**) Intensidade baixa; (**B**) intensidade média e (**C**) intensidade alta.

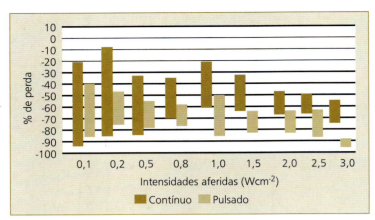

Figura 10. Porcentagem da perda da energia ultrassônica emitida pelo transdutor, quando comparada à indicação do painel do equipamento. Fonte: Guirro et al., 1997.[78]

Quadro 6. Parâmetros avaliados, mediana, limites mínimo e máximo e porcentagem dos equipamentos dentro dos limites permitidos pela norma IEC 1689. Fonte: Ferrari et al., 2010[63]

Parâmetros avaliados	Mediana	Limites Mínimo	Limites Máximo	% de equipamentos na norma
Intensidade				
0,1 Wcm⁻²	0,13	0,00	0,44	21,7%
0,5 Wcm⁻²	0,44	0,01	1,73	34,5%
1,0 Wcm⁻²	0,88	0,03	3,62	41,4%
1,5 Wcm⁻²	1,33	0,03	5,03	44,8%
2,0 Wcm⁻²	1,73	0,03	5,37	31,0%
2,5 Wcm⁻²	0,83	0,04	2,12	12,5%
3,0 Wcm⁻²	0,88	0,08	2,34	0,0%
ERA (cm²)	3,64	1,15	7,64	32,26%
BNR	2,80	1,61	9,49	100%
Intensidade máxima (Wcm⁻²)	6,57	3,22	28,47	100%
Frequência de operação				
1 MHz	1,14	0,92	1,22	89,7%
3 MHz	2,98	3,01	3,09	100%
Fator de modulação				
5% (0,5:9,5)	0,63:9,55	0,39:8,75	0,84:10,32	0,0%
10% (1:9)	1,21:8,81	0,79:7,67	2,38:10,13	4,8%
20% (2:8)	2,33:7,79	1,45:5,21	4,82:8,65	20,8%
50% (5:5)	5,46:4,78	2,71:3,13	6,80:8,40	18,75%

alternado; 3) perda por fadiga na cola de interface; 4) perdas causadas por desajuste gradual da sintonia de frequência e 5) outras perdas por refração, reflexão e atrito interno. Essas são as principais, sem levarmos em conta alterações temporais de características técnicas em componentes que fazem parte do circuito eletrônico que acionam os transdutores. Mesmo com tecnologia avançada, esses fenômenos tendem a ocorrer, fato que justifica uma avaliação periódica da *performance* dos equipamentos em função do seu uso.

Em estudo similar realizado nos Estados Unidos, foram avaliados 83 equipamentos de UST usados em clínicas e considerados em funcionamento pelos fisioterapeutas responsáveis. Os parâmetros analisados foram: potência de saída nas intensidades 0,5; 1,0; 1,5 e 2,0 Wcm⁻² e exatidão do temporizador nos intervalos de 5 e 10 minutos. Dos 83 equipamentos, 39% apresentaram-se fora dos padrões de calibração em pelo menos uma medição de intensidade, e 9% não emitiram nenhuma energia nas diferentes intensidades avaliadas. Todos os temporizadores digitais apresentaram-se dentro das normas, e 52% dos temporizadores analógicos estavam fora dos padrões.[6]

Equipamentos novos também foram avaliados no Brasil com objetivo de verificar se havia o cumprimento da norma (IEC 601-2-5), respeitando o limite de tolerância de variação de 30% na intensidade acústica. Foi avaliado um total de 48 equipamentos de oito modelos de seis diferentes indústrias nacionais, nos modos contínuo e pulsado. Os resultados mostraram que, embora os equipamentos fossem novos, cinco modelos analógicos apresentaram variações maiores que 30% na intensidade real comparada à indicada no painel.

Mais recentemente, Ferrari et al.[63] avaliaram 33 equipamentos nacionais que estavam em uso nas clínicas e consultórios de fisioterapia. Com base na norma NBR/IEC 1689 pode-se concluir que: 1) em todas as intensidades avaliadas mais de 55% dos equipamentos estavam fora da norma; 2) para a área de radiação efetiva, somente 1/3 dos equipamentos atendeu aos limites permitidos; 3) apesar de três equipamentos apresentarem relação de não uniformidade do feixe acima de 8; 4) na avaliação da frequência 12,5% dos equipamentos de 1 MHz não contemplavam a norma, enquanto na frequência de 3 MHz todos a contemplavam; 5) mais de 70% dos equipamentos não apresentaram fator de modulação dentro dos limites permitidos, sendo que no pulsado a 5% nenhum estava de acordo com a norma (Quadro 6). Segundo os autores, apesar de alguns equipamentos apresentarem um ou mais parâmetros dentro dos limites permitidos, os resultados do presente estudo permitem concluir que nenhum dos equipamentos apresentou todos os parâmetros em conformidade com a NBR/IEC 1689, o que reforça a necessidade de as empresas fabricantes e as que prestam serviço de manutenção aos equipamentos de UST incluírem o mapeamento do campo acústico como procedimento de rotina.

Os transdutores são responsáveis por grande parte dos erros gerados entre a intensidade aferida e a apresentada no painel dos aparelhos. Visando a confirmar este fato, Johns et al.[93] mensuraram a A_{RE}, potência total e a R_{NF} de 7 modelos idênticos de transdutores de ultrassom de um mesmo fabricante para determinar o grau de variabilidade intrafabricante. Além disso, utilizaram a tecnologia *Schlieren* para verificar se a mesma poderia ser usada para demonstrar diferenças entre campos produzidos por dispositivos terapêuticos. Todos os transdutores avaliados satisfizeram as exigências para especificações da A_{RE} e potência total de saída. Entretanto, houve variabilidade na extensão da média de intensidade espacial e nas características do campo acústico, o que pode contribuir para divergências encontradas nos resultados de estudos clínicos.

Com o objetivo de controlar melhor a emissão da energia ultrassônica, atualmente vários modelos, de diferentes indústrias, possuem sistemas de controle para a leitura da energia. Pode ser encontrado desde dispositivos de leitura da cerâmica, como retroalimentação ao sistema gerador até medidor externo ao transdutor com sensor piezoelétrico. Essas inovações só são possíveis graças à transferência da tecnologia analógica para a digital. Neste sentido é mais seguro para o paciente e para o fisioterapeuta equipamentos digitais, que poderão garantir uma maior fidedignidade da energia emitida.

■ AGENTES DE ACOPLAMENTO

A propagação da energia ultrassônica nos tecidos biológicos depende principalmente de dois fatores: características de absorção dos tecidos e reflexão da energia ultrassônica nas interfaces teciduais de diferente impedância acústica. Há necessidade da utilização de um meio de acoplamento entre o transdutor do aparelho gerador e a pele, pois a onda ultrassônica não se propaga no ar.[16] O agente de acoplamento deve ser aplicado entre a pele e o transdutor a fim de se igualarem as impedâncias acústicas dos diferentes meios.

O objetivo do acoplamento é substituir o ar existente entre o transdutor e o segmento corporal que está sendo tratado, com um material cuja impedância acústica está entre a do metal do transdutor e a da superfície da pele. Adicionalmente o acoplamento deve ser suficientemente viscoso para agir como um lubrificante entre o transdutor e a pele, ser estéril para se evitar qualquer forma de contaminação e não apresentar bolhas de ar no seu interior, o que favoreceria a atenuação do feixe.

Os agentes de acoplamento são utilizados nas aplicações do ultrassom terapêutico em virtude deste não se propagar no ar, fazendo com que o coeficiente de atenuação entre os dois meios envolvidos – metal/pele – se tornem similares, e assim quase toda a intensidade incidente seja transmitida. Os materiais com maior eficiência são o gel hidrossolúvel e a água desgaseificada.

Durante a análise da intensidade na interface entre o transdutor e o ar observou-se que ocorre 100% de reflexão. Por isso, para que a transmissão da energia ultrassônica ocorra de maneira adequada, entre o transdutor e a área a ser tratada, faz-se necessária a utilização de um meio de acoplamento que impeça a formação de camadas ou bolhas de ar nessa região.[29]

Existe uma grande variedade de agentes de acoplamento utilizados na prática clínica, que podem ser: gel, glicerina, água desgaseificada, parafina líquida entre outros. As razões para o uso de um determinado tipo de agente têm sido questionadas e investigadas.[71,116] A partir dessas pesquisas percebeu-se que um grande número dos agentes de acoplamento utilizados não transmitia a intensidade esperada.

Docker et al.[44] consideram que os agentes acoplantes possuem duas funções: reduzir a ressonância (eco) e promover a lubrificação entre o transdutor e a pele. Williams[199] reforça a função do meio de acoplamento que é excluir o ar existente entre o transdutor e o tecido cutâneo, possibilitando que a onda ultrassônica chegue a região a ser tratada. Por isso, o autor aponta alguns critérios para se procurar um meio de acoplamento ideal, como: impedância acústica similar a do tecido a ser irradiado, baixo coeficiente de absorção, disponibilidade, baixo custo e aceitabilidade geral.

Segundo Meidan et al.,[117] um meio de acoplamento ideal deve exibir coeficiente de absorção similar ao da água e conservar consistência gelatinosa à temperatura corpórea para, então, manter o contato entre o transdutor e a pele.

Dentre os agentes de acoplamento, os líquidos, especialmente a água, são bons transmissores de onda ultrassônica, mas os sólidos são melhores, pois suas moléculas estão mais próximas umas das outras e, dessa forma, repassam a energia mais facilmente.[202] Há de se considerar ainda que a transmissão depende da elasticidade do meio assim como de sua densidade. Para Reid e Cummings,[153] as densidades dos agentes acoplantes, assim como suas composições químicas, provavelmente possuem um comportamento direto na transmissividade.

A transmissão da onda ultrassônica através de um meio de acoplamento está relacionada com as características desse meio. Cameron e Monroe[27] salientam a necessidade de uma seleção cuidadosa do material acoplante. Docker et al.[44] apontam ainda algumas considerações estéticas que devem ser pensadas quando não há outras diferenças entre os agentes, como odor, o modo como ele se espalha e a cor.

O estudo realizado por Williams[199] mostrou que o glicerol e o propilenoglicol, que possuem alta viscosidade e baixo coeficiente de absorção, podem ser usados como meios de acoplamento, assim como os óleos leves (exceto alguns com alto coeficiente de absorção e que acarretam maior dificuldade em sua remoção ao final da sessão de tratamento). Para ele os cremes (emulsão de óleos leves em água) não apresentam vantagens nem desvantagens quando comparados às preparações com base em água ou óleo.

Um fator que pode alterar a transmissão da energia ultrassônica através dos acoplantes é a frequência utilizada nos aparelhos de UST. Parizotto et al.[139] encontraram, em seu estudo, uma maior tendência do uso de frequências próximas de 1 MHz. Outro fator que, de acordo com Casarotto et al.,[30] também afeta a transmissividade do US é a espessura da camada do agente de acoplamento. Segundo a autora, qualquer produto pode ser utilizado na terapia ultrassônica, pela técnica de contato direto, quando é aplicada uma fina camada. Isso, porque o efeito do coeficiente de atenuação não age significativamente, quando são utilizadas camadas finas de acoplamento.

Griffin[72] analisou a transmissividade e a mudança da temperatura na glicerina, óleo mineral e água (da rede de abastecimento). Para isso, ele utilizou a técnica de imersão e adotou as seguintes distâncias entre transmissor e receptor: 0,5; 1,0; 2,0; 3,0; 4,0 e 5,0 cm. Para cada distância foram usadas as intensidades: 0,1; 0,5; 1,0; 1,5 e 2,0 Wcm^{-2}. Com isso, ele observou que a transmissividade através da água foi significativamente maior quando comparada aos meios não aquosos, em todas as intensidades e distâncias estudadas. Além disso, houve um aumento maior da temperatura nos meios não aquosos. Esse maior aumento foi obtido com a glicerina.

Um estudo analisando 14 agentes de acoplamento foi realizado por Docker et al.[44]. Os autores consideram que para um acoplante ser mais apropriado, ele precisa que suas características de viscosidade e transmissividade sejam altas, odor agradável ou neutro, ter baixo custo, além de ter suscetibilidade a bolhas e atenuação baixas. Todos esses itens foram analisados e permitiram concluir que os acoplantes em forma de óleo apresentam uma alta taxa de atenuação da onda, ao contrário das formulações em gel.

Garnet e David[71] demonstraram que a energia transmitida nos diferentes meios foi sempre inferior à incidente. O autor cita uma taxa de 19,06% de transmissão da energia ultrassônica para a parafina líquida; 67,65% para a glicerina e 72,6% para o gel hidrossolúvel. Docker et al.[44] reafirmam a eficiência do gel, tendo a parafina líquida como ineficiente.

Apesar de a glicerina não ter apresentado nenhuma perda da energia ultrassônica no modelo experimental proposto por Guirro et al.[76] a sua não indicação como meio de acoplamento ainda deve ser mantida, por tratar-se de um material no estado líquido que não apresenta um bom contato entre o transdutor e a pele do paciente, principalmente na presença de pelos no local. Pelos resultados, mantém-se a indicação pelo gel hidrossolúvel.

Existem várias técnicas de acoplamento que podem ser realizadas numa terapia com ultrassom, sendo a sua escolha dependente da área a ser tratada. De acordo com Casarotto[29], o método direto é aquele usado em superfícies lisas, onde o acoplamento (gel, óleo mineral, vaselina, pomadas ou cremes) é colocado entre a pele e o transdutor. O método indireto pode ser realizado de duas maneiras: técnica de imersão (a área a ser tratada e o transdutor ficam submersos num recipiente com água) e técnica do balão de água (um balão de plástico é preenchido com água e colocado entre o transdutor e a área a ser tratada). Essas duas técnicas são empregadas quando a superfície é irregular.

Com o objetivo de conhecer a transmissividade do UST nos meios intermediários de acoplamento, Guirro et al.[76] realizaram a aferição da transmissividade de colimadores, balões e luvas de látex e concluíram que, independentemente dos meios intermediários utilizados, ocorre uma excessiva atenuação da intensidade da onda ultrassônica. Dessa forma, os autores contraindicam esses meios para aplicações terapêuticas de US e recomendam o uso da técnica subaquática (imersão) nas áreas onde o acoplamento não é satisfatório. Um ponto a ser destacado nessa técnica refere-se às superfícies corporais irradiadas pelo ultrassom que se apresentam, na maioria das vezes, convexas. Essa geometria pode interferir na penetração da onda mecânica nos tecidos, já que a superfície emissora do transdutor é plana e deveria ser acoplada a outra superfície plana, visando a minimizar a reflexão e a refração da onda incidente. Por esse motivo, orienta-se que o transdutor esteja em contato com a pele, de preferência exercendo uma pressão.

Na literatura, encontram-se, também, artigos que utilizam outros tipos de agentes de acoplamento, como, por exemplo, curativos. Em 1987, Brueton e Campbell[24] realizaram um estudo avaliando o Geliperm® como um agente de acoplamento estéril. Geliperm® é um gel impermeável a bactérias, contendo 96% de água, usado para cobrir fraturas expostas, úlceras de decúbito, queimaduras entre outros ferimentos. Os parâmetros do UST foram: frequência de 1 MHz, intensidade de 0.5 Wcm^{-2} e modo contínuo. Primeiramente o experimento foi feito sem o Geliperm® e depois com este interposto entre a balança de radiação e o transdutor, sendo que as amostras (3.3 mm de espessura e 5 cm^2) ficavam submersas em água durante o experimento. Sob essas condições as amostras de Geliperm® permitiram a transmissão de 95% da potência incidente, mostrando ser um acoplante eficiente com UST, sem que haja risco de infecção ou irritação mecânica causada pelo movimento do transdutor.

Pringle[145] investigou a transmissividade acústica de curativos oclusivos, pois, dessa forma, o UST poderia ser aplicado sobre feridas abertas. No experimento utilizou um UST com frequências de 1 e 3 MHz e os curativos (Geliperm®, 2nd Skin®, Opsite® e Granuflex film®). Os valores da transmissividade foram comparados à água obtendo-se para 1 MHz: Granuflex®: 80%, Opsite®: 98%, 2nd Skin®: 99% e Geliperm®:100%. Com 3 MHz os resultados obtidos foram: Granuflex®: 73%, Opsite®: 98%, 2nd Skin®: 100% e Geliperm®: 100%. Com isso, foi possível concluir que o UST pode ser aplicado sobre soluções de continuidade, tendo como meio de acoplamento os curativos avaliados nesse estudo.

Estas pesquisas, apesar de muito restritas, são de grande importância pela influência que esses agentes exercem sob a dose terapêutica efetiva, podendo, então, ser mais um dos fatores causadores da diminuição da intensidade do ultrassom terapêutico que incide no paciente.

■ TÉCNICAS DE APLICAÇÃO DO ULTRASSOM

Aplicação direta

É realizada quando a superfície a ser irradiada é razoavelmente plana, sem muitas irregularidades, permitindo um perfeito contato de toda a superfície metálica do transdutor com a pele. Nesta técnica de aplicação podem-se utilizar, como agente de acoplamento, além do gel hidrossolúvel, formulações farmacológicas com fins terapêuticos para tratamentos específicos, fonoforese, sendo que a base desta formulação deve ser preferencialmente o gel.

Aplicação subaquática

Sendo a água um excelente meio de acoplamento, e a imersão possibilita a exposição total do segmento ao feixe ultrassônico, essa técnica é indicada para as regiões de contornos irregulares, ou em áreas que não permitem o contato do transdutor com a pele. A água pode servir de meio de acoplamento, uma vez que a onda ultrassônica apresenta uma boa condução neste meio. A água desgaseificada apresenta uma *performance* melhor pela diminuição dos gases dissolvidos. Deve-se consultar o manual de instrução do usuário sobre a blindagem do transdutor para a aplicação subaquática. Transdutores antigos ou mesmo recentes que não são revisados periodicamente não devem ser utilizados.

O campo ultrassônico divide-se em duas regiões distintas: o campo próximo e o campo distante. É no campo próximo, ou zona de Fresnel, onde ocorre a maior convergência do feixe e maior variação da intensidade, enquanto que no campo distante, ou zona de Fraunhofer, existe maior uniformidade e divergência do feixe. Neste contexto, deve ser lembrado que o local da lesão a ser irradiado deve compreender o campo próximo (zona de Fresnel) do feixe acústico, que no transdutor circular estende-se até uma distância r^2/λ da face do transdutor.[111,197] No caso da terapia subaquática este campo admite até 10,4 cm de distância do transdutor, tendo-se a frequência de 1 MHz (λ = 1,5 mm na água) e o diâmetro de 2,5 cm da cerâmica de PZT. Considerando os tecidos biológicos, grande parte da intensidade do ultrassom é atenuada até 5 centímetros de profundidade, o que a coloca no campo próximo, para a maioria das frequências e tamanhos de cerâmicas utilizados na prática clínica.

Nas aplicações subaquáticas o material do recipiente que contém a água, em que vai ser realizada a terapia, deve ser considerado. O recipiente de plástico pode ser utilizado diretamente na terapia, ao passo que recipientes metálicos devem ser forrados com uma manta de borracha para evitar as reflexões que possam ocorrer do feixe ultrassônico, incontroladas tanto para o paciente quanto para o terapeuta, caso ele esteja com a mão imersa.

Aplicação por meios intermediários

Se a intenção do terapeuta for utilizar-se dos meios intermediários em situações onde a convergência ou o contato do feixe é necessário, graças ao fato da superfície corporal ser pequena ou irregular não é recomendado nenhum meio confeccionado de látex ou mesmo o uso de colimadores acoplados ao transdutor. Guirro et al.[76] realizaram um estudo com o objetivo de verificar a efetividade dos colimadores cônico e cilíndrico com diferentes quantidades de gel, do balão e da luva de látex na transmissão da energia ultrassônica. O acoplamento dos meios ao transdutor foi realizado como o gel hidrossolúvel. Os resultados mostraram uma transmissividade média de 21% para a luva, de 18% para o balão e 20% para o colimador cilíndrico, em comparação à água. No que se refere ao colimador cônico a transmissão diferiu ($p < 0,05$) entre as diferentes quantidades de gel utilizadas 21% (1,5 mL) e 33% (2,5 mL), independentes das fixações. Na ausência do gel, em ambos os colimadores, não houve transmissão da onda ultrassônica. A conclusão é que nenhum dos aparatos testados deve ser utilizado como meio intermediário entre o transdutor e a área a ser irradiada. Segundo os autores, atenuação dada pelos colimadores pode ter ocorrido por três fatores: a reflexão e refração na interface transdutor-colimador, a absorção pelo metal que compõe o colimador, e ainda os resultados demonstram que o colimador cônico apresentava uma atenuação menor que o cilíndrico e isto pode estar relacionado com a sua geometria, já que todas as outras variáveis foram mantidas constantes. Em relação aos artefatos de látex, supõe-se que a borracha foi o fator atenuante da onda mecânica, uma vez que se excluíram o gel e a água. As diferenças entre o balão e luva de látex devem-se à espessura do material, bem como ao material constituinte.

Nos casos de lesões cutâneas, onde não é recomendado o acoplamento direto entre o transdutor e o tecido a ser irradiado, sugere-se o uso de filmes de policloreto de vinila (PVC). Salienta-se a necessidade de colocar soro fisiológico entre o filme e a pele, e gel hidrossolúvel entre o filme e o transdutor de ultrassom. Como esse filme é bastante delgado e permite um bom acoplamento com o tecido, a quantidade de ultrassom absorvido por ele pode ser desconsiderado, assumindo, assim, que a totalidade da energia ultrassônica será transmitida.

Independente da técnica de aplicação o transdutor deve ser mantido sempre perpendicularmente à área a ser tratada, o que minimiza a energia refletida e refratada. Para a maioria dos tratamentos, o transdutor deve estar em constante movimentação e deve ser mantido em completo contato com o agente de acoplamento, evitando, assim, a formação de cunhas de ar.

Nos casos onde se busca a aplicação de alta intensidade ultrassônica em uma área pequena circunscrita, o transdutor pode permanecer estacionário por pequenos períodos de tempo, que não excedem 2,0 minutos. Quando a intensidade aplicada estiver próxima de 1,0 Wcm^{-2}, o paciente poderá relatar uma sensação de queimação sob o transdutor, que deverá ser movimentado lentamente em torno do seu próprio eixo sem, no entanto, dissipar a energia que está sendo irradiada.

Para minimizar a perda da energia e tornar a terapia mais eficaz, alguns equipamentos emitem um sinal sonoro e/ou luminoso quando o transdutor está acoplado parcialmente. Esses sensores além de maximizarem a penetração da onda ultrassônica nos tecidos biológicos minimizam o desgaste da cerâmica presente no interior do transdutor, já que a onda refletida na interface metal-ar pode gerar ondas estacionárias sobre a cerâmica, promovendo o seu aquecimento e com isso alterando a frequência da onda gerada.

■ MECANISMOS DE INTERAÇÃO

Com uma história de mais de 6 décadas, a utilização do ultrassom terapêutico (UST) sobre os tecidos lesionados com o objetivo de acelerar a reparação é amplamente estudada e clinicamente praticada.[133] Os efeitos terapêuticos da exposição ao ultrassom têm sido descritos na literatura para a recuperação de ligamentos, espasmo muscular, tendinite, rigidez articular, fratura óssea e cartilagem.[53,178,179] Com base nos seus efeitos cicatriciais, o UST também tem sido utilizado para o desbridamento e aceleração do processo de cicatrização de feridas,[22,170,186] o rejuvenescimento da pele,[84,98] regeneração do nervo periférico,[32,39,127] e para melhorar a resistência e elasticidade dos tecidos da cicatriz.[61]

O ultrassom, por meio de seus mecanismos térmico e não térmico, tem sido implicado no estímulo de cicatrização dos tecidos moles. Tecidos densos, que apresentem grandes moléculas de proteína, como o colágeno, podem experimentar temperaturas elevadas, resultando em vários benefícios terapêuticos. Estes incluem extensibilidade/flexibilidade aumentada do colágeno na cicatriz,[61] tendões[150] e articulações,[149] diminuição da dor e do espasmo em razão do aquecimento dos músculos[141] e as raízes nervosas,[32,39] e possível aumento no fluxo sanguíneo para ajudar a resolução de processos inflamatórios crônicos. O papel dos mecanismos não térmicos do ultrassom na regeneração dos tecidos e reparo de tecidos moles também tem sido amplamente estabelecido. Em nível celular, é apresentada a hipótese de que mudanças nas taxas de difusão e permeabilidade dos íons na membrana,[125,148,162] graças ao microfluxo e cavitação estável, podem estimular as células por regulação da sinalização molecular. Especificamente, a aplicação do UST tem demonstrado aumento da síntese proteica, incluindo a de colágeno,[41,66] que é essencial para os mecanismos de reparação celular.

Na vasta literatura sobre a ação do ultrassom em meio biológico, atribuíram-se os efeitos benéficos ou deletérios a quatro mecanismos físicos:

- Efeito térmico.
- Cavitação.
- Força de radiação.
- Microfluxo acústico.

Tornou-se convenção agrupar os efeitos celulares do ultrassom nas categorias térmicas e mecânicas. Para que o efeito seja de origem puramente térmico teria de ser atingido também por aquecimento não acústico.[51] A autora complementa que em níveis de dosagens terapêuticas, as categorias não são independentes, e torna-se claro que as mudanças térmicas e mecânicas podem ocorrer simultaneamente.

Efeito térmico

O efeito térmico é causado por absorção da onda ultrassônica pelo tecido, fato que pode elevar a temperatura local. A taxa de absorção aumenta exponencialmente com a frequência do ultrassom. De acordo com Dyson[50] para se obterem efeitos terapêuticos do ultrassom pelo aquecimento sem lesão, a temperatura do tecido tem de se manter entre 40 a 45 graus Celsius (°C) por aproximadamente 5 minutos. Esta temperatura produz um temporário aumento da extensibilidade de estruturas colágenas, como tendões, ligamentos e cápsulas articulares, diminuindo a rigidez articular e a dor. Produz uma reação inflamatória suave, incluindo um temporário acréscimo da circulação sanguínea.

Hogan et al.[85] relatam que, quando um tecido crônico isquêmico é tratado com ultrassom, novos capilares são formados, e a circulação é restabelecida numa proporção mais rápida do que na ausência desse recurso terapêutico.

Na mesma linha de pesquisa Dionísio e Volpon[42] analisaram a ação do ultrassom terapêutico sobre a vascularização após lesão muscular aguda. A metodologia constou da lesão bilateral por esmagamento do músculo reto femoral de coelhas, o que foram submetidas à irradiação ultrassônica por 10 dias consecutivos com intensidade de 0,5 Wcm^{-2} por 5 minutos, na frequência de 1 MHz e regime pulsado (50%). Os autores concluíram que não observaram diferenças no padrão da vascularização (artérias e arteríolas) entre os lados tratados e não tratados, sugerindo que o ultrassom terapêutico não promoveu mudanças no padrão após aplicação precoce em lesão muscular. A não concordância dos resultados de Dionísio e Volpon[42] com os de Hogan et al.[85] pode ser em decorrência do período de análise pós-lesão – aguda e crônica – que os autores analisaram.

É possível aumentar a temperatura da pele da mão, por meio do incremento da circulação, para mais de 3°C se a irradiação for realizada no gânglio estrelado. Segundo a autora, um efeito similar pode ser obtido no pé, se a região inguinal for estimulada pelo ultrassom, sendo justificado pelas respostas desencadeadas pelo controle nervoso da circulação.[140]

As possíveis variações da temperatura também foram analisadas por Guirro[74] em preparações in vitro. A autora observou que a utilização da energia ultrassônica na intensidade de 1,0 Wcm^{-2}, nas frequências de 1 MHz e 3 MHz, com tempos de aplicação de 15 e 30 minutos, não promoveu alterações na temperatura ou no pH, quando utilizadas para irradiação de bactérias.

O efeito térmico é relatado na literatura em regimes de tratamento bastante específicos.[7,26,138] A prevalência do efeito térmico do ultrassom sobre os mecânicos ocorre somente nas intensidades superiores a 1 Wcm^{-2}, no modo contínuo, nas frequências de 1 ou 3 MHz.

Dyson[52] relata que não existem dados científicos ou clínicos que justifiquem a utilização do ultrassom terapêutico com intensidades acima de 1 Wcm^{-2}, visto que intensidades mais elevadas podem ser lesivas.

A elevação de temperatura está relacionada com o aumento do tempo de aplicação e/ou da intensidade utilizada, podendo trazer respostas benéficas ou deletérias ao organismo. Essa elevação da temperatura tecidual pelo UST ocasionará um incremento do fluxo sanguíneo local, amplificando a permeabilidade da membrana e distensão das fibras colágenas, conduzindo a um aumento da capacidade de regeneração de tecidos lesados e da sua elasticidade.[50] O usuário tem de ter claro que o aquecimento é decorrente da energia depositada e não do regime de pulso, isto é, tanto o regime contínuo quanto o pulsado podem promover aquecimento tecidual.

Cavitação

O termo cavitação é utilizado para descrever a formação de cavidades ou bolhas no meio líquido, contendo quantidades variáveis de gás ou vapor. No caso de células ou macromoléculas em suspensão aquosa, o ultrassom pode alterá-las estrutural e/ou funcionalmente por meio da cavitação.[136]

O uso do ultrassom terapêutico baseia-se, em parte, em seu efeito de aquecimento (efeito térmico), promovido pela absorção da energia da onda ultrassônica. Embora genericamente os resultados benéficos dos efeitos do ultrassom apontem para os efeitos térmicos, os efeitos não térmicos, resultantes principalmente da cavitação, exercem efeitos marcantes na estimulação celular, e em microrganismos, alterando a permeabilidade de membranas.[77,155]

O mecanismo pelo qual altas intensidades de ultrassom causam mudanças químicas em sistemas líquidos tem, recentemente, atraído muita atenção principalmente pela formação de radicais livres, como, por exemplo, na dissociação das moléculas de água durante o processo da cavitação. Os radicais livres são formados provavelmente pelas descargas elétricas geradas pelo vapor d'água no interior das cavidades ou pela dissociação térmica provocado pelo colapso das bolhas geradas pela cavitação.[46,88]

A cavitação gerada pelo ultrassom produz intensas ondas de choque, aumentos instantâneos de temperatura e pressão e efeitos químicos no meio, que são gerados pelo colapso das cavidades ou microbolhas. Estas ondas de choque hidrodinâmico, aumentos instantâneos de temperatura e pressão, podem mudar a estrutura terciária das proteínas.[19,20,119] Estas alterações na estrutura das proteínas podem ser resultado da quebra das ligações dissulfeto e pontes de hidrogênio, que são enfraquecidas pelos efeitos das ondas acústicas e pela cavitação gerada pelo ultrassom. Mudança esta que pode ser uma das responsáveis pela ativação de sítios enzimáticos necessários para o funcionamento de um sistema lítico, que poderia favorecer mudanças na permeabilidade.

Segundo Dyson[51] há evidências que o US pode exercer efeitos celulares não térmicos na ausência de ondas estacionárias ou, pelo menos, independentemente de sua presença. Sob condição apropriada, a irradiação ultrassônica de líquidos pode conduzir à formação de bolhas muito pequenas, que podem ser levadas a oscilar no campo ultrassônico. Essa oscilação pode ocorrer de uma forma estável, aumentando ou diminuindo em volume, segundo as variações de pressão no campo, sendo chamada de cavitação estável. Segundo a autora, as cavitações estáveis são basicamente não térmicas. A cavitação pode resultar em fenômenos elétricos e químicos e em destruição mecânica, quando neste último as cavidades se colapsam ou quando as bolhas de gás crescem, até ficarem suficientemente grandes para vibrar em ressonância com as ondas sonoras.

A cavitação pode ser dividida em duas categorias gerais: cavitação estável e cavitação instável ou transiente. Cavitação estável é uma forma pouco violenta, estando associada à vibração dos corpos gasosos que oscilam geralmente de forma não linear, dentro de um mesmo equilíbrio, sendo que são relativamente permanentes, e podem ficar oscilando por muitos ciclos de pressão acústica.[132] Quando tais oscilações volumétricas estão estabilizadas, as bolhas de gás produzem um fluxo ou ondulações no meio, conhecidas como micro-ondulações acústicas.

Segundo Haar e Daniels,[80] a cavitação consiste na formação e movimentação de gases ou bolhas em fluidos, como resultado de mudanças da pressão induzidas pelo ultrassom. São facilmente produzidas *in vitro*, e existem evidências que podem ser produzidas *in vivo*.

Uma variedade de bolhas ativas oscilantes pode ser classificada de cavitação estável, em resposta à regularidade das mudanças de pressão, induzidas pela passagem das ondas ultrassônicas, ou cavitação instável ou transiente, quando há uma violenta implosão de bolhas, se o pico da intensidade for suficientemente alto. Somente a cavitação estável pode ser considerada terapêutica, visto que seus efeitos são basicamente não térmicos. Ao contrário, a cavitação instável pode promover danos teciduais decorrentes das altas temperaturas e pressões geradas em razão da liberação de energia no instante da ruptura da bolha de ar. O colapso dessas bolhas libera energia que pode romper as ligações moleculares, provocando a produção de radicais livres, íons hidrogênio (H^+) e íons hidroxila (OH^-), altamente reativos. Segundo Todd,[182] os radicais livres produzidos ligam-se rapidamente a outros compostos ou solutos presentes na água (reações secundárias).

A cavitação transiente, que dura menos de um ciclo, produz uma atividade muito intensa, provocada pelo colapso dessas cavidades ou bolhas, que causam intensas ondas de choque ou campos de cisalhamento hidrodinâmico, produzindo pulsos de alta pressão e temperatura que ocorrem num período muito curto (da ordem de microssegundos), liberando quantidades apreciáveis de energia que podem causar a ruptura do material.[88,146] Estes pulsos de alta temperatura e pressão podem alcançar temperaturas da ordem de 10^4 K (Kelvin) e a pressões da ordem de 10^6 atmosferas,[113] sendo esse efeito cavitacional de curto período de tempo considerado a causa de lise celular *in vitro*. Essa modalidade cavitacional, se produzida em um organismo, pode induzir bioefeitos *in vivo*.[108]

Sob efeito da micromassagem os gases existentes nos tecidos podem aglutinar-se em pequenas bolhas de ar que oscilam no campo ultrassônico, fenômeno este denominado de cavitação. Essa oscilação pode permanecer de forma estável, aumentando ou diminuindo o volume das bolhas, que segundo as variações de pressão no campo, que pode apresentar um efeito terapêutico. Porém, altas mudanças de pressão (altas intensidades instantâneas) e temperatura, produzidas no local, podem conduzir ao colapso dessas bolhas, induzindo à desintegração dos tecidos adjacentes e à produção de radicais livres.[115]

A cavitação pode provocar alteração estrutural ou funcional em células biológicas ou macromoléculas. Em estudos recentes foram observadas alterações na dupla camada lipídica do estrato córneo, que podem ser decorrentes do efeito cavitacional, promovido pela fonoforese.[120,121] A pressão negativa no tecido durante a rarefação pode fazer com que os gases dissolvidos ou capturados se juntem para formar pequenas bolhas. Essas bolhas podem ser levadas pelo campo ultrassônico a oscilarem, aumentando ou diminuindo o seu volume, segundo as variações de pressão do campo.

Cavidades de ar podem ser formadas no meio líquido durante a fase de rarefação das ondas sonoras. Durante a fase seguinte, de compressão, estas cavidades podem se colapsar, liberando alta concentração de energia sob a forma de ondas de choque. Durante a fase de compressão, quando a superfície da bolha de gás é relativamente pequena, o gás move-se para fora da bolha. Na fase de rarefação, quando a bolha é expandida e sua superfície se torna relativamente grande, o gás move-se para dentro da bolha. A quantidade de gás passando para dentro e para fora da bolha é proporcional à superfície da bolha e, sendo assim, há um ganho maior de gás movendo-se para dentro da bolha. A cavitação pode resultar em fenômenos elétricos, químicos ou mesmo em mecânicos, quando neste último as bolhas podem se colapsar ou vibrar em ressonância com o campo ultrassônico.[115] A ocorrência de cavitação pode ser minimizada pela movimentação constante do transdutor.

Guirro[74] relatou que os resultados observados em seu experimento demonstraram que houve interferência na multiplicação bacteriana mediada por ultrassom sem ocorrer interferência do efeito térmico, uma vez que a temperatura foi mantida constante durante as estimulações. Segundo a autora, esta interferência provavelmente deve estar associada aos mecanismos físicos desencadeados pelos efeitos mecânicos, associados a essa modalidade de energia.

Dentre os efeitos não térmicos, a cavitação tem sido relatada como um importante mecanismo passível de promover efeitos deletérios nos tecidos biológicos.[34,36,69,101,190]

Forças mecânicas são conhecidas por afetar a função das células endoteliais, podendo promover a formação de arteríolas e artérias (arteriogênese) no tecido muscular. Mizrahi et al.[123] estudam o papel angiogênico do ultrassom no fenótipo das células endoteliais *in vitro*. O UST foi aplicado em células endoteliais aórticas bovinas (BAECs) com frequência de 1 MHz. O aumento da taxa de proliferação das células endoteliais e a maior migração brotando nas culturas esferoides podem ser observados. A estimulação de células endoteliais em monocamadas pode ser atribuída à cavitação estável e microfluxo contínuo, que são induzidas por microbolhas, segundo os autores. Esses resultados possibilitam a aplicação segura e não invasiva do ultrassom para a regeneração vascular.

Força de radiação

As forças de radiação (pressão acústica) podem deslocar, distorcer e/ou reorientar partículas intercelulares, ou mesmo células, com relação às suas configurações normais. O feixe ultrassônico exerce uma pressão de radiação na membrana, que provavelmente contribui para o aumento da difusão de eletrólitos através da membrana. Esta pressão depende da intensidade do campo ultrassônico, da orientação da membrana relativa à direção de propagação da onda, da área de superfície em que o feixe é aplicado e das propriedades elásticas dos meios em contato.[103]

Evitando-se a cavitação instável, a força de radiação produz uma alteração na permeabilidade da membrana celular, facilita o fluxo sanguíneo, o suprimento de oxigênio e nutrientes, aumenta o metabolismo celular, dentre outros efeitos consequentes destas alterações.[103] O mesmo autor salienta que a intensidade do feixe ultrassônico não é uniforme, e a distribuição não homogênea da energia no fluido produz um microfluxo, sendo este responsável pela diminuição da camada de difusão, aumentando, assim, a velocidade de difusão de eletrólitos através da membrana.

O efeito final das ondas sobre as células depende: sobretudo, da qualidade das vibrações e, em menor grau, da elasticidade do tecido, tanto mais danificável, menos elástico.

Microfluxo acústico

Muitos efeitos do ultrassom são permeados pelo incremento da difusão de substâncias através de membranas. Ao atravessar os tecidos ou suspensões biológicas, o feixe ultrassônico promove movimentos unidirecionais e circulares no fluido biológico. Esses movimentos podem, por um lado, danificar macromoléculas e células,[134,197] e por outro, alterar o ritmo de difusão de partículas e a permeabilidade de membranas.[50,56]

O fluido componente de uma suspensão biológica pode entrar em movimento circulatório, denominado microfluxo acústico. A esse efeito estão associadas tensões hidrodinâmicas grandes o suficiente para causar danos às células e macromoléculas suspensas. O microfluxo é a circulação constante do fluido induzido por forças de radiação.

O microfluxo acústico é resultado da pressão de radiação exercida pela onda ultrassônica quando se desloca por um meio compressível como uma suspensão de célula ou tecido (Dyson, 1982).[51]

■ EFEITOS TERAPÊUTICOS

O ultrassom terapêutico (UST) é o agente eletrofísico mais empregado na fisioterapia esportiva. Um estudo realizado com 171 fisioterapeutas australianos que atuam na área esportiva demonstrou que 95% dos entrevistados relataram o uso de UST em lesões ligamentares agudas e 89% em lesões ligamentares crônicas, seguido de lesões musculares (88% aguda e 91% crônica) e tendíneas (63% aguda e 76% crônica). Para situações agudas, os terapeutas predominantemente utilizaram o UST pulsado, com uma intensidade média no intervalo de 0,51-1,5 Wcm^{-2}. Em comparação, para condições crônicas, os fisioterapeutas utilizaram mais comumente o UST contínuo, em intensidades médias de 1,0-2,0 Wcm^{-2}.[195]

Muitas investigações científicas têm sido executadas a fim de elucidar a influência do UST em compostos orgânicos e em estruturas biológicas.[21]

Dyson[50] salienta que o tratamento com o ultrassom somente pode ser seguro se o terapeuta dispõe de profundo conhecimento do processo envolvido. O tratamento com o ultrassom induz a mudanças fisiológicas, como no reparo de tecidos lesados e também pode reduzir a dor, desde que seja aplicado de maneira apropriada. Um tratamento impróprio pode não apenas ser ineficaz, mas também prejudicial, colocando o paciente em risco.

Sabe-se que o ultrassom tem uma série de ações sobre sistemas biológicos, das quais nem todas estão completamente elucidadas. Basicamente, deve-se considerar a ação mecânica, associada ou não à térmica, onde a energia cinética do tecido é transformada em energia térmica.

A utilização de diferentes frequências está relacionada com a profundidade em que o feixe ultrassônico pode atingir,[116] além de se ter uma indicação a favor da frequência de 3 MHz para a fonoforese.[14]

Os estudos experimentais iniciam a irradiação ultrassônica após 24 horas da lesão.[75,78] Esse período é reforçado por Dyson e Parookes,[55] com a justificativa que o estímulo ultrassônico é mais eficiente, quando utilizado durante os 15 primeiros dias após o trauma, isto é, durante a fase inflamatória e o começo da fase proliferativa da cicatrização.

A terapia ultrassônica vem sendo utilizada clinicamente para promover a cicatrização de feridas provocadas por pressão, e para preparar a pele para enxertos em úlceras tróficas, em ambos os casos com efeitos benéficos. Em feridas por pressão foi observada a efetividade do US no alívio da congestão limpando as áreas de necrose e promovendo a cicatrização e recuperação da pele saudável, que apresentou espessura normal e sem aderências, com evolução aproximadamente normal.[54] A principal contraindicação relacionada com a irradiação de úlceras está centrada no fato de que a utilização do ultrassom em processos infecciosos pode acelerar a proliferação e disseminação de bactérias patogênicas, justificando estudos *in vitro*.

Foi constatado por Abranson et al.[1] que o fluxo sanguíneo arterial periférico pode ser aumentado. Haar e Daniels[80] demonstraram que o fluxo sanguíneo pode apresentar estase celular, se o vaso estiver exposto a ondas estacionárias. Neste caso as células sanguíneas tornam-se envolvidas em agrupamentos de faixas de ondas espaçadas em intervalos de meio comprimento de onda.

Segundo Lemhmann e Hohlfeld,[102] o metabolismo tecidual pode ser modificado. Constatou-se também que há um acentuado aumento na permeabilidade das membranas biológicas e alterações nos potenciais de membrana. A permeabilidade das membranas biológicas é alterada não somente pelo efeito de aquecimento da energia ultrassônica, mas também por efeitos não térmicos ocorridos durante a exposição à onda ultrassônica, que aceleram a velocidade de difusão dos íons através da membrana.

Dyson et al.,[49] no estudo da regeneração do tecido lesado da orelha de coelhos, relatam uma maior dilatação do retículo endoplasmático rugoso e dos fibroblastos dos tecidos tratados. As diferenças no aumento de temperatura produzido pelas diferentes intensidades não foram estatisticamente significativas, mostrando que a regeneração nos tecidos tratados não ocorreu por efeito térmico, caracterizando assim, provavelmente, maior síntese proteica, particularmente de colágeno.

Harvey et al.,[81] estimulando cultura de fibroblasto humano com ultrassom, submetida à pressão de uma atmosfera, verificaram um aumento da síntese de colágeno. Este resultado não foi observado quando a pressão foi aumentada para duas atmosferas, durante a irradiação das células. Da mesma forma, o aumento da pressão na ausência do ultrassom não proporcionou alterações na síntese de colágeno.

Resultado semelhante já havia sido descrito por Ross[161] que relatou que a irradiação ultrassônica poderia intensificar a síntese de fibroblastos, células essas de vital importância no processo de reparação dos tecidos. Para Szego,[174] os fibroblastos têm sido estudados detalhadamente, e há evidências de que a estimulação da síntese de proteínas está associada ao aumento na permeabilidade lisossomal. O aumento da permeabilidade dessas membranas pode resultar num aumento hidrolítico ativo no interior das células.

SISTEMA IMUNE

Durante a fase de inflamação do processo de cura, o ultrassom pode ativar as células imunes a migrarem para o sitio de lesão. Já foi demonstrada a indução ultrassônica na degranulação dos mastócitos e liberação da histamina em modelos de lesão *in vivo*.[57,67] Em um estudo relacionado, foi observado que o ultrassom pode estimular a liberação de fatores mitogênicos de macrófagos e fibroblastos, resultando no reforço à proliferação.[180]

TECIDO ÓSSEO

Os estudos demonstram que a energia ultrassônica pode interferir nos processos de reparação de estruturas profundas, como, por exemplo, o tecido ósseo. O uso do ultrassom para o tratamento de fraturas e/ou pseudoartroses tem sido investigado por vários pesquisadores há décadas.[48,55,77,203] Os estudos demonstraram evidências de que o ultrassom pode acelerar o reparo ósseo.

Para Silva[167] a aplicação de um campo acústico pode determinar a ação de um campo elétrico no nível da membrana celular, o que leva a um afastamento da condição de equilíbrio eletroquímico, com o surgimento de uma densidade de corrente iônica para o interior da célula. O autor ressalta ser possível, por meio da aplicação do ultrassom na região da fratura óssea, um aumento no influxo de certos íons envolvidos com o próprio ciclo celular, podendo-se esperar uma diminuição no tempo necessário para a consolidação de uma fratura óssea, em função da maior disponibilidade intracelular de tais íons.

A colocação de cargas elétricas na superfície celular, decorrente da aplicação da energia ultrassônica pulsada, segundo Becker,[11] mantém a polarização elétrica média, enquanto, durar o estímulo. Esta polarização faz com que os osteoblastos alterem seus potenciais de membrana permitindo um bombeamento de íons e a captação de nutrientes. As células atuam, então, como um transdutor biológico, onde o estímulo elétrico produz uma maior atividade mitótica das células, que se agruparão segundo polaridades compatíveis com sua natureza, isto é, os osteoblastos serão atraídos pelo polo negativo, e os osteoclastos pelo polo positivo, promovendo, assim, o reparo ósseo segundo o processo de retroalimentação negativo.

Em virtude das propriedades bioelétricas do osso, a carga mecânica que nele atua por ação de forças hemodinâmicas age como estímulo externo, fazendo com que a matriz extracelular óssea se deforme induzindo campos elétricos intramoleculares. De acordo com este sinal elétrico, o osso operará mudanças materiais de maneira adequada quanto à quantidade, tempo e direções necessárias à regeneração, remodelamento do crescimento ósseo, segundo o processo de retroalimentação negativa. Isto é, à medida que mais material vai se formando, aumentará a resistência ao estímulo, como um exemplo típico da lei de Wolff.[48]

A lei de Wolff relaciona o crescimento ósseo com as tensões e deformações localizadas no osso; isto é, a capacidade do osso de adaptar-se às mudanças de tamanho, forma e estrutura depende das tensões mecânicas aplicadas. Se a tensão diminui, ocorre a reabsorção do osso periostal e subperiostal com a consequente diminuição em resistência e rigidez. Se o osso for sujeito a altas e consistentes tensões mecânicas, concernentes a um índice fisiológico normal, pode ocorrer uma hipertrofia do osso periostal e subperiostal, com um aumento na densidade óssea.

Neste contexto, Bassett[10] menciona que a regeneração e o remodelamento ósseo pode ser explicados em face dos efeitos de transdução de energia elástica em elétrica, associando mesmo a um vetor permanente de polarização elétrica na direção do crescimento ósseo. Essa polarização deve-se à orientação dos dipolos formados pelas moléculas de tropocolágeno, na mesma direção desenvolvida pelas suas fibrilas. Parece então que, ligada à estimulação mecânica, necessária e indispensável para o desenvolvimento do tecido ósseo, está associado a um mecanismo de transdução mecânico-elétrico.

Os estímulos pulsados de ultrassom produzem cargas elétricas que, a despeito da drenagem natural devida ao meio condutor, se acumulam na superfície do tecido ósseo. Com o estímulo elástico do ultrassom, foi mostrado que o potencial induzido pelo efeito piezoelétrico é negativo. Com o campo elétrico assim formado, poderá haver uma maior atividade mitótica das células situadas na vizinhança, que, de acordo com sua função, se agruparão nos sítios de sinal elétrico e pH compatíveis com sua natureza.[48]

Diante deste fato fica mais fácil entendermos a ação de alguns tipos de estímulos, corrente elétrica e o ultrassom, como agentes estimuladores do crescimento ósseo. No caso específico do ultrassom, a energia mecânica seria a fonte estimuladora do aparecimento de campos elétricos no tecido ósseo, dado a propriedade piezoelétrica por ele apresentada.

A aceleração da consolidação da fratura com uso do US está relacionada com o tipo de fratura, a modulação do aparelho de ultrassom e a fase de reparo onde será estimulada. O modo de US efetivo para tal resultado deve ser pulsado com intensidade de 30 mWcm^{-2}, de forma estacionária.[194]

Anteriormente, Dyson e Parookes[55] propuseram a utilização do US pulsado de 1,5 MHz, com intensidade de 0,5 Wcm^{-2} para acelerar o reparo da fratura. Os resultados indicaram que a irradiação deve ser realizada na fase inflamatória (até a segunda semana pós-fratura). Em outro estudo, Pilla *et al.*[144] demonstraram que o US de baixa intensidade 0,3 Wcm^{-2}, com regime pulsado, foi suficiente para aumentar a resistência óssea dos segmentos tratados já no décimo sétimo dia pós-lesão. A intensidade de 1,5 Wcm^{-2} inibe o reparo ósseo.[184] O estímulo ultrassônico nesta fase significa benefícios no reparo, graças à liberação de mediadores químicos que estimulam o influxo inflamatório de células para o local da fratura, incentivando a invasão de leucócitos, polimorfonucleares e células mononucleares com função de remover tecidos impróprios para organizar o hematoma. A liberação mais importante para a consolidação das fraturas é o fator de crescimento e novos agentes químicos.[194]

Em um estudo sobre a síntese de proteínas colágenas e não colágenas, utilizando-se do ultrassom pulsado 1:4, com frequência de 3 MHz, por 5 minutos em cultura óssea, foi relatado que na intensidade de 0,1 Wcm^{-2} houve uma formação significativa de osso, incluindo a síntese de colágeno e proteínas não colágenas. Entretanto, quando a intensidade foi aumentada para 1,0 e 2,0 Wcm^{-2}, a síntese das proteínas foi inibida.[151] Os autores relataram ainda que não houve variação da temperatura na baixa intensidade, apresentando um incremento de 1,8°C para a intensidade de 2,0 Wcm^{-2}.

A energia ultrassônica pode favorecer a reparação óssea de pacientes submetidos à tração para crescimento. Imediatamente após a aplicação do ultrassom, houve um aumento dos componentes minerais do osso, sendo que o estímulo com baixa intensidade diminui o tempo de consolidação da fratura, favorecendo o crescimento ósseo e duplicando a força do calo ósseo, acelerando, assim, a sua formação.[165]

Na mesma linha de pesquisa, Guirro et al.[77] analisaram a indução de ossificação em falhas ósseas obtidas experimentalmente, preenchidas ou não com hidroxiapatita e estimuladas com o ultrassom pulsado de baixa intensidade (Fig. 11). A análise radiológica revelou um aumento do calo ósseo e uma maior espessura da cortical em todas as diáfises estimuladas. A análise macroscópica demonstrou que as falhas preenchidas com hidroxiapatita e estimuladas com ultrassom apresentaram-se em fases de ossificação mais avançadas do que o controle, porém, quando comparadas às osteotomias vazias, estas apresentavam processo de reparação mais evidente, independente da estimulação. A histopatololgia ratificou os resultados anteriores, destacando a orientação do tecido neoformado. Os autores concluíram que a energia ultrassônica pulsada de baixa intensidade mostrou ser um recurso eficaz na aceleração do processo de ossificação e que a hidroxiapatita apresenta uma baixa taxa de osteoindução, quando comparada à falha óssea vazia.

Os fibroblastos e os macrófagos são ativados precocemente na reparação de uma fratura, portanto a cavitação estável, promovida pela irradiação ultrassônica, pode causar mudanças dentro das células o que pode ter acelerado a reparação da fratura.[192]

Com relação ao acometimento do tecido ósseo, as fraturas podem ser resultantes da prática desportiva, sejam estas por um evento traumático sejam por estresse, a depender da modalidade esportiva praticada. Assim, diversos estudos recentes, incluindo revisão sistemática, foram conduzidos com foco nos efeitos do ultrassom terapêutico sobre o tecido ósseo, sobretudo no manejo clínico das fraturas.

Estes estudos respaldam o uso do ultrassom terapêutico na cicatrização óssea. Fontes-Pereira et al.[64] investigaram os efeitos do ultrassom pulsado a 20%, 1 MHz, intensidade de 0,2 Wcm^{-2}, aplicado de forma estacionária por 10 minutos sobre a tíbia fraturada de ratos e constataram que essa modalidade de terapia promove aceleração da cicatrização óssea (confirmado pela radiografia) quando comparado a um grupo-controle não tratado. Em complemento, Kumagai et al.[100] observaram que ultrassom pulsado, 1,5 MHz, intensidade de 30 mWcm^{-2}, com burst de 200 μs a 1,0 KHz, durante 20 minutos, estimulou o aumento de progenitores osteogênicos no local da fratura para contribuir na formação do novo osso. Além destes autores, Katano et al.[94] e Oliveira et al.[137] respaldam as evidências científicas encontradas nos estudos experimentais citados anteriormente.

Revisão sistemática com metanálise, composta por vinte e três ensaios clínicos com humanos, considerando todos os tipos de fraturas e de ossos, concluiu que o ultrassom terapêutico pulsado estimula a cicatrização óssea em fraturas recentes. Além disso, os autores identificaram fraca evidência da eficácia do ultrassom terapêutico pulsado na cicatrização óssea em fraturas com consolidação atrasada, pseudoartroses e distração osteogênica.[176]

■ TECIDO MUSCULAR

As lesões do tecido muscular são comuns no ambiente esportivo, variando o tipo e a localização de acordo com a modalidade esportiva praticada. De um modo geral, as lesões mais prevalentes são contusão, estiramento e mialgias.[124,156,189]

Considerando o potencial terapêutico do ultrassom nas lesões, uma série de estudos vem sendo desenvolvida com o foco sobre o tecido muscular.

Para que resultados satisfatórios com a utilização do UST sejam obtidos, uma grande gama de estudos foi desenvolvida em modelo animal, uma vez que a heterogeneidade das lesões em humanos em torno de sua localização, tamanho, tipo de músculo ou células musculares lesionadas, tempo de lesão, prática ou não de atividades físicas, dentre outros, impossibilita uma amostra populacional satisfatória e que combine todas essas características necessárias a uma pesquisa científica.

Cada vez mais o uso do UST torna-se viável clinicamente para o tratamento de lesões musculares, já que é um recurso barato, de fácil aplicação e com um número reduzido de contraindicações.

No estudo de Piedade et al.,[143] lesões musculares de proporções de 1 cm de largura por 0,3 mm de profundidade foram criadas no músculo gastrocnêmio de ratos Wistar machos e adultos jovens, sob efeito de anestesia. Esses animais receberam terapia por US durante 14 dias, com sessões de 5 minutos, utilizando os parâmetros de 1 MHz de frequência, ERA de 3,5 cm^2, regime de pulso 1:1 (50%), duração do pulso de 5 milissegundos, frequência de repetição de 100 Hz o que gerou um dose média de 0,57 Wcm^{-2}. Demonstram nos resultados que as células musculares dos grupos tratados e controle não apresentaram a mesma formação do músculo íntegro, pré-lesão. No entanto, o grupo tratado apresentou fibras colágenas mais espessas na zona de regeneração, assim como um alinhamento mais regular dessas fibras e dos miotubos, condizendo com outros relatos da literatura. Portanto pode-se dizer que o tratamento com UST desempenha não só um papel no aumento de fibras colágenas, mas principalmente na organização e orientação, desempenhando um papel fundamental e benéfico no processo de remodelação da arquitetura muscular esquelética, resultando num melhor desempenho biomecânico.

Engelmann et al.[59] utilizaram a terapia por ultrassom somada ou não com a utilização de um anti-inflamatório dimetilsulfóxido (DMSO), em estudo experimental com ratos que sofreram lesões musculares, objetivando avaliar a resposta inflamatória local por meio de marcadores biológicos como as ocitocinas (TNFα). As perturbações aos processos que regulam a ativação, proliferação e/ou diferenciação de células satélites após a lesão, podem prejudicar a capacidade de regeneração muscular.[62,168,181]

Em outro estudo, foi utilizado o UST pulsado na frequência de 1,0 MHz, intensidade de 0,8 Wcm^{-2}, área de radiação efetiva 1 cm^2, 50% ciclo de trabalho de (1:1), duração do pulso de 5 ms, durante 6 minutos, nos tempos 2, 12, 24, 48 h após o trauma muscular. Os tempos foram escolhidos em função do pico de produção de ocitocinas pró-inflamatórias após a lesão. Como resultado obtiveram o aumento nos níveis de TNF-α no grupo lesão quando comparados ao grupo sem lesão. A utilização do DMSO ou mesmo do US sepa-

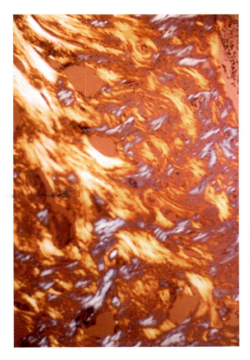

Figura 11.
Fotomicrografia de corte transversal da falha óssea do rádio de coelho. Amostra de 6 semanas estimulada com ultrassom pulsado de baixa intensidade.
Fonte: Guirro et al., 1999.[77]

radamente não altera o nível de TNF-α. No entanto, o US + DMSO levou a uma diminuição significativa (2,2 vezes) nos níveis de TNF-α e das interleucinas 1β (IL-1β), demonstrando que a utilização desses recursos somados é benéfica e eficaz no controle do processo inflamatório de lesões musculares.[59]

Alguns estudos visam a traçar um paralelo entre o efeito do UST aplicado em amostras experimentais (*in vitro*) e em amostras humanas e/ou de animais (*in vivo*). Chan et al.[31] realizaram experimentos comparando a aplicação do UST em amostras *in vitro* e *in vivo*. Nas amostras *in vitro*, células precursoras ou subclones de mioblastos de ratos foram irradiadas por onda ultrassônica durante 20 minutos diários durante 8 dias, sendo analisado o crescimento celular de miogenina e actina nos intervalos de 2, 4, 6 e 8 dias. Da mesma forma, o UST foi aplicado em cinco grupos de ratos que sofreram lesão controlada no músculo gastrocnêmio, sendo que um grupo era controle, onde o aparelho não era ligado, e outros quarto grupos recebiam o tratamento por 20 minutos diários em números de dias diferentes, sendo 7, 14, 21 e 28 dias respectivamente. Utilizaram os parâmetros de intensidade de 30 mWcm^{-2}, frequência de 1,5 MHz, ERA de 5,3 cm, pulso de 200 microssegundos e repetição a 1,0 KHz. Foi observado um aumento da proliferação das células mioblásticas nos dias 6 e 8 de coleta. Os animais submetidos ao tratamento foram avaliados morfologicamente, mostrando que o número de fibras musculares bem como sua organização tiveram resultados positivos principalmente nos grupos 14, 21 e 28 dias. Além disso, realizaram uma avaliação fisiológica das propriedades contráteis do músculo após a terapia, sendo que apresentaram uma melhora significativa das propriedades de força no grupo tratado em relação ao controle nos períodos de 21 e 28 dias. Portanto, sugere-se que o uso do UST melhora a formação da fibra muscular nos músculos lesionados, bem como desenvolvem um melhor desempenho fisiológico, sendo que esse efeito é dose-dependente.

Podemos considerar o grande potencial do uso do UST na redução do tempo de cicatrização, na reorganização das fibras musculares e fibras de colágeno e, consequentemente, na melhora fisiológica, biomecânica e clínica das lesões musculares.

TECIDOS MOLES

Os mecanismos fisiológicos que envolvem a resposta dos tecidos moles lesados à terapia ultrassônica consistem em três estágios sobrepostos do processo inflamatório: inflamação aguda (inicial ou tardia), subaguda (proliferação) e crônica (remodelamento). Esses três estágios são influenciados pela terapia ultrassônica.

Harvey et al.[81] relacionaram os mecanismos fisiológicos envolvidos no processo de reparação de tecidos moles (inflamação aguda, proliferação e remodelação), quando submetidos ao ultrassom. Há um consenso no sentido de que o ultrassom pode acelerar a resposta inflamatória, promovendo a liberação de histamina, macrófagos e monócitos, além de incrementar a síntese de fibroblastos e colágeno.

SISTEMA OSTEOLIGAMENTAR

A lesão ligamentar é uma condição musculoesquelética comum em diversas modalidades esportivas, representando sérios problemas para os atletas, tanto de forma aguda em termos de afastamento da prática esportiva, bem como cronicamente em termos de frouxidão articular e doença articular degenerativa.[2,40,158,188] Está bem estabelecido que a ruptura parcial ligamentar é capaz de ser curada espontaneamente ao longo do tempo, mas as propriedades biomecânicas e composição do colágeno não são restauradas e permanecem inferiores aos ligamentos normais por longos períodos ou talvez indefinidamente.[193]

A utilização do ultrassom terapêutico em lesões de tecidos moles, como cartilagem, ligamentos e tendões, está amplamente contextualizada entre as pesquisas e tratamentos atuais. Nota-se um aumento no número de estudos que buscam elucidar questões pouco discutidas em torno deste recurso terapêutico, bem como de suas características físicas e parâmetros de aplicação.

Dentre inúmeras patologias articulares e ligamentares relacionadas com os esportes, algumas têm sido o foco atual de pesquisas clínicas e laboratoriais, utilizando o UST, como exemplo as tendinopatias, osteoartrite, lesões na junção osteotendínea, patologias meniscais e ligamentares.

No estudo de Rodenberg et al.,[159] vários tratamentos fisioterapêuticos são descritos para as tendinopatias, como massagem de tecidos moles, mobilização e fricção dos tecidos, crioterapia, terapia *laser* de baixa intensidade, terapia por ondas de choque extracorpórea, terapia por ultrassom e fonoforese.

A terapia por ultrassom pode ser usada em diferentes tendinopatias, incluindo calcânea e patelar. Um estudo realizado por Klaiman et al.,[96] em relação à utilização de ultrassom em comparação à fonoforese no tratamento de condições musculoesqueléticas, concluiu que ambos os tratamentos atuam na diminuição da dor e no aumento da tolerância à pressão, mas a utilização de fonoforese não promove um incremento desses benefícios.

Há estudos conflitantes na literatura quanto à eficácia dessas modalidades no tratamento das tendinopatias. Uma revisão sistemática identificou seis estudos adequadamente controlados, e quatro deles não relataram melhora em comparação aos controles.[5]

Ainda segundo Rodenberg et al.[159] outra revisão sistemática identificou oito ensaios clínicos controlados, dos quais três ensaios demonstraram benefícios com ultrassom terapêutico utilizado no tratamento de epicondilite lateral e tendinite calcificada do supraespinhoso.

Outra aplicação do UST está relacionada com o tratamento da osteoartrite. Zhang et al.[207] têm demonstrado que o UST aumenta a ossificação endocondral na cicatrização de ossos fraturados. De acordo com Mukai et al.,[128] há indícios que o UST é responsável pelo aumento da promoção da expressão de mRNA de colágeno tipo II e fator transformador de crescimento (TGF)-β em condrócitos. Assim, ele é capaz de promover a ossificação endocondral por meio da ativação dos condrócitos, promovendo assim a melhora do estado patológico gerado na osteoartrite.

Segundo Duarte,[48] o UST está entre umas das terapias utilizadas na área ortopédica e é clinicamente usado para tratar fraturas com descontinuidade e lesões cartilaginosas. Com intensidade menor que 100 mWcm^{-2} tensões mecânicas recebidas no tecido ósseo promovem a neoformação óssea, possivelmente por induzir à proliferação de condrócitos.[89,200]

Estudo de Lu et al.[112] que utilizou o UST (< 100 mWcm^{-2}) relata que pode haver uma característica capaz de regular o fator de crescimento endotelial vascular, expressando na fase inicial da cicatrização e posteriormente na condrogênese. Além disso, alguns estudos *in vitro* demonstraram que o UST pode potencialmente proteger a cartilagem, inibindo a metaloproteinase de matriz-13, da expressão do mRNA e estimular a proliferação de condrócitos e a produção da matriz dos condrócitos.[91]

Naito et al.[130] trabalharam em seus experimentos com UST no tratamento de lesões cartilaginosas em ratos Sprague-Dawley com 10 semanas de idade. A osteoartrite foi induzida cirurgicamente na articulação do joelho, e os animais permaneceram em tratamento por 28 dias após cirurgia, tendo como parâmetros: 30 mWcm^{-2}, 1,5 MHz com 200 ms *burst* a 1,0 KHz. A articulação com osteoartrite induzida foi tratada com UST durante 20 min/dia. Os resultados mostraram que a utilização do UST quando comparado ao grupo placebo apresentou uma maior produção de colágeno tipo II, o que sustenta a hipótese de regeneração tecidual no local da lesão.

Já Reher et al.[152] e Wang et al.[191] observaram que o UST produz tensões micromecânicas nos tecidos, o que provoca um aumento da produção de óxido nítrico e da ativação de fator-1α indutor de hipóxia, induzindo, assim, à expressão de fatores de crescimento endotelial e osteoblastos. Isto pode levar à estimulação da angiogênese, que desempenha um papel importante na reparação óssea precoce e ossificação endocondral.

A cicatrização do tendão dentro do túnel ósseo após o transplante do ligamento cruzado anterior (LCA) é um processo biológico complexo, ainda mal esclarecido. A osteointegração dos enxertos dos tendões utilizados para a substituição do LCA pode ser insatisfatória e pode estar associada à flacidez pós-operatória. A cicatrização da junção osteotendínea (JOT) ocorre por meio da incorporação óssea no tecido da interface fibrovascular que inicialmente se forma entre o tendão e o osso.[204] Desse ponto de vista a utilização do UST torna-se imprescindível como ferramenta para acelerar o processo cicatricial como mostra o estudo.

A manutenção da integridade da JOT durante o processo de cicatrização tem sido tratada pela adoção de uma série de diferentes medidas como parte de uma estratégia de potencialização desse processo, sendo o UST um recurso que pode ser utilizado. O uso do UST, com estimulação a 30 mWcm^{-2}, tem sido muito utilizado para melhorar a cicatrização óssea em fraturas com descontinuidade na junção tendão-osso.[58] A absorção da energia do ultrassom depende da atenuação da onda nos tecidos irradiados, energia essa que fornece um estímulo mecânico imediato para a proliferação dos osteoblastos, ossificação e valorização de mineralização in vitro.[43,104,106,152] A melhora na cicatrização da JOT se deve ao crescimento progressivo na deposição de fibras de colágeno, à mineralização e à maturação dos tecidos cicatriciais no local do enxerto (Rodeo et al., 1993; Leung et al., 2002; Qin et al., 2006).[105,106,147,160] Segundo Ying[204] o UST não só é capaz de aumentar a osteogênese e a maturação do tecido cicatricial do tendão, como também de restaurar a zona de fibrocartilagem na JOT após uma reconstrução ligamentar, atuando, assim, no processo final de cicatrização da junção osteotendínea.

Considerando somente o tecido ligamentar, estudos têm demonstrado efeitos benéficos do UST no processo de cicatrização. Warden et al.[193] analisaram o efeito individual e combinado do UST e anti-inflamatório não esteroide (AINE) na cicatrização do ligamento colateral medial do joelho em um modelo animal. Os resultados demonstraram que o UST pulsado de 1 MHz, com intensidade média de 100 mWcm^{-2}, aplicado por 20 minutos, 5 dias por semana, durante 12 semanas, apresentou efeitos positivos após 2 semanas de intervenção nos ligamentos tratados, apresentando-se 34,2% mais forte, 27,0% mais rígido e com um poder de absorver energia 54,4% maior do que o não tratado. Enquanto que os ligamentos do grupo AINE apresentaram poder de absorção de energia 33,3% menor do que os ligamentos do grupo UST. Com base nestes testes de propriedades mecânicas do ligamento, os autores sugerem que UST pode ser utilizado clinicamente após lesão aguda ligamentar para facilitar o retorno mais precoce para a atividade, ao passo que os AINEs devem ser evitados. Este estudo concluiu que UST e o AINE não atuam sinergicamente na cicatrização do ligamento.

Há evidências em estudos in vitro que sugerem que o ultrassom pode estimular mecanicamente fibroblastos, induzindo a sua proliferação e produção de colágeno.[137,208] Sparrow et al.[169] mostraram melhor cicatrização do ligamento colateral medial de coelhos tratados com UST continuo de 1 MHz, intensidade de 0,3 Wcm^{-2}, aplicado por 10 minutos em dias intercalados durante 3 e 6 semanas. Os testes revelaram que os ligamentos tratados com ultrassom tiveram, em média, 8,61% mais colágeno tipo I em 3 semanas e 6,91% mais colágeno tipo I em 6 semanas em relação aos não tratados. Já os testes mecânicos revelaram resistência à carga (39,5%) e absorção de energia (69,1%) significativamente superiores para as amostras em 6 semanas do UST.

Em estudo Leung et al.[107] analisaram os níveis do fator transformador de crescimento beta-1 (TGF-β_1) durante um período de 10 dias, com aplicação diária do UST sobre a cicatrização do ligamento colateral medial in vivo. Neste estudo foi utilizado o UST pulsado de 3 MHz de frequência, nas intensidades de 0,5 e 2,3 Wcm^{-2} durante 5 minutos de terapia. As análises do TGF-β_1 foram realizadas no primeiro, quinto e décimo dias de terapia, sendo observado um aumento significativo dos níveis de TGF-β_1 no subgrupo de dose elevada no quinto e décimo dia. No entanto, no décimo dia de registro, foi observada uma expressão significativamente mais elevada de TGF-β_1 do que no quinto dias. Os achados sugerem que o UST possa aumentar o reparo do ligamento por autorregulação do grau de TGF-β_1, em uma aplicação de alta dose. Em estudo anterior esses autores utilizaram o UST nos mesmos parâmetros físicos para tratar lesões do ligamento colateral medial com inflamação aguda, demonstrando o aumento dos níveis de prostaglandina e leucotrieno na aplicação de alta intensidade do UST. Essas substâncias são mediadoras pró-inflamatórias indesejáveis no processo de reparação tecidual, podendo ser esse um efeito antagônico ao esperando durante o tratamento. Sendo assim, espera-se que sempre durante toda a reabilitação sejam respeitadas as fases do processo de reparação tecidual. Com isso, fica claro que o UST é um bom recurso fisioterapêutico a ser utilizado no processo de reparação ligamentar, desde que sejam sempre levados em consideração os parâmetros físicos a serem utilizados, a periodicidade do tratamento, a profundidade do ligamento-alvo e os seus efeitos térmicos e atérmicos.

■ FASE AGUDA

Esta fase é intensificada nas 12 primeiras horas após a lesão, podendo se estender até o terceiro dia. Quando um tecido mole precisa ser reparado, as plaquetas sanguíneas e os mastócitos do conjuntivo tornam-se ativos, liberando substâncias que iniciam o reparo. Estas substâncias incluem agentes quimiotáticos, que atraem os leucócitos polimorfonucleares e os monócitos para o sítio da lesão.

Está demonstrado por experimentos in vivo[66] e em meio de cultura[82] que o ultrassom estimula a liberação de grânulos pelos mastócitos, e são estes grânulos que contêm os agentes quimiotáticos. A degranulação dos mastócitos pode ser iniciada pelo aumento intracelular de íons cálcio.[206] Foi sugerido por Dyson[53] que perturbações da membrana celular, induzidas pelo ultrassom, podem aumentar o influxo de cálcio nos mastócitos. Os monócitos apresentam uma atividade fagocitária, mas a sua principal função parece ser a liberação de substâncias quimiotáticas e de fatores de crescimento, que são essenciais para a formação do tecido de reparação.[37] Estas substâncias, quando liberadas no fluido intersticial, estimulam as células mesenquimatosas indiferenciadas, os fibroblastos e as células endoteliais, a formarem um tecido rico em colágeno e bem vascularizado (tecido de granulação), que é essencial para acelerar o reparo.

Há evidências de que a estimulação da síntese de proteína induzida por ultrassom está associada a um aumento na permeabilidade lisossomal. Os lisossomos contêm enzimas hidrolíticas, e o aumento na permeabilidade dessas membranas pode resultar no aumento hidrolítico ativo no interior das células, o que poderá estimular a síntese de proteína, por exemplo aumentando a utilidade das substâncias precursoras no interior das células induzidas pelo microfluxo do feixe ultrassônico no meio, que pode ser o responsável pela mudança de permeabilidade.[173]

O tecido muscular pode ser beneficiado também pela estimulação ultrassônica. Menezes et al.[118] analisaram o efeito do ultrassom terapêutico (1 MHz, pulsado 1:5, 0,5 Wcm^{-2}) sobre a lesão muscular aguda de coelhos. A irradiação foi realizada durante 10 dias consecutivos, sendo o músculo contralateral utilizado para controle. Os resultados demonstraram que houve diferença significativa na deformação máxima, carga e deformação no limite de proporcionalidade e na energia na fase de deformação elástica. Os autores concluíram que a aplicação do ultrassom pode melhorar na reparação da lesão muscular aguda.

Os efeitos do ultrassom terapêutico em sistemas biológicos têm sido amplamente investigados, no entanto, os efeitos sobre as células endoteliais são pouco conhecidos. Estudo de Hsu e Huang[87] utilizando os parâmetros de 1 MHz, pulsado 1:4, e quatro diferentes intensidades de pico (0,5, 1,0, 1,6 e 2 Wcm^{-2}) estimulou células endoteliais por 10 minutos por dia. Os resultados mostraram que o tratamento por 6 dias com ultrassom nas intensidades de 1,6 e 2 Wcm^{-2} aumentou o óxido nítrico e liberação de Ca^{++} a partir de células endoteliais, mas não promovem o crescimento celular. Além disso, a estimulação do ultrassom mudou a morfologia e a orientação celular, bem como aumentou a secreção de matriz extracelular das células endoteliais.

■ FASE SUBGUDA

Esta fase geralmente se sobrepõe ao final da fase inflamatória, iniciando-se geralmente após 3 dias da lesão. Nesta fase há uma intensa proliferação de fibroblastos e de células endoteliais, que formam os novos vasos sanguíneos.

Mummery[129] observou in vitro um aumento do influxo de cálcio em fibroblastos expostos ao ultrassom. O autor explica que isto ocorreu em razão de um aumento temporário da permeabilidade da membrana celular e que o cálcio atua como um mensageiro para a célula, informando que mudanças extracelulares ocorreram, e que uma resposta reparadora deve ser realizada. Segundo o pesquisador, os efeitos observados, com a baixa intensidade acústica, foram causados pelo microfluxo acústico, possivelmente na presença de cavitação estável, e não pelo efeito térmico.

Guirro et al.[75] demonstraram, em um estudo experimental, que a força tênsil da musculatura abdominal de ratos foi aumentada com a irradiação da energia ultrassônica de baixa intensidade. Os autores observaram que há uma abreviação na resolução do processo inflamatório que inicialmente era de polimorfonucleares, passando a mononucleares. O aumento na resistência da cicatrização também foi observado concomitantemente ao aparecimento de grande número de fibroblastos jovens e maduros, além da neoformação de vasos.

Os fibroblastos, células essenciais para a produção de tecido de granulação saudável e tecido mole, têm sido examinados em alguns aspectos. Fibroblastos expostos à energia ultrassônica, em níveis terapêuticos, podem ser estimulados à maior síntese de colágeno, aumentando assim a força de tensão dos tecidos moles.[81] Existem evidências que a estimulação da síntese proteica, induzida pelo ultrassom, é associada a um aumento na permeabilidade do lisossoma.[56] Para Webster et al.[196] o aumento da síntese de colágeno in vitro está relacionado com a forma do pulso, sendo assim o ultrassom continuo com intensidade de 0,5 Wcm^{-2} aumentou em 20% a quantidade de colágeno ao passo que no regime pulsado o aumento foi de 30%, quando irradiado com a mesma intensidade.

Szego[173] observou que o aumento na permeabilidade lisossômica conduz a uma acentuada síntese proteica. Se as membranas limitantes dessas organelas forem estabilizadas com cortisol, então um tratamento subsequente com o ultrassom não deve estimular a síntese proteica.

■ FASE CRÔNICA

A deposição inicial de fibras colágenas em resposta à lesão tecidual é aparentemente ao acaso. Durante a remodelação, um processo que pode levar meses, o arranjo e o tipo de colágeno são mudados. O colágeno do tipo III é substituído por colágeno do tipo I, em resposta ao estresse mecânico a que o tecido está submetido. A remodelação continua até que o tecido colágeno atinja características semelhantes ao do tecido anterior à lesão. As características ideais do tecido antes da lesão dificilmente serão supridas pelo tecido cicatricial, que é fraco e pouco elástico, em comparação ao tecido não lesado.

Experimentos utilizando o ultrassom em processos cicatriciais tardios demonstraram melhora das propriedades mecânicas desse tecido.[18] Outros trabalhos concluíram que o tecido cicatricial pode se tornar mais resistente e mais elástico, sendo que a propriedade de resistência é atribuída ao aumento da produção de colágeno, enquanto que o aumento na elasticidade parece estar associado à mudança na disposição das fibras colágenas, atribuídas ao seu uso.[60]

Em estudo experimental realizado por Enwemeka[60] com o ultrassom terapêutico a uma frequência de 1 MHz sobre lesões de tendões, foi observado um significativo aumento da tensão e da capacidade de absorver energia, concluindo assim que a energia ultrassônica acelerou o processo de cura.

A irradiação sobre osteossíntese requer alguns cuidados. Por serem confeccionadas de metal, apresentam impedância acústica diferente da do osso ou dos tecidos moles, constituindo-se de interfaces artificiais. Neste caso o efeito térmico pode ser observado, decorrente da produção de um padrão de ondas estacionárias e a sua focalização, decorrente da reflexão, produzindo um aumento da energia ultrassônica. Segundo Garavelo[72], a irradiação com ultrassom nas intensidades de 1,0 a 2,5 Wcm^{-2}, com incrementos de 0,5 Wcm^{-2}, promove um aumento de temperatura nos tecidos cutâneo, muscular e ósseo, bem como na placa metálica implantada nos primeiros cinco minutos, tendendo à estabilização após esse período. A autora relata que o aumento de temperatura não excedeu os 3°C, em média, em nenhuma das aplicações. Mesmo com um pequeno aumento da temperatura, o resultado da microscopia revelou necrose de coagulação na epiderme, derme, subcutâneo e no músculo esquelético, talvez decorrente das altas intensidades aplicadas com consequente formação de ondas estacionárias, uma vez que o transdutor permaneceu parado durante a aplicação.

Para a maioria dos profissionais clínicos a aplicação do ultrassom sobre as epífises de crescimento dos ossos longos é considerada contraindicação. Para Pessina,[142] não há na literatura trabalho experimental ou clínico que tenha demonstrado efeito lesivo ou benéfico dessa modalidade de energia na cartilagem de crescimento. Visando a esclarecer essa dúvida, a autora desenvolveu um extenso trabalho onde analisou de formas qualitativa e quantitativa a cartilagem da epífise de crescimento proximal de coelhos jovens. O protocolo utilizado foi o ultrassom pulsado (2:8) de 1 MHz, com intensidade de 0,535 Wcm^{-2} por 10 dias, utilizando-se do membro contralateral para controle. Para a microscopia de luz foram analisadas as características morfológicas, a disposição das camadas e as características da substância intercelular. A fluorescência óssea também foi utilizada para quantificar a neoformação óssea, além da morfometria microscópica da área total, espessura e contagem de células correspondentes a cada camada da placa de crescimento e morfometria macroscópica. Os resultados demonstraram que não houve nenhuma alteração entre o lado tratado e o não tratado para quaisquer que fossem os parâmetros analisados.

Um tema bastante explorado na área clínica é a possível ação do ultrassom terapêutico sobre o tecido adiposo. Alguns estudos têm sido apresentados na literatura com o intuito de esclarecer as possíveis respostas frente à estimulação ultrassônica. Miwa et al.[122] analisaram o efeito da aplicação de ultrassom sobre a lipólise do tecido adiposo do abdome de ratos. A região abdominal foi submetida a diferentes frequências (160 a 1090 KHz) e intensidades (100 a 225 mWcm^{-2}) durante 10 minutos. Observou-se que dois intervalos de frequência foram destacados, em 100 KHz e entre 300-500 KHz foram eficazes para a mobilização de gordura. Para a intensidade, a melhor resposta ocorreu próximo a 100 mWcm⁻². Os resultados demonstraram aumento na concentração de ácidos graxos livres plasmáticos e norepinefrina no fluido extracelular do tecido adiposo perirrenal. Estes resultados sugerem que a aplicação do ultrassom estimula a mobilização local da gordura decorrente de um aumento na secreção de noradrenalina, sendo dependente da frequência e intensidade. Cabe destacar que as frequência utilizadas, com exceção de 1.090 KHz, não são encontradas nos equipamentos de ultrassom terapêutico utilizados na prática clínica.

■ UST NO ESTÍMULO À PRODUÇÃO DE ÓXIDO NÍTRICO

O UST vem sendo descrito com um recurso físico capaz de favorecer o aumento da expressão de osteoblastos, vascularização tecidual e angiogênese por meio da liberação de óxido nítrico. Postula-se que o mecanismo de liberação do óxido nítrico em decorrência do UST é pautado no aumento da tensão de cisalhamento dos fluidos das células endoteliais, estimulando a liberação de Ca⁺⁺ intracelulares, com consequente aumento da atividade enzimática endotelial para a geração de óxido nítrico.[177,183]

É sabido que o aumento do óxido nítrico promove um efeito cíclico favorável para a neovascularização que se inicia com a proliferação de células endoteliais, seguido do aumento dos capilares sanguíneos, vasodilatação capilar, induzindo ao aumento do fluxo sanguíneo, resultando em uma maior tensão de cisalhamento nas paredes dos vasos. Essas alterações estimulam a arteriogênese e angiogênese por brotamento do capilar, sendo essa uma boa opção terapêutica para reparação tecidual ou isquemia.[157,205] Nesse sentido, Sugita et al.[171] investigaram várias intensidades do UST (490 KHz) por meio de medição em tempo real da concentração de óxido nítrico nos músculos adutores da coxa de coelhos. Os resultados demonstraram um aumento na concentração de óxido nítrico em 1,25%, 10,6% e 20,1%, com a temperatura máxima do músculo aumentada em 0,5°C, 0,7°C, e 0,8°C, nas intensidades de 0,21, 0,35 e 0,48 Wcm⁻², respectivamente.

Em estudo realizado por Reher et al.,[152] foram utilizados dois equipamentos de UST, o convencional (1 MHz, pulsado, testado em quatro intensidades de 0,1 a 1,0 Wcm⁻²) e de baixa frequência (45 KHz, contínuo, também testado em quatro intensidades de 5 a 50 mWcm⁻²), em culturas celulares de osteoblastos humanos, durante 5 minutos de tratamento. Os resultados demonstram que o UST produziu um aumento significativo de óxido nítrico e prostaglandinas em ambos os equipamentos. Não havia nenhuma diferença entre os dois equipamentos em relação à síntese de prostaglandina. Nesse sentido, Tang et al.[177] investigaram o efeito do UST pulsado 1,5 MHz na intensidade de 30 mWcm⁻², durante 20 minutos de estimulação em culturas de células osteoblásticas humana, encontrando resultados positivos no aumento da síntese de óxido nítrico, sendo importante para a formação óssea.

■ FONOFORESE

Fonoforese é um termo que descreve a habilidade do ultrassom em incrementar a penetração de agentes farmacologicamente ativos através da pele.[198] Trata-se de uma eficiente alternativa de transporte de substâncias além da utilização medicamentosa via oral, ou injeções intradérmicas.[121] Benson e McElnay[14] definem fonoforese como sendo o uso do ultrassom para dirigir moléculas de fármacos através da pele. Segundo Benson et al.,[13] essa técnica envolve a aplicação de formulações tópicas sobre a pele na área a ser tratada associada à irradiação de energia ultrassônica.

Recentemente, o transporte de substâncias mediadas por ultrassom é tido como um método eficiente de administração localizada de drogas, genes e outros compostos através de células e tecidos.[109] Há várias evidências de que o ultrassom possa promover a penetração de substâncias químicas, uma vez que o feixe ultrassônico seja capaz de alterar os potenciais de membrana. Lota & Darling[110] observaram um aumento da condutância da membrana ao potássio. Efeitos semelhantes foram mostrados na pele de rã[38] e no músculo cardíaco.[125,126]

Existem várias vantagens na utilização dessa modalidade de tratamento, dentre elas, a ação localizada da droga, com consequente ausência de efeitos colaterais decorrente de ações sistêmicas, caso a droga não tenha este tipo de ação.[23,33] Outra vantagem desta forma de tratamento é a somatória dos efeitos inerentes do ultrassom associados aos efeitos da droga.[25] A técnica apresenta, ainda, a vantagem de que o medicamento a ser introduzido não necessita ter carga elétrica, isto é, ser polarizado. A utilização da onda ultrassônica, para a penetração de drogas, através da pele pressupõe a utilização do pulso contínuo.

Saad e Hahn[163] e Underwood et al.[187] sugerem que o ultrassom ativa, potencializa ou aumenta a efetividade de alguns fármacos. Na mesma linha de raciocínio, diversos autores investigaram o ultrassom como um potencial facilitador na transferência e absorção de drogas.[166,175]

Vários tipos de drogas, como corticoides e anti-inflamatórios, têm sido administrados via fonoforese.[209] A habilidade do ultrassom em promover a penetração de lidocaína no músculo quadríceps femoral de coelhos já havia sido documentada desde a década de 1960. Nesta linha, a efetividade da fonoforese com salicilatos a 10% foi comprovada em estudos clínicos.[35]

Griffin et al.[73] utilizaram a fonoforese nas mais diversas patologias, com um estudo duplo-cego, valendo-se de um placebo, contrastando com a utilização de hidrocortisona. Em 68% dos casos tratados com hidrocortisona e ultrassom, houve marcado decréscimo da dor e aumento da amplitude de movimento do segmento em questão, sendo que nos casos tratados com placebo, apenas 28% apresentaram quadro semelhante.

O efeito da fonoforese com papaína e dimethyl sulfoxido (DMSO) sobre ferimentos purulentos de um pequeno grupo de pacientes apresentou resultados satisfatórios, uma vez que o tempo de regeneração tecidual foi duas vezes menor no grupo tratado.[114]

Há várias décadas, estudos de laboratórios têm investigado a possibilidade da utilização do ultrassom em associação a drogas no tratamento do câncer. Dentro dessa linha de pesquisa, foi analisada a ação do ultrassom com citotoxinas quimioterapêuticas[99,164] e agentes não tóxicos associados ao ultrassom em terapias de tumores in vivo.[92,95,185]

A cavitação ultrassônica é tida como responsável pela permeabilização de células e tecidos de interesse para aplicações farmacêuticas.[8,9,172] O aumento da permeabilidade da membrana promovida pelo ultrassom é considerado o fator que torna possível a maior penetração de fármacos no organismo.

Diante do fato de que o S. aureus e a E. coli são reconhecidamente agentes infecciosos de grande importância nas úlceras de decúbito, Guirro[74] procurou elucidar os bioefeitos induzidos pelo ultrassom terapêutico em ambas bactérias in vitro, em diferentes intensidades (0,5 e 0,8 Wcm⁻²) e frequências (1 e 3 MHz) da onda ultrassônica contínua, em diferentes tempos (5 e 15 minutos). A autora concluiu que a ação do ultrassom é dependente dos vários parâmetros físicos controlados no presente experimento. Quando o ultrassom foi associado às drogas as quais as bactérias eram resistentes (tetraciclina ou ácido nalidíxico), foi observada uma grande inibição da proliferação bacteriana, justificada pela penetração da droga, auxiliada pela radiação ultrassônica.

Poucos produtos apresentam as características apropriadas para a fonoforese, sendo os géis o tipo mais apropriado de formulação para essa terapia.[12,15] Os achados destes estudos indicam que existe grande variação nos coeficientes de transmissão nas diferentes preparações farmacológicas tópicas. Embora cientificamente não comprovado parece lógico que somente alguns produtos com boas características de transmissão ultrassônica possuem condições físicas ideais necessárias para a fonoforese, sendo que as preparações tópicas com baixo índice de transmissão podem diminuir a efetividade da terapia ultrassônica. Os autores mediram o coeficiente de transmissão da energia ultrassônica em um modelo experimental em que a formulação farmacológica era interposta entre o transdutor e superfície de medição, sendo os dados apresentados no Quadro 7.

Pelos dados expostos podemos observar de imediato que as formulações na forma de gel apresentam uma porcentagem de transmissão maior do que na forma de creme ou unguento. Outro ponto de destaque é a frequência do ultrassom utilizado o qual apresentou, em todas as formulações, um maior índice de transmissão para as frequências maiores.

Griffin et al.[73] utilizaram a fonoforese, nas mais diversas patologias, com uma técnica placebo e a outra utilizando hidrocortisona. Em 68% dos casos tratados com hidrocortisona, houve marcado decréscimo da dor e aumento da amplitude de movimento do segmento em questão, sendo que nos casos tratados com placebo apenas 28% mostraram quadro semelhante.

Em seu artigo de revisão sobre fonoforese Byl[25] relata que 75% dos resultados obtidos nas pesquisas demonstram a efetividade do método. Alguns estudos cujos resultados são considerados desfavoráveis devem ser analisados com muito critério, uma vez que as metodologias não estejam de acordo com as normas que regem a investigação científica, como: ausência de controle, falta de calibração do equipamento, a falta de observação sobre a transmissibilidade da droga entre outros.

Na área de dermatologia a fonoforese é utilizada principalmente com enzimas de difusão. Neste caso a dose deve ser cuidadosamente selecionada uma vez que as enzimas se desnaturem em temperaturas acima do limite suportável. O aumento da permeabilidade promovida pelo ultrassom possibilita a maior penetração de fármacos no organismo.

Deve ser tomado certo cuidado durante a aplicação da fonoforese, já que esta pode acentuar a penetração transdérmica do fármaco enquanto promove o efeito terapêutico do US e, com o aumento da penetração do fármaco, pode-se aumentar os benefícios ou malefícios clínicos promovidos pelo medicamento no organismo.[27]

Os mecanismos pelos quais o UST acentua a penetração de fármacos ainda não estão muito bem esclarecidos, mas que suas propriedades térmicas e não térmicas devem ser consideradas. O aquecimento provocado pelo UST aumenta a energia cinética das moléculas do fármaco e da membrana celular, dilata os pontos de entrada dos folículos pilosos e glândulas sudoríparas e aumenta a circulação na área irradiada. As características mecânicas não térmicas do UST podem aumentar a difusão de fármacos pela oscilação em alta velocidade das células, mudanças no potencial de repouso da membrana celular e ruptura da membrana de algumas células da área irradiada. A cavitação é uma propriedade mecânica do UST que pode alterar o transporte de fármacos decorrente do estresse mecânico, elevação da temperatura ou aumento da reatividade química que ocasiona.[25] Cavitação, segundo ter Haar,[80] é a produção de bolhas, que oscilam, em um líquido. Ela pode ser de dois tipos: estável (as bolhas se expandem e se contraem num estado estável) e transiente (as bolhas se expandem culminando com seu colapso, que é decorrente do aumento da temperatura local e da pressão).

Para Meidan et al.,[117] as variáveis que podem alterar a eficácia da fonoforese são os parâmetros de tratamento, que são dependentes de idéias subjetivas de fisioterapeutas.

Em 1992, Cameron e Monroe[27] realizaram um estudo com 77 fisioterapeutas do Norte da Califórnia, em que foi aplicado um questionário sobre a utilização da fonoforese. Do total, 77% dos fisioterapeutas afirmaram usar regularmente a fonoforese durante o tratamento de seus pacientes. O fármaco mais utilizado por esses profissionais foi a hidrocortisona, nas concentrações de 10 e 1%, sendo a primeira concentração utilizada por 81% dos entrevistados. Quanto aos meios de transmissão mais utilizados estão o creme (46%) e creme misturado com gel para ultrassom (44%). Além disso, as autoras avaliaram a transmissão do US através de alguns meios, usando uma balança de força de radiação (Ohmic – UPM 30) e um UST (Chattanooga Intelect 700). O aparelho de US gerava uma potência de 0-3 Wcm^{-2}, numa frequência de 1 MHz e A_{RE} de 8,5 cm^2, sendo que o transdutor era coberto por uma camada de 5 mm de agente acoplante. Como resultado, os acoplantes utilizados foram divididos em dois grupos: boa transmissão (transmissão maior que 80%) e transmissão ruim (menor que 40%). Os géis corticosteroides, creme de metil salicilato e outros meios especialmente formulados para serem usados com US se encaixaram no primeiro grupo, e os géis de US misturados com pó de acetato de hidrocortisona, no segundo. As autoras acreditam que o gel de US misturado com hidrocortisona transmitiu pouco, em função de as partículas do fármaco gerarem reflexão do US.

Kleinkort & Wood[97] realizaram uma retrospectiva estudando 285 pacientes tratados por uma variedade de condições inflamatórias e compararam os resultados do tratamento usando um preparado com 1%, e outro com 10% de hidrocortisona. No meio com 1% foi usado um creme com base d'água e no com 10% uma pomada com um pó de hidrocortisona. A conclusão alcançada foi que a hidrocortisona a 10% foi mais efetiva.

O uso da fonoforese com hidrocortisona durante o tratamento de disfunção temporomandibular foi testado por Wing.[201] Para a realização desse estudo de caso, utilizaram-se um UST no modo

Quadro 7. Porcentagem de transmissão da energia ultrassônica para diferentes produtos a diferentes frequências. Fonte: Benson e McElnay, 1988[14]

Produto	Princípio Ativo	% de Transmissão relativa à água		
		0,75 MHz	1,5 MHz	3,0 MHz
Feldene Gel	Piroxican	74,67 ± 5,33	108,00 ± 2,67	108,00 ± 5,33
EMLA Creme	Lidocaina	83,47 ± 0,57	90,40 ± 0,16	94,53 ± 1,27
Intralgin Gel	Benzocaina	87,33 ± 0,29	11,40 ± 0,54	120,27 ± 0,50
Xilocaina Unguento	Lidocaina	1,73 ± 0,26	2,00 ± 0,00	0,00 ± 0,00
Stiedex Creme	Dexametasona	11,07 ± 0,33	1,87 ± 0,57	11,47 ± 1,75
Dipresone Creme	Betametasona	1,47 ± 0,44	11,07 ± 0,95	14,67 ± 0,59

contínuo por 8 minutos com uma intensidade de 1.0 a 1.5 Wcm^{-2} (até que o paciente sentisse um calor agradável) e uma pomada de hidrocortisona a 10%. A autora observou, ao final do tratamento (10 sessões), aumento da amplitude de movimento (de 16 para 32 mm) e diminuição da dor (de 10 para 3 quando mastigava alimentos sólidos).

Parizotto et al.[139] apresentaram uma metanálise com o intuito de averiguar a relevância e a confiabilidade da fonoforese nos distúrbios musculoesqueléticos e sua utilização clínica. Para isso, selecionaram 56 artigos de 1954 a 2001, que foram submetidos a critérios de inclusão e exclusão, resultando em apenas seis artigos. Acreditando-se que a metodologia relatada pudesse ser adequada para obter conclusões sobre a utilização da fonoforese como recurso terapêutico, foram elaborados parâmetros para avaliação: grupo-controle, estudo duplo-cego, estudo aleatório, fármaco – tipo de anti-inflamatório (esteroide ou não), fármaco manipulado na forma de gel, valor de concentração do fármaco no gel, calibração do equipamento de ultrassom, 10 amostras no mínimo, 10 sessões no mínimo, modo de emissão das ondas acústicas do equipamento (contínuo ou pulsado), frequência do transdutor, intensidade, tempo/A_{RE} e mensuração da dor. Para a execução da metanálise, esses parâmetros funcionaram como filtros, verificando a relevância e confiabilidade desses artigos. Após esses procedimentos, os autores observaram que nenhum estudo seguiu inteiramente os critérios propostos, por isso, eles colocam em dúvida a relevância e a confiabilidade dos resultados obtidos em razão das falhas no processo de elaboração da pesquisa ou omissão de parâmetros que eles acreditam ser importantes. Além disso, sugerem que novas investigações sejam feitas a fim de estabelecer as condições ideais para o uso da fonoforese.

CONTRAINDICAÇÕES

- *Sobre o útero gravídico*: em virtude da possibilidade de cavitação no líquido amniótico e da ocorrência de malformações no feto.
- *Diretamente sobre o coração*: pela possibilidade de modificação no potencial de ação e de suas propriedades contráteis.
- *Diretamente sobre tumores*: podem-se acelerar o crescimento e/ou as metástases.
- *Globo ocular*: pela possibilidade de cavitação.
- *Diretamente sobre endopróteses*: o cimento acrílico possui um alto coeficiente de absorção, e os componentes à base de polímeros poderiam sofrer ação dos efeitos térmicos.
- *Diretamente sobre implantes metálicos*: pela existência de interfaces que poderão aumentar o índice de reflexão do feixe ultrassônico.
- *Processos infecciosos*: pelo risco de disseminação.
- *Tromboflebites e varizes*: pela deficiência circulatória e pelo risco de promover embolias.

REFERÊNCIAS BIBLIOGRÁFICAS

1. Abranson DI, Burnett C, Bell Y et al. Changes in blood flow oxygen uptake and tissue temperature produced by therapeutic physical agents in effects of ultrasound. *Am J Phys Med* 1960;39:51.
2. Agel J, Olson DE, Dick R et al. Descriptive epidemiology of collegiate women's basketball injuries: National Collegiate Athletic Association Injury Surveillance System, 1988-1989 through 2003-2004. *J Athl Train* 2007;42(2):202.
3. Allen KGR, Battye CK. Performance of ultrasonic therapy instrument. *Physiotherapy* 1978;64(6):174-79.
4. American Standard Specification for Ultrasonic Therapeutic Equipment, American National Institute, New York, S24.18, 18 de janeiro, 1956.
5. Andres BM, Murrell GA. Treatment of tendinopathy. what works, what does not, and what is on the horizon. *Clin Orthop Relat Res* 2008;466(7):1539-54.
6. Artho PA, Thyne JG, Warring BP et al. A Calibration Study of Therapeutic Ultrasound Units. *Phys Ther* 2002;82(3):257-63.
7. Baker R, Bell GW. The effect of therapeutic modalities on blood flow in the human calf. *J Orthop Sports Phys Ther* 1991;13:23-27.
8. Barnett S et al. Current status of research on biophysical effects of ultrasound. *Ultrasound Med Biol* 1994;20(3):205-18.
9. Barnett SB, Walsh DA, Angles JA. Novel approach to evaluate the interaction of pulsed ultrasound with embyonic development. *Ultrasonics* 1994;28:166-70.
10. Bassett CAL. Biophysical principles affecting bone structure. In: Bourne GH. (Ed.). *Biochemistry and physiology of bone*. New York: Academic Press, 1971. p. 1-76.
11. Becker RO. Stimulation of partial limb regeneration in rats. *Nature* 1972;235:109-11.
12. Benson HAE et al. Influence of ultrasound on the percutaneous absorption of nicotinate esters. *Pharm Res* 1991;8:204-9.
13. Benson HAE, McElnay JC. Topical non-steroidal anti-inflammatory products as ultrasound couplants: Their potential in phonophoresis. *Physiotherapy* 1994 Feb.;80(2):74-76.
14. Benson HAE, McElnay JC. Transmission of ultrasound energy through topical pharmaceutical products. *Physiotherapy* 1988;74(11):587.
15. Benson HAE, McElnay JC, Harland R. Use of ultrasound to enhance percutaneous absorption of benzidamine. *Phys Ther* 1989;69(2):113-18.
16. Benson S. Volume changes in organs induced by the local application of external heat and cold and by diathermy. *Arch Phys Ther* 1934;15:133.
17. Bhagwandin N. Characterization of the acoustic output of therapeutic ultrasound equipment. *Fisioterapie* 1992;48(1):4-6.
18. Bierman W. Ultrasound in the treatment of scars. *Arch Phys Med Rehabil* 1954;35:209.
19. Braginskaya FI. Quantitative study of the effects of ultrasound on biochemical systems. *Sov Phys Acoust* 1974;21(4):323-27.
20. Braginskaya FI, Dunn F. Low intensity ultrasonic effects on yeast hexokinase. *Radiat Environ Biophys* 1990;29:47-56.
21. Brayman AA, Miller MW. Bubble cycling and standing waves in ultrasonic cell lysis. *Ultrasound Med Biol* 1992;18(4):411-20.
22. Breuing, K. et al. Early experience using low-frequency ultrasound in chronic wounds. *Ann Plast Surg* 2005;55(2):183-87.
23. Bronaugh RL, Maibach HI, Chien YW. *In vitro percutaneous absortion: principles, fundamentals, and applications*. Boca Raton FL: CRC, 1991. p. 280.
24. Brueton RN, Campbell B. The use of geliperm as a sterile coupling agent for therapeutic ultrasound. *Physiotherapy* 1987 Dec.;73(12):653-54.
25. Byl N. The use of ultrasound as an enhancer for transcutaneous drug delivery: phonophoresis. *Phys Ther* 1995;75(6):539-53.
26. Byl N, MacKenzie AM, WEST JA et al. Low-dose ultrasound effects on wound healing: a controlled study with Yucatan pigs. *Arch Phys Med Rehab* 1992;73:656-64.
27. Cameron, M.H.; Monroe, L.G. Relative transmission of ultrasound by media customarily used for phonophoresis. *Phys Ther* 1992;72(2):142-48.
28. Carstensen EL, Li K, Schwan HP. Determination of the acoustic proprieties of blood and its components. *J Acoust Soc Am* 1953;25:286.
29. Casarotto RA. *Agentes acoplantes em fisioterapia: perdas acústicas e térmicas*. Tese (Doutorado em Reabilitação). São Paulo. Escola Paulista de Medicina, Universidade Federal de São Paulo, 1999 51f.
30. Casarotto RA, Adamowski JC, Fallopa F. Coupling agents in therapeutic ultrasound: acoustic and thermal behavior. *Arch Phys Med Rehabil* 2004;85:162-65.
31. Chan YS, Hsu KY, Kuo CH et al. Using low-intensity pulsed ultrasound to improve muscle healing after laceration injury: an in vitro and in vivo study. *Ultrasound Med Biol* 2010;36(5):743-51.
32. Chang C, Hsu S. The effects of low-intensity ultrasound on peripheral nerve regeneration in poly (DL-lactic acid-co-glycolic acid) conduits seeded with Schwann cells. *Ultrasound Med Biol* 2004;30(8):1079-84.
33. Chien YW. Developmental concepts and practice in transdermal therapeutic systems. In: Chien, YW. *Transdermal controlled systemic medications*. New York: Marcel Dekker, 1987. p. 25-82; vol. 31.

34. Ciaravino V, Miller MW, Kaufman GE. The effect of 1 MHz ultrasound on the proliferation of syncronized chinese hamster v- 79 cells. Ultrasound Med Biol 1981;7:175-84.
35. Ciccone CD, Leggin BG, Callamaro JJ. Effects of ultrasound and trolamine salicylate phonophoresis on delayed– onset muscle soreness. Phys Ther 1991;71:666-68.
36. Clark P, Hill CR. Physical and chemical aspects of ultrasonic disruption of cells. J Acoust Soc Am 1969;7:649-53.
37. Clark RAF. Cutaneous tissue repair basic biologic considerations. J Am Acad Dermatol 1985;13:701.
38. Coble AJ, Dunn F. Ultrasonic production of reversible changes in the electrical parameters of isiolated frog skin. J Acoust Soc Am 1976;60:225-29.
39. Crisci A, Ferreira A. Low-intensity pulsed ultrasound accelerates the regeneration of the sciatic nerve after neurotomy in rats. Ultrasound Med Biol 2002;28(10):1335-41.
40. Dick R, Hertel J, Agel J et al. Descriptive epidemiology of collegiate men's basketball injuries: National Collegiate Athletic Association Injury Surveillance System, 1988-1989 through 2003-2004. J Athl Train 2007;42(2):194.
41. Dinnot M, Young S, Crumt A. The significance of membrane changes in the safe and effective use of therapeutic and diagnostic ultrasound. Phys Med Biol 1989;34(11):1543-52.
42. Dionísio VC, Volpon JB. Ação do ultrassom terapêutico sobre a vascularização pós-lesão muscular experimental em coelhos. Rev Bras Fisioter 1999;4:19-25.
43. Doan N, Reher P, Meghji S et al. In vitro effects of therapeutic ultrasound on cell proliferation, protein synthesis, and cytokine production by human fibroblasts, osteoblasts, and monocytes. J Oral Maxillofac Surg 1999;57(4):409-19.
44. Docker MF, Foulkes DJ, Patrick MK. Ultrasound cuplants for physiotherapy. Physiotherapy 1982;68(4):124-25.
45. Docker MF. A review of instrumentation available for therapeutic ultrasound. Physiotherapy 1987;73:4.
46. Doty P, Macgill BB, Ric SA. The proprieties of sonic fragments of desoxyribose nucleic acid. Proc Natl Acad Sci USA 1958;44:432-38.
47. Draper D, Castel JC, Castel D. Rate of temperature increase in human muscle during 1 Mhz continuous ultrasound. J Orthop Sports Phys Ther 1995;22(4):142-50.
48. Duarte LR. The stimulation of bone growth by ultrasound. Arch Orthop Traum Surg 1983;101(3):153-59.
49. Dyson M et al. Stimulation of tissue regeneration by pulsed plane-wave ultrasound. IEE Trans Sonics Ultrasonic 1970;17:133-40.
50. Dyson M. Mechanisms involved in therapeutic ultrasound. Physiotherapy 1987;73:116.
51. Dyson M. Non-thermal cellular effects of ultrasound. Br J Cancer 1982;45:165-71.
52. Dyson M. Role ultrasound in wound healing. In: Kloth LC, McCulloch JM, Feedar JA. (Eds.). Wound healing: alternatives in management. Filadélfia: FA Davis, 1990. p. 259-85.
53. Dyson M. Therapeutic applications of ultrasound. In: Nyborg WL, Ziskin MC. (Eds.). Biological effects of ultrasound (Clinics in diagnostic ultrasound). Edimburgo: Churchill Livingstone, 1985. p.121-33.
54. Dyson M, Franks C, Suckling J. Stimulation of healing of varicose ulcers by ultrasound. Ultrasonics 1976;14(5):232-36.
55. Dyson M, Barookes M. Stimulation of bone repair by ultrasound. Ultrasound Med Biol 1983;(Suppl 2):61-66.
56. Dyson M, Suckling J. Stimulation of tissue repair by ultrasound: a survey of the mechanisms involved. Physiotherapy 1978;64:105-8.
57. Dyson M, Luke D. Induction of mast cell degranulation in skin by ultrasound. IEEE Trans Ultrason Ferroelectr Freq Control 1986;33(2):194-201.
58. El-Mowafi H, Mohsen M. The effect of low-intensity pulsed ultrasound on callus maturation in tibial distraction osteogenesis. Int Orthop 2005;29(2):121-24.
59. Engelmann J, Vitto MF, Cesconetto PA et al. Pulsed ultrasound and dimethylsulfoxide gel treatment reduces the expression of pro-inflammatory molecules in an animal model of muscle injury. Ultrasound Med Biol 2012;38(8):1470-75.
60. Enwemeka CS. The effects of therapeutic ultrasound on tendon healing: a biochemical study. Am J Phys Med Rehabil 1989;69:283-87.
61. Enwemeka C, Rodriguez O, Mendosa S. The biomechanical effects of low-intensity ultrasound on healing tendons. Ultrasound Med Biol 1990;16(8):801-7.
62. Farnebo S, Lars-Erik K, Ingrid S et al. Continuous assessment of concentrations of cytokines in experimental injuries of the extremity. Int J Clin Exp Med 2009;2(4):354.
63. Ferrari C B, Andrade MAB, Adamowski JC et al. Evaluation of therapeutic ultrasound equipments performance. Ultrasonics 2010;50:704-9.
64. Fontes-Pereira AJ, Teixeira RDC, Oliveira AJBD et al. Efeito do ultrassom terapêutico de baixa intensidade em fratura induzida em tíbia de ratos; the effect of low-intensity therapeutic ultrasound in induced fracture of rat tibiae. Acta Ortop Bras 2013;21(1):18-22.
65. Freederick JR. Ultrasonic engineering. New York: John Wiley & Sons, 1965.
66. Fyfe MC, Chahl LA. Mast cell degranulation: a possible mechanism of action of therapeutic ultrasound. Ultrasound Med Biol 1982;8(Suppl 1):62.
67. Fyfe MC, Chahl LA. Mast cell degranulation and increased vascular permeability induced by 'therapeutic' ultrasound in the rat ankle joint. Br J Exp Pathol 1984;65(6):671.
68. Gam AN, Johannsen F. Ultrasound therapy in musculoskeletal disorders: a meta-analysis. Pain 1995;63:85-91.
69. Gambihler S, Delius M, Brendel W. Biological effects of shock waves: cell disruption, viability, and proliferation of L1210 cells exposed to shock waves in vitro. Ultrasound Med Biol 1990;16(6):587-94.
70. Garavello I. Medida da variação da temperatura por termografia em tecidos ósseo e muscular e em placa metálica implantada, após irradiação ultrassônica terapêutica. Estudo experimental em coelhos. Dissertação de Mestrado. Ribeirão Preto. Faculdade de Medicina de Ribeirão Preto – USP, 1992.
71. Garnet EC, David CR. Efficiency of ultrasound coupling agents. Physioterapy 1977;63(8):255-57.
72. Griffin JE. Transmissiveness of ultrasound through tap water, glycerin and mineral oil. Phys Ther 1980;60(8):1011-16.
73. Griffin JE, Echternach JL, Prince RE et al. Patients treated with ultrasonic driven hidrocortisone and with ultrasound alone. Phys Ther 1967;47:594.
74. Guirro ECO. Bioefeitos induzidos por ultrassom em Staphylococcus aureus e Escherichia coli. estudo in vitro. Tese de Doutoramento. Rio Claro. Instituto de Biociências do Campus de Rio Claro, Universidade Estadual Paulista, 1999. p. 144.
75. Guirro ECO, Ferreira AL, Guirro R. Efeitos da estimulação ultrassônica pulsada de baixa intensidade no processo cicatricial. Estudo experimental em ratos. Rev Ciência Tecnol 1995;8(4/2):37-47.
76. Guirro R, Cancelieri AS, Sant'anna I. Avaliação dos meios intermediários utilizados na aplicação do ultrassom terapêutico. Rev Bras Fisioter 2001;5(2):1-4.
77. Guirro R, Ferreira AL, Guirro ECO. The use hydroxiapatite associated with low intensity pulsed ultrasonic stimulation in the correction of bone failure. An experimental studies with rabbits. Braz J Morphological Sciences 1999;16(1):45-53.
78. Guirro R, Serrão F, Elias D et al. Calibration of therapeutic ultrasound equipment. Physiotherapy 1997;83(8):419-22.
79. Guirro R, Serrão F, Elias D et al. Dosimetria de aparelhos de ultrassom terapêutico utilizando balança semi-analítica. Rev Bras Fisioter 1996;1(2):79-82.
80. Haar GR, Daniels S. Evidence for ultrasonically induced cavitacion in vivo. Phys Med Biol 1981;26:1145.
81. Harvey W, Dyson M, Pond JB et al. The in vitro stimulation of protein synthesis in human fibroblasts by the therapeutic levels of ultrasonic in medicine. Amsterdã: Excerpta Medica, 1975. p. 10-21.
82. Hashih I. The effects of ultrasound therapy on post-operative inflammation (PhD-tesis). University of London, London. Apud Dyson M. Mechanisms involved in therapeutic ultrasound. Physiotherapy 1986;73:117.
83. Hekkenberg R, Reibold R, Zepiri B. Evaluation of ultrasound therapy devices. Physiotherapy 1986;72:390-95.
84. Hissong J, Dinger F. Methods of skin rejuvenation using high intensity focused ultrasound to form an ablated tissue area containing a plurality of lesions, US 6595934 B1, 2003.
85. Hogan RDB, Burke KM, Franklin TD. The effect of ultrasound on the microvascular hemodynamics in skeletal muscle: effects during ischemia. Microvasc Res 1982;23:370-79.

86. Hoogland R. *Ultrasound therapy*. 2. ed. BV Enraf-Nonius Delft, Rotgenweg 1, PO Box 483, 2600 AL Delft, The Netherlands, 1989.
87. Hsu SH, Huang TB. Bioeffect of ultrasound on endothelial cells in vitro. *Biomol Eng* 2004;21(3):99-104.
88. Hughes DE, Nyborg WL. Cell disruption by ultrasound. *Science* 1962;138:108-14.
89. Ikeda K, Takayama T, Suzuki N et al. Effects of low-intensity pulsed ultrasound on the differentiation of C2C12 cells. *Life Sciences* 2006;79(20):1936-43.
90. International Eletrotechnical Commission Publication 601-2-5. *Particular requirements for the safety of ultrasonic therapy equipment*. IEC, Genève, Suisse 1984.
91. Ito A, Aoyama T, Yamaguchi S et al. Low-intensity pulsed ultrasound inhibits messenger RNA expression of matrix metalloproteinase-13 induced by interleukin-1β in chondrocytes in an intensity-dependent manner. *Ultrasound Med Biol* 2012;38(10):1726-33.
92. Jeffers RQ, Feng JB, Hunt JW et al. Dimethylformamide as na enhancer of cavitation-induced cell lysis in vitro. *J Acoust Soc Am* 1995;97:669-76.
93. Johns LD, Straub SJ, Howard SM. Analysis of effective radiating area, power, intensity, and field characteristics of ultrasound transducers. *Arch Phys Med Rehabil* 2007;88(1):124-29.
94. Katano M, Naruse K, Uchida K et al. Low intensity pulsed ultrasound accelerates delayed healing process by reducing the time required for the completion of endochondral ossification in the aged mouse femur fracture model. *Exp Anim* 2011;60(4):385-95.
95. Kessel D, Jeffers JB, Cain CA. Porphyrin-induced enhancement of ultrasound cytoxicity. *Int J Radiat Biol* 1994;66:221-28.
96. Klaiman M, Shrader J, Danoff J et al. Phonophoresis against ultrasound treatment not Common Musculoskeletal Conditions. *Med Sci Sports Exerc* 1998;30(9):1349-55.
97. Kleinkort JA, Wood F. Phonophoresis with 1 percent versus 10 percent hydrocortisone. *Phys Ther* 1975;55(12):1320-24.
98. Klopotek P. *Method and apparatus for therapeutic treatment of skin with ultrasound*, 6113559, 2000.
99. Kremakau FW, Kaufmann JS, Walker MM et al. Ultrasonic enhancement of nitrogen mustard cytotoxicity in mouse leukemia. *Cancer* 1976;37:1643-47.
100. Kumagai K, Takeuchi R, Ishikawa H et al. Low intensity pulsed ultrasound accelerates fracture healing by stimulation of recruitment of both local and circulating osteogenic progenitors. *J Orthop Res* 2012;30(9):1516-21.
101. Leake ES et al. Ultrasonic effects on alveolar macrophages in suspension. *J Clin Ultrasound* 1980;8:465-72.
102. Lehmann J, Hohlfeld R. Der gewebestoff wechsel nach ultreschoII und warmeeinwirkung. *Strahlentherapie* 1952;87:544.
103. Lenart A, Auslander C. The effect of ultrasound on diffusion througer membranes. *Ultrasonics* 1980 Sept.;18:216-18.
104. Leung KS, Lee WS, Tsui HF et al. Complex tibial fracture outcomes following treatment with low-intensity pulsed ultrasound. *Ultrasound Med Biol* 2004;30(3):389-95.
105. Leung KS, Qin L, Fu LK et al. A comparative study of bone to bone repair and bone to tendon healing in patella-patellar tendon complex in rabbits. *Clin Biomech* 2001;25(1):35-39.
106. Leung MCP, Ng GY, Yip KK. Effect of ultrasound on acute inflammation of transected medial collateral ligaments. *Arch Phys Med Rehabil* 2004;85(6):963-66.
107. Leung MC, Ng GY, Yip KK. Therapeutic ultrasound enhances medial collateral ligament repair in rats. *Ultrasound Med Biol* 2006;32(3):449-52.
108. Liu D, Yang R, Yan X et al. Hydroxyl radical generated in vivo kill neurons in the rat spinal cord: electrophysiological, histological and neurochemical results. *J Neurochem* 1994;62(1):37-44.
109. Liu J, Thomas NL, Prausnitz MR. Non-invasive assesment na control of ultrasound-mediated membrane permeabilization. *Pharm Res* 1998;15(6):918-24.
110. Lota M, Darling R. Changes in permeability of the red blood cell membrane in homogeneous ultrasound field. *Arch Phys Med Rehabil* 1955;36:282-87.
111. Low J, Reed A. *Electrotherapy explained – Principles and practice*. 3rd ed. Oxford: Butterworth Heinemann, 2000. p. 431.
112. Lu H, Qin L, Cheung W et al. Low-intensity pulsed ultrasound accelerated bone-tendon junction healing through regulation of vascular endothelial growth factor expression and cartilage formation. *Ultrasound Med Biol* 2008;34(8):1248-60.
113. Margulis MA. Sonoluminescence and sonochemical reactions in cavitation fields. *Ultrasonics* 1985;23:157-69.
114. Martinian IA, Nagapetian KHO, Amirian SS. Papain phonophoresis in the treatment of suppurative wounds and inflamatory processes. *Khirurgia* 1990;9:74-76.
115. Maxwell L. Therapeutic ultrasound: its effects on the cellular and molecular mechanisms of inflammation and repair. *Physiotherapy* 1992;78:421-26.
116. McDiarmid T, Burns PN. Clinical applications of therapeutic ultrasound. *Physiotherapy* 1987;73(4):155-62.
117. Meidan VM, Walmsley AD, Irwin WJ. Phonophoresis – Is it a reality? *Int J Pharm* 1995;118:129-49.
118. Menezes DF, Volpon JB, Shimano AC. Aplicação de ultrassom terapêutico em lesão muscular experimental aguda. *Rev Bras Fisioterapia* 1999;4(1):27-31.
119. Miethchen R. Selected applications of sonochemistry in organic chemistry. *Ultrasonics* 1973;20(3):241-50.
120. Mitragory S, Blankschtein D, Langer R. Effects of ultrasound on the skin. *Pharm Res* 1996;13:411-20.
121. Mitragory S, Edwads DA, Blankchtein D et al. Enhancing effects of ultrasound. *Pharm Sci* 1995;84:697-706.
122. Miwa H, Kino M, Han LK et al. Effect of ultrasound application on fat mobilization. *Pathophysiology* 2002;9:13-19.
123. Mizrahi N, Seliktar D, Kimmel E. Ultrasound-induced angiogenic response in endothelial cells. *Ultrasound Med Biol* 2007;33(11):1818-29.
124. Moreira P, Gentil D, Oliveira C. Prevalência de lesões na temporada 2002 da Seleção Brasileira Masculina de Basquete. *Clínica* 2003;22:22.
125. Mortimer AJ, Dyson M. The effect of therapeutic ultrasound on calcium uptake in fibroblasts. *Ultrasound Med Biol* 1988;6:499-506.
126. Mortimer AJ, Trollope BJ, Villeneuve EJ. Ultrasound enhanced diffusion of oxygen through isolated frog skin. *Ultrasonics* 1988;26(6):348-51.
127. Mourad P et al. Ultrasound accelerates functional recovery after peripheral nerve damage. *Neurosurgery* 2001;48(5):1136-40.
128. Mukai S, Ito H, Nakagawa Y et al. Transforming growth factor-β1 mediates the effects of low-intensity pulsed ultrasound in chondrocytes. *Ultrasound Med Biol* 2005;31(12):1713-21.
129. Mummery CL. The effect of ultrasound on fibroblasts in vitro (PhD tesis). University of London, London, 1978. Apud Dyson M. Mechanisms involved in therapeutic ultrasound. *Physiotherapy* 1987;73:116.
130. Naito K, Watari T, Muta T et al. Low–Intensity pulsed ultrasound (LIPUS) increases the articular cartilage type II collagen in a rat osteoarthritis model. *J Orthop Res* 2010;28(3):361-69.
131. NBR-IEC 1689. *Ultrassom, sistemas de fisioterapia, prescrições para desempenho e métodos de medição na faixa de frequências de 0,5 MHz a 5 MHz* ABNT – Associação Brasileira de Normas Técnicas, 1998.
132. Neppiras EA. Acoustic cavitation series: part one. *Ultrasonics* 1984 Jan.
133. Nyborg WL. Biological effects of ultrasound: development of safety guidelines. Part II: general review. *Ultrasound Med Biol* 2001;27(3):301-33.
134. Nyborg WL, Miller DL, Saad AH. Biophysical implications of bubble dynamics. *Applied Sci Res* 1982;38:17-24.
135. Oakley S. Biophysical effects of ultrasound at therapeutic intensities. *Physiotherapy* 1978;64:169.
136. Okuno E, Caldas IL, Chow C. *Física para ciências biológicas e biomédicas*. São Paulo: Harbra, 1986.
137. Oliveira RF, Oliveira DAAP, Soares CP. Effect of low-intensity pulsed ultrasound on l929 fibroblasts. *Arch Med Sci* 2011;7:224-29.
138. Paaske WP, Hovind H, Seyerson P. Influence of therapeutic ultrasonic irradiation on blood flow in human cutaneous, subcutaneous and muscular tissues. *Scand J Clin Lab Invest* 1973;31:389-94.
139. Parizotto NA, Koeke PU, Moreno BGD et al. Utilização da fonoforese em desordens músculo-esqueléticas: uma meta-análise. *Rev Bras Fisioterapia* 2003;7(1):9-15.
140. Patrick M. Aplications of pulsed therapeutic ultrasound. *Physiotherapy* 1978;64:103-4.
141. Paul W, Imig C. Temperature and blood flow studies after ultrasonic irradiation. *Am J Phys Med* 1955;34:370-75.

142. Pessina AL. Aplicação do ultrassom terapêutico na cartilagem de crescimento proximal de tíbia de coelho. Rev Bras Fisioterapia 1998;3(Supl):38.
143. Piedade MCB, Galhardo MS, Battlehner CN et al. Effect of ultrasound therapy on the repair of gastrocnemius muscle injury in rats. Ultrasonics 2008;48(5):403-11.
144. Pilla AA, Mont MA, Nasser PR et al. Non-invasive low-intensity pulsed ultrasound accelerates bone healing in the rabbit. J Orthop Traumatol 1990;4:246-53.
145. Pringle DW. Therapeutic ultrasound: acoustic transmissiveness of wound dressings. Physiotherapy 1995 Apr;81(4):240.
146. Pritchard NJ, Hughes DE, Peacocke AR. The ultrasonic degradation of biological macromolecules under conditions of stable cavitation. Theory, methods, and application to deoxyribonucleic acid. Biopolymers 1966;4:259-73.
147. Qin L, Fok P, Lu H et al. Low intensity pulsed ultrasound increases the matrix hardness of the healing tissues at bone-tendon insertion-a partial patellectomy model in rabbits. Clin Biomech 2006;21(4):387-94.
148. Ramirez A et al. The effect of ultrasound on collagen synthesis and fibroblast proliferation in vitro. Med Sci Sports Exerc 1997;29(3):326-32.
149. Rantanen J et al. Effects of therapeutic ultrasound on the regeneration of skeletal myofibers after experimental muscle injury. Am J Sports Med 1999;27(1):54.
150. Reed B, Ashikaga T. The effects of heating with ultrasound on knee joint displacement. J Orthop Sports Phys Ther 1997;26(3):131-37.
151. Reher P, Elbeshir ENI, Harvey W et al. The stimulation of bone formation in vitro by therapeutic ultrasound. Ultrasound Med Biol 1997;8:1251-58.
152. Reher P, Harris M, Whiteman M et al. Ultrasound stimulates nitric oxide and prostaglandin e2 production by human osteoblasts. Bone 2002;31(1):236-41.
153. Reid DC, Cummings GE. Efficiency of ultrasound coupling agents. Physiotherapy 1977 Aug.;63(8):255-57.
154. Repacholi MH, Benwell DA. Using surveys of ultrasound therapy devices to draft performance standards. Health Physis 1979;36:679-86.
155. Revell WJ, Roberts MG. Ultrasound effects on miniature end plate potential discharge frequency are contingent upon acoustic environment. Ultrasonics 1990;28:149-54.
156. Ribeiro RN, Vilaça F, Oliveira HU et al. Prevalência de lesões no futebol em atletas jovens: estudo comparativo entre diferentes categorias. Rev Bras Educ Fís Esporte 2007;21(3):189-94.
157. Rissanen TT, Korpisalo P, Markkanen JE et al. Blood flow remodels growing vasculature during vascular endothelial growth factor gene therapy and determines between capillary arterialization and sprouting angiogenesis. Circulation 2005;112:3937-46.
158. Roach CJ, Haley CA, Cameron KL et al. The Epidemiology of Medial Collateral Ligament Sprains in Young Athletes. Am J Sports Med 2014 May;42(5):1103-9.
159. Rodenberg RE, Bowman E, Ravindran R. Overuse injuries. Prim Care 2013;40(2):453-73.
160. Rodeo SA, Arnoczky SP, Torzilli PA et al. Tendon-healing in a bone tunnel. A biomechanical and histological study in the dog. J Bone Joint Surg 1993;75(12):1795-803.
161. Ross R. The fibroblasts and wound repair. Biol Rev Camb Philos Soc 1968;43:51-96.
162. Ryaby J et al. Low intensity pulsed ultrasound increases calcium incorporation in both differentiating cartilage and bone cell cultures. Trans Orthop Res Soc 1989;14(15.1).
163. Saad AH, Hahn GM. In: Heat transfer in biogineering and medicine. New York: Am Soc Mech Eng, 1987.
164. Saad AH, Hahn GM. Ultrasound enhanced toxity on chinese hamster ovary cells in vitro. Cancer Res 1989;49:5931-34.
165. Sato W, Matsushita T, Nakamura K. Acceleration of increase in bone mineral content by low-intensity ultrasound. Energy in leg lengthning. J Ultrasound Med 1999;18:699-702.
166. Saxena J et al. Agents Chemoter. J Biomaterial Apply 1993;7:227-96.
167. Silva OL. Estudo do mecanismo de ação do ultrassom na estimulação do crescimento ósseo. Dissertação de mestrado. São Carlos. Escola de Engenharia de São Carlos – USP, 1977.
168. Smith C, Kruger MJ, Smith RM et al. The inflammatory response to skeletal muscle injury: Illuminating complexities. Sports Med 2008;38:947-69.
169. Sparrow KJ, Finucane SD, Owen JR et al. The effects of low-intensity ultrasound on medial collateral ligament healing in the rabbit model. Am J Sports Med 2005;33(7):1048-56.
170. Stanisic M et al. Wound debridement with 25 kHz ultrasound. Adv Skin Wound Care 2005;18(9):484-90.
171. Sugita Y, Mizuno S, Nakayama N et al. Nitric oxide generation directly responds to ultrasound exposure. Ultrasound Med Biol 2008;34(3):487-93.
172. Suslick KS. Homogeneous sonochemistry. in Ultrasound: Its Chemical, Phycal and Biological Effects. Suslik K S. (Ed.) New York: VCH, New York: 1988. p, 123-64.
173. Szego CM. The lysosome as a mediator of hormone action. Recent Prog Horm Res1974;30:171.
174. Szego H. The action of ultrasound on fibroblasts. Acoustic 1974;36:100-3.
175. Tachibana K, Tachibana S. Agents chemother. J Pharm Pharmacol 1991;43:270-71.
176. Tajali SB, Houghton P, MacDermid JC et al. Effects of low-intensity pulsed ultrasound therapy on fracture healing: a systematic review and meta-analysis. Am J Phys Med Rehabil 2012;91(4):349-67.
177. Tang CH, Lu DY, Tan T et al. Ultrasound induces hypoxia-inducible factor-1 activation and inducible nitric-oxide synthase Expression through the Integrin/Integrin-linked kinase/akt/mammalian target of rapamycin pathway in osteoblasts. J Biol Chem 2007;282(35):25406-15.
178. Ter Haar G. Basic Physics of therapeutic ultrasound. Physiotherapy 1987 Mar;73(3):110-13.
179. Ter Haar G. Therapeutic ultrasound. Eur J Ultrasound 1999;9:3-9.
180. Ter Haar G, Dyson M, Talbert D. Ultrasonically induced contractions in mouse uterine smooth muscle in vivo. Ultrasonics 1978;16(6):275-76.
181. Tidball JG, Villalta SA. Regulatory interactions between muscle and the immune system during muscle regeneration. Am J Physiol Regul Integr Comp Physiol 2010;298(5):R1173-87.
182. Todd JH. Measurement of chemical activity of ultrasonic cavitation in aqueous solutions. Ultrasonics 1970;235-38.
183. Toyama Y, Sasaki KI, Tachibana K et al. Ultrasound stimulation restores impaired neovascularization-related capacities of human circulating angiogenic cells. Cardiovasc Res 2012;95:448-59.
184. Tsai CL, Chang WH, Liu TK. Preliminary studies of duration and intensity of ultrasonic treatments on fracture repair. Chin J Physiol 1992;35:21-26.
185. Uememura S, Yumita N, Nishigaki R. Enhancement of ultrasonically induced cell damage by a galium-porphyrin complex, ATX 70. Jpn J Cancer Res 1993;84:582-88.
186. Uhlemann C, Heinig B, Wollina U. Therapeutic ultrasound in lower extremity wound management. Int J Low Extrem Wounds 2003;2(3):152.
187. Underwood HR, Burdette EC, Ocheltree KB et al. Ultrasound and pharmacological agents. Int J Hyperthermia 1987;3:257-67.
188. van den Bekerom MP, Kerkhoffs GM, McCollum GA et al. Management of acute lateral ankle ligament injury in the athlete. Knee Surg Sports Traumatol Arthrosc 2013;21(6):1390-95.
189. Vital R, Silva HGPV, Sousa RPA et al. Lesões traumato-ortopédicas nos atletas paraolímpicos. Rev Bras Med Esporte 2007;13(3):165-68.
190. Vivino AA, Boraker DK, Muller D et al. Stable cavitation at low ultrasonic intensities induces cell death and inhibbits H-TdR incorporation by com-A-stimulated murine limphocytes in vitro. Ultrasound Med Biol 1985;11:751-59.
191. Wang FS, Kuo YR, Wang CJ et al. Nitric oxide mediates ultrasound-induced hypoxia-inducible factor-1α activation and vascular endothelial growth factor-A expression in human osteoblasts. Bone 2004;35(1):114-23.
192. Wang SJ, Lewallen DG, Bolander ME et al. Low intensity ultrasound treatment increases strength in a rat femoral fracture model. J Orthop Res 1994;12:40-47.
193. Warden SJ, Avin KG, Beck EM. Low-intensity pulsed ultrasound accelerates and a nonsteroidal anti-inflammatory drug delays knee ligament healing. Am J Sports Med 2006;34(7):1094-102.
194. Warden SJ, Bennel KL, McMeeken JM et al. Acceleration of fresh fracture repair using sonic accelerated fracture healing system (SAFHS):a review. Calcif Tissue Int 2000;66:157-63.

195. Warden SJ, McMeeken JM. Ultrasound usage and dosage in sports physiotherapy. *Ultrasound Med Biol* 2002;28(8):1075-80.
196. Webster DF, Pond JB, Dyson M *et al.* The role of cavitation in the in vitro stimulation of protein synthesis in human fibroblasts by ultrasound. *Ultrasound Med Biol* 1978;4:343-51.
197. Wells PNT. *Biomedical ultrasonics*. London: Academic Press, 1977.
198. Williams AR. Phonophoresis an in vivo evaluation using three topical anaesthetic. *Ultrasonics* 1990;28:137-41.
199. Williams R. Production and transmission of ultrasound. *Physiotherapy* 1987;73:113-16.
200. Wiltink A, Nijweide PJ, Oosterbaan WA *et al.* Effect of therapeutic ultrasound on endochondral ossification. *Ultrasound Med Biol* 1995;21(1):121-27.
201. Wing M. Phonophoresis with hydrocortisone in the treatment of temporomandibular joint dysfunction. *Phys Ther* 1982 Jan.;62(1):32-33.
202. Wood EJ. Ultra sound as I see it. *Physiotherapy* 1973 June;3-7.
203. Xavier CAM, Duarte LR. Estimulação ultrassônica do calo ósseo. Aplicação clínica. *Rev Bras Ortop* 1983;18:73.
204. Ying ZM, Lin T, Yan SG. Low-intensity pulsed ultrasound therapy: a potential strategy to stimulate tendon-bone junction healing. *J Zhejiang Univ Sci B* 2012;13(12):955-63.
205. Yu J, Demuinck ED, Zhuang Z *et al.* Endothelial nitric oxide synthase is critical for ischemic remodeling, mural cell recruitment, and blood flow reserve. *Proc Natl Acad Sci* 2005;102:10999-1004.
206. Yurt RW. Role of the mast cell in trauma. In: Linnen P, Hildick S. *The surgical wounds*. Filadélfia: Lea and Febiger, c1981. p. 37-62. Apud Dyson M. Mechanisms involved in therapeutic ultrasound. *Physiotherapy* 1987;73:116.
207. Zhang ZJ, Huckle J, Francomano CA *et al.* The influence of pulsed low-intensity ultrasound on matrix production of chondrocytes at different stages of differentiation: an explants study. *Ultrasound Med Biol* 2002;28(11):1547-53.
208. Zhou S, Schmelz A, Seufferlein T *et al.* Molecular mechanisms of low intensity pulsed ultrasound in human skin fibroblasts. *J Biol Chem* 2004;279(52):54463-69.
209. Ziskin MC, McDjarmid TM, Micholovitz SL. Therapeutic ultrasound. In: Michlovitz SL. *Thermal agents in rehabilitation*. Filadélfia: FA Davies, 1990. p. 134-6

IONTOFORESE

Carlos Eduardo Pinfildi ■ Richard Eloin Liebano

■ INTRODUÇÃO

A iontoforese pode ser definida como a introdução de medicamentos ou íons ativos através da pele com a utilização de uma corrente contínua (direta). O primeiro cientista a propor esse método foi Pivati, em 1747, porém a utilização dessa técnica para administração de drogas tornou-se popular após os experimentos de Stéphane Le Duc, em 1903[1,2] Le Duc demonstrou que era possível introduzir íons presentes no sulfato de estricnina e no cianeto de potássio através da pele de dois coelhos colocados em série em um circuito elétrico.[3] A estricnina apresenta polaridade positiva e, ao ser colocada sob o polo positivo da corrente elétrica, foi repelida para o interior da pele do primeiro animal. Já o cianeto, por apresentar polaridade negativa, teve que ser colocado sob o polo negativo para ser introduzido na pele do segundo coelho. Dessa forma, a base teórica da iontoforese consiste na dissociação de compostos químicos em íons positivos e negativos e na repulsão eletrostática dos íons de mesma polaridade. Assim, o polo positivo repele íons positivos, e o polo negativo repele os íons negativos. Outra teoria sugere que o aumento da permeabilidade do estrato córneo da epiderme durante a iontoforese também favorece a passagem transdérmica dos medicamentos.[4]

O eletrodo que contém o íon de mesma polaridade irá repeli-lo para o tecido subcutâneo local e músculos superficiais. Assim, é necessário que o terapeuta tenha conhecimento da polaridade do íon a ser introduzido para que possa colocá-lo sob o eletrodo adequado. O eletrodo que contém o princípio ativo em um material absorvente (gaze, algodão ou esponja) deverá ser colocado na área a ser tratada (área-alvo), e é denominado eletrodo ativo ou de distribuição. O outro eletrodo é chamado de passivo, dispersivo, inativo ou de retorno, e deve ser acoplado na pele do paciente a 10-15 cm de distância do eletrodo ativo (com água de torneira para fechar o circuito elétrico). A distância mínima entre os eletrodos deve ser maior do que a área do menor eletrodo.[1] A profundidade exata que os íons serão introduzidos ainda é incerta, mas estudos têm observado a presença de íons variando entre 3 a 20 mm de profundidade.[5-7] Acredita-se que os íons atravessem a pele pelos poros das glândulas sebáceas, sudoríparas, folículos pilosos e através do próprio estrato córneo, entre seus apêndices e falhas (rota intercelular).[4,8,9]

■ VANTAGENS

A iontoforese apresenta algumas vantagens em relação às vias orais e parenterais de administração de drogas. Trata-se de um método de aplicação local e não invasivo de medicamentos, menos doloroso e sem risco de infecções quando comparado à administração por meio de injeções com agulha. Não promove sobrecarga no fígado, rins e trato gastrointestinal. Além disso, evita os efeitos sistêmicos adversos dos medicamentos.[1]

■ DESVANTAGENS

A administração de drogas via iontoforese é restrita aos tecidos superficiais, o que torna o procedimento limitado em caso de lesões profundas. Existe, também, a necessidade da presença de um profissional para a realização do procedimento, aumentando, assim, o custo da terapia quando comparada à via oral de administração. A utilização da corrente contínua oferece risco de queimadura eletroquímica da pele, em especial sob o polo negativo (cátodo) pela formação da base forte de hidróxido de sódio (NaOH).

■ PROCEDIMENTOS

Para a realização da iontoforese, alguns procedimentos básicos devem ser realizados:

1. Determinar o objetivo do tratamento.
2. Identificar o íon mais apropriado para o tratamento da afecção.
3. Identificar a polaridade do íon escolhido.
4. Utilizar um equipamento emissor de corrente contínua bem calibrado e que mostre precisamente a amplitude de corrente emitida.
5. Avaliar se o paciente apresenta história de reação alérgica à substância a ser utilizada.
6. Inspecionar a pele do paciente. A presença de lesões cutâneas diminui a resistência elétrica da pele, fazendo com que a corrente se concentre neste ponto, favorecendo a ocorrência de queimaduras.
7. Testar a sensibilidade da área a ser tratada.
8. Limpar a pele para remover oleosidades.
9. Explicar detalhadamente o procedimento e a finalidade do mesmo para o paciente.

■ CONTRAINDICAÇÕES

A iontoforese é contraindicada se houver lesões na pele, alteração de sensibilidade na área a ser tratada, história de reação alérgica ao medicamento ou situações em que a substância seja contraindicada (p. ex., corticosteroides na gravidez). Deve-se respeitar, também, as restrições ao uso da corrente elétrica contínua, como região abdominal, pélvica ou lombar de grávidas, presença de metais na área a ser tratada, marca-passo cardíaco, sobre tumores malignos, áreas infectadas (a menos que o tratamento tenha por finalidade a melhora da infecção), presença de trombose ou tromboflebites, sobre o seio carotídeo e nervo vago.

■ APLICAÇÕES CLÍNICAS

Em relação ao arsenal terapêutico que pode ser utilizado para facilitar a entrega de medicamentos ao tecido, como eletroporação, magnetoporação, termoporação, sonoforese ou terapia fotodinâmica, a iontoforese vem sendo utilizada com frequência em diversas afecções relacionadas com o sistema musculoesquelético.[10]

Porém a utilização em lesões agudas não é empregada com frequência e, sim, em grande parte das lesões crônicas com difícil resolução. A iontoforese é reconhecida geralmente no ambiente clínico como uma das últimas alternativas para tentar restabelecer o reparo ou processo biológico do tecido. As applicabilidades clínicas mais comuns estão relacionadas com a cronicidade do tecido, como: ten-

Quadro 1. Íons mais comumente utilizados em Iontoforese, incluindo a fonte mais conveniente de íon, polaridade, indicações e concentrações

Íon	Fonte	Polaridade	Indicações	Concentração (%)
Acetato	Ácido acético (H$_3$CCOOH)	Negativa (-)	Depósitos de cálcio	2-5
Cloreto	Cloreto de sódio (NaCl)	Negativa (-)	Aderências, amolecimento de cicatrizes	2
Cobre	Sulfato de cobre (CuSO$_4$)	Positiva (+)	Infecção fúngica. P. ex., pé de atleta	2
Dexametasona	Decadron (DexNa$_2$PO$_3$)	Negativa (-)	Inflamações musculoesqueléticas	0,4
Hialuronidase	Wyadase	Positiva (+)	Redução de edema	Reconstituir com 0,9% de cloreto de sódio para fornecer uma solução de 150 mg/mL
Magnésio	Sulfato de magnésio (MgSO$_4$)	Positiva (+)	Relaxamento muscular, vasodilatação	2
Salicilato	Salicilato de sódio (NaSal)	Negativa (-)	Inflamação	2
Lidocaína	Xilocaína	Positiva (+)	Analgesia local	4-5
Zinco	Óxido de zinco (ZnO$_2$)	Positiva (+)	Úlceras cutâneas, feridas	20
Cálcio	Cloreto de cálcio (CaCl$_2$)	Positiva (+)	Espasmos musculoesqueléticos	2
Iodo	Iodeto de potássio (KI)	Negativa (-)	Capsulite adesiva e outras adesões de tecidos moles. Infecções microbianas	5-10

dinopatia calcária de ombro, miosite ossificante, fascite plantar crônica, esporão calcâneo, tendinopatias de difícil evolução e epicondilite lateral do cotovelo.[11-13]

Alguns estudos mostram resultados satisfatórios quando relacionam a iontoforese com a analgesia e capacidade funcional, porém Leduc *et al.* (2003) estudaram a iontoforese com ácido acético a 5% em pacientes com tendinopatia calcária do ombro e associaram a um protocolo de reabilitação e observaram que não houve alteração nos sinais radiológicos da calcificação.[14] Os grupos obtiveram melhora em todos os aspectos avaliados, como dor e capacidade funcional e amplitude de movimento. Nesse estudo foi utilizado o tempo de 15-20 minutos com amplitude de 5 mA, alcançando a dose de 75-100 mA.min.

Baskurt *et al.* (2003) compararam a fonoforese e iontoforese no tratamento de pacientes com epicondilite lateral utilizando naproxeno (10%), mostrando que ambos os tratamentos mostraram resultados significativos em relação à analgesia e força de preensão palmar.[11]

Quando escolhermos a iontoforese como forma de tratamento, devemos levar em consideração o íon (droga) a ser utilizado de acordo com o objetivo proposto para o tratamento. Alguns dos íons mais utilizados na literatura e no ambiente clínico estão descritos no Quadro 1.

McPoilet *et al.* (2008) realizaram um levantamento da literatura para o desenvolvimento das diretrizes de prática clínica da *American Physical Therapy Association* para o tratamento de dor no calcâneo e fascite plantar *(hell pain and plantar fasciitis)*.[15] Dentre diversas modalidades terapêuticas foi observado e recomendado que a iontoforese com dexametasona a 0,4% ou ácido acético a 5% pode ser utilizada para alívio de dor e melhora da função em períodos de 2 a 4 semanas. Vale ressaltar que a iontoforese tende a apresentar melhores resultados em tecidos superficiais graças à pouca relação de profundidade da corrente direta com o tecido.

Michlovitz (2005) em uma revisão sobre a importância do uso de alguns agentes eletrofísicos, como a ultrassonografia terapêutica e correntes elétricas (mais especificamente a iontoforese com corrente direta), nas lesões tendíneas e nervosas, mostrou que a utilização da iontoforese com dexametasona a 0,4% pode diminuir a dor de pacientes com *tennis elbow* (epicondilite lateral) aguda, facilitando, assim, a função desses pacientes.[16]

Em relação à tendinopatia do tendão do calcâneo Netter *et al.* (2003) utilizaram iontoforese com dexametasona em um grupo e outro grupo com solução salina, ambos associados a um programa de reabilitação de 10 semanas durante um ano de seguimento.[17] Pôde-se observar que os pacientes submetidos à iontoforese com dexametasona por 20 minutos, obtiveram melhores resultados quando relacionados com a dor durante e após as atividades físicas, o que não ocorreu no grupo controle.

Outra afecção de tecido mole que geralmente pode ser tratada com iontoforese é a miosite ossificante, que com a utilização de ácido acético pode levar a uma melhora do quadro funcional do paciente. Como visto no estudo de Gard *et al.* (2010) que utilizaram a iontoforese com 2% de concentração de ácido acético com dose de 80 mA.min em um atleta de *hockey* com miosite ossificante no músculo bíceps braquial.[18] A iontoforese nesse caso pode ser considerada uma intervenção importante que auxilia na resolução rápida de todas as atividades funcionais.

■ DOSE

Um dos aspectos fundamentais para dose do tratamento com iontoforese é o tempo a ser utilizado durante a aplicação. Esse é um fator importante para dosimetria que deverá estar relacionada com a amplitude da corrente (intensidade).[19] O tempo geralmente utilizado está entre 20-40 minutos de aplicação. A relação intensidade × tempo está geralmente entre 40-80 mA.min.

Isso quer dizer que devemos nos basear nesses dois aspectos que alteram de acordo com a sensibilidade do paciente. Podemos ver, no Quadro 2, alguns exemplos de tempo para o tratamento com iontoforese com dose de 40 mA.min e 80 mA.min.

Quadro 2. Amplitude da corrente (intensidade) e duração do tratamento para iontoforese com dose de 40 mA.min e 80 mA.min

Amplitude da Corrente (mA)	Tempo de tratamento (minutos)	Dose em minutos (40 mA.min)	Tempo de tratamento (minutos)	Dose em minutos (80 mA.min)
1	40	40	80	80
2	20	40	40	80
3	13	40	27	80
4	10	40	20	80

A amplitude da corrente direta para iontoforese geralmente é utilizada entre 1-5 mA durante o tratamento. A densidade da corrente também pode ser calculada por área/centímetro quadrado (mA/cm^2) e poderá atingir até 0,5 mA/cm^2 para o polo negativo e 1,0 mA/cm^2 para o polo positivo. Por exemplo, se a amplitude da corrente entregue for 3 mA, usando um eletrodo de 7 cm^2 de área, teremos uma densidade de corrente de 0,43 mA/cm^2, podendo ser utilizado com segurança nos polos negativo e positivo.

No contexto da dimensão dos eletrodos, sugere-se que o eletrodo ativo (com medicamento) seja menor do que o eletrodo passivo, para que possa ocorrer uma maior densidade de corrente no eletrodo que fará a entrega do medicamento, enquanto o eletrodo passivo servirá para fechar o circuito da corrente. Porém, devemos lembrar que quando utilizamos o eletrodo negativo como polo ativo, este pode ser mais irritativo em razão dos efeitos polares. Nesse caso, pode-se utilizar o eletrodo negativo com as mesmas dimensões do polo positivo.

Comercialmente existem equipamentos dedicados somente à iontoforese, que trazem em alguns casos a dose de 40-80 mA.min e eletrodos específicos para injetar o medicamento proposto. No entanto, o tratamento sem esses equipamentos pode ser realizado normalmente, utilizando os equipamentos com múltiplas funções (corrente contínua).

A iontoforese é mais um dos recursos que podem ser utilizados com o objetivo de melhorar a capacidade funcional e dor. Porém, devemos sempre nos perguntar se o quadro clínico do paciente necessita da utilização de um procedimento com uso de medicamento. A literatura científica até o presente momento nos mostra resultados positivos e outros inconclusivos de acordo com a afecção a ser tratada. Por isso, sempre que for pensar em utilizar a iontoforese, pesquise e veja se há suporte para esse tipo de tratamento.

REFERÊNCIAS BIBLIOGRÁFICAS

1. Bélanger A. *Therapeutic electrophysical agents: evidence behind practice*. 2nd ed. Baltimore, Maryland: Lippincott Williams & Wilkins, 2010.
2. Oliveira AS, Guaratini MI, Castro CES. Fundamentação teórica para iontoforese. *Rev Bras Fisioter* 2005;9:1-7.
3. Knight KL, Draper DO. *Therapeutic modalities: the art and science*. Baltimore, Maryland: Lippincott Williams & Wilkins, 2008.
4. Li LC, Scudds RA. Iontophoresis: an overview of the mechanisms and clinical application. *Arthritis Care Res* 1995;8:51-61.
5. Glass JM, Stephen RL, Jacobsen SC. The quantity and distribution of radiolabeled dexamethasone delivered to tissue by iontophoresis. *Int J Dermatol* 1980;19:519-25.
6. Lai PM, Anissimov YG, Roberts MS. Lateral iontophoretic solute transport in skin. *Pharm Res* 1999;16:46-54.
7. Singh P, Roberts MS. Iontophoretic transdermal delivery of salicylic acid and lidocaine to local subcutaneous structures. *J Pharm Sci* 1993;82:127-31.
8. Barry BW. Drug delivery routes in skin: a novel approach. *Adv Drug Deliv Rev* 2002;54:S31-S40.
9. Chen T, Langer R, Weaver JC. Skin electroporation causes molecular transport across the stratum corneum through localized transport regions. *J Investig Dermatol Symp Proc* 1998;3:159-65.
10. Lakshmanan S et al. Physical energy for drug delivery: poration, concentration and activation. *Advanced Drug Delivery, Reviews* 2013.
11. Baskurt F, Özcan A, Algun C. Comparison of effects of phonophoresis and iontophoresis of naproxen in the treatment of lateral epicondylitis. *Clin Rehabilitation* 2003;17:96-100.
12. Peplinski SL, Irwin KE. The clinical reasoning process for the intervention of chronic plantar fasciitis. *J Geriatr Phys Ther* 2010;33:141-51.
13. Runeson L, Haker E. Iontophoresis with cortisone in the treatment of lateral epicondylalgia (tennis elbow) – A double-blind study. *Scand J Med Sci Sports* 2002;12:136-42.
14. Leduc BE, Caya J, Tremblay S et al. Treatment of calcifying tendinitis of the shoulder by acetic acid iontophoresis: a double-blind randomized controlled trial. *Arch Phys Med Rehabil* 2003;84:1523-27.
15. McPoil TG, Martin RL, Cornwall MW et al. Heel pain—plantar fasciitis: clinical practice guildelines linked to the international classification of function, disability, and health from the orthopaedic section of the American Physical Therapy Association. *J Orthop Sports Phys Ther* 2008;38:A1-A18.
16. Michlovitz SL. Is there a role for ultrasound and electrical stimulation following injury to tendon and nerve? *J Hand Ther* 2005;18:292-96.
17. Neeter C, Thomeé R, Silbernagel KG et al. Iontophoresis with or without dexamethazone in the treatment of acute Achilles tendon pain. *Scand J Med Sci Sports* 2003;13:376-82.
18. Gard K, Ebaugh D. The use of acetic Acid iontophoresis in the management of a soft tissue injury. *N Am J Sports Phys Ther* 2010;5:220-26.
19. Harris PR. Iontophoresis: clinical research in musculoskeletal inflammatory conditions. *J Orthop Sports Phys Ther* 1982;4:109-12.

CRIOTERAPIA
Alexandre Dias Lopes

■ INTRODUÇÃO

A utilização do termo crioterapia é sujeita a diversas definições e opiniões. Talvez a controvérsia quanto ao assunto se deva ao fato de se poder utilizar o método logo após uma lesão musculoesquelética, ou durante a fase crônica. O interesse em abordar este assunto surge exatamente desse paradoxo, além do fato de que o uso da crioterapia no meio ortopédico, e principalmente esportivo, é altamente difundido.

■ HISTÓRICO

Desde a Grécia e Roma Antigas já se utilizavam neve e gelo natural com finalidade terapêutica. Por volta do início do século XIX, foram escritos os primeiros livros e artigos sobre o assunto, e desde essa época o uso de compressas geladas já era feito para regiões do corpo que apresentavam inflamação.

No século XX, houve um aumento no interesse pelo assunto, embora, na década de 1930, se utilizasse calor após lesões agudas ocorridas no esporte. Em meados da década de 1940, iniciou-se o uso da crioterapia após lesões agudas esportivas, porém com o uso restrito aos 30 minutos iniciais; após esse período, somente era indicado o calor para o tratamento. Por volta do final da década de 1950 e início da década de 1960, surgem os primeiros estudos que comprovam as alterações do fluxo sanguíneo após o uso do calor, ficando, então, restrita sua utilização. Nessa mesma época, foram realizados os primeiros estudos com o uso da crioterapia nas primeiras 24 a 72 horas após a lesão, além de serem publicadas as primeiras propostas de tratamento com o uso do gelo para diminuição do espasmo muscular.

■ INDICAÇÕES

O uso do gelo nem sempre diminui a resposta inflamatória, como muitas vezes se preconiza, pois, como se sabe, a resposta inflamatória tem de ocorrer no processo da reparação tecidual. O gelo diminui os sinais cardinais da inflamação (dor, edema, hiperemia, aumento da temperatura e diminuição da função). A indicação da crioterapia em uma fase inflamatória é restrita, principalmente, à diminuição da dor e do edema, não limitando a inflamação.

Restringir a área do trauma

Neste caso, a indicação do gelo seria para restringir a área afetada pelo trauma, visto que, após um trauma, ocorre um comprometimento de inúmeros vasos sanguíneos, sendo estes responsáveis pelo abastecimento dos vasos adjacentes à lesão, que até então deveriam estar íntegros. Caso não ocorra a diminuição do metabolismo desta região, também começarão a entrar em sofrimento, só por hipóxia, pois começará a ser insuficiente o fornecimento de O_2 para a região.

É importante enfatizar que, no caso de lesões agudas, ao se analisarem os custos e os benefícios da diminuição do metabolismo, nota-se que é interessante que esta ocorra nesse momento, o que poderia denotar uma linha de raciocínio contraditória, pois o que se espera após um evento traumático é a reparação dos tecidos acometidos, e que, portanto, seria interessante que o metabolismo estivesse aumentado para que esse processo de reparação ocorresse de maneira mais rápida.

Diminuir a dor

Este efeito da crioterapia parece ser a principal indicação da técnica. Diversos autores estudaram os efeitos da crioterapia na diminuição da dor.

Várias teorias são propostas para o efeito analgésico ou até mesmo anestésicos (diminuição da sensibilidade) da crioterapia. Podem ser consideradas as seguintes teorias:

- Diminuiria a transmissão nervosa das fibras de dor.
- Reduz a excitabilidade dos sensores terminais livres.
- Diminui o metabolismo tecidual, aliviando, assim, os efeitos deletérios da isquemia.
- Promove uma transmissão assincrônica nas fibras de dor.
- Aumenta o limiar da dor.
- Alivia a dor em um local, irritando outra região (é contrairritativo).
- Libera endorfina.

Diminuir o espasmo muscular

Existem basicamente três hipóteses para a explicação da diminuição do espasmo muscular (definido como qualquer movimento ou contração muscular involuntária) pelo uso da crioterapia:

1. Diminuição da transmissão nervosa pelas vias aferentes (o frio diminui a velocidade da condução nos nervos motores e sensitivos, causando uma diminuição da atividade motora).
2. Mecanismo reflexo.
3. Quebra do ciclo espasmo-dor, sendo que, com o efeito analgésico do uso do gelo, ocorreria a diminuição da dor, levando, assim, à quebra do ciclo espasmo-dor.

■ FORMAS DE APLICAÇÃO

Existe uma variedade extensa de formas de aplicação da crioterapia; a seguir, estarão descritas as formas mais comuns de utilização em nosso meio.

Bolsas de gelo

O uso do gelo picado dentro de um saco plástico é a forma mais simples de aplicação do gelo, mais barata e também uma das mais eficazes, se comparada a outras formas de aplicação, especialmente com as bolsas de gelo "comerciais". Isso se explica facilmente pelo fato de ser o saco plástico uma fina estrutura isolante térmica, garantindo uma boa condutibilidade da temperatura do gelo à pele. Já o uso de bolsas confeccionadas com outros materiais, geralmente de tecido e revestida internamente com plástico, gera um aumento da isolação térmica e menor condutibilidade da temperatura. O ar do saco de gelo deve ser retirado para que este possa se moldar mais facilmente ao segmento corpóreo. Quando se opta por usar o saco de gelo com o efeito compressivo, pode-se fazer o uso de um outro tipo de material, pouco utilizado em nosso meio e que demonstra ser eficiente, chamado de PVC esticável. Optando por fazer o uso deste material, que é barato e de fácil manuseio, o terapeuta pode, além de promover a compressão local do gelo, também estabilizar eficientemente o saco de gelo, permitindo, assim, um melhor conforto ao paciente durante o período de aplicação.

Bolsas de gel

Geralmente são confeccionadas de plástico, contendo em seu interior água, sal (que atua diminuindo a temperatura de congelamento da água) e gel, que facilita a moldagem da bolsa ao corpo.

Esse tipo de bolsa perde rapidamente a temperatura, em razão do fato de não ter congelado o seu conteúdo interno. Quando utilizada para promover, também, o efeito compressivo, aumenta a chance de causar lesões na pele do paciente pelo fato de ter sua temperatura extremamente baixa, graças ao uso do sal na diminuição da temperatura da água. Em um de seus diversos estudos sobre crioterapia; Knight contraexplica esse método.

Bolsas químicas

Seu uso é descartável, utiliza-se geralmente o plástico como material de confecção da bolsa, apresentando em seu conteúdo duas substâncias, uma das quais dentro de um pequeno saco plástico, de fina espessura. Ao comprimir a bolsa, este saco rompe-se, permitindo que ocorra uma reação das duas substâncias. Esta reação tem como finalidade a diminuição da temperatura do conteúdo interno da bolsa. Este tipo de produto demonstra ser útil em situações emergenciais, em função de sua praticidade, porém a temperatura que esta reação promove não é tão baixa, como a bolsa de gel ou com gelo picado.

Imersão em gelo e água

Essa técnica consiste na utilização de gelo picado misturado com água, sendo que a temperatura ideal, citada na literatura, para esta forma de aplicação tem uma variação de 2°C a 4°C até 10°C a 15°C. Demonstra ser muito útil quando o objetivo é de aplicação da crioterapia em extremidades.

Massagem com gelo

Normalmente faz-se a massagem com um cubo de gelo. É importante que sejam adotadas medidas de precaução para a mão do terapeuta, que poderá fazer uso de toalhas para envolver o gelo, fazer o gelo dentro de um copo plástico e utilizá-lo virado com a parte superior do copo voltada para baixo ou inserir, antes do congelamento da água, um palito para que ocorra, após o congelamento, uma espécie de "picolé".

Nessa técnica, o terapeuta aplica o gelo executando movimentos de vaivém a favor da direção das fibras musculares da região. No uso dessa técnica, o gelo entra em contato com uma determinada área somente no momento da passagem, deixando exposta a área à temperatura ambiente e restringindo, portanto, sua eficácia.

Sprays

É composto de cloreto etil líquido ou de fluorometano, que são substâncias que evaporam rapidamente quando entram em contato com a pele, removendo, assim, uma parte de seu calor superficial.

O uso dessa técnica deve ser limitado ao objetivo de estimular o sistema nervoso simpático para obtenção da diminuição da dor e do espasmo muscular, visto ser essa forma de aplicação pouco eficaz quando o objetivo é diminuir a temperatura de tecidos mais profundos.

■ TEMPO DE APLICAÇÃO

Muitas variáveis necessitam ser analisadas quando a intenção for determinar o tempo de aplicação da crioterapia. Um dos principais pontos que necessitam ser abordados antes de se iniciar a análise das variáveis é a discussão sobre a vasodilatação que ocorre com o uso do gelo.

A respeito desse assunto, muito se especula quanto ao tempo que se pode utilizar o gelo sem que cause uma vasodilatação reflexa, que eventualmente causaria um efeito oposto a seu uso. Talvez este seja um problema conceitual, como têm demonstrado diversos autores, visto que a dilatação, por definição, é a expansão de um órgão, orifício ou vaso, sendo relativa ao ponto de referência adotado. Num exemplo (situação hipotética), diante de um vaso sanguíneo com um diâmetro de 10 cm, ao se promover sua vasoconstrição seu diâmetro passa para 3 cm, permanecendo, assim, por um certo tempo. Após alguns minutos, ocorre uma vasodilatação, passando para 5 cm de diâmetro. Caso seja feita somente a análise da mudança do diâmetro de 3 cm para 5 cm, pode-se concluir que houve uma vasodilatação; porém, se for analisado que no início o vaso possuía 10 cm de diâmetro e no momento apresenta-se com 5 cm de diâmetro, não pode ser afirmado que houve uma vasodilatação (Fig. 1).

Diversos autores postulam que, em nenhum momento da aplicação do gelo, ocorreria um aumento do diâmetro do vaso, se efetuada a comparação ao diâmetro do vaso antes da aplicação. O uso do gelo, então, não provoca o aumento do diâmetro do vaso sanguíneo, e, portanto, independente do tempo de aplicação do gelo, não ocorrerão os efeitos indesejados de uma vasodilatação (como, por exemplo, um aumento do metabolismo local).

Revistos estes conceitos, é importante também que ocorra a análise de algumas variáveis, quando se estiver calculando o tempo de aplicação, como:

- Objetivo da aplicação (diminuir dor, metabolismo ou espasmo; apenas estimulação).
- Profundidade do tecido que se tem como alvo (tem de se levar em conta a espessura do tecido adiposo e da massa muscular que pode eventualmente estar sobre a região-alvo).
- Análise do metabolismo do paciente (caso a aplicação do gelo seja feita após uma atividade física, o metabolismo estará aumentado, gerando um aumento do fluxo sanguíneo da região, o que causaria alteração na dissipação do calor).

■ PRECAUÇÕES

O uso da crioterapia deve ser evitado em pessoas que apresentem reações adversas ao uso do gelo. Diversos cuidados devem ser adotados quando da aplicação da crioterapia.

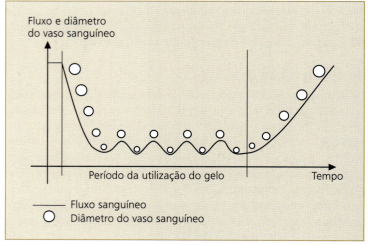

Figura 1. Relação entre o período da utilização do gelo e a vasodilatação reflexa.

Regiões onde há grandes nervos superficiais, como, por exemplo, a região da cabeça da fíbula, por onde passa o nervo fibular, devem ser evitadas. Assim como nas extremidades de mãos e pés, o uso deve ser feito com cautela, pois são regiões extremamente sensíveis.

BIBLIOGRAFIA

Bennett D. Water at 67 to 69 Fahrenheit to central hemorrhage and swelling encountered in athletic injuries. *J Natl Athl Train Assoc* 1961;1F:12-14.

Bevan R. *The athletic trainer´s handbook*. Englewood Cliffs, NJ: Prentice Hall, 1956. p. 63-75, cap. 15.

Bilik SE. *The trainer´s bible*. 8th ed. New York: TJ Reed & Co., 1946. p. 257-63, cap. 15.

Hocutt JE. Cryotherapy. *Am Fam Physician* 1981;23:141-44.

Knight KL. *Cryotherapy in sports injury management*. Canada: Human Kinetic, 1995.

Licht S. History of therapeutic heat and cold. In: Lehman JF. *Therapeutic heat and cold*. 3rd ed. Baltimore: Williams & Wilkins, 1982. p. 1-34.

Ork H. Use of cold. In: Kuprian W. (Ed.). *Physical therapy for sports*. Philadelphia: WB Saunders, 1982. p. 62-68.

Wedlick LT. The use of heat and cold in the treatment of sports injuries. *Med J Aus* 1967;54:1050-51.

Zuidema GD, Rutherford RB, Ballinger WF. *The management of trauma*. 3rd ed. Philadelphia: WB Saunders, 1979. p. 849.

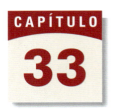

CAPÍTULO 33

PRINCÍPIOS DE REABILITAÇÃO NO ESPORTE

SEÇÃO I

FLEXIBILIDADE E AMPLITUDE DE MOVIMENTO

André Manrique Venturine ■ Fabricio Franco Naves

■ AMPLITUDE DE MOVIMENTO

Quando pensamos em amplitude de movimento (ADM) devemos ter em mente o grau de mobilidade total da articulação que está sob avaliação, diferentes articulações possuem diferentes graus de movimento o que interfere muito em um processo de reabilitação, onde em muitos casos o principal objetivo da reabilitação é reestabelecer a amplitude de movimento normal.

Durante a avaliação do paciente, após a coleta da anamnese inicial inicia-se o exame físico, onde serão realizados testes clínicos de instabilidades articulares, integridades ligamentares e musculares, avaliação de força muscular e grau de mobilidade articular em busca da confirmação da hipótese diagnóstica levantada durante a anamnese. A avaliação do grau de mobilidade articular pode ser feita por meio de um goniômetro,[16] alinhado com o eixo de movimento da articulação, onde um "braço" do goniômetro fica fixo juntamente com o seguimento proximal que não se movimenta durante o movimento analisado, e o outro "braço" acompanha o seguimento móvel que está realizando o movimento. Ainda existem outras maneiras de se avaliar o grau de mobilidade da articulação, ela pode ser avaliada também por um inclinômetro (aparelho eletrônico com sensor de nível embutido, e colocado no seguimento ósseo e após a calibração do ponto inicial, qualquer oscilação do movimento é medida com variação de até 0,5°), outro maneira é a mensuração feita por meio de *softwares* de análise de movimento[36,48] (coleta pode ser realizada tanto em clínicas, laboratórios ou *outdoor* nos locais de treinamentos dos atletas, com o auxílio de marcadores refletivos e câmeras de alta definição,[14] a captura do movimento é feita em 2 ou 3 dimensões, posteriormente à coleta os vídeos são analisados direcionados para a patologia do atleta), estes equipamentos são úteis no dia a dia da reabilitação de lesões esportivas, pois permitem quantificar de forma mais precisa movimentos complexos, como chute, socos, arremessos, saltos e aterrissagens, podendo assim direcionar a reabilitação ou tratamento preventivo de lesões.

A capacidade do músculo de se encurtar após ter sido submetido a um alongamento máximo é conhecida como excursão funcional, que pode ser influenciada de acordo por quantas articulações ele exerce função, ou seja músculos biarticulares podem ser influenciados por qualquer uma das articulações em questão, sendo assim deve-se ter em mente que a mensuração da ADM deve abranger ambas as articulações, tornando assim mais fidedigno o diagnóstico, caso haja uma limitação.

Movimento passivo

Por definição movimento passivo é o movimento realizado dentro da ADM normal de uma articulação por meio de uma força externa (examinador ou equipamento) com pouca ou nenhuma contração muscular voluntária do paciente.

Movimento ativo-assistido

Movimentação da articulação com contração muscular voluntária do paciente com auxílio de força externa (examinador ou equipamento) dentro de sua ADM normal.

Movimento ativo livre

Movimentação da articulação somente com contração muscular voluntaria do paciente, sem auxílio algum de forças externas (examinador ou equipamento).

Sensações finais de movimento

Quando movimentos ativos ou passivos são realizados, peças ósseas movimentam-se, e todos as estruturas que têm conexão com elas também sofrem as forças do movimento e, consequentemente, também se movimentam. Qualquer restrição em algumas destas estruturas que se conectam com a articulação pode alterar a sensação final do movimento.

A sensação fisiológica de final de movimento durante a movimentação ativa, conhecida também como barreira fisiológica, acontece antes do limite total da ADM da articulação, este limite é geralmente alcançado durante a movimentação passiva da articulação, onde dependendo da sensação final encontrada se consegue determinar os tipos claros de bloqueio: rígido ou mole.

Bloqueio rígido

Sensação de final de movimento "dura", "seca", rígida. Quando se aproxima do final do movimento da articulação sente-se que não há possibilidade de realizar nenhum ganho de movimento. Um exemplo de bloqueio rígido é a sensação final da extensão do cotovelo.

Bloqueio mole

Sensação de final de movimento suave ou macia. Quando se aproxima do final do movimento existe uma complacência, pela compressão de tecidos moles entre as peças óssea sentindo que há a possibilidade de ganho de movimento no final da amplitude.

Conclusão

Existem diversas maneiras de mensurar a ADM do paciente, seja por meios mais fidedignos ou mais subjetivos (examinador dependente), porém ela sempre deve ser mensurada em um processo de reabilitação, minimizando, assim, a chance de complicações, uma vez que o acompanhamento de ADM seja feito constante, as complicações são detectadas mais rapidamente, possibilitando assim alterações no plano terapêutico. Durante um programa para restauração da ADM total, conhecer e entender as sensações finais de movimento é crucial para estipular os limites atingíveis e elencar quais a melhores técnicas para intervir.

■ FLEXIBILIDADE

Existem vários conceitos de flexibilidade descritos por diferentes autores, mas provavelmente o que engloba todos aspectos que a norteia é a de que flexibilidade é a amplitude máxima passiva fisiológica de um dado movimento articular.[1] Segundo o autor, nesse conceito ficam caracterizados a amplitude máxima, a independência do componente força, o isolamento da variável mobilidade, a inexistência de lesões durante aferição da amplitude e a especificidade do movimento e da articulação.[3] Torna-se necessário diferenciar flexibilidade de alongamento, já que enquanto aquela se refere à amplitude de um dado movimento articular, sendo considerada um fator intrínseco do indivíduo, o alongamento é uma forma de exercício que geralmente compõe o aquecimento antes do início de um treino ou competição.

São descritos na literatura dois tipos de flexibilidade, estática e dinâmica.[73] A amplitude de movimento ao redor de uma articulação é conhecida como flexibilidade estática pois, quando no momento da aferição com um goniômetro, a leitura é realizada sem que exista movimento articular. Já a flexibilidade dinâmica é definida como a resistência de uma articulação ao movimento, sendo esta difícil de mensurar e de pouca aplicabilidade nos esportes.

Os exercícios de flexibilidade ou exercícios de alongamento também podem ser classificados conforme sua execução em estático, dinâmico ou balístico e facilitação neuromuscular proprioceptiva (FNP).[33]

O método estático é aquele em que a amplitude máxima de movimento é atingida de formas lenta e gradual, podendo ser ativa (o próprio indivíduo executa o movimento sem auxílio de outra pessoa) ou passiva (o movimento é realizado com a ajuda de outra pessoa), com resistência ao movimento até surgimento de dor leve ou desconforto e com duração variável.

O alongamento balístico é aquele em que se utiliza da velocidade, força da gravidade e também da força muscular para tentar maximizar a amplitude do movimento a ser atingida.

Na FNP, existe uma alternância entre movimentos ativos e passivos e, portanto, realizado sempre com o auxílio de outra pessoa. Nesse método os fusos musculares são ativados pela contração dos agonistas, enquanto os antagonistas são inibidos, e, portanto, pela alternância de contração ora de agonistas, ora de antagonistas, é conseguida uma maior mobilidade articular. A contração agonista, portanto estimularia os órgãos tendinosos de Golgi que, em sequência inibiriam os motoneurônios alfa, conseguindo, assim, atingir uma maior amplitude do movimento, apesar de alguns estudos questionarem essa explicação.[20,34,37,39,41,47,62,72]

Teorias sobre a flexibilidade

Várias teorias foram propostas para tentar explicar o aumento na extensibilidade musculotendínea observada após períodos intermitentes de alongamento. Dentre as teorias mecânicas, podem ser citados a deformação viscoelástica, deformação plástica, o aumento do número de sarcômeros em série e o relaxamento neuromuscular. Mais recentemente algumas pesquisas vêm refutando essas teorias sugerindo que o ganho de extensibilidade é consequência de apenas uma modificação sensorial.[67]

Deformação viscoelástica

Músculos esqueléticos possuem um comportamento elástico (capacidade de retornar ao tamanho original após a remoção da tensão) e viscoso (resposta tensional dependente da força e tempo de aplicação da mesma). Portanto o aumento do comprimento musculotendíneo é uma deformação viscoelástica, porque a magnitude e, duração são inerentes à elasticidade muscular intrínseca.[50]

Deformação plástica

Outra teoria popular sugere que o aumento da extensibilidade musculotendínea observada imediatamente após o alongamento é consequência de uma deformação plástica e, portanto, permanente do tecido conectivo.[12,17,21,58,68] Esse modelo de deformação plástica exigiria um alongamento em uma intensidade suficiente para que o limite da tensão elástica fosse ultrapassada, e, portanto, quando essa força fosse retirada, o músculo não retornaria ao seu comprimento original e permaneceria permanentemente com o comprimento aumentado.[19] No entanto, apesar de popular, não existe evidência científica que comprove essa teoria.

Aumento do número de sarcômeros em série

Estudos em animais mostraram que animais submetidos a imobilizações em amplitudes articulares extremas apresentaram alterações no número de sarcômeros em série, sendo que quando imobilizados em extensão máxima, existe um aumento do número de sarcômeros em série. No entanto este aumento no número de sarcômeros em série não é acompanhado de aumento no comprimento musculotendíneo, porque existe uma simultânea diminuição do comprimento do sarcômero. Tais estudos em animais demonstram que estas adaptações acontecem a fim de otimizar a geração de força ao novo comprimento.[25,61,69]

Relaxamento neuromuscular

Outra teoria sugere que existe uma contração muscular involuntária consequente a um "reflexo do alongamento", e que este alongamento, quando realizado de forma estática, pode limitar o aumento da amplitude de movimento.[19] Para tentar então "relaxar a musculatura" é proposto que seja aplicado um alongamento estático lento que pode ser associado em combinação com técnicas de terapêuticas de reabilitação e facilitação neuromuscular proprioceptiva. No entanto não existem estudos que consigam dar suporte a essa teoria.

Teoria sensorial

Na década de 1990 surgiram vários estudos refutando as teorias citadas anteriormente. Nesses estudos que relacionaram as análises dimensionas da tensão e comprimento do músculo foi possível avaliar as curvas de ângulo e torque, como também as propriedades biomecânicas musculotendineas antes e após o alongamento. Portanto, se o aumento da extensibilidade musculotendínea observada após o alongamento pudesse ser explicada pelas teorias mecânicas, seria observado uma mudança na relação das curvas de ângulo/torque. No entanto quando avaliadas as curvas passivas relacionando angulo e torque, a única alteração encontrada foi um aumento do final da amplitude angular e do torque, levando à conclusão que decorrente do aspecto subjetivo (ponto de início da dor ou máxima dor tolerável) do aumento da amplitude angular, a única explicação observada para todos os resultados encontrados era de que a percepção subjetiva dos indivíduos à dor, ou seja, o limiar de dor aumentasse posteriormente aos alongamentos. Estes estudos sugerem, então, que os ganhos de flexibilidade conseguidos imediatamente ou após programas de alongamento a curto prazo (3 a 8 semanas) seriam explicados apenas pelo aumento da tolerância à dor e não por um aumento do comprimento musculotendíneo.[6,11,29,42,49]

Alongamento e prevenção de lesão

Alongar antes ou após a prática de algum exercício físico é uma prática tão difundida e automática entre as pessoas que praticamente ninguém duvida de seus benefícios. No entanto quando se pergunta a razão pela qual a maioria das pessoas alongam antes do exercício físico, diversas respostas surgem: para prevenir lesões, prevenir dores musculares, aumentar a flexibilidade, aquecer e até para melhorar a *performance*. Vários estudos relacionaram a prática do alongamento pré-exercício com o risco de lesões, e todos mostram que essa prática está amplamente difundida em várias modalidades de exercícios físicos.[2,4,9,18,26-28,44,45,53-56,66] Alongar antes do exercício pode prevenir alguns tipos de lesões, mas não todas. Por exemplo, alongar pode prevenir leões musculares, mas não existe uma quantidade adequada de estudos relacionando o alongamento com a incidência de lesões musculares em esportes em que esse tipo de lesão é mais comum. Algumas teorias tentam explicar essa relação:

1. Alongar torna a unidade músculo-tendão mais complacente.[40,46,63]
2. O aumento da complacência altera a relação ângulo-torque ao permitir um aumento da força relativa, quando o músculo está com maior comprimento.[30,46]
3. A capacidade do músculo de resistir a um alongamento excessivo pode diminuir a suscetibilidade a uma lesão muscular. Importante salientar que essas teorias não se aplicam a outras lesões, como fraturas, lesões ligamentares ou lesões por sobrecarga, como as tendinopatias.

Sabe-se que uma importante função do alongamento antes da prática esportiva é a de diminuir a resistência ao alongamento e aumentar a amplitude do movimento, permitindo, assim, que o gesto esportivo seja executado livremente e sem restrição. Isto se torna claro em esportes, como o ballet, ginástica ou até mesmo na corrida com barreiras em que uma grande amplitude de movimento de algumas articulações torna-se necessária para a correta execução do movimento.

Em relação à intensidade, frequência e duração do alongamento, existem poucos estudos mostrando a relação entre o alongamento, prevenção de lesão e *performance*. Geralmente a intensidade do alongamento é algo subjetivo, sendo o limite definido antes do início da dor, mas com um pouco de desconforto.

Sobre a duração e frequência, reunindo-se os resultados de diferentes trabalhos com diferentes protocolos, chega-se a conclusão de que para a obtenção dos efeitos desejados, o alongamento deve ter, pelo menos, 5 minutos de duração, podendo ser executado em séries de cinco repetições de 60 segundos cada.[46,60]

Alguns estudos mostram que não existe um efeito protetor do alongamento em reduzir lesões no esporte. Em uma pesquisa realizada com militares, no grupo de 735 recrutas que sofreram a intervenção era realizada uma série de alongamento estático com duração de 20 segundos em seis grupos musculares associado ao aquecimento, enquanto no grupo-controle 803 recrutas foram submetidos apenas a aquecimento.[54] Em outro estudo realizado com 326 corredores amadores, 159 foram submetidos a três séries de 10 segundos de alongamento em vários grupos musculares associado a aquecimento, enquanto no grupo-controle 167 corredores não foram submetidos a aquecimento nem alongamento.[66] Ambos estudos mostraram que o alongamento associado a aquecimento não alterou o risco de lesão, quando comparado aos grupos-controle de apenas aquecimento ou sem aquecimento e sem alongamento. Como era de se esperar, as lesões mais prevalentes nos militares e corredores seriam aquelas por sobrecarga e foi o que os estudos encontraram. Lesões musculares foram muito baixas ou não ocorreram. Apesar desse pequeno número de lesões musculares, no estudo de Pope *et al.*[54], do total de lesões, 35 (7,5% do total de lesões) foram musculares sendo 21 no grupo-controle, e 14 no grupo que sofreu a intervenção, mostrando uma diferença estatisticamente significativa. Esse resultado mostra que apesar de o estudo não mostrar um efeito protetor do alongamento para as lesões por sobrecarga, parece haver um efeito protetor para as lesões musculares.

Por outro lado, alguns estudos mostraram um efeito protetor do alongamento em relação ao risco de lesões. Em um estudo realizado por Amako *et al.*[2] com 901 recrutas militares, 518 foram submetidos a 20 minutos de alongamento estático supervisionado (18 séries de 30 segundos) em diferentes grupos musculares dos membros superiores, tronco e membros inferiores, enquanto o grupo-controle foi submetido a 10 minutos de alongamento estático não supervisionado. Em outro estudo envolvendo jogadores de futebol o alongamento fazia parte de uma intervenção com vários componentes que consistiam em uma proibição de chutes antes do aquecimento, 10 minutos de aquecimento com bola, 10 minutos de alongamento, bandagem profilática nos tornozelos, instrução de *fair-play* e risco de lesões além de cobertura médica para todos os jogos.[18] Nesse estudo, seis times foram submetidos à intervenção, e seis times fizeram parte do grupo-controle, sem intervenção alguma. No estudo realizado por Amako *et al.*[2] houve uma prevalência de 2,5% de lesões musculotendíneas no grupo intervenção comparado a 6,9% no grupo-controle. No estudo com os jogadores de futebol, a intervenção diminuiu todos os tipos de lesão, sendo que de um total de 116 encontradas, 93 lesões ocorreram no grupo-controle e apenas 23 no grupo de intervenção. Em relação às lesões musculares, houve uma redução de 74% no grupo de intervenção quando comparado ao grupo-controle.

Conclusão

Em relação ao efeito do alongamento para prevenir lesões no esporte, os estudos epidemiológicos mostram que o alongamento pré-participação, quando combinado ao aquecimento, não tem impacto algum no risco de lesão em exercícios em que exista uma maior prevalência de lesões por sobrecarga.[53,54,66] No entanto existem algumas evidências na literatura mostrando que alongar reduz o risco de lesões musculares e, portanto, em esportes em que exista uma grande prevalência de lesões musculares, o alongamento pode ser utilizado.

Com base na literatura atual sobre alongamento e risco de lesão, seguem adiante as seguintes recomendações:

- Focar o alongamento nos grupos musculares que estejam mais sujeito a lesões, como, por exemplo, os isquiotibias no futebol.
- Quatro a cinco séries de 60 segundos de alongamento até a tolerância da dor bilateralmente nos grupos musculares escolhidos parece ser o tempo ideal para se prevenir lesões.

- Para evitar alguma perda da amplitude de movimento conseguida com o alongamento, antes de iniciar o exercício é interessante implementar também algumas atividades dinâmicas, como, por exemplo, atividades submáximas envolvendo dribles e chutes no futebol.

Alongamento e *performance*

O alongamento estático é comumente realizado antes de exercícios físicos e competições esportivas, sendo seu uso justificado pela melhora de *performance*, como também para prevenir lesões. No entanto estudos recentes mostram que o alongamento estático pode prevenir a incidência de lesões musculotendíneas, mas não de lesões por sobrecarga, como fraturas por estresse e tendinopatias. Mas e em relação à *performance*? Um grande número de estudos mostra que o alongamento pode prejudicar a *performance*, particularmente diminuindo a força máxima e a potência muscular. No entanto a maioria dos estudos utilizou protocolos de alongamento com duração maior que a habitualmente praticada pela maioria das pessoas que é de 15 a 30 segundos por grupo muscular.

Em uma metanálise com 104 publicações, os efeitos do alongamento sobre a força muscular máxima, potência muscular e *performance* foram estatisticamente avaliados.[59]

Em relação à força muscular máxima, o alongamento foi responsável por uma diminuição de 5,4%, indicando um efeito negativo agudo. Mais ainda, quando o efeito do alongamento era avaliado em testes de força máxima dinâmica e isométrica, a perda de força foi de 3,9% e 6,6% respectivamente. Além disso, os pesquisadores notaram uma diminuição da perda de força, quando o tempo do alongamento diminuía, sendo que tempos menores que 45 segundos, entre 46 e 90 segundos e maiores que 90 segundos corresponderam respectivamente por uma perda de força máxima de 3,2%, 5,6% e 6,1%.

Da mesma forma, apesar de a metanálise não mostrar um efeito conclusivo sobre o efeito do alongamento estático sobre a potência muscular, houve uma tendência à menor perda, quanto menos tempo durasse o alongamento.

Quando avaliados em sua totalidade, os testes que avaliam a *performance* muscular em exercícios de explosão (*sprint*, salto, arremesso e desenvolvimento de força) sofreram uma piora de 2% quando os grupos musculares testados foram previamente submetidos ao alongamento. Quando avaliados isoladamente, dos quatro testes avaliados, apenas três, desenvolvimento de força, salto e *sprint*, tiveram seu desempenho diminuído respectivamente em 4,5%, 1,6% e 1,6%, enquanto para o arremesso o efeito do alongamento pré-teste foi inconclusivo. Da mesma forma que para os testes de força máxima e potência máxima, houve um efeito amenizador da piora da *performance*, quanto mais curto fosse o tempo do alongamento.

Concluindo, as evidências mostram que o alongamento estático possui um efeito negativo considerável sobre a força máxima e a *performance* muscular explosiva, enquanto o efeito sobre a potência muscular ainda não é muito claro. Além disso, os efeitos sobre os parâmetros avaliados são menos intensos, quanto menos tempo durar o alongamento, sendo este efeito mais evidente, quando o tempo de duração do grupo muscular alongado for menor do que 45 segundos.

Em relação ao alongamento dinâmico executado antes do exercício físico, a literatura científica mostra que ele possui um efeito positivo ou pelo menos não prejudicial sobre a *performance*.[13,22,31-33,38,43,52,57,64,65] Além disso, alongamentos dinâmicos de curta duração parecem não interferir sobre a *performance*, enquanto os de longa duração podem ter um efeito positivo e, portanto, melhoram a *performance*.[71] Análises estatísticas de estudos que avaliaram força e potência isocinética mostram que alongamentos dinâmicos com duração maior que 90 segundos apresentaram uma melhora significativa de 7,3% nos parâmetros avaliados, enquanto em alongamentos com duração menor que 90 segundos apresentaram uma pequena melhora de 0,5%.[5,7,10,13,24,35,51]

Parece realmente que o alongamento dinâmico é mais interessante que o alongamento estático dentro do aquecimento por aquele conter movimentos mais parecidos com os que serão executados nos exercícios subsequentes. Aumento da temperatura muscular, potencialização da *performance* por um posterior aumento no número de pontes cruzadas por contração voluntária do músculo antagonista, estimulação do sistema nervoso e/ou diminuição da inibição do músculo antagonista são explicações dadas sobre a razão pela qual o alongamento dinâmico pode melhora a força e potência muscular.[8,23,35,70]

Com base nessas informações seguem as seguintes recomendações:

- Evitar o alongamento como a única atividade durante o aquecimento.
- Se o objetivo for aumentar a amplitude de movimento a longo prazo, o alongamento estático deve ser instituído como um programa de treinamento à parte, já que quando realizado antes do exercício, pode ocorrer piora na *performance*.
- Se o objetivo for uma ganho agudo da amplitude de movimento, o alongamento dinâmico quando executado dentro do aquecimento parece melhorar a *performance* ou pelo menos não prejudicá-la;
- Alongamentos dinâmicos executados por períodos mais longos parecem ter efeitos superiores sobre a *performance*, quando comparados a alongamentos executados por períodos mais curtos

■ REFERÊNCIAS BIBLIOGRÁFICAS

1. Alter MJ. *Science of Flexibility*. 3rd ed. Champaign, IL: Human Kinetics, 2004.
2. Amako M, Oda T, Masuoka K et al. Effect of static stretching on prevention of injuries for military recruits. *Mil Med* 2003;168:442-46.
3. Araújo CGS. *Medida e avaliação da mobilidade articular*. Tese de Doutoramento. Instituto de biofísica – UFRJ, 1987.
4. Avela J, Kyröläinen H, Komi PV. Altered reflex sensitivity after repeated and prolonged passive muscle stretching. *J Appl Physiol* 1999;86:1283-91.
5. Bacurau RF, Monteiro GA, Ugrinowitsch C et al. Acute effect of a ballistic and a static stretching exercise bout on flexibility and maximal strength. *J Strength Cond Res* 2009;23:304-8.
6. Bandy WD, Irion JM, Briggler M. The effect of static stretch and dynamic range of motion training on the flexibility of the hamstring muscles. *J Orthop Sports Phys Ther* 1998;27:295-300.
7. Beedle B, Rytter SJ, Healy RC et al. Pretesting static and dynamic stretching does not affect maximal strength. *J Strength Cond Res* 2008;22:1838-43.
8. Behm DG, Chaouachi A. A review of the acute effects of static and dynamic stretching on performance *Eur J Appl Physiol* 2011;111:2633-51.
9. Bixler B, Jones RL. High-school football injuries: effects of a post-halftime armup and stretching routine. *Fam Pract Res J* 1992;12(2):131-39.
10. Bradley PS, Olsen PD, Portas MD. The effect of static, ballistic, and proprioceptive neuromuscular facilitation stretching on vertical jump performance. *J Strength Cond Res* 2007;21:223-26.
11. Chalmers G. Re-examination of the possible role of Golgi tendon organ and muscle spindle reflexes in proprioceptive neuromuscular facilitation muscle stretching. *Sports Biomech* 2004;3:159-83.
12. Chan SP, Hong Y, Robinson PD. Flexibility and passive resistance of the hamstrings of young adults using two different static stretching protocols. *Scand J Med Sci Sports* 2001;11:81-86.
13. Christensen BK, Nordstrom BJ. The effects of proprioceptive neuromuscular facilitation and dynamic stretching techniques on vertical jump performance. *J Strength Cond Res* 2008;22:1826-31.

14. Cooper G, Sheret I, McMillan L et al. Inertial sensor-based knee flexion/extension angle estimation. *J Biomech* 2009;42:2678-85.
15. de Weijer VC, Gorniak GC, Shamus E. The effect of static stretch and warm-up exercise on hamstring length over the course of 24 hours. *J Orthop Sports Phys Ther* 2003;33:727-33.
16. Draper CE, Chew KTL, Wang R et al. Comparison of quadriceps angle measurements using short-arm and long-arm goniometers: correlation with MRI. *PM R* 2011;3:111-16.
17. Draper DO, Castro JL, Feland B et al. Shortwave diathermy and prolonged stretching increase hamstring flexibility more than prolonged stretching alone. *J Orthop Sports Phys Ther* 2004;34:13-20.
18. Ekstrand J, Gillquist J, Liljedahl SO. Prevention of soccer injuries. Supervision by doctor and physiotherapist. *Am J Sports Med* 1983;11:116-20.
19. Enoka RM. *Neuromechanics of human movement*. 3rd ed. Champaign, IL: Human Kinetics, 2002.
20. Etnyre BR, Lee EJ. Comments on proprioceptive neuromuscular facilitation stretching techniques. *Res Q Exerc Sport* 1987;58:184-88.
21. Feland JB, Myrer JW, Schulthies SS et al. The effect of duration of stretching of the hamstring muscle group for increasing range of motion in people aged 65 years or older. *Phys Ther* 2001;81:1110-17.
22. Fletcher IM, Anness R. The acute effects of combined static and dynamic stretch protocols on fifty-meter sprint performance in track-and-field athletes. *J Strength Cond Res* 2007;21:784-87.
23. Fletcher IM, Jones B. The effect of different warm-up stretch protocols on 20 meter sprint performance in trained rugby union players. *J Strength Cond Res* 2004;18:885-88.
24. Gelen E. Acute effects of different warm-up methods on sprint, slalom dribbling, and penalty kick performance in soccer players. *J Strength Cond Res* 2010;24:950-56.
25. Goldspink G, Tabary C, Tabary JC et al. Effect of denervation on the adaptation of sarcomere number and muscle extensibility to the functional length of the muscle. *J Physiol* 1974;236:733-42.
26. Guissard N, Duchateau J, Hainaut K. Mechanisms of decreased motoneurone excitation during passive muscle stretching. *Exp Brain Res* 2001;137:163-69.
27. Guissard N, Duchateau J, Hainaut K. Muscle stretching and motoneuron excitability. *Eur J Appl Physiol Occup Physiol* 1988;58:47-52.
28. Hadala M, Barrios C. Different strategies for sports injury prevention in an America's Cup Yachting Crew. *Med Sci Sports Exerc* 2009;41:1587-96.
29. Halbertsma JP, Göeken LN. Stretching exercises: effect on passive extensibility and stiffness in short hamstrings of healthy subjects. *Arch Phys Med Rehabil* 1994;75:976-81.
30. Herda TJ, Cramer JT, Ryan ED et al. Acute effects of static versus dynamic stretching on isometric peak torque, electromyography, and mechanomyography of the biceps femoris muscle. *J Strength Cond Res* 2008;22:809-17.
31. Holt BW, Lambourne K. The impact of different warm-up protocols on vertical jump performance in male collegiate athletes. *J Strength Cond Res* 2008;22:226-29.
32. Hough PA, Ross EZ, Howatson G. Effects of dynamic and static stretching on vertical jump performance and electromyographic activity. *J Strength Cond Res* 2009;23:507-12.
33. Holt LE. *Scientific Stretching for Sport* (3-S). Halifax: Dalhousie University, 1974
34. Hortobagyi T, Faludi J, Tihanyi J et al. Effects of intense "stretching"-flexibility training on the mechanical profile of the knee extensors and on the range of motion of the hip joint. *Int J Sports Med* 1985;6:317-21.
35. Jaggers JR, Swank AM, Frost KL et al. The acute effects of dynamic and ballistic stretching on vertical jump height, force, and power. *J Strength Cond Res* 2008;22:1844-49.
36. Kaufman KR, Hughes C, Morrey BF et al. Gait characteristics of patients with knee osteoarthritis. *J Biomech* 2001;34(7):907-915.
37. Knott M. Introduction to the philosophy of neuromuscular facilitation. *Physioterapy* 1967;53:2-5.
38. Little T, Williams AG. Effects of differential stretching protocols during warm-ups on high-speed motor capacities in professional soccer players. *J Strength Cond Res* 2006;20:203-7.
39. Magnusson SP, Simonsen EB, Aagaard P et al. Viscoelastic response to repeated static stretching in the human hamstring muscle. *Scand J Med Sci Sports* 1995;5:342-47.
40. Magnusson SP, Simonsen EB, Aagaard P et al. Biomechanical responses to repeated stretches in human hamstring muscle in vivo. *Am J Sports Med* 1996a;24(5):622-28.
41. Magnusson SP, Simonsen EB, Dyhre-Poulsen P et al. Viscoelastic stress relaxation during static stretch in human skeletal muscle in the absence of EMG activity. *Scand J Med Sci Sports* 1996b;6:323-28.
42. Magnusson SP, Simonsen EB, Aagaard P, et al. Mechanical and physical responses to stretching with and without preisometric contraction in human skeletal muscle. *Arch Phys Med Rehabil* 1996;77:373-78.
43. Manoel ME, Harris-Love MO, Danoff JV et al. Acute effects of static, dynamic, and proprioceptive neuromuscular facilitation stretching on muscle power in women. *J Strength Cond Res* 2008;22:1528-34.
44. McHugh Mp, Cosgrave CH. To stretch or not stretch: the role of stretching in injury prevention and performance. *Scand J Med Sci Sports* 2010;20:169-81.
45. McHugh MP, Kremenic IJ, Fox MB et al. The role of mechanical and neural restraints to joint range of motion during passive stretch. *Med Sci Sports Exerc* 1998;30:928-32.
46. McHugh MP, Nesse M. Effect of stretching on strength loss and pain after eccentric exercise. *Med Sci Sports Exerc* 2008;40(3):566-73.
47. Moore MA, Hutton RS. Electromyografic investigation of muscle stretching techniques. *Med Sci Sports Exerc* 1980;12:322-30.
48. Mündermann A, Dyrby CA, Andriacchi TP. Secondary gait changes in patients with medial compartment knee osteoarthritis: increased load at the ankle, knee, and hip during walking. *Arthritis Rheum* 2005;52(9):2835-44.
49. Nelson RT, Bandy WD. Eccentric Training and static stretching improve hamstring flexibility of high school males. *J Athl Train* 2004;39:254-58.
50. Ozkaya N, Nordin M. *Fundamentals of biomechanics: equilibrium, motion, and deformation*. 2nd ed. New York, NY: Springer, 1999.
51. Papadopoulos G, Siatras T, Kellis S. The effect of static and dynamic stretching exercises on the maximal isokinetic strength of the knee extensors and flexors. *Isokinetics Exerc Sci* 2005;13:285-91.
52. Pearce AJ, Kidgell DJ, Zois J et al. Effects of secondary warm up following stretching. *Eur J Appl Physiol* 2009;105:175-83.
53. Pope R, Herbert R, Kirwan J. Effects of ankle dorsiflexion range and preexercise calf muscle stretching on injury risk in Army recruits. *Aust J Physiother* 1998;44:165-72.
54. Pope RP, Herbert RD, Kirwan JD et al. A randomized trial of preexercise stretching for prevention of lower-limb injury. *Med Sci Sports Exerc* 2000;32:271-77.
55. Ryan ED, Beck TW, Herda TJ et al. Do practical durations of stretching alter muscle strength? A dose–response study. *Med Sci Sports Exerc* 2008b;40:1529-37.
56. Ryan ED, Beck TW, Herda TJ et al. The time course of musculotendinous stiffness responses following different durations of passive stretching. *J Orthop Sports Phys Ther* 2008a;38:632-39.
57. Samuel MN, Holcomb WR, Guadagnoli MA et al. Acute effects of static and ballistic stretching on measures of strength and power. *J Strength Cond Res* 2008;22:1422-28.
58. Sapega AA, Quedenfeld TC, Moyer RA et al. Biophysical factors in range of motion exercise. *Phys Sportsmed* 1981;9:57-65.
59. Simic L, Sarabon N, Markovic G. Does pre-exercise static stretching inhibit maximal muscular performance? A meta-analytical review. *Scand J Med Sci Sports* 2013;23:131-48.
60. Spernoga SG, Uhl TL, Arnold BL et al. Duration of maintained hamstring flexibility after a one-time, modified hold-relax stretching protocol. *J Athl Train* 2001;36:44-48.
61. Tabary JC, Tabary C, Tardieu C et al. Physiological and structural changes in the cat's soleus muscle due to immobilization at different lengths by plaster casts. *J Physiol* 1972;224:231-44.
62. Tanigawa MC. Comparison of the holdrelax procedure and passive mobilization on increasing muscle length. *Phys Ther* 1972;52:725-35.
63. Toft E, Espersen GT, Kålund S et al. Passive tension of the ankle before and after stretching. *Am J Sports Med* 1989;17:489-94.
64. Torres EM, Kraemer WJ, Vingren JL et al. Effects of stretching on upper body muscular performance. *J Strength Cond Res* 2008;22:1279-85.

65. Unick J, Kieffer HS, Cheesman W et al. The acute effects of static and ballistic stretching on vertical jump performance in trained women. *J Strength Cond Res* 2005;19:206-12.
66. van Mechelen W, Hlobil H, Kemper HC et al. Prevention of running injuries by warm-up, cool-down, and stretching exercises. *Am J Sports Med* 1993;21:711-19.
67. Weppler CH, Magnusson SP. Incresing muscle extensibility: a matter of increasing length or modifying sensation? *Phys Ther* 2010;90:438-49.
68. Wessling KC, DeVane DA, Hylton CR. Effects of static stretch versus static stretch and ultrasound combined on triceps surae muscle extensibility in healthy women. *Phys Ther* 1987;67:674-79.
69. Williams PE, Goldspink G. Changes in sarcomere length and physiological properties in immobilized muscle. *J Anat* 1978;127 (Pt 3):459-68.
70. Yamaguchi T, Ishii K. Effects of static stretching for 30 seconds and dynamic stretching on leg extension power. *J Strength Condit Res* 2005;19:677-83.
71. Yamaguchi T, Ishii K, Yamanaka M et al. Acute effects of dynamic stretching exercise on power output during concentric dynamic constant external resistance leg extension. *J Strength Cond Res* 2008;21:1238-44.
72. Zito M, Driver D, Parker C et al. Lasting effects of one bout of two 15-second passive stretches on ankle dorsiflexion range of motion. *J Orthop Sports Phys Ther* 1997;26:214-21.
73. Physiology ok exercise for physical educationand athletics. 3rd ed. Dubuque, IA: WC Brown, 1980.

SEÇÃO II

PROPRIOCEPÇÃO

Vanessa Cristina Reis Palmieri ■ Fernando Junti Fujisaka

■ CONSIDERAÇÕES DO SISTEMA SENSÓRIO-MOTOR NA REABILITAÇÃO

Recentemente, associações de ortopedia e medicina esportiva têm dado atenção considerável aos assuntos relacionados com o papel do Sistema Sensório-Motor na mediação da função e sua contribuição na estabilidade articular.[36.]

Muitos debates e conflitos na definição de alguns termos se estabeleceram ao longo do tempo, sendo o termo "propriocepção" usado frequentemente como abordagem central nas rotinas terapêuticas. O emprego inadequado do termo propriocepção, como sinônimo de cinestesia, posição articular, equilíbrio e estabilidade, limita sua real contribuição dentro de um sistema mais amplo e complexo que é o sistema sensório-motor.[25] As primeiras citações da palavra propriocepção ocorreram, em 1906, por Sherrington e vêm do latim: Recepção e própria. Inicialmente foi utilizada para descrever todas as informações neurais originadas das articulações, músculos e tendões.[4,28]

O termo **sistema sensório-motor** foi adotado pela *Foundation of Sports Medicine Education and Research,* para descrever as integrações centrais, sensoriais, motoras e as estruturas envolvidas na manutenção da integridade das articulações durante os movimentos corporais e na manutenção postural. Podemos citar entre estes termos: Propriocepção e controle neuromuscular, contudo propriocepção e controle neuromuscular são partes do todo que é o sistema sensório motor.[28]

A utilização do termo sensório-motor descreve os mecanismos envolvidos na aquisição dos estímulos sensoriais e na conversão destes em um sinal neural agregado à transmissão desses sinais em vias aferentes para o sistema nervoso central. Além disso, o sistema sensório-motor é o responsável pelo processo, de integração do sinal neural pelos vários centros do sistema nervoso central e outros geradores de comando, bem como pelas respostas motoras que resultam na ativação muscular para a locomoção, realização de atividades funcionais e estabilização articular.[17]

O objetivo do treino sensório-motor é melhorar a função das articulações e dos músculos não isoladamente, mas em conjunto. Isto ocorre como consequência da melhora dos mecanismos de controle neuromuscular. Os componentes do controle neuromuscular incluem a propriocepção, força muscular, tempo de reação muscular e controle postural.

O controle neuromuscular, por sua vez, pode ser definido como ativação de forma inconsciente de estabilizadores dinâmicos (músculos), ocorrendo em preparação ou resposta a uma carga ou movimento aplicada a uma articulação com objetivo de restaurar ou manter a estabilidade articular normal. Podemos utilizar o seguinte exemplo: Durante uma entorse em inversão do tornozelo, espera-se que os músculos fibulares atuem impedindo que ocorra uma lesão ligamentar no complexo lateral do tornozelo. O equilíbrio e controle postural são afetados após a entorse e podem ser restaurados pelo treino sensório-motor.[36]

Inicialmente os exercícios de controle neuromuscular foram introduzidos nos programas de reabilitação de lesões ligamentares, pelo fato de os ligamentos possuírem uma série de mecanorreceptores, que sugere que uma lesão nessas estruturas poderia acarretar um déficit proprioceptivo. Com o passar do tempo, tais exercícios foram introduzidos ao treino preventivo de tais lesões.

Didaticamente os componentes responsáveis pela estabilidade articular são divididos em dois grupos: passivo e ativo. Ligamentos, cápsula articular, cartilagem, fibrocartilagem e geometria óssea de uma articulação seriam exemplos de componentes passivos, ou seja, não conseguem isoladamente gerar movimento. A contribuição ativa seria composta pelos músculos por meio dos mecanismos de *biofeedback* e *feedforward*. O *feedback* é uma resposta a uma mudança articular ou uma percepção de um estímulo sensorial. O *feedforward* refere-se à teoria de que movimentos rápidos podem ser controlados por eventos previamente encontrados no sistema neuromuscular preparando o movimento.

O controle neuromuscular depende da integração adequada dos *inputs* sensitivos (visuais, vestibulares e somatosensoriais) e das eferências motoras, ou seja, é preciso que haja integração entre as informações que a articulação envia para os níveis centrais do nosso sistema nervoso (medula espinal, tronco cerebral e córtex) (Fig. 1) e os comandos que estes níveis enviam para os músculos na tentativa de manter a articulação estável. A informação sobre o estado das estruturas articulares é denominada de propriocepção.

Relaciona-se propriocepção, primeiramente, com a sensação mecanorreceptiva que inclui senso de posição articular e tato, no qual envolve dois aspectos do senso de posição: estático e dinâmico. O senso estático oferece orientação consciente de uma parte do corpo em relação à outra. O senso dinâmico oferece um sistema neuro-

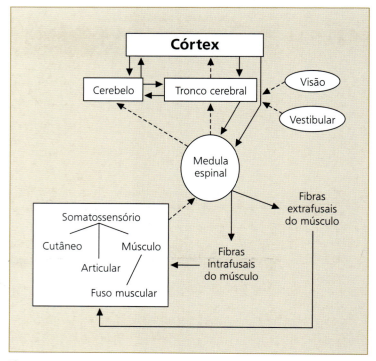

Figura 1. Estruturas envolvidas no sistema sensório-motor.

muscular de *feedback* sobre amplitude e direção de movimento. A propriocepção pode ser ensinada como um processo neuromuscular complexo que envolve informações aferentes, e sinais eferentes, permitindo que o corpo mantenha orientação e estabilidade durante atividades estáticas e dinâmicas. A informação aferente para o ajuste fino necessário durante os movimentos é oferecida pelos receptores somatossensoriais proprioceptivos, visuais e vestibulares (Fig. 2).[10]

Receptores somatossensoriais são encontrados nos músculos, tendões, articulações e outros tecidos. Classicamente três tipos de sentidos somáticos são descritos: o primeiro é a dor, segundo receptividade térmica, e o terceiro receptividade dinâmica.[10]

Uma comunicação de duas vias entre os sistemas sensorial e motor é crucial para o controle neuromuscular normal. A informação visual é um dos aspectos mais importantes da propriocepção, assim como informações do sistema vestibular sobre a posição da cabeça em relação à gravidade e os movimentos de cabeça. Outro importante sensor do corpo é obtido pelos receptores somatossensoriais, principalmente sobre os mecanorreceptores que são responsáveis pela captação de transmissão da informação proprioceptiva e podem ser encontrados na cápsula articular, retináculo, ligamentos, pele, músculos e tendões. Dentre eles podemos citar: corpúsculos de Pacini, Órgão tendinoso de Golgi, fusos musculares, terminações nervosas de Rufini e terminações nervosas livres.[10]

Mecanorreceptores são neurônios especializados que transmitem informação sobre a deformação mecânica em sinais elétricos. Cada tipo de mecanorreceptor responde a um estímulo diferente e transmite informação aferente específica que modifica a função neuromuscular. Todos os receptores precisam de um estímulo para mudar o potencial de membrana, causando um potencial de ação que irá até o sistema nervoso central. Os mecanorreceptores também podem ser estimulados pela mudança do comprimento muscular, incluindo a mudança de tensão e comprimento (Figs. 1 e 2).

Os **mecanorreceptores de adaptação rápida** (corpúsculo de Pacini) diminuem sua taxa de descarga para a extinção em milissegundos depois de um estímulo contínuo. Os receptores de adaptação rápida são muito sensíveis a mudanças na estimulação e são considerados os mediadores da sensação de movimento articular; eles podem ser mais importantes em alguns esportes caracterizados por mudanças bruscas de direção.

Os **mecanorreceptores de adaptação lenta** (terminação nervosas de Ruffini e órgão tendinoso de Golgi) continuam a descarga em resposta a um estímulo contínuo. Receptores de adaptação lenta são mais estimulados em alguns ângulos articulares específicos e aparentemente mediam a sensação da posição articular.[10]

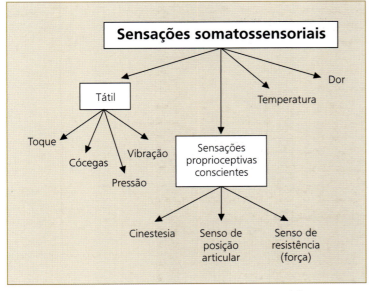

Figura 2. Sensações provenientes de fontes somatossensoriais.

As informações derivadas dos mecanorreceptores são processadas em três níveis: nível espinhal que é responsável pela estabilização dinâmica da musculatura; nível cerebelar que é responsável pelo equilíbrio e postura, e nível cortical, responsável pela contração voluntária. Qualquer déficit da chegada (aferência) processamento ou comando (eferência) pode resultar em posturas inadequadas ou desequilíbrios que são fatores de risco para possíveis lesões.

Em qualquer situação teremos gravidade, inércia e forças de reação que criam uma força externa específica nas estruturas musculoesqueléticas. Esta força é neutralizada por respostas internas geradas pelo sistema musculoesquelético, havendo, então, equilíbrio entre essas forças. Boa propriocepção e coordenação significam que todos os componentes musculoesqueléticos estão em harmonia para superar qualquer sobrecarga nas estruturas, sendo este um fator importante na manutenção da estabilidade articular dinâmica.[39]

Estabilidade articular dinâmica pode ser definido como a habilidade para ativar apropriadamente os músculos que irão estabilizar a articulação em conjunto com o suporte dos estabilizadores mecânicos. Na essência, estabilidade articular funcional (dinâmica) é o produto do sistema proprioceptivo. Trauma aos tecidos pode resultar em perda parcial da aferência sensitiva em razão da lesão dos mecanorreceptores que pode levar a déficits proprioceptivos. Consequentemente, suscetibilidade a uma nova lesão pode tornar-se uma possibilidade graças à diminuição de *feedback* proprioceptivo. O efeito do trauma ligamentar resultando em instabilidade mecânica e déficits proprioceptivos contribuir, para a instabilidade funcional, que facilita o microtrauma e uma nova lesão.[39]

■ AVALIAÇÃO SENSÓRIO-MOTORA

Assim como em qualquer avaliação, a anamnese corresponde a um interrogatório que traz a memória de fatos relacionados com o estado de saúde do paciente e suas possíveis alterações. O teste sensório-motor deve contar inicialmente com informações gerais como nome, gênero, idade, membro dominante, atividade física praticada, histórico de lesões, data e procedimento cirúrgico realizado, caso exista algum. Dados como esportes e atividades diárias praticadas antes da lesão são fundamentais no desenvolvimento de um programa de treinamento sensório-motor.[3]

Embora não exista na literatura um consenso a respeito dos diversos testes e avaliações funcionais existentes, uma avaliação sensório-motora se faz necessária antes do início de qualquer conduta terapêutica a fim de delimitar e trazer conhecimento sobre a individualidade do caso a ser acompanhado. Trata-se de uma peça fundamental na identificação e planejamento da reabilitação. Através de uma avaliação minuciosa, conseguimos delimitar as diretrizes e condutas mais adequadas a serem aplicadas durante o treinamento.

A avaliação sensório-motora pode ser dividida em duas modalidades distintas:

A primeira, com grande número de publicações e ampla aceitação no meio científico, utiliza equipamentos eletrônicos que permitem uma mensuração precisa de dados, conhecida como avaliação instrumentada, ou seja, equipamentos comercializados em diferentes partes do mundo, capazes de reproduzir e gerar dados que são utilizados como fonte de informação para pesquisas.

Os testes de propriocepção consciente, como os de posição articular e os de cinestesia, são os mais utilizados, porém não reproduzem uma função empregada nas atividades habituais do cotidiano. São realizados em equipamentos como: dinamômetro isocinético, o eletrogoniômetro, equipamento de movimentação passiva contínua (CPM), plataforma de força entre outros. Nos testes de posição articular é enfocada a habilidade de o indivíduo reproduzir ângulos articulares que podem ser realizados tanto de modo ativo como passivo, enquanto nos testes de cinestesia é avaliada a habilidade de o indivíduo perceber o movimento dos segmentos periféricos.[12]

A segunda, mais comumente usada na prática clínica, é a avaliação não instrumentada que utiliza testes e avaliações funcionais.

Até o presente momento, não se encontra na literatura uma forma unânime e completamente eficaz de avaliação que consiga mensurar a efetividade do sistema sensório-motor. As formas mais comuns são os testes de controle postural, cinestesia, senso de posição articular, resistência ao movimento por meio de produção de força e, atualmente, o senso de velocidade. Na verdade, as realizações de vários testes associados aumentam a confiabilidade das informações adquiridas durante uma avaliação, seja ela instrumentada ou não. Como exemplo, podemos citar testes realizados em laboratórios que associam imagens de vídeo para análise 3D, plataforma de força e eletromiografia. As informações geradas nestes três diferentes testes são complementares e somadas podem gerar informações mais conclusivas a respeito do material avaliado.

Para a avaliação instrumentada contamos com o auxílio de aparelhos e dispositivos eletrônicos, como câmeras, sensores e plataformas de força.

Embora estas sejam maneiras eficazes e precisas de avaliação, o custo e a demanda de tempo, dificultam a utilização na prática clínica.

Exemplos de avaliação instrumentada

- *Análise em três dimensões:* trata-se de um sistema integrado de câmeras que fornecem dados cinéticos e cinemáticos de diferentes atividades, por exemplo, a corrida ou, então, um tenista em quadra. Refletores adesivos colocados em pontos predefinidos do corpo do indivíduo servem como marcadores anatômicos. As imagens geradas são captadas por diferentes câmeras e analisadas por um programa de computador que geram diversos dados. Dessa forma, podemos analisar cada fase do movimento executado, inclusive um movimento mais complexo e rápido, como um salto de um ginasta e identificar possíveis déficits.[18] Dentre os programas mais utilizados, podemos citar o sistema VICON®, amplamente utilizado em pesquisas, considerado padrão ouro como recurso na obtenção de dados em imagens.
- *Plataforma de força:* desenvolvida para avaliação de forças e tempo de reação no solo, o indivíduo pode ser avaliado enquanto realiza um salto, uma mudança de direção ou ainda em posição ortostática, quando é possível a avaliação de estratégias de manutenção postural. Em associação a um exame visual, como análise de vídeo, forma uma excelente fonte de dados nas pesquisas e dados laboratoriais.[25]
- *Dinamômetro isocinético:* embora muito usado para avaliação de força, o dinamômetro isocinético é também um recurso de avaliação funcional do sistema musculoesquelético, podendo auxiliar na identificação do senso de posição articular e cinestesia.[2] Um teste comparativo realizado com olhos abertos e fechados durante um arco de movimento no aparelho é comumente usado nas avaliações de membros superior (ombro) e inferior.
- *Balancer system:* conhecido comumente como Biodex®, é um aparelho desenvolvido para avaliar as oscilações ocorridas no controle postural durante testes de equilíbrio que são realizados com o indivíduo em ortostase com os pés sobre o aparelho. Os testes podem apresentar variações uni e bipodais, olhos fechados ou com movimentos de cabeça.[34]
- *Biofeedback:* o biofeedback vem sendo utilizado com recurso no treinamento em diversas áreas da reabilitação e também como instrumento de avaliação. Na avaliação sensório-motora, ele é utilizado nos testes de tronco para identificar ativação muscular ou em atividades funcionais. A eletromiografia pode ser utilizada como *biofeedback* durante a realização de avaliações ou durante treinamento. Outro exemplo de *biofeedback* é o STABILIZER®, que, além de mais barato quando comparado a um equipamento de eletromiografia, é também de fácil utilização na prática clínica e vem apresentando bons resultados em pesquisas.[38]

Os artigos científicos, em sua maioria, utilizam em seus métodos de avaliação medidas de tarefas motoras, como equilíbrio, agilidade e saltos. Estes testes não são verdadeiros testes de propriocepção, gerando ainda controvérsias na literatura a respeito da efetividade do treinamento sensório-motor na recuperação da propriocepção.[30] Mesmo sem um consenso na literatura, durante a prática clínica é necessário ter um ponto de partida e uma referência inicial das condições clínicas gerais do paciente.

Avaliação não instrumentada

A avaliação não instrumentada apresenta fácil reprodutibilidade, desde que seguida uma metodologia criteriosa que mantenha a confiabilidade interexaminador elevada (Figs. 3 e 4).

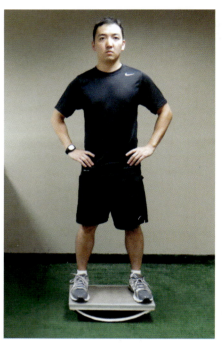

Figura 3. Teste de descarga de peso entre membros inferiores.

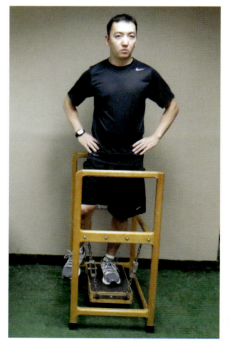

Figura 4. Teste de equilíbrio unipodal no balancim.

Em seguida, devem-se realizar, de acordo com a articulação envolvida, testes funcionais e de equilíbrio que possam reproduzir as atividades de vida diária ou gesto esportivo. A mensuração dos segmentos é sempre comparativa em relação ao lado saudável ou ao que é considerado normal para a sua compleição física.

Os testes correspondem a atos específicos para evidenciar uma alteração ou fenômeno que permitirá avaliar determinada função ou estrutura, facilitando a elaboração de um programa de reabilitação. Normalmente os testes são específicos para cada seguimento ou articulação envolvida. Vejamos alguns exemplos:

- *Teste de equilíbrio (one leg stance test)*: tem como objetivo avaliar o equilíbrio em posição estática com a menor necessidade possível de recorrer ao lado contralateral. O teste é descrito com o indivíduo em apoio unipodal durante 30 segundos. Primeiro realiza-se com apoio sobre o membro não lesionado, seguido pelo apoio sobre o membro lesionado. Os membros superiores devem estar cruzados à frente do corpo, junto ao tórax ou junto à cintura. São realizadas três tentativas para cada membro inferior, e o resultado é obtido pela capacidade do indivíduo em se manter o mais imóvel possível, onde também se deve contar o número de toques no solo, durante o tempo previsto. Apenas o melhor resultado é registrado de cada lado (Fig. 5).[20,31]
- *Pés na linha (tandem stance test)*: a finalidade deste teste é avaliar o equilíbrio na posição estática. Coloca-se um pé na frente do outro sobre a linha. O pé de trás deve tocar com sua parte anterior na parte posterior do pé da frente. O peso corporal deve estar distribuído entre os membros e os membros superiores junto ao peito. O resultado é dado pelo tempo que o indivíduo consegue manter a posição sem tirar os pés da linha. São realizadas três tentativas com o tempo máximo de 30 segundos para cada tentativa. Considera-se o melhor tempo (Fig. 6).[11]
- *Hop test*: proposto por Daniel *et al.*[6] (1982) e descrito por Noyes, em 1991,[32] avalia força muscular e confiança de membros inferiores, envolvidos em uma lesão. Possui propriedades psicométricas estabelecidas para identificação de lesões do membro inferior. O *hop test* tem sido amplamente utilizado para avaliar o retorno ao nível funcional pré-lesão do joelho, principalmente após as reconstruções do Ligamento Cruzado Anterior (LCA). Descrição do teste: em uma área previamente demarcada em metros, o indivíduo avaliado é instruído a posicionar a extremidade anterior do pé dominante sobre a primeira marcação para o início do teste (Fig. 7A). O objetivo é realizar o maior salto em distância possível com cada membro isoladamente. Os membros superiores podem ser utilizados para auxiliar na impulsão, aproximando, assim, o padrão de movimento do gesto esportivo, como, por exemplo, na execução de um salto sobre algum obstáculo em uma corrida de aventura. Durante a execução do salto ocorre uma fase excêntrica antes de seu início. Saltos que permitem essa fase excêntrica, junto à movimentação dos membros superiores, respeitam também, aspectos funcionais relacionados com a modalidade e permitem uma maior geração de força graças a aspectos fisiológicos e biomecânicos. O pé deve permanecer no local da aterrissagem até que tenha a medida da distância entre o ponto posterior do calcanhar até a primeira marcação realizada antes do salto (Fig. 7B). O salto é realizado três vez em cada lado, e considera-se o melhor salto.[32]

A partir do *hop test*, foram criadas variações a fim de ampliar a aplicabilidade do mesmo, como o *cross over hop test* (Fig. 8). Trata-se de uma adaptação do *hop test*, onde o indivíduo é instruído a realizar três saltos seguidos de forma cruzada, sem pausas e, ao final do terceiro salto, conseguir realizar de forma controlada a aterrissagem e permanecer em posição estática. A realização e, o posicionamento inicial do teste seguem o mesmo procedimento do teste anterior, assim como a escolha do melhor salto realizado por cada membro inferior.[5]

Tanto o *hop test*, quanto o *cross over hop test* são utilizados como testes funcionais durante a fase de reabilitação de Ligamento Cruzado Anterior (LCA), segundo Fukuda *et. al.*[14]

- *Jump test (salto vertical)*: descrito por Johnson e Nelson, em 1979,[20] tem com objetivo avaliar a potência dos membros inferiores no plano vertical (Fig. 9). Várias modalidades esportivas utilizam o salto vertical durante suas provas ou jogos, sendo em alguma delas parte importante de ações motoras mais complexas (ataque e bloqueio no vôlei, arremesso e rebote no basquete entre outros).[1] A primeira técnica de salto vertical foi chamada de *Squat Jump* (SJ) ou salto partindo da posição de meio agachamento. O executante assumia uma posição estática de flexão de joelhos a 90 graus, mãos na cintura, os pés paralelos com um afastamento confortável e não era permitido um novo abaixamento do centro de gravidade (CG), sendo o movimento apenas ascendente. Assim realizado, a energia potencial elástica acumulada era perdida na forma de calor, em razão da manutenção da posição estática assumida, e o salto era realizado somente com a capacidade dos grupos musculares esqueléticos de gerar força sem a utilização do CAE.[15,24] A segunda técnica do salto vertical chamada de *Counter Movement Jump* (CMJ), ou salto contra movimento, era permitido ao executante realizar as fases excêntrica e concêntrica do movimento, a transição da fase descendente para ascendente deveria ser feita o mais

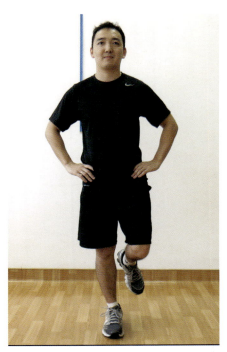

Figura 5. *One leg stance test.*

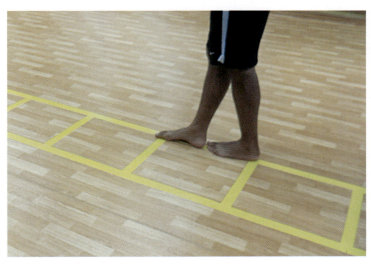

Figura 6. *Tandem stance test.*

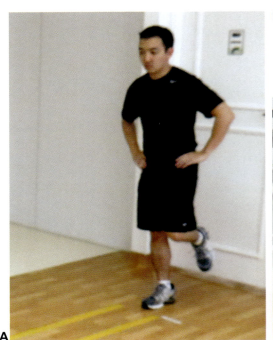
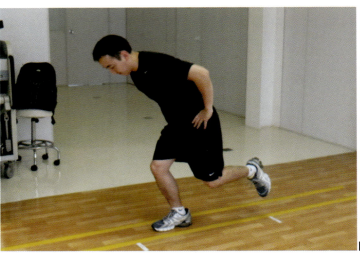

Figura 7. *Hop test*: (**A**) posição inicial; (**B**) posição final.

rápido possível. Dessa forma, o CAE poderia ser utilizado produzindo uma maior geração de força e uma maior elevação do centro de gravidade (CG) com uma maior eficiência mecânica (menor gasto energético).[1]

Muitas avaliações e testes são citados na literatura, em que a descrição de cada um e a discussão quanto à sua eficácia são enormes. Anteriormente foram citados testes dos quais a aplicabilidade e usualidade são mais frequentes em artigos. O mais importante além da escolha do teste é sua reprodutibilidade ao longo do tempo. Dessa forma, é possível acompanhar a evolução e observar com maior clareza o progresso da proposta escolhida.

■ TREINAMENTO SENSÓRIO-MOTOR NO ESPORTE (TSM)

Na busca pela melhora no desempenho musculoesquelético, o aparelho locomotor conta com um aproveitamento máximo do sistema sensório-motor. Tanto nos esportes coletivos quanto individuais, a precisão dos movimentos é garantida pelos músculos chamados motores primários e da musculatura estabilizadora, pois esta garante a destreza dos movimentos com segurança às articulações.[23]

Para melhorar a propriocepção por meio do controle neuromuscular, o programa de exercícios deve atingir os três níveis de processamento no sistema nervoso central. Reflexos espinais podem ser ativados como resposta a mudanças bruscas na posição articular. Exercícios posturais podem melhorar a função motora em nível do tronco cerebral, e padrões motores repetidos são úteis em melhorar o controle neuromuscular e o mecanismo de *feedforward*. A repetição de tarefas permite que nosso corpo realize um aprendizado motor, permitindo determinar o padrão mais efetivo para a tarefa e diminuir o tempo de reação.

De acordo com Fukuda T. *et al*.[13], em seu trabalho em que foi enfatizada a estabilização lombopélvica, correções de desequilíbrios

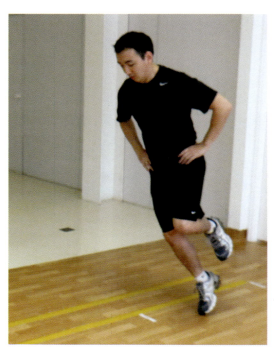

Figura 8. Saltando cruzado sobre a linha no *cross over hop test*.

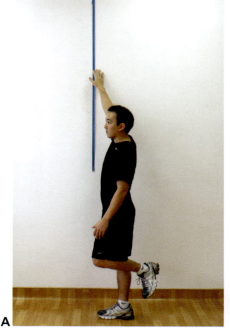
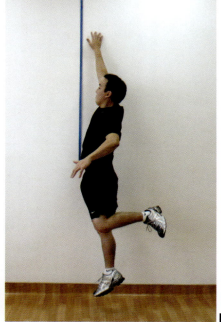

Figura 9. (**A**) Posição Inicial do *jump test*. (**B**) O avaliador deve marcar visualmente a marca atingida.

musculares e treino de funções específicas do esporte de forma gradual, todos os pacientes responderam bem ao tratamento não cirúrgico, provando a eficácia do treinamento sensório-motor, associado ao fortalecimento muscular.

No cenário esportivo, podemos subdividir o TSM em:

- *Terapêutico (designado para a reabilitação pós-lesão)*: atividades funcionais e específicas do esporte (Fig. 10) depois do trauma musculoesquelético podem ser alcançadas, se os exercícios proprioceptivos forem colocados no início do programa de treinamento.[39]
- *Preventivo (destinado à melhora do controle neuromuscular com a finalidade de prevenir lesões)*: ambos devem ser realizados de forma progressiva, incluindo atividades que envolvam estabilidade, flexibilidade, agilidade, força, treino do gesto esportivo e pliometria (Fig. 11), que consiste em um ciclo de alongamento e encurtamento musculares, gerando como resposta o acúmulo de energia elástica na fase excêntrica do movimento, que resulta em uma força utilizada durante a fase concêntrica da contração. Alguns autores recomendam a realização dos exercícios no começo da temporada com maior frequência, mas durante a mesma, o treino é realizado semanalmente.[39]

O TSM visando à prevenção de lesões deve ser realizado de maneira específica para o esporte em questão (Fig. 12), pois cada esporte possui características próprias, e as lesões que mais acometem os atletas variam entre os esportes, gêneros, faixa etária e até mesmo em cada função assumida durante o esporte.

Treino de equilíbrio pode ser realizado para todos os atletas e consiste em fazer com que se mantenham o equilíbrio e alinhamento corporal sem alteração da base de suporte. Podemos realizar exercícios com apoio bipodal ou unipodal, com ou sem o auxílio da visão, em solo estável ou instável e também com a reprodução do gesto esportivo.

Os exercícios de agilidade, destinam-se, normalmente àqueles que realizam mudanças bruscas de direção (basquete, handball, vôlei, futebol...), e de preferência que consigam reproduzir o gesto esportivo do atleta. O objetivo deste tipo de treino é permitir que o atleta se adapte a essas mudanças súbitas na direção, aceleração e

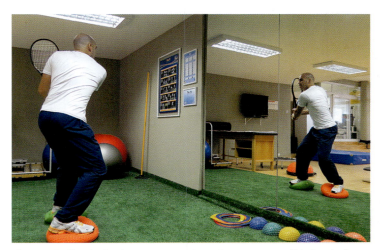

Figura 10. Simulação do gesto esportivo sobre uma superfície instável.

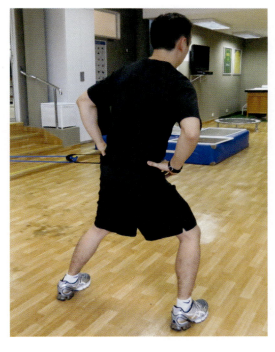

Figura 11. Deslocamento lateral contra uma resistência elástica.

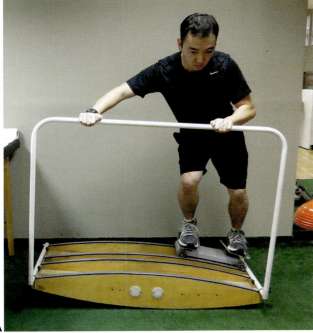

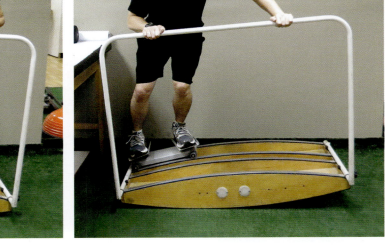

Figura 12. (**A** e **B**) Simulação de *ski* sobre o Fitter.

desaceleração, que são movimentos que normalmente estão envolvidos no mecanismo de lesão.

O treinamento sensório-motor tem sido realizado em diferentes ambientes que variam de acordo com o objetivo a ser alcançado. Podemos utilizar como exemplo as diferentes superfícies, como caixas de areia, colchões e trampolins (Figs. 13 e 14). Acredita-se que quanto maior o estímulo e suas variações, maiores serão as conexões sensório-motoras para a realização do treino proposto. Trata-se de um "bombardeamento sensorial", que seja capaz de alterar o centro de gravidade e leve o indivíduo a uma reorganização postural para se manter estável, aumentando, assim, sua estabilidade.

Lesões agudas do tornozelo, joelho e ombro são comuns em momentos de desequilíbrio e observadas nas mais diferentes modalidades esportivas, sendo responsáveis por afastamento dos praticantes que pode levar até doze meses antes do retorno ao nível pré-lesão.[8,9,16,22,26]

Principais lesões
Complexo articular do tornozelo

Nas diversas modalidades esportivas, como basquete, vôlei, handebol, *rugby*, futebol e outros; as entorses de tornozelo figuram entre as mais prevalentes. Estas lesões afetam comumente o complexo ligamentar lateral do tornozelo, mas podem comprometer o complexo medial, bem como afetar outras estruturas, como sindesmoses, cartilagem articular e sistema ósseo. Tais lesões podem gerar afastamentos que variam de poucos dias até seis meses, sendo em alguns casos a intervenção cirúrgica seguida de reabilitação. As entorses são as mais frequentes e ocorrem geralmente frente a um contato com outro jogador ou uma pisada na volta de um salto, por exemplo. Isto é decorrente da dificuldade apresentada no controle da massa corporal durante os deslocamentos e os movimentos exigidos durante a prática do esporte (Figs. 15 e 16).[26,33]

Complexo articular do joelho

A articulação do joelho geralmente não é a região mais acometida nestes tipos de esporte, quando comparada à articulação do tornozelo, mas é a de maior morbidade. Supondo que haja em uma tem-

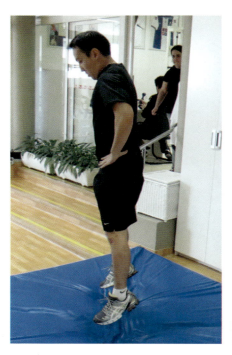

Figura 13. Salto bipodal sobre o colchão.

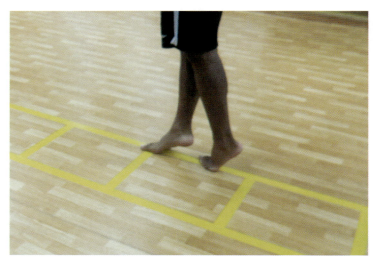

Figura 15. Marcha sobre a linha com movimento de plantiflexão.

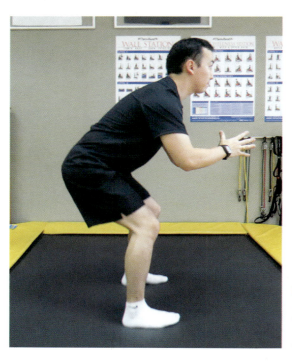

Figura 14. Fortalecimento de quadríceps no trampolim (cavalgada).

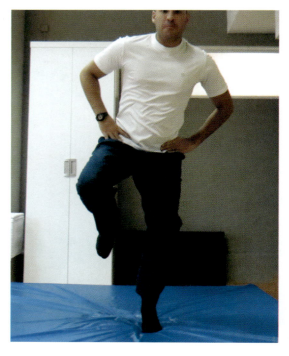

Figura 16. Salto unipodal sobre o colchão.

porada cinco entorses de tornozelo em diferentes atletas de uma equipe esportiva e que estas somem 60 dias de afastamento para esta mesma equipe, podemos ter uma lesão do ligamento cruzado anterior que trará sozinha um afastamento de 6 até 8 meses ou lesão do ligamento cruzado posterior e lesões que podem gerar aproximadamente 12 meses de afastamento até que ocorra o retorno para um nível satisfatório de desempenho do atleta (Figs. 17 a 20).[7,29]

Complexo articular do ombro

A articulação glenoumeral do ombro figura entre as mais instáveis do corpo humano, para permitir movimentos amplos em todos os planos, é natural que seja passível de luxações e subluxações. Tais eventos, pelo menos quando primários, acontecem durante lances de traumas diretos, como quedas, faltas graves, ou quando o atleta tem seu ombro "travado" por um adversário (Figs. 21 a 24).[22,23,26]

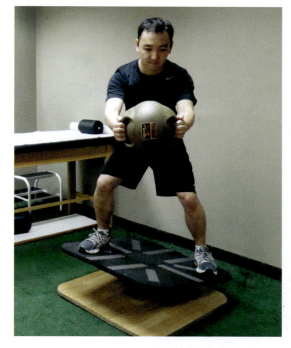

Figura 19. Treino de estabilização bipodal sobre o *balancer*.

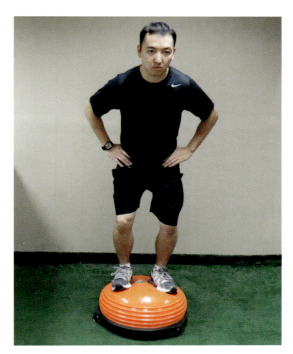

Figura 17. Equilíbrio bipodal sobre o bozu, podendo evoluir para unipodal.

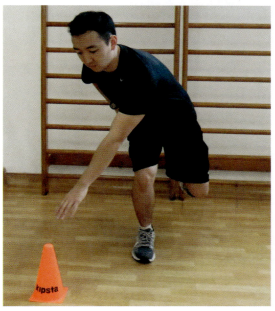

Figura 20. Glúteo médio sobre apoio unipodal, com rotação de tronco.

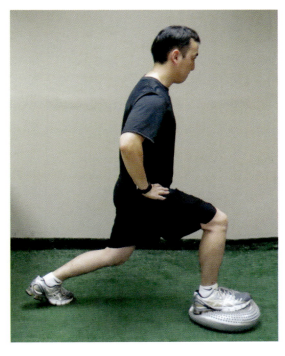

Figura 18. Afundo sobre o *Dynadisc*.

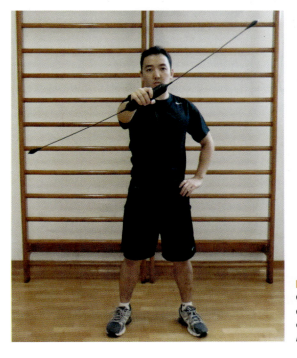

Figura 21. Cocontração em diagonal com *body blade*.

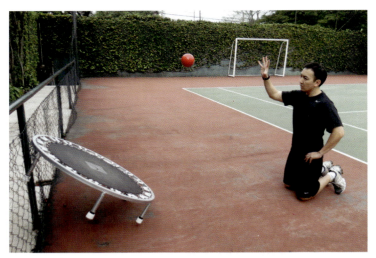

Figura 22. Treino de pliometria com arremesso de bola no minitrampolim.

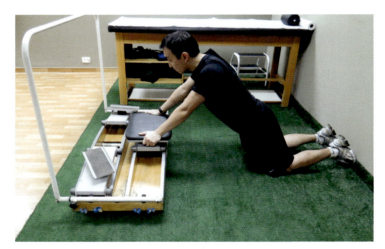

Figura 23. Deslizamento lateral sobre o *Fitter* em cadeia cinética fechada de ombro.

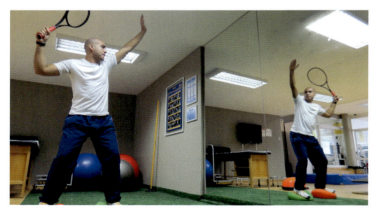

Figura 24. Simulação de saque sobre superfícies instáveis.

Sugestões para o treinamento sensório-motor

A) Circuito por estações.
B) Trabalho por posição do atleta.
C) Trabalho individualizado.

Em qualquer um dos três métodos, o profissional deve elaborar os exercícios de acordo com a especificidade do esporte em questão, mas existem alguns exercícios básicos que podem ser aproveitados para a maioria das modalidades.

Circuito por estações

No circuito por estações, são propostas diversas tarefas, uma para cada jogador, e cada atleta passará uma ou duas vezes por cada circuito. São dados um tempo de execução e um tempo de repouso - recuperação entre as estações. Esses cálculos podem ser realizados em conjunto com o preparador físico e variam conforme a atividade proposta e o andamento da temporada (pré-temporada, temporada regular e fases finais). Esse circuito é, geralmente, realizado antes do treino, visando a potencializar a ativação neuromuscular ou após atingir a fadiga do sistema sensório-motor (Fig. 25).

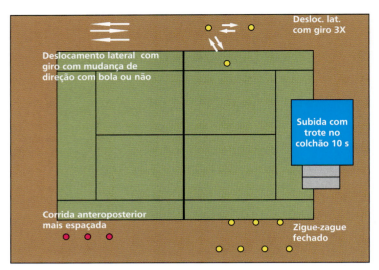

Figura 25. Sugestão de circuito 1.

Trabalho por posição do atleta

No trabalho por posição são reunidos atletas que realizam a mesma função tática, e estes realizam tarefas específicas da sua posição somadas a estímulos perturbatórios, traumas diretos, além de ser levado em conta o espaço a ser trabalhado, por exemplo, próximo ao gol, entrada do garrafão e a velocidade e a frequência de cada estímulo (Fig. 26).

Trabalho individualizado

O trabalho é conduzido de modo que cada atleta realize um treino personalizado que vai ao encontro das suas necessidades e fragilidades pregressas, como o histórico de lesão e desequilíbrios funcionais prévios. Esse método aperfeiçoa tempo, uma vez que já se possui o perfil do atleta e, consequentemente, seus maiores riscos (Figs. 27 e 28).

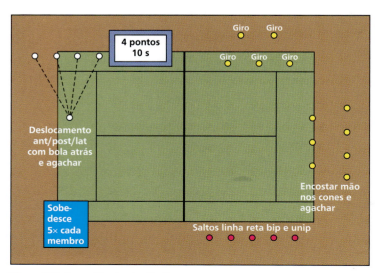

Figura 26. Sugestão de circuito 2.

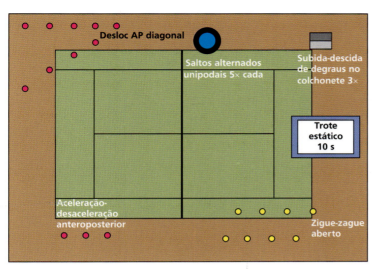

Figura 27. Sugestão de circuito 3.

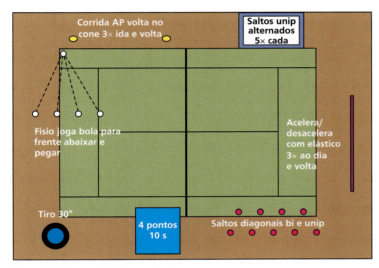

Figura 28. Sugestão de circuito 4.

Objetivos do treinamento

- Correção de movimentos que possam estar associados à ocorrência de lesão ou sobrecarga articular. Exemplo: valgo dinâmico, hiperextensão de joelhos.
- Trabalhar em todas as velocidades e angulações, pois assim são estimulados todos os mecanorreceptores possíveis durante a execução de atividades.
- Reprodução da atividade o mais próximo possível da realizada durante a prática esportiva.
- Restauração da funcionalidade.

Treino sensório-motor em idosos

Avanços na área da saúde, melhorias na qualidade de vida e progresso social fazem do Brasil um país com número crescente de idosos. Estima-se que o país possa vir a ser o quinto maior em número de idosos até 2023 de acordo com a Organização Mundial da Saúde (OMS).[27,37]

Diante deste novo cenário nacional, surgem necessidades e uma nova área em franco crescimento para vários setores. Profissionais da área da saúde buscam informações, atualização sobre a temática e novas propostas terapêuticas aparecem todos os dias.[40]

Sabemos que o processo de envelhecimento é complexo e, em sua grande maioria, requer atuação de uma equipe multidisciplinar. A atuação de vários profissionais especializados apresenta melhores resultados no acompanhamento e intervenção terapêutica. Por esta razão, é importante que todo profissional tenha em mente que seu papel é fundamental e ao mesmo tempo complementar a outras terapias. Estas, somadas, formam um pilar mais eficiente de atuação.

Seguindo este raciocínio, a presença do fisioterapeuta vem crescendo e demonstrando ótimos resultados na área (Fig. 29). A atuação do fisioterapeuta nesta população é ampla, especialistas em fisioterapia respiratória, neurologia, traumatologia e ortopedia são os que mais se destacam.

Dentro de nossa abordagem, trataremos aqui de um dos fatores que mais acometem e limitam idoso: a queda.

A queda em idosos é frequente, sua incidência aumenta à medida que envelhecemos, quanto maior a idade, maiores são as chances de queda e também maior sua gravidade. O evento pode acarretar em pequenas escoriações e, nos casos mais graves, fraturas da coluna vertebral, membros superiores e inferiores. Nos casos de fraturas de membros inferiores e coluna vertebral a morbidade eleva-se de modo acentuado e apresenta-se como uma das principais causas de mortalidade e acamamento nos idosos.[35]

Pensando na reabilitação e na prevenção de quedas, propostas terapêuticas surgem a fim de melhorar a função e manter a qualidade de vida. O treinamento sensório-motor tem sido apresentado como uma boa ferramenta quando pensamos em reabilitação geriátrica.

Através do TSM conseguimos restaurar a função motora e manter condições de mobilidade aceitáveis para a manutenção da independência e autonomia, fatores essenciais nestes casos.

A abordagem inicia-se por uma avaliação ampla que envolva todo o histórico do paciente. Nome, idade, atividade praticada, antecedentes cirúrgicos, complicações prévias, comumente presentes nesta população, não devem ser omitidos. Após a coleta destas informações, testes são importantes para avaliação funcional.

Diversos são os testes e escalas oferecidos na literatura. Algumas avaliam condições emocionais, funcionais e motoras. É importante estar familiarizado com o teste escolhido, assim, sua aplicação será mais fácil, e sua reprodução, mais efetiva. Podemos citar alguns, como: *Time Up and Go* (TUG), Escala de Tinetti, questionário SF36, Escala de Berg entre outros.[19]

Somando todas as informações colhidas, conseguimos estabelecer metas e objetivos a serem alcançados durante o treino e escolher a melhor conduta a ser utilizada.

Normalmente o treino é composto por três fases: aquecimento, treinamento e relaxamento.

- *Aquecimento*: caminhada, bicicleta estacionária (Fig. 30) ou ciclo ergômetro. A escolha é feita a partir da condição apresentada pelo paciente, e o tempo de execução é variável de acordo com o objetivo a ser alcançado.
- *Treinamento*: os exercícios funcionais demonstram bons resultados (Figs. 31 a 39).

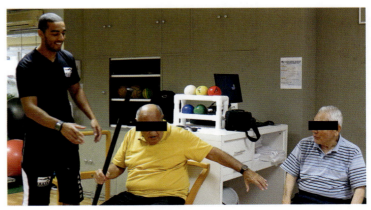

Figura 29. Treinamento sensório-motor em idosos.

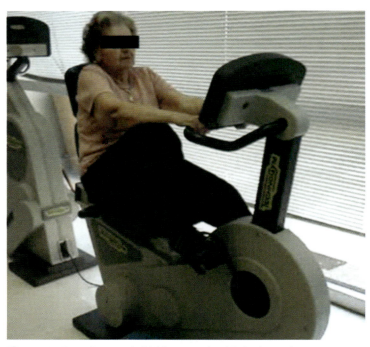

Figura 30. Aquecimento de bicicleta estacionária horizontal.

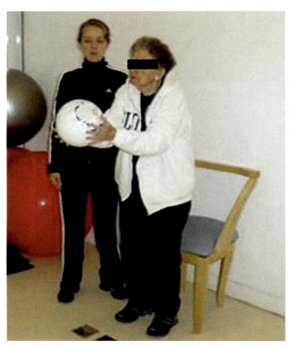

Figura 32. Jogar a bola para cima 10 vezes. O objetivo deste exercício é manter-se estável enquanto se realiza a atividade proposta. Incialmente os pés ficam ligeiramente afastados, à medida que o exercício se torna fácil, podemos diminuir a base de suporte aproximando os pés.

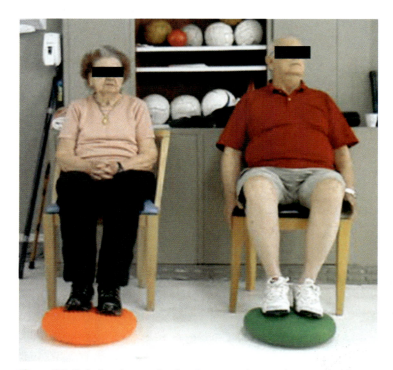

Figura 31. Trabalho de conscientização corporal, sentado com pés sob apoio em superfície instável. Variações possíveis: Olhos abertos e fechados. Durante a execução associamos ao trabalho respiratório.

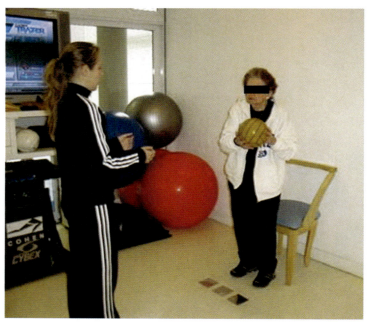

Figura 33. Uma evolução do exercício anterior. O terapeuta pode jogar a bola em diferentes direções.

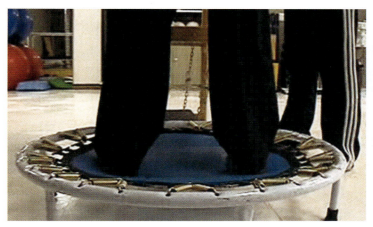

Figura 34. A utilização do minitrampolim é muito ampla. Neste caso, realizamos as transferências de peso anteroposterior e lateral. À medida que o paciente se sente seguro, pode colocar um pé à frente do outro, o exercício pode ser associado à movimentação da cabeça, bem como o emprego de olhos abertos e fechados em sua execução.

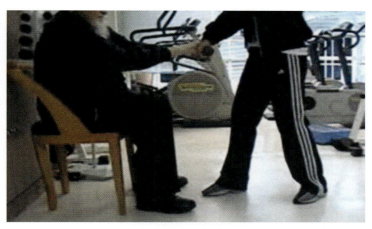

Figura 36. Exercício de levantar e sentar segurando um bastão. Em casos onde o paciente sente maior dificuldade, a realização pode ser feita de modo ativo-assistido (como na Figura 35). O objetivo final é a realização da tarefa de modo autônomo.

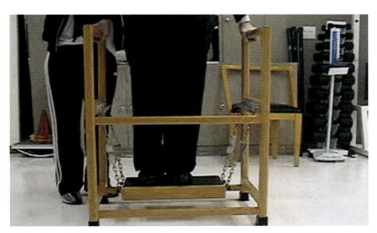

Figura 35. Trabalho de equilíbrio sobre equipamento instável. Inicialmente o objetivo é manter-se estável, em seguida, o paciente é incentivado a realizar movimento de cabeça, rotação de tronco e ficar com olhos fechados.

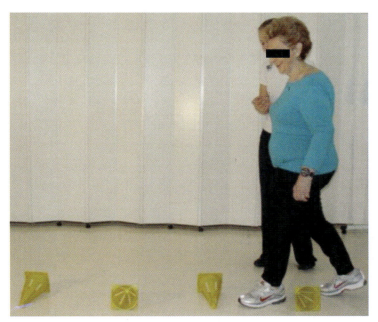

Figura 37. Utilização de circuitos, além de ser um ótimo recurso, é desafiador para o paciente que se sente motivado, à medida que a dificuldade aumenta. Na imagem acima, cones alinhados no chão; o objetivo é transpassar os cones. É um bom recurso no trabalho de restauração e/ou manutenção da marcha.

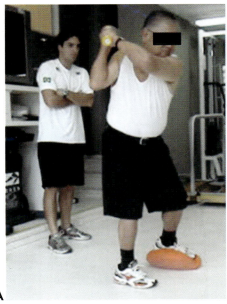

A

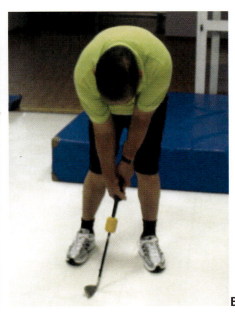

B

Figura 38. (**A**) Treino do gesto esportivo. (**B**) Trabalho individualizado para a melhora do *swing* na prática do golfe.

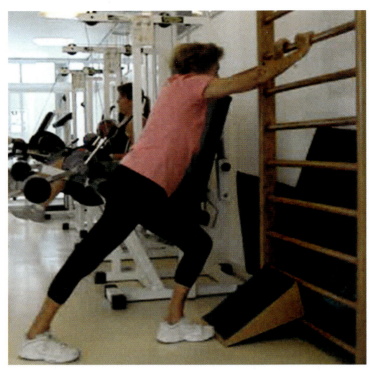

Figura 39. Relaxamento: alongamentos suaves, exercícios respiratórios e técnicas de relaxamento.

■ REFERÊNCIAS BIBLIOGRÁFICAS

1. Almeida M et al. Interlateral asimmetry the activity of lower limb during a vertical jump. *Braz J Biomecha* 2001;69-71.
2. Batista LH et al. Knee joint range-of-motion evaluation: correlation between mensuarements achieved using a universal goniometer and isokinetic dynamometer. *Rev Bars Fisioterapia* 2006;10(2).
3. Cohen M et al. *Lesões nos esportes.* Rio de Janeiro: Revinter, 2002.
4. Sherrington CS. *The integrative action of the nervous system.* Toronto: Yale University, 1906.
5. Alessandro RL. Analisys on the association between isokinetic dinamometry of the knees articulation and one-leg-horizontal jump, hop test, in volleybal athletesl. *Rev Bras Med Esporte* 2005;11(5):271.
6. Daniel D, Malcom L, Stone ML et al. Quantification of knee stability and function. *Contemporary Orthopaedics* 1982;5:83-91.
7. Eduard AG et al. Prevention of non contact anterior cruciate ligament injuries in soccer players. *Knee Surg Sports Traumatolol Arthrosc* 2009;17:705-29.
8. Ekstrand J et al. Injury incidence and injury patterns in professional football: The UEFA injury study. *Br J Sports Med* 2009.
9. Emery CA et al. The effectiveness of a neurmuscular prevention strategy to reduce injuries in youth Soccer: a cluster- randomised controlled trial. *Br J Sports Med* 2010;44:555-62.
10. Ergen E et al. Proprioception and ankle injuries in soccer. *Clin Sports Med* 2008;27(1):195-217.
11. Jonssona E et al. Postural steadiness and weight distribution during tandem stance in healthy young and elderly adults. *Clin Biomech* 2005;20(2):202-8.
12. Fridén T et al. Review if knee proprioception and the relation to extremity function after an anterior cruciate ligament. *J Orthop Sports Phys Ther* 2001;31(10):567-76.
13. Fukuda T et al. Nonsurgical treatment of acetabular labrum tears: A case of series *J Orthop Sports Phys Ther*. 2011;41(5):346-53.
14. Fukuda T. et. al. Open kinect chain in a restricted range of motion after anterior cruciate ligament reconstruction: a randomized controlled clinical trial. *Am J Sports Med* 2013;41(4):788-94.
15. Goubel F. Series elastic behavior during the stretch-shortening cycle. *Journal of Applied Biomechanics* 1997;3(4):439-43.
16. Myer GD et al. Trunk and rip control neuromuscular training for the prevention of knee joint injury. *Clin Sports Med* 2008;27(3):425-48.
17. Grindstaff TL et al. neuromuscular control training and noncontact anterior cruciate ligament injury rates in female athletes. *J Athl Train* 2006;41(4):450-56.
18. Hewett TE et al. Mechanisms of anterior cruciate ligament injury in basketball: Video Analys of 39 cases. *Am J Sports Med* 2007;35(3):369-67.
19. Zheng J et al. Strategic targeted exercise for preventing falls in elderly people. *J Int Med Res* 2013;41(2):418-23.
20. Johnson BL, Nelson JK. *Practical measurements for evaluation in physical education.* 3rd ed. USA: Burgess, 1979.
21. Jonsson E et al. One leg stance in helthy young and elderly adults: a mensure os postural steadness? *Clinl Biomech (Bristol Avon)* 2004;19(7):688-94.
22. Junge A et al. Sports Injuries during Olimpic Games 2008. *Am J Sports Med* 2009;37(11):2165-72.
23. Kapandji A. *Fisiologia Articular.* Rio de JAneiro: Guanabara Koogan, 2000.
24. Komi PV, Bosco C. Utilization of stored elastic energy in leg extensor muscles by men and women. *Med Sci Sports* 1978;10(4):261-65.
25. Lephart SM et al. Proprioception following anterior cruciate reconstruction. *J Sports Rehabilitation* 1992;1:188-96.
26. Lopes AD et al. Brazilian physiotherapy services in the 2007 Pan-American- Games: injuries, their anatomical location and physiotherapeutic procedures. *Phys Ther Sports* 2009;10(2):67-70.
27. Motta LB et al. New professional competences in the field of health and the aging Brazilian population: integrality, interdisciplinarity, intersectoriality. *Ciencia e Saude coletiva* 2007.
28. Etty Griffin LY. Neuromuscular training and injury prevention in sports. *Clin Orthop Relat Res* 2003;(409):53-60.
29. Markus H et al. Neuromuscular training for sports injury prevention: a systematic review. *Med Sci Sports Exerc* 2010;42(3):413-21.
30. Ashton-Miller JA et al. Can proprioception really be improved by exercises? *Knee Surg Sports Traumatol Arthrosc* 2001;9(3):128-36.
31. Hu MH et al. Multisensory training of standing balance in older adults:postural stabilty and one-leg stance balance. *J Gerontol* 1994;49(2):M52-61.
32. Noyes MD et al. Abnormal lower limb symetry determined by function hop tests after anterior cruciate ligament rupture. *Am J Sports Med* 1991;19(5):513-18.
33. Owens BD et al. The incidence and characteristics of shoulderiinstability at the United States Military Academy. *Am J Sports Med* 2007;35(7):1168-73.
34. Pereira HM et al. Influence of knee positioin on the postural stability index registered by the biodex Stability. *Gait Posture* 2008;28(4):668-72.
35. Perracini M et al. Fall-related factors in a cohort of elderly community residents. *Rev Saúde Pública* 2002;36(6):709-16.
36. Poyhonen T et al. Functional Instability of the ankle and the role of neuromuscular control: A comprehensive review. *J Foot Ankle Surg* 2001;40(4):240-41.
37. Siqueiral FV, Facchinil LA, Piccinil RX et al. Prevalence of falls and associated factors in the elderly. *Rev Saúde Pública* 2007;41(5):749-56.
38. Storheim K, Bo K, Pederstad O et al. Intra-tester reproducibility of pressure biofeedback in measurement of transversus abdominis function. *Physiother Res Int* 2002;7(4):239-49.
39. Tropp H et al. Proprioception and coordination training in injury prevention. *Sports injury Bulletin* 1992;14:277-88.
40. Veras R. Population aging today: demands, challenges and innovations. *Rev Saúde Pública*. 2009; 43(3):548-54.

HIDROTERAPIA NO ESPORTE

Karina da Silva Mano ■ Morgana de Sá Sottomaior ■ Fyllipi Fontes

■ INTRODUÇÃO

A reabilitação aquática é um tratamento que associa as propriedades da água aquecida ao exercício físico, tendo como objetivo um programa específico para cada patologia, suprindo as necessidades de cada pessoa.[1,2]

O uso da água para tratar pacientes é uma modalidade de longa história. Atualmente, a hidroterapia vem sendo mais divulgada, em decorrência do avanço das pesquisas e o reconhecimento da área da saúde em relação às propriedades físicas da água e seus efeitos benéficos.[1-5]

Na reabilitação desportiva, tem-se observado a grande importância da hidroterapia, pois o atleta lesionado pode realizar precocemente as atividades físicas e de forma segura, possibilitando a simulação do gesto desportivo, prevenindo o estresse no sistema musculoesquelético, diminuindo a incidência de lesões por sobrecarga e acelerando o retorno à prática esportiva.[5-8]

■ PROPRIEDADES FÍSICAS DA ÁGUA

Densidade relativa

A densidade relativa é a relação entre a massa do objeto e a massa de volume que ele deslocará na água. Essa propriedade depende da temperatura da água e determina se o objeto flutuará ou afundará.[1-5,9]

Flutuação

O que determina a flutuação de um corpo é o valor da densidade relativa. Sendo a densidade relativa da água igual a 1.0, um corpo com densidade menor que 1.0 flutuará. Normalmente, na composição corpórea de um atleta, existe o predomínio de massa óssea e massa magra, com densidade relativa de 1.5 e 1.0, respectivamente; isso explica a dificuldade de a maioria dos atletas flutuarem.[1,4,9]

À medida que um corpo é submerso na posição vertical, a força gravitacional será reduzida e, consequentemente, a carga articular, resultando em menor estresse em ossos, músculos e tecidos subjacentes. Um atleta, com água na altura da cicatriz umbilical, tem, aproximadamente, 50% de seu peso reduzido. Para reintroduzi-lo, gradual e progressivamente, aos exercícios no solo, podem-se realizar atividades em piscina cada vez mais rasa.[1,2,5-9]

Pressão hidrostática

A pressão hidrostática é a que a água exerce igualmente sobre todas as áreas da superfície de um corpo imerso em repouso.[1-5,8]

Na reabilitação de uma lesão de tornozelo, o trabalho numa piscina mais profunda proporcionará uma melhor redução de edema, em razão de ser o retorno venoso facilitado pela pressão hidrostática, sendo essa diretamente proporcional à profundidade.[2,5,8]

Refração

A refração é a deflexão de um raio de luz quando ele passa de um meio menos denso, ar, para outro mais denso, água ou vice-versa.[1,2,4,5,8]

Na terapia aquática, ocorre distorção visual causada pela refração, dessa forma o profissional deve ter cautela nas correções postural e articular, pois parecem estar mais flexionadas que o normal. Um recurso que está sendo utilizado é a câmera subaquática para reforçar na correção do paciente.[1,2,4,5,8]

Viscosidade

A viscosidade é o atrito que ocorre entre as moléculas de um líquido, atuando como uma resistência ao movimento do corpo. Essa resistência é proporcional ao esforço e à velocidade exercida, permitindo a utilização da água para fortalecimento muscular.[1,2,4-9]

■ EFEITOS FISIOLÓGICOS DA IMERSÃO

Sistema circulatório

No momento em que o indivíduo é imerso numa piscina com temperatura inferior à temperatura corporal, ocorre uma perda de calor do corpo para a água e há uma vasoconstrição periférica para conservar o calor. Associado aos efeitos da pressão hidrostática, há um aumento no retorno venoso, diminuição do trabalho cardíaco e, consequentemente, uma bradicardia.[1,2,5,8]

As alterações fisiológicas que ocorrem dependem da temperatura em que o corpo é imerso. Pesquisas comprovaram que o débito cardíaco aumentava em 30% a temperaturas de 33°C e até 121% a temperaturas de 39°C.[2,8]

Realizar exercícios em água aquecida promove um aumento da circulação periférica, melhorando o suprimento sanguíneo para a musculatura e ocorrendo, consequentemente, um aumento da frequência cardíaca, bem como uma diminuição da pressão arterial.[1,4,5,9]

Sistema pulmonar

Um corpo imerso com água na altura do processo xifoide será submetido a uma maior pressão na parede torácica e na cavidade abdominal, além de um aumento do volume sanguíneo central. Portanto, haverá um aumento do trabalho respiratório e mudanças na dinâmica respiratória.[1,2,4,8]

Sistema renal

Durante a imersão aquática, há um aumento do retorno venoso e consequente distensão atrial direita e aumento de volume sanguíneo renal. Na tentativa de proteger os sistemas cardíaco e renal contra a sobrecarga de volume e pressão, ocorre um aumento na excreção de sódio, potássio e água livre, fazendo parte do efeito diurético da imersão. Esse aumento da diurese começa imediatamente após a imersão, aumentando progressivamente durante as horas de imersão e diminuindo lentamente após o período fora da água.[2,5,8,9]

Sistema muscular

A imersão de um corpo em águas com temperatura superior à temperatura da pele ganha calor da água pelo mecanismo de conversão, os vasos sanguíneos superficiais dilatam-se, e o suprimento sanguíneo periférico é aumentado. Por condução, a temperatura das estruturas musculares subjacentes aumenta, os vasos dilatam-se, e seu suprimento sanguíneo aumenta. O fluxo sanguíneo muscular de um corpo fora da água é três vezes menor que o fluxo sanguíneo de um corpo imerso, pois, nessa condição, os músculos são mais bem oxigenados, a retirada de metabólitos aumenta, e a absorção de edema torna-se mais eficiente.[1,2,8]

Sistemas nervosos central e periférico

A temperatura elevada e a turbulência da água atuam nas terminações nervosas cutâneas do corpo imerso, provocando um extravasamento sensorial com consequente aumento do limiar da dor. A imersão e o efeito que a água tem sobre a dor geram relaxamento. O relaxamento é obtido quando o sistema reticular ativador, responsável pelo aumento generalizado da atividade cerebral, se encontra em baixa atividade, pois esse envia impulsos para a medula espinal para ativar os músculos do corpo. O sistema reticular ativador retorna a sua atividade por meio de sinais que lhe chegam de outras partes, como estímulos dolorosos ou sinais proprioceptivos.[1,2,4,8]

■ EFEITOS TERAPÊUTICOS DOS EXERCÍCIOS EM ÁGUA AQUECIDA

As propriedades físicas da água fornecem um meio para facilitar a amplitude de movimento e diminuir a ação da gravidade, proporcionando diversos efeitos benéficos ao tratamento de atletas.[4,7,9]

A água aquecida promove um relaxamento e prepara os músculos, ligamentos e tendões a serem alongados. A imersão terapêutica altera a percepção da dor na região acometida, enviando estímulos para inibi-la. Com o alívio da dor e a diminuição do peso corpóreo, o atleta pode iniciar precocemente os exercícios de marcha, fortalecimento muscular e coordenação, assim como o trabalho cardiorrespiratório.[1-5]

■ ATIVIDADES AQUÁTICAS PARA REABILITAÇÃO DE ATLETAS

A utilização de exercícios aquáticos para lesões desportivas tem como finalidade a manutenção e a melhora na flexibilidade, resistência, força muscular, coordenação e condicionamento cardiorrespiratório (Figs. 1 a 10).[5-7]

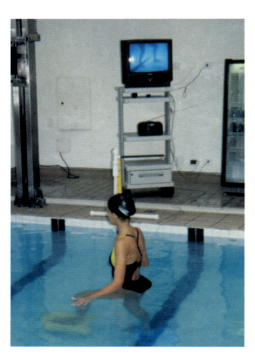

Figura 1. Paciente realiza treino proprioceptivo com apoio unipodal, mantendo o membro inferior sobre a prancha sem tocar no solo. Com a utilização da câmera subaquática, o terapeuta certifica-se de que o movimento é realizado de forma correta.

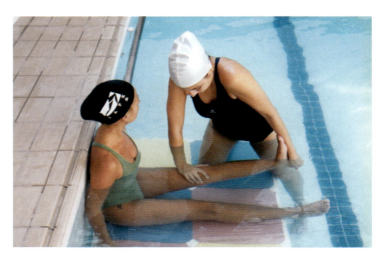

Figura 3. Terapeuta realiza alongamento de cadeia posterior de membros inferiores no início e no final da sessão de hidroterapia.

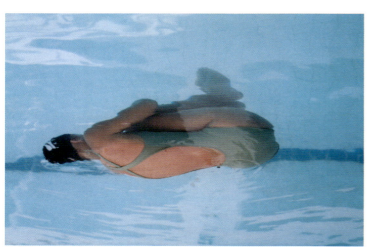

Figura 2. Exercício de "tartaruga" com objetivo de alongar musculatura paravertebral.

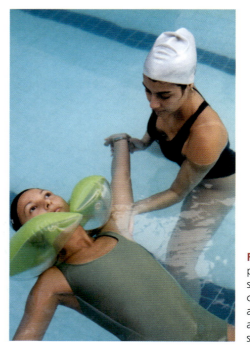

Figura 4. Terapeuta posiciona paciente em supino com flutuador cervical e realiza alongamento de cadeia anterior do membro superior.

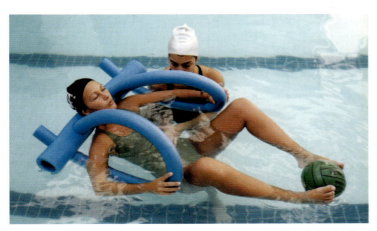

Figura 5. Paciente em supino com flutuador realiza trabalho abdominal associado à respiração e mantém a bola entre os pés, para trabalho isométrico de adutores de quadril.

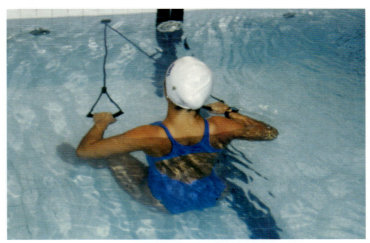

Figura 8. Exercício de remada aberta utilizando resistência elástica para fortalecimento principalmente dos músculos supraespinoso, infraespinoso e trapézio.

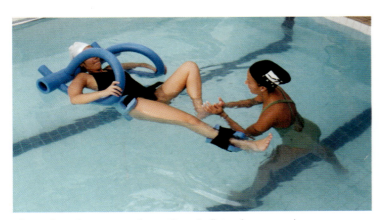

Figura 6. Paciente em supino, utilizando flutuadores na pelve e no tornozelo, para isolar trabalho de membro contralateral, realiza trabalho ativo-resistido de flexão-extensão do membro inferior com comando verbal do terapeuta, tendo como ponto fixo a mão do terapeuta para resistir ao movimento.

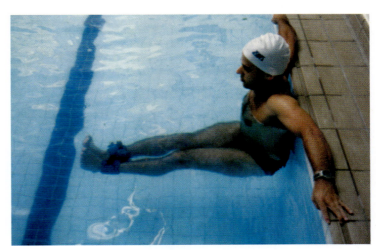

Figura 9. Com as costas contra a parede e membros inferiores em extensão, paciente realiza movimento de flexão de quadril e joelhos em direção ao tórax, para contração de paravertebrais, glúteos e abdominais; para trabalhar músculos abdominais oblíquos, levar o joelho direito em direção ao ombro esquerdo e vice-versa. A progressão do exercício ocorre com a introdução de tornozeleiras de 0,5 kg, 1,0 kg, 1,5 kg e, assim sucessivamente; o atleta deve realizar o exercício de forma lenta, mantendo a velocidade constante, associando a expiração ao movimento de flexão de quadril e joelhos, e inspiração durante o retorno à posição inicial.

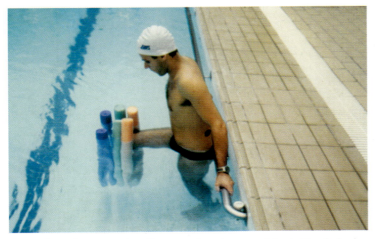

Figura 7. Paciente em pé realiza o movimento em cadeia cinética fechada de flexão-extensão do membro inferior, simulando o *leg press* da mecanoterapia, utilizando flutuador sob o pé, alcançando no máximo 90° de flexão de joelho; a progressão do exercício ocorre com aumento na quantidade de flutuadores.

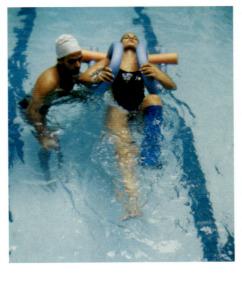

Figura 10. Paciente em supino realiza movimento de pedalar, para ganho de amplitude de movimento. A utilização de bota impermeável proporciona ao paciente início precoce da atividade em piscina terapêutica ainda com sutura cirúrgica.

O atleta inicia seu programa de reabilitação de forma mais segura, sendo um recurso adicional, em que é possível reproduzir o gesto desportivo com segurança, proporcionando retorno precoce à prática esportiva (Figs. 11 a 18).[5-8]

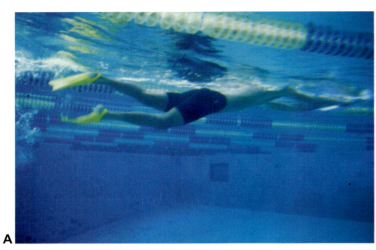
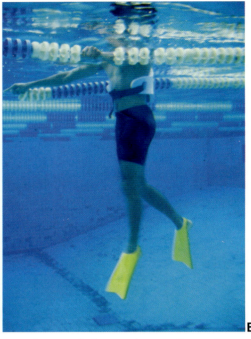

Figura 11. (**A**) Em prono, paciente realiza movimento de bater pernas, utilizando prancha para eliminar movimentos de membros superiores e facilitar a flutuação. A progressão do exercício é feita fixando ao paciente uma resistência elástica e/ou utilizando nadadeiras. (**B**) Uma outra forma de aumentar a resistência é realizar o movimento na posição vertical de forma que o atleta não toque os pés no fundo da piscina.

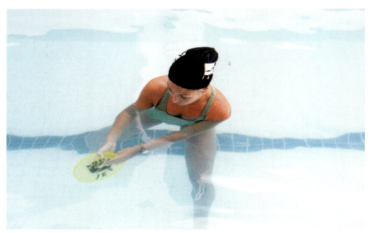

Figura 12. Exercício para simular o gesto desportivo de atividades com raquete. A progressão ocorre com o aumento da velocidade do movimento e com a utilização de acessório com maior superfície de contato.

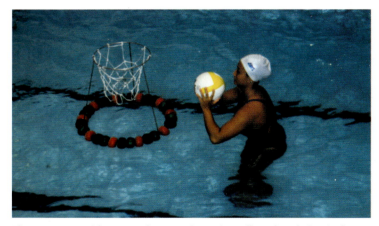

Figura 14. Exercício para treino proprioceptivo utilizando solo instável (*dynadisc*), apoio bipodal associado ao jogo de bola ao cesto.

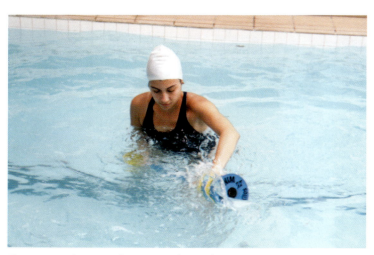

Figura 13. Atleta em pé, com membros inferiores afastados, realiza com flutuador movimento alternado de membros superiores, simulando o gesto desportivo do remo.

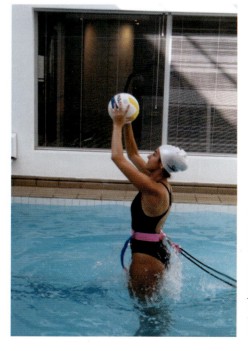

Figura 15. Utilizando resistência elástica com objetivo de dificultar, o terapeuta joga bola com paciente, solicitando que salte com as pernas juntas para pegar a bola no ar, associando trabalho de força e equilíbrio.

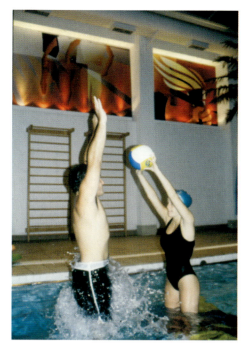

Figura 16. Treino do gesto desportivo de bloqueio podendo evoluir para a parte mais rasa da piscina ou utilizando resistência elástica para dificultar o salto.

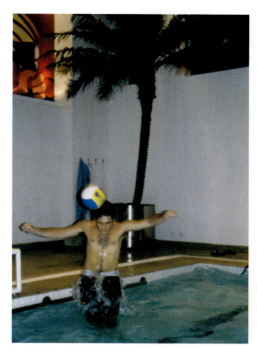

Figura 17. Terapeuta joga bola e solicita cabeceio com salto do paciente para simular gesto desportivo.

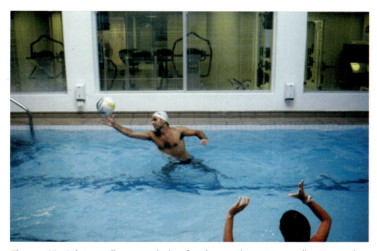

Figura 18. Atleta realiza, em piscina funda, movimento semelhante ao da corrida em terra, utilizando um flutuador no tronco e mantendo a água na altura do queixo. É fundamental a contração ininterrupta dos abdominais para a manutenção do corpo na posição vertical. Esse exercício é utilizado para prevenção e reabilitação de lesões, bem como para treinamento cardiorrespiratório.

■ REFERÊNCIAS BIBLIOGRÁFICAS

1. Becker BE, Cole AJ. *Terapia aquática moderna*. São Paulo: Manole, 2000. 186p.
2. Campion MR. *Hidroterapia: princípios e prática*. São Paulo: Manole, 2000. 332p.
3. Koury JM. *Programa de fisioterapia aquática: um guia para a reabilitação ortopédica*. São Paulo: Manole, 2000. 295p.
4. Norm A, Hanson B. *Exercícios aquáticos terapêuticos*. São Paulo: Manole, 1998. 320p.
5. Prins J, Cutner D. Aquatic therapy in the rehabilitation of athletic injuries. *Clin Sports Med* 1999 Apr.;18(2):447-61.
6. Ruoti RG, Morris DM, Cole AJ. *Reabilitação aquática*. São Paulo: Manole, 2000. 463p.
7. Skinner AT, Thomson AM. *Duffield: exercícios na água*. 3. ed. São Paulo: Manole, 1985. 210p.
8. Tarpinian S, Awbrey BJ. *Water workouts: a guide to fitness, training, and performance enhancement in the water*. New York: Lyons & Burford, 1997. 142p.
9. Wilder RP, Cole AJ, Becker BE. Aquatic strategies for athletic rehabilitation. In: *Functional rehabilitation of sports and musculoskeletal injuries*. Gaithersburg, MD: Aspen Publishers, 1998. p. 109-26.

SEÇÃO IV

AVALIAÇÃO ISOCINÉTICA NO ESPORTE

Murilo Curtolo

■ INTRODUÇÃO

Há mais de 35 anos a dinamometria isocinética foi introduzida na prática clínica e no exercício da ciência, sendo a fisioterapia uma das profissões que mais se beneficiaram com esse tipo de mensuração de força. Apesar de o dinamômetro isocinético ser um instrumento de alto custo financeiro, tornou-se rapidamente a ferramenta de escolha em centenas de trabalhos de pesquisa, assim como a pedra angular da avaliação quantitativa de desempenho muscular no aspecto clínico.[9]

Todos os sistemas isocinéticos são com base no princípio de que o braço de alavanca se move a uma velocidade angular predeterminada por maior que seja a força no giro, ou momento, aplicada pelo usuário. O movimento isocinético é definido como sendo a contração muscular promovida por meio de um movimento angular constante, com resistência angular que se acomoda à força gerada pelos músculos durante todo o arco de movimento.[9] Ou seja, nada mais é do que um movimento realizado em velocidade angular constante, em que quanto maior a força colocada contra o dinamômetro, maior a resistência feita pelo mesmo.

Essa tecnologia permite que a musculatura produza força muscular máxima em todos os pontos da amplitude de movimento (tanto em contrações concêntricas, quanto excêntricas), o que não pode ser obtido com testes isotônicos (com carga constante).[3] Teoricamente, os valores obtidos no teste isocinético são mais realistas em relação à capacidade funcional muscular máxima.[37] Os aparelhos disponíveis no mercado geralmente permitem também testes musculares nos modos isotônico e isométrico.[2]

O aparelho isocinético é um recurso valioso, podendo ser indicado tanto para a avaliação do equilíbrio funcional muscular, como também para a reabilitação das lesões do aparelho locomotor. As articulações incluídas no exame são ombros, joelhos, tornozelos, quadris, cotovelos, punhos e, também, a coluna vertebral (Fig. 1).[36]

■ PARÂMETROS DE DESEMPENHO AVALIADOS

Dinamômetros isocinéticos são instrumentos de medida que proporcionam aos profissionais da saúde informações quanto à dinâmica do desempenho mecânico dos grupos musculares, ou seja, a força durante o movimento. Na dinamometria isocinética, o registro básico de medida consiste em uma sequência de números que representam o tamanho da força exercida pelo segmento distal do corpo se movendo contra o sensor de força. Em todos os sistemas isocinéticos avançados esse registro é mostrado em forma gráfica na tela de um computador.

Os parâmetros isocinéticos mais comumente relatados na literatura são torque, trabalho, potência e fadiga e estão descritos a seguir.

Torque é o momento de força aplicado em uma alavanca durante o movimento rotacional e é dado pelo produto da força aplicada em um ponto da alavanca pela distância desse ponto ao eixo de rotação.[28] Esse parâmetro reflete a capacidade da musculatura de gerar força e é reportado em Newton – metros (Nm) ou

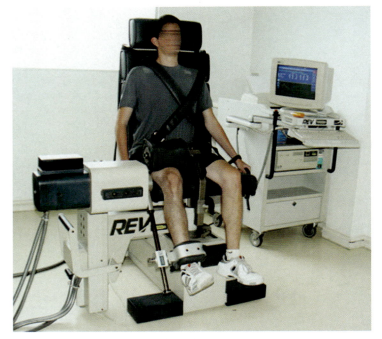

Figura 1. Avaliação isocinética do joelho.

feet-pounds.[18,43] O dinamômetro fornece valores de pico de torque (torque máximo) e torque médio. **Pico de torque** é o valor máximo de força atingido por um grupo muscular durante o teste, e também é dado em Newton-metros (Nm). Outra variável observada é o **ângulo do pico de torque** que é a angulação da articulação em que ocorre o pico de torque. Essa variável é conhecida por variar de acordo com a velocidade em que o teste é realizado. Uma velocidade mais alta de teste resulta em um atraso para atingir o pico de torque.[9]

Diferente dos valores de torque, que se referem a um ponto específico da amplitude de movimento, o valor de trabalho reflete a capacidade da musculatura de gerar força ao longo de toda a amplitude de movimento. O valor de **trabalho** é dado pela área abaixo da curva de torque por posição angular e é expresso em joules.[28]

A velocidade com que a musculatura é capaz de gerar trabalho é definida como **potência** e é expressa em watts.[3] O teste isocinético permite avaliar ainda a resistência da musculatura através da quantificação de fadiga.[28] O decréscimo dos valores de torque e trabalho ao longo de várias repetições de contração da musculatura avaliada é utilizado para essa quantificação.[19] Podem ser comparadas as primeiras e as últimas repetições ou pode-se avaliar a inclinação da curva que representa a perda de torque ou trabalho para obtenção do índice de fadiga.[25]

As variáveis de torque, ângulo do pico de torque, pico de torque e trabalho estão exemplificadas na Figura 2.

Os dinamômetros isocinéticos podem ser regulados quanto à velocidade angular que é dada em graus por segundo (°/s). As velocidades dos aparelhos podem variar de 0°/s a 500°/s e dentro da lite-

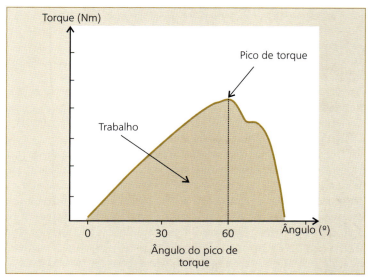

Figura 2. Gráfico isocinético. A linha pontilhada representa a angulação do pico de torque. A área abaixo da linha de contração em laranja representa o trabalho realizado pelo músculo. O ponto mais alto da curva representa o pico de torque.

ratura a escolha dessa velocidade varia muito. Por exemplo, um estudo realizado por Zakas[43] escolheu diferentes velocidades, entre elas 12°/s, 60°/s, 180°/s e 300°/s, para avaliar diferenças entre membros dominantes e não dominantes em jogadores de futebol profissionais. Porém, Ghena *et al.*[11] e Hall *&* Roofner[13] testaram indivíduos em velocidades até 450°/s e 500°/s. Uma amplitude razoável e confortável da velocidade de teste seria entre 60 e 180°/s.

Para realização do teste é necessário também levar em consideração o tipo de atividade que o indivíduo avaliado realiza, buscando sempre a velocidade mais próxima do gesto funcional ou esportivo. Na prática, o exame isocinético do joelho e em outras articulações, seja para avaliação ou para reabilitação, pode utilizar velocidades angulares que variam normalmente entre 30°/s e 300°/s. Tais velocidades podem ser consideradas lentas (< 180°/s) ou rápidas (> 180°/s). Para o melhor estudo do pico de torque e do trabalho, utiliza-se velocidade angular, do tipo lenta pois quanto menor a velocidade angular maior é o torque ou o trabalho. Neste caso, a velocidade usada é a de 60°/s. Já para a avaliação da potência, costuma-se usar velocidades de 180°/s a 300°/s, estando esta última voltada, principalmente, para os atletas de alto rendimento.[36]

PROTOCOLOS DE AVALIAÇÃO ISOCINÉTICA

Os protocolos de teste isocinético para os diversos grupos musculares usualmente são especificados pelos fabricantes. Vários protocolos específicos para testar determinados parâmetros em diferentes populações são propostos na literatura.[6,34,43] No entanto, existem evidências de que vários fatores, dentre os quais o aquecimento da musculatura, treinamento prévio, posição e estabilização do sujeito, amplitude de movimento, tempo de descanso entre séries, ordem de exercícios no teste, incentivo verbal e especificações do aparelho podem, isoladamente, influenciar a magnitude dos resultados obtidos e levar a erros na sua interpretação.[20,33,39] Dessa forma, a padronização de protocolos é importante, e sua documentação deve ser precisa para possibilitar a reprodução do teste de forma a diminuir erros e artefatos e para garantir resultados confiáveis.[39]

Essas questões devem ser consideradas tanto na clínica, quanto na pesquisa para estabelecer e utilizar dados normativos, razões de equilíbrio entre grupos musculares, comparar resultados entre estudos e correlacioná-los com medidas de outros instrumentos.[20]

Estudos que utilizam a dinamometria isocinética com diversos propósitos apresentam muitas vezes resultados conflitantes. Tal fato pode ser decorrente de diferenças nos protocolos utilizados. Diferenças no posicionamento do sujeito no que diz respeito à fixação do braço do aparelho no membro a ser testado, por exemplo, podem causar variações de até 50% na magnitude dos resultados de torque registrados para a articulação do joelho.[22] Infelizmente, a descrição completa do protocolo utilizado dificilmente é reportada nos estudos, tornando difícil comparar ou agrupar resultados.[20]

INTERPRETAÇÃO DE RESULTADOS

Os parâmetros musculares avaliados pela dinamometria isocinética permitem comparações intraindivíduo, comparações a dados normativos e análises de curvas.

Avaliações **intraindivíduo** incluem comparações de capacidade de produção de torque, trabalho e potência entre membros e dos valores de torque máximo entre musculaturas antagonistas (razão agonista/antagonista).

Assimetrias e desequilíbrios musculares na produção de torque estão associadas ao aumento da incidência de lesões musculares durante a prática esportiva.[23,32,42,44] Em indivíduos com assimetria entre membros a incidência de lesões ligamentares e musculares é de 45%, comparado a 20% em indivíduos sem assimetrias.[40]

Em atletas com desequilíbrios entre agonistas e antagonistas maiores que 10%, o risco de lesão é de três[26] a 20 vezes[4] maior do que aquele de indivíduos sem desequilíbrios. Potência e trabalho também podem estar associados à incidência de lesões e devem ser usados como parâmetro para definir estratégias de intervenção.[29] Tem sido proposto que programas preventivos para correção dos déficits de força detectados com a dinamometria isocinética sejam eficazes para a redução da incidência dessas lesões.[30]

Comparações **interindivíduos** são feitas com dados normativos determinados para populações específicas. Os parâmetros isocinéticos têm sido usados para estabelecer dados normativos para várias musculaturas em diversas populações[8,14,34,44] e podem ser utilizados para identificar indivíduos que apresentam déficits na função muscular. É importante ressaltar que comparações a dados normativos somente são adequadas quando o equipamento utilizado, as condições de teste (fatores relacionados com o protocolo), as características do indivíduo (faixa etária, nível de atividade, sexo, dados clínicos) são equivalentes aos do estudo que forneceu os dados de referência.[20] A identificação de deficiências em comparação a valores esperados pode ser utilizada para definir critérios de correção de déficits específicos.[29] Diversos estudos têm demonstrado associação entre a função muscular e desempenho funcional em diferentes populações clínicas.[1,5,21]

Em um estudo recente, Harbo *et al.*[14] avaliaram 178 indivíduos (93 homens e 85 mulheres) saudáveis não atletas com idade entre 15 e 83 anos, na tentativa de obter valores normativos para força de contração concêntrica máxima para flexores e extensores de joelho, quadril, tornozelo, cotovelo e punho, além de abdução e adução de ombro. Os achados desse estudo podem ser utilizados na verificação de déficits encontrados em pacientes com distúrbios musculoesqueléticos.

O dinamômetro isocinético fornece ainda a possibilidade de **análise das curvas de torque por posição angular**. As curvas permitem a avaliação da capacidade muscular em cada ponto da amplitude, possibilitando a identificação de déficits focais. Alterações específicas nessas curvas podem indicar a presença de patologias diversas, sendo as do joelho as mais comumente estudadas.[17,41] O controle neuromuscular, ou a capacidade de manter contrações estáveis, pode ser avaliado pela análise de curvas sucessivas.[41] Pode-se analisar o impacto de fatores, como dor, inibição e nível funcional, geralmente associados a alterações do controle neuromuscular.[17] Entretanto, alguns autores questionam a qualidade e utilidade das curvas geradas nos testes isocinéticos.[9] Alterações no formato da curva podem estar relacionadas com artefatos do equipamento e não refletir o desempenho do paciente.[32]

Concluindo, as interpretações dos resultados podem ser feitas de maneira prática, utilizando-se de comparações uni ou bilateral. Apesar de haver controvérsias, uma das variáveis clínicas mais importantes são as "Quebras", representadas pelas quedas do torque em determinada angulação (Fig. 3). Além disso, podemos observar as conformidades das curvas verificando a uniformidade da contração. Por exemplo, se a curva apresentada no gráfico sofrer muitas oscilações durante o movimento, pode-se inferir que o controle neuromuscular daquele membro inferior do paciente está com algum déficit, além de ser possível realizar a comparação entre o equilíbrio bilateral (Fig. 4).

O joelho é a articulação em que se observam maior aplicação e estudos isocinéticos. Na prática esportiva, existe a importância da proporção do equilíbrio muscular agonista/antagonista, ou seja, do equilíbrio flexor/extensor representado, respectivamente, pelos ísquiotibiais e quadríceps. Na literatura, os relatos a respeito da relação flexora/extensora nos joelhos sem lesão variam normalmente entre 55 e 77%.[12,15]

Em um estudo realizado com atletas com ruptura total de LCA em um dos joelhos, Terreri *et al.*[36] demonstraram que os valores de equilíbrio flexor/extensor foram semelhantes na velocidade de 60°/s entre os lados acometido (60%) e não acometido (57%), apesar da ruptura completa do LCA. O mesmo não ocorreu quando a velocidade foi aumentada para 240°/s, sendo que o lado acometido apresentou relação de 75%, e o lado não acometido 65%, havendo diferença estatisticamente significativa.

Portanto, com o aumento da velocidade ocorreu também um aumento da relação flexora/extensora do joelho, indicando leve tendência do grupo muscular flexor se aproximar do extensor, sendo isso mais pronunciado no lado com lesão.[36]

Na interpretação dos resultados admite-se que o valor de um grupo muscular sem acometimento pode ser considerado normal, desde que seja igual ou apresente diferença de até 10% comparado ao grupo muscular contralateral. Para a realização das atividades esportivas, diferenças de até 20% podem ser aceitas. Nesse caso, podem-se utilizar os critérios de segurança como parâmetro para retorno à atividade esportiva (Quadro 1).[31] Deve-se também levar em consideração o gênero da pessoa avaliada, pois normalmente o gênero masculino apresenta torque 40 a 50% maior. A proporção agonista/antagonista tende a ser semelhante.[10] A atividade esportiva e o nível de condicionamento físico podem constituir fatores determinantes na adequada interpretação dos resultados.

■ INDICAÇÕES E CONTRAINDICAÇÕES PARA PROCEDIMENTOS ISOCINÉTICOS

A avaliação isocinética permite ao terapeuta examinar objetivamente o desempenho muscular de maneiras segura e confiável, além de proporcionar critérios objetivos e dados reprodutíveis para avaliar e monitorar o estado do paciente ou atleta. Vários estudos relatam o uso do dinamômetro isocinético como sendo o instrumento "padrão ouro" para a avaliação do desempenho muscular.[16,24,27,35,38] O procedimento isocinético é indicado para pacientes em reabilitação pós-operatória, como, por exemplo, em reconstruções do ligamento cruzado anterior, desequilíbrios musculares importantes, especificação do desempenho e da qualidade da contração muscular, critério de alta da reabilitação, além de poder ser utilizado como treinamento.

Uma das vantagens do treino isocinético é o fato de nunca se alcançar o esgotamento total do músculo trabalhado, como frequen-

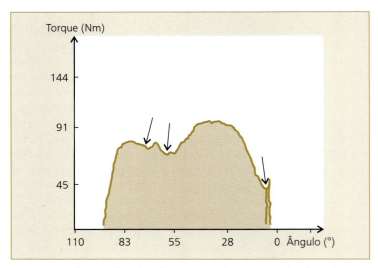

Figura 3. Gráfico das "quebras". As setas indicam as quedas dos valores de torque durante a contração concêntrica de quadríceps.

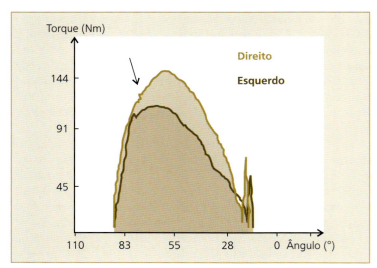

Figura 4. Gráfico da conformidade das curvas. A seta representa a angulação em que ocorre uma oscilação na curva. Além disso, pode-se observar que o membro inferior direito possui maior pico de toque do que o esquerdo.

Quadro 1. Níveis de segurança para retorno às atividades esportivas (com base em Reid, 1992)[31]		
11-20%	Discreto	Tiros, saltos, mudanças bruscas de direção, movimentos esportivos específicos, exercícios com pliometria
21-30%	Leve	Corrida, exercícios de propriocepção mais vigorosos, exercícios excêntricos
31-40%	Moderado	Trote, exercícios de propriocepção suaves, trabalho de potência (maior velocidade nos exercícios resistidos)
41-50%	Acentuado	Corrida na piscina, caminhada rápida, bicicleta ergométrica, aumento da carga nos exercícios resistidos
51-60%	Muito acentuado	Trote na piscina, caminhada no plano, bicicleta ergométrica, exercícios resistidos
61-70%	Grave	Caminhada na piscina, exercícios ativos livres fora da água, bicicleta ergométrica
71-80%	Limite da função antigravitária	Ortostatismo na piscina, exercícios assistidos fora e dentro da água
>81%	Paresia ou plegia	Exercícios assistidos dentro da água e passivos fora da água

Quadro 2. Contraindicações absolutas e relativas do uso do dinamômetro isocinético (com base em Davies, 1992)[7]

Contraindicações absolutas	Contraindicações relativas
Dor grave	Dor
Edema grave	Edema ou sinovite
ADM gravemente limitada	ADM limitada
Distensão aguda	Distensão crônica de 3º grau
Luxação aguda/subaguda	Luxação subaguda
Fratura instável	Tendinopatias
Hipertensão arterial descompensada	Hipertensão arterial controlada
Tecidos moles não cicatrizados	

temente acontece no exercício isotônico. Sua segurança permite a avaliação de pacientes com grande fraqueza muscular no período pós-operatório e, ao mesmo tempo, a avaliação de atletas de alto nível, com excelentes níveis de força muscular. O equipamento também é o meio mais rápido e eficiente de treinamento muscular, pois solicita os músculos em até 100% de sua capacidade em toda amplitude articular e em várias velocidades de treinamento. Essa velocidade é fixa, contra uma resistência que automaticamente se adapta a qualquer força que a pessoa é capaz de produzir em qualquer ponto do arco de movimento.[9]

As contraindicações para o teste isocinético são divididas em absolutas e relativas. O quadro a seguir exemplifica as contraindicações e é importante considerar que, como um padrão de movimento isocinético pode ser produzido mesmo sem a contração máxima, torna-se possível utilizar a classificação "relativa" ao invés de absoluta (Quadro 2). É muito importante lembrar que a decisão de realizar o teste deve ser tomada com cautela, evitando prejudicar o indivíduo a ser avaliado.

■ REFERÊNCIAS BIBLIOGRÁFICAS

1. Aargaard P, Beyer N, Simonsen EB. Isokinetic muscle strength and hiking performance in elite sailors. *Scand J Med Sci Sports* 1998;8(3):138-44.
2. Aquino CF, Vaz D, Brício V et al. A utilização da dinamometria isocinética nas ciências do esporte e reabilitação. *Rev Bras Ci Mov* 2007;15(1):93-100.
3. Baltzopoulos V, Brodie DA. Isokinetic dynamometry: applications and limitations. *Sports Med* 1989;8(2):101-16.
4. Burkett LN. Causative factors in hamstring strains. *Med Sci Sports* 1970;2(1):39-42.
5. Carmely E, Reznick AZ, Coleman R. Muscle strength and mass of lower extremities in relation to functional abilities in elderly adults. *Gerontology* 2000;46(5):249-57.
6. Carvalho HM, Coelho-e-Silva M, Valente-dos-Santos J et al. Scaling lower-limb isokinetic strength for biological maturation and body size in adolescent basketball players. *Eur J Appl Physiol* 2012;112(8):2881-89.
7. Davies GJ. Isokinetic testing. In: Davies GJ. *A compendium of isokinetics in clinical usage.* Onalaska Wisconsin: S & S Publishers, 1992. p. 37.
8. Dibrezzo R, Gench BE, Hinson MM et al. Peak torque values of the knee extensor and flexor muscles of females. *J Orthop Sports Phys Ther* 1985;7(2):65-68.
9. Dvir Z. *Isocinética: avaliações musculares interpretações e aplicações clinicas.* Barueri, São Paulo: Manole, 2002.
10. Frontera WR, Hughes VA, Dallal GE et al. Reliability of isokinetic muscle strength testing in 45 to 78 year old men and women. *Arch Phys Med Rehabil* 1993;74:1181-85.
11. Ghena DR, Kuth AL, Thomas M et al. Torque characteristics of the quadríceps and hamstrings muscle during concentric and eccentric loading. *J Orthop Sports Phys Ther* 1991;14:149-54.
12. Grace TG, Sweetser ER, Nelson MA et al. Isokinetic muscle imbalance and knee joint injuries. *J Bone Joint Surg Am* 1984;66:734-40.
13. Hall PS, Roofner MA. Velocity spectrum study of knee flexion and extesnion in normal adults: 60 to 500 deg/sec. *Isokinetics and Exerc Sci* 1991;1:131-37.
14. Harbo T, Brincks J, Andersen H. Maximal isokinetic and isometric muscle strength of major muscle groups related to age, body mass, height, and sex in 178 healthy subjects. *Eur J Appl Physiol* 2012;112(1):267-75.
15. Harilainen A, Alaranta H, Sandelin J et al. Good muscle performance does not compensate instability symptoms in chronic anterior cruciate ligament deficiency. *Knee Surg Sports Traumatol Arthroscopy* 1995;3:135-37.
16. Hayes KW, Falconer J. Reliability of hand-held dynamometry and its relationship with manual muscle testing in patients with osteoarthritis in the knee. *J Orthop Sports Phys Ther* 1992;16(3):145-49.
17. Hoke B. The relationship between isokinetic testing and dynamic patellofemoral compression. *J Orthop Sports Phys Ther* 1983;4:150-55.
18. Iossifidou A, Baltzopoulos V, Giakas G. Isokinetic knee extension and vertical jumping: are they related? *J Sports Sci* 2005;23(10):1121-27.
19. Kawabata Y, Senda M, Oka T et al. Measurement of fatigue in knee flexor and extensor muscles. *Acta Med Okayama* 2000;54(2):85-90.
20. Keating JL, Matyas TA. The influence of subject and test design on dynamometric measurements of extremity muscles. *Phys Ther* 1996;76(8):866-89.
21. Kim CM, Eng JJ. The relationship of lower-extremity muscle torque to locomotor performance in people with stroke. *Phys Ther* 2003;83(1):49-57.
22. Kramer JF, MacDermid J. Isokinetic measures during concentric-eccentric cycles of the knee estensors. *Aust J Physiother* 1989;35:9-14.
23. Ladeira CE, Magee DJ. Fatores de risco no futebol: desproporção flexores/extensores de torque no joelho e encurtamento muscular. *Rev Bras Fisioterapia* 2000;4(2):65-74.
24. Martin HJ, Yule V, Syddall HE et al. Is hand-held dynamometry useful for the measurement of quadriceps strength in older people? A comparison with the gold standard Bodex dynamometry. *Gerontology* 2006;52(3):154-59.
25. Masuda K, Kikuhara N, Demura S et al. Relationship between muscle strength in various isokinetic movements and kick performance among soccer players. *J Sports Med Phys Fitness* 2005;45(1):44-52.
26. Merrifield HH, Cowan RF. Groin strain injuries in ice hockey. *J Sports Med* 1973;1(2):41-42.
27. Meyer C, Corten K, Wesseling M et al. Test-retest reliability of innovated strength tests for hip muscles. *PLoS One* 2013 Nov. 19;8(11).
28. Oman J. Isokinetics in rehabilitation. In: Prentice WE. *Rehabilitation techniques in sports medicine.* 3rd. ed. Dubuque, IA: WCB/McGraw-Hill, 1999. p. 146-56, cap. 9.
29. Perrin DH, Robertson TJ, Ray RL. Bilateral isokinetic peak torque, torque acceleration energy, power and work relationships in athletes and non-athletes. *J Orthopaedic Sports Phys Ther* 1987;9(11):184-89.
30. Rahnama N, Lees A, Bambaecichi E. Comparison of muscle strength and flexibility between the preferred and non- referred leg in English soccer players. *Ergonomics* 2005;48(11):1568-75.
31. Reid DC. *Sports injury, assessment and rehabilitation.* New York: Churchill Livingstone,1992.
32. Rothstein J, Lamb L, Mayhew T. Clinical uses of isokinetic measurements. *Phys Ther* 1987;67(12):1840-44.
33. Sapega AA. Muscle performance evaluation in orthopedic practice. *J Bone Joint Surg Am* 1990;72(10):1562-74.
34. Silva RT, Gracitelli GC, Saccol MF et al. Shoulder strength profile in elite junior tennis players: horizontal adduction and abduction isokinetic evaluation. *Brit J Sports Med* 2006;40(5):411-14.
35. Sullivan SJ, Chesley A, Hebert G et al. The validity and reliability of hand-held dynamometry in assessing isometric external rotator performance. *J Orthop Sports Phys Ther* 1988;10(6):213-17.
36. Terreri ASAP et al. Avaliação isocinética no joelho do atleta. *Rev Bras Med Esporte* 2001 Set./Out.;7(5).
37. Thistle H, Hislop H, Moffroid M et al. Isokinetic contraction: a new concept of exercise. *Arch Phys Med Rehabilitation* 1967;48:279-82.

38. Thomas AC, Villwock M, Wojtys EM *et al.* Lower extremity muscle strength after anterior cruciate ligament injury and reconstruction. *J Athl Train* 2013 Sept.-Oct.;48(5):610-20.
39. Tunstall H, Mullineaux DR, Vernon T. Criterion validity of an isokinetic dynamometer to assess shoulder function in tennis players. *Sports Biomechanics* 2005;4(1):101-11.
40. Turbeville SD, Cowan LD, Asal NR *et al.* Risk factors for injury in middle school football players. *Am J Sports Med* 2003;31(2):276-81.
41. Wilk KE, Keirns MA, Andrews JR. Anterior cruciate ligament reconstruction rehabilitation: a six month follow up of isokinetic testing in recreational athletes. *Isokinetics Exercise Sci* 1991;1:2-9.
42. Yildis Y, Aydin T, Sekir U *et al.* Shoulder terminal range eccentric antagonist/concentric agonist strength ratios in overhead athletes. *Scand J Med Sci Sports* 2006;16(3):174-80.
43. Zakas A. Bilateral isokinetic peak torque of quadriceps and hamstring muscles in professional soccer players with dominance on one or both two sides. *J Sports Med Phys Fitness* 2006;46(1):28-35.
44. Zvijac JE, Toriscelli TA, Merrick S *et al.* Isokinetic concentric quadriceps and hamstring normative data for elite collegiate American football players participating in the NFL scouting combine. *J Strength Cond Res* 2014 Apr.;28(4):875-83.

SEÇÃO V

CRITÉRIOS DE RETORNO AO ESPORTE – RECONSTRUÇÃO DO LIGAMENTO CRUZADO ANTERIOR

Marcelo Bannwart Santos

■ INTRODUÇÃO

As lesões do ligamento cruzado anterior (LCA) são muito frequentes, principalmente em esportes que envolvem mudanças de direção, giros e saltos/aterrissagens.

O tratamento comumente envolve a abordagem cirúrgica com a reconstrução do ligamento, utilizando-se de enxertos de diversas origens.

A reabilitação da reconstrução do ligamento cruzado anterior (RLCA) envolve diversas etapas, e o retorno ao esporte é estimado entre 6 e 8 meses. Contudo, existem muitas dúvidas sobre quais os melhores critérios para liberar com segurança o atleta para retornar à atividade esportiva de forma plena e sem restrições.

Petersen et al. publicaram uma pesquisa realizada com 221 cirurgiões da AGA (Associação de Artroscopia da Alemanha).[34] Neste questionário *on-line* os critérios mais utilizados para retorno ao esporte após a reconstrução do LCA foram: Teste de Lachman negativo (81,7%), amplitude de movimento completa (78,4%), *pivot shift* negativo (60,1%), gaveta anterior (45,4%), teste proprioceptivo (43,1%), avaliação de força muscular (40,8%), *hop test* unipodal (39,0%), avaliação do KT 1000 (16,1%), e ressonância magnética (4,1%).

Dos cirurgiões que responderam à pesquisa 85,8% não utilizavam nenhum escore ou questionário como critério de retorno ao esporte.

Barber-Westin et al. avaliaram os critérios utilizados para liberação ao esporte (pós-RLCA) de 264 ensaios clínicos publicados entre 2001 e 2011. Destes estudos 40% falharam em apresentar qualquer critério, 32% utilizaram apenas o tempo de pós-operatório, 15% utilizaram o tempo de pós-operatório e algum critério subjetivo, e apenas 13% dos estudos utilizaram algum critério objetivo para retorno ao esporte.[2]

A falta de consenso em relação aos critérios mais relevantes para o retorno ao esporte abre uma grande área de estudos e debates para a elaboração de métodos mais fidedignos que possibilitem uma liberação ao esporte mais bem embasada.

Neste capítulo iremos abordar os diversos critérios descritos pela literatura para o retorno ao esporte após a reconstrução do ligamento cruzado anterior (RLCA).

■ CRITÉRIOS DE RETORNO AO ESPORTE

Existem diversos critérios objetivos e subjetivos que devem ser considerados no retorno ao esporte de um atleta submetido à RLCA.

Estes critérios podem ser clínicos, funcionais ou mesmo escores ou questionários objetivos que auxiliam na decisão do fisioterapeuta através de uma pontuação específica.

O retorno ao esporte ocorre no final da reabilitação e tanto o atleta quanto o fisioterapeuta devem respeitar as condições clínica e psicológica em que o paciente se encontra, evitando, assim, utilizar apenas o tempo de pós-operatório como critério de alta.

O objetivo principal no retorno ao esporte após a RLCA é que o atleta apresente condições plenas para a prática de atividade física com mínimas chances de recidiva.

Critérios clínicos

Dor

A dor é um sintoma clínico que sempre deve ser avaliado em pós-operatórios. Apesar de ser um sintoma subjetivo e de seu limiar variar de paciente para paciente, existem ferramentas que visam a uma avaliação mais objetiva, como a Escala Visual Análoga de dor.[22]

Esta escala consiste em 11 pontos visuais numéricos que vão de 0 (nenhuma dor) até 10 (pior dor imaginável). Para a avaliação o paciente deve relatar a pior dor que sentiu nas últimas 24 horas. A escala visual numérica demonstrou ser um método confiável para a avaliação da intensidade de dor (ICC = 0,74-0,76).[6,27]

Nos pós-operatórios de RLCA muitos atletas podem evoluir com dores provenientes de sobrecargas femoropatelares, tendinopatias ou até por disfunções miofasciais. Estas dores podem influenciar diretamente o retorno ao esporte, levando a um atraso da fase final ou até a uma interrupção do treinamento funcional para uma melhor abordagem do quadro de dor.

Um atleta que apresente uma dor intensa no joelho operado não consegue realizar adequadamente o gestual esportivo e tem seu desempenho atlético afetado negativamente, além de se predispor a novas lesões.

Derrame articular

Os derrames articulares nas fases finais da reabilitação da RLCA não são esperados, porém pode ocorrer em razão das sobrecargas de treinamento, a inibição da atividade muscular ou até mesmo por lesões associadas.

Lentz et al. estudaram a relação entre alguns critérios clínicos e o retorno ao esporte. Neste estudo encontrou que o derrame articular do joelho tem uma forte correlação com o retorno pleno à atividade esportiva.[22]

Algumas ferramentas descritas para avaliação do volume de derrame articular são a cirtometria, que é avaliador-dependente, e a Escala Clínica de Derrame Articular descrita por Sturgill et al..[21,40]

Esta escala é descrita com o paciente sendo avaliado a partir do *Stroke Test*, onde o mesmo é posicionado em decúbito dorsal com joelho totalmente estendido e relaxado. O examinador realiza de dois a três movimentos ascendentes na porção medial do joelho em direção à bolsa suprapatelar e posteriormente realiza um movimento descendente nas porções lateral e distal da coxa (parte superior da bolsa suprapatelar) em direção à interlinha lateral do joelho. Em alguns segundos deve-se observar uma onda de fluidos na porção medial do joelho. O derrame articular do joelho é, então, mensurado em uma escala de 5 pontos (Quadro 1).

O grau 0 corresponde à ausência de uma onda de fluidos após o movimento descendente. Se ocorrer uma discreta onda de fluidos para a porção medial do joelho o derrame é classificado como TRAÇO. Se a onda for mais intensa a classificação é dada como 1+. Se o derrame retornar à porção medial do joelho sem que se faça o deslizamento descendente por parte do avaliador a classificação aumenta para 2+. A incapacidade de mover o derrame da porção

Quadro 1. Graduação da Escala de Derrame Articular do Joelho com base no *Stroke Test*	
Grau	Resultado do teste
0	Sem produção de onda
Traço	Discreta onda na porção medial após deslizamento lateral
1+	Onda maior na porção medial após deslizamento lateral
2+	A onda volta à porção medial mesmo sem o deslizamento lateral
3+	O fluido não se move da porção medial do joelho

medial do joelho durante a realização da manobra recebe a classificação 3+. Os vídeos explicativos destas manobras podem ser encontrados nos links no site do *Journal of Orthopaedics & Sports Physical Therapy*.[12-14]

Este método possui uma substancial confiabilidade interclasse.

Tempo de ligamentização do enxerto

A ligamentização é um termo que compreende uma série de modificações biológicas que ocorrem no enxerto após a reconstrução do LCA. Envolve todo o processo de revascularização e maturação histológica do tecido para que este enxerto se transforme em um neoligamento biomecanicamente funcional.

Este critério é muito importante não só para o retorno ao esporte, como também para a evolução da reabilitação na RLCA.

Alguns autores relatam que o processo de ligamentização leva até 12 meses para ser completo, e apesar disso alguns autores submeteram enxerto às cargas tênseis controladas a partir de 1 e 3 meses sem comprometer a capacidade elástica do mesmo e, assim sendo, sem alterar a frouxidão ligamentar do neoligamento.[8,25]

Respeitar este período biológico para a liberação ao esporte é primordial para sucesso do tratamento e para reduzir a chance de recidivas.

Testes ligamentares

Os testes ligamentares utilizados para avaliar a estabilidade mecânica do ligamento podem auxiliar no retorno ao esporte.

O teste comparativo bilateral é sempre importante para levar em consideração possíveis quadros de frouxidão capsuloligamentar que o paciente possa apresentar.

Os atrômetros KT-1000 e o KT-2000 são ferramentas que avaliam objetivamente a translação anterior da tíbia onde diferenças entre os membros acima de 2 mm ou 3 mm de deslocamento anterior da tíbia em relação ao fêmur são sugestivas de lesão do LCA.[35,36]

O impacto deste critério para a alta do paciente ainda é muito discutível principalmente se o atleta apresentar uma lassidão articular similar do lado não operado. O mais importante é avaliar a presença do "ponto final" (*END point*) para ter mais segurança na liberação do atleta.

Critérios funcionais

Amplitude de movimento

A amplitude de movimento é um critério funcional importante e o esperado é que no final da reabilitação da RLCA o atleta apresente ADM de flexão e extensão de joelho igual ao membro não operado, podendo-se aceitar até 10% de déficit dependendo da modalidade esportiva.

Existem diversas ferramentas para a avaliação da ADM de joelho, contudo a goniometria demonstrou-se com custo baixo e alta confiabilidade na avaliação de diversas articulações, podendo ser facilmente empregada nestes pacientes.[5,18]

Força muscular

A força muscular é um dos critérios mais utilizados com parâmetro de retorno ao esporte. A ferramenta mais utilizada nos estudos sobre o tema é o dinamômetro isocinético, mas existe uma variação no índice comparativo de normalidade para liberação ao esporte, podendo ir de 80 a 90% do pico de torque de extensores de joelho. Os estudos mais atuais têm utilizado o índice de 90%.[2]

Novos dispositivos de avaliação, como o dinamômetro manual que avalia a força isométrica, têm sido cada vez mais utilizados na prática clínica pela fácil aplicabilidade clínica. Contudo, ainda existem muitas dúvidas sobre o uso deste equipamento para avaliação da força de extensores de joelho, e mais estudos são necessários para determinar se esta ferramenta pode ser útil e sensível como uma ferramenta para a liberação ao esporte.[24]

Apesar de importante a força muscular não deve ser utilizada como único critério de retorno ao esporte.

Sistema neuromuscular e estabilidade dinâmica

Muitas ferramentas para avaliação do sistema neuromuscular de forma seletiva foram desenvolvidas nos últimos anos, porém, em sua grande maioria, ainda são ferramentas laboratoriais e de difícil acesso na prática clínica.[23,28]

Alguns equipamentos são utilizados em clínicas, mas não existem estudos clínicos demonstrando o verdadeiro impacto destes testes na liberação para o esporte de um paciente submetido a uma RLCA.[1,33]

O *Star Excursion Balance Test* avalia a estabilidade do membro inferior durante a execução de movimentos de um membro, sendo que o outro mantém-se apoiado no chão. Este teste demonstrou-se confiável e sensível para indivíduos com lesão do LCA.[10,11]

O teste é composto por uma grade de oito linhas dispostas no chão com 45° de angulação uma da outra. O paciente deve colocar o pé do membro a ser testado no centro da estrela e apoiar as mãos na altura da cintura pélvica. A partir daí o paciente deve tentar atingir a maior distância possível com o outro membro inferior em cada uma das linhas dispostas no chão. Em cada linha o paciente tenta atingir a maior distância possível por três vezes sem nunca levantar o calcanhar do pé de apoio do chão, sendo que a média das três distâncias é utilizada como valor do teste. Este valor deve ser normalizado pelo comprimento do membro inferior sendo então expressado como uma porcentagem do comprimento deste membro. Este teste deve ser realizado de forma comparativa com o membro contralateral, contudo indivíduos com ruptura de LCA atingiram menores distâncias no teste também quando avaliado o membro sadio em comparação ao grupo-controle (Fig. 1).[11]

Testes funcionais

Os testes funcionais foram desenvolvidos para testar a estabilidade funcional do joelho durante movimentos que gerem grandes forças tensivas sobre a articulação.

Os parâmetros utilizados podem ser de comparação entre o membro sadio e o membro submetido à reconstrução (mais utilizado) e em casos de equipes esportivas que coletem dados em pré-temporada podemos ter comparações pré e pós-lesão do mesmo membro. Por vezes, o atleta pode apresentar um episódio de instabilidade do joelho durante a execução dos testes funcionais, então deve-se respeitar o tempo mínimo de 5 a 6 meses para a realização do teste. É responsabilidade do fisioterapeuta treinar o paciente para os testes que lhe serão exigidos na fase final da reabilitação.

Noyes *et al.* originalmente descreveram que o índice de simetria do membro (*Limb Symmetry Index* –LSI) tem como referência de normalidade 85%. Ou seja, o membro operado deve obter resultados nos testes que atinjam no mínimo 85% dos resultados do membro sadio. Este índice de normalidade é muito discutido, e atualmente o índice considerado ideal é de 90%.[30,40,41]

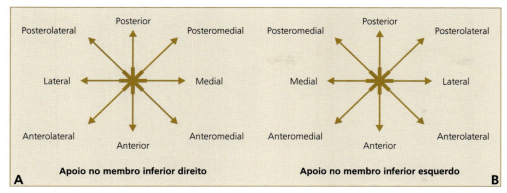

Figura 1. (**A** e **B**) *Star Excursion Balance Test.*

O LSI pode ser calculado pela seguinte fórmula: (*performance* do lado envolvido/*performance* do lado não envolvido) × 100%.

Alguns autores indicam que, antes da realização dos testes, os pacientes devem ser instruídos a realizar de uma a dois testes de familiarização com cada membro. Após esta familiarização são descritas a realização de dois a três testes consecutivos com cada membro inferior, onde o avaliador deverá anotar os dados obtidos em cada um deles. Podem ser utilizados como valor de referência tanto a média dos testes coletados quanto o melhor resultado de cada membro.[17,29,37]

Testes Funcionais – Saltos (*Hop tests*)

Padrão de realização: pé do membro inferior a ser testado atrás da linha inicial, após o comando verbal do avaliador o paciente realiza o salto especificado, e o avaliador anota o dado a ser coletado (distância total do salto ou tempo total dependendo do teste). O posicionamento dos membros superiores varia conforme a descrição de alguns autores, podendo ser utilizadas as posições de mãos para trás, mãos cruzadas à frente do peito e os membros superiores soltos auxiliando no movimento do salto. O mais importante é sempre utilizar o mesmo parâmetro de posicionamento para não alterar a reprodutibilidade dos testes.

Os testes de salto que envolvam a avaliação da maior distância atingida só são válidos se durante a aterrissagem o paciente consegue manter o equilíbrio por alguns segundos.

Salto unipodal para distância (Single Hop Test)

O paciente deve fazer um salto horizontal o mais distante possível da linha inicial. Deve-se anotar a distância total atingida (Fig. 2A).

Saltos unipodais para distância cruzando uma linha (Crossover Hop Test)

O paciente deve realizar três saltos horizontais consecutivos, sempre cruzando uma linha de 15 cm de largura no chão. Deve-se anotar a distância total atingida (Fig. 2B).

Salto tríplice unipodal para distância (Triple Hop Test)

O paciente deve realizar três saltos horizontais consecutivos o mais distante possível da linha inicial. Deve-se anotar a distância total atingida (Fig. 2C).

Salto unipodal para tempo numa distância predeterminada de 6 metros (Timed Hop Test)

O paciente deve realizar saltos unipodais consecutivos o mais rápido possível numa distância de 6 metros descrita no chão. Deve-se anotar o tempo total do percurso (Fig. 2D).

Salto unipodal vertical (vertical hop test)

O paciente deve realizar um salto vertical o mais alto possível. Deve-se anotar a maior altura atingida, sendo que este teste pode ser realizado com auxílio de uma plataforma de força, mas também através de outros métodos com custo menor descritos.

Noyes *et al.* avaliaram a sensibilidade destes testes em indivíduos com ruptura de LCA e verificaram que individualmente os testes tinham uma sensibilidade baixa ou mediana (Quadro 2).[30]

Itoh *et al.* desenvolveram uma série de testes funcionais para avaliar a estabilidade do joelho em indivíduos com lesão do LCA em chamada *Functional Ability Test* que consistem (Fig. 3):[17]

- *Single hop test*: já descrito neste capítulo anterior.
- *Lateral hop test*: o paciente deve realizar 10 saltos laterais consecutivos numa distância mínima de 30 cm, o mais rápido possível. Deve-se anotar o tempo total do teste.
- *Hop test figure of "8"*: dois cones dispostos há 5 metros de distância um do outro. O paciente deve realizar saltos unipodais consecutivos, percorrendo os cones numa figura de oito por duas vezes ininterruptas, o mais rápido possível. Deve-se anotar o tempo total do teste.
- *Up and down hop test*: o paciente deve realizar 10 saltos para cima e para baixo num degrau de 20 cm de altura. Deve-se anotar o tempo total do teste.

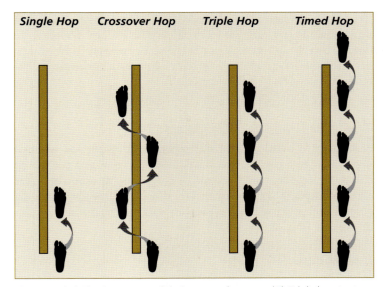

Figura 2. (**A**) *Single Hop test.* (**B**) *Crossover hop test.* (**C**) *Triple hop test.* (**D**) *Timed hop test.*

Quadro 2. Sensibilidade dos testes	
Hop tests	**Sensibilidade**
Single hop test	52%
Triple hop test	50%
Crossover hop test	58%
Timed hop test	49%

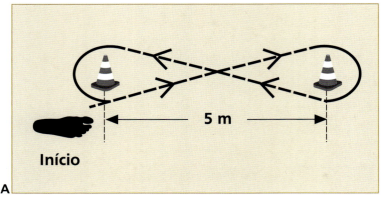
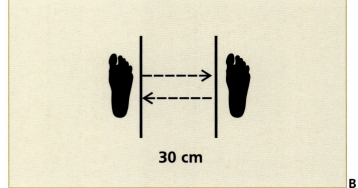
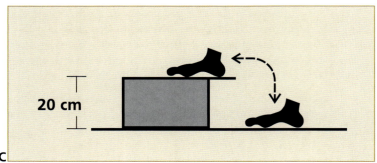
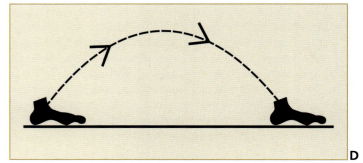

Figura 3. *Functional Ability Test.* (**A**) *Hop test figure of "8".* (**B**) *Lateral Hop test.* (**C**) *Up and Down Hop test.* (**D**) *Single Hop Test.*

No Quadro 3 estão descritas as porcentagens de sensibilidade de cada teste individualmente:

O estudo indicou que, quando os quatro testes foram agrupados, a sensibilidade aumentava para 82%, ou seja, ao realizar os quatro testes 82% dos indivíduos com ruptura de LCA apresentaram assimetria ao menos em um dos testes.

Testes funcionais – agilidade

Os testes de agilidade para membros inferiores podem ser utilizados na avaliação de pacientes submetidos à RLCA. Estes testes colocam à prova a condição neuromotora do atleta para realizar mudanças de direção diversas, giros, acelerações e desacelerações bruscas e assim podem dar um bom parâmetro qualitativo da capacidade real de estabilidade dinâmica do joelho operado.

A seguir temos alguns testes descritos.

Teste modificado de agilidade em "T"

Neste teste o atleta precisa desempenhar uma corrida anterior seguida de uma corrida lateral e finalizando com uma corrida de costas. Ele deve ser realizado para os dois lados, buscando observar alguma alteração de movimento ou dificuldade de realização da corrida lateral. O paciente deve realizar este teste na maior velocidade possível (Fig. 4).[29]

Corrida carioca

Neste teste o atleta deve realizar uma corrida lateral, cruzando os membros inferiores a cada passada, o mais rápido possível.[20]

Quadro 3. Sensibilidade dos testes

Hop tests	Sensibilidade
Single hop test	42%
Lateral hop test	44%
Hop test figure of 8	68%
Up and down hop test	58%

Corrida em "8"

Neste teste dois cones são colocados a 5 metros de distância, e o atleta deve percorrer o circuito em forma de "8" o mais rápido possível.

Corrida de velocidade

Neste teste o avaliador define uma distância a ser percorrida conforme o esporte que o paciente pratica e solicita que o atleta realize uma corrida anterior em alta velocidade. A distância deve ser predefinida levando em consideração o esporte praticado pelo atleta, evitando, assim que o atleta desempenhe uma atividade diferente daquela que ele pratica em seu campo esportivo.

Shuttle run

Neste teste o atleta deve realizar um percurso predeterminado com mudanças bruscas de direção. O percurso envolve corridas em máxima velocidade onde o atleta corre uma distância de 6,1 m, toca o chão com a mão e retorna ao ponto inicial, toca novamente com a mão no chão e inverte mais uma vez o sentido da corrida, finalizando o percurso ao passar pela linha demarcada.[19]

Corrida em zigue-zague

Neste teste X cones são distribuídos no chão com uma distância de X cm entre eles, e o atleta deve passar pelos cones, finalizando o circuito rapidamente.

Apesar de bem descritos estes testes não apresentam bons padrões de avaliação objetiva, sendo grandes ferramentas de avaliação qualitativa.

Myer *et al.* demonstraram em seu estudo que os testes de saltos unipodais (*hop test*) são mais sensíveis para detectar assimetrias entre os membros inferiores dos testes de agilidade ou de atividades bipodais.[29]

Test of Athletes with Knee injuries (TAK)

Björklund *et al.* desenvolveram uma série de testes funcionais com o intuito de avaliar a capacidade de realização dos mesmos em indivíduos submetidos à RLCA.[3]

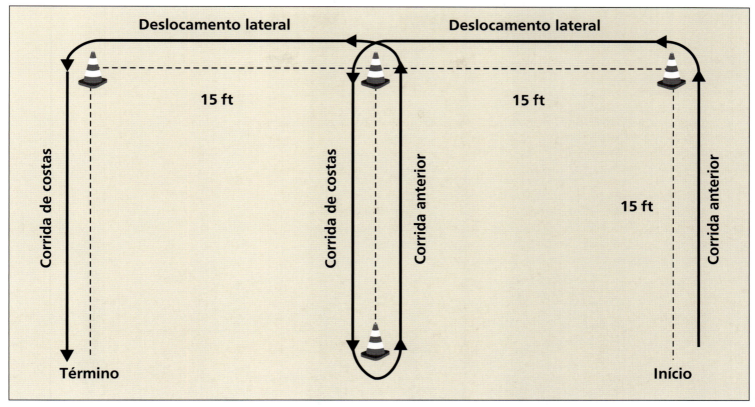

Figura 4. Teste modificado de agilidade em "T".

Para cada teste tanto o paciente quanto o fisioterapeuta devem dar uma nota que varia de 0 (nenhuma capacidade) e 10 (capacidade normal), conforme a capacidade de realização de cada movimento.

Os testes que compõem o TAK envolvem:

1. Trote e corrida anterior/trote e corrida em oito.
2. Corrida anterior de velocidade.
3. Apoio unipodal com joelho fletido.
4. Levantar-se da posição sentada com apoio unipodal (três vezes).
5. Três agachamentos bipodais máximos consecutivos.
6. Dez saltos unipodais horizontais consecutivos.
7. Cinco saltos unipodais verticais consecutivos.
8. Saltos unipodais cruzados consecutivos numa distância de 8 metros.

A escolha dos testes funcionais mais apropriados para serem realizados com cada paciente deve levar em consideração o esporte do atleta e a especificidade dos gestuais esportivos de cada modalidade.

Apesar de tentarmos quantificar a condição do membro operado durante a execução de alguns testes funcionais, devemos sempre expor o atleta à realização do gesto esportivo em plena velocidade exigida pelo seu esporte antes de dar alta. Testar o paciente em seu ambiente de prática esportiva pode ser subjetivo, porém revela tanto ao atleta quanto ao fisioterapeuta se a integração entre o que fora treinado na reabilitação e o que é exigido em campo estão em acordo.

Questionários e escalas

International Knee Documentation Committee (IKDC)

É um instrumento para avaliação específica da condição do joelho (e não da lesão do LCA) dividido em três partes: sete questões sobre sintomas, nove questões sobre atividade esportiva e uma questão sobre função. Algumas questões são graduadas de 0 a 5 e outras questões de 0 a 10.

O IKDC demonstrou ser um instrumento de mensuração geral do joelho confiável, válido e responsivo, e possui tradução e a adaptação cultural para a língua portuguesa (Anexo 1).[15,16,26]

Lysholm

É uma escala que avalia sintomas e função do joelho e é definida por 8 questões de respostas fechadas, cuja pontuação pode atingir até 100 pontos. Esta escala também possui tradução e validação para o português.[32]

O resultado final da escala é expresso em formas ordinal e nominal (Quadro 4).

Cincinnati knee rating system

Este questionário é um dos mais utilizados pela literatura internacional na avaliação de sintomas, função da atividade de vida diária e função esportiva.[31] Muitos autores utilizam uma versão modificada deste questionário.[38] Contudo, até o fechamento deste capítulo ainda não existia nenhuma versão traduzida e adaptada culturalmente para o Brasil.

Escala de cinesiofobia de Tampa (*Tampa Scale for Kinesiophobia*)

Cinesiofobia significa medo do movimento que, no caso de indivíduos submetidos à RLCA, estaria relacionado com o medo de sentir um falseio ou relesão do neoligamento. A Escala Tampa para Cinesiofobia (TSK) foi desenvolvida com respostas relacionadas com sensações somáticas e movimentos que são evitados pelo medo da dor.

Esta escala já está traduzida e adaptada para o português do Brasil.[7,38,39]

Uma versão mais curta do questionário (TSK-11) foi elaborada em razão de alguns itens da escala original serem questionáveis. Seis itens com pobre correlação psicométrica. O resultado do TSK-11 varia de 11 a 44 pontos, com grandes pontuações indicando maior nível de dor relacionado com o medo do movimento/relesão. Esta escala é um instrumento psicométrico estável para avaliar a cinesiofobia em fases avançadas da RLCA e demonstrou propriedades similares às da escala original, sendo uma medida válida para avaliar a cinesiofobia (Quadro 5).[9,42,43]

FORMULÁRIO DE AVALIAÇÃO SUBJETIVA DO JOELHO
COMITÊ INTERNACIONAL DE DOCUMENTAÇÃO DO JOELHO (IKDC, 2000)

Nome: _____ Sexo: F _____ M _____
Data: _____ Data de Nascimento: _____
Lesão: _____
Data da Lesão: _____

As respostas devem ser graduadas no mais alto nível de atividade que você acha que pode executar sem sintomas significativos, mesmo que você não esteja realizando-as regularmente.

SINTOMAS

1. Qual é o mais alto nível de atividade física que você pode realizar sem sentir dor significativa no joelho?
   - ☐ Atividade muito vigorosa (como saltar ou girar o tronco, como no basquete ou futebol)
   - ☐ Atividade vigorosa (como realizar exercícios físicos intensos, como surfe, jogar vôlei ou tênis)
   - ☐ Atividade moderada (como realizar exercícios físicos moderados na academia, correr ou trotar)
   - ☐ Atividade leve (como andar, realizar trabalhos domésticos ou jardinagem)
   - ☐ Incapaz de realizar qualquer uma das atividades anteriores em virtude da dor no joelho

2. Desde sua lesão ou durante <u>as últimas quatro semanas</u>, com que frequência você tem sentido dor?

   Nunca 0 1 2 3 4 5 6 7 8 9 10 Constantemente

3. Se você tiver dor, qual a intensidade?

   Sem dor 0 1 2 3 4 5 6 7 8 9 10 Pior dor imaginável

4. Desde a sua lesão ou durante <u>as quatro últimas semanas</u> quão rígido ou inchado esteve seu joelho?
   - ☐ Nem um pouco
   - ☐ Pouco
   - ☐ Moderado
   - ☐ Muito
   - ☐ Extremamente

5. Qual é o mais alto nível de atividade física que você pode realizar sem que cause inchaço significativo no joelho?
   - ☐ Atividade muito vigorosa (como saltar ou girar o tronco, como no basquete ou futebol)
   - ☐ Atividade vigorosa (como realizar exercícios físicos intensos, como surfe, jogar vôlei ou tênis)
   - ☐ Atividade moderada (como realizar exercícios físicos moderados na academia, correr ou trotar)
   - ☐ Atividade leve (como andar, realizar trabalhos domésticos ou jardinagem)
   - ☐ Incapaz de realizar qualquer uma das atividades anteriores em virtude do inchaço no joelho

6. Desde a sua lesão ou durante <u>as últimas quatro semanas</u> seu joelho já travou?
   - ☐ Sim   ☐ Não

7. Qual é o mais alto nível de atividade física que você pode realizar sem falseio significativo no joelho?
   - ☐ Atividade muito vigorosa (como saltar ou girar o tronco, como no basquete ou futebol)
   - ☐ Atividade vigorosa (como realizar exercícios físicos intensos, como surfe, jogar vôlei ou tênis)
   - ☐ Atividade moderada (como realizar exercícios físicos moderados na academia, correr ou trotar)
   - ☐ Atividade leve (como andar, realizar trabalhos domésticos ou jardinagem)
   - ☐ Incapaz de realizar qualquer uma das atividades anteriores em virtude do falseio no joelho

ATIVIDADES ESPORTIVAS

8. Qual é o mais alto nível de atividade física que você pode participar de forma regular?
   - ☐ Atividade muito vigorosa (como saltar ou girar o tronco, como no basquete ou futebol)
   - ☐ Atividade vigorosa (como realizar exercícios físicos intensos, como surfe, jogar vôlei ou tênis)
   - ☐ Atividade moderada (como realizar exercícios físicos moderados na academia, correr ou trotar)
   - ☐ Atividade leve (como andar, realizar trabalhos domésticos ou jardinagem)
   - ☐ Incapaz de realizar qualquer uma das atividades anteriores em virtude do joelho

9. Quanto o seu joelho afeta a sua habilidade de:

		Sem dificuldade	Fácil	Moderado	Difícil	Incapaz
a	Subir escadas					
b	Descer escadas					
c	Ajoelhar de frente					
d	Agachar					
e	Sentar com os joelhos dobrados					
f	Levantar-se de uma cadeira					
g	Correr para frente					
h	Saltar e aterrissar com a perna lesionada					
i	Frear e acelerar rapidamente					

FUNÇÃO

10. Em uma escala de 0 a 10 (sendo 10 normal e 0 incapaz de realizar suas atividades diárias), como você avaliaria o seu joelho?
Funcionalidade anterior à lesão no joelho:

0 1 2 3 4 5 6 7 8 9 10

Não consegue executar nenhuma atividade da vida diária — Sem limitações nas atividades da vida diária

Funcionalidade atual do joelho:

0 1 2 3 4 5 6 7 8 9 10

Não consegue executar nenhuma atividade da vida diária — Sem limitações nas atividades da vida diária

---

***Quadro 4.** Quadro de pontuação – 95-100: excelente; 84-94 – bom; 65-83 – regular; ≤ 64 – ruim*

Mancar (5 pontos)
Nunca = 5
Leve ou periodicamente = 3
Intenso ou constantemente = 0

Apoio (5 pontos)
Nenhum = 5
Bengala ou muleta = 2
Impossível = 0

Travamento (15 pontos)
Nenhum travamento ou sensação de travamento = 15
Tem sensação, mas sem travamento = 10
Travamento ocasional = 6
Frequente = 2
Articulação (junta) travada no exame = 0

Instabilidade (25 pontos)
Nunca falseia = 25
Raramente durante atividades atléticas ou outros exercícios pesados = 20
Frequentemente durante atividades atléticas ou outros exercícios pesados (ou incapaz de participação) = 15
Ocasionalmente em atividades diárias = 10
Frequentemente em atividades diárias = 5
A cada passo = 0

Dor (25 pontos)
Nunca = 25 pontos
Inconstante ou leve durante exercícios pesados = 20
Marcada durante exercícios pesados = 15
Marcada durante ou após caminhar mais do que 2 km = 10
Marcada durante ou após caminhar menos do que 2 km = 5
Constante = 0

Inchaço (10 pontos)
Nenhum = 10
Com exercícios pesados = 6
Com exercícios comuns = 2
Constante = 0

Subindo escadas (10 pontos)
Nenhum problema = 10
Levemente prejudicado = 6
Um degrau cada vez = 2
Impossível = 0

Agachamento (5 pontos)
Nenhum problema = 5
Levemente prejudicado = 4
Não além de 90° = 2
Impossível = 0

PONTUAÇÃO TOTAL:

Quadro 5. Escala tampa para cinesiofobia – versão curta (TSK-11)

Aqui estão algumas das coisas que outros pacientes nos contaram sobre sua dor. Para cada afirmativa, por favor, indique um número de 1 a 4, caso você concorde ou discorde da afirmativa. Primeiro você vai pensar se concorda ou discorda e, depois, se totalmente ou parcialmente

	Discordo totalmente	Discordo parcialmente	Concordo parcialmente	Concordo totalmente
1. Eu tenho medo de me machucar, se eu fizer exercícios	1	2	3	4
2. Se eu tentasse superar esse medo, minha dor aumentaria	1	2	3	4
3. Meu corpo está me dizendo que algo muito errado está acontecendo comigo	1	2	3	4
4. As pessoas não estão levando minha condição médica a sério	1	2	3	4
5. Minha lesão colocou o meu corpo em risco para o resto da minha vida	1	2	3	4
6. A dor sempre significa que eu machuquei meu corpo	1	2	3	4
7. Simplesmente sendo cuidadoso para não fazer nenhum movimento desnecessário e a atitude mais segura que eu posso tomar para prevenir a piora da minha dor	1	2	3	4
8. Não teria tanta dor se algo potencialmente perigoso não estivesse acontecendo no meu corpo	1	2	3	4
9. A dor me avisa quando parar o exercício para que eu não me machuque	1	2	3	4
10. Não posso fazer todas as coisas que as pessoas normais fazem, porque para mim é muito fácil me machucar	1	2	3	4
11. Ninguém deveria fazer exercícios, quando está com dor	1	2	3	4

Escalas de atividade esportiva

Outro dado relevante que deve ser observado pela equipe responsável pelo tratamento do atleta é o nível de atividade esportiva que o mesmo conseguirá atingir após algum tempo de alta.

Existem algumas escalas que avaliam o nível esportivo, como as escala de Tegner e Marx (*ambas sem tradução e adaptação para o português*), mas estas não avaliam adequadamente a real condição competitiva que o atleta pode atingir após a alta (Quadros 6 e 7).[4]

Quadro 6. Escala Tegner

Level 10	Competitive sports- soccer, football, *rugby* (national elite)
Level 9	Competitive sports- soccer, football, rugby (lower divisions), ice hockey, wrestling, gymnastics, basketball
Level 8	Competitive sports- racquetball or bandy, squash or badminton, track and field athletics (jumping etc..), down-hill skiing
Level 7	Competitive sports- tennis, running, motorcars speedway, handball Recreational sports- soccer, football, rugby, bandy, ice hockey, basketball, squash, racquetball, running
Level 6	Recreational sports- tennis and badminton, handball, racquetball, down-hill skiing, jogging at least 5 times per week
Level 5	Work- heavy labor (construction etc..) Competitive sports- cycling, cross-country skiing, Recreational sports- jogging on uneven ground at least twice weekly
Level 4	Work- moderately heavy labor (e.g. truck driving etc..)
Level 3	Work- light labor (nursing etc..)
Level 2	Work- light labor Walking on uneven ground possible, but impossible to back pack or hike
Level 1	Work- sedentary (secretarial etc..)
Level 0	Sick leave or disability pension because of knee problems

Quadro 7. Escala Marx

Please indicate how often you performed each activity in your healthiest and most active state, in the past year:

	Less than 1 time in a month	One time in a month	One time in a week	2-3 times in a week	4 or more times in a week
Running: running while playing a sport or jogging					
Cutting: changing directions while running					
Decelerating: coming to a quick stop while running					
Pivoting: turning your body with your foot planted while playing a sport; for example: skiing, skating, kicking, throwing, hitting a ball					

■ CONSIDERAÇÕES FINAIS

A liberação para o retorno ao esporte deve ocorrer de forma progressiva, e a transição para o treinamento esportivo deve necessitar de uma grande interação entre atleta, fisioterapeuta, médico, equipe técnica e psicologia.

A falta de um protocolo padrão de avaliação com critérios de retorno ao esporte bem definidos demonstra a presença de um grande campo ainda a ser explorado no meio científico. Atualmente muitos profissionais ainda se baseiam apenas no tempo de cirurgia e em critérios subjetivos de força e condição motora para liberar o atleta. Contudo, já existem ferramentas de boa confiabilidade que podem ser implementadas como critérios de avaliação para o retorno ao esporte.

Avaliar as condições clínicas (dor, derrame articular, frouxidão ligamentar), as condições funcionais (ADM, força, testes funcionais, gesto esportivo) e as condições psicológicas podem fornecer dados relevantes para que a liberação à atividade esportiva ocorra com maior segurança e menor chance de recidivas.

■ REFERÊNCIAS BIBLIOGRÁFICAS

1. B'czkowicz D, Skomudek A. Assessment of neuromuscular control in patients after anterior cruciate ligament reconstruction. *Ortop Traumatol Rehabil* 2013;28:15(3):205-14.
2. Barber-Westin SD, Noyes FR. Factors used to determine return to unrestricted sports activities after anterior cruciate ligament reconstruction. *Arthroscopic* 2011;27(12):1697-705.
3. Björklund K, Andersson L, Dalén N. Validity and responsiveness of the test of athletes with knee injuries: the new criterion based functional performance test instrument. *Knee Surg Sports Traumatol Arthrosc* 2009;17(5):435-45.
4. Briggs KK, Lysholm J, Tegner Y et al. The reliability, validity, and responsiveness of the Lysholm score and Tegner activity scale for anterior cruciate ligament injuries of the knee: 25 years later. *Am J Sports Med* 2009;37:890-97.
5. Brosseau L, Balmer S, Tousignant M et al. Intra-and intertester reliability and criterion validity of the parallelogram and universal goniometers for measuring maximum active knee flexion and extension of patients with knee restrictions. *Arch Phys Med Rehabil* 2001;82:396-402.
6. Cleland JA, Childs JD, Whitman JM. Psychometric properties of the neck disability index and numeric pain rating scale in patients with mechanical neck pain. *Arch Phys Med Rehabil* 2008;89:69-74.
7. de Souza FS, Marinho Cda S, Siqueira FB et al. Psychometric testing confirms that the Brazilian-Portuguese adaptations, the original versions of the fear-avoidance beliefs questionnaire, and the tampa scale of kinesiophobia have similar measurement properties. *Spine* 2008;33(9):1028-33.
8. Falconiero RP, DiStefano VJ, Cook TM. Revascularization and ligamentization of autogenous anterior cruciate ligament grafts in humans. *Arthroscopy* 1998;14(2):197-205.
9. George SZ, Lentz TA, Zeppieri G et al. Analysis of shortened versions of the tampa scale for kinesiophobia and pain catastrophizing scale for patients after anterior cruciate ligament reconstruction. *Clin J Pain* 2012;28:73-80.
10. Gribble PA, Hertel J, Plisky P. Using the Star Excursion Balance Test to assess dynamic postural-control deficits and outcomes in lower extremity injury: a literature and systematic review. *J Athl Train* 2012;47(3):339-57.
11. Herrington L, Hatcher J, Hatcher A et al. A comparison of Star Excursion Balance Test reach distances between ACL deficient patients and asymptomatic controls. *Knee* 2009;16(2):149-52.
12. Disponível em: <http://www.jospt.org/doi/suppl/10.2519/jospt.2009.3143/suppl_file/December2009-Sturgill-Video1.mp4>
13. Disponível em: <http://www.jospt.org/doi/suppl/10.2519/jospt.2009.3143/suppl_file/December2009-Sturgill-Video2.mp4>
14. Disponível em: <http://www.jospt.org/doi/suppl/10.2519/jospt.2009.3143/suppl_file/December2009-Sturgill-Video3.mp4>
15. Irrgang J, Anderson A, Boland A et al. Responsiveness of the IKDC subjective knee form. *Am J Sports Med* 2006;34:1567-73.
16. Irrgang J, Anderson A, Harner C et al. Development and validation of the international knee documentation committee subjective knee form. *Am J Sports Med* 2001;29:600-13.
17. Itoh H, Kurosaka M, Yoshiya S et al. Evaluation of functional deficits determined by four different hop tests in patients with anterior cruciate ligament deficiency. *Knee Surg, Sports Traumatol, Arthrosc* 1998;6:241-45.
18. Jakobsen TL, Christensen M, Christensen SS et al. Reliability of knee joint range of motion and circumference measurements after total knee arthroplasty: does tester experience matter? *Physiother Res Int* 2010;15(3):126-34.
19. Ko MS, Yang SJ, Ha JK et al. Correlation between Hamstring Flexor Power Restoration and Functional Performance Test: 2-Year Follow-Up after ACL Reconstruction Using Hamstring Autograft. *Knee Surg Relat Res* 2012;24(2):113-19.
20. Kong DH, Yang SJ, Ha JK et al. Validation of functional performance tests after anterior cruciate ligament reconstruction. *Knee Surg Relat Res* 2012;24(1):40-45.
21. Labs KH, Tschoepl M, Gamba G et al. The reliability of leg circumference assessment: a comparison of spring tape measurements and optoelectronic volumetry. *Vasc Med* 2000;5(2):69-74.
22. Lentz TA, Zeppieri Jr G, Tillman SM et al. Return to preinjury sports participation following anteriorcruciate ligament reconstruction: contributions of demographic, knee impairment, and self-report measures. *J Orthop Sports Phys Ther* 2012;42(11):893-901.
23. Littmann AE, Iguchi M, Madhavan S et al. Dynamic-position-sense impairment's independence of perceived knee function in women with ACL reconstruction. *J Sport Rehabil* 2012;21(1):44-53.
24. Lu YM, Lin JH, Hsiao SF et al. The relative and absolute reliability of leg muscle strength testing by a handheld dynamometer. *J Strength Cond Res* 2011;25(4):1065-71.
25. Marumo K, Saito M, Yamagishi T et al. The "ligamentization" process in human anterior cruciate ligament reconstruction with autogenous patellar and hamstring tendons: a biochemical study. *Am J Sports Med* 2005;33(8):1166-73.
26. Metsavaht L, Leporace G, Riberto M et al. Translation and cross-cultural adaptation of the Brazilian version of the International knee documentation committee subjective knee form: validity and reproducibility. *Am J Sports Med* 2010;38(9):1894-99.
27. Mintken PE, Glynn P, Cleland JA. Psychometric properties of the shortened disabilities of the arm, shoulder, and hand questionnaire (quickdash) and numeric pain rating scale in patients with shoulder pain. *J Shoulder Elbow Surg*. 2009;18:920-26.
28. Mir SM, Hadian MR, Talebian S et al. Functional assessment of knee joint position sense following anterior cruciate ligament reconstruction. *Br J Sports Med* 2008;42(4):300-3.
29. Myer GD, Schmitt LC, Brent JL et al. Utilization of modified NFL combine testing to identify functional deficits in athletes following ACL reconstruction. *J Orthop Sports Phys Ther* 2011;41(6):377-87.
30. Noyes FR, Barber SD, Mangine RE. Abnormal lower limb symmetry determined by function hop tests after anterior cruciate ligament rupture. *Am J Sports Med* 1991;19(5):513-18.
31. Noyes FR, Barber SD, Mooar LA. A rationale for assessing sports activity levels and limitations in knee disorders. *Clin Orthop Relat Res* 1989;246:238-49. Table 5 page 242.
32. Peccin MS; Ciconelli R; Cohen M. Questionário específico para sintomas do joelho "Lysholm Knee Scoring Scale" – tradução e validação para a língua portuguesa. *Acta Ortop Bras* 2006;14(5):268-72.
33. Pereira HM, de Campos TF, Santos MB et al. Influence of knee position on the postural stability index registered by the biodex stability system. *Gait Posture* 2008;28(4):668-72.
34. Petersen W, Zantop T. Return to play following ACL reconstruction: survey among experienced arthroscopic surgeons (AGA instructors). *Arch Orthop Trauma Surg* 2013;133:969-77.
35. Pinczewski LA, Lyman J, Salmon LJ et al. A 10-year comparison of anterior cruciate ligament reconstructions with hamstring tendon and patellar tendon autograft: a controlled, prospective trial. *Am J Sports Med* 2007;35(4):564-74.
36. Pugh L, Mascarenhas R, Arneja S et al. Current Concepts in Instrumented Knee-Laxity Testing. *Am J Sports Med* 2009;37:199.

37. Schmitt LC, Paterno MV, Hewett TE. The impact of quadriceps femoris strength asymmetry on functional performance at return to sport following anterior cruciate ligament reconstruction. *J Orthop Sports Phys Ther* 2012;42(9):750-59.
38. Shelbourne KD, Barnes AF, Gray T. Correlation of a single assessment numeric evaluation (SANE) rating with modified Cincinnati knee rating system and IKDC subjective total scores for patients after ACL reconstruction or kneearthroscopy. *Am J Sports Med* 2012;40(11):2487-91.
39. Siqueira FB, Teixeira-Salmela LF, Magalhães LC. Análise das propriedades psicométricas da versão brasileira da escala tampa de cinesiofobia. *Acta Ortop Bras* 2007;15(1):19-24.
40. Sturgill LP, Snyder-Mackler L, Manal TJ *et al*. Interrater reliability of a clinical scale to assess knee joint effusion. *J Orthop Sports Phys Ther* 2009;39:845–84.
41. Thomee T, Kaplan Y, Kvist J *et al*. Muscle strength and hop performance criteria prior to return to sports after ACL reconstruction. *Knee Surg Sports Traumatol Arthrosc* 2011;19:1798-805.
42. Tkachuk GA, Harris CA. Psychometric properties of the Tampa Scale for Kinesiophobia-11 (TSK-11). *J Pain* 2012;13(10):970-77.
43. Woby SR, Roach NK, Urmston M *et al*. Psychometric properties of the TSK-11: a shortened version of the Tampa Scale for Kinesiophobia. *Pain* 2005;117(1-2):137-44.

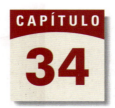

CAPÍTULO 34
TÉCNICAS DE REABILITAÇÃO NO ESPORTE

SEÇÃO 1
MÉTODO KINESIO TAPING®

Thiago Vilela Lemos

■ APRESENTAÇÃO DO MÉTODO KINESIO TAPING

O Método Kinesio Taping® é uma técnica que faz parte do rol das bandagens terapêuticas. Foi desenvolvido, em 1973, pelo quiropraxista japonês, Dr. Kenzo Kase, com o objetivo, naquele momento, de proporcionar ao paciente mais um recurso terapêutico que auxiliasse os músculos a buscar o equilíbrio, ou balanço, entre as sessões de atendimento realizadas por ele. O Dr. Kenzo percebeu também que, além dos tecidos contráteis, outros tecidos moles, como fáscias, ligamentos e tendões, quando submetidos a sutis estímulos sensoriais gerados externamente via epiderme, conseguiam restituir suas funções normais de forma mais rápida em diversas condições patológicas.[26]

Desde então, ele começou a tentar, de diversas formas, conseguir uma estimulação de intensidade e tempo adequado, chegando às bandagens como uma forma de alcançar esses objetivos. Contudo, os materiais existentes no mercado, como bandagens, faixas, esparadrapos e adesivos, além de reações dérmicas indesejáveis, permaneciam curto período de tempo na pele do paciente, limitavam certos movimentos em razão da rigidez do material e proporcionavam estímulos inadequados à epiderme, como fortes estímulos mecânicos. A partir de então, iniciaram-se testes e pesquisas em busca de um material inovador que pudesse proporcionar alta tolerância à pele sem provocar reações adversas.

Já foram desenvolvidos e criados desde o primeiro protótipo, aproximadamente, vinte tipos de bandagens terapêuticas pelo Dr. Kenzo (Fig. 1). Muitas qualidades e características foram incorporadas, retiradas, modificadas até chegar a uma bandagem com diferentes efeitos sensoriais, que é conhecida como Kinesio Tex Tape Gold. Comparada às bandagens tradicionais, ela é mais fina e maleável, podendo ser esticada, apenas longitudinalmente, 40 a 60% do seu comprimento original, apresentando uma elasticidade semelhante à da pele. O adesivo é acrílico e hipoalérgico, semelhante às colas utilizadas na área médica, pois o processo alérgico é comum no emprego de bandagens terapêuticas. Outra qualidade diferenciada da Kinesio Tape é a pré-aplicação no papel com uma tensão de 10 a 15%, o que facilita um tipo de aplicação conhecida no método como *paper off*, com a qual objetivamos leves tensões,[26] pelo que vem sendo aplicada com grande eficiência em atletas e também na população em geral, desde recém-nascidos a pacientes idosos.

A técnica foi apresentada internacionalmente, pela primeira vez, nas olimpíadas de Seul, em 1988, mas a porta de entrada para o ocidente ocorreu nos Estados Unidos da América somente, em 1995 e, na Europa, em 1996. Recentemente, a presença maciça de diversos medalhistas nas Olimpíadas de Athenas, Pequim e Londres serviu também para a divulgação e conhecimento internacional do método. Hoje, está presente em centros olímpicos e em centros de reabilitação, além de diversas clínicas e consultórios espalhados por todo o mundo.

A Associação Japonesa e a Associação Internacional de Kinesio Taping (KTAI) foram criadas, respectivamente, em 1988 e 1997. Tiveram o propósito de controlar e uniformizar o treinamento dos profissionais no método, pois o mesmo depende não só da aplicação da bandagem, mas também do conhecimento da semiologia e das diversas possibilidades de aplicação.

A técnica Kinesio Taping® vem crescendo rapidamente graças a sua grande aceitação entre profissionais da saúde, além de demons-

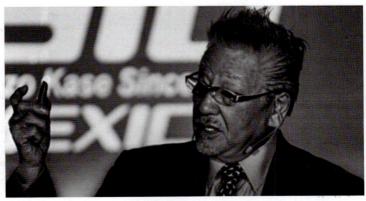

Figura 1. Dr. Kenzo Kase (*Kinesio Taping Association International*).

trar, após sua aplicação, vantagens que a fizeram tornar-se o padrão ouro entre as bandagens nas intervenções terapêuticas e preventivas. Pode ser empregada nos diversos níveis de assistência, seja no primário (prevenção de lesões), no secundário (tratamentos agudos e subagudos) ou no terciário (situações crônicas de incapacidades funcionais), com resultados seguros e com mínimos efeitos colaterais.

Diversos benefícios vêm sendo descritos com a Kinesio Taping®, como redução do quadro álgico, melhora do padrão biomecânico do movimento humano, equilíbrio de disfunções musculares, alinhamento e reposicionamento de tecidos moles, como cicatrizes, melhora da circulação sanguínea e linfática, otimização da reparação de lesões teciduais, alívio de compressões em tecidos moles, além da facilitação ou limitação de movimentos.

A Kinesio Taping® permite, ainda, que seja usada em conjunto com outras terapias, como cinesioterapia, cromoterapia, acupuntura, hidroterapia, terapia manual, eletrotermofototerapia entre outras, sem interferir na função desses recursos terapêuticos, atuando de forma sinérgica e diminuindo o tempo da recuperação.

Para não ocorrerem interpretações erradas, é importante deixar claro que a técnica de aplicação chama-se Método Kinesio Taping® (MKT), enquanto Kinesio Tex Tape refere-se à bandagem utilizada no método, sendo a Kinesio Tex Gold Finger Print – FP Wave (Fig. 2) o último modelo, desenvolvido e lançado em 2013. A versão anterior da Kinesio Tape, também existente no mercado, sendo conhecida, a partir de agora, como Kinesio Tex Tape Classic (Fig. 2), com efeitos mecânicos mais fortes do que a Kinesio Tex FP. Essa nova versão destaca-se com um revolucionário modo de deposição do adesivo, o que permite, quando aplicado, maiores efeitos sensoriais além de possuir um tecido mais maleável e fino.[26]

■ CARACTERÍSTICAS DA KINESIO TEX TAPE

A Kinesio Tape é a única com suas características no mercado, isso porque, embora seja dotada de um adesivo hipoalergênico, é à prova d'água, sensível ao calor e não contém qualquer substância medicamentosa impregnada. É composta de 100% de algodão, com adesivo 100% de acrílico termoativo.

Foi desenvolvida para permitir uma elasticidade longitudinal com cerca de 40 a 60% de alongamento do seu comprimento em repouso, tendo espessura e textura similares às da pele. Não apresenta elasticidade no sentido transversal. Contém linhas que representam a distribuição da cola adesiva à imagem de impressões digitais, a fim de simular os diversos sentidos da elasticidade da pele humana. Em seu processo de fabricação, a Kinesio Tex Gold recebe uma tensão de 10 a 15%. Assim, quando removida do papel diretamente sobre a pele do paciente, já se encontra com 10% de tensão. Em geral, a bandagem é aplicada, em média, por um período de dois a três dias, de acordo com o objetivo e a técnica a ser utilizada, podendo ser aplicada por um período mais longo, principalmente em situações que envolvem mais estresse mecânico.

Os rolos de bandagens disponíveis no mercado apresentam tamanhos distintos. Pode-se adquiri-los com 2,5 cm; 3,5 cm; 5 cm e 7,5 cm de largura, distribuídos em rolos de cinco metros e 31,5 metros de comprimento. A largura mais encontrada comercialmente é a de 5 cm, o que deixa o profissional livre para realizar cortes até chegar à medida desejada para aplicação (Fig. 3).

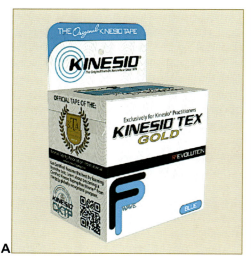
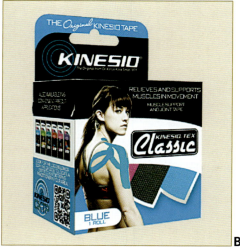

Figura 2. (**A**) Kinesio Tex Gold FP. (**B**) Kinesio Tex Classic.

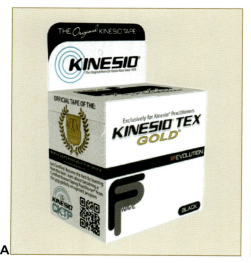
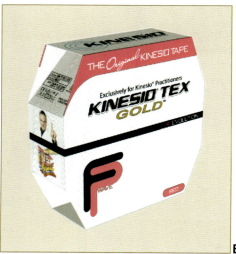

Figura 3. Kinesio Tex Tape FP: (**A**) 5 metros; (**B**) 31,5 metros.

Apesar de a bandagem ser fornecida em diferentes cores, não há diferença entre seus materiais e de elasticidade. Empregam o princípio da cromoterapia por meio de cores sedativas ou tonificantes. Embora seja um conceito mais comum no oriente, diversos estudos vêm mostrando que as cores podem desencadear efeitos terapêuticos de diferentes formas.

As bandagens Vermelha/*Red*, que, ao diferentemente do nome, é rosa, e a Preta/*Black* funcionam como cores tonificantes, estimulantes, que fornecem energia, aquecem, ativam e melhoram a circulação sanguínea e o retorno venoso. Por outro lado, as cores Azul/*Blue* e Bege/*Beige* são sedativas, refrescantes, inibitórias e relaxantes.

A cor preta, muito frequente na prática esportiva, deve ser utilizada com cautela em países tropicais e quentes em razão do alto nível de absorção de calor, pois, quando expostas por muito tempo ao sol, as bandagens podem aumentar processos inflamatórios agudos e causar leves queimaduras. Como descrito anteriormente, o adesivo termoativo faz com que a cor preta tenha uma maior fixação, favorecida pelo calor absorvido, principalmente quando exposto ao ambiente externo.[26]

Recentemente a Kinesio Taping agregou uma nova cor, a Branca/*White*, graças, principalmente, a exigências sanitárias de alguns hospitais e centros médicos na Europa.

■ PRINCÍPIOS BÁSICOS DA KINESIO TAPING®

A técnica Kinesio Taping® vem sendo utilizada globalmente por diversos profissionais da área da saúde, destacando-se fisioterapeutas, terapeutas ocupacionais, médicos, quiropraxistas, fonoaudiólogos, veterinários entre outros. Dentro de cada especialidade, há métodos e técnicas de avaliação específicas, porém, para um bom aproveitamento da técnica, conhecimentos específicos em anatomia palpatória, em testes de função muscular e controle motor, de força muscular e de amplitude de movimento são necessários para uma boa aplicabilidade do método. Portanto, além de todo conhecimento da neuromusculatura e do esqueleto, é essencial aplicar a técnica específica apropriada à disfunção em questão. Veremos, em seguida, que a Kinesio Taping® pode agir na musculatura, nas articulações, na circulação linfática, nas fáscias, na derme, em tendões e ligamentos. Sendo assim, é primordial o diagnóstico do componente específico envolvido na causa da disfunção, que pode ser de origem neurológica, muscular, articular, aponeurótica, dérmica, circulatória, linfática etc. O sucesso da aplicação está diretamente relacionado com esses conhecimentos semiológicos e depende da aplicação correta da bandagem.[26,27]

Classifica-se a tensão, durante a prática da Kinesio Taping®, como **total**, quando aplicamos 75 a 100% da tensão máxima; **grave** ou **rígida**, de 50 a 75%; **moderada**, 50% de tensão; **leve**, 25 a 35% de tensão e **muito leve**, de 10 a 15% de tensão, sendo, nessa última, aplicada diretamente do papel à pele. Há ainda aplicações com 0% de tensão que é conhecida como normotensão. O local ou tecido em que é aplicada a tensão é chamada de zona terapêutica (Fig. 4).

Quando existirem dúvidas sobre qual seria a tensão específica para o caso, sempre que possível, deve-se lembrar que "quanto menos, melhor".

Essas tensões serão discutidas terapeuticamente mais à frente, mas já deve ficar claro que, em grande parte das aplicações, são utilizadas tensões abaixo de 50%. Assim, quanto menor a tensão, mais efeitos sensitivos são desencadeados; quanto maior, mais efeitos mecânicos (Fig. 5).

Toda bandagem é formada por *âncoras* ou *pontos fixos*, em geral localizados nas extremidades da bandagem, devendo sempre ser aplicados a 0% de tensão; ente eles, localiza-se a *zona terapêutica*, local da bandagem que recebe a tensão de tratamento para o tecido-alvo (Fig. 4).

A direção da aplicação, ou seja, a direção terapêutica da Kinesio Tex interfere diretamente sobre os tecidos-alvo. Isso se deve principalmente a um efeito mecânico da bandagem, conhecido como recuo ou recolhimento (*recoil*), efeito que traciona a bandagem em direção à âncora inicial. Sendo assim, o recuo sempre será oposto ao sentido da direção terapêutica.

Na Figura 6 observa-se a bandagem rosa aplicada com ancoragem inicial na origem do músculo reto femoral, direção terapêutica centrífuga e ancoragem distal na inserção desse mesmo músculo. Assim, verifica-se o recuo, representado pela seta banca para cima no sentido oposto à direção da tensão aplicada, ou seja, direção centrípeta.

Recomenda-se não ser econômico nas ancoragens, pois âncoras pequenas tracionam as extremidades da bandagem sobre a pele, podendo causar irritações, microlesões, aumento do edema e até mesmo de hemorragias. Geralmente, indicam-se âncoras de 2,5 a 5 cm nas aplicações com tensão abaixo de 40%. Acima de 50% de tensão,

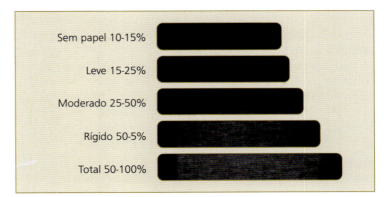

Figura 5. Kinesio Tape com diferentes tensões.

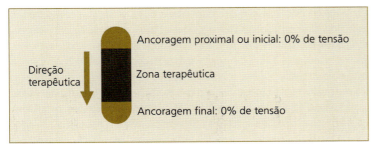

Figura 4. Direção terapêutica, âncoras e zona terapêutica.

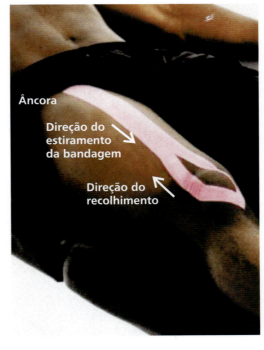

Figura 6. Direção da tensão e direção do recuo da Kinesio Tape.

são necessárias âncoras maiores. Além da tensão empregada, outro fator que determina o tamanho da âncora é o comprimento da zona terapêutica. Portanto, quanto maior a zona terapêutica, maior a ancoragem. Toda ancoragem, inicial ou distal, deve possuir sempre 0% de tensão. Também, deve-se tomar cuidado com o uso excessivo de técnicas de bandagens, pois estas intensificam o estímulo dos mecanoceptores, causando processos de dor e irritação tecidual.

Para a aplicação da bandagem, a articulação deve ser posicionada de forma que a pele e o músculo estejam em alongamento. Essa posição de estiramento dos tecidos deve ser considerada nas funções musculares e dérmicas que veremos a seguir.

CONTRAINDICAÇÕES E PRECAUÇÕES

É contraindicado aplicar a bandagem em regiões com atividades malignas ativas, sobre celulites, infecções ativas de pele, feridas abertas, trombose venosa profunda ativa, e em pacientes que possuem alergia prévia à Kinesio Tex Tape. Alergia a outras bandagens não seria uma contraindicação, pois grande parte delas possui em seu adesivo o látex. Em estudos que buscaram diversas fontes de exposição de látex encontradas em hospitais e no lar indicam, com frequência, reações alérgicas e cutâneas, e as pessoas sensibilizadas ao látex devem evitar a exposição de risco e evitar reações alérgicas.[13]

As precauções ou as situações que necessitam de cuidado maior são o diabetes, doenças renais, sensibilidade apresentada por outras bandagens, insuficiência cardíaca congestiva, pele frágil ou em processo de cicatrização, e condições em que não foi detectada uma causa clara da disfunção em questão.

Em pacientes asmáticos, o ideal é que a aplicação não impeça a expansão da caixa torácica, sendo, também, desaconselhável a aplicação de bandagens no abdome inferior de pacientes gestantes no primeiro trimestre.

Sempre que houver alguma dúvida quanto à aplicação em uma condição patológica específica, recomenda-se procurar o médico responsável pelo paciente para que seja discutida entre os profissionais a possibilidade de aplicação da Kinesio Taping.

EFEITOS DA KINESIO TAPING NO ESPORTE

Abordaremos agora algumas condições específicas vivenciadas no meio esportivo, como os efeitos musculares, lesões agudas com presença de edemas e inflamações, lesões tendíneas e ligamentares. Juntamente com a apresentação de alguns conceitos básicos do raciocínio do Método Kinesio Taping em cada uma dessas condições, apresentaremos alguns resultados de estudos e pesquisas realizadas com as condições específicas discutidas.

Efeitos musculares

Entres os possíveis efeitos musculares, a força muscular e a Kinesio Taping devem ser dos pontos mais contraditórios e mal compreendidos dentro desta metodologia. Antes de começarmos a descrever os efeitos da Kinesio Tex Tape sobre a força muscular, vamos ver uma declaração realizada pelo Dr. Kenzo Kase nos meados de 1980:

> "Estudos que se propuserem a avaliar o aumento de força muscular podem esperar nenhum resultado significativo. Kinesio Taping não pode aumentar a força muscular, e sim melhorar o sinergismo e o balanço dos distúrbios musculares além de ajudá-los a retomar as suas condições funcionais normais."

Como podemos observar, desde o desenvolvimento da técnica o Dr. Kenzo já havia percebido que os músculos fracos de verdade não podem ser beneficiados com a Kinesio Taping. Como já foi descrito anteriormente, esse método trabalha primariamente com estimulações sensoriais e com respostas motoras desencadeadas; portanto, há necessidade de toda uma integridade neuromuscular e muscular. Sendo assim, em músculos que possuem, potencialmente, redução de sarcômeros em sua estrutura e são histologicamente incapazes de vencer determinada carga ou realizar determinada função, a Kinesio Taping não apresentará grandes resultados. Há, inclusive, nesse fato uma justificativa para o método não ter sido proibido nos esportes profissionais e olímpicos, pois não tem condições de aumentar nenhuma função tecidual ou potencial que o tecido previamente não possua.

Dessa forma, quais tipos de músculos teriam indicações para o método Kinesio Taping? Seriam, principalmente, os músculos que se encontram em desequilíbrios causados por alterações do controle motor, como discinesias, alteração da coordenação motora, alterações no controle do tônus muscular, hipoativações e hiperativações musculares. Essas são condições muito presentes nas síndromes de disfunção de movimento e nas síndromes cruzadas, comumente presentes em pacientes que praticam atividades esportivas.

O objetivo é desencadear efeitos diretamente sobre a musculatura, estimulando e ativando o músculo ou um grupo muscular durante o movimento. Desse modo, é possível melhorar a contração sinérgica de um músculo hipoativo, comumente chamado de enfraquecido, inibido, hipoativo, hipotônico e desequilibrado. Com isso, haverá uma redução dos episódios de fadiga, contraturas, espasmos e lesões musculares por sobrecargas de outros músculos. Por outro lado, também é possível realizar um trabalho de inibição sobre a musculatura hiperativa, hipertônica, espástica a qual está, geralmente, sobrecarregada pela insuficiência de outros grupos musculares agonistas.

De acordo com o Dr. Kenzo, a tração sobre a pele imediatamente abaixo da bandagem otimiza a comunicação neural com os mecanoceptores, aumentando o número de unidades motoras recrutadas durante a contração. Assim, quando aplicada para facilitá-la, melhora a força neuromuscular, corrigindo as disfunções, ao reforçar músculos hipoativos ou inativos. As pesquisas que revelaram este efeito muscular relatam que o aumento do tônus e do recrutamento de unidades motoras pode ser explicado por um efeito reflexo sobre o sistema nervoso. Há, também, aumento da atividade eletromiográfica muscular, que provém desta estimulação cutânea e da comunicação com os tecidos mais profundos, proporcionada pela Kinesio Taping® ao atuar nos mecanoceptores da pele e da epiderme.[26]

Para cada função muscular, excitatória ou inibitória, há uma aplicação específica. Para facilitação da contração e melhora da ativação muscular, aplicação de Proximal para Distal ou da Origem (Ponto Fixo) para a Inserção (Ponto Móvel) Muscular: nesse caso, a bandagem será aplicada para ativar a musculatura que se encontra fraca, hipotrófica, hipotônica, inativa, frequentemente encontrada em afecções crônicas. Deve-se posicionar a âncora proximal ou inicial adjacente à origem do músculo, fixando a zona terapêutica sobre ou ao redor do ventre muscular com uma tensão de 15 a 35% da tensão máxima, finalizando com a âncora distal ou final próxima ou após a inserção muscular.

Para inibição da contração e relaxamento muscular, a aplicação vai de Distal para Proximal ou da Inserção (Ponto Móvel) para a Origem (Ponto Fixo) muscular: nesse caso, a bandagem deve ser aplicada no sentido de inibir os músculos excessivamente fortes, ativos, hipertônicos, comuns em condições agudas, como os espasmos musculares. Deve-se posicionar a âncora inicial na inserção do músculo ou antes dessa, passando com a zona terapêutica sobre ou ao redor do ventre muscular e das junções musculotendíneas, com uma tensão 10 a 15% ao máximo 25% da tensão máxima, finalizando com a âncora final próxima ou após a origem muscular.[26]

A melhora da flexibilidade pode estar relacionada comumente com a redução do tônus muscular dos antagonistas ao movimento, que se encontram hipertônicos. Num ensaio clínico experimental, em uma amostra, 10 homens triatletas sadios tiveram avaliados os seus alongamentos após duas séries de duas repetições. Entre as repetições, considerou-se um intervalo de um minuto de repouso e, entre as séries, houve um intervalo de 30 minutos. A 1ª série foi sem a KT, e a 2ª com a KT. Para a aplicação da KT, utilizou-se a técnica em "Y" para a lombar e a em "X" para os isquiossurais, ambas com 10% de tensão (efeito inibitório). Encontraram-se diferenças significativas em que a melhora média conseguida com a KT foi um incremento de 2,15 cm a mais ou menos 2,30 cm, o que supõe uma melhora geral de 15,75%, calculada a partir da média inicial e final. Conclui-se que a aplicação de KT nos isquiossurais e nos músculos lombares pode melhorar sua flexibilidade.[39]

As tensões são condições muito pessoais e estão de acordo com o limiar sensorial de cada indivíduo e, consequentemente, com o local em que será aplicado. Portanto, os efeitos podem ser alcançados em qualquer uma das condições, sendo aplicado desde 0% até 25 a 35% de tensão. Por isso, indica-se iniciar com as menores tensões possíveis e, à medida que se obtenham as respostas iniciais, aumentem-se as tensões, caso seja necessário.

Falando especificamente sobre o sentido de aplicação da bandagem, isso se justifica graças ao recuo ou recolhimento presente na bandagem que redirecionam os tecidos para um sentido específico. Pensa-se inicialmente no direcionamento da pele e, em cascata, dos demais tecidos hipodérmicos, assim como a fáscia, que age diretamente sobre os músculos. Pode-se assim condicionar o músculo a uma contração natural no sentido de direcionamento dessas fáscias (ativação) ou contra o sentido de direcionamento das mesmas pela Kinesio Taping. Em um estudo apresentado na Universidade de Standford no Simpósio Internacional da Kinesio Taping, em 2013 (Fig. 7), podem-se observar por meio de imagens de ultrassonografia as movimentações das fáscias superficiais e algumas profundas após a aplicação da Kinesio Tape com 10 a 15% de tensão. Isso foi observado em diversos pacientes com raças, sexos, idades e adiposidades diferentes. Pode-se observar que em todas essas condições há diferenças na movimentação das fáscias; pois cada paciente possui uma tensão ideal de acordo com suas características.

Em outro estudo, com o objetivo de investigar os efeitos das duas direções da Kinesio Taping (KT) na força isométrica máxima do punho e nos músculos dos dedos, em 19 adultos saudáveis, reproduziram-se inibição e facilitação com a KT, separadamente, com a bandagem nos antebraços dominante e não dominante respectivamente.

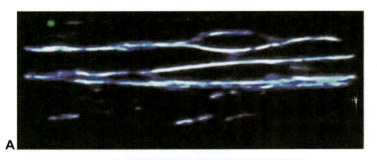

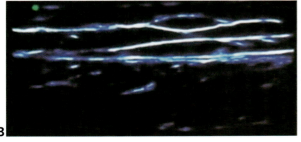

Figura 7. (**A**) Imagem sem a presença da Kinesio Taping; (**B**) com a Kinesio Tape e todo o efeito do Recoil nas fáscias para a esquerda.

Foi avaliada a força isométrica máxima de extensão do punho e extensão do dedo médio. Foram avaliados ambos os membros antes da bandagem, logo depois de bandar, e depois de 24 horas com a bandagem. Em comparação à linha de base, a força isométrica máxima média de extensores do dedo médio aumentou consideravelmente após a aplicação da técnica de facilitação. Não houve efeito significativo com o tempo observado na avaliação da força de extensão do dedo médio no lado dominante (inibição), ou para a extensão do punho e força de preensão em ambos os lados. Os resultados desse estudo sugerem que a direção na aplicação de KT pode ter diferentes efeitos sobre a força muscular isométrica. Porém ainda fica a questão de se estarem observando efeitos em músculos que possivelmente estão normais, onde os efeitos da Kinesio Taping ainda não estão totalmente esclarecidos.[31]

A tentativa de se investigarem os efeitos da aplicação da Kinesio Taping no tônus muscular é alvo frequente para a compreensão desses efeitos fisiológicos nos músculos. Uma pesquisa foi realizada com uma aplicação no músculo peitoral maior em repouso, em 24 voluntários saudáveis. Sendo um ensaio clínico prospectivo, randomizado e cego, com duas técnicas diferentes da Kinesio Taping (facilitação e inibição), e posteriormente avaliada a amplitude de movimento passiva de rotação externa da articulação glenoumeral. O Taping facilitatório aumentou significativamente de imediato a atividade do músculo. Os resultados mostraram uma correlação negativa entre a aplicação do Taping facilitatório e o peitoral maior contralateral no que diz respeito ao seu comprimento, indicando um possível efeito sobre o tônus muscular das áreas fora do local de aplicação. A aplicação de Taping inibitório não produziu resultados significativos.[19]

Um resultado muito interessante desse estudo foi exatamente a variação na Amplitude de Movimento (ADM) do ombro contralateral (sem Taping) durante a aplicação no grupo facilitador. Isso parece sugerir que as alterações na rigidez da fáscia são transmitidas tão eficientemente pelo sistema conectivo que pode influenciar o tônus muscular, e, portanto, potencialmente, a biomecânica do lado contralateral do corpo. Isto também confirma o papel da fáscia não apenas como sistema de transmissão de força, mas como um componente ativo de modulação do tônus muscular.

A intervenção com a bandagem inibitória não apresentou resultados significativos estatisticamente. Isso, talvez, possa ter ocorrido por diversas razões. Inicialmente, a estimulação induzida pela aplicação sem tensão pode não ter sido intensa o suficiente para transmitir qualquer deformação para um nível mais profundo da fáscia, reforçando a ideia de que a fáscia se comporta como um substrato fisiológico da bandagem, demonstrando que sua eficácia clínica não se deve apenas à estimulação cutânea. Outra explicação pode estar relacionada com a relação do tônus com as aplicações inibitórias, sendo que os efeitos musculares ficam evidenciados, apenas, em situações que apresentem alterações preexistentes no tônus muscular decorrentes de disfunções biomecânicas e de padrões de movimento associados ou não à presença de dor, conforme já descrito anteriormente nas indicações primárias de Kinesio Taping aos músculos, inclusive pelo Dr. Kenzo.

Os efeitos sobre a fisiologia muscular ipsolateral e contralateral podem ser interpretados pela hipótese inicial de a bandagem produzir mudanças induzindo a rigidez da fáscia. Estes poderiam ser transmitidos ao longo do sistema contínuo da aponeurose muscular.

Portanto, esse estudo segue outra hipótese já descrita neste capítulo, que está focada nos tecidos miofasciais com a influência direta da bandagem; o tecido conectivo é constituído de fáscias (superficiais e profundas), e a relação destas com o tecido muscular é muito íntima e direta. Os resultados levam à condição em que a bandagem aplicada sobre a pele induziu aumento do tônus muscular do peitoral maior, medido indiretamente por meio da ADM em rotação externa. Esse efeito tende a desaparecer ao longo do tempo segundo os resultados desse trabalho, em desacordo com outros estudos, que afirmam haver um aumento gradual do tônus muscular, que pode ser observado principalmente após algumas horas a partir da aplicação da bandagem.[47] Esse efeito pode ser explicado, principalmente, porque os pacientes não foram induzidos a realizar qualquer tipo de movimento entre as avaliações, pois eles, em grande parte do tempo, ficaram esperando sentados. Assim, o efeito imediato da bandagem não foi mantido graças à inatividade, visto que, este efeito é potencializado ao longo do tempo com o incremento de movimentos. Por isso, a realização de movimentos nos tecidos onde a bandagem foi aplicada é essencial para os efeitos musculares da Kinesio Taping. Esse efeito já foi demonstrado no estudo de Choi et al.[12], onde aplicação da Kinesio Taping na articulação do joelho antes do tratamento de reabilitação por meio da Facilitação Neuromuscular Proprioceptiva (PNF) para os pacientes hemiplégicos com danos no sistema nervoso produziu um efeito positivo em relação à funcionalidade quando comparados ao grupo controle em que só foi realizado o tratamento neuroevolutivo.

Com o objetivo de tentar compreender o efeito tátil da Kinesio Taping nos músculos, foi realizado um estudo com 10 participantes, que receberam 50 Hz de vibração sobre o tendão patelar por 20 minutos. Esta estimulação diminuiu temporariamente a atividade dos neurônios motores alfa. Estudos prévios demonstraram que a estimulação prolongada de vibração em músculos saudáveis impede o recrutamento motor nas unidades de alto limiar de ativação, em virtude da atenuação das fibras aferentes do tipo Ia. Com esse efeito, vários estudos têm relatado um declínio na atividade dos motoneurônios alfa em indivíduos saudáveis quando submetidos à estimulação de vibração prolongada. Esse impedimento de recrutamento das unidades motoras também ocorre em pacientes com desequilíbrios e fraqueza do quadríceps femoral.

Depois da realização dessa vibração e acomodação desses receptores, todos os participantes foram submetidos à realização de contrações voluntárias máximas sob duas condições, com Kinesio Taping e sem Taping. No grupo Kinesio Taping, a bandagem foi aplicada ao redor da articulação do joelho de cada sujeito para a realização da contração voluntária máxima após a vibração. No grupo sem Taping, a bandagem não foi aplicada durante a realização da contração voluntária máxima após vibração. As variações percentuais entre a pré e a pós-estimulação com a vibração média foram comparadas entre as duas condições. Foi encontrado como resultado desse estudo que a contração voluntária máxima e a atividade eletromiográfica média no grupo com Kinesio Taping foi significativamente maiores do que o grupo sem Taping (Fig. 8).[30]

Os resultados desse estudo sugerem que a estimulação tátil com Kinesio Taping inibe o declínio da força e atividade EMG. A atividade do motoneurônio alfa, atenuada pela vibração prolongada, seria parcialmente resgatada pela estimulação com a bandagem. Esses resultados indiretamente sugerem que a estimulação da pele com bandagem adesiva ao redor do joelho poderia minimizar a fraqueza ou hipoatividade muscular gerada pela atenuação da atividade aferente das fibras do tipo Ia. Porém este estudo não utilizou uma aplicação muscular convencional; o objetivo era apenas identificar as vias de ação sensorial e seus efeitos ao redor do joelho.[30]

Portanto, os estudos vêm mostrando que a Kinesio Taping possui efeitos musculares por meio de respostas neuromotoras e biomecânicas. Com base nessa condição de estimulação sensorial e possível resposta motora, defrontamo-nos em alguns desses estudos com uma questão muito polêmica que pode invalidar os resultados dos mesmos com grupos placebos que utilizam a bandagem sem tensão. Existe, mesmo sem nenhuma tensão aplicada à bandagem, a estimulação sensorial, como pudemos observar no estudo descrito anteriormente.

De acordo com uma breve revisão sobre a relação entre Kinesio Taping e Força muscular,[36] existem quatro trabalhos que identificaram efeitos positivos relacionados com a força ou melhora da função muscular; seis deles, porém, não obtiveram resultados positivos no quesito força muscular, porém obtiveram outros efeitos como melhora da flexibilidade, da resposta muscular e do tempo de reação. Percebe-se que trabalhos sobre a Kinesio Taping® e efeitos musculares, ainda, são escassos na literatura científica. Isso é justificado, principalmente, por se tratar de uma técnica que só chegou aos conhecimentos internacional e científico nos últimos 10 anos.

Dentre os poucos estudos mencionados, muitos utilizam a avaliação da atividade eletromiográfica (EMG) como forma de avaliação, como foi o caso de Slupik et al.[47] que estudaram o efeito da Kinesio Taping® sobre as mudanças no tônus do músculo vasto medial durante contrações isocinéticas por meio da eletromiografia (EMG). Foram incluídas 27 pessoas saudáveis, avaliadas antes da

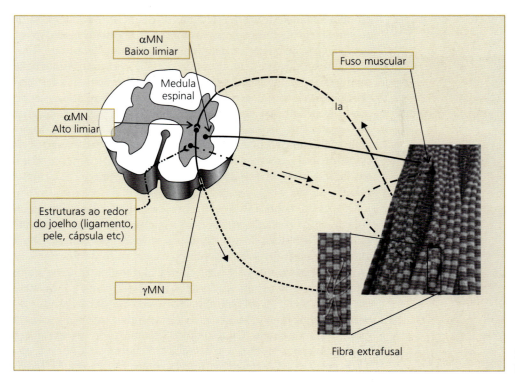

Figura 8. Vias de estimulação sensorial e resposta motora. Fonte: Konishi, 2013.[30]

aplicação da técnica, após 24 horas, após 72 horas e ainda após 48 horas da retirada da bandagem. Os exames realizados após 24 horas revelaram um significativo aumento da atividade eletromiográfica do músculo, que se manteve 48 horas após a retirada da Kinesio Taping®. Os autores relataram que o aumento do tônus e da atividade eletromiográfica do músculo pode ser explicado decorrente de um efeito reflexo exteroceptor sobre o sistema nervoso, podendo consistir em aumento no número de unidades motoras recrutadas durante a contração muscular.[47] Nesse estudo, destaca-se a avaliação dos resultados após a retirada da bandagem, pois se faz necessário monitorar estes efeitos crônicos para melhor embasamento quanto à duração terapêutica dessa técnica. Sendo assim, o estímulo realizado pela bandagem durante esses três dias de manutenção em contato com a pele foi suficiente para manter-se por mais dois dias sem a presença dela.

Esse efeito de aumento da atividade bioelétrica muscular provém da estimulação cutânea proporcionada pela Kinesio Taping®, em razão da tensão específica gerada pela bandagem, que mantém a comunicação com os tecidos mais profundos, por meio dos mecanorreceptores da derme e da epiderme.[11,40,48] Esses efeitos já foram descritos por Kabat e Bobath que também utilizam de forma manual estímulos externos diretamente na pele para promoção com controle do tônus muscular.[41]

Nos trabalhos analisados nos resultados anteriores é notória a aleatoriedade em relação à avaliação da técnica Kinesio Taping®, observando-se que não existe sequência sistematizada em relação aos horários de medição, que avalie fielmente o início dos efeitos, o tempo de duração com o uso da bandagem e, ainda, se esses efeitos perduram após sua retirada. Alguns autores avaliaram imediatamente após a aplicação da técnica,[10,24] outros imediatamente e 12 horas após,[17] 24 horas e 72 horas após[47] e apenas após 72 horas[50]. Qual a verdadeira necessidade de se avaliarem essas condições? Pensando de forma clínica, o fisioterapeuta precisa saber questões como: quanto tempo ela já obtém os resultados esperados? Imediatamente? Por quanto tempo esses efeitos perduram: 12, 24, 48 ou 72 horas? A Kinesio Taping® indica aguardar aproximadamente de 30 a 40 minutos para que os efeitos sensoriais e terapêuticos da bandagem sejam expressivos. É indicada para o meio esportivo a aplicação com essa ou com maior antecedência, mas também para haver um tempo suficiente para que o adesivo da bandagem (termoativo) seja ativado. Quanto ao tempo de permanência do estímulo, recomenda-se que retire a bandagem aproximadamente de 3 a 5 dias para que os mecanorreceptores que desencadeiam esse efeitos sensoriais não se acomodem. Porém, cada indivíduo possui uma resposta diferente, alguns mais rapidamente, outros mais lentamente, de acordo com a sensibilidade, a gravidade da lesão ou do desequilíbrio muscular e até mesmo pela intensidade de tecidos resistores a esse estímulo (por exemplo, o tecido adiposo). Todas essas condições devem ser levadas em consideração nas aplicações clínicas e nas pesquisas realizadas.

Um estudo mais recente, publicado sobre o efeito de Kinesio Taping (KT), aplicado sobre os músculos gastrocnêmios avaliou o tônus muscular, a extensibilidade, a atividade eletromiográfica (EMG) e força muscular de 19 indivíduos saudáveis. Foi um estudo duplo-cego, com grupo placebo e *crossover*. Utilizou-se a KT e um placebo-tape aplicados no gastrocnêmio, sendo os dois grupos devidamente randomizados. Foram realizadas medições antes das intervenções, 10 minutos e 24 horas após. Medidas desse estudo incluíram avaliação da resistência passiva de dorsiflexão do tornozelo, ADM passiva de movimento (PROM), atividade eletromiográfica de superfície no gastrocnêmio medial (GM) EMG e força isométrica voluntária máxima (MIVF). Não foram encontradas diferenças significativas entre o grupo placebo e o grupo KT para a resistência do torque passivo, PROM nem na força isométrica voluntária máxima. Um aumento a curto prazo na atividade EMG do GM foi encontrado no grupo de KT durante a mobilização PROM, o que não foi mantido 24 horas após o tratamento. Uma diminuição a curto prazo na força de dorsiflexão foi produzida em 10 minutos após KT comparando-se à aplicação no grupo placebo. Esses resultados demonstram que a aplicação de KT nos músculos gastrocnêmios não tem efeito sobre o tônus muscular saudável, extensibilidade nem força depois de 24 horas. No entanto, um aumento a curto prazo da atividade EMG do GM após o tratamento KT sugere uma ativação nos mecanismos do sistema nervoso central, embora sem qualquer implicação terapêutica. Esses efeitos são explicados, possivelmente, por meio de uma neuromodulação no sistema nervoso central promovida pela ativação cutânea dos mecanorreceptores,[1,52] incluindo os efeitos neuromusculares desencadeados pelas fibras aferentes do tipo Ia.[30] No entanto, a ausência de mudança de torque resistivo passivo em resposta à velocidade de movimento sugere que o potencial sensorial mecânico de entrada gerado pelo KT pode não ter sido suficientemente forte par influenciar na mecânica muscular. De acordo com a hipótese de Wong et al.[51], o aumento do recrutamento muscular, demonstrado em um menor período de tempo, atingiu um efeito no pico de torque imediatamente, porém sem um efeito sobre o torque final em si.

Em relação à tensão, alguns autores nada especificam em seus estudos;[11,24] em outros, percebe-se que não existe cumprimento dos padrões recomendados pela Kinesio Taping® Association[29], como no caso da aplicação visando à ativação muscular ser utilizada a tensão de 25 a 35%, sendo, por exemplo, encontrados estudos com 15 a 20% de tensão[10] e outros com 120%[17] avaliando a melhora da força. Se essa condição de tensão não seguir o que o método original recomenda ou se as diferentes tensões e suas influências sensoriais não forem avaliadas, nunca poderemos concluir que a Kinesio Taping® tem algum efeito sobre o músculo ou sobre a atividade EMG. Essas diferentes tensões estão sendo utilizadas em diferentes estudos, sem haver uma justificativa ou embasamento para tal. O método descreve que a partir de 50% de tensão, os efeitos sensoriais vão regredindo, e os efeitos mecânicos da bandagem vão aumentando.

Segundo Espejo e Apolo[14] esta heterogeneidade encontrada nas metodologias em pesquisas sobre a Kinesio Taping® dificulta a confiabilidade e a discussão dos resultados obtidos.

No entanto é importante identificar a origem da alteração da força muscular, pois se for uma fraqueza muscular histológica e tecidual, não se trata de uma indicação para a Kinesio Taping. Em recente estudo realizado por Lumbroso et al.[37], com uma musculatura que frequentemente se encontra de alguma forma em desequilíbrio, os isquiossurais e gastrocnêmios, chegou-se ao resultado que a aplicação KT no músculo gastrocnêmio causou significativo aumento do pico de força imediatamente e após dois dias de uso da KT. A Kinesio Taping, aplicada ao longo dos isquiossurais e gastrocnêmio, não causou mudança imediata no pico de força dos isquiossurais; no entanto, após 2 dias com o uso da KT, houve aumento significativo do pico de força destes. Esse estudo chama a atenção para um importante fato, pois, a Kinesio Taping foi aplicada para inibição do gastrocnêmio, e, mesmo assim, houve um aumento do pico de força. Esse é um dos pontos mais importantes, pois, músculos que apresentam uma propensão à hipertonia ou hiperativação, como o trapézio superior e gastrocnêmio, são músculos que, quando inibidos pela Kinesio Taping, melhoram a sua relação comprimento-tensão, e, como consequência, conseguem produzir mais força.

A fadiga muscular da musculatura extensora do tronco desempenha papel considerável na dor lombar crônica (LBP). A fisiologia subjacente de fadiga é complexa e não completamente compreendida. A bandagem Kinesio Taping® (KT) suporta estruturas danificadas, permitindo a mobilidade e, ao mesmo tempo, pode influenciar alguns dos mecanismos associados à fadiga muscular, como o fluxo de sangue e a propriocepção.

A fadiga muscular foi objeto de estudo de Alvarez-Álvarez[3], observando o efeito da fadiga da musculatura extensora lombar em indivíduos saudáveis jovens com a Kinesio Taping. Sendo um ensaio clínico randomizado, controlado e duplo-cego com 99 indivíduos saudáveis randomizados em três grupos, o Kinesio Tape® (KT), o grupo placebo (P) e o de controle (C). Imediatamente após a aplicação da KT foi avaliada a resistência da musculatura lombar com o teste Biering-Sorensen. O tempo alcançado, em segundos, foi comparado entre os grupos. Houve diferenças significativas entre o tempo alcançado no grupo KT em relação ao grupo controle. O grupo placebo teve melhor desempenho do que o grupo controle, mas pior do que o grupo de KT, resultados não significativos em ambos os casos. Dessa forma, o estudo conclui que a KT melhora o tempo de fadiga muscular extensora do tronco. Estes resultados sugerem que a KT pode influenciar nos processos que conduzem à fadiga muscular e pode ser eficaz no tratamento de dor lombar causada por fadiga muscular.

Portanto, podemos concluir que a Kinesio Taping desencadeia diferentes efeitos ao nível muscular; portanto, identificar os músculos específicos para essa ferramenta é essencial para adquirir os efeitos esperados.

Efeitos circulatório e linfático

As propriedades elásticas da bandagem permitem a elevação da pele por meio das circunvoluções e favorecem uma micromassagem suave da região por meio das trações e tensões superficiais, desencadeando uma drenagem dos fluidos corporais. Com os movimentos corporais, a Kinesio Tex promove trocas de pressão entre a primeira camada superficial da epiderme e a derme, e da hipoderme com a fáscia superficial. Isto leva à abertura e ao fechamento dos vasos linfáticos e sanguíneos em razão de seus diversos filamentos aderidos às camadas superficiais da pele. Além disso, o efeito da bandagem sobre os músculos também melhora o mecanismo funcional linfático profundo.

Assim, a Kinesio Taping® proporciona uma canalização do excesso de exsudato presente nas lesões para canais menos congestionados, transportando-o no sentido dos linfonodos ascendentes mais próximos. A drenagem reduz o processo inflamatório em lesões de tecidos moles como resultado da eliminação das substâncias químicas presentes e consequente diminuição de edema, calor, rubor e dor.

Os relatos e efeitos da Kinesio Taping em edemas e linfedemas podem ser surpreendentes quando aplicados em condições específicas. A aplicação nessas condições é realizada com uma tensão bastante leve, sendo comumente realizado um corte em caldas, conhecido e chamado na Kinesio Taping por *Fan ou Tail* (Fig. 9).

Um estudo preliminar realizado com uma amostra de 50 sujeitos divididos em dois grupos, sendo o Grupo 1 composto por 25 pacientes tratados com a Kinesio Taping concomitante ao tratamento padrão após a reconstrução total do joelho, e o grupo 2, de controle, que consiste em 25 pacientes com um único padrão de cuidados médicos após a operação. O objetivo desse trabalho foi avaliar as diferenças do edema entre os pacientes com e sem Kinesio Taping durante a reabilitação aguda após a reconstrução total do joelho, verificando se houve algum efeito sobre a diminuição do edema. Os resultados preliminares desse estudo piloto indicam que a redução do edema primário ocorre ao nível da articulação intermédia. Além disso, os resultados preliminares indicam um nível mais elevado na função com menos dor nos pacientes do grupo Kinesio Taping quando comparados ao controle. Partindo apenas desses resultados preliminares, não se sabe se as diferenças são estatisticamente significativas até que todas as cirurgias estejam completas.

Outro trabalho similar, realizado na Universidade Estadual de Goiás, teve como objetivo verificar o efeito do Kinesio Taping no edema de pacientes submetidos à cirurgia de reconstrução do ligamento cruzado anterior. Trata-se de um estudo experimental, longitudinal e prospectivo, que contou com a participação de oito pacientes, que foram submetidos à cirurgia de reconstrução do ligamento cruzado anterior. Os participantes foram divididos em dois grupos, um que recebeu a intervenção com a Kinesio Taping além da fisioterapia padrão, e outro que recebeu apenas a fisioterapia convencional. O grupo submetido à intervenção da Kinesio Taping obteve uma redução do edema mais rápida do que o grupo de controle, sendo a região suprapatelar a que obteve resultados estatisticamente significativos quando comparados ao de controle. O estudo sugere que o método Kinesio Taping pode auxiliar na reabilitação da reconstrução do ligamento cruzado anterior, acelerando a redução do edema; no entanto, pôde-se observar que as aplicações podem ter obtido efeitos reduzidos ao nível infrapatelar, pois a ban-

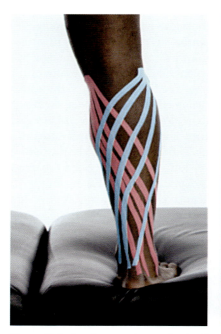
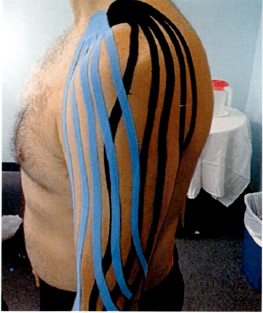
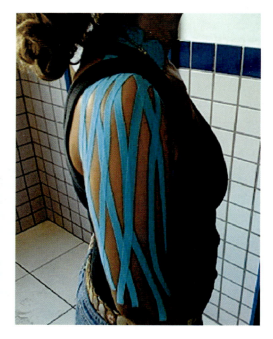

Figura 9. Aplicação em edemas. Fonte: Kase *et al.*, 2013.[26]

dagem não passou desse nível (Fig. 10). Esse estudo também obteve grande perda na sua amostra em razão da melhora funcional muito rápida obtida após a redução do edema, o que impossibilitou a sequência das demais avaliações.[8]

Nos linfedemas, também presentes em condições ortopédicas e esportivas crônicas, também houve bons resultados. Em um trabalho realizado com coelhos, foi avaliada a melhora do fluxo linfático nos membros inferiores após a aplicação de Kinesio Taping comparando-se os resultados com exercício passivo e sem ele. Uma cânula foi inserida em um vaso linfático aferente pré-poplíteo na perna de 22 coelhos machos, brancos, da Nova Zelândia através de um estereomicroscópio. Depois de estabilizar os coelhos, a linfa foi coletada durante o repouso e durante exercícios passivos com um motor elétrico com 60 repetições por minuto durante 15 minutos e depois a linfa foi mensurada. Foi encontrado como resultado um aumento do fluxo linfático com a bandagem somente na presença dos exercícios passivos. O fluxo de linfa teve um aumento linear à medida que aumentava a área da bandagem. O fluxo de linfa teve uma diferença significativa de acordo com o local da bandagem, sendo que o Taping na região anterior do tornozelo aumentou mais o fluxo de linfa do que no dorso do pé. O estudo concluiu que a Kinesio Taping com exercícios passivos aumentou o fluxo linfático na perna de coelhos em razão, principalmente, da deformidade da pele nos movimentos, servindo de sugestão para um novo método terapêutico em casos de linfedema periférico.[46]

Portanto, é importante diferenciar o efeito da Kinesio Taping (KT) dos enfaixamentos compressivos e das meias compressivas, pois nem sempre um substitui o outro. O objetivo da Kinesio Taping é redirecionar por meio do *recoil* e pelo aumento de espaço local o edema para uma outra região não acometida, enquanto os enfaixamentos e meias compressivas utilizam a compressão segmentar para esse objetivo. Em estudo realizado relativo a essa mesma questão, porém em casos de linfedema desencadeado pelo câncer, com um grupo foram realizadas a TLD (Terapia Linfática Descongestionante) e a CP (Compressão Pneumática). O outro grupo além de TDL e CP recebeu também a KT, sendo realizadas 2 horas de sessão cinco vezes por semana. Não houve diferença estatisticamente significativa, exceto para a circunferência média do antebraço e do sintoma de rigidez tecidual no grupo com KT. Esse estudo sugere que o KT pode, em algumas situações, substituir a TLD e CP; no entanto, os custos e o tempo de uso devem ser levados em consideração.[49] Em alguns casos a terapia compressiva precisa ser substituída graças ao não conforto obtido pelo paciente. Nesses casos a Kinesio Taping é uma boa opção de tratamento.[42]

Em outro estudo, com pacientes portadores de edema por meio da utilização dos fixadores externos Ilizarov, teve-se como objetivo verificar se a Kinesio Taping acelera a redução do edema quando comparada à massagem linfática padrão. O estudo envolveu 24 pacientes de ambos os sexos, submetidos ao método de fixação externa com o Ilizarov nos membros inferiores e que, após, tivessem desenvolvido edema. Os pacientes foram randomizados em dois grupos de 12, um deles submetido a 10 dias de fisioterapia padrão, recebendo drenagem linfática padrão, e o outro teve adicionada ao tratamento a bandagem (aplicação em caldas). Como resultado, foi observada com a aplicação do Kinesio Taping uma diminuição estatisticamente significativa na perimetria da coxa e da perna, quando comparada ao grupo controle de fisioterapia com a drenagem linfática. Este estudo pode concluir que ambos os tratamentos, a drenagem linfática e a Kinesio Taping reduziram significativamente o edema nos membros inferiores dos pacientes tratados; a aplicação da Kinesio Taping, porém, produziu uma redução do edema mais rápida quando comparada à drenagem linfática.[4]

No esporte, mais especificamente nas lutas, são muito comuns os edemas de face decorrente dos traumas diretos ocasionados. Em estudo pós-fratura mandibular e com fixação interna avaliou-se a influência da Kinesio Taping com o edema, dor e função nessas condições. Para atender a essa finalidade, os pesquisadores realizaram um ensaio clínico randomizado, onde os pacientes foram prospectivamente designados para o tratamento de fraturas mandibulares unilaterais e alocados aleatoriamente para receber tratamento, com ou sem aplicação de Kinesio Taping (KT). A KT (Fig. 11) foi aplicada diretamente após cirurgia e mantida durante cinco dias de pós-operatório. O edema facial foi quantificado usando-se uma medição de linha de cinco a seis pontos de tempo específicos. O nível de dor foi avaliado por uma escala visual analógica (EVA), tendo sido avaliada também a abertura da boca. Além disso, todos os pacientes dos dois grupos foram solicitados a avaliar a satisfação global e edema, o efeito da fita sobre os movimentos e o conforto da mesma no grupo KT apenas. O estudo incluiu 26 pacientes, sendo 11 do sexo feminino e 15 do masculino, com idade média de 43 anos. Como resultado desse estudo, a aplicação de KT teve uma influência estatisticamente significativa sobre a reação do tecido e o edema, diminuindo mais de 60%, durante os primeiros 2 dias, o edema e o hematoma. Embora KT não tenha tido influência significativa no controle da dor, os pacientes do grupo KT perceberam

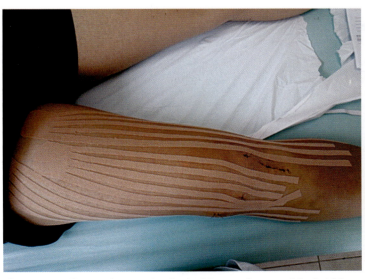

Figura 10. Aplicação da correção circulatória em pós-operatório de LCA. Fonte: Campos *et al.*, 2013.[8]

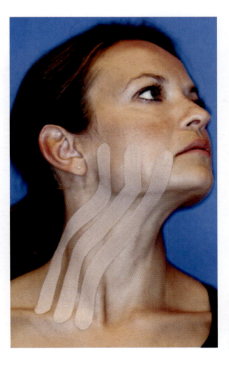

Figura 11. Kinesio Taping aplicada ao trauma mandibular. Fonte: Ristow, 2013.[43]

significativamente menor morbidade. Sendo assim, a KT pode ser um manejo promissor, simples, pouco traumático e econômico em edemas. Além disso, é isenta de reações adversas, melhorando a qualidade de vida dos pacientes e acelerando o seu retorno às atividades cotidianas.[43]

Em recente estudo de caso publicado,[35] um indivíduo com 79 anos, do gênero masculino, hipertenso, diabético dependente de insulina, teve uma laceração da pele do dorso da mão direita (Fig. 12) em razão de um trauma direto com ferimentos superficiais. Apresentou edema significativo logo após o incidente com sinal de cacifo positivo. Foi utilizado o método Kinesio Taping, com a bandagem Kinesio Tex Gold aplicada com um corte em *Tail*, conhecida no método como a correção linfática ou circulatória. No dia seguinte, 12 horas após a intervenção, notou-se redução significativa do edema. É importante relatar que não foi conduzido nenhum outro meio terapêutico com a bandagem, nem mesmo medicamento.

Senso posicional e estabilidade articular

O entorse de tornozelo é hoje um dos alvos dos grandes programas de prevenção de lesões esportivas. Alguns trabalhos já foram realizados com Kinesio Taping focando essa condição. Um dos primeiros realizados objetivou determinar se a Kinesio Tape aplicada nas partes anterior e lateral do tornozelo aumentaria a propriocepção do tornozelo em comparação ao tornozelo sem bandagem. Trinta indivíduos participaram desse estudo, realizando o pré e o pós-teste. Foi determinada uma amplitude de 20 graus de flexão plantar e inversão com o reprodutor articular de senso posicional (RJPS). Os indivíduos foram vendados e equipados com um fone de ouvido com determinado som para eliminar qualquer dica auditiva. Cada indivíduo teve cinco chances de posicionar-se na posição específica sem Kinesio Tape e com a bandagem (colocada anterior e lateralmente ao tornozelo sem algum foco específico). Como resultado, o grupo KT não mostrou nenhuma diferença em relação ao grupo sem Taping quando solicitado para gerar o posicionamento articular de forma constante e absoluta. Portanto, de acordo com esse estudo a Kinesio Taping não mostrou aumentar a propriocepção em indivíduos saudáveis por meio do RJPS nos movimentos de flexão plantar e em 20 graus de flexão plantar com inversão.[20]

Outro estudo comparou o Taping elástico (Kinesio Taping) e o Taping rígido no controle do entorse de tornozelo. Buscou-se examinar a condição da articulação do tornozelo em um mecanismo de inversão súbita. Foram selecionados 15 atletas com pontuação máxima e 15 com pontuação mínima de estabilidade no tornozelo. A atividade do fibular longo foi avaliada com eletroneuromiografia de superfície, sendo dividida em três fases: com o Taping rígido, com a Kinesio Taping e sem nenhum Taping. Após essas avaliações, foi encontrada uma atividade muscular significativa quando tornozelos foram recobertos com bandagem inelástica em comparação a nenhuma bandagem, enquanto que com KT não houve qualquer efeito significativo sobre a atividade muscular média ou máxima em comparação ao grupo com bandagem e com o sem bandagem. Sendo assim, conclui esse trabalho que as bandagens não elásticas podem melhorar o suporte muscular dinâmico do tornozelo. A eficácia de KT na prevenção de entorses através do mesmo mecanismo é improvável, uma vez que não teve e não se encontrou qualquer efeito sobre a ativação do músculo fibular longo.[6]

Um estudo realizado por uma Instrutora Oficial do Método Kinesio Taping, Bicici *et al.*[5] também chegaram ao mesmo resultado. No seu estudo, tinha como objetivo investigar os efeitos dos diferentes tipos de bandagem, a Kinesio Tape e o Taping rígido (Fig. 13) sobre o desempenho funcional em atletas com entorses crônicos no tornozelo em inversão. Foi realizado com 15 jogadores de basquete do sexo masculino com idade entre 18 e 22 anos, sendo realizados os testes de desempenho para quantificação da agilidade, resistência, equilíbrio e coordenação do tornozelo. Os testes (Teste de Hopping, Teste de obstáculo sobre um único membro, Teste de elevação do calcanhar, Teste de Salto Vertical, *Star Excursion Balance Test* – SEBT, e *Kinesthetic Ability Trainer* – KAT) foram realizados quatro vezes em intervalos de uma semana, utilizando quatro grupos: placebo, sem bandagem, bandagem atlética rígida e KT. A Kinesio Tape foi aplicada nos músculos fibulares, enquanto na bandagem atlética foi realizada a clássica botinha de tornozelo. Na bandagem placebo, foram colocadas três fitas em forma de "I" sem tensão. Os resultados desse estudo mostraram que não houve diferenças significativas entre os resultados obtidos utilizando-se as quatro condições para o teste de SEBT ou de KAT. Houve melhora no desempenho nas bandagens Kinsesio Tex e bandagem atlética no teste de obstáculo sobre um único membro quando comparado ao placebo e sem a bandagem. Nos testes de elevação do Calcanhar e de Salto Vertical, a bandagem atlética demonstrou redução no desempenho. As conclusões do uso de bandagens no tornozelo por esse estudo são de que utilizando-se a KT e a bandagem atlética, não há aumento significativo no desempenho dos testes de salto vertical, de obstáculo sobre um único membro, equilíbrio dinâmico e SEBT. No entanto, a bandagem atlética causou significativa diminuição no desempenho no salto vertical enquanto a KT não limita esse desempenho.

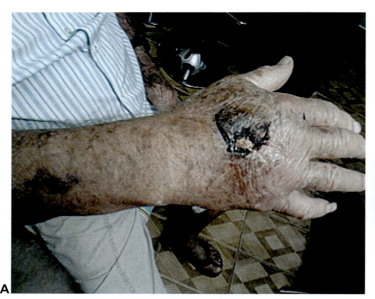 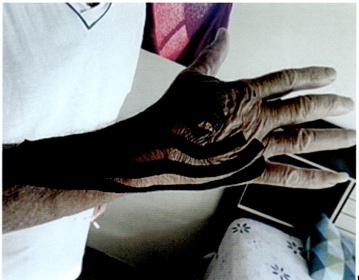

Figura 12. (**A**) Aplicação para edema periférico em região da mão; (**B**) resultado 12 horas depois. Fonte: Lemos *et al.*, 2013.[35]

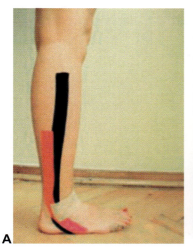 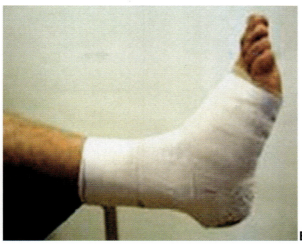 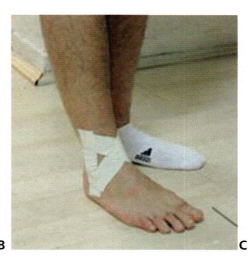

Figura 13. (**A**) Kinesio Taping; (**B**) bandagem atlética; (**C**) aplicação placebo. Fonte: Bicici et al. 2012.[5]

Com objetivo similar ao do estudo anterior, Hettle et al.[23] realizaram um estudo *crossover*, com randomização da ordem das aplicações, com 16 participantes, todos eles com instabilidade crônica de tornozelo. Foram devidamente avaliados pelo CAIT (*Cumberland Ankle Instability Tool*) com escore < 24. A Kinesio Taping foi aplicada na região anterior com 120% de tensão, uma segunda bandagem de corte em Y lateralmente, um terceiro de medial para lateral na altura dos maléolos, e um quarto de maléolo a maléolo, passando por baixo do retropé, com 140% de elasticidade (Fig. 14). De acordo com essas aplicações, o objetivo seria uma fortíssima correção mecânica, não sendo uma aplicação clássica do método Kinesio Taping, e, inclusive, retificando que a bandagem só possui uma elasticidade que varia entre 40 a 60%. Após a aplicação, não houve diferença significativa entre o grupo de Kinesio taping e o grupo sem Taping no SEBT (*Star Excursion Balance Test*). No entanto, no sentido posteromedial, houve no teste uma pequena significância, demonstrando uma pequena melhora funcional avaliada pelo CAIT.

Resultados similares não foram encontradas melhoras na estabilidade do tornozelo em jogadores de basquete com entorses crônicos. No entanto, a bandagem atlética causou significativa diminuição no desempenho no salto vertical, enquanto a KT não limita seu desempenho.[5]

A pronação é um movimento fisiológico e desejável que ocorre na fase de apoio do ciclo da marcha ou corrida com objetivo de absorver energia. Uma das alterações estruturais mais prevalentes na população, o varismo aumentado de antepé (superior a 6 graus) é a principal causa de pronação excessiva que está atualmente bem elucidada e amplamente relacionada como um dos fatores causais de lesões, especialmente no âmbito esportivo. Um estudo buscou avaliar o efeito da Kinesio Taping em casos de pronação excessiva estática por meio do FPI (Foot Posture Index). Esse estudo foi realizado com 130 participantes dentre os quais 68 tinham pés pronados. Foram divididos em dois grupos, sendo em um grupo aplicada a Kinesio Taping com 100% de tensão do maléolo lateral para o maléolo medial (Fig. 15), enquanto no grupo Sham foi aplicada uma mesma bandagem, porém sem qualquer tensão. Logo após as aplicações, a avaliação foi feita com um avaliador cego 1 minuto, 10 minutos, 60 minutos e 24 horas após a aplicação. Os resultados desse estudo mostraram não ter havido melhora estatisticamente relevante entre os grupos KT e Sham nas medidas da FPI antes e após. Houve apenas uma pequena melhora após 60 minutos entre os grupos. Conclui-se nesse estudo que a aplicação mecânica realizada com 100% de tensão para pés excessivamente pronados não apresentou melhoras quando comparados ao grupo sham.[21]

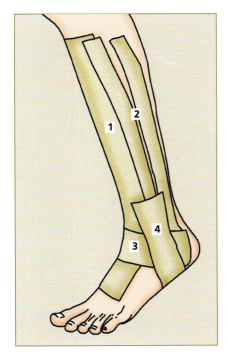

Figura 14. Aplicações para teste de estabilidade. Fonte: Hettle et al., 2013.[23]

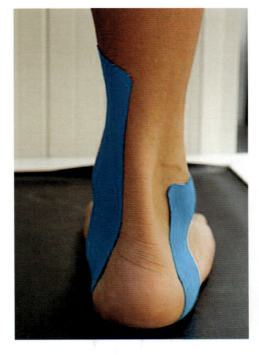

Figura 15. Aplicação mecânica para retropé pronado. Fonte: Hancock, 2013.[21]

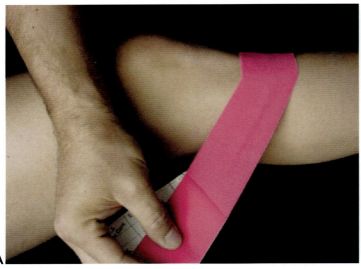
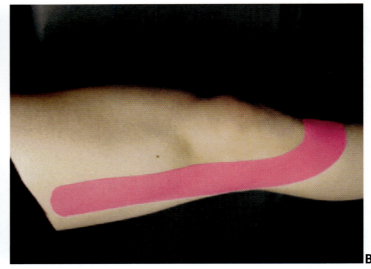

Figura 16. (**A** e **B**) Aplicação de Kinesio Taping para o Colateral Medial. Fonte: Kase et al., 2013.[26]

Este é, portanto, um bom estudo para se tirarem algumas conclusões: em articulações onde o objetivo seria realizar uma forte correção mecânica, ou em um segmento que sofre muito estresse mecânico, como o pé, existe um limite para os efeitos esperados mecanicamente com a Kinesio Taping. Nessas situações existem bandagens mais específicas com efeitos mecânicos maiores, que são as bandagens rígidas.

Tendinopatias e ligamentopatias

Em condições ligamentares e tendíneas a Kinesio Taping pode agir sensorial e mecanicamente de acordo com o objetivo da lesão. Lembrando que, em condições agudas, mantém-se o objetivo inicial de reduzir o processo inflamatório por meio das técnicas descritas anteriormente nas funções circulatórias e linfáticas.

Após o processo cicatricial de uma lesão ligamentar e tendínea, frequentemente há a presença de uma deficiência mecanossensorial e proprioceptiva desses tecidos além de hipersensibilidades dos mesmos. Nesse caso, utiliza-se a Kinesio Tape sobre os tecidos ligamentar e tendíneo com tensões moderadas para buscar uma melhora da estimulação sensorial dos tecidos-alvo. Nessas situações, assim como nas aplicações musculares, é importante a retirada da bandagem entre 2 e 3 dias, com intervalo entre as aplicações, para não ocorrer uma acomodação sensorial ao estímulo.

Nos casos de hipersensibilidade sensorial (dor) de característica não inflamatória, a utilização da Kinesio Taping busca uma permanência maior e constante, objetivando a acomodação e o equilíbrio sensorial do tecido tratado. Nesse caso a bandagem pode permanecer por mais de dois ou três dias sem a necessidade de intervalo entre as aplicações, desde que a pele esteja em boas condições.

A outra possibilidade de utilização da bandagem sobre ligamentos e tendões seria com o objetivo de reduzir a carga mecânica tensional sobre esses tecidos. Dessa forma, devemos utilizar a bandagem no sentido das fibras e, mais especificamente, no vetor de ação dos mesmos com uma tensão elevada na Kinesio Tape (Fig. 16). É importante ter presente que altas tensões nas bandagens aumentam os riscos de lesões dérmicas, evitando-se que esses riscos tripliquem os tamanhos das âncoras. Por se tratar de uma utilização mecânica da bandagem, não existe necessariamente um tempo de permanência nessa aplicação.

Em um relato de caso publicado por Lee e Yoo[34] com um jogador amador de badminton de 22 anos de idade, que desenvolveu uma dor crônica no tendão do calcâneo depois da aterrissagem de um salto em um jogo de badminton, foi realizada a Kinesio Taping no tendão do calcâneo (Fig. 17) ao longo de 5 semanas. Realizaram-se, inicialmente, exames de ultrassonografia no paciente, antes e depois, que mostrando que a espessura do tendão foi moderadamente reduzida de 0,42 centímetro para 0,37 centímetro, e que os ângulos de dorsiflexão ativa e flexão plantar ativa sem dor aumentaram de 15 para 20 graus e, depois, de 20 para 45 graus, respectivamente. A pontuação do *Victorian Institute of Sport Assessment-Achilles* (VISA-A) aumentou de 64 para 95, e a avaliação da dor induzida por carga teve a pontuação reduzida de 6 para 0. O limiar de dor aumentou de 0,8 kg para 10 kg. A rigidez, com 3 kg, avaliada numa escala numérica, diminuiu de 7 para 0, além do que o paciente foi capaz de jogar badminton e futebol sem dor após esse tratamento.

Realizou-se outro estudo sobre a mesma condição de tendinopatia do calcâneo com o objetivo de investigar o efeito da Kinesio Tape na distância do *hop test*, na dor e na excitabilidade do motoneurônio em pessoas saudáveis e pessoas com Tendinopatia do calcâneo. Nesse estudo não foram encontrados resultados significativos nas avaliações nele realizadas.[16] Entretanto, o que deve ser considerado nesse estudo é que todas as avaliações foram feitas imediatamente, após a aplicação do Taping, contrariando o efeito sensorial sobre o tendão que necessita de diversos dias de aplicação contínua. Dessa forma, esse estudo reforça a necessidade, em tendinopatias, da presença contínua da Kinesio Taping.

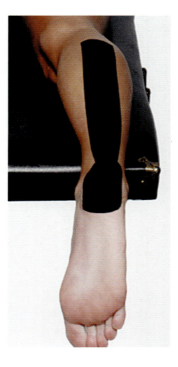

Figura 17. Aplicação para o tendão do calcâneo. Fonte: Kinesio Taping Association.[29]

Em um estudo que, de certa forma, envolve as clássicas tendinopatias do ombro, buscou-se investigar o efeito da Kinesio Taping nas incapacidades do braço, ombro e mãos em pacientes com Síndrome do Impacto. Foi realizado um ensaio clínico randomizado com 30 pacientes diagnosticados com síndrome do impacto, que foram randomizados em dois grupos, sendo um de tratamento, e o outro grupo placebo. No grupo de tratamento foi aplicada a Kinesio Taping nos músculos supraespinhoso, Deltoide e Trapézio inferior, além de uma técnica mecânica glenoumeral. No grupo controle, foram aplicadas bandagens sem tensão, simulando o efeito placebo nos locais de maior percepção de dor pelos pacientes com as tendinopatias e síndromes do manguito rotador. Foi utilizado o questionário de DASH antes e depois de 1 semana de aplicações com a bandagem. Foram realizadas duas aplicações, a primeira por 72 horas, e a segunda até o sétimo dia em que foi feita a reavaliação. Os resultados revelaram uma melhora substancial no grupo de tratamento com Kinesio Taping quando comparado ao grupo placebo.[45]

Em fascites plantares há um estudo cujo objetivo foi investigar os efeitos terapêuticos da Kinesio Taping. Foram 52 os pacientes, com fascite plantar, divididos aleatória e igualmente em dois grupos. Os pacientes do grupo controle receberam diariamente apenas um programa de fisioterapia tradicional, incluindo a termoterapia com ultrassom e eletroterapia de baixa frequência. Os pacientes do grupo experimental receberam a Kinesio Taping em adição ao mesmo programa de terapia física do grupo de controle. A Kinesio Taping foi aplicada no músculo gastrocnêmio e na fáscia plantar (Fig. 18), continuamente, durante uma semana. Para cada paciente, os efeitos terapêuticos foram medidos com a avaliação subjetiva da dor (descrições em escores para dor e escores funcionais para o pé) além do exame de ultrassonografia (medição da espessura da fáscia plantar e mudança estrutural). Os investigadores que realizaram a avaliação estavam cegos quanto ao trabalho de grupo sobre o assunto. No grupo experimental, após o tratamento, as melhoras nos escores referentes à pontuação descrita quanto à dor, aos escores funcionais para o pé, e à espessura da fáscia plantar no local de inserção com a avaliação da ultrassonografia foram significativas quando comparadas ao grupo controle. No entanto, não houve diferença significativa nas alterações da espessura da fáscia plantar no local de 0,5 centímetros distal ao local de inserção da mesma, também sem alterações nos fenômenos hipoecoicos. Dessa forma, esse estudo concluiu que o tratamento adicional com a Kinesio Taping de forma contínua durante uma semana pode aliviar a dor da fascite plantar melhor do que apenas um programa de fisioterapia tradicional.[49]

Efeitos musculoesqueléticos diversos

Com o objetivo de analisar o efeito do método Kinesio Taping especificamente na cinemática da escapular em jogadores de handebol feminino de elite sem queixas do ombro realizou-se um estudo com 25 atletas entre 16 anos e meio e 19 anos e meio, atuantes na mais alta divisão nacional de handebol da Holanda. Todos os sujeitos receberam a aplicação de Kinesio Taping, com o objetivo de corrigir a posição escapular, de forma mecânica (Fig. 19). Uma análise tridimensional foi realizada nos movimentos escapularres (Fastrak®) durante a elevação do úmero nos planos sagital, frontal e escapular. Os resultados mostraram que a bandagem tem de moderada à grande efetividade (D de Cohen > 0,7) para inclinação posterior da escápula, em todos os três planos de movimento do úmero e para todos os ângulos de elevação (com efeito de posterização médio de 4,23°, 3,23° e 4,33° respectivamente para elevação nos planos sagital, frontal e escapular). Além disso, a bandagem também aumentou moderadamente a rotação superior da escápula em 30°, 60° e 90° de abdução do úmero (média de aumento de 2,90°, Cohen d > 0,7). Esses resultados sugerem que a aplicação de Kinesio Taping provoca mudanças positivas no movimento escapular. Poderiam apoiar sua utilização na medicina esportiva para prevenir problemas no ombro em atletas com atividades do ombro acima da cabeça.[22]

Outro estudo foi realizado com a utilização, de forma mecânica, da Kinesio Taping, porém em ombros protrusos, com uma amostra constituída por 30 voluntárias do sexo feminino, com idade entre 18 e 23 anos que apresentavam protrusões de ombros. Foram realizadas quatro avaliações por meio da Biofotogrametria, analisadas pelo Software de Avaliação Postural (SAPo), sendo a primeira antes da aplicação da bandagem, seguida de outra depois de 5 dias, quando foi reaplicada a bandagem, que permaneceu por mais 5 dias, seguindo-se nova avaliação. Uma última avaliação foi realizada após 10 dias da retirada da bandagem para verificar seu efeito crônico. Houve melhora significativa na postura de protrusão dos ombros após a primeira aplicação; após a segunda, somente em relação às distâncias inferiores das escápulas (adução) e, após 10 dias sem a bandagem, também houve melhoras significativas na correção postural. Dessa forma, esse estudo apresentou uma influência positi-

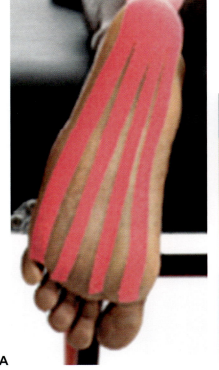
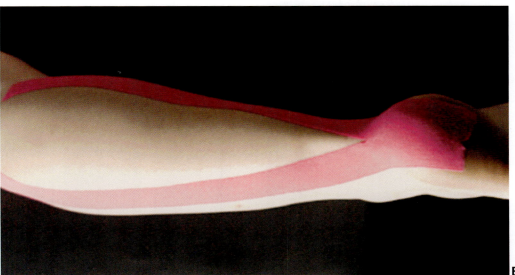

Figura 18. (**A**) Aplicação para a fáscia plantar; (**B**) gastrocnêmio. Fonte: Kinesio Taping Association.[29]

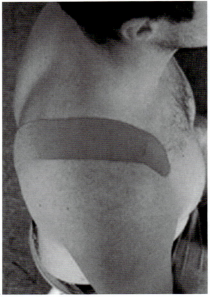
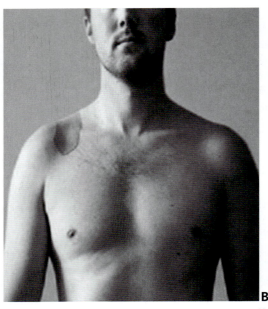
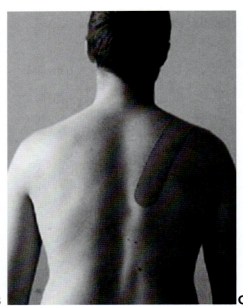

Figura 19. (A-C) Aplicação mecânica de Kinesio Taping para a escápula. Fonte: Herzeele, et al., 2013.[22]

va na correção mecânica da postura de protrusão de ombro de forma imediata, que se mantém após 10 dias.[15]

Com o objetivo de determinar, a curto prazo, a eficácia clínica da aplicação terapêutica da Kinesio Taping (KT) na redução da dor e incapacidade em indivíduos com dor no ombro em comparação à bandagem placebo, Thelen et al.[48] realizaram um ensaio clínico randomizado, duplo-cego e controlado. Foram incluídos 42 indivíduos, entre 18 e 24 anos. Os indivíduos foram selecionados aleatoriamente em dois grupos, um com KT e o outro com a bandagem placebo. A KT foi aplicada no supraespinal, a segunda bandagem foi aplicada nos deltoides anterior e posterior, e a terceira, mecanicamente colocada para a articulação glenoumeral. Ao grupo placebo foi aplicado uma KT com duas tiras em "I" colocadas na pele sem tensão, uma sobre a articulação acromioclavicular, e outra no terço distal do músculo deltoide (Fig. 20). Foram utilizadas as três mensurações na avaliação inicial, logo após a aplicação, três dias e seis dias após a aplicação da bandagem. O grupo com KT demonstrou melhora imediata da dor à abdução (aumento médio: 16,9°± 23,2°; P = 0,005) após a aplicação. Nenhuma diferença de ADM, dor, incapacidade ou pontuações foi observada. Uma questão importante de ser levantada nesse estudo é se estariam em todas as síndromes do impacto presentes as mesmas disfunções e discinesias? Seriam o supraespinhoso e o deltoide os principais músculos envolvidos? São pontos importantes para lembrarmos que não existe geralmente um padrão em todas as condições patológicas musculoesqueléticas. Por isso a avaliação individualizada e específica sempre é a melhor forma de chegamos aos melhores resultados.

Kaya et al.[28] realizaram um estudo com indivíduos com dor antes de 150° de elevação do ombro em qualquer plano, com Jobe positivo, Hawkins-Kennedy positivo, queixa subjetiva de dificuldade para realizar atividades da vida diária. Foram divididos em dois grupos: o grupo 1 recebeu KT e exercícios de fortalecimento e alongamento, e o grupo 2 só o programa de alongamento e fortalecimento. Na primeira semana, houve diferença significativa no grupo que usou KT; já na segunda semana, os parâmetros igualaram-se. Sendo assim, a Kinesio Taping seria uma opção alternativa de tratamento da síndrome do impacto no ombro.

Há ainda um estudo sobre ombro,[38] porém com indivíduos saudáveis, mas do qual podemos absorver respostas significativas para condições clínicas importantes com a citada anteriormente, a síndrome do impacto. O objetivo desse estudo foi avaliar se a Kinesio Taping (KT) pode aumentar o espaço subacromial de forma aguda em indivíduos saudáveis, além de investigar se a direção da aplicação pode influenciar nesse aumento de espaço. Foram incluídos 49 indivíduos, randomizados em três grupos, o grupo Kinesio Taping com a aplicação de anterior para posterior (KT1), o grupo Kinesio Taping com a aplicação de posterior para anterior (KT2) e o grupo Kinesio Taping placebo (KT3) sendo solta a bandagem sem tensão sobre o

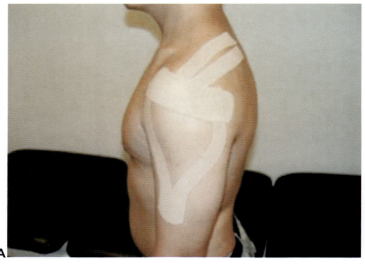
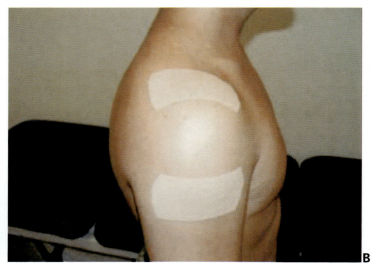

Figura 20. (A) Grupo Kinesio Taping; **(B)** grupo placebo. Fonte: Thelen et al., 2008.[48]

mesmo local. As avaliações foram feitas com o ultrassom de imagem em 0 e 60 graus de abdução antes e logo após a aplicação da KT (Fig. 21). Os resultados demonstraram uma melhora significativa no espaço subacromial após a aplicação da Kinesio Taping quando comparados aos do grupo placebo. A diferença entre os grupos KT1 e KT3 foi de 1,28 mm, e entre o KT2 e KT3 de 0,98 mm. Comparando os grupos KT1 e KT2 em que apenas se diferenciavam o sentido de aplicação, não houve nenhuma diferença significativa entre os grupos, ou seja nas aplicações mecânicas onde se coloca com mais de 50% de tensão na bandagem, nenhuma diferença pode notar-se quanto ao sentido de aplicação.

Saber diferenciar os diferentes tipos de bandagem hoje é primordial para profissionais que lidam com a medicina do esporte. As bandagens elásticas iniciadas pela Kinesio Taping têm função mais sensorial, mas, em algumas condições, também mecânicas ou biomecânicas. Em virtude do material elástico, elas possuem um limite mecânico como efeito, sendo que, quando o objetivo for um efeito mecânico muito forte, a opção deve ser feita por bandagens rígidas. No estudo de Campolo *et al.*[7], foi comparada a eficácia da Kinesio Taping (KT) com a McConnel Taping (MT) contra nenhum Taping (Fig. 22) em sujeitos com dores anteriores no joelho durante a realização do agachamento e para subir escadas. Trata-se de um estudo prospectivo Coorte com *design* pré e pós-teste. Foram incluídos no estudo 20 indivíduos (15 mulheres e 5 homens). Cada participante foi testado em duas condições funcionais distintas: no agachamento com uma caixa pesando 10% do peso corporal de cada indivíduo e subindo escadas. Eles passaram pelos testes em três condições: MT, KT e sem Taping, tendo essas ordens sido randomizadas. Todos foram avaliados pela escala visual analógica – EVA (0-10) verbalmente. O valor médio (IQR – Interquartile range) de dor no agachamento foi 2 sem Taping, 1 para KT e 0,5 na MT, porém sem diferenças estatísticas entre os grupos. No teste de subir escadas, o IQR foi 1,5 sem Taping, 1 com KT e 1 com MT, sem diferenças estatísticas entre os grupos. Nas análises só foi encontrada diferença significativa entre o grupo sem Taping e o Kinesio Taping. Os resultados desse estudo mostram que tanto a KT como a MT podem ser eficazes na redução da dor anterior ao joelho em atividades de subir escadas.

A dor lombar também pode ser beneficiada, de acordo com um ensaio clínico randomizado, duplo-cego com avaliação pré e pós-teste, AlBahel *et al.*[2] avaliaram vinte pacientes com história de dor lombar crônica que foram incluídos nesse estudo. Esses pacien-

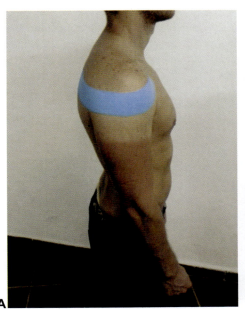 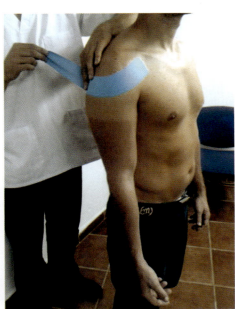 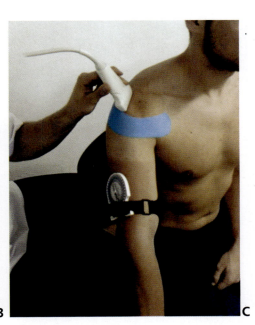

Figura 21. (**A** e **B**) Grupo Kinesio Taping; (**C**) avaliação com o ultrassom. Fonte: Luque-Suarez, *et al.*, 2013.[38]

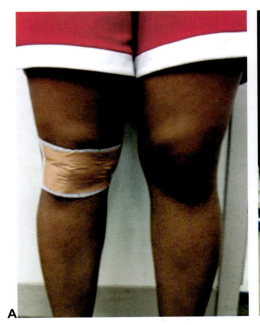 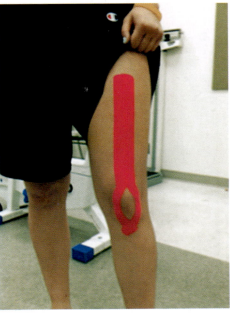

Figura 22. (**A**) Aplicação McConnel Taping; (**B**) aplicação Kinesio Taping no reto femoral. Fonte: Campolo, *et al.*, 2013.[7]

tes foram submetidos ao tratamento com exercícios de alongamento dos músculos da coluna, iliopsoas, isquiossurais e fortalecimento dos músculos abdominais, utilizando Kinesio Taping sendo aplicado no iliocostal lombar da origem para a inserção (Fig. 23). Foram submetidos às avaliações antes e depois de 4 semanas de tratamento. Houve melhora significativa na dor, mobilidade de flexão e extensão lombar e função. O programa de fisioterapia envolvendo exercícios de fortalecimento abdominal e alongamentos de músculos da coluna, isquiotibiais e iliopsoas com o uso de Kinesio Taping foi eficaz no tratamento de dores lombares crônicas não específicas.

Porém, ações mecânicas sobre a região lombar são extremamente difíceis com a Kinesio Taping por incapacidade de fixações e efeitos vetoriais diretos na lombar. Dessa forma, uma opção de trabalhar mecanicamente com a lombar seria a movimentação da pelve em anteroversão ou retroversão, de acordo com o objetivo desejado. Em um estudo com esse propósito, Lee et al.[32] selecionaram 40 adultos assintomáticos, que, inicialmente, foram avaliados por meio do Palpation Meter-PALM (Inclinômetro) para se verificar o grau de inclinação anterior da pelve bilateralmente. A KT foi aplicada com uma tensão de 15 a 25% nos eretores espinhais e oblíquos internos, bilateralmente. O *tilt* anterior da pelve dos participantes da pesquisa aumentou após a aplicação da KT. Nos homens, a inclinação pélvica esquerda era, antes da aplicação, de 7,62 (1,86) e após 9,63 (1,70). A inclinação pélvica direita também aumentou de 8,17 (2,43) para 9,58 (2,43) após o Taping. Nas mulheres esse teve aumento de 8,06 (2,46) para 10,28 (2,70) no lado esquerdo e de 7,72 (2,08) para 10.32 (2,80) no lado direito.

Esses mesmos efeitos foram obtidos, mas em uma aplicação de Kinesio Taping para *tilt* posterior da pelve, utilizada como tratamento de uma dor lombar crônica. Era o caso de uma paciente de 20 anos de idade nadadora amadora que possuía um ângulo de Cobb (L1-S1) de 68 graus e uma angulação sacral de 45 graus, além de apresentar dor medial na área pélvica posteriormente e nas articulações sacroilíacas. Foi empregado a Kinesio Taping por 2 semanas (seis vezes por semana, aproximadamente 9 horas com a bandagem). As aplicações foram para o oblíquo externo, reto abdominal e uma aplicação mecânica da EIAS para a EIPS. Além do exame de imagem RX, utilizaram-se também testes provocativos (Gillet, Gaeslen, Patrick, REAB, Flexão de tronco em pé e sentado, teste Supino-Sentado) além de palpação nos pontos de dor, avaliados pela EVA. Após o tratamento, o exame de imagem RX acusou uma redução de 68 para 47 graus e, no ângulo horizontal do sacro, de 45 para 31 graus. Houve redução da hipomobilidade e na assimetria ao movimento. Na avaliação da dor, à palpação não havia mais dor, além de não haver mais nenhuma dor e rigidez em nenhum dos movimentos funcionais e provocativos testados (Fig. 24).[33]

Outro estudo realizado com lombálgicos crônicos, feito com 60 adultos com dores lombares crônicas, divididos em dois grupos de 30. No grupo experimental foi aplicada a Kinesio Taping (técnica do STAR) e no grupo controle um Sham Taping horizontal, que com eles ficou por 7 dias. Após esses 7 dias, foram avaliados e um *follow up* foi realizado na quinta semana. Com uma semana, o grupo experimental apresentou uma redução significativa na incapacidade: em quatro pontos (Oswestry) e em 1,2 (Roland-Morris). No entanto, esses efeitos não foram significativos quatro semanas depois. O grupo experimental também apresentou uma maior melhora na dor quando comparado ao grupo controle imediatamente após o tratamento, que foi mantida nas próximas quatro semanas de tratamento. A resistência muscular foi melhorada em 13 segundos no grupo experimental e em 9 segundos no grupo controle, sendo que, quatro semanas depois, com uma diferença de 18 segundos a mais para o grupo experimental. Quanto à cinesiofobia avaliada, não houve qualquer diferença entre os grupos. Já na flexão de tronco houve um aumento muito pequeno, porém estatisticamente significativo, de 3 graus, que, no entanto, não se manteve 4 semanas depois.[9] A técnica em STAR é muito empregada nas Kinesio Taping em condições inflamatórias e em casos onde o objetivo seria realizar uma elevação de espaço entre os tecidos abaixo da derme. Por isso, acredita-se que a sutil melhora apresentada nesse estudo esteja relacionada com uma condição que não é propriamente inflamatória. Karatas et al.[25] também encontraram redução da dor das regiões cervical e lombar, melhoria da amplitude de movimento dessas regiões e melhoria do desempenho funcional em cirurgiões.

No que diz respeito às condições cervicais, Gonzáles-Iglesias *et al.*[18] realizaram um ensaio clínico randomizado com 41 pacientes (21 femininos e 20 masculinos) com lesão aguda (até 40 dias). Foram divididos aleatoriamente em dois grupos, o experimental, que recebeu a Kinesio Taping na coluna cervical (Fig. 25), e o grupo Placebo, que recebeu a Kinesio Taping da mesma forma, porém sem tensão. Os pacientes de ambos os grupos apresentavam dor no pescoço (11 pontos na escala numérica da dor) e diminuição da amplitude de movimento. Os dados foram coletados no início, imediatamente após a aplicação da KT e em 24 horas de acompanhamento por um avaliador cego. Como resultado desse estudo, os pacientes que receberem a aplicação da Kinesio Taping com tensão adequada exibiram melhoras estatisticamente significativas imediatamente após a aplicação da fita e durante as 24 horas. No entanto, a melhora na dor e na amplitude de movimento cervical foi pequena e pode ser clinicamente insignificante. Nesse estudo, porém, temos mais uma condição de colocação da bandagem sem tensão e designada como placebo. Em áreas muito sensíveis, como a cervical e em lesões agudas, é muito comum a aplicação da Kinesio Taping sem nenhuma tensão. Dessa forma estaremos apenas comparando um grupo com tensão a outro grupo sem tensão, o que, de acordo com o método, é também uma forma de aplicação terapêutica.

Em outra pesquisa similar, porém com o objetivo de comparar a efetividade do *thrust* cervical com a aplicação de Kinesio Taping para dores mecânicas cervicais, foi realizado um ensaio clínico randomizado com 80 pacientes com dores cervicais mecânicas, divididos em dois grupos, o de manipulação, que recebeu duas manipulações cervicais (manipulação cervical média e da junção cervicotorácica) e o grupo Kinesio Taping (aplicação muscular para esplênio da cabeça e correção espacial na cervical média) (Fig. 25). Foram

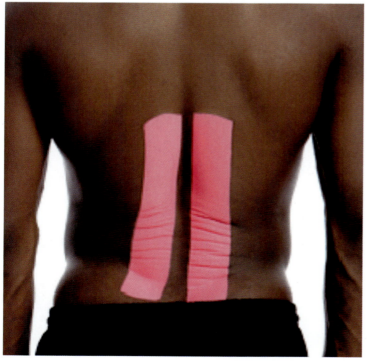

Figura 23. Aplicação para iliolombar. Fonte Kinesio Taping Association.[29]

CAPÍTULO 34 ■ TÉCNICAS DE REABILITAÇÃO NO ESPORTE

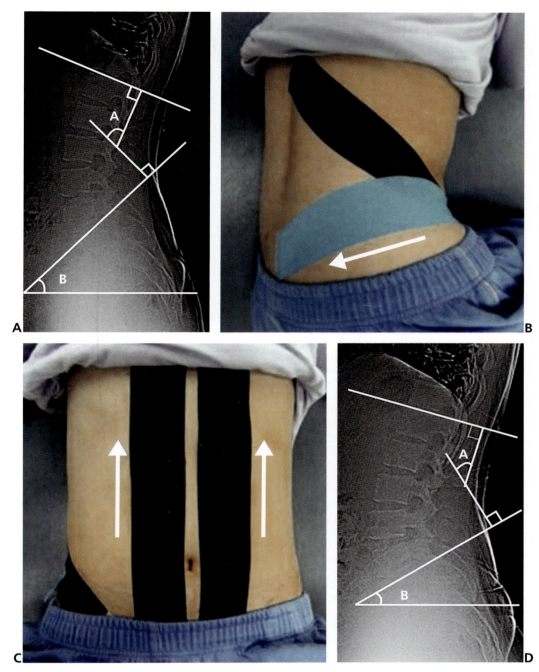

Figura 24. (A-D) Aplicação para correção de hiperlordose. Fonte: Lee Yoo, 2013.[33]

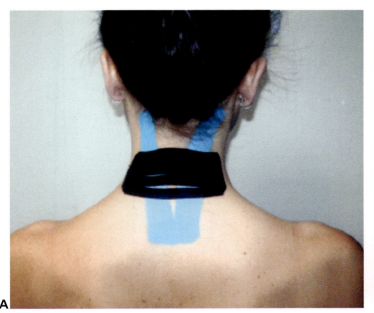
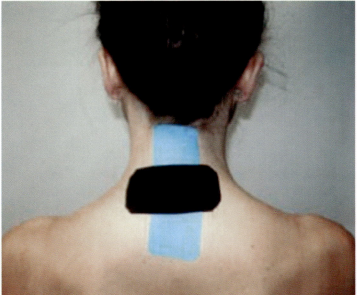

Figura 25. (A) Aplicação para lesão cervical aguda; (B) aplicação "placebo". Fonte: Gonzáles-Iglesias et al., 2009.[18]

previamente avaliados (avaliador cego) antes das intervenções e depois de uma semana de intervenção. Após esse tratamento, esses pacientes apresentaram reduções semelhantes na intensidade da dor cervical e na incapacidade. Mudanças similares na ADM ativa cervical, com exceção da rotação. As melhoras na dor cervical foram clinicamente importantes; portanto no que diz respeito à incapacidade não foram tão relevantes entre os grupos. Mudanças na amplitude de movimento cervical foram pequenas e não são clinicamente relevantes porque não foi incluído um grupo placebo nesse estudo. Portanto não se pode descartar um efeito placebo ou de evolução natural ao longo do tempo.[44]

REFERÊNCIAS BIBLIOGRÁFICAS

1. Akbafi E, Atay AO, Yüksel I. The effects of additional kinesio taping® over exercise in the treatment of patellofemoral pain syndrome. Acta Orthop Traumatol Turc 2011;45(5):335-41.
2. AlBahel F et al. Kinesio taping for the treatment of mechanical low back pain. World Applied Sci J 2013;22(1):78-84.
3. Alvarez-Álvarez S, Jose FG, Rodríguez-Fernández AL et al. Effects of kinesio® tape in low back muscle fatigue: randomized, controlled, doubled-blinded clinical trial on healthy subjects. J Back Musculoskelet Rehabil 2014;27(2):203-12,
4. Bialoszewski D, Wozniak W, Zarek S. Clinical efficacy of kinesiology taping in reducing edema of the lower limbs in patients treated with the ilizarov method- preliminary report. Ortopedia, Traumatologia, Rehabilitacja 2009;11(1):50-59.
5. Bicici S, Karatas N, Baltaci G. Effect of atletic taping and kinesio taping on measurements of functional performace in basketball players with chronic inversion ankle sprains. Int J Sports Phys Ther 2012;7(2):154-66.
6. Briem K, Yethörsdöttir H, Magnúsdóttir R et al. Effects of kinesio tape compared with nonelastic sports tape and the untaped ankle during a sudden inversion perturbation in male athletes. J Orthopaedic Sports Phys Ther 2011;41(5):328-35.
7. Campolo M et al. A comparison of two taping techiniques (kinesio and mcconnel) and their effect an anterior knee pain during functional activities. Int J Sports Phys Ther 2013;8(2):105-10.
8. Campos FM, Gonçalves Jr RN, Lemos TV. Kinesio taping® application for reduction of swelling in post-surgery of cruciate ligament reconstruction. Kinesio Taping International Symposium. Standford University: CA, 2013.
9. Castro-Sánches AM et al. Kinesio taping reduces disability and pain slightly in chronic non-specific low back pain: a randomized trial. J Physioter 2012;58(2):89-95.
10. Chang HY, Chou KY, Lin JJ et al. Immediate effect of forearm kinesio taping® on maximal grip strength and force sense in healthy collegiate athletes. J Phys Ther Sport 2010;11:122-27.
11. Chen WC, Hong W, Huang T et al. Effects of kinesio taping on the timing and ratio of vastus medialis obliquus and vastus late- ralis muscle for person with patellofemoral pain. J Biomech 2007;33:310-18.
12. Choi YK et al. the effects of taping prior to pnf treatment on lower extremity proprioception of hemiplegic patients. J Phys Ther Sci 2013;25:1119-22.
13. Crippa M, Belleri L, Mistrello G et al. Prevention of latex allergy among health care workers and in the general population: latex protein content in devices commonly used in hospitals and general practice. Int Arch Occup Environ Health 2006;79(7):550-57.
14. Espejo L, Apolo MD. Revisión bibliográfica dela efectividad del kinesio taping. Rehabilitación Rev Madr 2011;10:1009-16.
15. Oliveira Filho RS, Lemos TV, Oliveira FB. A influência da kinesio® taping na correção da protrusão de ombro avaliado por meio da biofotogrametria computadorizada. Rio de Janeiro: Atlântica, 2013. p. 252-56.
16. Firth et al. The effect of kinesiotape on function, pain, and motoneuronal excitability in healthy people and people with achilles tendinopathy. Clin J Sport Med 2010;20:6.
17. Fu TC, Wong AMK, Pei YC et al. Effect of kinesio taping® on muscle strength in athletes: a pilot study. J Sci Med Sport 2008;11:198-201.
18. González-Iglesias J et al. Short-term effects of cervical kinesio taping on pain and cervical range of motion in patients with acute whiplash injury: a randomized clinical trial. J Orthop Sports Phys Ther 2009;39(7):515-21.
19. Gusella A, Bettuolo M, Contiero F et al. Kinesiologic taping and muscular activity: a myofascial hypothesis and a randomised, blinded trial on healthy individuals. J Bodyw Mov Ther 2014 July;18(3):405-11.
20. Halseth T, Mcchesney JW, Debeliso M et al. The effects of kinesio taping on proprioception at the ankle. J Sports Sci Med 2004;3:1-7.
21. Hancock MJ et al. Effects of kinesio taping on foot posture in participants with proneted foot: a quisi-randomised, doble-blind study. Physioteraphy 2014 Mar.;100(1):36-40.
22. M Van Herzeele, Van Cingel R, Maenhout A et al. Does the application of kinesiotape change scapular kinematics in healthy female handball players? Int J Sports Med 2013;34:950-55.
23. Hettle D et al. The effect of kinesiotaping on functional performance in chronic ankle instability – Preliminary study. Clin Res Foot Ankle 2013;1:1.
24. Hsu YH, Chenab WY, Linc HC et al. The effects of taping on scapular kinematics and muscle performance in baseball players with shoulder impingement syndrome. J Elec- Tromyogr Kinesiol 2009;19:1092-99.
25. Karatas N, Bicici S, Baltaci G et al. The effect of kinesio tape application on funcional performance in surgeons who have musculo-skeletal pain after performing surgery. Turkish Neorosurgery 2012;22(1):83-89.
26. Kase K, Lemos TV, Dias EM. Kinesio taping® introdução ao método e aplicações musculares. 2. ed. São Paulo: Andreoli, 2013.
27. Kase K, Wallis J, Kase T. Clinical therapeutic applications of the kinesio taping® method. 2nd ed. Tokyo, 2003.
28. Kaya E, Zinnuroglu M, Tugeu I. Kinesio taping compared to physical therapy modalities for the treatment of shoulder impingement syndrome. Clin Rheumatol 2011;30:201.
29. Kinesio Taping Association. Kinesio Taping® Muscles. In the middle and deep layer. Second english language Edition Published, 2005. Acesso em: 27 Maio 2011. Disponível em: <www.kinesio.com.jp>
30. Konishi Y. Tactile stimulation with kinesiology tape alleviates muscle weakness attributable to attenuation of Ia afferents. J Sci Med Sport 2013;16(1):45-48.
31. Yi-Liang K, Yueh-Chu HJ. Effects of the application direction of kinesio taping on isometric muscle strength of the wrist and fingers of healthy adults – A pilot study. Phys Ther Sci 2013;25:287-91.
32. Lee JH, Yoo WG, Hwang-Bo G. The immediate effect of anterior pelvic tilt taping on pelvic inclination. J Phys Ther Sci 2011;23(2):201-3.
33. Lee JH, Yoo WG. Application of posterior pelvic tilt taping for the treatment of chronic low back pain with sacroiliac joint dysfunction and increased sacral horizontal angle. Phys Ther Sport 2012;13(4):279-85.
34. Lee JH, Yoo WG. Treatment of chronic achilles tendon pain by kinesio taping in an amateur badminton player. Phys Ther Sport 2012;13:115-19.
35. Lemos TV, Assis C, Junior RNG et al. A utilização do método kinesio taping na redução de edema: estudo de caso.Ter Man 2013;11(52):264-67.
36. Lemos TV, Matheus JPC, Lucas LB et al. Kinesio taping e força muscular: uma revisão crítica da literatura. Rev Fisio Brasil 2012;12(108):35-44.
37. Lumbroso D, Ziv E, Vered E et al. The effect of kinesio tape application on hamstring and gastrocnemius muscles in healthy young adults. J Bodyw Mov Ther 2013.
38. Luque-Suarez A et al. Short term effects og kinesio taping on acromiohumeral distance in asymptomatic subjects: a randomised controlled trial. Man Ther 2013 Dec.;18(6):573-77.
39. Merino, R.; Mayorga, D.; Fernández, E.; Torres-Luque, G. Effect Of Kinesio Taping On Hip And Lower Trunk Range of Motion In Triathletes. A Pilot Study. J Sport Health Res 2010;2(2):109-18.
40. Murray MM. Effects of kinesio taping on muscle strength after acl repair. Chiropractic Economics. 2003. Acesso: 27 Maio 2011. Disponível em: <www.chiroeco.com/ccr3kinesiotaping>
41. Neves MAO, Mello MP, Dumard CH et al. Abordagem fisioterapêutica na minimização dos efeitos da ataxia em indivíduos com esclerose múltipla. Rev Neurocienc 2007;15(2):160-65.
42. Pyszora A, Krajnik M. Is kinesio taping useful for advanced cancer lymphoedema treatment? A case report. Advances In Palliative Medicine 2010;9(4):141-44.

43. Ristow O et al. Does elastic therapeutic tape reduce postoperative swelling, pain, and trismus after reduction and internal fixation of mandibular fracture? *J Oral Maxilofac* 2013;71(8):1387-96.
44. Saavedra-Hernández M et al. Short-term effects of kinesio taping versus cervical thrust manipulation in patients with mechanical neck pain: a randomized clinical trial. *J Orthop Sports Phys Ther* 2012;42(8):724-30.
45. Shakeri H et al. Therapeutic effect of kinesio-taping on disability of arm, shoulder, and hand in patients with subacromial impingement syndrome: a randomized clinical trial. *J Nov Physioter* 2013;3:4.
46. Shim J, Lee H, Lee D. The use of elastic adhesive tape to promote lymphatic flow in the rabbit hind leg. *Yonsei Med J* 2003;44(6):1045-52.
47. Slupik A, Dwornik M, Bialoszewski D. Effect of kinesiotaping on bioelectricalactivity of vastus medialis muscle. *Preliminaryreport Ortop Traumatol Rehabil* 2007;9:644-51.
48. Thelen MD, Daubem JA, Stoneman PD. The clinical efficacy of kinesio tape for shoulder pain: a randomized, double-blinded, clinical trial. *J Orthop Sports Phys Ther* 2008;38(7):389-95.
49. Tsai CT, Chang WD, Lee JP. Effects of short-term treatment with kinesiotaping for plantar fasciitis. *J Musculoskeletal Pain* 2010;18(1):71-80.
50. Vithoulka I, Beneka A, Malliou P et al. The effects of kinesio-taping on quadriceps strength during isokinetic exercise in healthy non athelete women. *Isokinet Exerci Sci* 2010;18(42):11-16.
51. Wong OMH, Cheung RTH, Li RCT. Isokinetic knee function in heathy subjects with and without Kinesio Taping. *Phys Ther Sport* 2012;13(4):255-58.
52. Yoshida A, Kahanov L. The effect of kinesio taping on lower trunk range od motions. *Res Sports Med* 2007;15:103-12.

MÉTODO PILATES

José Helder Lima Verde Montenegro ■ Larissa Mota Porto Fontenelle
Macelle Gomes Soares ■ Priscila Lourinho Sales Porto

■ HISTÓRICO E PRINCÍPIOS

O método Pilates tem, como idealizador, Joseph Humbertus Pilates, um alemão que nascera em 1880. Desde criança ele era muito debilitado fisicamente, sofria de asma, raquitismo e febre reumática. Foi desde aí que surgira a sua determinação em se tornar fisicamente mais forte, buscando nas atividades físicas uma solução para os seus problemas.[1]

A técnica surgiu durante a 1ª Guerra Mundial, para reabilitar os lesionados da guerra.[2] Foi quando Joseph Pilates se mudou para Inglaterra e lá foi considerado um inimigo estrangeiro, sendo preso em um campo de concentração. Pilates se tornou um enfermeiro dos outros internos e os treinou com vários exercícios físicos que ele havia estudado.[3] Segundo Marés et al.,[4] foi através do uso das molas adaptadas às camas de hospital que se desenvolveu o sistema que inspirou a criação de seus equipamentos e de seu método. Sua técnica foi reconhecida quando nenhum dos estrangeiros daquele campo foi afetado por uma epidemia de gripe que dominou pessoas de outros campos.[5]

Depois de imigrar para os Estados Unidos, em 1926, Pilates montou em Nova York o seu primeiro "*estúdio de Pilates*", onde o método começou a ser praticado inicialmente por bailarinos que apresentavam lesões, sendo estes recuperados pela prática dos exercícios. Logo, a técnica ganhou muitos adeptos e se espalhou por todo o mundo.[6]

Pilates denominou seu método de Contrologia, que é a habilidade do ser humano se mover com domínio do próprio corpo, adquirindo equilíbrio entre corpo, mente e espírito.[4] Para isso, fazia-se uso de princípios específicos, que são concentração, centro de força ou *powerhouse*, fluidez, repetição, respiração, equilíbrio e controle dos movimentos.

A concentração é o elemento-chave para existir conexão entre a mente e o corpo. Se a atenção estiver voltada para cada região do corpo, haverá uma melhora da conscientização corporal, viabilizando uma execução precisa do movimento. Com a prática do método o indivíduo adquire melhora do reflexo de reação e previne-se de lesões.[7]

Parte da originalidade do método Pilates advém da fluidez com a qual os exercícios devem ser realizados. Busca-se um movimento próximo do natural, rítmico e harmonioso. Proporcionando, assim, mais controle e precisão ao mesmo. A fluidez do movimento deve ter associação a outro princípio importante: a respiração. Pois Joseph acreditava que respirando profunda e completamente, purificava-se a corrente sanguínea, trazendo mais energia e vitalidade ao sistema.[8]

O método sugere que os exercícios tenham poucas repetições, pois a prioridade é a qualidade da execução do movimento e não a quantidade. Além disso, o equilíbrio e a simetria do corpo são fundamentais para o desenvolvimento desse movimento de qualidade. De modo que, em todos os exercícios deve-se manter o alinhamento entre as articulações do ombro, joelho, quadril e tornozelo, associados ao equilíbrio entre escápulas, cervical e a neutralidade da pelve.[7]

Os exercícios do método envolvem contrações isotônicas e, principalmente, isométricas, com ênfase no princípio que Joseph denominou *powerhouse* ou centro de força.[9] Este centro de força é definido como a área que compreende os músculos do assoalho pélvico até a caixa torácica. Joseph acreditava que todos os músculos do corpo deveriam ser fortes e ao mesmo tempo flexíveis, mas que essa região deveria ser priorizada, pois todos os movimentos partiam da coordenação desses músculos.[10]

■ BENEFÍCIOS DO PILATES

No Brasil, o Pilates ganhou popularidade e tem sido procurado por pessoas de ambos os sexos e de várias idades, atraídas pelos inúmeros benefícios do método. A técnica também possui boa aceitação na prevenção e na terapêutica de diversas alterações do corpo humano, bem como na manutenção do bom funcionamento global do corpo.[11]

Sabe-se que a prática desta atividade melhora a concentração, respiração, flexibilidade, força e controle muscular, postura, coordenação e equilíbrio.[4,11,12] Portanto, tem sido utilizada pelos fisioterapeutas no tratamento de diversas afecções, como no pré e pós-operatório de artroplastia de joelho e quadril,[13] na fibromialgia,[14] na redução de quedas em idosos[15] e na reabilitação das disfunções da coluna vertebral.[9]

A atuação do método na reabilitação das disfunções da coluna tem sido bastante estudada. Na pesquisa de Oliveira et al.,[16] o Pilates se mostrou eficiente na redução de dor, no ganho de força da musculatura do tronco e na flexibilidade da cadeia posterior em pacientes com espondilolistese. Já o estudo de Altan et al.[17] investigou os efeitos da técnica sobre a dor, capacidade funcional e qualidade de vida em pacientes com espondilite anquilosante e verificou que esse tipo de exercício melhorou a capacidade física destes pacientes. Outros estudos comprovam a eficácia da técnica no tratamento de dor lombar crônica.[2,18]

A maioria dos estudos relaciona o princípio *powerhouse* com a contribuição do método no tratamento da lombalgia. Isso se deve ao trabalho de fortalecimento da musculatura estabilizadora que é essencial para o equilíbrio de carga apropriado dentro da coluna vertebral e pelve.[4] Mais à frente, abordaremos de forma detalhada este assunto.

Fala-se muito da contribuição do Pilates para o realinhamento postural, contudo não existem muitas pesquisas que comprovem que este tipo de exercício tenha grande influência nestas modificações na coluna. O estudo realizado por Cruz-Ferreira et al.[19] comparou um grupo de mulheres adultas que realizaram Pilates com um grupo controle que não recebeu nenhuma intervenção de exercício. Após 6 meses de prática não foram encontradas diferenças nos dois grupos quanto ao alinhamento frontal da coluna vertebral toracolombar e pelve. Porém, o grupo experimental mostrou melhorias significativas no alinhamento frontal do ombro e do alinhamento sagital da cabeça e da pelve.

Embora o método tenha grande contribuição terapêutica, é importante que os exercícios sejam direcionados para o tipo de lesão e aplicados com cuidado, tendo em vista que, se mal executados, podem lesionar ou agravar a situação do indivíduo.

CONTROLE MOTOR

Um dos princípios do Pilates é o controle motor, que pode ser definido como a capacidade de regular os mecanismos essenciais para a realização do movimento.[20] Para isso, é importante que o sistema articular esteja íntegro e que haja um bom funcionamento dos sistemas nervoso e muscular. A integração desses sistemas proporciona a estabilidade do movimento.[21]

Para a manutenção de uma adequada cinemática da articulação do ombro, a integridade dos tecidos musculares é fundamental, pois além da função de força e movimento, essas estruturas também atuam como estabilizadores de todo o complexo articular. Quando não conseguem prover o suporte adequado, a biomecânica é comprometida, e complicações, como bursites, tendinites, lesões do manguito rotador e instabilidade articular, acontecem. O manguito rotador, por exemplo, tendo uma redução de 50% da sua força, aumenta em 46% a instabilidade anterior do ombro.[22]

Estudos recentes têm mostrado a importância dos músculos estabilizadores da escápula nas patologias do ombro. Afirma-se que 64% dos casos de instabilidade da articulação glenoumeral provêm da instabilidade escapular.[23,24] O movimento anormal da escápula é concomitante a um excesso de atividade do músculo trapézio superior combinado com a diminuição da ação do trapézio inferior. Assim, o equilíbrio dessa relação é importante na reabilitação do ombro.[25,26] Os programas de reabilitação atuais buscam melhorar a biomecânica responsável pela estabilização desta articulação através de protocolos de exercícios que enfatizam o treino essencialmente dos músculos escapulares. De modo que a restauração do controle muscular tem-se tornado um grande desafio.[27]

O músculo glúteo máximo é um importante estabilizador dinâmico do joelho, juntamente com o quadríceps e os demais rotadores laterais e abdutores do quadril. Pesquisas apontam que alterações nas atividades deste músculo podem afetar a articulação femoropatelar, pois a redução da sua ação levará à rotação medial e adução excessiva do fêmur. Sendo assim, haverá um aumento do ângulo Q, que é um fator determinante para causar a síndrome da dor femoropatelar (SDFP).[28,29]

Powers[30] e Nakagawa et al.[31] analisaram a ativação dos glúteos máximo e médio nas fibras posteriores em indivíduos portadores da SDFP e ambos mostraram que há uma diminuição da ativação desta musculatura nestes indivíduos, e que esta ativação é ainda menor no sexo feminino, o mais acometido pela patologia.

Em um estudo comparativo experimental, Fukuda et al.[32] verificaram que, após a intervenção, o grupo que realizou fortalecimento de joelho e quadril obteve melhores resultados na redução da dor e melhora da funcionalidade, quando comparado ao grupo que realizou apenas fortalecimento de joelho. Em outra pesquisa mais recente, Fukuda et al.[33] avaliaram sujeitos submetidos a um programa de fortalecimento da musculatura do quadril e do joelho, 3 meses, 6 meses e 1 ano após essa intervenção. Consolidando a ideia de que os músculos estabilizadores do quadril são peças-chave no tratamento fisioterapêutico da SDFP, observou-se que os participantes que realizaram fortalecimento de quadril e joelho obtiveram melhores resultados quanto à dor e funcionalidade ao longo de 1 ano, em comparação aos que receberam apenas fortalecimento de joelho.

A estabilidade da cintura pélvica e da coluna lombar tem uma grande importância no equilíbrio corporal. A pelve transmite as forças do peso da cabeça, do tronco e das extremidades superiores para os membros inferiores e as forças ascendentes destes para o tronco, enquanto a coluna lombar é a principal região do corpo responsável pela sustentação das cargas.[34] Além disso, a fáscia toracolombar também possui uma função relevante na estabilização da região lombopélvica, decorrente de suas potentes inserções musculares.[35]

Bergmark[36] propôs o conceito de que vários músculos, com diferentes funções, atuam na estabilidade lombopélvica. A hipótese é que existem dois sistemas atuando na estabilidade: o local e o global. O sistema local é formado por músculos ligados diretamente às vértebras e são responsáveis pela estabilidade e controle segmentar. As fibras que compõem estes músculos são predominantemente do tipo I, ou seja, utilizam o oxigênio como sua principal fonte de energia e são extremamente resistentes à fadiga. Tais músculos são: o multífido lombar (ML), o transverso abdominal (TA) e as fibras posteriores do oblíquo interno (OI). Já o sistema global consiste em grandes músculos produtores de torque que atuam no tronco e na coluna sem serem diretamente ligados a ela. As fibras que os compõe são principalmente do tipo II, cujo sistema de energia utilizado é anaeróbico. São eles: o reto abdominal (RA), o oblíquo externo (OE) e a parte torácica do iliocostal lombar.

Vale salientar que todos os músculos que fazem parte desses sistemas de estabilização lombopélvica integram também o princípio do *powerhouse* do método Pilates. Portanto, entende-se que Joseph já tinha conhecimento sobre a importância desta musculatura para a estabilidade da coluna e controle dos movimentos.

Grobler e Wiltse[37] definiram instabilidade segmentar vertebral como uma perda da rigidez do segmento espinhal quando uma força aplicada produz deslocamento de parte desse segmento, excedendo magnitudes encontradas em uma coluna normal. A ¨zona neutra¨, apresentada no modelo conceitual de Panjabi, é uma variável sensível na caracterização da instabilidade. Isto porque lesões, nos sistemas passivo e ativo, ocasionam aumento não fisiológico na amplitude desta zona, enquanto a atividade muscular é capaz de minimizá-la e até restaurar seus limites fisiológicos.[21]

Um movimento intervertebral excessivo ou anormal tem sido encontrado em indivíduos com dor lombar crônica, na ausência de outros achados radiológicos.[38] Nas últimas décadas, o papel da musculatura estabilizadora da coluna e sua correlação com instabilidade lombar têm sido estudado com maior ênfase através de pesquisas sistematizadas.[39,40] A estabilidade mecânica, tanto estática quanto dinâmica, é necessária para se realizarem funções fundamentais.[41]

O treinamento dos músculos transverso do abdome e do multífido lombar tem sido demonstrado em vários estudos como uma intervenção eficaz em diminuir a dor e a incapacidade funcional em pacientes com dor lombar aguda e crônica.[41]

Hodges e Richardson[42,43] investigaram pacientes com lombalgia crônica recorrente, em momentos em que a dor era remissiva. A descoberta mais consistente foi o atraso na atividade do músculo transverso abdominal com movimentos dos membros superiores e inferiores. A atividade deste músculo estava ausente no período anterior ao movimento e, portanto, não foi capaz de preparar a coluna para a perturbação resultante do movimento do membro. Em outro estudo, quando indivíduos saudáveis fizeram esforços isométricos moderados com a perna, detectou-se um recrutamento automático dos músculos abdominais, inclusive do transverso abdominal, decorrente de um aumento em sua espessura. No entanto, quando indivíduos com lombalgia crônica realizaram a mesma tarefa, o aumento na espessura do músculo foi menor.[41]

Biedermann et al.[44] examinaram os músculos multífido e ileocostal lombar em pacientes com lombalgia crônica. Os resultados demonstraram que o multífido era o músculo que apresentava os maiores níveis de fadiga nos pacientes com lombalgia, em comparação aos saudáveis. Em outro estudo comparativo de pacientes com histórico de lombalgia crônica e um grupo controle assintomático, novamente, foi apontado que os multífidos dos pacientes exibiam níveis de fadiga significativamente mais elevados.[45]

Uma pesquisa mais recente comparou biópsias intraoperatórias dos multífido de pacientes com hérnia de disco lombar, em L4-L5, nos lados acometidos e não acometidos.[46] Foi demonstrado que, no lado da lesão, o tamanho médio das fibras musculares dos tipos I e II e o nível vertebral eram significativamente menores que na região contralateral. Rantatem et al.[47] revelaram sequelas, a longo prazo, de uma atrofia da fibra muscular tipo II e alterações estruturais internas das fibras do tipo I, em pacientes submetidos a um procedimento cirúrgico para lombalgia.

A atividade dos músculos globais se comporta de forma contrária à ação deficiente dos músculos abdominais locais. Hodges et al.[48] mostraram que pelo menos um dos músculos globais teve sua atividade aumentada junto com a dor, em estudos experimentais de dor experimentalmente induzida.

Tendo em vista tudo que foi abordado sobre os músculos locais e globais, torna-se imprescindível trabalhar essa musculatura estabilizadora da coluna e o seu controle. Comumente considera-se a estabilidade lombopélvica um princípio estático. Por exemplo, uma intervenção fisioterapêutica, normalmente, visa a melhorar a estabilidade treinando os pacientes para manter uma postura de tronco estática durante o exercício. No entanto, essa é uma noção muito simplificada. O Pilates permite que o profissional pense no controle e na estabilidade como um processo dinâmico de domínio da posição estática, permitindo o movimento do tronco de forma controlada.[41]

PILATES TERAPÊUTICO NAS DISFUNÇÕES DA COLUNA

Diante do crescente número de pessoas com dor lombar, pesquisas têm sido realizadas na Austrália, para que esses indivíduos com dor não permanecessem muito tempo imobilizados.[49] A partir desses estudos o Pilates vem passando por algumas adaptações para atender as necessidades desses pacientes, já que os mesmos não podem realizar qualquer tipo de movimento. Eles necessitam de uma supervisão constante na crise e muita percepção corporal na execução dos exercícios para que não causem ou agravem uma lesão.

Existe uma variedade de intervenções fisioterapêuticas, porém as evidências científicas permanecem contraditórias e inconclusivas.[50] Essa falta de pesquisas quanto à eficácia de determinadas técnicas fisioterapêuticas direcionadas para cada tipo de paciente dificulta a tomada de decisões, tornando o tratamento sem resultados qualitativos.[51,52]

Perante esta situação, viu-se a necessidade de uma abordagem que classificasse o paciente em grupos com base em sinais e sintomas. Para isso, foram feitos estudos tanto práticos como experimentais descrevendo estes subgrupos de pacientes com base no seu quadro clínico, propondo uma intervenção mais eficiente.[53-56]

Recentemente, uma pesquisa, feita por Fritz, Cleland e Childs,[57] propõe uma classificação atualizada dos pacientes com dor lombar de acordo com sinais e sintomas. Esta classificação contém alguns critérios que auxiliam para detectar clinicamente quais são os pacientes que melhoram com determinados tratamentos e quais são esses procedimentos de intervenção (Quadro 1).

Neste contexto, surgere-se que o método Pilates seja aplicado baseando-se nos critérios da subclassificação para pacientes que se encontram dentro dos grupos de estabilização e exercícios específicos ou direcionais. De modo que os pacientes com disfunções da coluna podem ser beneficiados com um Pilates mais eficaz e terapêutico.

Quadro 1. Critérios de classificação dos pacientes com lombalgia de acordo com sinais e sintomas e procedimentos de intervenção atualizados

Classificação	Critérios da classificação atualizada	Procedimentos na versão atualizada
Manipulação	Sem sintomas distais ao joelho Início recente dos sintomas (< 16 dias) Baixo escore no questionário FABQW (< 19) Hipomobilidade da coluna lombar Rotação interna de quadril (> 35° em pelo menos um quadril)	Manipulação da região lombopélvica Exercícios de ADM ativa
Estabilização	Jovens (< 40 anos) Flexibilidade geral aumentada (pós-parto, média de amplitude de movimento do SLR > 91°) "Instability catch" ou movimentos aberrantes durante a flexão/extensão lombar Achados positivos no teste de instabilidade em prono **Para pacientes em pós-parto:** ■ Teste de provocação da dor pélvica posterior (P4), SLR ativo e Trendelemburg modificado positivos ■ Dor à palpação do ligamento sacroilíaco posterior ou sínfise púbica	Promover contração isolada e cocontração dos músculos estabilizadores profundos (multifido e transverso do abdome) Fortalecimento dos grandes músculos estabilizadores da coluna (eretores da coluna e oblíquos abdominais)
Exercícios específicos: ■ Extensão ■ Flexão ■ Inclinação lateral	Sintomas distais à nádega Sintomas centralizam c/extensão lombar Sintomas periferilizam c/flexão lombar Preferência direcional por extensão Idade avançada (> 50 anos) Preferência direcional por flexão Evidência por imagem de estenose espinal lombar Desvio visível dos ombros em relação à pelve no plano frontal Nenhum movimento centraliza os sintomas	Exercícios em final de ADM de extensão Mobilização para promover extensão Evitar atividades de flexão Mobilização ou manipulação da coluna e/ou das extremidades inferiores Exercícios para corrigir desarmonias entre força e flexibilidade Deambulação em esteira com suporte de peso Exercícios para corrigir o desvio Tração mecânica ou autotração
Tração	Sinais e sintomas de compressão de raiz nervosa Nenhum movimento centraliza sintoma	Tração mecânica ou autotração

Adaptado de Fritz et al.[57]

Exercícios de estabilização

Diante da importância do trabalho da musculatura estabilizadora, as primeiras aulas do Pilates devem ser voltadas para exercícios de controle motor, no intuito de prevenir e/ou tratar lesões da coluna. Tratando-se da coluna lombar, este treino pode ser realizado seguindo as etapas do modelo de exercícios de estabilização desenvolvido por Richardson, Hodges e Hides.[41]

Este modelo é dividido em três estágios. No primeiro, chamado de **estágio cognitivo**, é dada ênfase na estabilização segmentar local e tem como objetivo restabelecer o controle da contração sinérgica dos músculos profundos (transverso abdominal, multífido, assoalho pélvico e diafragma), independente da musculatura global.[41] Nesta etapa o paciente é educado quanto à anatomia, função, importância e forma de contração correta destas musculaturas.

O músculo transverso abdominal deve ser treinado antes do multífido, pois estudos comprovam que quando há uma contração ineficiente do primeiro, o último também se contrai de forma ineficaz, bem como a contração deste se torna 4,5 vezes mais forte se realizada com contração antecipada do TA.[58]

O treino geralmente é iniciado na posição deitada em decúbito dorsal e/ou lateral, para diminuir a ação dos músculos superficiais, mas deverá progredir para as posições sentada, em pé e em quatro apoios. É importante que se mantenha a pelve neutra, posição intermediária entre a anteversão e retroversão pélvica. Um estudo demonstrou que a ação dos músculos estabilizadores é mais eficaz se a região lombopélvica se encontra em posição neutra.[41]

O fisioterapeuta ensina ao paciente a localização dos músculos e a forma correta de contraí-los, podendo utilizar-se de comandos verbais, do *feedback* tátil (palpação) e do *feedback* visual. Uma das formas de *feedback* visual é feita com um aparelho chamado de Stabilizer®, que consiste em uma unidade pressórica formada por um apoio rígido, inflável, acompanhado de um mostrador e uma bomba de pressão.[41] Através deste aparelho pode-se monitorar a posição (estável ou instável) da região lombopélvica, durante os exercícios. O ideal é que não haja movimento desta região, portanto não há alteração na pressão exercida sobre a bolsa (Figs. 1 e 2).

No segundo estágio, chamado de **estágio associativo**, o controle segmentar é combinado com a função de sustentação de peso do tronco, da cintura e dos membros, utilizando a musculatura global estabilizadora. O objetivo é manter a contração muscular local ao mesmo tempo que, gradualmente, se progride com informações de carga pelo corpo, utilizando-se de exercícios em cadeia cinética fechada para membros inferiores, priorizando aqueles com apoio de tronco (Figs. 3 a 5).

O terceiro momento, **estágio automático**, tem como objetivo continuar a manter o controle segmentar, enquanto a carga é adicionada por meio do movimento em cadeia cinética aberta dos segmentos adjacentes. O trabalho dos músculos locais e globais é exigido de forma integrada para a realização de movimentos funcionais. Esta etapa permite exercícios de desafio e gestos esportivos, mas eles precisam ser realizados com cuidado para assegurar que não haja compensação pelos músculos mais ativos (Figs. 6 a 8).

É importante que haja uma progressão dos exercícios para evitar adaptação do sistema neuromotor. Isto é feito por estímulos diferentes em intensidades diferentes e com um planejamento dos exercícios. Saber periodizar o treino é manter-se na intensidade máxima, dentro de padrões aceitáveis pelo corpo.[59]

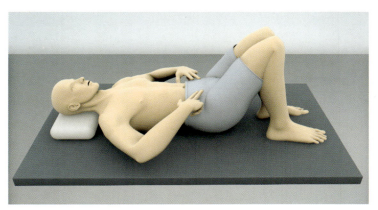

Figura 1. Palpação do músculo transverso.

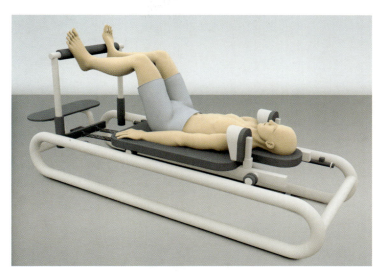

Figura 3. *Footwork no reformer.*

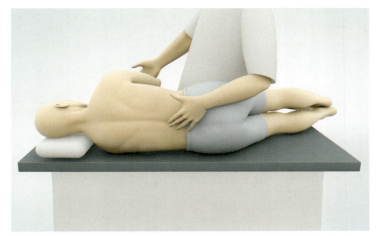

Figura 2. Palpação do multífido.

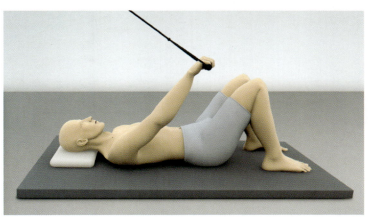

Figura 4. Extensão de ombro deitado no *cadilac.*

Periodização do treino

O conceito de periodização remete à forma planejada de divisão do treinamento em períodos com objetivos específicos e visando a um ou mais resultados finais. Esta divisão acontece levando em consideração alguns princípios que estão sempre correlacionados: adaptação, individualidade biológica, sobrecarga, progressão, transferência e destreino.[59,60]

Do ponto de vista do trabalho muscular, é importante a diferenciação entre as principais qualidades físicas que se relacionam com a função dos grupos musculares envolvidos na estabilização. São elas: a resistência muscular, que tem como característica a capacidade de resistir a movimentos repetidos; a força, que se relaciona principalmente com movimentos intensos ou mesmo com o simples gesto de levantar-se de uma cadeira sustentando o próprio peso; e a potência.[61]

Segundo Weineck,[62] potência é a combinação entre a força e a velocidade. Quanto maior a força ou a velocidade de execução, maior será a potência gerada. Esta capacidade motora está relacionada com os movimentos rápidos, que podem ser repetidos, como quando martelamos um prego ou como o movimento que utilizamos para chutar uma bola. Vale salientar que a potência, dentre os vários componentes da aptidão física, aparece de forma mais frequente nas atividades da vida diária, sendo necessária sua inclusão nos exercícios de Pilates.

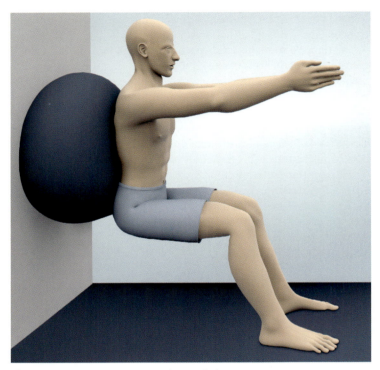

Figura 5. Agachamento na parede com bola.

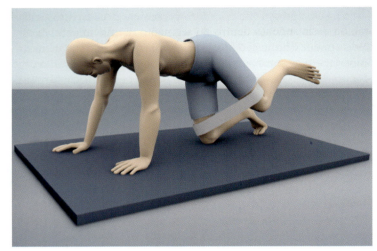

Figura 7. Glúteo médio em 4 apoios.

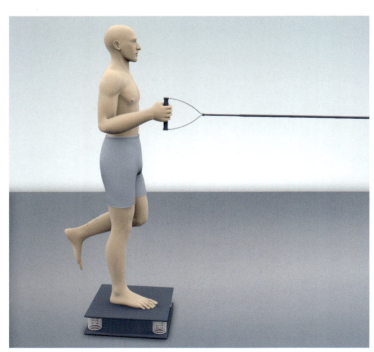

Figura 6. Remada de ombro em pé com apoio unipodal.

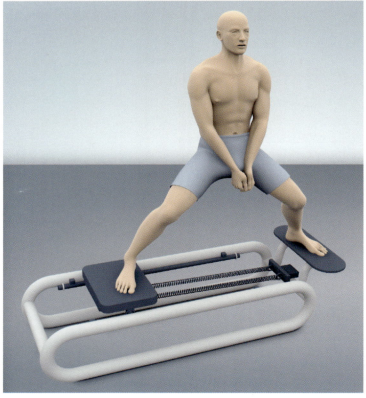

Figura 8. Abdução *no reformer* com gesto esportivo.

Exercícios direcionais

A eficácia dos exercícios para o tratamento de pacientes com lombalgia ainda é contestada, principalmente quando se fala de dor lombar aguda. Enquanto muitos estudos concluíram que os exercícios são ineficazes para esta população, outros desafiam estes resultados negativos com a justificativa de que a terapia não foi administrada de forma adequada. Uma crítica comum é que não se leva em consideração a resposta dos sintomas, ou seja, o padrão de dor dos pacientes. Quando o exercício é personalizado de acordo com a condição clínica do paciente, tende-se a obter melhores resultados. Esta lógica de tratamento constitui a base do método McKenzie.[63]

No método desenvolvido por Robin Mckenzie é realizado um exame clínico completo, incluindo exame de postura e amplitude de movimento, juntamente com a avaliação da resposta sintomática do paciente a diferentes estratégias de carga aplicada à coluna vertebral, através de movimentos específicos. Os resultados deste exame classificam a dor lombar em uma das três síndromes: síndrome de desarranjo, síndrome de disfunção, ou síndrome postural.[54]

A síndrome do desarranjo acontece quando há uma deformação mecânica causada por ruptura anatômica do disco intervertebral, ou deslocamento dentro do segmento do movimento, resultando em dor e limitação funcional. Mckenzie observou que nesta síndrome os sintomas periféricos tendem a diminuir numa direção centrípeta após a realização de posturas e exercícios de mobilidade específicos, e a pessoa evolui para uma melhora no tratamento. Ele denominou esse comportamento dos sintomas como Fenômeno da Centralização, sugerindo que a sua constatação permite um prognóstico favorável ao tratamento mecânico da coluna vertebral.[64] Atualmente, existem diversas pesquisas que comprovam a eficácia do método no tratamento da dor lombar.[63,65]

Embora os exercícios de Mckenzie não tenham o objetivo de fortalecer os músculos das costas, eles podem ser usados dentro do Pilates para orientar a escolha dos movimentos quanto à direção. Por exemplo, se um paciente apresenta aumento da irradiação para membros inferiores ao realizar flexão de tronco e uma centralização dos sintomas ao realizar extensão, é preferível que se evitem exercícios com mobilidade anterior de tronco e se priorizem exercícios de extensão e com manutenção da lordose lombar. A escolha desses exercícios direcionais ajuda a promover alívio dos sintomas periféricos e/ou evita aumento da dor decorrente de um exercício errado (Figs. 9 e 10).

Vale ressaltar que para um paciente que possui ou possuiu irradiação para membros, devem-se evitar alongamento completo do neuroeixo e exercícios de mobilização neural, a fim de não aumentar ou desencadear este sintoma. Existem alguns exercícios no Pilates que reproduzem testes neurais, como Lasegue, SLR, *slump test*. Estes exercícios geram uma maior tensão em um nervo que já está em disfunção, podendo provocar dor irradiada, portanto são contraindicados (Fig. 11).

CONCLUSÃO

Com o advento de estudos recentes, novos conceitos estão sendo adicionados aos exercícios já realizados no Pilates. No que diz respeito ao tratamento de disfunções da coluna vertebral, pode-se utilizar a classificação de pacientes com lombalgia, desenvolvida por Julie Fritz *et al.*,[57] para direcionar a aula. O enfoque desta, portanto, pode-se dar em exercícios de estabilização lombopélvica, com fortalecimento do *powerhouse*, levando em consideração a necessidade de exercícios específicos e direcionais, evitando movimentos lesivos.

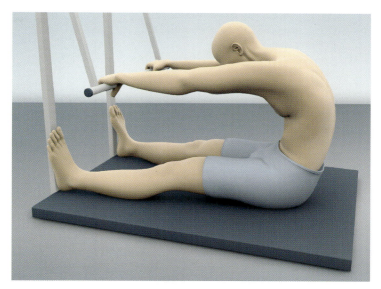

Figura 10. Mobilização anterior no *cadilac* com extensão de joelho.

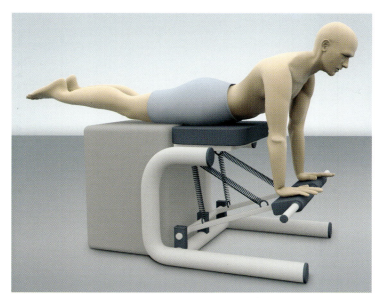

Figura 9. Extensão do tronco na cadeira em DV.

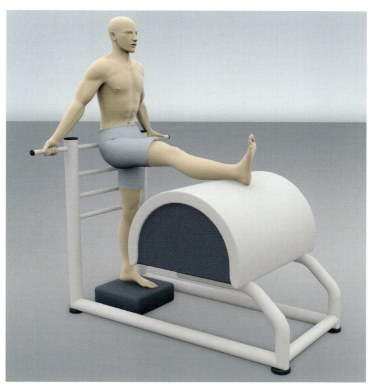

Figura 11. Alongamento de ísquios no barrel.

Para completar o tratamento, sugere-se adicionar o trabalho de capacidades motoras, como a potência, nos exercícios do Pilates tradicional. Tendo em vista que este tipo de habilidade é imprescindível para a realização das atividades diárias dos indivíduos.

Sendo assim, surge uma nova metodologia de exercícios para pacientes com lesão da coluna vertebral dentro de um estúdio de Pilates, visando à terapêutica, bem como à manutenção da melhora da situação clínica e cinético-funcional dos mesmos, reduzindo a recidiva da dor e trabalhando a prevenção de novas lesões.

REFERÊNCIAS BIBLIOGRÁFICAS

1. Gallagher SP, Kryzanowska R. *O método pilates, de condicionamento físico*. São Paulo: Competition, 2000.
2. Conceicão JS, Mergener CR. Eficácia do método Pilates no solo em pacientes com lombalgia crônica: relato de casos. *Rev Dor*, São Paulo 2012;13(4).
3. Camarão T. *Pilates com bola no Brasil*. Rio de Janeiro: Alegro, 2005.
4. Marés G, Oliveira KB, Piazza MC et al. A importância da estabilização central no método Pilates: uma revisão sistemática. *Fisioterapia em Movimento*, Curitiba 2012 Abr./June;25(2):445-51.
5. Herdman A, Selby A. *Pilates: como criar o corpo que você deseja*. São Paulo: Manole, 2000.
6. Cury VCR, Brandão MB. *Reabilitação em paralisia cerebral*. Rio de Janeiro: MedBook, 2011.
7. Siler B. *O corpo Pilates: um guia para o fortalecimento, alongamento e tonificação sem o uso de máquinas*. São Paulo: Summus, 2008.
8. Pilates JH, Miller W. *Pilates return to life through contrology*, 1945.
9. Silva ACLG, Mannrich G. Pilates na reabilitação: uma revisão sistemática. *Fisioterapia em Movimento*, Curitiba 2009 July/Set.;22(3):449-55.
10. Muscolino J, Cipriani S. Pilates and "Powerhouse" I. *J Bodywork Movement Therapies* 2004;8:15-24.
11. Costa LMR, Roth A, Noronha M. O método Pilates no Brasil: uma revisão de literatura. *Arq Catarinenses de Medicina*, Florianópolis 2012;41(3):87-92.
12. Wells C, Kolt GS, Bialocerkowski A. Defining Pilates exercise: a systematic review. *Complementary Therapies in Medicine* 2012 Aug.;20(4):253-62.
13. Levine B, Kaplanek B, Jaffe WL. Pilates training for use in rehabilitation after total hip and knee arthroplasty: a preliminary report. *Clin Orthop Relat Res* 2009 June;467(6):1468-75.
14. Altan L, Korkmaz N, Bingol U et al. Effect of pilates training on people with fibromyalgia syndrome: a pilot study. *Arch Phys Med Rehabil* 2009 Dec.;90(12):1983-88.
15. Irez GB, Ozdemir RA, Evin R et al. Integrating pilates exercise into an exercise program for 65+ year-old women to reduce falls. *J Sports Sci Med* 2011;10(1):105-11.
16. Oliveira LC, Hoshina CS, Furlan LA et al. O método Pilates no tratamento de espondilolistese traumática em L4-L5: estudo de caso. *Fisioterapia em Movimento*, Curitiba 2013 Jul./Set.;26(3):623-29.
17. Altan L, Korkmaz N, Dizdar M et al. Effect of Pilates training on people with ankylosing spondylitis. *Rheumatol Int* 2012 July.;32(7):2093-99.
18. Miyamoto GC, Costa LOP, Cabral CMN. Efficacy of the Pilates method for pain and disability in patients with chronic nonspecific low back pain: a systematic review with meta-analysis. *Braz J Physical Therapy*, São Paulo 2013 Nov./Dec.;17(6):517-32.
19. Cruz-Ferreira A, Fernandes J, Yi-Liang K et al. Does Pilates-based exercise improve postural alignment in adult women? *Women & Health*, London 2013;53(6):597-611.
20. Ferreira MC, Penido H, Aun A et al. Eficácia dos exercícios de controle motor na dor lombopélvica: uma revisão sistemática. *Fisioterapia e Pesquisa*, São Paulo 2009 Out./Dez.;16(4):374-79.
21. Panjabi MM. The stabilizing system of the spine. Part II: neutral zone and instability hypothesis. *J Spinal Disord* 1992 Aug.;5(4):390-96.
22. Buteau JL, Eriksrud O, Hasson SM. Rehabilitation on a glenohumeral instability utilizing the body blade. *Physiother Theory Pract* 2007;23(6):333-49.
23. Ludewig P, Cook T. Alterations in shoulder kinematics and associated muscle activity in people with symptoms of shoulder impingement. *Phys Ther* 2000;80(3):276-91.
24. McClure PW, Bialker J, Neff N et al. Shoulder function and 3-dimensional kinematics in people with shoulder impingement syndrome before and after a 6-week exercise program. *Phys Ther* 2004;84(9):832-48.
25. Cools A, Witvrouw E, Declercq G et al. Evaluation of isokinetic force production and associated muscles activity in the scapular rotators during a protraction-retraction movement in overhead athletes with impingement symptoms. *Br J Sports Med* 2004;38:64-68.
26. Cools AM, Dewitte V, Lanszweert F et al. Rehabilitation of scapular muscles balance which exercises to prescribe? *Am J Sports Méd*, Chicago 2007;35:1744-51.
27. Burkhart S, Morgan C, Kibler W. The disabled shoulder: spectrum of pathology. Part III: The SICK scapula, scapular dyskinesis, the kinetic chain, and rehabilitation. *Artroscopy* 2003;641-61.
28. Aliberti S, Costa MSX, Sacoo ICN et al. Influence of patellofemoral pain syndrome on plantar pressure in the footrollover process during gait. *Clinics*, São Paulo 2011;66(3):367-72.
29. Nakagawa TH, Muniz TB, Baldon RM et al. Abordagem funcional dos músculos do quadril no tratamento da síndrome da dor femoro-patelar. *Fisioterapia em Movimento*, Curitiba 2008 Jan./Mar.;21(1):65-72.
30. Powers CM. The influence of altered lower extremity kinematics on patellofemoral jointdysfunction: a theoretical perspective. *J Orthop Sports Phys Ther* 2003;33(11):639-46.
31. Nakagawa TH, Moriya ETU, Maciel CD et al. Trunk, pelvis, hip, and knee kinematics, hip strength, and gluteal muscle activation during a single-leg squat in males and females with and without patellofemoral pain syndrome. *J Orthop Sports Phys Ther*, Alexandria 2012 June;42(6):491-501.
32. Fukuda TY, Rossetto FM, Magalhães E et al. Short- term effects of hip abductors and lateral rotators strengthening infemales with patellofemoral pain syndrome: a randomized controlled clinical trial. *J Orthop Sports Phys Ther* 2010 Nov.;40(11):736-42.
33. Fukuda TY, Melo WP, Zaffalon PM et al. Hip posterolateral musculature strengthening in sedentary women with Patellofemoral Pain Syndrome: a randomized controlled clinical trial with 1-Year follow-up. *J Orthop Sports Phys Ther* 2012 Oct.;42(10):823-30.
34. Hall CM, Brody LT. *Exercício terapêutico: na busca da função*. Rio de Janeiro: Guanabara Koogan, 2001.
35. Vleeming A, Goudzar AP, Stoeckart R. The posterior layer of the toracolumbar fascia: its function in load transfer from spine to legs. *Spine* 1995;20(7):753-58.
36. Bergmark A. Stability of the lumbar spine. *Acta Orthopedic Scandanivica* 1989;60:1-54.
37. Grobler LJ, Wiltse LL. Classification, non-operative, and operative treatment of spondylolistesis. In: Frymoyer JW. *The adult spine; principles and practice*. New York: Raven, 1991;2:1655-93.
38. Lindgren K, Sihvonen T, Leino E et al. Exercise therapy effects on functional radiographic findings and segmental electromyographic activity in lumbar spineinstability. *Arch Phys Med Rehabil* 1993;74:933-39.
39. Ng JK, Richardson CA, Kippers V et al. Relationship between muscle fiber composition and functional capacity of back muscles in healthy subjects and patinets with back pain. *J Orthop Sports Phys Ther* 1998;27(6):389-402.
40. O'Sullivan PB, Twomey L, Allison GT. Altered abdominal muscle recruitment in patients with chronic back pain following a specific exercise intervention. *J Orthop Sports Phys Ther* 1998;27(2):114-24.
41. Richardson C, Hodges PW, Hides J. *Fisioterapia para estabilização lombopélvica: um sistema de controle motor para tratamento e prevenção da lombalgia*. São Paulo: Phorte, 2011.
42. Hodge SPW, Richardson CA. Inefficient muscular stabilisation of the lumbar spine associated with low back pain: a motor control evolution of transversus abdominais. *Spine* 1996;21:2640-50.
43. Hodges PW, Richardson CA. Delayed postural contraction of transversus abdominais in low back pain associated with movement of the lower limbs. *J Spinal Disord* 1998;11:46-56.
44. Biedermann HL, Shanks GL, Forrest WL et al. Power spectrum analysis of electromyographic activity: discriminators in the differential assessment of patients with chronic low back pain. *Spine* 1991;16:1179-85.
45. Roy SH, Deluca CL, Casavant DA. Lumbar muscle fatigue and chronic low back pain. *Spine* 1989;14:992-1001.

46. Yoshihara K, Shirai Y, Nakayama Y et al. Histological changes in the multifidus muscle in patients with lumbar intervertebral disc herniation. *Spine* 2001;26:622-26.
47. Rantanem J, Hurme M, Falk B et al. The lumbar multifidus muscle five years after surgery for a lumbar intervertebral disc herniation. *Spine* 1993;18:568-74.
48. Hodges PW, Moseley GL, Gabrielsson AH et al. Experimental muscle pain changes feedforward postural responses of the trunk muscles. *Exp Brain Res* 2003 July;151(2):262-71.
49. Hides JA, Richardson CA, Jull GA. Multifidus muscle recovery is not automatic after resolution of acute, first-episode low back pain. *Spine* 1996;21(23):2763-69.
50. Koes BW, Van Tulder MW, Thomas S. Diagnosis and treatment of low back pain. *BMJ* 2006;332:1430.
51. Li LC, Bombardier C. Physical therapy management of low back pain: an exploratory survey of therapist approaches. *Phys Ther* 2001;81(4):1018-28.
52. Mikhail C, Korner-Bitensky N, Rossignol M et al. Physical therapists' use of interventions with high evidence of effectiveness in the management of a hypothetical typical patient with acute low back pain. *Phys Ther* 2005;85(11):1151-67.
53. Binkley J, Finch E, Hall J et al. Diagnostic classification of patients with low back pain: report on a survey of physical therapy experts. *Phys Ther* 1993;73(3):138-50.
54. McKenzie RA, May S. *The lumbar spine: mechanical diagnosis and therapy.* 2nd ed. Waikanae: Spinal, 2003.
55. Riddle DL. Classification and low back pain: a review of the literature and critical analysis of selected systems. *Phys Ther* 1998;78(7):708-37.
56. Van Dillen LR, Sahrmann SA, Norton BJ et al. Reliability of physical examination items used for classification of patients with low back pain. *Phys Ther* 1998;78(9):979-88.
57. Fritz J, Cleland J, Childs J. Subgrouping patients with low back pain: evolution of a classification approach to physical therap. *J Orthop Sports Phys Ther* 2007;37(6):290-302.
58. Hides J, Stanton W, Mendis MD et al. The relationship of transversus abdominis and lumbar multifidus clinical muscle tests in patients with chronic low back pain. *Man Ther* 2011 Dec.;16(6):573-77.
59. Minozzo FC, Lira CAB, Vancini LR. Periodização de treinamento de força: uma revisão crítica. *Rev Bras Ciência e Movimento* 2008;16(1).
60. Dantas EHM. *A prática da preparação física.* 3. ed. Rio de Janeiro: Shape, 1995.
61. Barbanti VJ. *Treinamento desportivo: as capacidades motoras.* São Paulo: Manole, 2010.
62. Weineck J. *Treinamento ideal. Instruções técnicas sobre o desempenho fisiológico, incluindo considerações específicas de treinamento infantil e juvenil.* 9. ed. São Paulo: Manole, 2003.
63. Machado LA, Maher CG, Herbert RD et al. The effectiveness of the McKenzie method in addition to first-line care for acute low back pain: a randomized controlled trial. *BMC Med* 2010 Jan.;8(10).
64. Werneke M, Hart DL. Centralization phenomenon as a prognostic factor for chronic low back pain and disability. *Spine* 2001 Apr.;26(7):758-64.
65. Garcia AN, Gondo FLB, Costa RA et al. Efeitos de duas intervenções fisioterapêuticas em pacientes com dor lombar crônica não-específica: viabilidade de um estudo controlado aleatorizado. *Rev Bras Fisioterapia*, São Carlos 2011 Set./Out.;15(5):420-27.

REEDUCAÇÃO POSTURAL GLOBAL NO ESPORTE

Nathassia Eunice Gusmão Orestes

■ *STRETCHING* GLOBAL ATIVO (SGA) – REEDUCAÇÃO POSTURAL GLOBAL NO ESPORTE

Ao longo dos anos, nosso corpo passa por transformações e até mesmo os esportistas não estão livres de terem problemas de postura. Os praticantes de atividade física correm um risco muito grande de terem algum desvio de postura por não fazerem do alongamento uma prática constante nos treinamentos e, consequentemente, adquirirem maus hábitos posturais, que podem levar a alterações posturais, muitas vezes não aparente. Atualmente, as alterações posturais são consideradas problemas de saúde pública, pois apresentam alta incidência, o que é um fator preocupante, porque pode levar a incapacidades futuras.[1]

A boa postura é definida como uma situação em que cada segmento corporal tem seu centro de gravidade orientado verticalmente sobre os segmentos adjacentes, de modo que suas posições sejam interdependentes,[2] gerando menor gasto de energia.[3] Na situação de alinhamento corporal adequado, as estruturas musculoesqueléticas estão equilibradas, portanto menos propensas a lesões ou deformidades.[4] O desgaste sofrido pelo corpo humano, graças às próprias atividades da vida diária e profissional, pode ser agravado pela adoção de posturas inadequadas, que ocasionam uma sobrecarga nas estruturas de suporte.[5] Os mecanismos pelos quais as alterações posturais podem levar à dor podem ser a pressão sobre uma raiz nervosa, a tensão nas estruturas que contêm terminações nervosas, espasmos musculares, encurtamentos adaptativos, instabilidade articular entre outras.[6]

■ ALONGAMENTO MUSCULAR E A REEDUCAÇÃO POSTURAL GLOBAL (RPG®)

Todos os músculos do corpo estão continuamente sendo remodelados para se adaptarem à função que devem desempenhar. Seus diâmetros são modificados, bem como seus comprimentos e forças, e até mesmo os tipos de fibras que se compõem são alterados, pelo menos em grau moderado. Esse processo de remodelação é, muitas vezes, bastante rápido, ocorrendo dentro de poucas semanas. Na verdade, experimentos mostraram que, até nas condições normais, as proteínas contráteis dos músculos podem ser inteiramente renovadas em apenas duas semanas.[7]

O alongamento muscular promove o aumento de sarcômeros em série. Nesse sentido, o aumento de força muscular em função do alongamento deve-se possivelmente à melhor interação entre os filamentos de actina e miosina, em virtude do aumento do comprimento funcional do músculo.[8,9] Quando o comprimento da fibra muscular é cronicamente alterado, o número de sarcômeros se ajusta no sentido de compensar essa mudança.[10] Entretanto, não se conhece a extensão dessa adaptação, mas considera-se que tais mudanças no comprimento do músculo refletirão em sua capacidade funcional.

O alongamento é um recurso utilizado tanto em programas de reabilitação como em atividades esportivas, sendo útil na prevenção de lesões e no aumento da flexibilidade.[11] As fibras musculares são incapazes de alongar-se por si só, sendo necessária uma força externa aplicada ao músculo.

Diversos são os métodos e técnicas descritos com o objetivo de promover o alongamento muscular, sendo o estático o mais utilizado para se obter aumento da flexibilidade e relaxamento e utiliza exercícios que podem ser realizados de forma isolada ou de maneira global, envolvendo diversos segmentos simultaneamente. Durante o alongamento estático, a tensão criada nos grupos musculares é de baixa intensidade, permitindo conforto ao paciente/atleta e eficácia ao tratamento.[12]

O método de alongamento muscular ativo, descrito originalmente em 1987,[13] aplica posturas ativas e simultâneas, isométricas em posições excêntricas dos músculos da estática aplicadas em decoaptação articular progressiva – diz-se contração isométrica quando o músculo não se encurta durante a contração, e sim contra um transdutor de força, sem encurtar seu comprimento.[7,14,15] Alonga em conjunto os músculos antigravitários, os rotadores internos e os inspiratórios e foi com base na compreensão das cadeias musculares posturais, sendo denominado de Reeducação Postural Global® (RPG®).[13-15]

A RPG® é essencial para atletas iniciantes ou profissionais, visto que os mesmos desenvolvem lesões relacionadas com sua prática esportiva, e o objetivo da técnica é também minimizar ao máximo as consequências do esporte praticado. A RPG® no esporte tem um papel fundamental para reduzir os traumas e lesões e para aumentar a *performance* do atleta.

■ CADEIAS MUSCULARES E FAMÍLIAS DE POSTURAS

A técnica preconiza a utilização de posturas específicas para o alongamento de músculos organizados em cadeias musculares, compostas pela **cadeia mestra anterior** (mm. pré-vertebrais, mm. intrínsecos da deglutição, sistema suspensor do diafragma e diafragma, fáscia cervicotoracoabdominal pélvica, m. iliopsoas, mm. adutores pubianos, mm. dorsiflexores, m. extensor comum dos dedos e m. extensor próprio do hálux) (Fig. 1A); **cadeia mestra posterior** (mm. cibernéticos, mm. paravertebrais, mm. glúteos máximo, médio e mínimo, mm. pelvitrocanterianos, mm. isquiotibiais, m. poplíteo, m. tríceps sural e mm. plantares) (Fig. 1B); **cadeia inspiratória** (diafragma, m. esternocleidomastóideo, m. subclávio, mm. escalenos, mm. paravertebrais, m. trapézio superior, m. elevador das escápulas, mm. peitoral maior e menor, m. serrátil e m. grande dorsal) (Fig. 1C); além das **cadeias adjacentes** (cadeia anterior de braço, cadeia anterointerna de ombro, cadeia superior de ombro, cadeia anterointerna do quadril e cadeia lateral do quadril).[16,17]

O alongamento dessas cadeias proporciona o posicionamento correto das articulações e o fortalecimento dos músculos, que corrigem disfunções, não só da coluna vertebral, como também de outras articulações.[16]

São oito famílias de posturas, divididas em abertura e fechamento da articulação coxofemoral. São descritas como "rã no chão com braços abertos ou fechados", "em pé contra a parede" e "em pé

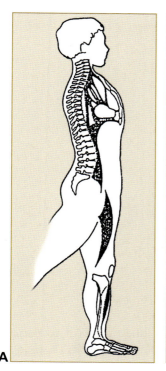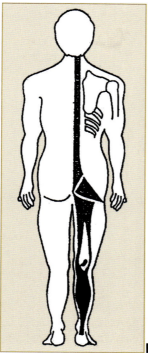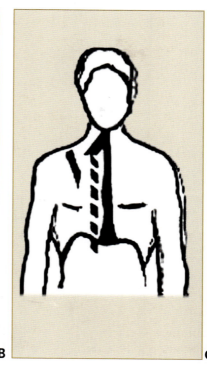

Figura 1. Principais cadeias da RPG®. Cadeias mestras: (**A**) anterior; (**B**) posterior e (**C**) inspiratória, respectivamente. Fonte: Fundamentos do SGA – RPG a Serviço do Esporte.[17]

no centro" as posturas de abertura e, "rã no ar com braços abertos ou fechados", "postura sentada" e "em pé com inclinação anterior" (bailarina) as posturas em fechamento de coxofemoral[18] (Fig. 2).[19,20] As posturas em decúbito permitem melhor abordagem manual do fisioterapeuta, e as posturas em carga são mais ativas e proprioceptivas. Sempre se inicia o trabalho em posições de menor tensão da cadeia em questão, evoluindo no grau de alongamento, respeitando a condição individual de cada paciente, até chegar ao máximo de evolução. No término da sessão, o(a) paciente é colocado(a) em pé, onde os desequilíbrios são corrigidos manualmente pelo fisioterapeuta e ativamente pelo(a) paciente para integração das correções no que se refere ao esquema corporal.[21]

A escolha da postura se faz com base no interrogatório, no exame da morfologia e em diversos testes de amplitude articular. Cada vez que o paciente apresenta incômodo, dor ou rigidez, o terapeuta, obrigatoriamente, utilizará a postura que revelará esses problemas.

Aplicadas de maneira lenta e prolongada, de forma que se aproveite ao máximo o efeito de fluagem, as posturas da RPG® são feitas em aspiração articular, sobretudo quando existe dor. O fato de estirar longamente o músculo permite, ainda, reequilibrar o tônus.[17] Esse alongamento é aliado a esforço físico excêntrico para a manutenção da postura, caracterizando uma forma ativa de alongamento. Além disso, atua de forma integrada sobre as cadeias, possibilitando adaptações que permitem a melhora da flexibilidade e da força.

Embora a técnica seja muito difundida em países, como Brasil, França, Itália e Espanha, poucos estudos são encontrados sobre a RPG®.[19,22-28]

■ *STRETCHING* GLOBAL ATIVO (SGA) E SEUS PRINCÍPIOS

Buscando um método mais adaptado à realidade desportiva, foi criado o *Stretching* Global Ativo (SGA), que constituiu um método grupal e consiste em autoposturas, de modo a melhorar o rendimento muscular, assim como prevenir lesões, com base nos mesmos princípios da Reeducação Postural Global®, criado por Phillippe Souchard.[17]

As posturas propostas são particularmente adaptadas aos problemas dos desportistas, que necessitam de amplitudes articulares importantes, ultrapassando a esfera daqueles que se busca na reeducação postural.

O SGA tem cinco princípios básicos que o distinguem do alongamento convencional. São eles:

1. **Cadeias musculares:** os músculos existem na forma de cadeias musculares, princípio que irá implicar que o alongamento realizado seja tão global quanto a natureza da cadeia a ser alongada.
2. **Tridimensionalidade:** cada músculo tem diversas fisiologias, ou seja, cada músculo realiza diversas ações musculares, o que implica que seja necessário alongar o músculo em todas as suas ações simultaneamente.
3. **Viscoelasticidade:** o conceito do material viscoelástico, ou seja, a fluagem muscular (capacidade permanente de um músculo) está dependente do produto da força pelo tempo de alongamento, divididos ao coeficiente de elasticidade, portanto o alongamento deve depender de um tempo mínimo, que, no caso do alongamento global é superior ao tempo de alongamento que é convencionalmente utilizado em outras técnicas.
4. **Trabalho muscular ativo:** o alongamento no SGA deverá ser realizado por meio do trabalho ativo e excêntrico da musculatura a ser alongada.
5. **Respiração:** o diafragma, em conjunto com outros músculos acessórios da inspiração, constitui uma cadeia muscular lordosante, sinérgica de todas as outras cadeias de músculos estáticos e posturais, portanto, o alongamento só é globalmente possível se for acompanhado do relaxamento/alongamento do diafragma. Para isso todos os alongamentos devem ser realizados em expiração máxima".[17,20]

■ IMPORTÂNCIA DA FLEXIBILIDADE E DA RESPIRAÇÃO

Com base nesses princípios, podemos afirmar que o alongamento convencional consiste em estiramentos segmentares, passivos, sem contração, enquanto o SGA consiste no estiramento das cadeias musculares, sendo ativos, com contração excêntrica e padrão respiratório, promovendo um aumento da flexibilidade muscular.[29]

Quando um músculo perde sua flexibilidade normal, ocorre uma alteração na relação comprimento-tensão, incapacitando-o de

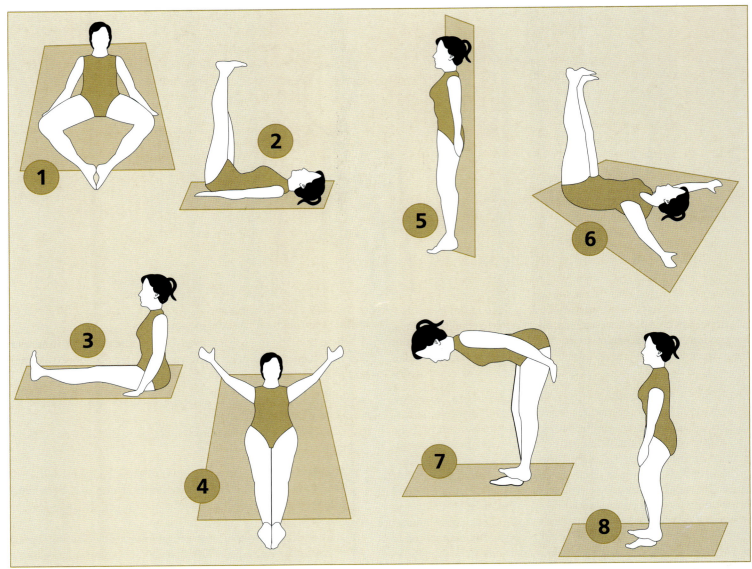

Figura 2. Posturas clássicas da RPG: 1. rã no chão com braços abertos; 2. rã no ar com braços fechados; 3. sentada; 4. rã no chão com braços abertos; 5. em pé na parede; 6. rã no ar com braços abertos; 7. em pé com inclinação anterior (Bailarina); 8. em pé no centro. Fonte: O Método Mézières ou a Revolução na Ginástica Ortopédica: O Manifesto Antidesportivo ou a Nova Metodologia de Treino. Rev. de Desporto e Saúde, 2008.[19]

produzir um pico de tensão adequado, graças às modificações de proteínas contráteis e do metabolismo das mitocôndrias, resultando em diminuição do número de sarcômeros e aumento na deposição de tecido conectivo, levando ao encurtamento muscular e limitação da mobilidade articular.[9]

A flexibilidade muscular é definida como a capacidade de o músculo alongar-se, permitindo que uma ou mais articulações em série se movam através da sua amplitude de movimento (ADM) e é reconhecida como uma qualidade motora indispensável a qualquer prática esportiva, tendo um importante papel na função neuromuscular, sendo responsável pela manutenção de uma amplitude de movimento adequada das articulações, onde os hábitos posturais podem ser determinados por essa limitação da amplitude e da extensibilidade dos músculos. Mesmo sendo específico para cada modalidade esportiva, o treino de flexibilidade possibilita uma eventual diminuição da incidência de lesões musculares, o relaxamento muscular, e permite ainda o aumento da velocidade e da *performance* do gesto esportivo.[29,30]

Para alguns autores, tanto a flexibilidade quanto a força dependem de diversos fatores. A flexibilidade depende de medidas antropométricas dos indivíduos, de fatores genéticos, da composição e mecânica corporal e de alguns fatores hormonais. A força, além de depender da composição mecânica articular, muscular, ligamentar e da composição corporal, depende ainda do tipo de contração realizada (concêntrica, excêntrica ou isométrica), do segmento corporal, do sistema de alavancas, do tipo de movimento e da proporção de massa corporal magra.[31]

O treinamento intenso e repetitivo dos atletas proporciona hipertrofia muscular e diminuição da flexibilidade, podendo levar a alterações posturais e desequilíbrio entre a musculatura antagonista nos esportistas, gerando compensações. O atleta sofre um processo de adaptação orgânica, como desvios posturais e alterações musculoesqueléticas, que resulta em efeitos deletérios para a postura, o que, adicionado a gestos específicos da modalidade e erros na técnica de execução dos movimentos, pode aumentar a prevalência de lesões durante os exercícios.[31]

Os atletas, pelo fato de possuírem intensa atividade física, desenvolvem muita tensão nos extensores do tronco, e isso acontece decorrente de todo o trabalho de força muscular. Dessa maneira, será criada uma hegemonia de tensão da musculatura postural, ou seja, o trabalho desportivo irá supersolicitar o trabalho postural, levando a maioria dos atletas a um encurtamento da musculatura extensora do tronco, dando a falsa impressão de estarem com a postura correta. Ou seja, a grande maioria dos atletas possui o tal aspecto hegemonicamente belo, à custa de uma deformidade (ou retração muscular) em retificação ou lordose dorsal. Talvez isso explique que estes mesmos atletas "direitinhos" sejam altamente vulneráveis a dorsalgias e cervicalgias, assim como o aparecimento de hérnias discais.[20]

Embora a capacidade respiratória seja alvo de pouca preocupação no desempenho dos tipos de provas atléticas, adquire suma importância para o desempenho máximo dos eventos de resistência.[7]

Geralmente, as alterações na mecânica respiratória são decorrentes do encurtamento excessivo da musculatura inspiratória, e as principais causas desse encurtamento são: agressões neuropsíquicas (estresse), aumento do volume da massa visceral, postura inadequada, patologias respiratórias, fraqueza muscular e envelhecimento.[14]

Segundo estudos, todas as posturas do método de RPG® e SGA permitem o alongamento da cadeia muscular respiratória, pois estas interferem diretamente na flexibilidade dos músculos respiratórios.[24] Geralmente, as alterações na mecânica respiratória são decorrentes do encurtamento excessivo da musculatura inspiratória, que, quando encurtada, bloqueia o tórax, freia a respiração, limita a ventilação e comprime as articulações. Os músculos devem ser flexibilizados pela insistência da expiração.[17,27]

Tanto nas posturas da RPG® quanto do SGA é essencial insistir na expiração profunda, e todo desportista sabe bem o quanto uma boa ventilação é fundamental.[17] Alguns estudos mostram que o aumento das pressões respiratórias máximas e da expansibilidade torácica reforça a importância da postura escolhida, favorecendo o equilíbrio entre a lordose lombar, os músculos transversos do abdome (relacionados com a manutenção da pressão intra-abdominal), a mobilidade do diafragma torácico (relacionada com as variações de pressão intra-abdominal) e o eixo de rotação das articulações coxofemorais.[24,27,28]

■ APLICAÇÃO PRÁTICA DAS AUTOPOSTURAS

A simultaneidade das correções é a única forma de evitar as insuficiências das correções analíticas.

Vale lembrar, mais uma vez, que somente as trações globais são eficazes, ou seja, todas as compensações devem ser corrigidas ao mesmo tempo, ligadas ao estiramento de uma cadeia muscular.

Os estiramentos realizados nas autoposturas, por serem prolongados, permitem uma eficácia maior, diminuindo, assim, riscos de movimentos bruscos e rápidos de flexibilização.

Cada autopostura "esportista" deve ser mantida, idealmente, por cerca de dez minutos, embora tudo dependa do tipo de treinamento, da resistência e da sensibilidade de cada atleta.

As autoposturas devem ser realizadas antes de qualquer treinamento base de aquecimento, uma vez que com os músculos "frios" as posturas de estiramento são mais eficazes e podem ser realizadas diariamente, sem inconvenientes. Elas devem ser realizadas em superfície rígida, principalmente nas posturas deitadas.

É sempre mais eficaz realizar apenas uma autopostura bem feita e de forma prolongada, do que duas de forma rápida.

Os músculos inspiratórios, por serem estáticos, devem ser flexibilizados pela insistência da expiração prolongada em todas as posturas.

É preciso resistir ligeiramente ao estiramento imposto (através da contração isométrica em posição excêntrica). Essa contração deve ser fraca, de modo que os músculos não vençam o estiramento e nem se aproximem das suas extremidades.

Esse trabalho ativo é indispensável, já que a rigidez muscular não está ligada unicamente à retração do tecido conectivo, mas também à hipertonicidade dos fusos neuromusculares.

Como o SGA impede compensações, é normal que, durante as autoposturas de alongamento, dores antigas apareçam. Nesse momento é necessário manter a tensão por alguns instantes, sem forçar, e insistir na expiração até que as mesmas desapareçam. Caso isso não ocorra, é recomendado que um RPGista seja consultado, para uma avaliação individual e mais detalhada.[17]

A seguir podemos observar como são feitas, na prática, as autoposturas.

Autoposturas da cadeia mestra posterior

Estas posturas trabalham no alongamento da cadeia mestra posterior, juntamente com as cadeias adjacentes. De acordo com o grau de dificuldade, são elas:

Autopostura rã no ar, braços abertos (Fig. 3)

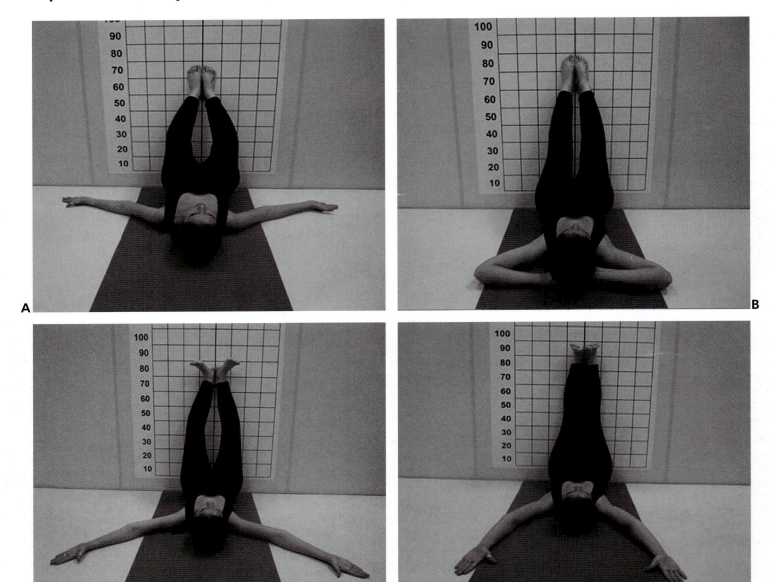

Figura 3. Progressão da postura. (**A**) Deitada em decúbito dorsal, as pernas dobradas e joelhos flexionados, nádegas contra a parede, com o sacro apoiado no chão. Expiração profunda, soltando o ar pela boca, descendo o tórax e enchendo a barriga de ar. (**B**) Alongar manualmente a nuca, apoiando a parte posterior do crânio no chão. (**C**) Os braços devem ser reposicionados, cerca de 45° do corpo, com cotovelos estendidos e palmas das mãos viradas para cima. (**D**) À medida que as pernas vão esticando (alongando), os braços vão abrindo, desenrolando os ombros. Deve-se evitar o bloqueio da respiração, para que não haja compensações com a coluna e ombros. Caso necessário, o treinador/professor/fisioterapeuta do atleta poderá ajudar na manutenção da postura.

CAPÍTULO 34 ■ TÉCNICAS DE REABILITAÇÃO NO ESPORTE   425

Autopostura rã no ar, braços fechados, com insistência sobre os membros inferiores (Fig. 4)

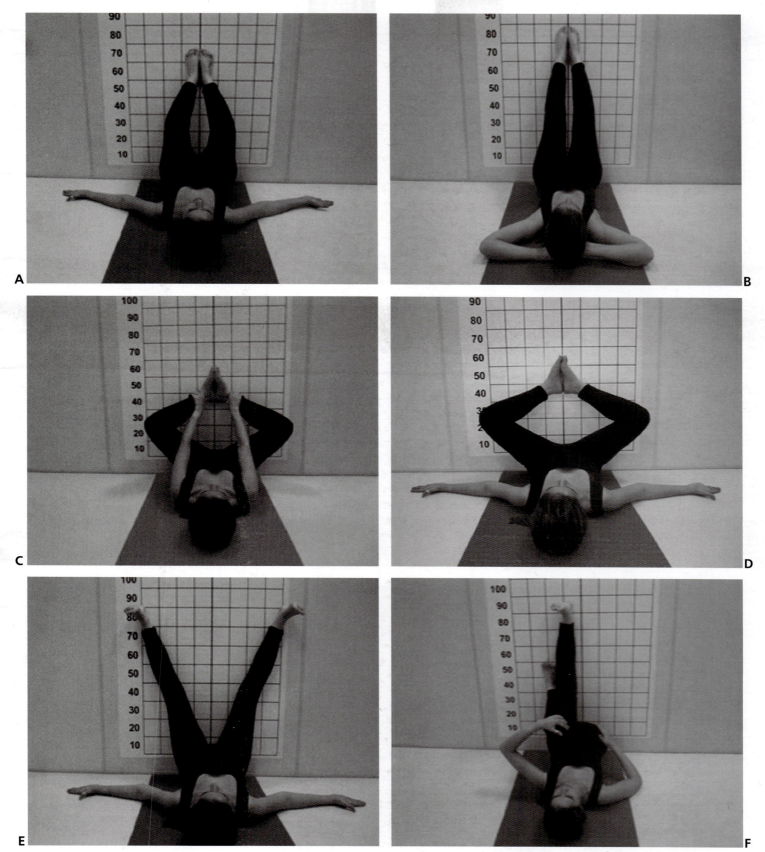

Figura 4. Progressão da postura. (**A**) Deitada em decúbito dorsal, pernas dobradas e joelhos flexionados, nádegas contra a parede, com o sacro apoiado no chão. Expiração profunda, soltando o ar pela boca, descendo o tórax e enchendo a barriga de ar. (**B**) Alongar manualmente a nuca, apoiando a parte posterior do crânio no chão. (**C**) Dobrar os joelhos em rotação externa, com os pés unidos (planta contra planta). (**D**) Recolocar os braços a 45°, com cotovelos estendidos e palmas das mãos viradas para cima, desenrolando os ombros. (**E**) Estender as pernas progressivamente, em abertura, fazendo dorsiflexão com os pés. (**F**) Poderá insistir na progressão, cruzando ao máximo o joelho, sem rodar o quadril. O mesmo deverá ser feito com a outra perna.

Autopostura sentada (Fig. 5)

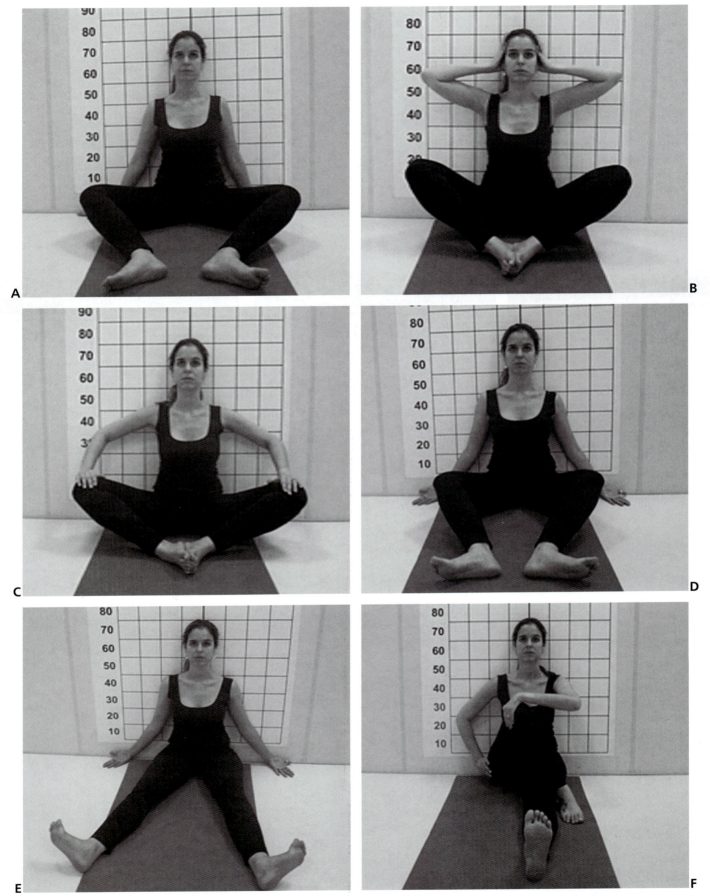

Figura 5. Progressão da postura. (**A**) Sentada contra a parede, joelhos flexionados e rodados externamente, nádegas encostadas na parede, solas dos pés unidas. Braços encostados na parede, ombros desenrolados. Expiração profunda, soltando o ar pela boca, descendo o tórax e enchendo a barriga de ar. (**B**) Tracionar manualmente a nuca, apoiando a parte posterior do crânio na parede. (**C**) Realizar insistência pessoal sobre a abertura do joelho. (**D** e **E**) Estender progressivamente os joelhos, virando as pontas dos pés para si. (**F**) Poderá progredir com o cruzamento ao máximo do joelho, sem rodar o quadril. Repetir com a outra perna. Todas as correções devem ser feitas ao mesmo tempo, insistindo sobre a expiração profunda.

Autopostura de pé, inclinada para frente – bailarina (Fig. 6)

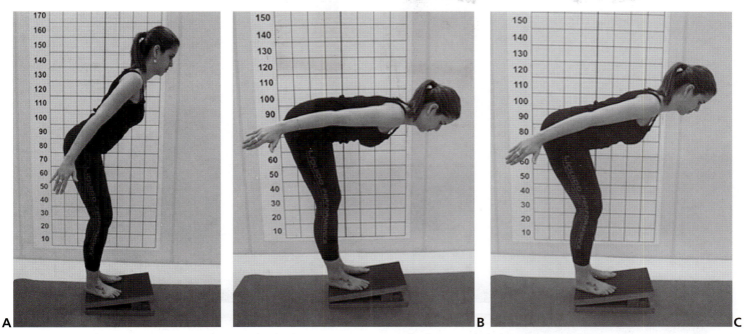

Figura 6. Progressão da postura. (**A**) Com uma prancha de alongamento ou uma toalha firme enrolada (cerca de 8 cm) debaixo dos antepés, retificar as costas, alinhar a cabeça, região dorsal e quadril. Braços ao longo do tronco, ombros relaxados. Expiração profunda. (**B**) Lentamente, girar os joelhos para fora. Progressivamente os joelhos vão se estendendo e mantendo-os sempre em rotação externa, inclinando o tronco para frente, mantendo alinhamento de dorso e quadril. (**C**) Intenção é estender os joelhos ao máximo (formando um ângulo de 90° entre membros inferiores e tronco).

Autoposturas da cadeia mestra anterior

Estas posturas agem sobre o alongamento da cadeia mestra posterior, juntamente com as cadeias adjacentes. De acordo com o grau de dificuldade, são elas:

Autopostura rã no chão (Fig. 7)

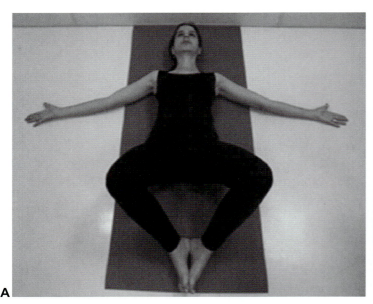
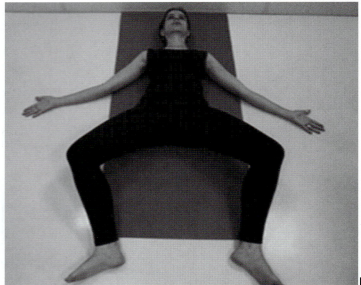
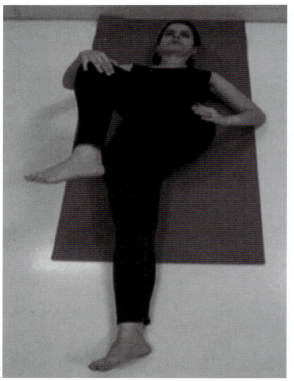
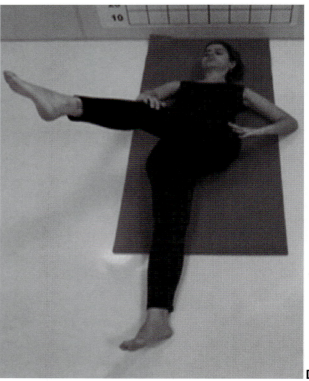

Figura 7. Progressão da postura. (**A**) Deitada em decúbito dorsal, pernas dobradas, joelhos flexionados e em rotação externa com os pés unidos (planta contra planta). Expiração profunda, soltando o ar pela boca, descendo o tórax e enchendo a barriga de ar. Alongar manualmente a nuca, apoiando a parte posterior do crânio no chão. Recolocar os braços a 45°, com cotovelos estendidos e palmas das mãos viradas para cima, desenrolando os ombros. (**B**) Estender as pernas progressivamente, em abertura, fazendo dorsiflexão com os pés. (**C** e **D**) Poderá insistir na progressão, cruzando ao máximo o joelho, sem rodar o quadril e estender o joelho com ponta do pé voltada para si. O mesmo deverá ocorrer com a outra perna.

Autopostura rã no chão com braços abertos (Fig. 8)

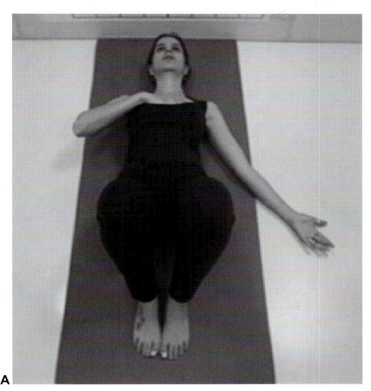
A

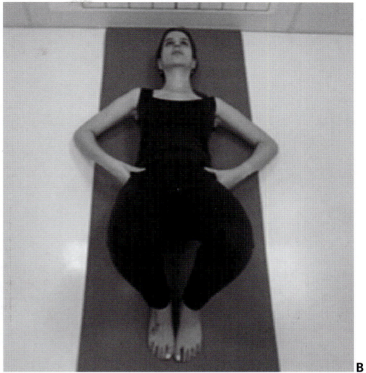
B

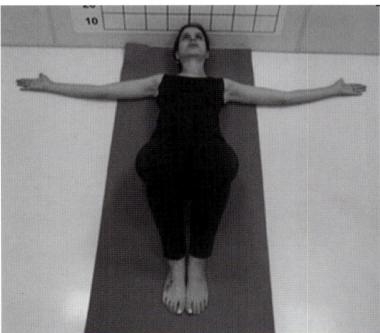
C

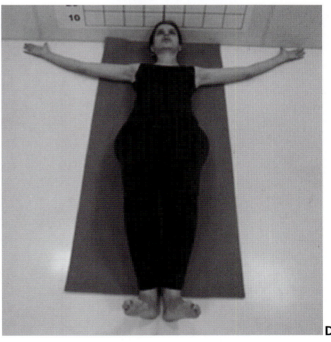
D

Figura 8. Progressão da postura. (**A**) Deitada em decúbito dorsal, pernas dobradas e joelhos flexionados. (**B**) Realizar báscula de quadril, pela ação combinada dos abdominais e das mãos, apoiando bem a região lombar no chão. Expiração profunda, soltando o ar pela boca, descendo o tórax e enchendo a barriga de ar. Alongar manualmente a nuca, apoiando a parte posterior do crânio no chão. (**C**) Colocar braços a cerca de 90°, cotovelos estendidos, palmas das mãos viradas para cima e ombros desenrolados. (**D**) Abrir os braços progressivamente, sem bloquear a respiração ao mesmo tempo em que estende as pernas, fazendo dorsiflexão com os pés.

Autopostura de pé contra a parede (Fig. 9)

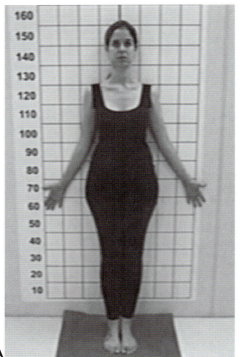 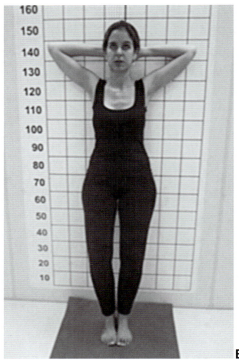 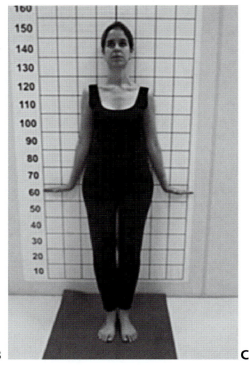

A   B   C

Figura 9. Progressão da postura. (**A**) Apoiar as costas na parede, pés unidos. Realizar movimento de báscula com o quadril, dobrando ligeiramente os joelhos para manter a coluna lombar na parede. (**B**) Alongar manualmente a nuca, apoiando a parte posterior do crânio na parede. Expirar profundamente, descendo o tórax. (**C**) Braços a cerca de 45°, cotovelos estendidos e palmas das mãos viradas para frente. Girar ligeiramente os joelhos para fora. (**C**) Evoluir com braços junto ao corpo, cotovelos estendidos, virando as palmas das mãos para a parede, dobrando punhos e dedos, com ombros desenrolados.

■ REFERÊNCIAS BIBLIOGRÁFICAS

1. Braccialli L, Villarta R. Aspectos a serem considerados na elaboração de programas de prevenção e orientação de problemas posturais. *Revista Paulista de Educação Física* 2000;14(2):159-71.
2. Bricot B. *Posturologia.* 2. ed. São Paulo: Ícone, 2001.
3. Basmajian JV. *Electro-fisiologi a de la acción muscular.* Argentina: Médica Panamericana, 1976.
4. Santos MM, Silva MPC, Sanada L et al. Análise postural fotogramétrica de crianças saudáveis de 7 a 10 anos: confiabilidade interexaminadores. *Rev Bras Fisioter* 2009;13(4):350-55.
5. Sacco I, Melo M, Rojas G et al. Análise biomecânica e cinesiológica de posturas mediante fotografia digital: estudo de caso. *Rev Bras Ciênc Mov* 2003;11(2):25-33.
6. Kendall FP, McCreary EK, Provance PG. *Muscles: testing and function, with posture and pain.* 5th ed. Baltimore, MD: Lippincott Williams & Wilkins, 2005.
7. Guyton AC, Hall JE. *Tratado de fisiologia médica.* 12. ed. Rio de Janeiro: Elsevier/Medicina Nacionais, 2011.
8. Shah SB, Peters D, Jordan KA et al. Sarcomere number regulation maintained after immobilization in desmin-null mouse skeletal muscle. *J Exp Biol* 2001;204(Pt 10):1703-10.
9. Coutinho EL, Gomes AR, Franca CN et al. Effect of passive stretching on the immobilized soleus muscle fiber morphology. *Braz J Med Biol Res* 2004;37(12):1853-61.
10. Lieber RL, Bodine-Fowlwe SC. Skeletal muscle mechanics: implications for rehabilitation. *Phys Ther* 1993;73(12):844-56.
11. Gossman MR, Sahrmann SA, Rose SJ. Review of length-associated changes in muscle. Experimental evidence and clinical implications. *Phys Ther* 1982;62(12):1799-808.
12. Kubo K, Kanehisa H, Kawakami Y et al. Influence of static stretching on viscoelastic properties of human tendon structures in vivo. *J Appl Physiol* 2001;90(2):520-27.
13. Kisner C, Colby LA. Stretching. In: Kisner C, Colby LA. (Eds.). *Therapeutic exercise: foundations and techniques.* Philadelphia: Davis FA, 2002. p. 121-53.
14. Souchard PE. *Reeducação postural global: método do campo fechado.* São Paulo: Ícone, 1987. p. 91-104.
15. Souchard PE. *Reeducação postural global: método do campo fechado.* 2. ed. São Paulo: Ícone, 1986.
16. Souchard PE. *O stretching global ativo.* 2. ed. São Paulo: Manole, 1996.
17. Souchard PE. *Fundamentos do SGA – RPG a Serviço do Esporte.* São Paulo: É Realizações, 2004.
18. Souchard PE. *Reeducação postural global: método do campo fechado.* 4. ed. São Paulo: Ícone, 2001.
19. Coelho L. O método mézières ou a revolução na ginástica ortopédica: o manifesto anti-desportivo ou a nova metodologia de treino. *Revista de Desporto e Saúde, da Fundação Técnica e Científica do Desporto* 2008;4(2):21-39.
20. Cunha ACV, Burke TN, França FJR et al. Effect of global posture reeducation and of static stretching on pain, range of motion, and quality of life in women with chronic neck pain: a randomized clinical trial. *Clinics* 2008;63(6):763-70.
21. Souchard PE. *Fundamentos da reeducação postural global: princípios e originalidade.* 2. ed. São Paulo: É Realizações, 2003.
22. Fernández-de-Las-Peñas C, Alonso-Blanco C, Morales-Cabezas M et al. Two exercise interventions for the management of patients with ankylosing spondylitis: a randomized controlled trial. *Am J Phys Med Rehabil* 2005;84(6):407-19.
23. Fernández-de-Las-Peñas C, Alonso-Blanco C, Alguacil- Diego IM, Miangolarra-Page JC. One-year follow-up of two exercise interventions for the management of patients with ankylosing spondylitis. *Am J Phys Med Rehabil* 2006;85:559-67.
24. Fozzatti MCM, Palma P, Herrmann V et al. Impacto da reeducação postural global no tratamento da incontinência urinária de esforço feminina. *Rev Assoc Med Bras* 2008;54(1):17-22.
25. Durmus D, Alayl G, Uzun O et al. Effects of two exercise interventions on pulmonary functions in the patients with ankylosing spondylitis. *Joint Bone Spine* 2009;76(2):150-55.
26. Moreno MA, Catai AM, Teodori RM et al. Effect of a muscle stretching program using the Global Postural Reeducation method

on respiratory muscle strength and thoracoabdominal mobility of sedentary young males. *J Bras Pneumol* 2007;33(6):679-86.
27. Teodori RM, Moreno MM, Fiore Jr JF *et al*. Alongamento da musculatura inspiratória por intermédio da Reeducação Postural Global (RPG). *Rev Bras Fisioter* 2003;7(1):25-30.
28. Teodori RM, Guirro ECO, Santos RM. Distribuição da pressão plantar e localização do centro de força após intervenção pelo método de reeducação postural global: um estudo de caso. *Fisioter Mov* 2005;18;(1):27-35.
29. Grau N. *SGA a serviço do esporte, Stretching Global Activo*. São Paulo: É Realizações, 2003.
30. Oliveira AL, Nogueira N. Influência do Stretching Global Activo na Flexibilidade da cadeia posterior e no salto vertical no voleibol. *Revista Portuguesa de Fisioterapia no Desporto* 2008 Jul.;(1):7-17.
31. Veiga PHA, Daher CRM, Morais MFF. Alterações posturais e flexibilidade da cadeia posterior nas lesões em atletas de futebol de campo. *Rev Bras Ciênc Esporte*, Florianópolis 2011 Jan./Mar.;33(1):235-48.

SEÇÃO IV

ESTABILIZAÇÃO LOMBOPÉLVICA (CORE)

Carla Danielle Chagas ■ Fabio Périssé

■ DEFINIÇÃO DE ESTABILIDADE

Existem muitas definições de estabilidade, mas nesse artigo vamos considerar que estabilidade é *a habilidade de prevenir movimentos indesejáveis vertebrais e a habilidade de mover as extremidades e o tronco ao redor da coluna equilibrada sem dor ou lesão ao tecido.*

O que há de tão especial nessa definição que muda toda nossa prática clínica?

Ela se baseia no conceito da **instabilidade clínica**, que considera que a harmonia Sistema Estabilizador (subsistema ativo – musculotendinoso, subsistema passivo – osteorticular e subsistema de controle – sistema neural) é fundamental para proteção das estruturas passivas e da qualidade de movimento, por auxiliar a manutenção da congruência articular (**zona neutra**).[1]

■ DEFINIÇÃO DE ZONA NEUTRA

Região onde é oferecida mínima resistência das estruturas internas (estruturas passivas e ativas).[1]

■ CONCEITO DE ESTABILIDADE E MOVIMENTO

Esse texto parte do conceito que ser estável não é sinônimo de rigidez!

O conceito de estabilidade está intimamente relacionado com a habilidade de se mover, veja esse exemplo:

Após sofrer um entorse de tornozelo, paciente apresentou limitação ao movimento de dorsiflexão do tornozelo. Para manter sua rotina continuou andando fazendo uma adaptação na sua marcha com uma rotação externa do membro inferior lesionado, porém essa adaptação acarretou diminuição do movimento de flexão do joelho, necessário para absorção e amortecimento do impacto do toque do calcanhar no solo (tente você mesmo e perceba a limitação do joelho). Com essa adaptação regiões adjacentes são sobrecarregadas, uma delas é a região lombopélvica.

Um corpo que se move com qualidade é sinônimo de um corpo estável.

> *Será que exercícios que favorecem a rigidez do tronco são uma boa estratégia a longo prazo para controle de dor e recorrência?*

■ DEFINIÇÃO DA REGIÃO LOMBOPÉLVICA

O complexo lombopélvico compreende a região lombopélvica quadril e permite que toda cadeia cinética funcione de forma sinérgica para a geração e absorção de força e carga durante nossos movimentos, tanto de membros inferiores, como de membros superiores (Fig. 1).

- Principais funções do complexo lombopélvico:
  - Estabilidade da coluna (segmentar e geral).
  - Controle postural.
  - Controle respiratório.
  - Transmissão e absorção de forças dos MMSS e MMII.

Considerações biomecânicas para controle lombopélvico e estabilidade

Na maioria dos programas para restauração da estabilidade lombopélvica, são utilizados exercícios para manter o tronco estático, porém esse tipo de abordagem é limitado, na verdade o processo de estabilidade e controle é DINÂMICO para controlar a posição estática, como também permitir o movimento do tronco com controle em outras atividades.

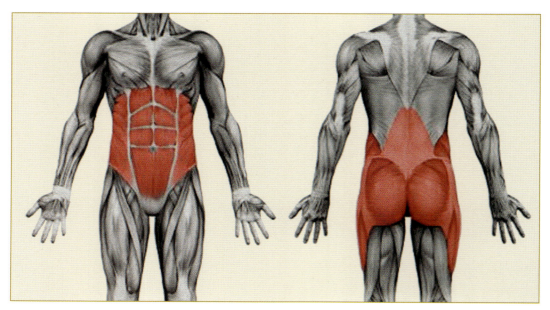

Figura 1. Complexo lombopélvico. Fonte: http://veja.abril.com.br/blog/saude-chegada/treinamento/treinamento-do-core-o-elo-perdido-para-os-esportistas.

A estabilidade lombopélvica deve ser analisada em três diferentes níveis:

- *Controle do equilíbrio de todo o corpo:* mudanças na posição do tronco impostas por forças externas (mudança inesperada da superfície de apoio), ou por forças internas (forças reativas pelo movimento dos membros) levam a uma adaptação do centro de gravidade para restaurar o equilíbrio.[2]
- *Controle da orientação lombopélvica:* controle da curvatura e postura lombar é essencial nessa fase, principalmente para evitar as alterações do achatamento vertebral impostas pela gravidade e forças externas.
- *Controle intervertebral:* controle da translação e rotação intervertebral que, juntamente com controle da orientação lombopélvica, auxiliam o movimento com proteção articular necessária. Crisco e Panjabi demonstraram que, mesmo com a presença muscular em 4 dos 5 níveis lombares, a estabilidade da coluna fica comprometida, como se não houvesse músculo algum.[3]

Dada uma importância tão grande, como devemos treinar esta região?

HISTÓRIA DA ESTABILIZAÇÃO SEGMENTAR VERTEBRAL

Na década de 1990, quatro fisioterapeutas australianos da Universidade de Queensland, Paul Hodges, Gwendolen Jull, Carolyn Richardson e Julie Hides, iniciaram uma série de pesquisas, com apoio do Comitê Aeroespacial Europeu, NASA e Seguradoras Australianas, com objetivo de identificar e desenvolver um tratamento que demonstrasse efetividade a longo prazo para lombalgia. Na época existia uma carência de evidências tanto na área de Terapia Manual Ortopédica quanto na área de Cinesioterapia, sugerindo um campo extenso de buscas e respostas. Foi no *Congresso Mundial de Dor Lombar e Pélvica*, na Áustria, em 2008, que Paul Hodges apresentou pela primeira vez os resultados sobre a diferença no tempo de ativação do transverso do abdome entre indivíduos saudáveis × lombálgicos crônicos; alterações na área seccional transversa do músculo multífido lombar de indivíduos com dor lombar aguda; e a proposta terapêutica dos *Exercícios Terapêuticos para Estabilização Segmentar na Dor Lombar*, título do primeiro livro, publicado em 1998 (Carolyn Richardson, Gwendolen Jull, Paul Hodges, Julie Hides, 1998).[4] A partir daí muitos trabalhos já foram publicados sobre o assunto.

Hipótese de Panjabi

Manohar Panjabi, bioengenheiro indiano aposentado do Departamento de Ortopedia e Reabilitação da Universidade de Yale, propôs em 1992 um modelo biomecânico para interpretação da **instabilidade clínica e estabilidade vertebral e lombalgia**.[1]

Instabilidade segmentar clássica é definida como perda da rigidez articular, aumento da mobilidade (cisalhamento) e movimento anormal vertebral com mudanças nas proporções de rotação e translação segmentar.

O modelo de Panjabi propõe uma análise multifatorial, considerando a influência de diferentes sistemas para o controle da **zona neutra**:

- Passivo.
- Ativo.
- Neural.

Zona neutra: região intervertebral onde é oferecida a mínima resistência das estruturas internas.

Durante suas pesquisas Panjabi encontrou um aumenta da zona neutra e não uma instabilidade ao realizar testes de mobilidade da coluna vertebral; diante disso criou a **instabilidade clínica**.

- *Instabilidade clínica:* **diminuição significativa da capacidade do sistema estabilizador vertebral em manter as zonas neutras intervertebrais dentro dos limites fisiológicos, resultando em dor e/ou disfunção.**
- *Causas da alteração da zona neutra:* **degeneração, lesão, lesão cirúrgica, fraqueza muscular e trauma em alta velocidade.**

Para realizar a função biomecânica básica do sistema vertebral é necessário que haja integração dos sistemas de estabilização vertebral:

- Subsistema passivo.
- Subsistema ativo.
- Subsistema de controle (neural).

Subsistema passivo

Proporciona estabilidade através das propriedades viscoelásticas e mecânicas diretamente das vértebras, ligamentos, disco e cápsulas.

Os componentes passivos funcionam nas redondezas da zona neutra com sinalizadores para medição da posição articular e movimento, fazendo, assim, parte do sistema de controle (neural).

O sistema é considerado passivo porque ele mesmo não gera ou produz movimento vertebral, mas é dinamicamente ativo por monitorar os sinais (receptores articulares).

Subsistema ativo

Através dos músculos e tendões, forças são geradas para promover a estabilidade necessária para a coluna. Os sinalizadores de força são responsáveis por mensurar a força gerada em cada músculo, funcionando, também, como sistema de controle (neural).

O equilíbrio de forças externas pela musculatura global minimiza as forças residuais transferidas para musculatura local.

Subsistema neural

É responsável pela interação entre aferências e eferências, receptores mecânicos, proprioceptores e o tecido-alvo (fibras musculares), determinando as especificações necessárias para a estabilidade vertebral. Tensão muscular individual é mensurada e ajustada até que estabilidade desejada seja adquirida. Posturas dinâmicas, variações no braço de alavanca e cargas externas influenciam a atividade do sistema neural.

Disfunção

Para alcançar a estabilidade vertebral necessária a todo o momento, o sistema neural tem uma tarefa complexa, contínua e simultânea de monitorar os ajustes de força em cada músculo ao redor da coluna vertebral.

COMO MELHORAR A PROTEÇÃO VERTEBRAL NA REGIÃO LOMBOPÉLVICA?

1. Utilizando o princípio de minimizar forças aplicadas à região lombar
   - Ergonomia:
     - Postura adequada.
     - Técnicas para mudança de decúbito.
     - *Design* de móveis.
2. Melhorando a ação do sistema muscular local – estabilização intersegmentar.
3. Treinamento da musculatura global (resistência e força).

Classificação da função muscular (Fig. 2)[5]

Estabilizadores locais	Estabilizadores globais	Mobilizadores globais
Exemplos: - Transverso do abdome - Multífido lombar (camada profunda) - Psoas maior (fibras posteriores)	Exemplos: - Oblíquo abdominal - Glúteo médio - Longuíssimo torácico porção lombar	Exemplos: - Reto abdominal - Iliocostal - Piriforme

Estabilizadores locais → Estabilizadores globais → Mobilizadores globais
Baixa carga ————————————————————→ Alta carga

Figura 2. Classificação da função muscular.[5]

Mecanismos de ação do sistema muscular local[6]

- Mecanismo de ação do aumento da pressão intra-abdominal: a contração do transverso do abdome em conjunto com musculatura do assoalho pélvico e diafragma aumentam a pressão intra-abdominal, gerando, assim, uma força de reação da musculatura posterior da coluna, promovendo a contração do multífido lombar, gerando uma maior estabilidade segmentar na coluna lombar.
- Mecanismo de ação hidráulica.[6]
- Tensão na fáscia toracolombar: o músculo transverso do abdome se insere na fáscia toracolombar entre a crista ilíaca e a 12ª costela na porção lateral; já a fáscia toracolombar é formada por três camadas:
  - Anterior: fina camada que se insere na superfície anterior do processo transverso até a superfície anterior do músculo quadrado lombar.
  - Média: estrutura mais forte que se insere nas pontas dos processos transversos e ligamentos intertransversários.
  - Posterior: composta por duas lâminas que se inserem profundamente no processo espinhoso e nos ligamentos supra e interespinhoso das colunas torácica e lombar.

Diante disso, quando ocorre uma contração do músculo transverso do abdome, uma tensão sobre a fáscia toracolombar ocorrerá e, por consequência, um aumento da estabilidade intersegmentar da coluna lombar.

Sistema muscular global

Andry Vleeming et al.,[7] em 1997, descreveram quatro sistemas importantes para a estabilidade e execução de nossos movimentos:

1. **Sistema oblíquo posterior:** músculo grande dorsal, fáscia toracolombar e glúteo máximo contralateral.
2. **Sistema longitudinal profundo:** músculo bíceps femoral, ligamento sacrotuberoso e eretores espinhais ipsolaterais
3. **Sistema oblíquo anterior:** músculos adutores e oblíquos abdominais.
4. **Sistema lateral:** músculos glúteos médio e mínimo, quadrado lombar e adutores contralaterais

> *Sistema muscular local + Sistema muscular global = Movimento ideal*

Para que tenhamos uma execução perfeita dos movimentos, precisamos de uma interação entre os sistemas musculares local e global.

Princípios do treinamento da estabilidade articular

Princípios para estabilização articular ativa:

1. Ênfase em aumentar a rigidez da musculatura local e o senso cinestésico.
2. Ativação muscular de baixa intensidade, tônica e contínua.
3. Contração muscular em amplitudes com menor comprimento-aumento do sistema fusimotor, via suporte gama, para manter o comprimento pequeno.

Treinamento da estabilidade articular

Procedimentos para testar e realizar a estabilização articular ativa:

1. Exercícios de cocontração.
2. Evitar exercícios unidirecionais (cadeia aberta).
3. Realizar exercícios lentos e controlados de cadeia fechada.
4. Ênfase na posição articular, em vez de movimento.
5. Utilizar ambientes instáveis.
6. Exercícios realizados em posição neutra.
7. Utilize níveis de força baixo para o retreinamento.
8. Evitar o excesso da cocontração de grandes músculos.

Treinamento do sistema muscular local

Dividimos o treinamento em três estágio:

- *Estágio 1 – Controle segmentar local:* isolar e retreinar os músculos da unidade interna em posturas com baixa carga para o paciente focar na tarefa específica, protegendo as articulações da região lombopélvica sem adicionar carga ou atividade da musculatura antigravitacional (Fig. 3).

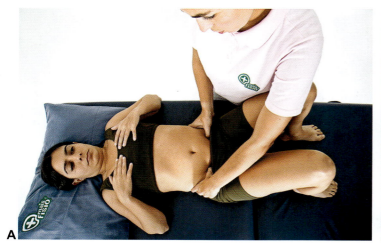 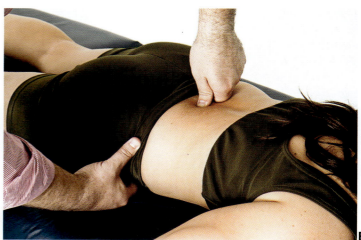

Figura 3. (**A** e **B**) Estágio 1 – Controle segmentar local.

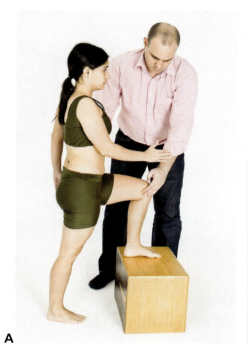
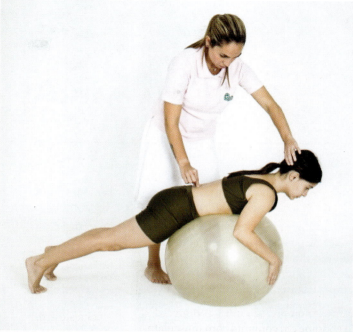

Figura 4. (**A** e **B**) Estágio 2 – Controle segmentar em cadeia fechada.

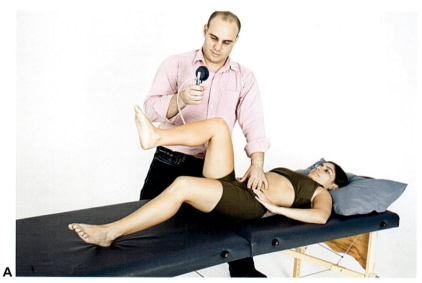
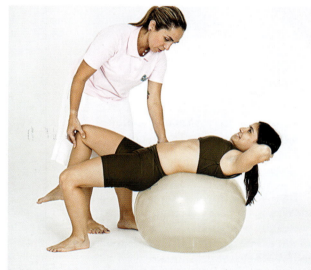

Figura 5. (**A** e **B**) Estágio 3 – Controle segmentar em cadeia aberta.

- *Estágio 2 – Controle segmentar em cadeia fechada:* manter o controle da unidade interna, gradativamente adicionando carga em cadeia fechada (postura sentada e de pé sustentação) (Fig. 4).
- *Estágio 3 – Controle segmentar em cadeia aberta:* dissociação entre os movimentos funcionais (gesto motor) e o controle da unidade interna, adicionando velocidade. Retirada da unidade pressórica (Fig. 5).

Treinamento do sistema muscular global

O treinamento deste sistema inclui os exercícios gerais conhecidos; a única diferença é que devemos dar ênfase aos grupamentos ou direções mais solicitadas dentro do esporte praticado pelo paciente.

■ REFERÊNCIAS BIBLIOGRÁFICAS

1. Panjabi, Manohar M. The stabilizing system of the Spine. Part I. Function, dysfunction, adaptation, and enhancement. *J Spinal Disord* 1992;5(4):383-89.
2. Keshner EA, Campbell D, Katz RT et al. Neck muscle actovation patterns in humans during isometric head stabilization. *Exp Brain Res* 1989;75(2):335-44.
3. Crisco JJ, Panjabi MM. The intersegmental and multisegmental muscles os the lumbar spine: a biomechanical model comparing lateral stabilizing potential. *Spine* (Phila Pa 1976) 1991 July;16(7):793-99.
4. Richardson C, Jull G, Hodges P et al. *Therapeutic exercise for spinal segmental stabilization in low back pain.* Edinburgh, Scotland: Churchill Livingstone, 1998.
5. Comerford MJ, Mottran SL. Movement and stability dysfunction – Contemporary developments. *Man Ther* 2001;6(1):15-26.
6. Richardson C et al. *Therapeutic exercise for lumbopelvic stabilization: a motor control approach for the treatment and prevention of low back pain.* 2nd ed. Churchill Livingstone, 2004.
7. Vleeming A, Mooney V, Snijders CJ et al. *Movement, stability and low back pain: the essential role of the pelvis.* 1997.

SEÇÃO V

TERAPIA MANUAL

Helcio Gongora

■ INTRODUÇÃO

Escrever sobre **terapia manual** é sempre um grande desafio, pois seu universo abrange muitos conceitos e métodos que nem os diversos livros da área foram capazes de condensar. Porém, tentaremos expor aos leitores o que a **terapia manual** tem em sua essência e, posteriormente, descrever algumas abordagens clínicas.

Quando se fala sobre **terapia manual**, parece impossível evitar o problema de uma ênfase desordenada sobre as técnicas e até mesmo comparações entre as abordagens usadas por diferentes terapeutas e terapias como, por exemplo: **Maitland, Mulligan, RPG, Rolfing, Cyriax, quiropraxia, neurodinâmica, técnicas miofasciais** etc. Isto é bastante inadequado porque impede que se veja toda a caracterização do conceito de tratamento. É graças a este pensamento simplista que, neste primeiro momento, tentaremos esclarecer o conceito global de terapia manual com as técnicas e suas adaptações mostrando a relação com o todo.

Didaticamente, a abordagem em terapia manual é dividida em quatro partes principais:

- Exames analítico e físico do paciente.
- Modo de planejamento do tratamento.
- Técnicas de tratamento.
- Avaliação continuada.

Embora seja importante dominar cada parte, o grau de habilidade necessário para cada uma delas não é igual, e o fisioterapeuta deve sempre se lembrar que o melhor tratamento não pode ser feito sem um exame clínico e técnicas de tratamento perfeitamente elaborados. No entanto, costuma-se dizer que as técnicas de tratamento (as "manobras") são a parte menos importante, sendo sobrepostas pela avaliação inicial e a avaliação analítica continuada.[1]

Os problemas associados ao diagnóstico e às nomenclaturas diagnósticas são difíceis de enfrentar. Denominações clínicas são, muitas vezes, inadequadas, incorretas, ligadas a padrões das sintomatologias ou até mesmo estão com base em suposições. Algumas vezes é difícil relacionar a história do paciente e os achados do exame físico e do exame de imagem com um diagnóstico preciso e significativo, assim como chegar a uma compreensão tanto do estado, quanto do estágio de mudanças patológicas. Está claro que se basearmos o tratamento somente no diagnóstico, podem ser enfrentadas dificuldades reais para torná-lo preciso e, consequentemente, significativo.[1] Dessa forma, o que o fisioterapeuta deve realmente fazer é uma avaliação funcional do seu paciente. Percebam que em nenhum momento foi dito para negligenciar o diagnóstico do paciente ou mesmo a história de evolução do distúrbio, porém, somente estes dois fatores seriam insuficientes. Assim, neste exame funcional, um terapeuta manual precisa examinar:

A) Queixa do paciente: dor, parestesia, déficit funcional etc.
B) Definir a área da dor (localização exata da queixa): se ela é pontual ou espalhada, se ela é localizada ou mal localizada, se ela é superficial ou profunda etc.
C) Característica da dor: queimação, pontada, perfurante etc.
D) Duração da dor: se a dor é constante ou intermitente.
E) Comportamento da dor: três perguntas básicas são feitas:
 1. Qual movimento ou atividade que provoca os sintomas.
 2. Se a dor fica insuportável ou não.
 3. O que o paciente faz que alivia ou sana sua queixa.
F) História da moléstia atual e doenças pregressas (como qualquer outra avaliação).

Além de coletar minuciosamente o comportamento do distúrbio do paciente, o terapeuta realiza:

A) Inspeção estática: desvios posturais, diferença de ritmo respiratório, assimetrias, posturas de proteção etc.
B) Inspeção dinâmica: movimentos ativos que reproduzem a queixa do paciente: por exemplo: levantar o braço, encostar as mãos no solo, inclinar a cervical etc. Neste item procura-se reproduzir a dor do paciente e observar possíveis disfunções motoras (hipomobilidades, déficit de recrutamento muscular, alteração no padrão de movimento) para obter um "sinal comparável", que será utilizado na avaliação continuada.
C) Palpação de:
- *Tecido miofascial*: investigar a presença de: nódulos, tensões fasciais e musculares e músculos que quando palpados reproduzam a queixa do paciente.
- *Tecido neural*: investigar possíveis pontos de encarceramento neural e déficit de deslizamento neural apropriado.
- *Movimentos articulares*: procurar déficit de movimentos acessórios e movimentos fisiológicos (ambos são necessários para uma boa artrocinemática) e tentar reproduzir a queixa relatada pelo paciente.

Observação: vale lembrar que a avaliação sempre tem o objetivo de compreender a queixa do paciente, portanto, não devemos valorizar toda e qualquer irregularidade, assimetria ou dor gerada na avaliação física (pois a avaliação é muitas vezes dolorosa) a não ser que ela tenha relação direta com o distúrbio do seu paciente. "Um bom fisioterapeuta vai sempre de encontro à dor do paciente".

■ AVALIAÇÃO CONTINUADA

O último item é a já citada **avaliação continuada** (também chamada de **raciocínio clínico continuado**) que consiste em refazer qualquer um dos itens de avaliação citados anteriormente no intuito de verificar se o quadro clínico do paciente está evoluindo, está estagnado ou está piorando.

O terapeuta deve sempre reavaliar a condição do paciente nas seguintes circunstâncias:

1. Após cada manobra de tratamento (mesmo que a manobra seja um *thrust* articular ou uma mobilização de 30 segundos ou uma correção postural de 5 minutos).
2. No início de uma nova sessão: reavaliar como ele evoluiu de uma sessão para outra.
3. Quando julgar que o tratamento aplicado está ineficaz e o mesmo precisa ser repensado/reestruturado. Neste caso, o fisio-

terapeuta observará melhor as hipomobilidades, os déficits de recrutamento muscular, as áreas de tensão tecidual etc.

A avaliação continuada é um dos pontos fortes de quem trabalha com terapia manual e, apesar de parecer muito metódico ou de retardar a sessão, ajuda o mesmo a guiar a sua linha de raciocínio e o ajuda a não insistir em manobras, técnicas, abordagens inúteis ou mesmo lesivas e prejudiciais ao paciente.

■ TRATAMENTO

Existem diversas manobras em terapia manual, e cada uma delas visa aos diferentes tecidos do corpo humano: tecido muscular, tecido fascial, tecido neural, articulações etc. Cada técnica é devidamente aplicada segundo a avaliação e consequente raciocínio clínico. Em virtude dos inúmeros conceitos e métodos de tratamento que existem, seria impossível explicar, de maneira adequada, todos neste capítulo.

Ainda, o intuito deste material didático é que o leitor aprenda e aplique em seus pacientes as técnicas de tratamento aqui descritas e não gostaria de perder o seu caráter prático-clínico. Portanto escolhi duas grandes áreas da terapia manual para expor de maneira mais completa: as mobilizações articulares e as manobras miofasciais. O motivo pelo qual escolhi estas técnicas é que elas têm vasta literatura científica e apresentam resultados satisfatórios na prática clínica de hospitais, consultórios e centros esportivos. Entendam que não há predileção por esta ou aquela abordagem e espero que este texto desperte o interesse do leitor e este continue a busca por outras fontes literárias de terapia manual.

Mobilização e manipulação articular

Sabe-se hoje em dia que as mobilizações e manipulações articulares, quando aplicadas apropriadamente, facilitam a cura, reduzem os déficits, aliviam a dor e restauram o arco de movimento completo,[2-6] pois atuam diretamente na artrocinemática, na cápsula articular, nos músculos e também no sistema nervoso central (alívio de dor e eferência motora),[5] tornando-se, assim, mais uma opção do fisioterapeuta.

Dentro de uma grande variedade de métodos existentes, escolhemos as técnicas de **mobilizações articulares fisiológicas passivas**, as **mobilizações articulares acessórias passivas** e **mobilizações acessórias associadas ao movimento ativo** do paciente (técnicas de Mulligan) para serem abordadas neste capítulo.

Para utilizar adequadamente as mobilizações articulares, é preciso conhecer os movimentos articulares. O estudo da artrocinemática define que existem basicamente dois tipos de movimentos articulares:

A) Os fisiológicos, que são caracterizados pelos movimentos que o indivíduo pode fazer voluntariamente pela contração ativa nos planos anatômicos, como flexão, abdução e rotação.

B) Os movimentos acessórios que são micromovimentos que se referem à maneira pela qual uma superfície articular se move em relação à outra e aos tecidos vizinhos. Eles são necessários para a amplitude de movimento normal, porém não podem ser executados voluntariamente pelo paciente de forma isolada. Ou o movimento acessório acompanha o movimento fisiológico de maneira involuntária ou ele é produzido por uma força externa (pelo terapeuta, por exemplo). Os movimentos acessórios que podem ser reproduzidos pelo terapeuta são:[7]

- *Tração*: movimento translatório perpendicular ao e em afastamento do plano de tratamento. A tração é utilizada para reduzir a dor, aumentar a mobilidade da articulação ou para testar movimentos acessórios (Fig. 1).
- *Compressão*: é um movimento translatório perpendicular ao e na direção do plano de tratamento. A compressão aproxima as superfícies articulares. A compressão articular, como técnica de avaliação, pode ajudar na diferenciação entre lesões articulares e extra-articulares (Fig. 2).
- *Deslizamento*: deslizamento translatório é um movimento paralelo ao plano de tratamento. O deslizamento translatório é possível em todas as articulações. O deslizamento articular é realizado como teste de mobilidade passiva articular ou como técnica de mobilização (Fig. 3).

Importante: plano de tratamento, também conhecido como plano articular, é uma linha imaginária que passa sobre a superfície articular côncava.

Observação: o raciocínio clínico para utilizar as manobras e as indicações clínicas delas está descrito no item **técnicas de mobilização**.

Avaliação física através da mobilização articular

Mobilização passiva acessória durante a avaliação física

Quando se pretende usar **terapia manual** para tratar um paciente, realizamos uma avaliação típica de fisioterapia, com obtenção da queixa principal, história do distúrbio, aspectos gerais de saúde e avaliação física. Esta, por sua vez, consiste em uma ampla abordagem que, resumidamente, compreende os testes especiais para diagnósticos diferenciais, palpação de tecidos ósseos e moles e análise funcional dos movimentos do paciente, tanto os ativos, quanto os passivos fisiológicos e acessórios. Dentre todos estes aspectos, o que geralmente é menos abordado (e, portanto, os fisioterapeutas têm menos expe-

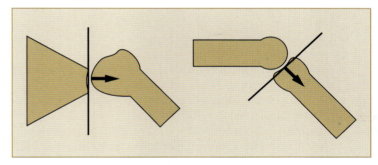

Figura 1. Movimento acessório de tração.

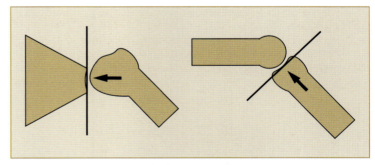

Figura 2. Movimento acessório de compressão.

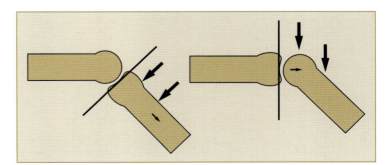

Figura 3. Movimento acessório de deslizamento.

riência) é o movimento articular acessório, importantíssimo para o tratamento com mobilização.

Lembre-se que os movimentos acessórios são micromovimentos articulares que permitem a artrocinemática ideal. Estes movimentos não podem ser feitos de maneira voluntária pelo paciente e, por isso, precisam ser testados por uma força externa, no nosso caso, pelas mãos do fisioterapeuta. Durante avaliação dos movimentos acessórios, o terapeuta procura por dor ou parestesia (a queixa do paciente) e/ou restrição de movimento. Em razão da particularidade de cada corpo humano, sugiro que para avaliar restrição de mobilidade, o membro acometido (no caso das articulações periféricas) seja sempre comparado ao contralateral.

A importância de uma boa avaliação dos movimentos acessórios é que, dependendo de qual sinal/sintoma for encontrado, o terapeuta decide qual manobra e qual grau de movimento serão utilizados.

Como exemplos práticos de movimentos acessórios, podemos citar:

1. Mobilização anteroposterior da articulação acromioclavicular (AC): com o paciente em supino, fique em pé ao lado da maca, palpe a articulação AC. Coloque o V metacarpo de sua mão (ou o pisiforme) contra a clavícula medialmente ao AC. Coloque sua outra mão sob a escápula para estabilizar o paciente. Vire seu antebraço de maneira que você esteja em linha com a força AP desejada sobre o AC. Gentilmente flexione seus quadris para que a força AP seja aplicada à articulação. A mão na espinha da escápula deve ficar com os dedos flexionados e com leve extensão de punho.

Esta manobra também pode ser realizada com o paciente sentado e serve tanto para avaliação quanto tratamento (Fig. 4).

2. Deslizamento anterior da fíbula proximal:
   - *Indicação*: avaliar quantidade e qualidade da mobilidade articular anterior da fíbula proximal.
   - *Método*: paciente deitado em decúbito dorsal com joelho fletido aproximadamente a 70°. Terapeuta senta sobre o pé do paciente para manter a flexão do joelho e então fixa a tíbia proximal do paciente com uma das mãos e com a outra mão segura com seu polegar anteriormente a cabeça da fíbula e posteriormente a massa muscular com os outros dedos. Com o movimento do tronco, o terapeuta traciona a cabeça da fíbula anterolateralmente, respeitando o plano articular. Compare bilateralmente (Fig. 5).

Observação: estas são apenas algumas sugestões de como avaliar os movimentos acessórios e seus sintomas e/ou restrições. Sabe-se que o compêndio de testes de avaliação compõe muitas

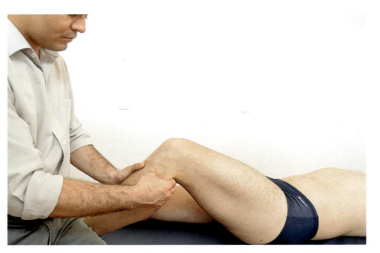

Figura 5. Deslizamento anterior da fíbula proximal.

outras manobras, e estas, quando bem utilizadas, são muito bem-vindas. O mais importante é delimitar com exatidão a dor do paciente e as restrições de movimento e suas causas primárias. Dessa forma, as manobras de tratamento mostradas a seguir podem ser usadas segundo a avaliação que o terapeuta julgar eficiente.

Manobras de tratamento

As manobras de tratamento podem ser realizadas como mobilizações fisiológicas passivas, mobilizações acessórias passivas e mobilizações acessórias associadas ao movimento fisiológico ativo (MWM, do inglês *mobilization with movement*). A escolha por qual manobra deve ser utilizada depende da avaliação física do paciente e também da preferência do terapeuta por este ou aquele método. O compromisso deste material didático é dar algumas opções para que o leitor possa escolher a manobra que decidir ser a mais indicada para o caso em questão.

No intuito de otimizar a leitura, não explicaremos em detalhes neste material didático as teorias e raciocínios desenvolvidos para a prática da terapia manual e sugerimos a leitura dos livros-base de: Geoffrey Maitland,[1] Brian Mulligan[8] e Freddy Kaltenborn[7].

As mobilizações acessórias e fisiológicas passivas descritas neste livro seguem a teoria de graus de mobilização descrita no livro de Maitland[1] e são eles: graus I, II, III, IV e V. Abaixo segue uma breve explicação dos graus e suas indicações clínicas, porém, para saber mais sobre a teoria e como aplicar cada um dos graus, sugerimos a leitura dos livros-base de: Geoffrey Maitland[1] e Freddy Kaltenborn[7].

Graus de mobilização

Grau I

- *Indicação*: alívio de dores altamente irritáveis (dores de caráter constante ou que iniciam e pioram com estímulos sutis cuja melhora ocorre lentamente e a longo prazo).
- *Contraindicação*: _____.
- *Efeito*: mantém movimento articular e alivia a dor.
- *Amplitude da mobilização*: pequena amplitude de movimento próxima à posição inicial do arco de movimento. Utilizam-se pressões mínimas.
- *Aplicação da técnica*: trinta segundos a favor da dor.

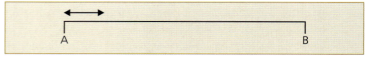

Ponto A: posição articular inicial de repouso. **Ponto B:** fim da amplitude de movimento articular.

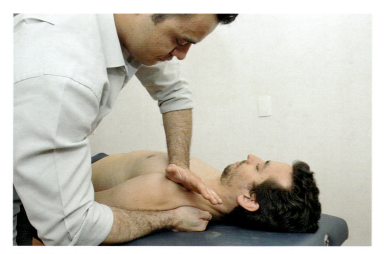

Figura 4. Mobilização anteroposterior da articulação acromioclavicular.

Grau II

- *Indicação:* paciente com dor, porém sem rigidez.
- *Contraindicação:* _____.
- *Efeito:* alívio da dor e inflamação, relaxamento muscular, mantém ADM, bombeamento de edema.
- *Amplitude da mobilização:* qualquer parte do arco, movimento livre de resistência ou tensões.
- *Aplicação da técnica:* trinta segundos a favor da dor.

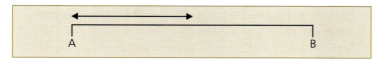

Grau III

- *Indicações:* é um grau de combinação, ou seja, indicado para alívio de dor e tratamento de rigidez.
- *Contraindicação:* não realizar em tecidos irritáveis.
- *Efeitos:* aumento de ADM, alívio da dor e inflamação, relaxamento muscular, bombeamento de edema.
- *Amplitude:* grande amplitude através de todo o arco chegando gentilmente até o final do arco de movimento.
- *Aplicação da técnica:* um minuto a favor da dor ou bloqueio.

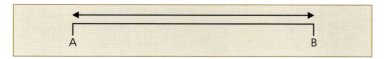

Grau IV

- *Indicação:* tratamento de rigidez articular, aderência por fibrose ou tecidos cicatricial, musculatura tensa e de dores crônicas localizadas.
- *Contraindicação:* não fazer em tecidos irritáveis.
- *Efeitos:* aumento de ADM, efeito *Creep* (deformação plástica) e alívio de dores crônicas.
- *Amplitude:* pequena amplitude, executado de forma forçada no final do arco ou da tensão.
- *Aplicação da técnica:* um minuto a favor do bloqueio.

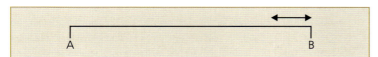

Grau V

- *Indicação:* indicado para alívio de dor e tratar rigidez.
- *Contraindicações:* vide contraindicações para manipulação.
- *Efeitos:* relaxar musculatura ao redor da articulação manipulada, relaxar musculatura inervada pelos miótomos correspondentes, alívio de dor.
- *Amplitude:* impulso rápido de pequena amplitude no final do arco.
- *Aplicação da técnica:* realizada a favor do bloqueio SOMENTE uma vez. NUNCA realizar na direção que produza o sinal doloroso.

Importante:

A) **Manobra "a favor da dor":** pode significar
  - Realizar a manobra que reproduz a dor do paciente.
  - Realizar a manobra no sentido da dor do paciente, como, por exemplo: se ele tiver dor lombar à direita, executar manobras no hemicorpo direito ou alguma manobra que oscile da esquerda para a direita, ou, se o paciente sentir dor para fletir o cotovelo, realizar uma manobra no sentido de fletir o cото-

Quadro 1. Breve resumo do raciocínio clínico

- As manobras em terapia manual podem melhorar ou piorar o caso do seu paciente. Para tanto, é aconselhado que, a cada aplicação da manobra, os sintomas do paciente sejam retestados
- Se no teste da efetividade da manobra, o terapeuta detectar melhora do paciente, ele pode prosseguir o tratamento com a manobra escolhida, porém, caso o paciente piore após uma série da manobra, o terapeuta deverá reavaliar a sua abordagem e mudar a manobra ou mesmo o grau de movimento aplicado, no intuito de não persistir no erro inicial

velo (respeitando o raciocínio clínico (Quadro 1) e as ADMs de cada grau de movimento explicado anteriormente).

B) **Manobra a favor do bloqueio:** significa executar a manobra no sentido que a articulação apresenta restrição (fisiológica ou acessória). Por exemplo: se a vértebra apresentar restrição em rotação para a esquerda, realizar alguma manobra no sentido de rodar a vértebra para a esquerda. Se o ombro tiver restrição para extensão, realizar alguma manobra (fisiológica ou acessória) que incentive o movimento no sentido da extensão do mesmo.

Mobilização fisiológica passiva

Durante estas manobras, o terapeuta não permite que o paciente auxilie no movimento, para tanto, é importante que as mãos do terapeuta estejam bem posicionadas, proporcionando conforto e segurança para que o paciente relaxe o corpo e permita a manobra. A mobilização escolhida (flexão, abdução, rotação etc.) é aquela que reproduz a dor ou a restrição de movimento do paciente. Dependendo do quadro clínico do paciente, o terapeuta escolhe realizar o grau de mobilização I, II, III ou IV e, geralmente, são executadas três séries por dia de tratamento. Os graus I e II são feitos por 30 segundos, enquanto os graus III e IV duram 60 segundos. Sempre retestar a queixa do paciente (avaliação continuada) ao final de cada série para assegurar que o tratamento foi benéfico.

Os objetivos primários são melhora da dor e restauração da ADM.

Vale lembrar que os movimentos fisiológicos utilizados no processo de reabilitação nem sempre representam a solução para todas as disfunções musculoesqueléticas, pois, caso o movimento acessório se encontre restrito, o movimento fisiológico terá sua ADM limitada (Figs. 6 a 9).[9]

Observação: mobilizações de outras articulações ou qualquer outro movimento que o terapeuta julgar necessário ser tratado

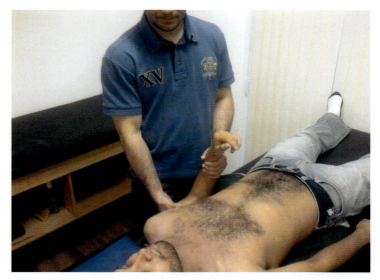

Figura 6. Posicionamento das mãos para mobilização fisiológica em flexão de ombro.

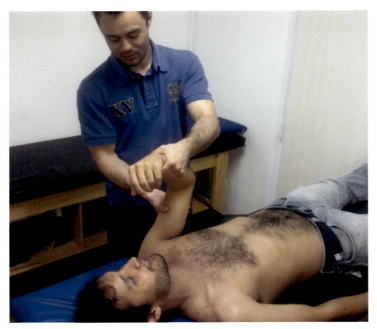

Figura 7. Mobilização fisiológica passiva em flexão de ombro.

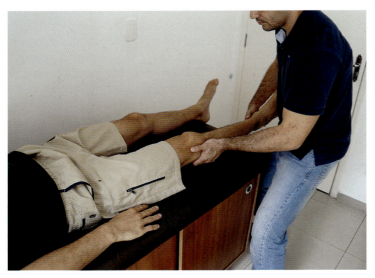

Figura 8. Posicionamento inicial para mobilização fisiológica em flexão de joelho.

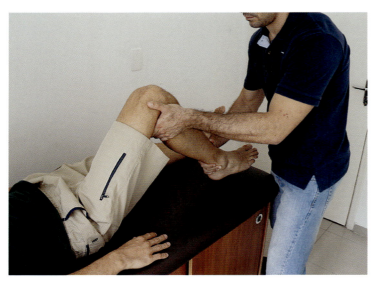

Figura 9. Mobilização fisiológica passiva em flexão de joelho.

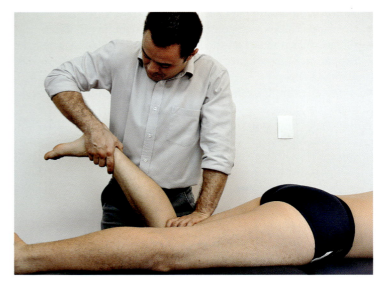

Figura 10. Tração femorotibial.

seguem o mesmo raciocínio das manobras explicadas anteriormente. A sugestão é que o terapeuta realize o movimento que mais se assemelha ao gesto que reproduz a queixa do paciente.

Mobilização articular acessória passiva

Esta técnica exige mais atenção e refinamento do fisioterapeuta. Isto porque os movimentos são muito pequenos e sutis e têm orientações de mobilização muito peculiares que, quando mal realizadas, não proporcionam os efeitos desejados. Ainda, o movimento acessório muitas vezes não é um movimento preciso e depende da técnica e experiência do terapeuta.[9] Durante estas manobras, o terapeuta não permite que o paciente auxilie no movimento. Dentre todas as mobilizações acessórias que existem (neste livro ou em outros), você pode escolher para tratamento aquela que:

1. Durante a avaliação física reproduziu a queixa de dor/sintoma do paciente.
2. Indicou a manobra para tratar a restrição de movimento do paciente.

Quando a queixa principal do paciente é dor, escolher entre os graus de mobilização I, II ou III. Caso a queixa seja restrição de movimento (tensão capsular, tecido de fibrose, déficit de movimento articular) utilizar graus III, IV ou V. Geralmente, são executadas três séries por dia de tratamento. Os graus I e II são feitos por 30 segundos, enquanto os graus III e IV duram 60 segundos. Lembrar sempre de retestar a queixa do paciente (avaliação continuada) ao final de cada série para assegurar que o tratamento foi benéfico.

Como exemplos práticos, podemos citar:

1. Tração femorotibial:
   - *Indicação:* diminuir dor ou aumentar mobilidade do joelho.
   - *Método:* paciente em decúbito ventral. Terapeuta fixa a parte distal do fêmur do paciente com a mão cranial e com a mão caudal segura acima da articulação do tornozelo. Repare que o antebraço deve estar alinhado com a perna do paciente. Realize o movimento de tração utilizando os graus II, III ou IV (Fig. 10).
2. Deslizamento lateral glenoumeral:
   - *Indicação:* restrição generalizada da cápsula, ombro congelado e contratura muscular, dor em movimentos de articulação glenoumeral.
   - *Método:* o paciente fica em decúbito dorsal, com abdução de 30° e flexão de 40° a 60° do ombro. O terapeuta deve realizar uma abdução do ombro do paciente para posicionar o braço do paciente entre as suas costelas e seu braço de fora. A parte

CAPÍTULO 34 ■ TÉCNICAS DE REABILITAÇÃO NO ESPORTE 441

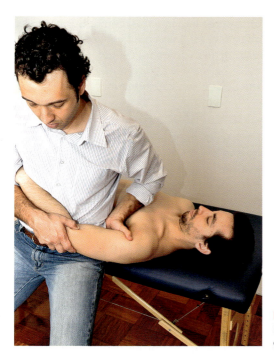

Figura 11. Deslizamento lateral glenoumeral.

como mobilização com movimento ou, do termo original em inglês, *mobilization with movement* (MWM) quando realizadas em articulações periféricas e SNAG (*sustained natural apophyseal glide*) quando realizadas nas vértebras da coluna vertebral. Durante uma MWM ou SNAG, o terapeuta efetua uma força manual de deslizamento articular, que é aplicada de maneira sustentada (não oscilatória), enquanto um movimento com disfunção (por exemplo: movimento restrito, dor ou contração muscular dolorosa) é realizado.

A técnica é indicada se, durante a sua aplicação, ela permite que o movimento, antes com disfunção, seja realizado de maneira livre de dor ou qualquer restrição.[10-12] A direção da aplicação de força pelo terapeuta (translatória ou rotacional) é tipicamente perpendicular ao plano de movimento ou da ação com disfunção e em alguns casos é paralela ao plano de tratamento.[8]

Segundo Brian Mulligan, falhas posicionais mínimas ocorrem logo após uma lesão ou esforço e causam restrições de movimento e/ou dor. Nem sempre elas são palpáveis ou evidenciadas em exames de imagem, mas quando a mobilização de correção (MWM e SNAG) é mantida, a função indolor é recuperada e, após várias repetições da técnica, o benefício é duradouro.[8]

Como realizar as manobras

Qualquer técnica de Mulligan deve ser realizada sem provocar a dor do paciente. Durante as manobras, o paciente tem que reproduzir ativamente o gesto provocativo de dor. Em algumas manobras, o terapeuta pode auxiliar o gestual do paciente (movimento ativo-assistido). A mobilização acessória deve ser sustentada tanto durante o gesto doloroso, quanto na sua volta para a posição inicial. Por exemplo: se o paciente sentir dor para abduzir o braço, o terapeuta deve sustentar a mobilização tanto no movimento de abdução, quanto no retorno do braço para a posição neutra. Realizar uma a cinco séries de 10 repetições por dia de tratamento. A terapia pode ser tanto em decúbitos (menor ação força peso), quanto sentado ou em pé. O importante é evoluir da posição em decúbito para as posições ou com descarga de peso (cadeia cinética fechada) ou que simulem o gesto funcional do paciente. Entre uma série e outra sempre retestar o movimento que reproduzia a queixa do paciente (avaliação continuada) para assegurar o benefício do tratamento.

Sobrepressão: quando o paciente atinge ADM completa indolor, uma sobrepressão deve ser aplicada e sustentada por 3 a 5 segundos. Ela consiste em uma força externa que é realizada no

ampla da mão de dentro deve estar na axila, envolvendo a cabeça do úmero, e a outra mão por fora, prendendo o úmero (uma das mãos de encontro à outra). O terapeuta pode encostar a parte posterior de seu tronco na maca ou nas costelas do paciente, ficando de costas para o corpo dele. Antes de iniciar a mobilização, realizar uma tração lateral (descompressão) e manter seu olhar na direção da mobilização. Podem ser utilizados graus II, III, IV ou V (Fig. 11).

Dica: sempre que a manobra permitir, os movimentos oscilatórios devem ser realizados com os movimentos do tronco do terapeuta e não com os movimentos das mãos ou dos dedos. Dessa forma, o terapeuta faz menos força física, e a manobra é mais confortável. Assim, o paciente relaxa e permite maiores movimentos articulares.

Mobilização acessória associada ao movimento ativo do paciente (técnicas de Mulligan)

As técnicas de Mulligan consistem em mobilizações acessórias associadas ao movimento ativo do paciente, mundialmente conhecidas

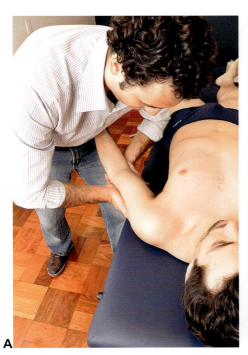
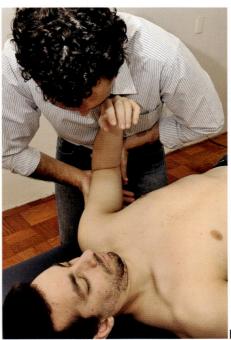

Figura 12. Posicionamento de manobra para analgesia e ganho de ADM em: (**A**) extensão; (**B**) flexão.

sentido do movimento que estava sendo executado e pode ser realizada pela mão contralateral do próprio paciente ou pelo terapeuta. A sobrepressão deve ser também indolor e é considerada o último estágio do tratamento com MWM e SNAG.

Como exemplos práticos, podemos citar:

1. Flexão/extensão de cotovelo e deslizamento lateral:
   - *Indicação:* dor na região do cotovelo e/ou hipomobilidade articular em flexão/extensão.
   - *Posicionamento:* o paciente deita em decúbito dorsal e posiciona seu antebraço em supinação. Assim, a mão cranial do terapeuta estabiliza a face lateral distal do úmero, enquanto a mão caudal posiciona-se na face medial proximal do antebraço.
   - *Método:* enquanto o paciente faz o movimento dolorido e/ou com déficit de mobilidade (flexão ou extensão), o terapeuta realiza o deslizamento lateral do antebraço (Fig. 12).

2. Técnicas de deslizamento apofisário sustentado (SNAG cervical):
   - *Indicação:* dores ou bloqueios articulares unilaterais ou bilaterais.
   - *Posicionamento:* apoiar a face medial da falange distal do I dedo sobre o pilar articular ou o processo espinhoso da vértebra a ser tratada. Quando deslizar o processo espinhoso ou apenas um pilar articular, usar o I dedo da mão livre para sustentar a mão sensitiva na vértebra. Quando for deslizar ambos os pilares articulares da vértebra, posicionar um I dedo em cada pilar, com a mesma pressão, e na mesma vértebra. Sempre posicionar o deslizamento a 45°, respeitando, assim, o plano facetário.
   - *Método:* deslizar a vértebra acima do nível que você avaliou como o acometido por disfunção. Escolhida a vértebra, primeiro tensionar o tecido mole que se encontra em cima da vértebra a ser mobilizada, para que a manobra incida na articulação e não no tecido mole. A manobra é direcionada cranialmente e sustentada tanto na ida, quanto na volta do movimento realizado. Quando a dor for unilateral, a primeira escolha é deslizar o pilar articular do mesmo lado da dor, independente do movimento executado (flexão, extensão, inclinação ou rotação) (Fig. 13). Quando a dor for central ou bilateral, podemos posicionar cada mão em um lado da vértebra a ser tratada.

Observação final: as MWM e SNAGs podem ser adaptadas para os diferentes gestos dolorosos dos pacientes. Brian Mulligan incentiva que o paciente seja "mobilizado", enquanto realiza o gesto doloroso. Portanto, sinta-se livre para adaptar estes deslizamentos articulares nos mais diferentes movimentos, como: dirigir, pegar peso, realizando fortalecimentos, simulando gestos esportivos, como arremessos, apoios de mão, marcha, afundo, agachamentos complexos, a fundo etc. Se a manobra for bem indicada, ela tem grandes chances de beneficiar o paciente (Quadros 2 e 3).

Contraindicações para mobilização articular

Estresse prematuro em estruturas cirúrgicas, doenças vasculares, hipermobilidade, osteoartrite avançada, inflamação aguda, sinais neurológicos, infecção, deformidade congênita dos ossos, fraturas, osteoporose, artrite reumatoide, espondilólise, espondilolistese, doença de Paget, tuberculose, insuficiência da artéria vertebral, instabilidade na medula espinal.

Ponto gatilho miofascial

Pontos gatilhos miofasciais (PG) são uma das principais causas de dor musculoesquelética.[13,14] Evidências científicas sugerem que PGs são uma comum fonte primária de disfunção e não necessariamente a consequência de outro distúrbio. Em outras palavras, um PG pode ocorrer na ausência de qualquer outra condição patológica e pode consistir em uma causa de dor independente, no entanto, também pode ser uma comorbidade de uma série de condições musculoesqueléticas, como, por exemplo, osteoartrite de joelho ou quadril, ou uma condição visceral, como endometriose, cistite intersticial, síndrome de bexiga irritada, dismenorreia ou prostatite.[14]

Geralmente um ponto gatilho é desenvolvido por sobrecarga muscular (por contrações leves, porém repetidas ou contrações intensas ou isometrias prolongadas), estresse emocional ou traumas severos.[13,15] E também por microtraumas repetidos, como nos esportes de contato ou compressões discretas, porém prolongadas, como acontece com os músculos da pelve na posição sentada.

A definição mais comum e aceita de PG é: um nódulo irritável em uma banda muscular tensa o qual é doloroso à compressão, alongamento, sobrecarga ou contração do músculo em questão e geralmente tem um padrão específico de dor referida (Figs. 14 e 15).[14]

A etiologia do PG ainda não está plenamente estabelecida, porém os estudos recentes sugerem que o início de um PG envolve uma lesão ou sobrecarga muscular que pode gerar uma contração muscular involuntária que impede o suprimento de oxigênio e nutrientes ao tecido envolvido e, assim, gera-se uma deficiência metabólica. A contração muscular prolongada aliada a uma despolarização anormal da placa motora dá origem à "crise de energia" ou "crise de ATP" que é

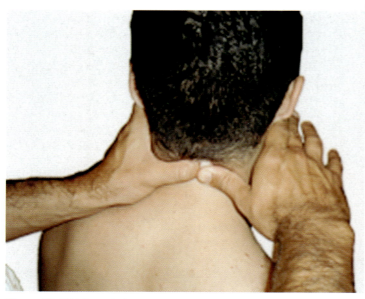

Figura 13. SNAG cervical.

Quadro 2. Particularidade das técnicas			
Método	Séries (vezes)	Duração (tempo)	Função do paciente
Mobilização fisiológica	1 a 3	30 a 60 segundos	Passivo
Mobilização acessória	1 a 3	30 a 60 segundos	Passivo
SNAG e MWM	1 a 5	Sustentada	Ativo, ativo-assistido

Quadro 3. Passos para utilização da mobilização articular

Para um tratamento em terapia manual você precisa escolher:
1. Uma manobra
2. Um grau de mobilização
3. O tempo de duração da manobra
4. O movimento para testar o efeito da manobra (movimento mais doloroso ou mais restrito do paciente)
5. Número de séries da manobra (que depende se o paciente está melhorando ou piorando)

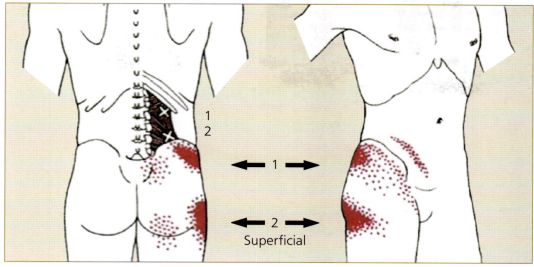
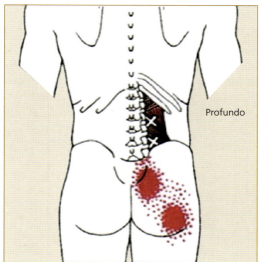
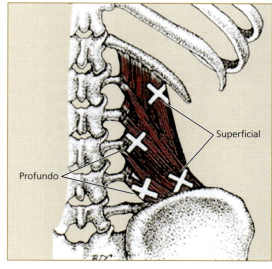

Figura 14. Padrão de dor referida de PG no músculo quadrado lombar.
Fonte: Simons D et al. 2005.[15]

associada a reflexos autonômicos e sensoriais decorrente da sensibilização central.[13,16] Uma terceira teoria sugere que, graças a estímulos de um nervo espinal, podem ocorrer alterações musculares gerando, assim, um PG. No entanto, estas teorias ainda não foram cientificamente comprovadas, e mais estudos são necessários.[13,17]

Ponto gatilho ativo e ponto gatilho latente

Existem basicamente dois tipos de PG: o ponto gatilho ativo (PG ativo) e o ponto gatilho latente (PG latente). Ambos os tipos de PG apresentam distúrbios, como:[14,16,17]

- Inibição muscular.
- Fraqueza muscular (sem hipotrofia).
- Cãibras musculares.
- Recrutamento motor alterado (coordenação motora).
- Alterações do sistema nervoso autônomo.
- Alterações sensitivas, como: formigamento, queimação, pontadas etc.
- Déficit de ADM.

A diferença clínica é que um paciente com PG ativo consegue reproduzir sua dor (dor referida) durante as atividades do dia a dia ou através de contrações musculares do músculo acometido, e o PG latente não reproduz dor no paciente durante as AVDs, mas pode doer através de testes clínicos específicos, como digitopressão e agulhamento.[17]

Por que tratar um ponto gatilho?[14]

Temos pelo menos três bons motivos para tratar um ponto gatilho, seja ele ativo ou latente:

A) Um PG latente, apesar de não reproduzir dor no paciente, é prejudicial em razão dos outros sintomas já descritos, principalmente se estamos lidando com atletas, pois estes necessitam utilizar o físico da melhor maneira possível.
B) Se o paciente se expuser a algum dos mecanismos de lesão descritos, um PG latente pode tornar-se um PG ativo.
C) PGs não tratados podem produzir dor crônica ou dor persistente.

Em relação à dor crônica, pesquisas atuais apoiam a hipótese de que PG pode participar do desenvolvimento de sensibilização central, uma vez que PGs sejam comuns em muitas condições de dor crônica, e eles têm a capacidade de iniciar, ativar e manter a sensibilização central. Portanto, PGs devem ser tratados o mais rápido e efetivamente possível para evitar o desenvolvimento de dores peristentes.

Raciocínio de tratamento

É importante salientar que um plano de tratamento efetivo deve contemplar tanto os mecanismos centrais quanto os periféricos e sempre basear-se na clínica do paciente em questão.

Clinicamente, quando um paciente apresenta sintomas mediados predominantemente por sensibilização periférica, um tratamento precoce e apropriado dos estímulos nocivos (aferência nociceptiva) e a execução de atividades funcionais devem ser encorajados.[14] Este tratamento envolve inativação do PG, mobilizações articulares e neurais.[17,18]

Já para um paciente com sintomas mais persistentes, mediados predominantemente por mecanismos de sensibilização central, o tratamento de preferência é a terapia multimodal, que inclui medidas

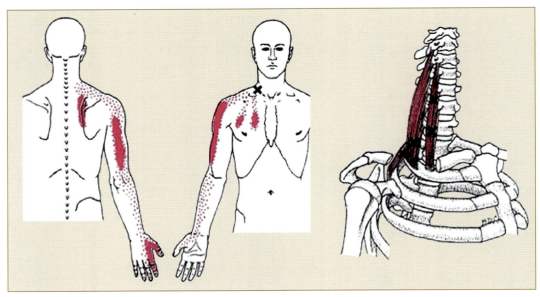
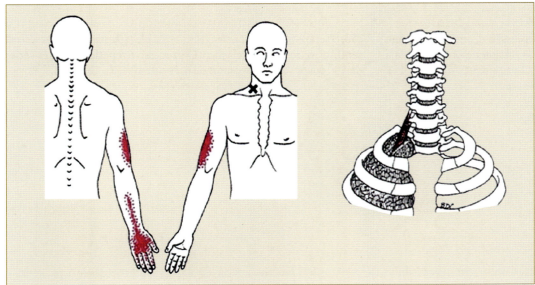

Figura 15. Padrão de dor referida de PG nos músculos escalenos. Fonte: Simons D et al. 2005.[15]

farmacológicas, fisioterapia e terapias cognitivo-comportamentais sem negligenciar a psicoterapia. Tratamento adequado de PG pode prevenir e reverter o desenvolvimento da propagação de dor crônica. A inativação de PGs é associada à atenuação de sensibilização central e indução de inibição espinal. Determinar o tratamento adequado para cada paciente é um grande desafio para os fisioterapeutas, já que cada paciente provavelmente tem diferentes sinais clínicos.

Para todos os pacientes, independente dos mecanismos que ativaram e perpetuaram os PGs, a participação ativa do paciente é muito importante e é nosso dever orientá-lo da melhor maneira possível. Para tanto, vale a pena educá-los quanto aos diversos mecanismos de dor e disfunção, para que assim o próprio paciente ajude o fisioterapeuta a desenvolver e adotar diferentes estratégias para otimizar o tratamento e retomar a função neuromuscular ideal através de exercícios físicos globais ou específicos e também através dos exercícios aeróbios.[14] Vale a pena lembrar que dois fatores são fundamentais na melhora do paciente: educação postural e ergonomia, seja no posto de trabalho do paciente ou na prática de atividade física, e é papel do fisioterapeuta orientar e readequar as AVDs do mesmo.

Avaliação clínica de PG

Sabemos que cada ponto gatilho tem um padrão específico de dor referida (tanto de sintomas quanto de localização no corpo) e há muito tempo eles já foram devidamente mapeados, o que facilita muito o diagnóstico clínico. Nos primeiros anos de atendimento, recomendo que você tenha sempre ao lado um material didático de referência e o livro que eu indico é: Simons D, Travell JG, Simons LS. Dor e Disfunção Miofascial – Manual dos pontos gatilhos. 2. Ed. Editora Artmed. 2005.[15]

Além de consultar os padrões de dor, o fisioterapeuta deve diagnosticar o músculo acometido da seguinte maneira:[15]

- *Palpação:* é possível palpar uma banda muscular tensa e, dentro dela, palpa-se um ou mais nódulos de tensão que, quando pressionados, reproduzem exatamente o trajeto de dor referida do paciente, ou seja, a queixa dele.
- *Contração muscular ativa:* a contração ativa do músculo acometido geralmente reproduz a dor referida do paciente. Sugiro que peça ao paciente para iniciar o teste com contrações discretas ao invés de contrações vigorosas, para evitar exacerbar muito o quadro doloroso.
- *Perda de amplitude de movimento:* sempre que possível, comparar ao lado contralateral.
- *Resposta motora:* quando um ponto gatilho é pressionado na palpação, ele gera contrações musculares que podem ou não ser sentidas pelas mãos do examinador, dependendo da magnitude da contração.

Métodos de tratamento de PG

Neste livro, o tratamento de PG será limitado à contribuição que a terapia manual tem a oferecer e não nos aprofundaremos ao tratamento completo de dores crônicas e persistentes, para tanto, recomendamos leituras específicas sobre o tema que é extremamente relevante ao fisioterapeuta.

Existem vários tratamentos para PG miofascial: *dry needling*, injeções locais com medicamento, compressão isquêmica, alongamento, massagem, técnica de contrai-relaxa, pompagem e outros.[13,15]

Neste material será citada a técnica de digitopressão e a técnica de contrai-relaxa em virtude da facilidade em serem aplicadas e por serem duas opções de grande parte dos fisioterapeutas.

Lembre-se sempre de aplicar a avaliação continuada em qualquer um dos tratamentos propostos.

Digitopressão[13,15-19]

O terapeuta utiliza a digitopressão quando ele detecta pontos miofasciais de dor local ou quando ele detecta pontos gatilhos ou mesmo simples nódulos miofasciais (Figs. 16 e 17).

Nesta abordagem, o terapeuta pode optar por digitopressão contínua ou intermitente:

A) ***Digitopressão intermitente:*** o terapeuta pressiona o ponto a ser tratado até sentir uma barreira tensional ou até o paciente relatar sentir sua queixa (geralmente numa intensidade leve ou moderada, mas não forte) e solta a pressão e, então, pressiona novamente até esta barreira/queixa. O fisioterapeuta executa a manobra repetidas vezes. Ele cessa o tratamento quando: 1) a dor cessa ou; 2) o terapeuta não sente mais o tecido tenso ou; 3) durante a manobra o quadro clínico estabiliza (não há mais melhora) ou; 4) o paciente relata que a sua queixa está piorando (neste último caso, é sinal que a técnica não está beneficiando o paciente).

B) ***Digitopressão contínua:*** o terapeuta pressiona o ponto até sentir uma barreira tensional ou até o paciente relatar estar sentindo sua queixa (geralmente numa intensidade leve ou moderada, mas não forte). Ele libera a pressão sobre o tecido quando: 1) a dor cessa ou; 2) o terapeuta não sente mais o tecido tenso ou; 3) o quadro clínico estabiliza (não há mais melhora) ou; 4) o paciente relata que a sua queixa está piorando. Ainda, há métodos que realizam a digitopressão contínua por tempo, que varia de 30 a 90 segundos. A escolha do método (ou por tempo ou por sintoma) é o de preferência do terapeuta.

Técnica de contrai-relaxa

Terapeuta alonga o músculo a ser tratado até sentir a resistência elástica do mesmo, então o paciente realiza uma contração muscular leve e isométrica por 10 segundos, quando o paciente cessa a contração, o terapeuta (de maneira leve) tenta alongar mais o músculo até sentir nova resistência elástica. O processo é repetido por três séries de 10 repetições por sessão por músculo tratado (Fig. 18).[15,17]

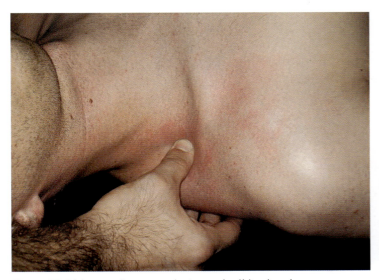

Figura 16. Digitopressão com paciente em decúbito dorsal.

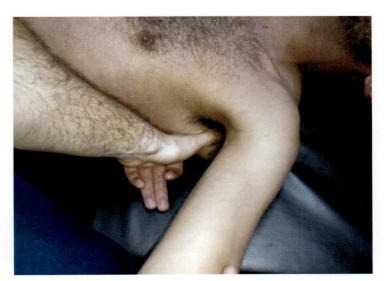

Figura 17. Digitopressão em músculo subescapular.

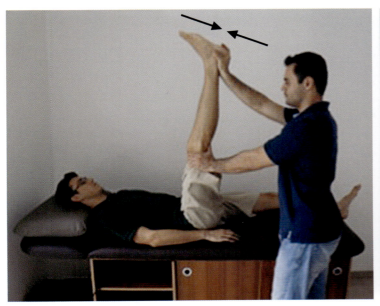

Figura 18. Técnica de contrai-relaxa da musculatura isquiotibial.

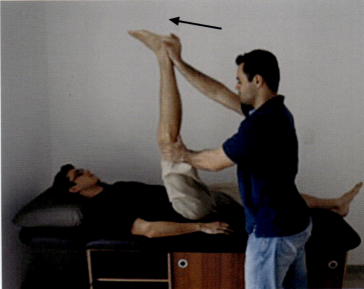

Benefícios do tratamento

A presença de disfunções miofasciais pode trazer diversos prejuízos para o sistema neuromusculoesquelético, inclusive déficits no sistema nervoso autônomo. Portanto, os benefícios do tratamento de disfunções miofasciais (levando em conta as técnicas exemplificadas) incluem:

- Restauração da ADM articular.
- Restauração da elasticidade miofascial.
- Restauração da força muscular.
- Restauração dos reflexos miotendíneos.
- Alívio de dores.
- Combate dos efeitos crônicos, como, por exemplo: percepção distorcida do peso das coisas, sudorese, variação de temperatura, piloereção, visão turva, náusea, vômitos, zumbido no ouvido, hiperalgesia, dor em espelho etc..

Contraindicação

Não existem contraindicações absolutas documentadas na literatura, porém algumas precauções devem ser levadas em conta, como presença de *Yellow-flags* e casos que não obtiveram melhora e até mesmo pioraram após a primeira aplicação das técnicas descritas.

■ CONSIDERAÇÕES FINAIS

- Apesar de este capítulo abordar as manobras articulares e miofasciais, existem muitas outras técnicas de terapia manual eficientes para distúrbios neuromusculoesqueléticos.
- Terapia manual não tem como foco tratar patologias isoladas (bursite, tendinite etc.), mas sim tratar distúrbios funcionais que acarretam dores e problemas osteomusculares e, dessa forma, melhorar o quadro clínico.
- Terapia manual quando mal aplicada ou aplicada sem indicação pode piorar o quadro clínico do paciente.
- Dentre as diversas opções de tratamento, o terapeuta é livre para julgar qual técnica será mais eficiente para cada caso, ou seja, não é necessário utilizar todas as técnicas em todos os casos.
- A abordagem em terapia manual é com base em avaliação-reavaliação e raciocínio clínico constante.
- Terapia manual é terapeuta-dependente e requer muito treino para se alcançar a excelência clínica.
- Terapia manual é mais uma abordagem fisioterapêutica e, portanto, deve ser complementada com outras técnicas de tratamento, sempre que for necessário.
- Respeitar os casos de precaução e contraindicação.

Além disso, as técnicas abordadas são uma boa alternativa para tratamento tanto em ambulatório (clínicas, consultórios), quanto em eventos esportivos, em razão dos seguintes motivos:

- O terapeuta não precisa de equipamento, apenas as mãos para realizar as manobras.
- Pode ser realizada em qualquer lugar: não precisa de maca, pode ser feito na arquibancada, em um colchonete e com o paciente tanto em pé, quanto sentado ou deitado.
- O efeito da terapia é imediato.
- Efetivo em partidas com pausas curtas: as manobras não demoram mais de 1 minuto cada uma.
- Também pode ser utilizado como medidas preventivas: ganho de ADM, melhora artrocinemática.

■ NOTA DO AUTOR

A terapia manual voltou a conquistar uma posição importante dentro do cenário da reabilitação. Por muito tempo as técnicas de terapia manual foram desacreditadas e até chamadas de charlatanice, o que culminou em um profundo descrédito por parte tanto dos médicos, quanto dos fisioterapeutas e também da população leiga. Porém, com o passar dos anos, os estudos científicos em **terapia manual** melhoraram muito e, cada vez mais, eles conseguem comprovar a eficácia dos métodos, além de determinar com maior exatidão as indicações e contraindicações das técnicas. Por outro lado, a prática consciente da **terapia manual**, ou seja, os fisioterapeutas sabendo seus limites, não realizando tratamentos a esmo, respeitando as indicações e contraindicações dos métodos, fez com que os resultados nas clínicas de reabilitação fossem positivos e, consequentemente, restauramos novamente a boa aceitação por parte dos pacientes em geral. Portanto, podemos dizer que a **terapia manual** está em pleno crescimento e ascensão e já garantiu seu espaço no mundo da fisioterapia.

■ REFERÊNCIAS BIBLIOGRÁFICAS

1. Maitland GD, Hengeveld E, Banks K et al. *Manipulação vertebral de Maitland.* 6. ed. Rio de Janeiro: Medsi, 2003.
2. Mennel J. *Joint pain.* Boston: Little, Brown, 1964.
3. Brantingham JW et al. Manipulative and multimodal therapy for upper extremity and temporomandibular disorders: a systematic review. *J Manipulative Physiol Ther* 2013;36:143-201.
4. Brantingham et al. Manipulative therapy for lower extremity conditions: update of a literature review. *J Manipulative Physiol Ther* 2012;35:127-66.
5. Bialosky JE, Simon CB, Bishop MD et al. Basis for spinal manipulative therapy: A physical therapist Perspective. *J Electromyogr Kinesiol* 2012;22(5):643-47.
6. Von Heymann WJ, Schloemer P, Timm J et al. Spinal high-velocity low amplitude manipulation in acute nonspecific low back pain: a double-blinded randomized-controlled trial in comparison with diclofenac and placebo. *Spine* (Phila Pa 1976) 2013;38(7):540-48.
7. Kaltenborn FM. *Mobilização manual das articulações. Método Kaltenborn de exame e tratamento das articulações. Extremidades.* 5. ed. São Paulo: Manole, 2001, vol. I.
8. Mulligan BR. *Manual therapy: NAGs, SNAGs, MWMs etc.* 5th ed. Wellington: Plane view services, 2006.
9. Andrade JA, Freitas AD. Fraturas dos ossos do carpo e mobilização articular do punho. In: Freitas PP. *Reabilitação da mão.* São Paulo: Atheneu, 2005. p. 113-28.
10. Hing W, Bigelow R, Bremner T. Mulligan's mobilization with movement: a systematic review. *J Man Manip Ther* 2009;17(2):39-66.
11. Hing W, Bigelow R, Bremner T. Mulligan's mobilisation with movement: a review of the tenets and prescription of MWMs. *New Zealand J Physiother* 2008;36(3):144-64.
12. Vicenzino B, Paungmali A, Teys P. Mulligan's mobilization-with-movement, positional faults and pain relief: Current concepts from a critical review of literature. *Man Ther* 2007;12:98-108.
13. Kim SA et al. Ischemic compression after trigger point injection affect the treatment of myofascial trigger points. *Ann Rehabil Med* 2013;37(4):541-46.
14. Fernandez-de-Las-Peñas C, Dommerholt J. Myofascial trigger points: peripheral or central phenomenon? *Curr Rheumatol Rep* 2014;16:395-401.
15. Simons D, Travell JG, Simons LS. *Dor e disfunção miofascial – Manual dos pontos gatilho.* 2. ed. Porto Alegre: Artmed, 2005.
16. Cagnie B et al. Effect of ischemic compression on trigger points in the neck and shoulder muscles in officeworkers: a cohort study. *J Manip Physiol Ther* 2013;36:482-89.
17. Celik D, Mutlu EK. Clinical implication of latent myofascial trigger point. *Curr Pain Headache Rep* 2013;17:353-59.
18. Fernandez-de-Las-Peñas C. Interaction between Trigger Points and joint hypomobility: a clinical perspective. *Man Manip Ther* 2009;17(2):74-78.
19. Moraska AF et al. Changes in blood flow and cellular metabolism at a myofascial trigger point with trigger point release (ischemic compression): a proof-of-principle pilot study. *Arch Phys Med Rehabil* 2013;94(1):196-200.

SEÇÃO VI

TREINAMENTO FUNCIONAL

Rossman Prudente Cavalcante

■ ORIGEM E CONCEITO

Se a palavra funcional relaciona-se com função, treinamento funcional poderia ser entendido como treinamento com propósito, com finalidade bem definida, um tipo de treino que precisa ser específico para produzir os resultados desejados, ou seja, *a priori*, muitas metodologias de treino são contempladas nessa definição.

De acordo com Coutinho,[1] os conceitos do treinamento funcional formaram-se a partir de duas origens distintas: a preparação esportiva e a reabilitação. Apesar da aparente contradição entre seus objetivos, atualmente é possível afirmar que tem ocorrido certo intercâmbio de conhecimentos, técnicas e exercícios entre essas duas propostas de treinamento o que, de fato, contribuiu para o desenvolvimento de ambas.

Treinamento funcional está presente desde 2007 na lista elaborada anualmente pelo *American College of Sports Medicine* (ACSM) que contém as principais tendências mundiais do *Fitness*.[2] É inegável a valorização ainda crescente do treinamento funcional como método para prevenção e recuperação de lesões musculoesqueléticas, como recurso complementar para preparação física de atletas amadores e profissionais e até como variação de treino para praticantes interessados em perder peso ou estimular os músculos de forma diferente. Entretanto a ideia e os conceitos associados ao Treinamento Funcional não são recentes e muito menos revolucionários.

A despeito dessa supervalorização, não é possível, à luz do conhecimento atual, definir que o treinamento funcional seja superior a outros métodos de treinamento, na verdade, independentemente de qualquer juízo de valor, antes de ser considerado funcional ou não, todos se constituem como formas de treinamento, então obrigatoriamente devem respeitar os princípios básicos do Treinamento Esportivo, como sobrecarga, adaptação, especificidade, continuidade e outros. Aprofundar-se nesses conceitos fundamentais, embora menos atrativo que aprender novos exercícios para aplicar com pacientes e clientes, é indispensável para que o programa de exercícios tenha sucesso em atingir seus objetivos.

De acordo com Vern Gambetta,[3] um dos precursores do treinamento funcional aplicado aos esportes, o termo funcional pode ser um enganoso, porque todo o movimento é funcional. O autor considera que deve ser feita uma distinção em relação à funcionalidade do exercício ou do gesto esportivo, pois ambos deveriam ser posicionados em um *continuum* de função (Fig. 1). O que vai determinar se o movimento é mais ou menos funcional é o objetivo final:

No caso dos esportes, Gambetta afirma que, quando se pensa em função aplicada ao treinamento, deve-se utilizar uma abordagem integrada (em oposição à isolada), com participação de vários grupos musculares atuando de forma coordenada e envolvendo múltiplos planos corporais. De acordo com Gray Cook,[4] essa abordagem também pode ser empregada para indivíduos que buscam simplesmente melhorar a qualidade dos seus movimentos e até para prevenção/recuperação de lesões musculoesqueléticas. O mesmo autor afirma que um exercício funcional precisa basicamente:

- Desafiar coordenação motora.
- Desafiar equilíbrio e alinhamento posturais.
- Envolver movimento triplanar.
- Enfocar padrões de movimento e não músculos específicos.

A questão por trás de uma abordagem mais funcional ao treinamento está em por que, quando, quanto e como pode ser aplicada e não em seu uso exclusivo em detrimento de outros métodos.[5]

■ MÁQUINAS X FUNCIONALIDADE

É de conhecimento geral que equipamentos com movimento guiado apresentam limitações em relação a desenvolver padrões naturais de movimento, porém isso não desconsidera sua utilização e até funcionalidade para casos específicos. Há evidência suficientemente consistente para afirmar que tais equipamentos podem desenvolver níveis de força através de movimentos "menos funcionais", mas que também melhoram o desempenho nas funções cotidianas.

Em estudo clássico, Fiatarone *et al.*[6] conduziram um programa de exercícios com pesos para desenvolvimento da força muscular em idosos institucionalizados com idade média de 91 anos. Após 8 semanas, além das adaptações fisiológicas previsíveis (aumento na força dos membros inferiores e aumento da área transversal do músculo), ocorreram mudanças importantes na capacidade funcional, especialmente em relação à velocidade da marcha e equilíbrio. Um detalhe importante é que os principais exercícios utilizados foram em cadeia cinética aberta (extensão de joelhos e extensão de quadril), quase uma "heresia" para os defensores mais ardorosos dos exercícios funcionais.

Outro estudo comparou o nível de ativação neuromuscular entre quatro exercícios terapêuticos convencionais (incluindo dois exercícios funcionais) e quatro exercícios resistidos com carga elevada (incluindo *leg-press*, cadeira extensora e mesa flexora) em homens jovens sem experiência de treino. Os resultados demonstraram que o maior nível de ativação neuromuscular ocorreu nos exercícios resistidos, especialmente na cadeira extensora. Apesar das limitações metodológicas do estudo, os resultados apontam que exercícios resistidos pesados devem ser incluídos em programas de reabilitação para induzir níveis suficientes de ativação neuromuscular para estimular o crescimento e força muscular.[7]

Menos funcional			Mais funcional				Muito funcional		
Inútil									Útil
Função irreal									Função real
1	2	3	4	5	6	7	8	9	10

Figura 1. *Continuum* de função. Adaptada de Gambetta, 2007.[3]

Diante da impossibilidade de manter postura adequada durante a execução dos exercícios funcionais, ao necessitar ativar músculos de forma isolada ou para potencializar treinos de hipertorfia muscular, equipamentos guiados ainda têm seu uso justificado e podem dividir espaço na mesma ficha de exercícios com abordagens mais funcionais de treinamento.

Parece claro, então, que não existe apenas treinamento funcional como um modelo fechado, como acontece em algumas modalidades coletivas de ginástica na academia. Apesar disso, é possível definir as características que predominam nas propostas de treino com abordagem mais funcional, especialmente quando o objetivo final é aptidão física relacionada com a saúde.

■ CARACTERÍSTICAS PREDOMINANTES NOS TREINOS FUNCIONAIS COM FOCO EM PREVENÇÃO/RECUPERAÇÃO DE LESÕES MUSCULOESQUELÉTICAS

Necessidade de avaliar a qualidade do movimento

Para prescrever exercícios funcionais que promovam adaptações fisiológicas capazes de prevenir ou auxiliar no processo de recuperação, o profissional da saúde precisará dispor de informações que vão além dos níveis de aptidão física relacionada com a saúde ou ao desempenho esportivo. De uma maneira geral, os testes utilizados nas avaliações pré-participação fornecem dados quantitativos importantes para comparação a padrões de "normalidade", *performance* ou mesmo para comparar resultados em dois diferentes momentos do treinamento. Porém, avaliar é muito mais que comparar, avaliar é tomar decisão com base em alguma evidência, e para isso torna-se necessário buscar informações sobre a qualidade de alguns movimentos fundamentais ao ser humano e que compõem a essência das habilidades atléticas.

Ao aplicar testes de aptidão física, busca-se essencialmente verificar se o avaliado apresenta limitação ou deficiência na capacidade física testada. Avaliar a qualidade do movimento busca encontrar padrões alterados de movimento, disfunção que se constitui fator de risco para o desempenho satisfatório de inúmeras tarefas motoras.

Essa abordagem qualitativa do processo de avaliação é frequentemente negligenciada pelos profissionais do exercício e está diretamente relacionada com a qualidade de execução dos padrões de movimento. De acordo com Gray Cook,[4] padrões de movimento são combinações intencionais de segmentos estáveis e móveis, trabalhando em harmonia coordenada para produzir sequências de movimentos eficientes e efetivos.

Padrões básicos de movimento relacionam-se com as ações motoras fundamentais do ser humano: agachar, puxar, empurrar, avançar, saltar, rolar etc.. De modo geral, os exercícios que conhecemos são compostos de variações e adaptações desses movimentos básicos. O problema é que o sedentarismo, vícios posturais, excesso de peso corporal, estresse e outros fatores de risco nos incapacitam para a correta execução desses movimentos, gerando compensações, assimetrias, perda de mobilidade e instabilidade articular.

A avaliação dos padrões básicos de movimento tem-se configurado uma ferramenta importante para identificar fatores de risco para lesões musculoesqueléticas ou alterações dinâmicas que minimizem a eficiência dos gestos esportivos.[8] Para avaliar padrões básicos de movimento, existem desde baterias de testes específicos, como o *Functional Movement Screen*[8] e o *Movement Competency Screen*[9], até simples observações sobre movimentos fundamentais, como agachar, puxar e empurrar.

Para ilustrar a importância de avaliar a execução de movimentos básicos, imagine alguém que ao agachar não consegue manter as curvas naturais da coluna vertebral, não recruta os fortes músculos dos quadris e projeta exageradamente os joelhos para frente. Se, mesmo com essas alterações na qualidade do movimento, o indivíduo for orientado a realizar um exercício similar com acréscimo de sobrecarga, está claro que aumentar sobremaneira o risco dessa disfunção de movimento torna-se uma lesão muscular ou articular. Um olhar mais crítico durante a própria sessão de treino possibilitaria ao profissional responsável identificar o problema, avaliar a situação e decidir sobre a solução, nesse caso: exercícios de ativação da musculatura inativa, treinos educativos para melhorar a técnica e estímulos com sobrecarga em outros exercícios, cuja qualidade de execução seja melhor.

Tão importante quanto avaliar é reavaliar para saber se todo investimento em tempo, exercícios corretivos e ajustes no treinamento estão gerando as adaptações fisiológicas necessárias para minimizar o risco de lesões ou prejuízo no desempenho.

Se o avaliado já apresenta uma lesão musculoesquelética, em função das prováveis restrições, a avaliação física precisa ser adaptada para extrair informações das reais condições de treinamento. Nesse caso, o interesse maior não é verificar os níveis de determinada capacidade motora em relação aos seus pares, a ideia é identificar quais as alterações do movimento, estabelecer indicações e restrições no treinamento e definir o que é possível treinar sem evidenciar os sintomas da lesão. É importante lembrar que mesmo quando o avaliado ainda está em tratamento, a avaliação física adaptada poderá fornecer subsídios importantes para tomada de decisão de outros profissionais da área da saúde.

Recomendações para avaliação física adaptada

- Avaliar padrões básicos de movimento: mobilidade, estabilidade e compensações.
- Identificar encurtamentos e/ou déficits de amplitude articular entre os dois hemisférios corporais que possam repercutir na dinâmica articular.
- Avaliar a força muscular, incluindo testes para as diferentes manifestações da força.
- Comparar os níveis de força entre os segmentos dos dois hemisférios corporais (lado afetado e lado são).
- Avaliar dor e crepitação durante percurso do movimento em Cadeia Cinética Aberta (CCA) e Cadeia Cinética Fechada (CCF).
- Determinar nível de supervisão profissional (treinamento sem supervisão? Academia com atendimento convencional? Academia com atendimento semipersonalizado? *PersonalTrainer*?).

Inclusão de exercícios corretivos

De um modo geral exercícios corretivos são indicados principalmente nas seguintes situações:

1. Padrões inadequados de movimento.
2. Assimetrias funcionais e/ou morfológicas.
3. Problemas de estabilidade articular.
4. Problemas de mobilidade articular.

Os exercícios corretivos deverão ser incluídos no programa de treinamento funcional a partir de uma sequência lógica: primeiro, identifica-se a disfunção (estática ou dinâmica); em seguida verificam-se as consequências da disfunção nos padrões de movimento (incluindo básicos e específicos da atividade física-alvo); somente, então, avalia-se o nível das capacidades motoras que poderiam repercutir no problema. A partir daí existem duas opções possíveis:

- *Opção 1 (para os profissionais com experiência em avaliação e que possuem conhecimento sobre testes motores variados)*: após levantar hipóteses sobre possíveis causas da disfunção, aplicar testes de aptidão neuromotora ou testes de função muscular para confirmar as hipóteses e, a partir deste ponto, elaborar estratégias corretivas.

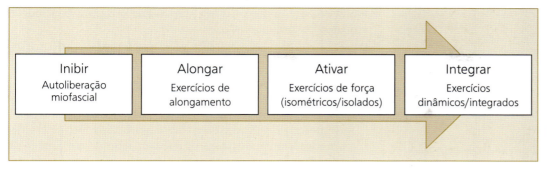

Figura 2. Sequência para inclusão de exercícios corretivos. Adaptada de Clark & Lucett, 2010.[10]

- *Opção 2 (para os profissionais que são capazes de identificar as alterações no movimento, mas não dispõem das ferramentas técnicas para descobrir as causas)*: elaborar estratégias corretivas apenas para o padrão alterado de movimento.

Exercícios corretivos podem incluir liberação miofascial, alongamentos específicos, exercícios de ativação muscular (funcionais ou não), educativos para o movimento, exercícios reativos e integração de movimentos. Não há um único padrão a ser reproduzido, apesar de algumas sugestões de modelo (Fig. 2).[10] Cada situação exige uma decisão diferente e uma estratégia que precisa ser reavaliada de tempos em tempos. A aplicação de exercícios corretivos deve ser limitada no tempo, o contrário denuncia sua ineficiência.

Enfatizar a ação de movimentos e não dos músculos de forma isolada

A justificativa é relativamente simples: para produzir as ações motoras cotidianas e os gestos esportivos, é necessário que diversos grupos musculares atuem de formas integrada e coordenada para garantir a eficiência e a segurança do movimento. Agonistas contraem-se para mobilizar a carga desejada, antagonistas relaxam inicialmente para permitir o movimento e, em seguida, contraem-se para freá-lo ou pará-lo e os estabilizadores garantem a eficiência dos agonistas, permitindo um controle motor satisfatório. Como esses músculos trabalham em cadeia, faz sentido que os estímulos para melhorar o movimento também ocorram de forma similar.

O tradicional método de treinar grupos musculares de forma segmentada, uma herança dos treinos com ênfase na forma e não na função, desrespeita o princípio básico da Especificidade e pode comprometer a eficiência de programas de recuperação funcional.

Envolver os três planos de movimento

Como a maioria dos movimentos cotidianos e gestos esportivos percorrem múltiplos planos, e um dos princípios dos exercícios funcionais é a Especificidade, um programa deve incluir movimentos em mais de um plano através de pelos menos três estratégias:[11]

- Inclusão de movimentos em planos frequentemente esquecidos no treinamento convencional, como, por exemplo, a rotação do tronco que ocorre no plano trasverso.
- Utilização de exercícios combinados que conjugam movimentos dos membros (superiores e inferiores) e tronco, porém os segmentos corporais envolvidos atuam em planos distintos, como, por exemplo, no avanço frontal dos membros inferiores combinado com desenvolvimento com halteres.
- Exercícios que incluam mais de uma fase, sendo que cada fase é realizada em um plano diferente.

Incluir estímulos para as diferentes manifestações da força muscular

Ao elaborar um programa de treino com abordagem funcional, o profissional deve considerar as diferentes manifestações da força muscular. Tanto o cotidiano quanto a prática esportiva impõem níveis diferentes de tensão, aplicados durante períodos de tempo extremamente variados, com velocidades distintas. As prioridades, definidas pelos objetivos e pela periodização do treinamento, determinarão quais as manifestações de força deverão predominar, porém existem sugestões de modelos na literatura, como o *Optimun Performance Training* (OPT *model*) da *National Academy os Sports Medicine* (Fig. 3).

Em programas de prevenção ou recuperação de lesões musculoesqueléticas, o profissional responsável pela prescrição/supervisão dos exercícios deverá considerar quais as demandas de força necessárias para cumprir as tarefas motoras específicas e direcionar as variáveis do treinamento de acordo com a forma de solicitação. Exemplo: "pranchas abdominais" (isometria abdominal com apoio dos antebraços e pés) estimulam principalmente a resistência de força dos músculos que compõem a região anterior do *CORE*, porém para que alguém levante rapidamente da posição de decúbito dorsal ou para que um atleta de artes marciais contraia rapidamente seus músculos abdominais para minimizar o impacto de um golpe frontal, será necessária uma ação vigorosa que caracteriza uma manifestação da força rápida (Quadro 1). Nesse aspecto as "pranchas abdominais" não preparam adequadamente um indivíduo para os dois exemplos de tarefa descritos anteriormente.

Enfatizar o trabalho de mobilidade articular

Um dos princípios fundamentais do movimento, segundo Gray Cook,[4] é que aprendizagem e reaprendizagem do movimento têm hierarquias que são fundamentais para o desenvolvimento da percepção e do comportamento motor. Nessa perspectiva, a progressão lógica para o domínio de um movimento "limpo" começa com a mobilidade.

Mesmo que o objetivo primário do programa de treinamento seja a estabilização e o controle motor, é importante garantir mobilidade articular e simetria entre os hemisférios corporais sob o risco

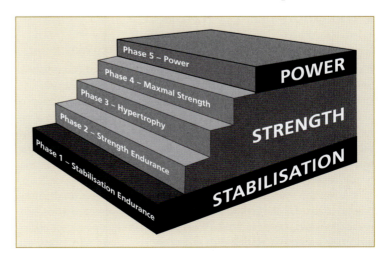

Figura 3. *Optimum Performance Training.* Adaptada de Clark & Lucett, 2010.[10]

Quadro 1. Situações que geram risco de lesão musculoesquelética e tipo de estímulo em relação ao treinamento da força muscular com maior potencial de prevenção

Situações de risco	Tipo de estímulo com potencial de prevenção
Movimentos bruscos	Força rápida (foco na fase excêntrica da contração)
Desacelerações	Força rápida (foco na fase excêntrica da contração)
Cargas muito elevadas	Força pura
Movimentos repetitivos	Resistência de força
Fadiga metabólica	Resistência de força
Movimentos disfuncionais	Treinamento geral da força / Treinamento reativo
Instabilidade articular	Treinamento geral da força / Propriocepção e controle motor
Assimetrias musculares	Treinamento geral da força (foco em exercícios unilaterais) / Treinamento reativo

de gerar compensações e limitar a eficiência de um programa de estabilização.[4]

Apesar de ser uma condição primária para o controle motor adequado, infelizmente ainda predomina nas academias e clínicas de fisioterapia uma cultura de buscar aumentar a amplitude dos movimentos apenas com exercícios de alongamento estático. Sem dúvida alongamentos estáticos são importantes, especialmente para indivíduos que, na avaliação física, apresentaram déficit de flexibilidade, porém ganhar amplitude de movimento de forma ativa, mobilizando músculos e articulações em movimentos progressivamente mais amplos, é bem mais aplicável para as atividades cotidianas e gestos esportivos.

Um dos mais consistentes estudos sobre o papel do alongamento estático na prevenção de lesões foi publicado em 2004.[12] Essa metanálise selecionou apenas ensaios clínicos randomizados e estudos de coorte, que incluíam alongamento como uma das intervenções. A conclusão final é que não há evidência suficiente para endossar a prescrição de exercícios de alongamento antes ou após o exercício para evitar lesões entre atletas competitivos ou recreativos. Exercícios de mobilidade articular, além de facilitarem o movimento, ativam músculos "dormentes", aumentam a temperatura corporal, incrementam o fluxo sanguíneo para a musculatura que será utilizada e ainda garantem uma articulação mais lubrificada antes do exercício.

Garantir articulações estáveis para produzir o movimento

A estabilidade ainda é uma propriedade mal compreendida entre profissionais do exercício. Segundo a definição clássica, estabilidade articular reflete a capacidade da articulação de resistir à perturbação[13] e depende de inúmeros fatores que podem estar relacionados com a forma através da congruência entre as superfícies ósseas e restrição passiva das estruturas articulares ou com a função através das forças compressivas geradas pelo peso corporal e, principalmente, pela ação muscular (estabilidade articular dinâmica).

A elevada prevalência de sinais e sintomas decorrentes de instabilidade articular alerta para a necessidade de compreensão dos fatores responsáveis pela estabilidade articular, para que possa ser elaborado um programa eficiente de intervenção. Ainda não existe um consenso na literatura sobre a existência de um mecanismo primário de estabilização dinâmica, na verdade é bem possível que mais de um mecanismo neuromuscular seja responsável por gerar estabilidade articular,[14] os principais são:

- *Propriocepção:* o problema é que a informação captada pelos mecanorreceptores a respeito da posição e do movimento articular só estaria disponível para que o indivíduo a utilize para proteção após a ocorrência da ação.
- *Reflexo ligamento-muscular:* o tempo de reação entre a sobrecarga imposta no ligamento e sua resposta reflexa é superior ao tempo necessário para ruptura ligamentar, além do alto limiar de excitabilidade do motoneurônio alfa, ou seja, estímulos de pequena magnitude não seriam suficientes para gerar uma reposta muscular.
- *Ajuste contínuo da rigidez muscular:* esse mecanismo seria responsável pela regulação da cocontração e parece explicar bem a estabilidade durante o movimento: os receptores articulares exercem influência primariamente sobre os motoneurônios gama que apresentam um menor limiar de excitabilidade e respondem a uma ampla variabilidade, estímulos: mecânicos, elétricos e químicos. Outro ponto importante é que informações de vários locais convergem para os motoneurônios gama, onde são integradas e, então, utilizadas para regular continuamente o estado de ativação e rigidez muscular.

Treinos focados na estabilidade articular devem promover estímulos diversificados em relação à magnitude da tensão, ao tempo de exposição, bases de suporte, velocidade do movimento, sistema energético e tempo de recuperação. Mais do que resistir à perturbação, o objetivo final é conseguir que músculos específicos "disparem" com quantidade de força suficiente na posição desejada e no momento correto.

Enfatizar o treinamento do *CORE*

A região conhecida como *CORE* (núcleo) constitui-se de uma unidade integrada composta de 29 pares de músculos que suportam o complexo quadril-pélvico-lombar (QPL). Pode-se fazer uma analogia com uma caixa na região central do corpo (Fig. 4), onde se localiza o centro de gravidade e onde basicamente todos os movimentos dos membros se iniciam.

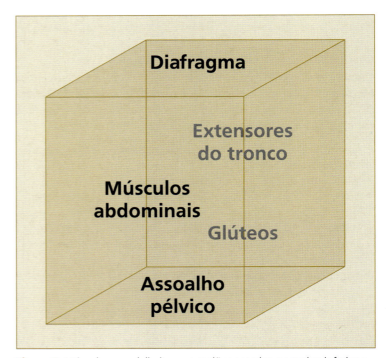

Figura 4. Músculos que delimitam as regiões anterior, posterior, inferior e superior do CORE.

De acordo com Comerford,[15] os principais músculos que compõem a região do *CORE* podem ser divididos da seguinte forma:

- *Locais:* responsáveis pelo controle intersegmentar – translação e rotação. Exemplos: multífido, transverso do abdome, pubococcígeo, diafragma.
- *Globais estabilizadores:* controlam a orientação e postura do complexo QPL. Exemplos: Longuíssimo, quadrado lombar (fibras mediais), oblíquo interno.
- *Globais mobilizadores:* atuam no controle das forças externas e equilíbrio de todo o corpo. Exemplos: grande dorsal, quadrado lombar (fibras laterais), reto abdominal, oblíquo externo.

Se a região do *CORE* contém grupos musculares tão distintos e com ações diferentes, o treinamento também deveria ser diversificado e conter, pelo menos, exercícios para desenvolver controle motor do sistema muscular local, controle motor do sistema global estabilizador e treinamento das diferentes manifestações da força para os músculos globais estabilizadores e mobilizadores.

Obviamente esses grupos de músculos não atuam de forma exclusiva. Mesmo exercícios convencionais (abdominal do tipo "remador", por exemplo) podem apenas enfatizar os músculos globais e não isolá-los, pois os sistemas global e local teoricamente trabalham em sinergismo.[16]

Para garantir que os músculos que compõem a região do CORE continuem eficientes tanto para proteção da coluna vertebral, quanto para as capacidades funcional e esportiva, torna-se absolutamente indispensável a progressão em relação aos exercícios, volume, intensidade, planos de execução e velocidade. A decisão sobre o momento certo de incrementar intensidade sem expor a estrutura ao dano deve basear-se em critérios definidos pela literatura e na velocidade da resposta do praticante.

Exemplos de progressão para treinamento do CORE:

1. Ativação da musculatura local sem movimentação dos membros para com movimento dos membros.
2. Diminuição da base de suporte.
3. Redução dos pontos de contato.
4. Aumento da duração do estímulo.
5. Progressão de movimentos estáticos para dinâmicos.
6. Progressão de movimentos simples para complexos.
7. Aumento das repetições.
8. Progressão de lento para rápido (inclusão do treinamento de potência).
9. Progressão de sobrecarga.

Uma vez que o indivíduo tenha melhorado seus padrões de movimento e acumulado uma equilibrada mistura de estabilidade e mobilidade, poderá progredir de exercícios predominantemente corretivos para o desempenho em qualquer dimensão.[17]

INFORMAÇÃO E RISCO

É incontestável o acesso quase irrestrito à informação nos dias de hoje, porém a dificuldade em fazer uma triagem de qualidade na "avalanche" de informações disponíveis a que todos são expostos tem gerado alguns problemas para profissionais do exercício e praticantes. Certificações profissionais de um final de semana, manuais sem base teórica consistente e vídeos sobre exercícios funcionais com qualidade técnica extremamente questionável produzem um tipo de conhecimento instantâneo e superficial, capaz de gerar uma legião de seguidores desinformados e com elevado potencial de lesão.

A aprendizagem adequada dos exercícios funcionais, com todos os detalhes envolvidos, não ocorre através de visualização/leitura. O leitor vai olhar a imagem, ler a descrição do exercício, testar sem ninguém habilitado para corrigi-lo e pode reproduzir um padrão de movimento errado que pode provocar desde resultados medíocres até lesões incapacitantes. Um profissional que saiba o que está fazendo precisa supervisionar a execução de um movimento por parte do praticante, perguntar o que está sentindo, corrigir quando necessário, ajustar se for o caso, incluir as progressões com o tempo e sempre avaliar os resultados.

REFERÊNCIAS BIBLIOGRÁFICAS

1. Coutinho M. *De volta ao básico: powerlifting – Treinamento funcional, esporte de alto Rendimento e prática coporal para todos.* São Paulo: Phorte, 2011.
2. Thompson WR. Worldwide survey of fitness trends for 2014. *ACSM'S Health & Fitness Journal* 2013 Nov./Dec.;17(6):10-20.
3. Gambetta V. Athletic development – *The art & science of functional sports conditioning.* Champaign, IL: Human Kinetics, 2007, 299p.
4. Cook G. *Movement functional movement systems: screening, assessment and corrective strategies.* Califórnia: Target, 2010.
5. Siff MC. Functional training revisited. National Strength & Conditioning Association. *Strength Conditioning Journal* 2002;24(5):42-46.
6. Fiatarone MA, Marks EC, Ryan ND et al. High-intensity strength training in nonagenarians. JAMA 1990;263:3029-34.
7. Andersen LL, Magnusson SP, Nielsen M et al. Neuromuscular activation in conventional therapeutic exercises and heavy resistance exercises: implications for rehabilitation. *Phys Ther* 2006;86(5):683-97.
8. Cook G, Burton L, Hoogenboom B. Pre-participation screening: the use of fundamental movements as an assessment of function – part I. *N Am J Sports Phys Ther* 2006;1(2):62-72.
9. Kritz M. *Development, reliability and effectiveness of the Movement Competency Screen (MCS).* A thesis submitted to the AUT University in fulfilment of the degree of Doctor of Philosophy, May 2012, 181 p.
10. Clark M, Lucett S. *NASM essentials of sports performance training.* Philadelphia: Lippincott, Williams and Wilkins, 2010.
11. Monteiro AG, Evangelista AL. *Treinamento funcional uma abordagem prática.* São Paulo: Phorte, 2010.
12. Thacker Stephen B, Gilchrist J, Stroup Donna F et al. The impact of stretching on sports injury risk: a systematic review of the literature. *Med Sci Sports Exerc* 2004;36(3):371-78.
13. Blickhan R. Stabilizing function of skeletal muscles: an analytical investigation. *J Theor Biol* 1999;199:163-79.
14. Fonseca ST, Ocarino JM, Silva PLP. Estabilização articular contínua não envolve processos de estímulo-resposta: uma resposta a Almeida et al. *Rev Bras Fisioter,* São Carlos 2005;9(1):1-116.
15. Comerford MJ. What *comes 1st – The pain or the dysfunction? Integration of local and global stability systems in rehab Proceeding.* 1st International Conference on Movement Dysfunction Edinburgh UK, 2001.
16. Cholewicki J, Van Vliet JJ. Relative contribution of trunk muscles to the stability of the lumbar spine during isometric exertions. *Clin Biomech* 2002;17:99-105.
17. McGill S. Core training: evidence translating to better performance and injury prevention. *Strength Cond J.* 2010;32(3):33-46.

PARTE VI

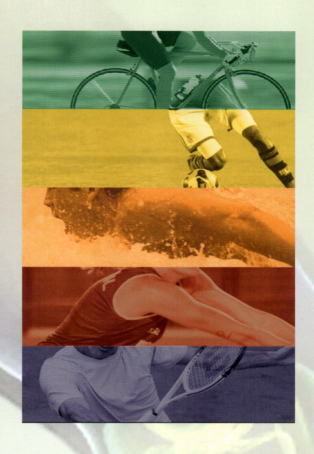

Diagnóstico e Tratamento das Lesões Ortopédicas nos Esportes

CAPÍTULO 35

COLUNA VERTEBRAL

Nelson Astur Neto ■ Michel Kanas ■ Délio Eulálio Martins ■ Marcelo Wajchenberg

■ INTRODUÇÃO

A atividade esportiva está presente na rotina de um significativo número de pessoas, seja ela recreacional seja de nível competitivo. A manutenção de rotina diária de exercícios agrega uma quantidade expressiva de benefícios para o corpo humano, desde o controle de doenças sistêmicas, como diabetes e hipertensão, prevenção de afecções cardiovasculares, melhora da capacidade respiratória e também manutenção do tônus e estabilidade muscular. Nem sempre esses efeitos estão livres de lesões ao corpo, sendo as lesões musculoesqueléticas a principal delas e importante fonte de preocupação dos atletas. Na prática esportiva, assim como o esqueleto apendicular, a coluna também está exposta a lesões traumáticas, impacto, sobrecarga, distensões, fraturas e luxações.

Atletas que praticam esportes de impacto aparentemente têm fatores de risco para patologias específicas da coluna relacionadas com cargas contínua e repetitiva durante a atividade física. Por exemplo, atletas de elite que participam de treinos mais longos e intensos têm chance maior de desenvolver doença degenerativa do disco e espondilólise do que atletas amadores.[1] Por outro lado, atletas amadores apresentam um condicionamento físico que diminui a chance de lesão lombar. Em comparação à população em geral, praticantes de atividade esportiva normalmente apresentam bom condicionamento físico, com uma flexibilidade melhor e maior tolerância à dor. Estas características podem resultar em fatores de proteção para problemas na coluna, porém, atletas, principalmente profissionais, exigem esforço elevado da coluna vertebral e não podem encontrar limitações na sua atividade esportiva. A dor lombar leve, que incomoda uma pessoa no seu dia a dia, mas não a incapacita para sua atividade laboral, pode ter um significado diferente no atleta e prejudicar seu rendimento físico, impossibilitando sua *performance* completa e prejudicando resultados em treinos e competições.

A dor nas costas em atletas pode representar uma variedade considerável de problemas, desde distensões musculares temporárias até infrequentes espondilolisteses. A anamnese e exame físico detalhado, associados a exames de imagem e à compreensão específica da biomecânica de cada esporte levarão ao diagnóstico e tratamento destas lesões.

Neste capítulo iremos abordar as lesões das colunas torácica e lombar mais frequentes na prática esportiva. As lesões relacionadas com a coluna cervical serão discutidas no capítulo de Traumatismo da Coluna Vertebral Cervical.

■ CONSIDERAÇÕES ANATÔMICAS E BIOMECÂNICAS

A típica vértebra, seja ela torácica ou lombar, é composta pelo corpo vertebral na sua metade anterior, conectado pelos pedículos ao arco posterior composto pelas lâminas, processos transversos, processo espinhoso e facetas articulares (Fig. 1). Cada vértebra terá duas facetas articulares na sua porção superior e outras duas na porção inferior, que irão articular com a respectiva inferior e superior das vértebras adjacentes. A região ou ponte óssea compreendida entre as duas facetas articulares na vértebra é chamada de *pars interarticularis*, que será mais importante no entendimento das lesões na coluna lombar, principalmente nas espondilólises e espondilolisteses de L5.

O disco intervertebral está localizado na porção anterior da vértebra entre dois corpos adjacentes. Ele terá a função de absorção de impacto e estabilização anterior do movimento vertebral. O disco apresenta dois componentes: o ânulo fibroso composto por uma rede de lâminas circulares e concêntricas em todo seu anel externo; e o núcleo pulposo composto por substância gelatinosa no centro que absorve o impacto. A pressão no núcleo pulposo estica as fibras do ânulo fibroso, e a resistência à tensão dessas fibras participa na divisão de carga do ânulo com o núcleo. O disco é uma estrutura avascular a partir dos 4-6 anos de idade nutrida por difusão de

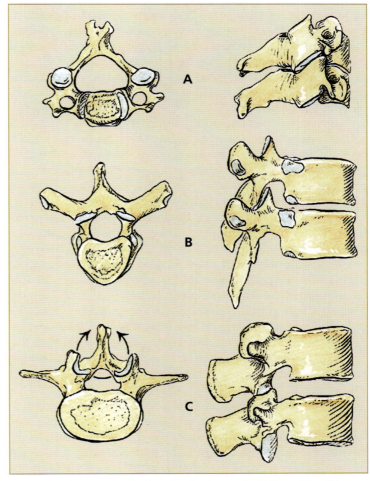

Figura 1. Diferenças anatômicas da vértebra cervical (**A**), torácica (**B**) e lombar (**C**).

nutrientes nas suas duas placas terminais e também por um plexo venoso ao redor do ânulo fibroso. O terço externo do ânulo é inervado enquanto que seu restante interno e o núcleo pulposo não são.

A unidade funcional da coluna é composta por duas vértebras adjacentes, o disco intervertebral entre elas e as facetas, ou seja, um complexo de três articulações. A mobilização correta e harmônica dessas estruturas permite função lombar normal. A alteração desse conjunto pode levar a problemas agudos ou crônicos.

As articulações facetárias promovem sustentação posterior da carga e têm papel importante na limitação da mobilidade da unidade funcional da coluna. Estudos biomecânicos demonstraram que as facetas na coluna lombar suportam 10 a 20% da carga compressiva, quando uma pessoa está parada em pé.[2] A contribuição da articulação facetária na estabilidade da unidade funcional da coluna é também dependente das cápsulas articulares e ligamentos. Facetas torácicas têm reforço capsular limitado, facilitando a rotação axial, enquanto que as lombares apresentam cápsula bastante desenvolvida que estabilizam a coluna lombar contra rotação e inclinação lateral.

O arco de movimento da coluna é composto por flexão, extensão, rotação e inclinações laterais. Lesões por distração dos elementos posteriores ou compressão dos anteriores estão em geral associadas a mecanismos de hiperflexão. Movimentos de hiperextensão irão gerar lesões opostas. Lesões por compressão irão sobrecarregar tanto o disco quanto as facetas.

■ AVALIAÇÃO DO ATLETA

Como em qualquer enfermidade, a investigação diagnóstica começa com história e anamnese completa e detalhada. Devem-se definir o tipo de esporte, a quantidade, a intensidade e a frequência de treinos. Perguntas pertinentes envolvem o tipo de dor, duração, localização, frequência, fatores de melhora e piora, assim como irradiações. Relacionar o início da dor com algum trauma ou movimento específico durante o esporte. Devemos também investigar história prévia de prática de outros esportes e outros episódios de dorsalgia. Tratamentos prévios e seus resultados devem ser questionados. Por fim, a investigação sobre os diversos aparelhos e os antecedentes pessoais completam a anamnese.

Atletas com predomínio de dor axial têm mais chances de sofrerem de problemas mecânicos na coluna, enquanto pacientes com dor nos membros inferiores possivelmente apresentam compressão ou irritação dos elementos neurais na coluna. Dor axial com piora à flexão está mais relacionada com dor discogênica, enquanto a piora à extensão indica origem facetária.

O exame físico do atleta com lombalgia deve iniciar com a inspeção através da avaliação de possíveis deformidades, alterações postural e dos equilíbrio coronal e sagital, e a determinação da cifose e lordose fisiológicas. A palpação deve buscar a localização de pontos dolorosos, assim como a sua irradiação. Todas as saliências ósseas, processos espinhosos e musculatura dorsal devem ser palpados em busca de edema, dor e espasmo muscular. O arco de movimento da coluna deve ser mensurado. Por fim, deve ser realizado exame neurológico completo, composto por avaliação de força motora, sensibilidade e reflexos. Manobras provocativas específicas, como a de Lasègue, devem ser realizadas para complementar a investigação.

Após a determinação das hipóteses diagnósticas, estas devem ser investigadas com exames complementares, principalmente os estudos de imagem. Radiografias simples compõem a avaliação inicial básica e, muitas vezes, diagnóstica. Apresentam alta sensibilidade para fraturas e, quando realizadas em ortostase, irão diagnosticar alterações estruturais de equilíbrios sagital e coronal. Incidências em oblíquo são ideais para avaliar a *pars interarticularis* na coluna lombar, enquanto que as radiografias dinâmicas em flexão e extensão irão determinar instabilidade dinâmica.

A tomografia computadorizada e a ressonância magnética são exames com detalhamento maior de imagem que irão complementar as informações já fornecidas pela radiografia simples. A tomografia possui grande capacidade de definição da anatomia óssea e detalha aspectos que não estão sempre claros na radiografia. Irá identificar com mais precisão, por exemplo, a fratura da *pars* e diagnosticar uma espondilólise. Irá também esclarecer os componentes e estruturas envolvidas nos casos de fratura vertebral. A ressonância magnética terá detalhes em edemas, sobrecargas, fraturas ocultas, lesões ligamentares, degeneração discal e compressão de estruturas neurais. Terá grande valor nas hérnias de disco, processos tumorais e efeitos compressivos neurais.

■ FATORES DE RISCO PARA LESÃO

Alguns fatores de risco para lesão da coluna em atletas podem ser destacados de acordo com estudos prévios na literatura. História prévia de lesão lombar é um dos mais importantes e significativos deles. Em uma análise prospectiva de atletas de nível escolar,[3] aqueles com história pregressa de lesão ou dor lombar apresentaram risco três vezes maior de desenvolver problemas na coluna no período de um ano.

Kujala *et al.*[4] analisaram a influência da flexibilidade lombar na incidência de dor lombar em 98 adolescentes e concluíram que flexão lombar máxima diminuída em meninos era preditivo de dor lombar. Entre meninas, os fatores preditivos foram arco de movimento lombar diminuído, restrição de extensão e sobrepeso.

A análise de mulheres ginastas ou nadadoras comparou o efeito da carga repetitiva sobre os discos intervertebrais.[5] O resultado das ressonâncias magnéticas da coluna lombar nestes dois grupos mostrou prevalência significativa de anormalidades no grupo das ginastas, que sofrem maior carga sobre os discos intervertebrais em comparação às nadadoras. Outros riscos considerados importantes são: condicionamento físico ruim, técnica imprópria e excesso de treino, além da capacidade biológica do atleta.

■ DISTENSÕES MUSCULARES E LIGAMENTARES

Distensões dos tecidos moles compõem a principal e mais frequente lesão da coluna em atletas.[6] Este tipo de lesão pode ser decorrente de trauma direto ou quando forças excessivas são aplicadas na coluna. À medida que a carga excede a tolerância máxima de algumas estruturas, rupturas podem ocorrer. Este processo gera inflamação local que está diretamente relacionada com a dor ou espasmo muscular.

Avaliação

A avaliação começa com anamnese completa, interrogando sobre o protocolo de treinamento do atleta, o aumento de determinado exercício com sobrecarga da região dorsal e possíveis traumatismos. O exame físico deve ser detalhado na região da dor, procurando, através da inspeção e palpação, localizar e delimitar a área afetada. Região dolorosa grande e mal delimitada, geralmente, indicará distensão ou contratura muscular; no entanto, se houver um ponto doloroso bem delimitado, deve-se pensar em contusão local ou fratura. A realização de radiografias é indicada, para visualização de possíveis fraturas, nas lesões traumáticas.

Lesões agudas geralmente causam dor importante nas primeiras 24 a 48 horas que melhora nos dias seguintes. Lesões crônicas apresentarão início mais insidioso e gradual da dor que persiste por períodos mais longos. O atleta com espasmo muscular ou distensão aguda normalmente apresenta edema local que piora com mobilização.

Nos atletas que sofrem quedas, causando flexão brusca da região lombar (lesão frequente na ginástica olímpica), é necessário palpação dos ligamentos posteriores (Fig. 2), para investigação da lesão parcial ou total dessas estruturas. Para completar a investigação da lesão dos tecidos moles, os melhores métodos de imagem são a ultrassonografia, que permite avaliar a integridade da musculatura paravertebral, e a ressonância magnética, que possibilita individualização das estruturas anatômicas, permitindo avaliação das estruturas ligamentares (Fig. 3).

Tratamento

Atletas com distensão muscular ou ligamentar típicas serão tratados com período leve de descanso. Neste período ele deve ser orientado quanto à postura adequada e ter seu treinamento revisado. A aplicação de gelo ou bolsa de água quente irá diminuir o espasmo muscular e a dor. Fisioterapia motora com estimulação elétrica analgésica e técnicas de relaxamento e alongamento muscular irá promover analgesia importante no estágio agudo da recuperação. Posteriormente, o fortalecimento do tronco e da musculatura lombar irá limitar a recidiva dos sintomas.

Medicação anti-inflamatória e analgésicos oferecem benefícios por diminuírem o processo inflamatório causador da dor. O objetivo principal é o retorno às atividades o mais breve possível, mantendo condicionamentos cardíaco e pulmonar adequados durante o afastamento do atleta. A prevenção do fator desencadeante diminui a chance de recidiva da lesão ou transformação em processo crônico.

O tempo de cicatrização das fibras musculares e ligamentares varia de 6 e 8 semanas. Durante as 4 semanas iniciais, é necessário afastamento da atividade física, recomendado o uso de órtese (Fig. 4) e orientada realização de exercícios isométricos. A partir da quinta semana, o atleta é estimulado a retornar progressivamente às atividades físicas até melhora completa da dor, principal critério para o retorno às atividades físicas, de nível competitivo.

■ DOENÇA DEGENERATIVA DO DISCO

A degeneração do disco, por si só, pode levar à dor lombar, principalmente quando associada às mudanças na unidade funcional vertebral, com sobrecargas ligamentar e facetária. Sward et al.[7] estudaram a ressonância magnética de ginastas de elite e mostraram uma incidência significativamente maior de degeneração discal toracolombar em comparação a grupo controle. Bartolozzi et al.[8] concluíram que jogadores profissionais de vôlei apresentavam mais degeneração discal do que nadadores, relacionando este fato com o impacto do esporte.

O disco degenerado tem capacidade de absorção de impacto reduzida, o que pode levar à instabilidade da coluna lombar. Para suprir esta instabilidade causada pela degeneração discal, ocorrem dois fenômenos importantes relacionados com a dor: inicialmente ocorre contratura muscular paravertebral, na tentativa de suprir a instabilidade local, e, a longo prazo, a degeneração discal e instabilidade (hipermobilidade) poderão desencadear o processo degenerativo das articulações facetárias e formação de osteófitos na tentativa de estabilizar a região. Ambos os mecanismos estão relacionados com a dor crônica e diminuição do arco de movimento, porém sem alterações neurológicas ou dores radiculares primariamente.

Avaliação

A história, os sintomas e o exame físico do atleta com degeneração discal são relativamente inespecíficos e confundem-se com qualquer dor lombar mecânica. Detalhes nas características da dor do paciente podem sugerir causa discogênica, como dor que piora com movimentos de flexão e alivia com extensão lombar.[9]

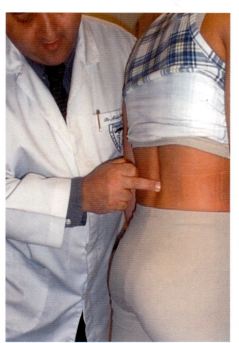

Figura 2. Palpação dos processos espinhosos e dos ligamentos inter e supraespinhosos em atleta ginasta olímpica, com suspeita de lesão ligamentar na região lombar.

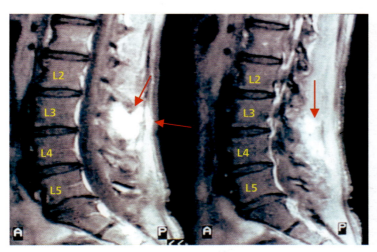

Figura 3. Ressonância magnética (corte sagital com contraste) da atleta da Figura 2, mostrando lesão dos ligamentos inter e supraespinhosos nos espaços L2-L3 e L3-L4.

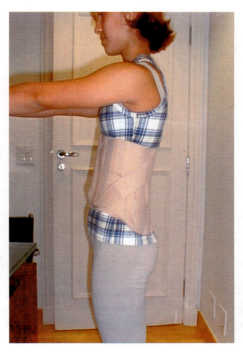

Figura 4. Atleta (a mesma da Figura 2) utilizando colete de Putti para tratamento da lesão ligamentar.

Radiografias simples da região auxiliam no diagnóstico, possibilitando visibilizar diminuição do espaço discal e alterações degenerativas associadas. O exame mais específico e sensível para detectar alterações discais é a ressonância magnética, que mostra o grau de hidratação, altura, protrusões e herniações do disco, além de compressão neural associada. Também mostra, de maneira bastante eficaz, as degenerações associadas, como edema das facetas, placas terminais e osso subcondral adjacente.

Tratamento

O tratamento da dor discogênica em atletas é conservador. Quando a dor é aguda, ela se resolve em algumas semanas, e é recomendado o afastamento temporário dos treinos e competições. Entretanto, o atleta deve ser inserido em programa de reabilitação controlada para não haver perda da força muscular e da condição física geral. O uso de medicação analgésica e anti-inflamatória também é associado ao tratamento. O uso de órteses lombares, como o colete de Putti, é controverso. Apesar de aliviar os sintomas pela restrição da mobilidade da coluna lombar e evitar flexão e extensão extrema, existe a preocupação do relativo enfraquecimento do músculo que é poupado nesse período.

A fisioterapia deve objetivar fortalecimento do tronco e exercícios relacionado com o esporte praticado para agilizar o retorno aos treinos. Na fase aguda, realizam-se exercícios passivos e ativos, seguidos de atividade muscular isométrica.

O tratamento cirúrgico com artrodese vertebral não tem evidência científica no tratamento da dor lombar discogênica em atletas e deve ser evitado. Deve-se utilizar apenas em casos selecionados, quando todas as outras opções de tratamento conservador falharem. A artrodese irá aumentar o período de reabilitação e retorno do atleta, mantendo-o afastado das competições por mais tempo. Não se sabe ao certo a taxa de retorno ao esporte de atletas após artrodese lombar. Técnicas de manutenção do movimento, como a artroplastia com prótese de disco, ainda não foram estudadas em atletas e não são aconselhadas pela possível sobrecarga causada pelo esporte e falha precoce do implante.

■ HÉRNIA DE DISCO

A hérnia do disco vertebral ocorre quando uma lesão do ânulo fibroso permite o extravasamento de conteúdo do núcleo pulposo no canal vertebral. A incidência de hérnia de disco em atletas ainda é desconhecida, apesar de ser bem estabelecida sua associação a traumas. A hipótese seria que esses atletas, expostos a traumas e choques repetitivos no disco, teriam prevalência maior deste tipo de lesão. Já foram reportadas na literatura séries de pacientes atletas com incidência maior de lesão discal em relação a um grupo controle,[10] assim como séries em que a incidência de hérnia de disco em atletas foi similar à população em geral.[11]

Hérnias torácicas são mais raras, a incidência dessa patologia é de aproximadamente 1,6/1.000 na população em geral,[12] sendo mais frequente em homens na quinta década de vida. A hérnia discal torácica relacionada com atividade esportiva é rara. A história relatada pelo atleta pode variar muito de acordo com a localização da hérnia discal, do tamanho e do início dos sintomas. Em geral, a história de trauma é infrequente, e os níveis mais acometidos são o nono, décimo e décimo primeiro discos intervertebrais.[13]

As hérnias discais lombares podem ocorrer em qualquer faixa etária com manifestações clínicas variadas, desde quadros assintomáticos até lombociatalgias extremamente incapacitantes. Há dificuldade em relacionar a hérnia discal com a atividade esportiva. Pode-se justificar esta relação nos casos de hérnias discais traumáticas, agudas e sintomáticas.

Avaliação

Hérnias de disco torácicas e lombares irão gerar sintomas diferentes. O sintoma mais comum nas torácicas é a dor na parede torácica, unilateral, no dermátomo respectivo à raiz nervosa afetada, quando a compressão pelo fragmento herniário é lateral. Quando a compressão é central no canal vertebral, causando compressão medular, pode não haver dor na parede torácica, notando-se, no exame físico neurológico, espasticidade, paraparesia e sinais de liberação do sistema piramidal nos membros inferiores. Assim, o exame dos reflexos nos membros inferiores, a pesquisa do reflexo cutâneo abdominal, clônus e do reflexo de Babinski auxiliam no diagnóstico de hérnia discal torácica. O melhor método de imagem para diagnóstico é a ressonância magnética, graças à sua especificidade para visibilização do tecido neural e do disco intervertebral. A tomografia computadorizada e a mielografia auxiliam no diagnóstico, na impossibilidade da realização da ressonância magnética.

Em geral, pacientes com hérnia de disco lombar apresentam sintomas radiculares. Os níveis mais comuns na coluna lombar são o L4-L5 e nível L5-S1, que juntos contam por cerca de 90% das hérnias de disco sintomáticas, causando ciatalgia. Pacientes com compressão da raiz de L5 (em geral hérnias no nível L4-L5) apresentaram possível fraqueza na dorsiflexão do tornozelo e hálux. O dermátomo correspondente que terá dor será a face lateral da perna e o dorso do pé. Radiculopatia de S1 (hérnias L5-S1 em geral) apresentará possível alteração na flexão plantar do pé e parestesia na planta e face lateral do pé. O reflexo correspondente desta raiz é o aquíleo. O teste provocativo da elevação da perna estendida e o teste de Lasègue apresentam acurácia de 88% para irritação destas raízes.[14]

A síndrome da cauda equina é mais infrequente, mas deve ser conhecida. Em geral apresenta-se de forma aguda com dor forte e incapacitante nas costas e membros inferiores, radiculopatia associado à anestesia em sela, incontinência ou retenção urinária ou fecal. Na presença desses sintomas o tratamento cirúrgico de descompressão deve ser de urgência.

Após exame físico e história detalhada, solicitam-se exames de imagem para diagnóstico. Radiografias evidenciam a estrutura óssea e indicam sinais indiretos de perda da altura discal. O exame de imagem padrão ouro para diagnóstico de hérnia de disco, assim como seu tipo, localização e compressão de estruturas neurais é a ressonância magnética (Fig. 5).

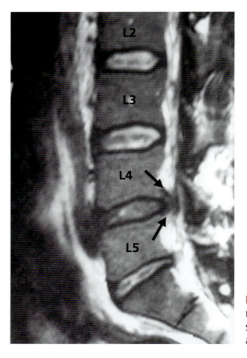

Figura 5. Ressonância magnética com imagem sagital mostrando (setas) a hérnia discal L4-L5.

Tratamento

Pacientes com hérnia de disco com quadro agudo devem ser tratados com repouso por algumas semanas, associado ao uso de medicamentos anti-inflamatórios e reabilitação fisioterápica analgésica e de fortalecimento do tronco. O uso de corticosteroides pode ser associado para diminuir a inflamação e irritação da raiz nervosa. Assim como a maioria dos casos de hérnia de disco na população em geral, em atletas elas têm um prognóstico bastante favorável, e os sintomas se resolvem gradualmente. O fragmento herniário aos poucos é reabsorvido, e a inflamação da raiz nervosa aos poucos diminui. A infiltração seletiva da raiz nervosa é uma opção nos casos em que os sintomas demoram para sumir, inclusive nas dores intercostais intratáveis.

A indicação do tratamento cirúrgico ocorre se houver falha do tratamento conservador. Os critérios de melhora clínica são diferentes entre o atleta e a população em geral, pois a melhoria acentuada da dor pode ser suficiente para um indivíduo qualquer, mas mesmo pouca dor, durante a atividade física, pode comprometer o desempenho físico do atleta. Não há padronização do momento exato da indicação do tratamento cirúrgico. A indicação da cirurgia deve ser realizada por consenso entre a equipe médica e o atleta, sendo importante a participação da diretoria técnica durante o tratamento.

Nos casos de hérnia de disco torácica, indica-se o tratamento cirúrgico naqueles em que há compressão medular central sintomática, com mielopatia clínica e lesão neurológica progressiva. Com o advento da toracoscopia, a morbidade do tratamento cirúrgico diminuiu, possibilitando a reabilitação precoce, sem a necessidade de incisão ampla, como a toracotomia convencional ou a via posterior através da costotransversectomia. A toracoscopia apresenta algumas dificuldades técnicas, entretanto exigindo uma equipe cirúrgica bem treinada e uma curva de aprendizado longa.

O tratamento cirúrgico da hérnia de disco lombar no atleta, assim como na população em geral, deve ser o menos agressivo possível e preservar o máximo de movimento, evitando-se nos casos em que não há sinais de instabilidade, a artrodese. Deve ser considerado, como padrão ouro, a microdiscectomia simples, que apresenta uma boa taxa de sucesso na população.[15] Apesar de não haver ensaios clínicos demonstrando o resultado da discectomia em atletas, é sabido que as altas demandas físicas do atleta em termos de recuperação pós-operatória e a necessidade de retorno ao esporte competitivo aumentam o padrão do que é considerado sucesso cirúrgico. Wang *et al.*[16] relataram 90% de excelentes resultados em atletas universitários de elite submetidos à microdiscectomia em um ou dois níveis, com retorno às atividades esportivas no mesmo rendimento anterior. A reabilitação do atleta deve ser iniciada o mais breve possível, através de exercícios isométricos e da hidroterapia (Fig. 6). O retorno progressivo à atividade física deve ser estimulado, estando o atleta apto a retornar ao esporte competitivo ao redor de 3 meses.

■ LESÕES TRAUMÁTICAS DO DISCO

As lesões traumáticas do disco relacionam-se com a queda de altura, principalmente quando o paciente cai sentado. São resultados de traumas com compressão axial no eixo da coluna, mas também podem ser causadas por mecanismo de distração, principalmente em atletas mais novos ainda com esqueleto imaturo. A ciatalgia referida no trauma agudo do disco intervertebral ocorre quando há compressão mecânica pelo fragmento herniado, ou simplesmente pelo processo inflamatório próximo à raiz nervosa.

Nos adultos jovens, as lesões discais podem estar relacionadas com fraturas do anel apofisário. O mecanismo de lesão está relacionado com o aparecimento de hérnias discais paramarginais, que causam pressão sobre o ânulo fibroso, tracionando e arrancando fragmento ósseo do anel apofisário no planalto vertebral.

Avaliação

O diagnóstico dessa lesão é difícil, pois o quadro clínico pode variar de dor lombar à lombociatalgia intensa. A dor referida pelo atleta tem um componente relacionado com o espasmo da musculatura paravertebral, porém o principal componente está relacionado com a dor discogênica, causada pela lesão do ânulo fibroso, que é inervado por fibras do sistema simpático.

A radiografia simples não auxilia o diagnóstico, sendo necessária a realização da ressonância magnética, que poderá demonstrar lesão aguda do disco intervertebral (Fig. 7). Nas fraturas do anel apofisário, a tomografia computadorizada trará informações importantes (Figs. 8 e 9), detectando o fragmento ósseo avulsiona-

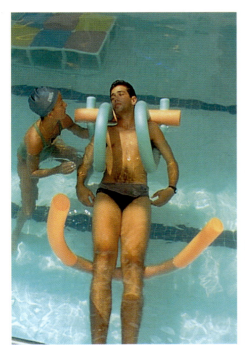

Figura 6. Jogador de futebol realizando sessão de hidroterapia, para fortalecimento da musculatura abdominal, durante pós-operatório de ressecção de hérnia discal.

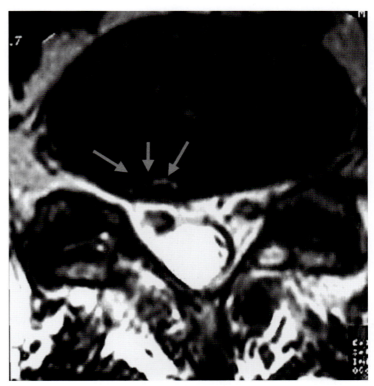

Figura 7. Imagem ponderada em T2 (corte axial) de coluna vertebral lombar, com imagem de lesão discal à direita (conforme setas) em atleta que caiu sentado durante jogo de futebol.

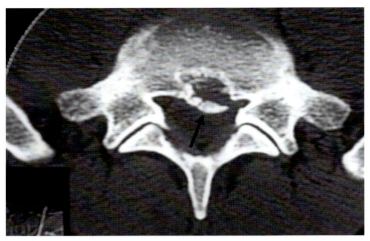

Figura 8. Corte axial de tomografia computadorizada mostrando uma fratura-avulsão de fragmento ósseo do planalto superior da vértebra L5, em um jogador de futebol de 22 anos de idade, com lombociatalgia irradiada para o membro inferior esquerdo.

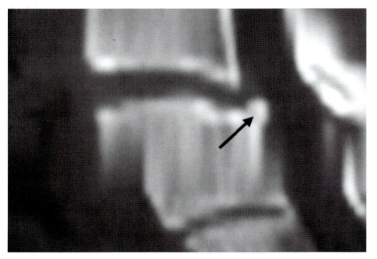

Figura 9. Reconstrução tomográfica.

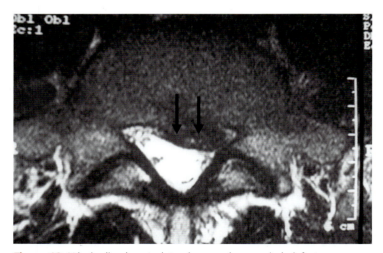

Figura 10. Hérnia discal centrolateral esquerda, associada à fratura em avulsão, evidenciada por corte axial da ressonância magnética.

do. A ressonância magnética (Fig. 10) mostra o efeito compressivo deste fragmento nos elementos neurais com a raiz nervosa no forame vertebral.

Tratamento

O tratamento das lesões traumáticas do disco intervertebral é realizado com o uso de medicação analgésica e anti-inflamatória, afastamento das atividades físicas competitivas até haver o desaparecimento da dor. No período de repouso o atleta deve manter reabilitação com fisioterapia para evitar ao máximo a perda do condicionamento físico e acelerar seu retorno ao esporte. O tratamento cirúrgico será indicado somente nos casos de falha de todas as tentativas conservadoras e, em geral, nos casos em que há compressão neural diagnosticada, como nas hérnias de disco já previamente discutidas.

FRATURAS DA COLUNA TORÁCICA

Há quatro tipos de fraturas mais comuns na atividade esportiva: as fraturas do processo transverso ou da costela (próximo à articulação costotransversária); as fraturas por extensão forçada; as fraturas por compressão e as fraturas-luxações.

As **fraturas do processo transverso** são estáveis e estão relacionadas com o traumatismo direto na região paravertebral, na região correspondente à articulação costotransversária. O principal sintoma é a dor no local, que é acentuada durante os movimentos respiratórios. No exame físico, notam-se equimose no local e intensa dor à palpação.

O paciente pode apresentar aumento da cifose ou escoliose antálgica para atenuação da dor. O diagnóstico pode ser confirmado com radiografias da região atingida, podendo ser complementado pela tomografia computadorizada e pela cintilografia óssea.

Este tipo de lesão é bastante estável e não necessita de tratamento cirúrgico por si só. O tratamento desta fratura inclui a utilização de medicação analgésica e reabilitação precoce. O uso de órteses para imobilização e analgesia é controverso, e alguns pacientes referem desconforto com o uso. A reabilitação inclui medidas locais, como o uso da ultrassonografia e medidas fisioterápicas, com exercícios de alongamento e manutenção do arco de movimento funcional da coluna torácica, para flexão, extensão e rotação, sempre respeitando a dor do atleta. O retorno ao esporte deve ser gradual e dependerá do limiar de dor.

As **fraturas por extensão forçada (hiperextensão)** são causadas por movimentos bruscos, tracionando as estruturas anteriores da coluna vertebral torácica, principalmente o ligamento longitudinal anterior e o periósteo, podendo causar avulsão óssea e lesão da placa terminal. Esse tipo de fratura ocorre mais em atletas durante a adolescência, quando não há completa maturação do esqueleto axial, permanecendo tecido cartilaginoso nos planaltos superior e inferior das vértebras. A ginástica olímpica exige dos atletas movimentos abruptos que podem causar essas lesões.

O diagnóstico é realizado pela história e exame físico, com a reprodução da dor ao realizar a extensão forçada da coluna vertebral. A visualização da fratura pode ser difícil com radiografias simples. A utilização da tomografia computadorizada e da ressonância magnética facilita o diagnóstico. Estas também são lesões geralmente estáveis, e o tratamento envolve medidas analgésicas e utilização de órteses toracolombares (colete de Jewett) num período de 8 a 12 semanas.

As **fraturas por compressão** são as fraturas mais comuns da região torácica,[17] ocorrendo em razão da falha da região anterior do corpo vertebral no movimento de flexão aplicado na coluna vertebral. A maioria das fraturas por compressão nos atletas não causa cominuição da região posterior do corpo vertebral, não oferecendo riscos de compressão medular por fragmentos ósseos no canal vertebral.

Em atletas jovens, a presença de acunhamento vertebral pode ocorrer sem história de trauma, em virtude da osteocondrite da placa terminal (doença de Scheuermann). Com atletas idosos, as fraturas por compressão podem ocorrer por traumas triviais, graças à osteoporose vertebral.

No exame físico o atleta pode apresentar acentuação antálgica da cifose dorsal, com grande espasmo muscular paravertebral, dor à palpação local e limitação do arco de movimentação. O exame neurológico deve ser minucioso para a detecção de alterações neurológicas referentes a traumatismos raquimedulares.

Pode-se confirmar o diagnóstico com radiografias com incidências anteroposterior e, principalmente, em perfil (Fig. 11), pois essa incidência pode visibilizar alterações na altura do corpo vertebral. A tomografia computadorizada permite evidenciar o traço de fratura (Fig. 12), além de avaliar a integridade do canal vertebral.

As fraturas com acunhamento vertebral anterior de até 25%, geralmente, não acometem as estruturas posteriores vertebrais, mantendo-se a estabilidade da coluna vertebral. As fraturas com até 50% de acunhamento vertebral podem estar associadas a lesões ligamentares posteriores e comprometimento do canal vertebral.

As fraturas com acunhamento vertebral superior a 50% estão associadas a traumas com maior energia, sendo geralmente instáveis e com grande possibilidade de lesões do canal vertebral. O tratamento dessas fraturas deve ser individualizado de acordo com a idade, a gravidade da fratura e o esporte que o atleta pratica. O objetivo do tratamento é proporcionar analgesia, evitar deformidades crônicas residuais, prevenir lesões neurológicas e reabilitar o atleta para retornar o mais breve possível às suas atividades.

Nas fraturas com acunhamento vertebral anterior até 50%, sem sinais de instabilidade, o tratamento é realizado com órteses de imobilização toracolombar (colete de Jewett), feitas sob medida. O período de imobilização é de 8 a 12 semanas, mantendo o condicionamento físico e cardiopulmonar durante esse período. O retorno ao esporte pode ser iniciado, assim que o atleta não sentir dor.

As fraturas com mais de 50% de acunhamento vertebral anterior, cifose localizada considerável e com sinais de instabilidade necessitam de tratamento cirúrgico, com estabilização da fratura e artrodese. O tratamento cirúrgico permite a mobilização precoce do atleta e o retorno mais rápido às atividades físicas, além da restituição da curvatura fisiológica da coluna vertebral torácica.

As **fraturas-luxações** estão relacionadas com traumas de alta energia.[18] Os esportes mais relacionados com esse tipo de lesão são automobilismo, motociclismo, esportes de inverno e paraquedismo. Esse tipo de fratura está relacionado com a lesão neurológica em 85 a 100% dos casos,[19] sendo geralmente as vítimas politraumatizados graves, com múltiplas lesões de extrema gravidade, necessitando a abordagem de médicos de várias especialidades.

O diagnóstico dessas lesões é feito e avaliado com uma série de estudos de imagem, desde radiografias simples, tomografia computadorizada até a ressonância magnética da coluna vetebral, graças ao grande percentual de lesão neurológica. A abordagem terapêutica é multidisciplinar (com a participação concomitante de um grupo de enfermagem, fisioterapeutas e psicólogos), pois as sequelas físicas e psicossociais podem ser intensas. O tratamento é iminentemente cirúrgico e objetiva restituição da anatomia da região através do realinhamento e artrodese, além da descompressão do canal vertebral nos casos em que há lesão neurológica, sendo indicado, assim, que o paciente tenha condições clínicas para o procedimento. O tratamento cirúrgico precoce permite a antecipação do início da reabilitação, prevenindo complicações pulmonares e dermatológicas, como escaras.[20]

▪ FRATURAS DA COLUNA VERTEBRAL LOMBAR

As fraturas da coluna vertebral lombar são raras em atletas, em decorrência da grande proteção muscular presente nesta região, além da maior estrutura óssea das vértebras lombares. A energia necessária para causar fratura vertebral deve ser intensa, estando geralmente relacionada com esportes de alta velocidade, como o automobilismo, motociclismo e esportes de inverno.

As radiografias simples (Fig. 13) com incidência anteroposterior e em perfil possibilitam a visualização da fratura e da estrutura óssea. A tomografia computadorizada fornece informações sobre o canal vertebral e possível compressão nervosa por fragmentos ósseos (Fig. 14). A ressonância magnética permite a avaliação da estrutura ligamentar, do disco intervertebral e das estruturas nervosas presentes no canal vertebral.

O tratamento das fraturas é iniciado no local do trauma pela correta imobilização do atleta e remoção para um centro médico capacitado para o diagnóstico e tratamento dessas lesões e possíveis lesões associadas. A manipulação indevida do atleta pode causar danos transitórios ou permanentes, ocasionando incapacidades para a prática esportiva regular. As fraturas consideradas estáveis poderão ser tratadas com o uso de órteses (coletes de Putti ou o colete de Jewett), feitos sob molde, por um período que varia entre 8 a 12 semanas. As fraturas instáveis geralmente necessitam estabilização cirúrgica através da artrodese do segmento e descompressão do canal vertebral, quando existir lesão neurológica associada.

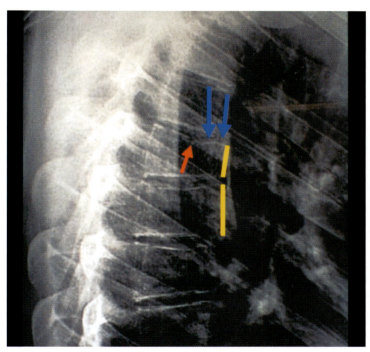

Figura 11. Radiografia em perfil de fratura causada por compressão de vértebra torácica durante queda na patinação. A seta vermelha indica o local da fratura, as setas azuis apontam o sentido da força que causou a fratura (compressão), e a linha amarela mostra a diminuição da altura da cortical anterior do corpo vertebral.

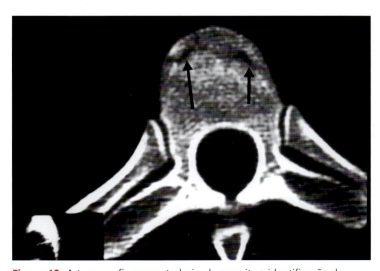

Figura 12. A tomografia computadorizada permite a identificação do traço de fratura.

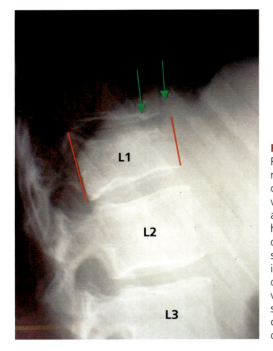

Figura 13. Radiografia em perfil, mostrando fratura com acunhamento vertebral de L1, em atleta praticante de hipismo, que sofreu queda durante o salto. As linhas indicam a diminuição da altura do corpo vertebral L1, e as setas mostram a compressão anterior do corpo vertebral.

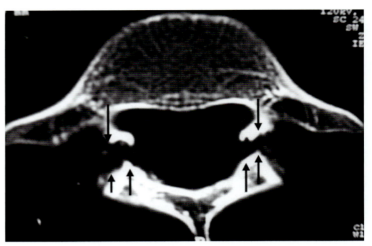

Figura 15. Tomografia computadorizada da coluna de um atleta, com espondilólise bilateral e escorregamento da vértebra através da lise do pedículo.

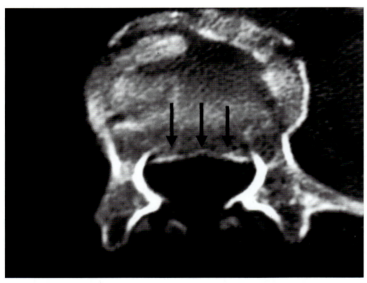

Figura 14. Tomografia computadorizada mostrando a fratura da vértebra L1 com retropulsão de pequeno fragmento ósseo para dentro do canal vertebral.

ESPONDILÓLISE E ESPONDILOLISTESE

A espondilólise é uma falha ou defeito na *pars interarticularis*, em que a teoria mais aceita atualmente é que seja resultado de sobrecarga repetitiva nesta região, levando à fratura por estresse.[21] A incidência de espondilólise na população em geral adulta é estimada ser cerca de 6%[22] apesar de muitos casos serem assintomáticos e só diagnosticados em idade mais avançada ou mesmo por exames corriqueiros por outras razões. A grande maioria dos defeitos bilaterais (85-95%) ocorrem na quinta vértebra lombar.

Atletas de modalidades com carga axial repetitiva e movimentos extremos de flexão, rotação e extensão principalmente estão mais expostos a este tipo de lesão, elevando a incidência nesta população para até 47-63%.[23] Esse mecanismo gera uma sobrecarga repetitiva no istmo vertebral, região mais vulnerável. Exemplos de esportes com maior incidência de espondilólise são o judô, ginástica olímpica, futebol americano, lutas, levantamento de peso e outros que exigem saltos. Essa lesão é duas vezes mais frequente no sexo masculino, não havendo predominância entre negros e brancos.

Alguns desses pacientes podem apresentar ou desenvolver espondilolistese associada, que é o escorregamento de uma vértebra sobre a outra. Wiltse *et al.*[24] classificaram a espondilolistese de acordo com a sua etiologia, definindo uma série de causas para este problema, mas a mais comum em atletas é aquela decorrente da espondilólise, também chamada de ístmica (Fig. 15). O escorregamento vertebral ocorre entre os 9 e 15 anos de idade. A frequência de grandes escorregamentos é duas vezes maior nas mulheres.

Avaliação

Atletas com espondilólise tipicamente queixam-se de dor lombar que piora com o aumento da atividade física. Assim como outra causas de dor lombar baixa, o exame físico é incaracterístico, consistindo em dor lombar que pode ocorrer na região central ou paravertebral secundário a espasmo muscular. Lesões unilaterais da *pars* podem apresentar-se por postura antálgica, com inclinação lateral do tronco. Nos pacientes com espondilolistese grave, um degrau pode ser notado na palpação dos processos espinhosos. Escorregamentos podem cursar com estreitamento do forame vertebral, principalmente no nível L5-S1, cursando com radiculopatia da raiz de L5, além do efeito irritativo na raiz devido a inflamação local da *pars*.

O diagnóstico é confirmado com radiografias da região lombossacra de frente, perfil (Fig. 16) e oblíquas. As incidências oblíquas aumentam a sensibilidade da radiografia para o diagnóstico da espondilólise através do clássico sinal da coleira do cachorro, patognomônico para a lesão da *pars*. Entretanto, na fase inicial da espondilólise a lesão só é visível em exames mais precisos e com alta sensibilidade, como a cintilografia óssea[25] (com Tecnécio 99) e a ressonância magnética, que permitem um diagnóstico precoce da lesão, ainda na fase de edema ósseo. Quando o defeito da *pars* já está completo, com fratura estabelecida, a tomografia torna-se o exame mais sensível para detectar esta lesão[25] (Figs. 17 e 18).

Na presença de espondilolistese, o diagnóstico já na radiografia se torna mais fácil, pois na imagem lateral há um desalinhamento dos corpos vertebrais, especialmente no nível L5-S1, que pode ser complementado com imagens dinâmicas em flexão e extensão. A espondilolistese é graduada de acordo com a porcentagem de escorregamento mensurada (1-100%, Graus I a V).[26] A ressonância magnética será importante para adicionar informações como a degeneração associada do disco intervertebral, assim como possíveis efeitos compressivos das raízes lombares.

Tratamento

Atletas com espondilólise sem escorregamento com sintomas agudos podem ser tratados com afastamento parcial dos treinos e uso de colete em hiperextensão de maneira contínua por 3 meses, mantendo o condicionamento físico do atleta com programa de reabilitação e treino da capacidade cardiopulmonar. O mesmo protocolo pode ser feito para escorregamentos grau I (< 25%) ou fraturas unilaterais da *pars*. Sys et al.[27] mostraram consolidação da fratura da *pars* sem escorregamento com tratamento conservador em todos os pacientes com lesão unilateral e em 55% daqueles com lesão bilateral. Houve 92% de excelentes e bons resultados com 89% de retorno ao nível competitivo. O reparo cirúrgico da espondilólise raramente é indicado e pode ser considerado naqueles casos que não respondem ao tratamento conservador mesmo após 6 meses, sem degeneração discal, com defeitos menores que 7 mm e cintilografia sem captação.[28]

O tratamento do atleta com espondilolistese depende basicamente do grau de escorregamento vertebral e da sintomatologia manifestada. Se o escorregamento for menor do que 50% e o atleta estiver assintomático, não são necessárias restrições físicas, porém recomenda-se o acompanhamento radiográfico até a maturidade óssea, por volta dos 16 anos de idade.[29] Em atletas sintomáticos, deve ser feito tratamento conservador primeiramente sempre, seguindo protocolo como o descrito anteriormente associado à reabilitação precoce com fortalecimento dos extensores lombares e da musculatura abdominal e ganho de arco de movimento de flexão e extensão lombar. Pacientes com escorregamento maior que 50% (> grau 3) com dor persistente ou sintomas neurológicos devem ser considerados para tratamento cirúrgico, principalmente aqueles com esqueleto imaturo.

O tratamento cirúrgico na espondilolistese será indicado na falha das tentativas de reabilitação, principalmente quando há degeneração discal associada, radioculopatia e escorregamentos maiores que 50%. É indicada artrodese, com descompressão nos casos em que há radiculopatia associada. Muitas técnicas cirúrgicas já foram descritas para a artrodese, desde fusão posterolateral sem instrumentação até correções da deformidade com redução e abordagem anterior e posterior combinadas. O tempo ideal para a consolidação da artrodese varia de 3 a 6 meses. Após a consolidação, cujo controle é feito por meio de radiografias simples e tomografia computadorizada, o atleta está apto a retornar às atividades físicas.

■ OUTRAS LESÕES

As alterações degenerativas das articulações sacroilíacas podem desencadear dor lombar incapacitante em atletas, prejudicando a prática esportiva. Essas lesões eram consideradas muito raras,[30] porém Timm[31] relatou que a disfunção das articulações sacroilíacas é um problema comum em atletas de elite, embora sua abordagem seja pouco discutida na literatura médica. Essa lesão ocorre pela sobrecarga nos membros inferiores, que é transmitida para a região pélvica em esportes de grande impacto e longa duração, como a maratona.

Seu diagnóstico dificilmente é realizado por meio de radiografias simples. Outros métodos, como a cintilografia óssea, tomografia computadorizada (Fig. 19) e ressonância magnética, permitem o diagnóstico. O tratamento envolve reabilitação específica para esta articulção que pode ser associada à infiltração de corticosteroides e anestésicos locais, além de orientação dos atletas e equipe técnica, para a prevenção da recidiva.

A presença de megapófise de L5 é geralmente assintomática na população. Entretanto, a fusão unilateral entre o processo transverso da vértebra L5 e o sacro (Fig. 20) também pode desencadear dor lombar, que ocorre no lado contralateral da fusão, graças à instabilidade e mobilidade unilateral na transição lombossacra. O tratamento é difícil, e a recidiva da dor é frequente. A artrodese do lado não fundido é uma alternativa cirúrgica, após a falha do tratamento conservador.

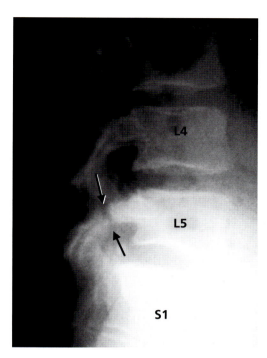

Figura 16. Radiografia em perfil da coluna lombossacra de uma atleta arremessadora de peso, onde se visualiza a espondilólise em L5.

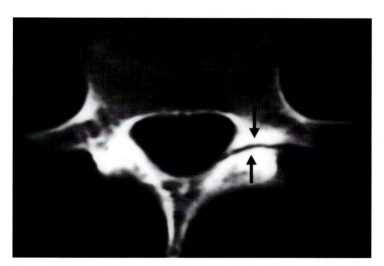

Figura 17. Tomografia computadorizada da vértebra L5 de um lutador de caratê com espondilólise no pedículo da vértebra L5.

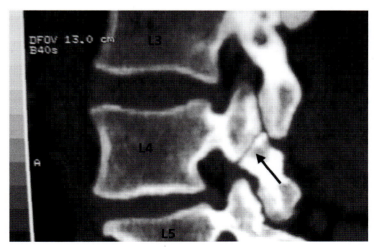

Figura 18. Reconstrução de tomografia computadorizada da coluna lombar de um jogador de squash, com espondilólise no pedículo da vértebra L4.

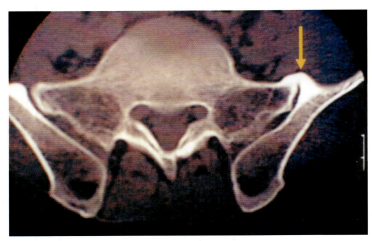

Figura 19. Tomografia da articulação sacroilíaca de maratonista com lesão degenerativa da articulação sacroilíaca (seta).

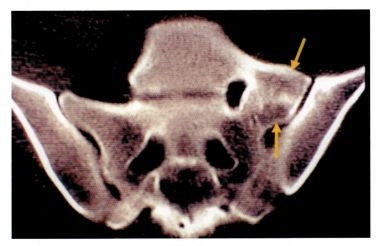

Figura 20. Tomografia computadorizada da transição lombossacra de triatleta com megapófise em L5 com fusão sacral unilateral.

■ REFERÊNCIAS BIBLIOGRÁFICAS

1. Videman T, Sarna S, Battie MC et al. The long-term effects of physical loading and exercises lifestyles on back-related sympstoms, disability, and spinal pathology among men. *Spine* 1995;20:699-709.
2. Wilke HJ, Rohlmann A, Neller S et al. A novel approach to determine trunk muscle forces during flexion and extension: A comparison of data from a in vitro experimente and in vivo measurements. *Spine* 2003;28:2585-93.
3. Greene HS, Cholewicki J, Galloway MT et al. A history of low back injury is a risk fator for recurrent back injuries in varsity athletes. *Am J Sports Med* 2001;29:795-800.
4. Kujala UM, Taimela S, Oksanen A et al. Lumbar mobility and low back pain during adolescence: A longitudinal three-year follow-up study in athletes and controls. *Am J Sports Med* 1997;25:363-68.
5. Goldstein JD, Berger PE, Windler GE et al. Spine injuries in gymnasts and swimmers: An epidemiologic investigation. *Am J Sports Med* 1991;19:463-68.
6. DeLee JC, Drez DJ. *Orthopaedic sports medicine – Principles and practice*. Philadelphia: WB Saunders, 1994.
7. Sward L, Hellstrom M, Jacobsson B et al. Disc degeneration and associated abnormalities of the spine in elite gymnasts: A magnetic resonance imaging study. *Spine* 1991;16:437-43.
8. Bartolozzi C, Caramella D, Zampa V et al. The incidence of disk changes in volleyball players: The magnetic resonance findings. *Radiol Med (Torino)* 1991;82:757-60.
9. Donelson R, Aprill C, Medcalf R et al. A prospective study of centralization of lumbar and referred pain: A predictor of symptomatic discs and annular competence. *Spine* 1997;22:1115-22.
10. Ong A, Anderson J, Roche J. A pilot study of the prevalence of lumbar disc degeneration in elite athletes with lower back pain at the Sidney 2000 Olympic Games. *Br J Sports Med* 2003;37:263-66.
11. Mundt D, Kelsey JL, Golden AL et al. An epidemiologic study of sports and weight lifting as possible risk factors for herniated lumbar and cervical discs: The Northeast Collaborative Group on Low Back Pain. *Am J Sports Med* 1993;21:854-60.
12. Mixter WJ, Barr TS. Rupture of the intervertebral disc with involvement of the spinal canal. *New Eng J Med* 1934;11:210.
13. Benson M, Byrnes OP. The clinical syndromes and surgical treatment of thoracic intervertebral disc prolapse. *J Bone Joint Surg* 1975;57:471.
14. Xin SQ, Zhang QZ, Fan DH. Significance of the straight-leg raising test in the diagnosis and clinical evaluation of lower lumbar intervertebral-disk protrusion. *J Bone Joint Surg Am* 1987;69:517-22.
15. Pappas CTE, Harrington T, Sonntag VKH. Outcome analysis in 654 surgically treated lumbar disc herniations. *Neurosurgery* 1982;30:862-66.
16. Wang JC, Shapiro MS, Hatch JD et al. The outcome of lumbar discectomy in elite athletes. *Spine* 1999;24:570-73.
17. Keene J. Thoracolumbar fractures. Winter Sports. *Am J Sports Med* 1987;216:239.
18. Holdsworth F. Fractures, dislocations and fracture – dislocations of the spine. *J Bone Joint Surg* 1970;52:1534.
19. Bohlman HH. Traumatic fractures of the upper thoracic spine with paralysis. *J Bone Joint Surg* 1974;56:1299.
20. Burke D, Murray D. The management of thoracic and thoracolumbar injuries of the spine with neurologic involvement. *J Bone Joint Surg* 1976;58:72.
21. D'Hemecourt P, Gerbino PC II, Micheli LJ. Back injuries in the Young athlete. *Clin Sports Med* 2000;19:663-79.
22. Fredrickson BE, Backer D, McHolick WJ et al. The natural history of spondylolysis and spondylolisthesis. *J Bone Joint Surg Am* 1984;66:699-707.
23. Micheli LJ, Wood R. Back pain in Young athletes: significant differences from adults in causes and patterns. *Arch Pediatr Adolesc Med* 1995;149:15-18.
24. Wiltse LL, Newman PH, Macnab I. Classification of spondylolysis and spondylolisthesis. *Clin Orthop Relat Res* 1976;117:23-29.
25. Garces GL, Gonzalez-Montoro Rasines JL, Santoja F. Early diagnosis of stress fracture of the lumbar spine in athletes. *Int Orthop* 1999;23(4):213-15.
26. Meyerding HW. Spondylolisthesis; surgical fusion of lumbosacral portion of spinal column and interarticular facets; use of autogenous bone graft for relief of disabling backache. *J Int Coll Surg.* 1956;26:566-91.
27. Sys J, Michielsen J, Bracke P et al. Non operative treatment of active spondylolysis in elite athletes with normal x-ray findings: literature review and results of conservative treatment. *Eur Spine J* 2001;10:498-504.
28. Ginsburg GM, Bassett GS. Back pain in children and adolescents: evaluation and differential diagnosis. *J Am Acad Orthop Surg* 1997;5:67-78.
29. Wiltse LL, Jackson DW. Treatment of spondylolisthesis and spondylolysis in children. *Clin Orthop* 1976;117:192.
30. Marymont JV, Lynch MA, Henning CE. Exercise-related stress reaction of the sacroiliac joint. An unusual cause of low back pain in athletes. *Am J Sports Med* 1986;14(4):320-23.
31. Timm KE. Sacroiliac joint dysfunction in elite rowers. *J Orthop Phys Ther* 1999;29(5):288-93.

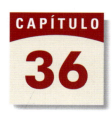

CAPÍTULO 36

OMBRO

SEÇÃO I

OMBRO DO ATLETA

James E. Tibone ■ Brian Schultz

■ LISTA DE ABREVIATURAS

SGHL   – ligamento glenoumeral superior
IGHLC – complexo do ligamento glenoumeral inferior
MGHL – ligamento glenoumeral médio
TC   – tomografia computadorizada
MDI   – instabilidade multidirecional
SLAP   – lesões de lábios superiores anterior e posterior
PASTA – lacerações de manguito rotador no lado articular
AC   – coracoacromial
GIRD   – déficit de rotação interna glenoumeral
ABER   – abduzida e rotada externamente
ASES   – Cirurgiões de Ombro e Cotovelo Americanos
RCT   – ruptura (laceração) do manguito rotador (*rotator cuff tear*)
AC   – acromioclavicular
AINEs – anti-inflamatórios não esteroides
UCLA – University of California at Los Angeles
SC   – esternoclavicular
CC   – coracoclavicular

■ INSTABILIDADE ANTERIOR

A luxação da articulação glenoumeral acontece mais frequentemente que em qualquer outra grande articulação, em razão da instabilidade inerente do ombro[1] e ocorre na população atlética jovem, bem como na população mais velha. A maioria das luxações agudas é de natureza traumática, e a luxação mais frequente é a anterior.

Anatomia e biomecânica

A articulação glenoumeral é uma articulação inerentemente instável que permite uma grande amplitude de movimento e depende de estabilizadores estáticos e dinâmicos para sua estabilidade. Os estabilizadores estáticos incluem o lábio, a articulação osteocondral e os ligamentos glenoumerais; os estabilizadores dinâmicos incluem o manguito rotador e a escápula. Além disso, a estabilidade inferior da articulação glenoumeral é aumentada pela pressão negativa intra-articular da articulação.[2] A concavidade da glenoide e a compressão provida pela contração muscular do manguito rotador e tendão da cabeça longa do bíceps comprimem a cabeça umeral para dentro do complexo labioglenoidal, fornecendo estabilidade nos ângulos intermediários de movimento, quando os ligamentos e a cápsula estão frouxos.[3,4]

A cápsula é frouxa durante a maior parte da amplitude normal de movimento e tem seu principal efeito estabilizador à medida que a articulação se aproxima das amplitudes terminais de movimento. O lábio atua como uma extensão da glenoide e duplica a profundidade da concavidade glenoidal fornecendo um efeito de para-choque. Ele pode, no entanto, contribuir para a estabilidade, desempenhando uma função proprioceptiva. Além disso, ele serve como um local de inserção para os ligamentos glenoumerais. O lábio superior é o local de fixação do tendão da cabeça longa do bíceps, e a desestabilização da fixação bíceps/lábio superior resulta em aumentos importantes nas translações anteroposterior e superoinferior do úmero.[5]

O ligamento glenoumeral superior (SGHL) é encontrado no intervalo dos rotadores[6] e é um estabilizador inferior importante do ombro aduzido.[7,8] Além disso, o SGHL, combinado com o ligamento coracoumeral, limita rotação externa do braço abduzido.[7] O ligamento glenoumeral médio (MGHL) tem a maior variabilidade anatômica dos ligamentos glenoumerais e limita translações anterior e posterior na faixa intermediária de abdução. O complexo do ligamento glenoumeral inferior (IGHLC) consiste em uma banda anterior e uma posterior com a interposição de uma bolsa axilar.[9] O IGHLC serve como uma restrição principal à translação anterior do úmero em 90° de abdução, com a banda anterior servindo como o estabilizador principal em neutra e 30° de extensão horizontal e a banda posterior como o estabilizador principal em 30° de flexão.[10]

Epidemiologia, classificação e fisiopatologia

A incidência de luxação de ombro em pacientes entre 18 e 70 anos de idade foi relatada como sendo, pelo menos, 1,7%.[11] Além disso, ela é encontrada três vezes mais comumente em homens,[11] e a maioria das luxações primárias é traumática. A patologia mais comum associada à instabilidade anterior é uma lesão do complexo capsulolabial anteroinferior (lesão de Bankart). Esta lesão envolve separação do lábio anteroinferior bem como da banda anterior do IGHLC e o MGHL e foi descrita em até 97% das luxações traumáticos primárias.[12] Fraturas

465

da glenoide, coracoide ou do úmero proximal podem ocorrer consequente à luxação do ombro. Padrões comuns incluem fraturas da margem glenoidal, onde um pequeno fragmento de glenoide anteroinferior é arrancado com o complexo capsulolabial. Esta lesão é muitas vezes chamada lesão "de Bankart óssea" (Fig. 1). A fratura por compressão (lesão de Hill-Sachs) da cabeça umeral posterolateral foi descrita ocorrendo em 47% das luxações traumáticas primárias de ombro[13] e é encontrada em uma maioria de pacientes com luxações anteriores recorrentes (Fig. 2). Tipicamente, estas lesões são pequenas e não contribuem para instabilidade, mas podem fazê-lo se a lesão comprometer mais de 30% da superfície articular.[4] Especial atenção deve ser dada à integridade do manguito rotador em luxações agudas em pacientes acima de 40 anos, uma vez que lesão do manguito rotador se torne mais comum nesta população.

A classificação da instabilidade de ombro é com base em quatro critérios que incluem a direção da luxação, etiologia, frequência e grau.[4] A instabilidade unidirecional pode ser anterior, posterior ou inferior. Instabilidade multidirecional refere-se à instabilidade nas direções anterior, posterior e inferior. A etiologia pode ser traumática, como frequentemente é o caso em atletas, ou atraumática. Instabilidade atraumática é subclassificada em instabilidade voluntária e involuntária. Luxações crônicas referem-se a luxações recorrentes ou uma luxação que não pode ser reduzida. Finalmente, o grau de instabilidade pode ser uma luxação completa, em que o úmero se desarticula completamente da glenoide ou uma subluxação, que é uma desarticulação incompleta, ou microinstabilidade.

A história natural das luxações agudas de ombro mostra que a idade do paciente, o tempo de diagnóstico bem como o nível de atividade do paciente são os fatores mais importantes para a probabilidade de eventos recorrentes de instabilidade. Henry e Genung[14] analisaram 121 pacientes com luxação anterior traumática aguda e observaram que 90% dos pacientes tratados com imobilização e 85% dos pacientes tratados sem imobilização sofreram uma repetição da luxação dentro de 18 meses do evento original. A média de idade dos pacientes foi de 19 anos. Simonet e Cofield[15] examinaram 116 pacientes que sofreram uma luxação anterior aguda e observaram que 82% dos atletas jovens sofreram luxação recorrente. Além disso, os autores relataram que a taxa de luxação recorrente diminuiu, à medida que a idade do paciente, no momento da primeira luxação, aumentou.

História e exame físico

A avaliação de um paciente com instabilidade começa com uma história completa. A história deve incluir a idade do primeiro evento de instabilidade, número de episódios de instabilidade, posição ou posições que causam instabilidade, e o nível de atividade do paciente. Além disso, deve ser procurado o mecanismo de lesão, bem como qualquer tratamento precedente. Detalhes da história cirúrgica pregressa do paciente podem ser úteis, se ele tiver se submetido a reparo de instabilidade previamente.

Um exame físico completo do ombro afetado inclui inspeção visual, palpação, avaliação da amplitude de movimento, força, exame neurovascular e testes provocativos usados para detectar a instabilidade. Amplitude de movimentos ativo e passivo com elevação, abdução, rotações interna e externa devem ser semelhantes ao ombro contralateral, a não ser que haja uma lesão do manguito rotador. A força do manguito rotador deve ser testada especialmente nos pacientes, cuja primeira luxação ocorreu além da idade de 40 anos. Embora rara, lesão vascular e/ou neurológica deve ser identificada, se presente.

Há várias manobras provocativas usadas em um paciente com suspeita de instabilidade da articulação glenoumeral. O sinal do sulco indica instabilidade inferior e é efetuado com tração do braço para baixo com o ombro em rotação neutra. Se uma depressão for observada entre o acrômio e a cabeça umeral, o teste é positivo (Fig. 3).[16] A persistência da depressão com o braço em rotação externa significa incompetência do intervalo dos rotadores (Fig. 4). O teste de apreensão detecta uma lesão do lábio anteroinferior e do IGHLC e é efetuado colocando-se o ombro afetado em abdução e rotação externa com o paciente em posição supina. Desconforto ou apreensão do paciente é considerado um teste positivo.[17] A eliminação do desconforto e apreensão por uma força aplicada à cabeça umeral é o teste de recolocação de Jobe positivo.[18] O *load-and-shift test* é efetuado com o paciente supino. O examinador aplica uma força compressiva à cabeça umeral seguida por força nas direções anterior e posterior, notando a quantidade de translação (0 = ausência de translação; 1+ = translação até a margem glenoidal; 2+ = translação além da margem glenoidal que se reduz quando a força é removida; 3+ = luxação trancada). O teste de hiperabdução de Gagey é efetuado trazendo-se o ombro para abdução máxima com o úmero rodado internamente. Uma hiperabdução de mais de 10° em relação ao ombro oposto indica incompetência do IGHLC.[19]

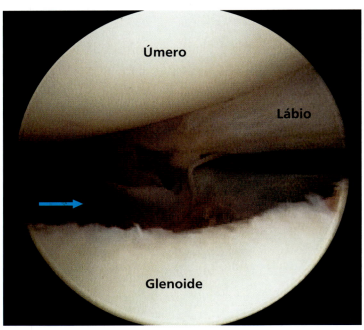

Figura 1. Bankart óssea.

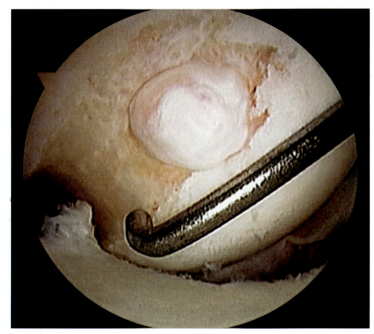

Figura 2. Lesão de Hill-Sachs.

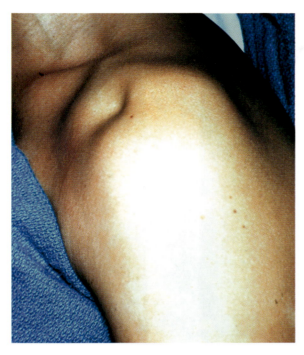

Figura 3. Sinal do sulco.

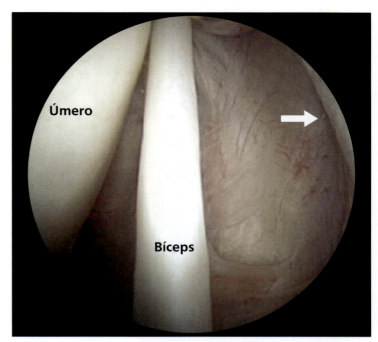

Figura 4. Achados artroscópicos – incompetência do intervalo dos rotadores.

Imagem

A avaliação inicial de um paciente com suspeita de instabilidade glenoumeral deve começar com radiografias simples, incluindo um RX AP verdadeiro (Grashey) com o úmero em neutro, em rotações interna e externa, e axilar. A incidência axilar é crítica para diferenciar entre uma luxação anterior ou posterior. Se o paciente não puder tolerar esta incidência axilar por causa da dor, pode ser usada a incidência de Velpeau. Ela é realizada com o braço em uma tipoia, e o paciente se inclina para trás 30°, enquanto o feixe de raios X é dirigido de superior a inferior. Outras incidências especializadas, incluindo as de West Point e de Stryker da incisura, podem ser usadas para classificar adicionalmente a extensão da lesão óssea. A incidência de West Point oferece melhor visualização da margem glenoidal anteroinferior em pacientes com uma lesão de Bankart óssea, e a incidência de Stryker da incisura e a vista oblíqua apical (Fig. 5) oferecem melhor visualização da cabeça umeral posterolateral em pacientes com uma lesão de Hill-Sachs.[4] A incidência de Bernageau é realizada com o braço no ar, e o feixe de raios X dirigido de 20 a 30° com a horizontal e fornece uma incidência de perfil da glenoide (Fig. 6).[20,21]

Tomografia computadorizada (TC) é feita quando se suspeita de uma lesão óssea. TC tem uma maior acurácia quando comparada às radiografias simples para avaliação de fraturas da glenoide e umerais no contexto agudo, bem como a quantidade de perda óssea no caso de instabilidade crônica (Fig. 7). A ressonância magnética com contraste intra-articular (artrorressonância) é a modalidade de imagem de escolha para os diagnósticos de lesão capsulolabial e de manguito rotador. As imagens axiais são as melhores para visualizar lesão do lábio anteroinferior, tendões bíceps e subescapular, e imagens oblíquas coronais permitem visualização do lábio superior bem como do restante dos músculos do manguito rotador.

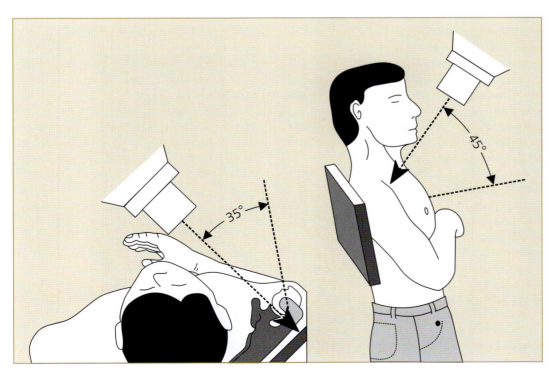

Figura 5. Lesão de Hill-Sachs – vista oblíqua apical.

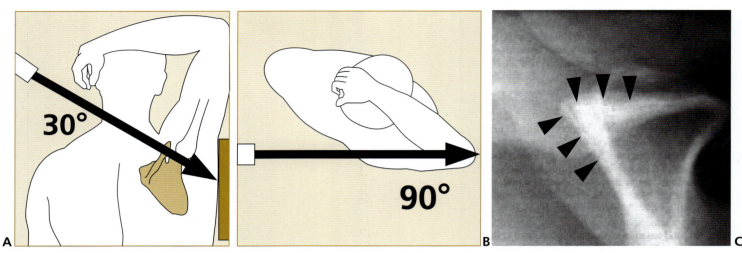

Figura 6. Incidência de Bernageau. Sept. 2003. (**A** e **B**) Realização da incidência de Bernageau. (**C**) Perfil da glenoide.

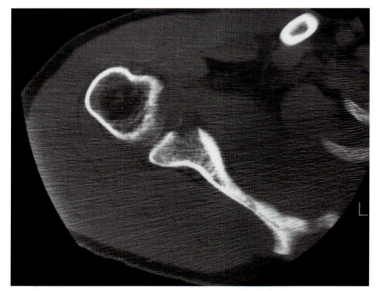

Figura 7. Morfologia de borda glenoidal na instabilidade glenoumeral anterior recidivante. Reconstrução tomográfica (*Sugaya et al.* JBJS-A Maio 2003.)

Tratamento

Conservador

O tratamento imediato de uma luxação glenoumeral é redução tão rápida e atraumática quanto possível (Fig. 8). A facilidade da redução muitas vezes depende do tempo decorrido desde a lesão. Uma combinação do uso de anestésico local, narcótico e sedativo intravenosos pode ser usada em um contexto monitorado, sempre que necessário. Raramente uma redução fechada não é obtida exigindo uma anestesia geral, em centro cirúrgico, para realização de redução aberta. Radiografias confirmando a redução bem-sucedida são essenciais. Além disso, uma fratura de úmero proximal sem desvio precisa ser identificada antes da tentativa da redução fechada, com radiografias e/ou TC para evitar desvio iatrogênico da fratura.

Após uma redução bem-sucedida a extremidade afetada é usualmente colocada em uma tipoia para conforto do paciente. Karlinger *et al.*[22] compararam o efeito de imobilização em uma tipoia *versus* nenhuma imobilização após luxação glenoumeral em 241 pacientes. Os autores observaram que imobilização não influenciou a taxa de recorrência. Hovelius[23] comparou as taxas de recorrência entre aqueles que foram imobilizados em uma tipoia por 1 dia a 2 semanas *versus* 3 a 4 semanas de imobilização em 257 pacientes. Observou que a duração da imobilização não fez diferença na taxa de recorrência e que a idade no momento da primeira luxação foi o principal fator que afetou a recorrência. Itoi *et al.*[24] examinaram, através de resso-

nância magnética, o efeito da posição do braço sobre a posição da lesão de Bankart em 19 ombros após luxação anterior. Eles observaram que a separação e desvio do lábio foi significativamente menor quando o braço estava em rotação externa. Itoi continuou sua linha de pesquisa com um estudo clínico que incluiu 40 pacientes com 20 imobilizados em rotação interna (RI) e 20 em rotação externa (RE) durante 3 semanas subsequentemente à luxação anterior (Fig. 9).[25] Eles descreveram uma taxa de recorrência de 30% nos pacientes no grupo de rotação interna e 0% no grupo de rotação externa. Este estudo foi seguido por um maior que incluiu 159 pacientes, com 74 imobilizados em RI e 85 imobilizados em RE por 3 semanas após uma luxação anterior inicial. Após um acompanhamento mínimo de 2 anos as taxas de recorrência foram de 42% no grupo de RI e de 26% no grupo de RE. Finestone *et al.*[26] questionaram estes achados em seu estudo prospectivo de 51 homens com idade entre 17 e 27 anos. Após um acompanhamento mínimo de 2 anos, as taxas de recorrência foram de 37% no grupo de RE e de 42% no grupo de RI. Os autores concluíram que o uso de uma órtese com o braço em RE pode não ser tão efetivo quanto previamente relatado.

Um atleta que sofra um evento de instabilidade durante a temporada cria uma situação difícil. Uma órtese restritiva que limite a abdução e rotação externa pode ser usada em atletas que não usem o membro acima do nível da cabeça, permitindo-lhes completar a temporada. Buss *et al.*[27] trataram 30 atletas com um primeiro episódio de luxação, durante uma temporada, com uma órtese restritiva

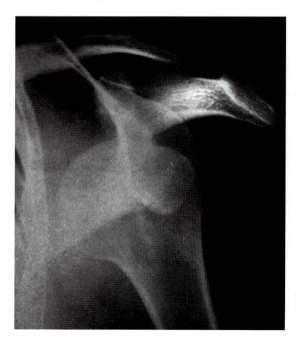

Figura 8. Instabilidade glenoumeral.

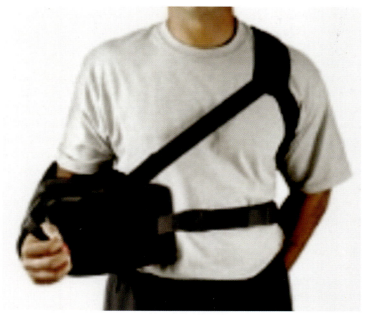

Figura 9. Há diferença em como imobilizar? Imobilizar em rotação externa contribui para a cicatrização da lesão de Bankart?

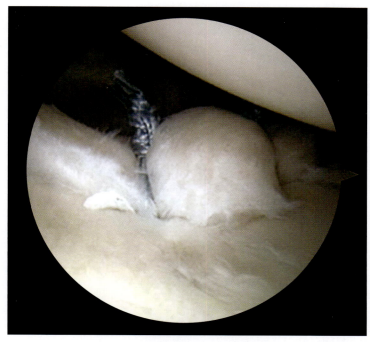

Figura 11. Estabilização artroscópica.

(Fig. 10). Cerca de 26 atletas (87%) retornaram e foram capazes de completar a temporada, perdendo uma média de 10,2 dias. Entretanto, 37% deles experimentaram eventos adicionais de instabilidade durante essa temporada.

Cirúrgico

A estabilização artroscópica, reparando a lesão de Bankart e restaurando a tensão correta do IGHLC, tornou-se o tratamento de escolha para instabilidade anterior sem perda óssea importante (Fig. 11). As vantagens do reparo artroscópico incluem menor morbidade perioperatória, possibilidade de lidar com patologias concomitantes, menos dor pós-operatória e melhor amplitude de movimento pós-operatória, particularmente rotação externa.[28-31] A estabilização artroscópica aguda é recomendada para uma primeira luxação traumática em um atleta com menos de 25 anos de idade,[32] bem como para qualquer paciente que necessite de um retorno a um alto nível de aptidão e funcionamento para desempenhar sua ocupação ou esporte. Bottoni et al.[32] realizaram um estudo prospectivo, randomizado, que incluiu 24 militares em serviço ativo entre as idades de 18 e 26 anos que sofreram um primeiro episódio de luxação anterior de ombro. Os pacientes foram randomizados para dois grupos: tratamento conservador ou tratamento artroscópico da lesão de Bankart. Os autores descreveram uma taxa de recorrência de 75% no grupo não cirúrgico *versus* 11% naqueles que receberam tratamento cirúrgico dentro de 10 dias da lesão. Modernas técnicas artroscópicas, incluindo o uso de múltiplas suturas com âncoras, plicatura capsular e o tratamento de patologia intra-articular associada, fornecem excelentes resultados com taxas de recorrência entre 0 e 10%.[28,33-37]

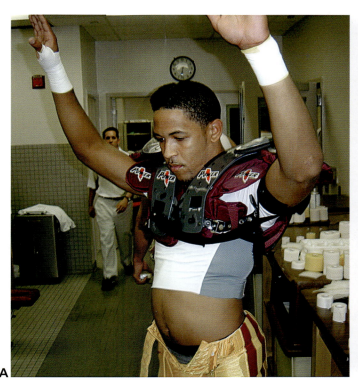

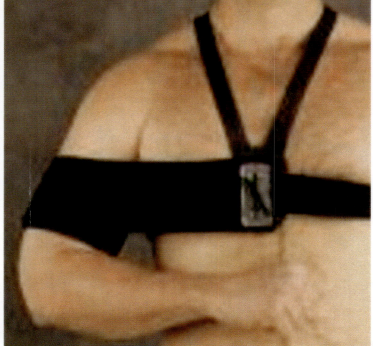

Figura 10. (**A** e **B**) Órteses restritivas.

No passado, uma lesão de Bankart óssea era tratada com um reparo de tecido mole e/ou enxerto ósseo, se houvesse um defeito ósseo importante. Entretanto, a lesão óssea foi incorporada no reparo labioligamentar artroscópico com bons resultados. Sugaya et al.[38] publicaram os resultados de 41 pacientes consecutivos com instabilidade anterior traumática recorrente tratados por artroscopia e correção da lesão óssea. Eles encontraram 93% de resultados bons ou excelentes com 95% dos atletas, retornando ao esporte. Os autores concluíram que reparo artroscópico de Bankart ósseo com suturas ancoradas produz bons resultados.

Os fatores de risco para instabilidade recorrente após tratamento cirúrgico incluem idade, sexo (homens), participação em esportes de contato ou colisão, lesão de Hill-Sachs, perda óssea glenoidal, frouxidão capsular, erro diagnóstico, erro técnico e o número de âncoras usado no reparo (< 3). Além disso, pacientes com três ou mais luxações documentadas antes da estabilização mostraram ter um risco maior de falha do tratamento.[39] Ide et al.[40] examinaram os resultados de procedimentos de estabilização artroscópicos em atletas de esportes de contato com idade abaixo de 25 anos e encontraram uma taxa de recorrência ligeiramente mais alta (9,5% versus 6% em atletas de esportes sem contato). Entretanto, esta diferença não foi significativa. Recentemente, no entanto, Brophy et al.[41] observaram que uma história de estabilização do ombro encurta a expectativa de carreira de um jogador de futebol americano profissional.

A lesão óssea ocorre frequentemente com a instabilidade anterior da cabeça umeral e deve ser avaliada extensamente antes de tratamento cirúrgico. A lesão de Hill-Sachs é uma fratura de compressão da cabeça umeral posterolateral. Embora a maioria das lesões de Hill-Sachs não necessite de tratamento específico, o tratamento cirúrgico pode ser considerado se a lesão estiver contribuindo para a instabilidade. A técnica cirúrgica mais frequente é a reinserção, em que o manguito rotador posterior (tendão infraespinhoso) é suturado, assim como a cápsula usando uma sutura ancorada (Fig. 12). Um estudo biomecânico em cadáver por Elkinson et al.[42] mostrou que a estabilização de Bankart isoladamente era ineficaz para prevenir o encaixe do defeito de Hill-Sachs de 30% e a recorrência da instabilidade. A adição de reinserção ao reparo de Bankart evitou encaixe do defeito e melhorou a estabilidade do ombro. Além disso, o estudo mostrou que a reinserção forneceu pouco benefício para um defeito de Hill-Sachs de 15% e resultou em uma diminuição importante na amplitude de movimento das rotações interna e externa. Boileau et al.[43] avaliaram os resultados clínicos de 47 pacientes que receberam reparo de Bankart e a reinserção para instabilidade anterior e uma lesão de Hill-Sachs importante travando e observaram que 98% dos ombros eram estáveis após um acompanhamento de 24 meses. Noventa por cento destes pacientes retornaram aos esportes, com 68% retornando ao mesmo nível de competição. Os autores encontraram uma perda média de rotação externa de 8-9°. Similarmente, Zhu et al.[44] descreveram melhora importante nos escores funcionais após um acompanhamento médio de 29 meses em pacientes com instabilidade anterior e travamento pela lesão de Hill-Sachs que receberam reparo de Bankart e a reinserção. Houve uma taxa de falha de 8% e uma perda média de 2° de rotação externa.

A perda óssea glenoidal pode ser consequente a uma fratura, reabsorção de um fragmento de fratura ou o resultado de eventos recorrentes de instabilidade. Além disso, ela é vista mais comumente em homens jovens que têm um número cada vez maior de luxações.[45] Burkhart e De Beer[46] analisaram 194 pacientes submetidos a reparo de Bankart artroscópico e encontraram uma taxa de recorrência de 4% em pacientes sem perda óssea e uma taxa de recorrência de 67% naqueles com uma configuração da glenoide em pera invertida causada por perda óssea. Itoi et al.[47] usaram um modelo em cadáver para mostrar que um defeito ósseo com uma largura de pelo menos 21% do comprimento da glenoide resulta em uma força significativamente diminuída necessária para fazer translação do úmero sobre a glenoide. Reparo artroscópico de Bankart é tipicamente bem-sucedido quando menos de 20% da largura óssea glenoidal foi perdida. Entretanto, perda óssea maior que 20% exige um procedimento que aumente a área de superfície da glenoide.

Há diversas técnicas para quantificar a perda óssea presente, incluindo técnicas radiográficas, bem como técnicas usadas durante artroscopia. Owens et al.[48] estabeleceram recentemente uma relação entre a altura da glenoide e a sua largura em 1.264 ombros usando medições de RM em uma coorte de atletas homens e mulheres saudáveis. Os autores desenvolveram uma fórmula para predizer a largura esperada com base na mediação da altura em RM, possibilitando uma maneira simples de calcular a perda óssea glenoidal (largura da glenoide masculina = 1/3 da altura + 15 mm; largura da glenoide feminina = 1/3 da altura + 13 mm). A perda óssea também pode ser quantificada artroscopicamente.[49]

As opções de aumento ósseo quando a perda óssea glenoidal é maior que 20% incluem os procedimentos de Bristow ou Latarjet, com uso de enxerto ósseo de crista ilíaca e aloenxerto de tíbia distal. Os procedimentos de Bristow e Latarjet são reservados para pacientes com 20 a 30% de perda óssea. O procedimento de Bristow envolve a transferência da extremidade do processo coracoide (1,5 cm), com o tendão conjunto ainda afixado, e sua fixação na glenoide anteroinferior com um único parafuso. Hovelius et al.[50] relataram os resultados de 118 pacientes com 15 anos de acompanhamento. Oitenta e cinco por cento dos ombros foram considerados estáveis. Ademais, 98% dos pacientes tiveram resultados bons ou excelentes. A perda média de rotação externa foi de 10 a 12°, e 94% dos pacientes relataram ausência de dor com atividades da vida diária. Schroder et al.[51] publicaram os resultados do procedimento de Bristow em aspirantes da Academia Naval com 26 anos de acompanhamento. Eles observaram 71% de resultados bons ou excelentes com uma taxa de 15% de instabilidade recorrente (10% luxação recorrente; e 5% subluxação recorrente).

O procedimento de Latarjet envolve a transferência de 2-3 cm do coracoide para a glenoide anteroinferior. O bloco ósseo é passado pelo músculo subescapular e fixado na glenoide com dois parafusos corticais. Os resultados do procedimento de Latarjet foram considerados bons. Allain et al. mostraram 88% de resultados bons a excelentes e ausência de luxação recorrente, mas uma perda média de 21° de rotação externa. Burkhart et al. relataram[52] uma taxa de recorrência de 4%

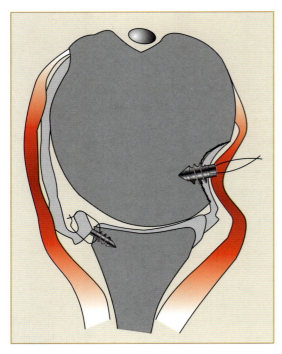

Figura 12. Reinserção.

e uma perda de apenas 5° de rotação externa em 102 pacientes que se submeteram ao procedimento de Latarjet para instabilidade anterior com uma configuração da glenoide em pera invertida. Recentemente, Schmid et al.[53] avaliaram os resultados do procedimento de Latarjet em pacientes com uma instabilidade anterior recorrente após um reparo prévio. Os autores descreveram 88% de resultados bons a excelentes sem luxação recorrente e apenas duas subluxações após um acompanhamento médio de 38 meses. Além disso, eles observaram que os pacientes com dor pré-operatória tiveram uma probabilidade muito mais alta de ter dor pós-operatória. Shah et al.[54] relataram as complicações a curto prazo do procedimento de Latarjet e encontraram uma taxa de complicação global de 25%. As complicações incluíram infecção superficial em 6%, instabilidade recorrente em 8% e lesão neurológica em 10%.

O autoenxerto de crista ilíaca e o aloenxerto de tíbia distal são outras opções no tratamento de instabilidade anterior recorrente com perda óssea glenoidal. Warner et al.[55] usaram um enxerto ósseo de crista ilíaca tricortical intra-articular configurado para combinar com a glenoide deficiente em 11 pacientes com instabilidade recorrente, quando o comprimento do defeito glenoidal anterior excedia o raio máximo anterior e posterior da glenoide. Eles relataram que todos os pacientes retornaram ao nível de esporte pré-lesão, e apenas dois queixavam-se de dor leve com atividades esportivas acima da cabeça. Não houve caso de instabilidade recorrente. Provencher et al.[56] apresentaram uma técnica usando aloenxerto osteocondral fresco de tíbia distal para o tratamento de deficiência óssea glenoidal em média de 30% da glenoide. O estudo relatou excelentes resultados em três pacientes, mas não foram relatados resultados funcionais.

A instabilidade anterior recorrente com perda óssea da glenoide é um problema extremamente difícil. Uma revisão sistemática publicada, em 2010, por Beran et al.[57] concluiu que há pouca evidência para guiar os cirurgiões na escolha da técnica cirúrgica. Ademais, não há evidência Nível 1 mostrando uma técnica superior.

Reabilitação

No período pós-operatório, uma tipoia é usada por 1 semana para conforto do paciente. Inicialmente, são realizados exercícios de pêndulo e de amplitude de movimento passivo no plano da escápula. Rotação externa passiva é evitada durante as primeiras 6 semanas de terapia. Pesos leves são iniciados após 6 semanas com aumento gradual dos pesos. Exercícios, como o pec *fly*, são evitados. Retorno ao esporte tipicamente ocorre após 6 meses.

■ INSTABILIDADE POSTERIOR

A incidência de instabilidade posterior do ombro varia entre 2 e 12% de todos os casos de instabilidade de ombro.[58] Ela tem-se tornado cada vez mais frequente na população atlética e pode variar de luxação posterior permanente crônica à subluxação posterior recorrente. Embora luxação posterior permanente seja rara, subluxações recorrentes são muito mais comuns, especialmente na população atlética.[58-65] Instabilidade posterior do ombro tipicamente se desenvolve em atletas como resultado de movimentos esportivos repetitivos que criam microlesões do complexo capsulolabial posterior. Com o passar do tempo, esta lesão repetitiva pode levar a lacerações labiais e atenuação capsular.[60,65]

História e exame físico

Pacientes com instabilidade posterior de ombro podem apresentar-se com queixas de dor com flexão do ombro, rotação interna e adução horizontal (Fig. 13). Os achados de exame físico muitas vezes são sutis. Os pacientes podem ocasionalmente ter dor à palpação ao longo da linha articular posterior. A força, bem como a amplitude de movimento, muitas vezes, são normais. Frequentemente, os sintomas

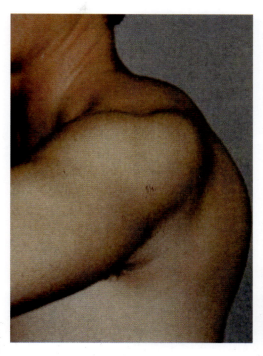

Figura 13. Paciente com instabilidade posterior de ombro, demonstrada por flexão anterior e rotação interna.

são reproduzidos com a translação posterior da cabeça umeral. O *load-and-shift testing* posterior pode revelar diferenças em relação ao ombro não afetado. O *jerk test* é efetuado flexionando-se o ombro afetado a 90° com o braço aduzido e rotado internamente, enquanto é aplicada uma carga posterior. A seguir, o examinador estende o braço horizontalmente cruzando o corpo. A presença de dor, apreensão ou um desvio palpável quando a cabeça umeral se reduz é considerado um teste positivo. Os estudos radiológicos são semelhantes àqueles da instabilidade anterior. Entretanto, estudos diagnósticos, como TC e RM, são frequentemente negativos, exceto no caso de instabilidade traumática aguda. Estudos de imagem avançados podem mostrar retroversão aumentada da glenoide com um lábio posterior raso. Ocasionalmente, exame sob anestesia com artroscopia diagnóstica é necessário para diagnóstico adequado em casos complexos. No momento da artroscopia o lábio posteroinferior deve ser completamente avaliado. Kim et al.[66] descreveram uma avulsão incompleta e oculta do lábio posteroinferior em pacientes com instabilidade posterior. A inserção labial parecia intacta, mas havia uma fissura superficial na junção labiocondral. Entretanto, a exploração da lesão revelou uma laceração da porção profunda do lábio posteroinferior, necessitando reparo. Eles chamaram esta de "lesão de Kim" e relataram resultados satisfatórios em 93% com instabilidade posterior que se submeteram a reparo artroscópico, fechamento do intervalo dos rotadores e mudança capsular (Fig. 14).

Tratamento
Conservador

Tradicionalmente, o tratamento não cirúrgico é a primeira linha de tratamento para instabilidade posterior recorrente. A fisioterapia deve ser composta por um programa intensivo de exercícios destinados a fortalecer os músculos infraespinhoso, redondo menor, deltoide posterior e os músculos periescapulares. Estes exercícios nem sempre eliminam a instabilidade, mas frequentemente aliviam os sintomas com ela associados. O tratamento conservador deve ser realizado por, pelo menos, seis meses. Aproximadamente dois terços dos pacientes melhoram com tratamento conservador.[60]

Cirúrgico

A principal indicação para o tratamento cirúrgico da instabilidade posterior é a falta de resposta adequada ao tratamento conservador,

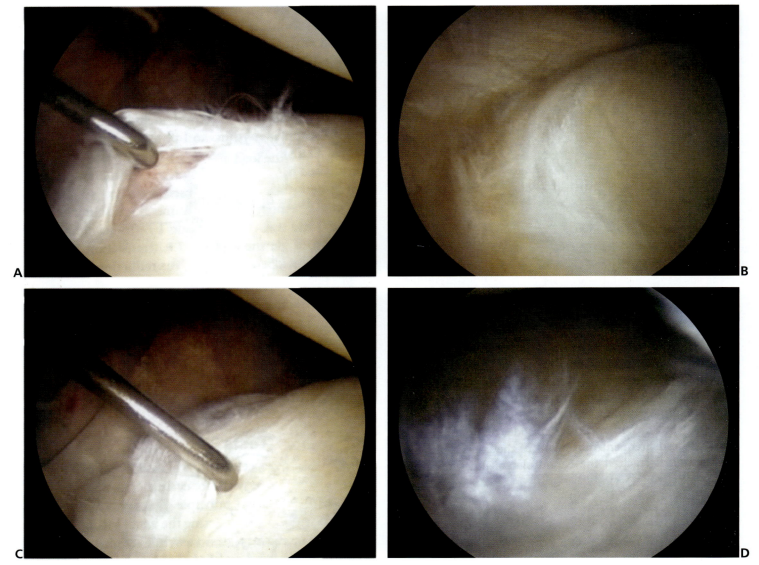

Figura 14. (A-D) Reparo artroscópico em lesões de Kim no lábio posterior.

realizado durante 6 meses. Diversos procedimentos cirúrgicos foram descritos. O reparo labial posterior artroscópico tornou-se a técnica mais popular (Fig. 15). Bradley et al.[67] relataram 89% de retorno ao esporte após estabilização posterior artroscópica em 91 atletas. Os autores não encontraram diferença nos resultados funcionais entre mecanismos de lesão traumáticos *versus* atraumáticos. Similarmente, Savoie et al.[68] descreveram uma taxa de sucesso de 97% em 90 pacientes (92 ombros) que se submeteram a reparo capsulolabial artroscópico para instabilidade posterior. Recentemente, Bradley et al.[69] publicaram uma continuação do seu estudo prévio com 183 atletas (200 ombros) que receberam tratamento artroscópico de instabilidade posterior do ombro. Os autores relataram melhora dos resultados funcionais com 90% dos pacientes capazes de retornar ao esporte (64% retornaram ao nível prévio de competição). Não houve diferenças de resultado entre atletas de esportes de contato ou não. Pacientes submetidos a uma plicatura capsular, com o uso de suturas ancoradas, mostraram escores funcionais significativamente melhores e taxas mais altas de retorno ao jogo do que pacientes que receberam plicatura capsular sem ancoragem.

Pós-operatoriamente uma tipoia em abdução que impede rotação interna é usada (Fig. 16). Os pacientes iniciam a reabilitação com movimentos do punho e cotovelo, bem como exercícios delicados passivos no primeiro dia pós-operatório. Elevação ativa é restringida até a quarta semana pós-operatória. A tipoia é retirada após 4 a 6 semanas. Nessa época há progressão dos exercícios passivos leves de amplitude de movimento conforme tolerado, e a rotação interna é permitida. A amplitude de movimento completa, passiva e ativa, deve ser atingida entre 2 e 3 meses. Exercícios de fortalecimento capsular são iniciados nesta época. Treinamento específico do esporte é instituído, uma vez o paciente atinja 80% de força muscular e resistência em comparação ao lado contralateral. O retorno ao esporte ocorre cerca de 6 meses pós-operatoriamente.[69]

■ INSTABILIDADE MULTIDIRECIONAL

A instabilidade multidirecional (MDI) foi descrita pela primeira vez por Neer e Foster[16] como uma subluxação ou luxação inferior involuntária, incontrolável, associada a, pelo menos, outra direção (anterior ou posterior) de instabilidade.[70] A etiologia é considerada multifatorial, mas uma deficiência do intervalo dos rotadores e uma cápsula inferior redundante muitas vezes são associadas com MDI. Esta pode ter um componente genético ou ser adquirida. Indivíduos com distúrbios do colágeno que resultam em frouxidão ligamentar, como síndrome de Marfan ou síndrome de Ehlers-Danlos, tendem a desenvolver MDI em uma idade jovem e frequentemente não tem um bom resultado com o tratamento cirúrgico. MDI adquirida desenvolve-se, frequentemente em atletas de arremesso decorrente de microtraumas repetitivos. Estes atletas podem ou não ter hiperfrouxidão subjacente.

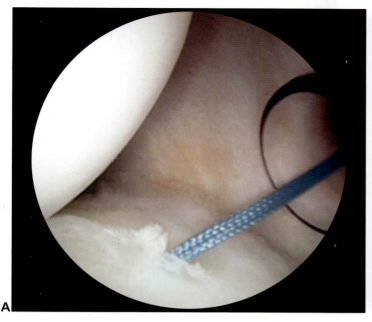 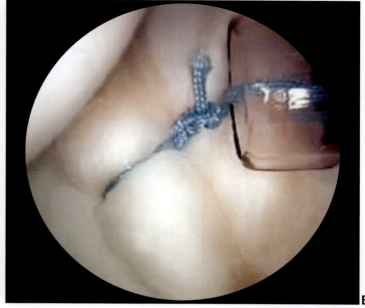

Figura 15. (**A** e **B**) Reparo labial posterior artroscópico.

História e exame físico

Os pacientes com instabilidade multidirecional queixam-se, tipicamente, de uma variedade de sintomas, incluindo dor, instabilidade, fraqueza, parestesias, estalos, estalidos, rangidos, dificuldades com atividades esportivas repetitivas e instabilidade durante o sono. O paciente deve ser perguntado sobre a posição ou posições do braço que criam os sintomas. Além disso, o paciente deve ser perguntado se existe um componente voluntário da instabilidade.

O exame físico deve ser completo e incluir a coluna cervical, bem como o ombro não afetado. Sinais de frouxidão ligamentar generalizada, incluindo hiperextensão dos cotovelos, joelhos, e 5ª articulação metacarpofalângica, bem como abdução do polegar ao antebraço radial, devem ser procurados. Um sinal do sulco positivo indica instabilidade inferior (Fig. 3). Falha da distância do sulco em diminuir com rotação externa do úmero indica uma lesão patológica do intervalo dos rotadores (Fig. 4). Além disso, os pacientes com MDI terão frequentemente amplitude de movimento aumentada nos ombros bilateralmente.

Tratamento

O tratamento inicial da instabilidade multidirecional é conservador com um programa de fisioterapia focalizado na estabilização escapular e fortalecimento dos músculos do manguito rotador e periescapulares. Recomenda-se um esquema longo de 3 a 6 meses. A cirurgia é recomendada para pacientes que não tiveram sucesso no tratamento conservador. Procedimentos artroscópicos de mudança capsular/estabilização tornaram-se o procedimento mais frequentemente efetuado para o tratamento de MDI refratária ao tratamento conservador. Os objetivos do tratamento cirúrgico são reduzir o volume capsular e recriar o complexo capsulolabial. Baker et al.[70] descreveram melhora dos escores funcionais em 40 pacientes com MDI que foram tratados por artroscopia com um acompanhamento médio de 33,5 meses. Além disso, 86% dos pacientes foram capazes de retornar ao seu esporte com pouca ou nenhuma limitação.

Pós-operatoriamente, o ombro é imobilizado em 30° de abdução com uma tipoia por 6 semanas. Às 6 semanas, são começados exercícios ativos-assistidos de amplitude de movimento e exercícios isométricos de rotações interna e externa. Os pacientes progridem para a fase funcional da reabilitação aos 4 meses. Critérios de retorno ao esporte incluem amplitude de movimento, força e resistência que sejam comparáveis ao ombro não afetado, o que tipicamente ocorre em torno de 6 meses pós-operatoriamente.[70]

■ OMBRO DO ARREMESSADOR

O ombro doloroso no atleta de arremesso acima da cabeça permanece um desafio para os médicos. Há um equilíbrio delicado entre frouxidão e estabilidade que capacita o arremessador de elite (*pitcher*) a atingir os extremos de movimento necessários para se desempenhar em alto nível, mas ao mesmo tempo manter a cabeça umeral centrada na glenoide. Esta fina linha foi denominada "o paradoxo do arremessador",[71,72] e se alterada pode resultar em lesão. O ponto de desequilíbrio para lesão ainda é desconhecido, e múltiplos fatores podem ser acusados, dependendo da força muscular e da mecânica do arremesso. A lesão pode ocorrer em vários pontos, incluindo lacerações de manguito rotador no lado articular (PASTA), lesões do lábio superior (SLAP) e/ou frouxidão capsular anterior. Estas lesões podem ocorrer isolada ou concomitantemente. Microtrauma repetitivo associado à rotação extrema em abdução, encontro da superfície inferior do manguito rotador com a glenoide posterossuperior e esforços de tração todos provavelmente contribuem para lesão (Fig. 17). Além disso, fadiga, pressão por desempenho e perda de concentração podem levar à cinemática alterada e à lesão aguda.

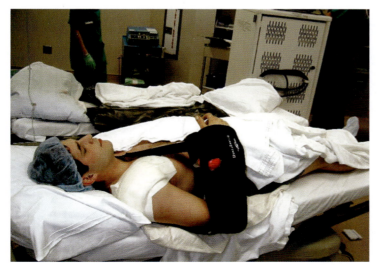

Figura 16. Tratamento pós-operatório da instabilidade posterior: uso de tipoia em abdução.

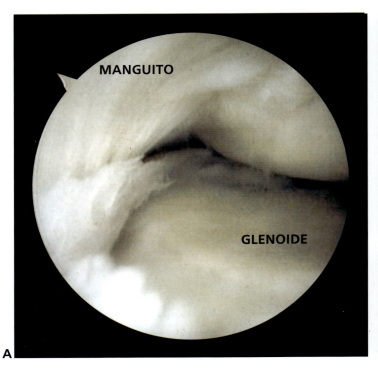
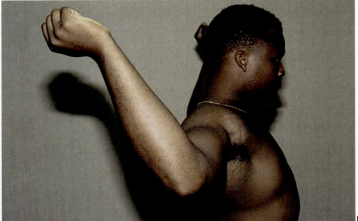
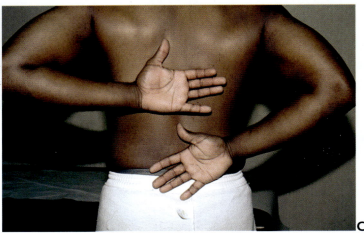

Figura 17. (**A**) Impacto interno na glenoide. Manguito rotador é comprimido contra a borda posterossuperior da glenoide. Provavelmente ocorre em todos os arremessadores em rotação externa máxima. (**B** e **C**) Exame físico. Arremessadores normalmente têm rotação externa aumentada e rotação interna diminuída no ombro dominante.

Cinemática do arremesso

O movimento do arremesso (beisebol: *pitching*) foi descrito como uma cadeia cinética que deriva energia da extremidade inferior, transfere essa energia através da pelve e tronco, e subsequentemente a libera através da extremidade superior. A cadeia cinética é fundamental para o movimento de lançamento, e qualquer alteração dela pode afetar os segmentos distais na cadeia. O ombro atua como o regulador de força do braço. O arremesso ocorre em 6 fases que incluem fase de *wind-up* (preparação), fase de *early cocking* (armação precoce), fase de *late cocking* (armação tardia), fase de aceleração, fase de desaceleração e fase de *follow-through*. Das seis fases, as maiores velocidades angulares e maiores alterações em rotação ocorrem durante a fase de aceleração; e, consequentemente, a maioria das lesões ocorre durante esta fase. Os ombros dos arremessadores de elite têm velocidades angulares de até 7000° por segundo,[73] forças de distracionamento de até 950 N ao soltar a bola, forças compressivas de 1.090 N e de cisalhamento (tangencial) posterior de 400 N durante a fase de desaceleração. Estas forças se aproximam das forças de tração máximas dos tecido moles em arremesso. Estas altas forças combinadas com a natureza repetitiva do arremesso colocam o ombro do atleta de arremesso em alto risco de lesão.

A estabilidade pélvica e do CORE é um componente essencial do movimento de arremesso. Mais da metade da energia conferida à bola desenvolve-se a partir da extremidade inferior e tronco. Fraqueza e desequilíbrio de extremidades inferiores exigem que a extremidade superior compense a falta de geração de energia a fim de atingir as mesmas velocidades de arremesso. Isto causa um esforço ainda maior no ombro e cotovelo (Fig. 18).

A escápula é o elo entre a extremidade inferior/core e a extremidade superior e é uma peça fundamental da cadeia cinética. A energia gerada pela extremidade inferior/core é transferida, através da escápula, para a extremidade arremessadora. A discinesia escapular resulta em uma mecânica de arremesso ineficiente que dissipa a transferência de energia da extremidade inferior e core para os segmentos distais da cadeia cinética (Fig. 19). Fraqueza ou fadiga dos estabilizadores da escápula foi observada em arremessadores com sintomas crônicos do ombro.[74] Esta fraqueza resulta em rotação interna, abdução e protração da escápula.[75] Fraqueza e malpo-

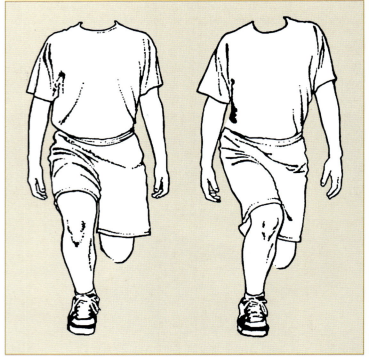

Figura 18. Tronco. Estabilidade pélvica e do Core é essencial. Fraqueza do membro inferior e desequilíbrio requerem que o membro superior compense, causando estresse indesejado para o ombro e cotovelo.

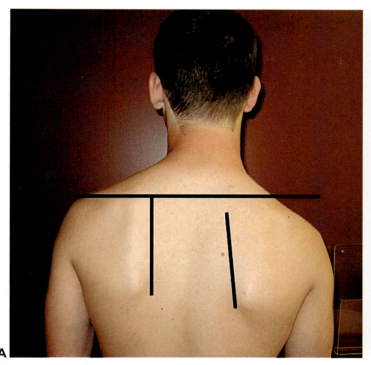
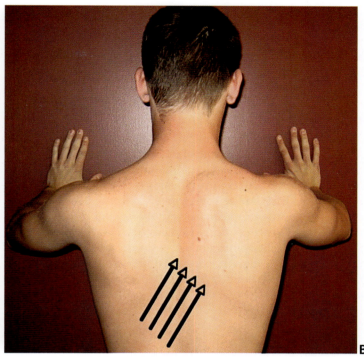

Figura 19. Escápula. (**A**) Fraqueza escapular ou fadiga dos estabilizadores escapulares, observada em *pitchers* com sintomas crônicos (Glousman *et al.* JBJS. 1988). (**B**) Fraqueza da rotação interna, abdução e protração. (Burkhart *et al.* Arthroscopy. 2003.)

sição escapulares combinadas com abdução/rotação externa causam hiperangulação entre o úmero proximal e o colo da glenoide. Esta hiperangulação aumenta o esforço sobre a cápsula anterior e aumenta a força de contato entre o tubérculo maior e a glenoide posterossuperior.

Adaptações anatômicas e fisiopatologia

Os arremessadores de elite desenvolvem adaptações anatômicas e de tecidos moles a partir das atividades repetitivas acima da cabeça que levam à rotação externa aumentada e rotação interna diminuída no braço de arremesso.[71,76,77] Reagan *et al.*[78] examinaram 54 jogadores de beisebol universitários e observaram que o arco total de movimento era semelhante, apesar da rotação externa aumentada e rotação interna diminuída no braço arremessador. Ademais, eles constataram retroversão umeral aumentada no braço de arremesso quando comparado ao braço contralateral. Retroversão umeral aumentada no braço arremessador também foi observada por Crockett *et al.*[79] que compararam os ombros dominante e não dominante em 25 *pitchers* profissionais e 25 indivíduos que não arremessadores.

■ CONDIÇÕES PATOLÓGICAS COMUNS

Lesões do manguito rotador

Lesões parciais do manguito rotador no lado articular são comuns em atletas com arremesso superior com impacto interno (Fig. 20).[80-84] São provavelmente resultado de traumas repetitivos por sobrecarga intratendinosa, quando o manguito rotador se contrai excentricamente durante a fase de desaceleração do arremesso.[85,86] Estas lacerações de espessura parcial do manguito rotador foram vistas em até 97 a 100% dos pacientes com impacto interno.[87,88] Entretanto, um estudo de atletas de elite arremessadores assintomáticos mostrou que lacerações de manguito rotador de espessura parcial estavam presentes no ombro arremessador de 40% dos atletas examinados com RM.[89] Estas lacerações foram comumente encontradas posterossuperiormente na junção dos músculos supraespinhoso e infraespinhoso.[88,90,91]

A fisioterapia com ênfase em alongamento e fortalecimento dos músculos do manguito rotador bem como em restaurar a cinemática escapular é o tratamento inicial das lacerações de manguito rotador parciais no lado articular, em adição ao impacto interno. Se houver falhas do tratamento conservador, o desbridamento limitado da lesão degenerativa é uma opção. Os cirurgiões, no entanto, devem ser cautelosos ao considerarem procedimentos no manguito rotador, uma vez que haja um alto risco de o atleta não retornar ao lançamento competitivo após um reparo. Sonnery-Cottet *et al.*[92] estudaram 28 tenistas com impacto glenoidal posterossuperior que se submeteram a desbridamento artroscópico do tendão supraespinhoso e lesões labiais com um acompanhamento médio de 45,7 meses. Os autores relataram uma taxa de 78% de retorno ao tênis. Noventa e um por cento dos tenistas capazes de retornar relataram que tinham dor durante o jogo, especial-

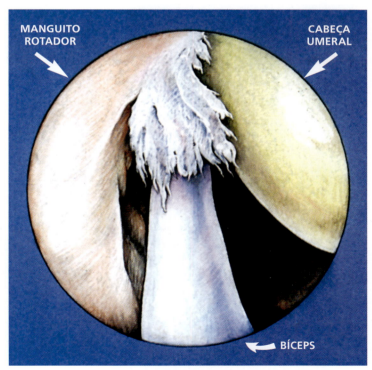

Figura 20. Impacto interno na glenoide. Achados artroscópicos incluem desgaste do manguito posterior ao infraespinhal, e desgaste do *labrum* posterossuperior.

mente no saque. Além disso, só 43% dos jogadores retornaram ao nível de competição de antes da lesão. Similarmente, Reynolds *et al.*[93] relataram retorno de 76% ao jogo em 82 *pitcher* competitivos que se submeteram a pequeno desbridamento de uma laceração de manguito rotador de espessura parcial. Só 55% dos arremessadores retornaram ao jogo no mesmo ou mais alto nível de competição.

Impacto externo

O impacto externo (ou subacromial) resulta de compressão do manguito rotador entre a cabeça umeral e o arco coracoacromial.[94,95] Variações anatômicas incluindo um acrômio em forma de gancho, osteoartrite da articulação AC com um grande osteófito inferior e um acrômio inclinado lateralmente podem predispor certos atletas à colisão externa. Os atletas apresentam-se tipicamente com dor com movimentos acima da cabeça e sinais de impacto de Neer e Hawkins positivos. O espaço subacromial pode ser injetado com anestésico local para discernir se, e em que extensão, o impacto está contribuindo para a dor e sintomas do atleta (teste do impacto de Neer). É improvável que a dor causada por outras causas seja aliviada por anestésico local no espaço subacromial. É incomum, no entanto, que o impacto externo seja a única causa de dor no atleta arremessador (Fig. 21).

A fisioterapia com ênfase em fortalecimento do manguito rotador, alongamento capsular posterior e cinesia escapular é a primeira linha de tratamento. A descompressão subacromial artroscópica é reservada para os pacientes que não melhoram com tratamento não cirúrgico. Embora o tratamento cirúrgico tenha produzido resultados previsíveis no que concerne ao alívio da dor, o retorno ao esporte é ruim. Tibone *et al.*[96] mostraram 89% de melhora subjetiva em 33 atletas tratados com acromioplastia anterior para síndrome do impacto. Entretanto, só 43% dos pacientes retornaram ao mesmo nível pré-lesão de atletismo competitivo. Além disso, só 22% dos atletas envolvidos em arremesso e lançamento retornaram ao seu antigo nível de competição de antes da lesão.

Impacto interno

A combinação de hiperangulação, abdução/rotação externa, microinstabilidade anterior e uma cápsula posterior tensa leva ao encontro do lábio posterossuperior com a superfície inferior do manguito rotador. Contato patológico entre a margem superior da glenoide e a superfície articular do manguito rotador é chamado de impacto interno (Figs. 22 a 24).[88,90] Isto é visto classicamente em atletas de arremesso superior e resulta de atividades repetitivas acima da cabeça nos limites da amplitu-

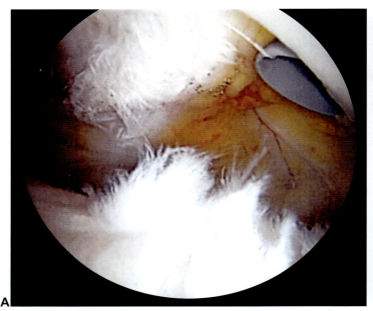
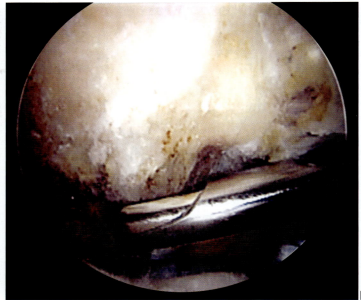

Figura 21. (**A** e **B**) Impacto externo? Raro. Bursectomia ocasional é benéfica.

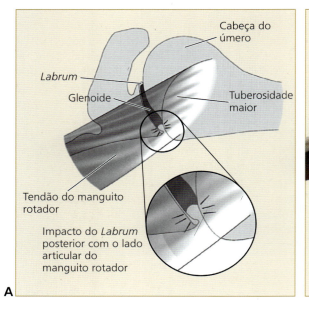
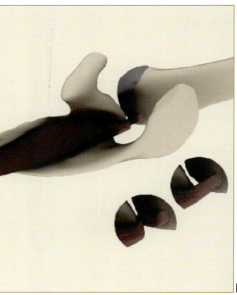

Figura 22. Impacto interno. (**A** e **B**) Contato entre a tuberosidade maior e a glenoide posterossuperior resulta em impacto do manguito rotador e do *labrum*. (Walch JSES 1992; Jobe Unpublished Data 1992.)

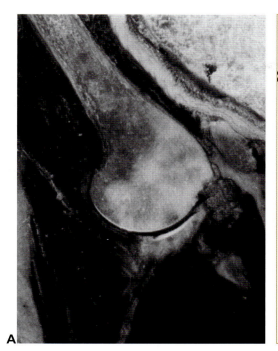
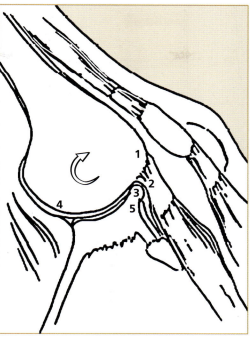

Figura 23. (**A** e **B**) Fisiopatologia do impacto interno. Estruturas em risco: 1. tuberosidade maior, 2. manguito rotador, 3. *labrum* superior, 4. ligamento glenoumeral inferior e *labrum* tensionados, 5. glenoide superior. (Jobe CM, Arthroscopy 1995.)

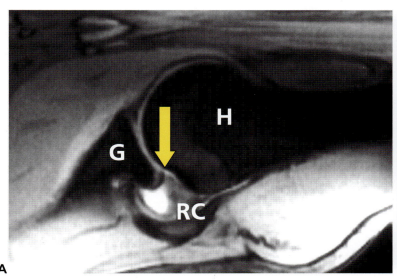
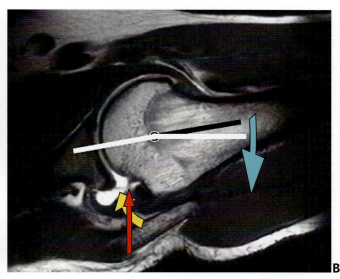

Figura 24. Fisiopatologia. (**A**) Fisiológico. (**B**) Patológico.

de de movimento funcional sob forças extremas. Pode ser assintomático,[87,97] mas com o tempo pode resultar em lesão do lábio ou do manguito rotador. O contato ocorre durante a fase de armação tardia/desaceleração inicial do lançamento, quando o braço é abduzido e rotado externamente. Várias condições patológicas, que incluem lacerações parciais e totais do manguito rotador, lesões labiais, lesão capsular anterior e posterior, lesão condral glenoidal, condromalacia do aspecto posterior da cabeça umeral e lesões do bíceps, foram associadas a impacto interno.[80-84,97-105] Estas lesões podem ser encontradas isoladas ou como lesões concomitantes.

A fadiga nos músculos do ombro decorrente de uma falta de condicionamento ou um arremesso além excessivo (*overthrowing*) são causas prováveis de impacto interno.[18,72,87,90,106] À medida que os músculos do ombro fadigam, o úmero desvia-se para fora do plano escapular (chamado hiperangulação ou abertura), causando esforço de tração da cápsula anterior. Na fase de armação tardia do arremesso (máxima abdução e rotação externa) a perda de estabilidade anterior permite à cabeça umeral fazer translação anteriormente dentro da glenoide, levando ao impacto da superfície inferior do manguito rotador contra a margem glenoidal posterossuperior.[87]

Os pacientes tipicamente se apresentam com queixas de dor difusa no ombro posterior durante as fases de armação tardia e aceleração inicial do arremesso. Sintomas de instabilidade, como apreensão ou subluxação, são raros. Usualmente não há dor com atividades da vida diária. O sinal de impacto posterior é a reprodução da dor posterior com 90° a 100° de abdução, 10° a 15° de flexão e rotação externa máxima e frequentemente é positivo em pacientes com colisão interna.[82] O teste de recolocação é usado para detectar instabilidade anterior oculta e impacto secundário em atletas de arremesso superior (Fig. 25).[18] O braço é posicionado em 90° de abdução e máxima rotação externa. Em seguida o examinador empurra o úmero proximal anteriormente e a seguir posteriormente. O teste é positivo se os sintomas forem reproduzidos com força anterior e aliviada com força posterior. Radiografias simples usualmente não são dignas de nota, mas podem mostrar uma lesão de Bennett (calcificação posterior), esclerose do tubérculo maior, lesão osteocondral da cabeça umeral posterior ou arredondamento da margem glenoidal posterior. A RM tipicamente mostra lesão parcial do manguito rotador no lado articular, laceração labial e/ou cistos na cabeça umeral (Fig. 26). Apenas alterações da RM não são suficientes para fazer um diagnóstico de

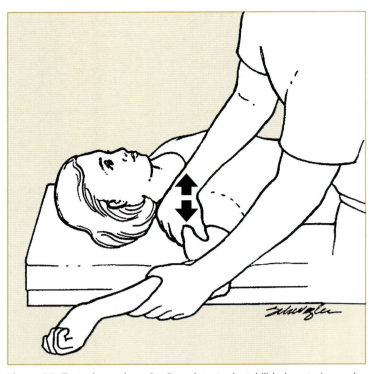

Figura 25. Teste de recolocação. Para detectar instabilidade anterior oculta e impacto secundário em atletas de arremesso superior 90° abdução e máxima redução externa. Empurra-se anteriormente e a seguir posteriormente. É positivo se os sintomas forem reproduzidos com força anterior e aliviados com força posterior (Jobe, Kvitne, Orthopedic Review 1989;28:963-975).

impacto interno, uma vez que estudos mostraram que 79% dos *pitchers* de beisebol assintomáticos tinham lesões labiais na RM,[91] e 40% dos atletas de arremesso superior assintomáticos tinham lacerações de espessura parcial ou total do manguito rotador na RM.[89]

O tratamento inicial do impacto interno é conservador com um programa de fisioterapia focalizado em melhorar a mecânica do arremesso, fortalecimento do core, estabilização escapular e fortalecimento dos músculos do ombro. A tensão capsular posterior é tratada por um programa de alongamento capsular posterior que inclui o alongamento *sleeper stretch* e alongamentos de adução. O tratamento cirúrgico é reservado para aqueles que deixam de melhorar depois de um período de três meses de tratamento conservador. Os objetivos do tratamento cirúrgico são reparar a lesão SLAP se presente, desbridar a laceração de espessura parcial do manguito rotador e reduzir a frouxidão capsular anterior. O cirurgião deve evitar hipercorreção, pois isto pode exacerbar a contratura capsular posterior, causando um estresse adicional sobre o reparo durante a reabilitação.

Déficit de rotação interna glenoumeral (GIRD)

A perda do arco total de movimento pode ocorrer se a perda de rotação interna for excessiva. Déficit de rotação interna glenoumeral (GIRD) é definido como um déficit de rotação interna maior que 20° em comparação ao contralateral (Fig. 27). A presença do GIRD demonstrou quase duplicar a probabilidade de um arremessador ter uma lesão, embora estes resultados não fossem estatisticamente significativos.[107] Múltiplos estudos observaram déficits substanciais de rotação interna em atletas de arremesso superior com lesões comprovadas SLAP tipo II.[75,103,108] Além disso, GIRD

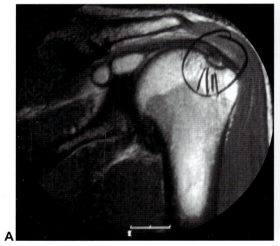
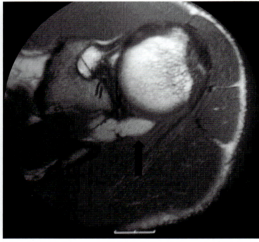

Figura 26. Achados da RM. (**A** e **B**) Lesão parcial do manguito rotador no lado articular; laceração labial; cistos na cabeça umeral.

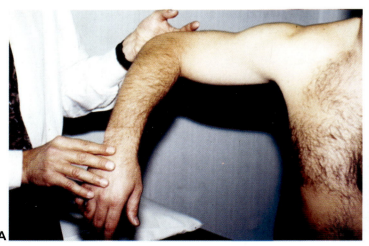
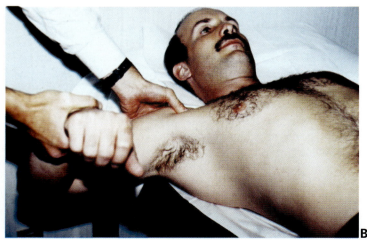

Figura 27. Tensão da cápsula posterior. (**A**) A cápsula posterior tensa coloca em risco o ombro do arremessador. Maior déficit de rotação interna do que ganho de rotação externa. (**B**) Medir passivamente o arco total em posição 90/90 do membro não dominante mais processo em posição supina para estabilizar a escápula. Quando o arco de rotação total tem um déficit maior que 20° do ombro do arremessador, ele está em risco.

demonstrou ser associado à ossificação da cápsula posterior (lesão de Bennett). Entretanto, a importância clínica disto foi questionada.[109] A contratura capsular posterior leva ao desenvolvimento de frouxidão na cápsula anterior. Tirman et al.[110] encontraram evidências de frouxidão anterior em 75% dos pacientes tratados de impacto interno.

Uma cápsula posterior encurtada é considerada o contribuinte principal para GIRD.[111] A origem deste encurtamento é ainda desconhecida, mas acredita-se que possa ocorrer graças às grandes forças de tração absorvidas pela cápsula posteroinferior durante a fase de *follow-through* do arremesso (Fig. 28).[112] Grossman et al.[113] simularam uma contratura posterior em um modelo com cadáver e encontraram uma perda importante em rotação interna. Além disso, a posição de contato glenoumeral na posição abduzida/rotada externamente moveu-se superiormente após contratura simulada da cápsula posterior e frouxidão capsular anterior (Fig. 29). Os autores postularam que o desvio posterossuperior pode aumentar o contato entre o lábio, úmero proximal e manguito rotador na posição abduzida rotada externamente, levando ao descascamento labial para trás, causando laceração SLAP tipo II. O tendão da cabeça longa do bíceps é envolvido em ambas as fases de armação e aceleração durante arremesso. Análise EMG mostrou o bíceps altamente ativo durante a fase de desaceleração do movimento de arremessar.[114] A combinação de frouxidão capsular anterior e contratura capsular posterior coloca esforço adicional sobre o tendão bíceps secundariamente ao posicionamento glenoumeral alterado.

Uma maioria dos atletas com GIRD responde a um programa abrangente de fisioterapia que se concentra em alongamento capsular posterior (Fig. 30). Alongamentos, como alongamento com o membro superior transversal ao corpo e *sleeper stretch*, podem ser

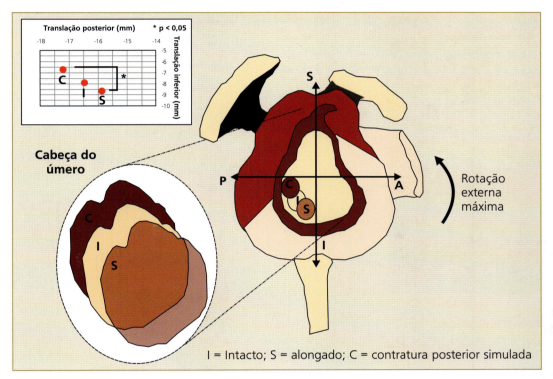

Figura 28. Posição da cabeça do úmero em relação à glenoide, seguindo a rotação externa máxima com a cápsula intacta, alongada ou em contratura posterior simulada.

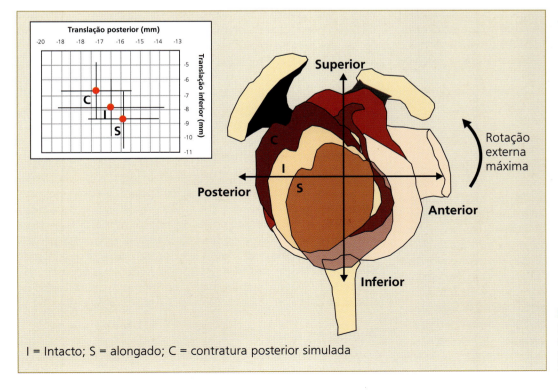

Figura 29. Aumento do movimento posterossuperior da cabeça do úmero agrega estresse adicional no *labrum* posterossuperior. (Grossman et al. JBJS-A 2005.)

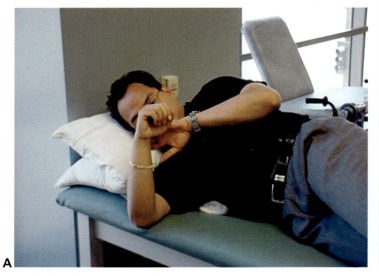
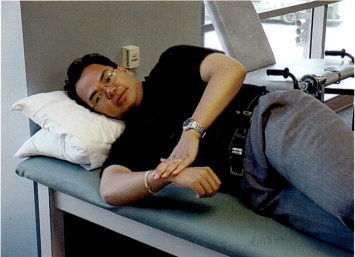
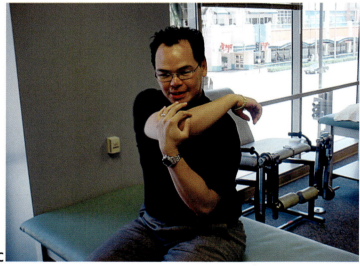

Figura 30. (A-C) Alongamento capsular posterior.

usados para alongar cápsula posterior contraída, tendão peitoral e tendão da cabeça curta do bíceps.[72] O alongamento transversal ao corpo (*cross-body stretch*) é efetuado com o ombro afetado do paciente de encontro a uma parede, enquanto o braço oposto é usado para puxar o braço afetado cruzadamente ao corpo. No *sleeper stretch* o paciente deita-se sobre o ombro comprometido. O braço fica aproximadamente em 90° de elevação, e o braço oposto é usado para rodar internamente o ombro comprometido. Idealmente, GIRD deve ser reconhecido antes de lesão do ombro durante um exame físico de rotina e, dessa forma, um programa de alongamento preventivo pode ser implementado. Raramente, a liberação capsular posterior é necessária em um atleta com GIRD refratário à fisioterapia.

Discinesia escapular

Uma função escapular ideal é um componente-chave do arremesso. Discinesia escapular é um termo usado para descrever a perda de controle do movimento e mecânica escapulares normais e resulta de desequilíbrios dos músculos periescapulares decorrentes de trauma direto, lesão nervosa ou fadiga (Fig. 19). A escápula tende a protrair excessivamente com movimento do braço, levando a uma diminuição do espaço subacromial, força diminuída do manguito rotador,[115,116] sobrecarga aumentada sobre os ligamentos glenoumerais anteriores, sobrecarga aumentada sobre os músculos estabilizadores escapulares e um risco aumentado de impacto interno.[117,118] O funcionamento normal dos músculos serrátil anterior, trapézio e romboides é necessário para o posicionamento escapular correto, e qualquer perda de função leva à hiperangulação glenoumeral e sobrecarga aumentada sobre a cápsula anterior.[118]

Inspeção visual da escápula deve ser realizada. A postura em repouso deve ser checada e comparada ao lado não envolvido. As margens inferomedial e medial devem ser avaliadas quanto à proeminência. A seguir, o examinador deve novamente avaliar a margem medial quanto à proeminência, enquanto o paciente eleva e abaixa os braços. Uma proeminência da margem medial no lado sintomático está relacionada com discinesia biomecânica.[118,119]

A discinesia escapular é vista frequentemente com impacto interno e lesão labial superior.[111,118,120] Por essa razão, os protocolos de reabilitação devem incluir exercícios para aumentar o alongamento do peitoral maior e cabeça curta do bíceps, bem como fortalecer os músculos responsáveis pela estabilização da escápula, incluindo os músculos trapézio inferior e serrátil anterior.[118]

Lesões anterior e posterior do lábio superior

Superior Labral Anterior and Posterior lesion (SLAP), ou seja, a lesão do lábio superior da glenoide no local da origem do cabo longo do tendão do bíceps, com ou sem o comprometimento do tendão bíceps é uma causa comum de dor do ombro em atletas. Estas lacerações foram descritas pela primeira vez em atletas de arremesso superior por Andrews *et al.*,[121] em 1985, e posteriormente classificadas por Snyder *et al.*,[122] em 1990. As lesões SLAP foram atribuídas a vários mecanismos, incluindo cargas de compressão direta, cargas de tração forçada sobre o braço e arremesso superior repetitivo.

Anatomia e biomecânica

Tipicamente, o lábio superior tem forma triangular. Entretanto, ele pode ser de forma meniscal com uma margem livre interna cobrindo parcialmente a parte superior da superfície articular da glenoide. O lábio comumente se fixa medialmente à margem glenoidal, formando um recesso subsinovial que se estende por vários milímetros a partir da margem da glenoide.[123] O tendão da cabeça longa do bíceps é uma estrutura intra-articular contínua com o lábio superior da glenoide[124] e origina-se no tubérculo supraglenoidal da escápula. Na maioria dos ombros o tendão do bíceps se insere posteriormente ou tem uma inserção dominante posterior no lábio.[124,125] O tendão da cabeça longa do bíceps deixa a articulação glenoumeral no sulco bicipital encontrado entre os tubérculos maior e menor do úmero. O tendão é estabilizado no sulco pela polia do bíceps.[126,127] O músculo bíceps é inervado pelo nervo musculocutâneo.

Há uma variação anatômica normal do lábio anterossuperior e é encontrada em aproximadamente 13,4% dos pacientes submetidos à artroscopia.[128] Estas incluem ausência do lábio anterossuperior com um ligamento glenoumeral médio semelhante a um cordão (complexo de Buford), forame sublabial, e um forame sublabial com um ligamento glenoumeral médio semelhante a um cordão. Estas variações devem ser identificadas no momento da artroscopia, uma vez que o reparo destes complexos normais possa levar a uma perda importante de rotação externa.

A função do complexo lábio superior-bíceps não é completamente compreendida. O lábio funciona para aprofundar a concavidade e aumentar o diâmetro da glenoide. Além disso, é o local de inserção dos ligamentos glenoumerais. Um estudo biomecânico usando um modelo de ombro de cadáver dinâmico testado em uma posição abduzida e externamente rodada (ABER) por Rodosky et al.[129] sugere que o tendão da cabeça longa do bíceps contribui para estabilidade anterior da articulação glenoumeral. O tendão mostrou aumentar a resistência do ombro a forças torcionais na posição ABER. Além disso, o tendão da cabeça longa do bíceps serviu para diminuir o esforço colocado sobre o ligamento glenoumeral inferior. As lesões SLAP mostraram aumentar a sobrecarga e reduzir a rigidez da articulação. Pagnani et al.[5] usaram um modelo em cadáver para mostrar que uma lesão completa da porção superior do lábio que desestabiliza a inserção do bíceps leva a translações glenoumerais anteroposteriores e superoinferiores significativamente aumentadas. A aplicação de uma força de 50 N no tendão do bíceps estabilizou o ombro, mas foi menos efetiva no contexto de uma lesão completa do lábio superior. Os autores concluíram que o tendão da cabeça longa do bíceps estabiliza diretamente a articulação, gerando forças compressivas e atuando como uma restrição física à translação, e estabiliza indiretamente a articulação ao comprimir as estruturas capsulares superiores através da sua conexão com o lábio. Youm et al.[130] mostraram que impor carga à cabeça longa do bíceps diminuiu as translações anteroposterior e superoinferior, bem como limitou as amplitudes de movimento tanto de rotação externa, quanto de rotação interna. Ademais, seu estudo biomecânico mostrou que a sobrecarga sequencial do tendão do bíceps mudou o centro de rotação umeral mais centralmente sobre a glenoide. Este efeito foi mais significativo em extremos de rotações interna e externa.

Epidemiologia e classificação

A incidência verdadeira da lesão SLAP é desconhecida, mas taxas variando de 6 a 26% foram relatadas na literatura.[122,131-134] Estas lesões podem ser encontradas isoladas ou com outras formas de patologia intra-articular incluindo lesões de manguito rotador de espessura parcial e total, instabilidade e lesão do tendão do bíceps.[134,135] As alterações na cinemática normal do ombro com os altos esforços do movimento repetitivo acima da cabeça tornam a lesão do lábio superior comum em atletas de arremesso superior.[136]

Desenvolvido por Snyder et al.,[122] em 1990, o sistema de classificação mais comumente usado separa as lesões SLAP em quatro tipos distintos. Neste sistema de classificação, SLAPs Tipo I são aquelas com fibrilação da margem livre do lábio superior com a inserção do bíceps intacta. Na série original de Snyder lesões Tipo I foram encontradas em 11% dos indivíduos e foram frequentemente assintomáticas. Em uma lesão Tipo II a inserção do bíceps está destacada do tubérculo supraglenoidal. Lesões Tipo II são as mais comuns e foram vistas em 41% das vezes. Uma lesão Tipo III consiste em uma lesão em alça de balde do lábio superior meniscoide. O tecido labial desviado tem o potencial de subluxar dentro da articulação e frequentemente causa sintomas mecânicos. A inserção do bíceps, no entanto, não está comprometida. Isto foi visto em 33% dos pacientes na série original de Snyder. Similarmente às lesões Tipo III, as lesões Tipo IV têm uma lesão em alça de balde do lábio superior. Entretanto, em uma lesão Tipo IV a laceração invariavelmente se estende à inserção do tendão do bíceps.

Com o passar dos anos, diversas modificações foram feitas no sistema de classificação original de Snyder et al.[123] Maffet et al.[134] expandiram o sistema de classificação original depois que observaram que 38% dos pacientes na sua série tinham achados importantes que não podiam ser classificados. Eles acrescentaram as lesões Tipo V, Tipo VI e Tipo VII ao sistema de classificação. Em uma lesão Tipo V uma lesão capsulolabial anteroinferior (lesão de Bankart) se estendia para o lábio superior e inserção do bíceps. As lesões Tipo VI apresentavam um retalho labial instável e separação do tendão do bíceps, e uma lesão Tipo VII tinha separação do complexo tendão do bíceps–lábio superior que se estendia anteriormente para o ligamento glenoumeral médio. Morgan et al.[137] reconheceram em atletas arremessadores que havia três subtipos distintos de lesões Tipo II baseando-se na localização anatômica da laceração em relação ao tendão do bíceps, com o Tipo A sendo predominantemente anterior, Tipo B sendo posterior e Tipo C sendo combinado anterior e posterior.

História e exame físico

Achados inespecíficos de história e exame físico tornam a avaliação clínica de um atleta com uma lesão SLAP difícil. Além disso, os atletas frequentemente têm patologias coexistentes com sintomas e apresentações semelhantes.[136] Tipicamente, o atleta se queixará de dor anterior do ombro que leva à perda de função e dificuldade com atividades acima da cabeça. Arremessadores queixam-se de uma diminuição na velocidade, perda de controle e/ou sintomas mecânicos, como estalos ou estalidos durante o movimento de arremesso. Peças importantes da história que devem ser averiguadas incluem mecanismo de lesão, duração dos sintomas, fatores agravantes e aliviadores, tratamento pregresso e, se o paciente for um arremessador, a fase do arremesso em que ocorrem os sintomas.

Lesões SLAP apresentam-se muitas vezes, com outra patologia intra-articular. Kim et al.[133] encontraram patologias intra-articulares associadas em 88% dos pacientes a uma lesão SLAP em um estudo de 139 pacientes. No estudo, pacientes mais jovens com uma laceração SLAP Tipo II tiveram maior tendência a ter instabilidade, enquanto os pacientes com mais de 40 anos tenderam a ter lacerações coexistentes de manguito rotador e osteoartrite.

O exame físico de um atleta com uma possível lesão SLAP começa com inspeção visual avaliando a assimetria escapular ou atrofia muscular entre o ombro sintomático e o assintomático. A escápula é inspecionada na posição de repouso e através da amplitude de movimento do ombro. As rotações externa e interna devem ser avaliadas com o braço em uma posição aduzida e abduzida a 90°. Muitos atletas de arremesso superior de alto nível exibirão rotação externa aumentada e rotação interna diminuída no seu ombro de arremesso (Fig. 31). Um déficit de rotação interna ≥ 20° em comparação ao ombro contralateral é chamado déficit de rotação interna glenoumeral.[111] Testagem de força é efetuada a seguir, com atenção particular prestada aos músculos do manguito rotador. Atletas podem ter uma lesão de manguito rotador associada ou

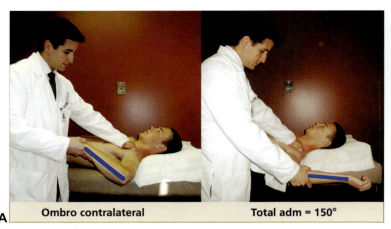
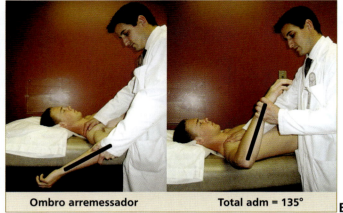

Figura 31. (**A** e **B**) Exame físico de um atleta com possível lesão SLAP. Perda da amplitude de movimento total com diminuição significativa da rotação interna (GIRD).

um cisto na incisura espinoglenoidal comprimindo o nervo supraescapular, resultando em atrofia do músculo infraespinhoso. Instabilidade é avaliada com os testes de mudança de cargas anterior e posterior, de apreensão e de recolocação. O sinal do sulco é usado para avaliar quanto à instabilidade inferior (Fig. 32).

Há múltiplos testes provocativos usados para detectar uma possível lesão labial. A maioria destes testes é sensível, mas não específica. Estes testes incluem o teste de compressão ativa de O'Brien, teste do deslizamento anterior, teste de tensão no bíceps I e II, *crank test*, teste de provocação de dor, teste de supinação-rotação externa resistida, teste de compressão-rotação e teste de abdução forçada.[136] O teste de compressão ativa de O'Brien é efetuado com o paciente em pé e o braço flexionado a 90° e aduzido 10° a 15° medial ao plano sagital do corpo (Fig. 33). Inicialmente o braço é completamente rodado internamente com o polegar apontado para baixo, e uma força para baixo é aplicada ao braço. A seguir o paciente é solicitado a supinar por completo o braço, e a força para baixo é repetida. Dor com a primeira manobra, que é diminuída ou eliminada com a segunda, é considerada um teste positivo.[138] O *crank test* é efetuado rodando interna e externamente o ombro com o braço elevado a 160° no plano escapular com uma carga aplicada ao longo do eixo do úmero.[139] Dor, com ou sem um estalido, ou reprodução dos sintomas é considerada um teste positivo. Isto é inicialmente feito na posição ereta, mas é repetido na posição supina. O teste de Speed é efetuado orientando o paciente flexionar o ombro com o cotovelo estendido e antebraço supinado contra a resistência.[140] Dor localizada no sulco bicipital representa um achado positivo.

Uma metanálise publicada por Meserve et al.,[141] em 2009, examinou a sensibilidade e especificidade de vários testes usados para a detecção de lesões SLAP e observou que o teste de compressão ativa de O'Brien foi o teste mais sensível, e o teste de Speed o mais específico. Eles concluíram que o teste de compressão ativa deve ser usado inicialmente, uma vez que seja o mais sensível e melhor para excluir uma lesão SLAP. Se positivo, o médico deve usar o *crank test* a seguir e depois o teste de Speed em terceiro lugar. O teste de Speed foi o mais específico e deve ser usado para excluir uma lesão SLAP em seguida a um teste de O'Brien ou *crank test* positivos. Além disso, eles observaram que um sinal positivo com todos os três testes acima aumentou a probabilidade de que o paciente tivesse uma lesão SLAP. Recentemente, Cook et al.[142] examinaram a precisão diagnóstica do teste de compressão ativa (O'Brien), teste de tensão no bíceps, teste de O'Driscoll, teste de Speed e teste de tensão labial e observaram que os cinco testes isoladamente ou em conjunto proveram mínimo a nenhum valor no diagnóstico de lesões SLAP.

Imagem

A avaliação radiológica inicial de um atleta com ombro doloroso deve começar com radiografias anteroposteriores, incidência do túnel ou desfiladeiro do supraespinhoso (*outlet*) e axilar do ombro afetado. Embora não haja sinais radiográficos específicos de uma lesão SLAP, outras patologias coexistentes, incluindo anormalidades da articulação acromioclavicular, impacto externo e evidência de instabilidade, podem ser vistas.[136] A ressonância magnética com contraste, no entanto, é o atual padrão ouro para o diagnóstico de uma lesão labial[143-147] (Fig. 34). O corte coronal oblíquo é o melhor para visualizar lesões SLAP e muitas vezes mostra o contraste estendendo-se medialmente entre o lábio superior e a glenoide superior. Ocasionalmente, um cisto será visto na incisura espinoglenoidal. Em 2010, Borerro et al.[148] avaliaram a artrorressonância em uma posição abduzida e rodada externamente (ABER) e consideraram esta sequência um método acurado e preciso para detectar descascamento labial posterossuperior (Figs. 35 e 36).

Apesar da alta sensibilidade e especificidade da RM os cirurgiões não devem tomar decisões de tratamento baseando-se apenas em

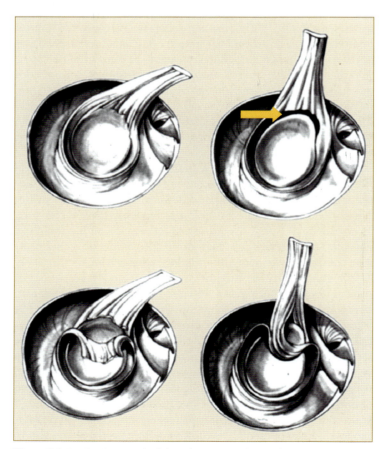

Figura 32. Lesões SLAP – sinal do sulco para avaliação da instabilidade inferior.

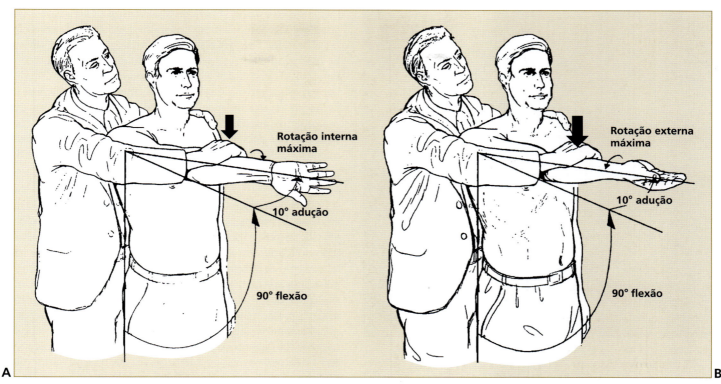

Figura 33. Teste de compressão ativa de O'Brien's. (O'Brien *et al.* AJSM. 1998.) (**A**) Ombro fletido a 90°, 10° de adução e rotação interna máxima. O examinador aplica força de estabilização, indicando ao paciente para resistir a essa força. (**B**) Repete-se com rotação externa máxima. É positivo se a dor em RI aliviar ou desaparecer com RE. Se positivo nas 2 situações, o teste é negativo, e pode ser devido à patologia de articulação AC.

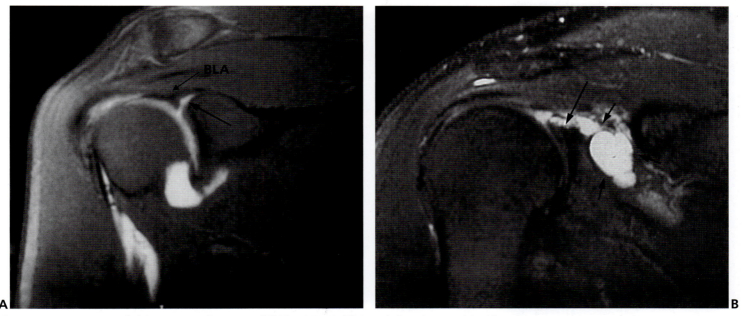

Figura 34. Lesões SLAP e do bíceps mostradas na RM. (**A**) Tipo 2 SLAP. (**B**) Associada a cisto paralabral (geralmente posterossuperior).

achados de RM. Em um estudo prospectivo de 20 atletas de elite arremessadores assintomáticos, Connor *et al.*[89] relataram uma alta taxa de achados falso-positivos de RM no ombro. Achados falso-positivos incluíram lesões parciais ou completas de manguito rotador em 40%, evidência de uma lesão de Bennett em 25%, derrames articulares em 47,5% e lacerações parciais do lábio glenoidal anteroinferior ou superior em 7,5%. No acompanhamento de 5 anos, todos os participantes do estudo continuaram a ter um ombro assintomático e ainda estavam jogando seus respectivos esportes. Um estudo semelhante publicado por Jost *et al.*[149] observou que 93% dos ombros de jogadores de handebol profissionais tinham achados anormais de RM, mas apenas 37% destes atletas eram sintomáticos.

Tratamento

Não cirúrgico

O tratamento não cirúrgico consiste em um período de repouso e medicações anti-inflamatórias não esteroides seguido por um programa de fisioterapia.[150] Este programa inclui exercícios de estabilização escapular, alongamento da cápsula posterior e fortalecimento. A cápsula posterior é alongada com *sleeper stretches,* bem como alongamentos em adução transversal.[103,108,111,151,152] O fortalecimento deve dar ênfase à musculatura do CORE, músculos periescapulares e do manguito rotador. Com uma média de acompanhamento de 3 anos, Edwards *et al.*[150] mostraram melhora nos resultados funcionais,

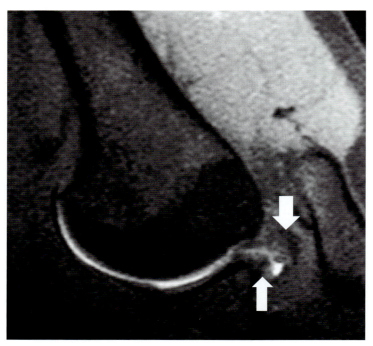

Figura 35. Limite – Impacto interno combinando hiperangulação + ABD/ER, micro-instabilidade anterior, +/- cápsula porterior firme. O *labrum* posterossuperior e manguito rotador inferior são riscos. Se perpetuado, o arremessador pode lesionar essas estruturas.

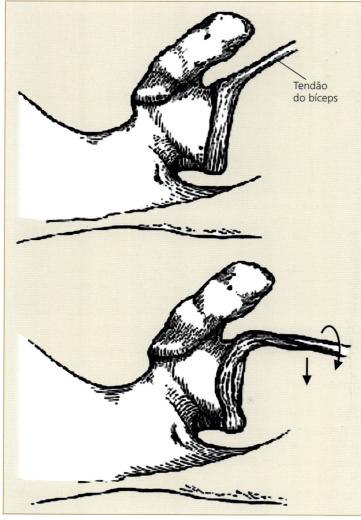

Figura 36. Com abdução e rotação externa, o bíceps assume um ângulo mais vertical e posterior que produz um toque que pode rodar medialmente o *labrum* e deslocar a borda glenoidal.

incluindo os escores *American Shoulder and Elbow Scores* e *Simple Shoulder Test*. Também houve melhora significativa da dor, com escores diminuídos nas Escalas Visuais Analógicas de dor. Além disso, houve melhora na qualidade de vida do grupo não cirúrgico. Entretanto, só 10 dentre 15 atletas arremessadores foram capazes de retornar ao esporte em um nível igual ou melhor que o seu nível de participação pré-lesão com tratamento não cirúrgico. Os autores concluíram que tratamento cirúrgico deve ser reservado para atletas arremessadores e pacientes que não tiveram sucesso com um esquema inicial de três meses de tratamento conservador para lesões SLAP.

Cirúrgico

As indicações para tratamento cirúrgico de lesões SLAP no atleta incluem falha do tratamento conservador. O tratamento conservador deve ter, pelo menos, 3 meses em um não arremessador e 1 a 2 períodos de repouso e uma reabilitação concentrando-se na mecânica correta do lançamento em arremessadores. Além disso, deve haver uma forte suspeita clínica de que a lesão SLAP está causando os sintomas. Uma indicação adicional é um cisto na incisura espinoglenoidal comprimindo o nervo supraescapular e exigindo descompressão. O padrão ouro atual no tratamento cirúrgico de uma lesão SLAP é reparo artroscópico com o uso de suturas ancoradas. Recentemente, o uso de suturas ancoradas sem nó tornou-se mais popular, uma vez que o nó de sutura volumoso pode resultar em dor continuada e dano intra-articular em arremessadores subsequentemente ao reparo de SLAP.

Neri *et al.*[154] examinaram o efeito da idade sobre o resultado do reparo cirúrgico de lesões SLAP Tipo II. Os resultados clínicos do reparo artroscópico de SLAP foram comparados em um grupo de 25 pacientes <40 anos a um grupo de 25 pacientes > 40 anos. Ambos os grupos mostraram uma melhora estatisticamente significativa nos escores *American Shoulder and Elbow Surgeons* após um acompanhamento médio de 3 anos. Entretanto, não houve diferença significativa entre os escores ASES dos dois grupos. Resultados bons ou excelentes foram vistos em mais de 80% dos pacientes em ambos os grupos. Além disso, o retorno ao nível prévio de atividade foi semelhante entre os dois grupos. Pacientes no grupo mais jovem foram capazes de retornar aos esportes mais rapidamente, em média 2,5 meses. Osteoartrite foi observada associada a escores ASES mais baixos bem como uma capacidade diminuída de retornar ao nível precedente de atividade atlética. Um estudo publicado no ano seguinte por Alpert *et al.*[155] encontrou resultados semelhantes de satisfação, dor e função ao comparar um grupo de pacientes < 40 anos com um grupo > 40 anos.

A tenodese bicipital é outra opção cirúrgica no tratamento de lesões SLAP particularmente em pacientes mais velhos e aqueles com lesão do próprio tendão do bíceps. Boileau *et al.*[156] descreveram 25 pacientes consecutivos que tiveram tratamento artroscópico de uma lesão SLAP Tipo II isolada. O acompanhamento médio foi de 35 meses. Dez pacientes receberam reparo de SLAP com suturas ancoradas, e 15 receberam tenodese artroscópica do bíceps com parafuso de interferência absorvível. A média de idade do grupo que se submeteu ao reparo foi de 37 anos, enquanto a idade média dos pacientes no grupo de tenodese foi de 52 anos. Os resultados do estudo mostraram que 60% dos pacientes no grupo de reparo ficaram insatisfeitos por causa de dor persistente ou uma incapacidade de retornar ao seu nível prévio de competição atlética. Entretanto, 93% dos pacientes no grupo de tenodese estavam satisfeitos ou muito satisfeitos na avaliação final. Ademais, 87% dos pacientes no grupo de tenodese foram capazes de retornar ao seu nível prévio de competição atlética, comparados a apenas 20% daqueles no grupo de reparo. Os autores concluíram que tenodese do bíceps é uma alternativa efetiva ao reparo no paciente com uma lesão SLAP Tipo II isolada. Críticas ao estudo incluem o pequeno tamanho da amostra, desenho não randomizado e a disparidade entre as médias de idade nos dois grupos.

Múltiplos estudos examinaram os resultados após reparo de lesões SLAP.[131,137,156-169] Embora o reparo de SLAP tenha mostrado bons resultados na população em geral, os resultados em atletas arremessadores, particularmente jogadores de beisebol, foram abaixo de desejáveis. Uma revisão sistemática recente por Sayde et al.[159] reviu 14 estudos e incluiu 506 pacientes que tiveram reparo de SLAP. Cerca de 327 reparos foram efetuados com suturas ancoradas, 169 com ancoras e 10 foram reparados com grampos. A revisão incluiu 198 atletas arremessadores com 81 deles sendo jogadores de beisebol. De uma forma geral, o estudo constatou que 73% dos pacientes foram capazes de retornar ao jogo no nível prévio. Entretanto, apenas 63% dos atletas retornaram à competição no seu nível prévio. Park et al.[170] relataram os resultados de 24 atletas arremessadores após reparo de uma lesão SLAP Tipo II. Havia 16 jogadores de beisebol no grupo. Globalmente, eles relataram melhoras na dor e na função, mas apenas 50% dos atletas (38% dos jogadores de beisebol) retornaram a jogar após a operação. Similarmente, Neri et al.[171] relataram os resultados de 23 atletas de elite arremessadores e mostraram um retorno de 57% ao nível prévio de jogo. Além disso, eles observaram que o retorno ao jogo se correlacionou com a presença de uma lesão de espessura parcial do manguito rotador (PTRCT), com apenas 12,5% dos jogadores que se submeteram a reparo de SLAP e tinham uma PTRCT tendo retornado ao nível de competição pré-lesão livre de dor.

Reabilitação após reparo de SLAP

A reabilitação pós-operatória apropriada é um componente essencial de um reparo de SLAP bem-sucedido. Depois da cirurgia o membro superior é posicionado em uma tipoia e é permitido movimento ativo do cotovelo. Nas semanas pós-operatórias 1 a 3 são permitidas elevação ativa no plano escapular, retração e isometria escapulares e exercícios de circundução de Codman. Das semanas 3 a 6 é permitida amplitude de movimento ativa e ativa-assistida acima da cabeça. Rotação externa é limitada a 90°. Amplitude de movimento ativa completa é permitida das semanas 6 a 16 e um programa de estabilização escapular, fortalecimento do manguito rotador, e alongamento da cápsula posterior é iniciado. Um programa de arremesso começa nos meses 4 a 7 e o paciente é liberado para o arremesso competitivo após 9 meses.

Lesão completa do manguito rotador

Anatomia e biomecânica

O manguito rotador consiste em quatro músculos: supraespinhoso, infraespinhoso, redondo menor e subescapular. Cada um dos quatro músculos origina-se na escápula e se insere no úmero proximal. O manguito rotador resiste a forças de cisalhamento (tangenciais), fornecendo estabilidade dinâmica à articulação glenoumeral. O supraespinhoso origina-se na fossa do supraespinhoso, passando lateralmente e inserindo-se no tubérculo maior imediatamente posterior ao sulco bicipital. Ele funciona como um elevador do úmero. O músculo infraespinhoso se origina da fossa do infraespinhoso e se insere lateralmente no aspecto posterior do tubérculo maior. Ele é um dos principais rotadores externos do úmero. O músculo redondo menor origina-se da parte média da margem lateral da escápula e se insere no aspecto inferior do tubérculo maior e também age como um rotador externo do úmero. O subescapular origina-se na fossa subescapular na superfície ventral da escápula e se insere no tubérculo menor do úmero. Ele age como um rotador interno do úmero e fornece estabilização anterior para prevenir subluxação anterior da articulação glenoumeral.

História e exame físico

A avaliação de uma doença do ombro começa com uma história e exame físico completos. Isto é especialmente verdadeiro ao se considerar a patologia do manguito rotador, da qual a história e exame físico podem revelar o diagnóstico e extensão da doença. Estas medidas também podem ser muito úteis para determinar prognóstico após tratamento.

Embora doenças do manguito rotador afetem pacientes de todas as idades, a doença tipicamente se apresenta diferentemente em pacientes mais jovens e mais velhos. Pacientes mais jovens tipicamente se apresentam após um evento agudo como trauma ou lesão de alta velocidade, e sofrem tipicamente lacerações de espessura total. Em pacientes mais velhos, no entanto, a doença é muito mais prevalente e de natureza crônica. Estes pacientes frequentemente têm 50 anos de idade ou mais, queixam-se de dor à noite, quando procuram alcançar objetos acima da cabeça, e ao tentar alcançar atrás das costas. Esta dor é adicionalmente qualificada como surda (indistinta) e contínua e pode ser difícil de localizar acuradamente. Os pacientes podem queixar-se de dor pelo braço em torno da inserção do deltoide.[172] Além disso, aqueles com dor noturna são muitas vezes significativamente afetados por este sintoma. A dor pode acordá-los à noite, ou mesmo impedi-los de adormecer. Em contraste com os pacientes mais jovens, muitas vezes não há evento incitador particular, e aqueles com doença crônica podem nem mesmo se queixar de dor, mas em vez disso de limitações de movimento. Além disso, os pacientes com sintomas de longa duração que têm uma exacerbação de dor após um evento de baixa energia sofrem frequentemente de progressão aguda-sobrecrônica da sua doença, indicando uma extensão aguda do defeito.[173] Esta exacerbação aguda é adicionalmente associada à dor e fraqueza.

Há diversos componentes essenciais do exame físico ao avaliar patologia do manguito rotador. Estes incluem inspeção, palpação, amplitude de movimento, força e várias manobras provocadoras. No começo do exame, é útil visualizar diretamente o ombro. Inspeção cuidadosa pode revelar atrofia na fossa do supraespinoso ou do infraespinoso, sugerindo doença crônica. Os pacientes são tipicamente sensíveis à palpação sobre a inserção do supraespinoso.

A avaliação da amplitude de movimento e da força do ombro seguem-se à inspeção visual e palpação. Amplitude de movimento inclui arcos ativos e passivos e deve incluir avaliação de ambos os ombros para comparação. Discrepâncias entre arcos ativos e passivos devem, também, ser medidas.[173] Amplitude de movimento passiva inclui elevação do ombro do paciente, enquanto o paciente está deitado em supino, tomando nota da angulação feita pelo cotovelo como ponto de referência. Testagem de rotação externa também pode ser feita nesse momento (tanto com 0 quanto 90° de abdução), junto também com rotação interna passiva. Exercícios de movimento ativo incluem aqueles mencionados juntamente com elevação de ombro e adução transversa ao corpo.[172] É importante notar que, tipicamente, nos pacientes com doença isolada do manguito rotador, o movimento passivo não está prejudicado.

A avaliação da força pode ser usada para detectar fraqueza do manguito rotador, em geral, ou para isolar músculos específicos que estão inadequados. O teste de supraespinhoso de Jobe é efetuado com o braço do paciente flexionado a 90° no plano escapular com o úmero rotado internamente, de tal modo que o polegar esteja apontando para o chão. Nesta posição, o paciente é solicitado a elevar o braço contra a resistência. Fraqueza indica insuficiência do supraespinhoso secundária à dor ou laceração.[174] Testes de rota externa e interna — em que o paciente roda contra a resistência com os cotovelos aos seus lados e travados a 90° — podem indicar fraqueza e/ou laceração do manguito. Uma variedade de testes também tem sido usada para detectar fraqueza de músculos individuais, bem como patologia do próprio manguito.

A primeira destas manobras é o Sinal do Impacto de Neer. Nesta manobra, o paciente está sentado, e o examinador eleva (algum lugar entre flexão e abdução) o braço dele/dela, enquanto deprime a escápula. Em pacientes com uma ruptura de manguito rotador ou síndrome do impacto, a manobra causa desconforto à medida que o tubérculo maior é comprimido contra o acrômio. Isto pode ser validado pelo Sinal do Impacto de Hawkins. Esta manobra é executada com o paciente sentado, enquanto o braço é elevado, o cotovelo flexionado a 90°, e o antebraço em rotação neutra. Similarmente ao Sinal de Impacto de Neer, um desconforto semelhante é provocado, quando o úmero é rotado internamente pelo examinador. Para testar quanto à fraqueza do supraespinhoso é usado o teste de Jobe. O ombro é posicionado em 90° de elevação no plano escapular com rotação interna completa (empty can). Fraqueza nesta posição significa uma laceração de rotador, comprometendo o supraespinoso.

Outras manobras efetivas para diagnosticar lacerações do manguito rotador incluem o sinal do corneteiro e o sinal de queda do braço. Para o primeiro, o braço do paciente é posicionado em 90° de abdução e 90° de rotação externa, com o cotovelo flexionado a 90°. O paciente é, então, solicitado a manter esta posição depois de ser liberado; se incapaz, significa um sinal do corneteiro positivo indicativo de uma ruptura de redondo menor. No teste de queda do braço, rotação externa é testada com o braço do paciente ao lado dele/dela e o cotovelo flexionado a 90°. Com o ombro rotado externamente a 45°, pede-se ao paciente para continuar esta rotação contra a resistência. Um sinal de queda positivo ocorre, se o paciente for incapaz de o fazer, desse modo fazendo o braço afetado cair de volta para posição neutra. O sinal do corneteiro e o de queda são sensíveis e específicos para detectar patologia do redondo menor e infraespinhoso, respectivamente.[175]

A função do músculo subescapular pode ser testada diretamente, usando-se várias manobras de provocação. A primeira é o teste de compressão abdominal (belly-press).[176] Nesta manobra, o paciente sentado põe uma das mãos sobre o estômago, mantendo o punho estendido e o cotovelo na frente do corpo. Enquanto o cotovelo e punho permanecem travados, o paciente pressiona o ventre, dependendo apenas do músculo subescapular para este movimento. Se o paciente tiver que flexionar o punho para empurrar o ventre, o sinal é positivo. Um segundo teste da mesma função muscular é o teste do lift-off. Neste teste, o paciente coloca a mão atrás das costas ao nível da cintura e empurra com a mão, afastando-a das costas. Se isto puder ser feito somente com o cotovelo destravando, o teste é também positivo. Se incapaz de o fazer, o clínico pode segurar a mão afastada das costas e ver se o paciente é capaz de manter a posição. Fazê-lo indicaria funcionamento parcial do subescapular. O teste de abraço de urso (bear-hug) é efetuado com a palma da mão do braço afetado sobre o ombro oposto com os dedos completamente estendidos e o cotovelo posicionado anterior ao corpo. O paciente é, então, solicitado a manter essa posição, enquanto o médico tenta puxar a mão do paciente do ombro dele ou dela. O teste é positivo, se o paciente não for capaz de manter a mão contra o ombro.

Como em qualquer exame físico, é importante excluir outras possíveis causas de dor no ombro, enquanto realizando os testes acima. Por exemplo, patologia da articulação acromioclavicular (AC) pode ser examinada com o teste de adução transversa ao corpo (Fig. 37). Nesta manobra, o paciente flexiona o braço para frente a 90°, com o examinador ao lado do paciente. O examinador, então, aduz o braço transversalmente ao corpo, desse modo comprimindo a articulação AC. Dor localizada na articulação AC significa um teste positivo. O ombro deve, também, ser examinado quanto à patologia labial.

Uma ferramenta diagnóstica final é a de injeções de anestésico local. Injeção de um agente desses dentro do espaço subacromial pode ajudar a localizar a patologia na articulação. Um paciente que tiver alívio da dor, ou melhora no movimento ativo após injeção significa doença verdadeira do manguito rotador. Exercícios de amplitude de movimento e manobras de exame provocadoras devem ser repetidos após a injeção e comparados a achados pré-injeção. Em contraste, aqueles que experimentam mínimo a nenhum alívio com essa injeção podem sofrer de artropatia AC intrínseca ou outras fontes de dor no ombro não relacionadas com o manguito rotador.[173]

Imagem

Além dos achados clínicos, imagens podem ser usadas como ferramenta útil para diagnosticar lesões completas do manguito rotador. Essas modalidades incluem radiografia simples, artrografia, ultrassonografia e MRI.

Radiografia simples

Lesões completas do manguito rotador são tipicamente difíceis de diagnosticar apenas com radiografias simples; entretanto, estas imagens podem fornecer indícios que indicam a presença de uma laceração do manguito. Há alguma associação de anormalidades do tubérculo maior, como cistos, a rupturas de manguito rotador. Radio-

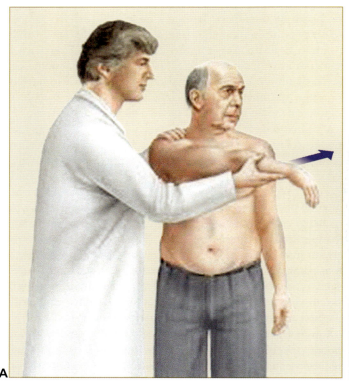
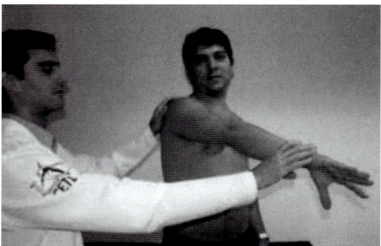

Figura 37. Exame físico. (**A** e **B**) Teste de adução transversa ao corpo.

grafias simples também podem ajudar no diagnóstico de patologia relacionada com o manguito. Por exemplo, pacientes mais jovens com uma lesão aguda do manguito podem ter pequenos fragmentos arrancados de tubérculo evidentes em radiografias. Adicionalmente, em alguns atletas (arremessadores), a presença de um sulco no tubérculo maior foi associada a lacerações de espessura parcial[177] do manguito rotador. Doença crônica do manguito pode também ser evidenciada por esclerose acromial, osteófitos de tração e inserção umeral do manguito.[172]

Ultrassonografia

Inicialmente usado para detectar derrames articulares,[178] o ultrassom tornou-se gradualmente mais sofisticado na sua capacidade de visualizar diretamente o manguito rotador. O ultrassom tem a vantagem de ser barato, portátil, e frequentemente fácil de obter (especialmente em pacientes com contraindicações a outras modalidades de imagem mais avançadas, como a ressonância magnética e artrografia); entretanto, ele é dependente do operador e algumas vezes difícil de interpretar. Apesar desta variabilidade, os estudos descreveram precisão de mais de 90% ao diagnosticar lacerações de manguito rotador de espessura total.[179-182] Com o desenvolvimento dos transdutores de alta frequência, cada vez mais detalhes podem ser extrapolados destes exames, como visualização dos tendões do bíceps, subescapular, infraespinhoso/redondo menor e supraespinhoso.[183] O uso do ultrassom como ferramenta de triagem para rupturas do manguito também foi estudado, especialmente em combinação com outras modalidades de imagem. Um estudo por Rutten *et al.*[184] investigou a frequência de pedidos de ressonância magnética após ultrassom por técnicos musculoesqueléticos experientes. Os autores observaram que apenas 5% dos pacientes necessitaram uma ressonância magnética para elaboração adicional de patologia do ombro, e que isto foi feito principalmente para detectar lesões intra-articulares. Portanto, equipado com tecnologia e técnicos peritos, o ultrassom pode ser uma poderosa ferramenta de primeira linha para investigação de doença do manguito rotador.

Artrografia

Artrografia é um método extremamente confiável de diagnosticar lesões do manguito rotador, particularmente aquelas que são de espessura total, e no passado foi considerada o "padrão ouro". Artrografia tradicional necessita um agente de contraste (ar se o paciente for alérgico a iodo) para ser injetado dentro da articulação glenoumeral. Após exercício, um filme de repetição é tirado, e extravasamento da articulação é observado. Artrografia é particularmente útil para diagnosticar lacerações de espessura total, em que o agente de contraste pode ser visto, vazando superolateralmente para dentro do espaço subacromial. Em pacientes normais, o corante é limitado às inserções do manguito.[172] Artrografia também pode ser útil para detectar rupturas de espessura parcial, se elas forem no lado articular, mas não se elas forem no meio da substância ou no lado da bursa.

Imagem de ressonância magnética

Atualmente considerada o "padrão ouro" para diagnosticar rupturas de espessura total do manguito rotador, a ressonância magnética é uma ferramenta poderosa que permite visualização detalhada das estruturas de tecidos moles do ombro. A ressonância magnética pode ser útil para diagnosticar várias patologias (p. ex., lacerações de espessura parcial) também.

Rupturas de manguito rotador são mais bem visualizadas usando-se sequências ponderadas em T2 e lipossuprimidas (Fig. 38). Isto permite ampla elucidação dos tecidos moles, o que pode ser útil para determinar a cronicidade da lesão. Fatores que indicam lesão crônica incluem retração de músculo e tendões, juntamente com

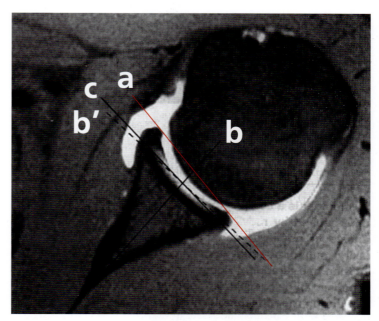

Figura 38. RM (T2): pode mostrar maior retroversão com um *labrum* posterior raso.

atrofia muscular e infiltração gordurosa. Inflamação pode ser facilmente visualizada também, indicando áreas focais de lesão aguda exibidas como alta intensidade na imagem. A ressonância magnética pode, além disso, ser combinada com administração de contraste intra-articular; essa combinação permitirá o diagnóstico de patologia mais sutil do manguito, como rupturas menores, parciais, do manguito. Em atletas uma incidência em abdução-rotação externa (ABER) possibilita melhor visualização de laceração de espessura parcial do manguito rotador.[185]

Comparação entre modalidades

Vários estudos compararam a eficácia do uso das modalidades mencionadas anteriormente ao diagnosticar lacerações do manguito rotador. Em um estudo por Teefey *et al.*,[186] ultrassonografia e ressonância magnética foram comparadas em 46 ombros com rupturas totais e 19 pacientes com rupturas parciais diagnosticadas por artroscopia. Ambas as modalidades mostraram uma precisão global de 87%, com ambas tendo dificuldade aumentada para diagnosticar lacerações de espessura parcial. Entretanto, a ultrassonografia foi ligeiramente mais acurada em determinar a retração das lacerações de espessura total em comparação à ressonância magnética (73% *vs.* 63%), mas isto não foi estatisticamente significativo. Estes achados foram adicionalmente validados em uma metanálise realizada por de Jesus *et al.*,[187] em que os autores observaram uma sensibilidade e especificidade semelhantes para diagnosticar rupturas de espessura total e parcial por ressonância magnética e ultrassonografia. Entretanto, os autores acharam que a artrorressonância foi mais sensível e específica que qualquer uma das outras duas técnicas.

Tratamento não cirúrgico

A história e exame físico, juntamente com resultados de imagem, podem ajudar o cirurgião a determinar o melhor tratamento para um paciente com lesão do manguito rotador. O objetivo do tratamento subjacente deve ser diminuir os sintomas (dor) e aumentar a atividade. Assim como a maioria das outras patologias ortopédicas, o tratamento pode ser conservador ou cirúrgico. Apesar da prevalência destas lesões, no entanto, ainda há considerável debate a respeito das indicações de tratamento conservador *vs.* cirúrgico em muitos casos. Um estudo recente por Dunn *et al.* salientou esta variabilidade.[188] Os autores observaram que os cirurgiões que efetuavam reparos operatórios do manguito tiveram uma maior tendência de ser otimistas quanto aos méritos desse tratamento. Marx et al. também observaram recentemente que a maioria dos trabalhos focalizando o reparo operatório do manguito rotador deixou de identificar as indicações para tratamento cirúrgico dos seus pacientes.[189]

É aceito, de modo geral, que os pacientes mais velhos, que são afetados por lacerações do manguito rotador crônicas — às vezes maciças — com baixas demandas funcionais se beneficiam do tratamento conservador. Pacientes mais jovens que se beneficiam do tratamento conservador incluem aqueles que têm lacerações e são ou assintomáticos ou aqueles que sofrem apenas sintomas menores. Existem também diversas contraindicações à intervenção cirúrgica, assim exigindo tratamento conservador. Estas incluem infecção crônica, artrite glenoumeral, tendões retraídos (fixos) e disfunção nervosa importante (deltoide, axilar).

O tratamento não cirúrgico das lacerações do manguito rotador compreende um espectro de medidas. Alguns pacientes se beneficiam apenas de modificação das atividades isoladamente, como aqueles com apenas pequenos sintomas da sua ruptura. Fisioterapia pode também ser usada para fortalecer o manguito ou melhorar o movimento. Fármacos também podem ser usados, como AINEs e analgésicos, para ajudar a controlar a dor. Finalmente, alguns podem encontrar alívio temporário após injeção de corticosteroide dentro do espaço subacromial. Essas injeções ajudam a diminuir a dor e as limitações da amplitude de movimento. Entretanto, há riscos da injeção de esteroide, especialmente múltiplas, como atrofia de tendão, infecção, e qualidade diminuída do tendão (o que pode tornar mais difícil o reparo subsequente do manguito em razão do comprometimento tecidual).

O sucesso da terapia conservadora tem variado entre 33 e 90%, dependendo do estudo.[190,191] No que concerne às modalidades individuais de tratamento, há evidência conflitante sobre a eficácia de injeções de esteroides intra-articulares. Na melhor hipótese, estas injeções parecem oferecer algum alívio sintomático da dor, mas há pouca evidência de que elas forneçam alívio sintomático ou funcional a longo prazo.[172,192,193] Entretanto alguns autores mostraram que fisioterapia melhora os resultados em pacientes com rupturas de espessura total. Em um estudo,[194] os autores encontraram bons resultados (aproximadamente 60% de taxa de satisfação) com um programa supervisionado de terapia e fortalecimento aos 4 anos de acompanhamento. Bokor et al. mostraram resultados similarmente bons após um esquema consistindo em AINEs, alongamento e treinamento de força até 7,6 anos de acompanhamento, especialmente no que concerne à execução das atividades da vida diária.[195] Recentemente, Kuhn et al.[196] relataram os seus resultados de uma série que incluiu 452 pacientes que utilizaram um protocolo de fisioterapia que foi desenvolvido usando-se uma revisão sistemática da literatura. Eles observaram, em um acompanhamento de 2 anos, que o tratamento não cirúrgico usando este protocolo foi efetivo em 75% das vezes e que os pacientes que passaram para o grupo cirúrgico tenderam a fazê-lo entre 6 e 12 semanas.

Ao considerar o tratamento operatório, a seleção de pacientes torna-se extremamente importante. Pacientes que são mais jovens, e aqueles que se apresentam com lesões recentes, frequentemente são candidatos ideais para o reparo cirúrgico do manguito rotador. Em contraste, pacientes mais velhos com lesões crônicas (com a exceção daqueles que se apresentam com exacerbações agudas destas lesões) tipicamente não são candidatos ideais para reparo cirúrgico. Lacerações crônicas são frequentemente associadas a tecido de má qualidade, e as lacerações maiores também podem ser associadas a tendões retraídos ou infiltração adiposa dos tendões. Estes atributos tornam muito difícil o reparo cirúrgico.

O sucesso do reparo operatório foi estudado também em relação a várias outras características dos pacientes. Por exemplo, injeções prévias de esteroides mostraram resultar em tecido cada vez pior ao tempo da reparação.[197] Similarmente, não fumantes mostraram ter melhores resultados após reparo cirúrgico do que suas contrapartes fumantes.[198]

Tratamento cirúrgico

Indicações e cronologia do reparo

Os objetivos principais do reparo do manguito rotador são alívio da dor e melhora funcional, mas as indicações da cirurgia não são tão claras.[199] Uma pesquisa dos membros da *American Academy of Orthopaedic Surgeons*, em 2005, mostrou uma falta de concordância clínica a respeito das indicações para cirurgia do manguito rotador.[188] Para uma maioria de pacientes com rupturas de manguito rotador de espessura total e parcial sintomáticos, uma experiência de tratamento conservador consistindo em modificação de atividade, medicações anti-inflamatórias não esteroides, fisioterapia e injeções de corticosteroides deve preceder reparo do manguito rotador.[95,195,200-204] O reparo do manguito rotador é indicado quando um paciente tem insucesso com uma experiência de tratamento não operatório. Tratamento cirúrgico agudo sem primeiro ter insucesso com tratamento conservador é indicado em um paciente sem sintomas de ombro prévios que sofre uma laceração aguda, traumática, de manguito rotador que resulta em dor e fraqueza imediatas.[199,204,205] Tratamento não operatório é indicado em pacientes assintomáticos e em pacientes com baixas demandas funcionais. Entretanto, pacientes assintomáticos devem ser avisados de que 51% das rupturas assintomáticas se tornam sintomáticas dentro de alguns anos e há um risco de progressão do tamanho da laceração.[206]

A duração ideal do tratamento não operatório é desconhecida. Uma revisão sistemática recente da literatura por Oh et al.[204] recomendou uma experiência de terapia conservadora durante pelo menos 6 semanas a 3 meses. A revisão observou que tratamento não operatório frequentemente teve sucesso em pacientes com sintomas presentes por menos de 3 meses. Entretanto, pacientes que tiveram sintomas por mais de um ano tiveram taxas mais altas de insucesso com tratamento conservador. Estudos mostraram que a função e qualidade do tecido do manguito rotador pioram com o tempo. Goutallier et al.[207] observaram que o grau de degeneração do infraespinhoso visto em tomografia computadorizada se correlacionou com o comprometimento pré e pós-operatório da rotação externa ativa. Além disso, o resultado após o reparo do supraespinhoso foi negativamente influenciado pela quantidade de degeneração do infraespinhoso. Usando um modelo de coelho Fabis et al.[208] mostraram que a cronicidade de uma ruptura de manguito rotador foi diretamente relacionada com a quantidade de degeneração gordurosa vista nos músculos supraespinhoso e infraespinhoso e inversamente relacionada com a força de contração muscular. Coleman et al.[209] observaram que o reparo do tendão supraespinhoso no carneiro, após 6 semanas, levou a uma recuperação mais rápida na função muscular e elasticidade tendinosa do que quando eles fizeram reparo após 18 semanas. O estudo mostrou ainda que a resolução parcial da degeneração gordurosa muscular nos manguitos rotadores reparados às 6 semanas não foi vista naqueles reparados às 18 semanas. Similarmente, Galatz et al.[210] mostraram, em um modelo no rato, cura inferior do manguito rotador quando houve um retardo entre a laceração do manguito rotador e o seu reparo.

Reparos aberto e miniaberto de manguito rotador

O reparo aberto do manguito rotador foi descrito pela primeira vez por E. A. Codman, em 1911.[211] Nos anos seguintes, a popularidade do tratamento cirúrgico das lacerações de manguito rotador aumentou, várias técnicas de reparo tendo sido publicadas. Os resultados destas novas técnicas, no entanto, foram variáveis.[212] Em 1972, Neer identificou o impacto subacromial na patologia do manguito rotador e relatou excelentes resultados com reparo aberto de manguito rotador em combinação com acromioplastia anterior.[94] Desta época em diante, acromioplastia anterior tem sido um componente da maioria das técnicas de reparo do manguito rotador. Entretanto, recentemente estudos questionaram a necessidade de acromioplastia com reparo de manguito rotador, uma vez que alguns mostraram resultados iguais entre aqueles submetidos à acromioplastia e aqueles que não a receberam. Os fundamentos cirúrgicos que Neer enfatizou no seu artigo resultaram em importantes melhoras nos resultados. Estes fundamentos incluem descompressão adequada do espaço subacromial, mobilização do tendão lacerado, permitindo reparo livre de tensão no tubérculo maior, reparo completo do deltoide e fisioterapia supervisionada precoce pós-operatoriamente.[94,212] Com a exceção do reparo deltóideo, estes princípios se aplicam até mesmo nos mais avançados reparos artroscópicos utilizados atualmente.

A revisão dos resultados do reparo do manguito rotador mostrou resultados satisfatórios.[203,213-221] Múltiplos estudos demonstraram melhora importante na dor e na função após reparo aberto do manguito rotador.[203,213,215,217,220] Globalmente, resultados satisfatórios foram descritos em 70 a 95% dos indivíduos submetidos a reparo aberto.[222] Ogilvie-Harris et al.[215] compararam o reparo aberto do manguito rotador a acromioplastia com descompressão subacromial, com desbridamento do manguito rotador e observaram que os pacientes submetidos a reparo tiveram melhores escores de função, de força e globais. Além disso, os benefícios do reparo aberto do manguito rotador parecem ser duradouros e não deterioraram com o tempo.[219] Apesar dos excelentes resultados globais com reparo aberto, os pacientes tratados pelo seguro de acidente do trabalho tiveram resultados menos favoráveis quando comparados à população em geral.[216,217,221] Resultados inferiores também foram vistos em pacientes fazendo revisão de reparo de manguito rotador e em pacientes com menos de 55 anos na época do reparo (Fig. 39).[221]

À medida que os cirurgiões se sentiram mais confiantes usando o artroscópio no ombro, as indicações para artroscopia do ombro expandiram-se. Ellman, em 1987, descreveu uma técnica artroscópica de descompressão subacromial que armou o cenário para transição de técnicas de reparo de manguito rotador abertas para miniabertas e eventualmente completamente artroscópicas.[223] Em 1990, Levy et al.[224] publicaram o primeiro estudo, revisado por pares, que descreveu um reparo de manguito rotador miniaberto artroscopicamente assistido. O estudo acompanhou 25 pacientes durante uma média de 18 meses após se submeterem a reparo do manguito rotador usando uma via de acesso limitada, separando fibras do deltoide que evitava destacar o deltoide. A descompressão subacromial foi efetuada artroscopicamente. Oitenta por cento dos pacientes tiveram resultados excelentes ou bons usando o escore de ombro da UCLA. Além disso, resultados satisfatórios foram encontrados em 100% dos pacientes com rupturas de pequeno e médio tamanhos. Paulos e Kody[225] descreveram resultados semelhantes em 18 pacientes com acompanhamento médio de 48 meses com 88% de resultados excelentes ou bons com o sistema de escore da UCLA. A artroscopia glenoumeral realizada na cirurgia também resultou no diagnóstico e tratamento de patologias concomitantes que teriam sido despercebidas com procedimentos abertos tradicionais.

Há diversas vantagens que a técnica de reparo miniaberto tem sobre o reparo aberto do manguito rotador.[212] Primeira, o reparo miniaberto de manguito rotador evita destacar o deltoide do acrômio. Isto permite início mais precoce da reabilitação pós-operatória, uma vez que não haja mais necessidade de aguardar a cicatrização do reparo deltóideo. Segunda, evitar o destaque do deltoide elimina a potencial complicação devastadora da avulsão pós-operatória do deltoide. Finalmente, a artroscopia diagnóstica no momento do reparo miniaberto do manguito rotador permite ao cirurgião diagnosticar e tratar patologia concomitante do ombro, o que demonstrou melhorar os resultados.[226] Desvantagens da técnica

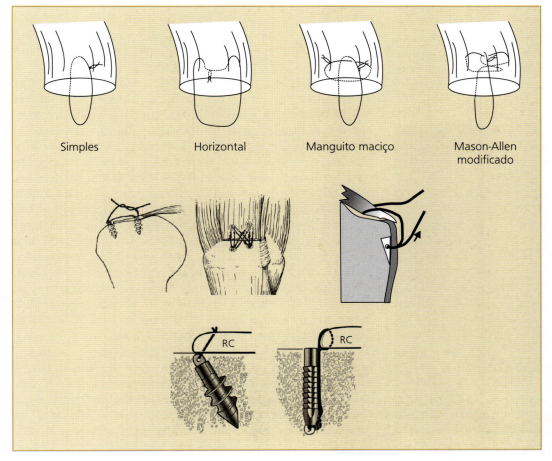

Figura 39. Resultados de reparos transósseos do manguito rotador. Suturas transósseas.

miniaberta em comparação a reparo aberto do manguito rotador incluem visualização diminuída durante o reparo do manguito e dificuldade para suturar lacerações retraídas.

Tibone et al.[227] avaliaram os resultados de 45 atletas com uma ruptura parcial ou completa do manguito rotador que foi tratada com acromioplastia e reparo aberto do manguito rotador. Pós-operatoriamente, 87% dos pacientes afirmaram que o seu ombro estava melhor, 76% tiveram redução importante da dor, mas só 56% dos pacientes foram capazes de retornar ao seu antigo nível de competição atlética sem dor. O retorno ao jogo foi pior em arremessadores e lançadores de nível universitário ou profissional, com apenas 32% retornando ao seu nível pré-lesão de competição. Similarmente, Mazoue e Andrews[228] avaliaram os resultados de 16 jogadores profissionais de beisebol (12 *pitchers* e quatro de outras posições) com lacerações de espessura total do manguito rotador que fizeram reparo miniaberto de manguito rotador com um acompanhamento médio de 67 meses. Dos 12 arremessadores, só um foi capaz de retornar ao beisebol profissional sem disfunção importante de ombro. Cinco *pitchers* não conseguiram fazer qualquer retorno ao beisebol competitivo, e os seis restantes retornaram brevemente ao beisebol profissional, mas se aposentaram graças a lesões de ombro dentro do primeiro ano do seu retorno. Três dos quatro jogadores de outras posições foram capazes de retornar ao beisebol competitivo. Dois destes jogadores tiveram rupturas de manguito rotador no ombro não dominante, e ambos foram capazes de retornar ao jogo em um nível profissional.

Reparo artroscópico do manguito rotador

Durante a última década o tratamento de lacerações do manguito rotador se aperfeiçoou significativamente à medida que os cirurgiões fizeram a transição de procedimentos abertos e miniabertos para reparos completamente artroscópicos do manguito rotador (Fig. 40). Reparo artroscópico produziu resultados semelhantes às técnicas de reparo mais tradicionais, parece causar menos dor e morbidade e leva a uma recuperação mais rápida.[212,229] Além disso, artroscopia proporciona melhor visualização do manguito rotador e articulação glenoumeral, tornando possível o diagnóstico e tratamento de patologia concomitante.[230] Entretanto, não existe "a melhor" técnica de reparo. O tipo de reparo escolhido deve ser com base na experiência individual do cirurgião e no nível de conforto com esse procedimento em particular.[212,231]

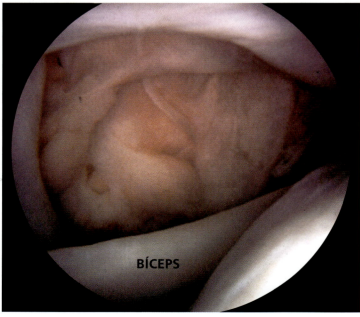

Figura 40. Artroscopia.

Rupturas de manguito rotador de espessura parcial que comprometem menos de 50% da espessura do tendão têm sido tratadas com simples desbridamento na população não atlética.[40,232-236] Entretanto, os resultados em atletas, particularmente arremessadores, não foram tão efetivos.[237] Payne et al.[237] reviram 43 atletas com menos de 40 anos de idade com lacerações parciais de manguito rotador tratados artroscopicamente com desbridamento. Observaram que 86% dos pacientes com lesões traumáticas agudas tiveram resultados satisfatórios após um acompanhamento de 2 anos, e 64% foram capazes de retornar ao seu nível pré-lesão de competição esportiva. Os pacientes atraumáticos com início insidioso de dor no ombro, no entanto, tiveram apenas 66% de resultados satisfatórios e 45% de retorno ao nível pré-lesão de competição. Além disso, os pacientes atraumáticos constatados com translação aumentada durante exame sob anestesia, um espaço subacromial normal e/ou laceração labial posterior foram associados a maus resultados e mau retorno ao nível de competição pré-lesão.

Os resultados após todos os reparos artroscópicos compararam-se favoravelmente a técnicas de reparo abertas e miniabertas. Em 2003, Severud et al.[238] compararam 35 reparos totalmente artroscópicos com 29 reparos miniabertos usando escores da UCLA a um acompanhamento médio de 44,6 meses. O grupo artroscópico teve melhor amplitude de movimento tanto aos 6 quanto aos 12 meses pós-operatoriamente, mas nenhuma diferença foi detectada ao tempo do acompanhamento final. Excelentes resultados foram encontrados em ambos os grupos com 91% de resultados bons ou excelentes no grupo de reparo artroscópico e 93% de resultados bons ou excelentes no grupo de reparo miniaberto. Quatro pacientes que receberam reparos bilaterais de manguito rotador com uma técnica toda artroscópica em um lado e um reparo miniaberto no outro preferiram o reparo todo artroscópico. Similarmente, Youm et al.,[239] Sauerbrey et al.[240] e Verma et al.[241] mostraram ausência de diferença clinicamente significativa entre grupos com reparos miniaberto e artroscópico do manguito rotador aos 2 anos, 33 meses e 2 anos de acompanhamento, respectivamente. Em uma série retrospectiva de casos por Buess et al.,[229] pacientes que receberam reparo artroscópico relataram melhor alívio da dor e mais alta satisfação pós-operatória quando comparados a pacientes submetidos a reparo de manguito rotador aberto ou miniaberto.

Tradicionalmente, o reparo artroscópico do manguito rotador era executado, usando-se uma técnica de fileira única com suturas ancoradas colocadas linearmente de anterior a posterior no tubérculo maior. A técnica de reparo do manguito rotador com duas fileiras foi criada em uma tentativa de recriar mais acuradamente a configuração tridimensional da inserção do manguito rotador. Em um reparo com duas fileiras, uma fileira linear de suturas ancoradas é colocada medialmente na margem articular do úmero, com a segunda fileira colocada lateralmente na tuberosidade maior (Fig. 41). Além de um reparo mais anatômico do manguito rotador, estudos biomecânicos em cadáver mostraram que o reparo em duas fileiras do manguito rotador aumenta a área de contato para cura, melhora a força e rigidez iniciais, e diminui formação de espaço e sobrecarga sobre a inserção quando comparado a técnicas de suturas ancoradas e suturas transósseas.[242-248] Esta superioridade biomecânica, no entanto, não se traduziu em resultados clínicos melhores em relação ao reparo com fileira única.

O reparo transósseo do manguito rotador foi desenvolvido para otimizar as dimensões do contato da inserção do manguito rotador e a biologia da cicatrização.[249] Os ramos de suturas da fileira medial de âncoras são preservados e incorporados nas âncoras laterais (Fig. 42). Os ramos de suturas mediais são trazidos sobre o lado bursal do manguito rotador comprimindo o tendão sobre a inserção. Estudos biomecânicos comparando técnicas de pontes de suturas transósseas

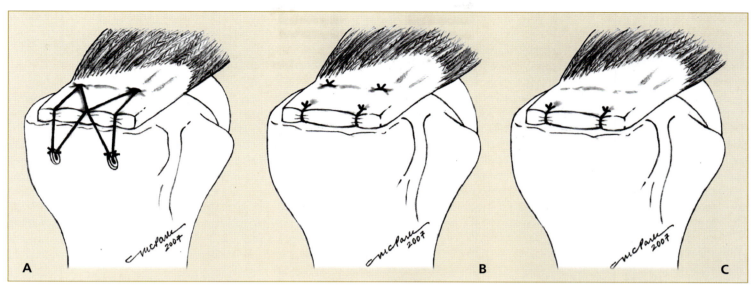

Figura 41. Três tipos de reparos. (A) TOSE. (B) DR. (C) SR.

a reparo com suturas ancoradas em duas fileiras mostraram que a área de contato e a pressão média na interface exercida sobre a inserção foi maior nos reparos transósseo-equivalentes.[250] Além disso, os reparos transósseo-equivalentes resistem a maiores cargas de falha final quando comparados a reparos de suturas ancoradas em duas fileiras.[251] Os críticos da técnica equivalente à transóssea argumentam que a pressão aumentada sobre o lado bursal do tendão pode comprometer seu suprimento sanguíneo.[247]

Muito pouca evidência Nível I existe comparando técnicas de reparo de fileira simples *versus* dupla fileira. No primeiro estudo controlado randomizado comparando reparo de manguito rotador com única fileira *versus* duas fileiras para lacerações grandes e maciças do manguito rotador, Franceschi *et al.*[252] não encontraram diferença nos resultados clínicos, amplitude de movimento ou taxas de cicatrização avaliada em artrorressonância. Este estudo Nível I incluiu 30 reparos de manguito rotador de fileira simples e 30 reparos de dupla fileira. Após uma média de 2 anos de acompanhamento não havia diferença estatisticamente significativa entre os grupos dos dois reparos. A artrorressonância mostrou 14 reparos intactos, 10 rerrupturas parciais e duas rerrupturas totais no grupo de reparo com fileira única e 18 reparos intactos, sete rerrupturas parciais e uma rerruptura de espessura total no grupo de dupla fileira. Os autores concluíram que a superioridade mecânica do reparo com duas fileiras não se traduz em resultados clínicos melhorados.

Resultados semelhantes foram encontrados em uma pesquisa controlada randomizada, publicada por Burks *et al.*,[253] em 2009. Cerca de 40 pacientes foram randomizados para receber reparo de manguito rotador com fileira simples ou dupla fileira. Cada paciente foi avaliado usando-se questionários de resultados clínicos padronizados (escores da UCLA de ombro, ASES, Constant, WORC e SANE) e a integridade estrutural avaliada por ressonância magnética pós-operatória após 6 semanas, 3 meses e 1 ano. Houve duas rerrupturas no acompanhamento de 1 ano em cada um dos dois grupos. Não houve diferença nos escores de amplitude de movimento, força ou resultado clínico detectados com 1 ano. Estudos de ressonância magnética não mostraram diferença em cobertura da inserção ou espessura de tendão entre os dois grupos.

Grasso *et al.*[254] publicaram recentemente os resultados de um estudo controlado randomizado em 80 pacientes com lacerações de espessura total do manguito rotador submetidos a reparo. Quarenta manguitos rotadores foram reparados usando-se uma técnica de fileira única, com a outra metade reparada com reparo de dupla fileira. Os resultados clínicos foram medidos usando-se o escore DASH, work-DASH, Constant Escore e avaliação da força muscular. Após 2 anos, a análise estatística mostrou ausência de diferença no escores de resultado clínico e avaliação da força muscular entre os dois grupos de tratamento. Avaliação da força pré-operatória foi a única variável que se correlacionou com a avaliação da força muscular pós-operatória. Novamente, reparo artroscópico, usando-se uma técnica de dupla fileira, não mostrou diferença estatisticamente significativa nos resultados clínicos quando comparado a um reparo em fileira única.

Diferentemente dos estudos precedentes, Charousset *et al.*[255] encontraram taxas mais altas de cicatrização anatômica dos tendões com um reparo do manguito rotador com dupla fileira no seu estudo comparativo não randomizado de reparo em fileira simples *versus* duas fileiras. O estudo acompanhou 31 pacientes que receberam reparo usando uma âncora medial e uma âncora lateral e 35 pacientes que receberam um reparo em duas fileiras com âncoras mediais apenas. Os resultados clínicos foram avaliados com artroTC aos 6 meses pós-operatoriamente. A um acompanhamento médio de 28 meses, não foram encontradas diferenças significativas nos resulta-

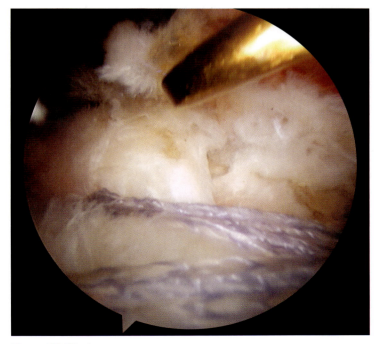

Figura 42. Técnica.

dos clínicos apesar de taxas mais altas de cicatrização anatômica no grupo de reparo com duas fileiras visto em TC.

Sugaya et al.[256] compararam retrospectivamente os resultados clínicos de reparos de manguito rotador com fileira única e com duas fileiras usando Escores de Ombro da UCLA e escores de índices do ASES, bem como ressonância magnética pós-operatória realizada 1 a 2 anos depois da cirurgia. Trinta e nove pacientes foram tratados com um reparo em fileira simples e 41 pacientes receberam reparo de duas fileiras. Trinta e nove pacientes foram tratados com reparo em fileira única e 41 pacientes receberam reparo com dupla fileira. O acompanhamento médio foi de 35 meses. Não houve diferença estatística entre os escores de ombro pós-operatórios dos dois grupos no índice de ombro da UCLA e o índice ASES. Entretanto, a ressonância magnética pós-operatória revelou uma melhora estatisticamente significativa da integridade estrutural no grupo de reparo com duplas fileiras. Cerca de 13% dos pacientes com pequenas a médias lacerações e 44% com rupturas grandes e maciças submetidos à fixação com fileira simples tiveram um defeito detectado na ressonância magnética pós-operatória. Em contraste, nenhum paciente com ruptura de pequeno ou médio tamanho teve evidência de um defeito pós-operatoriamente, e 29% daqueles com lacerações de grande tamanho ou maciças desenvolveram um defeito no grupo de reparo com duas fileiras.

Em 2008, Park et al.[257] compararam os resultados clínicos do reparo com fileiras simples *versus* dupla fileira em 78 pacientes consecutivos tratados de laceração do manguito rotador de espessura total. Os primeiros 40 pacientes receberam um reparo com fileira única, e os seguintes 38 um reparo com dupla fileira. Os pacientes foram avaliados pré-operatoriamente e aos 2 anos pós-operatoriamente com os escores ASES e Constant. Os resultados funcionais melhoraram significativamente em ambos os grupos após a cirurgia sem diferença encontrada entre as técnicas de reparo globalmente. Entretanto, quando a comparação foi feita com base no tamanho da ruptura, os pacientes com rupturas grandes e maciças que receberam reparo com dupla fileira tiveram escores ASES e de Constant significativamente melhores pós-operatoriamente.

Reabilitação após reparo de manguito rotador

O tratamento bem-sucedido de lesão do manguito rotador após tratamento cirúrgico é dependente de reabilitação física apropriada. Mobilização precoce da articulação, carga segura sobre o manguito reparado, e fortalecimento do manguito rotador para alcançar a cura enquanto restaurando movimento e função são os objetivos da reabilitação pós-operatória.[258] Muitos fatores incluindo qualidade do tecido, tamanho e cronicidade da ruptura, atrofia e degeneração musculares, e resistência do reparo, e cirurgia prévia influenciam a cura e devem ser levados em consideração ao elaborar um programa de reabilitação pós-operatória. Por essas razões, cada programa é individualizado, e deve ser mantida estreita comunicação entre o cirurgião, terapeuta e paciente.

Problemas da articulação acromioclavicular

Lesão/Luxação

Atletas estão em risco aumentado de lesões da articulação acromioclavicular (AC), especialmente aqueles envolvidos em esportes de contato, ciclismo e esqui. Lesões da articulação AC tipicamente resultam de trauma direto ao ombro por uma queda ou contato no ombro com o braço em uma posição aduzida. O acrômio é forçado inferiormente resultando em ruptura variável dos ligamentos acromioclaviculares e coracoclaviculares. Mecanismos menos comuns de lesão da articulação AC incluem uma queda sobre o braço estendido ou sobre um cotovelo flexionado, uma tração inferior da extremidade superior ou uma força dirigida lateralmente sobre a extremidade superior, quando a escápula roda externamente.[259]

Anatomia e biomecânica

A articulação acromioclavicular é uma articulação diartrodial entre o acrômio e o aspecto lateral da clavícula (Fig. 43). Estabilidade anteroposterior é provida pelos ligamentos acromioclaviculares. Estes ligamentos são espessamentos da cápsula articular, com o ligamento superior sendo o mais forte.[260] Estabilidade superoinferior é provida pelos ligamentos coracoclaviculares que incluem o ligamento trapezoide e o ligamento conoide. O ligamento trapezoide se insere mais lateralmente na superfície inferior da clavícula. O local de fixação é localizado uma média de 25,4 mm em homens e 22,9 mm em mulheres medial ao aspecto mais lateral da clavícula. O ligamento conoide se insere medial a isto. Ele é encontrado em média 47,2 mm em homens e 42,8 mm em mulheres medial ao aspecto mais lateral da clavícula (Fig. 44).

Epidemiologia e classificação

Lesão da articulação AC pode variar de um pequena entorse a uma luxação completa. Rockwood et al.[261] desenvolveram um sistema de classificação que agrupou as lesões da articulação AC em seis tipos diferentes. Uma lesão Tipo I é um entorse da articulação AC, deixando os ligamentos AC e os ligamentos CC intactos. Em uma lesão Tipo II há uma ruptura completa dos ligamentos AC. Entretanto, os ligamentos CC permanecem intactos. Uma lesão Tipo III envolve rupturas de ambos os ligamentos AC e CC, e o desvio superior da clavícula distal varia de 25 a 100% em comparação ao lado contralateral. Lesão Tipo IV inclui ruptura de ambos os ligamentos AC e CC, e a clavícula é desviada posteriormente. Com uma lesão Tipo V ambos os ligamentos são completamente lacerados, e a clavícula é desviada superiormente mais de 100% em comparação ao lado contralateral. Lesão tipo VI tem ruptura completa de ambos os ligamentos AC e CC com a

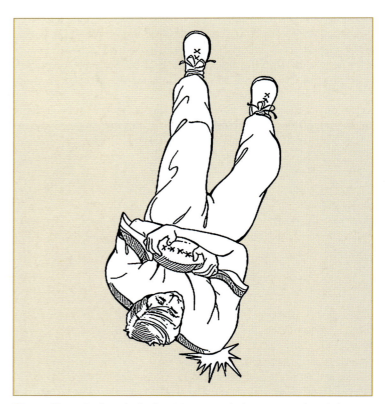

Figura 43. Lesão da articulação. AC: responsáveis por cerca de 9% de todas as lesões do ombro. Comumente ocorre em homens (M:F 5-10:1) na 2ª década (43,5%). Dois mecanismos de lesão: direto – trauma no ombro com o braço em adução; indireto: queda sobre o braço estendido. (Johansen et al., 2011.)

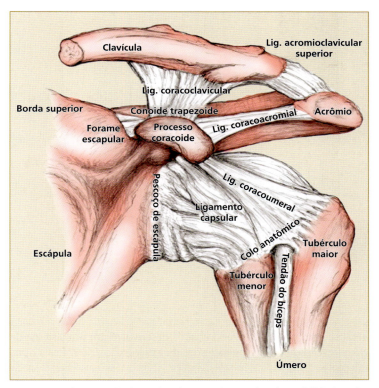

Figura 44. Visão anatômica. Cápsula AC = Lig. sup (56% estabilidade AP) lig. post (25% estabilidade AP). Outros ligamentos coracoclavicular (estabilizador SI): Trapezoide – conoide; coracoacromial; coracoumeral. (Mazzocca et al., 2011.)

clavícula distal desviada inferior ao processo coracoide. Isto raramente é visto na população atlética.

Entorses são mais comuns que lesões completas. A incidência verdadeira de lesões da articulação AC é desconhecida, uma vez que muitas provavelmente nunca são diagnosticadas ou tratadas. Patologia intra-articular do ombro concomitante foi descrita em até 18,2% dos pacientes com uma luxação da articulação AC.[262] As lesões intra-articulares mais comuns incluíram lesões SLAP em 14% dos pacientes e lesões de manguito rotador em 4%.

História e exame físico

Lesão de articulação AC deve ser suspeitada em qualquer paciente que tenha sofrido trauma recente na área do ombro com dor localizada na área do acrômio ou da clavícula distal. Muitas vezes os pacientes com lesões agudas se apresentarão com a extremidade comprometida aduzida e suportada pela extremidade contralateral. Esta posição tende a aliviar um pouco o desconforto. Frequentemente haverá dor localizada, edema e dor à palpação em torno do aspecto medial do acrômio e a clavícula distal. Esta dor é acentuada por carga na articulação AC com abdução e adução tranversal ao corpo da extremidade comprometida.[263]

Os pacientes devem ser avaliados na posição em pé ou sentada, uma vez que o peso do braço aumentará a deformidade da articulação AC. A pele na região deve ser avaliada com cuidado uma vez que as lesões mais graves podem resultar em deformidade ou lesão direta à pele. A articulação esternoclavicular deve ser palpada, uma vez que também podem resultar lesões da articulação esternoclavicular (SC). Parestesias transitórias da extremidade comprometida foram descritas em um paciente com uma lesão AC Tipo VI.[264]

Imagem

Radiografias são a modalidade de imagem de escolha para o estudo inicial das lesões da articulação AC. Estas radiografias devem usar 50% da exposição à radiação que é usada com uma radiografia de ombro típica, pois isto aumenta a visualização da articulação AC. A incidência de Zanca é a mais precisa para visualização da articulação AC. Esta é tirada com o feixe de raios X dirigido a uma inclinação cefálica de 10 a 15°. Uma incidência de Zanca que inclua articulações AC bilaterais melhora a capacidade de reconhecer diferenças entre os lados. Bearden et al.[265] relataram que uma diferença de 40 a 50% no interespaço entre o lado lesado e o não lesado indica ruptura completa dos ligamentos CC (Fig. 45). Rockwood e Young, no entanto, relataram que uma diferença dos interespaços de apenas 25% já seria evidência de ruptura completa.[266] Além da incidência de Zanca, uma incidência axilar do ombro é necessária para o diagnóstico de uma lesão Tipo IV, uma vez que ela mostrará desvio posterior da extremidade distal da clavícula. O *outlet view* em adução transversal ao corpo pode mostrar a superposição da clavícula sobre o acrômio. As lesões com uma superposição persistente têm um pior prognóstico. Incidências com estresse entre o lado lesado e o normal foram usadas no passado, mas foram em grande parte abandonadas em razão do desconforto que causam ao paciente.

A ressonância magnética tornou-se mais popular recentemente, uma vez que ela permite avaliação direta da lesão do tecido mole. Além disso, ela permite a avaliação de lesões intra-articulares concomitantes que podem exigir intervenção cirúrgica adicional. Tischer et al.[262] relataram uma incidência de 18,2% de lesão intra-articular associada nos pacientes que sofreram separações da articulação AC Tipos III a V.

Tratamento não cirúrgico

É o tratamento de escolha para lesões da articulação AC Tipos I e II.[267-269] Isto tipicamente envolve imobilização em tipoia, AINEs, gelo, modificação de atividade e repouso. A tipoia é usada até que o paciente esteja assintomático. O tempo de imobilização para uma lesão Tipo I é tipicamente apenas 1 semana. Entretanto, lesões Tipo II podem requerer um período mais longo de imobilização. Uma vez assintomático, é iniciada fisioterapia, incluindo amplitude de movimento de ombro passivo e ativo. Levantamento de pesos e esportes de contato devem ser evitados, até que o paciente esteja livre de dor, tenha amplitude de movimento e força simétricos ao ombro não afetado.

O tratamento das lesões da articulação AC Tipo III não é tão simples e permanece controverso. Múltiplos estudos mostraram que tratamento não cirúrgico resulta em bons a excelentes resultados em pacientes com lesões Tipo III,[270-276] enquanto outros estudos descreveram sintomas residuais e dor persistente.[269,273,277] Intervenção cirúrgica precoce é recomendada por alguns autores para lesões da articulação AC Tipo III em pacientes jovens e ativos, particularmente aqueles que são atletas arremessadores.[278-281] O consenso atual para o tratamento de lesões da articulação AC Tipo III não complicadas é iniciar com um período experimental de tratamento conservador. Os pacientes que têm deformidades importantes, comprometimento da pele, dor ou sintomas persistentes apesar de 3 a 4 meses de tratamento conservador são candidatos à intervenção cirúrgica. Consideração especial deve ser dada ao tratamento operatório precoce naqueles que são jovens e envolvidos em esportes com arremessos acima da cabeça.

Tratamento cirúrgico

Indicado em pacientes com lesões da articulação AC Tipos IV, V e VI. Os objetivos da intervenção cirúrgica são redução anatômica da articulação AC, reparo ou reconstrução dos ligamentos CC e reparo da fáscia deltotrapezial.[259] Os riscos da cirurgia incluem infecção superficial, irritação e/ou migração de implante, exigindo remoção posterior, perda da redução da articulação AC, dor persistente e falha em aliviar os sintomas (Figs. 46 e 47).

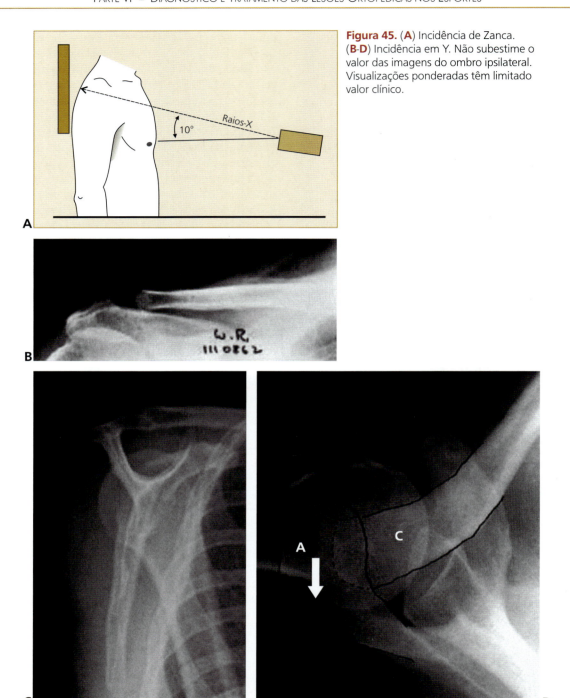

Figura 45. (**A**) Incidência de Zanca. (**B-D**) Incidência em Y. Não subestime o valor das imagens do ombro ipsilateral. Visualizações ponderadas têm limitado valor clínico.

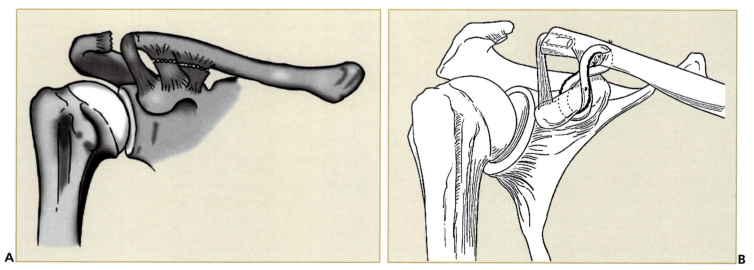

Figura 46. (**A** e **B**) Weaver e Dunn. Transferência do ligamento CA (1972). 30% da força e 10% da rigidez do ligamento nativo.

CAPÍTULO 36 ▪ OMBRO

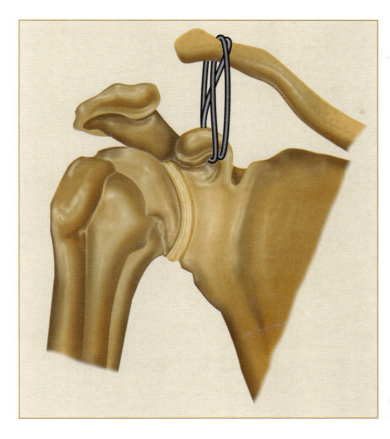

Figura 47. Reconstrução com autoenxerto/aloenxerto. (Tauber JSES 2007.)

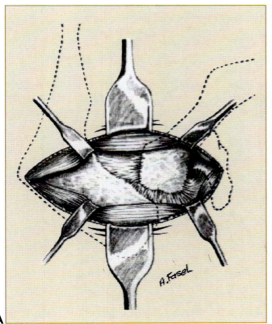

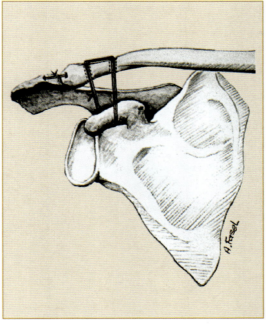

Figura 48. (A) Fixação com cerclagem. (Ladermann ISES 2011.) (B) Fixação aguda (< 3 semanas).

Pós-operatoriamente o ombro é apoiado por uma tipoia ou ocasionalmente uma órtese de ombro tipo *gunslinger* (Fig. 48). Isto é usado por aproximadamente 6 a 8 semanas para apoiar o peso do braço contrabalançando o efeito da gravidade sobre a extremidade. Durante as primeiras 6 a 8 semanas a tipoia pode ser removida para finalidades de higiene, bem como para exercício de amplitude de movimento em supino. Aproximadamente 8 semanas após a cirurgia, são iniciados exercícios de amplitude de movimentos ativo e passivo. Após obter-se amplitude de movimentos do ombro indolor, pode ser iniciado treinamento de força, em geral, após 12 semanas. Tipicamente, retorno ao esporte leva cerca de 6 meses.

■ REFERÊNCIAS BIBLIOGRÁFICAS

1. Green A. Acute and chronic shoulder dislocations. In: Galatz LM. (Ed.). *Orthopaedic knowledge update shoulder and elbow.* Rosemont: American Academy of Orthopaedic Surgeons, 2008. p. 83-91.
2. Itoi E, Motzkin NE, Browne AO et al. Intraarticular pressure of the shoulder. *Arthroscopy* 1993;9:406-13.
3. Lippitt SB, Vanderhooft JE, Harris SL et al. Glenohumeral stability from concavity-compression: a quantitative analysis. *J Shoulder Elbow Surg* 1993;2:27-35.
4. Costouros JW. Classification, clinical assessment, and imaging of glenohumeral instability. In: Galatz LM. (Ed.). *Orthopaedic*

knowledge update shoulder and elbow 3. Rosemont: American Academy of Orthopaedic Surgeons, 2008. p. 67-81.
5. Pagnani MJ, Deng XH, Warren RF et al. Effect of lesions of the superior portion of the glenoid labrum on glenohumeral translation. *J Bone Joint Surg Am* 1995;77:1003-10.
6. Hunt SA, Kwon YW, Zuckerman JD. The rotator interval: anatomy, pathology, and strategies for treatment. *J Am Acad Orthop Surg* 2007;15:218-27.
7. Burkart AC, Debski RE. Anatomy and function of the glenohumeral ligaments in anterior shoulder instability. *Clin Orthop Relat Res* 2002;(400):32-39.
8. Warner JJ, Deng XH, Warren RF et al. Static capsuloligamentous restraints to superior-inferior translation of the glenohumeral joint. *Am J Sports Med* 1992;20:675-85.
9. O'Brien SJ, Neves MC, Arnoczky SP et al. The anatomy and histology of the inferior glenohumeral ligament complex of the shoulder. *Am J Sports Med* 1990;18:449-56.
10. O'Brien SJ, Schwartz RS, Warren RF et al. Capsular restraints to anterior-posterior motion of the abducted shoulder: a biomechanical study. *J Shoulder Elbow Surg* 1995;4:298-308.
11. Hovelius L. Incidence of shoulder dislocation in Sweden. *Clin Orthop Relat Res* 1982;(166):127-31.
12. Taylor DC, Arciero RA. Pathologic changes associated with shoulder dislocations. Arthroscopic and physical examination findings in first-time, traumatic anterior dislocations. *Am J Sports Med* 1997;25:306-11.
13. Calandra JJ, Baker CL, Uribe J. The incidence of Hill-Sachs lesions in initial anterior shoulder dislocations. *Arthroscopy* 1989;5:254-57.
14. Henry JH, Genung JA. Natural history of glenohumeral dislocation—revisited. *Am J Sports Med* 1982;10:135-37.
15. Simonet WT, Cofield RH. Prognosis in anterior shoulder dislocation. *Am J Sports Med* 1984;12:19-24.
16. Neer CS, 2nd, Foster CR. Inferior capsular shift for involuntary inferior and multidirectional instability of the shoulder. A preliminary report. *J Bone Joint Surg Am* 1980;62:897-908.
17. Rowe CR, Zarins B. Recurrent transient subluxation of the shoulder. *J Bone Joint Surg Am* 1981;63:863-72.
18. Jobe FW, Kvitne RS, Giangarra CE. Shoulder pain in the overhand or throwing athlete. The relationship of anterior instability and rotator cuff impingement. *Orthop Rev* 1989;18:963-75.
19. Gagey OJ, Gagey N. The hyperabduction test. *J Bone Joint Surg Br* 2001;83:69-74.
20. Bernageau J, Patte D, Debeyre J et al. Value of the glenoid profil in recurrent luxations of the shoulder. *Rev Chir Orthop Reparatrice Appar Mot* 1976;62:142-47.
21. Edwards TB, Boulahia A, Walch G. Radiographic analysis of bone defects in chronic anterior shoulder instability. *Arthroscopy* 2003;19:732-39.
22. Kralinger FS, Golser K, Wischatta R et al. Predicting recurrence after primary anterior shoulder dislocation. *Am J Sports Med* 2002;30:116-20.
23. Hovelius L, Eriksson K, Fredin H et al. Recurrences after initial dislocation of the shoulder. Results of a prospective study of treatment. *J Bone Joint Surg Am* 1983;65:343-49.
24. Saito H, Itoi E, Sugaya H et al. Location of the glenoid defect in shoulders with recurrent anterior dislocation. *Am J Sports Med* 2005;33:889-93.
25. Itoi E, Hatakeyama Y, Kido T et al. A new method of immobilization after traumatic anterior dislocation of the shoulder: a preliminary study. *J Shoulder Elbow Surg* 2003;12:413-15.
26. Finestone A, Milgrom C, Radeva-Petrova DR et al. Bracing in external rotation for traumatic anterior dislocation of the shoulder. *J Bone Joint Surg Br* 2009;91:918-21.
27. Buss DD, Lynch GP, Meyer CP et al. Nonoperative management for in-season athletes with anterior shoulder instability. *Am J Sports Med* 2004;32:1430-33.
28. Tjoumakaris FP, Bradley JP. The rationale for an arthroscopic approach to shoulder stabilization. *Arthroscopy* 2011;27:1422-33.
29. Sachs RA, Williams B, Stone ML et al. Open Bankart repair: correlation of results with postoperative subscapularis function. *Am J Sports Med* 2005;33:1458-62.
30. Wang C, Ghalambor N, Zarins B et al. Arthroscopic versus open Bankart repair: analysis of patient subjective outcome and cost. *Arthroscopy* 2005;21:1219-22.
31. Barber FA, Click SD, Weideman CA. Arthroscopic or open Bankart procedures: what are the costs? *Arthroscopy* 1998;14:671-74.
32. Bottoni CR, Wilckens JH, DeBerardino TM et al. A prospective, randomized evaluation of arthroscopic stabilization versus nonoperative treatment in patients with acute, traumatic, first-time shoulder dislocations. *Am J Sports Med* 2002;30:576-80.
33. Tjoumakaris FP, Abboud JA, Hasan SA et al. Arthroscopic and open Bankart repairs provide similar outcomes. *Clin Orthop Relat Res* 2006;446:227-32.
34. Kim SH, Ha KI. Bankart repair in traumatic anterior shoulder instability: open versus arthroscopic technique. *Arthroscopy* 2002;18:755-63.
35. Fabbriciani C, Milano G, Demontis A et al. Arthroscopic versus open treatment of Bankart lesion of the shoulder: a prospective randomized study. *Arthroscopy* 2004;20:456-62.
36. Pulavarti RS, Symes TH, Rangan A. Surgical interventions for anterior shoulder instability in adults. *Cochrane Database Syst Rev* 2009;(4):CD005077.
37. Petrera M, Patella V, Patella S et al. A meta-analysis of open versus arthroscopic Bankart repair using suture anchors. *Knee Surg Sports Traumatol Arthrosc* 2010;18:1742-47.
38. Sugaya H, Moriishi J, Kanisawa I et al. Arthroscopic osseous Bankart repair for chronic recurrent traumatic anterior glenohumeral instability. *J Bone Joint Surg Am* 2005;87:1752-60.
39. Wasserstein D, Dwyer T, Veillette C et al. Predictors of dislocation and revision after shoulder stabilization in Ontario, Canada, from 2003 to 2008. *Am J Sports Med* 2013;41:2034-40.
40. Bollier M, Shea K. Systematic review: what surgical technique provides the best outcome for symptomatic partial articular-sided rotator cuff tears? *Iowa Orthop J* 2012;32:164-72.
41. Brophy RH, Gill CS, Lyman S et al. Effect of shoulder stabilization on career length in national football league athletes. *Am J Sports Med* 2011;39:704-9.
42. Elkinson I, Giles JW, Faber KJ et al. The effect of the remplissage procedure on shoulder stability and range of motion: an in vitro biomechanical assessment. *J Bone Joint Surg Am* 2012;94:1003-12.
43. Boileau P, O'Shea K, Vargas P et al. Anatomical and functional results after arthroscopic Hill-Sachs remplissage. *J Bone Joint Surg Am* 2012;94:618-26.
44. Zhu YM, Lu Y, Zhang J et al. Arthroscopic Bankart repair combined with remplissage technique for the treatment of anterior shoulder instability with engaging Hill-Sachs lesion: a report of 49 cases with a minimum 2-year follow-up. *Am J Sports Med* 2011;39:1640-47.
45. Milano G, Grasso A, Russo A et al. Analysis of risk factors for glenoid bone defect in anterior shoulder instability. *Am J Sports Med* 2011;39:1870-76.
46. Burkhart SS, De Beer JF. Traumatic glenohumeral bone defects and their relationship to failure of arthroscopic Bankart repairs: significance of the inverted-pear glenoid and the humeral engaging Hill-Sachs lesion. *Arthroscopy* 2000;16:677-94.
47. Itoi E, Lee SB, Berglund LJ et al. The effect of a glenoid defect on anteroinferior stability of the shoulder after Bankart repair: a cadaveric study. *J Bone Joint Surg Am* 2000;82:35-46.
48. Owens BD, Burns TC, Campbell SE et al. Simple method of glenoid bone loss calculation using ipsilateral magnetic resonance imaging. *Am J Sports Med* 2013;41:622-24.
49. Burkhart SS, Debeer JF, Tehrany AM et al. Quantifying glenoid bone loss arthroscopically in shoulder instability. *Arthroscopy* 2002;18:488-91.
50. Hovelius L, Sandstrom B, Sundgren K et al. One hundred eighteen Bristow-Latarjet repairs for recurrent anterior dislocation of the shoulder prospectively followed for fifteen years: study I—clinical results. *J Shoulder Elbow Surg* 2004;13:509-16.
51. Schroder DT, Provencher MT, Mologne TS et al. The modified Bristow procedure for anterior shoulder instability: 26-year outcomes in Naval Academy midshipmen. *Am J Sports Med* 2006;34:778-86.
52. Burkhart SS, De Beer JF, Barth JR et al. Results of modified Latarjet reconstrucion in patients with anteroinferior instability and significant bone loss. *Arthroscopy* 2007;23:1033-41.
53. Schmid SL, Farshad M, Catanzaro S et al. The Latarjet procedure for the treatment of recurrence of anterior instability of the shoulder after operative repair: a retrospective case series of forty-nine consecutive patients. *J Bone Joint Surg Am* 2012;94:e75.
54. Shah AA, Butler RB, Romanowski J et al. Short-term complications of the Latarjet procedure. *J Bone Joint Surg Am* 2012;94:495-501.

55. Warner JJ, Gill TJ, O'Hollerhan JD et al. Anatomical glenoid reconstruction for recurrent anterior glenohumeral instability with glenoid deficiency using an autogenous tricortical iliac crest bone graft. *Am J Sports Med* 2006;34:205-12.
56. Provencher MT, Ghodadra N, LeClere L et al. Anatomic osteochondral glenoid reconstruction for recurrent glenohumeral instability with glenoid deficiency using a distal tibia allograft. *Arthroscopy* 2009;25:446-52.
57. Beran MC, Donaldson CT, Bishop JY. Treatment of chronic glenoid defects in the setting of recurrent anterior shoulder instability: a systematic review. *J Shoulder Elbow Surg* 2010;19:769-80.
58. Antoniou J, Harryman DT, 2nd. Posterior instability. *Orthop Clin North Am* 2001;32:463-73, ix.
59. Abrams JS. Arthroscopic repair of posterior instability and reverse humeral glenohumeral ligament avulsion lesions. *Orthop Clin North Am* 2003;34:475-83.
60. Fronek J, Warren RF, Bowen M. Posterior subluxation of the glenohumeral joint. *J Bone Joint Surg Am* 1989;71:205-16.
61. Robinson CM, Aderinto J. Recurrent posterior shoulder instability. *J Bone Joint Surg Am* 2005;87:883-92.
62. Tibone JE, Bradley JP. The treatment of posterior subluxation in athletes. *Clin Orthop Relat Res* 1993;(291):124-37.
63. Tibone J, Ting A. Capsulorrhaphy with a staple for recurrent posterior subluxation of the shoulder. *J Bone Joint Surg Am* 1990;72:999-1002.
64. Williams RJ, 3rd, Strickland S, Cohen M et al. Arthroscopic repair for traumatic posterior shoulder instability. *Am J Sports Med* 2003;31:203-9.
65. Hawkins RJ, Koppert G, Johnston G. Recurrent posterior instability (subluxation) of the shoulder. *J Bone Joint Surg Am* 1984;66:169-74.
66. Kim SH, Ha KI, Yoo JC et al. Kim's lesion: an incomplete and concealed avulsion of the posteroinferior labrum in posterior or multidirectional posteroinferior instability of the shoulder. *Arthroscopy* 2004;20:712-20.
67. Bradley JP, Baker CL, 3rd, Kline AJ et al. Arthroscopic capsulolabral reconstruction for posterior instability of the shoulder: a prospective study of 100 shoulders. *Am J Sports Med* 2006;34:1061-71.
68. Savoie FH, 3rd, Holt MS, Field LD et al. Arthroscopic management of posterior instability: evolution of technique and results. *Arthroscopy* 2008;24:389-96.
69. Bradley JP, McClincy MP, Arner JW et al. Arthroscopic capsulolabral reconstruction for posterior instability of the shoulder: a prospective study of 200 shoulders. *Am J Sports Med* 2013;41:2005-14.
70. Baker CL, 3rd, Mascarenhas R, Kline AJ et al. Arthroscopic treatment of multidirectional shoulder instability in athletes: a retrospective analysis of 2- to 5-year clinical outcomes. *Am J Sports Med* 2009;37:1712-20.
71. Wilk KE, Meister K, Andrews JR. Current concepts in the rehabilitation of the overhead throwing athlete. *Am J Sports Med* 2002;30:136-51.
72. Braun S, Kokmeyer D, Millett PJ. Shoulder injuries in the throwing athlete. *J Bone Joint Surg Am* 2009;91:966-78.
73. Dillman CJ, Fleisig GS, Andrews JR. Biomechanics of pitching with emphasis upon shoulder kinematics. *J Orthop Sports Phys Ther* 1993;18:402-8.
74. Glousman R, Jobe F, Tibone J et al. Dynamic electromyographic analysis of the throwing shoulder with glenohumeral instability. *J Bone Joint Surg Am* 1988;70:220-26.
75. Burkhart SS, Morgan CD, Kibler WB. The disabled throwing shoulder: spectrum of pathology Part III: The SICK scapula, scapular dyskinesis, the kinetic chain, and rehabilitation. *Arthroscopy* 2003;19:641-61.
76. Bigliani LU, Codd TP, Connor PM et al. Shoulder motion and laxity in the professional baseball player. *Am J Sports Med* 1997;25:609-13.
77. Brown LP, Niehues SL, Harrah A et al. Upper extremity range of motion and isokinetic strength of the internal and external shoulder rotators in major league baseball players. *Am J Sports Med* 1988;16:577-85.
78. Reagan KM, Meister K, Horodyski MB et al. Humeral retroversion and its relationship to glenohumeral rotation in the shoulder of college baseball players. *Am J Sports Med* 2002;30:354-60.
79. Crockett HC, Gross LB, Wilk KE et al. Osseous adaptation and range of motion at the glenohumeral joint in professional baseball pitchers. *Am J Sports Med* 2002;30:20-26.
80. McFarland EG, Hsu CY, Neira C et al. Internal impingement of the shoulder: a clinical and arthroscopic analysis. *J Shoulder Elbow Surg* 1999;8:458-60.
81. Meister K, Seroyer S. Arthroscopic management of the thrower's shoulder: internal impingement. *Orthop Clin North Am* 2003;34:539-47.
82. Meister K, Buckley B, Batts J. The posterior impingement sign: diagnosis of rotator cuff and posterior labral tears secondary to internal impingement in overhand athletes. *Am J Orthop (Belle Mead NJ)* 2004;33:412-15.
83. Meister K, Andrews JR, Batts J et al. Symptomatic thrower's exostosis. Arthroscopic evaluation and treatment. *Am J Sports Med* 1999;27:133-36.
84. Meister K. Internal impingement in the shoulder of the overhand athlete: pathophysiology, diagnosis, and treatment. *Am J Orthop (Belle Mead NJ)* 2000;29:433-38.
85. Drakos MC, Rudzki JR, Allen AA et al. Internal impingement of the shoulder in the overhead athlete. *J Bone Joint Surg Am* 2009;91:2719-28.
86. Matava MJ, Purcell DB, Rudzki JR. Partial-thickness rotator cuff tears. *Am J Sports Med* 2005;33:1405-17.
87. Paley KJ, Jobe FW, Pink MM et al. Arthroscopic findings in the overhand throwing athlete: evidence for posterior internal impingement of the rotator cuff. *Arthroscopy* 2000;16:35-40.
88. Walch G, Boileau P, Noel E et al. Impingement of the deep surface of the supraspinatus tendon on the posterosuperior glenoid rim: An arthroscopic study. *J Shoulder Elbow Surg* 1992;1:238-45.
89. Connor PM, Banks DM, Tyson AB et al. Magnetic resonance imaging of the asymptomatic shoulder of overhead athletes: a 5-year follow-up study. *Am J Sports Med* 2003;31:724-27.
90. Jobe CM. Posterior superior glenoid impingement: expanded spectrum. *Arthroscopy* 1995;11:530-36.
91. Miniaci A, Mascia AT, Salonen DC et al. Magnetic resonance imaging of the shoulder in asymptomatic professional baseball pitchers. *Am J Sports Med* 2002;30:66-73.
92. Sonnery-Cottet B, Edwards TB, Noel E et al. Results of arthroscopic treatment of posterosuperior glenoid impingement in tennis players. *Am J Sports Med* 2002;30:227-32.
93. Reynolds SB, Dugas JR, Cain EL et al. Debridement of small partial-thickness rotator cuff tears in elite overhead throwers. *Clin Orthop Relat Res* 2008;466:614-21.
94. Neer CS, 2nd. Anterior acromioplasty for the chronic impingement syndrome in the shoulder: a preliminary report. *J Bone Joint Surg Am* 1972;54:41-50.
95. Neer CS, 2nd. Impingement lesions. *Clin Orthop Relat Res* 1983:70-77.
96. Tibone JE, Jobe FW, Kerlan RK et al. Shoulder impingement syndrome in athletes treated by an anterior acromioplasty. *Clin Orthop Relat Res* 1985;(198):134-40.
97. Edelson G, Teitz C. Internal impingement in the shoulder. *J Shoulder Elbow Surg* 2000;9:308-15.
98. Halbrecht JL, Tirman P, Atkin D. Internal impingement of the shoulder: comparison of findings between the throwing and nonthrowing shoulders of college baseball players. *Arthroscopy* 1999;15:253-58.
99. Jobe CM. Superior glenoid impingement. Current concepts. *Clin Orthop Relat Res* 1996;(330):98-107.
100. Lombardo SJ, Jobe FW, Kerlan RK et al. Posterior shoulder lesions in throwing athletes. *Am J Sports Med* 1977;5:106-10.
101. Jobe FW, Giangarra CE, Kvitne RS et al. Anterior capsulolabral reconstruction of the shoulder in athletes in overhand sports. *Am J Sports Med* 1991;19:428-34.
102. Budoff JE, Nirschl RP, Ilahi OA et al. Internal impingement in the etiology of rotator cuff tendinosis revisited. *Arthroscopy* 2003;19:810-14.
103. Burkhart SS, Morgan CD. The peel-back mechanism: its role in producing and extending posterior type II SLAP lesions and its effect on SLAP repair rehabilitation. *Arthroscopy* 1998;14:637-40.
104. Jazrawi LM, McCluskey GM 3rd, Andrews JR. Superior labral anterior and posterior lesions and internal impingement in the overhead athlete. *Instr Course Lect* 2003;52:43-63.
105. Kaplan LD, McMahon PJ, Towers J et al. Internal impingement: findings on magnetic resonance imaging and arthroscopic evaluation. *Arthroscopy* 2004;20:701-4.

106. Jobe CM. Superior glenoid impingement. *Orthop Clin North Am* 1997;28:137-43.
107. Wilk KE, Macrina LC, Fleisig GS et al. Correlation of glenohumeral internal rotation deficit and total rotational motion to shoulder injuries in professional baseball pitchers. *Am J Sports Med* 2011;39:329-35.
108. Burkhart SS, Morgan CD, Kibler WB. The disabled throwing shoulder: spectrum of pathology. Part II: evaluation and treatment of SLAP lesions in throwers. *Arthroscopy* 2003;19:531-39.
109. Wright RW, Paletta Jr GA. Prevalence of the Bennett lesion of the shoulder in major league pitchers. *Am J Sports Med* 2004;32:121-24.
110. Tirman PF, Feller JF, Janzen DL et al. Association of glenoid labral cysts with labral tears and glenohumeral instability: radiologic findings and clinical significance. *Radiology* 1994;190:653-58.
111. Burkhart SS, Morgan CD, Kibler WB. The disabled throwing shoulder: spectrum of pathology Part I: pathoanatomy and biomechanics. *Arthroscopy* 2003;19:404-20.
112. Levitz CL, Dugas J, Andrews JR. The use of arthroscopic thermal capsulorrhaphy to treat internal impingement in baseball players. *Arthroscopy* 2001;17:573-77.
113. Grossman MG, Tibone JE, McGarry MH et al. A cadaveric model of the throwing shoulder: a possible etiology of superior labrum anterior-to-posterior lesions. *J Bone Joint Surg Am* 2005;87:824-31.
114. Jobe FW, Moynes DR, Tibone JE et al. An EMG analysis of the shoulder in pitching. A second report. *Am J Sports Med* 1984;12:218-20.
115. Kibler WB, Sciascia A, Dome D. Evaluation of apparent and absolute supraspinatus strength in patients with shoulder injury using the scapular retraction test. *Am J Sports Med* 2006;34:1643-47.
116. Smith J, Dietrich CT, Kotajarvi BR et al. The effect of scapular protraction on isometric shoulder rotation strength in normal subjects. *J Shoulder Elbow Surg* 2006;15:339-43.
117. Mihata T, McGarry MH, Kinoshita M et al. Excessive glenohumeral horizontal abduction as occurs during the late cocking phase of the throwing motion can be critical for internal impingement. *Am J Sports Med* 2010;38:369-74.
118. Kibler WB, Sciascia A, Wilkes T. Scapular dyskinesis and its relation to shoulder injury. *J Am Acad Orthop Surg* 2012;20:364-72.
119. Uhl TL, Kibler WB, Gecewich B et al. Evaluation of clinical assessment methods for scapular dyskinesis. *Arthroscopy* 2009;25:1240-48.
120. Myers JB, Laudner KG, Pasquale MR et al. Glenohumeral range of motion deficits and posterior shoulder tightness in throwers with pathologic internal impingement. *Am J Sports Med* 2006;34:385-91.
121. Andrews JR, Carson Jr WG, McLeod WD. Glenoid labrum tears related to the long head of the biceps. *Am J Sports Med* 1985;13:337-41.
122. Snyder SJ, Karzel RP, Del Pizzo W et al. SLAP lesions of the shoulder. *Arthroscopy* 1990;6:274-79.
123. Cooper DE, Arnoczky SP, O'Brien SJ et al. Anatomy, histology, and vascularity of the glenoid labrum. An anatomical study. *J Bone Joint Surg Am* 1992;74:46-52.
124. Tuoheti Y, Itoi E, Minagawa H et al. Attachment types of the long head of the biceps tendon to the glenoid labrum and their relationships with the glenohumeral ligaments. *Arthroscopy* 2005;21:1242-49.
125. Vangsness Jr CT, Jorgenson SS, Watson T et al. The origin of the long head of the biceps from the scapula and glenoid labrum. An anatomical study of 100 shoulders. *J Bone Joint Surg Br* 1994;76:951-54.
126. Bicos J. Biomechanics and anatomy of the proximal biceps tendon. *Sports Med Arthrosc* 2008;16:111-17.
127. Nho SJ, Strauss EJ, Lenart BA et al. Long head of the biceps tendinopathy: diagnosis and management. *J Am Acad Orthop Surg* 2010;18:645-56.
128. Rao AG, Kim TK, Chronopoulos E et al. Anatomical variants in the anterosuperior aspect of the glenoid labrum: a statistical analysis of seventy-three cases. *J Bone Joint Surg Am* 2003;85-A:653-59.
129. Rodosky MW, Harner CD, Fu FH. The role of the long head of the biceps muscle and superior glenoid labrum in anterior stability of the shoulder. *Am J Sports Med* 1994;22:121-30.
130. Youm T, ElAttrache NS, Tibone JE et al. The effect of the long head of the biceps on glenohumeral kinematics. *J Shoulder Elbow Surg* 2009;18:122-29.
131. Snyder SJ, Banas MP, Karzel RP. An analysis of 140 injuries to the superior glenoid labrum. *J Shoulder Elbow Surg* 1995;4:243-48.
132. Handelberg F, Willems S, Shahabpour M et al. SLAP lesions: a retrospective multicenter study. *Arthroscopy* 1998;14:856-62.
133. Kim TK, Queale WS, Cosgarea AJ et al. Clinical features of the different types of SLAP lesions: an analysis of one hundred and thirty-nine cases. *J Bone Joint Surg Am* 2003;85-A:66-71.
134. Maffet MW, Gartsman GM, Moseley B. Superior labrum-biceps tendon complex lesions of the shoulder. *Am J Sports Med* 1995;23:93-98.
135. Grauer JD, Paulos LE, Smutz WP. Biceps tendon and superior labral injuries. *Arthroscopy* 1992;8:488-97.
136. Knesek M, Skendzel JG, Dines JS, Altchek DW, Allen AA, Bedi A. Diagnosis and management of superior labral anterior posterior tears in throwing athletes. *Am J Sports Med* 2013;41:444-60.
137. Morgan CD, Burkhart SS, Palmeri M et al. Type II SLAP lesions: three subtypes and their relationships to superior instability and rotator cuff tears. *Arthroscopy* 1998;14:553-65.
138. O'Brien SJ, Pagnani MJ, Fealy S et al. The active compression test: a new and effective test for diagnosing labral tears and acromioclavicular joint abnormality. *Am J Sports Med* 1998;26:610-13.
139. Liu SH, Henry MH, Nuccion SL. A prospective evaluation of a new physical examination in predicting glenoid labral tears. *Am J Sports Med* 1996;24:721-25.
140. Crenshaw AH, Kilgore WE. Surgical treatment of bicipital tenosynovitis. *J Bone Joint Surg Am* 1966;48:1496-502.
141. Meserve BB, Cleland JA, Boucher TR. A meta-analysis examining clinical test utility for assessing superior labral anterior posterior lesions. *Am J Sports Med* 2009;37:2252-58.
142. Cook C. Diagnostic accuracy of tests and measures for shoulder labral dysfunction. *J Shoulder Elbow Surg* 2012;21:e20-1.
143. Chandnani VP, Yeager TD, DeBerardino T et al. Glenoid labral tears: prospective evaluation with MRI imaging, MR arthrography, and CT arthrography. *AJR Am J Roentgenol* 1993;161:1229-35.
144. Dinauer PA, Flemming DJ, Murphy KP et al. Diagnosis of superior labral lesions: comparison of noncontrast MRI with indirect MR arthrography in unexercised shoulders. *Skeletal Radiol* 2007;36:195-202.
145. Jee WH, McCauley TR, Katz LD et al. Superior labral anterior posterior (SLAP) lesions of the glenoid labrum: reliability and accuracy of MR arthrography for diagnosis. *Radiology* 2001;218:127-32.
146. Waldt S, Burkart A, Lange P et al. Diagnostic performance of MR arthrography in the assessment of superior labral anteroposterior lesions of the shoulder. *AJR Am J Roentgenol* 2004;182:1271-78.
147. Magee T. 3-T MRI of the shoulder: is MR arthrography necessary? *AJR Am J Roentgenol* 2009;192:86-92.
148. Borrero CG, Casagranda BU, Towers JD et al. Magnetic resonance appearance of posterosuperior labral peel back during humeral abduction and external rotation. *Skeletal Radiol* 2010;39:19-26.
149. Jost B, Zumstein M, Pfirrmann CW et al. MRI findings in throwing shoulders: abnormalities in professional handball players. *Clin Orthop Relat Res* 2005;(434):130-37.
150. Edwards SL, Lee JA, Bell JE et al. Nonoperative treatment of superior labrum anterior posterior tears: improvements in pain, function, and quality of life. *Am J Sports Med* 2010;38:1456-61.
151. Burkhart SS, Morgan C. SLAP lesions in the overhead athlete. *Orthop Clin North Am* 2001;32:431-41, viii.
152. Burkhart SS, Morgan CD, Kibler WB. Shoulder injuries in overhead athletes. The "dead arm" revisited. *Clin Sports Med* 2000;19:125-58.
153. Dines JS, Elattrache NS. Horizontal mattress with a knotless anchor to better recreate the normal superior labrum anatomy. *Arthroscopy* 2008;24:1422-25.
154. Neri BR, Vollmer EA, Kvitne RS. Isolated type II superior labral anterior posterior lesions: age-related outcome of arthroscopic fixation. *Am J Sports Med* 2009;37:937-42.
155. Alpert JM, Wuerz TH, O'Donnell TF et al. The effect of age on the outcomes of arthroscopic repair of type II superior labral anterior and posterior lesions. *Am J Sports Med* 2010;38:2299-303.
156. Boileau P, Parratte S, Chuinard C et al. Arthroscopic treatment of isolated type II SLAP lesions: biceps tenodesis as an alternative to reinsertion. *Am J Sports Med* 2009;37:929-36.
157. Friel NA, Karas V, Slabaugh MA et al. Outcomes of type II superior labrum, anterior to posterior (SLAP) repair: prospective evaluation at

a minimum two-year follow-up. *J Shoulder Elbow Surg* 2010;19:859-67.
158. Samani JE, Marston SB, Buss DD. Arthroscopic stabilization of type II SLAP lesions using an absorbable tack. *Arthroscopy* 2001;17:19-24.
159. Sayde WM, Cohen SB, Ciccotti MG et al. Return to play after Type II superior labral anterior-posterior lesion repairs in athletes: a systematic review. *Clin Orthop Relat Res* 2010;470:1595-600.
160. Neuman BJ, Boisvert CB, Reiter B et al. Results of arthroscopic repair of type II superior labral anterior posterior lesions in overhead athletes: assessment of return to preinjury playing level and satisfaction. *Am J Sports Med* 2011;39:1883-88.
161. Cohen DB, Coleman S, Drakos MC et al. Outcomes of isolated type II SLAP lesions treated with arthroscopic fixation using a bioabsorbable tack. *Arthroscopy* 2006;22:136-42.
162. Funk L, Snow M. SLAP tears of the glenoid labrum in contact athletes. *Clin J Sport Med* 2007;17:1-4.
163. Enad JG, Gaines RJ, White SM et al. Arthroscopic superior labrum anterior-posterior repair in military patients. *J Shoulder Elbow Surg* 2007;16:300-5.
164. Coleman SH, Cohen DB, Drakos MC et al. Arthroscopic repair of type II superior labral anterior posterior lesions with and without acromioplasty: a clinical analysis of 50 patients. *Am J Sports Med* 2007;35:749-53.
165. Yung PS, Fong DT, Kong MF et al. Arthroscopic repair of isolated type II superior labrum anterior-posterior lesion. *Knee Surg Sports Traumatol Arthrosc* 2008;16:1151-57.
166. Brockmeier SF, Voos JE, Williams RJ 3rd et al. Outcomes after arthroscopic repair of type-II SLAP lesions. *J Bone Joint Surg Am* 2009;91:1595-603.
167. Galano GJ, Ahmad CS, Bigliani L et al. Percutaneous SLAP lesion repair technique is an effective alternative to portal of Wilmington. *Orthopedics* 2010;33:803.
168. Voos JE, Pearle AD, Mattern CJ et al. Outcomes of combined arthroscopic rotator cuff and labral repair. *Am J Sports Med* 2007;35:1174-79.
169. Forsythe B, Guss D, Anthony SG et al. Concomitant arthroscopic SLAP and rotator cuff repair. *J Bone Joint Surg Am* 2010;92:1362-69.
170. Park JY, Chung SW, Jeon SH et al. Clinical and radiological outcomes of type 2 superior labral anterior posterior repairs in elite overhead athletes. *Am J Sports Med* 2013;41:1372-79.
171. Neri BR, ElAttrache NS, Owsley KC et al. Outcome of type II superior labral anterior posterior repairs in elite overhead athletes: Effect of concomitant partial-thickness rotator cuff tears. *Am J Sports Med* 2011;39:114-20.
172. Rockwood Jr CA, Matsen FA 3rd, Wirth MA et al. The shoulder. Philadelphia: Saunders Elsevier; 2009.
173. Iannotti JP. Full-thickness rotator cuff tears: factors affecting surgical outcome. *J Am Acad Orthop Surg* 1994;2:87-95.
174. Jobe FW, Jobe CM. Painful athletic injuries of the shoulder. *Clin Orthop Relat Res* 1983;(173):117-24.
175. L'Episcopo J. Tendon transplantation in obstetrical paralysis. *Am J Surg* 1934;25:122-25.
176. Gerber C, Hersche O, Farron A. Isolated rupture of the subscapularis tendon. *J Bone Joint Surg Am* 1996;78:1015-23.
177. Nakagawa S, Yoneda M, Hayashida K et al. Greater tuberosity notch: an important indicator of articular-side partial rotator cuff tears in the shoulders of throwing athletes. *Am J Sports Med* 2001;29:762-70.
178. Seltzer SE, Finberg HJ, Weissman BN et al. Arthrosonography: gray-scale ultrasound evaluation of the shoulder. *Radiology* 1979;132:467-68.
179. Hodler J, Fretz CJ, Terrier F et al. Rotator cuff tears: correlation of sonographic and surgical findings. *Radiology* 1988;169:791-94.
180. Mack LA, Gannon MK, Kilcoyne RF et al. Sonographic evaluation of the rotator cuff. Accuracy in patients without prior surgery. *Clin Orthop Relat Res* 1988;234:21-27.
181. Middleton WD, Edelstein G, Reinus WR et al. Sonographic detection of rotator cuff tears. *AJR Am J Roentgenol* 1985;144:349-53.
182. Roberts CS, Walker JA 2nd, Seligson D. Diagnostic capabilities of shoulder ultrasonography in the detection of complete and partial rotator cuff tears. *Am J Orthop* (Belle Mead NJ) 2001;30:159-62.
183. Churchill RS, Fehringer EV, Dubinsky TJ et al. Rotator cuff ultrasonography: diagnostic capabilities. *J Am Acad Orthop Surg* 2004;12:6-11.

184. Rutten MJ, Spaargaren GJ, van Loon T et al. Detection of rotator cuff tears: the value of MRI following ultrasound. *Eur Radiol* 2010;20:450-57.
185. Jung JY, Jee WH, Chun HJ et al. Magnetic resonance arthrography including ABER view in diagnosing partial-thickness tears of the rotator cuff: accuracy, and inter- and intra-observer agreements. *Acta Radiol* 2010;51:194-201.
186. Teefey SA, Rubin DA, Middleton WD et al. Detection and quantification of rotator cuff tears. Comparison of ultrasonographic, magnetic resonance imaging, and arthroscopic findings in seventy-one consecutive cases. *J Bone Joint Surg Am* 2004;86-A:708-16.
187. de Jesus JO, Parker L, Frangos AJ et al. Accuracy of MRI, MR arthrography, and ultrasound in the diagnosis of rotator cuff tears: a meta-analysis. *AJR Am J Roentgenol* 2009;192:1701-7.
188. Dunn WR, Schackman BR, Walsh C et al. Variation in orthopaedic surgeons' perceptions about the indications for rotator cuff surgery. *J Bone Joint Surg Am* 2005;87:1978-84.
189. Marx RG, Koulouvaris P, Chu SK et al. Indications for surgery in clinical outcome studies of rotator cuff repair. *Clin Orthop Relat Res* 2009;467:450-56.
190. Brown JT. Early assessment of supraspinatus tears; procaine infiltration as a guide to treatment. *J Bone Joint Surg Br* 1949;31B:423-25.
191. Wolfgang GL. Rupture of the musculotendinous cuff of the shoulder. *Clin Orthop Relat Res* 1978;(134):230-43.
192. Darlington LG, Coomes EN. The effects of local steroid injection for supraspinatus tears. *Rheumatol Rehabil* 1977;16:172-79.
193. Lee PN, Lee M, Haq AM et al. Periarthritis of the shoulder. Trial of treatments investigated by multivariate analysis. *Ann Rheum Dis* 1974;33:116-19.
194. Hawkins RH, Dunlop R. Nonoperative treatment of rotator cuff tears. *Clin Orthop Relat Res* 1995;(321):178-88.
195. Bokor DJ, Hawkins RJ, Huckell GH et al. Results of nonoperative management of full-thickness tears of the rotator cuff. *Clin Orthop Relat Res* 1993;(294):103-10.
196. Kuhn JE, Dunn WR, Sanders R et al. Effectiveness of physical therapy in treating atraumatic full-thickness rotator cuff tears: a multicenter prospective cohort study. *J Shoulder Elbow Surg* 2013;22:1371-79.
197. Watson M. Major ruptures of the rotator cuff. The results of surgical repair in 89 patients. *J Bone Joint Surg Br* 1985;67:618-24.
198. Mallon WJ, Misamore G, Snead DS et al. The impact of preoperative smoking habits on the results of rotator cuff repair. *J Shoulder Elbow Surg* 2004;13:129-32.
199. Wolf BR, Dunn WR, Wright RW. Indications for repair of full-thickness rotator cuff tears. *Am J Sports Med* 2007;35:1007-16.
200. Gartsman GM. Arthroscopic acromioplasty for lesions of the rotator cuff. *J Bone Joint Surg Am* 1990;72:169-80.
201. Handelberg FW. Treatment options in full thickness rotator cuff tears. *Acta Orthop Belg* 2001;67:110-15.
202. Hawkins RJ, Abrams JS. Impingement syndrome in the absence of rotator cuff tear (stages 1 and 2). *Orthop Clin North Am* 1987;18:373-82.
203. Pai VS, Lawson DA. Rotator cuff repair in a district hospital setting: outcomes and analysis of prognostic factors. *J Shoulder Elbow Surg* 2001;10:236-41.
204. Oh LS, Wolf BR, Hall MP et al. Indications for rotator cuff repair: a systematic review. *Clin Orthop Relat Res* 2007;455:52-63.
205. Bassett RW, Cofield RH. Acute tears of the rotator cuff. The timing of surgical repair. *Clin Orthop Relat Res* 1983;175:18-24.
206. Yamaguchi K, Tetro AM, Blam O et al. Natural history of asymptomatic rotator cuff tears: a longitudinal analysis of asymptomatic tears detected sonographically. *J Shoulder Elbow Surg* 2001;10:199-203.
207. Goutallier D, Postel JM, Bernageau J et al. Fatty muscle degeneration in cuff ruptures. Pre- and postoperative evaluation by CT scan. *Clin Orthop Relat Res* 1994;(304):78-83.
208. Fabis J, Kordek P, Bogucki A et al. Function of the rabbit supraspinatus muscle after large detachment of its tendon: 6-week, 3-month, and 6-month observation. *J Shoulder Elbow Surg* 2000;9:211-16.
209. Coleman SH, Fealy S, Ehteshami JR et al. Chronic rotator cuff injury and repair model in sheep. *J Bone Joint Surg Am* 2003;85-A:2391-402.

210. Galatz LM, Rothermich SY, Zaegel M et al. Delayed repair of tendon to bone injuries leads to decreased biomechanical properties and bone loss. J Orthop Res 2005;23:1441-47.
211. Codman EA. Complete rupture of the supraspinatous tendon. Operative treatment with report of two successful cases. Boston Med Surg J 1911;164:708-10.
212. Yamaguchi K, Levine WN, Marra G et al. Transitioning to arthroscopic rotator cuff repair: the pros and cons. Instr Course Lect 2003;52:81-92.
213. Hawkins RJ, Misamore GW, Hobeika PE. Surgery for full-thickness rotator-cuff tears. J Bone Joint Surg Am 1985;67:1349-55.
214. Ellman H, Hanker G, Bayer M. Repair of the rotator cuff. End-result study of factors influencing reconstruction. J Bone Joint Surg Am 1986;68:1136-44.
215. Ogilvie-Harris DJ, Demaziere A. Arthroscopic debridement versus open repair for rotator cuff tears. A prospective cohort study. J Bone Joint Surg Br 1993;75:416-20.
216. Misamore GW, Ziegler DW, Rushton JL 2nd. Repair of the rotator cuff. A comparison of results in two populations of patients. J Bone Joint Surg Am 1995;77:1335-39.
217. Hawkins RJ, Morin WD, Bonutti PM. Surgical treatment of full-thickness rotator cuff tears in patients 40 years of age or younger. J Shoulder Elbow Surg 1999;8:259-65.
218. Cofield RH, Parvizi J, Hoffmeyer PJ et al. Surgical repair of chronic rotator cuff tears. A prospective long-term study. J Bone Joint Surg Am 2001;83-A:71-77.
219. Galatz LM, Griggs S, Cameron BD et al. Prospective longitudinal analysis of postoperative shoulder function: a ten-year follow-up study of full-thickness rotator cuff tears. J Bone Joint Surg Am 2001;83-A:1052-56.
220. Grondel RJ, Savoie FH 3rd, Field LD. Rotator cuff repairs in patients 62 years of age or older. J Shoulder Elbow Surg 2001;10:97-99.
221. Watson EM, Sonnabend DH. Outcome of rotator cuff repair. J Shoulder Elbow Surg 2002;11:201-11.
222. Williams Jr GR, Rockwood Jr CA, Bigliani LU et al. Rotator cuff tears: why do we repair them? J Bone Joint Surg Am 2004;86-A:2764-76.
223. Ellman H. Arthroscopic subacromial decompression: analysis of one- to three-year results. Arthroscopy 1987;3:173-81.
224. Levy HJ, Uribe JW, Delaney LG. Arthroscopic assisted rotator cuff repair: preliminary results. Arthroscopy 1990;6:55-60.
225. Paulos LE, Kody MH. Arthroscopically enhanced "miniapproach" to rotator cuff repair. Am J Sports Med 1994;22:19-25.
226. Gartsman GM, Khan M, Hammerman SM. Arthroscopic repair of full-thickness tears of the rotator cuff. J Bone Joint Surg Am 1998;80:832-40.
227. Tibone JE, Elrod B, Jobe FW et al. Surgical treatment of tears of the rotator cuff in athletes. J Bone Joint Surg Am 1986;68:887-91.
228. Mazoue CG, Andrews JR. Repair of full-thickness rotator cuff tears in professional baseball players. Am J Sports Med 2006;34:182-89.
229. Buess E, Steuber KU, Waibl B. Open versus arthroscopic rotator cuff repair: a comparative view of 96 cases. Arthroscopy 2005;21:597-604.
230. Burkhart SS. Shoulder arthroscopy. New concepts. Clin Sports Med 1996;15:635-53.
231. Guanche CA. Rotator cuff repair part I. Arthroscopic approach. In: El Attrache NS, Mirzayan R, Harner CD et al. (Eds.). Surgical techniques in sports medicine. Philadelphia: Lipincott Williams & Wilkins, 2007.
232. Gartsman GM, Milne JC. Articular surface partial-thickness rotator cuff tears. J Shoulder Elbow Surg 1995;4:409-15.
233. Snyder SJ, Pachelli AF, Del Pizzo W et al. Partial thickness rotator cuff tears: results of arthroscopic treatment. Arthroscopy 1991;7:1-7.
234. Cordasco FA, Backer M, Craig EV et al. The partial-thickness rotator cuff tear: is acromioplasty without repair sufficient? Am J Sports Med 2002;30:257-60.
235. Park JY, Yoo MJ, Kim MH. Comparison of surgical outcome between bursal and articular partial thickness rotator cuff tears. Orthopedics 2003;26:387-90; discussion 90.
236. Liem D, Alci S, Dedy N et al. Clinical and structural results of partial supraspinatus tears treated by subacromial decompression without repair. Knee Surg Sports Traumatol Arthrosc 2008;16:967-72.
237. Payne LZ, Altchek DW, Craig EV et al. Arthroscopic treatment of partial rotator cuff tears in young athletes. A preliminary report. Am J Sports Med 1997;25:299-305.
238. Severud EL, Ruotolo C, Abbott DD et al. All-arthroscopic versus mini-open rotator cuff repair: A long-term retrospective outcome comparison. Arthroscopy 2003;19:234-38.
239. Youm T, Murray DH, Kubiak EN et al. Arthroscopic versus mini-open rotator cuff repair: a comparison of clinical outcomes and patient satisfaction. J Shoulder Elbow Surg 2005;14:455-59.
240. Sauerbrey AM, Getz CL, Piancastelli M et al. Arthroscopic versus mini-open rotator cuff repair: a comparison of clinical outcome. Arthroscopy 2005;21:1415-20.
241. Verma NN, Dunn W, Adler RS et al. All-arthroscopic versus mini-open rotator cuff repair: a retrospective review with minimum 2-year follow-up. Arthroscopy 2006;22:587-94.
242. Lo IK, Burkhart SS. Double-row arthroscopic rotator cuff repair: re-establishing the footprint of the rotator cuff. Arthroscopy 2003;19:1035-42.
243. Kim DH, Elattrache NS, Tibone JE et al. Biomechanical comparison of a single-row versus double-row suture anchor technique for rotator cuff repair. Am J Sports Med 2006;34:407-14.
244. Smith CD, Alexander S, Hill AM et al. A biomechanical comparison of single and double-row fixation in arthroscopic rotator cuff repair. J Bone Joint Surg Am 2006;88:2425-31.
245. Meier SW, Meier JD. The effect of double-row fixation on initial repair strength in rotator cuff repair: a biomechanical study. Arthroscopy 2006;22:1168-73.
246. Meier SW, Meier JD. Rotator cuff repair: the effect of double-row fixation on three-dimensional repair site. J Shoulder Elbow Surg 2006;15:691-96.
247. Dines JS, Bedi A, ElAttrache NS et al. Single-row versus double-row rotator cuff repair: techniques and outcomes. J Am Acad Orthop Surg 2010;18:83-93.
248. Ahmad CS, Kleweno C, Jacir AM et al. Biomechanical performance of rotator cuff repairs with humeral rotation: a new rotator cuff repair failure model. Am J Sports Med 2008;36:888-92.
249. Park MC, Elattrache NS, Ahmad CS et al. Transosseous-equivalent rotator cuff repair technique. Arthroscopy 2006;22:1360 e1-5.
250. Park MC, El Attrache NS, Tibone JE et al. Part I: Footprint contact characteristics for a transosseous-equivalent rotator cuff repair technique compared with a double-row repair technique. J Shoulder Elbow Surg 2007;16:461-68.
251. Park MC, Tibone JE, El Attrache NS et al. Part II: Biomechanical assessment for a footprint-restoring transosseous-equivalent rotator cuff repair technique compared with a double-row repair technique. J Shoulder Elbow Surg 2007;16:469-76.
252. Franceschi F, Ruzzini L, Longo UG et al. Equivalent clinical results of arthroscopic single-row and double-row suture anchor repair for rotator cuff tears: a randomized controlled trial. Am J Sports Med 2007;35:1254-60.
253. Burks RT, Crim J, Brown N et al. A prospective randomized clinical trial comparing arthroscopic single- and double-row rotator cuff repair: magnetic resonance imaging and early clinical evaluation. Am J Sports Med 2009;37:674-82.
254. Grasso A, Milano G, Salvatore M et al. Single-row versus double-row arthroscopic rotator cuff repair: a prospective randomized clinical study. Arthroscopy 2009;25:4-12.
255. Charousset C, Grimberg J, Duranthon LD et al. Can a double-row anchorage technique improve tendon healing in arthroscopic rotator cuff repair? A prospective, nonrandomized, comparative study of double-row and single-row anchorage techniques with computed tomographic arthrography tendon healing assessment. Am J Sports Med 2007;35:1247-53.
256. Sugaya H, Maeda K, Matsuki K et al. Functional and structural outcome after arthroscopic full-thickness rotator cuff repair: single-row versus dual-row fixation. Arthroscopy 2005;21:1307-16.
257. Park JY, Lhee SH, Choi JH et al. Comparison of the clinical outcomes of single- and double-row repairs in rotator cuff tears. Am J Sports Med 2008;36:1310-16.
258. Millett PJ, Wilcox RB 3rd, O'Holleran JD et al. Rehabilitation of the rotator cuff: an evaluation-based approach. J Am Acad Orthop Surg 2006;14:599-609.
259. Li X, Ma R, Bedi A et al. Management of acromioclavicular joint injuries. J Bone Joint Surg Am 2014;96:73-84.
260. Fukuda K, Craig EV, An KN et al. Biomechanical study of the ligamentous system of the acromioclavicular joint. J Bone Joint Surg Am 1986;68:434-40.

261. Rockwood Jr CA. Injuries to the acromioclavicular joint. In: Rockwood Jr CA, Green DP. (Eds.). *Fractures in adults*. 2. ed. Philadelphia: JB Lippincott, 1984. p. 860-910.
262. Tischer T, Salzmann GM, El-Azab H et al. Incidence of associated injuries with acute acromioclavicular joint dislocations types III through V. *Am J Sports Med* 2009;37:136-39.
263. Chronopoulos E, Kim TK, Park HB et al. Diagnostic value of physical tests for isolated chronic acromioclavicular lesions. *Am J Sports Med* 2004;32:655-61.
264. Gerber C, Rockwood Jr CA. Subcoracoid dislocation of the lateral end of the clavicle. A report of three cases. *J Bone Joint Surg Am* 1987;69:924-27.
265. Bearden JM, Hughston JC, Whatley GS. Acromioclavicular dislocation: method of treatment. *J Sports Med* 1973;1:5-17.
266. Rockwood Jr CA, Young DC. Disorders of the acromioclavicular joint. In: Rockwood Jr CA, Matsen FA III. (Eds.). *The shoulder*. Philadelphia: WB Saunders, 1990. p. 413-76.
267. Tossy JD, Mead NC, Sigmond HM. Acromioclavicular separations: useful and practical classification for treatment. *Clin Orthop Relat Res* 1963;28:111-19.
268. Allman Jr FL. Fractures and ligamentous injuries of the clavicle and its articulation. *J Bone Joint Surg Am* 1967;49:774-84.
269. Bannister GC, Wallace WA, Stableforth PG et al. The management of acute acromioclavicular dislocation. A randomised prospective controlled trial. *J Bone Joint Surg Br* 1989;71:848-50.
270. Bjerneld H, Hovelius L, Thorling J. Acromio-clavicular separations treated conservatively. A 5-year follow-up study. *Acta Orthop Scand* 1983;54:743-45.
271. Taft TN, Wilson FC, Oglesby JW. Dislocation of the acromioclavicular joint. An end-result study. *J Bone Joint Surg Am* 1987;69:1045-51.
272. Calvo E, Lopez-Franco M, Arribas IM. Clinical and radiologic outcomes of surgical and conservative treatment of type III acromioclavicular joint injury. *J Shoulder Elbow Surg* 2006;15:300-5.
273. Schlegel TF, Burks RT, Marcus RL et al. A prospective evaluation of untreated acute grade III acromioclavicular separations. *Am J Sports Med* 2001;29:699-703.
274. Spencer Jr EE. Treatment of grade III acromioclavicular joint injuries: a systematic review. *Clin Orthop Relat Res* 2007;455:38-44.
275. Hootman JM. Acromioclavicular dislocation: conservative or surgical therapy. *J Athl Train* 2004;39:10-11.
276. Rolf O, Hann von Weyhern A, Ewers A et al. Acromioclavicular dislocation Rockwood III-V: results of early versus delayed surgical treatment. *Arch Orthop Trauma Surg* 2008;128:1153-57.
277. Wojtys EM, Nelson G. Conservative treatment of Grade III acromioclavicular dislocations. *Clin Orthop Relat Res* 1991:112-19.
278. Ryhanen J, Niemela E, Kaarela O et al. Stabilization of acute, complete acromioclavicular joint dislocations with a new C hook implant. *J Shoulder Elbow Surg* 2003;12:442-45.
279. Gstettner C, Tauber M, Hitzl W et al. Rockwood type III acromioclavicular dislocation: surgical versus conservative treatment. *J Shoulder Elbow Surg* 2008;17:220-25.
280. Leidel BA, Braunstein V, Kirchhoff C et al. Consistency of long-term outcome of acute Rockwood grade III acromioclavicular joint separations after K-wire transfixation. *J Trauma* 2009;66:1666-71.
281. Lizaur A, Sanz-Reig J, Gonzalez-Parreno S. Long-term results of the surgical treatment of type III acromioclavicular dislocations: an update of a previous report. *J Bone Joint Surg Br* 2011;93:1088-92.

SEÇÃO II

DIAGNÓSTICO E TRATAMENTO DO OMBRO

Benno Ejnisman ■ Carlos Vicente Andreoli ■ Eduardo Frota Carrera

■ INTRODUÇÃO

O ombro é sede frequente de lesões nos esportes competitivos. Na literatura revisada, a incidência varia de 8 a 13% de todas as lesões atléticas.[1] As lesões nos esportes de arremesso são comuns na prática clínica, sendo que as lesões nos membros superiores giram em torno de 75%, e a articulação do ombro é a região mais afetada.[2]

Os atletas muitas vezes executam gestos esportivos que excedem os padrões dos limites fisiológicos dos mecanismos estáticos e dinâmicos do ombro, podendo acarretar uma variedade de lesões decorrentes das fadigas osteomuscular e ligamentar. Além disso, existem os traumas diretos ou indiretos na cintura escapular, principalmente nos esportes que priorizam o contato físico, que provocam lesões características.

No Brasil, a incidência de lesões no ombro não é diferente da literatura.[3-7] Na natação, segundo Cohen et al.[3] a dor no ombro esteve presente em 63,4% dos nadadores brasileiros de elite. No atletismo, os arremessadores apresentam 50% das lesões no nível do tronco e membros superiores.[4]

Scovazzo et al.[8] demonstraram em seu estudo que os problemas na região do ombro acometem 66% dos nadadores, 57% dos jogadores de beisebol, 44% dos jogadores de voleibol e 7% dos golfistas. A grande incidência de lesões é acarretada por excesso nos treinos e pela própria exigência do esporte. Priest e Nagel[9] encontraram 50% dos tenistas profissionais com afecções nessa articulação.

A dor é o principal sintoma manifestado pelos atletas, cuja localização deve ser minuciosamente avaliada.[4,10,11] O ombro doloroso afeta não só o atleta de alto nível, como também o amador e o recreacional.[12-16]

Durante o ano de 1999 foram atendidos 1.650 atletas no ambulatório do Centro de Traumatologia do Esporte do Departamento de Ortopedia e Traumatologia da UNIFESP/EPM, sendo 232 atletas com queixa no ombro, e, destes, 119 atletas foram acompanhados da consulta até o retorno ou não ao esporte.

O mecanismo de lesão atraumático foi o mais frequente com 66 casos (55,4%), seguido por 37 (31%) traumas diretos e 16 (13,6%) traumas indiretos. Houve diferença estatística significativa nas lesões atraumáticas nos esportes de arremesso e das lesões atraumáticas nos esportes de não contato. Os esportes mais afetados foram: o vôlei com 14 atletas, seguido da natação com 13, *jiu-jitsu* com 11 e musculação com dez atletas.

Os sintomas mais referidos pelos atletas foram a dor com 86 queixas (72,3%), seguida de 33 queixas de luxação (27,7%), limitação de movimento do ombro com 21 (17,6%), fraqueza em 14 (11,7%), síndrome do braço morto 14 (11,7%) e falseio em oito (6,7%). Em 45% dos casos, os atletas apresentavam mais de um sintoma.

Quanto ao tipo das lesões: as luxações (glenoumeral e acromioclavicular) com 39 casos (32,7%) foram as mais incidentes, seguidas das tendinites com 37 casos (31%), as subluxações e instabilidades ocultas com 17 (14,2%), entorses com dez (8,4%), rupturas musculares com quatro (3,3%) e outras patologias, como artrites (2), osteólise de clavícula (2) e neuropatia supraescapular (4).

As patologias associadas à instabilidade foram as mais comuns com 48 casos (40%); seguidas de 38 (31,9%) relacionados com a patologia do manguito rotador; das patologias acromioclaviculares com 22 casos (18,5%), sendo seis casos de luxação acromioclavicular grau III, dez casos de entorses, dois de osteólise do terço distal e dois de osteoartrose, rupturas musculares (peitoral maior e subescapular) com quatro casos (3,3%) e as neuropatias supraescapulares com quatro casos (3,3%).

O tratamento conservador (anti-inflamatórios, fisioterapia, infiltração) foi indicado para 68 atletas (57%), e o cirúrgico para 51 atletas (43%). Em média, os retornos à atividade esportiva ocorreram após 7 semanas, variando de 3 dias a 6 meses. Os casos de luxação recorrente anterior e acromioclavicular que foram submetidos à cirurgia provocaram maiores períodos de afastamento, em média após 4,6 meses, variando de 4 a 6 meses. Quanto ao desempenho apresentado pelos atletas no retorno ao esporte, 89 (74,8%) retornaram ao mesmo nível de atividade, 24 (20,2%) diminuíram o desempenho, e seis (5%) atletas não retornaram ao esporte.

Neste capítulo, serão abordadas somente as causas intrínsecas de dores no ombro, não se discutindo lesões irradiadas ou referidas, que podem fazer parte de qualquer diagnóstico nos atletas. As causas extrínsecas são muito incidentes na cintura escapular, em decorrência da grande quantidade de estruturas nervosas relacionadas com essa região.

Deve-se lembrar que os esportistas podem ser acometidos de doenças não tão frequentes, mas que, como em qualquer indivíduo sedentário, podem ocorrer, como as artropatias inflamatórias, as infecções, os tumores musculoesqueléticos entre outras.

■ SÍNDROME DO IMPACTO E LESÃO DO MANGUITO ROTADOR

O manguito rotador é um estabilizador dinâmico da articulação glenoumeral, que auxilia na manutenção da cabeça umeral centrada na glenoide e opõe-se à translação superior e à força de cisalhamento do deltoide pela compressão da cabeça umeral; o manguito também promove um suporte para a cápsula, prevenindo o excessivo movimento anteroposterior da cabeça umeral.[17]

Os movimentos repetitivos, principalmente nos atletas envolvidos com arremesso superior (vôlei, handebol, tênis), provocam uma sobrecarga dos tecidos, levando a um estresse excessivo nas estruturas estabilizadoras dinâmicas (capsuloligamentares). O movimento do arremesso pode exceder a capacidade adaptativa do ombro de dissipar a energia cinética produzida durante o ato do arremesso, resultando em um processo inflamatório local. A contínua sobrecarga pode provocar lesões microtraumáticas intrassubstanciais, causando lesões estruturais dos tendões e consequente disfunção do manguito rotador.

Codman,[18] no início do século XX, publicou uma série de artigos sobre a dor crônica no ombro e especialmente sobre o tendão do supraespinal. Em 1909 realizou o primeiro reparo de uma lesão completa do supraespinal. Apenas após 6 décadas, em 1972, a síndrome do impacto clássica foi descrita por Neer, com base nas dissecções de cadáveres e experiência clínico-cirúrgica com idosos e pacientes não

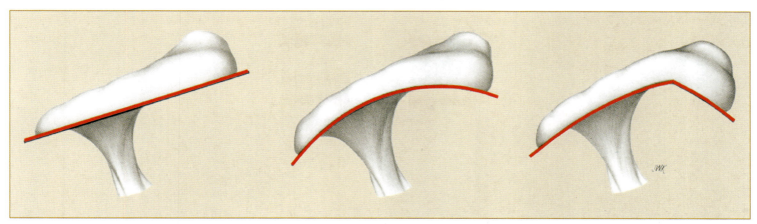

Figura 1. Morfologia do acrômio.[23]

atletas. O conceito de Neer refere-se à degeneração progressiva do tendão do supraespinal em razão da diminuição do túnel do supraespinal e consequente compressão do tendão contra o acrômio anterior e arco coracoacromial.[19]

Neer definiu a síndrome do impacto em três estágios evolutivos, com severidade progressiva. No estágio I, envolve o edema e hemorragia do tendão do supraespinal, comuns em jovens, no estágio II, tendinite e fibrose do tendão, indivíduos entre 30 e 40 anos, e, no estágio III – evolui para ruptura do tendão, em indivíduos maiores de 45 a 50 anos.[19]

Atualmente, alguns autores dividem a dor relacionada com a síndrome do impacto nos atletas em duas categorias: indivíduos com mais de 35 anos e indivíduos com menos de 35 anos, no caso dos atletas.[19-21] Os atletas podem apresentar a síndrome do impacto subacromial, graças ao contato do tendão do manguito rotador com a borda anterior do acrômio e a síndrome do impacto posterossuperior da glenoide (conflito interno do ombro), em virtude do contato da porção intra-articular do supraespinal contra a borda posterossuperior da glenoide. Os atletas arremessadores também podem apresentar a síndrome do impacto do coracoide decorrente do impacto do tendão subescapular entre o tubérculo menor da cabeça umeral e a região lateral do processo coracoide.

As causas da síndrome do impacto e consequentes lesões do manguito rotador nos atletas são controversas e multifatoriais, ocorrendo principalmente por causa dos movimentos repetitivos associados às causas intrínsecas e extrínsecas do ombro do atleta.[21]

A síndrome do impacto subacromial pode ser de causa primária ou secundária.[22] A síndrome do impacto subacromial primária afeta principalmente atletas maiores de 35 anos, sendo rara nos jovens arremessadores. A etiologia está relacionada com as alterações do túnel do supraespinal quanto à forma do acrômio tipo III (ganchoso), a inclinação do acrômio mais achatado, o esporão acromial anterior exuberante (atletas de musculação) e a articulação acromioclavicular protuberante, podendo provocar diminuição do túnel do supraespinal e consequente pinçamento subacromial (Fig. 1).[23]

Rathbun e Macnab[24] demonstraram a importância da vascularização na inserção do músculo supraespinal. Existe uma área crítica de 1 cm de largura no tendão do supraespinal e junto ao tubérculo maior que se torna hipovascular, dependendo da posição do braço, com o braço em abdução os vasos estão pérvios, com o braço em adução aparece a hipovascularização. Andrews e Ângelo,[25] avaliando o movimento do arremesso, encontraram a posição mais suscetível para o impacto subacromial durante a flexão, adução horizontal e rotação medial. Burns e Whiplle[26] examinaram cadáveres frescos e observaram que quando o úmero é colocado em 90° de flexão e rotação média, o tendão do supraespinal e do músculo bíceps do braço é colocado em contato com o ligamento coracoacromial. Para os atletas arremessadores esta posição corresponde à fase de finalização do arremesso.

A síndrome do impacto subacromial secundária afeta principalmente atletas menores de 35 anos. A etiologia principal está relacionada com a instabilidade do ombro seja esta decorrente de microtraumas repetitivos ou com a frouxidão ligamentar da articulação do ombro. A instabilidade e/ou a frouxidão estão relacionadas com o impacto secundário. Os movimentos repetitivos durante o ato do arremesso podem provocar a atenuação dos estabilizadores do ombro, levando a episódios de subluxação anterior, graças ao aumento da translação da cabeça umeral.[27] Glousman[28] avaliou, por meio da eletroneuromiografia, 15 atletas do sexo masculino com instabilidade crônica anterior e observou aumento da atividade do músculo bíceps do braço e do supraespinal quando comparados a atletas com ombros normais. Este aumento de atividade é um mecanismo compensatório para manutenção da estabilidade articular, podendo provocar dor pela sobrecarga sobre esses tendões.

A síndrome do impacto posterossuperior da glenoide afeta principalmente atletas menores de 35 anos. A etiologia está relacionada com microtraumas repetitivos nos atletas arremessadores. A posição do membro superior acima de 90° em abdução e rotação lateral durante a fase de armação do arremesso provoca o contato da porção intra-articular do manguito rotador com a borda posterossuperior da glenoide (Fig. 2). Existe na literatura uma discussão quanto o contato ser fisiológico ou patológico. O contato fisiológico pode tornar-se patológico, principalmente em atletas arremessadores. A frouxidão ligamentar e a consequente instabilidade do ombro nos atletas estão relacionadas ao impacto posterossuperior da glenoide.[29]

Os microtraumas repetitivos podem provocar alterações degenerativas no manguito rotador, a sobrecarga associada ao arremesso

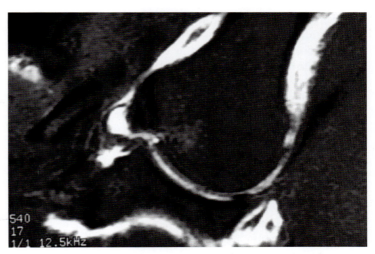

Figura 2. Artrorressonância Magnética com o braço na posição de abdução e rotação externa mostrando o impacto posterossuperior da glenoide (CETE-UNIFESP/EPM).

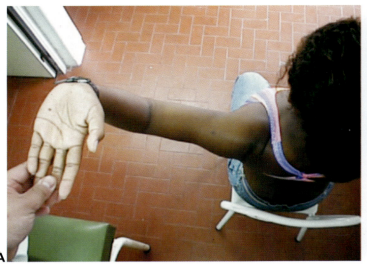
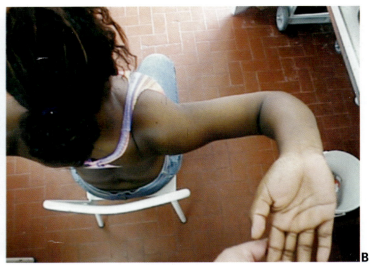

Figura 3. (**A** e **B**) Atleta de lançamento de disco com o braço em abdução de 90° com aumento da rotação externa do braço dominante em relação ao não dominante (CETE-UNIFESP/EPM).

resulta na falha da fibra tendínea. A disfunção do manguito rotador pode prejudicar a manutenção da cabeça umeral centrada na glenoide, resultando com o impacto secundário e à própria lesão do manguito rotador.[30]

A maioria das lesões parciais ocorre na superfície articular.[30] Essas rupturas não são vistas durante a acromioplastia aberta na síndrome do impacto grau II. Com o advento da artroscopia do ombro, as lesões parciais da superfície articular do tendão do supraespinal têm sido frequentemente descritas.[31,32]

As lesões parciais foram classificadas por Ellman e Gartsman[33] de acordo com a profundidade da lesão e sítio anatômico: no grau I, ruptura das fibras tendíneas menor que ¼ da espessura do tendão (< 3 mm); no grau II, ruptura menor que ½ da espessura do tendão e de 3 a 6 mm de profundidade; no grau III, ruptura maior que a ½ da espessura do tendão e mais que 6 mm de profundidade.

Vários fatores podem ser responsáveis pelas lesões parciais do tendão. O impacto da superfície articular do manguito rotador contra a borda posterossuperior da glenoide quando o braço se apresenta em posição de abdução e rotação lateral nos atletas arremessadores é relatado como fator primordial.[29] Gartsman e Milne[34] avaliaram 111 casos de pacientes com lesões parciais e, em 85 (76%), atribuíram as lesões ao impacto posterossuperior da glenoide; os outros 26 (24%) apresentaram lesões anatômicas. Blevins *et al.*[35] relatam dez casos de atletas de futebol americano com lesões traumáticas do manguito rotador e idade em torno de 24 a 36 anos, apresentando dor persistente, sinais de impacto e fraqueza.

Nas patologias do manguito rotador, inicialmente a dor aparece após a atividade, tornando-se contínua com o decorrer dos treinos, com dor e desconforto durante e após a atividade, alterando o desempenho do atleta. É preciso avaliar os caracteres da dor (intensidade, localização, tipo, periodicidade, fatores de piora, melhora ou associados). Nos atletas arremessadores, é importante documentar em qual fase do arremesso (preparação, armação, aceleração e finalização) aparece a dor. A presença da dor noturna pode ser sugestiva de lesão do manguito rotador. Os sintomas associados, como fraqueza e parestesia na extremidade afetada, podem estar relacionados com a sensação de instabilidade ou com episódios da "síndrome do braço morto" (ocorre quando o arremesso é acompanhado de repentina dor aguda ou paralisante). A síndrome é descrita nos atletas como subluxação do ombro, instabilidade anterior oculta e lesões do tipo bíceps-labral superior II.

A amplitude de movimento deverá ser pesquisada ativa e passivamente, comparando bilateralmente. A "*American Shoulder and Elbow Surgeons*" recomenda quatro arcos de movimento funcionais e reprodutíveis. Elevação total com o braço no plano da escápula, rotação lateral com o braço ao lado do corpo e com 90° de abdução e rotação medial do ombro com o polegar colocado para região dorsal procurando alcançar níveis superiores da coluna torácica. O arco doloroso entre 70° e 120° é um indício da síndrome do impacto.

Bigliani *et al.*[36] compararam o arco de movimento dos ombros dominante e não dominante de 148 atletas de beisebol profissionais assintomáticos. O braço dominante dos atletas arremessadores apresentava estatisticamente aumento da rotação lateral com o braço a 90° de abdução e diminuição da rotação medial (Fig. 3). A diminuição de rotação medial pode resultar na contratura da cápsula posterior, que, quando simulada em modelos cadavéricos, resulta em translações anterior e superior da cabeça umeral. O movimento anormal pode causar sintomas, produzindo impacto da cabeça umeral no arco coracoacromial.[37]

As manobras provocativas para a síndrome do impacto incluem: as de Neer[19] e Hawkins.[38] A integridade do manguito rotador é pesquisada por meio das manobras de Jobe, Whiplle, Gerber e rotação lateral contra a resistência. As manobras para instabilidade auxiliaram o diagnóstico diferencial entre a síndrome dos impactos primário e secundário. O sinal do sulco pesquisa a instabilidade inferior ou uma possível frouxidão ligamentar do ombro. A manobra da Apreensão Anterior e da recentragem de Jobe pesquisa a instabilidade anterior (Fig. 4). A presença da dor posterior durante a manobra da recentragem é sugestiva do impacto posterossuperior da glenoide. Speer[39] avaliou a sensibilidade e especificidade da manobra da reco-

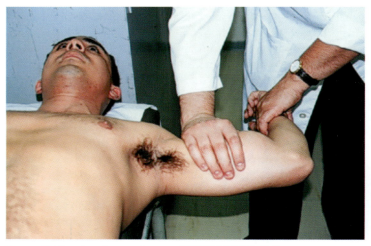

Figura 4. Manobra da recentragem (CETE-UNIFESP/EPM).

locação e encontrou alta sensibilidade e baixa especificidade somente para a avaliação da dor. A especificidade do teste estava relacionada com a capacidade de o examinador reproduzir e provocar o alívio da apreensão.

O tratamento da síndrome do impacto e das lesões do manguito rotador depende da etiologia, sendo essencial a eliminação da dor e a recuperação do atleta para o retorno ao esporte no nível pré-lesão.

O repouso relativo das atividades que prejudicam e agravam a sintomatologia é indicado. O uso de anti-inflamatórios, analgésicos e gelo local auxilia a diminuição da fase inflamatória.[18] A manutenção da condição cardiovascular é fundamental nos atletas, com ênfase nos exercícios dos membros inferiores.

A infiltração do espaço subacromial com anestésico e corticoide pode ser realizada criteriosamente quando outros métodos não forem eficazes. A infiltração intratendinosa ou em tendinopatias crônicas pode ser deletéria aos tecidos tendíneos.[40]

A reabilitação é fundamental no tratamento do atleta. A resolução da dor por meio de medidas analgésicas é o primeiro passo no processo de reabilitação. Os exercícios passivos e o alongamento do membro superior são iniciados com ênfase nos rotadores mediais e laterais. Após essa fase, os exercícios de fortalecimento do manguito rotador e dos músculos periescapulares (serrátil anterior, trapézio, romboides, elevador da escápula, grande dorsal) são iniciados com faixas elásticas, com exercícios de várias repetições e tensões progressivas das faixas. Os exercícios para os rotadores mediais são introduzidos mais tarde em razão da predominância desses músculos no membro dominante do atleta. A seguir o programa de retorno gradual ao movimento de arremesso pode ser iniciado com o uso de *medicine balls*. Estudo realizado no CETE com atletas com tendinite do manguito rotador constatou em média 7 semanas no processo de reabilitação.

O tratamento cirúrgico é indicado com a falha do tratamento conservador e a recorrência da dor na síndrome do impacto e na lesão do manguito rotador. Independente do tipo de síndrome do impacto, o exame sob anestesia para o grau de translação da cabeça umeral por meio do teste de *load and shift*, segundo a graduação da *American and Elbow Surgeons*,[41] é fundamental na existência de qualquer instabilidade oculta – grau 0: sem translação; grau 1: 1cm; grau 2: 2 cm (subluxação), grau 3: 3 cm (luxação).

A artroscopia do ombro também pode mostrar sinais de instabilidade por meio do recesso axilar aumentado, lesão labral ou de Bankart, ligamento glenoumeral inferior redundante e sinal do *drive-through* na posição de cadeira de praia (Fig. 5). Pagnani e Warren[42] descreveram esse sinal artroscópico para avaliação da tensão dos ligamentos. Quando os ligamentos estão íntegros, a rotação lateral do úmero aumenta a tensão dos ligamentos anteriores, e o cirurgião não consegue passar o artroscópio para região anterior do ombro. A deformação dos ligamentos aumenta o estiramento capsular, com a rotação lateral o sinal do *drive-through* aparece.

O tratamento cirúrgico da síndrome do impacto subacromial primário consiste na acromioplastia, ressecção do ligamento coracoacromial e bursectomia, se possível por via artroscópica. A acromioplastia artroscópica foi descrita por Ellman, em 1985, apresentando resultados satisfatórios. Em 1987, com acompanhamento de 1 a 3 anos, encontraram-se 88% de resultados satisfatórios.[43] A preservação do músculo deltoide para os atletas é essencial, diminuindo a morbidade e melhorando a reabilitação pós-operatória. Existem três opções no tratamento cirúrgico das lesões parciais do manguito rotador: 1) desbridamento da lesão parcial; 2) desbridamento mais descompressão subacromial artroscópica; 3) reparo aberto ou artroscópico, mais descompressão. Andrews *et al.*[44] relatam 85% de excelentes e bons resultados com o desbridamento artroscópico sem descompressão nos atletas arremessadores. Snyder *et al.*[45] avaliaram 600 pacientes, encontrando 47 lesões parciais, realizando o desbridamento sem descompressão,

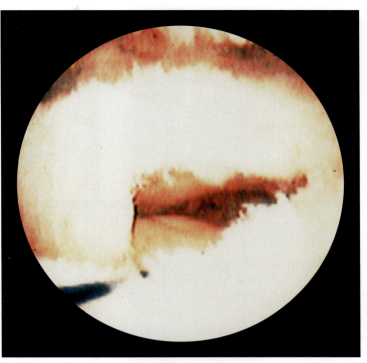

Figura 5. Visão artroscópica de lesão do supraespinal.

caso a lesão fosse no lado articular do manguito rotador. A descompressão subacromial artroscópica foi adicionada quando a lesão atingia ambas as superfícies. Esch *et al.*[46] relataram 85% de excelentes e bons resultados nas lesões parciais em 34 pacientes tratados com descompressão artroscópica subacromial.

Nas lesões completas do manguito rotador as indicações para o reparo artroscópico ou por meio da mini-incisão são semelhantes para os reparos abertos.[47] O reparo artroscópico depende basicamente de três fatores: qualidade do tendão, excursão-tensão do tendão e qualidade óssea. Existem três opções no tratamento: descompressão artroscópica sem reparo do manguito, descompressão artroscópica com reparo tipo "mini-incisão" e reparo artroscópico. Montgomery *et al.*[48] relatam 78% de bons resultados com reparo aberto do manguito e 39% resultados satisfatórios com reparo artroscópico. Baker e Liu[49] apresentaram resultados comparativos entre o reparo aberto e por "mini-incisão". O grupo de pacientes com reparo aberto apresentaram 80% de resultados excelentes e bons, e 88% de satisfação, contra 85% de bons e excelentes e 92% de satisfação com reparo por meio da "mini-incisão". A avaliação funcional e de força não apresentaram diferença entre os dois grupos. No grupo com reparo com auxílio artroscópico, houve diminuição do tempo de hospitalização e retorno à atividade com antecipação de 1 mês.

■ SÍNDROME DO IMPACTO CORACOIDE

A síndrome do impacto coracoide (subcoracoide ou coracoumeral) é uma causa incomum de dor anterior no atleta arremessador. Ocorre em razão do impacto do tendão subescapular entre o tubérculo menor da cabeça umeral e a região lateral do processo coracoide.[50] As causas podem ser: traumática (após fratura do coracoide ou do colo da glenoide), idiopática (coracoide longo ou alargado) e iatrogênica (pós-osteotomia de Bristow para instabilidade). O atleta apresenta dor anteromedial exacerbada durante a flexão e rotação medial do ombro. Dor pode aparecer com o teste da adução forçada.

Gerber *et al.*,[51] por meio de estudo tomográfico, determinaram que a distância normal entre o processo coracoide à cabeça umeral é de 8,6 mm. Nos pacientes com a síndrome do impacto coracoide, essa distância é de 6,7 mm. Dines *et al.*[52] introduziram o índice do coracoide por meio da projeção lateral do processo coracoide e uma

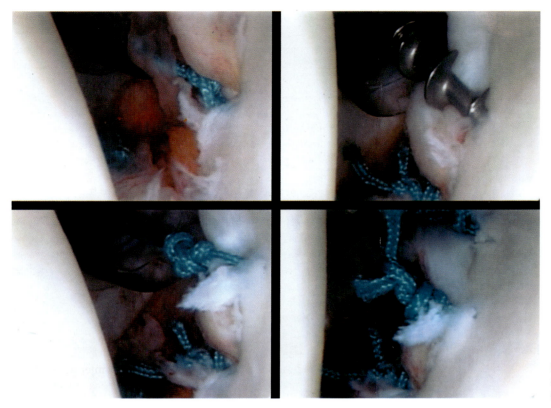

Figura 6. Reparo da lesão labral anterior com retensionamento do ligamento glenoumeral inferior.

linha tangencial à superfície articular da glenoide por meio da tomografia computadorizada. Eles encontraram o índice em 67 ombros à distância média de 8,2 mm.[37] Friedman et al.,[53] por meio da ressonância magnética, avaliaram indivíduos assintomáticos e mediram o intervalo coracoumeral em rotação interna com média de 11 mm, e nenhum menor de 4 mm. Os pacientes sintomáticos apresentaram um intervalo de 5,5 mm em rotação interna, e alguns 0 mm. Os pacientes sintomáticos apresentaram alteração do sinal do músculo subescapular.

O tratamento visa a aumentar o espaço entre o coracoide e a cabeça umeral. O tratamento cruento utiliza a via de acesso deltopeitoral. A secção do ligamento coracoumeral é proposta por Gerber et al.,[54] e Dines al.[52] propõem a coracoplastia – osteotomia medializante do processo coracoide. A descompressão artroscópica é realizada pelo portal lateral e por meio do *shaver* é realizado o procedimento no processo coracoide.

■ INSTABILIDADE DO OMBRO

A história demonstra que o interesse pela instabilidade do ombro vem desde Hipocrátes, que descreveu detalhes sobre a luxação anterior, incluindo anatomia e tratamento cirúrgico.[55] Desde o início do século XX, vários cirurgiões descreveram mecanismos para o ombro instável.[56-58] A proliferação de procedimentos não anatômicos (encurtamento do músculo subescapular e enxerto ósseo) marcou o tratamento da instabilidade do ombro desde o início do século, porém, somente a partir de 1981, com o estudo biomecânico de Turkel et al.,[59] ocorreu a demonstração dos mecanismos estabilizadores do ombro e início da ênfase aos procedimentos de partes moles.

O balanço entre os estabilizadores estáticos (lábio glenoidal, ligamentos glenoumerais, cápsula e intervalo rotador) e estabilizadores dinâmicos (músculos do manguito rotador e escapuloumerais) confere estabilidade à articulação do ombro. Nos esportes com movimento de arremesso superior, existe um risco de desenvolvimento de uma variedade de distúrbios no ombro em razão dos movimentos repetitivos e de estresse da articulação glenoumeral, predispondo às tendinites, patologias do manguito rotador e à instabilidade glenoumeral.[60]

Kvitne et al.[61] classificaram a dor no ombro dos atletas com base na relação entre instabilidade e síndrome do impacto. No grupo I, agrupam-se atletas com impacto primário puro, principalmente arremessadores com idade maior que 35 anos, sem instabilidade no exame físico, exame sob anestesia e artroscopia. O grupo II compreende atletas arremessadores com instabilidade primária graças aos microtraumas repetitivos capsular e labial crônico com síndrome do impacto secundária subacromial (IIA) ou posterossuperior da glenoide (IIB). No grupo III, atletas com frouxidão ligamentar generalizada que desenvolvem instabilidade da articulação glenoumeral primária com impacto secundário subacromial (IIA) ou posterossuperior da glenoide (IIB). No grupo IV, atletas que desenvolvem instabilidade glenoumeral primária pura, mas sem sinais de impacto. Os atletas apresentam normalmente evento traumático, evoluindo com positividade das manobras de apreensão e recolocação.

A classificação da instabilidade tradicionalmente é com base: na direção (anterior, posterior, inferior e multidirecional), grau (subluxação, luxação e microtrauma) e frequência (aguda, recorrente, crônica) e etiologia (traumática, atraumática, microtrauma, congênita e neuromuscular).[62]

Thomas e Matsen[63] descreveram a diferenciação da maioria das instabilidades anteriores em duas formas: a) TUBS: refere-se à etiologia traumática (t), unidirecional (u), com lesão de Bankart (b) e de tratamento cirúrgico (s); e b) AMBRI: etiologia atraumática (a), com doença multidirecional (m), frequentemente bilateral (b) e que responde à reabilitação (r).

Blazina e Satzman[64] descreveram quatro tipos de subluxações do ombro: tipo I – subluxação traumática sem prévia luxação; tipo II – subluxação traumática após prévia luxação; tipo IIIA – subluxação voluntária em pacientes psiquiátricos; tipo IIIB – subluxação voluntária em pacientes sem problemas psiquiátricos; tipo IV – subluxação atraumática involuntária.

As diferentes formas de classificar as instabilidades dos atletas demonstram a importância de identificar-se com precisão o tipo de instabilidade, por meio da história, do exame físico e dos exames complementares, pois a conduta de tratamento dependerá exclusivamente da característica do ombro instável.

INSTABILIDADE ANTERIOR TRAUMÁTICA

Os estudos epidemiológicos são fundamentais na avaliação da diminuição do rendimento provocada pela luxação anterior na prática esportiva. As luxações glenoumerais são comuns e acometem 2% da população em geral.[65] A maioria das luxações ocorre em 88-95% nos jovens abaixo de 20 anos de idade, sendo 85-90% homens e 85-95% luxações anteriores, afetando igualmente o membro dominante (56%) e não dominante (44%), 25% dos casos com história familiar e 75% ocorrendo em eventos esportivos.[66-69]

A determinação das taxas de recidiva das instabilidades anteriores no estudo de Rowe é importante principalmente quando relacionada com os pacientes atletas e ativos. O estudo de Rowe[70] encontrou 100% de reluxação em pacientes até 10 anos; 94%, entre 10 e 20 anos; 79%, entre 20 e 30 anos; 50%, entre 30 a 40 anos; e 14%, acima de 40 anos.

Simonet e Cofield[71] reportaram 87% de reluxação em atletas comparadas à população não atleta com idades semelhantes. Nevasier et al.[72] relataram a incidência de 85,7% de lesão do manguito rotador e 10,8% de paralisia do nervo axilar nos pacientes com luxação primária em pacientes acima de 40 anos.

O mecanismo de lesão envolve forças indiretas aplicadas no membro superior com o ombro na posição de rotação lateral combinada com abdução ou hiperextensão.[73] Ejnisman,[74] ao realizar exame sob anestesia das instabilidades anteriores, evidenciou como movimentos para que ocorra a luxação, a abdução e rotação neutras.

No exame físico, as manobras da apreensão anterior e recolocação definem, na maioria dos casos, a instabilidade anterior traumática. O sinal do sulco é importante para excluir-se a instabilidade multidirecional. A manobra de estresse posterior também deve ser realizada para determinar se existe um componente posterior.

A avaliação por meio dos exames complementares deve sempre ser iniciada pela radiografia do ombro (anteroposterior e lateral). A presença de lesões ósseas após luxação primária pode estar presente em 55% dos casos.[75] Existem duas incidências específicas utilizadas nas instabilidades anteriores: a incidência de Striker, que foi desenvolvida especificamente para as lesões de Hill-Sachs (endentação da cabeça umeral posterolateral), e a incidência de West-Point para as fraturas da glenoide anterior.[76] A utilização da artrotomografia e artrorressonância magnética aumenta especificidade e sensibilidade na detecção das lesões capsulolabrais.[76] As lesões associadas nas luxações anteriores foram estudadas por Detrisac e Johnson,[77] que encontraram 74% das lesões de Hill-Sachs, 13% de rupturas do manguito rotador, 14% corpos livres, 4% fraturas-avulsão da glenoide e 10% de lesões do lábio glenoidal posterior. Hovelius et al.[78] encontraram 55% de lesões de Hill-Sachs nas luxações primárias, enquanto Rowe et al.[67] encontraram 38% de fraturas da grande tuberosidade em 15%.

Nos casos de luxação primária que necessitam de redução, realiza-se preferencialmente a manobra da tração e contratração. Já a manobra de Kocher, com o cotovelo fletido em 90° realizando a rotação lateral e depois a rotação medial, deve ser evitada, em razão dos riscos de lesão nervosa e fratura do ombro.

Após a redução do ombro, o período de imobilização é controverso. Alguns autores mantém o atleta imobilizado em adução e rotação medial por 3 a 4 semanas, para cicatrização da cápsula. Hovelius et al.[78] não encontraram diferença na taxa de reluxação, comparando a mobilidade precoce e a imobilização por 3 a 4 semanas. O processo de reabilitação inicia-se após esse período, com exercícios passivos para ganho de amplitude de movimento, seguidos de exercícios isométricos, concêntricos, excêntricos e de propriocepção, com retorno ao esporte após 2 a 3 meses, dependendo do tipo de esporte.

O tratamento realizado nas luxações primárias e recidivantes nos atletas visa, por via artroscópica ou aberta, ao reparo das estruturas capsulolabiais anteriores e retensionamento da cápsula.[37] Bigliani et al.[79] realizaram 68 capsuloplastias de Neer em 63 atletas com instabilidade glenoumeral anteroinferior, com reparo da lesão de Bankart em 21 casos e após um acompanhamento de 4 anos, 92% dos atletas retornaram ao esporte, 75% ao mesmo nível competitivo. Entretanto somente 50% dos atletas arremessadores voltaram ao mesmo nível (Fig. 6).

Até o momento existem poucos relatos comparando resultados da estabilização artroscópica ou aberta na população em geral à instabilidade anterior traumática. Field et al.[80] relatam os resultados do tratamento artroscópico com âncoras e o reparo aberto de Bankart. Cole et al.[81] relataram material bioabsorvível comparado a reparo aberto. Steinbeck et al.[82] compararam estabilização transglenoide a reparo aberto. Guanche et al.[83] compararam suturas transglenoides a suturas com âncoras. Geiger et al.[84] compararam suturas transglenoides ao reparo aberto de Bankart. No atual estágio as instabilidades tratadas por via artroscópica apresentaram maior taxa de reluxação.

Acreditamos que com o desenvolvimento constante das técnicas ortroscópicas, os resultados tendem a melhorar progressivamente. Segundo a avaliação do CETE, em 30% dos casos onde se realizou artroscopia, observaram-se novas lesões não encontradas no exame físico e ressonância magnética.

INSTABILIDADE MULTIDIRECIONAL (IMD)

Na IMD, a redundância do ligamento glenoumeral inferior resulta no aumento do volume capsular, dificultando o tensionamento do ombro, que impossibilita a ação dos mecanorreceptores localizados próximos da inserção ligamentar do lábio glenoidal. Alterações secundárias ocorrem precocemente no intervalo do rotador e, tardiamente, no lábio glenoidal e cápsula, graças à instabilidade que piora com o tempo e atividade. A origem é normalmente atraumática, mas a lesão pode ocorrer após o trauma, associado a lesões capsulares nos traumas com grande energia ou microtraumas e deformação plástica, decorrente dos microtraumas repetitivos.[85]

No exame físico, a presença do sinal do sulco auxilia na identificação da frouxidão ligamentar do ombro com o deslocamento inferior e subluxação anteroposterior do úmero. Os critérios de Winne-Davis para frouxidão ligamentar nem sempre estão associados à frouxidão ligamentar do ombro.[86]

A radiografia pode evidenciar lesões ósseas específicas, como a lesão de Bankart e Hill-Sachs. A artrorressonância do ombro pode ser utilizada com o objetivo de avaliar o volume capsular e as lesões labiais.

O tratamento da IMD inicialmente é conservador, por meio de um programa de exercícios de fortalecimento progressivo. Burkhead e Rockwood[86] relatam resultados satisfatórios de 88% em ombros com instabilidade multidirecional instável com tratamento conservador.

O tratamento cirúrgico é feito por meio da capsuloplastia de Neer ou por técnicas artroscópicas. Cooper e Brems[87] reportaram 43 ombros em 38 pacientes com IMD operado com a capsuloplastia inferior, com acompanhamento de 2 anos. Cerca de 34 pacientes (89%) retornaram às atividades, e quatro desenvolveram instabilidade recorrente. Savoie e Field[88] compararam o uso da capsuloplastia térmica (32 pacientes) à sutura artroscópica (26 pacientes) na IMD, sendo que um paciente (3%) apresentou instabilidade recorrente nos casos tratados pela capsuloplastia térmica e três pacientes (10%) com instabilidade recorrente nos casos de sutura artroscópica; concluem que a capsuloplastia térmica é efetiva no tratamento dos pacientes com IMD.

INSTABILIDADE POSTERIOR

A instabilidade posterior recorrente é menos comum que a instabilidade anterior. A incidência relatada pela literatura situa-se entre 2 e 12% dos casos de instabilidade do ombro.[89] A instabilidade posterior recorrente pode ser unidirecional, bidirecional (posteroinferior) ou multidirecional, com predominância dos sintomas de instabilidade posterior. A subluxação posterior recorrente é mais comum, mas nem sempre evolui para luxação.[90]

A falha do diagnóstico das luxações posteriores gira em torno de 50 a 80%.[91] A lesão posterior pode ser causada por trauma direto (*rugby*, futebol americano), com o braço em flexão anterior, adução e em rotação medial. Forças indiretas, como choques elétricos e convulsões, também podem provocar luxação posterior. Nesses casos, a maior força dos rotadores mediais (grande dorsal, peitoral maior, subescapular) em relação aos rotadores laterais (infraespinal e redondo menor) rotaciona a cabeça do úmero posteriormente.

As instabilidades atraumáticas ocorrem principalmente em atletas com frouxidão ligamentar ou instabilidade multidirecional. McFarland et al.[92] pesquisaram a frouxidão ligamentar posterior em atletas assintomáticos e encontraram positividade em 65% das atletas do sexo feminino lesionadas em 51% dos do sexo masculino.

Na avaliação clínica, é importante determinar o tipo e o mecanismo de lesão que produziram a instabilidade posterior. Na luxação traumática posterior aguda, ocorre a perda da rotação lateral, e o braço é aduzido com abdução limitada a 90°. As manobras clínicas para instabilidade incluem o teste do estresse posterior e a "manobra do marinheiro", em que é solicitado ao paciente realizar flexões de braço, que deverá referir dor posterior. No teste de estresse posterior, o braço é posicionado em 90° de elevação, adução e rodado internamente, a força é aplicada no cotovelo no sentido anteroposterior, o que causa o deslocamento posterior da cabeça umeral.

O tratamento da luxação aguda posterior, no momento da lesão, se faz por meio da redução fechada. A presença de fraturas na cabeça umeral pode dificultar a redução fechada, evitando ao máximo a rotação lateral no ato da redução, sendo necessária em alguns casos a redução sob anestesia. Caso a redução seja estável, mantém-se o braço em 0° de abdução e 20° de rotação lateral do ombro com imobilizadores.

O tratamento inicial tradicionalmente é conservador.[93-95] A maioria dos atletas com instabilidade posterior pode ser tratada efetivamente com programa de reabilitação, com ênfase no fortalecimento do manguito rotador, deltoide e os estabilizadores escapulares.[43] O tratamento cirúrgico é indicado nos atletas com falha do tratamento conservador. Nos esportes, os nadadores com instabilidade posterior associada à instabilidade multidirecional, com falha do tratamento conservador, podem ser selecionados para o tratamento cirúrgico.[96]

A capsuloplastia posteroinferior associada ou não ao reparo da lesão de Bankart reversa no lábio glenoidal posterior é o método tradicional.[97,98] O reparo artroscópico das lesões labiais com âncoras absorvíveis ou não e o uso da capsuloplastia térmica da cápsula posterior são métodos recentes e promissores no tratamento das instabilidades posteriores.[99]

■ LESÃO BÍCEPS-LABIAL SUPERIOR *(SLAP LESIONS)*

Andrews et al.[100] apresentaram o resultado da artroscopia em atletas arremessadores (beisebol), descrevendo as lesões no lábio glenoidal superior anteroposterior, que foram desbridadas. Snyder et al.[101] definiram posteriormente a lesão do tipo SLAP na população em geral, mas não especificamente em atletas com arremesso superior.

Snyder et al.[101] descreveram quatro tipos de lesão do tipo SLAP: tipo I – lábio superior com fibrilações, irregularidades e aspecto degenerativo. A inserção do bíceps é normal. Tipo II – lábio superior desinserido da glenoide. Tipo III – lábio superior com secção vertical junto à sua inserção no bíceps. A porção lesada pode deslocar-se para a superfície articular, formando uma alça de balde. Tipo IV – lesão semelhante ao tipo III, porém com extensão para o bíceps. A lesão do tipo V foi acrescentada e corresponde a associação das lesões do lábio superior à extensão do lábio anterior.

Morgan et al.,[102] após avaliarem 103 lesões tipo II tratadas por artroscopia, encontraram basicamente três subtipos: anterior (37%), posterior (31%) e combinada anterior-posterior (31%) (Fig. 7). As lesões bíceps-labiais do tipo II foram as mais comuns dentre as lesões labiais e correspondiam a 50% dos traumas.[102] As lesões bíceps-labiais do tipo II com componente posterior representaram 62% do total e são três vezes mais comuns nos atletas arremessadores.

O primeiro mecanismo de lesão foi descrito por Andrews et al.[100] e envolve a desaceleração no ato do arremesso na fase de finalização, quando o bíceps desacelera a extensão do cotovelo, provocando tração no lábio glenoidal anterossuperior. Recentemente Morgan et al.[102] descreveram o "sinal do *peel-back*" artroscópico, sendo um mecanismo torsional que ocorre com o tendão do músculo bíceps do braço durante o movimento do ombro na posição de abdução e rotação lateral, indicando disfunção do complexo bíceps-labial. Este mecanismo é observado principalmente nas lesões do tipo II, principalmente em atletas arremessadores.

A importância da identificação das lesões do lábio glenoidal superior é evidenciada com o estudo de Huber e Putz sobre a inser-

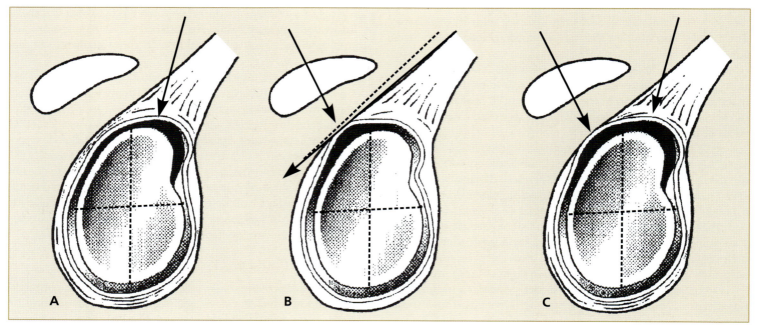

Figura 7. Subtipos das lesões bíceps-labiais superiores: (**A**) anterior, (**B**) posterior, (**C**) combinada anterior e posterior, segundo Morgan et al.[102]

ção da cabeça longa do bíceps e do lábio glenoidal. O conceito do sistema de fibras periarticulares envolve o lábio glenoidal, ligamentos glenoumerais e inserções tendíneas (bíceps e tríceps). A integridade do sistema de fibras de colágeno paralelas ao redor da glenoide representa um mecanismo de proteção em todas as direções ao deslocamento da cabeça umeral.[103] O lábio superior apresenta variação na inserção, os lábios anterior, inferior e posterior são firmemente inseridos na glenoide, e a separação do lábio glenoidal é patológica. Lippitt e Matsen[104] demonstraram que a integridade do lábio glenoidal é importante para resistir à subluxação do ombro em todas as direções, incluindo subluxação superior. As lesões bíceps-labiais causam extrema disfunção nos atletas com movimento de arremesso, bem como produzem sintomas nas atividades diárias nos não atletas.

As lesões do tipo II com componente posterior podem desenvolver instabilidade posterossuperior, que se manifesta com pseudofrouxidão anteroinferior, evidenciada com o sinal do *drive-through* positivo durante o ato artroscópico, e a instabilidade crônica superior provoca lesões secundárias de localização específica no manguito rotador, principalmente as lesões intra-articulares do supraespinal. Morgan et al.[102] encontraram 31% de lesões do manguito rotador em associação a lesões do tipo II. A instabilidade anteroinferior observada no ombro dos atletas com lesão do tipo SLAP, na maioria dos casos, não é acompanhada de lesão de Bankart ou labial anteroinferior.

Os atletas podem apresentar sintomas de dor mal localizada, estalidos e disfunção para as atividades esportivas. Os arremessadores geralmente apresentam dor aguda na fase de armação tardia, quando o braço inicia a aceleração.

No exame físico, o teste de Speed positivo (ombro em flexão de 90° e cotovelo estendido com antebraço supinado), o examinador com as mãos realiza resistência ao antebraço do atleta, que refere dor no sulco intertubercular, sugere lesão do tipo II anterior. O teste de O'Brien também produz dor anterior contra resistência do ombro flexionado a 90°, aduzido na linha média do corpo e antebraço supinado. O teste de O'Brien sugere lesão do tipo II anterior.

A manobra de recentragem que apresenta dor na região posterossuperior e melhora com a força aplicada posteriormente ao úmero sugere lesão do tipo II posterior.[102]

A avaliação radiográfica é usual. A ressonância magnética sem contraste pode evidenciar a lesão do lábio glenoidal superior, mas a adição de contraste articular aumenta a sensibilidade na detecção das lesões labiais. A avaliação artroscópica é o principal método para o diagnóstico definitivo.

O tratamento das lesões do tipo II realiza-se por meio da artroscopia visando a recuperar o "conceito do círculo" do sistema de fibras periarticulares proposto por Huber e Putz.[103,105]

A caracterização das lesões do tipo II anterior é definida artroscopicamente pelos achados de ausência de cobertura de 5 mm da glenoide ou mais medial na região da glenoide abaixo do bíceps e deslocamento do vértice do bíceps, indicando bíceps instável. As lesões do tipo II posterior na artroscopia são definidas pelo sinal do *peel-back* positivo com o ombro 60° de abdução e rotação externa e ausência da cobertura da glenoide de 5 mm. A lesão do tipo II combinada (anteroposterior) apresenta os achados de lesões anteriores e posteriores.[105]

O método artroscópico de reparo das lesões por meio de âncoras ou miniparafusos é o de escolha, sendo o reparo aberto de extrema dificuldade. No pós-operatório, o braço operado é mantido na tipoia nas três primeiras semanas. Iniciam-se os exercícios de Codman na 3ª semana, com alongamento das estruturas posteriores e rotação medial, evitando-se a rotação lateral e abdução. Após a 6ª semana, iniciam-se todos os exercícios de alongamento e flexibilidade. O movimento de arremesso é permitido após 4 meses. Os atletas não arremessadores e trabalhadores braçais podem retornar a atividades com estresse no bíceps após 3,5 a 4 meses.[105]

As lesões bíceps-labial do tipo I são tratadas por meio de desbridamento da lesão. Nas lesões do tipo III, na maioria dos casos, é ressecada a alça de balde. Nas lesões do tipo IV, a porção rompida do bíceps e do lábio glenoidal é desbridada, e, se a lesão do bíceps for maior que 50%, a tenodese é realizada. As lesões do tipo V são reinseridas por meio de âncoras ou parafusos por via artroscópica (Fig. 8).[101]

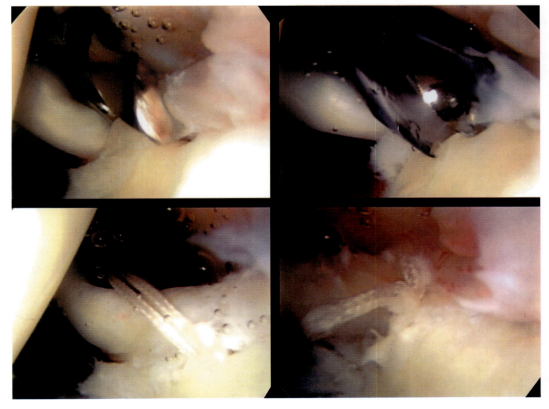

Figura 8. Reparo da lesão do *labrum* superior.

PATOLOGIAS DA ARTICULAÇÃO ACROMIOCLAVICULAR

A articulação acromioclavicular (AC) é sede frequente de lesões nos atletas, podendo ocorrer por mecanismo traumático, como no judô, *rugby* e *jiu-jitsu* e atraumático, por meio de alterações degenerativas (halterofilismo) ou como parte da síndrome do impacto.

Rowe[106] avaliou 603 lesões no ombro, sendo que 52 (8,6%) ocorreram na articulação AC. Thorndike e Quigley[107] avaliaram 578 lesões e encontraram 223 (38,5%) dos casos. No ambulatório de ombro do CETE, de 119 casos, 22 (18,5%) afetaram a articulação AC. A incidência das lesões AC é maior em homens do que nas mulheres (5:1 a 10:1).[106,108]

A posição subcutânea na região superior do ombro é suscetível a lesões. A articulação AC é diartrodial, conectando-se por meio da face convexa clavicular e côncava acromial, recoberta por cartilagem hialina. Apresenta em sua superfície articular um disco meniscal fibrocartilaginoso de formato variável. O tamanho médio da articulação AC é de 9 mm × 19 mm. Salter *et al.*[109] avaliaram 53 articulações AC em cadáveres. Um completo disco foi observado em uma articulação, 25 com disco meniscoide, 16 reminiscências de disco e disco ausente em um caso.

A articulação AC apresenta movimento rotatório, descrita pela primeira vez por Inman,[110] em 1944, e complementado pelo trabalho de Rockwood e Young[108] que obtiveram medidas mais precisas dos graus de rotação, em torno de 5° a 8°, sendo que a clavícula apresenta 45° de rotação sobre seu eixo graças ao movimento da articulação esternoclavicular.

A função da articulação AC é transmitir a força do esqueleto apendicular para o esqueleto axial e suspender a extremidade superior, necessitando de ligamentos resistentes. Participa como unidade do movimento sincrônico escapuloclavicular. Os ligamentos acromioclaviculares e coracoclaviculares realizam essa função. A cápsula acromioclavicular é reforçada pelos ligamentos anterior, superior, posterior e inferior. Os ligamentos superior e posterior são reforçados pela fáscia deltotrapezoidal.

Os ligamentos acromioclaviculares são restritores primários da translação anteroposterior e 68% da translação superior da clavícula, em razão do deslocamento fisiológico.[111] Os ligamentos coracoclaviculares são: conoide (mais medial) e trapezoide (mais lateral), que se estende do coracoide à superfície inferior da clavícula. O ligamento trapezoide é um restritor primário de compressão (axial – 75%) e um restritor secundário de translação superior. O ligamento conoide é um restritor primário das translações superior e anterior, responsável por 62% da estabilidade inferossuperior. O ligamento coracoacromial atua como pivô da rotação anteroposterior da clavícula.

LESÃO TRAUMÁTICA ACROMIOCLAVICULAR

A frequência das lesões acromioclaviculares foi analisada por Rockwood em 520 lesões, observando década a década, de 9 a 87 anos. As lesões foram mais comuns na 2ª, 3ª e 4ª décadas de vida conforme dados a seguir.[112]

O mecanismo de lesão por trauma direto é o mais comum, ocorrendo o choque do ombro (normalmente sobre o acrômio) contra o solo ou adversário com o braço aduzido. A energia do impacto é transmitida diretamente à articulação AC, graças à estabilidade substancial da articulação esternoclavicular. Os esportes mais afetados são judô, *rugby*, *jiu-jitsu*, futebol americano, hóquei sobre patins, caratê. O mecanismo por trauma indireto é menos comum. A força é transmitida por meio da mão, cotovelo, úmero, até o acrômio, afetando os ligamentos acromioclaviculares primariamente, enquanto os ligamentos coracoclaviculares estão relaxados pela posição da escápula.

A classificação das lesões AC inicialmente descrita por Allman[113] e Tossy *et al.* (1963)[114] compreende três tipos: I – lesão parcial dos ligamentos AC; II – lesão completa dos AC e parcial CC; III – lesão de ambos ligamentos AC e CC. Em 1984, Rockwood[115] expandiu essa classificação com três tipos adicionais:

- *Tipo I*: somente entorse dos ligamentos acromioclaviculares (entorse).
- *Tipo II*: lesão da cápsula e dos ligamentos AC, ligamentos CC intactos, e subluxação vertical da clavícula menor que 50% (subluxação).
- *Tipo III*: lesão da cápsula, dos ligamentos AC e CC, luxação completa da articulção AC, com aspecto de deslocamento superior da clavícula, perda total do contato entre a clavícula e o acrômio (luxação clássica).
- *Tipo IV*: lesão da cápsula, dos ligamentos AC e CC, com deslocamento posterior da clavícula em relação ao acrômio através do músculo trapézio (luxação posterior).
- *Tipo V*: lesão da cápsula, dos ligamentos AC e CC, com elevação superior entre 100 e 300% do normal, destacamento completo do deltoide e trapézio da clavícula (luxação superior).
- *Tipo VI*: lesão da cápsula, dos ligamentos AC e CC, com deslocamento da clavícula inferiormente ao acrômio e processo coracoide (luxação inferior).

Cave[116] realizou um estudo sobre as luxações da região do ombro, avaliando 394 casos. Luxações glenoumerais ocorreram em 335 (85%) casos, seguidas das luxações acromioclaviculares com 47 (12%) dos casos e 12 (3%) casos de luxações esternoclaviculares. As lesões foram aproximadamente 5 vezes mais comuns nos homens, e as lesões tipos I e II, 2 vezes mais comuns que os demais tipos.

A amplitude de movimento é pesquisada com o objetivo de descartar luxações glenoumerais. A lesão do tipo I normalmente apresenta mínimo ou moderado edema e dor sobre a articulação acromioclavicular, sem deslocamento palpável. A lesão do tipo II, subluxação, apresenta dor moderada ou intensa sobre a articulação AC, com aumento de volume na articulação AC. Na avaliação radiográfica por meio da incidência anteroposterior para articulação acromioclavicular, é necessário conhecimento anatômico por parte do radiologista em razão da necessidade de maior penetração da área. A incidência de Zanca (15° de inclinação cefálica na incidência AP) proporciona uma visão mais anatômica da articulação acromioclavicular, principalmente quanto a pequenas fraturas e corpos livres.[117] A radiografia sob estresse (com peso) pode ser utilizada para diferenciar os graus II e III.[118]

O tratamento das lesões acromioclaviculares graus I, II, IV, V, está bem estabelecido, porém na lesão de grau III, o tratamento é controverso.

As lesões de tipos I e II são de tratamento conservador. O atleta deve permanecer em repouso por 1 a 2 semanas no tipo I, e de 4 a 6 semanas no tipo II. O uso de tipoia é recomendável para manter o membro afetado em repouso. A órtese de Kenny-Howard é indicada no tipo II por alguns autores durante 3 semanas, tomando-se cuidado com a compressão da pele.[119]

Os atletas envolvidos com esportes de contato muitas vezes apresentam alterações degenerativas (meniscal e da cartilagem articular) decorrentes de lesões dos tipos I e II.[120] Na presença de dor crônica, pode-se utilizar medicação analgésica ou infiltração. Na persistência do quadro clínico, pode ser necessária a excisão da clavícula distal (procedimento de Mumford), por via aberta ou artroscópica.

As lesões do tipo III sugerem tratamento conservador ou cirúrgico, variando conforme os autores. As indicações do tratamento conservador ficam restritas aos indivíduos sedentários, ombro não dominante e idosos. O tratamento cirúrgico, aos indivíduos jovens, ativos, praticantes de esportes com arremesso, indivíduos que trabalham com braço abduzido ou elevação maior que 90° da clavícula proeminente.

Bannister et al.,[120] por meio de estudo prospectivo e randomizado, avaliaram 60 pacientes e concluíram que os pacientes tratados conservadoramente retornaram precocemente ao esporte e ao trabalho, e recuperaram os movimentos mais rápido, entretanto os pacientes com deslocamento da clavícula maior que 2 cm evoluíram melhor com tratamento cirúrgico. Larson et al.,[121] por meio de estudo prospectivo e randomizado, avaliaram 84 pacientes, a maioria dos pacientes evoluiu melhor com tratamento conservador. A cirurgia é indicada quando a clavícula está proeminente em trabalhadores braçais.

O tratamento conservador inclui o repouso, uso de medicação analgésica e órteses por 4 semanas, com retorno ao esporte após 3 meses.[122] As técnicas cirúrgicas incluem reparações acromioclaviculares intra-articulares (fios de Kirschner, Steinmann), reparações coracoclaviculares extra-articulares (parafuso de Bosworth, suturas com fios inabsorvíveis entre a clavícula e o processo coracoide), excisão da clavícula distal (Mumford) e transferências musculares dinâmicas (transferência da cabeça curta do bíceps para clavícula).[123] A técnica utilizada no CETE é a de Weaver-Dunn modificada, que consiste na transferência do ligamento coracoacromial, associado à sutura com fios inabsorvíveis entre a clavícula e o processo coracoide, sem a excisão da clavícula distal nos casos agudos e com a excisão da mesma nos casos crônicos. Para a redução da luxação, colocam-se dois fios de Kirschner acromioclaviculares, mantidos por 6 semanas.

As lesões dos tipos IV, V e VI são de indicação cirúrgica com técnica semelhante ao tipo III. Na reabilitação pós-operatória, mantém-se o membro com tipoia por 3 semanas e analgesia com gelo local e TENS. Exercícios de flexão-extensão do cotovelo e punho são encorajados. A manutenção de integridade da articulação glenoumeral permite exercícios de rotações lateral e medial progressivamente. Após 3 semanas, iniciam-se exercícios de elevação do membro superior. Após 6 semanas, retiram-se os pinos intra-articulares. Com 2 meses, iniciam-se exercícios de fortalecimento do membro superior.

■ PATOLOGIAS INFLAMATÓRIAS

A presença de osteoartrite primária no ombro é relativamente rara, porém o envolvimento da articulação acromioclavicular é mais comum que o da articulação glenoumeral.[113] De Palma encontrou alterações degenerativas na 4ª década na maioria dos 151 cadáveres estudados.[124] Estudos por meio de ressonância magnética demonstraram a evidência de 48% de alterações artríticas em 300 pacientes idosos assintomáticos.[125]

A artrite pós-traumática é outra patologia inflamatória, mais comum que a osteoartrite primária. A incidência dos sintomas após lesão ou cirurgia é altamente variável e depende do grau da lesão e o tipo do procedimemto realizado. A história natural das lesões de graus I e II tem demonstrado o desenvolvimento de sintomas em 8 a 42% dos pacientes.[126]

A osteólise distal da clavícula é outra patologia inflamatória. Os primeiros relatos dessa patologia são creditados a vários autores, Dupas (1936), Werder (1950) e Ehricht (1959), mas Brunet[127] definiu o termo osteólise atraumática da clavícula.

A osteólise do terço lateral da clavícula é caracterizada por sintomas de reabsorção óssea por um período de semanas a meses, com etiologia incerta na população em geral. Os microtraumas repetitivos nos atletas de musculação e halterofilistas são a etiologia mais aceita, principalmente nos exercícios de supino e nos atletas do sexo masculino.[128,129] Cahil et al.[128] descrevem essa patologia em 46 homens sem lesão aguda evidente, sendo 45 atletas de musculação.

As patologias inflamatórias da articulação acromioclavicular podem apresentar-se isoladas ou em conjunção com outras patologias, mais comumente à síndrome do impacto.

Clinicamente, os atletas apresentam desconforto e dor sobre a região anterior e/ou superior do ombro. A dor irradia-se para a base do pescoço, trapézio e deltoide. No exame físico, a articulação afetada pode apresentar-se proeminente, e a palpação na maioria das vezes é dolorosa. A manobra da adução forçada com elevação de 90° do ombro também é dolorosa e, comparada ao lado contralateral, auxilia no diagnóstico diferencial.

A radiografia nos atletas com artrite degenerativa pós-traumática ou primária é caracterizada por esclerose, formação osteofitária, cistos subcondrais e diminuição do espaço articular. Os atletas jovens apresentam de 1 a 3 mm de largura que diminui com o aumento da idade.[129]

Nos atletas com osteólise distal da clavícula, a radiografia é caracterizada por rarefação ou relativa osteopenia, com perda de osso subcondral e alargamento do espaço articular. Estudo de Peterson e Redlund-Johnell[130] indicou que espaço articular de 6 mm nas mulheres e 7 mm nos homens pode ser patológico.

A cintilografia óssea auxilia no diagnóstico de alterações inflamatórias e/ou infecciosas da articulação acromioclavicular. No trabalho de Cahill[128] com 46 pacientes com osteólise distal da clavícula, a cintilografia óssea foi positiva em 100% dos casos. A ressonância magnética é sensível para identificar alterações acromioclaviculares, mas é importante a correlação com o quadro clínico do atleta (Fig. 9).

No diagnóstico diferencial, a infiltração articular com anestésicos e a melhora dos sintomas são indicadores da patologia AC, e o alívio com a injeção é considerado o indicador prognóstico mais acurado na ressecção distal da clavícula. A persistência dos sintomas pode indicar uma patologia do manguito rotador. As patologias intrínsecas (tendinite calcária, capsulite adesiva) e extrínsecas (cervicalgias) podem também apresentar sintomas na articulação AC.

O tratamento inicial das patologias inflamatórias dolorosas osteoartríticas e osteolíticas é conservador. E prescreve o uso de anti-inflamatórios, diminuição das atividades físicas (exercícios de musculação do membro superior), fisioterapia e infiltração articular. O tratamento conservador é normalmente efetivo. Alguns autores sugerem o tempo mínimo de 6 meses antes do procedimento cirúrgico.[131,132]

O tratamento cirúrgico é considerado quando o atleta apresenta persistência dos sintomas dolorosos da articulação AC. A indicação da ressecção do terço distal da clavícula é feita por via aberta (Mumford e Gurd)[133,134] ou artroscópica. As vantagens da via aberta é a relativa facilidade, rapidez e visualização direta da lesão, e as vantagens da via artroscópica são a preservação do deltoide e do trapézio, diminuição da dor pós-operatória e recuperação mais rápida.[135] A

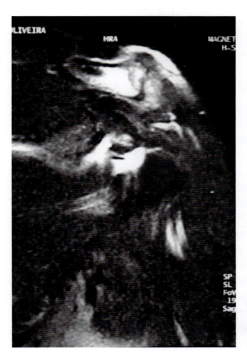

Figura 9. Ressonância magnética do ombro com osteólise lateral da clavícula.

maioria dos autores sugere a remoção de menos de 4 mm da clavícula.[136,137] A hipermobilidade e as lesões de grau III são algumas das contraindicações para ressecção do terço distal da clavícula.

No CETE realiza-se a ressecção artroscópica, utilizando-se a constante troca de portais e abrasão com lâmina do tipo "acromionize".

Martin et al.[138] examinaram 25 ombros de atletas após a ressecção do terço distal da clavícula artroscópica, dos quais 22 retornaram ao nível prévio de desempenho.

LESÃO DO NERVO SUPRAESCAPULAR

A neuropatia do nervo supraescapular é uma das diversas causas intrínsecas de incapacidade do ombro e está relacionada com as atividades esportivas que envolvem o ato de arremesso, como o tênis, voleibol e beisebol.[138]

O nervo supraescapular é um nervo motor dos músculos supraespinal e infraespinal e é sensitivo da cápsula articular do ombro. O mecanismo de lesão mais frequente nos esportes é decorrente da tração sobre o nervo supraescapular contra o sulco espinoglenóideo, por meio de movimentos repetitivos do ombro, principalmente durante o saque, arremesso ou na cortada do voleibol.[138] Existem outras formas de lesão desse nervo, como ferimentos corto-contusos e traumas diretos.

Os fatores predisponentes, principalmente nos atletas de voleibol de alto nível, descritos por Holzgraefe et al.,[139] são tempo maior que 20 horas semanais e movimentos repetitivos pelo saque ou pela cortada maiores que 1.000 vezes por semana. Mestdagh et al.[140] estudaram o nervo supraescapular em cadáveres e evidenciaram que, em 30% dos casos, o nervo formava um ângulo agudo, com uma posição anômala, podendo representar um fator predisponente para a neuropatia. Kaspi et al.[141] por meio de estudo de cadáveres evidenciaram a presença do ligamento espinoglenoide em 87% nos homens e 40% nas mulheres, sendo a hipertrofia desse ligamento fator de compressão do nervo supraescapular.

Na análise da biomecânica do arremesso (cortada do vôlei, *pitcher* no beisebol), durante a fase de armação tardia, o braço é colocado em máxima rotação lateral e abdução, ocorrendo uma angulação medial do nervo na incisura espinoglenoide. Na fase de finalização do movimento de adução e rotação medial, a escápula é deslocada para fora da linha mediana do corpo, acompanhada por uma contração excêntrica do músculo infraespinal, tensionando o nervo supraescapular também na incisura espinoglenoide.

Na identificação clínica dessa patologia, Ferretti[138] e Holzgraefe[139] demonstraram que a neuropatia do nervo supraescapular pode ser assintomática em 20 a 33% respectivamente. A chave do diagnóstico é a presença da hipotrofia ou atrofia tardia dos músculos supraespinal e/ou infraespinal, afetando exclusivamente o membro dominante dos atletas (Fig. 10). A queixa de dor vaga posterior no ombro é comum, associada em alguns casos à síndrome do impacto secundária, em razão da fraqueza dos músculos rotadores laterais.

O exame radiográfico mostrou-se ineficaz para essa doença, enquanto a ressonância magnética pode evidenciar a presença de cistos ou tumores (fator compressivo) ou um aumento de sinal na RM (fibrose e gordura) do músculo infraespinal, mostrando um processo de degeneração. O exame complementar definitivo é a eletroneuromiografia, mostrando a denervação do músculo infraespinal, ocasionando a lesão do ramo terminal do nervo supraescapular, lesão esta do tipo axonal. A avaliação isocinética é um método excelente de aferição da força muscular e um critério de retorno ao esporte.

O tratamento é conservador desde que não haja fator compressivo, por meio de repouso, medicação analgésica e anti-inflamatória, além de exercícios de fortalecimento com ênfase nos rotadores laterais.[138] O retorno à prática esportiva ocorre em média após 4 meses de tratamento. O tratamento cirúrgico é indicado nos casos refratári-

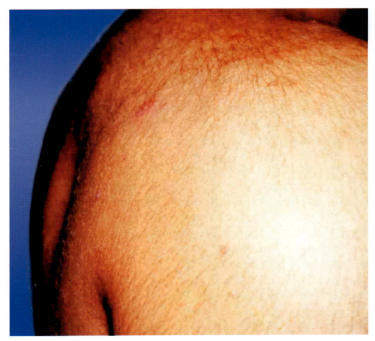

Figura 10. Atrofia do músculo infraespinal em atleta de vôlei (CETE-UNIFESP/EPM).

os ou nas compressões por causas externas, como cistos, tumores expansivos, fraturas com consolidação viciosa. Ocasionalmente, pode ocorrer compressão em um local mais proximal do nervo supraescapular, levando a quadros de alteração da musculatura do infraespinal e supraespinal.

No Centro de Traumatologia do Esporte (CETE) identificaram-se quatro atletas de voleibol com compressão do nervo supraescapular, com diagnóstico realizado por meio do exame clínico, ressonância magnética (2) e ENMG (2). O tratamento conservador foi realizado nos quatro casos, e o retorno ao esporte ocorreu após 4 meses em média.

LESÕES DO NERVO AXILAR

A lesão do nervo axilar, ocasionando a paralisia do músculo deltoide, pode ocorrer na prática esportiva em decorrência de traumas diretos, como colisões durante jogos de futebol americano, hóquei no gelo, ou qualquer outro esporte que envolva contato físico, ou mesmo, como consequência de uma luxação da articulação glenoumeral.

A lesão do nervo axilar também pode ocorrer menos frequentemente por meio da compressão pelo espaço quadrangular do ombro da artéria circunflexa posterior e o do nervo axilar, principalmente nos movimentos de abdução e rotação lateral.[142] Existem relatos de arremessadores e atletas de musculação acometidos. O diagnóstico pode ser realizado pelo exame físico e pela arteriografia da artéria subclávia.

O tratamento inicial deve ser conservador, visando à manutenção da amplitude articular e força muscular, aguardando-se em torno de 4 meses para avaliar, por meio de eletromiografia a recuperação funcional do nervo.

Nos casos em que persistam a hipotrofia e diminuição da força muscular, é indicada a exploração cirúrgica do nervo e abertura do espaço quadrangular.

OMBRO DA LIGA MENOR *(LITTLE LEAGUER'S SHOULDER)*

Existem diferentes nomes para caracterizar o ombro da liga menor: osteocondrose da epífise proximal do úmero, epifisiólise do úmero proximal e fratura por estresse (rotacional) da cartilagem epifiseal do úmero proximal.

O primeiro caso de ombro da liga menor foi descrito por Dotter,[143] em 1953, em um *pitcher* de 12 anos de idade, com dor progressiva no ombro do arremesso, com alterações radiográficas que evidenciavam a fratura da cartilagem epifisal do úmero proximal.

A causa do ombro da liga menor é desconhecida. O mecanismo da sobrecarga inflamatória da articulação do ombro é o principal, provocando um estresse rotacional na cartilagem epifisal proximal do úmero durante o ato do arremesso. Os músculos do manguito rotador inserem-se na região proximal da cartilagem epifisal umeral, e os músculos peitoral maior, deltoide e tríceps inserem-se distalmente à cartilagem epifisal. Durante a ação do arremesso, o ombro é forçado à posição de abdução e rotação lateral e, a seguir, à rotação medial e adução do ombro.

Nos jovens arremessadores, a cartilagem epifisal proximal do úmero é o local mais vulnerável à lesão.[144] Sabe-se que a cartilagem articular de crescimento nos jovens é mais suscetível aos micro e macrotraumas que nos adultos. As fraturas agudas do úmero proximal em atletas dos 5 aos 12 anos de idade usualmente não envolvem a cartilagem epifisal, entretanto a lesão ocorre nos atletas de 13 a 16 anos de idade. As fraturas ocorrem nessa faixa etária, graças ao rápido crescimento da cartilagem epifisal, relativamente enfraquecida.[145] O ombro da liga menor é uma fratura de estresse da cartilagem epifisal proximal do úmero, similar a uma fratura de Salter Harris tipo I, em que a epífise se separa completamente da metáfise.

Existem vários termos que descrevem a mesma entidade clínica em atletas jovens com dor relacionada com o arremesso, localizada no úmero proximal e com alterações radiográficas clássicas com alargamento da cartilagem epifisal proximal do úmero (proliferação das células germinativas), associadas à desmineralização, esclerose e fragmentação lateral da metáfise proximal do úmero. Para evidenciar essas alterações, são realizadas as radiografias em AP com rotações medial e lateral.

Carson e Gasser[146] estudaram 23 atletas de categorias menores, todos com dor no úmero proximal, 83% arremessadores, com idade média de 14 anos, 91% com dor gradual e 7,7 meses de duração dos sintomas.

O tratamento é conservador, com base no repouso de qualquer forma de arremesso por 3 meses em média (1 a 12 meses). O retorno ao esporte se pauta pela ausência dos sintomas e não pela presença de normalização da radiografia. O alargamento da cartilagem epifisal proximal do úmero é observado na radiografia, por meses, até a remodelação completa.[147]

RUPTURA DO PEITORAL MAIOR

A descrição da lesão do músculo peitoral maior não é recente na literatura. Patissier foi o primeiro a relatá-la, em 1822, porém sua incidência era pequena. Até o final do ano de 1970, existiam apenas 45 casos de lesão completa do músculo peitoral maior (MPM) descritos na literatura. Após revisão de McEntire (1972), acresceram-se mais 11 casos, somando-se 56 casos descritos.[148] Nos últimos 20 anos, houve um aumento da incidência das lesões musculares, principalmente em esportes relacionados com atividade física intensa, como nos praticantes de musculação (halterofilistas), além do suposto uso concomitante de esteroides anabolizantes.[1,2] A literatura relata a incidência apenas no sexo masculino, a maioria em torno das 3ª e 4ª décadas de vida.[149]

O aumento da incidência de lesões nas duas últimas décadas está relacionado em 46% dos casos pelo mecanismo indireto, ocorrendo em atletas levantadores de peso e, em 29% desses no exercício de supino. Schepsis[149] encontrou 47% de lesões durante o movimento de supino. O mecanismo direto é mais frequente em esportes de contato, como o *rugby* e futebol americano, provocando geralmente lesões nas fibras musculares, porém não é frequente em nosso meio. Anatomicamente, o músculo peitoral maior possui um formato triangular, com origem na clavícula medial, superfície anterior do esterno, cartilagem costal (6ª) e aponeurose do músculo oblíquo externo do abdome, convergindo lateralmente por meio de duas cabeças distintas (clavicular e esternocostal), para inserir-se lateralmente e por sobre o tendão do bíceps braquial, na cortical lateral da goteira bicipital do úmero proximal. Na inserção óssea, o tendão do músculo peitoral maior apresenta uma lâmina anterior constituída pela cabeça clavicular (superior) e uma lâmina posterior constituída pelas fibras profundas e inferiores da cabeça esternocostal, realizando sobre si mesma uma espiral (180°) até a inserção.[150] O músculo peitoral maior é um rotador medial e importante adutor do ombro e é inervado pelos nervos peitoral medial e lateral.[151,152]

O mecanismo de lesão indireto é o mais comum nos atletas, com o ombro posicionado em extensão e rotação lateral, resistindo a forças diretas no sentido anteroposterior, como ocorre no levantamento de peso no aparelho de supino.[149,153] Nesse exercício, o atleta, deitado sobre um banco, retira a barra de um apoio na própria estrutura do aparelho com ombro acerca de 90 graus de flexão e abdução de 90 graus, com os cotovelos em extensão. O atleta, então, inicia movimento de descida da barra sobre seu tórax com contração excêntrica dos músculos deltoide anterior, peitoral maior e tríceps braquial principalmente. Quando a barra se aproxima do tórax, o ombro já está em extensão, mantendo a abdução inicial e rotação neutra, sendo essa a fase de maior incidência de lesão.[150] Wolfe[153] demonstrou em um estudo em cadáveres na posição do exercício em supino, que, nesse momento, as fibras inferiores são estiradas em contração excêntrica, nos últimos graus de extensão, predispondo a lesão na junção miotendínea ou na inserção tendínea na cortical umeral. Após a barra tocar o tórax do atleta, esse a impulsiona para cima, voltando à extensão dos cotovelos e flexão dos ombros, recolocando a barra no aparelho. Geralmente os atletas que visam à hipertrofia muscular realizam levantamento com sobrecarga de peso e poucas repetições. O mecanismo direto está relacionado com esportes de contato, como o *rugby* e o futebol americano, afetando principalmente as fibras musculares.[154-156]

No ambulatório de ombro do CETE, sete atletas de alto nível apresentaram ruptura do músculo peitoral maior. A idade média deles foi de 27 anos (variando de 22 a 34 anos). O período de acompanhamento médio foi de 14 meses (variando de 10 a 28 meses). Todos eram do sexo masculino. O ombro acometido foi o direito em cinco atletas, sendo que, em seis, o ombro acometido era o dominante. O momento da lesão ocorreu no levantamento de peso em cinco atletas: três durante a prática do exercício do supino, dois em luta de artes marciais em golpe envolvendo contração súbita em flexoadução do úmero. Ressonância magnética foi realizada em seis atletas. O uso de esteroide anabolizante foi relatado por seis, sendo que todos com ruptura total praticavam levantamento de peso e foram submetidos à cirurgia (quatro).

Clinicamente, o atleta pode apresentar dor, equimose e edema na região anterior do ombro e tórax, com limitação funcional de adução e rotação medial. A ressonância magnética ou a ultrassonografia podem ser utilizadas com o objetivo de definir o local e a extensão da lesão, tanto na fase aguda, quanto na fase crônica e, principalmente, no diagnóstico diferencial entre lesão parcial e completa do músculo peitoral (Fig. 11).[150,156]

A avaliação isocinética revelou a perda de 25 a 50% da força de adução em pacientes no pré-operatório ou tratados conservadoramente,[149,153,157] salientando ainda mais a importância funcional do músculo peitoral maior, fato que deve ser observado para a indicação cirúrgica principalmente em atletas de alto nível.

As lesões parciais, na porção muscular (medial), requerem tratamento conservador[149,154] por meio de medidas analgésicas, repouso e imobilização com tipoia por 3 semanas e movimento ativo após 10 dias. Existem casos em que a lesão parcial ocorre apenas na cabeça

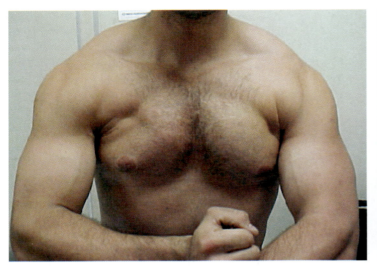 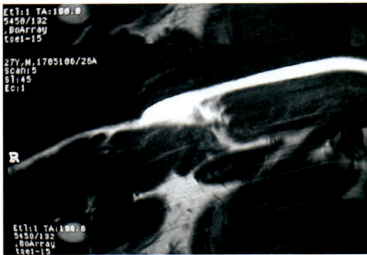

Figura 11. Atleta de halterofilismo com ruptura da massa muscular do peitoral maior (CETE-UNIFESP/EPM).

esternocostal, permanecendo a cabeça clavicular intacta, porém a literatura recomenda o tratamento cirúrgico. Dos sete atletas do CETE, três foram tratados de forma não operatória decorrente da ruptura do MPM ter sido parcial, ou total em seu ventre muscular. O tratamento conservador foi realizado em três atletas, sendo que um apresentava com lesão parcial e dois, lesão no ventre muscular. O atleta com lesão parcial retornou à prática esportiva após 2 meses. Aqueles com lesão no ventre muscular apresentaram uma evolução insatisfatória, com diminuição da força e aparência estética ruim para a prática do fisiculturismo, não retornando ao mesmo nível pré-lesão.

As lesões completas nos atletas e indivíduos ativos tiveram melhores resultados quando tratadas cirurgicamente.[149,156-159] Nos casos tratados cirurgicamernte, Park[158] encontrou 80% excelentes e 10% de bons resultados contra 17% de excelentes e 58% de bons resultados tratados conservadoramente. Zeman[151] relatou nove casos de lesão completa do músculo peitoral maior e apresentou excelentes resultados nos casos tratados cirurgicamente, os cinco casos tratados conservadoramente apresentavam fraqueza residual. Os dois casos apresentados envolviam lesões completas na inserção tendínea junto à cortical umeral. Schepsis et al.,[149] Kretzler e Richardson[150] e Wolfe et al.[153] não encontraram diferença estatística no tratamento cirúrgico dos casos agudos ou crônicos (acima de 5 anos).

A via de acesso clássica é a deltopeitoral, com uma pequena incisão em torno de 5 cm próxima à axila, dissecção através do espaço deltopeitoral até a visualização da lesão. Nas lesões completas, observa-se que a cabeça longa do bíceps se encontra descoberta. Utilizaram-se para reinserção do tendão as âncoras ou parafusos com fio inabsorvível (ethbond n° 5). Apenas Miller et al.[156] relatam esse tipo de sutura na literatura. A maioria dos autores utiliza suturas tipo Kessler ou Bunnel com fios inabsorvíveis, fixadas por orifícios pré-perfurados na cortical lateral do úmero.

Na reabilitação pós-operatória, manteve-se o paciente por 3 semanas com tipoia tipo Velpeau e iniciaram-se os exercícios passivos após esse período, e resistidos somente após 6 semanas, com retorno à atividade física após 4 meses.

Em quatro casos (rupturas totais), foram observados cotos retraídos medialmente com características de desinserção. Nos quatro casos, foram realizadas calhas ósseas (escarificação do osso). Utilizaram-se âncoras para fixação dos tendões rompidos em dois atletas, e parafuso com arruela denteada em dois, por meio de fios inabsorvíveis para fixação tipo "poste". A reinserção dos tendões foi realizada com o braço em rotação neutra e aduzido. No pós-operatório, os pacientes foram mantidos com anti-inflamatórios e imobilização do ombro por um período de 3 semanas, bem como os pacientes tratados de forma não cirúrgica, permitindo movimentação do cotovelo. Cinesioterapia passiva foi iniciada com 3 semanas, movimentos ativos com 4 semanas e movimentos de abdução e rotação externa na 6ª semana. O retorno ao esporte nos quatro pacientes operados foi permitido após 5 meses.

■ RUPTURA DO MÚSCULO SUBESCAPULAR

As rupturas do tendão do músculo subescapular geralmente são causadas pela combinação da abdução e rotação lateral. No exame físico, ocorre a diminuição da força de rotação interna, sinal da apreensão positivo e manobra de Gerber positiva.[160] A fratura da tuberosidade menor pode ser observada nas radiografias, e a lesão tendinosa, na ultrassonografia e ressonância magnética. O tratamento cirúrgico é indicado para prevenir a instabilidade anterior e melhorar a força de rotação medial. Na cirurgia deve ser avaliada e corrigida a não integridade do tendão do músculo bíceps do braço, que pode estar luxado ou lesionado em muitos casos.

■ RUPTURA DO CABO LONGO DO MÚSCULO BÍCEPS DO BRAÇO

As porções superior, anterior e posterior do lábio glenoidal são responsáveis pela inserção da porção intra-articular da cabeça longa do músculo bíceps do braço. Em alguns casos, principalmente em atividades físicas vigorosas ou repetitivas, como na ginástica olímpica, halterofilismo, judô e balé (homens), podem ocorrer tanto lesões tendinosas degenerativas, como traumáticas.

A ruptura da porção longa do músculo bíceps do braço pode ocorrer durante movimentos que necessitem de uma contração brusca e excessiva (mecanismo indireto) associadas ou não a alterações tendinosas degenerativas ou alterações ósseas do sulco bicipital do úmero.

O paciente pode apresentar uma deformidade característica do braço, sinal de Popeye, decorrente da migração distal do tendão em direção ao sulco bicipital do úmero. A perda da força muscular para supinação e flexão do cotovelo pode ocorrer, mas não ser tão significativa, embora nos casos não tratados, o paciente tenda a sentir dores e fraqueza nos braços.

O diagnóstico é eminentemente clínico, reservando-se a ultrassonografia e ressonância magnética para os casos em que o cirurgião necessite avaliar as condições do manguito dos rotadores.

O tratamento cirúrgico é realizado pela tenodese da porção longa do bíceps do braço na região da goteira bicipital com o uso de âncoras ou pela técnica da chave e fechadura (Fig. 12). Heckman e Levine[161] encontraram fraqueza e fadiga nos indivíduos com ruptura

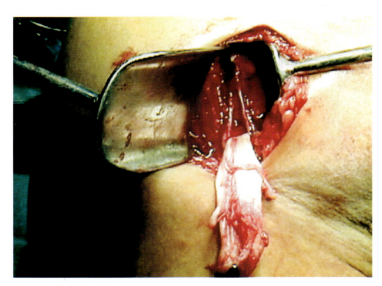

Figura 12. Lesão da cabeça longa do bíceps.

tratados conservadoramente. Dos 20 pacientes operados, em dez pacientes foi realizada sutura da lesão e, em dez, apenas drenagem do hematoma e imobilização por 6 semanas. No seguimento da força muscular, os resultados foram idênticos nos dois grupos com 77% do normal.

■ REFERÊNCIAS BIBLIOGRÁFICAS

1. Hill JA. Epidemiologic perspective on shoulder injuries. *Clin Sport Med* 1983;2(2):24-26.
2. Cavallo RJ, Speer KP. Shoulder intability and impingement in throwing athletes. *Med Sci Sports Exerc* 1998;30(4):s18-s25.
3. Cohen M, Abdalla RJ, Ejnisman B et al. Incidência de dor no ombro em nadadores brasileiros de elite. *Rev Bras Ortop* 1998;33(12):930-32.
4. Cohen M, Abdalla RJ, Laurino CFS et al. Lesões músculo-esqueléticas no atletismo. *Ap Loc* 1999;1(2):7-12.
5. Cohen M, Abdalla RJ, Ejnisman B et al. Lesões ortopédicas no futebol. *Rev Bras Ortop* 1997;32(12):940-44.
6. Cohen M, Abdalla RJ, Ejnisman B et al. Lesões musculoesqueléticas no basquete masculino. *Ap Loc* 1999;1(3):18-21.
7. Silva RT. *Lesões musculoesqueléticas no tênis* [Tese de Mestrado]. São Paulo: Universidade Federal de São Paulo, 2000.
8. Scovazzo LM, Browne A, Pink M et al. The painful shoulder during freestyle swimming. *Am J Sports Med* 1991;19(6):577-82.
9. Priest JD, Nagel DA. Tennis shoulder. *Am J Sports Med* 1976;4:28-42.
10. Hulstyn MJ, Fadale PD. Shoulder injuries in the Athlete. *Clin Sports Med* 1997;16(4):663-79.
11. Langevoort G. Glenohumeral instability. In: Langervoot G. (Ed.). *Sports medicine and handball*. Basel: Beckmann, 1996. p. 39-44, vol. 7.
12. Richardson AB, Jobe FW, Collins HR et al. The shoulder in competitive swimming. *Am J Sports Med* 1980;8:159-63.
13. Santos PD, Miyazaki AN, Pinheiro Jr JA et al. Tratamento da síndrome do impacto em tenistas. *Rev Bras Ortop* 1998;33(12):939-44.
14. Veado MA, Fonseca RM. Ombro do nadador veterano. *Rev Bras Ortop* 1992;27(9):686-90.
15. Copeland S. Throwing injuries of the shoulder. *Br J Sp Med* 1993;27(4):221-27.
16. Godinho GG. Ombro do atleta. In: Pardini, G de Souza. *Clínica ortopédica. Atualização em Cirurgia do Ombro* 2000 Mar.;1(1):207-15.
17. Jobe F, Glousman R. Rotator cuff dysfunction and association glenoumeral instability in the throwing athlete. In: Paulos LE, Tibone JE. (Eds.). *Operative techniques in shoulder surgery*. 1991. p. 85-91.
18. Codman EA. Complete rupture of the supraespinatus tendon. Operative treatment with report of two successful cases. *Boston Med Surg J* 1911;164:708-10.
19. Neer CS. Anterior acromioplasty for the chronic impingement syndrome in the shoulder: preliminary report. *J Bone Joint Surg* 1972;54A:41-50.
20. Arroyo JS, Herson SJ, Bigliani LU. Special considerations in the athletic throwing shoulder. *Orthop Clin North Am* 1997;28:69-78.
21. Glousman RE. Instability versus impingement syndrome in the throwing athlete. *Shoulder Arthrosc Relat Surg* 1993;24:89-99.
22. Ticker JB, Fealy S, Fu FH. Instability and impingement in the athlete´s shoulder. *Sports Med* 1995;19:418-26.
23. Bigliani LU, Morrison DS, April EW. The morphology of the acromion and its relationship to rotator cuff tears. *Orthop Trans* 1996;10:216.
24. Rathbun JB, Macnab I. The microvascular pattern of the rotator cuff. *J Bone Joint Surg* (Br) 1970;52:540-53.
25. Andrews JR, Angelo R. Shoulder arthroscopy for the throwing athlete. *Tec Orthop* 1988;3:75-81.
26. Burns W, Whiplle TL. Anatomic relationship in the shoulder impingement in athletes. *Am J Sports Med* 1992;20:3-16.
27. Kvitne RS, Jobe FW. The diagnosis and treatment of anterior instability in the throwing athlete. *Clin Orthop* 1993;291:107-23.
28. Glousman RE. Instability versus impingement syndrome in the throwing athlete. *Orthop Clin North Am* 1993;24:89-99.
29. Walch G, Liotard JP, Boileau P et al. Postero-superior impingement in the throwing athlete. *J Shoulder Elbow Surg* 1992;1:238-45.
30. Garstman GM. Arthroscopic acromioplasty for lesions of the rotator cuff. *J Bone Joint Surg Am* 1990;72A:169-80.
31. Andrews JR, Broussard TS, Carson WG. Arthroscopy of the shoulder in the management of partial tears of the rotator cuff: a preliminary report. *Artrhoscopy* 1985;1:117-22.
32. Snyder SJ et al. Partial thickness rotator cuff tears: Results of arthroscopic treatment. *Arthroscopy* 1991;1:1-7.
33. Ellman H, Garstman GM. *Arthroscopic shoulder surgery and related procedures*. Philadelphia: Lea & Febiger, 1993.
34. Gartsman GM, Milne JC. Articular surface partial-thickness rotator cuff tears. *J Shoulder Elbow Surg* 1995;4:409-15.
35. Blevins FT, Hayes WM, Warren RF. Rotator cuff injury in contact athletes. *Am J Sports Med* 1996;24(3):263-67.
36. Bigliani LU, Cood TP, Connor PM et al. Shoulder motion and laxity in the professional baseball player. *Am J Sports Med* 1997;25(5):609-13.
37. Harryman DTII, Sidles JA, Clark JM et al. Translation of the humeral head on the glenoid with passive glenohumeral motion. *J Bone Joint Surg* 1990;72:1334-43.
38. Hawkins RJ, Kennedy JC. Impingement syndrome in athletes. *Am J Sports Med* 1980;8:151-57.
39. Speer KP, Hannafin JA, Altchek D. An evaluation of the shoulder relocation test. *Am J Sports Med* 1994;22:177-83.
40. Fadale PD, Wiggins ME. Corticosteroid injections: their use and abuse. *J Am Acad Orthop Surgeons* 1994;2:133-40.
41. Richards RR, An KN, Bigliani LU et al. A standardized method for assessment of shoulder function. *J Shoulder Elbow Surg* 1994;3:347-52.
42. Pagnani MJ, Warren RF. Arthroscopic shoulder stabilization. *Oper Tech Sports Med* 1993;1:276-84.
43. Ellman H. Arthroscopic subacromial decompression: analysis of one to three year results. *Arthroscopy* 1987;3:173-81.
44. Andrews JR, Broussard TS, Carson WG. Arthroscopy of the shoulder in the management of partial tears of the rotator cuff: a preliminary report. *Arthroscopy* 1985;1:117-22.
45. Snyder SJ, Pachelli AF, Del Pizzo W et al. Partial thickness rotator cuff tears: results of arthroscopy treatment. *Arthroscopy* 1991;7:1-7.
46. Esch JC, Ozerskis LR, Helgager JA et al. Arthroscopic subacromial decompression: Results according to the degree of rotator cuff tear. *Arthroscopy* 1988;4:241-49.
47. Norberg FB, Field LD, Savoie FH. Repair of the rotator cuff: Mini-open and arthroscopic repairs. *Clin Sports Med* 2000;19(1):77-99.
48. Montgomery TJ, Yerger B, Savoie FH. Management of rotator cuff tears: A comparison of arthroscopic debridement and surgical repair. *J Shoulder Elbow Surg* 1994;3:70-78.
49. Baker CL, Liu SH. Comparison of open and arthroscopically assisted rotator cuff repairs. *Am J Sports Med* 1995;23:99-104.
50. Ferrick MR. Coracoid Impingement: a case report and review of the literature. *Am J Sports Med* 2000;28(1):117-19.
51. Gerber C, Terrier F, Zehnder R. The subcoracoid space. An anatomic study. *Clin Orthop* 1987;215:132-38.

52. Dines DM, Warren RF, Inglis AE. The coracoid impingement syndrome. *J Bone Joint Surg Br* 1990;72:314-16.
53. Friedman RJ, Bonutti PM, Genez B. Cine magnetic resonance imaging of the subcoracoid region. *Orthopedics* 1998;21:545-48.
54. Gerber C, Terrier F, Ganz R. The role of the coracoid process in the chronic impingement syndrome. *J Bone Joint Surg* 1985;67B:703-8.
55. Adams FL. *The genuine work of hippocrates*. New York: William Wood; 1886, vols. 1, 2.
56. Perthes G. Uber operationen bei habitueller schulterluxation. *Deutsch Zischr Chir* 1906;85:199-227.
57. Thomas TT. Habitual or recurrent anterior dislocation of the shoulder. I. Etiology and pathology. *Am J Med Sci* 1909;137:229-46.
58. Bankart ASB. The pathology and treatment of recurrent dislocation of the shoulder joint. *Br J Surg* 1938;26:23-29.
59. Turkel SJ, Panio MW, Marshall JL et al. Stabilizing mechanism preventing anterior dislocation of the glenohumeral joint. *J Bone Joint Surg* 1981;63A:1208-17.
60. Flatow EL, Levine WN. The pathophysiology of shoulder instability. *Am J Sports Med* 2000;28(6):910-17.
61. Kvitne RS, Jobe FW, Jobe CM. Shoulder instability in the overhand or throwing athlete. *Clin Sports Med* 1995;14(4):917-35.
62. Pagnani MJ, Galinat BJ, Warren RF. Glenohumeral instability. In: DeLee JC, Drez Jr D *Orthopaedic sports medicine: principles and practice*. Philadelphia: WB Saunders, 1994. p. 581-622, cap. 1.
63. Thomas SC, Matsen FA III. An approach to the repair of avulsion of the glenohumeral ligaments in the management of traumatic anterior glenohumeral instability. *J Bone Joint Surg Am* 1989;71:506-13.
64. Blazina ME, Satzman JS. Recurrent anterior subluxation of the shoulder in athletes – A distinct entity. *J Bone Joint Surg* 1969;63A:863-72.
65. Hovelius L. Incidence of the shoulder dislocation in Sweden. *Clin Orthop* 1982;166:127-31.
66. Hovelius L. Shoulder dislocation in Swedish ice hockey players. *Am J Sports Med* 1996;6:1677-84.
67. Rowe CR, ZarinsB, Ciullo JV. Recurrent anterior dislocation of the shoulder after surgical repair. *J Bone Joint Surg* 1984;66A:159-68.
68. Burkhead WZ, Rockwood CA. Treatment of instability of the shoulder with an exercise program. *J Bone Joint Surg* 1992;74A:890-96.
69. Baker CL, Uribe JW, Whitman C. Arthroscopic evaluation of acute initial anterior shoulder dislocation. *Am J Sports Med* 1990;18:25-28.
70. Rowe CR. Acute and recurrent anterior dislocation of the shoulder. *Orthop Clin North Am* 1980;11:253-70.
71. Simonet WT, Cofiled RH. Prognosis in anterior shoulder dislocation. *Am J Sports Med* 1984;12:19-24.
72. Nevasier RJ, Nevasier TJ, Nevasier JS. Anterior dislocation of the shoulder and rotator cuff rupture. *Clin Orthop* 1993;291:103-6.
73. Matsen FA, Thomas SC, Rockwood CA. Anterior glenohumeral instability. In: Rockwood CA, Matsen FA. (Eds.) *The shoulder*. Philadelphia: WB Saunders, 1990. p. 526-622.
74. Ejnisman B. *Instabilidade do ombro: correlação entre o exame sob anestesia e os achados cirúrgicos* [Tese de Mestrado]. São Paulo: UFSP-EPM, 1998.
75. Silliman JF, Hawkins RJ. Classification and physical diagnosis of instability of the shoulder. *Clin Orthop* 1993;291:7-19.
76. Jahnkle AH, Peterson SA, Neuman C et al. A prospective comparison of the computerized arthrotomography and MRI of the glenohumeral joint. *Am J Sports Med* 1992;20:695-700.
77. Detrisac DA, Johnson LJ. Arthroscopic shoulder capsulorrhaphy using metal staples. *Orthop Clin North Am* 1993;24:71-88.
78. Hovelius L, Eriksson K, Fredin H et al. Recurrences after initial dislocation of the shoulder. Results of a prospective study of treatment. *J Bone Joint Surg* 1983;65A:343-49.
79. Bigliani LU, Kurzweil PR, Schwartzbach CC et al. Inferior capsular shift procedure for anterior-inferior shoulder instability in athletes. *Am J Sports Med* 1994;22(5):578-84.
80. Field L, Savoie F, Grifftih P. A comparison of open and arthroscopic Bankart repair [abstract]. *J Shoulder Elbow Surg* 1999;8:195.
81. Cole B, Warner J, l'Insalata J et al. Prospectively determined arthroscopic versus open shoulder stabilization: 2 to 6 year follow up. *J Shoulder Elbow Surg* 1998;7:313.
82. Steinbeck J, Jerosch J. Arthroscopic transglenoid stabilization versus open anchor suturing in traumatic anterior instability of the shoulder. *Am J Sports Med* 1998;26:373-78.
83. Guanche C, Quick D, Sodergen K et al. Arthroscopic versus open reconstruction of the shoulder with isolated Bankart lesions. *Am J Sports Med* 1996;24:144-48.
84. Geiger D, Hurley J, Tovey J et al. Results of artrhoscopic versus open Bankart suture repair. *Orthop Trans* 1993;17:973.
85. Burkhead WZ, Rockwood Jr CA. Treatment of instability of the shoulder with an exercise program. *J Bone Joint Surg Am* 1992;74:890-96.
86. Schenk TJ, Brems JJ. Multidirecional instability of the shoulder: Pathophysiology, diagnosis, and management. *J Am Acad Orthop Surg* 1998;6(1):65-72.
87. Cooper RA, Brems JJ. The inferior capsular-shift procedure for multidirectional instability of the shoulder. *J Bone Joint Surg Am* 1992;74:1516-21.
88. Savoie FH III, Field LD. Thermal versus suture treatment of symptomatic capsular laxity. *Clin in Sports Med* 2000 Jan.;19(1):63-75.
89. Wolf EM, Eakins CL. Arthroscopic capsular plication for posterior shoulder instability. *Arthroscopy* 1998;14:153-63.
90. Fronek J, Warren RF, Bowen M. Posterior subluxation of the glenohumeral joint. *J Bone Joint Surg Am* 1989;66:169-74.
91. Rowe CR, Zarins B. Chronic unreduced dislocation of the shoulder. *J Bone Joint Surg* 1982;64A:494-505.
92. McFarland EG, Campbell G, McDowell J. Posterior shoulder laxity in asymptomatic athletes. *Am J Sports Med* 1996;24:468-71.
93. Gusmer PB, Potter HG, Schatz JA. Labral injuries accuracy of detection with unenhanced MR imaging of the shoulder. *Radiology* 1996;200:519-24.
94. Pollock RG, Bigliani LU. Recurrent posterior shoulder instability: Diagnosis and treatment. *Clin Orthop Rel Res* 1993;291:85-96.
95. Hurley JA, Anderson TE, Dear W et al. Posterior shoulder instability: Surgical and conservative results with evaluation of glenoid version. *Am J Sports Med* 1992;20:396-400.
96. Allen AA, Warner JP. Shoulder instability in the athlete. *Orthop Clin N Am* 1995;26(3):487-503.
97. Pollock RG, Bigliani LU. Recurrent posterior shoulder instability: diagnosis and treatment. *Clin Orthop* 1993;291:85.
98. Tibone JE, Bradley JP. The treatment of posterior subluxation in athletes. *Clin Orthop* 1993;291:124.
99. Neer CS. *II: Surgical repair for recurrent posterior instability*. Philadelphia: WB Saunders, 1990. p. 328, 421-27.
100. Andrews JR, Carson Jr W, McLeod W. Glenoid labrum tears related to the long head of the biceps. *Am J Sports Med* 1985;13:337-41.
101. Snyder SJ, Karzel RP, Delpizzo W et al. SLAP lesions of the shoulder. *Arthroscopy* 1990;6:274-79.
102. Morgan CD, Burkart SS, Palmeri M et al. Type II SLAP lesions: Three subtypes and their relationships to superior instability and rotator cuff tears. *Arthroscopy* 1998;14:553-65.
103. Huber WP, Putz RV. The peri-articular fiber system (PAFS) of the shoulder joint. *Arthroscopy* 1997;13:680-91.
104. Lippitt S, Matsen F. Mechanism of glenohumeral joint stability. *Clin Orthop* 1993;291:20-28.
105. Burkart SS, Morgan C. SLAP lesions in the overhead athlete. *Oper Tech Sports Med* 2000;8(3):213-20.
106. Rowe CR. Symposium on surgical lesions of the shoulder: Acute and recurrent dislocation of the shoulder. *J Bone Joint Surg* 1962;44A:977-1012.
107. Thorndike Jr A, Quigley TB. Injuries to the acromioclavicular joint: a plea for conservative treatment. *Am J Surg* 1942;55:250-61.
108. Rockwood Jr CA, Young DC. Disorders of acromioclavicular joint. In: Rockwood Jr CA, Matsen FA III. (Eds.). *The shoulder*. Philadelphia: WB Saunders, 1990. p. 413-76, vol. 1.
109. Salter EG, Nasca RJ, Shelley BS. Anatomical observations on the acromioclavicular joint and supporting ligaments. *Am J Sports Med* 1987;15:199-206.
110. Inman VT, Saunders JB, Abbott LC. Observations of the function of the shoulder joint. *J Bone Joint Surg* 1944;26:1-30.
111. Fukuda K, Craig EV, An KN. Biomechanical study of the ligamentous system of the acromioclavicular joint. *J Bone Joint Surg* 1986;68A:434-40.
112. Rockwood CA, Green DP. (Eds.). *Fractures in adults*. 3rd ed. Philadelphia: JB Lippincott, 1990.
113. Allman Jr FL. Fractures and ligamentous injuries of the clavicle and its articulation. *J Bone Joint Surg* 1967;49A:774-84.

114. Tossy JD, Mead NC, Sigmond HM. Acromioclavicular separations: Useful and practical classification for treatment. *Clin Orthop* 1963;28:11-119.
115. Rockwood Jr CA. Injuries to the acromioclavicular joint. In: Rockwood Jr CA, Green DP. *Fractures in adults*. Philadelphia: JB Lippincott, 1984. p. 860-910, vol. 1.
116. Cave EF. *Fractures and other injuries*. Chicago: Year Book Medical, 1958.
117. Zanca P. Shoulder pain: involvement of the acromioclavicular joint: analysis of 1000 cases. *Am J Roentgenol* 1971;112(3):493-506.
118. Bossart PJ, Joyce SM, Manaster BJ et al. Lack of efficacy of weighted radiographs in diagnosing acute acromioclavicular separation. *Ann Emerg Med* 1988;17(1):47-51.
119. Bateman JE. *The shoulder and neck*. Philadelphia: WB Saunders, 1972.
120. Bannister GC, Wallace WA, Stableforth PG et al. The management of acute acromioclavicular dislocation: A randomised prospective controlled trial. *J Bone Joint Surg* 1989;71B:848-50.
121. Larsen E, Bjerg-Nielsen A, Christensen P. Conservative or surgical treatment of acromioclavicular dislocation: A prospective, controlled, randomized study. *J Bone Joint Surg* 1986;68A:552-55.
122. Lemos MJ. The evaluation and treatment of the injured acromioclavicular joint in athletes. *Am J Sports Med* 1998;26(1):137-44.
123. Peyron JG. Osteoarthrites: the epidemiologic viewpoint. *Clin Orthop* 1986;213:13-19.
124. De Plma AF, Callery G, Bennett GA. Variation anatomy and degenerative lesions of the shoulder joint. *Instr Course Lect* 1949; 6:255-81.
125. Needell SD, Zlatkin MB, Sher JS et al. MR imaging of the rotator cuff: Peritendinous and bone abnormalities in an asymptomatic population. *Am J Roentgenol* 1996;166:863-67.
126. Taft TN, Wilson FC, Oglesby JW. Dislocation of the acromioclavicular joint: An end-result study. *J Bone Joint Surg Am* 1987;69:1045-51.
127. Brunet ME, Reynolds MC, Cook SD et al. Atraumatic osteolysis of the distal clavicle: Histologic evidence of the synovial pathogenesis: a case report. *Orthopedics* 1986;9:557-59.
128. Cahill BR. Osteolysis of the distal part of the clavicle in male athletes. *J Bone Joint Surg Am* 1982;64:1053-58.
129. Slawski DP, Cahill BR. Atraumatic osteolysis of the distal clavicle: Results of open surgical excision. *Am J Sports Med* 1994;22:267-71.
130. Peterson CJ, Redlund-Johnell I. Radiographia joint espace in normal acromioclavicular joints. *Acta Orthop Scand* 1983;53:431-33.
131. Garstman GM. Arthroscopic resection of the acromioclavicular joint. *Am J Sports Med* 1993;21:71-77.
132. Novak PJ, Bach Jr BR, Romeo AA et al. Surgical resection of the distal clavicle. *J Shoulder Elbow Surg* 1995;4:35-40.
133. Mumford EB. Acromioclavicular dislocation: a new operative treatment. *J Bone Joint Surg* 1941;23:799-802.
134. Gurd FB. The treatment of complete dislocation of the outer end of the clavicle: an hitherto undescribed operation. *Ann Surg* 1941;113:1094-98.
135. Auge WKII, Fischer RA. Arthroscpic distal clavicle resection for isolated atraumatic osteolysis in weight lifters. *Am J Sports Med* 1998;2:189-92.
136. Matheus LS, Parks BG, Pavlovich LJ et al. Arthroscopic versus open distal clavicle resection: A biomechanical analysis on a cadaver model. *Arthroscopic* 1999;15:237-40.
137. Martin SD, Baumgarten TE, Andrews JR. Arthroscopic resection of the distal clavicle with simultaneous subacromial decompression. *Orthop Trans* 1996;20:19-20.
138. Ferretti A, Cerrullo G, Russo G. Supraescapular neuropathy in volleyball players. *J Bone Joint Surg* 1987;69A:260-63.
139. Holzgraefe M, Kukowski B, Eggert S. Prevalence of latent and manifest suprascapular neuropathy in high-performance volleyball players. *Br J Sp Med* 1994;28(3):177-79.
140. Mestdagh H, Drizenko A, Gherten PH. Anatomical bases of suprascapular nerve syndrome. *Anat Clin* 1981;3:67-71.
141. Kaspi A, Yanai J, Pick CG et al. Entrapment of distal supraescapular nerve. An anatomical study. *Int Orthop* 1988;12:273-75.
142. Cahill BR, Palmer RE. Quadrilateral space syndrome. *J Hand Surg* 1983;8:65-69.
143. Dotter WE. Little leaguer's shoulder. *Guthrie Clin Bull* 1953;23:68.
144. Gainor BJ, Piotrowski G, Puhl J et al. The throw: Biomechanics and acute injury. *Am J Sports Med* 1980;8:114-18.
145. Dameron Jr TB, Reibel DB. Fractures involving the proximal humeral epiphyseal plate. *J Bone Join Surg* 1969;51A:289-97.
146. Carson WG, Gasser SI. Little leaguer's shoulder: a report of 23 cases. *Am J Sports Med* 1998;26(4):575-80.
147. Barnett LS. Little League shoulder syndrome; proximal humeral epiphyseolysis in adolescent baseball pitchers – A case report. *J Bone Joint Surg* 1985;67A:495-96.
148. McEntire JE, Hess WE, Coleman S. Rupture of the pectoralis major muscle. *J Bone Joint Surg* 1972;54(A):1040-46.
149. Schepsis AA, Grafe MW, Jones HP et al. Rupture of the Pectoralis Major Muscle: Outcome after repair of acute and chronic injuries. *Am J Sports Med* 2000;28(1):9-15.
150. Kretzler HH, Richardson AB. Rupture of the pectoralis major muscle. *Am J Sports Med* 1989;17:453.
151. Zeman SC, Rosenfeld RT, Liscomb PR. Tears of the pectoralis major muscle. *Am J Sports Med* 1979;7:343.
152. Marmor L, Becthol CO, Hall CB. Pectoralis major muscle function of esternal portion and mechanism of rupture of normal muscle: case reports. *J Bone Joint Surg Am* 1961;43:81-87.
153. Wolfe SW, Wickiewicz TL, Cavanaugh JT. Ruptures of the pectoralis major muscle: An anatomic and clinical analysis. *Am J Sports Med* 1992;20:587.
154. Jones MW, Matthews JP. Rupture of pectoralis major in weight lifters: A case report and review of the literature. *Injury* 1988;19:219.
155. Elliott BC. A biomechanical analysis of the sticking region in the bench press. *Med Sci Sports Exerc* 1989;21(4):450-62.
156. Miller MD, Johnson DL, Fu FH et al. Rupture of the pectoralis major muscle in a collegiate football player: Use of magnetic resonance imaging in early diagnosis. *Am J Sports Med* 1993;21(3):475-77.
157. Liu J, Wu J, Chang S et al. Avulsion of the pectoralis major tendon. *Am J Sports Med* 1992;20:366-68.
158. Park JY, Espiniella JL. Rupture of pectoralis major muscle: a case report and review of literature. *J Bone Joint Surg Am* 1970;52:577.
159. Berson BL. Surgical repair of pectoralis major rupture in an athlete. *Am J Sports Med* 1979;7:348-51.
160. Gerber C, Krushell R. Isolated rupture of the tendon of the subscapularis muscle. *J Bone Joint Surg* 1991;73B:389.
161. Heckman JD, Levine MI. Traumatic closed transection of the biceps brachii in military parachutist. *J Bone Joint Surg* 1978;60A:369-72.

SEÇÃO III

INSTABILIDADE DO OMBRO

Benno Ejnisman ▪ Bernardo Barcellos Terra ▪ Guilherme Arce

■ INTRODUÇÃO

A estabilidade do ombro é fundamental para o bom funcionamento do membro superior e é dependente da inter-relação entre os estabilizadores estáticos e dinâmicos. O ombro em virtude de sua peculiaridade anatômica e biomecânica é uma das articulações mais instáveis e que mais frequentemente se desloca do corpo humano, representando aproximadamente 50% das luxações. Apesar de a incidência da instabilidade glenoumeral na população em geral ser de 1,7%, a incidência em atletas ou em pessoas que exercem atividades de alta demanda física chega a ser 2 vezes maior.[33,47]

A história demonstra que o interesse pela instabilidade do ombro vem desde Hipocrátes, que descreveu alguns detalhes sobre a luxação anterior, incluindo anatomia e tratamento cirúrgico.[1] Desde o início do século XX, vários cirurgiões descreveram mecanismos de instabilidade do ombro. A proliferação de procedimentos não anatômicos (como encurtamento do músculo subescapular e enxerto ósseo) marcou o tratamento da instabilidade do ombro desde o início do século, porém, foi a partir de 1981, com o estudo biomecânico de Turkel et al., que ocorreu a demonstração dos mecanismos estabilizadores do ombro e início da ênfase aos procedimentos de partes moles.[43,44]

Um entendimento da anatomia funcional normal do ombro é necessário para entender os fatores que influenciam a estabilidade da articulação. Apenas a anatomia óssea não proporciona estabilidade, pois a glenoide é uma estrutura rasa, o que predispõe à instabilidade, no entanto existem estruturas anatômicas, como o lábio glenoidal, que aumenta em 50% sua profundidade e também proporciona um aumento da superfície de contato em torno de 75% com a cabeça umeral. O balanço entre os estabilizadores estáticos (lábio glenoidal, cápsula, intervalo dos rotadores e ligamentos glenoumerais superior, médio e inferior) e os estabilizadores dinâmicos (músculos do manguito rotador e escapuloumerais) confere estabilidade à articulação do ombro. As estruturas capsuloligamentares atuam em conjunto, com as três bandas do ligamento glenoumeral inferior (anterior, média e posterior), atuando como uma estrutura em rede, além do conceito de círculo das cápsulas anterior e posterior (Figs. 1 e 2).

■ DESCRIÇÃO

A instabilidade glenoumeral é definida como a incapacidade da articulação de se manter estável sob as cargas fisiológicas e funcionais aplicadas a ela. Pode ser um episódio agudo, como a luxação, ou até mesmo a subluxação, onde não ocorre perda total da congruência articular. Importante salientar que a hiperfrouxidão ligamentar não é sinônimo de instabilidade, e sim uma característica inerente ao indivíduo (Fig. 3). Belangero et al. demonstraram uma expressão diminuída do colágeno tipo COL5A1 na porção anteroinferior da cápsula articular de pacientes com instabilidade (Fig. 3).[6]

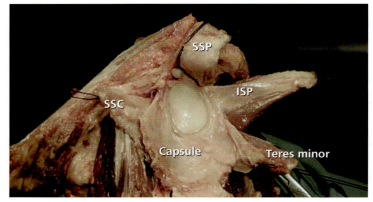

Figura 1. SSC = Subescapular; SSP = supraespinal; ISP = infraespinal; Teres minor = redondo menor; Capsule = cápsula. Fonte: George Latjai, www.vumedi.com.

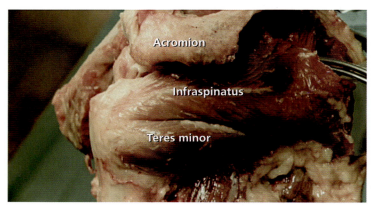

Figura 2. Acromion = Acrômio; Infraspinatus = infraespinal; Teres minor = redondo menor. Fonte: George Latjai, www.vumedi.com.

Jobe et al. classificaram a dor no ombro dos atletas com base na relação entre instabilidade e síndrome do impacto.[28] No grupo I, agrupam-se atletas com impacto primário puro, principalmente arremessadores com idade maior que 35 anos, sem instabilidade no exame físico, no exame sob anestesia e na artroscopia. O grupo II compreende atletas arremessadores com instabilidade primária, causada por microtraumas repetitivos, capsular e labial crônico, com síndrome do impacto secundário subacromial (IIA) ou posterossuperior da glenoide (IIB, impacto interno posterossuperior). No grupo III, atletas com frouxidão ligamentar generalizada que desenvolvem instabilidade da articulação glenoumeral primária com **impacto secundário subacromial**. No grupo IV, atletas que desenvolvem instabilidade glenoumeral primária pura, mas sem sinais de impacto. Os atletas apresentam normalmente evento traumático, evoluindo com positividade nas manobras de apreensão e recolocação (Figs. 4 e 5).

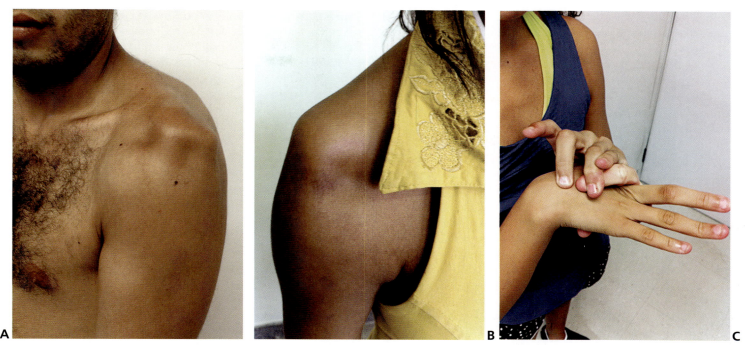

Figura 3. (**A** e **B**) Sinal do sulco que sugere a hiperfrouxidão ligamentar glenoumeral. (**C**) Extensão passiva do dedo indicador.

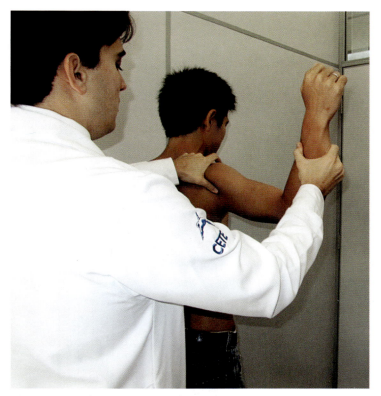

Figura 4. Teste da apreensão anterior.

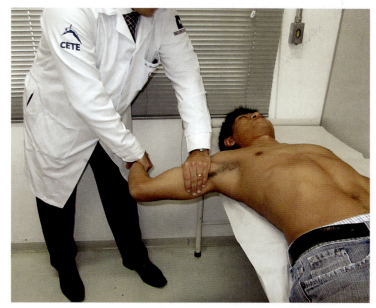

Figura 5. Teste da recolocação.

■ CLASSIFICAÇÃO E MECANISMOS DE LESÃO

A classificação da instabilidade tradicionalmente é com base:

- Na direção (anterior, posterior, inferior e multidirecional).
- No grau (subluxação, luxação e microtrauma).
- Na frequência (aguda, recorrente, crônica).
- Na etiologia (traumática, atraumática, microtrauma, congênita e neuromuscular).

Thomas e Matsen[43] descreveram a diferenciação da maioria das instabilidades anteriores em três formas:

- *TUBS*: refere-se à etiologia traumática (T), unidirecional(U), com lesão de Bankart (B) e de tratamento cirúrgico(S).

- *AMBRII*: etiologia atraumática (A), com doença multidirecional(M), frequentemente bilateral (B) e que responde à reabilitação (R). Se a reabilitação falhar, a capsuloplastia (I – *inferior capsular shif*) e o fechamento do intervalo dos rotadores podem ser realizados.

- *AIOS*: instabilidade (I) adquirida (A), em decorrência do *overstress* (O), microtraumas e de tratamento cirúrgico (S).

Blazina e Satzman[9] descreveram quatro tipos de subluxações do ombro:

- *Tipo I*: subluxação traumática sem prévia luxação.
- *Tipo II*: subluxação traumática após prévia luxação.
- *Tipo IIIA*: subluxação voluntária em pacientes psiquiátricos. tipo IIIB – subluxação voluntária em pacientes sem problemas psiquiátricos.
- *Tipo IV*: subluxação atraumática involuntária.

As diferentes formas de classificar as instabilidades dos atletas demonstram a importância de identificar-se com precisão o tipo de instabilidade, por meio da história, do exame físico e dos exames complementares, pois essas características implicarão no tipo de tratamento.

O mecanismo de lesão envolve forças indiretas aplicadas no membro superior com o ombro na posição de rotação lateral combinada com abdução ou hiperextensão. Ejnisman et al., ao realizar exame sob anestesia das instabilidades anteriores, evidenciaram que os movimentos, para que ocorra a luxação, são a abdução com rotações neutra ou externa.[18] Nas luxações posteriores o membro encontra-se em adução e rotação medial durante a aplicação da carga axial em direção posterior.

Em atletas jovens, as luxações anteriores traumáticas resultam em uma grande incidência de avulsão do labrum anteroinferior (lesão de Bankart). Arciero et al. estudaram 63 jovens atletas da academia militar americana e encontraram 97% de lesão de Bankart e 90% de incidência da lesão de Hill-Sachs. Estudos prospectivos e retrospectivos da história natural da luxação do ombro sugerem que a recidiva depende principalmente da idade do paciente e atividade desempenhada.[4] Hovelius et al. trataram 227 pacientes com luxação anterior primária de forma conservadora e relataram que a taxa de recorrência era baixa nos pacientes acima de 30 anos (27%), ao passo que nos pacientes abaixo de 23 anos chegava a 72%.[26] Em um estudo prospectivo com 252 pacientes, Robson et al. reportaram uma taxa de recorrência de quase 90% nos pacientes abaixo de 20 anos.[36] Apesar de o número de episódios de luxação correlacionado com o desenvolvimentos de osteoartrose do ombro ser incerto, Hovelius e Saeboe relataram mais de 40% de artrose nos pacientes com instabilidade recorrente.[26,38]

Na IMD (**instabilidade multidirecional**), a redundância do ligamento glenoumeral inferior associada a uma lassidão capsular e um recesso axilar volumoso resulta no aumento do volume capsular, dificultando o tensionamento do ombro, prejudicando a ação dos mecanorreceptores localizados próximos da inserção ligamentar do lábio glenoidal. Alterações secundárias ocorrem precocemente no intervalo do rotador (espaço compreendido entre o subescapular e o supraespinal, e que contém estruturas importantes, como o ligamento glenoumeral superior e coracoumeral) e, tardiamente, no lábio glenoidal e cápsula, em razão da instabilidade que piora com o tempo e atividade. A origem é normalmente atraumática, mas a lesão também pode ocorrer após traumas, associando lesões capsulares nos traumas à grande energia, ou nos microtraumas repetitivos que podem resultar em deformação plástica. Pacientes com insuficiência capsular podem apresentar apenas como único sintoma a dor, uma condição conhecida como ombro doloroso instável.

A instabilidade posterior recorrente é menos comum que a instabilidade anterior. A incidência relatada pela literatura situa-se entre 2 e 12% dos casos de instabilidade do ombro. A instabilidade posterior recorrente pode ser unidirecional, bidirecional (posteroinferior) ou multidirecional, com predominância dos sintomas de instabilidade posterior. A subluxação posterior recorrente é mais comum, mas nem sempre evolui para luxação. A instabilidade posterior é de difícil diagnóstico, pois seus sinais e sintomas são vagos, discretos, muitas vezes o paciente relata apenas uma dor leve e fadiga com a atividade. Inúmeras teorias e uma variedade de patologias têm sido relatadas como contribuindo para a causa da instabilidade posterior. Hipoplasia ou retroversão da glenoide, retroversão relativa condrolabral, retroversão umeral, lesão Hill-Sachs reversa (fratura por impactação da região anteromedial da cabeça umeral), lassidão capsular e Kim *lesions* (lesões subcondrais do lábio posterior) foram mostradas como tendo associação à instabilidade posterior. De acordo com Altcheck et al., o mau posicionamento dinâmico da glenoide graças à perda do mecanismo cinético normal da escápula e a perda das forças normais que realizam a compressão da cabeça umeral na fossa podem contribuir também para a instabilidade posterior.[2] A taxa de recorrência da instabilidade posterior em séries de estudos recentes pode chegar a 20%.[38]

Retroversão ou displasia glenoide, falha óssea posterior, mau posicionamento dinâmico da glenoide decorrente da perda do mecanismo cinético normal da escápula e a perda das forças normais que realizam a compressão da cabeça umeral na fossa podem contribuir para a instabilidade posterior. O *labrum* promove um aumento significativo da profundidade e largura da glenoide, atuando, também, como um *bumper* da cabeça umeral. Portanto, lesões labrais, atenuações do lábio ou lesões labrais prévias cicatrizadas em uma posição viciosa podem contribuir também para as instabilidades anterior e posterior. Segundo Pollock et al.,[34] ao contrário da instabilidade anterior, lesões labrais podem ser a exceção, quando consideramos as lesões comuns nas instabilidades posteriores, ocorrendo em apenas em 10-27% dos casos. As lesões da cápsula posterior são as lesões mais comumente encontradas na instabilidade posterior. Bradley et al.,[11] em uma revisão de 100 pacientes com instabilidade posterior unidirecional, indicaram que 43% apresentavam uma cápsula posterior redundante, 27% uma lesão labral discreta e 58% anormalidades capsulolabrais sem lesões. Savoie et al.,[38] em uma revisão de 90 pacientes com instabilidade glenoumeral posterior lesões labrais foram encontradas em 51% dos pacientes e lesões capsulares em 67%. Lesões associadas, como SLAP (20%), lesões do ligamento glenoumeral médio (38%) e da banda anterior do glenoumeral inferior (37%), são comuns, o que deve ser avaliado em uma abordagem de toda a articulação durante a artroscopia. Estudos em cadáveres têm demonstrado que a banda posterior do ligamento glenoumeral inferior é o principal estabilizador estático primário posterior e tem um risco aumentado de lesão graças à sua espessura e menor robustez quando comparado ao anterior.

A falha do diagnóstico das luxações posteriores gira em torno de 50 a 80% (Figs. 6 a 8). A lesão posterior pode ser causada por trauma direto como em esportes de *rugby*, futebol americano (onde normalmente a lesão ocorre com o braço em flexão anterior, adução e rotação medial), como também por forças indiretas, muito comum em choques elétricos e convulsões. Nesses casos, a maior força dos rotadores mediais (grande dorsal, peitoral maior, subescapular) em relação aos rotadores laterais (infraespinal e redondo menor) desloca a cabeça do úmero posteriormente.

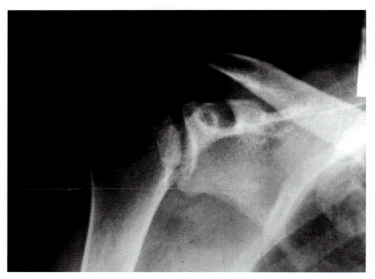

Figura 6. Incidência AP do ombro direito onde se evidencia uma luxação posterior.

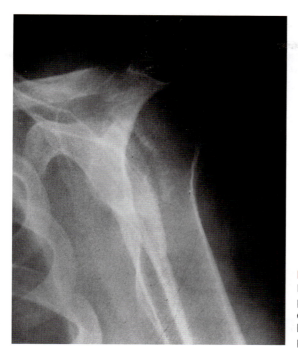

Figura 7. Incidência em perfil onde se evidencia uma luxação posterior.

EXAME FÍSICO

O exame físico do paciente com instabilidade deve incluir o exame de ambos os ombros, com o ombro assintomático usado como referência.[3] O exame começa no momento em que o paciente entra no consultório, quando se observa alguma atitude ou posição antálgica do membro superior. Em seguida, parte-se para a inspeção estática, onde se busca a presença de atrofias, edemas, deformidades (sinal da Dragona, proeminência da cabeça umeral ou processo coracoide, que podem indicar uma luxação) e cicatrizes. Na inspeção dinâmica, avalia-se o grau da amplitude do arco de movimento passivo e ativo, com os movimentos de elevação frontal e no plano da escápula, abdução, rotação lateral/medial (em posição ortostática e supina com o cotovelo fletido 90 graus e o membro abduzido 90 graus) e adução.

A frouxidão ligamentar é avaliada por meio do exame clínico, utilizando medidas da amplitude de movimento articular em conformidade com a preconização de Carter e Wilkinson e modificação proposta por Beighton e Horan.[7] De acordo com este método, a mobilidade articular é determinada pelo somatório de números inteiros, e o resultado pode variar de 0 a 9 pontos. É dado um ponto para a capacidade de efetuar movimentos específicos, consideran-

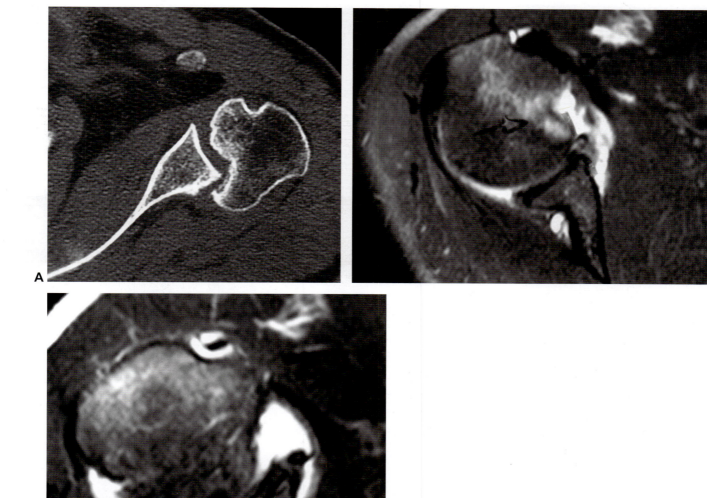

Figura 8. (**A**) Tomografia computadorizada evidenciando uma luxação posterior crônica associada a um grande defeito da região anteromedial da cabeça umeral (lesão Hill-Sachs reverso). (**B**) Lesão labral posterior vista no corte axial da ressonância magnética. (**C**) Lesão de Hill-Sachs reverso visualizada no corte axial da ressonância magnética.

do-se o lado dominante e não dominante, e a mobilidade do tronco, de acordo com os seguintes critérios:

1. Extensão passiva dos quirodáctilos mínimos além de 90°.
2. Aposição passiva do polegar à face flexora de seu respectivo antebraço.
3. Hiperextensão passiva dos cotovelos, além de 10°.
4. Hiperextensão dos joelhos, além de 10°.
5. Flexão do tronco, partindo da posição ereta, com os joelhos totalmente estendidos, de modo que as palmas das mãos repousem no solo.

A positividade para a frouxidão ligamentar é considerada, quando os indivíduos totalizam cinco ou mais pontos.

Logo na sequência parte-se para a palpação das partes moles e óssea, avaliando também a força muscular do deltoide, estabilizadores da escápula e manguito rotador. A força muscular pode ser graduada de 0 a 5, sendo grau 5 a capacidade de realizar o movimento contra a resistência elevada. Observa-se, também, algum movimento assimétrico da escápula ou escápula alada, pedindo ao paciente que apoie-se sobre a mesa ou sobre a parede.

Parte-se, então, para o exame neurovascular (principalmente dos nervos axilar e musculocutâneo que são os mais comumente lesados nas luxações). O nervo axilar pode ser analisado quanto à presença da sensibilidade da área autógena lateral do deltoide e da força muscular do mesmo. Já o musculocutâneo pela força de flexão do cotovelo e sensibilidade na região anterolateral do antebraço (ramo cutâneo lateral do antebraço).

As manobras da apreensão anterior e recolocação definem, na maioria dos casos, a instabilidade anterior traumática. A apreensão anterior (*Crank test*) é avaliada com o ombro em 90 graus de abdução e o cotovelo com 90 graus de flexão com um movimento de rotação lateral, onde podemos observar uma sensação de apreensão ou desconforto do paciente. A instabilidade posterior pode ser avaliada pelo teste de Fukuda, onde com o ombro em flexão anterior e rotação interna, com o cotovelo em 90 graus de flexão, um estresse posterior é realizado no cotovelo, e um ressalto pode ser sentido à medida que a cabeça umeral subluxa posteriormente, produzindo dor ou uma sensação de subluxação no ombro que é instável (Fig. 9).

A manobra de Lachman é realizada com o paciente na posição supina, com a extremidade em vários graus de rotação lateral e abdução no plano da escápula (Fig. 10). Ao examinar-se o ombro direito, a mão esquerda do examinador deve ser usada para aplicar a força anterior no braço, enquanto a mão direita, usada para segurar o cotovelo. Em seguida, deve ser aplicado um estresse anterior ao ombro através do braço, e o resultado da translação é anotado, indo de 0 a 4 (sendo 4 a luxação propriamente dita). Na avaliação da instabilidade posterior o estresse posterior é aplicado com o ombro em 90 graus de abdução em vários graus de flexão. Quando se examina o ombro direito, o estresse posterior é aplicado com a mão direita, começando em 0 grau de flexão frontal até 110 graus. A mão esquerda estabiliza a escápula e palpa a parte posterior da articulação (Fig. 11).

Jobe descreveu o teste da recolocação para avaliar a instabilidade em atletas envolvidos em esportes de arremesso ou que envolvam movimentos acima da cabeça (*overheads*).[28] O teste é feito com o ombro em 90 graus de abdução e rotação lateral (Fig. 5). Vários graus de abdução são realizados enquanto se aplica força de deslocamento anterior através da mão do examinador, colocada na parte posterior do braço do paciente. Se este movimento produzir dor ou apreensão, uma força direta posterior é aplicada ao ombro em rotação lateral e abdução para ver se a dor é aliviada, indicando um teste positivo.

O teste *shift and load* é realizado com o paciente em pé ou sentado, onde com uma das mãos estabiliza-se a escápula e com a outra

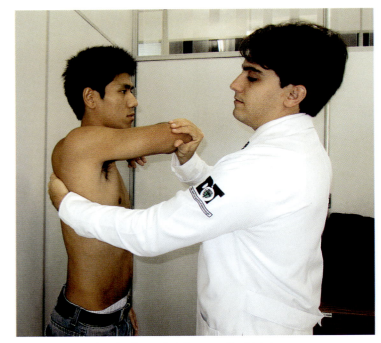

Figura 9. Teste de Fukuda, ou Jerk Test, ou Clunk Test.

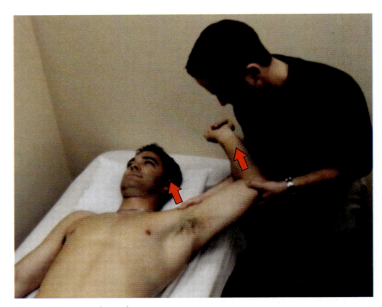

Figura 10. Teste de Lachman.

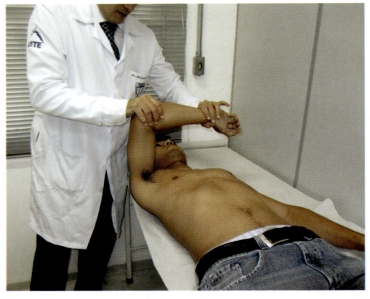

Figura 11. Apreensão posterior.

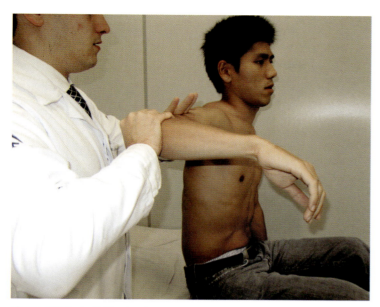

Figura 12. Teste Shift – load.

aplica-se uma força de compressão à articulação, para se observar movimentos de deslocamentos anterior e posterior com o braço em abdução de 90 graus (Fig. 12).

O sinal do sulco é importante para avaliar a integridade da cápsula inferior e do intervalo dos rotadores e auxiliar no diagnóstico da instabilidade multidirecional. O teste pode ser realizado em adução, abdução e tanto em rotação lateral de 30 graus quanto em rotação neutra e medial. Um aumento do sulco na posição de rotação lateral denota insuficiência do intervalo dos rotadores, ao passo que em abdução denota uma lassidão das estruturas capsulares inferiores. Essa diferenciação é importante, haja vista a contribuição do intervalo para as estabilidades posterior e inferior. O resultado do teste do sulco pode ser graduado de 0 a 3, de acordo com a distância observada entre o acrômio a o ápice da cabeça umeral, sendo sinal do sulco 1+ uma distância de até 1 cm; sulco 2+: distância de 1-2 cm; sulco 3+: distância > 2 cm (Fig. 3).

A manobra de estresse posterior deve ser realizada para que se determine a existência de um componente posterior. O teste de Kim aplica-se a uma carga axial no membro superior em 90° de abdução, e lentamente o membro é levado para elevação frontal, com o teste positivo, caso ocorra dor e uma subluxação posterior. Uma manobra simples de ser realizada é a manobra do marinheiro, em que o paciente sente dor ao ser solicitado a realizar flexões de braço. No *Jerk test* coloca-se o membro em uma posição de rotação medial e adução, uma força axial é aplicada em direção posterior com o cotovelo fletido, e a escápula estabilizada, então é realizada uma abdução horizontal do membro. Se a manobra gerar um súbito estalido (Jerk) e dor, o teste é positivo. O teste de Gaugey (teste da hiperabdução – para avaliar a lassidão capsular posterior e inferior) também pode ser utilizado na avaliação da instabilidade posterior. De acordo com Bradley et al.,[12] a combinação do *Jerk test* e *Kim test* apresenta uma sensibilidade de 97% para instabilidade posterior.

No exame físico da instabilidade multidirecional, a presença do sinal do sulco auxilia na identificação da frouxidão ligamentar do ombro com o deslocamento inferior e subluxação anteroposterior do úmero. Os critérios de Wynnie-Davies[45] para frouxidão ligamentar nem sempre estão associados à frouxidão ligamentar do ombro, estes critérios são com base em algumas manobras possíveis de serem realizadas bilateralmente pelo paciente, como: aposição do polegar à face flexora no punho, paralelismo dos dedos da mão com o antebraço, hiperextensão do cotovelo, joelho e tornozelo. A cada manobra realizada é dado um ponto, sendo que uma pontuação maior ou igual a 6 caracteriza hiperfrouxidão ligamentar.

Outras patologias também devem ser avaliadas no diagnóstico diferencial das luxações, como discopatias cervicais, artroses degenerativas cervicais, capsulite adesiva, artrose glenoumeral.

■ EXAMES COMPLEMENTARES

A avaliação por meio dos exames complementares deve sempre ser iniciada pelas radiografias básicas do ombro (anteroposterior verdadeira, perfil da escápula e axilar). A presença de lesões ósseas após luxação primária pode estar presente em 55% dos casos.

Existem incidências específicas utilizadas nas instabilidades anteriores: a incidência de Striker, que foi desenvolvida especificamente para as fraturas do processo coracoide e para as lesões de Hill-Sachs (fratura da compressão da cabeça umeral posterolateral); a incidência de West-Point e Bernageau[8] para as fraturas da borda anterior da glenoide, a incidência apical oblíqua (Garth) e a anteroposterior com rotação interna, ambas para estudar também a lesão de Hill-Sachs (Figs. 13 a 18).

A utilização da artrotomografia e artrorressonância magnética aumenta a especificidade e sensibilidade na detecção das lesões capsulolabrais (Figs. 19 e 20). As lesões associadas nas luxações anteriores foram estudadas por Detrisac e Johnson, que encontraram na ressonância magnética 74% de lesões de Hill-Sachs, 13% de rupturas do manguito rotador, 14% corpos livres, 4% de fraturas-avulsão da glenoide e 10% de lesões do lábio glenoidal poste-

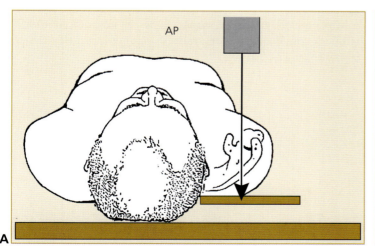
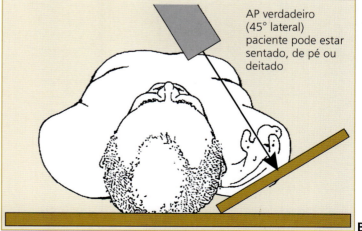

Figura 13. (**A**) Incidência AP não verdadeira do ombro. (**B**) Incidência AP verdadeira do ombro. Fonte: Rockwood and Green. Fractures in Adults, 7th Edition (Vol. 1) – Robert W. Bucholz, James D. Heckman.

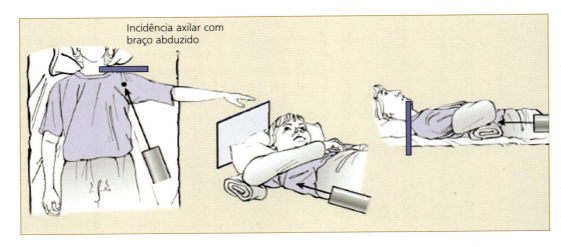

Figura 14. Incidência axilar e suas diversas maneiras de ser realizada. Fonte: Rockwood and Green. Fractures in Adults, 7th Edition (Vol. 1) – Robert W. Bucholz, James D. Heckman.

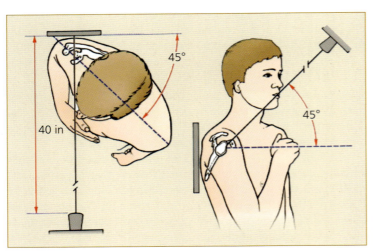

Figura 15. Incidência apical oblíqua (Garth). Fonte: Rockwood and Green. Fractures in Adults, 7th Edition (Vol. 1) – Robert W. Bucholz, James D. Heckman.

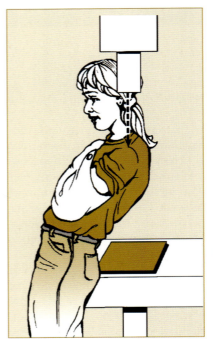

Figura 16. Incidência axilar tipo Velpeau. Útil nos pacientes que não conseguem abduzir o ombro. Fonte: Rockwood and Green. Fractures in Adults, 7th Edition (Vol. 1) – Robert W. Bucholz, James D. Heckman.

rior. Hovelius et al. encontraram 55% de lesões de Hill-Sachs nas luxações primárias, enquanto Rowe encontrou 38% de fraturas da grande tuberosidade em 15% (Figs. 21 e 22).[27,37]

A radiografia pode evidenciar lesões ósseas específicas, como a lesão de Bankart ósseo (fratura da borda anteroinferior da glenoide) e Hill-Sachs (fratura por impactação da região superolateral da cabeça umeral). A artrorressonância do ombro pode ser utilizada também com o objetivo de avaliar o volume capsular e as lesões labiais (Figs. 17 e 18).

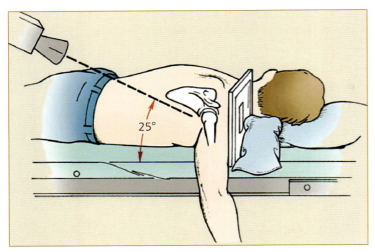

Figura 17. Incidência de West Point. Útil para visualizar os defeitos da borda anterior da glenoide. Fonte: Rockwood and Green. Fractures in Adults, 7th Edition (Vol. 1) – Robert W. Bucholz, James D. Heckman.

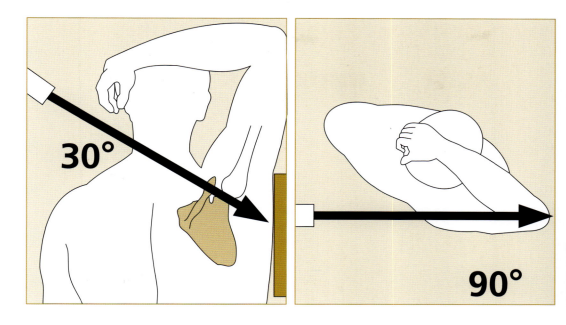

Figura 18. Incidência de Bernageau. Útil para visualizar a borda anterior da glenoide. Fonte: Rockwood and Green. Fractures in Adults, 7th Edition (Vol. 1) – Robert W. Bucholz, James D. Heckman.

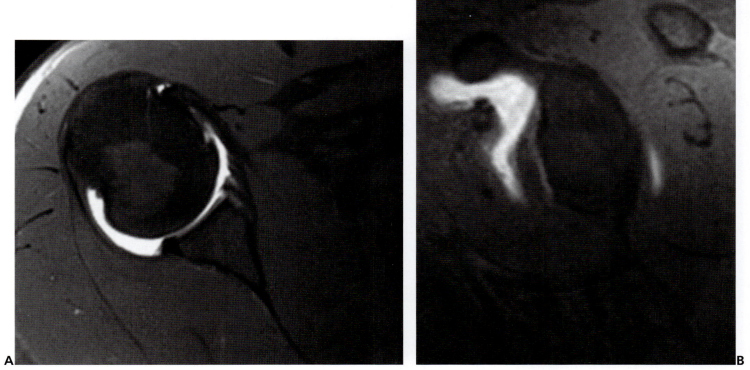

Figura 19. (**A** e **B**) Ressonância magnética em cortes axial e sagital com contraste mostrando uma lesão de Bankart.

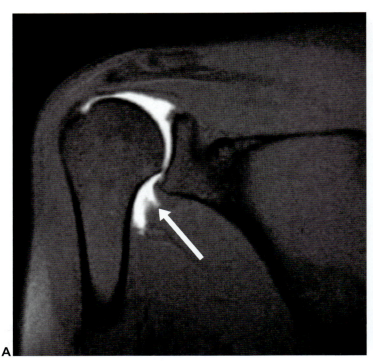 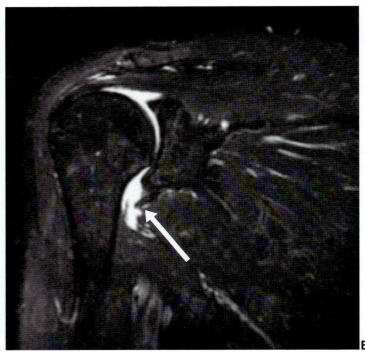

Figura 20. (**A** e **B**) Ressonância magnética de corte coronal onde se evidencia uma lesão HAGHL (lesão tipo avulsão do ligamento glenoumeral inferior).

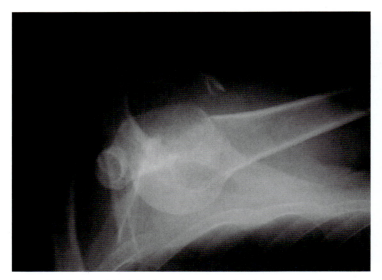

Figura 21. Fratura do tubérculo maior associada à luxação anterior.

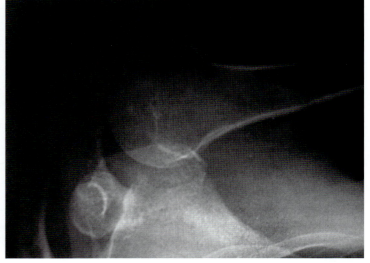

Figura 22. Fratura do tubérculo maior após redução.

■ TRATAMENTO MÉDICO CONSERVADOR E CIRÚRGICO

Existem inúmeras manobras para a redução da luxação glenoumeral. Hipócrates descreveu a manobra de redução que é realizada pela tração e contratração, com o pé na axila do paciente (Fig. 23). Nos casos de luxação primária, que necessitam de redução, realiza-se preferencialmente a manobra de Spazo, em que, com o paciente relaxado na posição supina, realiza-se a flexão anterior com leve tração do membro e aplicamos uma ligeira rotação lateral para a redução (Fig. 24). Já a manobra de Kocher, com o cotovelo fletido em 90° realiza-se a rotação lateral e depois a rotação medial. Essa manobra deve ser evitada, em razão dos riscos de fratura e lesão neurológica. Existem inúmeras outras manobras para redução da luxação, porém é importante salientar que se deve sempre realizar um exame neurovascular pré e pós-luxação, juntamente com a imagem. A redução é feita sob leve sedação e analgesia. Nos casos crônicos (> que 10 dias) ou irredutíveis, preferimos fazer a manobra sob anestesia no centro cirúrgico.

As luxações anteriores podem estar associadas a fraturas do tubérculo maior (em torno de 40% nos pacientes acima de 40 anos), enquanto as luxações posteriores podem estar associadas a fraturas do tubérculo menor, estas mais raras e muitas vezes passam despercebidas nos exames de imagem iniciais (Figs. 6 a 8).

Após a redução do ombro, o período e o tipo de imobilização são controversos. Alguns autores mantêm o paciente imobilizado em adução e rotação medial por 3 a 4 semanas, para cicatrização da cápsula. Contudo, Hovelius et al.[27] não encontraram diferenças na taxa de reluxação, comparando a mobilidade precoce e a imobilização por 3 a 4 semanas. O processo de reabilitação pode ter início após esse período, com exercícios passivos para ganho de amplitude de movimento, seguidos de exercícios de fortalecimento e proprioceptivos, com retorno às atividades esportivas após 2 a 3 meses, dependendo do tipo de esporte.

Idade, esportes de contato ou colisão, presença de defeitos significativos glenoumerais são fatores que influenciam a recidiva. Em um

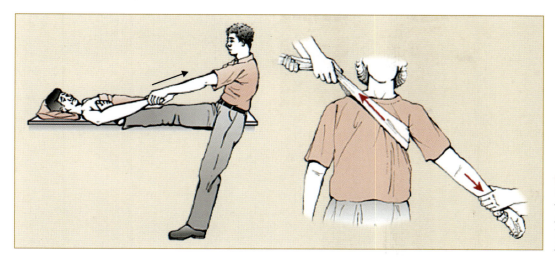

Figura 23. Manobra de redução de Hipócrates. Manobra de redução tração–contratração. Fonte: Rockwood and Green. Fractures in Adults, 7th Edition (Vol. 1) – Robert W. Bucholz, James D. Heckman

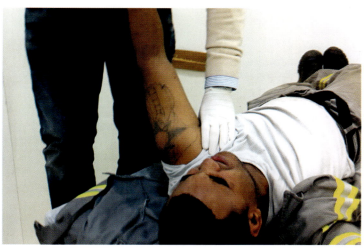

Figura 24. Manobra de redução de Spazo.

estudo clássico de McLaughlin e Cavallaro,[29] com 101 pacientes que apresentaram luxações agudas, a taxa de recorrência nos pacientes abaixo de 20 anos foi de 90%, nos pacientes com 20-40 anos essa taxa foi de 60% e nos pacientes acima de 40 anos em torno de 10%.

O tratamento realizado nas luxações primárias e redicivantes nos atletas visa ao reparo das estruturas capsulolabiais anteriores e ao retensionamento da cápsula, por via artroscópica ou aberta.[35] Bigliani et al. realizaram 68 capsuloplastias de Neer em 63 atletas com instabilidade anterior, realizando o reparo da lesão de Bankart em 21 casos e após um acompanhamento de 4 anos, 92% dos atletas retornaram ao esporte, 75% ao mesmo nível competitivo. Entretanto, somente 50% dos atletas arremessadores voltaram ao mesmo nível.

O tratamento da luxação ou subluxação anterior que ocorre no atleta no meio da temporada competitiva permanece um desafio. O objetivo do tratamento deve ser o retorno do atleta à competição de formas segura e efetiva, minimizando o tempo de afastamento do esporte, prevenindo novas lesões e restaurando a função. Critérios para retorno total ao esporte durante a temporada incluem um arco de movimento total indolor, capacidade em realizar o gesto e as habilidades esportivas e ausências objetiva e subjetiva de instabilidade. O tratamento não cirúrgico consiste em um imobilizador de ombro por 5-10 dias e uma reabilitação precoce para promover um arco de movimento completo indolor e um retorno ao esporte em 21 dias. A escolha do tratamento cirúrgico ou o manejo conservador deve ser individualizado, com base no esporte, posição do atleta, idade, carreira e fatores de risco e lesões associadas. Atletas arremessadores *overheads* podem apresentar uma recorrência dos sintomas e até mesmo uma incapacidade de realizar o gesto esportivo. Nestes atletas o trata-

mento não cirúrgico pode apresentar limitações ao retorno do atleta em nível competitivo, assim como a presença de lesões ósseas grandes e avulsões umerais do ligamento glenoumeral inferior pode contraindicar o tratamento conservador. O Quadro 1 resume a indicações relativas e absolutas para o tratamento da instabilidade anterior nos atletas em temporada.[33]

O tratamento padrão ouro para a instabilidade glenoumeral tradicionalmente é ainda visto por alguns como sendo a estabilização aberta.[14,21] Esta é realizada com base na imbricação ou *shift* do ligamento glenoumeral inferior e recesso axilar, através da capsulotomia e sua imbricação em duas fases, sendo a primeira levando superior, anterior e lateralmente o aspecto medial da borda da cápsula tenotomizada, eliminando a lassidão capsular posterior, e na segunda fase a borda lateral da cápsula é levada superomedialmente e suturada na superfície anterior do aspecto medial da cápsula.[10] De acordo com Neer e Foster,[31,32] a capsulotomia pode ser realizada também de forma horizontal, dessa forma criando dois folhetos, superior e um inferior, sendo este imbricado primeiro superolateralmente e o superior inferomedialmente, sempre tomando cuidado com a posição do braço que normalmente é deixado em 30 graus de abdução e rotação lateral. As capsulorrafias térmicas foram introduzidas como uma alternativa ao procedimento da capsuloplastia aberta, no entanto está implicada com taxas de recidivas, lesões termais neurológicas e condrais. Hawkins et al. reportaram uma falha de até 60%, portanto diante destes achado este procedimento atualmente não é mais utilizado.[25]

Com o conhecimento dos padrões complexos da instabilidade e a habilidade de detectar lesões concomitantes no pré-operatório com métodos de imagem sofisticados, está ocorrendo uma mudan-

Quadro 1. Indicações relativas e absolutas para cirurgia precoce
Absolutas
▪ Lesão do manguito rotador > 50%
▪ Defeito ósseo da glenoide > 50%
▪ Hill-Sachs > 25%
▪ Fratura do úmero proximal
▪ Luxação irredutível
▪ Falha no tratamento conservador
▪ Incapacidade de realizar os gestos específicos do esporte
Relativas
▪ Maior que dois episódios de luxação
▪ Atletas de arremesso superior
▪ Esporte de contato
▪ Lesão próxima do fim da temporada
▪ Idade < 20 anos

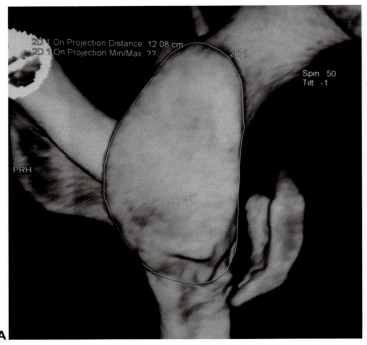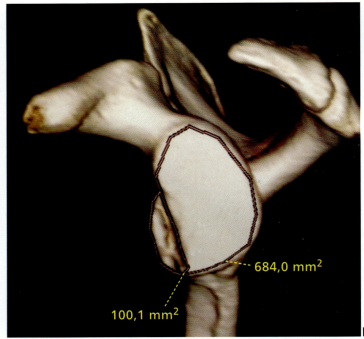

Figura 25. (**A** e **B**) TC com reconstrução 3D mostrando uma lesão de Bankart ósseo (fratura da borda anterior da glenoide).

ça para os procedimentos artroscópicos, com base em evidências científicas. Em adição, a estabilização artroscópica pode potencialmente proporcionar resultados funcionais melhores e um retorno precoce às atividades nos pacientes de alta demanda em decorrência da preservação do deltoide e subescapular além da visualização de lesões intra-articulares concomitantes.[30] De acordo com Bradley et al.[12] em um estudo recente, ao analisar os estudos realizados após 2002 com as técnicas "modernas" para reparo artroscópico da instabilidade glenoumeral, podem-se observar resultados favoráveis ao método artroscópico quando comparado ao aberto, com taxas de recidiva em torno de 4% para a artroscopia e 10% para a cirurgia aberta, com esta última apresentando maiores déficits de rotação lateral (8%). No entanto, com relação à instabilidade posterior, uma entidade mais rara (5% das instabilidades) e muitas vezes não diagnosticada, a taxa de recidiva para o método artroscópico é em torno de 5%, ao passo que para a técnica aberta em torno de 15%. A despeito do avanço das técnicas artroscópicas ainda há o lugar para o tratamento da IMD com a técnica aberta, com base principalmente na experiência do cirurgião e na patologia individual do paciente.

Na presença de patologias específicas dos tecidos moles, como avulsão do ligamento glenoumeral, ruptura intersticial da cápsula, deficiência capsular e do subescapular (sendo as duas primeiras anormalidades mais vistas nas revisões cirúrgicas ou após capsuloplastias térmicas) os procedimentos abertos são indicados. Em adição com a patologia dos tecidos moles, os defeitos ósseos grandes da glenoide, e da cabeça umeral, assim como uma versão anormal da glenoide, devem ser abordados com os procedimentos reconstrutivos abertos para restaurar a biomecânica normal do ombro. Apesar de ser incomum na instabilidade atraumática e nas instabilidades multidirecionais, procedimentos de aumento ósseo são realizados quando ocorre uma deficiência óssea de 25-30% da região posterossuperior da cabeça umeral ou da borda anterior da glenoide (Fig. 25).[19] Terra et al., em um trabalho anatômico que estudaram o processo coracoide, definiram que a margem de segurança para as osteotomias do coracoide utilizadas nas cirurgias de transferências, como Bristow e Latarjet, é de 2,64 cm (Fig. 26).[39,41]

No CETE, realizou-se um estudo com 12 goleiros com idade média de 28,9 anos, apresentando instabilidade anterior traumática glenoumeral, todos operados por via artroscópica com reparo capsulolabral e com o uso de âncoras ósseas. O mecanismo mais comum de luxação foi com o braço em média abdução e rotação externa, no momento do "mergulho lateral" para a defesa de bolas rasteiras ou à meia altura. Em um seguimento de 3,8 anos, obteve-se uma taxa de 33% de recidiva. Acreditamos que goleiros mais jovens e com lesões crônicas podem ser candidatos à reconstrução não anatômica da glenoide (procedimento de Bristow-Latarjet-Diddie-Patte) como primeira opção de tratamento cirúrgico (Fig. 27).[40]

Acreditamos que com o desenvolvimento constante das técnicas artroscópicas, os resultados tendem a melhorar progressivamente. Segundo a avaliação do CETE (Centro de Traumatologia do Esporte pertencente à Universidade Federal de São Paulo), em 30% dos casos onde se realizou artroscopia para instabilidade do ombro, observaram-se lesões intra-articulares não encontradas no exame físico e/ou na ressonância magnética.[22]

A técnica adotada pelo nosso grupo para o tratamento artroscópico da instabilidade anterior consiste em colocar o paciente em cadeira de praia, realizar um portal anterossuperior (1 cm inferior e

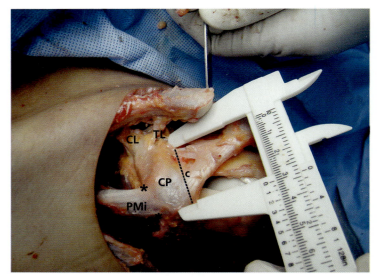

Figura 26. Vista superior do ombro esquerdo onde se pode visualizar o processo coracoide com as principais estruturas inseridas. CL = Ligamento conoide; TL = ligamento trapezoide; CP = processo coracoide; PMi = peitoral menor; c = ligamento coracoacromial.

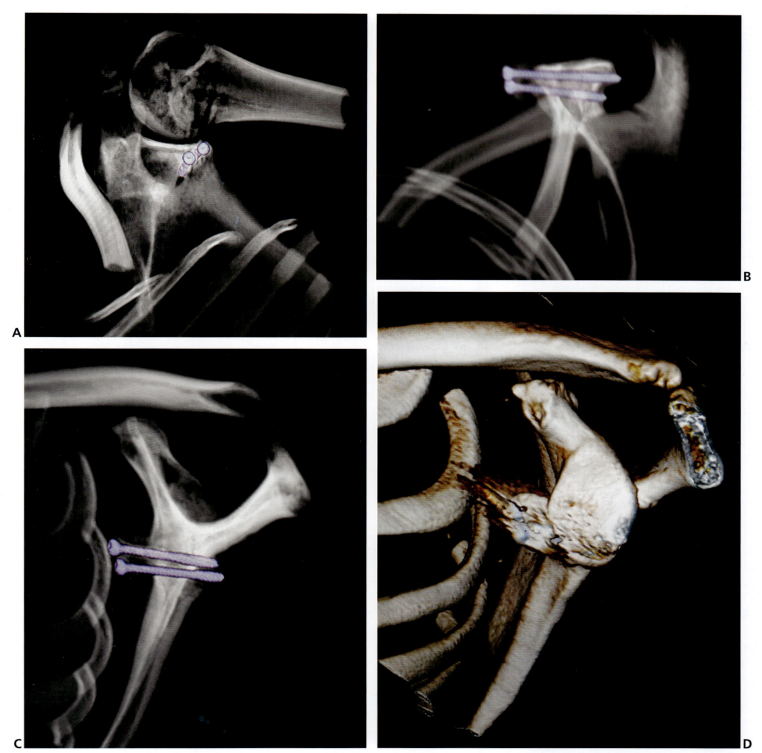

Figura 27. (A-D) Cirurgia de Latarjet com o uso de dois parafusos maleolares não canulados de 4,0 mm respeitando a margem de segurança de 2,64 cm.

lateral à borda anterolateral do acrômio), um portal anteroinferior (este bem ao nível da borda superior do subescapular), além do portal posterior padrão. Ao iniciar o procedimento, fazer uma documentação bem detalhada das estruturas e possíveis lesões intra-articulares associadas e proceder para o reparo labral. Tenta-se fazer um destacamento completo do *labrum* (até visualização das fibras do subescapular) e uma escarificação da borda anterior da glenoide, sendo estes dois passos auxiliados com a ótica localizada no portal anterossuperior. A seguir inserem-se as âncoras bioabsorvíveis ou PEEK (nas posições de 6, 4 e 3 horas, considerando ombro direito).[14] Com o auxílio de passadores ou *"penetrators"* realiza-se o reparo labral com ou sem plicatura da cápsula. No pós-operatório o paciente é mantido em uma tipoia tipo americana ou Velpeau, sendo os exercícios ativos de flexão de cotovelo, punho e dedos iniciados no pós-operatório imediato. A tipoia é retirada na quarta ou sexta semana. O programa de reabilitação supervisionado é iniciado na terceira semana de pós-operatório e no sexto mês é permitido o retorno do paciente ao esporte.[16,17]

O tratamento da IMD inicialmente é conservador, por meio de um programa de reabilitação com exercícios de fortalecimento do manguito rotador, estabilização escapular e exercícios de propriocepção.[46] O tratamento cirúrgico pode ser realizado por inúmeras técnicas, algumas tradicionais, como a capsuloplastia de Neer e a capsuloplastia térmica, e outras mais recentes, como as realizadas por técnicas artroscópicas. O tratamento não cirúrgico é efetivo em torno de 80% dos casos. Burkhead e Rockwood[13] relatam resultados satisfatórios (88%) em ombros com instabilidade multidirecional instável com tratamento conservador; no entanto um estudo recente a longo prazo mostrou que o tratamento conservador obteve apenas 47% de resultados satisfatórios, e somente 64% tiveram resultados bons a excelentes com relação à dor. Em 2010, Nyiri *et al.* definiram que os parâmetros cinemáticos e os padrões dos músculos periarticulares podem ser normalizados depois da cirurgia e do tratamento fisioterápico, mas não apenas com o tratamento conservador. Apesar do resultado destes dois estudos, o tratamento inicial da instabilidade multidirecional ainda é a reabilitação. Na falha deste, o tratamento cirúrgico pode ser considerado.

O tratamento da luxação aguda posterior, no momento da lesão, se faz por meio da redução fechada. A presença de fraturas na cabeça umeral pode dificultar a redução fechada, devendo-se evitar ao máximo a rotação lateral no ato da redução, sendo que em alguns casos é necessária a redução sob anestesia. Caso a redução seja estável, mantém-se o braço em 0° de abdução e 20° de rotação lateral do ombro com imobilizadores. O tratamento inicial tradicionalmente é conservador. A maioria dos atletas com instabilidade posterior pode ser tratada, efetivamente, com programas de reabilitação, com ênfase no fortalecimento do manguito rotador, deltoide, estabilizadores escapulares, principalmente fortalecimento do trapézio superior e inferior, grande dorsal e peitorais. O tratamento cirúrgico é indicado naquelas que não evoluíram bem com o tratamento conservador. Nos esportes, os nadadores com instabilidade posterior associada à instabilidade multidirecional, com falha do tratamento conservador, podem ser selecionados para o tratamento cirúrgico. O reparo labral posterior e inferior, associada ou não à capsuloplastia posteroinferior, é o método tradicional. Nos casos de instabilidade posterior inveterada crônica ou com uma grande falha da região anteromedial da cabeça umeral (Hill-Sachs reverso), realizamos a técnica de Mclaughlin modificado por Neer que consiste na transferência do subescapular juntamente com um fragmento do tubérculo menor para a falha óssea da cabeça umeral (Fig. 28).

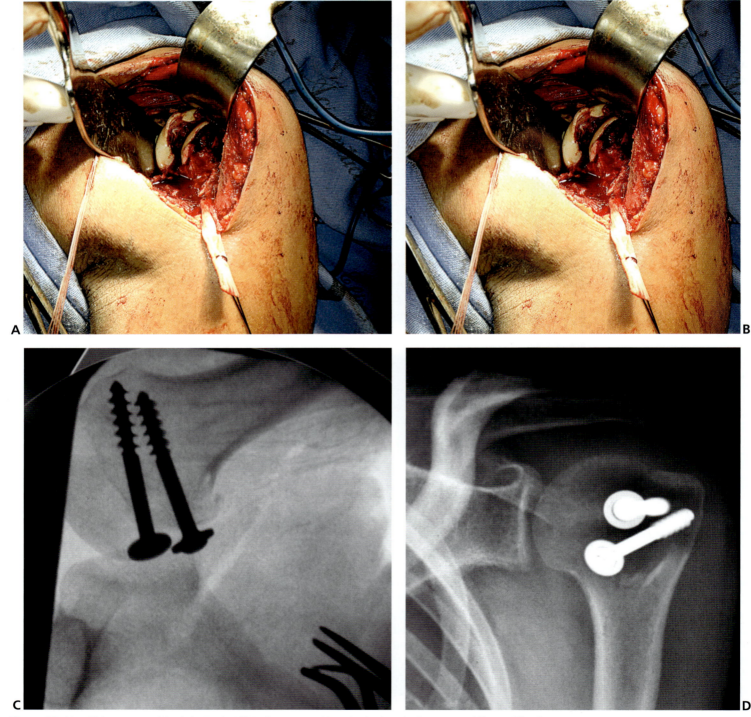

Figura 28. (**A** e **B**) Intraoperatório da lesão de Hill-Sachs reverso. (**C** e **D**) Pós-cirurgia de MacLaughlin modificada por Neer.

Com relação ao tratamento artroscópico da instabilidade posterior, o portal posterior deve ser realizado ligeiramente em uma posição mais lateral para um acesso melhor ao lábio posterior e cápsula posteroinferior. A plicatura com o *shift* capsular deve ser realizado preferencialmente com o uso de âncoras, por estas aumentarem a rigidez do reparo.[20] A plicatura deve ser realizada de inferior para superior, pois cada plicatura reduz o volume capsular e a área de trabalho. Flanigan et al.[23] demonstraram que 5 a 10 mm de plicatura reduzem o volume capsular em uma média de 16,2 a 33,6% respectivamente. Não devemos realizar o imbricamento excessivo para não termos uma limitação importante da rotação lateral e uma artropatia. Neer e Foster[31] descreveram o fechamento do intervalo dos rotadores como um procedimento de rotina, no entanto o papel biomecânico do intervalo é discutido e permanece controverso. O trabalho de Harryman et al.[24] reportou uma diminuição da translação posterior e inferior com o imbricamento mediolateral do ligamento coracoumeral. Farber et al. compararam o fechamento superoinferior do intervalo com o fechamento mediolateral, sendo este último melhor em termos de restauração do movimento e da estabilidade posterior. Clinicamente, resultados satisfatórios são obtidos com e sem o fechamento do intervalo dos rotadores, sendo que até o momento não há evidência científica que demonstre o aumento da estabilidade nos pacientes com instabilidade multidirecional. Adotamos o fechamento do intervalo quando não obtemos uma suficiente redução da lassidão capsular quando da plicatura capsular. Este fechamento é realizado com o uso de um jelco número 14 e fio prolene, onde, através do portal anterior, realizamos o fechamento superolateral para inferomedial, envolvendo os ligamentos glenoumerais superiores, coracoumeral e glenoumeral inferior.

A recorrência da instabilidade depois de uma cirurgia realizada com a intenção de corrigir a estabilidade do ombro é relatada como uma falha em reconhecer o principal estabilizador lesionado do ombro ou o desenvolvimento de uma nova lesão.[3,4,5] As lesões mais relevantes incluem um deficiência ou um mau posicionamento da fossa glenoide, lesão ou atenuamento do *labrum* posterior e uma lassidão das estruturas capsuloligamentares anteriores ou posteriores. É fundamental no tratamento das instabilidades glenoumerais uma boa anamnese, exame físico completo e uma escolha criteriosa da melhor opção para prevenirmos as complicações e/ou encerrar a carreira de um atleta profissional.

REFERÊNCIAS BIBLIOGRÁFICAS

1. Adams FL. *The genuine work of hipocrates*. New York: William Wood, 1886, vols. 1 and 2.
2. Altchek DW, Warren RF, Skyhar MJ et al. T-plasty modification of the Bankart procedure for multidirecional instability of the anterior and inferior types. *J Bone Joint Surg Am* 1991;73:105-12.
3. Arce G, Arcuri F, Ferro D et al. Is selective arthroscopic revision beneficial for treating recurrent anterior shoulder instability? *Clin Orthop Relat Res* 2012 Apr.;470(4):965-71.
4. Arciero RA, Taylor DC. Pathologic changes associated with shoulder dislocations: Arthroscopic and physical examination findings in first-time, traumatic anterior dislocations. *Am J Sports Med* 1997;25(3):306-11.
5. Arciero RA, Provencher MT, Burkhart SS et al. Key factors in primary and revision surgery for shoulder instability. *Instr Course Lect* 2010;59:227-44.
6. Belangero PS, Ejnisman B, Terra BB et al. Expression profile of collagen genes in shoulder instability. *Arthroscopy* 2013;29(10):e92-e93.
7. Beighton PH, Horan FT. Dominant inheritance in familial generalized articular hypermobility. *J Bone Joint Surg Br* 1970;52(1):145-47.
8. Bernageau J, Patte D. The radiographic diagnosis of posterior dislocation of the shoulder (author's transl). *Rev Chir Orthop Reparatrice Appar Mot* 1979 Mar.;65(2):101-7.
9. Blazina ME, Satzman JS. Recurrent anterior subluxation of the shoulder in athletes – a distinct entity. *JBJS* 1969;63A:863-72.
10. Boselli KJ, Cody EA, Bigliani LU. Open capsular shift: there still is a role! *Orthop Clin North Am* 2010;41:427-36.
11. Bradley JP. Arthroscopic capsulolabral reconstruction for posterior instability of the shoulder: A prospective study of 100 shoulders. *Am J Sports Med* 2006;34:1061-71.
12. Bradley JP, Tjoumakaris FP. The rationale for an arthroscopy approach to shoulder stabilization. *Artroscopy* 2011;10:1422-33.
13. Burkhead WZ, Rockwood CA. Treatment of instability of the shoulder with an exercise program. *J Bone Joint Surg* 1992;74A:890-96.
14. Cole BJ, L'Insalata J, Irrgang J et al. Comparison of arthroscopic and open anterior shoulder stabilization. A two to six-year follow-up study. *J Bone Joint Surg Am* 2000;82:1108-14.
15. Ejnisman B, Monteiro GC, Andreoli CV et al. Absorbable versus nonabsorbable sutures for the arthroscopic treatment of anterior shoulder instability in athletes: a prospective randomized study. *Arthroscopy* 2008 June.;24(6):697-703.
16. Ejnisman B, Zanca GG, Oliveira AB et al. Functional torque ratios and torque curve analysis of shoulder rotations in overhead athletes with and without impingement symptoms. *J Sports Sci* 2011 Dec.;29(15):1603-11.
17. Ejnisman B, Almeida GP, Silveira PF et al. Glenohumeral range of motion in handball players with and without throwing-related shoulder pain. *J Shoulder Elbow Surg* 2013 May;22(5):602-7.
18. Ejnisman B. *Instabilidade do ombro: Correlação entre o exame sob anestesia e os achados cirúrgicos* [Tese de Mestrado]. São Paulo: UFSP-EPM, 1998.
19. Ejnisman B, de Figueiredo EA, Terra BB et al. Management of the treatment of glenohumeral instability in patients with extensive bone defect. *BMJ Case Rep* 2012 Aug. 27;2012.
20. Farber AJ, ElAttrache NS, Tibone JE et al. Biomechanical analysis comparing a traditional superior-inferior arthroscopic rotator interval closure with a novel medial- lateral technique in a cadaveric multidirectional instability model. *Am J Sports Med* 2009;37(6):1178-85.
21. Field L, Savoie F, Grifftih P. A comparison of open and arthroscopic Bankart repair [abstract]. *J Shoulder Elbow Surg* 1999;8:195.
22. Filho NSC, Gaspar E, Siqueira KL et al. Perfil epidemiológico do atendimento de atletas com afecções do ombro e cotovelo no Centro de Traumatologia do Esporte, CETE, UNIFESP-EPM/Epidemiologic profile of athletes with disorders of the shoulder and elbow in the Centro de Traumatologia do Esporte, CETE, UNIFESP-EPM. *RBM Rev Bras Med* 2010 Mar.;67(Supl 3).
23. Flanigan DC, Forsythe T, Orwin J et al. Volume analysis of arthroscopic capsular shift. *Arthroscopy* 2006;22(5):528-33.
24. Harryman DT II, Sidles JA, Harris SL et al. The role of the rotator interval capsule in passive motion and stability of the shoulder. *J Bone Joint Surg Am* 1992;74(1):53-66.
25. Hawkins RJ, Krishnan SG, Karas SG et al. Electrothermal arthroscopic shoulder capsulorrhaphy: A minimum 2-year follow-up. *Am J Sports Med* 2007;35(9):1484-88.
26. Hovelius L, Saeboe M. Neer Award 2008: arthropathy after primary anterior shoulder dislocation. 223 shoulders prospectively followed up for twenty-five years. *J Shoulder Elbow Surg* 2009;18(3):339-47.
27. Hovelius L, Eriksson K, Fredin H et al. Recurrences after initial dislocation of the shoulder. Results of a prospective study of treatment. *J Bone Joint Surg* 1983;65A:343-49.
28. Jobe FW, Jobe CM. Shoulder instability in the overhand or throwing athlete. *Clin Sports Med* 1995;14(4):917-35.
29. McLaughlin HL, Cavallaro WU. Primary anterior dislocation of the shoulder. *Am J Surg* 1950;80:615-21.
30. Misamore GW, Sallay PI, Didelot W. A longitudinal study of patients with multidirectional instability of the shoulder with seven- to ten-year follow-up. *J Shoulder Elbow Surg* 2005;14:466-70.
31. Neer CS II, Foster CR: Inferior capsular shift for involuntary inferior and multidirectional instability of the shoulder: A preliminary report. *J Bone Joint Surg Am* 1980;62(6):897-908.
32. Neer CS. II: surgical repair for recurrent posterior instability. Philadelphia: WB Saunders, 1990. p. 328, 421-27.
33. Owens BD, Dickens JF, Kilcoyne KG et al. Management of mid-season traumatic anterior shoulder instability in athletes. *J Am Acad Orthop Surg* 2012 Aug.;20(8):518-26.
34. Pollock RG, Bigliani LU. Recurrent posterior shoulder instability. Diagnosis and treatment. *Clin Orthop Relat Res* 1993;(291):85-96.

35. Provencher MT, Verma N, Obopilwe E et al. A biomechanical analysis of capsular plication versus anchor repair of the shoulder: Can the labrum be used as a suture anchor? *Arthroscopy* 2008;24(2):210-16.
36. Robinson CM, Howes J, Murdoch H et al. Functional outcome and risk of recurrent instability after primary traumatic anterior shoulder dislocation in young patients. *J Bone Joint Surg Am* 2006;88(11):2326-36.
37. Rowe CR. Acute and recurrent anterior dislocation of the shoulder. Orthop *Clin North Am* 1980;11:253-70.
38. Savoie FH, Holt MS, Field LD et al. Arthroscopic management of posterior instability: evolution of technique and results. *Arthroscopy* 2008;24:389-96.
39. Terra BB, Ejnisman B, de Figueiredo EA et al. Anatomic study of the coracoid process: safety margin and practical implications. *Arthroscopy* 2013 Jan.;29(1):25-30.
40. Terra BB, Ejnisman B, Figueiredo EA et al. Arthroscopic treatment of glenohumeral instability in soccer goalkeepers. *Int J Sports Med* 2013 June.;34(6):473-76.
41. Terra BB, Ejnisman B, de Figueiredo EA et al. Osteotomias do processo coracóide: um estudo anatômico. *Rev Bras Ortop* 2012;47(3):337-43.
42. Tibone JE, Bradley JP. The treatment of posterior subluxation in athletes. *Clin Orthop* 1993;291:124.
43. Thomas TT. Habitual or recurrent anterior dislocation of the shoulder. I. Etiology and pathology. *Am J Med Sci* 1909;137:229-46.
44. Turkel SJ, Panio MW, Marshall JL et al. Stabilizing mechanism preventing anterior dislocation of the glenohumeral joint. *J Bone Joint Surg* 1981;63A:1208-17.
45. Wynne-Davies R. Familial joint laxity. *Proc R Soc Med* 1971 June.;64(6):689-90.
46. Wirth MA, Groh GI, Rockwood Jr CA. Capsulorrhaphy through an anterior approach for the treatment of atraumatic posterior glenohumeral instability with multidirectional laxity of the shoulder. *J Bone Joint Surg Am* 1998;80:1570-78
47. Zacchilli MA, Owens BD. Epidemiology of shoulder dislocations presenting to emergency departments in the United States. *J Bone Joint Surg Am* 2010;92:542-49.

SEÇÃO IV

LESÕES SLAP

Gustavo Cará Monteiro

INTRODUÇÃO

Os primeiros estudos sobre as lesões do lábio da cavidade glenoidal foram publicados na metade da década de 1980. A técnica artroscópica permitiu o acesso cirúrgico à região superior da glenoide, viabilizando o estudo mais profundo do lábio e do tendão da cabeça longa do músculo bíceps braquial.

Andrews, em 1985, descreveu a lesão do lábio superior da cavidade glenoidal em 73 arremessadores.[3] Snyder, em 1990, cunhou o termo SLAP, com referência à lesão na língua inglesa: *superior labrum anterior e posterior*. Descreveu ainda a classificação para esta lesão.[48]

A partir da década de 1990 inúmeros estudos sobre o assunto foram publicados. Estes estudos abrangeram as áreas da anatomia, biomecânica, alterações clínicas, avaliação por imagem, técnica e resultados cirúrgicos.

ANATOMIA E BIOMECÂNICA

Estudos anatômicos do lábio da cavidade glenoidal evidenciaram que a porção superior tem inserção na glenoide mais frouxa, o que permite maior mobilidade do lábio, assumindo um aspecto meniscoide. O tecido é fibroso e com menor vascularização, quando comparado às outras porções. O tendão da cabeça longa do bíceps braquial se insere no lábio superior e no tubérculo supraglenoidal.[52] Huber e Putz, em seu estudo histológico, revelaram que existe uma continuidade das fibras do tendão da cabeça longa do bíceps braquial com o lábio da cavidade glenoidal, principalmente no aspecto posterior do lábio.[23]

Variações da porção anterior do lábio, como o forame sublabral e o complexo de Buford, estão relacionados com maior taxa de lesão SLAP e lesões da face articular do manguito rotador, sugerindo associação a alterações biomecânicas nos indivíduos portadores destas variações.[5,25,44,45]

Estudos com eletroneuromiografia mostram grande atividade elétrica no músculo bíceps braquial na fase de armação tardia do bíceps.[16] Outro estudo mostra que o bíceps se mostra ainda mais ativo no movimento do arremesso em atletas portadores de instabilidade do ombro, sugerindo a função estabilizadora deste músculo.[15] A função estabilizadora dinâmica do bíceps, bem como a função de depressor da cabeça umeral, foi salientada em diversos estudos biomecânicos.[26,32,36]

Outros estudos evidenciaram a importância do complexo bíceps-labral superior na estabilidade do ombro. Pagnani mostrou em cadáveres que a desinserção do lábio superior da glenoide culminou em um aumento na translação da cabeça umeral em relação à glenoide.[41] Rodosky notou diminuição na resistência torcional e aumento na tensão do ligamento glenoumeral inferior na lesão SLAP.[46]

MECANISMO DE TRAUMA

Andrews realizou estudos com base na cinematografia de alta velocidade e sugeriu que a lesão SLAP ocorreria em virtude da grande tração exercida sobre a inserção do tendão da cabeça longa do bíceps braquial na fase de desaceleração do cotovelo no movimento do arremesso.[3] Jobe e outros autores apoiaram esta hipótese.[13,16,54]

Em outros estudos biomecânicos sobre o movimento do arremesso esta hipótese foi contrariada, sendo mais frequente a lesão SLAP na fase de armação tardia do arremesso.[18] Burkhart *et al.* autores sugeriram que a lesão SLAP é o resultado de uma série de desarranjos biomecânicos, sendo principal a contratura da cápsula posterior que acarreta no déficit de rotação medial e alterações no eixo de rotação glenoumeral.[8,9,18,20,36]

Shepard acredita que em atletas existe uma combinação de fatores que contribuem para lesão SLAP, como alterações biomecânicas do arremesso, instabilidade glenoumeral e traumas repetidos.[47]

Snyder, em seu estudo envolvendo uma população em geral, encontrou como principal mecanismo de trauma a queda sobre o membro fletido, sugerindo que a compressão do lábio superior pela cabeça umeral seria a causa da lesão SLAP.[48] Clavert confirmou esse mecanismo de lesão em cadáveres.[11]

Maffet, também em um estudo na população em geral, encontrou com frequência o ato de levantar objetos pesados como mecanismo de lesão, sugerindo a tração como causa da desinserção.[35]

CLASSIFICAÇÃO E LESÕES ASSOCIADAS

Snyder definiu quatro padrões de lesões do lábio superior da cavidade glenoidal.[48] O tipo I é uma lesão degenerativa assintomática, marcada pela fibrilação do lábio. O tipo II é marcado pela desinserção do complexo bíceps-labral com instabilidade do lábio (Fig. 1). Este foi o tipo mais frequentemente encontrado. O tipo III é uma lesão em alça de balde do lábio, com migração inferior do fragmento destacado (Fig. 2). O tipo IV é uma lesão em alça de balde com continuidade para o tendão da cabeça longa do bíceps braquial (Fig. 3). Na continuidade dos estudos da lesão SLAP, Snyder acrescentou o tipo complexo, quando havia associação da lesão da porção superior do lábio da cavidade glenoidal a outras estruturas, como lábio anterior ou manguito rotador.[49]

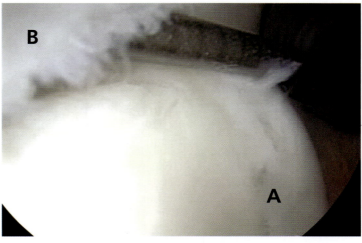

Figura 1. Imagem artroscópica da lesão SLAP II. (A) Glenoide; (B) lábio superior desinserido do colo da glenoide.

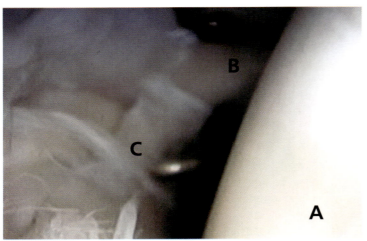

Figura 2. Imagem artroscópica da lesão SLAP III. (A) Cabeça umeral; (B) tendão do cabo longo do bíceps; (C) alça de balde do lábio superior da glenoide.

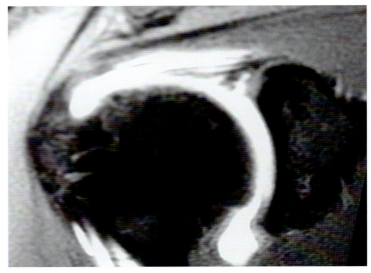

Figura 4. Imagem de corte coronal oblíquo de ressonância magnética do ombro, evidenciando lesão SLAP e lesão parcial articular do tendão supraespinal.

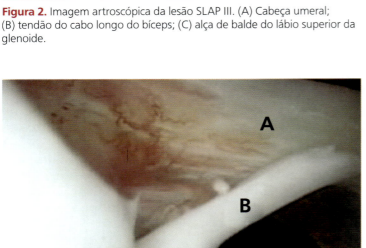

Figura 3. Imagem artroscópica da lesão SLAP IV. (A) Tendão do cabo longo do bíceps; (B) delaminação do cabo longo do bíceps; (C) alça de balde do lábio superior da glenoide.

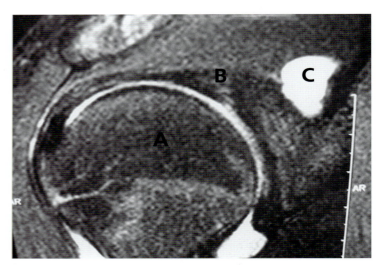

Figura 5. Imagem de corte coronal oblíquo de ressonância magnética do ombro. (A) Cabeça umeral; (B) lesão SLAP; (C) cisto paralabral.

Um estudo multicêntrico revelou que a lesão tipo II foi a mais encontrada, e as porcentagens de lesões associadas encontradas foram muito similares às mencionadas por Snyder.[21]

Maffet encontrou diferentes padrões de lesão e acrescentou mais três tipos. O tipo V é a lesão das porções superior, anterior e inferior do lábio da cavidade glenoidal. O tipo VI é a presença de um *flap* no lábio, e o tipo VII é a continuidade da desinserção do lábio através do ligamento glenoumeral médio.[35]

O Centro de Traumatologia do Esporte do Departamento de Ortopedia e Traumatologia da Universidade Federal de São Paulo (CETE) apresentou seu estudo sobre as lesões SLAP em atletas durante o 1° Congresso Brasileiro de Traumatologia Desportiva em 2002. A lesão SLAP tipo V foi a mais frequentemente encontrada, presente em 50% dos atletas. Outros estudos mencionaram o tipo II como o mais frequente. Analisando estes estudos, temos uma população constituída de atletas e não atletas. No estudo do CETE, apenas atletas de nível competitivo foram incluídos, e esta população apresenta traumas de maior energia, muitas vezes associados à luxação glenoumeral, aumentando, assim, a porcentagem de lesões do tipo V.

A lesão SLAP é frequentemente associada a outras lesões. A face articular do manguito rotador pode apresentar lesão parcial em até 30% dos atletas (Fig. 4).[38,48,50] A instabilidade do ombro também é associação frequente. Snyder encontrou 15% de associação.[48] Os cistos paralabrais na região do lábio superior podem causar lesão do nervo supraescapular e estão sempre associados à lesão SLAP (Fig. 5).[10,33]

■ QUADRO CLÍNICO, EXAMES FÍSICO E COMPLEMENTAR

O quadro clínico nas lesões SLAP é marcado principalmente pela dor durante o movimento do arremesso. A presença de estalidos e a sensação de instabilidade do ombro são acompanhadas da diminuição da *performance* do atleta.

As manobras especiais para a lesão SLAP provocam a tração ou compressão do complexo bíceps-labral e são positivas quando causam dor. Muitas manobras foram descritas por diversos autores.[22,28,29,34,37,39,40] Estudos comparando a sensibilidade e especificidade destas manobras com os achados artroscópicos mostram inconsistência, sugerindo cuidado na interpretação dos resultados do exame físico.[31,42,50]

O exame complementar indicado para a avaliação de lesões do lábio superior da glenoide é a ressonância magnética.[27] Gross mencionou uma sensibilidade de 90,6% e especificidade de 85,3%.[19] Quando acrescentado contraste articular, a sensibilidade pode chegar a próximo de 100% para as lesões SLAP.[4] Porém, a artroscopia é o único método diagnóstico totalmente preciso.[6]

TRATAMENTO

Na década de 1980, quando pouco se sabia sobre as lesões SLAP, o tratamento baseava-se no desbridamento da lesão. Alguns sintomas, como estalidos apresentavam melhora, porém, os resultados a médio prazo mostraram-se inconsistentes, principalmente quando havia lesão ligamentar ou queixa de instabilidade associadas.[2,11,51]

Após o entendimento da função e biomecânica do complexo bíceps-labral, as diretrizes para o tratamento destas lesões foram estabelecidas.[12,14,15,53]

As lesões do tipo I são consideradas degenerativas e não causam sintomas. Geralmente são achados artroscópicos e não requerem tratamento específico. O simples desbridamento é indicado.

O SLAP do tipo II é marcado pela instabilidade do complexo bíceps-labral. O tratamento consiste na reinserção do lábio superior da cavidade glenoidal à glenoide. É realizada a cruentização do colo da glenoide, e o tecido labral é estabilizado ao osso. Grande parte dos autores utiliza âncoras para realizar esta reinserção. Uma revisão sistemática sobre os resultados da reparação da lesão SLAP II foi elaborada por Gorantia et al.[55] Como conclusão, os autores referem que os resultados são satisfatórios de uma forma geral, mas em atletas arremessadores os resultados são menos previsíveis. Outros autores também mencionam que os resultados da reparação da lesão SLAP II em atletas arremessadores nem sempre são satisfatórios.[56,57]

Cicotti et al. encontraram melhora em atletas arremessadores após o reparo da lesão, mas o retorno para as atividades dos arremessadores de elite no mesmo nível pré-lesão frequentemente não é conseguido.[56] Muitos atletas seguiam com dor, perda da potência e precisão do arremesso ou limitação das amplitudes de movimento. Esta limitação de movimento foi objeto de estudo por alguns autores. O posicionamento das âncoras no momento do reparo é considerado importante para McCulloch et al.[58] Em um estudo em cadáveres, os autores mostraram que o posicionamento de âncora em uma região anterior à inserção do tendão do cabo longo do bíceps pode gerar limitação da rotação externa do ombro, comprometendo a realização de movimentos de arremesso.

Recentemente, a tenodese do bíceps como opção de tratamento para as lesões do tipo II foi analisada. Boileau comparou a reparação da lesão SLAP II ao uso de âncoras à tenotomia e tenodese do bíceps. O grupo da reparação foi constituído de 10 pacientes. O grupo da tenodese possuía 15 pacientes e apresentava uma média de idade de 52 anos quando comparado à média de 37 anos do grupo que foi submetido ao reparo. Houve um nível de satisfação de 93% no grupo da tenodese, contra apenas 40% no grupo da reparação, sendo sugerida a tenodese como forma de tratamento mais eficaz.[7] Outros autores mencionam que a tenodese do bíceps deve ser utilizada como forma de tratamento para os casos em que a reparação da lesão não proporcionou bons resultados.[59]

A lesão do tipo III requer o desbridamento da alça de balde. Como o lábio superior da cavidade glenoidal é pouco vascularizado, não existe publicação sobre o resultado da sutura da lesão, como pode ser realizado nas lesões em alça de balde do menisco. Caso haja instabilidade do complexo bíceps-labral remanescente, este deve ser estabilizado da mesma forma da lesão de tipo II.

O SLAP de tipo IV é tratado com a ressecção da alça de balde. A quantidade de acometimento do tendão da cabeça longa do bíceps deve ser identificada. A delaminação maior que 30% do tendão é indicação para a realização da tenodese para alguns autores, enquanto outros consideram 50% de lesão como indicação para este procedimento. No caso de instabilidade do complexo bíceps-labral remanescente, este deve ser estabilizado.

As lesões complexas, como o SLAP de tipo V, requerem a reinserção de todo o tecido labral. A reparação é iniciada pelo lábio inferior, segue para o lábio anterior e é finalizada no lábio superior da cavidade glenoidal.

As lesões parciais do manguito rotador devem ser avaliadas e tratadas, quando necessário. Pode ser realizado o desbridamento para as lesões superficiais ou a reinserção óssea nas lesões mais profundas. Em pacientes com idade mais avançada, geralmente acima de 45 anos, e com demanda menor do ombro, a associação da lesão SLAP à lesão do manguito rotador deve ser encarada de forma diferente. Abbot analisou uma população com idade superior a 45 anos onde estas duas lesões estavam presentes. Um grupo foi submetido apenas ao reparo da lesão do manguito, e no ouro grupo foi realizada ainda a reparação da lesão SLAP. O primeiro grupo apresentou melhores resultados funcionais e melhor amplitude de movimentos. Dessa forma, em pacientes com idade superior a 45 anos com a associação destas duas lesões, a reparação exclusiva da lesão do manguito, evitando a reparação da lesão do lábio superior da glenoide, permite uma melhor recuperação funcional.[1]

Na presença de cisto paralabral, a descompressão através da desinserção labral seguida da reinserção apresenta resultados satisfatórios.[60]

RESULTADOS

Os resultados atuais do tratamento da lesão SLAP em atletas são promissores. Atletas que realizam atividade de arremesso superior têm resultados menos previsíveis.[55]

Na literatura nacional, os resultados do tratamento foram excelentes em 66,7%, e bons em 33,3% dos atletas, com o retorno ao esporte após 3,5 meses da cirurgia.[17]

Kim publicou um artigo em que avaliou 34 pacientes envolvidos em atividades esportivas com o diagnóstico de lesão isolada do lábio superior da cavidade glenoidal. O retorno para atividade esportiva ocorreu em 91% dos pacientes, porém, os pacientes que praticavam esportes com atividade de arremesso superior apresentaram resultados inferiores. Estes pacientes apresentaram limitação da amplitude de movimento como causa de insucesso.[30]

Outro estudo avaliou os resultados em 40 atletas que realizavam arremessos superiores.[24] Os atletas foram divididos em dois grupos, sendo o primeiro composto por atletas com história de trauma como mecanismo de lesão, e o segundo grupo constituído de atletas sem antecedente de trauma, onde a sobrecarga foi o fator etiológico. O resultado foi satisfatório em 90% dos atletas. Cerca de 95% dos atletas retornaram ao esporte, sendo que 75% retornaram à atividade esportiva no mesmo nível antes de apresentar a lesão. Os resultados insatisfatórios estavam relacionados com queixas de instabilidade e dor após a cirurgia. Os autores concluíram que os atletas do grupo da sobrecarga como fator etiológico apresentaram piores resultados quando comparados aos atletas com história de trauma. De uma forma geral, o tratamento artroscópico da lesão SLAP produz bons resultados.

Outro estudo recente evidencia bons resultados no tratamento da lesão SLAP, com 22 dos 24 pacientes estudados retornando ao mesmo nível de atividade esportiva após seis meses do tratamento cirúrgico.[43]

REFERÊNCIAS BIBLIOGRÁFICAS

1. Abbot AE, Li X, Busconi BD. Arthroscopic treatment of concomitant superior labral anterior posterior (SLAP) lesions and rotator cuff tears in patients over the age of 45 years. *Am J Sports Med* 2009;37:1358-62.
2. Altchek DW, Warren RF, Wickiewicz TL et al. Arthroscopic labral debridment. *Am J Sports Med* 1992;20:702-6.
3. Andrews JR, Carson WG, McLeod W. Glenoid labrum tears related to the long head of the biceps. *Am J Sports Med* 1985;13:37-340.
4. Applegate GR, Hewitt M, Snyder SJ et al. Chronic labral tears: value of magnetic resonance arthrography in evaluating the glenoid labrum and labral-biciptal complex. *Arthroscopy* 2004;20:959-63.
5. Bents RT, Skeete KD. The correlation of the Buford complex and SLAP lesions. *J Shoulder Elbow Surg* 2005;14:565-69.

6. Buford DA, Karzel RP, Snyder SJ. SLAP lesions: history, treatment, and results. *Tech Shoulder Elbow Surg* 2000;1:202-8.
7. Boileau P, Parratte S, Chuinard C et al. Arthroscopic treatment of isolated Type II SLAP lesions: Biceps tenodesis as an alternative to reinsertion. *Am J Sports Med* 2009;37:929-36.
8. Burkart A, Debski RE, Musahl V et al. Glenohumeral translations are only partially restored after repair of a simulated type II superior labral lesion. *Am J Sports Med* 2003;31:56-63.
9. Burkhart SS, Morgan CD, Kibler WB. The disabled throwing shoulder: Spectrum of pathology part I: pathoanatomy and biomechanics. *Arthroscopy* 2003;19:404-20.
10. Chen AL, Ong BC, Rose DJ. Arthroscopic manegement of spinoglenoid cysts associated with SLAP lesions and suprascapular neuropathy. *Arthroscopy* 2003;19:53.
11. Clavert P, Bonnomet F, Kempf JF et al. Contribution to the study of the pathogenesis of type II superior labrum anterior-posterior lesions: a cadaveric model of a fall on the outstretched hand. *J Shoulder Elbow Surg* 2004;13:45-50.
12. Cordasco FA, Steinmann S, Flatow EL et al. Arthroscopic treatment of glenoid labral tears. *Am J Sports Med* 1993;21:425-31.
13. DiGiovane NM, Jobe FW, Pink M. An electromyographic analysis of the upper extremity in pitching. *J Shoulder Elbow Surg* 1992;1:15-25.
14. Field LD, Savoie FH. Arthroscopic suture repair of superior labral detachment lesions of the shoulder. *Am J Sports Med* 1993;21:783-90.
15. Gartsman GM, Hammerman SH. Superior labrum, anterior and posterior lesions. *Clin Sports Med* 2000;19:115-24.
16. Glousman R, Jobe F, Tibone J et al. Dynamic electromyographic analysis of the throwing shoulder with glenohumeral instability. *J Bone Joint Surg* 1988;70(A):220-26.
17. Godinho GG, Freitas JMA, Leite LMB et al. Lesões SLAP no ombro. *Rev Bras Ortop* 1998;33:345-52.
18. Gowan ID, Tibone J. A comparative electromyographic analysis of the shoulder during pitching. *Am J Sports Med* 1987;15:586-90.
19. Gross ML, Seeger LL, Smith JB. Magnetic resonance imaging of the glenoid labrum. *Am J Sports Med* 1990;18:229-34.
20. Grossman MG, Tibone JE, McGarry MS et al. Throwing shoulder: a possible etiology of superior labrum anterior-to-posterior lesions. *J Bone Joint Surg* 2005;87(A):824-31.
21. Handelberg F, Willems S, Shahabpour M et al. SLAP lesions: a retrospective multicenter study. *Arthroscopy* 1998;14:856-62.
22. Holtby R, Razmjou H. Accuracy of Speed's and Yergason's tests in detecting biceps pathology and SLAP lesions: comparison with arthroscopic findings. *Arthroscopy* 2004;20:231-34.
23. Huber WP, Putz RV. The periarticular fiber system of the shoulder joint. *Arthroscopy* 1997;13:680-91.
24. Ide J, Maeda S, Takagi K. Sports activity after arthroscopic superior labral repair using suture anchors in overhead-throwing athletes. *Am J Sports Med* 2005;33:1-8.
25. Ilahi OA, Labbe MR, Cosculluela P. Variants of the anterosuperior glenoid labrum and associated pathology. *Arthroscopy* 2002:18:882-86.
26. Itoi E, Kuechle DK, Newman SR et al. Stabilising Function of the biceps in stable and unstable shoulders. *J Bone Joint Surg* 1993;75(B):546-50.
27. Jee WH, McCauley TR, Matheny JM. Superior labral anterior posterior (SLAP) lesions of the glenoid labrum: reliability and accuracy of MR arthrography for diagnosis. *Radiology* 2001;218:127-32.
28. Kibler WB. Specificity and severity of the anterior slide test in throwing athletes with superior labral tears. *Arthroscopy* 1995;11:296-300.
29. Kim SH, Ha KI, Ahn JH et al. Biceps load test II: a clinical test for SLAP lesions of the shoulder. *Arthroscopy* 2001;17:160-64.
30. Kim SH, Ha KI, Kim SH et al. Results of arthroscopic treatment of superior labral lesions. *J Bone Joint Surg* 2002;84(A):981-85.
31. Kim TK, Queale WS, Cosgarea AJ et al. Clinical features of the different types of SLAP lesions. *J Bone Joint Surg* 2003;85(A):66-71.
32. Kumar VP, Satku K, Balasubramaniam P. The role of the long head of biceps brachii in the stabilisation of the head of the humerus. *Clin Orthop Rel Research* 1989;244:173-75.
33. Leitschuh PH, Bone CM, Bouska WM. Magnetic resonance imaging diagnosis, sonographically directed percutaneous aspiration, and arthroscopic treatment of a painful shoulder ganglion cyst associated with a SLAP lesion. *Arthroscopy* 1999;15:85-87.
34. Liu SH, Henry MH, Nuccion SL. A prospective evaluation of a new physical examination in predicting glenoid labral tears. *Am J Sports Med* 1996;24:721-25.
35. Maffet MW, Gartsman GM, Moseley B. Superior labrum-biceps tendon complex lesions of the shoulder. *Am J Sports Med* 1995;23:93-98.
36. McMahon PJ, Burkart A, Musahl V et al. Glenohumeral translations are increased after type II superior labrum anterior-posterior lesion: a cadaveric study of severity of passive stabilizer injury. *J Shoulder Elbow Surg* 2004;13:1-8.
37. Mimori K, Muneta T, Nakagawa T et al. A new pain provocation test for superior labral tears of the shoulder. *Am J Sports Med* 1999;27:137-42.
38. Morgan CD, Burkhart SS, Palmeri M et al. Type II SLAP lesions: Three subtypes and their relationships to superior instability and rotator cuff tears. *Arthroscopy* 1998;14:553-65.
39. Myers TH, Zemanovic JR, Andrews JR. The resisted supination external rotation test. *Am J Sports Med* 2005;33:1315-20.
40. O'Brien SJ, Pagnani MJ, Fealy S et al. The active compression test: a new and effective test for diagnosing labral tears and acromioclavicular joint abnormality. *Am J Sports Med* 1998;26:610-13.
41. Pagnani MJ, Deng XH, Warren RF et al. Effect of lesions of the superior portion of the glenoid labrum on glenohumeral translation. *J Bone Joint Surg* 1995;77(A):1003-10.
42. Parentis MA, Glousman RE, Mohr KS et al. An evaluation of the provocative tests for superior labral anterior posterior lesions. *Am J Sports Med* 2006;34:265-68.
43. Paxinos A, Walton J, Rütten S et al. Arthroscopic stabilization of superior labral (SLAP) tears with biodegradable tack: outcomes to 2 years. *Arthroscopy* 2006;22:627-34.
44. Pradhan RL, Itoi E, Hatakeyama Y. Superior labrum strain during the throwing motion: a cadaveric study. *Am J Sports Med* 2001;29:488-92.
45. Rao AG, Kim TK, Chronopoulos E et al. Anatomical variants in the anterosuperior aspect of the glenoid labrum. *J Bone Joint Surg* 2003;85(A):653-59.
46. Rodosky MW, Harner CD, Fu FH. The role of the long head of the biceps muscle and superior glenoid labrum in anterior stability of the shoulder. *Am J Sports Med* 1994;22:121-30.
47. Shepard MF, Dugas JR, Zeng N et al. Differences in the ultimate strengh of the biceps anchor and the generation of type II superior labral anterior posterior lesions an a cadaveric model. *Am J Sports Med* 2004;32:1-5.
48. Snyder SJ, Banas MP, Karzel RP. An analysis of 140 injuries to the superior glenoid labrum. *J Shoulder Elbow Surg* 1995;4:243-48.
49. Snyder SJ, Karzel RP, Del Pizzo W et al. SLAP lesions of the shoulder. *Arthroscopy* 1990;6:274-79.
50. Stetson WB, Templin K. The Cranck test, the O'Brien test, and routine magnetic resonance imaging scans in the diagnosis of labral tears. *Am J Sports Med* 2002;30:806-15.
51. Tomilnson RJ, Glousman RE. Arthroscopic debridment of glenoid labral tears in athletes. *Arthroscopy* 1995;11:42-51.
52. Vangsness CT, Jorgenson SS, Watson T et al. The origin of the long head os the biceps from the scapula and glenoid labrum. *J Bone Joint Surg* 1994;76(B):951-54.
53. Warner JJP, Kann S, Marks P. Arthroscopic repair of combined Bankart and superior labral detachment anterior and posterior lesions: technique and preliminary results. *Arthroscopy* 1994;10:383-90.
54. Yeh ML, Lintner D, Luo ZP. Stress dristibution in the superior labrum during throwing motion. *Am J Sports Med* 2005;33:395-401.
55. Gorantia K, Gill C, Wright RW. The outcome of type II Slap repair: A systematic review. *Arthroscopy* 2010;26:537-45.
56. Ciccotti MG, Neuman B, Boivert CB et al. Results of arthroscopic repair of type II SLAP repairs in overhead athletes: Assessment of return to pre-injury laying level and satisfaction. *Arthroscopy* 2011;27:e201.
57. Schroder CP, Skare O, Gjengedal E et al. Long term results after SLAP repair: A 5-year follow-up study of 107 patients with comparison of patientes aged over and under 40 years. *Arhroscopy* 2012;28:1601-7.
58. McCulloch PC, Andrews WJ, Alexander J et al. The effect on external rotation of an anchor placed anterior to the biceps in type 2 SLAP repairs in a cadaveric throwing model. *Arthroscopy* 2013;29:18-24.
59. Mccormick F, Solomon DJ, Nwachukwu BU et al. Biceps tenodesis is an effective treatment for revision SLAP tears: a prospective analysis at minimum 2-year follow-up. *Arthroscopy* 2013;29:e91.
60. Youm T, Matthews PV, EL Attrache NS. Treatment of patients withspinoglenoid cysts associated with superior labral tears without cyst aspiration, debridement, or excision. *Arthroscopy* 2006;22:548-52.

LESÃO DO MANGUITO ROTADOR

Carlos Vicente Andreoli ■ Eduardo Antônio de Figueiredo

■ INTRODUÇÃO

O ombro é sede frequente de lesões nos esportes competitivos. A articulação representa cerca de 8 a 13% de todas as lesões atléticas. As lesões nos esportes de arremesso são comuns na prática clínica, sendo que as lesões nos membros superiores giram em torno de 75%, e a articulação do ombro é a região mais afetada.

As lesões do manguito rotador apresentam-se como a mais frequente lesão do ombro. Mais de 50% dos indivíduos acima de 60 anos apresentam pelo menos lesões parciais com significativo impacto em relação à qualidade de vida e diminuição da função.

Além dos atletas, uma grande porcentagem de idosos mantém estilo de vida ativo, dessa maneira é importante o correto diagnóstico e manejo dessas lesões.

■ ANATOMIA

O manguito rotador é composto pela inserção de quatro tendões no úmero: supraespinhoso, infraespinhoso, subescapular e redondo menor, sendo essa cobertura sobre a cabeça umeral a origem do manguito rotador. Anteriormente, próximo à junção subescapular/supraespinhoso, passa o tendão da cabeça longa do bíceps braquial, sede frequente de afecções associadas à lesão do manguito rotador.

Esse conjunto de quatro tendões descritos anteriormente tem como função a de atuar como um estabilizador dinâmico da articulação glenoumeral, auxiliando na manutenção da cabeça umeral centrada na glenoide, opondo-se à translação superior e à formação de cisalhamento do deltoide pela compressão da cabeça umeral. Além disso, o manguito promove um suporte para cápsula, prevenindo o excessivo movimento anteroposterior da cabeça umeral.

■ FISIOPATOLOGIA

A hipovascularização da área crítica de "Codman" é considerada como o ponto inicial da degeneração e da ruptura do manguito.

Inicialmente, duas teorias foram defendidas a respeito da etiologia das lesões do manguito rotador:

Teoria extrínseca – impacto subacromial (descrita por Neer, em 1972)

É descrita pelo impacto do arco coracoacromial "duro" contra o tendão do supraespinal. O autor dividiu em três fases evolutivas a síndrome compressiva do manguito:

- *Fase I*: edema e hemorragia reversíveis. Ocorrem em pacientes jovens, tendo boa evolução com o tratamento clínico.
- *Fase II*: fibrose e tendinite. Ocorrem de maneira crônica e intermitente, normalmente em indivíduos com idade entre 25 e 45 anos.
- *Fase III*: ruptura completa do manguito. Ocorre em pacientes acima de 40 a 50 anos.

Cabe ressaltar que a síndrome do impacto posterossuperior da glenoide afeta principalmente atletas menores de 35 anos. A etiologia está relacionada com microtraumas repetitivos nos atletas arremessadores. A posição do membro superior acima de 90° em abdução e rotação lateral durante a fase de armação do arremesso provoca o contato da porção intra-articular do manguito rotador com a borda posterossuperior da glenoide. Existe na literatura uma discussão quanto ao contato ser fisiológico ou patológico. O contato fisiológico pode tornar-se patológico, principalmente em atletas arremessadores. A frouxidão ligamentar e a consequente instabilidade do ombro nos atletas estão relacionadas com o impacto posterossuperior da glenoide.

Teoria intrínseca – caracterizada pela hipovascularização tendínea (descrita por Uthoff, em 1988)

É descrito na literatura que a área de 15 mm de inserção do supraespinhoso e infraespinhoso no tubérculo maior é relativamente hipovascular. Desde a descrição clássica de Codman sobre a assim chamada "zona crítica" e a hipovascularização local do manguito rotador, muito se tem estudado e especulado sobre a possibilidade de a isquemia ser uma das causas dessa lesão. Na literatura nacional, Godinho et al. descreveram que cerca de 80% das lesões de manguito rotador, avaliadas em sua série de 25 biópsias, apresentaram pouca ou nenhuma vascularização em suas bordas.

Os tendões do manguito rotador possuem em sua região insercional sinais de degeneração, incluindo morte celular, depósito de cálcio e rupturas microscópicas. A diminuição do suprimento é considerada o principal fator da doença degenerativa dos tendões. A capacidade de reparo após microtraumas de repetição está comprometida em razão de alterações vasculares que provoca. Diversos estudos têm mostrado que o número e o tamanho dos vasos estão consideravelmente diminuídos no tendão acometido.

Os fatores de risco causadores de lesão do manguito rotador ainda são pouco conhecidos. Existem poucos estudos que identificam fatores demográficos, como idade avançada e aumento do índice de massa corporal, que podem contribuir com a progressão da lesão do manguito rotador.

A hipótese de que o tabagismo aumenta o risco de lesões do manguito rotador é biologicamente plausível. Os efeitos negativos do tabaco ocorrem decorrente das propriedades vasoconstritoras da nicotina que diminui o suprimento sanguíneo aos tecidos associados à capacidade do monóxido de carbono em diminuir os níveis de oxigenação celular. Dessa maneira, o efeito descrito em um tendão já previamente hipovascular tem um efeito adverso na cicatrização do manguito rotador.

Baumgarten et al. relacionam as dores no ombro e as lesões do manguito rotador com a quantidade e o tempo do vício. Os autores concluem que a quantidade média de maços por dia e a média de maços por ano, associadas ao tempo de tabagismo, são maiores em pacientes portadores de lesão do manguito rotador comparados aos pacientes sem lesão.

Itoi et al. e Carbone et al. associam o cigarro à presença de lesões maiores do manguito rotador. Alguns estudos demonstram que pacientes tabagistas apresentam pior prognóstico no reparo das lesões do manguito rotador.

Mallon et al. analisaram de forma retrospectiva os efeitos do tabagismo nos resultados do reparo aberto das lesões do manguito rotador, por meio da escala funcional da UCLA (Universidade da Califórnia) e escala subjetiva de dor e observaram melhor evolução nos pacientes não fumantes.

O tabagismo é envolvido na cicatrização do tendão do manguito e no seu reparo, influenciando seu prognóstico. Galatz et al. descrevem os efeitos adversos da nicotina em reparo do manguito rotador em ratos. Segundo os autores, a nicotina é responsável pela redução das propriedades mecânicas e da redução da concentração de colágeno em ratos.

Atualmente acredita-se que não exista uma única causa das afecções do manguito rotador. É importante enfatizar que há provavelmente um grande número de doenças do tecido conectivo que possuem um componente genético. Algumas doenças mendelianas clássicas do tecido conectivo estão bem descritas, como, por exemplo, a osteogênese imperfeita, a síndrome de Ehlers-Danlos e a síndrome de Marfan. No entanto, outras doenças de tecido conectivo, dentre as quais podemos incluir as tendinopatias e as rupturas do manguito rotador, são complexas e multifatoriais. Nessas afecções, a identificação de componentes genéticos é mais difícil, pois a busca é dificultada pela probabilidade de envolvimento de um conjunto de genes na sua etiologia – cada gene tendo uma pequena contribuição para a condição em estudo – e pelas interações gene-ambiente.

Acredita-se que exista uma relação entre as etiologias descritas anteriormente, acrescentando-se o trauma, cada vez mais frequente nos dias atuais. É importante atentar-se aos episódios de luxação glenoumeral em pacientes acima de 40 anos, Itoi et al. descreveram por meio de estudo com artrografia que a incidência de lesão do manguito rotador em pacientes acima de 40 anos após o primeiro episódio de luxação glenoumeral é de 30% e de 57% em pacientes acima de 50 anos.

■ INCIDÊNCIA

A incidência de lesões completas do manguito rotador varia entre 5 a 40%. Estudos epidemiológicos relacionam o aumento da frequência das lesões com o avançar da idade.

Jerosch e Castro examinaram 122 cadáveres comparando a incidência desses em relação à literatura. O estudo encontrou 28,7% (35 pacientes) com lesões parciais e 30,3% (37 pacientes) com lesões completas em pacientes acima de 60 anos. Lehman et al. examinaram 456 ombros e encontraram 17% (78 espécimes) com lesões completas, sendo que essa porcentagem aumentou para 30% em pacientes acima de 60 anos.

As lesões sintomáticas do manguito rotador são comuns durante a prática clínica diária. De acordo com Dias et al., é a afecção mais frequente causadora de dor durante as atividades cotidianas, tendo maior prevalência em mulheres, no lado dominante.

■ DIAGNÓSTICO

Para o diagnóstico a anamnese minuciosa e exame físico, mesmo nos dias atuais, serão sempre soberanos. O tempo de evolução dos sintomas e suas características, o tipo de ocupação profissional ou de prática esportiva, a história de um ou mais eventos traumáticos e tratamentos prévios (fisioterapia, infiltrações etc.), a dominância, a idade e o sexo são informações valiosas.

A dor é o principal sintoma. Habitualmente, ela se localiza na região anterolateral do ombro, e face lateral do braço e sua intensidade são variáveis. A maioria dos pacientes queixam-se de dor noturna e dificuldade ou incapacidade de deitar-se sobre o lado afetado, sendo este um aspecto muito característico e constante da doença do manguito rotador. Em atletas, inicialmente a dor aparece após a atividade, tornando-se contínua com o decorrer dos treinos, com dor e desconforto durante e após a atividade, alterando o desempenho do atleta. É preciso avaliar os caracteres da dor (intensidade, localização, tipo, periodicidade, fatores de piora, melhora ou associados). Em arremessadores, é importante documentar em qual fase do arremesso (preparação, armação, aceleração e finalização) aparece a dor. Os sintomas associados, como fraqueza e parestesia na extremidade afetada, podem estar relacionados com a sensação de instabilidade ou com episódios da "síndrome do braço morto" (ocorre quando o arremesso é acompanhado de repentina dor aguda ou paralisante). A síndrome é descrita nos atletas como subluxação do ombro, instabilidade anterior oculta e lesões SLAP.

No exame físico são pesquisadas assimetrias das cinturas escapulares, atrofias das fossas supra e infraespinais, cicatrizes e deformidades da coluna cervicotorácica. A mensuração das amplitudes ativas e passivas dos ombros é imprescindível para a diferenciação com outras lesões (como, por exemplo, a capsulite adesiva) (Fig. 1).

A amplitude de movimento deverá ser pesquisada ativa e passivamente, comparando bilateralmente. A "American Shoulder and Elbow Surgeons" recomenda quatro arcos de movimento funcionais e reprodutíveis. Elevação total com o braço no plano da escápula, rotação lateral com o braço ao lado do corpo e com 90° de abdução e rotação medial do ombro com o polegar colocado para região dorsal, procurando alcançar níveis superiores da coluna torácica. O arco doloroso entre 70 e 120° é um indício da síndrome do impacto.

As manobras provocativas para a síndrome do impacto incluem: as de Neer e Hawkins e Yocum. A integridade dos tendões do manguito rotador é pesquisada por meio das manobras: Jobe, do supraespinhoso (tendão do supraespinhoso); Patte, teste do infraespinhoso, da cancela (tendão do infraespinhoso); Gerber, Belly-press ou manobra de Napoleão em alusão à posição adotada pelo general francês, Napoleão Bonaparte (tendão do subescapular), além das manobras provocativas para o tendão do bíceps, como: *palm up*, Yergason, O'Brien e o sinal do "Popeye", deformidade caraterística do famoso personagem de desenho animado, ocasionado pela ruptura da cabeça longa do bíceps e rotação lateral contra resistência (Fig. 2).

As radiografias simples com incidências em anteroposterior, perfil e axilar auxiliam inicialmente no diagnóstico, sendo uma extensão do exame físico. São importantes para visualização de pos-

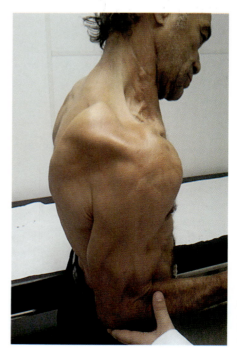

Figura 1. Paciente com atrofia da fossa supra e infraespinal decorrente da lesão maciça do manguito rotador.

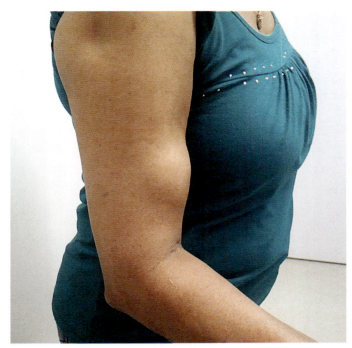

Figura 2. Sinal do "Popeye" em paciente com ruptura da cabeça longa do bíceps.

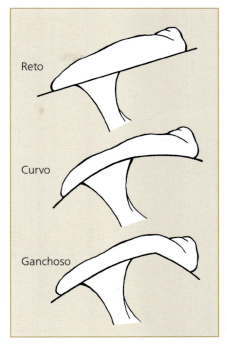

Figura 3. Tipos de acrômio descritos por Bigliani *et al.*, em 1986.

síveis calcificações presentes em afecções, como a tendinite calcária. Na incidência em perfil da escápula pode-se evidenciar a morfologia do acrômio, conforme descrito por Bigliani *et al.*, em 1986. Conforme descrito pelo autor, quanto maior a curvatura do acrômio, maior o impacto contra o tendão do supraespinhoso. Já na incidência em axilar é importante para visualizar a presença de possível *os acromiale*, presente quando não há a ossificação do núcleo de ossificação do acrômio, o que deveria ocorrer entre 22 e 26 anos e pode ser um fator predisponente de impacto subacromial. (Figs. 3 e 4).

A ultrassonografia, embora seja um excelente método de imagem e tenha sido utilizada por longa data como exame complementar de escolha, vem sendo cada vez mais substituída pela ressonância magnética, exame que, além de não ser examinador-dependente, fornece dados de lesões intra-articulares, sendo também útil na avaliação da morfologia e qualidade da do tendão remanescente (Figs. 5 e 6).

■ CLASSIFICAÇÃO

As lesões do manguito rotador podem ser classificadas conforme a duração (aguda ou crônica, tendo como parâmetro o período de 3 meses), etiologia (traumática ou degenerativa) e, principalmente, quanto à extensão (totais ou parciais).

As lesões parciais podem-se localizar na superfície articular (mais comum, principalmente em atletas, conhecida como PASTA), superfície bursal (relacionada com impacto subacromial ou intratendínea. Ellman e Gartsman de acordo com a profundidade da lesão e sítio anatômico: no grau I, ruptura das fibras tendíneas menor que ¼ da espessura do tendão (< 3 mm); no grau II, ruptura menor que ½ da espessura do tendão e de 3 a 6 mm de espessura; no grau III, ruptura maior que a ½ da espessura do tendão e mais que 6 mm de profundidade (Quadro 1).

Porém Cofield classificou as lesões completas de acordo com o tamanho (Quadro 2).

A progressão das lesões tem um caráter evolutivo. Após a retração da lesão, ocorre uma infiltração gordurosa das fibras musculares,

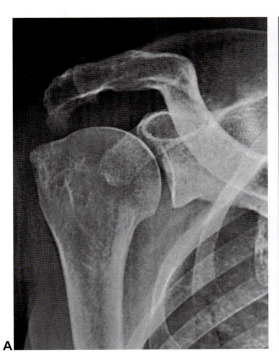
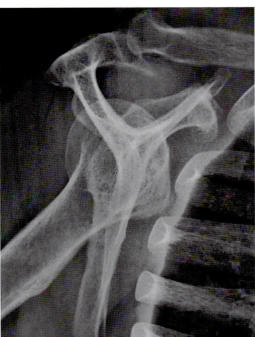

Figura 4. Radiografias em incidências anteroposterior (**A**) e em perfil (**B**), demonstrando a presença de acrômio ganchoso (tipo III).

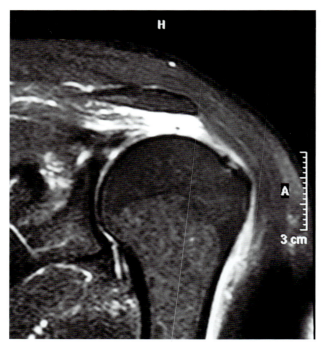

Figura 5. Ressonância magnética, em corte coronal, ponderada em T2, demonstrando lesão grande do tendão do supraespinhoso.

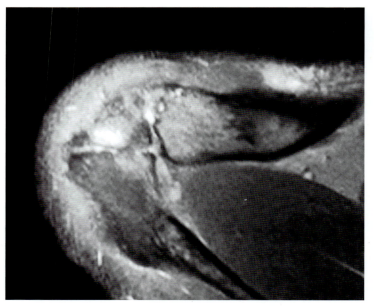

Figura 6. Ressonância magnética, em corte axial, ponderada em T2 demonstrando a presença de *os acromiale*.

piorando o prognóstico de reparo da lesão. Goutallier *et al.* descreveram uma classificação, conforme o grau de degeneração gordurosa, inicialmente por meio de tomografia computadorizada, sendo posteriormente adaptada para ressonância magnética (Quadro 3).

■ TRATAMENTO NÃO CIRÚRGICO

O tratamento da síndrome do impacto e das lesões do manguito rotador depende da etiologia, sendo essencial a eliminação da dor e a recuperação do atleta para o retorno ao esporte no nível pré-lesão.

Quadro 1. Classificação de Ellman e Gartsman para lesões parciais

Classificação	Profundidade e sítio anatômico
Grau I	Ruptura menor que 1/4 da espessura do tendão (< 3 mm)
Grau II	Ruptura menor que 1/2 da espessura do tendão (entre 3 e 6 mm)
Grau III	Ruptura maior que a 1/2 da espessura do tendão (> 6 mm)

Quadro 2. Classificação de Cofield para lesões completas

Classificação	Tamanho
Pequena	(< 1 cm)
Média	(Entre 1 e 3 cm)
Grande	(Entre 3 e 5 cm)
Maciça	(Acima de 5 cm)

Quadro 3. Classificação de Goutallier quanto à degeneração gordurosa

Classificação	Degeneração gordurosa
Grau I	Pequenas estrias de gordura
Grau II	Proporção de gordura menor do que músculo
Grau III	Proporção equivalente entre gordura e músculo
Grau IV	Proporção de gordura maior do que músculo

O repouso relativo às atividades que prejudicam e agravam a sintomatologia é indicado. O uso de anti-inflamatórios, analgésicos e gelo local auxilia a diminuição da fase inflamatória. A manutenção da condição cardiovascular é fundamental nos atletas, com ênfase nos exercícios dos membros inferiores.

A infiltração do espaço subacromial com anestésico e corticoide pode ser realizada criteriosamente, quando outros métodos não forem eficazes. A infiltração intratendinosa ou em tendinopatias crônicas pode ser deletéria aos tecidos tendíneos.

A reabilitação é fundamental no tratamento do atleta. A resolução da dor por meio de medidas analgésicas é o primeiro passo no processo de reabilitação. Os exercícios passivos e o alongamento do membro superior são iniciados com ênfase nos rotadores mediais e laterais. Após essa fase, os exercícios de fortalecimento do manguito rotador e dos músculos periescapulares (serrátil anterior, trapézio, romboides, elevador da escápula, grande dorsal) são iniciados com faixas elásticas, com exercícios de várias repetições e tensões progressivas das faixas. Os exercícios para os rotadores mediais são introduzidos mais tarde graças à predominância desses músculos no membro dominante do atleta. A seguir o programa de retorno gradual ao movimento de arremesso pode ser iniciado com o uso de *medicine balls*. Estudo realizado no CETE, com atletas com tendinite do manguito rotador, constatou em média sete semanas no processo de reabilitação.

■ TRATAMENTO CIRÚRGICO

O primeiro reparo cirúrgico é atribuído a Codman no ano de 1909. Inicialmente, autores, como Watson-Jones e Smith-Petersen, associavam ao reparo a ressecção total do acrômio, a esse era atribuída a origem da lesão.

Entretanto, após a descrição da síndrome do impacto em 1972, por Charles Neer, definiu-se como necessário para aumentar o espaço subacromial somente remoção da porção anteroinferior do acrômio associada à ressecção do ligamento coracoacromial. Atualmente, a realização da acromioplastia tem sido realizada de maneira cada vez mais econômica.

Somos adeptos da teoria de que a origem da lesão do manguito rotador é multifatorial, ou seja, com fatores etiológicos apresentando-se como tão ou mais importantes quanto à origem extrínseca do impacto subacromial, tendo como exemplo as alterações vasculares e predisposição genética do indivíduo. Dessa maneira temos como rotina na prática diária realizá-la somente se houver indícios evidentes de impacto, como presença de esporão subacromial ou lesões parciais bursais.

O reparo ideal da ruptura do manguito rotador é representado por uma reinserção com resistência suficiente à tração do tendão, estabilidade mecânica em carga cíclica e técnica cirúrgica que possa promover melhora da biologia na interface tendão e osso.

Em virtude da faixa etária que normalmente acomete a lesão do tendão, os cotos tendíneos apresentam-se degenerados influenciando negativamente no prognóstico da lesão. Tão importante quanto a técnica cirúrgica a ser empregada é a qualidade biológica do tendão. Rupturas totais traumáticas normalmente apresentam lesões com grande retração tendínea, porém, se operadas de maneira precoce e com reparo bastante estável da lesão, promovem boa evolução funcional decorrente do potencial de cicatrização do tendão remanescente na fase aguda.

Estudos de revisão sistemática ainda não estabeleceram superioridade dos resultados funcionais do tratamento artroscópico em relação ao tratamento aberto realizado de forma convencional ou por "*mini-open*" ou mini-incisão.

Entretanto nos últimos 10 anos o reparo artroscópico tem sido utilizado de rotina graças à menor morbidade, menor tempo de internação, ausência de desinserção do deltoide na porção lateral da clavícula, melhor visualização de estruturas articulares e diagnóstico de lesões associadas, como, por exemplo, as lesões SLAP. Em um estudo com acompanhamento de 10 anos, Marrero *et al.* mostraram resultados bons e excelentes em mais de 90% dos casos submetidos ao tratamento artroscópico de lesões do manguito. Em comparação à cirurgia convencional, as vantagens da artroscopia fazem com que a técnica seja amplamente utilizada e assume-se que "as complicações sejam diminuídas na proporção da diminuição das cicatrizes".

Técnica artroscópica
O paciente é submetido à anestesia geral associada ao bloqueio do plexo braquial.

Posicionamento
Durante a realização da artroscopia do ombro, o paciente deve ser cuidadosamente posicionado, podendo-se optar pela posição em "cadeira de praia" ou decúbito lateral, dependendo da experiência de cada cirurgião e a forma com que se sente mais confortável.

O uso de tração no membro superior nas artroscopias de ombro em decúbito lateral pode estar associado à neuropraxia do plexo braquial, que geralmente evolui satisfatoriamente, estando associada ao posicionamento intraoperatório.

A "posição de cadeira de praia" torna o posicionamento do paciente mais rápido e facilita a conversão para as cirurgias abertas, pois o paciente já está na posição que é convencional para a maior parte dos procedimentos abertos relacionados com o ombro. Podemos ainda salientar que, durante o procedimento artroscópico, observa-se o ombro em posição anatômica, em que as estruturas intra-articulares são avaliadas em sua posição natural. Por não terem sido utilizadas trações no membro superior operado, o diagnóstico de frouxidão ligamentar do ombro é facilitado, podendo-se ter melhor avaliação, por exemplo, do sinal *drive-through*, caracterizado pela fácil passagem do artroscópio da porção posterior para a região anterior e recesso axilar do ombro (Fig. 7).

Proporciona livre movimento da articulação do ombro, facilitando a realização dos procedimentos cirúrgicos e entendimento das diversas afecções.

Portais artroscópicos
Um dos aspectos mais importantes na realização da artroscopia do ombro envolve a correta localização dos portais. Um portal realizado de maneira incorreta pode transformar a artroscopia em um procedimento extremamente difícil.

O posicionamento dos portais é localizado por meio de referências anatômicas da cintura escapular.

Inicialmente localiza-se o acrômio, e suas margens anterolateral e posterolateral são facilmente palpáveis. A seguir, localizam-se a articulação acromioclavicular e, anteriormente, o processo coracoide. É importante o cuidado para se evitar a lesão inadvertida de estruturas neurovasculares mediais ao processo coracoide. A localização do ligamento coracoacromial deve ser delineada.

Snyder, em 2003, descreveu uma linha de orientação bursal, localizada à margem posterior à articulação acromioclavicular, dirigindo-se à margem lateral do acrômio e estendendo-se distalmente por 4 cm. Essa linha dividirá o acrômio em duas partes: 2/5 anterior e 3/5 posterior (Fig. 8).

Os portais descritos a seguir podem ser modificados pelos cirurgiões mais experientes de acordo, o tipo e a localização da pa-

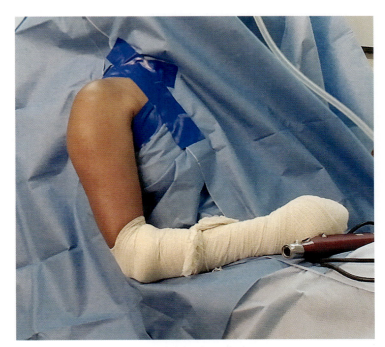

Figura 7. Posicionamento em cadeira de praia.

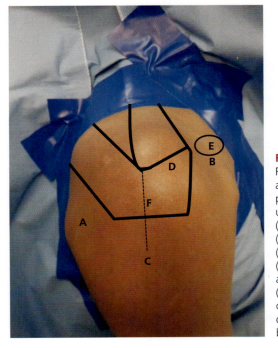

Figura 8. Referências anatômicas e portais mais utilizados: (A) portal posterior, (B) portal anterior, (C) portal lateral, (D) articulação acromioclavicular, (E) processo coracoide, (F) linha de orientação bursal.

tologia. Descrevemos a seguir os portais mais utilizados no reparo artroscópico das lesões do manguito rotador.

Portais posteriores

1. Portal posterior (padrão):
   - *Referências anatômicas:* localizado de 2 a 4 cm inferior e 1 a 2 cm medial à porção posterolateral do acrômio, essas referências serão localizadas em uma depressão denominada *"soft spot"*. É realizado o portal direcionando-se o trocar ao processo coracoide.
   - *Utilização:* diagnóstico artroscópico da articulação glenoumeral, reparo labral posterior, reparo de lesões posteriores do manguito rotador, descompressão subacromial.
   - *Riscos:* nervos axilar, supraescapular, artéria circumplexa posterior, lesões condrais da cabeça umeral e da glenoide.
2. Portal posterior acessório:
   - *Referências anatômicas:* localizado de 2 a 3 cm distal e lateral à porção posterolateral do acrômio.
   - *Utilização:*
     - Visualização do espaço subacromial.
     - Reparo labral posteroinferior.
     - Liberação capsular posterior (lesões do manguito associadas à capsulite adesiva).
   - *Riscos:* idem ao portal posterior.
3. Portal posteromedial:
   - *Referências anatômicas:* localizado de 2 a 4 cm medial ao portal posterior padrão.
   - *Utilização:*
     - Raramente utilizado.
     - Ressecção de clavícula distal.
     - Reparo de lesões maciças do manguito rotador.
   - *Riscos:*
     - Tendão do supraespinhoso.
     - Nervo supraespinhoso.
4. Portal posterolateral:
   - *Referências anatômicas:* localizado 2 cm distal à porção posterolateral do acrômio.
   - *Utilização:* visualização do espaço subacromial.
   - *Riscos:* não descritos.

Portais anteriores

1. Portal anterior (padrão):
   - *Referências anatômicas:* localizado entre o processo coracoide e a margem anterolateral do acrômio. (realizado com o auxílio de uma agulha/jelcro).
   - *Utilização:*
     - Reparo de lesões de Bankart, SLAP, subescapular, supraespinhoso, liberação ou fechamento do intervalo rotador.
     - Visualização do lábio posterior, ligamentos glenoumerais inferiores, recesso subescapular, porção anterior do úmero (lesão reversa de Hill-Sachs, avulsão do ligamento glenoumeral [HAGL lesion]).
   - *Riscos:*
     - Nervo musculocutâneo.
     - Ligamento coracoacromial.
     - Veia cefálica.
2. Portal anterossuperior:
   - *Referências anatômicas:* localizado 1 cm lateral à porção anterolateral do acrômio.
   - *Utilização:* posicionamento de âncoras, reparo de lesões de Bankart, SLAP, lesões labrais posteriores.
   - *Riscos:*
     - Nervo musculocutâneo.
     - Nervo e artéria axilar.

Portais laterais

1. Portal lateral (padrão):
   - *Referências anatômicas:* localizado 2 a 4 cm lateral à margem do acrômio e ao nível da porção posterior da articulação AC.
   - *Utilização:* descompressão subacromial, reparo de lesões do manguito rotador, ressecção distal da clavícula.
   - *Riscos:* nervo axilar (5 cm distal à margem do acrômio).
2. Neviaser:
   - *Referências anatômicas:* área da fossa do supraespinhoso (posterior à clavícula anterior à espinha da escápula e medial ao acrômio).
   - *Utilização:* reparo de SLAP ou do manguito rotador.
   - *Riscos:* nervo supraescapular.

Identificação e reparo da lesão

Após a realização dos portais artroscópicos, é realizada a inspeção da articulação glenoumeral e do espaço subacromial.

Na presença de lesões associadas do tendão da porção longa do bíceps braquial (autores descrevem uma variação da espessura de 25 a 50% da espessura do tendão) ou na presença de sua luxação medial, deve-se optar pela realização de tenotomia, que pode ser associada ou não à tenodese na goteira bicipital. A instabilidade do tendão do bíceps ocorre por uma lesão da polia do bíceps que, segundo Habermeyer, pode ser degenerativa ou traumática e está presente em 45% dos casos de lesão do manguito rotador. As lesões do bíceps normalmente associadas a lesões do subescapular podem ser reparadas simultaneamente.

O reparo da lesão do tendão do supraespinhoso pode ser realizado por meio de âncoras. Pode ser realizado por meio de fileira única ou por dupla fileira de âncoras. Na técnica por fileira única é utilizada a colocação de âncoras no tubérculo maior em angulação próxima a 45°, conhecido como *"deadman angle"*, conforme descrito por Burhart (1995). Nesse artigo o autor descrevia as âncoras colocadas em angulação menores ou iguais que apresentavam menor índice de soltura. Entretanto, Liporace *et al.* (2002), em estudo biomecânico posterior, demonstraram não haver diferenças significativas entre a angulação da colocação das âncoras e o índice de soltura.

O reparo por meio de dupla fileira consiste na colocação de uma fileira medial adicional de âncoras. Teoricamente a utilização de duas fileiras de âncoras consegue restabelecer a inserção anatômica do tendão do supraespinhoso no úmero que é conhecido como *"footprint"*, que possui comprimento de 25 mm no sentido anteroposterior e 14 mm de medial para lateral.

Atualmente não existem estudos com alto nível de evidência em que se comprove a superioridade da dupla fileira em relação à fileira única, principalmente por meio de avaliações clínicas realizadas por escalas funcionais (UCLA, DASH, CONSTANT, ASES) como em estudos realizados por Franceschi *et al.* (2007), Grasso *et al.* (2009), Burks *et al.* (2009), Trapey e Gartsman (2011) e Ma *et al.* (2012). Entretanto, os dois últimos artigos descrevem uma vantagem biomecânica da fixação e melhor restabelecimento da força muscular nos pacientes submetidos ao reparo por meio da dupla fileira em relação à fileira simples respectivamente.

Recentemente, Millett *et al.* (2014), em revisão sistemática e metanálise de todos os ensaios clínicos randomizados disponíveis com nível I de evidência, encontraram que reparos de fileira única resultam em significativos índices de rerruptura comparados à dupla fileira (25,9 e 14,2% respectivamente). Entretanto, não encontraram diferenças significativas em relação à análise das escalas funcionais.

Após o tratamento cirúrgico o paciente é imobilizado com tipoia, pelo período de quatro semanas em lesões pequenas e médias e seis semanas em lesões grandes, podendo-se lançar mão do uso da tipoia em abdução em lesões grandes e em situações que o reparo cirúrgico se apresentou sob tensão.

BIBLIOGRAFIA

Arce G, Bak K, Bain G et al. Management of disorders of the rotator cuff: proceedings of the ISAKOS upper extremity committee consensus meeting. *Arthroscopy* 2013 Nov.;29(11):1840-50.

Bartl C, Scheibel M, Magosch P et al. Open repair of isolated traumatic subscapularis tendon tears. *Am J Sports Med* 2011 Mar.;39(3):490-96.

Baumgarten KM, Gerlach D, Galatz LM et al. Cigarette smoking increases the risk for rotator cuff tears. *Clin Orthop Relat Res* 2010;468:1534-41.

Bigliani LU, Morrison DS. Relationship between acromial morphology and rotator cuff tears. *Orthop Trans* 1986;10:216.

Burkhart SS. The deadman theory of suture anchors: observations along a south Texas fence line. *Arthroscopy* 1995 Feb.;11(1):119-23.

Burks RT, Crim J, Brown N et al. A prospective randomized clinical trial comparing arthroscopic single- and double-row rotator cuff repair: magnetic resonance imaging and early clinical evaluation. *Am J Sports Med* 2009 Apr.;37(4):674-82.

Carbone S, Gumina S, Arceri V et al. The impact of preoperative smoking habit on rotator cuff tear: cigarette smoking influences rotator cuff tear sizes. *J Shoulder Elbow Surg*. 2012 Jan.;21(1):56-60.

Chansky HA, Iannotti JP. The vascularity of the rotator cuff. *Clin Sports Med* 1991;10(4):807-22. Review.

Codman EA. Complete rupture of the supraespinatus tendon. Operative treatment with report of two successful cases. *Boston Med Surg J* 1911;164:708-10.

Codman EA. *The shoulder: rupture of the supraspinatus tendon and other lesions in or about the subacromial bursa*. Boston: Thomas Todd, 1934.

Cofield RH. Subscapular muscle transposition for repair of chronic rotator cuff tears. *Surg Gynecol Obstet* 1982 May;154(5):667-72.

Dias D, Matos M, Daltro C et al. Linical and functional profile of patients with the painful shoulder syndrome (PSS). *Ortop Traumatol Rehabil* 2008;10:547-53.

Ejnisman B, Andreoli CV, Soares BG et al. WITHDRAWN: Interventions for tears of the rotator cuff in adults. *Cochrane Database Syst Rev* 2004;(1):CD002758. Review. Update in: *Cochrane Database Syst Rev* 2009;(1):CD002758.

Ellman H, Garstman GM. *Arthroscopic shoulder surgery and related procedures* Philadelphia: Lea & Febiger, 1993.

Fadale PD, Wiggins ME. Corticosteroid injections: their use and abuse. *J Am Acad Orthop Surgeons* 1994;2:133-40.

Franceschi F, Ruzzini L, Longo UG et al. Equivalent clinical results of arthroscopic single-row and double-row suture anchor repair forrotator cuff tears: a randomized controlled trial. *Am J Sports Med* 2007 Aug.;35(8):1254-60.

Galatz LM, Silva MJ, Rothermich SY et al. Nicotine delays tendon-to-bone healing in a rat shoulder model. *J Bone Joint Surg Am* 2006;88:2027-34.

Gamradt S. Vascularity of the rotator cuff after arthroscopic repair: Characterization using contrast-enhanced ultrasound. *AANAJ* 2008:SS36.

Gartsman GM, Milne JC. Articular surface partial-thickness rotator cuff tears. *J Shoulder Elbow Surg* 1995;4:409-15.

Godinho GG, Freitas JMA, França FO et al. Estudo da vascularização das bordas das lesões nas roturas completas do manguito rotador *Rev Bras Ortop* 2007;42(6):169-72.

Goutallier D, Postel JM, Gleyze P et al. Influence of cuff muscle fatty degeneration on anatomic and functional outcomes after simple suture of full-thickness tears. *J Shoulder Elbow Surg* 2003;12(6):550-54.

Grasso A, Milano G, Salvatore M et al. Single-row versus double-row arthroscopic rotator cuff repair: a prospective randomized clinical study. *Arthroscopy* 2009 Jan.;25(1):4-12.

Habermeyer P, Magosch P, Pritsch M et al. Anterosuperior impingement of the shoulder as a result of pulley lesions: a prospective arthroscopic study. *J Shoulder Elbow Surg* 2004 Jan.-Feb.;13(1):5-12.

Hegedus EJ. Vascularity and tendon pathology in the rotator cuff: a review of literature and implications for rehabilitation and surgery. *Br J Sports Med* 2010;44:838-47.

Itoi E, Minagawa H, Konno N et al. Relationship between smoking and rotator cuff tears. *J Shoulder Elbow Surg* 1996;5:121-24.

Jerosch J, Castro WH. Stress on the rotator cuff sutures in relation to joint position. *Z Orthop Ihre Grenzgeb* 1993;131:317-22.

Kibler W, Warme B, Sciascia A et al. Nonacute shoulder injuries. In: Kibler W. (Ed.). *Orthopedic knowledge update: sports medicine*. Rosemont, IL: American Academy of Orthopedic Surgeons, 2009. p. 19-39.

Lech, O. Acromioplastia anterior pela técnica da miniincisão. *Rev Bras Ortop* 1992;27:648-52.

Lehman C, Cuomo F, Kummer FJ et al. The incidence of full thickness rotator cuff tears in a large cadaveric population. *Bull Hosp Jt Dis* 1995;54:30-31.

Leow YH, Maibach HI. Cigarette smoking, cutaneous vasculature, and tissue oxygen. *Clin Dermatol* 1998;16:579-84.

Ling SC, Chen CF, Wan RX. A study on the vascular supply of the supraspinatus tendon. *Surg Radiol Anat* 1990;12(3):161-65.

Liporace FA, Bono CM, Caruso SA et al. The mechanical effects of suture anchor insertion angle for rotator cuff repair. *Orthopedics* 2002 Apr.;25(4):399-402.

Lohr JF, Uhthoff HK. The microvascular pattern of the supraspinatus tendon. *Clin Orthop Relat Res* 1990;(254):35-38.

Itoi E, Tabata S. Rotator cuff tears in anterior dislocation of the shoulder. *Int Orthop* 1992;19:240-44.

Ma HL, Chiang ER, Wu HT et al. Clinical outcome and imaging of arthroscopic single-row and double-row rotator cuff repair: a prospective randomized trial. *Arthroscopy* 2012 Jan.;28(1):16-24.

Maffulli N, Longo UG, Denaro V. Novel approaches for the management of tendinopathy. *J Bone Joint Surg Am* 2010;92:2604-13.

Maffulli N, Longo UG, Franceschi F et al. Movin and Bonar scores assess the same characteristics of tendon histology. *Clin Orthop Relat Res* 2008;466:1605-11.

Maffulli N, Longo UG, Gougoulias N et al. Long-term health outcomes of youth sports injuries. *Br J Sports Med* 2010;44:21-25.

Maffulli N, Longo UG, Gougoulias N et al. Sport injuries: a review of outcomes. *Br Med Bull* 2011;97:47-80.

Maffulli N, Longo UG, Loppini M et al. Current treatment options for tendinopathy. *Expert Opin Pharmacother* 2010;11:2177-86.

Maffulli N, Longo UG, Spiezia F et al. Sports injuries in young athletes: long-term outcome and prevention strategies. *Phys Sportsmed* 2010;38:29-34.

Mallon WJ, Misamore G, Snead DS et al. The impact of preoperative smoking habits on the results of rotator cuff repair. *J Shoulder Elbow Surg* 2004;13(2):129-32.

Marrero LG, Nelman KR, Nottage WM. Long-term follow-up of arthroscopic rotator cuff repair. *Arthroscopy* 2011 July;27(7):885-8.

Millett PJ, Warth RJ, Dornan GJ et al. Clinical and structural outcomes after arthroscopic single-row versus double-row rotator cuffrepair: a systematic review and meta-analysis of level I randomized clinical trials. *J Shoulder Elbow Surg* 2014 Apr.;23(4):586-97.

Mosley L, Fineseth F. Cigarette smoking: impairment of digital blood flow and wound healing in the hand. *Hand* 1977;9:97-101.

Pinto Jr SC et al. Resultado da reparação do manguito rotador em lesões do tipo C1 e C2 de Snyder, considerando fumantes e não fumantes. *Rev Bras Ortop* 2010;45(6):554-56.

Savitskaya YA, Izaguirre A, Sierra L et al. Effect of angiogenesis-related cytokines on rotator cuff disease: the search for sensitive biomarkers of early tendon degeneration. *Clin Med Insights Arthritis Musculoskelet Disord* 2011;4:43-53.

Sher JS, Uribe JW, Posada A et al. Abnormal findings on magnetic resonance images of asymptomatic shoulders. *J Bone Joint Surg Am* 1995;77:10-15.

Snyder S. Diagnostic arthroscopy of the shoulder: normal anatomy and variations. In: Snyder S. *Shoulder arthroscopy*. Philadelphia, PA: Lippncott Williams and Willkins, 2003.

Tempelhof S, Rupp S, Seil R. Age-related prevalence of rotator cuff tears in asymptomatic shoulders. *J Shoulder Elbow Surg* 1999;8:296-99.

Trappey GJ 4th, Gartsman GM. A systematic review of the clinical outcomes of single row versus double row rotator cuff repairs. *J Shoulder Elbow Surg* 2011 Mar.,20(2 Suppl):S14-9.

Walch G, Liotard JP, Boileau P et al. Postero-superior impingement in the throwing athlete. *J Shoulder Elbow Surg* 1992;1:238-45.

Wendelboe AM, Hegmann KT, Gren LH et al. Associations between body-mass index and surgery for rotator cuff tendinitis. *J Bone Joint Surg Am* 2004;86:743-47.

LESÕES LIGAMENTARES E INSTABILIDADE ARTICULAR DO OMBRO – LUXAÇÃO ACROMIOCLAVICULAR

Carina Cohen ■ Benno Ejnisman

■ ANATOMIA E BIOMECÂNICA

A articulação acromioclavicular (AAC) é diartrodial, revestida de fibrocartilagem, formada pela clavícula distal e a face medial do acrômio e tem função de suspender a extremidade superior. Entre as superfícies articulares há o menisco, que aparenta degenerar com a idade. Esta é uma articulação inerentemente instável, estabilizada horizontalmente pelos ligamentos acromioclaviculares (AC) (anterior, posterior, superior e inferior) sendo o posterior e superior os mais fortes e revestidos pela fáscia deltotrapezoidal e verticalmente pelos ligamentos coracoclaviculares (CC), que são os ligamentos trapezoide e conoide (Fig. 1). No estado intacto, os ligamentos AC, em especial os ligamentos superior e posterior, evitam o excesso de movimento no plano horizontal, enquanto os ligamentos CC previnem a migração superoinferior. Quando os ligamentos AC são completamente lesados, os ligamentos CC tornam-se também restritores do movimento anteroposterior. Usando um modelo de cadáver, Dêbski *et al.* demonstraram que, na ausência dos ligamentos AC, a carga no ligamento trapezoide aumenta 66% em resposta a uma força posterior de 70 Newton. No ligamento conoide aumenta até 225% em resposta a uma carga anterior.[1] A AAC recebe inervação dos ramos do nervo axilar, nervo peitoral lateral e nervo supraclavicular (Fig. 2).

A luxação da AAC leva à quebra da ligação existente entre o esqueleto axial e o esqueleto apendicular, ocorrendo a queda do

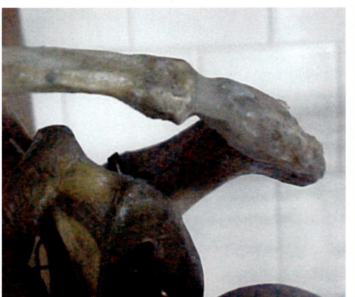
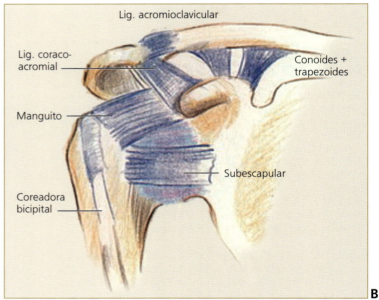

Figura 1. (**A**) Peça anatômica da articulação acromioclavicular. (**B**) Desenho esquemático dos ligamentos acromioclaviculares e coracoclaviculares.

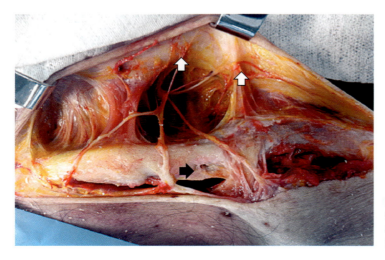

Figura 2. Peça de dissecção anatômica da clavícula demonstrando a inervação da articulação acromioclavicular pelo ramo do nervo supraclavicular.

ombro do lado acometido (Fig. 3). Corresponde a 4 a 8% de todas as luxações e 12% das luxações do ombro. É mais comum em homens na proporção de 5 até 10:1, entre a 3ª e 4ª décadas de vida e em esportistas.[2] Ocorre principalmente após queda com trauma direto no ombro aduzido. Pode ocorrer por mecanismo indireto pela transmissão de energia em uma queda com o braço hiperestendido. A lesão inicia-se nos ligamentos AC e progride aos ligamentos CC até a ruptura da fáscia deltotrapezoidal, resultando em desvios progressivos da clavícula. Pode ocorrer em diversas modalidades esportivas, dentre as quais as mais comuns são judô, *jiu-jitsu*, *rugby*, futebol americano, caratê e hóquei sobre patins.

DIAGNÓSTICO

Ao exame físico, o paciente pode apresentar dor e abrasão local, dificuldade de elevar o membro na fase aguda, podendo ou não haver edema ou deformidade visível e, à palpação, pode haver um degrau redutível na AAC conhecido por sinal da tecla (Fig. 4). O paciente refere dor na adução forçada. A dor pós-trauma normalmente é localizada sobre o aspecto anterossuperior do ombro, decorrente da inervação cruzada dessa região pelos nervos supraescapular e peitoral lateral.

A avaliação do paciente com suspeita de luxação AC exige radiografias anteroposterior (AP), axilar, perfil da escápula e radiografia Zanca bilateral comparativa. Alguns autores usam radiografias sob estresse bilateral comparativa que evidencia a elevação da clavícula (Fig. 5). Por ser bastante superficial, a articulação AC exige apenas 1/3, a metade da penetração radiográfica usada para a articulação glenoumeral. As incidências AP e axilar quantificam e definem a direcção do deslocamento da clavícula em relação ao complexo escapuloumeral. A visão axilar permite avaliar o deslocamento posterior da clavícula que muitas vezes não é diagnosticado nas outras incidências. O perfil da escápula auxilia na classificação morfológica do acrômio. Zanca originalmente descreveu uma incidência com 10-15 graus de inclinação cefálica para eliminar a sobreposição da clavícula com a espinha da escápula e referiu que a largura da articulação AC é entre 1 e 3 mm.[3] A distância normal do espaço coracoclavicular é em média entre 1,1 e 1,3 cm.[4] Bearden *et al.* referiram que a ruptura completa dos ligamentos CC leva ao aumento da distância CC de 25 a 50% em comparação ao ombro contralateral.[5]

Na radiografia Zanca bilateral comparativa, mede-se a distância entre a face superior do processo coracoide à face inferior da clavícula em ambos os lados (Fig. 6). No tipo I (ligamentos AC e CC íntegros) não irá alterar o espaço CC. Em um estudo em cadáver simulando luxações AC tipo II, a secção isolada do ligamento conoide ou trapezoide permitia 4 a 6 mm a mais de deslocamento superior comparando com o mesmo lado íntegro.[6] A importância clínica da variação do aumento da distância CC pode representar lesão de um ou ambos ligamentos CC, sugerindo uma lesão mais grave do tipo II.

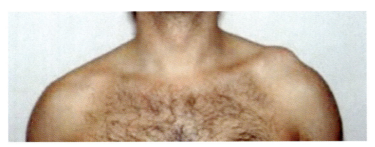

Figura 3. Paciente com luxação acromioclavicular do ombro esquerdo mostrando o desnível visível entre os ombros.

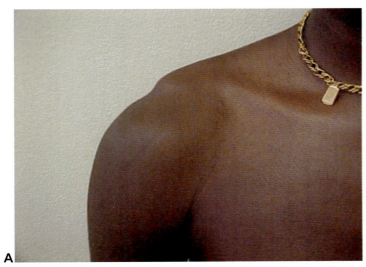

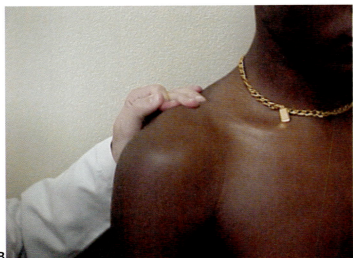

Figura 4. Sinal da tecla positivo. (**A**) Degrau visível na articulação acromioclavicular. (**B**) Mobilidade palpável no local à compressão.

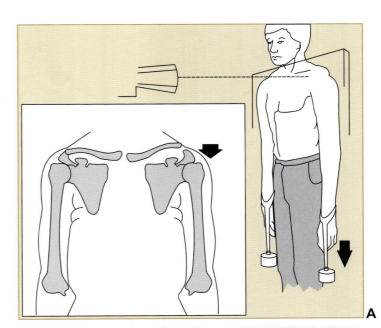

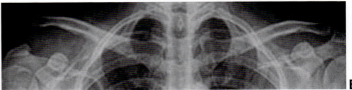

Figura 5. (**A**) Desenho esquemático da radiografia realizada com carga (sob estresse). (**B**) Radiografia bilateral sob estresse mostrando acentuação da deformidade no ombro direito.

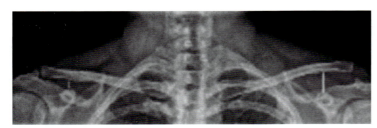

Figura 6. Radiografia Zanca bilateral mostrando o aumento da distância coracoclavicular no ombro esquerdo.

■ CLASSIFICAÇÃO

Cadenat[7] originalmente descreveu a luxação AC aguda como uma lesão sequencial que começava com a ruptura dos ligamentos AC, seguida pela lesão dos ligamentos CC e, por fim, da fáscia deltotrapezial. Tossy et al.[8] classificaram como tipo I (entorse ligamentar AC), II (lesão dos ligamentos AC com ligamentos CC intactos) e III (ligamentos CA e CC rotos). Rockwood e Green[9] modificaram a classificação incluindo tipos IV (luxação posterior da clavícula), V (ligamentos CA e CC e fáscia deltotrapezoidal rompidos) e VI (luxação inferior da clavícula). Os tipos I e II são os mais frequentes, sendo o grau I duas vezes mais frequentes que o grau III.[10]

A classificação mais utilizada é a de Rockwood e Green (1984) (Fig. 7 e Quadro 1).

Quadro 1. Classificação de Rockwood e Green em seis tipos, achados nos exames clínico e radiográfico

Tipo	Exame físico	Radiografia
I – Estiramento lig. AC	Dor leve à AAC	Normal
II – Ruptura lig. AC e estiramento lig. CC	Leve desvio superior da clavícula, móvel, dor no espaço CC	Leve desvio superior da clavícula, espaço AC alargado
III – Ruptura lig. AC e CC	Ascensão clavicular, dor AC e alargamento do espaço CC	Grande desvio superior, aumento espaço CC – 25 a 100%
IV – Desvio posterior da clavícula	Dor AC moderada/intensa	Desvio posterior no RX axilar ou tomografia
V – Desvio > 100% com ruptura da fáscia deltotrapezoidal	Ascensão clavicular muito visível e dor	Grande desvio superior, aumento do espaço CC – 100 a 300%
VI – Desvio inferior da clavícula	Proeminência acromial, avaliar lesão de plexo, fratura de clavícula e costela	Desvio inferior da clavícula: subacromial ou subcoracóideo

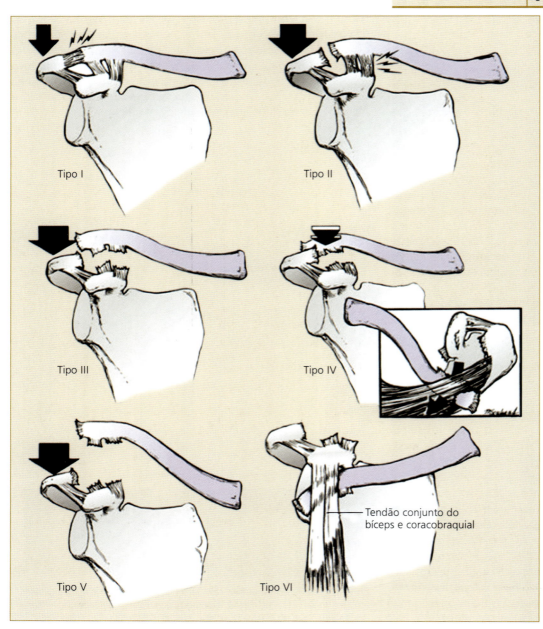

Figura 7. Desenho esquemático da classificação de Rockwoood.

TRATAMENTO

O atleta com luxação AC deve usar uma tipoia para o conforto e iniciar reabilitação, assim que os sintomas de dor desaparecerem. O objetivo é retorno precoce à função. A fase 1 do tratamento consiste em gelo, imobilização, analgésicos orais e amplitude de movimento (ADM) assistida em baixos níveis de abdução do ombro e elevação. Uma vez que a dor e sensibilidade tenham sido resolvidas, a fase 2 começa com a restauração da ADM completa e o início do treinamento de força com fortalecimento do manguito rotador e musculatura periescapular. A fase 3 envolve reforço de toda a cintura escapular, incluindo trapézio, latíssimo e músculos peitorais. O objetivo nesta fase é alcançar a força comparável ao braço contralateral. Quando isto for alcançado, os pacientes evoluem para exercícios específicos do esporte. Os autores não usam injeções de corticoide para o tratamento das lesões agudas e dão preferência ao tratamento conservador para as lesões do tipo III.[11] Historicamente, a literatura não tem provas suficientes para apoiar o tratamento cirúrgico de pacientes com luxação AC aguda tipo III.[12] Esses pacientes são tratados conservadoramente por até 12 semanas. No entanto, existe um subgrupo de pacientes que evoluem com dor persistente e disfunção que os impede de voltar ao trabalho ou esporte. Os autores sugerem reconstrução cirúrgica para os pacientes com sintomas persistentes. Há evidência considerável sobre bons resultados do tratamento conservador nas luxações de tipo I e II, com a maioria dos pacientes retornando ao seu nível pré-lesão.[13] Pacientes com lesões AC completas (tipos IV, V e VI), decorrente da significativa morbidade, são tratados cirurgicamente.[14] Já o tratamento do paciente com luxação AC grau III permanece controverso, com taxas de sucesso que varia de 87 a 96% em ambos os tratamentos cirúrgico ou conservador. Nissen e Chatterjee encontraram em sua pesquisa que 81% entre 600 americanos membros da Orthopaedic Society for Sports Medicine tratam a luxação AC tipo III de forma conservadora.[15] Phillips et al. realizaram uma metanálise com 1.172 pacientes com lesões tipo III e identificou 88 e 87% de resultados satisfatórios nos pacientes tratados de formas cirúrgica e conservadora, respectivamente.[16] Spencer,[17] em uma revisão sistemática, concluiu que o tratamento conservador é mais apropriado para essas lesões. Em pacientes jovens, ativos, atletas de alto nível, esportes de arremesso, trabalhadores braçais, membro dominante, lesões expostas ou associadas à plexopatia braquial, está indicado o tratamento cirúrgico.[18] Bannister et al., por meio de estudo prospectivo randomizado, avaliaram 60 pacientes e concluíram que aqueles tratados conservadoramente retornam precocemente ao esporte e ao trabalho e recuperaram o movimento mais rápido, entretanto, os pacientes com desvios maiores que 2 cm evoluíram melhor com tratamento cirúrgico.[19]

Estudos em atletas arremessadores de elite sugerem que a redução anatômica da articulação AC não é necessária, e muitos cirurgiões optam por tratar atletas de contato conservadoramente, decorrente do alto risco de uma nova lesão. Finalmente, ao comparar intervenção operatória e não cirúrgica, tem sido demonstrado que não existe diferença na força no seguimento de 2 anos após a lesão. Durante época de competição pode-se optar por injeção de anestésico local (sem cortisona) na articulação AC. Assim, pode-se reduzir a dor, sem comprometer muito o desempenho do atleta.[20]

Os tipos IV, V, VI e alguns casos já citados do tipo III têm indicação cirúrgica, seja de forma aguda (que é arbitrariamente definida como ocorrendo dentro de 4 semanas de apresentação) ou crônica. Historicamente, tratamento cirúrgico das luxações AC é realizado via aberta com reparação dos ligamentos AC sob visão direta, suplementado com fixação interna temporária.[21] Sage e Salvatore relataram 62 a 69% de excelentes resultados com esta técnica e perceberam que técnicas de fixação interna rígida não permitiam o movimento fisiológico do complexo AC, o que levava à falha e migração do implante em alguns casos. Mumford acreditou que a dor persistente em alguns pacientes era originada da clavícula distal e, dessa forma, descreveu a cirurgia para a ressecção clavícula distal.[22]

Em seu artigo clássico, Weaver e Dunn[23] relataram uma técnica que explorava as vantagens do reparo da articulação AC pela transferência do ligamento coracoacromial (CA) em conjunto com a excisão distal da clavícula sem a necessidade de uma fixação interna. Existem a partir disso diversas opções cirúrgicas descritas, podendo a excisão da ponta da clavícula ser via aberta ou artroscópica, estabilização aguda com dispositivos de loop e de botão, técnica de Weaver e Dunn modificada e a reconstrução anatômica dos ligamentos CC.[24]

O reparo cirúrgico dos tipos III e IV pode ser feito de forma artroscópica ou auxiliada por artroscopia e, dessa forma, há menor dissecção de partes moles, além da capacidade de tratar concomitante patologias intra-articulares. O sistema de implante mais recente é o Tight rope, que consiste em um dispositivo com fio nº 5 Fiberwire de sutura, que possui botões metálicos em cada extremidade que se fixam ao coracoide e o outro à clavícula (Fig. 8). A vantagem presumida desta técnica é que ela mantém a redução da distância CC e permite o movimento normal da articulação. Por não depender de incorporação biológica de autoenxerto ou em túneis ósseos claviculares, essa técnica permite o retorno precoce ao esporte ou trabalho.[25] Richards e Tennent[26] relataram seus resultados em 10 pacientes. Em uma média de 15 meses, o valor médio na pontuação de Constant foi de 93, e três casos mostraram uma ligeira perda de redução. Na nossa experiência, apesar de bons resultados, há casos que apresentam subluxação residual ou falha do dispositivo.

Na técnica de Weaver-Dunn modificada, realiza-se a transferência do ligamento coracoacromial para a clavícula com reforço de fita Mersilene, suturas absorvíveis fortes, ou enxerto biológico (tecido ou autoenxerto) enrolado em torno da base do coracoide e sobre a parte superior da clavícula após a ressecção da região distal dela.[27] Outra modificação envolve a possibilidade de estabilização da articulação AC com fio de sutura absorvível do tipo corda de 2 mm após transferir o ligamento coracoacromial.[28]

A técnica utilizada em nosso serviço no CETE consiste em uma amarrilha subcoracoide com fios inabsorvíveis, transferência dos ligamentos coracoacromiais para os coracoclaviculares e passagem de dois fios de Kischner entre o acrômio e a clavícula, para proteger a reconstrução do ligamento (Fig. 9). Esses fios são retirados com 6 semanas, e o paciente inicia a fisioterapia para ganho de amplitude de movimento. Com 2 meses inicia-se o fortalecimento dos grupos musculares da cintura escapular e dos músculos periescapulares.

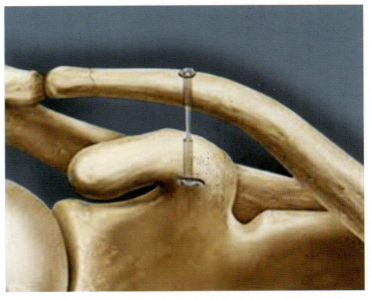

Figura 8. Imagem esquemática do resultado final no uso do sistema de "Tight Rope" com cada botão apoiando-se nas extremidades, reestabelecendo a distância entre o processo coracoide e a clavícula.

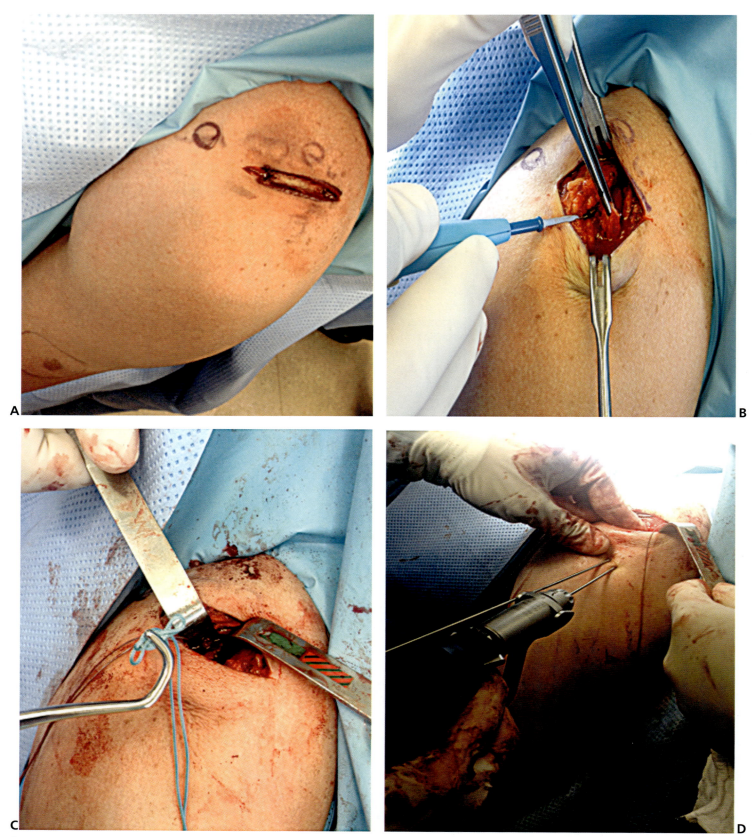

Figura 9. Etapas cirúrgicas. (**A**) Incisão na pele sobre a articulação acromioclavicular. (**B**) Isolamento do ligamento coracoacromial para transferência para clavícula. (**C**) Passagem de fios subcoracoides para amarrar por orifício na clavícula. (**D**) Passagem de dois fios de aço provisórios para estabilizar o reparo.

■ RESUMO

A luxação acromioclavicular é mais comum em jovens do sexo masculino após queda. O diagnóstico é feito pelos exames físico e radiográfico. O tratamento dos tipos I e II é conservador, dos tipos IV, V e VI é cirúrgico e do tipo III deve levar em consideração o perfil do paciente.

■ REFERÊNCIAS BIBLIOGRÁFICAS

1. Debski RE, Parsons IM, Woo SL et al. Effect of capsular injury on acromioclavicular mechanics. *J Bone Joint Surg Am* 2001;83(9):1344-51.
2. Chillemi C, Franceschini V, Dei Giudici L et al. Epidemiology of Isolated Acromioclavicular Joint Dislocation. *Emerg Med Int* 2013;2013:171609.

3. Zanca P. Shoulder pain: involvement of the acromioclavicular joint. Analysis of 1000 cases. *Am J Roentenol Radium Ther Nucl Med* 1971;112(3):493-506.
4. Petersson CJ, Redlund-Johnell I. Radiographic joint space in normal acromioclavicular joints. *Acta Orthop Scand* 1983;54(3):431-33.
5. Bearden JM, Hughston JC, Whatley GS. Acromioclavicular dislocation: method of treatment. *Am J Sports Med* 1973;1:5-17.
6. Mazzocca AD, Spang JT, Rodriguez R et al. Biomechanical and radiographicsignificance of isolated trapezoid or conoid injury in the setting of a simulated type II acromioclavicular join injury. *Am J Sports Med* 2008;36(7):1397-402.
7. Cadenat F. The treatment of dislocations and fractures of the outer end of the clavicle. *Int Clin* 1917;1:145-69.
8. Tossy JD, Mead NC, Sigmond HM. Acromioclavicular separations: useful and practical classification for treatment. *Clin Orthop* 1963;28:111-19.
9. Rockwood Jr CA, Williams GR, Young DC. Injuries to the acromioclavicular joint. In: Rockwood Jr CA, Bucholz RW, Green DP. (Eds.). *Fractures in adults*. Philadelphia: Lippincott-Raven, 1996. p. 1341-413.
10. Kenneth JK, Zuckerman JD. Acromioclavicular and Sternoclavicular joint injuries. In: *Handbook of fractures*. 3rd ed. Philadelphia: Lippincott Williams & Wilkins, 2006. p. 127-37.
11. Clifford G, Rios CG, Mazzocca AD. Acromioclavicular joint problems in athletes and new methods of management. *Clin Sports Med* 2008;27:763-88.
12. Mazzocca AD, Arciero RA, Bicos J. Evaluation and treatment of acromioclavicular joint injuries. *Am J Sports Med* 2007;35(2):316-29.
13. Galpin RD. A comparative analysis of operative versus non-operative treatment of grade III acromioclavicular separations. *Clin Orthop* 1985;193:150-55.
14. Weinstein DM, McCann PD, McIlveen SJ et al. Surgical treatment of complete acromioclavicular dislocations. *Am J Sports Med* 1995;23(3):324-31.
15. Nissen CW, Chatterjee A. Type III acromioclavicular joint separation: results of a recent survey on its management. *Am J Orthop* 2007;36(2):89-93.
16. Phillips A, Smart C, Groom A. Acromioclavicular dislocation. *Clin Orthop* 1998;353:10-17.
17. Spencer Jr EE. Treatment of grade III acromioclavicular joint injuries: a systematic review. *Clin Orthop* 2006;455:38-44.
18. Ceccarelli E, Bondì R, Alviti F et al. Treatment of acute grade III acromioclavicular dislocation: a lack of evidence. *J Orthop Traumatol* 2008 June;9(2):105-8.
19. Bannister GC, Wallace WA, Stableforth PG et al. The management of acute acromioclavicular dislocation: A randomised prospective controlled trial. *J Bone Joint Surg* 1989;71B:848-50.
20. Orchard JW. Benefits and risks of using local anesthetic for pain relief to allow early return to play in professional football. *Br J Sports Med* 2002;36(3): 209-13.
21. Horn JS. The traumatic anatomy and treatment of acute acromioclavicular dislocation. *J Bone Joint Surg Br* 1954;36(2):194-201.
22. Mumford E. Acromioclavicular dislocation: a new operative treatment. *J Bone Joint Surg* 1941;23:799-802.
23. Weaver JK, Dunn HK. Treatment of acromioclavicular injuries, especially com- plete acromioclavicular separation. *J Bone Joint Surg Am* 1972;54(6):1187-94.
24. Mazzocca AD, Conway JE, Johnson SJ et al. The anatomic coracoclavicular reconstruction. *Oper Tech Sports Med* 2004;12(1):56-61.
25. Lim YW, Sood A, van Riet RP et al. Acromioclavicular joint reduction, repair and reconstruction using metallic buttons – Early results and complications. *Tech Shoulder Elbow Surg* 2007;8(4):213-21.
26. Richards A, Tennent TD. Arthroscopic stabilization of acute acromioclavicular joint dislocation using the tightrope system. *Tech Shoulder Elbow Surg* 2008;9(2):51-54.
27. Rokito AS, Oh YH, Zuckerman JD. Modified Weaver-Dunn procedure or acromio – Clavicular joint dislocations. *Orthopedics* 2004;27(1):21-8.
28. Tienen TG, Oyen JF, Eggen P. A modified technique for complete acromioclavicular dislocation: a prospective study. *Am J Sports Med* 2003;31(5):655-59.

SEÇÃO VII

OSTEOARTROSE DO OMBRO

Benno Ejnisman ■ Ofer Levy ■ Paulo Santoro Belangero

■ INTRODUÇÃO

A articulação do ombro é a mais móvel do corpo humano, e esta mobilidade é essencial em muitos esportes, incluindo natação, tênis e outros esportes de arremesso. Como uma articulação minimamente constrita, é especialmente dependente do balanço muscular para otimizar sua força e função, especialmente em atletas.[22]

Osteoartrose é uma entidade caracterizada por perda localizada da cartilagem articular, associada a um evento inflamatório local e remodelação óssea adjacente, geralmente resultante de um processo de regeneração incompleto da articulação. Não pode ser definida como uma doença ou como uma condição única, mas sim como uma doença comum complexa, com múltiplos fatores de risco. Do ponto de vista clínico, é caracterizada por quadro de dor articular, acompanhada de vários graus de limitação funcional.[18]

A osteoartrose do ombro (OAO) é uma entidade pouco frequente, mas devastadora para a carreira de um atleta, especialmente quando ocorre no início de sua carreira. Há dados sugestivos de aumento de sua incidência nas últimas décadas, atingindo pacientes mais jovens.[16] A OAO primária produz desgaste do lábio posterior da glenoide, levando a uma subluxação da cabeça umeral em até 50% dos casos, com 5 a 10% de lesão associada do manguito rotador.[3]

■ ETIOLOGIA

Na etiologia das artroses, em geral, fatores predisponentes de ordem genética, constitucionais e fatores locais na articulação devem ser considerados.[18]

A OAO em atletas tem sido classificada como primária ou secundária. A OAO primária é aquela em que o agente causador é desconhecido e ocorre bem menos frequente do que a secundária. Por outro lado a OAO secundária em atletas tem como etiologia mais frequente traumas ou cirurgias prévias, devendo-se salientar como fator predisponente mais importante, os fatores locais. Para articulações do quadril e joelho, já é bem conhecida que esportes que levam a impacto repetitivo e torção das articulações aumentam o risco de degeneração das cartilagens articulares e possibilidade de artrose.[4] No ombro, a artrose realmente ocorre mais frequentemente, dentre os atletas com atividade onde existe movimento acima da cabeça (*overhead*), como o basquetebol, natação, vôlei, *handball*, levantamento de peso e esportes com raquetes.[19] Em relação ao tênis é interessante notar que, embora os indivíduos que pratiquem o esporte para recreação tenham mais epicondilite do cotovelo, os jogadores de alta *performance* apresentam maior acometimento do ombro.[1,14] Também, no triátlon, embora as lesões de *overuse* ocorram mais em razão da fase de corrida e do ciclismo, o local onde mais se refere dor é no ombro.[2] Mesmo praticante de esportes que tradicionalmente são reconhecidos como de baixa demanda, como o golfe, tem no ombro a sede mais frequente de queixas, geralmente o esquerdo, tanto por *overuse*, como por técnica inadequada.[9] Também em esportes em que os participantes não necessitam primariamente de movimentos do braço acima da cabeça, como o futebol, podem levar à OAO por traumas diretos no ombro.[19]

Vale ressaltar a opinião do Prof. Millett, que considera que a OAO em atletas jovens tem tido incidência francamente aumentada nas últimas décadas. O principal fator de risco para essa ocorrência é a participação em esportes competitivos. Dados desse autor, referentes aos Estados Unidos da América (EUA), estimam que 30 milhões de crianças e adolescentes participem em esportes competitivos, sendo não somente o início precoce, mas também a vontade de progressos rápidos no esporte e a frequência dos treinamentos de alto desempenho, fatores de risco para um quadro precoce de OAO. Deve-se, nesse aspecto, considerar que lesões da cartilagem articular decorrente de *overuse*, quando ocorrem no esqueleto imaturo, têm grande risco de levar a alterações degenerativas precoces. Como consequência a OAO tem tido aumento alarmante, com necessidade de tratamento cirúrgico em adultos jovens de 30 a 40 anos de idade.[16] Essa prática tem estimulado campanhas de orientação aos pais, como, por exemplo, a *Sport Trauma Overuse Prevention* (STOP).

A possibilidade de a OAO ser secundária à cirurgia prévia do ombro também pode ocorrer, geralmente graças à constrição da cápsula anterior, limitando a rotação externa do ombro e que leva à translação posterior obrigatória do ombro durante a rotação externa. OAO secundária à osteonecrose avascular traumática ou atraumática são muito raras, bem como as artroses secundárias à artrite inflamatória ou séptica.

■ QUADRO CLÍNICO

A história típica de um paciente com OAO é a de dor e limitação progressivas do arco do movimento articular. A dor se intensifica com o uso e interfere com o sono, especialmente quando o paciente se deita do lado afetado. A impossibilidade de atividades de vida diária, como pentear o cabelo, ou outras atividades que necessitem do movimento do braço acima da cabeça são relatos frequentes.

Devem-se avaliar na história clínica os seguintes dados: antecedente de trauma, tipo de esporte, tempo e intensidade de treinamento, tipos de tratamentos já realizados, bem como a resposta terapêutica, antecedentes mórbidos pessoais e antecedentes familiares de patologias osteomusculares. Outro aspecto importante é avaliar a expectativa do paciente em relação ao retorno ao esporte, à possibilidade de treinamentos de alta *performance* e intenção de retorno às competições.[27]

Deve-se estar sempre atento à possibilidade de coexistência de comorbidades, que possam modificar a evolução da OAO.

■ EXAME FÍSICO

Na inspeção devem-se buscar sinais de hipotrofia muscular ou assimetrias. A coluna cervical deve ser avaliada cuidadosamente visto que doenças dessa região podem produzir dor referida no ombro. Qualquer dado positivo na coluna cervical deve ter investigação aprofundada e conduzida antes de se tomar decisões terapêuticas em relação ao ombro.[27] Não existem sinais específicos para o diagnóstico da OAO, sendo o exame clínico abrangente do ombro o mais recomendado.[8]

A avaliação do movimento articular deve ser realizada passiva e ativamente, e os graus de movimento obtidos devem ser anotados. Geralmente se observa limitação das rotações externa e interna acompanhada de crepitação e dor. É importante identificar se a limitação é mecânica ou a antálgica, para que se possa avaliar corretamente o grau de restrição da cápsula articular anterior e do músculo subescapular. Deve-se avaliar também se há integridade ou não do manguito rotador, principalmente dos músculos supraespinhoso, infraespinhoso e subescapular, já que a integridade parcial ou total desses músculos é importante no caso de ser necessária uma conduta cirúrgica.[27]

■ AVALIAÇÃO POR IMAGEM

Radiografias

Os dados encontrados nas radiografias são, em geral, suficientes para estabelecer o diagnóstico de OAO.[28] Três incidências devem ser solicitadas: a anteroposterior no plano da escápula (AP verdadeiro), a axilar e a anteroposterior do úmero proximal com o braço em 30° de rotação externa.

Os sinais da OAO são semelhantes às das artroses de outros locais, incluindo a diminuição do espaço articular, desenvolvimento de osteófitos, esclerose subcondral e formação de cistos. Nas lesões iniciais os osteófitos estão localizados nas margens articulares da cabeça umeral e na interface do *labrum* com a glenoide (Fig. 1).[5]

No AP verdadeiro pode-se observar a diminuição da distância acrômio-umeral que indica ausência do tendão do músculo supraespinhoso; arredondamento ou desaparecimento das tuberosidades, criando a impressão de que o úmero é esférico (femurização). Do mesmo modo podem-se observar um arredondamento e aumento da concavidade pelas estruturas acrômio-coracoide e glenoide que criam a impressão de um acetábulo (acetabularização).

Na incidência axilar devem-se observar o grau de erosão da glenoide e a quantidade de osso que está ainda presente e viável. Devem-se buscar a presença de erosão da porção anterior e posterior da glenoide e afastar a subluxação da cabeça umeral. Em estudo recente, em pacientes submetidos à artroplastia do ombro (n = 344), com diagnóstico de artrose, foi observado que as medidas da glenoide feitas com a visão axilar tiveram alto grau de confiança interobservador e elevada sensibilidade comparada à análise pela tomografia computadorizada (TC).[15] Como conclusão, os autores afirmam que a utilização da incidência axilar é um método prático para caracterizar a anatomia da glenoide, com vantagens do menor custo econômico e menor exposição do paciente à radiação.

A terceira incidência é importante para avaliar o tamanho da cavidade umeral e deformidades da região proximal do úmero

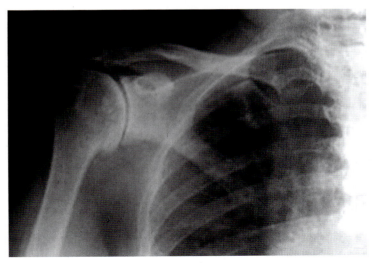

Figura 1. Radiografia para diagnóstico de OAO.

Existem diversas classificações com base nas alterações que são encontradas em radiografias, para graduar a OAO (podem ser consultadas inclusive em sites especializados, como http://www.shoulderdoc.co.uk). Dentre elas, a de Samilson e Pietro,[27] originalmente descrita para a artropatia da instabilidade, leva em conta o tamanho dos osteófitos e outros aspectos da glenoide, sendo os acometimentos assim descritos:

- *Leve*: osteófito inferior na cabeça umeral e/ou na glenoide < 3 mm.
- *Moderado*: osteófito entre 3 a 7 mm, com irregularidade leve da superfície articular.
- *Grave*: osteófitos > 8 mm, com diminuição do espaço articular e esclerose.

Tomografia computadorizada (TC) e ressonância magnética (RM)

A tomografia computadorizada (TC) e a ressonância magnética (RM) não são solicitadas de rotina para o diagnóstico da OAO. No entanto, a TC pode auxiliar na definição tridimensional da glenoide e definir com maior precisão a relação espacial glenoumeral, o estoque e a qualidade óssea, sendo rotineiramente indicada para planejamento pré-operatório.

A anatomia complexa do ombro e a elevada incidência de lesões em atletas têm tornado a RM uma importante modalidade de imagem.[5] No entanto, a principal indicação da RM em OAO é na suspeita de ruptura do manguito rotador, pela implicação que esta condição tem a indicação do tratamento cirúrgico. Por isso, é solicitada em casos de artrose glenoumeral avançada onde exista indicação de artroplastia. No entanto, em estudo de 100 casos de indicação de artroplastia, com realização de RM completa, foi observado que apesar da sensibilidade da RM para diagnosticar ruptura completa do manguito rotador foi de 100%, a especificidade foi de 68% e o valor preditivo foi positivo de somente 6%, com grande número de falsos positivos (32%).[21]

■ TRATAMENTO

O significado do termo atleta tem-se modificado bastante na última década. Não se aplica somente a jovens que participam de eventos competitivos, mas inclui indivíduos de ampla faixa etária e com vários níveis de desempenho físico, que desejam manter sua atividade física como uma medida de um estilo saudável de viver.[28] A OAO é rara em jovens atletas, e seu tratamento é um grande desafio, tendo em conta as exigências e expectativas do paciente *versus* as possibilidades dos procedimentos cirúrgicos. As modalidades de tratamento variam desde medidas conservadoras até cirúrgicas, objetivando máximos resultados com mínima agressão. Comumente, o tratamento da OAO é com base na idade do paciente, na gravidade dos sintomas, no nível de atividade física desenvolvida, nas alterações radiográficas e pela presença ou não de comorbidades.[23]

Os objetivos do tratamento são a melhora da dor e a restauração da função. Em pacientes jovens, as opções conservadoras devem ser exauridas antes dos procedimentos cirúrgicos, que, por sua vez, devem também ser inicialmente não radicais.[28]

Tratamento conservador

Em revisão recente,[18] foi sugerido que a abordagem terapêutica da OA, em geral, seja orientada em 3 fases: na primeira o foco principal seria de orientação, aconselhamento e reavaliação dos fatores predisponentes ao desenvolvimento da OA. Essa abordagem é de grande relevância para atletas, visto que o *overuse* ou técnicas de treinamento inadequadas podem estar ocorrendo e necessitam ser modificadas.[18,23] Deve-se orientar a correção dos gestos utilizados nas diferentes atividades esportivas, a mudança da intensidade das atividades, o fortalecimento e alongamento dos grupos musculares envolvidos.[23] Nesta fase a fisioterapia orientada bem como a aplicação do gelo local têm papel fundamental.

Na segunda fase, seria considerado o uso de analgésicos. Dentre esses, o paracetamol em doses habituais tem sido o de escolha, antes dos anti-inflamatórios não esteroides (AINEs) do tipo inibidores da ciclo-oxigenase-2 ou opioides. Se o paracetamol for insuficiente, adicionar um AINE, que deve ser prescrito na menor dose possível, geralmente acrescido da prescrição de um inibidor da bomba de prótons. Deve-se estar alerta pra os inúmeros efeitos colaterais dos inibidores da Cox-2, bem como no efeito indutor de dependência dos opioides, e, na possibilidade de essas medicações serem incluídas como *dopping*.

Na terceira fase estariam incluídas as medidas invasivas, incluindo o uso de medicações intra-articulares e o tratamento cirúrgico.

Medicações intra-articulares

Em revisão recente, Gross C et al.[7] apresentam orientações bastante aprofundadas sobre infiltrações na articulação glenoumeral. Em relação ao uso de corticosteoides (CE), os autores referem que embora a literatura sugira o uso de corticoide intra-articular, não existe nenhum estudo nível 1 ou 2 sobre o assunto. De acordo com as orientações mais recentes da *American Academy of Orthopaedic Surgeons*, o uso é inconclusivo. O uso dos CE na OAO está com base na ação da medicação sobre o tecido sinovial e os tecidos ao redor. O efeito da medicação é, em geral, transitório. De acordo com os autores, o conhecimento das diferenças farmacológicas dos diferentes tipos de CE, quanto ao tamanho dos cristais, vida média e solubilidade são importantes para a resposta local e para os efeitos colaterais sistêmicos. Sugerimos a consulta do texto para maior esclarecimento desses aspectos.[7]

A dose dos CE intra-articulares também tem pouco respaldo na literatura. Em 2013, Yonn SH et al.[29] observaram em estudo randomizado e controlado (nível 1) em pacientes com capsulite adesiva, que dose de 40 mg de triancinolona intra-articular foi semelhante a de 20 mg, quanto ao índice de dor e desconforto (SPADI), escala visual de dor, movimento passivo da articulação avaliada 1, 3, 6 e 12 semanas pós-procedimento. A frequência das injeções intra-articulares, de acordo com a *American College of Rheumatology*, não deve exceder a uma injeção a cada 3 meses, sendo que é sugerida a aspiração do líquido sinovial previamente à infusão.[7]

O uso do ácido hialurônico, um composto glicosamino-glican de alto peso molecular, com propriedades viscoelásticas especiais, tem sido relatado em OAO. A priori, deve-se informar que o uso do AH ainda não foi aprovado, para uso no ombro, pela *Food and Drug Administration*.[7] Embora com efeitos anti-inflamatório e analgésico comprovados, o mecanismo preciso da melhora da dor pelo AH não é conhecido. A melhora temporária da viscoelasticidade articular provavelmente contribui, mas não está claro quanto os efeitos anti-inflamatórios do AH também contribuem. Existem efeitos colaterais que devem ser conhecidos, e que conhecidamente aumentam em frequência com a repetição do uso do AH.[7] De acordo com estudo realizado na Universidade da Califórnia, pacientes com OAO tratados com AH tiveram melhora significativa da dor, e do *Simple Shoulder Test*. Outro estudo mostrou melhora na escala de dor até 3 meses após a injeção de AH.[7] Um estudo randomizado, duplo-cego, com AH, incluindo pacientes com OAO, mostrou melhora significativa da dor após 7 a 26 semanas, tanto utilizando três como cinco injeções. Entretanto, a melhora não foi mantida por todo o período intermediário.[7] Um outro estudo comparando metilprednisolona com AH mostrou que os efeitos benéficos do AH foram mais prolongados. Enfim deve-se salientar que há escasso suporte na literatura para o uso dos CE ou do AH intra-articular, faltando estudos com metodologia mais adequada para conclusões mais precisas.[7]

Tratamento cirúrgico

Se as condutas anteriores não forem suficientes, o tratamento cirúrgico estará indicado. Diferentes opções terapêuticas estão presentes na literatura, sendo que a sequência de terapias é definido por vários parâmetros que em geral incluem a idade do paciente, a extensão da lesão, as expectativas de retorno às atividades esportivas e na dependência de lesões associadas à OAO.[12]

1. Abordagens com preservação articular

Técnicas artroscópicas

Para pacientes jovens e atletas devem-se tentar os procedimentos de preservação articular. O desbridamento artroscópico associado à liberação capsular, microfraturas, osteotomias para correção de deformidades tem mostrado resultados satisfatórios e tem postergado o uso das próteses em pacientes jovens.[23] Sabe-se que estes procedimentos não impedem a evolução da doença, mas, por outro lado, adiam com boa qualidade de vida, o momento da substituição articular que é muito importante para o paciente jovem.

A lesão da cartilagem articular ocorre muito antes de o paciente apresentar sintomas e pode ser observada em procedimentos cirúrgicos rotineiros como o reparo do manguito rotador ou o tratamento das lesões do impacto ou instabilidade. Isto mostra que, em pacientes com alta demanda, o início da artrose pode anteceder em muito o início dos sintomas e, portanto, o seu tratamento deve ser iniciado mesmo antes da presença dos sintomas clássicos.

O desbridamento artroscópico tem a finalidade de retirar corpos livres articulares, regularizar lesões cartilaginosas e osteocondrais, liberar as contraturas capsulares e reduzir deste modo a pressão intra-articular e, consequentemente, a dor e a restrição da mobilidade. Na literatura são encontrados alguns estudos que utilizam este procedimento em pacientes jovens com resultados muito bons a médio prazo.[20,24,26]

Nos casos em que há presença de osteófito umeral há possibilidade de ocorrer compressão do nervo axilar que compromete a mobilidade articular pela dor. Por este motivo na presença deste osteófito, indicam-se, além do procedimento já descrito, a liberação do nervo axilar e a osteoplastia da cabeça do úmero, reduzindo-se, assim, esta sintomatologia.

Neste contexto, o procedimento denominado de CAM (*comprehensive arthroscopic management*) foi usado em uma série de 27 pacientes jovens, com indicação de artroplastia, por Millet et al.,[17] com redução significativa da dor, melhora da mobilidade articular, e do ASES mesmo após 20 meses, exceto por um caso que necessitou de artroplastia. Os autores recomendam fortemente este procedimento para jovens com artrose glenoumeral e presença de osteófito umeral.

Resurfacing biológico

Alternativas, como enxertos osteocondrais autólogos e até enxertos de banco de osso, são possibilidades terapêuticas que devem ser levadas em consideração, dependendo da gravidade da lesão articular. Estas técnicas envolvem mais recursos e experiência, mas são usadas e amparadas pela literatura.[13,16]

Outra alternativa descrita na década de 1980 foi a artroplastia por interposição, usando materiais biológicos, como o menisco, a fáscia lata, tendão do calcâneo entre outros. Apesar de existirem alguns relatos com boa evolução, estes procedimentos tendem a ser abandonados já que os resultados não são reprodutíveis e não existem estudos randomizados e controlados com hemi ou artroplastia total.[3] Em grande número dos estudos utilizando essa técnica, os bons resultados ocorrem a curto prazo, mas com elevada incidência de necessidade de revisões com o passar do tempo.

Enfim, o tratamento paliativo da OAO, no paciente jovem continua sendo um grande desafio, e o tratamento ideal ainda não está devidamente estabelecido. Além das orientações habituais, da reabilitação física e do tratamento medicamentoso, o tratamento cirúrgico realizado por via artroscópica com o desbridamento articular, liberação capsular, descompressão do nervo axilar parece ser uma excelente opção, mesmo que paliativa. A associação de outras técnicas, como as microfraturas, enxertos osteocondrais e implantes de cartilagem autóloga ainda necessita de mais estudo e de acompanhamento a médio e longo prazos para que se possa identificar a indicação ideal e o que se pode esperar de resultados.

2. Abordagens com substituição parcial ou total da articulação

A artroplastia do ombro, iniciada em 1950, total ou parcial, é o tratamento definitivo para a OAO. Apesar de a hemiartroplastia (HMA) ter sido sempre descrita como um procedimento viável para a OAO, a artroplastia total (AT) tem sido considerada superior, em estudos com número maior de pacientes. Avanços técnicos do implante, melhora de materiais e técnica cirúrgica têm promovido diminuição significativa na incidência de complicações e necessidade de revisões.

De acordo com Watson & Murthi em 2008,[25] em atletas, vários estudos têm mostrado que o arco de movimento pós-operatório melhora tanto na HMA como na AT. No entanto, se o paciente apresentar, no pré-operatório, limitação importante da rotação externa, o resultado com a HMA tende a ser inferior do que com a AT. A condição do manguito rotador também afeta o resultado pós-operatório das artroplastias. Paciente com OAO e deficiência do manguito rotador deve ser submetido à HMA ou artroplastia reversa, caso a lesão do manguito não possa ser reparada.

A técnica de recobrimento da cabeça umeral (***humeral head resurfacing***) é uma alternativa viável para pacientes jovens.[10,11] Os implantes são disponíveis em diferentes tamanhos para a cobertura completa da cabeça umeral (Fig. 2). Contraindicações incluem a qualidade óssea e lesões maiores do que 35 mm e perda do arcabouço ósseo do úmero proximal.

■ RETORNO AO ESPORTE

Atividades da vida diária podem ser reassumidas em 6 semanas, independente do tipo de tratamento cirúrgico, e os pacientes devem ser encorajados a manter suas atividades esportivas prévias, sem liberação para esportes de contato. Participação plena nas atividades é liberada após 6 meses. No entanto, há grande variação de opinião entre cirurgiões de esporte quanto ao grau de limitação aos esportes, especialmente após os procedimentos menos radicais.[6]

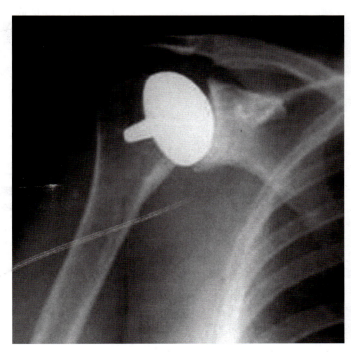

Figura 2. Radiografia mostrando implante recobrindo a cabeça umeral.

■ REFERÊNCIAS BIBLIOGRÁFICAS

1. Abrams GD, Renstrom PA, Safran MR. Epidemiology of musculoskeletal injury in the tennis player. *Br J Sports Med* 2012;46(7):492-98.
2. Bales J, Bales K. Swimming overuse injuries associated with triathlon training. *Sports Med Arthrosc* 2012;20(4):196-99.
3. Bhatia S, Hsu A, Lin EC *et al*. Surgical treatment options for the young and active middle-aged patient with glenohumeral arthritis. *Adv Orthoped* 2012;2012:846843.
4. Buckwalter JA, Lane NE. Athletics and osteoarthritis. *Am J Sports Med* 1997;25(6):873-81.
5. Farshad-Amacker NA, Jain Palrecha S, Farshad M. The primer for sports medicine professionals on imaging: the shoulder. *Sports Health* 2013;5(1):50-77.
6. Golant A, Christoforou D. Return to sports after shoulder arthroplasty: a survey of surgeons' preference. *J Shoulder Elbow Surg* 2012;21:554-60.
7. Gross C, Dhawan A, Harwood D *et al*. Glenohumeral joint injections: a review. *Sports Health* 2013;5(2):153-59.
8. Hegedus EJ, Goode AP, Cook CE *et al*. Which physical examination tests provide clinicians with the most value when examining the shoulder? Update of a systematic review with meta-analysis of individual tests. *Br J Sports Med* 2012;46(14):964-78.
9. Kim DH, Millett PJ, Warner JJ *et al*. Shoulder injuries in golf. *Am J Sports Med* 2004;32(5):1324-30.
10. Levy O, Copeland SA. Cementless surface replacement arthroplasty of the shoulder. 5- to 10- year results with Copeland mark-2 prosthesis. *J Bone Joint Surg Br* 2001;83:213-21.
11. Levy O, Copeland SA. Cementless surfasse replacement arthroplasty (Copeland CSRA) for osteoarthritis of the shoulder. *J Shoulder Elbow Surg* 2004;13:266-27.
12. Liem D, Kasten P. Management of glenohumeral osteoarthritis in the young patient: ask the experts. *J Shoulder Elbow Surg* 2012;21:561-66.
13. Longo UG, Berton A, Alexander S *et al*. Biological resurfacing for early osteoarthritis of the shoulder. *Sports Med Arthrosc* 2011;19(4):380-94.
14. Maquirriain J, Ghisi JP, Amato S. Is tennis a predisposing factor for degenerative shoulder disease? A controlled study in former elite players. *Br J Sports Med* 2006;40(5):447-50.
15. Matsen FA 3rd, Gupta A. Axillary view: arthritic glenohumeral anatomy and changes after ream and run. *Clin Orthop Relat Res* 2014;472(3):894-902.
16. Millett PJ. Entreview sports and fitness activities: the negative consequences. *J Am Acad Orthop Surg* 2003;11:439-43.
17. Millett PJ, Horan MP, Elser F. Comprehensive arthroscopic management (CAM) of shoulder osteoarthritis in young active patients. In: *Proceedings of the 29th Annual Meeting (AANA '10)*. Hollywood, Fla, USA, May 2010.
18. National Institute for Health and Clinical Excellence (NICE). Guidance Osteoarthritis, CG 177, 2014.
19. Reineck JR, Krishnan SG, Burkhead WZ. Early glenohumeral arthritis in the competing athlete. *Clin Sports Med* 2008;27(4):803-19.
20. Richards DP, Burkhart SS. Arthroscopic debridement and capsular release for glenohumeral osteoarthritis. *Arthroscopy* 2007;23(9):1019-22.
21. Sershon RA, Mather RC, Sherman SL *et al*. Low accurance of interpretation of rotator cuff MRI in patients with osteoarthritis. *Acta Orthop* 2013;84(5):479-82.
22. Tokish JM. The mature athlete's shoulder. *Sports Health* 2014;6(1):31-35.
23. van der Meijden OA, Gaskill TR, Millett PJ. Glenohumeral joint preservation: a review of management options for young, active patients with osteoarthritis. *Adv Orthop* 2012;2012:160923.
24. Van Thiel GS, Sheehan S, Frank RM. Retrospective analysis of arthroscopic management of glenohumeral degenerative disease. *Arthroscopy* 2010;26(11):1451-55.
25. Watson JD, Murthi AM. Conventional shoulder arthroplasty in the Athlete. *Operat Tech Sports Med* 2008;16(1):37-42.
26. Weinstein DM, BucchieriJS, Pollock RG *et al*. Arthroscopic debridement of the shoulder for osteoarthritis. *Arthroscopy* 2000;16(5):471-76.
27. William J, Lennard F. *Arthritis in the young athlete*, 2010. Disponível em: <http://www.shoulderdoc.co.uk/article.asp?article=1452>
28. Williams MD, Edwards TB. Glenohumeral arthritis in the athlete: evaluation and algorithm for management. *Oper Tech Sports Med* 2008;16:2-8.
29. Yoon SH, Lee HY, Lee HJ *et al*. Optimal dose of intra-articular corticosteroids for adhesive capsulitis: a randomized, triple-blind, placebo-controlled trial. *Am J Sports Med* 2013;41(5):1133-3.

OMBRO DO ARREMESSADOR

Carlos Vicente Andreoli ■ Benno Ejnisman

■ INTRODUÇÃO

Atletas arremessadores necessitam de movimentos coordenados de todo o corpo, conhecidos como cadeia cinética, para produzirem movimentos efetivos e imporem velocidade à bola. O arremesso apresenta um padrão de movimento complexo que exige flexibilidade, força muscular, coordenação, sincronia da musculatura e eficiência neuromuscular.

A rotação do corpo, o momento adequado e o posicionamento da escápula são elementos fundamentais nessa cadeia, e alterações em algum dos componentes podem resultar em distúrbios do ombro.[1] O ato do arremesso pode ser encontrado em diversos esportes, entre eles, na cortada do vôlei, arremesso do handebol e basquete, braçada da natação, saque do tênis, *pitcher* do beisebol, *swing* do golfe e lançamentos do atletismo (Fig. 1).[2]

O arremesso depende de um balanço delicado entre a mobilidade e estabilidade do ombro, conhecido como paradoxo do arremessador. É necessário mobilidade para que uma grande amplitude de rotação externa imponha velocidade à bola e ao mesmo tempo estabilidade entre a glenoide e o úmero para que se estabeleça um fulcro para rotação.[3] A eficiência do arremesso depende de quatro eixos de rotação do corpo: pés, quadris, coluna vertebral e ombros. As articulações do pé e do quadril são opostas ao braço do arremesso, e a coluna é o elo de ligação. A sincronia desses movimentos transformará a energia potencial das pernas e tronco em energia cinética para o braço que realiza o arremesso, e nesse complexo conjunto de movimentos o ombro é a articulação mais sobrecarregada. As forças máximas de compressão ocorrem em torno de 90° de abdução, e as forças de cisalhamento em torno de 60°.[4]

Existem três tipos de arremesso: inferior (abaixo do nível do ombro), superior (acima do nível do ombro) e lateral (perpendicular ao ombro) (Figs. 2 e 3).[5]

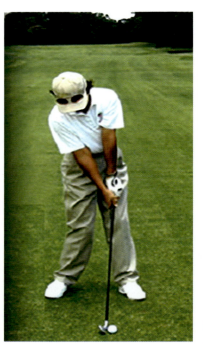

Figura 2. Arremesso inferior em atleta de golfe.

Figura 1. Arremesso superior em atleta de beisebol.

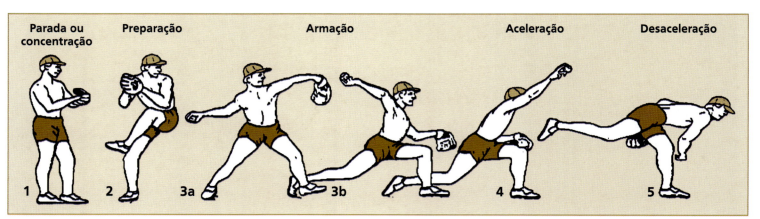

Figura 3. Arremesso superior em atleta de beisebol.

Podemos dividir o arremesso em 5 fases que levam menos de 2 segundos para ocorrer:[6,7]

1. **Fase de posicionamento:** o atleta posiciona-se, analisa a jogada e fica à espera da bola. Essa fase está relacionada com a concentração do atleta e quase não há gasto de energia muscular.
2. **Fase de preparação:** tem início com o atleta segurando a bola com as duas mãos, mantendo a flexão e abdução parcial dos ombros e cotovelos e termina com a saída da bola da luva pela mão dominante e a flexão do membro não dominante. O atleta permanece apenas com o pé que corresponde ao lado do braço do arremesso apoiado, e o gasto de energia é baixo.
3. **Fase de armação:** que se divide em precoce e tardia. A precoce se inicia com a saída da bola da mão não dominante e início da elevação do ombro do arremesso até 90° pela contração concêntrica dos músculos deltoide e supraespinhoso e termina ao contato do pé do membro não dominante no solo. A armação tardia tem início após o contato do pé do membro não dominante no solo e ocorre rotação da pelve e do tronco superior para frente do alvo. A rotação máxima da pelve se dá entre 400° e 700° por segundo, ocorrendo entre 0,03 e 0,05 segundos após o contato dos pés e a do tronco atinge 900° a 1.300° por segundo, ocorrendo 0,05 a 0,07 segundos após o contato dos pés. Ocorre aumento da ação dos músculos do manguito rotador principalmente do infraespinhoso e redondo menor que promovem a rotação lateral do ombro até 160° a 180°. O ligamento glenoumeral inferior fica tenso e ao mesmo tempo ocorre contração excêntrica dos músculos subescapular, peitoral maior e grande dorsal para proteção das estruturas anteriores do ombro. O músculo serrátil anterior estabiliza, protrai e rotaciona a escápula superiormente, sendo um dos músculos mais ativos. A atividade muscular dessa fase é intensa e ela termina com a máxima rotação lateral do ombro.
4. **Fase de aceleração:** que se inicia com máxima rotação lateral do ombro e ocorre transferência da energia da perna, pelve, tronco e ombro para o movimento de arremesso. Ocorre rápida contração concêntrica dos músculos rotadores mediais do ombro (peitoral maior, grande dorsal e subescapular), chegando a uma velocidade de 7.000° a 8.000° por segundo.[8] A força compressiva na articulação glenoumeral de um arremessador profissional alcança em torno de 800 a 950 N em 0,03 a 0,04 segundos.[9] Os músculos do manguito rotador (principalmente o subescapular), trapézio, serrátil anterior e romboides apresentam atividade intensa para manter a cabeça umeral estável e centrada na escápula. A cápsula anterior do ombro suporta aproximadamente 800 a 1.200 N em indivíduos entre 20 e 30 anos de idade e, dessa forma, se as forças compressivas não exercerem compensação às altas forças de distração, ocorre lesão.[10] A fase de aceleração termina, quando a bola sai da mão do arremessador.
5. **Fase de desaceleração:** é a fase que tem maior atividade muscular com envolvimento de todos os músculos da região do ombro. Inicia-se com a soltura da bola e rotação do tronco e extremidade inferior dominante para frente. Após soltar a bola, mantém-se a contração concêntrica dos rotadores mediais, chegando à adução e rotação medial de 30° do ombro. Para frear rápido o movimento, ocorre contração excêntrica dos rotadores laterais (infraespinoso e redondo menor) e também do grande dorsal, peitoral maior, deltoide posterior e redondo maior. O músculo serrátil contrai concêntrica e isometricamente para protrair a escápula enquanto o trapézio inferior e romboides contraem excentricamente para desacelerar essa protração. As forças compressivas aproximam-se do peso corporal chegando a 1.000-1.200 N no ombro. Essa fase termina quando o braço retorna e fica em rotação interna. As três primeiras fases ocorrem em aproximadamente 1,5 segundo. A quarta fase ocorre em 0,05 segundo e é nela que se alcança a maior velocidade angular e mudanças na rotação e, consequentemente, maior número de lesões. As duas últimas fases duram juntas 0,35 segundo.[11]

■ LESÕES EM ATLETAS ARREMESSADORES

O estresse no ombro, cotovelo, tronco e pernas é maior nas fases de armação e aceleração.[12] Em virtude das características repetitivas do arremesso e das altas forças envolvidas, ocorrem alterações adaptativas no membro dominante, e existe alto risco de lesões.[13] O arco de movimento normal de rotações interna e externa com o braço em abdução é de 180°.[3] Em arremessadores profissionais assintomáticos, o membro dominante apresenta geralmente um deslocamento posterior com aumento da rotação lateral e diminuição da rotação medial com o ombro abduzido (Fig. 4).[14-16] Uma teoria é que o aumento da rotação lateral é resultado do aumento adaptativo da retroversão umeral que também leva ao aumento da densidade óssea em arremessadores.[17,18] Esses atletas comumente apresentam um aumento do sinal do sulco no exame físico por frouxidão do ligamento coracoumeral e do intervalo rotador que restringem a rotação lateral com o ombro abduzido.[14,19] Movimentos repetitivos podem levar à microlesões no ligamento glenoumeral anteroinferior e frouxidão capsular que contribuem para o aumento da rotação lateral do ombro.[19-21] O déficit de rotação medial está relacionado com as adaptações de partes moles, como contratura da cápsula posterior. As lesões em atletas arremessadores podem ser decorrentes de um único trauma ou mais

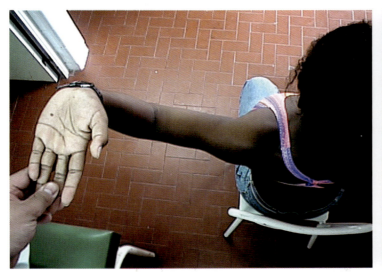
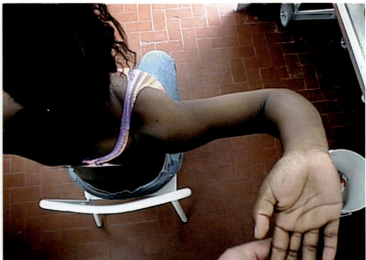

Figura 4. Atleta de lançamento de dardo com aumento da rotação lateral com abdução de 90° no braço dominante.

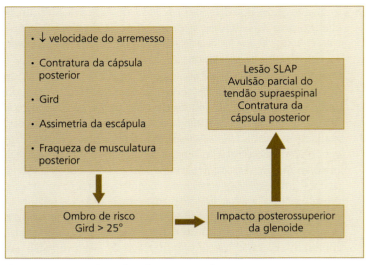

Figura 5. Cascata do ombro do arremessador.

comumente de microtraumas relacionados com os movimentos repetitivos. Existem padrões previsíveis de lesão nesses atletas embora o mecanismo exato de como ocorram é controverso. Muito comum encontrar frouxidão de partes moles em arremessadores que está presente como resultado do estresse e da tensão do movimento de arremesso. O excesso de rotação e translação na articulação pode ser fisiológico ou patológico, podendo predispor a uma lesão e dor. Já a instabilidade do ombro, que corresponde à sensação de apreensão, dor e desconforto pelo excesso de mobilidade glenoumeral, é pouco frequente nesses atletas. Acredita-se que essas lesões tenham causa multifatorial e não apenas a frouxidão das estruturas anteriores do ombro.[12,20] Entre as lesões mais encontradas no ombro do arremessador, podemos citar:

Déficit de rotação medial glenoumeral (GIRD)

Existem alguns parâmetros relacionados com o déficit de rotação medial que sugerem relevância clínica para desenvolvimento de lesões no ombro (Fig. 5):[22-24] a) perda ≥ 25° de rotação medial no ombro do arremesso comparado ao outro lado; b) aumento da rotação externa ≥ 30° no ombro do arremesso em relação ao contralateral; c) ombro com amplitude total de movimento < 180°; d) déficit de rotação medial > 25°. A maioria dos atletas responde bem à fisioterapia com alongamento da cápsula posterior; os poucos que não respondem geralmente são atletas profissionais mais velhos que podem ser tratados com capsulotomia posteroinferior artroscópica na região da banda posterior do ligamento glenoumeral inferior (Fig. 6).[8]

Discinesia escapular

A escápula faz parte da cadeia cinética de transferência de energia do tronco para o ombro do arremesso, e a sua biomecânica alterada prejudica o arremesso. Na tentativa de compensar essa deficiência, o arremessador aumenta o esforço muscular do ombro e, consequentemente, a tensão.[25] O tratamento visa a fortalecer a musculatura e condicionar os estabilizadores periescapulares. Algumas patologias, como bursite escapular e escápula em ressalto, são tratadas com cirurgia para desbridamento de tecidos da borda inferior da escápula com excelentes resultados e retorno ao esporte com os níveis pré-lesão.

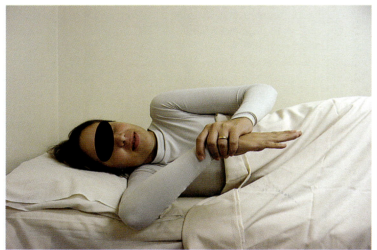
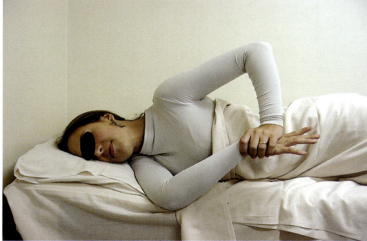
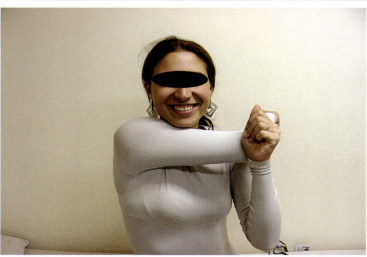
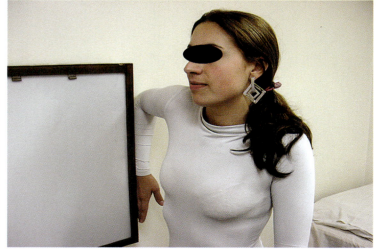

Figura 6. Exercícios para alongamento da cápsula posterior.

Em virtude da natureza das lesões no ombro do arremessador, a maioria deve ser inicialmente tratada de forma conservadora. Um programa de reabilitação para fortalecimento dos elementos da cadeia cinética é fundamental com reforço da musculatura agonista e antagonista dos membros superiores, inferiores e tronco.[25,26] A reabilitação pode ser dividida em fases:[3,27]

- *Fase 1 ou fase aguda*: deve-se permitir a cicatrização dos tecidos, reduzir a dor e inflamação, modificar as atividades e normalizar os déficits de movimento com exercícios de movimentação passiva e ativa-assistida, anti-inflamatórios não esteroides (AINEs), massagem, drenagem linfática manual, estimulação neuromuscular e exercícios de estabilização rítmicos.[28] A crioterapia também deve ser usada e apresenta nível I de evidência científica.[29,30]
- *Fase 2*: quando a dor e inflamação regridem, o atleta progride para a **fase 2** de tratamento onde se realizam alongamentos e exercícios neuromusculares e devemos recuperar a amplitude de movimento para os níveis pré-lesão. Contraturas da cápsula posterior, do músculo peitoral menor e cabeça curta do bíceps podem contribuir para o déficit de rotação medial e para o aumento da inclinação anterior da escápula. Devemos dar enfoque aos exercícios de alongamento das estruturas posteriores, como *cross-body stretch* (Mc Clure) e *sleeper stretch*.[31] Um programa de fortalecimento deve ser direcionado para os grupos musculares que apresentem fraqueza. Antes do retorno do atleta, é recomendado realizar o exame isocinético para avaliar a força, devendo a força de rotação lateral ser 65% da força de rotação medial com o ombro abduzido a 90° e o cotovelo fletido a 90°.[32]
- *Fase 3*: a evolução para esta fase ocorre quando há mínima perda de amplitude de movimento, ótima força do manguito rotador e escápula, controle neuromuscular e ausência de dor ou sinais de apreensão. Nessa fase fazemos alongamentos intensivos, treinos de resistência e neuromuscular e introdução progressiva do arremesso com variações de distância, períodos de descanso e intensidade.[3]
- *Fase 4*: continua com fortalecimento e reforço neuromuscular e treinos avançados de arremesso com posicionamento específico, buscando recuperar a velocidade do arremesso no intervalo de 3 meses.[3,27,33]

Ausência de melhora em 3 meses ou incapacidade de retorno ao esporte em 6 meses é denominada **falência do tratamento conservador** e deve-se considerar a intervenção cirúrgica para correção das lesões.

Lesões do lábio glenoidal

As lesões do lábio glenoidal anterossuperior e posterossuperior ocorrem graças às forças de cisalhamento e possivelmente pelo desequilíbrio entre as forças concêntricas dos rotadores mediais durante a fase de aceleração e as forças excêntricas dos rotadores laterais na fase de desaceleração. As lesões do lábio glenoidal foram classificadas por Snyder *et al.* em quatro tipos (SLAP- lesão superior dos lábios anterior e posterior):

- *Tipo I*: degeneração labial superior com fibrilação da margem livre.
- *Tipo II*: lábio superior destacado da glenoide, existindo um espaço entre a cartilagem e o lábio superior.
- *Tipo III*: lesão em "alça de balde" do lábio superior.
- *Tipo IV*: lesão em "alça de balde" do lábio superior, estendendo-se para o tendão do bíceps.

Os atletas arremessadores frequentemente desenvolvem lesões labiais SLAP tipo II pelo mecanismo de "*peelback*", proposto por Burkhart e Morgan, que demonstraram que a cápsula posterior, quando contraturada, determina uma translação imprópria da cabeça umeral, causando lesão da âncora do bíceps, e que o contato repetitivo com a superfície articular do manguito pode causar destacamento do lábio glenoidal posterossuperior, levando a delaminação junto à glenoide posterossuperior.[14,34] Os sintomas de dor, travamento ou instabilidade são intensificados com o arremesso, na fase de armação e desaceleração. O exame físico evidencia contratura posterior, e as manobras de O'Brien e Speed são comumente positivas.[35,36] O tratamento inicial deve ser conservador, e na falência, o tratamento cirúrgico é realizado com taxa de sucesso em torno de 87%. O retorno ao esporte competitivo se dá por volta de um ano após a cirurgia.[37]

Lesão parcial articular do manguito rotador

As lesões parciais articulares do manguito rotador são frequentes nos arremessadores e ocorrem na maioria dos casos em razão do impacto posterossuperior da glenoide com o contato da porção articular do supraespinal e a borda posterossuperior da glenoide (Fig. 7).[38-40] Fisioterapia motora para alongamento e fortalecimento deve ser o tratamento inicial, e na falha, o desbridamento cirúrgico apresenta resultados pouco efetivos em indivíduos arremessadores, nas lesões acima de 30% da espessura do tendão optamos por realizar o reparo transtendão ou completar a lesão e reparar o tendão.[41]

Síndrome do impacto

Diversas modalidades de impacto podem ocorrer no ombro do arremessador. O impacto subacromial clássico pode ser encontrado em arremessadores mais velhos com ombro estável e resulta de compressão do manguito rotador pelo arco coracoacromial e da elevação da cabeça do úmero por fadiga do manguito rotador ou movimentos impróprios.[42] O tratamento com bloqueio analgésico local e fisioterapia deve ser iniciado e na falha de resultados, a descompressão subacromial artroscópica associada ao reparo de outras lesões deve ser realizada.[43]

O impacto subacromial secundário apresenta um arco mantido, porém, graças ao aumento da translação da cabeça umeral em relação à glenoide ou à contratura da cápsula posterior que leva à migração anterossuperior da cabeça, ocorrem sinais de compressão do manguito rotador.[44] Outra causa pode ser a discinesia escapular em que a rotação imprópria da escapula durante a elevação resulta em estreitamento do espaço subacromial, gerando sintomas de impacto. O tratamento do impacto secundário é tratar a causa do mesmo. Na fraqueza dos músculos estabilizadores da escápula, reabilitação e fortalecimento apresentam bons resultados. No insucesso, indica-se cirurgia para realização de capsulotomia e desbridamento.[45]

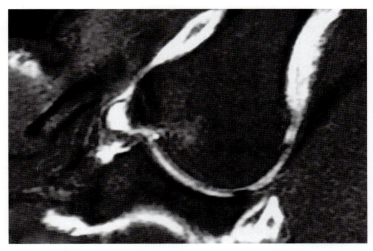

Figura 7. Ressonância magnética do ombro em abdução e rotação lateral demonstrando o impacto posterossuperior da glenoide.

O impacto interno é um fenômeno comumente encontrado em jogadores de beisebol, mesmo na ausência de sintomas.[46] Ele ocorre quando a superfície do manguito rotador entra em contato com a porção posterossuperior do lábio glenoidal com o braço posicionado em máxima rotação externa e abdução máxima. Pode-se manifestar como diversas lesões, entre elas SLAP, lesão parcial do manguito rotador, hiperfrouxidão dos ligamentos glenoumerais anteriores e contratura da cápsula posterior. Conforme ocorre fadiga da cintura escapular, a cabeça umeral perde seu alinhamento com o plano da escápula, e essa hiperangulação gera forças de tensão na cápsula anterior e perda da integridade da mesma que leva à translação anterior da cabeça umeral.[47] O tratamento conservador do impacto interno começa com programa de reabilitação enfatizando a correção no mecanismo do arremesso, fortalecimento muscular, alongamento das estruturas posteriores e estabilização da escápula. Na falência, o tratamento cirúrgico apresenta bons resultados com o reparo do lábio glenoidal, desbridamento das lesões parciais do manguito rotador e correção da frouxidão dos ligamentos glenoumerais anteroinferiores.[48-50]

■ CONSIDERAÇÕES FINAIS

O arremesso é um movimento esportivo com alto gasto de energia que está presente em diversas modalidades esportivas. Quando realizado de forma repetitiva por atletas competitivos, gera estresse na articulação do ombro, resultando em adaptações funcionais características de arremessadores. Entretanto, pode-se tornar patológica, resultando em lesões típicas do arremesso, cujo mecanismo não é totalmente conhecido. Apesar de responderem bem ao tratamento conservador na maioria das vezes, quando não há melhora deve-se considerar o tratamento cirúrgico e nem sempre o resultado final permite retorno ao esporte com os mesmos níveis pré-lesão. Dessa forma, é muito importante que o atleta, o treinador e o médico conheçam bem os detalhes da biomecânica do arremesso para que seja desenvolvido de forma correta, precisa, efetiva e em caso de lesão, para entendimento do diagnóstico, tratamento e correção do movimento.

■ REFERÊNCIAS BIBLIOGRÁFICAS

1. Kibler WB. The role of the scapula in athletic shoulder function. *Am J Sports Med* 1998;26:325-37.
2. Ejnisman B, da Silva RT. Beisebol. In: Cohen M, Abdalla RJ. *Lesões nos esportes-diagnóstico, prevenção e tratamento*. Rio de Janeiro: Revinter, 2003. p. 803-6, cap. 58.
3. Wilk KE, Meister K, Andrews JR. Current concepts in the rehabilitation of the overhead throwing athlete. *Am J Sports Med* 2002;30:136-51.
4. Braun S, Kokmeyer D, Millet PJ. Current concepts review- Shoulder injuries in the throwing athlete. *J Bone Joint Surg Am* 2009;91:966-78.
5. Adrian M, Cooper J. Biomechanics of throwing. In: Adrian M, Cooper J. *The biomechanics of human movement*. 1995. p. 333-64.
6. Meister K. Injuries to the shoulder in the throwing athlete. Part one: biomechanics/pathophysiology/classification of injury. *Am J Sports Med* 2000;28:265-75.
7. Kelly BT, Backus SI, Warren RF et al. Electromyographic analysis and phase definition of the overhead football throw. *Am J Sports Med* 2002;30:837-44.
8. Dillman CJ, Fleisig GS, Andrews JR. Biomechanics of pitching with emphasis upon shoulder kinematics. *J Orthop Sports Phys Ther* 1993;18:402-8.
9. Kuhn JE, Lindholm SR, Huston LJ. Failure of the biceps-superior labral complex (SLAP lesion) in the throwing athlete: a biomechanical model comparing maximal cocking to early deceleration [abstract]. *J Shoulder Elbow Surg* 2000;9:463.
10. Reeves B. Experiments on the tensile strength of the anterior capsular structures of the shoulder in man. *J Bone Joint Surg Br* 1968;50:858-65.
11. Pappas AM, Zawacki RM, Sullivan TJ. Biomechanics of baseball pitching. A preliminary report. *Am J Sports Med* 1985;13:216-22.
12. Kuhn JE, Lindholm SR, Huston LJ et al. Failure of the biceps superior labral complex: a cadaveric biomechanical investigation comparing the late cocking and early deceleration positions of throwing. *Arthroscopy* 2003;19:373-79.
13. Sabick MB, Kim YK, Torry MR et al. Biomechanics of the shoulder in youth baseball pitchers: implications for the development of proximal humeral epiphysiolysis and humeral retrotorsion. *Am J Sports Med* 2005;33:1716-22.
14. Bigliani LU, Codd TP, Connor PM et al. Shoulder motion and laxity in the professional baseball player. *Am J Sports Med* 1997;25:609-13.
15. Crockett HC, Gross LB, Wilk KE et al. Osseous adaptation and range of motion at the glenohumeral joint in professional baseball pitchers. *Am J Sports Med* 2002;30:20-26.
16. Reagan KM, Meister K, Horodyski MB et al. Humeral retroversion and its relationship to glenohumeral rotation in the shoulder of college baseball players. *Am J Sports Med* 2002;30:354-60.
17. McClanahan BS, Harmon-Clayton K, Ward KD et al. Side-to-side comparisons of bone mineral density in upper and lower limbs of collegiate athletes. *J Strength Cond Res* 2002;16:586-90.
18. Calbet JA, Diaz Herrera P, Rodriguez LP. High bone mineral density in male elite professional volleyball players. *Osteoporos Int* 1999;10:468-74.
19. Kuhn JE, Bey MJ, Huston LJ et al. Ligamentous restraints to external rotation of the humerus in the late-cocking phase of throwing. A cadaveric biomechanical investigation. *Am J Sports Med* 2000;28:200-5.
20. Fitzpatrick MJ, Tibone JE, Grossman M et al. Development of cadaveric models of a thrower's shoulder. *J Shoulder Elbow Surg* 2005;14(1 Suppl S):49S-57S.
21. Grossman MG, Tibone JE, McGarry MH et al. A cadaveric model of the throwing shoulder: a possible etiology of superior labrum anterior-to-posterior lesions. *J Bone Joint Surg Am* 2005;87:824-31.
22. Burkhart SS, Morgan CD, Kibler WB. The disabled throwing shoulder: spectrum of pathology. Part I: pathoanatomy and biomechanics. *Arthroscopy* 2003;19:404-20.
23. Lintner D, Mayol M, Uzodinma O et al. Glenohumeral internal rotation deficits in professional pitchers enrolled in an internal rotation stretching program. *Am J Sports Med* 2007;35:617-21.
24. Burkhart SS, Morgan CD, Kibler WB. The disabled shoulder: spectrum of pathology. Part I: pathoanatomy and biomechanics. *Arthroscopy* 2003;19:404-20.
25. Kibler WB. The role of the scapula in athletic shoulder function. *Am J Sports Med* 1998;26:325-37.
26. McMullen J, Uhl TL. A kinetic chain approach for shoulder rehabilitation. *J Athl Train* 2000;35:329-37.
27. Ellenbecker TS. (Ed.). *Shoulder rehabilitation. Non-operative treatment*. New York: Thieme, 2006.
28. Philadelphia Panel. Philadelphia Panel evidence-based clinical practice guidelines on selected rehabilitation interventions: overview and methodology. *Phys Ther* 2001;81:1629-40.
29. Osbahr DC, Cawley PW, Speer KP. The effect of continuous cryotherapy on glenohumeral joint and subacromial space temperatures in the postoperative shoulder. *Arthroscopy* 2002;18:748-54.
30. Singh H, Osbahr DC, Holovacs TF et al. The efficacy of continuous cryotherapy on the postoperative shoulder: a prospective, randomized investigation. *J Shoulder Elbow Surg* 2001;10:522-25.
31. McClure P, Balaicuis J, Heiland D et al. A randomized controlled comparison of stretching procedures for posterior shoulder tightness. *J Orthop Sports Phys Ther* 2007;37:108-14.
32. Wilk KE, Andrews JR, Arrigo CA et al. The strength characteristics of internal and external rotator muscles in professional baseball pitchers. *Am J Sports Med* 1993;21:61-66.
33. Ellenbecker TS, Mattalino AJ. Concentric isokinetic shoulder internal and external rotation strength in professional baseball pitchers. *J Orthop Sports Phys Ther* 1997;25:323-28.
34. Kuhn JE, Huston LJ, Soslowsky LJ et al. External rotation of the glenohumeral joint: ligament restraints and muscle effects in the neutral and abducted positions. *J Shoulder Elbow Surg* 2005;14:S39-48.
35. O'Brien SJ, Pagnani MJ, Fealy S et al. The active compression test: a new and effective test for diagnosing labral tears and acromioclavicular joint abnormality. *Am J Sports Med* 1998;26:610-13.

36. Bennett WF. Specificity of the Speed's test: arthroscopic technique for evaluating the biceps tendon at the level of the bicipital groove. *Arthroscopy* 1998;14:789-96.
37. Burkhart SS, Morgan C. SLAP lesions in the overhead athlete. *Orthop Clin North Am* 2001;32:431-41, viii.
38. Jobe CM. Posterior superior glenoid impingement: expanded spectrum. *Arthroscopy* 1995;11:530-36.
39. Walch G, Boileau P, Noel E et al. Impingement of the deep surface of the supraspinatus tendon on the posterosuperior glenoid rim: an arthroscopic study. *J Shoulder Elbow Surg* 1992;1:238-45.
40. Miniaci A, Mascia AT, Salonen DC et al. Magnetic resonance imaging of the shoulder in asymptomatic professional baseball pitchers. *Am J Sports Med* 2002;30:66-73.
41. Payne LZ, Altchek DW, Craig EV, Warren RF. Arthroscopic treatment of partial rotator cuff tears in young athletes. A preliminary report. *Am J Sports Med* 1997;25:299-305.
42. Neer CS 2nd. Impingement lesions. *Clin Orthop Relat Res* 1983;173:70-77.
43. Roye RP, Grana WA, Yates CK. Arthroscopic subacromial decompression: two to seven-year follow-up. *Arthroscopy* 1995;11:301-6.
44. Sethi PM, Tibone JE, Lee TQ. Quantitative assessment of glenohumeral translation in baseball players: a comparison of pitchers versus nonpitching athletes. *Am J Sports Med* 2004;32:1711-15.
45. Jobe CM. Posterior superior glenoid impingement: expanded spectrum. *Arthroscopy* 1995;11:530-36.
46. Halbrecht JL, Tirman P, Atkin D. Internal impingement of the shoulder: comparison of findings between the throwing and nonthrowing shoulders of college baseball players. *Arthroscopy* 1999;15:253-58.
47. Jobe CM, Pink MM, Jobe FW et al. Anterior shoulder instability, impingement, and rotator cuff tear: theories and concepts. In: Jobe FW. (Ed.). *Operative techniques in upper extremity sports injuries*. St. Louis, MO: Mosby; 1996. p. 164-76.
48. Jobe FW, Giangarra CE, Kvitne RS et al. Anterior capsulolabral reconstruction of the shoulder in athletes in overhand sports. *Am J Sports Med* 1991;19:428-34.
49. Andrews JR, Dugas JR. Diagnosis and treatment of shoulder injuries in the throwing athlete: the role of thermal-assisted capsular shrinkage. *Instr Course Lect* 2001;50:17-21.
50. Levitz CL, Dugas J, Andrews JR. The use of arthroscopic thermal capsulorrhaphy to treat internal impingement in baseball players. *Arthroscopy* 2001;17:573-77.

FRATURAS DA CLAVÍCULA

Luiz Fernando Cocco

■ INTRODUÇÃO

A clavícula é um dos ossos mais fraturados do corpo humano. Com seu formato em "S", achatado lateralmente e tubular medialmente, com inserções musculares e ligamentares nestes extremos, ausência destes no seu terço médio justifica sua maior fragilidade neste local. É o osso responsável pela largura dos ombros, posicionamento da escápula e direção da glenoide (Fig. 1).

As fraturas da clavícula apresentam de 2,6 a 4% das fraturas dos adultos e 35% das fraturas do ombro. Fraturas do terço médio correspondem entre 69 a 82% e da região lateral a 21%. O primeiro e maior pico de incidência ocorre em adultos jovens (menores de 30 anos), do sexo masculino e predominantemente no terço médio (Fig. 2). O segundo pico, menor que o primeiro, ocorre em idosos, com discreta predominância feminina, e mais nas extremidades da clavícula. É mais comum o trauma direto como agente desencadeante, sendo as mais complexas nos traumas de alta energia.

■ QUADRO CLÍNICO

A fratura da clavícula produz dor, deformidade e limitação funcional do ombro. O desvio inferior do fragmento lateral é determinado pelo peso do membro, e o desvio superior do fragmento medial, pelo esternocleidomastóideo. Todo o membro deve ser examinado para descartar alterações neurológicas e vasculares. (Fig. 3).

O diagnóstico radiográfico pode ser obtido por uma única incidência (Fig. 4). Porém, para melhor avaliação, recomendam-se duas incidências: AP e AP com até 45 graus de inclinação cranial (Fig. 5).

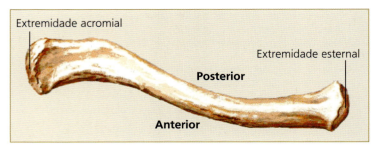

Figura 1. Osso da clavícula.

O diagnóstico e os estudos das fraturas da clavícula podem ainda ser complementados pela Tomografia Computadorizada. Na prática clínica, entretanto, seu uso torna-se mais frequente na avaliação de eventuais alterações no processo de consolidação, como nas pseudartroses (Fig. 6).

■ CLASSIFICAÇÃO

A classificação de Craig (modificada a partir de Allman e Neer) é uma das mais utilizadas, subdividindo as fraturas dos terços lateral e medial em vários tipos específicos (Quadro 1).

■ TRATAMENTO

As fraturas do terço médio sem desvio são de tratamento conservador e cursam com bons resultados. Não há diferença dos resultados funcionais e tempo de consolidação entre o uso da tipoia ou da imobilização tipo 8. Nenhuma destas reduz o desvio da fratura, e a imo-

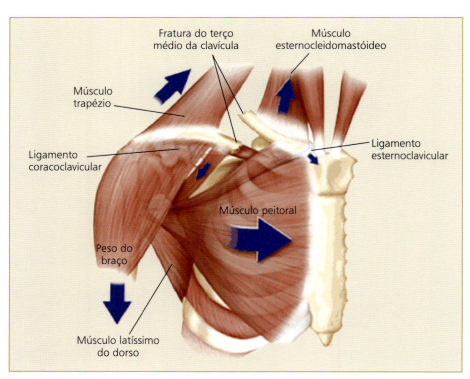

Figura 2. Músculos envolvidos no desvio dos fragmentos de uma fratura do terço médio da clavícula.

bilização tipo 8 tem a desvantagem de ser mais incômoda para o paciente. A imobilização pode ser descontinuada assim que o paciente tiver melhora da dor, o que normalmente ocorre entre 2 e 3 semanas de tratamento, marcando o retorno às atividades habituais sem carga (Fig. 7).

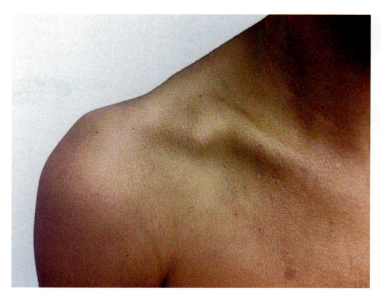

Figura 3. Aspecto clínico de paciente vítima de queda sobre o ombro com fratura do terço médio da clavícula.

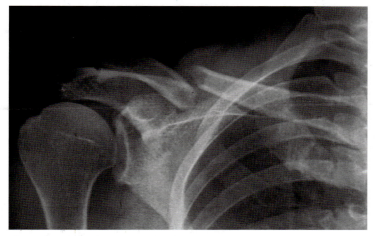

Figura 4. Fratura do terço médio da clavícula direita.

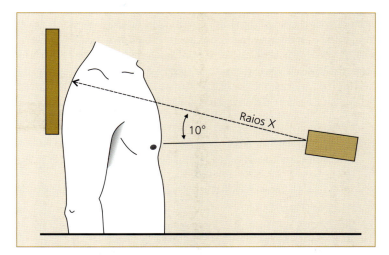

Figura 5. Radiografia obtida com inclinação cranial da ampola para complementação diagnóstica nas fraturas de clavícula.

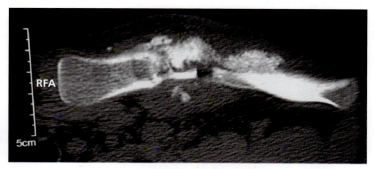

Figura 6. Caracterização tomográfica de pseudartrose da clavícula.

Quadro 1. Classificação de Craig	
Grupo I	Fratura do terço médio
Grupo II	Fratura do terço distal ■ **Tipo I** – Mínimo desvio (interligamentar) ■ **Tipo II** – Desviada secundária à fratura medial aos ligs. coracoclaviculares: (**A**) conoide e trapezoide ligados (**B**) conoide rompido, trapezoide ligado ■ **Tipo III** – Fratura articular ■ **Tipo IV** – Soltura periosteal (criança) ■ **Tipo V** – Cominutiva com ligs. ligados no fragmento inferior
Grupo III	Fraturas no terço proximal ■ **Tipo I** – Mínimo desvio ■ **Tipo II** – Desviada (ligamentos rompidos) ■ **Tipo III** – Intra-articular ■ **Tipo IV** – Lesão fisária (criança) ■ **Tipo V** – Cominutiva

Entre as indicações de cirurgia, podemos dividir em:

1. Terço médio – indicações relativas:
   - Desvio inferior a 2 mm.
   - Distúrbio neurológico (Parkinson, convulsões etc.).
   - Trauma múltiplo.
   - Previsão de repouso prolongado no leito.
   - Ombro flutuante.
   - Intolerância à imobilização.
   - Fraturas bilaterais.
   - Fratura da extremidade superior ipsolateral.
   - Estética.
2. Terço médio – indicações absolutas:
   - Encurtamento maior que 2 cm.
   - Fraturas expostas.
   - Iminência de exposição.
   - Lesão vascular.
   - Prejuízo neurológico progressivo.
   - Fratura patológica desviada, com paralisia associada.
   - Trapézio.
   - Dissociação escapulotorácica.

Nos últimos anos aumentaram-se as indicações de tratamento cirúrgico primário dessas fraturas, em razão dos bons resultados comparativos aos não cirúrgicos. Isto pode ser atribuído à evolução dos implantes para fixação e melhora da técnica operatória. Estudos recentes comparativos entre tratamento cirúrgico e não cirúrgico para fraturas desviadas do terço médio da clavícula fixadas com placas mostraram menores taxas de pseudartrose, melhor resultado funcional e consolidação em menor tempo.

Entre os implantes mais comumente utilizados, daremos destaque para as placas e hastes.

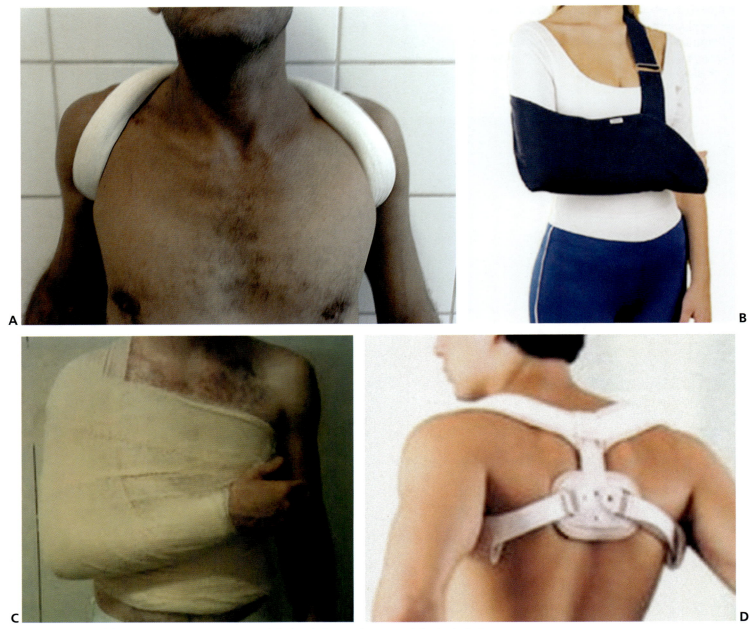

Figura 7. (A-D) Imobilizações para o tratamento não cirúrgico de fratura do terço médio da clavícula.

A fixação com placas permite maior rigidez ao sistema, com consequente mobilização precoce e menos dor. A posição mais comum é a superior. Dessa forma o implante atua mais eficazmente contra os vetores de força mais comuns na gênese do desvio entre os fragmentos. A posição anterior permite a colocação de parafusos mais longos e é descrita por alguns como menos incômoda para os pacientes mais magros. As placas também podem assumir a posição anteroinferior da clavícula. Seus defensores referem menores riscos de comprometimento neurovascular, porém de conhecida limitação biomecânica, quando comparada à placa superior (Figs. 8 e 9).

Hoje, o mercado de implantes apresenta diferentes dispositivos para a clavícula. Placas bloqueadas, de baixo perfil e pré-moldadas agregam estabilidade na fixação destas fraturas (Figs. 10 a 12).

A fixação intramedular para fraturas da clavícula, ainda não aceita por muitos traumatologistas, é outra opção de tratamento. Hastes bloqueadas ou fios rosqueados trazem os conceitos de fixação minimamente invasiva para o tratamento dessa região (Fig. 13). Menos indicada do que as placas, causadas por particularidades anatômicas da clavícula, além da fragilidade dos implantes, parece que essa técnica ainda apresenta riscos de encurtamento nas fraturas complexas e migração do material quando comparadas às placas.

Muito menos frequentes, os fixadores externos apresentam indicação no tratamento de fraturas expostas com perda significativa de cobertura cutânea ou sinais infecciosos (agudos ou crônicos).

As fraturas do terço lateral sem desvio são de tratamento conservador. As fraturas desviadas apresentam indicações cirúrgicas semelhantes às do terço médio, porém com dificuldade de adequar implantes e materiais de síntese ao fragmento distal. As fraturas articulares estão associadas a sintomas persistentes, podendo requerer excisão da extremidade lateral da clavícula (cirurgia de Mumford). As fraturas desviadas, tratadas sem cirurgia, têm altas taxas de não união, deformidade, dor e déficit funcional.

1. Terço lateral – indicações primárias:
   - Comprometimento do envelope de partes moles da clavícula.
   - Comprometimento ipsolateral do complexo suspensório do ombro.
   - Pacientes jovens e ativos, que necessitam de rápido retorno às suas atividades.
2. Terço lateral – indicações secundárias:
   - Má união/não.
   - Artrose acromioclavicular.
   - Sintomas persistentes.

Entre os implantes utilizados para fixação dessas fraturas, destacamos as placas bloqueadas, em gancho e fios de Kirschner.

Fraturas mediais da clavícula podem ser de difícil diagnóstico. São raras, na maioria das vezes extra-articulares e minimamente desviadas. A estabilidade depende fundamentalmente do ligamento costoclavicular (se rompido, o fragmento lateral da clavícula desvia anteriormente e se sobrepõe ao fragmento medial). São de tratamento não cirúrgico em sua maioria. A cirurgia está indicada somente, quando houver comprometimento do mediastino. Se houver necessidade de correção cirúrgica, de preferência usar amarrilhos por menor chance de migração da fixação ou necessidade de retirada futura.

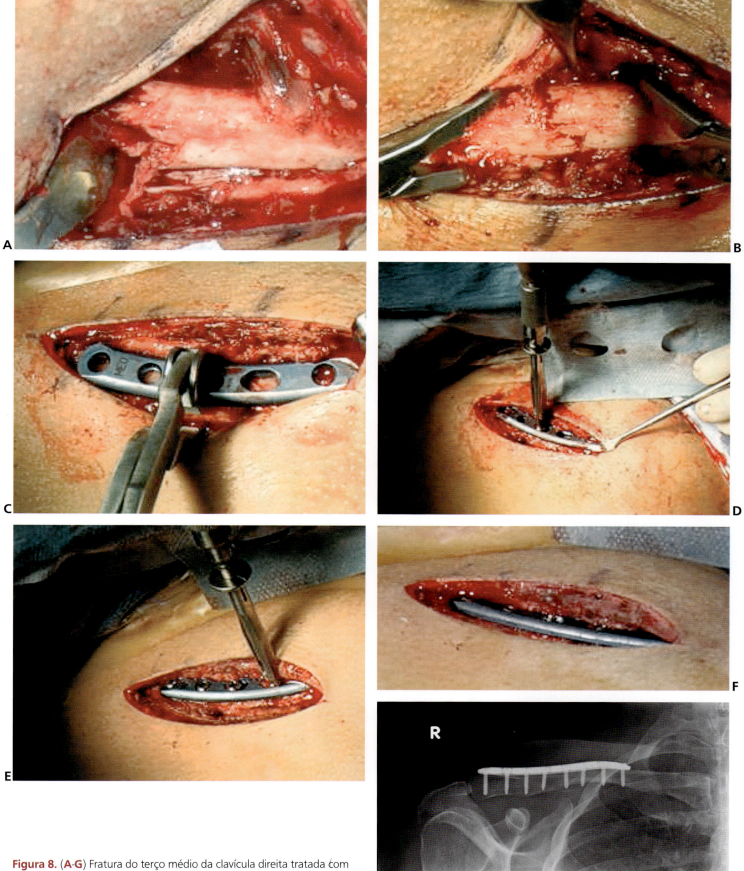

Figura 8. (A-G) Fratura do terço médio da clavícula direita tratada com fixação por meio de placa e parafusos.

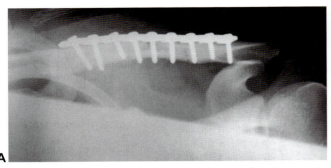
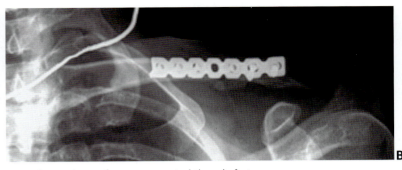

Figura 9. (**A** e **B**) As placas de clavícula podem ser colocadas superior ou anteriormente, conforme as características da fratura.

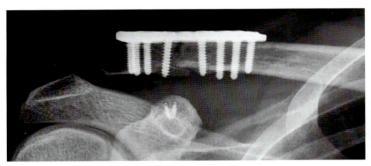

Figura 10. Fratura do terço lateral da clavícula direita tratada com fixação por meio de placa bloqueada e parafusos.

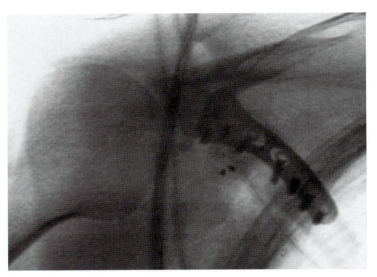

Figura 11. Visão superior do posicionamento da placa para fixação de fratura do terço lateral da clavícula.

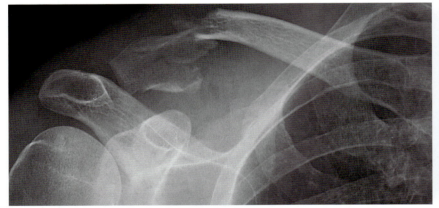
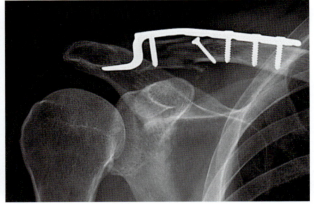

Figura 12. Placa bloqueada de apoio subacromial para fixação de fratura do terço lateral da clavícula.

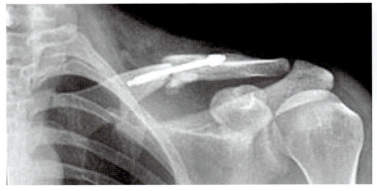
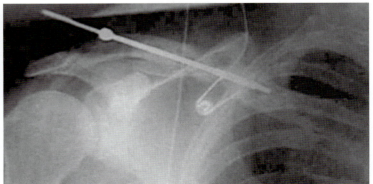

Figura 13. Hastes intramedulares bloqueadas para fixação de fraturas do terço médio da clavícula.

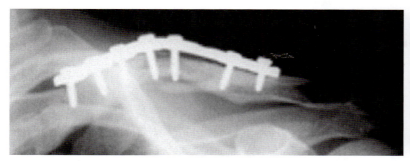
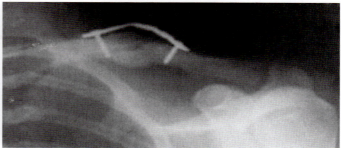

Figura 14. Complicação pós-operatória de osteossíntese da clavícula com soltura e quebra dos implantes.

Entre as complicações, a não união pode estar presente em até 15% das fraturas desviadas, relacionando-se com a idade avançada, sexo feminino e traços complexos de fratura. Outras complicações possíveis são restrição da amplitude de movimento, artrose acromioclavicular pós-traumática, fraqueza, deformidade cosmética, síndrome do desfiladeiro torácico, refratura, infecção e cicatriz hipertrófica.

No tratamento das complicações, devemos recuperar o comprimento da clavícula, podendo ser necessária a colocação de enxertos ósseos autólogos até fíbula vascularizada (Fig. 14).

BIBLIOGRAFIA

Beaty JH, Kasser JR. (Eds.). *Rockwood & Wilkins' fractures in children*. 5th ed. Philadelphia, PA: Lippincott Williams & Wilkins, 2001. p. 757-65.

Flyn JM. *Orthopaedic knowledge update 10*. Rosemont IL: American Academy of Orthopaedic Surgeons, 2011.

Herring JA. (Ed.). *Tachdjian's pediatric orthopaedics*. 4th ed. Philadelphia, PA: WB Saunders, 2008. p. 2423-29.

Hoppenfeld SP. *Surgical exposures in orthopaedics: the anatomic approach*. Philadelphia, PA: Lipponcott, Williams, and Wilkins, 2009.

Leiberman JR. *AAOS comprehensive orthopaedic review*. Rosemont IL: American Academy of Orthopaedic Surgeons, 2009.

Mark D, Miller MD, Stephen R. Thompson MBBS MEd FRCSC. In: Hart J. (Ed.). *MPAS PA-C ATC. Review of orthopaedics*. 6th ed. Philadelphia: Elsevier, 2012.

Orthopaedic In-training Examination (OITE) Questions 2004-2012. Rosemont IL: American Academy of Orthopaedic Surgeons, 2004-2012.

Ring D, Jupiter JB. Injuries to the shoulder girdle. In: Browner BD, Jupiter JB, Levine AM et al. (Eds.). *Skeletal trauma: basic science, management, and reconstruction*. 3rd ed. Philadelphia, PA: WB Saunders, 2003. p. 1625-54.

Self-Assessment Examination (SAE). Questions 2004-2012. Rosemont, IL: American Academy of Orthopaedic Surgeons, 2004-2012.

SEÇÃO X

FRATURAS DO ÚMERO PROXIMAL

André Wajnsztejn ■ Luiz Fernando Cocco

■ EPIDEMIOLOGIA

As fraturas do úmero proximal são lesões bastante comuns. Representam cerca de 5% das fraturas do esqueleto apendicular.

Mais de 70% destas lesões ocorrem em pacientes com mais de 60 anos e estão associadas à diminuição da densidade óssea. É a terceira fratura mais frequente do esqueleto apendicular em pacientes idosos (fraturas do quadril e do rádio distal são mais comuns). A cada fratura ocorrida em um homem, temos 4 mulheres com a mesma lesão.

A incidência das fraturas do úmero proximal está aumentando. Estima-se que em 2030 o número de casos irá triplicar.

Dentre os fatores de risco para a ocorrência destas fraturas, podemos destacar: diabetes melito, osteoporose diagnosticada através da densitometria óssea, perda ponderal e de altura e história familiar de fraturas decorrentes de fragilidade óssea.

■ ANATOMIA

O úmero proximal é formado por três centros de ossificação: a epífise da cabeça umeral, da tuberosidade maior e da tuberosidade menor. O fechamento das três epífises ocorre entre 4 e 6 anos, e a fusão com a diáfise ocorre entre 20 e 23 anos.

O úmero proximal pode ser definido como o segmento ósseo localizado proximalmente à inserção do tendão do peitoral maior (Fig. 1).

O úmero proximal é dividido em quatro segmentos: a cabeça umeral, a tuberosidade maior, a tuberosidade menor e a diáfise.

A cabeça umeral apresenta um diâmetro de aproximadamente 46 mm. Nela localiza-se o colo anatômico do úmero. A fratura do colo anatômico é uma lesão extremamente grave pois acomete a superfície articular e causa um dano importante à sua vascularização. A cabeça umeral apresenta uma angulação de aproximadamente 135 graus em relação à diáfise no plano coronal e uma retroversão de em média 20 graus no plano sagital.

A tuberosidade maior é uma protuberância óssea onde se inserem os tendões do supraespinhoso, infraespinhoso e redondo menor. Seu ápice localiza-se cerca de 8 mm abaixo do topo da cabeça do úmero. Na tuberosidade menor insere-se o tendão do subescapular. Entre as tuberosidades, existe o sulco intertubercular, onde se localiza o tendão da cabeça longa do bíceps. O tendão da cabeça longa do bíceps impede a migração cranial da cabeça.

Por fim, a diáfise é definida proximalmente pela região do colo cirúrgico. Nela inserem-se os tendões do músculo peitoral maior e do deltoide.

Os desvios das fraturas são definidos pelas ações dos músculos inseridos nos fragmentos acometidos. O fragmento da tuberosidade maior tem a tendência de se desviar nas direções proximal e posterior em razão da inserção dos rotadores externos. O fragmento da tuberosidade menor costuma-se desviar medialmente pela ação do subescapular (Fig. 2).

A diáfise costuma ficar aduzida pela ação do peitoral maior. O deltoide é composto pelas suas porções anterior, lateral e posterior. Insere-se na região lateral da diáfise do úmero e tem como função principal a elevação do ombro (Fig. 3). É inervado pelo nervo axilar. Este nervo localiza-se a cerca de 5 cm distal à margem lateral do acrômio.

O osso subcondral apresenta uma densidade maior que o osso metafisário. Esta diferença de densidade pode criar zonas de impactação óssea nas fraturas do úmero proximal.

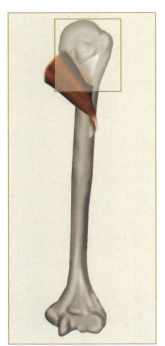

Figura 1. Definição da região da extremidade proximal do úmero.

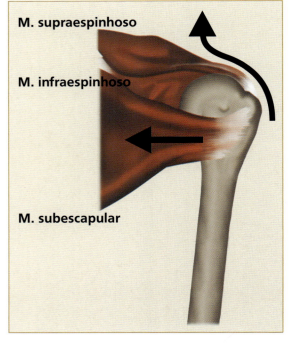

Figura 2. Ações musculares deformantes no úmero proximal.

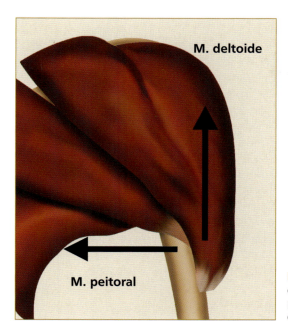

Figura 3. Ação dos músculos peitoral maior e deltoide.

VASCULARIZAÇÃO

Uma das principais complicações das fraturas do úmero proximal é a necrose. Por isso o entendimento da vascularização desta região é de suma importância para o tratamento destas lesões.

As artérias circunflexas anterior e posterior são ramos da artéria axilar (Fig. 4).

A artéria circunflexa anterior origina-se da artéria axilar ao nível da borda inferior do subescapular. A seguir a artéria atravessa ao redor da diáfise umeral e se anastomosa com a artéria circunflexa posterior, que acompanha o nervo axilar ao nível do espaço quadrangular.

O ramo ascendente da artéria circunflexa anterior penetra no osso imediatamente lateral ao sulco bicipital, enviando ramos para os tubérculos maior e menor e é fundamental na manutenção do suprimento sanguíneo do segmento articular. A ramificação anterolateral penetra na cabeça para formar a artéria arqueada, que irriga toda a cabeça, exceto por uma pequena área posterior. Contribuem também para irrigação da extremidade proximal do úmero, em menor importância, as anastomoses entre os vasos do manguito rotador em sua inserção óssea.

A manipulação excessiva dos fragmentos, especialmente da região medial, na tentativa de redução e fixação das fraturas pode levar à necrose óssea.

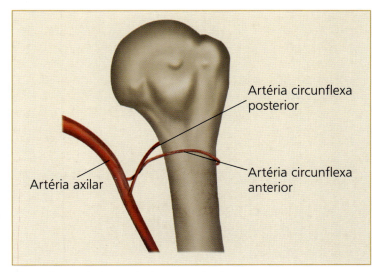

Figura 4. Vascularização do úmero proximal.

INERVAÇÃO

A inervação do ombro é fornecida pelo plexo braquial (C5-T1), além de contribuições dos terceiro e quarto nervos cervicais. Basicamente, três nervos podem estar diretamente envolvidos em lesões nas fraturas do úmero proximal: nervo axilar (C5, C6), musculocutâneo (C5, C6, C7) e o supraescapular (C5, C6).

O nervo axilar é o mais comumente lesado, principalmente em situações em que haja fratura-luxação com desvio anteroinferior da cabeça umeral. Localiza-se na borda anteroinferior do músculo subescapular, seguindo em direção ao espaço quadrangular, onde se ramifica para inervar os músculos redondo menor e o deltoide nas suas porções anterior, lateral e posterior.

O nervo musculocutâneo localiza-se entre os músculos bíceps e coracobraquial, sendo o responsável pela inervação dos mesmos. Já a lesão do nervo supraescapular é rara, ocorrendo com maior frequência por seu estiramento ao nível do ligamento transverso da escápula. Atua na inervação dos músculos supra e infraespinhoso, além de emitir ramificações sensitivas até a articulação glenoumeral e acromioclavicular.

MECANISMO DE TRAUMA

A maioria das fraturas do úmero proximal são decorrentes de mecanismos de baixa energia, como quedas ao solo.

Nos pacientes mais jovens geralmente estas lesões decorrem de acidentes de trânsito ou traumas esportivos.

É importante lembrar também que alguns casos de fraturas podem acontecer após convulsões.

AVALIAÇÃO CLÍNICA

Em pacientes com história de traumas de alta energia, após os cuidados iniciais e realização do protocolo preconizado pelo ATLS, devem ser examinadas além do ombro, a coluna cervical e parede torácica.

Neste momento, devem-se avaliar a história e o mecanismo de trauma. Dor é o sintoma mais frequente. Os pacientes geralmente apresentam edema e equimose.

Deve-se realizar avaliação neurovascular do membro acometido.

A avaliação do plexo braquial deve ser sempre realizada, avaliando-se a função do deltoide (avaliação de sua sensibilidade), bíceps (raízes de C5), tríceps (C7), punho flexores/extensores (C6). A perfusão do membro deve ser realizada e registrada em prontuário médico.

LESÕES ASSOCIADAS

Lesões da artéria axilar, embora raras, podem ter consequências devastadoras se não identificadas. Pode-se apresentar por meio de uma isquemia de início súbito, aumento da dor, perda de sensibilidade e o surgimento de edema e equimose em região axilar. A artéria axilar é lesada com maior frequência na região do colo cirúrgico do úmero graças a trauma direto dos fragmentos ósseos fraturados ou por tração do membro superior durante o trauma. A realização de arteriografia é mandatória, e o subsequente reparo da lesão é necessário, de preferência com a fixação da fratura no mesmo tempo cirúrgico.

A lesão do plexo braquial associada é um importante aspecto no prognóstico das fraturas do úmero proximal. As lesões nervosas ocorrem com maior frequência em fraturas com maiores desvios no colo cirúrgico ou na presença de luxação associada.

As lesões do manguito rotador são comuns após fraturas do úmero proximal, com incidência variando de 29 a 40% dos casos.

EXAMES DE IMAGEM

As radiografias simples nas incidências de anteroposterior verdadeiro (devendo-se ter o cuidado de realizar a correção de 30° de anteversão da escápula), perfis escapular e axilar são, na maioria dos casos, suficientes para o diagnóstico correto das fraturas do úmero proximal.

A tomografia computadorizada (TC) auxilia na programação cirúrgica e mostra alguns traços não visualizados nas radiografias.

A ressonância magnética (RM) pode ser utilizada para avaliações de lesões associadas, principalmente do manguito rotador.

■ CLASSIFICAÇÃO DAS FRATURAS

A classificação proposta por Neer, em 1970, leva em consideração os quatro fragmentos propostos por Codman, em 1934: colo anatômico, tubérculo maior, tubérculo menor e a diáfise ou colo cirúrgico do úmero. É a classificação mais utilizada para estas lesões. Considera-se o deslocamento maior que 1 cm (5 mm para o tubérculo maior) ou uma angulação maior do que 45° em relação ao segmento não fraturado para caracterizar o número de partes. Portanto, quando o segmento ósseo fraturado não apresentar o desvio descrito anteriormente, a fratura será considerada sem desvio (Fig. 5).

A classificação descrita pela AO (*arbeitsgemeinschaft für osteosynthesefragen*) descreve as fraturas em três tipos principais com três subdivisões em cada tipo de fratura. O tipo A compreende as fraturas extra-articulares unifocais. Já as do tipo B também são extra-articulares, porém apresentam mais de um foco de fratura. As do tipo C são articulares, consequentemente com pior prognóstico. A seguir, subdividem-se em três grupos de acordo com a característica da fratura. Outra subdivisão ocorre com o grau de fragmentação, representando 27 tipos de fraturas diferentes.

A classificação de Neer, embora seja a mais amplamente utilizada, apresenta baixa concordância inter e intraobservador.

■ TRATAMENTO

De forma geral, a maioria dos pacientes pode ser tratada com sucesso, sem intervenção cirúrgica. Cerca de 80% das fraturas do úmero proximal são minimamente desviadas, decorrentes de traumas de baixa energia, e de baixo risco para desvio durante o tratamento. Apresentam baixa taxa de necrose avascular, e alto índice de consolidação com o tratamento conservador.

Quanto maior for a extensão medial metafisária integra do úmero, maior a probabilidade de a vascularização da cabeça estar intacta. Além disso, devem-se avaliar o grau de osteoporose, a presença de alterações degenerativas (artrose) e sinais de insuficiência do manguito rotador, pois estes fatores podem ter impacto no resultado final e, consequentemente, no tipo de tratamento escolhido.

Como em todas as fraturas, é importante para o médico discutir as opções com o paciente e pesar as características individuais de cada paciente antes de formular um plano terapêutico.

Tratamento não cirúrgico

O tratamento não cirúrgico consiste em um breve período de imobilização com uso de uma tipoia de Velpeau e início suave da fisioterapia motora. Manter a extremidade acometida na tipoia e permanecer em repouso numa posição vertical ou semirreclinada pode ajudar a reduzir a dor.

O uso prolongado de imobilização pode ser prejudicial para o resultado funcional. A fisioterapia deve começar até a segunda semana após a lesão. Inicialmente com exercícios pendulares, e em seguida, exercícios controlados para ganho de arco de movimento. As

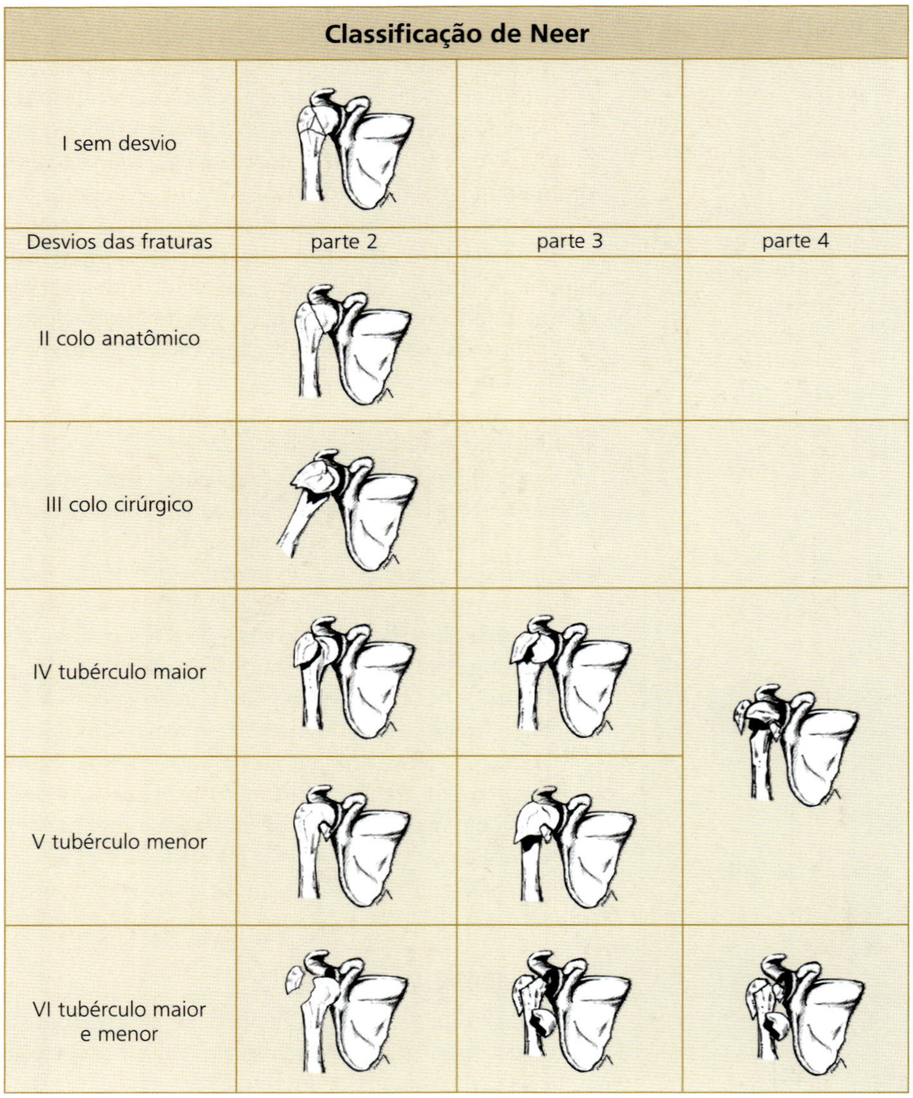

Figura 5. Classificação de Neer.

principais complicações após tratamento conservador são redução de arco de movimento, necrose avascular e artrose pós-traumática.

■ TRATAMENTO CIRÚRGICO

Os objetivos são restaurar a anatomia do úmero proximal para permitir a consolidação da fratura e maximizar a função do ombro.

A relação da superfície articular com o eixo do úmero deve ser restaurada para otimizar a amplitude de movimento e a estabilidade da articulação. As tuberosidades devem também ser reduzidas à sua posição anatômica, restabelecendo as inserções do manguito rotador. Além das indicações cirúrgicas inerentes aos desvios das fraturas devem-se considerar: fraturas expostas e lesões nervosas ou vasculares reparáveis.

O desvio dos fragmentos, idade do paciente e seu grau de atividade, grau de atividade e a experiência do cirurgião são fatores levados em conta, na tentativa de reconstrução ou substituição da articulação do ombro.

■ FRATURAS EM DUAS PARTES

Fraturas do colo anatômico

As fraturas do colo anatômico são pouco frequentes e de difícil tratamento. O fragmento proximal apresenta-se solto dentro da articulação, tornando difícil sua redução e fixação. Dessa maneira, o risco de evolução para necrose é alto, chegando a índices próximos a 100%, sendo indicada a artroplastia (principalmente em idosos) em vez de se optar pela redução e fixação.

Fraturas da tuberosidade menor

As fraturas da tuberosidade menor também são pouco frequentes. Estão associadas à luxação posterior do ombro e em sua vigência deve-se questionar o paciente quanto ao histórico de convulsões. O tratamento consiste em fixação da tuberosidade ou reinserção do tendão do subescapular, quando o fragmento ósseo for pequeno.

Fraturas da tuberosidade maior

As fraturas da tuberosidade maior podem ocorrer por trauma direto ou como avulsão do manguito rotador. Podem estar associadas à luxação anterior do ombro. O desvio do fragmento é em direções posterior e superior pela ação dos músculos infra e supraespinhais respectivamente. Nas fraturas desviadas com mais do que 5 mm de ascensão do fragmento, deve-se optar pelo tratamento cirúrgico. Cerca de 10% dessas fraturas podem estar associadas a fraturas com mínimo desvio do colo cirúrgico. Os métodos de fixação mais utilizados são as amarrilhas com fios inabsorvíveis, parafusos de tração, amarrilhas com fios fixadas em um parafuso "poste" ou fixação com placas (Fig. 6). Alguns casos podem ser bem conduzidos com o auxílio da artroscopia para melhor avaliação da redução do fragmento. Além disso a técnica artroscópica permite a avaliação de todo o manguito e intervalo rotador.

Fraturas do colo cirúrgico

As fraturas do colo cirúrgico são frequentes e podem apresentar desvio inicial em varo ou valgo. Existe uma grande gama de variações de apresentação dessas fraturas, podendo ser impactadas, associadas a grandes desvios iniciais ou ainda com cominuição metafisária. O tratamento mais utilizado é a redução aberta e fixação interna (RAFI) com placas e parafusos. Entretanto outras opções, como hastes intramedulares, fixações percutâneas com fios de kirschner e fixações com placas por técnicas minimamente invasivas, são também apropriadas e dependem do tipo de fratura e experiência do cirurgião (Fig. 7).

■ FRATURAS EM TRÊS E QUATRO PARTES

As fraturas em três e quatro partes são, geralmente, tratadas cirurgicamente. Nos pacientes jovens o método de escolha é a RAFI. A redução anatômica das tuberosidades é essencial para assegurar que no evento da necrose avascular intolerável possa ser realizada a artroplastia. Na avaliação pré-operatória a TC é essencial para quantificar os desvios dos fragmentos, classificar a fratura e inferir a viabilidade da cabeça do úmero e as características mecânicas do osso. A presença do desvio em valgo da cabeça e do contato ósseo medial é sinal de melhor prognóstico para a osteossíntese.

A redução dos fragmentos deve ser planejada pré-operatoriamente e realizada separadamente para cada um dos fragmentos no intraoperatório. A redução da cabeça em relação à diáfise deve ser feita antes da redução das tuberosidades.

A vascularização da cabeça deve ser preservada durante o procedimento cirúrgico, evitando-se dissecções e exposições desnecessárias dos fragmentos fraturados, e a sua preservação está relacionada com a técnica cirúrgica empregada.

Figura 6. (**A** e **B**) Radiografias pré e pós-operatória de fratura de luxação do úmero proximal (tuberosidade maior).

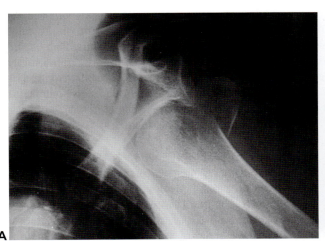
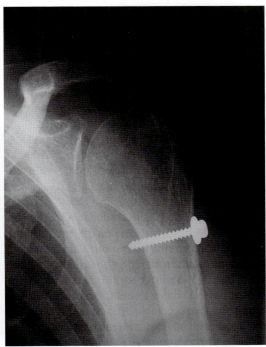

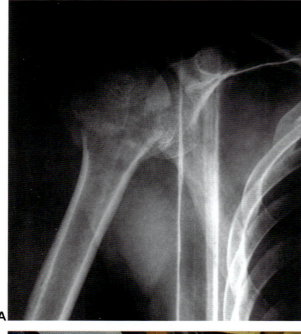
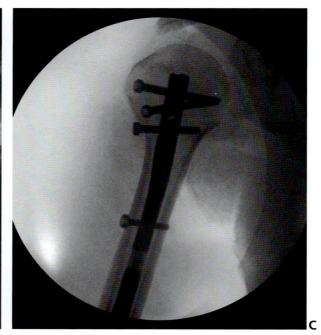
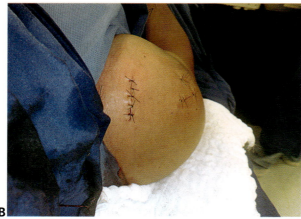

Figura 7. (**A**) Radiografia de fratura em duas partes do úmero proximal (colo cirúrgico). (**B**) Incisões. (**C**) Radioscopia pós-operatória.

Em algumas séries, são descritas cerca de 36% de complicações nas osteossíntese, com o uso de placas bloqueadas nas fraturas em três e quatro partes. Para minimizar o risco de falhas, algumas técnicas, como o uso de aloenxerto de fíbula, enxertos autólogos tricorticais e uso de placas intramedulares associadas às placas bloqueadas, têm sido descritas.

Fraturas complexas associadas a luxações

As fraturas em três e quatro partes associadas a luxações têm tratamento mais difícil e pior prognóstico. De forma geral, podem ser divididas em dois grupos. Aquelas que ocorrem mais frequentemente em pacientes do sexo masculino, jovens, vítimas de trauma de alta energia, e aquelas que ocorrem em pacientes do sexo feminino, idosas e ocasionadas por traumas de baixa energia. A principal diferença entre esses grupos é que nas fraturas dos pacientes mais jovens a cabeça umeral tem maior probabilidade de se manter viável, pois nessas lesões a cápsula articular e sua vascularização permanecem inseridas no fragmento. No segundo grupo, a cabeça umeral costuma apresentar-se desprovida da inserção capsular e, portanto, tem grande chance de evoluir para necrose avascular.

■ TÉCNICAS E IMPLANTES

Redução fechada e fixação percutânea

A fixação percutânea minimiza a agressão aos tecidos moles e pode diminuir o risco de necrose avascular e pseudoartrose. A fratura é reduzida sob orientação fluoroscópica e, então, fios metálicos (Kirschner) ou parafusos são inseridos percutaneamente para estabilizá-la. Os pinos que são inseridos cranialmente e direcionados para a cabeça do úmero devem ser posicionados com atenção para evitar lesão no ramo anterior do nervo axilar.

É necessário profundo conhecimento da anatomia, pois diversos estudos têm mostrado que o nervo axilar, veia cefálica, o tendão do bíceps e a artéria circunflexa umeral posterior estão em risco com a utilização dessa técnica.

Fixação aberta com placas

Geralmente são realizadas pela via deltopeitoral ou anterolateral. A abordagem deltopeitoral é a mais usada. Deve-se tomar cuidado com o nervo axilar na abordagem anterolateral (Fig. 8).

O uso das placas bloqueadas ampliou as indicações do tratamento cirúrgico para estas fraturas. Apesar de estas placas terem sido desenvolvidas para o osso com osteoporose, elas têm sido usadas nos pacientes jovens com excelentes resultados e promovido rápida reabilitação. No paciente idoso com osteoporose os resultados têm sido aquém do esperado com taxas de complicações que chegam a 36%. A justificativa destes piores resultados está no fato de que por ser uma montagem rígida na vigência do colapso do osso pela osteoporose ou pela necrose o sistema de parafuso de placa penetra na articulação, causando dor e limitação da mobilidade articular.

O procedimento cirúrgico deve ser realizado com o paciente em posição que permita visualizar toda a fratura com o uso do intensificador de imagem.

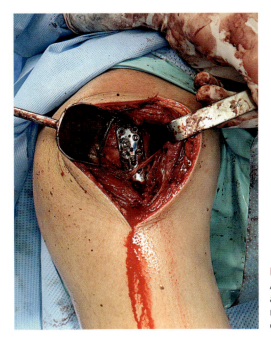

Figura 8. Abordagem anterolateral mostrando a posição do nervo axilar.

Hastes intramedulares

O uso de um dispositivo intramedular tem sido defendido como uma alternativa à fixação com placas. É uma técnica menos invasiva, em relação à fixação com placas e parafusos. Costumamos realizar esta fixação com o paciente em decúbito dorsal horizontal com um pequeno coxim interescapular. É feita uma via longitudinal em "golpe de sabre" distalmente à clavícula em direção à cabeça do úmero. O músculo deltoide é divulsionado na direção de suas fibras. Em seguida, o tendão do manguito rotador é aberto, tomando-se cuidado para não lesionar o tendão do cabo longo do bíceps. O ponto de entrada é feito no centro da cabeça umeral. No final do procedimento, o fechamento do manguito rotador deve ser realizado (Fig. 9).

Osteossíntese minimamente invasiva

Essa abordagem é a combinação da via anterolateral em sua porção mais superior com uma pequena incisão mais distal na face lateral do úmero para colocação dos parafusos (Fig. 10).

Essa via permite uma técnica mais "biológica" e tem como ponto-chave a identificação do nervo axilar. O nervo deve ser palpado e protegido durante a passagem da placa e sua fixação com parafusos.

Osteossíntese com placas + enxertos

Podem ser utilizados autoenxertos ou aloenxertos para aumentar a fixação das placas bloqueadas e minimizar o risco de falhas. Foi descrito o uso de aloenxerto de fíbula, enxerto de aspirado de fresado intramedular de fêmur (Fig. 11), enxerto tricortical de crista ilíaca (Fig. 12) e enxertos artificiais.

O procedimento começa com a redução da cabeça à diáfise através da redução indireta ou com uso de pequenos instrumentos introduzidos entre as tuberosidades principalmente nas fraturas impactadas em varo. A identificação do sulco bicipital e a fixação das tuberosidades com fios de sutura são passos extremamente importantes que auxiliam na redução da cabeça e facilitam a manipulação destes fragmentos com pouca desvitalização.

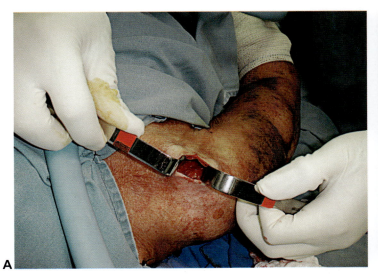
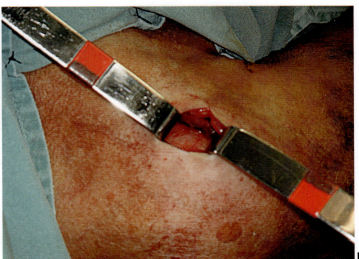
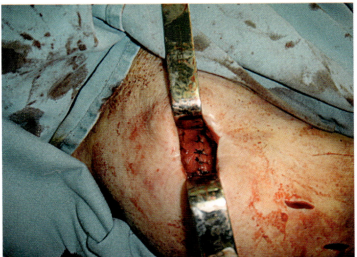

Figura 9. (**A-C**) Demonstração da abordagem cirúrgica para a realização de osteossíntese intramedular do úmero e o fechamento do manguito rotador.

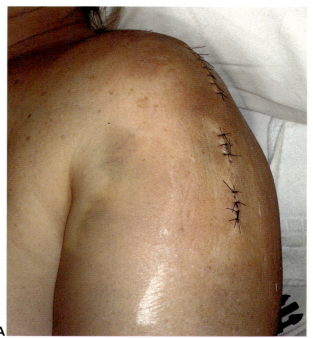
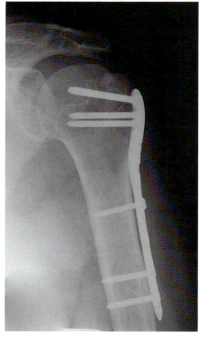

Figura 10. (**A** e **B**) Incisão e radiografia do pós-operatório de osteossíntese minimamente invasiva com placa no úmero proximal.

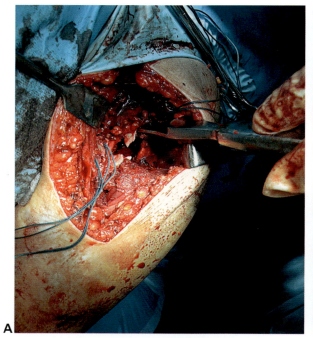
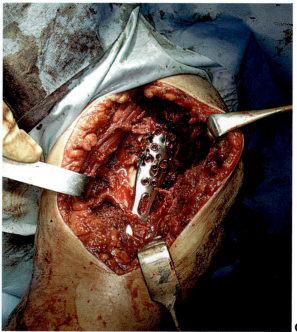
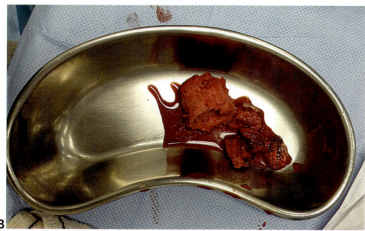

Figura 11. (**A-C**) Fratura do úmero proximal com defeito metafisário, aspirado de fresagem intramedular de fêmur e osteossíntese com placa + enxerto de fêmur.

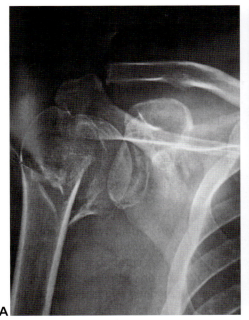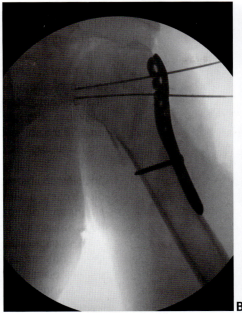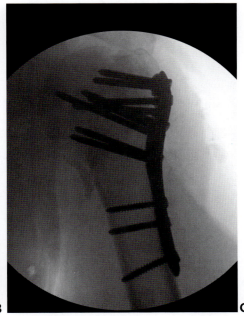

Figura 12. (A-C) Fratura do úmero proximal em três partes com lesão medial, radioscopia intraoperatória após a colocação de enxerto tricortical de ilíaco e radioscopia pós-operatória.

Artroplastias

Apesar do desenvolvimento das placas bloqueadas, algumas fraturas proximais do úmero em três e quatro partes não podem ser reconstruídas ou evoluem com falta de união ou consolidação viciosa associada ou não à necrose avascular. A incidência de necrose avascular nestas fraturas é alta, variando de 6 a 75%, mas ela é, na maioria das vezes, assintomática com 77% dos pacientes apresentando bons e excelentes resultados funcionais. Na presença da dor intensa e sem possibilidade de revisão da osteossíntese, a substituição da articulação é a melhor solução. Na maioria dos casos de fratura da epífise (*tipo head Split*) no idoso, perda da continuidade do osso esponjoso ou na osteoporose grave, a artroplastia deve ser considerada como opção de tratamento. Quando for usada a prótese os fatores mais importantes para a boa evolução do tratamento são a adequada fixação e consolidação das tuberosidades, restauração da altura da cabeça e a correção da retroversão e do *off set* lateral da cabeça (Fig. 13).

Mesmo assim os resultados com as próteses ainda são desanimadores. Uma justificativa para este fato nos idosos seria a presença prévia de ruptura do manguito rotador que pode atingir até 80% nos pacientes acima dos 80 anos. Uma alternativa para estes casos é o uso de artroplastia reversa.

■ REABILITAÇÃO PÓS-OPERATÓRIA

Após o tratamento cirúrgico, a maioria dos pacientes são aconselhados a usar uma tipoia durante 4 a 6 semanas. O período de imobilização depende da estabilidade da fixação cirúrgica.

A fisioterapia é iniciada com exercícios pendulares e movimentação ativo-assistida na segunda semana pós-cirúrgica. A abdução do ombro, além de 90 graus, ou rotação externa, além da posição neutra, é evitada durante este período.

Exercícios isométricos do manguito rotador e de amplitude de movimento ativo supervisionado por um fisioterapeuta, complementado por um programa de exercícios em casa, são iniciados após retirada da tipoia e continuam por cerca de 6 meses após a operação.

■ COMPLICAÇÕES

Ombro congelado

As causas da rigidez pós-traumática do ombro são frequentemente multifatoriais. Apesar de a contratura capsular ser geralmente a principal causa da rigidez, outros fatores podem estar associados, como consolidação viciosa da fratura, síndrome dolorosa regional complexa, síndrome do desfiladeiro torácico, impacto mecânico dos implantes e disfunção do manguito rotador.

O achado mais característico é de restrição de movimento em um "padrão capsular", com rigidez generalizada, mas seletivamente maior perda de abdução do ombro e rotação externa. O tratamento inicial é conservador, com reabilitação do ombro para tentar recuperar o movimento por meio de exercícios de alongamento seletivos. A maioria dos pacientes melhora, e a recuperação do movimento é muitas vezes prolongada durante o primeiro ano após a lesão.

Consolidação viciosa

Algum grau de consolidação viciosa é inevitável em fraturas do úmero proximal desviadas que são tratadas conservadoramente.

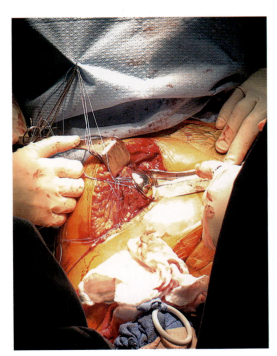

Figura 13. Imagem cirúrgica de artroplastia total de úmero com os tendões do manguito rotador reparados.

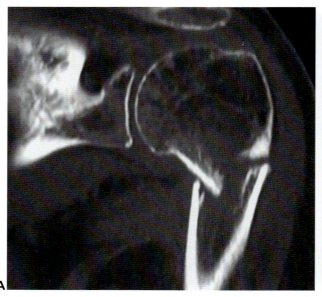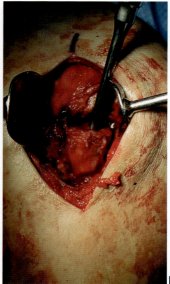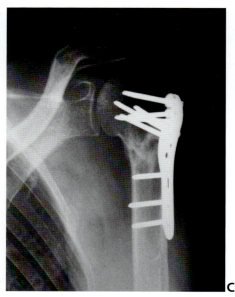

Figura 14. (A-C) TC evidenciando uma pseudoartrose do colo cirúrgico, imagem intraoperatória e radiografia pós-operatória.

A complexa anatomia da maioria das consolidações é mais bem apreciada usando tomografia computadorizada com reconstruções tridimensionais. A RM pode ser útil para avaliar o estado do manguito rotador e da cápsula, mas a interpretação das imagens é frequentemente dificultada pelos artefatos metálicos na imagem (nos casos cirúrgicos).

O tratamento é individualizado com base no estado fisiológico do paciente, sintomas, anatomia óssea e a probabilidade de sucesso de um processo de reconstrução cirúrgica.

Pseudoartrose

A pseudoartrose neste tipo de fratura é uma complicação rara, mas debilitante. O local mais frequentemente acometido é o colo cirúrgico (Fig. 14).

Apesar de a pseudoartrose ocorrer de forma esporádica, na maioria dos casos há fatores de risco identificáveis, como osteoporose, comorbidades clínicas, tratamento da toxicodependência, tabagismo e alcoolismo.

Na prática clínica, o diagnóstico de uma pseudoartrose é raramente um problema. Dor, rigidez e perda de função do braço são as queixas mais constantes.

Radiologicamente, existe a reabsorção e alargamento da linha de fratura, muitas vezes com a reabsorção óssea maciça.

O alívio da dor constante e restauração da função após o desenvolvimento desta complicação somente podem ser alcançados por meio do tratamento cirúrgico.

Necrose

A osteonecrose da cabeça do úmero ocorre como consequência da perda de aporte sanguíneo da superfície articular e do osso subcondral, evoluindo para o colapso articular (Fig. 15).

Esta condição pode ou não ser sintomática, e a cabeça pode colapsar completamente, ou pode haver envolvimento parcial, com ou sem acometimento articular.

Fraturas em três e quatro partes e fraturas-luxações estão em maior risco de desenvolver esta condição. A necrose também pode ocorrer como uma consequência do tratamento operatório, em razão da manipulação excessiva de tecidos moles, que contêm a vascularização residual ao segmento articular. Algumas pessoas também podem estar predispostas a esta complicação, graças a comorbidades, medicações, tabagismo ou alcoolismo.

A apresentação envolve dor, rigidez e perda de função, geralmente depois de um período em que a função foi satisfatória. Radiologicamente, as mudanças envolvem esclerose da cabeça do úmero seguida por reabsorção e colapso. O diagnóstico diferencial é com artrose pós-traumática.

TC e RM são úteis na avaliação da extensão e gravidade do envolvimento da cabeça.

Nos casos sintomáticos, o tratamento baseia-se na artroplastia do ombro, podendo ser hemiartroplastia, artroplastia total ou artroplastia reversa, dependendo da avaliação do envolvimento da glenoide e da função do manguito rotador.

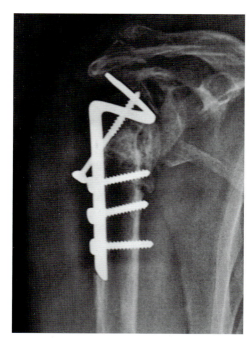

Figura 15. Radiografia pós-operatória evidenciando necrose avascular da cabeça do úmero.

■ BIBLIOGRAFIA

Bahrs C, Rolauffs B, Sudkamp NP et al. Indications for computed tomography (CT-) diagnostics in proximal humeral fractures: a comparative study of plain radiography and computed tomography. *BMC Musculoskelet Disord* 2009;10:33.

Brunner A, Honigmann P, Treumann T et al. The impact of stereovisualisation of three-dimensional CT datasets on the inter- and intraobserver reliability of the AO/OTA and Neer classifications in the assessment of fractures of the proximal humerus. *J Bone Joint Surg Br* 2009;91:766-71.

Burkhart KJ, Dietz SO, Bastian L. Treatment of proximal humeral fracture in adults. *Deutsches Arzteblatt International* 2013;110(35-36):591-97.

Court-Brown CM, Caesar B. Epidemiology of adult fractures: a review. *Injury* 2006;37:691-97.

Court-Brown CM, Cattermole H, McQueen MM. Impacted valgus fractures (B1.1) of the proximal humerus. The results of nonoperative treatment. *J Bone Joint Surg Br* 2002;84(4):504-8.

Court-Brown CM, Cattermole H, McQueen MM. Impacted valgus fractures (B1.1) of the proximal humerus. The results of nonoperative treatment. *J Bone Joint Surg Br* 2002;84(4):504–8.

Court-Brown CM, McQueen MM. The impacted varus (A2.2) proximal humeral fracture: prediction of outcome and results of nonoperative treatment in 99 patients. *Acta Orthop Scand* 2004;75(6):736-40.

Figueiredo EA, Terra BB, Cohen C et al. Footprint do tendão do peitoral maior: estudo anatômico. *RBO* 2013;48(6):519-23.

Gallo RA, Sciulli R, Daffner RH et al. Defining the relationship between rotator cuff injury and proximal humerus fractures. *Clin Orthop Relat Res* 2007;458:70-77.

Gerber C, Schneeberger AG, Vinh TS. The arterial vascularization of the humeral head. An anatomical study. *J Bone Joint Surg Am* 1990;72(10):1486-94.

Guy P. Umero proximal. In: Ruedi TP, Buckley RE, Moran CG. (Eds.). *Princípios AO do tratamento das fraturas*. 2. ed. Porto Alegre, Artmed, 2009, vol. 2.

Hagino H, Fujiwara S, Nakashima E et al. Casecontrol study of risk factors for fractures of the distal radius and proximal humerus among the Japanese population. *Osteoporos Int* 2004;15(3):226-30.

Hertel R, Hempfing A, Stiehler M et al. Predictors of humeral head ischemia after intracapsular fracture of the proximal humerus. *J Shoulder Elbow Surg* 2004;13(4):427-33.

Hettrich CM, Boraiah S, Dyke JP et al. Quantitative assessment of the vascularity of the proximal part of the humerus. *J Bone Joint Surg Am* 2010;92(4):943-48.

Hettrich CM, Neviaser A, Beamer BS et al. Locked plating of the proximal humerus using an endosteal implant. *J Orthop Trauma* 2012 Apr.;26(4):212-15.

Lauritzen JB, Schwarz P, Lund B et al. Changing incidence and residual lifetime risk of common osteoporosis-related fractures. *Osteoporos Int* 1993;3(3):127-32.

Lind T, Kroner K, Jensen J. The epidemiology of fractures of the proximal humerus. *Arch Orthop Trauma Surg* 1989;108:285-87.

Marsh JL, Slongo TF, Agel J et al. Fracture and dislocation classification compendium – 2007: orthopaedic trauma association classification,database and outcomes committee. *J Orthop Trauma* 2007;21(Suppl 10):S1-133.

Murachovsky J, Ikemoto RY, Nascimento LG et al. Pectoralis major tendon reference (PMT): a new method for accurate restoration of humeral length with hemiarthroplasty for fracture. *J Shoulder Elbow Surg* 2006 Nov.-Dec.;15(6):675-78.

Murray R, Amin KA, White TO et al. Proximal humeral fractures. *J Bone Joint Surg Br* 2011;93(1):1-11.

Neer 2nd CS. Displaced proximal humeral fractures. I. Classification and evaluation. *J Bone Joint Surg Am* 1970;52(6):1077-89.

Neer 2nd CS. Displaced proximal humeral fractures. II. Treatment of three-part and four-part displacement. *J Bone Joint Surg Am* 1970;52(6):1090-103.

Neer CS. Displaced proximal humeral fractures. I. Classification and evaluation. *J Bone Joint Surg Am* 1970;52(6):1077-89.

Palvanen M, Kannus P, Niemi S et al. Update in the epidemiology of proximal humeral fractures. *Clin Orthop Relat Res* 2006;442:87-92.

Robinson BC, Athwal GS, Sanchez-Sotelo J et al. Classification and imaging of proximal humerus fractures. *Orthop Clin North Am* 2008;39:393-403. v.

Robinson CM, Akhtar A, Mitchell M et al. Complex posterior fracture-dislocation of the shoulder. Epidemiology, injury patterns, and results of operative treatment. *J Bone Joint Surg Am* 2007;89(7):1454-66.

Rose SH, Melton LJ 3rd, Morrey BF et al. Epidemiologic features of humeral fractures. *Clin Orthop Relat Res* 1982;168:24-30.

Rothberg D, Higgins T. Fractures of the proximal humerus. *Orthop Clin N Am* 2013;44:9-19.

Saitoh S, Natatsuchi Y, Latta L et al. Distribution of bone mineral density and bone strength of the proximal humerus. *J Shoulder Elbow Surg* 1994;3:234-42.

Sidor ML, Zuckerman JD, Lyon T et al. The Neer classification system for proximal humeral fractures. An assessment of interobserver reliability and intraobserver reproducibility. *J Bone Joint Surg Am* 1993;75(12):1745-50.

Solberg BD, Moon CN, Franco DP et al. Locked plating of 3- and 4-part proximal humerus fractures in older patients: the effect of initial fracture pattern on outcome. *J Orthop Trauma* 2009;23(2):113-19.

Solberg BD, Moon CN, Franco DP et al. Surgical treatment of three and four-part proximal humeral fractures. *J Bone Joint Surg Am* 2009;91(7):1689-97

Sudcamp N et al. Open reduction and internal fixation of proximal humeral fractures with use of the loocking proximal humerus plate. Results of a prospective multicenter, observational study. *J Bone Joint Surg Am* 2009;91:1320-28.

Tejwani NC, Liporace F, Walsh M et al. Functional outcome following one-part proximal humeral fractures: a prospective study. *J Shoulder Elbow Surg* 2008;17(2):216-19.

AFECÇÕES ESCAPULOTORÁCICAS

Carlos Vicente Andreoli ■ Cassiano Diniz Carvalho ■ Benno Ejnisman

■ INTRODUÇÃO

O papel da articulação escapulotorácica tem sido cada vez mais valorizado, principalmente no ombro dos arremessadores. Existem diferentes afecções escapulotorácicas, apresentando quadro clínico variável. O conhecimento da anatomia da articulação escapulotorácica é fundamental para entender os sinais e sintomas dos atletas.[1]

Esta articulação não é uma articulação verdadeira, sendo um mecanismo de deslizamento, entre a escápula e o tórax. Em situação de repouso apresenta 30° de anteriorização no plano coronal com a borda medial rotacionada 3° em relação à coluna espinhal. Existem 17 músculos com origem ou inserção na escápula, promovendo um movimento complexo e tridimensional: músculos escapuloumerais: cabeça longa do bíceps, cabeça curta do bíceps, deltoide, coracobraquial, redondo maior e cabeça longa do bíceps. Músculos escapulotorácicos: trapézio (Fig. 1A), omo-hióideo, romboide maior (Fig. 1B), romboide menor, serrátil anterior, peitoral menor e levantador da escápula (Fig. 1C). Músculos do manguito rotador: supraespinal, infraespinal, subescapular e redondo menor.[1,2]

A escápula desempenha o papel de propiciar movimentos e posições para o uso dos membros superiores, facilitando a função da articulação do ombro. As funções da articulação escapulotorácica são: parte estável da articulação do ombro movendo-se de forma coordenada, com a extremidade proximal do úmero, para manter o centro de rotação da articulação, protração e retração na parede torácica, elevação do acrômio, diminuindo a compressão das estruturas do ombro contra o arco coracoacromial, servir de inserção para a musculatura da cintura escapular, servir como elo entre os polos proximais e distais do corpo humano, em uma sequência de transmissão de energia e de aceleração.[1,2]

Existem três classificações importantes das afecções da articulação escapulotorácica. A primeira envolve as causas da escápula alada, segundo Kuhn et al.[3] (Quadro 1). As causas da escápula são de ordem primária por alterações neurológicas, ósseas ou de tecidos moles; as de ordem secundária por distúrbios glenoumerais ou de caráter voluntário. A segunda classificação envolve as causas da crepitação escapulotorácica descrita também por Kuhn et al.[4] (Quadro 2), sendo dividida por interposição de tecidos por alterações musculares, ósseas e de tecidos moles e por anormalidades de congruência da articulação escapulotorácica. E a terceira classificação envolve a discinesia escapular descrita por Rubin e Kibler[5] (Quadro 3) dividida em alterações proximais por causas neurológicas, axiais e lesões escapu-

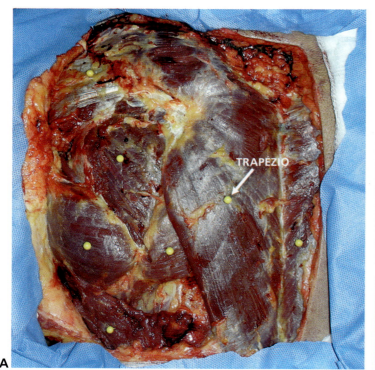

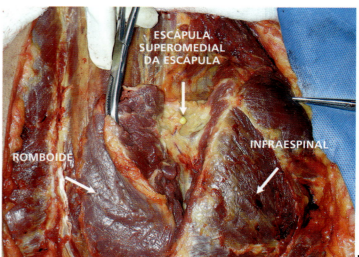

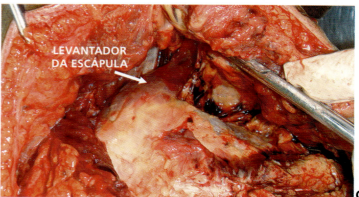

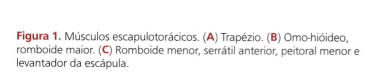

Figura 1. Músculos escapulotorácicos. (**A**) Trapézio. (**B**) Omo-hióideo, romboide maior. (**C**) Romboide menor, serrátil anterior, peitoral menor e levantador da escápula.

Quadro 1. Classificação da escápula alada[3]

Primária	
Neurológica	Nervo espinal acessório (paralisia do trapézio)
	Nervo torácico longo (paralisia do serrátil anterior)
	Nervo dorsal escapular (paralisia dos romboides)
Óssea	Osteocondromas, pseudoartroses
Tecidos moles	Avulsão e atrofia muscular, bursite escapulotorácica, tumores
Secundária	

- Distúrbios glenoumerais
- Voluntárias

Quadro 2. Causas de crepitação escapulotorácica[3]

1. Interposição de tecidos	
A. Muscular	Atrofia, fibroses
B. Óssea	Osteocondroma, fratura de escápula
C. Tecidos moles	Bursites, tuberculose e sífilis
2. Anormalidades na congruência E-T	

- Escoliose
- Cifose

Quadro 3. Causas da discinesia escapular[5]

1. Proximal (PDSD)	
Neurológico	Torácico longo, espinal acessório
Axial	Alteração postural, cifose
Escapulotorácico	Osteocondroma, bursites, atrofia muscular
2. Distal (DDSD)	
Glenoumeral	Instabilidade, capsulite, artrites
Manguito rotador	Rupturas, calcificações
Clavícula e acrômio	Luxações, pseudoartroses, *os acromiale*

lotorácicas e por alterações distais por lesões glenoumerais, do manguito rotador e da clavícula ou acrômio.

ESCÁPULA EM RESSALTO

A escápula em ressalto (*Snapping scapula* ou *washboard syndrome*) é um distúrbio da articulação escapulotorácica que pode passar despercebido ou ser bastante incapacitante.[6] Os pacientes apresentam-se com crepitações dolorosas à palpação e estalidos audíveis, causando diminuição da qualidade de vida. A etiologia do ressalto escapular foi dividida em três grandes categorias: bursites, anormalidades musculares e anormalidades ósseas e/ou de partes moles.[7] A causa da bursite escapular é por repetitivos movimentos da escápula sobre o tórax, gerando reação inflamatória na bursa com posterior cicatrização. O resultado desta inflamação crônica é uma fibrose bursal com dor e crepitações.[7]

As anormalidades musculares podem ocasionar o ressalto escapular.[8] Atrofias musculares, fibroses e inserções anômalas, mais comumente do serrátil anterior, causam anormalidades no movimento escapular. As fraquezas dos romboides e levantador da escápula, trauma muscular e complicações de cirurgias do ombro são outros fatores etiológicos.[9,10] As lesões ósseas incluem: a variação anatômica escapular, osteocondroma, condrossarcoma e elastofibroma. A variação anatômica mais comumente encontrada neste grupo de pacientes é um ângulo superomedial da escápula em gancho, tubérculo de Luschka.[9,10]

Os osteocondromas das costelas, ou da superfície anterior da escápula são normalmente diagnosticados na adolescência ou início da idade adulta. Embora seja anormalidade óssea mais comum deste distúrbio, trata-se de um tumor benigno e raro. (Fig. 2).[11] Os condrossarcomas são causas infrequentes de ressalto escapular, predominantes em pacientes do sexo masculino, entre 40 a 70 anos de idade, com necessidade de tratamento cirúrgico agressivo, com margens amplas, o que é bastante difícil graças à neurovascularização em torno da escápula.[12] Outra infrequente causa de ressalto escapular, elastofibroma (Fig. 3),[13] é um tumor benigno de crescimento lento, visto mais comumente em mulheres idosas, localizado geralmente na região subescapular ou infraescapular na parede torácica ao nível dos músculos romboides e latíssimo do dorso. É importante observar que a crepitação escapulotorácica não é sempre sintomática. Grunfeld relatou a presença de crepitações em 31% dos pacientes assintomáticos.[14] O quadro clínico da escápula em ressalto é caracterizado por crepitação associada à disfunção e dor no ângulo superomedial da escápula, que pode estar alada, e a musculatura dos peitorais encurtada. Esportes de arremesso podem produzir estas alterações. A crepitação pode ser facilmente reproduzida com o movimento de elevação do braço. O tratamento das afecções escapulotorácicas depende da causa predominante dos fatores mecânicos que estejam provocando atrito escapulotorácico, como elastofibroma, osteocondroma e alterações ósseas da borda superomedial da escápula.[15,16]

O tratamento não cirúrgico deve ser composto por analgesia, correção postural, alongamento (Fig. 4), fortalecimento e reequilíbrio muscular. O uso de infiltrações com corticoides na região da bursa é bastante efetivo no alívio dos sintomas.[15,16] O tratamento cirúrgico clássico consiste na ressecção da borda superomedial da escápula e reinserção da musculatura. Estudos recentes mostram a tendência de fazer a remoção somente da bursa, que se acredita ser a causadora da disfunção na ausência de deformidades ósseas. Ciullo e Jones descreveram a técnica artroscópica para ressecção da bursa e das irregularidades ósseas da borda superomedial da escápula em 13 pacientes.[17] Neste estudo, todos voltaram ao nível de atividade anterior à lesão (Fig. 5).

ARTROSCOPIA ESCAPULOTORÁCICA

A artroscopia escapulotorácica é um procedimento com indicações restritas. Os artigos da literatura referem-se a relatos de casos e séries com número reduzido de pacientes, sendo preconizada nos casos de síndrome da escápula em ressalto, descompressão de bursites escapulotorácicas causadas por impacto contra o ângulo superomedial da escápula, ressecção de corpo estranho, ressecção de tumores benignos e tratamento de dores crônicas refratárias ao tratamento conservador.[15-18] A anatomia artroscópica foi descrita nos trabalhos de Ruland *et al.*,[18] por meio de estudos em cadáveres, relacionando com as importantes estruturas neurovasculares, propondo portais seguros, evitando a lesão de estruturas nobres. A articulação escapulotorácica possui dois espaços triangulares, o espaço do serrátil anterior e o espaço subescapular, que são divididos obliquamente pelo músculo serrátil anterior. Os limites do espaço do serrátil anterior incluem o músculo serrátil anterior posteriormente, o músculo romboide medialmente e a parede torácica anteriormente. No espaço subescapular encontra-se o músculo serrátil anterior, o músculo subescapular posteriormente e a axila lateralmente.

No procedimento artroscópico o paciente é colocado em posição pronada, o braço em total rotação interna e o ombro em extensão (*chicken wing position*), em que ocorre o aumento do espaço

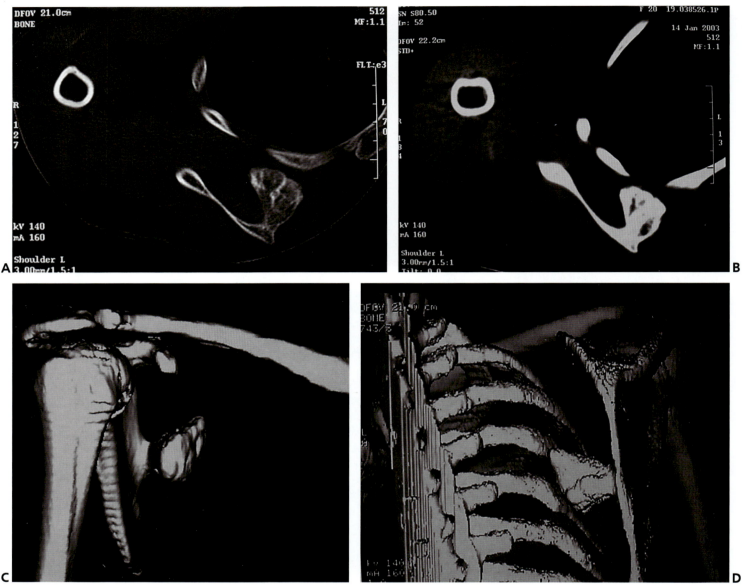

Figura 2. (A-D) Tomografia computadorizada da escápula evidenciando osteocondroma na face anterior.

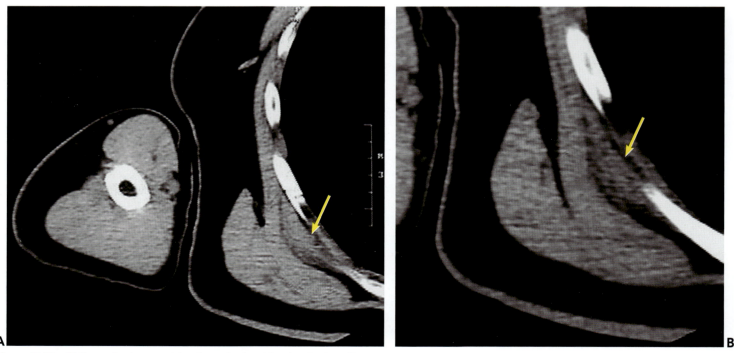

Figura 3. (A e B) Ressonância magnética da escápula evidenciando elastofibroma.

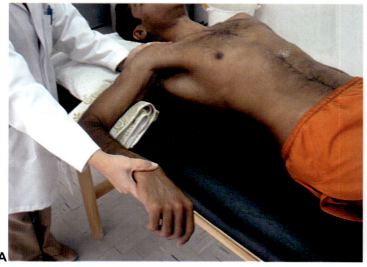
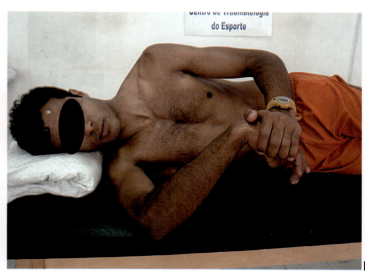

Figura 4. (**A** e **B**) Alongamento da cápsula posterior.

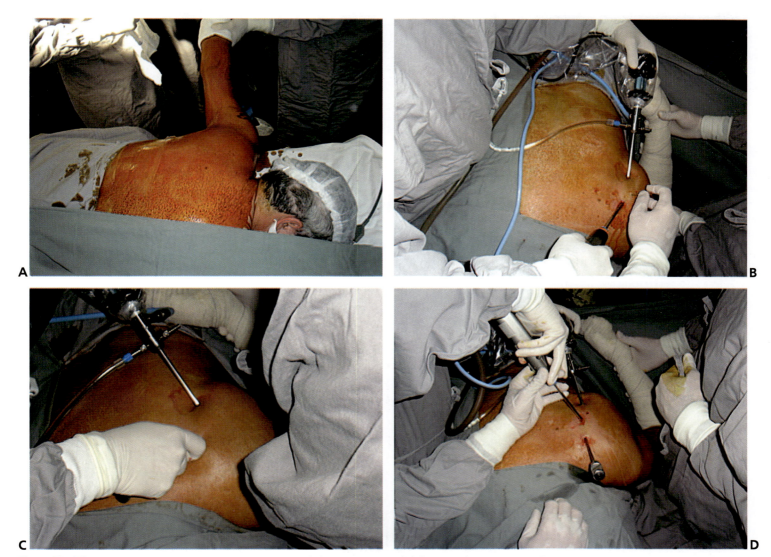

Figura 5. (**A-D**) Posicionamento do paciente para ressecção da bursa superomedial da escápula por artroscopia.

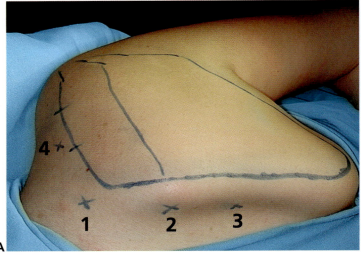
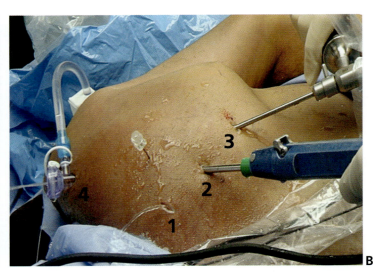

Figura 6. (A e B) Portais artroscópicos para artroscopia escapulotorácica.

escapulotorácico.[15-20] O portal inicial de entrada situa-se medial ao ângulo da escápula ao nível da espinha escápula; um segundo portal é posicionado cerca de 4 cm abaixo do primeiro portal (Fig. 6).[16] O acesso ao ângulo superior da escápula, com os portais descritos, pode ser de difícil realização; em alguns casos portais alternativos e seguros localizam-se superiormente na escápula. Atualmente no CETE, preconizamos a ressecção da bursa e de 2 cm do ângulo superomedial da escápula, evitando-se a desinserção do músculo levantador da escápula.[16]

■ LESÃO DO NERVO TORÁCICO LONGO

O nervo torácico longo inerva o músculo serrátil anterior, sendo lesionado decorrente de movimentos repetitivos nos esportes de arremesso (tênis, beisebol, musculação), eventos traumáticos, ferimentos penetrantes e infecções virais. O quadro clínico provoca dor periescapular e a escápula translada medialmente com ângulo inferior rotacionado medialmente (Fig. 7). O diagnóstico definitivo é por meio da eletroneuromiografia.[21]

A lesão do nervo torácico longo recupera espontaneamente em 1 ano. O tratamento conservador envolve a manutenção dos movimentos da articulação glenoumeral, e pode ser utilizado um *brace* ou órtese para manter a escápula junto ao tórax. Caso não ocorra a recuperação nervosa em um ano, a cirurgia envolve a transferência da cabeça esternocostal do músculo peitoral maior para o ângulo inferior da escápula – Cirurgia de Marmor e Bechtol. Os resultados giram em torno de 70 a 91% de excelentes e bons resultados.[21]

■ LESÃO DO NERVO ESPINAL ACESSÓRIO

O nervo espinal acessório inerva o músculo trapézio, sendo lesionado graças a eventos traumáticos, por estiramento, ferimentos penetrantes, biópsias, cirurgias de cabeça e pescoço e infecções virais. O quadro clínico provoca dor e espasmo muscular, a escápula translada lateralmente com ângulo inferior rotacionado lateralmente e o ombro deprimido. O diagnóstico definitivo é por meio da eletroneuromiografia. O tratamento depende da duração dos sintomas. Inicialmente, o tratamento é conservador, com repouso e uso de tipoia. A reabilitação auxilia a manutenção do movimento glenoumeral. Acompanhamento é com ENMG a cada 3 meses.[22]

Caso não ocorra a reinervação, e sintomas persistam mais de 1 ano, a cirurgia envolve a transferência do levantador da escápula e romboides lateralmente – Cirurgia de Eden-Lange. Os resultados promovem 87% de excelentes e bons resultados, segundo Bigliani.[22]

■ LESÃO DO NERVO ESCAPULAR DORSAL

O escapular dorsal inerva os músculos romboides maior e menor. A lesão pode ocorrer por radiculopatia cervical, pós-traumático e pós-operatório de cirurgia de pescoço. O quadro clínico envolve dor ao longo da borda medial da escápula.

A escápula alada não é evidente, quando presente é semelhante à paralisia do trapézio. O diagnóstico definitivo é por meio da eletroneuromiografia. O tratamento consiste no acompanhamento com ENMG por 6 meses, caso não ocorra evolução, deve-se realizar o tratamento das causas cervicais e nas causas de lesão do nervo a exploração do nervo, enxerto ou neurólise, nos casos crônicos a transferência do redondo maior ou a fusão escapulotorácica.[22]

■ LESÃO DO NERVO SUPRAESCAPULAR

O nervo supraescapular é um nervo motor dos músculos supraespinal e infraespinal e é sensitivo da cápsula articular do ombro. O mecanismo de lesão mais frequente nos esportes é decorrente da tração sobre o nervo supraescapular contra o sulco espinoglenóideo, por meio de movimentos repetitivos do ombro, principalmente durante o saque, arremesso ou na cortada do voleibol. Existem outras formas de lesão desse nervo, como ferimentos cortocontusos e traumas diretos.[23]

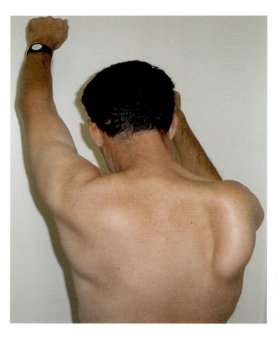

Figura 7. Escápula alada decorrente da lesão do nervo torácico longo.

Os fatores predisponentes, principalmente nos atletas de voleibol de alto nível, descritos por Holzgraefe et al.[24] são tempo maior que 20 horas semanais e movimentos repetitivos pelo saque ou pela cortada maiores que 1.000 vezes por semana. Mestdagh et al.[25] estudaram o nervo supraescapular em cadáveres e evidenciaram que, em 30% dos casos, o nervo formava um ângulo agudo, com uma posição anômala, podendo representar um fator predisponente para a neuropatia. Kaspi et al.,[26] por meio de estudo de cadáveres, evidenciaram a presença do ligamento espinoglenoide em 87% nos homens e 40% nas mulheres, sendo a hipertrofia deste ligamento um fator de compressão do nervo.

Na análise da biomecânica do arremesso (cortada do vôlei, *pitcher* no beisebol), durante a fase de armação tardia, o braço é colocado em máxima rotação lateral e abdução, ocorrendo uma angulação medial do nervo na incisura espinoglenoide. Na fase de finalização do movimento de adução e rotação medial, a escápula é deslocada para fora da linha mediana do corpo, acompanhada por uma contração excêntrica do músculo infraespinal, tensionando-se o nervo supraescapular também na incisura espinoglenoide.

Na identificação clínica dessa patologia, Ferretti et al.[23] demonstraram que a neuropatia do nervo supraescapular pode ser assintomática em 20 a 33% respectivamente. A chave do diagnóstico é a presença da hipotrofia ou atrofia tardia dos músculos supraespinal e/ou infraespinal, afetando exclusivamente o membro dominante dos atletas (Fig. 8). A queixa de dor vaga posterior no ombro é comum, associada em alguns casos à síndrome do impacto secundária, em razão da fraqueza dos músculos rotadores laterais.

O exame radiográfico mostrou-se ineficaz para essa doença, enquanto a ressonância magnética pode evidenciar a presença de cistos ou tumores (fator compressivo) ou um aumento de sinal na RM (fibrose e gordura) do músculo infraespinal, mostrando um processo de degeneração (Fig. 9). O exame complementar definitivo é a eletroneuromiografia, mostrando a denervação do músculo infraespinal, ocasionando a lesão do ramo terminal do nervo supraescapular, lesão esta do tipo axonal. A avaliação isocinética é um método excelente de aferição da força muscular e um critério de retorno ao esporte.[26]

O tratamento é conservador desde que não haja fator compressivo, por meio de repouso, medicação analgésica e anti-inflamatória, além de exercícios de fortalecimento com ênfase nos rotadores laterais. O retorno à prática esportiva ocorre em média após 4 meses de tratamento. No Centro de Traumatologia do Esporte (CETE) identificaram-se quatro atletas de voleibol com compressão do nervo supraescapular, com diagnóstico realizado por meio do exame clínico, ressonância magnética e eletroneuromiografia. O tratamento conservador foi realizado nos quatro casos, e o retorno ao esporte ocorreu após 4 meses em média.

O tratamento cirúrgico é indicado nos casos refratários ou nas compressões por causas externas, como cistos, tumores expansivos, fraturas com consolidação viciosa. Ocasionalmente, pode ocorrer compressão em um local mais proximal do nervo supraescapular, levando a quadros de alteração da musculatura do infraespinal e supraespinal. O procedimento cirúrgico envolve a artroscopia, identificação e reparo da lesão labral (normalmente superior), a ressecção do cisto por via artroscópica, caso não seja possível o cisto é ressecado por via aberta posterior.[25,26]

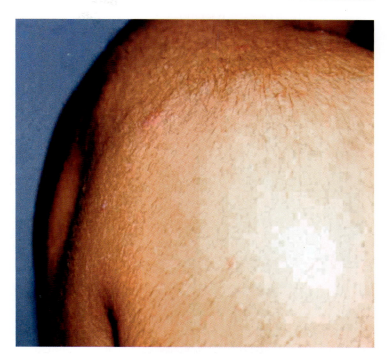

Figura 8. Atrofia do músculo infraespinal.

■ LESÕES DO NERVO AXILAR

A lesão do nervo axilar, ocasionando a paralisia do músculo deltoide, pode ocorrer na prática esportiva em decorrência de traumas diretos, como colisões durante jogos de futebol americano, hóquei no gelo, ou qualquer outro esporte que envolva contato físico, ou mesmo, como consequência de uma luxação da articulação glenoumeral. A lesão do nervo axilar também pode ocorrer menos frequentemente por meio da compressão pelo espaço quadrangular do ombro da artéria circunflexa posterior e o do nervo axilar, principalmente nos movimentos de abdução e rotação lateral. Existem relatos de arremessadores e atletas de musculação acometidos. O diagnóstico pode ser realizado pelo exame físico com atrofia do músculo deltoide e pela arteriografia da artéria subclávia (Fig. 10).[27]

O tratamento inicial deve ser conservador, visando à manutenção da amplitude articular e força muscular, aguardando-se em torno de 4 meses para avaliar, por meio de eletroneuromiografia a recuperação funcional do nervo. Nos casos em que persista a hipotrofia e diminuição da força muscular, é indicada a exploração cirúrgica do nervo e abertura do espaço quadrangular.[27]

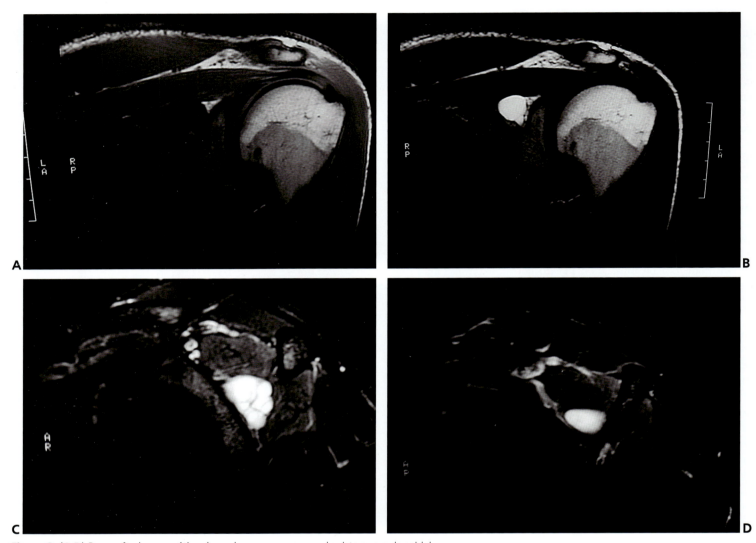

Figura 9. (A-D) Ressonância magnética do ombro com presença de cisto supraglenoidal.

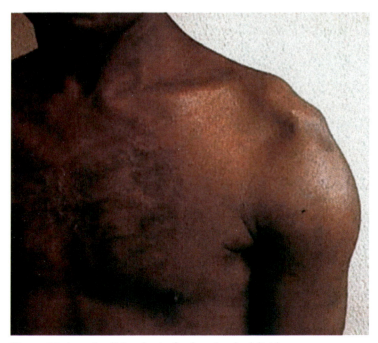

Figura 10. Aspecto clínico da atrofia do músculo deltoide.

REFERÊNCIAS BIBLIOGRÁFICAS

1. Morgan CD. The throwers shoulder. Two perspectives. In: McGinty JB et al. (Eds). Operative arthroscopy. 3rd ed. Philadelphia: Lippincot Willians & Wilkins, 2003:570-84.
2. Burkhart SS, Morgan C, Kibler B. The disable throwing shoulder: Spectrum of patology. Part III. The SICK scapula dyskinesis, the kinetic chain, and rehabilitation. Arthroscopy 2003;19:641-61.
3. Kuhn JE et al. Scapular winging. J Am Acad Orthop Surg 1995;3:319-25.
4. Kuhn LT et al. The snapping scapula: diagnosis and treatment. Arthroscopy 2009;25(11):1298-311.
5. Rubin BD, Kibler WB. Fundamental principles of shoulder rehabilitation: conservative to postoperative management. Arthroscopy 2002;18:29-39.
6. Boinet W. Bulletin de la Societe Imperiale de Chirurgie de Paris. 2nd series, 1867;8:458.
7. Bateman JE. Shoulder injury in the throwing sports. In: The American Academy of Orthopedic Surgeons: Symposion on Sports Medicine. St Louis Mo: CV Mosby, 1969. p. 94.
8. Milch H, Burman MS. Snapping scapula and humerus varus: report of six cases. Arch Surg 1933;26:570-88.
9. McCluskey GM, Bigliani I, Bigliani LU. Surgical management of refractory scapulothoracic bursitis. Orthop Trans 1991;15:801.
10. Carlson HL, Haig AJ, Stewart DC. Snapping scapula syndrome: three case reports and an analysis of the literature. Arch Phys Med Rehabil 1997;78:506-11.
11. Fukunaga S, Futani H, Yoshiya F. Endoscopically assisted resection of a scapular osteochondroma causing scapula syndrome. World J Surg Oncol 2007;5:37.

12. Schneiderbauer MM, Blanchard C, Gullerud R et al. Scapular chondrosarcomas have high rates of local recurrence and metastasis. *Clin Orthop Relat Res* 2004;(426):232-38.
13. Majó J, Gracia I, Doncel A et al. Elastofibroma dorsi as a cause of shoulder pain or snapping scapula. *Clin Orthop Relat Res* 2001;(388):200-4.
14. Grunfeld G. Beitrag zur Genese des skapularkrachens und der skapuloargeraushe. *Arch Otrhop J Unfall Chir* 1927;24:610-15.
15. Andreoli CV, Ejnisman B, Pochini AC et al. Artroscopia da articulação escapulotorácica: relato de casos. *Rev Bras Ortop* 2009;44(4):351-56.
16. Andreoli CV, Pochini AC, Monteiro GC et al. Clinical application of a new patient positioning for scapulothoracic arthroscopy. *Eur Orthopaed Traumatol* 2012;3(4):251-55.
17. Ciullo JV. Subescapular bursitis. treatment of snapping scapula or washboard syndrome. *Arthroscopy* 1992;8:412-13.
18. Ruland LJ III, Ruland CM, Matthews LS. Scapulothoracic anatomy for the arthroscopist. *Arthroscopy* 1995;11:52-56.
19. Milch H. Partial scapulectomy for snapping of the scapula. *J Bone Joint Surg Am* 1950;32:561-66.
20. Millett PJ, Pacheco IH, Gobezie R et al. Management of recalcitrant scapulothoracic bursitis: Endoscopic scapulothoracic bursectomy and scapuloplasty. *Tech Shoulder Elbow Surg* 2006;7:200-5.
21. Schippert DW, Li Z. Supraclavicular long thoracic nerve decompression for traumatic scapular winging. *J Surg Orthop Adv* 2013 Fall;22(3):219-23.
22. Bigliani LU, Perez-Sanz JR, Wolfe IN. Treatment of trapezius paralysis *J Bone Joint Surg Am* 1985 July;67(6):871-77.
23. Ferretti A, Cerrullo G, Russo G. Supraescapular neuropathy in volleyball players. *J Bone Joint Surg* 1987;69A:260-63.
24. Holzgraefe M, Kukowski B, Eggert S. Prevalence of latent and manifest suprascapular neurophaty in higher *performance* volleyball players. *Br J Sp Med* 1994;28(3):177-79.
25. Mestdagh H, Drizenko A, Gherten PH. Anatomical bases of suprascapular nerve syndrome. *Anat Clin* 1981;3:67-71.
26. Kaspi A, Yanai J, Pick CG et al. Entrapment of distal suprascapular nerve. An anatomical study. *Int Orthop* 1988;12:273-75.
27. Cahill BR, Palmer RE. Quadrilateral space syndrome. *J Hand Surg* 1983;8:65-6

REABILITAÇÃO DO OMBRO DO ATLETA

Ligia Leme ■ Gisele Barbosa

Para a reabilitação do ombro do atleta, devemos considerar as alterações e adaptações geradas pelo arremesso. Entre estas, uma das mais citadas atualmente é o encurtamento da cápsula posterior.[2,3,9,18,27]

Na teoria proposta por Burkhart et al.,[3] a cápsula posterior pode encurtar, causando a perda da rotação medial glenoumeral e translação posterossuperior da cabeça umeral. O termo GIRD (*Glenoumeral internal rotation deficit*) é utilizado para descrever a perda de rotação medial no ombro arremessador comparado ao ombro não arremessador.

Almeida et al.[1] avaliaram atletas de handebol com e sem sintoma de dor no ombro. Notou que as atletas com dor apresentavam menor amplitude de rotação medial, maior amplitude de rotação lateral e maior GIRD no ombro arremessador.

Acredita-se que os atletas que apresentam perda de rotação medial e adução horizontal, quando comparado ao ombro oposto, possuem encurtamento dos rotadores laterais e da musculatura posterior. Por isso, os exercícios devem focar o alongamento da cápsula posterior, como os chamados "*Sleeper stretches*", adução horizontal em supino com rotação medial, o mesmo sem rotação medial e ganho passivo de rotação medial. A sensação de alongamento deve ser sentida na região posterior do ombro, e não na inserção do manguito rotador.

Burkhart et al.,[3] em um estudo prospectivo, compararam um grupo de tenistas que realizou diariamente o alongamento da cápsula posterior (utilizando "*Sleeper stretches*" e outras modalidades), a um grupo-controle que não realizou o alongamento. Foi observado que o grupo que realizou alongamento teve aumento das rotações medial e total, e decréscimo da prevalência de problemas no ombro. Cerca de 90% dos atletas obtiveram o GIRD reduzido a um nível "aceitável", com 2 semanas de realização dos alongamentos da cápsula posterior.

McClure et al.[16] mostraram que o uso da adução horizontal (*cross body adduction*) no tratamento de pacientes com encurtamento posterior do ombro leva a um maior ganho de rotação medial, quando comparado ao "*Sleeper stretches*" (Fig. 1).

Outra alteração encontrada em arremessadores é a discinesia escapular, definida como o mau posicionamento e/ou movimento escapular.[13] Desequilíbrio nos pares de força pode levar à perda do posicionamento e estabilidade da escápula e, assim, alterar o centro de rotação glenoumeral durante os movimentos do ombro. Fraqueza muscular, encurtamento, adaptações neuromusculares e alterações na cadeia cinética podem também contribuir para a perda do controle escapular e discinesia escapular.

O movimento escapular permite ótima relação comprimento-tensão muscular e reduz a necessidade de energia gerada pelo manguito rotador durante os movimentos do braço.[17] A rotação superior e *tilt* posterior da escápula são movimentos importantes durante o arremesso, por manter o espaço subacromial e reduzir os riscos de impacto.[20]

Burkhart et al.[4] descreveram o "*SOCK syndrome*" como o mau posicionamento escapular em arremessadores. SICK é a sigla em inglês que se refere ao mau posicionamento escapular, proeminência da sua borda inferomedial, dor no coracoide e discinesia do movimento escapular. Nessa alteração de posicionamento a escápula está protraída, rodada no eixo horizontal e abduzida, o que pode dar a falsa impressão que o ombro arremessador é mais baixo que o contralateral (Fig. 2). Esta alteração está relacionada com a dor no ombro e região periescapular.

Atletas com SICK escápula apresentam dor na região do coracoide decorrente do encurtamento dos músculos peitoral menor e cabeça curta do bíceps. Esse encurtamento pode aumentar o mau posicionamento escapular por aumentar o *tilt* (inclinação) anterior da escápula.[2,4] Por isso, o alongamento desses músculos deve ser

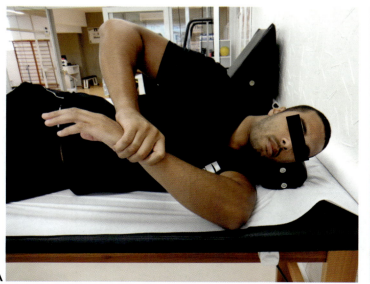
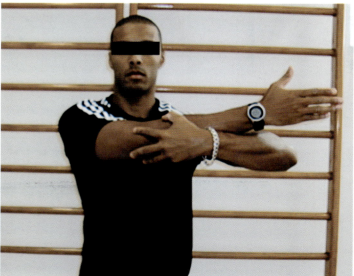

Figura 1. (**A**) *Sleeper stretches*. (**B**) *Cross body adduction*.

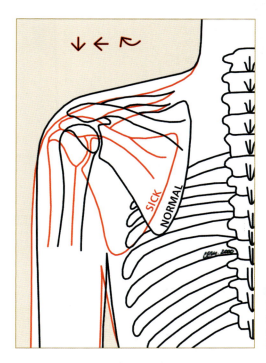

Figura 2. Escápula normal e em vermelho sobreposta a SICK escápula. Retirado de Burkhart et al.[4]

incluído no protocolo de reabilitação do atleta. Para alongar o músculo peitoral menor, o paciente é posicionado com apoio na coluna torácica na tentativa de elevar o esterno, e recebe pressão na direção posterior na região do coracoide, evitando o alongamento da cápsula anterior (Fig. 3).

O posicionamento escapular pode também contribuir para o impacto interno. Meyer et al.[20] sugerem que a escápula deve estar posicionada no máximo de rotação lateral ou estar mais retraída durante o arremesso. A falta de adequada rotação lateral escapular durante a máxima abdução horizontal e rotação lateral do úmero pode aumentar o risco de impacto posterossuperior.[18]

Cools et al.[7] compararam a força isocinética dos músculos do ombro, associando a ativação eletromiográfia (EMG) dos músculos escapulares em indivíduos sem lesão e com sintomas de impacto. Em seus resultados encontraram que o grupo com sintomas de impacto apresentava fraqueza do serrátil anterior e decréscimo da atividade EMG do trapézio inferior, indicando desequilíbrio muscular nos estabilizadores da escápula.

Para diminuir a discinesia escapular devem-se enfatizar exercícios, envolvendo a ativação dos músculos periescapulares. O movimento escapular que ocorre durante a elevação do braço é acompanhado pela ativação do par de forças serrátil anterior e trapézio inferior com o trapézio superior.[12] Uma compensação geralmente encontrada nos pacientes é a hiperativação do trapézio superior durante os exercícios de retração escapular. Nos arremessadores, o trapézio superior geralmente está mais ativo que o serrátil anterior, levando a um desequilíbrio no par de forças e, assim, à discinesia escapular.[26] Nesses casos, a reabilitação deve incluir exercícios escapulares que ativam serrátil anterior e trapézio inferior, minimizando a ação do trapézio superior.[12]

O músculo serrátil anterior demonstra alta ativação eletromiográfica durante a fase de armação. É o único músculo escapulotorácico com habilidade de contribuir substancialmente, gerando torque para os três componentes de movimento escapular: rotação superior, rotação lateral e *tilt* posterior. Seu papel é fundamental para o arremesso.[20] O treinamento da protração escapular realizada em cadeia cinética fechada e com apoio bipodal é a melhor forma de ativar o serrátil anterior em relação ao trapézio superior (Fig. 4).[6]

O trapézio inferior também é um estabilizador glenoumeral por manter o eixo de rotação da escápula e contribuir na sua rotação superior. O trapézio, fibras médias e inferiores podem ser fortalecidos com a abdução em prono em 90 e 130°. Este exercício ativa os músculos posteriores do manguito rotador, com melhor relação entre ativação de trapézio médio e inferior em relação ao trapézio superior (Fig. 5).[6,10]

Moncrief et al.[21] demonstraram a eficácia dos exercícios de abdução horizontal em 90°, em prono com rotação lateral e retração escapular, em um programa de treinamento de 4 semanas, que comprovou o aumento de 8 a 10% de força isocinética de rotações medial e lateral em indivíduos saudáveis. Esse exercício minimiza o efeito de contato subacromial (Fig. 5A).

Burkhart et al.[3] reportaram que 100% dos arremessadores retornaram ao esporte no nível pré-lesão com 4 meses de tratamento para SICK escápula, com reabilitação dos músculos periescapulares.

Os rotadores laterais do ombro (infraespinal e redondo menor) dão estabilidade à articulação glenoumeral e são responsáveis pela desaceleração no movimento de arremesso. Apresentam 65% do pico de força dos rotadores mediais na posição de 90/90, e a melhora dessa relação deve ser um dos objetivos dos exercícios.[2] A ativação dessa musculatura é mais eficiente em 0° de abdução, sendo realizada bilateralmente, promove também a ativação muscular dos romboides, além de obter melhor relação entre trapézios superior e inferior.[10]

Os exercícios para o fortalecimento dos rotadores devem ser realizados com 20° a 30° de abdução (utilizando um pequeno rolo

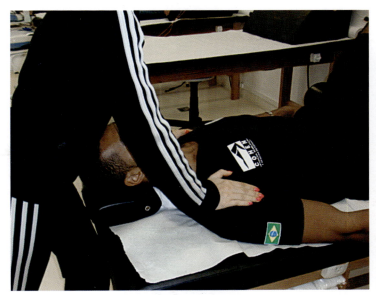

Figura 3. Alongamento do músculo peitoral menor. Usar apoio em baixo da coluna torácica e fazer pressão na direção posterior no coracoide.

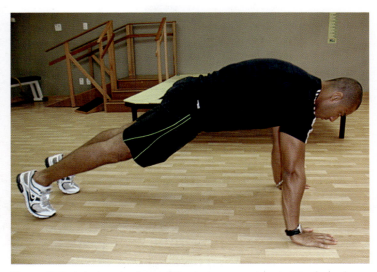

Figura 4. Fortalecimento de serrátil anterior em cadeia cinética fechada.

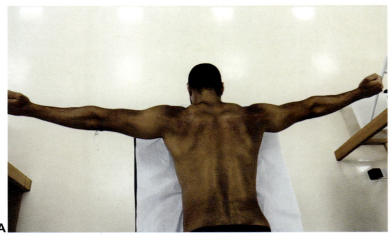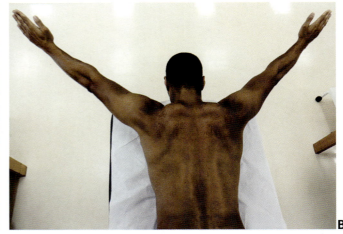

Figura 5. Fortalecimento do trapézio, fibras médias (**A**) e fibras inferiores (**B**).

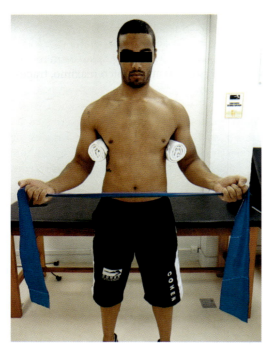

Figura 6. Fortalecimento para rotadores laterais feito de forma bilateral.

ou bola na axila) (Fig. 6). Isso eleva em 10% a ativação do músculo infraespinal,[24] eleva o fluxo sanguíneo do tendão do supraespinal[19,22] e a força de adução isométrica (ao apertar o rolo) que aumenta o espaço subacromial.[21]

Os rotadores mediais também são estabilizadores da articulação glenoumeral e responsáveis pela aceleração durante o arremesso. A ativação do músculo subescapular ocorre em 0° de abdução com melhor relação entre as suas porções superior e inferior (Fig. 7).[10]

O músculo supraespinal realiza compressão, abdução e um pequeno torque de rotação lateral da articulação glenoumeral.[26] Maior ativação ocorre durante o movimento *scaption* (elevação lateral do ombro no plano escapular até 90° de flexão) com o pico de força entre 30 e 60°, onde realiza compressão da cabeça umeral, evitando a translação superior por tração do músculo deltoide.[26] O exercício *scaption* realizado com rotação lateral possui maior momento de força em comparação à rotação medial, além de aumentar o espaço subacromial e a estabilidade da articulação escapulotorácica (Fig. 8).[6] Por esse motivo, deve ser incluído no fortalecimento muscular do ombro do atleta.

O controle neuromuscular é fator importante para manter a estabilidade e coordenação do movimento do complexo do ombro e, por esse motivo, o treinamento sensório-motor é fundamental na reabilitação do ombro.[14,27] São indicados os exercícios que aumentam o controle neuromuscular e equilíbrio muscular, além de exercí-

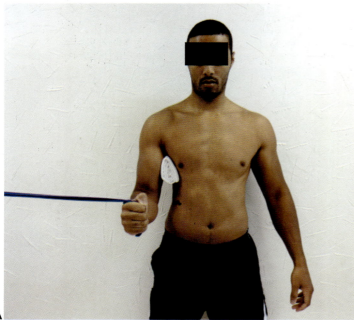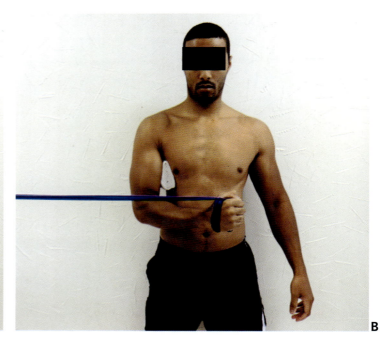

Figura 7. (**A** e **B**) Fortalecimento para rotadores mediais.

cios para a região proximal, evoluindo para distal, dentro de 80 a 90° de elevação glenoumeral no plano escapular, como os utilizados na estabilização rítmica (Fig. 9).

Um ponto importante na reabilitação do arremessador é restaurar o equilíbrio da cadeia cinética. A cadeia cinética é a sequência coordenada de ativação, mobilização e estabilização dos segmentos do corpo para produzir a atividade dinâmica. É necessário manter a região proximal estável para mover a extremidade distal. O resultado funcional dessa base estável é representado pela estabilidade do CORE.[12] A interação de movimentos permite a geração e transmissão de força dos membros inferiores e tronco para o ombro e mão que arremessa.

A ativação eficiente dos segmentos dentro da cadeia cinética regula as forças nas articulações distais. Além disso, a cadeia cinética pode alterar as forças no ombro por alinhar a articulação glenoumeral, mantendo-a estável. Por outro lado, por sua localização central na cadeia cinética, o ombro tem papel de "funil" de forças e, frequentemente, pode ser prejudicado por disfunções em outros segmentos.[15]

Para evitar disfunções na cadeia cinética, os exercícios devem envolver movimentos, como extensão de tronco, retração escapular, apoio unipodal e rotação de tronco.[4,14] O *single leg squad* é um movimento funcional para o arremesso, pois ativa glúteo máximo, trapézio inferior e serrátil anterior (Fig. 10).[4,12]

O fortalecimento avançado deve ser incluído com o aumento da intensidade, velocidade e volume dos exercícios para preparar o atleta para o retorno ao esporte. Dentre os exercícios, estão o programa de 10 exercícios de arremessador com o foco nos músculos envolvidos no arremesso, exercícios para estabilização dinâmica e controle neuromuscular.[25]

Pode-se utilizar a facilitação neuromuscular proprioceptiva (FNP). A diagonal primitiva no padrão de flexão (aceleração) e extensão (desaceleração) deve ser utilizada por fortalecer a musculatura envolvida no arremesso, ativar músculos do manguito rotador, da cintura escapular, deltoide e favorece a coativação dos pares de força intra-articulares (Fig. 11).[10]

O treino pliométrico pode facilitar a função do sistema sensório-motor no ombro, pois aumenta a excitabilidade do sistema nervoso e melhora a capacidade reativa do sistema neuromuscular. Atua a partir do movimento excêntrico, com produção de energia elástica

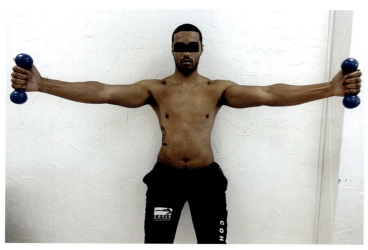

Figura 8. *Scaption*: elevação lateral no plano escapular com rotação lateral.

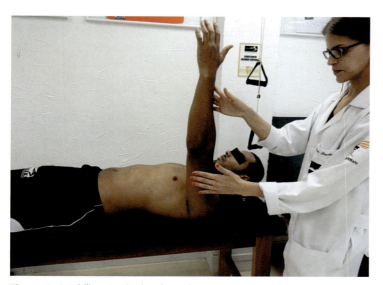

Figura 9. Estabilização rítmica do ombro.

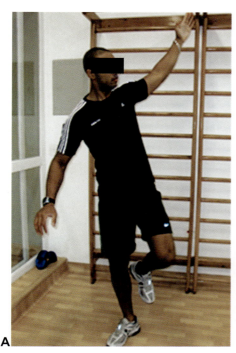
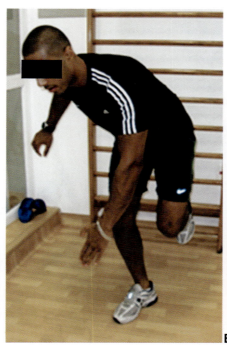
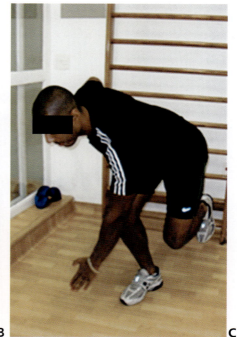

A B C

Figura 10. (**A-C**) *Single leg squad*.

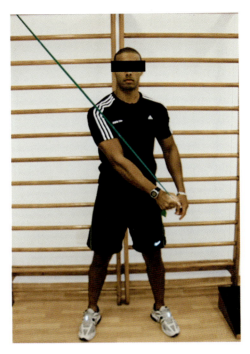

Figura 11. Diagonal primitiva.

e transferência para o concêntrico, transformando essa energia acumulada em energia cinética, através do ciclo alonga-encurta.[5,8]

Os exercícios pliométricos devem ser iniciados com arremessos com as duas mãos evoluindo para uma das mãos e, depois para o uso de bolas com peso. Pode ser feito na posição de 90° de abdução com 90° de rotação lateral (Fig. 12). O exercício flecha em rotações medial e lateral é específico para o arremesso. Deve ser feito em grande velocidade contra a resistência elástica, promovendo estabilização dinâmica com controle neuromuscular e potência (Fig. 13).[11,23]

Quando o atleta apresentar ótima estabilização no final dos movimentos e sem presença de dor, ele poderá iniciar o retorno gradual ao esporte. Reinold *et al.* propuseram um programa gradual de retorno ao esporte para arremessadores após lesão ou cirurgia.[25] O programa progride de forma lenta e é específico para o beisebol, tênis e golfe.

Atletas exibem qualidades físicas que facilitam a recuperação das atividades muscular e neuromuscular após lesões. Contudo, as adaptações funcionais, que o complexo do ombro desses indivíduos sofre, os colocam tão ou mais sujeitos a lesões quanto qualquer outra pessoa. Nesse contexto, acreditamos que a melhor maneira de interferir nesse processo seja a prevenção.

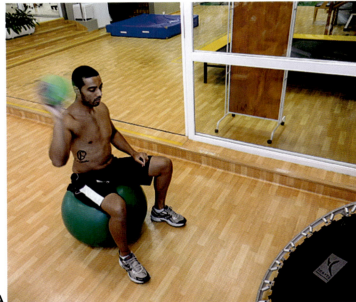
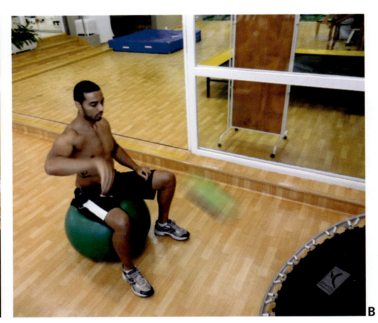
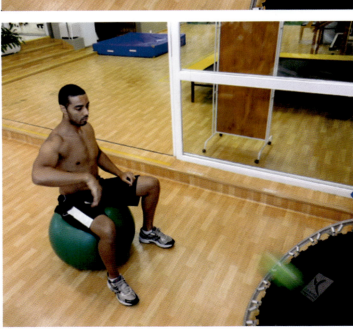

Figura 12. (A-C) Exercício pliométrico.

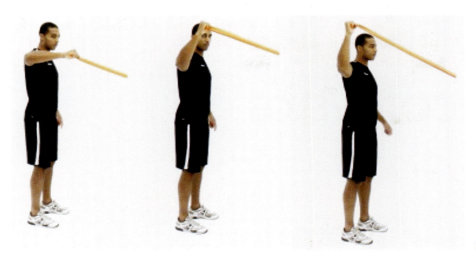

Figura 13. Exercício flecha em rotação lateral.

■ REFERÊNCIAS BIBLIOGRÁFICAS

1. Almeida GP, Silveira PF, Rosseto NP et al. Glenohumeral range of motion in handeball players with and without throwing-related shoulder pain. *J Shoulder Elbow Surg* 2013 May;22(5):602-7.
2. Braun S, Kokmeyer D, Millett PJ. Shoulder injuries in the throwing athlete. *J Bone Joint Surg Am* 2009;91:966-78.
3. Burkhart SS, Morgan CD, Kibler WB. The disabled throwing shoulder: spectrum of pathology. Part 1: pathoanatomy and biomechanics. *Arthoscopy* 2003;19:404-20.
4. Burkhart SS, Morgan CD, Kibler WB. The disabled throwing shoulder: spectrum of pathology. Part 3: the SICK Scapula, scapula dyskinesis, the kinetic chain, and rehabilitation. *Arthoscopy* 2003;19:641-61.
5. Chmielewski TL, Myer GD, Kauffman D et al. Plyometric exercise in the rehabilitation of athletes: physiological responses and clinical application. *J Orthop Sports Phys Ther* 2006; May 36(5):308-18.
6. Cools AM, Dewitte V, Lanszweert F et al. Rehabilitation of scapular muscle balance: which exercises to prescribe? *Am J Sports Med* 2007 Oct.;35(10):1744-51.
7. Cools AM, Witvrouw EE, De Clercq GA et al. Evaluation of isokinetic force production and associated muscle activity in the scapular rotators during a protraction-retraction movement in overhead athletes with symptoms. *Br J Sports Med* 2004;38:64-68.
8. Cools AM, Witvrouw EE, De Clercq GA et al. Scapular muscle recruitment pattern: eletromyographic response of the trapezius muscle to sudden shoulder movement before and after a fatiguing exercise. *J Orthop Sports Phys Ther* 2002 May;32(5):221-29.
9. Eckenrode BJ, Kelley MJ, Kelly JD. Anatomic and biomechanical fundamentals of the thrower shoulder. *Sports Med Arthrosc* 2012;20(1):2-10.
10. Escamilla RF, Barrentine SW, Fleisig GS et al. Pitching biomechanics as a pitcher approaches muscular fatigue during a simulated baseball game. *Am J Sports Med* 2007;35(1):23-33.
12. Gaunt BW, McCluskey GM, Uhl TL. An eletromyographic evaluation of subdividing active-assistive shoulder elevation exercise. *Sports Health* 2010 Sept.;2(5):424-32.
13. Kibler WB, Press J, Sciascia AD. The role of core stability in athletic function. *Sports Med* 2006;36(3):1-11.
14. Kibler WB, Sciascia A. Current concepts: scapular dyskinesis. *Br J Sports Med* 2010;44:300-5.
15. Leão Almeida GP, Souza VL de, Barbosa G et al. Swimmer's shoulder in young athlete: Rehabilitation with emphasis on manual therapy and stabilization of shoulder complex. *Man Ther* 2011 Oct.;16(5):510-15.
16. Lintner D, Noonan TJ, Kibler WB. Injury patterns and biomechanics of the athletic shoulder. *Clin Sports Med* 2008;27:527-51.
17. McClure P, Balaicuis J, Heiland D et al. A randomized controlled comparison of stretching procedures for posterior shoulder tightness. *J Orthop Sports Phys Ther* 2007;37:108-14.
18. Mc Mullen J, Uhl TL. A kinetic chain approach for shoulder rehabilitation. *J Athl Train* 2000;35(3):329-37.
19. Meister K. Injuries to the shoulder in the throwing athletes: part one, biomechanics/pathophysiology/classification of injury. *Am J Sports Med* 2000;28:265-75.
20. Mell AG, LaScalza S, Guffey P et al. Effect of rotator cuff pathology on shoulder rhythm. *J Shoulder Elbow Surg* 2005;14:58-64.
21. Meyer KE, Saether EE, Soiney EK et al. Three-dimensional scapular kinematics during the throwing motion. *J Appl Biomec* 2008;24:24-34.
22. Moncrief AS, Lau JD, Gale JR et al. Effect of rotator cuff exercise of humeral rotation torque in healthy individuals. *J Strengh Cond Res* 2002 May;16(2):262-70.
23. Rathbun JB, Macnab I. The microvascular pattern of the rotator cuff. *J Bone Joint Surg* 1970;52B:540-53.
24. Reinold MM, Escamilla RF, Wilk KE. Current concepts in the scientific and clinical rationale behind exercises for glenohumeral and scapulothoracic musculature. *J Orthop Sports Phys Ther* 2009 Feb.;39(2):105-17.
25. Reinold MM, Wilk KE, Fleisig GS et al. Electromyography analysis of the rotator cuff and deltoid musculature during common shoulder external rotation exercises. *J Orthop Sports Phys Ther* 2004;34:385-94.
26. Reinold MM, Wilk KE, Reed J et al. Interval sports programs: guildelines for baseball, tennis and golf. *J Orthop Sports Phys Ther* 2002;32(6):293-98.
27. Thigpen CA, Padua DA, Morgan N et al. Scapular kinematics during supraspinatus rehabilitation exercise: a comparison of full-can versus empty-can techniques. *Am J Sports Med* 2006 Apr.;34(4):644-52.
28. Wilk K, Reinold MM, Andrews JR. *The athlete's shoulder.* 2nd ed. Philadelphia: Churchill Livingstone Elsevier, 2009.

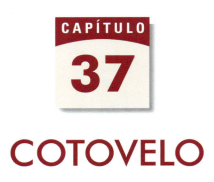

CAPÍTULO 37

COTOVELO

SEÇÃO I

AVALIAÇÃO DO COTOVELO POR IMAGEM

Abdalla Skaf ■ Mauro José Brandão da Costa

■ INTRODUÇÃO

O microtrauma repetitivo é a causa mais frequente das lesões no cotovelo do esportista, mas em alguns esportes, principalmente nos de contato, os traumas de grande energia de impacto não são incomuns, determinando luxações ou fraturas com lesões extensas e complexas. Os principais métodos utilizados para o diagnóstico dessas lesões são a ultrassonografia (US) e a ressonância magnética (RM). Como já comentado em capítulos anteriores, a US é o método de escolha na avaliação das pequenas lesões, pois apresenta uma boa sensibilidade na avaliação das estruturas superficiais, incluindo tendões, ligamentos, nervos e músculos. Tem como vantagem baixo custo, servindo como método de triagem.

A RM é uma grande arma diagnóstica na avaliação do cotovelo. A capacidade multiplanar e a alta resolução promovem análises detalhadas das anormalidades como um todo, não sendo possível adquirir informações semelhantes em outra modalidade de imagem, estando, dessa forma, prescrita em qualquer lesão. Tem como principais indicações lesões complexas (subluxações e luxações), avaliações pré e pós-cirúrgica, lesões intra-articulares (lesões condrais e osteocondrites), grandes rupturas musculares e lesões da medula óssea. No entanto pode ser utilizada como primeira escolha em atletas que necessitam de um diagnóstico preciso e precoce, bem como nos casos em que há discordância entre os dados ultrassonográficos e clínicos.

A artro-RM (injeção de contraste intra-articular) é um exame altamente específico para avaliar todas as lesões das estruturas intra-articulares do cotovelo, principalmente aquelas relacionadas com a cartilagem, incluindo-se a presença de corpos livres. Pode ser utilizada, também, no intuito de distender a cápsula articular.

Nos capítulos anteriores, foram descritos os aspectos gerais e morfológicos normais das diversas estruturas que compõem a região do cotovelo pela US e RM; assim sendo, neste se verá apenas como é realizado, de forma sucinta, o exame de RM do cotovelo.

■ ASPECTOS PRÁTICOS DO EXAME

O exame começa com a anamnese e exame físico sumário, para que a RM seja direcionada ao problema do paciente, a fim de serem utilizados sequências e planos de cortes adequados para obtenção de resultados conclusivos.

O paciente é colocado dentro do *Gantry* (tubo) e pode ser examinado em decúbito ventral ou dorsal, com uma bobina acoplada ao cotovelo (conhecida como bobina de quadratura), que promove uma alta qualidade de imagem (Fig. 1).

■ CONDIÇÕES PATOLÓGICAS

1. **Lesão musculotendinosa:** condição que usualmente é diagnosticada clinicamente. A US e a RM servem para confirmar ou excluir complicações.
2. **Epicondilites:** termo genérico para denominar os processos inflamatórios na origem dos tendões (extensor ou flexor), sendo a patologia de partes moles mais comuns no cotovelo. Podem evoluir ou facilitar ruptura tenomuscular.
   - *Epicondilite medial (Golfer's Elbow):* tendinopatia dos flexores.
   - *Epicondilite lateral (Tennis Elbow):* tendinopatia dos extensores.

Figura 1. (A) Paciente em decúbito dorsal, cotovelo em supinação. Bobina (B) de quadratura, acoplada ao cotovelo. T = *Gantry* (Tubo). **(B)** Paciente em decúbito ventral, cotovelo em pronação. B = Bobina de quadratura no cotovelo; T = Gantry (Tubo). *Obs.: o decúbito vai variar de acordo com a comodidade do paciente.

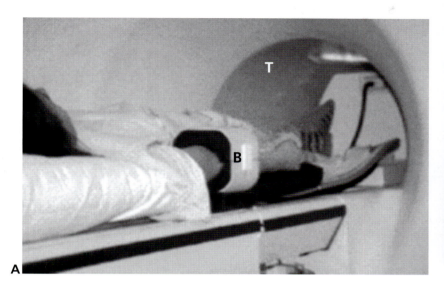
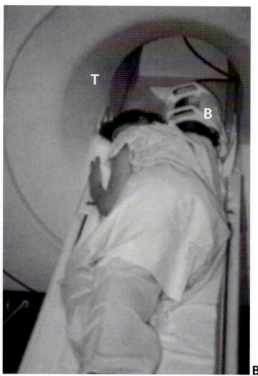

Compartimento medial

Epicondilite medial ou cotovelo do golfista (*Golfer's Elbow*)

É menos comum que a epicondilite lateral. Essa condição é causada pela degeneração do tendão flexor comum, secundário a uma sobrecarga aos grupos musculares pronador/flexor (Fig. 2).

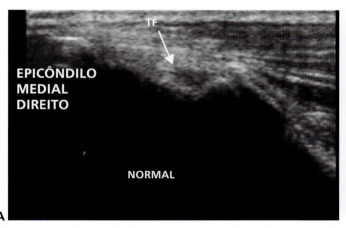
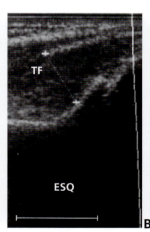
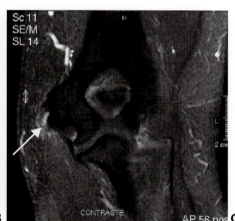

Figura 2. (A) US longitudinal no plano do epicôndilo medial. Tendão flexor comum (TF) de espessura e textura normal. **(B)** Demonstrado espessamento e hipoecogenicidade do tendão flexor (TF) do lado esquerdo. **(C)** RM coronal, após administração de contraste EV, mostra realce (brilho) em partes moles na topografia do tendão flexor comum.

Ruptura do tendão flexor comum (Fig. 3)

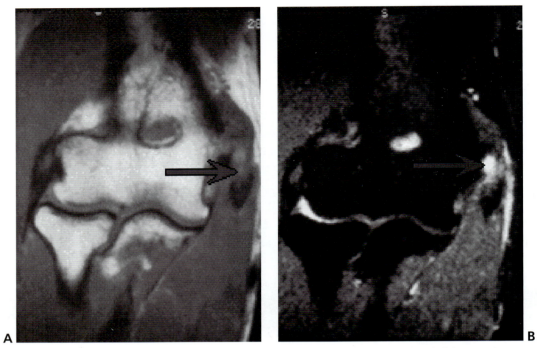

Figura 3. (**A**) RM coronal T1 – tendão flexor comum espessado e com sinal brilhante (seta). (**B**) Coronal STIR T2 – confirma espessamento do tendão flexor comum, com hipersinal em toda sua espessura com má delimitação de fibras, compatível com ruptura.

Ruptura do ligamento colateral ulnar (LCU) (Fig. 4)

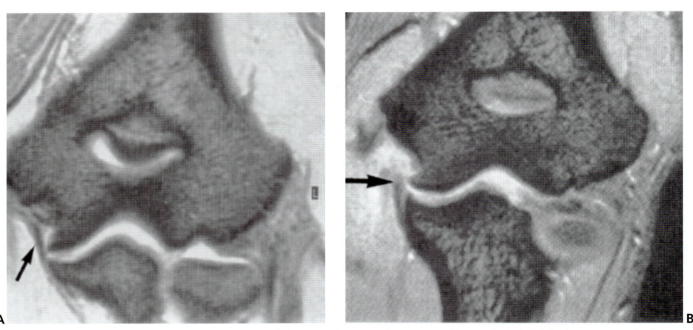

Figura 4. (**A**) Coronal gradiente echo T2* – aspecto normal do LCM. (**B**) Ruptura do LCM, com hipersinal e indefinição da porção proximal do ligamento (seta).

Compartimento lateral

Epicondilite lateral ou cotovelo do tenista (*Tennis Elbow*)

Causada por degeneração do tendão extensor comum (Fig. 5). Essa condição ocorre frequentemente como resultado de microtraumas repetitivos no esporte, no entanto, é também frequentemente encontrada em não atleta.

Ruptura do tendão

Ruptura completa do tendão extensor comum (Fig. 6). Presença de líquido (seta) separando o tendão do epicôndilo lateral.

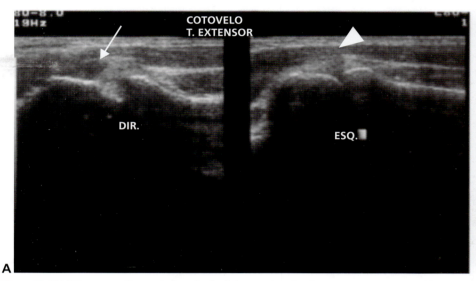
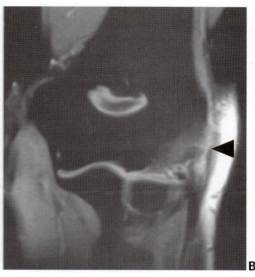

Figura 5. (**A**) US comparativa corte longitudinal demonstrando discreto espessamento e hipoecogenicidade do tendão extensor comum junto ao epicôndilo lateral direito (seta). Lado esquerdo mantendo aspecto fibrilar brilhante normal (ponta de seta). (**B**) Na RM corte coronal STIR notam-se espessamento e sinal alto do tendão (ponta de seta), confirmando processo inflamatório, com degeneração angiofibroblástica.

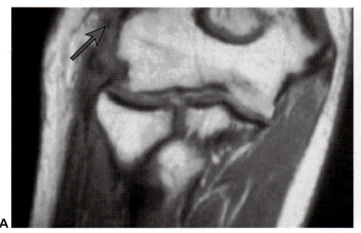
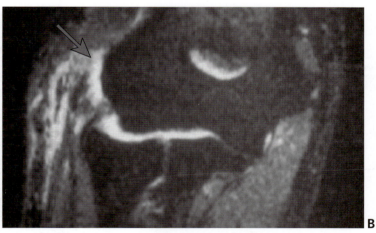

Figura 6. (**A e B**) RM em T1 e STIR no plano coronal demonstra ruptura completa (desinserção). Líquido separando o tendão do osso (seta). O líquido na sequência STIR manifesta-se com hipersinal (seta).

Ruptura do tendão, do ligamento colateral radial (LCR) e do ligamento colateral lateral

A ruptura do tendão extensor pode acompanhar-se de ruptura do ligamento e, eventualmente, pode não ser suspeitada na prática clínica.

As lesões do complexo do ligamento colateral radial comumente ocorrem na subluxação posterior do cotovelo. A instabilidade existente no cotovelo pode ser do tipo subluxação recorrente. A flacidez ou ruptura isolada do ligamento colateral radial podem resultar em instabilidade rotatória posterolateral (Figs. 7 e 8).

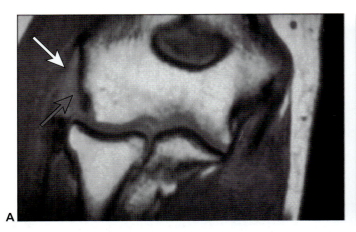
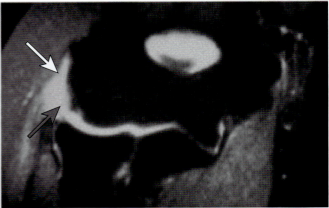

Figura 7. Ruptura do tendão extensor (seta branca) e do LCR (seta cinza) que não é visto na sua localização habitual. Coronal T1 (**A**) e coronal T2 (**B**).

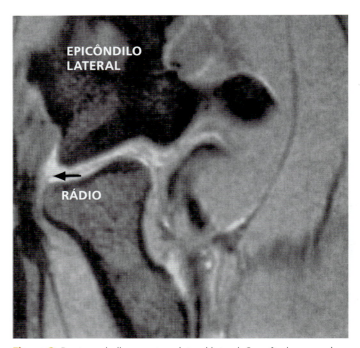

Figura 8. Ruptura do ligamento colateral lateral. Sequência coronal Gradiente Echo T2* demonstrando total ausência do LCR (radial), com seta apontando para a virtual localização do ligamento em sua superfície; nota-se hipersinal.

Compartimento anterior

Lesão do tendão do bíceps do braço

- *Tendinopatia:* a tendinopatia do bíceps distal é comum e frequentemente precede à ruptura espontânea. O processo envolve mecanismos repetitivos de impacto associados à pobre vascularização distal insuficiente no tendão. A irregularidade da tuberosidade radial e a inflamação crônica da bolsa bicipital podem também contribuir para o processo (Fig. 9).

Ruptura

A ruptura do tendão do bíceps distal do braço é relativamente incomum, acontecendo em torno de 3 a 10% de todas as rupturas do músculo bíceps do braço. A maioria das rupturas ocorre em homens e no braço dominante. O mecanismo de ruptura se dá usualmente por contração contra uma resistência, tipicamente quando se ergue um peso (Fig. 10).

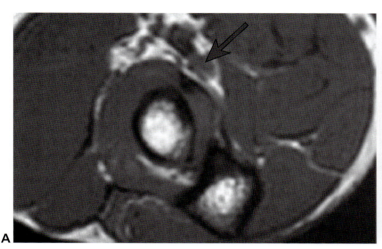
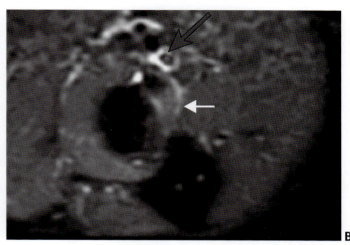

Figura 9. (**A**) Axial T1 demonstra espessamento e aumento do sinal do tendão do bíceps distal. (**B**) Axial STIR confirma aumento do sinal do tendão (seta branca) e hipersinal em sua volta, compatível com líquido no interior da bursa bicípite-radial (seta preta), que envolve a porção distal do tendão.

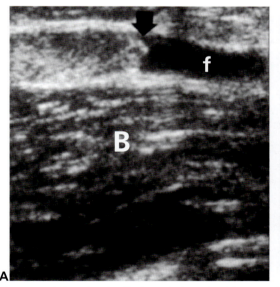
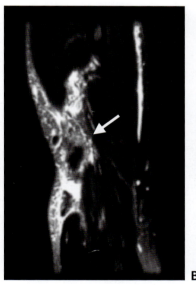
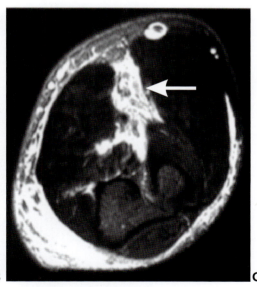

Figura 10. (**A**) US longitudinal no nível proximal do cotovelo mostrando retração do tendão (seta preta) do bíceps com fluido (f) na porção distal. B = Músculo braquial. (**B**) Sagital STIR. Ruptura do tendão distal do bíceps, com acentuada retração miotendínea (seta). O hipersinal é resultante de processo edematoso/hemorrágico. (**C**) Axial STIR. Seta aponta o coto do tendão com sinal alterado e hipersinal (brilho), em volta do tendão e da tela celular subcutânea (edema, hemorragia).

Compartimento posterior

Lesões do tríceps

As lesões do tríceps são facilmente estudadas pela US e RM. Usualmente o mecanismo de lesão inclui um golpe direto sobre o tendão ou desaceleração por contraforça durante uma extensão ativa. As sequências STIR, T2 e T1 no plano sagital são mais específicas para a graduação da lesão (Fig. 11).

A bursite olecraniana pode mimetizar ou acompanhar-se de ruptura parcial (Fig. 12).

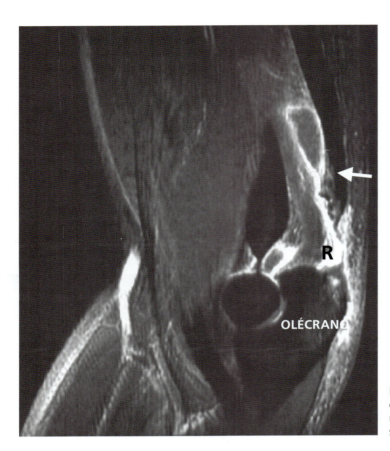

Figura 11. RM sagital STIR T2 – ruptura completa do tendão do tríceps na inserção com retração proximal do fragmento. R = Ruptura; seta = fragmento proximal do tendão.

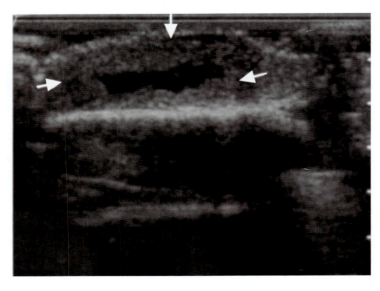

Figura 12. US longitudinal no compartimento posterior demonstrando tumefação heterogênea de paredes espessas com líquido no seu interior e superficialmente a inserção do tríceps.

Lesões complexas e mecanismo de lesão em valgo

Dentre as lesões complexas, as de estresse em valgo no cotovelo são as mais comuns, podendo ocorrer de forma aguda ou crônica. A típica lesão ocorre em partes moles nos grupos flexor/pronador e/ou no ligamento colateral ulnal, podendo haver fratura com avulsão do epicôndilo medial (Figs. 13 e 14).

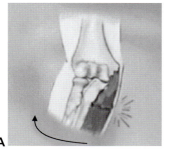 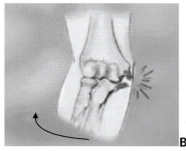 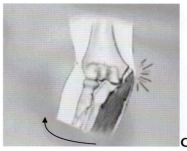 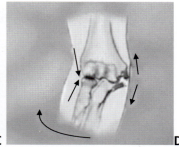

Figura 13. (**A**) Lesão do grupo muscular pronador/flexor. (**B**) Ruptura do ligamento colateral ulnar. (**C**) Fratura com avulsão do epicôndilo medial. (**D**) Lesão do ligamento colateral ulnar associada à fratura com impactação do rádio/capítelo.

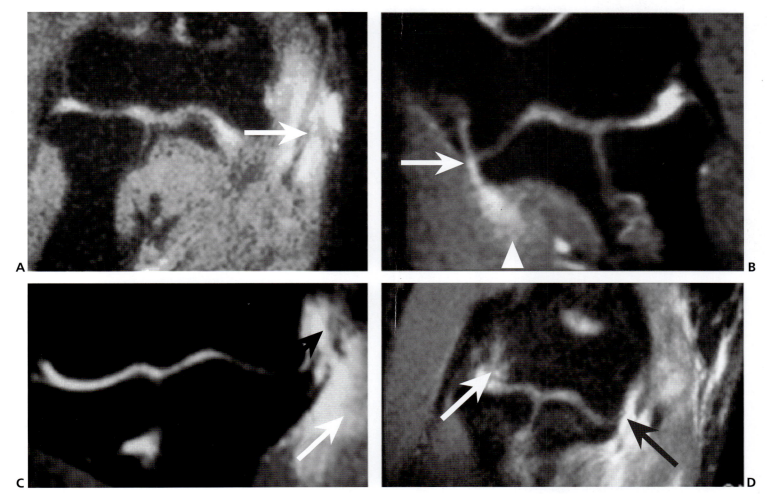

Figura 14. Mecanismo de lesão em valgo. Coronal STIR: (**A**) hipersinal indicativo de lesão do grupo flexor/pronador; (**B**) ruptura do LCU (seta) na sua inserção distal com área de hipersinal (ponta de seta). (**C**) Coronal STIR T2 – indefinição do LCU (seta preta) indicativa de ruptura. Seta branca demonstra lesão da musculatura pronador/flexor. (**D**) Há sinais de ruptura do LCU (seta cinza) e de contusão no capítelo (seta branca).

Lesões ósseas e cartilaginosas

A RM é de grande valia no diagnóstico de fratura oculta, podendo identificar ou excluir fraturas na cabeça do rádio, bem como fraturas supracondilianas e condiliana lateral, nos casos em que radiografia evidencia derrame intra-articular sem evidências nítidas de fraturas (Fig. 15).

Osteocondrite dissecante

A RM e, de forma mais específica, a artro-RM são métodos diagnósticos de escolha na detecção das osteocondrites dissecantes. A artro-RM tem como vantagem fornecer dados precisos sobre a estabilidade do fragmento, influenciando diretamente na conduta terapêutica, pois as lesões osteocondrais estáveis são tratadas de maneira conservadora, ao contrário das lesões instáveis, que, de um modo geral, são abordadas cirurgicamente.

A impactação crônica lateral pode levar à osteocondrite dissecante do capítelo ou da cabeça radial. Microtraumas repetitivos em valgo e a nutrição vascular pobre do capítelo são hipóteses para explicar a frequência da osteocondrite nessa localização (Fig. 16).

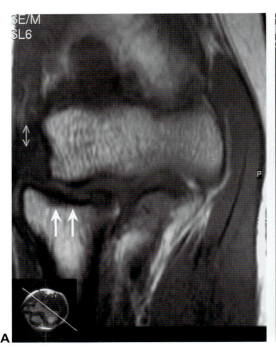
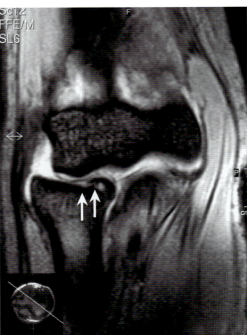

Figura 15. (**A**) Coronal T1 – deformidade da superfície articular da cabeça do rádio com depressão e solução de continuidade da cortical (setas), correspondendo à microfratura. (**B**) Coronal gradiente echo T2*.

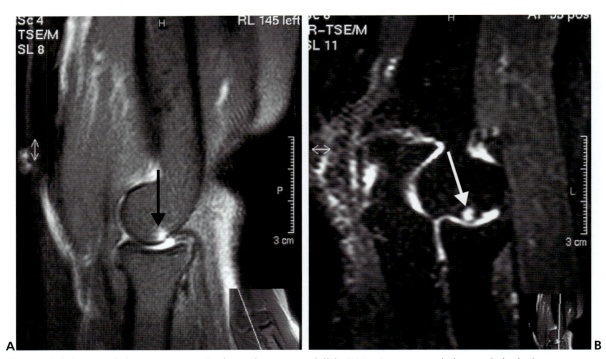

Figura 16. (**A**) RM sagital T1 com supressão de gordura com gadolínio EV. Lesão osteocondral no capítelo do úmero com intenso reforço pelo agente paramagnético. (**B**) Sagital oblíqua STIR T2. Lesão arredondada com hipersinal (brilhante). Essa lesão provavelmente representa cisto subcondral causado por separação do fragmento osteocondral e é um sinal de instabilidade da osteocondrite dissecante.

Corpos livres

A lesão osteocondral pode fragmentar e migrar através da articulação como corpos livres. Os corpos livres podem causar bloqueio e limitação aos movimentos da articulação.

A flacidez do ligamento colateral ulnar pode causar a incongruência entre a face medial do olécrano e a fossa olecraniana, resultando em microtraumas frequentes, podendo levar à formação de corpos livres intra-articulares (Figs. 17 e 18).

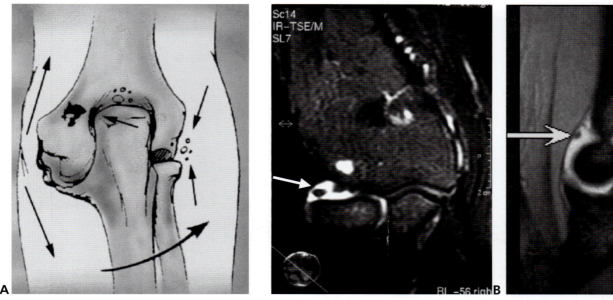

Figura 17. (**A**) Esquema de locais de corpos livres intra-articulares. (**B**) Coronal STIR T2 demonstrando osteocondrite dissecante, com fragmento destacado, deslocado, situado imediatamente acima da cabeça do rádio (seta branca). (**C**) Sagital gradiente echo T2* – corpos livres intra-articulares (setas), pequenas formações escuras (osso) no interior da articulação vistas nos recessos anterior e posterior e entre a incisura troclear e o olécrano.

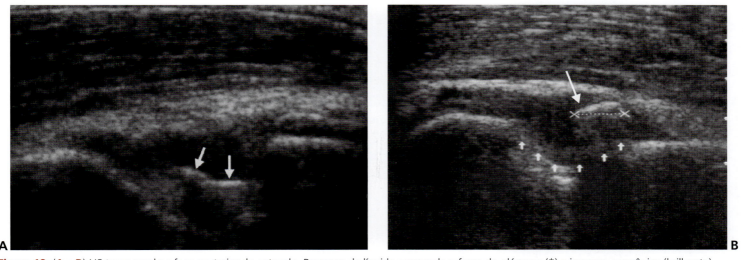

Figura 18. (**A** e **B**) US transversal na face posterior do cotovelo. Presença de líquido ocupando a fossa do olécrano (*) e imagem ecogênica (brilhante), com textura semelhante à cortical óssea, compatível com corpo livre calcificado (seta grande).

Denervação

Nervos ulnar, mediano e radial estão sujeitos a lesões no plano do cotovelo, principalmente por compressão de lesões expansivas (*ganglion* císticos, tumores etc.), assim como por compressões ósseas por processo degenerativo (osteófitos) e traumas. A RM contribui para o diagnóstico topográfico e eventual etiológico das denervações, sendo mais indicados nas fases subaguda e crônica para as localizações topográfica e etiológica. O músculo do paciente com denervações subaguda e crônica apresenta sinal intermediário em T1 e hipersinal T2. Na fase crônica, ocorre sinal de substituição gordurosa e/ou atrofia (Figs. 19 e 20).

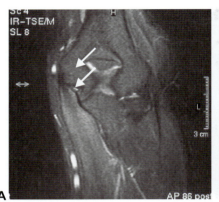 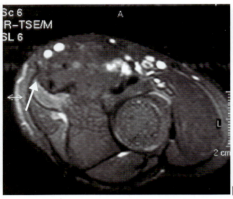 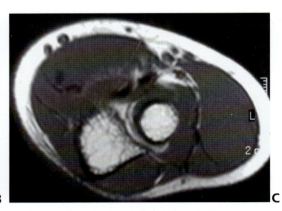

Figura 19. Denervação na fase subaguda do músculo flexor superficial dos dedos (setas), que é ramo do nervo mediano, consequente a acidente com administração endovenosa de medicamento. Em T2 STIR (**A** e **B**), nota-se aumento do sinal homogêneo do músculo (seta). Não há evidências de infiltração gordurosa do músculo que mantém morfologia e espessura normais (**C**).

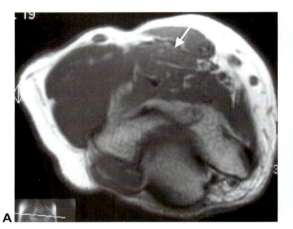 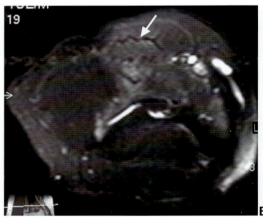 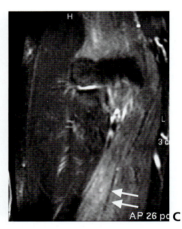

Figura 20. Denervação crônica. Paciente vítima de trauma há sete meses, evoluindo com incapacidade funcional e atrofia muscular. RM axial T1 e STIR T2 (**A**) demonstrando redução volumétrica dos músculos bíceps do braço e braquial (seta). As sequências STIR T2 (**B** e **C**) demonstram hipersinal difuso dos músculos braquial e bíceps e pronador redondo (setas).

■ CONCLUSÃO

A US e a RM permitem o estudo anatômico detalhado com alta sensibilidade no diagnóstico das patologias do cotovelo, permitindo uma análise precisa das estruturas ósseas e de partes moles, tanto intra como extra-articular, assumindo importância fundamental no diagnóstico precoce e orientação na conduta terapêutica.

■ BIBLIOGRAFIA

Andrews JR *et al*. Lesions of the posterior compartment of the elbow. *Clin Sports Med* 1991;10:632-57.
Andrews JR. Bony injuries about the elbow in the throwing athlete. *Instr Course Lect* 1985;34:323-31.
Bach BRJ *et al*. Triceps rupture, a case report and literature review. *Am J Sports Med* 1984;15:285-89.
Beltran J *et al*. Diagnosis of compressive and entrapment neuropathies of the upper extremity: Value of MR imaging. *AJR* 1994;163:525-531.
Bennett JB. Lateral and medial epicondylitis. *Hand Clin* 1994;10:157-63.
Boyd HB *et al*. Tennis elbow. *J Bone Joint Surg Am* 1973;55:1183-87.
Clayton ML *et al*. Rupture of the triceps tendon with olecranon bursites. *Clin Orthop* 1984;184:183-85.
DeSmet AA *et al*. Value of MR imaging in staging osteochondral lesions of the talus (osteochondritis dissecans). *Am J Roent* 1990;154:555-58.
Fitzgerald SW *et al*. Distal biceps tendon injury: MR imaging diagnosis. *Radiology* 1994;191:203-6.
Fleckenstein JL *et al*. Denervated human skeletal muscle: MR imaging evaluation. *Radiology* 1993 Apr;187(1):213-8.
Fleckenstein JL *et al*. Exertional muscle injuries: MRI Evaluation. *Top Magn Reson Imaging* 1991;3:50-70.
Fritz RC. MR imaging of the elbow. *Seminar Roentgenol* 1995;30(3):241-64.
Gore RM *et al*. Osseous manifestations of elbow stress associated with sports activities. *Am J Roent* 1980;134:971-77.
Mitsugana MM *et al*. Osteochondritis dissecans of the capitellum. *J Trauma* 1982;22:53-55.
Morrey BF, Na KN. Articular and ligamentous contributions to the stability of the elbow joint. *Am J Sports Med* 1983;11:315-19.
Rosenberg ZS *et al*. The elbow: MR features nerve disorders. *Radiology* 1993;188:235-40.
Saldomi D *et al*. Muscle denervation patterns in upper limb nerve injuries: MR Imaging findins and anatomie busis. *AJR* 1998;171:779-84.
Schwartz ML *et al*. Ulnar collateral ligament injury in the throwing athlete: Evaluation with saline-enhanced MR arthrography. *Radiology* 1995;197:297-99.
Sonin AH *et al*. MR imaging of the adult elbow. *Radiographics* 1996;1323-36.
Stoller DW. *Magnetic resonance imaging is orthopedics and sports medicine*. Philadelphia: JB Lippincott; 1993. p. 633-682.

LESÕES POR SOBRECARGA NO COTOVELO

Carina Cohen ■ Bernardo Barcellos Terra

■ INTRODUÇÃO

As lesões por sobrecarga no cotovelo se desenvolvem após meses ou anos de movimentos repetitivos que provocam alterações patológicas cumulativas até excederem a capacidade de reparo do organismo. No atleta jovem que ainda está no processo de desenvolvimento rápido no período da puberdade, as cartilagens de crescimento existentes nas extremidades dos ossos longos são particularmente vulneráveis às lesões por sobrecarga mecânica por forças de compressão. Isto acontece tanto nos esportes de contato onde são frequentes os macrotraumatismos (futebol, *rugby*, handebol, basquetebol, judô, luta) quanto nos esportes que exijam repetições exaustivas dos mesmos movimentos (voleibol, atletismo, ginástica, patinação artística, tênis, natação) gerando microtraumatismos repetidos que ultrapassam a capacidade de adaptação biológica.

A história clínica deve considerar o local do desconforto apontado, dor irradiada e fatores de piora e melhora. Devemos questionar sobre atividades ocupacional, esportiva e recreativa que envolvam movimentos repetitivos desencadeantes do ciclo de microtraumas, inflamação crônica, degeneração do tecido, necrose e, por fim, ruptura do tendão.

O Quadro 1 resume as causas de dores no cotovelo.

Quando nos referimos aos esportes individualmente, devemos pensar em algumas das lesões específicas que são resumidas no Quadro 2.

■ EXAME FÍSICO

Inclui inspeção, palpação, amplitude de movimento, avaliação neurológica e manobras especiais que serão abordadas adiante. É particularmente importante diferenciar sintomas mecânicos (estalidos ou bloqueios) que são sugestivos de lesões intra-articulares,[1] de sintomas neurológicos (fraqueza ou parestesia) que sugerem síndromes compressivas ou radiculopatia cervical.[2] A gravidade dos sintomas pode ser definida, se a dor aparece apenas após atividade, durante a mesma ou ao repouso.

■ EXAMES DIAGNÓSTICOS

As radiografias de frente e em perfil do cotovelo; incidência axial permite avaliação da fossa do olécrano; a radiografia oblíqua pode ser feita para avaliar a cabeça do rádio e as radiografias sob estresse para analisar a estabilidade da articulação. A tomografia computadorizada auxilia no entendimento de lesões ósseas complexas, enquanto que a ressonância magnética esclarece lesões de partes moles, cartilagem articular, rupturas ligamentares e tendinopatias. A artrografia, pouco utilizada, permite identificar corpos livres ou defeitos capsulares.[3]

■ LESÕES ANTERIORES DO COTOVELO

Tendinopatia bicipital

Associada a atividades repetitivas em flexão do cotovelo e supinação do antebraço. Pode haver estiramento, lesão parcial ou completa

Quadro 1. Principais causas de dor no cotovelo, por região	
Dor anterior	■ Tendinopatia bicipital ■ Síndrome do pronador ■ Contratura da cápsula anterior
Dor posterior	■ Tendinopatia tricipital ■ Impacto olecraniano ■ Fratura por estresse do olécrano ■ Bursite olecraniana
Dor lateral	■ Epicondilite lateral ■ Síndrome do túnel radial ■ Condromalácia radiocapitelar ■ Instabilidade rotatória posterolateral
Dor medial	■ Epicondilite medial ■ Tensão do ligamento colateral ulnar ■ Compressão do nervo ulnar

Quadro 2. Esportes comuns que produzem lesões no cotovelo	
Modalidade esportiva	**Lesões comuns**
Boliche	■ Tendinopatia bicipital ■ Epicondilite lateral ■ Síndrome do túnel radial
Boxe	■ Tendinopatia tricipital
Futebol americano, basquete e artes marciais	■ Bursite do olécrano
Golfe	■ Epicondilite medial ■ Síndrome do túnel radial
Ginástica artística	■ Tendinopatia bicipital/tricipital
Atividades com raquete	■ Epicondilite lateral/medial ■ Síndrome do m. pronador ■ Tendinopatia tricipital ■ Fratura por estresse (olécrano) ■ Síndrome do túnel radial ■ Compressão do n. ulnar
Canoagem	■ Síndrome do túnel radial
Esqui	■ Compressão do n. ulnar
Natação	■ Síndrome do túnel radial
Wakeboard	■ Impacto posterior
Esportes de arremesso	■ Síndrome do m. pronador ■ Tendinopatia tricipital ■ Impacto posterior ■ Fratura por estresse (olécrano) ■ Condromalacia radiocapitelar ■ Lesão do ligamento colateral ulnar ■ Epicondilite medial ■ Compressão do n. ulnar
Levantamento de peso	■ Tendinopatia bicipital e tricipital ■ Contratura da cápsula anterior ■ Síndrome do túnel radial ■ Compressão do n. ulnar

com queixas de fraqueza para flexão resistida do cotovelo, dor na inserção distal do bíceps na tuberosidade radial, assimetria contralateral e, em fases mais avançadas, contratura com déficit de extensão completa do cotovelo. A história e o exame físico quase sempre são suficientes para esse diagnóstico (Fig. 1). A ruptura completa do bíceps distal leva à perda de 60% da força de supinação com o antebraço partindo da posição neutra.[4] A ressonância ajuda no diagnóstico de lesões parciais que devem ser tratadas conservadoramente ou totais, que apresentam melhor resultado com reinserção cirúrgica em até 2 semanas.[5]

Síndrome do pronador

Ocorre pela compressão do nervo mediano na região distal do cotovelo, que pode ser entre as duas cabeças do músculo pronador redondo que são conectadas pela arcada sublime, um ramo tendinoso do flexor superficial dos dedos; o nervo também pode ser comprimido pelo músculo pronador redondo hipertrófico ou ainda pelo *lacertus* fibroso do bíceps braquial (Fig. 2).

Associada geralmente em esportes de raquete ou arremesso. Apresenta dor anterior no cotovelo e proximal volar no antebraço. No exame físico há hipertrofia do músculo pronador distalmente à fossa cubital, com sinal de tinel positivo. Pode haver parestesia na região de inervação do nervo mediano na mão. A dor piora na manobra de pronação contra a resistência. Pode existir o *papal sign* positivo em que há fraqueza na flexão ativa do 2º e 3º dedos da mão, resultando em extensão dos dedos na posição de repouso. A eletroneuromiografia (ENMG) auxilia pouco no diagnóstico, mas pode definir a gravidade de comprometimento do nervo mediano e descartar síndrome do túnel do carpo, porém o exame pode parecer falso-negativo.[6] O tratamento é conservador, exceto nos casos refratários após 6 meses de tratamento; ENMG demonstrando lesão axonal e em perda significativa da função.[7]

Contratura da cápsula anterior

Esportes que solicitam hiperextensão repetida do cotovelo geram tensão na cápsula anterior, resultando em dor na fossa antecubital, que piora com testes de extensão passiva ou no estresse em hiperextensão. Pode haver associação com ruptura do músculo braquial e miosite, dessa forma, radiografias do cotovelo descartam o diagnóstico de miosite ossificante.[8]

■ LESÕES POSTERIORES DO COTOVELO

Tendinopatia tricipital

Dor na inserção do tríceps no olécrano, associada a movimentos repetidos de extensão do cotovelo que piora a extensão contra a resistência. Pode evoluir com rupturas parciais ou totais. Acontece no levantamento de peso, artes marciais, fisiculturistas e arremessadores. Radiografias normais, exceto em casos de avulsão óssea, osteoartrite em que pode haver calcificações, osteófitos, hipertrofia ulnar e corpos livres. A ressonância caracteriza melhor a lesão. As tendinopatias são resolvidas com repouso, analgesia e fisioterapia, enquanto a ruptura deve ser tratada de forma cirúrgica para evitar perda da função.[9]

Impacto olecraniano

Ocorre em atividades de arremesso, caracterizada por estalido, crepitações ou bloqueio do cotovelo no fim da extensão. O mecanismo de lesão é a sobrecarga em extensão e valgo.[10] A reprodução desse movimento intensifica a dor que é posterior e posteromedial e que piora também em extensão contra a resistência. A radiografia muitas vezes é normal, mas é necessária, incluindo anteroposterior, perfil, oblíquas e axial do olécrano e deve-se prestar atenção em linha de radiolucência transversa que se estende da região posterior extra-articular até a superfície articular do olécrano ou, ainda, área de esclerose ao redor de linha radiolucente que sugere não união de fratura por estresse. Pode ser realizada a ressonância magnética para esclarecimento diagnóstico.[11] O tratamento é conservador com analgesia e fortalecimento da massa flexora e recuperação do movimento. Na falha e na presença de osteófitos ou corpos livres, está indicado o tratamento cirúrgico.

Bursite do olécrano

Edema indolor na bursa que se localiza na ponta do olécrano, sem limitação da amplitude de movimento associado a trauma direto ou fricção repetida do cotovelo (Fig. 3). O diagnóstico é feito pelo exame físico. Radiografias são realizadas em casos de trauma, e a ultrassonografia mostra acúmulo de líquido dentro da bursa. Importante descartar artrite séptica em pacientes com eritema, hiperemia e dor. O tratamento é conservador com gelo, anti-inflamatório e orientações. Nos casos em que há demora do organismo em reabsorver o líquido, pode ser realizada a drenagem por punção e nos pacientes sem melhora ou com infecção ou bursite recidivante fica indicada a remoção cirúrgica da bursa.

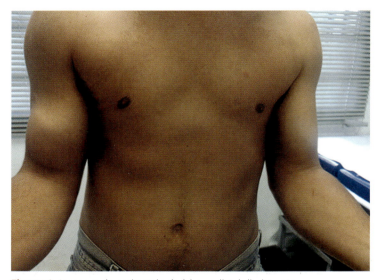

Figura 1. Imagem da assimetria do bíceps distal direito roto.

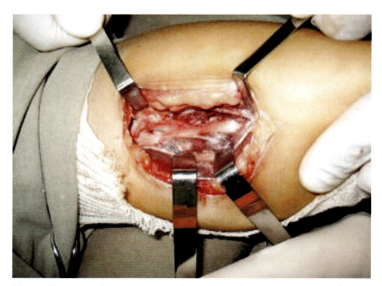

Figura 2. Imagem intraoperatória da região onde o nervo mediano é comprimido entre as duas cabeças do m. pronador redondo.

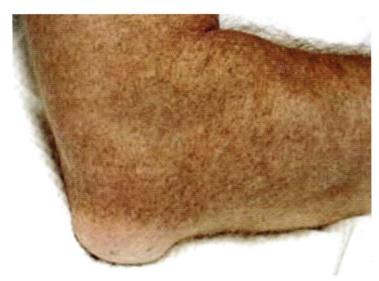

Figura 3. Bursite do olécrano demonstrando acúmulo de líquido na região posterior do cotovelo direito.

LESÕES LATERAIS DO COTOVELO

Epicondilite lateral

Epicondilite lateral ou cotovelo do tenista descrito, em 1873, por Runge é uma das lesões por sobrecarga mais comuns do cotovelo, por uso excessivo dos extensores do punho, típico de esportes de raquete. Ocorre inicialmente por microlesões na origem da musculatura extensora do antebraço com um processo degenerativo fibroblástico e vascular (angiodisplasia proliferativa) do extensor radial curto do carpo que resulta em dor no epicôndilo lateral com as atividades, que piora na dorsiflexão contra a resistência do punho, principalmente com cotovelo estendido e irradia para região lateral do antebraço. A tendinose do cotovelo é mais comum em não atletas, porém, compromete, em intensidade variável, 50% dos tenistas acima de 30 anos; ocorre em outros esportes e está também relacionada com atividades laborativas variadas.

O exame físico demonstra dor localizada no epicôndilo lateral e na origem da musculatura extensora do punho. O teste clínico específico para a epicondilite lateral tem o objetivo à reprodução da dor experimentada pelo paciente. O teste conhecido, como de Cozen, é realizado com o cotovelo em 90° de flexão, e com o antebraço em pronação. Pede-se ao paciente que realize a extensão ativa do punho contra a resistência que será imposta pelo examinador (Fig. 4). O teste será positivo quando o paciente referir dor no epicôndilo lateral, origem da musculatura extensora do punho e dedos.[12]

O teste alternativo, conhecido como de Mill, é realizado com o paciente com a mão fechada, o punho em dorsiflexão e o cotovelo em extensão. O examinador, então, forçará o punho em flexão e o paciente é orientado a resistir ao movimento (Fig. 5). Em caso positivo existirá dor no epicôndilo lateral.

Pomerance et al. avaliaram radiografias do cotovelo de 271 pacientes com epicondilite lateral. Apenas 16% dos pacientes apresentavam algum tipo de alteração radiográfica, sendo a mais comum a presença de calcificação lateral, em 7% dos pacientes. Apenas dois pacientes apresentaram alterações que justificaram mudança de tratamento, graças ao diagnóstico de osteocondrite dissecante do capítulo. A conclusão do autor após esta revisão é que a radiografia é um exame dispensável na apresentação inicial de um paciente com diagnóstico clínico de epicondilite lateral.[13] A ultrassonografia do cotovelo é um exame auxiliar simples para avaliação das partes moles, que podem apresentar alterações no caso da epicondilite. Entretanto seu valor é discutível por ser examinador-dependente. A ressonância magnética é um exame cada vez mais utilizado nos casos refratários ao tratamento incruento da epicondilite, pois auxilia na exclusão de outras patologias e também auxiliará na escolha da técnica cirúrgica a ser empregada para o tratamento desta tendinose.

O tratamento é conservador com órtese de punho, crioterapia, analgesia e fisioterapia. Nos casos em que não há melhora da dor pode ser feito infiltração no ERCC, em um ponto logo anterior e discretamente distal ao epicôndilo lateral. A realização de mais de duas infiltrações pode ser danosa graças aos efeitos adversos relacionados com as infiltrações peritendíneas com corticoide, como necrose, atrofia tecidual e consequente ruptura tendínea. Para evitar estas complicações a infiltração não deve ser intratendinosa, nem muito superficial.

Outra forma de tratamento seria por ondas de choque, cuja eficácia tem sido estudada recentemente. Pettrone et al. encontraram redução de, pelo menos, 50% da dor em 64% dos pacientes submetidos a este tipo de terapia. Por outro lado, Haake et al. em estudo prospectivo evidenciaram que as ondas de choque não foram eficazes e recomendaram que este tipo de tratamento fosse realizado apenas em novos ensaios clínicos controlados até que se comprove sua eficácia. Os pacientes que se submeteram à reabilitação correta por um período não menor que nove meses, sem que a dor seja controlada, são candidatos à cirurgia, principalmente se no tratamento incruento realizado incluir três ou mais infiltrações sem sucesso, e quando o processo é um fator de limitação das atividades da vida diária.

O procedimento cirúrgico consiste na identificação e ressecção da área de tendinose que pode incluir toda a origem do ERCC e em alguns casos a aponeurose anteromedial do ECD, raramente a superfície inferior do ERLC.

Síndrome do túnel radial

Pouco frequente, em que ocorre compressão do nervo interósseo posterior (ramo profundo do nervo radial) no túnel radial, causando dor na região dorsal do antebraço. O local mais comum de compressão é o ponto onde o nervo interósseo posterior passa pela arca-

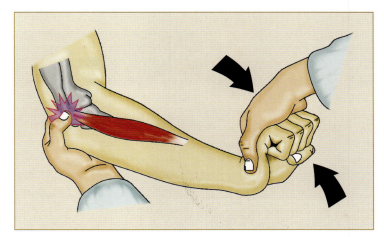

Figura 5. Teste de Mill para epicondilite lateral.

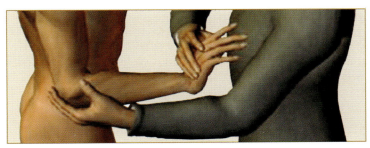

Figura 4. Teste de Cozen para epicondilite lateral.

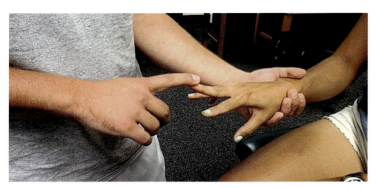

Figura 6. Manobra de Maudsley para síndrome do túnel radial.

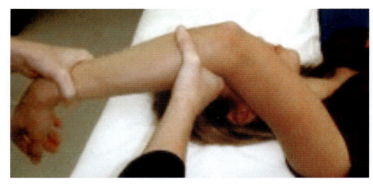

Figura 7. Teste de *pivot-shift* para avaliação da instabilidade rotatória posterolateral do cotovelo.

da de Frohse, na borda proximal do músculo supinador. Piora com atividades repetitivas de pronação com punho estendido, e paciente pode referir dor noturna. No exame físico, existe dor na massa extensora aproximadamente a 8 cm distais ao epicôndilo lateral ou na arcada de Frohse. Pode haver fraqueza do músculo extensor dos dedos, extensor do polegar, extensor ulnar do carpo e abdutor longo do polegar. Sinal do tinel é positivo nas regiões anterior e distal ao epicôndilo lateral. Dor é intensificada na supinação contra a resistência com o cotovelo estendido, principalmente com flexão do punho.[14] Outra manobra utilizada é a de Maudsley, feita com a extensão contra resistência da interfalangiana proximal do 3º dedo da mão e gera dor na região proximal do antebraço, onde se insere a massa extensora (Fig. 6). É sugestiva de sindrome do túnel radial, muitas vezes confundida com epicondilite lateral.[15]

O teste com 1 mL de lidocaína 1% colocando quatro dedos distalmente ao epicôndilo lateral é positivo quando alivia a dor e temporariamente os sintomas profundos do nervo radial, mas, quando repetido mais proximalmente, não alivia os sintomas.[16] O diagnóstico é clínico já que radiografias, tomografia e ressonância magnética geralmente são normais, enquanto a ENMG tem valor questionável. O diagnóstico deve ser considerado na epicondilite lateral refratária, já que a apresentação clínica é muito semelhante.

Condromalacia radiocapitelar
Ocorre por estresse repetitivo em valgo danificando a cabeça do rádio e/ou capítulo, causando fratura osteocondral e corpos livres. Além de edema e dor, pode ocorrer bloqueio da articulação. No exame físico, dor à pronação-supinação passiva associada à carga axial gera dor que ajuda a diferenciar da epicondilite lateral.

Instabilidade rotatória posterolateral
É a subluxação rotatória transitória do rádio e ulna do úmero distal decorrente da lesão do complexo ligamentar colateral lateral (ligamento colateral lateral ulnar). Pouco frequente esse quadro se apresenta com sintomas mecânicos de bloqueio e estalidos ou luxações recorrentes. O teste de *pivot-shift* lateral é positivo e é mais bem realizado com paciente em posição supino, braço estendido atrás da cabeça do paciente e ombro rodado externamente. O examinador se posiciona atrás do paciente e realiza supinação do antebraço com cotovelo levemente fletido associada a estresse em valgo e compressão axial (Fig. 7). Conforme se aproxima da extensão do cotovelo, o paciente acordado refere apreensão. No paciente anestesiado muitas vezes é possível luxar a ulna da tróclea e a articulação umerorradial. Radiografias são necessárias para diferenciar de fraturas, corpos livres e osteocondrite dissecante. A ressonância magnética aponta a lesão do ligamento colateral lateral, e a ENMG não é necessária. Na lesão aguda trata-se com imobilização em pronação do antebraço. Esses pacientes são encaminhados para tratamento cirúrgico.

■ LESÕES MEDIAIS DO COTOVELO

Epicondilite medial
Epicondilite medial ou cotovelo do golfista, que se apresenta com dor na região medial proximal do antebraço associada a movimentos de flexão repetida do punho e pronação do antebraço que piora com atividade. A dor se estende da ponta do epicôndilo medial até o músculo pronador redondo e flexor radial do carpo e é intensificada na flexão do punho e pronação do antebraço contra a resistência com o cotovelo estendido (Fig. 8). Exames de imagem e ENMG não são necessários.

Lesão do ligamento colateral ulnar
Ocorre em atividades de arremesso, com dor medial de início insidioso que piora com atividades e melhora ao repouso. Além da dor, pode demonstrar instabilidade no teste de estresse em valgo. A estabilidade ligamentar ulnar e radial é avaliada com o cotovelo fletido 20-30° para destravar o olécrano da fossa e o antebraço pronado (para evitar subluxação da cabeça do rádio se houver também lesão do colateral lateral), enquanto o examinador realiza forças em valgo para avaliar frouxidão, dor, redução da mobilidade ou apreensão (Fig. 9).

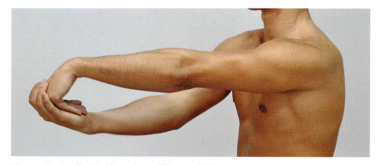

Figura 8. Avaliação de epicondilite medial.

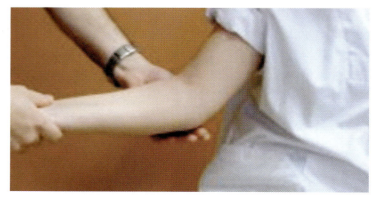

Figura 9. Manobra de estresse em valgo para avaliação do ligamento colateral ulnar.

Na radiografia podem aparecer corpos livres, osteófitos e ossificação heterotópica do ligamento. A ressonância magnética e a tomografia têm sensibilidade de 100% para lesões completas, enquanto a tomoartrografia tem sensibilidade maior de 71% para lesões parciais em relação à ressonância que tem 14%.[17] O tratamento é conservador por até 3 a 6 meses. A cirurgia fica indicada para casos refratários ou atletas arremessadores de alto rendimento com lesões completas, e o retorno ao esporte após reconstrução pode ficar comprometido.[18]

Síndrome do túnel cubital

É a compressão do nervo ulnar na sua passagem posterior ao epicôndilo medial por forças de tração, fricção e compressão. Paciente apresenta dor medial no cotovelo associada à parestesia distal na borda ulnar do antebraço, 4° e 5° dedos da mão. Além de alteração da sensibilidade, ocorre sinal do tinel positivo na fossa ulnar e pode existir hipotrofia da eminência hipotenar. A flexão do cotovelo exacerba os sintomas. Radiografias podem apresentar osteófitos no túnel cubital. A tomografia e ressonância não acrescentam informações, e a ENMG pode auxiliar a localizar a lesão de mais alto índice de falso-negativo. Geralmente ocorre em atletas de arremesso, esportes de raquete, esqui e levantamento de peso. Deve-se ter atenção para não confundir com compressão do nervo ulnar no canal de Guyon, síndrome do desfiladeiro torácico e radiculopatias cervicais. O tratamento é conservador, e órtese com cotovelo fletido 45° pode ajudar. Na falha do tratamento, o nervo pode ser manejado de quatro formas: descompressão, transposição anterior subcutânea, transposição anterior submuscular ou epicondilectomia medial.[19]

TRATAMENTO

As lesões por sobrecarga do cotovelo geralmente são tratadas de acordo com a sigla PRICEMM: *Protection* (proteção), *Ice* (gelo), *Compression* (compressão), *Elevation* (elevação), *Medication* (medicação para dor) e Modalities (fisioterapia). Controle inicial da inflamação, redução da carga, modificação do exercicio e reabilitação costumam resolver a dor da maioria dos pacientes. Nos casos refratários, patologias intra-articulares e aprisionamento neurológico, fica indicado o tratamento cirurgico.[6]

REFERÊNCIAS BIBLIOGRÁFICAS

1. Calmbach WL, Gomez J. Injuries about the elbow. In: Sallis RE, Massimo F. (Eds.). *Essentials of sports medicine*. St Louis: Mosby, 1997. p. 313-24.
2. Vennix MJ, Werscht JJ. Entrapment neuropathies about the elbow. *J Back Musculoskel Rehabil* 1994;4:31-43.
3. Tung GA, Brody JM. Contemporary imaging of athletic injuries. *Clin Sports Med* 1997;16:393-417.
4. Schmidt C, Brown BT, Sawardeker PJ et al. Factors affecting supination strengh after distal bíceps rupture. *J Shoulder Elbow Surg* 2014;23:68-75.
5. Sellards R, Kuebrich C. The elbow: diagnosis and treatment of common injuries. *Prim Care Clin Office Pract* 2005;32:1-16.
6. Chumbley E, O'Connor F, Nirschl R. Evaluation of overuse elbow injuries. *Am Fam Physician* 2000;61:691-702.
7. Plancher K, Peterson R, Steichen J. Compressive neuropathies and tendinopathies in the athletic elbow and wrist. *Clin Sports Med* 1996;15:331-71.
8. O'Connor FG, Wilder RP, Sobel JR. Overuse injuries of the elbow. *J Back Musculoskel Rehabil* 1994;4:17-30.
9. Van Riet RP, Morrey BF, Ho E et al. Surgical treatment of distal triceps ruptures. *J Bone Joint Surg* 2003;35A:1961-67.
10. Moskal MJ, Savoie FH, Field FD. Arthroscopic treatment of posterior elbow impingemet. *Instr Course Lect* 1999;48:399-404.
11. Stanley K. Stress fractures. In: Mellion MD, Walsh WM, Shelton GL. (Eds.). *The team phisycian's handbook*. 2nd ed Philadelphia: Hanley e Belfus, 1997. p. 593-604.
12. Magee DJ. *Orthopaedic physical assessment*. 3rd ed. Philadelphia: Saunders, 1997. p. 247-74.
13. Pomerance J. Radiographic analysis of lateral epicondylitis. *J Should Elbow Surg* 2002;11:156-57.
14. Morrey BF, Regan WD. Entrapment neropathies about the elbow. In: Drez D, Delee JC. (Eds.). *Orthopaedic sports medicine*. Philadelphia Saunders, 2003. p. 1323-35.
15. Green DP, Strickland JW. Hand and wrist; section B, the hand. In: DeLee JC, Drez Jr D. (Eds.). *Orthopaedic sports medicine: principles and practice*. Philadelphia: Saunders, 1994. p. 945-1017.
16. O'Connor FG, Ollivierre CO, Nirschl RP. Elbow and forearm injuries. In: Lillegard WA, Butcher JD, Rucker KS. (Eds.). *Handbook of sports medicine: a symptom-oriented approach*. 2nd ed. Boston: Butterworth-Heinemann, 1999. p. 141-57.
17. Timmerman L, Andrews J. Preoperative evaluation of the ulnar collateral ligament by magnetic resonance imaging and computed tomography arthrography. *Am J Sports Med* 1994;22:26-31.
18. Hyman J, Breazeale N, Altcheck D. Valgus instability of the elbow in athletes. *Clin Sports Med* 2001;20(1):25-45.
19. Grana W. Medial epicondylitis and cubital tunnel syndrome in the throwing athlete. *Clin Sports Med* 2001;20(3):791-92.

FRATURAS DO ÚMERO DISTAL

Guilherme Boni ■ Fernando Baldy dos Reis ■ Luiz Fernando Cocco

■ INTRODUÇÃO

As fraturas do úmero distal continuam sendo um desafio para seu tratamento, devido à sua complexidade. Essas fraturas correspondem a 2% de todas as fraturas, e sua incidência vem aumentando nos últimos anos. Essas lesões apresentam uma distribuição bimodal com um primeiro pico de incidência entre 12 e 19 anos, causadas normalmente por traumas de alta energia, como, por exemplo, acidentes automobilísticos, e o segundo em indivíduos com 80 anos ou mais, tendo como causa em mais de 60% dos casos, queda da própria altura, associada, às vezes, à osteoporose.

As fraturas da região distal do úmero são divididas em três categorias: a) fraturas extra-articulares, que costumam apresentar melhor prognóstico, b) fraturas articulares parciais, c) fraturas articulares totais que apresentam uma complexidade maior e, portanto, um tratamento mais difícil, podendo evoluir com resultados insatisfatórios.

O tratamento dessas fraturas deve buscar como resultado final um cotovelo sem dor e com boa mobilidade, e para isso deve ser realizado um planejamento cirúrgico, para que durante o procedimento a superfície articular seja reconstruída de forma anatômica com uma fixação estável, de forma que o membro possa ser mobilizado precocemente.

As complicações desse tipo de fratura variam desde de dor e incapacidade funcional, até deformidade e rigidez articular.

■ ANATOMIA

A extremidade distal do úmero consiste no côndilo e nos epicôndilos medial e lateral. O epicôndilo medial dá origem aos músculos flexores do antebraço, e o nervo ulnar encontra-se logo atrás do epicôndilo, no sulco do nervo ulnar. O epicôndilo lateral dá origem aos músculos extensores do antebraço, supinador e ancôneo. O côndilo é composto pela tróclea, o capítulo, e as fossas do olécrano, do coronoide e radial.

Conforme a diáfise vai se aproximando da região distal do úmero, ela se divide em duas colunas, uma medial e uma lateral, apresentando cada uma delas uma divergência de 45° e 20° em relação à diáfise umeral, respectivamente.

A coluna lateral na sua porção mais distal se encurva para face anterior, criando desse modo um ângulo com o eixo da diáfise de aproximadamente 40° no plano sagital; já no plano sagital notamos que a tróclea se estende em espiral da face anterior para posterior, sua borda medial é mais proeminente que a lateral, resultando num alinhamento em valgo do cotovelo de 4 a 8 que, ao incluir a ulna, o cotovelo passa a apresentar uma angulação em valgo de cerca de 10 a 17 em extensão, chamado ângulo de carregamento (Fig. 1A).

O úmero distal conta também com diversas estruturas de tecidos moles, como o complexo do ligamento colateral lateral (LCL), importante para estabilidade em varo e rotatória posterolateral, que consiste no ligamento anular, ligamento colateral radial e ligamento colateral ulnar lateral. É o ligamento colateral medial (LCM), formado pelo feixe posterior, anterior e ligamento transverso (Fig. 1B e C).

O nervo radial tem seu trajeto passando de posterior para lateral, ingressando no septo intermuscular a cerca de 20 cm do epicôndilo medial, avançando entre as artérias braquiorradial e braquial, onde se divide em interósseo posterior e anterior (NIP e NIA) (Fig. 2).

O nervo ulnar passa pela região posterior do cotovelo no seu próprio sulco, atrás do epicôndilo medial, continuando seu trajeto distalmente entre as cabeças do músculo flexor ulnar do carpo (Fig. 2).

■ ANAMNESE E EXAME FISICO

A anamnese é um instrumento importante, pois pode revelar não só mecanismo de trauma, mas também a energia do trauma. Em pacientes com trauma de alta energia, devemos ficar atentos a fraturas associadas e lesões sistêmicas, e em pacientes idosos com trauma de baixa energia devemos nos atentar aos fatores que levaram o paciente ao mecanismo de trauma.

Uma boa anamnese pode, ainda, nos adiantar quanto e o que esperar dos danos teciduais; podemos também identificar o perfil do paciente, já que isso será de extrema importância no pós-operatório, além de nos direcionar quanto ao tipo de tratamento pois, por exemplo, em pacientes usuários de droga e portadores de demências podemos optar por um tratamento não cirúrgico.

Em pacientes com fratura de úmero distal, deve ser realizado um exame físico completo, incluindo a avaliação da fratura e lesões associadas, dos tecidos moles e das estruturas neurovasculares.

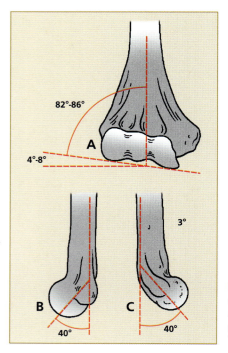

Figura 1. (**A-C**) Anatomia óssea da região distal do úmero. Fraturas em adultos de Rockwood & Green, 7. ed.

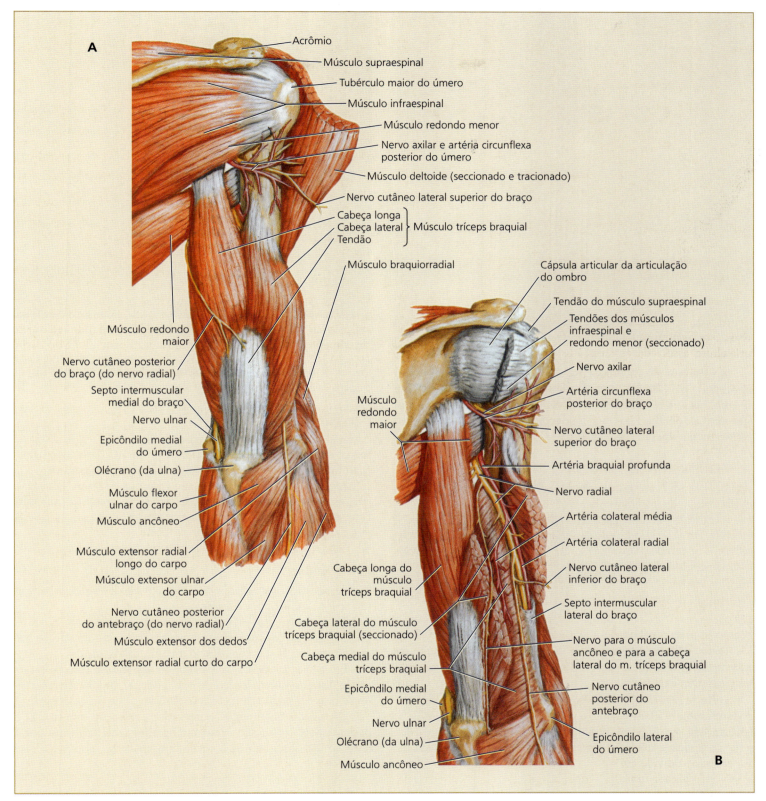

Figura 2. Anatomia neurovascular do braço. Atlas de anatomia ortopédica, Netter, 2. ed., 2010.

Um exame neurovascular cuidadoso pré e pós-operatório deve ser realizado e documentado, supostas lesões vasculares podem ser testadas com avaliação dos pulsos distais e sua comparação ao lado contralateral. As estruturas nervosas, como nervos mediano, ulnar e radial, devem ser avaliadas por testes motores e sensitivos, lembrando que a dor é um fator que pode prejudicar a avaliação da parte motora.

Algumas dessas fraturas são expostas, o que leva a um tratamento com base em um protocolo com retirada de contaminação grosseira, curativo estéril embebido em soro fisiológico, antibiótico, antitetânica, imobilização do membro, limpeza e desbridamento imediatos.

■ EXAMES DE IMAGEM

Como em todas as contusões de qualquer segmento do corpo humano, devem ser realizadas radiografias da articulação a ser avaliada e das articulações adjacentes tanto proximal quanto distal, nas incidências anteroposterior e em perfil.

As radiografias devem ter boa qualidade para um planejamento cirúrgico adequado. Porém, a dor pode ser um obstáculo para um bom posicionamento do membro; portanto, se possível devemos sedar o paciente e realizar as radiografias com tração aplicada ao membro, principalmente nas fraturas com traços complexos (Fig. 3).

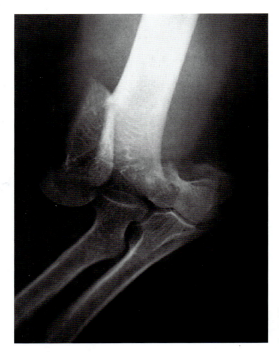

Figura 3. Radiografia do cotovelo AP.

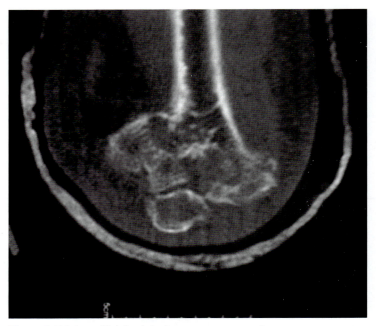

Figura 4. TC da região distal do úmero, corte coronal.

A tomografia computadorizada (TC) é um instrumento muito importante para avaliação das fraturas articulares, principalmente se combinada à técnica de reconstrução tridimensional, com um alto nível de detalhes do traço ajudando muito o cirurgião no seu planejamento operatório (Fig. 4).

■ MECANISMO DE TRAUMA

Poder ser causada por trauma de baixa energia, sendo que a maioria dessas resulta queda em mulheres idosas com a mão estendida, em que o cotovelo é submetido a uma sobrecarga axial. Pode também ter como causa um trauma de alta energia, como acidentes automobilísticos ou também durante a prática esportiva, sendo essas mais comuns em indivíduos mais jovens.

Avaliação clínica

Em pacientes vítimas de trauma de alta energia, deve ser realizado o protocolo preconizado pelo ATLS.

O paciente apresenta quadro álgico com edema e equimose que variam com grau de energia do trauma, podendo estar presentes crepitação e mobilização.

Deve-se realizar um cuidadoso exame neurovascular, avaliando tanto a motricidade, quanto a sensibilidade das regiões e músculos inervados pelos nervos radial, mediano e ulnar, sendo que a dor pode prejudicar o exame. A artéria braquial pode ser lesionada em alguns casos por fragmentos ósseos, e a perfusão e pulsos distais podem estar comprometidos.

Classificação

A classificação mais difundida para as fraturas da região distal do úmero é a classificação alfanumérica do grupo AO (Arbeitsgemeinschaft fur Osteosynthesefragen), sendo o úmero distal o número 13.

As fraturas extra-articulares são classificadas como A, as articulares parciais como B, e as articulares totais como C, cada qual com suas subdivisões, como podemos ver na Figura 5.

■ TRATAMENTO

Conservador

O tratamento conservador pode ser apropriado para alguns pacientes e para alguns tipos de fraturas.

As fraturas extra-articulares com um alinhamento aceitável podem ser tratadas conservadoramente do mesmo modo que fraturas intra-articulares com desvio menor que 1-2 mm.

Em pacientes idosos com osteoporose e fratura cominutiva da região distal do úmero, a reconstrução pode ser impossível; optamos nesse caso por realizar uma técnica descrita como saco de ossos.

Quando o tratamento conservador é a opção de escolha, o paciente deve ser seguido com radiografias semanais, para que a redução seja observada de maneira criteriosa.

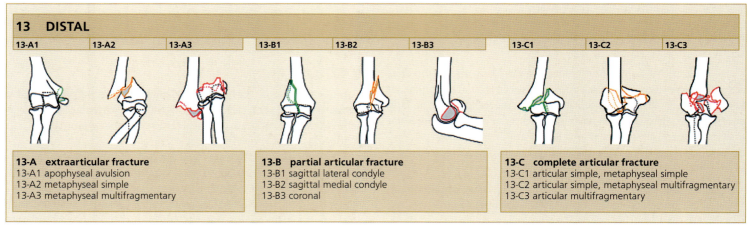

Figura 5. Classificação AO. Princípios AO do tratamento de fraturas, 2. ed., 2009.

Desse modo conseguimos garantir que a fratura não sofreu nenhum desvio, ou se houve algum desvio, o paciente já é imediatamente conduzido ao tratamento cirúrgico ou uma nova tentativa de redução.

Cirúrgico

O tratamento cirúrgico das fraturas de úmero distal tem como objetivo a fixação estável a fim de garantir uma mobilidade precoce do cotovelo, para que o paciente volte rapidamente para suas atividades diárias.

É importante ressaltar que fraturas da região distal do úmero principalmente em jovens, são causadas por traumas de alta energia, e, portanto a lesão aos tecidos moles pode ser grande o que ira influir no planejamento operatório.

Para realizar o planejamento operatório o cirurgião deve avaliar o tipo da fratura, sua extensão, se há comprometimento articular e o dano aos tecidos moles. Para que desse modo possa escolher de forma correta, o tipo, comprimento e número de placas que serão utilizadas, já que esse é o implante de escolha para essas fraturas.

Abordagens

As fraturas do úmero distal são abordadas por via posterior com paciente em decúbito ventral ou lateral com auxílio de um coxim.

Dependendo do traço de fratura essa abordagem posterior pode ser feita preservando o tríceps realizando janelas móveis (lateral e medial); ou seccionando as fibras do tríceps longitudinalmente. Essas abordagens sempre que possível devem ser realizadas, pois minimiza o trauma aos tecidos moles e ósseos, e deve ser a de escolha em fraturas extra-articulares ou intra-articulares simples com pouco desvio, pois a exposição à articulação é limitada (Fig. 6).

Em fraturas mais complexas em que há cominuição intra-articular, a visualização da articulação deve ser ampla e para isso devemos utilizar e técnica de osteotomia do olécrano, rebatendo o tríceps, e após a redução e fixação da fratura do úmero distal, fixamos o olécrano, utilizando o método de banda de tensão, parafuso intramedular ou placa.

Redução e fixação

A redução das fraturas da região distal do úmero deve ser realizada após dissecção e isolamento do nervo ulnar e/ou radial, para que ambos permaneçam íntegros após a fixação. Com uma redução satisfatória dos fragmentos, o que na articulação necessita ser anatômica, o cirurgião pode usar diversas técnicas para manter essa redução, utilizando, por exemplo, fios de Kirschner, ou com a própria placa a ser utilizada. Como já dito quanto ao número de placas, seu tamanho e sua disposição, devemos avaliar o tipo, a extensão e a localização da fratura.

Pode ser utilizada apenas uma placa nos casos de fratura do côndilo lateral ou medial, ou até em fraturas com traço simples.

Em fraturas complexas, o uso de duas placas, uma na coluna lateral e uma na coluna radial, gera mais estabilidade. Essas placas podem ser dispostas de forma paralela ou ortogonal, dependendo do traço de fratura e de sua extensão intra-articular.

Fraturas intra-articulares em que há cominuição da coluna lateral, utilizamos placas paralelas para maior estabilidade das colunas, já as fraturas em que a coluna lateral não esta cominuta, utilizamos placas ortogonais, ou seja, uma na coluna medial e outra na posterolateral, lembrando que em pacientes idosos ou quando o fragmento distal é pequeno devemos utilizar o sistema de placas bloqueadas para maior estabilidade.

O método de fixação com dupla placa vem sendo cada vez mais utilizado, principalmente nas fraturas complexas, porem devemos lembrar sempre que quando utilizado, o tamanho das placas deve ser diferente para que não haja fadiga do material e estresse na região onde as placas terminam.

Um dos objetivos do tratamento cirúrgico com redução aberta e fixação interna é a mobilização precoce da articulação do cotovelo, e para que isso ocorra de forma correta, colocamos uma imobilização no pós-operatório inicial para controle de edema e dor, e logo na primeira semana iniciamos mobilização ativa do membro. O paciente deve ser acompanhado semanalmente com radiografias, para que volte as atividades diárias (Fig. 7).

Complicações

Com técnicas mais recentes, o tratamento cirúrgico vem ganhando cada vez mais espaço no tratamento das fraturas de úmero distal, mas a recuperação do paciente pode ser difícil, pois é comum observarmos algumas complicações como perda da mobilidade, o paciente evolui com diminuição do arco de movimento do cotovelo, já que o cotovelo é uma articulação que cursa com rigidez quando imobilizada por períodos prolongados.

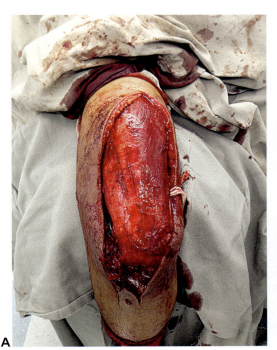
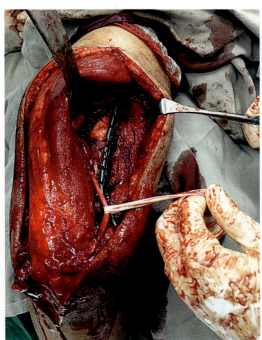

Figura 6. (**A**) Abordagem do úmero por via posterior. (**B**) Dissecção e isolamento do nervo radial.

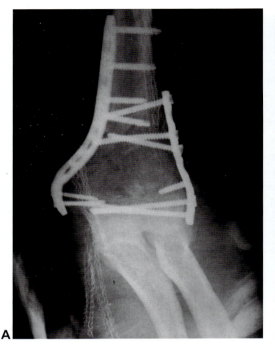
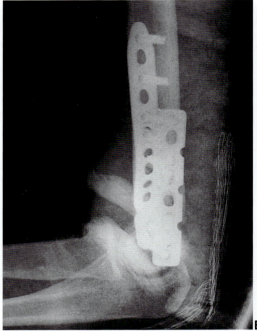
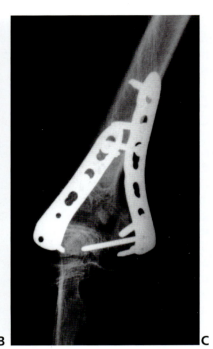

Figura 7. (**A-C**) Pós-operatório de osteossíntese de úmero distal.

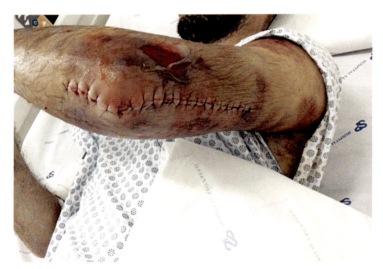

Figura 8. Complicação pós-operatória de osteossíntese de úmero distal, flictemas, edema, equimose.

A falha da fixação é outro desafio que podemos encontrar, já que a região distal do úmero tem uma anatomia peculiar, por isso é muito importante o planejamento cirúrgico para a melhor avaliação do tipo e da quantidade de material a ser utilizado.

Infecção é o que qualquer cirurgião não deseja ter como complicação pós-operatória; por isso, desde as condições de pele, ato operatório até medicações e cuidados pós-operatórios devem ser avaliados e realizados com cuidado (Fig. 8).

O planejamento operatório é algo muito importante como já observamos. Sem este, não existe apenas a falha de material e a infecção como podemos observar, mas pode haver também a pseudoartrose, que é um grande desafio para qualquer cirurgião.

Essa complicação exige que tanto a falha ou a falta de consolidação quanto a restauração do alinhamento e/ou da anatomia sejam resolvidas (Fig. 9).

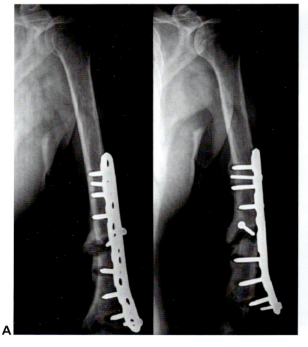
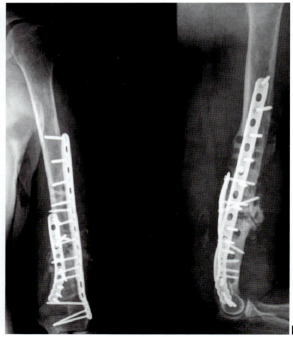

Figura 9. (**A**) Pseudoartrose após 9 meses de osteossíntese de úmero distal. (**B**) Revisão de osteossíntese de úmero distal por pseudoartrose.

BIBLIOGRAFIA

Bucholz RW, Heckman JD, Court-Brown CM et al. Proximal humerus fractures. *Rockwood and Green's Fractures in Adults.* 7th ed. Philadelphia: Lippincott, Williams &Wilkins, 2010.

Hoppenfeld SP. *Surgical exposures in orthopaedics: the anatomic approach.* Philadelphia: Lipponcott, Williams Wilkins, 2009.

Leiberman JR. *AAOS Comprehensive Orthopaedic Review.* Rosemont IL: Published by American Academy of Orthopaedic Surgeons, 2009.

Marsh JL, Slongo TF, Agel J et al. Fracture and dislocation classification compendium: orthopaedic trauma association classification, database and outcomes committee. *J Orthop Trauma* 2007;21(Suppl 10): S1-133.

Miller MD, Thompson SR, Hart J. *Review of orthopaedics.* 6th ed. Philadelphia: Elsevier, 2012.

Regel G, Weinberg AM, Seekamp A et al. Complex trauma of the elbow. *Orthopade* 1997;26(12):1020-29.

Reising K, Hauschild O, Strohm PC et al. Stabilisation of articular fractures of the distal humerus: early experience with a novel perpendicular plate system. *Injury* 2009;40:611-17.

Ruedi TP, Buckley RE, Moran CG. Humerus, proximal. *AO principles of fracture management. Specific fractures.* New York: Thieme Verlag, 2007, vol. 2.

Rueger JM, Janssen A, Barvencik F et al. Fractures of the distal humerus. *Unfallchirurg* 2005;108(1):49-57, quiz 58.

SEÇÃO IV

REABILITAÇÃO NAS LESÕES TRAUMÁTICAS DO COTOVELO

Gisele Barbosa

O cotovelo é predisposto à perda de amplitude de movimento (ADM). Lesões traumáticas e fraturas na articulação do cotovelo geralmente causam grande limitação funcional graças à perda de extensão total. A contratura em flexão é mais comum que em extensão.[4,8]

A contratura do cotovelo é definida pela redução da ADM de extensão maior que 30° e/ou flexão menor que 120°.[15]

A estabilidade da articulação do cotovelo vem da superfície articular altamente congruente, cápsulas anterior e posterior e dos ligamentos colaterais. Qualquer mudança na superfície articular pode causar impacto e restringir o movimento[4].

A etiologia da contratura do cotovelo pode ser multifatorial e incluir artrose, ossificação heterotópica, má união óssea, mau alinhamento articular e contratura dos tecidos moles intra-articulares e em torno da articulação do cotovelo.[7]

Após uma lesão, a cápsula articular pode espessar de 3 a 4 mm. A irritação química que o sangue na articulação provoca uma resposta biológica que, junto à cocontração do músculo braquial, leva à dor e contratura capsular mais comum no compartimento anterior.[4] Cohen et al.[3] avaliaram a cápsula articular de cotovelos contraturados pós-trauma e notaram a presença de colágeno desorganizado, infiltração fibroblástica e envolvimento de citocinas.

Myden et al.[11] citam que, após trauma no cotovelo, a ADM pode ser recuperada em até um ano após a lesão, mas cerca de 12 a 15% dos cotovelos contraturados requerem cirurgia.

A reabilitação precoce pode ser a diferença entre recuperar a função do membro e perder a função permanentemente.[6] Muitos autores concordam que a imobilização prolongada pode levar à contratura capsular, e que a mobilização precoce pode reduzir a contratura do cotovelo.[7]

A reabilitação pós-fratura do cotovelo pode iniciar nos primeiros dias após lesão e continuar nas fases de cicatrização e remodelamento ósseo. A fase de cicatrização aguda é definida como o estágio de não união, geralmente entre 0 a 6 semanas após a lesão ou até que a união ocorra. A fase de reabilitação funcional é definida como o estágio em que a cicatrização óssea está confirmada por radiografia, geralmente entre 6 e 12 semanas após a lesão.[8]

O objetivo inicial da reabilitação é redução da dor, aumento da amplitude de movimento, fortalecimento muscular e reintegrar sua função na cadeia cinética.[5]

O programa de reabilitação das contraturas do cotovelo deve estar focado no aumento a extensibilidade dos tecidos com alongamento plástico. O ganho de ADM deve ser feito após o aquecimento já que o calor pode aumentar o fluxo sanguíneo e a extensibilidade tecidual e diminuir a rigidez articular, dor e espasmo muscular. O calor superficial pode ser aplicado no cotovelo. O ultrassom pode aquecer os tecidos até 3 cm de profundidade.[4]

O alongamento plástico do tecido ocorre quando uma tensão leve e de longa duração é aplicada. O paciente pode sentir desconforto decorrente do alongamento, mas não pode sentir dor. O alongamento passivo deve ter duração de 10 a 12 minutos.[16] O paciente posicionado em supino, com um rolo de toalha embaixo do úmero, recebe leve resistência feita por uma faixa elástica colocada no punho do paciente e presa por um peso no chão (Fig. 1). O antebraço em posição neutra proporciona maior conforto ao paciente. Na nossa experiência, esse posicionamento é chave para o ganho de extensão.

Técnicas de mobilização dos tecidos moles e liberação miofascial podem ser aplicadas na pele, fáscia, músculos e tendões para aumentar a flexibilidade dos tecidos. A mobilização articular pode contribuir para o aumento da ADM.[4,16]

Técnicas de contração-relaxamento (facilitação neuromuscular proprioceptiva ou PNF) podem ser efetivas para aumentar a ADM do cotovelo. Essa técnica envolve máxima contração do antagonista seguido por um período de relaxamento voluntário.[4]

O ganho de ADM deve ser feito também de forma ativa, recrutando agonistas, reeducando a musculatura e reforçando o controle neuromotor. A extensão do cotovelo deve ser mais estimulada pela dificuldade de se obter esse movimento. Deve-se tomar cuidado para isolar o movimento do cotovelo, evitando-se compensações do ombro.[4]

A mobilização com movimento é uma técnica do conceito Mulligan de mobilização, muito utilizada para reduzir a dor, aumentar a função e ganhar movimento articular.[12]

Uma vez que o cotovelo esteja contraturado, pode-se usar uma órtese para auxiliar o ganho de movimento. Para isso é necessário reconhecer a causa do déficit de movimento: intrínsecas, extrínsecas ou combinada. As órteses não são indicadas quando a limitação do movimento se dá por causas intrínsecas (intra-articulares).[4]

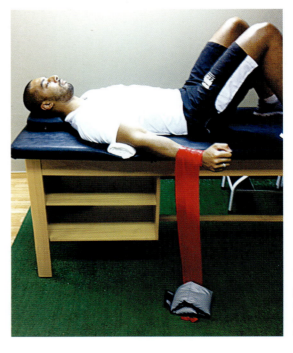

Figura 1. Ganho de extensão do cotovelo.

Órteses corretivas são desenhadas para aplicar pequena força por tempo prolongado para produzir alongamento plástico do tecido contraturado na fase de proliferação fibroblástica e remodelamento.[4]

Na fase inicial de reabilitação, devem ser incluídos exercícios para a prevenção da atrofia muscular. De acordo com o tipo de lesão, exercícios submáximos isométricos são utilizados para os músculos flexores, extensores, pronadores e supinadores do cotovelo. Exercícios isométricos para a musculatura do ombro também devem ser feitos.[16]

A estabilização proximal deve ser incluída no protocolo de reabilitação. O equilíbrio muscular do manguito rotador e a estabilização escapular são conceitos importantes também na reabilitação da extremidade distal.[5]

Murdoch et al.[10] descreveram que a fraqueza dos músculos em torno da fratura pode persistir muito tempo após a cicatrização tenha ocorrido. Não há consenso na literatura sobre o momento ideal para iniciar os exercícios de fortalecimento após a fratura.[8]

O tipo, severidade e tempo de cicatrização são fatores que devem ser considerados para que o fortalecimento seja iniciado. A estabilidade da fratura nunca deve ser comprometida com esse tipo de exercício. O fortalecimento pode ser iniciado para a musculatura da mão, seguidos por isométricos para o cotovelo e antebraço, respeitando o sintoma de dor. Nas fraturas mais complexas, iniciar o fortalecimento após 8 a 12 semanas pós-lesão.[8]

O tríceps pode ser isolado na posição supino com ombro fletido em 90° e o cotovelo voltado para cima. O paciente estende o cotovelo contra a gravidade, por contração concêntrica do tríceps, provocando inibição recíproca do bíceps. O paciente, então, flete o cotovelo com ação excêntrica do tríceps[4] (Fig. 2).

Exercícios em cadeia cinética aberta e fechada e que envolvam descarga de peso devem ser considerados para o adequado retorno às atividades de vida diária, bem como ao esporte.[4,5]

Ayhan et al.[1] demonstraram em seu estudo que exercícios de estabilização do CORE devem ser incluídos no programa de reabilitação de lesões traumáticas de cotovelo e punho por reduzir movimentos compensatórios e levar a melhores resultados funcionais. A estabilização proximal otimiza a cadeia de movimentos e, assim, melhora a *performance* distal.

O controle neuromuscular deve ser restabelecido com exercícios que aumentam a habilidade e controle muscular da articulação do cotovelo, principalmente nas atividades esportivas.[16] Exercícios pliométricos podem ser feitos com *medicine ball*, iniciando-os com as duas mãos progredindo para uma das mãos.[5] O lançamento da bola pode ser feito com ênfase na musculatura do ombro, como em 90/90° de flexão e abdução, e também com ênfase para a musculatura do antebraço (Fig. 3).

O grande desafio nos atletas é determinar quando pode ser feito o retorno ao esporte sem causar lesão recorrente. Na literatura não há consenso de uma data específica,[2] entretanto Protzman[13] reportou sua experiência com luxação do cotovelo em pacientes envolvidos em atividades atléticas. O resultado do tratamento foi avaliado com relação à duração da imobilização. Independente do período de imobilização, todos os pacientes recuperaram completa ADM de flexão, pronação e supinação.[9] Os pacientes imobilizados menos que 5 dias recuperaram ADM de extensão e retornaram às atividades esportivas após 6 semanas. Com esses resultados, os autores concluíram que grande período de imobilização leva à grande perda de extensão e grande período de afastamento das atividades.

Para o retorno ao esporte, o atleta deve apresentar ADM completa, ausência de dor e sensibilidade e pequeno déficit de força muscular. Teste isocinético mostra que em arremessadores, o membro dominante apresenta a musculatura flexora do cotovelo de 10 a 20% mais forte e extensores de 5 a 15% mais fortes que o braço não dominante.[14]

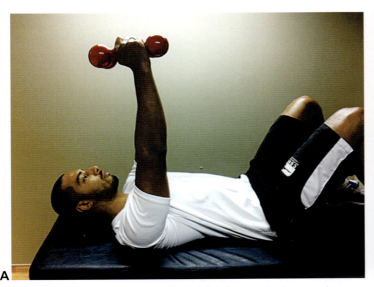 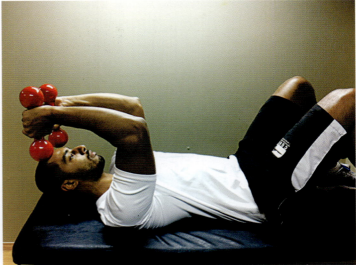

Figura 2. Fortalecimento de tríceps braquial. (**A**) Extensão do cotovelo com contração concêntrica do tríceps e (**B**) flexão do cotovelo com ação excêntrica do tríceps.

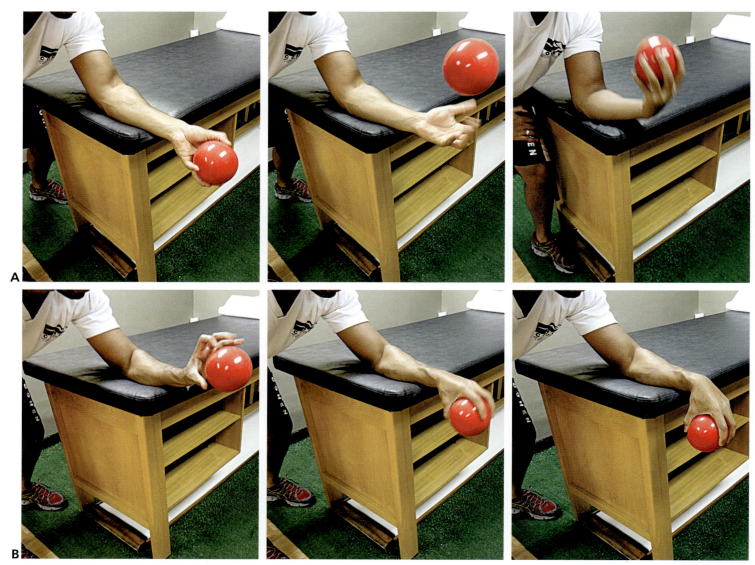

Figura 3. Treino pliométrico para (**A**) flexores do punho e (**B**) extensores do punho.

■ REFERÊNCIAS BIBLIOGRÁFICAS

1. Ayhan C, Unal E, Yakut Y. Core stabilization reduces compensatory movement patterns in patients with injury to the arm: a randomized controlled trial. *Clin Rehabilitat* 2014;28(1):36-47.
2. Parsons BO, Ramsey ML. Acute elbow dislocations in athletes. *Clin Sports Med* 2010;29:599-609.
3. Cohen MS, Schimmel DR, Masuda K et al. Structural and biochemical evaluation of the elbow capsule after trauma. *J Shoulder Elbow Surg* 2007;16(4):484-90.
4. Davila AS, Johnston-Jones K. Managing the stiff elbow: operative, nonoperative, and postoperative techniques. *J Hand Ther* 2006 Apr.-June;19(2):268-81.
5. Ellenbecker TS, Reinold M, Nelson CO. Clinical concepts for treatment of the elbow in the adolescent overhead athlete. *Clin Sports Med* 2012 Oct.; 29(4):705-24.
6. Evans PJ, Nandi S, Maschke S et al. Prevention and treatment of elbow stiffness. *J Hand Surg* 2009 Apr.;34A:769-78.
7. Lindenhovius ALC, Jupiter JB. The posttraumatic stiff elbow: a review of the literature. *J Hand Surg* 2007 Dec.; 32A(10):1605-2.
8. MacDermid JC, Vicent JL, Kieffer L et al. A survey of practice patterns for rehabilitation post elbow fracture. *Open Ortop J* 2012;6:429-39.
9. Mehlhoff TL, Noble PC, Bennett JB et al. Simple dislocation of the elbow in the adult. Results after closed treatment. *J Bone Joint Surg* 1988;70(2):244-49.
10. Murdoch A, Taylor N, Dodd K. Physical therapist should consider strength training as part of fracture rehabilitation. *Phys Ther Rev* 2004;9(1):51-59.
11. Myden C, Hildebrand K. Elbow joint contracture after traumatic injury. *J Shoulder Elbow Surg* 2011;20:39-44.
12. Naik VC, Chitra J, Khatri S. Effectiveness of maitland versus mulligan mobilization technique following post surgical management of colles fracture –RTC. *Ind J Physiother Occup Ther* 2007;1(4):14-18.
13. Protzman RR. Dislocation of the elbow joint. *J Bone Joint Surg* 1978;60(4):539-41.
14. Reinold MM, Wilk KE, Reed J et al. Internal sport programs: guidelines for baseball, tennis, and golf. *J Orthop Sports Phys Ther* 2002;32:293-98.
15. Sojbjerg JO. The stiff elbow. *Acta Orthop Scand* 1996 Dec.;67(6):626-31.
16. Wilk KE, Reinold MM, Andrews JR. Rehabilitation of the thrower's elbow. *Sports Med Arthrosc Rev* 2003;11:79-95.

SEÇÃO V

LUXAÇÕES E LESÕES LIGAMENTARES DO COTOVELO

Bernardo Barcellos Terra ■ Carina Cohen

■ INTRODUÇÃO

As lesões ligamentares do cotovelo não são lesões frequentes, mas as luxações correspondem a praticamente 28% de todas as lesões do cotovelo. O cotovelo é a segunda articulação do corpo humano que mais sofre luxações, com incidência anual que pode atingir 6,1 por 100.000 habitantes em algumas séries. As luxações normalmente são resultantes de traumas de alta energia, e certa limitação de movimento residual é comum. As luxações recidivantes são incomuns, no entanto as posteriores são as mais comuns. Linscheid et al., em uma série de 110 luxações, tiveram apenas dois casos de reincidência. Instabilidades posterolaterais ou mediais são as mais comuns e, quando sintomáticas, necessitam de tratamento cirúrgico, principalmente em atletas.

As lesões no cotovelo do atleta estão tornando-se mais frequentes com o aumento da prática de atividades esportivas que envolvem o movimento de arremesso e esportes com raquete. Apesar de as lesões agudas ocorrerem, as lesões mais comuns são resultado da sobrecarga mecânica, tanto intrínseca quanto extrínseca, resultando em microrrupturas repetidas dos tendões ou ligamentos. As rupturas tendíneas sobre o cotovelo e as luxações são mais raras, mas podem ocorrer durante as quedas em esportes, como futebol e basquete.

O avanço na compreensão da biomecânica do cotovelo tem possibilitado um valioso auxílio no diagnóstico e tratamento das lesões nessa articulação. A biomecânica do cotovelo tem sido especialmente bem estudada em atletas de arremesso, principalmente nos arremessadores do beisebol, que realizam movimentos sobre a cabeça, semelhantes aos realizados em outros esportes, como o voleibol, certos movimentos do tênis e da natação. Portanto, alguns princípios biomecânicos do movimento de arremesso serão aplicados na fisiopatologia das lesões no cotovelo em outros esportes.

Embora a estrutura óssea do cotovelo seja inerentemente estável, as estruturas capsuloligamentares compostas pelo complexo ligamentar lateral (LCL), o complexo ligamentar medial (LCM) e a cápsula anterior têm papel fundamental na função articular (Figs. 1 a 3).

■ ANATOMIA

O complexo ligamentar lateral é composto por quatro ligamentos (colateral radial, colateral lateral ulnar, anular e acessório). O ligamento colateral lateral origina-se no epicôndilo lateral e se insere no ligamento anular. Uma banda separada do complexo ligamentar lateral, o ligamento colateral lateral ulnar, se insere na crista supinatória da ulna. Morrey descreveu esta banda como a principal estabilizadora lateral, tanto com o cotovelo em flexão, quanto em extensão. Uma lesão do complexo ligamentar lateral resulta na instabilidade posterolateral rotatória em valgo, como demonstrada por

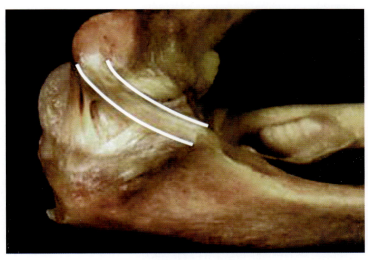

Figura 1. Complexo ligamentar colateral medial (LCM). Em destaque, em branco, a banda anterior do LCM.

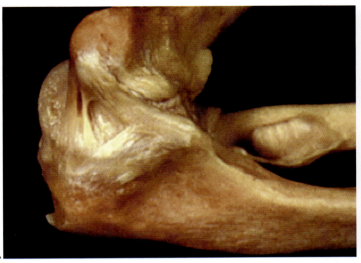

Figura 2. (**A** e **B**) Complexo ligamentar medial e lateral (LCM e LCL).

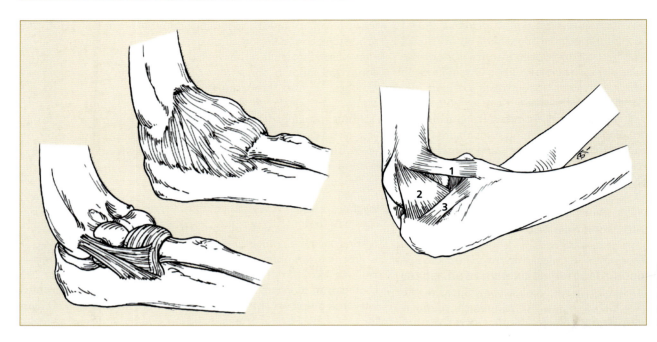

Figura 3. Desenho mostrando as estruturas capsulares e ligamentares medial e lateral.

O'Driscoll, Bell e Morrey. O complexo ligamentar lateral é responsável apenas por 15% da estabilidade em varo do cotovelo, sendo a estabilidade óssea e a cápsula anterior os principais estabilizadores.

O ligamento colateral medial do cotovelo é um ligamento bem desenvolvido. Tullos *et al.* o dividiram em três porções (anterior, posterior e transversa). Em contraste com o ligamento colateral lateral, o complexo medial desempenha um importante papel na estabilidade em valgo. Em extensão, tanto a cápsula anterior, a anatomia óssea e o complexo ligamentar medial desempenham papéis de estabilidade semelhantes, ao passo que em 90 graus de flexão o ligamento estabiliza em até 55% contra o estresse em valgo. A porção mais importante é a banda anterior, que está tensa em extensão e relaxada em flexão.

■ FISIOPATOLOGIA

A causa da instabilidade do cotovelo é basicamente em decorrência de dois fatores: uma fossa troclear dismórfica e/ou uma incompetência dos ligamentos colaterais. Pode ser congênita ou traumática. Se congênita, a tróclea é bem rasa ou com anomalias em seu contorno. Se traumática, a instabilidade é em decorrência de fraturas ou lesões ligamentares. Se associada a fraturas as luxações são ditas complexas, se apenas houver lesão ligamentar são ditas simples. A tríade terrível é definida como uma lesão complexa, envolvendo lesão ligamentar lateral, fratura do processo coronoide e da cabeça do rádio.

Apesar de as instabilidades serem raras no cotovelo, as instabilidades mediais foram bem descritas por Jobe, Andrews, Tullos e Morrey. A instabilidade pode resultar de lesões microtraumáticas ao ligamento colateral ulnar em atletas de arremesso e podem causar dor e sintomas do nervo ulnar. Lesões traumáticas agudas do ligamento ulnar com ou sem lesão da massa flexopronadora podem ocorrer com o arremesso, quando o ligamento já estiver previamente lesionado. Lesões por sobrecarga podem ocorrer em um ligamento normal, quando submetido a uma sobrecarga intensa durante o arremesso de um dardo ou decorrente de um estresse em valgo, quando ocorre durante uma queda no futebol. A região posterolateral do cotovelo, cápsula lateral, ligamento colateral lateral ulnar, ligamento colateral radial podem ser lesionados quando submetidos a uma sobrecarga em hiperextensão e rotação externa ou estresse em varo.

A instabilidade subclínica é mais comum do que a luxação recorrente. A instabilidade medial pode ser resultado do estresse repetido em valgo durante a fase de aceleração do arremesso. Cargas repetidas em valgo e em extensão produzem alterações no cotovelo, como condromalacia do olécrano e da articulação radiocapitelar, osteófitos no olécrano e sintomas do nervo ulnar.

■ LESÕES ESPECÍFICAS

As lesões específicas do cotovelo e sua relação com o esporte envolvido são listadas no Quadro 1.

■ MECANISMO DE LESÃO

Segundo O'Driscoll e Morrey, a maior parte das luxações do cotovelo ocorre após queda com a mão em extensão através da combinação de força axial aplicada em valgo e supinação que é transmitida ao cotovelo (Figs. 4 e 5).

Essa combinação de forças produz a ruptura sequencial das partes moles, que se inicia no ligamento colateral lateral (LCL), pro-

Quadro 1. **Esporte e suas lesões específicas**

Esporte	Lesões comuns no cotovelo
Esportes de raquete	■ Epicondilite lateral com Backhand
Golfe	■ Epicondilite medial no movimento baixo (arrasta o braço) ■ Epicondilite lateral no impacto
Basquete	■ Problemas no compartimento posterior após o arremesso no salto curto
Wakeboard	■ Lesões por sobrecarga no compartimento posterior
Boliche	■ Dor sobre a massa flexora e pronadora
Beisebol	■ Estresse em abdução no arremesso, promovendo tração medial, compressão lateral
Voleibol	■ Estresse em abdução no momento da cortada
Futebol	■ Estresse em abdução no momento do passe ■ Hiperextensão e luxação após trauma direto
Levantamento de peso	■ Estiramento do ligamento colateral ulnar ■ Irritação do nervo ulnar
Canoagem	■ Tendinite bicipital distal
Arco e flecha	■ Fadiga muscular extensora ■ Epicondilite lateral no braço que está flexionado

Fonte: Whiteside JA, Andrews JR. 1989.

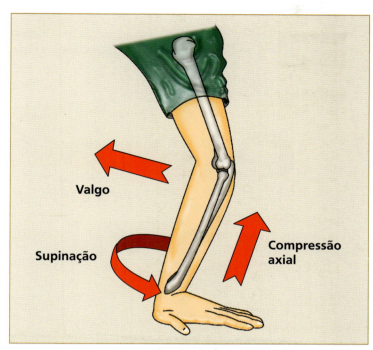

Figura 4. Mecanismo de trauma da lesão ligamentar do cotovelo.

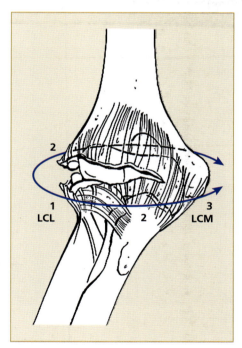

Figura 5. Sequência da lesão das estruturas capsuloligamentares do cotovelo.

ocorrer com uma série de situações predisponentes. O ligamento colateral lateral pode sofrer atrito naqueles cotovelos com deformidade em varo, como nas sequelas de fratura supracondiliana na infância, assim como também podem tornar-se insuficientes nos pacientes portadores de epicondilite lateral que foram submetidos a repetidas injeções locais de corticoide, estas situações mais raras.

Quando o ligamento colateral medial é acometido, o cotovelo tende a apresentar deformidade em valgo, visto que a banda anterior do ligamento colateral medial é o restritor primário do movimento em valgo. Essas instabilidades são caracterizadas por uma instabilidade posteromedial em varo, podendo estar associadas à fratura da faceta anteromedial do processo coranoide. As rupturas do ligamento colateral medial são mais frequentemente observadas nos atletas de arremesso. Essas lesões podem ou não cursar com luxação do cotovelo, e geralmente estão acompanhadas de avulsão da musculatura flexo-pronadora e sintomas agudos do nervo ulnar.

O'Driscol descreveu os estágios da instabilidade do cotovelo. Estágio 1 representa uma lesão parcial ou completa do LCL, que pode resultar em uma subluxação posterior da cabeça do rádio. Estágio 2 representa uma luxação posterior com ruptura do LCL com lesão da cápsula anterior. Estágio 3 é subdivido em três grupos: 3A: lesão de toda a estrutura ligamentar do cotovelo, exceto a banda anterior do LCM, o cotovelo se desloca na direção posterolateral, tendo seu eixo de rotação na banda anterior do LCM; 3B: envolve toda a estrutura ligamentar, gerando uma instabilidade em varo, valgo e rotatória; 3C: lesão total do envelope capsuloligamentar com luxação mesmo com o cotovelo imobilizado em uma tala.

As lesões por sobrecarga estão relacionadas com o movimento de arremesso, e ocorrem após meses ou anos de atividade, provocando alterações patológicas acumulativas, excedendo a capacidade do organismo em repará-las ou compensá-las.

Portanto, as instabilidades traumáticas do cotovelo podem ocorrer basicamente de três formas:

- Instabilidade posterolateral rotatória em valgo (luxação do cotovelo com ou sem fratura).
- Instabilidade posteromedial rotatória em varo (com fratura da faceta anteromedial do processo coronoide).
- Fraturas-luxações do olécrano.

QUADRO CLÍNICO

O diagnóstico da luxação do cotovelo é, na maioria das vezes, evidente à inspeção clínica (Fig. 6). O paciente apresenta-se com dor importante e suportando o cotovelo em discreta flexão com a mão

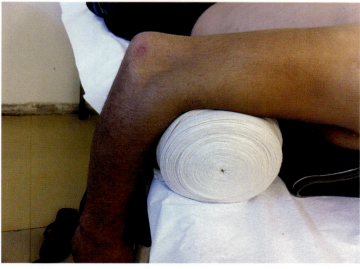

Figura 6. Deformidade visível da ponta do olécrano no paciente com luxação de cotovelo.

gride para as cápsulas anterior e posterior e, finalmente, para o LCM, sendo a banda anterior a última a ser rompida. Pode ocorrer uma luxação do cotovelo sem a lesão da banda anterior do ligamento colateral medial. Esta sequência de rupturas determina graus variáveis de instabilidade que vão desde a subluxação até a luxação completa associada ou não a fraturas (cabeça do rádio e processo coronoide).

Na instabilidade posteromedial rotatória o paciente sofre uma queda com o cotovelo estendido criando um estresse em varo, carga axial e uma força posteromedial que desloca a articulação, podendo resultar na fratura da faceta anteromedial do coronoide e lesão do ligamento colateral lateral, ou fratura do olécrano ou fratura da base do coronoide.

A fratura-luxação anterior é resultante de traumas diretos com o cotovelo em flexão.

Além da luxação, outros tipos de lesões podem acarretar em instabilidade do cotovelo. A instabilidade rotatória posterolateral pode oposta. A presença de derrame articular é evidente na região da proeminência posterior do olécrano e cabeça do rádio (Fig. 7). A atenção especial é dada na avaliação das condições neurovasculares do membro comprometido.

Os pacientes portadores de instabilidade rotatória posterolateral apresentam sintomas sutis, como dor e apreensão, dependendo da posição do cotovelo, além de estalidos e ressalto, quando o cotovelo é estendido. Vários testes especiais são descritos, sendo a manobra de *pivot-shift* a mais conhecida.

A sintomatologia da insuficiência do ligamento colateral medial tem início gradual. Mais comumente, o paciente queixa-se de dor na face medial do cotovelo durante a fase de aceleração no arremesso. Alguns atletas referem perda de velocidade e de controle no arremesso, antes de relatarem sintomas de instabilidade. Os pacientes não atletas comumente são assintomáticos para as atividades de vida diária. Ao exame físico, é possível observar dor à palpação da musculatura flexo-pronadora. O teste de estresse em valgo com 20° a 30° de flexão do cotovelo e pronação do antebraço pode ser positivo. Caso haja dúvida durante o exame, este pode ser realizado sob fluoroscopia, e será considerado positivo, caso o espaço umeroulnar medial seja maior que 2-3 mm, quando comparado ao lado sem lesão.

A ruptura do LCM no atleta de arremesso tem início agudo, com dor medial durante o movimento de arremesso. O atleta apresenta dor à palpação ao longo da banda anterior do LCM, com dor mais intensa distal do que proximalmente, embora a proximidade com outras estruturas dificulte o diagnóstico.

■ EXAME FÍSICO

Deve-se examinar o membro acometido por completo, excluindo outras lesões. Dor, deformidade, edema e limitação de movimento estão presentes. No exame neurológico deve-se ter uma atenção especial, principalmente com o nervo ulnar, bem como os nervos radial e mediano. As manobras semiológicas para o diagnóstico da instabilidade são:

- *Estresse em valgo*: normalmente feito com o cotovelo em flexão de 20-30 graus (para retirar o olécrano da fossa) e antebraço em pronação. Realiza-se um estresse em valgo (Figs. 8 e 9).
- *Estresse em varo*: com o cotovelo fletido a 30 graus realiza-se um estresse em varo. Uma sensação de abertura ou dor condiz com o exame positivo (Fig. 10).
- *Pivot-shift*: com o paciente na posição supina, a partir de semiflexão e com antebraço em supinação completa, o examinador inicia a extensão lenta do cotovelo, realizando estresse em valgo e força de compressão axial. Quando o teste de *pivot-shift* é positivo, o examinador percebe a subluxação das articulações umerorradial e umeroulnar. Ao retornar para a posição em flexão, rádio e ulna são reduzidos espontaneamente (Figs. 11 e 12).

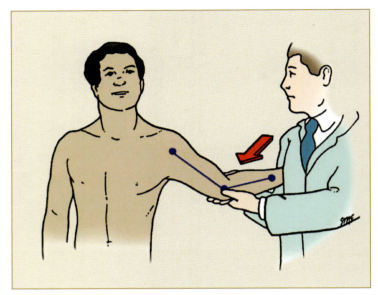

Figura 8. Desenho ilustrando manobra de estresse em valgo.

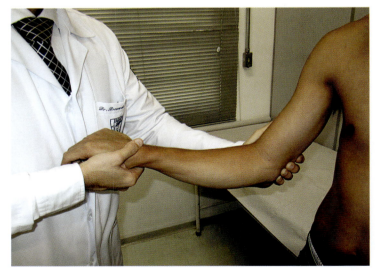

Figura 9. Manobra de estresse em valgo.

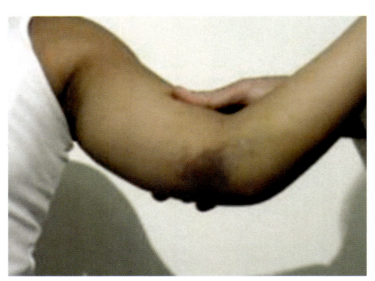

Figura 7. Hematoma na região medial do cotovelo pós-luxação.

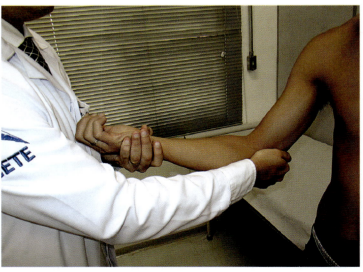

Figura 10. Manobra de estresse em varo.

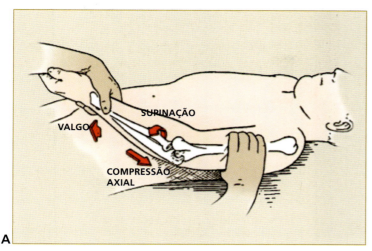
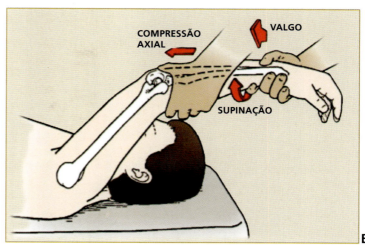

Figura 11. (**A** e **B**) Representação da manobra do *pivot-shift* e as forças representadas nas setas.

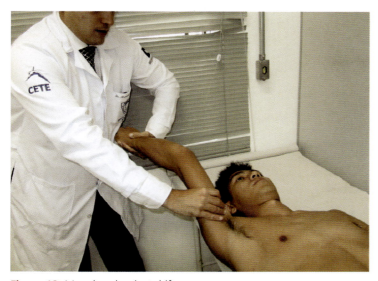

Figura 12. Manobra do *pivot-shift*.

■ EXAMES COMPLEMENTARES

Frente a uma suspeita de luxação de cotovelo, antes de realizar qualquer manobra de redução, o diagnóstico deve ser confirmado por radiografias nas posições anteroposterior e perfil (Fig. 13). Outras incidências podem ser úteis para avaliação de fraturas associadas, principalmente da cabeça do rádio e do capítulo. Quando há suspeita de fragmentos osteocondrais ou restam dúvidas após as radiografias simples, pode-se utilizar a tomografia computadorizada. A ressonância magnética tem indicação muito limitada no diagnóstico das lesões traumáticas agudas do cotovelo, mas pode ser útil para avaliar a integridade da membrana interóssea, quando houver suspeita de associação de luxação radioulnar distal e também nos casos de instabilidade crônica onde ocorre lesões ligamentares e condrais (Fig. 14). Nos casos de cirurgias prévias onde foram utilizados implantes metálicos, a artrotomografia pode ser empregada (Figs. 15 a 18).

Uma série de lesões do LCU tem sido recentemente relatada em jogadores de beisebol. Esses jogadores têm dor medial persistente com o arremesso e o teste de estresse em abdução. Seis de sete pacientes tinham RM normais pré-operatoriamente, e um jogador apresentava degeneração do LCU. A avaliação artroscópica mostrou instabilidade medial com teste de estresse em abdução nos sete pacientes. Os autores concluíram que as lesões da banda anterior do LCU são associadas à instabilidade medial do cotovelo, e o diagnóstico pode ser feito com a artrografia ("sinal do T").

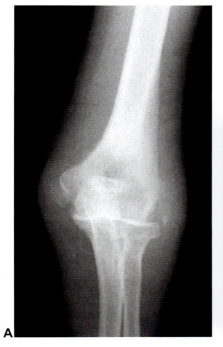
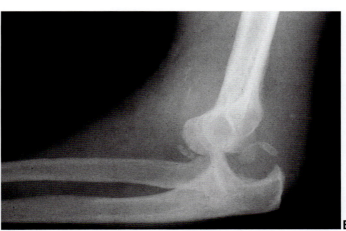

Figura 13. Radiografia do cotovelo luxado: (**A**) anteroposterior; (**B**) perfil.

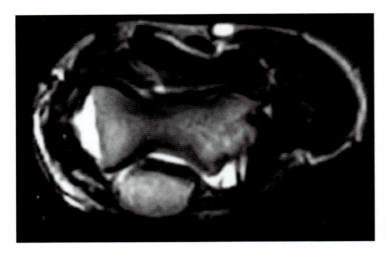

Figura 14. Ressonância magnética com lesão do ligamento colateral medial.

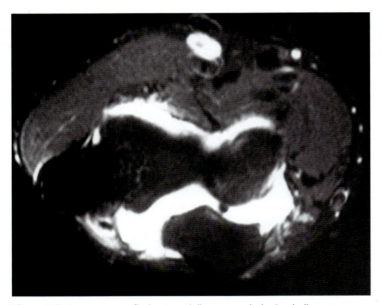

Figura 15. Artrotomografia (corte axial) mostrando lesão do ligamento colateral medial e, parcialmente, do lateral.

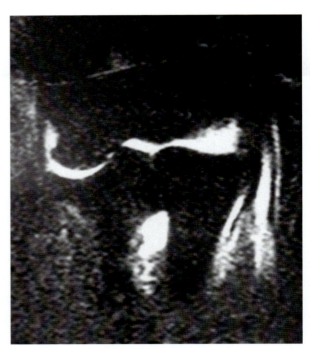

Figura 16. Artrotomografia (corte coronal) mostrando lesão do ligamento colateral medial e, parcialmente, do lateral.

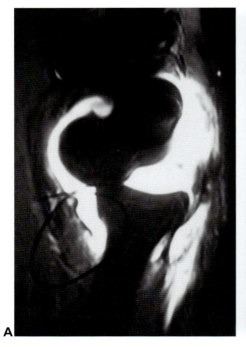
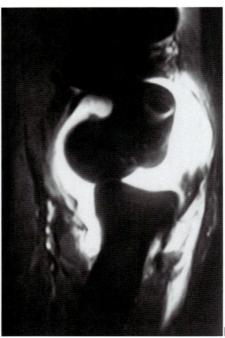

Figura 17. (A e B) Artrotomografia (corte sagital) mostrando lesão do ligamento colateral medial e, parcialmente, do lateral.

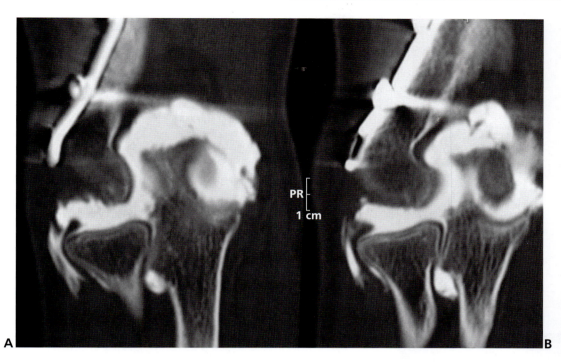

Figura 18. (**A** e **B**) Artrotomografia (corte coronal) mostrando lesão do ligamento colateral medial e, parcialmente, do lateral.

■ CLASSIFICAÇÃO

A instabilidade do cotovelo pode ser classificada de acordo com cinco critérios: 1) a articulação envolvida (umeroulnar, umerorradial, radioulnar proximal); 2) a direção do desvio (valgo, varo, anterior ou rotatória posterolateral); 3) o grau de desvio (subluxação ou luxação); 4) o tempo (aguda, crônica ou recorrente) e 5) a presença ou não de fraturas associadas (simples ou complexa) (Fig. 19).

As fraturas do processo coronoide podem ser classificadas, segundo Regan e Morrey, em três tipos (ápice, menor que 50% ou maior que 50%) (Fig. 20). O'Driscoll fez uma classificação mais abrangente, dividindo de acordo com a região e possibilidade de instabilidade associada (ápice, faceta anteromedial e base) (Fig. 21).

Morrey *et al.* dividiram a instabilidade do cotovelo em luxação completa e luxação incompleta ou subluxação. Esses tipos são divididos em agudas, crônicas e recorrentes. Luxações agudas são subdivididas em estáveis ou instáveis após redução. Para os cotovelos estáveis, arco de movimento precoce é aplicado. Para os cotovelos instáveis, uma tala é aplicada bloqueando a extensão mais que 45 graus por uma semana, por 30 graus na segunda semana e depois permitindo arco de movimento total. Se uma contratura de 30 graus ou mais estiver presente depois de 6 semanas, uma tala em extensão é utilizada. Para as lesões incompletas que envolvam o lado medial, o antebraço é deixado em supinação. Lesões laterais são tratadas com o braço em pronação com o cotovelo em 90 graus de flexão por 1-2 semanas. O reparo do lado medial ou lateral ou, ambos depende do padrão da instabilidade e é indicado quando a instabilidade persiste ou é recorrente.

■ TRATAMENTO

O objetivo do tratamento das instabilidades do cotovelo é obter uma articulação estável, indolor e com arco de movimento normal. Para tal, torna-se imprescindível que o tratamento seja com base na avaliação clínica da estabilidade.

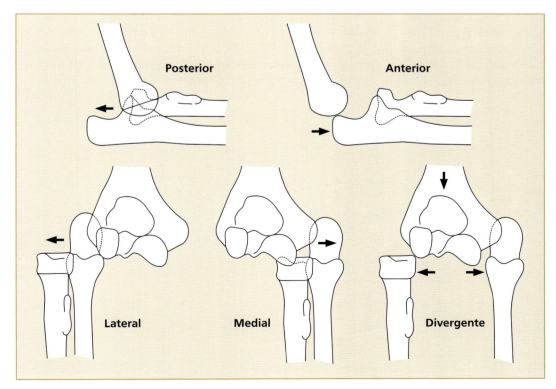

Figura 19. Classificação da luxação do cotovelo de acordo com a direção.

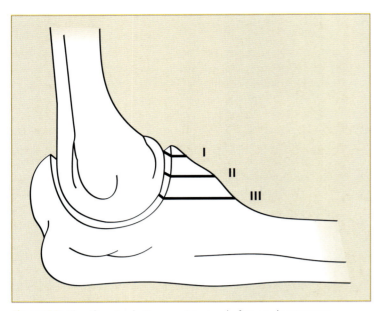

Figura 20. Classificação de Regan e Morrey da fratura do processo coronoide.

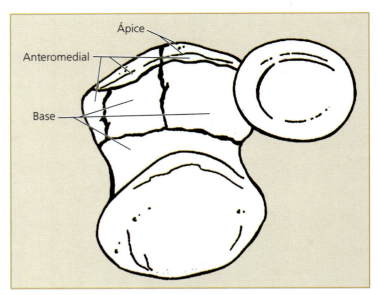

Figura 21. Classificação de O'Driscoll da fratura do processo coronoide.

As manobras de redução podem ser realizadas pelo método de Parvin e Meyen e Quigleys (Fig. 22). Sempre se lembrar de fazer um acurado exame neurovascular pré e pós-redução.

A redução de uma luxação posterior do cotovelo deve ser feita com o paciente em decúbito dorsal, exercendo-se tração longitudinal no antebraço e contratração no braço, com o cotovelo em flexão de 30°. Após a redução, o cotovelo é submetido à movimentação passiva com o objetivo de determinar qual é o arco de flexão e extensão em que permanece estável. O cotovelo que apresenta sinais de instabilidade mesmo com flexão acima de 30° a 45° deve ter o reparo cirúrgico considerado como opção terapêutica. Após comprovação da estabilidade, uma tala gessada é aplicada com o cotovelo em 90° de flexão e o antebraço na rotação que proporcionar maior estabilidade. O período de imobilização não deve ultrapassar duas semanas, pois a diminuição permanente do arco de movimento está relacionada com o tempo de imobilização. Há autores que iniciam o arco de movimento precocemente, acreditando-se que a ação muscular periarticular seja um fator estabilizador dinâmico importante.

Casos que evoluem com luxação recorrente após a redução inicial podem ser tratados cirurgicamente com a reinserção do complexo ligamentar lateral, associado ou não à reinserção do complexo ligamentar medial. O uso de um fixador externo estático ou dinâmico articulado também é efetivo, principalmente nas 3 semanas seguintes, a fim de promover a cicatrização de partes moles. O prognóstico da luxação simples do cotovelo é bom, sendo que 95% dos pacientes retornam às suas atividades regulares.

Poucos estudos evidenciam a eficácia do tratamento conservador nos pacientes com instabilidade rotatória posterolateral. O tratamento cirúrgico consiste na reconstrução do ligamento colateral lateral ulnar, que nos casos crônicos pode ser realizada por enxerto autólogo ou aloenxerto. São relatados índices de 75% de resultados bons ou excelentes com esse tipo de tratamento, sendo que as melhores evoluções são observadas naqueles pacientes com instabilidade de etiologia traumática e que apresentam como queixa principal a instabilidade, ao invés de dor.

O tratamento inicial da insuficiência do ligamento colateral medial consiste em repouso relativo, reabilitação fisioterápica e medicamentos anti-inflamatórios. Cerca de 50% dos pacientes com lesão do ligamento colateral medial retornam ao esporte após seis meses de tratamento conservador. Caso não seja possível o controle da dor e o retorno ao esporte, o tratamento cirúrgico para reconstrução da banda anterior do ligamento colateral medial é recomendado.

O reparo direto do LCU é realizado, na maioria dos casos, principalmente em atletas jovens, com tecido ligamentar saudável, quando o diagnóstico é feito precocemente. Nos casos crônicos, o

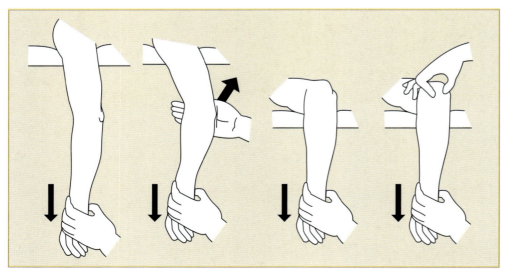

Figura 22. Manobras de redução do cotovelo (Parvin e Meyen e Quigleys).

tecido ligamentar não apresenta qualidade adequada para o reparo, e os resultados a longo prazo não são favoráveis nesses casos.

A reconstrução do LCU pode ser efetuada com enxerto livre de tendão, como o palmar longo, plantar delgado, tendão do calcâneo ou extensor comum dos dedos, principalmente nas lesões do LCU crônicas e incompetentes. Um fator prognóstico negativo foi a cirurgia prévia no cotovelo envolvido. As neuropatias do nervo ulnar ocorreram em torno de 15% após a reconstrução. As técnicas mais utilizadas são as descritas por Jobe e modificação (Andrews) e Altchek (Figs. 23 a 25). As reconstruções podem ser feitas com túneis ósseos com uma configuração em "8", por meio de duas perfurações com brocas de 3.2 e 4.0 mm na ulna e três no epicôndilo medial com um curto enxerto livre sendo utilizado. O nervo ulnar pode ser transposto anteriormente de forma subcutânea (com ou sem tiras de fáscia), submuscular ou não ser transposto. No momento da cirurgia, outras lesões de partes moles devem ser avaliadas. Essas lesões incluem a avulsão da musculatura flexo-pronadora de sua inserção, lesão musculotendínea intrassubstancial e instabilidade do nervo ulnar no túnel cubital. Caso presentes, estas lesões precisam ser abordadas. A reabilitação é iniciada na primeira semana pós-operatória com uma órtese entre 30° e 90° de flexão, progredindo para 0° e 110° na quarta semana, e 0° e 130° na sexta semana, quando, então, é suspensa a órtese. Exercícios resistidos são iniciados na quarta semana, e os exercícios leves envolvendo arremesso são iniciados após 4 meses; o retorno ao esporte se dá em torno de 6 a 12 meses de pós-operatório.

Após o tratamento cirúrgico cerca de 83% dos pacientes retornam à atividade esportiva após um intervalo de tempo que varia entre 10 e 26 meses.

Para a instabilidade posterolateral rotatória a técnica de O'Driscoll, Morrey e Nestor pode ser utilizada pela via de Kocher (Fig. 26). Se o ligamento tiver presente, porém esgarçado, podem-se realizar a sutura e a plicatura com a técnica de sutura de Bunnel. Caso o ligamento seja deficiente, o uso do tendão palmar longo pode ser aplicado, sendo dois túneis ósseos realizados na crista supinatória da ulna e três na região do epicôndilo lateral. Os pontos devem ser apertados com o cotovelo a 30 graus e totalmente pronado.

A artroscopia pode ser utilizada para visualização e tratamento de lesões concomitantes, como condromalacia, ressecção de osteófitos e remoção de corpos livres.

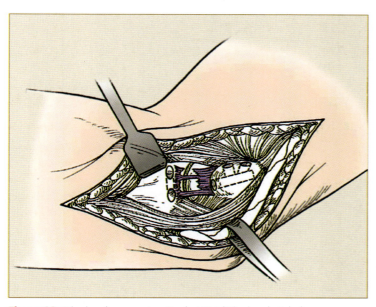

Figura 23. Técnica de reconstrução do LCM (Técnica de Jobe).

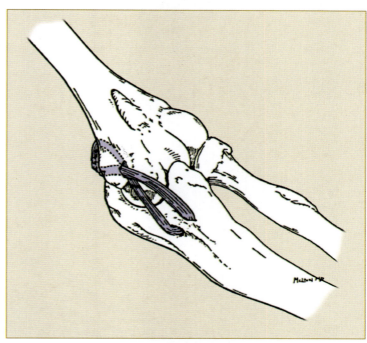

Figura 24. Técnica de reconstrução do LCM (Técnica de Andrews).

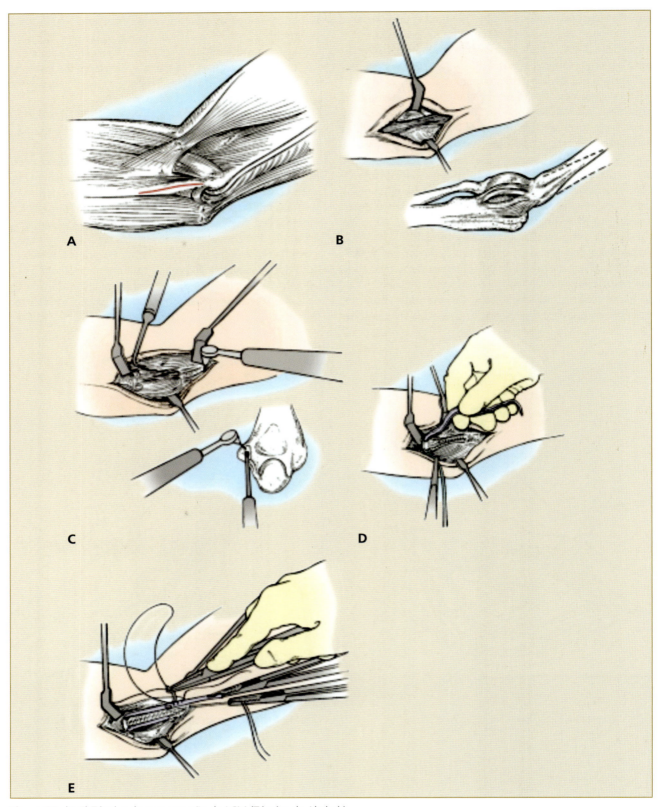

Figura 25. (**A-E**) Técnica de reconstrução do LCM (Técnica de Altchek).

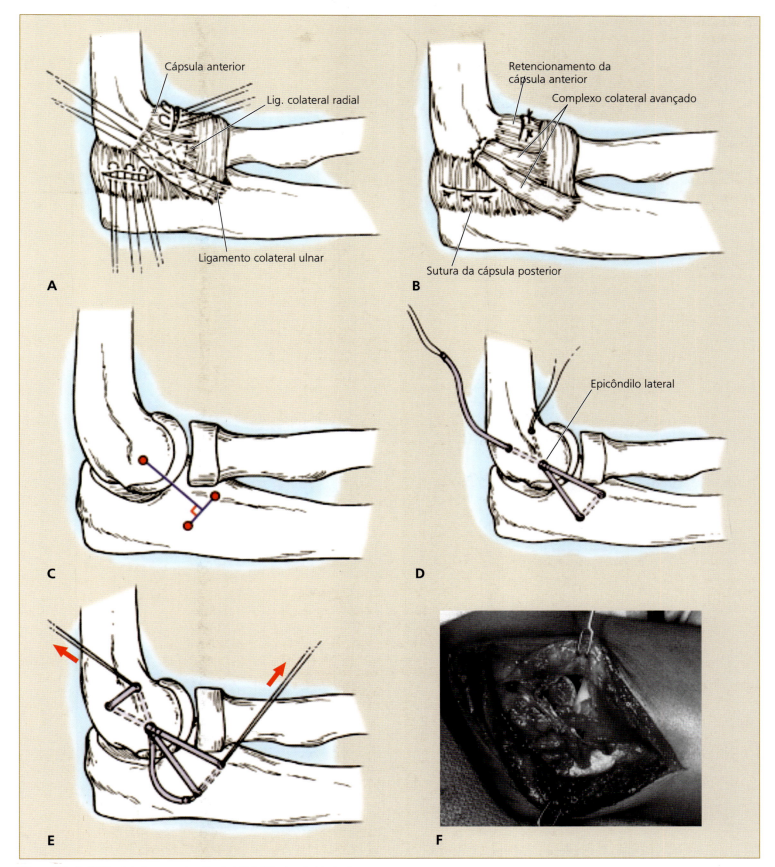

Figura 26. (**A-F**) Técnica de reconstrução do LCM (Técnica de Nestor).

BIBLIOGRAFIA

Bell S. Elbow instability, mechanism and management. *Curr Orthop* 2008;22:90-103.

Bucholz RW, Heckman JD, Court-Brown C. (Eds.). Rockwood and green's fractures in adults. 6th ed. Philadelphia: Lippincott Williams & Wilkins, 2006, vol. 2.

Canale ST, Beaty JH. *Campbell's operative orthopaedics*. 11th ed. Philadelphia, PA: Mosby Elsevier, 2007.

Ebrahimzadeh MH, Amadzadeh-Chabock H, Ring D. Traumatic elbow instability. *J Hand Surg* 2010;35A:1220-25.

Hotchkiss RN. Fractures and dislocations of the elbow. In: Rockwood CA, Green DP, Bucholz RW *et al. Rockwood and Green's fractures in adults*. 4th ed. Philadelphia: Lippincott-Raven, 1996. p. 929-1024, vol. 1.

Josefsson PO, Nilsson BE. Incidence of elbow dislocation. *Acta Orthop Scand* 1986;57(6):537-38.

Kuhn MA, Ross G. Acute elbow dislocations. *Orthop Clin N Am* 2008;39:155-61.

Motta Filho GR, Malta MC. Lesões ligamentares agudas do cotovelo. *Rev Bras Ortop. Setembro*; 2002;37(9).

Motta Filho GR. Cotovelo. In: Barros Filho TEP, Lech O. *Exame físico em ortopedia*. 2nd ed. São Paulo: Savier, 2001. p. 138-56.

Murthi AM, Keener JD, Armstrong AD *et al*. The recurrent unstable elbow: Diagnosis and treatment. *J Bone Joint Surg Am* 2010;92:1794-804.

O'Driscoll SW, Jupiter JB, Graham JWK *et al*. Instructional course lecture: the unstable elbow. *J Bone Joint Surg Am* 2000;82:724-24.

O'Driscoll SW, Morrey BF, Korinek S *et al*. Elbow subluxation and dislocation. A spectrum of stability. *Clin Orthop* 1992;(280):186-97.

O'Driscoll SW. Elbow dislocations. In: Morrey BF. *The elbow and its disorders*. 3rd ed. Philadelphia: WB Saunders, 2000. p. 409-20.

O'Driscoll SW. Classification and spectrum of elbow instability. Recurrent instability. In: Morrey BF. *The elbow and its disorders*. 2nd ed. Philadelphia: WB Saunders, 1993. p. 453-63.

Pacelli LL, Guzman M, Botte MJ. Elbow instability: the orthopedic approach. *Semin Musculoskel Radiol* 2005;9:56-66.

Retting AC, Sherrill C, Snead DS *et al*. Nonoperative treatment of ulnar collateral ligament injuries in throwing athletes. *Am J Sports Med* 2001;29:15-17.

Sanchez-Sotelo J, Morrey BF, O'Driscoll SW. Ligamentous repair and reconstruction for posterolateral rotator instability of the elbow. *J Bone Joint Surg Br* 2005;87:54-61.

Takigawa N, Ryu J, Kish VL *et al*. Functional anatomy of the lateral collateral ligament complex of the elbow: morphology and strain. J Hand Surg 2005;30B:143-47.

Whiteside JA, Andrews JR. Common elbow problems in the recreational athlete. *J Musculoskeletal Med* 1989;6:17-34.

SEÇÃO VI

EPICONDILITE

Alberto de Castro Pochini ■ Benno Ejnisman ■ Cassiano Diniz Carvalho

■ INTRODUÇÃO

O termo epicondilite descreve um padrão de dor localizado na região dos epicôndilos medial e lateral do cotovelo. Apesar de ser 7 a 10 vezes menos frequente que a epicondilite lateral, o primeiro relato da literatura referiu-se a epicondilite medial, em 1882, por Henry Morris no Lancet. Já a primeira descrição da epicondilite lateral foi realizada em 1883, onde se denominou cotovelo do tenista. A epicondilite medial foi também designada de cotovelo do golfista, referindo-se à sobrecarga da massa flexora e pronadora do punho.[1]

Apesar de o termo epicondilite ser amplamente utilizado, amostras histológicas de tecidos acometidos com epicondilite lateral não apresentaram características inflamatórias agudas, mas sim uma falha no mecanismo de reparação, associado à degeneração angiofibroblástica. A tendinose é predominantemente degenerativa, caracterizada por rompimento das fibras de colágeno, degeneração mucinoide e proliferação angiofibroblástica.[1]

A alteração inflamatória é frequente, entretanto predominam-se alterações degenerativas. Na anatomia macroscópica evidenciam-se lesões parciais ou totais do tendão extensor ou flexor, sendo que, na avaliação histológica, existe praticamente uma ausência de células inflamatórias. Segundo Nirschl e Pettrone existe a presença de tecido de granulação e degeneração angiofibroblástica.[2] Na epicondilite lateral o extensor radial curto do carpo está sempre envolvido, enquanto o extensor radial longo do carpo também pode ser lesionado.

A média de idade dos pacientes não atletas é de 42 anos, podendo ser combinada com alterações cervicais, lesões do manguito rotador. Nestas circunstâncias, o tronco superior e os ombros podem estar enfraquecidos, contribuindo para a instalação da epicondilite.[2]

As lesões do cotovelo são mais comuns nos esportes, como futebol, basebol, tênis, golfe, maratona de caiaque, arremesso de dardo, voleibol e polo aquático.[3] Além do tênis, outros esportes de raquete, como squash, badminton e tênis de mesa, podem também provocar lesões no cotovelo.[4]

Estima-se que, em 2001, havia 37 milhões de praticantes de golfe,[5] dezenas de milhões de jogadores de tênis e, na Suécia, onde o Badminton é um esporte popular, estima-se que 638.000 pessoas praticam esse esporte pelo menos uma vez por semana.[6]

As lesões de cotovelo em atletas jovens vêm-se tornando cada vez mais comum. Observou-se que 18 a 69% dos jogadores de beisebol de 9 a 19 anos apresentam dor medial em cotovelo.[7] A maioria dessas lesões ocorre em arremessadores, decorrente de microtraumas repetitivos, associados a um grande momento em valgo, criado no cotovelo, durante a fase final de preparação do arremesso. Isto resulta em grande força de tensão nas estruturas mediais do cotovelo e força de compressão nas estruturas laterais.[8]

Os esportes que compartilham de uma alta carga em valgo do cotovelo são: voleibol, tênis, golfe, luta, ginástica, futebol e arremesso de dardo.[9]

A evolução e o correto tratamento estão diretamente relacionados com o entendimento da fisiopatologia das lesões tendíneas, bem como da correção da etiologia, como nas doenças ocupacionais ou relacionadas com prática esportiva.

■ EPICONDILITE LATERAL

Epicondilite lateral (*tennis elbow*) é uma lesão esportiva comum do cotovelo causada em razão da ativação muscular alterada durante a extensão repetitiva do punho em muitos esforços atléticos e não esportivos.[10] Sendo a causa de dor no cotovelo mais comum na população em geral; decorre da microlesão do extensor radial curto do carpo e ocasionalmente do extensor comum dos dedos e extensor radial longo do carpo.[11-13] Estudos histológicos demonstram a presença de um tecido de reparação imaturo, característico da hiperplasia angiofibroblástica.[14]

O extensor radial curto do carpo cobre a cabeça do rádio e corre por baixo dos músculos supinador e extensor radial longo do carpo. Entre 5 a 10 mm de sua origem, encontra-se o ponto biomecânico de fraqueza do tendão, local esse onde o músculo se conecta à cápsula articular sem a cobertura do músculo supinador.[14]

A epicondilite lateral dentre as afecções do cotovelo é a patologia mais comum. Ocorrendo durante as atividades que exigem movimentos de pronação-supinação repetitivos com o cotovelo próximo da extensão total. Apesar de ser originalmente descrita como uma inflamação, a epicondilite lateral se inicia como uma microlesão do tendão.[14]

A incidência anual da epicondilite lateral é de 1 a 3% na população em geral. Destes, menos de 5% são tenistas.[15] E ainda, a população não atleta representa 35 a 64% dos acometidos anualmente.[16] Apesar de raramente visto nos atletas profissionais, observou-se que cerca de 50% dos jogadores recreacionais vão ser acometidos por essa patologia em algum momento de sua prática esportiva.[17] Portanto, ocorre mais em indivíduos não atletas, tendo, nesse grupo, um pico de incidência no começo da 5ª década de vida, sem predileção pelo sexo.[14]

O diagnóstico é clínico. Ocorre palpação dolorosa a 0,5 a 2 cm[14,18] distal e anterior ao epicentro do epicôndilo lateral. A dor pode ser exacerbada pela dorsiflexão do punho e supinação do antebraço contra a resistência, e ela também pode ocorrer no ato do paciente pegar objetos com a mão.[14] Ainda no exame físico, temos os testes especiais de Cozen e Mill, além da extensão do 3º dedo contra a resistência.[10]

O teste de Cozen é realizado com o cotovelo em 90° de flexão em com o antebraço em pronação. Pede-se ao paciente que se realize a extensão ativa do punho contra a resistência que será imposta pelo examinador. O teste será positivo, quando o paciente referir dor no epicôndilo lateral. Outro teste é o de Mill, realizado com o paciente com a mão fechada, o punho em dorsiflexão e o cotovelo em extensão. O examinador, então, forçará o punho em flexão, e o paciente é orientado a resistir o movimento. Em caso positivo o paciente sentirá dor no epicôndilo lateral.[19]

Nos casos de epicondilites prolongadas e de difícil tratamento deve-se levantar a hipótese de lesões intra-articulares secundárias associadas.[14]

Apesar de o termo cotovelo do tenista ter sido usado para descrever a epicondilite lateral, sabe-se que o cotovelo do tenista pode envolver as estruturas medial, lateral e posterior do cotovelo.[20] O cotovelo do tenista medial envolve o pronador redondo e o flexor radial do carpo, e o cotovelo do tenista posterior envolve o tendão do tríceps.[20]

Os fatores de risco para tendinose são: idade > 35 anos, alto nível da atividade física e a demanda técnica.[20]

No caso específico do tênis, o movimento de *backhand* é o grande causador do estresse mecânico responsável pelas microlesões tendíneas. Entretanto, não se nota aumento da atividade dos extensores do punho em relação ao movimento de *backhand* realizado com uma ou duas mãos.[21]

Bhargava et al.[10] compararam a força de empunhadura em diferentes graus de extensão (15° e 35°) em uma população de atletas e de não atletas. Observou-se que na empunhadura ocorre a ativação dos três músculos: extensor radial curto do carpo, extensor comum dos dedos e extensor radial longo do carpo. A força de empunhadura está reduzida na epicondilite lateral crônica. Uma maior força de empunhadura foi observada com o punho em 15° de extensão. E na população dos atletas ocorre uma maior força de apreensão em ambas as posições de empunhadura. Nessa perspectiva, a posição de extensão de 15° do punho deve ser adotada para avaliação da força de empunhadura no atleta.

Engel[22] encontrou associação entre força de preensão elevada para empunhar a raquete e o *tennis elbow*. Tensões de corda maiores que 58 libras também estão associadas à epicondilite lateral, bem como empunhadura de raquetes com diâmetros pequenos e raquetes leves.[23,24]

As lesões podem ser divididas em agudas e crônicas. Sendo as agudas observadas em 20%, enquanto que em 80% predominam as lesões crônicas, repetitivas. Fatores mecânicos representam o fator principal, mas é descrito em trabalhadores com intensa atividade do punho a influência de causas psicossociais (associação à lesão repetitiva de punho).[25]

Em um primeiro estágio ocorre reação inflamatória sem alteração patológica, com a cura do tendão. No segundo estágio ocorrem alterações patológicas, como tendinose ou degeneração angiofibroblástica. Em um terceiro estágio ocorrem mudanças patológicas, como a tendinose com falha estrutural completa do tendão.[25] As mudanças associadas ao quarto estágio podem ser fibrose, calcificação, em geral, associadas ao uso de corticoides. Na prática o segundo estágio (degeneração angiofibroblástica) é o mais comumente associado a lesões tendinosas crônicas associadas a esportes (tênis). Dentro do tendão existe uma resposta fibroblástica e vascular.[25] Portanto os termos epicondilite e tendinite não seguem os achados da anatomia patológica, conforme mencionado anteriormente.

Ainda com relação à fisiopatologia, observou-se que a dor estava relacionada não com processo inflamatório, mas com processo nociceptivo através de substâncias relacionadas com mecanismo álgico.[26]

Os três elementos fundamentais da tendinose associada à epicondilite lateral do cotovelo são a hiperplasia fibroblástica, hiperplasia vascular e produção anormal de colágeno. Atividades repetitivas ou lesões traumáticas dão origem à hiperplasia fibroblástica, o que representa o início da tendinose.[26]

Forças de cisalhamento dentro do tendão podem levar à ativação de mecanorreceptores em sua superfície, quando há clivagem de fascículos do tendão. A ativação de fibroblastos inicia produção de colágeno de forma localizada. Alguns fibroblastos retornam ao seu estado mesenquimal, enquanto outros desenvolvem atividade quimiotática. Fibroblastos desdiferenciados podem formar células cartilaginosas, células osteogênicas e formar endotélio vascular. Este processo representa a capacidade intrínseca dos tendões de cura.[26]

Acredita-se que a falha do sistema microvascular descrito anteriormente pode originar deficiência na cura, e um ciclo que leva à tendinose onde o processo humoral não seria guiado por resposta imune com base na inflamação e sim em uma ausência de células inflamatórias e bloqueio de processos químicos que levem à manutenção da estrutura da matriz tendinosa e sua remodelação em tecido normal.[26]

Alguns pacientes podem apresentar o que foi descrito por Kraushaar et al.[26] como síndrome mesenquimal onde ocorreria a produção de colágeno anormal associado a dois ou mais dos seguintes critérios: epicondilite lateral bilateral, epicondilite medial bilateral, síndrome do túnel cubital, síndrome do túnel do carpo, tenossinovite de Quervain ou tendinose do manguito rotador.

Diversas são as patologias que podem mimetizar a epicondilite lateral dentre elas: a osteocondrite dissecante do capítulo, a artrose do compartimento lateral, a plica sinovial, a instabilidade em varo e, mais comumente, a Síndrome do túnel radial.[13,27]

A síndrome do túnel radial é uma neuropatia compressiva do nervo interósseo posterior, com a dor localizada a 2 cm distal ao epicôndilo lateral e mais anterior. A epicondilite lateral pode coexistir em 5% dos pacientes com síndrome do túnel do radial.[14]

Cerca de 95% dos pacientes com epicondilite lateral vão recuperar-se espontaneamente ou com tratamento conservador.[28]

■ EPICONDILITE MEDIAL

A epicondilite medial está associada às atividades esportivas e às atividades repetitivas. Em tenistas a epicondilite medial é muito menos frequente que a lateral e ocorre particularmente pela sobrecarga em valgo durante saque ou *forehand*. Também em atletas arremessadores ocorre tal mecanismo.[23] No golfe a prevalência de atletas com epicondilite medial é elevada,[29] sendo denominada como *golf's elbow*. A musculação particularmente envolvendo resistência contra a flexão do cotovelo com antebraço em supinação pode ser uma causa de epicondilite medial.[2]

Apesar de a epicondilite medial (*golf's elbow*) ter sido designada como cotovelo do golfista, ambas, epicondilites lateral e medial, ocorrem em igual frequência nessa modalidade esportiva.[30] A epicondilite medial pode ser causada pelo golpe do taco de golfe contra um objeto fixo, como uma pedra ou um toco de árvore. Uma apreensão forte da mão no cabo do taco pode predispor à epicondilite lateral.[31]

O uso excessivo das musculaturas flexora e pronadora é causa de epicondilite medial.[32] Existem três camadas junto ao epicôndilo medial. O pronador redondo, flexor radial do carpo, palmar longo e flexor ulnar do carpo compreendem a camada superficial. A camada média consiste em fibras profundas dos tendões flexores dos dedos. A camada profunda é formada pelo ligamento colateral ulnar e cápsula. A lesão ocorre em geral na interface entre flexor radial do carpo e pronador. A patologia do tendão é degenerativa com tendinose fibroblástica.[33,34] Gabel[35] descreveu associação comum entre a epicondilite medial e sintomas de compressão de nervo ulnar.

Ao contrário do que se observa no tênis, prevalência de lesões do cotovelo em atletas profissionais do golfe é alta (88,5%), sendo 54,5% decorrente de movimentos repetitivos, e 45,5% de trauma agudo. Já a incidência dessas lesões em jogadores amadores é de 26%.[30]

Dentre os diagnósticos diferenciais de dor medial no cotovelo, especialmente nos arremessadores que fazem o movimento acima da cabeça, encontra-se a síndrome do túnel cubital.[32]

A síndrome do túnel cubital provoca a compressão do nervo ulnar, causando dor medial no cotovelo.[32] O nervo ulnar passa do compartimento posterior do braço em direção do túnel cubital, localizado no epicôndilo medial. O retináculo do túnel cubital passa sobre o nervo, formando o teto do túnel cubital.[36]

O papel do exame de imagem não é confirmar o diagnóstico, mas sim identificar as causas de compressões tratáveis. Na maioria dos casos nenhuma causa de compressão é identificada; entretanto a compressão do nervo pode ser decorrente de uma sinovite, de osteófitos posteromediais do olécrano, corpos livres intra-articulares ou compressões por tecidos moles.[37]

O músculo ancôneo peritroclear é um músculo acessório que pode causar a compressão do nervo ulnar e uma sintomatologia que mimetiza a epicondilite medial. Em estudos cadavéricos observou-se uma incidência variável desse músculo de 4 a 34%.[37-39] Alguns autores postulam que o retináculo do túnel cubital seja um resquício do músculo ancôneo peritroclear.[40,41] Esse músculo protege o nervo ulnar e auxilia o tríceps a evitar a subluxação do nervo.

EXAMES COMPLEMETARES

O diagnóstico da epicondilite do cotovelo é clínico. Os exames complementares auxiliam no diagnóstico de afecções associadas e na exclusão de diagnósticos diferenciais, como corpos livres, osteocondrites, compressões nervosas, impacto posterolateral ou lesões ligamentares.[42]

A radiografia simples encontra-se raramente alterada nos casos de epicondilite. Mesmo nos pacientes com manifestações crônicas, geralmente as radiografias são normais na incidência de frente e em perfil.[42] Nirschl et al.[1] encontraram calcificações ao redor do epicôndilo em 25% dos pacientes, sendo a frequência maior nos pacientes submetidos a infiltrações locais. Em uma revisão de radiografias de pacientes com diagnóstico de epicondilite, Pomerance encontrou calcificações em 7%, mas os achados radiográficos não influenciaram no tratamento inicial, concluindo que as radiografias são dispensáveis na avaliação inicial.[42]

A tomografia computadorizada com cortes axiais de 1 milímetro auxilia no diagnóstico. Edelson et al.[43] estudaram 1.232 cotovelos em esqueletos do *Smithsonian Museum* de Washington, encontrando alterações ósseas em forma de crescente na região posterior do epicôndilo lateral em 16% dos cotovelos analisados. Avaliaram ainda um grupo de 20 pacientes com diagnóstico de epicondilite lateral e um grupo de 20 pacientes sem queixas. Ambos os grupos foram submetidos a radiografias convencionais que não evidenciaram alterações ósseas. Os mesmos grupos foram submetidos à tomografia computadorizada do cotovelo. Em 40% dos indivíduos do grupo com epicondilite lateral foram encontradas as alterações ósseas em crescente. No grupo-controle apenas 15% apresentaram estas alterações. A diferença foi estatisticamente significativa e os autores formularam a hipótese da relação entre as alterações ósseas e a epicondilite lateral do cotovelo.

A ecografia evidencia alterações de tecidos moles ao redor do epicôndilo, como presença de líquido e heterogeneidade dos tendões. As alterações estruturais são: espessamento do tendão, perda da arquitetura fibrilar normal e sinal hipoecoico do tendão. Calcificação focal, lesão intrasubstancial e alterações entesopáticas no epicôndilo lateral podem ser observadas. Um aumento da vascularização pode ser observada no doppler colorido.[44] Alguns estudos têm sugerido uma relação entre a neovascularização e a dor,[45,46] porém um estudo recente não encontrou essa relação.[47] Nesse estudo, os fatores primários de prognóstico foram o tamanho da lesão intrasubstancial e a presença de lesão do ligamento colateral lateral.

A ressonância magnética fornece imagens mais detalhadas das alterações teciduais, evidenciando a degeneração tendinosa e acúmulo de líquido, porém colabora raramente para o diagnóstico ou interfere na decisão terapêutica. Pode ser indicada nos casos de dúvida diagnóstica ou para avaliação de estruturas ligamentares.[48]

Na ressonância magnética, as alterações tanto da musculatura extensora (na epicondilite lateral), quanto flexora (na epicondilite medial) são mais evidentes no plano coronal. Os tendões encontram-se espessados e com hipersinal em T2.[49,50]

Uma avaliação ligamentar, colateral radial e colateral ulnar, deve ser realizada com atenção em busca de lesões concomitantes. Nos casos de uma liberação do tendão extensor em pacientes com lesões ligamentares não diagnosticadas, pode implicar em uma posterior desestabilização do cotovelo com o surgimento de sintomas ainda mais graves.[51]

TRATAMENTO DAS EPICONDILITES DO COTOVELO

Os conceitos básicos no tratamento das tendinoses do cotovelo devem incluir o alívio da dor, controle do processo inflamatório, promover a cicatrização dos tecidos afetados, controle das forças envolvidas no movimento do cotovelo, punho e mão e remoção dos tecidos anormais cirurgicamente, caso haja falha do tratamento conservador.[20]

A história natural da epicondilite lateral do cotovelo evidencia que, no período de um ano, ocorre a resolução dos sintomas em torno de 70 a 80%.[52]

O controle da dor e do processo inflamatório por meio do tratamento conservador baseia-se na proteção do membro, repouso, crioterapia, medicação anti-inflamatória e modalidades físicas.[20]

Existem três estágios dessa afecção: fase inicial aguda, fase subaguda e a fase crônica. Na fase aguda, crioterapia e repouso Na fase subaguda já se faz necessária uma fisioterapia, exercícios para o arco de movimento, alongamento e imobilização. Ainda nessa fase pode ser indicada injeções de corticoide ou de plasma rico em plaquetas.[53,54]

Tratamento conservador

O repouso dever ser relativo, evitando atividades que agravem a lesão, seja o trabalho braçal ou esporte (tênis, golfe, musculação). Nos pacientes com quadros álgicos agudos, o uso de imobilização gessada axilopalmar pode ser utilizada por 7 a 10 dias, com o antebraço pronado e com os músculos extensores relaxados. O uso de medicações anti-inflamatórias permanece controverso. A sua ação na redução da inflamação ao redor do tecido degenerado parece ser sua principal indicação. O uso de analgésicos é importante para o alívio da dor.[20]

O controle das forças de tensão sobre o tendão pode ser realizado por meio do uso de imobilizadores. O uso de órteses em 4 a 5 centímetros distal ao epicôndilo diminui a aceleração angular do cotovelo e a atividade eletromiográfica.[55] No tênis, principalmente nos atletas amadores, a prevenção baseia-se na orientação correta da técnica do movimento de *backhand*, quando o cotovelo nunca pode estar à frente do punho e da mão na ocasião do impacto da bola, diminuição da tensão das cordas e uso da raquete e o grupo apropriados.[55]

Injeção de corticosteroide

A injeção de corticosteroide tem sido usada como a intervenção mais comum na epicondilite lateral e é considerada pelos seus adeptos como sendo o tratamento de primeira linha para tendinoses do cotovelo. Porém, ainda faltam evidências mais expressivas a longo prazo sobre sua eficácia.[36]

A injeção de corticosteroides com anestésico local pode ser diagnóstica e terapêutica. A injeção deve ser profunda ao tecido subcutâneo para evitar atrofia e hipopigmentação secundárias. Estudos a curto prazo têm demonstrado alívio da dor, mas a recorrência não é infrequente. Hay et al. demonstraram o benefício a curto prazo das injeções com corticoide, sem alterar a história natural da afecção.[52,56,57]

Nirschl et al. estudaram os efeitos da dexametasona e do placebo associados à eletroterapia. A dexametasona apresentou maior eficiência do que o placebo na aplicação dermal por iontoforose em apenas 2 dias. Os resultados mantêm-se ao longo do tempo.[58]

Smidt *et al.* estudaram três grupos, sendo um grupo de pacientes com infiltração com corticoide, outro grupo submetido à fisioterapia e um grupo sem tratamento. Os resultados foram inicialmente favoráveis ao grupo com infiltrações com corticoides, sendo que a fisioterapia apresentou resultados poucos superiores ao grupo não tratado.[30]

Uma revisão sistemática de 13 ensaios clínicos randomizados de pacientes com epicondilite lateral tratados com infiltração de corticosteroides observou uma melhora significativa na dor e na força de empunhadura quando comparados a placebo, anestesia local, e com tratamento conservador em um *follow-up* menor que 6 semanas. Entretanto, nos seguimentos a médio (entre 6 semanas e 6 meses) e longo (maiores de 6 meses) prazos, nenhuma diferença foi observada.[57]

Resultados similares foram observados em estudos prospectivos randomizados mais recentes,[53,59,60] demonstrando que o tratamento com injeção de corticosteroides a longo prazo não é superior em relação às outras modalidades de tratamento. As complicações potenciais com o uso a longo prazo dos corticosteroides são despigmentação da pele e atrofia gordurosa, além de causar atrofia e ainda poder acelerar alterações estruturais do tendão.[61]

Injeção de substâncias proliferativas

Injeções percutâneas de substâncias capazes de produzir proliferação celular e formação de colágeno[62] foram utilizadas pela primeira vez, em 1930.[63] Diversas substâncias têm sido usadas como: a dextrose hipertônica e os fenóis. Apesar do mecanismo de ação não ser claro, essas substâncias iniciam uma resposta inflamatória que, em última instância, promove hipertrofia e fortalecimento dos tendões e ligamentos.[62,64] Algumas séries de casos e pequenos estudos randomizados demonstram fraca evidência de suporte a esse tratamento para as tendinopatias.[62,64-67]

Tenotomia percutânea guiada por USG

A tenotomia percutânea é realizada por perfurações repetitivas do tendão com jelco 18 ou 22, guiado por ultrassom. O objetivo do procedimento seria, através da tenotomia, induzir microlesões e sangramento que resultariam em recrutamento de precursores de vasos sanguíneos e de colágeno, que induziriam à recuperação da lesão.[68,69]

Em um estudo com 58 pacientes diagnosticados com epicondilite lateral tratados com tenotomia percutânea e injeção de corticoide, obtiveram-se 80% excelentes ou bons resultados com um seguimento de 28 meses.[68] Outro estudo do mesmo grupo, porém sem injeção de corticoide após a tenotomia, demonstrou 92% de excelentes ou bons resultados.[70] Os autores concluíram que a inflamação era necessária para a recuperação do tendão na epicondilite crônica, a injeção de corticosteroide pós-tenotomia poderia, realmente, inibir o potencial terapêutico promovido pela tenotomia.

Apesar de estudos-controle randomizados sobre a tenotomia ainda não terem sido publicados, resultados preliminares desses estudos sugerem que a tenotomia, por si só, pode ser benéfica no tratamento das epicondilites crônicas.

Plasma rico em plaquetas

O plasma rico em plaquetas (PRP) tem sido usado por mais de 20 anos em uma variedade de afecções, incluindo regeneração óssea em cirurgias maxilofacial, cicatrização de feridas operatórias, tendinoses, no pós-operatório de reparo do manguito rotador. A popularização de seu uso de deu após a utilização em um jogador de futebol americano profissional que venceu o Super Bowl de 2009.[36]

O PRP é preparado a partir de sangue autólogo centrifugado para concentrar as plaquetas no plasma. A concentração de 1.000.000 plaquetas/μl foi sugerida para definição do PRP; esse número representa uma concentração cinco vezes maior do que a encontrada na corrente sanguínea.[71]

As plaquetas são fundamentais tanto na cascata de coagulação, quanto na reparação tecidual. O primeiro passo da reparação é a formação do coágulo. A trombina promove a agregação e a ativação plaquetária, resultando na liberação de fatores de crescimento que simulam a cascata inflamatória e a reparação.[72] A interação desses fatores de crescimento são responsáveis pela resposta de reparação, promovendo a quimiotaxia, proliferação celular, angiogênese e a síntese de colágeno.[73] O objetivo desse tratamento seria aumentar a concentração de plaquetas na área de interesse com consequente liberação de uma maior concentração de fatores de crescimento.

Vem crescendo o número de estudos clínicos que sugerem o efeito benéfico do uso do PRP nas tendinoses crônicas. Entretanto, até o presente momento, não se chegou a um consenso sobre a efetividade do uso clínico do PRP, apesar da explosão de seu uso clínico.[73]

A evidência mais forte do uso do PRP na epicondilite lateral vem de um grande estudo duplo-cego, randomizado, em que 51 pacientes foram tratados com PRP e 49 pacientes com injeção de corticoide guiado por ultrassom.[74] Ambos os grupos apresentaram diminuição significativa da dor, porém os efeitos do PRP duraram mais que 6 meses, diferentemente do grupo com corticoide. Com 1 ano de seguimento manteve-se uma superioridade, estatisticamente significativa, do grupo tratado com PRP. E com o seguimento de 2 anos continuou-se a observar uma melhora no grupo tratado com PRP.[54]

Apesar de muito discutida essa modalidade de tratamento, ainda permanecem inúmeras questões sem resposta. Estudos futuros com nível 1 de evidência são necessários para se confirmar o efeito benéfico da terapia com PRP.

Terapia de onda de choque

Recentes investigadores têm estudado a eficácia da terapia por ondas de choque extracorpóreas. Os resultados em um e dois anos de seguimento mostram índices aceitáveis. Wang e Chen obtiveram 64% de pacientes com cotovelos indolores e 29% dos pacientes com melhor clínica.[34] Rompe *et al.* encontraram somente 48% de bons e excelentes resultados, e uma satisfação em torno de 42%.[75]

Tratamento cirúrgico

A indicação do procedimento cirúrgico envolve a persistência da dor com limitação da função do cotovelo interferindo nas atividades diárias ou esportes, por um período de 6 a 12 meses, após a exclusão de alterações associadas. Os princípios para cirurgia são: identificação da afecção que produz os sintomas, ressecção do tecido anormal, proteção dos tecidos normais e reabilitação pós-operatória.[76]

As opções cirúrgicas envolvem os procedimentos de liberação dos extensores, com ou sem osteotomia do epicôndilo; fasciotomias múltiplas; alongamento da origem dos extensores; excisão do tecido angiofibroblástico, tenotomia percutânea à cirurgia artroscópica.[1,2]

A tenotomia percutânea do extensor radial curto do carpo é uma opção nas epicondilites, podendo ser realizada no consultório. Estudos de Savoie *et al.*, Oztuna *et al.* descrevem os resultados favoráveis com esta técnica.[77,78]

A cirurgia aberta realizada pelo nosso grupo baseia-se nos princípios de Nirschl, envolvendo a identificação e excisão de todo o tecido com degenerado. A presença de exostose óssea em 20% dos casos deve ser removida. A sinovite intra-articular em 5% pode ser drenada por mini-incisão lateral ou por artroscopia.[1]

A técnica da mini-incisão de Nirschl consiste em: posicionamento do paciente em decúbito dorsal, com o braço apoiado ao lado do corpo, incisão de 2,5 centímetros realizada sobre o epicôndilo lateral. A interface entre o músculo extensor radial longo do carpo e a aponeurose extensora é identificada e incisada. O extensor radial curto do carpo é, então, identificado, e todo tecido angiofibroblástico é ressecado (Fig. 1). Quando tecido da porção anterior do extensor comum está afetado, em 35% dos casos, deve ser ressecado e em 20% dos casos a exostose óssea está presente e também deve ser removida (Fig. 2). A seguir, realiza-se a decorticação do epicôndilo lateral e perfurações com broca de um a dois milímetros para promover um aporte sanguíneo à região (Fig. 3). Finalmente é realizado o reparo do extenso radial longo do carpo junto à aponeurose do extensor.[20]

Nirschl, em 1979, tratou 88 pacientes com cirurgia aberta, com 85% dos pacientes apresentando alívio completo dos sintomas e sem restrição de atividades, 12% notaram alívio moderado dos sintomas e 3% sem alívio. No grupo de pacientes sem melhora da dor, o problema residual era a dor.[1]

Na falha da cirurgia aberta, epicondilites laterais estão relacionadas com a persistência da dor ou instabilidade do ligamento colateral ou anular, em razão da ressecção inadequada de tecido ou em excesso.[1]

Recentes publicações relatam a técnica artroscópica para o tratamento da epicondilite lateral.[79-81] A artroscopia permite a visibilização direta da afecção, o acesso à afecções intra-articulares e preservação do tecido normal. O método artroscópico é um método menos invasivo, com menos dor pós-operatória, melhor estética e reabilitação mais precoce.[79]

O desbridamento artroscópico da cápsula anterolateral e da inserção do tendão extensor radial curto do carpo pode ser uma opção no manejo da epicondilite lateral após falha do tratamento conservador. Muitos pesquisadores já observaram que o desbridamento da inserção do tendão extensor radial curto do carpo pode ser bastante efetivo no tratamento da epicondilite lateral recidivante.[79,80,82-85] A abordagem artroscópica ainda possui a vantagem de explorar a articulação em busca de anormalidades de patologias em potencial. A plica sinovial causa dor lateral, mimetizando a epicondilite lateral, e essa plica posse ser desbridada durante o procedimento artroscópico.[79,83,86]

A classificação artroscópica segundo Baker é dividida em: tipo I – cápsula intacta, em 36% dos casos; tipo II ruptura na cápsula/lesões lineares, em 36% dos casos, e tipo III ruptura e retração na cápsula, fibrilação no tendão presente em 28% dos casos. Entretanto, essa classificação não é capaz de predizer prognóstico.[79]

Baker encontrou em seu estudo distúrbios associados em 29 cotovelos (69%): sinovites em 23 cotovelos (55%); esporão ósseo em cinco cotovelos (12%); sobrecarga em valgo em extensão em dois cotovelos (5%); corpos livres em três cotovelos (7,1%) degeneração articular em um cotovelo (2%). Obteve melhora em 37 dos 39 pacientes e retorno ao trabalho após 2,2 semanas, sendo que a classificação não afetou os resultados.[79]

Os conceitos cirúrgicos para epicondilite medial são as mesmas em relação à epicondilite lateral. Na tendinose do epicôndilo medial, as alterações patológicas estão presentes na origem do pronador redondo, palmar longo, flexor radial do carpo, ocasionalmente pode afetar o flexor ulnar do carpo.[87]

A técnica cirúrgica é realizada por meio de incisão de 4 a 5 centímetros de comprimento ao longo do epicôndilo medial. O tecido subcutâneo e a pele são retraídos sobre o epicôndilo medial, expondo a origem dos flexores. A incisão longitudinal na origem dos tendões estendendo-se distalmente por três a quatro centímetros. O tecido angiofibroblástico é removido (usualmente no pronador redondo e flexor radial do carpo) de forma elíptica. A disfunção do nervo ulnar pode estar associada em 60% dos casos, pela compressão (osteófitos de corpos livres ou sinovite reumatoide) ou forças tênseis (subluxação do nervo, valgismo do cotovelo, geralmente pós-fraturas ou ruptura do ligamento colateral medial, geralmente em arremessadores). O atrito ou ruptura do ligamento colateral medial pode ser observado, e seu reparo cirúrgico ou reconstrução é indicado. A descompressão cirúrgica ulnar pode ser requirida, com a abertura do retináculo dos flexores ou transferência do nervo ulnar para anterior, para região subcutânea.[87]

■ REFERÊNCIAS BIBLIOGRÁFICAS

1. Nirschl RP, Pettrone FA. Tennis elbow: the surgical treatment of lateral epicondylitis. *J Bone Joint Surg Am* 1979;61:46-54.
2. Nirschl R. Mesenchymal syndrome. *Va Med Monthly* 1969;96:959-62.
3. Field LD, Savoie FH. Common elbow injuries in sport. *Sports Med* 1998;26:193-205.

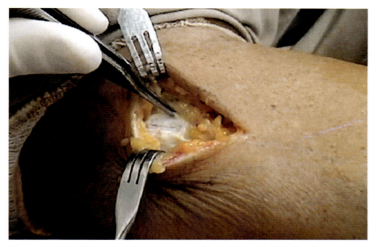

Figura 1. Cirurgia mostrando a ressecção do tecido angiofibroblástico.

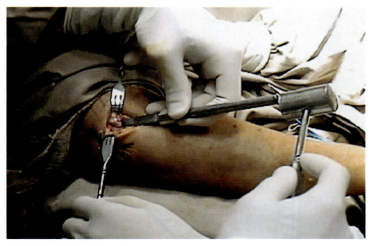

Figura 2. Cirurgia mostrando a ressecção da exostose.

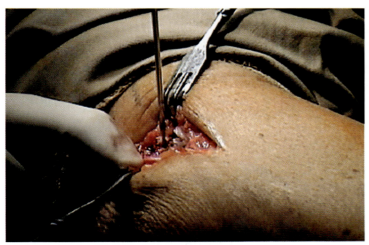

Figura 3. Cirurgia mostrando a perfuração do epicôndilo.

4. Lees A. Science and the major racket sports: a review. *J Sports Sci* 2003;21:707-32.
5. Kim D H, Millett PJ, Warner JJ et al. Shoulder injuries in golf. *Am J Sports Med* 2004;32:1324-30.
6. Fahlstrom M, Bjornstig U, Lorentzon R. Acute badminton injuries. *Scand J Med Sci Sports* 1998;8:145-48.
7. Magra M, Caine D, Mafulli N. A review of epidemology of pediatric elbow injuries in sports. *Sports Med* 2005;37:717-35.
8. Zellner B, May MM. Elbow injuries in the young athlete-an orthopedic perspective. *Pediatr Radiol* 2013 Mar.;43(Suppl 1):S129-34.
9. Hariri S, Safran MR. Ulnar collateral ligament injury in the overhead athlete. *Clin Sports Med* 2010;29:619-44.
10. Bhargava AS, Eapen C, Kumar SP. Grip strength measurements at two different wrist extension positions in chronic lateral epicondylitis-comparison of involved vs. uninvolved side in athletes and non athletes: a case-control study. *Sports Med Arthrosc Rehabil Ther Technol* 2010;2:22.
11. Van Elk N, Faes M, Degens H. The application of an external wrist extension force reduces electromyographic activity of wrist extensor muscles during gripping. *J Orthop Sports Phys Ther* 2004;34:228-34.
12. Morris M, Jobe FW. Electromyographic analysis of elbow function in tennis players. *Am J Sports Med* 1989;17:241-47.
13. Roetert E, Brody P, Dillman H. The biomechanics of tennis elbow- an integrated approach. *Clin Sports Med* 1995;14:47-57.
14. Inagaki K. Current concepsts of elbow-joint disorders and their treatment. *J Orthop Sci* 2013 Jan.;18(1):1-7.
15. Waugh EJ, Jaglal SB, Davis AM. Computer use associated with poor long-term prognosis of conservatively managed lateral epicondylalgia. *J Orthop Sports Phys Ther.* 2004;34:770-80.
16. Meals RA. *Turek's orthopedics: principles and their applications.* Philadelphia: Lippincott, 1994.
17. Marie QNH, Durand J, Loisel P. Physiotherapists' management of patients with lateral epicondylitis (extensor tendinosis): results of a provincial survey. *Physiother Can* 2004;56:215-25.
18. Borkholder CD. The efficiency of splinting in lateral epicondylitis: a systemic review. *J Hand Ther* 2004;17:181-99.
19. Motta Filho GR. Cotovelo. In: Barros Filho TEP, Lech O. (Eds.). *Exame físico em ortopedia.* São Paulo: Sarvier, 2001. p. 138-56.
20. Nirschl RP, Ashman ES. Elbow tendinopathy: tennis elbow. *Clin Sports Med* 2003;22:813-36.
21. Marx RG, Sperling JW, Cordasco FA. Overuse injuries of the upper extremity in tennis players. *Clin Sports Med* 2001;20:439-51.
22. Tennis EJ. Dynamics of racquet grip interaction. *J Hand Surg* 1995;20-A(3):77-81.
23. Silva RT. *Estudo da Incidência de lesões ortopédicas em tenistas* [tese]. São Paulo: Universidade Federal de São Paulo, 2000.
24. Wolf BR, Altchek DW. Elbow problems in elite tennis players. *Tech Shoulder Elbow Surg* 2003;4(2):55-68.
25. Greenbaum B. The pathoanatomy and histopathology of tennis elbow. *Curr Opin Orthoped* 2001;12(4):353-55.
26. Kraushaar L, Barry S, Nirschl RP. Tendinosis of the Elbow (Tennis Elbow): clinical features and findings of histological, immunohistochemical, and electron microscopy studies. *J Bone Joint Surg* 1999;81-A(2):259-79.
27. Byram IR, Kim HM, Levine WN et al. Elbow arthroscopic surgery uptade for sports medicine conditions. *Am J Sports Med* 2013 Sept.;41(9):2191-202.
28. Morrey BF, An KN. Functional anatomy of the ligaments of the elbow. *Clin Orthop* 1985;201:84-90.
29. Selby RM, O'Brien SJ, Drakos MC. Elbow pain in golf. *Med Sci Sports Exerc* 2202;34(5):S138.
30. Theriault G, Lachance P. Golf injuries. An overview. *Sports Med* 1998;26:43-57.
31. Jacobson JA, Miller BS, Morag Y. Golf and raquet sports injuries. *Semin Musculoskelet Radiol* 2005;09(4):346-59.
32. Li X, Dines JS, Gorman M et al. Anconeus epitrochlearis as a sourse of medial elbow pain in baseball pitcher. *Orthopedics* 2012;35(7):e1129-32.
33. Regan W, Wold LE, Coonrad R. Microscopic histopathology of chronic refractory lateral epicondylitis. *Am J Sports Med* 1992;20:746-49.
34. Rompe JD, Hope C, Kullmer K et al. Analgesic effect of extracorporeal shock-wave therapy on chronic tennis elbow. *J Bone Joint Surg Br* 1996;78:233-37.
35. Gabel GT. Acute and chronic tendinopathies at the elbow. *Curr Opin Orthop* 2000;11(1):56-61.
36. Hayter CL, Adler RS. Injuries of the elbow and the current treatment of tendon disease. *Am J Roentgenol* 2012;199:546-57.
37. Dahners LE, Wood FM. Anconeus epitrochlearis, a rare cause of cubital tunnel syndrome: a case report. *J Hand Surg Am* 1984;9:579-80.
38. Masear VR, Hill Jr JJ, Cohen SM. Ulnar compression neuropathy secondary to the anconeus epitrochlearis muscle. *J Hand Surg* 1988;13:720-24.
39. O'Hara JJ, Stone JH. Ulnar nerve compression at the elbow caused by a prominent medial head of the triceps and an anconeus epitrochlearis muscle. *J Hand Surg Br* 1996;21:133-35.
40. O'Driscoll SW, Horii E, Carmichael SW et al. The cubital tunnel and ulnar neuropathy. *J Bone Joint Surg Br* 1991;73:613-17.
41. Sookur PA, Naraghi AM, Bleakney RR et al. Accessory muscles: anatomy, symptoms, and radiologic evaluation. *Radiographics* 2008;28:481-99.
42. Pomerance J. Radiographic analysis of lateral epicondylitis. *J Shoulder Elbow Surg* 2002;11:156-57.
43. Edelson G, Kunos CA, Vigder F et al. Bony changes at the lateral epicondyle of possible significance in the tennis elbow syndrome. *J Shoulder Elbow Surg* 2001;10:158-63.
44. Tran N, Chow K. Ultrasonography of the elbow. *Semin Musculoskelet Radiol* 2007;11:105-16.
45. Zeisig E, Fahlström M, Ohberg L et al. A two-year sonographic follow-up after intratendinous injection therapy in patients with tennis elbow. *Br J Sports Med* 2010;44:584-87.
46. Zeisig E, Ohberg L, Alfredson H. Extensor origin vascularity related to pain in patients with tennis elbow. *Knee Surg Sports Traumatol Arthrosc* 2006;14:659-63.
47. Clarke AW, Ahmad M, Curtis M et al. Lateral elbow tendinopathy: correlation of ultrasound findings with pain and functional disability. *Am J Sports Med* 2010;38:1209-14.
48. Ciccotti MG, Ramani MN. Medial epicondylitis. *Sports Med Arth Rewiew* 2003:11:57-62.
49. Potter HG, Hannafin JA, Morwessel RM et al. Lateral epicondylitis: correlation of MR imaging, surgical and histopathologic findings. *Radiology* 1995;196:43-46.
50. Kijowski R, De Smet AA. Magnetic resonance imaging findings in patients with medial epicondylitis. *Skeletal Radiol* 2005;34:196-202.
51. Kijowski R, Tuite M, Sanford M. Magnetic resonance imaging of the elbow. Part II. Abnormalities of the ligaments, tendons, and nerves. *Skeletal Radiol* 2005;34:1-18.
52. Hay EM, Paterson SM, Lewis M et al. Pragmatic randomized controlled trial of local corticosteroid injection and naproxen for tretament of lateral picondilitis of elbow in primary care. *BMJ* 1999;319:964-68.
53. Smidt N, van der Windt DA, Assendelft WJ et al. Corticosteroid injections, physiotherapy, or a wait-and-see policy for lateral epicondylitis: a randomised controlled trial. *Lancet* 2002;359:657-62.
54. Gosens T, Peerbooms JC, van Laar W et al. Ongoing positive effect of platelet-rich plasma versus corticosteroid injection in lateral epicondylitis: a double-blind randomized controlled trial with 2-year follow-up. *Am J Sports Med* 2011;39:1200-8.
55. Groppel J, Nirschl RP. A mechanical and electromyographical analysis of various joint counterforce braces on the tennis players. *Am J Sports Med* 1986;14(3):195-200.
56. Price R, Sinclair H, Heinrich I et al. Local injection treatment of tennis elbow: hydrocortisone, triamcinolone, and lignocaine compared. *Br J Rheumatol* 1991;30:39-44.
57. Solveborn SA, Buch F, Mallmin H et al. Cortisone injection with anesthetic additives for radial epicondylalgia (tennis elbow). *Clin Orthop* 1995;316;99-105.
58. Nirschl RP, Rodin DM, Ochiai DH et al. Iontophoretic administration of dexamethasone sodium phosphate for acute epicondilitis: a randomized, double-blind, placebo-controlled study. *Am J Sports Med* 2003;31:189-195.
59. Altay T, Gunal I, Ozturk H. Local injection treatment for lateral epicondylitis. *Clin Orthop Relat Res* 2002;398:127-30.
60. Bisset L, Beller E, Jull G et al. Mobilisation with movement and exercise, corticosteroid injection, or wait and see for tennis elbow: randomised trial. *BMJ* 2006;333:939.
61. Jobe FW, Ciccotti MG. Lateral and medial epicondylitis of the elbow. *J Am Acad Orthop Surg* 1994;2:1-8.

62. Fullerton BD, Reeves KD. Ultrasonography in regenerative injection (prolotherapy) using dextrose, platelet-rich plasma, and other injectants. *Phys Med Rehabil Clin N Am* 2010;21:585-605.
63. Schultz L. A treatment for subluxation of the temporomandibular joint. *JAMA* 1937;109:1032-35.
64. Rabago D, Best TM, Beamsley M et al. A systematic review of prolotherapy for chronic musculoskeletal pain. *Clin J Sport Med* 2005;15:376-80.
65. Alfredson H, Ohberg L. Sclerosing injections to areas of neo-vascularisation reduce pain in chronic Achilles tendinopathy: a double-blind randomised controlled trial. *Knee Surg Sports Traumatol Arthrosc* 2005;13:338-44.
66. Maxwell NJ, Ryan MB, Taunton JE et al. Sonographically guided intratendinous injection of hyperosmolar dextrose to treat chronic tendinosis of the Achilles tendon: a pilot study. *AJR* 2007;189(4):W215-20.
67. Topol GA, Reeves KD, Hassanein KM. Efficacy of dextrose prolotherapy in elite male kicking-sport athletes with chronic groin pain. *Arch Phys Med Rehabil* 2005;86:697-702.
68. McShane JM, Nazarian LN, Harwood MI. Sonographically guided percutaneous needle tenotomy for treatment of common extensor tendinosis in the elbow. *J Ultrasound Med* 2006;25:1281-89.
69. Kader D, Saxena A, Movin T et al. Achilles tendinopathy: some aspects of basic science and clinical management. *Br J Sports Med* 2002;36:239-49.
70. McShane JM, Shah VN, Nazarian LN. Sonographically guided percutaneous needle tenotomy for treatment of common extensor tendinosis in the elbow: is a corticosteroid necessary? *J Ultrasound Med* 2008;27:1137-44.
71. Weibrich G, Kleis WK, Hafner G et al. Growth factor levels in platelet-rich plasma and correlations with donor age, sex, and platelet count. *J Craniomaxillofac Surg* 2002;30:97-102.
72. Everts PA, Knape JT, Weibrich G et al. Plateletrich plasma and platelet gel: a review. *J Extra Corpor Technol* 2006;38:174-87.
73. Foster TE, Puskas BL, Mandelbaum BR et al. Platelet-rich plasma: from basic science to clinical applications. *Am J Sports Med* 2009;37:2259-72.
74. Peerbooms JC, Sluimer J, Bruijn DJ et al. Positive effect of an autologous platelet concentrate in lateral epicondylitis in a double-blind randomized controlled trial: platelet-rich plasma versus corticosteroid injection with a 1-year follow-up. *Am J Sports Med* 2010;38:255-62.
75. Wang C J, Chen HS. Shock wave therapy for patients with lateral epicondylitis of the elbow: a one- to two-year follow-up study. *Am J Sports Med* 2002;30:422-25.
76. Lech O, Piluski PCF, Severo AL. Epicondilite lateral do cotovelo. *Rev Bras Ortop* 2003;38(8):421-36.
77. Oztuna V, Milcan A, Eskandari MM et al. Percutaneous extensor tenotomy in patients with lateral epicondylitis resistant to conservative treatment. *Acta Orthop Traumatol Turc* 2002;36:336-40.
78. Savoie FH. Management of lateral epicondylitis with percutaneous release. *Tech Shoulder Elbow Surg* 2001;2:243-46.
79. Baker CL, Murphy KP, Gottlob CA et al. Arthroscopic clasification and treatmentof lateral epicondylitis: two-year clincal results. *J Shoulder Elbow Surg* 2000;9:475-82.
80. Owens BD, Murphy KP, Kuklo TR. Arthroscopic release for lateral epicondylitis. *Arthroscopy* 2001;17:582-87.
81. Zoppi Filho A, Vieira LAG, Ferreira NAA et al. Tratamento artroscópico da epicondilite lateral do cotovelo. *Rev Bras Ortop* 2004;39(3):93-1001.
82. Baker Jr CL, Baker CL 3rd. Long-term follow-up of arthroscopic treatment of lateral epicondylitis. *Am J Sports Med* 2008;36(2):254-60.
83. Lattermann C, Romeo AA, Anbari A et al. Arthroscopic debridement of the extensor carpi radialis brevis for recalcitrant lateral epicondylitis. *J Shoulder Elbow Surg* 2010;19(5):651-56.
84. Mullett H, Sprague M, Brown G et al. Arthroscopic treatment of lateral epicondylitis: clinical and cadaveric studies. *Clin Orthop Relat Res* 2005;439:123-28.
85. Peart RE, Strickler SS, Schweitzer Jr KM. Lateral epicondylitis: a comparative study of open and arthroscopic lateral release. *Am J Orthop* 2004;33(11):565-67.
86. Kim DH, Gambardella RA, Elattrache NS et al. Arthroscopic treatment of posterolateral elbow impingement from lateral synovial plicae in throwing athletes and golfers. *Am J Sports Med* 2006;34(3):438-44.
87. Nirschl RP. Elbow tendinosis/tennis elbow. *Clin Sports Med* 1992;11:851-7

SEÇÃO VII

LESÕES CONDRAIS

Carlos Vicente Andreoli ■ Diogo Esmeraldo Rolim

■ INTRODUÇÃO

As lesões condrais no cotovelo envolvem os defeitos que promovem uma descontinuidade na integridade da cartilagem articular. O estadiamento bem como o prognóstico e tratamento destas lesões são com base na realização de correta anamnese e exame físico, além de estudo radiológico bem direcionado. Para tanto, é necessário conhecer as várias etiologias que possam levar a uma lesão condral.

■ ETIOLOGIA

Dentre as várias causas etiológicas das lesões condrais nós podemos citar como principais: a osteocondrite dissecante, doença de Panner e as causas traumáticas. Na osteocondrite dissecante ocorre a separação de um fragmento de cartilagem do osso subcondral, podendo acometer desde a adolescência até idade em torno de 20 anos de idade.[1,2] O sítio mais comum é o capítulo, mas também poderá acometer a cabeça do rádio, o olécrano e, muito raramente, a tróclea.[3] A etiologia exata da osteocondrite ainda é incerta, mas acredita-se que esteja relacionada com lesões por sobrecarga (*overuse*) em razão do trauma de repetição e da vascularização pobre do capítulo.[4] A osteocondrite dissecante do capítulo frequentemente ocorre no membro dominante em atletas arremessadores, como *baseball*, *handball* e polo aquático, podendo ainda acometer o cotovelo bilateralmente em atividade com grande sobrecarga articular, como é o caso de esportes de levantamento de peso e ginástica olímpica.[1,2,5-7] Durante o arremesso entre a fase de armação e o início da aceleração, o capítulo é submetido a uma força de compressão e cisalhamento decorrente do movimento cíclico em valgo que ocorre nesta região, podendo ocasionar estas lesões.[6,8-10]

A doença de Panner foi descrita inicialmente, em 1927, por Hans Jassen Panner, sendo uma osteocondrose envolvendo o capítulo.[11] Esta lesão acomete o centro de ossificação do capítulo, causando rarefação e fragmentação, incidindo frequentemente em crianças com menos de 10 anos de idade e sendo uma patologia autolimitada. A diferenciação entre a osteocondrite e a doença de Panner é que estas são patologias que levam a defeitos condrais no cotovelo, porém a doença de Panner não está relacionada com traumatismos de repetição, sem causar morbidade após o seu término.[12,13]

O trauma agudo também está relacionado com os defeitos condrais no cotovelo, podendo acometer o capítulo, cabeça do rádio e olécrano, dependendo da biomecânica do trauma envolvido. Está frequentemente relacionado com subluxações, luxação, lesões por impacção e cisalhamento.[14]

Existem ainda relatos de outras, como etiologia, como defeitos de ossificação endocondral e alguns defeitos genéticos relacionados com os defeitos condrais no cotovelo, porém ainda em fase de estudo.[2,6,7]

■ QUADRO CLÍNICO E AVALIAÇÃO RADIOLÓGICA

As lesões condrais podem apresentar um quadro clínico variado desde um quadro clínico assintomático, sendo apenas um achado radiológico até a presença de dor (principalmente lateral), associado a edema, contratura em flexão, limitação do arco de movimento, principalmente déficit da extensão do cotovelo, *click* e bloqueio mecânico à movimentação ativa e instabilidade.[14,15]

A investigação da dor no cotovelo quando existe suspeita de lesões condrais, após exame físico minucioso, deverá incluir a realização de estudo radiológico inicial com radiografia do cotovelo em AP, Perfil e AP com 45 de flexão.[16,17] O RX na osteocondrite poderá ser normal ou ainda apresentar achatamento da superfície articular, esclerose subcondral, separação e/ou deslocamento de fragmentos ósseos (Fig. 1).[18-20]

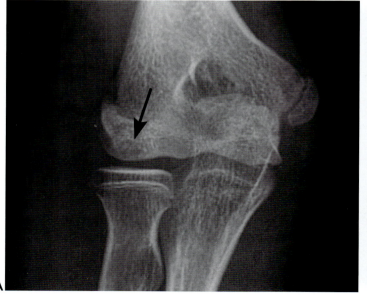
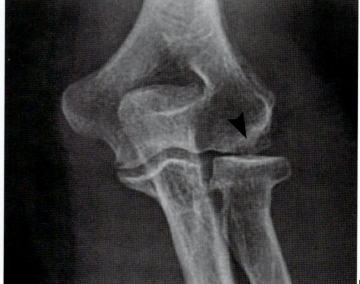

Figura 1. RX na osteocondrite. (**A**) Osteocondrite normal. (**B**) Osteocondrite apresentando achatamento da superfície articular, esclerose subcondral, separação e/ou deslocamento de fragmentos ósseos.

A presença de RX normal não exclui a presença de lesão condral no cotovelo. Kijowski *et al.* relataram 66% de sensibilidade da radiografia na detecção de osteocondrite dissecante do capítulo, e somente 57% na detecção de corpos livres comparada aos achados artroscópicos.[21] Em geral lesões detectadas na radiologia convencional não guardam boa relação com o tratamento conservador, podendo o atraso no tratamento cirúrgico trazer piora no prognóstico.[17]

A ultrassonografia tem comprovada eficácia no acompanhamento da evolução da osteocondrite dissecante.[22-24] Takahara *et al.* encontraram 89% entre estudo ultrassonográfico e os achados intraoperatórios, avaliados em 19 pacientes. Neste mesmo estudo, eles avaliaram o uso da ultrassonografia como método de *screening* para detecção de osteocondrite do capítulo em jovens jogadores de *baseball*.[22,23]

A Tomografia estará mais bem indicada para avaliar a presença de fraturas associadas, e a artoTC em casos ocasionais onde haja contraindicação para realização da Ressonância Magnética, podendo avaliar a integridade da cartilagem articular, bem como fissuras, defeitos ou separação de fragmentos osteocondrais (Fig. 2).[25,26]

A Ressonância Magnética (RM) é o exame padrão ouro para detecção dos defeitos condrais no cotovelo, podendo determinar tamanho, localização, estabilidade e viabilidade.[14,15,18,19,25-30] Porém antes de discutirmos as lesões condrais na RM, é importante salientar os pseudodefeitos na tróclea e no capítulo (Fig. 3), pois só os 180 graus anteriores são cobertos por cartilagem articular, havendo uma área nua posterior contribuindo para erros de interpretação. Além disso, o *notch* troclear possui um figura em oito da cobertura articular e um contorno ósseo peculiar que devem ser reconhecidos.[14,18,19,31-33] Dentre todas as lesões condrais do cotovelo, 70% demonstram alterações que sugerem instabilidade, como cistos (11% múltiplos cistos e 8% cistos grandes), fratura osteocondral em 11% e defeito osteocondral completo de líquido em 23% dos casos avaliados.[16]

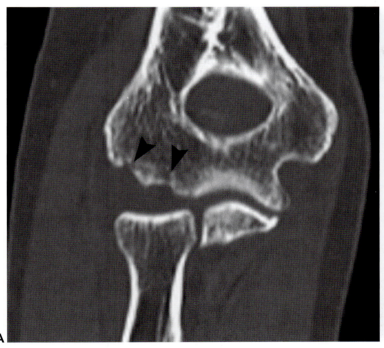 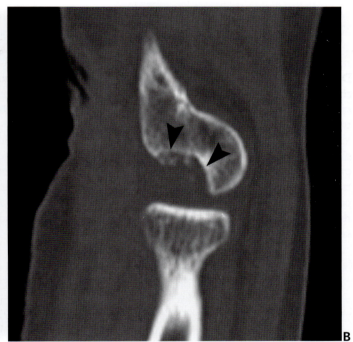

Figura 2. (**A** e **B**) TC na osteocondrite.

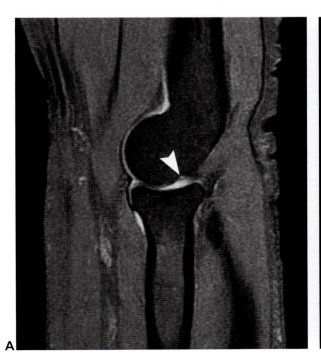 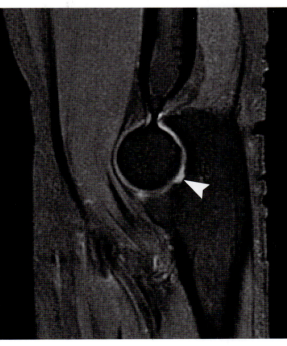

Figura 3. RM na osteocondrite. (**A** e **B**) Pseudodefeitos na tróclea e no capítulo.

A presença de lesão condral no sulco troclear posterossuperior associada à presença de hipertrofia sinovial posterior tem sido relacionada com as forças de hiperextensão no cotovelo em atletas de natação e basquete.[22] Lesões da tróclea são menos frequentes do que no capítulo, porém guardam achados semelhantes na RM. Lesões na face medial da tróclea tendem a ser pequenas (< 6 mm), já as lesões da superfície lateral tendem a ser grandes (10-13 mm) circunscritas e localizadas na região posteroinferior da tróclea.[16]

CLASSIFICAÇÃO

Dentre as várias classificações existentes a patologia mais relacionada com os defeitos condrais no cotovelo é osteocondrite dissecante, onde podemos achar desde a presença de classificação ao estudo radiológico até o estadiamento dos achados artroscópicos das lesões. Takeba et al. propuseram a classificação em três estágios conforme os achados na radiologia convencional: Estágio I – radiolucente; Estágio II – separação e Estágio III – fragmento livre.[20] Com base nos achados de RM Nelson et al. propuseram um sistema de classificação em graus. No Grau zero temos achado normal, Grau I – cartilagem intacta com alteração de sinal, Grau II – hipersinal violando a cartilagem sobrejacente, Grau III – fina lâmina de hipersinal estendendo-se para fragmento osteocondral e Grau IV – lesão mista ou corpo livre de hipossinal, ambos no centro da lesão ou livres na articulação.[30] Takahara et al. propuseram uma classificação dividindo a lesão condral na Osteocondrite dissecante do capítulo em estável e instável correlacionando quadro clínico e achados radiológicos (Quadro 1).[16]

A ICRS (International Cartilage Repair Society) propôs uma classificação com base nos achados artroscópicos dividindo-se em cinco graus: Grau I – cartilagem intacta, porém abaulada, Grau II – fissura na cartilagem sobrejacente, Grau III – exposição óssea ou cartilagem osteoarticular presa, Grau IV – fragmento osteoarticular solto sem deslocamento, Grau V – fragmento com deslocamento, resultando em corpo livre intra-articular.[34]

TRATAMENTO

O tratamento é proposto de acordo com os achados clínico-radiológicos e a doença de base da lesão condral. Na doença de Panner geralmente trata-se de patologia autolimitada, onde o tratamento é iminentemente conservador.[1,20] Nas demais causas etiológicas o tratamento será proposto conforme a apresentação clínica e os achados dos exames de imagem. O tratamento conservador por um período de 6-8 semanas com limitação da atividade e anti-inflamatórios, em alguns casos mais sintomáticos com necessidade de imobilização por 3-4 semanas, estará bem indicado em lesões pequenas, estáveis e nos casos iniciais de osteocondrite dissecante.

O tratamento cirúrgico estará indicado em: casos de não resposta ao tratamento conservador, corpos livres com sintomas mecânicos, lesões instáveis com fragmentação ou limitação da amplitude de movimento acima de 20 graus, ou ainda em lesões instáveis em pacientes com placa de crescimento do capítulo fechada. O tratamento cirúrgico deverá ser instituído para evitar alterações degenerativas. Dentre as opções cirúrgicas disponíveis, podemos citar: ressecção de corpos livres com microfratura ou curetagem, condroplastia, mosaicoplastia com fragmento de joelho, aloenxerto, implante de condrócitos e ostotomia em cunha de fechamento para retirar carga sobre a articulação radiocapitelar. Nos casos em que há fissura ou lesão com destacamento parcial estará indicada ou a fixação deste fragmento seja por artroscopia ou por cirurgia aberta, ou ainda, ressecção associada à curetagem ou microfratura, estando indicado o transplante osteocondral em lesões crônicas com fragmentos livres. Utiliza-se a técnica de mosaicoplastia nos casos de lesões com envolvimento superior a 50% da superfície articular do capítulo na ausência de doenças degenerativas.[35]

O prognóstico dos pacientes com lesões osteocondrais está relacionado com a idade de acometimento, tamanho e extensão da lesão. Pacientes jovens possuem melhor prognóstico. Grandes defeitos em adolescentes mais velhos possuem grande chance de progressão para artrite degenerativa do cotovelo. Atletas arremessadores de baseball e ginastas possuem um pior prognóstico, em que Takahara et al. evidenciaram, em 50% dos casos, alterações clínicas e radiológicas de doença degenerativa após 12 anos de seguimento.[16]

REFERÊNCIAS BIBLIOGRÁFICAS

1. Ruchelsman DE, Hall MP, Youm T. Osteochondritis dissecans of the capitellum: current concepts. J Am Acad Orthop Surg 2010;18(9):557-67.
2. Bojanic I, Ivkovic A, Boric I. Arthroscopy and micro fracture technique in the treatment of osteochondritis dissecans of the humeral capitellum: report of three adolescent gymnasts. Knee Surg Sports Traumatol Arthrosc 2006;14(5):491-95.
3. Patel N, Weiner SD. Osteochondritis dissecans involving the trochlea: report of two patients(three elbows) and review of the literature. J Pediatr Orthop 2002;22(1);48-51.
4. Yamagushi K, Sweet FA, Bindra R et al. The extraosseous and intraosseous arterial anatomy of the adult elbow. J Bone Joint Surg Am 1997;79-A:1653-62.
5. Kusumi T, Ishibashi Y, Tsuda E et al. Osteochondritis dissecans of the elbow: histopathological assessment of the articular cartilage and subchondral bone with emphasis on their damage and repair. Pathol Int 2006;56(10):604-12.
6. Baker CL III, Romeo AA, Baker Jr CL. Osteochondritis dissecans of the capitellum. Am J Sports Med 2010;38(9):1917-28.
7. Bradley JP, Petrie RS. Osteochondritis dissecans of the humeral capitellum. Diagnosis and treatment. Clin Sports Med 2001;20(3):565-90.
8. Iwasaki N, Kato H, Kamishima T et al. Sequential alterations in magnetic resonance imaging findings after autologous osteochondral mosaicplasty for young athletes with osteochondritis dissecans of the humeral capitellum. Am J Sports Med 2009;37(12):2349-54.
9. Iwasaki N, Kato H, Ishikawa J et al. Autologous osteochondral mosaicplasty for osteochondritis dissecans of the elbow in teenage athletes: surgical technique. J Bone Joint Surg Am 2010;92 (Suppl 1 Pt 2):208-16.
10. Byrd JWT, Jones KS. Arthroscopic surgery for isolated capitellar osteochondritis dissecans in adolescent baseball players:minimum three-year follow-up. Am J Sports Med 2002;30(4):474-78.
11. Panner HJ. A peculiar affection of the cappitellum humeri resembling Calve-Perthes disease of the hip. Acta Radiol 1927;10:234-42.
12. Tis JE, Edmonds EW, Bastrom T et al. Short-term results of arthroscopic treatment of osteochondritis dissecans in skeletally immature patients. J Pediatr Orthop 2012;32(3):226-31.
13. Singer KM, Roy SP. Osteochondrosis of the humeral capitellum. Am J Sports Med 1984;12(5):351-60.
14. Hayter CL, Giuffre BM. Overuse and traumatic injuries of the elbow. Magn Reson Imaging Clin N Am 2009;17(4):617-38.
15. Wahegaonkar AL, Doi K, Hattori Y et al. Technique of osteochondral autograft transplantation mosaicplasty for capitellar osteochondritis dissecans. J Hand Surg Am 2007;32(9):1454-61.
16. Takahara M, Ogino T, Sasaki I et al. Long term outcome of osteochondritis dissecans of the humeral capitellum. Clin Orthop Relat Res 1999;(363):108-15.
17. Kijowski R, Tuite MJ. Pediatric throwing injuries of the elbow. Semin Musculokelet Radiol 2010;29(4):521-23.
18. Stevens KJ, McNally EG. Magnetic resonance imaging of the elbow in athletes. Clin Sports Med 2010;29(4):521-23.

Quadro 1. Classificação da lesão condral na osteocondrite dissecante do capítulo[16]

	Estável	Instável
Fise do capítulo	Aberto	Fechada
Grau radiográfico	I	II ou III
Amplitude de movimento	Normal	Restrita
Classificação da ICRS	I	II, III e IV

19. Stevens KJ. Magnetic resonance. *J Magn Reson Imaging* 2010;31(5):1036-53.
20. Takeba J, Takahashi T, Hino K et al. Arthroscopic technique for fragment fixation using absorbable pins for osteochondritis dissecans of the humeral capitellum: a report of 4 cases. *Knee Surg Sports Traumatol Arthrosc* 2010;18(6):831-35.
21. Kijowski R, De Smet AA. Radiography of the elbow for evaluation of patients with osteochondritis dissecans of the capitellum. *Skeletal Radiol* 2005;34(5):266-71.
22. Takahara M, Shundo M, Kondo M et al. Early detection of osteochondritis dissecans of the capitellum in young baseball players. Report of three cases. *J Bone Joint Surg Am* 1998;80(6):892-97.
23. Takahara M, Mura N, Sasaki J et al. Classification, treatment, and outcome of osteochondritis dissecans of the humeral capitellum. Surgical technique. *J Bone Joint Surg Am* 2008;90(Suppl 2 Pt 1):47-62.
24. Harada M, Takahara M, Sasaki J et al. Using sonography for the early detection of elbow injuries among young baseball players. *AJR Am J Roentgenol* 2006;187(6):1436-41.
25. Delport AG, Zoga ACMR. MR and CT orthography of the elbow. *Semin Musculoskelet Radiol* 2012;16(1):15-26.
26. Hayes CW, Daffner RH, Weissman BN et al. *Expert panel on musculoskeletal imaging*. American College of Radiology(ACR) Appropriateness Criteria chronic elbow pain. Reston, VA: ACR, 2011.
27. Nelson DW, Di Paola J, Colville M et al. Osteochondritis dissecans of the talus and knee:prospective comparisson of MR and arthroscopic classifications. *J Comput Assist Tomogr* 1990;14(5):804-8.
28. Ouellette H, Bredella M, Labis J et al. MR imaging of the elbow in baseball pitchers. *Skeletal Radiol* 2008;37(2):115-21.
29. Steinbach LS, Palmer WE, Schweitzer ME. Special focus session. MR arthrography. *Radiographics* 2002;22(5):1223-46.
30. Trattnig S, Winalski CS, Marlovits S et al. Magnetic resonance imaging of cartilage repair: a review. *Cartilage* 2011;2:15-26.
31. Rosenberg ZS, Beltran J, Cheung YY. Pseudodefect of the capitellum: potential MR imaging pitfall. *Radiology* 1994;191(3):821-23.
32. Kijowski R, De Smet AA. MRI findings os osteochondritis dissecans of the capitellum with surgical correlation. *AJR Am J Roentgenol* 2005;185(6):1453-59.
33. Tuite MJ, Kijowski R. Sports-related injuries of the elbow: an approach to MRI interpretation. *Clin Sports Med* 2006;25(3):387-408, v.
34. Baumgarten TE, Andrews JR, Satterwhite YE. The arthroscopic classification and treatment of osteochondritis dissecans of the humeral capitellum. *Am J Sports Med* 1998;26(4):520-23.
35. Thornton R, Riley GM, Steinbach LS. Magnetic resonance imaging of sports injuries of the elbow. *Top Magn Reson Imaging* 2003;14(1):69-86.

CAPÍTULO 38

MÃO E PUNHO – DIAGNÓSTICO E TRATAMENTO

Fábio Augusto Caporrino • Fernando Travaglini Penteado
João Baptista Gomes dos Santos • Flávio Faloppa • Walter Manna Albertoni

■ INTRODUÇÃO

A mão e o punho são acometidos frequentemente por traumatismos em diversas modalidades esportivas, muitas vezes afastando o atleta dos treinos e jogos, produzindo angústia no esportista, comissão técnica e naqueles que o rodeiam (Fig. 1). Portanto, apesar de o diagnóstico e o tratamento das lesões desportivas seguirem praticamente os mesmos moldes das lesões da população em geral, deve-se ter em mente que o tempo de afastamento do atleta é um fator importante a ser considerado. A incidência de lesões da mão e do punho nos esportes varia de 3 a 9% do total de lesões esportivas.[1]

O objetivo é o restabelecimento do atleta o mais prontamente possível, em condições ideais, isto é, o seu retorno à modalidade em um nível de rendimento pelo menos igual ao que apresentava antes da lesão. Infelizmente as lesões da mão e do punho ainda são subestimadas e, muitas vezes, tratadas pelos treinadores, técnicos, terapeutas, médicos sem formação em ortopedia e, principalmente, em cirurgia da mão, prejudicando o resultado final do tratamento.[2,3]

Durante o tratamento de um trauma que acomete a mão ou o punho, mesmo que utilize algum tipo de imobilização, o atleta deverá manter seu trabalho cardiovascular e ainda treinar todas as outras áreas não acometidas, auferindo importante benefício psicológico, pois assim não se sentirá totalmente afastado de suas atividades habituais, bem como, algumas vezes, estará afastado de seu grupo, no caso dos esportes coletivos.

Para que haja o menor tempo possível de afastamento após uma lesão, o trabalho de reabilitação é peça fundamental e deve ser introduzido precocemente, sendo necessária uma perfeita integração entre médico, fisioterapeuta, terapeuta ocupacional, comissão técnica e demais profissionais envolvidos.

■ FATORES DE RISCO PARA AS LESÕES DA MÃO E DO PUNHO

As lesões podem ocorrer por um trauma agudo, isolado, ocasionando uma fratura ou torção. Podem, ainda, ser consequência de ações repetidas, resultando em lesões por sobrecarga, como as tendinopatias.

Há maior risco de lesão nas modalidades esportivas em que se usa o membro superior diretamente, como o basquete e ginástica, e indiretamente, como o tênis e outros esportes de raquete. Mesmo naquelas em que a mão e o punho não participam efetivamente, as lesões, ainda assim, podem ocorrer por quedas e traumas nessas estruturas.

A recuperação incompleta de uma lesão prévia, o uso de técnica inadequada, a falta de orientação especializada, o aumento repentino na duração e a intensidade ou a frequência dos treinamentos são considerados também como fatores de risco para o aparecimento de lesões.

Fraturas das falanges

Fraturas da falange distal

São as fraturas mais comuns na mão,[1] sendo classificadas em fraturas por compressão, diafisárias e intra-articulares (Fig. 2).

As fraturas por compressão ocorrem por trauma direto e, geralmente, são acompanhadas de hematoma subungueal, podendo haver comprometimento da matriz e do leito ungueal.[4-6] Os dedos mais afetados são o polegar e o médio.[7] O tratamento é feito com imobilização por tala metálica ou órtese por cerca de duas semanas, deixando livre a articulação interfalangiana proximal. Se

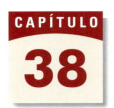

Figura 1. *Kite surf*.

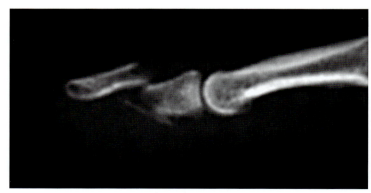

Figura 2. Radiografia em perfil de fratura diafisária de falange distal.

638

houver hematoma subungueal, procede-se à drenagem desse, através de perfurações na unha com agulha descartável, produzindo melhora imediata da dor.

As fraturas da diáfise da falange distal podem ser transversas ou longitudinais. As longitudinais e as transversas sem desvio merecem tratamento conservador por um período de 2 a 4 semanas. As fraturas transversas com desvio podem estar associadas à laceração da matriz ou leito ungueal, expondo o foco de fratura. Quando isso ocorre, devem ser tratadas com redução aberta e fixação interna com fio de Kirschner longitudinal e reparo da lesão da matriz ou leito (Fig. 3).

As fraturas da base da falange distal ocorrem por avulsão das inserções dos tendões flexor profundo (base volar) e extensor terminal (base dorsal), e serão abordadas separadamente.

Dor, intolerância ao frio, hipersensibilidade, diminuição do arco de movimento da articulação interfalangiana distal, pseudoartrose e deformidades ungueais estão entre as complicações das fraturas da falange distal.[8]

Fraturas das falanges proximal e média

As fraturas das falanges média e proximal são também comuns à prática esportiva e deve-se estar atento aos desvios rotacionais, angulares e encurtamentos que podem ocorrer, objetivando a manutenção dos eixos anatômicos e do arco de movimento.

As fraturas extra-articulares podem comprometer a diáfise, o colo e a base, podendo ser classificadas em desviadas ou não. As que não apresentam desvios podem ser tratadas com um período de imobilização de 3 a 4 semanas,[9,10] seguido de exercícios de movimentação ativa e passiva, visando à recuperação do arco de movimento, que está não só diretamente relacionado com a gravidade da fratura, mas também com o grau de lesão de partes moles.[1,11] As desviadas da diáfise da falange proximal com traço transverso, geralmente, possuem uma angulação com ápice volar. Podem ter seu desvio corrigido por redução fechada. Caso não possa ser mantida a redução com uma tala metálica, deve-se realizar a fixação percutânea com fios de Kirschner. As fraturas desviadas com traço espiral ou oblíquas longas podem ser fixadas com fios de Kirschner ou miniparafusos. Já as cominutivas requerem fixação externa.

As fraturas diafisárias da falange média têm desvio dorsal ou volar, dependendo de seu nível em relação à inserção do tendão do músculo flexor superficial dos dedos.[4,5] A redução anatômica é o objetivo a ser alcançado; caso contrário, a fixação interna ou externa, dependendo do tipo de fratura que estará indicado.

As fraturas intra-articulares (fraturas condilares, da base e da cabeça das falanges) são abordadas de acordo com a congruência e estabilidade de seus fragmentos. Já aqueles com desvio significativo devem ser abordadas cirurgicamente;[12,13] caso contrário, pode ocorrer perda de amplitude de movimento e artrite pós-traumática. A fixação pode ser realizada com fios de Kirschner[14], por meio de miniparafusos[15], fixação externa e métodos combinados (Fig. 4).

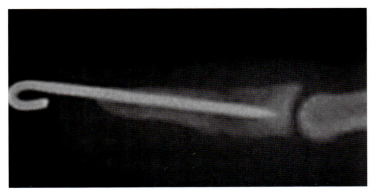

Figura 3. Radiografia em perfil de fixação de falange com fio de Kirschner.

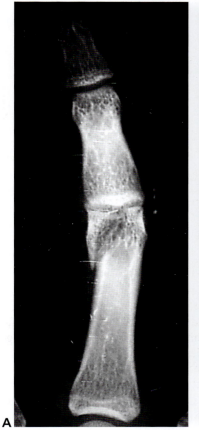 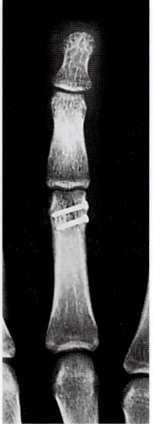

Figura 4. Radiografia em AP: (**A**) fratura articular de falange proximal; (**B**) fixada com parafusos.

A terapia para reabilitação deve ser iniciada o mais breve possível, visando a minimizar a perda de amplitude de movimento. As fraturas da base dorsal da falange média representam ruptura da inserção do tendão extensor central e, se ocorrer desvio maior que 2 mm, devem ser tratadas cirurgicamente para evitar o aparecimento da deformidade em botoeira. As fraturas da base lateral das falanges proximal e média podem representar a lesão dos ligamentos colaterais, e as com desvio mínimo podem ser tratadas com imobilização por um período de duas semanas, seguido de mobilização protegida pela união com o dedo vizinho por meio de bandagem ou fita adesiva. Aqueles com desvios pronunciados devem ser tratados com redução aberta e fixação interna do fragmento avulsionado.

Atletas de modalidades esportivas, como o futebol, podem retornar quase que imediatamente à pratica desportiva após uma fratura de falange, protegida adequadamente por uma órtese. Já outras modalidades, como o basquete, vôlei e esportes de raquete, requerem maior período de afastamento até a recuperação total do atleta.

Fraturas dos metacarpianos

As fraturas podem ocorrer por trauma direto sobre o dorso da mão, carga axial ou rotacional, e são classificadas de acordo com a localização anatômica em: fraturas da cabeça (intra-articulares), colo, diáfise ou base.

No exame clínico, pode-se encontrar a face dorsal da mão edemaciada e dor à palpação localizada sobre a área fraturada do metacarpiano acometido. Deve-se estar atento aos desvios rotacionais e encurtamentos que podem acontecer principalmente nas fraturas com traços espiral e oblíquo.

O exame radiológico deve incluir as incidências de frente, perfil e oblíqua.

As fraturas da cabeça dos metacarpos são, geralmente, articulares e podem estar associadas à lesão dos ligamentos colaterais da articulação metacarpofalangiana. Quando ocorre desvio dos frag-

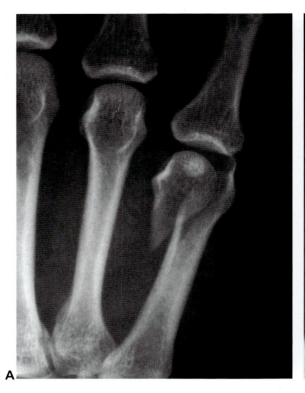
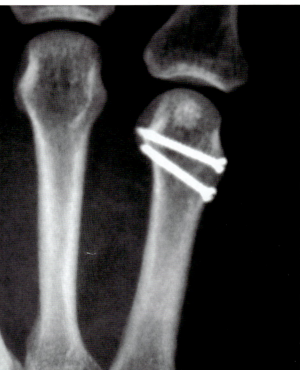

Figura 5. Radiografia em AP: (**A**) fratura da cabeça do 5º metacarpo; (**B**) fixada com parafusos.

mentos de fratura que leva a um desnível da superfície articular maior que 1 mm, ou mais do que 25% de comprometimento da superfície articular, esse deverá ser tratado cirurgicamente para a obtenção de uma redução o mais anatômica possível (Fig. 5). Algumas fraturas com grande cominuição são impossíveis de serem tratadas com redução aberta e fixação interna, necessitando de algum tipo de tração ou fixação externa. Outra alternativa é a artroplastia com implante. As fraturas sem desvio são tratadas com imobilização por 2 a 3 semanas, sendo possível a manipulação suave da metacarpofalangiana durante o trabalho de reabilitação, que pode ser iniciado logo na primeira semana, para manutenção do arco de movimento. Entre as complicações das fraturas das cabeças dos metacarpianos, encontram-se a rigidez articular resultado da aderência do tendão extensor, contratura dos ligamentos colaterais, ou cápsula dorsal e incongruência articular.[16]

As fraturas do colo são mais comuns no 5º metacarpo e conhecidas como **fraturas do boxeador**. O impacto ocorre no dorso da cabeça do metacarpo, causando cominuição volar do colo. Os músculos intrínsecos, que cruzam a articulação volar no eixo de rotação, mantêm a deformidade em flexão do colo.[4] Na literatura médica, autores aceitam desvios palmares de até 40 a 50 graus,[17,18] pois o 5º metacarpo é bastante móvel.

As fraturas da diáfise podem levar a encurtamento, angulação e desvios rotacionais. No 5º metacarpo podem-se aceitar desvios angulares de até 30 graus; no 4º dedo, de até 20 graus e, no 2º e 3º, de até 10 graus. Deformidades maiores devem ser abordadas cirurgicamente, bem como as fraturas múltiplas pela perda do efeito estabilizador dos metacarpos adjacentes.

As fraturas da base são geralmente estáveis, podendo raramente ocorrer desvios rotacionais.

As fraturas da base do 1º e 5º metacarpianos requerem atenção especial pela maior probabilidade de ocorrerem desvios pela ação das inserções tendíneas nesses dois ossos. No polegar, podem ocorrer fratura do lábio volar da base do metacarpo e desvios radial e dorsal de sua diáfise, conhecida como fratura de Bennett e considerada como fratura-luxação (Fig. 6). Realizam-se tentativa de redução fechada e imobilização e, caso o resultado não seja satisfatório, opta-se pela redução fechada e fixação percutânea, deixando-se a redução aberta e a fixação interna para última opção (Fig. 7).

As fraturas da base do 5º metacarpo seguem os mesmos princípios descritos.

A pseudoartrose, a angulação dorsal e os desvios rotacionais estão entre as complicações das fraturas dos metacarpianos.[16]

Fraturas dos ossos do carpo

Fraturas do escafoide

O escafoide é o osso do carpo mais fraturado.[19-21] Geralmente são acometidos adultos jovens, e o traço de fratura mais comum situa-se no nível da cintura do escafoide. É rara em crianças, ocorrendo mais no terço distal.[22]

O mecanismo de fratura é a queda sobre a mão com o punho em extensão. Esse osso pode ser fraturado no nível da tuberosidade, terço proximal, cintura, terço distal ou na articulação do escafoide com o trapézio (fraturas osteocondrais).

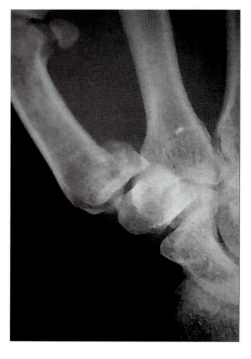

Figura 6. Radiografia em AP de fratura de Bennett.

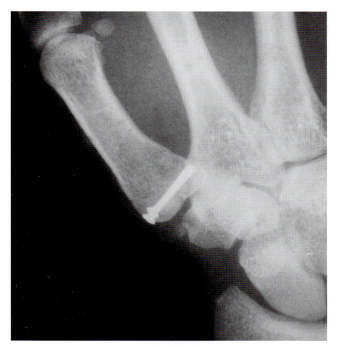

Figura 7. Radiografia em AP de fixação de fratura de Bennett com parafusos.

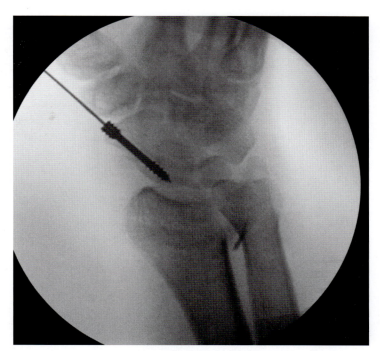

Figura 8. Radioscopia de escafoide oblíqua com fio-guia e parafuso – retrógrado.

As fraturas do terço proximal do escafoide têm maior índice de complicações, como a não consolidação pelo tipo de aporte sanguíneo desse osso, que é predominantemente no sentido distal para proximal.[23] O polo distal possui aporte sanguíneo independente, proveniente de ramos da artéria radial, enquanto o polo proximal depende da circulação intraóssea, proveniente do polo distal.

Os sintomas iniciais incluem dor à palpação e movimentação do punho do lado radial, mais especificamente na tabaqueira anatômica e dor à manobra de pistonagem do polegar. Edema nessa região pode ser encontrado.

As radiografias iniciais de frente, perfil e as duas oblíquas podem detectar até 97% das fraturas.[24] Com exames radiográficos negativos diante de quadro clínico sugestivo de fratura, deve-se imobilizar o paciente e repetir a avaliação clínica e radiológica após 14 dias.

Cintilografia óssea, tomografia e ressonância magnética podem auxiliar o diagnóstico, mas raramente são necessárias.

Herbert desenvolveu uma classificação, combinando anatomia, estabilidade e significado prognóstico.[22] Dividiu as fraturas em estáveis, instáveis, retardo de consolidação e pseudoartroses. Russe classificou as fraturas de acordo com o local do traço em relação ao eixo longitudinal do escafoide.

As fraturas sem desvio ou estáveis podem ser tratadas com imobilização antebraquial ou axilo-palmar, ambas incluindo o polegar, por 4 a 8 semanas, de acordo com suas características.

A fixação interna desse tipo de fratura encontra suporte na literatura, especialmente em atletas e pode ser realizada de forma percutânea por via retrógrada ou anterógrada, visando ao retorno mais rápido ao esporte praticado (Figs. 8 e 9).[25,26] Nas fraturas do polo proximal, objetiva-se a diminuição da incidência de complicações, como retardo de consolidação, pseudoartrose e necrose avascular.

As fraturas com desvio, conforme a definição de Cooney,[27] são aquelas com afastamento maior que 1 mm, angulação dos fragmentos maior ou igual a 10°, ou associadas a anormalidades carpais, devem ser tratadas com redução e fixação interna com fios de Kirschner ou parafusos.

As pseudoartroses são tratadas por meio de enxertia óssea, vascularizada ou não, podendo ser associadas à fixação interna.

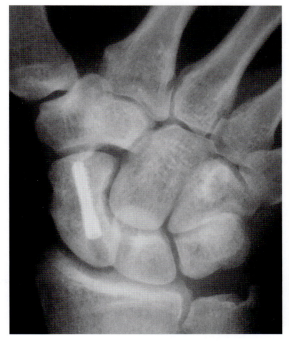

Figura 9. Radiografia em PA de fixação anterógrada de escafoide.

Dentre as complicações mais frequentes, figuram as pseudoartroses, retardos de consolidação, consolidação viciosa e necrose avascular,[16] além de rupturas tendíneas secundárias à pseudoartrose e consolidação viciosa.[28]

Fraturas do hamato

As fraturas do hâmulo do hamato podem ocorrer por trauma direto na queda sobre a região hipotenar, ou por impactos repetidos do cabo da raquete, taco de golfe ou de beisebol.[29,30] São de duas variedades mais comuns: as que envolvem o corpo e aquelas localizadas no processo hamular. Estas últimas são mais comuns em esportes de raquete e golfe.[31]

No exame físico, ocorre dor à preensão firme de objetos, diminuição da força e, algumas vezes, hipoestesia no território de inervação do nervo ulnar (5° dedo e borda ulnar do 4°). O desvio lateral dos dedos ou a flexão do 5º dedo contra a resistência podem acentuar os sintomas.

A fratura é mais facilmente visibilizada na incidência em túnel (túnel *view*), podendo-se também recorrer à tomografia computadorizada ou ressonância magnética.[31]

O tratamento inicial prevê imobilização por 3 a 4 semanas, sendo que, em poucos casos, pode-se prolongar por até 8 a 12 semanas.[32,33] As pseudoartroses não são incomuns devido ao precário aporte sanguíneo ao hâmulo, que não possui nutrição sanguínea independente,[34] e a forças mecânicas de tração exercidas pelo flexor ulnar do carpo. As sintomáticas são tratadas por ressecção do hâmulo do hamato, com o atleta retornando ao esporte em 4 a 6 semanas.[35]

Fraturas do rádio distal

A mão e o punho são expostos ao trauma com grande frequência em muitas modalidades esportivas, e as fraturas do rádio distal são as mais recorrentes da extremidade superior. No passado, existia uma tendência a considerar-se a maioria das fraturas do punho como traumas triviais com morbidade mínima para o atleta, quadro que foi sendo alterado no decorrer dos anos, tanto pela experiência adquirida pelo especialista que trata a lesão, quanto pelos avanços conseguidos nas áreas da biomecânica e anatomia funcional dessa articulação.

As fraturas do rádio distal ocorrem após uma queda sobre a mão com o punho em extensão. Podem ocorrer fraturas do punho, mais especificamente do processo estiloide do rádio, em mergulhadores de plataforma que penetram na água com os punhos em hiperextensão, pronação e desvio radial após um salto.[36] Outro exemplo típico é a fratura de Colles,[37] que classicamente mostra um desvio dorsal do fragmento distal. Na fratura de Smith, o desvio é volar, e na de Barton – uma fratura-luxação do punho –, o fragmento distal permanece com os ossos do carpo desviados para dorsal ou volar (Barton reverso). O objetivo do tratamento desses traumas é a manutenção do arco de movimento, força de preensão e ausência de dor, restituindo a anatomia do punho o mais próximo possível do normal e seguindo-se com período de vigorosa reabilitação para a obtenção de uma função adequada.

No exame físico, encontra-se dor na movimentação do punho, que apresenta amplitude de movimento diminuída. Pode ocorrer deformidade, acompanhada de edema e equimose. O exame neurovascular é de grande importância, com especial atenção às alterações no território de inervação do nervo mediano. A pele deve ser examinada à procura de áreas de exposição do foco de fratura.[38]

As radiografias iniciais devem ser feitas de frente e em perfil. A extremidade distal do rádio normal apresenta inclinação radial de 22 a 24 graus,[39] medida nos raios X de frente, onde se pode também medir o comprimento do rádio em relação à ulna. Nos raios X em perfil, a inclinação do rádio distal é volar, entre 10 e 12 graus.[40]

Nas radiografias de uma fratura do rádio distal deve-se procurar saber se o traço é intra ou extra-articular, qual o desvio inicial da fratura, o grau de cominuição e se a fratura é estável ou não. Uma fratura extra-articular é geralmente instável, se possui mais de 20 graus de angulação dorsal e encurtamento do rádio de 10 mm ou mais. Após redução e estabilização, se a fratura permanecer com angulação dorsal de 10 graus e encurtamento do rádio maior do que 4 mm, ela ainda será considerada instável.[41]

A tomografia computadorizada é útil nos casos de fraturas cominutivas e intra-articulares para avaliação do grau de comprometimento da superfície articular (Fig. 10).

O objetivo do tratamento é restabelecer a geometria e a congruência articular do rádio distal, devolvendo o atleta ao esporte, em condições ideais, no menor tempo possível.

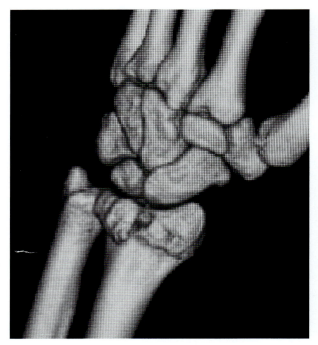

Figura 10. Tomografia computadorizada – fratura articular do rádio distal – reconstrução.

A maioria das classificações encontradas na literatura, para fraturas do rádio distal, leva em consideração o comprometimento articular, a estabilidade, a redutibilidade e o prognóstico.[42-44]

As fraturas sem desvio e as desviadas, mas estáveis após a redução, podem ser tratadas com imobilização por um período de 4 a 6 semanas. Durante essa fase, as articulações não incluídas na imobilização, como as interfalangianas, metacarpofalangianas, ombro e, em alguns casos, cotovelo, devem ser adicionadas em trabalho de reabilitação, para a manutenção do arco de movimento.

As fraturas instáveis após a redução, as intra-articulares com desvio maior que 1 a 2 mm[45] e as irredutíveis devem ser tratadas cirurgicamente com métodos, como fixação percutânea com fios de Kirschner, fixações interna ou externa, técnicas combinadas e, em alguns casos, enxertia óssea (Figs. 11 e 12). Atualmente, pode-se utilizar a artroscopia como auxílio na verificação do alinhamento da superfície articular e detecção de lesão ligamentar do carpo associada. Nos casos em que se consegue uma fixação estável do punho, esse pode ser trabalhado com movimentos suaves, retirando-se a imobilização provisoriamente durante as sessões de fisioterapia, propiciando um retorno mais rápido do atleta ao esporte.

Doença de Kienböck

Ocorre necrose avascular do semilunar. É idiopática na maioria das vezes, mas pode estar relacionada com trauma.[46] Alguns autores acreditam que forças de carga repetidas sobre o semilunar podem causar microfraturas que levam à necrose óssea, principalmente quando associada à variação ulnar negativa.[47] Predomina em adultos na terceira década de vida,[45,48] sendo duas vezes mais frequente no sexo masculino do que no feminino.[5] Os sintomas, no início da doença, são leves. Dor à movimentação do punho, edema dorsal, diminuição da amplitude de movimentos do punho e dor à palpação sobre o semilunar podem ocorrer. Numa fase mais avançada, nota-se diminuição da força de preensão palmar.

As radiografias simples mostram os sinais de comprometimento do semilunar nas fases avançadas da doença. Nas fases iniciais a ressonância magnética e a cintilografia são úteis na elucidação diagnóstica, se as radiografias forem negativas, mas os sintomas persistentes (Fig. 13).

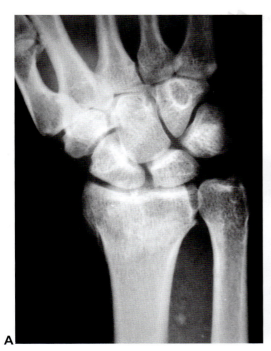
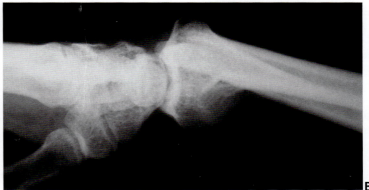

Figura 11. Radiografia de fratura extra-articular do rádio distal: (**A**) em PA; (**B**) em perfil.

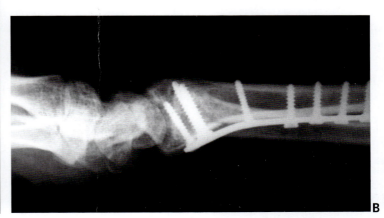

Figura 12. Radiografia de fratura extra-articular do rádio distal fixada com placa volar bloqueada: (**A**) em PA; (**B**) em perfil.

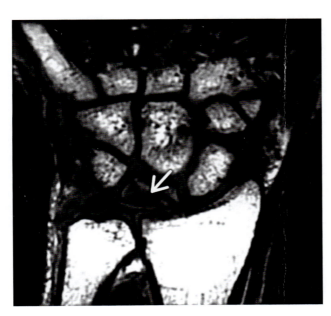

Figura 13. Ressonância magnética – doença de Kienböck.

A decisão pelo método de tratamento leva em consideração o estágio da doença, a variação ulnar (geralmente ulna *minus*),[49] idade, atividade do paciente e presença de alterações degenerativas no punho. O tratamento cirúrgico nas fases iniciais pode ser realizado com encurtamento do rádio, alongamento da ulna, enxertos vascularizados entre outros, e, nas fases mais avançadas, acompanhadas de alterações degenerativas do carpo, restam os procedimentos de salvação, como carpectomias e artrodeses parciais ou totais.

Lesões ligamentares dos dedos

Luxação da articulação interfalangiana proximal dos dedos

Ocorre como resultado de um trauma em hiperextensão da articulação, carga axial e forças rotacionais, resultando em luxações dorsais, volares ou laterais, sendo o primeiro tipo o mais comum. Essa lesão acomete, principalmente, praticantes de esportes que privilegiam o membro superior, como jogadores de basquete e goleiros de futebol. Ocorre após trauma que associa a hiperextensão da articulação a algum grau de compressão.[50]

No exame clínico, encontra-se dor, edema, equimose e deformidade da articulação, que não pode ser mobilizada.

As radiografias de frente e em perfil auxiliam o diagnóstico. Na luxação dorsal, a falange média fica sobre a falange proximal e pode estar acompanhada de fratura da borda volar da falange média, indicando ruptura da placa volar, que fica acompanhada de um fragmento ósseo de tamanho variável (Fig. 14).

As luxações devem ser reduzidas sob anestesia do dedo afetado, com tração e hiperextensão leve, seguida por flexão gradual da articulação. O tempo de imobilização é de 3 a 4 semanas, podendo-se utilizar um tipo dinâmico, que permite a flexão, mas bloqueia a extensão.

O tratamento cirúrgico é a opção nas luxações acompanhadas de fragmento volar da falange média que se apresenta incongruente após a redução, nas luxações irredutíveis[51] e nas instáveis.

Lesão da placa volar da articulação metacarpofalângica do polegar

A articulação metacarpofalângica do polegar é do tipo condilar, sendo sua lesão comum nos esportes com bola e lutas. Ocasionada por uma luxação dorsal da MCF do polegar após traumatismo em hiperextensão, a ruptura da placa volar ocorre em sua inserção no metacarpiano do polegar, na grande maioria das vezes, podendo ainda ser distal ou através dos sesamoides. Algumas vezes está associada à lesão dos ligamentos colaterais. O tratamento inicial é a redução sob anestesia local, após exame radiológico, para afastar eventuais fraturas. O metacarpiano pode ficar preso entre as duas cabeças do flexor curto do polegar, dificultando a redução, o mesmo acontecendo se ocorrer interposição dos ligamentos colaterais, placa volar e do flexor longo do polegar.[52]

Após a redução, sob anestesia tipo bloqueio, como a dos nervos radial e mediano no nível do punho, o polegar é imobilizado com a MCF em 25 graus da flexão por 4 semanas. O reparo cirúrgico da lesão é indicado nas luxações irredutíveis, principalmente nos casos tardios, pela via de acesso dorsal ou dorso-ulnar[53] e nos raros casos de lesão da placa de sua inserção distal na base volar da falange proximal.

Lesão do ligamento colateral ulnar da articulação metacarpofalangiana do polegar

O ligamento colateral ulnar da metacarpofalangiana do polegar (LCU) origina-se no metacarpo distal, dorsal ao eixo de rotação da articulação, e faz sua inserção na face palmar da falange proximal. Apresenta-se tenso com a flexão da articulação e frouxo com a extensão da mesma.

A lesão do LCU resulta de um traumatismo abrupto, levando a articulação metacarpofalangiana para uma posição combinada de abdução e extensão. Ocorre com maior frequência em esportes com bola, esqui e hockey.[54]

Após a lesão, o atleta apresenta edema, equimose e dor à palpação do lado ulnar da metacarpofalangiana do polegar. Devem-se diferenciar lesões completa (Lesão de Stener) e incompleta do LCU, pois o tratamento muda radicalmente. Na lesão completa, ocorre interposição da aponeurose do músculo adutor do polegar, o que impede sua cicatrização, devendo ser reparada cirurgicamente. Já a lesão parcial é passível de tratamento conservador com imobilização gessada.

Uma radiografia deve ser realizada logo de início para afastar-se a hipótese de uma fratura no polegar, ou uma fratura-avulsão na base da falange proximal, que contraindica o tratamento conservador. O exame físico inclui teste de estresse radial suave, com a metacarpofalangiana do polegar em 20 a 30 graus de flexão sob bloqueio anestésico local. A falta de ponto de *stop* é indicativo de lesão completa. Os raios X sob estresse também podem ser realizados, demonstrando a subluxação da articulação (Fig. 15). A ressonância magnética pode demonstrar a lesão em 94% dos casos.[55]

O tratamento cirúrgico é realizado nas lesões completas, visando à reinserção ligamentar na base da falange proximal por perfuração óssea, miniâncoras ou sutura terminoterminal, quando houver possibilidade (Fig. 16). O tratamento artroscópico da lesão também pode ser realizado, usando-se óptica de 1,7 mm.[56] Tanto no tratamento conservador, como no cirúrgico, o período de imobilização é de 4 semanas, partindo-se posteriormente para período de reabilitação intenso, visando à analgesia e ao ganho de amplitude articular.

Lesão dos ligamentos colaterais das articulações interfalangianas proximais

Ocorre por trauma direto, provocando desvio lateral do dedo acometido, enquanto a articulação interfalangiana proximal (IFP) está em extensão, podendo estar associada à lesão parcial da inserção da placa volar na base da falange média. No exame físico, encontram-se dor, edema e limitação funcional da IFP, devendo-se definir se a lesão é completa ou não. Após um exame radiológico para afastar fraturas, realizam-se manobras de estresse lateral e medial sob anestesia (bloqueio digital). Um desvio maior que 20 graus é indicativo de lesão total.

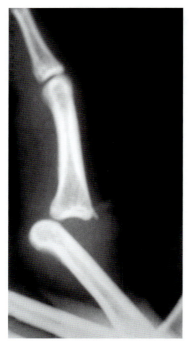

Figura 14. Radiografia em perfil de luxação da interfalangiana.

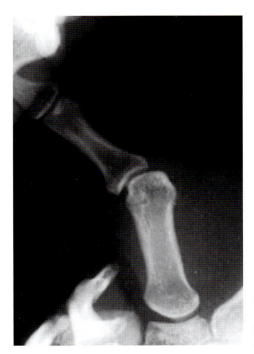

Figura 15. Radiografia em estresse da MF do polegar mostrando lesão de Stener.

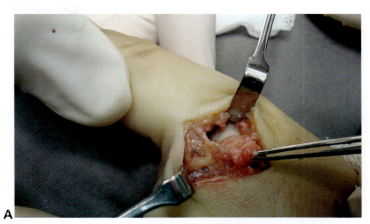
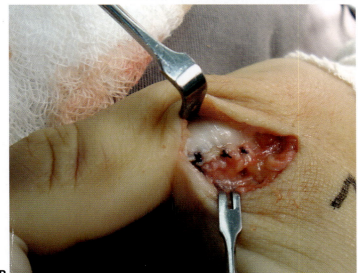
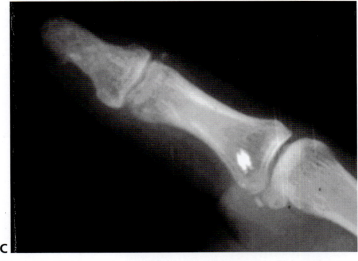

Figura 16. (**A**) Ligamento lesado (na pinça) após abertura da aponeurose do adutor; (**B**) fechamento da aponeurose do adutor após reparo do ligamento; (**C**) radiografia em AP mostrando o posicionamento da âncora na falange.

As lesões parciais podem ser tratadas por imobilização do dedo afetado ao vizinho durante 3 a 4 semanas. Nas lesões completas, o tratamento continua controverso, variando de conservador – imobilização do dedo afetado por 3 semanas, seguida de imobilização do dedo vizinho por mais 2 a 3 semanas – ao reparo primário da lesão que deve ser considerado principalmente nas lesões do ligamento colateral radial da IFP do indicador por sua função de pinça com o polegar. Entre as complicações do tratamento, tanto o conservador como o cirúrgico, encontram-se a diminuição da amplitude articular, a instabilidade e a dor crônica.[57-59]

Lesão da placa volar da articulação interfalângica proximal dos dedos

A IFP é uma articulação do tipo gínglimo, com grande estabilidade em todos os 100 a 110 graus de amplitude de movimento, graças à conformação anatômica, bem como à presença de estruturas periarticulares como ligamentos colaterais, placa volar, tendões flexores e capuz extensor.

A placa volar forma o assoalho da articulação. Sua porção distal fibrocartilaginosa é fina e inserida na base volar da falange média; já sua porção proximal, mais resistente, origina-se no periósteo da falange proximal.[60]

A lesão da placa volar acontece nos traumas que associam hiperextensão da articulação a algum grau de compressão longitudinal, comum em esportes em que a bola é dominada com as mãos, como basquete e vôlei. Três tipos básicos de lesão podem ocorrer após o traumatismo:

1. **Hiperextensão:** ocorre avulsão da placa volar da base da falange média, que, nos casos mais graves, pode ser estentida em até 70 ou 80 graus. A superfície articular se mantém em contato com a base da falange média, articulando-se com o dorso do côndilo da falange proximal.
2. **Luxação dorsal:** ocorre lesão da placa volar e perda do contato articular com a base da falange média, posicionando-se dorsalmente à cabeça da falange proximal.
3. **Fratura-luxação:** ocorre luxação articular e fratura da base da falange média, onde está inserida a placa, com tamanhos variados do fragmento de fratura, comprometendo a superfície articular.

As lesões em hiperextensão e luxações puras são estáveis durante a movimentação ativa e podem ser tratadas com tala para dedos, mantendo-se a articulação IFP em 20 a 30 graus de flexão por 2 a 3 semanas, dependendo do grau de comprometimento das estruturas. Uma alternativa é a colocação de um aparato dorsal que bloqueie a extensão e permita a flexão ativa.

As fraturas-luxações em que o fragmento de fratura é menor do que 40% da superfície articular são consideradas estáveis e podem ser tratadas de forma conservadora; já aquelas com fragmento maior que 40% da superfície articular são consideradas instáveis e requerem reparo cirúrgico.[61] A complicação mais frequente é a deformidade em **colo de cisne** e a perda de amplitude de movimento articular.

Lesões tendinosas

Lesões dos tendões extensores dos dedos

No nível da articulação interfalangiana distal (IFD)

O mecanismo de trauma ocorre com uma força em flexão forçada abrupta, agindo sobre a falange distal, que está sendo estendida ativamente pelo tendão extensor terminal, acabando por romper-se.[62] Pode haver uma lesão tendínea pura ou avulsão de um fragmento ósseo da base dorsal da falange distal de tamanhos variáveis. No exame físico, encontram-se queda da falange distal e impossibilidade de extensão da mesma, além de dor e edema locais (Fig. 17).

A lesão é mais conhecida como **dedo em martelo**[63] e pode ocorrer em vários esportes, como basquete, vôlei, beisebol entre outros. Albertoni classificou a lesão fechada do tendão extensor terminal em 4 tipos: tipo A é a lesão tendinosa pura, dividida em subtipos 1 ou 2, de acordo com o grau de queda da falange, que pode ser menor ou maior que 30 graus; tipo B é o arrancamento do lábio dorsal da falange distal, também dividido em 1 ou 2, de acordo com o grau de queda da falange distal; tipo C é a lesão associada à fratura da base da falange distal, com fragmento maior ou igual a um terço da superfície articular, dividido em subtipos 1 ou 2, de acordo com a presença ou não de subluxação da interfalangiana distal. O tipo D é o descolamento epifisial em crianças, também subdividido em 1 ou 2, de acordo com a presença ou não de fratura da cartilagem epifisial de crescimento.

O tratamento a ser instituído vai depender do grau de queda da falange e do comprometimento ósseo. Na lesão tendinosa pura, com queda da falange distal menor que 30 graus, é instituído o tratamento conservador com tala metálica ou órtese, mantendo a IFD em hiperextensão, deixando-se a proximal livre para movimentação, por um período de 6 semanas. Nas quedas maiores ou iguais a 30 graus, opta-se pelo tratamento cirúrgico com fixação percutânea da IFD em hiperextensão com a utilização de fio metálico, mantido também por 6 semanas (Fig. 18). Nas lesões com avulsão de fragmento ósseo do lábio dorsal da falange distal, segue-se a mesma conduta. Nos casos de **dedo em martelo** associado à fratura da base da falange distal, o tratamento vai depender da estabilidade da articulação e do grau de desvio do fragmento de fratura. Nos casos em que há subluxação volar da falange distal, faz-se necessário o tratamento cirúrgico (Fig. 19). Em crianças e adolescentes, pode ocorrer avulsão da epífise de crescimento da base da falange, que pode ser reduzida e tratada com imobilização por 4 semanas. Após o período de imobilização, o paciente é reabilitado, visando-se à recuperação do arco de movimento articular.

No nível da articulação interfalangiana proximal (IFP)

Ocorre trauma direto sobre a região dorsal da IFP ou flexão forçada da mesma, que está sendo estendida ativamente pelo tendão extensor central, inserido na base dorsal da falange média, que acaba por romper-se. A lesão é mais comum em esportes com bola e lutas e pode não aparecer nos primeiros dias, fazendo com que o atleta consiga a extensão da articulação pelos extensores laterais, íntegros, que ainda não migraram volarmente.[64] Portanto, é imperativo o acompanhamento rigoroso nos primeiros 15 dias após a lesão, em caso de dúvida diagnóstica. Quando a lesão está instalada, ocorre deformidade em flexão da IFP e impossibilidade de extensão ativa da mesma pela lesão do tendão extensor central e migração volar dos extensores laterais. A interfalangiana distal assume posição de hiperextensão.

A lesão é conhecida como **dedo em botoeira**. O tratamento conservador pode ser a escolha, com órtese ou tala metálica por um período de 6 semanas, mantendo a IFP em extensão, e com ou sem a inclusão da interfalangiana distal que, no caso, ficaria em flexão. Alguns autores preferem o tratamento cirúrgico como primeira escolha, reparando as lesões ocorridas.

Lesão do tendão flexor profundo dos dedos

Ocorre avulsão do tendão flexor profundo em relação à sua inserção na base volar da falange distal, que pode estar acompanhada de um fragmento ósseo, caracterizando uma fratura-avulsão.[65-67]

A lesão ocorre com maior frequência em esportes com bola e lutas, quando a falange distal, que é fletida ativamente pelo tendão

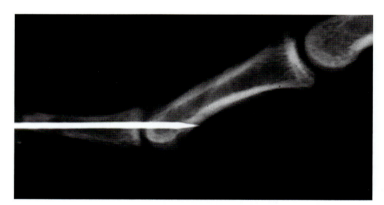

Figura 18. Radiografia em perfil mostrando fixação da interfalangiana distal em hiperextensão.

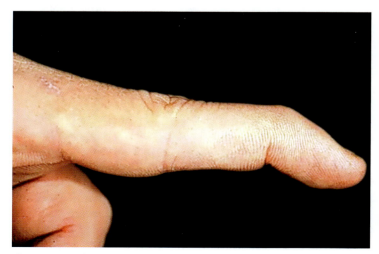

Figura 17. Dedo em martelo.

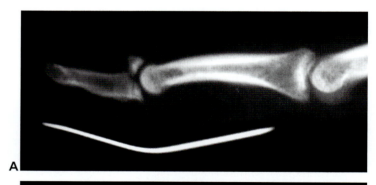

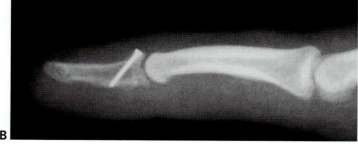

Figura 19. (**A**) Radiografia em perfil mostrando fratura da falange distal com subluxação volar (tipo C2) e; (**B**) fixada com parafuso.

flexor profundo, subitamente é forçada em extensão. Na lesão tendinosa pura (tipo I da classificação de Leddy e Packer), o tendão retrai até a palma, perdendo em grande parte seu suprimento sanguíneo, devendo ser reparado de 7 a 10 dias. Pode ocorrer avulsão de um pequeno fragmento ósseo da base da falange distal, que acaba por reter a migração proximal do tendão no nível da polia A2 (tipo II de Leddy e Packer). No exame clínico, verifica-se a impossibilidade de flexão ativa da interfalangiana distal.

O reparo da lesão pode ser retardado em até 3 meses, caso necessário. Na avulsão de um fragmento ósseo maior, esse pode ficar preso no nível da polia A4 (tipo III de Leddy e Packer).[68] O reparo é realizado com a utilização de âncoras, parafusos, fios de aço ou suturas tipo *pull-out* para a inserção do tendão em seu local de origem.

Lesões das polias flexoras

O sistema de polias flexoras é fundamental para o perfeito funcionamento dos tendões flexores dos dedos, cuja lesão ocasiona deficiência de flexão em graus variáveis e diminuição da força de preensão. É um tipo de lesão comum em escaladores, cujo sistema de polias é constantemente submetido a forças de 700 N ou mais. O diagnóstico não é fácil, pois pode haver dor e edema na região, dificultando a visualização da deformidade em corda de arco do tendão flexor nas lesões agudas. Em 1989, Steve Bollen examinou 67 mãos de escaladores durante o campeonato britânico, encontrando 25% de lesões.[69] Algumas formas de prevenção das lesões foram sugeridas, como de utilização de anéis, bem como de alguns tipos de órteses protetoras, que, entretanto, poderiam acarretar sérias lesões por avulsão dos dedos numa queda, se o escalador prendesse o anel em algum lugar.[70]

A ressonância magnética mostra a lesão de forma precisa. Geralmente ocorre envolvimento da polia A2 com lesão parcial ou total da mesma, podendo ainda estar associada à lesão de A3.[71] Não existe ainda consenso quanto ao tratamento na literatura, podendo ser conservador ou cirúrgico. Entre os diagnósticos diferenciais, figuram a síndrome de sobrecarga das articulações interfalangianas, lesões por avulsão dos tendões flexores e lesões da placa volar.

Tendinite do flexor radial do carpo

A tendinite do flexor radial do carpo pode ocorrer após trauma direto na região volar do punho ou esforço repetido.[72,73] Os achados clínicos são dor e edema ao longo da borda radial e volar do punho, dor à extensão passiva do punho ou à flexão ativa combinada com o desvio radial contra a resistência. A tendinite do flexor ulnar do carpo é ocasionada geralmente por trauma crônico e repetitivo e pode estar associada a alterações degenerativas do piramidal e pisiforme, o que é mais comum em esportes de raquete. Ocorre dor e edema proximal ao canal de Guyon, com piora dos sintomas com a flexão e desvio ulnar contra a resistência. Dor à palpação sobre pisiforme pode denotar as alterações degenerativas citadas. Podem ocorrer também sintomas secundários de comprometimento do nervo ulnar em uma fase mais tardia.

O tratamento é realizado com imobilização, anti-inflamatórios via oral, terapia, infiltração e, no caso dos esportes de raquete, correção de erros biomecânicos, mudança no diâmetro da empunhadura e da pressão do encordoamento.

Tenossinovite de De Quervain

Inflamação dos tendões do primeiro túnel extensor, proximal ao estiloide do rádio, ocorre por movimentos repetitivos que combinam desvio ulnar, supinação e flexão do punho, comum em esportes de raquete e no golfe. No exame físico, encontram-se teste de Finkelstein positivo e dor à palpação sobre o primeiro túnel extensor. O tratamento é realizado com anti-inflamatórios, terapia, imobilização e, nos casos refratários, descompressão cirúrgica.[74]

Tendinite e subluxação do extensor ulnar do carpo

O tendão extensor ulnar do carpo contribui para o desvio ulnar, extensão e estabilização do punho e possui túnel osteofibroso próprio. A tendinite pode ser isolada ou associada à subluxação do tendão para fora do túnel. A tendinite isolada pode ser encontrada em atletas que utilizam raquetes. O exame físico indica aumento de volume, dor distal à cabeça da ulna e piora com o movimento de extensão e desvio ulnar contra a resistência.[75] A ressonância magnética e a ultrassonografia, que pode ser dinâmica com manobras provocativas, são úteis no diagnóstico de tenossinovite e subluxação, respectivamente.

A liberação cirúrgica do septo radial do túnel osteofibroso é indicada, quando as medidas conservadoras falham. É importante a manutenção do septo ulnar durante a liberação para que não ocorra a subluxação do tendão com os movimentos do punho no pós-operatório.

A tendinite pode ser secundária à instabilidade do punho e, nesse caso, deve-se abordar a patologia primária para melhora do quadro.[76]

Algumas atividades que demandam supinação, flexão e desvio ulnar do punho, como ocorre no levantamento de pesos, golfe, esportes de raquete e beisebol, podem provocar ruptura ou estiramento do túnel osteofibroso do extensor ulnar do carpo, levando à subluxação do mesmo, dor e sensação de ressalto com a movimentação do punho, que se pode confundir com instabilidade da articulação mediocárpica ou radioulnar distal. As lesões agudas podem ser tratadas com imobilização axilo-palmar e punho em total supinação e leve desvio radial por 6 semanas. Os casos crônicos requerem estabilização cirúrgica do tendão.

Síndrome da intersecção

Ocorre processo inflamatório do tecido peritendíneo, localizado profundamente entre o primeiro e segundo túneis extensores, proximal ao retináculo dorsal do punho na área de cruzamento dos mesmos. Pode ocorrer em atletas de modalidades que utilizam raquetes, canoagem, levantamento de peso e modelagem física.[77] No exame físico, encontram-se edema moderado na região proximal 6 a 8 cm do tubérculo de Lister e crepitação à movimentação do punho. Dentre as teorias de formação da lesão temos: degeneração do ventre muscular do abdutor longo do polegar e extensor curto do polegar; o atrito causa a formação de uma bursa adventícia entre o abdutor longo do polegar e o extensor radial curto do carpo; tenossinovite dos extensores radiais do carpo; hipertrofia dos ventres musculares do abdutor longo do polegar e extensor curto do polegar, provocando compressão dos extensores radiais do carpo ou uma síndrome compartimental isolada do primeiro compartimento A grande maioria dos casos é resolvida com medidas conservadoras, mas, caso a cirurgia seja necessária, são realizadas a exploração da região e liberação do segundo compartimento extensor.

Luxações e lesões ligamentares do carpo

Dissociação escafo-semilunar

Ocorre após uma queda com a mão espalmada e o punho em hiperextensão. Representa a forma mais comum de instabilidade cárpica, com lesão do ligamento interósseo escafo-semilunar. É conhecida também como subluxação rotatória do escafoide, que assume posição de flexão após a lesão ligamentar. O osso piramidal continua a exercer força de extensão sobre o semilunar, e ambos desviam para dorsal, deformidade conhecida como DISI (*dorsal intercalated segment instability*). A dissociação acaba por alterar os padrões de carga e contato articular do carpo,[78] levando a alterações degenerativas progressivas nesse.[79] A lesão vem sendo descrita em vários esportes, como esqui e *snowboard*,[80] ginástica,[81] *skate*,[82,83] esportes com bola, equitação, hóquei, mergulho de plataforma,[84] entre outros. No exame físico, encontra-se dor na tabaqueira anatômica, no punho dorsal, e na articulação escafo-semilunar. Watson descreveu uma manobra diagnóstica, em que o punho é conduzido do desvio ulnar para radial com o polegar do examinador fazendo pressão na tuberosidade do escafoide. Com a lesão ligamentar presente, o polo proximal do escafoide desloca-se da fossa do escafoide no rádio distal. A manobra é comparativa ao punho contralateral normal.[85] Ocorre, também, diminuição da força de preensão.

Nos raios X de frente observa-se o aumento do espaço entre o escafoide e o semilunar maior que 3 mm, quando normalmente é de 2 mm. O escafoide assume uma posição de flexão volar, dando a falsa impressão de que seu tamanho está reduzido e formando o sinal do anel, que ocorre pela sobreposição da cortical óssea e sua tuberosidade.

Nos raios X em perfil, o ângulo entre o escafoide e o semilunar está aumentado além de 70 graus, ocorrendo verticalização do escafoide. O semilunar está em posição de desvio dorsal, caracterizando a deformidade em DISI. O exame de ressonância magnética é útil nos casos onde há dúvida diagnóstica. O tratamento de escolha é cirúrgico, com redução aberta, reparo ligamentar e fixação interna nas lesões agudas (Fig. 20). O reparo por via artroscópica é possível nas lesões com menos de 3 meses e com diástase entre o escafoide e o semilunar de até 3 mm.[86] Nas tardias, são indicadas as cirurgias de reconstrução ligamentar e as artrodeses parciais do carpo (Fig. 21).[87]

Luxação perissemilunar do carpo

Traumas de alta intensidade associados à hiperextensão do punho podem resultar em uma lesão ligamentar importante do carpo, com seus ossos sendo deslocados a uma posição dorsal ao semilunar, que permanece congruente com a superfície articular do rádio distal. A luxação pode estar associada à fratura do escafoide e do estiloide do rádio. Representa o estágio 4 da classificação de Mayfield, com lesão dos ligamentos escafo-semilunar, lunocapitato, lunopiramidal e ligamentos radiocarpais dorsais.

Clinicamente, o paciente apresenta dor, diminuição do arco de movimento e grande edema dorsal do punho. Podem ocorrer sintomas de compressão do nervo mediano, como parestesias no polegar, indicador, médio e borda radial do anular.

As radiografias mostram importante desarranjo carpal.[88] Na incidência de frente, encontra-se diminuição da altura do carpo, sobreposição entre as fileiras proximal e distal e aparência triangular do semilunar. O perfil apresenta perda do alinhamento entre o rádio, semilunar e capitato que se mantém dorsal ao semilunar (Fig. 22). Os ligamentos volares remanescentes propiciam um desvio volar do semilunar que fica com a sua concavidade voltada para baixo.

O tratamento com redução incruenta sob anestesia, necessário na fase aguda, quase sempre resulta em instabilidade carpal residual pelo grave dano ligamentar, que deve ser corrigido cirurgicamente, com reparo das estruturas lesionadas, seguido de fixação interna com parafuso e fios de Kirschner (Fig. 23). O tempo de imobilização pós-operatório é de 8 a 12 semanas, seguido de agressiva fase de reabilitação visando ao ganho de movimentos e à recuperação da força de preensão.

Lesões do complexo da fibrocartilagem triangular

A função do complexo da fibrocartilagem triangular (CFCT) é dar suporte ao lado ulnar do punho e estabilizar a articulação radioulnar distal.[89,90] Seus componentes primários são a fibrocartilagem triangular, os ligamentos radioulnares, volar e dorsal, os ligamentos ulnocárpicos e a bainha do tendão extensor ulnar do carpo. Sua vascularização se dá por ramos da artéria ulnar e interóssea anterior,

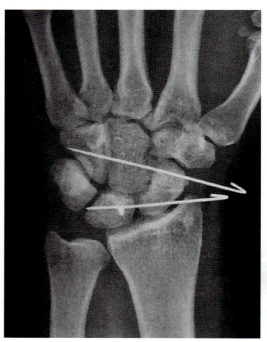

Figura 21. Radiografia em PA – POI de reconstrução ligamentar pela técnica de Brunelli modificado.

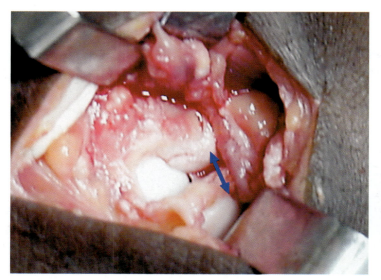

Figura 20. Abertura do espaço escafolunar.

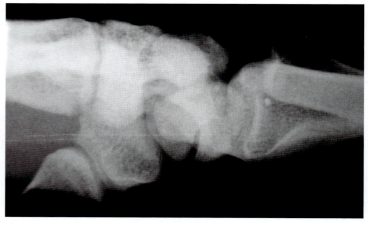

Figura 22. Radiografia em perfil – fratura luxação transescafoperilunar do carpo.

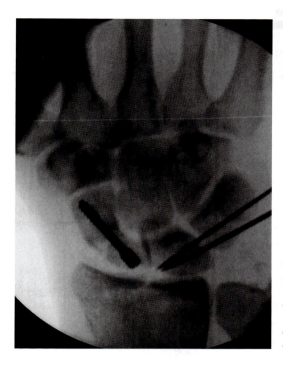

Figura 23. Radioscopia em PA – pós-redução e fixação de fratura-luxação transescafoperilunar do carpo.

abrangendo de 15 a 20% da área periférica, sendo a porção central avascular. Esse fator é importante na decisão do reparo ou desbridamento de uma lesão.

A lesão do CFCT pode ocorrer por queda sobre a mão com o punho em hiperextensão associada ao desvio ulnar, traumas rotacionais e carga axial repetitiva.

No exame físico, constata-se dor no lado ulnar do punho, dor à pronação-supinação do antebraço, desvio ulnar e preensão firme de objetos. Alguns testes provocativos podem ser realizados para auxílio diagnóstico, como colocar o antebraço em rotação neutra e desvio ulnar do punho, levando-se o mesmo da dorsiflexão para a flexão palmar, que resulta em dor intensa. Alguns diagnósticos diferenciais devem ser lembrados, como a instabilidade da articulação radioulnar distal, tendinite ou subluxação do extensor ulnar do carpo, lesão do ligamento semiluno-piramidal, artrite entre o pisiforme e o piramidal, trombose da artéria ulnar e compressão do nervo ulnar no nível do canal de Guyon.

Palmer classificou as lesões em traumáticas e degenerativas.[91] As traumáticas foram divididas em tipo 1A, que é a perfuração horizontal adjacente à inserção radial; tipo 1B, que é a avulsão da ulna; tipo 1C, que é a avulsão dos ligamentos ulnocarpais do carpo; e tipo 1D, que é a avulsão da borda do rádio. As lesões degenerativas, mais comuns em esportes, como levantamento de pesos, ginástica, arremesso e esportes de raquete, são associadas à variância ulnar positiva ou neutra e divididas em cinco estágios: 2A, lesão degenerativa sem perfuração; 2B, sem perfuração e condromalacia do semilunar ou da ulna; 2C, com perfuração e condromalacia do semilunar ou da ulna; 2D, todas as alterações de 2C mais a ruptura do ligamento semiluno-piramidal; 2E, todas as alterações de 2D e artrose ulnocarpal.

Os exames subsidiários devem incluir radiografias do punho, de frente, perfil e oblíquas, onde se pode verificar a articulação radioulnar distal, o alinhamento carpal, fraturas e a variância ulnar.[22] A arteriografia, a ressonância magnética, a artrorressonância podem auxiliar o diagnóstico, mas a artroscopia continua sendo o método mais fidedigno.[90,92]

O tratamento inicial nas lesões agudas envolve repouso, imobilização, anti-inflamatórios não esteroides e, ocasionalmente, infiltração com anti-inflamatórios esteroides, com duração de 4 a 6 semanas, seguido pela fase de reabilitação e orientações específicas para o esporte que o atleta pratica. O tratamento cirúrgico é indica-do na falha das medidas conservadoras e pode ser realizado por via aberta ou artroscópica.[92-95] A lesão encontrada com mais frequência é a 1A, tratada com desbridamento. As lesões periféricas com desinserções no rádio ou ulna podem ser reinseridas.

Impacto dorsal ou síndrome do dorso do punho

Diagnóstico presente nos esportes que envolvem movimentos repetidos de extensão do punho principalmente quando realizados sob carga axial[96] (mais frequente em ginastas). Nestes casos ocorre o aprisionamento da cápsula dorsal entre a crista dorsal do escafoide e o extensor radial curto do carpo, gerando capsulite ou sinovite, resultando em espessamento capsular. Em casos mais crônicos pode haver a presença de osteófitos na borda dorsal do rádio e/ou na crista do escafoide.

O diagnóstico clínico é dado pela localização exata da dor e após descartar outras possíveis etiologias de dor no dorso do punho. Geralmente as radiografias são negativas, e a tomografia pode mostrar osteófitos. A RM é mais sensível para mostrar o espessamento capsular e a sinovite local.

O tratamento inicialmente é clínico e consiste em repouso, uso de órtese e medicação anti-inflamatória, na falha pode-se realizar a infiltração de corticosteroide. Nos casos refratários a opção é a artroscopia do punho, sinovectomia e ressecção do segmento de cápsula e osteófitos e podem ser combinadas com neurectomia do interósseo posterior. O atleta deve ser advertido que o retorno ao esporte pode resultar em recidiva dos sintomas.

Síndromes compressivas dos nervos periféricos

Síndrome do túnel do carpo

É a síndrome compressiva mais comum dos nervos periféricos. Ocorre compressão do nervo mediano no punho, em sua passagem pelo túnel do carpo. O sexo feminino é mais acometido, principalmente entre 40 e 60 anos de idade nos casos idiopáticos. Pode ocorrer em esportes de arremesso, preensão (esportes de raquete), flexão-extensão repetitiva do punho e ciclistas de provas de resistência em que se fica várias horas apoiado com a palma da mão no guidão da bicicleta.[97]

Os sintomas iniciais de dor e parestesia ocorrem nos três dedos radiais e borda radial do 4º dedo. Estes sintomas podem ser intensificados à noite durante o sono, despertando o paciente. Choque à percussão do túnel do carpo e teste de Phalen positivo também são achados de exame físico. A força de preensão pode estar diminuída. Nas fases mais avançadas da doença, pode-se encontrar atrofia da musculatura que compõe a região tenar.[98]

O estudo eletroneuromiográfico auxilia o diagnóstico.

O tratamento inicial é realizado com anti-inflamatórios, imobilização, medidas fisioterápicas e mudança do mecanismo causador dos sintomas no esporte específico.

O tratamento cirúrgico, com abertura do ligamento transverso do túnel do carpo, é realizado na falha do tratamento conservador ou nos casos crônicos em que já tenha ocorrido hipotrofia da região tenar. A cirurgia pode ser realizada via aberta, artroscópica ou com instrumental de Paine (retinaculótomo).[99]

Síndrome compressiva do nervo ulnar

Pode ocorrer compressão do nervo ulnar no nível no canal de Guyon. O ciclismo é uma das modalidades que podem gerar essa síndrome, por traumas repetitivos na região hipotenar.[100,101]

No exame clínico, verifica-se diminuição de sensibilidade no 5º dedo e borda ulnar do 4º. Hipotrofia da região hipotenar ocorre nos casos mais avançados, bem como dor à preensão de objetos no lado ulnar do punho, diminuição na força e dificuldade para aduzir o 5º dedo secundária à fraqueza do terceiro músculo interósseo volar (sinal de Watemberg).

O diagnóstico diferencial deve ser feito com compressão do nervo ulnar no nível do cotovelo ou mais proximal (compressão cervical ou desfiladeiro torácico), podendo haver fraturas do hâmulo do hamato, trombose da artéria ulnar no nível da região hipotenar e lesões da fibrocartilagem triangular.

O tratamento conservador é realizado com mudança do mecanismo causador dos sintomas no esporte específico, bem como repouso e anti-inflamatório. A cirurgia de abertura do canal de Guyon é instituída nos casos resistentes ao tratamento conservador.

Compressão do nervo digital ulnar do polegar

Ocorre a compressão na articulação metacarpofalangiana do polegar em jogadores de boliche.[102] É secundária à pressão repetitiva do polegar no buraco da bola durante os arremessos, ocasionando processo inflamatório local e fibrose perineural.

O atleta apresenta massa dolorosa na base do polegar e sintomas de parestesia.

O tratamento inicial inclui medidas fisioterápicas, repouso, anti-inflamatório e mudanças na bola de boliche, como o incremento da distância do buraco para o polegar,[103] aumentando a extensão e abdução do mesmo e modificando, assim, a área de contato. Quando as medidas conservadoras falham, é realizada a microneurólise.

■ REFERÊNCIAS BIBLIOGRÁFICAS

1. Retting AC. Epidemiology of hands: a wrist injuries in sports. *Clin Sports Med* 1998;17(3):401-6.
2. Strickland JW. Considerations for the treatment of the injury athlete. *Clin Sports Med* 1998;17(3):397-400.
3. Strickland JW. A philosophy for the management of athletic injuries of the hand and wrist. In: Stricland JW, Reiting A. (Eds.). *Hand injuries in athletes*. Philadelphia: Saunders, 1992. p. 1-6.
4. Capo TJ, Hastings II H. Metacarpal and phalangeal fractures in athletes. *Clin Sports Med* 1998;17(3):491-511.
5. Green DP, Hotchkiss RN, Pederson WC. *Green's operative hand surgery*. 4th ed. 1999. p. 765-86, vol. 1.
6. McWeec III, Nguyen DT, Schultz RO. Finger tip injuries in athletes. *Sports Med Arthrosc Rev* 1998;6:306-14.
7. Fu FH, Stone DA. *Sports injuries* (mechanisms, prevention, treatment). Baltimore: Williams & Wilkins; 1994. p. 940.
8. Da Cruz DJ, Slade RJ, Malone W. Fractures of the distal phalanges. *J Hand Surg* 1988;13B:350-52.
9. Bloem JJAM. The treatment and prognosis of uncomplicated dislocated fractures of the metacarpals and phalanges. *Arch Chir Neerl* 1971;23:55-65.
10. Wright TA. Early mobilization in fractures of the metacarpals and phalanges. *Can J Surg* 1968;11:491-98.
11. Ducan RW, Freeland AE, Jabaley ME et al. Open hand fractures: an analysis of the recovery of active motion and of complications. *J Hand Surg* 1993;18A:387-94.
12. Ford DJ, El-Hadidi S, Lunn PG et al. Fractures of the phalanges: results of internal fixation using 1.5 mm and 2 mm A. O. screws. *J Hand Surg* 1987;12B:34-37.
13. Lubahn JD, Hood JM. Fractures of the distal interphalangeal joint. *Clin Orthop* 1987;327:12-20.
14. Rayhack JM, Bottke CA. Intraosseous compression wiring of displaced articular condilar fractures. *J Hand Surg* 1990;15A:370-73.
15. Weiss AP. Screw fixation for unicondilar fracture of the phalanges. In: Blair WF. (Ed.). *Techniques in hand surgery*. Baltimore: Williams & Wilkins, 1996. p. 214-19.
16. Hester PW, Blazar PE. Complications of hand and wrist surgery in the athlete. *Clin Sports Med* 1999;18(4).
17. Eichenholtz SN, Rizzo PC. Fractures of the neck of the fifth metacarpal bone — is over-treatment justified? *JAMA* 1961;178:425-26.
18. Barton NJ. Fractures of the hand. *J Bone Joint Surg* 1984;66B:159-67.
19. Sprague B, Justis EJ. Nonunion of the carpal navicular: modes of treatment. *Arch Surg* 1974;108:692-97.
20. Berger RA. The ligaments of the wrist, a current overview of anatomy with consideration of their potential functions. *Hand Clin* 1997;13:1.
21. Zemel WP, Stork HH. Fractures and dislocation of the carpal bones. *Clin Sports Med* 1986;5:709-23.
22. Herbert TJ. *The fractured scaphoid*. St. Louis: Quality Medical, 1990. p. 52.
23. Taleisnik J, Kelly PJ. The extraosseous and intraosseous blood supply of the scaphoid bone. *J Bone Joint Surg* 1966;48A:1125-37.
24. Dickson RA, Leslie IJ. Conservative treatment of the fractured scaphoid. In: Razemont JP, Fisk GR. (Eds.). *The wrist*. Edinburgh: Churchill Livingstone; 1988. p. 80-87.
25. Rhemrev et al. Current methods of diagnosis and treatment of scaphoid fractures. *Int J Emerg* Med 2011;4:4.
26. McQueen MM, Gelbke MK, Wakefield A et al. Percutaneous screw fixation versus conservative treatment for fractures of the waist of the scaphoid: a prospective randomised study. *J Bone Joint Surg Br* 2008;90(1):66-71.
27. Cooney WP, Dobyns JH, Linscheid RL. Fractures of the scaphoid: a rational approach to management. *Clin Orthop* 1980;149:90-97.
28. Wahring M. Attritional flexor tendon rupture due to a scaphoid nonunion imitating and anterior interosseous nerve syndrome: a case report. *J Hand Surg* 1985;10(1):62-64.
29. Kulung DN, Walwe FCIII, Rockwell DA. Tennis injuries: Prevention and treatment — a review. *Am J Sports Med* 1979;7:249-53.
30. MacWe FCIII, Baugher WH, Kulund DA. Hand and wrist injuries in the athletes. *Am J Sports Med* 1979;7:275-86.
31. Sotereanos DG, Levy JA, Herndon JH. Hand and wrist injuries. In: Fu FH, Stone DA. *Sports injuries — mechanisms, prevention, treatment*. Baltimore: Williams & Wilkins; 1994. p. 940.
32. Stork HH, Wright TW, Wallace PF. Fracture of the hook of the hamate. *J Bone Joint Surg* 1989;71A:1202.
33. Watson HK, Rogers WD. Nonunion of the hook of the hamate: An argument for bone grafting the nonunion. *J Hand Surg Am* 1989;14A:486.
34. Panagis JS, Gelberman RH, Tolesnick J. The arterial anatomy of the human carpus: The intraosseous vascularity. *J Hand Surg* 1983;8:375.
35. Stark HH, Chao EK, Zewel NP et al. Fractures of the hook of the hamate. *J Bone Joint Surg* 1989;71:1202-7.
36. Le Viet DT, Lantieri LA, Loy SM. Wrist and hand injuries in platform diving. *J Hand Surg* 1993;18A:876-80.
37. Colles A. The classic on the fracture of the carpal extremity of the radius (reprinted from the original 1814 article). *Clin Orthop* 1972;83:3-5.
38. Retting ME, Dassa GL, Roskin KB et al. Wrist fractures in the athlete. *Clin Sports Med* 1998;17(3):469-89.
39. Mann FA, Wilson AJ, Gilula LA. Radiographics evaluation of the wrist: what does the hand surgeon want to know? *Radiology* 1992;184:15-24.
40. Friberg S, Lundstrom B. Radiographic measurements of the radiocarpal joint in normal adults. *Acta Radiol Diagn* 1976;17:249-56.
41. Cooney WP, Linscheid RL, Dobyns JH. External pin fixation for unstable Colle's fractures. *J Bone Joint Surg Am* 1979;61:840-45.
42. Cooney WPIII, Agee JM, Hastings HII. Symposium: Management of intra-articular fractures of the distal radius. *Contemporany Orthop* 1990;21:71-104.
43. Fernandez DL. Fractures of the distal radius: operative treatment. In: Heckman M. (Ed.). Instructional Course Lectures, Rosemont IL. *Am Acad Orthop Surg* 1993;42:73-88.
44. Isania Melone Jr CP. Classification and management of intra-articular fractures of the distal radius. *Hand Clin* 1988;4:349-60.
45. Ngyen DT, Waclue III FC, Urch SE. Evaluation of the injuries wrist on the field and the office. *Clin Sports Med* 1998;17(3):421-32.
46. Beckenbaugh RD, Shiver TC, Dobyns JH. The natural history of Kienböck's disease and consideration of lunate fractures. *Clin Orthop Relat Res* 1980;149:98.
47. Lichtaman DM, Mack GR, MacDonald. Kienbock's disease: the role of silicone replacement arthroscopy. *J Bone Joint Surg Am* 1987;55A:899-908.
48. Green DP, Hotchkiss RN, Pederson WC. *Green's operative hand surgery*. 4th ed. Philadelphia: Churchill Livingstone,1999. p. 834-44, vol. 1.

49. Hultén O. Uber anatomische variationen der handgelenkknochen. *Acta Radiol Scand* 1928;9:155-68.
50. Palmer RE. Joint injuries of the hand in athletes. *Clin Sports Med* 1998;17(3):513-31.
51. Green SM, Posner MA. Irreducible dorsal dislocations of the proximal interphalangeal joint. *J Hand Surg* 1985;10A:85-87.
52. Hughes LA, Freiberg A. Irreducible MP joint dislocation due to entrapment of FPL. *J Hand Surg* 1993;18B:708-9.
53. Ingford AS, Whitaker JH, Toby EB. Thumb injuries in athletes. *Clin Sports Med* 1998;17(3):533-66.
54. Kahler DM, MacCue FC. Metacarpophalangeal and proximal interphalangeal joint injuries of the hand, including the thumb. *Clin Sports Med* 1992;11:57-66.
55. Spaeth JH, Abrams RA. Bockew Gamekeeper thumb: diferentiation of non displaced and displaced tears of the ulnar collateral ligament with MR imaging. *Radiology* 1993;188:553-56.
56. Pon WT, Chois J, Osterman DL. Arthroscopic treatment of game keeper's thump. *Sports Med Arthrosc Rev* 1998;6:242-45.
57. Ali MS. Complete disruption of the collateral mechanism of the proximal interphalangeal joint of the fingers. *J Hand Surg Br* 1984;9(2):191-93.
58. MacCue FC, Honnde R, Johnson Mc Jr. Athletic injuries of the proximal interphalangeal joint requiririg surgical treatment. *J Bone Joint Surg Am* 1970;52A:937-56.
59. Redler I, Williams JT. Rupture of a collateral ligament of the proximal interphalangeal joint of the finger: analysis of 18 cases. *J Bone Joint Surg Am* 1967;49A:322-26.
60. Cozzi EP. The proximal interphalangeal joints: a study of lhe para-articular articular fibrous structures. In: Tubiana R. (Ed.). *The hand*. Philadelphia: Saunders, 1985. p. 869, vol. 2.
61. Dray F, Eaton RG. Dislocations in the digits. In: Green DP. (Ed.). *Operative hand surgery*. New York: Churchill Livingstone, 1988. p. 779-82, vol. 1.
62. Wac Forlane RM, Hampole MK. Treatment of extension tendon injuries of the hand. *Can J Surg* 1973;16:366.
63. Aronowitz ER, Leddy JP. Closed tendon injuries of the hand wrist in athletes. *Clin Sports Med* 1998 July;17(3):449-67.
64. Elliot RA Jr. Injuries to have extensor mechanism of the hand. *Orthop Clin North Am* 1970;1:335.
65. Gunter GS. Traumatic avulsion of the insertion of flexor digitorum profundus. *Aust N Z J Surg* 1960;30(1):2-8.
66. Manske PR, Lesker PA. Avulsion of the ring finger digitorum tendon: An experimental study. *Hand* 1978;10:52.
67. Lunn PG, Lamb DW. Rugby finger – avulsion of profundus of ring finger. *J Hand Surg Br* 1984;93:69.
68. Leddy JP, Packer JW. Avulsion of the profundus insertion in athletes. *J Hand Surg Am* 1997;2:66.
69. Bollen SR. Injury to the A2 pulley in rock climbers. *J Hand Surg Br* 1990;15:268-70.
70. Barton N. Sports injuries of the hand and wrist. *Br J Sports Med* 1997;31:191-96.
71. Gabl M, Rangger C, Lutz M. Disruption of the finger flexor pulley system in elite rock climbers. *Am J Sports Med* 1998;26(5):651-55.
72. Dobyns JH, Sim F, Lins Cheid RL. Sports stress syndromes of the hand and wrist. *Am J Sports Med* 1978;6:236-53.
73. Wood M, Dobyns J. Sports-related extrarticular wrist syndromes. *Clin Ortop* 1986;22:93-102.
74. Witt J, Pess G, Felberman RH. Treatment of De Quervain' s tenosynovitis. *J Bone Joint Surg Am* 1991;73A:219-22.
75. Osterman AL, Moskow L, Lon D. Soft-tissue injuries of the hand and wrist in raquets sports. *Clin Sports Med* 1988;7:329-48.
76. Cooney WP. Sports injuries to the upper extremy. *Post Grad Med* 1984;76:45-50.
77. Fulcher WS, Kiefhaber TR, Stern PJ. Upper-extremity tendinitis and overuse syndromes in the athletes. *Clin Sports Med* 1998;17(3):433-48.
78. Burgess RC. The effect of rotatory subluxation of the scaphoid on radioscaphoid contact. *J Hand Surg* 1987;12A:771-74.
79. Watson HK, Ballet FL. The slac wrist scapholunate advanced collapse pattern of degenerative an arthristis. *J Hand Surg* 1984;9A:358-65.
80. Sasaki K, Takagi M, Kiyoshige Y. Snowboarders wrist: it's severity compared with Alpine skiing. *J Trauma* 1999;46(6):1059-61.
81. Sanwelson M, Reider B, Weiss D. Grip lock injuries to the forearm in male gymnasts. *Am J Sports Med* 1996;24(1):15-18.
82. Giacobeti FB, Sharkey PF, Bos-Giacobeti MA. Biomechanical analysis of the effectiveness of in line skating wrist guards for preventing wrist fractures. *Am J Sports Med* 1997;25(2):223-25.
83. Schwsper M, Israeli A. Survey of injuries and protective gear worn by in lines katers in public parks. *Am J Phys Med Rehabil* 1999;78:7-10.
84. Crisco JJ. The effects wrist. *J Hand Surg* 1997;22A:44-48.
85. DeLee JC, Drez D. *Orthopaedic sports medicine: principles and practice*. Philadelphia: Saunders, 1994. p. 913-45.
86. Cohen MS. Ligaments injuries of the wrist in the athlete. *Clin Sports Med* 1999;17(3):533-52.
87. Moskal MJ, Poehling GG. Wrist arthroscopy in athlete. *Sports Med Arthrosc Rev* 1998;6:246-61.
88. Eckenrode JF, Louis DS, Greene TL. Scaphoid-trapezium-trapezoid fusion in the treatment of chronic scapholunate instability. *J Hans Surg* 1986;11A:497-502.
89. Gilula LA. Carpal injuries: Analytic approach and case exercises. *Am J Roentgenol* 1979;133:503-17.
90. Palmer AK, Werner FW. The triangular fibrocartilage complex of the wrist: Anatomy and function. *J Hand Surg Am* 1981;6:153-62.
91. Palmer AK. Triangular fibrocartilage complex lesions. A classification. *J Hand Surg Am* 1989;7:594.
92. Peterson RK, Savoie FH, Field LD. Arthroscopic treatment of sports injuries to the triangular fibrocartilage. *Sports Med Arthrosc Rev* 1998;6:262-69.
93. Roth JH, Haddad RG. Radiocarpal arthroscopy and arthrography in the diagnosis of the ulnar wrist pain. *Arthroscopy* 1986;2:234-43.
94. Buterbough GA, Brown TR, Horn PC. Ulnar sided wrist pain in athletes. *Clin Sports Med* 1998;17(3):567-83.
95. Poswer MA. Injuries to the hand wrist in athletes. *Orthop Clin Worth Am* 1977;8:593.
96. Rettig AC. Athletic injuries of the wrist and hand Part II: overuse injuries of the wrist and traumatic injuries of the hand. *Am J Sports Med* 2004 Jan.;32(1):262-73.
97. Folwar P. Carpal tunnel syndrome in athletes. *Operat Techn Sports Med* 1996;4:33-39.
98. Cabrera JM, McCue FC. Nonosseous athletic injuries of the elbow, forearm and hand. *Clin Sports Med* 1986;5(4):681-700.
99. Fernandes CH. *Tratamento cirúrgico da síndrome do canal do carpo por incisão palmar em instrumento de Paine*. [Tese Doutorado]. Universidade Federal de São Paulo: Escola Paulista de Medicina. São Paulo, 1998.
100. Nuber GW, Assenwacher J, Bowisu MK. Neurovascular problems in the forearm, wrist and hand. *Clin Sports Med* 1998;17(3):585-610.
101. Burne FR. Ulnar neuropathy in bicyclits. *Phys Sports Med* 1981;9:53-56.
102. Kisner WH. Thumb neuroma: a hazard of ten pin bowling. *Br J Plast Surg* 1976;29(3):225-26.
103. Retting AC. Neurovascular injuries in the wrists and hands of athletes. *Clin Sports Med* 1990;9(2):398-417.

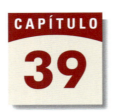

CAPÍTULO 39

PELVE E QUADRIL

SEÇÃO I

DIAGNÓSTICO E TRATAMENTO

Roberto Dantas Queiroz ■ Guilherme Guadagnini Falótico

■ INTRODUÇÃO

A incidência de dor inguinal em atletas é bastante elevada, chegando a 25% no final de uma temporada esportiva em atletas profissionais.[1] A avaliação das lesões do quadril e da pelve é difícil, em razão da complexidade da anatomia local e das diversas possibilidades de dor referida nessa topografia oriunda de doenças ginecológicas, urológicas, lesões da parede abdominal e alterações da coluna lombossacra. O diagnóstico correto exige adequada sistematização da anamnese e do exame físico, bem como um amplo conhecimento dos possíveis diagnósticos diferenciais.

As lesões do quadril e da pelve no esporte se dividem basicamente em cinco módulos:

1. Doenças intra-articulares do quadril.
2. Dor glútea.
3. Dor peritrocantérica (síndrome dolorosa do trocanter maior).
4. Pubalgia do atleta.
5. Fraturas do quadril e da pelve no esporte.

■ DOENÇAS INTRA-ARTICULARES DO QUADRIL

Impacto femoroacetabular

Descrito por Ganz et al.,[2] é definido como um contato anormal entre a extremidade proximal do fêmur e o acetábulo, que ocorre nos extremos de amplitude de movimento do quadril, e leva progressivamente à lesão do lábio e da cartilagem acetabulares. É mais comum em pacientes jovens praticantes de atividade esportiva. O progressivo dano condral resulta em osteoartrose do quadril, caso o impacto predisponente não seja tratado. A lesão labral isolada é rara, estando geralmente associada ao impacto femoroacetabular.

A história é de dor inguinal insidiosa, inicialmente presente apenas no esforço físico intenso. A dor pode também acometer a região posterolateral do trocanter maior, graças à sobrecarga progressiva do mecanismo abdutor, levando o paciente a apontar a dor no quadril em formato de "C"(sinal do "C") – (Fig. 1).

O exame físico demonstra limitação da amplitude de movimento do quadril, em especial a rotação interna, com o teste de FADURI (flexão/adução/rotação interna) geralmente positivo, visto que na maioria dos pacientes o impacto ocorre na região anterior do acetábulo. O teste é realizado com o paciente em decúbito dorsal. O examinador realiza passivamente a flexão do quadril até 90°, seguida de adução e rotação interna. Nessa posição, ocorre conflito entre a extremidade proximal do fêmur e a borda acetabular, sendo o teste doloroso, se houver lesão labral e/ou lesão condral. Eventualmente, pode haver impacto na região posteroinferior do acetábulo. Para avaliação, o paciente é posicionado na borda da mesa de exame com os membros inferiores pendentes de forma a manter o quadril em extensão. A partir daí, o examinador realiza passivamente a rotação externa do quadril.

Classicamente, são descritos dois tipos de impacto femoroacetabular: CAM e PINCER. No primeiro, existe uma deformidade femoral caracterizada por um abaulamento ósseo na junção cabeça-colo, que, nos extremos de movimento do quadril, especialmen-

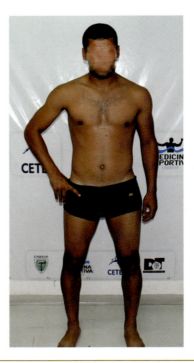

Figura 1. Sinal do "C".

te na flexão e rotação interna, penetra na cavidade acetabular, levando a lesões condral e labral. Na maioria dos casos, a alteração na transição cabeça-colo femoral ocorre por uma alteração óssea local primária, associada ao fechamento assimétrico da fise do fêmur proximal.[3] Porém, as sequelas de trauma e de doenças do quadril na infância e na adolescência (p. ex.: epifisiólise/doença de Legg-Calvè-Perthes) podem levar ao impacto femoroacetabular. No segundo tipo, existe uma hipercobertura acetabular global (coxa profunda) ou anterior (retroversão acetabular). O impacto resultante produz lesão labral circunferencial e, na evolução, lesão condral inicialmente na porção anterior do acetábulo até produzir lesão condral posterior (lesão em contragolpe). Tipicamente, as lesões condrais no impacto do tipo CAM são mais extensas e profundas do que as do impacto tipo PINCER. Existe associação dos dois padrões de impacto em cerca de 86% dos pacientes.[4] O impacto do tipo CAM é mais frequente em homens jovens (média de idade de 32 anos)[5] praticantes de esportes, enquanto o tipo PINCER ocorre mais em mulheres adultas (média de idade de 40 anos)[5] que iniciam ou retomam alguma prática esportiva. A contribuição de fatores genéticos na etiologia do impacto femoroacetabular tem sido apontada por alguns trabalhos. Pollard *et al.* demonstraram que irmãos de pacientes com impacto femoroacetabular têm maior probabilidade de desenvolverem a doença.[6]

A avaliação por imagem do impacto femoroacetabular incluiu a radiografia em anteroposterior (AP) verdadeiro da pelve e as radiografias em perfil do quadril, bem como a ressonância magnética (RM) do quadril. O perfil do quadril pode ser obtido na posição de Ducroquet (paciente em decúbito dorsal, quadril fletido a 90° e abduzido a 45°, raio perpendicular à raiz da coxa), na posição de Dunn (paciente em decúbito dorsal, quadril fletido a 45° e abduzido a 20°, raio perpendicular à raiz da coxa), na incidência *cross table* (paciente em decúbito dorsal, com o membro inferior de interesse estendido e flexão máxima do contralateral, com distância foco-filme de cerca de 1,2 m e com o raio horizontal angulado 45° cefálico, centrado na raiz da coxa) e na incidência de Lequesne e de Sèze, obtida com paciente em ortostase, com o quadril de interesse junto ao chassis; a linha entre os ombros do paciente deve estar angulada a 65°, e o pé do lado a ser estudado deve estar paralelo em relação ao chassis. Para saber se a radiografia ficou bem posicionada, deve haver a distância de uma cabeça femoral entre as cabeças.[7,8]

No impacto femoroacetabular do tipo CAM, na radiografia em AP da pelve, é possível evidenciar a perda da concavidade normal da transição cabeça-colo femoral, bem como a deformidade em "cabo de pistola", descrita como uma saliência lateral anormal da cabeça femoral. Deve ser avaliado também o ângulo cervicodiafisário (ângulo formado pela interseção das linhas traçadas ao longo dos eixos do colo e da diáfise femoral – valor normal: entre 125 e 140°; acima de 140°, coxa valga; abaixo de 125°, coxa vara). Valores abaixo de 125° estão relacionados com o impacto tipo CAM. Na radiografia em perfil do colo femoral, pode ser evidenciada a convexidade óssea anormal na transição cabeça-colo femoral, bem como ser medido o ângulo alfa. Para o cálculo desse ângulo, traça-se um círculo na cabeça femoral; a partir do centro deste círculo, traçam-se duas linhas, uma no sentido do eixo do colo femoral, e outra até o ponto onde a cortical da porção anterior da transição cabeça/colo perde o contato com o círculo. São considerados normais valores inferiores a 55°.[9]

No impacto femoroacetabular do tipo PINCER, na radiografia em AP da pelve devem ser pesquisadas a coxa profunda e a retroversão acetabular, bem como o ângulo de cobertura acetabular. A coxa profunda caracteriza-se pela presença do fundo acetabular medial à linha ilioisquiática. A retroversão acetabular pode ser evidenciada pelo sinal do cruzamento, em que ocorre o cruzamento das linhas dos rebordos anterior e posterior no interior do acetábulo, bem como o sinal da parede posterior, em que o centro da cabeça femoral encontra-se lateral à linha do rebordo posterior do acetábulo. O ângulo de cobertura acetabular é formado pela interseção de duas linhas a partir do centro da cabeça femoral, uma delas perpendicular e outra tangenciando o rebordo acetabular (valor normal: entre 25 e 40°; acima de 40° indica excesso de cobertura acetabular; entre 20 e 25°, déficit de cobertura; abaixo de 20°, acetábulo displásico). O falso perfil de Lequèsne e de Sèze avalia a região posteroinferior do quadril, frequentemente acometida pela lesão em contragolpe resultante do impacto femoroacetabular.[9]

Os achados radiográficos comuns ao impacto tipo CAM e tipo PINCER são: ossificação labral, presença de cistos na transição cabeça-colo femoral e a fragmentação do rebordo acetabular. A ossificação labral decorre da agressão contínua decorrente do impacto; os cistos são encontrados em cerca de 33% dos pacientes com impacto femoroacetabular, tipicamente na localização característica do impacto (porção anterossuperior do colo femoral). A fragmentação do rebordo acetabular é a expressão radiográfica de uma pequena fratura acetabular decorrente do impacto.[9]

A RM é complementar à série radiográfica, pois além de permitir a avaliação das alterações ósseas, também possibilita a avaliação do lábio e da cartilagem acetabulares. A utilização de contraste intra-articular (artroRM) evidencia melhor as lesões condrais, embora novos aparelhos de RM de 3T permitam também uma adequada avaliação da cartilagem articular (Fig. 2).[10]

O tratamento do impacto femoroacetabular deve ser individualizado. O tratamento não cirúrgico baseia-se na modificação da atividade esportiva desencadeadora dos sintomas, bem como na utilização de medicações analgésicas e anti-inflamatórias e na fisioterapia motora com objetivo de estabilização muscular da pelve e, portanto, não elimina o mecanismo fisiopatogênico do impacto.[4]

Na impossibilidade de ajuste na atividade esportiva (atletas profissionais, atletas amadores que não desejam modificar sua atividade) e na falha do tratamento clínico é indicado o tratamento cirúrgico. Pode ser realizado de quatro maneiras: luxação controlada do quadril, abordagem anterior minimamente invasiva, artroscopia e artroscopia combinada à abordagem anterior do quadril. Tem por objetivo principal eliminar o impacto ósseo por meio da osteocondroplastia, bem como realizar o tratamento das lesões de partes moles associadas, em especial as lesões labrais.[11]

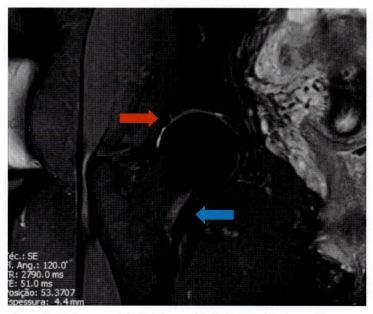

Figura 2. Corte coronal de RM do quadril direito ponderada em T2 demonstrando lesão labral secundária a impacto femoroacetabular misto (seta vermelha) e fratura por estresse medial do colo femoral (seta azul) em corredora de rua.

A luxação cirúrgica do quadril para o tratamento do impacto femoroacetabular foi descrita por Ganz et al.[2] Com o paciente em decúbito lateral, é realizada uma abordagem posterolateral, com osteotomia do trocanter maior, capsulotomia anterior e a luxação da cabeça femoral. Tal abordagem preserva a inserção dos rotadores externos do quadril e o suprimento sanguíneo da cabeça femoral. Após a luxação, a cabeça e o colo femorais são inspecionados à procura de regiões não esféricas, que devem ser removidas (osteocondroplastia femoral). O acetábulo também deve ser avaliado. Em caso de hipercobertura anterior isolada a osteocondroplastia é indicada; nos casos de retroversão acetabular, pode ser realizada a osteotomia periacetabular. Após o tratamento das lesões ósseas, parte-se para avaliação das lesões de partes moles. O lábio e a cartilagem acetabulares devem ser cuidadosamente avaliados. Fragmentos destacados de cartilagem devem ser desbridados; o lábio acetabular, sempre que possível, deve ser reinserido no rebordo ósseo. Concluído tratamento, o quadril é reduzido e testado quanto a possível impacto residual; caso exista, os passos são novamente realizados.

Existem apenas dois trabalhos que realizaram a luxação cirúrgica do quadril em atletas. O primeiro foi feito com cinco atletas profissionais de hóquei, três (60%) dos quais retornaram ao mesmo nível esportivo após a cirurgia. Outro estudo foi realizado com 26 atletas profissionais de diversas modalidades. quatro atletas foram excluídos da avaliação por artrose avançada. Dos 22 restantes, 21 (95%) retornaram ao esporte, taxa que caiu para 88% após 2 anos de seguimento. Nenhuma complicação foi relatada; um atleta teve de ser reoperado por persistência dos sintomas, e seis necessitaram da retirada dos parafusos de fixação da osteotomia trocantérica. No geral, 18 (82%) atletas relataram estar totalmente satisfeitos com o procedimento.

A abordagem anterior minimamente invasiva tornou-se mais popular com o objetivo de prevenir as complicações com a osteotomia trocantérica realizada na luxação cirúrgica do quadril. Nessa abordagem, utiliza-se uma via de acesso anterior ao quadril desenvolvida no intervalo de Hueter (entre os músculos sartório e tensor da fáscia lata). As lesões intra-articulares podem ser abordadas pela artroscopia combinada ou realizando-se tração longitudinal. Cohen et al. realizaram essa abordagem para o tratamento do impacto femoroacetabular em atletas. Foram operados 47 quadris de 44 atletas, com taxa de retorno ao esporte de 55%. A principal complicação descrita foi a praxia no nervo cutâneo femoral lateral, que ocorreu em 20% dos pacientes, com resolução espontânea em todos os casos.[14,15]

A artroscopia do quadril é um procedimento que se popularizou nos últimos anos. O procedimento inicia-se com o posicionamento do paciente na mesa ortopédica e a aplicação de tração longitudinal no membro inferior operado a fim de se obter artrodiastase de 8 a 10 mm. O primeiro portal (anterolateral) é, então, realizado cerca de 1 cm anterior e superior ao topo do trocanter maior. Após, é realizado o portal anterior, realizado no encontro das linhas de projeção da espinha ilíaca anterossuperior verticalmente e da sínfise púbica horizontalmente. Após, inicia-se a inspeção do compartimento central (articular), onde podem ser evidenciadas as lesões condrais e do lábio acetabular, bem como a eventual hipercobertura anterior do acetábulo. Após a realização da acetabuloplastia (quando necessária), parte-se para o tratamento da lesão labral, visando sempre à sua preservação. Nas lesões condrais, pode ser realizada a técnica de microfraturas. Após o término do procedimento no compartimento central, parte-se para a avaliação do compartimento periférico (extra-articular). Nessa etapa, realiza-se o tratamento da lesão femoral (CAM) pela osteocondroplastia e das possíveis lesões peritrocantéricas associadas.[16-19]

O pós-operatório exige carga parcial no membro operado em média durante 4 semanas para proteção do reparo labral, bem como para evitar a ocorrência de fratura no colo femoral, fragilizado pela osteocondroplastia. O retorno ao esporte ocorre em 4 a 6 meses após a cirurgia. Byrd e Jones, em 2011, publicaram uma série de 200 atletas com impacto femoroacetabular tratados por artroscopia, com tempo mínimo de seguimento de 1 ano. O Harris Hip Escore médio aumentou de 72 no pré-operatório para 96 após a cirurgia, sendo que 85% dos atletas amadores competitivos e 95% dos atletas profissionais retornaram ao esporte no mesmo nível de competição anterior. Como complicações, houve cinco neuropraxias resolvidas espontaneamente e um caso de ossificação heterotópica. Um atleta evoluiu para artrose do quadril, sendo realizada artroplastia total do quadril, e quatro atletas persistiram com dor, sendo realizada nova artroscopia.[20]

Harris et al., em revisão sistemática sobre o tratamento do impacto femoroacetabular, mostraram que os resultados do tratamento cirúrgico são superiores ao do conservador, não existindo diferença entre as diversas formas de abordagem cirúrgica. Porém, a luxação cirúrgica do quadril apresentou maior taxa de reoperação e de complicações em relação à artroscopia e à abordagem anterior minimamente invasiva. As cirurgias com fixação do lábio acetabular tiveram resultados bastante superiores em relação àquelas em que foi realizado apenas o seu desbridamento.[21]

Lesões labrais

O lábio acetabular atua na absorção de impacto, na lubrificação articular e na distribuição adequada das pressões no quadril. Sua lesão representa causa importante de dor no quadril em pacientes jovens e praticantes de esporte e pode resultar de um trauma único ou de microtraumatismos de repetição. De 22 até 55% dos pacientes jovens atendidos com história de dor inguinal apresentam lesão labral. Existe grande associação entre a lesão labral e o impacto femoroacetabular.[22,23]

O quadro clínico típico é de dor anterior no quadril ou inguinal, associada a estalidos e sensação de bloqueio articular. Desses sintomas, o mais consistente com lesão labral é o estalido. A dor tipicamente piora durante as atividades, especialmente atividades intensas, como a corrida e esportes que envolvem giros e deslocamento lateral.[24]

Na investigação por imagem, as radiografias auxiliam apenas na pesquisa de sinais de impacto femoroacetabular. Para avaliação da lesão labral, a artroRM representa o melhor exame com 87% de sensibilidade e 64% de especificidade, sendo que a RM convencional tem respectivamente 66 e 79%. Os critérios para avaliação da lesão labral na artroRM são: extravasamento do contraste para o interior do lábio ou para a transição condrolabial; alteração na morfologia habitual; destacamento/avulsão da margem acetabular.[22-24]

O tratamento conservador deve ser tentado por 10 a 12 semanas; se não houver melhora dos sintomas, está indicado o tratamento cirúrgico, sendo a artroscopia a melhor forma de abordagem. O padrão ouro é a sutura do lábio; nos casos de dano extenso ao lábio, existe a opção do desbridamento isolado ou da reconstrução labral com enxerto. As lesões associadas (p. ex., IFA) sempre devem ser tratadas conjuntamente.[25]

O tempo de retorno ao esporte é, em média, 3 meses após a cirurgia, com protocolo semelhante ao utilizado para a artroscopia no impacto femoroacetabular.[20]

Subluxação e luxação do quadril

A instabilidade posterior do quadril varia da subluxação à luxação franca. O mecanismo mais comum de lesão durante a prática esportiva é um trauma no joelho com o quadril em flexão e adução. Instabilidade atraumática ou após trauma mínimo também foi descrita na literatura. A luxação do quadril foi descrita no futebol americano, esqui, futebol, corrida, basquete, ciclismo, ginástica olímpica, *rugby* dentre outros. Um dos mecanismos descritos é a hiperflexão e rotação interna do quadril no paciente com impacto femoroacetabular do tipo CAM. Nesse caso, pode ocorrer o aprisionamento da protuberância óssea femoral no rebordo acetabular anterior, gerando lesão labral anterior e desvio posterior da cabeça femoral, que pode resultar numa lesão capsulolabral posterior ou numa fratura da parede posterior do acetábulo, com consequente luxação ou subluxação posterior da cabeça femoral.

A história do paciente é de dor e limitação de arco de movimento do quadril acometido. Especial atenção deve ser dada ao mecanismo de lesão, pois quadros de subluxação podem facilmente passar despercebidos e levar à osteonecrose da cabeça femoral. A tríade clássica da subluxação posterior do quadril foi descrita por Moorman em trabalho realizando RM do quadril em oito atletas de futebol americano após traumas esportivos e consiste em hemartrose, lesão do ligamento iliofemoral e fratura da parede posterior do acetábulo.

A investigação por imagem inicia com a radiografia em AP da pelve, o perfil do quadril e as incidências de Judet. A tomografia computadorizada (TC) pode auxiliar na detecção de pequenos fragmentos do rebordo posterior do acetábulo. A RM deve ser realizada sempre que houver mecanismo de trauma compatível, pois permite identificar lesão da cápsula, do lábio acetabular, dos ligamentos iliofemoral e da cabeça femoral, bem como eventual presença de corpos livres articulares.

O tratamento depende do tipo de lesão. A luxação do quadril representa uma urgência ortopédica, devendo ser realizada a redução o mais rapidamente possível; nos casos de instabilidade, devem-se avaliar as lesões presentes. Na presença de corpos livres articulares ou de encarceramento do lábio acetabular, está indicado o tratamento cirúrgico, que pode ser aberto ou artroscópico. O tratamento conservador consiste na proteção de carga por 6 semanas, seguido de protocolo de reabilitação para ganho de amplitude de movimento e fortalecimento muscular após esse período. O retorno ao esporte é liberado, quando o paciente não apresenta dor para a movimentação ativa e passiva do quadril, o que normalmente ocorre em torno da 12ª semana após o trauma. Antes de liberar o paciente para o retorno ao esporte é preconizado por alguns autores a realização de nova RM do quadril a fim de excluir a presença da osteonecrose da cabeça femoral.[26,27]

Lesão do ligamento da cabeça femoral

A lesão do ligamento da cabeça femoral tem sido identificada em artroscopias do quadril e pode ser considerada uma fonte de dor no quadril em atletas. Protocolos adequados de RM permitem também sua identificação. A lesão clássica ocorre na luxação do quadril, porém a ruptura do ligamento em casos sem luxação do quadril foi descrita. A lesão pode ser total, parcial ou degenerativa, e o sintoma doloroso decorre da migração das fibras rotas para o interior da articulação do quadril. O tratamento nos pacientes com dor persistente consiste no desbridamento das fibras lesadas, visto que o papel do ligamento da cabeça femoral na estabilidade do quadril não é significativo.[28-31]

■ DOR GLÚTEA

A dor glútea é manifestação comum em atletas, porém, sua investigação representa situação bastante desafiadora na prática ortopédica, visto que a dor pode se originar das estruturas glúteas propriamente, mas também da coluna lombossacra, da articulação sacroilíaca e do quadril. As doenças da coluna lombossacra são abordadas em outro capítulo deste livro.

Dor sacroilíaca

Trata-se de articulação fundamental para a adequada transferência de cargas da coluna lombar para a pelve.[32] Sua hiper ou hipomobilidade pode gerar sintomas dolorosos.[33,34]

A dor tipicamente acomete o quadrante superomedial da nádega, porém também pode acometer a região lombar, a coxa e região lateral do quadril e a região inguinal, em razão da extensa inervação local.[33-37]

Várias atividades esportivas podem desencadear dor sacroilíaca, sendo as mais frequentes aquelas que envolvem corrida, saltos e mudanças súbitas de direção. Cerca de 64% dos pacientes têm história de trauma agudo ou microtraumas de repetição.[38]

O exame clínico pode revelar alteração na inclinação pélvica e na curvatura lombar, discrepância de comprimento dos membros inferiores e hipermovimentação pélvica durante a marcha. Frequentemente existe dor à palpação local e pontos-gatilhos na musculatura adjacente.[39] As manobras provocativas podem ser positivas, sendo que o teste da compressão da coxa possui a maior especificidade para o diagnóstico.[40,41]

Exames de imagem, incluindo radiografias, tomografia computadorizada (TC) e RM podem auxiliar no diagnóstico, porém o padrão ouro é a injeção de anestésico, guiada por fluoroscopia, com desaparecimento dos sintomas (Fig. 3).[34]

O tratamento deve focar no fortalecimento muscular e estabilização da pelve. Órteses para compensação da discrepância dos membros inferiores são úteis. Injeções locais de corticoide devem ser indicadas nos casos refratários ao tratamento clínico após 1 mês ou se a dor inicial for muito intensa, a fim de acelerar a reabilitação.[42-46]

Vale salientar que nos pacientes refratários ao tratamento habitual, especialmente homens jovens com acometimento bilateral, sintomas sistêmicos ou rigidez articular matinal associados, deve-se pesquisar a espondilite anquilosante.[47]

Tendinopatia/lesão dos isquiotibiais

A tendinopatia da origem dos isquiotibiais é bastante frequente em corredores de média e longa distâncias. A fraqueza ou fadiga muscular, associada à contração excêntrica durante a fase de balanço tardia na corrida, predispõe à lesão.[48] A dor pode ser reproduzida pela palpação da tuberosidade isquiática (TI) ou pela flexão passiva do quadril associada à flexão ativa do joelho contra a resistência. A dor localizada distal ao ísquio geralmente está associada à lesão muscular dos isquiotibiais, enquanto a dor proximal à TI pode estar relacionada com a síndrome do piriforme.[49]

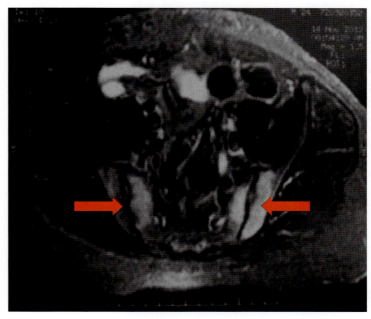

Figura 3. Corte coronal de RM da pelve pós-contraste demonstrando hipersinal nas articulações sacroilíacas, mais evidente à esquerda, em corredor de rua.

Casos de tendinopatia crônica ou lesões traumáticas extensas (p. ex., desinserção/avulsão óssea) podem cursar com ciatalgia por irritação química ou efeito de compressão extrínseca do nervo ciático pelo hematoma.[50]

A radiografia pode demonstrar calcificação adjacente ao ísquio e avulsão óssea, porém o exame de escolha para o diagnóstico é a RM (Fig. 4).[51,52]

O tratamento envolve utilização de medicações anti-inflamatória e analgésica, além de fisioterapia motora.

Em casos refratários podem-se realizar infiltração com corticoide guiada por ultrassom, terapia de ondas de choque, injeção do plasma rico em plaquetas e o desbridamento cirúrgico.[53]

Nas desinserções ou avulsões ósseas, o tratamento cirúrgico precoce (4 a 6 semanas após a lesão) demonstra bons resultados.[54]

Síndrome do piriforme

Descrita como dor glútea associada à ciatalgia secundária à compressão do nervo ciático pelo músculo piriforme.

Cerca de 5% dos casos de lombalgia, dor glútea e dor irradiada no aspecto posterior no membro inferior são associados à síndrome.[55] Contudo, existe controvérsia na definição da síndrome, visto que grande parte dos pacientes com esse diagnóstico não exibe alterações neurológicas clínicas ou eletroneuromiográficas.[56]

Pode ser atribuída também à mialgia do piriforme, decorrente de sua fraqueza relativa em relação à musculatura glútea.[49]

O exame clínico frequentemente demonstra dor à palpação proximal à espinha isquiática, na região da incisura isquiática maior, sobre o músculo piriforme, frequentemente endurecido em relação ao lado não acometido. Os testes clínicos descritos são o Freiberg, o Pace, o Beatty e o FADURI.[57-60]

Por se tratar de diagnóstico de exclusão, outras causas de neuropatia devem ser pesquisadas.

Nesse contexto, a neurografia por RM é uma importante opção diagnóstica. Nessa técnica utilizam-se cortes de 1 mm, de alta resolução, com sequências ponderadas em T1 e T2 com supressão de gordura, permitindo a avaliação completa do nervo ciático, desde a sua formação pelas raízes lombossacras, até seu trajeto pela região glútea e pela coxa. Dessa forma pode ser evidenciada a estrutura anatômica exata responsável pela compressão do nervo.[61]

O tratamento é com base no alongamento e fortalecimento muscular dos rotadores externos do quadril e dos glúteos. Casos refratários após 6 semanas de reabilitação podem ser submetidos à infiltração guiada (USG, RM, TC, fluoroscopia, ENMG) de corticoide, anestésico ou toxina botulínica.[58]

A liberação cirúrgica do piriforme – aberta ou endoscópica – é citada por alguns autores em séries de caso pequenas, devendo ser indicada com cautela após exclusão de outros diagnósticos mais frequentes de ciatalgia.[62-64]

Bursite isquiática

Associada a excesso de força da musculatura isquiotibial sobre a bursa. Geralmente os pacientes se queixam de dor quando permanecem muito tempo sentados, e o exame clínico revela dor sobre a tuberosidade isquiática. Pode aparecer isolada ou associada à tendinopatia dos isquiotibiais.

A confirmação diagnóstica pode ser com US ou RM, e a maioria dos pacientes evoluem bem após 6 a 8 semanas de tratamento conservador. Novamente, os casos refratários podem ser submetidos à infiltração local.

Casos crônicos associados à tendinopatia podem necessitar de tratamento cirúrgico para bursectomia e desbridamento tendíneo ou tenotomia.[65,66]

Impacto isquiofemoral

Alguns autores têm associado a redução do intervalo isquiofemoral à compressão do músculo quadrado femoral (QF) e ao aparecimento de sintomas glúteos.

A morfologia feminina, com a pelve larga e rasa, predispõe ao impacto isquiofemoral, sendo todos os casos descritos na literatura em mulheres.

Geralmente o diagnóstico clínico é difícil, visto que as queixas são vagas, e o exame clínico, impreciso.

Os testes descritos para avaliação da síndrome do piriforme podem ser dolorosos, visto que o quadrado femoral é também um rotador externo do quadril. Não há relato de sintomas neurológicos associados ao impacto isquiofemoral.

O autor principal do presente estudo descreveu, junto com outros autores, uma manobra para o impacto isquiofemoral. Consiste no exame do paciente em decúbito lateral na borda da mesa de exame, com o lado sintomático para cima. A partir daí, o quadril é estendido, aduzido, e são realizados movimentos sucessivos de rotações interna e externa, visando a reproduzir o impacto, com o músculo quadrado femoral tensionado.

A RM é fundamental para o diagnóstico, geralmente demonstrando alterações no ventre muscular do QF (Fig. 5).

O tratamento não cirúrgico é descrito como eficaz e envolve protocolo de exercícios de alongamento, infiltrações com corticoide, neuroestimulação e fisioterapia com ultrassonografia percutânea.

O tratamento cirúrgico foi descrito apenas em casos secundários a deformidades femorais ou tumores no intervalo isquiofemoral.[67]

■ DOR PERITROCANTÉRICA (SÍNDROME DOLOROSA DO TROCANTER MAIOR)

A queixa de dor ao redor do trocanter maior é bastante frequente na prática diária do ortopedista. Popularmente citada como "bursite" do quadril, atualmente é referida como síndrome dolorosa do trocanter maior, termo que designa as diversas doenças do espaço peritrocantérico do quadril, como a bursite trocantérica, a tendinopatia dos glúteos médio e mínimo e o ressalto externo do quadril.

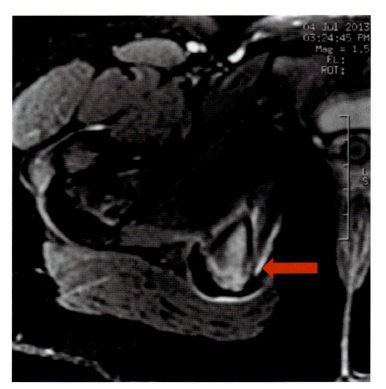

Figura 4. Corte axial de RM do quadril direito ponderada em T2 demonstrando hipersinal da tuberosidade isquiática de atleta de ginástica rítmica.

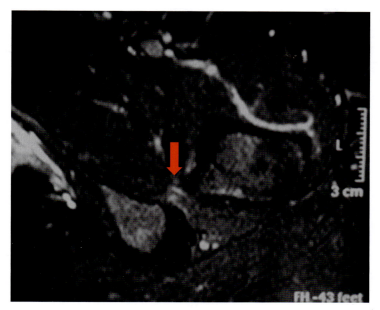

Figura 5. Corte axial de RM do quadril direito ponderada em T2 demonstrando estreitamento do intervalo isquiofemoral com edema no músculo quadrado femoral em atleta de voleibol.

Bursite trocantérica

A bursite trocantérica é a doença inflamatória mais frequente do quadril. O quadro típico é de dor peritrocantérica, que pode irradiar pela face lateral da coxa, tipicamente até o joelho, ou para a região glútea. Acredita-se que resulte do atrito repetido do trato iliotibial contra o trocanter maior, que ocorre quando o quadril se desloca em flexão-extensão. Em estudo observacional com 72 pacientes, Schapira *et al.* encontraram que 91,6% dos pacientes com bursite trocantérica apresentavam outras doenças ortopédicas em áreas adjacentes, como osteoartrose no quadril ipsolateral ou lombalgia. Tipicamente acontece em pacientes adultos de meia-idade, na proporção de quatro mulheres para um homem; no entanto, pacientes jovens também são acometidos, especialmente corredores. A dor normalmente é exacerbada após permanecer longos períodos em ortostase ou sentado com as pernas cruzadas, bem como no decúbito lateral sobre o quadril acometido.[65,68,69]

No exame físico, normalmente existe um ponto doloroso à palpação do trocanter maior, tipicamente na sua região posterolateral. Em 1985, Rasmussen e Fano descreveram critérios diagnósticos para a bursite trocantérica: dor lateral no quadril, ponto doloroso identificável no trocanter maior, dor à abdução do quadril contra a resistência, dor irradiada na região lateral da coxa e teste de Patrick-FABERE positivo. O teste de Ober (contratura do trato iliotibial) pode ser positivo.[70]

O diagnóstico é clínico, porém os exames complementares podem auxiliar na pesquisa das doenças ortopédicas associadas. A radiografia da pelve pode demonstrar alterações degenerativas na articulação coxofemoral ipsolateral, bem como a presença de calcificações adjacentes ao trocanter maior. A ultrassonografia do quadril pode demonstrar lesões associadas nas estruturas adjacentes ao trocanter maior, como a tendinopatia/ruptura dos glúteos médio e mínimo, bem como a presença do ressalto externo do quadril.[65,66,68]

A RM do quadril, além de confirmar o diagnóstico, permite avaliar uma possível lesão intra-articular do quadril não diagnosticada.

O tratamento não cirúrgico normalmente obtém bons resultados, sendo com base no repouso do esporte, crioterapia, medicação anti-inflamatória e fisioterapia para alongamento e fortalecimento das musculaturas lombar, abdominal e do quadril, visando à melhora da biomecânica da marcha. Pacientes refratários ao tratamento inicial são candidatos à infiltração peritrocantérica, normalmente realizada com uma solução de anestésico local e corticoide, no ponto mais doloroso do trocanter maior ou guiada por fluoroscopia. Tal procedimento promove alívio definitivo dos sintomas em 60 a 100% dos pacientes.[71,72]

Casos refratários às infiltrações, sendo descartadas outras fontes possíveis de dor, são candidatos ao tratamento cirúrgico, que consiste na bursectomia associada ao alongamento do trato iliotibial, procedimento que pode ser aberto ou endoscópico.[66]

Baker *et al.*, em trabalho prospectivo com 30 pacientes com bursite trocantérica refratária, demonstraram melhora da dor após a bursectomia endoscópica, com escore de dor, variando de 7,2 no pré-operatório para 3,1 no pós-operatório, bem como melhora no Harris Hip Escore, que variou de 51 para 77, em seguimento médio de 26,1 meses. Farr *et al.* e Craig *et al.* realizaram a bursectomia associada ao alongamento do trato iliotibial, com bons resultados.[73-75]

Tendinopatia e ruptura dos glúteos médio e mínimo

A lesão dos tendões dos glúteos médio e mínimo tem sido verificada com maior frequência em razão do uso rotineiro dos exames de imagem na avaliação das doenças do quadril, em especial a RM. Tais tendões têm sido chamados de manguito rotador do quadril, em analogia à inserção dos tendões do supra e infraespinal na tuberosidade maior. À semelhança do ombro, a lesão tendínea evoluiu em estágios, sendo a fase inicial caracterizada por tendinose, que evoluiu para rupturas parcial e total, sendo o tendão do glúteo médio o mais acometido. A incidência e prevalência exatas dessas lesões são desconhecidas, porém estudos recentes mostram que cerca de 25% das mulheres e 10% dos homens de meia-idade apresentam a lesão.[76-78]

O quadro clínico característico é de dor trocantérica de início insidioso e insuficiência abdutora progressiva. No exame físico, tipicamente identifica-se um ponto doloroso na margem posterolateral do trocanter maior, exacerbada pela abdução ativa do quadril contra a resistência. Nos casos de ruptura tendínea, o teste de Trendelenburg pode ser positivo.[66]

A investigação diagnóstica por exames de imagem se inicia com a radiografia da pelve, que pode evidenciar calcificações peritrocantéricas. A ultrassonografia pode evidenciar a tendinose, bem como caracterizar uma ruptura tendínea; porém, o exame de imagem que fornece o melhor detalhamento da anatomia local é a RM do quadril, permitindo inclusive a avaliação do grau de degeneração gordurosa da musculatura glútea (Fig. 6).[78]

O tratamento inicial é não operatório e consiste no repouso dos esportes, associado à utilização de anti-inflamatórios e à fisioterapia motora, com trabalho de estabilização pélvica. Pacientes que apresentam ruptura tendínea, com insuficiência abdutora que interfere nas atividades de vida diária, têm indicação de tratamento cirúrgico, que consiste no reparo tendíneo e pode ser realizado de forma aberta ou endoscópica. Voos *et al.*, em trabalho realizado com 10 pacientes tratados com reparo endoscópico do glúteo médio, obtiveram melhora da dor em todos os pacientes e o retorno completo da força muscular abdutora em 9 (90%) pacientes após 1 ano de seguimento.[79]

Ressalto do quadril

O ressalto do quadril é definido como um estalido audível e potencialmente doloroso no quadril, que ocorre em atividades que exigem movimentos repetidos de flexão, extensão e abdução. É dividido, quanto à localização, em intra-articular, interno e externo, sendo mais comum nas mulheres jovens. As causas intra-articulares de estalido do quadril, como lesão labral e subluxação do quadril, já foram discutidas em outra seção do capítulo. O ressalto interno do quadril, embora não faça parte do diagnóstico diferencial da dor

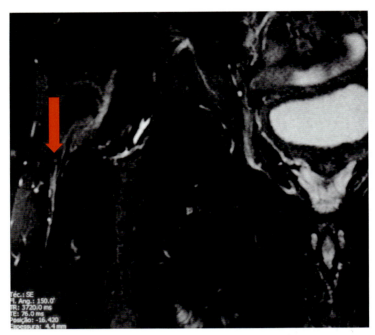

Figura 6. Corte coronal de RM do quadril direito ponderada em T2 demonstrando hipersinal na bursa trocantérica e no tendão do glúteo médio.

peritrocantérica, será abordado nesta seção. O ressalto interno do quadril ocorre pelo atrito do tendão do iliopsoas na eminência iliopectínea. Com o quadril partindo da flexão para extensão, o tendão do iliopsoas desliza, de lateral para medial, sobre a eminência iliopectínea. Tal atrito gera um estalido indolor em cerca de 10% da população normal. Quando sintomático, o estalido é acompanhado de dor inguinal e pode ser reproduzido pelo paciente, que, em decúbito dorsal, movimenta o quadril ativamente da posição de flexão, abdução e rotação externa para a extensão, adução e rotação interna. O atrito pode também ser palpável, especialmente nos pacientes magros. O diagnóstico é clínico, porém a documentação do ressalto pode ser obtida pela ultrassonografia. A RM do quadril pode ser solicitada quando houver suspeita de associação a doenças intra-articulares. O tratamento inicial consiste na restrição das atividades esportivas, na utilização de medicações anti-inflamatórias e na fisioterapia motora para alongamento do iliopsoas. A infiltração de corticoide guiada por ultrassom no tendão do iliopsoas é descrita tanto como teste diagnóstico, como para o tratamento. Casos refratários têm indicação cirúrgica, que consiste no alongamento/tenotomia do iliopsoas por via aberta ou endoscópica.[80-82]

O ressalto externo do quadril, que faz parte do diagnóstico diferencial da dor peritrocantérica, ocorre mais comumente pelo atrito do trato iliotibial no trocanter maior. Pode acontecer também pelo atrito da porção anterior do glúteo máximo no trocanter maior. Com o quadril em extensão, o trato iliotibial encontra-se posterior ao trocanter maior; ao realizar o movimento de flexão do quadril, o trato, fisiologicamente, desliza sobre o trocanter maior e assume posição anterior. Portanto, a ocorrência de estalido assintomático é bastante frequente nos praticantes de esportes. Tal atrito pode, porém, produzir um processo inflamatório na região peritrocantérica e limitar as atividades esportivas. O diagnóstico pode ser evidente nos casos que o paciente refere dor trocantérica e consegue reproduzir o movimento em que ocorre o ressalto. Nos casos em que o ressalto não é evidente, pode-se pesquisá-lo por meio de teste clínico. Com o paciente em decúbito lateral, o examinador palpa a região do trocanter maior e solicita ao paciente que realize movimentos ativos de flexão e extensão do quadril, sendo possível sentir o atrito do trato iliotibial no trocanter. A ultrassonografia pode ser solicitada apenas para a documentação do ressalto; a RM é de pouca utilidade na avaliação do ressalto externo, podendo apenas demonstrar hipersinal no trato iliotibial adjacente ao trocanter maior. O tratamento não cirúrgico, com base no uso de anti-inflamatórios e na fisioterapia principalmente para o alongamento do trato iliotibial, tem bons resultados. A infiltração pertrocantérica com corticoides pode auxiliar nos casos em que se desenvolveu bursite trocantérica secundária ao atrito. Nos casos refratários, indica-se o tratamento cirúrgico, em que se realiza o alongamento do trato iliotibial de forma aberta ou endoscópica. Diversos autores demonstraram ótimos resultados após o alongamento cirúrgico do trato iliotibial, tanto no que se refere ao alívio da dor quanto ao retorno às atividades.[83-87]

■ PUBALGIA

O termo pubalgia refere-se à síndrome dolorosa da sínfise púbica e das estruturas adjacentes. Pode ter origem nas lesões ortopédicas e nas doenças geniturinárias, ginecológicas, da parede abdominal e do trato gastrointestinal. A pubalgia de causa ortopédica tem sinonímia extensa na literatura: osteíte púbica, osteopatia dinâmica do púbis, hérnia do atleta, doença de Gilmore, pubeíte, pubialgia entre outros. O termo mais aceito nas publicações científicas atuais é pubalgia do atleta (PA), definida como a síndrome dolorosa que acomete a região inguinal, medial da coxa, abdominal baixa ou a sínfise púbica, em atletas, como resultado de lesão nos tendões, fáscias ou ligamentos dessas regiões. Hérnia inguinal, lesões por doenças sistêmicas ou por fraturas são excluídas dessa definição. Tem maior incidência nos atletas do sexo masculino.[88]

A distribuição anormal das forças na sínfise púbica é considerada a gênese principal da PA em atletas. Omar et al.[89] referem que a relação antagônica entre o músculo adutor longo, que promove vetor de força anteroinferior na sínfise, e o músculo reto abdominal, que gera solicitação posterossuperior, têm papel-chave no desenvolvimento da doença, visto que um desbalanço nessa relação leva à instabilidade da sínfise púbica. Harris e Murray[90] postularam que a instabilidade das articulações sacroilíacas pode levar à sobrecarga da sínfise púbica e desencadear a PA. Num trabalho mais recente de Major e Helms[91] foi constatado que 6 de 11 atletas com diagnóstico de PA tinham alterações radiológicas na articulação sacroilíaca. O estudo postula que as alterações anatômicas anteriores ou posteriores no anel pélvico podem levar à instabilidade e desencadear a PA.

A teoria de sobrecarga mecânica como causa da osteíte púbica em atletas, em detrimento da etiologia puramente inflamatória, é reforçada por estudos histológicos de material retirado da região da sínfise púbica (fragmentos ósseos dos ramos púbicos, fragmentos do disco púbico e de cartilagem da sínfise púbica) desses pacientes, em que foi encontrado neovascularização local com presença de fibroblastos e osteoblastos e degeneração de cartilagem, sem infiltrado inflamatório exuberante.[92,93]

Existe também considerável sobrecarga da sínfise púbica na prática de certos movimentos esportivos, em especial, o chute. A cinemática da pelve e dos membros inferiores durante a prática do chute pode ser dividida em três fases. Primeira fase, ou fase de preparação, o membro que efetua o chute move-se em extensão, abdução e rotação lateral do quadril, enquanto o joelho flexiona. Ao mesmo tempo, a pelve inclina sobre o membro de suporte, e este apresenta leve flexão e adução. Segunda fase, ou fase da realização, o membro do chute faz rotação medial e flexão do quadril, enquanto o joelho é estendido. O membro de suporte inicia a extensão, enquanto a adução é mantida. Terceira fase, ou fase de desaceleração, o membro do chute está em uma posição instável de rotação medial e adução, enquanto o membro de suporte está colocado em rotação medial e adução. A sequência da cinemática do chute deve ser realizada harmonicamente, sem nenhum distúrbio e um correto equilíbrio entre as musculaturas abdominal e adutora é indispensável, assim como a elasticidade da sínfise púbica, que deve permitir um movimento de cerca de 2 mm e uma rotação de 3°. Estudos eletromiográficos da pelve demonstraram alterações na realização do chute, em particular na fase de desaceleração.[94]

A apresentação típica é um paciente praticante de esporte que tem dor na região púbica ou inguinal. A dor, porém, pode aparecer também no andar inferior do abdome, períneo ou bolsa testicular.[95] Mais comumente acomete pacientes na terceira década de vida, porém, pode-se apresentar em qualquer idade. Os sintomas, em geral, são insidiosos, sendo que a manifestação aguda deve obrigatoriamente levantar suspeita de artrite séptica da sínfise púbica, especialmente em pacientes no pós-operatório de cirurgias ginecológicas ou urológicas, torção de testículo, cistite, apendicite, nefrolitíase e outras doenças pélvicas ou abdominais.[96,97] No exame físico, a avaliação ortopédica global do paciente é importante. Na inspeção estática, deve ser verificado o alinhamento dos membros inferiores, bem como a orientação espacial da pelve e da coluna lombossacra. Na inspeção dinâmica, discretas alterações de marcha podem ser encontradas, especialmente o padrão antálgico. A avaliação do arco de movimento da coluna lombossacra e dos quadris pode demonstrar limitação da flexão da coluna por encurtamento de isquiotibiais e redução da amplitude de rotações interna e externa dos quadris. Na palpação, o principal sinal é dor sobre a sínfise púbica.[98] Deve-se avaliar o anel inguinal na busca de hérnia, importante diagnóstico diferencial. Pode haver dor nos tendões e músculos adutores, em razão da alta taxa de associação com lesão dessas estruturas. As manobras especiais mais utilizadas para o diagnóstico são o teste da adução bilateral contra a resistência e o teste da compressão (*squeeze test*) (Figs. 7 e 8).

Apesar de a história clínica e o exame físico serem a chave para o diagnóstico, esses podem não fornecer o diagnóstico final. Os exames subsidiários são realizados para confirmar a doença e afastar outros possíveis diagnósticos diferenciais. Os exames séricos podem ser úteis para excluir doenças reumáticas ou processos infecciosos. A ultrassonografia das regiões púbica e inguinal é útil para verificar lesões isoladas da parede abdominal, dos adutores e presença de hérnia inguinal.[99] Na radiografia, podem estar presentes diversas alterações, como irregularidade da cortical com erosões, cistos, periostite, esclerose óssea, hiperostose, corpos livres intra-articulares e deslocamento vertical entre os ossos púbicos, que se torna evidente nas radiografias com apoio monopodálico (posição do flamingo).[100] Na posição do flamingo caracteriza-se instabilidade da sínfise púbica quando ocorre desvio superior maior que 2 mm e/ou abertura da sínfise maior que 7 mm.[95,98] Entretanto, é importante ressaltar que as alterações radiográficas podem aparecer em pessoas assintomáticas. Atualmente, a RM tem provado ser o exame que melhor demonstra

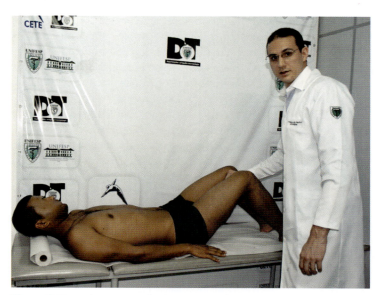

Figura 8. Teste da compressão *(squeeze test)*.

as alterações da sínfise púbica e dos ossos púbicos,[101,102] além de auxiliar na avaliação dos diagnósticos diferencias (impacto femoroacetabular, lesão do iliopsoas, fratura por estresse do colo femoral e dos ramos púbicos) (Fig. 9).[98]

Com base nos dados de revisão sistemática publicada em 2011,[103] o tratamento de primeira linha é clínico e consiste no uso de anti-inflamatórios não esteroides na fisioterapia motora, associados ou não às injeções locais de corticoide ou dextrose. O tratamento cirúrgico torna-se uma boa opção nos casos refratários ao tratamento convencional.

Os casos com falha do tratamento clínico têm crescido nos últimos anos, especialmente em jogadores de futebol e corredores, aumentando as indicações de tratamento cirúrgico.

Existem diversas técnicas cirúrgicas descritas, sendo que os trabalhos não demonstram superioridade clara de uma sobre outras.[98] A mais utilizada em nosso meio com bons resultados está descrita abaixo e consiste basicamente no desbridamento da sínfise púbica, associada à tenotomia aberta bilateral do adutor longo.

A abordagem anterior da sínfise púbica é uma via de acesso utilizada na ortopedia quase exclusivamente na redução aberta e na fixação interna de uma disjunção da sínfise púbica. Tem cerca de 6 cm de extensão e é centrada aproximadamente 1cm acima da sínfise púbica. O tecido adiposo é incisado no mesmo sentido da pele, a artéria e a veia epigástricas são ligadas e seccionadas. Após a abertura de sua bainha, o reto abdominal é exposto. Os dois ventres do músculo reto abdominal são desinseridos cerca de 2-3 mm acima de suas

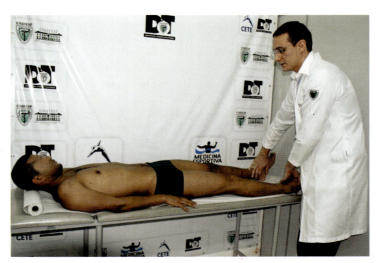

Figura 7. Teste de adução bilateral contra a resistência.

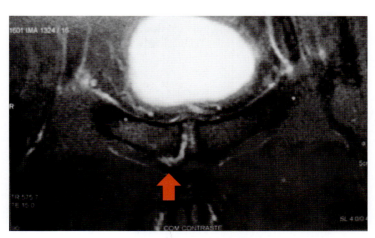

Figura 9. RM da pelve pós-contraste demonstrando edema nos ramos púbicos, associado à lesão da origem do tendão do adutor longo à direita (seta) em jogador de futebol.

inserções. O ligamento púbico anterior, que se une com a fáscia do músculo reto abdominal, e o ligamento púbico superior, entre os tubérculos púbicos, que estão fibrosados, são ressecados. Nessa etapa, a bexiga urinária deve ser cuidadosamente afastada e protegida na região posterior da sínfise púbica. Com a articulação devidamente exposta, o desbridamento continua com a retirada do disco fibrocartilaginoso. O desbridamento da articulação deve retirar todos os corpos livres, osteófitos, a cartilagem hialina degenerada e o osso subcondral esclerótico. A limpeza articular deve respeitar o ligamento púbico arqueado, localizado entre os ramos inferiores do púbis, e o ligamento púbico posterior que se funde na parede abdominal intrapélvica. A sutura é realizada por planos, e o dreno de sucção deve permanecer por 24 a 48 horas. A tenotomia bilateral do adutor longo pode ser realizada com a utilização do bisturi elétrico, sob visualização direta, e com segurança através de uma pequena incisão na região inguinal junto à sua inserção.

O pós-operatório é seguido de fisioterapia intensiva, e o atleta retorna em plenitude às suas atividades em torno de 8 a 12 semanas.[104]

■ FRATURAS DO QUADRIL E DA PELVE NO ESPORTE

Fraturas do anel pélvico e do quadril são raras, ocorrendo, normalmente, como resultado de um trauma de alto impacto, como, por exemplo, queda de bicicleta, motociclismo, hipismo.

Fraturas do anel pélvico estão frequentemente relacionadas com lesões de outros órgãos, principalmente dos tratos gastrintestinal e geniturinário. Fraturas do fêmur proximal, em sua maioria, demandam tratamentos cruento e específico para cada tipo de fratura. Na suspeita de alguma dessas fraturas, o atleta deve ser conduzido em caráter de emergência para um hospital, pois em determinados tipos, o risco de morte pode estar iminente.[105,106] Em particular ao atleta, as fraturas por avulsão e por estresse devem constar sempre das suspeitas do examinador, tendo em mente que as fraturas por avulsão são típicas dos adolescentes, e aquelas por estresse, relacionadas com a sobrecarga, no treinamento, em especial nos atletas que não possuem um programa bem definido para sua atividade.[107]

Fratura-avulsão

As fraturas-avulsões são mais comumente encontradas em adolescentes, sendo a idade média, no sexo masculino, de 14 anos e, no feminino, de 13 anos. As apófises são avulsionadas por contração muscular vigorosa ou por estiramento passivo. Esse tipo de lesão é mais frequente nos saltadores, corredores e jogadores de futebol. Caracterizam-se por ausência de história de trauma local, dor aguda, incapacidade funcional e, não raramente, por um estalido no local. Secundariamente, o edema, o hematoma e a dor irradiada podem estar presentes. O diagnóstico é confirmado, na maioria das vezes, pela radiografia simples ou bilateral, no caso de dúvida quanto às fises de crescimento. Para determinadas situações, pode ser necessário o emprego da tomografia computadorizada ou da RM. Os principais locais de fraturas-avulsões pélvicas são a espinha ilíaca anterossuperior (EIAS), espinha ilíaca anteroinferior (EIAI), tuberosidade isquiática e crista ilíaca e, no fêmur, a avulsão do trocanter menor.[107-109]

Avulsão da EIAS

A avulsão da EIAS ocorre em decorrência da contração vigorosa do músculo sartório, em saltos ou corridas. A flexão e abdução do membro desencadeiam dor. Nesse tipo de lesão, frequentemente palpa-se um fragmento ósseo avulsionado junto à fáscia lata e porção lateral do ligamento inguinal. O tratamento com repouso em posição confortável, retirada da carga do membro, sintomático e reabilitação progressiva, conforme diminuição da dor, é o suficiente. A literatura demonstra não haver diferença entre os tratamentos conservador e cirúrgico quanto ao desempenho futuro do atleta. O retorno aos esportes é feito dentro de 2 a 3 meses.[111]

Avulsão da EIAI

A avulsão da EIAI é menos comum que o da EIAS, porque a ossificação é mais precoce, e essa apófise está sujeita a menor estresse. A lesão ocorre por uma contração intensa da porção direta do reto femoral principalmente no movimento de chute com o quadril em extensão e o joelho fletido. A flexão ativa do quadril gera dor, e o fragmento normalmente não é palpável. Radiologicamente, observa-se imagem crescente ou triangular na borda anterior do acetábulo. Deve ser feito diagnóstico diferencial do *os acetabuli*. A porção reflexa do reto femoral acaba por impedir grandes desvios. O tratamento segue os mesmos princípios da avulsão da EIAS (Fig. 10).[107,110]

Avulsão do ísquio

O núcleo de crescimento aparece por volta dos 15 anos, e a ossificação, em torno de 25 anos. A avulsão é produzida por uma contração vigorosa dos isquiotibiais com o quadril fletido e joelho estendido. É frequentemente observada em ginastas e corredores de provas com barreira.[112,113] O quadro clínico caracteriza-se por dor na região da tuberosidade isquiática, desconforto ao sentar-se e dor à flexão de isquiotibiais ou flexão do quadril com joelho estendido. As radiografias revelam o desvio, que não é grande graças à presença do ligamento sacrotuberoso. O tratamento é conservador, com o quadril em extensão e rotação lateral. Alguns pacientes podem evoluir com sequela, proeminência exuberante que ocasiona dor na nádega, estalido e enfraquecimento muscular, sendo que, somente nessa situação, o tratamento cirúrgico é indicado.[114-117]

Avulsão da crista ilíaca

O diagnóstico diferencial com contusão e apofisite é difícil. Apresenta vários mecanismos de lesão, sendo a contração vigorosa abdominal e o trauma direto os mais frequentes. A abdução contra a resistência é dolorosa. Inúmeras vezes o diagnóstico radiográfico não é conseguido somente com a incidência anteroposterior, necessitando de incidências oblíquas. O tratamento conservador com repouso, retirada de carga do lado afetado e gelo, é o suficiente.[118-120]

Avulsão do trocanter menor

A principal avulsão de apófise no fêmur é a do trocanter menor. Ocorre em quase sua totalidade abaixo dos 20 anos e é resultante de uma contração vigorosa do músculo iliopsoas. O atleta relata dor

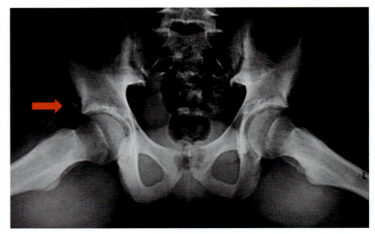

Figura 10. Radiografia da bacia demonstrando avulsão da espinha ilíaca anteroinferior em adolescente praticante de futebol.

intensa na região posteromedial da coxa, principalmente ao correr. Apresenta dor à manobra de Ludloff, isto é, à flexão ativa do quadril contra a resistência. A confirmação diagnóstica é feita com radiografias, se necessário, de ambos os quadris. Ocorre frequentemente em saltadores e jogadores de futebol. As lesões crônicas podem confundir-se com osteocondrites. O tratamento é conservador, constando de repouso, sintomático, retirada de carga do membro afetado e reabilitação progressiva. Está indicada a redução aberta e fixação interna nas avulsões com grande desvio, casos de não consolidação após tratamento conservador, dor crônica e perda funcional importante. O retorno à prática esportiva se dá ou ocorre em torno de oito semanas.[121-123]

Fraturas por estresse

As primeiras descrições de fratura por estresse são datadas no meio do século 19, com soldados russos. As fraturas por estresse são comuns nos esportes, correspondendo de 5 a 10% das lesões e 4,7 a 6% das lesões nos corredores. As fraturas por estresse são mais comuns nas atletas do que nos homens.

De acordo com Mathoson *et al.*, os segmentos anatômicos mais afetados por fratura por estresse são: tíbia (49,9%), tarso (25,3%), metatarso (8,8%), fêmur (7,2%), fíbula (6,6%), pelve (1,6%), sesamoide (0,9%) e coluna (0,6%).[108,124]

As fraturas por estresse ocorrem em razão da sobrecarga repetitiva no osso, que resulta em fadiga, bem como eventualmente falha e fratura. Estresse é definido como a força distribuída sobre uma determinada área. Fadiga é o comportamento do material sob uma carga repetitiva.

Existem três diferentes eventos que podem provocar uma fratura por estresse: aumento da força aplicada, aumento da repetição do estresse aplicado e diminuição da superfície da área sobre a qual a força é aplicada.

Duas teorias que explicam o aparecimento de fratura por estresse são, primeiramente, a fadiga muscular, causando a diminuição da absorção do choque e resultando na redistribuição de forças no osso, com aumento do estresse na área focal do osso, e, secundariamente, a força aplicada no osso, pela contração muscular repetitiva.

A fratura por fadiga ocorre em atletas jovens, corredores recreacionais e competitivos, bailarinos e outros. Classicamente, o aumento do risco de fratura por estresse ocorre secundário à iniciação da nova atividade atlética ou aumento da frequência e intensidade da atividade atlética.[108,125]

Fraturas por estresse do colo femoral

Durante a marcha e corrida, a carga sobre a cabeça femoral pode exceder três a cinco vezes o peso corporal. A sobrecarga ocorre porque o torque no lado medial da articulação do quadril é secundário à ação da gravidade no centro de massa do corpo.

Em estudo prospectivo com 194 recrutas israelenses Volpin encontrou 4,4% de fratura por estresse do colo do fêmur; Morgan encontrou 0,6% em 179 recrutas, e Brubaker 10% em atletas.

O atleta apresenta dor no quadril e na região inguinal, que piora com atividade física; pode apresentar história de alteração recente no tipo, duração e frequência da atividade física, dor à marcha e dor noturna. No exame físico, existe dor à rotação interna do quadril acometido; nos casos de fraturas desviadas, existe incapacidade para deambular.

As alterações radiográficas dependem do local e tempo da lesão. As radiografias podem ser normais inicialmente. Devas, no ano de 1965, fez uma classificação com base no aspecto radiográfico, dividindo em dois tipos de fraturas: tensão e compressão. As fraturas do tipo tensão, ou do lado lateral do colo do fêmur, são perpendiculares à linha de transmissão do colo do fêmur, aumentando o risco de desvio; já as fraturas do tipo compressão, ou do lado medial do colo, são estáveis. No caso de as radiografias serem negativas, deve-se realizar a cintilografia ou a RM. A acurácia da cintilografia é de 68%, e da RM, de 100%.

O tratamento é com base no tipo de fratura, necessitando o tipo tensão e as fraturas desviadas o tratamento cirúrgico, com a fixação feita por meio de parafusos. O tipo compressão, por ser estável, tem bons resultados com o tratamento conservador. O retorno às atividades de carga e corrida é liberado a partir do terceiro mês (Figs. 11 e 12).[126-132]

Fratura por estresse do sacro

Representa de 1 a 20% das lesões no trauma esportivo e frequentemente está relacionada com a fraqueza ou fadiga da musculatura local num osso que sofre altas cargas cíclicas.[133,134]

Acomete mais mulheres jovens com alta carga de treinamento, deficiência nutricional e irregularidade no ciclo menstrual.[135-137] Foi também descrita em soldados do sexo masculino.[134]

O exame físico demonstra dor à palpação do sacro, exacerbada pelos testes provocativos para a articulação sacroilíaca.

A RM representa excelente método complementar para o diagnóstico, visto que a fratura já é visível com 72 horas de evolução.[136,138]

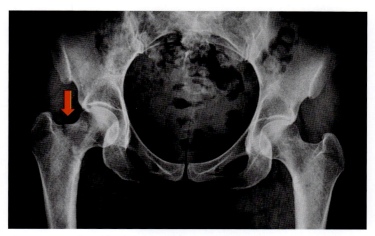

Figura 11. Radiografia da bacia demonstrando fratura por estresse do colo femoral direito em maratonista.

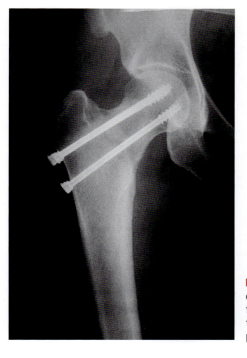

Figura 12. Radiografia do quadril direito após fixação da fratura com três parafusos de tração paralelos.

O tratamento exige a proteção de carga no lado acometido até alívio da dor e, após a fase analgésica, realização de protocolo de reabilitação visando à estabilização pélvica e a lombar.

O retorno ao esporte inicialmente inclui atividades de baixo impacto, sendo a prática competitiva liberada normalmente após 12 semanas. Nas mulheres com osteopenia deve ser implementada reposição de cálcio e vitamina D.[137]

■ REFERÊNCIAS BIBLIOGRÁFICAS

1. Hegedus EJ et al. A suggested model for physical examination and conservative treatment of athletic pubalgia. Phys Ther Sport 2013 Feb.;14(1):3-16.
2. Ganz R, Parvizi J, Beck M et al. Femoroacetabular impingement: a cause for osteoarthritis of the hip. Clin Orthop Relat Res 2003;417:112-20.
3. Siebenrock KA, Wahab KH, Werlen S et al. Abnormal extension of the femoral head epiphysis as a cause of cam impingement. Clin Orthop 2004;418:54-60.
4. Beck M, Kalhor M, Leunig M et al. Hip morphology influences the pattern of damage to the acetabular cartilage: femoroacetabular impingement as a cause of early osteoarthritis of the hip. J Bone Joint Surg Br 2005;87:1012-18.
5. Tannast M, Siebenrock KA, Anderson SE. Femoroacetabular impingement: radiographic diagnosis— what the radiologist should know. Am J Roentgenol 2007;188(6):1540-52.
6. Pollard TC, Villar RN, Norton MR et al. Genetic influences in the aetiology of femoroacetabular impinge- ment: a sibling study. J Bone Joint Surg Br 2010;92:209-16.
7. Fadul DA, Carrino JA. Imaging of femoroacetabular impingement. J Bone Joint Surg Am 2009;91(Suppl 1):138-43.
8. Meyer DC, Beck M, Ellis T et al. Comparison of six radiographic projections to assess femoral head/neck asphericity. Clin Orthop Relat Res 2006;445:181-85.
9. Dimmick S, Stevens, KJ, Brazier D et al. Femoroacetabular Impingement. Radiol Clin N Am 2013;51:337-52.
10. Pfirrmann CW, Duc SR, Zanetti M et al. MR arthrography of acetabular cartilage delamination in femo- roacetabular cam impingement. Radiology 2008;249(1):236-41.
11. Matsuda DK, Carlisle JC, Arthurs SC et al. Comparative systematic review of the open dislocation, mini-open, and arthroscopic surgeries for femoroacetabular impingement. Arthroscopy 2011;27(2):252-69.
12. Bizzini M, Notzli HIP, Maffiuletti NA. Femoroacetabular impingement in professional ice hockey players: a case series of five athletes after open surgical decompression of the hip. Am J Sports Med 2007;35(11):1955-59.
13. Naal FD, Miozzari HH, Wyss TF et al. Surgical hip dislocation for the treatment of femoroacetabular impingement in high-level athletes. Am J Sports Med 2011;29:544-50.
14. Clohisy JC, Zebala LP, Nepple JJ et al. Combined hip arthros-copy and limited open osteochondroplasty for anterior femoroacetabular impingement. J Bone Joint Surg Am 2010;92:1697-706.
15. Cohen SB, Huang R, Ciccotti MG et al. Treatment of femoroacetabular impingement in athletes using a mini-direct anterior approach. Am J Sports Med 2012;40(7):1620-27.
16. Byrd JWT. Hip arthroscopy utilizing the supine position. Arthroscopy 1994;10(3):275-80.
17. Byrd JWT. My approach to femoroacetabular impingement. In: Byrd JWT.(Ed.). Operative hip arthroscopy. 3rd ed. New York: Springer, 2012. p. 225-45.
18. Byrd JWT. Routine arthroscopy and access: central and peripheral compartments, iliopsoas bursa, peritrochanteric and subgluteal spaces. In: Byrd JWT. (Ed.). Operative hip arthroscopy. 3rd ed. New York: Springer, 2012. p. 133-36.
19. Dienst M, Seil R, Kohn DM. Safe arthroscopic access to the central compartment of the hip. Arthroscopy 2005;21(12):1510-14.
20. Byrd JWT, Jones KS. Arthroscopic management of femoroacetabular impingement in athletes. Am J Sports Med 2011;39:7S-13S.
21. Harris JD, Erickson BJ, Bush-Joseph CA et al. Treatment of femoroacetabular impingement: a systematic review. Curr Rev Musculoskelet Med 2013;6:207-18.
22. Cotten A, Boutry N, Demondion X et al. Acetabular labrum: MRI in asymptomatic volunteers. J Comput Assist Tomogr 1998;22(1):1e7.
23. Lecouvet FE, Vande Berg BC, Malghem J et al. MR imaging of the acetabular labrum: variations in 200 asymptomatic hips. AJR Am J Roentgenol 1996;167:1025-28.
24. Abe I, Harada Y, Oinuma K et al. Acetabular labrum: abnormal findings at MR imaging in asymptomatic hips. Radiology 2000;216(2):576-81.
25. Larson CM, Giveans MR, Stone RM. Arthroscopic debridement versus refixation of the acetabular labrum associated with femoroacetabular impingement: mean 3.5-year follow-up. Am J Sports Med 2012;40(5):1015-21.
26. Shindle MK, Ranawat AS, Kelly BT. Diagnosis and management of traumatic and atraumatic hip instability in the athletic patient. Clin Sports Med 2006;25:309-26.
27. Philippon MJ, Kuppersmith DA, Wolff AB et al. Arthroscopic findings following traumatic hip dislocation in 14 professional athletes. Arthroscopy 2009;25(2):169-74.
28. Byrd JW, Jones KS. Traumatic rupture of the ligamentum teres as a source of hip pain. Arthroscopy 2004;20(4):385-91.
29. Delcamp DD, Klaaren HE, Pompe van Meerdervoort HF. Traumatic avulsion of the liga- mentum teres without dislocation of the hip. Two case reports. J Bone Joint Surg Am 1988;70(6):933-35.
30. Fuss FK, Bacher A. New aspects of the morphology and function of the human hip joint ligaments. Am J Anat 1991;192(1):1-13.
31. Gray AJ, Villar RN. The ligamentum teres of the hip: an arthroscopic classification of its pathology. Arthroscopy 1997;13(5):575-78.
32. Foley BS, Buschbacher RM. Sacroiliac joint pain: anatomy, biomechanics, diagnosis, and treatment. Am J Phys Med Rehabil 2006;85:997.
33. Brukner P, Khan K. Clinical sports medicine. 3rd Revised ed. Sydney: McGraw Hill, 2010.
34. Chen YC, Fredericson M, Smuck M. Sacroiliac joint pain syndrome in active patients: a look behind the pain. Phys Sports Med 2002;30:30.
35. Atlihan D, Tekdemir I, Ates Y et al. Anatomy of the anterior sacroiliac joint with reference to lumbosacral nerves. Clin Orthop Relat Res 2000;376:236.
36. Fortin JD, Washington WJ, Falco FJ. Three pathways between the sacroiliac joint and neural structures. AJNR Am J Neuroradiol 1999;20:1429.
37. Fortin JD, Kissling RO, O'Connor BL et al. Sacroiliac joint innervation and pain. Am J Orthop (Belle Mead, NJ) 1999;28:687.
38. Slipman CW, Patel RK, Whyte WS II et al. Diagnosing and managing sacroiliac pain. J Musculoskeletal Med 2001;18:325-32.
39. Brolinson PG, Kozar AJ, Cibor G. Sacroiliac joint dysfunction in athletes. Curr Sports Med Rep 2003;2:47.
40. Solonen KA. The sacroiliac joint in the light of anatomical, roentgenological and clinical studies. Acta Orthop Scand Suppl 1957;27:1-127.
41. Laslett M, Williams M. The reliability of selected pain provocation tests for sacroiliac joint pathology. Spine 1994;19:1243-49.
42. Broadhurst NA, Bond MJ. Pain provocation tests for the assessment of sacroiliac joint dysfunction. J Spinal Disord 1998;11:341-45.
43. Dreyfuss P, Cole AJ, Pauza K. Sacroiliac joint injection techniques. Phys Med Rehabil Clin North Am 1995;6:785-814.
44. Kinard RE. Diagnostic spinal injection procedures. Neurosurg Clin N Am 1996;7:151.
45. Maigne JY, Aivaliklis A, Pfefer F. Results of sacroiliac joint double block and value of sacroiliac pain provocation tests in 54 patients with low back pain. Spine 1996;21:1889.
46. Schwarzer AC, Aprill CN, Bogduk N. The sacroiliac joint in chronic low back pain. Spine 1995;20:31.
47. Harper BE, Reveille JD. Spondyloarthritis: clinical suspicion, diagnosis and sports. Curr Sports Med Rep 2009;8:29.
48. Koller A, Sumann G, Schobersberger W et al. Decrease in eccentric hamstring strength in runners in the Tirol speed marathon. Br J Sports Med 2006;40:850.
49. Vasudevan JM, Smuck M, Fredericson M. Evaluation of the athlete with buttock pain. Curr Sports Med Rep 2012;11:35-42.
50. Puranen J, Orava S. The hamstring syndrome. Am J Sports Med 1988;16:517.
51. Verrall GM, Slavotinek JP, Barnes PG et al. Clinical risk factors for hamstring muscle strain injury: a prospective study with correlation of injury by magnetic resonance imaging. Br J Sports Med 2001;35:435.

52. Zissen MH, Wallace G, Stevens KJ et al. High hamstring tendinopathy: MRI and ultrasound imaging and therapeutic efficacy of percutaneous corticosteroid injection. *AJR Am J Roentgenol* 2010;195:993.
53. Fredericson M, Moore W, Guillet M, Beaulieu C. High hamstring tendinopathy in runners: meeting the challenges of diagnosis, treatment, and rehabilitation. *Phys Sports Med* 2005;33:32.
54. Anderson K, Strickland SM, Warren R. Hip and groin injuries in athletes. *Am J Sports Med* 2001;29:521.
55. Papadopoulos EC, Khan SN. Piriformis syndrome and low back pain: a new classification and review of the literature. *Orthop Clin North Am* 2004;35:65.
56. Stewart JD. *Focal Peripheral Neuropathies*. 3rd ed. Philadelphia: Lippincott Williams & Wilkins, 2000.
57. Beatty RA. The piriformis muscle syndrome: a simple diagnostic maneuver. *Neurosurgery* 1994;34:512.
58. Fishman LM, Dombi GW, Michaelsen C et al. Piriformis syndrome: diagnosis, treatment, and outcome V a 10-year study. *Arch Phys Med Rehabil* 2002;83:295-301.
59. Freiberg AH, Vinke TH. Sciatica and the sacroiliac joint. *J Bone Joint Surg* 1934;16:126.
60. Pace JB, Nagle D. Piriform syndrome. *WJ Med* 1976;124:435.
61. Polesello GC, Queiroz MC, Linhares JPT et al. Variação anatômica do músculo piriforme como causa de dor glútea profunda: diagnóstico por neurografia por RM e seu tratamento. *Rev Bras Ortop* 2013;48(1):114-17.
62. Benson ER, Schutzer SF. Posttraumatic piriformis syndrome: diagnosis and results of operative treatment. *J Bone Joint Surg Am* 1999;81:941.
63. Dezawa A, Kusano S, Miki H. Arthroscopic release of the piriformis muscle under local anesthesia for piriformis syndrome. *Arthroscopy* 2003;19:554-57.
64. Mizuguchi T. Division of the pyriformis muscle for the treatment of sciatica. Postlaminectomy syndrome and osteoarthritis of the spine. *Arch Surg* 1976;111:719.
65. Tibor LM, Sekiya JK. Differential diagnosis of pain around the hip joint. *Arthroscopy* 2008;24:1407-21.
66. Strauss EJ, Nho SJ, Kelly BT. Greater trochanteric pain syndrome. *Sports Med Arthrosc Rev* 2010;18:113-19.
67. Yanagishita CMA, Falotico GG, Rosário DVA et al. Impacto Isquiofemoral – Uma etiologia de quadril doloroso. *Rev Bras Ortop* 2012;47(6):780-83.
68. Schapira D, Nahir M, Scharf Y. Trochanteric bursitis: a common clinical problem. *Arch Phys Med Rehabil* 1986;67:815-17.
69. Baker Jr CL, Massie RV, Hurt WG et al. Arthroscopic bursectomy for recalcitrant trochanteric bursitis. *Arthroscopy* 2007;23:827-32.
70. Ege Rasmussen KJ, Fano N. Trochanteric bursitis. Treatment by corticosteroid injection. *Scand J Rheumatol* 1985;14:417-20.
71. Krout RM, Anderson TP. Trochanteric bursitis: management. *Arch Phys Med Rehabil* 1959;40:8-14.
72. Shbeeb MI, O'Duffy JD, Michet Jr CJ et al. Evaluation of glucocorticosteroid injection for the treatment of trochanteric bursitis. *J Rheumatol* 1996;23:2104-6.
73. Baker Jr CL, Massie RV, Hurt WG et al. Arthroscopic bursectomy for recalcitrant trochanteric bursitis. *Arthroscopy* 2007;23:827-32.
74. Farr D, Selesnick H, Janecki C et al. Arthroscopic bursectomy with concomitant iliotibial band release for the treatment of recalcitrant trochanteric bursitis. *Arthroscopy* 2007;23:905e1-905e5.
75. Craig RA, Jones DP, Oakley AP et al. Iliotibial band Z-lengthening for refractory trochanteric bursitis (greater trochanteric pain syndrome). *ANZ J Surg* 2007;77:996-98.
76. Robertson WJ, Gardner MJ, Barker JU et al. Anatomy and dimensions of the gluteus medius tendon insertion. *Arthro-scopy* 2008;24:130-36.
77. Bird PA, Oakley SP, Shnier R et al. Prospective evaluation of magnetic resonance imaging and physical examination findings in patients with greater trochanteric pain syndrome. *Arthritis Rheum* 2001;44:2138-45.
78. Cvitanic O, Henzie G, Skezas N et al. MRI diagnosis of tears of the hip abductor tendons (gluteus medius and gluteus minimus). *AJR Am J Roentgenol* 2004;182:137-43.
79. Voos JE, Shindle MK, Pruett A et al. Endoscopic repair of gluteus medius tendon tears of the hip. *Am J Sports Med* 2009;37:743-47.
80. Byrd JW. Evaluation and management of the snapping iliopsoas tendon. *Instr Course Lect* 2006;55:347.
81. Flanum ME, Keene JS, Blankenbaker DG et al. Arthroscopic treatment of the painful "internal" snapping hip: results of a new technique and imaging protocol. *Am J Sports Med* 2007;35:770.
82. Gruen GS, Scioscia TN, Lowenstein JE. The surgical treatment of internal snapping hip. *Am J Sports Med* 2002;30:607.
83. White RA, Hughes MS, Burd T et al. A new operative approach in the correction of external coxa saltans: the snapping hip. *Am J Sports Med* 2004;32:1504-8.
84. Allen WC, Cope R. Coxa saltans: the snapping hip revisited. *J Am Acad Orthop Surg* 1995;3:303-8.
85. Provencher MT, Hofmeister EP, Muldoon MP. The surgical treatment of external coxa saltans (the snapping hip) by Z-plasty of the iliotibial band. *Am J Sports Med* 2004;32:470-76.
86. Zoltan DJ, Clancy Jr WG, Keene JS. A new operative approach to snapping hip and refractory trochanteric bursitis in athletes. *Am J Sports Med* 1986;14:201-4.
87. Brignall CG, Stainsby GD. The snapping hip. Treatment by Z-plasty. *J Bone Joint Surg Br* 1991;73:253-54.
88. Hegedus EJ et al. A suggested model for physical examination and conservative treatment of athletic pubalgia. *Phys Ther Sport* 2013 Feb.;14(1):3-16.
89. Omar IM, Zoga AC, Kavanagh EC et al. Athletic pubalgia and "sports hernia": optimal MR imaging technique and findings. *Radiographics* 2008 Sept.-Oct.;28(5):1415-38.
90. Harris NH, Murray RO. Lesions of the symphysis in athletes. *Br Med J* 1974 Oct. 26;4(5938):211-14.
91. Major NM, Helms CA. Pelvic stress injuries: the relationship between osteitis pubis (symphysis pubis stress injury) and sacroiliac abnormalities in athletes. *Skeletal Radiol* 1997 Dec.;26(12):711-17.
92. Verrall GM, Henry L, Fazzalari NL et al. Bone biopsy of the parasymphyseal pubic bone region in athletes with chronic groin injury demonstrates new woven bone formation consistent with a diagnosis of pubic bone stress injury. *Am J Sports Med* 2008 Dec.;36(12):2425-31.
93. Radic R, Annear P. Use of pubic symphysis curettage for treatment-resistant osteitis pubis in athletes. *Am J Sports Med* 2008 Jan.;36(1):122-28.
94. Ramon Cugat Instructional Course. Lecture No. 105. In: Groin Pain In Soccer Players Isakos Congress. Buenos Aires, May 11-16, 1997. Proceedings of Groin Pain In Soccer Players Isakos Congress, 1997.
95. Hiti CJ, Stevens KJ, Jamati MK et al. Athletic osteitis pubis. *Sports Med* 2011;41:361-76.
96. Verrall GM, Slavotinek JP, Fon GT. Incidence of pubic bone marrow oedema in Australian rules football players: relation to groin pain. *Br J Sports Med* 2001 Feb.;35(1):28-33.
97. Verrall GM, Hamilton IA, Slavontinek JP et al. Hip joint range of motion reduction in sports-related chronic groin injury diagnosed as pubic bone stress injury. *J Sci Med Sport* 2005 Mar.;8(1):77-84.
98. Beatty T. Osteitis pubis in athletes. *Curr Sports Med Rep* 2012 Mar.-Apr.;11(2):96-98.
99. Zeitoun F, Frot B, Sterin P et al. Pubalgia In Sportsman. *Ann Radiol* (Paris) 1995;38(5):244-54.
100. Besjakov J, Von Scheele C, Ekberg O et al. Grading scale of radiographic findings in the pubic bone and symphysis in athletes. *Acta Radiol* 2003;44(1):79-83.
101. Cunningham PM, Brennan D, O'Connell M et al. Patterns of bone and soft-tissue injury at the symphysis pubis in soccer players: observations at MRI. *AJR Am J Roentgenol* 2007 Mar.;188(3):W291-96.
102. Ross JJ, Hu LT. Septic arthritis of the pubic symphysis: review of 100 cases. *Medicine* (Baltimore) 2003;82(5):340-45.
103. Choi H, McCartney M, Best TM. Treatment of osteitis pubis and osteomyelitis of the pubic symphysis in athletes: a systematic review. *Br J Sports Med* 2011;45:57-64.
104. Biedert RM, Warnke K, Meyer S. Symphysis syndrome in athletes: surgical treatment for chronic lower abdominal, groin, and adductor pain in athletes. *Clin J Sport Med* 2003;13(5):278-84.
105. Kane WJ. Fractures of the pelvis. In: Rockwood Jr CA, Green DP. (Eds.). *Fractures in adults*. Philadelphia: JB Lippincott, 1984.
106. Canale ST, King RE. Pelvic and hip fractures. In: Rockwood Jr CA, Wilkins KE, King RE. (Eds.). *Fractures in children*. Philadelphia: JB Lippincott, 1984.
107. Waters PM, Millis MB. Hip and pelvic injuries the young athlete. *Clin Sports Med* 1988;7:513.

108. McBryde Jr AM. Stress fractures in athletes. *Am J Sports Med* 1976;3:212.
109. Morris JM, Blickenstaff LP. *Fatigue fractures*. Springfield, IL: Charles C. Thomas, 1967.
110. Resnick JM, Carrasco CH, Edeiken J et al. Avulsion fracture of the anterior inferior iliac spine with abundant reactive ossification in the soft tissue. *Skeletal Radiol* 1996;25:580-84.
111. Bencardino JT, Kassarjian A, Palmer WE. Magnetic resonance imaging of the hip: sports-related injuries. *Top Magn Reson Imaging* 2003;14:145-60.
112. Abbate CC. Avulsion fracture of the ischial tuberosity: a case report. *J Bone Joint Surg* 1945;27:716.
113. Berry JM. Fracture of the tuberosity of the ischium due to muscular action. *JAMA* 1912;59:1450.
114. MeCleod SB, Lewin P. Avulsion of the epiphysis of the tuberosity of the ischium. *JAMA* 1929;92:1957.
115. Milch H. Avulsion fracture of the tuberosity of the ischium. *J Bone Joint Surg* 1926;8:832.
116. Schlonsky J, Olix ML. Functional disability following avulsion fracture of the ischial epiphysis. *J Bone Joint Surg* 1972;54A:641.
117. Kelley J. Ischial epiphysitis. *J Bone Joint Surg* 1963;45a:435.
118. Clancy WG, Foltz AS. Iliac apophysitis and stress fractures in adolescent runners. *Am J Sports Med* 1976;4:214.
119. Goodshall RW, Hansen CA. Incomplete avulsion of a portion of the iliac epiphysis. An injury of young athletes. *J Bone Joint Surg* 1973;55A:l301.
120. Butler JE, Eggert AW. Fracture of the iliac crest apophysis: an unusual hip pointer. *J Sports Med* 1975;3:192.
121. Dimon JH III. Isolated fractures of the lesser trocanter of the femur. *Clin Orthop* 1972;82:144.
122. Poston H. Traction fracture of the lesser trochanter of the femur. *Br J Surg* 1921;9:256.
123. Sweetman RJ. Avulsion fracture of the lesser trochanter. *Nursing Times* 1973;68:122.
124. Orava S, Puranen J, Ala-Ketola L. Stress fractures caused by physical exercise. *Acta Orthop Scand* 1978;9:19.
125. Noakes TD, Smith JA, Lindenberg G. Pelvic stress fractures in long distance runners. *Am J Sports Med* 1985;13:120.
126. Skinner HB, Cook SD. Fatigue failure stress of the femoral neck. *Am J Sports Med* 1982;10:245.
127. Fullerton LR, Snowdy HA. Femoral neck stress fractures. *Am J Sports Med* 1988;16:365.
128. Skinner HB, Cook SD. Fatigue failure stress of the femoral neck. *Am J Sports Med* 1982;10:245.
129. Blickenstaff LP, Morris JM. Fatigue fracture of the femoral neck. *J Bone Joint Surg* 1966;48A:1031.
130. Ernst J. Stress fracture of the neck of the femur. *J Trauma* 1964;4:71.
131. Devas MB. Stress fractures of the femoral neck. *J Bone Joint Surg* 1965;47B:728.
132. Devas MB. *Stress fractures*. New York: Churchill Livingstone, 1975.
133. Delvaux K, Lysens R. Lumbosacral pain in an athlete. *Am J Phys Med Rehabil* 2001;80:388.
134. Fredericson M, Jennings F, Beaulieu C et al. Stress fractures in athletes. *Top Magn Reson Imaging* 2006;17:309.
135. Brukner P, Khan K. *Clinical sports medicine*. 3rd Revised ed. Sydney: McGraw Hill, 2010.
136. Bottomley MB. Sacral stress fracture in a runner. *Br J Sports Med* 1990;24:243.
137. Fredericson M, Salamancha L, Beaulieu C. Tracking down nonspecific pain in distance runners. *Phys. Sports Med* 2003;31:31-42.
138. Johnson AW, Weiss CB, Stento K et al. Stress fractures of the sacrum. *Am J Sports Med* 2001;29:498.

ARTROSCOPIA DO QUADRIL

Leandro Ejnisman

■ INTRODUÇÃO

O primeiro relato da literatura sobre a artroscopia de quadril é de 1931.[1] Neste artigo sobre a artroscopia nas diversas articulações, Burman afirma que "é impossível introduzir uma agulha entre a cabeça do fêmur e o acetábulo". Após este relato inicial a artroscopia de quadril foi esquecida por um longo período. Glick *et al.*,[2] em 1987 descrevem a técnica atual de realização da artroscopia de quadril por meio da tração do membro inferior, possibiltando um grande avanço desta técnica nas últimas décadas.

O quadril é responsável por 3,1 a 8,4% das lesões do esporte.[3,4] Estas lesões podem ser divididas entre lesões articulares e lesões extra-articulares. As lesões extra-articulares mais comuns são lesões musculares, tendinopatias, bursites trocantéricas e a pubalgia. A lesão articular mais frequente é o impacto fêmoro-acetabular e a lesão do lábio acetabular. O tratamento do impacto fêmoroacetabular e lesão labral são as principais indicações da artroscopia do quadril no atleta.

■ IMPACTO FEMOROACETABULAR

O impacto fêmoroacetabular (IFA) foi descrito por Ganz *et al.*, em 2003.[5] Trata-se de uma síndrome, onde alterações discretas das anatomias acetabular e femoral causam uma lesão da cartilagem articular e do lábio acetabular, que podem evoluir para a osteoartrose de quadril.

Quadro clínico

O quadro clínico é caracterizado por dor inguinal.[6,7] Esta dor é exacerbada por movimentos rotacionais, como entrar e sair do carro e colocar e tirar as meias. O paciente pode referir episódios de estalos e bloqueio articular. Os esportes mais envolvidos com o IFA são esportes com muitos movimentos rotacionais do quadril, como futebol, tênis, hockey, artes marciais e *rugby*.[8] A fisiopatologia do IFA envolve principalmente a rotação do quadril e não só o impacto. Portanto, mesmo esportes sem impacto, porém com rotação extrema, podem estar envolvidos com o IFA. Exemplos desta situação são o nado de peito e o ciclismo.

No exame físico, podemos encontrar uma diminuição de rotação interna. A rotação do quadril deve ser avaliada com o paciente em decubito ventral e joelho fletido, e em decúbito dorsal com joelho e quadril fletido. O paciente com IFA apresentará uma diminuição da rotação interna com flexão do quadril em comparação à rotação com quadril estendido. Também é importante comparar a rotação interna entre o lado acometido e contralateral. O achado mais típico do IFA é o sinal do impacto anterior do quadril.[9] Este sinal é positivo quando o paciente apresenta dor inguinal durante a realização de flexão do quadril associada à adução e rotação interna (Fig. 1). Outra manobra utilizada é a flexão, abdução e rotação externa (FABRE). O exame é positivo quando causa dor inguinal. Além da dor, a medida da distância entre o joelho e a mesa de exame durante o FABRE deve ser avaliada.[6] O examinador mede a distância entre o joelho e a mesa de exame, uma diferença maior que 4 cm entre o lado acometido e contralateral é sugestiva de IFA (Fig. 2).

Diagnóstico radiográfico

A investigação prossegue com métodos de imagem. A radiografia simples é essencial para adequada avaliação do IFA.[10] Devem ser solicitados uma radiografia anteroposterior da bacia e um perfil de quadril. Diversos tipos de perfil do quadril foram descritos, sendo

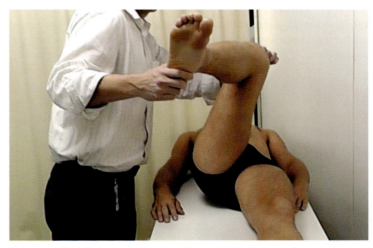

Figura 1. Sinal do impacto anterior do quadril: flexão associada à adução e rotação interna do quadril.

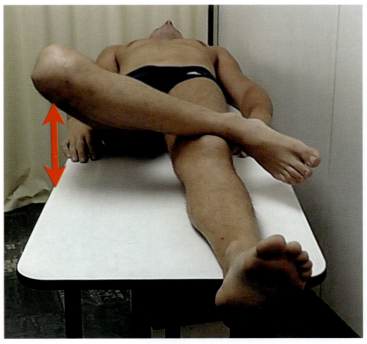

Figura 2. Teste de FABRE – a distância entre a face lateral do joelho e a mesa de exame é mensurada com o paciente com o membro inferior em figura de quatro.

os principais as incidências: Dunn, "cross-table", Lowenstein e Ducroquet. O perfil tipo Dunn 45° é facilmente realizado e possui uma boa visualização da transição colo-cabeça femoral. O paciente é posicionado em decúbito dorsal horizontal com o quadril a ser avaliado fletido 45° e abduzido 20°.[10] O ortopedista deve ser minucioso na avaliação da técnica radiográfica utilizada, pois erros mínimos de posicionamento do paciente podem falsear sinais relacionados com o IFA.[11] Na radiografia anteroposterior da pelve o espaço articular é medido. Este parâmetro é muito importante na determinação da gravidade do IFA. Um espaço articular menor que 2 mm é um fator preditivo de insucesso do tratamento do IFA por artroscopia.[12,13] A radiografia pode excluir diagnósticos diferenciais do IFA, como displasia do desenvolvimento do quadril, corpos livres intra-articulares, osteoartrose do quadril, sequela de epifisiolistese e doença de Perthes. Através da radiografia podemos classificar o tipo de IFA em *came*, *pincer* ou misto.[14]

O impacto tipo *came* é associado ao lado femoral da articulação do quadril. Este impacto caracteriza-se por uma diminuição do *offset* femoral. Na radiografia em perfil do fêmur proximal medimos o ângulo alfa, que é o principal ângulo para avaliação da deformidade *came*.[10,15] Para medir esse ângulo encontramos o centro da cabeça femoral e desenhamos um círculo com o diâmetro aproximado da cabeça femoral. A seguir traçamos duas linhas: uma passando pelo centro da cabeça femoral e o centro do colo, e uma passando entre o centro da cabeça e o ponto onde a cabeça femoral perde a esfericidade, excedendo o círculo desenhado previamente (Fig. 3). Há uma grande discussão do valor normal do ângulo alfa. Há autores que defendam valores de corte como 42°, até valores mais altos como 65°.[15-17] Consideramos o valor adequado como 55°. A tomografia computadorizada (TC) com reconstrução 3D pode ser utilizada para melhor apreciação da anatomia femoral, porém em decorrência da grande quantidade de radiação envolvida, vem sendo menos utilizada. O impacto tipo *came* é mais comum em homens jovens. Tipicamente, ele causa uma lesão da junção condrolabral, levando a um destacamento do lábio acetabular, principalmente na sua porção anterossuperior. O lábio acetabular, apesar de destacado, permanece sadio. O mecanismo de lesão é por cisalhamento, causado pela diferença de raio entre a cabeça femoral anesférica e o acetábulo. Em casos mais avançados pode ocorrer uma lesão da cartilagem acetabular em "carpete", onde ocorre um descolamento da cartilagem acetabular do osso subcondral (Fig. 4).

O impacto do tipo *pincer*, que também pode ser chamado de impacto do tipo torquês, é associado ao lado acetabular da articulação do quadril. Este impacto é causado por uma sobrecobertura acetabular, que pode ser global ou focal. A sobrecobertura global ocorre em casos de *coxa profunda*, acetábulo protruso ou ângulo centro-borda aumentado. O assoalho do acetábulo deve ser lateral à linha ilioisquiática (conhecida como linha de Kohler) (Fig. 5). Em casos de coxa profunda, o fundo do acetábulo encontra-se medial à linha ilioisquiática. Em casos de acetábulo protruso a cabeça femoral encontra-se medial à linha ilioisquiática, caracterizando-se por casos mais graves de impacto do tipo *pincer*. O acetábulo protruso também pode estar relacionado com doenças reumatológicas, e uma investigação reumatológica é indicada nestes casos. O ângulo centro-borda, descrito por Wiberg,[18] deve ser medido na radiografia anteroposterior da pelve. O ângulo centro-borda é considerado aumentado quando maior que 39°, caracterizando um impacto do tipo *pincer*. A sobrecobertura focal ocorre em casos de retroversão acetabular. O acetábulo, que é tipicamente antevertido, apresenta em sua porção superior uma retroversão que predispõe ao IFA. Radiograficamente, a retroversão acetabular é caracterizada pelo sinal do cruzamento (conhecido como *cross-over sign* na língua inglesa). Na radiografia anteroposterior da bacia as paredes anterior e posterior do acetábulo não devem se cruzar até a sua borda superolateral. O sinal do cruzamento ocorre quando as paredes posterior e anterior se cruzam antes de sua borda lateral (Fig. 6). O impacto tipo *pincer* é tipicamente associado a mulheres de meia-idade ativas. O padrão da lesão articular é diferente do impacto do tipo *came*.[19] A lesão do lábio acetabular é circunferencial no acetábulo. O lábio é lesado por esmagamento, decorrente do contato anormal entre o colo femoral e a borda acetabular saliente. Por este motivo, o lábio encontra-se muitas vezes degenerado, e cistos labrais e perilabrais podem estar presentes. Outra lesão típica do impacto *pincer* é a lesão em contra golpe, que é causada pela alavancagem posterior do fêmur ao chocar-se contra a parede anterior proeminente.

O IFA do tipo misto é o mais comum, correspondendo por aproximadamente 75% dos casos.[13] Este tipo de IFA apresenta características dos dois tipos de impacto. Radiograficamente o paciente apresenta sinais de *came* e *pincer*, com alterações no fêmur e acetábulo. A lesão articular, também, é mista, demonstrando lesões típicas *came* e *pincer*.

Após a realização da radiografia simples o próximo exame solicitado é a ressonância magnética (RM). É de fundamental importância que solicitemos um exame direcionado para a articulação do quadril e não uma RM de bacia, mesmo em casos bilaterais. A RM de bacia não possui definição suficiente para adequada avaliação das estruturas articulares. Por meio da RM avaliamos a existência de lesão labral, cistos labrais e perilabrais, cistos ósseos femorais e acetabulares, lesões do ligamento redondo, lesões condrais e corpos

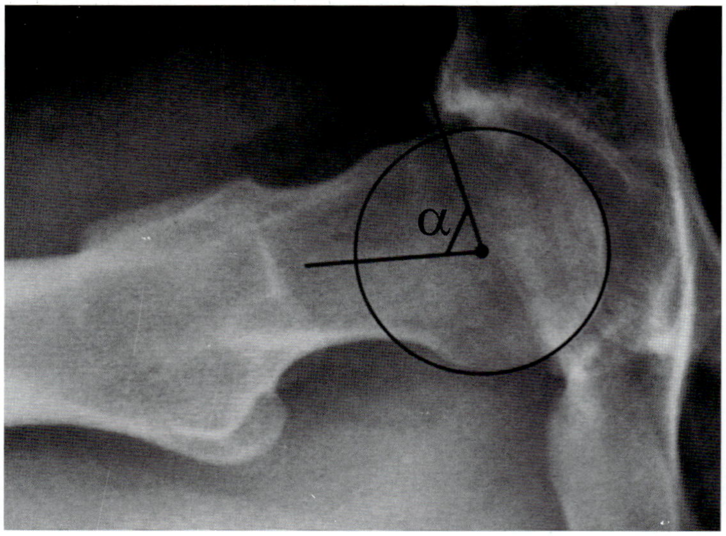

Figura 3. Mensuração do ângulo alfa, que neste exemplo mede 75°. Radiografia do quadril direito, perfil tipo Dunn.

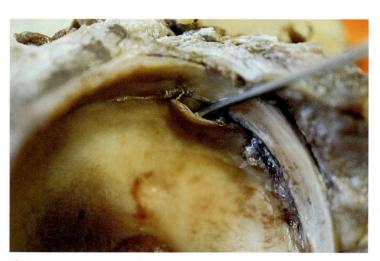

Figura 4. Peça anatômica de um acetábulo demonstrando lesão condral em carpete, típica do IFA tipo *came*.

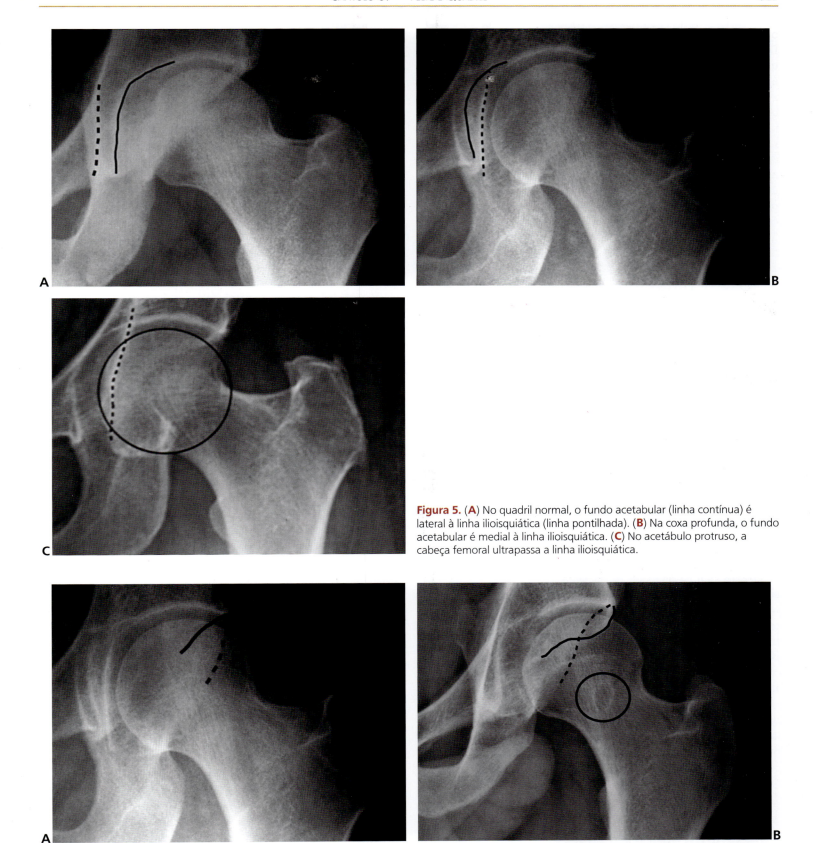

Figura 5. (**A**) No quadril normal, o fundo acetabular (linha contínua) é lateral à linha ilioisquiática (linha pontilhada). (**B**) Na coxa profunda, o fundo acetabular é medial à linha ilioisquiática. (**C**) No acetábulo protruso, a cabeça femoral ultrapassa a linha ilioisquiática.

Figura 6. (**A**) No acetábulo normal, as paredes posterior (linha pontilhada) e anterior (linha contínua) não se cruzam até a borda lateral do acetábulo. (**B**) No acetábulo retrovertido, as paredes posterior e anterior cruzam antes da borda lateral do acetábulo. Este caso também apresenta um cisto na transição colo-cabeça (círculo), sugestivo de IFA.

livres intra-articulares (Fig. 7). Podemos, também, avaliar lesões extra-articulares como bursite trocantérica, tendinites do iliopsoas, reto femoral, adutores e glúteos; e lesões do tendão do glúteo médio. É possível realizar também a artrorressonância do quadril, através da injeção de contraste intra-articular, que aumentaria a sensibilidade para visualização de lesões labrais. Entretanto, a RM sem injeção de contraste continua sendo o método mais utilizado.

Tratamento

O tratamento do IFA e lesão labral é inicialmente clínico. O paciente é afastado das atividades físicas, e anti-inflamatórios são prescritos. O tratamento fisioterápico é realizado com base no fortalecimento do CORE (musculatura central, principalmente reto abdominal e glúteos) e exercícios de estabilização de pelve e quadril. É importante a adequação do gesto esportivo e do treino do atleta, evitando exercí-

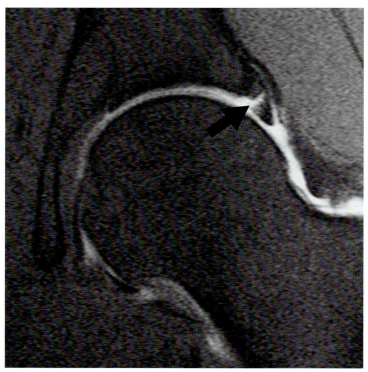

Figura 7. RM de quadril esquerdo demonstrando destacamento labral (seta).

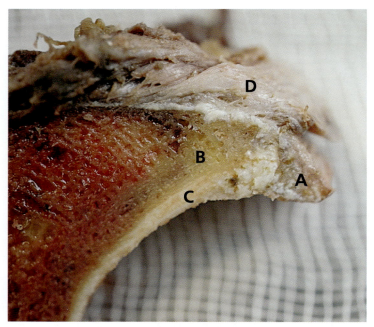

Figura 8. Corte radial em um acetábulo de cadáver demonstrando o formato triangular do acetábulo. (A) Lábio acetabular; (B) osso subcondral; (C) cartilagem acetabular; (D) cápsula articular.

cios que exijam flexão exagerada do quadril, como o agachamento e o *leg-press*. Estes exercícios devem ser interrompidos ou, quando realizados, devem ser feitos com menor amplitude de flexão do quadril. Pacientes que praticam ciclismo ou que pedalam em bicicletas ergométricas também devem ser orientados a elevar o celim, com o intuito de dimuir a flexão do quadril durante a atividade.

Na falha do tratamento conservador o tratamento cirúrgico está indicado. O tempo de tratamento clínico não é determinado e dependerá da sintomatologia do paciente, grau de deformidade, resposta inicial ao tratamento conservador e, em atletas profissionais, o momento da temporada. O tratamento cirúrgico tem como princípio a correção das deformidades *came* e *pincer* e o tratamento das lesões labral e condral. Inicialmente este tratamento era feito apenas por via aberta, por meio da luxação cirúrgica controlada do quadril, conforme descrito por Ganz.[20] Nesta técnica, o quadril é luxado após a realização de uma osteotomia do trocanter maior. Com o desenvolvimento da técnica artroscópica, a artroscopia vem ganhando espaço no tratamento do IFA. Trabalhos recentes mostram melhores resultados clínicos em pacientes tratados de maneira artroscópica comparados à técnica tradicional aberta, apresentando menores taxas de complicações e um retorno mais rápido ao esporte.[21,22]

ANATOMIA ARTROSCÓPICA

A articulação do quadril é do tipo bola e soquete, o que a torna uma articulação de difícil acesso artroscópico. Por ser uma articulação profunda, as estruturas articulares não são palpáveis. Os principais reparos anatômicos ósseos palpáveis são a espinha ilíaca anterossuperior na porção anterior e o trocanter maior na sua porção lateral.

O lábio acetabular é uma estrutura fibrocartilaginosa triangular inserida circunferencialmente ao acetábulo (Fig. 8).[23] O lábio acetabular é fundamental na biomecânica do quadril. A sua função é selar a articulação do quadril, acarretando uma pressão negativa dentro da mesma, aumentando a estabilidade articular e mantendo o líquido sinovial dentro da articulação. Estudos biomecânicos demonstram que lesões labrais aumentam o deslocamento/translação da cabeça femoral dentro do acetábulo e determinam uma distribuição desigual das pressões intra-articulares.[24-26]

Na anatomia artroscópica, dividimos academicamente a porção articular em dois compartimentos: central e periférico.[27] O limite entre os compartimentos é o lábio acetabular. O compartimento central usualmente é abordado sob tração e contém a cartilagem acetabular, parte da cartilagem femoral, ligamento redondo, pulvinar e uma porção do tendão do psoas. O compartimento periférico é abordado sem tração e contém a transição colo-cabeça femoral, a plica sinovial medial e lateral, a zona orbicular e uma porção do tendão do psoas.

TÉCNICA CIRÚRGICA

A artroscopia do quadril é uma cirurgia tecnicamente complexa, possuindo uma curva de aprendizado longa.[28] Ao ortopedista interessado em aprender esta técnica é recomendado estágios com profissionais com experiência na área, além de treinamento específico em laboratórios. Além deste treinamento, é fundamental a utilização de materiais especiais, como mesa de tração, radioscopia, bomba de infusão e materiais artroscópicos específicos (pinças mais longas e fios-guia para estabelecimento de portais entre outros).

Posicionamento e anestesia

Diversas técnicas anestésicas podem ser utilizadas, sendo essencial o bom relaxamento muscular do paciente para facilitar a tração. O posicionamento é desconfortável para o paciente, e o mesmo deve estar sedado. O acesso venoso deve estar no lado contralateral ao operado. Comumente usamos a raquianestesia associada à anestesia geral neste procedimento. A sondagem vesical deve ser evitada durante o procedimento pois pode causar lesões uretrais durante a tração contra o poste perineal.

A artroscopia de quadril pode ser realizada em decúbito dorsal ou lateral. A técnica mais utilizada no meio nacional é o decúbito horizontal. Na literatura não há relato de diferença nos resultados obtidos com as duas técnicas. O paciente é posicionado na mesa de tração com um coxim perineal extragrande e bem acolchoado. O objetivo deste coxim é proteger a região perineal do paciente que será submetida a uma pressão elevada. Os pés também devem ser bem acolchoados com auxílio de algodão ortopédico, pois a tração pode causar parestesia no dorso do pé e lesões de pele. Os pés devem ser bem presos à mesa ortopédica com auxílio de esparadrapo e faixa crepe. A mesa ortopédica deve permitir a tração dos dois membros (diferente do utilizado em fraturas do fêmur), pois a tração do lado contralateral evita que o paciente seja movimentado durante a cirurgia. Existem atualmente no mercado mesas especiais para a realização da artroscopia do quadril, que permitem maior mobilidade do membro inferior do paciente sem a necessidade de soltar o pé do paciente. O membro superior do lado operado é colocado por cima do tronco do paciente (Fig. 9).

Realiza-se, então, uma tração de prova. O membro operado é inicialmente tracionado em abdução e, então, aduzido contra o coxim. Dessa maneira cria-se um vetor de tração em linha com o colo femoral, o que facilita a abertura da articulação. O lado contralateral também é tracionado levemente. A tração continua até que uma abertura de 1 a 2 cm do espaço articular seja obtida. Durante a tração em alguns casos pode ser observado um ressalto da articulação, sugestivo que o selo articular foi rompido, acabando com a pressão negativa intra-articular. Após verificação da tração adequada, a tração é solta, e os procedimentos de assepsia, antissepsia e colocação de campos são realizados. O posicionamento da equipe, mesa de Mayo auxiliar e aparelho de radioscopia é feito conforme mostra a figura (Fig. 10). Habitualmente utiliza-se soro fisiológico com adrenalina (meia ampola por litro de soro) para evitar sangramento intraoperatório.

Portais artroscópicos

Duas técnicas artroscópicas são possíveis para iniciar a artroscopia do quadril. A primeira é a *inside-out*, primeira técnica descrita e mais comumente usada. Nesta técnica, o compartimento central é abordado primeiro, e depois aborda-se o compartimento periférico. A segunda técnica é a *outside-in*, onde o compartimento periférico é abordado inicialmente e o central em seguida. A técnica *outside-in* tem como vantagem a entrada no compartimento central através da visualização direta, diminuindo a incidência de lesões labrais iatrogênicas, uma complicação que pode ocorrer na técnica *inside-out*. Entretanto, a técnica *outside-in* possui uma desvantagem de necessitar de uma capsulectomia maior, o que poderia ser prejudicial, já que a cápsula é um importante estabilizador da articulação coxofemoral.[26] Na literatura, não há artigos comparando as duas técnicas, e aparentemente as duas levam a resultados clínicos similares. Neste capítulo, descreveremos a técnica *inside-out*.

Após a colocação de campos e preparo do equipamento, a tração é reestabelecida. O tempo total de tração não deve exceder 2 horas, usualmente o médico anestesista é responsável por controlar o tempo de tração e avisar o cirurgião do tempo transcorrido. Diversos portais artroscópicos foram descritos.[29] Os mais utilizados são o anterolateral, anterior, médioanterior e posterolateral (Fig. 11). O primeiro portal a ser estabelecido é o anterolateral. Este portal deve ser realizado 1 cm anterior, e 1 cm proximal à ponta do grande trocanter. Uma agulha introdutória específica para artroscopia de quadril, é introduzida com controle radioscópico até o fundo acetabular. Com a agulha posicionada corretamente, 20 a 40 mL de soro fisiológico são infundidos na articulação com auxílio de uma seringa. Se o posicionamento estiver correto, o cirurgião sentirá uma pequena pressão ao infundir o soro, e uma parte refluirá na seringa. Neste momento, uma nova imagem de radioscopia é obtida, e um grau maior de distração da articulação é esperado. O fio-guia de nitinol é colocado por dentro da

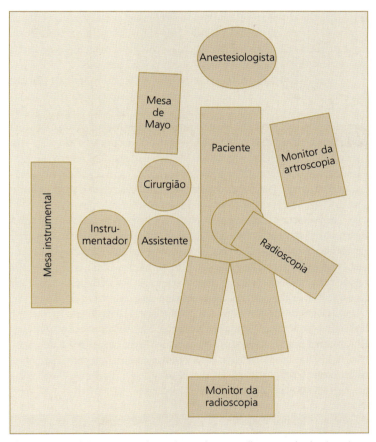

Figura 10. Posicionamento da equipe e dos aparelhos na sala de cirurgia.

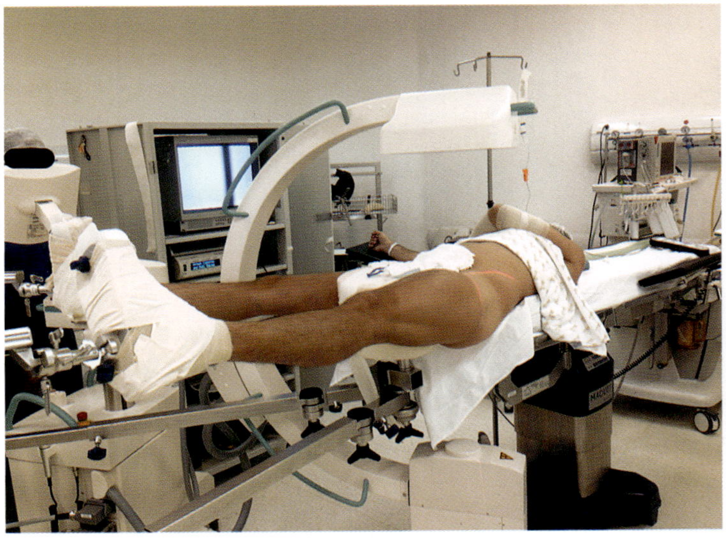

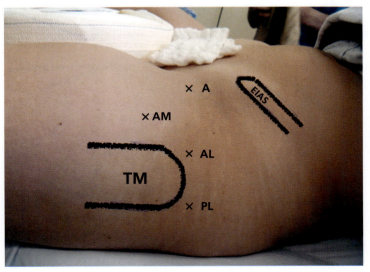

Figura 9. Posicionamento intraoperatório na mesa de tração.

Figura 11. Vista lateral do quadril. TM = Trocanter maior; EIAS = espinha ilíaca anterossuperior; A = portal anterior; AM = portal médio-anterior; AL = portal anterolateral; PL = portal posterolateral.

agulha, a incisão de pele é feita, e uma cânula metálica fenestrada é introduzida pelo fio-guia.

O segundo portal pode ser o anterior ou o medioanterior. Alguns autores utilizam o portal anterior e, ao realizarem o reparo labral com âncoras, usam um portal auxiliar para a âncora. Outros autores utilizam apenas o portal médioanterior. O portal anterior é realizado na intersecção entre uma linha imaginária longitudinal passando pela espinha ilíaca anterossuperior, e uma linha transversa passando pela ponta do trocanter maior. Nenhum portal deve ser realizado medialmente à espinha ilíaca anterossuperior, pois os vasos femorais estão nesta localização. O portal medioanterior é realizado lateral ao sartório num ponto aproximadamente 4 cm distal e medial ao portal anterolateral. Independente do portal utilizado, este é feito sob visualização direta. A câmera no portal anterolateral mostra um triângulo formado pelo lábio acetabular, e a cabeça femoral, com a cápsula no fundo (Fig. 12). A agulha introdutória deve penetrar por este triângulo, e o portal é estabelecido com auxílio de fio-guia do mesmo modo que o portal inicial.

Com o segundo portal estabelecido, o cirurgião troca a câmera para o portal anterior e observa se ocorreu penetração do lábio acetabular durante a realização do primeiro portal. Se ocorreu penetração, o portal deve ser trocado. Se não houver penetração, a capsulotomia pode ser realizada. A capsulotomia na artroscopia de quadril tem como objetivo facilitar a visualização das estruturas e a movimentação dos instrumentais. Ela pode ser realizada com o auxílio de bisturis artroscópicos (também conhecido como faca banana) ou com o *shaver* (Fig. 13). A capsulotomia deve conectar os dois portais.

Um portal posterolateral pode ser utilizado. Alguns autores defendem a utilização rotineira deste portal com o objetivo de escape de líquido, evitando extravasamento exagerado de líquido para espaços extra-articulares. Entretanto, este portal não é utilizado de rotina, sendo utilizado em casos em que é necessário a abordagem da porção mais posterior da articulação, como em casos de retirada de corpos livres e doença sinovial. O portal posterolateral é realizado na mesma linha do portal anterolateral na porção posterior do trocânter maior, e também é estabelecido sob visualização direta com auxílio de guias.

Após o estabelecimento dos portais e capsulotomia, realiza-se uma inspeção da articulação, avaliando-se a presença de lesões labrais, lesões condrais, lesões do ligamento redondo, sinovite e presença de corpos livres (Fig. 14).

Tratamento do pincer

O tratamento do *pincer* é realizado por meio da acetabuloplastia. O objetivo é ressecar uma porção da parede anterossuperior do acetábulo para corrigir o sinal do cruzamento e diminuir o ângulo centro-borda. Esta ressecção é realizada com o auxílio de uma lâmina de *shaver* ósseo.

A ressecção pode ser realizada com ou sem desinserção do lábio acetabular. O cirurgião pode desinserir o lábio acetabular com um bisturi artroscópico, facilitando o acesso à borda óssea acetabular. Outra maneira de realizar a acetabulopastia é ressecar a borda acetabular sem desinserir o lábio, trabalhando por cima do mesmo. Após ambas as técnicas é necessário reinserir o lábio para que ele fique adequadamente estabilizado.

A radioscopia pode ser utilizada durante a acetabuloplastia para averiguação de uma ressecção adequada. O obejtivo é extinguir o sinal do cruzamento e diminuir discretamente o ângulo centro-borda. Cuidado deve ser tomado com ressecções amplas, pois a

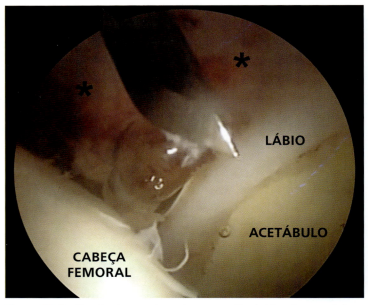

Figura 13. Realização da capsulotomia com auxílio de bisturi artroscópico. (*) = cápsula articular.

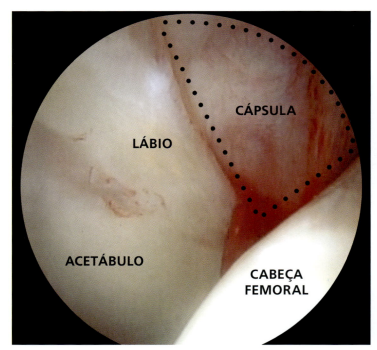

Figura 12. Visualização inicial pelo portal anterolateral. A agulha para o portal anterior deve penetrar na cápsula articular dentro do triângulo formado pelo lábio e cabeça femoral.

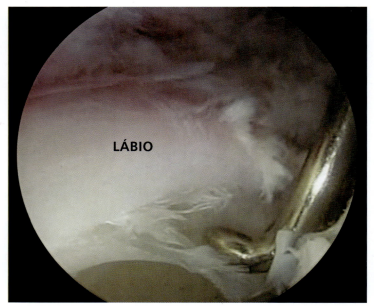

Figura 14. *Probe* artroscópico demonstrando uma lesão labral.

displasia iatrogênica é uma complicação possível e de difícil tratamento.

Reparo labral

No início da cirurgia do IFA, tanto artroscópica quanto aberta, o lábio acetabular era sempre desbridado. Após trabalhos biomecânicos e com elementos finitos demonstrarem a importância do lábio acetabular na função da articulação do quadril, iniciou-se uma tendência à preservação desta estrutura. Recentemente, trabalhos demonstram melhores resultados clínicos do reparo labral em comparação ao desbridamento.[13,30,31]

O reparo labral é feito com uso de âncoras. Âncoras absorvíveis devem ser utilizadas, pois a penetração articular pode ocorrer, e caso esta penetração ocorra; âncoras metálicas são potencialmente mais lesivas à superfície articular. Há diversos modelos de âncoras disponíveis no mercado, sendo importante o uso de âncoras próprias para o quadril. A técnica de reparo é similar ao reparo labral no ombro. Uma diferença técnica importante é o local de entrada da âncora. Enquanto no ombro a âncora é inserida entre o lábio e a cartilagem articular, no quadril a âncora é inserida acima do lábio acetabular. Após o posicionamento do guia da âncora, uma imagem de radioscopia pode ser obtida para averiguação do posicionamento adequado. Durante a inserção da âncora é essencial a observação da porção intra-articular acetabular para averiguação de uma possível penetração articular.

O lábio é, então, reparado na borda acetabular. Este reparo pode ser realizado por meio de sutura ao redor do lábio ou sutura através do lábio (técnica de refixação da base labral).[32,33] O aspecto crucial no reparo labral é o restauro adequado da função selante da articulação do quadril. Para tanto, o lábio não pode estar evertido ou reparado longe da superfície articular. O cirurgião deve escolher o melhor método de reparo avaliando a qualidade e tamanho do tecido labral e o posicionamento desejado. Para adequado reparo labral, frequentemente é necessária a utilização de passadores de sutura artroscópicos, pois estes são mais estreitos e lesam menos o tecido labral. Em sequência a colocação da âncora a estabilidade do lábio é testada com auxílio de um *probe*, e âncoras adicionais são utilizadas conforme necessário até adequada estabilização labral (Fig. 15).

As lesões condrais acetabulares também são abordadas no compartimento central. Seu tratamento é controverso, podendo ser realizado estabilização com radiofrequência, cola de fibrina, microfratura, dentre outros métodos. Para lesões condrais com exposição óssea, o método mais utilizado ainda é a microfratura (Fig. 16).[34,35]

Osteoplastia femoral

A correção da deformidade femoral é realizada no compartimento periférico. O acesso ao compartimento periférico é feito ao soltar-se a tração. O artroscópio deve ser recuado e observa-se a redução da cabeça femoral em relação ao acetábulo à medida que o auxiliar retira a tração. Após soltar a tração, o quadril é fletido a aproximadamente 45°. A flexão do quadril relaxa a cápsula anterior e aumenta a área de trabalho.

O objetivo da osteoplastia é ressecar toda a deformidade *came*. O cirurgião pode demarcar a zona a ser ressecada com o auxílio de uma cureta. Neste momento a radioscopia pode ser utilizada para demarcação adequada da zona de ressecção. O limite lateral da ressecção é a plica sinovial lateral, que contém os vasos retinaculares as acendentes responsáveis pela irrigação da cabeça femoral. A deformidade *came* é ressecada com auxílio de um *shaver* ósseo (Fig. 17).

Após o término da ressecção, o quadril é fletido e rodado interno, como no sinal do impacto anterior, e observa-se se ainda há pinçamento do lábio pelo fêmur. Observa-se também se ocorreu um aumento da rotação interna do quadril. A ressecção do *came* deve ser meticulosa, e diversos testes intraoperatórios devem ser realizados. Deve-se tomar cuidado também com a ressecção do *came* maior que a necessária. Uma correção exacerbada do *came* pode prejudicar a função selante do lábio acetabular, e manter o quadril com a biomecânica alterada.

Quando a ressecção é considerada adequada, encerra-se a cirurgia. Os portais são fechados de maneira habitual. Um curativo grande é colocado, pois é comum que a ferida drene soro fisiológico nas primeiras horas. Neste momento, também inspecionam-se o períneo e o dorso do pé quanto a possíveis lesões de pele.

CUIDADOS PÓS-OPERATÓRIOS

No pós-operatório imediato, o paciente é medicado com analgésicos e anti-inflamatórios. A crioterapia constante ajuda no con-

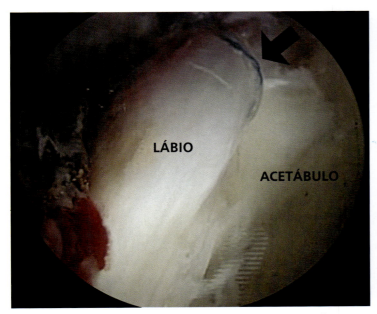

Figura 15. Lábio acetabular reparado com uma âncora. Técnica de sutura ao redor do lábio (seta).

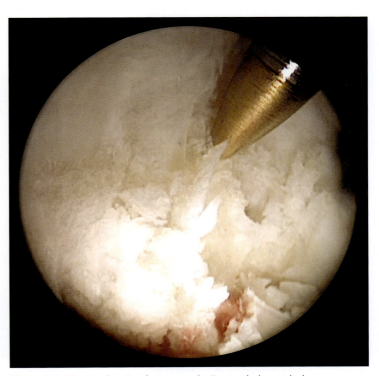

Figura 16. Técnica de microfratura em lesão condral acetabular com exposição óssea.

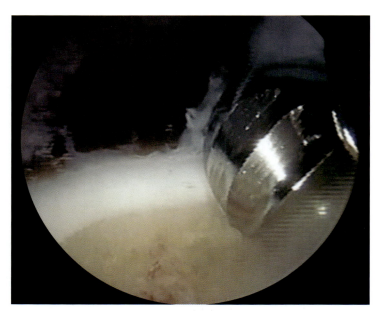

Figura 17. Osteoplastia femoral com lâmina de *shaver* ósseo.

trole da dor e inflamação. A fisioterapia motora é realizada já no hospital. Exercícios de circundução passiva ajudam a evitar adesões intra-articulares. Exercícios isométricos são estimulados desde o início. A flexão ativa do quadril deve ser evitada nas primeiras semanas pós-operatórias, pois o músculo iliopsoas costuma inflamar facilmente no pós-operatório. A flexão do quadril deve ser limitada a 90° nas primeiras 3 a 4 semanas, para que a sutura labral possa cicatrizar adequadamente. Costuma-se restringir a carga a um apoio parcial de aproximadamente 10 kg com auxílio de muletas. O paciente deve ser orientado a caminhar com apoio completo do pé, pois a marcha em ponta de pé predispõe a um flexo do quadril. O tempo de restrição da carga varia conforme o tamanho da ressecção do *came*, variando de 2 a 6 semanas. Casos onde foi realizada microfratura necessitam de um tempo maior sem carga, variando de 6 a 8 semanas.

A hidroterapia pode ser utilizada após a retirada dos pontos e costuma obter bons resultados. Com 6 semanas a fisioterapia pode progredir para exercícios com maior intensidade, e após 8 semanas um trote leve pode ser iniciado. Espera-se um retorno completo às atividades esportivas com 4 a 6 meses.

COMPLICAÇÕES

A taxa de complicações da artroscopia de quadril é relativamente baixa. Uma metanálise com mais de 90 artigos e 6.000 pacientes mostrou uma taxa de 0,58% de complicações.[36] Complicações menores, como neuropraxias, são mais frequentes e provavelmente subdiagnosticadas. Os nervos mais envolvidos são os nervos pudendo e cutâneo lateral da coxa. A neuropraxia do nervo pudendo é relacionada com a força e duração da tração. Complicações intraoperatórias, como penetração labral e lesões condrais podem também ocorrer e são possivelmente sobreportadas. Também deve-se atentar ao extravasamento intra-abdominal do soro fisiológico, que pode causar síndrome compartimental abdominal.

Aproximadamente 3% das artroscopias evoluem para a artroplastia total do quadril. Nestes casos, muitas vezes a cirurgia foi indicada em situações mais avançadas de acometimento condral. Alguns pacientes realizam, também, uma segunda artroscopia de quadril, sendo o principal motivo para esta cirurgia uma ressecção óssea inadequada na intervenção inicial, causando uma permanência do impacto.[37]

Complicações mais graves podem ocorrer, mas são menos frequentes. Estas incluem a osteonecrose da cabeça femoral, fraturas do colo do fêmur e luxação do quadril. Aparentemente a fratura do colo está relacionada com ressecções exageradas do *came*, fragilizando o fêmur. A luxação do quadril também parece estar relacionada com ressecções exageradas acetabulares e/ou da cápsula articular. Complicações clínicas, como trombose venosa profunda e tromboembolismo pulmonar, são eventos raros, e a profilaxia medicamentosa de rotina não está indicada.

RESULTADOS

Os resultados clínicos da artroscopia de quadril são excelentes, com baixas taxas de complicação e altas taxas de retorno ao esporte. Jackson, Domb et al.[38] descreveram os resultados da artroscopia de quadril em 54 pacientes com seguimento mínimo de 2 anos. Houve melhora nos quatro escores clínicos utilizados para avaliação, e a satisfação média dos pacientes foi de 8,5. Não ocorreu nenhuma complicação, e dois pacientes (3,7%) necessitaram de uma conversão para artroplastia total do quadril. A artroscopia de quadril também apresenta bons resultados em atletas de alto nível. Philippon et al.[39] publicaram os resultados em jogadores profissionais de hockey no gelo. Vinte e oito atletas foram analisados e após um seguimento médio de 24 meses, todos voltaram às suas atividades. O *Harris Hip Escore* modificado melhorou de uma média pré-operatória de 70 para uma média pós-operatória de 95, e a satisfação mediana dos pacientes foi de 10.

A literatura nacional mostra também bons resultados da artroscopia de quadril. Polesello et al.[40] relataram os resultados do tratamento de 49 pacientes com seguimento mínimo de 12 meses. Quarenta e sete pacientes (96%) retornaram ao esporte, sendo que 36 (73%) consideraram seu desempenho normal. O *Harris Hip Escore* melhorou de uma média pré-operatória de 62,3 para 98,3 no pós-operatório. Ejnisman, Cabrita et al.[41] descreveram o resultado de 35 artroscopias em atletas federados. O escore WOMAC melhorou de uma média pré-operatória de 68,4 para uma média pós-operatória de 89,5 após um seguimento médio de 2,8 anos. Duas complicações ocorreram: uma neuropraxia do nervo pudendo e uma úlcera escrotal. Trinta pacientes (85,4%) retornaram à prática esportiva após a cirurgia.

CONCLUSÕES

A artrosocopia de quadril é uma técnica cirúrgica que proporciona bons resultados clínicos com baixos índices de complicações e altas taxas de retorno ao esporte. O conhecimento da fisiopatologia do impacto femoroacetabular e o diagnóstico preciso são essenciais para o adequado tratamento destes atletas.

REFERÊNCIAS BIBLIOGRÁFICAS

1. Burman MS. Arthroscopy or the direct visualization of joints: an experimental cadaver study. *J Bone Joint Surg Am* 1931;13:669-95.
2. Glick JM, Sampson TG, Gordon RB et al. Hip arthroscopy by the lateral approach. *Arthroscopy* 1987;3(1):4-12.
3. Feeley BT, Powell JW, Muller MS et al. Hip Injuries and Labral Tears in the National Football League. *Am J Sports Med*. 2008;36(11):2187-95.
4. Borowski LA, Yard EE, Fields SK et al. The epidemiology of US high school basketball injuries, 2005-2007. *Am J Sports Med* 2008;36(12):2328-35.
5. Ganz R, Parvizi J, Beck M et al. Femoroacetabular impingement: a cause for osteoarthritis of the hip. *Clin Orthop Relat Res* 2003;(417):112-20.
6. Philippon MJ, Maxwell RB, Johnston TL et al. Clinical presentation of femoroacetabular impingement. *Knee Surg Sports Traumatol Arthrosc* 2007;15(8):1041-47.
7. Ejnisman L, Philippon MJ, Lertwanich P. Acetabular labral tears: diagnosis, repair, and a method for labral reconstruction. *Clin Sports Med* 2011;30(2):317-29.

8. Philippon M, Schenker M, Briggs K et al. Femoroacetabular impingement in 45 professional athletes: associated pathologies and return to sport following arthroscopic decompression. *Knee Surg Sports Traumatol Arthrosc.* 2007;15(7):908-14.
9. Klaue K, Durnin CW, Ganz R. The acetabular rim syndrome. A clinical presentation of dysplasia of the hip. *J Bone Joint Surg Br* 1991;73(3):423-29.
10. Clohisy JC, Carlisle JC, Beaule PE et al. A Systematic Approach to the Plain Radiographic Evaluation of the Young Adult Hip. *J Bone Joint Surg Am* 2008;90(Suppl 4):47-66.
11. Siebenrock KA, Kalbermatten DF, Ganz R. Effect of pelvic tilt on acetabular retroversion: a study of pelves from cadavers. *Clin Orthop Relat Res* 2003;(407):241-48.
12. Philippon MJ, Briggs KK, Carlisle JC et al. Joint Space Predicts THA after hip arthroscopy in patients 50 years and older. *Clin Orthop Relat Res* 2013;471(8):2492-96.
13. Philippon MJ, Briggs KK, Yen YM et al. Outcomes following hip arthroscopy for femoroacetabular impingement with associated chondrolabral dysfunction: minimum two-year follow-up. *J Bone Joint Surg Br* 2009;91(1):16-23.
14. Lavigne M, Parvizi J, Beck M et al. Anterior femoroacetabular impingement: part I. Techniques of joint preserving surgery. *Clin Orthop Relat Res* 2004;(418):61-66.
15. Nötzli HP, Wyss TF, Stoecklin CH et al. The contour of the femoral head-neck junction as a predictor for the risk of anterior impingement. *J Bone Joint Surg Br* 2002;84(4):556-60.
16. Nepple JJ, Prather H, Trousdale RT et al. Diagnostic imaging of femoroacetabular impingement. *J Am Acad Orthop Surg* 2013;21(Suppl 1):S20-26.
17. Pollard TC, Villar RN, Norton MR et al. Femoroacetabular impingement and classification of the cam deformity: the reference interval in normal hips. *Acta Orthop* 2010;81(1):134-41.
18. Wiberg G. Studies on dysplastic acetabula and congenital subluxations of the hip joint with special reference to the complications of the hip joint with special reference to the complications of osteoarthritis. *Acta Chir Scand* 1939;83(Suppl):58.
19. Tannast M, Goricki D, Beck M et al. Hip damage occurs at the zone of femoroacetabular impingement. *Clin Orthop Relat Res* 2008;466(2):273-80.
20. Ganz R, Gill TJ, Gautier E et al. Surgical dislocation of the adult hip a technique with full access to the femoral head and acetabulum without the risk of avascular necrosis. *J Bone Joint Surg Br* 2001;83(8):1119-24.
21. Domb BG, Stake CE, Botser IB et al. Surgical dislocation of the hip versus arthroscopic treatment of femoroacetabular impingement: a prospective matched-pair study with average 2-year follow-up. *Arthroscopy* 2013;29(9):1506-13.
22. Botser IB, Smith TW, Nasser R et al. Open Surgical Dislocation Versus Arthroscopy for Femoroacetabular Impingement: A comparison of clinical outcomes. *Arthroscopy* 2011;27(2):270-78.
23. Seldes RM, Tan V, Hunt J et al. Anatomy, histologic features, and vascularity of the adult acetabular labrum. *Clin Orthop Relat Res* 2001;(382):232-40.
24. Crawford MJ, Dy CJ, Alexander JW et al. The 2007 Frank Stinchfield Award. The biomechanics of the hip labrum and the stability of the hip. *Clin Orthop Relat Res* 2007;465:16-22.
25. Ferguson SJ, Bryant JT, Ganz R et al. The influence of the acetabular labrum on hip joint cartilage consolidation: a poroelastic finite element model. *J Biomech* 2000;33(8):953-60.
26. Myers CA, Register BC, Lertwanich P et al. Role of the acetabular labrum and the iliofemoral ligament in hip stability: an in vitro biplane fluoroscopy study. *Am J Sports Med* 2011;39(Suppl):85S-91S.
27. Dienst M, Gödde S, Seil R et al. Hip arthroscopy without traction: In vivo anatomy of the peripheral hip joint cavity. *Arthroscopy* 2001;17(9):924-31.
28. Souza BGSE, Dani WS, Honda EK et al. Do Complications in hip arthroscopy change with experience? *Arthroscopy* 2010;26(8):1053-57.
29. Robertson WJ, Kelly BT. The safe zone for hip arthroscopy: a cadaveric assessment of central, peripheral, and lateral compartment portal placement. *Arthroscopy* 2008;24(9):1019-26.
30. Larson CM, Giveans MR. Arthroscopic debridement versus refixation of the acetabular labrum associated with femoroacetabular impingement. *Arthroscopy* 2009;25(4):369-76.
31. Espinosa N, Beck M, Rothenfluh DA et al. Treatment of femoro-acetabular impingement: preliminary results of labral refixation. Surgical technique. *J Bone Joint Surg Am* 2007;89 (Suppl 2 Pt1):36-53.
32. Fry R, Domb B. Labral base refixation in the hip: rationale and technique for an anatomic approach to labral repair. *Arthroscopy* 2010;26(9 Suppl):S81-89.
33. Lertwanich P, Ejnisman L, Philippon MJ. Comments on "Labral base refixation in the hip: rationale and technique for an anatomic approach to labral repair". *Arthroscopy* 2011;27(3):303-4.
34. Byrd JWT, Jones KS. Arthroscopic management of femoroacetabular impingement: minimum 2-Year Follow-up. *Arthroscopy* 2011;27(10):1379-88.
35. Philippon MJ, Schenker ML, Briggs KK et al. Can microfracture produce repair tissue in acetabular chondral defects? *Arthroscopy* 2008;24(1):46-50.
36. Harris JD, McCormick FM, Abrams GD et al. Complications and reoperations during and after hip arthroscopy: a systematic review of 92 studies and more than 6,000 patients. *Arthroscopy* 2013;29(3):589-95.
37. Philippon MJ, Schenker ML, Briggs KK et al. Revision hip arthroscopy. *Am J Sports Med* 2007;35(11):1918-21.
38. Jackson TJ, Hanypsiak B, Stake CE et al. Arthroscopic labral base repair in the hip: clinical results of a described technique. *Arthroscopy* 2014;30(2):208-13.
39. Philippon MJ, Weiss DR, Kuppersmith DA et al. Arthroscopic labral repair and treatment of femoroacetabular impingement in professional hockey players. *Am J Sports Med* 2010;38(1):99-104.
40. Polesello GC, Ono NK, Bellan D et al. Artroscopia do quadril em atletas. *Rev Bras Ortop* 2009;44(1):26-31.
41. Ejnisman L, Lipai RR, Cabrita HB et al. Tratamento artroscopico de lesões do quadril em 35 atletas. *Rev Bras Med* 2011;68:6-10.

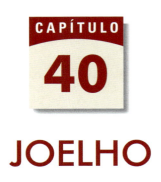

CAPÍTULO 40

JOELHO

SEÇÃO 1

INDICAÇÕES E TÉCNICAS DO USO DE ENXERTOS MENISCAIS DO JOELHO

René Verdonk ■ Peter Verdonk ■ Karl F Almqvist

■ INTRODUÇÃO

O transplante de enxerto meniscal surgiu como um tratamento proveitoso para pacientes cuidadosamente selecionados. Quase todos os estudos, considerando tanto os de curto quanto os de longo prazos (> 10 anos de acompanhamento), relatam a satisfação do paciente e a melhora em relação à dor e o seu funcionamento.

De maneira objetiva, as pesquisas de exame físico foram aprimoradas para a maioria dos pacientes. O estreitamento do espaço do ligamento apenas é significativamente progressivo durante o acompanhamento a longo prazo, a se considerar de maneira radiológica. Na ressonância magnética, o encolhimento é visto após alguns anos, mas de uma forma mais nítida durante os enxertos liofilizados. Histologicamente, é notada a reconstituição incompleta do enxerto. A artroscopia revisional geralmente apresenta uma boa recuperação da membrana. Em um estudo recente feito a longo prazo, a progressão da degeneração da cartilagem, de acordo com os critérios de ressonância magnética e radiológicos, foi interrompida em diversos pacientes, indicando um efeito condroprotetor.

Entretanto, ainda há uma falta de um consenso em como o êxito de um transplante meniscal deve ser avaliado, o que torna a comparação dos resultados de estudos mais difícil. Em nossa opinião, a medição radiográfica do estreitamento do espaço do ligamento e as mudanças no sinal da ressonância magnética do enxerto meniscal são as melhores ferramentas de avaliação, porém, o uso de um bom sistema de avaliação clínica, como o Comitê Internacional de Avaliação do Joelho (IKDC) e o sistema de classificação do Hospital para Cirurgia Especial (HSS), permanece essencial.

■ INDICAÇÕES

De acordo com as recomendações atuais, o transplante de enxertos meniscais é indicado em três padrões clínicos específicos:

1. Jovens pacientes com um histórico de meniscectomia que apresentam a dor localizada no compartimento com falhas meniscais, um ligamento do joelho estável, um bom alinhamento e a cartilagem articular só com evidências mínimas de alterações osteocondrais degenerativas (até o nível 3), de acordo com o sistema de classificação da Sociedade Internacional de Reparo de Cartilagem (ICRS) (Quadro 1), são considerados candidatos ideais para esse procedimento. Alguns estudos[1-6] mostraram que os enxertos meniscais podem sobreviver em um ligamento osteoartrítico (Níveis 3-4 de ligação externa), com uma melhora significativa em relação à dor e o funcionamento. Graças à deterioração mais rápida do compartimento lateral, uma indicação relativamente comum para o transplante meniscal seria um compartimento lateral sintomático e com falhas meniscais.

2. Os pacientes com falhas no ligamento cruzado anterior (LCA) que têm tido meniscectomia medial prévia com a reconstrução de ACL concomitante, e que possam se beneficiar da estabilidade melhorada que é garantida por um menisco medial funcional. É a convicção do autor em dizer que um enxerto de LCA é significativamente protegido pelo enxerto de menisco da mesma forma que este é protegido pelo enxerto de LCA.

3. Numa tentativa de evitar a degeneração precoce do ligamento, alguns também consideram os pacientes jovens e atléticos que tiveram um meniscectomia total como candidatos para o transplante meniscal antes de os sintomas se iniciarem.[8] Contudo, os resultados obtidos até então ainda não permitem um retorno para a prática de esportes de alto impacto.

Quadro 1. Sistema de avaliação de lesões na cartilagem da sociedade internacional de reparo de cartilagem

Nível 0	Normal
Nível 1	Lesões superficiais, amolecimento, fissuras ou rachaduras
Nível 2	Lesões, erosões ou ulceração menor que 50%
Nível 3	Falha de espessura parcial maior que 50%, porém, menor que 100%
Nível 4	Ulceração e exposição do osso

CONTRAINDICAÇÕES

A degeneração condral avançada é considerada uma contraindicação ao transplante de enxerto meniscal, embora alguns estudos mostram que a degeneração da cartilagem não é um fator de risco significativo para indicar uma falha.[9] Em geral, lesões de cartilagens articulares maiores que o nível 3, de acordo com o sistema de classificação ICRS, devem ser de uma área de superfície limitada e estarem localizadas. As falhas condrais localizadas podem ser tratadas concomitantemente, já que o transplante de menisco e a restauração ou cura da cartilagem podem beneficiar um ao outro em termos de recuperação e resultados.[10] O transplante condrócito ou os procedimentos de enxerto osteocondrais devem ser efetuados após a conclusão do transplante meniscal a fim de evitar danos acidentais ao remendo ou enxerto durante a inserção do enxerto meniscal.[11] As evidências radiográficas da formação significativa de osteófito ou do achatamento do côndilo femoral estão associadas a resultados pós-operatórios inferiores, pois essas modificações estruturais alteram a morfologia do côndilo femoral.[12] Geralmente, pacientes que têm mais de 50 anos apresentam muitas lesões na cartilagem e são candidatos subavaliados. O mau alinhamento axial tende a exercer uma pressão anormal no enxerto, resultando no afrouxamento, degeneração e falha do enxerto.[12] Uma osteotomia corretiva deveria ser considerada para pacientes com mais de dois graus de desvio em direção ao compartimento envolvido, caso comparado ao eixo mecânico dos membros inferiores. A deformidade do varo ou do valgo pode ser controlada com o tibial alto avançado ou concomitante, ou a osteotomia femoral distal.[1] No entanto, assim como em qualquer situação em que os procedimentos são combinados, não é claro dizer qual aspecto do procedimento é implicado na solução do sintoma, por exemplo, o alívio da dor.[12] Outras contraindicações ao transplante meniscal são obesidade, imaturidade do sistema musculoesquelético, instabilidade do ligamento do joelho (o que está coligado com o transplante), doenças sinoviais, artrite inflamatória e infecções no ligamento anteriores e o enquadramento óbvio do côndilo femoral.

TÉCNICA PARA O TRANSPLANTE MENISCAL

Atenções pré-operatórias

Ao contrário do uso de enxertos ultracongelados, um cronograma de prazo rigoroso da coleta até o transplante é mandatório para enxertos viáveis. O transplante de enxertos meniscais viáveis implica na disponibilidade de doadores de tecidos *disponíveis*, cultivados *in vitro* imediatamente após a coleta. O tamanho do enxerto é fundamental para o implante ser feito corretamente. Para enxertos ultracongelados, o comprimento mediolateral e anteroposterior do planalto tibial do receptor é medido por raios X calibrados e transferido para o banco de tecidos. Já que o enxerto meniscal viável é mais limitado em termos de opções de medidas graças ao fato de haver apenas um doador e um número limitado de receptores, o receptor mais adequado é escolhido de acordo com os critérios de comprimento e peso entre o doador e o receptor. Uma vez que o paciente seja considerado um candidato para esse tipo de procedimento, 30 a 50 mL de soro autólogo são preparados e congelados a -21°C. O tempo de espera do enxerto meniscal viável dura cerca de 2 meses – variando entre 14 dias a 6 meses – em nossa instituição. Assim que um enxerto de tamanho apropriado seja coletado, o paciente é notificado e uma operação é marcada nos próximos 14 dias.

Técnica cirúrgica

O propósito deste capítulo técnico é apresentar o transplante de enxertos meniscais medias e laterais: 1) como um procedimento aberto ou; 2) como um processo auxiliado antroscopicamente. Ambas as técnicas utilizam a fixação primária do tecido mole do enxerto ao aro meniscal nativo. A fixação transóssea adicional da protuberância anterior e posterior é usada na técnica antroscópica enquanto uma identificação é colocada na protuberância anterior em processos abertos para a fixação do tecido mole ao osso.

Anestesia e preparação cirúrgica

Esses tópicos são idênticos aos procedimentos aberto e artroscópico.

A escolha da anestesia é feita ao discutir com o cirurgião, o anestesista e o paciente, e isso dependerá da idade, comorbidade e histórico relativo a anestesias anteriores do paciente. A anestesia geral é mais recomendada em nossa instituição.

Em seguida, o paciente é colocado em posição supina na mesa de cirurgia. Um suporte lateral para a perna é posicionado à altura do torniquete com a perna posicionada a uma flexão de 90°. Um suporte para os pés é usado para segurar as pernas em um ângulo de 90° e 110° de flexão, caso seja necessário. Incisões prévias na pele são marcadas. O membro sangrará, e o torniquete é cheio. A seguir, o membro é preparado com uma solução de álcool de gluconato de clorexidina (Hibitane, *Regent Medical Overseas Limited*, Manchester, Reino Unido), e é colocada uma cortina à altura do meio da coxa.

Preparação do enxerto no processo aberto

Conforme foi descrito em um item anterior, o enxerto é posicionado e fixado em uma prancha, especialmente designada com três agulhas de calibre 25.[13] Com um bisturi, o tecido residual sinovial é dissecado do menisco do enxerto no nível da junção meniscossinovial e é descartado.

O lado superior do enxerto é marcado com um marcador demográfico azul de metileno.

As suturas cirúrgicas de polidioxanona horizontais 2/0 (PDS II preparada em uma pequena agulha dupla, Ethicon, Somerville, Nova Jersey, EUA) ou suturas de polipropileno não absorvíveis 2/0 (Prolene preparado em uma pequena agulha dupla, Ethicon, Somerville, Nova Jersey, EUA) são colocadas de 3 a 5 mm através da protuberância posterior, do corpo e da protuberância anterior do enxerto, e são fixadas em um suporte de sutura especialmente designado (suporte A). O cirurgião especializado (RV) recomenda o uso de suturas de prolene 2/0 na protuberância posterior, já que o material da sutura é acompanhado de agulhas um pouco menores e, portanto, apresentam um manuseio cirúrgico mais simples nos espaços mais estreitos do ligamento posterior. As suturas são fixadas no suporte de suturas, sequenciando da posterioridade à anterioridade. Normalmente, 6 a 8 suturas são necessárias para revestir o enxerto completamente.

Transplante do enxerto meniscal aberto

Uma incisão parapatelar medial ou lateral de aproximadamente 8 cm é feita com o joelho numa posição de 90° de flexão, ganhando acesso ao compartimento envolvido do ligamento do joelho. A membrana do ligamento é aberta, e a protuberância anterior do menisco remanescente é cortada.

Em relação ao procedimento lateral, a faixa iliotibial é solta de seu acoplamento distal de maneira subperiostal. Para abrir o compartimento lateral, a inserção do ligamento colateral lateral (LCL) e o tendão poplíteo (TP) são separados com uma osteotomia curvada no lado femoral (Fig. 1). O centro do osso em bloco de osteotomia é pré-perfurado com uma broca de 2,7 mm. Isto facilita a nova fixação subsequente com um parafuso e uma arruela. A osteotomia é feita em sentido horário a partir da posição das 8 horas até a posição das 4 horas, e tem aproximadamente 1,5 cm de profundidade e tem um formato cônico. O osso em bloco é levemente dobrado com uma pinça de fixação óssea, e a osteotomia é concluída de forma inferior da posição das 4 horas até a das 8 horas pelo uso do osteótomo. O espaço lateral do ligamento pode ser aberto facilmente de 1 a 2 cm

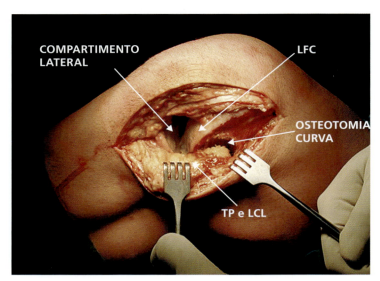

Figura 1. Transplante de enxerto meniscal aberto. Para abrir o compartimento lateral, o LCL e o TP são separados com uma osteotomia curva no lado femoral.

ao colocar o joelho, na posição de 70° a 90° de flexão com o pé posicionado do outro lado do membro contralateral.

Em relação ao procedimento medial, o ligamento colateral medial é separado do lado femoral com uma osteotomia.[14] Uma osteotomia flocular (0,5 a 1 cm em questão de espessura) é efetuada com um osteótomo reto no nível do epicôndilo femoral medial. Os tecidos moles posteriores ao ligamento colateral medial são deixados em continuidade. Ao colocar o joelho em uma posição valga delicadamente, o compartimento medial pode ser aberto de uma maneira controlada.

O menisco remanescente é cortado preferencialmente a um aro meniscal estável com um bisturi antes, e com instrumentos artroscópicos depois. Mais frequentemente, a inserção da protuberância posterior ainda estará intacta e em conjunto com o planalto tibial. A inserção da protuberância posterior também é cortada para se adequar ao enxerto. O aro meniscal precisa de uma atenção cirúrgica, já que este servirá como um forte invólucro que protegerá o compartimento medial ou lateral do joelho.

Em seguida, o nível meniscal restante é marcado anteriormente com uma pequena pinça-mosquito como forma de marcação em relação ao nível correto de fixação subsequente do enxerto. Em seguida, o enxerto meniscal viável preparado anteriormente é introduzido no compartimento do joelho. As suturas são retiradas do suporte na sequência correta, posteriormente e anteriormente, e são levadas ao aro meniscal um de cada, por uma maneira totalmente interna da parte inferior à superior e transferida para um segundo suporte de sutura (suporte B), mais uma vez numa sequência da parte posterior à anterior. O enxerto lateral também é suturado até o tendão poplíteo. Nós descobrimos nos acompanhamentos artroscópicos que a ruptura poplítea se recomporá naturalmente. A inserção da protuberância anterior do menisco ainda não está suturada nessa fase da operação. Uma vez que a sequência da transferência de sutura do suporte A por meio do aro meniscal (e do tendão poplíteo) até o suporte B estiver completo, o enxerto será introduzido no compartimento ao puxar cada estrutura delicadamente, cuja sequência será da parte posterior à anterior. Normalmente, esse procedimento deve ser executado progressivamente para estabelecer um ajuste seguro do enxerto ao aro meniscal. Os nós da sutura são amarrados firmemente e cortados, então. Um condutor de sutura de ponta fina e um impulsionador de nós frequentemente são necessários para apertar as suturas posteriores de maneira firme. O joelho é, mais uma vez, colocado em uma posição normal flexionada em 90°. O osso em bloco do ligamento colateral e do tendão poplíteo é reposicionado e fixado por um parafuso de esponjosa AO 2,9 de 30 ou 40 mm, com uma arruela reforçada. A protuberância anterior do enxerto é fixada à tíbia por meio de uma fixação (GII, Depuy Mitek, Raynham, Massachussetts, EUA). A gordura Hoffa e a membrana do joelho são fechadas por meio de pontos cruzes de Vicryl descontínuo 1/0 (Ethicon, Somerville, Nova Jersey, EUA) após a hemostase.

Preparação do enxerto no processo artroscópico

O enxerto é posicionado e fixado em uma prancha especialmente designada com três agulhas de calibre 25. Com um bisturi, o tecido residual sinovial é dissecado do menisco do enxerto no nível da junção meniscossinovial e é descartado.

O lado superior do enxerto é marcado com um marcador demográfico azul de metileno.

Suturas não absorvíveis de alta resistência (fio de fibra, Arthex, Naples, EUA) são colocadas nas protuberâncias anterior e posterior do enxerto. Geralmente, três pontos são feitos nos aro interno e externo da protuberância do enxerto. Uma sutura não absorvível vertical adicional (Ethibond 2/0, Somerville, NJ, EUA) é colocada no canto posteromedial ou posterolateral do enxerto medial ou lateral, respectivamente. Em relação ao enxerto lateral, a sutura posterolateral é posicionada antes da interrupção do tendão poplíteo, já que servirá como marcação durante a artroscopia (Fig. 2).

Transplante de enxerto meniscal lateral auxiliado artroscopicamente

As entradas anteromediais e anterolaterais clássicas são criadas. Uma entrada anteromedial adicional é posicionada de maneira muito medial para obter um fácil acesso instrumental ao desbridamento e a ressecção da parte anterior do menisco lateral nativo. Ao utilizar um aparelho de barbear e um perfurador, o menisco remanescente é desbridado até o nível do aro meniscal.

Um dispositivo de orientação modificado de LCA, com uma ponta curta de contorno, é inserido pela entrada medial e é posicionado na protuberância posterior anatômica do menisco lateral, posteriormente ao LCA (Fig. 3). Um pino-guia é colocado primeiro e subsequentemente é perfurado mais uma vez por uma broca canulada de 4,5 mm. Um fio de metal de ponto de ligação dupla é introduzido por meio de um túnel de fora para dentro e recolhido intra-articularmente com uma pinça artroscópica, e puxada pela entrada lateral. Subsequentemente, uma seringa de sutura (Acupass, Smith and Nephew, Memphis, Tennessee, EUA) é introduzida duas vezes da parte externa para dentro, da parte anterior do ligamento colateral lateral e do tendão poplíteo até o ligamento: um abaixo, e o segundo acima do aro meniscal nativo. Os fios laçados são pegos e puxados de novo através

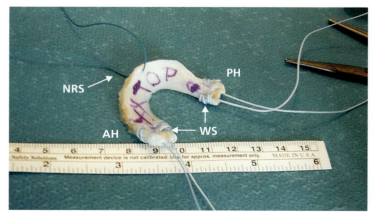

Figura 2. Enxerto meniscal lateral preparado para o transplante meniscal artroscópico. Costuras (WS) nos aros internos e externos das protuberâncias anterior (AH) e posterior (PH). Uma sutura não absorvível vertical (NRS) é colocada no canto posterolateral, antes da interrupção do TP.

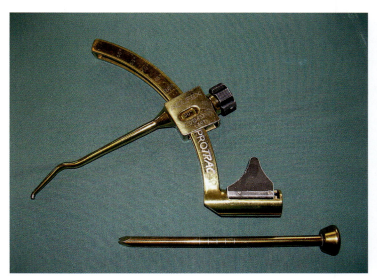

Figura 3. Dispositivo de orientação do LCA modificado com a ponta de contorno curta. Esse dispositivo é posicionado na protuberância posterior anatômica do menisco lateral, posteriormente ao LCA.

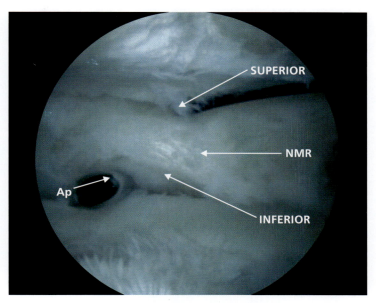

Figura 4. Vista artroscópica da entrada posteromedial usada em transplantes de enxertos meniscais mediais auxiliados artroscopicamente. O guia personalizado de LCA é introduzido pelo corte intercondilar na inserção da protuberância posterior anatômica do menisco medial nativo.

da entrada lateral. A seguir, a sutura de união da protuberância posterior e a sutura de união posterolateral são puxadas apelo fio de metal de ligação dupla e o fio de ligação dupla de sutura. O enxerto lateral preparado é introduzido subsequentemente no compartimento lateral durante toda a entrada lateral alargada, puxando progressivamente a sutura de união posterolateral e a sutura de união da protuberância posterior. Tome cuidado para que o enxerto não seja sacudido durante a introdução e que os fios de união não se enrosquem. O risco do enroscamento dos fios é imensamente reduzido ao usar um fio de metal de ligação dupla para a protuberância posterior.

A protuberância posterior está posicionada corretamente agora. A sua posição pode ser levemente modificada em direção ao canto posterolateral, ou mais para a direção da protuberância posterior ao puxá-la mais para a direção posterolateral ou com o fio de tração da protuberância posterior. Um ou dois aparelhos de fixações totalmente internas de meniscos (Fastfix, Smith and Nephew, Memphis, Tennessee, EUA) são usados para fixar o enxerto no aro meniscal. A fixação deve ser iniciada no canto posterolateral. Subsequentemente, as suturas horizontais de dentro para fora Ethibond 2/0 são usadas para fixar o conjunto do enxerto. A protuberância anterior é fixada externamente no *PDS* ou nas suturas Ethibond 2/0.

Antes de fazer os nós das suturas, a protuberância anterior é introduzida no ligamento do joelho e o local de inserção anatômica é identificado e preparado, da mesma forma que é feita em relação ao túnel posterior. Se necessário, a sua posição pode ser levemente adaptada para a posição do enxerto. Similar ao procedimento da protuberância posterior, o túnel anterior é preparado, e a sutura de tração é puxada.

Em primeiro lugar, as suturas meniscais de dentro para fora são amarradas. Em seguida, as suturas de tração das protuberâncias anteriores e posteriores são amarradas umas nas outras por cima de uma ponte óssea no lado anteromedial da tíbia. Esse procedimento reduzirá a membrana possivelmente esticada, e o aro meniscal nativo, fixado ao enxerto meniscal, puxando as protuberâncias anterior e posterior por meio de uma fixação de sutura transóssea.

Transplante de enxerto meniscal medial auxiliado artroscopicamente

Um processo similar em relação ao transplante de enxerto lateral é efetuado para o transplante de enxerto medial. Contudo, alguns passos são diferentes, e eles serão destacados nesse item.

Além da entrada anteromedial clássica e da anterolateral, uma entrada posteromedial deve ser usada para identificar as ligações de protuberâncias posteriores originais do menisco nativo (Fig. 4). Com o uso da mesma broca-guia, os túneis transósseos podem ser preparados. Esses túneis devem ser preparados ao começar pelo lado anterolateral da tíbia. Essa direção está mais alinhada com as forças das suturas de tração.

Uma tração posteromedial é utilizada, de acordo com o enxerto lateral. No lado medial, no entanto, nós não temos uma marcação anatômica clara, como a interrupção poplítea no lado lateral.

A protuberância anterior do menisco medial nativo, em alguns casos, pode estar muito antes do planalto tibial, resultando em um túnel transósseo anterior muito curto.

Observação especial no tecido mole *vs.* fixação do osso em bloco[15-19]

Estudos de cadáveres biomecânicos apresentaram a superioridade da fixação óssea sobre a técnica de fixação do tecido mole, embora um estudo recente sobre cadáveres também tenha apresentado resultados comparáveis. Contudo, a fixação óssea também mostrou ser associada ao risco elevado de lesões na cartilagem, caso seja implantado incorretamente, e um potencial elevado imunológico graças à presença de um osso alógeno. Por conta da experiência do autor, a compatibilidade perfeita do tamanho do enxerto é essencial, caso a fixação óssea precise ser usada. Um osso em bloco ou uma obturação mal posicionada podem causar danos à cartilagem sobrejacente. Um enxerto muito curto pode resultar em uma necessidade de obter uma tensão excessiva das suturas de dentro para fora, e também a falha na fixação do tecido mole. Portanto, o sobredimensionamento limitado do enxerto normalmente é preconizado pelo uso de ossos em blocos ou obturações. Obturações ósseas separadas têm uma vantagem exponencial para que a implantação possa ser mais variada em comparação a um único osso em bloco. Além disso, no lado lateral, um osso reto em bloco normalmente provoca a necessidade de sacrificar algumas fibras posterolaterais do LCA.

Hoje em dia, as diferenças clínicas e/ou radiológicas não foram mostradas entre a fixação do tecido mole ou do osso em bloco.

■ REABILITAÇÃO

Inicialmente, a reabilitação se foca na mobilidade fornecida ao ligamento sem prejudicar o crescimento e a recuperação do enxerto. Por essa razão, 3 semanas sem carregar peso nenhum são prescritas, seguidas por mais 3 semanas com a permissão para carregar pesos leves (50% do peso do corpo). A progressão para carregar o peso total do corpo é permitida a partir da 6ª semana até a 10ª semana após a operação. O uso de um suporte para o joelho não é rigorosamente necessário e dependerá da morfologia e perfil do paciente. Pelas mesmas razões, a extensão de movimentação é limitada durante as duas primeiras semanas, de 0 a 30°, e é aumentada a mais 30° a cada duas semanas.

Os exercícios de tonificação isométrica do músculo e de contração são prescritos do primeiro dia após a cirurgia. No entanto, elevar a perna de maneira reta está proibido durante as 3 primeiras semanas. O treinamento de propriocepção é iniciado após a 3ª semana.

Natação é permitida após a 6ª semana; ciclismo pode ser feito após a 12ª semana; corrida pode ser progressivamente intensificada após a 20ª semana.

CONCLUSÃO

Em suma, evidências claras foram apresentadas para dar suporte ao transplante do enxerto meniscal em joelhos meniscectomizados, em cumprimento das indicações adequadas. O alívio significativo da dor e a melhoria da função foram atingidos numa grande porcentagem de pacientes. Essas melhoras parecem durar por muito tempo em 70% dos pacientes. Com base na radiologia pela ressonância magnética, um subgrupo de pacientes não apresentou maiores degenerações na cartilagem, indicando um possível efeito condroprotetor. A ausência de um grupo de controle tratado conservadoramente é considerada uma falha fatal nos estudos apresentados, dificultando o estabelecimento do efeito condroprotetor real nesse tipo de tratamento. Com base nos resultados mostrados, o transplante de enxerto meniscal não deve ser considerado como uma cirurgia experimental no joelho menisectomizado.

REFERÊNCIAS BIBLIOGRÁFICAS

1. Cameron JC, Saha S. Meniscal allograft transplantation for unicompartmental arthritis of the knee. *Clin Orthop* 1997;337:164-71.
2. Noyes FR, Barber-Westin SD. Irradiated meniscus allografts in the human knee: a two to five year follow-up. *Orthop Trans* 1995;19:417.
3. Verdonk PCM, Demurie A, Almqvist KF *et al.* Transplantation of viable meniscal allograft: survivorship analysis and clinical outcome of one hundred cases. *J Bone Joint Surg Am* 2005;87:715-24.
4. Ryu RK, Dunbar VWH, Morse GG. Meniscal allograft replacement: a 1-year to 6-year experience. *Arthroscopy* 2002;18:989-94.
5. Stone KR, Walgenbach AW, Turek TJ *et al.* Meniscus allograft survival in patients with moderate to severe unicompartmental arthritis: a 2- to 7-year followup. *Arthroscopy* 2006;22(5):469-78.
6. Bhosale AM, Myint P, Roberts S *et al.* Combined autologous chondrocyte implantation and allogenic meniscus transplantation: a biological knee replacement. *Knee* 2007;14(5):361-68.
7. Walker PS, Erkman MJ. The role of the menisci in force transmission across the knee. *Clin Orthop* 1975;109:184-92.
8. Johnson DL, Bealle D. Meniscal allograft trans-plantation. *Clin Sports Med* 1999;18:93-108.
9. Cole BJ, Carter TR, Rodeo SA. Allograft meniscal transplantation: background, techniques, and results. *Instr Course Lect* 2003;52:383-96.
10. Rodeo SA. Meniscal allografts – Where do we stand? *Am J Sports Med* 2001;29:246-61.
10. Rodeo SA. Meniscal allografts – Where do we stand? *Am J Sports Med* 2001;29:246-61.
11. Cole BJ, Cohen B. Chondral injuries of the knee. A contemporary view of cartilage restoration. *Orthop Spec Ed* 2000;6:71-76.
12. Rijk PC. Meniscal allograft transplantation - part I: background, results, graft selection and preservation, and surgical considerations. *Arthroscopy* 2004;20:728-43.
13. Verdonk PC, Demurie A, Almqvist KF *et al.* Transplantation of viable meniscal allograft. Surgical technique. *J Bone Joint Surg Am* 2006 Mar.;88:109-18. Revisão.
14. Goble EM, Verdonk R, Kohn D. Arthroscopic and open surgical techniques for meniscus replacement—meniscal allograft transplantation and tendon autograft transplantation. *Scand J Med Sci Sports* 1999 June;9(3):168-76.
15. Messner K, Verdonk R. It is necessary to anchor the meniscal transplants with bone plugs? A mini-battle. *Scand J Med Sci Sports* 1999 June;9(3):186-87.
16. Paletta Jr GA, Manning T, Snell E *et al.* The effect of allograft meniscal replacement on intraarticular contact area and pressures in the human knee. A biomechanical study. *Am J Sports Med* 1997;25:692-98.
17. Huang A, Hull ML, Howell SM. The level of compressive load affects conclusions from statistical analyses to determine whether a lateral meniscal autograft restores tibial contact pressure to normal: a study in human cadaveric knees. *J Orthop Res* 2003;21:459-64.
18. Chen MI, Branch TP, Hutton WC. Is it important to secure the horns during lateral meniscal transplantation? A cadaveric study. *Arthroscopy* 1996;12:174-81.
19. Alhalki MM, Howell SM, Hull ML. How three methods for fixing a medial meniscal autograft affect tibial contact mechanics. *Am J Sports Med* 1999;27:320-28.

LESÕES MENISCAIS

Camila Cohen Kaleka ■ Pedro Debieux ■ Moisés Cohen ■ Rene Jorge Abdalla

■ INTRODUÇÃO

A lesão meniscal do joelho é uma das lesões mais prevalentes do corpo humano. O tratamento é realizado muitas vezes com cirurgia, um dos procedimentos cirúrgicos ortopédicos mais realizados no mundo. A importância biomecânica dos meniscos torna-se inquestionável à medida que cresce o seguimento dos pacientes submetidos à meniscectomia total ou parcial nos últimos 30 anos. Não obstante, desde 1948, Fairbanks relatou as alterações degenerativas da cartilagem articular do joelho após meniscectomias, conhecidas como tríade de Fairbanks: 1) pinçamento do espaço articular; 2) achatamento do côndilo femoral; 3) formação de osteófitos. Paralelamente, o incremento na idade de sobrevida da população, aliado ao crescente desejo de manutenção das atividades física e esportiva ao longo da vida, cria ou amplia a necessidade de preservação da saúde articular. Por isso, a investigação e o tratamento adequados dessas lesões podem prevenir as alterações degenerativas tardias, assim como cirurgias indevidas podem predispor a lesões degenerativas.

Dessa maneira, a lesão meniscal e os sintomas secundários a ela não podem e não devem ser negligenciados, algo que motiva e motivou pesquisadores mundo afora nas últimas duas décadas a fim de encontrar alternativas para reparo ou substituição do tecido meniscal para manter a estabilidade articular.

Neste contexto, associado à capacidade limitada de cicatrização da lesão meniscal, a preservação, reparo, reconstituição ou substituição dos meniscos vêm-se tornando não apenas desejáveis, mas imperativas. Diversos estudos com os mais variáveis desenhos, são convergentes em afirmar que a meniscectomia representa importante fator predisponente da osteoartrite do joelho.[1-5] Isso ocorre graças às características próprias dos meniscos que originam suas funções mais conhecidas: absorção de impacto e distribuição da carga pela articulação; aumento da estabilidade; nutrição para cartilagem articular; limitação da flexão e extensão extremas; controle dos movimentos do joelho.

O aumento da congruência articular proporciona melhor distribuição de carga pela superfície condral. Os meniscos, ainda, são formados não apenas por proteoglicanos e matriz extracelular,[6] mas sobretudo por fibrocartilagem rica em colágeno do tipo 1,[7,8] que forma redes orientadas principalmente de maneiras randômica, circunferencial e radial. Dessa forma, parte da carga imposta à articulação durante atividades cotidianas é dissipada, resultando em menor transmissão de energia à superfície condral e, consequentemente, redução do desgaste biomecânico. Não obstante, os meniscos (ambos, porém notadamente o medial) têm função importante na estabilidade articular, sobretudo em joelhos com lesões ligamentares, tendo por conseguinte, na sua ausência, consequências inerentes aos joelhos instáveis.[9] Por último, sabe-se que a própria lesão meniscal origina uma resposta inflamatória articular que, em última instância, pode desencadear o processo degenerativo do joelho acometido.[10]

■ ANATOMIA

Os meniscos são estruturas fibrocartilaginosas compostas de água (70%) e matriz orgânica (30%) interpostas entre o fêmur e a tíbia que ocupam quase 2/3 da superfície articular. A borda periférica é convexa, e a parte central, mais côncava. O menisco medial apresenta a forma de "C", enquanto o menisco lateral assemelha-se a um semicírculo com os cornos bem próximos, razão pela qual alguns o citam como forma de "U". Ambos são formados pelos cornos anterior e posterior e corpo.

O menisco medial recobre 60% do compartimento medial, é quase que totalmente preso à cápsula articular, principalmente pelos ligamentos coronários, e apresenta uma pequena excursão de aproximadamente 5,1 mm, razão pela qual é o menisco mais comumente lesado. O corno anterior representa a maior área de inserção, porém a mais variável. O menisco medial prende-se ao lateral pelo ligamento transverso, presente em 64% dos indivíduos.[6,7]

O menisco lateral ocupa 80% da superfície articular do compartimento e é fracamente preso à cápsula articular, o que lhe permite uma mobilidade de 11,2 mm. O corno posterior ocupa a menor área e é de onde partem os ligamentos meniscofemorais, que auxiliam na estabilização do menisco lateral, cuja inserção é na região interna do côndilo femoral medial, após cruzarem o ligamento cruzado posterior (LCP); o ligamento de Humphrey passa a frente do LCP, enquanto o de Wrisberg passa posteriormente ao LCP.

Quanto à vascularização, apesar de serem estruturas amplamente avascularizados, há sim áreas de vascularização principalmente na inserção periférica.[6] A irrigação vascular origina-se predominantemente dos vasos geniculares laterais e mediais, que se anastomosam e originam o plexo capilar perimeniscal dentro dos tecidos sinovial e cápsula, ocorrendo uma penetração vascular periférica de 10 a 30% de largura do menisco medial e de 10 a 25% de largura do menisco lateral. De acordo com a distribuição vascular dos meniscos criou-se uma separação em zonas, a área periférica com maior irrigação é chamada de zona vermelha, a área mais central sem vascularização é a zona branca, e a zona intermediária, conhecida como zona vermelho-branca. A inervação meniscal segue o mesmo padrão da vascularização e apresenta todos os tipos neuro e mecanoceptores que diminuem gradativamente com a idade.[7]

No ciclo da marcha normal, as forças que atuam na articulação do joelho são de 2 a 4 vezes maiores que o peso do corpo, e de 50 a 100% delas são transmitidas aos meniscos.[11-14] Durante a flexão do joelho, uma carga progressiva ainda maior (70%) é transmitida ao corno posterior do menisco.[13,14]

■ EPIDEMIOLOGIA

A incidência de lesões meniscais é de, pelo menos, 6 para cada 1.000 habitantes, com prevalência de 2,5 a 4 vezes no gênero masculino, com pico entre os 20 a 29 anos de idade. A incidência das lesões meniscais que resultam em cirurgia é de 61:100.000, totalizando mais de um milhão de cirurgias por ano que envolvam algum procedimento meniscal.[6] De todas as lesões do menisco, 1/3 ocorre na prática esportiva, sendo mais frequente a do menisco medial, exceto em luta greco-romana.[6] A lesão do LCA é a associação mais comum, de 80 a 90%.[7] Esportes, como o futebol, futebol americano, beisebol e esportes de raquete, apresentam uma incidência de lesões relativamente alta.[8,9]

As lesões meniscais ocorrem quando há uma força aumentando a pressão entre o fêmur e a tíbia. Nos pacientes mais jovens a força é, em geral, rotatória com o membro apoiado e o joelho fletido, levando a lesões verticais ou oblíquas; nos indivíduos mais velhos, as lesões são decorrentes de uma alteração degenerativa própria da idade associadas a um entorse leve, e tendem a ser lesões horizontais.[10,11] A diferença entre os tipos de lesão ocorrem em razão da estrutura tridimensional, a delaminação horizontal ocorre nas lesões degenerativas, enquanto que a ruptura vertical é comum nos jovens.[15]

Anatomicamente, lesões meniscais ocorrem com o joelho em flexão, combinando com rotação femorotibial,[15] resultando em força de cisalhamento através do menisco, causando a lesão. Em esportes de corrida e agilidade, como o futebol, as lesões podem ocorrer durante o drible, pela parada rápida e mudança de direção. Em esportes de salto, como o basquete e o vôlei, o momento angular seguido de rotação femorotibial pode ser a causa da lesão.[16-18]

■ DIAGNÓSTICO

Uma história clínica detalhada faz o diagnóstico de lesão meniscal em até 75% dos casos.[19,20] O mecanismo de lesão é relatado pelo paciente em 80 a 90% dos casos, e 30 a 50% ocorrem durante a atividade atlética.[21,22] A dor súbita, após entorse ou rápida mudança de direção, sensação de ressalto e o derrame articular podem ou não estar associados ao bloqueio articular decorrente de uma lesão na zona central que se interpõe no intercôndilo femoral, chamada de "lesão em alça de balde". Dor e derrame de repetição são sintomas que persistem nos pacientes com a lesão.[15] A dor característica dessa lesão é na interlinha articular do compartimento lesado e dor decorrente de manobras torcionais provocativas. Muitos indivíduos relatam dor noturna, quando encostam o joelho ao movimentarem-se na cama.

O exame físico inicia-se pela inspeção estática, em geral, é observada a hipotrofia da coxa, se comparada com o lado contralateral, quando a lesão é mais antiga, porém o que chama mais atenção à inspeção é o derrame articular.[15] A amplitude de movimento deve ser cuidadosamente observada, e a limitação da extensão total ou flexão, ou dor presente nos extremos da mobilidade são sinais indicativos de lesão meniscal.[23] O bloqueio pode-se apresentar de duas maneiras. A mais comum é quando não se consegue esticar o joelho totalmente decorrente do inchaço e acúmulo de líquido intra-articular. Entretanto, o bloqueio considerado verdadeiro, provavelmente por uma lesão em "alça de balde", impossibilita também a extensão completa.[23]

Após a inspeção, seguimos realizando a palpação na busca de dor, estalido e/ou *click* palpável. A palpação das interlinhas medial e lateral com o joelho em vários graus de flexão poderá causar dor, em cerca de 60 a 80% dos pacientes,[23] sendo provavelmente a constatação mais importante do exame.[24] Os testes são divididos de acordo com a manobra para pesquisa de lesão meniscal, testes de palpação e testes de rotação. Dentre os testes de palpação os mais comumente utilizados são o de McMurray e Steinmann II. Já os testes de rotação visam à pesquisa de lesão meniscal pela mobilização da tíbia sob o fêmur, porém eles podem causar dor no ligamento colateral, quando uma lesão for aguda, e ocasionalmente dor femoropatelar, simulando uma lesão de menisco. Dentre os testes rotacionais vale citar os testes de Apley, Apley Grind e Steinman I.

O teste de McMurray[25] é caracterizado por um *click* palpável no movimento de flexão para extensão do joelho. Com o joelho fletido, o examinador coloca uma das mãos sobre a linha articular e, ao mesmo tempo, segura o pé com a outra mão. O pé e a tíbia são rodados, e o joelho é, então, lentamente estendido; ao se mover o côndilo femoral sobre a lesão do menisco, palpa-se um estalido da interlinha articular. Quando se faz a rotação externa testa-se o menisco medial e na rotação interna testa-se o menisco lateral. O teste de Steinmann II é também realizado da flexão para extensão, com o dedo no local doloroso a fim de avaliar se a dor na interlinha move-se anteriormente durante a extensão do joelho.[23]

O teste de Apley Grind[26] é realizado com o paciente em posição prona, o quadril em extensão e o joelho fletido a 90°. O examinador coloca pressão nos pés para gerar uma força de compressão entre a tíbia e o fêmur, enquanto realiza-se a rotação tibial. A presença de dor na interlinha é positiva para a lesão meniscal. A manobra descrita, como Apley, é realizada na mesma posição a fim de gerar a distração da articulação e, consequentemente, melhora do sintoma. Na manobra de Steinmann I, a dor é provocada por rotação externa brusca da tíbia com os músculos relaxados e o joelho em vários graus de flexão; a rotação forçada movimenta o menisco, estirando-o anteriormente e comprimindo-o posteriormente. Se a rotação lateral ou medial forçada causar dor na interlinha medial ou lateral, respectivamente, o sinal torna-se sugestivo de lesão meniscal.[23]

A palpação da interlinha articular apresenta uma sensibilidade de 71 e 78% e alta especificidade de 87 e 90%, respectivamente para os meniscos medial e lateral. As manobras de McMurray e Apley, em geral, são positivas. Entretanto, apesar de serem específicas não são muito sensíveis, a especificidade da manobra de McMurray varia entre 57-98%, e a sensibilidade de 10-66%; a manobra de Apley apresenta especificidade de 80-99%, e sensibilidade de 16-58%.[23,24]

Se o exame clínico for altamente sugestivo de lesão meniscal a confirmação pela ressonância magnética (RM) deve ser o passo seguinte. A ressonância magnética é o exame complementar considerado padrão ouro e primeira escolha para investigação dessas lesões, com acurácia de 73,3%, entretanto o exame clínico tem acurácia de 80,7%.[9] Na RM as lesões meniscais aparecem como um sinal linear de alta intensidade com extensão até a superfície articular.[9] As lesões são tipicamente verticais nos jovens e horizontais nos mais velhos (Fig. 1). Entretanto, apesar de alguns autores acreditarem que a ressonância magnética pode auxiliar a ditar o tratamento, estudos mais recentes demonstram a falta de acurácia da ressonância em predizer se uma lesão meniscal pode ou não ser reparada, informação que ajudaria muito o cirurgião ortopédico. Vale lembrar que apesar de a lesão ser visível na ressonância magnética, isso não torna o caso mandatório de cirurgia.

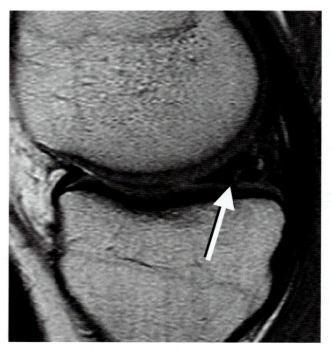

Figura 1. Plano sagital de ressonância magnética com traço vertical de alto sinal no menisco com extensão até a superfície articular.

CLASSIFICAÇÃO

As lesões podem ser classificadas pelo tipo (radial, horizontal, longitudinal/vertical, oblíqua, complexa, alça de balde e lesão na raiz meniscal), pela profundidade (tipos 1, 2 ou 3), pelo tempo de lesão (aguda ou crônica), pela região (zona vermelha, vermelho-branca ou branca), pela característica e mecanismo de lesão (traumática ou degenerativa) ou pelos achados intraoperatórios (estável ou instável). Cada uma dessas classificações associa-se à outra em uma complexa análise combinatória que não permite a confecção de um fluxograma exato para este tipo de tratamento.

A forma da lesão e a localização são os mais relevantes, pois são as que mais auxiliam na orientação do tratamento. Quanto à localização, Cooper et al. criaram 12 zonas, dividindo os meniscos em terços, tanto no sentido longitudinal, como no radial, dando mais precisão para caracterizar o tipo de lesão.[9]

TRATAMENTO

As lesões meniscais apresentam características diferentes e devem ser abordadas de maneira diferente. Não obstante, características específicas do paciente, como, idade, alinhamento dos membros inferiores, estabilidade articular, lesões associadas, peso, nível esportivo, tipo de esporte e expectativas, influenciam diretamente no tipo de tratamento eleito para o paciente.

Fisioterapia

O tratamento fisioterápico deve fazer parte do arsenal de opções e é importante parte do manejo dessas lesões. O tratamento imediato de uma lesão meniscal deve considerar o repouso com carga conforme tolerado, gelo, compressão local e elevação, pode-se somar o uso de anti-inflamatórios não esteroides, analgésicos e fisioterapia inicial para analgesia, amplitude de movimento, propriocepção e exercícios de alongamento por um período de 8 semanas. Porém, o sucesso do tratamento fisioterápico depende de algumas características da lesão. A evolução satisfatória é em geral quando as lesões são pequenas (< 1,0 cm), longitudinais, espessura parcial, estáveis, na zona vascular ou lesões degenerativas em pacientes acima de 45 anos.[9] Apenas 6% dos pacientes com mais de 40 anos apresentam lesões que devem ser operadas.

Cirurgia

Meniscectomia

Mesmo com os resultados animadores da fisioterapia nos casos de lesão meniscal, 80% dos casos são cirúrgicos. O tratamento cirúrgico fica a princípio reservado aos pacientes jovens, com lesões traumáticas longitudinais. As opções cirúrgicas iniciais incluem a meniscectomia parcial ou o reparo da lesão meniscal. Para o reparo meniscal deve-se levar em consideração características biológicas dos meniscos e cuidados com a técnica, assim as lesões mais indicadas para o reparo são as verticais, instáveis e periféricas, na zona vermelha ou vermelho-branca; portanto a meniscectomia parcial ainda é o tratamento da maioria das lesões meniscais, como as radiais na região central. O tratamento artroscópico das lesões meniscais é o procedimento mais realizado dentro da Medicina Esportiva e um dos mais comuns entre todos os procedimentos ortopédicos.[11] Ao realizar-se uma meniscectomia deve atentar-se para preservar o quanto for possível do menisco para evitar as consequências biomecânicas, que fatalmente levam ao desgaste articular.

Reparo meniscal

Desde os primeiros relatos de reparo meniscal em 1980, atenção especial tem sido dada para melhorar as técnicas cirúrgicas, adequar as indicações e contraindicações, otimizar a reabilitação e avaliar os resultados para avaliar a restauração funcional da articulação.

Enquanto alguns estudos prévios publicaram que o reparo meniscal deveria ser realizado idealmente em jovens, com lesões meniscais longitudinais e periféricas,[12,13] estudos mais recentes demonstraram resultados também satisfatórios após o reparo de lesões complexas, multiplanares, com extensão para a zona avascular e até lesões crônicas.[14,15] Uma lesão complexa em mais de um plano ou na região do terço central apresenta aproximadamente uma taxa de 50% de cicatrização, considerando o longo programa de reabilitação protegendo a carga no membro por 6 semanas.[15]

Por outro lado, as taxas de falha da sutura meniscal diminuíram ao longo dos anos, sendo em 2003 a taxa de reoperação de aproximadamente 23% e atualmente de 12,5%, mas podem variar de acordo com o estudo (9 a 24,3%) e critério pré-operatório utilizado,[16] pois é difícil uniformizar os grupos a serem estudados quanto ao tipo de lesão e cirurgias concomitantes, o que torna difícil a avaliação dos resultados apresentados. Por outro lado, alguns autores consideram o sucesso clínico, quando o paciente se torna assintomático, enquanto outros consideram o sucesso biológico, quando é documentada a cicatrização meniscal. Independente do critério, o sucesso do reparo meniscal mantém a cartilagem articular mais estável e, portanto, mais protegida da degradação.

O suprimento vascular da lesão meniscal é o fator intrínseco mais importante da cicatrização (Quadro 1), a maioria dos reparos deve ser feito próximo da área de suprimento vascular, nas zonas vermelha ou vermelho-branca. As indicações que trazem o melhor resultado do reparo meniscal estão demonstradas no Quadro 2. Quando a lesão está a menos de 2 mm de distância da borda meniscal as chances de cicatrização são as mais altas, enquanto as lesões que distam além de 4 mm da periferia são as de pior prognóstico, apesar de alguns relatarem sucesso na cicatrização dessas lesões após o reparo em indivíduos jovens.[9] O tamanho da lesão também influi, pois lesões menores que 1 cm são consideradas estáveis e além de 4 cm instáveis demais para sutura. A ruptura do ligamento cruzado anterior (LCA) é a lesão mais comum associada à lesão meniscal. Resultados de diversos trabalhos demonstram que a sutura meniscal realizada concomitantemente à reconstrução do LCA apresenta maior taxa de sucesso, isso deve-se ao aporte de células e fatores de crescimento do sangue provenientes dos túneis da reconstrução.[9-12]

Existem três técnicas mais frequentemente usadas para suturas de meniscos: 1) técnica de dentro pra fora (*inside-out*); 2) técnica de

Quadro 1. Classificação da lesão meniscal de acordo com suprimento vascular e potencial de reparo

Tipo de lesão	Potencial de reparo
Zona vermelho-vermelha	Localizada na periferia, zona vascularizada; maior potencial de cicatrização
Zona vermelho-branca	Sem suprimento vascular na porção interna da lesão; potencial intermediário de cicatrização
Zona branca	Localizada na zona avascular; menor potencial de cicatrização

Quadro 2. Indicações para sutura meniscal

- Lesões > 1 cm e < 4 cm de comprimento
- Zona vermelho-vermelha
- Lesão vertical
- < 40 anos
- Sem desvio do eixo mecânico
- Lesões agudas (< 6 semanas)
- Reconstrução do LCA concomitante

fora pra dentro (*outside-in*); 3) técnica toda dentro (*all inside*). Em cada uma das técnicas, a orientação vertical da sutura em relação ao traço da lesão deve ser a eleita.

A técnica *inside-out* é considerada a padrão ouro para reparo das lesões meniscais. Uma agulha com fio é introduzida por uma cânula na articulação e atravessa o menisco, ao lado da lesão, e sai pela cápsula articular, por uma incisão acessória. Não é tecnicamente fácil, e a presença de um assistente é necessária. Para as lesões dos terços médio e posterior, a técnica de escolha é a *inside-out* de Henning. A cânula de sutura é orientada o mais perpendicularmente possível na direção do menisco, protegendo o feixe neurovascular posterior da ponta da agulha. Uma incisão posteromedial de 2 cm é usada para expor a cápsula posterior. O ramo do nervo safeno pode ser visibilizado pela transiluminação com artroscópio da veia adjacente, o que facilita sua proteção. A dissecção é feita entre a cápsula articular e a inserção dos tendões flexores ("pata de ganso"), finalizando a sutura. Há potencial de falhar em 17% dos casos.[9]

Warren descreveu a técnica de *outside-in* para diminuir o risco de lesões do nervo fibular nas suturas dos meniscos laterais. Em lesões do terço anterior, tratadas com a técnica *outside-in*, com o artroscópio no portal contralateral, a ponta da agulha, passada percutaneamente pela borda intacta, atravessa o fragmento deslocado. O portal ipsolateral pode ser usado para se trabalhar com o gancho de prova artroscópica e realizar a sutura. A realização precisa da sutura é mais difícil nessa técnica, mas é uma excelente opção para o corno anterior com 95% de taxas de sucesso.

A técnica *all inside* foi desenvolvida para eliminar a necessidade de incisões complementares, tentar minimizar o risco de lesão das estruturas neurovasculares e reduzir o tempo cirúrgico. É uma das opções que permite o acesso à região posterior dos meniscos; tecnicamente é mais simples que as descritas anteriormente. Porém são dispositivos de alto custo, e complicações também podem ocorrer, como quebras do instrumental, irritação crônica de material não bioabsorvível, quebras do material, que, por vezes, se torna um corpo livre dentro da articulação ou ainda lesão da artéria poplítea. As taxas de falha variam de acordo com os autores, porém ocorre por volta de 19% dos casos.[9]

Atualmente, alguns grupos estudam como melhorar a fixação com dispositivos meniscais mais seguros, assim como agregar algum estímulo biológico à lesão e, assim, aumentar as taxas de cicatrização após o reparo meniscal. Entretanto, nem todas as lesões meniscais podem ser reparadas, mesmo com os avanços atuais, estudos experimentais e clínicos estão sendo conduzidos com o objetivo de encontrar um substituto seguro para as lesões irreparáveis, que têm sido tratadas de maneiras diversas, com resultados não menos diversos.

Substitutos meniscais

As técnicas de substituição parcial têm sido um avanço promissor, se bem indicadas no tratamento das lesões meniscais. A substituição meniscal supostamente reduz a pressão de contato na superfície articular, assim, parece ser uma abordagem lógica para melhora da função, alívio da dor e prevenção da degeneração articular. A experiência na literatura no tratamento das lesões com técnicas de substituição parcial resume-se apenas séries de casos de pacientes com indicações precisas e seguimento curto de 2 anos.[17,18] Assim, para este tipo de procedimento as indicações ainda se restringem a pacientes com sintomas pós-meniscectomia, esqueleticamente maduros, com lesões condrais até grau 2, segundo os critérios da ICRS, com joelhos estáveis, ou estabilizados no mesmo procedimento, com periferia preservada.[17] Pacientes com IMC maior que 35, perda meniscal total ou mesmo restando uma porção periférica instável, múltiplas áreas de perda meniscal, mau alinhamento ou lesão condral maior ou igual ao grau 3 não deveriam ser selecionados para este tipo de tratamento.

Quanto à indicação profilática da substituição meniscal parcial, antes que apareçam os sintomas, não se encontra embasamento científico para tal. A estratégia cirúrgica resume-se em medir artroscopicamente o espaço previamente deixado pela meniscectomia, preparar o enxerto sintético e biodegradável, colocar e fixar no local selecionado, permitindo a invasão celular com consequente crescimento de tecido, semelhante ao menisco, no interior de sua estrutura.[10,19]

Transplante meniscal

Apesar do conceito atual de preservar o máximo possível do tecido meniscal, cirurgiões ortopédicos ainda se deparam com lesões graves em que a meniscectomia total é necessária. Após alguns anos da meniscectomia, quase metade dos pacientes encontra-se sintomática e, portanto necessita da substituição meniscal para melhorar a dor e a progressão para estágios mais avançados da osteoartrose.[10] Desde que não se encontre borda periférica do menisco, deve-se dar preferência ao transplante do menisco. Por muitas décadas, a única opção para pacientes sintomáticos pós-meniscectomia total era o transplante meniscal, entretanto, apesar dos resultados animadores nos primeiros 5 anos, a avaliação após 20 anos de cirurgia demonstra uma queda dos resultados clínicos, apesar de ainda serem encorajadores.[18,19] Além disso, idealmente o transplante meniscal protegeria a articulação do degaste articular, mas ainda faltam evidências que o suportem como condroprotetor.

O planejamento pré-operatório deve ser meticuloso, desde a indicação, compatibilidade do tamanho do enxerto e técnicas que serão utilizadas. Em geral, os pacientes são relativamente jovens, sendo considerados como candidatos ideais, pacientes entre 20 e 50 anos de idade, com história de meniscectomia total ou subtotal com dor persistente apenas no compartimento operado. A articulação deve estar estável e com alinhamento normal dos membros inferiores, a lesão condral não deve ultrapassar o grau 2 (ICRS), entretanto caso isso ocorra, deve ser uma lesão focal e requer tratamento concomitante; assim como as osteotomias e reconstrução ligamentar que são procedimentos que devem ser realizados na mesma intervenção, otimizando o tempo de sobrevida da cirurgia.[20]

O transplante meniscal é atualmente a melhor alternativa terapêutica para pacientes sintomáticos submetidos à meniscectomia prévia, porém por problemas relacionados com disponibilidade do enxerto, correspondência entre os tamanhos do doador e receptor, custo elevado e risco de transmissão de doenças, a utilização dessa técnica é limitada.

■ CONCLUSÃO

A lesão meniscal é extremamente comum, e o menisco medial, o mais frequentemente acometido. O tipo de lesão que o atleta apresenta é diferente dos indivíduos mais velhos, porém o diagnóstico e conduta adequados são fundamentais para evitar as lesões degenerativas consequentes desse diagnóstico. O tratamento não operatório tem seu espaço, mas para os pacientes que não evoluem bem, a cirurgia é uma opção. A artroscopia para manejo da lesão meniscal é o procedimento ortopédico mais realizado anualmente, entretanto, por estar mais claro os resultados de uma meniscectomia, mesmo que parcial, aumentou-se o espaço para as cirurgias de reparo meniscal, independentemente da técnica utilizada.

■ REFERÊNCIAS BIBLIOGRÁFICAS

1. Englund M, Roos EM, Roos HP *et al.* Patient relevant outcomes fourteen years after meniscectomy: influence of type of meniscal tear and size of resection. *Rheumatology* (Oxford) 2001;40(6):631-39.
2. Fairbank TJ. Knee joint changes after meniscectomy. *J Bone Jt Surg Br* 1948;30B(4):664-70.

3. Lanzer WL, Komenda G. Changes in articular cartilageafter meniscectomy. *Clin Orthop Relat Res* 1990;252:41-48.
4. Noble J. Clinical features of the degenerate meniscus with the results of meniscectomy. *Br J Surg* 1975;62(12):977-81.
5. Roos H, Lauren M, Adalberth T et al. Knee osteoarthritis after meniscectomy: prevalence of radiographic changes after twenty-one years, compared with matched controls. *Arthritis Rheum* 1998;41(4):687-93.
6. McDevitt CA, Webber RJ. The ultrastructure and biochemistry of meniscal cartilage. *Clin Orthop Relat Res* 1990;252:8-18.
7. Thompson WO, Thaete FL, Fu FH et al. Tibial meniscal dynamics using three-dimensional reconstruction of magnetic resonance images. *Am J Sports Med* 1991;19(3):210-15.
8. Saamanen AM, Tammi M, Kiviranta I et al. Running exercise as a modulatory of proteoglycan matrix in the articular cartilage of young rabbits. *Int J Sports Med* 1988;9(2):127-33.
9. Laible C, Stein DA, Kiridly DN. Meniscal repair. *J Am Acad Orthop Surg* 2013;21:204-13.
10. Vrancken ACT, Buma P, van Tienen TG. Synthetic meniscus replacement: a review. *Int Orthop* (SICOT) 2013;37:291-99.
11. Sihvonen R, Paavola M, Malmivaara A et al. Finnish Degenerative Meniscal Lesion Study (FIDELITY) Group. Arthroscopic partial meniscectomy versus sham surgery for a degenerative meniscal tear. *N Engl J Med* 2013;26(369):2515-24.
12. Rubman MH, Noyes FR, Barber-Westin S. Arthroscopic repair of meniscal tears that extend into the avascular zone. A review of 198 single and complex tears. *Am J Sports Med* 1998;26(1):87-95.
13. Ahn JH, Lee YS, Yoo JC et al. Clinical and second-look arthroscopic evaluation of repaired medial meniscus in anterior cruciate ligament-reconstructed knees. *Am J SportsMed* 2010;38(3):472-77.
14. Noyes FR, Barber-Westin SD. Meniscus tears: diagnosis, repair techniques, clinical outcomes. In: Noyes FR. (Ed.). *Noyes' knee disorders: surgery, rehabilitation, clinical outcomes*. Philadelphia, PA: Saunders; 2009:733-771.
15. Noyes FR, Heckmann TP, Barber-Westin SD. Meniscus repair and transplantation: a comprehensive update. *J Orthop Sports Phys Ther* 2012;42(3):274-90.
16. Nepple JJ, Dunn WR, Wright RW. Meniscal repair outcomes at greater than five years: a systematic literature review and meta-analysis. *J Bone Joint Surg Am* 2012;94(24):2222-27.
17. Verdonk P, Beaufils P, Bellemans J et al. Successful treatment of painful irreparable partial meniscal defects with a polyurethane scaffold two-year safety and clinical outcomes. *Am J Sports Med* 2012;40(4):844-53.
18. Kon E, Filardo G, Zaffagnini S et al. Biodegradable polyurethane meniscal scaffold for isolated partial lesions or as combined procedure for knees with multiple comorbidities: clinical results at 2 years. *Knee Surg Sports Traumatol Arthrosc* 2014;22(1):128-34.
19. Mouzopoulos G, Siebold R. Partial Meniscus Substitution with tissue-engineered scaffold: an overview. *Clin Sports Med* 2012;31:167-81.
20. Elattar M, Dhollander A, Verdonk R et al. Twenty-six years of meniscal allograft transplantation: is still experimental? A meta-analysis of 44 trials. *Knee Surg Sports Traumatol Arthrosc* 2011;19(2):147-57.
21. Lee AS, Kang RW, Kroin E et al. Allograft Meniscus Transplantation. *Sports Med Arthrosc Rev* 2012;20(2):106-14.
22. Shakespeare DT, Rigby HS. The bucket-handle tear of the meniscus. A clinical and arthrographic study. *J Bone Joint Surg Br* 1983;56B:383-87.
23. Strobel M, Stedtfeld HW. Meniskusdiagnostik. In: Strobel M, Stedtfeld HW. (Eds.). *Diagnostik des kniegelenks*. Berlin: Springer Verlag, 1990. p. 166-80.
24. Ritchie JR, Miller MD, Harner CD. History and physical evaluation. In: Fu FH, Harner CD, Vince KG. (Eds.). *Knee surgery*. Baltimore: Williams and Wilkins, 1994:253-273.
25. McMurray T. The semilunar cartilages. *Br J Surg* 1942;29:407.
26. Apley AG. The diagnosis of meniscus injuries: some new clinical methods. *J Bone Joint Surg* 1947;29:78-94.

TRATAMENTO FISIOTERÁPICO DAS LESÕES MENISCAIS DO JOELHO

Fabio Conrado da Costa ■ Saulo Sadao Sano

■ INTRODUÇÃO

O entendimento de alguns conceitos básicos referentes aos meniscos, como função, formato e vascularização, se faz necessário para um melhor planejamento da reabilitação das lesões meniscais e suas particularidades.

Alguns dos principais conceitos:

- Os meniscos desempenham função importante na descarga de peso, melhora da congruência e, consequentemente, da estabilidade articular, absorção e transmissão de carga, e lubrificação da articulação do joelho.[3,12]
- O padrão de vascularização dos meniscos, maior na região dos cornos anterior e posterior e no terço periférico, indica a maior presença de terminações nervosas livres e proprioceptoras nestas regiões, evidenciando a importante função do menisco como mecanorreceptor da articulação do joelho.[5]
- Outra característica a ser considerada está relacionada com o formato dos meniscos. O menisco lateral apresenta um formato mais próximo da letra "O" e é mais móvel que o menisco medial, que apresenta formato mais próximo da letra "C". Esta característica é importante se considerarmos que, por ser menos móvel, o menisco medial pode estar mais sujeito ao surgimento de lesões.[12]

Alguns princípios devem ser seguidos para a reabilitação das lesões meniscais, dentre eles podemos citar: a criação de um ambiente seguro para o paciente, a orientação quanto ao que este pode ou não realizar nas atividades de vida diária de acordo com a fase de progressão da reabilitação, o contato entre fisioterapeuta e ortopedista para facilitar a compreensão de ambos no que diz respeito aos aspectos clínicos e à reabilitação do paciente, além de seguir critérios de progressão funcional com base em avaliações continuadas do quadro do paciente.[4]

■ ASPECTOS CLÍNICOS/AVALIAÇÃO DA FISIOTERAPIA

Logerstedt et al.,[17] em seu Clinical Practice Guidelines, citam alguns aspectos clínicos comuns presentes em boa parte dos sujeitos com lesões meniscais. Dentre eles: histórico de trauma (entorse) nos casos agudos (nos casos crônicos o padrão é de degeneração); sensação de "rasgar" durante o episódio de trauma; edema tardio (de 6 a 24 horas após trauma); episódio de travamento; dor ou estalido no teste de McMurray; dor na hiperextensão forçada e/ou na flexão máxima e sensibilidade à palpação na interlinha articular.

■ REABILITAÇÃO

As zonas periféricas do menisco cicatrizam com maior facilidade, isto interfere diretamente na escolha do tratamento (cirúrgico versus conservador e nos casos cirúrgicos, reparo ou meniscectomia parcial). Os tratamentos sofrerão modificações se houver uma reconstrução de ligamento associada ou deterioração da cartilagem. O tratamento visa à atenção ao controle de edema na articulação do joelho ou tecidos moles, padrão de marcha, flexão e extensão de joelho, força e controle muscular, mobilidade patelar e flexibilidade de membros inferiores.[11]

■ CONSERVADOR

Muitos casos de lesão meniscal têm resolução não cirúrgica pelo tratamento conservador, através da fisioterapia.[2] A decisão deve ser tomada de maneira consensual entre médico, paciente e fisioterapeuta, o paciente pode retomar atividades de vida diária assim que sinais e sintomas iniciais tenham desaparecido.

Katz et al.,[13] realizaram um estudo com 351 pacientes comparando os efeitos do tratamento conservador versus meniscectomia em sujeitos com lesão meniscal e leve/moderada osteoartrite e concluíram que não houve diferenças significativas entre os grupos, o que sugere que em alguns casos o tratamento conservador deve ser considerado antes da opção cirúrgica. Osteras et al.[23], em estudo semelhante, compararam o tratamento cirúrgico com o tratamento conservador e também não encontrou diferenças entre os grupos no que diz respeito à dor e função, mas encontraram que os pacientes submetidos ao tratamento conservador apresentaram melhores resultados no que diz respeito a fatores, como ansiedade e depressão.

Hare et al.[10] compararam os efeitos da meniscectomia versus cirurgia placebo em pacientes de meia-idade com lesão meniscal e pouca ou nenhuma osteoartrite e concluíram que não houve diferenças em relação à dor e função. Estes resultados corroboram a tese de que a cirurgia pode não ser a melhor opção de tratamento nestes casos, devendo ser considerada a hipótese do tratamento conservador.

Yim et al.[29], em seu trabalho com pacientes com lesão degenerativa de menisco medial, compararam, os efeitos do tratamento cirúrgico versus o tratamento conservador (consistindo em alongamentos, exercícios de flexão-extensão em posição sentada, bicicleta estacionária e agachamentos) e não encontraram diferenças significativas no que diz respeito à dor, função e satisfação do paciente.

Em contrapartida, Katz et al.,[13] em trabalho semelhante, relatam que 30% dos pacientes alocados no grupo de tratamento conservador tiveram que ser submetidos ao procedimento cirúrgico em até 6 meses após a realização do tratamento conservador.

Stensrud et al.[27] realizaram um programa conservador para lesão meniscal com 20 pacientes por 12 semanas e obtiveram bons resultados referentes a questionários e autoavaliação de função, isocinético e testes funcionais. Um ano após a execução do programa nenhum dos pacientes teve de ser submetido à cirurgia.

O objetivo inicial do tratamento é diminuir dor e edema, para que o atleta consiga retornar o mais rápido possível às atividades funcionais e depois às atividades desportivas.[25]

Na fase inicial, a ênfase do tratamento fisioterapêutico reside no controle do processo inflamatório e na ativação precoce de quadríceps. É comum nesta fase que o paciente apresente edema na região do joelho, além de dor durante a movimentação e alguma inibição do músculo quadríceps. Como consequência, dificuldades para realizar ADM completa e para a marcha podem estar presentes. Geralmente, são necessários de 3 a 5 dias de atividades limitadas para que ocorra melhora dos sintomas.[25]

Para o controle de dor e edema o fisioterapeuta pode utilizar tanto de recursos de eletroterapia, manobras para drenagem do edema, além de crioterapia. O protocolo PRICE (proteção, repouso, gelo, compressão e elevação) pode ser utilizado nesta fase, caso o fisioterapeuta julgue necessário. Técnicas de terapia manual com mobilização articular podem ser usadas para ganho de amplitude e melhora da dor.

A reabilitação conservadora deve ser guiada pelo quadro clínico/sintomatológico do paciente. Não existem restrições quanto à ADM, descarga de peso e fortalecimento. Dessa forma, a evolução dos exercícios deve ser realizada de forma gradual e conforme tolerado pelo paciente. Assim que possível, treinos de fortalecimento, mobilização e exercícios funcionais relacionados com o esporte devem ser incorporados ao tratamento.[8]

No que diz respeito ao tratamento de atletas, vale ressaltar a importância de que, durante o processo de reabilitação, a especificidade do esporte seja respeitada. Saltos, desacelerações, mudanças de direção etc. devem ser incorporados ao programa de reabilitação de acordo com a demanda do paciente. Exercícios específicos de cada modalidade e de cada atleta devem ser executados com enfoque na qualidade do movimento, evitando compensações decorrentes da lesão meniscal.

■ PÓS-MENISCECTOMIA

Dias et al.[6] realizaram uma revisão sistemática da literatura sobre o pós-operatório de pacientes submetidos à meniscectomia. Eles encontraram que o trabalho de fisioterapia associado a um programa de exercícios em domicílio pode ser benéfico para a função e arco de movimento dos pacientes.

Osteras et al.,[22] em seu estudo com pacientes de meia-idade submetidos à meniscectomia parcial compararam os dados referentes à dor, força de quadríceps e função (*hop test*) em pacientes que realizaram fisioterapia 3 vezes por semana *vs.* pacientes que não realizaram reabilitação. Os resultados após 3 e 12 meses evidenciaram o efeito benéfico da fisioterapia pós- meniscectomia. O tratamento consistiu em exercícios aeróbicos associados a treino de força de quadríceps e isquiotibiais, evoluindo de acordo com o tolerado pelo paciente.

Podemos dividir didaticamente a reabilitação pós-meniscectomia em três fases distintas: controle inflamatório inicial, fase intermediária e fase avançada.

Controle Inflamatório inicial

Os objetivos na fase inicial pós-meniscectomia são controle de dor e edema, ADM completa e marcha normal com descarga de peso completa.[8]

O controle de edema pode ser realizado por meio de crioterapia, estimulação elétrica e compressão. O atleta deve deambular de 1 a 3 dias de muletas, progredindo para o apoio total de peso assim que tolerar até recuperar a extensão total e caminhar sem claudicação e sem flexo.[25] Exercícios para ganho de amplitude de movimento, bicicleta estática, podem ser iniciados imediatamente em conjunto com contrações de quadríceps e SLR para recuperar controle motor e minimizar atrofia.[14]

Ultrassonografia, exercícios de panturrilha, mobilização articular, crioterapia, exercícios para quadríceps podem ser utilizados nesta fase.[9]

Logerstedt et al.[17] sugerem, embora com base em poucas evidências, em seu *guideline* que condutas que visem a rápida recuperação da ADM devem ser realizadas precocemente pós- cirurgia de menisco.

Bax et al.[1], em sua revisão sistemática, apontam os benefícios da eletroestimulação para o aumento de força e ativação muscular de quadríceps nos pacientes submetidos à meniscectomia parcial.

Fase intermediária

À medida que a dor cede e a ADM melhora o paciente poderá incluir exercícios isotônicos em cadeias aberta e fechada. O treino para atividade funcional pode ser iniciado, assim que o paciente se sinta confiante. Normalmente, exercícios são retomados em 2 semanas, mas em alguns casos são iniciados com até 3 a 6 dias.[25] Exercícios resistidos para quadríceps e isquiotibiais devem ser realizados precocemente e de forma supervisionada para evitar que déficits desta musculatura permaneçam após a cirurgia.[7,19,20,28]

Logerstedt et al.[17], com base em moderada evidência, recomenda o uso de exercícios de força e resistência para quadríceps e isquiotibiais e exercícios funcionais pós-meniscectomia.

Fase avançada

Treino intensivo de quadríceps pode ser iniciado, assim que tolerado, o que ocorre geralmente entre a terceira e a sexta semana. O treinamento esportivo pode ser liberado quando a força de membro operado atinge 80% do contralateral e o retorno às competições quando atinge 90% do membro contralateral que pode ocorrer entre a quinta e oitava semanas.[8]

■ SUTURA MENISCAL

Pré-operatório

O trabalho de fisioterapia nos casos de reparo meniscal pode ser iniciado antes da realização do procedimento cirúrgico, com as devidas orientações quanto à fase inicial da reabilitação pós-operatória, incluindo a realização de alguns exercícios, treino de marcha com descarga parcial e com início e aprendizado do treinamento da musculatura estabilizadora de tronco e pelve.[15]

Pós-operatório

Controle inflamatório

No pós-operatório inicial durante as duas primeiras semanas o terapeuta deve monitorar sinais importantes que incluem derrame, dor, marcha, amplitude dos movimentos de flexão e extensão de joelho (ROM), mobilidade patelar, força e controle da contração de membros inferiores, flexibilidade de membros inferiores e sintomas tibiofemorais indicativos de lesão meniscal.[21]

Complicações pós-operatórias comuns incluem dor ou inchaço excessivo, desligamento ou perda da contração isométrica do quadríceps, perda da amplitude de movimento e irritação do nervo safeno. O terapeuta também deve estar atento a sensações de queimação posteromediais ou infrapatelares, sobrecarga posteromedial ao longo do tendão da pata de ganso, sensibilidade ao longo do canal de Hunter medial à coxa, hipersensibilidade a uma leve pressão ou à mudança de temperatura. A identificação desses sinais é importante para uma reabilitação bem-sucedida. Estes sinais ou sintomas anormais ocorrem nas fases iniciais da síndrome de dor regional complexa e necessitam de tratamento imediato.[11,21]

Edema/ativação de m. quadríceps

Controle precoce do derrame no pós-operatório é essencial para o controle da dor e início da reativação do quadríceps. O protocolo PRICE é de extrema importância nesta fase. Os pacientes são instruídos a manter a elevação dos membros inferiores tão frequentemente quanto possível, durante a primeira semana. Um eletroestimulador neuromuscular pode ser útil para o "despertar" do quadríceps e controle da dor, podendo ser utilizado até a sexta semana. Um dispositivo portátil poder ser usado 6 vezes por dia, 15 minutos por sessão, até que o paciente apresente uma excelente contração voluntária do quadríceps.[21]

A crioterapia pode ser utilizada desde o início até o final do tratamento para controle de sinais inflamatórios.[21]

Descarga de peso

As cirurgias para realização de sutura nas lesões meniscais variam de acordo com o tipo de lesão. A localização anatômica da lesão (região de vascularização ou não), assim como a extensão da lesão e sua orientação (vertical, longitudinal etc.) são fatores que podem determinar características importantes da reabilitação como a descarga de peso no pós-operatório, por exemplo. Lesões radiais podem ter sua cicatrização pós-operatória prejudicada por conta da descarga de peso total em fases iniciais, isto porque pode ocorrer um afastamento das margens da lesão. Por outro lado, lesões longitudinais ou em alça de balde podem beneficiar-se da descarga de peso inicial, uma vez que esta possa ajudar a "reduzir" a lesão, facilitando sua cicatrização.[4]

Cavanaugh et al.[4] sugerem em seu artigo um programa de descarga gradual de peso, conforme tolerado para POs de sutura de lesões longitudinais, verticais e em alça de balde, e limitam a descarga de peso a toque de artelhos para lesões radiais ou mais complexas por até 4-6 semanas. Descarga de peso com progressiva flexão deve ser evitada por 4-6 semanas para evitar o estresse na região da sutura. Após este período a descarga de peso estará liberada.

Heckmann et al.[11] propõem um protocolo para descarga de peso pós-sutura de lesões complexas que parte de 1/4 do peso corporal nas primeiras duas semanas, evoluindo progressivamente até descarga completa na 7ª ou 8ª semana. Nas lesões em regiões periféricas, eles propõem descarga de 1/2 peso corporal nas primeiras 2 semanas e descarga completa na 3ª ou 4ª semana.

O Quadro 1 resume o guia para condução da descarga de peso em relação às semanas iniciais de pós-operatório.

ADM

No pós-operatório de sutura meniscal o joelho é travado em 0° de extensão com o auxílio de *brace*. Em reparos de lesões periféricas não há necessidade de seu uso.[11]

O *brace* poderá ser utilizado travado em extensão por 4-6 semanas para deambulação e ao dormir. A extensão completa deve ser atingida desde o PO inicial, e a flexão deve estar restrita a 90°

Quadro 1. Tipo de lesão (periféricas ou complexas/radiais) e descarga de peso (em% do peso corporal) permitida em relação ao tempo (em semanas)

Lesão/semana	sem 1-2	sem 3-4	sem 5-6	sem 7-8
Periféricas	50% peso corporal	Completa	Completa	Completa
Complexas/radiais	25% peso corporal	50% peso corporal	75% peso corporal	Completa

por 4-6 semanas.[4] Em POs de lesões em corno posterior deve-se preservar a ADM em 70° por 4 semanas e só então progredir, conforme tolerado. A flexão do joelho ativa, com a contração de isquiotibiais, deve ser evitada em lesões de menisco medial por conta de sua ligação com o tendão do músculo semimembranoso. O mesmo deve ser evitado em relação ao menisco lateral por sua relação com o músculo poplíteo.[4,15]

Heckmann et al.,[11] em seu artigo, sugerem uma evolução pouco mais avançada em relação à ADM: 0-90° nas primeiras duas semanas; 0-120° entre 3ª e 4ª semanas e flexão completa até a 6ª semana em lesões longitudinais ou em alça de balde. No pós-operatório inicial é feita movimentação de flexão passiva e extensão ativa-assistida desde o primeiro dia. Inicialmente, estes exercícios são realizados na posição sentada de 0° a 90° até a 2ª semana, podendo ser realizados em decúbito dorsal ou ventral pela terceira a quarta semana com a flexão avançando até 120° (Fig. 1), e pela quinta até a sexta semana, 135° (Fig. 2). Exercícios para ADM podem ser realizados de 3 a 4 vezes ao dia, por cerca de 15 minutos, até que a amplitude normal seja alcançada. Extensão completa é considerada como sendo de 0°. Outro cuidado necessário é evitar a hiperextensão em indivíduos que tiveram reparos no corno anterior do menisco.

A mobilização de patela, laterolateral e craniocaudal, deve ser utilizada até a sexta semana para auxiliar nos movimentos de flexão e extensão de joelho, se necessário pode-se prolongar a utilização da mobilização até a oitava semana ou o quanto for necessário. Se o paciente apresentar dificuldade para atingir os 0-90 graus de movimentação de joelho até a 2ª semana serão necessários exercícios com sobrepressão na extensão passiva para alongamento de cápsula posterior e manobras de terapia manual para mobilidade de tíbia e fíbula para ganho de flexão e extensão de joelho.[11]

Após 4-6 semanas o *brace* é destravado a 60° para permitir a marcha. As muletas são indicadas para as quatro primeiras semanas para proteger o local de reparo cirúrgico. E gradualmente a descarga de peso progride, e o paciente é encorajado a reestabelecer o

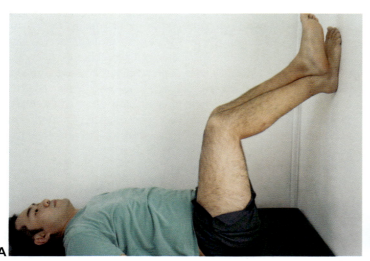
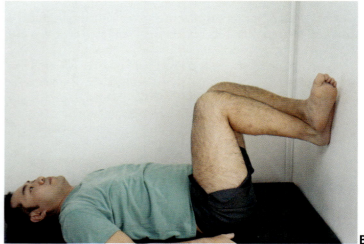

Figura 1. (A e B) Ganho de flexão de joelho em decúbito dorsal na parede.

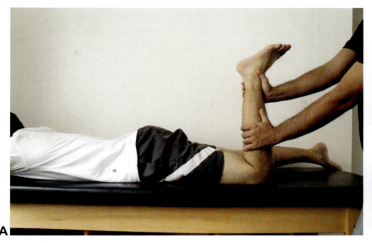 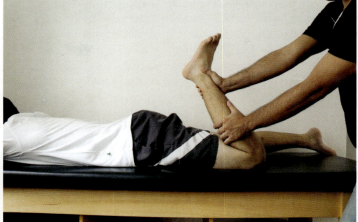

Figura 2. (**A** e **B**) Ganho de flexão de joelho em decúbito ventral com auxílio do terapeuta.

padrão normal da marcha, sem dor, evitando o travamento do joelho e usando o movimento de flexão durante todo o ciclo.[11,21]

Entre 6 e 14 semanas um dos objetivos do tratamento é restaurar a ADM completa. À medida que a ADM evolui, podemos evoluir com alguns exercícios, como a bicicleta estacionária, iniciar o treino no simulador elíptico e aumentar a carga nos exercícios de fortalecimento. Ao final deste período a amplitude completa permitirá que se possa evoluir com o programa de fortalecimento.

Os alongamentos estão liberados desde a 1ª semana de pós-operatório até o final da reabilitação. O alongamento do músculo quadríceps está liberado a partir das 7-8ª semanas.[11]

O Quadro 2 resume o guia para condução do ganho de ADM em relação às semanas iniciais de pós-operatório.

Condicionamento

Exercícios para condicionamento podem ser iniciados com 3 a 4 semanas, utilizando o cicloergômetro manual, e com bicicleta estacionária a partir das 7ª a 8ª semanas, aumentando carga e tempo gradualmente. E a partir da 9ª semana podem ser iniciadas a caminhada dentro da água, natação e caminhada. Os exercícios devem ser realizados de 2 a 3 vezes por semana por volta de 10 a 15 minutos inicialmente, chegando até 20 a 30 minutos no final do tratamento.

Força

A ativação do músculo quadríceps deve ser abordada desde o PO inicial. Exercícios de ativação do músculo quadríceps com o auxílio de toalha (*quad-sets*) ou com o auxílio de estimulação elétrica (corrente russa, FES etc.) devem ser utilizados para a rápida restauração da ativação adequada deste músculo, podendo ser realizados até a 6ª semana.

A isometria de quadríceps, SLR (*Straight leg raise*, levantamento da perna estendida), extensão do joelho ativo-assistida de 90° a 0° são iniciadas no primeiro dia após a cirurgia. A única exceção é para os pacientes com reparo em corno anterior de menisco, em que extensão de joelho ativo-assistida é limitada de 90° a 30°.[11,15,21]

Após a adequada ativação do quadríceps podem-se iniciar exercícios de SLR, sem adição de pesos e posteriormente evoluindo para carga (Fig. 3). São realizados no plano de flexão apenas até o paciente demonstrar uma suficiente contração quadríceps para eliminar qualquer sinal de *extensor leg*. Após isso, o fortalecimento da musculatura do quadril deve ser realizado nos outros três planos com abdução, adução e extensão de quadril (Fig. 4).

À medida que a ADM progride para aproximadamente 90°, alguns exercícios podem ser realizados. Os exercícios em cadeia cinética fechada com descarga de peso começam com 3 a 4 semanas de pós-operatório (lesões complexas, 5-6ª semana). O programa incorpora o *toe raises* (fortalecimento de panturrilha em pé), *wall sits* (sentar encostado na parede) e, quando os pacientes suporta-

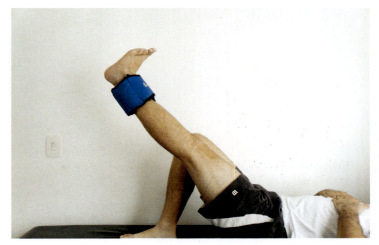

Figura 3. Flexão de quadril.

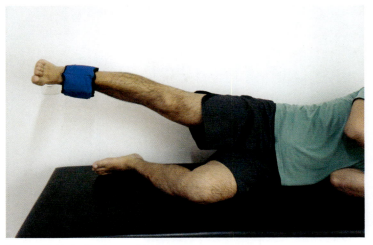

Figura 4. Abdução de quadril.

Quadro 2. Tipo de lesão (periféricas ou complexas/radiais) e amplitude de movimento (em graus) permitida em relação ao tempo (em semanas)

Lesão/tempo	1-2 semanas	3-4 semanas	5-6 semanas
Periféricas	0-90°	0-120°	0-135°
Complexas/radiais	0-90°	0-90°	0-90°

rem 50% do peso, aproximadamente na 8ª semana o miniagachamento apoiado na bola suíça. Estas atividades são limitadas de 0° a 60° da flexão para proteger o corno posterior do menisco.

O exercício de mecanoterapia, *leg press*, é iniciado com 4-5 semanas após reparo meniscal periférico (Fig. 5). A ADM também é limitada a 60° a 10° para proteger o corno posterior do menisco contra o excesso de carga, que ocorre em flexão do joelho em ângulos superiores a 60°, e elevadas forças na articulação femoropatelar. Esta limitação de movimento é também vantajosa porque exige maior controle da musculatura do quadríceps. Em cirurgias de reparação de lesões complexas do menisco, o *leg press* é retardado até 6 semanas para permitir cicatrização suficiente do reparo.

Quando alcançamos ADM completa e um bom controle de quadríceps (entre 6 e 14 semanas), podemos evoluir para exercícios em cadeira extensora (bipodal) e aumentar a amplitude do miniagachamento (Fig. 6), *step down* (Fig. 7) e do *leg press*.

Os exercícios em cadeia cinética aberta sem descarga de peso começam com 5 a 6 semanas depois da cirurgia.

Ativação de isquiotibiais de 0° a 90° é iniciada em pacientes que tiveram reparação periférica do menisco por volta de 5 a 6 semanas. Devem-se tomar cuidados para evitar hiperextensão do joelho, que coloca tensão na cápsula posterior. Este exercício é adiado em até 7 a 8 semanas depois de um reparo complexo do menisco. Exercícios resistidos isolados de isquiotibiais são limitados em reparos de lesões complexas do menisco medial decorrente da inserção do tendão do semimembranoso ao longo da cápsula articular posteromedial.

Algumas manobras de terapia manual podem ser utilizadas para reposicionamento articular (*glide*), principalmente em casos em que o movimento produz dor, o que pode ocorrer durante a execução de alguns exercícios. Para melhor entendimento dos mecanismos e algumas técnicas, sugerimos ver o capítulo sobre Terapia manual neste livro.

Sensório-motor

O treino sensório-motor simples (por exemplo, treino de descarga de peso no plano estável) pode ser iniciado assim que o paciente estiver apto a suportar aproximadamente 50% do peso corporal sem dor.

Em lesões periféricas, tais exercícios são iniciados com descarga parcial na primeira semana de pós-operatório. No reparo de lesões complexas, podemos iniciar a partir da 3ª ou 4ª semana, utilizando *brace* em extensão até ser liberada a descarga total de peso.

Todos os pacientes começam o treinamento de equilíbrio através da realização de exercícios de transferência de descarga de peso (laterolateral e anteroposterior).

Após a fase inicial (entre 0 a 4-6 semanas), podemos evoluir, conforme tolerado e de acordo com o controle do paciente, para exercícios em apoio unipodal em superfícies instáveis como cama elástica, bosu, discos de equilíbrio, dentre outros (Fig. 8), e com distúrbios externos, como toque de bola (Fig. 9).

Corrida

Pode ser iniciada após o 4° ou 5° mês em lesões periféricas e até 30 semanas para lesões complexas. O paciente inicia o treino correndo de 25 a 50% de sua velocidade habitual. Nesta fase, preconiza-se o treino intervalado, alternando caminhada e corrida, podemos enfatizar o treino em curtas distâncias/velocidade baixa, progredindo para curta distância/velocidade alta, longa distancia/velocidade baixa e, por fim, longa distância/velocidade alta.

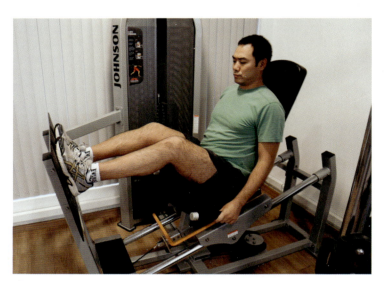

Figura 5. *Leg press.*

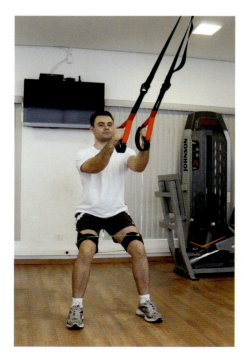

Figura 6. Miniagachamento.

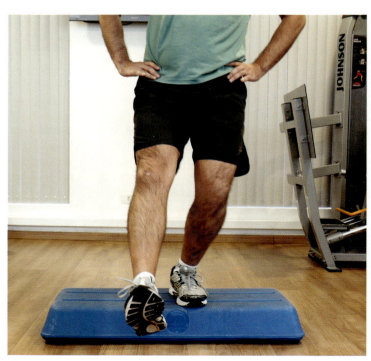

Figura 7. *Step Down.*

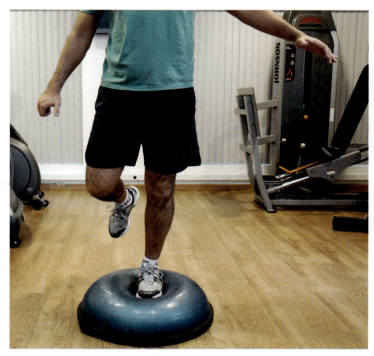

Figura 8. Equilíbrio unipodal no bosu.

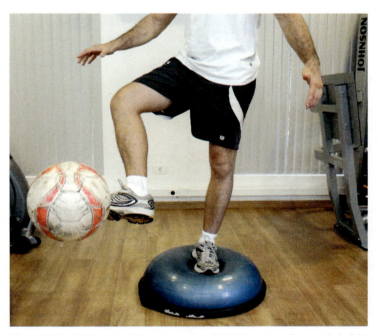

Figura 9. Equilíbrio unipodal no bosu com distúrbio externo (toque de bola).

Pliometria/funcionais/mudança de direção

Treinamento de pliometria é iniciado com pacientes que evoluíram bem durante as etapas do programa de tratamento proposto, podem ser realizadas após aproximadamente 6 meses de pós-operatório em pacientes que tiveram lesões periféricas ou complexas. Em pacientes que tiveram lesão radial do menisco, este programa pode ser adiado por até 9 meses de pós-operatório. A meta para retorno às atividades esportivas baseia-se na conclusão dos programas de corrida e de treinamento funcional. Os testes muscular e funcional devem estar dentro dos limites normais para serem utilizados como critério de alta.

A introdução de treinos com saltos (Fig. 10) e aceleração com frenagem (Fig. 11) visa a desenvolver e permitir a avaliação do controle dinâmico. Estas atividades exigem do atleta controles musculares excêntrico e concêntrico, e tem como objetivo reproduzir a funcionalidade do esporte que o joelho será obrigado a executar após a reabilitação da sutura do menisco.

O atleta está pronto para a progressão quando há controle unipodal, dentro do padrão de normalidade de 15% de diferença em relação ao lado não lesionado e demonstra boa mecânica corporal, velocidade e confiança ao executar os movimentos, sem compensações.

Devem ser executados treinos com deslocamentos laterais, zigue-zague e treinos de agilidade curtos. Treino de movimentação da figura em oito e carioca, treinos de corrida com cortes para mudança de direção a 90° e 45°. Esse treino é feito com cerca de 30 semanas do PO.[11]

Retorno ao esporte

Na fase de retorno às atividades esportivas o atleta deve estar apto a realizar as atividades dinâmicas como correr, saltar, aterrissar, mudar de direção, executar movimentos de pivoteio, de forma adequada. É de extrema importância que o fisioterapeuta tenha boa comunicação com o treinador e preparador físico do atleta para que todos tenham conhecimento do estado que o atleta se encontra e quais as restrições a que ele está submetido na volta os treinos. O treino pode ser iniciado com algumas restrições (de acordo com cada caso) e, então, à medida que segue o tratamento e a evolução do atleta, evoluir para o treino completo.[15]

O fisioterapeuta deve estar atento a componentes como a harmonia da cadeia de movimento, a execução do movimento sem compensações, além de fatores como a confiança para realizar os movimentos durante o treino. Qualquer problema detectado deve ser abordado e corrigido antes da liberação completa para treino/competição e alta.[15]

Pabian et al.[24] em seu relato de caso de reabilitação pós-reparo meniscal em jogador de futebol americano iniciam treinos de pivoteamento com 12 semanas de PO e evolui este treino até 16 semanas quando já realiza treinos com alta demanda de exigência. No quinto mês o atleta estava realizando movimentos de pivô e mudança de direção mais específicos do esporte. O atleta teve seu retorno completo ao esporte com 140 dias de pós-operatório e após 10 meses, não havia sinais de piora do quadro.

Para chegar aos critérios para retorno ao esporte após lesão meniscal, o atleta deve ter realizado as fases de progressão anteriormente descritas e atingir critérios funcionais, como amplitude de movimento articular normal e funcional; força, potência e resistência muscular adequadas; flexibilidade, coordenação e controle sensório-motor adequados, capacidade cardiocirculatória e testes funcionais com resultados satisfatórios.

Os testes funcionais devem ser individualizados ao esporte, de modo que reproduzam o gesto esportivo sem queixas e devem ser realizados antes da liberação do atleta. Alguns exemplos de testes funcionais são os *hop tests*, *shuttle run*, T dentre outros, recomenda-se a leitura do capítulo de "Critérios de retorno ao esporte" deste livro.

O Quadro 3 ilustra uma sugestão para início dos exercícios mais utilizados durante a reabilitação das lesões meniscais.

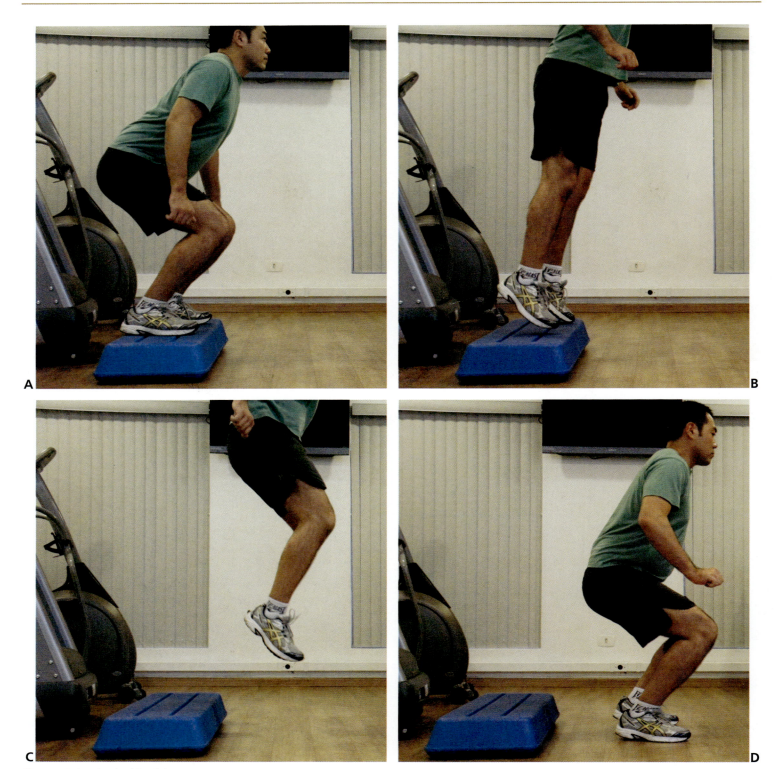

Figura 10. (**A-D**) Salto bipodal.

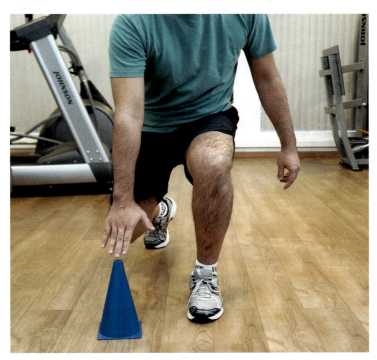

Figura 11. Frenagem com toque no cone.

CONSIDERAÇÕES

O processo de reabilitação das suturas meniscais (periféricas ou complexas/radiais) é relativamente demorado se comparado às lesões tratadas via meniscectomia/conservador. Algumas tentativas de realização de reabilitação pós-operatória mais aceleradas (ADM completa e 6 semanas *versus* 8 semanas do tratamento convencional; maior força de quadríceps após 2 meses, 82% *vs.* 71% contralateral e retorno completo às atividades em 10 semanas) foram descritas em trabalhos realizados na década de 1990.[18,26] Um trabalho recente[16] demonstra não haver diferença considerável entre pacientes que submetidos a protocolo livre (ADM e descarga liberados conforme tolerado após 2 semanas) e protocolo restritivo (limitação de ADM e descarga até 6 semanas) em seguimento por até 2 anos. Sugerimos, ao leitor interessado, a leitura destes trabalhos. Evidentemente, a escolha do modelo de reabilitação a ser seguida deve levar em conta o tipo de cirurgia, o perfil e necessidades do atleta, o contato do cirurgião e, obviamente, embasamento teórico-científico de cada conduta escolhida.

Quadro 3. Recomendações de início de exercícios de acordo com os tipos de lesão (periféricas ou complexas/radiais) em relação ao tempo (semanas ou meses)

Conduta/tempo	1-2 sem	3-4 sem	5-6 sem	7-8 sem	3 meses	4 meses	5 meses	6 meses	7 meses
Isometria quad	Perif/complx								
SLR flexão de quadril	Perif/complx								
SLR outras direções			Perif/complx						
Treino de marcha		Perif	Complexas						
Panturrilha		Perif	Complexas						
Wall sits		Perif	Complexas						
Miniagachamento		Perif	Complexas	Perif/complx					
Cadeira flexora			Periféricas	Complexas					
Cadeira extensora			Perif/complx						
Leg press			Periféricas		Complexas				
Treino sensório-motor		Perif	Complexas						
Bike				Perif/complx					
Treino aquático					Perif/complx				
Caminhada					Perif/complx				
Corrida							Periféricas	Complexas	
Mudanças de direção								Perif	Complexas
Retorno ao esporte								Perif	Complexas

Perif = Periféricas; complex = complexas.

REFERÊNCIAS BIBLIOGRÁFICAS

1. Bax L, Staes F, Verhagen A. Does neuromuscular electrical stimulation strengthen the quadriceps femoris? A systematic review of randomised controlled trials. *Sports Med* 2005;35(3):191-212. Review.
2. Beaufils P, Hulet C, Dhénain M *et al.* Clinical practice guidelines for the management of meniscal lesions and isolated lesions of the anterior cruciate ligament of the knee in adults. *Orthop Traumatol Surg Res* 2009 Oct.;95(6):437-42.
3. Brindle T, Nyland J, Johnson DL. The meniscus: review of basic principles with application to surgery and rehabilitation. *J Athl Train* 2001;36(2):160-69.
4. Cavanaugh JT, Killian SE. Rehabilitation following menisco repair. *Curr Rev Musculoskelet Med* 2012;5:46-58.
5. Day B, Mackenzie WG, Shim SS *et al.* The vascular and nerve supply of the human meniscus. *Arthroscopy* 1985;1:58-62.
6. Dias JM, Mazuquin BF, Mostagi FQ *et al.* The effectiveness of postoperative physical therapy treatment in patients who have undergone arthroscopic partial meniscectomy: systematic review with meta-analysis. *J Orthop Sports Phys Ther* 2013 Aug.;43(8):560-76.
7. Ericsson YB, Dahlberg LE, Roos EM. Effects of functional exercise training on performance and muscle strength after meniscectomy: a randomized trial. *Scand J Med Sci Sports* 2009 Apr.;19(2):156-65.

8. Frizziero A, Ferrari R, Giannotti E et al. The meniscus tear. State of the art of rehabilitation protocols related to surgical procedures. *Muscles Ligaments Tendons J* 2013 Jan.;21;2(4):295-301.
9. Goodwin PC, Morrissey MC, Omar RZ et al. Effectiveness of supervised physical therapy in the early period after arthroscopic partial meniscectomy. *Phys Ther* 2003 June;83(6):520-35.
10. Hare KB, Lohmander LS, Christensen R et al. Arthroscopic partial meniscectomy in middle-aged patients with mild or no knee osteoarthritis: a protocol for a double-blind, randomized sham-controlled multi-centre trial. *BMC Musculoskelet Disord* 2013 Feb.; 25:14:71.
11. Heckmann TP, Barber-Westin SD, Noyes FR. Meniscal repair and transplantation: indications, techniques, rehabilitation, and clinical outcome. *J Orthop Sports Phys Ther* 2006 Oct.;36(10):795-814.
12. Kapandji AI. *Fisiologia articular*. 6. ed. Rio de Janeiro: Guanabara Koogan, 2009, vol. 2.
13. Katz JN, Brophy RH, Chaisson CE et al. Surgery versus physical therapy for a meniscal tear and osteoarthritis. *N Engl J Med* 2013 May 2;368(18):1675-84.
14. Kelln BM, Ingersoll CD, Saliba S et al. Effect of early active range of motion rehabilitation on outcome measures after partial meniscectomy. *Knee Surg Sports Traumatol Arthrosc* 2009 June;17(6):607-16.
15. Kozlowski EJ, Barcia AM, Tokish JM. Meniscus repair: the role of accelerated rehabilitation in return to sport. *Sports Med Arthrosc* 2012 June;20(2):121-26.
16. Lind M, Nielsen T, Faunø P et al.</*> Free rehabilitation is safe after isolated meniscus repair: a prospective randomized trial comparing free with restricted rehabilitation regimens. *Am J Sports Med* 2013 Dec.;41(12):2753-58.
17. Logerstedt DS, Snyder-Mackler L, Ritter RC et al. Knee pain and mobility impairments: meniscal and cartilage lesions. *J Sports Phys Ther* 2010:40(6):A1-A35.
18. Mariani PP, Santori N, Adriani E et al. Accelerated rehabilitation after arthroscopic meniscal repair: a clinical and magnetic resonance imaging evaluation. *Arthroscopy* 1996;12:680-86.
19. Matthews P, St-Pierre DM. Recovery of muscle strength following arthroscopic meniscectomy. *J Orthop Sports Phys Ther* 1996 Jan.;23(1):18-26.
20. Moffet H, Richards CL, Malouin F et al. Early and intensive physiotherapy accelerates recovery postarthroscopic meniscectomy: results of a randomized controlled study. *Arch Phys Med Rehabil* 1994 Apr.;75(4):415-26.
21. Noyes FR, Heckmann TP, Barber-Westin SD. Meniscus repair and transplantation: a comprehensive update. *J Orthop Sports Phys Ther* 2012 Mar.;42(3):274-90.
22. Østerås H, Østerås B, Torstensen TA. Is postoperative exercise therapy necessary in patients with degenerative meniscus? A randomized controlled trial with one year follow-up. *Knee Surg Sports Traumatol Arthrosc* 2014 Jan.;22(1):200-6.
23. Østerås H, Østerås B, Torstensen TA. Medical exercise therapy, and not arthroscopic surgery, resulted in decreased depression and anxiety in patients with degenerative meniscus injury. *J Bodyw Mov Ther* 2012 Oct.;16(4):456-63.
24. Pabian P, Hanney WJ. Functional rehabilitation after medial meniscus repair in a high school football quarterback: a case report. *N Am J Sports Phys Ther* 2008;3(3):161-69.
25. Prentice W, Voight ML. *Técnicas em reabilitação musculoesquelética*. Porto Alegre: Artmed, 2003.
26. Shelbourne KD, Patel DV, Adsit WS et al. Rehabilitation after meniscal repair. *Clin Sports Med* 1996;15:595-612.
27. Stensrud S, Roos EM, Risberg MA. A 12-week exercise therapy program in middle-aged patients with degenerative meniscus tears: a case series with 1-year follow-up. *J Orthop Sports Phys Ther* 2012 Nov.;42(11):919-31.
28. St-Pierre DM, Laforest S, Paradis S et al. Isokinetic rehabilitation after arthroscopic meniscectomy. *Eur J Appl Physiol Occup Physiol* 1992;64(5):437-43.
29. Yim JH, Seon JK, Song EK et al. A comparative study of meniscectomy and nonoperative treatment for degenerative horizontal tears of the medial meniscus. *Am J Sports Med* 2013 July;41(7):1565-7

SEÇÃO IV

SUBSTITUTOS MENISCAIS: IMPLANTE DE MENISCO POLIURETANO – TÉCNICAS E RESULTADOS

René Verdonk ■ Peter Verdonk ■ Eva Lisa Heinrichs

■ INTRODUÇÃO

Dores e outras sequelas de rompimentos meniscais irreparáveis a curto e longo prazos permanecem como um desafio para a comunidade ortopédica, e há uma necessidade genuína para uma abordagem que oferecerá novas opções aceitáveis de tratamento para os pacientes e cirurgiões.[1]

A Orteq Ltd (Londres, Reino Unido) desenvolveu uma armação de poliuretano, Actifit®[2], para o crescimento dos vasos sanguíneos e a regeneração meniscal dos tecidos[3], destinada para o tratamento de rompimentos meniscais dolorosos e irreparáveis, e imperfeições de tecidos meniscais. Está disponível nas configurações mediais e laterais (Fig. 1). Os critérios de utilização também abrangem uma margem meniscal intacta e tecidos suficientes nas protuberâncias anteriores e posteriores para permitir a fixação da armação. Outros requisitos incluem uma articulação no joelho bem alinhada e estável, um nível de classificação ICRS ≤ 3, um índice de massa corporal < 35 kg/m² e a ausência de doenças sistemáticas ou sequelas de infecções.[4,5]

■ PROCEDIMENTO DE IMPLANTAÇÃO, CUIDADOS PÓS-OPERATÓRIOS E REABILITAÇÃO

Procedimento de implantação

A implantação da armação meniscal Actifit® é executada de forma artroscópica pelo uso de equipamentos e procedimentos padrões de cirurgia antroscópica do joelho. Instruções detalhadas e avisos e precauções relacionados são apresentados em Instruções de Uso, acompanhando o dispositivo.

Ao usar uma anestesia espinhal ou geral de acordo com o cirurgião ortopédico, a implantação da armação meniscal Actifit® geralmente é efetuada sob condições de torniquete. A fixação da coxa pode ser utilizada para o posicionamento de tensão valgo adequado.

Antes da implantação das armações mediais e laterais, o estado da cartilagem e o estado e integridade remanescentes da parede meniscal devem ser avaliados. No caso de meniscos laterais, a integridade da parede meniscal através da interrupção poplítea é essencial para a fixação segura e a regeneração ideal do tecido. Todas as cartilagens e encontros ligamentares patológicos devem ser registrados cuidadosamente.

No caso de um compartimento medial apertado, o ligamento medial colateral (LCM) pode ser distendido ao utilizar o método de punção de fora para dentro. Sob ênfase valga, e direcionada pela luz artroscópica interna, o cirurgião poderá colocar uma agulha no lado posteromedial da liga do joelho dentro da liga. O LCM é detectado e permite que seja feita um incrustação progressiva do ligamento, até que a abertura apropriada seja obtida.

A técnica de obturação de incrustação de dentro para fora, conforme é descrita por Steadman, também pode ser usada. Sob o controle artroscópico, o canto posteromedial da liga do joelho é visualizado. Ao usar o instrumento Steadman, o LCM pode ser alcançado e progressivamente rompido a fim de abrir a liga do joelho apropriadamente, até que uma visualização seja obtida.

Não é possível utilizar as técnicas de liberação de incrustação progressiva no compartimento lateral, conforme é descrito anteriormente e utilizado no compartimento medial, em razão das considerações anatômicas; contudo, o estreitamento do compartimento lateral é raro.

Para facilitar a recuperação, o aro meniscal pode ser furado para obter acesso aos canais vasculares e é recomendado que o revestimento sinovial fosse levemente raspado. Após o desbridamento e a preparação, a falha deve-se encontrar na zona vermelha ou vermelho-branca, aproximadamente a 1-2 mm da extremidade sinovial. Em seguida, a falha deve ser medida juntamente com a sua

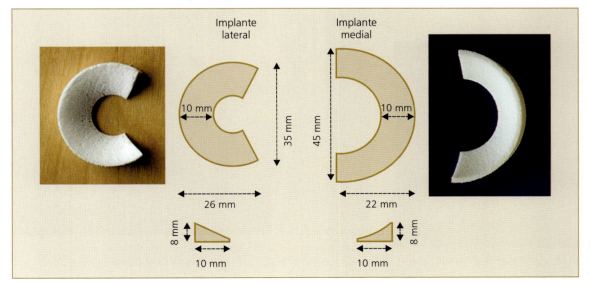

Figura 1. A armação meniscal Actifit® vem em padrões mediais e laterais.

margem interna, usando a régua meniscal e a guia da régua meniscal que acompanha o dispositivo Actifit®.

A armação meniscal Actifit® deve ser medida e cortada com um bisturi (Fig. 2). A esterilização deve ser feita constantemente. Cuidados devem ser tomados para não subdimensionar o dispositivo. Com o intuito de obter uma boa adaptação da falha, o comprimento da armação deve ser sobredimensionado em 10%, por exemplo, 3 mm para pequenas falhas (< 3 cm) e aproximadamente 5 mm para grandes falhas (≥ 3 cm). É recomendado que o lado anterior seja cortado em um ângulo de 30-45° para uma sutura mais fácil (Fig. 3).

Para a implantação, serão necessárias 2-3 incisões pequenas nas entradas anteromedial e anterolateral. Uma entrada no tendão transpatelar central antroscópico é opcional. Para a fácil inserção da armação, recomendamos que a entrada relevante esteja medida exatamente ou aproximadamente ao tamanho do dedo mínimo. Além disso, uma incisão posteromedial ou posterolateral poderá ser necessária, caso uma técnica de fixação meniscal de dentro para fora seja usada.

Embora o material Actifit® seja fácil de manusear e é forte e flexível, ele deve ser manuseado com cuidado. A armação Actifit® feita sob medida pode ser introduzida na liga do joelho através da entrada anteromedial ou anterolateral com uma pinça grasper de pressão não canulada para tecidos, como o *Acuflex Grasper Tissue Tensioner™* (Smith & Nephew) (Fig. 4). Marcar a superfície cranial e caudal da armação ajudará a evitar problemas durante o posicionamento. A armação Actifit® deverá ser apertada na sua parte posterior e colocada na liga do joelho pelas entradas anteromedial ou anterolateral.

Para garantir uma boa posição inicial da armação e facilitar a fixação, uma sutura de sustentação vertical deve ser colocada no tecido do menisco nativo, trazendo a armação através do orifício da sutura sustentadora.

A fixação do Actifit® é obtida pela sutura da armação no tecido meniscal *native*. As suturas de padrão comercialmente disponíveis não reabsorvíveis de tamanho 2,0, como as suturas de poliéster ou polipropileno e trançadas ou de um único fio, são recomendadas. As técnicas de sutura que serão usadas dependerão do local da falha e da experiência e preferência do cirurgião.[6] A sutura totalmente interna normalmente é aplicada na protuberância posterior e na parte posterior do aro. As técnicas totalmente internas, de dentro para fora e de fora para dentro podem ser usadas nas partes central e anterior do aro. As suturas horizontais com uma técnica de fora para dentro são comumente usadas na protuberância anterior.

A fixação deve começar com uma sutura horizontal totalmente interna a partir da extremidade posterior da armação até o menisco nativo. A sutura deve ser segura, no entanto, elas não devem estar muito apertadas, já que elas alteram e cortam a superfície da armação. As distâncias entre as suturas devem ser mantidas em 0,5 cm, aproximadamente (Fig. 5A). Cada sutura deve ser colocada de um terço até metade do peso da armação, conforme é determinado na parte inferior da armação (Fig. 5B). Suturar através dos poplíteos musculares não é nocivo para a função posterior.[7]

Uma vez que foi suturada no local, se necessário, a armação pode ser cortada e ajustada de forma intra-articular ao usar uma pinça *punch*. A estabilidade da fixação é testada com uma sonda e ao mover o joelho cuidadosamente por meio de diversos movimentos (0-90°).

Cuidados pós-operatórios

Após a implantação da armação Actifit®, medicamentos para dor e trombofiláticos são administrados pela discrição do cirurgião, os quais seriam aquelas típicas administrações de suturas meniscais clássicas acompanhadas.

Dependendo da estabilidade da armação meniscal, assim como é determinado no fim do procedimento cirúrgico, um suporte rígido removível pode ser usado por cima de uma bandagem de compressão na primeira semana pós-implantação.

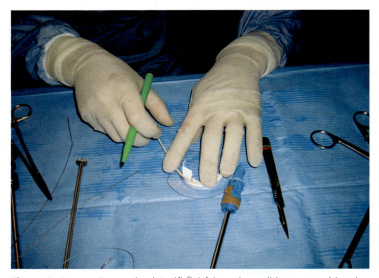

Figura 2. A armação meniscal Actifit® é feita sob medida com um bisturi para adaptar-se bem à falha do menisco.

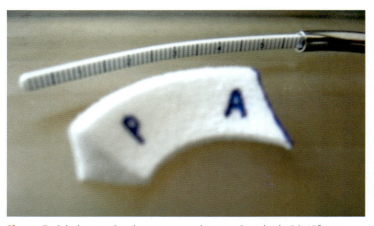

Figura 3. O lado anterior deve ser cortado a um ângulo de 30-45° para uma sutura mais fácil.

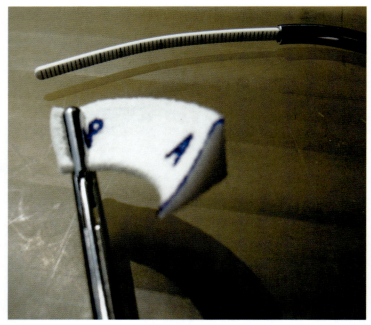

Figura 4. A armação deve ser manipulada com uma pinça *grasper* de ponta sem corte. É útil para marcar a superfície cranial e caudal da armação meniscal.

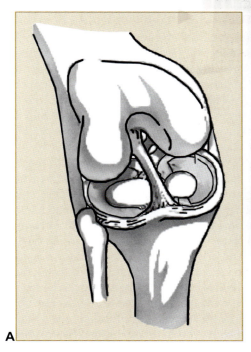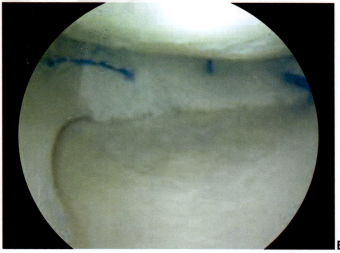

Figura 5. (A) As distâncias entre as suturas devem ser de aproximadamente 0,5 cm. (B) Cada sutura deve ser colocada de um terço à metade da altura da armação determinada a partir da sua superfície inferior, com o intuito de fixar adequadamente.

Reabilitação pós-operatória

Após a implantação da armação Actifit®, a prescrição de reabilitação pós-operatória recomendada deve ser seguida rigorosamente para garantir condições ideais de recuperação e proteger o frágil tecido recém-formado de tensões prejudiciais, enquanto os processos de formação e remodelamento ocorrem durante os três primeiros meses pós-cirurgia. É importante que a prescrição de reabilitação seja analisada e aprovada pelo cirurgião ortopédico responsável para ser adequada ao paciente em questão, e conduzida sob a supervisão de um fisioterapeuta profissional.

É recomendado que nenhum carregamento de peso seja feito até 4 semanas pós-cirurgia. O carregamento parcial de peso é permitido a partir de 4 semanas com um aumento gradativo, podendo carregar 100% da carga após 9 semanas após a implantação, em uma taxa de 10 kg por semana para pacientes que pesam ≤ 60 kg e 15 kg para aqueles que pesam ≤ 90 kg, e sem o uso do suporte de descarregamento a partir da 14ª.

De acordo com o protocolo de reabilitação, a movimentação é iniciada logo após a implantação, com flexões até 30° e toda a sua extensão permitidas na 1ª e na 2ª semana. A flexão aumenta para 60° na 3ª semana, e para 90° na 4ª e na 5ª semana. A partir da 6ª semana, a flexão é aumentada até atingir o limite total de movimentação; no entanto, devem-se evitar movimentos bruscos. Exercícios leves, incluindo exercícios de isometria do quadríceps, mobilização da patela, deslizamento do calcanhar, movimentação do quadril, exercícios antipé equino e alongamento do tendão do calcâneo, são recomendados a partir da 1ª semana. Ao passar a 9ª semana, exercícios adicionais, incluindo os exercícios de fechamento do tendão da perna, dobramentos da perna entre 0 e 90°, exercícios de propriocepção, alongamentos dinâmicos do quadríceps e o uso de bicicletas ergométricas, são indicados. Exercícios de abertura e fechamento reforçados, caminhadas, exercícios pliométricos e relacionados com esportes sem pivô, são recomendados a partir da 14ª semana. As atividades de hidroterapia e natação (*crawl* e costas) podem ser iniciadas 24 semanas após a implantação. A retomada gradativa aos outros esportes geralmente começa após os 6 meses ao critério do cirurgião ortopédico responsável; no entanto, esportes de contato só devem ser continuados após 9 meses.

■ RESULTADOS CLÍNICOS

Os resultados de segurança, desempenho e eficácia do uso da armação Actifit® no tratamento de falhas meniscais irreparáveis foram obtidos a partir de uma investigação clínica prospectiva, não aleatória, de segmento único conduzido em nove unidades ortopédicas renomadas, localizadas em toda a Europa. Os pacientes convocados (N = 52) apresentavam um rompimento meniscal medial ou lateral irreparável ou uma perda parcial do menisco, paredes intactas, presença de ambas as protuberâncias e um joelho firme e bem alinhado.

Trinta e quatro pacientes foram tratados com uma armação meniscal medial, e 18 foram tratados com uma armação meniscal lateral. Características demográficas e bases de referências foram representativas para o público, cujo Actifit® é projetado. A faixa etária média dos pacientes era de 30,8 ± 9,4 anos, e 5% eram homens. A média do comprimento longitudinal das falhas era de 47,1 ± 10,0 mm.

O período de acompanhamento do estudo foi de 24 meses e ele foi relatado no *American Journal of Sports Medicine*.[8,9]

Uma nova pesquisa foi definida para determinar os resultados dos 5 anos de acompanhamento dos primeiros 43 pacientes. Vinte e três (28%) estavam perdidos em relação ao acompanhamento. Onze pacientes (23%) precisaram de uma cirurgia secundária, incluindo uma cirurgia meniscal adicional com um transplante meniscal alográfico (TMA) em três pacientes. Uma cirurgia de explante (remoção do implante do Actifit) foi necessária sem tratamentos adicionais. Três pacientes necessitaram de uma artroplastia total do joelho, e três pacientes precisaram de uma cirurgia unicompartimental no índice do compartimento. Para melhorar o alinhamento axial, um paciente necessitou de uma cirurgia adicional que inclui a osteotomia corretiva e o transplante focal de cartilagem. Vinte pacientes (48%) puderam ser inclusos nos 5 anos de acompanhamento.

Foi percebida uma melhora estatística desses pacientes na escala EVA (Fig. 6).

A classificação IKDC apresentou uma melhora estatística nos 5 anos (Fig. 7). A classificação KOOS em relação aos sintomas, dores, atividades cotidianas (ADL) permaneceu estável em comparação aos resultados do 2° ano. A classificação de esportes e recreação também permaneceu comparável, mas apresentou uma clara redução, à medida que os pacientes tiveram que adaptar o seu ritmo de vida de esportes e atividades físicas para um nível mais sedentário[9] (Fig. 8).

A imagem MR apresentou o posicionamento correto atual do implante *in situ*, tanto na vista coronal, quanto sagital. O desloca-

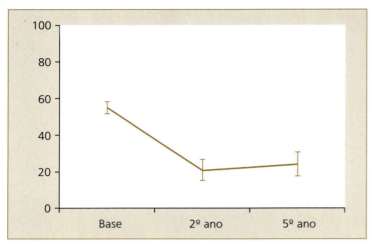

Figura 6. Uma melhora estatística desses pacientes foi notada, seguindo a escala EVA (* P < 0,0001).

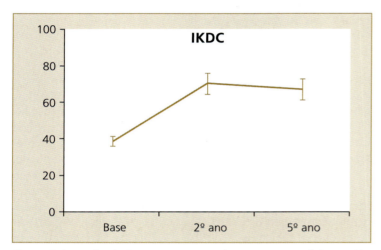

Figura 7. O estudo IKDC apresentou um aprimoramento estatístico no 5º ano (* = P < 0,0001).

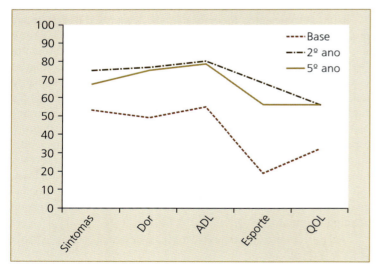

Figura 8. A escala KOOS permaneceu estável em relação aos sintomas, dor, atividades do cotidiano (ADL), caso comparado às descobertas do 2º ano.

mento do implante meniscal é correlacionado com o aro meniscal original remanescente antes da implantação no compartimento medial. Quanto maior for o aro, menor será o deslocamento. No compartimento lateral, o deslocamento meniscal lateral é comparável à imagem da pré-cirurgia, já que o deslocamento lateral não aumenta após a implantação.[7,8]

■ RESULTADOS DE SEGURANÇA

Nove índices de Eventos Adversos Sérios (SAEs) relativos ao joelho foram relatados no estudo (cinco na indicação medial e quatro na lateral). Três desses relatos na indicação medial e três na indicação lateral resultaram em um empate. Quatro dos nove SAEs foram relatados como não relacionados com a armação e o procedimento; quatro foram relatados como relacionados com o procedimento; nenhum foi relatado como portador de uma definitiva, provável ou possível relação com a armação Actifit®.

Um SAE foi relatado como portador de uma relação desconhecida com a armação Actifit® e o procedimento. E essa foi a remoção de uma armação quase completamente desintegrada, o qual ocorreu no protocolo de artroscopia estipulado como retomada. O paciente foi assintomático e, importantemente, não apresentou sinais de reação inflamatória à armação, e nenhuma evidência de danos na cartilagem foi observada durante o exame macroscópico. Uma amostra de biópsia retirada do aro meniscal após a remoção do material da armação desintegrada apresentou um material da armação que contém células e está integrado ao tecido. Não foram observadas reações inflamatórias na biópsia. Foi concluído que a falha da integração, provavelmente, ocorreu decorrente da falta de reação biológica.

As classificações de cartilagem no compartimento de referência foram avaliadas em 3, 12 e 24 meses após a implantação, utilizando exames anatômicos de ressonância magnética. O *status* estável ou melhorado da cartilagem em 24 meses foi retratado em 92,5% (37/40) dos pacientes comparados a um *status* base.

■ RESULTADOS DE EFICÁCIA

A dor e a funcionalidade foram avaliadas pelo uso dos valores resultantes clinicamente validados. A Escala Visual Analógica (EVA) foi usada em relação às dores no joelho nos 3º, 6º, 12º e 24º meses após a implantação. O Comitê Internacional de Documentação do Joelho (IKDC), a avaliação de Lysholm, assim como o *Knee Injury and Osteoarthritis Outcome Score* (KOOS) foram usados para avaliar a funcionalidade.

Em relação à funcionalidade nas avaliações do IKDC e Lysholm e relativos a dores (EVA), melhorias significativas em termos estatísticos e clínicos a partir da base até os 24 meses foram relatadas nos 3º, 6º, 12º e 24º meses após a implantação (p < 0,05).

Melhorias significantes em termos estatísticos e clínicos (p < 0,05) também foram relatadas para os cinco subcomponentes do KOOS: para dores, atividades cotidianas e qualidade de vida nos 3º, 6º, 12º e 24º meses após a implantação, e para esportes/recreação e sintomas, nos 6º, 12º e 24º meses pós-operatórios.

■ EVIDÊNCIAS DA FORMAÇÃO DO NOVO TECIDO

O crescimento do tecido na armação Actifit® foi estudado durante a artroscopia de retomada estipulada de protocolo aos 12 meses (n = 44) por um exame macroscópico e histológico das biópsias em relação à extremidade interna da armação implantada. Nenhuma presença de necrose ou morte celular no tecido vital, portanto, a consistência com a biocompatibilidade da armação foi observada em todas as 44 biópsias por 12 meses. Além disso, os dados histológicos indicaram um processo constante de regeneração, remodelamento e desenvolvimento do tecido, semelhante ao menisco humano.

O seu crescimento também foi avaliado no 3º mês após a implantação em relação à evidência de vascularização na armação pela execução de ressonância magnética intensificada em contraste ao diagnóstico (DCE-RM) (n = 43). Todos os exames foram avaliados para a neovascularização na metade periférica do menisco da armação.

Aos 3 meses após a implantação, evidências claras do crescimento do tecido foram observadas no DCE-RM da metade periférica da armação, em 35 de 43 (81,4%) pacientes.

CONCLUSÃO

Nenhum caso de segurança, exceto aqueles geralmente conhecidos para esse tipo de cirurgia, foi identificado. O mais importante é que nenhum fator de segurança relacionado com o acessório, incluindo os danos à cartilagem ou reações inflamatórias à armação Actifit® ou os seus produtos de degradação, foi observado. Os dados de eficácia apresentaram uma melhoria (estatística e clínica) significativa em relação ao *status* pré-operatório para os resultados clínicos subjetivos do 3º até o 24º mês após a implantação. Os resultados clínicos de 24 meses fornecem evidências claras da segurança e eficácia da opção de tratamento com a armação Actifit®, cujo público é o grupo de pacientes que, atualmente, têm apenas opções restritas de tratamento disponíveis. Além do mais, em comparação à meniscectomia parcial, o tratamento de falhas irreparáveis nos meniscos com a armação Actifit® tem o benefício de promover a regeneração do novo tecido.[5,10] A avaliação de cinco anos dos pacientes com o implante meniscal Actifit apresenta uma forte evidência clínica do bom funcionamento e do alívio a longo prazo para dores no compartimento indexado. Esses resultados são sustentados pelo implante bem posicionado na ressonância magnética em 5 anos, contudo, ainda não é comparável ao contraste normal da aparência fisiológica do menisco.

REFERÊNCIAS BIBLIOGRÁFICAS

1. Gilbert R, Ashwood N. Meniscal repair and replacement: a review of efficacy. *Trauma* 2007;9:189-94.
2. Welsing RT, van Tienen TG, Ramrattan N *et al.* Effect on tissue differentiation and articular cartilage degradation of a polymer meniscus implant: A 2-year follow-up study in dogs. *Am J Sports Med* 2008;36:1978-89.
3. Tienen TG, Heijkants RG, de Groot JH *et al.* Replacement of the knee meniscus by a porous polymer implant: a study in dogs. *Am J Sports Med* 2006;34:64-71.
4. Arnoczky SP, Warren RF. Microvasculature of the human meniscus. *Am J Sports Med* 1982;10:90-95.
5. Verdonk PCM, Van Laer MEE, Verdonk R. Meniscus replacement: from allograft to tissue engineering. *Sports Orthopaed Traumatol* 2008;24:78-82.
6. Hardeman F, Corten K, Mylle M *et al.* What is the best way to fix a polyurethane meniscal scaffold? A biomechanical evaluation of different fixation modes. *Knee Surg Sports Traumatol Arthrosc.* 12 Abr. 2013. [Epub ahead of print]
7. De Coninck T, Huysse W, Willemot L *et al.* Two-year follow-up study on clinical and radiological outcomes of polyurethane meniscal scaffolds. *Am J Sports Med* 2013;41(1):64-72.
8. De Coninck T, Huysse W, Verdonk R *et al.* Open versus arthroscopic meniscus allograft transplantation: magnetic resonance imaging study of meniscal radial displacement. *Arthroscopy* 2013 Mar.;29(3):514-21.
9. Verdonk P, Beaufils P, Bellemans J *et al.* Actifit Study Group. Successful treatment of painful irreparable partial meniscal defects with a polyurethane scaffold: two-year safety and clinical outcomes. *Am J Sports Med* 2012 Abr.;40(4):844-53.
10. Maher SA, Doty SB, Rosenblatt L *et al. Evaluation of a meniscal repair scaffold in an ovine model.* Poster presented at the 55th Annual Meeting of the Orthopaedic Research Society, Las Vegas, Nevada, EUA, 22-25 Fev. 2009.

LESÃO DO LIGAMENTO CRUZADO ANTERIOR

Camila Cohen Kaleka ■ Diego da Costa Astur ■ Pedro Debieux ■ Moisés Cohen ■ Rene Jorge Abdalla

■ INTRODUÇÃO

O aumento do interesse por atividades esportivas, bem como a vulnerabilidade e complexidade anatômica da articulação do joelho justificam o aumento crescente do número de pacientes com lesões ligamentares. O melhor conhecimento da anatomia e função articular permitiu uma maior precisão no diagnóstico e no tratamento dessas lesões. A lesão do ligamento cruzado anterior (LCA), frequente nos esportes que exigem mudanças de direção e movimentos de rotação, é uma das lesões ligamentares mais comuns do joelho. Os esportes que mais frequentemente provocam lesões são: futebol, esqui, basquete, voleibol, além de outros relacionados com movimentos torcionais, em geral por contato não direto. O paciente refere em geral, com clareza, o movimento do trauma, estalido e sensação de impossibilidade de continuar jogando. O aumento de volume do joelho pode ocorrer logo nas primeiras horas, dificultando a mobilidade da articulação.

Decorrente dos resultados insatisfatórios após o tratamento não cirúrgico da lesão do LCA, a cirurgia para reconstrução ligamentar permanece como tratamento de escolha para a maioria dos indivíduos jovens que desejam manter um estilo de vida ativo. Segundo dados americanos, em 2003, foram gastos mais de dois bilhões de dólares nas cirurgias de reconstrução do LCA.[1,2] Estudos recentes demonstram que a lesão pode atingir até a 3,5% da população no período de quatro anos.[3] Ocorre mais frequentemente nas segunda e terceira décadas de vida e, apesar do aumento da incidência no gênero feminino, ainda predomina na população masculina.[3,4] A lesão do LCA, antes quase que exclusiva nos homens, vem acometendo também maior número de mulheres e crianças decorrente da procura mais precoce pela prática de atividades esportivas. Quando comparadas às taxas de lesão do LCA nos esportes em que participam homens e mulheres, a taxa de lesão no gênero feminino pode ser até 6 vezes maior em relação ao gênero masculino, dependendo do esporte praticado.[4]

Além da morbidade imediata e do alto custo, a lesão do LCA está associada ao risco aumentado de desenvolver osteoartrose prematura do joelho, evidenciada em 79 a 90% dos pacientes após mais de sete anos da cirurgia de reconstrução.[5,6] Nos últimos 30 anos, na tentativa de melhorar os resultados a longo prazo da cirurgia de reconstrução do LCA, importantes alterações em sua abordagem terapêutica ocorreram, principalmente quanto à cirurgia, já que restaurar a estabilidade e a cinemática do joelho após a cirurgia são os principais objetivos. Tradicionalmente, a reconstrução do LCA baseava-se em realizar uma única banda em posição isométrica, não anatômica, utilizando a técnica de reconstrução transtibial, suficiente para manter a estabilidade anterior do joelho em flexão, porém 10-30% dos pacientes continuavam com instabilidade rotacional e evoluíam para degeneração articular do joelho mais precocemente.[7]

Estudos em ciências básicas permitiram um novo olhar à anatomia e biomecânica do LCA, levando à interpretação de que a instabilidade rotacional residual em alguns casos poderia ser melhorada com a reconstrução mais próxima da anatomia do LCA.[8] Assim, a reconstrução do LCA restaurando as duas bandas (anteromedial e posterolateral) ou a reconstrução anatômica, termo designado à reconstrução que restaura a anatomia o mais próximo do normal, foram as técnicas propostas atualmente e as que vêm ganhando mais espaço nos últimos anos.[9,10] Após a mudança no posicionamento dos túneis e o aperfeiçoamento das técnicas cirúrgicas, um avanço considerável ocorreu nos métodos de fixação e nos protocolos de reabilitação pós-operatória. Entretanto, apesar das mudanças, problemas relacionados com o aparecimento da osteoartrose ainda ocorrem após a reconstrução do LCA e são razão de inúmeras publicações sobre o tema.

■ ANATOMIA

O estudo da anatomia humana pode ser relembrado por traços da época da renascença, Grécia antiga e, mais precocemente, pelos papiros egípcios descritos 1.600 anos antes de Cristo. Sendo assim, não causa nenhuma surpresa que um grupo de ortopedistas descreveu detalhadamente a anatomia do ligamento cruzado anterior e a presença de duas bandas distintas na revista *The American Journal of Sports Medicine*, em 1975.[11,12]

O conhecimento de anatomia e da função do LCA é fundamental para qualquer discussão, seja em ciência básica, seja no campo clínico. Os ligamentos cruzados anterior e posterior aparecem como condensações mesenquimatosas entre as 7ª e 8ª semanas de desenvolvimento embrionário.[13] Com 10 semanas, aparecem como ligamentos distintos facilmente diferenciados pela direção de suas fibras.[14] Após 14 semanas, vasos sanguíneos começam a ser vistos ao redor dos ligamentos e, com 18 semanas, os vasos são observados dentro da substância ligamentar. Após a vigésima semana, ambos os cruzados já têm as características da forma adulta.[14]

O estudo das inserções do LCA no fêmur e na tíbia ganhou destaque nos últimos anos em função do posicionamento ideal do enxerto na cirurgia de reconstrução. Verificaram a presença de duas bandas entrelaçadas, distintas, desde a fase embrionária: a banda anteromedial e a posterolateral.[14] A banda anteromedial é a mais longa e fica tensa quando o joelho está fletido, enquanto a posterolateral é mais espessa, curta, e tensiona-se em extensão.[15-17] Em extensão, as bandas são orientadas verticalmente e paralelas entre si, enquanto em 90° de flexão do joelho, as bandas são orientadas horizontalmente e cruzadas (Fig. 1). O ligamento cruzado anterior apresenta, em média, 38 mm de comprimento e 11 mm de largura, origina-se na superfície posteromedial do côndilo femoral lateral e insere-se na área intercondilar anterior da tíbia, medialmente à inserção do corno anterior do menisco lateral, em uma área deprimida e anterolateral à espinha tibial anterior. O local de inserção tibial é maior e mais firme que a origem femoral.[15,17]

A irrigação do LCA é feita pelos ramos da artéria genicular descendente, geniculares superiores e inferiores, medial e lateral e artéria genicular média.[1] É envolvida por tecido sinovial, sendo, por isso, uma estrutura intra-articular e extrassinovial. O suprimento sanguíneo mais importante entra posterior e superiormente na região da inserção femoral do LCA. Os vasos se ramificam no tecido sinovial periligamentar e se comunicam transversalmente com

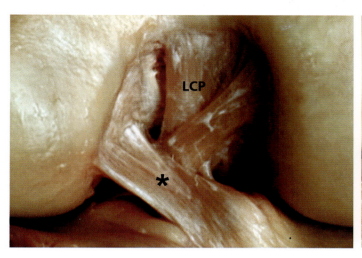
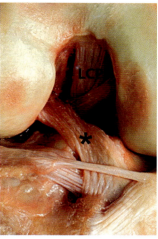

Figura 1. Continuidade do ligamento cruzado anterior (*) e a relação com o ligamento cruzado posterior (LCP).[3,4,21]

pequenos ramos endoligamentares. A junção osteoligamentar do LCA não contribui com a irrigação do LCA.

O LCA apresenta quatro tipos de receptores nervosos.[18] O tipo 1 é de adaptação lenta e baixo limiar, que se assemelha aos corpúsculos de Ruffini do subcutâneo. O tipo 2 é de rápida adaptação e baixo limiar, à semelhança dos corpúsculos de Paccini. Os do tipo 3 assemelham-se aos corpúsculos de Golgi, de adaptação lenta e baixo limiar. Os receptores do tipo 4 parecem com as terminações nervosas livres de pele. Nos cortes transversais, os receptores são encontrados em maior quantidade no tecido subsinovial que corresponde ao epiligamento e endoligamento, e em menor número na parte mais central do ligamento. Em geral, os receptores de Ruffini e Golgi respondem mais à tensão, e os de Paccini, às alterações de pressão. Muita dúvida existe com respeito ao papel da inervação do LCA, principalmente após a reconstrução ligamentar, cuja evolução em relação ao enxerto e à readaptação da propriocepção é ainda pouco conhecida.

■ BIOMECÂNICA

O LCA é um restritor primário do joelho, sendo responsável por mais de 80% da estabilização anterior da tíbia em relação ao fêmur. A translação máxima em joelhos normais ocorre a 30° de flexão e varia entre 5 a 8 mm.[8] Secundariamente, o LCA atua na restrição da rotação tibial e, em menor proporção, no movimento varo-valgo durante a extensão do joelho. Os restritores secundários da translação tibial anterior, que contribuem com menos de 10%, são: o ligamento colateral tibial, o trato iliotibial, o ligamento colateral lateral e as cápsulas medial e lateral, estando o LCA intacto.[8] Além da função como limitador mecânico para translação o LCA exerce função proprioceptiva, evidenciada pela presença de mecanoceptores, que podem proporcionar o arco aferente para mudanças posturais do joelho por meio de deformações na substância do ligamento.[19]

Um dos estudos biomecânicos mais importantes avaliou as propriedades estruturais do tecido ligamentar durante a aplicação de forças e diferenças teciduais resultantes.[20] Foram avaliados os valores de carga máxima para ruptura, alongamento máximo, resistência e energia absorvida para a ruptura. No início, o ligamento requer pequenas cargas para se alongar. Em seguida, requer mais força para um alongamento menor, formando duas regiões distintas, ou seja, num primeiro momento, com pequena força aplicada às fibras, essas se retificam para, em seguida, ao aplicar-se força maior, iniciarem o alongamento. Embora os valores possam variar entre os ligamentos, dependendo da faixa etária, gênero e orientação da força aplicada, o padrão da curva se mantém semelhante.

■ MECANISMO DE LESÃO

O mecanismo mais comum associado à lesão do LCA é abdução, flexão e rotação externa. Esse mecanismo resulta em uma força de abdu-

ção e flexão aplicada ao joelho, e o fêmur sofre rotação medial pelo desvio do peso do corpo sobre a tíbia fixada ao solo.

Mais raramente pode ocorrer a lesão isolada do LCA ou com mínima lesão a outras estruturas de sustentação, sendo nestes casos descrito outro mecanismo de lesão: hiperextensão, rotação medial significativa da tíbia sobre o fêmur e pura desaceleração. A maioria das lesões do LCA ocorre sem contato físico (67% nos homens e 90% nas mulheres).[3,4,21]

O risco aumentado de lesão em atletas femininas permanece em estudo, porém, alguns fatores já podem ser considerados, entre eles: o alinhamento dos membros inferiores com valgo mais acentuado, o estreitamento da fossa intercondilar femoral e os fatores hormonais, incluindo o maior risco de lesão durante o estágio pré-ovulatório do ciclo menstrual.[22] Nesse período, as atletas femininas apresentam as menores taxas dos hormônios sexuais e estão mais suscetíveis à lesão, razão pela qual recomenda-se reduzir o nível de atividade no período pré-ovulatório do ciclo menstrual e estimular um programa de aquecimento neuromuscular em todo o período para prevenção da lesão ligamentar.[23]

■ DIAGNÓSTICO

Anamnese e exame físico

A história clínica e o exame físico associados permitem frequentemente o diagnóstico da lesão do LCA sem a necessidade de testes adicionais. Os pacientes referem, com clareza, o movimento do trauma. Os pontos fundamentais da história clínica, que sugerem a lesão do LCA, incluem um trauma isolado sem contato físico, um estalido audível ou perceptível no momento do trauma, o aparecimento de edema precoce (hemartrose), resultado da ruptura da vascularização do LCA e a incapacidade de retornar à atividade. Como alívio e auxílio diagnóstico, pode ser indicada a punção articular do joelho, a saída de líquido hemático indica 78% de associação à lesão do LCA.[24] Após a fase aguda, a queixa dos pacientes passa a ser sensação de falseio do joelho e instabilidade que podem ou não estar acompanhados de derrame articular.

O exame físico deve ser realizado nos dois joelhos, comparativamente. O exame começa com a observação da marcha, avaliar a presença de anormalidades no alinhamento do joelho, da rotação da tíbia, além de déficit da musculatura. Avaliar a amplitude de movimento também é fundamental e deve fazer parte do exame físico, pois influenciará no momento mais adequado para cirurgia, na pesquisa de lesões associadas e no pós-operatório.[25] Para avaliação da integridade ou suficiência do LCA existem inúmeras manobras especiais, contudo, são as mais refinadas armas ao alcance do ortopedista no diagnóstico das rupturas do ligamento cruzado anterior. No exame físico, o paciente deve estar relaxado, orientado pelo médico examinador, e as manobras devem ser firmes e delicadas, pois a tendência do paciente, principalmente na fase aguda, é contrair a musculatura posterior da coxa como defesa, dificultando a realização dos testes. Os testes mais utilizados são as manobras de Lachman, gaveta anterior e os testes provocativos da subluxação femorotibial, descritos detalhadamente a seguir (Fig. 2):

1. **Teste de Lachman:** dentre os diversos, este é o teste mais sensível para avaliar a suficiência do LCA, agregando ainda o privilégio de ser tolerado na fase aguda da lesão, sendo, nesta etapa, o mais importante. Nele, o paciente em decúbito dorsal (DDH) tem a região distal da coxa apreendida e estabilizada por uma das mãos do examinador em 30 graus de flexão. A outra mão é posicionada na região proximal da perna, realizando uma pressão e o movimento de anteriorização da tíbia em relação ao fêmur. Quando a tíbia se desloca anteriormente em relação ao fêmur de maneira assimétrica em comparação ao joelho oposto, há positividade para lesão do LCA. Se o deslocamento anterior da tíbia não for interrompido, ou seja, não se sente a parada (*endpoint*), pode-se inferir que há lesão completa do ligamento. Na investigação de lesões parciais, esta manobra é mais efetiva na detecção de lesões da banda posterolateral, dada que é realizada em apenas 30 graus de flexão.

2. **Teste da gaveta anterior:** sob o mesmo decúbito previamente narrado, o examinador flete o joelho do paciente até 90 graus, apoiando o pé do mesmo com seu próprio corpo. Então, apreende a região proximal da perna do paciente com suas duas mãos, deixando os polegares como referências entre platôs tibiais e os côndilos, sobretudo na borda medial do joelho. A posição inicial fisiológica do joelho coincide com uma anteriorização média de 10 mm do platô tibial em relação ao côndilo femoral respectivo. A partir daí, a tíbia deve ser deslizada anteriormente, sendo que o teste será positivo nos casos em que a tíbia apresentar maior excursão anterior, comparando ao joelho contralateral. Em adição, a lesão pode ser graduada em: Grau 1, se a anteriorização não atingir os 5 mm em relação à posição inicial; Grau 2, nos casos em que está entre 5 e 10 mm; Grau 3, no momento em que o movimento ultrapassa 10 mm de anteriorização. Esta manobra tensiona mais a banda anteromedial, já que é realizada em maior grau de flexão, e é indispensável que seja efetuada também em diferentes rotações, variando de acordo com a posição do pé, além da posição neutra, para investigar lesões periféricas, foco de estudo de outros capítulos.

3. **Teste do *pivot shift*:** descrito por McIntosh, apresenta diversas modificações da manobra todas realizadas com o objetivo de reproduzir clinicamente a subluxação anterolateral da tíbia sobre o fêmur. É o teste com a maior especificidade dentre os tantos, além de avaliar também de um ponto de vista funcional o ligamento cruzado anterior, destacando-se a pesquisa da suficiência da banda posterolateral, implicada na estabilidade rotacional. Com o paciente em DDH, o pé é seguro e rodado internamente pela mão do examinador, o joelho parte da posição inicial estendida, com o quadril em leve flexão de 30-45 graus.

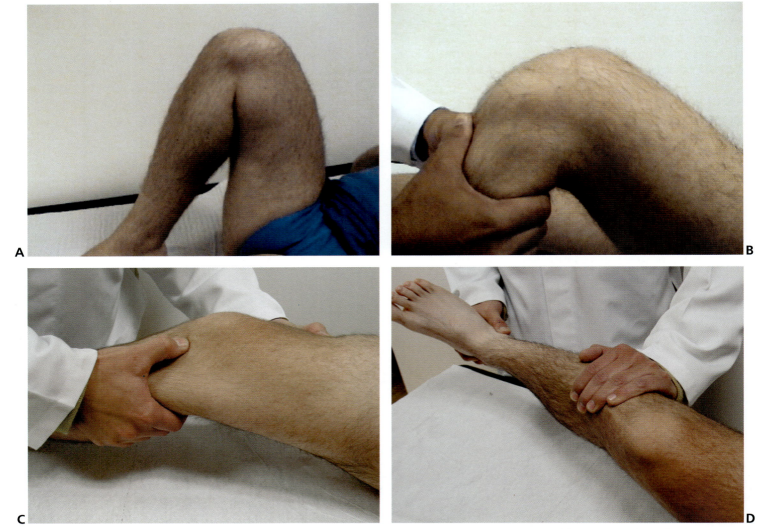

Figura 2. Manobras do exame físico para avaliação do LCA. (**A**) Avaliação da amplitude de movimento do joelho. (**B**) Gaveta anterior realizada com o joelho a 90° para avaliação da translação anterior da tíbia em relação ao fêmur. (**C**) Manobra de Lachman com o joelho a 30°. (**D**) Teste de pivot shift, manobra rotacional que avalia a suficiência do LCA pela subluxação da tíbia.

Uma vez que o paciente relaxe completamente sua musculatura, um discreto valgo é aplicado por pressão lateral da tíbia proximal pela mão livre do examinador, momento em que o joelho é gradativamente fletido até 30-45 graus, quando será notado um ressalto súbito. Este ressalto é fruto da redução da tíbia, inicialmente subluxada em relação ao fêmur, efetuada pela posteriorização do trato iliotibial em relação ao eixo de flexão do joelho, mudando a sua função para flexor. Esse mesmo fenômeno da mobilização anterolateral da tíbia sobre o fêmur foi descrito por diversos autores, de várias maneiras, incluindo Losee, Slocum, McIntosh e Hughston.

Em uma recente metanálise publicada,[25] o teste de Lachman para LCA apresentou uma sensibilidade de 85% e especificidade de 94%, por outro lado a especificidade do teste do *pivot shift* foi mais elevada (98%), e a sensibilidade muito inferior (24%). O exame clínico sob anestesia quando realizado apresenta um índice aproximado de 90% de acerto para o diagnóstico de lesão do LCA.

O uso de artrômetros tipo KT-2000, consagrado entre os vários existentes no mercado, é um instrumental que possibilita a graduação mais objetiva a partir de dados numéricos que avaliam a translação da tíbia sob o fêmur.

Entretanto, a ruptura isolada do LCA ocorre em menos de 10% dos casos, e a avaliação para pesquisa de lesões associadas deve ser realizada agregando outras manobras ao exame físico, específicas para cada lesão.[26] As lesões meniscais podem ser encontradas em 60 a 75% dos casos; em 46% o comprometimento da cartilagem articular pode estar presente; lesões ósseas subcondrais ocorrem em até 80%, e 5 a 24% dos casos podem apresentar lesão completa de um dos ligamentos colaterais (tibial ou fibular).

Exames complementares

A radiografia do joelho, nas incidências frente e perfil, deve fazer parte da investigação da lesão do LCA, principalmente para avaliar lesões ósseas decorrentes de arrancamento. Em geral, as imagens mostram-se normais, porém, uma das lesões que devem ser pesquisadas é a fratura de Segond, decorrente da avulsão da cápsula lateral do planalto tibial e indicativa de lesão do LCA. Além disso, a integridade das espinhas tibiais também deve ser avaliada como diagnóstico diferencial ou associado da lesão. Quando em crianças, é muito comum que a lesão do LCA ocorra com avulsão óssea da inserção tibial.

A ressonância magnética é um excelente método para demonstrar a lesão do LCA e das estruturas associadas. Embora considerado um exame de alto custo, a ressonância magnética é o exame de imagem mais frequentemente utilizado para confirmar o a suspeita da lesão do LCA. Porém, de acordo com alguns estudos americanos, nem sempre é um exame pré-operatório fundamental, quando a história clínica e o exame físico deixam claro o diagnóstico. A sensibilidade e a especificidade do exame são respectivamente 86 e 95%, com 93% de acurácia para lesão do LCA. A especificidade e o valor preditivo positivo podem chegar a 100%, quando a subluxação anterior da tíbia maior que 7 mm é documentada no corte sagital.[27]

Nas imagens da ressonância magnética é possível visualizar sinais diretos e indiretos da lesão do LCA. Os sinais diretos (irregularidade do contorno do LCA, hipersinal difuso ou localizado em T2 e descontinuidade do ligamento) têm maior especificidade e sensibilidade que os sinais indiretos.[28] Porém, na dúvida do diagnóstico da lesão do LCA, os sinais indiretos auxiliam; como a alteração da angulação do eixo do ligamento e do planalto tibial, a presença de contusões ósseas (no côndilo lateral do fêmur e na região posterior da tíbia), a verticalização do ligamento cruzado posterior e o deslocamento posterior do menisco lateral (Fig. 3).

Apesar de todos esses sinais serem indicativos de insuficiência aguda ou crônica do LCA, o melhor parâmetro é a horizontalização do restante do ligamento. Nas lesões crônicas, o achado mais comum é a não visualização do LCA; na imagem axial, a presença de fluido na região lateral do teto intercondilar pode ser identificada e interpretada como ausência do ligamento (sinal da parede vazia). Além dessas características, cronicamente o LCA lesado pode estar aderido ao LCP o que pode dificultar as manobras do exame físico dando a falsa sensação de suficiência nas manobras.[28]

As lesões parciais do LCA são as mais difíceis de detectar e são definidas como um sinal intrassubstancial anormal que não compromete toda espessura ligamentar. Em geral, a porção mais proximal da banda anteromedial está comprometida, enquanto a banda posteromedial aparece íntegra. Nesses casos, em que há lesão ligamentar parcial e dúvida da suficiência ligamentar no exame físico, há a possibilidade em alguns centros de realizar uma ressonância

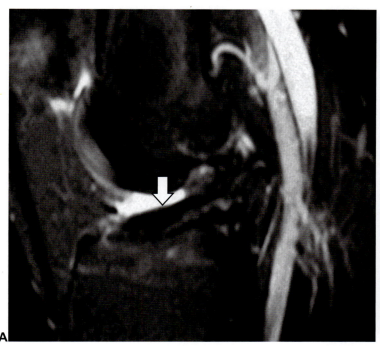
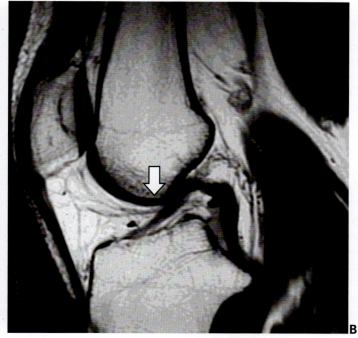

Figura 3. Corte sagital de ressonância magnética do joelho demonstrando descontinuidade das fibras do LCA. (**A**) Remanescente do ligamento horizontalizado. (**B**) LCA afilado e heterogêneo.

magnética dinâmica com o auxílio de um instrumental que demonstra comparativamente a translação anterior dos joelhos.

TRATAMENTO

Com relação à escolha do tratamento, devem-se levar em consideração fatores relativos ao paciente, como gênero, idade, ocupação, nível de participação esportiva, lesões intra-articulares associadas, grau de frouxidão do joelho e expectativas futuras.

Tratamento não operatório

O tratamento conservador associado a um rigoroso programa de reabilitação pode trazer um nível de função satisfatório àqueles pacientes que não desejam retomar alguns tipos mais específicos de atividade física, como os esportes que exigem maior grau de rotação e/ou parada brusca. A idade há muito tempo deixou de ser fator decisivo na indicação, ou não, do tratamento cirúrgico da lesão do LCA. Alguns autores reportam bons resultados, variando entre 59-70%, com o tratamento conservador das lesões do LCA após um treinamento fisioterápico intenso envolvendo fortalecimento dos tendões flexores, porém em esportes que não exijam mudança brusca de direção ou em pacientes com baixa demanda de atividade física.[29]

Entretanto, inúmeros estudos publicaram resultados insatisfatórios com o tratamento não operatório, sendo que apenas 35% dos atletas que optaram por esse tipo de tratamento retornaram de maneira intensa à modalidade esportiva; outros estudos encontraram resultados ruins ou pobres em 87,5% dos casos e retorno completo às atividades esportivas em 14% dos pacientes.[30]

Assim, a decisão em reconstruir o LCA deve ser com base não na presença da instabilidade sintomática do joelho, mas pelo estilo de vida e pelo nível de atividade de cada paciente. Pacientes com queixa de instabilidade, porém sedentários, podem optar inicialmente pelo tratamento não operatório, porém também necessitam de um programa de reabilitação supervisionado durante alguns meses. Pacientes com maior demanda em atividades esportivas já devem ser encaminhados ao procedimento de reconstrução do LCA para restaurar a estabilidade do joelho, retornar ao esporte e prevenir outras lesões associadas (lesões de menisco e cartilagem). Numa revisão de 3.475 casos de reconstruções do LCA, os autores noruegueses concluíram que a presença de lesão da cartilagem aumenta 1% a cada mês que decorre entre a lesão e a reconstrução.[30]

Tratamento operatório

A tendência atual para as lesões do LCA é ser mais intervencionista, pois as reconstruções ligamentares têm apresentado excelentes resultados graças ao aperfeiçoamento no diagnóstico, na técnica cirúrgica e na reabilitação pós-operatória.[7]

Os pacientes com indicação cirúrgica devem realizar o tratamento agudo da lesão para reduzir o edema do joelho (repouso, uso de gelo, enfaixamento e elevação do membro), ganhar arco de movimento com extensão completa e pelo menos 90 graus de flexão, manter a força do quadríceps e preservar uma marcha normal. Os critérios citados devem ser alcançados para que a cirurgia seja realizada no melhor momento, caso contrário, podem interferir negativamente no resultado da reconstrução do LCA. Dessa maneira, um atraso de 2 a 4 semanas entre a lesão aguda e o tratamento cirúrgico é comum.

Os procedimentos para reparação do ligamento cruzado anterior ou mesmo as clássicas reconstruções extra-articulares atualmente têm pouco valor, e a opção cirúrgica é a reconstrução. Por sua vez, as reconstruções podem ser divididas em anatômicas ou isométricas de acordo com a posição dos túneis, sendo que as reconstruções anatômicas ainda podem ser realizadas em banda única ou em dupla banda.

Uma reconstrução isométrica não necessariamente realizará os túneis na posição das inserções originais do ligamento que está sendo reconstruído, sendo o túnel femoral realizado por um guia introduzido pelo túnel tibial previamente realizado (técnica transtibial). O posicionamento do túnel fica entre 10h30 min e 11h30 min no joelho direito, conforme ponteiros de um relógio, sempre 2 mm à frente da cortical posterior do fêmur. Ainda neste tipo de reconstrução, o túnel tibial ficará levemente mais posterior que a inserção anatômica do ligamento para evitar a interposição do neoligamento com o teto intercondilar durante a extensão completa do joelho, o que pode levar a limitações da mobilidade.

A evolução da técnica cirúrgica, da metodologia científica e da demanda esportiva convergiu para a evolução do tratamento cirúrgico do LCA, modificando o objetivo cirúrgico, antes obter um joelho estável, agora obter um joelho normal, ou o mais próximo possível dele.[31] Observou-se que a isometria pecava na obtenção de estabilidade rotacional, e desenharam-se as reconstruções anatômicas a fim de reduzir a alteração rotacional residual apresentada por cerca de um quinto dos pacientes operados. Assim, posicionar o neoligamento na posição original do ligamento lesado é o escopo das técnicas anatômicas, que podem reproduzir as duas bandas originais, através de duplos túneis tibiais e femorais nas respectivas posições, na chamada reconstrução com dupla banda, ou posicionar os túneis nos centros das inserções femorais e tibiais de cada uma das bandas, na chamada reconstrução anatômica com banda simples ou única.

Enquanto o alinhamento sagital do enxerto já foi reconhecido como fator importante para restaurar a estabilidade anteroposterior, a obliquidade no plano coronal do enxerto foi apenas recentemente descrita como parâmetro fundamental para reconstrução do LCA.[32] A restauração da cinemática normal do joelho e melhora do controle rotacional da tíbia com a colocação mais oblíqua do túnel femoral estão bem estabelecidas nos estudos biomecânicos. O fator catalisador para mudança do posicionamento do enxerto deve-se a dois artigos. No primeiro, Howell *et al.* realizaram um estudo clínico e demonstraram que a perfuração transtibial convencional geralmente reproduzia um enxerto verticalizado e resultava em perda da mobilidade e frouxidão anterior residual.[33] Esse achado foi complementado num segundo estudo feito por Woo *et al.*, em 2002, demonstrando que apesar do sucesso no controle da translação anterior da tíbia, a reconstrução com banda única através da perfuração transtibial não foi capaz de restabelecer a cinemática normal do joelho.[34]

Por essa razão, mais recentemente, estudos hipotetizaram que as falhas na reconstrução do LCA com banda única ocorreriam pela insuficiência no controle das forças de rotação interna e valgo aplicadas no joelho.[21,35] Assim, o interesse na reconstrução do LCA com duas bandas aumentou, evidente pelo acréscimo no número de trabalhos publicados a partir do ano 2000. Além disso, ficou bem estabelecida a necessidade de melhorias na técnica de colocação do enxerto com banda única, pois a técnica convencional de perfuração transtibial não controlava a instabilidade rotacional, fator fundamental para prevenção de artrose e perda da função do joelho a longo prazo.[10,21]

Além das diversas técnicas cirúrgicas, outro ponto divergente é quanto a escolha do tipo de enxerto e fixação mais adequados para a reconstrução do LCA. Atualmente, no nosso meio, os autoenxertos são a primeira opção na reconstrução ligamentar, sendo que entre os mais utilizados estão o ligamento patelar (LP), os tendões dos músculos semitendíneo e grácil (STG) e o tendão do músculo quadricipital, deixando os aloenxertos para uso em casos de lesões complexas ou múltiplas revisões. Desde 1963, utiliza-se o terço central do LP como enxerto para a reconstrução ligamentar do LCA, seguido por outros cirurgiões do joelho que adotaram-no como escolha. Embora o LP seja considerado o *"padrão ouro"* para substituir o LCA, observam-se complicações na região doadora e estéticas, que faz pensar em outras alternativas para minimizar estes efeitos negativos.

Com o aperfeiçoamento das técnicas cirúrgicas e dos materiais de fixação, o uso dos tendões dos músculos flexores do joelho ganhou mais espaço nas últimas décadas. Os tendões dos músculos grácil e semitendíneo são utilizados cada um de forma dupla, formando uma estrutura quádrupla, sendo muito utilizados nos dias atuais, com resultados clínicos semelhantes aos do LP, porém com menos complicações relacionadas com a área doadora. Por fim, mesmo com o aprimoramento das técnicas e com a contínua melhoria dos resultados cirúrgicos, ainda não existe o substituto que possa ser chamado de ideal para o LCA.[35,36]

A cicatrização independentemente do enxerto escolhido para substituir o ligamento ocorre em fases. Na implantação do enxerto ocorre a rápida perda de celularidade, que pode estar relacionada com a concomitante perda da vascularização e inervação tecidual; com os aloenxertos acrescenta-se a presença de fatores imunológicos, aumentando o risco de falha. Após o período de necrose celular, a repopulação do enxerto com células ocorre extrínseca e intrinsecamente.[55,56] Eventualmente o enxerto fica celularizado e, histologicamente, começa a assemelhar-se ao tecido normal, processo conhecido como "ligamentização".[37]

Opções de enxerto

O planejamento cirúrgico na reconstrução do LCA começa com a escolha do enxerto, que abrangem, em nosso meio, principalmente os autoenxertos: o tendão patelar e o enxerto duplo dos tendões do semitendíneo e grácil. Essas são as duas principais opções do cirurgião frente à reconstrução primária do ligamento. Em relação aos enxertos homólogos acredita-se que podem falhar mais precocemente, porém, há poucos estudos e grande dificuldade de uso em nosso meio.

O terço central do ligamento da patela apresenta forte fixação inicial e rápida integração osso-osso, permitindo uma reabilitação precoce e agressiva; no entanto, está mais associado à dor anterior do joelho, risco de ruptura do ligamento patelar e de fratura da patela. Nos últimos dez anos, os enxertos de tendão do semitendíneo e grácil duplos vêm ganhando mais espaço nas discussões e passaram a ser a primeira opção para muitos ortopedistas. Atualmente, os estudos demonstram resultados muito similares entre ambos os enxertos autólogos.[35,36]

Reconstrução do LCA com tendões dos isquiotibiais (STG)

Os tendões semitendíneo e grácil têm sido frequentemente usados para reconstrução do LCA. A primeira técnica descrita com os tendões isquiotibiais foi, em 1939, por Macey. Atualmente, servem de primeira opção para muitos cirurgiões, enquanto outros os usam como alternativa. O semitendíneo e o grácil duplos podem ser utilizados conjuntamente, podendo o semitendíneo triplo ou quádruplo ser uma boa opção. Dessa forma, passam a ser um resistente substitutivo do LCA, com diâmetro maior que 10 mm, conseguindo preencher quase todo o espaço dos túneis ósseos, facilitando a integração do colágeno com tecido ósseo, diferentemente do enxerto do ligamento da patela, em que, na tíbia, parte do túnel não é bem preenchida pelo bloco ósseo. Outra vantagem potencial é que apresentam rigidez semelhante ao LCA normal, comparado ao ligamento patelar que é mais rígido. Provavelmente, a maior razão para considerar o uso dos isquiotibiais é a baixa morbidade do sítio doador e a facilidade dos métodos de fixação.[35]

A incisão para retirada do enxerto é vertical ou horizontal, de aproximadamente 4 cm de comprimento sobre a inserção de pata de ganso. A seguir, realiza-se incisão na fáscia em linha com a direção dos tendões que são dissecados distalmente até a inserção tibial. Uma vez liberada da inserção tibial, utiliza-se o extrator de tendões para retirada do semitendíneo e grácil. O componente em geral obtido está ao redor de 25 a 30 cm (Fig. 4A e B). Na mesa, o tecido muscular é retirado, e o tendão é preparado e mensurado. Diversos métodos de fixação podem ser utilizados no fêmur, como sistemas de suspensão ancorados na cortical femoral lateral, parafusos de interferência metálicos, ou absorvíveis, ou ainda, o sistema de pino cruzado no fêmur; na tíbia, as opções são o uso de parafusos de interferência, ou parafusos com arruelas, ou mais recentemente a opção de fixação com botão num sistema de reconstrução em que se preservam as corticais (técnica *all-inside*).

Reconstrução do LCA com terço central do ligamento da patela (LP)

A seleção do enxerto depende, a princípio, da preferência do cirurgião, mas muitos acreditam ser esse ligamento o padrão ouro nas reconstruções do LCA. O terço central do ligamento da patela, com blocos ósseos de tíbia e de patela, é uma excelente opção por ser uma estrutura resistente com a vantagem de ter as extremidades ósseas, o que facilita a integração do enxerto pela consolidação osso-osso. Para retirada do enxerto é realizada incisão desde o ápice da patela em direção à tuberosidade anterior da tíbia. Com o deslocamento proximal e distal da pele disseca-se o peritendão, realizam-se as incisões para a tíbia e patela, em média com comprimento de 2 cm e largura de 1 cm após marcação com eletrocautério e retira-se o enxerto com auxílio de serra oscilante (Fig. 4C e D). Os blocos ósseos são, então, preparados, em geral, o diâmetro dos blocos varia entre 10 e 11 mm.

Durante a preparação do enxerto, o cirurgião inicia a artroscopia, trata as lesões associadas e realiza a limpeza da fossa intercondilar, principalmente na região posterior da parede medial do côndilo femoral lateral. A via de acesso utilizada é realizada pela própria incisão de pele. Uma vez preparado o espaço intercondilar, utiliza-se um guia na superfície tibial para a passagem de fio-guia, através do qual se passa a broca de diâmetro igual ao do enxerto. O lugar ideal é o interior da área de inserção original do LCA. Principalmente nos casos de *genu recurvatum*, o túnel tibial deve estar bem posteriorizado, o que permite preservar a extensão total do joelho como antes da lesão. Para confecção do túnel femoral pode-se optar em utilizar o guia transtibial ou realizá-lo de maneira independente, na posição anatômica, com a broca de mesmo diâmetro. Uma vez realizados os túneis, passa-se o enxerto preso a um fio de Kirschner de 2 mm que o conduz ao teto do túnel femoral proximalmente e, ao túnel tibial, na porção distal. O enxerto é fixado com parafuso de interferência, tendo o cuidado de proteger o enxerto dos movimentos do parafuso (Fig. 5).

Reconstrução com tendão do quadríceps

O tendão do quadríceps constitui uma ótima alternativa para a substituição do LCA. Para a retirada do enxerto, o joelho é deixado em 70°, e é realizada incisão de aproximadamente 5 a 8 cm na pele, a partir da região superior da patela. É frequente, durante a técnica de retirada do enxerto, perfurar a cápsula articular que fica aderida ao plano mais profundo do tendão do quadríceps. Com o joelho em flexão em torno de 120°, consegue-se abordar o tendão do quadríceps proximal com maior facilidade. O enxerto é retirado com bloco ósseo da patela em uma das extremidades. A fixação no túnel femoral se faz com parafuso de interferência contra o bloco ósseo e, na tíbia, amarra-se no conjunto com parafuso de interferência.

Reconstrução com aloenxerto

Os aloenxertos para substituir o LCA têm sido utilizados há quase 20 anos. Muitas vantagens são descritas na sua utilização, porém a transmissão de doenças, incorporação biológica lenta e fenômenos imunológicos têm sido os principais fatores negativos de sua popu-

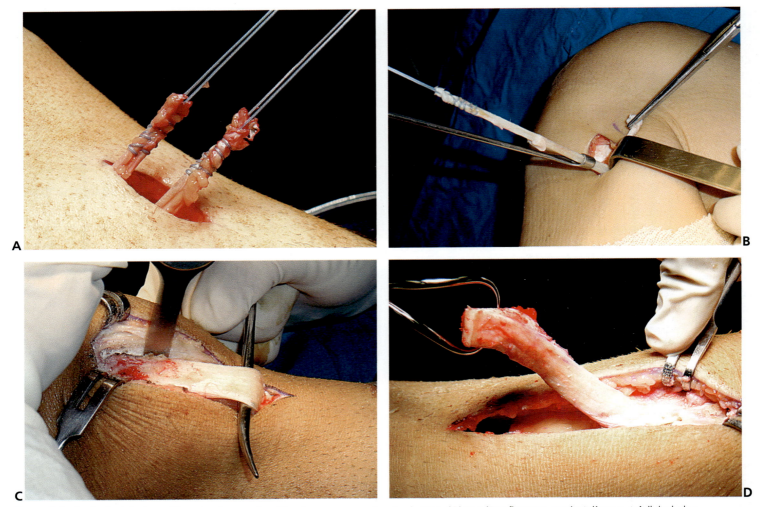

Figura 4. Retirada de dois tipos diferentes de enxerto utilizados para reconstrução do LCA. (**A**) Tendões flexores, semitendíneo e grácil, isolados. (**B**) Utilização de instrumental específico (tenótomo) para retirada individualizada dos tendões flexores. (**C**) Individualização do ligamento patelar e utilização de serra para corte da baguete óssea na patela. (**D**) Retirada do ligamento patelar com baguete óssea.

larização. Suas principais vantagens são: menor morbidade, tempo cirúrgico menor, vários tamanhos disponíveis e pequenas incisões. A integração dos aloenxertos é mais lenta, e os fibroblastos invadem o enxerto com 4 ou 6 semanas. Vários examinadores encontraram alargamento do túnel tibial, porém sem efeitos clínicos bem documentados. As melhores indicações para o uso dos aloenxertos podem ocorrer em casos de reconstruções ligamentares múltiplas e em casos de revisão do LCA. O aloenxerto de escolha é o ligamento da patela, seguido do tendão do calcâneo. Constitui valiosa ferramenta para a substituição do ligamento cruzado anterior, embora o médico e paciente devam estar bem esclarecidos dos riscos que envolvem o uso de aloenxerto.

Técnica cirúrgica

A técnica tradicional para reconstrução artroscópica do LCA, popularizada no início de 1990, consistia na reprodução do ligamento de maneira mais verticalizada que na técnica atualmente preconizada, provavelmente em razão da dificuldade de posicionamento da origem femoral através do guia pelo túnel tibial. Nesta situação, o feixe reconstruído permanecia numa posição posterolateral na tíbia e anteromedial no fêmur, e durante a evolução alguns indivíduos permaneciam com a rotação tibial excessiva e apresentavam desgaste mais precoce da articulação.

Portanto, diante dos resultados desanimadores dos trabalhos publicados com a reconstrução não anatômica do LCA, o foco passou a reproduzir as inserções no local nativo, seja através de uma única banda seja através da reconstrução anatômica das duas bandas.[31] Assim, mesmo com a técnica transtibial, a perfuração do túnel femoral passou a ser mais horizontalizada. As radiografias pós-operatórias do joelho devem ser realizadas para visualizar e documentar o local de fixação do material de síntese, principalmente quando metálicos (Fig. 6).

Reconstrução anatômica com dupla banda

Com o conhecimento mais detalhado da anatomia e biomecânica do joelho, a reconstrução com dupla banda foi proposta para melhor restaurar a estrutura do LCA normal. A técnica cirúrgica é trabalhosa e demanda uma longa curva de experiência, razão pela qual muitos cirurgiões não a adotam como técnica de preferência. Além disso, mais estoque ósseo é consumido para realização de dois túneis ósseos, o que dificulta uma eventual cirurgia de revisão. Nesta técnica as bandas anteromedial e posterolateral devem ser reconstruídas com o uso dos tendões flexores, e os túneis confeccionados separadamente, assim como a passagem e fixação dos enxertos que ocorrem de maneira independente.

Reconstrução anatômica com banda simples

Atualmente, esta é a técnica mais utilizada pelos cirurgiões mais experientes e em formação. Consiste em posicionar os túneis tibial e femoral no centro da posição anatômica nativa do LCA utilizando guias independentes para tíbia e fêmur, pois diversos estudos demonstraram que a utilização do guia transtibial não possibilita a restauração da origem femoral mesmo com algumas modificações da técnica. A perfuração do túnel femoral pode ser realizada pela colocação do guia pelo portal artroscópico anteromedial (técnica transportal), e a per-

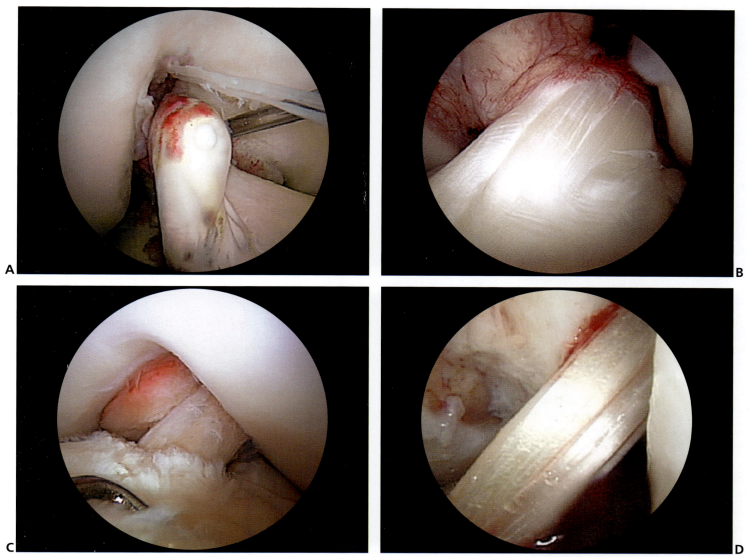

Figura 5. Imagens artroscópicas focadas para visualização da região central do joelho. (**A** e **B**) Evidenciada lesão do LCA na origem femoral, com remanescente de coto na tíbia. (**C** e **D**) Aspecto final da reconstrução do LCA, com visualização do neoligamento em posição desejada.

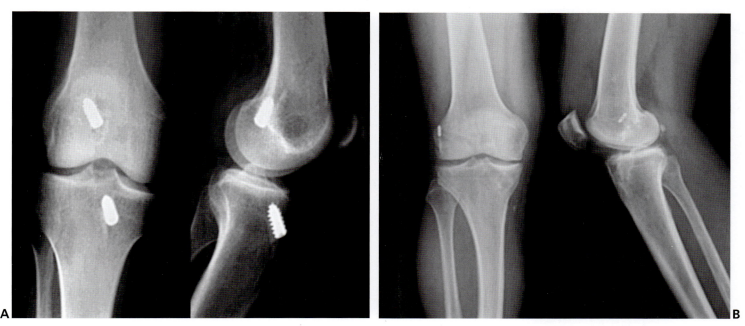

Figura 6. Imagens radiográficas em frente e perfil de joelhos submetidos à reconstrução do LCA com diferentes materiais de fixação do enxerto. (**A**) Fixação no fêmur e na tíbia com parafuso de interferência metálico, sendo que o do fêmur foi colocado de dentro para fora. (**B**) Fixação femoral com dispositivo em botão que trava na cortical lateral e fixação tibial com parafuso de interferência absorvível.

furação é realizada após encontrar o ponto considerado ideal pelo cirurgião. Além dessa técnica, uma outra técnica para reconstrução anatômica do LCA com banda única vem ganhando espaço, principalmente por evitar a confecção de um túnel femoral curto: a reconstrução com guia femoral *outside-in* (de fora para dentro) que é colocado pelo portal artroscópico lateral, e a perfuração ocorre da cortical externa para dentro da articulação.

O paradigma da reconstrução do LCA, que antes era quanto à reconstrução isométrica ou anatômica, passou a ser como melhor realizar a reconstrução anatômica do LCA. Atualmente, os estudos da lesão do LCA estão voltados para os resultados a longo prazo da reconstrução com banda única ou dupla do LCA, ambas nas posições consideradas anatômicas. Até o presente momento sugere-se que não há diferença significativa entre ambas as técnicas, porém há melhores resultados objetivos da estabilidade rotacional, avaliados com a manobra de *pivot shift* (negativo em 97% dos pacientes) com o uso da dupla banda.[9]

■ COMPLICAÇÕES

As complicações imediatas da cirurgia de reconstrução do LCA são incomuns, mas podem incluir infecção, trombose venosa profunda e lesão do nervo safeno infrapatelar. A falha do enxerto foi notificada em 3,6% dos casos, independente do autoenxerto escolhido.

Segundo dados americanos, as cirurgias de revisão por falha na reconstrução ocorrem em aproximadamente 5 a 20% dos pacientes, anualmente, sendo a principal causa a falha de posicionamento dos túneis. Destes pacientes submetidos à revisão, 60% retornam ao esporte, porém com menor *performance*.

■ CONCLUSÃO

A reconstrução do LCA tem sido assunto discutido por cirurgiões em todas as partes do mundo. Os temas são os mais diversos, como a escolha do enxerto, os tipos de fixação, o melhor momento para cirurgia e complicações. Apesar de ainda não haver definição quanto aos resultados superiores do uso da dupla banda, a reconstrução anatômica com banda única ou dupla passou a ser o foco principal das reconstruções nos últimos 10 anos. Na literatura, o tipo de enxerto ou o método de fixação não foram fatores que influenciaram nos resultados clínicos e na estabilidade após a cirurgia. Pela variedade de opções disponíveis atualmente, a seleção da melhor combinação deve ser individualizada para cada cirurgia, paciente e cirurgião.

■ REFERÊNCIAS BIBLIOGRÁFICAS

1. Spindler KP, Wright RW. Anterior cruciate ligament tear. *N Engl J Med* 2008;359(20):2135-42.
2. Gottlob CA, Baker Jr CL, Pellissier JM et al. Cost effectiveness of anterior cruciate ligament reconstruction in young adults. *Clin Orthop Relat Res* 1999;367:272-82.
3. Mountcastle SB, Posner M, Kragh Jr JF et al. Gender differences in anterior cruciate ligament injury vary with activity: epidemiology of anterior cruciate ligament injuries in young, athletic population. *Am J Sports Med* 2007;35:1635-42.
4. Hewett TE, Myer GD, Ford KR. Anterior cruciate ligament injuries in female athletes: Part 1, mechanisms and risk factors. *Am J Sports Med* 2006;34:299-311.
5. Lohmander LS, Englund PM, Dahl LL et al. The long term consequences of anterior cruciate ligament and meniscus injuries: osteoarthritis. *Am J Sports Med* 2007;35:1756-69.
6. Beynnon BD, Johnson RJ, Abate JA et al. Treatment of anterior cruciate ligament injuries. *Am J Sports Med* 2005;33:1579-602, 1751-67.
7. Biau DJ, Tornoux C, Katsahian S et al. ACL reconstruction: a meta-analysis of functional scores. *Clin Orthop Relat Res* 2007;458:180-87.
8. Fu F, Harner CD, Johnson DL et al. Biomechanics of knee ligaments. Basic concepts and clinical application. *J Bone Joint Surg Am* 1993;75(A):1716-27.
9. Järvellä T. Double-bundle versus single-bundle anterior cruciate ligament reconstruction: a prospective, randomize clinical study. *Knee Surg Sports Traumatol Arthrosc* 2007;15:500-7.
10. Seo SS, Kim CW, Kim JG et al. Clinical results comparing transtibial technique and outside in technique in single bundle anterior cruciate ligament reconstruction. *Knee Surg Relat Res* 2013;25:133-40.
11. Cabaud HE, Rodkey WG, Feagin JA. Experimental studies of acute anterior cruciate ligament injury and repair. *Am J Sports Med* 1979;7:18-22.
12. Feagin JA, Curl WW. Isolated tear of the anterior cruciate ligament. 5-year follow-up study. *Am J Sports Med* 1976;4:95-100.
13. Girgis FG, Marshall JL, Al Monajem ARS. The cruciate ligaments of the knee joint. Anatomical, functional and experimental analysis. *Clin Orthop Relat Res* 1975;106:216-31.
14. Ferretti M, Levicoff EA, Macpherson TA et al. The fetal anterior cruciate ligament: an anatomic and histology study. *Arthrosocopy* 2007;23(3):278-83.
15. Edwards A, Bull AMJ, Amis AA. The attachments of the anteromedial and posterolateral fibre bundles of the anterior cruciate ligament. Part 2: Femoral attachment. *Knee Surg Sports Traumatol Arthrosc* 2008;16:29-36.
16. Ferretti M, Doca D, Ingham SM et al. Bony and soft tissue landmarks of the ACL tibial insertion site: an anatomical study. *Knee Surg Sports Traumatol Arthrosc* 2012;20(1):62-68.
17. Lubowitz JH, Hwang M, Piefer J et al. Anterior cruciate ligament femorl footprint anatomy: a systematic review of the 21st century literature. *Arthrosocopy* 2014;30(5):539-41.
18. Schutte MJ, Dabezies EJ, Zimny ML et al. Neural anatomy of the human anterior cruciate ligament. *J Bone Joint Surg* 1987;69A:243-49.
19. Wojtys EM, Huston LJ. Neuromuscular performance in normal and anterior cruciate ligament deficient lower extremities. *Am J Sports Med* 1994;22:89-104.
20. Woo SL-Y, Livesay GA, Engle C. Biomechanics of the human anterior cruciate ligament. *J Biomech* 1992;21:835-42.
21. Kim HS, Seon JK, Jo AR. Current trends in anterior cruciate ligament reconstruction. *Knee Surg Relat Res* 2013;25(4):165-73.
22. Stijak L, Kadija M, Djulejic V et al. The influence of sex hormones on anterior cruciate ligament rupture: female study. *Knee Surg Sports Traumatol Arthrosc* 2014 May 16. [Epub ahead of print]
23. Hewett TE, Myer GD, Ford KR. Anterior cruciate ligament injuries in female athletes: Part 2, a meta-analysis of neuromuscular interventions aimed at injury prevention. *Am J Sports Med* 2006;34:490-98.
24. Abdalla RJ et al. Artroscopia nas hemartroses pós-traumáticas do joelho. *Rev Bras Ortop* 1989;24(6):200-6.
25. Benjaminse A, Gokeler A, van der Schans CP. Clinical diagnosis of an anterior cruciate ligament rupture: a meta-analysis. *J orthop Sports Phys Ther* 2006;36:267-88.
26. Piasecki DP, Spindler KP, Warren TA et al. Intraarticular injuries associated with anterior cruciate ligament tear: findings at ligament reconstruction in high school and recreational athletes: an analysis of sex based differences. *Am J Sports Med* 2003;31:601-5.
27. Crawford R, Walley G, Bridgman S et al. Magnetic resonance imaging versus arthroscopy in the diagnosis of knee pathology, concentrating on meniscal lesions and ACL tears: a systematic review. *Br Med Bull* 2007;84:5-23.
28. Gentili A, Seeger LL, Yao L et al. ACL tear: indirect signs at MR Imaging. *Radiology* 1994;193:835-40.
29. Giove TP, Miller SJ, Kent BE. Non operative treatment of the torn anterior cruciate ligament. *J Bone Joint Surg* 1983;65A:184-92.
30. Sandberg R, Balkfos B, Nilsson B et al. Operative versus non-operative treatment of recent injuries to the ligament of the knee: a prospective randomized study. *J Bone Joint Surg Am* 1987;69:1120-26.
31. Fu FH, van Eck CF, Tashman S et al. Anatomic anterior cruciate ligament reconstruction: a changing paradigm. *Knee Surg Sports Traumatol Arthrosc* 2014 Aug 3. [Epub ahead of print]

32. Xu M, Gao S, Zeng C et al. Outcomes of Anterior Cruciate Ligament Reconstruction Using Single-Bundle Versus Double-Bundle Technique: Meta-analysis of 19 Randomized Controlled Trials. *Arthroscopy* 2013:29(2):357-65.
33. Howell SM, Wallace MP, Hull ML. Deutsch ML. Evaluation of the single-incision arthroscopic technique for anterior cruciate ligament replacement. A study of tibial tunnel placement, intraoperative graft tension, and stability. *Am J Sports Med* 1999;27(3):284-93.
34. Loh JC, Fukuda Y, Tsuda E et al. Knee stability and graft function following anterior cruciate ligament reconstruction: Comparison between 11 o'clock and 10 o'clock femoral tunnel placement. 2002 Richard O'Connor Award paper. *Arthroscopy* 2003 Mar.;19(3):297-304.
35. Goldblatt JP, Fitzsimmons SE, Balk E et al. Reconstruction of the anterior cruciate ligament: Meta-analysis of patellar tendon versus hamstrings tendon autograft. *Arthroscopy* 2005;21:1791-803.
36. Sajovic M, Vengust V, Komadina R et al. A prospective randomized comparison of semitendinous and gracilis tendon versus patellar tendon autografts for anterior cruciate ligament reconstruction: Five year follow-up. *Am J Sports Med* 2006;34:1933-40.
37. Amiel D, Kleiner JB, Roux RD et al. The phenomenon of ligamentization: Anterior cruciate ligament reconstruction with autogenous patellar tendon. *J Ortop Res* 1986;4:162-72.

ABORDAGEM PARA A RECONSTRUÇÃO ANATÔMICA INDIVIDUALIZADA DO LIGAMENTO CRUZADO ANTERIOR – VISÃO GERAL E EXEMPLOS DE CASOS

James M. Bullock ■ Freddie H. Fu

■ INTRODUÇÃO

A reconstrução anatômica individualizada do ligamento cruzado anterior (LCA) é um conceito, o que implica adaptar o tratamento cirúrgico de lesões do LCA para um paciente específico, e começa bem antes de o paciente estar na sala de cirurgia.[5,9] Uma compreensão básica da anatomia natural do LCA é fundamental para esse conceito, já que o principal objetivo da reconstrução individualizada do LCA é restaurar a anatomia natural do paciente e a função do seu ligamento. Além das particularidades anatômicas, um conhecimento profundo do histórico da lesão e dos esportes, estilo de vida e demandas do paciente somado a achados do exame físico contribuem para formular o plano de tratamento ideal.

■ ANATOMIA

O ligamento cruzado anterior origina-se a partir da parede medial do côndilo femoral lateral abaixo do tubérculo intercondilar lateral, com o feixe anteromedial posterior à crista bifurcada, e o feixe posterolateral originando-se anteriormente à crista bifurcada. O local de inserção tibial é adjacente à raiz anterior do menisco lateral na porção anterior do espaço entre as espinhas medial e lateral da tíbia.

Anatomia do feixe

O feixe anteromedial (AM) insere-se mais anteromedialmente no local de inserção tibial, como sugere o seu nome, e, da mesma maneira, o feixe posterolateral (PL) insere-se mais posterolateralmente.[4] O feixe AM fica mais retesado durante a flexão e é uma barreira à translação tibial anterior. O feixe PL fica mais retesado na extensão completa e facilita o movimento rotacional.[2] Ter tranquilidade ao entender a anatomia normal certamente auxiliará o cirurgião artroscópico a identificar os padrões variados de lesão em joelhos com lesão no LCA.

Locais de inserção

A origem femoral pode ser entendida melhor se a parte remanescente dos feixes for examinada em relação ao contorno dos tecidos moles, assim como para ver se os marcos ósseos (cristas intercondilares e bifurcadas) podem ser identificados.[3] O comprimento do local de inserção tibial tem grande variabilidade entre os indivíduos (de 9 a 25 mm), mas tem entre 14 e 18 mm na maioria dos pacientes.[7]

■ DIAGNÓSTICO

História e exame físico

O histórico de lesões deveria focar na acuidade da lesão (aguda versus crônica), no seu mecanismo (contato vs. não contato; esporte e nível de participação), doenças associadas no joelho ou articulações adjacentes, tratamentos anteriores, presença de dor, instabilidade e sintomas mecânicos. O médico também deve perguntar sobre os objetivos do paciente para o retorno à atividade e determinar se o paciente se comprometerá com a reabilitação.

O exame físico deve avaliar a amplitude do movimento, presença de efusão e o estado neurovascular. O joelho afetado deve ser examinado em busca de sensibilidade na linha da articulação, o que pode indicar patologia do menisco; estado dos ligamentos cruzados; estado dos ligamentos patelofemorais; o ligamento cruzado posterior (LCP) deve ser testado e, naturalmente, o LCA deve ser avaliado. O exame do LCA deve focar especificamente no grau de frouxidão com a gaveta anterior e com o teste de Lachman em comparação ao joelho contralateral (supondo que esteja saudável), atentando-se ao detalhe de um ponto final duro ou mole que pode revelar uma ruptura parcial. A extensão da instabilidade pode ser avaliada mais detalhadamente, se o paciente estiver confortável, realizando-se o teste de *pivot-shift*.

Imagem

Devem ser obtidas radiografias simples padrão com três visualizações (45° de flexão com suporte de peso posteroanterior (PA), 45° lateral e Merchant). Estudos em filmes longos, como panorâmica de membros inferiores, devem ser obtidos se houver suspeita de qualquer deformidade coronal em casos crônicos ou de revisão para avaliar o eixo mecânico do joelho e compará-lo ao lado contralateral.

Estudos avançados de imagem costumam incluir ressonância magnética (RM) de alta resolução com sequências adicionais nos planos coronal oblíquo e sagital oblíquo do LCA para avaliar melhor a integridade de cada feixe. A morfologia da ruptura pode ser examinada de diversas maneiras: parcial *vs.* completa, envolvimento AM ou PL, tamanho da impressão nativa, ângulo de inclinação e comprimento do ligamento natural. Adicionalmente, o tamanho e qualidade de potenciais enxertos (mais ainda do tendão patelar ou tendão quádruplo) podem ser avaliados para determinar se eles seriam autoenxertos adequados.

■ TOMADA DE DECISÃO CIRÚRGICA

Embora decisões sobre o tratamento final sejam feitas no intraoperatório após o exame sob anestesia e artroscopia diagnóstica, um bom plano pode ser criado no pré-operatório para adaptar o tratamento para cada atleta/paciente individual. A idade do paciente, o esporte que pratica e as exigências da sua vida desempenham um papel fundamental em relação à escolha do enxerto (tendão isquiotibial, bloco ósseo patelar do quadríceps +/-; e autoenxerto *versus* aloenxerto). Além disso, as preferências específicas do paciente (fatores pessoais e religiosos, por exemplo) também desempenham um papel na escolha do enxerto. Em casos de revisão, as opções de autoenxerto podem estar limitadas graças a uma coleta anterior. O tamanho da impressão da inserção tibial medido por ressonância magnética nos guia em relação à provável praticidade e necessidade de reconstrução com feixe único ou duplo. A impressão tibial < 14 mm provavelmente será reconstruída com feixe único, acima de 18 mm pode acomodar duplo feixe, e entre 14 e 18 mm, dependendo de outros parâmetros, pode ser uma reconstrução com feixe único ou duplo.[6,7] Se o enxerto for muito pequeno, isto pode ser um fator que pode levar a taxas mais altas de falha.[8] Além de entender o tamanho natural do local de inserção, é fundamental assegurar que o enxerto utilizado seja grande o suficiente e fazer o melhor planejamento possível para evitar esse cenário. Se no intraoperatório o enxerto coletado for muito pequeno, pode ser necessário suplementá-lo com aloenxerto. O objetivo é restaurar o máximo possível dos locais naturais de origem e inserção, respeitando o conceito da função diferente dos feixes AM e PL.

■ TÉCNICA/PRINCIPIOS CIRÚRGICOS

É fundamental ter um posicionamento e um número de portais adequados para fazer uma boa artroscopia diagnóstica e para a preparação adequada dos locais de inserção e colocação/perfuração dos túneis. Nós utilizamos e recomendamos o uso de três portais da seguinte maneira: portal superolateral alto acima da gordura de Hoffa para dar uma boa visão perspectiva do LCA dentro do encaixe; um portal central adjacente ao tendão patelar na borda medial ou às vezes transpatelar logo acima da linha da articulação e do ligamento intermeniscal para olhar diretamente para o LCA e para os dois locais de inserção; e um portal acessório medial para a furação do túnel femoral e melhor visualização da parede medial no perfil anteroposterior.[1] Todos os três portais podem ser utilizados para avaliação da lesão, preparação dos locais dos túneis e para quaisquer procedimentos adicionais necessários, como cirurgia do menisco. Os marcos ósseos e de tecidos moles naturais devem ser utilizados como guia para colocação dos túneis e do enxerto.

Na artroscopia diagnóstica, o padrão de lesão do LCA (lesão de um ou dois feixes; coto remanescente; ruptura femoral/tibial ou da substância intermediária; integridade da porção intacta de lesões parciais) é minuciosamente avaliado para determinar as necessidades da reconstrução. Há variabilidade nos padrões de lesão do LCA, e isto deve ser respeitado ao determinar as necessidades da reconstrução. Outros tecidos intra-articulares são examinados rotineiramente em todos os compartimentos e outras patologias tratadas, conforme indicado.[13] As dimensões naturais da origem femoral e do local de inserção tibial são medidas com uma régua artroscópica maleável (Smith & Nephew Endoscopy, Andover, Massachusetts) e comparadas a medidas de RM. Os dados pré e pós-operatórios são utilizados para determinar a técnica de reconstrução final, respeitando o conceito de duplo feixe.

■ EXEMPLOS DE CASOS

A seguir, apresentamos uma série de casos que ilustrarão o uso dos conceitos anteriores para fazer a reconstrução anatômica individualizada do LCA.

Caso 1: aumento PL

Mulher de 21 anos que machucou o joelho esquerdo em uma lesão de torção, enquanto esquivava. A RM revelou lesão parcial do LCA, especificamente uma lesão do feixe PL. O exame foi marcante para Lachman 1B com *pivot-shift* positivo. O paciente tentou o tratamento conservador, mas teve episódios recorrentes de instabilidade. Os achados intraoperatórios revelaram ruptura do feixe PL com feixe AM intacto. Uma reconstrução do feixe PL foi feita utilizando autoenxerto de tendão isquiotibial (Fig. 1).

Caso 2: preservação do resquício

Homem de 30 anos com lesão no joelho direito por torção ao jogar hóquei no gelo como goleiro. O exame revelou Lachman 2B e *pivot-shift* +1. A RM demonstrou ruptura completa do LCA no lado femoral. A impressão tibial foi de 16 mm. Os achados intraoperatórios revelaram um coto tibial intacto. A preservação do resquício foi feita com autoenxerto de tendão isquiotibial com feixe único. O túnel femoral respeita o conceito de duplo feixe e coloca o enxerto no centro da impressão femoral de ambos os feixes. O local de inserção tibial respeita a anatomia natural e deixa o resquício tibial com o enxerto passando através do túnel no centro do resquício (Fig. 2). A preservação do resquício também pode ter um papel na redução da ampliação do túnel, mas uma diferença no resultado clínico não foi provada nesse momento.[14] No entanto, a preservação do resquício tem a importante função de ajudar a localizar e recriar apropriadamente a anatomia natural com a reconstrução, portanto nós defendemos que seja feita, quando possível.

Caso 3: reconstrução com duplo feixe

Homem de 16 anos esqueleticamente maduro que caiu de mau jeito da escada com lesão no joelho esquerdo. Impossibilitado de jogar basquete decorrente da instabilidade com a atividade de corte. A RM obtida mostrou ruptura completa do LCA. O exame foi consistente com ruptura do LCA. Como se tratava de um jovem ativo, desejava-se fazer o enxerto com bloco ósseo e havia uma grande impressão tibial (17 mm) para acomodar o duplo feixe, então o autoenxerto do quadríceps foi escolhido. Em um paciente jovem, deseja-se fazer o autoenxerto, porque o aloenxerto tem taxas mais altas de rerruptura. O aloenxerto somente deve ser utilizado se necessário para suplementar o tamanho do autoenxerto ou se houver alguma outra circunstância agravante. Foi feita reconstrução do LCA com duplo feixe com autoenxerto do quadríceps, utilizando o bloco ósseo (9 mm) em um túnel femoral colocado anatomicamente, e dividindo a porção de tecidos moles para criar um enxerto AM de 7 mm e um enxerto PL de 6 mm. O enxerto PL fica tensionado na extensão completa (não hiperextensão), e o AM fica tensionado a 20-30 graus de flexão (Fig. 3). Não houve impacto no enxerto graças ao posicionamento anatômico e à morfologia normal do encaixe. Adicionalmente, o autoenxerto de tendão do quadríceps com bloco ósseo tem propriedades biomecânicas desejáveis e pode ser coletado para técnicas de feixes único e duplo, com ou sem bloco ósseo, e é uma escolha versátil de enxerto.[10,11]

■ REABILITAÇÃO E RETORNO AO ESPORTE/ATIVIDADE

Embora não esteja inteiramente no escopo deste capítulo, nós achamos que é importante mencionar que a reabilitação do paciente e o retorno ao esporte também deveriam ser individualizados. Isto significa que o progresso normal através das fases do protocolo de fisioterapia para retorno ao esporte deve ser atingido.[12] No entanto, o teste funcional é só um componente, portanto a cura do enxerto também deve ser respeitada. Retornar a atividades de esportes de alto risco muito cedo pode aumentar o risco de ruptura do enxerto. Nós incorporamos o uso de RM nos casos onde o retorno é anterior a 9 meses. Em geral, o retorno completo a esportes de alto risco normalmente ocorre entre 9 meses e 1 ano.

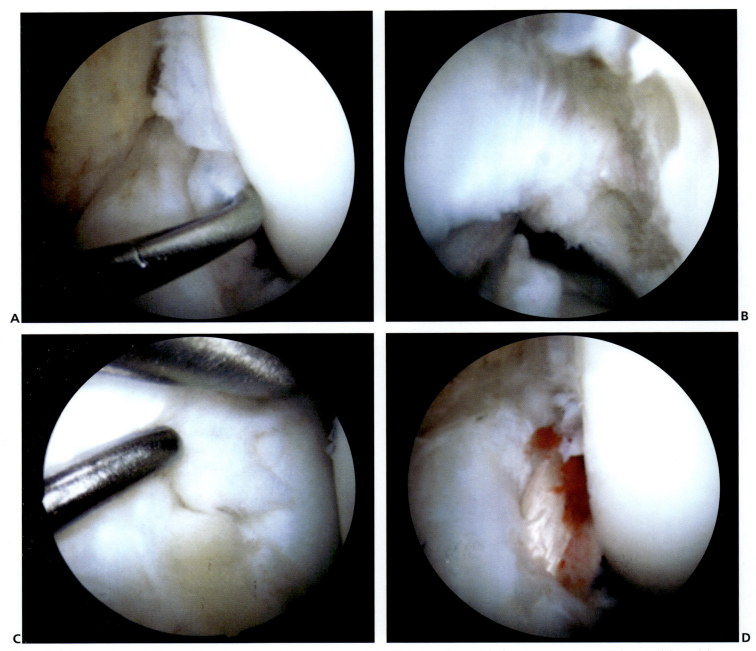

Figura 1. (**A**) Resquício muito fino do feixe PL com frouxidão quando sondado. (**B**) Origem femoral do feixe PL com origem AM intacta. (**C**) Local de inserção do PL na tíbia. (**D**) Feixe PL reconstruído com autoenxerto do tendão isquiotibial e coágulo de fibrina.

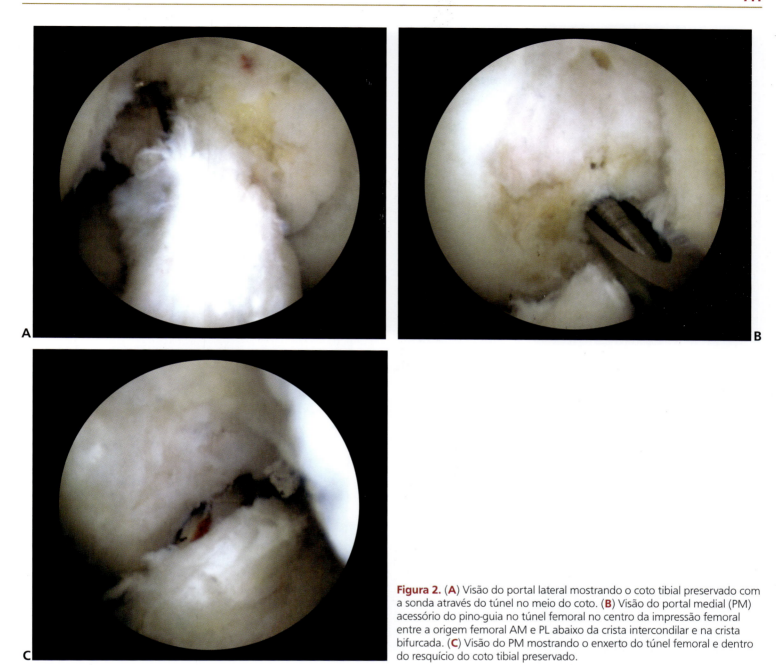

Figura 2. (A) Visão do portal lateral mostrando o coto tibial preservado com a sonda através do túnel no meio do coto. **(B)** Visão do portal medial (PM) acessório do pino-guia no túnel femoral no centro da impressão femoral entre a origem femoral AM e PL abaixo da crista intercondilar e na crista bifurcada. **(C)** Visão do PM mostrando o enxerto do túnel femoral e dentro do resquício do coto tibial preservado.

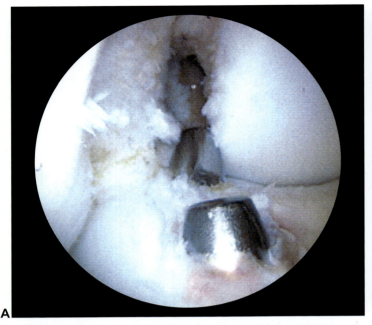
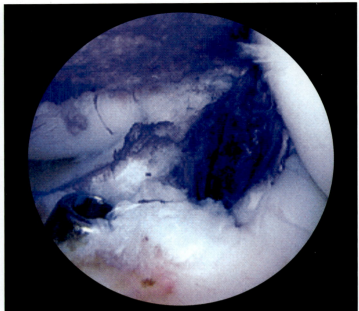
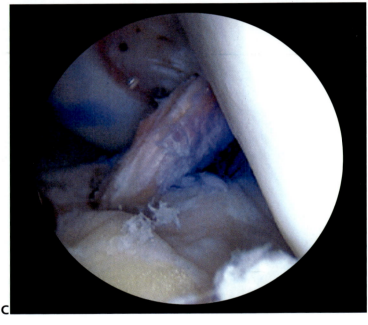

Figura 3. (A) Visão do túnel femoral na região anatômica central da origem femoral do LCA para acomodar o bloco ósseo do quadríceps e a visão dos dois túneis tibiais, sendo o AM mais anterior e medial, e o PL mais posterior e lateral. **(B)** Como visto no portal lateral, porção PL do enxerto (marcada com tinta azul), que é colocada primeiro com o dilatador visto no local de inserção do feixe AM. **(C)** Da visão do portal lateral, ambos os feixes de autoenxerto do quadríceps já colocados, com o AM da cor do autoenxerto natural e o PL marcado com tinta azul.

■ RESUMO

Esperamos que através deste material apresentado e dos casos exemplificados, o leitor tenha um bom quadro para abordar a reconstrução do LCA. O objetivo é fazer a reconstrução anatômica individualizada do LCA específica para o paciente de uma maneira que utilize as técnicas de feixe único ou duplo quando indicado para respeitar o conceito de duplo feixe da reconstrução.

■ REFERÊNCIAS BIBLIOGRÁFICAS

1. Araujo PH, van Eck CF, Macalena JA et al. Advances in the three-portal technique for anatomical single- or double-bundle ACL reconstruction. Avanços na técnica de três portais para reconstrução anatômica do LCA com feixe único ou duplo. *Knee Surg Sports Traumatol Arthrosc* 2011;19:1239-42.
2. Chhabra A, Starman JS, Ferretti M et al. Anatomic, radiographic, biomechanical, and kinematic evaluation of the anterior cruciate ligament and its two functional bundles. Avaliação anatômica, radiográfica, biomecânica e cinemática do ligamento anterior cruzado e de seus dois feixes funcionais. *J Bone Joint Surg Am* 2006;88(Suppl 4):2-10.
3. Ferretti M, Ekdahl M, Shen W et al. Osseous landmarks of the femoral attachment of the anterior cruciate ligament: an anatomic study. Marcos ósseos da junção femoral do ligamento anterior cruzado: um estudo anatômico. *Arthroscopy* 2007 Nov.;23(11):1218-25.
4. Girgis FG, Marshall JL, Monajem A. The cruciate ligaments of the knee joint. Anatomical, functional and experimental analysis. Os ligamentos cruzados da articulação do joelho. Análise anatômica, funcional e experimental. *Clin Orthop Relat Res* 1975;106:216-31.
5. Hofbauer M, Muller B, Murawski CD et al. The concept of individualized anatomic anterior cruciate ligament (ACL) reconstruction. *Knee Surg Sports Traumatol Arthrosc* 2014 May;22(5):979-86.
6. Karlsson J, Irrgang JJ, van Eck CF et al. Anatomic single- and double-bundle anterior cruciate ligament reconstruction, part 2: clinical application of surgical technique. Reconstrução anatômica de feixe único e duplo do ligamento cruzado anterior, parte 2: aplicação clínica da técnica cirúrgica. *Am J Sports Med* 2011;39:2016-26.
7. Kopf S, Pombo MW, Szczodry M et al. Size variability of the human anterior cruciate ligament insertion sites. Variabilidade no tamanho dos locais de inserção do ligamento cruzado anterior em humanos. *Am J Sports Med* 2011;39:108-13.
8. Magnussen RA, Lawrence JT, West RL et al. Graft size and patient age are predictors of early revision after anterior cruciate ligament reconstruction with hamstring autograft. Tamanho do enxerto e idade do paciente são fatores indicadores de revisão antecipada após reconstrução do ligamento cruzado anterior com autoenxerto de tendão isquiotibial. *Arthroscopy* 2012;28:526-31.

9. Middleton KK, Hamilton T, Irrgang JJ et al. Anatomic anterior cruciate ligament (ACL) reconstruction: a global perspective. Part 1. Reconstrução do ligamento cruzado anterior (LCA): uma perspectiva global. *Knee Surg Sports Traumatol Arthrosc* 2014 July;22(7):1467-82.
10. Murray PJ, Alexander JW, Gold JE et al. Anatomic double-bundle anterior cruciate ligament reconstruction: kinematics and knee flexion angle-graft tension relation. Reconstrução anatômica com duplo feixe do ligamento cruzado anterior: cinemática e relação de tensão entre ângulo de flexão do joelho e enxerto. *Arthroscopy* 2010;26:202-13.
11. Rabuck SJ1, Musahl V, Fu FH et al. Anatomic anterior cruciate ligament reconstruction with quadriceps tendon autograft. Reconstrução anatômica do ligamento cruzado anterior com autoenxerto do tendão do quadríceps. *Clin Sports Med* 2013 Jan.;32(1):155-64.
12. Yabroudi MA, Irrgang JJ. Rehabilitation and return to play after anatomic anterior cruciate ligament reconstruction. Reabilitação e retorno à atividade após reconstrução anatômica do ligamento cruzado anterior. *Clin Sports Med* 2013 Jan.;32(1):165-75.
13. Zantop T, Brucker PU, Vidal A et al. Intra- articular rupture pattern of the ACL. Padrão de ruptura intra-articular do LCA. *Clin Orthop Relat Res* 2007;454:48-53.
14. Zhang Q1, Zhang S, Cao X et al. The effect of remnant preservation on tibial tunnel enlargement in ACL reconstruction with hamstring autograft: a prospective randomized controlled trial. Efeito da preservação dos resquícios na ampliação do túnel tibial na reconstrução do LCA com autoenxerto de tendão isquiotibial: um estudo prospectivo, randomizado e controlado. *Knee Surg Sports Traumatol Arthrosc* 2014 Jan;22(1):166-73.

IMPORTÂNCIA DA ROTAÇÃO NA RUPTURA DO LCA NO FUTEBOL

Luís Silva ■ Alberto Monteiro ■ Nuno Sevivas ■ Pedro Varanda ■ Helder Pereira ■ João Espregueira-Mendes

■ ANATOMIA E BIOMECÂNICA

O conhecimento da anatomia do ligamento cruzado anterior (LCA) é determinante para podermos compreender a sua função, assim como todas as opções cirúrgicas relacionadas com a sua reconstrução e reabilitação para se obterem uma boa estabilidade e um restabelecimento do arco de mobilidade no joelho intervencionado.

Historicamente foi descrito na literatura como tendo um, dois ou três feixes, sendo que a teoria dos dois feixes é a mais aceita e utilizada globalmente. Os dois feixes são respetivamente o anteromedial (AM), controla a translação anterior da tíbia, e posterolateral (PL), que controla maioritariamente a laxidez rotatória.[1-4] No entanto, estas duas funções não podem ser separadas. O LCA apresenta variações anatômicas relativamente ao seu tamanho e espessura,[2,5] as forças suportadas variam consoante a atividade desempenhada, oscilando entre 100 N durante a extensão passiva do joelho até 1.700 N durante exercícios de aceleração/desaceleração.[6-8]

O LCA é o principal limitador da translação anterior da tíbia e funciona como limitador secundário da rotação tibial, do estresse em varo e valgo.[8-10] A introdução do conceito de duplo feixe constitui um marco na cirurgia de reconstrução do LCA visto que se iniciou a discussão de uma reconstrução mais anatômica entre um feixe versus dois.[11,12]

A ruptura do ligamento cruzado anterior é uma das patologias ortopédias mais frequentes, sendo que desportos com movimentos de pivô como o futebol, estão particularmente predispostos a esta lesão.[13] Após a reconstrução primária ou de revisão do LCA em atletas, incluindo jogadores de futebol, a taxa de retorno à atividade física varia na literatura em termos consideráveis, 22,9 a 90%.[14-16] Diversas causas são apontadas para o não retorno à prática de futebol por parte dos atletas, sendo que o receio de nova lesão e baixo desempenho do joelho intervencionado são apontados como pontos determinantes.[17] Assim, uma correta abordagem tanto pré, intra ou pós-operatoriamente é de grande importância para o sucesso.

Diversos estudos mostram que após a ligamentoplastia geralmente é conseguido o controle da translação anterior da tíbia, mas que a estabilidade rotatória não é totalmente restabelecida, pelo menos em situações de alta exigência funcional, o que pode indiciar que as técnicas cirúrgicas empregues podem não mimetizar a anatomia do LCA.[18,19]

Visto que as exigências dos desportistas de alta competição são cada vez maiores, e que um número significativo de atletas não retorna à competição após a ligamentoplastia, é necessário um método fiável, reprodutível e preciso no diagnóstico de lesões do LCA, assim como na avaliação dos resultados funcionais da ligamentoplastia. O exame clínico permite o diagnóstico, mas torna-se indispensável conseguir medir o grau de instabilidade.

■ TESTES MANUAIS (AVALIAÇÃO CLÍNICA)

Diversos testes manuais são descritos na literatura para a avaliação da integridade do LCA tanto pré-operatoriamente, como após a cirurgia, sendo alguns desses: Gaveta anterior; *Pivot Shift*; Lachmann; sendo o último o mais comumente utilizado.[20]

Visto serem testes manuais são dependentes do examinador e menos rigorosos.[21] Na literatura o *Pivot-shift* é referido como apresentando o maior valor preditivo positivo; o Lachman como tendo o maior valor preditivo negativo, e a Gaveta Anterior apresenta resultados inconclusivos.[22] O teste *Pivot-shift* também apresenta diferentes técnicas para o reproduzir, o que pode representar um desafio adicional para uma uniformização dos resultados.[23] Outras particularidades deste teste são nomeadamente as limitações quando se executa num paciente acordado e o fato de os resultados em testes mecanizados serem mais precisos.[24]

■ DISPOSITIVOS DE MEDIÇÃO

Vários dispositivos estão presentes comercialmente para este propósito, sendo que alguns permitem a sua fácil portabilidade, o que pode representar uma vantagem. O seu objetivo é serem mais precisos que os testes manuais, permitindo ainda o registo e a partilha de dados.[20]

O dispositivo mais vezes referido na literatura é o KT-1000 (Medmetric, San Diego, CA, EUA) e, visto ser um dispositivo já com um tempo alargado de comercialização, geralmente é utilizado como comparação em relação a outros dispositivos, mesmo não medindo a rotação, estando associado a relatos de falsos negativos, sobrestimar a laxidez articular sagital anterior, ou ainda a dificuldade na replicação dos seus resultados.[25-29] Uma evolução do dispositivo previamente referido foi o KT-2000; no entanto, aparentemente mantém a limitação de não avaliar a rotação.[27] Diversos outros dispositivos estão disponíveis com objetivos similares e partilhando algumas das limitações referidas previamente.

■ SISTEMAS ROBOTIZADOS

Com o objetivo de se obter uma avaliação/quantificação mais precisa da laxidez ligamentar do joelho desde há vários anos que foram desenvolvidos diversos dispositivos testados em cadáveres e "in vivo" com propriedades múltiplas.[26,30-32] As propriedades mecânicas destes dispositivos são diversas, sendo que alguns apenas permitem avaliar isoladamente a translação anteroposterior da tíbia ou a rotação enquanto que outros permitem a avaliação destes dois movimentos. Como exemplo de um dispositivo que permite avaliar estes dois movimentos é o Laxitester (ORTEMA Sport Protection, Markgroeningen, Germany) tendo resultados sido publicados recentemente após um estudo "in vivo".[33] A maioria destes sistemas apresentam unicamente a vantagem da aquisição de dados mais precisos, mas à custa de um maior dispêndio de tempo pelo qual a sua aplicabilidade ainda é limitada.

■ RADIOGRAFIA EM ESTRESSE

A radiografia em estresse foi desde há muito proposta para o estudo de lesões ligamentares no joelho, como o ligamento colateral medial, ligamento colateral lateral, LCA e ligamento cruzado posterior (LCP).[34-41] O fato de as medições serem obtidas por pontos ósseos permite que existam menos interferências relacionadas com tecidos moles, mas também limitam a informação obtida destes mesmos tecidos, cartilagem e meniscos.[20] A radioestereometria evidencia grande potencial e rigor, mas torna-se impossível de utilizar no dia a dia.

Diversas técnicas estão descritas para a avaliação ligamentar o que proporciona uma multiplicidade de resultados, tornando, assim, a sua aplicabilidade clínica com ampla base científica difícil, no entanto relatos recentes demonstram que o diagnóstico da lesão do LCA pode ter bons resultados por estas técnicas, assim como para fins de prognósticos ou terapêuticos.[40,41] Alguns dos pontos fracos destes métodos são a necessidade de mais pessoal técnico; equipamento e maior exposição a radiação ionizante por parte do paciente.[20]

■ PORTO-KNEE TESTING DEVICE (PKTD)

O PKTD é um dispositivo que permite a avaliação da lassidez do joelho (translação anteroposterior e rotação interna da tíbia) durante a ressonância magnética (RM), o que permite assim não só uma avaliação anatômica, mas também funcional.[42]

O PKTD foi desenvolvido em poliuretano para permitir ser utilizado em RM (Fig. 1). Apresenta um êmbolo insuflável que permite aplicar uma pressão de até $46,7 \times 10^3$ N/m² controlável pelo examinador. O PTKD pode ser utilizado aplicando a pressão na face posterior da perna, testando, assim, o ligamento cruzado anterior, ou na face anterior, testando, assim, o ligamento cruzado posterior. Durante a avaliação o dispositivo pode ser adaptado a diversos graus de flexão do joelho, assim como de rotações interna e externa testando as instabilidades rotatórias interna e externa. São adquiridas imagens em RM com corte de 1 mm, sendo que as reconstruções 3D são efetuadas mediante a aplicação de pressão.

O protocolo de aquisição de medições (em milímetro) utiliza uma linha perpendicular ao prato tibial, atravessando o seu ponto mais posterior e a sua distância a uma linha paralela, atravessando o ponto mais posterior do côndilo femoral. Este processo é repetido com e sem pressão para os dois compartimentos (lateral e medial), utilizando os mesmos pontos ósseos como referências (Fig. 2).

O estudo pode ser limitado ao joelho com patologia do LCA ou completado com o joelho contralateral.

O PKTD foi testado com sucesso em joelhos com patologia do LCA num estudo clinico[42], tendo-se apresentado como um método fiável relativamente KT-1000 (Medmetric, San Diego, CA, EUA) na avaliação da translação anterior da tíbia e ao teste *pivot-shift* sob anestesia para avaliar a instabilidade rotatória (Fig. 3). No mesmo estudo foi possível identificar e avaliar rupturas parciais (confirmadas artroscopicamente).

Assim o PKTD apresenta-se como uma ferramenta versátil, não invasiva com aplicações pré e pós-operatórias de relevo.

■ SISTEMAS DE NAVEGAÇÃO INTRAOPERATÓRIOS

Técnicas de navegação intraoperatórias na cirurgia de reconstrução do LCA têm apresentado evolução considerável nos últimos anos. Alguns pontos referidos como vantajosos são o fato de se poder quantificar a lassidez do joelho em causa;[43] o alinhamento de o enxerto ter uma variação menor em relação à orientação ideal e de haver um controle do conflito na chanfradura.[44]

Está descrito, ainda, que a navegação pode apresentar como vantagem o fato de se poder comparar intraoperatoriamente a lassidez articular do joelho a ser submetido a ligamentoplastia com o joelho sem patologia ligamentar, assim como a correlação entre diferentes tipos de cirurgia e a respetiva lassidez articular ou ainda padrões complexos de instabilidade rotatória.[45-47] Um ponto que é referido como relevante e problemático é o de a força aplicada durante os testes não ser constante.[48] Recentemente num estudo em cadáveres foi apresentado um método de avaliação da translação anteroposterior da tíbia por navegação não invasiva.[49] O fato de serem invasivos representam limitações à sua aplicabilidade.[20,48]

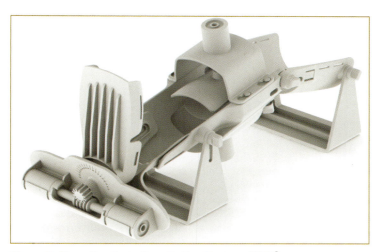

Figura 1. Dispositivo Porto Knee Testing Device – PKTD®.

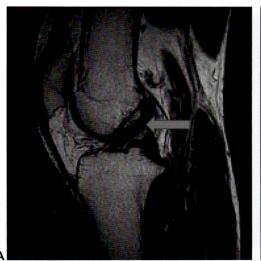
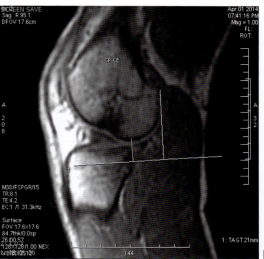

Figura 2. Protocolo de aquisição de medições (em milímetros). O processo é repetido com e sem pressão para os dois compartimentos (lateral e medial), utilizando os mesmos pontos ósseos como referências durante a RM.

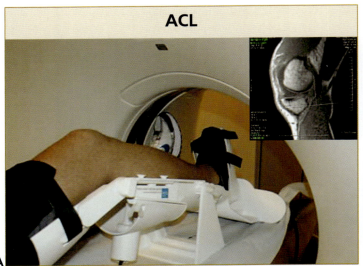
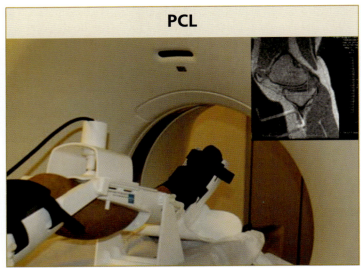

Figura 3. (A e B) Avaliação da translação anterior da tíbia e ao teste *pivot-shift* sob anestesia para avaliar a instabilidade rotatória.

■ CONCLUSÃO

Os testes manuais efetuados principalmente durante o exame clínico serão sempre de extrema importância e de relevo clínico, tanto para diagnóstico, como para avaliação do resultado terapêutico. Em virtude da evolução técnica foi possível desenvolver métodos mais precisos e versáteis de avaliação/quantificação da instabilidade rotatória e anteroposterior no joelho dos quais se destaca o PKTD tornando a sua aplicabilidade muito útil. Com o PKTD poderemos ter uma avaliação pré-operatória mais precisa com possibilidade de identificar com mais rigor os pacientes que necessitam de cirurgia; adequando às indicações para rupturas parciais, verificando a função do feixe remanescente e, eventualmente, qual o tipo de cirurgia mais adequado. O PKTD apresenta ainda a versatilidade de poder avaliar/quantificar a instabilidade rotatória, anteroposterior e posteroanterior pós-operatoriamente, dando um contributo para a decisão de retorno desportivo e sucesso da intervenção cirúrgica.

Novos horizontes poderão surgir com a possibilidade de relacionar o excesso de rotação com fatores de risco, podendo assim abrir caminho a programas de prevenção de lesões mais eficazes e dirigidos a populações específicas.

■ REFERÊNCIAS BIBLIOGRÁFICAS

1. Welsh RP. Knee joint structure and function. *Clin Orthop Relat Res* 1980;(147):7-14.
2. Norwood LA, Cross MJ. Anterior cruciate ligament: functional anatomy of its bundles in rotatory instabilities. *Am J Sports Med* 1979;7(1):23-26.
3. Girgis FG, Marshall JL, Monajem A. The cruciate ligaments of the knee joint. Anatomical, functional and experimental analysis. *Clin Orthop Relat Res* 1975;(106):216-31.
4. Zantop T et al. The role of the anteromedial and posterolateral bundles of the anterior cruciate ligament in anterior tibial translation and internal rotation. *Am J Sports Med* 2007;35(2):223-27.
5. Harner CD et al. Comparative study of the size and shape of human anterior and posterior cruciate ligaments. *J Orthop Res* 1995;13(3):429-34.
6. Butler DL et al. On the interpretation of our anterior cruciate ligament data. *Clin Orthop Relat Res* 1985;(196):26-34.
7. Markolf KL.et al. Biomechanical consequences of replacement of the anterior cruciate ligament with a patellar ligament allograft. Part II: forces in the graft compared with forces in the intact ligament. *J Bone Joint Surg Am* 1996;78(11):1728-34.
8. Sekiya JK et al. *Surgical techniques in sports medicine*. Philadelphia: Lippincott Williams & Wilkins, 2007.
9. Butler DL, Noyes FR, Grood ES. Ligamentous restraints to anterior-posterior drawer in the human knee. A biomechanical study. *J Bone Joint Surg Am* 1980;62(2):259-70.
10. Markolf KL, Mensch JS, Amstutz HC. Stiffness and laxity of the knee—the contributions of the supporting structures. A quantitative in vitro study. *J Bone Joint Surg Am* 1976;58(5):583-94.
11. Meredick RB et al. Outcome of single-bundle versus double-bundle reconstruction of the anterior cruciate ligament: a meta-analysis. *Am J Sports Med* 2008;36(7):1414-21.
12. Lubowitz JH, Ahmad CS, Anderson K. All-inside anterior cruciate ligament graft-link technique: second-generation, no-incision anterior cruciate ligament reconstruction. *Arthroscopy* 2011;27(5):717-27.
13. Varanda P et al. Sports and anterior cruciate lesions. *Rev Chirurg Orthopéd Traumatol* 2011;97:472.
14. McMahon PJ. *Current diagnosis & treatment in sports medicine*. New York: McGraw-Hill, 2007.
15. Shelbourne KD, Benner RW, Gray T. Return to sports and subsequent injury rates after revision anterior cruciate ligament reconstruction with patellar tendon autograft. *Am J Sports Med* 2014.42(6):1395-1400.
16. Brophy RH et al. Return to play and future ACL injury risk after ACL reconstruction in soccer athletes from the Multicenter Orthopaedic Outcomes Network (MOON) group. *Am J Sports Med* 2012;40(11):2517-22.
17. Bjordal JM et al. Epidemiology of anterior cruciate ligament injuries in soccer. *Am J Sports Med* 1997;25(3):341-45.
18. Zampeli F. et al. Correlation between anterior cruciate ligament graft obliquity and tibial rotation during dynamic pivoting activities in patients with anatomic anterior cruciate ligament reconstruction: an in vivo examination. *Arthroscopy* 2012;28(2):234-46.
19. Georgoulis AD et al. Three-dimensional tibiofemoral kinematics of the anterior cruciate ligament-deficient and reconstructed knee during walking. *Am J Sports Med* 2003;31(1):75-79.
20. Hermoso JAH, García JCM. *Lesiones ligamentosas de la rodilla*. Barcelona: Marge Médica Books, 2012.
21. Branch TP et al. Instrumented examination of anterior cruciate ligament injuries: minimizing flaws of the manual clinical examination. *Arthroscopy* 2010;26(7):997-1004.
22. Ostrowski JA. Accuracy of 3 diagnostic tests for anterior cruciate ligament tears. *J Athl Train* 2006;41(1):120-21.
23. Lane CG, Warren R, Pearle AD. The pivot shift. *J Am Acad Orthop Surg* 2008;16(12):679-88.
24. Musahl V et al. Mechanized pivot shift test achieves greater accuracy than manual pivot shift test. *Knee Surg Sports Traumatol Arthrosc* 2010;18(9):1208-13.
25. Daniel DM et al. Instrumented measurement of anterior knee laxity in patients with acute anterior cruciate ligament disruption. *Am J Sports Med* 1985;13(6):401-7.
26. Robert H et al. A new knee arthrometer, the GNRB: experience in ACL complete and partial tears. *Orthop Traumatol Surg Res* 2009;95(3):171-76.
27. Barcellona MG, Christopher T, Morrissey MC. Bench testing of a knee joint arthrometer. *Orthopedics* 2013;36(8):e1000-6.

28. Boyer P et al. Reliability of the KT-1000 arthrometer (Medmetric) for measuring anterior knee laxity: comparison with Telos in 147 knees. *Rev Chir Orthop Reparatrice Appar Mot* 2004;90(8):757-64.
29. Jardin C et al. Reliability of the KT-1000 arthrometer in measuring anterior laxity of the knee: comparative analysis with Telos of 48 reconstructions of the anterior cruciate ligament and intra- and interobserver reproducibility. *Rev Chir Orthop Reparatrice Appar Mot* 1999;85(7):698-707.
30. Park HS, Wilson NA, Zhang LQ. Gender differences in passive knee biomechanical properties in tibial rotation. *J Orthop Res* 2008;26(7):937-44.
31. Citak M et al. A mechanized and standardized pivot shifter: technical description and first evaluation. *Knee Surg Sports Traumatol Arthrosc* 2011;19(5):707-11.
32. Woo SL, Fisher MB. Evaluation of knee stability with use of a robotic system. *J Bone Joint Surg Am* 2009;91(Suppl 1):78-84.
33. Mayr HO et al. Validation of a measurement device for instrumented quantification of anterior translation and rotational assessment of the knee. *Arthroscopy* 2011; 27(8):1096-104.
34. Laprade RF et al. Correlation of valgus stress radiographs with medial knee ligament injuries: an in vitro biomechanical study. *Am J Sports Med* 2010;38(2):330-38.
35. Jonsson H et al. Lengthening of anterior cruciate ligament graft. Roentgen stereophotogrammetry of 32 cases 2 years after repair. *Acta Orthop Scand* 1992;63(6):587-92.
36. Jenny JY, Arndt J et al. Anterior knee laxity measurement using stress radiographs and the GNRB((R)) system versus intraoperative navigation. *Orthop Traumatol Surg Res* 2013;99(6 Suppl):S297-300.
37. Schulz MS et al. Reliability of stress radiography for evaluation of posterior knee laxity. *Am J Sports Med* 2005;33(4):502-6.
38. Jung TM et al. Stress radiography to measure posterior cruciate ligament insufficiency: a comparison of five different techniques. *Knee Surg Sports Traumatol Arthrosc* 2006;14(11):1116-21.
39. Margheritini F et al. Stress radiography for quantifying posterior cruciate ligament deficiency. *Arthroscopy* 2003;19(7):706-11.
40. James EW, Williams BT, LaPrade RF. Stress radiography for the diagnosis of knee ligament injuries: A Systematic Review. *Clin Orthop Relat Res* 2014;472(9):2644-57.
41. Beldame J et al. Laxity measurements using stress radiography to assess anterior cruciate ligament tears. *Orthop Traumatol Surg Res* 2011;97(1):34-43.
42. Espregueira-Mendes J et al. Assessment of rotatory laxity in anterior cruciate ligament-deficient knees using magnetic resonance imaging with Porto-knee testing device. *Knee Surg Sports Traumatol Arthrosc* 2012;20(4):671-78.
43. Zaffagnini S et al. New intraoperative protocol for kinematic evaluation of ACL reconstruction: preliminary results. *Knee Surg Sports Traumatol Arthrosc* 2006;14(9):811-16.
44. Cheng T et al. Computer-navigated surgery in anterior cruciate ligament reconstruction: are radiographic outcomes better than conventional surgery? *Arthroscopy* 2011;27(1):97-100.
45. Imbert P, Belvedere C, Leardini A. Human knee laxity in ACL-deficient and physiological contralateral joints: intra-operative measurements using a navigation system. *Biomed Eng Online* 2014;13:86.
46. Miura K et al. Intraoperative comparison of knee laxity between anterior cruciate ligament-reconstructed knee and contralateral stable knee using navigation system. *Arthroscopy* 2010;26(9):1203-11.
47. Pearle AD et al. Reliability of navigated knee stability examination: a cadaveric evaluation. *Am J Sports Med* 2007;35(8):1315-20.
48. Yamamoto Y et al. Comparison between clinical grading and navigation data of knee laxity in ACL-deficient knees. *Sports Med Arthrosc Rehabil Ther Technol* 2010;2:27.
49. Russell DF et al. Non-invasive, non-radiological quantificationof anteroposterior knee joint ligamentous laxity: a study in cadavers. *Bone Joint Res* 2013;2(11):233-3

SEÇÃO VIII

RUPTURA LIGAMENTAR EM PACIENTES ESQUELETICAMENTE IMATUROS

Camila Cohen Kaleka ■ Diego da Costa Astur ■ Rene Jorge Abdalla ■ Moisés Cohen

INTRODUÇÃO

A prática esportiva foi e sempre será realizada por crianças que encontram nesta atividade uma forma de interação e diversão entre amigos. O aprendizado de regras e a disputa de torneios na escola e nos clubes estimulam na criança um senso de disciplina, competição e busca de objetivos. Nos Estados Unidos, 30 milhões de crianças e adolescentes praticam esportes de maneira recreacional ou competitiva regularmente, porém, aproximadamente, um terço das crianças em idade escolar que estão engajadas em atividades esportivas sofrem alguma lesão que requer atenção médica.[1] Entretanto, os prestadores de cuidados à saúde pediátrica enfrentam atualmente duas epidemias paralelas: o crescente número de lesões esportivas e o aumento da obesidade infantil. Estudos epidemiológicos recentes indicam que as crianças não são tão ativas quanto deveriam ser e que a quantidade de atividade física reduz com o aumento da idade.[2,3]

Na tentativa de solucionar a crescente epidemia da obesidade infantil, a promoção de atividades esportivas passou a ser uma prioridade entre os profissionais para estimular as crianças norte-americanas. A participação de jovens em esportes de nível competitivo tem crescido ao longo das últimas quatro décadas, refletindo uma tendência para o aperfeiçoamento e competição durante a infância. O crescente interesse pelos benefícios gerados pela atividade física regular também aumentou o interesse dos jovens na participação esportiva. Entretanto, a atuação nos esportes expõe essa população a lesões musculoesqueléticas, o que pode influenciar de alguma maneira a saúde a longo prazo.

O desejo dos pais e alguns treinadores que anseiam pela construção de campeões nem sempre torna esta prática saudável. Treinamentos exagerados e cobranças por rendimento podem tornar a prática esportiva uma atividade desagradável e desestimulante para a criança; resultando em um processo desgastante e muitas vezes perigoso para a saúde. Sabe-se que uma pessoa passa a desenvolver desejo próprio pela prática de esportes por volta dos 10 anos. No entanto, atualmente, cada vez é mais frequente observarmos crianças com idades muito inferiores a esta serem submetidas a exigências e expostas a um risco maior de lesões traumáticas. Lesões estas, que podem ser decorrentes de sobrecarga ou de traumas direto ou indireto durante a prática esportiva.

Crianças e adolescentes são suscetíveis às lesões por inúmeras razões (Quadro 1): habilidades de técnicas variadas, atividades esportivas sem supervisão adequada, desenvolvimento estrutural ósseo e muscular, participação em diversos esportes e intensificação dos treinos com o avanço da idade.[1,2] O desenvolvimento das habilidades motoras mais complexas ainda não está finalizado e durante a puberdade pode aparecer algum declínio na função de coordenação e balanço. O comprimento dos membros inferiores, massa corpórea e momento de inércia naturalmente se modificam com a idade, enquanto os membros crescem 1,4 vez dos 6 aos 14 anos de idade, a massa aumenta mais de três vezes no mesmo período, justificando um desequilíbrio musculoesquelético. O grande aumento da massa requer que a musculatura gere maior força para mover o membro, levando a estiramento dos tendões, da junção musculotendínea e das apófises. Esses são fatores que colocam as crianças e adolescentes como grupo de alto risco durante os esportes de alta demanda. Além disso, crianças têm fise aberta, tornando-os mais vulnerável, com risco de fechamento precoce das fises como resultado de determinadas atividades, em especial no levantamento de peso.[1,2]

Entretanto, apesar da preocupação e do cuidado para evitar as lesões, há muito ainda para esclarecer, particularmente quanto ao tipo de lesão decorrente de cada esporte na criança jovem, com idade ≤ 12 anos.[3] Em geral, os estudos são conduzidos dividindo as crianças por faixa etária em dois grupos: criança jovem (5-12 anos) e adolescentes (13-17 anos). Cada atleta tem um fator de risco individual, e cada esporte apresenta seu próprio risco de lesão.[3,4]

A participação em esportes é uma atividade popular em todos os países. A prevenção de lesões relacionadas com esportes pode ser melhorada, se os profissionais da área entenderem a vontade da criança, o gesto esportivo e maior documentação e estudo das lesões ocorridas em cada comunidade.[5] Tratar a lesão de um atleta com sistema musculoesquelético imaturo significa mais do que apenas entender a fisiopatologia da doença em questão.

Nas últimas duas décadas, as lesões ligamentares em pacientes esqueleticamente imaturos foram razão de diversos estudos científicos, em especial o ligamento cruzado anterior (LCA), um dos temas mais estudados na atualidade. O número de lesões ligamentares aumentou muito na população pediátrica, incluindo os adolescentes. Alguns fatores fazem com que a abordagem dessas lesões torne-se mais desafiadora: o diagnóstico correto, a idade do paciente, o poten-

Quadro 1. Características predisponentes de lesão - potenciais causas intrínsecas e extrínsecas de lesão

Característica	Causa	Exemplo
Intrínseca	Condicionamento	Força Flexibilidade Resistência
	Anatômica	Alteração morfológica Alteração biomecânica
Extrínseca	Ambiental	Desgaste físico Desgaste psicológico Equipamentos de segurança inadequados Ajuste inadequado dos equipamentos Condições de jogo Regras
	Treino	Carga repetitiva Carga aguda Ensino técnico Técnica inadequada Grupos com idade e tamanho variados

cial de crescimento, a maturação sexual, os tipos de tratamento e a aderência à fisioterapia. Entretanto, apesar de o dilema principal ser quanto ao tratamento cirúrgico, duas publicações recentes concluíram que o tratamento é seguro, leva a bons resultados funcionais, minimizando o risco de lesões secundárias decorrentes do tratamento não operatório.

■ EPIDEMIOLOGIA

As lesões nos atletas jovens são a causa de mais de 500 mil visitas médicas e 30 mil internações hospitalares a cada ano, nos Estados Unidos, resultando num custo à saúde próximo de 2 bilhões de dólares.[5] No ano 2000, 33 bilhões de dólares foram gastos para o tratamento de 2.24 milhões de lesões em jovens atletas americanos entre 5 e 14 anos.[6]

Altas taxas de lesão foram documentadas em meninos praticantes de corrida, futebol e futebol americano; nas meninas além da corrida e futebol, a ginástica olímpica. Entretanto, as lesões decorrentes do futebol americano são as que requerem maior tempo de afastamento, seguidas das lesões por luta, basquete feminino e futebol feminino. Ainda que nos meninos o joelho seja a articulação mais comprometida, as meninas apresentam o dobro de chance de apresentarem uma lesão no joelho que necessite de cirurgia, sendo 5,4 vezes mais suscetíveis à lesão do ligamento cruzado anterior (LCA) e o dobro de chance de lesões do joelho sem contato.[7]

O estudo epidemiológico do trauma esportivo nas crianças é bastante vasto e bem documentado em diversos países. Infelizmente, no Brasil são poucos os dados referentes a lesões ocorridas na infância, se resumindo a dados coletados por instituições isoladas, geralmente vinculada a centros de prática esportiva. Acredita-se que a lesão infantil corresponde a 3,69 a 11% dos traumas em geral.[7,8] Destes, 6 a 27% dos casos estão relacionados com prática de esportes.[9-11]

Crianças do gênero masculino são mais acometidas que as do feminino, provavelmente decorrente da maior prevalência de meninos praticando esportes, geralmente de contato e de alta energia. Entretanto, ao analisar esportes com desempenho parecido entre homens e mulheres, a incidência de lesões é bastante semelhante.[6,9,11] Durante o ano 2011-2012, nos Estados Unidos, 4,48 milhões de meninos e 3,21 milhões de meninas participaram de atividades esportivas no colégio, sendo evidenciado um risco de 2-10 vezes maior de lesão do LCA nas meninas praticantes de esportes de aterrissagem e giro.[11]

O número de lesões também aumenta à medida que o jovem torna-se adolescente. A puberdade corresponde ao período de maior índice de lesões registradas. Mas estes dados podem ser diferentes de acordo com o esporte estudado.[12] Em avaliação ampla de crianças e adolescentes jogadores de golfe, percebeu-se que a maioria das crianças lesionadas eram menores de 12 anos, geralmente decorrente de choque do próprio taco (57%), com 68% de trauma na cabeça e pescoço.[13] Em outro estudo envolvendo 4.128.852 jogadores de basquete juniores tratados no departamento médico, atletas com idade entre 15 e 19 anos apresentavam três vezes mais chance de lesão que aqueles com idade inferior a 15 anos.[14]

O uso de equipamentos inadequados, a superfície imprópria do local de treino e o contato entre oponentes podem ser motivos de trauma.[9,10] Além disso, a posição optada pela criança na equipe também pode ser um fator de risco aumentado para lesões. Estudo realizado entre crianças e adolescentes praticantes de beisebol mostrou que aqueles que atuam como arremessadores e pegadores da bola estão mais sujeitos à lesão do que os que atuam apenas como arremessadores. Assim como os jogadores de beisebol que realizam mais de 100 arremessos por ano apresentam um risco 3,5 vezes maior de lesão.[15]

Definir o local mais comum de acometimento de lesões durante a prática esportiva da criança é tarefa difícil, pois cada esporte exige do corpo uma sobrecarga aumentada de diferentes articulações. Na revisão da literatura observa-se a predominância de lesões no membro superior. Porém, este dado varia de acordo com o grupo de pacientes estudado. Em um estudo entre jovens jogadores de futebol, foram relatados 26,5% de lesões no tornozelo; 21,9% de lesões no joelho; 11,1% na mão; 11,1% no pé; 6,8% na coxa; 6,4% na perna; 6,1% na cintura; 4,8% na cabeça; 4,4% no punho.[12] Em Portugal, um estudo com jogadores de futebol com idades entre 12 e 19 anos na pré-temporada mostrou uma taxa de 2,5 lesões por 1.000 horas de exposição. Durante o jogo, esta taxa se elevou para 6,7 lesões por 1.000 horas; 79% das lesões ocorreram nos membros inferiores, principalmente na coxa, sendo estiramento e contusão muscular as causas mais comuns.[16]

Crianças praticantes de basquetebol dos Estados Unidos entre 1997 e 2007 apresentaram 30,3% das lesões nos membros inferiores, especialmente o tornozelo (23,8%). Entretanto, entre as crianças mais novas, o predomínio foi de lesões dos membros superiores e traumatismos cefálicos.[14] Apesar de serem relatadas ocorrências de graves lesões, na maioria das vezes elas se resumem a estiramentos e contusões musculares.[17,18] O futebol americano, um dos mais populares esportes entre jovens nos Estados Unidos, é o que mais provoca lesões em crianças americanas, seguido pelo basquete, ginástica olímpica, beisebol, patins, lutas, ginástica, vôlei e natação.[6]

■ AVALIAÇÃO

O paciente pediátrico deve ser submetido a um primeiro atendimento no local do trauma, geralmente no centro de treinamento ou no local da disputa esportiva. O médico que realiza este primeiro atendimento deve ter conhecimento do esporte praticado naquele momento, para compreender o gesto esportivo e suspeitar a lesão ocorrida. Na maioria dos casos, deve ser realizada analgesia, crioterapia, proteção e repouso do membro acometido.[19,20] Quando não há recursos no local do trauma, a criança deve ser encaminhada ao pronto-socorro. Cabe ao médico que fará o atendimento questionar sobre o mecanismo de trauma, realizar um exame físico detalhado e solicitar exames subsidiários, como radiografia, a fim de pesquisar fraturas, ou outros, dependendo do caso. Atenção deve ser dada para os exames neurológico e vascular do membro acometido. Crianças com suspeita de luxação ou fratura devem, necessariamente, ser conduzidas ao centro médico para tratamento.

Quando há hemartrose no joelho, as radiografias devem ser realizadas a fim de buscar fratura da espinha tibial, caso seja descartada fratura um exame físico mais detalhado deve ser realizado.[21] A manobra de Lachman é descrita como um dos exames de escolha para pesquisa de suficiência do ligamento cruzado anterior, assim como o teste de *pivot shift* também deve ser realizado apesar de a dificuldade da manobra ser realizada no momento mais agudo. A positividade deste teste revela que independentemente de a lesão ser parcial ou total, provavelmente levará a uma insuficiência ligamentar e instabilidade do joelho. A luxação da patela também pode assemelhar-se ao quadro de lesão do LCA não fosse a presença de instabilidade patelar. Alguns autores recomendam aspirar a hemartrose para auxiliar no diagnóstico e alívio da dor, porém não é algo fácil de ser realizado nessa faixa etária.[22,23]

O diagnóstico das lesões do LCA pode ser feito quase que sempre após a história e exame físico do paciente, pois mais de 70% dos indivíduos com hemartrose estão frente a uma lesão do LCA, quando a suspeita da lesão estiver junto com um exame de imagem a sensibilidade e especificidade do diagnóstico sobem para 90%.[23]

A ressonância magnética é um exame que pode auxiliar muito no diagnóstico, principalmente nas crianças com lesões traumáticas. A ruptura completa do LCA, a luxação aguda da patela e a fratura da espinha sem desvio são diagnósticos possíveis com a ressonância magnética, cada uma com alterações específicas nas imagens que possibilitam acertar o diagnóstico.[23]

A conduta médica frente a uma criança com lesão decorrente de atividade esportiva deve ser cuidadosa e cautelosa. Privá-la da atividade pode ser frustrante se o motivo não for adequadamente explicado. O tratamento deve ser realizado por equipe preparada e capaz de reabilitá-la para prática esportiva. Logo, saber determinar o momento para retorno pode ser tarefa difícil, principalmente quando existir pressão externa de equipes, pais e técnicos envolvidos.

Tipos de lesão

As lesões na criança e adolescente podem ser decorrentes de trauma direto, trauma indireto, ou de lesão por sobrecarga. As lesões agudas decorrentes de trauma direto ou indireto envolvem as contusões, entorses, estiramentos, fraturas e luxações. As lesões por sobrecarga envolvem as fraturas por estresse e os processos inflamatórios, como tendinites, bursites, apofisites e periostites.

Os entorses e estiramentos são as lesões mais comumente relatadas. As fraturas também são comuns, e a incidência varia de acordo com o esporte praticado. Esportes de contato e de alta energia tornam esta lesão mais provável. Um estudo que avaliou as fraturas em adolescentes ingleses no período de um ano entre atletas entre 10 a 19 anos apresentou uma incidência de 5,63 fraturas para cada 1.000 pessoas. Foram avaliados 30 esportes e diagnosticados 22 diferentes tipos de fratura. 66,2% das fraturas envolviam atletas de futebol, *rugby* e ski.[19] Existe uma grande associação entre avulsão das espinhas tibiais e lesão dos ligamentos colaterais. Radiografias em estresse podem mostrar se a lesão é somente ligamentar ou se as cartilagens epifiseais ao redor estão envolvidas no trauma. Se alguma dúvida ainda persistir quanto à extensão da lesão, indica-se o exame sob anestesia, com radiografias em estresse e/ou até um procedimento artroscópico.

As lesões por sobrecarga podem ocorrer em até 20 a 30% dos atletas jovens. Pacientes do sexo feminino e praticantes de esportes individuais parecem mais sujeitos a este tipo de lesão.[20] Entretanto, as lesões ligamentares agudas, por sua vez, têm-se tornado cada vez mais comuns, e cabe um estudo mais aprofundado dessas lesões, em especial da lesão do LCA e da luxação da patela, em que a perda da congruência articular leva à lesão do ligamento patelofemoral medial.

Lesões do ligamento cruzado posterior são extremamente incomuns nessa população e resultam de uma hiperextensão do joelho com consequente fratura-avulsão da origem femoral ou tibial. Nesses casos, a redução e fixação do fragmento é o tratamento de escolha. O tratamento não cirúrgico geralmente apresenta evolução insatisfatória.

Luxação da patela

A luxação da patela ocorre após um trauma agudo, geralmente sem nenhum contato. A maioria das luxações é para lateral e acomete principalmente atletas adolescentes entre 14 e 20 anos com alta *performance* na sua modalidade.[24] Apesar de alguns estudos demonstrarem taxas semelhantes em meninos e meninas, outros citam maior prevalência no gênero feminino.[25] A presença de alterações anatômicas pode ou não favorecer a ocorrência da lesão (geno valgo, aumento da anteversão femoral, torção externa tibial aumentada, displasia troclear, patela alta, frouxidão ligamentar, ângulo Q aumentado). A lesão ocorre mais frequentemente por trauma indireto no joelho, com o mesmo em flexão, deformidade em valgo e rotação interna. Trauma direto sob a porção medial da patela também pode ser a causa da luxação, embora menos comum. Esportes, como basquete, futebol americano, beisebol e ginástica, estão relacionados com esta lesão, e, geralmente, a luxação reduz espontaneamente ainda em quadra. Nos raros episódios de luxação permanente, o ortopedista pode estabilizar a patela, estendendo o joelho de maneira cuidadosa. A patela irá reduzir, e o paciente sentirá alívio dos sintomas dolorosos.

Ao exame, o paciente refere dor e edema ao redor do retináculo medial da patela e/ou na inserção quadricipital, há presença de derrame articular, e o sinal da apreensão patelar pode estar presente. Novos episódios de luxação ou subluxação ocorrem em 49% dos pacientes.[1] A radiografia é importante para avaliação de fraturas osteocondrais associadas, porém a ressonância também deve ser solicitada, já que o fragmento osteocondral é encontrado em apenas 34% dos casos nas radiografias.[1,5] Além disso, os restritores primários da luxação patelar, o ligamento patelofemoral medial e o retináculo medial estão frequentemente lesados, quando a luxação ocorre.

O tratamento dependerá, entre outros fatores, da existência ou não deste tipo de fratura ou a presença de corpos livres. Pacientes sem fratura osteocondral serão tratados com imobilização por 3 a 5 dias e fisioterapia vigorosa com ênfase ao vasto medial e vasto medial oblíquo,[1,5] retornando à prática esportiva quando apresentar recuperação de ao menos 80% de sua força muscular, ausência de edema e arco de movimento completo. Pacientes com lesão osteocondral deverão ser submetidos a procedimento artroscópico para fixação ou excisão do fragmento lesado. Em geral, fragmentos osteocondrais menores que 2 cm são excisados, e os maiores que 2 cm, fixados.[1] Quando se trata do primeiro episódio de luxação nas crianças, o tratamento cirúrgico não demonstra resultados superiores quando comparado ao tratamento fisioterápico. Entretanto, quando há subluxação patelar ou episódios de instabilidade recorrente aquela criança torna-se candidata ao tratamento operatório. A cirurgia, nesses casos, consiste na reconstrução do ligamento patelofemoral medial, utilizando enxerto autólogo e fixando-o na região distal do fêmur medial, ponto de inserção desse ligamento. Esse procedimento visa a recriar um deslizamento patelar mais próximo do normal.

Lesão do ligamento cruzado anterior

A lesão do LCA é uma consequência bem estabelecida dos adolescentes praticantes de esporte. Atletas do gênero feminino de futebol e basquete são um dos grupos de risco com maior incidência de ruptura do LCA.[1] Essas lesões acontecem por trauma direto ou indireto. Na maioria das vezes, ocorre um movimento de giro do membro, sem contato, com o joelho parcialmente fletido e o pé fixo no chão, outro mecanismo descrito é a hiperextensão do joelho com uma força em valgo ou rotacional ou uma colisão em esportes de contato.[21,22] Os pacientes tipicamente reportam ter escutado um *pop* no joelho, não conseguem retornar à atividade esportiva e seguem com um inchaço (hemartrose) nas 12-16 horas seguintes. A descarga de peso é difícil inicialmente e pode perdurar por mais tempo que nos adultos.[22]

Atualmente, o debate mais importante desse tema é quanto ao tratamento dessa lesão por se tratar de uma população com imaturidade esquelética, com as fises de crescimento ainda abertas. Para evitar o fechamento precoce das fises alguns autores acreditam que a cirurgia deve ser realizada apenas quando alcançada a maturidade esquelética. Por outro lado, a insuficiência do LCA pode gerar instabilidade e futuras lesões condrais e meniscais associadas, piorando a evolução do joelho. Num estudo com 370 reconstruções primárias de LCA em crianças, pacientes tratados com mais de 150 dias da lesão apresentaram uma taxa maior de lesão do menisco medial, independente do peso e idade de cada indivíduo.[26]

Portanto, atualmente, a estratégia de tratamento da lesão do LCA em crianças baseia-se na idade, no estágio de maturação sexual, no desejo de retornar à atividade esportiva e nas intenções futuras, como atleta ou esportista.[1] Os objetivos do tratamento devem incluir um joelho funcional, indolor, com amplitude de movimento aceitável sem alterações intra-articulares ou lesões que podem levar a alterações articulares degenerativas. As opções de tratamento devem ser discutidas detalhadamente com os pais ou responsáveis pela criança, assim os potenciais resultados, riscos e benefícios de cada técnica seja cirúrgica ou não.

O tratamento não operatório é muitas vezes utilizado até que o paciente alcance um grau de maturidade esquelética considerada ideal para a cirurgia. A restauração da amplitude de movimento é o objetivo primário, iniciando descarga parcial de peso após 7 a 10 dias da lesão com flexão ativa e extensão passiva do joelho lesado. Nas 6 semanas seguintes o paciente deve ter amplitude completa de movimento e focar no ganho de força, alongamento e propriocepção. Quando a força do membro lesado já estiver semelhante ao contralateral, a participação em esportes de baixa à moderada intensidade é liberada.[1]

As lesões parciais do LCA devem ser tratadas com base no grau de instabilidade; se o joelho está grosseiramente instável, com um teste de *pivot shift* positivo, então a reconstrução cirúrgica deve ser oferecida ao paciente. Se não há instabilidade ou o teste é negativo a opção é o tratamento fisioterápico. A utilização de órtese é descrita, porém sem resultados que demonstrem a redução da lesão completa do LCA ou melhora da sensação de instabilidade.[1,5]

A intervenção cirúrgica deve ser considerada após a restauração da mobilidade do joelho, em geral após 10 a 14 dias da lesão. A técnica cirúrgica a ser utilizada baseia-se no fechamento da fise de crescimento. A quantidade de crescimento remanescente pode ser avaliada por diferentes métodos. Os estágios de Tanner (Fig. 1), que mapeiam o desenvolvimento puberal, são utilizados para saber o quanto ainda resta de crescimento e é um dos sistemas mais utilizados para embasar a reconstrução do LCA. As radiografias do punho são utilizadas para mapear a "idade óssea" o que ajudar a saber quantos anos de crescimento ainda restam; já que o fêmur distal cresce ao redor de 10 mm por ano e a tíbia proximal 6 mm ao ano. Entretanto, apesar dos cuidados para evitar os desvios angulares e as alterações de crescimento nos pacientes dessa faixa etária que serão submetidos à reconstrução do LCA, a maioria dos estudos não relata nenhum desses distúrbios após seguimento de 2 anos da cirurgia, inclusive nos estágios mais precoces de Tanner, 1 e 2.[27]

Há diversas técnicas descritas na literatura, desde reconstruções extra-articulares até transfisárias e técnicas híbridas (Fig. 2). Para pacientes considerados muito imaturos, estágios de Tanner 0 e 1, a técnica recomendada é a que poupa a fise (Fig. 3), sendo a técnica descrita por Kocher uma excelente opção. Nesta técnica, o trato iliotibial é utilizado como enxerto para combinação de uma reconstrução extra e intra-articular. Além dessa técnica, há descrição de técnicas que perfuram apenas as epífises, poupando as fises, mas colocando o enxerto numa posição que se assemelhe mais à posição antômica.[5]

Para os estágios de Tanner 2, a reconstrução transfisária parcial pode ser realizada, com quase nenhum relato na literatura de distúrbio de crescimento.[28] Nesses casos, opta-se por poupar a fise femoral e, portanto, realizam-se a perfuração fisária da tíbia e um túnel epifisário no fêmur. Nos estágios de Tanner a partir do estágio 3 a técnica transfisária, no fêmur e na tíbia, pode ser realizada, com túneis mais centrais, pois o potencial de crescimento é limitado (Fig. 4). Quanto às opções de enxerto, os tendões flexores são uma excelente opção, pois não apresentam bloco ósseo e minimizam, assim, o risco de alguma interposição na fise.

Alguns cuidados intraoperatórios podem ser tomados para evitar os distúrbios de crescimento e os desvios angulares que podem ocorrer. O primeiro cuidado é escolher a melhor técnica dependendo da maturação puberal do indivíduo, nunca deixar nenhuma baguete óssea e nem dispositivo de fixação nas fises, realizar o túnel fisário o mais vertical possível e não perfurar túneis de diâmetros grandes, minimizando a área do dano à fise. A reabilita-

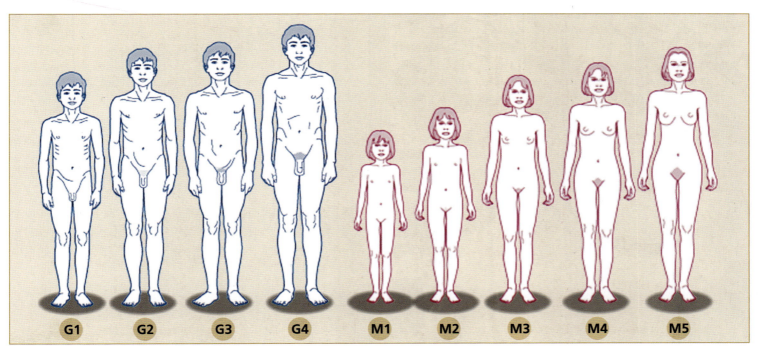

Figura 1. Estágio de maturação puberal de Tanner. **Meninos** – Pilificação: P1 – fase pré-adolescência (não há pelugem). P2 (11-15,5 anos) – presença de pelos longos, macios e ligeiramente pigmentados na base do pênis. P3 (11,5-16 anos) – pelos mais escuros e ásperos sobre o púbis. P4 (12-16, 5 anos) – pelugem do tipo adulto, mas a área coberta é menor que a do adulto. P5 (15-17 anos) – pelugem do tipo adulto, estendendo-se até a face interna das coxas. Genitália: G1 (9,5-13,5 anos) – pré-adolescência (infantil). G2 (10-13,5 anos) – crescimento da bolsa escrotal e dos testículos, sem aumento do pênis. G3 (10,5-15 anos) – aumento do pênis, inicialmente em toda a sua extensão. G4 (11,5-16 anos) – aumento do diâmetro do pênis e da glande, crescimento dos testículos e do escroto, cuja pele escurece. G5 (12,5-17 anos) – tipo adulto. **Meninas** – Pilificação: P1 – fase pré-adolescência (não há pelugem). P2 (9-14 anos) – presença de pelos longos, macios e ligeiramente pigmentados ao longo dos grandes lábios. P3 (10-14,5 anos) – pelos mais escuros e ásperos sobre o púbis. P4 (11-15 anos) – pelugem do tipo adulto, mas a área coberta é menor que a do adulto. P5 (12-16,5 anos) – pelugem do tipo adulto, cobrindo todo o púbis e a virilha. Mamas: M1 – mama infantil. M2 (8-13 anos) – fase de broto mamário, com elevação da mama e aréola como pequeno montículo. M3 (10-14 anos) – maior aumento da mama, sem separação dos contornos. M4 (11-15 anos) – projeção da aréola e das papilas para formar montículo secundário por cima da mama. M5 (13-18 anos) – fase adulta, com saliência somente nas papilas.

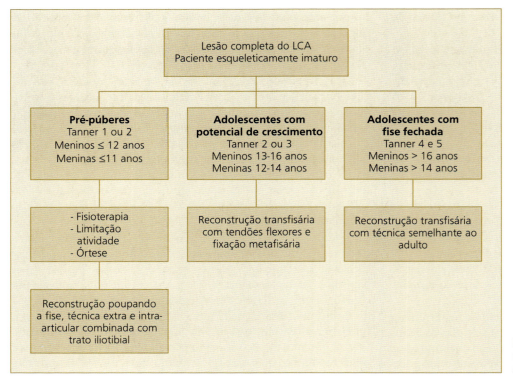

Figura 2. Algoritmo de manejo das lesões completas do LCA em pacientes esqueleticamente imaturos.

ção segue os padrões da cirurgia no adulto, com cautela para presença de artrofibrose nessa população, que pode chegar a 8,3% Os fatores de risco para artrofibrose são meninas, mais velhas, com reparo meniscal concomitante e técnicas com uso do ligamento patelar.[29]

Em resumo, o que se deve levar em consideração para a reconstrução ligamentar em jovens é:

- *Idade:* é importante a mensuração da idade biológica e do estágio puberal do paciente, que pode ser estimada pelos critérios de Tanner.
- *Tipo de trauma:* as lesões podem ser classificadas em: avulsão óssea, lesão intersticial e avulsão associada à lesão intersticial. Para o diagnóstico correto, pode ser necessária a realização de uma artroscopia. Atualmente a ressonância magnética avalia com clareza a anatomia local. Casos de avulsão óssea que possam ser reinseridos apresentam um melhor prognóstico.
- *Diâmetro da perfuração fisária:* quando utilizado, deve ser o menor possível, para se evitarem lesões do crescimento. Esses pacientes devem ser acompanhados e monitorados por, no mínimo, 2 a 3 anos para que, se deformidades advierem do procedimento, o diagnóstico seja realizado precocemente.
- *Frouxidão ligamentar:* o grau de afrouxamento é de vital importância para a decisão do tratamento. O fenômeno do ressalto ou *pivot shift* geralmente ocorre quando a anteriorização da tíbia excede 10 milímetros. Nesses casos, a reconstrução é indicada. Acima de 15 milímetros, existe uma impotência funcional tanto para as atividades esportivas, quanto para as atividades da vida

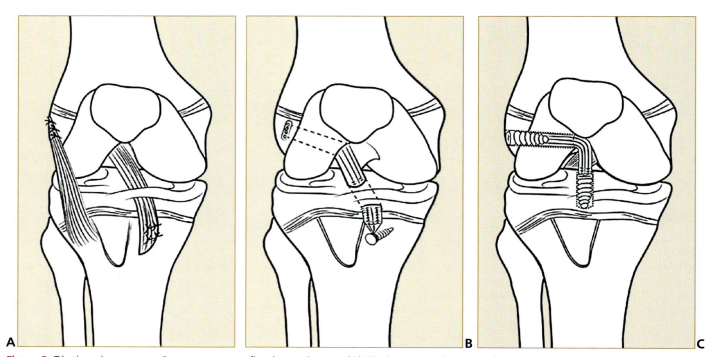

Figura 3. Técnicas de reconstrução que poupam a fise de crescimento. (**A**) Técnicas extra e intra-articular (Kocher); (**B**) técnica transepifisária com fixação em poste distal à fise; (**C**) técnica transepifisária com fixação com parafusos.

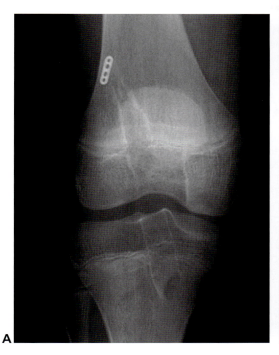
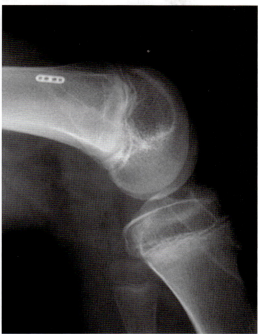

Figura 4. Reconstrução transfisária do LCA com tendões flexores em adolescente com fise aberta. Radiografias do joelho anteroposterior (**A**) e em perfil (**B**).

diária. Em casos menores, ou seja, ressalto negativo, o tratamento conservador, ou não cirúrgico, pode ser indicado.

- *Túneis:* apesar de vários trabalhos a respeito, ainda não existe um consenso sobre as consequências desse procedimento. O que se sabe: o túnel deve ser o menor possível, deve localizar-se o mais centralmente possível e somente ser preenchido por enxerto de partes moles. Blocos ósseos ou parafusos transfisários apresentam um maior potencial de lesão.
- *Enxerto:* enxertos de partes moles devem ser utilizados em associação a túneis através de cartilagem epifiseal. Enxerto de ligamento da patela (osso – ligamento – osso) ainda apresenta a desvantagem de lesionar a tuberosidade anterior da tíbia, podendo levar a um *recurvatum* da mesma. Enxerto de banco de tecidos ou sintéticos tem pouca indicação nessa faixa etária.

A reabilitação após a reconstrução do LCA em pacientes esqueleticamente imaturos é essencial para garantir um bom resultado, permitir o retorno ao esporte e evitar nova lesão. Entretanto, a reabilitação pode ser desafiadora nessa faixa etária. O fisioterapeuta capaz de entreter a criança e fazer a fisioterapia ser um momento divertido auxilia muito na evolução e comprometimento da criança.

Após a reconstrução extrafisária em pré-púberes, que utiliza a banda iliotibial como enxerto, a carga total é limitada por 6 semanas, para permitir a cicatrização do enxerto.[30] Após a reconstrução do LCA em adolescentes com a técnica transfisária e utilização dos tendões flexores autólogos, restringe-se a carga total por 2 semanas, porém já com ganho de movimento com a máquina de CPM (*Continuous Passive Motion Machine*), e uma órtese pode ser utilizada por 6 semanas após a cirurgia.

A reabilitação é progressiva, consiste no ganho de amplitude de movimento, exercícios de fortalecimento em cadeia cinética fechada, mobilização da patela, estímulo elétrico, hidroterapia, quando possível e exercícios de propriocepção durante os primeiros 3 meses; após iniciam-se exercícios pliométricos, corda, treino do gesto esportivo e corrida. O retorno completo ao esporte é permitido, usualmente, após 6 meses da cirurgia.[30]

Os programas de prevenção das lesões do LCA abrangem exercícios de alongamento, fortalecimento, propriocepção e ensinam os atletas em risco a evitar as posições vulneráveis. Estudos recentes demonstram a importância do treinamento neuromuscular na prevenção dessas lesões, com queda significativa do índice de lesão em atletas de salto e giro.[31]

■ CONCLUSÃO

Programas de prevenção em escolas e centros de prática esportiva são essenciais para que as lesões sejam minimizadas entre crianças e adolescentes. Identificar problemas sistêmicos, avaliar a saúde geral, força, flexibilidade, estabilidade articular, alinhamento de membros podem ser os primeiro passos para definir se devemos ou não estimular a criança a praticar determinada modalidade esportiva. Aqueles que apresentam condições mínimas necessárias para prática devem estar preparados para o início dos treinamentos, e cabe ao técnico o desenvolvimento de metodologia adequada para minimizar os riscos de lesão. Assim como é importante que ele seja capaz de saber reconhecer uma lesão, é fundamental que esta seja tratada no momento correto e da maneira mais apropriada pelo especialista.

Enquanto as atividades esportivas auxiliam a manter crianças mais saudáveis, reduzindo o índice de massa corpórea, aumentando o preparo cardiovascular e criando hábitos de vida adequados, para algumas crianças que ainda não atingiram o preparo ideal, o envolvimento intenso em atividades esportivas pode levar a lesões e até intervenções cirúrgicas que requerem afastamento por longos períodos da participação das atividades físicas. Os benefícios do esporte tão desejados pelos pais devem ser superiores aos riscos aos quais a criança pode estar submetidas ao praticar uma modalidade. Por esta razão, é essencial que se conheça estes riscos e, através de estudos e metodologia aplicada, minimize-se a ocorrência de lesão entre crianças e adolescentes atletas.

■ REFERÊNCIAS BIBLIOGRÁFICAS

1. Frank JB, Jarit GJ, Bravman JT et al. Lower extremity injuries in the skeletally immature patients. *J Am Acad Orthop Surg* 2007;15(6):356-66.
2. Stracciolini A, Casciano R, Friedman HL et al. Pediatric sports injuries: an age comparison of children versus adolescents. *Am J Sports Med* 2013;41(8):1922-29.
3. Stracciolini A, Casciano R, Levey Friedman H et al. Pediatric sports injuries: a comparison of males versus females. *Am J Sports Med* 2014;42(4):965-72.
4. Cleland V, Timperio A, Salmon J et al. A longitudinal study of the family physical activity environment and physical activity among youth. *Am J Health Promot* 2011;25(3):159-67.
5. Beck NA, Patel NM, Ganley TJ. The pediatric knee: current concepts in sports medicine. *J Pediatr Orthop* 2014;23(1):59-66.
6. Purvis JM, Burke RG. Recreational injuries in children: incidence and prevention. *J Am Acad Orthop Surg* 2001;9(6):365-74.

7. Piasecki DP, Spindler KP, Warren TA et al. Intraarticular injuries associated with anterior cruciate ligament tear: findings at ligament reconstruction in high school and recreational athletes. An analysis of sex-based differences. *Am J Sports Med* 2003;31:601-5.
8. Davidson F, Maguin P. Lês accidents chez enfant. Etude épidemiplogique d'une zone rurale ET d'une zone urbaine. *Arch FR Pédiatr* 1984;41:67-72.
9. Zaricznyj B, Shttuck M, Mast T et al. Sports-related injuries in school-aged children. *Sports Med* 1980;5:318-24.
10. Nathhorst-Westfelt JAR. Enviromental factors in childhood accidents. A prospective study in Goteborg, Sweden. *Acta Paediatr Scand* 1982;291(Suppl):1-75.
11. Baxter-Jones A, Mafulli N, Helms P. Low injuries rates in elite athletes. *Arch Dis Child* 1993;68:130-32.
12. DeHaven KE, Lintner DM. Athletic injuries: comparisson by age, sport and gender. *Am J Sport Med* 1986;14:18-24.
13. Vitale MA, Mertz KJ, Gaires B et al. Morbidity associated with golf-related injuries among children: findings from a pediatric trauma center. *Pediatr Emerg Care* 2011;27(1):11-20.
14. Randazzo C, Nelson NG, McKenzie LB. Basketball-related injuries in school aged children and adolescents in 1997-2007. *Pediatrics* 2010;126(4):727-33.
15. Fleisig GS, Andrews JR, Cutter GR, Weber A, Loftice J, McMichael C, Hassell N, Lyman S. Risk of serious injury for young baseball pitchers: a 10-year prospective study. *Am J Sports Med* 2011;39(2):253-57.
16. Brito J, Rebelo A, Soares JM et al. Injuries in youth soccer during the preseason. *Clin J Sport Med* 2011;21(3):259-60.
17. Giannotti M, Al-Sahab B, McFaull S et al. Epidemiology of acute soccer injuries in canadian children and youth. *Pediatr Emerg Care* 2011;27(2):81-85.
18. Mehl AJ, Nelson NG, McKenzie LB. Running-related injuries in school-age children and adolescents treated in emergency departments from 1994 through 2007. *Clin Pediatr* 2011;50(2):126-32.
19. Wood AM, Robertson GA, Rennie L et al. The epidemiology of sports-related fractures in adolescents. *Injury* 2010;41(8):834-38.
20. Winsley R, Matos N. Overtraining and elite young athletes. *Med Sport Sci* 2011;56:97-105.
21. Atkin DM, Fithian DC, Marangi KS et al. Characteristics of patients with primary acute lateral patellar dislocation and their recovery within the first 6 months of injury. *Am J Sports Med* 2000;28(4):472-79.
22. Moksnes H, Engebretsen L, Risberg MA. The current evidence for treatment of ACL injuries in children is low. *J Bone Joint Surg Am* 2012;94:1112-19.
23. Mall NA, Paletta GA. Pediatric ACL injuries: evaluation and management. *Curr Rev Musculoskeletal Med* 2013;6:132-40.
24. Nation AD, Nelson NG, Yard EE et al. Football-related injuries among 6- to 17-year-olds treated in US emergency departments, 1990-2007. *Clin Pediatr* (Phila) 2011;50(3):200-7.
25. Fithian DC, Paxton EW, Stone ML et al. Epidemiology and natural history of acute patellar dislocation. *Am J Sports Med* 2004;32:1114-21.
26. Dumond GD, Hogue GD, Padalecki JR et al. Meniscal and chondral injuries associated with pediatric anterior cruciate ligament tears: relationship of treatment time and patient-specific factors. *Am J Sports Med* 2012;40:2128-33.
27. Hui C, Roe J, Ferguson D et al. Outcome of anatomic transphyseal anterior cruciate ligament reconstruction in Tanner 1 and 2 patients with open physes. *Am J Sports Med* 2012;40:1093-98.
28. Liddle AD, Imbuldeniya AM, Hunt DM. Transphyseal reconstruction of the anterior cruciate ligament in prepubescent children. *J Bone Joint Surg Br* 2008;90:1317-22.
29. Nwachukwu BU, McFelly ED, Nareddine A et al. Arthrofibrosis after anterior cruciate ligament reconstruction in children and adolescents. *J Pediatr Orthop* 2011;31:811-817.
30. Kocher MS. Anterior cruciate ligament reconstruction in skeletally immature patients. In: *Surgical Techniques in Sports Medicine*, Chapter 42, pages 383-393.
31. Hewett TE, Ford KR, Myer GD. Anterior cruciate ligament injuries in female athletes: part 2, a meta-analysis of neuromuscular interventions aimed at injury prevention. *Am J Sports Med* 2006;34:490-98.

TRATAMENTO FISIOTERÁPICO DAS LESÕES DO LIGAMENTO CRUZADO ANTERIOR (LCA)

Mauricio de Camargo Garcia

INTRODUÇÃO

A grande incidência de lesões no joelho tem-nos colocado frente a uma realidade, onde a busca incansável do conhecimento por meio da prática com base em evidências científicas nos leva a uma gama de tratamentos que podemos oferecer para nossos pacientes, em busca de melhores resultados. O interesse por esta articulação justifica-se por ser um segmento de corpo humano muito suscetível ao trauma no meio esportivo, e ainda por ter uma localização entre dois importantes braços de alavanca, o fêmur e a tíbia.

A Fisioterapia Esportiva ocupa um espaço valioso dentro do segmento da ciência do esporte. Os recursos para pesquisa e estudo têm colocado os fisioterapeutas diretamente em contato com médicos-cirurgiões ortopedistas, traumatologistas do esporte, dentro de um conceito multidisciplinar, com a intenção de oferecer o melhor aos nossos pacientes.

A gravidade de cada lesão do joelho no esporte seja competitiva seja recreativa, assim como a sua incidência, está diretamente relacionada com os aspectos anatômicos, biomecânicos e funcionais de cada indivíduo, e, por esta razão, torna-se indispensável o conhecimento básico das estruturas envolvidas, para que a conduta a ser adotada permita ao esportista a mais breve reintegração às suas atividades.[18]

Com quase 85% das lesões traumáticas agudas do joelho, o ligamento cruzado anterior (LCA) tem sido alvo de grandes discussões da literatura.[23] Marin, Miranda Neto[20] citam que há critérios para optar-se por tratamento cirúrgico ou conservador nas lesões do LCA, como a frequência e a intensidade da atividade física que a pessoa executa, além do grau da lesão e da idade e a capacidade de compensar a ausência do ligamento.

O LCA tem um papel biomecânico importante na estabilidade do joelho, além de manter o contato das superfícies articulares do fêmur e da tíbia, quando se realiza a flexão-extensão, e, entendendo o mecanismo entre côndilos e platôs tibiais, ocorre o deslizamento do côndilo para frente, e seu rolamento para tráz quando realizamos a flexão. Sendo assim, o LCA controla o movimento de anteriorização, e também a rotação medial e lateral da tíbia sobre o fêmur, atualmente já justificados por autores como Yassuda*,[35] onde se definiu claramente a função dos feixes anteromedial e posterolateral do LCA respectivamente. Após a ruptura do LCA, outras estruturas, como meniscos, ligamento cruzado posterior e a cartilagem da articulação, ficam expostas com um maior risco de lesão. Com isso, o joelho é acometido por transtornos internos que levam a consequências variadas, interferindo na função, estabilidade e qualidade de vida do paciente.[4]

Outros autores já descreveram que o LCA mantém não somente a estabilidade anteroposterior, mas também a estabilidade mediolateral rotatória, junto com as estruturas mediais e laterais do joelho.[27]

Nas lesões do LCA, o traumatismo em abdução, flexão e rotação lateral é considerado o mecanismo mais comum nos esportistas, podendo comprometer ainda outras estruturas tendíneas e ligamentares que tentam conter o mecanismo causal.[8]

Quando consideramos o estudo da instabilidade funcional de uma articulação, autores, como Freeman e Wike,[11] já definiram como uma incoordenação motora. Dessa forma se faz necessário o entendimento de que os tecidos articulares são compostos por uma inervação especificamente aferente, onde envia ao sistema nervoso central todas as alterações mecânicas das estruturas articulares, contribuindo, assim, para a propriocepção, definida como toda produção neural originada nos músculos, articulações, tendões e tecidos profundos associados. Ela é responsável pelos aspectos de sensação da posição do corpo, uma estática e outra dinâmica. A sensação estática permite a orientação consciente de uma parte do corpo, em relação à outra (senso de posição articular), e a sensação dinâmica oferece a informação ao sistema neuromuscular, da quantidade e direção do movimento (cinestesia).[16]

O'Donoghue[24] desenvolveu um sistema pioneiro no desenvolvimento de um sistema de avaliação de resultados nas intervenções ligamentares do joelho, com um exame objetivo e um questionário de 100 pontos para esta avaliação, e outros autores, como Slocum e Larson,[34] avaliaram a instabilidade rotatória e os valores comparativos do pré e pós-operatório, que vieram de encontro com a necessidade de estabelecer critérios que justificassem condutas terapêuticas.

A perda de informação proprioceptiva no joelho, em decorrência de lesão do LCA, contribui para o agravamento da instabilidade decorrente da diminuição da sensação de posição, e pela ausência do estímulo para a contração muscular reflexa.[16]

Por outro lado, apesar da lesão do LCA e da perda de informação aferente dos mecanorreceptores localizados nesse ligamento, existem, nas demais estruturas do joelho, inúmeras outras fontes de informações proprioceptivas, que, através de treinamento específico de coordenação neuromuscular, podem suprir a demanda da reação muscular necessária para o controle dinâmico da articulação lesada. Existe, portanto, forte indicação terapêutica para se reprogramar a ação proprioceptiva do joelho com lesão do LCA. Sendo assim, o treinamento muscular simples não aumenta a velocidade da reação muscular, e quanto menor esse tempo, menor será o estresse sobre as estruturas ósseas, musculares, meniscais e ligamentares do joelho.[17]

As entorses de joelho e tornozelo influenciam diretamente a propriocepção e a estabilidade postural. Freeman et al.[12] propuseram uma relação entre a lesão de joelho e tornozelo e a instabilidade funcional.

O número de lesões do LCA vem aumentando continuamente. Este tipo de lesão chamou a atenção dos cirurgiões ortopédicos principalmente nos últimos 15 a 20 anos, onde foram desenvolvidas técnicas cirúrgicas com grande sucesso no resultado das lesões do

---

*Comunicação pessoal.

LCA reconstruído. Para isto, as técnicas cirúrgicas para reconstrução do LCA exige uma didática do cirurgião ortopedista nas questões de opção de enxerto, instrumentos utilizados, tipo de fixação e a relação da resistência inicial do enxerto associado ao processo de maturação do enxerto.[15]

Esta relação de resistência e maturação de enxerto deve ser constantemente lembrada durante o processo de reabilitação para que não sejam antecipadas ações que possam prejudicar o processo de reintegração desta estrutura e ao mesmo tempo ser muito conservador a ponto de ter prejuízos no fortalecimento muscular e propriocepção que possam expor o joelho às recidivas ou até mesmo a períodos muito longos de reabilitação.

No pós-operatório imediato, o enxerto sofre uma necrose para então remodelar-se. A cicatrização e a maturação são amplamente descritas na literatura.[1,35] O enxerto na fase inicial é avascular e até a sexta semana é envolvido por uma bainha sinovial. Só a partir da oitava e décima semanas pós-operatórias que se inicia o processo de revascularização, mas histologicamente o enxerto ainda mostra sinais de necrose e que se proliferam e diferenciam-se até a décima sexta semana pós-operatória. A resistência do enxerto diminui durante o período de necrose e aumenta durante a remodelação e a maturação, entretanto, não readquire, nesse período, a resistência original do LCA nativo. Após 1 ano de cirurgia, estudos biomecânicos revelam que o enxerto se encontra entre 30 e 50% de um LCA nativo.[6,32]

Após a reconstrução do LCA, a reabilitação deve estar focada em minimizar os efeitos adversos da imobilização, sem sobrecarregar os tecidos em fase de cicatrização. Deve-se ter muito cuidado nesta questão, pois, a quantidade de carga e estiramento suportado pelo enxerto durante as fases de cicatrização e maturação ainda são desconhecidos, e as tendências atuais dos programas de reabilitação se baseiam em experiências clínicas.

É muito interessante, para não dizer entusiasmante, as mudanças significativas ocorridas na reabilitação pós-operatória nas reconstruções do LCA nas últimas décadas. Nos anos de 1970 e início de 1980, os programas de reabilitação eram muito conservadores.[26] Muitos desses programas eram divididos em fases relacionando o tempo necessário para cicatrização do enxerto e o controle das forças que poderiam prejudicar a reconstrução, sendo que a descarga de peso e a amplitude de movimento (ADM) eram limitadas de acordo com a fase. Outros autores descreviam que a reabilitação pós-operatória deveria ser dividida em fases de proteções máxima, moderada e mínima, que o paciente deveria usar órtese permitindo movimentação até 90° e extensão completa nas primeiras 6 semanas.[5]

Talvez o que mais tenha evoluído nestas duas últimas décadas tenham sido a importância e o reconhecimento de haver uma equipe multidisciplinar com o ortopedista, fisioterapeuta e mesmo o educador físico trabalhando juntos para assegurar que o paciente seja reintegrado às suas atividades da vida diária e atividades esportivas e níveis próximos à pré-lesão.

Uma das atenções iniciais no pós-operatório imediato é prevenir a artrofibrose, e esta é uma das evoluções dos programas de reabilitação atuais onde enfatizam-se a extensão passiva total do joelho, o controle neuromuscular do quadríceps, apoio imediato com auxílio de muletas e mobilização precoce da flexão que é muito auxiliada com os equipamentos de movimentação passiva contínua (CPM).

A COM, também conhecida como movimentação passiva contínua, é um método de reabilitação do joelho que usa um dispositivo para estender suavemente e flexionar a articulação do joelho. Usado após as cirurgias ou lesão traumática no joelho, o dispositivo CPM orienta a articulação através de movimento em um ritmo suave e lento. Isto promove a construção de força, protegendo os tecidos delicados e minimiza os riscos de uma rigidez articular. A cirurgia de joelho percorreu um longo caminho nos últimos 50 anos. No entanto, os cirurgiões ortopédicos estão sempre procurando maneiras de melhorar seus resultados. Um problema persistente após a cirurgia conjunta é a rigidez da articulação. Joelhos são especialmente problemáticos, pois, a fim de retornar às atividades normais, dependemos de excelente movimento do joelho. O movimento passivo contínuo, ou CPM, foi desenvolvido em um esforço para iniciar o movimento o mais rápido possível após a cirurgia, esperando aliviar o problema da rigidez pós-operatória.

Importante registrar que vários estudos recentes têm investigado o uso do CPM após as intervenções cirúrgicas. Em quase todos os estudos, os resultados são essencialmente os mesmos: há algum benefício nos primeiros dias ou semanas após a cirurgia, mas não há nenhuma diferença no movimento do joelho depois de cerca de 6 semanas. Em última análise, os resultados são os mesmos.

Por mais de 25 anos, a máquina CPM tem sido usada para facilitar a reabilitação após a ATJ e outras reconstruções conjuntas (Fig. 1).[3,19] O conceito de CPM, inicialmente introduzido por Salter et al.,[29,30] foi com base na constatação de que a imobilização de uma articulação após cirurgia deu origem a efeitos prejudiciais sobre a cicatrização de colágeno articular. A principal aplicação clínica do CPM na prática moderna é como uma modalidade para evitar artrofibrose após artroplastia ou outra cirurgia envolvendo articulações sujeitas à perda de movimento, como o joelho e do cotovelo.

Os fatores de risco e os resultados de pacientes submetidos à reconstrução do LCA por via artroscópica foram avaliados por um estudo retrospectivo onde examinaram as incidências de diminuição do movimento do joelho pós-operatório, onde observaram que estas ocorrências eram associadas quando os pacientes eram submetidos à reconstrução ainda na fase aguda, sexo masculino, reparação do ligamento colateral tibial ou oblíquo posterior, ou ambos.[14]

Historicamente os programas de reabilitação passaram por muitos períodos de adequação e esperamos ainda que os estudos com base em evidências e as experiências clínicas continuem observando a evolução dos pacientes submetidos à reconstrução do LCA e que consigamos estabelecer uma melhor estratégia para resultados satisfatórios não a curto prazo, mas em um período onde os efeitos deletérios de uma cirurgia ou lesões associadas sejam minimizados não só na sua intensidade, mas também retardando seu surgimento.

Shelbourne et al., em 1990,[31] apresentaram um programa onde a proposta enfatizava a precoce extensão completa do joelho de forma simétrica ao lado contralateral, imediata descarga de peso, exercícios em cadeia cinética fechada (CCF) e retorno ao esporte sem restrições entre o quarto e sexto meses pós-operatórios e o nomearam de programa de reabilitação acelerada. O estudo comparou os resultados de um grupo de pacientes submetidos ao programa de reabilitação acelerada a um grupo de pacientes que se submeteram a um programa mais convencional ou mais conservador que incluía

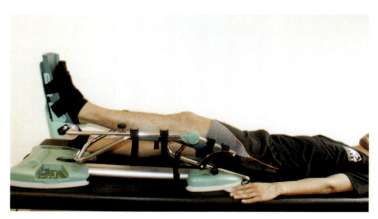

Figura 1. Movimentação passiva contínua (CPM).

imobilização em 10° de flexão, apoio de carga mais tardio e realização de exercícios em cadeia cinética aberta (CCA) para fortalecimento de quadríceps e isquiotibiais (IQT) e o retorno às atividades sem restrições. Os resultados do programa de reabilitação acelerada resultaram numa extensão completa e precoce do joelho, assim como a flexão do joelho, sem afetar a estabilidade do joelho estabelecido por testes comparativos ao lado contralateral, utilizando um artrômetro (KT 1000®) (Fig. 2).

Para os mesmos grupos foram realizados testes isocinéticos do quadríceps que revelaram uma porcentagem altamente significativa do lado operado e não operado no período de 4 a 10 meses de pós-operatório, mas que a partir do primeiro ano estes escores isocinéticos foram praticamente eliminados.

Nos programas de reabilitação praticados nos últimos anos, a perda de movimento tem sido descrita como uma das complicações mais comuns após a reconstrução do LCA.[9,14,22] A incidência de 24% na contratura em flexão maior de 5° no pós-operatório, descrita no estudo de Sachs *et al.*, em 1989.[28] Muito dessa limitação está associada ao enfraquecimento do músculo quadríceps e a dor femoropatelar. A perda da extensão no pós-operatório das reconstruções do LCA pode acarretar uma marcha anormal, não só o enfraquecimento, mas a dificuldade de fortalecimento do músculo quadríceps e a dor femoropatelar.

O principal objetivo de um programa de reabilitação após a reconstrução do LCA é proporcionar um joelho estável não só com a proposta de retorno às atividades num período adequadamente curto, mas principalmente minimizar os efeitos deletérios da instabilidade articular.

A educação do paciente e de sua família é componente importante capaz de proporcionar excelente assistência ao paciente em todo o processo de reabilitação. Por isso, a orientação do paciente no momento pré-operatório é um dos aspectos essenciais para um bom desenvolvimento da fisioterapia. Nossos objetivos neste período pré-operatório são:

1. Ajudar a prepará-lo para sua cirurgia e período hospitalar.
2. Aperfeiçoar a sua participação no tratamento cirúrgico da lesão do LCA.
3. Prepará-lo para iniciar sua recuperação em casa.

A equipe multidisciplinar é composta pelo médico assistente, cirurgiões ortopédicos, anestesistas, fisioterapeutas e instrumentador cirúrgico, e uma diretriz é executada sobre o tratamento cirúrgico e sobre o início do processo de reabilitação pós-operatória da lesão do LCA. No entanto, nem todos os pacientes com lesão do LCA têm exatamente as mesmas condições ou necessidades. Portanto, o seu médico ou sua equipe poderá fazer as adequações necessárias e, dessa forma, o paciente alcançar a melhor recuperação da sua cirurgia por se tornar, de forma ativa e útil, parte da nossa equipe, antes, durante e após a cirurgia, e o sucesso do programa depende muito da contínua prática das orientações recebidas.

Dentro deste programa que será proposto, todos os pacientes que serão submetidos à reconstrução do LCA são encaminhados um dia antes da cirurgia a uma avaliação pré-operatória passando pelo anestesista, pelo médico assistente e em seguida pelo fisioterapeuta que realiza uma anamnese detalhada e um exame físico, uma avaliação de tensão do LCA por meio do artrômetro KT 1000® e aplicação de questionário de sintomas IKDC (*International Knee Documentation Committee*), validado para a língua portuguesa (Anexo 1).[21]

No pós-operatório imediato após reconstrução do LCA se enfatiza o manejo das estruturas para minimizar os riscos da perda de movimento descritos anteriormente, o controle neuromuscular do quadríceps que favorece uma marcha mais adequada, a restauração completa da extensão de forma simétrica ao joelho contralateral, utilizando técnicas como um suporte abaixo do tornozelo evitando qualquer apoio na região posterior do joelho e fortalecimento dos IQTs para restauração da biomecânica normal do joelho e auxiliar na proteção do enxerto já que os IQTs funcionam como restritores secundários da anteriorização da tíbia em relação ao fêmur (Fig. 3).

A crioterapia é uma modalidade terapêutica muito presente em todos os programas de reabilitação, mas sem uma diretriz ou consenso da sua aplicação. Dessa forma, faz-se necessário algumas informações importantes que possam auxiliar e obter melhores resultados com a sua aplicação. A crioterapia tem seus efeitos na modulação da dor, na diminuição do metabolismo celular, restrição da área de trauma, redução dos volumes sanguíneos nos vasos, modulação do processo inflamatório e formação de edema e diminuição do espasmo muscular. O tempo de aplicação no período pós-operatório imediato deve ser de aproximadamente 30' de forma compressiva e intermitente (Fig. 4). Não se devem negligenciar as contraindicações do uso da terapia com gelo,

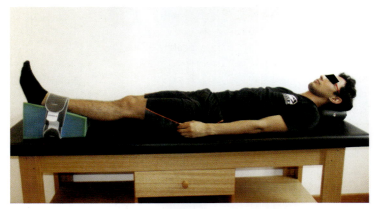

Figura 3. Suporte abaixo do tornozelo para extensão do joelho.

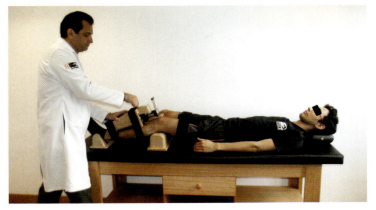

Figura 2. Artrômetro KT 1000®.

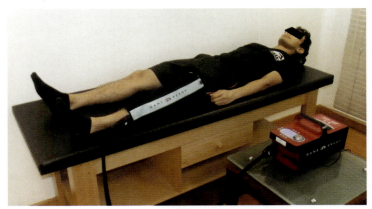

Figura 4. Sistema game ready® de crioterapia compressiva e intermitente.

como a própria hipersensibilidade ao frio e os distúrbios vasospásticos, como distrofia simpatico-reflexa, livedo reticular*, acrocianose e fenômeno de Raynaud.

A mobilização patelar é uma técnica que deve ser não só realizada pelo fisioterapeuta, mas instruída ao paciente e deve ser realizada com movimentos bem suaves no sentido laterolateral como craniocaudal para facilitar o funcionamento normal do mecanismo extensor. Dessa forma são mantidos os comprimentos das estruturas retinaculares laterais e favorecem não só o ganho de ADM de flexão como uma contração mais efetiva do quadríceps (Fig. 5).

Apesar dos efeitos traumáticos pós-operatórios da reconstrução do LCA, o paciente é encorajado a iniciar a contração do quadríceps através de contrações voluntárias e também com o auxílio de eletroestimulação muscular associada à contração voluntária. Este tipo de corrente tem o objetivo de estimulação do músculo através de seu nervo periférico intacto, com o objetivo de restaurar, manter ou melhorar sua capacidade funcional através do reaprendizado motor e maior recrutamento de unidades motoras (Fig. 6).

A deambulação é realizada com auxílio de um par de muletas com descarga de peso conforme a tolerância do paciente, devendo o paciente ser orientado a realizar a marcha simulando os padrões normais do ciclo da mesma. É muito importante que o paciente tenha o mínimo controle neuromuscular do quadríceps antes de tirar uma das muletas que está programada para segunda semana de pós-operatório, lembrando que a primeira muleta a ser retirada é do lado operado. Só será permitida a retirada das muletas com o paciente realizando a marcha normal.

A hidroterapia é um programa de reabilitação na água que é iniciado a partir da segunda semana onde é necessário que o fisioterapeuta conheça as propriedades físicas da água, as respostas fisiológicas observadas com a imersão e o exercício, bem como o efeito que a temperatura da água pode exercer no exercício. Este programa de hidroterapia na reabilitação do LCA consiste na diminuição do edema, melhora da dor, amplitude de movimento, marcha, força, flexibilidade, resposta sensória-motora, condicionamento e relaxamento. É importante que todos os pacientes sejam avaliados em relação às contraindicações do tratamento na piscina. É realizada uma anamnese completa em solo, para que se determinem as metas e os objetivos da fisioterapia aquática. Os pacientes pós-operatórios poderão iniciar o tratamento quando estiverem aptos clinicamente e não apresentarem sinais de infecções ou exsudação da sutura. É importante que o local da incisão cirúrgica tenha uma proteção externa, como curativos oclusivos (Fig. 7).

Durante as 8 primeiras semanas já são realizados exercícios leves de estimulo proprioceptivo, mas na oitava semana o paciente é submetido a uma avaliação pela equipe de propriocepção com o intuito de obter respostas sobre a integridade do sistema sensório-motor e, dessa forma, iniciar os exercícios de propriocepção a fim de restaurar o controle neuromotor do membro inferior. A propriocepção é realizada de forma progressiva, iniciando os exercícios em CCF e evoluindo com exercícios mais complexos e em CCA de forma mais tardia, até a realização de exercícios do gesto esportivo e testes funcionais que possam favorecer seu retorno às atividades esportivas e recreativas com o mínimo de reincidência da lesão (Fig. 8).

Finsterbush, Grigg e Brand descreveram que a negligência dos exercícios de propriocepção nos programas de reabilitação pode aumentar os riscos de comprometimento à integridade de músculos, ligamentos e principalmente a cartilagem articular.[2,10,13] Outros autores estabeleceram a perda proprioceptiva associada a idades mais avançadas.[33]

Quanto aos critérios de retorno ao esporte após a reconstrução do LCA, não existe uma padronização e critérios objetivos para avaliar a habilidade do paciente em progredir para os últimos estágios de reabilitação e retornar de maneira segura ao esporte. A reabilitação para retorno ao esporte, progredida por objetivos funcionais medidos quantitativamente, pode melhorar a reintegração ao esporte. O retorno do atleta ao esporte competitivo depende, normalmente, da estabilidade do enxerto (movimento tibiofemoral anteroposterior), confiança do paciente, tempo pós-operatório e

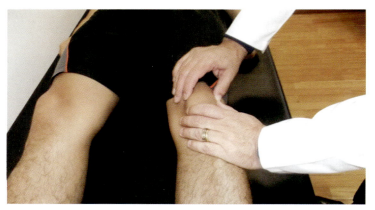

Figura 5. Mobilização da patela.

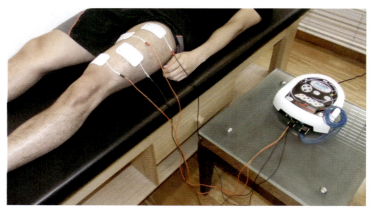

Figura 6. Eletroestimulação com corrente Aussie®.

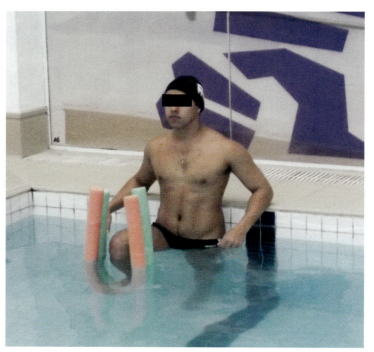

Figura 7. Hidroterapia.

---

*Livedo reticular: descoloração vermelho-azulada da pele com padrão de rede característico, ocorrendo principalmente no tronco, pernas e antebraços. É acentuada pela exposição ao frio, mas geralmente persiste mesmo se a pele é reaquecida.

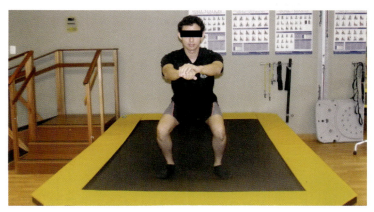

Figuras 8. Propriocepção.

opinião subjetiva da equipe medica. Critérios objetivos e apropriados que consideram a força do enxerto e critério objetivo funcional para determinar o avanço aos últimos estágios de reabilitação e o momento em que o atleta esteja pronto para o retorno ao esporte após a reconstrução do LCA continuam indefinidos na literatura. A reabilitação e finalmente o retorno ao esporte, utilizando testes objetivos que medem a habilidade funcional quantitativamente, podem ajudar a reintegração do atleta ao esporte no mesmo nível pré-lesão. Utilizamos o BioLab – Laboratório de Biomecânica* para realizar algumas avaliações que possam trazer subsídios à equipe multidisciplinar e, somado à avaliação clínica do cirurgião que é soberana, conseguimos entender um pouco mais sobre as condições da articulação do joelho para o esforço que será submetida.

Ambas as avaliações da *Análise da Corrida e Marcha* são métodos de quantificação dos ângulos articulares do membro inferior (tornozelo, joelho, quadril e pelve). São realizadas com o auxílio de marcas retrorrefletivas colocadas sobre a pele do paciente, onde câmeras de alta velocidade irão capturar o posicionamento de cada marca no espaço tridimensional (3D) (Fig. 9).

A avaliação funcional destina-se a identificar aspectos funcionais que envolvem condições rotacionais e de desaceleração e avalia a força, equilíbrio e controle neuromuscular por meio de testes clínicos do paciente que quer retornar a atividade física após reconstrução do LCA.

Em relação à estabilidade dinâmica articular, podemos afirmar que uma articulação dinâmica é estável em virtude do produto de um sistema proprioceptivo adequado pela teoria de Palmer,[25] onde os ligamentos são supridos pelo sistema nervoso central para o controle neuromuscular do joelho, e pela ideia do reflexo artrocinético, através de uma entrada aferente importante vinda da cápsula articular do joelho, descrito por Cohen.[7]

É de extrema importância deixar registrado que os programas ou protocolos de reabilitação servem como guia na prescrição das condutas na fisioterapia, respeitando as respostas biológicas da estrutura em recuperação e a individualidade física e psicológica de cada paciente, tendo pleno conhecimento das técnicas cirúrgicas empregadas como tipo de enxerto, tipo de fixação, lesões associadas e características particulares de cada indivíduo (Anexo 2). Os critérios para evolução dos exercícios estão bem definidos no Quadro 1.

Em seguida, será apresentado um programa de reabilitação após reconstrução do LCA independente do enxerto, mesmo que tenham algumas particularidades que serão colocadas durante a apresentação do protocolo, tipo de fixação e não contando com lesões associadas, ou seja, lesão isolada do LCA.

***Quadro 1.** Critérios para evolução dos exercícios*

Regras para o dolorido articular (não muscular)	
Critério	dolorido durante aquecimento e permanece após
Ação	2 dias mais tranquilo (diminui a intensidade)
Critério	dolorido durante o aquecimento que passa em seguida
Ação	mantém o nível da reabilitação
Critério	dolorido durante o exercício que vai embora, porém volta durante a sessão
Ação	2 dias sem forçar
Critério	dolorido no dia seguinte do exercício
Ação	1 dia de descanso e não avançar o programa
Critério	sem dolorido
Ação	avançar conforme a orientação do fisioterapeuta

■ PROGRAMA DE REABILITAÇÃO

Fase I (1ª semana)

- Objetivos:
  - Controle dos sintomas.
- Melhora do controle da contração do quadríceps.
- Ganhar ADM (priorizando a extensão).
- Treino de marcha.

1ª semana

- Mobilização passiva da patela em todos os sentidos.
- Manutenção da extensão do joelho.
- Iniciar o trabalho voluntário do quadríceps evoluindo para *biofeedback* com o uso da eletroestimulação com extensão de joelho:
  - Esta estimulação excitomotora permite obter um bom recrutamento das unidades motoras do quadríceps, pois nos primeiros dias pós-operatório existe um bloqueio nociceptivo e doloroso que impede o trabalho normal do quadríceps.
- Exercícios de flexão e extensão do pé, resistência elástica para estímulo do tríceps sural que executa neste momento uma função de "coração periférico".
- SLR (*straight leg raising*) associados à isometria e abdução dentro da tolerância do paciente (Fig. 10A).
- Os exercícios para o quadril buscam a estabilidade lateral do joelho e controlam a rotação interna excessiva e indesejada e, neste tipo de cirurgia, é comum provocar uma tensão do músculo poplíteo causando dor no local e a qual acompanhamos com aplicação de recursos de analgesia com o intuito de relaxá-lo, e que traz bons resultados.

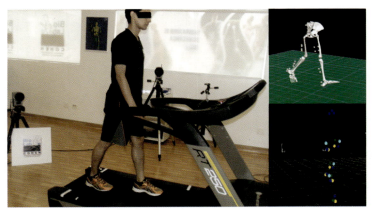

Figura 9. Avaliação da marcha 3D.

---

*O Laboratório de Biomecânica (BioLab) do Instituto Cohen trouxe para o Brasil, em parceria com a empresa Qualisys, o que existe de mais avançado na área de estudos do movimento humano. A BioLab Cohen oferece o inovador serviço de Análise 3D da Corrida que visa a detectar padrões de movimento que podem estar associados a lesões musculoesqueléticas. Por meio de câmeras de alta velocidade e softwares específicos, o movimento da marcha e da corrida poderá ser mapeado em 3D, possibilitando um nível detalhado de descrição do movimento e a melhora da tomada de decisão sobre o quadro clínico do paciente.

- Exercício para ganhar ou manter amplitude de flexão (0-90°) – tríplice flexão.
- Exercícios passivos de flexão e extensão do joelho ou CPM (0°-90°).
- Estimular o treino da marcha com uso de muletas na primeira semana, evitando a claudicação, iniciando trabalho em piscina terapêutica no 6° dia.
- Aplicação de gelo por 20 minutos no final da sessão.

Hidroterapia 1ª semana – 2× na semana (inspeção dos aspectos da pele do paciente: cor, edema, temperatura)
- Orientar o paciente como entrar na piscina.
- Na plataforma: mobilização patelar, massagem na região poplítea e ao redor do joelho, alongamento de IQT e tríceps sural, ganho de ADM para flexão e extensão de joelho.
- Treino de marcha analítica evoluindo para treino de marcha por toda piscina (marchas anterior, posterior e lateral).
- Flexão-extensão do joelho e quadril até 90° com espaguete (leg press).
- Bicicleta em supino.
- Relaxamento (flexão-extensão passiva de joelho).
- Supino ganho de ADM conforme tolerância do paciente.

Obs.: 1: Liberação 1° da muleta após liberação médica, ausência de sinal de Lag (sem eletroestimulação), extensão final 0°, flexão ativa de joelho 60°.

Obs.: 2: Retorno com médico para radiografia de controle e avaliação clínica.

Fase II (2ª a 7ª semana)
- Objetivos:
  - Recuperação dos padrões da marcha.
  - Ganho de ADM (extensão igual ao membro contralateral e flexão 130°).
  - Início do fortalecimento muscular.

- Exercícios:
  - Mobilização passiva da patela em todos os sentidos.
  - Manutenção da extensão do joelho.
  - Eletroestimulação de quadríceps com contração isométrica associada (até o final da 4ª semana).
    - Se a flexão for menor de 90°, realizar a eletroestimulação com membro em extensão.
    - Se a flexão for maior de 90°, realizar a eletroestimulação com isometria de joelho em 60° de flexão.
  - Exercícios de SLR isotônicos e IQT em decúbito ventral (DV) com extensão de joelho.
  - Exercícios ativos de quadril para adutores e abdutores em decúbito lateral.
  - Exercícios isotônicos de flexão de joelho em DV (contraindicado para pacientes operados com enxerto dos flexores).
  - Abdução de quadril com resistência elástica em decúbito dorsal (DD).
  - Exercício de extensão final do joelho em CCF, em pé com elástico preso ao espaldar (Fig. 10B).
  - Exercícios passivos de flexão e extensão do joelho ou CPM (0°-110°).
  - Manter o treino de marcha (ao final da 2ª semana retirar a outra muleta, caso paciente apresente segurança).

Obs.: Análise da marcha após a retirada da segunda muleta.

Hidroterapia 2ª semana
- Na plataforma: mobilização patelar, massagem na região poplítea e ao redor do joelho, alongamento de IQT e tríceps sural, ganho de ADM para flexão e extensão de joelho.
- Marcha por toda a piscina (marchas anterior, posterior e lateral).
- Step na parte funda da piscina realizando sobe e desce (controle de quadríceps).
- Leg press com 1 espaguete, evoluindo gradativamente o número de espaguetes.
- Treinamento proprioceptivo estável em apoio bipodal, evoluindo para diminuição da base de apoio e jogos de bola; marcha na linha.
- Supino ganho de ADM.

3ª semana
- Iniciar os exercícios em bicicleta estacionária, sem carga e com banco alto, com o objetivo de manter a ADM ativa do joelho (ADM de flexão ≥ 110°).
- Intensificar os exercícios em SLR, adução, abdução, IQT com carga progressiva à medida em que o paciente apresentar controle do quadríceps.
- Exercício ativo de miniagachamento encostado na parede de 90° a 40° (aumento gradativo da carga no LCA a partir de 50° até 0°) (Fig. 10C).
- Glúteo médio na escada (Fig. 10D).
- Exercícios no espaldar com elástico na coxa operada realizando extensão final em CCF.
- Marcha retrógrada em casos de déficit de extensão
- Alongamentos de gêmeos e IQT (contraindicado para pacientes operados com enxerto dos flexores).

Hidroterapia 3ª semana
- Transpassar o step.
- Treinamento proprioceptivo em apoio unipodal em solo estável com membro contralateral em suspensão apoiado sobre o espaguete ou prancha, evoluindo para jogos com bola, fechamento dos olhos ou turbulência; prancha de equilíbrio bipodal instável.

Obs.: Retorno com médico para retirada de pontos e avaliação clínica.

4ª semana
- Bicicleta estacionária com carga progressiva, e Elíptico com carga e velocidades progressivas.
- Alongamentos de gêmeos e IQT.
- ADM acima de 130°.
- Intensificar os exercícios de SLR, adução, abdução e glúteo.
- Exercícios no espaldar com elástico na coxa operada, realizando extensão final em CCF.
- Iniciar exercícios para tríceps sural em pé.
- Step (excêntrico de quadríceps).
- Core training: ponte, ponte lateral (Fig. 10E e F).

Hidroterapia 4ª semana
- Marcha c/resistência elástica.
- Salto em supino em apoio bipodal – dynadisc bipodal/unipodal, evoluindo para jogos com bola e cabeceio rollover.

CRITÉRIOS PARA INÍCIO DA MECANOTERAPIA
- Edema 2+/4+
- ADM de flexão maior que 130
- Extensão completa
- Exercícios não causam dor e derrame articular

CUIDADOS PARA ARTICULAÇÃO FEMOROPATELAR
- CCA – 40-90° menos sobrecarga patelar
- CCF – 0-60° menos sobrecarga patelar

5ª semana
- Bicicleta como pré-aquecimento.
- Iniciar exercícios de mecanoterapia para IQT, adutores e abdutores de quadril, panturrilha e quadríceps em cadeia cinética fechada: *leg press*, *leg press* panturrilha, cadeira flexora, cadeiras adutora e abdutora (Fig. 10G).
- Substituição da tornozeleira nos exercícios para o quadril, para a resistência elástica no espaldar ou polia baixa.
- Elíptico com carga e velocidades progressivas.
- Iniciar marcha na esteira.
- Alongamentos de gêmeos, IQT e quadríceps.

Hidroterapia 5ª semana
- Eliminar os exercícios *leg press* e *Mickey* (quando começar mecanoterapia na terrestre).
- Salto bipodal em supino, evoluindo para unipodal.

6ª semana
- Bicicleta como pré-aquecimento.
- Alongamentos de gêmeos, IQT, adutores, abdutores, iliopsoas e quadríceps.
- Exercícios intensificados de mecanoterapia para IQT, adutores e abdutores de quadril, panturrilha e quadríceps em cadeia cinética fechada: *leg press*, *leg press* panturrilha, cadeira flexora, cadeiras adutora e abdutora e polia baixa (flexão de coxa).
- Extensão de joelho de 90° a 60° sem carga.
- Elíptico com carga e velocidades progressivas.
- Marcha na esteira.

Hidroterapia 6ª semana
- Deslocamento anteroposterior, evoluir para jogos com bola e mudanças de direção.
- Hidroesqui.

Fisioterapia 7ª semana
- Bicicleta como pré-aquecimento.
- Alongamentos de gêmeos, IQT, adutores, abdutores, iliopsoas e quadríceps.
- ADM normal.
- Evoluir exercícios da mecanoterapia para IQT, adutores e abdutores de quadril, panturrilha e quadríceps em cadeia cinética fechada: *leg press*, *leg press* panturrilha, cadeira flexora, cadeiras adutora e abdutora e polia baixa (flexão de coxa).
- Extensão de joelho de 90° a 60° com carga leve.
- Elíptico ou caminhada na esteira.

Hidroterapia 7ª semana
- Saltitos bipodais em pé.
- Deslocamento laterolateral, evoluir para jogos com bola e mudanças rápidas de direção.
- Deslocamento em todas as direções com jogos de bola.

Fase III (8ª a 16ª semana)
- Objetivos:
  - Fortalecimento muscular de membros inferiores.
  - Estimular mecanismos de propriocepção.

8ª semana: fisioterapia
- Bicicleta como pré-aquecimento.
- Alongamentos de gêmeos, IQT, adutores, abdutores, iliopsoas e quadríceps.
- ADM normal.
- Evoluir cargas nos exercícios em mecanoterapia.
- Extensão de joelho de 90° a 60° com carga leve para moderada.
- Elíptico ou caminhada na esteira.
  - Propriocepção: realizar avaliação sensório-motora para início de propriocepção, evitando até o 3º mês de trabalhos de rotação e salto.
  - Hidroterapia: quando o paciente iniciar o trabalho de propriocepção com bom controle neuromuscular, receberá alta da hidroterapia.
    - Paciente realiza avaliação da propriocepção, e começa a realizar hidroterapia 1× por semana.
  - Deslocamento com resistência elástica e jogo de bola.

Obs.: 1: Reavaliação da marcha na 8ª semana.
Obs.: 2: Retorno com médico para radiografia de controle e avaliação clínica.

9ª semana
- Bicicleta ou elíptico como pré-aquecimento.
- Alongamentos de gêmeos, IQT, adutores, abdutores, iliopsoas e quadríceps.
- ADM normal.
- Exercícios da mecanoterapia para IQT, adutores e abdutores de quadril, panturrilha e quadríceps em cadeia cinética fechada: *leg press*, *leg press* panturrilha, cadeira flexora, cadeiras adutora e abdutora e polia baixa (flexão de coxa).
- Início da cadeira extensora com contração excêntrica limitada em 60° com carga leve.
- Caminhada na esteira normal.

Hidroterapia 9ª semana
- Dar ênfase ao que está faltando de controle no início da propriocepção.

10ª semana
- Bicicleta ou elíptico como pré-aquecimento.
- Alongamentos de gêmeos, IQT, adutores, abdutores, iliopsoas e quadríceps.
- ADM normal.
- Exercícios da mecanoterapia para IQT, adutores e abdutores de quadril, panturrilha e quadríceps em cadeia cinética fechada: *leg press*, *leg press* panturrilha, cadeira flexora, cadeiras adutora e abdutora e polia baixa (flexão de coxa).
- Início da cadeira extensora **com contrações excêntrica e concêntrica** limitada em 60° com carga leve.
- Caminhada acelerada na esteira.

Hidroterapia 9ª semana
- Alta da piscina (paciente realiza fisioterapia e propriocepção) – **Propriocepção**.

11ª semana
- Bicicleta ou elíptico como pré-aquecimento.
- Alongamentos de gêmeos, IQT, adutores, abdutores, iliopsoas e quadríceps.
- ADM normal.
- Exercícios da mecanoterapia para IQT, adutores e abdutores de quadril, panturrilha e quadríceps em cadeia cinética fechada: *leg press*, *leg press* panturrilha, cadeira flexora, cadeiras adutora e abdutora e polia baixa (flexão de coxa).
- Cadeira extensora **com contrações excêntrica e concêntrica** limitadas em 60° com carga leve.
- Caminhada acelerada na esteira e/ou elíptico (melhora da capacidade aeróbia).

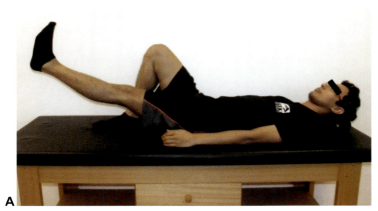
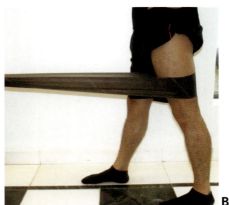
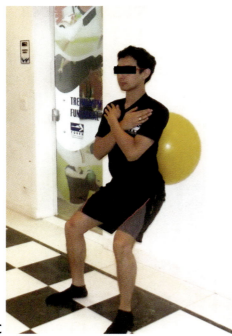
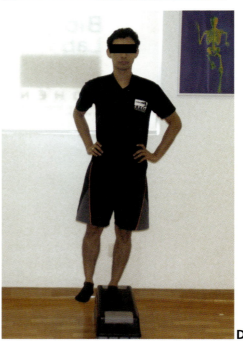
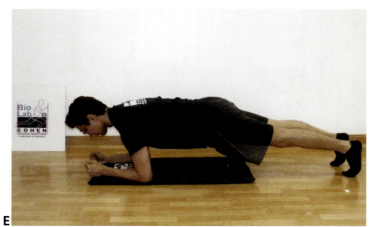
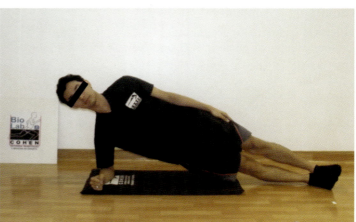
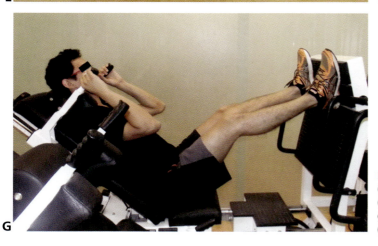

Figura 10. Exercícios do Programa de Reabilitação. Fase I (1ª semana): (**A**) flexão do quadril com extensão do joelho. Fase II (2ª a 7ª semana): (**B**) Extensão final de joelho em CCF. (**C**) Miniagachamento. (**D**) Exercício de glúteo médio no degrau. (**E**) CORE – Ponte. (**F**) CORE – Ponte lateral. (**G**) Exercício em cadeia cinética fechada (*leg press*).

12ª semana

- Bicicleta ou elíptico como pré-aquecimento.
- Alongamentos de gêmeos, IQT, adutores, abdutores, iliopsoas e quadríceps.
- ADM normal.
- Exercícios da mecanoterapia para IQT, adutores e abdutores de quadril, panturrilha e quadríceps em cadeia cinética fechada: *leg press*, *leg press* panturrilha, cadeira flexora, cadeiras adutora e abdutora e polia baixa (flexão de coxa).
- Início da cadeira extensora de 90° a 0° com carga leve.
- Caminhada acelerada na esteira e/ou elíptico (melhora da capacidade aeróbia).

Obs.: Retorno com médico para radiografia de controle e avaliação clínica.

13ª semana

- Bicicleta ou elíptico como pré-aquecimento.
- Alongamentos de gêmeos, IQT, adutores, abdutores, iliopsoas e quadríceps.
- ADM normal.
- Exercícios da mecanoterapia para IQT, adutores e abdutores de quadril, panturrilha e quadríceps em cadeia cinética fechada: *leg press*, *leg press* panturrilha, cadeira flexora, cadeiras adutora e abdutora e *cross over* (flexão de coxa).
- Cadeira extensora de 90° a 0° com carga progressiva
- Caminhada acelerada na esteira e/ou elíptico (melhora da capacidade aeróbia).

Obs.: Avaliação isocinética inicial.

14ª semana

- Bicicleta ou elíptico como pré-aquecimento.
- Alongamentos de gêmeos, IQT, adutores, abdutores, iliopsoas e quadríceps.
- ADM normal.
- Exercícios da mecanoterapia para IQT, adutores e abdutores de quadril, panturrilha e quadríceps em cadeia cinética fechada: *leg press*, *leg press* panturrilha, cadeira flexora, cadeiras adutora e abdutora e polia baixa (flexão de coxa).
- Cadeira extensora de 90° a 0° com carga progressiva.
- Trote intercalado na esteira e/ou elíptico (melhora da capacidade aeróbia).
- Treinamento Isocinético (1× semana): velocidades altas (resistências) evoluindo para velocidades médias (potência e resistência).

Obs.: Avaliação da corrida:

- Mediante liberação do setor da propriocepção.
- Após a 14ª semana.
- Teste de caminhar 3 km sem queixa.
- Déficit inferior a 30% no isocinético.
- Exercícios de propriocepção sem dor.

15ª e 16ª semanas

- Bicicleta ou elíptico como pré-aquecimento.
- Alongamentos de gêmeos, IQT, adutores, abdutores, iliopsoas e quadríceps.
- ADM normal.
- Exercícios da mecanoterapia para IQT, adutores e abdutores de quadril, panturrilha e quadríceps em cadeia cinética fechada: *leg press*, *leg press* panturrilha, cadeira flexora, cadeiras adutora e abdutora e polia baixa (flexão de coxa).
- Cadeira extensora de 90° a 0° com carga moderada para pesada.
- Trote intercalado na esteira e/ou elíptico (melhora da capacidade aeróbia).
- Treinamento Isocinético (1× semana): velocidades altas (resistências) evoluindo para velocidades médias (potência e resistência).

Obs.: Retorno com médico para radiografia de controle e avaliação clínica.

Fase IV (17ª a 24ª semana)

- Objetivos:
  - Manter flexibilidade muscular.
  - Recuperação total do trofismo muscular.
  - Retorno à corrida.
  - Treinos do gesto esportivo e pliométrico.
  - Retorno ao esporte.

17ª a 20ª semanas

- Bicicleta ou elíptico como pré-aquecimento.
- Alongamentos de gêmeos, IQT, adutores, abdutores, iliopsoas e quadríceps.
- ADM normal.
- Exercícios da mecanoterapia para IQT, adutores e abdutores de quadril, panturrilha e quadríceps em cadeia cinética fechada: *leg press*, *leg press* panturrilha, cadeira flexora, cadeiras adutora e abdutora e polia baixa (flexão de coxa).
- Cadeira extensora de 90° a 0° com carga pesada.
- Trote na esteira e/ou elíptico (melhora da capacidade aeróbia).
- Treinamento isocinético (1× semana): velocidades altas (resistências) evoluindo para velocidades médias (potência e resistência).

21ª a 24ª semana

- Liberar parte de mecanoterapia na academia.
- Propriocepção intensificada com trote em mudança de direção com e sem resistência elástica, gestos do esporte.
- Treinamento isocinético (2× semana) com velocidades baixas (força).

Obs.: Avaliações finais:

- Avaliação.
- Isocinético.
- Propriocepção.
- Retorno médico.

ANEXO 1
QUESTIONÁRIO IKDC

FORMULÁRIO DE AVALIAÇÃO SUBJETIVA DO JOELHO
COMITÊ INTERNACIONAL DE DOCUMENTAÇÃO DO JOELHO (IKDC, 2000)

Nome: _____ Sexo: F _____ M_____
Data: _____ Data de Nascimento:_____
Lesão:_____
Data da Lesão: _____

As respostas devem ser graduadas no mais alto nível de atividade que você acha que pode executar sem sintomas significativos, mesmo que você não as esteja realizando regularmente.

SINTOMAS

1. Qual é o mais alto nível de atividade física que você pode realizar sem sentir dor significativa no joelho?
   - ☐ Atividade muito vigorosa (como saltar ou girar o tronco, como no basquete ou futebol)
   - ☐ Atividade vigorosa (como realizar exercícios físicos intensos, como surfe, jogar vôlei ou tênis)
   - ☐ Atividade moderada (como realizar exercícios físicos moderados na academia, correr ou trotar)
   - ☐ Atividade leve (como andar, realizar trabalhos domésticos ou jardinagem)
   - ☐ Incapaz de realizar qualquer uma das atividades anteriores em virtude da dor no joelho

2. Desde sua lesão ou durante as últimas quatro semanas, com que frequência você tem sentido dor?

   Nunca 0 1 2 3 4 5 6 7 8 9 10 Constantemente

3. Se você tiver dor, qual a intensidade?

   Sem dor 0 1 2 3 4 5 6 7 8 9 10 Pior dor imaginável

4. Desde a sua lesão ou durante as quatro últimas semanas quão rígido ou inchado esteve seu joelho?
   - ☐ Nem um pouco
   - ☐ Pouco
   - ☐ Moderado
   - ☐ Muito
   - ☐ Extremamente

5. Qual é o mais alto nível de atividade física que você pode realizar sem que cause inchaço significativo no joelho?
   - ☐ Atividade muito vigorosa (como saltar ou girar o tronco, como no basquete ou futebol)
   - ☐ Atividade vigorosa (como realizar exercícios físicos intensos, como surfe, jogar vôlei ou tênis)
   - ☐ Atividade moderada (como realizar exercícios físicos moderados na academia, correr ou trotar)
   - ☐ Atividade leve (como andar, realizar trabalhos domésticos ou jardinagem)
   - ☐ Incapaz de realizar qualquer uma das atividades anteriores em virtude do inchaço no joelho

6. Desde a sua lesão ou durante as últimas quatro semanas seu joelho já travou?
   - ☐ Sim   ☐ Não

7. Qual é o mais alto nível de atividade física que você pode realizar sem falseio significativo no joelho?
   - ☐ Atividade muito vigorosa (como saltar ou girar o tronco, como no basquete ou futebol)
   - ☐ Atividade vigorosa (como realizar exercícios físicos intensos, como surfe, jogar vôlei ou tênis)
   - ☐ Atividade moderada (como realizar exercícios físicos moderados na academia, correr ou trotar)
   - ☐ Atividade leve (como andar, realizar trabalhos domésticos ou jardinagem)
   - ☐ Incapaz de realizar qualquer uma das atividades anteriores em virtude do falseio no joelho

ATIVIDADES ESPORTIVAS

8. Qual é o mais alto nível de atividade física que você pode participar de forma regular?
   - ☐ Atividade muito vigorosa (como saltar ou girar o tronco como no basquete ou futebol)
   - ☐ Atividade vigorosa (como realizar exercícios físicos intensos como surfe, jogar vôlei ou tênis)
   - ☐ Atividade moderada (como realizar exercícios físicos moderados na academia, correr ou trotar)
   - ☐ Atividade leve (como andar, realizar trabalhos domésticos ou jardinagem)
   - ☐ Incapaz de realizar qualquer uma das atividades acima em virtude do joelho

9. Quanto o seu joelho afeta a sua habilidade de:

		Sem dificuldade	Fácil	Moderado	Difícil	Incapaz
a	Subir escadas					
b	Descer escadas					
c	Ajoelhar de frente					
d	Agachar					
e	Sentar com os joelhos dobrados					
f	Levantar-se de uma cadeira					
g	Correr para frente					
h	Saltar e aterrissar com a perna lesionada					
i	Frear e acelerar rapidamente					

FUNÇÃO

10. Em uma escala de 0 a 10 (sendo 10 normal e 0 incapaz de realizar suas atividades diárias), como você avaliaria o seu joelho?
Funcionalidade anterior à lesão no joelho:

0 1 2 3 4 5 6 7 8 9 10

Não consegue executar nenhuma atividade da vida diária — Sem limitações nas atividades da vida diária

Funcionalidade atual do joelho:

0 1 2 3 4 5 6 7 8 9 10

Não consegue executar nenhuma atividade da vida diária — Sem limitações nas atividades da vida diária

---

ANEXO 2
PROTOCOLO DE REABILITAÇÃO PÓS-RECONSTRUÇÃO DO LIGAMENTO CRUZADO ANTERIOR

FASES DA REABILITAÇÃO
Obs.: O paciente apenas iniciará a próxima fase caso os objetivos da fase anterior tenham sido alcançados.

Determinar critérios de mudança de fase para cada paciente
- 0 Fase: 1º ao 4º dia
- I Fase: 1ª semana
- II Fase: 2ª a 7ª semana
- III Fase: 8ª a 16ª semana
- IV Fase: 17ª a 24ª semana

Periodização
- 1º ao 4º dia: Todos os dias   Hospital e casa
- 5º dia até a 7ª semana   5×/semana   Terrestre 3×; hidroterapia 2×
- 8ª a 10ª semana   3×/semana   Terrestre 3×; hidroterapia 1×, propriocepção 1×
- 11ª a 13ª semana   3×/semana   Terrestre 3×; propriocepção 2×
- 14ª a 20ª semana   3×/semana   Terrestre 2×; propriocepção 2×, isocinético 1×
- 21ª a 24ª semana   3×/semana   Terrestre 1×; propriocepção 2×, isocinético 2×

Seguir orientações passadas no pré-operatório e da educação realizada com o paciente.

Cicatrização do enxerto: Necrose e remodelação
- 2 dd   Colagenase
- 8 a 10 dd   Inflamação
- 15 a 28 dd   Remodelação
- 30 dd   Máximo de colágeno
- 60 dd   Reorientação fibrilar
- 90 dd   Revascularização
- 120 dd   Resistência e força muscular

(Continua)

ANEXO 2
PROTOCOLO DE REABILITAÇÃO PÓS-RECONSTRUÇÃO DO LIGAMENTO CRUZADO ANTERIOR

Pré-operatório da lesão do LCA

Nas lesões ligamentares agudas, o joelho encontra-se edemaciado e com comprometimento de estruturas secundárias que geram dor, desconforto e diminuição de ADM, e por isso devem ser trabalhadas antes da cirurgia para que seja preparado para um ato cirúrgico adequado e consequentemente uma fisioterapia iniciada no pós-cirúrgico imediato sem complicações. O tempo estimado da fisioterapia pré-operatória é de 2 a 3 semanas.

Objetivos: *Diminuição da dor, ganho de ADM, fortalecimento muscular em cadeia cinética fechada enfocando mais os isquiotibiais e o quadríceps com eletroestimulação.*

O fortalecimento dos IQT é um fator de suma importância e deve ser iniciado também nesta fase. A sua posição anatômica tem ação sinergista ao ligamento cruzado anterior, auxiliando-o na estabilização do joelho para o deslocamento anterior da tíbia. Esta ação ocorre principalmente entre 60 e 80° de flexão onde ocorre a força máxima deste grupo muscular. Este exercício é executado em decúbito ventral ou em pé.

Pós-operatório imediato (do 1º ao 2º dias no hospital, e 3º e 4º dias em casa)

Com dreno
- Posicionamento no leito com o membro operado elevado em extensão.
- Realização de exercícios isométricos de quadríceps e movimentos ativos de tornozelo.
- Aplicação de gelo compressivo intermitente com elevação, de no mínimo 3 vezes por dia, por 30 minutos.

Sem dreno
- Iniciar levemente as manipulações da patela a fim de evitar futuras aderências que comprometem a biomecânica, da flexão principalmente, que provocam dor ao movimento.
- Iniciar exercícios passivos – CPM (movimentação passiva contínua) para manter ou ganhar ADM que é preestabelecida em 90° para não levar o risco de sobrecarga do enxerto.
- Induzir o despertar do quadríceps com contrações voluntárias e involuntárias deste grupo muscular, aperfeiçoando as contrações isométricas e que serão mais bem trabalhadas numa fase mais avançada com eletroestimulação.
- Iniciar treino de marcha com auxílio de muletas axilares ou canadenses com descarga de peso o quanto for tolerado (- 50%).
- Obter extensão passiva total do joelho.

Na alta hospitalar
- Orientação ao paciente quanto às atividades da vida diária, quanto à sustentação do peso total com ou sem muletas, subir e descer escadas, tomar banho etc.
- O que se deve fazer em casa em relação aos exercícios.
- O arco de movimento esperado na alta hospitalar é de 90°.
- Extensão total simétrica ao joelho não operado.
- Manifestação satisfatória da dor.
- Condições mínimas de derrame.

AVALIAÇÃO
- Pré-operatório.
- Pós-operatório.
- 2º, 4º e 6º mês.

REFERÊNCIAS BIBLIOGRÁFICAS

1. Alm A, Stromberg B. Transposed medial third of patellar ligament in reconstruction of the anterior cruciate ligament: a surgical and morphological study in dogs. *Acta Chir Scand* 1974;445:37-49.
2. Brand RA. Knee ligaments: a new view. *J Biomech Eng* 1986;108(2):106-10.
3. Breen TF, Gelberman RH, Ackerman GN. Elbow flexion contractures: treatment by anterior release and continuous passive motion. *J Hand Surg Br* 1988;13:286-87.
4. Campbell WC, Reconstruction of the ligaments of the Knee. *Am J Surg* 1939;43:473-80.
5. Chrenshaw AH. (Ed.). *Cirurgia ortopédica de Campbell*. São Paulo: Manole, 1996, vol.3.
6. Clancy WG, Narechania RG, Rosenberg TD et al. Anterior and posterior ligament reconstruction in rhesus monkeys. *J Bone Joint Surg Am* 1981;63A:1270-84.
7. Cohen LA. Role of the eye and neck proprioception mechanism in body orientation and motor coordination. *J Neurophysiol* 1961;24:1-11.
8. Cohen M. *Estudo comparativo entre o tratamento cirúrgico e não-cirúrgico da lesão do ligamento cruzado anterior*. Tese. São Paulo: Escola Paulista de Medicina – UNIFESP, 1994.
9. Drez DJ, Arnoczky S, Noyes FR et al. Anterior cruciate ligament reconstruction using bone-patellar tendon-bone allografts. *Am J Sports Med* 1991;3:256-63.
10. Finterbush A, Friedman B. The effect of sensory denervation on rabbits knee joints. *J Bone Joint Surg Br* 1975;57A:949-60.
11. Freeman MA, Wike B. Articulat reflexes at the ankle joint: elctromyographic study of normal andabnormal influences of the ankle joint, mechanoreceptors upon reflex activity in the leg muscles. *Br J Surg* 1967;54:990-1000.
12. Freeman MA, Dean MR, Hanham IW. The etiology and prevention of functional instability of the foot. *J Bone Joint Surg Br* 1965;47B(4):678-85.
13. Grigg A, Hoffman AH, Forgaty KE. Properties of Golgi-Mazzoni afferents in cat knee joint capsule as revealet by mechanical studies of isolated joint capsule. *J Neurophysiol* 1982;47:31.
14. Harner CD, Irrgang JJ, Paul J et al. Loss of motion after anterior cruciate ligament reconstruction. *Am J Sports Med* 1992;20:449-506.
15. Irrgang JJ. *Knee surgery. Rehabilitation for nonoperative and operative management of the knee injuries*. In: Fu F et al. (Ed.). Baltimore: Williams & Williams, 1994. p. 485-500.
16. Lephart S. Reestablishing proprioception, kinesthesia, joint position sense, and neuromuscular control in rehabilitation. In: Prentice WE. (Ed.). *Rehabilitation techniques in sports medicine*. St. Louis: Mosby, 1994.
17. Lephart SM, Pincivero DM, Giraldo JL et al. The role of proprioception in the management and rehabilitation of the athletic injuries. *Am J Sports Med* 1997;25(1):130-37.

18. Lysholm J, Gillquist J. Evaluation of the knee ligament surgery results with special emphasis on use of a scoring scale. *Am J Sports Med* 1982;10:150-53.
19. Maloney WJ, Schurman DJ, Hangen D *et al.* The influence of continuous passive motion on outcome in total knee arthroplasty. *Clin Orthop Relat Res* 1990;256:162-68.
20. Marin MPE, Miranda N, Marcílio H. Análise da aplicação do tratamento fisioterápico do tipo conservador em pacientes com ruptura total do ligamento cruzado anterior: estudo de dois casos. *Arq Ciências Saúde UNIPAR* 1999 Set-Dez;3(3):261-65.
21. Metsavaht L, Leprace G, Ribeiro M *Et al.* Translation and Cross-Cultural adaptation of the Brazilian version of the International Knee Documentation Committee Subjective Knee Form: validity and reproducibility. *Am J Sports Med* 2010;XX.
22. Mohtadi NG, Webster-Bogaert S, Fowler PJ. Limitation of motion following anterior cruciate ligament reconstruction: A case control study. *Am J Sports Med* 1991;19:620-25.
23. Noyes FR, Basset RW, Grood ES *et al.* Arthroscopy in acute traumatic hemarthrosis of the knee. *J Bone Joint Surg* 1980;62A:687-95.
24. O´Donoghue DH. An analysis of end results of surgical treatmente of major injuries to ligaments of the knee. *J Bone Joint Surg*; 1955;37A:1-13.
25. Palmer I. Plastic surgery of the ligaments of the knee. *Acta Chir Scand* 1944;9:37-48.
26. Paulos L, Noyes FR, Grood E *et al.* Knee reahabilitation after anterior cruciate ligament reconstruction and repair. *Am J Sports Med* 1981;21:176-85.
27. Rong GW, Wang YC. The role of cruciate ligaments in maintaining knee joint stability. *Clin Othop Relat Res* 1987 Feb.;(215):65-71.
28. Sachs RA, Daniel DM, Stone ML *et al.* Patellofeoral problems after anterior cruciate ligament reconstruction. *Am J Sports Med* 1989;17:760-65.
29. Salter RB, Hamilton HW, Wedge JH *et al.* Clinical application of basic research on continuous passive motion for disorders and injuries of synovial joints: a preliminary report of a feasibility study. *J Orthop Res* 1984;1:325-42.
30. Salter RB, Simmonds DF, Malcolm BW *et al.* The biological effect of continuous passive motion on the healing of full-thickness defects in articular cartilage: an experimental investigation in the rabbit. *J Bone Joint Surg Am* 1980;62:1232-51.
31. Shelbourne KD, Nitz P. Accelerated rehabilitation after anterior cruciate ligament reconstruction. *Am J Sports Med* 1990;18:292-99.
32. Shino K, Kawasaki T, Hirose H *et al.* Replacement of the anterior cruciate ligament by an allogenic tendon grafts. *J Bone Joint Surg Br* 1984;66B:672-81.
33. Skinner BH, Barrack RL, Cook SD. Age-related decline in proprioception. *Clin Orth Reatl Res* 1984;184:208-11.
34. Slocum DB, Larson RL. Pes anserinus transplantation. *J Bone Joint Surg* 1968;50A:226-42.
35. Yasuda K, Tsujino J. Tanabe Y *et al.* Effects of initial graft tension on clinical outcome after anterior cruciate ligament reconstruction. *Am J Sports Med* 1997;1:99-105.

LIGAMENTO CRUZADO POSTERIOR

Rene Jorge Abdalla ■ Moisés Cohen ■ Carlos Eduardo da Silveira Franciozi

■ INTRODUÇÃO

As lesões do ligamento cruzado posterior (LCP), na época atual, assumem posição de destaque no capítulo de cirurgia do joelho. São lesões que ocorrem em uma frequência que varia de 3% em relação a todas as lesões ligamentares do joelho, chegando até 37% dentro do contexto dos traumas de alta energia, envolvendo a parte ligamentar da articulação. Dessas, 30% são isoladas, e 70% associadas a outras estruturas ligamentares (Fig. 1).[19,94]

As lesões completas isoladas do LCP ainda são tópico de debate em virtude da controvérsia envolvendo estudos que avaliaram a história natural do paciente com lesão deste ligamento. Alguns estudos demonstram bons resultados a longo prazo,[15,20,80,82,87] cabendo-se ressaltar, com frequência, que esses estudos incluem pacientes com lesões parciais do LCP, enquanto outros estudos demonstram o aparecimento de sintomas e a piora funcional progressiva[10,16,17,40] com grande parte dos pacientes desenvolvendo degeneração articular principalmente dos compartimentos medial e patelofemoral do joelho em virtude das pressões anormais geradas pela insuficiência do LCP.[10,21,22,68,84]

O maior interesse em estudos clínicos e ciências básicas relacionadas com o LCP, um melhor conhecimento da história natural da lesão e sua associação a outras estruturas auxiliam o cirurgião a optar pelo tratamento conservador ou cirúrgico.

■ ANATOMIA E BIOMECÂNICA

O ligamento cruzado posterior (LCP) é o principal restritor da translação posterior do joelho, sendo responsável por 95% da restrição posterior a 90° de flexão, além de também ser considerado o estabilizador primário do joelho graças à sua localização próxima ao centro de rotação da articulação, sendo duas vezes mais forte que o LCA (Fig. 2).[11,36,41,77,79]

Ele é envolvido por sua própria bainha ligamentar e possui de 32 a 38 mm de comprimento e tem em torno de 13 mm de espessura. O LCP apresenta uma inserção femoral espraiada desde a posição das 11h30 min até às 5 horas (no joelho D) com pouco mais de 2 cm² de área, normalmente na forma de uma meia-lua ou semicírculo, mas podendo também apresentar-se como variações de uma elipse, sendo a inserção femoral a maior área de secção transversal do ligamento. Ela possui um maior diâmetro dorsoventral do que proximal-distal. O LCP afila a medida que avança no seu trajeto intra-articular voltando a espraiar-se na inserção tibial, porém em menor escala que na inserção femoral, de maneira que as áreas transversas das inserções femoral e tibial são três vezes maiores que a área transversa do LCP em seu trajeto intra-articular. As fibras na origem femoral têm uma inserção no sentido anteroposterior, enquanto que na tíbia apresentam inserção em sentido lateromedial. A inserção tibial ocorre em uma depressão posterior 1 cm distal à superfície articular.[23,31,37,57,77]

Possui classicamente duas bandas com nômina relativa à localização femoral das mesmas, a anterolateral, que é a principal e mais forte e fica tensa em flexão, e a posteromedial que fica tensa em extensão.[23]

Essa divisão clássica das duas bandas do LCP é por vezes tida como simplificada. Visto que a relação tensão-comprimento das fibras do LCP que resistem à translação posterior é mais influenciada pelo posicionamento proximal-distal destas na inserção femoral do ligamento do que seu posicionamento anteroposterior, alguns estudos sugerem que o *footprint* femoral seja analisado na "regra dos terços" (terço proximal, terço médio, terço distal, quando avaliado no sentido proximal-distal e terço anterior, terço médio, terço posterior,

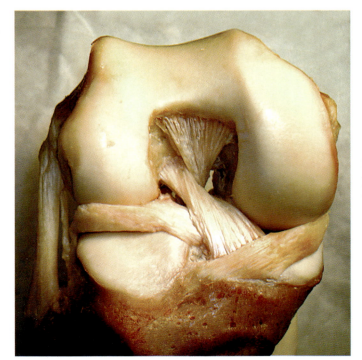

Figura 1. Anatomia central do joelho.

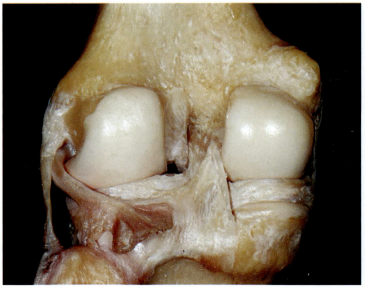

Figura 2. Anatomia do ligamento cruzado posterior.

quando avaliado no sentido anteroposterior) visando ao melhor entendimento do posicionamento das fibras e sua influência sobre a tensão do enxerto na cirurgia de reconstrução do LCP e reestabelecimento da estabilidade posterior. Neste cenário, as fibras distais tencionam com a flexão do joelho e as fibras proximais tencionam com a extensão, sendo a região mais isométrica composta pelo terço médio no sentido proximal-distal do *footprint* femoral.[25,67,76]

Estudos biomecânicos recentes, também com base na relação tensão-comprimento das fibras do LCP de acordo com o grau de flexão do joelho, sugerem que as bandas do ligamento têm um funcionamento muito mais sinérgico durante o arco de movimento do joelho do que recíproco, como classicamente descritas com apenas a anterolateral tensionando em flexão e a posteromedial tensionando em extensão, ou seja, ambas as bandas têm ação durante todo o arco de movimento atuando de maneira codominante proporcionando a divisão do estresse incidente no ligamento.[3,41,65,74,79]

Relevantes também são os ligamentos meniscofemorais de Humphry e Wrisberg que se originam do corno posterior do menisco lateral e se inserem no côndilo femoral medial, envolvendo o ligamento cruzado posterior pela frente ou por trás, respectivamente, podendo contribuir com 30 a 40% do volume total do LCP, sendo responsáveis por 30% da resistência a translação posterior do joelho a 90° com o LCP intacto e 70% dessa resistência com o LCP roto, atuando também com restritores secundários da posteriorização tibial em menores ângulos de flexão.[29,60]

Um importante conceito biomecânico relativo ao LCP é o entendimento da restrição à hiperextensão. Não existe um restritor primário à hiperextensão, ao contrário do que se pode pensar sobre o LCP. A restrição à hiperextensão é realizada pela ação conjunta de diversas estruturas: cápsula posterior, ligamento poplíteo-oblíquo, ligamento fabelo-fibular, fibras posteriores do LCP e LCA.[27,95]

O LCP é o principal restritor da translação posterior do joelho durante todo o arco de movimento com uma pequena exceção em extensão total, onde uma lesão das estruturas posterolaterais acarreta um discreto aumento da translação posterior nessa posição. O ligamento é mais importante na flexão onde é responsável por 95% da restrição posterior a 90° flexão. Um aumento da translação posterior entre 30° e 45° de flexão, similar ao aumento a 90°, é indicativo de lesão do LCP associada às estruturas posterolaterais e mediais. A translação posterior aumenta progressivamente em baixos ângulos de flexão com a lesão dos restritores secundários posterolaterais e/ou mediais. Um teste de gaveta posterior com o joelho a 90° de flexão com translação posterior maior ou igual a 10 mm indica lesão do LCP associada à lesão dos restritores secundários posterolaterais e/ou mediais.[27,72,79,95]

O LCP, quando lesado isoladamente, não aumenta a rotação externa tibial, não sendo, portanto, considerado restritor primário desse movimento. A rotação externa tibial tem como restritores primários as estruturas posterolaterais e a porção distal do ligamento colateral medial superficial, sendo que a lesão dessas estruturas aumenta a rotação externa com ápice em 30° de flexão, diminuindo com o aumento da flexão do joelho até por volta dos 90° decorrente da ação do LCP de restritor secundário da rotação externa tibial em graus maiores de flexão na presença de lesão das estruturas posterolaterais e da porção distal do ligamento colateral medial superficial. Na presença de lesão do LCP associada à lesão das estruturas posterolaterais ou da porção distal do ligamento colateral medial superficial ocorrerá o aumento da rotação externa tibial em 30° e 90° de flexão (Ver o tópico: Teste da Rotação Lateral da Tíbia a 30° e 90° ou *Dial Test* do Capítulo Anatomia Funcional, Biomecânica e Semiologia do Joelho).[27,72,95]

Em relação à rotação interna da tíbia, sabe-se que o LCP passa a ser um importante restritor deste movimento com o joelho acima de 90° de flexão.[42]

O LCP, assim como o LCA, atuam como restritores secundários do varo e valgo. Na presença dos restritores primários mediais e laterais do varo e valgo íntegros, apenas uma pequena carga passa pelo LCP durante a aplicação dessas forças. Na lesão dos restritores primários mediais e laterais da abdução e adução, o LCP e o LCA passam a ser os restritores primários durante a aplicação dessas forças, implicando no estresse demasiado e abertura patológica graças principalmente ao posicionamento central desses ligamentos na articulação, consistindo em importante desvantagem mecânica.[26,27,30,72,95]

■ MECANISMO DE TRAUMA

Em relação ao mecanismo de trauma, nos atletas, é mais comum a queda com o joelho em flexão e o tornozelo fletido, acarretando a contusão na tuberosidade anterior da tíbia com vetor posterior ou traumas em hiperflexão do joelho. Na população em geral, o mecanismo de trauma mais comum é um impacto anterior na tíbia proximal com o joelho em flexão, particularmente o trauma do painel, muito comum em acidentes automobilísticos onde a região anterior da tíbia impacta-se contra o painel do carro com o joelho fletido. Acidentes de moto também frequentemente acarretam lesão do LCP decorrente da posição desprotegida do joelho que acaba sofrendo uma força de contusão tibial com vetor posterior gerada pelo objeto do impacto. Ainda como mecanismo de trauma, existe a hiperextensão do joelho, com a particularidade de romper o LCP somente após a ruptura do ligamento cruzado anterior (LCA), dessa forma, um paciente, com lesão do LCP por hiperextensão, apresentará também lesão do LCA.

As lesões isoladas, com frequência, não causam limitação funcional imediata e, por várias vezes, cursam sem diagnóstico, até serem diagnosticadas por outros motivos e, quando se tornam sintomáticas, assumem quadro clínico semelhante à osteoartrite. Os pacientes com lesão aguda normalmente apresentam derrame articular leve ou moderado, equimose, hipersensibilidade e, como achado importante, algum tipo de lesão ao nível da tuberosidade anterior da tíbia. Atenção especial deve ser direcionada aos traumas vasculares e neurológicos. As lesões mais graves, associadas a outras estruturas, exigem uma quantidade de energia importante, que pode ocasionar luxação da articulação com subsequente redução espontânea em alguns casos, cenário em que a lesão vascular pode ser subdiagnosticada levando a sérias consequências. O acometimento do nervo fibular não é infrequente, principalmente quando existe um componente em varo no mecanismo do trauma.

■ SEMIOLOGIA – AVALIAÇÃO DO LCP

O exame da avaliação ligamentar deve ser bilateral, em uma mesa de exame, cujos lados sejam acessíveis; deve-se evitar a mesa encostada na parede, pois o joelho mais próximo da parede será inadequadamente examinado.

Costuma-se utilizar a classificação da *American Medical Association* de 1968 para as lesões ligamentares:

- *Grau 1:* lesão de um número mínimo de fibras ligamentares com dor localizada, sem instabilidade.
- *Grau 2:* lesão de um maior número de fibras ligamentares acarretando discreta perda da função e instabilidade leve à moderada.
- *Grau 3:* lesão completa do ligamento com instabilidade grave, subdividida de acordo com a instabilidade ao teste de estresse (em relação ao membro contralateral):[12]
  - 1+: 5 mm ou menos.
  - 2+: entre 5-10 mm.
  - 3+: 10 mm ou mais.

Teste da posteriorização passiva ou *sag test*

É realizado com o paciente em decúbito dorsal, quadris fletidos a 45° e joelhos fletidos a 90°. Na presença de lesão do LCP ocorre uma posteriorização da tíbia em relação ao joelho contralateral com perda do abaulamento anterior característico da tíbia em relação ao fêmur.[12,77]

Teste de Godfrey ou teste da posteriorização passiva da tíbia a 90°

É realizado com o paciente em decúbito dorsal, quadris fletidos a 90°, joelhos fletidos a 90° e calcanhares apoiados pelas mãos do examinador. Na presença de lesão do LCP ocorre uma posteriorização da tíbia em relação ao joelho contralateral.[12,77]

Teste da gaveta posterior

É realizado com o paciente em decúbito dorsal, quadril flexionado em 45° e o joelho em 90°. O examinador senta sobre o pé do paciente mantendo-o em rotação neutra, coloca as mãos sobre o aspecto anterior da tíbia, utilizando os polegares para avaliar a posição dos côndilos tibiais em relação aos côndilos femorais. No joelho normal reduzido, existe um *step-off* natural da tíbia em relação ao fêmur, tendo seu valor normal de 1cm de anteriorização do côndilo tibial medial em relação ao côndilo femoral medial, que deve ser avaliado pelo polegar do examinador. Inicialmente no teste da gaveta posterior é necessário que o examinador reduza o joelho até sua posição normal, utilizando-se o *step-off* supracitado e, a partir da posição reduzida, exerça uma força de translação posterior utilizando os polegares para graduar a posteriorização tibial a partir da posição reduzida do joelho (Fig. 3).[12,77]

O teste da gaveta posterior é graduado desde negativo até 3+.[12,77]

Um teste de gaveta posterior com translação posterior maior ou igual a 10 mm indica lesão do LCP associada à lesão dos restritores secundários posterolaterais e/ou mediais.[27]

Teste ativo do quadríceps

É realizado com o paciente em decúbito dorsal, joelho fletido a 90°. O examinador segura e estabiliza a tíbia do paciente contra a resistência e solicita que o mesmo tente esticar a perna. Na presença de lesão do LCP, a tíbia encontra-se subluxada posteriormente, com a contração do quadríceps contra a resistência com o examinador segurando e estabilizando a tíbia, ocorrerá a redução da mesma.[12,77]

O teste da contração ativa do quadríceps só será positivo no paciente com lesão do LCP que apresente uma posteriorização passiva da tíbia (*sag*), pois, em lesões com um joelho reduzido, o teste será negativo.

Teste de Lachman posterior

É realizado com o paciente em decúbito dorsal e o joelho fletido passivamente a 30°. O examinador estabiliza a região supracondiliana do fêmur com uma das mãos e com a outra, segurando a região proximal da perna, realiza uma translação posterior da tíbia. Na presença de lesão ocorre a posteriorização da tíbia, devendo ser sempre comparada ao lado contralateral normal.[77]

Teste do recurvato ou hiperextensão

É realizado com o paciente em decúbito dorsal e joelhos esticados. O examinador eleva passivamente ambos os membros inferiores pelos pés ou hálux, observando-se o recurvato ou hiperextensão na presença de lesão do LCP em relação ao joelho contralateral.[12]

Teste da rotação lateral da tíbia a 30° e 90° ou *dial test*

É realizado com o paciente em decúbito ventral ou decúbito dorsal (neste último, normalmente solicita-se que um auxiliar mantenha os joelhos do paciente unidos e o ângulo de flexão desejado, enquanto o examinador realiza a rotação externa forçada dos pés), joelhos inicialmente flexionados passivamente em 30°, sendo realizada rotação externa dos pés bilateralmente, com força, pelo examinador comparando-se a quantidade de rotação externa em ambos os membros (ou pelo ângulo coxa-pé utilizando-se a borda medial do pé como referência ou pela quantidade de rotação da tuberosidade anterior da tíbia). Após realização do teste em 30° de flexão, o mesmo também é realizado com o joelho fletido a 90° (Fig. 4).[12,27,56,58,77]

O teste é considerado positivo na presença de uma diferença de 10° ou mais de rotação externa. Um teste positivo a 30° de flexão indica classicamente a lesão do complexo posterolateral, e um teste positivo a 30° e a 90° de flexão indica classicamente a lesão do compartimento posterolateral e do LCP. O termo classicamente não foi inserido aqui sem motivo, visto que nas descrições iniciais deste teste eram contempladas apenas as lesões do complexo posterolateral e sua associação à lesão do LCP.[27,56,58,77] Porém mais tarde, descobriu-se que uma lesão do LCM (principalmente graças à sua porção distal) também pode cursar com aumento da rotação externa e, consequentemente, um *dial test* positivo.[12,24,51,72,83,86]

Dessa forma, o aumento da rotação externa pode ser à custa de uma instabilidade que leve a uma subluxação anteromedial da tíbia ou de uma instabilidade que leve a uma subluxação posterolateral da tíbia ou ainda de uma instabilidade combinada em que o paciente apresente tanto uma subluxação anteromedial quanto uma subluxação posterolateral (lesão do complexo anteromedial, associada à lesão do complexo posterolateral) exacerbando ainda mais a rotação externa tibial resultante. Por conta disso, é imprescindível identificar qual tipo de instabilidade e de subluxação tibial ocorre para realizar o correto diagnóstico das estruturas lesadas. Para tal questão, o *dial test* é mais bem realizado com o paciente em decúbito dorsal, visto que nesse decúbito o teste proporciona melhor avaliação qualitativa do tipo de rotação externa (se à custa de subluxação tibial anteromedial,

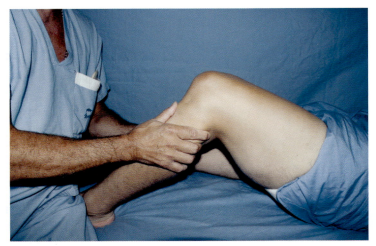

Figura 3. Teste da gaveta posterior.

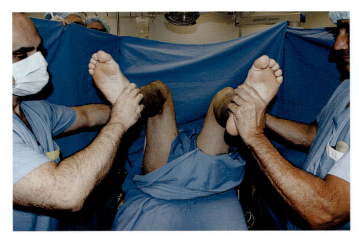

Figura 4. Teste da rotação lateral da tíbia.

posterolateral ou ambas) em que o examinador faz uso da observação e/ou palpação da posição do platô tibial em relação ao fêmur. O *dial test* realizado na clássica posição com o paciente em decúbito ventral proporciona melhor avaliação quantitativa da rotação externa, mas dificulta a avaliação do tipo de instabilidade.[12,51,71,72,83,86]

É importante assinalar, portanto, que uma lesão do LCM com instabilidade em valgo pode tornar o *dial test* menos confiável, já que pode causar a positividade deste, mesmo na ausência de lesão do complexo posterolateral. Com base nessas informações, diante de um *dial test* positivo, é necessário avaliar que tipo de subluxação tibial está ocorrendo (anteromedial, posterolateral ou ambas), além da avaliação do complexo posterolateral e do LCM e complexo posteromedial por meio de outros testes descritos no tópico: Semiologia – Avaliação do LCM e Complexo Posteromedial.[12,24,27,51,56,58,72,77,83,86]

Ordem decrescente de sensibilidade dos testes para avaliação do LCP

Lachman posterior > Gaveta posterior > *Sag Test* (Fig. 5).[77]

■ DIAGNÓSTICO

O diagnóstico de uma lesão de LCP deve ser inicialmente suspeitado já quando relatado o mecanismo de trauma pelo paciente, envolvendo translação posterior, hiperflexão (que implicará em uma lesão inicial do ligamento cruzado anterior) ou varo/valgo de alta energia. No exame físico é essencial pesquisar o *step-off* descrito por Clancy[13] do joelho que, em condições normais, consiste na posição anterior de 1 cm do platô tibial medial em relação ao côndilo femoral medial com o joelho a 90° de flexão, sendo as gavetas anterior e posterior pesquisadas a partir da redução desse *step-off*, lembrando que nos casos com gaveta posterior > 1 cm é comum a lesão associada de outros ligamentos. As queixas típicas dos pacientes consistem em dor, edema e/ou instabilidade[27], porém não tão precisa em lesões crônicas onde eventual cicatrização pode mascarar o diagnóstico.

Em relação aos exames complementares, nos casos agudos, fazem-se radiografias em anteroposterior e perfil, que por vezes mostram fraturas-avulsões, lesões associadas e subluxação posterior da tíbia em relação ao fêmur quando comparada ao lado contralateral. A ressonância magnética auxilia o diagnóstico das lesões associadas e tem alta sensibilidade e especificidade para as lesões agudas do LCP.[28]

A radiografia com estresse é o exame mais útil para avaliar a subluxação ou luxação posterior tibial quando comparadas ao joelho contralateral. Um exame com diferença de 8 mm de um joelho para o outro, por si só, já indica lesão completa do LCP. Atualmente é o exame mais acurado e reprodutível para a avaliação das lesões do LCP, sendo considerado o exame padrão ouro para a quantificação da frouxidão posterior nas lesões de LCP. Existem várias técnicas de radiografia com estresse: usando o aparelho Telos, KT-2000, contração dos flexores, visão ajoelhada, visão gravitacional e visão axial (Fig. 6). Dentre essas técnicas, as que possibilitam melhor avaliação da diferença de translação posterior da tíbia dos joelhos lado a lado são a Telos e a incidência ajoelhada, apresentando resultados semelhantes. Apesar de a Telos apresentar menor potencial de erro rotacional, a incidência ajoelhada é muito mais simples e economicamente viável com resultados comparáveis a Telos (Fig. 7).[33,38,68]

Nos casos crônicos, diferentemente do LCA, um LCP clinicamente insuficiente pode aparecer normal na ressonância magnética, o que torna o exame físico nessa situação ainda mais importante.[81,85]

Nos casos crônicos, cintilografias, radiografias em posteroanterior em 45° com carga e axiais de patela, além da ressonância magnética, auxiliam na avaliação da sobrecarga e degeneração do compartimento medial e patelofemoral. Radiografias panorâmicas auxiliam a avaliação do alinhamento do membro que deve ser obrigatoriamente corrigido na presença de lesão do LCP associada ao duplo ou triplo varo.

■ TRATAMENTO NÃO CIRÚRGICO

Pacientes com lesão isolada do LCP grau 1 (deslocamento posterior menor ou igual a 5 mm) e grau 2 (deslocamento posterior entre 5 a 10 mm) assintomáticos são submetidos ao tratamento não cirúrgico.

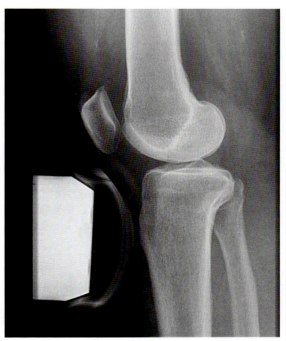

Figura 6. Radiografia com estresse com o aparelho Telos.

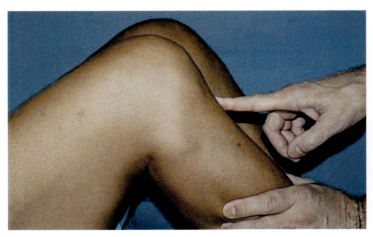

Figura 5. Posteriorização passiva da tíbia.

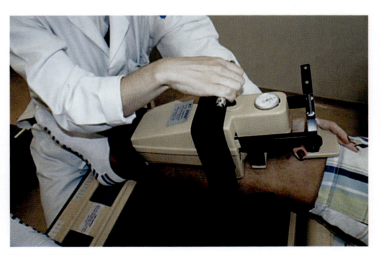

Figura 7. KT-2000.

Este tratamento consiste no ganho de amplitude de movimento e reabilitação orientada principalmente para o fortalecimento do quadríceps. Inicialmente protege-se o joelho com *brace* em extensão e um coxim de anteriorização tibial colocado na região posterior da panturrilha por 6 semanas (alternativamente pode-se utilizar um gesso bivalvado para manutenção da redução tibiofemoral). Nesse período de 6 semanas, o paciente dorme com o *brace* e são realizados exercícios isométricos do quadríceps, estimulação elétrica nervosa transcutânea (TENS), extensão ativa da perna e permitido descarga de 25% do peso durante a marcha. Com 2 semanas, inicia-se a flexão passiva 0-90° mantendo-se a anteriorização tibial pelo fisioterapeuta. Com 4 semanas, permite-se que o paciente faça exercícios de extensão ativa do quadríceps sem o *brace* e a descarga de peso passa a ser de 50% mantendo-se *brace* e muletas. Com 5 a 6 semanas, inicia-se a retirada do *brace* e muletas até a descarga total de peso, permite-se a flexão ativa do joelho e mantém-se a reabilitação, priorizando o fortalecimento do quadríceps. Permite-se retorno às atividades esportivas quando se atinge 90% da força muscular do quadríceps e isquiotibiais comparativamente ao lado oposto com amplitude de movimento total.

■ TRATAMENTO CIRÚRGICO

O tratamento cirúrgico do LCP, justificado pela melhora das técnicas, maior prática e melhores resultados de cirurgiões experientes nesse tipo de cirurgia, vem tendo sua indicação ampliada. Ele é indicado para as fraturas-avulsões desviadas da inserção tibial. Atualmente ele tem indicação nas lesões isoladas sintomáticas que apresentem dor e/ou instabilidade com atividades atléticas ou outras atividades, gerando derrame articular, podendo-se, portanto, incluir aqui pacientes com lesão isolada grau 2 sintomáticos. Também têm indicação cirúrgica as lesões isoladas dos pacientes que apresentarem 10 mm ou mais de translação tibial posterior com o joelho a 90° de flexão, mesmo assintomáticos em virtude do potencial degenerativo da lesão, ou seja, os pacientes com lesão isolada grau 3. Finalmente, as lesões ligamentares associadas são uma clássica indicação para o tratamento cirúrgico.[12,68]

As contraindicações à cirurgia devem ser consideradas em lesão parcial aguda ou isolada completa, aguda, com potencial de cicatrização e reestabelecimento da função com o tratamento não cirúrgico, artrose patelofemoral ou tibiofemoral com sintomatologia importante. Hipotrofia muscular importante, perda do arco de movimento, marcha com flambagem e/ou recurvo necessitam de correção prévia à reconstrução do LCP com reabilitação ou cirurgia adequada. Desvios de eixo devem ser prontamente corrigidos.

A maioria dos estudos demonstram parâmetros pós-operatórios da reconstrução do LCP superiores aos parâmetros pré-operatórios e inferiores aos parâmetros pré-lesão. Os escores objetivos pós-operatórios normalmente são inferiores aos escores subjetivos, provavelmente graças à frouxidão posterior residual, que costuma estar presente na maioria das reconstruções, independentemente da técnica empregada, mas variando com ela, de 2 a 6 mm.[4,14,18,35,39,43,44,53,54,69,88,89,96]

Diferentes tipos de tratamento cirúrgico do LCP foram propostos como variações à clássica reconstrução transtibial de banda única sem preservar o remanescente ligamentar (remanescente do LCP propriamente dito, já que os ligamentos meniscofemorais, quando presentes, devem ser preservados, se isso for possível sem prejudicar ou colocar em risco a cirurgia). Independentemente do tipo de técnica empregada na reconstrução do LCP, as lesões ligamentares associadas que cursam com insuficiência e/ou mau alinhamento devem também ser tratadas, visto que o estresse gerado por essa insuficiência incidirá em parte sobre o enxerto reconstruído, sendo a primeira causa de falha da cirurgia, representada, sobretudo, pela lesão do complexo posterolateral, estando à frente do mau posicionamento dos túneis ósseos que ocupa o segundo lugar e do mau alinhamento em varo em terceiro.[70]

1. Transtibial X *inlay*

Quanto ao tipo de reconstrução do LCP ser transtibial ou do tipo *inlay*, ainda não é possível afirmar que exista diferença.[73,88] Apesar de alguns estudos biomecânicos em cadáveres demonstrarem maior degradação do enxerto no famoso *killer turn* na reconstrução transtibial com a carga cíclica a que é submetida o enxerto ao longo do tempo,[9,64,66] outros[34,62,97] não evidenciaram diferença. Poucos ensaios clínicos compararam as duas técnicas, em nenhum deles foi constatada diferença.[47,59,78] Em um estudo feito em porcos, demonstrou-se que a suavização do *killer turn* com uma raspa promoveu menor dano ao enxerto e consequente maior resistência à carga cíclica comparado ao túnel transtibial com o *killer turn* convencional.[90]

2. Técnica transtibial – abordagem medial x abordagem lateral

A abordagem medial com ponto de entrada anteromedial do túnel tibial é o método clássico para a técnica transtibial,[73] mas existe uma modificação através de uma abordagem lateral, com um ponto de entrada do túnel tibial anterolateral, descrita por Kim *et al*.[45] Esta técnica foi introduzida para reduzir o efeito *killer turn*[7] causado pela abordagem medial transtibial. Através da abordagem lateral podem ser obtidos ângulos menos agudos no ponto de saída do túnel tibial e um alinhamento menos sinuoso do enxerto no plano coronal, culminando com menor estresse no *killer turn* tibial em relação à abordagem medial.[45,49]

A via de acesso lateral já foi clinicamente comparada à medial na reconstrução transtibial do LCP e mostrou-se superior em relação aos resultados objetivos medidos por radiografia sob estresse (Telos®), no entanto, os resultados clínicos, avaliados pelos critérios de Lysholm e IKDC, não foram significativamente superiores.[48]

Em relação à segurança da artéria poplítea durante a reconstrução do LCP pela técnica transtibial, a abordagem lateral mostrou-se mais segura do que a abordagem medial em um estudo feito em cadáveres, onde o fio-guia de todos os 20 espécimes atingiram a artéria poplítea em todos os casos da abordagem medial e não atingiram a artéria em nenhum caso da abordagem lateral em estudos realizados pelos autores.

3. Banda única x dupla banda

Em relação à reconstrução com dupla banda em vez da banda única, existem estudos biomecânicos em cadáveres controversos com alguns demonstrando melhor comportamento do enxerto, cinemática e restauração da estabilidade posterior com a dupla banda[32,75,92] e outros não demonstrando diferença entre a dupla banda e banda única ou demonstrando hiperconstrição da articulação quando utilizada a dupla banda.[5,6,8,63,91,93]

A maioria dos estudos clínicos realizados comparando a banda única com a banda simples não demonstraram diferença funcional nem radiografia entre as técnicas,[18,35,44,89] porém um ensaio clínico randomizado recente demonstrou melhor estabilidade posterior com a dupla banda, sem apresentar diferença clínica e funcional em relação à banda única.[96] Outro estudo também demonstrou melhor estabilidade posterior com a dupla banda, sem contudo apresentar diferença funcional.[47] Em virtude dos resultados conflitantes na literatura, até o momento ainda não é possível afirmar que a dupla banda é superior à banda única.[50,54,88]

4. Preservando remanescente do LCP X ressecção remanescente do LCP

Mais atual ainda é a discussão sobre a reconstrução do LCP preservando o remanescente do ligamento roto ou ressecando-o quase completamente, como classicamente é realizada a cirurgia (neste tópico está sendo discutido o remanescente do LCP em si e não os ligamentos meniscofemorais que sabidamente devem ser preservados quando possível). Preservar o remanescente do LCP pode gerar algumas vantagens, já que o mesmo contém mecanorreceptores com potencial para melhorar a propriocepção no cenário pós-operatório quando comparado à sua ressecção, um envelope sinovial e ligamentar com potencial para otimizar a vascularização do enxerto e, consequentemente, sua integração, e por vezes esse remanescente ainda apresenta fibras funcionais que asseguram uma certa estabilidade à translação posterior, muito comum nas lesões de graus I e II, fibras essas, que, uma vez preservadas, auxiliarão na estabilidade posterior e resistência do enxerto às cargas cíclicas.[4,39,46,53,55,96] Um estudo comparativo demonstrou efeitos positivos, preservando-se o remanescente em relação ao retorno às atividades, mas sem diferença quanto à estabilidade alcançada,[46] e outro demonstrou melhor estabilidade posterior quando existe um remanescente de LCP, e este pode ser preservado durante a cirurgia em relação aos pacientes que não possuíam remanescente, ou este era muito precário.[54]

5. Posicionamento de túneis

Na reconstrução do LCP, relevando-se a "regra dos terços", o posicionamento do túnel femoral na banda única deve ser no terço anterior do terço médio proximal-distal, por ser o ponto mais isométrico. Quando programada a reconstrução com banda dupla, segundo a "regra dos terços", o primeiro túnel deve manter a posição já descrita para a banda única, e o segundo túnel é realizado no terço médio do terço médio proximal-distal ou, se não existir espaço, ele é realizado no terço distal do terço médio anteroposterior; dessa forma o segundo túnel deve ser confeccionado no terço médio ou no terço distal do sentido proximal-distal, mas não no terço proximal. Este posicionamento médio ou distal proporciona uma função sinérgica das bandas, dividindo o estresse entre elas durante todo o arco de movimento, o que é melhor para a manutenção da função do enxerto a longo prazo e resistência à carga cíclica, já que o posicionamento proximal da segunda banda proporciona uma função recíproca (uma banda tensa em flexão, outra banda tensa em extensão) e não sinérgica. Apesar de o posicionamento tibial também influenciar a relação tensão-comprimento das fibras do LCP, sua influência é bem menos relevante do que o posicionamento femoral. Na tíbia, é mais importante a relação proximal-distal, respeitando-se que o "*footprint*" esteja posicionado 1cm distal à superfície articular do que seu posicionamento medial-lateral.[25,67,76,79]

Ainda avaliando-se a influência do posicionamento femoral do enxerto, foi demonstrado que uma posição mais distal da banda única proporciona melhor controle da translação posterior, corroborando com os conceitos expostos no parágrafo anterior, porém este posicionamento distal deve ser encarado com cautela, visto que a tensão durante a carga cíclica pode gerar o alongamento do enxerto graças à relação não isométrica de tensão-comprimento das fibras do LCP com o grau de flexão do joelho já discutido.[54,61]

6. Técnica transtibial

A cirurgia é realizada e assistida por artroscopia, à exceção dos casos agudos com lesão do LCA, compartimentos medial e lateral, em que existe luxação da articulação e cuja abordagem é realizada por incisões múltiplas. O mesmo se aplica à avulsão óssea, principalmente na tíbia, que é fixada por meio de abordagem posterior.

Diferentemente do ligamento cruzado anterior, um LCP cronicamente roto pode aparecer normal na artroscopia, se o examinador desavisado não realizar sua palpação com o *probe* ou a gaveta posterior para perceber sua insuficiência.[52]

A reconstrução artroscópica do LCP começa com o exame físico do paciente sob anestesia e, principalmente, a avaliação do *step-off* normal do joelho íntegro, visando a reestabelecer o mesmo parâmetro no joelho lesado. Com o paciente em decúbito dorsal, coloca-se o garrote na coxa e prepara-se um ou os dois membros inferiores, caso seja programada a retirada de enxerto contralateral (enxertos mais comumente utilizados: flexores e tendão quadríceps com *plug* patelar: largura 10-12 mm deixando-se 4 mm de borda medial do tendão nativo inserido, comprimento igual ao do maior diâmetro longitudinal do tendão, espessura total com cuidado na região suprapatelar para não invadir a articulação, causando extravasamento de soro, a própria anatomia do tendão normalmente já o divide em dois feixes, sendo um superficial correspondente ao reto femoral, vasto medial e vasto lateral, e um profundo correspondente ao vasto intermédio, *plug* patelar 2 cm comprimento × 10-12 mm largura, se possível). Realizam-se os portais anterolateral e anteromedial clássicos e inicia-se a inspeção artroscópica dos compartimentos, ligamentos, meniscos e cartilagem do joelho. Classicamente desbridam-se o remanescente femoral e o tibial, mantendo-se os ligamentos meniscofemorais íntegros, se possível. Atualmente alguns cirurgiões têm realizado a reconstrução, mantendo-se o remanescente do LCP, porém isto torna o procedimento tecnicamente mais difícil e demanda obrigatoriamente a realização do portal posteromedial ou da via de segurança posteromedial.

Antes do descolamento da cápsula posterior e preparo da tíbia, para diminuir o risco de síndrome compartimental por eventual extravasamento de soro, realiza-se o túnel femoral, respeitando-se a localização do *footprint* original, que deve ser mantido ou marcado durante o desbridamento do LCP nos procedimentos que não preservam o remanescente. O túnel simples é confeccionado na posição de 1 h a 8 mm da cartilagem e os túneis duplos têm o túnel anteromedial entre 1 e 12 h a 7 mm da cartilagem, e o túnel posterolateral às 3 h a 8 mm da cartilagem; referências para o joelho direito.[5,69] Alternativamente, pode-se utilizar a "regra dos terços" conforme descrita no tópico anterior: Tratamento Cirúrgico – Posicionamento de Túneis.

Na reconstrução do LCP, é importante conhecer os conceitos de posicionamento que dividem o côndilo femoral medial em terços, a chamada "regra dos terços": de anterior para posterior temos 1/3 anterior, 1/3 médio e 1/3 posterior e de distal para proximal temos 1/3 distal, 1/3 médio, 1/3 proximal.[71] É sabido que uma posição mais posteriorizada do túnel femoral é o erro mais comum de posicionamento na reconstrução do LCP e confere propriedades biomecânicas inferiores de resistência à translação posterior da tíbia, principalmente durante a flexão.[69]

O passo seguinte consiste na preparação tibial. Com os portais anteromedial e anterolateral convencionais, realiza-se o descolamento da cápsula posterior com uma raspa angulada e/ou um descolador próprio para essa finalidade. O portal transpatelar acessório permite excelente posicionamento da ótica que avança pelo intercôndilo e visualiza a região mais distal da tíbia, inspecionando a limpeza do *footprint* tibial.

Neste momento opta-se pela realização ou não de procedimentos posteromediais acessórios que aumentam a segurança e facilitam a cirurgia: o portal posteromedial acessório ou a incisão de segurança (*safety incision*).

Caso seja optada pela confecção do portal posteromedial acessório, esse é o momento de fazê-lo, podendo estabelecê-lo. Recomenda-se testar o local da incisão, mantendo-se a visão do recesso posteromedial com a ótica inserida por um dos portais anteriores, e, primeiramente, pressiona-se com o dedo checando se ocorre o abaulamento na região adequada (triângulo formado pelo contorno posterior do côndilo femoral medial, cápsula posterior e tíbia), seguindo-se a introdução de um jelco 14 (angulação anterior de 30°) para confirmação do ponto adequado, que, se for aceitável, é perfurado com uma lâmina 11 entrando paralela ao jelco e posteriormente alargado com Kelly. Para evitar a recolocação repetitiva de instrumentos por esse portal que pode causar importante extravasamento de soro elevando o risco de síndrome compartimental, insere-se uma cânula plástica 7 × 72 mm que será mantida no local e pela qual realizar-se-á a instrumentação. Esse portal permite um melhor preparo do *footprint* tibial já que proporciona uma visão direta do mesmo, possibilitando um melhor desbridamento da região posterior por meio de um *shaver* e um melhor descolamento da cápsula posterior por meio de uma raspa, além disso, o portal posteromedial também permite a visualização direta do *footprint* tibial, caso introduza-se a ótica por ele. Esse portal auxilia muito a cirurgia, principalmente quando o paciente tem um ligamento cruzado anterior íntegro que dificulta a visualização e instrumentação da região posterior.

Realizado o descolamento da cápsula posterior e o desbridamento do remanescente de LCP, recomendando-se que seja despendido um certo tempo nesses passos, visando a facilitar um dos momentos frequentemente mais difíceis da cirurgia que é a passagem do enxerto (no caso do procedimento preservando-se os remanescentes, a inserção tibial deve ser elevada de medial para lateral, utilizando-se um osteótomo relativamente afiado pelo portal posteromedial acessório, sempre mantendo-o angulado para anterior), posiciona-se o guia tibial. Este guia deve ser colocado de maneira que o fio-guia passe pelo centro do *footprint* normalmente localizado entre 1 e 1,5 cm distal ao platô tibial que corresponde à metade da parte inferior da faceta do LCP em uma radiografia ou radioscopia em perfil (Fig. 8). O guia tibial costuma ser angulado de 40° a 70° e classicamente apoia na cortical anteromedial da tíbia para ponto de entrada do fio-guia a meio caminho entre a crista tibial anterior e o rebordo posterior da cortical tibial medial. O posicionamento mais proximal do guia na região posterior da tíbia, apesar de facilitar o procedimento, prejudica a resistência à translação posterior, uma vez que anterioriza a saída do enxerto e também costuma ser um erro frequente.[69]

A perfuração tibial com fio-guia e posteriormente com a broca é classicamente realizada sob radioscopia, colocando-se o membro do paciente na posição de "4" e obtendo-se o perfil absoluto do joelho para controle do avanço dos instrumentais, sendo que a perfuração final da cortical posterior com a broca é realizada manualmente, retirando-se o fio-guia quando a mesma atinge a cortical posterior. Pode-se evitar o uso do aparelho de radioscopia por meio do portal posteromedial acessório ou da incisão de segurança. Pelo

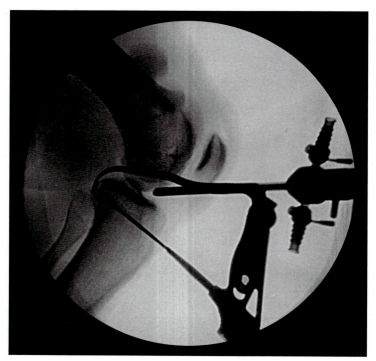

Figura 8. Radioscopia em perfil.

portal posteromedial acessório introduz-se a ótica e observa-se o posicionamento do guia tibial bem como o avanço do fio-guia e da broca sob visão direta. Pela incisão de segurança protegem-se as estruturas neurovasculares com o dedo do cirurgião.

Uma vez confeccionado o túnel tibial, é feito seu desbridamento e raspagem da quina superoposterior com uma raspa, visando diminuir o efeito do *killer turn* sobre uma possível degradação do enxerto.[90] Se foi realizado o portal posteromedial, introduz-se o *shaver* por ele e limpam-se os remanescentes de cápsula e LCP na saída do túnel tibial que frequentemente são causa de dificuldade na passagem do enxerto, utiliza-se a ótica pelo portal transpatelar para visualizar esse passo.

A passagem do enxerto é feita por meios de fios previamente angulados em forma de cabo de guarda-chuva, que, ao serem introduzidos pelo túnel tibial, são puxados por algum instrumental pela articulação e posteriormente puxados pelo túnel femoral. Existem variações específicas de instrumentais especialmente confeccionados para esse fim, envolvendo memória elástica do material que pode manter a angulação semelhante ao cabo de guarda-chuva e, às vezes, já serem até mesmo usados como uma freza flexível para alargamento dos túneis, visando a facilitar a passagem do enxerto, como é o caso do *Goresmoother* (Smith & Nephew Inc, Andover, MA).

Para fixação, recomenda-se uma fixação cortical (*button*, placa de suporte cortical tipo *endobutton* acrescido ou não de arruela ou parafuso poste amarrado ao Ethbond 5) e uma fixação com parafuso de interferência, essa sempre acrescida de uma fixação adicional de segurança, normalmente um parafuso poste amarrado ao Ethbond 5 (alternativamente pode-se utilizar um agrafe).

A fixação da banda única é realizada em 90° de flexão do joelho com redução da gaveta posterior normalizando o *step-off*. Na banda dupla, a fixação da banda anterolateral é realizada da mesma maneira descrita para a banda única, e a banda posteromedial é fixada próximo à extensão. Em ambas as técnicas é realizado o pré-tensionamento do enxerto.

Na reabilitação (ver capítulo Reabilitação na Reconstrução do Ligamento Cruzado Posterior) basicamente, no pós-operatório, o paciente utiliza um *brace* com um coxim posterior na perna anteriorizando a tíbia, ou um *brace* articulado específico para as lesões do LCP travado em extensão, iniciando exercícios isométricos do quadríceps precocemente. Os *braces* são utilizado até para dormir por 6 semanas, sendo retirados apenas para mobilização passiva assistida. Após 6 semanas inicia-se a mobilização ativa. O paciente fica sem carga por 6 semanas, iniciando então carga parcial com muletas e *brace* articulado (ainda mantendo a anteriorização da tíbia) e progredindo para carga total com *brace* articulado por volta de 8 semanas. O *brace* articulado com anteriorização da tíbia é mantido por pelo menos 3 meses (sendo recomendada sua manutenção por 5 meses, já que o enxerto de LCP ainda é muito suscetível a estiramento durante essa fase de integração com as atividades normais do dia a dia do paciente). Com 10 a 12 semanas reforça-se o fortalecimento muscular, priorizando-se o quadríceps e evitando a musculatura flexora por 4 a 6 meses. O retorno ao esporte é permitido quando o paciente recupera pelo menos 75-80% da força em relação ao lado contralateral, que ocorre geralmente no 8° ao 10° mês pós-operatório.

7. Técnica *inlay*

A técnica *inlay* pode ser indicada na cirurgia primária ou, principalmente, na cirurgia de revisão do LCP com túnel tibial mau posicionado em vez de realizar a cirurgia em dois estágios, preenchendo-se o túnel com enxerto ósseo.[69] Suas características biomecânicas em relação à técnica transtibial já foram abordadas no tópico Transtibial X Inlay.

O paciente é colocado em decúbito lateral, e o membro inferior a ser operado fica por cima do membro sadio. Após assepsia, antissepsia e colocação de campos estéreis, o posicionamento do paciente alternará entre duas posições. A primeira consiste na abdução e rotação externa do quadril com flexão do joelho para realização dos tempos: retirada do enxerto e artroscopia. Os enxertos mais utilizados para essa técnica são o tendão patelar com dois *plugs* ósseos e o tendão quadricipital com um *plug* ósseo. A segunda posição consiste em posicionar o membro inferior operado com rotação interna do pé e apoio na própria mesa cirúrgica ou, alternativamente, apoiando o pé em uma mesa de Mayo proporcionando uma boa exposição da região posterior do joelho para o tempo *inlay*. Inicia-se a cirurgia pelo tempo artroscópico, conforme abordado no tópico Técnica Transtibial. Realiza-se o túnel ou túneis femorais, no caso da dupla banda, seguindo as mesmas orientações já propostas anteriormente. Alternando a posição do membro para o tempo *inlay*, a região posterior do joelho é abordada com o mesmo em extensão e uma incisão horizontal sobre a prega de flexão do joelho ou uma incisão em L com o ramo horizontal proximal posicionado proximal à prega de flexão, e o ramo longitudinal posicionado na região posteromedial da tíbia. Incisa-se a fáscia, e disseca-se de maneira romba o intervalo entre o gastrocnêmio medial e o semimebranoso. A cabeça medial do gastrocnêmio é afastada lateralmente, sendo por vezes mantida nessa posição por fios de Steinman inseridos na tíbia posterior e utilizados como afastadores. O afastamento lateral da cabeça medial do gastrocnêmio leva consigo as estruturas vasculares, proporcionando acesso seguro à cápsula posterior ao nível do *footprint* tibial do LCP sobre abordagem incisional longitudinal direta. Cria-se um sulco para colocação do *plug* ósseo do enxerto com osteótomo ou uma broca. Após confecção do sulco, parte do enxerto é puxado para dentro da articulação por meio de uma pinça Kelly curva, introduzida pelo portal anteromedial. O *plug* ósseo do enxerto é fixado, utilizando-se um ou dois parafusos bicorticais de 4,5 mm com arruela. Após isso, sutura-se a cápsula posterior e retorna ao tempo artroscópico para término da fixação femoral.[47,59,69,78]

■ PREFERÊNCIA DO AUTOR – RJA

Com o objetivo de posicionar um meio termo entre banda única e dupla na reconstrução do LCP é proposta uma reconstrução funcional, utilizado desde 1997, usando-se um enxerto preparado em 2 feixes a partir do tendão do quadríceps ou aloenxerto com tendão do calcâneo, posicionado por um túnel femoral e um tibial, tensionando-se as bandas, a mais forte em flexão (70°-90°) e a menor em extensão (Figs. 9 e 10).[2]

Os autores descrevem também um sistema de guias de posicionamento tibial utilizado pelo portal posteromedial que se mostrou eficiente principalmente em paciente com ligamento cruzado anterior íntegro, portanto a cirurgia é realizada de posterior para anterior (Fig. 11).[1]

■ COMPLICAÇÕES

As lesões do feixe vasculonervoso na região poplítea constituem a maior preocupação durante o ato operatório, exigindo extrema atenção; em caso de lesão acidental, há necessidade de avaliação intraoperatória do cirurgião vascular (Fig. 12).

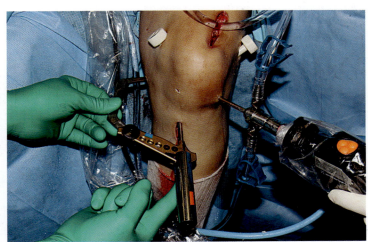

Figura 11. Guia posteromedial desenvolvido pelo autor.

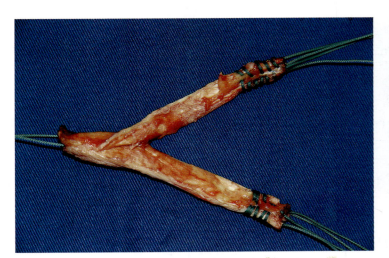

Figura 9. Enxerto de quadríceps preparado com duas bandas.

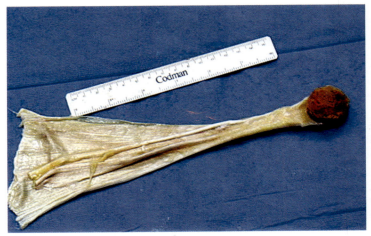

Figura 10. Enxerto de tendão do calcâneo.

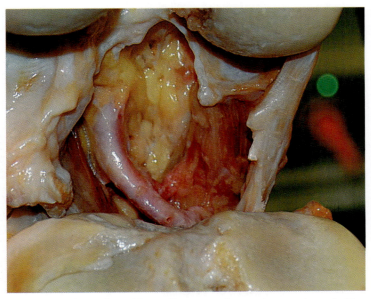

Figura 12. Relação da artéria poplítea com o ligamento cruzado posterior.

A complicação imediata mais comum é a neuropraxia. É normalmente ocasionada por tempo de torniquete prolongado. Todos os esforços devem ser orientados para sua utilização por menos de 2 horas.[12,68,77,94]

Outra complicação no período imediato é o comprometimento neurovascular. A relação anatômica da parte posterior da tíbia com o feixe neurovascular poplíteo predispõe tal complicação. No momento da perfuração do túnel tibial, o risco de lesão neurovascular pode ser diminuído por visibilização artroscópica e/ou radiográfica, direta do fio-guia e broca, que é facilitado pela limpeza do coto do LCP e elevação da cápsula posterior realizada previamente à perfuração.[12,68,77,94]

Nas complicações tardias, são descritas limitações de movimento, principalmente de flexão, que podem ser minimizadas pelo tensionamento em flexão do enxerto durante a fixação tibial. Raros relatos de necrose do côndilo medial são referidos na literatura.[12,68,77,94]

■ CONSIDERAÇÕES FINAIS

A seguir é enumerada uma série de conceitos e conclusões originadas a partir de nossa experiência clínica nas lesões do LCP. O objetivo é mostrar alguns aspectos práticos e evitar as intercorrências que, por vezes, aparecem quando da abordagem de lesões do LCP.

A primeira observação prática está no diagnóstico, principalmente em lesões crônicas. No exame da gaveta posterior e, em seguida, sua redução, ao examinador menos avisado pode parecer a expressão da gaveta anterior e não posterior, sendo, portanto, a sensação de gaveta anterior um falso-positivo.

Em relação à abordagem clínica, torna-se necessário enquadrar a lesão em sua expressão e manifestação.

Lesões parciais (grau 1) de difícil diagnóstico devem ser tratadas de maneira conservadora.

O segundo grupo refere-se a lesões isoladas (grau 2), que representam aproximadamente 40% das lesões do LCP. O tratamento clássico é conservador; havendo exceção quando existem arrancamentos ósseos, que devem ser reduzidos e fixados. Esta conduta, na atualidade, está sendo repensada e particularmente indicamos reconstrução ligamentar com maior frequência no presente que no passado.

Nas lesões isoladas, é descrito um subgrupo, onde existe arrancamento ósseo, com maior frequência na tíbia, que deve ser tratado por métodos cirúrgicos (redução + fixação). Finalmente, as lesões do LCP associadas a outras lesões ligamentares (grau 3) para as quais o tratamento cirúrgico é indicado. A expressão máxima dessa categoria é representada pela luxação do joelho, em que todos os cuidados recomendados no texto devem ser lembrados e utilizados.

Para esses casos mais extensos, utilizamos um protocolo de "espera", ou seja, aguardamos 21 a 30 dias após o traumatismo, com reabilitação assistida, em que o terapeuta realiza os movimentos da articulação, anteriorizando a tíbia.

Após este período, indicamos e realizamos a reconstrução assistida por artroscopia com o tendão quadriciptal, associada a reparo e reforço periférico.

A indicação do reparo periférico pode ser auxiliada por artroscopia, em que utilizamos o *GAP TEST* descrito por Noyes, em que se submete o joelho a estresse em adução e abdução e sob visão direta artroscópica avalia-se a abertura de cada espaço. Aberturas acima de 12 mm (que podem ser relativamente bem avaliadas com o gancho de prova que mede 5 mm) consolidam a indicação cirúrgica.

Outro ponto importante na técnica cirúrgica artroscópica é o acesso posteromedial, que se constitui tempo fundamental no procedimento.

A literatura mostra, também, outra discussão importante: fixar o fêmur com um ou dois feixes, justificado por uma melhor reprodução anatômica (inserção mais larga) e biomecânica (dois feixes, como no LCP original).

A escolha do enxerto é muito controversa. Em nossa experiência atual, utilizamos o tendão quadricipital, que, por apresentar uma extremidade sem bloco ósseo, facilita tecnicamente a passagem do enxerto na região posterior da tíbia. Após fixarmos o bloco ósseo no túnel femoral, fixamos os dois feixes do tendão do quadríceps (reto da coxa e vasto intermédio) separadamente na tíbia, em flexão de 70° e em extensão, reproduzindo o comportamento dos feixes anterolateral e posteromedial do LCP.

A nosso ver, para o futuro, alguns aspectos devem ser melhorados: o tamanho, forma e propriedades do enxerto devem ser mais bem revisados. A reprodução dos dois feixes deve levar a uma função biomecanicamente mais fisiológica. A posição dos túneis ósseos, com o objetivo de minimizar a divergência dos túneis e melhorar o ângulo agudo de entrada do enxerto na região posterior da tíbia, deve ser redesenhada. Estes fatores no futuro devem melhorar o resultado final.

Após revisão da literatura, associada à nossa experiência, podemos enumerar alguns pontos importantes:

- As lesões isoladas do ligamento cruzado posterior podem ser tratadas de maneira conservadora.
- As lesões com avulsão óssea devem ser reduzidas e fixadas.
- Em lesões combinadas do ligamento cruzado posterior a outras estruturas ligamentares, o tratamento é cirúrgico (reparação e/ou reconstrução).
- A evolução das reconstruções permanece desconhecida.

No tratamento, indicam-se reparação e/ou reconstrução de todas as lesões associadas (restritores secundários).

■ REFERÊNCIAS BIBLIOGRÁFICAS

1. Abdalla RJ, Forgas A. Posterior cricate ligament reconstruction: two functional bundles - 1 Femoral tunnel and one tibial tunnel. *Tech Knee Surg* 2008;7(4):1-5.
2. Abdalla RJ, Pacagnan AV, Loyola HA et al. A proposal for a new tibial guide system for posterior cruciate ligament reconstruction. *Arthroscopy* 2007 July;23(7):793.e1-4.
3. Ahmad CS, Cohen ZA, Levine WN et al. Codominance of the individual posterior cruciate ligament bundles: an analysis of bundle lengths and orientation. *Am J Sports Med* 2003;31(2):221-25.
4. Ahn JH, Yang HS, Jeong WK et al. Arthroscopic transtibial posterior cruciate ligament reconstruction with preservation of posterior cruciate ligament fibers: clinical results of minimum 2-year follow-up. *Am J Sports Med* 2006;34(2):194-204.
5. Apsingi S, Bull AM, Deehan DJ et al. Review: femoral tunnel placement for PCL reconstruction in relation to the PCL fibre bundle attachments. *Knee Surg Sports Traumatol Arthrosc* 2009 June;17(6):652-59.
6. Apsingi S, Nguyen T, Bull AM et al. The role of PCL reconstruction in knees with combined PCL and posterolateral corner deficiency. *Knee Surg Sports Traumatol Arthrosc* 2008;16(2):104-11.
7. Berg EE. Posterior cruciate ligament tibial inlay reconstruction. *Arthroscopy* 1995 Feb.;11(1):69-76.
8. Bergfeld JA, Graham SM, Parker RD et al. A biomechanical comparison of posterior cruciate ligament reconstructions using single- and double-bundle tibial inlay techniques. *Am J Sports Med* 2005;33(7):976-81.
9. Bergfeld JA, McAllister DR, Parker RD et al. A biomechanical comparison of posterior cruciate ligament reconstruction techniques. *Am J Sports Med*. 2001;29(2):129-36.
10. Boynton MD, Tietjens BR. Long-term follow-up of the untreated isolated posterior cruciate ligament-deficient knee. *Am J Sports Med* 1996;24:306-10.
11. Butler DL, Noyes FR, Grood ES. Ligamentous restraints to anterior-posterior drawer in the human knee. A biomechanical study. *J Bone Joint Surg Am* 1980 Mar.;62(2):259-70.
12. Canale ST, Beaty JH. *Campbell's operative orthopaedics*. 12 th ed. Philadelphia: Elsevier, 2013. p. 2053-65.

13. Clancy Jr WG, Shelbourne KD, Zoellner GB et al. Treatment of knee joint instability secondary to rupture of the posterior cruciate ligament. Report of a new procedure. *J Bone Joint Surg Am* 1983 Mar.;65(3):310-22.
14. Cooper DE, Stewart D. Posterior cruciate ligament reconstruction using single-bundle patella tendon graft with tibial inlay fixation: 2- to 10-year follow-up. *Am J Sports Med* 2004;32(2):346-60.
15. Cross MJ, Powell JF. Long-term followup of posterior cruciate ligament rupture: a study of 116 cases. *Am J Sports Med* 1984;12:292-97.
16. Dandy DJ, Pusey RJ. The long-term results of unrepaired tears of the posterior cruciate ligament. *J Bone Joint Surg Br* 1982;64:92-94.
17. Dejour H, Walch G, Peyrot J et al. The natural history of rupture of the posterior cruciate ligament. *Orthop Trans* 1987;11:146.
18. Fanelli GC, Beck JD, Edson CJ. Single compared to double-bundle PCL reconstruction using allograft tissue. *J Knee Surg* 2012 Mar.;25(1):59-64.
19. Fanelli GC, Edson CJ. Posterior cruciate ligament injuries in trauma patients: part II. *Arthroscopy* 1995;11:526-29.
20. Fowler PJ, Messieh SS. Isolated posterior cruciate ligament injuries in athletes. *Am J Sports Med* 1987;15:553-57.
21. Geissler WB, Whipple TL. Intra-articular abnormalities in association with posterior cruciate ligament injuries. *Am J Sports Med* 1993;21:846-49.
22. Gill TJ, DeFrate LE, Wang C et al. The effect of posterior cruciate ligament reconstruction on patellofemoral contact pressures in the knee joint under simulated muscle loads. *Am J Sports Med* 2004;32:109-15.
23. Girgis FG, Marshall JL, Monajem A. The cruciate ligaments of the knee joint. Anatomical, functional and experimental analysis. *Clin Orthop Relat Res* 1975 Jan.-Feb.;(106):216-31.
24. Griffith CJ, LaPrade RF, Johansen S et al. Medial knee injury: part 1, static function of the individual components of the main medial knee structures. *Am J Sports Med* 2009;37:1762-70.
25. Grood ES, Hefzy MS, Lindenfeld TN: Factors affecting the region of most isometric femoral attachments. Part I: The posterior cruciate ligament. *Am J Sports Med* 1989;17:197-207.
26. Grood ES, Noyes FR, Butler DL et al. Ligamentous and capsular restraints preventing straight medial and lateral laxity in intact human cadaver knees. *J Bone Joint Surg Am* 1981;63:1257-69.
27. Grood ES, Stowers SF, Noyes FR. Limits of movement in the human knee. Effect of sectioning the posterior cruciate ligament and posterolateral structures. *J Bone Joint Surg Am* 1988;70:88-97.
28. Gross ML, Grover JS, Bassett LW et al. Magnetic resonance imaging of the posterior cruciate ligament. Clinical use to improve diagnostic accuracy. *Am J Sports Med* 1992 Nov.-Dec.;20(6):732-37.
29. Gupte CM, Bull AM, Thomas RD et al. The meniscofemoral ligaments: secondary restraints to the posterior drawer. Analysis of anteroposterior and rotary laxity in the intact and posterior-cruciate-deficient knee. *J Bone Joint Surg Br* 2003 July;85(5):765-73.
30. Haimes JL, Wroble RR, Grood ES et al. Role of the medial structures in the intact and anterior cruciate ligament deficient knee. Limits of motion in the human knee. *Am J Sports Med* 1994;22:402-9.
31. Harner CD, Baek GH, Vogrin TM et al. Quantitative analysis of human cruciate ligament insertions. *Arthroscopy* 1999 Oct.;15(7):741-49.
32. Harner CD, Janaushek MA, Kanamori A et al. Biomechanical analysis of a double-bundle posterior cruciate ligament reconstruction. *Am J Sports Med* 2000;28(2):144-51.
33. Hewett TE, Noyes FR, Lee MD. Diagnosis of complete and partial posterior cruciate ligament ruptures. Stress radiography compared with KT-1000 arthrometer and posterior drawer testing. *Am J Sports Med* 1997 Sept.-Oct.;25(5):648-55.
34. Hiraga Y, Ishibashi Y, Tsuda E et al. Biomechanical comparison of posterior cruciate ligament reconstruction techniques using cyclic loading tests. *Knee Surg Sports Traumatol Arthrosc* 2006;14(1):13-19.
35. Houe T, Jorgensen U. Arthroscopic posterior cruciate ligament reconstruction: one- vs. two-tunnel technique. *Scand J Med Sci Sports* 2004;14(2):107-11.
36. Hughston JC, Andrews JR, Cross MJ et al. Classification of knee ligament instabilities. Part I. The medial compartment and cruciate ligaments. *J Bone Joint Surg Am* 1976 Mar.;58(2):159-72.
37. Inderster A, Benedetto KP, Klestil T et al. Fiber orientation of posterior cruciate ligament: an experimental morphological and functional study, Part 2. *Clin Anat* 1995;8(5):315-22.
38. Jung TM, Reinhardt C, Scheffler SU et al. Stress radiography to measure posterior cruciate ligament insufficiency: a comparison of five different techniques. *Knee Surg Sports Traumatol Arthrosc* 2006 Nov.;14(11):1116-21.
39. Jung YB, Jung HJ, Song KS et al. Remnant posterior cruciate ligament-augmenting stent procedure for injuries in the acute or subacute stage. *Arthroscopy* 2010;26(2):223-29.
40. Keller PM, Shelbourne KD, McCarroll JR et al. Nonoperatively treated isolated posterior cruciate ligament injuries. *Am J Sports Med* 1993;21:132-36.
41. Kennedy JC, Hawkins RJ, Willis RB et al. Tension studies of human knee ligaments. Yield point, ultimate failure, and disruption of the cruciate and tibial collateral ligaments. *J Bone Joint Surg Am* 1976 Apr.;58(3):350-55.
42. Kennedy NI, Wijdicks CA, Goldsmith MT et al. Kinematic analysis of the posterior cruciate ligament, part 1: the individual and collective function of the anterolateral and posteromedial bundles. *Am J Sports Med* 2013 Dec.;41(12):2828-38.
43. Kim SJ, Chang JH, Kang YH et al. Clinical comparison of anteromedial versus anterolateral tibial tunnel direction for transtibial posterior cruciate ligament reconstruction: 2 to 8 years' follow-up. *Am J Sports Med* 2009;37(4):693-98.
44. Kim SJ, Jung M, Moon HK et al. Anterolateral transtibial posterior cruciate ligament reconstruction combined with anatomical reconstruction of posterolateral corner insufficiency: comparison of single-bundle versus double-bundle posterior cruciate ligament reconstruction over a 2- to 6-year follow-up. *Am J Sports Med* 2011;39(3):481-89.
45. Kim SJ, Kim HK, Kim HJ. A modified endoscopic technique for posterior cruciate ligament reconstruction using allograft. *Arthroscopy* 1998 Sept.;14(6):643-48.
46. Kim SJ, Kim SH, Chun YM et al. Clinical comparison of conventional and remnant-preserving transtibial single-bundle posterior cruciate ligament reconstruction combined with posterolateral corner reconstruction. *Am J Sports Med* 2012 Mar.;40(3):640-49.
47. Kim SJ, Kim SH, Kim SG et al. Comparison of the clinical results of three posterior cruciate ligament reconstruction techniques: surgical technique. *J Bone Joint Surg Am* 2010 Sept.;92(Suppl 1 Pt 2):145-57.
48. Kim SJ, Kim TE, Jo SB et al. Comparison of the clinical results of three posterior cruciate ligament reconstruction techniques. *J Bone Joint Surg Am* 2009 Nov.;91(11):2543-49.
49. Kim SJ, Shin JW, Lee CH et al. Biomechanical comparisons of three different tibial tunnel directions in posterior cruciate ligament reconstruction. *Arthroscopy* 2005 Mar.;21(3):286-93.
50. Kohen RB, Sekiya JK. Single-bundle versus double-bundle posterior cruciate ligament reconstruction. *Arthroscopy* 2009 Dec.;25(12):1470-77.
51. La Prade RF, Wijdicks CA. The management of injuries to the medial side of the knee. *J Orthop Sports Phys Ther* 2012;42(3):221-33.
52. Lee BK, Nam SW. Rupture of posterior cruciate ligament: diagnosis and treatment principles. *Knee Surg Relat Res* 2011 Sept.;23(3):135-41.
53. Lee KH, Jung YB, Jung HJ </>et al. Combined posterolateral corner reconstruction with remnant tensioning and augmentation in chronic posterior cruciate ligament injuries: minimum 2-year follow-up. *Arthroscopy* 2011;27(4):507-15.
54. Lee YS, Jung YB. Posterior Cruciate Ligament. Focus on Conflicting Issues. *Clin Orthop Surg* 2013 Dec.;5(4):256-62.
55. Lee SH, Jung YB, Lee HJ et al. Remnant preservation is helpful to obtain good clinical results in posterior cruciate ligament reconstruction: comparison of clinical results of three techniques. *Clin Orthop Surg* 2013 Dec.;5(4):278-86.
56. Loomer RL. A test for knee posterolateral rotatory instability. *Clin Orthop Relat Res* 1991 Mar.;(264):235-38.
57. Lopes Jr OV, Ferretti M, Shen W et al. Topography of the femoral attachment of the posterior cruciate ligament. *J Bone Joint Surg Am* 2008;90(2):249-55.
58. Lunden JB, Bzdusek PJ, Monson JK et al. Current concepts in the recognition and treatment of posterolateral corner injuries of the knee. *J Orthop Sports Phys Ther* 2010 Aug.;40(8):502-16.

59. MacGillivray JD, Stein BE, Park M et al. Comparison of tibial inlay versus transtibial techniques for isolated posterior cruciate ligament reconstruction: minimum 2-year follow-up. *Arthroscopy* 2006 Mar.;22(3):320-28.
60. Makris CA, Georgoulis AD, Papageorgiou CD et al. Posterior cruciate ligament architecture: evaluation under microsurgical dissection. *Arthroscopy* 2000 Sept.;16(6):627-32.
61. Mannor DA, Shearn JT, Grood ES et al. Two-bundle posterior cruciate ligament reconstruction: an in vitro analysis of graft placement and tension. *Am J Sports Med* 2000;28(6):833-45.
62. Margheritini F, Mauro CS, Rihn JA et al. Biomechanical comparison of tibial inlay versus transtibial techniques for posterior cruciate ligament reconstruction: analysis of knee kinematics and graft in situ forces. *Am J Sports Med* 2004;32(3):587-93.
63. Markolf KL, Feeley BT, Jackson SR et al. Biomechanical studies of double-bundle posterior cruci- ate ligament reconstructions. *J Bone Joint Surg Am* 2006;88(8):1788-94.
64. Markolf KL, Zemanovic JR, McAllister DR. Cyclic loading of posterior cruciate ligament replacements fixed with tibial tunnel and tibial inlay methods. *J Bone Joint Surg Am* 2002;84(4):518-24.
65. Mauro CS, Sekiya JK, Stabile KJ et al. Double-bundle PCL and posterolateral corner recon- struction components are codominant. *Clin Orthop Relat Res* 2008;466(9):2247-54.
66. McAllister DR, Markolf KL, Oakes DA et al. A biomechanical comparison of tibial inlay and tibial tunnel posterior cruciate ligament reconstruction techniques: graft pretension and knee laxity. *Am J Sports Med* 2002;30(3):312-17.
67. Mejia EA, Noyes FR, Grood ES. Posterior cruciate ligament femoral insertion site characteristics: importance for reconstructive procedures. *Am J Sports Med* 2002;30:643-51.
68. Noyes FR, Barber-Westin SD. *Noyes' knee disorders: surgery, rehabilitation, clinical outcomes*. Philadelphia: Saunders, 2010.
69. Noyes FR, Barber-Westin SD. Posterior cruciate ligament replacement with a two-strand quadriceps tendon-patellar bone autograft and a tibial inlay technique. *J Bone Joint Surg Am* 2005;87(6):1241-52.
70. Noyes FR, Barber-Westin SD. Posterior cruciate ligament revision reconstruction, part 1: causes of surgical failure in 52 consecutive operations. *Am J Sports Med* 2005 May;33(5):646-54.
71. Noyes FR, Barber-Westin SD. Posterior cruciate ligament: diagnosis, operative techniques, and clinical outcomes. In: Noyes FR. (Ed.). *Noyes' knee disorders: surgery, rehabilitation, clinical outcomes*. Philadelphia: Saunders, 2009. p. 503-76.
72. Noyes FR, Stowers SF, Grood ES et al. Posterior subluxations of the medial and lateral tibiofemoral compartments. An in vitro ligament sectioning study in cadaveric knees. *Am J Sports Med* 1993;21:407-14.
73. Panchal HB, Sekiya JK. Open tibial inlay versus arthroscopic transtibial posterior cruciate ligament reconstructions. *Arthroscopy* 2011 Sept.;27(9):1289-95.
74. Papannagari R, DeFrate LE, Nha KW, et al. Function of posterior cruciate ligament bundles during in vivo knee flexion. *Am J Sports Med* 2007;35(9):1507-12.
75. Race A, Amis AA. PCL reconstruction: in vitro biomechanical comparison of 'isometric' versus single and double-bundled 'anatomic' grafts. *J Bone Joint Surg Br* 1998;80(1):173-79.
76. Saddler SC, Noyes FR, Grood ES et al. Posterior cruciate ligament anatomy and length-tension behavior of PCL surface fibers. *Am J Knee Surg* 1996;9:194-99.
77. Scott WN. *Insall & Scott surgery of the knee*. 5th ed. Philadelphia: Elsevier, 2011.
78. Seon JK, Song EK. Reconstruction of isolated posterior cruciate ligament injuries: a clinical comparison of the transtibial and tibial inlay techniques. *Arthroscopy* 2006 Jan.;22(1):27-32.
79. Shearn JT, Grood ES, Noyes FR et al. Two-bundle posterior cruciate ligament reconstruction: how bundle tension depends on femoral placement. *J Bone Joint Surg Am* 2004 June;86-A(6):1262-70.
80. Shelbourne KD, Davis TJ, Patel DV. The natural history of acute, isolated, nonoperatively treated posterior cruciate ligament injuries. A prospective study. *Am J Sports Med* 1999;27:276-83.
81. Shelbourne KD, Jennings RW, Vahey TN. Magnetic resonance imaging of posterior cruciate ligament injuries: assessment of healing. *Am J Knee Surg* 1999 Fall;12(4):209-13.
82. Shelbourne KD, Muthukaruppan Y. Subjective results of nono- peratively treated, acute, isolated posterior cruciate ligament injuries. *Arthroscopy* 2005;21:457-61.
83. Stanard JP. Medial and posteromedial instability of the knee: evaluation, treatment, and results. *Sports Med Arthrosc Rev* 2010;18:263-68.
84. Strobel MJ, Weiler A, Schulz MS et al. Arthroscopic evaluation of articular cartilage lesions in posterior cruciate ligament deficient knees. *Arthroscopy* 2003;19:262-68.
85. Tewes DP, Fritts HM, Fields RD et al. Chronically injured posterior cruciate ligament: magnetic resonance imaging. *Clin Orthop Relat Res* 1997 Feb.;(335):224-32.
86. Tibor LM, Marchant Jr MH, Taylor DC et al. Management of medial-sided knee injuries, part 2: posteromedial corner. *Am J Sports Med* 2011 June;39(6):1332-40.
87. Torg JS, Barton TM, Pavlov H et al. Natural history of the posterior cruciate ligament-deficient knee. *Clin Orthop Relat Res* 1989;246:208-16.
88. Voos JE, Mauro CS, Wente T et al. Posterior cruciate ligament: anatomy, biomechanics, and outcomes. *Am J Sports Med* 2012 Jan.;40(1):222-31.
89. Wang CJ, Weng LH, Hsu CC, et al. Arthroscopic single- versus double-bundle posterior cruciate ligament reconstructions using hamstring autograft. *Injury* 2004;35(12):1293-99
90. Weimann A, Wolfert A, Zantop T et al. Reducing the "killer turn" in posterior cruciate ligament reconstruction by fixation level and smoothing the tibial aperture. *Arthroscopy* 2007;23(10):1104-11.
91. Whiddon DR, Zehms CT, Miller MD et al. Double compared with single-bundle open inlay posterior cruciate ligament reconstruction in a cadaver model. *J Bone Joint Surg Am* 2008;90(9):1820-29.
92. Wijdicks CA, Kennedy NI, Goldsmith MT et al. Kinematic analysis of the posterior cruciate ligament, part 2: a comparison of anatomic single- versus double-bundle reconstruction. *Am J Sports Med* 2013 Dec.;41(12):2839-48.
93. Wiley WB, Askew MJ, Melby A 3rd et al. Kinematics of the posterior cruciate ligament/posterolateral corner-injured knee after reconstruction by single- and double-bundle intra-articular grafts. *Am J Sports Med* 2006;34(5):741-48.
94. Wind Jr WM, Bergfeld JA, Parker RD. Evaluation and treatment of posterior cruciate ligament injuries: revisited. *Am J Sports Med* 2004;32:1765-75.
95. Wroble RR, Grood ES, Cummings JS et al. The role of the lateral extra-articular restraints in the anterior cruciate ligament-deficient knee. *Am J Sports Med* 1993;21:257-62; discussion 263.
96. Yoon KH, Bae DK, Song SJ et al. A prospective randomized study comparing arthroscopic single-bundle and double-bundle posterior cruciate ligament reconstructions preserving remnant fibers. *Am J Sports Med* 2011 Mar.;39(3):474-80.
97. Zehms CT, Whiddon DR, Miller MD et al. Comparison of a double bundle arthroscopic inlay and open inlay posterior cruciate ligament reconstruction using clinically relevant tools: a cadaveric study. *Arthroscopy* 2008;24(4):472-80.

SEÇÃO XI

ASSISTÊNCIA FISIOTERAPÊUTICA NAS LESÕES DO LIGAMENTO CRUZADO POSTERIOR E NA RECONSTRUÇÃO DA INSTABILIDADE POSTEROLATERAL

Andréa Forgas Sallum ▪ Timoti Heckman ▪ Rene Jorge Abdalla

■ INTRODUÇÃO

Existe hoje uma escassez de literatura em relação ao tratamento fisioterapêutico nas lesões do ligamento cruzado posterior (LCP) e sobre as reconstruções das instabilidades posterolaterais (PL), além de uma falta de consenso quanto aos protocolos de reabilitação existentes.[3]

Sabe-se que as lesões isoladas do LCP respondem satisfatoriamente ao tratamento conservador. Ao contrário da lesão do ligamento cruzado anterior (LCA), o LCP pode até recuperar certa continuidade com o tempo.[1]

Atualmente, as lesões combinadas devem ser reconstruídas ou reparadas, mas não está claro quando deve ser indicada a cirurgia nas lesões isoladas.[1]

Para as lesões isoladas graus I e II do LCP, o mais comum é a indicação do tratamento conservador. Para lesões agudas grau III e avulsões, está estabelecido que a indicação será cirúrgica com reconstrução ou inserção óssea. A cirurgia será sempre indicada nos casos de sintomas presentes de instabilidade e dor. Além disso, o aumento do sinal nas tomografias, que acarretam a progressão da degeneração de cartilagem, também tem indicação de cirurgia.[1]

As instabilidades posterolaterais serão tratadas de maneira cirúrgica apenas nos graus III e IV, mas em razão de sua anatomia e variedade dos tipos de lesões, o que será retensionado ou é reconstruído durante a cirurgia também irá mudar para cada caso. No entanto o tratamento pós-operatório não sofre mudanças, as preocupações e cuidados serão os mesmos em todos os casos.

Iremos relatar nesse capítulo protocolos de reabilitação com base na literatura[7-9] e na nossa experiência clínica.

A meta do programa de reabilitação será o de progredir o paciente nos objetivos de retorno ao esporte e nas atividades de vida diária, preocupando-se sempre com as condições das superfícies articulares e meniscos.

Cuidados extras devem ser tomados se a reabilitação for pós-operatória, principalmente com a cicatrização do enxerto. E, também, modificar o programa de reabilitação, se houver deterioração de cartilagem articular observada durante a cirurgia.

■ BIOMECÂNICA DO LCP NA REABILITAÇÃO

O LCP é o ligamento responsável por 95% da translação posterior do joelho e também limita três rotações.

Na literatura um estudo importante sobre as forças exercidas sobre o LCP é o de Markolf et al.[5], que estudaram a força aplicada ao ligamento durante os diferentes graus de amplitude de movimento (ADM) do joelho e chegaram à conclusão que, ao aplicar uma força anterior ou posterior na tíbia quando joelho estiver fletido acima de 60°, aumentará a sobrecarga no LCP; e que a atividade isolada dos flexores do joelho também aumenta a sobrecarga no ligamento, principalmente a 90° de flexão. Relatam também que ao realizar cocontração de quadríceps e isquiotibiais durante os exercícios acarretará em uma diminuição da força no LCP.[5]

A força de cisalhamento gerada no joelho durante os exercícios em cadeias fechada e aberta foi bem estudada por D'Amato e Bach Jr[2]; e eles relatam que uma força posterior ocorre em todo arco de movimento na cadeia fechada e que essa força aumenta, à medida que aumenta a angulação de flexão. Nos exercícios de cadeia aberta a força exercida sobre o LCP é enorme durante a flexão do joelho; no entanto, a força será mínima nos primeiros graus de flexão (0-60°).[2]

Portanto, exercícios de cadeia fechada de qualquer tipo, em qualquer amplitude, devem ser realizados com extrema cautela nas reabilitações, tanto conservador, como no pós-operatório. Se forem realizados devem ser feitos com ADM de até 45°. Os exercícios de cadeia aberta devem ser evitados, pois em uma amplitude menor (0-60°) há aumento de sobrecarga na patelofemoral, e o aumento da força de cisalhamento é aumentado no LCP nas angulações acima de 60°.

■ TRATAMENTO CONSERVADOR DO LCP

De acordo com Noyes[6], o objetivo do tratamento conservador é o de permitir que o LCP cicatrize e assim tentar levar a uma diminuição da translação posterior da tíbia (nos casos de lesão completa, a 90° de flexão, a translação posterior será de 8-10 mm).[6]

O tratamento inicia-se geralmente com uso de imobilizador em extensão, movimentação passiva na fase de cicatrização e programa de fortalecimento leve.

Fase 1

- 1 semana:
  - Imobilizador em extensão completa de joelho com apoio na região proximal de panturrilha.
  - Eletroestimulação neuromuscular com isometria do quadríceps.
  - ADM passiva 0-60.
  - Marcha sem descarga de peso.
  - SLR (*Single Leg Raise*).
- 2 semanas:
  - Imobilizador em extensão completa.
  - Início de marcha com descarga parcial de peso (25%).
  - Exercícios de quadril com carga.
  - Exercícios aquáticos (Fig. 1).
  - ADM passiva 0-90.

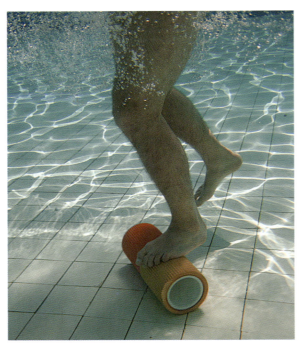

Figura 1. Equilíbrio unipodálico no meio aquático utilizando Roll-over.

Fase 2
- 3-4 semanas:
  - Imobilizador em extensão completa.
  - Progressão de exercícios de quadril com carga.
  - Início dos exercícios ativos de quadríceps.
  - Marcha com descarga parcial de peso (50%).
- 5-6 semanas:
  - Retirada do imobilizador.
  - Marcha com descarga total de peso.
  - Fortalecimento global.
  - Corrida na água.

Fase 3
- 7-12 semanas:
  - Início de corrida.
  - Fortalecimento global.
  - Retorno ao esporte gradualmente.

Como critério de retorno ao esporte utilizamos:

- Ausência de dor e inchaço.
- Sem mudanças na frouxidão ligamentar.
- Exame clínico satisfatório.
- Força de quadríceps de 85% comparada ao contralateral.

■ TRATAMENTO PÓS-OPERATÓRIO

A reabilitação no pós-operatório tem os mesmos princípios do tratamento conservador, principalmente decorrente da proteção da translação posterior da tíbia e a prevenção da atividade dos músculos flexores, protegendo o aumento da frouxidão ligamentar (Quadro 1).

Tratamento imediato
O início do tratamento se dá com orientação no leito sobre o correto posicionamento do imobilizador e a utilização da crioterapia para alívio de dor e diminuição do inchaço.

As complicações mais comuns que podem ocorrer nesse período são: edema e dor excessiva, incapacidade de contrair o quadríceps e limitação da extensão e flexão do joelho. O reconhecimento precoce desses sintomas garante um sucesso no tratamento.

Utilização do imobilizador
O uso de imobilizador inicia-se no ato cirúrgico e permanece até 2 meses após a cirurgia em extensão completa. O paciente dever utilizar 24 horas por dia, incluindo dormir e tomar banho.

Amplitude de movimento do joelho
O ganho de ADM **passiva** entre 0 a 60° é permitido imediatamente após a cirurgia. Nas primeiras 8 semanas o grau de flexão será limitado para evitar forças de cisalhamento no enxerto.

Extensão completa deve ser reestabelecida o mais rápido possível para evitar fibrose no intercôndilo ou contratura da cápsula. Não deve-se realizar hiperextensão para proteger a cicatrização do enxerto.

A flexão do joelho será realizada na posição sentada, com o fisioterapeuta realizando uma força de tração anterior na tíbia manualmente, prevenindo uma "queda" posterior da tíbia (Fig. 2).

Cuidados devem ser tomados para evitar a contração dos flexores. Outras técnicas para ganho de movimento também podem ser utilizadas, mas somente após a 8ª semana de pós-operatório.

Descarga de peso
A marcha ocorrerá com uso de muletas, e o paciente irá permanecer sem descarga de peso até completar 8 semanas de pós-operatório. Depois, de maneiras lenta e progressiva, levar à descontinuidade do uso das muletas.

O treino de marcha é importante para evitar uma posição de bloqueio de extensão e auxiliar na flexão do padrão correto da marcha.

Fortalecimento
O fortalecimento inicia-se desde o primeiro pós-operatório. A estimulação do quadríceps é essencial para o retorno das atividades de vida diária e prevenir o deslocamento posterior da tíbia.

Nas duas primeiras semanas, realizar isometria de quadríceps e isometria da musculatura de quadril com a utilização do imobilizador (SLR, adutores e abdutores e extensor) e isotônicos de tornozelo (Fig. 3). Na terceira e quarta semanas dar início à isometria de quadríceps com apoio de coxim em tíbia (0-90°) e avançar os exercícios de quadril para isotônicos.

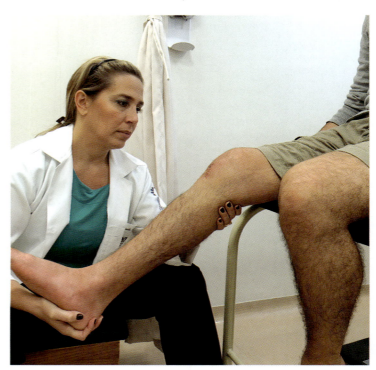

Figura 2. Ganho de ADM passivo com tração em tíbia.

Quadro 1. Protocolo de reconstrução do ligamento cruzado posterior (LCP)

	Semanas					Meses		
	1ª-2ª	3ª-4ª	5ª-6ª	7ª-8ª	9ª-12ª	4º	5º-6º	7º-10º
Imobilizador (brace)	X	X	X	8 sem				
Amplitude de movimento								
0°-90°	X							
0°-110°		X						
0°-120°			X					
0°-total				X				
Descarga de peso								
sem descarga de peso	X	X						
1/4-1/2 peso corporal			X					
3/4-total peso corporal				8 sem				
Mobilização patelar	X	X	X					
Modalidades								
EENM coxim na tíbia	X	X	X	X				
Eletroneuroestimulação					X	X	X	X
Crioterapia (edema e dor)	X	X	X	X	X	X	X	X
Alongamento								
Isquitibiais, quadríceps, gastroc, TIT, rotador ext.	X	X	X	X	X	X	X	X
Fortalecimento								
Isom quadril c/imobilizador	X							
Isot quadril c/imobilizador		X	X					
Quad cocontração	X	X						
Isquio cocontração				X				
CCF sem descarga de peso				X				
CCF com descarga de peso					X	X		
Isom quad coxim tíbia		X	X	X				
Isom flex coxim tíbia				X	X			
Isotônico joelho					X	X		
Isotônico tornozelo	X							
Mecanoterapia global							X	X
Equilíbrio/propriocepção								
sem descarga de peso		X	X					
com descarga de peso				X	X	X	X	
Multidirecional/esporte								X
Condicionamento								
Bicicleta estacionária				X	X	X	X	X
Elíptico						X	X	X
Natação								X
Caminhada				X	X	X	X	X
Trote								X
Corrida								X
Hidroterapia		X	X	X	X			
Pliometria								X
Esporte								X

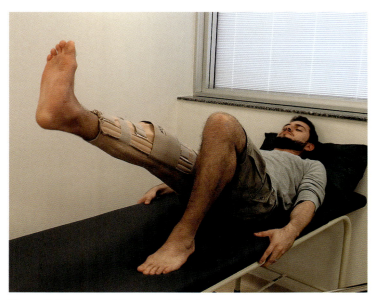

Figura 3. SLR de quadril com imobilizador.

Na sexta e oitava semanas com a liberação de carga e retirada do imobilizador, podemos intensificar os exercícios. Dar início aos exercícios de cadeia cinética fechada sem descarga de peso e isometria de isquiotibiais.

Da nona à 12ª semana evoluímos para exercícios de isotônicos de joelho, cadeia cinética fechada com descarga de peso (Fig. 4), cadeiras adutora e abdutora e *leg press* na mecanoterapia.

O sétimo mês será marcado pelo inicio da corrida, mecanoterapia global e início do treinamento proprioceptivo multidirecional.

Os exercícios relatados fazem parte de qualquer reabilitação que enfatize o fortalecimento e condicionamento. Apenas cuidados extras com a cicatrização do enxerto devem ser tomados.

Equilíbrio, propriocepção e programa de agilidade

O treinamento visando à estabilidade e à prevenção de novas lesões faz parte do programa de reabilitação desde o início. Ele é dividido em três fases: estável, instável e multidirecional.

Estável

A fase inicia-se por volta da 8ª semana de pós-operatório, quando ocorre a retirada de muletas e imobilizador. Composta de exercícios de apoio bipodálico, evoluindo para unipodálico. O primeiro exercício será o de jogar o peso para os lados e para frente, ajudando no treino de marcha. Outro exercício será andar sobre obstáculos de copo.

Instável

Será nessa fase que o paciente irá permanecer na maior parte da reabilitação. Os exercícios podem ser iniciados em solo estável com apoio unipodálico, evoluindo para solos instáveis.

A variação dos exercícios fica a critério do fisioterapeuta que poderá promover instabilidades com as mãos, bola, elásticos entre outros. Além disso, poderá utilizar diversos tipos de solos instáveis.

Multidirecional

Nessa fase o programa ficará mais dinâmico. Agora farão parte, além dos exercícios de equilíbrio, os pliométricos, a corrida e a mudança de direção em ângulos de 45° e 90°.

Atividades de retorno ao esporte

Assim como Noyes *et al.*[6], para a liberação da prática esportiva o paciente deverá realizar testes que avaliem o funcionamento geral do joelho: avaliação isocinética, teste pliométrico, avaliação clínica e Raios X.

A avaliação isocinética realizada em um dinamômetro assegura uma avaliação da força muscular precisa. Objetivo do teste será o de conseguir resultado menor que 30% de diferença entre o membro operado e o não operado.[4,10]

Os testes pliométricos visam a prevenir o posicionamento em valgo durante os saltos. Existem diversas maneiras de realizar os testes, como teste de pulo unilateral, pulo cronometrado teste 6 m, pulo triplo para a distância (unilateral) e pulo cruzado para a distância (Fig. 4). Noyes *et al.*[6] recomendam a realização de pelo menos dois dos testes funcionais de pulo descritos anteriormente. Estes testes, ao contrário da isocinética e testes KT-1000, exigem muito pouco equipamento, espaço ou tempo.[6]

A literatura demonstra como o teste hop sendo um teste válido e confiável tanto para participantes saudáveis como para lesionados.[4,11,12] Esse teste inclui mudanças de direção, velocidade, menor confiança dos membros, a força/controle e aceleração e desaceleração.

A avaliação clínica e raios X serão realizados pelo cirurgião durante as consultas.

■ REABILITAÇÃO APÓS A RECONSTRUÇÃO DA INSTABILIDADE POSTEROLATERAL

O protocolo de reabilitação inicia-se imediatamente no pós-operatório com a proteção do joelho, prevenindo qualquer frouxidão dos enxertos ou do retensionamento.

Os pacientes serão avisados para evitar hiperextensão do joelho e atividades que aumentem a sobrecarga em varo no joelho. Irá ocorrer um atraso no ganho de força, corrida, mudança de direção e exercícios de condicionamento quando comparado à reabilitação do LCP.

O tratamento de reabilitação da reconstrução PL é muito parecido com o da reconstrução do LCP. O uso de imobilizador em extensão, marcha sem descarga de peso com uso de muletas por 8 semanas. O ganho de ADM ser limitado nas 4 primeiras semanas até 60° de flexão e após a 6ª semana com retirada do imobilizador ADM liberado; o ganho total de ADM tem como objetivo estar completo na 12ª semana.

Os exercícios de fortalecimento, equilíbrio e condicionamento são similares ao do tratamento cirúrgico do cruzado posterior descritos anteriormente.

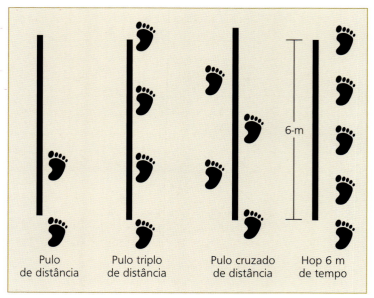

Figura 4. Diferentes tipos de testes de pulo.[12]

Programas de corrida e mudança de direção serão realizados no 10º mês de PO e a pliometria iniciará no 12º mês (Quadro 2).

Dependendo do grau de comprometimento das estruturas afetadas (multilesões ligamentares) podem não voltar ao nível de atividade esportiva de antes da lesão. Pacientes com lesões de cartilagem encontrada na cirurgia serão indicados a não realizar esportes de alto impacto.

O retorno ao esporte será realizado da mesma maneira que no LCP. O paciente terá que realizar avaliação isocinética, testes pliométrico, avaliação clínica e raios X.

Quadro 2. Protocolo de reconstrução do compartimento posterolateral

	Semanas					Meses		
	1ª-2ª	3ª-4ª	5ª-6ª	7ª-8ª	9ª-12ª	4º	5º-6º	7º-10º
Imobilizador (*brace*)	X	X						
Amplitude de movimento								
0º-90º	X	X						
0º-110º			X					
0º-120º				X				
0º-total					X			
Descarga de peso								
sem descarga de peso	X	X	X					
1/4-3/4 peso corporal				X				
3/4-total peso corporal				X				
Mobilização patelar	X	X	X	X	X			
Modalidades								
Eletroneuroestimulação	X	X	X	X	X			
Crioterapia (edema e dor)	X	X	X	X	X	X	X	X
Alongamento								
Isquitibiais, quadríceps, gastroc, TIT, rotador ext.	X	X	X	X	X	X	X	X
Fortalecimento								
Isom quadril c/Imobilizador	X							
Isot quadril c/imobilizador		X						
Isot quadril s/imobilizador			X	X				
Quad e isquio cocontração	X							
CCF sem descarga de peso		X	X					
CCF com descarga de peso				X	X			
Isométrico joelho			X					
Isotônico joelho				X	X			
Isotônico tornozelo	X							
Mecanoterapia global						X	X	X
Equilíbrio/propriocepção								
sem descarga de peso	X	X						
com descarga de peso			X					
Multidirecional/esporte								X
Condicionamento								
Bicicleta estacionária							X	
Elíptico							X	
Natação							X	
Caminhada							X	
Trote								X
Corrida								X
Hidroterapia			X	X	X	X		
Pliometria						X	X	X
Esporte								X

REFERÊNCIAS BIBLIOGRÁFICAS

1. D'Amato M, Bach BR. Knee injuries: posterior cruciate ligament injuries. Apud Brotzman SB, Wilk KE. *Clinical orthopaedic rehabilitation*. 2nd ed. Mosby, 2003. p. 293-308.
2. D'Amato M, Jr Bach BR. Knee Injuries. In: Brotzman SB, Wilk KE. *Clinical orthopaedic rehabilitaion*. 2nd ed. Mosby, 2003:251-370.
3. Kim JG, Lee YS, Yang BS et al. Rehabilitation after posterior cruciate ligament reconstruction: a review of the literature and theoretical support. *Arch Orthop Trauma Surg* 2013;133:1687-95.
4. MacLean CL, Taunton JE, Clement DB et al. Eccentric kinetic chain exercise as a conservative means of functionally rehabilitating chronic isolated insufficiency of the posterior cruciate ligament. *Clin J Sport Med* 1999;(3):142-50.
5. Markolf KL Slauterbeck JR, Armstrong KL et al. A biomechanical study of replacement of the posterior cruciate ligament with a graft. Part II: forces in the graft compared with forces in the intact ligament. *J Bone Joint Surg* 1997;79A:381-86.
6. Noyes FR, Barber-Westin SD, Heckmann TP. Rehabiloitation of posterior cruciate ligament and posterolateral reconstructive procedures. In: Noyes FR. *Noyes'Knee disorders: surgery, rehabilitation, clinical outcomes*. Saunders Elservier 2010. p. 631-57.
7. Noyes FR, Grood ES. Diagnosis of knee ligament injurie: five concepts. In: Feagin J. (Ed.). *The crucial ligaments*. New York: Churchill Livingstone, 1988.
8. Noyes FR, Heckmann TP, Barber-Westin SD. Posterior cruciate ligament and posterolateral recosntruction. In: Ellenbecker TS. (Ed.). *Knee ligament rehabilitation*. Philadelphia. Churchill Livingtone, 2000. p. 167-85.
9. Noyes FR, Stowers SF, Grood ES et al. Posterior subluxations of the medial and lateral tibiofemoral compartments. An in vitro ligament sectioning study in cadaveric knees. *Am J Sports Med* 1993;21:407-14.
10. Piontek T, Ciemniewska-Gorzela K, Szulc A et al. Arthroscopically assisted combined anterior and posterior cruciate ligament reconstruction with autologous hamstring grafts-isokinetic assessment with control group. *PLoS One*. 2013;8(12):e82462.
11. Reid A, Birmingham TB, Stratford PW et al. Hop testing provides a reliable and valid outcome measure during rehabilitation after anterior cruciate ligament reconstruction. *Phys Ther* 2007;87(3):337-49.
12. Ross MD, Lanford B, Whelan P. Test-retest reliability of 4 single-leg horizontal hop tests. *J Strength Cond Res* 2002;16(4):617-22.

LESÕES ISOLADAS DO LIGAMENTO CRUZADO POSTERIOR (CONTRIBUIÇÃO INTERNACIONAL)

Russel F. Warren ■ David A. Doward

■ INTRODUÇÃO

O ligamento cruzado posterior (LCP) desempenha um importante papel na estabilidade da articulação do joelho.[1-4] Assim, é essencial se reconhecer e tratar pacientes com esse tipo de lesão ligamentar. Uma clara compreensão da anatomia do ligamento cruzado posterior é crucial para a identificação e tratamento das lesões. O objetivo deste capítulo é enfocar somente as lesões isoladas do LCP.

O tratamento das lesões agudas e isoladas do LCP é um assunto controverso. Historicamente, a abordagem conservadora é o método preferido de tratamento.[3-5] Entretanto artigos conflitantes sobre os resultados dos pacientes e evidências de sequelas negativas a longo prazo levantaram várias questões sobre esse tipo de tratamento. O tratamento cirúrgico produziu uma variedade de resultados, e poucos estudos estão disponíveis para uma revisão. O propósito deste capítulo é o de proporcionar uma visão profunda do tratamento cirúrgico e conservador das lesões do LCP.

■ INCIDÊNCIA

A incidência das lesões do LCP é variável. A literatura indica que ela varia de 1 a 44% de todas as lesões agudas do joelho.[6-11] Na atualidade, é difícil determinar-se a verdadeira incidência das lesões do LCP, pois muitas dessas não são registradas ou detectadas. Esse é o caso de pacientes assintomáticos que não procuram atendimento médico e de pacientes com leves lesões de LCP, que não são detectadas no exame clínico.[11-14] No *National Football League's Annual* Exame Pré-Temporada, avaliamos 400 jogadores de futebol americano de nível pré-profissional. Aproximadamente entre 6 e 8 lesões do LCP são identificadas por ano, geralmente assintomáticas, muitas delas não tendo sido ainda previamente diagnosticadas.

A lesão do ligamento cruzado posterior é rara em comparação a sua contraparte, o ligamento cruzado anterior. Dentro do domínio do LCP, lesões isoladas são vistas menos comumente do que as lesões ligamentares combinadas. Atualmente, estima-se que 40% de todas as lesões do LCP sejam isoladas.[1,11]

Durante os últimos anos, tem-se observado um aumento na incidência das rupturas do LCP, provavelmente decorrente de quatro fatores: um aumento no número de acidentes com veículos motorizados, um aumento no número de pessoas praticando esportes, um aumento do conhecimento em geral e uma melhora nas habilidades clínicas de diagnóstico.[14]

■ ANATOMIA

O ligamento cruzado posterior é uma estrutura extra-articular, que se localiza em sua própria bainha sinovial. Ele se origina na superfície lateral do côndilo femoral lateral e se insere na tíbia posterior entre os dois platôs tibiais. Existem registros de que possui um comprimento médio de 38 mm e uma largura média de 13 mm.[15] Os sítios de inserção são mais amplos e espessos em diâmetro do que o corpo do ligamento.

O ligamento é composto de dois segmentos ou ramos: o segmento anterolateral e o segmento posteromedial. O segmento anterolateral é a parte mais espessa do LCP e correspondentemente possui maior resistência tensora. Esse segmento é rígido na flexão do joelho e frouxo na extensão do joelho. O segmento posteromedial é rígido na extensão do joelho e frouxo na flexão.[15]

O LCP possui dois ligamentos meniscofemorais, os ligamentos de Humphry e Wrisberg. A presença desses é variável e tipicamente aparece em 70% das vezes.[16] Ambos se originam do côndilo femoral medial, mas o ligamento de Humphry cursa anteriormente ao LCP, enquanto o de Wrisberg posteriormente a este. Ambos se inserem no corno posterior do menisco lateral. O ligamento de Humphry pode ser grande e causar confusão na artroscopia. A sondagem do corno posterior do menisco lateral irá indicar sua origem.

■ MECANISMO DE LESÃO

Existem dois mecanismos principais de lesão ao LCP. O mais comum é um impacto anterior à tíbia proximal com o joelho em flexão.[3] Esse impacto é visto nos acidentes automobilísticos, com lesões de alto impacto contra o painel de instrumentos e nas quedas relacionadas com a prática desportiva. A lesão isolada do LCP é mais comumente obtida dessa maneira. Em atletas, a queda sobre o joelho flexionado irá lesionar o LCP se o pé estiver em flexão plantar, permitindo que uma força posterior faça uma translação da tíbia.

A hiperflexão do joelho é o segundo mecanismo principal de lesão é e mais comumente vista nas lesões relacionadas com os esportes.[13] Aqui uma tensão excessiva é colocada sobre o ligamento, resultando em falha.

A hiperextensão e as luxações anteriores do joelho quadríceps-ativas são outros mecanismos de lesão do LCP, mas menos comumente observadas.[3]

As lesões em varo e em valgo irão romper os colaterais e, subsequentemente, o LCA e o LCP se as forças forem suficientemente grandes. As luxações de joelho geralmente lesionam ambos os ligamentos cruzados.

■ DIAGNÓSTICO

As lesões completas do LCP podem ser confiavelmente diagnosticadas com uma história detalhada e um exame físico completo. As queixas típicas dos pacientes consistem em dor, edema e/ou instabilidade. O mecanismo de lesão geralmente envolve um trauma de alto impacto à tíbia proximal e deve aumentar o índice de suspeita do médico.

O exame físico envolve testes para avaliar a estabilidade do joelho. O exame do joelho lesionado deve sempre ser comparado ao exame do contralateral. O teste da gaveta posterior é o padrão ouro para a detecção das lesões do LCP.[8,17] A força posterior é aplicada à tíbia proximal com o joelho flexionado em 90°, e o quadril flexionado em 45°. Uma translação posterior entre 0 e 5 mm é classificada como grau 1; entre 5 e 10 mm, grau 2; e, entre 10 e 15 mm, grau 3.[3] Preferivelmente, a gaveta posterior pode ser graduada em relação à posição do platô tibial medial e o côndilo femoral medial com o joelho flexionado em 90°. Para evitar confusão na quantificação do grau de lesão, temos utilizado a classificação ABC. No grau A, o platô tibial perdeu algo de sua saliência (uma gaveta posterior negativa não apresenta perda da saliência), mas ainda está na frente do fêmur; isto representa uma ruptura parcial do LCP. No grau B, a tíbia está no nível do côndilo femoral medial, o que representa uma ruptura completa do LCP. No grau C, a tíbia pode ser empurrada posteriormente ao côndilo e representa uma ruptura completa do LCP com uma lesão associada. O teste apresenta uma sensibilidade de 90% e uma especificidade de 99% na detecção das rupturas do LCP.[18]

Vários outros testes, como o teste da curvatura posterior, o da gaveta em declive, o dinâmico de mudança de eixo, o inverso da mudança de eixo e o ativo do quadríceps, podem auxiliar no diagnóstico das lesões do LCP. Um exame completo do joelho deve sempre ser realizado para afastar a possibilidade de uma lesão ligamentar, lesões meniscais, do LCA e dos ligamentos colaterais já que as do LCP são mais comumente observadas em associação a outras lesões.

A imagem radiográfica é um meio útil de avaliação da patologia do LCP. Imagens simples podem mostrar a presença de fraturas por avulsão, como as avulsões da tíbia posterior (Fig. 1), vistas nas rupturas do LCP, e as avulsões da cabeça da fíbula, vistas nas rupturas das estruturas posterolaterais. As incidências laterais são úteis para a demonstração da curvatura posterior em joelhos com LCP deficientes. Adicionalmente, radiografias simples são eficazes na demonstração de alterações osteoartríticas no compartimento medial ou compartimento femoropatelar, que podem estar presentes em pacientes com lesões crônicas do LCP. Incidências de estresse também são úteis.[19]

As imagens de ressonância magnética (RM) (Fig. 2) são um estudo valioso para uma identificação confiável da patologia do LCP. O exame apresenta 100% de especificidade e de sensibilidade para a identificação das lesões agudas do LCP.[16,18] As rupturas agudas e crônicas apresentam focos de aumento de intensidade de sinal nas imagens ponderadas T1. As lesões crônicas do LCP podem demonstrar um ligamento intacto com um baixo sinal (e parecer relativamente normal), ainda que uma translação posterior significativa esteja presente. Esses ligamentos cicatrizados, ainda que intactos e proporcionando um ponto final na gaveta posterior,

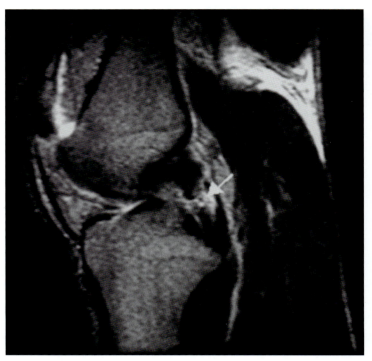

Figura 2. Lesão LCP-RM.

podem não ser funcionais. Em determinadas circunstâncias, em um joelho agudamente lesionado, a RM irá mostrar a lesão com um sinal aumentado, sem sinais óbvios de instabilidade. Essa imagem representa uma leve distensão.

A artroscopia diagnóstica proporciona uma confirmação final das lesões do LCP. As rupturas parciais ou completas, avulsões ósseas, pseudofrouxidão do LCA, hemorragia, alterações na superfície articular e alteração dos pontos de contato entre a tíbia e o fêmur podem todos ser vistos e são achados consistentes com a lesão ao LCP.[3,5,18]

■ HISTÓRIA NATURAL

A história natural do joelho com deficiência do LCP é um tópico controverso. Muitos estudos demonstraram pacientes com uma boa função de joelho anos após a lesão.[10,13,20,21] Entretanto outros irão ilustrar pacientes com resultados inferiores ao satisfatório.[22-24] Esses artigos conflitantes tornam difícil a descrição da história natural. Um fato que complica ainda mais esta tarefa é a dificuldade de se delinearem conclusões precisas a partir de um arsenal de informações, consistindo em grande parte de estudos retrospectivos de populações mistas de pacientes (confundida pelas tendências de seleção) com lesões isoladas e combinadas.[10,12,24,25]

Muitos autores demonstraram que as lesões isoladas do LCP raramente causam uma instabilidade funcional.[10-13,21] Parolie e Bergfeld[10] acompanharam 25 pacientes com lesões isoladas e crônicas do LCP, durante um tempo médio de 6,2 anos. Oitenta por cento estavam satisfeitos com seus joelhos, e 84% retornaram a suas atividades esportivas de antes da lesão (68% no mesmo nível de *performance*). Eles concluíram que atletas, que mantêm a força muscular, retornam a seus esportes sem uma incapacidade funcional. Fowler e Messieh[13] realizaram um estudo similar para as lesões agudas e isoladas do LCP tratadas de modo conservador. Eles descobriram que apesar de 100% dos pacientes apresentarem uma boa classificação subjetiva e funcional, somente 3 entre 13 pacientes apresentaram boas avaliações objetivas. Sua avaliação final foi que uma estabilidade funcional aceitável não necessita de uma estabilidade estática absoluta e que o tratamento conservador é uma alternativa razoável para o reparo ou procedimento reconstrutivo difícil.

Estudos mais recentes demonstraram resultados semelhantes.[11,14] Shelbourne e Patel[11] realizaram um estudo prospectivo de 68 pacien-

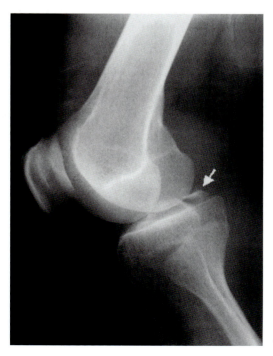

Figura 1. Avulsão tibial.

tes com lesões isoladas do LCP e encontraram que a maioria das pessoas receberam bons resultados subjetivos (Lysholm médio = 83.4), a despeito de um número limitado de resultados objetivos.

Eles também descobriram que lesões isoladas do LCP geralmente cicatrizam com alguma frouxidão de joelho residual, que se estabiliza com o tempo. Esses investigadores tentaram correlacionar as funções objetiva e subjetiva do joelho com a frouxidão do LCP e não encontraram nenhuma. Finalmente, observaram uma tendência estatisticamente insignificante a uma artrose articular medial no joelho com lesão do LCP, que era independente da frouxidão do LCP.

É de nossa experiência que a maioria dos pacientes com rupturas do LCP geralmente fiquem bem. Esses pacientes tendem a ter uma baixa incidência de sintomas ou instabilidade e um retorno relativamente bom às participações atléticas sem cirurgia. Em nossa instituição, Patel et al.[14] realizaram uma recente revisão em 57 pacientes com lesões isoladas e agudas do LCP, tratados conservadoramente. Esses pacientes foram acompanhados por uma média de 6,9 anos, com uma variação de 2 a 19,3 anos, e receberam um resultado de Lysholm médio de 85. Como no estudo de Shelbourne et al., nenhuma correlação foi encontrada entre a frouxidão do LCP e as alterações radiográficas. Em particular, a maioria dos joelhos não desenvolveu alterações degenerativas, e alterações de leves a moderadas foram observadas em aproximadamente 17%. Três dos 57 pacientes foram submetidos à reconstrução do LCP. Com o tempo, a incidência de uma doença articular degenerativa pode aumentar. Concluímos que uma função de joelho satisfatória pode ser obtida na maioria dos casos com esse tipo de tratamento.

A despeito de todos esses registros positivos, muitos investigadores desafiam o tratamento, apontando para estudos com pacientes que apresentam resultados menos favoráveis. O estudo de Dandy e Pusey[22] acompanhou 20 pacientes com lesões isoladas e crônicas do LCP, por uma média de sete anos. Setenta por cento desses pacientes queixavam-se de dores em longas caminhadas, 55% apresentavam dor ao descer escadas e 45% apresentavam episódios de instabilidade de joelho. Keller et al.[24] realizaram um estudo similar, revendo 40 pacientes tanto com lesões agudas, como crônicas do LCP, por um período médio de seis anos. Eles registraram que 90% dos pacientes apresentavam dor com a atividade e que 43% tinham problemas para caminhar. Em face dessa alta incidência de sintomas e incapacidade, observamos que é possível que essas populações de pacientes possam ter sido falsamente inclinadas na direção daqueles pacientes que não estavam se sentindo bem e que procuravam atendimento médico.

Dejour et al.[23] realizaram um estudo de acompanhamento a longo prazo em 45 pacientes com lesão do LCP. Eles descobriram o aparecimento de alterações artríticas 25 anos (em média) depois da lesão. Esses investigadores descreveram a história natural em três fases: uma fase de adaptação funcional (3 a 18 meses); uma de tolerância funcional (15 a 20 anos) e uma final, osteoartrítica, que torna incapacitante após 25 anos.

Esses achados degenerativos provavelmente podem ser explicados pelo estudo biomecânico realizado por Skyhar et al.[26] Eles utilizaram 10 joelhos de cadáveres para um seccionamento isolado. As pressões no compartimento medial se mostraram elevadas após o seccionamento do LCP, e as pressões femoropatelares e a carga do quadríceps se mostraram elevadas após a secção combinada do LCP e do complexo posterolateral. Essas alterações nas pressões dos compartimentos provavelmente são responsáveis pela deterioração da articulação do joelho a longo prazo.[27] Estudos recentes não demonstram correlações entre a duração do acompanhamento e a gravidade das alterações radiográficas.[11,14] São necessários mais estudos para descrever definitivamente as sequelas a longo prazo das rupturas do LCP.

Em razão dos resultados conflitantes dos estudos realizados até hoje, Boynton e Tietjens[28] podem ter-se expressado melhor, quando declararam que o prognóstico da ruptura isolada do LCP do joelho é variável. Eles encontraram alguns pacientes que experimentaram sintomas significativos e deterioração articular, e outros que estavam essencialmente assintomáticos e que mantinham sua função articular normal.

■ TRATAMENTO CIRÚRGICO

A controvérsia a respeito da história natural do joelho com lesão isolada do LCP dificulta claras recomendações para o tratamento cirúrgico. A maioria dos cirurgiões concordam que os pacientes com deficiências isoladas de LCP assintomáticas com uma frouxidão de leve (grau A) à moderada (grau B) podem ser tratados satisfatoriamente sem cirurgia.[14,18] Existe menos consenso, decorrente da ausência de informações, sobre o momento de operar. Em geral, a cirurgia tem sido recomendada para pacientes com uma intensa frouxidão posterior (grau C), (deslocamento além do côndilo femoral), lesões ligamentares combinadas e aqueles que apresentam fraturas ósseas por avulsão.[18]

Poucos estudos foram realizados com a descrição dos resultados de pacientes com um reparo primário ou a reconstrução do LCP. Lipscomb et al.[29] realizaram um estudo a longo prazo em pacientes submetidos à reconstrução do LCP com tendões do semitendíneo e grácil, com ou sem um procedimento extra-articular. Bons resultados subjetivos foram atingidos, mas a instabilidade foi controlada de modo inconstante. Esse procedimento reconstrutivo foi incapaz de eliminar, de modo confiável, ou diminuir a frouxidão do LCP.

Um desejo de melhorar os resultados dos pacientes tem levado à evolução das abordagens cirúrgicas. Essas consistem nos históricos procedimentos não anatômicos, endoscópicos tradicionais.

Os procedimentos não anatômicos foram os primeiros a serem descritos. Esses incluíam a transferência da cabeça medial do gastrocnêmio, a transferência dinâmica do poplíteo e a reconstrução com tendão semimembranoso. Produziram resultados desencorajadores e não são mais recomendados.[7,30,31]

As técnicas endoscópicas tradicionais envolvem o uso de enxertos como os aloenxertos de tendão do calcâneo e os autoenxertos, e aloenxertos osso–ligamento–osso. Aqui, o túnel tibial é perfurado da face anterior para a posterior. O enxerto é, então, forçado a fazer uma curva fechada em sua saída do túnel tibial de modo a se posicionar em frente ao túnel femoral.[3] Essa curva fechada tem sido responsabilizada pela frouxidão tardia encontrada em pacientes com essa abordagem[2], além de poder provocar atrito do enxerto.

O procedimento seguinte, a reconstrução posterior ou ramo único, foi criado para evitar o problema da curva fechada mencionado anteriormente.[32] Aqui o enxerto é preso diretamente à tíbia proximal posterior. Com essa orientação, o enxerto proximal pode ser facilmente guiado na direção do túnel femoral sem ter que fazer uma curva fechada.

O procedimento de dois feixes é a mais recente abordagem cirúrgica. Ela tenta replicar a anatomia de dois ramos do ligamento cruzado posterior. O segmento distal do enxerto é dividido (do tendão do calcâneo ou de ligamento da patela), é preso à tíbia posterior, e os segmentos proximais são puxados por dois orifícios perfurados no fêmur.[3] Espera-se que uma representação mais precisa da anatomia resulte em melhores resultados.

Ao realizar a técnica de reconstrução, preferimos colocar o paciente em posição lateral para obter o acesso do joelho artroscopicamente e depois virar para criar a abordagem posterior de Burks e Schaffer (Fig. 3).[33] Desbridamos o LCP remanescente por via artroscópica. Um guia especial é utilizado para perfurar dois túneis de 8 mm de diâmetro (separados por 4 mm) ao longo do sítio de

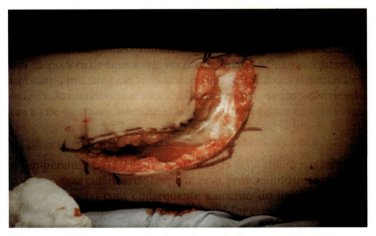

Figura 3. Abordagem posterior de Burks e Schaffer.

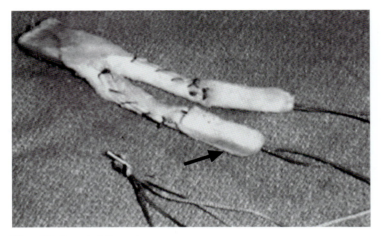

Figura 5. Enxerto bifurcado.

inserção do LCP. Um túnel localiza-se anteriormente no côndilo femoral medial, e o segundo túnel é posterior e mais distal. Um passador de enxerto de tendão–osso é inserido em cada orifício perfurado e colocado na face anterior do joelho. A seguir, o paciente é virado, e a abordagem posterior à tíbia posterior é realizada. Essa abordagem mobiliza a cabeça medial do gastrocnêmio, afastando-a lateralmente (Fig. 4). Um espaço de 16 mm de largura é criado na tíbia proximal, e o segmento distal do enxerto é preso com parafusos corticais de 4,5 mm. A seguir, o enxerto de tendão bifurcado (preparado com um bloco ósseo de 16 a 25 mm) (Fig. 5) é puxado para dentro do túnel, de modo que o tendão lateral se insira anteriormente, e o medial, posteriormente.

O paciente é virado de volta e os passadores de enxerto são puxados pelo fêmur. Os tendões são preparados com aproximadamente 7-8 cm de comprimento, de forma que suas extremidades não saem pelos túneis. Um parafuso biodegradável (Smith *and* Nephew) é inserido em cada túnel para a fixação. O componente anterior é fixado com o joelho em 90° de flexão, e o posterior, em 0°. As estruturas são, então, amarradas sobre a ponte óssea. Essa técnica resulta em uma excelente fixação, o que permite o início precoce dos programas de mobilização.

Em nossa experiência, os pacientes com lesões instáveis do LCP podem apresentar bons resultados com o tratamento cirúrgico. Mac-Gillivray *et al.*[34] fizeram uma revisão do tratamento cirúrgico de 27 pacientes com lesões isoladas do LCP em nossa instituição. A indicação primária da cirurgia foi a instabilidade. Quatorze pacientes receberam reconstruções endoscópicas tradicionais; sete foram submetidos ao procedimento de embutimento tibial; quatro foram submetidos a reparos primários com reforço, utilizando o grácil-semitendíneo; e dois foram submetidos a reparos primários. Os resultados foram positivos: 84% nunca ou raramente referiram episódios de instabilidade; 76% experimentaram dor leve, ou não referiram nenhuma dor; e 48% retornaram ao mesmo nível desportivo. Em geral, a maioria dos pacientes (aproximadamente 80%) estavam satisfeitos com sua cirurgia, a despeito de alguma frouxidão residual do LCP.

Ao rever os resultados, pareceu que houve resultados ligeiramente melhores com a técnica do embutimento posterior (*on lay*), mas a frouxidão residual foi comum em ambos os grupos. Em virtude da frouxidão residual, nós e outros tentamos melhorar essa frouxidão, utilizando a abordagem de duplo feixe para o fêmur. Nessa situação, um ramo único somente simula a banda anterior lateral e é funcional em 90°. A técnica de ramo duplo acrescenta o componente medial posterior, que é mais funcional, entre 0° a 30° de flexão. Esta técnica parece melhorar nossa estabilidade a 0° e a 90°. Até o momento, em nossos 14 pacientes, nossa estabilidade estática parece ter melhorado significativamente. Esperamos que os acompanhamentos a longo prazo confirmem esse achado.

■ CONCLUSÃO

O tratamento das lesões do LCP permanece controverso. Recomendamos o tratamento conservador paras as lesões isoladas do LCP de grau A ou B. Um deslocamento além desse grau necessitará o reparo ou a reconstrução do ligamento. Para os joelhos crônicos e sintomáticos que necessitam de reconstrução, atualmente recomendamos o embutimento na tíbia posterior e um feixe duplo para o fêmur, o que melhora a estabilidade estática.

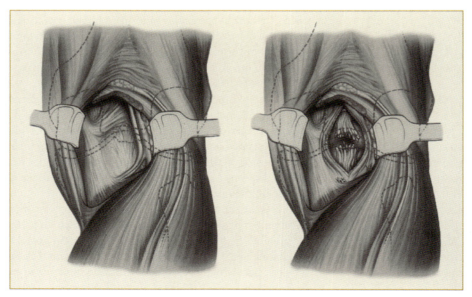

Figura 4. Abordagem posterior.

REFERÊNCIAS BIBLIOGRÁFICAS

1. Clancy Jr WG, Sutherland TB. Combined posterior cruciate ligament injuries. *Clin Sports Med* 1994;13:629-47.
2. Hughston JC, Bowden JA, Andrews JR et al. Acute tears of the posterior cruciate ligament: Results of operative treatment. *J Bone Joint Surg Am* 1980;62:438-50.
3. Miller MD, Bergfeld JA, Fowler PJ et al. The posterior cruciate ligament injured knee: Principies of evaluation and treatment. *Instr Course Lect* 1999;48:199-207.
4. Harner CD, Xerogeanes JW, Livesay GA et al. The human posterior cruciate ligament complex: an interdisciplinary study. Ligament morphology and biomechanical evaluation. *Am J Sports Med* 1995;23:736-45.
5. Miller MD, Olszewski AD. Posterior cruciate ligament injuries: new treatment options. *Am J Knee Surg* 1995;8:145-54.
6. Fanelli GC, Giannotto BF, Edson CJ. The posterior cruciate ligament arthroscopic evaluation and treatment. *Arthroscopy* 1994;10:673-88.
7. Hughston JC, Degenhardt TC. Reconstruction of the posterior cruciate ligament. *Clin Orthop* 1982;164:59-77.
8. Johnson JC, Bach Jr BR. Posterior cruciate ligament [Current concepts review]. *Am J Knee Surg* 1990;3:143-53.
9. O'Donoghue DH. Surgical treatment of injuries to ligaments of the knee. *JAMA* 1959;169:1423-31.
10. Parolie JM, Bergfield JA. Long-term results of nonoperative treatment of isolated posterior cruciate ligament injuries in the athlete. *Am J Sports Medicine J* 1986;4:35-38.
11. Shelbourne KD, Davis TJ, Patel DV. The natural history of acute, isolated, nonoperatively treated posterior cruciate ligament injuries: a prospective study. *Am J Sports Med* 1999;27:276-83.
12. Cross MJ, Powell JF. Long-term follow-up of posterior cruciate ligament rupture: A study of 116 cases. *Am J Sports Med* 1984;12:292-97.
13. Fowler PJ, Messieh SS. Isolated posterior cruciate ligament injuries in athletes. *Am J Sports Med* 1987;15:553-57.
14. Patel DV, Simonian PT, Allen AA et al. The nonoperative treatment of acute, isolated (partial or complete) posterior cruciate ligament-deficient knees: an intermediate-term follow-up study. *HSSJ* 2007 Sept.;3(2):137-46.
15. Girgis FG, Marshall JC, Al Monarem ARS. The cruciate ligaments of the knee joint: Anatomical, functional, and experimental analysis. *Clin Orthop* 1975;106:216-31.
16. Corey DC, Sepaga AA. Injuries of the posterior cruciate ligament: Current concept review. *J Bone Joint Surg Am* 1993;75:1376-86.
17. Miller MD, Johnson DL, Harner CD et al. Posterior cruciate ligament injuries. *Orthop Rev* 1993;22:1201-10.
18. Miller MD, Gordon WT. Posterior cruciate ligament reconstruction: Tibial inlay technique. *Oper Tech Orthop* 1999;9:289-97.
19. Hewett TE, Noyes FR, Lee MD. Diagnosis of complete and partial posterior cruciate ligament ruptures: Stress radiography compared with KT –1000 arthrometer and posterior drawer testing. *Am J Sports Med* 1992;20:732-37.
20. Satku K, Chew CN, Seow H. Posterior cruciate ligament injuries. *Acta Orthop Scand* 1984;55:26-29.
21. Torg JS, Barton JM, Pavlov H et al. Natural history of the posterior cruciate ligament-deficient knee. *Clin Orthop Relat Res* 1989;246:208-16.
22. Dandy DJ, Pusey RJ. The long-term results of unrepaired tears of the posterior cruciate ligament. *J Bone Joint Surg* 1982;64B:92-94.
23. Dejour H, Walch G, Peyrot J et al. The natural history of rupture of the posterior cruciate ligament. *Fr J Orthop Surg* 1988;2:112-20.
24. Keller PM, Shelbourne KD, McCaroll JR et al. Nonoperatively treated isolated posterior cruciate ligament injuries. *Am J Sports Med* 1993;21:132-36.
25. Kennedy JC, Roth JH, Walker DM. Posterior cruciate ligament injuries. Orthop *Digest* 1979;7:19-31.
26. Skyhar MJ, Warren RF, Ortiz GJ et al. The effects of sectioning of the posterior cruciate ligament and the posterolateral complex on the articular contact pressures within the knee. *J Bone Joint Surg* 1993;75A:694-99.
27. MacDonald P, Miniaci A, Fowler P et al. A biomechanical analysis of joint contact forces in the posterior cruciate deficient knee. *Surg Sports Traumatol Arthroscopy* 1996;3:252-55.
28. Boynton MD, Tietjens BR. Long-term follow-up of the untreated isolated posterior cruciate ligament-deficient knee. *Am J Sports Med* 1996;24:306-10.
29. Lipscomb Jr AB, Anderson AF, Norwig ED et al. Isolated posterior cruciate ligament reconstruction: Long-term results. *Am J Sports Med* 1993;21:490-96.
30. Roth JH, Bray RC, Best TM et al. Posterior cruciate ligament reconstruction by transfer of the medial gastrocnemius tendon. *Am J Sports Med* 1988;16:21-28.
31. Southmayd WW, Rubin BD. Reconstruction ofthe posterior cruciate ligament using the semi-membranosus tendon. *Clin Orthop J* 1980;50:196-97.
32. Berg EE. Posterior cruciate ligament tibial inlay reconstruction. *Arthroscopy* 1995;11:69-76.
33. Burks RT, Schaffer JJ. A simplified approach to the tibial attachment of the posterior cruciate ligament. *Clin Orthop* 1990;254:216-19.
34. MacGillivray JD, Warren RF, Park MC et al. *Isolated posterior cruciate ligament reconstruction: A comparison of techniques*. Study performed at the Hospital for Special Surgery. Presented at the ACL Study Group in Greece, May 1999.

LESÕES LIGAMENTARES COLATERAIS DO JOELHO

Rene Jorge Abdalla ■ Moisés Cohen ■ Carlos Eduardo da Silveira Franciozi ■ Márcio de Castro Ferreira

■ LESÕES DO COMPARTIMENTO POSTEROLATERAL DO JOELHO

O compartimento posterolateral (CPL) compreende as estruturas pertencentes ao intervalo entre o ligamento colateral lateral (LCL) e o ligamento cruzado posterior (LCP), e que confere, em sua maior relevância, estabilidade ao estresse em varo e rotacional (posterolateral) ao joelho, além disso, essas estruturas são estabilizadores secundários envolvidos na translação anteroposterior da tíbia em relação ao fêmur, principalmente quando ocorre insuficiência dos ligamentos cruzados.

Acredita-se que a incidência de lesão do CPL esteja entre 5 a 9% das lesões ligamentares do joelho[1] e raramente essas lesões se apresentam de maneira isolada 1,6%.[2] Essa característica potencializa os cirurgiões para uma falha de diagnóstico já que o exame físico para lesões dos ligamentos cruzados polarizam a atenção dos examinadores e dessa forma negligenciam a avaliação das estruturas posterolaterais. Com base nessa situação clínica, Hughston relatou em diversas ocasiões a frase "você pode até não ter visto uma lesão de compartimento posterolateral em sua prática clínica, mas com certeza ela já viu você".[1]

Apesar de a lesão do CPL não ser frequente, ela pode determinar grave disfunção articular não somente para as práticas esportivas, mas também para as atividades diárias.

Anatomia

A compreensão da anatomia é fundamental para o entendimento da funcionalidade das estruturas laterais do joelho, e, dessa forma, permitir a investigação clínica através do exame físico e da ressonância magnética para avaliar sua integridade (Fig. 1).

Seebacher[3] dividiu as estruturas que compõe a anatomia estabilizadora lateral do joelho em três camadas de profundidade. A primeira camada, a mais superficial, é composta pelo trato iliotibial, cabeça longa e curta do bíceps e o nervo fibular. A segunda camada é formada pelo ligamento colateral lateral. A terceira camada, a mais profunda, é formada pelo tendão do músculo poplíteo, ligamento popliteofibular, ligamento poplíteo oblíquo, ligamento fabelofibular, ligamento coronário e cápsula posterolateral.

Uma peculiaridade em relação à anatomia do CPL é a confusão relacionada com nomenclatura de suas estruturas. Muitas descrições na literatura referem-se às mesmas estruturas porém citadas com nomes diferentes, ou até mesmo agrupadas em uma mesma nomenclatura, como é o caso do complexo arqueado. Neste capítulo, utilizaremos os sistemas de descrição anatômica que separa todas as estruturas isoladamente.[1,4]

Trato iliotibial (TIT)

Suas fibras podem ser divididas em três subgrupos: anterior, intermédio e posterior.[1] As anteriores se misturam com o retináculo lateral, as posteriores se misturam com as expansões do bíceps até a fáscia crural, e as intermédias passam distalmente do espaço articular para se inserirem no tubérculo de Gerdy. A função principal do TIT é a estabilidade estática (mais importante que a dinâmica). Ele impede a abertura lateral, bloqueia a rotação interna e impede o deslocamento anterior com o joelho em flexão de 90 graus com a tíbia em rotação interna. Apresenta fibras anteriores que se ligam à patela, o ligamento iliopatelar, que impede o deslocamento medial da patela.[5]

Bíceps femoral

É formado pela cabeça longa do bíceps, que tem origem na tuberosidade isquiática junto com o semitendíneo e é inervada pelo nervo tibial, e a cabeça curta, que tem origem no terço médio da linha áspera femoral e inervação pelo nervo poplíteo comum. Sua função é de ser um flexor do joelho e contensor da extensão e rotação externa tibial.

A cabeça longa apresenta cinco pontos de inserções diferentes no nível do joelho:[4] braço refletido – insere-se no limite posterior do trato iliotibial; braço direto – insere-se no limite posterolateral da fíbula; Braço anterior – cabeça fibular lateral, ligamento colateral lateral e expansão aponeurótica anterior; expansão aponeurótica lateral – insere-se no ligamento colateral lateral; expansão aponeurótica anterior – insere-se no compartimento anterior da perna.

A cabeça curta apresenta seis reflexões de inserção no nível do joelho:[5] Inserção muscular proximal – insere-se no aspecto anteromedial da cabeça longa; braço capsular – insere-se cápsula posterolateral do joelho; camada capsulo-óssea – insere-se na tíbia proximolateral; braço direto – insere-se na cabeça da fíbula; Braço anterior – insere-se na tíbia proximolateral; expansão aponeurótica lateral – insere-se no ligamento colateral lateral.

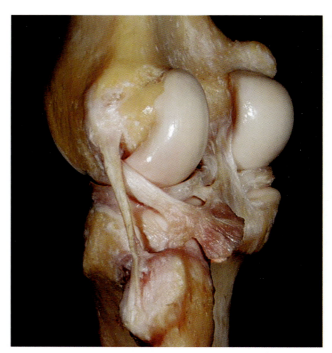

Figura 1. Anatomia posterolateral.

Ligamento colateral anterior (LCL)
Estende-se desde o epicôndilo lateral até a cabeça fibular. Apresenta papel relevante tanto para estabilidade em varo em todos os graus de flexão, quanto providenciar estabilidade para a rotação externa nas fases iniciais de flexão do joelho. O LCL insere-se discretamente anterior à porção média do aspecto lateral da cabeça fibular em média de 38% da largura da cabeça fibular ao longo anteroposterior do aspecto lateral. Em adição, ele insere-se em média 8,2 mm posterior ao aspecto anterior da cabeça fibular e 28,4 mm distal ao topo do estiloide fibular.[1]

Ligamento anterolateral (LAL)[6]
Também chamado por alguns autores de ligamento lateral curto, camada cápsulo-óssea do TIT, terço central do ligamento capsular lateral ou somente ligamento lateral capsular.[7] O LAL origina-se próximo da inserção do tendão poplíteo e cursa distalmente 5 mm distal à cartilagem articular do planalto tibial lateral e posteriormente ao tubérculo de Gerdy.[7] Essa estrutura está intimamente relacionada com fratura de Segond e com a estabilidade anterolateral do joelho.

Ligamento fabelofibular (LFF)
Também chamado por alguns autores como ligamento lateral curto. O ligamento fabelofibular é uma das estruturas mais mal compreendidas do aspecto posterolateral do joelho. Ele origina-se ao longo do aspecto lateral da fabela, ou uma fabela cartilaginosa análoga, e desce distal e lateralmente para inserir-se logo lateral ao topo do estiloide fibular. A relevância clínica do LFF é que deve ser importante em fornecer estabilidade em joelhos próximos da extensão.[1]

Ligamento coronário do menisco lateral
O ligamento coronário do menisco lateral é a porção meniscotibial da cápsula articular posterior que insere o corno posterior do menisco lateral na tíbia. Sua borda lateral é o limite do fascículo popliteomeniscal posteroinferior no hiato poplíteo, e a borda mais medial é logo lateral à inserção do LCP na face posterior da tíbia. O ligamento coronário é reforçado ao longo de toda sua extensão pela inserção aponeurótica do músculo poplíteo ao menisco lateral. Acredita-se que essa estrutura seja importante clinicamente em providenciar resistência contra hiperextensão e rotação posterolateral do joelho.[1]

Complexo muscular poplíteo
Em adição ao LCL, o complexo ligamentar do músculo poplíteo é a estrutura mais importante para a estabilidade estática do CPL do joelho, além de desempenhar relevante papel na estabilidade rotatória posterolateral. O complexo do músculo poplíteo é formado por uma série de interações entre oito componentes no joelho. O complexo consiste em: inserção do tendão poplíteo femoral; os três fascículos popliteomeniscais (anteroinferior, posteroinferior, posterossuperior); "ligamento" popliteofibular (divisões anterior e posterior – expansões tendíneas entre o tendão do poplíteo e a cabeça da fíbula); inserção aponeurótica para cápsula posterior e corno posterior do menisco lateral; corpo muscular do poplíteo.[1]

Tendão do gastrocnêmio lateral
Ao longo do seu curso, ele se insere na fabela, ou análoga cartilaginosa, que está presente em todos os joelhos. Proximalmente à região da fabela, o tendão do gastrocnêmio lateral é inseparável da porção meniscofemoral da cápsula posterolateral. Seu ponto de inserção femoral médio é de 13,8 mm posterior ao LCL. Essa estrutura é raramente lesada. Por isso, serve como referência para ajudar a identificar a inserção normal do LCL principalmente quando este é avulsionado.[1]

Artéria geniclular inferolateral
Essa artéria origina-se da artéria poplítea e cursa ao longo da cápsula logo proximalmente ao aspecto superior do menisco lateral. Nesse local, seu percurso para a região anterolateral passa diretamente ao longo do aspecto lateral do menisco dentro da substância do ligamento capsular lateral médio. É importante reconhecer essa estrutura quando se realiza a artrotomia capsular lateral, pois a artéria estará presente, e deve ser identificada e coagulada em todos as instâncias para minimizar sangramento no pós-operatório.[1]

Ligamento poplíteo oblíquo (LPO)
Também chamado de ligamento de Winslow, ou ligamento de Bourgery. Cursa tanto sobre o aspecto posterolateral como posteromedial do joelho, formando uma ampla folha fascial posterior. É formado medialmente por uma coalescência do braço capsular do ligamento oblíquo posterior e uma expansão tendinosa lateral do tendão comum do semimembranoso. Lateralmente, o LPO insere-se na porção meniscofemoral da cápsula lateral confluente com a origem do músculo plantar no aspecto lateral da fabela (óssea ou condral). Ele auxilia na estabilidade rotacional do joelho.[1]

Mecanismos de lesões, quadro clínico e exame físico
O mecanismo usual de lesão posterolateral envolve um componente de contato e outro sem contato – rotação, hiperextensão, força em varo. O mecanismo principal tem sido descrito como um golpe no aspecto anteromedial do joelho com o pé fixo ao solo, o que resulta em uma força em varo, podendo ou não estar associada à hiperextensão.[8]

Nas lesões dos CPL, encontramos geralmente um edema discreto, mesmo na fase aguda de lesão. Pacientes podem também queixar-se de disestesias, com fraqueza motora distal (incluindo pé caído) graças à neuropraxia ou lesão completa do nervo fibular, que podem ocorrer de 15%[1] em até 30% dos casos.[2,9] Pacientes com lesões do CPL apresentam instabilidade para andar, virar, subir escadas e rotação sobre o joelho. Embora o empuxo em varo da marcha seja mais comumente visto em lesões combinadas de cruzados, também pode ser visto em lesões isoladas de LCL.

Geralmente as queixas relatadas pelos pacientes com lesão nessas estruturas agudas são limitação de movimento articular, edema e dor. Já nos casos crônicos as principais queixas são dor, falseios e alteração de marcha.

O exame físico para um joelho agudo deve constar de avaliação de amplitude de movimento, avaliação ligamentar completa e meniscal.

Os exames para o diagnóstico de lesões do CPL são manobras para rotação externa *recurvatum*, estresse em varo com 30° de flexão, *dial test* com 30° e 90° de flexão, gaveta posterolateral, *pivot-shift* reverso e avaliação para marcha com empuxo em varo.[8]

O teste de rotação externa *recurvatum* de Hughston é realizado sustentando o membro inferior avaliado em extensão completa seguro apenas pelo hálux. Ele avalia o aumento do *geno recurvatum* e geno varo relativo e rotação externa. Esse teste positivo, geralmente, indica combinação de lesão do ligamento cruzado posterior associado à lesão do CPL.[8]

O teste do estresse em varo é realizado com flexão de 30°. O guia da *American Medical Association* gradua em tipo I (abertura articular de 0-5 mm), tipo II (6-10 mm) e tipo III (> 1 cm) comparada ao lado contralateral.[10]

Em relação ao *dial test*, a visualização da diferença de rotação do tubérculo tibial em relação ao membro contralateral é o melhor ponto de avaliação em posição supina com o joelho em 30° de flexão. Embora o teste tenha sido relatado como sendo específico em identificar lesão do CPL em estudos biomecânicos, esse teste é muito subjetivo invocando sutileza para a avaliação. Uma diferença maior que 10° a 15° em relação ao membro contralateral é indicativa de positividade com o joelho em 30° de flexão.[8]

A gaveta posterolateral é descrita como a subluxação posterior do planalto tibial lateral com o joelho fletido em 80°. Essa subluxação é máxima com 15 graus de rotação. A gaveta posterior do platô tibial lateral em 30° de flexão relaciona-se com lesão do LPF e gastrocnêmio lateral.[8]

O fenômeno do *pivot-shift* reverso fica evidente após a ruptura do LCL e da cápsula posterolateral podendo ser exagerado, caso o LCP também esteja roto.[8] O joelho é movido de 90° de flexão até a extensão plena enquanto aplicam-se forças em valgo e em rotação externa na tíbia. A tíbia lateral é posteriormente subluxada na flexão, mas salta anteriormente de modo a se alinhar em extensão. A rotação tibial interna diminui o sinal do deslocamento do *pivot-shift* reverso. O sinal do *pivot-shift* reverso pode ser falso positivo em cerca de 35% dos pacientes normais sob anestesia, com incidência aumentada entre os pacientes com sinais de frouxidão articular. O teste do *pivot-shift* normal não avalia as estruturas laterais.

Uma manobra bastante utilizada para a avaliação do LCL é colocando o pé do membro avaliado sobre o joelho contralateral (formato do número 4), pois nessa posição, o ligamento colateral lateral fica retesado e é facilmente palpável.

Os pacientes com lesão do CPL geralmente, mas não sempre, apresentam alinhamento do joelho em varo e podem adaptar uma marcha com o joelho fletido. Essa marcha é acompanhada de abertura em varo (duplo varo), podendo até cursar com hiperextensão durante o caminhar (triplo varo).

Vale ressaltar que um critério artroscópico usado para indicar insuficiência das estruturas posterolaterais é o sinal do *Drive-Through* que consiste em uma abertura do compartimento femorotibial lateral com o joelho em 30° de flexão maior que 8 mm no nível medial do compartimento, 10 mm no centro do compartimento e 12 mm no extremo lateral do compartimento.[8]

Classificação e exames complementares

As lesões do CPL são classificadas em três grades de estiramento, dependendo do grau de lesão ligamentar[1,8] e são melhores avaliados com o joelho em 30° de flexão:

- *Grau I*: são lesões não associadas à alteração da mobilidade articular, com pequeno desconforto e edema na região lateral do joelho, sem instabilidade. Mínimo aumento da translação em varo e das rotações em 30° e 90° e da gaveta posterolateral em 90°.
- *Grau II*: são associadas de leve à moderada mobilidade articular anormal, com lesões de 1/3 a 2/3 das fibras ligamentares com dor e edema local, porém, sem determinar instabilidade articular relevante (abertura em 30° de flexão menor que 3 mm e rotação externa assimétrica menor que 5°); aumento da abertura em varo menor que 10 mm (comparativo contralateral) com *endpoint* palpável, aumento da rotação externa em 30° menor que 10° e aumento da gaveta posterolateral não mais que um grau comparado ao contralateral.
- *Grau III*: são associadas à marcada mobilidade articular anormal (abertura em 30° de flexão maior que 6 mm e rotação assimétrica maior que 15°); mais de 10 mm de abertura ao estresse em varo, aumento maior que 10° de rotação externa em relação ao contralateral, aumento da gaveta posterolateral com o joelho em 90° de flexão em um ou dois graus maior que o contralateral.

Após a avaliação clínica, a investigação com exames complementares deve ser iniciada com radiografias de joelho em incidências anteroposterior, perfil, axial de patela e incidência de Rosemberg, onde devemos observar a existência de fraturas (atenção para as avulsões da cabeça da fíbula e do rebordo do planalto lateral – Segond). Além das fraturas devemos observar a existência de abertura lateral ou subluxação e o espaço articular em joelhos com início de artrose. Radiografias com estresse em varo pode ajudar em observar insuficiência ligamentar lateral.

A investigação radiológica deve continuar com exame de ressonância magnética para melhor avaliação das estruturas articulares, como ligamentos, meniscos e cartilagem, já que todas essas estruturas podem ser visualizadas nesse exame.

Exame de eletroneuromiografia (ENMG) pode ser solicitado, caso o paciente apresente queixa de parestesia ou paresia em território do nervo fibular.

Em pacientes com lesões multiligamentares do joelho é imperativo uma boa avaliação vascular no membro envolvido para excluirmos possíveis lesões associadas, onde devemos avaliar o pulso arterial distal nos membros e o Índice Braquio-tornozelo (IBT)[11] que consiste na comparação da pressão sistólica braquial dividido pela pressão sistólica tibial posterior, se essa relação for menor que 0,9 é sugestivo de lesão vascular. Pode ser necessária a realização de arteriografias e doppler.

Tratamento

O tratamento das lesões do compartimento posterolateral pode ser conservador ou cirúrgico. Geralmente as lesões classificadas como de graus I e II podem ser tratadas conservadoramente com imobilização e ausência de carga no membro por 3 a 6 semanas associadas à manutenção do arco de movimento, seguido por início de descarregamento progressivo e fortalecimento.[8]

Em relação às lesões cirúrgicas, ou seja, as do tipo III apresentam como pontos críticos para uma indicação cirúrgica: aumento da abertura do compartimento lateral maior que 6 mm com o joelho em 20° de flexão, aumento de rotação maior que 15° em relação ao membro contralateral com o joelho em 30° de flexão, deformidade em varo e *recurvatum*, marcha com hiperextensão anormal, lesões agudas com avulsões ósseas.[8]

Já as situações que contraindicam a conduta cirúrgica para reconstrução posterolateral são: abertura lateral menor que 5 mm com o joelho em 20° de flexão; menos que 10° de diferença de rotação em relação ao joelho contralateral com o joelho em 30° de flexão; infecção articular; pacientes, que não concordam em cooperar com a reabilitação, pacientes com duplo ou triplo varo que melhoraram a instabilidade lateral por encurtamento pós-osteotomia valgizante; artrite avançada com menos de 2 mm de espaço articular.[8]

Para as lesões agudas, o período considerado "ouro" para a reparação ou reinserção das estruturas lesionadas do CPL vai do sétimo ao décimo quarto dia pós-lesão. Após esse período, os tecidos fibróticos geralmente obliteram os planos cirúrgicos e tornam a dissecção e identificação das estruturas muito difícil.[8]

Para as lesões crônicas, ou tardias, antes de indicar a reconstrução ligamentar é necessária a avaliação do eixo mecânico do membro inferior envolvido, pois joelhos que apresentam desvios em varo necessitam de osteotomia valgizante previamente à reconstrução ligamentar para não colocar os enxertos sob estresse pós-operatório. Em algumas situações pós-osteotomia, ocorre um retesamento das estruturas laterais e não necessitam de reconstrução ligamentar subsequente para reintegração da estabilidade articular.[8]

Em relação às reconstruções das estruturas do CPL, existem várias técnicas cirúrgicas que objetivam o reestabelecimento da integridade funcional da junta. Elas podem ser divididas em reconstruções anatômicas ou funcionais. As reconstruções anatômicas procuram reconstruir as estruturas individualmente em seus pontos anatômicos. Já as reconstruções funcionais visam ao reestabelecimento da estabilidade articular independente das reconstruções dos componentes individuais lesionados.

As técnicas mais populares em relação às reconstruções posterolaterais são as de LaPrade (anatômica) e a de Fanelli (funcional).

A técnica de LaPrade[1] consiste na passagem de dois enxertos (ísquiotibiais ou aloenxerto) longos através de um furo anteroposterior na tíbia medialmente ao tubérculo de Gerdy, onde esses enxertos saem na porção posterior da tíbia na altura da transição miotendínea do poplíteo. Em seguida um desses enxertos transpassa um furo realizado na cabeça da fíbula onde é fixado com parafuso absorvível e ascende em direção ao epicôndilo lateral onde, através de um furo, é fixado em 20° a 30° de flexão (dessa forma reconstruindo o ligamento poplíteofibular e o ligamento colateral lateral). O outro enxerto é levado diretamente até o ponto de inserção do tendão do poplíteo na face lateral do côndilo femoral e é fixado com parafuso absorvível em um túnel realizado neste ponto, fixado em 45° a 60° de flexão. A inserção do poplíteo é aproximadamente 18 mm anterodistal ao epicôndilo lateral.

A técnica de Fanelli[12] consiste na realização de um furo transfixando a cabeça fibular anteroposterior além de ser determinado um ponto entre o epicôndilo lateral e o ponto de inserção do poplíteo para a fixação femoral. Então o enxerto é passado pelo furo na cabeça da fíbula, e a parte posterior é levada à porção de fixação femoral mais próxima à inserção do poplíteo, e a porção do enxerto anterior à cabeça fibular é conduzida para o local da inserção do LCL. A fixação pode ser feita com parafusos e arruela com *spikes* ou através da realização de furo e passagem se parafuso de interferência.

Deve-se sempre ter em mente que a identificação e isolamento do nervo fibular são mandatórios como primeiro tempo cirúrgico para evitar lesões no intraoperatório.

Preferência do autor (RJA)

O autor utiliza uma técnica pessoal com enxerto autólogo do semitendíneo, grácil e terço posterior do tendão do bíceps individualizado 10 cm proximal da cabeça da fíbula (Fig. 2).

O enxerto do semitendíneo é passado de anterior para posterior na região do tubérculo de Gerdy, duplo por dois túneis utilizando-se guia, desenvolvido pelo autor, realiza-se, então, a dissecção e individualização do terço posterior do tendão do bíceps.. O grácil é passado de anterior para posterior por dois orifícios na cabeça da fíbula antecedido por dissecção do nervo fibular. Metade do tendão é solidarizado ao conjunto semitendíneo "poplíteo" o qual vai reproduzir o ligamento poplíteo fibular, e a outra metade reforça o tendão do bíceps.

Os conjuntos de tendões são direcionados às inserções anatômicas das estruturas originais no fêmur.

A técnica pode, também, ser reproduzida com a utilização de aloenxerto.

■ LESÃO DO LIGAMENTO COLATERAL MEDIAL

O ligamento colateral medial (LCM) do joelho é um dos ligamentos mais comumente lesionados durante atividades esportivas, particularmente aqueles que envolvem mecanismo de trauma em valgo, como futebol, vôlei, hóquei, patinação e esqui.[13-15] O fato desse ligamento apresentar-se perifericamente no joelho confere a esta estrutura melhor ação contra mecanismos torcionais em razão de sua localização ser fora do eixo central, se compararmos ao LCA.

O LCM é o principal restritor para a estabilidade em valgo do joelho. Com o joelho posicionado em 30° de flexão, ele proporciona cerca de 80% da força de restrição, enquanto em extensão completa, ele proporciona cerca de 60%, sendo o restante determinado pela cápsula posteromedial, ligamento oblíquo posterior (LOP), ligamento cruzado anterior (LCA).[16] Outras funções secundárias do LCM são limitar a rotação externa e discretamente impedir a translação anterior da tíbia.

Anatomia funcional

O LCM apresenta pouca elasticidade graças à composição colágena paralela, logo, pequenos aumentos de complacência em sua estrutura (5 a 8 milímetros) podem indicar ruptura do ligamento,[17] estirando-se menos que 10% de seu tamanho, e em seguida rompendo-se. A substância do ligamento é mais fraca que suas origens ósseas femoral e tibial, portanto suas fibras tendem a romper antes da avulsão. As lesões no LCM ocorrem no lado femoral em 65% dos casos, 25% no lado tibial, 10% na linha articular e em ambos os lados somente em casos raros (Fig. 3).[18]

Sua origem é tanto no epicôndilo medial quanto em seu arredor, ou seja, no sulco e na ponte óssea em formato de ferradura invertida que circunda o epicôndilo medial[19] LaPrade observou que a origem é 3,2 mm proximal e 4,8 mm posterior ao epicôndilo medial.[20]

Em virtude de a característica de sua origem femoral ser estreita e sua inserção tibial espraiada, suas fibras apresentam um aspecto de "vela de barco", ou seja, em delta. Este fato ajuda ao lado medial do

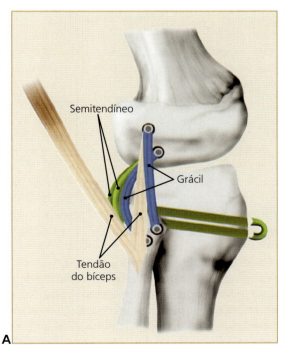
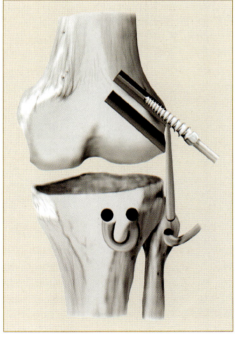

Figura 2. (**A** e **B**) Técnica cirúrgica proposta pelo autor.

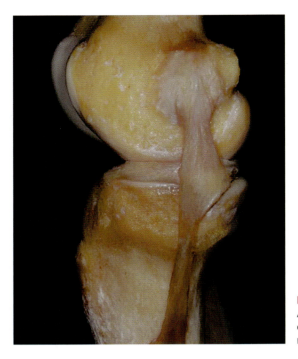

Figura 3. Anatomia do compartimento medial.

joelho rodar mais que o lado lateral em flexão e extensão. Ele apresenta duas camadas: a superficial e a profunda. Ambas originam-se no entorno do epicôndilo medial. A camada profunda insere-se na margem superior do menisco medial. Já na margem inferior, insere-se no rebordo do planalto tibial associado ao ligamento coronário além de se fundir com a camada superficial do LCM que se insere na diáfise medial da tíbia distalmente à interlinha articular e pata de ganso (Fig. 4). Seu aporte sanguíneo é feito pela artéria genicular superomedial, vasos coronários e artéria genicular inferomedial.

Warren e Marshal[21] dividiram o aspecto medial do joelho em três camadas:

- *Camada I – superficial:* corresponde à fáscia que reveste o sartório, e posteriormente apresenta um tecido gorduroso que contém os músculos semitendíneo e grácil (estruturas que estão entre as camadas I e II), e as duas cabeças do músculo gastrocnêmico além das estruturas da fossa poplítea.
- *Camada II – intermediária:* é o plano do ligamento colateral medial superficial que consiste em fibras paralelas e oblíquas.[22] As fibras paralelas, mais anteriores, originam-se no sulco do epicôndilo medial e se inserem distalmente à superfície articular da tíbia, aproximadamente 4,6 centímetros posteriormente à inserção da pata de ganso. Essas fibras estão mais tensionadas em ângulos de flexão até 90° (sendo máxima entre 45° e 90° de fle-

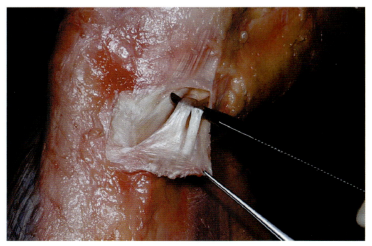

Figura 4. Tendões da pata de ganso.

xão).[23] A porção oblíqua origina-se do epicôndilo medial e insere-se posteriormente, fundindo-se a camada III para formar as estruturas estabilizadoras posteriores junto com a cápsula, sendo sua função mais relevante com o joelho próximo da extensão. Os 5 mm anteriores do LCM superficial estão mais tensionados em flexão, já os 2/3 posteriores estão mais tensionados em extensão. Esta característica foi descrita por Palmer[24] decorrente de a origem femoral do LCM ser do tipo ovalada. A camada II também é formada pelo retináculo parapatelar, ligamento patelofemoral medial (limitador da lateralização patelar passivo) e ligamento meniscopatelar que conecta a borda inferior da patela e corno anterior do menisco medial.

- *Camada III – profunda:* esta camada é formada pelo LCM profundo, que, anteriormente, é nitidamente separado do superficial por uma bursa (essa divisão fica mais difícil de notar quanto mais posterior analisamos pela fusão dessa estruturas) e pela cápsula. A região posteromedial é formada pela fusão das camadas II e III que são reforçadas pelas cinco reflexões do músculo semimembranoso (inserção direta posteromedial na tíbia, inserção direta tibial profundamente ao LCM, trato que se funde com as fibras oblíquas do LCM, inserção capsular posterior acima do menisco medial e finalmente um trato que percorre um trajeto posterior lateralmente e proximalmente sobre à cápsula posterior e forma o ligamento poplíteo oblíquo, também chamado de ligamento de Winslow ou ligamento de Bourgery. Em relação a cápsula, sua porção média é a mais importante e espessa. O ligamento capsular medial é retesado em extensão, e conforme vai ocorrendo flexão, ele relaxa até atingir novo tensionamento com maior grau de flexão em razão do maior afastamento dos pontos insercionais. Um espessamento na região posterior da cápsula é denominado ligamento oblíquo posterior. O LOP tem origem no tubérculo dos adutores e tem três braços: central, medial e lateral (une-se ao semimembranoso para ajudar a formar o ligamento poplíteo oblíquo). Tem ação semelhante ao LCM, e em flexão é tensionado pelo semimembranoso. Outra ação importante é de propriocepção e sustentação de ação rotatória interna do músculo semimembranoso, quando a articulação está quase em extensão.

O lado medial do joelho é formado por estabilizadores dinâmicos e estáticos. Os dinâmicos incluem os músculos formadores da pata anserina, ou seja, sartório, grácil e semitendíneo que apresentam ação de flexão e rotação interna do joelho, além da cabeça medial do gastrocnêmio. Os principais estabilizadores estáticos são o LCM associados ao complexo capsuloligamentar.

O estabilizador primário da face medial do joelho é o LCM superficial, sendo este responsável por 57% da estabilidade em valgo com o joelho em 5° de flexão e por 78% com o joelho a 25% de flexão decorrente do relaxamento da cápsula. Os ligamentos cruzados respondem por 14% da estabilidade durante toda a amplitude de movimento.[16,25]

A cápsula posteromedial tem uma função crucial para a estabilização medial e rotacional. A integridade do complexo capsular afeta diretamente o prognóstico das lesões do LCM, pois acrescenta componente rotacional às lesões, o que pode dificultar o processo de cicatrização por determinar uma maior mobilidade e, com isso, um afrouxamento cicatricial.

Mecanismos de trauma, quadro clínico, exame físico e diagnósticos diferenciais

A maioria das lesões do compartimento medial do joelho são determinadas por movimentos rotatórios sem contato ou traumas no aspecto lateral do joelho que geralmente determinam um estresse em valgo e muitas vezes associados à rotação externa tibial. As lesões do LCM podem ser isoladas ou associadas a lesões multiligamentares. Mecanismos de entorses rotacionais no joelho sem contato resultam em risco para lesões do LOP, assim como do LCM, e, dependendo da força resultante, pode conduzir a uma lesão do LCA. As lesões leves do LCM são conhecidas como "a lesão do dia seguinte", já que não é infrequente os pacientes, apesar no entorse no joelho, continuarem suas atividades atléticas e, após um período de repouso, iniciarem o quadro de dor e restrição funcional.

Para uma boa avaliação clínica após um entorse no joelho, é fundamental iniciarmos o exame pelo joelho contralateral ao da queixa para que possamos ter ideia do grau de frouxidão ligamentar fisiológica do paciente, desde que o mesmo não relate lesões prévia no joelho em questão. Em seguida observamos o joelho queixoso para avaliar a existência de hematomas ou edemas, já que a presença de hemartroses geralmente corresponde a lesões intra-articulares, como ligamentos cruzados e meniscos. Outro aspecto relevante para a avaliação ectoscópica é a atitude do joelho, ou seja, observamos se o joelho apresenta extensão completa ou uma atitude em flexão de alguns graus que pode corresponder tanto a lesões em alça de balde dos meniscos quanto à contratura reflexa dos isquiotibiais à lesão do LCM. Através de um bloqueio com anestésico local no nível do epicôndilo medial, geralmente conseguimos inibir a estimulação nervosa aferente que produz o espasmo dos isquiotibiais e é possível recuperar a extensão completa, quando a causa é a lesão do LCM. Quando o exame físico é impossibilitado pela dor, devemos imobilizar o joelho e prescrever analgesia para uma nova avaliação física em 5 a 7 dias.

É necessário gentileza ao realizar manobras durante o exame físico para não desencadear dor ou contrações musculares inibitórias que atrapalhem a avaliação clínica.

A palpação dolorosa no nível do epicôndilo medial é altamente sugestiva de lesão do LCM no ponto de sua origem, porém não devemos esquecer que o ligamento patelofemoral medial e o adutor magno também apresentam origem e inserção próximo dessa topografia, ou podem ser considerados como hipótese diagnóstica de lesão.

A melhor maneira de se examinar o LCM isoladamente é com uma ligeira flexão do joelho, em 20° a 30°, para que ocorra um relaxamento das estruturas capsulares e assim obtermos um maior isolamento das fibras do ligamento colateral medial e em seguida aplicarmos uma força em valgo com uma discreta rotação externa da perna para diminuirmos o "entrelaçamento" dos ligamentos cruzados e isolarmos ainda mais o LCM. O importante durante essa avaliação é quantificar a abertura da articulação, assim como identificar o *endpoint*, ou seja, a firmeza ligamentar para a contensão da abertura em valgo.

A avaliação do LCM e das estruturas posteromediais, como a cápsula e o ligamento obliquo posterior, é avaliada por manobras de estresse em valgo com o joelho em extensão completa, já que estas estruturas apresentam-se mais tensionadas nesta posição. Uma outra manobra importante para a investigação posteromedial é a realização do "*dial test*" que consiste em realizar uma flexão discreta do joelho (20°) e ao mesmo tempo realizar a rotação externa da perna que, se apresentar lesão, ocorrerá uma assimetria se comparado ao lado contralateral. O *dial test* deve ser interpretado com atenção pois pode ser positivo em lesões medial e laterais, e, em insuficiências ligamentares crônicas pode confundir o diagnóstico. Portanto, a avaliação do compartimento com aumento da rotação deve ser feito no nível da linha articular, onde a lesão posteromedial determinará uma subluxação anterior do planalto tibial medial, e a lesão posterolateral uma subluxação posterior do planalto tibial lateral.

Em flexão, avaliamos a integridade posteromedial através do teste de Slocum que consiste na realização do teste de gaveta anterior com o joelho em flexão de 90° em rotações neutra e externa do joelho. Caso ocorra diminuição da translação anterior da tíbia com a rotação externa em relação à posição neutra, isto denota integridade das estruturas posteromediais, pois nesta posição a cápsula apresenta-se tensionada, diminuindo assim a positividade do teste da gaveta anterior, se aumentar a gaveta com a rotação externa, estaremos diante de uma insuficiência posteromedial.

É importante observar que a realização da manobra de estresse em valgo do joelho próximo da extensão determina uma avaliação das fibras estabilizadoras mais posteriores do compartimento medial, ou seja, cápsula posteromedial, LOP e fibras oblíquas do LCM. Quando realizamos maiores graus de flexão durante o exame, determinamos uma avaliação das fibras mais anteriores do LCM, que são as fibras paralelas e apresentam maior tensionamento com a flexão.

Não podemos esquecer, durante o exame físico, de avaliar os demais ligamentos que podem estar lesionados associadamente, como os cruzados, patelofemoral medial, colateral lateral e estruturas posterolaterais.

Em relação aos diagnósticos diferenciais, todas as estruturas com potenciais de lesão devem ser consideradas quando o paciente apresenta queixa de dor medial, como lesão do menisco medial, bursite medial, bursite de pata de ganso, síndrome patelofemoral, entesite de pata de ganso, lesão de adutor, lesão do ligamento patelofemoral medial, lesão condral no compartimento femorotibial medial, em crianças não podemos esquecer das patologias do quadril que apresentam dor referida para o joelho.

Classificação e exames complementares

O LCM é lesado mais comumente em sua inserção femoral 65%, seguido da inserção tibial 25%, e terço médio 10%.[18]

As lesões do LCM são classificadas em três graus de acordo com a abertura do compartimento femorotibial medial comparado ao lado contralateral durante o exame físico, o que corresponde à extensão do comprometimento das fibras mediais ao aplicarmos força em valgo:[26]

- As lesões de grau I caracterizam-se por estiramento ou discreta lesão. Ao exame físico não apresentam alteração de assimetria para abertura em valgo em 30° de flexão, extensão ou componente rotacional.
- As lesões de grau II apresentam comprometimento de um terço a dois terços das fibras do ligamento. Apresenta abertura em valgo menor que 3 mm com o joelho em 30° de flexão e sem instabilidade rotacional.
- As lesões de grau III são caracterizadas por ruptura completa do LCM com ou sem lesão do LOP, e a instabilidade é determinada pelo exame físico além de serem subdivididas em três subtipos.

O Grau III-I ao exame em 30° de flexão apresenta abertura em valgo de 4 a 5 mm e 4° a 5° de rotação externa, já em extensão apresenta 0 a 2 mm de abertura (lesão do LCM).

A lesão de graus III-II caracteriza-se em 30° de flexão, apresenta abertura em valgo de 6 a 7 mm e 8° a 10° de aumento de rotação externa com 30°, já em extensão 4 a 5 mm de abertura (lesão do LCM e LOP).

A lesão de graus III-III apresenta em 30° de flexão, abertura em valgo de 10 a 15 mm e 11° a 15° de aumento da rotação externa, já em extensão 5 a 10 mm de abertura (lesão do LCM, LOP e LCA).

Quando nos deparamos com uma queixa aguda de entorse do joelho e dor no compartimento medial, o exame físico é dificultado pelo quadro de dor que existe e, muitas vezes, não conseguimos realizar as manobras necessárias para avaliação ligamentar. Nessas situações, os exames de imagem, quer sejam a radiografia (RX) ou a ressonância magnética (RM) agregam grande valor para a elucidação diagnóstica.

Em relação aos diagnósticos radiológicos, quando em suspeita de lesão ligamentar no joelho iniciamos solicitando quatro incidências radiográficas: anteroposterior (AP), perfil, Merchant e túnel. Podem-se também realizar radiografias bilaterais com estresse em valgo em extensão e com 20° de flexão (67 N de força).[26] É importante observar nos RX a presença de fraturas ou imagem sugestiva de lesão prévia no LCM, que pode ser manifestado pela formação óssea no nível do epicôndilo medial, também conhecida como lesão de Pellegrini-Stieda, que indica pelo menos 6 semanas de lesão.

No entanto, em radiografias não conseguimos visualizar diretamente o LCM, por isso, a RM é o exame mais indicado para a avaliação estrutural deste ligamento, assim como para determinar o nível anatômico da lesão.

Tratamento e complicações

Os resultados das lesões isoladas do LCM de graus I, II e III apresentam respostas favoráveis ao tratamento conservador graças as suas características anatômicas e biomecânicas, como seu suprimento sanguíneo, a área de superfície relativamente grande, associação como outros estabilizadores secundários, localização extra-articular. Outra característica favorecedora é o movimento rotacional do côndilo femoral medial ser apenas de *spinning* durante o arco de movimento de flexão-extensão, não oscilando o ponto de cicatrização proximal durante o arco de movimento.

O tratamento conservador deve ser realizado enfatizando a necessidade de proteção (utilização de *brace* rígido ou articulado, dependendo do grau da lesão ou a fase do tratamento), repouso, crioterapia (*ice*), compressão e elevação do membro (PRICE), além de medicações analgésica e anti-inflamatória. Dependendo da fase do tratamento, a descarga de peso deve ser encorajada desde que seja bem tolerada pelo paciente e protegida contra forças em valgo através de *braces* articulados. Desde o início do processo de reabilitação as atividades de fortalecimentos isométricos devem ser estimuladas, mesmo que o paciente apresente imobilizadores.

Objetivamente, para as lesões de grau I, o tratamento desde o início da lesão consiste na utilização de um *brace* funcional, e carga de acordo com o tolerável.

As lesões de grau II, que geralmente apresentam comprometimento de 1/3 a 2/3 das fibras do ligamento, podem ser conduzidas com um *brace* em extensão por período de 1 a 2 semanas seguido da orientação de uso de *brace* funcional e carga, conforme tolerável.

Já as lesões de grau III são caracterizadas por ruptura completa do LCM, com ou sem lesão do LOP, e a instabilidade é determinada pelo exame físico, e são subdivididas em três subtipos.

Todas as lesões de grau III devem ser conduzidas com imobilização em extensão por 1 semana seguida de realização de fenda em gesso para permitir, durante esse período, a realização de atividade de ganho de amplitude de movimento sempre com o joelho em varo (preferencialmente em posição de manobra de "perna de índio" – rotação externa do quadril e flexão do joelho) duas a três vezes ao dia, além de ser permitido carga mínima no membro inferior (toque dos dedos no chão). Atividades de isometria devem ser estimuladas para que não ocorra uma perda muscular significativa. Após 3 semanas a imobilização é convertida para um *brace* funcional.[26]

Ambas as classificações de graus III-II e graus III-III devem ser conduzidas com protocolo de imobilização por 3 a 4 semanas, seguindo a aplicação de *brace* funcional; caso o exame físico após esse período demonstre abertura ao estresse em valgo com o joelho em 30° de flexão de 6 a 10 mm ou maior após o protocolo de imobilização, o tratamento cirúrgico deve ser indicado.

Outra maneira de se quantificar o grau de abertura no compartimento femorotibial medial é pelo *gap test*, realizado durante o intraoperatório de uma artroscopia. Com o joelho flexionado em 30° e uma força de estresse em valgo de 89 N avaliamos o espaço formado entre o côndilo femoral medial e o planalto tibial na parte mais medial do compartimento (borda medial do côndilo femoral medial), se a abertura for maior que 12 mm é indicativo de insuficiência ligamentar grosseira.[26]

Quando a lesão do LCM está associada à lesão do LCA agudamente, ainda existe dúvida na literatura médica a respeito da necessidade de reconstrução dos dois ligamentos agudamente, já que os resultados da literatura não demonstram uma lassidão residual para o LCM se for conduzido conservadoramente, e o LCA for reconstruído posteriormente de maneira correta,[27-29] desde que não esteja associado à instabilidade rotacional por comprometimento posteromedial.

Quando o paciente apresenta indicação de reconstrução cirúrgica, as principais técnicas para quadros agudos são a reinserção e sutura da área lesionada com avanço capsular. Já nos casos crônicos o avanço capsular posteromedial deve ser realizado assim como, em casos de lesões na substância do ligamento, o avanço proximal para reestabelecer a tensão ligamentar, lembrando que, para isso, devemos reposicionar o menisco medial para que ele não ascenda junto ao deslocamento proximal do LCM. A reconstrução ligamentar é a técnica mais comum em casos de lesões nas localizações epicondilar e tibial do ligamento, e geralmente é realizada com autoenxerto ou aloenxerto (Fig. 5).

Pacientes que apresentam lesões do LCM e LCA crônicas associada a atrofia muscular severa necessitam de reabilitação muscular pré-operatória antes de considerar a reconstrução cirúrgica.

Entre as contraindicações para reconstrução do LCM podemos enumerar paciente que apresenta lesão crônica do LCM e eixo mecânico do membro inferior lesionado em valgo, ou uma abertura dinâmica em valgo durante a marcha são contraindicados a realizarem a reconstrução ligamentar do LCM antes de realizar osteotomia femoral varizante para a correção do eixo e com isso minimizar o estresse sobre a reconstrução ligamentar. Pacientes com insuficiência do LCM associada à lesão do ligamento cruzado anterior ou posterior e artrose sintomática com dor e edemas frequentes não são bons candidatos à reconstrução ligamentar.

A decisão de retorno ao esporte é com base na ausência de sintomas, estabilidade do joelho e confiança do atleta. Em uma série avaliando atletas com lesão de grau III foi observado tempo médio de retorno ao esporte em torno de 9 semanas, já estudos em atletas com lesões de graus I e II mostraram retorno médio em 3 semanas.

Em relação à prevenção de lesões, testes em laboratório mostraram que a utilização de *braces* podem reduzir o estresse sobre o LCM em 20 a 30%,[30] e podem ser usados para o retorno gradual ou definitivos em atletas que acostumem a utilizar durante suas atividades esportivas.

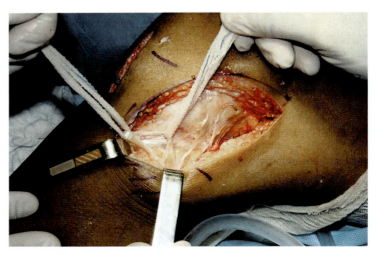

Figura 5. Reconstrução medial com enxerto homólogo.

As complicações mais frequentes para o procedimento cirúrgico de reconstrução do LCM são a dificuldade de ganhar a amplitude de movimento (ADM) completa do joelho, sendo que 25% dos pacientes podem apresentar essa evolução.[26] Outra condição indesejada que pode acontecer é o surgimento de trombose venosa profunda (TVP) em decorrência da imobilidade do membro inferior, portanto, tromboprofilaxia é indicada até que o paciente apresente função razoável do membro como carga e ADM.

REFERÊNCIAS BIBLIOGRÁFICAS

1. LaPrade RF. *Posterolateral knee injuries. Anatomy, evaluation, and treatment*. New York: Thieme, 2006.
2. LaPrade RF, Terry GC. Injuries to the posterolateral aspect of the knee. Association of anatomic injury patterns with clinical instability. *Am J Sports Med* 1997 July-Aug.;25(4):433-38.
3. Seebacher JR, Inglis AE, Marshall JL et al. The structure of the posterolateral aspect of the knee. *J Bone Joint Surg Am* 1982 Apr.;64(4):536-41.
4. Terry GC, LaPrade RF. The biceps femoris muscle complex at the knee. Its anatomy and injury patterns associated with acute anterolateral-anteromedial rotatory instability. *Am J Sports Med* 1996;24:2-8.
5. Terry GC, Hughston JC, Norwood LA. The anatomy of the iliopatellar band and iliotibial tract. *Am J Sports Med* 1986 Jan.-Feb.;14(1):39-45.
6. Helito CP, Miyahara HS, Bonadio MB et al. Estudo anatômico do ligamento anterolateral do joelho. *Rev Bras Ortop* 2013;48(4):368-73.
7. Vincent JP, Magnussen RA, Gezmez F et al. The anterolateral ligament of the human knee: an anatomic and histologic study. *Knee Surg Sports Traumatol Arthrosc* 2012 Jan.;20(1):147-52.
8. Frank RN, Sue DB. Posterolateral ligament injuries: diagnosis, operative techniques, and clinical outcomes. In: Noyes FR. *Knee disorders. Surgery, rehabilitation, clinical outcomes*. Philadelphia: Saunders, 2010. 1150p.
9. LaPrade RF, Tso A, Wentorf FA. Force measurements on the fibular collateral ligament, popliteofibular ligament, and popliteus tendon to applied loads. *Am J Sports Med* 2004;32:1695-701.
10. American Medical Association (AMA). *Standard nomenclature of athletic injuries*. Chicago: American Medical Association, 1966.
11. Armstrong PJ, Franklin DP. Management of Arterial and Venous Injuries in the Dislocated Knee. In: Fanelli GC. *The multiple ligament injured knee. A practical guide to management*. New York: Springer-Verlag, 2004. 268p.
12. Fanelli GC. Combined ACL/PCL/Medial/Lateral side injuries of the knee. In: Fanelli GC. *The multiple ligament injured knee. A practical guide to management*. New York: Springer-Verlag, 2004. 268p.
13. Fetto JF, Marshall JL. Medial collateral ligament injuries of the knee: a rationale for treatment. *Clin Orthop* 1978;132:206-18.
14. Peterson L, Junge A, Chomiak J et al. Incidence of football injuries and complaints in different age groups and skill-level groups. *Am J Sports Med* 2000;28:S51-7.
15. Lorentzon R, Wedren H, Pietila T. Incidence, nature, and causes of ice hockey injuries. A three-year prospective study of a Swedish elite ice hockey team. *Am J Sports Med* 1988;16:392-96.
16. Grood ES, Noyes FR, Butler DL et al. Ligamentous and capsular restraints preventing straight medial and lateral laxity in intact human cadaver knees. *J Bone Joint Surg Am* 1981;63:1257-69.
17. Frank C, Woo SLY, Amiel D et al: Medial colateral ligament healing: A multi-disciplinary assessment in rabbits. *Am J Sports Med* 1983;11:279.
18. Tria AJ, Klein KS. In *Illustrated guide to the knee*. New York: Churchill Livingstone, 1992. p. 84.
19. Griffin FM, Math K, Scuderi GR et al. Anatomy of the epicondyles of the distal femur: MRI analysis of normal knees. *J Arthroplasty* 2000;15:354.
20. LaPrade RF, Engebretsen AH, Ly TV et al. The anatomy of the medial side of the knee. *J Bone Joint Surg Am* 2007;89:2000.
21. Warren LF, Marshall JL. The supporting strutures and layers on the medial side of the knee: an anatomical analysis. *J Bone Joint Surg Am* 1979;61:56.
22. Brantigan OC, Voshell AF. The tibial colateral ligament: Its finction, its bursae, and its relation to the medial meniscos. *J Bone Joint Surg* 1943;25:121.
23. Warren LF, Marshall JL, Girgis FG. The prime static satabilizer of the medial side of the knee. *J Bone Joint Surg Am* 1974;56:665.
24. Palmer I. On the injuries to the ligaments of the knee joint: a clinical study. *Acta Chir Scan* 1938;53(Suppl).
25. Haimes JL, Wroble RR, Grood ES et al. Role of the medial strutures in the intact and anterior cruciate ligament-deficient knee. Limits of motion in the human knee. *Am J Sports Med* 1994;22:402-9.
26. Noyes FR, Westin-Barber SD. Medial and posteromedial ligament injuries: diagnosis, operative techniques, and clinca outcomes. In: *Knee disorders surgery, rehabilitation, clinical outcomes*. Philadelphia: Saunders, 658. 691p.
27. Halinen J, Lindahl J, Hirvensalo E. Range of motion and quadriceps muscle power after early surgical treatment of acute combined anterior cruciate and grade III medial collateral ligament injuries: a prospective randomized study. *J Bone Joint Surg Am* 2009;91:1305.
28. Halinen J, Lindahl J, Hirvensalo E et al. anterior cruciate ligament reconstruction: a prospective randomized study. *Am J Sports Med* 2006;34:1134.
29. Hillard-Sembell D, Daniel DM, Fithian D et al. Combined injuries of the anterior cruciate and medial collateral ligaments of the knee: effect of treatment on stability and function of the joint. *J Bone Joint Surg Am* 1996;78:169.
30. Brown TD, Van Hoeck JE, Brand RA. Laboratory evaluation of a prophylactic knee brace under dynamic valgus loading using a surrogate leg model. *Clin Sports Med* 1990;9:751

SÍNDROME FEMOROPATELAR

Alexandre Pedro Nicolini ■ Bruno Dragone ■ Rogério Teixeira Carvalho
Mario Ferretti ■ Rene Jorge Abdalla ■ Moisés Cohen

■ SÍNDROME DA DOR FEMOROPATELAR

A dor é um sintoma subjetivo com intensidade e duração variável. A localização pode ser alterada dependendo da posição do corpo e o movimento que está sendo realizado. A nomenclatura e a definição da síndrome da dor femoropatelar (SDFP) referem-se ao conjunto de sinais e sintomas que culminam com o desencadeamento da manifestação álgica, acarretando um prejuízo funcional. A síndrome da dor femoropatelar acomete entre 25 a 40% dos indivíduos ativos que apresentam problemas no joelho e que procuram atendimento médico especializado em clínicas desportivas.[1,2] Ocorre mais comumente em pessoas do sexo feminino, adolescentes entre 12 e 17 anos, e estima-se que 25% dos casos provenha de alguma prática desportiva.[1,3] A SDFP é caracterizada predominantemente por uma dor difusa sobre a face anterior do joelho e piora com atividades que aumentam as forças compressivas na articulação femoropatelar, como agachamento, subida e descida de escadas, ficar sentado por tempo prolongado e atividades físicas repetitivas, como corrida e esportes que envolvam movimentos com salto (basquete, vôlei e handebol).[4] Dentre os portadores da SDFP, um grande número de pessoas evolui para dor crônica ou apresenta, frequentemente, episódios de recidiva.[5]

Fatores relacionados com o alinhamento femoropatelar estão relacionados com a SDFP. Alterações no alinhamento e na biomecânica articular podem ocasionar desequilíbrios de forças, gerando áreas de sobrecarga na cartilagem e osso subcondral, com possíveis danos na homeostase e estimulação de nociceptores locais, que acarretam o aparecimento da dor. Dye introduziu o conceito de envelope de função que permite o equilíbrio das forças na articulação. Quando ocorre um carregamento excessivo ou perda dessa homeostase tecidual, ocorre uma disfunção que pode resultar na dor.[6]

História e exame físico

Um dos pontos cruciais consiste no entendimento dos termos que o paciente relata durante a anamnese. A dor deve ser caracterizada quanto à intensidade, localização, tipo, irradiação, fatores de melhora e piora. Deve-se diferenciar claramente da instabilidade femoropatelar, apesar de coexistirem em alguns casos. O início dos sintomas é variável e pode estar relacionado com o mecanismo da lesão. Trauma direto com alta energia pode ocasionar lesões intra-articulares e fraturas. A maior parte dos pacientes não refere evento traumático pregresso. A origem do problema geralmente está associada a algum tipo de sobrecarga que envolva movimentos repetidos. Esse acúmulo de forças pode exceder a capacidade fisiológica em manter a homeostase articular e ocasionar um desequilíbrio metabólico.

O principal sintoma é a dor na face anterior do joelho que piora com o esforço físico. A descida de escadas com a contração excêntrica do quadríceps pode intensificar o quadro álgico. Post e Fulkerson[7] desenvolveram um diagrama topográfico dividido em nove zonas, incluindo duas zonas pré-patelares, o tendão patelar, zonas peripatelares superior e inferior, medial e lateral, interlinha articular medial e lateral. A dor foi intermitente (69%) e agravada pela subida de escada (88%) e agachamento (85%). A localização da dor pré-patelar foi a mais comum (70%), seguida da área parapatelar medial (60%) e parapatelar lateral (50%). A interlinha articular foi dolorosa entre 20-30%. O estudo mostrou boa correlação entre a localização da dor percebida pelo paciente e a sensibilidade identificada no exame físico em torno de 80%.

O derrame articular pode estar presente principalmente nos casos pós-traumáticos, artrose femoropatelar e presença de corpo livre intra-articular.

No exame físico, a inspeção estática começa com a verificação do alinhamento dos membros inferiores (varo, valgo, contratura em flexão, recurvato), desvios rotacionais (anteversão femoral e torção tibial), tônus muscular (hipotrofia do quadríceps femoral) e avaliação de dismetria dos membros inferiores. O aumento do ângulo Q não é um fator de risco para a SDFP.[8] O aumento da adução e/ou rotação medial do quadril em mulheres está relacionado com a SDFP.[9] Praticantes de corrida de longa distância podem apresentar diminuição do momento de extensão do quadril e fraqueza muscular dos extensores em portadores da SDFP.[10] A ativação do músculo glúteo médio é mais lenta e mais curta naqueles que apresentam a SDFP.[11] Outros achados, como alterações na ativação do músculo quadríceps femoral, redução do momento do pico de extensão do quadríceps durante a marcha e aumento na rotação medial da tíbia, também foram verificados nos pacientes com SDFP.[12-14] A pronação do pé e eversão do retropé são encontradas frequentemente, porém não podem ser enquadradas isoladamente como geradoras da SDFP.[15,16]

A marcha deve ser testada com o paciente em pé, semiflexão e agachado (marcha de pato) para a verificação dos sintomas, que tende a piorar quanto maior o grau de flexão do joelho. A subida e a descida de escadas devem ser observadas, pois exacerbam o sintoma doloroso. A palpação visa a identificar a presença de pontos dolorosos e da crepitação femoropatelar. Esta última deve ser graduada em ausente, leve, moderada e grave. A palpação das facetas medial e lateral, das retináculas medial e lateral e pontos de inserção tendinosa faz parte do exame inicial.

O teste da compressão patelar deve ser realizado com o paciente deitado com o joelho em 30° de flexão e a musculatura relaxada. O examinador realiza a compressão e deslocamento da patela no sentido de lateral para medial e ocorre a manifestação da dor (teste positivo). A seguir, o paciente é colocado sentado com o joelho a 90° e solicita-se a contração do quadríceps até a extensão completa com a mão do examinador realizando a compressão da patela contra a tróclea femoral, e verificam-se a crepitação e o intervalo de flexão quando o paciente refere intensificação da dor.

A mobilidade patelar deve ser avaliada pelo teste do deslocamento patelar (Glide test) com o joelho em 30° de flexão e a musculatura relaxada para avaliar a tensão retinacular e sinais de instabilidade femoropatelar. A patela é dividida em quatro quadrantes, e o deslocamento lateral-medial deve ser igual ou inferior a dois quadrantes. Quando o deslocamento atinge um quadrante, pode indicar um tensionamento doloroso da retinácula lateral.

O teste com a contração ativa do quadríceps em extensão completa associado à elevação anterior do ápice da patela com a compressão dessa área pode desencadear o sintoma doloroso, principalmente em casos de tendinopatia patelar.[17]

Exames complementares

A avaliação da SDFP deve incluir exames de imagem para auxiliar na elucidação do diagnóstico. A radiografia é a primeira escolha nesses casos. As incidências necessárias para a análise são: panorâmica de membros inferiores, anteroposterior, perfil a 30° de flexão, axial a 45° de ambos os joelhos para análise comparativa. Deve-se verificar se existe a presença de corpos livres, calcificações, avulsão óssea, subluxação lateral, pinçamento articular, esclerose subcondral, presença de osteófitos, cisto subcondral, contato entre as superfícies articulares, osteopenia periarticular. Na incidência lateral deve-se mensurar a altura patelar (presença de patela alta) e avaliar se há displasia da tróclea (sinal do cruzamento, sinal do esporão, sinal do duplo contorno), achados comuns na instabilidade femoropatelar. Na incidência axial é possível avaliar a morfologia da patela, mensurar o ângulo do sulco, o ângulo de inclinação lateral da patela (*tilt*), ângulo de congruência e o grau de artrose femoropatelar. Nessa incidência vale destacar a relevância na detecção e graduação de três achados: *tilt*, subluxação e artrose.

A ultrassonografia pode ser utilizada principalmente nos processos inflamatórios tendinosos e bursites. A ultrassonografia com Doppler pode ser utilizada na tendinopatia patelar para verificar a presença de neovascularização.

A tomografia computadorizada pode ser solicitada para avaliar o tamanho e características de fragmentos ósseos e osteocondrais; morfologia da patela e tróclea; mensuração de ângulos, como inclinação lateral da patela; distância da tuberosidade da tíbia e fundo da tróclea (TA-GT).

A ressonância magnética é o exame com maior acurácia e permite avaliar a extensão e a gravidade das lesões na cartilagem, tendões e ligamentos. Fornece informações referente à atividade metabólica, como identificação e quantificação de edemas ósseos e diferenças de sinal na cartilagem (principalmente nas imagens em T2). O tipo de aparelho, a sequência, a distância, a inclinação dos cortes e o uso de contraste possibilitam aprimorar as possibilidades diagnósticas.

Diagnóstico e classificação

O diagnóstico etiológico da SDFP pode ser complexo e permanece um enigma em muitos casos. A presença da dor deve, diferenciada nos casos com e sem mal alinhamento femoropatelar. Merchant, em 1988, propôs um sistema com cinco grupos: um oriundo de um evento traumático num joelho normal (grupo I); outro nos portadores de alguma displasia femoropatelar (grupo II); condromalacia patelar idiopática (grupo III); osteocondrite dissecante (grupo IV) e plica sinovial (grupo V).[18]

O grupo I foi dividido em três subgrupos: a) trauma agudo; b) trauma de repetição (lesões por sobrecarga); c) sequelas tardias pós-traumáticas. O grupo II contém a síndrome da compressão lateral da patela e a artrose femoropatelar.[18]

Witvrouw *et al.* apresentaram outro sistema de classificação da SDFP com base no alinhamento e disfunção muscular.[19] Esse sistema de classificação permite a elaboração de um protocolo individualizado para o tratamento conservador.

Os diagnósticos diferenciais mais comuns da SDFP são: lesões intra-articulares no joelho (lesões meniscal e ligamentar); lesões na coluna lombar (discopatias e síndromes compressivas); lesões pélvicas (tendinopatias, bursites, artrites). A presença de dor miofascial, distrofias e alterações na labilidade humoral deve ser investigada e acompanhada por equipe multiprofissional especializada. Trabalhadores em busca de auxílio-doença podem mimetizar e amplificar sintomas e devem ser identificados para evitar erros de conduta.

Tratamento

O tratamento inicial da SDFP é conservador na maioria dos casos e deve enfocar nas alterações mecânicas identificadas na articulação femoropatelar e nos distúrbios que desencadeam a dor.

O repouso é preconizado na fase aguda, principalmente se a dor for intensa e houver a presença de derrame articular. Caso o derrame ocasione uma contratura em flexão > 15° e não permita o paciente flexionar além de 70°, prejudicando a posição ortostática e a marcha, a artrocentese para aspiração do liquido articular pode ser realizada no intuito de esvaziar a cavidade articular. A análise bioquímica do liquido aspirado fornecerá subsídios para o esclarecimento diagnóstico e monitoramento de parâmetros para controle da doença. A carga deve ser aliviada com a utilização de muletas ou bengalas até que ocorra a remissão dos sintomas agudos.

A restrição de atividade física é uma opção factível nos casos onde foi constatada uma sobrecarga mecânica, principalmente referente a aumento na intensidade e volume da carga aplicada sobre a articulação.[20] O tempo de restrição dependerá da gravidade do quadro e da mitigação dos sintomas.

A utilização de medicamentos anti-inflamatórios orais pode ser prescrita para diminuir a dor e reduzir o edema. É considerada a medicação de primeira escolha nos casos de SDFP. Os inibidores da COX-2 atuam no controle de citocinas e mediadores inflamatórios e protegem a cartilagem articular pela redução da síntese de prostaglandinas.[21] O uso prolongado deve ser evitado por causa de efeitos colaterais, como hepatite medicamentosa, problemas renais, gástricos e intestinais com aumento do risco de sangramentos.

O ibuprofeno pode ser prescrito para alívio da dor. A dose recomendada não deve ultrapassar 3,2 gramas/dia. O tramadol pode ser prescrito nos casos mais sintomáticos.[22] Opioides e agentes orais condroprotetores possuem recomendação restrita, e a ação permanece inconclusiva nos casos de osteoartrose.[23]

As intervenções fisioterápicas têm um papel fundamental na reabilitação dos casos sintomáticos e atuam na prevenção do aparecimento da SDFP na população jovem ativa.[24] O alongamento da musculatura contraturada (isquiotibiais, quadríceps, rotadores laterais do quadril, trato iliotibial, tríceps sural), alongamento das retináculas medial e principalmente da lateral, exercícios isométricos para o quadríceps com aumento progressivo da resistência em cadeia cinética fechada auxiliam na melhora da função.[25,26] A estabilização do tronco e o fortalecimento da musculatura pélvica, principalmente abdutores do quadril contribuem para evitar movimentos incorretos. A continuação dos exercícios após a melhora dos sintomas é crucial para que não haja recorrência do quadro álgico no curto prazo (< 1 ano), e o benefício a médio e longo prazos possa ser mantido.[27]

A aplicação de bandagens elásticas, como o *taping* de McConnell, permite minimizar a ação de fatores dinâmicos desestabilizadores e possibilita otimizar o direcionamento das forças musculotendíneas em relação ao alinhamento mais apropriado, principalmente na síndrome da compressão patelar lateral.[28] O uso de órteses, palmilhas e *braces* auxilia nos casos com excessiva pronação e valgo do retropé, mau alinhamento frontal do(s) membro(s) inferior(es). Apesar da melhora da dor referida pelos pacientes em alguns casos a indicação adequada para cada caso permanece inconclusiva.[29,30]

As injeções articulares com ácido hialurônico (em média 2 mL) apresentam várias composições e geralmente são repetidas entre 3 e 5 semanas. Em estudos tipo metanálise, essa terapia não demonstrou melhora na dor e função dos pacientes com osteartrose, além de causar efeitos adversos.[31,32] A injeção com plasma rico em plaquetas (PRP) utiliza entre 10 a 60 mL de sangue do próprio paciente que é centrifugado e extraído o concentrado de plaquetas para ser inoculado na área da lesão. Problemas, como alto custo, momento da doença, aplicação, concentração adequada para cada tecido, controle no isolamento de citocinas e efeito que poderá ocasionar, dificultam a escolha dessa terapia, além dos efeitos sistêmicos indesejáveis que podem acontecer.[33,34] A aspiração de medula óssea e subsequente isolamento de células mesenquimais para ser injetado novamente após cultura no laboratório carecem de evidência quanto à sua aplicação, concentração adequada e metodologia para a preparação.[35]

As indicações cirúrgicas para a SDFP são infrequentes e dependem de o fator etiológico principal provocar sintomas mecânicos (bloqueio articular, travamento, estalido doloroso); falha do tratamento conservador por, no mínimo, 6 meses; seleção adequada do paciente para que não ocorra expectativas não realistas e comprometimento para a realização da reabilitação pós-operatária.[36] Dentre as opções de tratamento destacam-se: a) artroscopia do joelho (remoção de corpos livres, desbridamento de tecido sinovial, condroplastias, ressecção de plica sinovial); b) liberação retinacular lateral (aberta ou artroscópica); c) osteotomias da tuberosidade tibial (Maquet, Fulkerson); d) realinhamento de partes moles (plicatura, avanço VMO); e) facetectomia lateral da patela; f) alongamento do trato iliotibial, retináculo lateral, tendão patelar e tendão quadricipital; g) artroplastias (femoropatelar isolada e total do joelho); h) bursectomias e sinovectomias.[37]

As complicações relacionadas com a SDFP referem-se à progressão da doença não tratada que pode evoluir para: artrose femoropatelar, rigidez articular, incapacidade funcional crônica com afastamento das atividades esportivas e laborais, distrofia simpático-correflexa e desenvolvimento de depressão. A falta do diagnóstico correto com indicação cirúrgica inadequada pode ocasionar complicações, como artrofibrose e causalgia, que geram insatisfação no resultado e podem levar à ação litigiosa.[38]

■ CONDROMALACIA

Condromalacia é o termo associado à degeneração da cartilagem articular da patela. Buedinger[39] foi o primeiro a descrever essas alterações degenerativas da patela, e Aleman, em 1928,[40] foi o primeiro a utilizar essa terminologia. Hoje em dia utiliza-se, em muitas vezes, o termo de forma errônea, associando-o a qualquer dor patelofemoral.

Os distúrbios femoropatelares podem ser classificados em grupos específicos.

Segundo a classificação de Insall[41] temos:

1. Presença de lesão da cartilagem (**condromalacia**, OA, fratura osteocondral, osteocondrite dissecante).
2. Lesão da cartilagem variável (sd mal alinhamento, plica).
3. Normalmente cartilagem normal (causas peripatelares – bursite/tendinite, sobrecarga, distrofia simpático-reflexa, alterações patelares).

Pela classificação de Merchant podemos dividir em:[18,41]

- I: trauma.
- II: displasia patelofemoral.
- III: **condromalacia idiopática**.
- IV: osteocondrite dissecante.
- V: plica sinovial.

Epidemiologia

A síndrome da dor patelofemoral (dentro da qual a condromalacia está incluída) é uma das doenças mais comuns do joelho e corresponde a 25% de todas as patologias do joelho encontradas dentre atletas atendidos ambulatorialmente.[42] Isto reflete uma incidência de 22/1.000 casos novos/ano.[42]

As mulheres são afetadas duas vezes mais que os homens, e os sintomas da condromalacia levam, muitas vezes, a uma limitação da atividade esportiva.[43]

Etiologia/etiopatogenia

A etiologia da condromalacia é multifatorial, com diversos distúrbios funcionais dos membros inferiores envolvidos.[41-43] Na maioria dos casos é secundária a uma sobrecarga patelofemoral (por mau alinhamento/desequilíbrios musculares) e raramente associada a trauma direto.[41] Esse mal alinhamento do mecanismo extensor leva a uma alta força de compressão na faceta lateral associada a uma força de cisalhamento na área da crista central; a faceta medial também apresenta alterações decorrentes de uma hipopressão local.[41]

Segundo Outerbridge existe uma crista osteocondral entre início da tróclea medial e a diáfise femoral e no início da flexão ocorreria um impacto da faceta medial e esta crista, promovendo alterações degenerativas a longo prazo.[44]

Outro fator causal para a ocorrência desta patologia é a imobilização prolongada dos membros inferiores. Sabe-se que a mobilidade das articulações promove a produção do liquido sinovial e consequente nutrição da cartilagem. Com a imobilização, esta nutrição fica comprometida, levando à degeneração.[41]

Podemos chamar de condromalacia idiopática a lesão comprovada da cartilagem sem associação a este desequilíbrio mecânico e/ou trauma.[41]

Avaliação clínica e tratamento desta condição é extremamente difícil em razão das múltiplas forças que afetam a articulação femoropatelar. Uma combinação de fatores, como biomecânica anormal dos membros inferiores, tensionamento aumentado de tecidos moles, fraqueza muscular e excesso de exercício, pode resultar em aumento da pressão no compartimento FP e consequente condromalacia.[42]

Vários fatores de risco têm sido associados à condromalacia. Estes fatores de risco são divididos em intrínsecos e extrínsecos.[43] Fatores de risco extrínsecos estão relacionados com as condições não relacionadas com o paciente, como tipo de atividade esportiva, condições do ambiente de treino, superfície e equipamento (calçado).

Dentre os fatores intrínsecos vale ressaltar: fraqueza do quadríceps (principalmente do vasto medial oblíquo), desequilíbrio da musculatura do quadril (especialmente abdutores e rotadores externos, pés hiperpronados, frouxidão ligamentar acentuada, mau alinhamento patelar, discrepância dos membros, contratura do iliopsoas e do trato iliotibial,[42,43] encurtamento dos isquiotibias,[43] fraqueza dos gastrocnêmios[43] e patela alta.[45] Diversos estudos associaram fraqueza dos músculos rotadores externos e abdutores do quadril (principalmente glúteos médio e mínimo).[43]

Estudos biomecânicos descreveram associação entre mau alinhamento patelar e valgo dinâmico em pacientes com condromalacia. Este valgo dinâmico é mais comumente encontrado em pessoas do sexo feminino em relação ao sexo masculino. As causas para o valgo dinâmico ou funcional podem ser: aumento da rotação interna do fêmur, da tíbia, ou ambos. Rotação interna femoral pode ocorrer devido a uma diminuição da força dos abdutores do quadril e da tíbia por pés hiperpronados.[43] Myer et al.[46] estudaram jogadoras de basquete do ensino médio e demonstraram que as atletas com condromalacia ou alguma outra disfunção PF apresentavam uma aumento do momento de abdução do joelho (valgo dinâmico do joelho).[43]

Não foram encontradas evidências significativas sobre a relação entre aumento do ângulo Q (valgo estático) e a ocorrência de condromalacia, embora alguns autores relatem essa associação.[43]

A lesão patológica inicial é uma mudança na substância fundamental e nas fibras de colágeno nos níveis profundos da cartilagem, envolvendo a camada superficial tardiamente.[47] Goodfellow descreveu esta lesão inicial na camada profunda (degeneração basal) com a posterior evolução.[48] Conforme a evolução da doença observamos os diferentes estágios: amolecimento focal da cartilagem, fissura da cartilagem superficial, fissura profunda e por fim exposição do osso subcondral.[49]

Histologicamente ocorre uma diminuição dos mucopolissacarídeos sulfatados da substância fundamental[47] e, junto com a substância fundamental, também são afetados os condrócitos e as fibras colágenas constituintes da cartilagem. Os condrócitos diminuem em número e mostram sinais de degeneração; já as fibras colágenas perdem sua orientação usual.[41]

O local da patela mais comumente afetado é no meio da faceta medial ou ligeiramente distal a ele.[41] Insall *et al.* demonstraram através de um estudo topográfico que em 71% dos casos a área mais acometida se encontra numa região elíptica traçada sobre a área central da patela.[41]

História e exame físico

O quadro clínico mais frequentemente encontrado é de dor anterior no joelho, que é agravada por atividades físicas, subir e descer escadas e ao permanecer um longo período sentado na mesma posição (sinal do cinema). O paciente ainda pode apresentar crepitação, edema e instabilidade (principalmente ao descer escada).[42,47,50]

O exame físico se inicia com a inspeção do paciente na posição ortostática, onde o examinador avalia o alinhamento dos membros inferiores (varo/valgo, rotacional), posição dos pés (hiperpronação) e marcha.[51]

É importante a avaliação de possíveis contraturas do quadríceps e trato iliotibial, tensionamento excessivo da retinácula lateral (*tilt* patelar) e encurtamento dos isquiotibiais. A musculatura do quadril também deve ser avaliada em detalhes, principalmente abdutores e rotadores externos (glúteos médio e mínimo).[50,51]

Avaliação de edema/derrame, crepitação e palpação de todas as estruturas do joelho também fazem parte do exame físico completo.[51]

Exame físico para instabilidade patelar se faz necessário, visando ao diagnóstico diferencial com esta patologia; sinal do J invertido/baioneta, hipermobilidade da patela e apreensão patelar estão relacionados com uma instabilidade patelar que pode ou não estar relacionada com a dor anterior.[51]

Kuajala[52] desenvolveu um questionário para avaliação da dor patelofemoral e pode também ser adicionado nesta avaliação inicial.

Exames de imagem

O primeiro exame a ser solicitado para o paciente com dor anterior no joelho é a radiografia simples nas incidências AP (anteroposterior), perfil e axial. A vista axial de Merchant é a mais utilizada e relatada na literatura, é realizada flexionando os joelhos 45 graus e incidindo os raios X caudais com uma angulação de 30 graus em relação ao fêmur.[50,51] Com a radiografia podemos excluir outros diagnósticos diferenciais como osteoartrose, osteocondrite dissecante, fraturas osteocondrais entre outros. Também conseguimos realizar uma avaliação da articulação PF (principalmente na vista axial) analisando congruência entre a patela e a tróclea, *tilt* patelar, displasias da tróclea e da patela e subluxações.[50]

A tomografia computadorizada é outro exame subsidiário a que podemos recorrer para avaliação da articulação patelofemoral. Com a TC conseguimos analisar com precisão a congruência articular/alinhamento patelar, podemos aferir o TAGT (distância TAT – parte mais profunda da tróclea) que é a representação gráfica do ângulo Q e analisar anatomicamente o conjunto tróclea/patela.[51] Embora seja um excelente método de imagem para estudo da articulação PF, reservamos sua solicitação para casos de instabilidade ou casos refratários ao tratamento conservador em que uma investigação mais profunda se faz necessária.

A ressonância magnética (RM) é outro recurso de imagem ao qual podemos recorrer para estudo da articulação PF. É útil para avaliação da cartilagem (grau da lesão/diagnóstico diferencial entre lesão condral e condromalacia), diagnóstico diferencial com outras patologias intra-articulares e avaliação da congruência articular.[51]

Classificação

É utilizada a classificação de Outerbridge para condromalacia, esta é uma classificação evolutiva e dividida em quatro estágios:

- *I*: amolecimento/edema.
- *II*: fragmentação/fissura numa área menor 1/2 polegada.
- *III*: área maior que 1/2 polegada.
- *IV*: erosão até osso subcondral.[41]

Tratamento

O tratamento inicial da condromalacia é através de medidas não cirúrgicas. Após minuciosa avaliação clínica deve-se fazer um trabalho fisioterápico englobando todos os grupos musculares envolvidos na patogênese da condromalacia (musculatura do quadril, quadríceps, isquiotibiais, trato iliotibial, gastrocnêmios, sóleo).[41-43,47,49,53]

Foi realizada uma revisão sistemática englobando todos os artigos Pubmed para tratamento da condromalacia de trabalhos de ensaios clínicos randomizados e casos-controle (33 trabalhos) e chegou-se à conclusão que o tratamento conservador com fortalecimentos e alongamentos constitui a forma de tratamento mais efetivo para esta patologia.[49]

Também podem ser associadas medicações anti-inflamatórias e/ou analgésicas. Alguns estudos recentes têm questionado sobre a aplicabilidade de outras modalidades terapêuticas para tratamento da condromalacia como, uso do ácido hialurônico, de aplicação de células-tronco e plasma rico em plaquetas. Todas estas modalidades ainda sem efetividade comprovada.[54-57]

O tratamento cirúrgico é reservado para casos crônicos que não obtiveram melhora com tratamento conservador. Podem ser divididos em duas abordagens: a primeira visando a corrigir um mal alinhamento do mecanismo extensor e a segunda para tratar a cartilagem enferma.

Para correção dos desalinhamentos femoropatelares são realizadas as cirurgias de realinhamento, que pode ser proximal, distal ou ambos e a cirurgia de liberação da retinácula lateral (*release*).

A liberação da retinácula lateral é indicada para casos de pacientes com inclinação lateral da patela com mínimo comprometimento da cartilagem. Não é adequado para todos os pacientes com dor anterior no joelho, sendo reservado para casos com comprovada hiperpressão lateral.[51]

As cirurgias de realinhamento distal mais frequentemente utilizadas são as osteotomias da tuberosidade anterior da tíbia (TAT).[41,47,51,58] A osteotomia de Maquet (1963) promove uma elevação da TAT e, com isso, alivia a pressão na articulação patelofemoral. Segundo Maquet um avanço de 2 cm da TAT reduz em 50% a força de compressão na PF.[59] A osteotomia de Fulkerson promove uma anteromedialização da TAT, aliviando a pressão na PF e promovendo um realinhamento do mecanismo extensor.[51,58,60]

Para o tratamento da cartilagem degenerada podem ser realizados os procedimentos de: desbridamento artroscópico, ablação, microperfuração, excisão de fragmentos soltos e, para casos mais avançados (osteoartrose), artroplastia patelofemoral.[41,51,58]

AVALIAÇÃO RADIOLÓGICA DAS PATOLOGIAS PATELARES

Após a realização de uma detalhada anamnese e um minucioso exame físico, podemos fazer uso do auxílio da radiologia para completar a investigação das patologias patelofemorais.

Radiografia

Assim como na maior parte das lesões ortopédicas, iniciamos com a avaliação radiográfica. As incidências anteroposteriores (AP) e em perfil (P), ambas com carga, e axial da patela em diferentes graus de flexão são as mais comumente solicitadas. O correto posicionamento dos membros no momento do exame é de extrema importância para avaliarmos as relações anatômicas existentes.

A incidência AP deve ser realizada em apoio monopodálico. O grau de flexão varia de 15-20 graus nos pacientes jovens, e 30-45 graus nos idosos e aqueles que apresentam antecedente cirúrgico ou de trauma na região. Em geral, tal incidência não acrescenta muitas informações a respeito das patologias femoropatelares especificamente. É de grande valia para avaliarmos os desvios angulares do joelho, o tamanho dos côndilos femorais e a degeneração articular. Entre as informações que podemos obter a respeito da patela estão o posicionamento patelar em relação aos côndilos, assim como a existência de patela bipartida (variação da normalidade) e fragmentos osteocondrais, em razão de osteocondroses ou trauma.

A incidência de maior interesse para o joelho é o perfil. Para uma ótima avaliação radiográfica devemos manter o paciente em apoio monopodálico, em flexão de 15-20 graus e ter uma sobreposição dos côndilos femorais. Ao avaliarmos uma radiografia em perfil, nossa atenção deve estar voltada principalmente à morfologia e altura patelar, além da morfologia troclear.

O primeiro e mais antigo parâmetro utilizado para determinar a altura da patela é a linha de Blumensaat.[61] Com o joelho fletido em 30 graus, uma linha que se estende a partir do sulco intercondilar deve tocar o polo inferior da patela. Apesar de seu valor histórico, foi demonstrado, por alguns autores, que tal índice é inexato para avaliação da altura patelar.

Como alternativa, outros índices foram desenvolvidos para esta avaliação. Insall e Salvati[62] descobriram que a relação do comprimento do ligamento patelar e do comprimento diagonal da patela era igual a 1,0, com uma variação de 20% para mais ou para menos. A partir disso, eles concluíram que a patela alta ocorre quando o ligamento patelar ultrapassa o comprimento da diagonal da patela em mais de 20% (índice > 1,2) e a patela baixa, quando o contrário acontece (índice < 0,8). A crítica a tal método se encontra no fato de não levar em consideração diferenças no formato patelar.

Blackburne e Peel,[63] assim como Caton Deschamps, descreveram métodos para a avaliação da altura da patela. A semelhança entre os dois reside na utilização do comprimento da superfície articular como parâmetro patelar. A diferença está nos parâmetros da distancia entre a tíbia e o sesamoide anterior do joelho. O primeiro utiliza a distância entre uma linha perpendicular à superfície articular da tíbia e o polo inferior da superfície articular da patela, tendo como normal o valor de 0,8. Valores menores de 0,5 são considerados patela baixa e superior a 1,0, baixa. Já o segundo, faz uso da distância entre o ponto mais anterior da superfície articular da tíbia e o polo inferior da superfície articular, descrevendo como patela baixa valores abaixo de 0,6, e patela alta quando maior que 1,2.

Dentre todos os métodos disponíveis, o desenvolvido por Catton-Deschamps parece ser o de mais fácil uso e por este motivo o mais indicado para fins de planejamento cirúrgico.

Ainda na radiografia em perfil, Grelsamer[64] descreveu uma proporção morfológica da patela, comparando o comprimento total ao comprimento da superfície articular. A partir disso, identificou três tipos: o primeiro com a relação entre 1,2 e 1,5, o segundo seria maior que 1,5, e o terceiro menor que 1,2 (Fig. 1).

Outra característica da morfologia patelar e de seu posicionamento na articulação patelofemoral também foi estudada e descrita na radiografia em perfil. Em uma patela normal, a porção mais posterior na radiografia deve ser a crista longitudinal mediana, sendo a projeção da faceta lateral, a estrutura mais anterior. Em uma patela angulada, existe uma distorção dessas relações, e seu tamanho pode parecer aumentado. Três posições patelares foram descritas por Maldague Malghem, de acordo com o posicionamento da crista longitudinal e da faceta lateral: a posição normal, já descrita anteriormente, a levemente angulada, com as duas estruturas no mesmo nível, e a severamente angulada, em que a faceta é posterior à crista.

A tróclea, sua morfologia e possíveis displasias também devem ser avaliadas na incidência em perfil. Em um joelho normal, a continuação da linha de Blumensaat deve passar posteriormente às facetas dos côndilos femorais. Na existência de displasia troclear, observaremos o sinal do cruzamento, que representa a localização

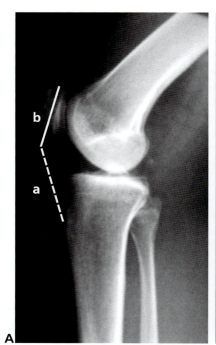
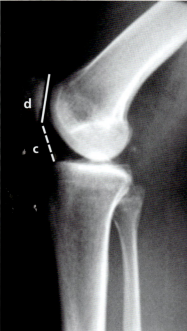
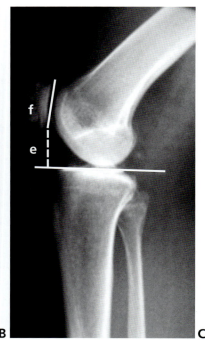

Figura 1. (**A-C**) Proporções morfológicas da patela em relação ao comprimento da superfície articular.

em que o ponto mais profundo do sulco troclear assume a mesma altura dos côndilos femorais. Tal sinal traduz o ponto em que a tróclea se torna achatada.

Usualmente o sulco troclear se apresenta a 0,8 mm posterior à cortical anterior do fêmur. Na existência de displasias trocleares, seu sulco pode apresentar-se no mesmo nível dos côndilos femorais (*flat trochlea*) ou ainda anterior a este (convexa ou *bump*), numa posição média de 3,2 mm anterior à cortical anterior do fêmur.

O sinal do cruzamento apresenta-se na quase totalidade dos pacientes com antecedentes de luxação patelar verdadeira (96%), da mesma forma, apenas 3% doa pacientes com joelhos saudáveis apresentam tal sinal.

O esporão supratroclear e o sinal do duplo contorno são outros dois importantes sinais descritos para a avaliação da displasia troclear. Estes em conjunto com o sinal do cruzamento nos possibilitam classificar tais displasias.

- *Tipo A*: sinal do cruzamento presente. A tróclea é mais rasa, mas ainda simétrica e côncava.
- *Tipo B*: sinal do cruzamento e esporão supratroclear presentes. Tróclea reta (*flat*) e proeminente.
- *Tipo C*: sinal do cruzamento e do duplo contorno presentes. Faceta medial do fêmur hipoplásica.
- *Tipo D*: associação de todos os sinais patológicos.

Diversos métodos foram descritos para a realização da radiografia axial da patela. Em linhas gerais, ela deve ser feita com a ampola dos raios X perpendicular ao plano do filme (a fim de evitar distorções), as pernas devem ser mantidas verticalmente (para evitar rotação), o quadríceps deve estar relaxado (para evitar a redução de uma patela subluxada ou luxada), e o joelho deve estar fletido no arco entre 20 e 45 graus (flexão superior reduz as anormalidades). As radiografias com ângulos de flexão menores (menos de 45 graus) conseguem reproduzir melhor os sinais de mal alinhamento patelo-troclear, no entanto, acabam sendo tecnicamente mais dispendiosas e muitas vezes impossíveis de serem realizadas. Além disso, devemos sempre realizar o exame comparativo.

A incidência de Merchant é realizada com o paciente em posição supina e os joelhos flexionados em 45 graus sobre a extremidade da mesa de exame. Os membros inferiores são apoiados em uma plataforma angulada. A ampola de raios X é angulada 30 graus a partir da horizontal e o cassete posicionado a 30 cm abaixo do joelho. Nesta incidência, avaliamos dois ângulos, o do sulco e o de congruência patelar:

- *Ângulo do sulco*: formado entre duas linhas desenhadas a partir do ponto mais profundo da tróclea, até o ponto mais alto dos côndilos lateral e medial respectivamente. O ângulo médio é de 138 graus, sendo que quanto maior for a medida, mais rasa é a tróclea.
- *Ângulo de congruência*: utiliza-se a bissetriz do ângulo do sulco (linha de referência) e uma segunda linha conectando o ápice do fundo da tróclea com o ponto mais posterior da superfície patelar. Se esta segunda linha está lateral à linha de referência, considera-se o ângulo positivo; se medial o ângulo é considerado negativo.

Laurin descreveu sua incidência radiográfica com o paciente sentado e os joelhos flexionados em 20 graus.[65] O cassete radiográfico fica posicionado 12 cm proximal à patela, sendo comprimido contra as coxas do paciente. A ampola de raios X é direcionada 20 graus cefálica, a partir da horizontal. Duas medidas são avaliadas nessa incidência, o ângulo patelofemoral lateral e o índice patelofemoral.

- *Ângulo patelofemoral lateral*: formado entre uma linha conectando os pontos mais anteriores das facetas trocleares medial e lateral, e uma segunda linha tangente à superfície da faceta lateral da patela. Avalia a inclinação patelar e sua subluxação.
- *Índice patelofemoral*: relação entre o espaço livre articular medial e lateral. Deve medir 1,6 ou menos.

Para sua descrição, Malghem e Maldague utilizaram o joelho em 30 graus de flexão com o examinador realizando uma rotação externa a partir do antepé.[66] O cassete é mantido sobre as coxas do paciente e a ampola direcionada cranialmente.

Tomografia computadorizada

Muitas das observações realizadas no exame de tomografia computadorizada podem ser feitas nas radiografias em incidência axial do joelho. No entanto, a grande contribuição da TC é permitir a produção de tais imagens em extensão completa, assim como a realização de mensurações das relações anatômicas. A razão disso é o fato de a flexão corrigir ou, ao menos, minimizar a angulação e a subluxação patelar. A utilização de um parâmetro fixo para a realização das medidas, a porção posterior dos côndilos femorais, é outra vantagem da TC sobre as radiografias. A capacidade de sobreposição de imagens pela TC permite a avaliação de deformidades rotacionais e, principalmente, a avaliação do TA-GT (tuberosidade anterior-garganta da tróclea), um parâmetro essencial no entendimento das patologias patelofemorais atualmente.

Assim como nas radiografias, o correto posicionamento do paciente durante a realização do exame é essencial. Este deve permanecer em decúbito supino, deitado em maca rígida, com os joelhos em completa extensão e a patela posicionada anteriormente ("olhando para o teto"). Nesta posição existe a tendência de os pés ficarem em 15 graus de rotação externa, estes são, então, fixados nessa posição. A aquisição de imagens é feita para quadris, tornozelos e joelhos, podendo estar com ou sem contração do quadríceps.

O TA-GT é a medida direta do alinhamento em valgo do mecanismo extensor. Pode ser considerado superior ao ângulo Q para tal análise, sofrendo menores distorções e viéses. Tal distância é calculada por um protocolo de que se TC sobrepõem dois cortes específicos: o fundo da garganta da tróclea, em sua posição mais proximal, e a porção mais anterior e proximal da tuberosidade da tíbia. Ambos os cortes devem ser perpendiculares ao longo do eixo ósseo, e os pontos de referência projetados na linha bicondilar. A distância entre as projeções de tais pontos é o valor do TA-GT, que deve ser expresso em milímetros. O valor tido como de normalidade é de 12 mm, tendo como limite superior 20 mm. Tal fato se deve à existência de valores maior ou igual a 20 mm em mais da metade dos pacientes com ao menos um episódio de luxação patelar.

Outra avaliação tomográfica importante é angulação lateral da patela. Esta é realizada tanto com o quadríceps relaxado, como em contração. A mensuração na tomografia difere da realizada nos exames radiográficos. O ângulo é medido a partir de duas linhas: a primeira desenhada tangente à porção posterior dos côndilos femorais e outra através do eixo transverso da patela. Valores superiores a 20 graus foram encontrados em mais de 80% dos pacientes com, ao menos, um episódio de luxação patelar.

A anteversão femoral e torção tibial externa também podem ser avaliadas tomograficamente. Ao avaliarmos o primeiro, dois cortes são sobrepostos. A avaliação da anteversão é feita a partir do ângulo formado entre a linha ligando o centro da cabeça e o centro do colo femoral, e a linha condilar posterior. Já a torção tibial é avaliada entre a linha posterior ao planalto tibial e o eixo bimaleolar.

Ressonância magnética

O uso da ressonância magnética no joelho destaca-se pela qualidade superior deste exame para a avaliação anatômica e patológica dos tecidos moles e cartilagem articular.

Nos cortes sagitais, toda a extensão da superfície articular da tróclea e patela pode ser vista. A existência de alterações intrassubstanciais na estrutura do tendão quadricipital e ligamento patelar também deve ser avaliada nesses cortes. Alterações na gordura de Hoffa, existência de plicas sinoviais, assim como líquido articular são outras alterações que podem ser vistas.

Além de possibilitar a análise das mesmas estruturas e alterações vistas no plano sagital, o corte axial nos permite uma avaliação precisa e direta das relações ósseas e cartilagíneas da articulação patelofemoral, complementando o estudo das patologias na região.

REFERÊNCIAS BIBLIOGRÁFICAS

1. Boling M, Padua D, Marshall S et al. Gender differences in the incidence and prevalence of patellofemoral pain syndrome. Scand J Med Sci Sports 2010;20(5):725-30.
2. Kannus P, Aho H, Jarvinen M et al. Computerized recording of visits to an outpatient sports clinic. Am J Sports Med 1987;15(1):79-85.
3. Mølgaard C, Rathleff MS, Simonsen O. Patellofemoral pain syndrome and its association with hip, ankle, and foot function in 16- to 18-year old high school students: a single-blind case-control study. J Am Podiatr Med Assoc 2011;101(3):215-22.
4. Taunton JE, Ryan MB, Clement DB et al. A retrospective case-control analysis of 2002 running injuries. Br J Sports Med 2002;36(2):95-101.
5. Stathopulu E, Baildam E. Anterior knee pain: a long-term follow up. Rheumatology (Oxford) 2003;42(2):380-82.
6. Dye SF. Therapeutic implications of a tissue homeostasis approach to patellofemoral pain. Sports Med Arthrosc Rev 2001;9:306-11.
7. Post WR, Fulkerson J. Knee pain diagrams: correlation with physical examination findings in patients with anterior knee pain. Arthroscopy 1994;10(6):618-23.
8. Lankhorst NE, Bierma-Zeinstra SMA, Van Middelkoop M. Risk factors for patellofemoral pain syndrome: a systematic review. J Orthop Sports Phys Ther 2012;42(2):81-94.
9. Noehren B, Hamill J, Davis I. Prospective evidence for a hip etiology in patellofemoral pain. Med Sci Sports Exerc 2013;45(6):1120-24.
10. Bazett-Jones DM, Cobb SC, Huddleston WE et al. Effect of patellofemoral pain on strength and mechanics after an exhaustive run. Med Sci Sports Exerc 2013;45(7):1331-39.
11. Barton CJ, Lack S, Malliaras P et al. Gluteal muscle activity and patellofemoral pain syndrome: a systematic review. Br J Sports Med 2013;47(4):207-14.
12. Pattyn E, Verdonk P, Steyaert A et al. Muscle functional MRI to evaluate quadriceps dysfunction in patellofemoral pain. Med Sci Sports Exerc 2013;45(6):1023-29.
13. Claudon B, Poussel M, Billon-Grumillier C et al. Knee kinetic pattern during gait and anterior knee pain before and after rehabilitation in patients with patellofemoral pain syndrome. Gait Posture 2012;36(1):139-43.
14. Noehren B, Pohl MB, Sanchez Z et al. Proximal and distal kinematics in female runners with patellofemoral pain. Clin Biomech 2012;27(4):366-71.
15. Rodrigues P, TenBroek T, Hamill J. Runners with anterior knee pain use a greater percentage of their available pronation range of motion. J Appl Biomech 2013;29(2):141-46.
16. Barton CJ, Levinger P, Crossley KM et al. The relationship between rearfoot, tibial and hip kinematics in individuals with patellofemoral pain syndrome. Clin Biomech 2012;27(7):702-5.
17. Ramos LA, Carvalho RT, Garms E et al. Prevalence of pain on palpation of the inferior pole of the patella among patients with complaints of knee pain. Clinics 2009;64(3):199-202.
18. Merchant AC. Classification of patellofemoral disorders. Arthroscopy 1988;4(4):235-40.
19. Witvrouw E, Werner S, Mikkelsen C et al. Clinical classification of patellofemoral pain syndrome: guidelines for non-operative treatment. Knee Surg Sports Traumatol Arthrosc 2005;13(2):122-30.
20. Fairbank JCT, Pynsent PB, van Poortvliet JA et al. Mechanical factors in the incidence of knee pain in adolescents and young adults. J Bone Joint Surg Br 1984;66(5):685-93.
21. Bensen WG, Fiechtner JJ, McMillen JI et al. Treatment of osteoarthritis with celecoxib, a cyclooxygenase-2 inhibitor: a randomized controlled trial. Mayo Clin Proc 1999;74(11):1095-105.
22. Hochberg MC, Altman RD, April KT et al. American College of Rheumatology 2012 recommendations for the use of nonpharmacologic and pharmacologic therapies in osteoarthritis of the hand, hip, and knee. Arthritis Care Res (Hoboken) 2012 Apr.;64(4):465-74.
23. Brown GA. Treatment of Osteoarthritis of the Knee, Evidence-Based Guideline 2nd Ed. Adopted by the American Academy of Orthopaedic Surgeons Board of Directors,
24. J Am Acad Orthop Surg 2013 Sept.;21(9):577-79.
25. Coppack RJ, Etherington J, Wills AK. The effects of exercise for the prevention of overuse anterior knee pain: a randomized controlled trial. Am J Sports Med 2011;39(5):940-48.
26. Crossley K, Bennell K, Green S et al. Physical therapy for patellofemoral pain: a randomized, double-blinded, placebo-controlled trial. Am J Sports Med 2002;30(6):857-65.
27. Van Linschoten R, van Middelkoop M, Berger MY et al. Supervised exercise therapy versus usual care for patellofemoral pain syndrome: an open label randomized controlled trial. BMJ 2009;339:b4074.
28. Herrington L, Al-Sherhi A. A controlled trial of weight-bearing versus non-weight-bearing exercises for patellofemoral pain. J Orthop Sports Phys Ther 2007;37(4):155-60.
29. Whittingham M, Palmer S, Macmillan F. Effects of taping on pain and function in patellofemoral pain syndrome: a randomized controlled trial. J Orthop Sports Phys Ther 2004;34(9):504-10.
30. Collins N, Crossley K, Beller E et al. Foot orthoses and physiotherapy in the treatment of patellofemoral pain syndrome: randomised clinical trial. Br J Sports Med 2009;43(3):169-71.
31. Elbaz A, Mor A, Segal G et al. APOS therapy improves clinical measurements and gait in patients with knee osteoarthritis. Clin Biomech 2010;25(9):920-25.
32. Lo GH, LaValley M, McAlindon T et al. Intra-articular hyaluronic acid in treatment of knee osteoarthritis: a meta-analysis. JAMA 2003 Dec. 17;290(23):3115-21.
33. Rutjes AW, Jüni P, da Costa BR et al. Viscosupplementation for osteoarthritis of the knee: a systematic review and meta-analysis. Ann Intern Med 2012 Aug. 7;157(3):180-91.
34. Mazzocca AD, McCarthy MB, Chowaniec DM et al. Platelet-rich plasma differs according to preparation method and human variability. J Bone Joint Surg Am 2012;94(4):308-16.
35. Wasterlain AS, Braun HJ, Harris AH et al. The systemic effects of platelet-rich plasma injection. Am J Sports Med 2013;41(1):186-93.
36. de Girolamo L, Lucarelli E, Alessandri G et al. Mesenchymal stem/stromal cells: a new "cells as drugs" paradigm. Efficacy and critical aspects in cell therapy. Curr Pharm Des 2013;19(13):2459-73.
37. Fithian DC, Paxton EW, Post WR et al. Lateral retinacular release: a survey of the International Patellofemoral Study Group. Arthroscopy 2004 May;20(5):463-68.
38. Fulkerson JP. Diagnosis and treatment of patients with patellofemoral pain. Am J Sports Med 2002;30(3):447-56.
39. Heyworth BE, Carroll KM, Dawson CK et al. Open lateral retinacular closure surgery for treatment of anterolateral knee pain and disability after arthroscopic lateral retinacular release. Am J Sports Med 2012;40(2):376-82.
40. Buedinger K. ber Ablösung von Gelenkteilen und verwandte Prezesse. Dtsch Z Chir 1906;84:311.
41. Aleman O. Chondromalacia post-traumatica patellae. Acta Chir Scand 1928;63:149.
42. Aglietti P, Giron F, Cuomo P. Disorders of the patellofemoral joint. In: Scott WN. Insall and Scott: surgery of the knee. 4th ed. New York: Elsevier, 2006. p. 807-985.
43. Halabchi F, Mazaheri R, Seif-Barghi T. Patellofemoral pain syndrome and modifiable intrinsic risk factors; how to assess and address? Asian J Sports Med 2013 June;4(2):85-100.
44. PetersenW, Ellermann A, Gosele-Koppenburg A et al. Patellofemoral pain syndrome. Knee Surg Sports Traumatol Arthrosc published online Nov/2013.
45. Outerbridge RE. The etiology of chondromalacia patellae. J Bone Joint Surg Br 1961;43B:752-57.
46. Luyckx T, Didden K, Vandenneucker H et al. Is there a biomechanical explanation for anterior knee pain in patients with patella alta? Influence of patellar height on patellofemoral contact force, contact area and contact pressure. J Bone Joint Surg Br 2009;91(3):344-50.

47. Myer GD, Ford KR, Barber Foss KD et al. The incidence and potential pathomechanics of patellofemoral pain in female athletes. *Clin Biomech* (Bristol, Avon) 2010;25(7):700-7.
48. Miller RH. Lesões do joelho. In: Canale ST. *Cirurgia ortopédica de Campbell* 10th ed. New York. Elsevier, 2007. p. 2314-19.
49. Goodfellow J, Hungerford DS, Woods C. Patello-femoral joint mechanics and pathology. 2. Chocromalacia patellae. *J Bone Joint Surg Br* 1976;58:291-99.
50. Rixe JA, Glick JE, Olympia RP et al. A review of the management of patellofemoral pain syndrome. *Phys Sportsmed* 2013;41(3):19-28.
51. Post WR. Clinical evaluation of patients with patellofemoral disorders. *Arthroscopy*: 1999 Nov.-Dec.;15(8):841-51.
52. Fulkerson JP. Patellofemoral pain disorders: evaluation and management. *J Am Acad Orthop Surg* 1994 Mar.-Apr.;2(2):124-32.
53. Kujala UM, Jaakkola LH, Koskinen SK et al. Scoring of patellofemoral disorders. *Arthroscopy* 1993;9(2):159-63.
54. Collins NJ, Bierma-Zeinstra SM, Crossley KM et al. Prognostic factors for patellofemoral pain: a multicentre observational analysis. *Br J Sports Med* 2013;47(4):227-33.
55. Pak J, Lee JH, Lee SH. A novel biological approach to treat chondromalacia patellae. *PLoS One* 2013;8(5).
56. Veronesi F, Giavaresi G, Tschon M et al. Clinical use of bone marrow, bone marrow concentrate, and expanded bone marrow mesenchymal stem cells in cartilage disease. *Stem Cells Dev* 2013 15 Jan.;22(2):181-92.
57. Magarelli N, Palmieri D, Ottaviano L et al. Evaluation of magnetic resonance signal modification induced by hyaluronic acid therapy in chondromalacia patellae: a preliminary study. *J Biol Regul Homeost Agents* 2008 Oct.-Dec.;22(4):247-52.
58. Macmull S, Jaiswal PK, Bentley G et al. The role of autologous chondrocyte implantation in the treatment of symptomatic chondromalacia patellae. *Int Orthop* 2012 36(7):1371-77.
59. Feller JA, Amis AA, Andris JT et al. Surgical biomechanics of the patellofemoral joint. *Arthroscopy* 2007 May;23(5):542-53.
60. Maquet P. Advancement of the tibial tuberosity. *Clin Orthop Relat Res* 1976;(115):225-30.
61. Fulkerson JP. Anteromedialization of the tibial tuberosity for patellofemoral malalignment. *Clin Orthop Relat Res* 1983;(177):176-81.
62. Blumensaat C. Die Lageabweichungen und Verrenkungen der Kniescheibe. *Ergeb Chir Orthop* 1938;31:149-223.
63. Insall J, Salvatti E. Patella position in the normal knee joint. *Radiology* 1971;101(1):101-4.
64. Blackburn JS, Peel TE. A new method of measuring patellar height. *J Bone Joint Surg Br* 1977;59(2):241-42.
65. Grelsamer RP, McConnell J. (Eds.). *The patella: a team approach*. Gaithersburg, MD: Aspen, 1998.
66. Black JE, Alten SR. How I manage infrapatellar tendinitis. *Phys Sports Med* 1984;12:86-92.
67. Malghem J, Maldague B. Patellofemoral joint: 30 degrees axial radiograph with lateral rotation of the leg. *Radiology* 1989 Feb.;170(2):566-6

TRATAMENTO FISIOTERÁPICO DAS LESÕES FEMOROPATELARES DO JOELHO

Mauricio de Camargo Garcia ■ Herico Gomes

■ INTRODUÇÃO

As afecções femoropatelares compreendem inúmeras abordagens clínicas pois é uma patologia de difícil diagnóstico e causas multifatoriais onde a relação da dor e suas características, como localização, frequência, periodicidade, intensidade e as atitudes funcionais compensatórias, levam a diagnósticos confusos, tornando o tratamento sem metas e sem objetivos claros de melhora dos sintomas. Muito dos sintomas da síndrome femoropatelar é relacionado com o desgaste e sofrimento cartilaginoso, mas o quadro clínico muitas vezes não tem relação com os achados anatomorradiográficos. É sabido que o mau alinhamento femoropatelar é fator causal de sintomas de dor,[1-3] por sua vez as alterações degenerativas da cartilagem articular muitas vezes não são as causas principais da dor, já que a cartilagem articular é aneural, e apenas o osso subcondral é responsável em manifestar sinais de desgastes capazes de causar dor. A disfunção femoropatelar é caracterizada pela dor anterior do joelho insidiosa, causa da dor difícil de diagnosticar, comum no esporte (10-33%), maior incidência no sexo feminino e muitas nomeadas como dor retropatelar, dor anterior do joelho, artralgia femoropatelar e condromalacia patelar.

A causa da dor femoropatelar tem sido atribuída a diferentes fatores ao longo dos anos. Inicialmente, a presença de condromalacia patelar era reconhecida como a causa de dor anterior do joelho.[4,5] Muitos estudos têm mostrado que há pacientes com dor femoropatelar apresentando cartilagem articular de aspecto normal, e outros com lesões importantes da cartilagem articular, que não apresentam sintomatologia dolorosa.[6,7] A teoria mais aceita atualmente é a de que algumas formas de mau alinhamento entre a patela e o fêmur, mesmo que de forma súbita, poderiam causar dor anterior do joelho em muitos pacientes.[8-14]

■ EXAME CLÍNICO

O exame clínico é soberano na avaliação do paciente com dor femoropatelar, com objetivo de adequar as condutas terapêuticas. A presença de alterações angulares dos membros inferiores, pronação excessiva, hipotrofias musculares e deficiências articulares deve ser identificada e correlacionada com as queixas dos pacientes. Durante a história do paciente é primordial obter as informações obre episódio de luxação traumática, sintomas de instabilidade, deformidades rotacionais/angulares, desequilíbrio da musculatura do joelho e fatores predisponentes. A queixa do atleta se manifesta com dor após sobrecarga de treinamento e dor após exercícios específicos, como agachamento, afundo, *leg press* e cadeira extensora além de subluxações (traumáticas ou recidivantes).

Muitas vezes negligenciada, mas de extrema importância é a avaliação do quadril, pois uma contratura em flexão dessa articulação pode desencadear uma marcha anormal e uma alta força de reação femoropatelar. Um aumento da rotação medial pode ser secundário a uma excessiva anteversão femoral, que pode estar associada a uma subluxação patelar. O ângulo poplíteo deve estar entre 160° e 180°, caso contrário há uma necessidade de aumentar a força do quadríceps para estender o joelho, gerando uma alta força de reação femoropatelar.[15]

A biomecânica da articulação femoropatelar deve ser bastante estudada, e os padrões de normalidade devem ser conhecidos. No joelho em extensão e contração do quadríceps a patela se articula com corpo adiposo suprapatelar. No joelho com 15° de flexão, ocorre o início do contato patelar com a tróclea, e no joelho em flexão completa a patela articula-se com os côndilos femorais medial e lateral.

Quanto à movimentação do joelho durante a flexão, no plano sagital a patela se desloca inferior e posteriormente, pela ação dos retináculos e do ligamento da patela e no plano frontal descreve uma curva em "J", com discreta lateralização na extensão do joelho, retornando à sua posição central nos primeiros 20° de flexão.

■ FISIOPATOLOGIA

Na fisiopatologia, a carga transmitida para articulação femoropatelar aumenta com a flexão e com movimentos dinâmicos. No envelope de funções de Scoth Dye[7], o equilíbrio entre a homeostase da articulação e a carga aplicada é bem tolerado. A carga sendo aumentada ou a homeostase da articulação alterada decorrente da lesões agudas ou crônicas, aumenta o risco de novas lesões e dor femoropatelar. A habilidade da articulação em tolerar carga depende do alinhamento, controle neuromuscular e excesso de carga e tempo.

■ REABILITAÇÃO FEMOROPATELAR

A reabilitação femoropatelar deve ser particularizada para cada diagnóstico estabelecido, sabendo-se que seu sucesso depende das alterações biomecânicas que o paciente apresenta e da sobrecarga que ele impõe a essa articulação.

Conservador	Zona Intermediária	Cirúrgico
■ Dor PF SEM mau alinhamento	■ Dor PF COM mal alinhamento ■ Instabilidade PF ■ 1º episódio	■ Instabilidade PF recorrente

Para obtermos o máximo resultado da reabilitação, devemos nos concentrar na melhora da flexibilidade geral, no aumento do recrutamento muscular do vasto medial oblíquo (VMO) e na melhora do controle neuromotor do membro inferior. Sabemos que uma flexibilidade diminuída, bem como uma tensão maior das estruturas retinaculares laterais, incluindo a banda iliotibial, podem aumentar o estresse patelar e limitar a absorção normal e progressiva do impacto, bem como causar uma maior lateralização da patela, o mesmo podendo acontecer com um gastrocnêmio tenso, que levaria a um aumento da pronação do pé na marcha, com isso, aumentando as forças de tração laterais da patela.

O paciente bem orientado favorece o sucesso do tratamento explicando a necessidade de um encorajamento a praticar atividades mesmo sem o acompanhamento do fisioterapeuta. Um adequado conhecimento da anatomia e biomecânica básica da articulação femoropatelar fará com que o paciente compreenda as atividades que podem aumentar sua sintomatologia e, com isto, procure evitar tais movimentos.

Um programa inicial de fisioterapia para pacientes com alterações inflamatórias enfatiza o uso de crioterapia, de meios anti-inflamatórios físicos, como o ultrassom, o *LASER* de AsGa, a iontoforese e a cinesioterapia, enfatizando-se os trabalhos de flexibilidade. Com a evolução do quadro e a remissão da sintomatologia, faz-se necessária uma complementação com exercícios de resistência e força muscular.[16,17]

Quando o paciente apresentar diagnóstico de lesão da cartilagem articular da patela, podendo haver comprometimento da superfície patelar do fêmur, inclusive com imagens em espelho, torna-se necessária uma localização da região patelar comprometida, para que possamos adequar a cinesioterapia.[18-20] É importante salientar que a cartilagem articular se nutre por embebição e, para que isso ocorra, deve haver movimento articular.[21] Dessa forma, pacientes com lesões da cartilagem articular quer em tratamento não cirúrgico, em pós-operatório, beneficiam-se muito da cinesioterapia, podendo a mesma ser feita de forma passiva, pela utilização de CPM, ou mesmo de forma ativa, desde que se adapte ao tratamento clínico instituído. Exercícios de flexibilidade de todo o membro inferior são de vital importância a fim de diminuirmos as forças compressivas que agem sobre a patela. Não deve haver aumento de crepitação e dor durante a cinesioterapia, sob risco de aumentarmos o grau de lesão articular.[22]

Pacientes com história de luxação patelar, principalmente potencial,[23] podem beneficiar-se de um programa de cinesioterapia em que se enfatize a flexibilidade e o recrutamento do VMO, associado a treinamento sensório-motor específico para a atividade esportiva desenvolvida. Nos casos de luxações que necessitem de tratamento cirúrgico, a fisioterapia deverá ser adequada para a técnica cirúrgica utilizada. Uma atenção maior nos realinhamentos patelares proximais e distais, principalmente em relação à mobilização imediata pós-cirúrgica, está relacionada com o arco de movimento obtido e testado no transoperatório e que não causou estresse sobre a cirurgia realizada. Dessa forma, o fisioterapeuta terá condições de realizar a flexão-extensão com segurança, em amplitudes ideais e indolores.

O tratamento deve ser customizado de acordo com o diagnóstico funcional do fisioterapeuta.

1. **Dor patelofemoral sem mau alinhamento:** bom diagnóstico da estrutura de origem da dor (tendão, plica, apofisite, Hoffite, outros).
   - Objetivos:
     - Controle do processo inflamatório e da dor.
     - Manutenção e/ou melhora na ADM.
     - Restauração da força muscular.
     - Restauração da propriocepção.
     - Treino e correção do gesto esportivo.
   - Observação especial para tendinopatias crônicas (acima de 3 meses):
     - Origem da dor não é proveniente de células inflamatórias (substância P, irritação dos nocioceptores).
     - Tendão é uma estrutura mal vascularizada.
     - Gelo promove vasoconstrição (↓ aporte sanguíneo).
     - Necessidade de estimular a chegada de mais sangue no tendão → calor (US, OC, MO).
2. **Dor patelofemoral com mau alinhamento:** importante diagnosticar qual o mau alinhamento (VMO inadequado, hiperpressão patelar lateral).
   - A fisioterapia tem como melhorar os sintomas!
   - A fisioterapia tem como melhorar a alteração?
     - SIM → Fisioterapia.
     - NÃO → Cirurgia.
     - TALVEZ → Fisioterapia.

Cinesioterapia com exercícios de pressão da perna (*leg press*) de 0° a 30° de flexão do joelho diminui as forças de reação da femoropatelar, bem como o estresse dessa articulação, quando comparado a exercícios em cadeia cinética aberta (CCA) (Fig. 1). As atividades em CCF em ângulo ideal são de 0° a 30°, pois de 60° a 90° ocorre um aumento do estresse sobre essa articulação.[24,25] Estudo prospectivo e randomizado, realizado em pacientes com dor femoropatelar em tratamento não cirúrgico, mostrou haver uma pequena diferença da cinesioterapia em CCF e CCA nesse tipo de pacientes, havendo uma vantagem um pouco maior nos pacientes tratados com programa de exercícios em CCF.[26] Outro trabalho prospectivo e randomizado avaliou o tratamento de 40 pacientes femininas, com idades de 15 a 28 anos, com média de 20 anos, com dor femoropatelar, divididas em dois grupos: um grupo que usou um programa de exercícios isométricos, e outro, exercícios de contrações excêntricas, durante 12 semanas e foram avaliados após 3 e 12 meses. Observou-se ter havido melhora da dor, da habilidade e dos níveis de atividades físicas em ambos os grupos.

O *biofeedback* tem sido referido como uma técnica auxiliar e importante na reabilitação femoropatelar, com aumento do ângulo de congruência articular e auxiliando num recrutamento seletivo do VMO.[27-30]

A estimulação elétrica muscular também é um meio auxiliar na reabilitação femoropatelar (Fig. 2).[29,31-33] Sugere-se que a eletroestimulação seja associada a exercícios funcionais, principalmente

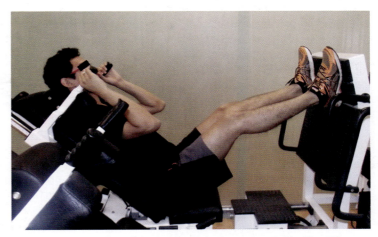

Figura 1. Exercício de cadeia cinética fechada em ângulo de 0° a 40° (*leg press*).

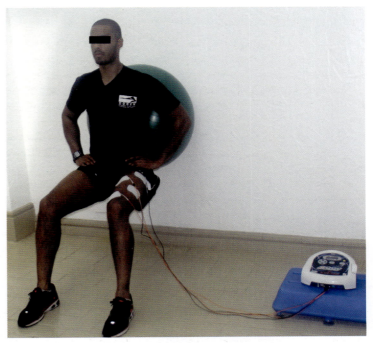

Figura 2. Eletroestimulação em posição de miniagachamento.

na vertical, para que possamos aumentar o recrutamento muscular, principalmente do VMO. São exemplos de exercícios que podem ser associados à eletroestimulação do VMO os miniagachamentos, as descidas de pequenos degraus, as subidas e descidas laterais de degraus, os exercícios de extensão do joelho em cadeia fechada com uso de extensores elásticos, exercícios de adução do membro inferior etc. O músculo VMO pode ser mais bem recrutado quando realizamos a adução do quadril, rotação lateral da perna e extensão do joelho.[34-36] Podemos, ainda, aumentar a ativação dos isquiotibiais e do quadríceps com as corridas retrógradas.[37]

Exercícios para as alterações biomecânicas do pé contribuem para minimizar os efeitos dessa articulação sob a femoropatelar. Preconizam-se exercícios de resistência e força muscular para o músculo tibial posterior e exercícios de flexibilidade para os músculos gastrocnêmios e solear.[38]

A utilização de fitas adesivas *taping* tem sido referida por autores em diversas publicações.[39-42] Publicação relatando sucesso do tratamento com cinesioterapia associada à utilização de fita adesiva para correção de posicionamento patelar existe,[37] porém há uma tendência da literatura em não identificar diferenças significativas em pacientes submetidos a tratamento com ou sem utilização de fita patelar.[39,41,42]

Quatro elementos para o bom entendimento das síndromes femoropatelares:

1. **Morfologia óssea e cartilagínea:** formato da patela e da superfície articular do fêmur, posicionamento patelar.
2. **Alinhamento geral do membro inferior:** alterações do pé, rotações da tíbia e fêmur, valgismo.
3. **Estabilizadores estáticos:** integridade e função do LPFM, tensão do retináculo lateral.
4. **Estabilizadores dinâmicos:** VMO.

REFERÊNCIAS BIBLIOGRÁFICAS

1. Ceder LC, Larson RL. Z-Plasty lateral retinacular release for the treatment od patellar compression syndrome. *Clin Orthop* 1979;144:110-13.
2. Goodfelow J, Hungerford DS, Zindel M. Patello-femoral joint mechanics and pathology. Functional anatomy of the patello-femoral joint. *JBJS* (Br) 1976;58:287-90.
3. Insall JN. *Disorders of the patella, in surgey of the knee.* New York. Churchill Linvignstone, 1984. p. 191-260, vol. 1.
4. Bentley G. Chondromalacia patellae. *J Bone Joint Surg Am* 1970;52:221-32.
5. Insall J, Falvo KA, Wise DW. Chondromalacia patellae. A prospective study. *J Bone Joint Surg Am* 1976;58:1-8.
6. DeHaven KE, Collins HR. Diagnosis of internal derangements of the knee. The role of arthroscopy. *J Bone Joints Surg Am* 1975;57:802-10.
7. Dye SF, Vaupel GL, Dye CC. Conscious neurosensory mapping of the internal structures of the human knee without intra-articular anestesia. *Am J Sports Med* 1998;26:773-77.
8. McGinty JB, McCarthy JC. Endoscopic lateral retinacular release: A preliminary report. *Clin Orthop* 1981;158:120-25.
9. Fulkerson JP. *The etiology of patellofemoral joint.* Baaltimore: Williams & Wilkins, 1977.
10. Fulkerson JP. The etiology of patellofemoral pain in young active patients: a prospective study. *Clin Orthop* 1983;179:129-33.
11. Grelsamer RP, McConnell J. *The patella: a team approach.* Gaithersburg, MD: Aspen, 1998.
12. Hughston JC, Walsh WM, Puddu G. *Patellar subluxation and dislocation.* Philadelphia: WB Saunders, 1984.
13. Hughston JC. Subluxation of the patella. *J Bone Joint Surg Am* 1968;50:1003-26.
14. Insall J. Chondromalacia patellae: patellar malalignment syndrome. *Orthop Clin North Am* 1979;10:117-27.
15. Insall J, Aglietti P, Tria Jr AJ. Patellar pain and incrogruence. II. Clinical application. *Clin Orthop* 1983;176:225-32.
16. Davis WL, Fulkerson JP. Initial evaluation of the athlete with anterior knee pain. *Operat Techn Sports Med* 1999;17(2):55-58.
17. Starkey C, Ryan J. *Evaluation of orthopedic and athletic injuries.* Philadelphia: FA Davis, 1995.
18. Anderson M, Hall S. *Sports injury management.* Baltimore: Williams & Wilkins, 1995.
19. Dejour H, Pozzi JF, Giusti R. *Semiologia do joelho.* Porto Alegre: Evolução Multimídia, 1996.
20. Fu F, Cohen M, Abdalla R et al. *Artroscopia do joelho.* Porto Alegre: Evolução Multimídia, 1999.
21. Salter RB, Simmonds DF, Malcolm BW et al. The biological effect on continuous passive motion on the healing of full-thickness defects in articular cartilage. *J Bone Joint Surg Am* 1980;62A:1232.
22. Grood ES, Suntay WJ, Noyes FR et al. Biomechanics of the knee-extension exercise. *J Bone Joint Surg Am* 1984;66:725-33.
23. Pozzi JF. Joelho do adulto. In: Hebert S, Xavier R. *Ortopedia e traumatologia. Princípios e práticas.* Porto Alegre: Artes Médicas; 1998.
24. Hungerford DS, Barry M. Biomechanics of the patellofemoral joint. *Clin Orthop* 1979;144:9-15.
25. Steinkampla LA, Dillingham MF, Markel MD et al. Biomechanical considerations in patellofemoral joint rehabilitation. *Am J Sports Med* 1993;21:438-44.
26. Witvrow E, Lysens R, Bellemans J et al. Open versus closed kinectic chain exercises for patellofemoral pain. A prospective, randomized study. *Am J Sports Med* 2000;28(5):687-94.
27. Krebs DE. Clinical electromyographic feedback following meniscectomy. *Phys Ther* 1981;61:1071-21.
28. Draper V. Electromyographic biofeedback and recovery of quadriceps femoris muscle function following anterior cruciate ligament reconstruction. *Phys Ther* 1990;70:25-31.
29. Ingersoll CD, Knight KL. Patellar location changes following EMG biofeedback or progressive resistive exercises. *Med Sci Sports Exerc* 1991;23:1122-27.
30. LeVeau BF, Rogers C. Selective training of the vastus medialis muscle using EMG biofeedback. *Phys Ther* 1980;60:1410-45.
31. Williams RA, Morrissey MC, Brewster CE. The effect of electrical stimulation on quadriceps strength and thigh circumference in meniscectomy patients. *J Orthop Sports Phys Ther* 1986;8:143-46.
32. Delitto A, Rose SJ, McKowen JM et al. Electrical stimulation versus voluntary exercise in strengthening thigh musculature after anterior cruciate ligament surgery. *Phys Ther* 1988;68:660-63.
33. Johnson DH, Thurston P, Ashcroft PJ. The Russian techniques of faradism in the treatment of chondromalacia patellae. *Physiother Can* 1977;29:2-4.
34. Cerny K. Vastus medialis oblique/vastus lateralis muscle activity ratios for selected exercises in person with and without patello femoral pain syndrome. *Phys Ther* 1995;75:672-83.
35. Karst GM, Jewett PD. Electromyographic analysis of exercises proposed for differential activation of medial and lateral quadriceps femoris muscle components. *Phys Ther* 1993;73:286-95.
36. Karst GM, Willet GM. Onset timing of elesctromyographic activity in the vastus medialis oblique and vastus lateralis muscle in subjects with and without patellofemoral pain syndrome. *Phys Ther* 1995;75:813-23.
37. Flynn TW, Soutas Little RW. Patellofemoral joint compressive forces in forward and backward running. *J Orthop Sports Phys Ther* 1995;21:277-82.
38. Gray D. Physical therapy techniques for conservative treatment of patellar pain and instability. *Operat Techn Sports Med* 1994;2(4):263-72.
39. Kowall MG, Kolk G, Nuber GW et al. Patellar taping in the treatment of patellofemoralpain. A prospective radiographic study. *Am J Sports Med* 1996;24:61-66.
40. McConnel J. The management of chondromalacia patellae: A long-term solution. *Aust J Physiother* 1986;32:215-23.
41. Larsen BJ, Anderson E, Unfer A et al. Patellar taping: A radiographic examination of the medial glide technique. *Am J Sports Med* 1995;23:465-71.
42. Brockroth K, Wooden C, Worrell T et al. The effects of patellar taping on patellar position and perceived pain. *Med Sci Sports Exerc* 1993;25:989-89.

ATIVIDADES FÍSICAS × ARTROPLASTIAS DE MEMBROS INFERIORES

Márcio de Castro Ferreira ■ Sheila Jean McNeill Ingham ■ Rene Jorge Abdalla

■ EPIDEMIOLOGIA

A osteoartrose (OA) é definida como uma síndrome clínica composta por sinais e sintomas que ocorrem em virtude de alterações degenerativas articulares como um todo, consequentemente, sua prevalência é em idosos, salvo situações que favoreçam o seu aparecimento precoce, como sequelas de fraturas, deformidades ósseas, instabilidades articulares, lesões condrais e outras situações que conduzam à sobrecarga articular. Essa patologia é a doença osteoarticular de maior prevalência global, atingindo aproximadamente 3,5% da população. A incidência aumenta com a idade, estimando-se atingir 85% dos indivíduos até os 64 anos, e aos 85 anos ela é universal.[1]

No Brasil, observa-se um crescimento da população idosa (60 anos ou mais), que representava 4,8% em 1991, passando a 5,9% em 2000 e chegando a 7,4% em 2010.[2] Esse grupo etário, conhecido como "terceira idade", somou aproximadamente 23,5 milhões de brasileiros em 2011, mais que o dobro registrado em 1991, quando a faixa etária contabilizava 10,7 milhões de pessoas. Na comparação entre os anos de 2009 e 2011, o grupo da terceira idade aumentou 7,6%, ou seja, mais 1,8 milhão de pessoas.[3]

Estimativas projetam que as artrites e doenças reumáticas afetarão cerca de 60 milhões de pessoas até o ano de 2020 nos Estados Unidos da América (EUA),[4] e que o número de idosos no Brasil deva ultrapassar de 32 milhões de pessoas em 2025.[5] Estes dados demonstram que teremos um aumento proporcional da osteoartrose e, consequentemente, todos os procedimentos que envolvem esta doença, como assistência médica ambulatorial e cirúrgica, o que inevitavelmente aumentará o número de artroplastias.

Um estudo norte-americano demonstrou que a prevalência de artroplastia total de joelho (ATJ) em relação à artroplastia total de quadril (ATQ) na população entre 1990 e 2002 era 4:1, sendo que os números para esses procedimentos cirúrgicos praticamente dobraram para a ATQ e triplicaram para a ATJ[5] durante esse período. De acordo com a *American Academy of Orthopaedic Surgeon* (AAOS), em 2009 foram realizadas 581.000 artroplastias totais de joelho, e projeta-se um número de 3,5 milhões desse procedimento para 2030.[6]

Vale ressaltar que o aumento desses procedimentos foi muito acima do índice de crescimento da população idosa, mostrando que as artroplastias estão cada vez mais comuns em pessoas com menos de 60 anos,[5] provavelmente ligados a fatores, como a obesidade, sequelas de lesões esportivas[7] e melhores resultados cirúrgicos que estimulam os pacientes a realizarem esses procedimentos mais precocemente.

Os avanços nas técnicas cirúrgicas, biomateriais, desenhos dos implantes em conjunto com o aumento da expectativa de vida e o atual foco sobre a aptidão física contribuem para que os pacientes retornem ao estilo de vida relativamente ativo após as artroplastias.[8]

Como a prática de atividade física deve ser estimulada para a manutenção de uma vida saudável, estes dados estatísticos demonstram que os profissionais que atuam nas áreas esportivas precisam estar familiarizados com indivíduos que possuem artroplastias, para prescrição e acompanhamento de atividades sem agregar prejuízos articulares.

■ BENEFÍCIOS DAS ATIVIDADES FÍSICAS

É bem estabelecida a relação inversa entre atividades físicas e doenças cardiovasculares, hipertensão arterial, derrame, osteoporose, diabetes tipo 2, obesidade, câncer de cólon, câncer de mama, ansiedade e depressão. Além das prevenções para essas patologias, as atividades físicas agregam algumas mudanças fisiológicas à saúde, como:[9]

- Diminui a frequência cardíaca e a pressão arterial.
- Aumenta a densidade capilar muscular.
- Aumenta a lipoproteína sérica de alta densidade (HDL).
- Diminui os triglicerídeos séricos.
- Diminui a ansiedade e depressão.
- Aumenta a capacidade física e independência funcional.
- Aumenta a sensação de bem estar.
- Reduz o risco de queda.

Os indicadores anteriores demonstram que se deve estimular a participação em atividades físicas para obter as recompensas citadas anteriormente.

■ PRESCRIÇÃO DE EXERCÍCIOS PARA PACIENTES COM ARTROPLASTIAS E OSTEOARTRITE EM MEMBROS INFERIORES

De maneira geral, a osteoartrose em idosos é uma doença poliarticular, e pacientes portadores de artroplastia em uma articulação costumam apresentar associadamente algum grau de degeneração em outras juntas do corpo, portanto deve-se tomar cuidado quando forem prescritas atividades físicas para esse grupo de indivíduos, já que os limiares fisiológico e suprafisiológico das cargas para as articulações são tênues.

Ries *et al*.[10,11] avaliaram a aptidão cardiovascular antes e depois da realização de artroplastias do joelho e quadril e encontraram resultados com melhora significativa na duração do exercício, carga máxima e consumo máximo de oxigênio depois de 2 anos de cirurgia. Estes resultados demonstram que os pacientes são limitados pela osteoartrite, e a melhora da função articular após artroplastias totais permite aumentar as suas atividades e melhorar a aptidão física.[10,11]

Recomendações de atividades físicas para indivíduos pertencentes a esse grupo são:[12]

- Exercícios de intensidade vigorosa são contraindicados quando há sinais de inflamação articular aguda, como hiperemia, edema ou calor local.
- Realizar um "aquecimento" para esses indivíduos em um nível de baixa intensidade e durante um período maior de tempo, pois as

estruturas ligamentares e musculares próximos à junta com artroplastia possuem um grau de fibrose cicatricial, ou até mesmo limitação funcional que necessita atenção especial.
- Monitorar os níveis de dor durante as atividades, já que a dor conduz para alteração postural, sobrecarregando outros grupos musculares e articulações, podendo provocar inibição de contração muscular e falseio.
- Exercícios aeróbicos devem ser realizados 3 a 5 dias/semana por 20-60 minutos,[13] e exercícios de resistência 2-3 dias/semana, dependendo da aptidão e capacidade individual. Atividades de flexibilidade de movimento devem ser enfatizadas para serem realizadas diariamente.
- Recomendações gerais para as intensidades de exercícios devem respeitar a clínica e a capacidade física individual, ou seja, a presença de dor ou qualquer outro desconforto ou inaptidão devem ser evitados.
- Para exercícios de resistência, a prescrição deve começar com aproximadamente 10% de uma repetição máxima (1RM) com acréscimo de 10% por semana, até atingir o limite de dor ou 40 a 60% de 1RM, sendo cada exercício realizado em 10 a 15 repetições. Em indivíduos com dor articular ou fraqueza muscular, aconselham-se exercícios de resistência com contrações isométricas ao redor da articulação afetada, progredindo para o treino dinâmico de acordo com a melhora clínica.[13]
- Para exercícios aeróbicos comece com sessões curtas de 5 a 10 minutos objetivando um acúmulo de 20 a 30 minutos por dia conforme tolerado, com meta de progressão para um total de 150 minutos por semana de atividade com intensidade leve à moderada. O ideal é realizar atividades com baixo estresse articular, como caminhadas, dança, ciclismo ou atividades aquáticas (Fig. 1).[13]
- Um programa de treinamento de força deve incluir todos os principais grupos musculares.[14]
- Evite exercícios extenuantes durante as crises agudas e períodos inflamatórios.
- A progressão da duração deve ser enfatizada sobre a progressão da intensidade da atividade.[15]
- Informar aos indivíduos com artrite e/ou artroplastia que algum desconforto durante ou após o exercício pode ser esperado, e este desconforto não necessariamente significa prejuízo periarticular. No entanto, se a dor articular persistir por 2 horas após o término do exercício e/ou superar a intensidade da dor antes do início do exercício, deve-se diminuir a duração e/ou a intensidade em sessões futuras.
- Incentivar as pessoas com artrite e/ou artroplastia a realizarem atividades físicas durante o período do dia em que normalmente os sintomas são mínimos ou estão ausentes.
- Orientar a utilização de calçados apropriados que forneçam absorção de choque e estabilidade é uma medida relevante para pessoas com transtornos articulares e com artroplastias.
- Como muitos pacientes com patologias articulares e artroplastias de membros inferiores são obesos, deve-se encorajar a perda de peso.
- Incorporar exercícios funcionais, como o levantar e sentar da cadeira para melhorar o controle neuromuscular, equilíbrio e facilitar as atividades da vida diária.
- Para exercícios aquáticos, a temperatura deve ser de 28°C a 31°C, pois, assim ajudar, a relaxar os músculos e reduzir a dor.

Devemos sempre ter em mente o conceito da intensidade e frequência quando orientarmos pacientes com artroplastia, já que, realizar atividades com baixo estresse articular, porém com grande frequência, pode determinar prejuízo aos implantes semelhante a exercícios mais intensos por curto período.

ARTROPLASTIAS E ATIVIDADES ESPORTIVAS

Quando falamos a respeito de atividades físicas em pacientes com artroplastias, geralmente o primeiro pensamento é um idoso ou idosa praticando esportes. No entanto, é preciso lembrar e reforçar que o conceito de atividade física está muito além de prática esportiva, visto que muitas atividades do dia a dia podem melhorar o condicionamento físico, se realizadas frequentemente.

Estimular um paciente que se submeteu ao procedimento de artroplastia, parcial ou total, a realizar atividades físicas para melhorar a aptidão cardiopulmonar e função do membro deve ser a regra do incentivo médico, principalmente para mulheres, já que Chatterji et al.[16] demonstraram que homens realizam significativamente mais atividade física do que mulheres com artroplastia.[16]

Dubs et al.[17] demonstram em pacientes com ATQ que as atividades realizadas pelos pacientes no período pós-operatório são geralmente determinadas pelo grau de prática física antecedente à cirurgia.

O tipo de implante usado é outro fator determinante para escolha das atividades, já que a literatura demonstra que pacientes com ATJ apresentam menores taxas de retorno para atividades físicas que desenvolviam antes do procedimento cirúrgico do que pacientes com artroplastias parciais de joelho (APJ).[16,18-24]

Estes fatos ajudam a identificar que, em algumas situações, os pacientes com artroplastias necessitam de estímulo e orientação para mudança no padrão de atividades a serem realizadas, já que não conseguem desempenhar todas as atividades físicas/atléticas que desenvolviam antes do procedimento.

Alguns prejuízos funcionais que estão associados à inatividade física e sedentarismo incluem: reduzido condicionamento aeróbico, perda de coordenação e reflexos posturais, perda de massa muscular, osteoporose; enquanto a aptidão física reduz praticamente todas as causas de mortalidade, ansiedade, depressão, melhoram a coordenação muscular, a força muscular e densidade óssea.[25]

As atividades físicas apresentam também efeitos benéficos para indivíduos com artroplastias, pois a melhora da força e coordenação muscular diminuem os riscos de quedas e lesões. Outra vantagem é que os exercícios aumentam a densidade óssea e com isso melhoram a fixação dos implantes.[17,26,27] A taxa de revisão de artroplastia foi menor entre os pacientes ativos, 1,6% do que entre os sedentários, 14,3%.[10]

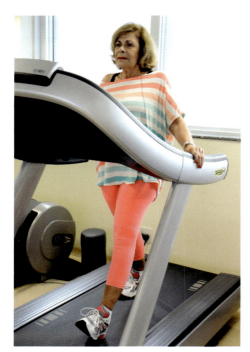

Figura 1. Paciente com artroplastia total de joelho realizando atividade física de caminhada em esteira.

Portanto, presume-se que a atividade física apresenta pontos positivos para todos os indivíduos, inclusive para os que possuem artroplastias.

Apesar das vantagens explícitas para a saúde em realizar exercícios, as escolhas e sugestões das atividades para indivíduos com artroplastias em membros inferiores ainda são desconfortáveis para os médicos. Da mesma forma que muitos estudos expõem efeitos positivos a curto e médio prazos, sabe-se que as atividades físicas, em geral, estão de alguma forma vinculadas diretamente ao desgaste do polietileno, solturas assépticas e formações de *debris*.[28,29]

Forças excessivas nos joelhos têm sido implicadas na degradação da interface do cimento ou no colapso do osso subjacente nas ATJs.[30] Schmalzried et al.[30] demonstraram em um estudo que partículas de até 500.000 *submícrons* de polietileno são libertadas a cada passo. Essas pequenas partículas de polietileno podem ativar macrófagos que produzem fatores, como prostaglandina E2, a interleucina 1 e fator de necrose tumoral, e esses fatores podem explicar a osteólise progressiva e soltura asséptica vista nas artroplastias.[31]

Um fator relevante para guiar as atividades a serem indicadas é que, com o envelhecimento, as restrições para atividades físicas e diárias aumentam, determinando limitações progressivas aos pacientes idosos com ou sem artroplastia.[32,33] Esta constatação foi confirmada por Huch et al.[23] que revelaram a existência de um declínio idade-dependente no engajamento esportivo 5 anos após a ATJ.[23]

Com este cenário, é necessário criar o conceito da "fidelidade" em realizar atividades de baixo estresse para os implantes, e que não sejam "obrigações", mas sim uma forma de lazer ou entretenimento. Atualmente, uma alternativa domiciliar é a utilização de videogames "cinéticos", que apresentam grandes variações de entretenimento associados à atividade física (Fig. 2). Deve-se sempre lembrar que as atividades precisam ser adaptadas à capacidade física individual e fazer parte da rotina diária desses indivíduos.

Huch et al.[23] demonstraram que pacientes com artroplastias de quadril apresentam uma tendência a médio e longo prazos em ter mais iniciativa em realizar atividade do que pacientes que realizaram procedimento do ATJ. Embora em seu estudo a maioria dos pacientes com artrose de quadril (97%) e joelho (94%) tivessem realizado atividades esportivas durante a sua vida, apenas 36% dos pacientes com ATQ e 42% naqueles com ATJ mantiveram as atividades desportivas no momento sequencial à cirurgia. Cinco anos após a cirurgia, a proporção de pacientes que exerciam atividades desportivas aumentou para 52% entre os pacientes com ATQ, mas caiu para 34% entre aqueles com ATJ. Assim, a proporção de pacientes com ATQ de quadril realizando atividades esportivas aumentou de 8 a 14%, ao passo que essa proporção diminuiu de 12 para 5% entre os pacientes com ATJ.[23]

Mont et al.[34] demonstraram que apenas 65% dos pacientes que apresentavam atividades físicas no período antecedente à artroplastia total de joelho retornaram a atividades após o procedimento, sendo as principais atividades escolhidas as de baixo impacto, como boliche 91% e golfe 57%, em contrapartida as atividades de alto impacto, como tênis 20%.

A dificuldade em determinar os exercícios para esse grupo de pacientes pode ser facilmente compreendida já que a literatura aponta as atividades físicas como um possível fator de risco para a sobrevivência dos implantes a longo prazo decorrente da soltura asséptica ou do desgaste do polietileno como resultado de atividades de impacto, ou repetidas cargas mecânicas.[35-37]

Gschwend et al.[37] compararam pacientes com ATQ que realizavam atividade de esqui-*country* e *trekking* a um grupo mais sedentário e concluíram que o desgaste do polietileno foi de 2,42 mm nos 6 anos seguintes ao procedimento, e no grupo sedentário foi de 1,16 mm nos 7 anos seguintes. Os pacientes que participaram de caminhadas e esqui mostraram uma taxa de desgaste linear anual de 0,4 mm, que é um fator 2,5 vezes maior do que a taxa de desgaste em pacientes sedentários, que foi de 0,16 milímetros, ainda que clinicamente não foram observados soltura asséptica.

Schmalzried et al.,[32] em uma avaliação de 111 pacientes com artroplastia de joelho e quadril usando um pedômetro eletrônico, mostraram que pacientes mais ativos realizaram mais que 3,5 vezes a média do número de passos por dia (aproximadamente 5.000) registrados. Pacientes com menos de 60 anos de idade andaram 30% a mais do que aqueles com mais de 60 anos. Os homens eram mais ativos que as mulheres e caminharam 28% mais. Postula-se que estas diferenças entre os pacientes podem influenciar a sobrevivência das artroplastias de joelho ou quadril.

Malchau et al.[38] concluíram que artroplastias totais de quadril têm maior incidência de afrouxamento precoce e falha em jovens, consequentemente, em pacientes mais ativos. Outros estudos suportam esses dados.[39-43] Na *Swedish National Hip Arthroplasty Register*, os homens com menos de 55 anos de idade apresentaram um índice de revisão de quase 20%, enquanto a taxa foi cerca de 5% em pacientes mais velhos, após *follow-up* de 10 anos do procedimento cirúrgico. Maloney et al.[44] concluíram que pacientes jovens apresentaram maior desgaste que pacientes mais idosos com artroplastia de quadril.

Lavernia et al.[45] estudaram a correlação entre nível de atividade, tempo do implante e desgaste em ATJ. Foram recuperados 28 implantes em necropsia de 23 pacientes que tinham idade média de 68 anos no momento da cirurgia primária. Os implantes estavam em vigor por um período médio de 74 meses, e concluíram que o aumento dos níveis de atividade correlacionaram-se com a gravidade da deformação do polietileno.

Por outro lado, existem alguns trabalhos na literatura com *follow-up* de curto a médio prazos evidenciando bons resultados em pacientes com artroplastia e atividades intensas.

Mont et al.[46] analisaram os resultados clínicos e radiográficos em pacientes com demandas esportivas com alto impacto após ATJ e encontraram bons resultados. Um total de 31 pacientes (33 joelhos) foi identificado participando de esportes com alto impacto, em média 4 vezes por semana por 3,5 horas, incluindo *jogging*, esqui, tênis (simples), *squash* e basquete. Em 4 anos de seguimento médio, 32 de 33 joelhos tiveram sucessos clínico e radiográfico. A satisfação geral foi de uma média de 9,1 pontos (*Knee Society Objective Escore*) em uma escala de 0 a 10 pontos.

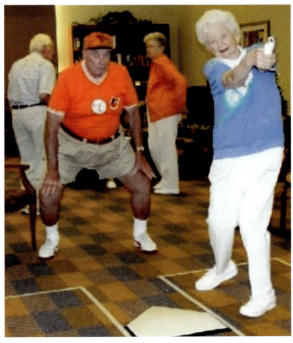

Figura 2. Idosa realizando atividade física por meio de videogame cinético.

Outro estudo de Mont et al.[47] avaliou 72 pacientes com intensa atividade física e comparou os resultados a um grupo de 72 pacientes sedentários. Os resultados clínicos e radiográficos foram semelhantes entre os dois grupos em um seguimento médio de 7 anos.

Resultados clínicos similares em atividade de alto e baixo impacto em pacientes com artroplastia foram também recentemente relatados por Bock et al.[48] que utilizaram um questionário para avaliar a atividade esportiva em 138 pacientes com média de idade de 55. Em um seguimento final de 64 meses, a média do *Knee Society Escore* foi de 83,4 pontos para pacientes menos ativos em comparação aos 85,2 pontos para mais ativos pacientes. Os esportes mais populares foram caminhada (92,8%), natação (34,2%) e ciclismo (18,0%).

Jones et al.[49] compararam os níveis de atividades em pacientes com ATJ que necessitaram de revisões em relação aos pacientes que tiveram artroplastias do joelho que não falharam. Um questionário foi usado para medir as atividades gerais em ambos os grupos em seguimento médio de 6 anos. Os pacientes que necessitaram de revisões eram menos ativos que o grupocontrole respectivamente.

Este achado também foi confirmado por Barry et al.[50] que encontraram menores índices de afrouxamento da ATJ em pacientes ativos. Em ambos os estudos, a média de tempo de seguimento foi abaixo de 10 anos.

Gschwend et al.[37] examinaram as diferenças de soltura asséptica entre um grupo de pacientes ativos (praticantes de esqui alpino e esqui *cross-country*) com média de idade de 65 anos, e um grupo de pacientes sedentários com idade média 65 anos, ambos os grupos com ATQ, e não conseguiram encontrar um efeito negativo de esqui sobre os componentes após 5-10 anos de seguimento,[41] ainda que constatado um desgaste maior do polietileno nas atividades mais intensas.

Com o conceito de que exercícios "catalisam" os desgastes dos implantes, a maioria dos cirurgiões prescreve atividades de baixo impacto, como natação, caminhada, velejar, bicicleta, boliche entre outras, sendo essas orientações com base em dados subjetivos e em opiniões pessoais, já que as literaturas médicas apresentam resultados conflitantes além de poucas evidências científicas, como estudos prospectivos e randomizados, que suportem esses conceitos.[51-55]

Alguns trabalhos, na tentativa de contribuir para "desmistificar" as escolhas das atividades a serem prescritas pós-artroplastias, mensuraram as cargas distribuídas no joelho e quadril em determinadas atividades conforme demonstrado nos Quadros 1 e 2.[56-70]

Um critério importante para as recomendações de atividades físicas adequadas após a ATJ é considerar tanto a quantidade, quanto o ângulo de flexão do joelho durante o pico da carga. Nos implantes de joelhos em geral, a conformidade ideal está perto da extensão completa e diminui conforme o joelho é fletido para além de 30°, decorrente da redução do raio femoral (Fig. 3). Atividades que apresentam maiores exigências dos joelhos em flexão como *jogging* e caminhadas em montanhas (principalmente em declives) podem levar 8 a 9 vezes o peso corporal (PC) além de produzirem

Quadro 1. Cargas na articulação do quadril em diferentes atividades[56-60]

Atividades	Carga no quadril (x PC)
Em pé com apoio bipodal	0,8
Em pé apoio monopodal	3,2
Caminhada 1 km/h	2,9
Caminhada 5 km/h	4,7
Caminhada em velocidade natural	3,2-6,2
Jogging 5 km/h	5
Jogging 7 km/h	5,4
Jogging 12 km/h	6
Tropeço	8,7
Bicicleta com baixa resistência (40 W)	0,5
Bicicleta com alta resistência	1,4
Esqui alpino (dependente da inclinação e curvas)	4,5-8
Subir escadas	3,4-6
Entrar no carro	5-8
Sair do carro	4,5-8
Entrar na banheira	4,6-6,6
Subir rampa	6,8
Esqui *cross-country*	4-5

Quadro 2. Cargas na articulação do joelho em diferentes atividades[61-70]

Atividades	Carga no joelho (x PC)
Caminhada	3
Caminhada 5,4 km/h	3,4-4
Caminhada 7 km/h	4,3
Ciclismo (120 W)	1,2
Subir escadas	4,3-5
Descer escadas	3,8-6
Subir rampa	4,5
Descer rampa	4,5
Descer rampa 5,4 km/h	7-8
Agachamento	5,6
Extensão durante isocinético	Acima de 9
Jogging 9 km/h	8-9
Jogging 12,6 km/h	10,3
Jogging 16 km/h	Acima de 14
Boliche	Acima de 12

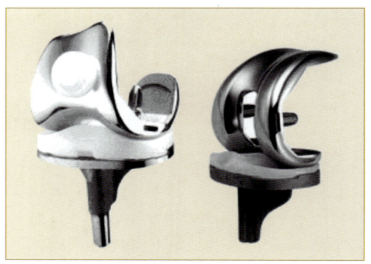

Figura 3. Componentes de artroplastia total de joelho em extensão e flexão de 90 graus demonstrando a conformidade entre os implantes em cada situação.

picos de carga, ocorrendo entre 40° e 60°, ângulos esses em que a conformidade dos implantes é menor.[71,72]

Kuster et al.[71] demonstraram que caminhadas aceleradas determinam cargas femorotibiais de até 4 vezes o PC com 20° de flexão do joelho.

Paul et al.[72] demonstraram que em 20° de flexão do joelho, ATJs com polietilenos rotatórios apresentaram conformidade melhor além do pico de tensão nunca ter ultrapassado o ponto de rendimento de polietileno. Para os polietilenos fixos (aplainados e curvos), as caminhadas aceleradas produziram alguns níveis de estresse acima do ponto de rendimento. No entanto, as áreas sobrecarregadas foram 3 vezes menores do que as encontradas para correr ou caminhar em declives, concluindo, segundo o trabalho, que caminhar é uma atividade segura depois de um ATJ.

Biewener et al.[73] demonstraram que o joelho é flexionado mais durante a fase de apoio da corrida (15°-45°) do que durante uma caminhada (5°-25°), quintuplicando o aumento do momento de flexão sobre o joelho.

Mündermann et al.[74] demonstraram que o joelho humano experimenta ângulos de flexão de 0 a 30° durante a fase de apoio da marcha normal e de 30° a 60° durante a fase de balanço.

É importante fazer a distinção entre atividades adequadas para as ATQ e ATJ. Artroplastias totais do quadril possuem os componentes mais congruentes, semelhantes a uma "bola e soquete", portanto o ângulo de flexão não desempenha papel com a mesma importância que nas ATJs (Fig. 4).[71]

Com a finalidade de criar diretrizes médicas em relação às atividades que devem ser recomendas para os pacientes submetidos aos procedimentos de artroplastia total em joelho a Knee Society (KS) divulgou suas recomendações (Quadro 3). Outra diretriz foi criada por uma pesquisa aplicada para 95 médicos pertencentes a Hip Society (HS) e 645 médicos membros da American Association of Hip and Knee Surgery (AAHKS) para verificação de opiniões sobre orientações para atividades em pós-operatório de artroplastia de quadril e joelho (Fig. 5 e Quadro 4). As atividades divergentes entre as duas sociedades HS e AAHKS foram: simuladores de subir escadas, tênis (dupla), aparelhos de musculação, snowboard e remo. Todas essas atividades foram autorizadas pelos membros da HS a serem realizadas por pacientes com experiência em praticá-las, e foram autorizadas independentemente da experiência pelos membros da AAHKS, exceto para o snowboard, que não foi permitido/inconclusivo, respectivamente.[52,75]

Entretanto, estas recomendações não podem ser simplesmente transferidas para pacientes com artroplastia parcial de joelho. Aspectos biomecânicos em uma APJ vinculados aos implantes e carregamento durante as atividades são diferentes e devem ser respeitados, já que, em contraste à ATJ, os ligamentos cruzados estão íntegros em uma APJ. Isto implica na manutenção de estabilidade anteroposterior e rotacional e, portanto, redução de estresse nos componentes quando comparado à ATJ.[76-78] Ao mesmo tempo, as forças axiais que ocorrem durante atividades, como correr ou saltar, também conduzem a uma alta carga nos implantes unicompartimentais.[20] Existe uma lacuna científica sobre esse tema para essa técnica de artroplastia.

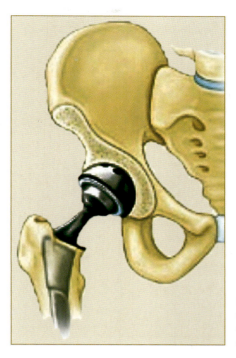

Figura 4. Demonstração da congruência dos componentes em uma artroplastia total de quadril.

O golfe é um esporte que costuma ser encorajado a ser praticado após as artroplastias em razão do seu impacto ser relativamente baixo.[79,80] Entretanto, essa atividade pode não ter a "inocência" esperada para o joelho graças ao alto torque rotacional que existe durante a fase do swing.

D'Lima et al.[29] publicaram um trabalho a respeito do movimento do swing durante golfe e encontraram valores de carregamento articular para o joelho em cerca de 4 vezes o peso do corpo, e o torque rotacional tibial 13 vezes maior que o peso corporal demonstrando que o golfe é uma atividade com alto carregamento.

Mallon et al.[81,82] concluíram que pacientes pós-ATJ mostraram resultados menos positivos se comparados aos indivíduos com ATQ para a prática de golfe. Muitos jogadores de golfe melhoraram seus handicaps após ATQ, enquanto diminuíram após ATJ. Além disso, a maioria dos jogadores com ATQ não sentiu dor enquanto jogava, sintoma este relatado em alguns pacientes com artroplastia de joelho.

Hamai et al.[83] demonstraram que durante a fase do back-swing até o final do follow-through os joelhos com artroplastias apresentaram variações de carga com rotação maior de 20°. Este estudo é relevante pois os componentes femoral e o polietileno de uma ATJ

Quadro 3. Atividades recomendadas pela Knee Society após artroplastia de joelho – 1999			
Recomendadas/permitidas	**Permitidas com experiência**	**Não recomendadas**	**Sem conclusão**
Aeróbico geral de baixo impacto	Ciclismo de estrada	Squash	Patinação
Bicicleta estacionada	Canoagem	Escaladas	Levantamento de peso
Boliche	Caminhadas em trilhas	Futebol	Esgrima
Golfe	Remo	Tênis (simples)	
Dança	Esqui	Voleibol	
Montaria	Caminhadas rápidas	Ginástica	
Caminhadas	Tênis (dupla)	Lacrosse	
Natação	Aparelhos com peso	Hockey	
Tiro	Patinação	Basquetebol	
		Jogging	
		Handebol	

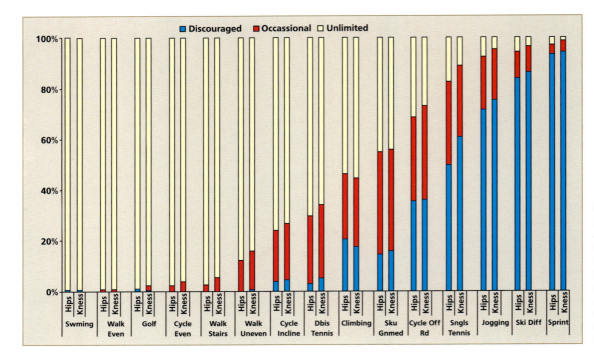

Figura 5. Gráfico mostrando o resultado da pesquisa HS e AAHKS[75] em relação às atividades esportivas e à recomendação médica em praticá-las quer seja para ATQ e ATJ, com a parte amarela do gráfico sendo autorizada, vermelha práticas ocasionais e em azul desaconselhável. Fonte: Swanson EA, Schmalzried TP, Dorey FJ.[75]

Quadro 4. Diretriz para retorno de atividades físicas estabelecida por membros da Hip Society (HS) e American Association of Hip and Knee Surgery (AAHKS)[52] – 2007

Permitido	Permitido com experiência	Não permitido	Sem conclusão
Golfe	Descida de esqui	*Squash*	Artes marciais
Natação	Esqui *cross-country*	*Jogging*	Tênis (simples)
Tênis (dupla)*	Levantamento de peso	Futebol	
Simulador de subir escadas*	Patinação no gelo	Voleibol	
Passeios	Patinação *in-line*	Basquetebol	
Caminhadas	Pilates	Aeróbico de alto impacto	
Boliche		*Snowboarding**	
Esteiras			
Ciclismo de estrada			
Bicicleta ergométrica			
Elíptico			
Aeróbicos de baixo impacto			
Remo*			
Dança			
Fortalecimento em aparelhos de musculação*			

*Atividades que divergiram em opiniões entre a HS e a AAHKS.

são desenvolvidos, em sua grande maioria, para uma conformação de movimento de flexão-extensão, logo, torques rotacionais em excesso distribuem carga em pontos do polietileno que não apresentam conformidade e capacidade para tal, podendo acelerar o processo de desgaste e a consequente formação de *debris*.[84]

Com base nesses dados, a recomendação para os pacientes com ATJ e que jogam golfe é uma mudança do padrão do movimento do *swing*, ou seja, utilizar movimento de 3/4 ou 1/2 do *swing* além de não utilizar calçados com *spikes*, permitindo, assim, menos estresse na articulação do joelho. Estas mudanças de movimentos intencionais ou determinadas por limitação articular pós-artroplastia mostraram que, após a ATJ, a capacidade de alcance de uma tacada com *drive* diminuiu, e o *handicap* aumentou nos pacientes que jogam golfe e possuem artroplastia.[83]

Em relação ao ciclismo, o pico de carga foi estabelecido em 80° de flexão em joelhos fisiológicos.[85] Durante esse ângulo de flexão, a maioria dos *designs* dos componentes de ATJ mostram pouca conformidade.[54-55] No entanto, a carga tibiofemoral é pequena sendo, aproximadamente 1,2 vez o peso corporal.[85]

Hamai *et al.*[83] estudaram a rotação axial dos componentes de uma paciente com ATJ durante a atividade de bicicleta, e os resultados obtidos foram de aproximadamente 6,7° de rotação, demonstrando ser uma atividade física segura sobre o aspecto da conformidade dos implantes, produzindo baixos níveis de estresse no polietileno.

De acordo com estes trabalhos, bicicleta é uma atividade segura e deve ser estimulada pós-ATJ. Para reduzir ainda mais as forças sobre o joelho durante o ciclismo, o paciente deve colocar o assento da bicicleta o mais elevado possível,[71] lembrando que esse limite é uma posição confortável sem realizar báscula no acento para alcançar os pedais (Fig. 6).

Em relação à prática de tênis, Mont *et al.*[34] analisaram 33 pacientes (46 joelhos) com experiência em jogar tênis após ATJ e observaram que apenas 21% dos cirurgiões dos respectivos pacientes permitiram a realização de tal atividade, 45% dos cirurgiões permitiram a participação em jogo de dupla em caráter não competitivo e 55% mostram-se contrários à participação para esta atividade. Antes da artroplastia do joelho 91% tomavam medicamentos anti-

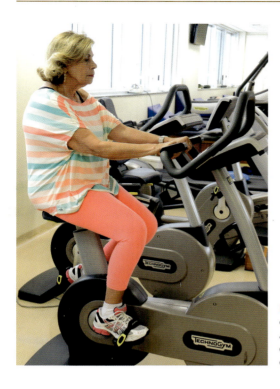

Figura 6. Paciente com ATJ realizando atividade aeróbica em bicicleta estacionada.

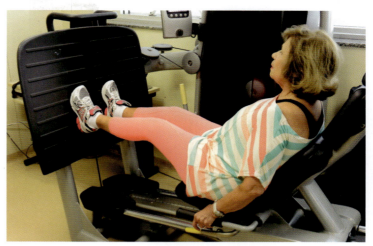

Figura 7. Idosa com artroplastia realizando exercício de *leg-press* mantendo a flexão máxima por volta de 30 a 45 graus para evitar sobrecarregar a articulação patelofemoral.

-inflamatórios antes de jogar tênis; este número diminuiu para 21% em um ano após a artroplastia. Todos os pacientes queixavam-se de dor ou rigidez severa, enquanto jogavam tênis antes da operação, e somente 24% tinham dor ou rigidez 1 ano após artroplastia total do joelho, e apenas 12% apresentavam dor ou rigidez com 7 anos pós-operatório. Após a artroplastia ocorreram melhoras dos desempenhos em todos os fundamentos do jogo. No entanto, observou-se a necessidade de dois procedimentos de revisão de ATJ em pacientes com 42 e 47 anos (8 e 11 anos após a ATJ primária) e que praticavam tênis 5 vezes por semana. Após a troca do polietileno, esses pacientes continuaram a realizar as mesmas atividades.[34,84]

Estes resultados são semelhantes ao de um estudo com método de avaliação semelhante (questionário) em tenistas que voltaram para o jogo competitivo após a artroplastia total do quadril.[86]

D'Lima et al.[29] analisaram que, durante a prática de tênis, o saque e o *forehand* geram um pico de força para o joelho discretamente maior que a devolução de *backhand* em torno de 3,7 e 3,2 vezes o peso corporal.

Exercícios em aparelhos elípticos são frequentemente recomendados como uma atividade de baixo impacto para o joelho. Picos de forças na tíbia foram semelhantes aos medidos durante caminhada na esteira, e as forças de cisalhamento anterior foram baixas. Atividades no aparelho elíptico podem ser indicadas como atividade física, mas no contexto de reduzir as forças de joelho, o exercício elíptico não é melhor do que a caminhada na esteira e não parece tão seguro quanto a bicicleta estacionária.[73]

O exercício *leg-press* assemelha-se ao agachamento. Uma vantagem desse aparelho é que a resistência pode ser reduzida para abaixo do peso do corpo. O exercício de extensão do joelho contra a resistência é um método seguro de fortalecimento do músculo quadríceps, sem gerar altas forças na tíbia. Tanto o *leg-press* (contra uma força de resistência igual ao peso do corpo) e o agachar geram os mesmos picos de forças na tíbia (Fig. 7).[29]

As atividades classificadas como permitidas com experiência[73] devem ser respeitadas, pois estudos demonstram que a postura e a forma de praticar o exercício interferem com a carga imposta nas articulações.[73,83]

Carregamentos articulares durante atividades físicas podem ser significativamente aumentados para iniciantes em comparação a indivíduos experientes, como publicaram Harrington et al.[87] em um estudo em que estimaram a carga articular no joelho durante atividade de esqui para pessoas qualificadas como esquiadores inexperientes. Verificou-se que na articulação do joelho a força não era muito elevada para esquiadores altamente qualificados (2.775 N). No entanto, em esquiadores não qualificados que tendem a inclinar o corpo para trás, as forças no joelho aumentaram a 7.463 N.

Dentre todos os fatores e resultados expressados nestes trabalhos, não menos importante para a longevidade dos implantes é respeitar os princípios e as técnicas cirúrgicas. Um exemplo disso são os casos de artroplastia total de joelho em que o eixo resultante pós-cirúrgico permanece em varo, sobrecarregando o compartimento femorotibial medial dinamicamente, como mostraram Andriacchi et al.[88] onde a assimetria da carga medial e lateral no joelho com base no momento adutor durante a marcha tem sido relacionada com o afrouxamento do componente tibial.

Mündermann et al.,[74] através de um transdutor para captar o carregamento nos componentes de ATJ, observaram que a carga máxima de compressão no joelho para atividades diárias foi maior durante subir e descer escadas e menor durante o levantar de uma cadeira. Cargas superiores a 2,5 vezes o peso corporal durante as caminhadas foram observadas em ângulos de flexão entre 8,4° e 16,1°, enquanto que cargas semelhantes durante o sentar em uma cadeira ocorreram entre 60,7° e 77°. Para todas atividades, as forças de reação ao solo foram semelhantes a de indivíduos saudáveis submetidos à mesma atividade.[83] Além disso, a maioria das atividades sobrecarregaram predominantemente mais o compartimento medial do que o lateral, como, por exemplo, durante o levantar de um cadeira, a carga foi até 4 vezes maior no compartimento medial do que no compartimento lateral e, durante agachamento, a carga no compartimento medial aumentou cerca de 8 vezes do que a carga no compartimento lateral.

No entanto, durante subir e descer escadas e no *swing* de golfe, a carga foi bem equilibrada entre os compartimentos medial e lateral durante o todo o ciclo de movimento.[74] O centro de pressão dos implantes no momento do pico de carregamento foi localizado nos quadrantes medial e posterior em todas as atividades, menos durante o *swing* de golfe que demonstrou topografia lateral. A localização de carga mais medial foi observada para agachamento, e a localização mais posterior foi observada para descer escadas.[60] Embora as atividades, como subir e descer escadas, *swing* de golfe, agachamento e levantar da cadeira, coloquem mais carga sobre a artroplastia de joelho, elas geralmente são realizadas com menos frequência do que as caminhadas, onde milhares de ciclos de carga ocorrem ao longo do dia.[74]

■ CONCLUSÃO

A grande dificuldade em se obter dados respeitáveis para as indicações de atividades físicas ou esportivas após os procedimentos de artroplastias em membros inferiores provém de estudos poucos qualificados na literatura médica. A maioria dos trabalhos é retrospectivo, com número pequeno de pacientes avaliados, métodos de avaliações subjetivos e com seguimentos curtos, não fornecendo relevância em relação à durabilidade dos implantes a longo prazo.

Portanto, a prudência para indicar exercícios para esse grupo de indivíduos é a regra. Deve-se explicar aos pacientes todos os prós e contras que as atividades podem contribuir ou prejudicar à saúde e aos implantes, além de sempre tentar encontrar atividades prazerosas e que possam ser executadas rotineiramente pelos pacientes sem a sensação de obrigação.

■ REFÊRENCIAS BIBLIOGRÁFICAS

1. Charles RM, Franklin SS. Estudo da estimulação elétrica nervosa transcutânea (TENS) nível sensório para efeito de analgesia em pacientes com osteoartrose de joelho. *Fisioter Mov*, Curitiba, 2011 Out./Dez.;24(4):637-46.
2. Portal Brasil. *População idosa no Brasil cresce e diminui número de jovens, revela Censo*. Publicado em 29/04/2011 16:01. Acesso em: 17 Set. 2013. Disponível em: <http://www.brasil.gov.br/noticias/arquivos/2011/04/29/populacao-idosa-no-brasil-cresce-e-diminui-numero-de-jovens-revela-censo>
3. Instituto Brasileiro de Geografia e Estatística. *Pesquisa Nacional por Amostra de Domicílios*. Acesso em: 17 Set. 2013. Disponível em: <http://www.ibge.gov.br/home/estatistica/pesquisas/pesquisa_resultados.php?id_pesquisa=40>
4. Centers for Disease Control and Prevention. Prevalence of doctor-diagnosed arthritis and arthri-tis-related activity limitation—United States, 2003-2005. *MMWR Morb Mortal Wkly Rep* 2006;55:1089-92.
5. Helmick CG, Lawrence RC, Pollard RA et al. Arthritis and other rheumatic condi-tions: who is affected now, who will be affected later? *Arthritis Care Res* 1995;8:203-11.
6. Cui Q, Schapiro LH, Kinney MC et al. Reducing costly falls of total knee replacement patients. *Am J Med Qual* 2013 July-Aug.;28(4):335-38
7. Losina E, Thornhill TS, Rome BN et al. The dramatic increase in total knee replacement utilization rates in the United States cannot be fully explained by growth in population size and the obesity epidemic. *J Bone Joint Surg Am* 2012 Feb. 1;94(3):201-7.
8. Wylde V, Blom A, Dieppe P et al. Return to sport after joint replacement. *J Bone Joint Surg Br* 2008 July;90(7):920-23.
9. Benefits and Risks Associated with Physical Activity. In: *ACSM's guidelines for exercise testing and prescription*. 8th ed. Baltimore: Lippincott Williams & Wilkins, 2010. p. 2-17, cap. 1.
10. Ries MD, Philbin EF, Groff GD et al. Improvement in cardiovascular fitness after total knee arthroplasty. *J Bone Joint Surg Am* 1996 Nov.;78(11):1696-701.
11. Ries MD, Philbin EF, Groff GD et al. Effect of total hip arthroplasty on cardiovascular fitness. *J Arthroplasty* 1997 Jan.;12(1):84-90.
12. Exercise Prescription for Other Clinical Population. In: *ACSM's guidelines for exercise testing and prescription*. 8th ed. Baltimore: Lippincott Williams & Wilkins, 2010. p. 225-28, cap. 10.
13. American College of Sports Medicine Position Statement. The recommended quantity and quality of exercise for developing and maintaining cardiorespiratory and muscular fitness in healthy adults. *Med Sci Sports Exerc* 1990;22:265-74.
14. Fisher NM. Osteoarthritis, rheumatoid arthritis, and Fibromyalgia. In: Myers JN, Herbert WG, Humphrey R. (Eds.). *ACSM's resources for clinical exercise physiology: musculoskeletal, neuro-muscular, neoplastic, immunologic, and hematologic conditions*. Philadelphia (PA): LippincottWilliams & Wilkins, 2002. p. 111-24.
15. American College of Sports Medicine. Position Stand. The recommended quantity and quality ofexercise for developing and maintaining cardiorespiratory and muscular ?tness and ?exibility inadults. *Med Sci Sports Exerc* 1998;30:975-91.
16. Chatterji U, Ashworth MJ, Lewis PL et al. Effect of total knee arthroplasty on recreational and sporting activity. *ANZ J Surg* 2005;75:405-8.
17. Dubs L, Gschwend N, Munzinger U. Sport after totalhip arthroplasty. *Arch Orthop Trauma Surg* 1983;101:161-69.
18. Fisher N, Agarwal M, Reuben SF et al. Sporting and physical activity following Oxford medial unicompartmental knee arthroplasty. *Knee* 2006;13:296-300.
19. Jahromi I, Walton NP, Dobson PJ et al. Patient perceived outcome measures following unicompartmental knee arthroplasty with mini-incision. *Int Orthop* 2004;28:286-89.
20. Naal FD, Fischer M, Preuss A et al. Return to sports and recreational activity after unicompartmental knee arthroplasty. *Am J Sports Med* 2007;35:1688-95.
21. Walton NP, Jahromi I, Lewis PL et al. Patient-perceived outcomes and return to sport and work: TKA versus mini-incision unicompartmental knee arthroplasty. *J Knee Surg* 2006;19:112-16.
22. Bradbury N, Borton D, Spoo G et al. Participation in sports after total knee replacement. *Am J Sports Med* 1998;26:530-35.
23. Huch K, Müller KA, Stürmer T et al. Sports activities 5 years after total knee or hip arthroplasty: the Ulm Osteoarthritis Study. *Ann Rheum Dis* 2005 Dec.;64(12):1715-20.
24. Haid C, Müller E, Raschner C. *Forces in the knee joint during the steering phase in alpine skiing*. Proceedings of XIVth Congress of the International Society of Biomechanics; 1993 July 4-8; Paris, 530-1.
25. Christiansen C. Osteoporosis: diagnosis and management today and tomorrow. *Bone* 1995;17:513S-16S.
26. Kuster MS. Exercise recommendations after total joint replacement: a review of the current literature and proposal of scientifically based guidelines. *Sports Med* 2002;32:433-45.
27. Kilgus DJ, Dorey FJ, Finerman GA et al. Patient activity, sports participation, and impact loading on the durability of cemented total hip replacements. *Clin Orthop* 1991;269:25-31.
28. Schmalzried TP, Shepherd EF, Dorey FJ et al. The John Charnley Award. Wear is a function of use, not time. *Clin Orthop* 2000;381:36-46.
29. D'Lima DD, Steklov N, Patil S et al. The Mark Coventry Award: in vivo knee forces during recreation and exercise after knee arthroplasty. *Clin Orthop Relat Res* 2008 Nov.;466(11):2605-11.
30. Schmalzried TP, Callaghan JJ. Wear in total hip and knee replacements. *J Bone Joint Surg Am* 1999 Jan.;81(1):115-36.
31. Horikoshi M, Macaulay W, Booth RE et al. Comparison of interface membranes obtained from failed cemented and cementless hip and knee prostheses. *Clin Orthop* 1994 Dec.;(309):69-87.
32. Schmalzried TP, Szuszczewicz ES, Northfield MR et al. Quantitative assessment of walking activity after total hip or knee replacement. *J Bone Joint Surg Am* 1998;80:54-58.
33. Kersten RF, Stevens M, van Raay JJ et al. Habitual physical activity after total knee replacement. *Phys Ther* 2012 Sept.;92(9):1109-16.
34. Mont MA, Rajadhyaksha AD, Marxen JL et al. Tennis after total knee arthroplasty. *Am J Sports Med* 2002 Mar.-Apr.;30(2):163-66.
35. McGrory BJ, Stuart MJ, Sim FH. Participation in sports after hip and knee arthroplasty: review of literature and survey of surgeon preferences. *Mayo Clin Proc* 1995;70:342-48.
36. McClung CD, Zahiri CA, Higa JK et al. Relationship between body mass index and activity in hip or knee arthroplasty patients. *J Orthop Res* 2000;18:35-39.
37. Gschwend N, Frei T, Morscher E et al. Alpine and cross-country skiing after total hip replacement 2 cohorts of 50 patients each, one active, the other inactive in skiing, followed for 5-10 years. *Acta Orthop Scand* 2000;71:243-49.
38. Malchau H, Herberts P, Ahnfelt L. Prognosis of total hip replacement in Sweden: follow-up of 92,675 operations performed 1978-1990. *Acta Orthop Scand* 1993 Oct.;64(5):497-506.
39. Chandler HP, Reineck FT, Wixson RL et al. Total hip replacement in patients younger than thirty years old: a five-year follow-up study. *J Bone Joint Surg Am* 1981 Dec.;63(9):1426-34.
40. Collis DK. Cemented total hip replacement in patients who are less than fifty years old. *J Bone Joint Surg Am* 1984 Mar.;66(3):353-59.
41. Dorr LD, Takei GK, Conaty JP. Total hip arthroplasties in patients less than forty-five years old. *J Bone Joint Surg Am* 1983 Apr.;65(4):474-79.
42. Huddleston HD. Femoral lysis after cemented hip arthroplasty. *J Arthroplasty* 1988;3(4):285-97.

43. Maloney WJ, Jasty M, Harris WH et al. Endosteal erosion in association with stable uncemented femoral components. *J Bone Joint Surg Am* 1990 Aug.;72(7):1025-34.
44. Maloney WJ, Galante JO, Anderson M et al. Fixation, polyethylene wear, and pelvic osteolysis in primary total hip replacement. *Clin Orthop Relat Res* 1999 Dec.;(369):157-64.
45. Lavernia CJ, Sierra RJ, Hungerford DS et al. Activity level and wear in total knee arthroplasty: a study of autopsy retrieved specimens. *J Arthroplasty* 2001;16:446.
46. Mont MA, Marker DR, Seyler TM et al. High-impact sports after total knee arthroplasty. *J Arthroplasty* 2008 Sept.;23(6 Suppl 1):80-84.
47. Mont MA, Marker DR, Seyler TM et al. Knee arthroplasties have similar results in high- and low-activity patients. *Clin Orthop Relat Res* 2007 July;460:165-73.
48. Bock P, Schatz K, Wurnig C. Physical activity after total knee replacement. *Z Orthop Ihre Grenzgeb* 2003;141:272.
49. Jones DL, Cauley JA, Kriska AM et al. Physical activity and risk of revision total knee arthroplasty in individuals with knee osteoarthritis: a matched casecontrol study. *J Rheumatol* 2004;31:1384.
50. Barry HC, Eathorne SW. Exercise and aging: issues for the practitioner. *Med Clin North Am* 1994 Mar.;78(2):357-76.
51. Mallon WJ, Liebelt RA, Mason JB. Total joint replacement and golf. *Clin Sports Med* 1996;15:179-90.
52. Klein GR, Levine BR, Hozack WJ et al. Return to athletic activity after total hip arthroplasty. Consensus guidelines based on a survey of the Hip Society and American Association of Hip and Knee Surgeons. *J Arthroplasty* 2007 Feb.;22(2):171-75.
53. Kuster MS, Spalinger E, Blanksby BA et al. Endurance sports after total knee replacement: a biomechanical investigation. *Med Sci Sports Exerc* 2000 Apr.;32(4):721-24.
54. Morrison JB. Function of the knee joint in various activities. *Biomed Eng* 1969;4:573-80.
55. Kuster MS, Wood GA, Stachowiak GW et al. Joint load considerations in total knee replacement. *J Bone Joint Surg* 1997;79-B:109-113.
56. Bergmann G, Rohlmann A, Graichen F. In vivo measurement of hip joint stress. 1: physical therapy [in German]. *Z Orthop Ihre Grenzgeb* 1989 Nov.-Dec.;127(6):672-79.
57. Bergmann G, Graichen F, Rohlmann A. Hip joint loading during walking and running, measured in two patients. *J Biomech* 1993 Aug.;26(8):969-90.
58. Stansfield BW, Nicol AC. *Acomparison of the forces developed at the hip joints of normal and total hip replacement subjects.* Proceedings of XVIIIth Congress of the International Society of Biomechanics; 2001 July 8-13; Zürich, 298.
59. Nigg BM, van den Bogert AJ, Read L et al. Load on the locomotor system during skiing. In: Müller E, Schwameder H, Kornexl E et al. (Eds.). *Science and skiing.* London: E&FN Spon, 1997. p. 27-35.
60. Fitzsimmons AM, Nicol AC, Lane J et al. *Hip joint loading during activities of daily living.* Proceedings of XVth Congress of the International Society of Biomechanics, 1995 July 2-6, Jyväskylä.
61. Morrison JB. The mechanics of the knee joint in relation to normal walking. *J Biomech* 1970 Jan.;3(1):51-61.
62. Paul JP. Force actions transmitted by joints in the human body. *Proc R Soc Lond B Biol Sci* 1976 Jan. 20;192(1107):163-72.
63. Ericson MO, Nisell R. Tibiofemoral joint forces during ergometer cycling. *Am J Sports Med* 1986 July-Aug.;14(4):285-90.
64. Wyss UP, Costigan PA, Olney SJ et al. *Bone-on-bone forces at the knee joint during walking and stair climbing.* Proceedings of XIVth Congress of the International Society of Biomechanics, 1993 July 4-8; Paris, 3.
65. Andriacchi TP, Andersson GB, Fermier RW et al. A study of lower-limb mechanics during stair-climbing. *J Bone Joint Surg Am* 1980 July;62(5):749-57.
66. Dahlkvist NJ, Mayo P, Seedhom BB. Forces during squatting and rising from a deep squat. *Eng Med* 1982 Apr.;11(2):69-76.
67. Nisell R. Mechanics of the knee: a study of joint and muscle load with clinical applications. *Acta Orthop Scand Suppl* 1985;216:1-42.
68. Winter DA. Moments of force and mechanical power in jogging. *J Biomech* 1983;16(1):91-97.
69. Scott SH, Winter DA. Internal forces of chronic running injury sites. *Med Sci Sports Exerc* 1990 June;22(3):357-69.
70. Brunner F. *Knee joint forces during bowling on asphalt alleys.* Proceedings of XIVth Congress of the International Society of Biomechanics; 1993 July 4-8; Paris, 53.
71. Kuster MS, Horz S, Spalinger E et al. The effects of conformity and load in total knee replacement. *Clin Orthop* 2000 June;(375):302-12.
72. Paul JP. Approaches to design-force actions transmitted by joints in the human body. *Proc R Soc Lond B* 1972;192:163-72.
73. Biewener AA, Farley CT, Roberts TJ et al. Muscle mechanical advantage of human walking and running: implications for energy cost. *J Appl Physiol* 2004;97:2266-74.
74. Mündermann A, Dyrby CO, D'Lima DD et al. In vivo knee loading characteristics during activities of daily living as measured by an instrumented total knee replacement. *J Orthop Res* 2008 Sept.;26(9):1167-72.
75. Swanson EA, Schmalzried TP, Dorey FJ. Activity recommendations after total hip and knee arthroplasty: a survey of the American Association for Hip andKnee Surgeons. *J Arthroplasty* 2009 Sept.;24(6 Suppl):120-26.
76. Hernigou P, Deschamps G. Posterior slope of the tibial implant and the outcome of unicompartmental knee arthroplasty. *J Bone Joint Surg Am* 2004;86:506-11.
77. Matsuda S, Miura H, Nagamine R et al. Knee stability in posterior cruciate ligament retaining total knee arthroplasty. *Clin Orthop Relat Res* 1999;366:169-73.
78. Siebel T, Kafer W. In vitro investigation of knee joint kinematics following cruciate retaining versus cruciate sacrificing total knee arthroplasty. *Acta Orthop Belg* 2003;69:433-40.
79. Healey WL, Iorio R, Lemos MJ. Athletic activity after total knee arthroplasty. *Clin Orthop* 2000;380:65.
80. Healy WL, Iorio R, Lemos MJ. Athletic activity after joint replacement. *Am J Sports Med* 2001;29(3):377-88.
81. Mallon WJ, Callaghan JJ. Total hip arthroplasty in active golfers. *J Arthroplasty* 1992;7:339-46.
82. Mallon WJ, Callaghan JJ. Total knee arthroplasty in active golfers. *J Arthroplasty* 1993;8:299-306.
83. Hamai S, Miura H, Higaki H et al. Three-dimensional knee joint kinematics during golf swing and stationary cycling after total knee arthroplasty. *J Orthop Res* 2008 Dec.;26(12):1556-61.
84. Heck DA, Clingman JK, Kettelkamp DG. Gross polyethylene failure in total knee arthroplasty. *Orthopedics* 1992;15:23-28
85. Ericson M. On the biomechanics of cycling: a study of joint and muscle load during exercise on the bicycle ergometer. *Scand J Rehabil Med Suppl* 1986;16:1-43.
86. Mont MA, LaPorte DM, Mullick T et al. Tennis after total hip arthroplasty. *Am J Sports Med* 1999;27:60-64.
87. Harrington IJ. A bioengineering analysis of force actions at the knee in normal and pathological gait. *Biomed Eng* 1976 May;11(5):167-72.
88. Andriacchi TP, Hurwitz DE. Gait biomechanics and the evolution of total joint replacement. *Gait Posture* 1997;5:256-64.

LUXAÇÃO PATELOFEMORAL EPISÓDICA (LPFE)

Sérgio Rocha Piedade ▪ Jonathan Robin ▪ Timothy Lording ▪ Philippe Neyret

■ INTRODUÇÃO

A biomecânica normal da articulação patelofemoral compreende uma complexa interação entre estruturas ósseas e tecidos moles que mantêm a patela na tróclea femoral durante o movimento articular. Nas atividades esportivas, o joelho é submetido a movimentos de giro, mudança de direção, aterrissagem do salto entre outros, que ao serem executados a altas velocidades podem expor esta articulação às lesões, em especial, a luxação patelar.[1,2]

É importante ressaltar que na população pediátrica pode haver uma variedade de padrões, como as luxações congênita, permanente ou habitual, cenários que ocorrem em idade mais precoce e podem estar associados a síndromes e, portanto, não serão abordados neste capítulo.[3]

A luxação patelar é definida como episódio único ou recorrente, confirmado pelo paciente ou pelo médico aliado à presença de sinais radiográficos como a fratura da borda medial da patela ou fratura por impacção do côndilo femoral ou contusões ósseas presentes no exame de ressonância magnética do joelho.

A luxação patelofemoral é a lesão aguda mais frequente em crianças e adolescentes, sendo mais prevalente (107 por 100.000) entre 7 a 15 anos de idade.[5,16,17]

A lesão pode ocorrer devido a mecanismo de cisalhamento, no momento da luxação, levando à impacção da patela contra o fêmur na posição do deslocamento, ou pela combinação de ambos durante a redução.

A luxação patelar aguda cursa frequentemente com lesão dos restritores da articulação patelofemoral particularmente,[15] do ligamento patelofemoral medial (LPFM), responsável por 50 a 60% da resistência ao deslocamento lateral e lesões condrais presentes em 90% dos pacientes com luxação patelar episódica.[8,11] As áreas central e medial da patela são mais frequentemente afetadas.[21]

Nos anos 1980, Gilles Walch e Henry Dejour após avaliarem grupo de pacientes com luxação patelar objetiva (LPO) definem como fatores predisponentes e facilitadores da luxação patelar a displasia troclear, a patela alta e aumento na distância TA-GT (> 20 mm).[7] Estas anomalias morfológicas são reportadas em mais de 90% dos pacientes com LPFE e menos de 10% dos pacientes sem LPFE, fato que ratifica sua prevalência e importância na gênese do problema clínico.

■ ANATOMIA PATOLÓGICA DA LPFE

Displasia troclear

É a condição morfológica onde a tróclea, diferente da sua configuração normal, apresenta forma plana ou convexa relacionada com o preenchimento progressivo de osso subcondral, principalmente na sua porção proximal (fundo troclear). Ela é caracterizada, na radiografia de perfil absoluto do joelho, pelo cruzamento da linha do fundo da tróclea com o bordo anterior dos dois côndilos femorais. Assim, quanto mais distal for o cruzamento, maior será a displasia troclear. A Figura 1 ilustra as diferentes configurações da displasia troclear femoral, segundo Dejour, 1998.

Altura patelar

A patela alta é resultado do posicionamento muito proximal da tuberosidade tibial ou, menos frequentemente, decorrente do tendão patelar mais longo (> 52 mm).[13,14]

Esta anomalia morfológica contribui para que a patela se articule tardiamente com a tróclea, ou seja, após os primeiros 25° de flexão do joelho. Este fato determina menor estabilidade articular e estabelece condição favorável para que a luxação patelar possa ocorrer.[12,18,22]

Dejour *et al.* salientam que aproximadamente ¼ dos pacientes com LPFE apresenta patela alta comparada a 3% nos pacientes sem LPFE, incidência que tende a ser maior com as técnicas diagnosticas mais apuradas.[6]

Dentre os diversos métodos radiológicos empregados para mensurar a altura patelar, o método de Caton-Deschamps é, sem dúvida, o mais reprodutível para avaliar a altura patelar pré e pós-operatoriamente (Fig. 2). A altura é considerada normal, quando a relação AP/TP situa-se entre 0,8 e 1,2.

TA-GT

A distância TA-GT é o parâmetro utilizado para avaliar o alinhamento rotacional do mecanismo extensor do joelho. Esta medida é feita a partir da sobreposição de imagens axiais do ápice da garganta troclear e a tuberosidade tibial, obtidas no exame de tomografia computadorizada, com o joelho em extensão completa.

Assim, o ponto mais profundo da garganta troclear e o ponto mais proximal da tuberosidade tibial são projetados perpendicularmente à linha que tangencia os côndilos femorais posteriores. A distância entre esses pontos é definida como a distância TA-GT (Fig. 3).

Esta distância está aumentada em 56% dos pacientes com LPE comparado a 3,5% dos pacientes sem LPE. Ela e considerada anormal quando superior a 20 mm. Esta anomalia está presente em mais de 90% dos pacientes com LPE, sendo, portanto, definida como fator fundamental para instabilidade patelar, fato que reforça a importância da avaliação radiológica nesta patologia.

■ CONSEQUÊNCIAS DA ANATOMIA PATELOFEMORAL ALTERADA

Insuficiência do ligamento patelofemoral medial (LPFM)

O LPFM é fundamental para restringir a translação lateral da patela durante o início da flexão do joelho. Na luxação patelar, o LPFM sofre elongação e ruptura, tornando-se incompetente. Na prática clínica, o exame radiológico pode ser falho para avaliar a competência funcional do LPFM, fato que contribui para que novas luxações ocorram.

Báscula patelar

A báscula patelar é definida como a inclinação da patela no seu plano transverso em relação à linha tangente dos côndilos femorais posteriores. Os fatores mais comumente associados à báscula patelar são a dis-

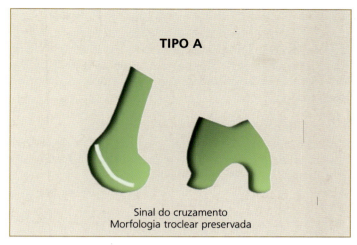
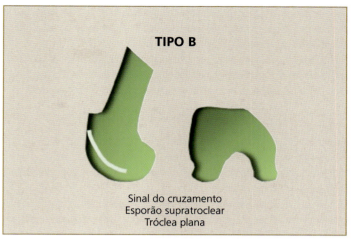
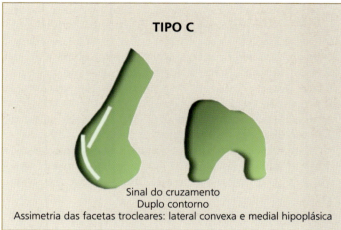
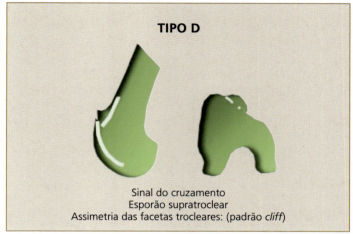

Figura 1. Classificação da displasia troclear segundo Henry Dejour (1998).

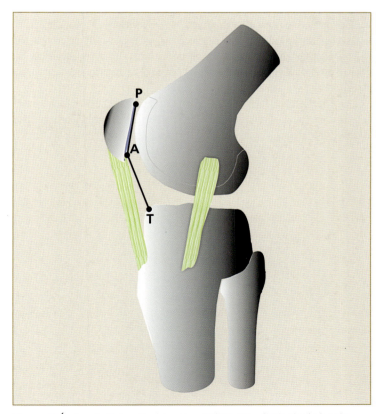

Figura 2. Índice de Caton-Dechamps = AT/AP. AT = distância do bordo inferior da articulação patelar ao bordo inferior do platô tibial; PA = distância da superfície articular da patela.

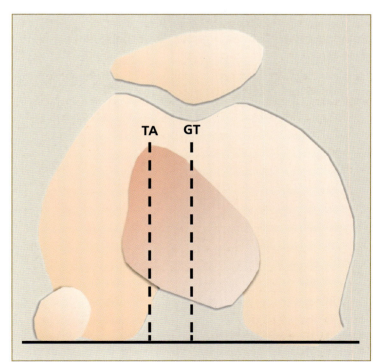

Figura 3. Cálculo da distância TA-GT, a partir da sobreposição de cortes tomográficos da garganta troclear (fundo troclear) e porção mais proximal da tuberosidade tibial.

plasia da musculatura do quadríceps, displasia troclear e a patela alta. Ela pode ser medida no exame de tomografia com o joelho em extensão, e a inclinação é considerada anormal quando ≥ 20°.

A inclinação patelar e a patela alta são observadas em mais de 90% dos casos de luxação patelofemoral episódica (LPFE), sendo frequentemente bilateral, mesmo se o lado contralateral for assintomático.

Fatores secundários

O genuvalgo excessivo, *genu recurvatum*, torção femoral excessiva e o aumento da torção tibial externa são anomalias anatômicas presentes, em menor frequência, no grupo de LPFE, e apresentam alta prevalência para o sexo feminino.

A relação destes fatores com a LPFE ainda não foi estabelecida, portanto, eles são considerados fatores potenciais, fato que torna a abordagem cirúrgica destas anomalias pouco frequente.

HISTÓRIA E AVALIAÇÃO CLÍNICA

Na luxação patelar traumática, o médico deve estar atento para investigar lesões intra-articulares e extra-articulares ao redor do joelho, como lesões dos ligamentos cruzados e/ou colaterais.

A reabilitação fisioterápica e o uso de imobilizações (*braces*) tendem a não resolver o problema se existem anomalias morfológicas. Portanto, é fundamental confirmar a história de luxação patelar traumática, embasada nos exames clínico e radiológico.

O exame clínico deve compreender a estabilidade articular global e não somente a articulação patelofemoral. Citamos, a seguir, os testes clínicos específicos para avaliação da articulação patelofemoral.

Teste de *smille*

O paciente em posição supina e com joelho em extensão, o examinador força a patela lateralmente. Quando positiva, esta manobra reproduz para o paciente a sensação de luxação eminente da patela.

Sinal do "J-invertido" ou da vírgula

Este sinal relaciona-se com a subluxação lateral da patela durante o movimento final da extensão do joelho, em virtude da excursão não linear da patela durante os primeiros 30° de flexão, sendo mais evidente nos pacientes com displasia troclear.

Sinal do estrabismo divergente da patela (sinal do gafanhoto)

É aspecto elevado e lateralizado (subluxado) da patela sobre o bordo superior do joelho fletido a 90°.

Mobilidade patelar transversa

O joelho é avaliado em extensão e fletido a 30°. A patela é deslizada horizontalmente sobre a tróclea, sendo o seu deslocamento quantificado em quadrantes. Clinicamente, a insuficiência do LPFM é estabelecida, quando mobilidade patelar for superior a dois quadrantes patelares.

Aumento do ângulo Q ou sinal de baioneta

Sinal clínico que pode sugerir um potencial TA-GT elevado, ou seja, inserção tibial do tendão patelar mais lateralizada em relação à patela e o músculo quadricipital.

TRATAMENTO CIRÚRGICO

O tratamento cirúrgico está indicado em pacientes com um ou mais eventos de LPFE e na presença de uma ou mais anomalias morfológicas. Nestas condições, o sucesso do resultado cirúrgico depende da correção adequada de uma ou mais anomalias morfológicas (trocleoplastia, medicalização e/ou distalização da tuberosidade tibial, tenodese do tendão patelar), sendo definida como a filosofia do "*menu à la carte*". Philippe Neyret tem enfatizado que o procedimento cirúrgico pode ser tecnicamente simples, mas devem-se respeitar estritamente as indicações, pois um erro pode levar rapidamente a um desastre terapêutico! A Figura 4 sintetiza a investigação clínico-radiológica e a abordagem terapêutica na LPFE.[9,14]

É importante ressaltar que na ausência de alterações morfológicas a insuficiência do LPFM é o fator determinante para que a luxação patelar ocorra. Nestes casos a abordagem conservadora ou reconstrução ligamentar tardia ainda é objeto de discussão.[3,19]

O tratamento cirúrgico está particularmente indicado nos pacientes que realizam atividades esportivas com movimentos de pivô e mudança de direção. Considerando a reconstrução do LPFM, ela pode ser realizada por diversas técnicas cirúrgicas, empregando diferentes enxertos tendíneos, como o tendão patelar, quadricipital e tendão do músculo grácil ou semitendinoso (Fig. 5).[4,20]

CONCLUSÃO

A abordagem terapêutica da luxação patelofemoral episódica deve estar fundamentada na anamnese e na avaliação clínica cuidadosa aliada à investigação radiológica, particularmente radiografias do joelho em perfil estrito, tomografia computadorizada e ressonância magnética.

A identificação de anomalias morfológicas da articulação patelofemoral é fundamental, pois permite definir a estratégia terapêutica mais adequada para cada caso, ou seja, o chamado "menu à la carte".

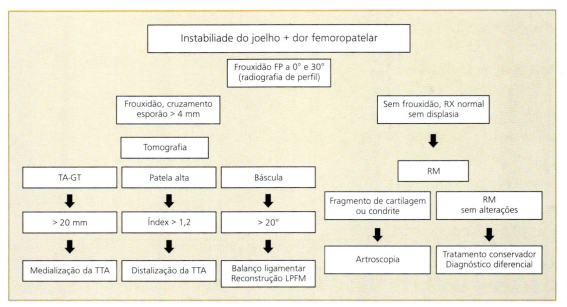

Figura 4. Algoritmo do tratamento da instabilidade e dor femoropatelar – experiência lionesa.[9,14]

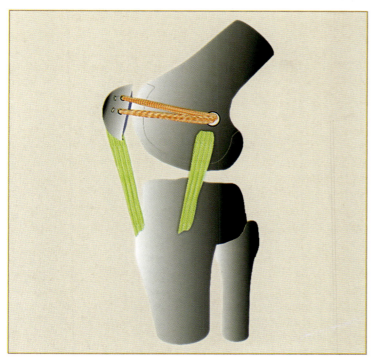

Figura 5. Desenho esquemático da reconstrução do ligamento patelofemoral medial (LPFM) com enxerto do tendão do músculo grácil.

REFERÊNCIAS BIBLIOGRÁFICAS

1. Camanho GL, Bitar AC, Hernandez AJ et al. Medial patellofemoral ligament reconstruction: a novel technique using the patelar ligament. *Athroscopy* 2007;23(1):108.e1-4.
2. Caton J, Deschamps G, Chambat P, Lerat JL, Dejour H. Patella infera. Apropos of 128 cases *Rev Chir Orthop Reparatrice Appar Mot* 1982;68(5):317-25.
3. Chotel F, Bérard J, Raux S. Patellar instability in children and adolescents. *Orthop Traumatol Surg Res* 2014 Feb.;100 (1 Suppl):S125-37.
4. Christiansen SE, Jacobsen BW et al. Reconstruction of medial patellofemoral ligament with gracilis tendon autograft in transverse patella drill holes. *Arthroscopy* 2008;24(1):82-87.
5. Colvin AC, West RV. Patellar instability. *J Bone Joint Surg Am* 2008;90:2751-62.
6. Dejour D, Byn P, Ntagiopoulos PG. The Lyon's sulcus-deepening trochleoplasty in previous unsuccessful patellofemoral surgery. *Int Orthop* 2013 Mar.;37(3):433-39.
7. Dejour H, Walch G, Neyret P. Dysplasia of the femoral trochlea. *Rev Chir Orthop Reparatrice Appar Mot* 1990;76(1):45-54.
8. Desio SM, Burks RT, Bachus KN. Soft tissue restraints to lateral patellar translation in the human knee. *Am J Sports Med* 1998;26:59-65.
9. Fithian D, Neyret P, Servien E. Patellar instability: the lyon experience. *Tech Knee Surg* 2007;6(2):112-23.
10. Fithian DC, Paxton EW, Stone ML et al. Epidemiology and natural history of acute patellar dislocation. *Am J Sports Med* 2004;32:1114-21.
11. Hautamaa PV, Fithian DC, Kaufman KR et al. Medial soft tissue restraints in lateral patellar instability and repair. *Clin Orthop Relat Res* 1998;(349):174-82.
12. Luyckx T, Didden K, Vandenneucker H et al. Is there a biomechanical explanation for anterior knee pain in patients with patella alta?: influence of patellar height on patellofemoral contact force, contact area and contact pressure. *J Bone Joint Surg Br* 2009 Mar.;91(3):344-50.
13. Magnussen RA, De Simone V, Neyret P et al. Treatment of patella alta in patients with episodic patellar dislocation: a systematic review. *Knee Surg Sports Traumatol Arthrosc* 2013 Feb.;8.
14. Neyret P, Robinson AH, Le Coultre B et al. Patellar tendon length – The factor in patellar instability? *Knee* 2002;9(1):3-6.
15. Nomura E, Horiuchi Y, Kihara M. Medial patellofemoral ligament restraint in lateral patelar translation and reconstruction. *Knee* 2000;7:121-27.
16. Palmu S, Kallio PE, Donell ST et al. Acute patellar dislocation in children and adolescents: a randomized clinical trial. *J Bone Joint Surg Am* 2008;90:463-70.
17. Redziniak DE, Diduch DR, Mihalko WM et al. Patellar instability. *J Bone Joint Surg Am* 2009 Sept.;91(9):2264-75.
18. Stefanik JJ, Zhu Y, Zumwalt AC et al. Association between patella alta and the prevalence and worsening of structural features of patellofemoral joint osteoarthritis: the multicenter osteoarthritis study. *Arthritis Care Res* (Hoboken) 2010 Sept.;62(9):1258-65.
19. Sillanpää PJ, Mäenpää HM. First-time patellar dislocation: surgery or conservative treatment? *Sports Med Arthrosc* 2012 Sept.;20(3):128-35.
20. Steensen RN, Dopirak RM et al. A simple technique for reconstruction of the medial patellofemoral ligament using a quadriceps tendon graft. *Arthroscopy* 2005,21(3)365-70.
21. Vollnberg B, Koehlitz T, Jung T et al. Prevalence of cartilage lesions and early osteoarthritis in patients with patellar dislocation. *Eur Radiol* 2012 Nov.;22(11):2347-56. Epub 2012 May 30.
22. Ward SR, Powers CM. The influence of patella alta on patellofemoral joint stress during normal and fast walking. *Clin Biomech* (Bristol, Avon). 2004 Dec.;19(10):1040-47.

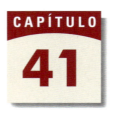

CAPÍTULO 41

TORNOZELO E PÉ

SEÇÃO I

LESÕES LIGAMENTARES DO TORNOZELO E PÉ

Fernando Cepollina Raduan ■ Caio Augusto de Souza Nery

INSTABILIDADE DO TORNOZELO

A entorse de tornozelo é a lesão mais frequente tanto em atletas competitivos quanto recreacionais, podendo corresponder a, até, 40% de todas as lesões em atletas, especialmente no futebol, basquete, vôlei, handebol, dançarinas, bailarinas clássicas e modernas.[1] Com o aumento do número de praticantes de atividade física o número absoluto de lesões aumentou muito nas últimas duas décadas. Aproximadamente 5.600 entorses ocorrem diariamente no Reino Unido e cerca de 23.000 nos Estados Unidos.[2]

Cerca de 3/4 das entorses do tornozelo comprometem o complexo ligamentar lateral e, dependendo da atividade, estes números podem ser iguais entre os homens e as mulheres.[3]

Anatomia e biomecânica

A estabilidade da articulação do tornozelo lhe é conferida tanto por mecanismos passivos quanto ativos, ambos de suma importância para seu funcionamento adequado. O arcabouço ósseo, cápsula articular e os ligamentos são responsáveis pela estabilidade passiva. Dividimos os ligamentos em três grupos: laterais, mediais e da sindesmose.

O complexo ligamentar lateral é formado por três ligamentos: ligamento fibulotalar anterior (FTA), ligamento fibulocalcaneano (FC) e ligamento fibulotalar posterior (FTP), este último raramente lesionado em entorses.

O ligamento FTA é mais plano e com formato de um quadrilátero considerado por alguns autores um espessamento da cápsula articular.[4] Medindo cerca de 10 mm de comprimento por 10 mm de largura por 2 mm de espessura, é composto por duas bandas sendo uma superior e outra inferior. Sua inserção na fíbula ocorre na porção distal e anterior do maléolo lateral, estendendo-se até a inserção proximal do ligamento FC[5] e distalmente, imediatamente na frente da superfície articular do maléolo lateral no corpo do talo e não na região lateral do colo. Quando o tornozelo está em posição neutra o ligamento FTA fica na posição horizontal, verticalizando-se com a flexão da articulação e tornando-se mais tenso e suscetível à lesão.

O ligamento FC, por sua vez, tem formato mais semelhante a uma corda, com secção transversal oval ou circular. Medindo aproximadamente 30 mm de comprimento, 5 mm de largura e 3 mm de espessura, tem sua inserção proximal imediatamente abaixo da inserção proximal do FTA, no final da região anterior do maléolo lateral e não no ápice da fíbula. Algumas fibras destes dois ligamentos têm origem no mesmo ponto anatômico, porém as fibras do ligamento FC correm em direção posterior, distal e medial, sendo coberto pelos tendões fibulares. Sua inserção distal no calcâneo se dá em um tubérculo lateral, superior ao processo dos fibulares. O FC forma um ângulo de aproximadamente 104° com o FTA, e esta relação anatômica entre eles tem grande importância biomecânica, tanto no bom funcionamento do tornozelo quanto no entendimento das suas lesões.[6]

O ligamento FTP é o mais forte dos três, com formato trapezoidal sendo sua base maior na fíbula, onde se insere de maneira espraiada, e a menor no talo com inserção mais convergente. Mede cerca de 30 mm de comprimento por 5 mm de largura de 7 de espessura. Origina-se na superfície medial do maléolo lateral e corre horizontalmente aos processos lateral e posterior do talo. Ocasionalmente possui algumas fibras proximais que partem da fíbula se inserindo na margem posterior da tíbia com o ligamento tibiofibular distal posterior, sendo chamado, assim, de ligamento intermaleolar posterior.[5]

Cada um dos ligamentos do complexo ligamentar lateral do tornozelo tem uma função específica e trabalha de acordo com a posição da articulação.

Quando o tornozelo está em flexão, o ligamento FTA encontra-se tenso, e o FC encontra-se sem tensão. Este cenário se inverte quando há extensão da articulação tibiotalar. Paralelo ainda à posição do tornozelo, estudos biomecânicos demonstraram que a carga necessária para ruptura completa do FTA é duas a três vezes e meia menor que a carga para lesão do FC.

O FTA tem as funções de impedir a translação anterior do talo sob a tíbia e de restringir a rotação medial do talo. Já o FC age para evitar varização do retropé e mesmo com ambos tendo funções diferentes e se tensionando em momentos diferentes, a lesão de ambos os ligamentos é a segunda mais frequente, depois apenas da lesão do FTA isoladamente. Outra explicação para estas prevalências é o ângulo de 104° entre os ligamentos que faz com que quando um deles se encontre na posição horizontal, o outro se encontra verticalizado. Por todos os motivos expostos anteriormente, o mecanismo de trauma mais comum para entorse do tornozelo é a inversão com flexão associada do retropé.

O ligamento FTP, além de ser o mais resistente, tensiona-se apenas com o tornozelo em extensão e com rotação lateral do talo, posição pouco frequente, e, portanto, a lesão deste ligamento é rara.

Diagnóstico

Pacientes com entorse do tornozelo apresentam histórias normalmente semelhantes, referindo inversão da articulação e sensação de estalido lateral, correspondendo à lesão ligamentar. Alguns chegam a referir estalido audível. Quando a lesão ocorre em atletas, pode haver ainda a informação de contato físico direto com este tendo sido pisado sobre outro indivíduo. Entre os não atletas, as mulheres são mais acometidas principalmente pelo uso de saltos que mantêm o tornozelo em flexão, posição mais suscetível a esta lesão.

A dificuldade para deambular logo após a lesão varia de acordo com o grau da entorse, mas é possível conseguir deambular logo após o evento mesmo em entorses mais graves. De maneira geral, pacientes que já apresentam lesão completa prévia têm menos dor que os pacientes que lesionaram os ligamentos pela primeira vez.[4]

A presença de edema e equimose lateral, seu volume e tempo de formação também são indícios importantes que devem ser notados, pois podem sugerir lesões mais extensas e mais recentes. Nos pacientes com dor difusa e intensa, o exame físico pode ser postergado por 4 a 7 dias para que se possa localizar com mais precisão as estruturas lesionadas.[7]

O fato de o tornozelo possuir uma fina camada de tecido celular subcutâneo faz com que todas as estruturas ligamentares a serem examinadas estejam logo abaixo da pele, e a palpação cuidadosa com as polpas digitais pode trazer informações fiéis e precisas para o examinador. Naturalmente todas as estruturas do pé e do tornozelo devem ser examinadas e testadas, iniciando-se no colo da fíbula e terminando nos artelhos, sempre seguindo a mesma sequência.

Os exames específicos mais importantes a serem realizados para testar o complexo ligamentar lateral do tornozelo são:

1. **Teste da gaveta anterior:** para examinar o ligamento fibulotalar anterior, em local bem iluminado o paciente com os membros inferiores despidos senta-se na mesa de exame com as pernas pendentes e joelhos e tornozelos a 90°. O examinador fica na frente do paciente e para examinar o tornozelo direito, posiciona a mão direita na região anterior da perna e a mão esquerda em toda face lateral do retropé até o calcâneo (Fig. 1).

    Com a mão direita funcionando como um anteparo, o pé é tracionado para frente, tentando provocar um deslizamento anterior do talo sob a tíbia. Manter leve flexão de 10° do tornozelo pode diminuir a tensão da cápsula e tornar este teste ainda mais sensível (Fig. 2). Um movimento de rotação medial do talo também pode ser associado ao teste.

    Além de avaliar o tamanho da excursão do talo sob a tíbia, deve-se ainda atentar para o ponto final do teste. Quando a parada da anteriorização do talo ocorre de forma abrupta (*end point hard*) o ligamento provavelmente está íntegro. Nos casos onde esta anteriorização para de forma suave (*end point soft*), o ligamento provavelmente está lesionado.

    Alguns pacientes apresentam ainda um sinal na região anterolateral do tornozelo chamado sinal do vácuo, mostrando a positividade do teste. Ele corresponde a um sulco causado por uma pressão negativa naquele ponto decorrente da ausência do FTA (Fig. 3).

2. **Teste do *tilt* talar:** para examinar o ligamento fibulocalcaneano o paciente e examinador assumem as mesmas posições descritas anteriormente.

    Ao examinar o tornozelo direito do paciente, o examinador posiciona sua mão esquerda na região lateral distal da perna do paciente e com a mão direita abraçando a região plantar

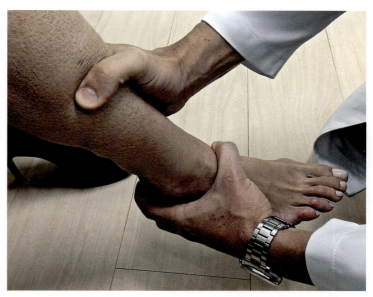

Figura 1. Posicionamento do tornozelo durante teste da gaveta anterior.

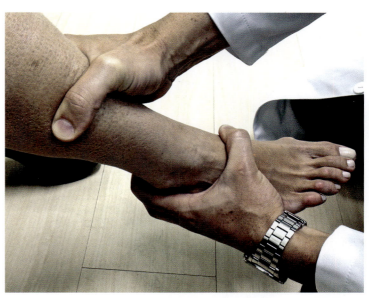

Figura 2. Movimento de translação anterior do talo com tornozelo em 10 graus de flexão sob a tíbia durante a manobra da gaveta anterior.

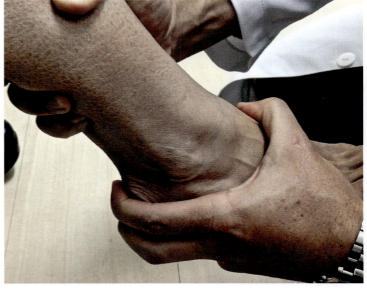

Figura 3. Sinal do sulco sugere lesão do ligamento fibulotalar anterior.

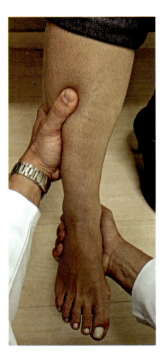

Figura 4. Posicionamento do tornozelo durante teste do *tilt* talar.

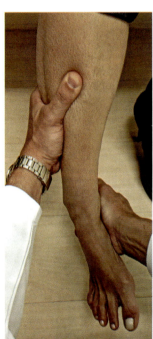

Figura 5. Movimento de inversão do tornozelo.

do retropé, realiza um movimento de inversão do tornozelo (Figs. 4 e 5).

Todos os testes descritos anteriormente devem ser realizados comparativamente com o lado sadio para diferenciação entre lesão e frouxidão ligamentar.

Não há consenso na literatura com relação aos valores tanto de anteriorização quanto varização para considerarmos lesão.

Valores maiores que 10 mm no teste da gaveta anterior ou diferença maior que 3 mm em relação ao lado sadio normalmente denotam lesão.

Valores maiores que 15° de varização no texto do *tilt* talar ou 10° a mais que o lado sadio também denotam lesão.

Existem aparelhos específicos para realização dos testes descritos que aplicam sempre exatamente a mesma carga sobre os ligamentos e com a articulação sempre na mesma posição. De qualquer maneira, a sua realização manual tem, também, grande valor diagnóstico.

Exames de imagem

Após ser realializado exame físico detalhado do tornozelo, radiografias podem ser realizadas para confirmar diagnósticos suspeitados na fase inicial.

Stiell e Greenberg publicaram um estudo multicêntrico com diretrizes para nortear a solictação de radiografias do tornozelo e pé após entorses (Quadro 1).[8]

As radiografias devem ser realizadas em três incidências tanto no tornozelo (frente, perfil e oblíqua) quanto no pé (frente, perfil e oblíqua).

A ultrassonografia e a tomografia computadorizada podem também, ser usadas para o diagnóstico de lesões no tornozelo, porém com menor valia, já que a primeira possui a limitação de exigir um examinador experiente em lesões ortopédicas, e a segunda tem limitações para avaliação de tecidos moles.

Certamente a ressonância magnética é a melhor modalidade de exame com excelente sensibilidade e especificidade não apenas para as lesões ligamentares oriundas das entorses, como também na análise das lesões associadas. Ainda assim sua indicação nos casos agudos é restrita.

Classificações

Existe uma série de classificações usadas para as entorses do tornozelo que normalmente se baseiam no quadro clínico, grau de lesão de cada ligamento ou até no número de ligamentos lesionados. A classificação mais utilizada e difundida foi a proposta por Hamilton (Quadro 2).[9]

Apesar de esta classificação ser simples e lógica, ela possui falhas, pois há pacientes que mesmo com lesões grau 3 são capazes de deambular por longas distâncias apesar da instabilidade.

Tratamento conservador

As lesões ligamentares agudas do tornozelo normalmente possuem boa evolução em cerca de 80 a 90% dos casos desde que conduzidos adequadamente.

O melhor tratamento, sem dúvida, é a prevenção, principalmente se considerarmos que cerca de 75% das entorses são recorrências de lesões prévias.[1] Exercícios podem não apenas aumentar a força da musculatura eversora do tornozelo, como melhorar seu tempo de reação.

Quadro 1. Estudo multicêntrico para realização de radiografias de tornozelo e pé, segundo Stiell *et al*[8]

Tornozelo	Pé
Dor ao redor dos maléolos + Idade maior que 55 anos, ou Impossibilidade em pisar logo após trauma ou dar 4 passos no pronto-socorro, ou Dor à palpação óssea da região posterior do maléolo lateral	Dor em alguma proeminência óssea no mediopé + Dor à palpação do navicular, ou Dor à palpação do cuboide, ou Dor à palpação da base do quinto metatarso

Quadro 2. Classifcação para as entorses do tornozelo proposta por Hamilton[9]

- Grau 1: Pacientes que apresentam lesão parcial no corpo do ligamento FTA, dor e edema discretos, sem sinais de instabilidade e mínima perda funcional
- Grau 2: Casos com lesão completa do FTA e parcial do FC com formação de edema e dor mais debilitante permitido que andem com claudicação evidente
- Grau 3: Lesões completas dos ligamentos, dor e edema pronunciados e impossibilidade de deambular não apenas pela dor, mas também pela instabilidade que se instala na articulação

Como na maioria das lesões agudas ortopédicas, deve-se iniciar, com repouso, gelo, compressão e elevação por 48 a 72 horas.

Depois da fase aguda inicial existem basicamente duas maneiras distintas para o tratamento clínico das entorses do tornozelo, uma delas dando ênfase à reabilitação precoce com tornozeleiras semirrígidas e exercícios funcionais logo após o trauma, e outra corrente que preconiza a imobilização mais prolongada aguardando a cicatrização completa dos ligamentos para apenas depois de 4 a 6 semanas serem iniciadas as sessões de fisioterapia.

Nos últimos anos, trabalhos e revisões sistemáticas da literatura foram realizados na tentativa de esclarecer qual a melhor maneira para se tratar estas lesões, e dificilmente dados claros foram concluídos. Os trabalhos que apontam de maneira mais firme qualquer um dos lados são os de nível de evidência inferior. Uma revisão publicada na base de dados da Cochrane mostrou que a reablitação funcional pode ser superior à imobilização,[10] principalmente até cerca de 6 meses da lesão. Após 8 meses, os pacientes apresentam resultados clínicos semelhantes.[11]

Outra revisão mostrou não haver resultados que suportem o reparo cirúrgico agudo das lesões ligamentares do tornozelo, inclusive baseando-se no fato que as reconstruções realizadas tardiamente possuem o mesmo índice de sucesso que as realizadas agudamente.

A eficácia de esparadrapagens, bandagens e tensores foi posta em cheque por estudos biomecânicos que mostram sua ineficácia em plataformas de força. O fato de inúmeros atletas afirmarem que se sentem mais confiantes usando estes dispositivos é explicado pela compressão ao estimular a propriocepção de alguma maneira, levando a uma sensação subjetiva de conforto.[12]

Independente da modalidade de tratamento a ser realizada (imobilização prolongada ou reabilitação funcional) os exercícios de fisioterapia são importantes para a prevenção de novos episódios.

Tratamemto cirúrgico

Nos casos em que as medidas clínicas descritas anteriormente falham em reestabelecer a estabilidade articular, histórias de inversões repetidas e dependência de esparadrapagens e órteses para a prática esportiva são frequentes.

Os pacientes referem mais que dois entorses ao ano e, em alguns casos, apresentam inversão do tornozelo não apenas em atividades esportivas, mas também em atividades diárias.

Estes múltiplos entorses podem produzir lesões associadas à ligamemtar (Quadro 3). No tratamento definitivo das instabilidades crônica do tornozelo, todas elas devem ser investigadas e tratadas adequadamente no mesmo tempo cirúrgico, para que não apenas a instabilidade seja sanada, mas também outros sintomas normalmente presentes.

Quadro 3. Lesões associadas às instabilidades crônicas do tornozelo

Lesões tendíneas	Tendões fibulares, retináculo dos fibulares, luxação dos fibulares, tendões mediais
Lesões capsulares	Sinovite, impacto anterolateral, seio do tarso
Lesões ligamentares	Ligamentos da sindesmose e da subtalar
Lesões nervosas	Nervos sural e fibular superficial
Lesões ósseas	Fratura por estresse do maléolo medial, impacto ósseo anteromedial, pseudoartrose do processo lateral do talo, processo anterior do calcâneo, base do quinto metatarso
Lesões osterocondrais	Região lateral ou medial do talo, lesões da tíbia, corpos livres

O objetivo do tratamento cirúrgico das instabilidades sempre deve ser restaurar a estabilidade articular que não pôde ser restaurada com cerca de 6 meses de tratamentos clínicos adequados sem alterar a biomecânica de articulações adjacentes.[4] A artroscopia do tornozelo se mostrou ao longo dos anos ser uma importante ferramenta tanto no diagnóstico quanto no tratamento definitivo destas lesões e apesar de não ser mandatória, dever ser realizada.[13]

Há descrito na literatura mais de 80 procedimentos cirúrgicos diferentes para o tratamento das instabilidades crônicas do tornozelo. Estes procedimentos são classificados em anatômicos e não anatômicos, podendo ser realizados de maneira aberta, percutânea ou artroscópica.

Em 1934, Elmslie foi o primeiro autor a descrever o tratamento das instabilidades com o uso da fáscia lata sendo suturada subperiostalmente na fíbula e talo.[14]

Watson-Jones descreveram sua técnica que usava o tendão fibular curto atravessando um túnel na fíbula, outro no colo do talo e sendo suturado sobre si mesmo em 1952.

Outro procedimento não anatômico descrito foi sugerido por Chrisman-Snook, em 1969, que usando uma fita do tendão fibular curto, mantendo-a inserida na base do quinto metatarso, atravessava um túnel fibular e era fixada ao calcâneo. Esta rota triangular do enxerto confere tanto estabilidade contra a anteriorização do talo quanto a inversão do tornozelo.[15]

Os procedimentos não anatômicos apresentaram resultados decadentes a longo prazo devido à alteração na biomecânica tanto do tornozelo quanto da subtalar, promovendo em alguns casos rigidez articular, sensação de travamento excessivo e até levando à artrose da articulação subtalar.

Apenas em 1966, Broström descreveu o primeiro procedimento anatômico com reparação ligamentar, ou dos restos ligamentares do FTA e do FC cicatrizados no local.[16]

Esta técnica sofreu inúmeras modificações e a mais importante foi descrita por Gould, em 1980, propondo o uso da retinácula dos extensores como reforço da sutura (Fig. 6). Este é considerado o *gold standard* até os dias atuais.[17]

Com a evolução dos conceitos, tendências e materiais ortopédicos, novas técnicas e ideias também surgiram. Myerson, em 2005,

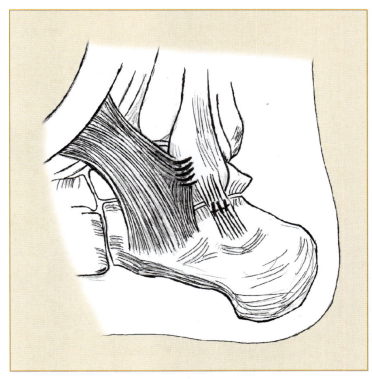

Figura 6. Técnica de Broström modificada por Gould.

descreveu sua técnica anatômica percutânea com tendão semitendinoso sendo passado por um túnel na fíbula e fixado na inserção do FTA no talo e do FC no calcâneo com o uso de parafusos de interferência.[18]

Nery, em 2011, realizou a cirurgia de Broström-Gould assistida por artroscopia com resultados bons e excelentes em 94% dos pacientes após 10 anos em média (Fig. 7).[19] Apesar do conceito da necessidade em reparar ou reconstruir ambos os ligamentos lesionados (FTA e FC), o uso da retinácula dos extensores, que tem orientação paralela ao ligamento fibulocalcaneaneo, pode explicar estes resultados, já que não houve reparo direto do mesmo como sugerem alguns trabalhos.[20]

Conclusão

As entorses do tornozelo são lesões frequentes que acomentem eminentemente o complexo ligamentar lateral e podem ser tratadas clinicamente. Os índices de sucesso podem chegar a 80%. Pacientes que evoluem para instabilidade crônica do tornozelo podem apresentar inúmeras lesões associadas, e todas devem ser acessadas durante o tratamento cirúrgico definitivo. A artroscopia é uma importante ferramenta a ser usada para diagnosticar e tratar estas lesões.

Os procedimentos anatômicos mostraram-se superiores aos não anatômicos por preservarem a biomecânica não apenas do tornozelo, como também da articulação subtalar com resultados bons e excelentes, mesmo após seguimentos de 10 anos em média.

■ LESÕES DO LIGAMENTO DELTOIDE

O ligamento deltoide é composto de vários tratos e de duas camadas – a superficial e a profunda – sendo essa última a mais resistente e ativa na estabilização antivalgo das articulações tibiotársica e subtalar.

As lesões do ligamento deltoide requerem muito mais força do que aquelas dos ligamentos laterais e, por isso, frequentemente se acompanham de lesões ósseas. São raras as lesões isoladas do ligamento deltoide. Em virtude disso, os graus de instabilidade que delas decorrem são muito intensos e incapacitantes, requerendo tratamento imediato. Isso torna praticamente inexistente o quadro de instabilidade medial crônica do tornozelo.

As lesões do ligamento deltoide não produzem instabilidade anterior do tornozelo, a não ser quando aparecem em associação a lesões dos ligamentos laterais.[21] Os deslocamentos laterais do talo,

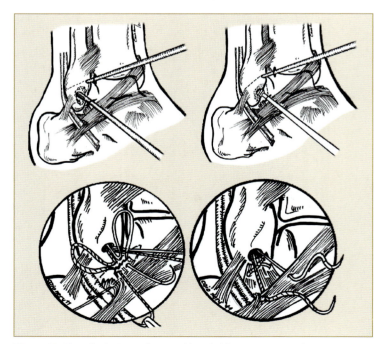

Figura 7. Cirurgia de Broström-Gould assistida por artroscopia.

quando das lesões do ligamento deltoide, são minimizados pelo maléolo fibular. Quando a fratura da fíbula e a lesão da sindesmose tibiofibular distal acompanham a lesão do ligamento deltoide, surgem as condições ideais para a subluxação lateral do talo.

As lesões do ligamento deltoide decorrem de movimentos de eversão forçada (pronação, flexão ou extensão violentas do tornozelo). Concorrem, concomitantemente, variados graus de rotação lateral na gênese destas lesões.

Durante o movimento traumático, o paciente refere sensação de estalido na face medial do tornozelo, seguida de dor local, incapacidade funcional, edema e equimose. Devem ser afastadas as lesões associadas – fratura da fíbula e/ou dos maléolos, lesões da sindesmose tibiofibular distal e proximal, lesões ligamentares laterais (3%) e lesões dos tendões do tibial posterior, flexor longo dos dedos e do hálux, além dos nervos tibial e safeno.

Diagnóstico clínico

Clinicamente, pode ser identificado ponto doloroso sobre a localização anatômica do ligamento deltoide e, raramente, a sensação de valgo exagerado, quando se realiza o valgismo forçado.

O examinador deve conhecer e estar apto a identificar os sinais e sintomas relativos às lesões associadas citadas a fim de estabelecer um diagnóstico acurado.

Diagnóstico por imagem

As lesões isoladas do ligamento deltoide dificilmente são diagnosticadas por meio de radiografias simples. A manobra do estresse em valgo é, na maioria das vezes, negativa (Fig. 8). A ressonância magnética é o exame mais fidedigno e objetivo para o diagnóstico das lesões isoladas do ligamento deltoide.

A suspeição de envolvimento do ligamento deltoide deve ser feita sempre que uma ou várias das lesões associadas forem detectadas, independentemente do achado de subluxação lateral do talo. A identificação de aumento do espaço articular entre o maléolo medial e o talo firma o diagnóstico e impõe a abordagem e reparação do ligamento deltoide em qualquer dos eventos associados já mencionados.

A ressonância magnética é o único exame, na atualidade, capaz de identificar, localizar e quantificar o grau de lesão do ligamento deltoide.

Tratamento conservador

As lesões leves do ligamento deltoide, das quais não decorre instabilidade objetiva ou subjetiva do tornozelo, devem ser tratadas conservadoramente. Em que pese sua raridade, o tratamento preferencial é o funcional, idêntico ao já referido para os ligamentos laterais do tornozelo. Na maioria das vezes, 6 a 8 semanas de imobilização, seguidas de tratamento fisioterápico, são suficientes para a cicatrização das lesões e retorno ao padrão funcional pré-lesão.

Tratamento cirúrgico

Alguns autores recomendam o tratamento conservador para a maioria das lesões do ligamento deltoide, independentemente de seu grau, excluindo apenas os casos em que haja flagrantes subluxação lateral do talo e instabilidade articular. Mesmo nos casos de lesões complexas, associadas a fraturas ou comprometimento da sindesmose tibiofibular distal, há quem não explore e suture o ligamento deltoide, a não ser que esse constitua obstáculo à redução do talo na pinça bimaleolar.

Não compartilhamos dessa opinião e recomendamos a exploração sistemática do ligamento deltoide e suas duas camadas, sempre que haja suspeita de seu envolvimento no mecanismo do trauma ou uma das lesões associadas já listadas anteriormente.

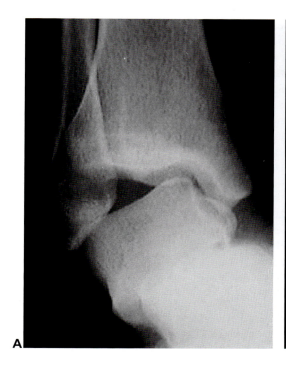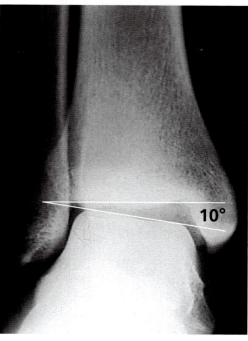

Figura 8. (**A**) Radiografia sob estresse em varo do tornozelo mostrando a grande abertura da articulação tibiotársica. (**B**) Método usado na goniometria da radiografia realizada sob estresse em valgo do tornozelo.

Durante o ato operatório é importante o diagnóstico tanto da porção superficial quanto da profunda para reparo de todas as camadas do ligamento. Caso a porção superficial esteja íntegra, deve ser aberta para acesso adequado à camada profunda e seu tensionamento.

No pós-operatório, o paciente é mantido com aparelho suropodálico sem carga, por 6 a 8 semanas (ou tantas quantas forem indicadas para o tratamento das lesões associadas) iniciando, após esse prazo, programa de reabilitação que objetiva o treinamento da marcha, recuperação do arco de movimento e da força muscular, além da propriocepção do tornozelo.

Acreditamos que a inspeção rotineira do ligamento deltoide, segundo o roteiro aqui apresentado, representa um avanço no tratamento das lesões complexas do tornozelo. Temos visto muito mais prejuízos resultantes da não identificação e tratamento inadequado de lesões do ligamento deltoide do que os possíveis e questionáveis benefícios de não se explorar um ligamento íntegro.

LESÃO DA SINDESMOSE

As entorses de tornozelo são consideradas as mais frequentes do esporte e a principal fonte de incapacitação do atleta. Dentro do mesmo grupo, incluem-se as entorses da sindesmose tibiofibular distal que representam a modalidade que maior incapacitação produz. Os autores de língua inglesa denominam esse evento de "entorse do tornozelo superior".[22]

Segundo Boytim, as lesões da sindesmose tibiofibular distal podem ser definidas como *entorses* ou *diástases*.[22]

Nas entorses, a força aplicada à sindesmose é de magnitude suficiente para estirar os ligamentos acima de sua capacidade de deformação elástica, instalando-se sua falência. Essa pode-se restringir-se à ruptura de feixes de fibras colágenas, ficando restrita à estrutura microscópica, ou ser de tal ordem, que se observe a ruptura total do ligamento. Esses fenômenos podem ocorrer sem que sejam acompanhados de fratura ou afastamento entre a tíbia e a fíbula.

Nas diástases, ocorre perda da congruência entre a tíbia e a fíbula, podendo variar desde um mínimo afastamento até a completa separação dos ossos, indicando a situação extrema desse conjunto de lesões.

Muito se tem dito a respeito das lesões sindesmais que acompanham as fraturas do tornozelo e seu tratamento, mas poucos trabalhos referem-se às lesões sindesmais isoladas ou acompanhadas de outras lesões ligamentares.

Mesmo nos países desenvolvidos, há controvérsia sobre a incidência desse tipo de lesão, tendo sido relatadas cifras que variam de 1 a 32% do total das entorses de tornozelo. O estudo mais bem conduzido a esse respeito aponta como sendo de 18% a incidência das lesões da sindesmose tibiofibular distal dentro do total de lesões ligamentares do tornozelo.[22]

A rotação externa é o movimento traumático mais comum na gênese destas lesões. Na rotação lateral, o primeiro ligamento a ser avulsionado é o tibiofibular distal anterior (TFDA), seguindo-se o ligamento tibiofibular distal interósseo ou intermédio (TFDI). Na maioria das vezes, preserva-se o ligamento tibiofibular distal posterior (TFDP), que funciona como fulcro do movimento traumático. A progressão do movimento, em vez de lesionar este último, acaba por produzir fratura espiralada do colo da fíbula, conhecida como fratura de Maisonneuve.

A eversão forçada pode produzir lesões da sindesmose tibiofibular distal, mas, para que isso ocorra, é necessário haver fratura concomitante do maléolo medial ou lesão do ligamento deltoide.

A hiperflexão do tornozelo pode ser responsável por lesões dos ligamentos sindesmais, devido à ação da região anterior da tróclea do talo, mais larga, no interior da pinça bimaleolar, determinando afastamento abrupto e superior à capacidade elástica dos ligamentos, entre a tíbia e a fíbula.

Diagnóstico clínico

No relato de sua história, o paciente talvez não consiga estabelecer com exatidão o mecanismo do trauma, mas, muito frequentemente, refere-se a uma torção "diferente" daquilo que se costuma conhecer como entorse do tornozelo.

Aparece dor bem localizada na região anterolateral do tornozelo, sobre a sindesmose tibiofibular distal que, na dependência da extensão e gravidade das lesões, se propaga para a região dos ligamentos colaterais laterais do tornozelo, dificultando o diagnóstico diferencial. Acompanhando este sintoma, pode surgir dor sobre o ligamento deltoide.

As manobras clínicas para o diagnóstico das lesões da sindesmose tibiofibular distal foram apresentadas neste mesmo capítulo, quando discutimos o diagnóstico das lesões ligamentares agudas laterais do tornozelo e no capítulo de anatomia e semiologia. Recomendamos sua leitura àqueles que necessitam estabelecer o diagnóstico diferencial entre estas e aquelas lesões.

As provas da gaveta anterior e da inclinação lateral do talo são negativas, enquanto o teste de Pillings e a manobra da rotação lateral do talo são positivos.

A maioria dessas lesões não é diagnosticada na fase aguda, sendo tratadas como entorses comuns de tornozelo. Quando a sintomatologia se prolonga e é intensa o suficiente para sugerir tanto ao médico quanto ao paciente que "algo está errado", é que se caracteriza como hipótese diagnóstica, e inicia-se a investigação.

Diagnóstico por imagem

Há muito, sugeriu-se a adoção da incidência radiológica em rotação medial como rotina na avaliação do tornozelo traumatizado, mas, em todo o mundo, essa recomendação encontrou obstáculos técnicos, práticos e econômicos, e, via de regra, não é seguida.

Frente a essa realidade, foram criados vários parâmetros capazes de identificar a diástase tibiofibular na incidência anteroposterior do tornozelo que é constante e universalmente adotada.

Além da identificação de fragmentos ósseos arrancados durante o movimento do trauma, devemos avaliar o *espaço livre tibiofibular*, que corresponde à distância entre a tíbia e a fíbula na incisura fibular, a *sobreposição* entre as imagens da tíbia e da fíbula, avaliada sob as formas absoluta e relativa (percentual), e o *espaço livre medial*, entre o maléolo medial e a borda medial do talo.

Essas medidas devem ser realizadas sobre linhas paralelas e distantes 1 cm daquela que tangencia a superfície articular distal da tíbia (linha articular do tornozelo), desenhadas proximal e distalmente. Na linha proximal, identificam-se os seguintes pontos de referência: a) borda lateral do maléolo tibial posterior; b) borda medial da fíbula; c) borda lateral da eminência anterior da tíbia; d) borda lateral da fíbula. Na linha distal, identificam-se: e) borda medial do talo; f) borda lateral do maléolo medial (Fig. 9).

- *Espaço livre tibiofibular*: distância AB – deve ser menor do que 6 mm.
- *Sobreposição entre a tíbia e a fíbula*: distância BC – pelo menos 6 mm ou maior do que 42% da largura total da fíbula medida sobre a mesma linha.
- *Espaço livre medial*: distância EF – pode variar de 2 a 4 mm. Valores maiores indicam subluxação lateral do talo.

Os parâmetros mais fidedignos são o espaço livre tibiofibular e a sobreposição tibiofibular.[23] O achado de medidas anormais estabelece o diagnóstico de diástase tibiofibular em sua forma "franca".

Quando as radiografias simples não identificam alterações e há forte suspeita de que haja lesão sindesmal, é indicada a realização da prova de estresse, em que se obtém radiografia na incidência anteroposterior, enquanto se aplica rotação lateral ao pé, mantendo-se fixo o joelho do paciente. Na imagem assim obtida, medem-se os mesmos parâmetros relacionados anteriormente. Dessa forma, pode-se estabelecer presença da "diástase latente", que se caracteriza clinicamente pela manutenção dos sintomas e aparecimento de diástase da sindesmose com o passar do tempo.[24]

A artrografia do tornozelo é um exame muito sensível e específico no diagnóstico da diástase da sindesmose tibiofibular distal. Após a injeção de contraste na articulação, observa-se o borramento do espaço tibiofibular em extensões variáveis, mas sempre superiores a 1 cm (Fig. 10). Como inconvenientes para a larga utilização dessa modalidade diagnóstica, pode-se relacionar a necessidade de injeção intra-articular e a alta porcentagem de falsos-negativos após 7 dias da lesão. O tecido cicatricial, à medida que se organiza, bloqueia a passagem do contraste na região da sindesmose, induzindo à falha na interpretação das imagens.[25]

Outras modalidades de diagnóstico por imagem na lesão dos ligamentos tibiofibulares distais são a cintilografia do esqueleto – que indica hipercaptação do radiofármaco na região distal da perna e especialmente na unidade tibiofibular –, a ressonância magnética e a artrorressonância magnética, que podem apontar com segurança as estruturas lesionadas. Os obstáculos à sua utilização são o alto custo e sua relativa indisponibilidade, além da curva de aprendizado muito longa para a correta interpretação desses exames (Fig. 11).

Classificação

Adotamos a classificação de Clanton e Schon para as patologias da sindesmose tibiofibular por sua abrangência e aplicabilidade (Quadro 4).[26]

Tratamento

Abordaremos, neste capítulo, apenas o tratamento das lesões do tipo III, decorrentes de agentes traumáticos.

Tratamento conservador

O tratamento conservador das lesões agudas restringe-se aos subtipos 1 e 2. Enquanto há edema e dor intensos, o paciente é mantido em repouso, com o membro elevado, enquanto realiza crioterapia. Na fase inicial,

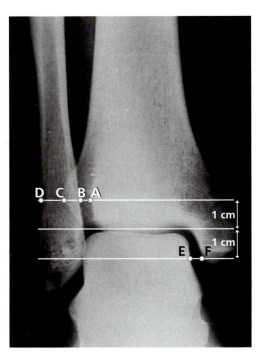

Figura 9. Método de Harper e Keller para a avaliação da integridade da sindesmose tibiofibular distal.

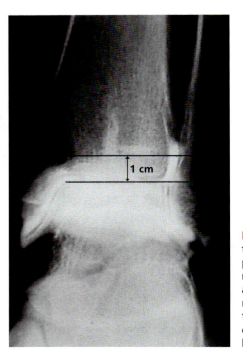

Figura 10. Artrografia do tornozelo mostrando a progressão do contraste no espaço tibiofibular acima de 1 cm com relação à rima articular tibiotársica que indica o comprometimento dos ligamentos sindesmais.

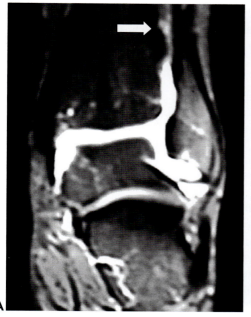
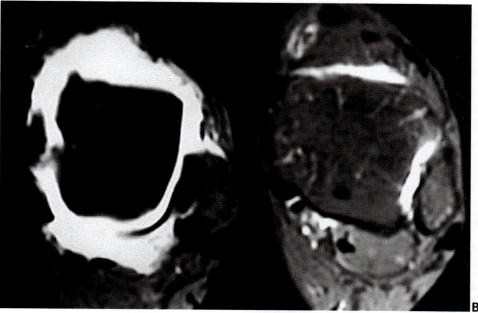

Figura 11. (A) Artrorressonância magnética do tornozelo indicando a progressão do contraste acima do limite de 1cm da articulação do tornozelo, demonstrando lesão da sindesmose tibiofibular distal. **(B)** Cortes coronais de artrorressonância magnética do tornozelo demonstrando a penetração do contraste na região tibiofibular distal. A imagem da direita, que representa corte mais cranial, indica a presença do contraste acima do limite do recesso sinovial existente nesta articulação.

restringe-se a deambulação com muletas ao mínimo necessário. Assim que desaparece o edema, aplica-se imobilização suropodálica, e mantém-se a marcha com muletas até a sexta semana. Após esse prazo, o paciente inicia programa de reabilitação semelhante ao já descrito para outras lesões ligamentares do tornozelo, mas deve ser avisado de que sua recuperação pode ser mais longa e demorada.

Nas lesões subagudas e crônicas, o tratamento conservador objetiva a redução da inflamação e da dor, reabilitação do segmento alterado, melhorando sua estabilidade e funcionalidade, e, nos casos mais graves, a proteção com órteses que restrinjam o movimento, de modo a não permitir a intensificação dos sintomas e retardar a progressão da degeneração articular.

Tratamento cirúrgico

Uma vez diagnosticada a diástase tibiofibular franca e aguda, o paciente deve ser submetido a tratamento cirúrgico o mais rápido possível.

Quadro 4. Classificação das patologias da sindesmose tibiofibular, segundo Clanton e Schon[26]

- Tipo I: Congênita
- Tipo II: Adquirida não traumática
- Tipo III: Traumática
  A) Aguda (até 3 semanas)
   1. Entorse sem diástase
   2. Diástase latente
   3. Diástase franca:
      a) sem fratura
      b) com deformação da fíbula
      c) luxação posterior da fíbula
      d) luxação superior do talo
  B) Subaguda (3 semanas a 3 meses)
   1. Sem artrose tibiotársica
   2. Com artrose tibiotársica
  C) Crônica (mais que 3 meses)
   1. Sem artrose tibiotársica:
      a) sem sinostose tibiofibular
      b) com sinostose tibiofibular
   2. Com artrose tibiotársica

O tratamento objetiva a reinserção dos ligamentos arrancados, a correção e manutenção da congruência das articulações envolvidas.

Quando a diástase não se acompanha de fraturas (tipo IIIA3a), procede-se à reparação ligamentar. Espera-se que a sutura ou reinserção ligamentar seja suficiente para restaurar e estabilizar o relacionamento tibiofibular normal. Quando isso não ocorre, coloca-se parafuso suprassindesmal, passado da fíbula para a tíbia, e que será mantido até que se complete período de 8 semanas, durante o qual o paciente é mantido imobilizado em aparelho suropodálico e sem carga.

Quando, além da diástase tibiofibular, identifica-se deformação plástica da fíbula (tipo IIIA3b), torna-se necessária a realização de osteotomia diafisária oblíqua, a fim de que seja restaurada, do modo já descrito anteriormente, a normalidade anatômica da região.

Nos casos em que se observam luxações ou subluxações posteriores da fíbula (tipo IIIA3c) ou do talo para o interior da sindesmose (tipo IIIA3d), procede-se à redução das deformidades pela tração axial aplicada ao retropé, tomando o cuidado de revisar os ligamentos laterais do tornozelo e a membrana interóssea, que podem estar comprometidos. Seguem-se os mesmos cuidados apontados para as lesões anteriormente descritas.

No tratamento das lesões subagudas e crônicas, procuramos reconstruir os ligamentos lesionados e restaurar o relacionamento tibiofibular normal, quando ainda não se instalou quadro de degeneração articular (artrose). Podem ser utilizados para isso tanto os tecidos locais – plantar delgado ou tendão extensor longo do terceiro artelho – ou material sintético. O objetivo é reproduzir o trajeto anatômico dos ligamentos acometidos, substituindo-os com o material escolhido.

Quando já se observam sinais de degeneração da articulação tibiofibular distal, realiza-se sua fusão por meio do desbridamento e ressecção da superfície articular degenerada e fixação com parafusos. Pode ser necessária a utilização de enxerto ósseo no local. Deve-se ter o cuidado de manter o pé em extensão durante a realização da fusão tibiofibular distal para evitar as limitações impostas à excursão do talo, em virtude do formato de sua tróclea. Embora a sinostose tibiofibular possa ser dolorosa, os pacientes submetidos à artrodese dessa articulação experimentam grande melhora dos sintomas decorrentes da patologia original.

Quando o processo degenerativo atinge a articulação tibiotársica, recomenda-se o tratamento clássico dispensado à artrose dessa articulação e que escapa ao escopo deste capítulo.

■ LESÕES DA ARTICULAÇÃO SUBTALAR

As lesões da articulação subtalar e sua insuficiência em função de doenças degenerativas são conhecidas de longa data. No entanto, foi a partir do trabalho de Rubin e Witten, em 1962, que se conheceu a instabilidade subtalar decorrente do trauma e de lesões ligamentares agudas.[27]

A instabilidade aguda da articulação subtalar é ainda mal diagnosticada, quando não esquecida, pela grande maioria dos ortopedistas gerais, sendo muito importante sua divulgação e conhecimento.

Diagnóstico clínico

Clinicamente, é muito difícil diferenciar o quadro de instabilidade da articulação subtalar do quadro de instabilidade lateral do tornozelo. Na história, há a referência dos mesmos mecanismos de trauma e sintomas. Pode ser mais intensa a sensação de dor na região do seio do tarso, quando comparada àquela observada na instabilidade do tornozelo, mas esse dado também é de difícil valoração. Muito frequentemente as duas instabilidades coexistem, complicando ainda mais o diagnóstico.

O examinador mais experiente não consegue estabelecer, na propedêutica desarmada, o exagero do deslocamento durante a prova da gaveta anterior nem tampouco determinar o aumento da excursão em varo do retropé na prova do varismo forçado. Mesmo frente a situações em que é nítida a positividade dessas provas, não se consegue aquilatar qual seria a participação de cada uma das articulações envolvidas no exame.

Mais importante do que a obtenção de dados objetivos ao exame clínico é a referência, pelo paciente, de graus mais intensos de instabilidade, especialmente quando caminha em terrenos acidentados e irregulares. Há especificamente aumento da dificuldade de caminhar ou correr no escuro, enquanto o paciente refere ter que "prestar atenção" na mudança do passo.[27]

Diagnóstico por imagem

Como em muitas outras circunstâncias traumáticas, inicia-se a avaliação pela da radiografia simples convencional, para descartar fraturas ou luxações do tornozelo e pé.

A prova radiográfica da gaveta anterior realizada para diagnosticar lesões dos ligamentos do tornozelo aplica-se também às instabilidades agudas da articulação subtalar. A identificação de subluxação anterior do calcâneo sob o talo, tornando incongruente o tálamo (faceta articular posterolateral) 3 mm maior que o deslocamento do lado oposto, estabelece o diagnóstico.

Além dessa incidência, recomenda-se a realização da projeção de Brodén a 40 graus, enquanto se aplica força varizante sobre o calcâneo. Para a realização dessa manobra, o paciente permanece em decúbito dorsal e com o tornozelo em equino máximo. O feixe de raios X é inclinado de distal para proximal em 40 graus e dirigido para a região do cuboide e base do quinto metatársico, enquanto o examinador aplica força varizante sobre o calcâneo, tomando o cuidado de manter firme a extremidade distal da perna.[26]

A prova é considerada positiva quando ocorrer "abertura" lateral da articulação subtalar três graus acima do valor observado para o lado oposto.

Outros métodos de avaliação da articulação subtalar foram propostos, mas servem-se de equipamentos especiais e de tomografia computadorizada, o que dificulta enormemente sua utilização rotineira.

Classificação

Até o presente momento, a classificação mais abrangente para os distúrbios da articulação subtalar é a proposta por Pisani (Quadro 5).[28]

Tratamento

Muito pouco se conhece a respeito do tratamento das instabilidades da articulação subtalar, talvez porque, até há bem pouco tempo, não era considerada como entidade patológica.

Os autores que mais colaboraram em seu esclarecimento e diagnóstico não apresentaram suas casuísticas e dispomos apenas de observações esparsas na literatura.

Tratamento conservador

O tratamento conservador é a alternativa mais adequada para a abordagem das instabilidades agudas da articulação subtalar.

Como essas geralmente acompanham as lesões ligamentares laterais do tornozelo, aplicam-se a elas os mesmos esquemas de tratamento já discutidos anteriormente e, na eventualidade de persistir quadro de instabilidade subtalar, deverá ser instaurado programa de tratamento para a forma crônica dessa instabilidade.

Durante o tratamento conservador de paciente vítima de lesões ligamentares agudas do tornozelo e da subtalar, intensificam-se os exercícios para adequação da propriocepção, e amplia-se o prazo de imobilização em, pelo menos, duas semanas.

O tratamento conservador da forma crônica visa à estabilização das articulações envolvidas e à manutenção da força muscular e propriocepção, para reduzir a sensação de insegurança experimentada pelos pacientes. Além de programas rígidos e prolongados de reabilitação, utilizam-se órteses plásticas ou tutores curtos para garantir a estabilização articular. Os autores mais experientes no assunto são acordes em afirmar que os pacientes submetidos a esse regime tornam-se dependentes das órteses, agravando sua instabilidade subjetiva quando se encontram sem elas.

Tratamento cirúrgico

O tratamento cirúrgico da instabilidade da articulação subtalar é restrito a sua forma crônica. Esgotados os recursos conservadores, persistindo a incapacidade funcional, realiza-se a substituição dos ligamentos subtalares com tecidos da própria região.

Pisani preconiza a reconstrução do ligamento talocalcaneano, utilizando-se metade do tendão fibular curto, que é mantido inserido na apófise do quinto metatársico. A metade do tendão isolada para reparar os ligamentos é conduzida por orifícios ósseos no calcâneo e no talo, tentando reproduzir o posicionamento original do ligamento lesado (Fig. 12).[28]

Quando, além da instabilidade da articulação subtalar, diagnostica-se instabilidade crônica do tornozelo, a melhor opção tática é

Quadro 5. Classificação para os distúrbios da articulação subtalar proposta por Pisani[28]

- Tipo 1: Insuficiência por perda da estabilidade ativa
  - Patologia do SNC (neurônio motor I)
  - Patologia do SN periférico (neurônio motor II)
  - Patologia da propriocepção (seio do tarso)
  - Patologia muscular ou tendínea
- Tipo 2: Insuficiência por perda da estabilidade passiva (frouxidão ou lesão ligamentar pós-traumática)
- Tipo 3: Insuficiência secundária a desalinhamento do retropé (varo ou valgo do calcâneo)

Apesar de não especificar diferenças entre os diversos tipos, não sugerir condutas terapêuticas ou comprometer-se com o prognóstico de cada lesão, esta classificação sistematiza os achados, podendo servir como base para o surgimento de novas propostas.

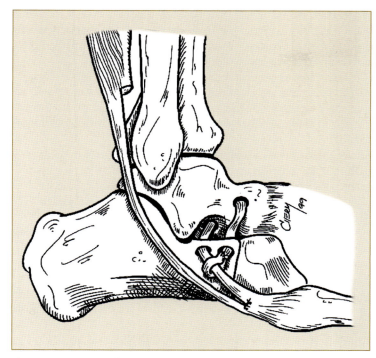

Figura 12. Esquema da técnica de Pisani para o tratamento das instabilidades subtalares.

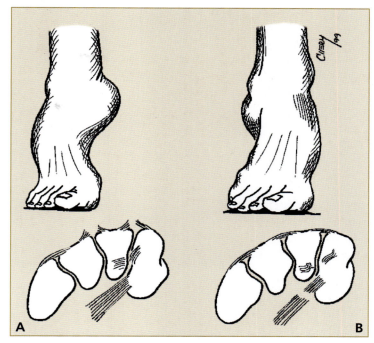

Figura 13. Mecanismo de lesão dos ligamentos do mediopé. (**A**) Flexão combinada à supinação – envolvimento dos planos dorsal e interósseo. (**B**) Flexão combinada à pronação – envolvimento dos planos plantar e interósseo.

representada pela técnica de Chrisman Snooke, que aborda ambas as articulações a um só tempo.[29]

Os cuidados pós-operatórios são idênticos e devem respeitar o grau de insegurança do paciente antes e após a intervenção cirúrgica.

■ LESÕES LIGAMENTARES DO MEDIOPÉ

A maioria dos trabalhos existentes na literatura a respeito da traumatologia da região do mediopé refere-se a lesões graves, com grande desestruturação da arquitetura e função.[26]

As lesões ligamentares puras do mediopé são de ocorrência rara, de difícil diagnóstico, não classificáveis pelos padrões ora existentes e de tratamento controvertido.[28,30-41]

Sua ocorrência gira em torno de 1:60.000 pacientes/ano, distribuídos entre traumas indiretos (queda de cavalo com o pé preso no estribo, surfe à vela, em que o antepé fica fixo na prancha, torções etc.) e traumas diretos (oriundos, em sua maioria, de acidentes automobilísticos e industriais).[30,42]

A articulação mediotársica, por estar rodeada de estruturas ligamentares e tendíneas extremamente resistentes, raramente é acometida de traumas leves, sendo praticamente inexistentes os relatos de seu envolvimento em lesões ligamentares puras. Sua participação na patologia traumática vincula-se a traumas de grande intensidade dos quais resultam fraturas e luxações com grande avaria local.

A articulação tarsometatársica, por outro lado, em função das características anatômicas e funcionais já discutidas anteriormente, pode ser comprometida por traumatismos menores, resultantes de movimentos relativamente comuns e menos violentos.

Foi Jeffreys quem introduziu os princípios fisiopatológicos dessas lesões ao tentar explicá-las pela flexão máxima com supinação ou pronação do antepé apoiado no solo.[43]

Quando se combinam a flexão e a supinação, produz-se lesão na articulação do primeiro metatársico com a cunha medial, podendo ocorrer o deslocamento plantar e medial da base do primeiro metatársico. Com a progressão do movimento, surgem lesões dos demais ligamentos intercuneiformes dorsais, podendo ser atingido também o plano interósseo (ligamento de Lisfranc). Nessa modalidade de lesão, são preservados os ligamentos plantares usados como fulcro do movimento.

Na flexão plantar máxima combinada com a pronação do antepé mantido fixo ao solo, obtém-se a lesão dos ligamentos plantares, seguindo-se o envolvimento do ligamento de Lisfranc (plano interósseo). Dessa forma, preservam-se os ligamentos dorsais (Fig. 13).

Diagnóstico clínico

Muitas vezes o paciente não consegue detalhar o mecanismo do trauma, mas, via de regra, refere ter sofrido uma "torção do pé". Esse dado, no entanto, é comumente negligenciado, e o examinador se concentra na articulação do tornozelo, procurando lesões ligamentares mais comuns. Essa observação, constante em nossa casuística pessoal, faz com que o tempo entre a ocorrência traumática e o estabelecimento do diagnóstico correto seja muito dilatado (média de 13 meses), impondo grandes períodos de incapacitação aos pacientes. Por isso, reiteramos a obrigatoriedade do exame de todas as articulações do tornozelo e pé, sempre que a história refira uma "entorse", independentemente do grau de confiabilidade da informação recebida do paciente.

No exame, observa-se a presença de dor intensa na região medial da transição tarsometatársica associada a aumento de volume local. A limitação funcional é importante, à medida que o paciente não consegue ficar na ponta dos pés e deambular curtas distâncias.[30,36,37,41]

À medida que o tempo passa, desaparece o edema local e agrava-se a incapacidade funcional para a prática de esportes ou esforços. A dor, inicialmente dependente do movimento, torna-se constante e intensa, mesmo em repouso.

Diagnóstico por imagem

Partindo das informações clínicas, é imperativo o auxílio da propedêutica armada pela obtenção de radiografias simples comparativas dos pés nas posições anteroposterior (AP) e lateral em ortostase e oblíqua interna sem carga.[37,44,45]

Inicia-se a avaliação das radiografias, tentando-se identificar e comparar o relacionamento entre os diversos ossos entre si. São especialmente importantes nessa observação a perfeita congruência entre as margens laterais da base do primeiro metatársico e cuneiforme

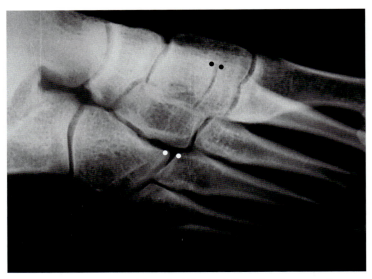

Figura 14. Pontos referenciais na incidência oblíqua do pé para avaliar possíveis subluxações tarsometatársicas secundárias a lesões ligamentares.

medial, o espaço entre as cunhas medial e intermédia, bem como entre as bases do primeiro e segundo metatársicos na incidência anteroposterior. Na incidência oblíqua, devem ser observados os alinhamentos entre as margens mediais do cuneiforme intermédio e a base do segundo metatársico, bem como as margens mediais do cuboide e quarto metatársico (Fig. 14).

A identificação de pequenos fragmentos ósseos resultantes de avulsões é igualmente importante e sugere a localização do envolvimento ligamentar.

Na incidência anteroposterior, busca-se a diástase entre os ossos do tarso ou entre as bases dos metatársicos. Diástase entre as bases do 1° e 2° metatársicos, considerada como normal de 2 a 5 mm, é achado inconstante e sugere lesão ligamentar grave entre o 1° e 2° raios (Fig. 15).[37,39,46,47] Diferenças superiores a 1 mm, quando comparado o lado da lesão ao contralateral, indicam comprometimento articular.[32]

Na incidência lateral, procuram-se subluxações dorsoplantares tarsometatársicas. Dentre essas, destaca-se a inversão na relação entre o osso cuneiforme medial e a borda inferior da base do quinto metatársico. Considera-se como anormal, quando a tangente à borda inferior do osso cuneiforme medial se situa inferiormente à linha que tangencia a borda inferior da base do quinto metatársico.[32] Esse achado radiológico indica grave desestruturação da abóboda plantar e surge apenas nos casos extremos, consistindo em sinal de pouca utilidade nas lesões abordadas neste estudo.

Quando a suspeita clínica é importante e não se obtém confirmação pela radiologia simples, podem ser realizadas provas de estresse pela aplicação de forças de pronação-abdução ou supinação-adução ao antepé, enquanto o retropé é mantido firmemente imobilizado.[47]

A utilização da tomografia axial computadorizada melhora a definição das lesões osteoarticulares, mas não colabora no esclarecimento das lesões ligamentares (Fig. 16). A inespecificidade das respostas obtidas pela cintilografia torna esse exame dispensável na avaliação de tais lesões.[41,48,49]

As informações mais específicas e fidedignas sobre o envolvimento das estruturas ligamentares e articulares surgem com a ressonância magnética. Além da possibilidade de se identificar a integridade ou lesão de cada ligamento em particular, dispõe de sinais indiretos sobre o envolvimento e sofrimento de estruturas osteoarticulares próximas aos locais de lesão (Fig. 17).

Classificação

A classificação utilizada em nosso serviço para essas lesões baseia-se no movimento do trauma e nos achados da ressonância magnética e intraoperatórios.[50] Não levamos em conta a gradação da diástase, pois já foi demonstrado que não influencia no prognóstico das lesões (Quadro 6).[32]

Tratamento

As instabilidades da articulação tarsometatársica são extremamente mal toleradas pelo paciente, e qualquer desalinhamento articular, por mínimo que seja, desencadeia a instalação de lesões degenerativas que acabam por se estender às articulações vizinhas, comprometendo a função do médio e antepé como um todo.

São imperativas, portanto, a identificação segura e a instituição de tratamento adequado o mais precocemente possível, a fim de minimizar essas indesejáveis complicações.

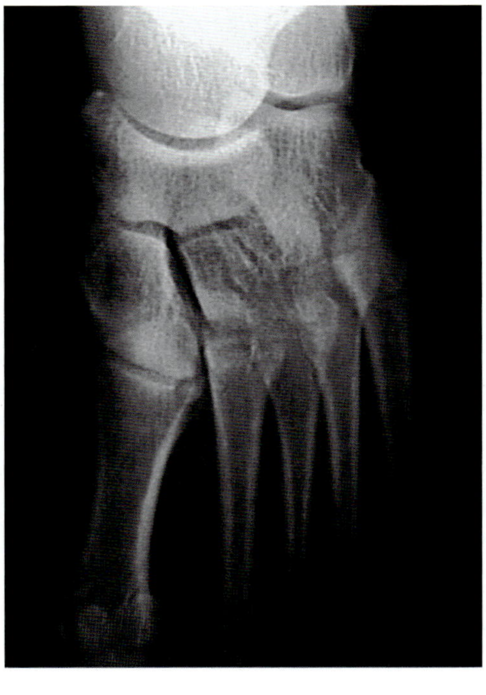

Figura 15. Radiografia na incidência dorsoplantar em que se identifica diástase entre as cunhas medial e intermédia. Além disso, há pequeno fragmento de fratura na porção lateral da base do primeiro metatársico.

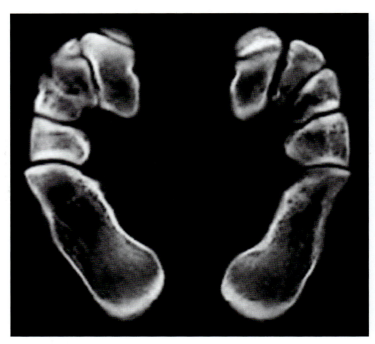

Figura 16. Corte tomográfico de paciente portador de diástase entre as cunhas medial e intermédia do pé direito. O exame não permite a identificação das estruturas ligamentares envolvidas.

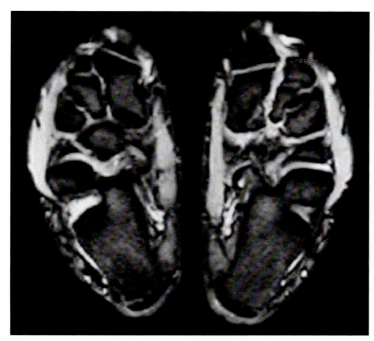

Figura 17. Ressonância magnética de paciente portador de lesão do ligamento interósseo entre as cunhas medial e intermédia no pé direito. À esquerda, podem ser vistas as imagens relativas aos ligamentos interósseos íntegros.

Quadro 6. Classificação para lesões ligamentares do mediopé

- Grau I: Lesão ligamentar com ruptura restrita à estrutura microscópica – estiramento
- Grau II: Lesão ligamentar parcial sem instalação de instabilidade articular
- Grau III: Lesão ligamentar completa com instabilidade articular (com ou sem diástase)
  A) Flexão-eversão: Lesam progressivamente os ligamentos dos planos plantar e interósseo. Preservam os ligamentos do plano dorsal
  B) Flexão-inversão: Lesam progressivamente os ligamentos dos planos dorsal e interósseo. Preservam os ligamentos do plano plantar

---

Todas as modalidades disponíveis de tratamento para essas lesões na atualidade acompanham-se de algum grau de limitação funcional final ao paciente. Há consenso, entre os diversos autores, de que ainda está por surgir o tratamento ideal para tais lesões.

Tratamento conservador

O tratamento conservador aplica-se exclusivamente aos casos leves e moderados (graus I e II) em que, apesar de todos os esforços, não tenha sido diagnosticada instabilidade articular.[31,38,45]

Inicia-se pelo programa que combina repouso, crioterapia, compressão e elevação do membro (RICE), seguindo-se a aplicação de órteses ou aparelhos gessados suropodálicos por quatro semanas. Na dependência da sintomatologia, pode ser necessário o auxílio de muletas durante todo esse prazo.

Finda a fase de imobilização, o paciente é incluído em programa de reabilitação e retorna gradualmente a suas atividades, utilizando palmilha monobloco rígida no interior do calçado.

O desaparecimento da dor e das limitações funcionais pode demandar outras 4 ou 6 semanas.

Tratamento cirúrgico

Existem diferentes propostas para o tratamento cirúrgico dessas lesões que variam desde a fixação percutânea de fios de Kirschner,[33,39,42,43,51,52] passando pela redução aberta com fixação interna com parafusos,[32,44,46,48] até a artrodese primária.[34]

A redução aberta e fixação com parafusos têm-se mostrado superiores à fixação com fios de Kirschner, sendo a tendência mais atual.

Em nossa opinião, uma vez estabelecido com segurança o envolvimento individualizado dos ligamentos, a melhor tática é abordar a região da lesão, ressecar os restos ligamentares e promover a neoligamentoplastia, procurando a reconstrução anatômica dentro da maior isometricidade possível. Para esse mister, podem ser utilizados materiais sintéticos ou segmentos tendíneos obtidos da mesma região – nossa preferência recai sobre o tendão extensor do terceiro artelho, que pode ser utilizado com mínimas limitações funcionais.

A cirurgia é realizada conforme os seguintes tempos (Fig. 18):

1. Realiza-se incisão transversa arqueada no mediopé, iniciando-se com a identificação e isolamento da artéria pediosa e do nervo fibular profundo.
2. Após a identificação e a confirmação das lesões ligamentares nos diversos planos anatômicos, procede-se ao desbridamento dos restos ligamentares interpostos e à redução das subluxações articulares, que são mantidas temporariamente com o auxílio de pinças de campo.
3. Uma vez obtida a redução anatômica, procede-se à neoligamentoplastia, termo que se refere ao fenômeno que se desenvolverá em período pós-operatório mediato por meio da metaplasia tecidual. Esse procedimento consiste na realização de orifícios ósseos, orientados de forma que, ao ser passado o tecido de substituição, seja reconstruída a isometricidade dos ligamentos lesionados.[53]
4. Os cotos do material utilizado para a substituição ligamentar são suturados sobre si mesmos e sobre o periósteo dos ossos vizinhos, tomando-se o cuidado de liberar, de tempo em tempo, a pressão da pinça de campo, a fim de se observarem a contenção e a manutenção da redução obtida.
5. O fechamento da ferida cirúrgica é feito por planos, seguido da aplicação de curativo gessado.

No período pós-operatório, é mantido aparelho suropodálico por 6 semanas, durante as quais não se permite a descarga do peso corporal sobre o membro operado.

Findo o tempo de imobilização, inicia-se programa de reabilitação, que pode estender-se por outras 6 ou 8 semanas e que segue a mesma sistemática apresentada para outras lesões ligamentares do tornozelo e pé.

■ LESÕES LIGAMENTARES DAS ARTICULAÇÕES METATARSOFALÂNGICAS

A instabilidade das articulações metatarsofalângicas (MTF) apresenta difícil diagnóstico e confunde-se com uma grande série de patologias do antepé, especialmente quando ainda não se instalou alguma deformidade dela decorrente.

A observação meticulosa e a reavaliação frequente acabam por auxiliar o médico em sua determinação. Os pacientes devem participar ativamente desse processo, informando detalhadamente as condições que causam ou modificam seus sintomas, bem como os resultados obtidos com os tratamentos instituídos.

Em virtude das grandes diferenças anatômicas e funcionais, devem-se estudar separadamente as patologias que incidem na articulação MTF do hálux e aquelas que acometem os dedos laterais.

Lesões ligamentares da MTF do hálux

Diagnóstico clínico

A maioria das lesões ligamentares da articulação MTF do hálux decorre de sobrecargas impostas pelo esporte a essa articulação. Acredita-se que a utilização de material sintético na construção de quadras, pistas e gramados tenha aumentado grandemente sua inci-

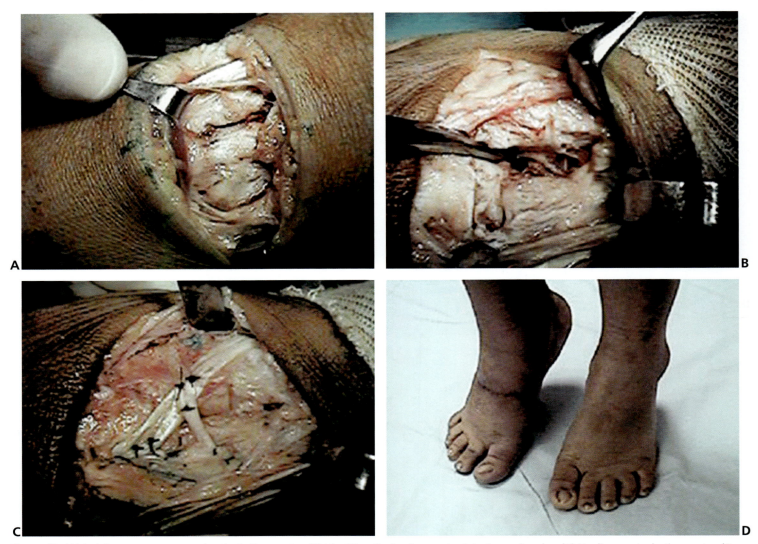

Figura 18. (**A**) Incisão transversa expondo a lesão ligamentar. (**B**) Identificação dos ligamentos interósseos lesados. (**C**) Neoligamentoplastia com tendão extensor do quarto dedo. (**D**) Paciente em período pós-operatório de neoligamentoplastia. Força e mobilidade articular sem dor.

dência e daí surgiu sua denominação na língua inglesa *turf toe*. Além disso, a indústria de calçados esportivos optou por linhas mais leves e flexíveis e que garantem maior velocidade e leveza, em detrimento da segurança e proteção que deveriam conferir ao antepé.[54]

A maioria das lesões decorre do mecanismo de hiperextensão forçada, enquanto o antepé está firmemente aderido ao solo. A ação de forças sobre o calcanhar elevado (trauma direto ou o esforço exagerado do arranque) provoca o rompimento da porção plantar dos ligamentos colaterais medial e lateral da articulação metatarsofalângica junto de seu ponto de inserção na região justacondilar no colo do metatársico. Esse ponto de maior fraqueza depende da geometria irregular da cabeça do metatársico, que coloca, no final da extensão, esses ligamentos em distensão máxima.

Outros mecanismos menos comuns têm sido apontados como responsáveis por lesões ligamentares no primeiro raio – hiperflexão, valgo e varo exagerados e rotações – sempre quando o antepé se encontra apoiado.[55]

Após um desses mecanismos, tendo ocorrido a lesão, o paciente refere dolorimento intenso, momentos depois do trauma, e que se intensifica nas 24 horas subsequentes do que advém grande incapacidade funcional.

Podem ser identificados pontos dolorosos nos locais de ruptura ligamentar ou zonas de equimoses na região atingida.

A movimentação passiva, que reproduz o movimento lesivo, agrava a sintomatologia e aponta para o mecanismo e a localização das lesões.

Diagnóstico por imagem

Na radiologia simples, procuram-se alterações da congruência articular (subluxações) e a presença de pequenos fragmentos ósseos arrancados das inserções ligamentares.

O diagnóstico diferencial mais importante são as fraturas dos sesamoides do hálux, que podem decorrer de mecanismos semelhantes e que evoluem muito mais lentamente do que as lesões ligamentares simples.

Outros recursos diagnósticos têm sido utilizados para essa modalidade de lesão, mas sem vantagens práticas quanto ao encaminhamento do tratamento ou mudanças prognósticas.

Classificação

A exemplo de outras classificações de lesões ligamentares, a seguir também utilizamos o sistema de divisão em três graus (Quadro 7).[55]

Quadro 7. **Classificação das lesões ligamentares da MTF do hálux**

- Grau 1: Estiramento das estruturas capsuloligamentares da MTF do hálux com dolorimento local, pequeno edema e ausência de equimose
- Grau 2: Ruptura parcial das estruturas capsuloligamentares com dor medial e plantar intensa, edema difuso e equimose localizada
- Grau 3: Ruptura total com dor plantar, medial e dorsal, edema e equimose difusos. O dado mais importante é a grande incapacidade funcional que se instala

Tratamento

O tratamento conservador é a forma mais adequada de abordar essas lesões, seja qual for sua gradação, variando apenas o tempo necessário para a completa recuperação do paciente.

Tratamento conservador

Na fase aguda iniciam-se período de repouso, gelo, compressão e elevação – RICE – como o já discutido para outras modalidades de lesão ligamentar. A utilização de muletas pode ser necessária por alguns dias.

Quando cedem a dor e o edema, o hálux é protegido contra a hiperextensão com enfaixamento ou aplicação de palmilhas rígidas no calçado esportivo por períodos de 3 a 4 semanas, enquanto se realiza programa de reabilitação física (arco de movimento e força muscular).

Nas lesões mais graves (grau 3), podem ser necessárias várias semanas para que o paciente se sinta à vontade para reiniciar sua prática desportiva.

São contraindicadas injeções locais de corticosteroides ou anestésicos no tratamento dessas lesões, em virtude da possibilidade de se instalarem outras de maior seriedade e complexidade, tornando mais sombrio o prognóstico funcional da articulação.

Tratamento cirúrgico

Não há referências na literatura a respeito do tratamento cirúrgico dessa afecção. Nos poucos casos em que foi imperativa a intervenção cirúrgica, ela objetivava o tratamento de complicações associadas (fratura de sesamoides, lesões cartilagíneas ou ressecção de corpos livres intra-articulares) e não a patologia ligamentar primária.[26]

Lesões ligamentares da MTF dos pequenos dedos

As lesões ligamentares da MTF dos pequenos dedos ocorrem mais frequentemente no segundo raio, em função de seu maior comprimento, que os torna mais suscetíveis ao trauma.

Quando acometem o 3º, 4º ou 5º dedos, constituem verdadeiro exercício diagnóstico e de tenacidade tanto para o médico quanto para o paciente, já que podem confundir-se com inúmeras afecções capazes de produzir metatarsalgia.

Diagnóstico clínico

O quadro clássico se caracteriza por dor intensa na região MTF do raio acometido que se intensifica com a marcha ou com o esporte e melhora com o repouso.

Não há sintomas parestésicos nem tampouco dores ou sinais inflamatórios de outras articulações.

No início do quadro, quando ainda não se instalou deformidade angular, torna-se imperativo diferenciá-las do neuroma de Morton, doença de Freiberg, osteocondrites da cabeça metatársica, síndrome do espaço intermetatársico, sinovites e capsulites específicas e inespecíficas, distúrbios da distribuição das cargas nas plantas dos pés, neuropatias, tumores e infecções.

Além dos sinais específicos de cada uma das patologias mencionadas, deve-se tentar correlacionar os sintomas a fatores mecânicos e traumáticos.

O sinal da gaveta digital, obtido ao se aplicarem forças de deslocamento sentidos dorsal e plantar sobre a MTF, desencadeia dor e dá a nítida noção do grau de instabilidade dessa articulação (Fig. 19).[56] Embora possa estar presente nas fases tardias de uma série das patologias anteriormente relacionadas, não é sinal comum na fase aguda da maioria delas.

Com a progressão do quadro, surge a deformidade óbvia do desvio medial do dedo, que, mais tarde, desvia-se também em extensão, dando ensejo ao aparecimento da deformidade da clinocamptodactilia adquirida.

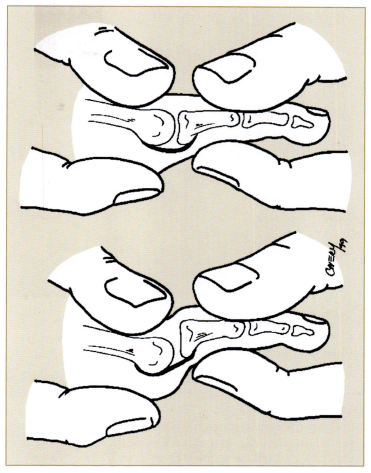

Figura 19. Teste da gaveta digital para estabelecer a presença de instabilidade das articulações metatarsofalângicas.

Diagnóstico por imagem

A radiologia simples pode ser absolutamente isenta de sinais sugestivos da instabilidade da MTF a não ser por meio de dados indiretos, como o aumento de tecidos moles periarticulares, aumento ou redução do espaço articular ou erosões da cartilagem articular, ou ainda, quando já se instalou deformidade angular (Fig. 20).

Radiografias de estresse podem ser realizadas para se comparar ao lado oposto, documentar e graduar o sinal da gaveta digital obtido durante o exame clínico.

Tratamento conservador

O tratamento conservador deve ser iniciado o mais precocemente possível e visa a reduzir a sintomatologia, a inflamação e impedir a instalação das deformidades.

Inicialmente, realiza-se a solidarização do dedo sintomático aos vizinhos, reduzindo, dessa forma, sua liberdade de movimentação e a possibilidade de deformação. Ao mesmo tempo, introduzem-se medicação anti-inflamatória sistêmica, fisioterapia antálgica, e indica-se o uso de palmilhas que visam a reduzir a sobrecarga ao raio acometido por sua "elevação" (pelotes retrocapitais ou barras subcapitais longitudinais) ou enrijecimento da planta do pé.

É imperativa a suspensão da atividade que causa dor (marcha ou esporte), enquanto houver sintomas com ela relacionados. A mudança de atividade esportiva, temporária ou definitivamente, é recomendada.

Tratamento cirúrgico

O tratamento cirúrgico dessas instabilidades restringe-se aos casos em que já se instalaram as deformidades.

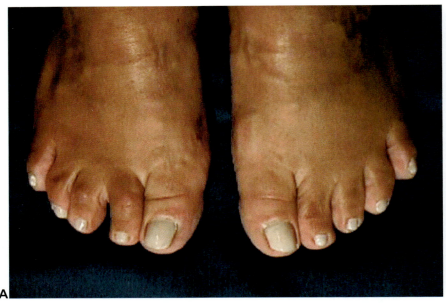
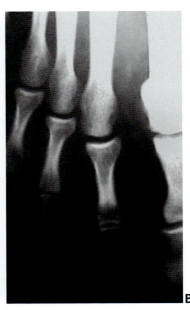

Figura 20. (A) Aspecto clínico de paciente portadora de instabilidade da articulação metatarsofalângica do segundo dedo: notar o desvio em varo e o aumento do segundo espaço interdigital. **(B)** Discreta incongruência da articulação metatarsofalângica do segundo dedo, com desvio em varo, secundário à artrite pós-traumática.

Coughlin recomenda a capsulotomia medial com tensionamento da porção lateral da cápsula MTF por meio de duas suturas inabsorvíveis "em oito".[56,57]

Quando já existe deformidade em garra flexível do dedo acometido, complementa-se o procedimento pela transferência das duas porções do tendão flexor longo para o capuz extensor – cirurgia de Girdlestone-Taylor-Parrish.[57]

No período pós-operatório, o paciente é mantido por 6 semanas com o dedo solidarizado aos vizinhos e instaura-se o mesmo programa de reabilitação e proteção discutidos, quando da apresentação do tratamento conservador.

■ REFERÊNCIAS BIBLIOGRÁFICAS

1. Balduini FC, Vegso JJ, Torg JS et al. Management and rehabilitation of ligamentous injuries to the ankle. *Sports Med* 1987 Sept.;4(5):364-80.
2. Poter DA, Schon LC. *Baxter's the foot and ankle in sport.* Philadelphia: Elsevier Health Sciences, 2008.
3. Garrick JG. The frequency of injury, mechanism of injury, and epidemiology of ankle sprains. *Am J Sports Med* 1977 Nov.;5(6):241-42.
4. DiGiovanni BF, Partal G, Baumhauer JF. Acute ankle injury and chronic lateral instability in the athlete. *Clin Sports Med* 2004 Jan.;23(1):1-19v.
5. Kelikian AS. *Sarrafian's anatomy of the foot and ankle.* Hardcover: LWW, 2012.
6. Salzmann CL, Coughlin MJ, Mann RA. *Surgery of the Foot and Ankle.* Philadelphia: Davis FA, 2007.
7. van den Bekerom MPJ, Kerkhoffs GMMJ, McCollum GA et al. Management of acute lateral ankle ligament injury in the athlete. *Knee Surg Sports Traumatol Arthrosc* 2013 June;21(6):1390-95.
8. Stiell IG, Greenberg GH, McKnight RD et al. A study to develop clinical decision rules for the use of radiography in acute ankle injuries. *Ann Emerg Med* 1992 Apr.;21(4):384-90.
9. Hamilton WG. Sprained ankles in ballet dancers. *Foot Ankle* 1982 Sept.;3(2):99-102.
10. Kerkhoffs GM, Struijs PA, Marti RK et al. Different functional treatment strategies for acute lateral ankle ligament injuries in adults. *Cochrane Database Syst Rev* 2002;(3):CD002938.
11. Kannus P, Renström P. Treatment for acute tears of the lateral ligaments of the ankle. Operation, cast, or early controlled mobilization. *J Bone Joint Surg Am* 1991 Feb.;73(2):305-12.
12. Raikin SM, Parks BG, Noll KH et al. Biomechanical evaluation of the ability of casts and braces to i mmobilize the ankle and hindfoot. *Foot Ankle Int* 2001 Mar.;22(3):214-19.
13. Komenda GA, Ferkel RD. Arthroscopic findings associated with the unstable ankle. *Foot Ankle Int* 1999 Nov.;20(11):708-13.
14. Elmslie RC. Recurrent subluxation of the ankle-joint. *Ann Surg* 1934 Aug.;100(2):364-67.
15. Chrisman OD, Snook GA. Reconstruction of lateral ligament tears of the ankle. An experimental study and clinical evaluation of seven patients treated by a new modification of the Elmslie procedure. *J Bone Joint Surg Am* 1969 July;51(5):904-12.
16. Broström L. Sprained ankles. VI. Surgical treatment of "chronic" ligament ruptures. *Acta Chir Scand* 1966 Nov.;132(5):551-65.
17. Gould N, Seligson D, Gassman J. Early and late repair of lateral ligament of the ankle. *Foot Ankle* 1980 Sept.;1(2):84-89.
18. Mark S, Myerson MD. *Reconstructive foot and ankle surgery: management of complications.* Philadelphia: Saunders, 2010.
19. Nery C, Raduan F, Del Buono A et al. Arthroscopic-assisted Broström-Gould for chronic ankle instability: a long-term follow-up. *Am J Sports Med* 2011 Nov.;39(11):2381-88.
20. Lee KT, Lee JI, Sung KS et al. Biomechanical evaluation against calcaneofibular ligament repair in the Brostrom procedure: a cadaveric study. *Knee Surg Sports Traumatol Arthrosc* 2008 Aug.;16(8):781-86.
21. Harper MC. Deltoid ligament: an evaluation, of function. *Foot Ankle* 1987;8:19-22.
22. Boytim MJ, Fischer DA, Neumann L. Syndesmotic ankle sprains. *Am J Sports Med* 1991;19:294-98.
23. Harper MC, Keller TS. A radiographic evaluation of the tibiofibular syndesmosis. *Foot Ankle* 1989;10:156-60.
24. Edwards Jr GS, DeLee JC. Ankle diastasis without fracture. *Foot Ankle* 1984;4:305-12.
25. Broström L, Liljedahl S, Lindvall N. Sprained ankles II – Arthrographic diagnosis of recent ligament ruptures. *Acta Chir Scand* 1965;129:485-99.
26. Clanton TO, Schon LC. Athletic injuries to the soft tissues of the foot and ankle. In: Mann RA, Coughlin MJ. *Surgery of the foot and ankle.* St Louis: Mosby, 1992.
27. Rubin G, Witten M. The subtalar joint and the symptom, of turning over on the ankle: A new method of evaluation. utilizing tomography. *Am J Orthop* 1962;4:16-19.
28. Pisani G. La Sindrome, da Insufficienza dela Sottoasrtragalica. In: Pisani G. *Tratatto dela chirurgia del pie.* Torino: Minerva Medica, 1990. 543p.
29. Chrisman OD, Snook GA. Reconstruction of lateral ligament tears of the ankle. An experimental study and clinical evaluation of seven patients treated by a new modification of the Elmslie procedure. *J Bone Joint Surg Am* 1969 July;51(50):904-12.
30. Aitken AP, Poulson D. Dislocations of the tarsometatarsal. *Joint J Bone Joint Surg* 1963;45A(2):246-60.

31. Easton ER. Two rare dislocations of the metatarsals at Lisfranc's joint. *J Bone Joint Surg* 1938;XX(4):1053-56.
32. Faciszewski T, Burks RT, Manaster BJ. Subtle Injuries of the Lisfranc joint. *J Bone Joint Surg* 1990;72A(10):1519-22.
33. Goossens M, Stoop N. Lisfranc's fracture-dislocations: etiology, radiology and results of treatment. A review of 20 cases. *Clin Orthop Relat Res* 1983;176:154-62.
34. Granberry WM, Lipscomb PR. Dislocation of the tarsometatarsal joints. *Surg Gynecol Obstetr* 1962 Apr.;114:467-69.
35. Groshar D, Alperson M, Mendes DG et al. Bone scintigraphy findings in lisfranc joint injury. *Foot Ankle* 1995;16(11):710-11.
36. Quénu E, Küss G. Étude sur les luxations du métatarse (luxations métatarso-tarsiennes). *Rev de Chir* 1909;39:281-336, 720-91, 1093-134.
37. Shapiro MS, Wascher DC, Finerman GAM. Rupture of Lisfranc's ligament in athletes. *Am J Sports Med* 1994;22(5):687-91.
38. Turco VJ. Diastasis of first and second tarsometatarsal rays: A cause of pain in the foot. *Bull NY Acad Med* 1973;49:222-25.
39. Vuori JP, Aro HT. Lisfranc joint injuries: Trauma mechanisms and associated injunes. *J Trauma* 1993;35(1):40-45.
40. Wilson DM. Injuries of the tarso-metatarsal joints. *J Bone J Surg* 1972;54B(4):677-86.
41. Yamashita K, Sakakida K, Hara K et al. Diastasis between the medial and the intermediate cuneifornis. *J Bone J Surg* 1993;75B(1):156-57.
42. Hardcastle PH, Reschauer R, Kutscha-Lissberg E et al. Injuries to the Tarsometatarsal joint. *J Bone Joint Surg* 1982;64B(3):349-56.
43. Jeffreys TE. Lisfranc's fracture-dislocation. *J Bone Joint Surg* 1963;45B(3):546-51.
44. Arntz CT, Veith RG, Hansen Jr ST. Fractures and fracture – dislocations of the tarsometatarsal joint. *J Bone B Surg* 1988;70A(2):173-81.
45. Narat JK. An unusual case of dislocation of metatarsal bones. *Am J Surg* 1929;VI(2):239-41.
46. Myerson MS, Fisher RT, Burgess AR et al. Fracture dislocations of the tarsometatarsal joints: end results correlated with pathology and treatment. *Foot Ankle* 1986;6(5):225-42.
47. Zwipp H, Krettek C. Diagnosis and therapy of acute and chronic ligament instability of the transverse tarsal joint. *Orthopade* 1986;15:472-78.
48. Lynch JR, Cooperstein LA, DiGioia AM. Plantar medial subluxation of the medial cuneiform: case report of an uncommon variant of the Lisfranc injury. *Foot Ankle* 1995;16(5):299-301.
49. Markowitz HD, Chase M, Whitelaw GP. Isolated injury of the second tarsometatarsal joint. *Clin Orthop Relat Res* 1989;248:210-12.
50. Nery C, Barrôco RS, Magalhães AAC et al. Diástase traumática dos ossos cuneiformes do tarso. *Rev Bras Ortop* 1996;31(7):531-36.
51. Markowitz HD, Chase M, Whitelaw GP. Isolated injury of the second tarsometatarsal joint. *Clin Orthop Relat Res* 1989;248:210-12.
52. Morris KL, Giacopelli JA, Granoff DP. Medial column instability in the Lisfranc's fracture dislocation injury. *J Foot Surg* 1991;30(5):513-23.
53. Nery C, Réssio C, Alloza JF. Subtle Lisfrank joint ligament lesions: Surgical neoligamentplastytechnique. *Foot Ankle Clin* 2012 Sept.;17(3):407-16.
54. Coker TP, Arnold LA, Weber DL. Traumatic lesions of the matatarsophalangeal joint of the great toe in athletes. *Am J Sports Med* 1978;6:326-34.
55. Clanton TO, Butler JE, Eggert A. Injuries to the metatarsophalangeal joint in athletes. *Foot Ankle* 1986;7:162-76.
56. Coughlin MJ. Subluxation and dislocation of the second metatarsophalangeal joint. *Orthop Clin North Am* 1989;20:535-45.
57. Coughlin MJ. Forefoot disorders. In: Baxter DE. *The foot and ankle in sport*. St Louis: Mosby, 1995. p. 221-44.

LESÕES OSTEOCONDRAIS DO TALO

Inacio Diogo Asaumi

■ TERMINOLOGIA

A lesão osteocondral é definida como uma separação da cartilagem junto com uma quantidade variável de osso subcondral, do restante do talo.[23] Historicamente, outros termos foram empregados na literatura para descrever esta lesão, como osteocondrite dissecante, fratura transcondral, osteonecrose juvenil e defeito osteocondral.

Em 1888, Konig foi o primeiro a utilizar o termo "osteocondrite dissecante" (OCD) ao descrever um corpo livre osteocondral, e, em 1922, Kappis foi o primeiro a relatar a ocorrência dessa lesão na articulação do tornozelo. Kappis e Konig acreditavam que ocorria uma necrose isquêmica do osso subcondral, levando à separação do fragmento osteocartilagíneo.

Em 1959, Berndt e Harty[6] referiram a essas lesões como fraturas transcondrais em razão da possível etiologia traumática. Assenmacher et al. usaram o termo "lesão osteocondral do talo", que se tornou a forma mais adequada para descrever essas lesões.[4] A osteocondrite dissecante do talo ainda é empregada para casos crônicos, onde a origem da fragilidade óssea é de provável natureza vascular (isquemia).

■ ANATOMIA DO TALO E SUA CARTILAGEM

O dômus do talo é trapezoidal, sendo a largura anterior 2,5 mm maior que a posterior. Sessenta por cento de sua superfície é revestida por cartilagem, e não existem inserções tendíneas ou musculares. A vascularização do talo é tênue, e o corpo é irrigado de forma retrógrada pelas artérias do canal do tarso e do seio do tarso.[25]

Comparativamente, a cartilagem do tornozelo é mais fina do que a do joelho e do quadril, possuindo uma espessura que varia entre 1,0 mm a 1,7 mm.[27] Quanto mais fina é a espessura da cartilagem, maior é o módulo de compressão, ou seja, a cartilagem do tornozelo possui uma maior resistência à compressão. Além disso, a sua matriz mais uniforme confere maior rigidez e maior resistência à endentação do que as outras articulações comparadas.

A área de contato articular difere de maneira significativa quando submetidas a 500 N de pressão: 350 mm² no caso do tornozelo, 1.100 mm² no quadril, 1.120 mm² no joelho.[8,21,22] Isto significa que o tornozelo é submetido a uma pressão maior, chegando a suportar cinco vezes o peso do corpo quando estamos andando.[28] Clinicamente, entretanto, constata-se que as artroses sintomáticas do joelho e do quadril são oito a nove vezes mais prevalentes que as do tornozelo.

■ INCIDÊNCIA

A sua incidência é baixa, representando apenas 4% de todas as lesões osteocondrais do corpo. O talo é o terceiro local mais frequente, perdendo para o joelho e o cotovelo.[2] Similarmente, essas lesões representam apenas 0,09% de todas as fraturas talares.[12] Acomete principalmente pacientes jovens (terceira década) e existe uma leve preponderância no sexo masculino. Associam-se a entorses do tornozelo, e frequentemente não são diagnosticados na fase aguda (75% são diagnosticadas como entorses simples do tornozelo).

Van Buecken também notou que as lesões osteocondrais ocorrem em 2~6% de todos os entorses de tornozelo e estima-se que a lesão ligamentar concomitante esteja presente em 28~45% dessas lesões.[29]

■ QUADRO CLÍNICO

Além da dor e edema local, rigidez, fraqueza e instabilidade residual após um entorse do tornozelo devem levar à suspeição de uma lesão osteocondral do talo. Dor à palpação do canto anterolateral e posteromedial do talo, dor desencadeada pela inversão do tornozelo e extensão do tornozelo, diminuição do arco de movimento do tornozelo fazem parte do exame físico desses pacientes. O bloqueio da articulação pode ocorrer quando a lesão está completamente solta e desviada.[25]

■ LOCALIZAÇÃO

Inicialmente, a superfície articular do dômus talar foi dividida em quatro quadrantes, e as lesões osteocondrais do talo (LOTs) localizavam-se principalmente no quadrante posteromedial, seguido pelo quadrante anterolateral.[6,10,18]

Recentemente, Raikin[15] criou um sistema que divide a superfície talar em nove zonas, permitindo, assim, uma localização mais precisa dessas lesões. Isto é fundamental para um melhor planejamento da abordagem cirúrgica, quando se faz necessária. Nesse estudo verificou-se que as LOTs são mais frequentes na zona centromedial,[4] seguida pela zona centrolateral,[6] ou seja, que as lesões se situam na região equatorial do talo, considerando o plano sagital.

■ ETIOLOGIA E MECANISMO DE LESÃO

A teoria da causa traumática continua sendo a mais aceita, e a etiologia das LOTs nos pacientes sem história de trauma permanece desconhecida. Fatores congênitos, alterações vasculares que resultem na necrose avascular, microtraumas de repetição são considerados possíveis fatores causadores.[9]

Com relação ao mecanismo de lesão, segundo Berndt e Harty,[6] as lesões laterais são resultados de uma extensão do tornozelo com pé invertido associado à rotação externa do pé, enquanto que as lesões mediais podem ser produzidas por uma flexão do tornozelo, e o pé invertido associado à rotação interna do pé, em ambas as situações, quando o tornozelo é submetido a uma carga axial.

Como características morfológicas, as lesões posteromediais são profundas e têm formato cupuliforme, causado por uma força axial, enquanto as lesões anterolaterais são superficiais e achatadas, decorrente de uma força de cisalhamento. As LOTs anterolaterais estão relacionadas mais frequentemente com causas traumáticas.[10]

■ FISIOPATOLOGIA

Quando a lesão é estável, isto permite que haja uma cicatrização do osso subcondral, destacado com a cartilagem. Caso contrário, ocorre a necrose desse fragmento ósseo, que, por sua vez, leva à necrose da cartilagem e subsequente degeneração, podendo haver formação de cistos subcondrais.[6,26]

EXAMES DE DIAGNÓSTICO

A radiografia permite o diagnóstico das LOTs nas seguintes situações: quando a lesão é crônica com desvio, quando há presença de osteonecrose do osso subcondral ou quando a lesão é cística. A sua limitação, entretanto, está na incapacidade de informar sobre as características da cartilagem, nem da extensão do acometimento e da qualidade do osso subcondral.

Num estudo comparativo recente, a ressonância magnética (RM) apresentou a sensibilidade e especificidade de 96 e 96%, a tomografia computadorizada (TC) 81 e 99%, e a artroscopia 100 e 97% respectivamente para o diagnóstico das LOTs.[30] Essas diferenças não foram estatisticamente significativas, entretanto, cada um dos instrumentos de diagnóstico possui vantagens e desvantagens. A RM, principalmente com o advento dos aparelhos de 3,0 T, permite uma excelente visualização da cartilagem articular, entretanto, o edema ósseo excessivo pode dificultar a mensuração da lesão. Por outro lado, a TC avalia de forma mais efetiva o acometimento ósseo, sem conseguir abordar diretamente a cartilagem.

A artroscopia, por sua vez, permite diagnosticar e tratar ao mesmo tempo. A cartilagem pode ser inspecionada, mas na presença de uma cartilagem intacta, a qualidade do osso subcondral não pode ser acessada. Na prática clínica, a RM é o exame de imagem de escolha quando da presença de um tornozelo doloroso crônico decorrente da capacidade de diagnosticar diferentes lesões de partes moles, como patologias ligamentares e tendíneas.[13,16] A TC é solicitada, quando a LOT é vista nas radiografias, ou quando os achados da RM são inconclusivos.

CLASSIFICAÇÃO

A classificação criada por Berndt e Harty, em 1959, continua sendo o padrão ouro e serviu de base para o desenvolvimento das demais classificações. Ela é com base nas radiografias do tornozelo, e descreve a sequência da progressão da lesão através de estágios (Quadro 1).[6]

Outras classificações surgiram, de acordo com as informações adicionais dos exames de diagnóstico mais sofisticados. Em 1993, Ferkel e Sgaglione criaram uma classificação tomográfica, onde as lesões císticas foram acrescentadas (Quadro 2).[17] Posteriormente, Anderson classificaram as LOTs, baseando-se nos achados da RM (Quadro 3).[3] Ela permite visibilizar o acometimento ósseo e com a presença de líquido ao redor do fragmento osteocondral, é possível inferir se ele está destacado ou não. Pritsch,[24] Cheng e Ferkel[24] desenvolveram classificações artroscópicas, onde se levaram em consideração as alterações presentes na cartilagem articular (Quadros 4 e 5).

TRATAMENTO

O tratamento dependerá de suas características intrínsecas e das alterações que podem estar associadas, o mau alinhamento mecânico e a instabilidade ligamentar do tornozelo (Quadro 6).[23] Neste capítulo vamos nos ater ao tratamento das lesões osteocondrais (tipo B). Quando a lesão é assintomática, tendo sido um achado de exame de imagem, nenhum tratamento é realizado.

Quadro 1. Classificação de Berndt e Harty, 1959[6]

Estágio 1	Há uma pequena área de osso subcondral comprimida e com a sua cartilagem articular intacta
Estágio 2	O fragmento osteocondral está parcialmente destacado e sem desvio
Estágio 3	O fragmento está totalmente destacado, ainda sem desvio
Estágio 4	O fragmento está completamente solto e desviado

Esta classificação norteia a forma de tratamento, além de haver correlação com o prognóstico dessas lesões.

Quadro 2. Classificação tomográfica de Ferkel e Sgaglione[17]

I	Lesão cística intacta
IIA	Lesão cística com comunicação para a articulação
IIB	Lesão com a superfície articular aberta e o fragmento sem desvio
III	Lesão sem desvio com luscência
IV	Fragmento com desvio

Quadro 3. Classificação pela ressonância magnética criada por Anderson et al[3]

I	Compressão da trabécula subcondral (radiografias normais/edema medular)
IIA	Formação de cisto subcondral
II	Separação incompleta do fragmento
III	Destacado, com o fragmento sem desvio e com líquido sinovial ao seu redor
IV	Fragmento com desvio

Quadro 4. Classificação artroscópica de Pritsch et al[24]

- Grau I: Intacta, firme e brilhante
- Grau II: Intacta, amolecida
- Grau III: Desgastada

Quadro 5. Classificação artroscópica de Cheng & Ferkel[11]

Grau A	Intacta, porém amolecida ou flutuante
Grau B	Endurecida
Grau C	Fissuras e fibrilações
Grau D	Flap presente ou exposição óssea
Grau E	Solto, fragmento sem desvio
Grau F	Fragmento com desvio

Quadro 6. Características das LOTs criadas por MCgahan e Pinney, 2010[23]

1. Tipo da lesão:
   a. Condral (somente cartilagem)
   b. Condral/subcondral (cartilagem e osso subcondral)
   c. Subcondral (cartilagem intacta)
   d. Cístico (> 5 mm de profundidade)
2. Estabilidade da lesão:
   a. Estável
   b. Instável
3. Desvio:
   a. Com desvio
   b. Sem desvio
4. Localização
5. Contenção:
   a. Contido
   b. Não contido ("ombro" do talo)
6. Tamanho da lesão:
   a. Pequena (área < 1,5 cm² ou o maior diâmetro < 15 mm)
   b. Grande (área > 1,5 cm² ou o maior diâmetro > 15 mm)

Segundo a classificação de Berndt e Harty, os estágios 1 e 2 são lesões estáveis, sendo indicado o tratamento não operatório. De maneira geral, este tratamento é caracterizado pela imobilização e ausência de carga. A carga é liberada gradativamente após 6 semanas, e atividades esportivas são desencorajadas durante 4 a 6 meses. Para todas as lesões dos estágios 3 e 4, o tratamento cirúrgico parece ser a melhor opção.

Quando o fragmento ósseo é grande e viável (com menos de 1 ano de evolução), a fixação com dardos bioabsorvíveis é indicada. Caso seja pequeno, realizam-se a ressecção e a estimulação do leito pelo *drilling* ou microfraturas. Esta estimulação promove um sangramento local que, por sua vez, propicia condições para a formação de uma fibrocartilagem. Nas lesões tipo 1, 2, 3 onde houve o fracasso do tratamento não operatório, quando a extensão é menor do que 1,5 cm e profundidade for menor do que 5 mm, a curetagem e a realização de microfraturas no leito da lesão estão igualmente indicadas.

Para as lesões maiores e mais profundas, inclusive as císticas, as técnicas mais preconizadas são: a mosaicoplastia com retirada de enxerto osteocondral do côndilo femoral, aloenxerto de cadáver fresco e implante de condrócitos, estes dois últimos procedimentos sendo ainda raramente realizados no Brasil.

Curetagem da LOT e estimulação medular

A cartilagem do tornozelo é do tipo hialina, onde os condrócitos estão envolvidos por uma matriz rica em colágeno do tipo I, ácido hialurônico e glicoproteínas. Quando ocorre uma lesão, este tecido avascular e sem inervação possui capacidade reparadora limitada, e somente após a quebra da barreira do osso subcondral existe a formação de um tecido cicatricial. Esta cicatrização é formada por fibrocartilagem e levada pela presença de células pluripotentes no sangue que aflora dessa estimulação medular.[5]

São conhecidos três procedimentos utilizados para criar o estímulo medular: o *drilling*, as microfraturas e a condroplastia. No *drilling*, um fio de Kirschner com o auxílio de perfurador é utilizado para criar as perfurações, enquanto as microfraturas são realizadas por um instrumento pontiagudo que é semelhante a um picador de gelo.

A condroplastia, por sua vez, seria a ressecção do fragmento osteocondral e a regularização do seu leito ósseo com o uso de um *shaver*. As evidências mostram que, dentre eles, o procedimento mais adequado parece ser a realização das microfraturas, onde alguns cuidados devem ser seguidos, como a introdução mínima de 3 mm de profundidade, um espaço de 3 mm entre os furos e a cartilagem alterada curetada de forma perpendicular à superfície óssea.

A estimulação medular pode ser feita inteiramente pela artroscopia, inclusive nas lesões localizadas mais posteriormente no talo, graças ao método de tração não invasiva. Os melhores resultados estão relacionados com lesões menores que 15 cm de diâmetro e com a profundidade menor que 5 mm. Entretanto, por se tratar de uma fibrocartilagem, ou seja, um tecido cicatricial onde predomina colágeno do tipo II, a durabilidade desses resultados parece diminuir com o tempo.[20,31]

Autoenxertos (mosaicoplastia)

Quando as LOTs são mais extensas ou quando a estimulação medular falha, faz-se necessária a realização de um procedimento diferente. Nestas situações, a técnica preconizada é a mosaicoplastia. Autoenxertos são retirados dos côndilos femorais ou das paredes laterais do talo em formato de cilindros osteocartilagíneos, substituindo a lesão.

A grande vantagem dessa técnica reside na qualidade de cartilagem resultante, que é hialina. As desvantagens relatadas, entretanto, são numerosas: a morbidade relacionada com a retirada do enxerto do côndilo femoral e com as osteotomias da tíbia ou da fíbula que são realizadas para acessar a LOT; a espessura e as características da cartilagem da zona doadora podem diferir da região doadora, levando a uma deterioração precoce; uma quantidade razoável de condrócitos é destruída durante o procedimento; a presença de fibrocartilagem no espaço entre os enxertos; recuperação mais demorada. Hangody, que foi o idealizador da técnica, possui uma amostra de 98 pacientes submetidos à mosaicoplastia no talo, com 93% de bons e excelentes resultados.[19]

Aloenxertos

O uso de enxertos de cadáveres frescos (aloenxertos) é considerado uma opção viável em países onde os testes necessários para a averiguação de doenças transmissíveis pelo sangue são realizados de maneira rápida e eficiente, e onde a burocracia não crie empecilhos. As indicações dessa técnica são semelhantes às da mosaicoplastia, podendo ser empregada em LOTs ainda maiores (lesões císticas ou por necrose parcial do dômus talar), pois não existem, teoricamente, limites da quantidade doadora.

A abordagem deve ser aberta, sendo frequentemente realizadas osteotomias dos maléolos para acessar a lesão, e o fragmento que foi cuidadosamente escolhido é fixado com dardos bioasorvíveis ou pequenos parafusos em titânio. Todavia, a dúvida reside na viabilidade dos condrócitos do aloenxerto, que, como mostram alguns estudos, diminui com tempo após a sua retirada.

Atualmente, preconiza-se retirar o enxerto dentro das primeiras 24 horas do óbito, e o seu uso não deve ultrapassar 1 semana. A arquitetura óssea do tornozelo é perfeitamente congruente, havendo pouca tolerância para diferenças que podem estar presentes quando da colocação do aloenxerto no talo. Isto, associado à dificuldade da integração óssea, com posterior necrose do fragmento, resulta no fracasso de uma quantidade significativa desses casos.[1,14]

Implante de condrócitos

A insatisfação com os resultados dos procedimentos previamente citados no tratamento das LOTs, no que se refere à qualidade da cartilagem, levou à criação dessa técnica. Inicialmente, fragmentos de cartilagem do joelho ou do fragmento osteocondral do talo são coletados para o cultivo dos condrócitos.

Num segundo tempo cirúrgico, estes condrócitos multiplicados são implantados na região pós-curetagem do leito da LOT, dentro de um sanduíche de periósteo ou numa matriz artificial de colágeno, conhecida como *scaffold*. Os princípios dessa técnica foram desenvolvidos por Brittberg et al.,[7] para defeitos cartilagíneos do joelho, e Nery et al. foram os primeiros a realizar esta técnica no Brasil, em cinco tornozelos.

A biópsia pós-operatória revelou, em alguns pacientes, cartilagem do tipo hialina, que, diferentemente da fibrocartilagem, possui qualidades intrínsecas superiores. Apesar de ser um procedimento de alto custo e de haver necessidade de dois tempos cirúrgicos, os resultados funcionais e histológicos preliminares são animadores.

■ REFERÊNCIAS BIBLIOGÁFICAS

1. Adams Jr SB et al. Midterm results of osteochondral lesions of the talar shoulder treated with fresh osteochondral allograft transplantation. *J Bone Joint Surg Am* 2011 Apr. 6;93(7):648-54.
2. Alexander AH, Lichtman DM. Surgical treatment of transchondral talar-dome fractures (osteochondritis dissecans). Long-term follow-up. *J Bone Joint Surg Am* 1980;62(4):646-52.
3. Anderson IF et al. Osteochondral fractures of the dome of the talus. *J Bone Joint Surg Am* 1989 Sept.;71(8):1143-52.
4. Assenmacher JA et al. Arthroscopically assisted autologous osteochondral transplantation for osteochondral lesions of the talar dome: an MRI and clinical follow-up study. *Foot Ankle Int* 2001 July;22(7):544-51.
5. Athanasiou KA et al. Basic science of articular cartilage repair. *Clin Sports Med* 2001 Apr.;20(2):223-47.

6. Berndt AL, Harty M. Transchondral fractures (osteochondritis dissecans) of the talus. *J Bone Joint Surg Am* 1959 Sept.;41-A:988-1020.
7. Brittberg M *et al.* Treatment of deep cartilage defects in the knee with autologous chondrocyte transplantation. *N Engl J Med* 1994 Oct. 6;331(14):889-95.
8. Brown TD, Shaw DT. In vitro contact stress distributions in the natural human hip. *J Biomech* 1983;16(6):373-84.
9. Campbell CJ, Ranawat CS. Osteochondritis dissecans: the question of etiology. *J Trauma* 1966 Mar.;6(2):201-21.
10. Canale ST, Belding RH. Osteochondral lesions of the talus. *J Bone Joint Surg Am* 1980 Jan.;62(1):97-102.
11. Cheng JC, Ferkel RD. The role of arthroscopy in ankle and subtalar degenerative joint disease. *Clin Ortho Rel Res* 1998;349:65-72.
12. Coltart WD. Aviator's astragalus. *J Bone Joint Surg Br* 1952 Nov.;34-B(4):545-66.
13. Dipaola JD, Nelson DW, Colville MR. Characterizing osteochondral lesions by magnetic resonance imaging. *Arthroscopy* 1991;7(1):101-4.
14. El-Rashidy H *et al.* Fresh osteochondral allograft for the treatment of cartilage defects of the talus: a retrospective review. *J Bone Joint Surg Am* 2011 Sept. 7;93(17):1634-40.
15. Elias I *et al.* Osteochondral lesions of the talus: localization and morphologic data from 424 patients using a novel anatomical grid scheme. *Foot Ankle Int* 2007 Feb.;28(2):154-61.
16. Ferkel RD, Flannigan BD, Elkins BS. Magnetic resonance imaging of the foot and ankle: correlation of normal anatomy with pathologic conditions. *Foot Ankle* 1991 Apr.;11(5):289-305.
17. Ferkel RD, Sgaglione NA. Arthroscopic treatment of osteochondral lesions of the talus: long term results. *Orthop Trans* 1993-1994;17:1011.
18. Flick AB, Gould N. Osteochondritis dissecans of the talus (transchondral fractures of the talus): review of the literature and new surgical approach for medial dome lesions. *Foot Ankle* 1985 Jan.-Feb.;5(4):165-85.
19. Hangody L. The mosaicplasty technique for osteochondral lesions of the talus. *Foot Ankle Clin* 2003 June;8(2):259-73.
20. Hannon CP *et al.* Microfracture for osteochondral lesions of the talus: a systematic review of reporting of outcome data. *Am J Sports Med* 2013 Mar.;41(3):689-95.
21. Ihn JC, Kim SJ, Park IH. In vitro study of contact area and pressure distribution in the human knee after partial and total meniscectomy. *Int Orthop* 1993;17(4):214-18.
22. Kimizuka M, Kurosawa H, Fukubayashi T. Load-bearing pattern of the ankle joint. Contact area and pressure distribution. *Arch Orthop Trauma Surg* 1980;96(1):45-49.
23. McGahan PJ, Pinney SJ. Current concept review: osteochondral lesions of the talus. *Foot Ankle Int* 2010 Jan.;31(1):90-101.
24. Pritsch M, Horoshovski H, Farine I. Arthroscopic treatment of osteochondral lesions of the talus. *J Bone Joint Surg Am* 1986 July;68(6):862-65.
25. Santrock RD *et al.* Osteochondral lesions of the talus. *Foot Ankle Clin* 2003 Mar.;8(1):73-90, viii.
26. Scharling M. Osteochondritis dissecans of the talus. *Acta Orthop Scand* 1978 Feb.;49(1):89-94.
27. Shepherd DE, Seedhom BB. Thickness of human articular cartilage in joints of the lower limb. *Ann Rheum Dis* 1999 Jan.;58(1):27-34.
28. Stauffer RN, Chao EY, Brewster RC. Force and motion analysis of the normal, diseased, and prosthetic ankle joint. *Clin Orthop Relat Res* 1977;127:189-96.
29. Van Buecken K *et al.* Arthroscopic treatment of transchondral talar dome fractures. *Am J Sports Med* 1989 May-June;17(3):350-55; discussion 355-56.
30. Verhagen RA *et al.* Prospective study on diagnostic strategies in osteochondral lesions of the talus. Is MRI superior to helical CT? *J Bone Joint Surg Br* 2005 Jan.;87(1):41-46.
31. Zengerink M *et al.* Treatment of osteochondral lesions of the talus: a systematic review. *Knee Surg Sports Traumatol Arthrosc* 2010 Feb.;18(2):238-46.

SEÇÃO III

TENDINOPATIAS DO PÉ E TORNOZELO

Nacime Salomão Barbachan Mansur

■ TENDINOPATIAS DO CALCÂNEO

Definição

Também conhecida como tendinite, doença do tendão calcâneo, tendinose e aquilodínea, o termo foi substituído visando à maior compreensão e comunicação sobre a doença.

A razão para isso é a percepção de que a tendinopatia do calcâneo não é simplesmente uma "inflamação do tendão". É tida como algo mais complexo, caracterizada por degenerações intratendíneas secundárias a quadros inflamatórios de baixo grau e pobre cicatrização biológica.[1]

Dividimos a doença em tendinopatias insercionais e não insercionais do calcâneo pela diferença nos cursos e apresentações das mesmas.

Anatomia e biomecânica

O tendão do calcâneo é o mais largo e poderoso do corpo humano. Formado por fibras provenientes dos músculos gastrocnêmio e sóleo a cerca de 6 cm de sua inserção, sofre uma rotação interna de aproximadamente 90° nessa região, provendo uma localização medial às fibras do solear, e lateral às do gastrocnêmio.[4,12,22]

Nessa região de 2 a 6 cm da inserção, a vasculatura do tendão alcança seus níveis mais pobres. Por conseguinte, é a região de pior cicatrização e onde ocorre a maioria dos processos degenerativos e das rupturas.

O tendão não possui bainha sinovial (*tenovagium*), é circundado por paratendão, capuz esse com duas camadas, sendo uma visceral (em contato com o tendão), e a outra parietal (externa). Essas são conectadas por pontes denominadas mesotendão. O paratendão possui uma complexa rede nervosa e vascular, responsável pela irrigação da região central do tendão calcaneano, trama essa proveniente principalmente da região anterior do mesmo.

A região proximal do tendão é suprida por vasos musculares, e a região distal por artérias provenientes da tuberosidade do osso calcâneo.

Esta inserção é larga e espraiada, o que confere continuidade a alguma de suas fibras até a fáscia plantar. Isto possibilita que essas estruturas trabalhem como uma unidade.

A bursa retrocalcânea encontra-se entre o tendão e a tuberosidade posterior do osso calcaneano, justa-anterior e proximal à inserção tendínea. Superficialmente, a bursa pré-aquileana ocorre entre o tendão e a pele. Preenchida por líquido sinovial, auxilia no deslizamento do conjunto.

Um tendão saudável é branco-perolado e com textura fibroelástica. É composto extracelularmente por colágeno (tipo I, 95%; tipos III e IV, 5%) e elastina. O componente celular é formado por tenoblastos e tenócitos, produtores do colágeno referido.[4,12,22]

O sóleo e o grastrocnêmio são responsáveis por cerca de 93% da força de flexão plantar do tornozelo, sendo indispensáveis durante o ciclo da marcha. Essa ação ocorre principalmente na fase de desprendimento, onde o travamento da mediotársica oferece ao tríceps sural uma unidade rígida, capaz de transmitir energia e retirar o membro do solo.

Fisiopatogenia

Inúmeras hipóteses foram levantadas para a etiologia dessa doença. Entre elas a sobrecarga (*overuse*), o desequilíbrio muscular, o mau alinhamento e o decréscimo no aporte sanguíneo e na força tênsil com o decorrer do envelhecimento humano. Hoje, acredita-se que a causa seja multifatorial, com fatores mecânicos, vasculares, neurais e genéticos, desempenhando papéis nesse processo.

Biópsias de tendões afetados mostram aumento de células, desarranjo do colágeno e neovascularização. A presença de glutamato explica a presença da dor. Não há ocorrência de células inflamatórias. Durante o envelhecimento é sabido que o tendão perde em densidade celular, em diâmetro das fibras de colágeno e em ondulação das mesmas.[8,12]

Diversos fatores extrínsecos e intrínsecos estão relacionados com o desenvolvimento da tendinopatia do calcâneo. Estes estão listados no Quadro 1.[8,12]

A combinação de envelhecimento do tecido, erros de treinamento e outros fatores leva ao desenvolvimento de degeneração e microrrupturas intratendíneas. Uma cicatrização pobre e desorganizada, decorrente da parca vasculatura local, contribui para a perpetuação do processo degenerativo e para a progressão da doença.

A neoformação óssea regional da tendinopatia insercional está relacionada com um processo reacional local. Alguns autores acreditam que isso ocorre como maneira de o corpo aumentar a área de contato entre o tendão e o osso.[13]

Classificação

De acordo com o sítio da lesão, ela pode ser dividida em:

- *Tendinopatia não insercional:* acontece na zona de 2 a 6 cm da inserção, região hipovascularizada como dito anteriormente.[12]
- *Tendinopatia insercional:* ocorre no local de inserção do calcâneo até 2 cm proximal à mesma. Está relacionada com a presença das bursopatias pré e retrocalcaneana, deformidade de Haglund (proeminência óssea na região superior da tuberosidade) e com o entesófito de tração (esporão superior).[8]

Quadro 1. Fatores relacionados com o desenvolvimento da tendinopatia do calcâneo

Fatores intrínsecos	Fatores extrínsecos
- Homem - Idade maior que 50 anos - Sobrepeso e obesidade - Doenças sistêmicas (HAS/DM) - Pé cavo varo - Pé plano valgo - Anisomelia - Fraqueza ou desequilíbrio muscular - Diminuição da flexibilidade - Hipermobilidade articular - Genético (MMP-3)	- Corticosteroide (local ou sistêmico) - Fluorquinolonas - Esteroides anabolizantes - Drogas (maconha, cocaína, heroína) - Sobrecarga no treinamento - Calçado inadequado - Superfície inadequada - Erros de treinamento - Erros de técnica - Equipamento ruim

Também pode ser dividida em estágios:

- *Peritendinite:* alterações inflamatórias restritas ao peritendão, que se encontra espessado, repleto de fluido e possivelmente aderido. O tendão está normal.
- *Peritendinite com tendinose:* espessamento do tendão, nodularidades, perda de coloração e fibrilação. Associação aos achados da peritendinite.
- *Tendinose:* aumento dos achados deletérios do tecido. Degeneração mucinoide. Celularidade baixa, fibrilação das fibras colágenas. Ausência de inflamação.

Classificação temporal[12,21]

- *Aguda:* menos de 2 semanas de sintomas.
- *Subaguda:* 2 a 6 semanas.
- *Crônica:* mais de 6 semanas.

Epidemiologia

Quarta a sexta décadas de vida.

- *Tendinopatia não insercional:* 55-66% dos pacientes. Pacientes mais jovens. Atletas de futebol, tênis, handebol, corrida e basquete.
- *Tendinopatia insercional:* 2 a 25% dos pacientes. Pacientes mais idosos. Corredores.[13] Associada também ao uso de calçados apertados com contraforte estreito.

Quadro clínico

A anamnese deve contemplar questionamentos a respeito de mudança de treinamento, tipo de atividade, tipo de calçado, comorbidades e uso de medicamentos.[8,12]

Dor na região de 2 a 6 cm da inserção do tendão está presente nos pacientes com tendinopatia não insercional. Geralmente em pontada, que piora durante as atividades e pode-se tornar progressiva até os mínimos esforços.

Se a dor da palpação do tendão se move na flexão e extensão do tornozelo, a tendinopatia provavelmente é não insercional. Se a mesma permanecer localizada no movimento, possivelmente a tendinopatia insercional é a sua causa.[8]

A apresentação da dor na região da inserção e até 2 cm proximal a ela é comum às tendinopatias insercionais. A dor pode ser exacerbada na flexão plantar do tornozelo ou quando a região é pinçada (*two-fingers test*) e o tornozelo estendido. Na presença de Haglund (*pump bump*) pode ocorrer desconforto na eminência posterolateral do calcâneo.

Em ambas as apresentações, perda de extensão, aumento de volume local, espessamento tendíneo e atrofia muscular podem estar presentes.

O tendão deve ser palpado em busca de nodularidades e defeitos. O teste de Thompson (Simmonds) é necessário a fim de se predizer a integridade do tendão. Encurtamentos musculares (teste de Silverskiöld), hipomobilidades articulares (tornozelo e subtalar) e o alinhamento do membro devem ser verificados.

O diagnóstico é clínico.

Propedêutica armada

Radiografias do pé e tornozelo com carga trazem informações, porém não são mandatórias para o diagnóstico. A presença de calcificações intratendíneas pode demonstrar focos de radiopacidade no local do tendão.

Nas doenças insercionais, a deformidade de Haglund deve ser procurada nas radiografias em perfil. O método de Pavlov traça linhas paralelas ao *pitch* do calcâneo para determinar a presença dessa exostose. Quando a tuberosidade excede o nível dessas linhas, considera-se Haglund.

Além disso, nas insercionais, a presença do entesófito na região da inserção do tendão (esporão superior) pode estar presente.

A ultrassonografia e a ressonância magnética demonstram rupturas parciais, espessamento (corte superior do diâmetro normal: 6 mm), nodularidades, degenerações e calcificações.[6] Nas insercionais, também mostram edema na região da inserção no calcâneo. Estes exames podem auxiliar no planejamento cirúrgico e acompanhamento, no entanto não são essenciais.[13]

Tratamento conservador

Mesmo com algumas controvérsias, as taxas de sucesso do tratamento não cirúrgico variam de 66 a 100% na literatura. Apesar de números tão discrepantes, a abordagem conservadora ainda deve ser oferecida inicialmente ao paciente.[12]

Classicamente, esses métodos variam de repouso, uso de órteses, agentes farmacológicos e fisioterapia motora. A combinação desses artifícios também é uma opção. Erros de treinamento devem ser identificados e orientados. Defeitos de alinhamento podem ser manejados com palmilhas e órteses.[12]

A utilização de anti-inflamatórios não esteroides tem seu valor no manejo das afecções agudas e no controle da dor. Porém, não há benefício funcional ou mecânico no uso dessas drogas de acordo com a literatura.

A administração de corticosteroides, seja por via sistêmica ou local, tem-se demonstrado fator de risco para rupturas do tendão. Durante essas, ocorre quebra do colágeno tendíneo, morte celular e alteração das propriedades biomecânicas.[13] Além disso, existe a chance de desenvolvimento de atrofia do coxim gorduroso e alterações na pigmentação da pele local.[6,8,12,13,16,29]

A utilização de injeções peritendíneas de drogas esclerosantes, como o polidocanol, tem como base a teoria da neovascularização desorganizada como sendo responsável pela dor e degeneração do tendão.[13,16] Há relatos de sucesso em 70 a 88% dos casos, e a técnica hoje ainda permanece como opção para a abordagem das tendinopatias não insercionais.[16]

Há relatos na literatura de uso de eletrocoagulação, trinitrato de glicerina (oxido nítrico), aprotinina (inibidor de proteases) e plasma rico em plaquetas (PRP).[6,12] Mas até o momento não há dados suficientes que sustentem suas recomendações.

Palmilhas de descarga do retropé (calcanheiras) têm pouco benefício, segundo a bibliografia vigente. O uso de palmilhas corretivas frente a um pé plano valgo ou a um pé cavo varo, apesar de fazerem sentido biomecanicamente, não encontra trabalhos prospectivos que comprovem sua eficácia.[12,13]

A ultrassonografia terapêutica procura promover a resolução da inflamação, o aumento da angiogênese e da densidade de fibras colágenas, assim como da força tênsil do tecido. Novamente, não há informações científicas robustas que amparem a sua utilização.[12]

Nos últimos anos, a utilização da terapia por ondas de choque para essa entidade tem recebido atenção. Acredita-se que há estímulo vascular e cicatricial com a dissipação de energia pelo tecido. Trabalhos recentes demonstram bons resultados com a técnica. No entanto ainda são insuficientes para um consenso sobre a sua indicação.[12,16,29]

A fisioterapia motora, quando utilizada unicamente na manipulação de tecidos, não provoca efeito positivo na evolução da doença. Déficits de alongamento devem ser abordados e corrigidos. Alfredson, no decorrer dos anos 1980, descreveu ótimos resultados no tratamento desses pacientes através de um regime de fortalecimento excêntrico do tendão. Esse programa, que consiste em três séries diárias de *heel drops* (extensão negativa do tornozelo contra a gravidade) durante 12 semanas no limite da fadiga muscular, tornou-se a abordagem de escolha no tratamento conservador das tendinopatias do calcâneo.[12,16]

No manejo das tendinopatias insercionais, o fortalecimento excêntrico onde não se ultrapassa o nível do solo prove benefícios tanto cicatriciais quanto analgésicos a esses pacientes.[8,13,29] Nessa doença, a utilização de órteses de descarga do retropé (calcanheiras) traz alívio aos pacientes, assim como o uso de calçados com o contraforte largo. As outras modalidades utilizadas no tratamento das não insercionais também têm o mesmo valor para essa enfermidade.[8]

Tratamento cirúrgico

Apesar da ausência de trabalhos que comparem o tratamento operatório com o não operatório, a cirurgia é considerada uma alternativa razoável quando o regime conservador falha. Muitos autores consideram insucesso após 3 a 6 meses de tratamento não cirúrgico.[12,13]

Não se sabe ainda exatamente a razão pelo sucesso do tratamento cirúrgico. Postula-se que o repouso, a imobilização e a reabilitação controlada tenham papel fundamental na cicatrização dos tecidos.[12]

Para casos em que há degeneração leve ou moderada, a realização de tenotomias longitudinais percutâneas nas regiões pode levar a um sucesso entre 67 e 97% dos casos. Não devem ser feitas em lesões extensas, multinodulares e nas paratendinopatias.[6]

A cirurgia aberta tem como objetivo a soltura de aderências e o desbridamento do tendão doente. Nas tendinopatias não insercionais, isto pode ser realizado por uma incisão longitudinal. Esta pode ser central, paratendínea medial ou paratendínea lateral.[12] Pelo risco de deiscência, lesão do nervo sural e a possibilidade de reforço, a via paratendínea medial é a de nossa preferência.

O tecido tendíneo degenerado de aspecto amarelo, fosco e com calcificações intrassubstanciais é ressecado por incisões longitudinais no tendão. O tecido remanescente é suturado lado a lado. Se, durante esse desbridamento, mais de 50% do diâmetro do tendão for retirado, uma transferência tendínea deve ser obtida.

A utilização do tendão flexor longo do hálux é a mais comum na literatura. Este pode ser tenotomizado distalmente em seu túnel (através da incisão paratendínea medial) ou pouco antes do nó de Henry (através de uma incisão separada plantar no mediopé).[12] O tendão pode ser transferido para a tuberosidade posterior do calcâneo com um parafuso de interferência e suturado ao calcâneo original.

O flexor longo do hálux é um tendão mais robusto, tubular, com uma musculatura inserida mais distalmente (melhor vascularização) e de força mais próxima ao calcâneo. Ele é também uma unidade muscular fásica ao tríceps sural.

Os usos de aloenxertos e outros tendões doadores como o fibular curto e o semitendíneo, são descritos também na literatura.

As taxas de sucesso do tratamento cirúrgico variam de 44 a 100%, sendo que nos últimos 20 anos foram obtidos resultados entre 79 e 94% dos casos, dependendo da série avaliada.[12]

Nos pacientes em que há lesões bem definidas e localizadas, as tenotomias percutâneas são uma opção. Com taxas de sucesso que alcançam até 75%, permitem a realização do procedimento sem torniquete e com anestesia local.[12]

O desbridamento tenoscópico é uma alternativa. Concretizado por um portal proximal (2 a 4 cm da lesão) e um portal distal (2 a 3 cm da lesão), as áreas de degeneração e neovascularização são removidas em conjunto com o paratendão. O tendão plantar delgado é liberado.[12] Esse método reserva menor índice de complicações que a cirurgia aberta, porém reserva limitada da capacidade de ressecção do tecido doente e do entesófito de tração.[13]

Nas abordagens dos pacientes com tendinopatia insercional recalcitrantes ao tratamento clínico, a ressecção do tendão doente associada à descompressão óssea regional são as bases desse procedimento.[8]

Isto pode ser conseguido por uma incisão longitudinal sobre a região, em "L" com seu braço longitudinal medial ou lateral, ou por uma via transversa, tipo Cincinnatti (modificado). Todo o tecido degenerado ou necrótico é desbridado, o entesófito insercional é ressecado, e a deformidade de Haglund é regularizada (quando presente).[8] O tendão é aberto longitudinalmente para pesquisa e retirada do tecido doente.[13]

O calcâneo, quando desinserido, deve ser ressuturado ao osso por âncoras ou pontos transósseos. Quando um grande *gap* é deixado ou mais de 50% do corpo do tendão é retirado, uma transferência tendínea está indicada. A preferência do serviço e da literatura é pelo tendão flexor longo do hálux, mas outras unidades podem ser utilizadas. Essa transferência pode ser obtida utilizando parafusos de interferência ou âncoras na tuberosidade posterior do osso calcâneo.[8]

Reabilitação

Não há consenso sobre o melhor protocolo pós-operatório, sendo esse dependente diretamente do tipo de cirurgia realizada e da quantidade de tendão ressecado.[12]

Com o objetivo de não estirar as novas fibras de colágeno que estão se formando, tão pouco enfraquecer esse tecido a longo prazo pela falta de estímulo à sua organização, regimes de reabilitação que buscam mobilidade controlada parecem apresentar melhores resultados.

A carga no membro não é deletéria à cicatrização do tendão, sendo recomendada por diversos autores na atualidade.

Um período de 2 semanas sem carga e com o tornozelo imobilizado faz sentido até se obter a cicatrização da ferida operatória. Após este intervalo, o paciente deve ser mantido com gesso ou uma bota cirúrgica, sendo permitida a carga parcial progressiva e a realização de fisioterapia motora. Nessa última, flexão, inversão e eversão são permitidas, sendo a extensão do tornozelo proibida até por volta da sexta semana.

Com 6 semanas, o paciente é progressivamente desmamado da imobilização e liberado para arco de movimento completo. Exercícios de alongamento, força muscular, pliometria e propriocepção são enfatizados.

Complicações

Historicamente aproximam-se de 11% dos casos. Em sua maioria, estão relacionadas com a necrose da pele, infecção superficial, hematoma, neurite do sural, nova ruptura e trombose venosa profunda.[12]

Problemas com a ferida constituem mais de 50% das complicações, sendo mais comuns a diabéticos e tabagistas.[6,12]

■ RUPTURAS AGUDAS DO TENDÃO DO CALCÂNEO

Definição

O calcâneo é o tendão mais comum a ser rompido no corpo humano.[27]

Sua ocorrência aumentou nas últimas décadas a partir do aumento da prática de atividade física em pacientes de meia-idade e idosos.[22]

A controvérsia que concerne aos tipos de tratamento e aos métodos utilizados atravessou a história da doença e permanece até os dias de hoje. Avanços nas técnicas operatórias e nas estratégias do tratamento conservador contribuem intensamente para esse debate.[3]

Epidemiologia

Sua incidência exata e desconhecida, alguns autores sugerem 0,2 a 2% (18 para 100.000). Ocorrem da segunda até a oitava década de vida, com um pico entre a terceira e a quinta. Há predominância do sexo masculino numa razão de 5 para 1.[3,7,22,27]

Os fatores de risco envolvidos abrangem o sexo masculino, uso de esteroides e fluoroquinolonas e presença de ruptura prévia no lado contralateral (26%). Doenças inflamatórias sistêmicas (AR, gota, LES), nefro e hepatopatias, assim como processos infecciosos, estão também relacionados com a ruptura. O calcâneo do lado esquerdo é mais comumente rompido que o do lado direito.[7,22,27]

A grande maioria das rupturas ocorre em pacientes que praticam atividade física recreacional e que não possuem condicionamentos físico e muscular adequados. Cerca de 10 a 33% dos acometidos referem sintomas prévios à lesão.

Etiologia

O principal mecanismo de trauma é indireto. Lacerações na região, esmagamentos e impactos diretos também podem ser responsáveis pela lesão, mas de maneira bem mais incomum.[22]

Degenerações intratendíneas combinadas com o estresse mecânico levam à ruptura do tendão. Um tendão doente que sofre uma extensão abrupta do tornozelo ou que é estirado durante a extensão do joelho está fadado a romper. Quando isto ocorre, comumente a lesão está localiza entre 2 e 6 cm da inserção do tendão do calcâneo (51%).[7,22] As regiões miotendínea (10%) e insercional (24%) também podem sediar rupturas, porém em frequência menor.

Quadro clínico

A maioria dos pacientes refere que, após um tropeço, salto ou aceleração súbita, sentem um estalido na região posterior ao tornozelo. Isso é seguido por dor, dificuldade para marcha e perda de força de flexão. Muitos acreditam terem sido "chutados" ou "pisados" na região.[3,7,22]

Com o decorrer do tempo há melhora do edema local e da dor, e muitos conseguem fletir o tornozelo à custa dos flexores longos dos dedos e do hálux. Isto atrasa a procura do paciente por atendimento e confunde o atendente, fazendo com que 25% das rupturas não sejam diagnosticadas na fase aguda.[3,7,22]

No exame físico é possível palpar uma zona de depressão na substância tendínea (*gap*), e nota-se fraqueza para flexão plantar. Algumas manobras ajudam a confirmar o diagnóstico:[3,7,22]

- *Teste de Simmonds (Thompson):* o paciente é colocado na mesa de exame em decúbito ventral e com os joelhos fletidos a 90°. O examinador comprime a panturrilha distalmente à região de seu maior diâmetro. Em indivíduos normais, observa-se a flexão plantar passiva do tornozelo durante a compressão. Esta é perdida na ruptura do calcâneo.
- *Teste de O'Brien:* uma agulha é inserida medialmente à linha média do tendão 10 cm proximal à inserção. O tornozelo é estendido e fletido passivamente. Com o tendão intacto, é possível observar a excursão da agulha na direção do movimento do pé.
- *Teste de Matles:* é a observação da ausência da flexão plantar "fisiológica" com o paciente em decúbito ventral e os joelhos fletidos. Facilmente observada em comparação ao lado sadio.

O diagnóstico é clínico.[3,7,9,22] A associação dessas manobras tem sensibilidade próxima a 98% nos casos agudos.

Propedêutica armada

Radiografias do pé e tornozelo com carga trazem informações, porém não são mandatórias para o diagnóstico. A não delimitação do triângulo de Kager, área radiotransparente de partes moles formada pelo tendão do calcâneo intacto, tendões flexores e borda superior do osso, pode ser percebida após uma ruptura. Nas rupturas mais distais, pode ser notada a avulsão de fragmentos ósseos.[3,7,22]

A ultrassonografia e a ressonância magnética confirmam a lesão, demonstram a altura da mesma e a condição local dos tecidos, o que pode auxiliar no planejamento cirúrgico.[3,7,9,22]

Tratamento conservador

Ainda existe muita controvérsia no que tange ao espaço e à indicação do tratamento não cirúrgico nas rupturas do tendão do calcâneo. Classicamente ele é reservado para pacientes que não apresentam condições para cirurgia, idosos, portadores de doenças sistêmicas descompensadas e com a integridade da pele local ruim.[3,7,22]

Tradicionalmente o paciente é mantido em equino gravitacional por 4 semanas sem carga e durante 4 semanas imobilizado em neutro com carga permitida. Posteriormente o paciente é progressivamente retirado da imobilização e a fisioterapia motora iniciada.[3,7,22]

Esta abordagem apresenta risco muito baixo em comparação ao cirúrgico, porém apresenta índices históricos de rerruptura que variam entre 13 a 35%. Também há relatos de perda de força pelo alongamento tendíneo durante a cicatrização.[3,7,22]

Nos últimos anos, mudanças nos protocolos de tratamento conservador, que contemplam carga e mobilização precoce, diminuíram os índices de rerruptura e perda de força. Estes resultados reacenderam novamente a discussão sobre a superioridade do tratamento cirúrgico mesmo naqueles pacientes bem selecionados para o mesmo.[3,5,7,22]

Diversos autores têm relatado o uso de órteses suropodálicas com carga, conforme o tolerado na primeira semana e início de exercícios controlados de flexão plantar (extensão proibida) com 3 semanas.[5,27]

No nosso serviço, quando o paciente é bom candidato, preferimos a conduta cirúrgica.

Lesões da região miotendínea apresentam bons resultados na literatura, quando tratadas conservadoramente. O esquema de reabilitação é praticamente idêntico aos das lesões clássicas.[5,27]

Tratamento cirúrgico

O tratamento operatório das rupturas do tendão calcâneo tem como objetivo promover uma boa cicatrização do mesmo, reestabelecer seu comprimento e sua unidade de força, permitir ao paciente um retorno precoce às atividades e apresentar baixos índices de complicação.[3,7,15,22] Suas indicações estão expressas no Quadro 2.

Autores diversos justificam a escolha pelo procedimento operatório a fim de se estabelecer com maior controle os objetivos citados anteriormente.[3,7,15]

A escolha pela incisão paratendínea medial faz mais sentido, pois evita a zona central mais propensa à deiscência e aderências, diminui a possibilidade de lesão do nervo sural e abre opção para a utilização dos tendões plantar delgado e flexor longo do hálux, quando necessários.[7,20,22]

A dissecção entre os planos precisa ser evitada. A tenorrafia deve ser realizada com fios grossos não absorvíveis por técnicas, como Krackow, Kessler ou Bunnell. A sutura epitendínea pode ser adicionada, agregando mais força e tubularizando ao conjunto. O

Quadro 2. Indicações e contraindicações de tratamento cirúrgico das rupturas do tendão do calcâneo

Indicações		Contraindicações
Absolutas	Relativas	
■ Ruptura total aguda ■ Ruptura parcial grande ■ Rerruptura	■ Tendinose crônica ■ Falha do conservador	■ Idade avançada ■ Inatividade ■ Doenças sistêmicas ■ Má condição clínica ■ Integridade da pele ruim

peritendão é fechado a fim de se evitar a ocorrência de aderências, e o tornozelo é imobilizado no equino deixado ao final da tenorrafia.[7,20,22,25]

O protocolo de reabilitação é muito variável, mas basicamente contempla um período imobilizado em flexão até o fechamento da pele (3 semanas), carga parcial e início de ganho de arco de movimento com a extensão proibida (3 a 6 semanas) até a retirada da imobilização, ganho de arco completo e fortalecimento muscular (6 a 12 semanas). O retorno ao esporte geralmente é conseguido entre o 4º e 5º meses de pós-operatório.[3,7,15,20,22]

Apesar do crescente desenvolvimento e popularização de técnicas percutâneas, ainda não há consistência de dados na literatura que suportem o uso indiscriminado da mesma. Não obstante a menor taxa de complicações com a ferida, existe um alto risco de lesão do nervo sural e de ancoragem ruim dos cotos tendíneos.[3,7,15,22]

Quando se analisa a necessidade de utilização de reforço através de transferências tendíneas ou coberturas fasciais, é possível observar que a literatura não mostra a superioridade desse método em relação à tenorrafia simples direta. Muitos autores advogam essa escolha com base na má qualidade do tendão encontrada no intraoperatório.[3,7,15,22]

Nos casos em que a ruptura se faz na região insercional e não há presença de dois cotos que possibilitem a tenorrafia, técnicas de reinserção do calcâneo com âncoras são bem descritas. Nesse grupo de pacientes (geralmente mais idosos e com um tecido local muito pobre), a utilização de reforço faz mais sentido e é utilizada de maneira mais corriqueira.

O flexor longo do hálux e o semitendíneo são os tendões de preferência e podem ser transferidos ao osso calcâneo por âncoras, parafusos de interferência ou túneis transósseos.

Complicações

Podem chegar ate a 26% dos casos tratados cirurgicamente, porém suas médias nas revisões sistemáticas se aproximam dos 15%. Essas taxas diminuíram consideravelmente nos últimos anos, com a melhoria na seleção dos pacientes, da evolução das técnicas cirúrgicas e com as experiências de cirurgiões especializados na área.

Em sua maioria estão relacionadas com a necrose da pele, infecção superficial, hematoma, neurite do sural, queloide, adesões e novas rupturas. Muitos autores se defendem desses números argumentando que a maioria das complicações associadas ao procedimento é pequena e não interfere no resultado final.

RUPTURAS CRÔNICAS DO TENDÃO DO CALCÂNEO

Definição

Ocorrem em até 25% dos casos por falha no diagnóstico inicial, seja pelo profissional atendente ou em decorrência da não procura do paciente.[3,7,17,19,17]

Não há um período de tempo bem estabelecido para determinar a cronicidade do quadro, sendo o intervalo de 4 a 6 semanas de não tratamento o mais utilizado. Alguns autores estabelecem essa denominação quando não ocorre aposição dos cotos tendíneos durante a cirúrgica (flexão máxima).[17,19]

Fisiopatogenia

Durante este período, ocorrem retração e aderência dos cotos tendíneos nas suas bainhas. As bordas tornam-se cônicas e bulbosas. O tendão plantar delgado fica hipertrófico.[17,19]

No intervalo da lesão, forma-se um tecido cicatricial fibrótico, incompetente e alongado. A contração muscular contínua favorece ainda mais o alongamento desse tecido. A aparência do tendão torna-se irregular, aderido e espessado.[17,19]

Quadro clínico

Usualmente não há presença de dor nesses pacientes. Muitos recordam-se de um episódio traumático, mas insuficiente para fazê-los procurar atendimento.[17,19,25] Nos casos em que há procura médica, geralmente o quadro é confundido com um entorse de tornozelo ou uma lesão muscular, sendo o exame físico mal direcionado.

A principal queixa é a perda de força de flexão plantar, que geralmente está presente graças aos flexores dos dedos e do hálux. Comumente não há mais presença de depressão localizada (*gap*) na maioria dos pacientes, já que a região foi preenchida por tecido fibrocicatricial. Alguns não formam essa cicatriz e permanecem com a região sem nenhum preenchimento.[17,19,25]

Aumento da capacidade de extensão do tornozelo em relação ao contralateral pode ser notado, assim como hipotrofia da musculatura da panturrilha. Os pacientes também apresentam dificuldades durante a caminhada, podendo inclusive evoluir com marcha calcânea.[17,19]

O teste de Matles e de Thopsom podem ser positivos para lesão, sendo o primeiro o mais confiável para se determinar o alongamento do calcâneo em decorrência da sua ruptura.

Propedêutica armada

Radiografias do pé e tornozelo com carga podem demonstrar a presença de um fragmento ósseo avulsionado ou a formação de calcificações intratendíneas na zona de ruptura.

A ultrassonografia traz informações no que diz respeito à localização e condição dos cotos e do tecido cicatricial.

A ressonância magnética mostra a qualidade dos tecidos locais, prediz a distância entre as partes rompidas do tendão e mostra a condição da musculatura da panturrilha. É possível notar e localizar intervalos, microrrupturas, degenerações e tecido viável. Útil na decisão e no planejamento do tratamento.

Classificações

Determinadas pelo tamanho do defeito, as classificações de Myerson e de Kuwada predizem o tratamento para seus autores (Quadros 3 e 4).[17,25]

Quadro 3. **Classificação de Myerson**

1 a 2 cm	Anastomose boca a boca Fasciotomia do compartimento posterior
2 a 5 cm	Alongamento V-Y Reforço com transferência tendínea, ocasionalmente
Maiores que 5 cm	Transferência tendínea Avanço V-Y, se necessário Aloenxertos
Degeneração muscular	Transferência tendínea

Quadro 4. **Classificação de Kuwada**

I	Rupturas parciais Tratamento com imobilização
II	Lesões completas com defeito de até 3 cm Anastomose boca a boca
III	3 a 6 cm de defeito após desbridamento *Flap* de tendão possivelmente associado a enxerto sintético
IV	Maiores de 6 cm Alongamento do gastrocnêmio, enxerto tendíneo ou sintético

Tratamento

O tratamento não cirúrgico reserva-se apenas àqueles pacientes sem condições locais ou sistêmicas para cirurgia. Podem ser manejados com a utilização de órteses que impedem a hiperextensão do tornozelo durante a marcha e exercícios de fortalecimento muscular. Algum ganho funcional pode ocorrer, mas nunca por completo.[17,19,22,25]

Em se tratando da abordagem cirúrgica dessas lesões, diversas estratégias foram propostas. Alguns autores baseiam sua decisão na classificação mostrada anteriormente.

Quando há condições para isso, o reparo direto é indicado. Isto deve ocorrer após o desbridamento da zona da lesão, de todo o tecido cicatricial incompetente e das bordas atróficas da mesma. As aderências devem ser liberadas, e os cotos mantidos em tração por cerca de 15 minutos, com o objetivo de se conseguir aposição das bordas.[17,19,22,25] A flexão plantar extrema deve ser evitada, pois isto diminui a vascularização da incisão.[18,26]

As técnicas que utilizam retalhos da própria fáscia do complexo gastrossóleo (Lindholm, Bosworth) têm indicação na ocorrência de defeitos menores. Nesses casos, um alongamento V-Y desse complexo pode permitir a aposição dos cotos. Nesse procedimento, o comprimento dos braços proximais deve ser de 1,5 a 2 vezes o tamanho do intervalo a ser preenchido.[17,19,22,25]

Para grandes defeitos a utilização de transferências tendíneas (flexor longo do hálux, fibular curto) aparece como opção, principalmente na presença de degeneração da musculatura proximal. Geralmente esses tendões são transferidos para o coto distal ou preferencialmente para a tuberosidade posterior do calcâneo através de parafusos de interferência ou âncoras.[17,19,22,25]

Para as transferências tendíneas nosso serviço tem preferência pelo flexor longo do hálux. Músculo mais forte, afásico ao calcâneo durante a marcha e mais próximo ao eixo do tendão nativo, sua ausência não provoca distúrbios na estabilidade do tornozelo (fibular curto).

Em casos que o defeito é considerável e a musculatura do tríceps apresenta viabilidade, a utilização de autoenxerto semitendíneo ou aloenxertos de tendão calcâneo (com ou sem um fragmento da tuberosidade doadora) surgem como opção.[19,25]

A utilização de enxertos sintéticos é comentada por alguns autores, porém com índices de infecção e rerrupturas consideráveis. Essas séries também apresentam número baixo de pacientes.[17,19,25]

O elevado índice de complicações, associados, a esses tipos de abordagem, principalmente à custa da grande exposição necessária e da dificuldade em se estabelecer a tensão adequada, tem levado alguns autores a desenvolver técnicas de menor invasividade e que utilizam enxertos de maneira livre. Apesar da ocorrência de resultados animadores, ainda não há uma quantidade significativa de dados na literatura que suportem esses novos métodos.[18,26]

Complicações

Não há números concretos sobre os índices de complicações, mas sabe-se que são maiores que dos casos agudos. As principais consequências negativas são novamente relacionadas com a cicatrização da cobertura, como deiscência, infecção e aderência.

Diversos autores relatam perda de força após esses procedimentos reconstrutivos. Quando há utilização de transferências tendíneas, também ocorre a morbidade da perda da unidade doadora. No caso do fibular, há perda de força da eversão e da estabilidade secundária do tornozelo. No flexor longo do hálux, sucede-se perda de força na saída do solo (desprendimento, *toe-off*), notada principalmente em atletas que dependem diretamente dessa fase.[17-19,22,25]

■ DOENÇAS DOS FIBULARES

Definição

A descrição e o estudo das tendinopatias dos fibulares, suas rupturas e subluxações têm aumentado nos últimos anos por conta da sua frequente associação às instabilidades e deformidades do pé e tornozelo. As ocorrências dessas doenças podem estar inter-relacionadas.

Assim como no calcâneo e em outros tendões, o termo tendinite é evitado, pois não contempla a ideia que a doença é muito mais de caráter degenerativo do que inflamatório agudo.

Anatomia e biomecânica

O músculo fibular longo origina-se do côndilo lateral da tíbia, cabeça da fíbula e sua face lateral. Seu tendão se forma proximal à retinácula superior dos fibulares, permanece posterior e lateral ao fibular curto no seu trajeto retromaleolar, atravessa o calcâneo abaixo do processo troclear, passa abaixo do sulco do cuboide e se insere na região plantar do cuneiforme medial e primeiro metatarsiano.[10,11,22]

É inervado pelo nervo fibular superficial. Sua função primária é fletir o primeiro raio e secundariamente everter o pé, flexionar o tornozelo e auxiliar na manutenção o arco plantar. Estudos vasculares demonstram que há zonas hipovasculares na região retromaleolar lateral, região troclear e na passagem do mesmo pelo sulco do cuboide. Essas são zonas predispostas a degenerações e rupturas.[10,11,22]

A presença de um *os peroneum* na substância do tendão é relatada em cerca de 8,5 a 20% da população. Pode ser encontrado completamente ossificado ou bipartido e está intimamente relacionado com a parede do calcâneo e do cuboide.[10,11,22]

O músculo fibular curto se origina da fíbula no seu terço médio, também forma seu tendão proximalmente à retinácula superior, cursa entre o fibular longo e a região posterior da fíbula, passa acima do processo troclear do calcâneo e se insere na base do quinto metatarso.[10,11,22]

Também é inervado pelo nervo fibular superficial e responsável pela eversão do pé e secundariamente pela flexão do tornozelo. Sua região hipovascular é retromaleolar.

Os tendões fibulares dividem uma bainha comum até a altura do ápice da fíbula, onde passam a contar com bainhas diferentes até suas inserções. Nos 2 cm distais do maléolo lateral, essa bainha e a fáscia da panturrilha se condensam e formam a retinácula superior dos fibulares, contensor primário dos tendões fibulares no espaço.[10,11,22]

O túnel dos fibulares é formado pela retinácula e pelo sulco da fíbula posteriormente. Essa escavação é margeada por uma crista de fibrocartilagem que está em contato direto com a retinácula, esta última se originando na fíbula e se inserindo no calcâneo.[10,11,22]

■ TENDINOPATIA DOS FIBULARES

Etiologia

Relacionadas com sobrecargas nas atividades, principalmente após períodos longos de inatividade, são encontradas em corredores, bailarinos e pacientes com instabilidade do tornozelo. O pé cavo varo, as fraturas de calcâneo e tornozelo, a hipertrofia do processo troclear e o entorse grave da articulação tibiotársica também estão intimamente associados à tendinopatia dos fibulares.[11,22] A presença de um *os peroneum* como fonte de atrito com o tendão do fibular longo é tida como uma outra possível causa para alguns autores.

Podem ser definidas nos textos, como inflamação da bainha do tendão, como tenossinovite estenosante (associada à presença de músculos anômalos na bainha comum, como o fibular quarto) e como tendinose do tendão (caracterizada pela doença degenerativa do mesmo).[11,22]

Classificação temporal[22]
- *Aguda*: menos de 2 semanas de sintomas.
- *Subaguda*: 2 a 6 semanas.
- *Crônica*: mais de 6 semanas.

Quadro clínico
Os pacientes queixam-se comumente de dor na região posterior ou distal do maléolo, no trajeto dos tendões fibulares. O aumento de volume local geralmente acompanha os sintomas, que pioram durante as atividades.

Antecedentes de entorse e instabilidade do tornozelo podem estar presentes, assim como mudanças bruscas na intensidade do treinamento. Fraturas e lesões locais prévias devem ser pesquisadas.[11,22]

O alinhamento do membro pode demonstrar a presença de uma deformidade que predispõe à ocorrência de doenças desses tendões, como o pé cavo varo. Nesse caso, o teste de blocos de Coleman é mandatório para a pesquisa da etiologia do varismo.[10,11,22]

A dor pode ser exacerbada durante a inversão e flexão passiva ou quando solicitada a eversão e extensão contra a resistência. A força deve ser graduada.

O diagnóstico é clínico.

Propedêutica armada
Radiografias do pé, tornozelo e membro (*hindfoot aligment view*) com carga são importantes, pois trazem informações acerca do alinhamento do paciente e da presença de exostoses ou sequelas de traumas. A radiografia axial do calcâneo pode mostrar a presença de hipertrofia da tróclea, o que pode ser fonte de tendinopatias.[10,11,22,24] A identificação da presença do *os peroneum* é possível na visão oblíqua do pé.

A tomografia pode servir na avaliação secundária de uma deformidade óssea, mas traz pouca informação no que concerne à anatomia do tendão. A ultrassonografia confirma geralmente o diagnóstico e tem ótimos valores de sensibilidade e especificidade.

O exame padrão ouro para avaliação das doenças dos tendões fibulares é a ressonância magnética. É possível observar a presença de sinovite e liquido dentro da bainha do tendão, assim como alterações intrassubstanciais que correspondem à degeneração tendínea.[10,11,22,24]

Tratamento conservador
A utilização de medicamentos analgésicos e anti-inflamatórios, a utilização de órteses, a fisioterapia motora e a mudança no treinamento fazem parte do arsenal disponível no tratamento não cirúrgico dessa doença. Essa deve ser a abordagem inicial das tendinopatias dos fibulares, apesar da sua fraca resposta à medida que a doença se torna mais crônica.

Um período de imobilização de 3 a 4 semanas é preconizado por alguns autores. A reabilitação deve contemplar exercícios de alongamento, fortalecimento muscular e propriocepção. Palmilhas com cunha de valgização do retropé são indicadas na presença de deformidades flexíveis.

A injeção peritendínea de corticoide deve ser evitada pela chance de ruptura iatrogênica do tendão.

Tratamento cirúrgico
Está indicado na arresponsividade ao tratamento clínico, o que é determinado após um período de 3 a 6 meses.

A bainha deve ser aberta, e a sinovectomia, realizada. Áreas de degeneração são ressecadas, assim como músculos anômalos quando presentes no espaço. Proeminências ósseas devem também ser retiradas.

A incisão geralmente é posterior à fíbula e segue o trajeto dos tendões. Mantém-se cuidado para a preservação da retinácula dos fibulares.

O regime pós-operatório permite carga precoce e a liberação para movimento entre 4 a 6 semanas.

Na presença de deformidades, o alinhamento do pé deve ser estabelecido por osteotomias, transferências musculares ou artrodeses. A não abordagem dessa condição pode levar à falha no tratamento convencional.

■ LESÕES DOS FIBULARES

Etiologia
Podem ocorrer com ou sem sintomas prévios e estão relacionadas com doenças (tendinopatias) intratendíneas.

Essa associação é determinada ao se observar as características do tendão lesionado, assim como a região onde ocorrem as mesmas. Nas zonas hipovasculares dos tendões encontramos a maioria das rupturas.[22]

A compressão do fibular curto pelo fibular longo contra a crista fibular aparentemente é o principal fator etiológico. Traumas do tornozelo em inversão e flexão plantar (entorses agudos) contabilizam também para essas ocorrências. A luxação dos fibulares de seu túnel é outra possível causa para lesões dos mesmos.[22]

Todas as possíveis causas de tendinopatia dos fibulares estão, por conseguinte, atreladas às rupturas dos fibulares. Pé cavo varo, instabilidade do tornozelo, *os peroneum*, hipertrofia do tubérculo (calcâneo), crista maleolar afiada, presença de músculos anômalos na bainha e doenças sistêmicas são a maioria delas.[2,10,22]

Epidemiologia
Há poucos relatos na literatura, alguns trabalhos calculam sua incidência em 11 a 37% de pacientes idosos.[2,22] Atletas jovens que retornam ao esporte após um período de inatividade também são um grupo de risco. Essa incidência vem aumentando nos últimos anos com a evolução do estudo da doença e das técnicas de ressonância magnética.[22]

Alguns autores mostram uma proporção de achados operatórios de 87% para lesões do fibular curto e 13% para o fibular longo.[11] As lesões são geralmente longitudinais, entre 2,5 e 5 cm de comprimento.

Em pacientes tratados cirurgicamente, houve associação de instabilidade do tornozelo em 33%, subluxação dos fibulares em 20%, implantação baixa do músculo fibular curto em 33% e alinhamento cavo varo em 32 a 85% dos casos.[11]

Fisiopatogenia
O tendão fibular curto sofre danos na região retromaleolar (3 cm distais) por conta do trauma contra a fíbula.[11] Acredita-se que isso acontece entre 15 e 25 graus de flexão do tornozelo, sendo exacerbado na inversão súbita.[11,22]

As avarias do fibular longo são vistas geralmente no sulco do cuboide, na região do *os peroneum* (quando presente) ou na área subfibular (abaixo do ápice maleolar). Esses são locais de concentração de estresse ao tecido tendíneo. Quando na região do *os peroneum*, o fibular curto rompido totalmente pode ocasionar uma fratura pelo ossículo, romper distalmente a ele, ou se destacar completamente do mesmo.[2,11,22]

Classificações (Quadro 5)

Quadro 5. Classificações das lesões dos fibulares[11]

Classificação temporal		Classificação de Sobel (fibular curto)	
Aguda	Menos de 2 semanas de sintomas	Grau 1	Tendão achatado ou amassado
Subaguda	2 a 6 semanas	Grau 2	Ruptura longitudinal parcial (abertura), menor de 1 cm de comprimento
Crônica	Mais de 6 semanas	Grau 3	Ruptura longitudinal completa (divisão) de 1 a 2 cm de comprimento
		Grau 4	Ruptura longitudinal completa (divisão), maior que 2 cm de comprimento

Quadro clínico

Dor, inchaço e desconforto bem localizados no curso dos tendões são queixas comuns a esses pacientes. Históricos de entorse e instabilidade do tornozelo são frequentes. Um estalido súbito ou episódio agudo na região podem ser referidos pelo paciente, porem a algia crônica na região é mais relatada.[22]

Presença de artrite reumatoide, psoríase, hiperparatireoidismo, diabetes, fraturas prévias (principalmente calcâneo e maléolo lateral), uso de fluoroquinolona e esteroides locais estão associados a essas lesoes.[11]

A verificação do alinhamento do paciente é mandatória. A flexibilidade e o fator causal da deformidade devem ser testados.

A palpação dos tendões reproduz a dor e frequentemente é possível palpar espessamento dos mesmos. O quadro álgico pode ser exacerbado na eversão forcada (curto) e na flexão do primeiro raio contra resistência (longo). A força muscular deve ser estabelecida, pois há perda progressiva das mesmas em casos com maior tempo de evolução.[22]

A estabilidade dos tendões fibulares no seu sulco deve ser avaliada, assim como as manobras para lesões ligamentares do tornozelo.

O "teste de compressão dos fibulares" é realizado com o paciente sentado, os joelhos fletidos a 90° e os tornozelos em flexão plantar. O examinador aperta os tendões contra a fíbula com o polegar enquanto solicita ao paciente a eversão e extensão do tornozelo. Dor, crepitação e estalidos são observados.[10,22]

Pacientes com entorses agudos do tornozelo devem ser sempre pesquisados para a presença de lesões ou subluxações dos fibulares.[22]

O diagnóstico mais uma vez é clínico.

Propedêutica armada

Radiografias do pé e tornozelo com carga são necessárias. O alinhamento deve ser contemplado, assim como a presença de sequelas de fraturas, malformações, osteoartroses e exostoses.[2,11,22,26]

A presença do *os peroneum* pode auxiliar na pesquisa etiológica da lesão. Uma migração proximal desse ossículo ou sua fragmentação são sinais radiográficos de rupturas do fibular longo.[11,22,26]

Radiografias axiais do calcâneo podem demonstrar a ocorrência de uma hipertrofia do tubérculo dos fibulares.[2,11,22,26]

A ultrassonografia confirma a ocorrência de lesões e também pode diagnosticar a subluxação dos tendões. Tem alto índice de sensibilidade e especificidade em mãos experientes, podendo até superar a ressonância quando bem realizada.[11,26]

A tomografia tem como vantagem o melhor detalhamento das possíveis deformidades ósseas presentes, mas é pobre em visualizar tecidos moles.[11]

O exame de ressonância magnética minudencia as tendinopatias, rupturas e presença de músculos anômalos. É o método padrão para a avaliação dos distúrbios desses tendões. Tem sua utilidade na programação cirúrgica.[11,22,26]

Tratamento conservador

A abordagem não cirúrgica dessas lesões inclui a utilização de medicamentos anti-inflamatórios e analgésicos, repouso com imobilizações gessadas ou botas, uso de palmilhas ou aparelhos ortóticos e fisioterapia motora.[2,11,22,26]

Dados de sucesso na literatura se aproximam dos 20%, mostrando a baixa responsividade dessas doenças a essa modalidade de tratamento, principalmente nos casos crônicos ou onde há lesão definida.[2,11,22,26]

Tratamento cirúrgico

Em pacientes selecionados, atletas e na falha do tratamento conservador (3 a 6 meses), a conduta operatória está bem indicada.[2,11,22,26]

O princípio é com base na ressecção das degenerações e das lesões longitudinais. Fibrilações e fissuras do tendão devem ser retiradas, e o tendão, tubularizado, quando possível. Divisões maiores têm indicação de reparo com fios de sutura absorvíveis.[2,11,22,26]

Quando a degeneração ou a lesão é extensa, a tenodese proximal e distal é recomendada. Autores advogam essa conduta na presença de mais de 50% de envolvimento do tendão ou quando não há condições de reparo. O resultado da tenodese é inferior ao reparo.[11]

Na ocorrência de rupturas transversas do tendão, o reparo direto deve sempre ser tentado. Na impossibilidade dessa, uma tenodese proximal é aconselhada.[2,11,22,26]

Em pacientes onde há degeneração intensa dos dois tendões e incapacidade de salvá-los, a reconstrução torna-se uma opção. Na presença de aderência, cicatriz e ausência de excursão da unidade miotendínea, a transferência do flexor longo do hálux ou do flexor longo dos dedos para os cotos distais (ou base do quinto metatarso) é a melhor conduta. Nos casos onde há viabilidade proximal (musculotendínea), a reconstrução com semitendíneo pode ser tentada.[2,14,22]

Condições irritativas aos tendões, como exostoses, proeminências ósseas e ossículos secundários, devem ser ressecadas, quando presentes. O alinhamento deve ser corrigido, assim como a instabilidade do tornozelo e a subluxação dos tendões. A não abordagem dessas condições leva à falha da ressecção ou do reparo dos tendões.[2,11,22,26]

O regime pós-operatório deve contemplar o tipo de cirurgia realizado, sendo que quando apenas os tendões são abordados, um período de imobilização com carga protegida deve ser respeitado (4 a 6 semanas).

Complicações

Infecção superficial, neurite do sural, distrofia simpaticorreflexa, falha no reparo, perda de força, deiscência e tendinopatias adesivas são algumas das possíveis complicações relatadas.

A falha no reconhecimento de uma deformidade ou uma condição associada pode levar à recorrência do quadro.

■ SUBLUXAÇÕES DOS FIBULARES

Definição

Apesar de não serem raras, representam uma condição incomum. Quando ocorrem de maneira aguda, geralmente não são diagnosticadas ou são confundidas com lesões ligamentares do tornozelo, o que pode levar à cronicidade do quadro.[22]

A subluxação é definida quando um ou os dois tendões abandonam o sulco retromaleolar durante sua excursão. Essas condições geralmente estão associadas a lesões ou atenuações da retinácula superior dos fibulares.[26]

Etiologia e fisiopatogenia

Ocorrem na contração súbita dos músculos durante um trauma em inversão do tornozelo ou na extensão forçada do tornozelo quando o mesmo se encontra evertido. Esse mecanismo é comum em esportes de mudança de direção e aterrissagem.[2,10,11,22,26]

A crista fibrocartilagínea (*labrum*) posterolateral da fíbula é conectada ao periósteo de maneira tênue e não provê à retinácula uma estrutura forte para fixação. Esta última se confunde com periósteo do maléolo na sua inserção. Na lesão, geralmente a crista fica presa à fíbula, e a retinácula é arrancada do osso.

Instabilidades crônicas do tornozelo podem causar atenuação da retinácula por conta dos traumas repetitivos em inversão.[22-24] Fraturas-luxações da fíbula, talo ou calcâneo podem também lesar a retinácula agudamente e provocar a luxação dos tendões.

Alguns fatores anatômicos estão associados a essa condição, mas não são considerados fatores etiológicos. O sulco dos fibulares raso e a presença de músculos anômalos (fibular quarto, inserção baixa do curto) que distendem a retinácula são alguns deles. Além disso, deformidades congênitas, como pé talo vertical, aplasia da retinácula e hipermobilidade articular, podem predispor à subluxação desses tendões.[23]

Epidemiologia

Em 92% dos casos, a lesão ocorre durante a prática esportiva. Geralmente são atletas de esqui, futebol, tênis, basquete, handebol e corrida.[22]

Há alguns trabalhos que mostram que 71% das lesões ocorriam em atividades de esqui e 7% em partidas de futebol americano. Dados mais recentes mostram uma distribuição mais igualitária pelos esportes e a participação de ciclismo, balé, *rugby* e dança entre eles.[22]

Alguns autores, durante o manejo cirúrgico de instabilidades do tornozelo, relataram a presença de atenuação da retinácula em 54% dos casos e de lesão do fibular curto em 25% dos pacientes.

Classificação (Quadro 6)

Quadro 6. Classificação das subluxações dos fibulares segundo Eckert e Davis[11,26,30]	
Grau 1	A retinácula com o periósteo é arrancada do maléolo (51%)
Grau 2	A crista é arrancada juntamente com o periósteo e a retinácula (33%)
Grau 3	Avulsão de fragmento da fíbula e luxação dos tendões entre os fragmentos (16%)
Grau 4	Como sendo a avulsão da retinácula de um fragmento do calcâneo (adicionado por Ogden)

Quadro clínico

Nas lesões agudas há presença de dor, inchaço e equimose após um trauma esportivo, geralmente um entorse do tornozelo. Alguns pacientes relatam ter ouvido um estalo. Porém, diferente da lesão ligamentar, o paciente não consegue referir exatamente o que aconteceu. A apresentação clínica é também distinta.[22,23]

A palpação dolorosa e o edema geralmente são localizados na região posterior da fíbula e no curso dos tendões. Há pouca dor na região dos ligamentos, e as provas para instabilidade são geralmente negativas (gaveta). Ocorrem desconforto e apreensão na eversão forçada contra a resistência.[22,24]

Pacientes com condições crônicas se apresentam de maneira diferente. A queixa de instabilidade para terrenos irregulares é mais frequente, e os mesmos podem referir a presença de estalidos na região.[22,24]

Ao se solicitar para o paciente a extensão e eversão do tornozelo contra a resistência a partir de uma posição de flexão plantar e inversão, a subluxação dos fibulares comumente é reproduzida. Nessa manobra o paciente pode apresentar apreensão, o que aumenta muito a probabilidade do diagnóstico.[22,24]

O alinhamento sempre deve ser avaliado, a estabilidade do tornozelo, testada, e força dos fibulares, graduada. A presença de lesão dos tendões também deve ser levada em consideração durante a avaliação clínica.[10,26]

Propedêutica armada

O diagnóstico é clínico. Radiografias do pé e tornozelo com carga são válidas. Nos quadros agudos, pode haver a presença de uma fratura-avulsão da fíbula (sinal do floco). Apesar de patognomônico, está presente em menos da metade (15 a 50%) das lesões de grau 3.[10,11,11-24,26]

O alinhamento deve ser contemplado, assim como a presença de sequelas de fraturas e malformações.

Nas mãos de um radiologista de qualidade, a ultrassonografia pode confirmar a subluxação através de manobras provocativas. A presença de rupturas tendíneas é também possível por esse método.[10,11,11-24,26]

A Tomografia, apesar da sua pouca utilidade, avalia a profundidade do sulco dos fibulares e a posição dos tendões. A ressonância demonstra a coexistência de lesões dos tendões fibulares, a lesão aguda da retinácula e a localização anatômica dos fibulares.[10,11,11-24,26]

Tratamento conservador

No diagnóstico de lesão aguda, há a possibilidade do tratamento não operatório. Esse deve contemplar 6 semanas de imobilização suropodálica com carga a partir da terceira semana. Alcança, de acordo com a literatura, cerca de 50% de bons resultados. A alta taxa de resultados ruins leva a alguns autores a aconselhar o tratamento cirúrgico mesmo na lesão aguda, principalmente em pacientes atletas e jovens.[10,11,11-24,26]

Não há espaço para a abordagem conservadora nos casos de subluxação crônica. Esta deve ser reservada apenas para pacientes sem condições cirúrgicas ou assintomáticos.[22]

Tratamento cirúrgico

O tratamento cirúrgico, como já exposto, é boa opção para as lesões agudas e terapêutica de escolha nas lesões crônicas.[22-24,26]

Na subluxação aguda dos fibulares, através de uma incisão posterolateral à fíbula distal, a retinácula pode ser reinserida por suturas no periósteo ou por túneis na cortical fibular. Nos casos em que há fragmento ósseo, este pode ser fixado de volta ao leito com um parafuso ou sutura. O paciente deve ficar imobilizado por 6 semanas, sendo carga permitida na quarta.[10,11,22-24] Há descrições de reparo endoscópico dessas lesões.[24,28]

Nos casos de subluxação crônica, diversas estratégias cirúrgicas são descritas para a abordagem do problema. Vão desde o reparo da lesão, reconstrução da retinácula, aprofundamento do sulco, redirecionamento dos tendões e a construção de anteparo ósseo para os mesmos.

As técnicas de retensionamento/reinserção da retinácula aliadas ao escavamento do sulco são as mais utilizadas e apresentam bom resultado histórico, com baixo índice de complicações. O aprofundamento pode ser realizado com uma broca na superfície posterior da fíbula ou por uma osteotomia do tipo dobradiça da cortical posterior aliada à ressecção de componente ósseo esponjoso local.

O regime pós-operatório segue a mesma sequência do reparo direto.

No redirecionamento dos fibulares, os mesmos são repassados abaixo do ligamento fibulocalcâneo. As construções de anteparos são realizadas por osteotomias parciais da fíbula, com o objetivo de cobrir o tendão lateralmente. Essas duas classes de procedimentos têm pouca repercussão pelo alto número de complicações relacionadas.

Os fatores predisponentes e associados à etiologia da subluxação dos fibulares devem ser corrigidos com o objetivo de se prevenir a recidiva do quadro. Isto inclui presença de músculos anômalos, instabilidade do tornozelo e a existência de pé cavo varo.

Complicações

Recidiva, infecção superficial, neurite do sural, distrofia simpaticorreflexa, falha no reparo, perda de força, deiscência e tendinopatia adesiva estão associadas ao tratamento dessa condição. Pseudoartrose, rigidez e lesões dos tendões também são relatadas.

■ REFERÊNCIAS BIBLIOGRÁFICAS

1. Alfredson H. Conservative management of Achilles tendinopathy: new ideas. *Foot Ankle Clin* 2005;10:321-29.
2. Cerrato RA, Myerson MS. Peroneal tendon tears, surgical management and Its complications foot ankle. *Clin N Am* 2009;14:299-312.
3. Chiodo CP, Wilson MG. Current concepts review: acute ruptures of the Ahilles tendon. *Foot Ankle Int* 2006 Apr.;27(4):305-13.
4. Cohen JC. Anatomy and biomechanical aspects of the gastrocsoleus complex. *Foot Ankle Clin* 2009;14:617-26.
5. Costa ML, MacMillan K, Halliday D et al. Randomised controlled trials of immediate Weight-bearing mobilisation for rupture of the tendo Achillis. *J Bone Joint Surg Br* 2006 Jan.;88(1):69-77.
6. Courville XF, Coe MP, Hecht PJ. Current concepts review: non insertional achilles tendinopathy. *Foot Ankle Int* 2009;30:1132.
7. DeLee JC, Drez Jr D, Miller MD. *DeLee and Drez's orthopaedic sports medicine.* 2nd ed. Saunders, 2003.
8. Den Hartog BD. Insertional Achilles tendinosis: pathogenesis and treatment. *Foot Ankle Clin* 2009;14:639-50.
9. Garras DN, Raikin SM, Bhat SB et al. MRI is unnecessary for diagnosing acute Achilles Tendon ruptures: clinical diagnostic criteria. *Clin Orthop Relat Res* 2012 Aug.;470(8):2268-73.
10. Heckman DS, Gluck GS, Parekh SG. Tendon disorders of the foot and ankle, part 1: peroneal tendon disorders. *Am J Sports Med* 2009;37(3):614-25.
11. Heckman DS, Reddy S, Pedowitz D et al. Operative treatment for peroneal tendon disorders. *J Bone Joint Surg Am* 2008;90:404-18.
12. Hennessy MS, Molloy AP, Sturdee SW. Noninsertional Achilles tendinopathy. *Foot Ankle Clin* 2007;12:617-41.
13. Irwin TA. Current concepts review: insertional achilles tendinopathy. *Foot Ankle Int* 2010;31:933.
14. Jockel JR, Brodsky JW. Single-Stage flexor tendon transfer for the treatment of severe concomitant peroneus longus and brevis tendon tears. *Foot Ankle Int* 2013;34(5):666-72.
15. Khan RJ, Fick D, Keogh A et al. Treatment of acute Achilles tendon ruptures A meta-analysis of randomized, controlled trials. *J Bone Joint Surg Am* 2005 Oct.;87(10):2202-10.
16. Lake JE, Ishikawa SN. Conservative treatment of achilles tendinopathy: emerging techniques. *Foot Ankle Clin* 2009;14:663-74.
17. Maffulli N, Longo UG, Spiezia F et al. Free hamstrings tendon transfer and interference screw fixation for less invasive reconstruction of chronic avulsions of the Achilles tendon. *Knee Surg Sports Traumatol Arthrosc* 2010;18:269-73.
18. Maffulli N, Loppini M, Longo UG et al. Minimally Invasive Reconstruction of Chronic Achilles tendon ruptures using theipsilateral free semitendinosus tendon graft and interference screw fixation. *Am J Sports Med* 2013 May;41(5):1100-7.
19. Maffulli N. Chronic rupture of tendo Achilles. *Foot Ankle Clin* 2007;12:583-96.
20. Maquirriain J. Achilles tendon rupture: avoiding tendon Lengthening during surgical repair and rehabilitation. *Yale J Biol Med* 2011;84:289-300.
21. Murphy GA. Surgical treatment of non-insertional Achilles tendonitis. *Foot Ankle Clin* 2009;14:651-61.
22. Myerson M. Reconstructive foot and ankle surgery. 2nd ed. In: Coughlin MJ, Mann RA, Saltzman CL. (Eds.). *Surgery of the foot and ankle.* 8th ed. Philadelphia: Mosby/Elsevier, 2007.
23. Ogawa BK, Thordarson DB. Current concepts review: peroneal tendon subluxation and dislocation. *Foot Ankle Int* 2007;28:1034-40.
24. Oliva F, Frate DD, Ferran NA et al. Peroneal tendons subluxation. *Orth Sports Med Arthrosc Rev* 2009 June;17(2):105-11.
25. Padanilam TG. Chronic Achilles tendon ruptures. *Foot Ankle Clin* 2009;14:711-28.
26. Selmani E, Gjata V, Gjika E. Current concepts review: peroneal tendon disorders. *Foot Ankle Int* 2006 Mar.;27(3):221-23.
27. Soroceanu A, Sidhwa F, Aarabi S et al. Surgical versus nonsurgical treatment of acute Achilles tendon rupture. *J Bone Joint Surg Am* 2012;94:2136-43.
28. Vega J, Golano P, BatistaJP et al. Tendoscopic procedure asociated with peroneal tendons techniques. *Foot Ankle Surg* 2013 Mar.;12(1).
29. Wiegerinck JI, Kerkhoffs GM, Van sterkenburg MN et al. Treatment for insertional Achilles tendinopathy: a systematic review. *Knee Surg Sports Traumatol Arthrosc* 2013 June;21(6):1345-55

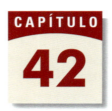

CAPÍTULO 42

LESÕES MUSCULARES E TENDINOSAS

SEÇÃO 1

TENDINOPATIA PATELAR

Diego da Costa Astur ▪ Camila Cohen Kaleka ▪ Moisés Cohen

A tendinopatia patelar é uma patologia decorrente da sobrecarga do aparelho extensor do joelho. Comumente descrita como doença do joelho do saltador (*jumper's knee*), a tendionopatia patelar pode resultar em dor e incapacidade funcional do joelho, propiciando diminuição da *performance* e rendimento do atleta saltador.[1] O diagnóstico precoce e tratamento adequado são de extrema importância para que o atleta fique o menor tempo possível afastado de suas atividades e seja capaz de retornar à prática de sua atividade física com a mesma capacidade pré-lesão.[2]

■ ANATOMIA

O ligamento patelar é uma extensão do tendão quadricipital, estrutura que vai do polo inferior da patela até a tuberosidade anterior da tíbia. Como o músculo quadríceps controla diretamente sua função, e sua aparência macroscópica e microscópica é semelhante à de um tendão, não parece errado chamá-lo de tendão patelar.[3,4]

O tendão patelar apresenta largura (plano coronal) de aproximadamente 3 cm proximalmente e 2,4 cm distalmente, espessura de 3 mm proximalmente e 5 mm distalmente, e comprimento (plano sagital) de 4,5 a 5 cm, não havendo diferenças de comprimento entre os sexos.[5,6] A espessura do tendão patelar mostrou-se mais fina nas mulheres que em homens.[6] Sua vascularização origina-se da artéria genicular medial descendente e inferior, das artérias genicular lateral e tibial anterior recorrente. Dois anéis de anastomose vascular, localizados na região retropatelar e na região supratubercular, suprem a região peritendinosa e, em particular, ambas as inserções do tendão patelar. Vasos intratendinosos originam-se dos mesmos anéis de anastomose, resultando em dois polos de nutrição arterial, suprindo o terço médio do tendão patelar.[7-9]

■ ETIOLOGIA

Diversos fatores estão envolvidos na gênese da tendinopatia patelar. Podemos descrever fatores extrínsecos e intrínsecos relacionados com a lesão, caracterizando a etiologia da doença como multifatorial (Quadro 1).

Quadro 1. Fatores extrínsecos e Intrínsecos relacionados com o aparecimento da tendinopatia patelar

Fatores extrínsecos	Fatores intrínsecos
Gesto esportivo	Sexo
Intensidade dos treinos	Idade
Tempo de prática esportiva	Altura
Equipamentos	Peso
Acessórios	Anatomia da patela
Condições do local de treinamento	Alinhamento da patela
	Altura da patela
	Força e flexibilidade musculares

Fatores extrínsecos

- *Fatores relacionados com o gesto esportivo:* esforço repetitivo com sobrecarga durante atividades de corridas e saltos é um importante fator etiológico para a tendinopatia patelar, sendo comum a presença dessa afecção em atletas de basquete, vôlei, futebol, atletismo, tênis e esqui.[1,2,10] Outro fator causal importante é a realização errada do gesto esportivo, muitas vezes o principal responsável pelo aparecimento da tendinopatia.[11]
- *Fatores relacionados com intensidade e com o tempo de prática esportiva:* atletas que treinam mais de três vezes por semana são mais suscetíveis à tendinopatia patelar do que aqueles que treinam com menor frequência.[12] A intensidade dos treinos e competições também influencia no desenvolvimento dos sintomas, assim como maior número de horas de treinamento por semana.[13,14]
- *Fatores relacionados com os equipamentos utilizados durante a prática esportiva:* o tipo de calçado e palmilha não são comprovadamente eficazes na prevenção ou causa da tendinopatia patelar. Porém, são de extrema importância para auxílio na capacidade de absorção da força de impacto do membro inferior contra o solo.[15]
- *Fatores relacionados com as quadras, pistas e campos de treinamento:* o tipo de superfície do solo e as condições oferecidas para a prática esportiva podem influenciar no aparecimento da patologia por obrigar o atleta a se adaptar a condições desfavoráveis.[11]

Fatores intrínsecos

Sexo, idade e altura mostraram-se fatores relacionados com o surgimento da tendinopatia patelar. Homens apresentam quase o dobro da incidência de tendinopatia patelar do que mulheres. Além disso, pacientes mais jovens e mais altos parecem estar mais propensos a desenvolver esta doença.[16] Peso elevado também resulta em risco aumentado de lesão.[17]

Outras variações anatômicas demonstraram relação com esta patologia: polo inferior longo da patela, comprimento da tíbia, mau alinhamento patelar, patela alta, frouxidão do tendão patelar e diminuição da força e da flexibilidade do quadríceps e musculatura isquiotibial.[14,17-21]

■ PATOLOGIA

Ainda não está muito claro como os fatores intrínsecos e extrínsecos atuam no desenvolvimento da tendinopatia patelar. É possível que alterações patológicas sejam inicialmente desencadeadas por alterações na matriz extracelular. Carga excessiva pode causar falha de tensão nas fibras do tendão, resultando em pequenas lesões. Quando isto ocorre, os tenócitos (células do tendão) aumentam a produção de colágeno e matriz. Este é um processo lento que, graças à baixa taxa de regeneração do colágeno e à carga adicional aplicada, desencadeará um ciclo de pequenas lesões, não seguidas de reparo desejado, instalando-se, assim, áreas de tendinose.

Tendinose é o termo usado para caracterizar a degeneração do tendão sem sinais clínicos ou histológicos de processo inflamatório. Como o resultado histopatológico de tendões com tendinopatia patelar demonstra degeneração do colágeno, com desorientação das fibras, aumento de substância mucoide e ausência de células inflamatórias, isto nos permite dizer que as tendinopatias patelares são, em verdade, tendinoses patelares, pelo menos na grande maioria dos casos.[22]

■ HISTÓRIA CLÍNICA

Paciente com esta patologia comumente queixa-se de dor na região anterior do joelho que se relaciona com a atividade física praticada, geralmente esportes que exigem do atleta saltos constantes e repetitivos. A dor é gradual e progressiva à medida que os movimentos repetitivos se tornam cada vez mais constantes. Muitas vezes, com o aquecimento e progressão da atividade física, a sintomatologia dolorosa melhora, e o paciente consegue concluir seu treino, mas a tendência é que esta dor piore e torne a prática esportiva cada vez mais difícil no caso de não ser realizado o tratamento adequado.[23,24]

A tendinopatia pode tornar-se crônica, causando dor mesmo ao repouso, podendo atrapalhar o sono e movimentos habituais, como fletir o joelho por períodos mais prolongados ou mesmo subir e descer escadas.[19,22,25]

As manobras são bastante sensíveis, mas pouco específicas. Dor à palpação do polo inferior da patela é o achado clínico mais consistente (Fig. 1),[25-27] mas relacionado com a posição que o joelho se encontra. Com o joelho flexionado a 90°, o tendão encontra-se tensionado, e a dor diminui significativamente, podendo até desaparecer. Portanto, deve-se palpar o tendão com o joelho em extensão. Pressão no polo superior da patela deve ser exercida para inclinar o polo inferior anteriormente, facilitando a palpação da origem do tendão. Com este método, pode-se classificar a dor à palpação como leve, moderada, ou grave.[28] É importante notar que dor leve pode ser considerada normal em atletas.[29]

Outras características a serem notadas durante o exame físico são:

- *Atrofia da musculatura do quadríceps*: relacionado com tendinopatia patelar crônica. Comumente o músculo afetado é o vasto medial.

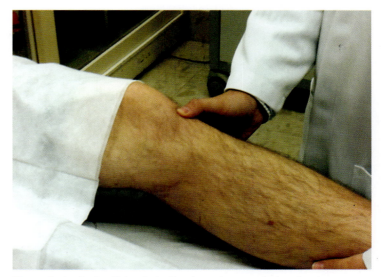

Figura 1. Avaliação clínica do joelho de paciente onde é realizada a palpação do polo inferior da patela.

- *Diminuição da força funcional da coxa*: pode-se avaliar esta diminuição da força muscular pelo *squat test* – teste executado em um plano inclinado descendente a 30°. Esse teste exerce carga maior no tendão patelar do que com o teste em solo plano (Fig. 2).[28]

■ CLASSIFICAÇÃO

A maneira mais usual de classificar a tendinite patelar é através da classificação descrita por Blazina e modificada por Roels.[30,31] Esta classificação é considerada a intensidade e a incapacidade gerada pela dor do paciente na região anterior do joelho. Dor leve após atividade física é considerada grau I; dor no início da atividade física e que melhora após o aquecimento é considerada grau II. No grau III a dor ocorre durante e após a atividade física com queda do rendimento do atleta. O grau IV, situação considerada mais grave é aquela em que já ocorreu a ruptura parcial ou total do tendão da patela (Quadro 2).

A escala VISA (*Victorian Institute of Sport Assessment*) é um método mais objetivo para quantificar os sintomas da tendinopatia patelar com pontuação entre 0 e 100 pontos, onde a nota máxima representa a ausência de sintomas e incapacidade do tendão patelar. Descrito por Visentini *et al.*,[30] este método avalia sintomas, testes funcionais e habilidade para praticar esportes, em que o melhor

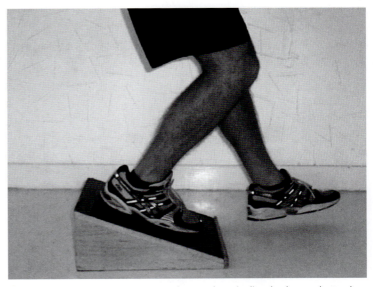

Figura 2. *Squat-test*: teste executado em plano inclinado descendente de 30° para avaliar a diminuição da força muscular.

Quadro 2. Classificação de Blazina para tendinopatia patelar do joelho	
Tipo I	Dor após atividade esportiva
Tipo II	Dor no inicio da atividade esportiva e que melhora após aquecimento
Tipo III	Dor constante durante o repouso e durante a prática esportiva
Tipo IV	Ruptura completa do tendão patelar

desempenho representa nota 10, e o pior, nota 0 (Anexo 1).[32,33] Com um número maior de variáveis avaliadas, pode definir melhor o prognóstico e tratamento do paciente, já que a classificação de Blazina muitas vezes inclui pacientes com lesões relativamente diferentes no mesmo grau de lesão.[32]

Anexo 1. Escala VISA-P Brasil, um método mais objetivo para quantificar os sintomas da tendinopatia patelar com pontuação entre 0 e 100 pontos, aonde a nota máxima representa a ausência de sintomas e incapacidade do tendão patelar

1. Por quantos minutos você consegue ficar sentado sem dor: (0-10)
2. Você sente dor ao descer escadas num ritmo de marcha normal? (0-10)
3. Você sente dor no joelho quando o estende totalmente de forma ativa e com apoio de peso? (0-10)
4. Você sente dor quando faz o exercício a fundo com apoio de peso total? (0-10)
5. Você sente problemas ao agachar? (0-10)
6. Você sente dor durante ou imediatamente após saltar 10 vezes em uma perna só? (0-10)
7. Atualmente, você está praticando algum esporte ou outro tipo de atividade física?
   - Não (0)
   - Treinamento e/ou competições com restrições (4)
   - Treinamento sem restrições, mas não competindo no mesmo nível anterior ao início dos sintomas (7)
   - Competindo no mesmo nível ou nível mais alto do que quando os sintomas começaram (10)
8. Por favor, complete uma das questões A, B, ou C, conforme a sua queixa:
   A. Se você **não sente dor** ao praticar esportes, por quanto tempo você consegue treinar/praticar?
   - Não consigo treinar/praticar (0)
   - 0-5 minutos (7)
   - 6-10 minutos (14)
   - 11-15 minutos (21)
   - mais de 15 minutos (30)

   B. Se você **sente dor ao praticar algum esporte, mas esta dor não o impede de praticar a atividade esportiva**, por quanto tempo você consegue treinar/praticar?
   - Não consigo treinar/praticar (0)
   - 0-5 minutos (7)
   - 6-10 minutos (14)
   - 11-15 minutos (21)
   - mais de 15 minutos (30)

   B. Se você **sente dor que o impede de praticar atividades esportivas**, por quanto tempo você consegue treinar/praticar?
   - Não consigo treinar/praticar (0)
   - 0-5 minutos (7)
   - 6-10 minutos (14)
   - 11-15 minutos (21)
   - mais de 15 minutos (30)

PONTUAÇÃO FINAL VISA-P BRASIL: _____

EXAMES COMPLEMENTARES

Os três principais exames envolvidos no diagnóstico da tendinopatia patelar são: radiografia (RX), ultrassonografia (USG) e a ressonância magnética (RM).

Radiografias de frente e perfil do joelho permitem o diagnóstico de calcificações e lesões ósseas associadas ao tendão patelar. É o caso de pacientes com doença de Osgood - Schlatter e Síndrome de Sinding – Larsen - Johansson. Além disso, nos casos mais avançados de tendinopatia patelar crônica, é possível evidenciar sinais de calcificação intratendíneo.

O exame de USG é mais rápido, prático e menos oneroso do que o exame de RM. Porém, é dependente do examinador e do aparelho que aplica o método. Permite identificar áreas de tendinose, degeneração tendínea, desorganização das fibras tendíneas, espessamento do tendão e, consequentemente, a ruptura tendinosa (Fig. 3).[34]

A RM permite avaliar estas mesmas alterações anatômicas com alta resolução de imagem e não depende do operador. A tendinopatia patelar é caracterizada por aumento de sinal na região intratendínea e aumento do tamanho do tendão.[35] A imagem ponderada em T2 com alto sinal de intensidade pode fazer o difícil diagnóstico de lesão parcial do tendão patelar. Porém, a RM não é sensível para detectar pequenas calcificações.[3,36] Mesmo assim, muitos consideram este como o exame *gold-stardard* para diagnóstico da patologia (Figs. 4 e 5).

A ultrassonografia com doppler (USD) tem sido utilizada para o diagnóstico de tendinopatias através da detecção de áreas de neovascularização do peritendão. O aumento de fluxo sanguíneo está geralmente presente em tendões de pacientes sintomáticos.[37,38]

Poucos estudos têm comparado diretamente a utilização destes exames no diagnóstico da tendinopatia patelar. Em estudo recente, foi realizada a comparação entre a RM, a USG e a USD. A acurácia diagnóstica encontrada foi de 70%, 83% e 83%, respectivamente. A RM e a USG apresentaram especificidade de 82%, porém a sensibilidade da USG (87%) foi maior que a da RM (57%). Não houve diferença na sensibilidade e especificidade entre a USG e a USD.[38] Os autores afirmam que o melhor exame diagnóstico para a tendinopatia patelar é a combinação da USG e da USD, uma vez que USD positiva indica forte probabilidade de o indivíduo ser sintomático.[39]

DIAGNÓSTICO DIFERENCIAL
- Síndrome patelofemoral.
- Inflamação na gordura de Hoffa.

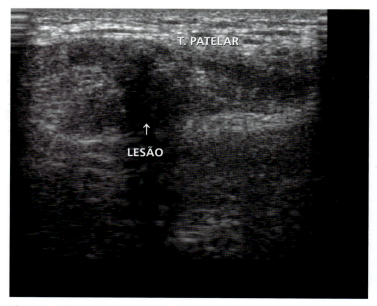

Figura 3. Ultrassonografia da região proximal da tíbia, evidenciando o espessamento e lesão parcial do tendão patelar.

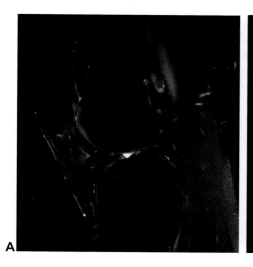
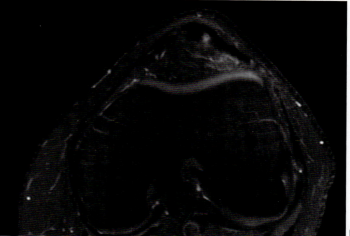

Figura 4. (**A** e **B**) Cortes sagital e axial ponderados em T2 de ressonância magnética do joelho esquerdo de paciente com tendinopatia patelar. Percebe-se hipersinal na superfície interna da inserção proximal do tendão patelar do joelho, com acometimento de aproximadamente 50% da espessura tendínea.

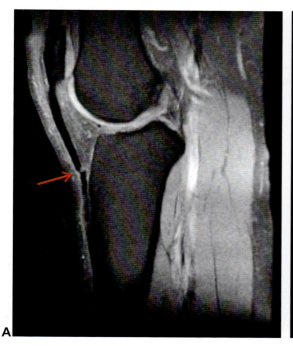
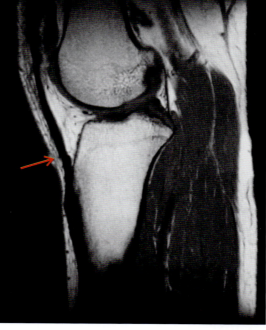

Figura 5. (**A** e **B**) Corte sagital de ressonância magnética ponderada em T1 e T2 com lesão do tendão patelar próximo de sua inserção patelar distal.

■ TRATAMENTO

A pouca evidência existente nos permite considerar o tratamento não cirúrgico como a principal modalidade terapêutica: repouso, afastamento temporário da prática esportiva realizada, correção da biomecânica envolvida no gesto da lesão, terapia por ondas de choque e fisioterapia são as principais modalidades de tratamento realizadas na atualidade.

O tratamento pode perdurar por até 6 meses até completa regressão da lesão tendínea. Atletas têm uma tendência a retornar com maior antecedência.[40] O objetivo do tratamento é reduzir a dor e recuperar a função.

Como a tendinopatia patelar ocorre na maioria das vezes como resultado da sobrecarga do mecanismo extensor, independente do fator que levou a este desbalanço, suspender as atividades que envolvem o uso do quadríceps e músculos adjacentes parece ser a opção mais lógica para iniciar o tratamento. Isto não significa que o indivíduo deve parar toda e qualquer atividade física, e muito menos imobilizar a articulação do joelho. O imobilismo resultará em atrofia da musculatura, o que pode ser ainda mais deletério ao paciente. Alguns estudos mostram ainda que o afastamento das atividades esportivas pode ser ainda mais deletério ao paciente.[41] Portanto, parcimônia e o acompanhamento fisioterápico, estimulando a musculatura ao mesmo tempo em que a prática causadora da sobrecarga do mecanismo extensor é diminuída, permitindo a recuperação histológica do tendão lesado, parecem ser a forma mais adequada de conduzir o paciente com este tipo de lesão.[42]

As ações sinérgicas no tratamento desta patologia sofrem com a escassez de bons estudos comparando e avaliando diversas modalidades terapêuticas.

A correção da biomecânica da aterrissagem após o salto pode diminuir o estresse no joelho.[43] É importante distribuir a força aplicada ao joelho entre o tornozelo, a perna e o quadril. O tornozelo e a perna são áreas críticas para absorver a carga inicial e reduzir a carga a ser transmitida para o joelho.[28] Larga amplitude de flexão do quadril combinada com aterrissagem iniciada com o antepé podem minimizar significativamente as forças de reação do solo.[44] Realizar aterrissagem com maior dissipação da energia diminuirá a tensão no joelho e no tendão patelar e pode diminuir a incidência de tendinopatia patelar em atletas saltadores.

A crioterapia deve ser usada por sua ação analgésica e o possível efeito vasoconstritor na neovascularização do centro da tendinose, diminuindo o aporte de sangue e proteínas no local afetado.[45] Porém, ainda não existe um consenso sobre a forma ideal de aplicação.[46] O gelo não deve ser usado antes de atividades esportivas, pois pode mascarar a dor da tendinopatia.

As principais modalidades fisioterápicas utilizadas para o tratamento da tendinopatia patelar são USG, *laser* e estimulação elétrica. Porém, o uso é com base somente em evidências circunstanciais, e mais estudos e pesquisas são necessários para conhecer a indicação ideal a ser usada em cada diferente modalidade esportiva. A USG pode estimular fibroblastos a produzir colágeno *in vitro*, e melhora o retorno da força mecânica durante o reparo de lesões agudas de tendão.[47,48] Em estudo com coelhos, a aplicação de *laser* resultou em aumento da produção de colágeno.[49]

O tratamento com ondas de choque extracorpóreas também mostrou resultados bastante promissores no tratamento de tendinopatias crônicas.[50,51] Em estudo recente, 29 pacientes tratados com ondas de choque para o tratamento desta patologia mostraram resultados satisfatórios e superiores àqueles submetidos ao tratamento convencional.[51] Porém, um numero maior de ensaios clínicos randomizados é necessário para maior evidência científica.[52]

O uso de medicações gera também controvérsia: apesar de a tendinopatia patelar não ser de origem inflamatória, alguns estudos mostraram que o uso de anti-inflamatórios não esteroides (AINE) resulta na melhora dos sintomas.[53] Acredita-se que reações químicas inflamatórias podem estar presentes na fisiopatologia da tendinopatia patelar, e assim o uso de AINE poderia ter efeito positivo.[53]

O uso de corticosteroides, seja por injeção local ou através de iontoforese, também é controverso, uma vez que injeção direta da droga pode inibir a síntese de colágeno,[54] causar morte celular[55] e reduzir a força necessária para a ruptura.[56] Os efeitos a longo prazo do uso de corticosteroides são menos favoráveis que a curto prazo.[57] Porém, quando o corticosteroide é aplicado na região peritendínea, pode trazer efeitos benéficos ao paciente na fase aguda.[58]

A aplicação localizada de plasma rico em plaquetas (PRP) também apresentou resultados animadores.[59] Ferrero *et al.* concluíram que a aplicação de PRP no tendão patelar e tendão do calcâneo resultou em significativa melhora dos sintomas clínicos. Além disso, guiado por USG, concluiu que houve expressiva melhora do tendão degenerado.[60] Mas o número de estudo a respeito desta modalidade terapêutica ainda é limitado, assim como a metodologia aplicada gera dúvidas sobre a forma mais adequada de separar e utilizar os mediadores químicos envolvidos neste concentrado sanguíneo.

Hoksrud *et al.* propuseram o tratamento da tendinopatia patelar com aplicação de cinco injeções de polidocanol visando à esclerose da área dolorosa de neovascularização guiada por USD. Os resultados foram animadores, com melhora da dor e função do joelho.[61,62] Apesar dos bons resultados, em estudo recente pacientes submetidos a desbridamento artroscópico apresentaram menos dor e maior satisfação com os resultados do tratamento que aqueles submetidos à aplicação do polidocanol.[63]

Os protocolos de reabilitação por meio de exercícios de alongamento e fortalecimento dos músculos variam muito. A maioria dos autores advoga reabilitação com enfoque no fortalecimento e flexibilidade muscular, análise do padrão motor, treino de propriocepção, *endurance* e progressão gradual.[64-68] O uso de exercícios de fortalecimento excêntrico pode causar dor durante o processo de reabilitação, porém, exercícios excêntricos para o tratamento de tendinopatias do tendão do calcâneo resultam também em dor e, ainda, assim apresentam bons resultados. Dor tolerável durante os exercícios deve ser aceita pelo paciente e o médico.[67] Usar agachamentos em planos inclinados descendentes, incorporados à reabilitação específica para o esporte, associados a exercícios diários (uma ou duas vezes ao dia), por, no mínimo, 12 semanas, começando com três séries de 10 a 15 repetições, deve ser considerado. Quando os exercícios se tornarem menos dolorosos, deve-se aumentar o número de repetições (15-20-25-30) e a velocidade dos movimentos, adicionando carga progressivamente (1-3-5-10-15-20 kg).[3]

A indicação cirúrgica deve ocorrer em casos de pacientes refratários ao tratamento conservador por período de, no mínimo, seis meses, e naqueles que apresentam ruptura completa do tendão patelar.[68-70] Mesmo assim, pacientes com tendinopatia patelar crônica apresentam em média, 75 a 85% de bons resultados.[71] Como a fisiopatologia geralmente não é bem definida, a técnica cirúrgica escolhida baseia-se na opinião e experiência do cirurgião.[25]

Não há consenso na literatura sobre qual técnica cirúrgica é a mais apropriada para o tratamento da tendinopatia patelar. Desbridamento artroscópico, ressecção do foco de necrose tendíneo, reparo do tendão patelar com ou sem uso de reforço (alo e autoenxerto), múltiplas tenotomias longitudinais, perfurações e ressecções do polo inferior da patela, realinhamento da tuberosidade anterior da patela são algumas das técnicas cirúrgicas descritas na literatura.[25,27,72] Os resultados clínicos pós-cirúrgicos podem ser ruins em 15 a 25%, graças à recorrência e à persistência da dor. Além disso, muitos atletas não serão capazes de retornar ao esporte no mesmo nível esportivo prévio à lesão.[73] Logo, insistir no tratamento clínico deve ser sempre considerado antes de indicar o tratamento cirúrgico.

■ REFERÊNCIAS BIBLIOGRÁFICAS

1. Ferretti A, Ippolito E, Mariani P et al. Jumper's knee. *Am J Sports Med* 1983;11(2):58-62.
2. Lian OB, Engebretsen L, Bahr R. Prevalence of jumper's knee among elite athletes from different sports: a cross-sectional study. *Am J Sports Med* 2005;33(4):561-67.
3. Peers KH, Lysens RJ. Patellar tendinopathy in athletes: current diagnostic and therapeutic recommendations. *Sports Med* 2005;35(1):71-87.
4. Cohen M, Ferreti M, Marcondes FB et al. Tendinopatia Patelar. *Rev Bras Ortop* 2008;43(8):309-18.
5. Yoo JH, Yi SR, Kim JH. The geometry of patella and patellar tendon measured on knee MRI. *Surg Radiol Anat* 2007;29(8):623-28.
6. Onambélé GN, Burgess K, Pearson SJ. Gender-specific in vivo measurement of the structural and mechanical properties of the human patellar tendon. *J Orthop Res* 2007;25(12):1681.
7. Scapinelli R. Studies on the vasculature of the human knee joint. *Acta Anat* (Basel) 1968;70(3):305-31.
8. Scapinelli R. Blood supply of the human patella. Its relation to ischaemic necrosis after fracture. *J Bone Joint Surg Br* 1967;49(3):563-70.
9. Soldado F, Reina F, Yuguero M et al. Clinical anatomy of the arterial supply of the human patellar ligament. *Surg Radiol Anat* 2002;24(3-4):177-82.
10. Blazina ME, Kerlan RK, Jobe FW et al. Jumper's knee. *Orthop Clin North Am* 1973;4(3):665-78.
11. Lysens RJ, de Weerdt W, Nieuwboer A. Factors associated with injury proneness. *Sports Med* 1991;12(5):281-89.
12. Ferretti A, Puddu G, Mariani PP et al. The natural history of jumper's knee. Patellar or quadriceps tendonitis. *Int Orthop* 1985;8(4):239-42.
13. Ferretti A. Epidemiology of the jumper's knee. *Sports Med* 1986;3(4):289-95.
14. Gaida JE, Cook JL, Bass SL et al. Are unilateral and bilateral patellar tendinopathy distinguished by differences in anthropometry, body composition, or muscle strength in elite female basketball players? *Br J Sports Med* 2004;38(5):581-85.
15. Nigg BM. Biomechanical aspects of running. In: Nigg BM. (Ed.). *Biomechanics of running shoes*. Champaign: Human Kinetics, c1986. p. 1-25.
16. Zwerver J, Breedeweg SW, van den Akker-Scheek I. Prevalence of Jumper`s Knee among nonlite athletes from diferente sports: a cross-sectional survey. *Am J Sports Med* 2011;39(9):1984-88.
17. Crossley KM, Thancanamootoo K, Metcalf BR et al. Clinical features of patellar tendinopathy and their implications for rehabilitation. *J Orthop Res* 2007;25(9):1164-75.
18. Johnson DP, Wakeley CJ, Watt I. Magnetic resonance imaging of patellar tendonitis. *J Bone Joint Surg Br* 1996;78(3):452-57.
19. Shalaby M, Almekinders LC. Patellar tendinitis: the significance of magnetic resonance imaging findings. *Am J Sports Med* 1999;27(3):345-49.
20. Lorbach O, Diamantopoulos A, Kammerer KP et al. The influence of the lower patellar pole in the pathogenesis of chronic patellar tendinopathy. *Knee Surg Sports Traumatol Arthrosc* 2008;16(4):348-52.
21. Witvrouw E, Bellemans J, Lysens R et al. Intrinsic risk factors for the development of patellar tendinitis in an athletic population. A two-year prospective study. *Am J Sports Med* 2001;29(2):190-95.

22. Khan KM, Bonar F, Desmond PM et al. Patellar tendinosis (jumper's knee): findings at histopathologic examination, US, and MR imaging. Victorian Institute of Sport Tendon Study Group. *Radiology* 1996;200(3):821-27.
23. Sandmeier R, Renström PA. Diagnosis and treatment of chronic tendon disorders in sports. *Scand J Med Sci Sports* 1997;7(2):96-106.
24. Warden SJ, Brukner P. Patellar tendinopathy. *Clin Sports Med* 2003;22(4):743-59.
25. Khan KM, Maffulli N, Coleman BD et al. Patellar tendinopathy: some aspects of basic science and clinical management. *Br J Sports Med* 1998;32(4):346-55.
26. Cook JL, Khan KM. What is the most appropriate treatment for patellar tendinopathy? *Br J Sports Med* 2001;35(5):291-94.
27. Panni AS, Biedert RM, Maffulli N et al. Overuse injuries of the extensor mechanism in athletes. *Clin Sports Med* 2002;21(3):483-98.
28. Cook JL, Khan KM, Maffulli N et al. Overuse tendinosis, not tendinitis. Part 2: Applying the new approach to patellar tendinopathy. *Phys Sportsmed* 2000;28(6):31-46.
29. Cook JL, Khan KM, Kiss ZS et al. Reproducibility and clinical utility of tendon palpation to detect patellar tendinopathy in young basketball players. Victorian Institute of Sport tendon study group. *Br J Sports Med* 2001;35(1):65-69.
30. Blazina ME, Kerlan RK, Jobe FW et al. Jumper's knee. *Orthop Clin North Am* 1973;4(3):665-78.
31. Roels J, Martens M, Mulier JC et al. Patellar tendinitis(jumper's knee). *Am J Sports Med* 1978;6(6):362-68.
32. Visentini PJ, Khan KM, Cook JL et al. The VISA score: an index of severity of symptoms in patients with jumper's knee (patellar tendinosis). Victorian Institute of Sport Tendon Study Group. *J Sci Med Sport* 1998;1(1):22-28.
33. Wageck BB, de Noronha M, Lopes AD et al. Cross-cultural adaptation and measurement properties of the Brazilian Portuguese Version of the Victorian Institute of Sport Assesment- Patella (VISA-P) scale. *J Orthop Sports Phys Ther* 2013;43(3):163-71.
34. Campbell RS, Grainger AJ. Current concepts in imaging of tendinopathy. *Clin Radiol* 2001;56(4):253-67.
35. el-Khoury GY, Wira RL, Berbaum KS et al. MR imaging of patellar tendinitis. *Radiology* 1992;184(3):849-54.
36. Weatherall PT, Crues JV 3rd. Musculotendinous injury. *Magn Reson Imaging Clin N Am* 1995;3(4):753-72.
37. Weinberg EP, Adams MJ, Hollenberg GM. Color Doppler sonography of patellar tendinosis. *AJR Am J Roentgenol* 1998;171(3):743-44.
38. Terslev L, Qvistgaard E, Torp-Pedersen S et al. Ultrasound and Power Doppler findings in jumper's knee – preliminary observations. *Eur J Ultrasound*. 2001;13(3):183-89.
39. Warden SJ, Kiss ZS, Malara FA et al. Comparative accuracy of magnetic resonance imaging and ultrasonography in confirming clinically diagnosed patellar tendinopathy. *Am J Sports Med* 2007;35(3):427-36.
40. Khan KM, Cook JL, Taunton JE et al. Overuse tendinosis, not tendonitis. Part 1: A new paradigm for a difficult clinical problem. *Phys Sportsmed* 2000;28(5):38-48.
41. Saithna A, Gogna R, Baraza N et al. Eccentric exercise protocols for patella tendinopathy: should we really be withdrawing athletes from sports? A systematic review. *Open Orthop J* 2012;6:553-57
42. Kannus P, Józsa L, Natri A et al. Effects of training, immobilization and remobilization on tendons. *Scand J Med Sci Sports* 1997;7(2):67-71.
43. Richards DP, Ajemian SV, Wiley JP et al. Knee joint dynamics predict patellar tendinitis in elite volleyball players. *Am J Sports Med* 1996;24(5):676-83.
44. Prapavessis H, McNair PJ. Effects of instruction in jumping technique and experience jumping on ground reaction forces. *J Orthop Sports Phys Ther* 1999;29(6):352-56.
45. Rivenburgh DW. Physical modalities in the treatment of tendon injuries. *Clin Sports Med* 1992;11(3):645-59.
46. MacAuley D. Do textbooks agree on their advice on ice? *Clin J Sport Med* 2001;11(2):67-72.
47. Webster DF, Harvey W, Dyson M et al. The role of ultrasound-induced cavitation in the 'in vitro' stimulation of collagen synthesis in human fibroblasts. *Ultrasonics* 1980;18(1):33-37.
48. Enwemeka CS. The effects of therapeutic ultrasound on tendon healing. A biomechanical study. *Am J Phys Med Rehabil* 1989;68(6):283-87. Erratum in: *Am J Phys Med Rehabil* 1990;69(5):258.
49. Reddy GK, Stehno-Bittel L, Enwemeka CS. Laser photostimulation of collagen production in healing rabbit Achilles tendons. *Lasers Surg Med* 1998;22(5):281-87.
50. Chung B, Wiley JP. Extracorporeal shockwave therapy: a review. *Sports Med* 2002;32(13):851-65.
51. Wang CJ, Ko JY, Chan YS et al. Extracorporeal shockwave for chronic patellar tendinopathy. *Am J Sports Med* 2007;35(6):972-78.
52. Duthon VB, Borloz S, Ziltener JL. Treatment options for patelar tendinopathy. *Rev Med Suisse* 2012;8(349):1486-89.
53. Almekinders LC, Temple JD. Etiology, diagnosis, and treatment of tendonitis: an analysis of the literature. *Med Sci Sports Exerc* 1998;30(8):1183-90. Comment in: *Med Sci Sports Exerc* 1999;31(2):352-53.
54. Anastassiades T, Dziewiatkowski D. The effect of cortisone on the metabolism of connective tissues in the rat. *J Lab Clin Med* 1970;75(5):826-39.
55. Nirschl RP. Elbow tendinosis/tennis elbow. *Clin Sports Med* 1992;11(4):851-70.
56. Kapetanos G. The effect of the local corticosteroids on the healing and biomechanical properties of the partially injured tendon. *Clin Orthop Relat Res* 1982;(163):170-79.
57. Smidt N, van der Windt DA, Assendelft WJ et al. Corticosteroid injections, physiotherapy, or a wait-and-see policy for lateral epicondylitis: a randomised controlled trial. *Lancet* 2002;359(9307):657-62.
58. Paavola M, Kannus P, Järvinen TA et al. Treatment of tendon disorders. Is there a role for corticosteroid injection? *Foot Ankle Clin* 2002;7(3):501-13.
59. Kon E, Filardo G, Delcogliano M et al. Platelet-rich plasma: new clinical application: a pilot study for treatment of jumper`s knee. *Injury* 2009;40(6):598-603.
60. Ferrero G, Fabbro E, Orlandi D et al. Ultrasound- guided injection of platelet-rich plasma in chronic Achilles and patelar tendinopathy. *J Ultrasound* 2012;15(4):260-66.
61. Hoksrud A, Torgalsen T, Harstad H et al. Ultrasound- guided sclerosis of neovessels in patelar tendinopathy: a prospective study of 101 patients. *Am J Sports Med* 2012;40(3):542-47.
62. Hoksrud A, Bahr R. Ultrasound-guided sclerosing treatment in patients with patelar tendinopathy (jumper`s knee). 44-months follow-up. *Am J Sports Med* 2011;39(11):2377-80.
63. Willberg L, Sunding K, Forssblad M et al. Sclerosing polidocanol injections or arthroscopic shaving to treat patellar tendinopathy/jumper's knee? A randomised controlled study. *Br J Sports Med* 2011;45:411-415.
64. Cannell LJ, Taunton JE, Clement DB et al. A randomised clinical trial of the efficacy of drop squats or leg extension/leg curl exercises to treat clinically diagnosed jumper's knee in athletes: pilot study. *Br J Sports Med* 2001;35(1):60-64.
65. Kjaer M, Langberg H, Skovgaard D et al. In vivo studies of peritendinous tissue in exercise. *Scand J Med Sci Sports* 2000;10(6):326-31.
66. Cook JL, Khan KM, Purdam CR. Conservative treatment of patellar tendinopathy. *Phys Ther Sport* 2001;2(2):54-65.
67. Stanish WD, Rubinovich RM, Curwin S. Eccentric exercise in chronic tendinitis. *Clin Orthop Relat Res* 1986;(208):65-68.
68. Bahr R, Fossan B, Løken S et al. Surgical treatment compared with eccentric training for patellar tendinopathy (Jumper's Knee). A randomized, controlled trial. *J Bone Joint Surg Am* 2006;88(8):1689-98.
69. Panni AS, Tartarone M, Maffulli N. Patellar tendinopathy in athletes. Outcome of nonoperative and operative management. *Am J Sports Med* 2000;28(3):392-97.
70. Maffulli N, Binfield PM, Leach WJ et al. Surgical management of tendinopathy of the main body of the patellar tendon in athletes. *Clin J Sport Med* 1999;9(2):58-62.
71. Gehlsen GM, Ganion LR, Helfst R. Fibroblast responses to variation in soft tissue mobilization pressure. *Med Sci Sports Exerc* 1999;31(4):531-35.
72. Lorbach O, Diamantopoulous A, PAessler HH. Arthroscopy resection of the lower patelar pole in patients with chronic patelar tendinosis. *Arthroscopy* 2008;24(2):167-73.
73. Testa V, Capasso G, Maffulli N et al. Ultrasound-guided percutaneous longitudinal tenotomy for the management of patellar tendinopathy. *Med Sci Sports Exerc* 1999;31(11):1509-15.

LESÃO MUSCULAR

Diego da Costa Astur ■ Alberto de Castro Pochini ■ Moisés Cohen

■ INTRODUÇÃO

As lesões musculares são muito frequentes e consideradas as mais prevalentes lesões musculoesqueléticas entre quase todas as modalidades esportivas.[1-6] Corresponde a 46% das lesões no futebol americano,[7] 31% no futebol,[8] 17,7% no basquete[9] e 10,4% das lesões no *rugby*.[10] Além disso, a lesão muscular na coxa é a lesão mais comum no atletismo (Fig. 1).[11-13]

Por se tratar de uma lesão comum em atletas de elite, esta patologia pode ser bastante prejudicial ao desempenho das equipes durante as temporadas. Em uma equipe de futebol com 25 jogadores, em média 15 lesões musculares ocorrem por temporada, gerando a ausência de atletas durante 223 dias do ano. Este número corresponde a 143 treinos e 37 jogos oficiais sem algum atleta da equipe presente em decorrência desta lesão. Os números demonstram a relevância do tema para médicos, atletas e clubes. Como efeito de comparação, uma equipe de futebol apresenta em média 0,4 lesão do ligamento cruzado anterior (LCA) por temporada.[14]

Existe um interesse muito grande no avanço das técnicas de diagnóstico, terapêutica, reabilitação e retorno ao esporte, principalmente quando se trata de atletas profissionais. Entretanto, pouco se evoluiu no estudo das lesões musculares nas últimas décadas quando comparado a outras patologias relacionadas com a prática esportiva. Acredita-se que a forma ideal de definir, classificar e tratar estas lesões ainda não é conhecida. Estiramento muscular é o termo mais utilizado para definir estas lesões em atletas. Mas a generalização deste termo fez com que muitas outras lesões musculares fossem definidas desta maneira. Talvez, justamente a falta de padrão na definição da lesão é que torna as lesões tão diferentes e de difícil comparação umas às outras. Além disso, os músculos são muito diferentes em tamanho, formato, função e organização anatômica, o que dificulta ainda mais a existência de um sistema de classificação ideal.[15]

Os músculos com inserções proximal e distal, envolvendo duas articulações (biarticulares), são os mais frequentemente lesados.[16] Além disso, músculos são mais lesados durante a contração excêntrica e com grande quantidade de fibras do tipo II.[17-18] Estas características estão presentes na maioria dos músculos dos membros inferiores envolvidos no gesto esportivo de esportes, como o futebol. Esta é a principal razão para as lesões se concentrarem nos quatro grandes grupos musculares dos membros inferiores: 37% nos músculos flexores do joelho, 23% nos adutores da coxa, 19% no músculo quadríceps, e 13% na panturrilha.[8]

Além disso, alguns fatores, como a idade, existência de lesão muscular prévia, raça, desbalanço e diminuição da força muscular, podem atuar como fatores predisponentes para esta corriqueira lesão.[19]

■ UNIDADE MUSCULAR

A unidade fundamental do músculo é formada por duas estruturas principais: a miofibrila e o tecido conectivo.[20]

As miofibrilas são responsáveis pela contração muscular, enquanto o tecido conectivo permite que todas as miofibrilas atuem em juntas e possam desempenhar não apenas a função de contração, mas também movimentos mais complexos, como, por exemplo, a locomoção.[20]

Os diversos músculos presentes no corpo humano apresentam forma, tamanho e função bastante variáveis. O comprimento do músculo pode variar de alguns milímetros até mais de 50 centímetros, como é o caso do sartório. Em relação ao diâmetro, podem variar entre 15 e 100 milímetros, dependendo do músculo e do grau de atividade que o mesmo está acostumado a desempenhar.[20]

As miofibrilas são agrupadas por camadas membranosas, denominadas endomísio, perimísio e epimísio.[21] O endomísio é uma membrana que envolve cada miofibrila. O perimísio é uma segunda membrana que envolve um grupo de miofibrilas. Em geral, esta membrana mantém conectados cerca de 100 miofibrilas, denominando o fascículo muscular. O epimísio, a membrana mais forte e espessa entre as citadas, envolve todo o músculo, ou seja, mantém conectados todos os fascículos musculares de um determinado músculo do corpo humano (Fig. 2).

A adesão das miofibrilas aos tendões e à fáscia muscular tem que ser forte o suficiente para suportar forças de até 1.000 kg.[20,22] Para isso, cada miofibrila contém cadeias específicas de moléculas chamadas de integrinas e complexos glicoproteína-distrofina. Estes complexos proteicos conectam o miofilamento contrátil à matriz extracelular, permitindo adesão suficiente para os movimentos mais extremos da prática diária (Fig. 3).[23,24]

■ MECANISMO DE LESÃO

A lesão muscular pode ocorrer em decorrência de um trauma direto ou indireto, resultando em contusões, estiramentos e lacerações musculares.[25,26]

As lesões resultantes de um trauma direto são as contusões. Estas ocorrem em decorrência de forças compressivas atuando contra o músculo. É típica de esporte de contato, como lutas e futebol americano.[27]

As lesões resultantes de um trauma indireto são frequentemente denominadas como estiramento. No estiramento, uma tensão excessiva leva à sobrecarga das miofibrilas que se rompem geral-

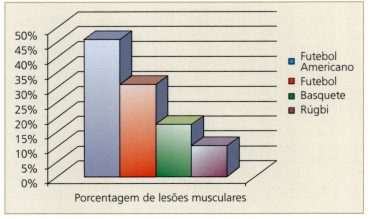

Figura 1. Número de lesões musculares na prática de diferentes esportes.

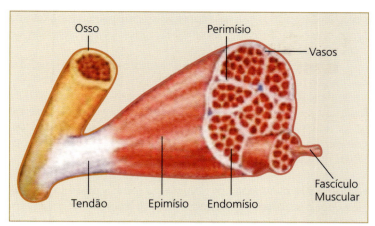

Figura 2. Estruturas macroscópica e microscópica do tecido muscular estriado esquelético. Tendão inserido ao osso apresenta uma zona de transição miotendínea até que o corpo muscular predominante possa apresentar suas características próprias. O músculo é formado por inúmeros fascículos musculares que, por sua vez, são formados por inúmeras fibras musculares envoltas por três níveis de membrana: epimísio, perimísio e endomísio.

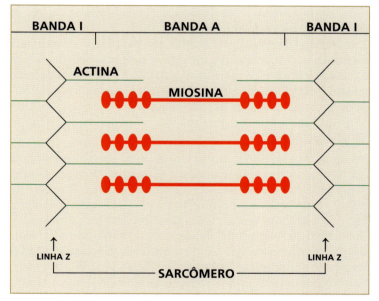

Figura 3. Unidade contrátil muscular, denominada sarcômero. Pela integração das proteínas actina e miosina é possível a contração muscular. A linha Z conecta um sarcômero ao outro, permitindo a contração ampla da fibra muscular. A região de intersecção entre os filamentos grossos de miosina com os filamentos finos de miosina é denominada banda A, enquanto a região formada apenas por filamentos de actina é denominada banda I. A contração muscular é resultado do deslizamento da actina sob a miosina.

mente na junção miotendínea. Este tipo de lesão ocorre em esportes, como corrida e salto.[25]

A laceração é o tipo menos comum de lesão muscular nos esportes e pode ser resultado de um trauma direto ou indireto.[27]

Noventa por cento das lesões são decorrentes de contusões e estiramentos musculares. Geralmente a lesão ocorre na musculatura mais superficial entre duas articulações, como o reto femoral, semitendíneo e gastrocnêmio.[25,27,28]

■ FISIOPATOLOGIA

O reparo muscular após a lesão de suas fibras ocorre em três fases distintas, mas que podem ocorrer ao mesmo tempo: a fase de destruição; fase de reparo e a fase de remodelação.[29]

- *Fase de destruição:* durante esta fase, ocorre a necrose das miofibrilas lesadas, formação do hematoma da lesão e ativação do processo inflamatório. No momento em que ocorre a lesão muscular, as células mais abundantes no local são os leucócitos polimorfonucleares. Após o primeiro dia de lesão, eles são gradualmente substituídos por monócitos que irão se diferenciar em macrófagos. Os macrófagos proporcionarão a proteólise e a fagocitose das células necróticas.[30-33] Além disso, junto aos fibroblastos, os macrófagos irão produzir fatores de crescimento e citoquinas em maior quantidade. Os principais fatores de crescimento produzidos serão os fatores de necrose tumoral (TGF), fator de crescimento de fibroblastos (FGF), fator de crescimento hepático (HGF), interleucinas (IL-1B, IL-6) e fator de crescimento insulina-*like* (IGF). Todos eles serão importantes ativadores das células precursoras do reparo e da ação miogênica.

- *Fases de reparo e regeneração:* as fases de reparo e regeneração ocorrem concomitantemente.[29] Na fase de reparo, o tecido necrótico é fagocitado, e um novo tecido conectivo formará a cicatriz do músculo no local lesado. Inicia-se o processo de revascularização e reinervação.[29,34] Na fase de regeneração ocorrerá a maturação do tecido remodelado. As miofibrilas retomam a capacidade de contração muscular. Por fim, a unidade funcional do músculo lesado volta a funcionar normalmente.

A cicatriz do tecido conectivo é o ponto mais suscetível após a lesão. Sua capacidade funcional melhora à medida que a força tênsil aplicada à região lesada aumenta, e a produção de colágeno tipo I se solidifica. Aproximadamente 10 dias após a lesão, a região da cicatriz muscular deixa de ser o ponto mais frágil do músculo devido a maturação das estruturas celulares lesadas. Neste momento, o ponto de maior susceptibilidade para ocorrência de uma nova lesão são as regiões adjacentes à cicatriz.[35-37]

Em algumas situações, a quantidade de fibroblastos proliferados no local da lesão pode ser excessiva. Neste caso, a densa cicatriz pode proporcionar lesões ainda maiores ou causar nova lesão do músculo. A cicatriz quando formada inadequadamente pode atuar como uma barreira que atrasa ou restringe consideravelmente a regeneração das miofibrilas ao redor da lesão.[35,36] Estudos recentes citam a aplicação direta de alguns proteoglicanos ricos em leucinas, decorin, ou ainda agentes antifibróticos como o suramin ou gama interferon. Estes agentes diminuem a formação da cicatriz no músculo lesado principalmente por inibirem a ação do TGF-beta.[38-44]

■ CLASSIFICAÇÃO

É possível classificar a lesão muscular apenas descrevendo a região anatômica do músculo lesado. Teoricamente, esta é a forma mais fiel para propagar as características de um músculo, já que eles variam em função, tamanho, número de articulações envolvidas, tipo de fibra, entre tantas características ímpares de cada um deles. Se considerarmos os músculos dos membros inferiores e superiores já são possíveis identificar características particulares de cada região além de dados epidemiológicos bastante citados na literatura. Músculos dos membros superiores têm incidência e mecanismo de lesão diferentes dos músculos dos membros inferiores.

Porém, apenas identificar o músculo lesado anatomicamente não resulta em critérios de tratamento e prognóstico na maioria das vezes, características que consideramos importantes para a popularização e utilização dos profissionais de uma determinada classificação.

O tempo de lesão pode definir a mesma em aguda ou crônica. Considerando a fisiopatologia do reparo da lesão, é importante que as corretas ações de tratamento ocorram no período adequado. Classificar uma lesão em aguda ou crônica é importante para definir se houve um atraso ou uma falência no tratamento. Mas não existe consenso na literatura sobre quanto tempo é necessário para definir uma lesão muscular como crônica. Descrição deste tipo de lesão com duração mínima de 3 a 6 semanas pode ser encontrada, mas com pouco embasamento científico.[45] Mesmo assim é importante saber que são lesões diferentes e que devem ser encaradas de maneiras distintas, já que lesões crônicas muitas vezes apresentam cicatrizes musculares que podem estar impedindo o bom funcionamento do membro lesado.

Apesar de nenhuma das classificações ser considerada ideal para definir a lesão muscular, a diferenciação da lesão em três graus de acordo com o número de fibras lesadas é considerada a mais popular:[46] a lesão muscular leve, grau I, corresponde a contusões e estiramento em que apenas poucas fibras musculares são acometidas com pouco sofrimento e desconforto, pouca ou nenhuma perda da força muscular e da restrição de movimentos; a lesão muscular moderada, também definida como grau II, corresponde à contusão ou estiramento com um dano maior da estrutura muscular, resultando em perda de função, principalmente na habilidade de contração muscular. Acredita-se que entre 5 e 50% das fibras musculares possam estar acometidas.

A lesão muscular grave, grau III, corresponde à lesão em toda a extensão do músculo, resultando, portanto, em completa perda da função muscular e presença de um *gap* muscular na maioria dos casos (Fig. 4).

■ DIAGNÓSTICO

O exame físico inicia-se pela anamnese completa, entendimento do gesto esportivo de acordo com a modalidade praticada, e exame físico do paciente. O exame físico deve constar principalmente da inspeção e palpação do músculo envolvido, principalmente ao testar a força muscular da região acometida com e sem resistência ao músculo lesado.

A presença de um espaço palpável entre os dois cotos musculares lesados facilita o diagnóstico. Neste caso o diagnóstico de lesão muscular é bastante objetivo (Fig. 5). Mas o *gap* criado na região da lesão muscular só irá ocorrer nos casos mais graves onde todas ou quase todas as fibras musculares estão lesadas, não sendo tão comum encontrar esta característica clínica em pacientes com lesões mais leves.

Lesões extensas podem formar equimose distal à lesão, assim como edema e aumento do volume do local acometido. Muitas vezes pode-se palpar o hematoma inter ou intramuscular, mas em determinadas situações, este hematoma é profundo e de difícil diagnóstico. Mesmo assim, quando é solicitada a realização de exames complementares, como a ressonância magnética ou ultrassonografia, a identificação e descrição das características da lesão se tornam mais fáceis.[47-50]

O exame de ultrassonografia é o mais realizado, principalmente em virtude do baixo custo e facilidade de obtenção pelos serviços médicos. Porém, é dependente do examinador que irá avaliar a lesão, da profundidade da lesão e da região anatômica que se encontra o músculo lesado (Figs. 6 e 7).

O exame de ressonância magnética é cada vez mais realizado, mesmo com o alto custo deste método de imagem. Além disso, hoje é considerado o padrão ouro para descrição e diagnóstico da lesão muscular por permitir resultados com maior acurácia e possibilidade de avaliação detalhada da lesão (Fig. 8).[48,49]

■ TRATAMENTO

No momento da lesão muscular de um atleta é muito importante que algumas ações sejam realizadas e que permitirão que a recuperação da lesão seja menos dolorosa e mais eficiente. Comumente realiza-se um protocolo definido como RICE (Quadro 1). Embora não exista nenhum ensaio clínico randomizado que permita concluir a efetividade deste conjunto de ações, podemos encontrar estudos na literatura para cada um dos itens realizados com resultados favoráveis à recuperação da lesão.

O repouso (R) previne a retração do músculo lesado, reduzindo o tamanho do hematoma e da cicatriz formada.[26] A aplicação de gelo (I) no local da lesão também auxilia na diminuição do hematoma formado entre as miofibrilas rompidas, minimiza o processo inflamatório local e acelera o processo de regeneração.[51-53] A compressão (C) reduz o fluxo sanguíneo intramuscular da área lesada. Quando associada à crioterapia em aplicações de 15 a 20 minutos com intervalos de 30 a 60 minutos foi capaz de reduzir a temperatura intramuscular entre 3 e 7°C e o fluxo sanguíneo local em 50%.[54,55] Por fim, a elevação (E) acima do nível do coração propicia

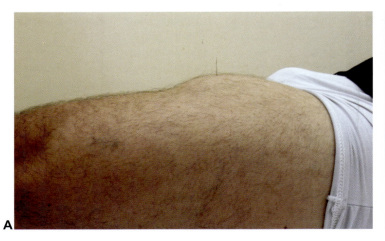

Figura 4. Classificação da lesão muscular de acordo com o tamanho da lesão. Considera-se que quanto maior o número de fibras lesadas, mais grave é a lesão.

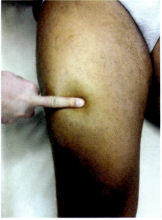

Figura 5. Exame físico da lesão muscular. (**A**) Comumente na inspeção é possível visualizar um afundamento na pele na região lesada. (**B**) Durante a palpação percebe-se um *gap* muscular nesta região, correspondente a lesões mais extensas dos grupamentos musculares acometidos.

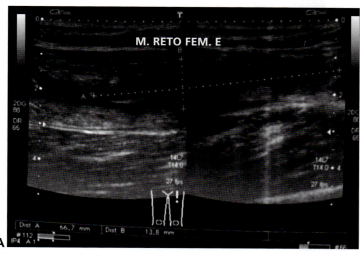 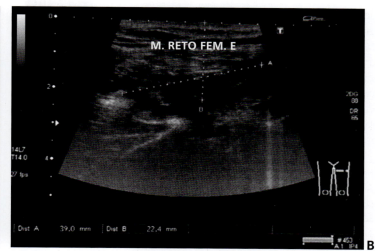

Figura 6. Exame de ultrassonografia para identificação de lesão muscular. (**A** e **B**) É possível observar uma área hipoecogênica na continuação do músculo reto femoral da coxa.

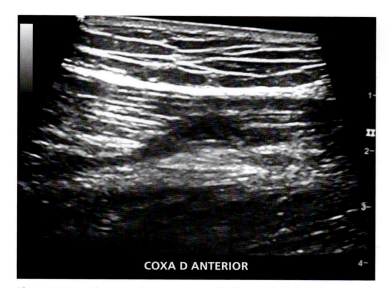

Figura 7. Nesta imagem da ultrassonografia é possível observar uma grande área hipoecogênica na continuidade das fibras musculares. Muitas vezes, esta área pode corresponder ao hematoma presente na região da lesão muscular.

Quadro 1. Protocolo de atendimento na fase aguda da lesão muscular com base na sigla RICE: repouso, crioterapia, compressão e elevação

Protocolo fase aguda	Conduta
R (Rest)	Repouso
I (Ice)	Crioterapia
C (Compression)	Compressão (órtese/bandagem)
E (Elevation)	Elevação acima do nível cardíaco

uma diminuição na pressão hidrostática e, consequentemente, do volume acumulado de fluido intersticial.

Acreditamos que a melhor conduta após o tratamento imediato do atleta com o protocolo especificado anteriormente é manter o membro lesado protegido com órteses leves e compressivas, estimulando o uso de muletas para minimizar a descarga de peso nos primeiros 3 a 7 dias para prevenir uma nova lesão. Este período permitirá que as fibras saudáveis se conectem à cicatriz para então, no limite da dor, inicie-se mobilidade do local acometido. Acredita-se que a mobilização precoce do membro acometido por uma

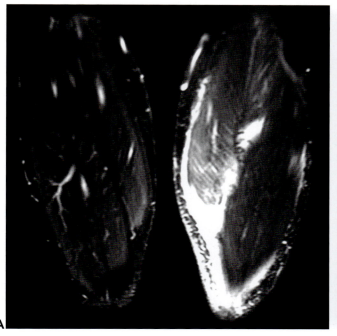 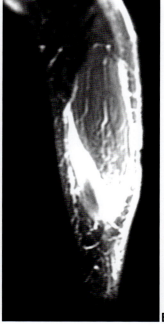

Figura 8. (**A** e **B**) Cortes coronal e sagital de ressonância magnética da coxa. É possível identificar e quantificar o tamanho da lesão muscular com maior precisão, diferenciando a lesão muscular do hematoma formado.

lesão muscular seja recomendada com o intuito de aumentar a revascularização local, assim como acelerar a regeneração e orientação adequada das fibras musculares.[34-36,56,57] Quando é permitida a mobilização precoce, o atleta consegue adquirir a mesma força muscular do membro contralateral mais precocemente.[36] Mas nos primeiros dias da lesão, esta mobilização pode ser deletéria ao paciente: aumenta a incidência de novas rupturas no mesmo local lesado, provavelmente em decorrência da formação de uma cicatriz mais espessa que dificulta a reparação da fibra muscular.[35,36,56-58]

Neste momento é importante que o atleta seja acompanhado por equipe multidisciplinar que permitirá o seu retorno ao esporte. A fisioterapia deverá enfatizar inicialmente os exercícios isométricos com nível de resistência progressiva. Em seguida exercícios isotônicos seguidos de treinamento isocinético, com treino mais dinâmico, respeitando o limite de dor do paciente.

A aplicação de calor ou contraste pode ser uma boa opção, quando associado ao alongamento muscular. A temperatura elevada e estimulada aumenta a elasticidade e capacidade de o músculo resistir a novas lesões. Além disso, a distensão da cicatriz causada pelo alongamento muscular é benéfica para a organização mais apropriada das fibras.[59]

O uso controlado de medicação anti-inflamatória não esteroide na fase aguda da lesão é uma boa opção para minimizar o processo inflamatório da lesão sem efeitos adversos no processo de cura e da capacidade de alongamento e contração da fibra muscular.[60,61] Não recomendamos o uso crônico desta mesma medicação, que pode favorecer uma nova lesão, assim como o uso de corticoides. Sua ação pode dificultar a absorção do hematoma e das células necróticas, retardar a regeneração muscular e reduzir a capacidade do retorno da força muscular no nível anterior à lesão.[60,62]

TRATAMENTO CIRÚRGICO

A indicação cirúrgica para as lesões musculares são restritas a situações em que o tratamento não cirúrgico falhou ou não é capaz de proporcionar o resultado mais adequado (Quadro 2). Geralmente encontra-se associado à formação de cicatriz que restringe o movimento ou à presença de hematomas que dificultam o encontro e cicatrização das miofibrilas.[6,62]

As principais modalidades cirúrgicas para o tratamento de uma lesão muscular são: reinserção muscular decorrente de uma avulsão óssea, reparo miotendíneo e reparo do corpo do músculo. Independente do tipo de lesão e da técnica empregada, é necessário remover todo o hematoma e tecido necrótico encontrado. Além disso, após o reparo muscular é necessário proteger a região lesada

Quadro 2. **Principais indicações cirúrgicas para o tratamento da lesão muscular**

Indicações cirúrgicas para o tratamento de lesões musculares

- Hematoma intramuscular de grande volume
- Lesão muscular grau III sem musculatura agonista
- Lesão muscular grau II com mais de 50% das fibras lesadas sem musculatura agonista
- Dor persistente proporcionando déficit de extensão após 4-6 meses de tratamento conservador

com órteses de compressão leve, como *braces*, ou mesmo uma bandagem elástica.

São cada vez mais descritos casos envolvendo o tratamento cirúrgico de lesão muscular com boa evolução. Os principais músculos abordados na literatura são o gastrocnêmio, peitoral maior, quadríceps e musculatura posterior da coxa (Figs. 9 e 10).[63-66]

O paciente operado deverá permanecer imobilizado com órtese em posição neutra, evitando a descarga de peso. O tempo de imobilização irá depender da gravidade da lesão, mas, em geral, mantemos o paciente por 4 semanas restrito. Descarga progressiva do peso deverá ocorrer durante 6 semanas, até que o paciente possa deambular sem nenhum tipo de restrição.[26]

RETORNO AO ESPORTE

Não existe consenso sobre os critérios que devem ser utilizados para concluir que a lesão muscular está completamente tratada e nem qual é o momento ideal para o paciente voltar a realizar atividades físicas em alta *performance*.

Em geral, o atleta está autorizado a retornar à sua prática quando:

- Habilidade de alongar o músculo lesado com o mesmo resultado obtido no membro contralateral.[67]
- Ausência de dor durante os movimentos da região acometida.[67]

TERAPIAS ALTERNATIVAS

1. **Terapias por ultrassom:** acredita-se que a alta frequência do ultrassom alivia a dor e atua na aceleração do início da fase de regeneração muscular.[68,69]
2. **Terapia com câmara hiperbárica:** a dependência da restituição dos vasos sanguíneos para fornecer oxigênio para a aquisição de energia aeróbia e assim ser capaz de propiciar meio adequado para a recuperação do músculo lesado constitui a base para a utilização desta técnica no tratamento da lesão muscular.[34,56,70] Estudos experimentais demonstram bons resultados,

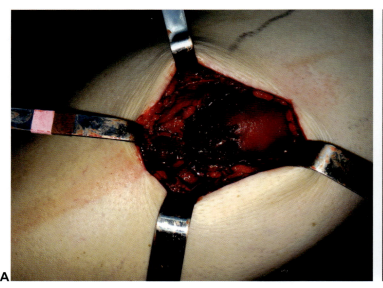
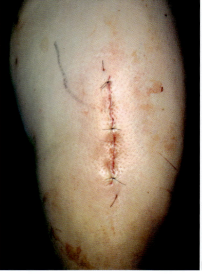

Figura 9. Jogador de futebol com lesão muscular do músculo reto femoral da coxa há 5 semanas. Apesar de não haver a presença de hematoma no local da lesão, a presença de fibrose intensa impedia a cicatrização adequada da musculatura e reabilitação do atleta, que permanecia com dor e incapacidade funcional. (**A**) Optou-se pela intervenção cirúrgica. (**B**) O aspecto pós-operatório com incisão realizada pode ser visualizado.

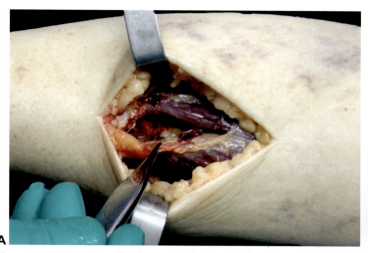 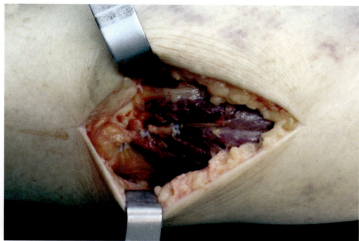

Figura 10. Ruptura do músculo gastrocnêmio medial. Após 3 semanas com presença de hematoma de grande volume que impedia a cicatrização, optou-se pela abordagem cirúrgica (**A**) com reparo direto da lesão (**B**) associado à remoção do hematoma.

mas o seu uso na prática clínica ainda deve ser cauteloso, e novos estudos devem trazer informações que agreguem o seu uso ao tratamento da lesão muscular.[71]

3. **Fatores de crescimento:** os fatores de crescimento e citoquinas são importantes ativadores mitogênicos para um número bastante variado de células relacionadas com regeneração muscular.[72,73] Porém, os efeitos da aplicação destes fatores ainda são conflitantes, proporcionando benefícios à regeneração muscular ainda não totalmente esclarecidos, principalmente por não apresentar resposta celular apenas no tecido muscular. Algumas drogas antagonistas do TGF beta 1, como a losartana, decorina e suramina, são opções utilizadas experimentalmente em animais, porém ainda não testadas na prática clínica.[74,75]

4. **Terapia gênica:** teoricamente inúmeros genes poderiam atuar na cura muscular.[76,77] O gene de interesse com o efeito desejado é transportado para a célula escolhida diretamente dentro de células lipossômicas ou através de vírus que infectariam estas mesmas células.[76,77] Ao atingir a célula-alvo, aquele gene começaria a produzir o efeito benéfico desejado. Porém, as dificuldades para realizar e controlar este processo ainda torna esta prática terapêutica experimental.

5. **Células-tronco:** são células indiferenciadas capazes de se proliferar e regenerar tecidos. Porém, estudos comprovaram que células não musculares também participam do processo de reparação muscular.[77,78] Portanto, não seria apenas a viabilidade de gerar novas células musculares suficientes para o reparo da lesão, o que inviabiliza neste momento seu uso de forma segura na prática clínica. Alguns estudos em cardiologia definiram protocolos clínicos para utilização de células-tronco na lesão do músculo liso não contrátil, o que mostra o interesse crescente nesta possível modalidade terapêutica.

6. **Terapia extracorpórea por ondas de choque:** equipamentos específicos que são capazes de gerar uma onda acústica que quando em contato com o local acometido resulta em alterações biológicas. Estas alterações alteram a vascularização local, resultando em alívio dos sintomas dolorosos e diminuição do processo cicatricial. Acredita-se que a função da terapia está diretamente relacionada com a energia utilizada: baixa energia para alívio de sintomas; energia moderada para reparo tecidual; alta energia para estimulação óssea.[79] O uso desta modalidade terapêutica apresenta inúmeras descrições de seu uso na literatura para o tratamento de tendinopatias e epicondilites.[80-82] O uso para o tratamento de lesão muscular ainda é escasso e com poucos casos descritos, o que torna seus resultados ainda incertos.

■ REFERÊNCIAS BIBLIOGRÁFICAS

1. Andersen TE, Engebretsen L, Bahr R. Rule violations as a cause of injuries in male Norwegian professional football: are the referees doing their job? *Am J Sports Med* 2004;32:62S-8S.
2. Arnason A, Sigurdsson SB, Gudmundsson A et al. Risk factors for injuries in football. *Am J Sports Med* 2004;32:5S-16S.
3. Brophy RH, Wright RW, Powell JW et al. Injuries to kickers in American football: the National Football League experience. *Am J Sports Med* 2010;38:1166-73.
4. Hagglund M, Walden M, Ekstrand J. Injuries among male and female elite football players. *Scand J Med Sci Sports* 2009;19:819-27.
5. Hawkins RD, Hulse MA, Wilkinson C et al. The association football medical research programme: an audit of injuries in professional football. *Br J Sports Med* 2001;35:43-47.
6. Walden M, Hagglund M, Ekstrand J. UEFA Champions League study: a prospective study of injuries in professional football during the 2001-2002 season. *Br J Sports Med* 2005;39:542-46.
7. Feeley BT, Kennelly S, Barnes RP et al. Epidemiology of national football league training camp injuries from 1998 to 2007. *Am J Sports Med* 2008;36:1597-603.
8. Ekstrand J, Hagglund M, Walden M. Epidemiology of muscle injuries in professional football (soccer). *Am J Sports Med* 2011;39:1226-32.
9. Borowski LA, Yard EE, Fields SK et al. The epidemiology of US high school basketball injuries, 2005-2007. *Am J Sports Med* 2008;36:2328-35.
10. Lopez Jr V, Galano GJ, Black CM et al. Profile of an American amateur rugby union sevens series. *Am J Sports Med* 2012;40:179-84.
11. Alonso JM, Junge A, Renstrom P et al. Sports injuries surveillance during the 2007 IAAF World Athletics Championships. *Clin J Sport Med* 2009;19:26-32.
12. Malliaropoulos N, Isinkaye T, Tsitas K et al. Reinjury after acute posterior thigh muscle injuries in elite track and field athletes. *Am J Sports Med* 2011;39:304-10.
13. Malliaropoulos N, Papacostas E, Kiritsi O et al. Posterior thigh muscle injuries in elite track and field athletes. *Am J Sports Med* 2010;38:1813-19.
14. Walden M, Hagglund M, Magnusson H et al. Anterior cruciate ligament injury in elite football: a prospective three-cohort study. *Knee Surg Sports Traumatol Arthrosc* 2011;19:11-19.
15. Armfield DR, Kim DH, Towers JD et al. Sports-related muscle injury in the lower extremity. *Clin Sports Med* 2006;25:803-42.
16. Jarvinen TA, Jarvinen TL, Kaariainen M, et al. Muscle injuries: biology and treatment. *Am J Sports Med* 2005;33:745-64.
17. Anderson K, Strickland SM, Warren R. Hip and groin injuries in athletes. *Am J Sports Med* 2001;29:521-33.
18. Noonan TJ, Garrett WE Jr. Muscle strain injury: diagnosis and treatment. *J Am Acad Orthop Surg* 1999;7:262-69.
19. Opar DA. Hamstring strain injuries: factors that lead to injury and re-injury. *Sports Med* 2012;6 42(3):6 209-26.

20. Tidball JG, Daniel TL. Myotendinous junctions of tonic muscle cells: structure and loading. *Cell Tissue Res* 1986;245:315-22.
21. Takala TE, Virtanen P. Biochemical composition of muscle extracellular matrix: the effect of loading. *Scand J Med Sci Sports* 2000;10:321-25.
22. Tidball JG. Force transmission across muscle membrane. *J Biomech* 1991;24(Suppl 1):43-52.
23. Mayer U. Integrins: redundant or important players in skeletal muscle? *J Biol Chem* 2003;278:14587-90.
24. Michele DE, Campbell KP. Dystrophin-glycoprotein complex: posttranslational processing and dystroglycan function. *J Biol Chem* 2003;278:15457-60.
25. Garrett WE. Muscle strain injuries. *Am J Sports Med* 1996;24:S2-8.
26. Järvinen M, Lehto MUK. The effect of early mobilization and immobilization on the healing process following muscle injuries. *Sports Med* 1993;15:78-89.
27. Crisco JJ, Jokl P, Heinen GT et al. A muscle contusion injury model: biomechanics, physiology, and histology. *Am J Sports Med* 1994;22:702-10.
28. Kujala UM, Orava S, Järvinen M. Hamstring injuries: current trends in treatment and prevention. *Sports Med* 1997;23:397-404.
29. Kalimo H, Rantanen J, Järvinen M. Muscle injuries in sports. *Baillieres Clin Orthop* 1997;2:1-24.
30. Best TM, Hunter KD. Muscle injury and repair. *Phys Med Rehabil Clin N Am* 2000;11:251-66.
31. Farges MC, Balcerzak D, Fisher BD et al. Increased muscle proteolysis after local trauma mainly reflects macrophage-associated lysosomal proteolysis. *Am J Physiol Endocrinol Metab* 2002;282:E326-35.
32. Hurme T, Kalimo H, Lehto M et al. Healing of skeletal muscle injury: an ultrastructural and immunohistochemical study. *Med Sci Sports Exerc* 1991;23:801-10.
33. Tidball JG. Inflammatory cell response to acute muscle injury. *Med Sci Sports Exerc* 1995;27:1022-32.
34. Järvinen M, Sorvari T. A histochemical study of the effect of mobilization and immobilization on the metabolism of healing muscle injury. In: Landry F. (Ed.). *Sports medicine*. Miami, Fla: Symposia Specialists, Orban WAR, 1978. p. 177-81.
35. Järvinen M. Healing of a crush injury in rat striated muscle, 2: a histological study of the effect of early mobilization and immobilization on the repair processes. *Acta Pathol Microbiol Scand* 1975;83A:269-82.
36. Järvinen M. Healing of a crush injury in rat striated muscle, 4: effect of early mobilization and immobilization on the tensile properties of gastrocnemius muscle. *Acta Chir Scand* 1976;142:47-56.
37. Kääriäinen M, Kääriäinen J, Järvinen TLN et al. Correlation between biomechanical and structural changes during the regeneration of skeletal muscle after laceration injury. *J Orthop Res* 1998;16:197-206.
38. Corsi A, Xu T, Chen XD et al. Phenotypic effects of biglycan deficiency are linked to collagen fibril abnormalities, are synergized by decorin deficiency, and mimic Ehlers-Danlos-like changes in bone and other connective tissues. *J Bone Miner Res* 2002;17:1180-89.
39. Frank CB, Hart DA, Shrive NG. Molecular biology and biomechanics of normal and healing ligaments: a review. *Osteoarthritis Cartilage* 1999;7:130-40.
40. Nakamura N, Hart DA, Boorman RS et al. Decorin antisense gene therapy improves functional healing of early rabbit ligament scar with enhanced collagen fibrillogenesis in vivo. *J Orthop Res* 2000;18:517-23.
41. Chan YS, Li Y, Foster W et al. Antifibrotic effects of suramin in injured skeletal muscle after laceration. *J Appl Physiol* 2003;95:771-80.
42. Grounds MD. Towards understanding skeletal muscle regeneration. *Pathol Res Pract* 1991;187:1-22.
43. Hildebrand A, Romaris M, Rasmussen LM et al. Interaction of the small interstitial proteoglycans biglycan, decorin and fibromodulin with transforming growth factor α. *Biochem J* 1994;302:527-34.
44. Yamaguchi Y, Mann DM, Ruoslahti E. Negative regulation of transforming growth factor-α by the proteoglycan decorin. *Nature* 1990;346:281-84.
45. De Carli A, Volpi P, Pelosini I et al. New Therapeutic Approaches for Management of Sport-Induced Muscle Strains. *Adv Ther* 2009;26(12):1072-83.
46. Fernandes TL, Pedrinelli A, Hernandez AJ. Lesão Muscular-fisiopatologia, diagnostic, tratamento e apresentação clínica. *Rev Bras Ortop* 2011;46(3):247-55.
47. Aspelin P, Ekberg O, Thorsson O et al. Ultrasound examination of soft tissue injury of the lower limb in athletes. *Am J Sports Med* 1992;20:601-3.
48. De Smet AA, Best TM. MR imaging of the distribution and location of acute hamstring injuries in athletes. *Am J Roentgenol* 2000;174:393-99.
49. Slavotinek JP, Verrall GM, Fon GT. Hamstring injury in athletes: using MR imaging measurements to compare extent of muscle injury with amount of time lost from competition. *Am J Roentgenol* 2002;179:1621-28.
50. Thorsson O, Lilja B, Nilsson P et al. Comparing ultrasonography, magnetic resonance imaging and scintigraphy in evaluating an experimentally induced muscular hematoma. *Scand J Med Sci Sports* 1993;3:110-16.
51. Deal DN, Tipton J, Rosencrance E et al. Ice reduces edema: a study of microvascular permeability in rats. *J Bone Joint Surg Am* 2002;84:1573-78.
52. Hurme T, Rantanen J, Kalimo H. Effects of early cryotherapy in experimental skeletal muscle injury. *Scand J Med Sci Sports* 1993;3:46-51.
53. Mishra DK, Fridén J, Schmitz MC et al. Anti-inflammatory medication after muscle injury: a treatment resulting in short-term improvement but subsequent loss of muscle function. *J Bone Joint Surg Am* 1995;77:1510-19.
54. Thorsson O, Hemdal B, Lilja B et al. The effect of external pressure on intramuscular blood flow at rest and after running. *Med Sci Sports Exerc* 1987;19:469-73.
55. Thorsson O, Lilja B, Ahlgren L et al. The effect of local cold application on intramuscular blood flow at rest and after running. *Med Sci Sports Exerc* 1985;17:710-13.
56. Järvinen M. Healing of a crush injury in rat striated muscle, 3: a microangiographical study of the effect of early mobilization and immobilization on capillary ingrowth. *Acta Pathol Microbiol Scand* 1976;84A:85-94.
57. Järvinen M, Sorvari T. Healing of a crush injury in rat striated muscle, 1: description and testing of a new method of inducing a standard injury to the calf muscles. *Acta Pathol Microbiol Scand* 1975;83A:259-65.
58. Lehto M, Duance VC, Restall D. Collagen and fibronectin in a healing skeletal muscle injury: an immunohistochemical study of the effects of physical activity on the repair of injured gastrocnemius muscle in the rat. *J Bone Joint Surg Br* 1985;67:820-28.
59. Magnusson SP, Simonsen EB, Aagaard P et al. Viscoelastic response to repeated static stretching in thehuman hamstring muscle. *Scand J Med Sci Sports* 1995;5:342-47.
60. Järvinen M, Lehto M, Sorvari T et al. Effect of some anti-inflammatory agents on the healing of ruptured muscle: an experimental study in rats. *J Sports Traumatol Rel Res* 1992;14:19-28.
61. Obremsky WT, Seaber AV, Ribbeck BM et al. Biochemical and histological assessment of a controlled muscle strain injury treated with piroxicam. *Am J Sports Med* 1994;22:558-61.
62. Beiner JM, Jokl P, Cholewicki J et al. The effect of anabolic steroids and corticosteroids on healing of muscle contusion injury. *Am J Sports Med* 1999;27:2-9.
63. Lempainen L, Sarimo J, Matilla K et al. Distal tears of the hamstring muscles: review of the literature and our results of surgical treatment. *Br J Sports Med* 2007;41:80-83.
64. Bowman Jr KF, Cohen SB, Bradley JP. Operative Management of partial-thickness tears of the proximal hamstring muscles in athletes. *Am J Sports Med* 2013 June;41(6):1363-71.
65. Straw R, Colclough K, Geutjens G. Surgical repair of a chronic rupture of the rectus femoris muscle at the proximal musculotendinous junction in a soccer player. *Br J Sports Med* 2003;37:182-84.
66. Cheng Y, Yang H, Sun Z et al. Surgical treatment of gastrocnemius muscle ruptures. *Orthop Surg* 2012;4:253-57.
67. Fukada S, Miyagoe-Suzuki Y, Tsukihara H et al. Muscle regeneration by reconstitution with bone marrow or fetal liver cells from green fluorescent protein-gene transgenic mice. *J Cell Sci* 2002;115:1285-93.
68. Rantanen J, Thorsson O, Wollmer P et al. Effects of therapeutic ultrasound on the regeneration of skeletal musclemyofibers after experimental muscle injury. *Am J Sports Med* 1999;27:54-59.

69. Wilkin LD, Merrick MA, Kirby TE et al. Influence of therapeutic ultrasound on skeletal muscle regeneration following blunt contusion. *Int J Sports Med* 2004;25:73-77.
70. Józsa L, Reffy A, Demel Z et al. Alterations of oxygen and carbon dioxide tensions in crush-injured calf muscles of rat. *Z Exp Chir* 1980;13:91-94.
71. Best TM, Loitz-Ramage B, Corr DT et al. Hyperbaric oxygen in the treatment of acute muscle stretch injuries: results in an animal model. *Am J Sports Med* 1998;26:367-72.
72. Best TM, Shehadeh SE, Leverson G et al. Analysis of changes in RNA levels of myoblast and fibroblast-derived gene products in healing skeletal muscle using quantitative reverse transcription-polymerase chain reaction. *J Orthop Res* 2001;19:565-72.
73. Burkin DJ, Kaufman SJ. The $\alpha7\alpha1$ integrin in muscle development and disease. *Cell Tissue Res* 1999;296:183-90.
74. Terada S, Ota S, Kobayashi M et al. Use of an antifibrotic agent improves the effect of platelet-rich plasma on muscle healing after injury. *J Bone Joint Surg Am* 2013;95:980-88.
75. Huard J, Li Y, Fu F. Muscle injuries and repair: current trends in research. *J Bone Joint Surg Am* 2002;84(5):822-32.
76. Evans CH, Robbins PD. Genetically augmented tissue engineering of the musculoskeletal system. *Clin Orthop* 1999;367(Suppl):S410-18.
77. Kang R, Ghivizzani SC, Muzzonigro TS et al. Orthopaedic applications of gene therapy: from concept to clinic. *Clin Orthop* 2000;375:324-37.
78. Chargé SBP, Rudnicki MA. Cellular and molecular regulation of muscle regeneration. *Physiol Rev* 2004;84:209-38.
79. Site da Sociedade Brasileira de Tratamento por Ondas de Choque. Disponível em: <www.sbtoc.org.br>
80. Childress MA, Beutler A. Management of chronic tendon injuries. *Am Fam Physician* 2013;87(7):486-90.
81. Ilieva EM, Minchev RM, Petrova NS. Radial shock wave therapy in patients with lateral epicondylitis. *Folia Med (Plovdiv)* 2012;54(3):35-41.
82. Ioppolo F, Tattoli M, Di Sante L et al. Extracorporeal shock-wave therapy for supraspinatus calcifying tendinitis: a randomized clinical trial comparing two different energy levels. *Phys Ther* 2012;92(11):1376-85.

CAPÍTULO 43

LESÕES TRAUMÁTICAS DAS CRIANÇAS NO ESPORTE

Fábio César Petri ■ Alexandre Francisco de Lourenço

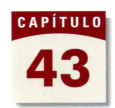

■ INTRODUÇÃO

A prática racional e contínua de atividades físicas promove um incremento em termos de saúde e disposição física e mental, com efeito prolongado à vida. Esta afirmativa parece ser consensual em nossos dias (Fig. 1).[1] Porém, tem-se observado uma crescente tendência de cobrança por parte de pais, treinadores e outros profissionais sobre as crianças, principalmente em se tratando de atividades competitivas, de desempenhos cada vez melhores, muitas vezes à custa de treinamentos exagerados e temporadas de competições cada vez menos espaçadas. Isto tudo leva ao encorajamento de esforços que são excessivos e precoces, para o atleta jovem não condicionado ou não preparado. Como consequência da transição de uma variedade de atividades esportivas livres para um padrão especializado de movimentos impostos por um único esporte competitivo, um crescente número de lesões vem ocorrendo, tanto agudas quanto por sobrecarga, que podem acarretar consequências para a vida futura.[2,3] Nas últimas duas décadas vem-se notando uma redução na idade de início de treinamentos regulares e atividades competitivas em esportes, como o tênis, natação e ginástica.[4,5] As crianças, seus pais, os professores de educação física e os técnicos parecem aceitar o risco de lesões como parte indesejável e inevitável da atividade esportiva, tendendo a acomodar-se.[6] Estudiosos do mundo todo vêm fazendo esforços para entender melhor essas lesões, sua incidência, mecanismos e consequências, no intuito de realizar programas mais bem estruturados e seguros para a participação das crianças em tais atividades.

As crianças não nascem com aptidões físicas iguais, nem interesse pelos mesmos esportes. Há uma seleção natural com base nesses parâmetros, que ocorre por volta dos 9 a 10 anos. Um desrespeito a essas aptidões, motivado pela ansiedade de pais e educadores para que a criança pratique sempre os esportes mais tradicionais ou valorizados pela sociedade, leva indivíduos não dispostos, e muitas vezes inábeis, a praticar determinada modalidade, tornando-se mais sujeitos a lesões.

Para uma formação normal de tecidos moles e ossos do esqueleto imaturo, são necessários níveis basais de estresse de tensão, compressão e rotacionais. Alguns trabalhos versam sobre a tolerância do esqueleto imaturo de humanos e de animais ao exercício físico, porém o nível mínimo para isso ainda não foi especificamente estabelecido. Malina, em 1999, não encontrou efeito significativo do exercício intenso e repetitivo sobre a estatura final e o estirão de crescimento.[7] Da mesma forma, uma investigação radiológica, feita por Krahl et al., em 1994, nas extremidades superiores de jogadores de tênis profissionais, mostrou que nos ossos das mãos e antebraços dos mesmos houve um aumento na densidade e diâmetro, comparados aos membros contralaterais. O estímulo ao crescimento longitudinal não foi relatado.[8] Strobino et al. postularam se tensões crescentes resultaria em lesão fisária, mas ainda há controvérsias.[9]

O ajuste do sistema musculoesquelético imaturo ao estresse gradual que lhe é imposto durante a atividade física intensa e repetitiva ocorre por meio da adaptação do sistema biológico por etapas. Até o sistema poder ajustar-se ao estresse a um nível compatível com sua recuperação ele não pode responder apropriadamente, se requerido em níveis de estresse mais altos. Se isto ocorrer por um longo período, o sistema estará sobrecarregado, levando a lesões inicialmente microscópicas, até se iniciarem os sintomas. Se os sintomas progressivos não forem suficientes para descontinuar as atividades, ocorre a falência do tecido, e a lesão se instala.

É importante diferenciar-se as atividades desenvolvidas pelas crianças e adolescentes como prática livre, por brincadeira ou diversão, das atividades esportivas organizadas, tanto em escolas como em clubes. Estas requerem treinamentos intensivos e constantes e levam muitas vezes à repetição de determinados movimentos, aumentando o risco das lesões por esforço repetitivo, além de lesões agudas, por maior tempo de exposição a ações que podem imprimir grandes cargas de energia ao organismo da criança. Não obstante, deve-se levar em consideração o impacto psicológico determinado nas crianças a partir do esporte organizado, ainda carente de estudos específicos.[10]

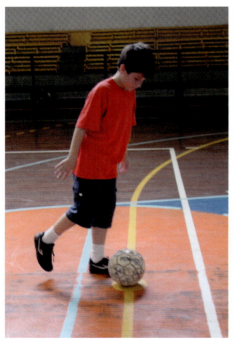

Figura 1. Criança e esporte.

Segundo o Colégio Americano de Medicina Esportiva,[11] mais da metade de todas as lesões esportivas na criança podem ser prevenidas. A atenção a deficiências físicas, métodos de treinamento, equipamentos de segurança e à saúde psicológica, principalmente na avaliação pré-temporada pode reduzir a incidência de lesões. Os adultos envolvidos nas atividades competitivas infantis, como técnicos, treinadores físicos, pais, juízes e médicos, deveriam ser informados sobre os avanços nos estudos sobre o tema por parte de órgãos governamentais ligados a essas atividades, para que possam estar atentos e implementar medidas e estratégias de segurança. Estas medidas vão desde mudanças nas regras e cobrança para a realização das mesmas, utilização e supervisão de equipamentos de segurança comprovadamente eficazes, treinamento especializado e padronizado para técnicos e treinadores físicos, até a aplicação de protocolos de preparação física específicos para a atividade escolhida, além da preparação física global. Apesar das pressões, muitas crianças e adolescentes escolhem participar de determinados esportes organizados até intuitivamente, por possuírem uma estrutura física e habilidades que lhes possibilitem ter sucesso no esporte. Entretanto, ao iniciarem a atividade, ainda estão despreparados para a mesma, e uma criança despreparada submetida a um treinamento intenso terá seus músculos, tendões, ligamentos e ossos submetidos a forças muitas vezes excessivas, favorecendo a ocorrência de entorses, fraturas e outras lesões durante a atividade esportiva. Além disso, dependendo da idade da criança, o desenvolvimento de coordenação neuromuscular e de habilidades proprioceptivas é ainda incompleto, e somente ocorrerá de maneira plena com um treinamento sob supervisão, racional e bem estruturado.

A realização de atividades físicas pelas crianças, se bem supervisionada e orientada, pode promover, além de benefícios físicos, características positivas de personalidade, como disciplina, autoestima e espírito de liderança. Septoe e Butler encontraram correlações positivas entre a participação em atividades físicas vigorosas e bem-estar emocional, independente de sexo, classe social, estado de saúde e procura por serviços médicos, estudando 5.061 atletas jovens de ambos os sexos com média de idade de 16,3 anos.[12] Porém, se os verdadeiros objetivos da atividade esportiva se perderem e se enfatizarem somente os aspectos competitivos do esporte, podem-se criar condições para a ocorrência de fatores indesejáveis, como as lesões.

■ INCIDÊNCIA DAS LESÕES

Fundamental para a epidemiologia das lesões esportivas é a definição de uma lesão. A maioria dos estudos considera uma lesão no esporte qualquer ato traumático contra o corpo suficiente para requerer primeiros socorros, perda de pelo menos uma parte da atividade esportiva, dias de aula, tratamento médico ou acionamento de companhia de seguros.[6,13]

Somente por meio de estudos bem conduzidos se conhecerá a verdadeira incidência das lesões nas diversas modalidades esportivas praticadas pelas crianças, além de sua significância e promoção de estratégias preventivas.

Outro aspecto importante dos estudos epidemiológicos é que pode trazer respostas à ansiedade dos pais em relação ao médico. Quais lesões decorrentes dos esportes são importantes? É significativo que um esporte tenha mais lesões que o outro? Que esportes têm o maior número de lesões que são permanentemente incapacitantes? Existe um esporte sem risco de lesão para as crianças?

Um método padrão para reportar as lesões esportivas infelizmente não existe. Diferentes estudos usam populações diferentes, metodologias diferentes e diferentes definições de lesões e sua respectiva gravidade. A incidência de lesões normalmente é reportada como a porcentagem de atletas que perderam pelo menos parte de uma prática ou um jogo durante uma temporada decorrente de uma lesão. Alguns estudos reportam a densidade de incidência, que é o número de lesões por pessoas praticantes da modalidade ou modalidades durante um tempo específico.[14] Outros reportam a porcentagem das lesões causadas por um determinado esporte dentro de todas as lesões reportadas numa determinada faixa etária na comunidade.[15,16] Outros ainda relatam o risco de lesão em determinadas modalidades esportivas por índices a partir da observação da incidência de lesões[4] e assim por diante.

Estes estudos são realizados por meio de análise de dados colhidos em salas de emergência de hospitais, em serviços médicos especializados ou não, de questionários distribuídos a grupos específicos de atletas, ou do acompanhamento de grupos de atletas.

Sabe-se que a incidência de lesões esportivas entre as crianças, de uma maneira geral, é baixa. Na França, estudos epidemiológicos colhidos em serviços de atendimento médico mostraram incidências de lesões esportivas, dentre todas as lesões ocorridas em crianças no respectivo período, da ordem de 11% na região de Yvelines, próximo a Paris;[15] 7,2% na região de Lyon;[17] 6,4% nas regiões do norte e leste da França.[18] Na Itália, um estudo feito na cidade de Trieste[19] mostrou incidências da ordem de 4,29% da faixa etária para meninos e 3,69% para meninas. Na Noruega, Sahlin registrou que 27% das lesões ocorridas entre crianças de 5 a 14 anos atendidas no Hospital Universitário e Regional de Trondhein foram causadas por participações esportivas.[13] Na Suécia,[20] 16,7% de todos os acidentes com crianças menores de 16 anos de idade foram causados por acidentes esportivos, embora a participação de crianças em atividades esportivas na Suécia seja maior. Na Holanda,[21] em 1989, encontrou-se uma incidência de 10,6 lesões esportivas por 100 participantes em esportes escolares e extraescolares num período de 6 semanas. O índice foi considerado alto pelos autores, mas explicado pelo registro de até mesmo mínimas lesões no esporte, diferentemente dos outros trabalhos. Dois anos mais tarde, o mesmo autor, em um outro estudo, encontrou números mais expressivos tanto em quantidade, quanto em gravidade das lesões, observando um aumento do número de crianças, passando suas horas livres em atividades esportivas organizadas e não organizadas, a diminuição da idade de início de atividades esportivas e grande número de crianças engajadas em mais de uma atividade.[22] Zaricznyj, nos EUA, estudando cerca de 25.000 escolares, encontrou apenas 6% com lesões esportivas.[6] Na Bélgica, Lysens et al. encontraram uma frequência de 4,72 lesões por estudante por 1.000 horas de exposição.[14]

Baxter-Jones (1993), estudando atletas de elite de quatro modalidades esportivas, encontrou incidência absoluta de 40 lesões por cada 100 participantes durante o período estudado, de 2 anos. Mesmo entre atletas de elite, que despendem uma grande parte de seu tempo em treinamentos intensivos de uma só modalidade, encontra-se incidência de lesões considerada baixa pelos autores. Pelo contrário, os autores relataram até mesmo um "efeito protetor" das atividades esportivas organizadas de alto nível.[23]

Sexo

Quando comparados os índices de lesão em meninos e em meninas, a maioria dos trabalhos demonstra não só uma maior incidência de lesões naqueles,[6,15,21,24] como também maior gravidade.[13,20] Zaricznyj encontrou duas vezes mais lesões em meninos (67% de seus casos de lesão) que em meninas (33%), apesar de sua população constituir-se de meninos (49%) e meninas (51%) em uma proporção semelhante. Ele explica o fato pela preferência dos meninos por esportes de maior risco, além de uma maior participação esportiva global por parte dos meninos, assim como outros autores.[6,21,22] Garrick e Requa[25] demonstraram que, nos esportes em que meninos e meninas participam de maneira igualitária, os índices de lesão são comparáveis. Meninos preferem esportes de times com contato, como o futebol, e esportes de contato, como as artes marciais. Os esportes mais populares entre as meninas são os individuais, sem contato, como ginástica, balé e tênis.[21,22]

Idade

É consenso que o número de lesões esportivas na infância aumenta proporcionalmente com a idade.[6,13,15,21,26] Backx sugeriu como explicação o fato de que quanto mais a criança cresce, maior a tendência de participar de atividades mais elaboradas, organizadas e competitivas, o que poderia levar a um aumento do número de lesões.[21] As crianças mais novas não são tão bem treinadas e têm um controle corporal mais pobre do que crianças mais velhas,[13] não sendo(ou não devendo ser) expostas a atividades tão elaboradas, porém mais estudos são necessários a esse respeito. Zaricznyj encontrou um pico de incidência aos 15 anos para os meninos e aos 14 anos para as meninas.[6] Em relação à gravidade das lesões, Sahlin não encontrou diferenças significativas entre as diferentes idades, estudando crianças entre 5 e 14 anos de idade.[13]

MECANISMOS DE LESÃO

As lesões que acontecem no âmbito esportivo entre as crianças podem ser decorrentes de diversos mecanismos específicos dentro das diversas modalidades esportivas existentes.

Zaricznyj encontrou 40% das lesões provocadas pela própria criança lesionada, por exemplo, queda da escada do trampolim, resultante em fratura de crânio, ou após tropeço em uma bola na quadra. Trinta por cento das lesões foram causadas por ações inapropriadas de outros participantes. Superfícies inapropriadas de jogo causaram menos de 10% das lesões e, dessas, a maioria ocorreu em esportes que envolviam lutas. Apenas duas lesões foram relacionadas com falha em equipamentos, como quebra de aparelhos na ginástica olímpica.[6] Tursz e Crost demonstraram que, em 58% de seus casos, queda foi a causa da lesão (da própria altura em mais da metade das quedas). Em 16%, a criança foi atingida por um objeto (principalmente bolas), e, em 9%, por outra criança. Concluíram que, na maioria dos casos, a criança se lesionou sem a participação de outros jogadores ou equipamentos, e sugeriram como medida preventiva de lesões a orientação e treinamento das próprias crianças (Fig. 2). Tanto nas aulas escolares de educação física como nos esportes de maneira geral, os treinamentos deveriam ser adaptados a cada criança, e os exercícios deveriam ser personalizados. Mesmo nas piscinas, os acidentes relatados foram decorrentes de quedas, isto é, corridas e escorregões no piso molhado. Apenas três afogamentos foram registrados, não fatais.[15] Este fato também foi reportado por Sahlin, sugerindo a verificação da segurança dos pisos utilizados ao redor da piscina, assim como nos vestiários.[13]

Backx et al. encontraram números parecidos. Em seu trabalho de 1989, quedas e torções foram responsáveis por 31% das lesões da amostra; quedas, por 24%; chutes, 13%; contato com a bola, 11%; trauma contra o oponente, 10%, somando 55% de mecanismos de lesão que não requerem a participação de outro atleta ou equipamento, sugerindo que fatores, como condicionamento físico ou coordenação motora do próprio atleta, por exemplo, são muito importantes na patogênese das lesões. Dados similares foram reportados de trabalho realizado 2 anos mais tarde com a mesma população.[22]

GRAVIDADE DAS LESÕES

Lesão grave pode ser considerada a que causa disrupção de uma ou mais estruturas de suporte do corpo ou dano a órgãos importantes (cérebro, fígado, rins etc.).[6] Também pode ser aferida a partir do grau de patologia encontrada no exame médico, pelo número de dias perdidos na atividade esportiva ou na escola, em decorrência da lesão, ou mesmo pela necessidade de hospitalização após a mesma. Em outros países, a gravidade da lesão pode ser aferida pela necessidade de se acionar a companhia de seguros, muitas vezes obrigatória para a realização de dada atividade esportiva. Em nosso meio, essa prática ainda é incomum. Pela subjetividade da avaliação da gravidade a partir do exame médico, a maioria dos trabalhos leva em consideração os dias perdidos de atividades ou competições, a necessidade de hospitalização ou de acionamento da companhia de seguros, mas não existe um método padronizado para a classificação da gravidade das lesões.

Portanto, os trabalhos diferem no critério de avaliação desse parâmetro. Backx et al. levaram em consideração a falta às aulas de educação física, faltas à escola e subsequente tratamento médico. Em 36% de seus casos, as crianças interromperam a frequência a aulas de educação física, porém mais de 96% continuaram a ir à escola. No caso de falta à escola por mais de 3 dias, fraturas, luxações, concussões e outras entidades clínicas graves estavam envolvidas. Em 31% dos casos houve procura de atendimento médico especializado.[22] Zaricznyj encontrou 80% de lesões que não considerou graves: entorses, contusões, lacerações e lesões superficiais. Nos outros 20%, considerou lesões graves, incluindo fraturas, lesões de ligamentos, concussões e luxações.[6] Baxter-Jones et al., considerando como parâmetro de gravidade o número de dias perdidos de treinamento em decorrência da lesão, notaram que as lesões por sobrecarga foram responsáveis por mais dias de afastamento, com média de 20, do que as lesões agudas, com média de 13 dias.[23]

LOCALIZAÇÃO DAS LESÕES

A maioria dos trabalhos que versam sobre os sítios mais comuns de lesão na atividade esportiva infantil encontrou uma predominância de lesões nos membros superiores,[4,13,15,22] que pode ser explicada pelo fato de a queda ser um mecanismo de trauma frequente entre as lesões esportivas na criança, com a proteção natural do membro superior.[15] Chambers[4] encontrou 80% das lesões de sua casuística acometendo os membros superiores, particularmente os dedos das mãos. Encontrou traumas nos membros inferiores somente no futebol americano e ginástica. Os locais do organismo mais frequentemente acometidos pelas lesões, no estudo feito por Backx et al.[21], em 1989, na Holanda, foram tornozelos (26,5%), joelhos (21,9%), mãos e pés (11,1% cada), coxas (6,8%), pernas (6,4%), cintura (6,1%), cabeça (4,8%), punhos (4,4%) e outros. A predominância de lesões nos membros inferiores, discordando de outros trabalhos similares, pode ser explicada pelo grande número de jogadores de futebol na amostragem (18%, entre os 15 esportes analisados).

NÍVEL DE ORGANIZAÇÃO ESPORTIVA

Há claras diferenças nas circunstâncias esportivas em que as lesões ocorrem. Em um estudo conduzido por Zaricznyj et al.[6], em Springfield, Illinois, EUA, com 25.512 crianças em idade escolar, as atividades esportivas não organizadas foram responsáveis pela maioria das

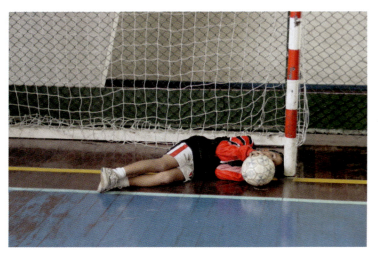

Figura 2. Autolesão (queda).

lesões apresentadas (40%), seguidas por aulas de educação física (38%). As atividades físicas organizadas foram responsáveis por apenas 15% das lesões, e times esportivos das comunidades, por outros 7%. Ele chama a atenção para o fato de as aulas de educação física nas escolas terem causado número de lesões semelhante a atividades esportivas não organizadas. Isto demonstraria não só a necessidade de mais estudos sobre as causas das lesões durante as referidas aulas, como de revisão das propostas da educação física e dos compromissos institucionais para com a educação física das crianças, atualizando seus professores quanto ao potencial de lesão das atividades esportivas, para a realização de aulas mais seguras.

Já no trabalho de Backx et al., na Holanda, em 1989, a maioria das lesões ocorreu durante atividades esportivas organizadas em clubes – 29% em sessões de treinamento e 33% durante jogos e competições, somando 62% em atividades esportivas organizadas. Vinte e um por cento das 791 lesões registradas ocorreram em aulas escolares de educação física e 17% em esportes não organizados.[21] Em um novo estudo feito em 1991, o mesmo autor encontrou que os esportes organizados foram responsáveis por 62% das lesões (sendo que a incidência em competições foi cerca de três vezes maior do que em treinamentos, mais observável em esportes de contato de quadra); educação física escolar, por 20%, e esportes não organizados, por 18%. Os autores explicam esses números pelo fato de na Holanda as atividades esportivas no âmbito escolar não terem a mesma importância dada nos Estados Unidos, ou seja, obviamente a comparação entre os diversos estudos só pode ser feita, levando-se em consideração as diferenças regionais e os aspectos relevantes predominantes na dada sociedade. Encontraram também a caracterização de determinados diagnósticos, dependendo do nível de organização: nas aulas escolares de educação física, predominaram fraturas, principalmente nos membros superiores, decorrente de quedas; em atividades esportivas de clubes, predominaram entorses de tornozelo, em concordância com outros estudos;[22,27,28] em esportes não organizados, ocorreram mais contusões e lesões de pele, causados por trauma direto, como chutes e socos. Além disso, encontraram nas lesões decorrentes de aulas de educação física maior número de consultas posteriores ao médico e maior número de abstenções às aulas escolares, em comparação a esportes não organizados. Uma explicação dada para essa diferença foi que, durante as aulas de educação física, enfatizam-se vários tipos de exercícios físicos, além de vários jogos, como futebol, vôlei, basquete, enquanto, em um esporte único, o treino é mais específico. O número de alunos sob orientação de um professor de educação física normalmente também é maior do que o de um técnico de clube. Os autores recomendam menor número de alunos por aula de educação física, para que os professores possam supervisionar os alunos mais de perto. Para os esportes de clube, recomendam programas de fortalecimento muscular para o tornozelo, como prevenção para as frequentes entorses observadas, além do estudo de medidas preventivas, como o uso de órteses de tornozelo durante os treinos e jogos.

Tursz e Crost (1986), na França, também encontraram um alto índice de lesões esportivas em aulas escolares de educação física, da ordem de 24% de todas as lesões ocorridas com crianças na região durante um ano. Se for considerado somente o ano acadêmico, a incidência sobe para 32%.[15] Chambers[4] encontrou atividades não supervisionadas (subir em árvores, correr e especialmente *skate*) respondendo por duas vezes mais lesões do que atividades organizadas e supervisionadas, porém há trabalhos que só consideram este tipo de atividade dentro de atividades esportivas, treinamentos ou competições.[13]

■ TIPO DE ESPORTE

Levando-se em consideração o tipo de esporte praticado, Zaricznyj[6] observou que, qualquer que seja o nível de organização, o esporte com maior incidência de lesões foi o futebol americano (19% de todas as lesões), seguido pelo basquete (15%), ginástica olímpica (11%), beisebol (10%), patins (6%) (Fig. 3), lutas (4,5%), ginástica (4%), vôlei (3,5%) e natação (3,2%). Se considerada a taxa de lesões por número de participantes no esporte, o mesmo autor encontrou que o esporte com maior número de lesões foi novamente o futebol americano (28%), lutas (16%) e ginástica (13%).

Usando outra metodologia, Chambers[4] calculou um índice: (número de lesões × 10) dividido por [(número de participantes) × (número médio de horas de participação) × (número de semanas na temporada do esporte)], a partir do qual inferiu o risco de cada um dos esportes estudados de causar lesões a seus praticantes. O risco calculado para o futebol americano foi quase o dobro (1,72) dos próximos esportes estudados, o basquete (0,88) e ginástica (0,85). O futebol tradicional teve um índice de 0,29; o beisebol, de 0,14, e a natação teve índice zero.

O autor recomenda o futebol tradicional como esporte coletivo (Fig. 4), e a natação, como esporte individual com ótimas oportunidades para o condicionamento físico do atleta em crescimento, por seus baixos índices de lesão. Quanto à natação, refere ser um dos mais balanceados tipos de exercício para o organismo em desenvolvimento, com variação da técnica, atingindo mais membros superiores, inferiores ou o corpo todo e desenvolvendo força, resistência, agilidade e coordenação. Cita vantagens do futebol em relação a outros esportes: pouco equipamento especializado requerido, apenas um

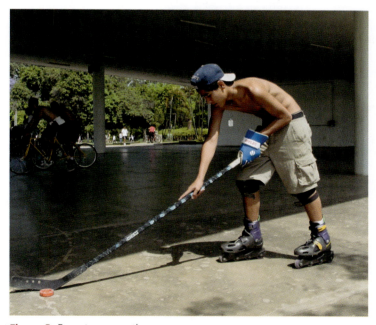

Figura 3. Esporte com patins.

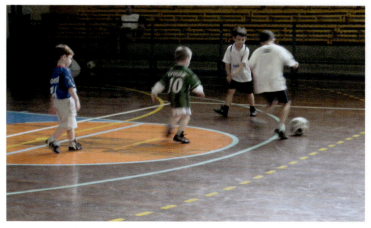

Figura 4. Futebol.

campo de grama e duas traves; equipamento individual simples, chuteiras e caneleiras para proteção; a ênfase à destreza mais do que à força, além do desenvolvimento de resistência pelas corridas constantes; a pouca discriminação do esporte, permitindo sua prática por pessoas de qualquer sexo, idade ou constituição corporal. Somente fez restrição ao pouco uso dos membros superiores.

Outros trabalhos também reconhecem o futebol como um esporte relativamente seguro, principalmente em períodos de pré-adolescência, e com maior incidência de lesões quando praticado por meninas do que por meninos.[29] É um esporte extremamente popular,[4,21,30-32] praticado por pelo menos 40 milhões de pessoas em todo o mundo. As lesões com menor gravidade acometem na grande maioria crianças e adolescentes, entre 65% e 70%, incidindo a maioria nos membros inferiores, incluindo coxa, tornozelo e pés. As lesões em membros superiores e o trauma facial são mais comuns na prática do futebol entre crianças e adolescentes do que em atletas adultos. As de maior gravidade são mais raras e incluem fraturas, as mais comuns nos membros inferiores, lesões na região do joelho e traumatismos cranioencefálicos. Destas, as mais comuns são as de joelho, incluindo fraturas, rupturas do ligamento cruzado anterior, lesões meniscais e deslocamentos patelares, geralmente apresentando-se com hemartrose. Lesões fisárias ocorrem, sendo a maioria do tipo I de Salter Harris, e as mais comuns as da cartilagem epifiseal distal da fíbula, causadas por mecanismo de inversão em entorses de tornozelo no esqueleto imaturo.[26,33]

Backx[21] encontrou riscos de lesão menos distanciados entre os esportes, ocupando o futebol a posição 6 entre 14 esportes. O esporte com maior risco, segundo ele, foi o basquete (mas em sua amostragem não foi considerado o futebol americano), seguido por *hockey* sobre cavalos, *korfball* (um esporte de time tipicamente holandês), handebol, futebol, artes marciais (Fig. 5), ginástica, montaria de cavalo, natação, vôlei, tênis, *badminton* e balé.

Backx,[22] em 1991, encontrou um índice de lesões em crianças significativamente aumentado em esportes com índices de salto elevados, esportes com contato físico e os chamados *outdoor*, praticados ao ar livre. Sugeriu como medidas preventivas, levando-se em consideração cada um desses parâmetros, ensinar técnicas de queda ao solo e exercícios de coordenação e fortalecimento muscular para os esportes com índice de saltos elevados, mudanças nas regras, restrição do contato físico entre os atletas, maior atenção às regras nos esportes *outdoor*. Recomendou também que essas medidas preventivas fizessem parte do currículo escolar, inclusive com suporte teórico em aulas de biologia.

Baxter-Jones *et al.*[23] acompanharam por 2 anos um grupo de 453 atletas de elite em quatro tipos de esporte: futebol, ginástica, tênis e natação. Encontraram risco maior de lesões no futebol (67% dos jogadores apresentaram uma ou mais lesões durante o acompanhamento), seguido pela ginástica (65%), tênis (52%) e natação (37%).[11] A natação, além de menor número de lesões, apresentou lesões menos graves tanto agudas como crônicas, com média de retorno às atividades em 5 dias.

Muitas crianças e adolescentes utilizam treinamentos com pesos para aumentar a força e a massa muscular, existindo até mesmo algumas que participam de competições de levantamento de peso e afins. Alguns trabalhos recentes mostram que programas bem conduzidos por adultos experientes podem aumentar a força sem riscos significativos.[34] Fraturas fisárias, ruptura de discos intervertebrais e fraturas na coluna lombossacra são descritas em atletas infantis envolvidos com esse tipo de atividade, principalmente nos trabalhos desenvolvidos com carga máxima[35,36], portanto, ainda não há um consenso sobre a questão. A Federação Americana de Levantamento de Pesos preconiza que a idade ideal para o início dessas atividades é em torno de 14 anos. A Academia Americana de Pediatria recomenda o início somente após o indivíduo ter atingido o estágio 5 de Tanner de desenvolvimento da maturidade, em torno dos 15 anos, com variações individuais, já após o período de rápido crescimento.[34]

Quanto aos esportes que envolvem luta, a Academia Americana de Pediatria recomenda oposição vigorosa por parte dos médicos a esportes que envolvam ataque intencional à região da cabeça, como o boxe, caratê modalidade *full-contact* e o *tae kwon do*, pelo risco de encefalopatia crônica causada por golpes repetitivos nessa região, com consequências por vezes desastrosas para o atleta em desenvolvimento.[20,37]

Cabe ainda a discussão sobre os efeitos do treinamento intenso repetitivo sobre o crescimento do atleta infantil em determinadas modalidades esportivas. Estudos realizados em ginastas, que frequentemente utilizam o membro superior como membro de carga em razão dos movimentos inerentes à prática da modalidade, demonstram uma alta prevalência de variante ulnar positiva, provavelmente em razão de lesões dos mecanismos de crescimento do rádio distal. Além dessa observação, encontra-se alta incidência de dor no punho dos atletas, em torno de 45 e 80%, respectivamente para atletas de alto nível e de nível colegial. Este sintoma é diretamente relacionado com a intensidade do treinamento, idade dos participantes e idade do início de treinamento, com maior incidência em atletas que começam o treinamento em idades mais avançadas na infância, pela proximidade do estirão do crescimento e por maior desenvolvimento de habilidades específicas e força muscular quando do início mais precoce do treinamento.[24,38]

■ LESÕES

Os dados sobre lesões mais frequentemente encontradas nas atividades esportivas entre crianças (incidência, localizações mais frequentes, mecanismos de lesão etc.) obviamente dependem do tipo de esporte em questão. Porém, vários estudos mostram esses dados de maneira global, por analisarem grupos populacionais.

Backx *et al.*,[21] em 1989, demonstraram que as lesões mais comuns, que acometem as crianças nas atividades esportivas, sejam elas organizadas, sejam como prática livre, são contusões (40%), entorses (37%), distensões (7%), fraturas e luxações (6%), concussões (2%) e outras (8%).[7] No estudo de 1991, na mesma população, os achados foram similares: contusões, 43%; entorses, 21%; distensões, 9%; fraturas e luxações, 7%; lacerações e abrasões, 7%; condromalacia patelar, 4% e outros, sendo que a amostragem de esportes estudados é um pouco diferente por exemplo, o futebol ocupava o sexto lugar em número de participantes, enquanto era o primeiro no trabalho anterior. Sahlin[13] reportou fraturas e entorses incidindo de maneira igual em membros superiores, enquanto as entorses foram a maior causa de lesões nos membros inferiores. Contusões

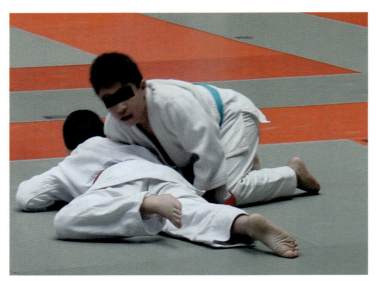

Figura 5. Judô.

tiveram a maior incidência entre as lesões da cabeça. As fraturas do antebraço foram o tipo mais comum de fratura.

As lesões esportivas são um fenômeno multifatorial. Sua prevenção ainda é um problema complexo e oferece contínuos desafios para a medicina. É importante a diferenciação das lesões decorrentes de atividades esportivas, quaisquer que elas sejam, em duas categorias distintas: agudas, decorrentes de um impacto ou movimento único, como contusões, entorses, luxações e fraturas; e lesões por esforço repetitivo ou lesões por sobrecarga, decorrentes de microtraumas repetitivos secundários de atividades atléticas, como tendinites, bursites, canelites, dores lombares, fraturas por estresse, condromalacia patelar etc. O problema multifatorial deve ser estudado de uma maneira global. Poucos resultados têm sido obtidos no sentido de estabelecer estudos mais rigorosamente controlados para evitar a contaminação por variáveis que interferem nos trabalhos que versam sobre as lesões esportivas.

Muitos autores têm tentado identificar os fatores-chave envolvidos na patogênese das lesões esportivas.[30-32] Há um consenso geral sobre a classificação dos fatores de risco em duas categorias:

1. **Extrínsecos:** relacionados com o tipo de atividade esportiva praticada, com a maneira como a modalidade é praticada (tipo de treinamento), com as condições do meio e equipamentos.

   O tipo de atividade esportiva praticada pode influir principalmente nos tipos de lesão a que o atleta infantil estará sujeito, por exemplo, o "cotovelo do arremessador" (*Little League elbow*), desenvolvido por arremessadores de beisebol.[39]

   Técnicas de treinamento inadequadas causam aumento do estresse sobre os tecidos, sejam eles moles ou ósseos. O treinamento sempre deve procurar um condicionamento progressivo, respeitando a capacidade de recuperação natural do organismo. Mudanças rápidas e aumentos bruscos na intensidade e duração dos treinamentos claramente predispõem a lesões por sobrecarga.[15] Como regra geral, aumentos nesses parâmetros maiores do que 10% por semana devem ser evitados.[40] Os fatores relacionados com o meio ambiente incluem equipamentos e superfícies de treinamento. Raquetes, bolas e calçados inadequados, além de pisos rígidos ou irregulares, podem contribuir para lesões, por aumentarem o estresse sobre os tecidos de crianças e adolescentes, em virtude da movimentação constante e repetitiva feita por esses materiais.

2. **Intrínsecos:** características físicas e traços psicológicos do indivíduo. Um mau alinhamento de um membro decorrente de uma deformidade fixa ou flexível, encurtamentos musculares, articulações pouco móveis, frouxidão ligamentar, pouca flexibilidade, além de fatores psicológicos, como falta de motivação, podem aumentar o estresse sobre estruturas do organismo.

   Um mau alinhamento inclui anteversão excessiva do colo femoral, discrepância no comprimento dos membros inferiores, mau alinhamento patelar, joelho varo ou valgo, pés planos. A anteversão excessiva do colo femoral é extremamente comum e pode predispor a problemas na articulação femoropatelar.[41] Apesar de essas condições poderem contribuir para lesões no atleta jovem, pequenos maus alinhamentos anatômicos podem ser bem tolerados pelo organismo, mas deve-se atentar para o fato de que podem somar-se com outros fatores de risco.[42] Além dos maus alinhamentos, deve-se sempre observar a presença de patologias associadas, lembrando que os jovens atletas estão sujeitos às mesmas patologias que a população infantil geral. Como exemplo, em casos de coalizão tarsal ou pés cavos, a quebra da delicada conexão entre os elementos do membro inferior pode levar a sintomas na perna e joelho, dificultando a participação nas atividades esportivas e trazendo baixo rendimento.

Os tecidos moles alongados passivamente em resposta ao crescimento longitudinal dos ossos no organismo em desenvolvimento, especialmente nos períodos de rápido crescimento, podem tornar-se tensos e sem flexibilidade, predispondo a lesões decorrentes desse desbalanço entre força e flexibilidade. Programas de observação e alongamento podem prevenir tal fato.[43]

Durante bom tempo, a maioria dos estudos epidemiológicos atentou somente para os fatores de risco extrínsecos e analisou a incidência de lesões específicas resultantes de certos tipos de esporte.[4,6,13,15,16,20,21] Mais recentemente, a preocupação recaiu também sobre os fatores de risco intrínsecos, procurando evidências de possivelmente serem eles os principais responsáveis pela maioria das lesões esportivas.[30,31] No estudo de Jackson *et al.*,[44] medidas de várias características individuais (físicas e psicológicas) foram feitas para determinar variáveis estatisticamente significativas que predispusessem indivíduos a lesões atléticas. Nenhuma relação forte foi encontrada, sugerindo mais estudos sobre o tema.

Lysens *et al.*[14] estudaram a propensão de 185 jovens atletas, meninos e meninas estudantes de uma mesma escola, sob treinamento, sujeitos rigorosamente aos mesmos fatores extrínsecos, a acidentes esportivos (lesões agudas) e a apresentarem lesões por sobrecarga. A complexa relação entre os critérios variáveis (lesões agudas e por sobrecarga) e os preditores variáveis (fatores de risco intrínsecos) foi estimada para meninos e meninas separadamente. No que concerne à relação entre características físicas e acidentes esportivos, a principal observação foi a não concordância com o axioma esportivo de que atletas fortes são melhores nos esportes e sofrem menos lesões. Os resultados sugeriram que o indivíduo com uma grande força dinâmica alcançará picos de carga cinética de valores altos durante as atividades esportivas e estará sujeito a risco de lesões agudas violentas. Já a força estática tem um efeito estabilizador no aparelho locomotor e parece ser um fator protetor. Outra observação importante foi a relação entre mobilidade articular e certos tipos de lesão (entorses e luxações). Meninos com uma pontuação alta nos testes de flexibilidade foram mais sujeitos a lesões. O mesmo não foi observado para as meninas.

Já em relação à propensão para lesões por *overuse*, características físicas claras e estáveis puderam ser reportadas. Uma falta de força estática e frouxidão ligamentar comprometem a função estabilizadora de músculos e ligamentos. Em combinação com músculos sem tensão e distúrbios específicos de alinhamento (pés pronados, ângulo Q aumentado e discrepância no comprimento dos membros), estas características físicas podem provocar lesões por *overuse*. Peso e estatura aumentados e uma força explosiva grande podem comprometer o delicado equilíbrio entre carga e capacidade de sustentar carga.[30,31,45]

Quanto aos fatores psicológicos e psicossociais, os traços mais frequentemente ligados a acidentes esportivos foram falta de cautela e estado de ansiedade, o que não diferiu de outras pesquisas sobre acidentes em indústrias e acidentes de trânsito. Características psicológicas e psicossociais estão mais ligadas a lesões agudas, enquanto a predisposição para lesões crônicas é mais com base em características físicas.[14,45]

Lesões agudas, tanto em estruturas ósseas quanto em partes moles, como ligamentos, músculos e tendões eventualmente ocorrem durante treinamentos ou competições esportivas entre as crianças, e muitas vezes possuem peculiaridades próprias da infância. Por exemplo, nos últimos 7 anos, foi notado um relativo aumento no número de lesões agudas do ligamento cruzado anterior entre as meninas atletas. Este fenômeno foi bem documentado por Arendt e Dick, em uma análise retrospectiva de 5 anos, feita em jogadores de futebol e basquete de nível colegial. Seu estudo demonstrou ser a incidência de lesão do referido ligamento cerca de três vezes mais comum em meninas do que em meninos.[46] Para as lesões agudas, o manejo precoce do paciente deve obedecer aos princípios de trauma ortopédico infantil geral: os procedimentos emergenciais devem ser realizados, como imobilizações com materiais disponíveis no momento para conforto no transporte, cobertura de eventuais ferimentos de fraturas expostas com material limpo e encaminhamento para centros especializados de tratamento. A reabilitação completa, entretanto, requer a restauração total da força e do arco de movimento articular e o retorno rápido, mas seguro, para as competições atléticas.[44,47] Para isso ser atingido, um importante conceito é o de imobilização funcional, com o atleta mantendo o movimento e condicionamento da parte lesionada e do corpo como um todo, dentro dos limites de um tratamento apropriado.[48]

Baxter-Jones et al.,[23] estudando atletas de elite em quatro modalidades esportivas, encontraram na natação 63% de todas as lesões apresentadas como lesões por sobrecarga, contra 15% no futebol e 33% na ginástica e no tênis. Dentre o total de lesões acompanhadas durante os 2 anos do estudo, cerca de um terço foram lesões por sobrecarga.

A história do paciente é muito importante nesses casos. A dor normalmente deve ser caracterizada dentro de três estágios: nível I, quando aparece apenas na atividade física extenuante; nível II, quando aparece em participações esportivas limitadas; e nível III, quando aparece nas atividades de rotina. Além disso, devem-se procurar fatores que normalmente estão presentes, isoladamente ou em conjunto, quais sejam: anatômicos, de treinamento e do meio ambiente.

Há a necessidade de um exame físico detalhado quando da presença de queixas e sintomas em crianças, levando-se em conta uma multiplicidade de parâmetros, tanto nas extremidades superiores, quanto nas inferiores e coluna dorsal. Devem ser pesquisados o alinhamento, grau de frouxidão ligamentar, flexibilidade e amplitude de movimentos das articulações (lembrando que em modalidades específicas, por exemplo, balé ou ginástica olímpica, uma amplitude normal não é suficiente), força muscular, além de focos de dor no caso das denominadas "ites" (bursites, tendinites, apofisites).

O tratamento das lesões por sobrecarga consiste em cinco etapas que devem ser respeitadas para um tratamento racional e de sucesso. O primeiro estágio consiste na identificação dos fatores predisponentes já abordados anteriormente no texto. O segundo, na reversão ou modificação desses fatores. Vale a pena, dentro desse segundo item, discutir a importância do conceito de "repouso relativo", com diminuição da duração, intensidade, magnitude e frequência do treinamento para níveis que não produzam sintomas, além da conscientização do atleta de que este é um período temporário, retomando gradualmente o ritmo de treinamento. O repouso absoluto traz consigo as consequências indesejáveis do desuso. A terceira etapa consiste no controle da dor, após o diagnóstico preciso. A quarta, em um programa de reabilitação de flexibilidade, força e resistência, que leva à quinta, a manutenção, até como fator preventivo para novas lesões.

As lesões por sobrecarga nas crianças participantes de atividades esportivas são divididas em quatro categorias gerais, quais sejam: fraturas por estresse, tendinites e apofisites de tração de inserções tendinosas, bursites e desarranjos articulares.[43]

Fraturas por estresse são uma resposta do osso à sobrecarga. Ocorrem quando a relação formação/reabsorção de osso em atendimento às demandas de carga e ação muscular sobre esse osso em esforços repetitivos fica desbalanceada, até ocorrer a falência do tecido. Frequentemente a história revela aumentos ou mudanças repentinas na carga de treinamento. Apesar de radiografias comuns poderem permanecer negativas por 6 ou 8 semanas, cintilografia óssea pode confirmar o diagnóstico até 3 ou 5 dias do início dos sintomas.[49] Elas ocorrem em diversos locais, sendo o mais frequente a tíbia proximal. Seu tratamento segue os conceitos gerais para as lesões por sobrecarga, podendo também ser utilizadas desde imobilizações convencionais e repouso a órteses com descarga de peso com manutenção do treinamento.

Apesar de tendinites e bursites poderem ser vistas no atleta jovem, acometendo as mais variadas localizações no organismo, apofisites de tração são mais características nesse grupo, justamente por se tratarem de organismos em desenvolvimento, apresentando placas de crescimento abertas. Os locais mais comuns de lesão por sobrecarga no atleta jovem geralmente refletem os locais de desenvolvimento musculoesquelético rápido.[3,50]

As cartilagens epifiseais de crescimento são divididas em de compressão, geralmente nas extremidades dos ossos longos e responsáveis pelo crescimento longitudinal, e as de tração, não responsáveis pelo crescimento, geralmente na base de protuberâncias ósseas e também chamadas de apófises. Estas últimas são chamadas de tração justamente pela inserção de músculos sobre elas, submetendo-as a esse tipo de força. Com o advento do treinamento intensivo de crianças em determinadas modalidades esportivas, essas apófises passaram a sofrer as consequências do movimento repetitivo e intenso de tração, causando as chamadas apofisites. O quadro clínico apresenta dor local e dificuldade para movimentação, podendo trazer baixo rendimento e, às vezes, impossibilitando a prática esportiva. Com o tempo, não sendo realizado tratamento precoce e adequado, o processo inflamatório pode tornar-se crônico e ocorrer fragmentação. O exame radiográfico, por vezes, pode demonstrar pequenas avulsões ósseas.

No âmbito esportivo, as apofisites mais comuns são o "cotovelo do arremessador" no beisebol; a síndrome de Sinding-Larsen Jhanson, no polo inferior da patela; a osteocondrite de Sever, no calcâneo, e a síndrome de Osgood-Schlater, na tuberosidade anterior da tíbia, em esportes com salto, principalmente no salto em altura.

O "cotovelo do arremessador" é uma entidade bastante comum no âmbito do beisebol, um dos mais populares esportes nos Estados Unidos, com cerca de 4,8 milhões de crianças entre 5 e 14 anos, participando em atividades organizadas e recreacionais anualmente. O termo *Little League elbow* foi usado pela primeira vez, em 1965, para demonstrar evidências radiológicas de fragmentação da apófise do epicôndilo medial e osteocondrose da cabeça do rádio e capítulo, às vezes, com aparecimento de corpos livres intra-articulares.[39] Estudos subsequentes feitos em jogadores menores de 12 anos mostraram uma incidência de alterações radiológicas bem menor do que se acreditava no início.[51] Ocorre por arremessos repetitivos durante a prática do esporte. Nos arremessos, particularmente naqueles em curva, o cotovelo é movimentado de uma posição de flexão aguda para extensão forçada com o antebraço em pronação. Essa ação produz uma tensão considerável nas inserções tendinosas dos músculos flexo-pronadores do antebraço no epicôndilo medial do úmero. Alguns estudos mostram que a maioria dos arremessadores adolescentes tem algum grau de processo inflamatório no epicôndilo medial, mas a detecção e intervenção rápidas permitem a completa resolução do quadro antes que alterações estruturais e radiológicas ocorram.[51] Deve-se atentar também para outras entidades que podem ocorrer, como a lesão à placa fisária do úmero distal, descrita como decorrente de esforços repetitivos, levando à dor e à diminuição do arco de movimento do cotovelo.[52] Anormalidades mais sérias costumam aparecer somente depois dos 13 anos.[51] Os arremessos costumam ser limitados pelas ligas de beisebol, mas trabalhos sugerem uma proibição até a idade de 14 anos, devendo ser durante os treinamentos, realizados por máquinas ou por adultos.[39]

Outro local comum de apofisites traumáticas é a tuberosidade anterior da tíbia. Quando a sintomatologia aparece na região, relacionada com as atividades físicas de um adolescente (principalmente corridas, saltos e chutes), deve-se investigar se, além da apofisite pela participação esportiva, não está presente a Síndrome de Osgood-Schlater. Na série de Collins,[53] esta foi a apofisite mais encontrada, representando 58% de todas as lesões da região epifisária. Já na série de Larson,[51] a mais encontrada foi a apofisite da tuberosidade posterior do calcâneo, responsável por 44% dos casos.

Os desarranjos articulares são um problema comum e incapacitante no atleta jovem. A osteocondrite dissecante representa uma lesão do osso subcondral e da cartilagem articular. Reflete a suscetibilidade da cartilagem articular da criança às cargas de cisalhamento.[40] Lesões por sobrecarga da cartilagem articular também podem levar à condromalacia, embora este padrão de lesão da cartilagem articular seja mais característico de cartilagens maduras.

Dor lombar

O crescimento rápido do corpo vertebral normalmente não é acompanhado pelo alongamento dos tecidos moles perivertebrais, e, como consequência, muitos atletas, principalmente nos períodos de rápido crescimento, desenvolvem uma hiperlordose. Somando-se a isso movimentos repetitivos e vigorosos de hiperextensão da coluna lombar exigidos em certas modalidades esportivas, torna-se frequente a queixa de dor lombar baixa entre atletas jovens. Exemplos comuns dessas modalidades são o nado estilo borboleta e a ginástica olímpica.

As maiores causas desse tipo de dor são as próprias dores mecânicas por hiperlordose, fraturas por estresse da articulação do pedículo do arco vertebral (espondilólise), ou protrusão discal.[43] Nas dores mais altas (torácicas ou toracolombares), é importante a investigação da doença de Scheuermann, que, nos casos leves e moderados, não é incompatível com as atividades esportivas.[53] A maioria das dores lombares decorrentes de atividades atléticas responde bem ao tratamento fisioterápico, com exercícios posturais e demais medidas conservadoras, mas deve-se atentar para patologias associadas.[54]

Dor pélvica e no quadril

Devem-se descartar clínica e radiologicamente instabilidades pélvicas, epifisiólises e doença de Perthes. Apofisites da inserção de músculos do quadril, tanto nas cristas e espinhas ilíacas, como na região dos trocanteres, também são causas comuns de dor no quadril do atleta infantil. Estas queixas são comuns em dançarinos e ginastas.

Dor no joelho

A articulação do joelho é sede comum tanto de lesões agudas, como crônicas. A dor anterior do joelho pode estar localizada na patela, no polo inferior ou na inserção tibial do tendão patelar. Se a dor é focal e localizada na tuberosidade anterior da tíbia, aparecendo principalmente em esportes que envolvem chutes ou saltos, deve ser pesquisada a síndrome de Osgood-Schlater, comum entre meninos adolescentes. Dor retropatelar, agravada por descer escadas e fletir o joelho, é sugestiva de desalinhamento patelar. Se o foco de dor for o polo inferior da patela, pode-se aventar a possibilidade da síndrome de Sinding-Larsen-Johanson.[54]

Dor no pé e tornozelo

Na presença de dor no calcanhar de atletas infantis que piora após a atividade física, frequentemente descrita em esportes de campo, como o futebol, deve-se sempre pensar na osteocondrite da tuberosidade posterior do calcâneo, a apofisite de Sever. Quando vem acompanhada de dor na panturrilha, este fato pode ser explicado pelo desbalanço entre o crescimento de partes ósseas e tecidos moles. Deve-se sempre aventar a hipótese de fraturas por estresse dos ossos do tarso e do navicular, nos casos de dor no pé apresentados por atletas em treinamento intensivo, sendo a RM e a cintilografia óssea de grande auxílio para o diagnóstico precoce de tais casos.[54]

Lesões fisárias

Um tipo específico de lesão passível de ocorrer em crianças e adolescentes, quando da prática esportiva, e que assume grande importância, dadas as consequências que podem acarretar, são as lesões da placa de crescimento dos ossos do esqueleto imaturo, ou lesões fisárias (Fig. 6). Em virtude de particularidades em sua topografia e anatomia, lesões das cartilagens epifiseais podem levar a seu fechamento precoce e a problemas no crescimento ou, como, felizmente, na maioria dos casos, curar-se sem deixar sequelas, requerendo para isso um rápido diagnóstico e tratamento acurado.

Embriologia da placa fisária

Os ossos do corpo humano podem formar-se a partir de dois processos básicos:

1. **Ossificação intramembranosa:** o osso desenvolve-se diretamente por ossificação do tecido fibrocelular. É o tipo de ossificação que forma, por exemplo, os ossos chatos do crânio.
2. **Ossificação endocondral:** o aparecimento dos brotos dos membros ocorre por volta da quinta semana de vida intrauterina, como projeções ectodérmicas a partir do tronco. No seu interior, encontram-se células mesenquimatosas primitivas, capazes de se diferenciar em vários tecidos (músculos, cartilagem, osso). Ocorre uma condensação dessas células na porção central dos brotos, diferenciando-se em um precursor cartilaginoso de um osso tubular. A porção central desse precursor é invadida por um vaso sanguíneo, que vai tornar-se a artéria nutriente do osso, e inicia-se a ossificação, do centro para as extremidades, formando o centro de ossificação primário. Este centro continua a crescer, até que cada extremidade cartilaginosa do molde é invadida por outros vasos sanguíneos, dando início aos centros de ossificação secundários.[55] Estes dois centros de ossificação ou epífises podem ossificar-se e estar presentes no nascimento, mas muitos só aparecerão meses e até anos depois. Os centros primários e secundários continuam a crescer um em direção ao outro, mas permanecem separados até o final da adolescência por um remanescente cartilaginoso, a fise ou placa de crescimento.

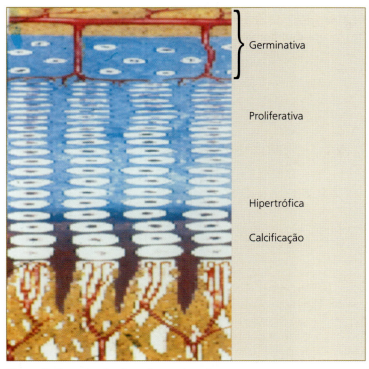

Figura 6. Camadas da placa do crescimento.

Anatomia microscópica da cartilagem epifiseal

O exame microscópico da cartilagem epifiseal revela diversas camadas distintas.[55] Começando na extremidade epifisária, nota-se a **camada germinativa**, invadida por vasos sanguíneos em alças e formada por células pequenas com uma gradação crescente, que servem de reserva para a cartilagem em crescimento, até a próxima camada, a **camada proliferativa**. Esta ocupa uma porcentagem maior da placa de crescimento, caracterizando-se por numerosas células arranjadas em colunas longitudinais e empilhadas como panquecas, progressivamente, de tamanhos maiores, com grande número de divisões celulares. Na próxima camada, a **hipertrófica**, as células começam a hipertrofiar e degenerar, iniciando a calcificação da matriz a partir de tecido osteoide depositado pela vasculatura metafisária invasora, que rompe através dos septos transversos, formando a região conhecida como esponjosa primária já na quarta camada, a **camada de calcificação**, que é caracterizada pelo aparecimento de osteoblastos, a reposição de células mortas por trabéculas ósseas e a presença de capilares vindos da região metafisária.[51,53] O osteoide torna-se mineralizado inferiormente, na região metafisária, conhecida como esponjosa secundária.

A junção fiso-metafisária possui irregularidades conhecidas como processos mamilares, que cria uma superfície ondulada que aumenta a área total da superfície, aumentando a resistência da cartilagem epifiseal ao deslocamento.

Anatomia macroscópica da cartilagem epifiseal

Também existem convoluções maiores presentes em algumas placas fisárias, como a umeral proximal, que apresenta um pico em tenda, e a femoral distal, que apresenta quatro oscilações. Esse contorno ondulado aumenta a área de superfície, propiciando maior resistência ao deslocamento. O filhote de cabra montanhesa possui oito convoluções em seu fêmur distal, protegendo a cartilagem epifiseal quando da realização de seus saltos.

Papel da metáfise

A metáfise possui um papel protetor em relação à placa de crescimento, funcionando como um absorvente de choques diante de cargas compressivas.[55] A chamada "fratura em toro" ou por endentação, na criança é uma clara demonstração dessa função, cedendo à força de compressão e evitando que ocorra lesão à cartilagem.

Fechamento da cartilagem epifiseal

Todas as placas do crescimento no homem terminam por fechar-se, primeiro nas meninas, por volta dos 10 ou 11 anos de idade, e, mais tardiamente nos meninos, que podem crescer até próximo dos 18 anos de idade. Estes permanecem, portanto, mais tempo suscetíveis a lesões fisárias. A partir do exame radiográfico da sequência da oclusão fisária, pode-se determinar a idade esquelética da criança, que não necessariamente se relaciona com a idade cronológica.[55]

Biomecânica da cartilagem epifiseal

Em termos mecânicos, a cartilagem epifiseal é um material não homogêneo e anisotrópico, que responde de vários modos a vários tipos de força aplicados sobre ela, normalmente sujeita a forças de tração, compressão e cisalhamento.

Uma variedade de forças, agudas e crônicas, pode resultar em lesões fisárias, sendo as mais comuns causadas por sobrecargas agudas. A cartilagem epifiseal é mais suscetível a forças de cisalhamento, que podem levar a uma ruptura. A carga axial também pode levar a profundos efeitos sobre a função fisária. Arkin e Katz usaram gessos seriados para aplicar carga axial em parte da cartilagem epifiseal tibial de coelhos e notaram deformidades angulares do membro após o procedimento. Acreditava-se, a partir de estudos histológicos, que a lesão fisária ocorreria entre a camada hipertrófica e o osso metafisário. Estudos posteriores mostraram os traços de fratura percorrendo caminhos diversos, embora se saiba que traços que cortam as zonas mais próximas à epífise, por comprometerem a vasculatura e a nutrição das células da cartilagem, levam a mais problemas para o crescimento.[56]

As lesões da placa de crescimento podem ser totais, levando à discrepância no comprimento dos membros, ou parciais, levando a deformidades angulares.

Alguns artigos mostram incidências de 15 a 20% de envolvimento da placa fisária nas lesões de ossos de crianças,[55] sendo o membro superior mais envolvido que o inferior numa relação de 2:1. O rádio distal é o principal responsável por essa estatística (Fig. 7), seguido por lesões nas falanges, e pela tíbia distal em terceiro. Lesões fisárias em meninos são duas vezes mais frequentes do que em meninas, talvez pela maior exposição a atividades potencialmente lesivas, ou pelo fechamento mais tardio das cartilagens, além de fatores hormonais. O pico de incidência encontra-se no período

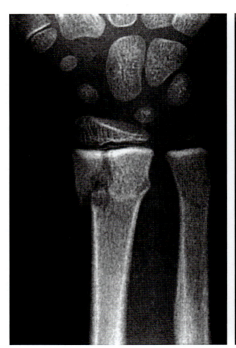
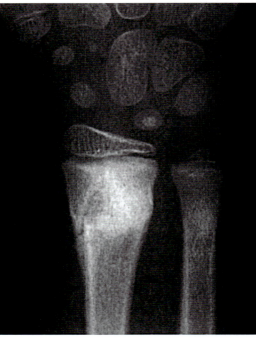

Figura 7. Fratura do rádio distal.

de rápido crescimento na adolescência, ao redor de 11 anos nas meninas, e 12 a 13 anos nos meninos.

Especificamente em relação aos esportes, estudos amplos revelaram que cerca de 10% de todas as lesões fisárias são decorrentes de traumas esportivos.[57] As lesões da placa fisária nas atividades esportivas também ocorrem mais nos adolescentes, principalmente nos períodos de rápido crescimento.[58] O aumento da frequência de lesões da placa fisária durante os anos da adolescência deve-se a um aumento da participação em atividades atléticas combinado com mudanças nos padrões de movimentos, além da menor resistência da placa a forças de cisalhamento. Krueger-Franke et al.,[57] em 1992, estudaram 85 pacientes com lesões à placa fisária, somente estudando casos acometendo os membros inferiores, decorrentes de atividades esportivas em pacientes com idades entre 4 e 17 anos atendidos em determinado hospital. A localização mais frequente foi a epífise tibial distal, uma das áreas de lesão mais frequente entre atletas por causa da mobilidade lateral limitada do tornozelo, além das fortes inserções capsuloligamentares, que são duas a cinco vezes mais fortes do que a secção mais fraca da placa fisária.[56] A seguir em ordem de frequência apareceram a fíbula distal e a tíbia proximal. O esporte responsável pelo maior número de lesões foi o futebol em 28% dos casos, e esqui na neve, em 28% dos casos. Dos 85 casos, 30 eram classificados como Salter Harris I, 25 SH II, 8 SH III e 11 SH IV (ver adiante em Classificação de Salter Harris). Os outros 11 eram casos de fratura-avulsão. Cinquenta e seis por cento foram tratados cirurgicamente, e 44%, de maneira conservadora. No acompanhamento a longo prazo, com radiografias obtidas de 49 desses pacientes no final do crescimento, nove apresentaram deformidades do crescimento ou complicações, seis requerendo procedimentos cirúrgicos corretivos. As deformidades do crescimento mais comuns foram discrepância no comprimento dos membros e deformidades angulares. Quanto às complicações, um paciente com SH I de fêmur proximal evoluiu com necrose avascular da cabeça femoral. Outra série mostrou 18 (37,5%) das 47 lesões da placa de crescimento estudadas, ocorrendo na articulação do tornozelo, seguida pelas falanges dos dedos (21%) e punho (10,5%), concordando que a articulação do tornozelo sustenta um número significativo de lesões fisárias decorrentes de atividades esportivas.

Collins[53] encontrou um maior número de lesões da placa fisária do rádio distal, em atividades esportivas (29%), seguida pela fíbula distal (21,4%), tíbia distal (14,3%), e, em porcentagens iguais (7,15%), epífise proximal do úmero, cabeça do rádio, cabeça femoral, fêmur distal e tíbia proximal.[59] O mecanismo de trauma mais comum para a fratura fisária do rádio distal foi queda sobre o membro estendido, ocorrendo em atividades, como futebol e ciclismo. Larson encontrou o futebol americano e o basquete como os principais responsáveis por lesões das placas fisárias.[51]

Qualquer lesão no atleta jovem que envolve extremidades de ossos longos, sejam fraturas, luxações, lesões ligamentares, ou até mesmo simples "entorses", deveria ser considerada como acompanhada de lesões fisárias até que se prove o contrário, e a família avisada quanto às possibilidades de problemas futuros para o crescimento.

No caso de, no exame físico de uma criança, constatar-se uma lesão ligamentar, no joelho, por exemplo, deve-se sempre ter em mente a possibilidade de uma fratura, envolvendo a placa de crescimento. A epífise femoral distal é a inserção proximal dos ligamentos colaterais medial e lateral. Como as estruturas ligamentares são mais fortes (cerca de duas a três vezes) que a fraca secção da placa,[53,60] uma força em varo ou em valgo pode produzir a separação da placa fisária. Os achados do exame físico podem ser muito parecidos com os de uma lesão do ligamento colateral, com abertura da interlinha pelo *estresse* em varo ou valgo. A diferenciação deve ser feita por meio de radiografias sob estresse, com o achado de abertura no local da placa de crescimento.

As epífises de tração ou apófises podem sofrer separação traumática em decorrência de contrações musculares vigorosas. A sede mais comum desse tipo de ocorrência é a epífise tibial proximal, o tubérculo tibial anterior.[51] Ocorre normalmente na desaceleração abrupta, em uma parada brusca durante uma corrida ou na aterrissagem de um salto. A contração isométrica do músculo quadríceps contra a tíbia fixa faz um movimento de arrancamento, e o ponto mais fraco desse mecanismo extensor é a placa epifisária da tuberosidade anterior da tíbia. Essa lesão sempre deve ser suspeitada quando um atleta jovem apresenta dor súbita na região após um salto, por exemplo, em um rebote numa partida de basquete.[51] Outros locais em que esse tipo de lesão costuma ocorrer são o epicôndilo medial do cotovelo, a inserção do músculo sartório na espinha ilíaca anterossuperior, a inserção do músculo reto femoral na espinha ilíaca anteroinferior, o músculo psoas no pequeno trocanter e a inserção dos músculos ísquiotibiais e adutor magno na tuberosidade isquiática. O tratamento consiste em imobilização com o membro em extensão ou, nos casos mais graves, redução aberta e fixação interna.

De acordo com a área do corpo, podem ocorrer as seguintes lesões da placa de crescimento, durante a atividade esportiva.[60]

1. **Joelho:** possui quatro epífises que podem ser lesionadas: femoral distal, tibial proximal, fibular proximal e epífise da tuberosidade tibial. As duas primeiras são intra-articulares. O trauma em valgo do joelho é o mais comum durante atividades esportivas, principalmente em esportes de contato quando o pé está fixo no chão e ocorre um trauma no aspecto lateral do joelho. Esse mecanismo pode produzir lesão da cartilagem epifiseal distal do fêmur de atletas em crescimento. Trauma em varo e/ou contração violenta dos isquiotibiais podem produzir lesão na cartilagem epifiseal proximal da fíbula, onde estão inseridas as fibras distais do ligamento colateral lateral e o tendão do bíceps femoral. Essa lesão pode evoluir com "pé caído", por lesão do nervo peroneiro que cruza a cabeça da fíbula próximo à placa fisária proximal.
2. **Tornozelo:** torção do tornozelo em inversão, comum em atividades atléticas, pode produzir lesão na cartilagem epifiseal distal da fíbula, pela inserção do complexo ligamentar lateral na epífise. A mesma força produziria uma lesão ligamentar no adulto. Lesão à epífise distal da tíbia ocorre quando a inversão é extrema, e o talo transmite a força contra o maléolo medial. Isto acontece mais, se o pé estiver em dorsiflexão, quando o espaço talocrural é menor. Outros mecanismos que levam a essa lesão são forças de rotação externa, que deslocam a epífise distal da tíbia posteriormente, eversão com deslocamento lateral da epífise, flexão plantar e compressão.[61]
3. **Ombro:** a lesão da placa fisária umeral proximal ocorre pelo mesmo mecanismo de trauma de uma luxação de ombro, abdução com rotação interna. Essa placa costuma fechar-se com 18 anos ou mais, restando tempo para remodelação, não requerendo redução anatômica.
4. **Cotovelo:** lesão da cartilagem epifiseal proximal do rádio.
5. **Antebraço:** fraturas da epífise radial distal são as mais comuns.
6. **Quadril:** deslocamentos traumáticos da cabeça femoral. As queixas podem aparecer no joelho, daí a importância de verificar-se mobilidade do quadril em queixas no joelho.
7. **Coluna:** geralmente em esportes de contato, como o futebol americano. As epífises cervicais são geralmente lesionadas, por mecanismos de hiperflexão ou extensão com rotação.

Quando da avaliação, de casos com suspeita de lesão da placa fisária, por vezes radiografias comparativas do membro contralateral são necessárias para melhores parâmetros de visualização. Os achados variam desde um simples alargamento da cartilagem epifiseal, como deslocamentos dos mais variados graus, com ou sem fragmentos ósseos adjacentes, tanto da epífise como da metáfise. Essas lesões foram classificadas por Salter e Harris em cinco tipos,[51,62] de acordo com o mecanismo de trauma e a relação da linha de fratura com a placa fisária (Fig. 8).

Classificação de Salter Harris

- *Tipo I*: escorregamento fisário puro, com achado radiográfico de alargamento da placa.
- *Tipo II*: escorregamento fisário com traço de fratura evoluindo pela região metafisária, carregando um pequeno fragmento triangular de osso metafisário.
- *Tipo III*: escorregamento fisário com traço de fratura evoluindo pela região epifisária.
- *Tipo IV*: traço de fratura transfisário, evoluindo da região metafisária, passando pela cartilagem epifiseal e evoluindo pela região epifisária.
- *Tipo V*: lesão por compressão da cartilagem epifiseal.
- Um sexto tipo foi acrescido por Rang, que seria uma lesão ao anel pericondral (Fig. 8).[60] Os tipos I a IV são decorrentes de forças de cisalhamento ou avulsão, e o tipo V, de forças de compressão. O comprometimento do crescimento tende a ser progressivo segundo essa classificação, sendo os tipos III e IV lesões intra-articulares, que requerem redução anatômica, além de permitirem o contato do líquido sinovial com o osso subcondral. O tipo V, conforme exposto anteriormente, pode levar ao comprometimento do crescimento por sucetibilidade da cartilagem epifiseal a forças de compressão. A maioria das lesões nas atividades esportivas encontra-se classificada como tipos I ou II.[63] Na série de Larson, os tipos I e II foram responsáveis por 82% das lesões.[51]

Se a lesão apresentada for dos tipos I e II, após o tempo necessário para consolidação e reabilitação, não é necessária qualquer restrição à atividade esportiva da criança. Nos tipos III, IV e V, em que a incidência de distúrbios posteriores do crescimento é maior, o retorno à atividade esportiva deve ser mais cuidadoso, sendo recomendado evitar-se esportes em que prevaleçam contatos e colisões por, no mínimo, um ano. Se a epífise envolvida se encontra em articulações de sustentação de peso, as restrições devem incluir esportes que envolvem corrida e saltos. Essas restrições têm a função de oferecer à placa fisária todas as oportunidades para manter seu desenvolvimento normal.[51] Durante os períodos de observação, atividades além do trabalho fisioterápico, como a natação, podem ser realizadas para preservar arco de movimento e força muscular.

O importante é sempre ter em mente a possibilidade da lesão e a consciência das consequências de a sua negligência, diagnosticando precocemente e iniciando tratamento especializado tão logo quanto possível.

■ PREVENÇÃO

A redução substancial do número de lesões esportivas, assim como de sua gravidade, é um importante objetivo almejado pela Organização Mundial da Saúde. A realização dessa redução significativa necessita de um plano bem estruturado de medidas preventivas, que consiste em quatro etapas.[22] A primeira é a realização de estudos e trabalhos na busca da natureza, extensão e gravidade das lesões esportivas. O segundo passo é identificar os fatores etiológicos envolvidos. O terceiro, aplicar medidas com base nos fatores etiológicos, para prevenir as lesões ou reduzir sua gravidade. A quarta etapa é a avaliação das medidas preventivas aplicadas para comparar a incidência e gravidade antes e depois da intervenção.

Estudos de vigilância epidemiológica identificam o número e tipos de lesões em uma determinada população, tentando mostrar quando, onde e por que ocorrem. São de fundamental importância para a adoção de medidas de segurança para as crianças no esporte. Por exemplo, no futebol americano, a observação de lesões significativas ocorrendo durante os pontapés iniciais levou a um estudo dos mecanismos de lesão. Quando foi descoberto que a maioria delas decorria de pancadas abaixo da cintura, uma regra passou a penalizar o bloqueio nessa região, diminuindo o número de lesões.

Dessa forma, os estudos podem contribuir com suporte científico para medidas, visando a uma maior segurança para a prática esportiva em todas as suas formas, como mudança nas regras de determinado esporte (por exemplo instituindo uma penalidade para tacadas altas no hóquei no gelo),[64] promovendo uso de equipamento protetor (por exemplo órteses de joelho profiláticas)[65] e melhorando o meio para a prática esportiva (como reforma de manutenção e campos).[66] Os estudos identificam os problemas, sugerem soluções e testam a viabilidade e eficiência dessas soluções.

A prevenção de lesões é amplamente com base na cuidadosa identificação dos fatores de risco envolvidos na gênese das lesões que acometem o atleta infantil. O exame físico detalhado e a avaliação pré-participação oferecem essa oportunidade. O condicionamento global, flexibilidade e condições médicas de cada candidato a determinado esporte devem ser avaliados e podem-se intervir em eventuais falhas, com prescrições específicas.

O condicionamento físico do atleta é muito importante para melhorar os fatores intrínsecos e a tendência a lesões. O ganho e manutenção de flexibilidade muscular é essencial na consecução desses objetivos, principalmente nos períodos de rápido crescimento.[40] Exercícios para ganho de força também são importantes para a prevenção de lesões no âmbito do esporte infantil, e devem ser realizados sob cuidadosa supervisão.[67] Contrariamente a estudos mais antigos,[68] tais programas, se bem supervisionados, podem ser bastante seguros, dando ênfase a aquecimento, alongamento e grande número de repetições com baixo peso.[69] Deve-se lembrar que os limites superiores e inferiores de um treinamento atlético para crianças ainda não são claros.

É importante a observação e cobrança de preparadores físicos e técnicos devidamente preparados para o desempenho de suas funções, principalmente tratando-se de atividades organizadas e competitivas. Os pais podem contribuir nessa cobrança.

O uso de equipamento de segurança adequado também é um fator de prevenção, desde que embasado em estudos sérios que comprovem sua eficácia dentro de cada esporte especificamente. Apesar de não substituírem a educação, orientação e supervisão, itens como caneleiras no futebol, capacetes no ciclismo e máscaras protetoras da face no hóquei podem ajudar a diminuir a incidência de lesões no atleta jovem.[70]

Mais importante, as crianças devem apreciar a atividade esportiva da qual estejam participando, qualquer que ela seja, pois pais e técnicos bem intencionados, mas incapazes de compreender e respeitar a criança, podem ser considerados fatores de risco para lesões. A questão do desenvolvimento de habilidades e de estratégias sociais para interação com outros indivíduos é importante razão para as crianças praticarem um esporte. Aqueles com talento natural vão aparecer e, se essas qualidades forem suficientes, tornar-se-ão as estrelas do esporte, porém deve-se deixar que esse processo aconteça da maneira mais natural possível, evitando que crianças sejam expostas de maneira precoce a atividades extenuantes e sentimentos de ganância e competitividade exagerados.

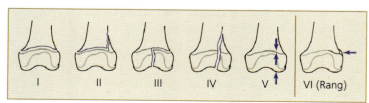

Figura 8. Classificação de Salter Harris.

A Federação Internacional de Medicina Esportiva preconiza que treinamento intensivo precoce de crianças não tem justificativa fisiológica ou educacional, e acredita que a diversidade de movimentos de atividades recreativas seja mais benéfica para as crianças do que movimentos sistemáticos e repetitivos advindos de um treinamento específico e intensivo de um determinado esporte competitivo.[54]

Diferentemente do que há pouco tempo, hoje conta-se, no Brasil e no mundo, com o desenvolvimento de pesquisas e estudos relacionados especificamente com a atividade esportiva, que procuram dar uma base acadêmica para a prevenção e terapêutica das lesões ocorridas em decorrência da prática esportiva, o que poderá, em um futuro breve, levar a uma geração de atletas preparados para as mais diversas competições de uma maneira mais racional, com menos chances de adquirirem lesões agudas ou crônicas, e, no caso de essas ocorrerem, uma terapêutica mais bem estruturada.

REFERÊNCIAS BIBLIOGRÁFICAS

1. Brown RS. Exercise and mental health in the pediatric population. *Cline Sports* 1982;1:515.
2. Micheli LJ. Overuse injuries in children's sport: the growth factor. *Orthop Clin North Am* 1983;14:337-60.
3. Stanitski CL. Common injuries in preadolescent and adolescent athletes: Recomendations for prevention. *Sports Med* 1989;7:32-41.
4. Chambers RB. Orthopaedic injuries in athletes (ages 6 to 17). *Am J Sports Med* 1979;7:195-197.
5. Maffulli N, Helms P. Controversies about intensive training in young athletes. *Arch Dis Child* 1988;63:1405-7.
6. Zaricznyj B, Shttuck M, Mast T et al. Sport-related injuries in school-aged children. *Am J Sports Med* 1980;5:318-24.
7. Malina RM. Physical activite an training: Effect on Stature and the adolescent growth Spurt. *Med Sci Sports* 1994;1:759-66.
8. Krahl H, Michaelis U, Pieper HG et al. Stimulation of bone growth through sports. *Am J Sports Med* 1994;22:751-57.
9. Strobino LJ, French GO, Colonna PC. Ephyseal bone. *Surg Gynec Obstet* 1952(95):694-700.
10. Vaughan LK. Psychological impact of organized sports on children. In: Micheli LJ. (Ed.). *Pediatric and adolescent sports medicine.* Boston: Little, Brown, 1984. p. 144.
11. Smith AD, Andrish JT, Micheli LJ. The prevention of sports injuries of children and adolescents. *Med Sci Sports* 1993;25:1-7.
12. Sptoe A, Butler N. Sports participation and emotional wellbeing in adolescents. *Lancet* 1996;347:1789-92.
13. Sahlin Y. Sport accidents in childhood. *Br J Sports Med* 1990;24:40-44.
14. Lysens RJ, Ostyn MS, Auweele YV et al. The accident-prone and overuse-prone profiles of the young athlete. *Am J Sports Med* 1989;17:612-19.
15. Tursz A, Crost M. Sports-related injuries in children. *Am J Sports Med* 1986;14:294-99.
16. Tursz A, Crost M. Etude épidémiologique des accidents de sport chez l'enfant. *Pediatrie* 1987;42:471-78.
17. Arcadio F, Longo JC, Calvier et al. Les accidents chez les enfants: premiers résultats d'une enquête réalisée au serice médical d'accueil de l'Hôpital Edouard Herriot à Lyon sur une période de 1an. *Rev Epidém Med Soc et Santé Publ* 1972;4:367-84.
18. Davidson F, Maguin P. Les accidents chez les enfants. Etude épidémiplogique d'une zone rurale et d'une zone urbaine. *Arch FR Pédriatr* 1984;41:67-72.
19. Marchi AG, Renier S, Messi G et al. Lo sport, il bambino e gli incidenti. *Min Pediatr* 1986;40:151-56.
20. Nathorst-Westfelt JAR. Environmental factors in childhood accidents. A prospective study in Goteborg, Sweden. *Acta Paediatr Scand* 1982;291(Suppl):1-75.
21. Backx FJG, Erich WBM, Kemper ABA et al. Sports injuries in school-aged children: An eidemiologic study. *Am J Sports Med* 1989;17:234-40.
22. Backx FJG, Beijer HJM, Bol E et al. Injuries in high-risk persons and high-risk sports. *Am J Sports Med* 1991;19:124-30.
23. Baxter-Jones A, Maffulli N, Helms P. Low injurie rates in elite athletes. *Arch Dis Child* 1993;68:130-32.
24. Crompton B, Tubbs N. A survey of sports injuries in Birmingham. *Br J Sport Med* 1977;11:12-15.
25. Garrick JG, Requa RK. Injuries in high school sports. *Pediatrics* 1978;61:465-69.
26. DeHaven KE, Lintner DM. Athletic injuries: Comparison by age, sport and gender. *Am J Sports Med* 1986;14:18-24.
27. Austin GJ, Rogers KD, Reese G. Injuries in high school physical education classes. *Am J Sports Dis Child* 1980;134:456-58.
28. Shively RA, Grana WA, Ellis D. High school sports injuries. *Physician Sports Med* 1981;9:46-50.
29. Nilsson S, Roaas A. Soccer injuries in adolescents. *Am J Sports Med* 1978;6:358-61.
30. Ekstrand J, Gillquist J. Soccer injuries and their mechanisms: a prospective study. *Med Sci Sports Exerc* 1983;15:267-70.
31. Ekstrand J, Gillquist J. The avoidability of soccer injuries. *Int J Sports Med* 1983;4:124-28.
32. Cahill BR, Griffith EH. Exposure to injury in major college football: a preliminary report of data colection to deternine injury exposure rates and activity risk factors. *Am J Sports Med* 1979;7:183-85.
33. Metzel JD. Sports-specific concerns in the young athlete: Soccer. *Pediatr Emerg Care* 1999;2:130-34.
34. Committee on Sports Medicine; 1989-1990. Strength training, weight and power lifting, and body building by children and adolescents. *Pediatrics* 1990 Nov.;86(5):801-3.
35. Brady TA, Cahill BR, Bodnar LM. Weight training-related injuries in the high school athlete. *Am J Sports Med* 1982;10:1-5.
36. Brown EW, Kimball RG. Medical history associated with adolescent powerlifting. *Pediatrics* 1983;72:636-44.
37. Committee on Sports meedicine and fitness; 1994-1995. Participation in boxing by children, adolescents, and young adults. *Pediatrics* 1997;99:134-35.
38. DiFiori JP, Puffer JC, Mandelbaum BR et al. Factors associated with wrist pain in the young gymnast. *Am J Sports Med* 1996;24:9-14.
39. Comitte on Sports Medicine and Fitness. Risk of injury from baseball and softball in children 5-14 years of age. *Pediatrics* 1994;93:690-92.
40. Micheli LJ, Klein JD. Sports injuries in children and adolescents. *Br J Sports Med* 1991;25:6-9.
41. Micheli LJ, Slater JA, Woods E et al. Patella alta and the adolescent growth spurt. *Clin Ortop* 1986;213:159-62.
42. Gross RH. Leg length discrepance: How much is too much? *Orthop* 1978;1:307-10.
43. Micheli LJ. Overuse injuries in children's sport: the growth factor. *Orthop Clin North Am* 1983;14:337-60.
44. Jackson DW, Jarret H, Bailey D et al. Injury prediction in the young athletes: a preliminary report. *Am J Sports Med* 1978;6:6-14.
45. Burkett LN. Causative factors in hamstring strains. *Med Sci Sports* 1970;2:39-42.
46. Arendt E, Dick R. Knee injury patterns among men and woman in collegiate basketball and soccer. *Am J Sports Med* 1995;23:694-701.
47. Nicholas JA. Risk factors, sports medicine, and the orthopaedic system: An overview. *J Sports Med* 1976;3:243.
48. Chantraine A. Osteoarthritis and axis deviation of the knee joint in soccer players. *Med Sci Sports Exerc* 1982;14:130.
49. Rosen PR, Micheli RJ, Treves S. Early scintigraphic diagnosis of bone stress and fractures in athletic adolescents. *Pediatrics* 1982;70:11-15.
50. Clain MR, Hershman EB. Overuse unjuries in children and adolescents. *Phys Sports Med* 1989;17:111-23.
51. Larson RL. Epiphyseal injuries in the adolescent athlete. *Orthop Clin North Am* 1973;4:839-51.
52. Podesta L, Sherman MF, Bonamo JR. Distal humeral eppiphyseal separation in a young athlete: a case report. *Arch Phys Med Reabil* 1993;74:1216-18.
53. Collins HR. Epiphyseal injuries in athletes. *Clev Clin Quart* 1975;42:285-95.
54. Gerrard DF. Overuse injury and growing bones: the young athlete at risk. *Br J Sports Med* 1993;27:14-18.
55. Bright RW. Lesões fisárias. In: Rockwood Jr CA. (Ed.). *Fraturas em crianças.* São Paulo: Manole, 1993. p. 81-175.
56. Harsha WN. Effects of trauma upon epiphyses. *Clin Orthop* 1957;10:140-47.
57. Krueger-Franke M, Siebert CH, Pfoerringer W. Sports-related epiphyseal injuries of the lower extremity. *J Sports Med Phys Fit* 1992;32:106-11.
58. Peterson CA, Peterson HA. Analysis of the incidence of injuries to the ephyfiseal growth plate. *J Trauma* 1972;12:275.

59. Blitzer CM, Johnson RJ, Ettlinger CF et al. Downhill skiing injuries in children. *Am J Sports Med* 1984;12:142-47.
60. Schwab BSC. Epiphyseal injuries in the growing athlete. *Can Med Assoc J* 1977;117:626-30.
61. Goldberg VM, Aadalen R. Distal tibial epiphyseal injuries: the role of athletics in 53 cases. *Am J Sports Med* 1978;6:263-68.
62. Salter RB, Harris WR. Injuries involving the epiphyseal plate. *J Bone Joint Surg Am* 1963;45:587.
63. Larson RL, McMahan RO. The epiphysis and the childhood athlete. *JAMA* 1966;196:607-12.
64. Sitler M, Ryan J, Hopkinson W et al. The efficacy of a prophylactic knee brace to reduce knee injuries in football: A prospective randomized study at west point. *Am J Sports Med* 1990;18:310-15.
65. Bijur PE, Trumble A, Harel Y et al. Sports and recration injuries in US children and adolescents. *Arc Pediatr Adolesc Med* 1995;149:1009-16.
66. Mueller FO, Blyth CS. North Carolina high school football injurie study: Equipment and prevention. *Am J Sports Med* 1974;2:1-10.
67. Rooks DS, Micheli LJ. Musculo skeletal assessment and training: the young athlete. *Clin Sports Med* 1988;7:641-77.
68. Brady TA, Cahill BR, Brodnar LM. Weight training – Related injuries. *Am J Sports Med* 1982;10:1-5.
69. Sewall L, Micheli LJ. Strength training for children. *J Pediatr Orthop* 1986;6:143-46.
70. Micheli LJ. The exercising child: Injuries. *Pediatr Exerc Sci* 1989;1:329-23.

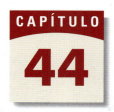

CAPÍTULO 44

FRATURAS POR ESTRESSE

André Wajnsztejn

■ INTRODUÇÃO

As **lesões por estresse** ou **fraturas por estresse** são lesões ósseas causadas por sobrecarga mecânica em atletas recreacionais, ocupacionais ou competitivos. O osso sofre microfraturas causadas pela repetição de movimento que podem levar à sua falha mecânica.

Os primeiros relatos dessas fraturas datam de 1855, quando Breithaupt descreveu casos em militares após longos exercícios de caminhada. Eles apresentavam dor e edema nos pés decorrentes de fraturas nos metatarsos. Por esse motivo, estas lesões também são conhecidas como fraturas da marcha. Ainda hoje são bastante frequentes nesta população. Em 1958, Devas fez a primeira descrição destas lesões em atletas.

Estas são as duas grandes populações suscetíveis, atletas e militares, em virtude de característica de suas atividades que envolvem repetição exaustiva de um mesmo movimento.

Os membros inferiores são mais acometidos que os superiores, sendo responsáveis por cerca de 95% dos casos. As fraturas envolvendo a tíbia são as mais comuns, representando cerca de 35% dos casos.

O tratamento das fraturas por estresse depende da sintomatologia do paciente e do risco de progressão da lesão.

■ PATOGÊNESE

As fraturas por estresse resultam de alterações metabólicas do osso decorrentes de cargas cíclicas. Seus sintomas são insidiosos e pioram progressivamente de acordo com a atividade física praticada pelo paciente. Diferentemente das fraturas definidas como a perda da continuidade óssea que, geralmente, acontece após um evento traumático e onde os sintomas são intensos e agudos.

O tecido ósseo apresenta um metabolismo constante. As propriedades biomecânicas do osso podem ser explicadas pela lei de Wolff: a forma segue a função. O osso se adapta à carga (de acordo com a frequência e intensidade) que é submetido. A arquitetura interna do osso está em constante mudança, e isto é refletido em sua forma.

O desequilíbrio entre a atividade osteoclástica e osteoblástica é a base do mecanismo que leva às lesões por estresse. A perda do equilíbrio entre a formação de osso e sua destruição gera pequenas alterações na arquitetura interna óssea e, consequentemente, as microfraturas. Com a repetição destas lesões, as microfraturas podem propagar-se até tornarem-se uma macrofratura.

As fraturas por estresse podem ser decorrentes de uma alteração na distribuição de carga provocada pelo choque dos membros inferiores com o solo. A sobrecarga causada pela ação muscular também pode ultrapassar a capacidade de deformação do osso. Esta é a possível explicação para a ocorrência destas lesões nos membros superiores. O balanço entre a criação/propagação de microlesões e a capacidade do corpo em repará-las pode ser influenciado por diversos fatores. Dentre eles podemos destacar: estado nutricional, hormonal e menstrual dos atletas, condicionamento muscular e predisposição genética.

Taunton descreveu as cinco principais causas de lesões por estresse:

- Erros de treinamento (treinos de grande intensidade sem períodos adequados de descanso, aumento repentino na distância percorrida, realização de um único treino de grande intensidade, competições e alterações na forma da pisada).
- Falta de força muscular e flexibilidade (por exemplo: a falta de força no tibial anterior e de alongamento na cadeia posterior pode aumentar a carga recebida durante a corrida).
- Uso de calçados inadequados (calçados que deixam os calcanhares soltos, sem suporte mecânico da sola e estreitos no antepé levam à alteração na distribuição de carga).
- Falta de uso de órteses quando indicadas (o suporte semirrígido do arco plantar pode aumentar a capacidade de absorção de impacto de um calçado).
- Superfícies muito duras no treinamento (os pés são submetidos a cargas de cerca de três vezes o peso do corporal durante uma corrida). Realizar o treinamento em superfícies rígidas aumenta a chance de lesões por estresse.

■ EPIDEMIOLOGIA

Os primeiros estudos realizados em militares foram relatos de casos de fraturas em metatarsos e no calcâneo. Durante a segunda Guerra Mundial, os militares também descreveram alguns casos no fêmur e na tíbia. O aumento do número de casos de fraturas por estresse no fêmur e na tíbia observado por militares na década de 1970 é atribuído a uma ênfase maior aos treinos de corrida.

Nas descrições de lesões em civis, as fraturas por estresse ocorrem em uma variedade enorme de modalidades, como o atletismo, aulas de ginástica, basquetebol, beisebol, vôlei, futebol, dança etc.

Johnson *et al.*, em um estudo prospectivo de 2 anos realizado em atletas, identificaram a incidência em homens de 9,7% nos praticantes de atletismo, 4,3% nos jogadores de Lacrosse, 2,4% nos remadores e 1,1% em jogadores de futebol americano. Nas mulheres, em praticantes de atletismo este índice foi de 31,1%, nas remadoras 8,2%, jogadoras de basquete 3,6%, lacrosse 3,1% e futebol 2,6%.

Existe uma diferença grande entre as lesões apresentadas por militares e por atletas.

Os militares são, em sua maioria, jovens, com pouco condicionamento físico, submetidos a rigorosos treinamentos em períodos curtos e utilizando calçados rígidos em superfícies irregulares.

Os atletas são bem preparados fisicamente. Suas lesões ocorrem de acordo com a modalidade praticada.

Os locais mais comuns de ocorrência de fratura por estresse são: tíbia, metatarsos e fíbula.

Os membros superiores podem ser acometidos principalmente em praticantes de esportes que envolvem arremessos sobre a cabeça e esportes com raquetes.

Fraturas por estresse foram descritas em jogadores de beisebol no úmero, olécrano e clavícula. Nos jogadores de tênis, lesões ocorrem no úmero, rádio distal e ulna. As fraturas da ulna ocorrem, em alguns casos, no lado não dominante, quando os jogadores rebatem de *backhand* com duas mãos (Fig. 1).

■ FATORES DE RISCO

Os fatores de risco podem ser divididos didaticamente em extrínsecos, relacionados com a atividade realizada, e intrínsecos, relacionados com o paciente.

Fatores extrínsecos – equipamentos e atividade esportiva

Equipamentos

O equipamento de um atleta não se limita ao seu calçado. A superfície onde o esporte é praticado também é importantíssima na etiologia das lesões por estresse (Fig. 2).

O aumento da proteção nos pés seja através de calçados acolchoados ou superfícies mais macias tende a diminuir a incidência de lesões por estresse.

Um estudo feito por Milgrom *et al.* em 390 recrutas mostrou a diminuição de ocorrência de fraturas em metatarsos em militares que usaram tênis para a prática de basquete ao invés de coturnos. Neste estudo, não se observou uma diminuição das fraturas de tíbia.

Não existe um consenso em relação à superfície ideal onde deve ser realizado o treinamento. Acreditava-se que quanto mais rígida a superfície, maior a chance de lesões. Um estudo feito por Voloshin mostrou que a carga transmitida para os membros inferiores durante uma corrida na grama foi maior do que no asfalto. Hoje acredita-se que a interação entre a capacidade de absorção de choque da superfície e a ação muscular necessária para a corrida é que determina a carga exercida nos membros inferiores durante a atividade física. A prática de corrida em superfícies inclinadas está associada à ocorrência de lesões por estresse.

A busca pelo calçado "ideal" para a prática de atividade física motivou a realização de muitos estudos sobre o tema. Porém a escolha ainda segue controversa.

Aceitamos que a falta de suporte do calcanhar, a caixa anterior estreita e suporte insuficiente do arco plantar pode predispor a lesões.

Atividades esportivas

Cada atividade esportiva apresenta movimentos em repetição característicos e, dessa forma, podem sugerir a lesão mais frequente.

Os corredores estão sujeitos a fraturas da tíbia, fíbula e metatarsos. Jogadores de basquete apresentam fraturas dos naviculares e no osso ilíaco (Fig. 3), enquanto que jogadores de futebol americano e patinadores apresentam fraturas do 5º metatarso.

Bailarinos clássicos apresentam diversos tipos de fraturas nos pés. As mais comuns são: fraturas do navicular, sesamoides, região proximal do segundo e terceiro metatarsos.

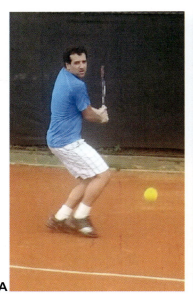
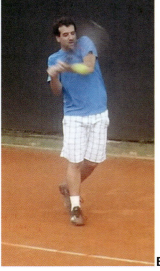

Figura 1. (**A** e **B**) Tenista demonstrando golpe de *backhand*.

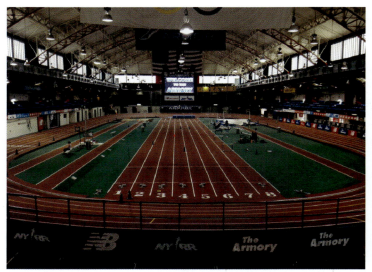

Figura 2. Pista de atletismo para treino de alto desempenho.

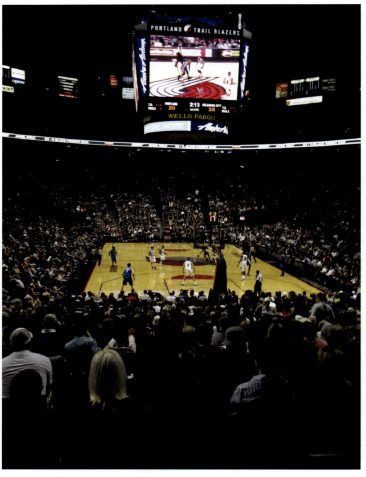

Figura 3. Jogo profissional de basquete.

Fatores intrínsecos

Dentre os fatores intrínsecos podemos citar a idade, sexo, raça, nível de atividade, nível de condicionamento físico, presença de distúrbios alimentares, características físicas (diferença de comprimento dos membros inferiores, aumento da anteversão femoral, valgismo dos membros inferiores, diminuição da largura da tíbia, pronação dos pés) além de alterações hormonais.

Variações anatômicas

As variações anatômicas estão associadas a fraturas por estresse.

Em um estudo de Khan *et al.*, percebeu-se que seis de oito bailarinas que apresentaram fratura por estresse no 2° metatarso possuíam o primeiro raio hipermóvel e mais curto que o segundo raio.

A rotação externa do quadril também está associada a fraturas por estresse. Giladi *et al.* descreveram que recrutas que apresentavam rotação externa passiva do quadril acima de 60 graus apresentaram mais fraturas por estresse da tíbia que seus colegas.

Bennel *et al.* reportaram que 70% dos atletas que apresentaram fraturas por estresse possuem assimetria dos membros inferiores.

Acredita-se também que a largura da tíbia medida nas radiografias e a rotação externa do quadril estão associadas à ocorrência de fraturas por estresse (Fig. 4).

A capacidade de transmissão de carga dos membros inferiores, o formato dos pés e o tipo de pisada são associadas a algumas fraturas por estresse.

Pacientes com pisada pronada apresentam maior chance de fraturas na tíbia e na fíbula. Pés cavos estão associados a fraturas no fêmur e metatarsos.

Resistência muscular

Markey criou a hipótese que a musculatura ajuda a distribuir o impacto pelo osso. Quando ocorre a fadiga, a ação protetora da musculatura cessa, aumentando o risco de lesões por estresse.

Diversos estudos militares mostraram que indivíduos menos treinados possuem maior chance de lesões por estresse do que indivíduos treinados.

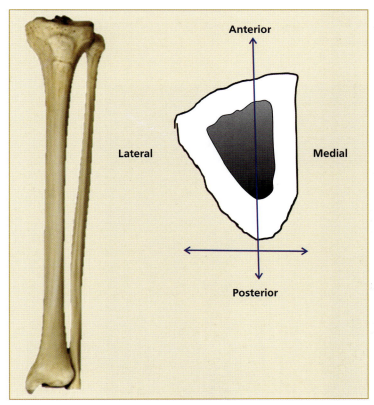

Figura 4. Modo de medir a largura da tíbia.

O fortalecimento muscular pode controlar a distribuição de carga no membro, e protegê-lo, reduzindo a recorrência das lesões.

Hábitos alimentares

Alterações nutricionais também contribuem para a ocorrência destas lesões. Peso menor do que 75% do peso ideal e distúrbios alimentares, como anorexia e bulimia, são comuns em pacientes com fraturas por estresse. A prevalência de distúrbios alimentares, como anorexia nervosa e bulimia, nas mulheres atletas pode ser superior a 50%.

A nutrição adequada dos jovens atletas é essencial para a saúde dos ossos. Myburgh *et al.* reportaram que atletas que sofreram lesões por estresse apresentavam ingestão de cálcio menor do que o adequado.

Fatores hormonais

Parte da anamnese de atletas com dores nos membros deve incluir a pesquisa de alterações menstruais.

A amenorreia (ausência de menstruação) chega a dobrar o risco de fraturas por estresse em mulheres. Na população em geral, a prevalência de amenorreia é de cerca de 4%, enquanto que em mulheres atletas este número pode ser superior à metade da população.

A amenorreia leva à perda óssea prematura, diminuição da mineralização do osso e a um aumento na chance de ocorrência de lesões por estresse. Nas pacientes com alterações menstruais, observa-se uma diminuição da densidade óssea de cerca de 20% em relação às eumenorreicas.

Quando ocorre a associação de distúrbios alimentares, amenorreia e osteoporose, temos a tríade da mulher atleta. A abordagem destas pacientes deve ser cuidadosa e multiprofissional.

Sexo feminino

O risco de ocorrência de uma lesão por estresse chega a ser 10 vezes maior em mulheres do que em homens.

Raça branca

A raça branca é também um fator de risco individual importante para a ocorrência destas lesões. A ocorrência de lesões em negros e hispânicos é mais rara do que em indivíduos brancos.

■ DIAGNÓSTICO

Os sintomas costumam ser insidosos. Inicialmente, o atleta queixa-se de dor e rigidez muscular no local afetado. Com a progressão da lesão, a dor limita a *performance* do atleta, persiste nas atividades diárias e, nos casos mais graves, pode ser constante.

Exame físico

O exame físico costuma ser inespecífico. Podem-se notar edema, enrijecimento da musculatura ao redor do local acometido ou dificuldade em manter-se em apoio monopodálico no membro afetado.

O **teste do fulcro doloroso** pode ser realizado na suspeita de lesões diafisárias. Posiciona-se o paciente sentado na mesa de exames. Com umas das mãos, é feito um desvio anterior da porção distal do segmento acometido, enquanto que com o outro membro o examinador pressiona em direção posterior à região proximal do mesmo membro. Este teste é positivo na ocorrência de dor no local da lesão.

Exames de imagem

Os exames de imagem são úteis no diagnóstico e manejo das fraturas por estresse.

As radiografias simples são, geralmente, o exame inicial realizado nos pacientes. As alterações podem ser muito sutis e, nos estágios iniciais, dificilmente são identificadas por este método.

A cintilografia óssea, utilizada tradicionalmente para o diagnóstico destas lesões, apresenta grande sensibilidade (de 84 a 100%) nos três primeiros dias de queixa. Porém, como as alterações encontradas nas cintilografias são pouco específicas, a realização do exame é demorada, e o contraste permanece por meses no organismo, não é indicada para o controle das lesões.

Outros meios diagnósticos são: tomografia computadorizada e ressonância magnética. A tomografia computadorizada é mais barata, mais disponível e oferece mais detalhes sobre a localização da fratura, orientação do traço e sinais de consolidação. Em fraturas do navicular são importantes para determinar se a fratura é completa ou incompleta.

A ressonância magnética é o método de escolha para o diagnóstico das fraturas por estresse. Sua sensibilidade é similar à da cintilografia óssea. É capaz de determinar a localização mais precisa e a extensão da fratura. Os cortes ponderados em T2 não só mostram o local da lesão, como também confirmam o grau de edema da medula óssea.

■ CLASSIFICAÇÃO DAS LESÕES

As fraturas por estresse são classificadas em **alto risco** e **baixo risco** de acordo com sua localização e tendência ao desvio, progressão, recorrência e chance de pseudoartrose.

As fraturas de **baixo risco** apresentam história natural favorável. Os locais mais comuns são: a diáfise do fêmur, região medial da tíbia, costelas, diáfise da ulna e primeiro ao quarto metatarsos. Estas fraturas geralmente acontecem nas faces de tensão do osso e têm uma boa resposta à mudança nas atividades. Apresentam menor recorrência, menor tendência à progressão para uma fratura completa e menor risco de não união que as fraturas de **alto risco**.

Por outro lado, as fraturas denominadas de **alto risco** não apresentam história natural favorável. O diagnóstico tardio ou um tratamento pouco agressivo aumentam a recorrência da lesão ou a progressão até uma fratura completa. Os locais mais comuns de fraturas de **alto risco** estão demonstrados no Quadro 1.

Alguns dados para melhor caracterizar a lesão como extensão, desde pequenas microfraturas até o acometimento da cortical e o desvio da fratura, também devem ser levados em consideração para a condução do caso.

■ TRATAMENTO

A diminuição da atividade física costuma ser o ponto de partida para o tratamento. Com a modificação do treinamento estamos permitindo que o próprio organismo repare a lesão. Pois, como vimos, o aumento da atividade física costuma ser o gatilho para uma lesão por estresse.

Quando lidamos com atletas, a simples recomendação: "não pratique esportes por pelo menos 6 semanas" dificilmente é seguida. Dessa forma, é necessário planejar um treinamento específico para este atleta. Inicialmente é recomendada a diminuição de 50% da carga de treinos com um aumento progressivo de 10% por semana. Caso ocorra algum desconforto, retornar para a carga da semana anterior.

Quadro 1. Locais de alto risco para fraturas por estresse	
Região superolateral do colo do fêmur	Patela
Região anterior da diáfise da tíbia	Maléolo medial
Talo	Navicular
Região proximal do 5º metatarso	Sesamoides

Manejo das fraturas de baixo risco

As lesões de baixo risco não podem ser consideradas lesões "sem risco" de progressão (Fig. 5). O plano de tratamento deve ser individualizado de acordo com os objetivos e a fase da temporada competitiva de cada paciente.

Quando um atleta apresenta uma lesão de baixo risco no final de uma temporada, a interrupção das atividades e a recomendação de retirada de carga podem ser uma opção viável. O objetivo do tratamento é a consolidação da fratura.

Caso o atleta não apresente mais dor, atividades com menos carga como ciclismo, natação e corrida subaquática, podem ser úteis para a manutenção do condicionamento físico. As lesões de baixo risco costumam consolidar entre 4 e 8 semanas.

Algumas vezes, o atleta encontra-se no meio de sua temporada competitiva, e a interrupção das atividades pode não ser uma alternativa viável.

Nestes casos, podemos diminuir o nível de atividades dos atletas até a melhora da dor e realizar um acompanhamento rigoroso do paciente. A meta deste tipo de tratamento é a manutenção do atleta em competição. Caso exista dor mesmo em repouso, o atleta deve afastar-se das competições.

Podem ser utilizados métodos adjuvantes para a consolidação óssea, como eletroestimulação, ultrassom, bisfosfonatos e uso de agentes anabólicos como a teriparatida. No momento não existem evidências conclusivas suportando estas medidas.

Em alguns casos selecionados de fraturas de baixo risco, para um retorno mais precoce às competições pode-se realizar o tratamento cirúrgico.

Fraturas de alto risco

As fraturas de alto risco são definidas pela propensão de se tornarem completas e desviadas.

Dependendo da localização, devemos considerar também a potencial morbidade causada pela progressão da lesão. Basicamente, quanto maior o risco, mais a cirurgia precoce previne as possíveis complicações.

Em última análise, a divisão entre fratura de alto e baixo riscos é arbitrária, cabendo ao médico em conjunto com o paciente decidir o tratamento de acordo com os riscos relativos de progressão de cada lesão.

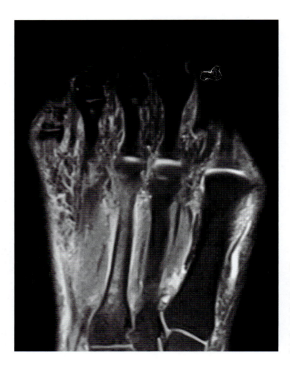

Figura 5. Ressonância magnética evidenciando lesão por estresse do 3º metatarso.

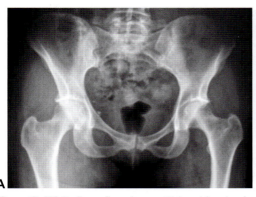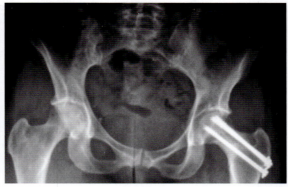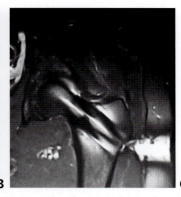

Figura 6. (**A**) Radiografia pré-operatória evidenciando fratura completa do colo do fêmur esquerdo; (**B**) radiografia pós-operatória de osteossíntese do colo do fêmur; (**C**) ressonância magnética pós-operatória.

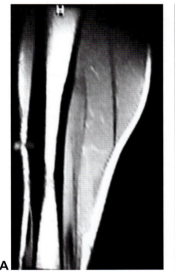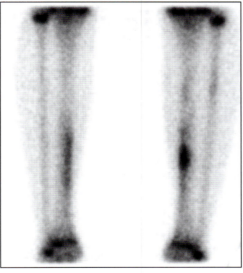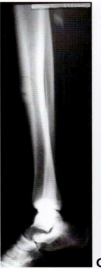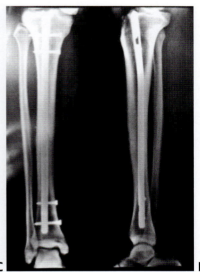

Figura 7. (**A-C**) Ressonância magnética, cintilografia e radiografia evidenciando a *dreaded black line*. (**D**) Radiografia pós-operatória de fratura por estresse da tíbia tratada com osteossíntese intramedular.

A fratura por estresse que mais apresenta morbidade quando completa é a fratura do colo do fêmur em sua face lateral ou de tensão.

A demora no diagnóstico pode levar ao desvio da fratura e possivelmente à necrose da cabeça do fêmur (Fig. 6).

Em um estudo de Johansson *et al.*, cerca de 60% dos pacientes que apresentaram fraturas por estresse de alto risco não retornaram ao seu nível atlético anterior à lesão.

As lesões no córtex anterior da tíbia são lesões de alto risco também. Apesar de apresentarem menor risco de progressão do que a do colo do fêmur, as consequências podem ser catastróficas (Fig. 7). O sinal típico destas lesões é o *dreaded black line*. Este sinal é uma radiolucência no córtex anterior da tíbia que indica a necessidade de tratamento cirúrgico.

Após a realização do tratamento cirúrgico, a correção dos fatores de risco é importante para evitar a recorrência das lesões.

BIBLIOGRAFIA

Amendola A. *MRI of foot and ankle: the orthapedic surgeon's perspective in ractical MRI imaging of the foot and ankle.* Boca Raton (FL): CRC Press LLC, 2000.

Andreoli CV, Ejnisman B, de Figueiredo EA et al. An iliac bone stress fracture in a basketball player. *BMJ Case Rep* 2011 July 20;2011. pii: bcr0320113942.

Barrow GW, Saha S. Menstrual irregularity and stress fractures in collegiate female distance runners. *Am J Sports Med* 1988 May-Jun;16(3):209-16.

Beck BR. Tibial stress injuries: an aetiological review for the purposes of guiding management. *Sports Med* 1998;26:265-79.

Bennell KL, Malcolm SA, Thomas SA et al. Risk factors for stress fractures in track and field athletes: A twelve-month prospective study. *Am J Sports Med* 1996;24(6): 810-18.

Boden BP, Osbahr DC. High-risk stress fractures: evaluation and treatment. *J Am Acad Orthop Surg* 2000 Nov.-Dec.;8(6):344-53.

Breithaupt MD. Fur pathologic des mensch lichen fusses. *Medizin Zeitung* 1855;24:169-77.

Brudvig TJ, Gudger TD, Obermeyer L. Stress fractures in 295 trainees: a one-year study of incidence as related to age, sex, and race. *Mil Med* 1983 Aug.;148(8):666-67.

Clement DB. Stress fractures of foot and ankle. *Med Sports Sci* 1987;23:56-70.

Cosman F, Ruffing J, Zion M et al. Determinants of stress fracture risk in United States Military Academy cadets. *Bone* 2013 Aug.;55(2):359-66.

Devas MB. Stress fractures of the tibia in athletes of 'shin soreness'. *J Bone Joint Surg* 1958;40:227-39.

Ejnisman L, Wajnsztejn A, Queiroz RD et al. Unusual presentation of a femoral stress fracture. *BMJ Case Rep* 2013 Jan. 2;2013. pii: bcr2012007828.

Frusztajer NT, Dhuper S, Warren MP et al. Nutrition and the incidence of stress fractures in ballet dancers. *Am J Clin Nutr* 1990 May;51(5):779-83.

Gardner Jr LI, Dziados JE, Jones BH et al. Prevention of lower extremity stress fractures: a controlled trial of a shock absorbent insole. *Am J Public Health* 1988 Dec.;78(12):1563-67.

Giladi M, Milgrom C, Simkin A et al. Stress fractures and tibial bone width. A risk factor. *J Bone Joint Surg Br* 1987 Mar.;69(2):326-29.

Giladi M, Milgrom C, Simkin A et al. Stress fractures: identifiable risk factors. *Am J Sports Med* 1991;19:647-52.

Ha KI, Hahn SH, Chung MY et al. A clinical study of stress fractures in sports activities. *Orthopedics* 1991;14(10):1089-95.

Hardaker WT. Foot and ankle injuries in classical ballet dancers. *Orthop Clin North Am* 1989;20(4):621-27.

Hulkho A, Orava S. Stress fractures in athletes. *Int J Sports Med* 1987;8:221-26.

Iwamoto J, Takeda T. Stress fractures in athletes: review of 196 cases. *J Orthop Sci* 2003;8(3):273-78.

Johansson C, Ekenman I, Tornkvist H *et al.* Stress fractures of the femoral neck in athletes: the consequence of a delay in diagnosis. *Am J Sports Med* 1990;18:524-28.

Johnson AW, Weiss CB, Wheeler DL. Stress fractures of the femoral shaft in athletes- more common than expected: a new clinical test. *Am J Sports Med* 1994;22:248-56.

Kaeding CC, Yu JR, Wright R *et al.* Management and return to play of stress fractures. *Clin J Sport Med* 2005 Nov.;15(6):442-47.

Khan K, Brown J, Way S *et al.* Overuse injuries in classical ballet. *Sports Med* 1995;19:341-57.

Micheli LJ. Back injuries in dancers. *Clin Sports Med* 1983;2(3):473-84.

Milgrom C, Giladi M, Stien M *et al.* A prospective study of the effect of a shock absorbing orthotic device on the incidence of stress fractures in military recruits. *Foot Ankle* 1985;6:101-4.

Myburgh KH, Hutchins J, Fataar AB *et al.* Low bone mineral density is an etiologic factor for stress fractures in athletes. *Ann Intern Med* 1990;113:754-59.

Orava S. Stress fractures. *Br J Sports Med* 1980 Mar.;14(1):40-44.

Protzman RR, Griffis CG. Stress fractures in men and women undergoing military training. *J Bone Joint Surg Am* 1977 Sept.;59(6):825.

Schaffer RA, Brodine SK, Almeida SA *et al.* Use of simple measures of physical activity to predict stress fractures in young men undergoing a rigorous physical training program. *Am J Epidemiol* 1999 Feb. 1;149(3):236-42.

Swissa A, Milgrom C, Giladi M *et al.* The effect of pretraining sports acitivity on the incidence of stress fractures among military recruits: a prospective study. *Clin Orthop* 1989;245:256-60.

Taunton JE, McKenzie DC, Clement DB. The role of biomechanics in the epidemiology of injuries. *Sports Med* 1988 Aug.;6(2):107-20.

Valimaki VV, Alfthan H, Lehmuskallio E *et al.* Risk factors for clinical stress fractures in male military recruits: a prospective cohort study. *Bone* 2005;37(2):267-73.

Voloshin KW. Dynamic loading during running on various surfaces. *Human Mov Sci* 1992;11:675-89.

Wilcox JR, Moniot AL, Green JP. Bone scanning in the evaluation of exercise-related stress injuries. *Radiology* 1977;117:699-703.

CAPÍTULO 45

IMPORTÂNCIA DO ESTUDO DA CARTILAGEM NO ESPORTE

Rogério Teixeira da Silva ■ Abdalla Skaf

■ INTRODUÇÃO

A cartilagem humana apresenta características próprias, e a sua estrutura e funções são de fundamental importância para quem estuda o esporte, já que os mais diversos tipos de cartilagem que encontramos no corpo desempenham um importante papel na fisiologia do atleta. Em geral, atletas são pessoas que procuram estar próximas de seus limites anatômicos e fisiológicos, buscando o aprimoramento técnico-específico do esporte que praticam. Por vezes (quase que invariavelmente, em alguma fase da vida esportiva), esses limites são ultrapassados de forma intensa, a ponto de propiciar o aparecimento de lesões que fazem com que o rendimento esteja aquém do esperado. Quando falamos particularmente no aspecto articular, esta necessidade de se ultrapassar em limites acaba gerando um ambiente ideal para que se estabeleça a lesão da cartilagem e estruturas adjacentes.

A radiografia convencional foi o método não invasivo utilizado por vários anos na avaliação de lesões cartilaginosas; contudo, ela é incapaz de visibilizar diretamente a cartilagem articular e outros tecidos não calcificados. As alterações cartilaginosas eram indiretamente avaliadas pela redução do espaço articular, presença de osteófitos marginais da articulação, esclerose e cistos do osso subcondral. O uso de contraste intra-articular aumentou de forma significativa a sensibilidade desse método na avaliação de lesões cartilaginosas, mas permanecem certas dificuldades decorrente, principalmente, da sobreposição de imagens. A associação à tomografia computadorizada (TC) é altamente específica para avaliar as lesões de cartilagem e fibrocartilagem, principalmente com um uso de cortes finos e reconstruções multiplanares, mas tem como desvantagem a baixa sensibilidade na avaliação da medula óssea subcortical e das partes moles.

A ressonância magnética (RM) atualmente é o método diagnóstico não invasivo de escolha, pois fornece um excelente contraste entre as partes moles, medula óssea, cortical óssea e cartilagem. Tem como vantagem avaliação nos três planos espaciais, com cortes finos, demonstrando pequenas lesões cartilaginosas, com condição de classificá-las. A artrorressonância magnética (Artro-RM) é um método invasivo que também possui alta especificidade na avaliação das lesões cartilaginosas, podendo melhor demonstrar as alterações cartilaginosas e fibrocartilaginosas pós-operatórias.

Vamos nos ater a mostrar, resumidamente, as diferentes formas de cartilagem e suas lesões mais frequentes, fazendo um paralelo com o esporte na sua forma mais ampla.

■ TIPOS DE CARTILAGEM

Existem basicamente três tipos de cartilagem no organismo: cartilagens hialina, elástica e a fibrocartilagem ou cartilagem fibrosa.

Cartilagem hialina

Este tipo de cartilagem, juntamente com a fibrocartilagem é o que mais vai nos interessar quando estudamos lesões esportivas. É a cartilagem hialina que recobre as superfícies articulares das articulações sinoviais, e pode ser deteriorada na prática de várias modalidades. Dentre as articulações sinoviais mais acometidas nos esportes, temos o joelho (maior número de lesões nos esportes de maneira geral), ombro, pé e cotovelo, em que o estudo da cartilagem se torna imperativo, quando estudamos as lesões osteocondrais (lesões da cartilagem e do osso subcondral adjacente). A cartilagem normal na RM apresenta um isossinal (cinza) tanto em T1 quanto em T2 com supressão de gordura (esta última mais utilizada para avaliar a cartilagem) (Fig. 1).

Cartilagem elástica

Como exemplos deste tipo de cartilagem encontramos a que compõe os lobos da orelha, o nariz e a epiglote entre outras. Apresenta pouca importância no estudo do esporte, e, por isso, vamos nos ater a somente citá-la.

Fibrocartilagem (cartilagem fibrosa)

Este é um dos tipos mais difundidos de cartilagem no organismo. Para o estudo das lesões esportivas, o conhecimento da anatomia e fisiologia no que diz respeito a esse tipo de cartilagem é muito importante, pois em todos os locais do corpo, particularmente nas articulações, ela desempenha importante papel para que a articula-

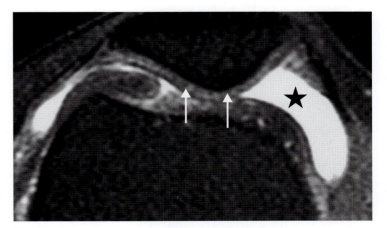

Figura 1. RM de joelho no plano axial no nível da articulação femoropatelar mostra isossinal (cinza) normal da cartilagem hialina patelar (seta) na ponderação T2 com supressão de gordura. Derrame intra-articular (*) apresentando hipersinal em T2 moldando a superfície da cartilagem, servindo como contraste "natural".

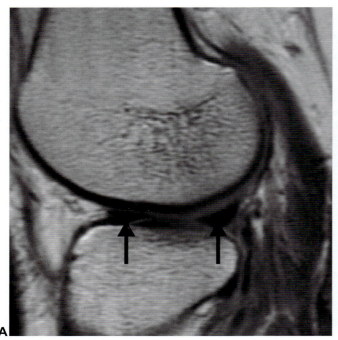
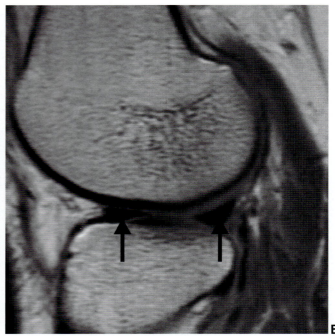

Figura 2. RM do joelho no plano sagital T2 com supressão de gordura (**A**) e em T1 (**B**) mostra hipossinal (preto) normal das estruturas fibrocartilaginosas, aqui representadas pelo menisco (setas).

ção possa responder de forma adequada a todas as suas solicitações durante a prática esportiva. Como exemplos de estruturas importantes que são compostas de fibrocartilagem, temos os meniscos (joelho), o lábio glenoidal (ombro) e a fibrocartilagem triangular (punho). A RM é o melhor método de imagem para avaliação desse tipo de cartilagem. A fibrocartilagem tem um hipossinal (preto) tanto em T1 quanto em T2, sendo que a presença de um hipersinal em T2 nessas estruturas denuncia uma lesão (Fig. 2).

Mais adiante descreveremos particularidades dessas estruturas, os métodos de imagem e suas relações com as lesões no esporte.

LESÕES ESPECÍFICAS

Superfícies articulares

A cartilagem hialina que recobre as superfícies distais e proximais das extremidades ósseas articulares está sujeita à forte sobrecarga em praticamente todos os esportes. Dependendo do tipo de carga à qual são submetidos a articulação e o tipo de esporte praticado, estas superfícies articulares vão apresentar reações que propiciarão lesões cartilaginosas de diferentes graus.

A cartilagem articular sinovial é geralmente branca, de consistência variável, apresenta superfície regular, é avascular e desempenha importantes funções ligadas à biomecânica articular. É composta principalmente por água (cerca de 65%), colágeno (15%), proteoglicanos (15%) e células (condroblastos e condrócitos, cerca de 5%). Dentre as funções principais que essa estrutura desempenha está a sua relação com o metabolismo do líquido sinovial, pois a cartilagem articular é uma das fontes de produção e distribuição do líquido. O líquido sinovial desempenha importante função na lubrificação da articulação, e geralmente apresenta-se aumentado quando a articulação responde a algum tipo de traumatismo. Observamos isso nos casos de derrame articular do joelho, após um trauma torcional. O aumento do líquido sinovial que faz com que o joelho inche corresponde geralmente a um quadro de sinovite (inflamação da sinóvia que recobre o joelho). Outras alterações podem ocorrer, como o sangramento intra-articular, que será retratado no capítulo específico sobre patologias do joelho.

As principais lesões cartilaginosas que se encaixam no contexto esportivo são as fraturas osteocondrais, a condromalacia e as osteocondrites.

Fraturas osteocondrais

As fraturas osteocondrais são lesões traumáticas que acometem a cartilagem hialina e o osso subcondral adjacente. São decorrentes de diversos tipos de trauma que, dependendo do esporte praticado, pode ser de leve à grave intensidade (Fig. 3). Essas fraturas serão mais bem abordadas no capítulo sobre traumas ortopédicos gerais.

Condromalacia

Uma das lesões mais frequentes da cartilagem articular é a condromalacia. O uso do termo condromalacia como diagnóstico clínico é errôneo, tendo sido usado originalmente para descrever o amolecimento da cartilagem, mas foi generalizado para incluir todos os graus de degeneração da cartilagem, havendo uma tendência à utilização do termo condropatia, sendo que, de todas as articulações, o joelho é a mais acometida.

Foram descritos mais de seis diferentes esquemas de classificação para condromalacia na literatura ortopédica. A maioria dos esquemas descreve graus iniciais com amolecimento ou formação de edema na cartilagem, seguido por graus maiores de desgaste, como a irregularidade da superfície da cartilagem, erosões e fissuras superficiais, posteriormente profundas, além de perda de toda a espessura da cartilagem, com a erosão do osso subjacente.

A condromalacia se manifesta clinicamente por uma dor anterior, principalmente quando o joelho permanece fletido por um período longo, como no caso de uma viagem prolongada de carro.

Os esportes de risco para ocorrência dessa patologia são principalmente a ginástica aeróbia (principalmente graças aos exercícios de *step*), o voleibol (neste esporte os atletas desenvolvem muitas atividades de salto) e o levantamento de peso.

Quando estudamos a prática esportiva, a condromalacia praticamente se limita à superfície articular da patela, e macroscopicamente pode ser classificada em três tipos:

- *Tipo I*: amolecimento da cartilagem articular.
- *Tipo II*: fissuras ou franjamento.
- *Tipo III*: lesões mais graves, em que já existe exposição do osso subcondral.

A RM pode ser usada para diagnóstico dessas alterações condrais focais. A detecção de graus iniciais de anormalidade, em que

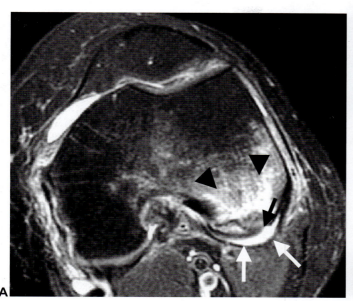
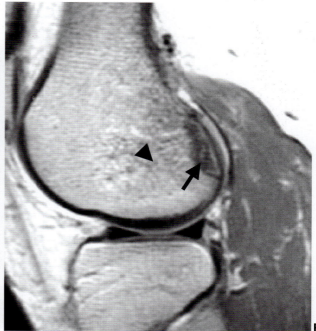

Figura 3. Paciente de 25 anos com quadro de trauma durante partida de tênis. (**A**) RM no plano axial em T2 com supressão da gordura. (**B**) Plano sagital em T1, demonstrando traço de fratura subcondral na porção posterior do côndilo femoral lateral (seta), associado a edema do osso medular adjacente, que se traduz em hipersinal em T2 e hipossinal em T1 (ponta de seta). Observar edema e tumefação da cartilagem hialina (seta branca).

existem alterações na estrutura da cartilagem, mas não há erosões ou fendas, permanece problemática, mesmo com o estudo da RM, sendo muito importantes, nesses casos, a história clínica e o exame físico. Deve-se salientar que, apesar de ser um exame invasivo, a artro-TC e a artro-RM apresentam melhor especificidade na avaliação das fissuras cartilaginosas (Fig. 4).

A classificação mais comumente utilizada na RM para as lesões condrais da patela é:

- *Grau I*: anomalia isolada do sinal da cartilagem, com borramento dos contornos (Fig. 5A).
- *Grau II*: erosão inferior a 50% da espessura da cartilagem (Fig. 5B).
- *Grau III*: erosão superior a 50% da espessura da cartilagem, atingindo a cortical óssea, mas sem lesão do osso subcondral (Fig. 5C).
- *Grau IV*: destruição da cartilagem com acometimento do osso subcondral (cisto ou edema) (Fig. 5D).

O tratamento geralmente é conservador, indicando-se o uso de medicamentos anti-inflamatórios e fisioterapia. Alguns casos acabam sendo refratários ao tratamento conservador, e algumas técnicas cirúrgicas podem ser utilizadas no acompanhamento desses casos (como, por exemplo, artroscopia para limpeza da superfície articular da patela).

Osteocondrites

As manifestações clínicas mais frequentes são a osteocondrite dissecante do joelho e a osteocondrite dissecante do talo. Quando falamos em esportes, essas lesões apresentam estreita relação com a prática geral, pois elas podem ser confundidas com as fraturas osteocondrais no nível dessas duas articulações. A mais importante diferença é que as osteocondrites não são causadas por episódio traumático agudo, ao contrário das fraturas osteocondrais, que geralmente apresentam um trauma associado. Um dos melhores exemplos desta diferença é a relação da fratura osteocondral do talo com as torções de tornozelo, tão frequentes na prática de vários esportes (p. ex., voleibol, futebol e basquete).

As osteocondrites dissecantes do joelho (Fig. 6), em sua forma infantil, geralmente são tratadas de forma conservadora, enquanto alguns casos de patologias no talo podem necessitar de tratamento cirúrgico.

Outros locais do organismo podem ser sedes de lesões osteocondrais, como, por exemplo, o calcâneo (osteocondrite de Sever) e o capítulo umeral no cotovelo (osteocondrite de Panner). Estas, porém, são mais raras que as citadas anteriormente e têm pouca relação com a prática esportiva em nosso meio (a osteocondrite de Panner pode ocorrer em atletas de beisebol, eventualmente).

A RM e, de forma mais específica, a artro-RM são importantes tanto no diagnóstico quanto no estadiamento e prognóstico dessas lesões. Demonstra de forma precisa a localização, o tamanho, a vascularização e o grau de estabilidade do fragmento e ajudando na conduta terapêutica apropriada para cada fase da lesão osteocondral.

Cartilagem epifiseal

Esta importante estrutura anatômica desempenha um papel fundamental dentro do estudo da cartilagem no esporte. É nesse local que a cartilagem é uma das responsáveis pelo crescimento longitudinal do osso durante a infância e adolescência. Nessa localização a cartilagem apresenta características especiais.

1. **Componentes:** a placa de crescimento é composta por células (condrócitos ou condroblastos) que estão agrupadas em uma matriz composta de água, colágeno e proteoglicanos. As características das células dependem das camadas em que elas se encontram, e essas características são fundamentais para o entendimento das patologias que acometem as extremidades ósseas.
2. **Camadas:** a placa epifiseal pode ser dividida em quatro camadas:
   A) *Germinativa:* é a camada também conhecida como camada de repouso da cartilagem epifiseal. É nessa camada que se encontra a reserva de células da placa de crescimento, o

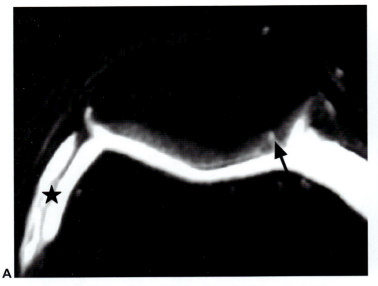
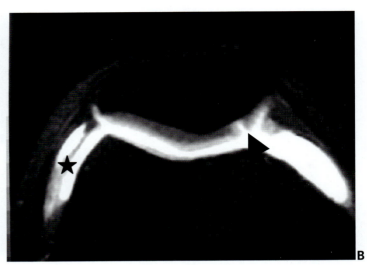
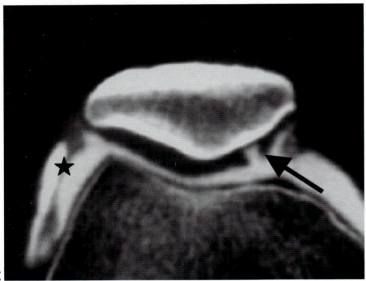

Figura 4. (**A-C**) Fissura da cartilagem hialina patelar na faceta medial (seta) mais bem demonstrada pela artro-TC (**C**) e artro-RM (**B**), quando comparada à sequência T2 (**A**) com supressão de gordura usualmente utilizada pela RM sem contraste intra-articular. (*) Contraste intra-articular.

local para onde as células posteriormente irão migrar para compor as outras camadas que irão proporcionar o crescimento longitudinal dos ossos longos. Os condrócitos estão agrupados em lacunas irregulares, e as células são separadas umas das outras por abundante matriz cartilaginosa. As células desse local provêm do anel pericondral na sua periferia, que cresce por aposição. Lesões, aí localizadas, vão implicar a parada total do crescimento da placa.

B) *Proliferativa:* é nesta camada da cartilagem epifiseal que vai ocorrer o crescimento ativo das células cartilaginosas. Nesse local da placa, as células se agrupam em colunas como se fossem pilares de moedas (uma em cima da outra), separadas entre si por matriz cartilaginosa, onde se encontram fibras colágenas dispersas. O número de células nesse local reflete a atividade da placa de crescimento: quanto maior o número, maior é o potencial de crescimento da cartilagem epifiseal. Juntamente com a camada germinativa constituem quase a metade da espessura da placa de crescimento.

C) *Hipertrófica:* é também conhecida como zona de vacuolização. É nesse local que as células se encontram edemaciadas e com vacúolos em seu interior, o que corresponde à fase final do processo de maturação. Não há crescimento ativo nessa camada. O comprimento é adicionado ao osso passivamente por hipertrofia da célula. À medida que o condrócito se torna intumescido, a matriz extracelular vai diminuindo progressivamente.

D) *Calcificada:* é também chamada de zona de calcificação provisória, onde, com a morte dos condrócitos e a produção de fosfatase alcalina, as barras longitudinais de matriz cartilaginosa se tornam calcificadas. As células mortas vão sendo rapidamente absorvidas em virtude da invasão do mesênquima vascular adjacente.

As lesões fisiais acometem crianças e adolescentes e devem ser reconhecidas e tratadas de uma forma toda especial, para que se evitem as complicações na vida adulta. As principais complicações são a parada de crescimento (total ou parcial) e os desvios angulares, causados quando a placa de crescimento apresenta lesão parcial. Por isso é que hoje consideramos muito importante o diagnóstico preciso e o tratamento adequado.

Quando se fala em esportes, preocupamo-nos diretamente com as lesões fisiais do membro inferior. Apesar de o membro superior ser o local mais frequente das lesões fisiais na população em geral (o local de maior frequência é a extremidade distal do rádio), devemos sempre lembrar que o membro inferior é que se torna o principal alvo de nossas atenções. Krueger-Franke *et al.* apresentaram um levantamento de lesões fisiais dos membros inferiores, encontradas em crianças e adolescentes que praticavam esportes, e encontraram um aumento de duas vezes na incidência de lesões da tíbia distal e cinco vezes na fíbula distal, em comparação a dados estatísticos da população não atleta.

Outra característica que apresenta diferença no estudo das lesões esportivas diz respeito ao tipo de deslocamento. A classificação

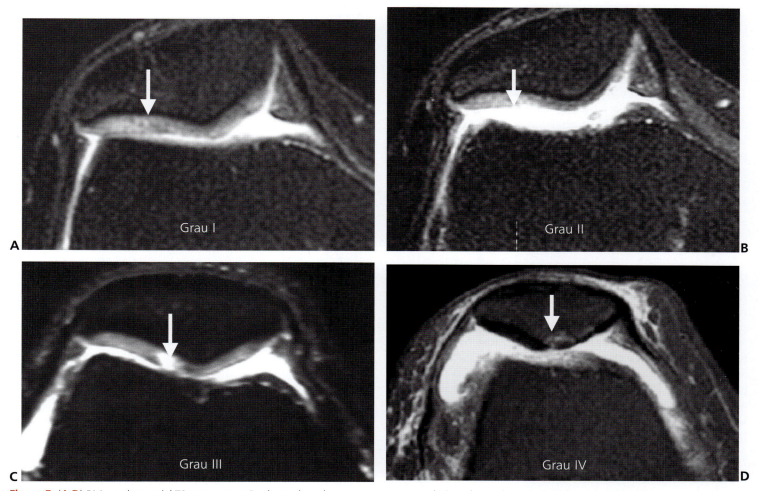

Figura 5. (A-D) RM no plano axial T2 com supressão de gordura demonstra os graus evolutivos da condropatia (condromalacia) patelar de acordo com a classificação descrita anteriormente.

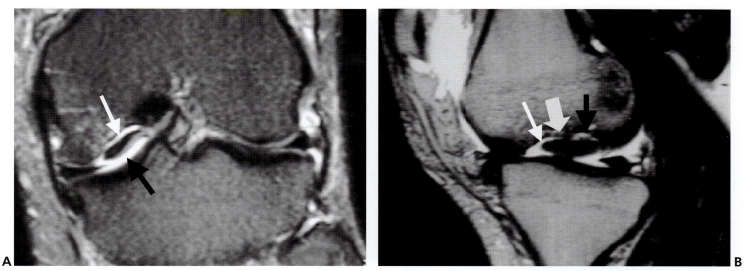

Figura 6. Artro-RM do joelho: (**A**) plano coronal T2 com supressão da gordura e (**B**) plano sagital T1. Osteocondrite dissecante no côndilo femoral medial de evolução crônica com fragmento osteocondral destacado e instável (seta preta), envolto pelo contraste intra-articular (seta branca). Alteração degenerativa do osso femoral (seta larga).

mais difundida dos deslocamentos epifiseais é a de Salter-Harris, que divide as lesões em cinco tipos. No tipo I, a lesão é somente um deslizamento da placa de crescimento. No tipo II, ocorre lesão metafisial, com o traço de fratura óssea cruzando essa região. No tipo III, o traço de fratura é epifiseal, no tipo IV, é metáfise-epifiseal, e o tipo V se caracteriza pelo esmagamento da placa por compressão (essa lesão geralmente é imperceptível na fase aguda do trauma). Houve uma pequena modificação nessa classificação, que acrescentou o tipo VI, que leva em consideração as lesões do anel pericondral. Na população em geral, o tipo mais frequente é o tipo II, enquanto que, em atletas, predominam as lesões dos tipos I (mais frequente) e IV.

Como os membros inferiores são as sedes mais frequentes de lesões, os esportes de risco são principalmente aqueles em que o contato entre times adversários acontece, como o futebol e o futebol americano, o basquete e o *rugby*. Outro esporte de risco é o esqui, em países onde esse esporte é tradicionalmente praticado durante o inverno (países nórdicos da Europa, Estados Unidos, Canadá e Japão entre outros). Nesse esporte, o risco de lesão ocorre graças à posição que os membros inferiores assumem (o joelho, principalmente, está sob risco decorrente da posição de flexão, valgo e rotação lateral que assume).

Embora o diagnóstico da maioria das fraturas possa ser feito a partir de radiografias convencionais, algumas fraturas discretas sem deslocamento podem não ser aparentes no momento da lesão. Nesses casos, certos sinais indiretos de fratura, como edema dos tecidos moles adjacentes, obliteração ou deslocamento das linhas de gordura, reação periosteal ou endosteal e derrame intra-articular (lipo-hemartrose), fornecem indicações úteis para o diagnóstico. Quando a sintomatologia permanece importante com uma dissociação dos achados radiográficos, a TC com reconstrução e, de forma mais sensível, a RM poderão ser solicitadas no intuito de avaliar fraturas ocultas ou que acometam a linha fisial e anel pericondral (Fig. 7).

O tratamento é direcionado, levando-se em consideração o local e tipo de fratura, porém devem ser respeitadas as regras de se alcançar uma redução anatômica do local, com manipulações não vigorosas, e no mais curto espaço de tempo possível, para que as complicações não se tornem fatos reais em um futuro próximo. Deve-se salientar que a avaliação de possíveis pontes ósseas na linha fisial é mais bem analisada pela TC, que poderá fornecer a relação da ponte óssea/linha epifiseal, fator importante para conduta terapêutica (Fig. 8). Mais detalhes serão abordados no capítulo referente aos traumas infantis.

Disco intervertebral

O disco intervertebral é uma importante estrutura funcional da coluna vertebral. É composto por duas estruturas: o ânulo fibroso e o núcleo pulposo. O núcleo pulposo é uma das poucas estruturas anatômicas remanescentes da notocórdia, parte central do esqueleto axial durante a vida embrionária. O anel ou ânulo fibroso é a porção mais externa do disco, e é composto principalmente por cartilagem fibrosa disposta em forma de feixes. A função principal do ânulo fibroso é a de conter o núcleo pulposo do disco, evitando, assim, a protrusão e a herniação discal, causas frequentes de compressão neural, determinando quadros de lombalgia ou lombociatalgia, que proporciona dor, irradiando-se para os membros inferiores.

Os esportes que apresentam mais risco de lesões do disco intervertebral são a ginástica olímpica, o atletismo (principalmente nos esportes de campo, como o salto em distância e o salto triplo), as lutas livre e greco-romana, além do futebol americano, esporte em que a região cervical está sempre sofrendo impactos de alta energia, principalmente nos atletas defensores (*defense tackle e defense end*).

A RM consiste no método de escolha para avaliação do disco, que também poderá ser feita de forma menos sensível pela TC. Na RM o disco normal em T2 apresenta o centro em hipersinal (núcleo pulposo – alto teor de água) e a periferia em hipossinal (anel fibroso – tecido fibrocartilaginoso/baixo teor de água livre). A perda do hipersinal em T2 traduz uma hipohidratação ou desidratação discal e caracteriza degeneração discal em fase inicial que poderá evoluir para uma protrusão ou mesmo herniação discal (Fig. 9).

Sward descreveu em um estudo de RM as principais alterações do disco em atletas de ginástica olímpica, comparando-os a uma população normal. Do grupo de atletas, 75% apresentavam degeneração do disco contra 31% de incidência na população não atleta. Este é com certeza o dado que nos chama mais a atenção quando estudamos as alterações da coluna no esporte, a degeneração do disco. Muito ainda deve ser estudado, para se ter a certeza do que se deve ou não fazer quando deparamos com atletas com tal diagnóstico e que desejam continuar com a atividade esportiva de maneira competitiva.

Meniscos

Os meniscos são estruturas fibrocartilaginosas que apresentam um importante papel na biomecânica do joelho. O joelho possui dois meniscos, um do lado medial e outro do lado lateral. Juntamente com os ligamentos cruzados anterior e posterior e os ligamentos colaterais medial e lateral, participam em conjunto para que o joelho seja o mais estável possível para suportar as cargas torcionais que vários esportes exigem.

Outro papel importante dos meniscos é o de aumentar a congruência entre os côndilos tibial e femoral. Esta congruência é impor-

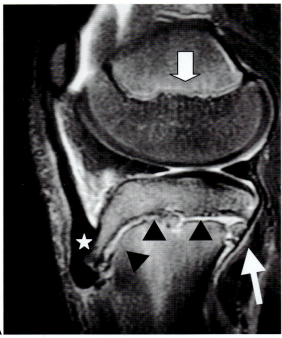
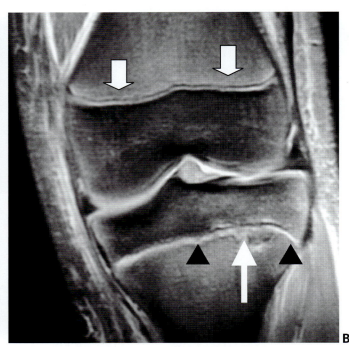

Figura 7. RM de criança de 9 anos, nos planos sagital (**A**) e coronal (**B**) T2 com supressão de gordura. Traço de fratura com disjunção e hipersinal da linha epifiseal da tíbia proximal (ponta de seta) por mecanismo de hipertração do ligamento da patelar (estrela) na tuberosidade anterior da tíbia, associada pequena extensão do traço de fratura à metáfise na borda posterior por impactação (seta branca). Observar sinal normal da linha epifiseal do fêmur distal (seta larga).

CAPÍTULO 45 ■ IMPORTÂNCIA DO ESTUDO DA CARTILAGEM NO ESPORTE 861

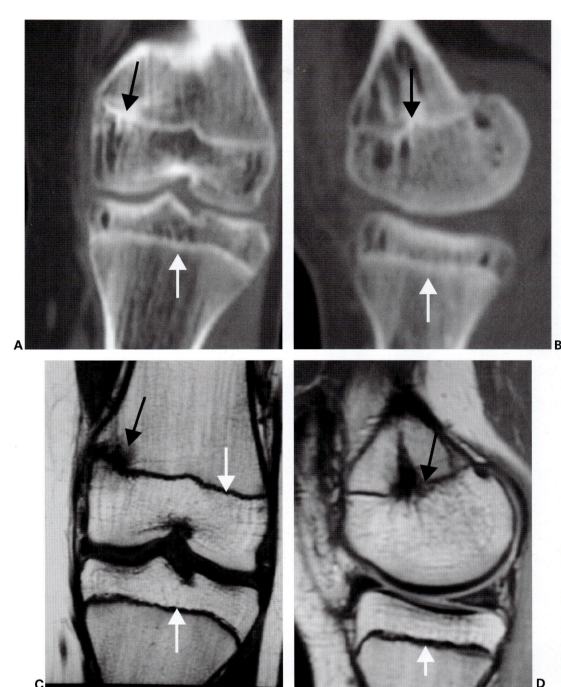

Figura 8. Criança de 9 anos que sofreu trauma há 3 meses com deslocamento epifiseal de Salter-Harris I. No estudo controle pela TC de alta resolução com reconstrução (**A** e **B**) e RM (**C** e **D**), ambas, nos planos coronal e sagital, demonstram ponte óssea na linha epifiseal (seta preta) em consequência à fratura prévia. A TC tem imagem mais bem definida em relação à RM. Notar linha epifiseal normal (seta branca).

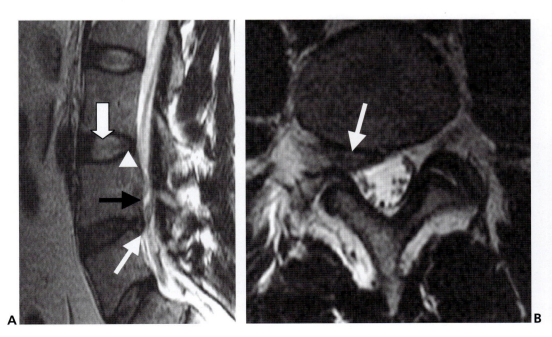

Figura 9. RM de coluna lombar de paciente de 44 anos com lombociatalgia intensa com irradiação para o membro inferior direito. Planos sagital (**A**) e axial (**B**) em T2 com supressão de gordura demonstram hipo-hidratação e herniação posterolateral direita do disco de L4/L5 (seta branca), com fragmento discal migrado (seta preta) caudalmente. O disco normal de L3/L4 apresenta o núcleo em hipersinal (seta larga), denotando boa hidratação do disco, e o anel fibroso tem hipossinal (ponta de seta).

tante para a estabilidade articular e para que os movimentos de flexo-extensão do joelho se façam de forma harmoniosa.

Os dois meniscos (medial e lateral) apresentam características próprias, e existem algumas relações anatômicas que são particulares a cada um deles.

O menisco medial apresenta uma estreita relação com a porção profunda do ligamento colateral medial (Fig. 10), e essa relação anatômica é importante quando pensamos em qualquer procedimento cirúrgico para reparo do menisco.

O menisco lateral guarda uma estreita relação com o tendão do músculo poplíteo, porém de maneira inversa à do menisco medial. Na região do tendão do poplíteo, o menisco lateral não está inserido na cápsula articular do joelho, fazendo com que ele se torne mais móvel do que o menisco medial, quando o joelho desenvolve seu arco de movimento. Antigamente, esta era a explicação para o menor número de lesões do menisco lateral com relação ao medial. Hoje se sabe que isto não é totalmente verídico, principalmente quando se fala em esporte. Nos últimos anos, temos encontrado um número cada vez maior de lesões do menisco lateral quando estudamos determinados esportes, como as lutas marciais, por exemplo.

Os meniscos são mais bem analisados pela RM e, a exemplo das outras estruturas fibrocartilaginosas (p. ex., lábio glenoidal e fibrocartilagem triangular), apresentam hipossinal (preto) em T1 e T2. Basicamente as imagens lineares de hipersinal em T2 (branco) no interior do menisco, com extensão para a superfície articular, são consideradas como rupturas (Fig. 11).

Dentre os esportes de risco para lesão meniscal, encontramos aqueles em que o movimento de giro do corpo com o joelho fixo é imperativo, como no futebol, futebol americano, esqui (principalmente quando é praticado na neve) e luta livre.

Baker *et al.*, por meio de levantamento clínico de lesões esportivas, chegaram ao número de incidência de lesões do menisco na população esportista, que correspondeu a 60:100.000 atletas, número bem elevado quando se leva em consideração a população que pratica esportes.

Com relação ao tratamento das lesões meniscais, podemos dizer que muito tem mudado em termos de conduta, porém uma regra continua a mesma: a lesão meniscal completa no atleta implica invariavelmente tratamento cirúrgico.

A cirurgia para correção da lesão meniscal tem um marco histórico: o advento da artroscopia. A era pós-artroscópica mostrou um dos maiores avanços na cirurgia microinvasiva, o que otimizou os resultados pós-operatórios das cirurgias meniscais. Este fato deve ser lembrado quando se analisam trabalhos científicos que relatam resultados da cirurgia meniscal.

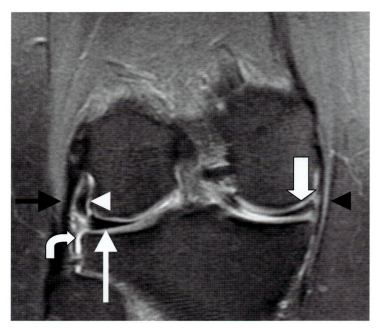

Figura 10. RM no plano coronal T2 com supressão de gordura demonstra as relações anatômicas descritas no texto. Menisco medial (seta larga); menisco lateral (seta branca longa); ligamento colateral lateral (seta preta); ligamento colateral medial (ponta de seta preta); ligamentos meniscocapsulares (seta curva); tendão poplíteo (ponta de seta branca).

Lábio glenoidal

O lábio glenoidal se encontra na periferia da glenoide e é uma das principais estruturas que vão contribuir para o aumento da congruência da articulação glenoumeral.

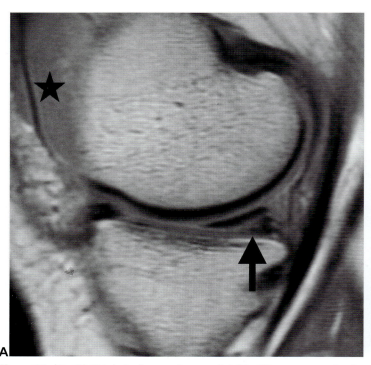
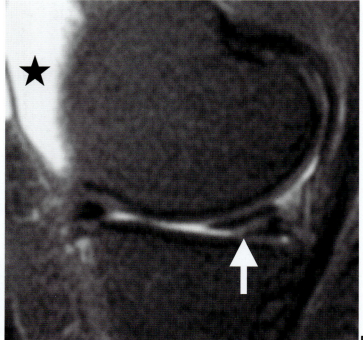

Figura 11. (**A** e **B**) RM do joelho no plano sagital DP e T2 com supressão de gordura demonstra ruptura longitudinal oblíqua do corno posterior do menisco medial com extensão para a superfície articular inferior (seta branca). Derrame intra-articular (*).

Como sabemos a congruência óssea do ombro, principalmente no nível da articulação glenoumeral, é muito pobre. Somente cerca de 1/3 da cabeça do úmero está em contato com a glenoide, na porção óssea dessa articulação. Segundo estudos recentes, comprova-se que o lábio glenoidal é responsável pelo aumento de cerca de 50% da profundidade da glenoide, além de aumentar o seu diâmetro transversal em 75% e o longitudinal em cerca de 57%.

Outra importante relação anatômica que devemos citar é a do tendão da porção longa do bíceps braquial. Na região superior, o lábio glenoidal apresenta uma região que não se insere totalmente na glenoide, justamente no local onde o tendão da porção longa do bíceps se insere nesse osso. Praticamente ocorre nesse local o que encontramos no joelho, no local onde o tendão do músculo poplíteo passa pelo hiato do mesmo nome, próximo ao corno posterior no menisco lateral.

É nessa inserção do tendão da cabeça longa do bíceps que ocorre a lesão do lábio glenoidal do tipo SLAP (do inglês *superior labrum from anterior to posterior*), recentemente descrita por Snyder, em 1990, com o advento da artroscopia do ombro. Essa lesão ocorre principalmente em atletas que participam de esportes que envolvem arremesso, como o beisebol e o tênis, dentre outros.

Em razão das diferentes variações anatômicas existentes do lábio glenoidal e a maior incidência de suas lesões serem relacionadas com as instabilidades glenoumerais, a artro-RM é o método de escolha para sua avaliação (Fig. 12).

É importante que se faça um diagnóstico preciso dessa lesão, pois o tratamento adequado é imperativo para que o atleta retorne ao esporte da melhor maneira e no período mais curto possível.

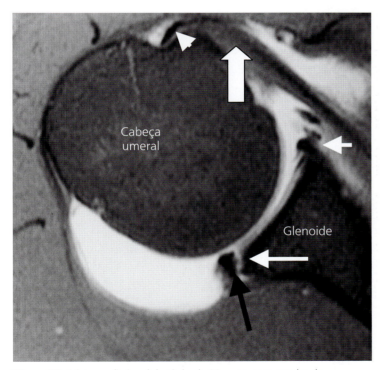

Figura 12. Atleta profissional de tênis, de 22 anos, com quadro de instabilidade multidirecional. Artro-RM no plano axial T1 com supressão de gordura demonstra ruptura na base do lábio posterior (seta preta) com entrada de contraste na área de ruptura (seta branca). Lábio anterior pequeno, mas de aspecto normal (seta curta), tendão longo do bíceps no interior da goteira bicipital (ponta de seta). Tendão subescapular e sua inserção no tubérculo menor (seta larga).

Fibrocartilagem triangular

Esta estrutura é a principal responsável pela estabilização ulnar do punho. Juntamente com todo o complexo ligamentar do punho, que envolve um grande número de ligamentos entre os ossos do carpo, representa uma importante estrutura que tem íntima relação com os movimentos dessa articulação.

Quando falamos em esporte, o importante é frisar que, em quase todos os que envolvem algum tipo de movimento do membro superior (tênis, levantamento de peso, beisebol, golfe, ginástica olímpica entre outros), o punho tem importante relação com a mecânica dos movimentos básicos no esporte. Quando não participa em grande parte para que a força necessária para a prática esportiva (como no caso dos atletas de levantamento de peso) seja adequada. Em todos esses casos, a mão trabalha principalmente em posição de desvio ulnar. Nesse momento, quando se associa a uma força de preensão, a fibrocartilagem pode se romper e causar dores crônicas no lado ulnar do punho.

Hoje, com o advento da artroscopia, muito se têm estudado as lesões da fibrocartilagem triangular do punho, principalmente porque muitas delas se prestam ao tratamento artroscópico.

Várias classificações estão sendo propostas atualmente para se diferenciarem os tipos de lesões, desde as parciais até as totais. A artrografia convencional demonstra áreas de ruptura ou perfuração, mas a associação à TC (artro-TC) ou RM (artro-RM) aumenta a capacidade diagnóstica, incluindo as lesões associadas. A RM convencional (sem contraste intra-articular) também demonstra as lesões do complexo da fibrocartilagem triangular, mas pode deixar dúvidas nos casos de pequenas perfurações (Fig. 13).

Muitas vezes o diagnóstico é tardio, decorrente do não conhecimento do esporte estudado e da existência da lesão. Só podemos diagnosticá-la se lembrarmos que ela existe, e que a queixa principal do paciente geralmente é vaga. Na maior parte das vezes, o paciente é informado de que é portador de uma tendinite do punho.

Outras patologias, como a fratura do osso hamato, a síndrome do canal de Guyon ou mesmo a trombose da artéria ulnar, devem fazer parte do diagnóstico diferencial desses pacientes.

Esportes que envolvem mecanismos de empunhadura são os que mais fazem com que seus praticantes se tornem suscetíveis à lesão. Como exemplo, podemos citar os esportes de raquete (tênis, tênis de mesa, *squash, badmington* e *padel*) e o golfe. Outro esporte em que se nota um índice elevado dessas lesões é a ginástica olímpica, cujos exercícios de solo requerem uma força grande de apoio do membro superior; além desses, os exercícios de salto e argola (homens) e barras (mulheres) são também de grande risco para estas lesões.

Como foi citado anteriormente, muito importante no tratamento dessas lesões é o diagnóstico correto. Inicialmente, o tratamento é sempre conservador, com uso de anti-inflamatórios não esteroides eventualmente imobilizações gessadas ou sintéticas.

Para casos resistentes ao tratamento conservador, preconiza-se o tratamento cirúrgico, em que o advento da artroscopia tem ajudado muito. Para isto, é muito importante que se disponha do material específico para tal procedimento cirúrgico, pois a articulação do punho tem um volume muito pequeno.

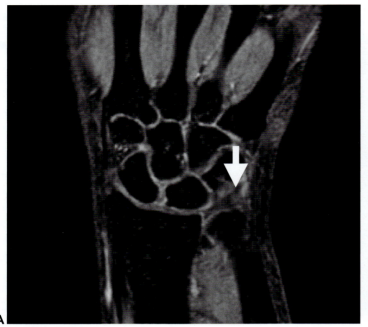 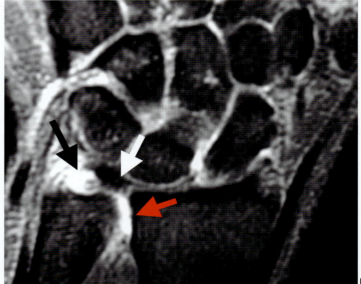

Figura 13. (**A**) RM no plano coronal demonstra a fibrocartilagem triangular normal, com hipossinal (seta branca). (**B**) Paciente de 43 anos tenista com ruptura (seta preta) da inserção ulnar da fibrocartilagem (seta branca), demonstrado pela RM no plano coronal em T2 com supressão de gordura. Presença de líquido na sua topografia com passagem de líquido da articulação radiocárpica para a articulação radioulnar distal (seta vermelha) pela ruptura da fibrocartilagem.

CONCLUSÕES

Procuramos mostrar neste capítulo as diferentes características das estruturas cartilaginosas envolvidas no estudo da traumatologia esportiva. É bom frisar que esses temas são muito vastos, e não houve intenção de esmiuçar todos os aspectos de cada alteração patológica aqui citada.

Nosso estudo se torna importante para chamar a atenção dos especialistas que lidam com um número cada vez maior de atletas competitivos. A formação desses profissionais deve abranger conhecimento de cada esporte e de suas particularidades, aliado a uma formação profissional nos diversos setores da ortopedia e traumatologia.

Procuramos dar uma pequena introdução e mostrar alguns aspectos da importância do conhecimento das principais estruturas cartilaginosas que as diferentes articulações do organismo possuem, e que são importantes quando estudamos traumas esportivos. Este capítulo serve também como um estímulo para aquele que está iniciando sua atividade no cuidado a atletas. Muito se tem para estudar e sempre devemos nos preocupar com o aprimoramento do saber para melhor atender a esta faixa da população que sempre exige do seu corpo um pouco a mais.

BIBLIOGRAFIA

Baker BE et al. Review of meniscal injury and associated sports. *Am J Sports Med* 1985;13(1):1-4.
Chan K, Yeh L, Pedowitz R et al. Superior labral anteroposterior lesions: MR arthrography with arm traction. *AJR* 1999;173:1117-22.
Drapé JL, Chevrot A, Godefroy D. Les limites de l'IRM dans la pathologie meniscale. Le genou traumatique et degeneratif. Paris: Sauramps Medical 1997. p. 379-94.
Fleisig GS et al. Kinetics of baseball pitching with implications about injury mechanisms. *Am J Sports Med* 1995;23(2):233-39.
Gainor BJ et al. The throw: biomechanics and acute injury. *Am J Sports Med* 1980;8(2):114-18.
Gill TJ IV, Micheli LJ. The immature athlete: common injuries and overuse syndromes of the elbow and wrist. *Clin Sports Med* 1996;15(2):401-23.
Jobe FW, Pink M. The athlete's shoulder. *J Hand Ther* 1994;7(2):107-10.
Kneeland JB, Stoller D. *MRI of normal and degeneratif articular cartilage. Magnetic resonance imaging in orthopaedics e sports medicine.* 2nd ed. 1997. p. 76-84, cap. 5.

Krueger-Franke M et al. Sports-related epiphyseal injuries of the lower extremity-an epidemiologic study. *J Sports Med Phys Fit* 1992;32(1):106-11.
Kumano K, Umeyama T. Cervical disk injuries in athletes. *Arch Orthop Trauma Surg* 1986;105(4):223-26.
MacBride ID, Reid JG. Biomechanical considerations of the menisci of the knee. *Can J Sports Sci* 1988;13(4):175-87.
Maffulli N et al. Pediatric sports injuries in Hong Kong: a seven-year survey. *Br J Sports Med* 1996;30:218-21.
Maletius W, Messner K. The effect of partial meniscectomy on the long-term prognosis of knee with localized, severe chondral damage. *Am J Sports Med* 1996;24(3):258-62.
Mandelbaum BR et al. Wrist pain syndrome in the gymnast. Pathogenetic, diagnostic and therapeutic considerations. *Am J Sports Med* 1989;17(3):305-17.
McCauley T, Disler D. MR imaging of articular cartilage. *Radiology* 1998;209:629-40.
McMaster WC. Anterior glenoid labrum damage: a painful lesion in swimmers. *Am J Sports Med* 1986;14(5):383-87.
Messner K, Maletius W. The long-term prognosis for severe damage to weight-bearing cartilage in the knee. *Acta Orthop Scand* 1996;67(2):165-68.
Osti L et al. Partial lateral meniscectomy in athletes. *Arthroscopy* 1994;10(4):424-30.
Peterfy C, Genant H. Emerging applications of magnetic resonance imaging in the evaluation of articular cartilage. *Radiol Clin North Am* 1996;34(2):195-213.
Prayssac A et al. Imagerie des cartilages femoro-tibiaux par IRM. Le genou traumatique et degeneratif. Paris: Sauramps Medical, 1997. p. 49-62.
Rockborn P, Gillquist J. Long-term results after arthroscopic meniscectomy – the role of preexisting cartilage fibrillation in a 13-year follow-up of 60 patients. *Int J Sports Med* 1996;17:608-13.
Sonne-Holm S et al. Results after meniscectomy in 147 athletes. *Acta Orthop Scand* 1980;51(2):303-9.
Sward L et al. Disc degeneration and associated abnormalities of the spine in elite gymnasts. A magnetic resonance imaging study. *Spine* 1991;16(4):437-43.
Sward L. The thoracolumbar spine in young elite athletes. Current concepts on the effects of physical training. *Sports Med* 1992;13(5):357-64.
Trumble TE et al. Isolated tear of the triangular fibrocartilage. Management by early arthroscopic repair. *J Hand Surg* 1997;22A(1):57-65.
Yeh L, Skaf A, Resnick D. Evaluation of articular cartilage thickness of the humeral head and the glenoid fossa by MR arthrography. Anatomic correlation in cadavers. *Skeletal Radiol* 1998;27:500-4.

PARTE VII

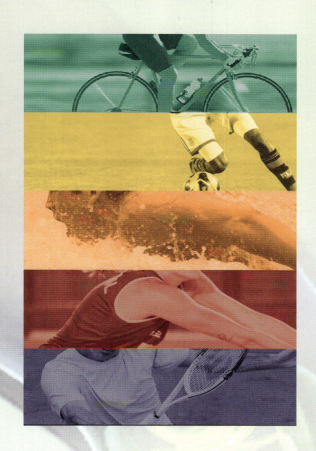

Lesões Específicas dos Esportes

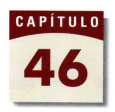

CAPÍTULO 46

LESÕES NO FUTEBOL

Gustavo Gonçalves Arliani ▪ Moisés Cohen

A prática de esportes encontra-se, atualmente, difundida por todo o planeta, sendo os benefícios associados à atividade física bem documentados em todas as faixas etárias. A participação regular em esportes está associada a uma melhor qualidade de vida e redução do risco de várias doenças, contribuindo, ainda, para uma melhora da participação social e desempenho físico dos praticantes. No entanto, os efeitos benéficos da prática de esportes devem ser equilibrados com as lesões que são, até certo ponto, inevitáveis.[1]

O futebol é indubitavelmente o esporte mais popular do Brasil e do mundo. Esta modalidade conta atualmente em todo o planeta com cerca de 200.000 atletas profissionais e 240 milhões de jogadores amadores dos quais aproximadamente 80% são do sexo masculino.[2,3]

O futebol tem regras, regulamentos e um estilo de jogo que é diferente de qualquer outro esporte. As características do futebol imprimem uma demanda significativa nas habilidades físicas e técnicas de cada atleta. Consequentemente muitos dos padrões de lesões e problemas médicos são únicos.[4]

O risco de lesão no futebol profissional é elevado. Estudos mostraram que o risco de lesões é 1.000 vezes maior em jogadores profissionais de futebol, quando comparados a trabalhadores da indústria.[5]

Como esporte, o futebol tem sofrido muitas mudanças nos últimos anos, principalmente em função das exigências físicas cada vez maiores, o que obriga os atletas a trabalharem perto do limite máximo, com maior predisposição às lesões.

Atualmente, a demanda física dos jogadores profissionais de futebol é elevada. A distância total média percorrida por estes jogadores durante uma partida de futebol varia de 10 a 11 quilômetros, de acordo com a posição do atleta. Sendo que desta distância, em torno de 25%, corresponde a corridas de alta velocidade e intensidade.[6,7]

A incidência de lesões no futebol é estimada em aproximadamente 10 a 15 lesões para cada 1.000 horas de prática esportiva. No entanto, esta estatística varia bastante nos diversos estudos, dependendo da definição de lesão utilizada e desenho do estudo.[8]

Um estudo recente com acompanhamento de clubes europeus por 11 temporadas consecutivas demonstrou que houve uma diminuição na incidência de lesões ligamentares em jogadores profissionais durante este período. No entanto, o mesmo estudo não exibiu uma diminuição nas incidências de lesões musculares e lesões severas neste mesmo intervalo de tempo.[9]

A incidência das lesões relacionadas com o futebol varia bastante quando avaliadas as diversas atividades e grupos de praticantes. Sendo que mulheres, por exemplo, apresentam maior incidência de ruptura do Ligamento Cruzado Anterior (LCA) quando comparadas a homens.[10] Já alguns estudos sugerem uma maior incidência de lesões em atletas profissionais quando comparados a praticantes amadores.[11]

Diversos outros fatores podem contribuir para ocorrência de lesões neste esporte, e estes são geralmente divididos em fatores de risco intrínsecos, como idade, flexibilidade e lesões prévias, e fatores de risco extrínsecos, como a carga de exercícios, superfície de jogo e calçados.[12]

Um estudo recente, inclusive, mostrou menor índice de lesões em atletas do time vencedor, além de uma maior proporção de lesões musculares e de tendão e uma menor proporção de lesões articulares e ligamentares nos jogos realizados em casa.[13]

Outro fator importante é o descanso e repouso dos atletas entre as partidas realizadas durante a temporada. Estudos mostraram que a fadiga muscular persiste por até 72 horas após uma partida de futebol. O cansaço pode cursar com diminuição da *performance* física dos atletas e também com o aumento de marcadores sanguíneos indicativos de sobrecarga muscular e estresse oxidativo.

Embora este assunto ainda seja bastante controverso, um estudo realizado na Copa do Mundo de 2002 mostrou que jogadores com *performance* abaixo do esperado no torneio jogaram mais partidas nas 10 semanas anteriores à Copa do Mundo quando comparados aos atletas que se destacaram e desempenharam acima das expectativas.[14-16]

Hawkins *et al.* mostraram também a influência do tempo de jogo na incidência de lesões. Neste estudo, os autores encontraram um maior número de lesões nos últimos 15 minutos de cada tempo da partida.[5]

No futebol as lesões mais comuns acometem os membros inferiores (70-80%) sendo que a maioria envolve as articulações do joelho, tornozelo e a musculatura da coxa.[17] A maior parte destas lesões ocorrem durante os jogos e quando realizada uma estimativa com base nos dados existentes atualmente conclui-se que cada jogador apresentará, em média, uma a duas lesões relacionadas com o futebol por ano.[2] Espera-se, portanto, que num time profissional com 25 jogadores no elenco ocorram aproximadamente 50 lesões por temporada com 12% do elenco permanecendo afastado de treinos e jogos em razão de lesões durante toda a temporada.[18]

Os tipos mais comuns de lesões deste esporte são os entorses, estiramentos e contusões. As maiorias das lesões são de origem traumática, sendo que aproximadamente 20% (vinte por cento) destas são atribuídas a jogadas faltosas ocorridas durante o jogo.[4] Ryynänen *et al.*, em um estudo recente, encontraram inclusive uma associação positiva entre o número de jogadas faltosas e o número de lesões em partidas das Copas do Mundo da FIFA de 2002 a 2010.[19]

As recidivas de lesões são bastante frequentes e representam 20 a 25% de todas as lesões. Desta forma a avaliação em relação a lesões prévias e reabilitação inadequada ganham grande importância neste esporte.[4]

Os atletas mais acometidos são os meios-campistas e atacantes, com os goleiros sendo os menos afetados por lesões no futebol.

Apesar de frequentes, as lesões no futebol são, em geral, leves, permitindo em sua grande maioria o retorno ao esporte em até 1 semana.[20] As lesões severas correspondem a 17% do total das lesões no futebol. Dessa forma, espera-se que numa equipe profissional de futebol ocorram aproximadamente oito lesões severas por temporada.[9]

■ CABEÇA E FACE

As lesões envolvendo a cabeça são, sem dúvida, as mais preocupantes existentes neste esporte.

A concussão é o tipo de lesão mais comum entre as lesões envolvendo a cabeça. Esta lesão muita das vezes é de difícil reconhecimento e por isso acredita-se que seja subdiagnosticada no futebol.[21]

Esta é caracterizada por amnésia ou confusão na presença ou ausência de perda de consciência. Sintomas podem incluir dor de cabeça, irritabilidade, fadiga, perda de memória e concentração.

Estas lesões podem ocorrer através de trauma da cabeça contra a bola, solo, trave ou contato com outro atleta.

Um estudo com atletas profissionais de futebol do sexo masculino mostrou que 89% destes atletas relataram algum tipo de trauma na cabeça durante a prática esportiva, e 54% destes possuíam história prévia de concussão.[22]

Outras lesões na cabeça menos comuns, mas não menos graves, são os hematomas epidurais e subdurais.

Os traumas repetitivos na cabeça em cabeceios durante partidas de futebol também geram preocupação. A frequência de cabeceios realizados por jogadores de futebol durante uma temporada está correlacionada com mau desempenho cognitivo, colocando jogadores que cabeceiam a bola, em média, 800 vezes por temporada, em especial risco.[23,24] Estudos anteriores mostraram que jogadores recém-aposentados possuem atrofia cerebral e déficit de atenção, memória, concentração e julgamento, quando comparados a controles pareados por idade.[25,26]

Lesões na face geralmente correspondem a lacerações, abrasões e contusões.

As lesões oculares, quando presentes não são geralmente graves. Hemorragia retinal e vítrea, abrasão da córnea e lesões retinais já foram descritas em atletas de futebol.[27]

A utilização de protetores bucais pode reduzir o risco de lesões dentárias, particularmente em goleiros.[4]

■ EXTREMIDADE SUPERIOR

As lesões da extremidade superior em atletas praticantes de futebol são menos comuns que as dos membros inferiores.[20] Estas lesões quando presentes geralmente não são responsáveis pelo afastamento dos atletas ou, quando isto ocorre, o tiram da prática esportiva por um intervalo de tempo geralmente inferior quando comparada às lesões das extremidades inferiores. As lesões da extremidade superior são mais comuns na articulação do ombro e envolvem, predominantemente, os goleiros.[4]

Ombro

As lesões do ombro no futebol são relativamente infrequentes e geralmente são resultado de colisão com o solo ou outro atleta. As articulações acromioclavicular e glenoumeral são as mais acometidas. Luxações do ombro, após redução, devem ser tratadas com cautela com o objetivo de evitar luxações recidivantes desta articulação. Estas lesões parecem ser mais frequentes em goleiros, sendo que muitos destes acabam necessitando de tratamento cirúrgico para correção da instabilidade articular.[28]

■ EXTREMIDADE INFERIOR

As lesões dos membros inferiores são as mais frequentes no futebol.[20]

As lesões musculares são as lesões mais comuns da prática esportiva e são responsáveis por aproximadamente 40% de todas as lesões do futebol e por 25% de todo tempo de afastamento por lesão dos jogadores.[29] Acometem preponderantemente os membros inferiores, sendo mais comuns em músculos biarticulares como tríceps sural, isquiotibiais e quadríceps.

Para se ter uma ideia da importância destas lesões, Woods *et al.* descreveram que 12% das lesões em jogadores profissionais de futebol acometem os músculos isquiotibiais, e os encargos financeiros destas são estimados em 74,7 milhões de libras esterlinas.[30]

A incidência de lesões dos músculos isquiotibiais e quadríceps, por exemplo, é estimada, respectivamente, em cerca de seis e três jogadores por temporada por time, com cada jogador lesionado, faltando três partidas por temporada e com um total de 130 dias de afastamento dos atletas.[29]

Estas lesões são classificadas de acordo com a gravidade em:

- *Leve ou grau I*: menos de 5% das fibras acometidas. Não há perda da função.
- *Moderada ou grau II*: 5 a 50% das fibras acometidas. Presença de *gap* palpável.
- *Grave ou grau III*: mais de 50% das fibras acometidas. Paciente com perda funcional e *gap* muscular visível.

A extensão da lesão muscular observada na ressonância magnética já mostrou ter relevância no prognóstico, com lesões envolvendo mais de 50% do diâmetro do músculo sendo associadas a maior tempo de afastamento do futebol.[31]

O diagnóstico geralmente não é difícil, sendo o maior desafio localizado na prevenção e tratamento destas lesões.

A prevenção destas lesões é uma prioridade fundamental, visto que as taxas de recorrência na mesma temporada variam de 13 a 34%.[32-34] No entanto, existem poucos trabalhos de qualidade publicados na literatura sobre métodos efetivos de prevenção para lesões musculares. Muito se fala, por exemplo, do efeito protetor do alongamento muscular, mas ainda existe grande controvérsia sobre a real eficácia deste método na prevenção das lesões musculares no futebol.[34-36]

O tratamento e o tempo de afastamento dos atletas variam de acordo com o grau e característica da lesão. No entanto, a imensa maioria das lesões apresenta tratamento não cirúrgico. Na fase aguda, o tratamento consiste no protocolo PRICE (Proteção, Repouso, Gelo, Compressão e Elevação do membro acometido) e fisioterapia para analgesia, alongamento e fortalecimento muscular.[4]

Joelho

As lesões agudas do joelho no futebol geralmente são resultantes de movimentos rotacionais da articulação com o pé preso no solo.

Estas lesões podem envolver estruturas, como ligamentos (ligamento cruzado anterior, ligamento colateral medial etc.), cartilagem e meniscos. Após a lesão, o atleta cursa normalmente com edema, derrame articular, dor e, eventualmente, com travamento e/ou falseio na articulação.

Após exame clínico minucioso exames complementares (radiografias, ressonância magnética) podem ser solicitados para confirmação diagnóstica e eventual programação de cirurgia.

O tempo de afastamento do futebol varia de acordo com a estrutura lesada e a modalidade de tratamento realizada, podendo chegar até 6 a 9 meses para retorno ao esporte.

Fraturas de tíbia não são incomuns neste esporte. O mecanismo de lesão pode corresponder a um movimento de rotação de baixa energia ou até mesmo a um trauma direto sobre o membro. O uso de caneleiras protetoras é obrigatório no esporte e é útil na prevenção destas fraturas à medida que proporcionam uma dissipação das forças, diminuindo a magnitude do impacto recebido na região.

Outras afecções menos comuns, envolvendo o joelho do jogador de futebol, são oriundas de traumas repetitivos (overuse), como a tendinite patelar, tendinite da pata de ganso e síndrome do trato iliotibial.[4]

Tornozelo

As lesões do tornozelo são responsáveis por 10-18% de todas as lesões do futebol.[37] Sendo o entorse a lesão mais frequente no tornozelo de jogadores de futebol com 51 e 81% das lesões.[38] Espera-se que numa equipe profissional de futebol ocorram aproximadamente sete lesões do tornozelo por temporada. O mecanismo de lesão, em torno de 75% das vezes, ocorre com inversão do tornozelo e lesão das estruturas ligamentares laterais. Sendo que um estudo mostrou que 40% dos entorses de tornozelo no futebol são resultantes de jogadas faltosas.[37] A gravidade da lesão depende do número de ligamentos envolvidos e do grau de comprometimento dos mesmos. Lesões associadas, como fraturas, lesões da cartilagem articular e da sindesmose, devem ser investigadas e excluídas.

Outras lesões envolvendo esta articulação em atletas de futebol são as tendinites que podem acometer os tendões fibulares, tendão do músculo tibial posterior, tendão do calcâneo entre outros.

As rupturas do tendão do calcâneo em jogadores de futebol geralmente são resultados de processos crônicos degenerativos com tendinite crônica e tendinopatias.

Estas doenças envolvendo o tendão do calcâneo são mais comuns em jogadores mais velhos e correspondem a 2,5% de todas as lesões do futebol. Sendo responsáveis por 3,8% de todo tempo de afastamento dos jogadores profissionais.[39]

Em um clube profissional de futebol espera-se o diagnóstico de pelo menos uma tendinopatia do tendão do calcâneo por temporada. Sendo a pré-temporada o período mais comum para seu aparecimento. As taxas de recorrência após estas tendinopatias são altas (27%) e ocorrem principalmente quando o período de repouso e tratamento é inferior a 10 dias.[30,40]

Já a síndrome do impacto do tornozelo ocorre em jogadores de futebol como resultado da tração anterior e impacto posterior durante os chutes. Osteófitos tibiotalares são frequentemente vistos em radiografias do tornozelo de jogadores de futebol, normalmente não apresentando representação clínica. Normalmente estes atletas não apresentam queixas, porém estes traumas de repetição podem levar a uma dor crônica no tornozelo.[4]

■ REFERÊNCIAS BIBLIOGRÁFICAS

1. Maffulli N, Longo UG, Gougoulias N et al. Sport injuries: a review of outcomes. Br Med Bull 2010;97(1):47-80.
2. Junge A, Dvorak J. Soccer injuries: a review on incidence and prevention. Sports Med 2004;34(13):929-38.
3. Timpka T, Risto O, Bjormsjo M. Boys soccer league injuries: a community-based study of time-loss from sports participation and long-term sequelae. Eur J Public Health 2008;18(1):19-24.
4. Manning MR, Levy RS. Soccer. Phys Med Rehabil Clin N Am 2006;17(3):677-95, vii.
5. Hawkins RD, Fuller CW. A prospective epidemiological study of injuries in four English professional football clubs. Br J Sports Med 1999;33(3):196-203.
6. Bradley PS, Sheldon W, Wooster B et al. High-intensity running in English FA Premier League soccer matches. J Sports Sci 2009;27(2):159-68.
7. Di Salvo V, Baron R, Tschan H et al. Performance characteristics according to playing position in elite soccer. Int J Sports Med 2007;28(3):222-27.
8. Dvorak J, Junge A. Football injuries and physical symptoms. A review of the literature. Am J Sports Med 2000;28(5 Suppl):S3-9.
9. Ekstrand J, Hagglund M, Kristenson K et al. Fewer ligament injuries but no preventive effect on muscle injuries and severe injuries: an 11-year follow-up of the UEFA Champions League injury study. Br J Sports Med 2013;47(12):732-37.
10. Walden M, Hagglund M, Werner J et al. The epidemiology of anterior cruciate ligament injury in football (soccer): a review of the literature from a gender-related perspective. Knee Surg Sports Traumatol Arthrosc 2011;19(1):3-10.
11. Peterson L, Junge A, Chomiak J et al. Incidence of football injuries and complaints in different age groups and skill-level groups. Am J Sports Med 2000;28(5 Suppl):S51-57.
12. Bahr R, Holme I. Risk factors for sports injuries—a methodological approach. Br J Sports Med 2003;37(5):384-92.
13. Bengtsson H, Ekstrand J, Walden M et al. Match injury rates in professional soccer vary with match result, match venue, and type of competition. Am J Sports Med 2013;41(7):1505-10.
14. Fatouros IG, Chatzinikolaou A, Douroudos II et al. Time-course of changes in oxidative stress and antioxidant status responses following a soccer game. J Strength Cond Res 2010;24(12):3278-86.
15. Ekstrand J, Walden M, Hagglund M. A congested football calendar and the wellbeing of players: correlation between match exposure of European footballers before the World Cup 2002 and their injuries and performances during that World Cup. Br J Sports Med 2004;38(4):493-97.
16. Bengtsson H, Ekstrand J, Hagglund M. Muscle injury rates in professional football increase with fixture congestion: an 11-year follow-up of the UEFA Champions League injury study. Br J Sports Med 2013;47(12):743-47.
17. Wong P, Hong Y. Soccer injury in the lower extremities. Br J Sports Med 2005;39(8):473-82.
18. Ekstrand J, Hagglund M, Walden M. Injury incidence and injury patterns in professional football: the UEFA injury study. Br J Sports Med 2011;45(7):553-58.
19. Ryynanen J, Junge A, Dvorak J et al. Foul play is associated with injury incidence: an epidemiological study of three FIFA World Cups (2002-2010). Br J Sports Med 2013;47(15):986-91.
20. Cohen M, Abdalla R, Ejnisman B et al. Lesões ortopédicas no futebol. Rev Bras Ortop 1997;32(12):940-4.
21. Boden BP, Kirkendall DT, Garrett Jr WE. Concussion incidence in elite college soccer players. Am J Sports Med 1998;26(2):238-41.
22. Asken MJ, Schwartz RC. Heading the ball in soccer: what's the risk of brain injury? Phys Sports Med 1998;26(11):37-44.
23. Matser JT, Kessels AG, Jordan BD et al. Chronic traumatic brain injury in professional soccer players. Neurology 1998;51(3):791-96.
24. Witol AD, Webbe FM. Soccer heading frequency predicts neuropsychological deficits. Archives of clinical neuropsychology. Official Journal of the National Academy of Neuropsychologists 2003;18(4):397-417.
25. Sortland O, Tysvaer AT. Brain damage in former association football players. An evaluation by cerebral computed tomography. Neuroradiology 1989;31(1):44-48.
26. Tysvaer AT, Lochen EA. Soccer injuries to the brain. A neuropsychologic study of former soccer players. Am J Sports Med 1991;19(1):56-60.
27. Capao Filipe JA. Soccer (football) ocular injuries: an important eye health problem. Br J Ophthalmol 2004;88(2):159-60.
28. Fried T, Lloyd GJ. An overview of common soccer injuries. Management and prevention. Sports Med 1992;14(4):269-75.
29. Ekstrand J, Hagglund M, Walden M. Epidemiology of muscle injuries in professional football (soccer). Am J Sports Med 2011;39(6):1226-32.
30. Woods C, Hawkins R, Hulse M et al. The Football Association Medical Research Programme: an audit of injuries in professional football-analysis of preseason injuries. Br J Sports Med 2002;36(6):436-41; discussion 41.
31. Cohen SB, Towers JD, Zoga A et al. Hamstring injuries in professional football players: magnetic resonance imaging correlation with return to play. Sports Health 2011;3(5):423-30.
32. Woods C, Hawkins RD, Maltby S et al. The Football Association Medical Research Programme: an audit of injuries in professional football—analysis of hamstring injuries. Br J Sports Med 2004;38(1):36-41.

33. Orchard J, Seward H. Epidemiology of injuries in the Australian Football League, seasons 1997-2000. *Br J Sports Med* 2002;36(1):39-44.
34. Rogan S, Wust D, Schwitter T et al. Static stretching of the hamstring muscle for injury prevention in football codes: a systematic review. *Asian J Sports Med* 2013;4(1):1-9.
35. Arnason A, Andersen TE, Holme I et al. Prevention of hamstring strains in elite soccer: an intervention study. *Scand J Med Sci Sports* 2008;18(1):40-48.
36. Cross KM, Worrell TW. Effects of a static stretching program on the incidence of lower extremity musculotendinous strains. *J Athl Train* 1999;34(1):11-14.
37. Walden M, Hagglund M, Ekstrand J. Time-trends and circumstances surrounding ankle injuries in men's professional football: an 11-year follow-up of the UEFA Champions League injury study. *Br J Sports Med* 2013;47(12):748-53.
38. Woods C, Hawkins R, Hulse M et al. The Football Association Medical Research Programme: an audit of injuries in professional football: an analysis of ankle sprains. *Br J Sports Med* 2003;37(3):233-8.
39. Gajhede-Knudsen M, Ekstrand J, Magnusson H et al. Recurrence of Achilles tendon injuries in elite male football players is more common after early return to play: an 11-year follow-up of the UEFA Champions League injury study. *Br J Sports Med* 2013;47(12):763-68.
40. Hagglund M, Walden M, Ekstrand J. Injury incidence and distribution in elite football—a prospective study of the Danish and the Swedish top divisions. *Scand J Med Sci Sports* 2005;15(1):21-28.

CAPÍTULO 47

BASQUETE

Carlos Vicente Andreoli ▪ Paulo Roberto de Queiroz Szeles ▪ Felipe Tadiello

■ INTRODUÇÃO

O basquete é um esporte muito popular em todo o mundo e em especial nos Estados Unidos (EUA), onde surgiu há mais de um século. No Brasil, foi introduzido por um missionário americano, em 1896, mas difundiu-se principalmente após a criação da Confederação Brasileira de *Basketball* (CBB) em 1933. Atualmente, sua popularidade disputa o 2º lugar com o vôlei, atrás apenas do futebol, esporte mais popular no Brasil.

É um esporte olímpico, de contato limitado, impacto e com elevado grau de complexidade dos movimentos.[1] O arremesso do basquete é um dos movimentos mais complexos dos esportes, com base na técnica e precisão, ao contrário do handebol e voleibol, que privilegiam a força e a velocidade.[2]

O biotipo do jogador de basquete apresenta características interessantes, dependendo da posição do atleta. O armador normalmente é o jogador mais rápido do time, responsável por conduzir a bola para o ataque e organizar as jogadas ensaiadas, mas quase sempre é o atleta de menor estatura. Os laterais (alas) possuem estatura mais elevada, responsáveis pela maioria dos arremessos e conclusões das jogadas do time. Os pivôs são os atletas de maior estatura e maior peso do time, responsáveis pelo rebote de defesa ou ataque. As funções predeterminadas no time os expõem a situações diferentes e a lesões específicas.[3-5]

As regras do basquete procuram minimizar o contato corporal entre os atletas, bem como coibir o uso de força excessiva. O dinamismo do esporte, entretanto, não impede as colisões entre os jogadores, resultando nas lesões de contato. Os traumas de cabeça e face, outrora raros, têm crescido nos últimos 20 anos, em decorrência deste maior contato entre os atletas.[6] Membros inferiores são os principais acometidos, com destaque para o entorse de tornozelo, lesão mais comum. A sobrecarga também desempenha papel fundamental nas lesões crônicas, podendo levar a longos períodos de afastamento e reabilitação, tanto em profissionais, quanto em amadores.

Neste capítulo, apresentamos uma revisão sobre as lesões musculoesqueléticas relacionadas com o basquete. Associamos conceitos básicos do esporte, biomecânica e características da modalidade a fim de fornecer ao médico e fisioterapeuta uma visão mais abrangente, que possibilite compreender melhor as lesões esportivas, seu tratamento e prevenção, diminuindo sua incidência e o período de reabilitação e retorno às quadras.

■ BIOMECÂNICA

Os movimentos básicos do basquete são: o arremesso (*jump*), o drible, o passe, a bandeja, o rebote e a posição de defesa. Esses movimentos estão associados a princípios físicos, como a Força de Reação do Solo, Força da Gravidade, Aceleração, Momento, Força de Parada, Deslocamento do Centro de Massa, Atrito e Princípios de Alavancas. É um jogo com constantes mudanças de direção, que promovem diversas situações de risco e lesões durante uma partida.[2]

O arremesso é o mais elaborado e mais importante movimento básico do basquete. A qualidade e a precisão ocorrerão com o treinamento ao longo dos anos, tornando-se automático. É caracterizado por uma leve e imperceptível rotação medial do ombro, extensão do cotovelo, pronação do antebraço e flexão do punho. O arremesso do basquete é realizado com movimento de baixa velocidade e com uma força menor do que arremessos de alta velocidade (dardo, handebol e voleibol).

O drible é realizado com uma das mãos por meio de uma mudança brusca de direção. A ação provoca o deslocamento da bola contra o solo e o retorno da bola à mão (forças centrífuga e centrípeta), alteração do centro de gravidade do corpo do atleta e atrito do tênis com o solo. O equilíbrio corporal por meio do treinamento para efetuar esse movimento é necessário para se evitarem erros de coordenação e o possível aparecimento de lesões (Fig. 1).

O passe é outro movimento básico do basquete, que pode ser realizado de diversas maneiras: com uma das mãos (18,6%), com ambas as mãos ao nível do tórax (38,6%), com ambas as mãos acima do nível do ombro (16,6%), como um passe de beisebol ou por trás das costas, em menor porcentagem.[7] O atleta necessita de uma visão periférica adequada para passar a bola.

A bandeja é um movimento em direção à cesta, em que o atleta realiza dois passos com a bola em uma ou nas duas mãos, iniciando o passo pelo lado do pé do braço do arremesso e terminando com um salto final com a perna do membro contralateral à mão do arre-

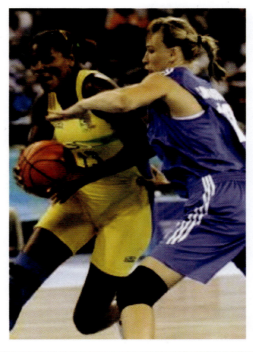

Figura 1. Movimento do drible.

mesmo. O salto é uma ação para projetar o corpo para cima, por meio de força produzida pelos pés contra o solo, a que chega a representar de três a quatro vezes o peso do corpo. O impulso vertical para retirar o pé do contato com o solo determinará a altura do salto. O aumento da velocidade e da força do impulso no menor tempo possível resultará em um salto com maior altura e distância.

O rebote é uma situação do jogo em que os atletas de ambos os times procuram recuperar a bola que não foi encestada. Normalmente os atletas dos times apresentam um contato físico pela busca de um melhor posicionamento dentro do garrafão, saltando muitas vezes lado a lado (Fig. 2).

A posição de defesa (de guarda) do atleta de basquete é um conceito dependente da defesa adotada pela equipe e das características individuais do atleta. Existem duas posições de defesa: individual, em que o atleta atua diretamente contra o adversário, e por zona, qual o atleta é responsável por determinado espaço na defesa. A defesa é uma situação que depende mais da atitude, do desejo e da concentração do que a própria habilidade de execução do ato. A posição de defesa adotada é semelhante à de sentar-se em uma cadeira, com o joelho, quadril e tronco fletidos. O peso é distribuído igualmente entre os pés. A manutenção dos pés paralelos auxilia o movimento lateral.

A enorme variedade de movimentos básicos do corpo do atleta na prática do basquete permite entender o aparecimento de determinadas afecções. O corpo muda de posição constantemente durante a partida. O atleta fica exposto às lesões traumáticas e por sobrecarga.

■ EPIDEMIOLOGIA

O método para avaliar a incidência de lesões no basquete é variável na literatura. O índice para relatar a taxa de lesão varia desde número de lesões nos atletas por ano, hora, ou exposição (jogo ou treino).

As lesões esportivas tratadas neste capítulo, segundo Starkey[8], foram definidas como queixas que necessitem de encaminhamento ao médico, emergência ou perda de jogo/treino.

DeHaven,[9] analisando diversas modalidades esportivas nos EUA, encontrou no futebol americano o maior número de lesões esportivas, seguido pelo basquete. O risco de lesão por temporada por jogador de futebol americano é de 50,6%, enquanto que no basquete é de 49%.[10] No Brasil o futebol está em primeiro lugar, em grande parte pelo número expressivo de praticantes, mas também por ser um esporte de contato, seguido do basquete e do voleibol. Ainda existem, contudo, poucos estudos epidemiológicos sobre as lesões esportivas no basquete nacional.[11-15]

Quanto à incidência de lesões por 1.000 atletas expostos, existe variação conforme o sexo e o nível do jogador. Os atletas de elite apresentam entre 4 a 18 lesões no sexo feminino e entre 5 a 12 lesões no sexo masculino; os atletas recreacionais apresentam uma incidência bem menor, entre 0,5 a 4 lesões no sexo feminino e entre 0,3 a 6 lesões no sexo masculino, por 1.000 atletas expostos.[6,16,17]

Esta predisposição do sexo feminino às lesões ainda não é unânime, apesar de ser defendida pela maioria dos autores.[10,16,17-21] No estudo de coorte de Deitch[16] com 702 atletas masculinos da *National Basketball Association* (NBA) e 443 atletas femininas da *Women National Basketball Association* (WNBA) foi significativamente maior o número de lesões em mulheres. Hosea[21] avaliou 11.780 atletas juvenis e universitários, de ambos os sexos durante 2 anos de prática de basquete e identificou número 25% maior de entorse grau I no sexo feminino. Messina, Arendt e Ireland demonstraram que as lesões específicas nos joelhos afetaram mais as atletas do sexo feminino, sendo as lesões do ligamento cruzado anterior quatro vezes maiores que no sexo masculino.[17,22,23]

Em relação ao número de lesões por jogo e treino, Dick,[6] em uma revisão epidemiológica ampla, abrangendo 16 temporadas do basquete universitário masculino da *National Collegiate Athletic Association* (NCAA), encontrou 9,9 lesões por 1.000 exposições em jogos e 4,3 lesões por 1.000 exposições em treinos.

Os tipos de lesões (entorses, contusões, fraturas, luxações, lesões musculares) foram documentados por vários autores e serão agrupados em lesões por segmento anatômico e discutidos a seguir, em tópico específico.[6,10,12,17]

A literatura apresenta um consenso quanto à entorse de tornozelo ser o tipo de lesão mais frequente no basquete.[6,10,12,17,24] No estudo de Cohen *et al.*[12] o segmento anatômico mais afetado foi o tornozelo (36%), seguido da mão (20,8) e joelho (10,8%). Já DeHaven[9] identificou a articulação do joelho (34%), seguido pelo tornozelo (12,1%). Gomez, Zelisko e McCarthy encontraram o tornozelo e joelho como segmentos anatômicos mais frequentemente acometidos (Fig. 3).[10,24,25]

Quanto à raça, Trojian[26] em um estudo com mulheres da WNBA encontrou um número seis vezes maior de lesão do Ligamento Cruzado Anterior (LCA) nos atletas brancos em relação aos demais.

Lesões crônicas no atleta de basquete (tendinites, osteocondrites) afetam em primeiro lugar o joelho,[6] seguido da coluna vertebral.[12] As tendinites patelares e as osteocondrites de Sinding-Johansen-Larsen e de Osgood-Schlatter são as doenças mais comuns no joelho, embora quadros semelhantes à síndrome de sobrecarga também afetem as regiões lombar e dorsal. Concussões, fraturas por *stress*,[27,28] síndrome compartimental[29,30] entre outras, apesar de pouco frequentes, também têm sido descritas.

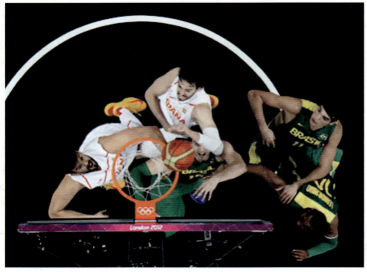

Figura 2. Posição na disputa de rebote.

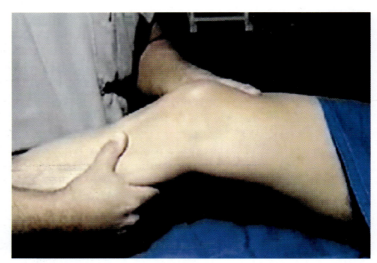

Figura 3. Exame físico do joelho lesionado.

FATORES PREDISPONENTES A LESÕES NO BASQUETE

Os fatores extrínsecos e intrínsecos têm sido associados às lesões esportivas. Destacamos: condicionamento físico e preparo técnico, gênero, natureza do confronto (jogo ou treino), posição do jogador, superfície da quadra, o tipo de tênis, uso de órteses, presença de doenças ou lesões preexistentes e fatores psicológicos.[31]

Quanto aos condicionamentos, físico e técnico, o organismo do atleta sofre adaptações progressivas em razão das sobrecargas do treinamento. A hipertrofia dos tecidos é a resposta aos exercícios físicos. Tecidos mais fortes apresentam menor suscetibilidade às lesões decorrentes de traumas agudos ou microtraumas de repetição. Ainda existe a necessidade de um maior numero de estudos que comprovem esta associação, entretanto ela já é estabelecida nas lesões patelofemorais.

A frequência e a intensidade dos treinos aumentam a chance dos erros de treinamento e podem levar a um maior número de lesões. O número de anos de prática do basquete e os microtraumas acumulados também estão relacionados com a incidência das lesões.

Quanto à posição do jogador, Henry[3] demonstrou que o risco de lesão foi estatisticamente diferente entre os armadores (9,8), alas (8,3) e pivôs (7,8). Kofotolis e Meeuwisse [4,5] também relacionaram o risco de lesões com a posição em quadra. No estudo de Cohen et al.,[12] entretanto, não houve diferença da incidência das lesões quanto à posição.

As lesões nos jogos ou nos treinos apresentam variação dependendo do nível da categoria e do tipo de competição (anual ou semanal). Segundo Gomez,[10] as lesões são de 2 a 7 vezes mais frequentes nos jogos, notadamente no segundo tempo.[3] Cohen[12] encontrou maior número de lesões nos treinos (74,4%) em números absolutos. Proporcionalmente, o número de treinos ao longo do ano é de 4 a 5 vezes maior do que o de jogos, mas, quando se observa a razão do número de lesões pelo número de jogos ou treinos, o risco de lesões nos jogos é maior.

Com relação à carga de treinos durante uma temporada, Anderson[32] encontrou um maior número de lesões nas duas semanas iniciais de treinos e após feriados, sugerindo a necessidade de periodização dos treinamentos de acordo com a suscetibilidade às lesões. A severidade das lesões apresentou relação com a sua localização, principalmente membros inferiores, entretanto, neste estudo, não houve relação com treino ou jogo, sexo e número de jogos.[33]

O tipo de superfície de prática do basquete altera o número de lesões, principalmente no caso das lesões crônicas. O piso de asfalto ou de concreto é uma superfície dura, que apresenta maiores índices de abrasões, lacerações, contusões e síndromes de sobrecarga (tendinopatias, entesopatias e fraturas por estresse) do que as superfícies de madeira. O organismo humano do atleta apresenta a capacidade de adaptar-se a superfícies irregulares, mas existe o limite fisiológico, que é variável entre os atletas. Minkoff[34] encontrou uma incidência de lesões 10% maior do que nas superfícies sintéticas, quando comparadas a superfícies duras, em atletas universitários.

O uso de tênis de cano baixo ou alto, por meio de estudos prospectivo e randomizado de Barrett[35] não apresentou diferenças estatísticas para diminuir o número de entorses de tornozelo. O uso de tênis com amortecedores com células de ar nos calcanhares, entretanto, no estudo de McKay[36] apresentou 4,3 mais chance de entorse em relação aos sem estas células. Neste mesmo estudo, lesões prévias e a não realização de alongamentos precedendo as atividades também aumentaram o risco de lesão.

O uso de algum tipo de bandagens e botas de esparadrapo para diminuir a chance de lesão apresenta como característica a perda da eficácia com 15 minutos de prática do esporte. Sitler[37] por meio de estudos prospectivo e randomizado referiu diminuição do número de entorses de tornozelo, principalmente das lesões de contato, assim como menor número de lesões no joelho em atletas que utilizaram estabilizadores semirrígido. Kofotolis[5] também identificou um maior risco de entorse de tornozelo em atletas que não faziam uso de estabilizadores, assim como McKay.[36]

Em relação à musculatura estabilizadora do tronco McGuine[38], em um estudo de coorte com 210 atletas adolescentes jogadores de basquete, identificou através de testes em apoio unipodálico que a ineficiência desta musculatura estabilizadora leva a um risco até 7 vezes aumentado de entorse do tornozelo.

Ford[39] e Herrington[40] encontraram alteração significativa no valgo dinâmico do joelho de atletas adolescentes do sexo feminino em relação ao masculino, sugerindo que a falta de estabilizadores dinâmicos do joelho pode levar a uma maior incidência de lesão de LCA nestas atletas. Em análise de 39 vídeos de lesão do LCA, Krosshaug[41] também identificou a presença de maior valgo dinâmico no joelho de atletas do sexo feminino.

A relação com programas de prevenção de lesão foi estudada por Longo[42] em um ensaio clínico randomizado com 11 equipes de basquete submetidas ao programa FIFA 11+. O grupo principal (sete equipes) apresentou redução significativa de lesões em relação ao controle (quatro equipes). Este protocolo, desenvolvido inicialmente para atletas de futebol, foi eficiente na prevenção de lesão em basquete.

Os aspectos psicológicos também apresentam influência no desempenho e lesão dos atletas.[31] De Rose Júnior,[43] questionando atletas das categorias juvenis e adultas da seleção brasileira, identificou as principais situações provocadoras de estresse nos atletas de basquete: a) perder lances livres em momentos decisivos do jogo; b) sair com cinco faltas em momentos cruciais do jogo; c) sair com cinco faltas no início do jogo; d) jogar em más condições físicas. Chama atenção o fato de muitas vezes o atleta apresentar alguma lesão prévia ou mesmo um processo infeccioso e ser obrigado a jogar pelo clube ou jogar para não perder a posição, sendo este um fator predisponente à lesão.

LESÕES NAS DIVERSAS REGIÕES DO CORPO

Tornozelo e pé

O tornozelo é o segmento anatômico mais afetado nas lesões do basquete, sendo o entorse a lesão mais frequente em todas as categorias e em ambos os sexos.[10,12,16,17,21,24] Hosea em estudo prospectivo sobre lesões do tornozelo, com 2 anos de acompanhamento de 11.780 atletas adolescentes e universitários, de ambos os sexos, identificou 1.052 lesões, havendo incidência 25% maior de entorses grau I no sexo feminino e o dobro do risco de lesão em atletas universitários em relação aos juvenis (colegiais).[21]

O mecanismo de lesão mais comum é a inversão com a flexão plantar do pé, ocorrendo principalmente durante a aterrissagem do salto para a bandeja, rebote ou arremesso, caindo sobre o pé do adversário ou do atleta da própria equipe. O ligamento fibulotalar anterior é o mais lesionado, seguido dos ligamentos fibulocalcâneo e fibulotalar posterior.

A determinação do grau de entorse de tornozelo (I: leve, II: moderado, III: grave) é fundamental para a determinação do tempo de tratamento e de afastamento da prática esportiva (Fig. 4). No exame físico pela inspeção, avalia-se o grau de edema e equimose, e, pela palpação, os locais de pontos dolorosos. O teste da gaveta anterior positiva, lesão do ligamento fibulotalar anterior e o teste do estresse em inversão positivo, lesão do ligamento fibulocalcâneo são fundamentais, porém nas fases agudas podem gerar muita dor.

Devem-se realizar radiografias do tornozelo de rotina para avaliar possíveis fraturas ou lesões associadas (talo, osso trígono avulsão da base do 5º metatarsal). Quando possível, as radiografias

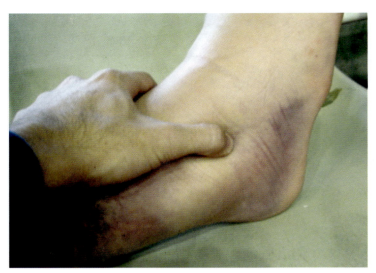

Figura 4. Entorse do tornozelo grau IV.

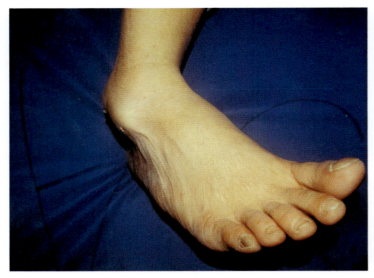

Figura 5. *Basketball Foot* – luxação subtalar.

sob estresse auxiliam o diagnóstico da lesão ligamentar. A ressonância magnética, por ser indolor e apresentar alta especificidade e sensibilidade, tanto na fase aguda como crônica, pode confirmar a suspeita diagnóstica, evidenciando também possíveis lesões condrais ou contusões ósseas. No tratamento de urgência, coloca-se gelo local até realizar-se a imobilização e mantém-se a elevação do membro afetado. Retira-se a carga por 1 a 3 semanas, dependendo do grau da entorse.

A prevenção do entorse de tornozelo é indispensável para diminuir a reincidência, com treinos sensório-motores e fortalecimento das estruturas do tornozelo e o uso dos estabilizadores da articulação. Rovere,[44] por meio de estudo com estabilizadores de tornozelo, verificou redução de 50% da incidência dos entorses de tornozelo. Sitler,[37] em um estudo prospectivo e randomizado, utilizando estabilizadores semirrígidos nos atletas de basquete, também verificou diminuição do número de entorses, especialmente nas lesões de contato e sem alterar o número de lesões no joelho. Em outro estudo em que foi utilizado *taping*[45] como método preventivo também houve diminuição do número de lesões em relação ao controle. As instabilidades crônicas e sintomáticas do tornozelo, mesmo após treinamento sensório-motor e uso de estabilizadores, são de indicação cirúrgica, em virtude de incapacitação para a prática do basquete.

A lesão das estruturas mediais do tornozelo (ligamento deltoide) no basquete é incomum, ocorrendo por meio de um estresse em eversão, do tornozelo. A lesão da sindesmose ocorre em eversão, mas associada à rotação do tornozelo. Seu diagnóstico é difícil, mas possível com um exame clínico e complementar preciso. Esta lesão é extremamente incapacitante, afastando o atleta por 6 a 8 semanas.

A luxação subtalar é uma emergência ortopédica, mas felizmente uma lesão rara (1% das luxações). Existem poucos casos desta patologia descritos na literatura nos esportes, normalmente associada a esportes com saltos e automobilísticos. Os primeiros relatos são creditados a Judey e Defaurest, em 1811. Grantham,[46] em 1964, descreveu cinco casos de luxação subtalar medial em atletas, sendo quatro em jogadores de basquete, tendo ficado conhecida essa afecção como *basketball foot*, a partir dessa publicação. A luxação subtalar medial é a mais frequente, associada ou não a fraturas. Clinicamente o atleta apresenta-se como dor intensa e deformidade grosseira local. A redução fechada deve ser realizada de imediato, se necessário sob anestesia, mantendo o atleta de 6 a 8 semanas sem carga. Dendrinos[47] relatou um caso de luxação recorrente em jogador de basquete (Fig. 5).

As lesões tendinosas no nível do tornozelo, principalmente as tendinites, são comuns. No basquete, graças aos saltos repetitivos, seja no rebote, na bandeja ou no arremesso, os tendões são submetidos a altas forças tensionais. A tendinite do tendão do calcâneo afeta principalmente a região de 2 a 6 cm, proximal à inserção óssea, precária no suprimento sanguíneo, tornando-a suscetível a lesões. As rupturas do tendão do calcâneo são incomuns, entretanto Amin,[48] em uma série de 18 pacientes submetidos ao tratamento cirúrgico, apenas oito (44,4%) retornaram a jogar mais de duas temporadas.

O tendão tibial posterior também é afetado no basquete decorrente dos saltos repetitivos, principalmente na região de hipovascularização do maléolo medial. Os atletas de basquete apresentam, segundo a classificação de Johnson e Strom, para as tendinopatias do tibial posterior, normalmente o grau I (dor, edema, fraqueza, sem deformidade secundária do pé); no grau II, ocorre a ruptura sem deformidade, e, no grau III, ruptura com deformidade. O diagnóstico por meio do exame físico e exames subsidiários (ressonância magnética) é essencial e deve ser realizado o mais precocemente possível. Após o diagnóstico, muitas vezes é necessário o uso de muletas e de anti-inflamatório não esteroide. A reabilitação deve ser iniciada para diminuir o processo inflamatório. O uso de palmilhas para o apoio do arco longitudinal medial auxilia no retorno ao esporte. Nos casos de rupturas agudas em atletas jovens, o tratamento cirúrgico é necessário.

Os tendões fibulares também são submetidos à sobrecarga no basquete, principalmente para o impulso do arremesso. A tendinite do fibular longo é a mais comum. A subluxação dos tendões fibulares pode ocorrer por meio de um mecanismo de inversão e dorsiflexão do tornozelo, confundindo-se muitas vezes com as lesões ligamentares, quando associada à dor na região retromaleolar. O tendão do flexor do hálux pode ser lesionado por meio dos repetidos saltos para o impulso. As tendinites são comuns, sendo raras as rupturas.

Nos saltadores, deve-se prestar atenção às fraturas do osso trígono que provocam incapacidade funcional importante. A Osteocondrite de Sever (apofisite de tração do calcâneo) é uma patologia que provoca dor na região do calcâneo, principalmente nos atletas de basquete e futebol das categorias menores, entre os 5 e 14 anos de idade. A dor aparece na região posterior do calcâneo, principalmente durante a corrida, chegando o atleta a apresentar um leve edema local e marcha antálgica. As radiografias demonstram a esclerose e fragmentação da apófise do calcâneo. O tratamento se faz basicamente por meio de medidas analgésicas locais (crioterapia), alongamento e o uso de calcanheiras para elevar o retropé, relaxando a inserção do tendão do calcâneo.

A entorse das articulações de Chopart e Lisfranc é comum durante a aterrissagem do salto do arremesso ou rebote. A queixa de dor nessa região deve ser pesquisada, com exame radiográfico. Na presença de subluxação ou luxação, deve-se realizar a redução incruenta ou cruenta. Os atletas de basquete com pés cavos podem apresentar quadro de fascite plantar, em razão dos repetidos saltos. O uso de anti-inflamatórios não esteroides e palmilhas para suporte do arco muitas vezes é necessário para alívio do quadro.

As fraturas de estresse dos ossos metatarsos são comuns afetando o 2º e o 3º metatarso, que sofrem maior sobrecargamais frequentemente durante os saltos. As fraturas do tarso (principalmente do talo) são incomuns. O diagnóstico deve ser realizado por meio da cintilografia óssea e da ressonância magnética, porque muitas vezes a radiografia apresenta-se normal. O tratamento por meio da reabilitação precisa acompanhar o tempo de consolidação biológica desse processo que, para as fraturas por estresse do osso metatarsal, gira em torno de 3 a 4 semanas, e, para os ossos do tarso, entre 4 e 6 semanas.

Nas fraturas agudas do pé, a da base do 5º metatarsal é a mais comum. O mecanismo de lesão é a inversão com o pé na posição de dorsiflexão ou neutro. As fraturas de Jones, na diáfise proximal do 5º metatarsal, também podem ser observadas com esse mecanismo. O uso de órteses para minimizar a inversão diminui a incidência dessas lesões. No tratamento, utiliza-se gesso suropodálico, sem carga por 3 a 4 semanas para a fratura da base do 5º metatarsal, e, de 4 a 6 semanas, para as fraturas de Jones, procurando manter-se o condicionamento cardiorrespiratório, por meio de exercícios para o membro superior, tronco e membro contralateral.

Perna

As afecções agudas mais comuns na região da perna estão relacionadas com as partes moles, como os estiramentos musculares da panturrilha (*tenis leg*) e as rupturas do tendão do calcâneo, durante o salto ou arranque para pegar a bola (Fig. 6). Essas lesões requerem um período prolongado de afastamento, de 6 a 10 semanas, sendo necessário respeitar-se o tempo biológico de cicatrização do tecido afetado, tanto para o tratamento cirúrgico, como para o conservador. As fraturas traumáticas dos ossos da perna são raras no basquete.

As afecções crônicas estão relacionadas com a síndrome do estresse tibial medial e as fraturas por estresse da tíbia e fíbula, relacionadas com o excesso de jogos e treinos em superfícies duras. A síndrome compartimental crônica é um diagnóstico diferencial que deve ser aventado no caso de queixa de dores crônicas na perna. Henry et al.[49]

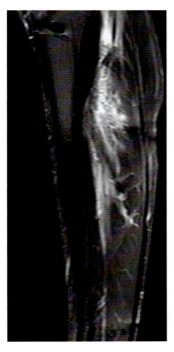

Figura 6. Ressonância magnética da perna evidenciando lesão muscular do gastrocnêmio.

relatam casos de sinostose tibiofibular em atleta de basquete, provocando queixa álgica e incapacidade para a prática esportiva.

Joelho

A articulação do joelho é uma das regiões mais afetadas no basquete, tanto as lesões agudas, como crônicas. Está em 1º lugar para DeHaven[9], 2º lugar para Zelisko et al.[24] e Gomez et al.[10] e 3º lugar para Cohen et al.[12] nos casos agudos. Quanto aos sintomas de sobrecarga e dores crônicas, o joelho é a articulação mais lesionada no basquete.

Estudos epidemiológicos mostram que as lesões do menisco medial ocorrem mais frequentemente que as do menisco lateral.[50] Isto geralmente ocorre em razão de um menor movimento do menisco medial.[51] Funcionalmente o menisco lateral é a chave na distribuição das forças na articulação e contribui para a estabilidade articular. No basquete, as lesões do menisco podem ocorrer por mecanismo de contato e não contato.

Wroble et al.[52] acreditam que o menisco pode ser lesionado pelo movimento repetitivo, provocando microtraumas e chegando até a provocar ruptura sintomática. A corrida, combinada com paradas bruscas, dribles, mudanças de direção, é fator predisponente a lesões meniscais.

Krinsky et al.[53] avaliaram por 6 anos a incidência das lesões meniscais nos jogadores de basquete da NBA (*National Basketball Association*) em 19 equipes (76%). Ocorreram 38 lesões meniscais em 36 jogadores, sendo 22 (58%) no menisco lateral e 16 (42%) no medial. Não houve diferença estatística com relação à idade, anos de prática e peso. As lesões do menisco medial provocaram maiores períodos de afastamento dos jogos e treinos do que as do menisco lateral.

Yeh,[50] em um estudo epidemiológico com 21 temporadas da NBA, identificou 129 lesões meniscais isoladas, sendo 77 (59,7%) do menisco lateral e 52 (40,3%) do medial, em ambos os joelhos e sem diferenças significativas entre eles. O número de dias de afastamento para lesão meniscal lateral foi de 43,8 +/- 35,7 dias e 40,9 +/- 29,7 dias para o medial. Pacientes com índice de massa corpórea (IMC) maiores que 25 também apresentaram maior chance de lesão meniscal. Com relação ao retorno ao esporte, 25 (19,4%) não retornaram às quadras.

O diagnóstico das lesões meniscais tem base na história clínica, em que o atleta é questionado sobre o mecanismo de lesão e os sintomas apresentados (principalmente dor e bloqueio). Quando comparada à artroscopia, Polly et al.[54] relatam 90% de acurácia da ressonância magnética para diagnóstico das lesões do menisco lateral. A indicação da meniscectomia parcial é o tratamento de escolha. Yocum et al.[55] demonstraram a importância do menisco lateral para a estabilidade articular do joelho. Dos atletas submetidos à meniscectomia completa para uma lesão isolada do menisco lateral, 62% desenvolveram instabilidade pós-operatória, 77% apresentaram perda do movimento passivo do joelho e 58%, crepitação após compressão femoropatelar. A sutura meniscal pode ser realizada em algumas situações, principalmente nos atletas das categorias menores, sendo que o período de afastamento nestes casos gira em torno de 4 a 5 meses.

Quanto às lesões ligamentares, a dos ligamentos colaterais medial e lateral não é rara. A determinação do grau da lesão é imprescindível, com base na história, exame físico e exames complementares. O tratamento conservador é o de primeira escolha, sendo o cirúrgico reservado para as lesões do grau III com sintomas de instabilidade. O tempo de afastamento varia de 1 a 2 semanas no grau I, 2 a 5 semanas no grau II e 4 a 6 semanas no grau III.

A lesão do ligamento cruzado anterior é comum no basquete, chegando a quase 1% das 4.446 lesões documentadas em um estudo de coorte durante seis temporadas de atletas profissionais da NBA e WNBA.[16] No estudo de McCarthy[25] com 496 atletas que ingressaram na WNBA, 14,4% já haviam sido submetidos à reconstrução do LCA.

As lesões podem ocorrer graças a fatores extrínsecos (movimento do esporte, resistência e coordenação muscular, interface superfície-calçado e nível de habilidade e condicionamento) e intrínsecos (frouxidão ligamentar, alinhamento dos membros, dimensões da incisura troclear e tamanho do ligamento).

Estudos demonstram que o risco de lesão do ligamento cruzado anterior é de 2 a 5 vezes mais frequentes nas mulheres do que nos homens,[18] sendo esse risco multifatorial (fatores extrínsecos e intrínsecos).

Quanto aos fatores extrínsecos, os estudos demonstram que o mecanismo de lesão primário é por não contato, decorrente do movimento do esporte. Noyes *et al.*[56] relataram 78% das lesões do ligamento cruzado anterior pelo mecanismo de não contato, ocorrendo na aterrissagem do salto, nos giros, dribles e na desaceleração brusca.

A resistência dos músculos isquiotibiais, especialmente a força excêntrica, é importante para a manutenção da posição de apoio do joelho em leve flexão. O equilíbrio da força do quadríceps e isquiotibiais é menor nas mulheres, entretanto, não foi encontrada relação significativa entre a taxa de resistência, entre o quadríceps e os isquiostibiais, e a incidência de lesões no joelho em jogadores de futebol.[57] A relação calçado-superfície, principalmente aqueles com alto coeficiente de fricção, tem sido sugerida como causa de lesão do cruzado anterior. A intensidade e o volume de treinos para as mulheres são fatores a serem considerados para o aumento da incidência de lesões.

Quanto aos fatores intrínsecos, a frouxidão ligamentar do joelho tem sido muito estudada. Skinner *et al.*[58] demonstraram o efeito do exercício no aumento da frouxidão anteroposterior em joelhos com LCA intacto e deficiente. Todos os joelhos apresentaram aumento da translação tibial anterior após o exercício, por meio da avaliação com KT-1.000®. É difícil a determinação de quanto esse aumento de fisiológico torna-se patológico, mas não há diferença entre os homens e as mulheres quanto a essa resposta.

As variações no alinhamento dos membros têm sido implicadas como uma das razões na diferença da lesão entre homens e mulheres. Ford[39] encontrou alteração significativa no valgo dinâmico do joelho de atletas adolescentes do sexo feminino em relação ao masculino, sugerindo que a falta de estabilizadores dinâmicos do joelho pode levar a uma maior incidência de lesão de LCA nestas atletas. Em análise de 39 vídeos de lesão do LCA, Krosshaug[41] também identificou a presença de maior valgo dinâmico no joelho de atletas do sexo feminino. A diminuição da largura da incisura intercondilar também tem sido associada ao aumento da incidência de lesões do ligamento cruzado anterior, não havendo diferença quanto ao sexo.[59,60]

O diagnóstico das lesões ligamentares é com base na história (mecanismo da lesão) e no exame físico. A manobra de Lachman e a manobra da gaveta anterior (90°) são importantes para o diagnóstico. A ressonância magnética pode ser utilizada nos casos de dúvida da lesão do ligamento cruzado anterior (Fig. 7).

As dores por sobrecarga são comuns no basquete, sendo o joelho a articulação mais afetada.[6] O basquete apresenta a principal característica da síndrome de sobrecarga, que é o microtrauma repetitivo do tecido, associado à falta de tempo para recuperação biológica do tecido com sobrecarga. Os movimentos de salto e corridas com paradas bruscas predispõem a lesões de sobrecarga no joelho. A desaceleração e o salto requerem uma forte contração excêntrica do aparelho extensor do joelho, provocando microtraumas no tecido.

As tendinites patelares associadas ao salto foram descritas por Maurizio, em 1963, São lesões recorrentes no basquete, chegando a 17% das lesões em atletas da WNBA.[25] Na investigação da tendinite patelar, a palpação do tendão assim como o exame de ultrassonografia devem ser interpretados com cautela pois não apresentam alta especificidade.[61,62]

O termo joelho do saltador (*jumper's knee*) foi criado por Blazina, incluindo a tendinite de quadríceps. O joelho do saltador implica uma tendinite no aparelho extensor do joelho (Fig. 8). O atleta apresenta dor anterior no joelho, normalmente identificando o ponto da dor, podendo aparecer durante e após o treinamento, ser constante ou até ocorrer a ruptura do tendão. Este é um processo evolutivo, descrito por Blazina (graus I a IV).

O tratamento deve enfocar a prevenção, por meio do fortalecimento e alongamento dos músculos dos membros inferiores, principalmente quadríceps e isquiotibiais. Exercícios de contração excêntrica do músculo quadríceps, simulando situações do esporte, também são importantes. O repouso relativo, o uso da crioterapia, ultrassonografia e anti-inflamatórios são medidas necessárias para diminuir a dor e o processo inflamatório do tendão acometido. O uso dos *straps*, as tiras infrapatelares, pode ser feito de forma coadjuvante, na

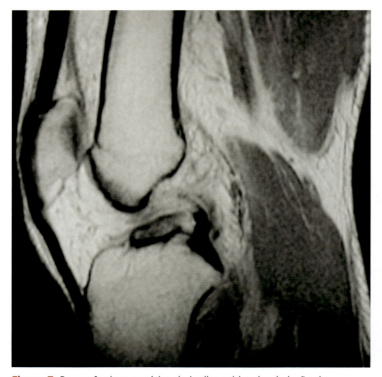

Figura 7. Ressonância magnética do joelho evidenciando lesão do ligamento cruzado anterior.

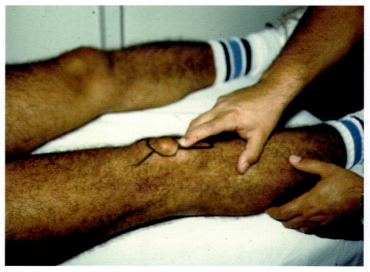

Figura 8. Palpação do polo inferior da patela.

tentativa de diminuir as forças no tendão patelar e para o retorno ao esporte, entretanto, não existem evidências significativas sobre sua eficácia. Não indicamos a infiltração do tendão patelar.

Na falha do tratamento conservador, opta-se pela cirurgia. São realizadas a retirada da porção acometida do tecido e a perfuração da porção proximal ou distal do tendão patelar acometido. Ferretti et al.[63] apresentaram resultados satisfatórios, com resolução completa dos sintomas em 11 dos 18 atletas tratados cirurgicamente.

Nas rupturas do músculo quadríceps e tendão patelar, os autores têm demonstrado alterações histológicas degenerativas do tendão rompido. No basquete, existem poucos casos descritos.[64,65] A ruptura é de indicação cirúrgica, por meio da sutura terminoterminal ou reforço tendinoso com fáscia lata, semitendíneo ou o próprio quadríceps.

A articulação femoropatelar é altamente suscetível a afecções de sobrecarga na prática do basquete. A dor anterior no joelho está associada à anteversão do fêmur, excessiva torção tibial, aumento do varo e valgo, aumento do ângulo Q, pés planos ou cavos. As mulheres apresentam uma maior porcentagem de queixa de dor anterior, graças a um maior grau de mau alinhamento dos membros inferiores.

A condromalacia patelar é causa comum de dor anterior, provocada por exercícios repetitivos, associados à falta de alongamento dos membros inferiores, podendo ser diagnosticada por meio da manobra de Clark positiva, pela ressonância magnética ou artroscopia. É fundamental identificar alterações do posicionamento da patela, como altura patelar, subluxação ou luxação, com o auxílio dos métodos diagnósticos (tomografia computadorizada e ressonância magnética).

O diagnóstico e o tratamento devem ser os mais específicos possíveis, procurando determinar exatamente as causas da dor anterior no joelho. Devem-se enfatizar os exercícios de cadeia fechada para proteção da articulação femoropatelar, bem como evitar exercícios com flexão de joelho acentuada. O uso de órteses para correção do posicionamento patelar é defendido por McConnel, durante o processo de reabilitação, além de ênfase ao alongamento dos isquiotibiais e ao fortalecimento do vaso médio oblíquo. As cirurgias incluem o *release* lateral, transferência do tendão patelar, a elevação da tuberosidade da tíbia e outros procedimentos de realinhamento.

A tendinite da *pata de ganso* (músculos sartório, grácil e semitendinoso) é referida como uma dor na região medial do joelho, abaixo da interlinha medial, principalmente em atletas com mau alinhamento e encurtamento de isquiotibiais. Diagnóstico diferencial deve ser realizado com as lesões meniscais. O tratamento é conservador com repouso relativo, anti-inflamatórios, crioterapia, ultrassonografia e alongamentos. A infiltração com corticoides pode ser necessária.

A fratura por estresse da patela, apesar de incomum, é descrita em jogadores de basquete.[27,28]

Quadril e coxa

A região do quadril apresenta na literatura do basquete queixas incomuns.[66] Tennent[67] relatou o caso de um atleta de basquete com uma luxação posterior do quadril, após aterrissagem do salto, apresentando paralisia do nervo ciático. O atleta foi submetido à redução fechada sob anestesia no Pronto-Socorro e recuperou-se da lesão nervosa após seis meses. Leopold[68] identificou através de ressonância magnética alterações da placa de crescimento de adolescente jogadores de basquete precedendo lesões de impacto femoroacetabular (tipo CAM).

As pubeítes no basquete estão relacionadas com o excesso de jogos, treinos e com falta de alongamento das musculaturas abdominal e inguinal. As bursites do trocanter maior podem ocorrer após quedas com traumas diretos dessa região na quadra. O tratamento é conservador com anti-inflamatórios não esteroides, analgésicos e gelo local; caso persista a dor, pode ser necessária a utilização da infiltração com corticoide. As tendinites da região adutora são comuns nos atletas que não realizam aquecimento adequado ou fazem um movimento brusco, principalmente na posição de defesa, em que o atleta adota uma posição de abdução e flexão do quadril e flexão do tronco e joelhos, colocando a musculatura adutora sob risco.

Coluna vertebral

O basquete é uma atividade física que exige muito esforço da coluna vertebral, principalmente porque consiste na combinação de exercícios, como a corrida, o salto, a rotação e o contato físico direto entre os atletas; tais manobras provocam lesões principalmente nas regiões torácica e lombar.

A coluna cervical costuma ser a menos acometida; porém, quando ocorre uma lesão nessa região, as consequências são extremamente preocupantes, podendo causar dano neurológico irreversível. As lesões da região cervical ocorrem mais frequentemente nas quedas bruscas decorrentes do forte impacto do atleta com o solo. O maior desafio no tratamento é proporcionar uma recuperação plena, possibilitando voltar às atividades físicas de forma competitiva.

Durante a avaliação inicial do atleta, é muito importante a realização de uma anamnese completa e detalhada, especificando informações sobre as condutas no treinamento, dos movimentos e, principalmente, qual a posição que reproduz ou intensifica a dor. O exame físico informa e orienta o médico quanto às hipóteses de diagnóstico. Exames subsidiários, como as radiografias, cintilografia óssea, tomografia computadorizada, ressonância magnética (Fig. 9), mielografia, eletroneuromiografia e exames laboratoriais, ajudam no diagnóstico das lesões da coluna vertebral; os exames subsidiários devem ser solicitados de acordo com o exame físico, e o médico deve prestar muita atenção ao avaliar tais exames, porque a ressonância magnética pode mostrar alterações anatômicas, principalmente nos "discos intervertebrais", sem repercussões clínicas.

Várias afecções acometem a coluna vertebral, sendo importante o diagnóstico diferencial de lesões tumorais, infecciosas e reumatológicas.

A lesão mais comum nos jogadores de basquete ocorre pelo trauma dos tecidos moles nas regiões lombar, torácica e cervical. Os ligamentos e as cápsulas articulares são muito vulneráveis às lesões, assim como as unidades musculotendíneas, que podem variar desde

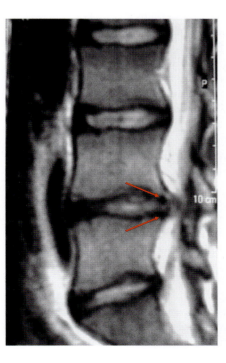

Figura 9. Ressonância magnética da coluna lombar evidenciando hérnia discal L4-L5.

pequenas distensões até rupturas totais; mais as rupturas musculares completas são raras. A disposição das fibras colágenas dos ligamentos e do ânulo fibroso possui extrema resistência às forças de tração e tensão, mas são muito frágeis aos movimentos de rotação.

As lesões musculares são causadas geralmente por sobrecarga mecânica, por forças externas, como as inclinações laterais, a hiperflexão, a hiperextensão, mas principalmente pelos movimentos rotacionais. Portanto, as lesões ocorrem através da combinação de flexão, rotação e inclinação lateral.

Os sintomas iniciais nem sempre correspondem ao verdadeiro grau da lesão. Alguns atletas queixam-se apenas de um pequeno desconforto no local.

O diagnóstico do grau da lesão dos tecidos moles somente é confirmado clinicamente depois de um período, entre 24 e 72 horas após o trauma. Nesse período, os sintomas são acentuados, intensificando a limitação da movimentação, apresentando intensa dor, espasmo muscular e edema local. Os exames radiológicos são inespecíficos, a ultrassonografia e a ressonância magnética permitem apenas a avaliação da integridade muscular.

O tratamento inicial consiste na imobilização, repouso, (crioterapia por 48 horas após o diagnóstico), medicação analgésica e anti-inflamatória, e a fisioterapia de acordo com a tolerância do atleta; exercícios aeróbios sem impacto, como a corrida na piscina e pedalar numa bicicleta ergométrica, estimulam o condicionamento cardiorrespiratório. O atleta deve ser encorajado a retornar gradativamente às atividades físicas a partir do terceiro dia após o diagnóstico da lesão. Somente decorrida a completa remissão do quadro doloroso o atleta pode retornar à prática esportiva competitiva.

As fraturas da coluna vertebral nos jogadores de basquete ocorrem principalmente na região lombar, acometendo os processos transversos e espinais. As ocorrências de fraturas com "explosão" do corpo vertebral são raras, mas acarretam instabilidade e comprometimento do canal vertebral.

A radiografia da região dolorosa já indica um diagnóstico, mas somente a análise da tomografia computadorizada e da cintilografia óssea arrola dados suficientes para o diagnóstico preciso das lesões traumáticas agudas do pedículo e da placa terminal, além de visualização da compressão das estruturas neurais por fragmentos ósseos ou discais. O tratamento é sintomático, e o atleta permanecerá afastado de quaisquer atividades físicas competitivas durante um período de 4 a 6 meses, conforme o diagnóstico.

Nas fraturas estáveis, é indicado o uso de órteses durante 3 meses até que os sinais clínicos apresentem melhoras e a consolidação da fratura seja confirmada com as radiografias. As órteses mais indicadas são: o colete de Putti e o colete de Boston, para a região toracolombar; e os colares cervicais dos tipos: Schanz; Filadélfia e de Minerva. O procedimento cirúrgico é reservado para as lesões instáveis da coluna vertebral, confirmados pelo Critério das Três Colunas de Denis – para a região toracolombar; e pelos conceitos de White e Panjabi – para a região cervical.

A espondilólise é uma fratura do pedículo vertebral que ocorre principalmente na quinta vértebra lombar. A etiologia dessa patologia está relacionada com *fatores extrínsecos,* como o excesso de treinamento, a utilização de equipamentos inadequados que não suavizam o impacto com o solo (quadra sem revestimento, tênis sem preparo para amortecer o impacto do retorno dos saltos e quedas); e com *fatores intrínsecos*, postura hiperlordótica na região lombar, encurtamento da musculatura flexora do quadril e dos músculos isquiotibiais, enfraquecimento da musculatura abdominal entre outros.

O atleta refere queixa de dor lombar, que inicialmente é unilateral; o diagnóstico é feito pela verificação do quadro doloroso, radiografias em posições anteroposteriores, perfil e oblíqua, tomografia computadorizada (Fig. 10), que fornece a exatidão da fratura do pedículo; a ressonância magnética e a cintilografia óssea, graças a sua sensível precisão, fornecem o diagnóstico precoce da lesão.

O tratamento dessa lesão é conservador: uso de medicação sintomática, alongamento da musculatura isquiotibial para fortalecer a musculatura abdominal e paravertebral lombar e a orientação correta de postura. O uso de órtese (colete de Putti) é necessário durante 12 semanas. Após esse período, o atleta pode retornar à prática competitiva do basquete, desde que haja a confirmação tomográfica da fusão óssea (Fig. 11).

A dor discogênica é muito variada nos casos em que não há compreensão radicular, em razão da degeneração discal e da instabilidade local. A presença de dor irradiada para um dos membros, diminuição dos reflexos e fraqueza muscular podem estar ausentes no início dos sintomas, porém, quando presentes, indicam sinais de compressão radicular. Nesses casos, está indicada a realização de ressonância magnética (Figs. 12 e 13) para avaliação das características da hérnia discal.

O tratamento inicial é conservador, incluindo medidas analgésicas e fisioterápicas, procurando manter o condicionamento cardiorrespiratório e encorajando o atleta a retornar progressivamente à prática esportiva com a melhora da dor. Entre as técnicas fisioterápicas, a hidroterapia tem auxiliado na abordagem terapêutica.

A indicação do tratamento cirúrgico ocorre quando há falha do tratamento conservador, na presença de dor intratável, mas a

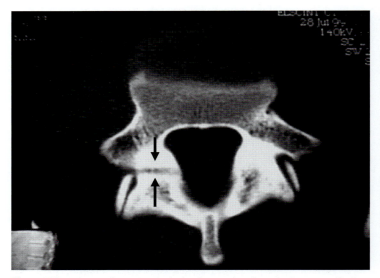

Figura 10. Tomografia computadorizada nos detalha a lesão no pedículo direito.

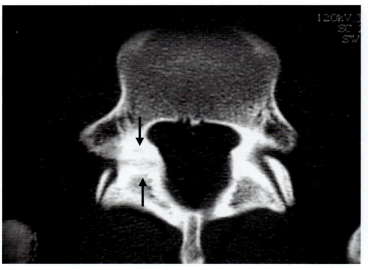

Figura 11. TC – espondilólise pós-tratamento.

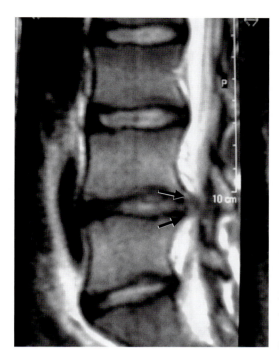

Figura 12. Corte sagital de ressonância magnética (ponderada em T2), mostrando fragmento discal pressionando o saco dural.

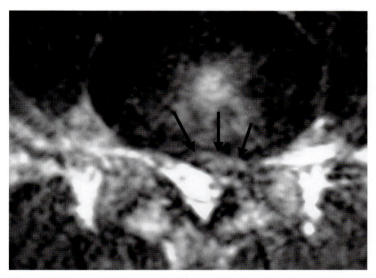

Figura 13. Corte axial de ressonância magnética (ponderada em T2), mostrando hérnia discal foraminal esquerda em atleta com dor irradiada para a panturrilha e diminuição da força muscular no membro inferior esquerdo.

Mão, punho e antebraço

Entre as lesões dos membros superiores no basquete, as lesões da mão são as mais frequentes,[25,69-72] e potencialmente graves segundo Cohen *et al.*[12] Este autor ressalta a importância do diagnóstico preciso das afecções nessas regiões, responsáveis por 75% dos casos de luxações e 96% dos casos de fraturas das lesões em seu estudo, afastando o atleta por períodos prolongados entre 4 a 6 semanas em média.[12] A contusão dos dedos e a lesão ligamentar nas articulações interfalângicas ocorrem com maior frequência, principalmente pelo trauma direto do dedo com a bola.

No exame físico, é importante testar a estabilidade articular em todas as direções, avaliando, também, a integridade dos tendões flexores e extensores. Muitas vezes, o exame físico inicial é prejudicado graças aos sinais inflamatórios do trauma agudo, principalmente a dor e o edema. As radiografias em três posições dos dedos devem ser realizadas para visibilizar possíveis fraturas dos côndilos, ou pequenas avulsões ósseas, causadas por arrancamento dos ligamentos colaterais e da placa volar.

O tratamento inicial deve ser iniciado logo após o trauma, pela imobilização do dedo com uma tala e aplicação de gelo. O atleta deve permanecer com o dedo imobilizado com uma discreta flexão, até que a melhora da dor lhe permita voltar a jogar. A presença de fraturas pode indicar um tratamento adicional, principalmente quando há desvios de fragmentos ósseos ou comprometimento da integridade articular (Fig. 14). Nesses casos, as técnicas de redução e a abordagem cirúrgica devem ser consideradas.

As luxações das articulações interfalângicas estão geralmente relacionadas com traumas com hiperextensão, com a localização dorsal da falange média em relação à falange proximal. A abordagem inicial é a redução da deformidade por meio de suave tração sobre o dedo, que, a seguir é imobilizado em semiflexão. As radiografias possibilitam a visualização de fragmentos ósseos fraturados e integridade articular. Se não houver fraturas, o atleta deve ser encorajado a retornar ao basquete num prazo de 7 a 10 dias.

As lesões no punho dos jogadores de basquete podem resultar da queda com apoio da mão em extensão. Nesse trauma, todo o peso é descarregado sobre o punho, resultando em lesões com descolamento epifiseal nas crianças, e fraturas de Colles e do escafoide em adultos. Quando o trauma imposto à articulação é maior, podem ocorrer luxações transescafo-perisemilunar, comprometendo a estabilidade cárpica.

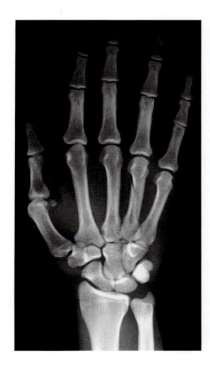

Figura 14. Radiografia evidenciando fratura da mão.

única indicação de urgência é a síndrome da cauda equina. O tratamento conservador deve ser tentado por 4 a 5 meses antes de se indicar a cirurgia.

No procedimento cirúrgico, realiza-se uma incisão suficiente para abordagem do espaço acometido, sem comprometer os ligamentos supraespinais e interespinais. Realiza-se o afastamento unilateral da musculatura paravertebral. A seguir, efetua-se a laminotomia parcial, preservando a integridade das facetas articulares. O ligamento amarelo é incisionado para abordagem e afastamento da raiz nervosa para adequada visualização e retirada da hérnia discal. A foraminectomia é realizada a seguir, e a musculatura paravertebral é reinserida.

O atleta é encorajado a deambular no primeiro dia pós-operatório, e a hidroterapia é estimulada durante a primeira semana; estimula-se a realização de exercícios aeróbios (bicicleta ergométrica), e, após o primeiro mês, o atleta retorna aos treinos leves, evitando exercícios de alto impacto (treino de rebote) e rotação (dribles com giros), retornando à atividade competitiva ao final do terceiro mês.

A abordagem das lesões no punho inicia-se com a imobilização da articulação e crioterapia. O atleta deve ser removido para um local com atendimento de emergência para realização de radiografias e verificação do comprometimento ósseo e, dependendo do grau de lesão, indica-se o tratamento conservador ou cirúrgico.

Cotovelo e ombro

As lesões dessas articulações são raras no basquete. A musculatura bem desenvolvida nessas regiões promove, além de uma boa estabilidade articular, proteção das estruturas ósseas. As principais lesões dessas articulações afetam os tecidos moles, como os ligamentos glenoumerais, o manguito rotador e as bolsas sinoviais.

A luxação anterior traumática glenoumeral é incomum, mas pode ocorrer nos choques entre os atletas ou em quedas contra o solo. É uma doença incapacitante para o ato do arremesso. Indica-se o tratamento cirúrgico para o reparo da lesão de Bankart, por via artroscópica.

A luxação acromioclavicular ocorre no basquete por trauma direto do ombro decorrente de quedas contra o solo. Indicamos cirurgia nos graus III, IV, V e VI, segundo a classificação de Rockwood e Green.

A queixa de dor no ombro não é muito frequente no basquete, 2%, segundo Cohen et al.,[12] apesar de tratar-se de um esporte com arremesso. O treino do arremesso no basquete é realizado por meio de repetições constantes, mas privilegia a técnica em detrimento da velocidade e força, como no handebol e voleibol. A presença de tendinites do manguito rotador e da síndrome do impacto não é frequente.

O trauma direto do cotovelo durante a queda pode produzir bursite olecraniana traumática, que responde bem ao tratamento com crioterapia e medicação anti-inflamatória. As fraturas da cabeça radial são raras, podendo ocorrer pelo trauma direto ou por queda com extensão do cotovelo. O diagnóstico inclui a realização de radiografias oblíquas, além das incidências habituais nos planos anteroposterior e perfil. O tratamento cirúrgico depende do grau de desvio e cominuição da cabeça radial.

Cabeça

As lesões na cabeça geralmente são agudas, traumáticas e decorrentes de contato direto contra o cotovelo ou dedos das mãos do atleta do próprio time ou adversário, ou quando o atleta, após queda, se choca contra o solo. Variam entre 4,1%, 6,7%, 12% e 14%, segundo Cohen[12], Sane[73], Henry[3] e Gomez[10], respectivamente e são semelhantes às encontradas em jogadores cadeirantes.[74]

As lesões oculares no basquete, segundo Jones[75], representam 25% de todas as lesões oculares nos esportes. Estudo com atletas universitários nos EUA refere uma incidência de 0,1% de lesões oculares por 1.000 jogos e 2% de lesões oculares do total de lesões no ano (temporada), sendo o beisebol com 17,9% o esporte com maior número dessas lesões.[73]

As lesões mais comuns são: abrasões, lacerações e contusões na pálpebra, córnea, esclera e conjuntiva, além de fraturas da órbita, normalmente em razão do choque do olho com o cotovelo ou dedo do adversário. Os sintomas incluem a diminuição da capacidade visual, alterações do campo visual, fotofobia, diplopia, "moscas volantes". Durante o exame do atleta, devem-se avaliar a acuidade visual, os campos visuais, os movimentos extraoculares, as pupilas (reagentes ou não), integridade da córnea e conjuntiva, palpação da órbita e dos tecidos periorbitários. Em caso de alterações de mais de 20% da córnea ou conjuntiva, na presença de dor ou blefaroespasmo, o atleta deve ser retirado do jogo ou treino. O olho acometido deve ser protegido com gaze estéril com soro fisiológico.[38]

O uso de óculos de plástico de policarbonato diminui a incidência das lesões oculares, pois são oito vezes mais resistentes que os óculos de vidro. O uso de lentes de contato não previne as lesões oculares.

Existem apenas poucos relatos sobre as lesões orofaciais e dos dentes.[76,77] De acordo com Sane,[73] representam apenas 1,9% das lesões. Geralmente são decorrentes de trauma direto contra o cotovelo do adversário. Salientamos que no caso de soltura do dente após o trauma, este não deve ser desprezado. O tratamento de urgência adequado e com especialista é fundamental para a viabilidade e o prognóstico do dente.[78] Labella,[79] em estudo sobre a utilização de protetores bucais em jogadores de basquete, concluiu que seu uso diminui a morbidade e custos das lesões.

As lesões no nariz representam, segundo Cohen[12], 0,4% do total das lesões no basquete. O trauma direto no nariz pode provocar, na maioria das vezes, fraturas com ou sem desvio. A dor imediata, a deformidade e a epistaxe são os sintomas mais comuns. O estancamento do sangramento deve ser realizado de imediato. Caso cesse, o atleta pode até retornar ao esporte. A desobstrução das vias aéreas deve ser observada. Na presença de deformidade, o tratamento cirúrgico é determinado pelo especialista (Fig. 15).

Os traumas cranianos são raros, mas podem ocorrer. A concussão cerebral é a principal afecção que pode ocorrer no basquete. É uma síndrome clínica caracterizada por imediata, mas transitória diminuição da função neural, provocando alterações de consciência e distúrbios de visão e do equilíbrio, com envolvimento do pedúnculo cerebral. A concussão cerebral é causada por forças de aceleração e desaceleração, por meio do choque da cabeça contra o cotovelo do adversário ou atleta do próprio time, principalmente o rebote.[40]

Após o trauma cerebral, o exame neurológico é fundamental para afastar ou não o atleta da atividade. Avaliam-se a expressão facial, a orientação no tempo e espaço, a presença de amnésia pós-traumática ou retrógrada e a mancha. Aos sintomas de celafeia, náuseas, distúrbios visuais, diminuição do nível de consciência, fraqueza de uma das extremidades, o atleta deve ser retirado da quadra, pois existe a possibilidade de hematoma intracraniano ou contusão cerebral. Na fase imediata pós-trauma, deve-se observar a desobstrução das vias aéreas, colocar o colar cervical e remover o atleta para o Pronto-Socorro.

Dick,[6] em sua revisão de 16 temporadas de atletas universitários masculinos da NCAA, encontrou aumento da incidência de lesões de face e concussão, atribuindo este fato ao aumento de contato nas últimas 2 décadas.

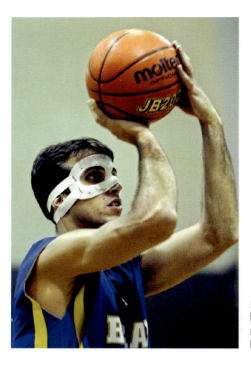

Figura 15. Jogador de basquete usando máscara protetora após lesão no nariz.

ATENÇÃO FISIOTERÁPICA NAS LESÕES DO BASQUETE

Após todo o exposto, podemos começar a entender o que é o basquete, ficando mais clara a sua dinâmica e o quanto este esporte tem evoluído, principalmente, no seu lado físico.

Em virtude desta grande evolução do basquete, não devemos ignorar a adaptação concomitante do fisioterapeuta esportivo, junto ao departamento médico, em que é necessário que o fisioterapeuta tenha o conhecimento das características do esporte, gestos esportivos, regras/regulamentos, epidemiologia das principais lesões deste esporte, pois é a partir deste conhecimento prévio que o profissional da fisioterapia, juntamente com a equipe multidisciplinar, poderá estabelecer propostas que pretendam diminuir o número de lesões.

A prevenção destas lesões tem sido uma preocupação importante dentro dos treinamentos, pois as lesões podem trazer grandes perdas tanto físicas, para o atleta, como financeiras, para suas equipes. Estas propostas preventivas podem começar com orientação para o atleta fora da quadra, mostrando a importância da utilização de equipamentos adequados (tênis, órteses/tornozeleiras e bandagens), da realização de aquecimento (tanto em treinos quanto em jogos) e, dentro da quadra, juntamente com o conhecimento do esporte e sua epidemiologia, também podemos fazer uso de propostas preventivas que têm sido muito estudadas na literatura, como:

1. **Treinamento sensório-motor:** decorrente do grande número de lesões traumáticas/agudas de tornozelo e joelho existe uma busca incessante no melhor modo de realizar trabalhos que possam prevenir ou, no mínimo, diminuir a magnitude das lesões nestes segmentos.

   Dentre estes trabalhos, o que mais a literatura tem-nos mostrado como eficazes são a realização de protocolos de treinamento sensório-motor, como o descrito por Botelhos et al., com evolução gradativa no grau de dificuldade dos exercícios (bipodal para unipodal, visão para sem visão, prancha retangular para prancha circular), que podem diminuir a amplitude e a velocidade média de oscilação nestas plataformas, mostrando respostas mais rápidas para tentar evitar entorses de tornozelo e joelhos.

   Além disso, outros estudos, como a revisão sistemática de Hubscher et al., a respeito de treinamento neuromuscular para prevenção de lesões esportivas, mostram que treinamento sensório-motor multi-intervencional, composto por exercícios de equilíbrio, pliometria, agilidade, resistência e exercícios esportivos específicos, tem evidências para a eficácia na redução da incidência de certos tipos de lesões esportivas em atletas adolescentes e adultos jovens durante giro esportivo, gesto bastante comum no basquete (Fig. 16).

2. **Estabilização segmentar da coluna:** como vimos, um dos problemas crônicos mais sérios no basquetebol é a dor lombar e como muitos estudos já há muito tempo têm mostrado, problemas nesta região acabam acometendo diretamente outras áreas. Luoto et al. nos mostram que o controle postural unipodal é pior em indivíduos com dor lombar, nos trazendo à tona que ambos, estabilização segmentar e treinamento sensório-motor, estão intimamente relacionados.

   Muitos estudos têm tentado comprovar a eficácia da estabilização segmentar, como tratamento e prevenção para a lombalgia. São exercícios que estimulam a ação antecipada dos estabilizadores dinâmicos da coluna lombar a serem ativados no momento adequado e, segundo a revisão sistemática de França et al., facilitando a prevenção de recidiva de dores lombares crônicas, pois atuam diretamente no controle motor. Estes exercícios acabam por ser menos lesivos por serem reali-

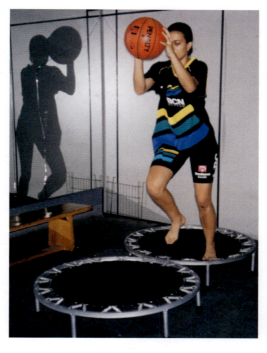

Figura 16. Treino de propriocepção.

zados em posição neutra, devolvendo a função protetora e de transmissão de força entre os membros inferiores e superiores dos músculos profundos (abdominais – reto, oblíquos e transverso, paravertebrais lombares – músculos espinhais profundos e eretores da espinha, quadrado lombar e iliopsoas) (Fig. 17).

3. **Fortalecimento adequado da musculatura de membros inferiores:** também, como vimos até agora, felizmente a frequência e a intensidade das lesões nos membros superiores são pequenas comparativamente aos membros inferiores, portanto é importante salientar que além dos trabalhos sensório-motores e estabilização segmentar, outro passo importante na busca pela prevenção de lesões no basquete é lembrar que os membros inferiores precisam estar em pleno equilíbrio muscular, evitando, assim, as lesões crônicas mais comuns neste esporte, as síndromes femoropatelares.

   Lubahn et al. citam que, durante as atividades musculares com carga em membros inferiores, a combinação de forças de reação do solo, forças ligamentares e forças tendão/músculo em toda extremidade inferior, juntas estão inter-relacionadas e, portanto, o estresse anormal/excessivo, os padrões neuromusculares ineficientes ou fraqueza muscular em conjunto

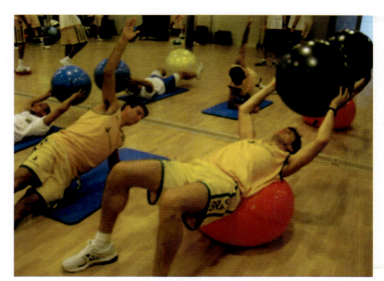

Figura 17. Exercícios de estabilização do tronco.

pode ter um efeito sobre toda a cadeia cinética do membro inferior.

Na busca deste equilíbrio muscular, não se pode pensar somente no equilíbrio entre as forças das regiões anterior e posterior da coxa, mas também deve haver uma abordagem aos rotadores da coxa, que são os estabilizadores do quadril, objetivando, assim, a diminuição do valgo dinâmico do joelho, que pode ser um dos grandes vilões das síndromes femoropatelares e, até mesmo, das entorses de joelho.

Corroborando com este pensamento, Boling et al., em um estudo que comparou o torque concêntrico e excêntrico da musculatura do quadril em indivíduos com e sem dor femoropatelar, mostraram que um indivíduo com dor femoropatelar tem fraqueza na abdução excêntrica do quadril e rotação externa do quadril, o que pode permitir o aumento da adução e rotação interna durante os movimentos funcionais, isto é, o valgo dinâmico do joelho.

Dessa forma, finalizando uma boa proposta preventiva para o basquete, poderiam ser incluídos exercícios, como os descritos por Lubahn et al., com agachamentos unilaterais que exigem dos abdutores do quadril ativação muscular do lado do que está carregando o peso, a fim de controlar o posicionamento pélvico no plano frontal durante o exercício, além de outros estímulos para contração excêntrica tanto de quadríceps (inclusive com rampa inclinada), como de ísquios tibiais.

No entanto, apesar de mostrarmos um grande levantamento epidemiológico e caracterizarmos as lesões individualmente, é fundamental que toda a equipe multidisciplinar esteja ciente que o trabalho preventivo tem que ser uma atividade que pensa no equilíbrio corporal como um todo e não somente em partes específicas.

Ainda, é importante salientar que todos estes trabalhos propostos podem ser realizados de forma coletiva, mas antes, obviamente, os atletas deveriam passar por uma avaliação individual das características biomecânicas, gestos esportivos e histórico de lesões.

A todas estas atividades, como evolução natural, pode-se acrescentar aos exercícios a própria bola de basquete, podendo torná-lo mais lúdico, atrativo e funcional. E para deixá-lo ainda mais acessível, uma boa maneira é realizá-lo como parte do aquecimento pré-atividade (jogos ou treinos), através de circuitos de exercícios que podem mesclar atividades de treinamento sensório-motor, estabilização segmentar, além, obviamente, do aquecimento específico da modalidade.

■ REFERÊNCIAS BIBLIOGRÁFICAS

1. Nicholas JA, Grossman RB, Hershman EB. The importance of a simplified classification of motion in sports in relation to performance. *Orthop Clin North Am* 1977;8:499-532.
2. Adrian M, Cooper J. *Biomechanics of selected team sports*. Biomechanics Human Movement 1995. p. 393-425.
3. Henry JH, Lareau B, Neigut D et al. The injury rate in professional basketball. *Am J Sports Med* 1982;10:16-18.
4. Meeuwisse WH, Sellmer R, Hagel BE. Rates and risks of injury during intercollegiate basketball. *Am J Sports Med* 2003;31(3):379-85.
5. Kofotolis N, Kellis E. Ankle sprain injuries: A 2-year prospective cohort study in female Greek professional basketball players. *J Athletic Training* 2007;42(3):388-94.
6. Dick R et al. Descriptive epidemiology of collegiate men's basketball injuries: National Collegiate Athletic Association injury surveillance system, 1988-1989 through 2003-2004. *J Athletic Training* 2007;42(2):194-201.
7. Allsen PE et al. Relationship between the types of pass and the loss of the ball in basketball. *Athletic J* 1969 Sept.;(49):105-7.
8. Starkey C. Injuries and illnesses in the National Basketball Association: a 10-year. *J Athl Train* 2000;35(2):161-67.
9. DeHaven KE, Lintner DM. Athletics injuries. Comparison by age, sport, and gender. *Am J Sports Med* 1986;14:218-24.
10. Gomez E, DeLee JC, Farney WC. Incidence of injury in Texas girls' high school basketball. *Am J Sports Med* 1996;24(5):684-87.
11. Almeida Neto AF, Tonin JP, Navega MT. Caracterização de lesões desportivas no basquetebol. *Fisioterapia em Movimento* 2013;26(2):361-68.
12. Cohen M, Abdall RJ, Ejnisman B et al. Lesões músculo-esqueléticas no basquete masculino. *Aparelho Locomotor* 1999;3:18-21.
13. Dario BES, Barquilha G, Marques RM. Lesões esportivas: um estudo com atletas do basquetebol bauruense. *Rev Bras Cienc Esporte* 2010;31(3):205-15.
14. Moreira P, Gentil D, Oliveira C. Prevalência de lesões na temporada 2002 da Seleção Brasileira Masculina de Basquete. *Rev Bras Med Esporte* 2003;9(5):258-62.
15. Silva AS, Abdalla RJ, Fisberg M. Incidência de lesões musculoesqueléticas em atletas de elite do basquetebol feminino. *Acta Ortopédica Brasileira* 2007;15(1):43-46.
16. Deitch JR et al. Injury risk in professional basketball players – A comparison of Women's National Basketball Association and National Basketball Association athletes. *Am J Sports Med* 2006;34(7):1077-83.
17. Messina DF, Farney WC, DeLee JC. The incidence of injury in Texas high school basketball. A prospective study among male and female athletes. *Am J Sports Med* 1999;27(3):294-99.
18. Agel J, Arendt EA, Bershadsky B. Anterior cruciate ligament injury in national collegiate athletic association basketball and soccer – A 13-year review. *Am J Sports Med* 2005;33(4):524-30.
19. Arendt E, Dick R. Knee injuries patterns among men and women in collegiate basketball and soccer. *Am J Sports Med* 1995;23(6):694-701.
20. Ireland ML. Anterior cruciate ligament injury in female athletes: epidemiology. *J Athl Train* 1999;34(2):150-54.
21. Hosea TM, Carey CC, Harrer MF. The gender issue: epidemiology of ankle injuries in athletes who participate in basketball. *Clin Orthop Relat Res* 2000;(372):45-49.
22. Arendt EA. Stress fractures and the female athlete. *Clin Orthop Relat Res* 2000;(372):131-38.
23. Ireland ML. The female ACL: why is it more prone to injury? *Orthop Clin North Am* 2002;33(4):637-51.
24. Zelisko JA, Noble HB, Porter M. A comparison of men's and women's professional basketball injuries. *Am J Sports Med* 1982;10(5):297-99.
25. McCarthy MM et al. Injury Profile in Elite Female Basketball Athletes at the Women's National Basketball Association Combine. *Am J Sports Med* 2013;41(3):645-51.
26. Trojian TH, Collins S. The anterior cruciate ligament tear rate varies by race in professional women's basketball. *Am J Sports Med* 2006;34(6):895-98.
27. Rockett JF, Freeman BL 3rd. Stress fracture of the patella. Confirmation by triplephase bone imaging. *Clin Nucl Med* 1990;15:873.
28. Tibone JE, Lombrdo SJ. Bilateral fractures of the inferior poles of the patellae in a basketball player. *Am J Sports Med* 1981;9:215.
29. Mallo GC et al. Posterior thigh compartment syndrome as a result of a basketball injury. *Orthopedics* 2009;32(12):923.
30. Ross MJ et al. Atraumatic upper arm compartment syndrome in a collegiate basketball player. *Med Sci Sports Exerc* 2008;40(5):S134.
31. Schultz de Arruda AF et al. Monitoring stress level of Brazilian female basketball athletes during the preparation for the 2009 American cup. *Rev Bras Med Esporte* 2013;19(1):44-47.
32. Anderson L et al. Impact of training patterns on incidence of illness and injury during a women's collegiate basketball season. *J Strength Cond Res* 2003;17(4):734-38.
33. McKay G et al. A prospective study of injuries in basketball: a total profile and comparison by gender and standard of competition. *J Sci Med Sport* 2001;4(2):196-211.
34. Minkoff J, Sherman OH, Cavaliere G. Injuries in basketball. *Clin Prat Sports Injury Prevent Care* 1994.
35. Barrett JR, Tanji JL, Drake C et al. High versus low-top shoes for the prevention of ankles sprains in basketball players. *Am J Sports Med* 1993;21(4):582-85.
36. McKay GD et al. Ankle injuries in basketball: injury rate and risk factors. *Br J Sports Med* 2001;35(2):103-8.
37. Sitler M, Ryan J, Wheler B et al. The efficacy of a semirigid ankle stabilizer to reduce acute ankle injuries in basketball. *Am J Sports Med* 1994;22(4):454-61.

38. McGuine TA et al. Balance as a predictor of ankle injuries in high school basketball players. *Clin J Sport Med* 2000;10(4):239-44.
39. Ford KR, Myer GD, Hewett TE. Valgus knee motion during landing in high school female and male basketball players. *Med Sci Sports Exerc* 2003;35(10):1745-50.
40. Herrington L. Knee valgus angle during landing tasks in female volleyball and basketball players. *J Strength Cond Res* 2011;25(1):262-66.
41. Krosshaug T et al. Mechanisms of anterior cruciate ligament injury in basketball – Video analysis of 39 cases. *Am J Sports Med* 2007;35(3):359-67.
42. Longo UG et al. The Fifa 11+ Program is effective in preventing injuries in elite male basketball players a cluster randomized controlled trial. *Am J Sports Med* 2012;40(5):996-1005.
43. De Rose JRD. Situações de stress específicas do basquetebol. *Rev Paul Educ Fís* (São Paulo) 1993;7(2):25-34.
44. Rovere GD, Yates SC, Burley K. Retrospective comparison of taping and ankle stabilizers in preventing ankle injuries. *Am J Sports Med* 1988;16:228-33.
45. Moiler K, Hall T, Robinson K. The role of fibular tape in the prevention of ankle injury in basketball: a pilot study. *J Orthop Sports Phys Ther* 2006;36(9):661-68.
46. Grantan SA. Medial subtalar dislocation: five cases with a common etiology. *J Trauma* 1964;20:494-97.
47. Dendrinos G, Zisis G, Tenzopoulos H. Recurrence of subtalar dislocation in a basketball palyer. *Am J Sports Med* 1994;22(1):494-97.
48. Amin NH et al. Performance outcomes after repair of complete Achilles tendon ruptures in national basketball association players. *Am J Sports Med* 2013;41(8):1864-68.
49. Henry JH, Andersen AJ, Cothren CC. Tibiofibular synostosis in professional basketball players. *Am J Sports Med* 1993;21(4):619-22.
50. Yeh PC et al. Epidemiology of isolated meniscal injury and its effect on performance in athletes from the national basketball association. *Am J Sports Med* 2012;40(3):589-94.
51. Baker BE, Peckhan AC, Pupparo F et al. Review of meniscal injury and associated sports. *Am J Sports Med* 1985;13:1-4.
52. Wroble RR, Mysnyk M, Foster DT et al. Pattens of knee injuries in wrestling: a six-year study. *Am J Sports Med* 1986;14:55-66.
53. Krinsky MB, Abdenour T, Starkey C et al. Incidence of lateral meniscus injury in professional basketball players. *Am J Sports Med* 1992;20(1):17-19.
54. Polly DW CJ, Sikes RA et al. The accuracy of seletive magnetic resonance imaging compared with the findings of arthroscopy of the knee. *J Bone Joint Surg* 1988;70A:192-98.
55. Yocum LA, Kerlan RK, Jobe FW et al., Isolated lateral meniscectomy. *J Bone Joint Surg* 1978;61A:338-42.
56. Noyes FR, M.P., Mathews DS et al. The symptomatic ACL-deficient knee. *J Bone Joint Surg* 1983;65A:154-74.
57. Grace TG, Sweetser ER, Nelson MA et al. Isokinetic muscle imbalance and knee-joint injuries. *J Bone Joint Surg* 1984;66(5):734-40.
58. Skinner HB, Wyatt MP, Stone ML et al. Exercise related knee joint laxity. *Am J Sports Med* 1986;14:30-34.
59. LaPrade RF, Burnett QM 2nd. Femoral intercondylar notch stenosis and correlation to anterior cruciate ligament injury: a prospective study. *Am J Sports Med* 1994;22:198-203.
60. Souryal TO, Moore HA, Evans JP. Bilaterality in anterior cruciate ligament injuries: associated intercondylar notch stenosis. *Am J Sports Med* 1998;16:449-54.
61. Cook JL et al. Patellar tendinopathy in junior basketball players: a controlled clinical and ultrasonographic study of 268 patellar tendons in players aged 14-18 years. *Scand J Med Sci Sports* 2000;10(4):216-20.
62. Cook JL et al. Reproducibility and clinical utility of tendon palpation to detect patellar tendinopathy in young basketball players. *Br J Sports Med* 2001;35(1):65-69.
63. Ferretti A, Ippolito E, Mariani P et al. Jumper's knee. *Am J Sports Med* 1983;11:58-61.
64. Johnson SD, Kulig K. Patellar tendon rupture in a basketball player. *J Orthop Sports Phys Ther* 2009;39(11):825-25.
65. Shah M, Jooma N. Simultaneous bilateral quadriceps tendon rupture while playing basketball. *Br J Sports Med* 2002;36(2):152-53.
66. Tierney JJ, Vigil D. Hip Pain-basketball. *Med Sci Sports Exerc* 2010;42(5):205-6.
67. Tennent TD, Chambler AF, Rossouw DJ. Posterior dislocation of the hip while playing basketball. *Br J Sports Med* 1998;32:342-43.
68. Leopold SS, Siebenrock KA. Editor's spotlight/take 5: growth plate alteration precedes cam-type deformity in elite basketball players (DOI 10.1007/s11999-012-2740-6). *Clin Orthop Relat Res* 2013;471(4):1081-83.
69. McClelland SJ, Fithian DC. Ipsilateral carpal, metacarpal, and ankle fractures resulting from an attempted basketball slam-dunk. A case-report. *Am J Sports Med* 1988;16(5):544-46.
70. Patterson SM et al. Conservative treatment of an acute traumatic extensor carpi ulnaris tendon subluxation in a collegiate basketball player: a case report. *J Athl Train* 2011;46(5):574-76.
71. Tehranzadeh J, Labosky DA. Detection of intraarticular loose osteochondral fragments by double-contrast wrist arthrography – A case-report of a basketball injury. *Am J Sports Med* 1984;12(1):77-79.
72. Wilson RL, McGinty LD. Common hand and wrist injuries in basketball players. *Clin Sports Med* 1993;12(2):265-91.
73. Sane J. Comparison of maxillofacial and dental injuries in four contact team sports: American football, bandy, basketball and handball. Am J Sports Med 1988;16(6):647-652. *Am J Sports Med* 1988;16(6):647-52.
74. Wessels KK, Broglio SP, Sosnoff JJ. Concussions in wheelchair basketball. *Arch Phys Med Rehabil* 2012;93(2):275-78.
75. Jones NP. Eye injury in sports. *Sports Med* 1999;7:163-81.
76. Kumamoto DP et al. Tooth avulsions resulting from basketball net entanglement. *J Am Dent Assoc* 1997;128(9):1273-75.
77. Santos AP, Monte Alto LA. Alto, orofacial injury in a Brazilian professional basketball player: case report. *Dent Traumatol* 2006;22(3):169-71.
78. Flanders RA, Bhat M. The incidence of orofacial injuries in sports: a study in Illinois. *J Am Dent Assoc* 1995;126:491-96.
79. Labella CR, Smith BW, Sigurdsson A. Effect of mouthguards on dental injuries and concussions in college basketball. *Med Sci Sports Exerc* 2002;34(1):41-4.

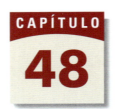

CAPÍTULO 48

ATLETISMO

Cristiano Frota de Souza Laurino ■ Alberto de Castro Pochini

■ INTRODUÇÃO

Desde os tempos mais remotos, o homem se utiliza de algumas habilidades para resguardar a integridade física e preservar sua sobrevivência. Abater um animal durante a caça, ou mesmo proteger-se durante a fuga nas situações de perigo exigem do homem a execução de movimentos corporais complexos.

A expressão lúdica dessas habilidades tão ovacionadas pela Grécia Antiga fez nascer o Atletismo, esporte que enfatiza os movimentos básicos do ser humano: andar, correr, saltar e arremessar. É chamado, por isso, de "Esporte Natural" ou "Esporte Base", pois sua prática confunde-se com os movimentos essenciais do ser humano.

Individualmente ou em combinação, os quatro movimentos podem se expressar por uma variação infinita de técnicas, mantendo sempre o objetivo de atingir os maiores resultados dentro da modalidade executada.

O tempo e a distância serão sempre os limites a serem superados, independentemente da forma com que os movimentos sejam executados, embora regras tenham que ser respeitadas para uniformizar as condutas entre os atletas.

A particularidade desse esporte, considerado por muitos como o mais completo dentre os praticados, é o fato de ser executado de forma individual, o que valoriza o atleta no que se refere à capacidade de aprender, aperfeiçoar movimentos e buscar sempre a superação de limites.

O atletismo moderno é disputado desde meados do século 19, e muitas de suas provas atuais já tinham sido apresentadas durante as Olimpíadas de Atenas (Grécia), em 1896 (1ª versão dos Jogos Olímpicos da Era Moderna).

Criada em 1912, durante os Jogos Olímpicos de Estocolmo (Suécia), a IAAF (*International Athletics Amateur Federation*), com sede em Monte Carlo (Mônaco), é o órgão internacional responsável por esse esporte em todo o mundo. No Brasil, a direção do esporte é de responsabilidade da Confederação Brasileira de Atletismo (CBAt), órgão filiado à IAAF.

As modalidades que compõem o atletismo moderno podem ser divididas conforme se observa no Quadro 1.

■ LESÕES

As lesões resultantes diretamente de atividades esportivas podem ser classificadas em dois grupos básicos:[1-3]

1. **Lesões intrínsecas:** decorrentes de características biológicas, individuais e psicossociais.
2. **Lesões extrínsecas:** decorrentes do meio ambiente e de fatores externos.

O atletismo, considerado esporte sem contato físico, origina predominantemente lesões intrínsecas.[1] Comportando uma ampla variedade de eventos de características biomecânicas diversas, alguns estudos revelam que entre 17 a 76% dos atletas praticantes de atletismo

Quadro 1. Modalidades do atletismo

- Corridas rasas: 100 m, 200 m, 400 m, 50 m, 55 m, 60 m, 200 m, 400 m (indoor)
- Corridas com barreiras ou com obstáculos: 100 m (f.), 110 m (m.), 400 m (m. e f.) 50 m, 60 m, (indoor)
- Saltos: distância, triplo, em altura, com vara
- Arremesso e lançamentos de: peso, disco, dardo, martelo
- Marcha atlética: 20 km, 50 km (m.)
- Corridas de meio-fundo: 800 m, 1/2 milha, 1.500 m, milha
- Corridas de fundo: 2.000 m com obstáculos (f.), 3.000 m, 3.000 m com obstáculos (*Steeplechase*), 5.000 m, 10.000 m, maratona, corridas de rua
- Provas combinadas: decatlo (m.) e heptatlo (f.)
- *Cross-country* (corridas no campo, com obstáculos naturais ou artificiais)

m. = Masculino; f. = feminino.

apresentam lesões musculoesqueléticas.[1-6] O índice de exposição à lesão varia entre 2,5 a 5,8 lesões/1.000 horas de treinamento, dependendo da modalidade estudada.[2]

Dentro do conceito atual do esporte, os riscos assumidos pelos atletas muitas vezes os tornam vulneráveis a lesões que geralmente apresentam caráter de cronicidade e são geradas basicamente pela sobrecarga do sistema locomotor.[7] A grande maioria dessas lesões, quando diagnosticadas precocemente, pode ser tratada efetivamente com mínimas modificações nos programas de treinamento e nos hábitos do atleta.[8,9]

As lesões musculoesqueléticas acompanham a vida dos atletas, limitando o rendimento esportivo provisoriamente e, algumas vezes, de maneira definitiva. Com a evolução dos programas de treinamento e intensificação no ritmo de competições, os fatores etiopatogênicos têm-se modificado ao longo do tempo, assim como a própria natureza das lesões.

Embora menos frequentes, as lesões de natureza acidental ou traumática podem provocar limitações de magnitudes diversas ou até mesmo ser fatais.[10] Muitos acidentes ocorrem durante sessões de treinamento, o que torna essencial que técnicos e atletas desenvolvam hábitos seguros de treinamento durante todo o tempo.

Alguns fatores devem ser considerados no estudo das lesões no atletismo, como idade, sexo, nível de competição, tempo de treinamento, número de modalidades praticadas, horas de treino, presença do treinador.[1,6]

A presença do treinador durante as atividades do atleta representa efeito controverso na prevenção das lesões no atletismo,[1,6] é essencial no sentido não apenas de preparar a programação de treinamento, quanto aprimorar movimentos, corrigir defeitos técnicos e até interferir nos aspectos psicológicos que o esporte desencadeia no atleta. Conforme observou D´Souza, 40,4% dos 147 atletas avaliados em seu estudo apresentaram lesões com o treinador presente todo o período de treinamento/competição, em comparação ao grupo de atletas com o treinador ausente, em que a incidência de lesões representou 81,8%.[1] Diferentemente, Laurino constatou em seu estudo que 70,7% dos atletas que se diziam acompanhados integralmente durante os treinamentos apresentaram lesões.[6] Os índices de lesões foram estatisticamente semelhantes entre os grupos de atletas acompanhados por parte do treino, ou não acompanhados pelo treinador, respectivamente 87,1 e 75,0%.[6]

As propriedades biomecânicas dos tecidos se alteram com a evolução da idade, portanto, há também influência da idade no surgimento de lesões.[2] D'Souza observou diferença estatisticamente significativa em seu estudo, em que 96,2% dos atletas adultos (> 20 anos) avaliados apresentaram lesões quando comparados aos 51,3% dos atletas com idade inferior a 17 anos.[1] Laurino observou, a partir de uma casuística com idades variando entre 15 e 38 anos, resultados semelhantes a D'Souza e Bennell.[1,2,6]

O nível de desempenho também apresenta controvérsias na literatura quanto à sua real interferência na incidência de lesões durante a prática do Atletismo.[1] D'Souza aponta para uma incidência de lesões diminuída dentro do grupo de atletas de alto desempenho avaliados, em comparação aos demais grupos, e atribui o resultado ao fato de esses atletas apresentarem maior experiência de treinamento e maior tempo acompanhados pelos treinadores, embora os resultados dos estudos de Watson e Di Martino apontem para conclusões diferentes.[1]

Apesar de haver predomínio de lesões no período de treinamento, elas durante competições representam valores significativos (20%)[1] se considerada a reduzida duração do evento em comparação à duração de um treinamento específico. Aspectos psicológicos envolvidos também precisam ser considerados como fatores predisponentes às lesões durante as competições.[1]

A localização anatômica das lesões no atletismo segue uma distribuição variada na literatura, embora o acometimento dos membros inferiores seja predominante (82,2%).[6,11]

Laurino avaliou retrospectivamente 103 atletas, 69 (67,0%) homens e 34 (33,0%) mulheres, praticantes de atletismo.[6] Foram estudados a presença e o comportamento da dor e das lesões musculoesqueléticas decorrentes do treinamento/competição.[6] A presença da dor foi relatada por 79 (76,7%) atletas, sendo 54 (68,4%) homens e 25 (31,6%) mulheres. Dos atletas avaliados, 78 (75,7%) apresentaram lesões, sendo 54 (69,2%) homens e 24 (30,8%) mulheres.[6] As regiões mais frequentemente acometidas por lesões foram: coxa (53,3%), seguida pelo joelho (17,5%), tronco e membros superiores (11,7%), tornozelo e pé (9,1%) e perna (8,3%).[6]

Bennell avaliou retrospectivamente 95 atletas no período de um ano e obteve a seguinte distribuição de lesões por região anatômica: perna (27,7%), coxa (21,5%), joelho (16,2%), pé (14,6%), tornozelo (7,3%) e dorso/pelve/quadris (13%). Quarenta e sete (2%) atletas apresentaram recidiva das lesões no período de 1 ano estudado.[2]

As lesões musculotendíneas foram as mais predominantemente encontradas nos estudos retrospectivos de Laurino, com a seguinte distribuição percentual conforme os grupos musculares: músculos isquiotibiais (60,4%), músculo quadríceps (19,8%), músculos adutores da coxa (4,4%), músculos da perna (5,5%), músculos dos membros superiores (6,6%) e músculos do tronco (3,3%).[6]

Laurino constatou em seu estudo que as modalidades de velocidade e barreiras foram responsáveis por 43,3% das lesões, seguidas por 30,8% nas provas de salto, 13,3% nas provas de arremesso e lançamento, 7,5% nas provas de meio-fundo e 5,0% fundo.[6]

A prevenção das lesões traumáticas acidentais recai sobre fatores a serem observados, conforme o Quadro 2.[12]

Frequentemente observam-se atletas que encerram suas carreiras prematuramente, antes de terem atingido o desempenho máximo dentro da modalidade.

Quadro 2. Medidas de segurança durante a prática do atletismo[12]

- Conhecimento das regras da modalidade praticada
- Certificação de que os equipamentos e materiais utilizados estejam dentro dos padrões de especificação e regras estabelecidas
- Introdução de programas de orientação e treinamento para a utilização segura da pista e equipamentos específicos de cada modalidade

Alguns fatores podem ser identificados como decisivos para o encerramento de uma carreira: exigências escolares, profissão, necessidade de tempo livre, conflitos familiares ou no ambiente de treinamento (técnicos, patrocinadores, clubes), dificuldades financeiras, perda de motivação e, finalmente, o aparecimento de lesões.

Alguns estudos apontam que o aumento da frequência de lesões em combinação com a estagnação do desempenho pode levar ao encerramento prematuro da carreira esportiva.[13] De acordo com Kröger, um quarto dos atletas afirma serem as lesões os principais contribuintes na decisão de abandonar o esporte competitivo.[13]

MODALIDADES DE CORRIDA

Corridas de velocidade

As modalidades de velocidade são eventos disputados em distâncias predefinidas, conforme o Quadro 1.

Os praticantes dessas modalidades, denominados "velocistas", procuram correr distâncias rasas dentro de uma velocidade máxima possível, objetivando chegar ao final da distância no menor tempo.

Os calçados (sapatilhas) desenvolvidos para as provas de velocidade apresentam algumas características específicas quanto à sua forma e estrutura. São geralmente os mais leves utilizados no atletismo, apresentando solado com reforço apenas na região do antepé, local de fixação dos "pregos" (pontas metálicas rosqueadas com tamanho e números variados e limitados em número e comprimento pelas regras impostas para cada tipo de superfície de pista).

Os atletas iniciam a corrida a partir de uma posição conhecida como "saída de taco" ou "posição de largada". Para tanto são utilizados os "tacos" ou "blocos" de partida, acessórios introduzidos, em 1927, para otimizar a largada de corridas de velocidade e barreiras.

Fixado provisoriamente à pista, o taco de saída é o equipamento, a partir do qual os movimentos de impulso são gerados, permitindo que o atleta apoie os dois pés sobre anteparos angulados.

A regulagem dos tacos de saída é feita pelo próprio atleta em função de suas características corporais e técnicas. Essas regulagens se fazem pela modificação da angulação dos pés em relação à superfície, distância entre os pés e distância entre o pé da frente e a linha de saída.

Os membros superiores são posicionados de maneira simétrica, com os ombros aduzidos e flexionados a 90°, extensão de cotovelos e dedos estendidos, apoiados na superfície da pista através do contato das polpas. Os membros inferiores estão dispostos de maneira assimétrica, mantendo o membro à frente com apoio simples (pé), enquanto o membro contralateral mantém um duplo apoio (pé e joelho) (Fig. 1). A ordem de preparação que antecede a largada permite que o atleta eleve os quadris através do movimento de semiextensão dos joelhos, mantendo-se fixos os apoios proximal e distal, mãos e pés respectivamente (Fig. 1).

Ao tiro de largada, o atleta executa movimentos potentes de extensão dos quadris, joelhos e tornozelos, impulsionando o taco de saída. Os membros superiores realizam movimentos opostos, no sentido de contrabalançar a ação dos membros inferiores, enquanto o atleta eleva progressivamente o centro de gravidade.

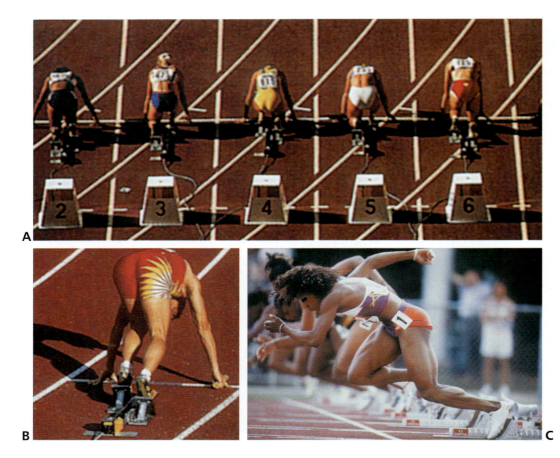

Figura 1. (**A-C**) Posição de largada.

Os movimentos cíclicos da corrida são executados com velocidade progressiva, até que se atinja a velocidade máxima, que teoricamente deve ser sustentada pelo atleta durante o percurso restante.

A análise cinemática da modalidade dos 100 m rasos nos serve de base de informações para as demais provas de velocidade no que tange às características, como: velocidade, amplitude e frequência de passadas.[14]

O comportamento da **velocidade** durante a corrida dos 100 m pode ser dividido em fases (Quadro 3).[14]

A grande amplitude das passadas associada à capacidade de mantê-las até o término da corrida é fator primordial na execução de uma corrida de alto desempenho.[14] O aumento gradual da amplitude de passadas em corredores de elite ocorre até os 70-80 m iniciais, momento a partir do qual a amplitude se mantém praticamente inalterada.[14]

A capacidade de manter passadas de grande amplitude requer preparação específica, enfocada no desenvolvimento de potência muscular e resistência anaeróbia.[14]

O módulo da frequência de passadas de uma corrida de 100 m comporta-se também de maneira ascendente dentro dos 70-80 m iniciais, a partir dos quais ocorre um decréscimo até o final da prova.[14]

Dentre as características das corridas de velocidade, a frequência de passadas parece não ter importância tão determinante quanto à amplitude no desempenho de velocistas de elite, quando comparados a grupos de atletas de diferentes níveis.[14]

As provas de 200 m e 400 m apresentam a particularidade de apresentarem trechos de curva, um e dois, respectivamente. A corrida se faz sempre no sentido anti-horário, e o atleta larga inicialmente num trecho de curva, o que difere da prova dos 100 m, em que o atleta apenas executa movimentos retilíneos.

Nos trechos de curva, o atleta procura manter a velocidade, ao mesmo tempo em que inclina o corpo para manter-se próximo ao limite interno da raia. As provas de velocidade (200 m, 400 m) disputadas em pistas cobertas (*indoor*) apresentam trechos de curva inclinada, decorrente do fato de os raios de curvatura dos trechos de curva serem menores do que os das pistas descobertas.

Os movimentos cíclicos das passadas de corrida nas provas de velocidade são marcados pelos toques repetidos do antepé, poupando-se as demais estruturas do contato contra a superfície da pista. Este fato sugere a sobrecarga das estruturas tendíneas (tendão tibial posterior, flexor longo dos dedos e flexor longo do hálux), podendo gerar processos inflamatórios, degenerativos ou até rupturas.[15] A lesão inflamatória do tendão tibial posterior manifesta-se clinicamente por dor localizada na área de inserção óssea e/ou região retromaleolar medial. As lesões degenerativas manifestam-se por dor e diminuição progressiva do arco longitudinal medial.[15] As tendinopatias inflamatórias agudas são tratadas clinicamente com uso de anti-inflamatórios não esteroides, infiltrações locais, órteses, fisioterapia e modificações técnicas no treinamento.[15]

As tendinopatias crônicas que predominam no ligamento patelar ou tendão do calcâneo em saltadores e corredores merecem o correto diagnóstico da intensidade de acometimento em geral utilizando a ressonância magnética e nos casos não operatórios o tratamento fisioterapico enfatizando o componente excêntrico.

O velocista suporta cargas elevadas sobre o grupamento musculotendíneo gastrocnêmio–sóleo, a fim de gerar potência que promova o rápido deslocamento do atleta à passada seguinte. A sobrecarga gerada sobre o tendão do calcâneo propicia o surgimento de lesões

---

Quadro 3. Distribuição da velocidade de corrida de 100 m em relação a distância

- Fase I – (0-30 m): Fase de grande aceleração
- Fase II – (30-60 m): Fase de menor aceleração. A Fase II caracteriza o momento de "velocidade máxima" do velocista. Atletas de elite atingem velocidades máximas próximas ao final da Fase II (50-60 m),[14] podendo ainda permanecer acelerando até 70-80 m, enquanto velocistas de nível inferior atingem velocidades máximas em torno de 30-40 m[14]
- Fase III – (60-100 m): Fase de desaceleração

inflamatórias, podendo estar associadas às lesões degenerativas da ultraestrutura do tendão.[15] Embora as lesões inflamatórias sejam mais frequentemente localizadas numa área localizada 2 cm proximalmente à inserção óssea no calcâneo, pode haver variações da área acometida, gerando dor, edema local e impotência funcional progressiva. As lesões parciais do tendão calcâneo manifestam-se com história clínica prolongada de dor recidivante, diminuição do desempenho e aparecimento de nodulações ou espessamentos localizados que representam áreas de degeneração mucinosa.[15]

A prolongada atividade eletroneuromiográfica dos músculos isquiotibiais durante a corrida de velocidade reflete sua importância para o ganho de velocidade do atleta.

Os músculos isquiotibiais atuam como extensores do quadril e flexores do joelho, simultaneamente, gerando e coordenando os movimentos das duas articulações. Da mesma maneira, antagonizam as ações dos potentes músculos extensores do joelho e flexores do quadril.[6,11,16-18]

As regiões anatômicas mais comumente afetadas dos músculos isquiotibiais são o ventre muscular e a transição miotendínea, embora as lesões por avulsão da tuberosidade isquiática, "fraturas do velocista", também possam ocorrer principalmente nos atletas jovens (crianças e adolescentes).[19]

A tensão na unidade miotendínea está relacionada em dois fatores: o comprimento do músculo (componente passivo) e a sua atividade contrátil (componente ativo).[17] A magnitude da tensão ativa que um músculo pode produzir é proporcional ao padrão de distribuição de fibras musculares tipos I e II.[17]

A proporção aumentada de fibras tipo II, recrutadas nas contrações musculares de grande intensidade e velocidade, sugere que os músculos isquiotibiais, gastrocnêmios e reto femoral sejam capazes de gerar grandes valores de tensão ativa.[17]

O estudo dos fatores desencadeantes e predisponentes das lesões entre os músculos isquiotibiais incluem: a anatomia biarticular, desequilíbrio de forças entre músculos isquiotibiais e músculo quadríceps da coxa,[18] proporção elevada de fibras musculares do tipo II em relação aos músculos quadríceps e adutores,[17] fraqueza genérica da musculatura,[18] "aquecimento" e "alongamento muscular" insuficientes,[19] além das deficiências de flexibilidade e coordenação neuromuscular.[2,3,6,11,17,20,21] A recorrência das lesões isquiotibiais está intimamente relacionada com dois fatores principais: o tempo de reabilitação insuficiente e o retorno precoce ao treinamento de velocidade.

Nos últimos anos estudos sobre atividade e contração musculares têm considerado o alongamento vigoroso prévio a provas de potência musculares, como corrida, velocidade ou salto, um tipo de pré-lesão muscular que pode inclusive ser identificada em exames de ressonância magnética de campo magnético intenso. Assim consideramos adequado o aquecimento prévio a competição seguido por alongamento leve das musculaturas excêntricas e concêntricas.

A razão de forças (flexores/extensores) tem sido citada também como fator predisponente às lesões isquiotibiais.[18] Estudos apontam que uma razão flexo-extensora do joelho inferior a 60% ou 75% seja um dos fatores predisponentes às lesões musculares.[18] Yamamoto aponta que os métodos de análise de forças empregados (isométrica, isotônica, isocinética) podem levar a resultados discrepantes e pouco esclarecedores, quando se deixa de considerar a modalidade esportiva praticada e as características individuais do atleta.[18]

Dois fatores devem ser enfatizados no condicionamento de grupos musculares solicitados nas situações que demandem força e velocidades elevadas: a especificidade e a sobrecarga no treinamento.[17] O treinamento deve visar ao condicionamento muscular nas situações de intensidade e duração que simulem a real demanda durante a execução dos movimentos. Negligenciar tal princípio expõe o atleta a situações de risco e desencadeia lesões.[6,11,17]

A sobrecarga musculoesquelética do treinamento de provas de velocidade propicia o aparecimento de reações de estresse ósseo, sobretudo nos membros inferiores, principalmente localizados na tíbia, metatarsos, ossos do tarso e fíbula. Tais reações ósseas fisiológicas podem entrar em desequilíbrio do balanço osteogênese/osteólise e desencadear processos patológicos, como a síndrome do estresse tibial medial e a fratura por estresse.[8,9]

As dores na perna do corredor e do saltador, também descritas como "canelites" ou "periostites", podem representar patologias diversas, embora se manifestem clinicamente de maneira semelhante. O estudo radiográfico se faz de pouca valia na elucidação diagnóstica, sendo necessária a utilização de técnicas de diagnóstico por imagem, como a cintilografia óssea em três fases e a ressonância magnética.[8,9]

Corridas de revezamento

As corridas de revezamento são modalidades disputadas por velocistas e representam provas de equipe. Algumas modalidades de revezamento em distâncias não Olímpicas (4 × 800 m e o 4 × 1.500 m) não são consideradas provas de velocidade em função das distâncias percorridas.

Alguns fatores são necessários para o resultado final de uma corrida de revezamento: velocidade do atleta, estratégia da corrida, distribuição dos atletas, segundo as habilidades pessoais (desenvolvimento de velocidades máximas nos trechos de reta ou curva) e, finalmente, a técnica de passagem do bastão.

As modalidades de revezamento disputadas são o 4 × 100 m, 4 × 400 m *outdoor* para ambos os sexos e 4 × 200 m, 4 × 400 m *indoor*. Quatro atletas correm distâncias semelhantes dentro dos limites estabelecidos pelas regras de cada prova e têm como objetivo passar o bastão para o companheiro seguinte, a fim de atingir a linha de chegada no menor tempo.

O chamado "primeiro homem" da corrida de revezamento larga na posição de "saída de taco", enquanto os demais atletas aguardam a aproximação do companheiro, podendo adotar variadas posições com ou sem apoio de uma das mãos no solo.

Na tradicional prova de revezamento 4 × 100 m, os corredores de 1ª e 3ª posições correm trechos de curva, acompanhando a margem interna da mesma e empunhando o bastão geralmente com a mão direita. Os corredores de 2ª e 4ª posições correm inicialmente pequenos trechos de curva seguidos por reta, empunhando o bastão com a mão esquerda, embora a mudança de empunhadura possa ocorrer durante a corrida.

Os esforços resultantes durante a corrida podem gerar lesões musculotendíneas que nada diferem das provas de velocidade.

O ato da passagem do bastão, considerado o momento crítico da corrida de revezamento, difere entre as provas disputadas (Fig. 2). Durante o revezamento 4 × 100 m, o atleta que recebe o bastão o faz geralmente mediante um comando sonoro do atleta que se aproxima e não visualmente, como ocorre no revezamento 4 × 400 m.

Os acidentes, como o choque de companheiros dentro da mesma raia, são provocados por erro técnico. O atleta que recebe o bastão inicia a corrida tardiamente, o que leva à aproximação do companheiro rapidamente, provocando o acidente.

O contato entre atletas que invadem a raia adjacente pode levar a consequências desastrosas para os envolvidos, já que, no momento da passagem do bastão, as equipes competidoras encontram-se geralmente próximas umas das outras.

O revezamento 4 × 400 m apresenta a possibilidade de aproximação de um atleta fatigado pela corrida, apresentando sinais de descoordenação. A passagem do bastão propicia acidentes nessas

Os obstáculos possuem as mesmas especificações técnicas e são dispostos em sequência, intervalados por distâncias iguais, definidas pelas regras de cada prova.

As barreiras são estruturas leves e facilmente deslocadas, quando ultrapassadas inadequadamente, o que gera desequilíbrio, diminuição de velocidade e, até mesmo, a queda do atleta.

As provas são balizadas e iniciadas como nas demais modalidades de velocidade, com o atleta adotando posição de "saída de taco". A elevação do tronco após o início da largada se faz de maneira progressiva, até o momento da ultrapassagem do primeiro obstáculo, quando o atleta deve estar posicionado com o tronco ligeiramente flexionado.

O membro inferior de ataque à barreira flexiona o quadril em torno de 90°, e, em seguida, estende rapidamente o joelho, enquanto o membro superior contralateral acompanha o movimento, flexionando o ombro em torno de 90°, e estendendo o cotovelo, o que promove mais equilíbrio ao movimento. O membro inferior contralateral adota uma posição de flexo-abdução do quadril, rotação interna e flexão do joelho no momento em que se encontra sobre a barreira durante a ultrapassagem. O atleta facilita a ultrapassagem do obstáculo, flexionando o tronco, o que leva o centro de gravidade para frente.

O instante de ataque à barreira, se executado demasiadamente próximo do obstáculo, poderá causar choque do membro inferior contra o mesmo e traumatismos variados (escoriações de perna e coxa, contusões, lacerações de pele, ferimentos).

A extensão súbita do joelho (m. quadríceps) contrabalançada pela ação da musculatura isquiotibial pode gerar lesões miotendíneas durante a sequência de movimentos. Rapidamente após a passagem do membro de ataque sobre a barreira, o atleta estende o quadril até o toque do pé no solo, momento em que o atleta passa a solicitar também a musculatura isquiotibial para a continuidade da corrida.

A posição do membro de passagem da barreira (contralateral ao membro de ataque) propicia traumatismos, provocando contusões, abrasões de pele e ferimentos no joelho, decorrente do choque do mesmo com a barreira (Fig. 3).

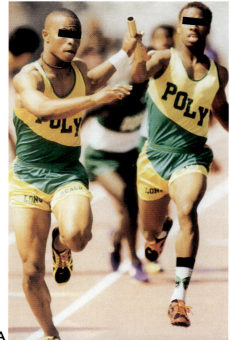
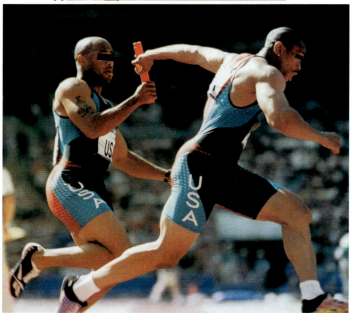

Figura 2. (**A** e **B**) Passagem do bastão.

condições o que aumenta as chances de acidentes, mesmo sendo a passagem do bastão coordenada visualmente por ambos os atletas.

A mudança de empunhadura do bastão por desatenção pode também provocar acidentes, já que o atleta que se aproxima pode estar correndo na mesma margem da raia do atleta receptor, o que pode provocar atropelamentos e ferimentos nos pés, tornozelos e pernas com os pregos das sapatilhas de ambos os atletas.

A passagem intempestiva do bastão pode ocasionar lesões traumáticas na mão do atleta receptor (contusões, lacerações) e até mesmo provocar a queda do bastão.

Corrida com obstáculos (barreiras)

As modalidades com obstáculos (110 m, 100 m, 400 m) (Quadro 1) são consideradas provas de velocidade, em que os atletas procuram ultrapassar obstáculos, utilizando ao máximo sua velocidade.

O atleta corre e ultrapassa obstáculos, utilizando técnica e coordenação, de tal modo que a ultrapassagem não compreende movimentos saltatórios, o que fatalmente provocaria uma desaceleração importante da corrida.

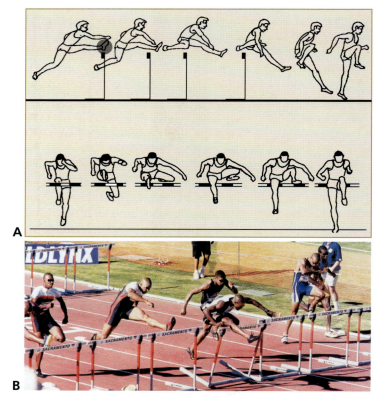

Figura 3. (**A** e **B**) Passagem de barreira.

Nas modalidades de 100 m para mulheres e 110 m para homens, o membro inferior de ataque à barreira deve ser o mesmo durante toda a corrida, para que o resultado seja eficiente, o que leva o atleta a executar constantemente três passos de corrida em velocidade máxima e coordenada entre as barreiras.

A modalidade de 400 m com barreiras apresenta a particularidade de distribuir as barreiras não somente nas retas, como também nas curvas, o que dificulta a técnica de ultrapassagem das mesmas. Muito frequentemente o atleta se utiliza de dois membros inferiores para o ataque às barreiras, em função da variação do número de passos executados entre os obstáculos.

Acidentes ocorrem, podendo envolver mais de um atleta, quando o desequilíbrio de um deles provoca a invasão da baliza ao lado.

Corridas de meio-fundo

As modalidades de meio-fundo abrangem as provas de 800 m, 1/2 milha, 1.500 m e a milha (1.609 m).

Particularmente, os corredores de meio-fundo apresentam uma característica de equilíbrio das qualidades de velocidade e resistência, o que os posiciona como corredores intermediários entre velocistas e fundistas.

As passadas de um corredor de meio-fundo apresentam amplitude menor do que os velocistas, porém maior do que os fundistas.[15]

As modalidades de meio-fundo apresentam a peculiaridade de os atletas correrem desbalizados durante parte ou toda a corrida, o que significa corredores muito próximos, disputando espaço e liderança a cada passada. Tal situação propicia o aparecimento de lesões traumáticas, provocadas por quedas decorrentes do contato entre atletas, desequilíbrios na tentativa de alterar o ritmo das passadas, ou mesmo, contato dos calçados (pregos das sapatilhas), provocando até ferimentos de pele.

Corridas de longa distância

A corrida de longa distância abrange o maior e mais representativo grupo de modalidades do atletismo moderno, com milhares de novos adeptos surgindo anualmente.

O surgimento de novas modalidades esportivas durante o século XX fez com que a corrida de longa distância se difundisse no mundo, tornando-se parte integrante de outras modalidades (provas de triatlo, provas de aventura) ou mesmo como esporte específico.

As modalidades de longa distância abrangem desde as tradicionais provas de pista (Milha, 3.000 m, 3.000 m Steeplechase, 5.000 m, 10.000 m) como as de campo (distâncias diversas de cross-country) e rua (distâncias diversas, e as tradicionais: 1/2 maratona, maratona, ultramaratona).

A biomecânica da corrida de longa distância difere das demais provas de corrida. As distâncias percorridas, assim como as diferenças de superfície e as características da prova, exigem do atleta técnica e estratégias específicas. Podemos citar, como exemplo, a posição do tronco durante algumas modalidades de corrida. A angulação de inclinação do tronco dos corredores de longa distância varia entre 5° e 9°, enquanto nos corredores de velocidade é de 25°, e nos corredores de meio-fundo, 15°.[15]

A cadência de movimentos estabelecida pelo atleta é a chave para a execução de uma corrida de longa distância sem que haja o aparecimento de complicações de treinamento. A modificação súbita nas características das passadas (velocidade, amplitude) propicia o surgimento de lesões, já que sintomas de fadiga passam a acometer o atleta.[15]

Dentre as provas de pista, a modalidade de 3.000 m com obstáculos e, mais recentemente, a modalidade de 2.000 m com obstáculos (mulheres), conhecidas como steeplechase, apresentam algumas particularidades técnicas que as diferenciam das demais provas de pista.

Os corredores de steeplechase devem compor qualidades corporais de velocidade e resistência, o que de certa forma tende a aproximá-los da velocidade de um atleta de 1.500 m, da resistência de um fundista de 10.000 m e da capacidade e força em ultrapassar obstáculos de um corredor de cross-country.[22,23]

"...No ano de 1850, nos arredores de Oxford, alguns jovens cavaleiros ingleses, liderados por Halifax Wyatt, deixaram de competir com seus cavalos num dia chuvoso, temendo que acidentes pudessem acontecer em função das condições do terreno. Apesar disso os cavaleiros decidiram por disputar uma competição correndo pelo mesmo trajeto em que se disputaria a corrida de cavalos. A prova fora disputada no percurso de 2 milhas em terrenos acidentados e compunha vinte e quatro saltos sobre obstáculos naturais e depressões cheias d'água. Nascia, portanto, a prova de Steeplechase. As competições desta nova modalidade passaram a ser realizadas regularmente, até que, em 1900, tornou-se modalidade olímpica, tendo a distância de 3.000 m oficializada em 1920. As regras foram definitivamente oficializadas a partir de 1954 pela IAAF..." (Schiffer)

Uma das maiores dificuldades dos corredores de Steeplechase é a ultrapassagem dos obstáculos, estruturas fixas, que permitem ao atleta apoiar sobre o mesmo enquanto estão sendo ultrapassados. A ultrapassagem do obstáculo e da fossa olímpica (depressão angulada projetada na pista preenchida por água), situados na curva final da pista de 400 m, constitui-se uma das maiores dificuldades técnicas do atleta, que deve cumprir com certas etapas, para que a passagem tenha êxito: 1) aproximação do obstáculo mantendo-se a passada de corrida; 2) os pregos da sapatilha devem apoiar firmemente o obstáculo em seu topo; 3) o centro de gravidade deve ser mantido baixo; 4) impulso do membro de apoio deve ocorrer com extensão do joelho.[24]

O treinamento do corredor de steeplechase não difere muito dos treinamentos dos corredores de meio-fundo, embora se enfatizem os treinos de saltos e barreiras.

Talvez essa prova seja uma das poucas em que o atleta realmente se beneficia em liderá-la, pois não necessita ajustar sua corrida para ultrapassar os obstáculos em função da presença dos adversários à frente, e sim somente concentrar-se em sua própria corrida.[25]

Durante a tentativa de ultrapassagem dos obstáculos, sem que haja perda da velocidade, o atleta acelera as últimas seis a oito passadas, principalmente durante os momentos finais, quando já se observam sinais de fadiga do atleta, no intuito de ultrapassar sem tocar o obstáculo.[26]

Os traumatismos nas passagens de obstáculos decorrem da proximidade com que os atletas executam seus movimentos, ultrapassando o mesmo obstáculo, muitas vezes ao mesmo tempo. A aterrissagem desequilibrada na fossa olímpica pode desencadear torções predominantemente de tornozelo, ou mesmo traumatismos noutras regiões do corpo.

Dentre as lesões mais frequentemente observadas entre os corredores de longa distância, podem-se citar as chamadas "lesões de estresse" ou de sobrecarga, como: tendinopatia de calcâneo, síndrome do estresse tibial medial, fraturas por estresse, tendinite do semimembranoso, tendinite do poplíteo, tendinite da "pata de ganso", síndrome do trato iliotibial e a fascite plantar.[27]

A hiperpronação do pé é um dos fatores biomecânicos de risco mais frequentemente encontrados nas lesões por sobrecarga.[27] A pronação do pé está associada à atividade concêntrica da musculatura pronadora, provocando um trabalho excêntrico da musculatura supinadora.[27] Quanto mais pronunciada for a pronação do pé, maior será a atividade excêntrica supinadora, que se manifesta como pico máximo de ação durante o ponto médio da fase de apoio da corrida.[27] O trabalho excêntrico da musculatura supinadora pode ser considerado um dos fatores predisponentes às lesões por sobrecarga nos membros inferiores.[27]

O treinamento frequente de corrida nas situações de declive propicia situações de risco para o atleta. A necessidade de controlar a velocidade da corrida na situação de declive torna necessária uma desaceleração do movimento. Tal fato faz com que o centro de gravidade do atleta se mantenha atrás do membro inferior dianteiro, que toca o solo em posição de flexão plantar (contração concêntrica do músculo tríceps-sural e excêntrica do músculo tibial anterior), mantendo uma contração excêntrica do músculo quadríceps. A tensão patelofemoral gerada propicia o aparecimento do fenômeno da dor anterior do joelho, caracterizada pela hipersensibilidade na região retinacular (medial e/ou lateral), tendinopatias associadas (patelar, quadricipital, poplíteo), podendo ser acompanhada por lesão condral da articulação patelofemoral subjacente.[15]

A corrida praticada em terrenos inclinados, como terrenos acidentados, ou mesmo ruas e avenidas com as margens inclinadas lateralmente (escoadouros pluviais), determina para o corredor uma condição de assimetria relativa dos membros inferiores. O membro inferior mais próximo da margem baixa das pistas inclinadas (perna baixa ou inferior) assume uma posição de supinação do pé, rotação externa da perna, causando estresse ao longo do canto posteromedial do joelho, o que propicia o surgimento de lesões no músculo semimembranoso, estiramento retinacular medial, lesão do ligamento colateral medial e acentuação de lesões meniscais mediais.

A tendinite do músculo semimembranoso acomete corredores de meia-idade e se caracteriza clinicamente por dor no canto posteromedial do joelho imediatamente abaixo da interlinha articular intensificada pela manobra de rotação externa da perna (joelho fletido a 90°).[28] Como fatores predisponentes, podem-se citar a rotação externa da tíbia excessiva, hiperpronação do pé e a torção femoral interna, condições anatômicas que promovem estresse da inserção do músculo semimembranoso no nível do joelho.[28]

A tendinite/bursite da *pata de ganso* se manifestam por dor na região anteromedial da tíbia de corredores e fazem diagnóstico diferencial com as lesões do ligamento colateral medial.[28]

A tendinite do poplíteo pode ser encontrada entre os corredores de longa distância, caracterizada pela dor no canto posterolateral e pela tensão aumentada do tendão poplíteo (localizada na região anterior ao ligamento colateral lateral do joelho), e tem como um dos fatores predisponentes a pronação do pé excessiva (hiperpronação).[15]

A Síndrome da Gordura de Hoffa, também conhecida como a síndrome da gordura infrapatelar, acomete corredores, em decorrência do traumatismo da gordura de Hoffa, durante a realização de movimentos repetitivos de extensão máxima do joelho.[28]

A síndrome do trato iliotibial é uma síndrome de *over use* causada pela fricção excessiva entre o trato iliotibial e o epicôndilo lateral do fêmur. Acomete corredores de longa distância em 1,6 a 12%[29] e tem como fatores predisponentes o pé cavo, genu varo, epicôndilo lateral do fêmur proeminente, tíbia vara, torção tibial interna, assimetria de membros, erros de treinamento, como mudanças bruscas de intensidade, duração e frequência.[28]

A síndrome compartimental crônica é a forma de manifestação mais comum das síndromes compartimentais em atletas, localizada preferencialmente na perna.[30] Os sintomas são restritos ao período da atividade física, cursando assintomática durante o repouso.[30] As cargas axiais repetitivas provocadas durante a corrida aumentam o risco da síndrome compartimental crônica, caracterizada pelo aumento da pressão dentro de um compartimento. Embora a fisiopatologia da síndrome compartimental seja semelhante nos tipos agudo e crônico, a isquemia tecidual não está necessariamente presente no tipo crônico.[30]

O difícil diagnóstico da síndrome compartimental crônica decorre de as manifestações clínicas apresentadas serem inespecíficas.[30] O atleta geralmente apresenta dor recorrente associada ao esforço, e que cessa durante o repouso. As manifestações são bilaterais em 75 a 95% dos casos.[30]

O diagnóstico da síndrome compartimental crônica é obtido por meio de medidas da pressão compartimental avaliadas nos períodos pré e pós-exercício. Qualquer pressão compartimental superior a 30 mmHg, medidas 1 minuto após a realização de exercício, ou pressões superiores a 20 mmHg 5 minutos após a realização de esforço são considerados diagnósticos positivos.

A situação de *overtraining*, termo empregado para descrever uma condição física de diminuição do desempenho associada à fadiga crônica e precipitada pelo estresse do treinamento, vem ganhando expressão nos dias atuais, decorrente do advento de modalidades esportivas que demandam grandes volumes de treinamento, seguidos por um tempo de recuperação insuficiente, e que expõem o atleta a períodos competitivos prolongados.[11]

Há numerosos relatos de queda do desempenho de atletas sem razão aparente, e que necessitam de um longo período para recompor a forma física.[11,12] O *overtraining* desencadeia uma série de alterações metabólicas, comprometendo os sistemas cardiovascular, neuroendócrino, imune e musculoesquelético.[11,12]

Overtraining é uma síndrome, um complexo de sinais e sintomas que podem variar entre indivíduos.[12] Também conhecida como "Síndrome da Fadiga Crônica", o *overtraining* não apresenta evidências de um único fator fisiopatológico.

Alguns atletas, altamente motivados, mesmo sabedores de suas quedas de rendimento, aumentam a carga de treinamento, levando a um círculo vicioso de mais fadiga e mais diminuição do desempenho.

Brown considera alguns padrões de treinamento e competição, como elementos de risco elevado para a **síndrome de *overtraining***:[12]

1. Sessões de treinamento de alta intensidade com períodos de recuperação insuficiente.
2. Aumento abrupto no volume de treinamento.
3. Intervalos reduzidos entre competições.
4. Rotina monótona de treinamento.

Apesar de os atletas acometidos por lesões de sobrecarga relacionarem mudanças no treinamento com suas lesões, Bennell não observou diferença estatisticamente significativa entre fatores extrínsecos, como: a média semanal de horas de treinamento, distância de corrida, tipo de treinamento, tipo de calçado e tipo de superfície, quando comparados a atletas lesionados e sãos.[2,3]

Embora não haja sinais clínicos específicos associados à síndrome de sobrecarga, os sintomas mais frequentemente observados são aqueles observados no Quadro 4.[11,12]

As definições de fadiga são variáveis, como: "falência na manutenção de força durante contrações musculares repetidas ou sustentadas"; "falência na manutenção de força esperada ou requerida"; "decréscimo transitório da capacidade de trabalho resultante de ati-

---

Quadro 4. Sinais e sintomas da síndrome de sobrecarga

- Perda da iniciativa
- Labilidade emocional: ansiedade, irritabilidade, depressão
- Distúrbios do sono, com sensação de cansaço permanente
- Distúrbios do apetite, com perda de peso
- Queda do rendimento esportivo
- Alterações no ritmo menstrual
- Suscetibilidade aumentada a infecções
- Fadiga excessiva com dificuldades de recuperação entre sessões de treinamento
- Dores persistentes associadas à tensão muscular aumentada, desproporcionais ao nível de treinamento. Procura do atleta por métodos de relaxamento (massagens, fisioterapia)

vidade física prévia...geralmente evidenciada pela falência de manutenção ou desenvolvimento de força muscular".[31]

A fadiga, para o corredor, representa uma condição subjetiva, com sintomas diversos, como a perda da concentração e a pequena tolerância à atividade. Para o médico, a fadiga significa frequentemente um risco potencial à lesão muscular.[11]

Interroga-se frequentemente a possibilidade de cada passo na cadeia de eventos da contração muscular ser sede de instalação de fadiga. Há estudos que classificam a fadiga em duas categorias: central e periférica.[32] A discussão implica concentrar a atenção na fadiga periférica, que envolve alterações na transmissão neuromuscular, no sarcolema, acúmulo de metabólitos e desequilíbrio iônico.

Talvez a fadiga deva ser vista como um mecanismo protetor contra lesões musculares irreversíveis, e o treinamento, um meio de prevenir a instalação da fadiga.[11]

As fibras musculares do Tipo I, ou oxidativas, são recrutadas preferencialmente durante as corridas de longa distância, desenvolvem menor potência, porém apresentam maior resposta ao "endurance", sendo, portanto, também conhecidas como fibras lentas.[11]

Características, como o exercício intenso de longa duração e com predomínio de contração muscular excêntrica, constitui-se nos principais fatores predisponentes das lesões de fibras musculares.[11]

As lesões se iniciam no nível subcelular, em pequenas proporções do grupo muscular, podendo levar à dor e queda do desempenho. A progressão da lesão muscular pode ser descrita em quatro estágios básicos:[11]

1. **Inicial:** fatores metabólicos e mecânicos disparam as sucessivas fases de degeneração e regeneração das fibras musculares. Os fatores metabólicos abrangem temperaturas elevadas (alteração de proteínas), respiração mitocondrial insuficiente (altera o mecanismo das bombas de cálcio), queda do pH e produção elevada de radicais livres. Os fatores mecânicos envolvem a ruptura de estruturas celulares (sarcolema, retículo sarcoplasmático e miofibrilas).
2. **Autógeno:** segue o evento inicial, caracterizado pela degradação de estruturas celulares (proteólise e lipólise). Observa-se que, com o rompimento da barreira da membrana celular, tem-se passagem de constituintes intramusculares para o espaço extracelular e vice-versa. A perda da homeostase do cálcio, caracterizada pela elevação dos níveis de cálcio mitocondrial, promove alterações na respiração celular, com diminuição do pH, ativação da fosfolipase A2, e consequente aumento de prostaglandinas, leucotrienos, proteases lisossomais e radicais livres. Esse período precede em várias horas a invasão de células fagocíticas no local da lesão.
3. **Fagocítico:** prevalece de 4 a 6 horas após o início dos eventos, e mantém-se de 2 a 4 dias seguidos ao exercício. É marcado por uma típica resposta inflamatória do tecido.
4. **De regeneração:** embora não haja demarcação evidente entre os períodos de degeneração e regeneração, cerca de 4 a 6 dias após o evento inicial, há uma clara evidência de recuperação de miofibrilas e do tecido lesionado. Por volta de 10 a 14 dias, o tecido muscular aparece normal.

Há evidências de que alterações teciduais se processam na corrida de longa distância.[33] A análise histoquímica de biópsias musculares de músculos gastrocnêmios de maratonistas em cinco momentos diferentes (pré-maratona, 1 dia, 3 dias, 5 dias e 7 dias após a maratona) evidencia que tanto o treinamento para a maratona, quanto a prova em si induzem degeneração de fibras musculares e necrose, podendo causar rabdomiólise e mioglobinúria.[33,34]

Durante o período de treinamento para a maratona, foram identificadas fibras musculares com amplo acúmulo de glicogênio, mitocôndrias e lipídios, sinais de trauma em 8 de 10 amostras obtidas, com visualização de eritrócitos e mitocôndrias livres no espaço extracelular e rupturas do sarcolema com desorientação de fibras. Imediatamente após a maratona, observou-se menor acúmulo de glicogênio, presença de eritrócitos e mitocôndrias livres no espaço extracelular, nodos de espasmo muscular e fendas no sarcolema em praticamente metade dos corredores. Do 1º ao 3º dia após a maratona, as anormalidades aparecem com mais prevalência, o que vem explicar a demora na recuperação do cansaço muscular experimentado pelos atletas, encontrando-se evidências celulares de necrose. Em quase todas as amostras de cada período, mitocôndrias estavam presentes no espaço extracelular, sugerindo que a ruptura de fibras musculares continuava após a maratona.[34]

A fadiga muscular, causando redução da absorção de choque e consequente redistribuição das forças atuantes sobre os ossos, associada às forças repetitivas originadas das contrações musculares durante a corrida, pode desencadear alterações do metabolismo ósseo, gerando fraturas por estresse.[35]

As fraturas por estresse representam 4,7 a 30% das lesões encontradas em corredores[2,3,8,9,28,35-43] e situam-se preferencialmente nos membros inferiores: tíbia (49,9%), ossos do tarso (25,3%), metatarsos (8,8%), fêmur (7,2%), fíbula (6,6%), pelve (1,6%), sesamoides (0,9%) e coluna (0,6%). Entre os corredores, os fatores considerados elementos de risco para as fraturas de estresse são: a corrida de longa distância praticada por indivíduos com idade superior a 20 anos, sexo feminino, raça branca, o uso de calçados inadequados, portadores de distúrbios anatômicos e biomecânicos, erros de treinamento, deficiências nutricionais e alterações hormonais.[8,9,28,35-39]

A fascite plantar (processo inflamatório da fáscia plantar) representa a causa mais comum de dor na região inferior do pé, somando 10% das lesões encontradas nos corredores.[44] A faixa etária mais frequentemente acometida é a de corredores adultos jovens. O diagnóstico clínico é relativamente simples, por meio de história e exame físico adequados, com 90% dos casos apresentando melhora por meio do tratamento clínico e fisioterápico, reservando 10% dos casos para tratamento cirúrgico.[44]

Os fatores predisponentes ao aparecimento da fascite plantar podem ser divididos em anatômicos, biomecânicos e ambientais. Os fatores anatômicos são: pés planos, pronação da subtalar, pés cavos, assimetria de membros, coalizão tarsal.[44] Os fatores biomecânicos são: tensão aumentada do tendão do calcâneo, diminuição de força de flexores plantares, tornozelo e intrínsecos do pé, obesidade, súbito ganho de peso e trauma.[44] Os fatores ambientais representam mudanças de treinamento, aumento súbito de velocidade, intensidade e duração da corrida, corrida em aclives, terrenos irregulares, mudança súbita de material, calçados inadequados, alongamento insuficiente.[44]

As lesões por sobrecarga em corredores de longa distância podem ser evitadas ou minimizadas, se algumas regras forem consideradas:

1. Correr sobre superfícies planas e firmes, porém não muito duras.
2. Evitar a utilização do mesmo par de tênis nos treinamentos em dias consecutivos, sobre a mesma superfície, à mesma velocidade.
3. Realizar um período de aquecimento, antes do início da corrida.
4. Praticar regularmente exercícios de alongamento com atenção particular aos músculos dos membros inferiores.
5. Manter um período adequado de recuperação após treinamentos longos ou de sobrecarga.
6. Treinar de outras regiões do corpo, além dos membros inferiores *(cross-trainning)*.
7. Evitar treinamentos longos ou de sobrecarga nos dias de fadiga acentuada ou nos períodos de recuperação de lesões.

MARCHA ATLÉTICA

A marcha atlética é uma modalidade de resistência, caracterizada pela caminhada de longas distâncias previamente determinadas (provas de 20 km para homens e mulheres; 50 km para homens).

Apresenta como regra fundamental a necessidade de manter ao menos um dos pés em contato com o solo durante todo o tempo da marcha, não permitindo, assim, que o atleta mantenha uma fase aérea entre os passos, como acontece necessariamente durante a corrida. Um pé não poderá deixar o solo, enquanto o contralateral não estiver tocando o solo à frente. Infringir a regra implica desclassificação imediata da prova durante uma competição (Fig. 4).

A biomecânica da marcha caracteriza-se por movimentos de um "caminhar" de grande vigor e velocidade elevada.

O tronco assume uma posição ereta, diferentemente da posição de semiflexão da corrida, o que acarreta a necessidade de movimentos torcionais e, consequentemente, maior solicitação dos músculos paravertebrais e abdominais para a execução eficiente do passo. A dor lombar do marchador pode ser prevenida por meio de exercícios de alongamento da musculatura paravertebral lombar, musculatura abdominal e oblíquos.

No início da fase de apoio, o contato do retropé com solo exige do atleta movimentos de extensão/hiperextensão do joelho seguida pela dorsiflexão (extensão) do tornozelo, procurando compensar o ganho de amplitude do passo sem a fase aérea.

As forças de hiperextensão atuantes no joelho podem desencadear dor na região poplítea por distração das estruturas posteriores, podendo significar o surgimento de tendinopatias crônicas. Os exercícios de alongamento da musculatura extensora e o simultâneo fortalecimento dos músculos flexores previnem ou minimizam as queixas no joelho.

Os movimentos de extensão do tornozelo e o consequente choque do calcanhar no solo propiciam queixas álgicas no retropé (coxim gorduroso plantar) e região do tendão do calcâneo. A execução de exercícios de alongamento conjugada ao uso de palmilhas para a elevação do retropé minimiza os efeitos dolorosos.

A ação dos membros superiores se faz de maneira a equilibrar e intensificar os movimentos dos membros inferiores. Alternadamente, os ombros executam movimentos de flexão-extensão de pequena amplitude, mantendo-se os cotovelos flexionados em torno de 90° e atitude de punhos cerrados.

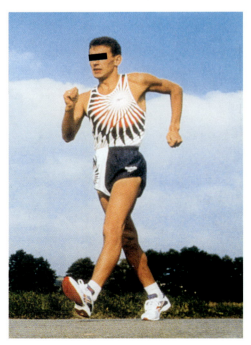

Figura 4. Marcha atlética.

A velocidade de execução dos movimentos da marcha relaciona-se diretamente com fatores, como a capacidade aeróbia, coordenação, flexibilidade e equilíbrio do atleta.

Os movimentos articulares, sobretudo dos membros inferiores, exigem do atleta o máximo de amplitude, e, para que tal objetivo seja atingido, este deve ser flexível e manter uma rotina de exercícios de alongamento específica e regular.[45]

MODALIDADES DE SALTOS

Salto em distância

Histórico

O salto em distância, também conhecido como salto em extensão, é uma das mais antigas modalidades do atletismo, datando de 708 a.C (XVIII Jogos Olímpicos) sua primeira aparição.[46]

Disputado originalmente como integrante do pentatlo, prova representada por cinco modalidades (lançamento do disco, lançamento do dardo, corrida, salto em extensão e luta), o salto em distância era considerado o evento mais elegante e representativo dessa prova.[46]

A História deixa dúvidas quanto às características técnicas das primeiras provas de salto em distância disputadas nos Jogos Olímpicos.[46] Os indícios históricos não esclarecem se o salto era realizado precedido ou não por uma corrida de aproximação.[46]

Narrativas, pinturas em vasos e peças antigas retratam o saltador de distância empunhando dois halteres. Feitos em pedra ou chumbo, os halteres possuíam forma e peso que variavam de acordo com a categoria e a compleição física do atleta, adaptando-se às exigências individuais para permitir melhores resultados.[46] Algumas peças eram achatadas com formato de "rim" e possuíam um orifício que permitia uma empunhadura mais firme.[46] Outras se assemelhavam aos "halteres" de hoje, e havia, ainda, exemplares com formato de um pequeno sabre com maior peso na parte dianteira da peça.[46] Nas escavações de Corinto, foram encontrados exemplares de 1,35 a 1,9 kg, mas o peso poderia chegar a 2,5 kg.[46]

O terreno destinado ao salto em distância apresentava regiões específicas, como a área de impulso e a de aterrissagem. A área de impulso, local onde o saltador desprendia o último pé de apoio, considerada firme e dura, era conhecida na Grécia antiga como "bater", e a área de aterrissagem, especialmente preparada para amortecer a queda, media aproximadamente 15 m, e era chamada de *skamma*.[46,47] "Saltar por cima da *skamma*" era um provérbio grego que retratava uma distância extraordinária atingida pelo atleta.[47]

A prova de salto em distância se realizava ao som da ária pítica, composta em homenagem ao deus Apolo e executada em flauta dupla.[46] Segundo a lenda, o deus da luz, antonomásia atribuída ao deus Apolo, teria obtido diversas vitórias nessa prova, e os gregos acreditavam que, sendo homenageado, protegeria o atleta, favorecendo-o a atingir grandes resultados. A música proporcionava, também, sincronização de movimentos e ritmo.[46]

A melhor marca olímpica dessa prova data de 664 d.C. atingida nos XXIX Jogos Olímpicos e manteve-se em poder de Quionis de Esparta, que registrou 16,66 m.[46] Phayllos teria saltado, posteriormente, a extraordinária distância de 16,76 m.[47] Ambos os resultados jamais foram igualados em nenhuma versão dos jogos gregos e originaram estudos com o objetivo de comprovar a veracidade dos feitos.[47] Uma corrente de opinião defende a ideia de que as marcas atingidas teriam sido resultado de uma espécie de salto triplo, uma variante que integrava os Jogos Olímpicos.[46,47]

Biomecânica do salto em distância

O salto em distância consiste em uma corrida de aproximação veloz, um impulso explosivo a partir de uma tábua de madeira no mesmo plano da superfície da pista, uma trajetória aérea e, finalmente, a aterrissagem na caixa de areia.[48-52] A distância efetiva do salto é marcada a partir da borda final da tábua de impulso até a primeira marca feita pelo atleta na caixa de areia.

Alguns pré-requisitos básicos são necessários para um bom desempenho no salto em distância, como: a velocidade, a posição corporal e a precisão do impulso.[48-52]

O resultado ideal no salto em distância depende, dentre outras variáveis, da capacidade do atleta em desenvolver alta velocidade no momento do impulso. Quanto maior for a velocidade horizontal do centro de gravidade do atleta, no momento do impulso na tábua, maior será a distância atingida no salto.[48-52]

O salto em distância pode ser dividido didaticamente em quatro partes consecutivas.

1. Corrida de aproximação (approach)

A corrida de aproximação é o período compreendido entre o início da corrida ou da caminhada que a antecede, até o momento em que o pé de impulsão toca o solo pela última vez (touchdown).

As técnicas utilizadas pelos saltadores, para iniciar a corrida de aproximação, são várias, mas, basicamente, podemos dividi-las em duas: na primeira, o atleta inicia a corrida a partir de uma posição estática e progressivamente acelera, até atingir a velocidade máxima ideal para o salto. Na segunda técnica, o saltador realiza alguns passos até a marca da corrida e, a partir daí, a realiza em velocidade elevada.

A velocidade máxima atingida durante a corrida de aproximação para o salto se aproxima da máxima velocidade que o saltador é capaz de atingir.[48-52]

O comprimento da corrida, o número, a frequência e o comprimento dos passos necessários para a realização da aproximação são determinados pelas características corporais e pelas habilidades próprias do saltador no desenvolvimento da velocidade ideal para o salto.[48-52]

Durante a corrida, os músculos possuem duas funções essenciais: acelerar o corpo na direção horizontal e agir contra a força da gravidade atuante na direção vertical.[16]

O comportamento dos quatro últimos passos de corrida que antecedem o impulso tem sido alvo de muitas especulações no que se refere à relação desse parâmetro com a distância final atingida pelo saltador.[48-52] As conclusões afirmam que a metragem final do salto independe do comprimento dos últimos dois passos de corrida que antecedem o impulso[48] e tampouco há relação entre a posição de passada (1º, 2º, 3º ou 4º passo que antecede o impulso final) em que a velocidade máxima é atingida, e a metragem final do salto.[48-52]

Embora Hay afirme que o comprimento ideal de corrida de aproximação deva estar entre 50 m e 60 m, a literatura nos revela que os atletas se utilizam de distâncias menores na prática dessa prova, em torno de 40 m a 50 m.[48-52]

A frequência dos passos, durante a corrida de aproximação, aumenta substancialmente com a aproximação do momento do impulso, embora ainda haja discussão a respeito da relação do comprimento ideal dos últimos passos de corrida com o comprimento final do salto.[48-52]

O padrão de comportamento do centro de gravidade (CG) do saltador, durante a corrida, é praticamente linear, pouco alterando sua posição vertical em relação ao solo.

Os últimos passos que antecedem o impulso levam a uma diminuição da altura do CG Hay observou o abaixamento do CG nos últimos dois passos para o impulso em saltadores experientes.[48-52] A diminuição da altura do CG até os níveis de 10% da altura média, mantida durante a corrida, é considerada uma manobra de facilitação na aquisição de velocidade vertical no momento do impulso.[48-52] O deslocamento vertical do CG na fase do impacto inicial durante o impulso demonstra o quanto o atleta consegue suportar e converter as grandes forças de impacto e, consequentemente, beneficiar-se da energia elástica resultante.[48-52]

A precisão com que o saltador atinge a superfície de impulsão (tábua) é obviamente um fator determinante do sucesso do salto. Os atletas geralmente fazem ajustes no comprimento da corrida de aproximação, também em função de modificações no tempo, direção e intensidade de vento e condições físicas próprias do atleta.[48-52] Os ajustes do salto também são realizados de maneira súbita durante a corrida de aproximação, quando o atleta altera a frequência e/ou o comprimento dos passos de corrida, visando a atingir a tábua de impulso com mais precisão, melhor velocidade e coordenação de movimentos.

A corrida de aproximação pode ser subdividida também em duas etapas. Na primeira, ou chamada **fase de estratégia programada**, o atleta executa movimentos de corrida condicionados durante o treinamento.[48-52] A segunda etapa **ou fase de estratégia visual**, que geralmente caracteriza os cinco últimos passos que antecedem o impulso, caracteriza-se pelos ajustes na corrida praticados pelo atleta por meio da avaliação visual da distância da tábua.[48-52] As alterações no comportamento e os movimentos de corrida podem provocar o aparecimento de lesões musculoesqueléticas, antes mesmo da fase de impulso ter sido iniciada.

A simples alteração súbita, ou não programada na frequência e amplitude dos passos da corrida, a fim de atingir com maior precisão a tábua de impulsão pode levar o atleta às lesões miotendíneas, principalmente localizadas na musculatura isquiotibial durante a fase de contração excêntrica.[53] Da mesma forma, o toque do pé de impulso na tábua com o joelho muito estendido, em decorrência de uma aproximação imprecisa (último passo longo), leva o centro de gravidade do atleta para uma posição para trás, o que gera desaceleração significativa, tornando o salto ineficiente e podendo causar lesões no joelho.[53]

2. Impulso (takeoff)

O impulso é o momento primordial da execução do salto, considerado o intervalo entre o toque do pé no solo e seu desprendimento para a fase aérea. A força gerada durante o impulso origina-se das propriedades elásticas dos músculos extensores do membro inferior de impulso, tanto por meio do reflexo de estiramento dos mesmos, como de suas contrações ativas.[48-52]

O intervalo de tempo que o pé de impulso se mantém no solo varia de 0,08 a 0,14 s.[48-52]

A redução da velocidade horizontal no momento do impulso depende primariamente da duração e da magnitude do retardo, ou seja, o tempo e a intensidade das forças do pé no solo.[48-52] A correlação estatística encontrada por Hay afirma que, quanto maior for a velocidade de aproximação do atleta, e menor for o tempo de impulso, maior será a distância de salto atingido.[48-52]

Há duas correntes teóricas a respeito da biomecânica do pé de impulso no momento em que este toca o solo. A primeira, e aparentemente mais aceita, afirma que o pé toca o solo, realizando um movimento chamado de "aterrissagem ativa", em que a sequência de apoio se faz primeiro pelo retropé, seguido pelo mediopé e finalmente o antepé, o que proporciona a redução da velocidade horizontal do pé no impacto, resultando numa reação de frenagem a partir do solo.[48-52] A segunda teoria afirma que o pé toca o solo com a superfície plantar total, sem que haja uma distribuição gradual de carga como na técnica anterior.[48-52] Nenhuma das teorias citadas oferece evidências convincentes que suportem suas posições,[48-52] embora estudos eletroneuromiográficos observem padrões de contração muscular que evidenciem a utilização de ambas as técnicas entre os saltadores, com um predomínio da técnica de "aterrissagem ativa".[52]

Hay divide o momento do impulso em três fases:

1. **Fase inicial ou isométrica:** a fase inicial ou isométrica se caracteriza por um ângulo de flexão do joelho que permanece praticamente inalterado.[48-52] Nessa fase, a potência desenvolvida pelas estruturas osteoligamentares do joelho atinge quase 2,5 vezes os valores de potência desenvolvidos pelos músculos que cruzam a articulação do joelho. A potência gerada pelas estruturas osteoligamentares do quadril apresenta uma magnitude que representa 83% da potência desenvolvida pelo joelho.[48-52]

    Durante essa fase, o movimento de flexão plantar da articulação do tornozelo provoca uma ação excêntrica da musculatura anterior da perna.[48-52]

2. **Base média ou excêntrica:** a fase média se caracteriza pela ação excêntrica da musculatura do quadríceps, promovendo um aumento do ângulo de flexão do joelho.[48-52]

3. **Base final ou concêntrica:** durante a fase final, a ação concêntrica da musculatura do quadríceps promove uma diminuição do ângulo de flexão do joelho, até a extensão total.[48-52]

O comportamento dos músculos dos membros inferiores durante a fase de impulso foi estudado por Hay,[48-52] que observou:

- *Músculo glúteo máximo:* contração isométrica mantendo o comprimento relativamente constante durante os 30 a 50% iniciais da fase de impulso, seguido de encurtamento na fase de desprendimento do pé (contração concêntrica), refletindo a angulação relativamente constante da articulação do quadril na metade inicial da fase de impulso.

- *Músculos vastos:* contração excêntrica, com aumento do comprimento na primeira metade da fase de impulso, seguido de encurtamento (contração concêntrica). A magnitude da variação de comprimento encontrada foi de 0,3 ± (0,1) cm.[52] Há correlação positiva entre o tempo em que a musculatura sofre a ação excêntrica e a geração de velocidade vertical.

- *Músculos isquiotibiais:* contração concêntrica com diminuição linear ou próxima de um comportamento linear do comprimento, progressivo, a partir do toque do pé no solo até o seu desprendimento em função das mudanças de posição que estão ocorrendo nas articulações do quadril e joelho. A correlação existente entre a variação de comprimento dos músculos isquiotibiais e a mudança de velocidade vertical durante o impulso revela que, quanto maior for o encurtamento muscular, maior será o ganho de velocidade vertical. Das possibilidades existentes para permitir um grau de encurtamento eficiente, a extensão ampla do quadril é o movimento mais provável.

- *Músculo reto femoral:* contração excêntrica com padrão linear a partir de uma fase breve de contração isométrica.

- *Músculos sóleo e gastrocnêmio:* o comportamento varia em função do padrão de apoio do pé de impulso. O padrão de "aterrissagem ativa", que caracteriza o toque inicial do retropé no solo, reproduz um movimento de flexão plantar, seguido de dorsiflexão do tornozelo. Observa-se, então, uma fase de contração muscular concêntrica, seguida de uma fase excêntrica. Quando a técnica de impulso se caracteriza pelo toque do pé em sua extensão completa (*flat-foot*), a dorsiflexão do tornozelo resulta no padrão de contração muscular excêntrica, seguida da flexão plantar (contração concêntrica). A considerar-se o período total, a fase concêntrica da musculatura do tríceps sural se inicia em média nos 22 a 28% finais da fase de impulso. A magnitude do estiramento muscular varia de 1,9 a 5,7 em ± 1,5, enquanto o encurtamento varia de 0, 1 a 2,3 cm.[52] Quanto maiores for a distância em que a musculatura sofrer a ação excêntrica e a velocidade em que o músculo sóleo sofrer ação excêntrica, maior será o ganho de velocidade vertical ao final da fase de impulso.

O ângulo de inclinação do tronco no momento do impulso varia entre 75° e 107° em relação à horizontal.[48]

No salto em distância, quanto maior for a velocidade de aproximação desenvolvida pelo atleta, menor será o ângulo de inclinação do impulso (AII), ou seja, grandes velocidades tornam difícil a tarefa de realizar saltos predominantemente verticais.

Os AIIs descritos para os saltadores de elite não se assemelham à inclinação de 45° frequentemente citada como o ângulo ideal da trajetória parabólica de um projétil para que ele atinja uma distância horizontal máxima. Este conceito torna-se inválido no caso do salto em distância, pois a velocidade no momento do impulso e o AII são negativamente correlatos, ou seja, mesmo que um saltador de distância tivesse a capacidade de gerar velocidade vertical como um saltador de altura de elite, a redução na velocidade horizontal seria por volta de 50% ao saltar em AII de 45°, o que levaria a um salto de pouca eficiência em termos de comprimento final.[48]

Durante um salto em distância, ao realizar o impulso, a velocidade horizontal desenvolvida pelo atleta durante a corrida de aproximação é reduzida na ordem de 9,5 a 17%. Essa diminuição da velocidade horizontal se faz necessária para que ocorra o aumento da velocidade vertical e a elevação do CG do atleta.[54] O módulo de redução da velocidade horizontal apresenta uma correlação direta com o aumento da velocidade vertical no momento do impulso.[48-52] A razão entre as velocidades horizontal e vertical, no momento do impulso do salto em distância, varia de 2:1 a 3:1.[48] Witters considera que apenas 20 a 30% da fração de energia cinética da corrida de aproximação perdida no movimento horizontal durante o impulso se converte em movimento vertical.[54]

O pico de força de reação vertical do solo representa 16,4 vezes o peso corporal, durante a fase de impacto inicial do impulso.[48-52]

3. Voo (*flight*)

O voo, ou a fase aérea do salto, compreende o intervalo entre o impulso e o momento em que o atleta faz o primeiro contato com o solo no tanque de areia.

Após o desprendimento do pé do solo, o atleta descreve uma trajetória aérea visando a atingir a maior distância horizontal (Fig. 5).

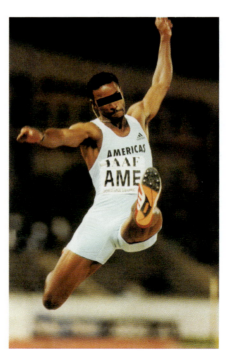

Figura 5. Salto em distância – voo.

O comportamento do CG na fase aérea correlaciona-se com alguns parâmetros do impulso, como a velocidade, o AII e altura do CG em relação ao solo no momento do impulso.[48] A altura atingida pelo CG no ápice da fase aérea, em relação à altura inicial no momento do impulso, varia de 29 a 49 cm para as mulheres e 22 a 75 cm para os homens.[48]

As técnicas de voo mais empregadas durante o salto agrupam-se em 3 tipos: o *sail*, *hang* e *hitchkick*, embora haja também variações e combinações entre essas.[48]

A técnica mais elementar usada durante a fase aérea, ou *sail*, é aquela em que o saltador flexiona os joelhos e os quadris. O atleta adota uma posição sentada e mantém essa atitude enquanto progride no ar.[48-52] No momento do impulso, o membro inferior desprendido da tábua realiza o movimento de extensão de joelho e quadril, além da flexão de tornozelo, enquanto o membro contralateral se encontra com o quadril flexionado e o joelho partindo de uma flexão para a extensão. Segue-se, então, uma flexão do quadril e joelho do membro de impulso, passando à frente do tronco, para se juntar ao membro inferior contralateral para a aterrissagem.[55]

Outros atletas modificam a posição da técnica de *sail* e realizam a técnica de *hang*, em que mantêm elevados os membros superiores, estendendo os membros inferiores e, assim, otimizando a aterrissagem.[48-52]

O *hitchkick*, também conhecido como "pedaladas no ar" ou "corrida no ar", alterna movimentos dos membros superiores e inferiores, mantendo o tronco estável durante a trajetória aérea (Fig. 6). Possui duas variações básicas, dependendo do número de passos realizados pelo atleta; assim sendo, temos o *hitchkick* de 2 1/2 e 3 1/2.[48-52] Utilizar uma ou outra técnica de voo tem como objetivo atingir a melhor distância do salto, realizando movimentos dentro de uma eficiência biomecânica, a fim de que o atleta assuma uma posição ideal para a aterrissagem.[55]

4. Aterrissagem (*landing*)

Intervalo entre o momento do toque na superfície de areia até a passagem do centro de gravidade do atleta (CG) à frente dos pés ou o término do movimento.

A atitude corporal ideal de aterrissagem mantém os quadris totalmente flexionados, o tronco fletido sobre as coxas, os joelhos estendidos e os membros superiores estendidos e posicionados atrás do tronco.[48-52]

A aterrissagem ideal é caracterizada pela máxima distância de aterrissagem atingida pelo atleta (DA) e a mínima perda dessa mesma distância (DP).[55]

A posição corporal, aliada à técnica empregada, pode promover uma perda significativa do comprimento do salto, como ocorre quando o atleta toca com as mãos a areia durante a aterrissagem.

Hay considera que a distância atingida pelo atleta durante o salto é um somatório de três distâncias parciais:

1. **Distância de impulsão (DI):** distância horizontal entre a borda anterior da tábua de impulsão e CG no instante do impulso.
2. **Distância de voo (DV):** distância horizontal percorrida pelo CG, enquanto o atleta encontra-se na fase aérea.
3. **Distância de aterrissagem (DA):** distância horizontal entre o CG no momento em que há o toque dos calcanhares do atleta no solo e a marca na areia em que a distância do salto é efetivamente medida.

Duas medidas são oficialmente utilizadas na avaliação do desempenho do atleta na prova do salto em distância:[48-52]

1. **Distância oficial (DO):** distância horizontal do salto, medida a partir da borda anterior da tábua de impulsão em ângulo reto até a marca mais próxima deixada pelo atleta na superfície de areia.
2. **Distância efetiva (DE):** distância horizontal do salto, medida a partir da extremidade dos dedos do pé de impulsão em ângulo reto até a marca mais próxima deixada pelo atleta na superfície de areia.

Hay considera que das três distâncias definidas: (DI, DV, DA), a DV é aquela que exerce influência percentual dominante sobre a distância efetiva e oficial do SD, após não encontrar correlação estatisticamente significativa entre as distâncias DI e DA e a DE. Após observar os melhores resultados de saltos pessoais (superiores a 7,70 m) de 12 atletas de elite, Hay concluiu a seguinte contribuição percentual média das distâncias dos saltos DI: 0,4%; DV: 92,9%; DA: 1,7%.[48-52]

Os fatores predisponentes das lesões durante a fase de aterrissagem podem ser divididos em: extrínsecos e intrínsecos.

Os fatores extrínsecos dizem respeito às condições inadequadas tanto da tábua de impulsão, quanto da caixa de areia, superfícies envolvidas diretamente nas fases de impulso e aterrissagem, respectivamente. Analisando os fatores relacionados com a fase de aterrissagem, não há como negligenciar as condições da tábua de impulsão, já que os movimentos e o comportamento do centro de gravidade durante a fase aérea também podem interferir diretamente na última fase do salto. Podem-se citar como condições inadequadas de superfície da tábua de impulsão: irregularidades, ondulações, desgaste com depressões, presença de areia sobre a mesma, degrau existente entre a pista e a tábua.

Devem-se enfatizar as condições irregulares da caixa de areia, como o desnível existente entre a pista e a superfície de areia, a irregularidade de superfície, a areia demasiadamente compacta e o volume de areia insuficiente. Ainda hoje, encontram-se lesões decorrentes das condições supracitadas, muitas vezes deixando sequelas e até afastando o atleta definitivamente da modalidade ou do esporte. O joelho e o tornozelo são as articulações mais afetadas, podendo ser acometidas de fraturas, lesões ligamentares, tendíneas e nervosas.

Os fatores intrínsecos das lesões durante a fase de aterrissagem são descritos no Quadro 5.

A aterrissagem com a posição de costas com as mãos estendidas pode levar ao aparecimento de lesões no ombro.[53] A extensão do ombro combinada com a contração do músculo bíceps pode resultar em lesões do tipo SLAP da articulação glenoumeral, significando uma avulsão da inserção bicipital na superfície superior do lábio glenoidal numa direção anteroposterior.[53] O tratamento se baseia inicialmente no uso de medicações anti-inflamatórias não esteroides e fisioterapia, com ênfase no fortalecimento do manguito dos rotadores. O tratamento cirúrgico é indicado na falha dos tratamentos clínico e fisioterápico, com reparo e desbridamento artroscópico, ou reconstrução aberta.[53]

Quadro 5. Fatores intrínsecos predisponentes às lesões no salto em distância
■ Técnica inapropriada
■ Perda de equilíbrio e coordenação durante as fases de impulso e aérea
■ Desequilíbrios musculares
■ Lesões musculoesqueléticas preexistentes

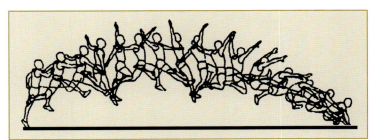

Figura 6. Técnica de salto em distância "pedaladas no ar".

Salto triplo

O salto triplo consiste em uma corrida de aproximação, seguida de três saltos assim distribuídos: 1º salto, também chamado de *hop*, em que o atleta inicia o salto a partir de um pé e aterrissa sobre o mesmo pé.; 2º salto ou *step*, cujo impulso é dado com o mesmo pé do 1º salto, e a aterrissagem é feita sobre o pé alternado; 3º salto ou *jump*, em que impulso é dado com o pé de aterrissagem do 2º salto, e a aterrissagem é feita com ambos os pés na areia.[56,57]

A velocidade final da corrida de aproximação para o salto triplo em geral é de magnitude inferior àquela desenvolvida por atletas da prova de salto em distância.[51] A explicação para tal fato vem da necessidade do atleta em manter as forças que agem sobre seu corpo dentro de um limite de tolerabilidade e de controle, o que demanda menor velocidade horizontal no momento do impulso para o 1º salto.[51]

As distribuições percentuais das distâncias atingidas em cada etapa em relação ao comprimento total alcançado no salto triplo foram estudadas ao longo dos anos entre saltadores, e podem ser assim descritas: o 1º salto (34% a 41%), o 2º salto (22% a 30%) e o 3º salto (31% a 37%).[56-60] O 2º salto é invariavelmente o menor dos três e funciona como uma fase de transição. Em virtude das variações fisiológicas, antropométricas e biomecânicas, diferenças nas técnicas usadas pelos atletas são esperadas.[58]

Com relação aos percentuais dos três saltos que compõem o salto triplo, pode-se dividi-lo em três tipos:[56]

1. **1º salto dominante:** o percentual de contribuição do 1º salto é ao menos 2% maior do que os demais saltos.
2. **3º salto dominante:** o percentual de contribuição do 1º salto é ao menos 2% maior do que os demais saltos.
3. **Equilibrado:** o maior salto contribui com menos de 2% de diferença em relação aos demais saltos.

O atleta necessita controlar precisamente a posição de seu corpo a cada salto em resposta às forças de reação do solo nos momentos de impulso e aterrissagem. A perda do equilíbrio ou o erro de técnica interferem no comprimento dos saltos e podem culminar em lesões.[53]

As forças de reação do solo foram estudadas por Amadio.[59] O pico de força máxima vertical de reação do solo encontrada durante o 1º salto variou de 14,0 a 22,3 vezes o peso corporal.[59] Para um atleta de elite de 774 N de peso, 22,3 vezes o peso corporal representa uma força de 17,3 KN, o que significa 2 toneladas.[56,57,59] Embora os valores descritos representem uma magnitude de carga significativa, os saltos estudados por Amadio mediam em média 3 metros a menos do que a melhor distância já saltada pelo homem nos dias de hoje, o que indica a possibilidade de forças maiores de reação do solo.[56,57]

A diminuição da velocidade da corrida de aproximação eventualmente se faz necessária para que o atleta consiga um melhor controle e equilíbrio de seu corpo nas fases subsequentes.[56,57] As forças de reação do solo podem atingir tal magnitude, que o atleta não mais é capaz de controlar o salto e o interrompe. A persistência de continuar o movimento pode gerar o aparecimento de lesões.[56,57]

Amadio estudou as forças internas atuantes no membro de impulsão do saltador de triplo e verificou que as forças resultantes máximas, na articulação do tornozelo, foram inferiores às forças de reação vertical do solo máximas.[59] Na articulação do joelho, a resultante das forças apresentou a magnitude de 19,4 KN ou aproximadamente 24 vezes o peso corporal durante o 1º salto.[59] Valores menores foram encontrados para os saltos subsequentes.[55-57]

As observações feitas sobre a magnitude das forças durante o salto triplo coincidem com as regiões mais frequentemente acometidas por lesões, como tornozelo, pé, joelho e região lombar.[61]

O salto triplo potencializa os efeitos sobre a estrutura musculoesquelética à medida que soma os efeitos da aterrissagem de um salto com o impulso do salto seguinte. O amortecimento dos impactos resultantes se faz por meio da ação da musculatura flexo-extensora dos quadris, joelhos, tornozelos e pés, locais diretamente acometidos por lesões que sejam agudas ou por sobrecarga.

O coxim gorduroso plantar é o local principal de manifestação dolorosa dos pés originada pelo impacto.[62] As lesões surgem em decorrência da biomecânica do pé no momento do impulso, assim como da intensidade e frequência dos saltos executados.

No momento do toque do pé no solo durante a aterrissagem para o salto seguinte, há o choque inicial do retropé seguido do mediopé e antepé, de maneira simultânea.[53]

Salto em altura

A modalidade do salto em altura tem origem nos Jogos Olímpicos da Grécia antiga. O atleta da prova de salto em altura tem como objetivo atingir a maior altura possível, passando por cima de um sarrafo (barra horizontal) por meio de um salto vertical a partir do impulso de um dos membros.

O salto é precedido por uma corrida de aproximação de trajetória curvilínea até o momento do impulso.

Algumas técnicas se sucederam no aprimoramento dos movimentos do salto em altura, desde sua criação. A técnica do salto em "tesoura" ainda hoje utilizada nas escolas, embora permita ao atleta atingir alturas pequenas, se baseia no salto precedido por uma corrida de aproximação, em que o atleta, após realizar o impulso, passa os membros inferiores alternadamente sobre o sarrafo, e aterrissa sobre um colchão de espuma.

A técnica de *straddle* ou "rolo ventral" desenvolvida na década de 1940 é ainda hoje utilizada, embora não seja um conjunto de movimentos ideais que permitam ao atleta atingir resultados expressivos. Esse impulsiona seu corpo a partir do membro inferior mais próximo da área de aterrissagem (colchão) e projeta o membro contralateral, mediante a flexão do quadril, com o joelho próximo da extensão máxima. O movimento continua com a passagem sobre o sarrafo do membro projetado, seguido do tronco e, por último, a passagem do membro contralateral.

Os Jogos Olímpicos do México, em 1968, foram marcados pelo surgimento da técnica que significaria um marco no desenvolvimento da modalidade do salto em altura.

Um saltador norte-americano, chamado Dick Fosbury, introduzia uma inovação técnica denominada por ele de *Fosbury Flop*, em que não mais ultrapassaria o sarrafo de frente e sim de costas para este (Fig. 7). O membro de impulso projetaria o corpo por

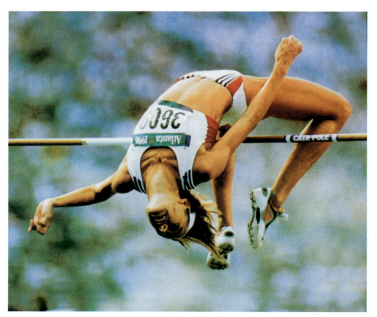

Figura 7. Salto em altura – técnica *flop*.

sobre o sarrafo, e de costas para esse, ultrapassando os membros inferiores por último, diferindo, assim, das demais técnicas anteriormente utilizadas.

A aterrissagem na técnica de *flop* inicia-se com o choque da região dorsocervical, ombros e membros superiores no colchão. A parte final da aterrissagem consiste no rolamento do corpo sobre os ombros, reduzindo a carga sobre a coluna cervical. Quando o atleta aterrissa incorretamente, a coluna cervical passa a suportar uma grande carga axial durante os movimentos de hiperflexão e rotação.[63] A técnica inadequada propicia o aparecimento de lesões da coluna, quer sejam agudas ou crônicas, como espasmos musculares paravertebrais, fraturas-compressão dos corpos vertebrais, fraturas de processos transversos, subluxações anteriores e sintomas decorrentes de lesões neurológicas (*jumper's neck*).[54,63]

A energia cinética desenvolvida pelo atleta durante a corrida se transforma em energia potencial, o que permite o deslocamento vertical do corpo após o impulso. Do mesmo modo, a velocidade horizontal desenvolvida durante a aproximação apresenta uma diminuição significativa de seu módulo no momento do choque do pé de impulso no solo, levando o corpo a gerar o aumento da velocidade vertical. Esse mecanismo de "frenagem" da corrida de aproximação se faz necessário para que ocorra a mudança esperada nos módulos e direções das velocidades em questão.

O tempo de permanência no solo do pé de impulso varia na ordem de 0,13 s a 0,24 s.[48] O maior tempo de impulso encontrado no salto em altura quando comparado ao salto em distância pode significar a necessidade de um tempo maior necessário para que os saltadores de altura desenvolvam um módulo de velocidade vertical maior, necessário para a realização de um salto ideal.[48]

Em função da magnitude da desaceleração horizontal e conversão da energia cinética para o aumento da velocidade vertical, o aparelho extensor do joelho executa um trabalho importante, gerando tensões elevadas, o que frequentemente ocasiona o aparecimento de lesões.

Vainionppa relatou caso de um atleta da prova do salto em altura, portador de patela alta, que apresentou ruptura do tendão patelar.[64] Após a tenorrafia e reinserção proximal, o atleta desenvolveu uma megapatela, que o autor sugere ter sido provocada pelo tipo de estresse aplicado ao joelho durante o treinamento após a cirurgia.[64]

A particular histogênese da tuberosidade anterior da tíbia (TAT) toma-a suscetível a fraturas-avulsões durante a adolescência. Alguns fatores estão envolvidos no tipo de lesão, como a magnitude das cargas de tração que incidem no músculo quadríceps, ângulo de flexão do joelho e a idade do atleta.[65] O fechamento da placa fisial da TAT ocorre entre 17 e 18 anos, e a ossificação endocondral é semelhante a todas as cartilagens epifiseais.[65]

A extensão da lesão é determinada pelo ângulo de flexão do joelho durante uma contração rápida e intensa do aparelho extensor, ou seja, a avulsão da TAT e do tendão patelar sem lesão da placa fisial ocorre quando as forças são aplicadas ao joelho em extensão quase completa (0° a 30° de flexão) (Fig. 8). Este tipo de lesão pode ser encontrado nos atletas da prova de salto em altura,[66] cujo o impulso para o salto é realizado com o joelho próximo da extensão máxima, levando ao aparecimento da avulsão na fase final do impulso, antes do desprendimento do pé do solo. A aterrissagem de um salto com o joelho em extensão e a falta de flexibilidade em atletas destreinados são, também, situações predisponentes para as lesões da TAT.[65]

A fratura-avulsão com extensão para a placa fisial ocorre quando o joelho se encontra flexionado (Fig. 9). Esta situação está presente principalmente durante a aterrissagem de um salto sobre um único membro com o joelho flexionado, como podemos observar em algumas modalidades de saltos, como o salto triplo.

O tratamento da fratura-avulsão da TAT sem desvio ou com desvio mínimo se faz com imobilização durante um período de 4 semanas, com limitação da atividade esportiva específica durante 3 meses.[65]

As fraturas-avulsões com desvio devem ser tratadas com redução aberta e fixação interna com fios de Kirshner ou parafusos, sendo esses últimos a melhor indicação.[65] Além de imobilização por um período de 3 semanas, seguida da fisioterapia.[65]

Salto com vara

O salto com vara é uma modalidade do atletismo, cujo objetivo é atingir um deslocamento vertical do atleta, utilizando uma vara, com o objetivo de passar sobre uma barra (sarrafo) disposta horizontalmente.

O mecanismo para que ocorra o salto se origina da transferência da energia cinética inicial da corrida de aproximação do atleta, para a energia elástica da vara, somada ao trabalho muscular durante o salto e culminando em uma energia potencial, que desloca o atleta verticalmente.[66]

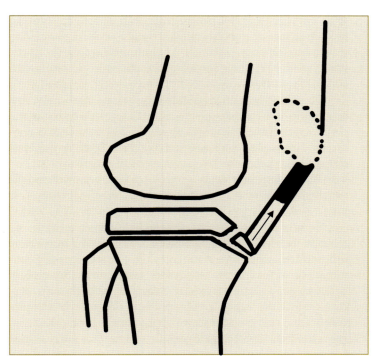

Figura 8. Diagrama de perfil do joelho. Fratura-avulsão restrita à TAT.

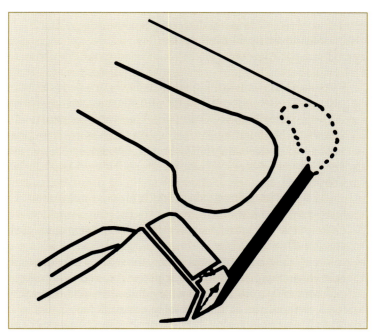

Figura 9. Diagrama de uma fratura-avulsão estendendo-se pela epífise proximal anterior da tíbia.

Histórico

A origem do salto com vara se esconde na era pré-histórica, quando a utilização de longos troncos de madeira permitia ao homem da época ultrapassar distâncias e atingir regiões dificilmente alcançadas apenas com seus recursos corporais.

Os gregos também utilizavam varas para saltarem sobre manadas de touros. Os celtas, por sua vez, utilizavam varas para atingirem grandes distâncias horizontais.[67] A modalidade do salto com vara tornou-se um evento de salto vertical no ano de 1775, na Alemanha. Em 1850, a modalidade passou a ter uma corrida de aproximação, antecedendo o salto, o que permitia ao atleta a condição de atingir alturas maiores. No início, as varas eram pesadas e rígidas, confeccionadas de madeira, o que exigia do atleta escalá-las para atingir uma altura melhor.[67] Em 1869, os norte-americanos proibiram o movimento das mãos para a escalada da vara e introduziram a técnica de reversão dos membros inferiores para cima, o que levava o atleta a saltar por cima do sarrafo (barra horizontal) com a parte da frente do corpo. As varas leves de bambu foram introduzidas em 1900 e permaneceram até 1942, quando foi criado o "encaixe", uma depressão da pista específica para o apoio da vara no momento do salto.[67]

A aterrissagem dos saltos era inicialmente feita na areia, e na década de 1950 o colchão passou a ser utilizado como equipamento de amortecimento dos saltos.[67]

Vários materiais se sucederam na confecção das varas, como a madeira, o alumínio, aço, e finalmente, a fibra de vidro. Introduzidas em 1956, as varas de fibra de vidro se constituíram numa revolução da técnica do salto com vara, pois passaram a permitir ao atleta atingir alturas cada vez maiores, em função das propriedades mecânicas dos materiais.[67] As varas passaram a permitir uma flexão e o retorno à sua forma original, conduzindo o atleta para cima, ao cessar a força aplicada, pela conversão significativa da energia cinética em energia potencial[68] reduzindo, com uso, a quantidade de energia cinética perdida na fase de impulso.[69]

A evolução tecnológica dos materiais permitiu a confecção de varas com variados tamanhos e graduações de resistência, flexibilidade e peso. Este avanço permitiu modificações importantes nas características da prova, considerada a mais técnica do atletismo.

Saltadores de elite do sexo masculino utilizam varas de fibra de vidro ou fibra de carbono, cujo comprimento varia de 5,00 a 5,20 cm e que pesam aproximadamente 2,5kg.

Biomecânica do salto com vara

Pode-se dividir o salto em fases:

1. **Corrida de aproximação:** o objetivo da corrida de aproximação é fazer com que o atleta atinja o máximo de velocidade controlável no momento do impulso.[69] A corrida de aproximação apresenta importância significativa na geração de energia cinética que será transformada em energia potencial no momento em que o atleta encaixa a vara durante o impulso (*take-off*).[69]

   O movimento de corrida difere daquele das demais modalidades de salto à medida que o atleta necessita coordenar os movimentos de corrida com os membros superiores, que empunham a vara.

   A empunhadura da vara se faz com os dois membros superiores ao mesmo tempo, sendo que estes se encontram posicionados em pontos situados da seguinte maneira: o 1°, próximo à extremidade da vara ou sobre a mesma (entre 4,90 m e 5,1 m, para saltadores de elite),[69] mantém o antebraço supinado, punho estendido e o cotovelo semifletido. O 2° ponto de empunhadura, localizado distalmente ao 1°, mantém o antebraço pronado, cotovelo semifletido e o ombro em rotação interna.

   As mãos dos saltadores necessitam aderir-se firmemente à vara para um melhor controle da mesma durante a corrida e o salto. Os atletas utilizam produtos nas mãos que aumentam essa aderência e podem desenvolver lesões na pele, como calosidades, escoriações e flictenas.

   A leveza das varas, associada ao ganho de força dos saltadores e ao aprimoramento técnico dos mesmos, levou ao desenvolvimento de corridas de aproximação com velocidades finais semelhantes aos dos velocistas.[53]

   A velocidade horizontal atingida por um saltador de elite no momento final da corrida de aproximação varia entre 9,5 a 10,0 m/s, e, ao final da fase de impulso, o centro de gravidade do atleta move-se a uma velocidade de 7,5 a 8,5 m/s a um ângulo de 15° a 20° em relação à pista.[69]

2. **Preparação para o impulso (*take-off*):** a fase de aceleração final, através da variação no comprimento dos últimos passos da corrida de aproximação,[68] exige coordenação neuromuscular associada à força muscular apropriadas e se constitui em risco para as estruturas musculares.

   A preparação para o encaixe da vara se inicia geralmente dois passos antes do impulso, quando o atleta posiciona a extremidade distal da vara na direção do encaixe na pista, elevando-se a extremidade proximal da vara com os dois membros superiores simultaneamente.[69]

   A falha da estratégia de aproximação para o salto predispõe a mudanças súbitas na corrida de aproximação e, como consequência, pode ocorrer desistência da continuidade do salto, ou até o aparecimento de lesões.

3. **Ataque do pé de impulso (*foot strike*):** instante em que o pé de impulso do atleta toca o solo. O saltador procura manter o tronco ereto, evitando a extensão do mesmo. A precisão do atleta é um fator preponderante no resultado do salto. O momento do encaixe da vara relaciona-se com uma posição ideal do pé de impulso, assim como dos membros superiores e tronco.

4. **Ataque da vara ou posicionamento da vara no encaixe (*Pole strike*):** o instante em que a vara toca o fundo do encaixe, geralmente formando um ângulo de aproximadamente 30 graus em relação à pista, ocorre geralmente a partir da segunda metade da fase de impulso, quando o atleta procura posicionar o membro superior proximal da empunhadura da vara (*top hand*) com leve flexão do cotovelo, alinhado verticalmente com a extremidade do pé de impulso.[69]

   Quando a vara atinge o fundo do encaixe e interrompe sua progressão, a inércia do atleta gera uma força de flexão sobre ela.[69] Nesse momento, a força de reação da vara sobre o saltador faz diminuir a velocidade horizontal do centro de gravidade do atleta e gera uma velocidade vertical progressiva.[68] O efeito mais importante dessa força de reação é o movimento de progressão anti-horário do centro de gravidade, levando-o a uma rotação corporal nesse sentido.[68]

   Nessa fase, os músculos dos ombros, braços e tronco se mantêm pré-tensionados, a fim de resistirem ao impacto e minimizarem a perda de energia.[69] O erro de técnica pode culminar no aparecimento de lesões traumáticas no ombro (subluxação, lesões acromioclaviculares),[53] cotovelo e punho, caso o atleta não relaxe a empunhadura da vara, permitindo continuar a corrida, sem executar o salto.

5. **Impulso (*take-off*):** a fase de impulso (*take-off*) se inicia com o toque do último pé de apoio no solo e termina no momento em que o mesmo se desprende e inicia a fase aérea.[70,71]

O impulso efetivo é aquele que mantém ou aumenta a energia mecânica desenvolvida pelo saltador durante a corrida de aproximação e minimiza a perda de energia durante essa e as demais fases subsequentes do salto.[70,71] Nessa fase, parte da energia cinética desenvolvida durante a corrida de aproximação será dissipada por alguns fatores: impacto da vara contra o encaixe, força de reação do solo ao pé de impulso, envergadura da vara.[68]

Durante a fase de desprendimento do pé do solo, o atleta procura manter elevado ao máximo seu centro de gravidade, mantendo uma posição de tronco ereto, com extensão do quadril, joelho e flexão plantar máximas do membro de impulso.

O membro superior, empunhando a parte mais alta da vara, se mantém em tensão, enquanto o membro contralateral se mantém em compressão.[70,71]

O ângulo de impulso no salto com vara é ligeiramente inferior ao encontrado no salto em distância, mas superior ao do salto triplo.

6. **Fase aérea:** fase imediatamente seguinte ao impulso, caracterizada pela transformação da energia cinética da corrida de aproximação em energia potencial com a fase da envergadura da vara, levando o atleta a um movimento de balanço ascendente dos membros inferiores, elevação progressiva do centro de gravidade até a ultrapassagem de todas as partes do corpo sobre o limite estabelecido pela barra (sarrafo),[68] onde o atleta solta a vara e assume um movimento descendente até atingir o colchão.

A máxima altura atingida por um saltador com vara é determinada pelos seguintes fatores:[70,71]
- Altura do centro de gravidade e quão rápido ele se move no momento do impulso.
- Aceleração do seu corpo verticalmente utilizando-se da técnica e das propriedades da vara. Quantidade de energia perdida ou não convertida em energia potencial. As varas apresentam uma vida útil que pode ser abreviada em resposta a determinados fatores, como má conservação, utilização inadequada e defeitos estruturais. Isso significa a possibilidade de quebra, geralmente durante as fases de impulso e aérea, em que está se iniciando ou mesmo durante sua envergadura. As lesões acidentais provocadas vão desde ferimentos decorrentes do choque de fragmentos da vara contra o saltador, quanto lesões graves, como fraturas, e lesões ligamentares, provocadas pela queda antecipada do saltador fora da área de aterrissagem (colchão).

7. **Aterrissagem:** após alcançar o ponto máximo do movimento ascendente, o atleta adquire uma trajetória descendente e deve concentrar-se na aterrissagem a fim de atingir o colchão, que irá amortecer sua queda.

A superfície ideal de amortecimento dos colchões deve ser de material de espuma uniforme, revestida por material impermeável e resistente. Os colchões devem abranger toda a área de aterrissagem, protegendo os postes de sustentação do sarrafo e sem a presença de depressões entre os mesmos, a fim de se evitarem acidentes na aterrissagem como torções do joelho e tornozelo.

As lesões no salto com vara frequentemente ocorrem pela queda do atleta fora da área de aterrissagem (pista, área de encaixe da vara).[12]

Os traumas cranianos e de coluna cervical resultam das aterrissagens sobre a região da cabeça e ombros, promovendo movimento súbito de flexão cervical.[12]

Medidas preventivas podem ser adotadas no intuito de se minimizarem os acidentes durante as aterrissagens:
- Características da vara (comprimento, peso, dureza do material, altura da empunhadura) adequadas ao atleta.
- Técnica apropriada durante as fases do salto.
- Cobertura adequada da área de aterrissagem (colchões).
- Equipe de apoio em torno da área de aterrissagem para assegurar a queda da vara após o salto, evitando o contato com o atleta.

Lesões nos saltos

D'Souza investigou 147 atletas praticantes de atletismo, dentre os quais 19 (12,9%) eram saltadores. Foram relatadas, em questionário, lesões que levaram o afastamento do atleta, por, no mínimo, uma semana.[1] Dos 19 atletas, 10 (52,6%) responderam ter lesões no período de 1 ano estudado, sendo que a perna, joelho, tornozelo, coxa (músculos isquiotibiais) e pé foram as regiões mais comprometidas em ordem decrescente de frequência.[1]

Bennell e Crossley realizaram estudo retrospectivo de 95 atletas durante o período de 12 meses. O grupo de saltadores esteve representado por 14 atletas (14,7%) (distância, triplo e altura, além do heptalo).[2] As regiões mais frequentemente acometidas foram a coxa, seguida do dorso, pelve e quadris, tornozelo, perna, pé e joelho.[2] As lesões por sobrecarga estiveram presentes em 55% dos casos. As lesões foram encontradas na seguinte ordem decrescente de frequência: lesões musculares lombares, lesões ligamentares laterais do tornozelo, tendinites do pé e tornozelo, fraturas por estresse, lesões por sobrecarga do joelho e tibialgia.[2]

Laurino publicou estudo retrospectivo de 103 atletas, 22 (21,4%) eram saltadores estritos e não praticavam outras modalidades do atletismo. As lesões estiveram presentes em 30,8% dos atletas estudados.[6] A perna foi a região mais acometida (32,4%), seguida pelo tornozelo (21,6%), joelho (14,3%), coxa (10,8%), tronco (8,1%) e pé (2,7%).[6]

Um estudo prospectivo posteriormente realizado pelo mesmo autor[6] revelou um perfil de lesões musculoesqueléticas diferente do estudo anterior. Entre 35 saltadores brasileiros acompanhados no período de 2 anos, as lesões relacionadas com os períodos de treinamento e competição foram encontradas em 25 atletas (71,4%), e apenas 10 (21,4%) não relataram lesões. Este estudo abrangeu não apenas os saltadores estritos, mas também aqueles que praticavam mais de uma modalidade além do salto, embora as lesões tenham sido computadas apenas quando o atleta realizava um salto. As lesões relatadas localizaram-se preferencialmente na coxa (28,0%), tornozelo (22,0%), joelho (18,0%), perna (12,0%), ombro (8,0%), pé (6,0%), regiões lombar e dorsal (4,0%) e quadril (2,0%). As lesões da coxa foram predominantemente musculares (51,4%), e comprometeram a musculatura isquiotibial na totalidade dos casos em que as patologias musculares foram encontradas.

As lesões que acometem o ligamento patelar são frequentemente observadas nas modalidades esportivas que utilizam os saltos como movimentos frequentes, e, segundo Ciullo, o *jumper's knee* é a patologia mais frequentemente encontrada no atleta de salto em altura.[53,64]

O treinamento das modalidades de saltos, assim como os esforços praticados durante as competições solicitam demasiadamente as articulações, com ênfase dada ao joelho, tornozelo e pé.[48]

O termo *jumper's knee* tem sido descrito para designar algumas afecções peripatelares (ligamento patelar e menos frequentemente no tendão do músculo quadríceps).[72] As lesões são especialmente encontradas nos atletas envolvidos em atividades com predomínio dos saltos como gesto esportivo.[72]

As cargas de tensão contínuas aplicadas indiretamente ao ligamento patelar durante os movimentos de flexão-extensão durante o impulso e aterrissagem provocam alterações inflamatórias no peritendão (peritendinites), podendo também comprometer sua ultraestrutura (tendinose). Os fatores biomecânicos, como: picos de tensão durante o impulso e aterrissagem, ângulos de flexão do joelho, eixo anatômico e os momentos em valgo do joelho[73] podem promover também o aparecimento de micro a macrorrupturas do ligamento patelar.[72]

As alterações teciduais no *jumper's knee* se localizam preferencialmente na transição entre o pólo inferior da patela e o ligamento patelar, local de alta concentração de forças.[72]

O achado histológico das lesões crônicas do ligamento patelar é a tendinose angiofibroblástica, caracterizada pela perda do alinhamento das fibras colágenas, dispostas de maneira irregular com áreas de degeneração hialina, hiperplasia de tenócitos, hiperplasia do endotélio e crescimento vascular desordenado.[74,75]

Os sintomas são subdivididos em três estágios assim distribuídos pela classificação de Blazina:

1. **Dor apenas após as atividades esportivas:** ausência de limitação funcional.
2. **Dor durante e após as atividades:** habilidade para a realização de atividades dentro de um nível satisfatório.
3. **Dor prolongada durante e após as atividades:** incapacidade progressiva de realizar atividades dentro de um nível satisfatório.

O tratamento, inicialmente clínico e fisioterápico, baseia-se, no repouso relativo acompanhado de uso de medicação anti-inflamatória, como a crioterapia, ultrassom, fonoforese, iontoforese e *laser*. A cinesioterapia é realizada com ênfase aos exercícios de alongamento, isométricos de quadríceps e dos músculos isquiotibiais, seguidos por exercícios isotônicos de flexão-extensão do joelho e exercícios de carga excêntrica progressiva.[72]

A ruptura parcial do ligamento patelar é um importante diagnóstico diferencial das dores localizadas na região anterior do joelho.[72,74]

Os objetivos da cirurgia para o tratamento do *jumper's knee* são a remoção de tecido anormal e estimulação do processo de cicatrização.[74] Alguns autores advogam o uso da intervenção cirúrgica para o tratamento da tendinite patelar crônica.[72,74] O tratamento cirúrgico é indicado para aqueles indivíduos refratários ao tratamento clínico após um período esperado de 6 meses em média, e baseia-se na realização de um ou mais procedimentos, como: perfurações do polo inferior da patela, na tentativa de aumentar o fluxo sanguíneo para a área lesionada, ressecção da porção não articular do polo inferior da patela com reinserção do ligamento patelar, reforço do retináculo e ressecção longitudinal de áreas necróticas ou calcificadas, preservando-se o peritendão.[72] Após o período de imobilização, inicia-se um programa de reabilitação com ênfase na aquisição de arco de movimento que abrange exercícios isométricos, isotônicos e isocinéticos dos músculos flexo-extensores do joelho.[72] O retorno aos esportes é permitido em média após 3 meses da cirurgia. A ruptura completa do ligamento patelar, embora seja uma lesão rara, representa o estágio final do *jumper's knee*[72] e decorre da desvitalização do tecido colágeno após repetidos estiramentos do aparelho extensor, acometendo geralmente indivíduos com idade inferior a 40 anos.[64]

O tornozelo é uma das articulações mais envolvidas em lesões, principalmente em decorrência de movimentos torcionais, sobretudo durante a fase de aterrissagem, nas fases do salto triplo,[53] durante o amortecimento na caixa de areia ou mesmo durante a queda no colchão da prova do salto com vara. A torção do tornozelo durante a aterrissagem do salto triplo no 2º e 3º saltos com o pé posicionado em inversão e flexão plantar predispõe a lesões ligamentares laterais (fibulotalar anterior, posterior e calcâneo) e fraturas de tíbia e fíbula.[53] A aterrissagem com o tornozelo posicionado em extensão predispõe a lesões ligamentares mediais (ligamento deltoide) e fraturas do calcâneo.[53]

O joelho também é sede de lesões ligamentares agudas provocadas por movimentos torcionais acidentais, principalmente na fase de aterrissagem dos saltos.

Frequente entre os atletas saltadores, a tibialgia acompanha o dia a dia dos treinamentos e competições e constitui uma das queixas álgicas mais frequentes. O volume de saltos, que geralmente compreende um número de repetições e intensidade elevadas, as modificações de treinamento, as condições de superfície (solo e calçados) e a biomecânica do movimento, frequentemente levam o atleta a queixar-se de tibialgia.

Evidências de neoformação óssea, caracterizadas pelos achados de cintilografia, como o acúmulo linear difuso do radiotraçador ou sinais radiográficos de formação óssea periosteal exuberante, sem evidências de fraturas ou microfraturas, são alguns dos indícios do fenômeno de "reação de estresse", decorrente da remodelação óssea em resposta à intensidade e à frequência elevadas da carga aplicada ao osso.[8,9]

Os achados de ressonância magnética auxiliam no diagnóstico das reações de estresse fisiológicas do exercício, e das lesões propriamente ditas, como a síndrome do estresse tibial medial e as fraturas por estresse.[8,9]

É frequente a dificuldade para distinguir clinicamente com precisão os variados diagnósticos de dor na perna, como: as inflamações tibiais periosteais, a síndrome do estresse tibial medial, a síndrome compartimental crônica, as tendinites e as fraturas por estresse.[8,9]

As manifestações clínicas das reações de estresse sintomáticas incluem dor localizada na face posteromedial da tíbia na síndrome do estresse tibial medial (local de origem dos músculos tibial posterior, flexor longo dos dedos e sóleo), podendo também ocorrer ao longo de toda a tíbia nas fraturas por estresse, com predomínio para a região proximal nas modalidades de saltos.[28] A dor de caráter insidioso surge após as atividades de salto, progride limitando a atividade e promove modificações no regime de treinamento.[8,9]

O diagnóstico, assim como o início do tratamento, muitas vezes não ocorrem precocemente, o que faz com que o atleta conviva com a dor por longos períodos, até que limitações significativas tenham surgido em seu desempenho.

A dor lombar do saltador pode ter origem nas cargas intensa e cíclica agravadas pelos movimentos de hiperextensão do tronco, como ocorre nas modalidades de salto.[53] Esta condição pode desenvolver uma fratura por estresse na *pars articularis*, geralmente unilateral, conhecida como espondilólise.[53] O estresse contínuo pode causar subluxação vertebral, levando ao escorregamento da vértebra superior sobre a vértebra inferior, condição conhecida como espondilolistese.[53] Os sintomas podem variar desde lombalgia, lombociatalgia, espasmos musculares, claudicação, perda de força, alteração de reflexos e da sensibilidade.

Patologias da infância e adolescência, presentes também nos saltadores, em decorrência dos microtraumas repetitivos ocasionados pelos movimentos de salto, acometem mais frequentemente a tuberosidade anterior da tíbia (Osgood-Schlatter), polo inferior da patela (Sinding-Larsen-Johannson) e o calcâneo (Sever).

■ MODALIDADES DE ARREMESSO E LANÇAMENTOS
Lançamento de dardo

O lançamento do dardo foi o primeiro evento de campo disputado nos Jogos Olímpicos. Originalmente, o dardo era construído em madeira, tendo em sua extremidade uma ponta metálica. O comprimento variava entre 2,30 m e 2,40 m com peso de 400 g. Os finlandeses adotaram o evento ao redor de 1780 d.C., e o dardo passou a ser o símbolo nacional da independência daquele país. Nessa época, o dardo media 2,60 m e pesava 800 g, tal como hoje.

Em 1966, o espanhol, Felix Erausquin, lançou o dardo além dos 100 m de distância, utilizando-se de uma técnica rotacional, que foi banida pela IAAF (*International Amateur Athletics Federation*) por expor os atletas a lesões. A barreira dos 100 m foi novamente quebrada por Uwe Hohn. A partir de então, a IAAF estabeleceu novas regras para construção dos dardos. O centro de gravidade tem sido modificado sempre que o dardo em competições olímpicas e mundiais passa a alcançar grandes distâncias.

Alterando a posição do seu centro de gravidade, os dardos passam a aterrissar mais cedo, gerando, portanto, menor risco potencial de atingir pessoas nas proximidades da área de lançamento, ou até mesmo fora dela, como na pista de atletismo.

Datam de 1916, na Finlândia, as primeiras descrições da prova do lançamento do dardo disputada por mulheres. Originalmente o dardo pesava 800 g, mas posteriormente mudou para 600 g, e teve início como modalidade olímpica em 1948. Os dardos atuais pesam 800 g para homens adultos e 600 g para mulheres adultas.

A técnica de lançamento do dardo varia consideravelmente em função dos países onde é praticado, no que se refere às características de empunhadura e às fases do lançamento (aproximação e finalização). A empunhadura, por exemplo, pode ser executada, posicionando-se o dardo entre o polegar e os outros dedos ou entre o segundo e terceiro dedos.

A técnica de lançamento do dardo é dividida em quatro fases:[76]

- Fase 1, de aproximação.
- Fase 2, de passos cruzados.
- Fase 3, de finalização.
- Fase 4, de recuperação.

A **fase 1 ou de aproximação** (*Run up*) caracteriza-se pela corrida de aproximação do atleta, podendo variar consideravelmente quanto às características de aceleração, porém não deve ocorrer interrupção, para que não haja perda de energia cinética durante a fase de finalização. Atletas de elite podem aproximar-se para a fase de finalização com velocidades em torno de 5,2 a 7 m/s.[76]

A **fase 2 ou de passos cruzados** prepara o atleta para a seguinte, em que o atleta executa movimentos cruzados dos membros inferiores. No exemplo de um atleta destro, o movimento de aceleração se inicia com o membro inferior esquerdo, visando a aterrissar quase que simultaneamente com os dois pés, porém o faz primeiro com o direito. Na progressão da corrida, o arremessador se desloca lateralmente, executando movimentos dos membros inferiores principalmente à custa da contração dos músculos adutores da coxa. Lesões dos músculos adutores da coxa podem ocorrer nessa fase.

Durante a **fase 3 ou de finalização**, que dura em torno de 0,12 s, o membro inferior direito (lançador destro) encontra-se posicionado com o quadril em rotação externa, joelho semifletido, e o pé em contato com o solo. No momento em que ocorre o toque do pé esquerdo no solo, o joelho justolateral encontra-se em extensão, propiciando uma frenagem brusca do movimento de passos cruzados. O movimento pode desencadear deslizamento dos pés por falta de aderência à pista, seja por calçado inadequado ou problemas da pista (piso molhado, irregularidades). A utilização de calçados específicos com pregos dispostos na região posterior do solado é indispensável para evitar torções articulares ou quedas.

O joelho direito se estende vigorosamente, impulsionando o quadril justalateral para frente, rodando-o internamente e gerando uma posição de hiperlordose do tronco.

A cintura escapular dominante gira rapidamente para frente, em função da rotação do tronco e da extensão do ombro contralateral, promovendo um momento de força, que se transmite ao membro de lançamento. Nesse momento, o cotovelo se mantém estendido, empunhando o dardo em ângulo ideal, ao redor de 32 a 36 graus. A ruptura de tendão de calcâneo[3] e a lesão da musculatura adutora da coxa também podem ocorrer quando o atleta estende vigorosamente o quadril e roda o tronco na fase de finalização.

Durante a sequência dos movimentos, o cotovelo é flexionado bruscamente, gerando um estresse em valgo, que, somado à rotação do tronco, impulsiona o dardo e provoca a sua liberação (70% ocorre em 0,1 s).

Após a liberação do dardo, parte da inércia corporal não pode ser bloqueada, e o centro de gravidade do corpo avança, provocando uma perda de equilíbrio, que subitamente passa a ser compensada com a troca de apoio dos pés (**fase 4 ou de recuperação**).

O pé direito é levado à frente, afastando-se da linha média do corpo, para que ambos os pés se distanciem também no sentido laterolateral, permitindo, assim, um maior equilíbrio durante o lançamento.

A velocidade de liberação do dardo alcançada em competições de alto nível atinge a média de 30 m/s. A essa velocidade e com um ângulo de liberação de 30 graus, o dardo chega a alcançar 88 m de distância.[77] Durante o momento de liberação do dardo, a velocidade angular do ombro de lançamento alcança 22 rad/s, e o cotovelo, 45 rad/s.[76]

O que não se altera nas técnicas de lançamento do dardo é a necessidade de acelerá-lo durante a fase de finalização no mesmo sentido vetorial em que o dardo se encontra no início de sua liberação, otimizando ao máximo sua aerodinâmica e alcançando, assim, uma distância mais efetiva. Quando tal sentido vetorial é obedecido, o dardo executa sua trajetória e aterrissa de acordo com o seu centro de gravidade, em geral fixando-se ao solo em ângulo agudo.

O dardo é lançado quase perpendicularmente ao tronco, havendo a necessidade de hiperextensão da coluna lombar. Lesões da coluna, como a espondilólise e espondilolistese, podem ocorrer nessa fase.

Há descrição de incidência superior a 50% de espondilólise em atletas com dores lombares, além de escoliose em mais de 80% nos atletas submetidos à rotação do tronco de forma assimétrica, como no lançamento do dardo.[78] Em geral, essa escoliose é de pequena curvatura e não é associada diretamente à dor lombar. É frequente o uso de cintos abdominais entre os lançadores, com eficácia controversa na prevenção e tratamento de lesões lombares.

O ombro do lançador de dardo sujeita-se a lesões em função da intensa rotação externa e dos lançamentos repetitivos.[79] Herrington descreve a maior amplitude de rotação externa do ombro de arremesso em relação ao contralateral,[80] o que pode representar aumento do volume da cápsula articular graças aos lançamentos repetitivos. O volume capsular aumentado pode gerar instabilidade articular e até pinçamento subacromial secundário a essa instabilidade.

Ocorre lesão do tendão do músculo bíceps braquial, no momento do lançamento, uma vez que esse tendão tenha a função, dentre outras, de manter a cabeça umeral centrada na cavidade glenoidal.

Lesões do manguito rotador podem estar associadas à anatomia do acrômio, principalmente ao tipo III descrito por Bigliani, ou "acrômio ganchoso". Os tipos I e II representam respectivamente os acrômios plano e curvo e não estão relacionados com a etiopatogenia das lesões do manguito rotador.

A lesão do ligamento colateral ulnar (parcial, total, avulsão do epicôndilo medial) é descrita nas situações de estresse em valgo do cotovelo durante a fase de finalização do lançamento[81-85]

A osteocondrite do capítulo pode ocorrer em atletas jovens em decorrência do impacto crônico. Embora rara, a parada de crescimento por lesão fisial da epífise distal do rádio nesses atletas pode culminar com deformidade angular.[85]

Fraturas por estresse no ombro e olécrano também são descritas em decorrência dos lançamentos.[76,86]

Os traumas indiretos gerados durante o lançamento podem também desencadear fraturas do úmero,[87] embora, nas radiografias simples, se observe espessamento da cortical óssea umeral do membro superior de lançamento, quando comparada ao contralateral.[88]

A lesão da artéria subclávia também foi descrita como decorrência do lançamento do dardo.[89]

Lançamento do disco

No poema épico de Homer, o lançamento do disco foi mencionado como um evento atlético praticado por volta de 1300 a.C. Este foi um dos cinco eventos esportivos originais do Pentatlo, instituído a partir de 708 a.C.

O disco grego pesava mais do que os utilizados nos dias de hoje, e seu lançamento era executado a partir de um pedestal, o que limitava significativamente seu alcance.

O disco moderno adulto pesa 2 kg para homens e 1 kg para mulheres, diminuindo o peso nas categorias de veteranos. Tem o diâmetro mínimo de 21,9 cm, e pode ser feito de vários tipos de materiais, desde metais, madeira, ou até mesmo borracha, que propicia menor agressão aos dedos do lançador.

O calçado para o lançamento deve permitir que os pés realizem movimentos de pivô durante o movimento de "giro", sem perda de um bom contato com o solo.

A técnica de lançamento original se caracterizava por um balanço do atleta para trás seguido de um impulso do disco, mediante a extensão dos joelhos, quadris e rotação do tronco, associado à flexão do ombro em abdução fixa. A instituição de um círculo de lançamento de 2,5 m, em 1910, trouxe grande melhora na produção de momento de força,[90,91] quer seja pela maior rotação em graus permitida, seja pela maior amplitude de deslocamento a partir de um ponto de atrás do setor a um ponto mais à frente, onde a projeção no chão do centro de gravidade é acelerada linearmente à frente.

O discobolista destro, que se encontra inicialmente de costas para o setor de lançamento, realiza um giro sobre a perna esquerda flexionada e apoiada no chão como pivô (Fig. 10). Salta agora de frente para o setor, enquanto gira para uma posição mais à frente, caindo com os dois membros inferiores quase que simultaneamente em flexão de joelhos e quadris, com o tronco flexionado e ombro em extensão, novamente de costas para a zona de lançamento. Esse movimento é acompanhado por vigorosa contração excêntrica da musculatura adutora da coxa para frear o movimento dos membros inferiores, podendo ocorrer lesão desse grupo muscular. Nessa posição, o atleta realizará a finalização que poderá ser com ou sem salto.

No primeiro estilo, o atleta realiza vigorosa extensão de joelho e quadris, saltando à medida que o tronco roda e o ombro é lançado em flexão com abdução fixa, assim como um mecanismo de "chicote". Após isso o atleta troca de pernas quando o centro de gravidade avança até o final do setor de lançamento. Na técnica sem salto, o atleta também realiza extensão de joelho e quadris, mas não salta, permanecendo com os joelhos e quadris fixos em extensão. Também há troca de pernas, quando o centro de gravidade avança ao final do setor.

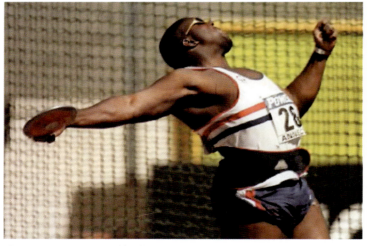

Figura 10. Lançamento do disco.

A mais frequente lesão descrita no lançamento do disco é a laceração nos dedos da mão, pelo contato com o disco, principalmente com os primeiros raios da mão.[90] No momento do lançamento, o disco deixa a mão empurrado pelos dedos indicador e médio, girando no sentido horário. As lacerações acometem principalmente pele e tecido celular subcutâneo, podendo ser tratadas por meio de limpeza e curativos seriados, pois fragmentos de metais podem ficar aderidos às lesões da pele.

O exame físico das lesões dos dedos deve incluir a avaliação de sensibilidade e motricidade, bem como dos tendões flexores profundos, uma vez que a borda do disco se apoie na articulação interfalangiana distal do segundo e terceiro dedos durante sua liberação, na fase de finalização.

A "Tendinite de Quervain" pode ocorrer associada às técnicas de lançamento em função do momento de liberação do disco com o punho em desvio ulnar.

Os movimentos rotacionais podem desencadear lesões no joelho (ligamentar, meniscal, condral). Assim se faz necessária a utilização de calçados que permitam a rotação do antepé no solo como um pivô, sem perder a aderência, ou mesmo bloquear o movimento.

Também são descritos distúrbios de equilíbrio decorrentes do treinamento do disco que no arremesso do martelo com frequência ainda maior.[92]

A contração muscular no momento da finalização também está associada à lesão de músculos, como o peitoral e subescapular no movimento de flexo-adução brusca. Músculos, como o esternocleidomastóideo, trapézio e romboides, podem sofrer lesão no momento em que o ombro parte de um relaxamento máximo para a contração máxima. Lesões da musculatura do tronco (oblíquo externo, paravertebrais e abdominais) também podem ocorrer durante o lançamento.[90]

O lançamento do disco em competições de alto nível, bem como o peso e o martelo, diferente de competições, como o halterofilismo ou o boxe em que existe divisão por pesos, é caracterizado quase que exclusivamente por atletas de elevado peso, atingindo até 140 kg, e contando com grande explosão muscular. A grande impulsão no momento da finalização leva a um esforço ainda maior na musculatura que desacelera o movimento, colocando em risco de lesão tais grupos musculares que se encontram em contração excêntrica, como deltoide posterior, manguito rotador e grande dorsal, principalmente quando existe desequilíbrio da musculatura do ombro.

Arremesso do peso

Por volta de 632 a.C., arremessar uma pedra pesando 5 kg, de contornos arredondados a maior distância possível fazia parte de um jogo disputado na Irlanda e Escócia. A IAAF, em 1876, introduziu nas provas do atletismo a versão moderna dessa modalidade disputada na Irlanda e Escócia, chamada arremesso de peso, utilizando uma esfera de ferro, então pesando 7,250 kg. As regras eram essencialmente as mesmas da prova original. Uma plataforma de 2,13 m foi utilizada na Olimpíada de Saint Louis, em 1904, para a realização do evento.

A esfera atual mantém a estrutura de metal, pesando 7,250 kg (homens) e 5 kg (mulheres) nas competições oficiais. As esferas, em geral de ferro ou bronze, podem conter centro maciço de metal, deixando o implemento com menor diâmetro dentro das especificações.

As dimensões restritas do círculo de lançamento (2,13 m de diâmetro) ensejaram o desenvolvimento de técnicas efetivas de aceleração, utilizando pequena distância de deslocamento.

Na década de 1950, substituiu-se a técnica inicialmente utilizada (deslocamento linear) com grande potência muscular por um estilo rotacional, em que o centro de gravidade inicial está baixo, com as costas do atleta para o setor e, à medida que progride, o centro de gravidade se eleva progressivamente. O corpo roda sobre seu eixo até a liberação do implemento (Fig. 11). Em meados da década de 1970, os atletas russos introduziram uma nova técnica com rotação, que aumenta grandemente a aceleração do peso, por melhor utilizar os limites da zona de arremesso.

As técnicas mais utilizadas no arremesso de peso são: com deslocamento linear e com rotação. Na técnica com deslocamento linear, o atleta inicia o arremesso de costas para o setor de lançamento, com o tronco flexionado. Na sequência, o atleta progride para frente no setor de lançamento, impulsionado por um movimento combinado de pernas e tronco para outra posição, com semiflexão de joelho e quadris. A partir desse momento, o atleta finalizará o arremesso com movimento, que se inicia nos pés e se estende no sentido proximal com extensão do joelho e quadril vigorosamente acompanhada de rotação do tronco, adução do braço do arremesso em linha com os ombros (inicialmente em abdução de 90 graus), extensão do cotovelo e punho com liberação do implemento.

Na técnica com rotação, o atleta desenvolve o movimento semelhante ao do lançamento de disco, porém executa o movimento dentro de um setor de menor diâmetro.

O treinamento de arremessos se associa grandemente ao desenvolvimento de força nos exercícios de levantamento de peso, como o arranco e arremesso, supino e agachamento, que podem aumentar a potência muscular a depender da carga utilizada em relação à força máxima do atleta. A atenção à pratica incorreta do levantamento de peso é muito importante na prevenção e no diagnóstico de lesões em arremessadores, sendo que um questionamento detalhado dessa prática deve constar na abordagem ao atleta.

Os movimentos rotacionais das novas técnicas de arremesso produzem grande torque. As técnicas mais recentes de giro (semelhantes às do arremesso do disco) caracterizam-se por movimentos giratórios de 54°, empunhando uma esfera de 7,250 kg sobre o ombro. O ângulo de arremesso ideal encontra-se em torno de 41°.

Lesões são comuns decorrenres do erro da técnica. O grande torque pode gerar espasmos da musculatura paravertebral em qualquer nível. Lesões dos músculos oblíquo externo e transverso podem ocorrer.

Durante a finalização do arremesso, a frenagem brusca do atleta, apoiando-se sobre um dos pés no anteparo que o impede de "queimar" o arremesso, também pode produzir torções do tornozelo, quando acidentalmente o atleta pisa sobre o mesmo. Assim também, a continuidade do movimento rotacional com o pé bloqueado pelo anteparo pode levar à rotação interna do fêmur sobre a tíbia, mecanismo de lesão do ligamento cruzado anterior do joelho e/ou meniscais.

A epicondilite lateral do úmero, assim como as tenossinovites dos músculos extensores do punho podem estar presentes. A dor e a impotência gerada no antebraço e punho decorrem principalmente da lesão na origem do músculo extensor radial curto do carpo. Também são comuns as lesões por extensão do punho, o que é evitada por prevenção da hiperextensão, até mesmo com a utilização de enfaixamento do punho.

As lesões da mão ao final do arremesso ocorrem com frequência, uma vez que os dedos realizam o último contato com o peso. Na finalização, quando o peso acaba sendo acelerado incorretamente (mais pela ação dos dedos do que pela região metacarpofalângica), existe hiperextensão das articulações metacarpofalângicas, podendo culminar com lesão de placa volar, lesões de ligamento colateral, de interósseos, lumbricais ou de tendões flexores dos dedos.

Lançamento do martelo

O lançamento do martelo teve origem na Irlanda por volta de 500 a.C.. Em 1860, foi introduzido no esporte colegial dos EUA o arremesso de um peso de 7,257 kg sustentado por uma haste de aço.

Após 1880, um círculo contendo 2,13 m de diâmetro passou a ser utilizado como superfície padrão de lançamento, permitindo que o atleta executasse dois giros com o implemento, antes de lançá-lo.

Em 1900, a técnica de três giros foi introduzida. Os giros são realizados com os joelhos flexionados com o intuito de abaixar o centro de gravidade, e próximos um do outro, estando o tronco posicionado centrifugamente ao eixo central do movimento para contrabalançar o mesmo. A projeção do centro de gravidade do atleta no solo realiza movimentos lineares no sentido da zona de lançamento, com velocidade progressiva e ininterrupta. A cada giro, o martelo ganha maior velocidade angular, até ser lançado com o atleta de costas para a zona de lançamento, em um movimento final de extensão dos joelhos e abdução brusca do ombro esquerdo, caso o giro se faça no sentido anti-horário. Atualmente alguns atletas praticam até quatro giros, atingindo velocidades angulares ainda maiores.

As mulheres utilizam martelos de 4 kg, enquanto os homens utilizam martelos de 7,250 kg.

Em cada giro sobre a perna de apoio, no caso, à esquerda, quando o giro é anti-horário, o movimento de pivô em contato com o solo se faz apenas com a face lateral do pé. Em cada giro, o pé de pivô realiza contato com solo no sentido do retropé para o antepé (face lateral) e retorna de antepé para retropé (face medial).

A posição fletida dos joelhos em rotação predispõe a lesões articulares.

As lesões associam-se frequentemente ao erro de técnica. O amplo movimento rotacional pode levar à lesão do músculo bíceps braquial, quando o atleta durante o giro tenta flexionar o cotovelo, com o objetivo de impedir o escape do martelo, gerando grande estresse sobre músculos bíceps e braquial. As epidondilites medial ou lateral também são recorrentes no lançamento.

O movimento centrífugo do martelo sendo contrabalançado pelo tronco gera intensa contração da musculatura lombar, necessitando fortalecimento tanto da musculatura abdominal quanto do lombar.

Os membros superiores, durante o giro, encontram-se em extensão e devem manter-se em linha com a haste metálica, que une a empunhadura com a esfera de metal. Caso tal linha não seja mantida, podem ocorrer estresse adicional sobre a cintura escapular e lesões dos músculos do pescoço, romboides, manguito rotador e deltoide.

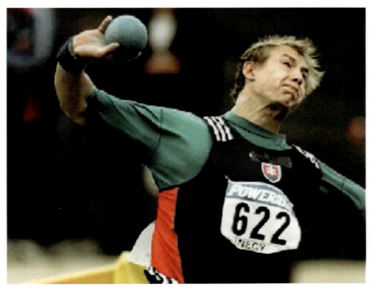

Figura 11. Arremesso de peso.

Os atletas utilizam de luvas nas mãos, feitas de couro ou de materiais que diminuam a pressão sobre os dedos, que permanecem em flexão até o momento da finalização do lançamento.

Iniciantes da técnica podem tentar acelerar demasiadamente o martelo, gerando grande contração isométrica ou excêntrica de músculos flexores do antebraço, expondo-os assim a lesões.

Especialmente para os arremessos e lançamentos, qualquer que seja o implemento utilizado pode causar lesões graves e até mesmo fatais, se atingir outra pessoa.

As áreas destinadas às provas de lançamento devem ser devidamente sinalizadas (bandeiras, marcações de pista) e livres quando o atleta está praticando. Os implementos (peso, dardo, disco, martelo) somente devem ser removidos quando não houver atleta preparando-se para outro arremesso.

REFERÊNCIAS BIBLIOGRÁFICAS

1. D'Souza D. Track and field athletics injuries: one-year survey. *Br J Sp Med* 1994;28(3):197-202.
2. Bennell KL, Crossley K. Musculoskeletal injuries in track and field: Incidence, distribution, and risk factors. *The Australian Journal of Science and Medicine in Sport* 1996;28(3):69-75.
3. Bennell KL, Malcolm SA, Thomas SA et al. The incidence and distribution of stress fractures in competitive track and field athletes. *Am J Sports Med* 1996;24(2):211-17.
4. Watson MD, Dimartino PP. Incidence of injuries in high school track and field athletes and its relation to performance ability. *Am J Sports Med* 1987;15(3):251-54.
5. Vingard E, Sandmark H, Alfredsson L. Musculoskeletal disorders in former athletes. A cohort study in 114 track and field champions. *Acta Orthop Scand* 1995;66(3):289-91.
6. Laurino CFS, Cohen M, Abdala R et al. Lesões músculo-esqueléticas no atletismo. *Rev Bras Ortopedia* 2000;35(9):364-68.
7. Vorobiev G. Evolution of injuries in athletics. *New Studies in Athletics by IAAF* 1999;14(4):23-26.
8. Fredericson M. Common injuries in runners. Diagnosis, rehabilitation and prevention. *Sports Med* (Auckland) 1996;21(1):49-72.
9. Fredericson M, Bergman AG, Hoffman KL et al. Stress reaction in runners. Correlation of clinical symptonis scintigraphy with a new magnetic resonance imaging grading system. *Am J Sports Med* 1995;23(4):472-81.
10. Mueller FO, Cantu RC, van Camp SP. *Catastrophic injuries in high school and college sports.* Champaign, IL: Human Kinetics, 1996.
11. Brown H. Health and safety issues in track and field athletics. *New Studies in Athletics by IAAF* 1999;14(4):17-21.
12. Laurino CFS, Alloza JFM, Oliveira ASB. Lesão muscular. Supertreinamento. *Ars Curandi* 1994 July;6(27):46-61.
13. Bubman G. How to prevent dropout in competitive sport. *NSA by IAAF* 1999;14(1):23-29.
14. Gajer B, Thépaut-Mathieu C, Lehénaff D. Evolution of stride and amplitude during course of the 100 m event in athletics. *Biomechanics NSA by IAAF* 1999;14(1):43-50.
15. Stone FF. *Sports injuries. Mechanisms, prevention, treatment.* Lippincott 1994. p. 649-77.
16. Wiemann K, Tidow G. Relative activity of hip and knee extensors in sprinting-implications for training. *New Studies in Athletes by IAAF* 1995;10(1):29-49.
17. Garrett WE, Califf JC, Bassett FH. Histochemical correlates of hamstring injuries. *Am J Sports Med* 1984;12(2):98-102.
18. Yamamoto T. Relationship between hamstring strains and leg muscle strength. *J Sports Med Phys Fitness* 1993;33(2):194-99.
19. Gomez JE. Bilateral anterior inferior iliac spine avulsion fractures. *Med Sci Sports Exerc* 1996;28(2):161-64.
20. Wiktorsson-Möller M, Oberg B, Ekstrand J et al. Effects of warming up, massage and stretching on range of motion and muscle strength in the lower extremfity. *Am J Sports Med* 1983;11(4):249-52.
21. Sullivan MK, Dejulia JJ, Worreli TW. Effect of pelvic position and stretching method on hamstring muscle flexibility. *Med Sci Sports Exerc* 1992;24:1383-89.
22. Schiffer J. Steeplechase. *NSA by IAAF* 1999;14(3):75-83.
23. Dimova A. The 2000 m Steeplechase for women. *NSA by IAAF* 1999;14(3):29-34.
24. Harvey H. A positive approach to the water jump. *Athletics Coach Halesowen* 1986;20(1):18-19.
25. Higdon H. Ups and downs of steeplechasing. *Runner´s World* 1976 Mar.;11(3):28-33.
26. Alford J. Steeplechase. Track and field quart. *Rev Kalamazoo* (Milch) 1979;79(3):50-52.
27. Busseuil C, Freichat P, Guedj EB et al. Rearfoot-Forefoot orientation and traumatic risk for runners. *Foot Ankle Int* 1998 Jan.;19(1):32-37.
28. Monteleone Jr GP. Stress fractures in the athlete. *Sports Med* 1995 July;26(3):423-32.
29. Messier SP et al. Etiology of iliotibial band friction syndrome in distance runners. *Med Sci Sports Exerc* 1995;27(7):951-60.
30. Hutchinson MR, Ireland ML. Common compartment syndromes in athletes. Treatment and rehabilitation. *Sports Med* 1994;17(3):200-8.
31. Hikida RR, Staron F, Hagerman WM et al. Muscle fiber necrosis associated with human maraton runners. *J Neurol Sci* 1983;59:185-203.
32. Ben Kibler W. Clinical aspects of muscle injury. *Med Sci Sports Exerc* 1990;22(4):450-52.
33. Herring SA. Rehabilitation of muscle injuries. *Med Sci Sports Exerc* 1990;22(4):453-56.
34. Le Meur Y, Paraf F, Aldigier JC et al. Acute renal failure in a marathon runner: Role of glomerular bleeding in tubular injury. Excerpta Medica. *Am J Med* 1998 Sept.;105(3):251-52.
35. Scott MP, Finnoff JT, Davis BA. Femoral neck stress fractures presenting as gluteal pain in a marathon runner: case report. *Arch Phys Med Rehabil* 1999 Feb.;80:236-38.
36. Major NM. Sacral stress fractures in long-distance runners. *AJR* 2000 Mar.;174:727-29.
37. Eren OT, Holtby R. Straddle pelvic stress fracture in a female marathon runner. *Am J Sports Med* 1998;26(6):850-51.
38. Egol KA, Koval KJ, Kummer F et al. Stress fractures of the femoral neck. *Clin Orthop Relat Res* 1998;348:72-78.
39. Kerr PS, Johnson DP. Displaced femoral neck stress fracture in a marathon runner. *Injury* 1995;26(7):491-93.
40. Reeder MT, Dick BH, Atkins JK et al. Fractures. Current concepts of diagnosis and treatment. *Sports Med* 1996 Sept.;22(3):198-212.
41. Shelboume KD, Fisher DA, Rettig AC et al. Stress fractures of the mediar malleolus. *Am J Sports Med* 1988;16;1:60-63.
42. Masters S, Fricker P, Purdam C. Stress fracture of the femoral shaft-four case studies. *Br J Sports Med* 1986;20(1):14-16.
43. Johansson C, Ekenman I, Törnkvist H et al. Stress fractures of the fernoral neck in athletes. *Am J Sports Med* 1990 Mar.;8(5):524-28.
44. Quaschnick MS. The diagnosis and management of plantar fasciitis. *Nurse Pract* 1996 Apr.;21(4):50-54.
45. Murray MP, Guten GN, Mollinger LA et al. Kinematic and electromiographic patterns of olympic race walkers. *Am J Sports Med* 1983;11:68.
46. Godoy L. *Os jogos olímpicos na Grécia Antiga.* São Paulo: Nova Alexandria, 1996. p. 80-82.
47. Ward-Smith AJ. The application of modern methods of biomechanics to the evaluation of jumping performance in ancient Greece. *J Sports Sci* 1995;13:223-28.
48. Hay JG. The biomechanics of the long jump. *Exerc Sport Sci Rev* 1986;14:401-46.
49. Hay JG. Issues in sports biomechanics. Proceedings of European Society of Biomechanics. In: Perren SM, Schneider E. (Eds.). *Biomechanics. Current interdisciplinary research.* Dordrecht, Netherlands: Martinus Nijhoff; 1985. p. 49-60.
50. Hay JG. *The biomechanics of sports techniques.* Englewood Cliffs, NJ: Prentice-Hall, 1985.
51. Hay JG. Citius altius longius (faster, higher, longer). The biomechanics of jumping for distance. *J Biomechanics* 1993;26(Suppl)1:7-21.
52. Hay JG, Thorson EM, Kippenhan C. Changes in muscle-tendon tenght during the take-off of a running long jump. *J Sports Sci* 1999;17:159-72.
53. Lees A, Fowler N, Derby D. A biomechanical analysis of the last stride, touch-down and take-off characteristics of the women's long jump. *J Sports Sci* 1993;11:303-14.
54. Witters J, Bohets W, Coppenolle HV. A model of the elastic take-off energy in the long jump. *J Sports Sci* 1992;10:533-40.
55. Herzog W. Maintenance of body orientation in the flight phase of long jumping. *Med Sci Sports Exerc* 1986;18(2):231-41.

56. Hay JG. The biomechanics of the triple jump: a review. I. *Sport Sci* 1992;10:343-78.
57. Hay JG, Yu B. Optimum phase ratio in the triple jump. *J Biomechanics* 1996;29(10):1283-89.
58. Al-Kilani MA, Widule CJ. Selected kinematic characteristics of intercollegiate women triple jumpers. *Am J Sports Med* 1990;18(3):267-70.
59. Amadio AC. *Análise biomecânica do salto triplo*. [Dissertação de Doutorado], 1985.
60. Hay JG. The biomechanics of the triple jump: a review. I. *Sport Sci* 1992;10:343-78.
61. Kutsar K. An overview of common injuries in track and ficid events. *Modem Athlete and Coach* 1988;26:3-6.
62. Pfeffer GB. Plantar heel pain. In: Baxter DE. *The foot and ankle in sport*. St. Louis: Mosby; 1995. p. 195-206.
63. Paley D, Gillespie R. Chronic repetitive unrecognized flexion injury of the cervical spine (high jumper's neck). *Am J Sports Med* 1986;14(1):92-95.
64. Vainionpää S, Böstman O, Pätiälä H et al. Megapatella following a rupture of patellar tendon. A case report. *Am J Sports Med* 1985;13(3):204-5.
65. Mirbey J, Besancenot J, Chambers RT et al. Avulsion fractures of the tibial tuberosity in the adolescent athlete. Risk factors mechanism of injury and treatment. *Am J Sports Med* 1988;16(4):336-40.
66. Ekevad M, Lundberg B. Influence of pole lenght and stiffiess on the energy convertion in pole-vaulting. *J Biomechanics* 1977;30(3):259-64.
67. Souza EM. *O céu é o limite para o salto com vara*. Monografia, 2000.
68. Angulo-Kinzler RM et al. Biomechanical analysis of the pole vault event. *J Applied Biomechanics* 1994;10:147-65.
69. Linthorne NP. Mathematical model of the takeoff in the pole vault. *J Applied Biomechanies* 1994;10:323-34.
70. McGinnis PM. Mechanics of the pole vault take-off. *NSA by IAAF* 1997;12;1:43-46.
71. McGinnis PM, Bergman LA. An inverso dynamlic analysis of the pole vault. *Int J Sports Biomechanics* 1986;2:186-201.
72. Karlsson J, Lundin O, Lossing IW et al. Partial rupture of the patellar ligament. Results after operative treatment. *Am J Sports Med* 1991;19(4):403-8.
73. Sommer HM. Patellar chondropathy and apicitis, and muscle imbalances of the lower extremities in competitive sports. *Sports Med* 1988;5:386-94.
74. Popp JE, Yu JS, Kaeding CC. Recaleitrant patellar tendinitis. Magnetic resonance imaging, histologic evaluation, and surgical treatment. *Am J Sports Med* 1997 Mar.-Apr.;25(2):218-22.
75. Nirschl RP. Elbow tendinosis/tennis elbow. *Clin Sports Med* 1992;11:851-70.
76. Morriss C, Bartlett R. Biomechanical factors critical for performance in the men's javelin throw. *Sports Med* 1996;21(6):438-46.
77. Kannus P, Natri A. Etiology and pathophysiology of tendon ruptures in sports. *Scand J Med SCI Sports* 1997 Apr.;7(2):107-12.
78. Sward L. The thoracolumbar spine in young elite athletes. Current concepts on the effects of physical training. *Sports Med* 1992;13(5):357-64.
79. Sing RF. Shoulder injuries in the javelin thrower. *J Am Osteopath Assoc* 1984 May;83(9):680-84.
80. Herrington L. Glenohumeral joint: Internal and external rotation range of motion in javelin throwers. *Br J Sports Med* 1998 Sept.;32(3):226-28.
81. Tsur A. Javelin elbow. *Harefuah* 1995 Aug.;129(3-4):143-44.
82. Pincivero DM, Heinrichs K, Perrin DH. Medial elbow stability. Clinical implications. *Sports Med* 1994 July;18(2):141-48.
83. Tschantz P, Meine J. Medial epicondylitis. Etiology, diagnosis, therapeutic modalities. *Z Unfallchir Versicherungsmed* 1993;86(3):145-48.
84. Wirth CJ. Secondary ligament instabilities in the area of the elbow joint. *Orthopade* 1988 Aug.;174:353-58.
85. Haw DW. Avulsion fracture of the medical epicondyle of the elbow in a young javelin thrower. *Br J Sports Med* 1981 Mar.;15(1):47.
86. Hulkko A, Orava S, Nikula P. Stress fractures of the olecranon in javelin throwers. *Int J Sports Med* 1986 Aug.;7(4):210-13.
87. Noack W, Rottinger H. Indirect humerus fracture in sports. *Sportverletz Sportschaden* 1990 Mar.;4(1):50-52.
88. Qu X. Morphological effects of mechanical forces on the human humerus. *Br J Sports Med* 1992 Mar.;26(1):51-53.
89. McFadden PM, Ochsner JL. Javelin injury to the subclavian artery. *Am J Sports Med* 1981 Nov./Dez.;9(6):400-4.
90. Hay JG, Yu B. Critical characteristics of technique in throwing the discus. *J Sports Sci* 1995 Apr.;13(2):125-40.
91. Bartlett RM. The biomechanics of the discus throw: a review. *J Sports Sci* 1992 Oct.;10(5):467-510. [Review].
92. Perrin P, Perrot C, Deviterne D et al. Dizziness in disais throwers is related to motion sickness generated while spinning. *Acta Otolaryngol* 2000 Mar.;120(3):390-95.

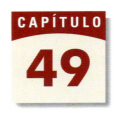

CAPÍTULO 49

VOLEIBOL

Sérgio Augusto Xavier

■ INTRODUÇÃO

Em 1895, na cidade de Holyoke, estado de Massachusetts, nos Estados Unidos da América, um jovem professor de 25 anos da Associação Cristã de Moços, chamado William C. Morgan, resolveu motivar seus alunos com a criação de um novo jogo. Mandou suspender uma rede de tênis a 1,83 metro de altura, colocou um time de cada lado da quadra, com número de jogadores variado, e utilizou uma câmara de bola de basquete como bola a ser lançada de um lado para outro. Sua invenção recebeu o nome de "mintonette" e, anos mais tarde, de *volley ball*.

Esse jogo não teve sucesso inicial nos Estados Unidos. Foi levado pelos soldados americanos para a Europa e Ásia durante a 1ª Guerra Mundial, e aí sim se desenvolveu. O primeiro campeonato internacional, com atletas da China, Japão e Filipinas, aconteceu em 1912. Em 1922, foi disputado o primeiro campeonato de voleibol nos Estados Unidos. Vinte e cinco anos depois, era fundada em Paris a Federação Internacional de Voleibol, composta por 14 países. Hoje são 200 federações associadas à sede em Lausanne, na Suíça.

Nos anos 1950, o voleibol era jogado passando a bola basicamente, a não ser pelo saque e alguns ataques. Numerosos eram os traumatismos em dedos, incluindo o arrancamento do tendão do extensor longo. Na década de 1960, a escola tcheca introduziu a primeira grande inovação técnica – a "manchete" – o que, desde o início, proporcionou uma diminuição do número de lesões dos dedos.

Em setembro de 1962, no congresso de Sofia, o voleibol foi admitido como esporte olímpico, e sua primeira disputa ocorreu nos Jogos Olímpicos de Tóquio, em 1964.

O voleibol moderno iniciou-se nos anos 1970, nos Jogos Olímpicos de Munique. Os japoneses, ganhadores da medalha de ouro, foram os primeiros a jogar um voleibol rápido, cheio de movimentos, fintas, ataques e defesas no chão, trazendo como inovação o uso de joelheiras. A televisão transmitiu esses jogos pela primeira vez.

Os anos 1980 trouxeram um aumento crescente na prática do voleibol. Os métodos de treinamento tornaram-se mais específicos. Os exercícios pliométricos passaram a ser associados aos tradicionais métodos de levantamento de peso. O saque atrás da linha tornou as ações mais espetaculares, mas também sobrecarregou os tendões do aparelho extensor do joelho. As defesas no chão trouxeram também os traumatismos de ombros, cotovelos e mãos. As lesões ligamentares de joelho e tornozelo passaram a ter alta incidência.

O estudo das medidas preventivas passou a ser de suma importância.

■ VOLEIBOL COMO ESPORTE DE CONTATO × LESÕES MAIS COMUNS

Apesar das opiniões contrárias, o voleibol é, sim, um esporte de contato. Os atletas sofrem contato com o piso, com a bola, com outros jogadores, com a rede e outros aparatos. Para efeito didático, vamos considerar as lesões mais comuns por ele proporcionadas.

Lesões no ombro

Lesões na articulação acromioclavicular e esternoclavicular

São lesões raras no voleibol, pois os atletas são treinados a executar o rolamento do corpo no chão ao caírem. Quando acontecem as luxações acromioclaviculares, são de grau I, segundo De Lee, e de tratamento com tipoia por 3 semanas e fisioterapia.

Síndrome do impacto

A síndrome do impacto foi descrita por Neer, em 1972. É caracterizada por alterações do manguito rotador, secundárias a um impacto mecânico, degeneração tendinosa com o envelhecimento ou hipovascularidade. Neer descreveu o impacto dos elementos do manguito rotador sob a superfície anteroinferior do acrômio e propôs um tratamento cirúrgico para essa alteração, chamado acromioplastia.

Bigliani *et al.* desenvolveram um estudo anatômico e classificaram a morfologia do acrômio em tipos I, II e III. Em seus estudos clínicos posteriores, 80% dos pacientes com lesão do manguito rotador apresentavam acrômio do tipo III.

Segundo Neer, no estágio I, há edema e hemorragia no manguito rotador. No estágio II, tendinite e fibrose; no estágio III, há presença de esporão ósseo e ruptura.

Os impactos podem ser anteriores ou posteriores, e o diagnóstico baseia-se no exame físico e em exames de diagnóstico por imagem, mais elaborados. Esses exames compreendem séries de radiografias nas posições de frente corrigida do ombro, perfil axilar e túnel subacromial *(outlet view)*; para a visualização do manguito, uma ultrassonografia realizada por médico experiente pode ser um método útil e econômico. A ressonância magnética é de enorme valia, apesar de seu alto custo. Pode ser realizada também com a administração de contraste paramagnético (gadolínio), para melhor visibilização das estruturas.

Clinicamente, esses atletas podem apresentar queixas de dor no ombro de início insidioso, muitas vezes irradiada para a face lateral do braço na região do músculo deltoide, dor noturna e exacerbação dos sintomas com atividades físicas de repetição de arremessos.

No exame físico, os pacientes podem apresentar dor na região do músculo supraespinal ou do infraespinal, fraqueza muscular secundária à dor e dificuldade para executar arremessos. Pode-se realizar um teste, injetando-se xilocaína no espaço subacromial, com completo alívio da dor.

Atletas com menos de 35 anos de idade e sinais de síndrome do impacto podem apresentar instabilidade anterior oculta, como causa principal do desconforto. As falhas do complexo ligamentar glenoumeral, estabilizador estático do ombro, podem levar à fadiga dos estabilizadores dinâmicos, os músculos do manguito rotador. Essa fadiga pode levar a uma translação anormal da cabeça do úmero com impacto sob o arco coracoacromial, o que pode ocasionar o impacto da porção posterossuperior do manguito na glenoide durante a abdução e rotação lateral do ombro.

O tratamento da síndrome do impacto é conservador de início, com analgesia, afastamento da atividade esportiva e programa de reforço do manguito rotador por até 6 semanas. Os casos rebeldes devem ser abordados cirurgicamente, com descompressão subacromial artroscópica e reparação do manguito, se necessário.

Em geral, o retorno do atleta com síndrome do impacto à prática esportiva de competição ocorre entre 4 e 8 meses.

Novos conceitos sobre impacto posterossuperior e anteroinferior em atletas de esportes de arremesso

Um arremesso completo dura menos de 2 segundos (Fig. 1).

São seis fases, segundo Fleisig *et al.*:

1. Preparo: o centro de gravidade aumenta e há mínimo estresse no ombro.
2. O braço é abduzido até 90 graus e preparado para rotação externa máxima.
3. Rotação externa do ombro: atletas de elite, até 170 graus.
4. Fase de aceleração.
5. Fase de desaceleração, que é a mais violenta. Representa a fase em que a bola é liberada até 0 grau de rotação. Trata-se do ponto de extrema contração excêntrica do manguito rotador para frear o braço e o ponto de máximo estresse da cápsula posterior.
6. Finalização.

O impacto externo ou subacromial, frequentemente chamado de síndrome do impacto, é diferente dos impactos interno e posterossuperior, que são multifatoriais.

Este último é hoje muito estudado em jogadores de voleibol, pois comumente traz espessamento da cápsula posterior do ombro e contratura com limitação da rotação interna do ombro.

Burkhart *et al.* criaram o termo déficit da rotação interna glenoumeral (GIRD).

Essas alterações podem levar a alterações no cabo longo do bíceps e lesões da parte articular do supraespinal.

O tratamento inicialmente é conservador, com ênfase em rotação interna do ombro e adução.

Exercícios de fortalecimento geral (CORE) também estão indicados, com fortalecimento de abdominais e musculatura lombar. Na evolução exercícios pliometricos são introduzidos para facilitar o recrutamento muscular.

Nos casos que não evoluem bem, a cirurgia artroscópica do ombro pode ser a solução.

Lesões do manguito rotador

Em linhas gerais, qualquer paciente com lesão documentada do manguito rotador e queixas clínicas pertinentes pode ser tratado cirurgicamente. O procedimento pode ser realizado por cirurgia convencional ou, como é preferido atualmente, por via artroscópica. A grande diferença entre os dois métodos é que, por via artroscópica, diminui-se o dano ao músculo deltoide.

O paciente pode ser posicionado em decúbito lateral ou em posição de cadeira de praia. Atualmente a cirurgia é facilitada pelo uso de bomba de infusão de soro, que evita grandes sangramentos, e de âncoras de fixação de diversas procedências. Após a cirurgia, o atleta realiza um cuidadoso protocolo de reabilitação, visando ao retorno da prática competitiva, que geralmente ocorre em um prazo de 4 a 6 meses.

Lesões do tipo SLAP

As lesões SLAP são as lesões do lábio glenoidal superior, de anterior para posterior. Podem ser classificadas em cinco tipos diferentes:

- *Lesões do tipo I*: degeneração do lábio glenoidal superior com o tendão do bíceps ancorado normalmente.
- *Lesões do tipo II*: degeneração do lábio glenoidal superior com avulsão parcial patológica do bíceps do lábio glenoidal posterior.
- *Lesões do tipo III*: lesão vertical do lábio glenoidal superior, com formação do tipo alça de balde, sem arrancamento do bíceps.
- *Lesões do tipo IV*: ruptura do lábio glenoidal superior do tipo alça de balde com extensão para o tendão do bíceps.
- *Lesões do tipo V*: combinação de dois ou mais tipos de lesões SLAP.

O paciente pode referir instabilidade ao executar movimento para a frente (flexão do ombro), com dor na face anterior da articulação glenoumeral.

A queixa do atleta de voleibol geralmente se refere a uma dor no final do movimento de ataque ou fase de aceleração do mesmo movimento (Fig. 2). Nesse último, ocorre uma contração inicial do bíceps braquial simultaneamente à abdução do ombro, fazendo com que ocorra o impacto do tendão da cabeça longa do bíceps que, a longo prazo, causará o seu desgaste.

É importante lembrar que estes atletas também podem sofrer quedas com hiperextensão do ombro, principalmente nos movimentos de defesa, o que também é um fator caudal dessa lesão.

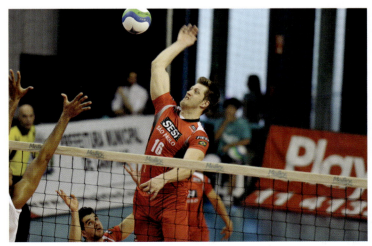

Figura 1. Arremesso.

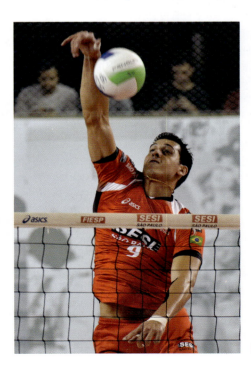

Figura 2. Ataque.

Devemos sempre lembrar do grau de atividade desses atletas. Os jogadores de elite com lesões SLAP dos tipos II, III, IV e V dificilmente melhoraram dos sintomas por meio de tratamentos não cirúrgicos, já que a lesão causa um problema mecânico na articulação glenoumeral. Atualmente a artroscopia tem um valor muito grande no tratamento cirúrgico dessas afecções, pois o cirurgião consegue um bom acesso para as regiões anterior e posterior da articulação. Sempre que possível, indica-se a fixação da lesão do tipo SLAP, mas, quando o tendão se encontra muito degenerado, a tenotomia ou a tenodese são os procedimentos de escolha.

Instabilidade glenoumeral

As instabilidades de ombro podem ser classificadas com base em sua frequência e cronologia, direção, grau de instabilidade, etiologia e presença ou ausência de controle voluntário. Assim, podem ser:

- Agudas, recidivantes ou crônicas.
- Anteriores, posteriores, inferiores ou multidirecionais.
- Luxações completas ou subluxações.
- Traumáticas, atraumáticas ou voluntárias.

Um eficiente exame físico é fundamental. A falha do reconhecimento do tipo de instabilidade pode levar a tratamentos de consequências desastrosas. Assim, o atleta deve ser examinado com os ombros e região cervical desnudos. O exame físico deve ser iniciado pela região posterior, observando-se:

- *As escápulas*: movimentação, presença ou não de escápula alada, de escápula em ressalto, de aderências.
- *A região cervical*: presença de dor, desvios, costela cervical, sinais de compressão do plexo braquial.

A seguir, com o paciente de frente:

- Movimentação dos ombros: abdução, flexão no plano frontal.
- Presença de cicatrizes preexistentes.
- Limitação ou não de rotações medial e lateral.
- Sinal do sulco: com base na distância da borda inferior do acrômio à cabeça umeral. O sinal do sulco positivo significa insuficiência dos ligamentos glenoumeral superior e inferior, e é patognomônico da instabilidade multidirecional.
- Teste da gaveta: anterior e posterior.
- Testes de apreensão.
- Teste da recolocação da cabeça do úmero.
- Avaliação do grau de flexibilidade articular do paciente.

Muitas vezes, em atletas muito fortes, a instabilidade só é detectada no exame físico sob anestesia.

A série radiográfica deve compreender as radiografias de frente (corrigido com 45° de rotação para que a escápula fique encostada no chassi), perfil transescapular e, extremamente importante, do perfil axilar. Outras incidências complementares podem ser úteis, como o perfil tipo West Point.

A ressonância magnética é um exame valioso e permite diagnosticar a lesão anatômica que indica a direção da instabilidade, as lesões do lábio glenoidal (lesões de Bankart) e da cabeça do úmero (lesões de Hill Sachs). Pode-se solicitar a ressonância com contraste (artrorressonância) para melhor identificação das estruturas anatômicas, do tipo cápsula redundante, lesões SLAP, abertura do intervalo rotador, lesões do manguito rotador entre outros.

O tratamento das instabilidades do ombro é complexo. Os pacientes com instabilidade voluntária em geral têm passado convulsivo ou com alterações psiquiátricas. Devem ser tratados conservadoramente com fisioterapia e reforço do manguito rotador. Em casos muito bem selecionados, e quando o paciente tiver dor intensa, pode-se indicar cirurgia com o fechamento do intervalo rotador e a capsuloplastia anteroinferior, tensionando-se também a cápsula posteroinferior. Nesses casos, o paciente deve ser avisado sobre a grande incidência de maus resultados.

Muito se discute a respeito do tratamento das instabilidades por via artroscópica ou aberta. Apesar dos grandes avanços no desenvolvimento de instrumental e técnicas para artroscopia de ombro, há ainda uma grande porcentagem de luxações recidivantes. A opinião dos especialistas na atualidade é que, nas primeiras luxações traumáticas sem outras patologias, a indicação é de tratamento cirúrgico artroscópico. Nas luxações recidivantes, com várias lesões anatômicas, a melhor indicação é de exame sob anestesia, artroscopia do ombro (que permite a avaliação do grau de instabilidade, do estado do lábio glenoidal, da lesão de Hill Sachs, da cabeça longa do músculo do bíceps, do intervalo rotador e dos ligamentos glenoumerais) e capsuloplastia braquial aberta no mesmo tempo cirúrgico.

Nas instabilidades em que existe falha óssea da cavidade glenoidal, como nas fraturas por arrancamento, o tratamento deve ser obrigatoriamente feito por via aberta, sendo algumas vezes necessário o uso de enxerto ósseo.

O tempo médio de retorno à prática do voleibol após o tratamento da instabilidade é de 6 a 12 meses.

Lesões do nervo supraescapular

A compressão do nervo supraescapular na incisura espinoglenoidal é uma lesão típica do ombro de atletas de voleibol. Caracteriza-se clinicamente por acentuada hipotrofia do músculo infraespinal, o que pode originar desequilíbrio do ombro com dor ou até permitir a prática esportiva sem maiores problemas.

O nervo supraescapular é um dos poucos nervos periféricos que se originam de uma raiz nervosa (C5), que pode ser lesionada no voleibol decorrente da tração ou compressão. Essa compressão pode ocorrer no ponto de Erb (logo na saída da raiz cervical), na altura da incisura superior da escápula (onde podem existir cistos neurais ou a compressão pelo ligamento transverso superior da escápula), ou na altura do ligamento espinoglenoide.

Dependendo do local onde a compressão ocorre, a clínica do atleta pode manifestar-se com atrofia somente do músculo infraespinal ou do infraespinal e supraespinal (compressões altas atrofiam os dois rotadores do ombro).

A etiologia dessa lesão ainda não é bem conhecida. Variações anatômicas, tipo de saque realizado, repetição de gestos esportivos têm sido relacionados com esse evento em muitos trabalhos científicos.

O quadro geralmente se manifesta por uma dor insidiosa no ombro, com fraqueza ou não para a rotação externa, sem alterações de sensibilidade. O atraso no diagnóstico pode chegar até 1 ano, pois o atleta geralmente não sente dores que incapacitam a atividade física.

No exame físico, o fato mais notório é a atrofia muscular, que, na maior parte dos casos, acomete o músculo infraespinal.

Exames complementares trazem poucos dados com relação ao diagnóstico, porém o exame de eletroneuromiografia pode estabelecer com precisão o local da compressão. A ressonância magnética geralmente mostra uma degeneração gordurosa do tecido muscular associado a uma intensa hipotrofia.

O tratamento consiste em fortalecer os músculos rotadores laterais. A cirurgia pode estar indicada, quando há um fator compressivo (cistos), porém até literatura mundial é pobre em relatos cirúrgicos desta patologia.

Lesões do cotovelo

- Bursites traumáticas do olécrano.
- Tendinites do músculo tríceps abraquial e do músculo bíceps braquial.

- Lesões ligamentares.
- Fraturas.
- Luxações.

As lesões mais comuns são as dos ligamentos colaterais do cotovelo, que ocorrem nas disputas de bolas na rede, como os bloqueios. São lesões benignas, mas extremamente dolorosas, que acometem em geral o ligamento colateral medial do cotovelo. O tratamento consiste em afastamento da atividade, uso de anti-inflamatórios, crioterapia e fisioterapia analgésica. A recuperação se dá em torno de 6 semanas em média. Nas lesões de grau mais leve, pode-se permitir o retorno precoce ao voleibol com a utilização de cotoveleiras reforçadas.

As tendinites são decorrentes da repetição de movimentos nos treinamentos e da sobrecarga de exercícios com pesos. No tratamento, além da abordagem com anti-inflamatórios e crioterapia, também estão indicados os exercícios de contração excêntrica dos grupos musculares comprometidos.

As bursites traumáticas são raras e podem exigir tratamento com punções e infiltrações, mas deve-se cuidar para que se evitem infecções com essas manobras.

Lesões do punho e mão

Fraturas do escafoide

Ocorrem com maior frequência os bloqueios com jogadores meios-de-rede os (Fig. 3). Deve-se estar atento ao diagnóstico dessas lesões, cujo tratamento consiste em imobilização gessada por, pelo menos, 6 semanas.

Nos casos não diagnosticados que evoluem para pseudoartrose, cirurgia com a colocação de enxerto ósseo e imobilização prolongada (em média, 3 meses) estão indicadas.

Fraturas-luxações dos dedos

Após o aparecimento das defesas com "manchetes", diminuiu muito a incidência de lesões nos dedos. As entorses e lesões ligamentares ocorrem em geral nos bloqueios e acometem com maior frequência o quarto e quinto dedos.

As luxações devem ser reduzidas imediatamente pelo médico do time e imobilizado o segmento acometido. As fraturas devem ser sempre muito bem avaliadas e fixadas cirurgicamente se necessário, para que atleta fique o menor tempo possível afastado dos jogos.

Dedo em martelo e dedo em botoeira

As fraturas por arrancamento de falange distal podem ser tratadas com imobilização com flexão da interfalângica proximal e hiperextensão da distal por 6 semanas. Em alguns casos em que onde se estabelece a deformidade em martelo, o tratamento é cirúrgico.

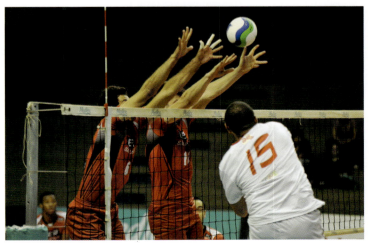

Figura 3. Bloqueio.

A prevenção dessas lesões é o tópico mais importante. Nos jogadores muito expostos à competição, ou que apresentam hipermobilidade articular, recomenda-se a esparadrapagem preventiva, muitas vezes unindo o dedo anular e o dedo mínimo.

As lesões em botoeira são de diagnóstico mais difícil, e, portanto, não reconhecidas em alguns casos. São lesões da porção central do tendão extensor, combinadas com ruptura do ligamento triangular no dorso da falange média. Isso leva a um desvio das bandas laterais abaixo do eixo da articulação interfalângica proximal. A deformidade clássica é de hiperextensão da interfalângica distal e limitação em flexão da interfalângica proximal. O tratamento pode ser conservador de início, com imobilização da interfalângica proximal em hiperextensão por 6 semanas. Nos casos de diagnóstico tardio, o tratamento é cirúrgico.

Aneurismas

O médico de equipe de voleibol deve estar atento à possibilidade de ocorrência de aneurismas no punho de seus atletas. São lesões raras que ocorrem em geral na artéria radial e que estão relacionadas com microtraumas repetidos, como nas manchetes.

O diagnóstico é clínico, com dor, alterações na perfusão da mão e claudicação intermitente. É necessária a realização de arteriografia, e o tratamento é cirúrgico.

Lesões no quadril

As mais comuns são as bursites trocantéricas, em geral em atletas do sexo feminino.

Devemos sempre lembrar a importância da vestimenta adequada para a prevenção de lesões nessa região. Pelo contato com o solo, principalmente nos movimentos de defesa com deslocamento lateral, as contusões da região do trocanter maior podem ser muito dolorosas, e a proteção das roupas (nem sempre a meta para os fabricantes ou patrocinadores das equipes) é fundamental para prevenção. Os traumas e ferimentos abrasivos são mais frequentes, e muitas atletas protegem seus quadris com joelheiras ou pequenas toalhas por dentro de seus uniformes.

Quando a bursite é muito intensa, o tratamento consiste em punção e, às vezes, infiltração. Os anti-inflamatórios, gelo e fisioterapia também são empregados.

As lesões musculares mais comuns são dos músculos isquiotibiais, em geral, por arrancamentos no ísquio. O tratamento pode ser prolongado, mas é iminentemente conservador.

Lesões do joelho

- Lesões ligamentares.
- Lesões meniscais.
- Bursites pré-patelares.
- Ligamentites do ligamento da patela (tendinite patelar).

As lesões ligamentares acometem mais atletas do sexo feminino. As mais comuns são as do ligamento colateral medial do joelho e a lesão do ligamento cruzado anterior (LCA).

O tratamento das lesões do LCA é abordado no capítulo de Lesões Traumáticas do Joelho. No voleibol, o salto é um gesto esportivo fundamental. A utilização do enxerto do ligamento da patela deve ser preterida em detrimento dos enxertos dos músculos semitendíneo e grácil.

As ligamentites do ligamento da patela são muito frequentes no voleibol. Isto se deve aos saltos e ao fato de os jogadores terem estatura elevada, com momentos de força e braços de alavanca muito grandes. As lesões do joelho do saltador são mais comuns no ápice da patela, seguido pela inserção do músculo quadríceps femoral na base da patela e do tendão na tuberosidade anterior da tíbia.

A prevenção dessas lesões compreende a escolha do piso de quadra, o aquecimento adequado antes do treinamento e ao jogo e os exercícios de alongamento.

Muitos treinadores e preparadores físicos têm utilizado exercícios pliométricos (saltos após aterrissagem de pulos de alturas variadas) e de musculação, para aumentarem o rendimento muscular de seus atletas. O abuso desses métodos pode aumentar a incidência de lesões.

O tratamento é conservador na maioria dos casos, estando proibidas as infiltrações que, no entanto, podem ser utilizadas em casos crônicos e sempre seguidas por um período de 3 a 6 semanas de repouso. As cirurgias também são procedimentos de exceção.

Lesões do tornozelo

- Fraturas do tornozelo.
- Lesões ligamentares.

As fraturas do tornozelo são raras no voleibol. A utilização de pisos modernos, com absorção de choque e que permitem diminuição de forças de cisalhamento, como o Taraflex, diminuiu muito a incidência dessas lesões.

As lesões ligamentares são frequentes, apesar do uso de tornozeleiras e de treinos de propriocepção, cada vez mais adotados por técnicos e preparadores físicos. Ocorrem com frequência nas ações junto à rede, seja por invasão executada pelo adversário, seja pela aterrissagem em pé do companheiro de equipe.

Um diagnóstico diferencial importante que devemos sempre ter em mente é a lesão das sindesmoses tibiofibular e distal, traumatismo do terço distal da perna e do tornozelo, que geralmente é causada por um movimento de rotação externa e eversão do tornozelo e em geral ocorre em razão de torções. Apesar de pouco frequente, é importante ser lembrada, pois alguns atletas com dores crônicas nessa região podem ter rompido a sindesmose, e o tratamento pode até ser a realização de um procedimento cirúrgico para sua fixação. Uma das situações mais difíceis para o médico da equipe de voleibol consiste em avaliar a capacidade de um atleta poder retornar à quadra após uma entorse moderada ou grave, resistindo com isenção à pressão da comissão técnica e do próprio atleta.

Lesões no pé

- Metatarsalgias.
- Fraturas do metatarso.
- Tendinites do tendão do calcâneo.
- Fascites plantares.

As lesões mais comuns no voleibol são as tendinites do tendão do calcâneo por sobrecarga e repetição do treinamento. Devem ser corretamente avaliadas por um bom exame físico que compreenda o alinhamento mecânico dos membros inferiores e do gesto esportivo na quadra. As radiografias dos pés, a ultrassonografia e a ressonância magnética podem ser indicadas.

Miscelânea

As lesões dos ossos da face, como nos traumas por boladas, podem ocorrer no voleibol. As mais comuns são as fraturas do osso nasal e os afundamentos do osso maxilar. Os ferimentos oculares, ainda que raros, também podem ocorrer, sendo os mais graves os que acarretam o descolamento da retina. Atualmente, com o uso de lentes de contato para a correção dos vícios de refração, deve-se estar atento às medidas preventivas higiênicas e de traumas.

As lesões de pele, como nos ferimentos abrasivos por contato com o piso de quadra, também são comuns. O piso Taraflex, obrigatório nas competições oficiais, é menos lesivo à pele, além de absorver melhor os impactos.

■ LESÕES POR SOBRECARGA E FADIGA

O sucesso dos campeonatos de voleibol, hoje verdadeiros espetáculos de força e técnica, fez com que a Liga Mundial de 1994, por exemplo, levasse quase meio milhão de espectadores aos ginásios esportivos de doze países, além da transmissão ao vivo, para todo o mundo. Foram, no total, seiscentas e cinquenta horas de transmissão. Aliada a esse fator, a profissionalização do esporte, com os salários dos atletas e os recursos de propaganda envolvidos, contribuiu para aumentar o volume de treinamento, além de as cobranças também se terem tornado maiores. Por isso temos observado um aumento do número de lesões por repetição de movimentos, e também de fraturas por fadiga.

As articulações mais comprometidas são os ombros e os joelhos. Nos ombros, facilitadas pelo gesto esportivo próprio do voleibol, surgem as síndromes do impacto e as lesões do manguito rotador. Pode-se imaginar um atleta repetindo 100 saques num único dia de treinamento? Pois isso muitas vezes ocorre (Fig. 4).

Nos joelhos, como os saltos são fundamentais para o esporte, as lesões por repetição do aparelho extensor são as mais comuns (Fig. 5). Dor femoropatelar e "joelho do saltador" têm predominado nos atletas de voleibol.

Na coluna vertebral as lombalgias, as sacroileítes e a espondilólise podem acontecer.

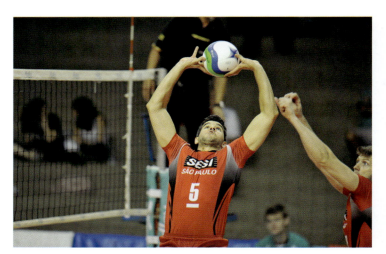

Figura 4. Movimentos repetitivos.

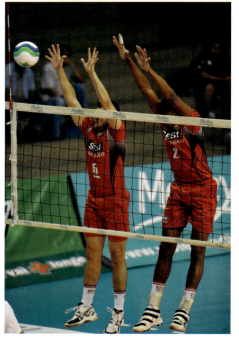

Figura 5. Movimento dos joelhos durante o salto.

As fraturas por fadiga (por estresse) ocorrem mais frequentemente na tíbia. Os atletas mais suscetíveis são os que jogam na posição de meio-de-rede, em decorrência de seus deslocamentos constantes para bloquear os ataques adversários.

■ BIBLIOGRAFIA

Burkhart SS, Morgan CD, Kibler WB. Shoulder injuries inoverhead athletes. The "dead arm" revisited. *Clin Sports Med* 2000;19:125-58.

Fleisig GS, Andrews JR, Dillman CJc et al. Kinetics of baseball pitching with implications about injury mechanisms. *AM J Sports Med* 1995;23:233-39.

DeLee JC, Drez JR D. *Orthopaedic sports medicine: principles and practice.* Saunders, 2003.

Kirchhoff C, Imhoff AB. Posterosuperior and anterossuperior impingement of shoulder in overhead athletes – Envolving concepts. *Int Orthopaed* (SICOT) 2010;34:1049-58.

Richards DP et al. Knee joint dynamics predict patellar tendinitis in elite volleyball players. *Am J Sports Med* 1996;24(5):676-83.

Shapiro MS et al. Ankle sprain prophylaxis: an analysis of the stabilizing effects of braces and tape. *Am J Sports Med* 1994;22(1):78-82.

Ferretti A, De Carli A, Papandrea P. *Volleyball injuries: a colour atlas of volleball traumatology.* Federación Internacional de Voleibol, 1994.

CAPÍTULO 50

LESÕES NO TÊNIS

Carlos Vicente Andreoli ▪ Eduardo Antônio de Figueiredo ▪ Paulo Santoro Belangero

■ INTRODUÇÃO

Acredita-se que o tênis tenha surgido de jogos inicialmente praticados por egípcios, gregos e romanos. No século XIV apareceu a raquete, invenção italiana, o que tornou o jogo menos violento e mais interessante. Com o aparecimento da bola de borracha em meados do século XIX, surgiu na Inglaterra o esporte que conhecemos nos dias atuais.

No Brasil, o esporte foi trazido por imigrantes ingleses, juntamente com livro de regras, raquetes, bola e rede. Atualmente, o esporte é organizado em federações. Internacionalmente, a ITF (*International Tennis Federation*) e no Brasil, a CBT (Confederação Brasileira de Tênis) e as federações estaduais. A Associação dos Profissionais do Tênis, a ATP, que coordena os torneios profissionais masculinos pelo mundo, e a WTA (*Women Tennis Association*), responsável pelos torneios profissionais femininos.

■ EQUIPAMENTOS E QUADRAS

Classicamente os instrumentos básicos para a prática do esporte são: a raquete, a bola e o vestuário, principalmente a utilização de calçados adequados. As raquetes apresentam características específicas, podendo ser mais flexíveis ou rígidas. São compostas de materiais como alumínio, carbono, grafite e titânio.

As raquetes pesam cerca de 300 gramas, dependendo do tipo e composição do material. As empunhaduras que variam de acordo com o tamanho da mão do tenista e sua adequada indicação são fundamentais na prevenção de lesões. Empunhaduras muito pequenas podem predispor a tendinopatias do cotovelo, como as epicondilites, já as empunhaduras grandes podem causar lesões importantes no nível do punho.

O comprimento total da raquete e o tamanho da cabeça são fatores relacionados com a vibração da raquete após a batida na bola (Fig. 1).

As cordas representam uma importante componente da raquete. Podendo ser feitas de material orgânico ou sintético. As cordas sintéticas são mais duráveis, porém transmitem maior vibração à raquete e ao membro superior, o que pode predispor a lesões. A escolha do tipo de corda que melhor se adapta ao jogo de cada atleta geralmente é difícil e requer tempo e prática.

A tensão do encordoamento pode ser um fator extrínseco correlacionado no aparecimento da epicondilite lateral do cotovelo. Tensões elevadas aumentam a transmissão da vibração da raquete, principalmente para o cotovelo. A utilização de bolas inadequadas ou velhas pode fazer com que o atleta tenha que realizar maior força para desempenhar o mesmo movimento, predispondo a lesões.

Os calçados devem ter um reforço lateral bem elaborado. Durante uma partida, ocorrem movimentos de parada brusca, deslocamentos laterais de fundo de quadra. O equilíbrio é valioso para gerar força na rebatida da bola e isso só é conseguido com uma parada brusca após um movimento de arranque. Existem vários tipos de solado do calçado que se adaptam aos diferentes tipos de quadra. Os calçados devem ter uma câmara de absorção de impacto bem desenhada, minimizando o choque com o solo. A região posterior do calçado não deve ser alta, pois pode prejudicar o tendão do calcâneo e provocar tendinopatias (Fig. 2).

As quadras, local onde é praticado o esporte, são classificadas como rápidas ou lentas. As quadras lentas, normalmente, são as de saibro, as mais frequentemente encontradas no país. As quadras rápidas são feitas de material sintético, cimento ou grama, encon-

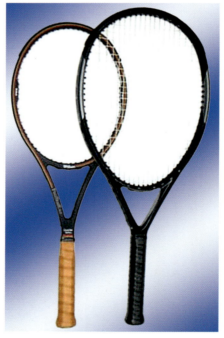

Figura 1. Raquetes de tênis.

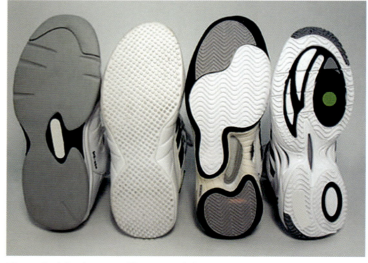

Figura 2. Calçados específicos para tênis.

tradas principalmente na Inglaterrra, sede do importande Grand Slam de *Wimbledon*.

O tipo de piso influência a velocidade do jogo. As quadras rápidas, piso duro, ocasionam maior incidência de lesões no membro inferior. Nas quadras lentas, como as de saibro, os atletas necessitam mais força no membro superior para realizar os golpes, sendo as lesões mais frequentes no membro superior, principalmente no ombro e cotovelo (Fig. 3).

■ BIOMECÂNICA

O movimento básico do tênis pode ser dividido em quatro fases: preparação, aceleração, impacto da bola e complemento. Dessa maneira, esse movimento se assemelha ao do lançamento da bola no beisebol, o que faz com que o tênis seja englobado no grupo de esportes de arremesso.

Os movimentos do esporte necessitam de precisão e potência. Altas forças e grandes amplitudes de movimento são geradas no ombro durante os movimentos do tênis. Velocidades por segundo em torno de 1.500°/s no serviço, 895°/s no *backhand* e 387°/s no *forehand* são descritas no ombro. A velocidade da mão no instante de impacto da bola, como resultado dessas velocidades no ombro, gira em torno de 75 km/hora no serviço, 52 km/hora no *backhand* e, no *forehand*, 60 km/hora (Fig. 4).

Alguns estudos relatam velocidades angulares do ombro de até 7.000°/segundo. O movimento da escápula é significativo, rodando cerca de 65 graus sobre seu eixo, no serviço, e transladando até 15 centímetros no sentido horizontal.

■ ATIVIDADE METABÓLICA ESPECÍFICA

As demandas metabólicas do tênis são variáveis, dependendo do tipo de jogo e da idade do atleta. Na maior parte dos pontos disputados, cerca de 10% do mecanismo gerador de energia é aeróbio. Em virtude do período curto de cada ponto disputado, cerca de 70% do mecanismo envolvido é anaeróbio alático, enquanto que, em 20%, o mecanismo gerador de energia é anaeróbio láctico. Entretanto, o tenista deve ter uma boa condição cardiopulmonar para poder suportar jogos longos que chegam a durar cinco *sets*, por até 5 horas.

■ EPIDEMIOLOGIA

As diferentes metodologias e populações utilizadas em estudos dificultam a exata incidência e prevalência das lesões causadas pelo tênis. As lesões ortopédicas comportam-se de maneiras diferentes, comparando tenistas competitivos a atletas recreacionais.

Em atletas de alto nível abaixo de 18 anos, a incidência de lesões é estimada em 2 a 20 lesões por 1.000 horas de prática da modalidade. Uma metanálise publicada por Pluim *et al.* com tenistas de todos os níveis competitivos reportam uma incidência que varia de 0,04 a 3,0 lesões por 1.000 horas praticadas. Essas variações nas estatísticas são resultado de diferentes definições de lesão utilizadas. Como exemplo, em estudos que definem que a lesão no tênis é aquela em que o atleta deva ser levado ao departamento médico, a incidência de lesões é extremamente baixa.

As lesões decorrentes à prática do tênis podem ocorrer em qualquer local no sistema musculoesquelético. A maioria das lesões ocorre nos membros inferiores (31%-67%), seguidos dos membros superiores (20%-49%) e, por fim, o tronco (3%-21%). As lesões mais frequentes nos membros inferiores são a lesão muscular da coxa e a entorse. Nos membros superiores, é mais acometida a articulação do ombro e do cotovelo, sendo a afecção mais prevalente a epicondilite lateral do cotovelo.

A localização e sua cronicidade da lesão podem variar: as lesões dos membros inferiores são mais prevalentes nas lesões agu-

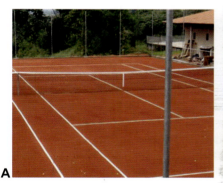 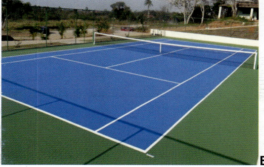 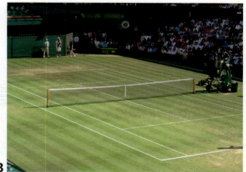

Figura 3. (**A**) Saibro. (**B**) Superfície dura. (**C**) Grama.

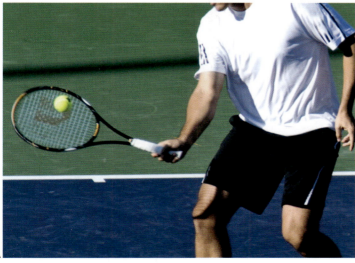 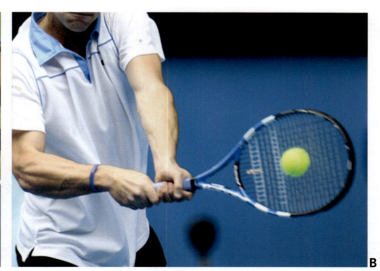

Figura 4. (**A**) Forehand. (**B**) Backhand.

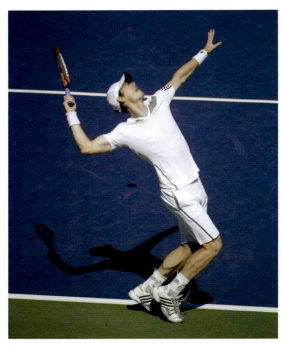

Figura 5. Hiperextensão da coluna lombar.

Quadro 1. Estágios evolutivos da epicondilite
1. Reação inflamatória sem alteração patológica com a cura do tendão
2. Tendinose e degeneração angiofibroblástica
3. Tendinose com falha estrutural do tendão
4. Fibrose e calcificação (Nirchl, 2003)

A lesão mais prevalente foi a lesão muscular na coxa com 23,8% de um total de 244 lesões, seguida de lesões de pé e tornozelo (19,7%), cotovelo (16,8%), ombro (14,8%), joelho (12,3%) e coluna (7,3%). O período médio de afastamento para as lesões foi de 39 dias.

LESÕES ESPECÍFICAS

Epicondilite lateral

A epicondilite lateral (tênis *elbow*) ocorre inicialmente por microlesões internas na origem do tendão do extensor radial curto do carpo. A epicondilite lateral pode evoluir progressivamente decorrente da atividade de repetição em quatro estágios (Quadro 1).

Conforme descrito por Nirchl, os três elementos fundamentais da tendinose associada à epicondilite lateral são: hiperplasia fibroblástica, hiperplasia vascular e produção anormal de colágeno. Os termos epicondilite e tendinite não seguem os achados da anatomia patológica. Ocorre dor relacionada com o processo nociceptivo por meio de substâncias relacionadas com o processo doloroso e não com o processo inflamatório.

No esporte, a epicondilite lateral está relacionado com o movimento de *backhand* apenas com uma das mãos, principalmente nos atletas recreacionais. A tensões de corda da raquete maiores que 58 libras e empunhadura da raquete com diâmetros pequenos e raquetes leves.

Gruchow *et al.* encontraram a prevalência de 14,1% em mais de 500 atletas com idade variando entre 20 e 50 anos. A incidência média da epicondilite em atletas de tênis encontrada na literatura varia entre 35 a 51%.

Ao exame físico, o paciente refere dor à palpação localizada no epicôndilo lateral. Movimentos de extensão do punho ou supinação resistida podem exacerbar a dor.

As manobras clínicas são: a manobra de Cozen (dorsiflexão do punho contra a resistência com o cotovelo em 90° de flexão e o antebraço na posição de pronação) (Fig. 6), a manobra de Thosem ou Mill (dorsiflexão ativa do punho contra a resistência com o cotovelo estendido) e a manobra de Maudsley, que consiste em realizar manobra de extensão resistida do terceiro dedo. Teste da cadeira: soli-

das, enquanto que as lesões crônicas são mais frequentes nos membros superiores e tronco. Em estudo com o acompanhamento por seis anos em tenistas americanos a prevalência de lesões foi de 21,1%, sendo a coluna lombar o local mais afetado, seguido da coxa, ombro e tornozelo (Fig. 5). Já um outro estudo, realizado com atletas suecos, encontrou que as entorses de tornozelo são as lesões agudas mais comuns, enquanto que a dor lombar é queixa crônica mais comum.

São descritas, também, porém com menor frequência, a ruptura da fáscia plantar, lesão longitudinal do tendão do músculo fibular curto, lesão do músculo flexor longo do hálux, falha de ossificação do centro secundário no olécrano, luxação do extensor ulnar do carpo, osteocondrite dissecante do úmero, lesão do nervo supraescapular, anomalias vasculares do membro superior. As fraturas por estresse mais descritas encontram-se em vários ossos do corpo (navicular, *pars articular*, tíbia ulna, rádio, ulna), podendo ocorrer também em locais pouco frequentes de fratura por estresse, como no sacro ou ísquio.

Da Silva *et al.* realizaram um estudo epidemiológico em 160 tenistas, que praticavam o esporte há 12,7 anos, sendo 60% do sexo masculino. O índice de lesões foi de 1,53 lesão por atleta. Em relação aos anos de prática, o índice foi de 0,15 lesão por atleta por ano.

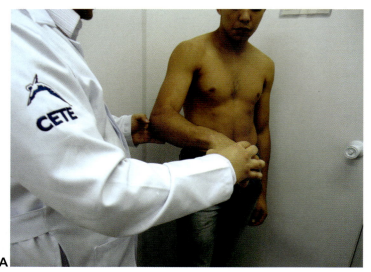
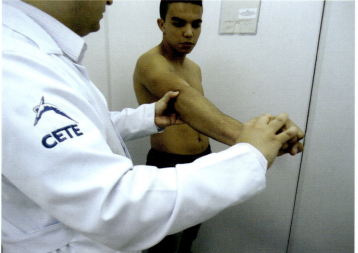

Figura 6. Manobra de Cozen. (**A**) Flexão do punho. (**B**) Extensão contra a resistência.

cita-se ao paciente que realize o levantamento de uma cadeira com o membro acometido. A manobra será positiva, se o paciente referir dor na região do epicôndilo lateral.

Na epicondilite lateral, no diagnóstico diferencial com a compressão do nervo interósseo posterior, realiza-se a manobra de extensão resistida do terceiro dedo que reproduz os sintomas da compressão do nervo interósseo posterior. Injeta-se anestésico na região do epicôndilo. Caso a dor não se manifeste, o diagnóstico é de epicondilite. Na persistência de dor, a compressão do nervo interósseo posterior deve ser investigada. Na epicondilite medial, o diagnóstico diferencial faz-se com a neurite do nervo ulnar e as lesões do ligamento colateral medial. A neurite pode ser investigada por meio do sinal de Tinel e a lesão ligamentar com as manobras de estresse em valgo com o cotovelo em 30° de flexão.

A radiografia simples raramente apresenta alteração. A ultrassonografia evidencia alteração de tecidos moles ao redor do epicôndilo, e a ressonância magnética apresenta maior especificidade e sensibilidade para evidenciar degeneração tendinosa e lesões parciais ou totais.

A história natural da epicondilite lateral mostra que no período de um ano ocorre a resolução dos sintomas em 70 a 80% dos casos. O tratamento das epicondilites é essencialmente conservador. Os conceitos básicos são alívio da dor, controle do processo inflamatório, promover a cicatrização dos tecidos afetados e controle das forças envolvidas no movimento do cotovelo, punho e mão.

Para o controle da dor, o uso de anti-inflamatórios permanece controverso, os analgésicos auxiliam nos caso de dor aguda e a imobilização gessada axilopalmar por 7 a 10 dias nos casos de dor intensa, com antebraço pronado e os músculos extensores relaxados. A acupuntura também pode ser utilizada, pois promove o alívio da dor. A injeção de corticosteroides demonstrou benefícios a curto prazo e deve ser realizada com cautela, principalmente em casos crônicos.

A fisioterapia apresenta melhores resultados a curto e médio prazos, com 60 a 95% de resolução, seguindo as etapas de analgesia, alongamento e fortalecimento com ênfase no exercício excêntrico.

A terapia por ondas de choque extracorpóreas é outro método que pode ser realizado. É descrita na literatura a utilização de sangue autólogo no tratamento da epicondilite lateral. Entretanto, não se observou melhora clínica em comparação com placebo, segundo Wolf.

A utilização de plasma rico em plaquetas apresenta ainda resultados preliminares e necessita de estudos com maior evidência a respeito de sua eficácia. Entretanto, Gosens et al. demonstraram resultados promissores da técnica com seguimento de 2 anos, com melhora da dor.

Quanto à pratica esportiva, na orientação correta da técnica do movimento de *backhand*, o uso de tensão das cordas adequado e empunhadura correta deve ser corrigido (Fig. 7).

O tratamento cirúrgico é reservado para os casos de falha do tratamento conservador, com a persistência da dor e limitação funcional das atividades diárias e esportivas por 6 a 12 meses. O princípio básico na cirurgia é a identificação da lesão, a ressecção do tecido anormal. A cirurgia de Nirschl consiste na identificação e ressecção do tecido angiofibroblástico envolvendo do extensor radial curto do carpo, osteotomia do epicôndilo lateral, perfuração do epicôndilo com broca e reparo do extensor radial longo do carpo. Utilizada nos casos crônicos, o resultado varia de 70 a 95% de bons a excelentes resultados (Fig. 8).

A cirurgia artroscópica tem sido indicada por alguns autores, permitindo a visibilização direta da afecção, alterações intra-articulares e preservação do tecido normal, apresentando menor dor pós-operatória, melhor estética e reabilitação precoce. Recentemente Kim et al. afirmaram que o tratamento artroscópico da epi-

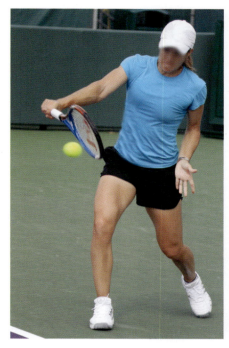

Figura 7. Posicionamento correto do *backhand*.

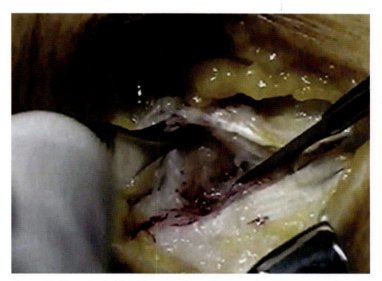

Figura 8. Cirurgia de Nirschl para epicondilite lateral.

condilite lateral apresenta bons resultados, entretanto a decorticação do epicôndilo lateral produz maior dor no pós-operatório imediato e não apresenta melhores resultados em relação a não realização desse procedimento.

Lesões do ombro

As dores no ombro referidas afetam 24% dos tenistas de alto nível, com idades variando de 12 a 19 anos, sendo que a prevalência aumenta para 50% em atletas de meia-idade.

Os sintomas de dor no ombro estão associados à instabilidade, principalmente em atletas juvenis, enquanto que em atletas de maior faixa etária estão relacionados com as lesões do manguito rotador, incluindo o bíceps.

As lesões no ombro são associadas a lesões por esforço repetitivo, discinesia escapular, lesões do manguito rotador ou GIRD (*glenohumeral internal rotation deficit*) que resulta de impacto interno do ombro, podendo estar associado a lesões labrais (Fig. 9).

Nos atletas iniciantes e juvenis devemos enfatizar os exercícios preventivos na articulação do ombro e escapulotorácica, com ênfase na prevenção da discinesia escapular e fortalecimento do manguito rotador.

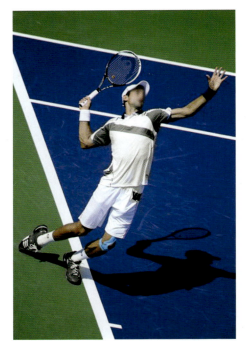

Figura 9. Movimento do saque com abdução e rotação lateral do ombro.

As instabilidades glenoumerais, principalmente a anterior e a lesão do tipo SLAP (*labrum superior*), nos tenistas são de indicação cirúrgica por meio da artroscopia.

As lesões parciais e completas do manguito rotador, aparecem principalmente a partir da 5ª década, são de tratamento cirúrgico, também por via artroscópica.

Lesões da mão e punho

A dor do compartimento ulnar do punho é uma queixa frequente. No gesto esportivo do tênis, no movimento de *backhand* com as duas mãos, a mão do lado dominante está em posição de desvio ulnar exagerada no momento do impacto, e ainda o punho do lado não dominante se encontra em uma posição de extensão que pode gerar lesões por sobrecarga (Fig. 10).

O diagnóstico diferencial da dor ulnar deve englobar várias doenças, entre as quais as tendinopatias do extensor ulnar do carpo e a lesão da fibrocartilagem triangular. Ainda pode haver nesse local trombose da artéria ulnar, decorrente de sua compressão no canal de *Guyon*, sendo afecções raras que sempre devem ser lembradas.

Tendinopatias do compartimento radial também podem ocorrer, mas são mais raras. Dentre as mais relatadas, destaca-se a tenossinovite de *De Quervain*. Eventualmente há necessidade de infiltrar anestésicos, para a melhora do quadro álgico. Com frequência essa lesão acomete tenistas que utilizam muito o movimento de efeito (*topspin*) nas bolas de direita (*forehand*).

Lesões da coluna

As dores lombares são referidas em mais de 85% dos atletas. Em um estudo de série de casos de 148 atletas profissionais de tênis, Marks *et al.* encontraram que 38% dos tenistas referiram ter perdido um torneio decorrente da dor lombar, e 29% referiam dores lombares crônicas.

Outro estudo descreve que 50% dos tenistas de elite sofreram um episódio de dor lombar por pelo menos uma semana de duração, sendo que 20% desses atletas a descrevem como uma dor severa.

O saque é o movimento causador de mais episódios de dor lombar durante a partida. Esses movimentos repetitivos de flexão-extensão do tronco podem levar ao desenvolvimento de espondilólise lombar, principalmente L5-S1 (fratura por estresse da *pars intrerarticularis*).

Lesões no quadril

As lesões no quadril são descritas como sendo prevalentes entre 1 a 27% das lesões em tenistas. Sanchis-Moysi *et al.* investigaram o tamanho dos músculos iliopsoas e glúteos, comparando-se atletas profissionais de tênis e futebol por meio do exame de ressonância magnética.

Os autores encontraram que tenistas apresentam uma hipertrofia assimétrica do iliopsoas o que pode levar a dores causadas por tendinites e bursites em seu membro não dominante. Outro estudo descreve que ex-tenistas do sexo feminino apresentam 250% a mais de alterações degenerativas no quadril comparadas a grupo-controle.

Lesões no joelho

Em estudo epidemiológico realizado com 17.397 atletas de diferentes esportes e níveis competitivos, havia 300 lesões no joelho relacionadas com a prática do tênis, desses 11% apresentavam o diagnóstico confirmado de lesão do ligamento cruzado anterior (Fig. 11). O mesmo estudo descreve que as lesões do ligamento colateral e menisco medial são mais frequentes se comparada a outros esportes. Dores patelofemorais (principalmente em mulheres) e tendinites patelares (*jumper's knee*) são frequentemente encontradas em tenistas. Já a osteoartrose é mais frequente em atletas acima de 50 anos.

As lesões meniscais e a lesão completa do ligamento cruzado anterior são de indicação cirúrgica. Na lesão meniscal, em atletas jovens, sempre que possível realiza-se a sutura do menisco, mas na maioria dos casos a meniscectomia parcial é a técnica artroscópica mais realizada. No pós-operatório das meniscectomias parciais o retorno ao esporte ocorre em 2 meses, nas suturas meniscais em 4

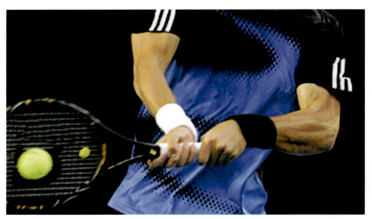

Figura 10. Desvio ulnar do punho durante movimento de *backhand*.

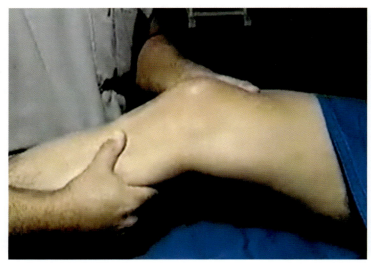

Figura 11. Exame de Lachman para lesão do ligamento cruzado anterior.

meses. Nas lesões do ligamento cruzado anterior é realizada a reconstrução ligamentar com enxerto do tendão patelar ou do semitendíneo e grácil, por via artroscópica. No pós-operatório, o retorno ao esporte ocorre em 6 meses.

Lesões no pé e tornozelo

Roth usou pela primeira vez o termo *tennis toe*, para descrever um achado frequente nos pés dos tenistas. Em virtude dos movimentos de paradas bruscas, muito comuns nesse esporte, ocorre um hematoma no hálux que pode acometer a região subungueal ou a região distal do hálux, causando bolhas. Trata-se de uma queixa frequente, e o estudo dos calçados utilizados para jogar deve sempre ser realizado, para que se previna adequadamente a lesão. Quando essa está estabelecida, drena-se o hematoma da região subungueal, com uma agulha, ou trata-se da lesão bolhosa.

A entorse de tornozelo é um dos segmentos anatômicos mais afetados. O mecanismo de lesão mais comum é a inversão com a flexão plantar do pé. O ligamento fibulotalar anterior é o mais lesionado, seguido dos ligamentos fibulocalcaneano e fibulotalar posterior.

A determinação do grau de entorse de tornozelo (I: leve, II: moderada, III: grave) é fundamental para a determinação do tempo de tratamento e de afastamento da prática esportiva. No exame físico pela inspeção, avaliam-se o grau de edema e equimose, e, pela palpação, os locais de pontos dolorosos. O teste da gaveta anterior positiva, lesão do ligamento fibulotalar anterior, e o teste do estresse em inversão positivo, lesão do ligamento fibulocalcâneo são fundamentais, porém nas fases agudas podem gerar muita dor (Fig. 12).

Devem-se realizar radiografias do tornozelo de rotina para avaliar possíveis fraturas ou lesões associadas (talo, osso trígono avulsão da base do 5º metatarsal). Quando possível, as radiografias sob estresse auxiliam o diagnóstico da lesão ligamentar. A ressonância magnética, por ser indolor e apresentar alta especificidade e sensibilidade, tanto na fase aguda como crônica, pode confirmar a suspeita diagnóstica, evidenciando, também, possíveis lesões condrais ou contusões ósseas. No tratamento de urgência, coloca-se gelo local até realizar-se a imobilização e mantém-se a elevação do membro afetado. Retira-se a carga por 1 a 3 semanas, dependendo do grau da entorse.

A prevenção da entorse de tornozelo é indispensável para diminuir a reincidência, com treinos sensório-motores e fortalecimento das estruturas do tornozelo e o uso dos estabilizadores da articulação. As instabilidades crônicas e sintomáticas do tornozelo, mesmo após treinamento sensório-motor e uso de estabilizadores, são de indicação cirúrgica, por meio da cirurgia de Bostrom.

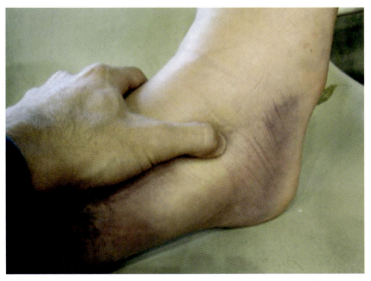

Figura 12. Edema e hematoma do tornozelo após entorse grau III.

Nas fraturas agudas do pé, a da base do 5º metatarsal é a mais comum. O mecanismo de lesão é a inversão com o pé na posição de dorsiflexão ou neutro. As fraturas de Jones, na diáfise proximal do 5º metatarsal, também podem ser observadas com esse mecanismo. O uso de órteses para minimizar a inversão diminui a incidência dessas lesões. No tratamento, utiliza-se gesso suropodálico, sem carga por 3 a 4 semanas para a fratura da base do 5º metatarsal, e, de 4 a 6 semanas, para as fraturas de Jones, procurando manter-se o condicionamento cardiorrespiratório, por meio de exercícios para o membro superior, tronco e membro contralateral.

Lesões musculares

A lesão muscular na perna do tenista é a mais frequente. O *tennis leg* é um evento frequente entre os praticantes do tênis. É caracterizada pela ruptura muscular do gastrocnêmio medial na perna, e é conhecida como "sinal da pedrada", pois o atleta na ocasião da lesão refere a sensação de ter sido atingido por uma pedra na região da panturrilha. O mecanismo de lesão ocorre no início de uma corrida inesperada durante o jogo, para uma subida à rede ou em um deslocamento lateral súbito.

O tratamento inicial segue as mesmas recomendações para qualquer tipo de lesão muscular aguda. Utilizamos uma modificação da sigla em inglês PRICE – proteção adequada da articulação (*protection*), repouso (*rest*), gelo (*ice*), compressão do local acometido e uso de muletas (*compression/crutches*), além da reabilitação precoce e elevação do membro inferior acometido (*exercise/elevation*). A utilização de anti-inflamatórios é questionável, devendo ser utilizado somente no dia da ocorrência da lesão. Após, a dor é controlada por meio de analgésicos por via oral. A fisioterapia é de extrema importância na reabilitação e no retorno do atleta às atividades prévias.

Fraturas por estresse

Maquirriain e Ghisi, em artigo publicado, em 2006, realizaram um estudo para determinar a incidência e a distribuição das fraturas por estresse em atletas de elite, praticantes de tênis. Em um estudo de coorte retrospectiva os autores analisaram 139 atletas de elite por um período de dois anos. Desses, 15 atletas desenvolveram 18 fraturas por estresse., correspondendo uma incidência de 12,9% dos casos. Segundo o estudo, a fratura por estresse do osso navicular foi a mais prevalente (27% das fraturas por estresse), seguida pela fratura da *pars interarticularis* (16%), metatarsos (16%) e tíbia (11%). Nos membros superiores acometem principalmente os ossos do antebraço e metacarpo (Fig. 13).

■ LESÕES NO TÊNIS DE MESA

O tênis de mesa tem suas origens na Inglaterra, no final do século XIX, época em que este esporte era praticado de forma espontânea, apenas como um passatempo, com mesa grande e sem regras (1). Em função do som provocado pelo toque da bola na mesa e na raquete, o esporte ficou conhecido como ping-pong (2). Com a estruturação e evolução de suas normas, tornou-se modalidade esportiva a partir disso, tomou rumos inesperados e difundiu-se pelo mundo, tornando-se esporte nacional da China e largamente praticado no Japão.

A partir de 1988, tornou-se modalidade olímpica durante as olimpíadas de Seoul. Em níveis competitivos a carga de treinamento torna-se necessária, sendo que pode levar, principalmente, a lesões por sobrecarga.

Em 2002, foi publicado pelo Centro de Traumatologia no Esporte, um estudo a respeito da epidemiologia das lesões no tênis de mesa. Foram avaliados 116 atletas. As lesões mais encontradas pelos autores foram as tendinopatias (41,5%). O segmento anatô-

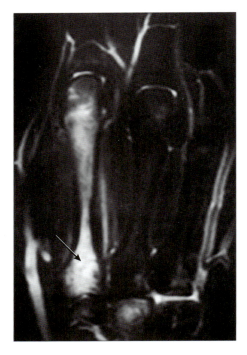

Figura 13. Ressonância magnética com fratura de estresse do 2º metacarpo.

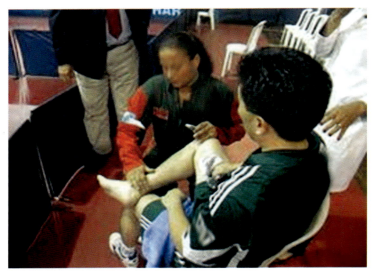

Figura 14. Entorse de tornozelo durante partida de tênis de mesa.

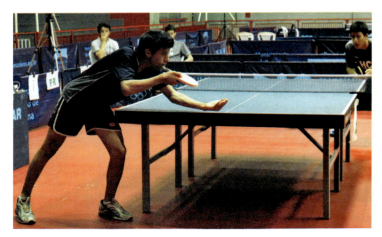

Figura 15. Flexão da coluna lombar durante saque do tênis de mesa.

mico mais acometido foi o tornozelo (26,4%), seguido pelo joelho (24,5%) e pelo punho (15,1%) (Fig. 14). As dores crônicas que não os afastavam da atividade foram relatadas 59 vezes por 48 (41,4%) dos entrevistados. Os joelhos e os ombros, com 32,2% cada, foram os mais frequentemente citados.

Tênis de mesa é um esporte de raquete que exige que os jogadores adotem a posição semiflexionada no joelho até 90 graus ou mais vezes por períodos prolongados de tempo, associados a movimentos de rotação do tronco, tais movimentos podem submeter o joelho a torques rotacionais excessivos decorrente da posição fixa do membro inferior no solo (Fig. 15).

Reza Rajabi et al. realizaram um estudo comparando joelhos de ex-atletas de alto nível competitivo a indivíduos controles, pareados por idade e sexo. Os autores encontraram que 78,3% dos ex-atletas apresentam alterações radiográficas degenerativas, enquanto que as mesmas encontram-se presentes em 36,3% dos indivíduos controles.

Fraturas não são frequentes no esporte, estando mais relacionadas com fraturas por sobrecarga. Petschnig et al., em 1997, e Dufek et al., em 1999, descreveram em duas atletas do sexo feminino, de 19 e 26 anos respectivamente, portadoras da tríade da mulher atleta, a presença de fratura por estresse da ulna. Ambas tiveram boa evolução com o tratamento não cirúrgico empregado.

■ BIBLIOGRAFIA

Abrams GD, Renstrom PA, Safran MR. Epidemiology of musculoskeletal injury in the tennis player. *Br J Sports Med*. 2012 June;46(7):492-98.

Arner O, Lindholm A. What is tennis leg? *Acta Chir Scandinav* 1985;116:73-75.

Backx FJG, Beijer HJM, Bol E et al. Injuries in high-risk persons and high-risk sports. A longitudinal study of 1818 school children. *Am J Sports Med* 1991;19(2):124-30.

Balius R, Pedret C, Estruch A et al. Stress fractures of the metacarpal bones in adolescent tennis players: a case series. *Am J Sports Med* 2010 June;38(6):1215-20.

Beachy G, Akau CK, Martinson M et al. High school sports injuries. A longitudinal study at Punahou School: 1988 to 1996. *Am J Sports Med* 1997;25:675-81.

Bollen SR, Robinson DG, Crichton KJ et al. Stress fractures of the ulna in tennis players using a double-handed backhand stroke. *Am J Sports Med* 1993;21(5):751-52.

Bylak J, Hutchinson MR. Common sports injuries in young tennis players. *Sports Med* 1998;26(2):119-32.

Carroll R. Tennis Elbow: incidence in local league players. *Br J Sports Med* 1981;15:250-56.

Chard MD, Lachmann SM. Racquet sports: patterns of injury presenting to a sports injury clinic. *Br J Sports Med* 1987;21(4):150-53.

Christmass MA, Richmond SE, Cable NT et al. Exercise intensity and metabolic response in single tennis. *J Sports Sci* 1998;16(8):739-47.

Clarke AW, Connell DA. Case report: bilateral ischial stress fractures in an elite tennis player. *Skeletal Radiol* 2009 July;38(7):711-14.

Cohen M, Silva RT, Lopes AD. Epincondilite lateral do úmero em atletas. Aparelho locomotor. *Clínica Cirurgia* 1998;1(1):19-24.

Daubinet G, Rodineau J. Paralysis of the suprascapular nerve and tennis. A propos of three groups of professional players. *Schweiz Z Sportsmed* 1991;39:113-18.

De Smedt T, de Jong A, Van Leemput W et al. Lateral epicondylitis in tennis: update on aetiology, biomechanics and treatment. *Br J Sports Med* 2007;41:816-19.

Duarte O. *Todos os esportes do mundo*. São Paulo: Makron Books do Brasil, 1996. p. 199.

Dufek P, Ostendorf U, Thormählen F. Stress fracture of the ulna in a table tennis player. *Sportverletz Sportschaden* 1999 June;13(2):62-64.

Ejnisman B, Andreoli CV, Pochini AC et al. Cotovelo. In: Cohen M. (Org.). *Guia de Medicina do Esporte*. São Paulo: Manole, 2007. p. 495-502, vol. 1.

Fox EL. Appud Fu FH, Stone DA. *Racquet sports*. Baltimore: Williams & Wilkins, 1994. p. 535, cap. 32.

Froimson AI. Tennis leg. *JAMA* 1969;209(3):415-16.

Fu FH, Stone DA. *Racquet sports*. Baltimore: Williams & Wilkins. 1994. p. 531, cap. 32.

Gosens T, Peerbooms JC, van Laar W et al. Ongoing positive effect of platelet-rich plasma versus corticosteroid injection in lateral epicondylitis: a double-blind randomized controlled trial with 2-year follow-up. *Am J Sports Med* 2011 June;39(6):1200-8.

Greenbaum B. The pathoanatomy and histopathology of tênis elbow. *Curr Opinion Orthopedics* 2001;12(4):353-55.

Gruchow HW, Pelletier D. An epidemiologic study of tennis elbow. Incidence, recurrence, and effectiveness of prevention strategies. *Am J Sports Med* 1979;7:234-38.

Herrick RT, Herrick S. Rupture of the plantar fascia in a middle-age tennis player. A case report. *Am J Sports Med* 1983;11(2):95.

Hjelm N, Werner S, Renstrom P. Injury profile in junior tennis players: a prospective two year study. *Knee Surg Sports Traumatol Arthrosc* 2010;18:845-50.

Hudak PL, Cole DC, Haines AT. Understanding prognosis to improve rehabilitation: The example of lateral elbow pain. *Arch Phys Med Reahbil* 1996;77(6):586-93.

Hutchinson MR, Laprade RF, Burnett QM 2nd, et al. Injury surveillance at the USTA Boys' Tennis Championships: a 6-yr study. *Med Sci Sports Exerc* 1995;27:826-30.

Ishikawa H, Ueba Y, Yonezawa T et al. Osteochondritis dissecans of the shoulder in a tennis player. *Am J Sports Med* 1988;16(5):547-50.

Jackson DW, Silvino N, Reiman P. Osteochondritis in the female gymnast's elbow. *Arthroscopy* 1989;5:129-36.

Kaminsky SB, Baker CL. Lateral Epicondilitis of the elbow. *Sports Med Arth Review* 2003;11:63-70.

Kibler WB. Biomechanical analysis of the shoulder during tennis activities. *Clin Sport Med* 1995;14(1):79-85.

Kim JW, Chun CH, Shim DM et al. Arthroscopic treatment of lateral epicondylitis: comparison of the outcome of ECRB release with and without decortication. *Knee Surg Sports Traumatol Arthrosc* 2011 Jul;19(7):1178-83.

Kühne CA, Zettl RP, Nast-Kolb D. Injuries- and frequency of complaints in competitive tennis- and leisure sports. *Sportverletz Sportschaden* 2004;18(2)85-89.

Kulund DN, McCue III FC, Rockwell DA et al. Tennis injuries: prevention and treatment. *Am J Sports Med* 1979;7(4):249-53.

Larsen E. Longitudinal rupture of the peroneus brevis tendon. *J Bone Joint Surg Br* 1987;69-B(2):340-41.

Larsen J Tennis injuries: Incidence and patterns. *Ugeskr Laeger* 1991;153:3398-99.

Lech O, Piluski PCF, Severo AL. Epicondilite Lateral do Cotovelo. *Rev Bra Orop* 2003;38(8):421-36.

Lehman RC. Thoracoabdominal musculoskeletal injuries in racquet sports. *Clin Sports Med* 1988;7:267-76.

Loosli AR, Leslie M. Stress fracture of the distal radius. A case report. *Am J Sports Med* 1991;19(5):523-24.

Majewski M, Susanne H, Klaus S. Epidemiology of athletic knee injuries: A 10-year study. *Knee* 2006;13:184-88

Maquirriain J, Ghisi JP. The incidence and distribution of stress fractures in elite tennis players. *Br J Sports Med* 2006 May;40(5):454-59.

Marks MR, Haas SS, Wiesel SW. Low back pain in the competitive tennis player. *Clin Sports Med* 1988;7:277-87.

McLennan JG, McLennan JE. Injury patterns in Scottish heavy athletes. *Am J Sports Med* 1990;18(5):529-32.

Miller AP. Strains of the posterior calf musculature (tennis leg). *Am J Sports Med* 1979;7(3):172-74.

Moorman CT, Monto RR, Bassett III FH. So-called trigger ankle due to an aberrant flexor hallucis longus muscle in a tennis player. A case report. *J Bone Joint Surg* 1992;74-A(2):294-95.

Murakami Y. Stress fracture of the metacarpal in an adolescent tennis player. *Am J Sports Med* 1988;16(4):419-20.

Neuman BJ, Boisvert CB, Reiter B et al. Results of arthroscopic repair of type II superior labral anterior posterior lesions in overhead athletes: assessment of return to preinjury playing level and satisfaction. *Am J Sports Med* 2011;39:1883-88.

Nirschl RP, Ashman ES. Elbow tendinopathy: tennis elbow. *Clin Sports Med* 2003;(4):813-36.

Nuber GW, McCarth WJ, Yao JST et al. Arterial abnormalities of the shoulder in athletes. *Am J Sports Med* 1990;18(5):514-19.

Petri FC, Rodrigues RC, Cohen M et al. Lesões musculo-esqueléticas relacionadas com a prática do tenis de mesa. *Rev Bras Ortop* 2002 Ago.;37(8):358-62.

Petschnig R, Wurnig C, Rosen A et al. Stress fracture of the ulna in a female table tennis tournament player. *J Sports Med Phys Fitness* 1997 Sept.;37(3):225-27.

Pluim B, Staal JB. Tennis. In: Caine DJ, Harmer P, Schiff M. (Eds.). *Epidemiology of injury in olympic sports*. Oxford, UK: Wiley Blackwell, 2010. p. 277-93.

Pluim BM, Staal JB, Windler GE et al. Tennis injuries: occurrence, aetiology, and prevention. *Br J Sports Med* 2006;40:415-23.

Priest JD, Nagel DA. Tennis Shoulder. *Am J Sports Med* 1976;4(1):28-42.

Rajabi R, Johnson GM, Alizadeh MH et al. Radiographic knee osteoarthritis in ex-elite table tennis players. *BMC Musculoskelet Disord* 2012 Feb. 6;13:12.

Rayan GM. Recurrent dislocation of the extensor carpi ulnaris in athletes. *Am J Sports Med* 1983;11(3):183-84.

Roth HV. Tennis Toe. *J Am Podiatry Assoc* 1973;63:76.

Safran MR. Elbow injuries in athletes: a review. *Clin Orthop* 1995;310:257-77.

Shiri R, Viikari-Juntura E, Varonen H et al. Prevalence and determinants of lateral and medial epicondylitis: a population study. *Am J Epidemiol* 2006;164:1065-74.

Silva RT, De Bortoli A, Laurino CF et al. Sacral stress fracture: an unusual cause of low back pain in an amateur tennis player. *Br J Sports Med* 2006 May;40(5):460-61.

Silva RT, Takahashi R, Berra B et al. Medical assistance at the Brazilian juniors tennis circuit-a one-year prospective study. *J Sci Med Sport* 2003;6:14-18.

Silva RT. *Estudo da incidência de lesões ortopédicas no tênis*. Tese de Mestrado. São Paulo. Departamento de Ortopedia e Traumatologia – UNIFESP/EPM, 2000.

Spector TD, Harris PA, Hart DJ et al. Risk of osteoarthritis associated with long-term weight-bearing sports: a radiologic survey of the hips and knees in female ex-athletes and population controls. *Arthritis Rheum* 1996;39:988-95.

Swärd L, Svensson M, Zetterberg C. Isometric muscle strength and quantitative electromyography of back muscles in wristlers and tennis players. *Am J Sports Med* 1990;18(4):382-86.

Trepman E, Mizel MS, Newberg AH. Partial rupture of the flexor hallucis longus tendon in a tennis player: a case report. *Foot Ankle Int* 1995;16(4):227-31.

Waninger KN, Lombardo JA. Stress fracture of the index metacarpal in an adolescent tennis player. *Clin J Sports Med* 1995;5:63-66.

Wolf JM, Ozer K, Scott F et al.: Comparison of autologous blood, corticosteroid, and saline injection in the treatment of lateral epicondylitis: a prospective, randomized, controlled multicenter study. *J Hand Surg Am* 2011 Aug.;36(8):1269-72.

Young CC, Raasch WG, Geiser C. Ulnar stress fracture of the nondominant arm in a tennis player using a two-handed backhand stroke. *Clin J Sports Med* 1995;5:262-64.

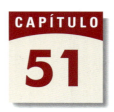

CAPÍTULO 51

GINÁSTICA EM ACADEMIA

Laíra Campêllo

■ INTRODUÇÃO

O aspecto estético do corpo passou a ser valorizado na Antiguidade pelos romanos e gregos com os jogos e a noção de arte. Só a partir da Renascença é que alguns escritores começaram a tomar consciência dos benefícios da atividade física sobre o metabolismo orgânico e o espírito, até chegar à nossa época quando se criou uma real consciência dos efeitos benéficos do exercício, não só no aspecto fisiológico, mas também psicossocial para o homem.

O conceito atual de ginástica em academia veio aprimorando-se ao longo das duas últimas décadas, com a finalidade de criar um número de atividades físicas que, juntas, pudessem desenvolver benefícios estéticos, bem-estar geral e uma condição física que permitam enfrentar as adversidades da vida moderna: o sedentarismo e o estresse, causas principais do aparecimento precoce de doenças cardíacas.[1]

Ultrapassada a ginástica clássica, o *fitness* e todas as suas variações chegaram finalmente a nosso meio. Diversas atividades isoladas ou combinadas entre si estão à nossa disposição: aeróbica (alto e baixo impacto), *cardiofunk, step, spinning*, CFT (condicionamento físico total), *body pump* e outras variações ou combinações. Surgiram, então, diversos problemas físicos ocasionados por uma variedade de situações que vão desde sua má aplicação, passando pela falta de formação profissional especializada nessa área, até a falta de estudos científicos sérios em que as atividades aplicadas possam estar embasadas.

Ao longo deste capítulo, descreveremos os problemas que foram possíveis detectar em cada uma das atividades mais praticadas nas academias, e, com base em estudo desenvolvido em nosso meio, traçar um perfil do aluno de academia, as principais queixas físicas relacionadas com as modalidades específicas, e sugerir medidas que possam ajudar na prevenção das lesões consequentes da má aplicação dessas atividades.

■ GINÁSTICA AERÓBICA

O termo aeróbica é definido como qualquer ginástica que modele o corpo e oxigene os tecidos por meio de movimentos rápidos efetuados no ritmo de uma música. O programa coreografado foi desenvolvido por Jacki Sorenson, em 1969, com o objetivo de estimular as esposas dos oficiais da Força Aérea de Porto Rico a participarem das atividades físicas propostas. Cerca de 2 anos depois, foi integrado ao programa da YMCA, em South Orange, Nova Jersey. O programa original consistia em combinações ecléticas de várias formas de dança, incluindo balé clássico, moderno, *jazz* e *disco*, assim como exercícios calistênicos, corridas, saltos e alongamentos; porém, as bases desse método devem-se ao Dr. Kenneth H. Cooper, cujos princípios por ele preconizados foram aproveitados por vários americanos provenientes de diferentes centros, que, por sua vez, criaram seus próprios métodos.[2,3]

Em 1982, foi lançado o vídeo *Workout*, com Jane Fonda, com a proposta de levar às casas um programa de fácil execução, menos agressivo, pois propunha a variação do baixo impacto (sem saltos, em que era necessário que pelo menos um dos pés estivesse em contato com o solo) e com a vantagem de poder ser executado em casa.[3]

A partir deste momento, houve uma explosão da atividade que se tornou extremamente popular nos Estados Unidos. Foram criadas várias academias em todo o país, dirigidas por instrutores oriundos das mais diversas profissões, pois, para ser professor nessa época, bastava uma aparelhagem de som potente, discos empolgantes, criatividade e muita animação.

Esse crescimento desordenado, sem critérios, chamou a atenção dos profissionais da área de saúde. Ignorados quanto à prevenção e à aplicação do método, instalou-se uma grande polêmica, entre os profissionais e os adeptos. Associado a este fato, a publicidade e o dinheiro que circulavam com essa atividade deixaram a aeróbica com má imagem.

Como consequência da aplicação desordenada e da falta de estudos sérios, consultórios médicos e clínicas fisioterápicas começaram a receber um público muito grande oriundo desse meio com problemas que partiam de simples dores musculares à incapacitação osteomuscular, assim como alterações cardiovasculares severas.[1,2]

Não havia critérios para que um aluno pudesse ser admitido nas aulas de aeróbica. Observavam-se em uma mesma turma faixas etárias diferentes, pessoas com excesso de peso, com lesões ortopédicas preexistentes, problemas clínicos e cardiovasculares e graus diferentes de condição física, executando o mesmo nível de esforço sem nenhuma restrição ou recomendação médica prévia.

Acrescido a tudo isso, a não obrigatoriedade de formação profissional especializada dos instrutores ensejava que pessoas desprovidas de qualquer preparo técnico ministrassem aulas sem uma sequência que respeitasse os princípios fisiológicos e biomecânicos básicos.

O potencial das lesões existia porque havia uma relativa inexperiência de instrutores e participantes que, na maioria das vezes, tinham condição física precária para realizar uma atividade de esforço extremo com exercícios de natureza repetitiva.[3,4]

Revistas especializadas e estudiosos em treinamento ofereceram sugestões para a prevenção dessas lesões, incluindo: aquecimento adequado, técnicas de alongamento próprias, calçado apropriado, uso de solo com superfície flexível e que fosse evitada mais de uma aula por dia, principalmente para os iniciantes.[4-6]

A literatura pesquisada revelou poucos trabalhos que sistematicamente estudaram as taxas de lesões entre os praticantes.

Um estudo conduzido na Califórnia, por Garrick *et al.*, investigou os efeitos de fatores, como tipo de solo e do tênis na frequência das lesões. Os autores avaliaram 351 praticantes e 60 instrutores de aeróbica de três academias, com três tipos de piso e seis marcas de tênis.

Os resultados mostraram que o pé e a região tibial anterior eram os locais mais acometidos em ambos os grupos; o tornozelo, 2 vezes mais frequente entre os instrutores, e a lombalgia, mais frequente e 20% mais severa entre os praticantes. As lesões no joelho apareceram sub-representadas entre os estudantes e frequentes apenas nos instrutores mais antigos no meio.[7]

Apesar de 25 variedades de tênis terem sido usadas, a maioria teve base em torno de seis marcas. A taxa de lesão foi calculada por cada tipo de tênis entre as seis mais usadas. Não houve diferença estatística significativa; porque quase todos usavam tênis durante suas atividades, e a influência (na taxa de lesão) de simplesmente usar tênis não pôde ser confirmada.

A comparação entre a taxa total de lesões, tempo gasto e frequência de lesões específicas, muitas vezes relacionadas com o tipo de piso, falhou em revelar um padrão consistente associado ao tipo do solo.[6-10]

Em um segundo estudo, realizado pela British Columbia, construiu-se um gráfico retrospectivo de 100 pacientes tratados pelo mesmo médico, com lesões resultantes da prática da aeróbica. Informações dessa revisão foram suplementadas com uma página de questionário aplicado em 800 praticantes de cinco academias. Os resultados mostraram que 67% deles tinham dor significativa como resultado das aulas, a maioria localizada em membros inferiores.[7,8]

Um terceiro estudo, realizado na Carolina do Norte, analisou 726 praticantes de quatro academias, duas das quais restritas a mulheres. As aulas duravam de 50 a 60 minutos e consistiam em aquecimento (balístico ou estático), atividade de intensidade progressiva vigorosa, movimentos aeróbicos contínuos, exercícios de solo (com ou sem peso) para tonificar braços, abdome, pernas e glúteos, e um período de "esfriamento" com movimentos lentos de alongamento. A lesão era definida como alguma condição que causasse dor, limitasse a atividade, ou ambas, e a gravidade foi examinada pela contingência direta da limitação que tinha no local da lesão em relação à atividade.

Na maioria das aulas, os praticantes foram instruídos a calçar tênis especiais para aeróbica e desencorajados a se exercitarem descalços. Cerca de 39% usaram tênis apropriados, 6% estavam descalços e 55% não usavam tênis específicos.

Em 49% dos participantes, constatou-se história de pelo menos uma lesão relacionada com a aeróbica. Dentre esses, 56% referiram uma lesão; 27%, duas e 17%, três ou mais. Como poderia ser esperado, os indivíduos que praticavam há 1 ano ou mais estavam mais predispostos à lesão (56%) do que aqueles que praticavam há menos tempo.

As lesões em extremidades inferiores foram as mais frequentes (60%). A região tibial anterior, com 24,5%, e o tornozelo, com 12,2%, eram as mais prevalentes. A região lombar também foi um local frequente de lesão, com 12,9%. Entre os indivíduos lesionados, 43% relataram ter parado o exercício como resultado de lesão, porém, só 23% foram ao médico. Entre os que procuraram orientação médica, os diagnósticos mais frequentes foram os entorses de tornozelo (25%) e tendinites em membros inferiores.

Francis et al.[11] receberam respostas de 135 de aproximadamente 200 instrutores de aeróbica que participavam de uma oficina realizada pela *Fundação Nacional de Prevenção a Lesões* e pela *Universidade de San Diego*. Os que responderam eram basicamente mulheres (94%), com idades entre 20 e 35 anos e que ensinavam aeróbica há pelo menos 2 anos.

Embora o termo lesão não fosse bem definido, 103 dos 135 instrutores (76,3%) relataram que tinham mantido (63%) ou agravado (36%) um total de 220 lesões resultantes de suas atividades com a aeróbica. Utilizando a média dos dados apresentados de 7 a 14 aulas (estimadas por 1 hora por aula) por semana para uma média de 2 anos, obteve-se uma taxa de 0,22 lesões por 100 horas de exposição.[11]

Richie et al.[12] avaliaram estudantes e instrutores de 28 academias de aeróbica na Califórnia. Cerca de 1.291 questionários foram respondidos, 1.233 de estudantes e 58 de instrutores. Uma lesão foi definida como alguma condição que causasse dor significativa e/ou limitasse a participação nas atividades. Entre os estudantes, 543 (43,3%) relataram 1.075 lesões, 44 (75,9%) instrutores relataram 105 lesões. Cerca de 100 das lesões dos estudantes (9,3%) e 30 (28,6%) das lesões dos instrutores necessitaram de tratamento médico.[12]

Utilizando a média dos dados apresentados, a taxa de lesão entre os estudantes (levando em consideração 1 hora de aula) foi de 1,01 lesão por 100 horas de aula (3,31 aulas por semana × 26 semanas × 1.233 participantes). A taxa entre os instrutores foi de 0,29 lesão por 100 horas de atividade.

Há dificuldades em comparar os estudos, porque os dados não estão uniformemente distribuídos, e os autores classificaram certas lesões em diferentes localizações anatômicas. Como exemplo, MacIntyre et al.[13] incluíram as lesões no tendão do calcâneo entre os problemas de pé e tornozelo, enquanto, em outros estudos, estavam incluídos em lesões no pé, na panturrilha ou extremidades inferiores. Desse modo, nem Francis et al.[11] nem MacIntyre et al.[13] separaram as lesões em membros inferiores em categorias específicas.[13]

As lesões em membros inferiores representaram 80% do total das lesões referidas. Entre essas, as pernas (incluindo região tibial, panturrilha e tendão do calcâneo) foram as regiões anatômicas mais frequentemente lesionadas em todos os estudos, exceto no estudo clínico de Garrick et al.[10] Lesões no pé e no joelho foram mais comuns que no tornozelo em todas as investigações.[7]

Tais fatores, como a variabilidade na definição da lesão, certamente influenciaram no padrão das mesmas em todos os estudos; desse modo, nenhum dos dados supriu alguns valores intrínsecos, observados na importância das lesões, como, por exemplo, se a percepção é pessoal ou médica.

Em todos os casos, a população estudada revelou a preponderância das lesões (24,1% a 38,6%), envolvendo a porção anatômica entre o joelho e o tornozelo.

Richie et al.[12] notaram que, enquanto 28,6% dos instrutores lesionados necessitaram de tratamento médico, somente 13,3% dos envolvidos necessitaram de tratamento na região tibial. Do mesmo modo, menos que 10% das mesmas lesões entre os estudantes demandaram cuidados médicos.

O fato de que somente 16,4% das lesões foram tratadas por médicos no estudo de Garrick[10] sugere que, entre as mais sérias das lesões na aeróbica, aquelas que envolvem a região tibial não são tão severas como seria esperado após o levantamento bibliográfico.

Somente a investigação por MacIntyre et al.[13] sugere que os traumas nessa região disputam uma proeminente parte das lesões clinicamente significativas entre as lesões na aeróbica (35,7%), embora os pacientes desse estudo tenham referido como aula de dança a causa de suas lesões, o que poderia incluir outras formas de dança.[7,12,13]

As lesões no joelho, por outro lado, estão ranqueadas depois dos acometimentos na região tibial e no pé em todos os estudos, e menos frequentes que as lesões na coluna em três dos cinco estudos encontrados, entretanto, nos trabalhos clínicos (em que houve necessidade de tratamento médico), as lesões no joelho eram as mais frequentes.

Em ambos os estudos, Garrick[10] e MacIntyre et al.[13] relataram o envolvimento do joelho em aproximadamente 1/3 dos indivíduos que necessitaram de cuidados médicos.

Uma revisão dessas análises não mostrou que todas as lesões na região tibial eram leves ou que todas as do joelho eram graves. As da região tibial eram obviamente significativas como apontado por MacIntyre et al.,[13] quando notaram que 76% delas eram fraturas por estresse ou síndrome do estresse tibial. Nenhum dos estudos observou com cuidado os fatores etiológicos, como piso, tênis, anormalidades biomecânicas dos pés, como causas potenciais combinadas ou isoladas para o mecanismo destas lesões.[7,13]

FATORES INTRÍNSECOS

Alguns fatores foram sugeridos como causas potenciais de lesões na aeróbica. Entre os que podem ser considerados intrínsecos, assim chamados porque estão fora do controle dos participantes, incluem-se idade, sexo e história de lesões prévias. Outras variáveis intrínsecas, como a presença de pronação dos pés, anormalidades biomecânicas dos pés ou do joelho, instabilidade de tornozelo, alinhamento anormal do membro inferior, anteversão femoral, foram sugeridas como possíveis fatores etiológicos.

Infelizmente, o potencial de produção das lesões de muitas dessas variáveis intrínsecas provoca uma análise crítica não somente porque estão inter-relacionadas e inerentemente dificultam a classificação, mas também porque foram apresentadas e discutidas em somente um padrão de investigação.[7,9]

Idade

Nem Richie et al.[12] nem Garrick[10] encontraram alguma correlação entre idade e aumento de risco de lesão. É possível que os participantes mais jovens ou mais velhos, cuja média encontrada é de 30 anos de idade, não tenham tido participação estatística significativa na taxa das lesões. Os estudos clínicos de Vetter et al.[14] e Garrick[12] sugerem que as lesões consideradas graves o suficiente para necessitar de cuidados médicos foram encontradas em uma população mais velha em um número um pouco menor que nos estudos epidemiológicos. Vetter et al.[14] notaram que a média de idade de 61 mulheres que se apresentaram para tratamento médico era de 36,6 anos. Garrick[10] relatou que 13,2% dos 681 praticantes de aeróbica que passaram por um especialista em Medicina Esportiva tinham 40 anos ou mais.[7,9,14-16]

Sexo

A aeróbica era uma atividade primariamente praticada por mulheres. Somente 6% dos instrutores estudados por Francis et al.[11] eram homens. Richie et al.[12] relataram que 8,6% dos instrutores e 12,9% dos praticantes em suas investigações eram homens e que não houve correlação entre aumento de risco de lesão e sexo. Garrick[10] notou que 13,4% dos praticantes masculinos representavam 15,1% das lesões entre os praticantes, e que, entre os instrutores masculinos (20%), 15,7% relataram lesão entre eles. Entre as lesões tratadas por médico, 8,5%[12] a 13,1%[10] foram entre os homens.[7,11,12]

Garrick et al.[10] também listaram os segmentos anatômicos de lesão de acordo com o sexo. Embora o número de homens fosse muito pequeno para poder fazer uma comparação significativa, houve um maior percentual de lesões no pé relatadas entre os homens e uma maior porcentagem de problemas na região tibial nas mulheres. Outras regiões tinham uma porcentagem tão similar ou números tão pequenos, que não puderam ser identificados.[9]

Experiência e perícia

Ao contrário da maioria das formas de danças estruturadas, como o balé, vivência na aeróbica não significa necessariamente competência. De fato, o alvo na aeróbica era mais aptidão física do que a competência, consequentemente as implicações associadas à experiência nesta atividade são diferentes das relacionadas com outras atividades ou com outras formas de dança. Na maioria das atividades atléticas o aumento da experiência e da perícia está relacionado com a assimilação do aumento da dificuldade técnica e do trabalho musculoesquelético, muitas vezes resultando em troca no padrão das lesões.

Totalmente diferentes das outras formas de atividade, experiências, como as relatadas na aeróbica, eram adquiridas em meses. Num esforço para combater o tédio, a maioria dos programas trocava suas coreografias a cada 2 ou 3 meses, sendo, desse modo, a experiência com um programa em particular de curta duração. Esta troca natural das atividades tornou particularmente difícil avaliar o papel da experiência nos sensos epidemiológicos.

Geralmente na aeróbica, a experiência tinha menor conotação que a habilidade técnica. Francis et al.,[11] por exemplo, apontaram que a maioria dos instrutores estudados (52%) utilizou o *fitness* como guia para suas aulas. Experiências prévias com outras atividades foram usadas por 25,95, e nível de habilidades específicas por somente 1,8%. Entre os instrutores, 60% já ensinavam há 2 anos ou mais, e 19% tinham menos que 1 ano de experiência. Entre os autores, nenhum discutiu a relação entre experiência e taxa de lesão.[11]

Richie et al.[12] avaliaram a relação entre experiência, definida como tempo de participação em meses e a probabilidade de manter uma lesão. Em ambos os grupos, instrutores e praticantes encontraram um aumento estatisticamente significativo na probabilidade de instalar lesão entre os mais experientes. Notaram que praticantes não lesionados tinham uma média de 4,09 meses de experiência comparado a 7,81 meses entre os lesionados. Entre os instrutores que referiram lesão, a média era de 35,6 meses de experiência, enquanto entre os não acometidos era de 19,0 meses. Esses achados refletem que o aumento da exposição propicia uma probabilidade maior de aparecer lesão.[12]

Outro agravante é a qualificação dos instrutores. Em um estudo realizado pela Fundação Nacional de Prevenção de Lesões de San Diego, 22% dos instrutores tinham certificado em Educação Física, 14% em dança, 6% em recreação, 3% em treinamento, 0,7% em terapia física, 16% tinham alguma forma de certificação em aeróbica e 14% não tinham nenhum tipo de qualificação. Essa falta de padrão quanto à qualificação e dos instrutores, assim como do método de aplicação e técnicas, permitia a pessoas não qualificadas tecnicamente ministrar aulas sem nenhum conhecimento nas disciplinas básicas, como fisiologia do exercício, cinesiologia, anatomia e treinamento, propiciando, dessa maneira, mais uma provável variável para o aparecimento de alterações, como decorrência da prática da aeróbica.[11]

Em estudo realizado pelo Centro de Traumatologia do Esporte da Universidade Federal de São Paulo, onde foi aplicado um questionário entre os instrutores das principais academias da cidade de São Paulo, 27,3% dos entrevistados não tinham habilitação profissional.[17]

Instrutores × praticantes

Na teoria, estudantes e instrutores já diferem em um número de variáveis potencialmente associadas ao risco de lesão. Se "aprender com os erros do passado" transporta alguma influência protetora, os instrutores se beneficiariam mais que os estudantes. Adicionalmente, se alguma das variáveis extrínsecas está associada a um menor risco de lesão, seria esperado que os instrutores aplicassem isso em seu favor.

Infelizmente, os instrutores podem possuir outros traços que confundem essa questão. Entre esses fatores, pode haver a percepção exata do que constitui uma lesão e, desse modo, a probabilidade de relatar tais problemas. Outro seria o fato de o instrutor poder administrar a execução dos movimentos durante uma aula e, desse modo, poder continuar ensinando mesmo na presença de algumas lesões.[11,12]

Outras atividades físicas

Somente Garrick et al.[10] avaliaram a possibilidade de outras atividades influenciarem a taxa de lesão. Entre os estudantes, 39,3% relataram a aeróbica como única atividade e sua taxa de lesão foi significativamente maior que verificada entre os que afirmaram fazer outras atividades paralelas. Tal diferença não seria necessariamente uma indicação contra a aeróbica, porque essas mesmas lesões poderiam ocorrer com outras atividades. A maioria dos médicos acredita que o perigo está associado à criação de uma nova atividade física, especialmente quando iniciada por indivíduos relativamente sedentários.[9,11]

FATORES EXTRÍNSECOS

A participação dos fatores extrínsecos na produção das lesões na aeróbica tem recebido uma atenção irregular, particularmente quando se consideram dados científicos associados a essas variáveis.

Tênis

Francis et al.[11] afirmaram que a maior característica dos tênis seria a capacidade de absorver impacto. Deveriam também promover proteção ao impacto sobre a cabeça dos metatarsos e controlar uma pronação indesejável. Não houve levantamento de dados relacionados com alguma característica dos tênis na probabilidade de desenvolver lesão.

Richie et al.[12] relataram uma prevalência de lesões de 65% entre os praticantes que se exercitavam descalços; 54% dos que usavam tênis de corrida e 52% dos que usavam outros tipos de tênis. Embora essas diferenças representem significativo ponto de partida, ainda assim não foi possível especificar se essa associação é decorrente do tipo de tênis ou de alguma outra característica das pessoas nas várias categorias. Talvez o mais importante fato vislumbrado seja a informação de que tênis específicos para aeróbica devem ser usados.

Garrick et al.[10] examinaram a prevalência das lesões entre seis marcas de tênis para aeróbica, cada qual usada por mais de 15 praticantes. Nenhuma dessas marcas teve relação estatisticamente significativamente com maior ou menor taxa de lesões.[9,11,12]

Solo

Os tipos de solo são, com frequência, mencionados como um fator potencial para desenvolvimento de lesões na aeróbica. A afirmação de que certas superfícies exercem maior influência nas taxas de lesão não é exclusiva dessa modalidade. Os pisos sintéticos têm atraído pesquisas há mais de três décadas; diferentes das superfícies ao ar livre, essas têm sido objeto de estudos epidemiológicos de acordo com suas características.

Francis et al.[11] usaram um forte suporte para especificar os tipos de solo, alertando para alguns desempenhos executados nos pisos de concreto. Outras superfícies, como as de linóleo sobre o concreto, ou carpete sobre o concreto, eram consideradas piores, porque a cobertura usada era virtualmente elástica e podia dar ao praticante a falsa sensação de segurança; além disso, afirmaram que superfícies extremamente flexíveis podem permitir uma quantidade indesejável de pronação.[11]

Richie et al.[12] produziram os primeiros dados objetivos relacionando as lesões com o tipo de solo. Relataram a prevalência de lesão em quatro tipos de solo: 50% em carpete sobre o concreto, 38% em piso de madeira com espaço de 4 cm de ar entre o concreto, 47% do mesmo piso agora coberto com carpete, e 36% de um carpete acolchoado sobre o concreto. Aparentemente ignorando seus achados, eles afirmaram que "um piso duro, inflexível, definitivamente aumenta a frequência das lesões".[12]

O estudo feito por Garrick et al.[10] avaliou a influência de três diferentes tipos de solo: um com madeira "acolchoada", um de madeira com espaço de 4 cm de ar entre o concreto e um de concreto coberto com carpete macio, acolchoado. Uma comparação da taxa total de lesão, do tempo de atividade para desenvolver lesão e da frequência de lesão associada ao tipo de piso, falhou em revelar algum padrão consistente associado ao tipo de solo.[9]

Enquanto esses dados sugerem que a influência do tipo de superfície é menos importante do que o esperado não significa que deva ser descartado como agente potencial na produção de lesões na aeróbica. Pode ser que a influência do piso esteja obscura, em razão de uma exposição mínima dessa variável. Os autores relataram que a média de aula por praticante é menor que 4 h/semana. Desse total, a parte aeróbica da aula não ocupa mais que a metade do tempo envolvido e, portanto, o piso não seria considerado um fator de risco. No entanto, é possível que 20 a 30 minutos, 3 a 4 vezes por semana, seja uma medida de tempo considerável para permitir uma avaliação da importância do solo como fator de risco para desenvolver lesões.[9,12,16]

Frequência e intensidade de participação

São consideradas variáveis, embora sejam fatores potenciais na produção de lesões. A intensidade, por outro lado, é subjetiva e varia de acordo com outros fatores, como nível de condicionamento do participante.

Richie et al.[12] notaram um significativo aumento no risco de lesão entre os praticantes (43,3%) e instrutores (75,9%), atribuído ao número de aulas por semana, 3,3% por aluno e 4,7% por instrutores. Isto implicaria afirmar que a diferença significativa entre praticantes e instrutores estaria no tempo gasto pelas aulas e ignoraria o fato de que, por exemplo, os instrutores mais experientes teriam uma história maior de exposição e de lesões para recordar, apesar de suas presentes taxas de exposição.[12]

Garrick et al.[10] examinaram a relação entre média de exposição semanal e taxa de lesão de um modo um tanto diferente. Eles calcularam as taxas de lesão para subgrupos com vários graus de exposição semanal. Embora não estatisticamente significativa, houve tendência para menor taxa de lesão (por hora de atividade) com aumento no número de aulas por semana. Notaram que a taxa de lesão entre os praticantes que faziam uma aula por semana foi duas vezes maior que a dos alunos que faziam 4 aulas/semana. Se essa relação for válida, poderia parecer que o efeito do treinamento associado ao aumento do tempo de exposição ofereceria alguma influência protetora.[7,9,10,16]

Uso de pesos

Uma nova variável da aeróbica foi lançada com o objetivo de aumentar a intensidade das aulas, exercícios com pesos que variavam de 0,5 kg a 3 kg usados nas mãos e pernas.

Requa et al. reuniram 100 praticantes experientes de aeróbica durante 24 semanas, num total de 8.655 horas de exercício monitorado, usando pesos em membros. A taxa total de lesão foi de 0,52/hora de atividade, menor que as taxas encontradas por Garrick et al.,[10] assim como outros autores tinham previamente observado na aeróbica convencional. No entanto, as lesões de membros superiores foram responsáveis por quase metade (44%) do total encontrado. Apesar de o uso de peso nos punhos ter sido visto como uma forma de aumentar o gasto de energia, principalmente na aeróbica de baixo impacto, o seu potencial de produzir lesões não foi considerado alto, levando em consideração o tempo de mais de 8.000 horas de exercícios realizados nesse estudo.[18]

Embora exista um número pequeno de estudos realizados quanto aos riscos e benefícios da aeróbica, ainda assim, não se pode qualificá-la como uma atividade altamente lesiva, se comparada a outras atividades físicas. O que ocorreu, no entanto, foi um crescimento desordenado, sem critérios previamente estabelecidos, e a participação acentuada de instrutores não qualificados ministrando aulas sem conhecimento técnico. Os defensores dos benefícios dessa atividade acreditam que, com técnicas bem definidas, ela não só trará os benefícios a que se propõe, como deverá ter sua taxa de lesões sensivelmente diminuída.

Step

Em 1989, a campeã de ginástica e professora de aeróbica Gin Miller, após sofrer uma lesão nos ligamentos do joelho, foi obrigada a interromper suas atividades. Seu médico propôs-lhe um programa específico de reabilitação para reforço da musculatura dos membros inferiores. A particularidade desse programa consistia em subir e descer escadas. Foi assim que lhe surgiu a ideia de adaptar o exercício e de incluir movimentos de subida e descida nas aulas de aeróbica e de baixo impacto. Em seguida, o *step* começou a ser executado da maneira como hoje o conhecemos.[1]

O exercício do *step* implica subir e descer alternadamente uma plataforma, executando simultaneamente movimentos de braços, com ou sem halteres. Como exercício cardiovascular, é semelhante à aeróbica de baixo impacto, porém muito mais intenso. Nesse caso, o exercício não é feito em uma superfície plana, mas alternadamente entre o solo e o *step*, é considerada uma aula de resistência global.

Ao contrário de uma aula de aeróbica tradicional, que contém movimentos com muitos saltos com impactos violentos no solo, os exercícios de *step* permitem manter uma intensidade elevada, mas com uma eliminação do impacto no solo, diminuindo com isso a probabilidade de traumatismos nos ossos, articulações e nos músculos. Teoricamente, teríamos mais exercício e menos traumatismos. No entanto, se praticada incorretamente, pode ser lesiva.[1,19]

Como aconteceu com a aeróbica, na tentativa de eliminar o tédio, os instrutores começaram a criar variações da proposta básica inicial, com o objetivo de aumentar a intensidade das aulas e torná-las mais motivantes. Como resultado, surgiram muitos movimentos combinando saltos com giros e mudanças bruscas de direção, assim como a adição dos halteres, que, juntos, criaram um ambiente propício a lesões.

Em vista dessa combinação desastrosa, o *step* tornou-se uma aula de alto grau de complexidade de movimentos e de altíssimo esforço, desestimulando o aluno iniciante, que não se sentia apto a executar coreografias complexas quanto à coordenação de movimentos de membros superiores e inferiores ao ritmo de uma música, assim como pelo intenso vigor exigido por essa sequência de exercícios.

Toda a preocupação inicial de não cometer os mesmos erros da aeróbica não estava sendo suficiente para garantir ao praticante uma segurança em relação ao método; porque sua aplicação dependia não só dos movimentos selecionados pelos professores, mas também da conscientização e do conhecimento mais aprofundado daqueles que se propunham a aplicar o programa.

Banco

O *step* é formado por dois pés moduláveis e por uma plataforma equipada com uma superfície antiderrapante. Os pés moduláveis permitem aos alunos, antes de iniciar a aula, ajustar como lhes convém a altura da plataforma, determinando assim a intensidade do esforço em função das suas possibilidades. Sua concepção deveria possibilitar aos praticantes de todos os níveis seguir a mesma aula. Para que isso fosse possível, alguns princípios básicos deveriam ser rigorosamente respeitados:

1. Manter sempre os joelhos ligeiramente fletidos, nunca estendidos completamente. Os joelhos devem amortecer e não encaixar.
2. Pousar os pés com firmeza sobre o banco para obter um apoio o mais estável possível.
3. Evitar pousar o pé muito na ponta do banco.
4. Manter os olhos fixos no banco, para não cair durante o movimento.
5. Evitar várias alturas do banco (três posições), nas primeiras aulas (não colocar nenhum pé, só a plataforma).
6. Levantar as pernas para não tropeçar na plataforma.

Esses princípios básicos, se respeitados, suavizariam o impacto da aula principalmente para o aluno iniciante; porém, essas orientações foram seguidas nos primeiros anos do *step*, depois não se observavam mais esses cuidados, o que fez aumentar o risco de lesões entre os praticantes, pois, para os iniciantes, faltava intimidade com o *step*, e, com isso, dificuldade de coordenar os movimentos dentro da intensidade exigida; para os alunos avançados, o aumento na altura do banco, assim como o aumento na velocidade da música que exigia execução mais coordenada e precisa dos movimentos, causava um aumento considerável na intensidade da aula e consequente aumento do risco de lesão.[1,19]

Um estudo realizado por Williford *et al.*, em 1998,[19] reuniu estudantes regularmente matriculadas no curso de Educação Física. Três grupos foram formados: um grupo de *step*, um de corredoras e um grupo-controle, que não fazia exercício regularmente. As estudantes que tinham pouca frequência e que não faziam mais de três aulas de exercício por sessão, por causa de lesões, foram eliminadas do estudo. Todas as alunas estavam livres de lesões antes de iniciarem o programa do estudo. As coreografias eram derivadas do programa *Power Step*, da Reebok, orientado por um instrutor com mais de 12 anos de experiência, selecionado para seguir o protocolo e administrar as sessões de treinamento.[19]

O programa de exercícios consistia em 10 semanas de treinos, 3 dias por semana e 1 hora por sessão. Cada aula foi dividida em 15 minutos de aquecimento, 30 minutos de *step* e 15 minutos de "esfriamento", e as alunas foram instruídas a manter a frequência cardíaca entre 75 e 90% da frequência cardíaca máxima. A cadência da música mantida entre 122 e 124 rotações por minuto e os bancos utilizados seguiam o modelo proposto pela *Reebok* com plataforma medindo 27,94 cm por 88,9 cm, emborrachada e com altura ajustável entre 6,8 e 10 polegadas.

As alunas iniciaram o programa com a plataforma na altura de 6 polegadas (15,24 cm) e, após 3 semanas, foi aumentada para 8 polegadas (22,32 cm). Durante as 4 últimas semanas do estudo, a intensidade do exercício foi ajustada individualmente e apenas nove alunas progrediram para 10 polegadas (25,40 cm) na altura do *step*.

Um treinamento foi orientado, por meio de leitura, para as estudantes sobre segurança e precauções e como executar várias técnicas de exercício no *step*. Todas as estudantes completaram o treinamento diário, incluindo aquecimento e esfriamento.

O grupo de corrida executou um programa em lugar plano, fechado e recapeado com borracha. As alunas fizeram o mesmo aquecimento e esfriamento do grupo de *step*, trotaram ou correram por 30 minutos, 3 dias por semana durante 10 semanas. A intensidade desse programa também foi monitorada e igualada ao grupo de *step* com 75 a 90% da frequência cardíaca máxima.

O grupo-controle consistia em alunas que não faziam atividade física e foram instruídas a manter seus hábitos diários normalmente e não iniciar qualquer programa de treinamento durante o período do estudo.

Todas as alunas mantiveram um registro diário onde anotavam suas frequências cardíacas e respondiam a um questionário comparativo de lesões em que os exercícios registrados requeriam uma descrição específica de localização da lesão, assim como de sua gravidade, como proposto por Garrick *et al.*[10] No modelo a seguir:

- *Grau I*: certo desconforto, mas não altera as atividades diárias.
- *Grau II*: cessar ou alterar a atividade na aula.
- *Grau III*: necessidade de trocar ou alterar tanto atividade física como atividade diária.
- *Grau IV*: necessidade de procurar cuidados médicos.

O resultado das lesões analisadas indicou que ambos os grupos relataram demora no aparecimento de dores musculares durante os três primeiros dias de treinamento. A localização primária das dores musculares ocorreu na região dos gastrocnêmios para as corredoras, e nos ombros, para as alunas de *step*. Houve somente uma lesão que necessitou de cuidados médicos. Durante 6 semanas, apenas uma aluna do grupo das corredoras sentiu o tendão do calcâneo e foi tratada por um médico (lesão de grau IV), e duas outras tiveram que interromper as atividades por um período curto de tempo graças a problemas no joelho e tornozelo (lesão de grau III). Somente uma aluna do grupo de *step* relatou lesão que necessitou interromper os treinos.

As outras lesões relatadas no grupo de *step* foram consideradas de grau I, com relatos de dor nos seguintes locais: ombros, 43%; gastrocnêmios, 43%; tornozelo, 26%; joelho, 13%; coxa, 13%; costas 13% e pescoço, 4%.

Entre as corredoras, as queixas foram de joelho, 13%; tornozelo, 7%; tibial anterior, 7%; gastrocnêmios, 7% e quadril, 7%.

A maior incidência de queixa nos ombros das alunas de *step* acredita-se ter sido causada pela troca de exercícios entre cada fase do programa, em que os movimentos com os membros superiores eram de grande amplitude e precisavam ser executados na velocidade da música, aumentando de complexidade a cada troca de fase.[19]

Foi realizado, pelo *Centro de Traumatologia da Universidade Federal de São Paulo*, um estudo epidemiológico em que 499 frequentadores e 35 instrutores das principais academias da cidade de São Paulo foram entrevistados, com o objetivo de traçar um perfil do frequentador das academias, modalidades mais praticadas e principais queixas de dor ou limitação funcional ou lesão relacionadas com essas modalidades. Quanto aos professores, o objetivo era determinar o grau de formação, assim como sua experiência na aplicação prática das principais atividades das academias.

Dos 499 entrevistados, 4,6% disseram praticar o *step* como principal atividade; entre estes, as queixas atingiam as seguintes regiões: joelho, 45,4%; tornozelo, 18,1% e ombro com 9,9%. Essa distribuição nas articulações nos leva mais uma vez a afirmar que a modalidade se tornou mais lesiva do que havia sido previsto em sua proposta inicial, principalmente em função da complexidade das coreografias aplicadas.[17]

Os professores, para aumentar a intensidade das aulas e satisfazerem seus alunos, cada vez mais exigentes, construíam coreografias de alto grau de complexidade, cujas músicas selecionadas tinham a rotação mais acelerada do que o recomendado, e a sequência de exercícios escolhida (saltos com giros, saltos com mudança de direção, mudança brusca de direção com combinação simultânea de movimentos de membros superiores e inferiores) também exigia uma excelente coordenação motora. Com essa combinação, as aulas de *step* tornavam-se cada vez mais específicas e exigiam de seus praticantes não só uma boa condição física, mas também boa coordenação motora e memória para assimilar a sequência de movimentos.[19-24]

A consequência de tudo isso foi desastrosa: as aulas começaram a esvaziar-se, o número de lesões não só aumentou, como também variou em termos de localização, porque o que antes se concentrava em membros superiores passou a ser mais frequente em joelhos e tornozelos e, com o desestímulo aos iniciantes de estarem se aventurando em aula tão complexa, o método começou a perder eficácia e o estímulo à prática.

Hoje, o *step* está passando por uma reformulação, tentando resgatar a proposta inicial do programa que tanto sucesso fez no início da década de 1990. Existe uma preocupação muito maior em que o método volte a ser mais seguro em relação à sua prática, principalmente pelos iniciantes.

SPINNING

Em 1987, o sul-africano Jonathan Goldberg tentou completar a prova de ciclismo mais longa dos EUA, a *Race Across America*. Frustrado por não conseguir terminar o percurso, pensou em uma maneira de aprimorar seu condicionamento; elaborou, então, um programa cardiovascular, usando monitor cardíaco. Voltou a treinar na estrada e se inscreveu novamente para a prova em 1989. Na época, era casado, sua esposa estava grávida e havia chegado o inverno e, para não se afastar de casa, criou com as próprias mãos, em sua garagem, uma bicicleta estacionária com a mesma geometria de sua bicicleta. Reproduziu alguns exemplares e convidou alguns amigos para treinarem com ele ao som de muita música e *rock*.[25]

Sem saber, essa bicicleta estacionária e seu programa de treinamento estavam dando origem ao famoso programa *JGSPINNING*.

Somente em 1995, Jonathan Goldberg, agora conhecido como Johnny G, lançou oficialmente, na indústria do *fitness*, seu programa JGSPINNING. O modelo básico de sua bicicleta estacionária tinha sido industrializado por um fabricante americano e apelidado de Johnny G Spinner. Desde então, mais de 80 países trabalham com o programa, que já certificou centenas de profissionais em todo o mundo e é hoje conhecido como a mais atual revolução do *fitness* depois do lançamento do *step*, em 1989.

A empresa americana MAD DOGG ATHLETICS (MDA) que detém a licença mundial do programa só o lançou oficialmente no Brasil em julho de 2000, essa demora para o lançamento do produto no mercado brasileiro possibilitou que uma modalidade similar fosse criada em nosso meio a partir do programa original.[25]

JGSPINNING é um programa de treinamento cardiovascular sem competição, que respeita a individualidade biológica, praticado sobre uma bicicleta estacionária. O treinamento promove uma interação entre corpo e mente com forte componente filosófico: visa ao objetivo individual, apesar do treino em grupo. Numa aula proposta por esse programa, o aluno deve literalmente "viajar" de pedal, não é ciclismo *indoor*, não foi criado em uma sala de aula e não é ginástica sobre bicicleta.

É um programa simples, mas bem detalhado, devendo as aulas ser estruturadas em períodos de treinamento de acordo com as fases do condicionamento, propostas em "zonas de energia". Cada aluno deve ser informado das normas de segurança, do ajuste individual adequado da bicicleta e deve trazer consigo uma garrafa com água ou outro líquido, um monitor de frequência cardíaca, uma toalha e vestimenta apropriada.[26,27]

As chamadas "zonas de energia" atuam em diferentes faixas de batimentos cardíacos, promovendo trabalho aeróbico e, para os mais preparados fisicamente, alguns momentos de trabalho anaeróbico. As músicas devem ser selecionadas especificamente para cada aula, levando-se em consideração as características do grupo e o horário de aula.

O fator mais importante, quando se fala da prevenção de lesões na prática desse programa, é o ajuste adequado da bicicleta, que deve ser feito individualmente visto que essa permite ajustar altura do banco, do guidão e distância entre esse e o banco. O ajuste inadequado pode sobrecarregar a região lombar e, principalmente, o joelho.[26,27]

No estudo realizado em nosso meio, foram entrevistados 499 frequentadores das principais academias da cidade de São Paulo em horários variados no período de aproximadamente um ano, com o objetivo principal de identificar quais as atividades mais praticadas pelos frequentadores e quais as principais queixas de lesão consequentes da prática destas modalidades. Entre os entrevistados, 17,4% disseram praticar o *spinning* como principal atividade na academia; entre estes, a principal queixa relatada foi de dor no joelho em 53,3% dos praticantes, o que parece acontecer principalmente pelo ajuste inadequado na altura do banco, que sobrecarregaria o joelho. Menos frequente, porém não se pode deixar de referir, foi a queixa de dor nas costas entre 20% dos praticantes, provavelmente pelo ajuste inadequado da distância entre o banco e o guidão, o que provocaria uma postura incorreta, com sobrecarga nessa região.[17]

Respeitando-se esses conceitos em relação aos ângulos e alturas dos componentes da bicicleta, a intensidade do esforço e a frequência semanal para sua prática, o spinning é uma modalidade de grande exigência cardiovascular que, bem orientado, pode ser executado tanto por iniciantes, quanto por praticantes em uma mesma aula, propiciando a seus adeptos bom condicionamento físico com pouco risco de lesão.

BODY PUMP®

É um programa de exercícios de treinamento com sobrecarga de repetições feitas em "blocos", com música e pré-coreografado. Usa halteres de três tamanhos, anilhas de 2,5 kg, 5 kg e 10 kg e um banco, e é composto por movimentos básicos chamados de remada, agachamento, avanço, rosca e supino.[28,29]

Desenvolvido pela Les Mills International, a companhia que detém a licença de comercialização do método em forma de franquia para academias espalhadas no mundo inteiro teve em Rich Boggs (presidente da Companhia de Step em Marietta, na Geórgia) a grande força promocional por trás do Body Pump®. Sob o acordo da franquia, as aulas precisam ser lideradas por professores que passaram pelo processo de avaliação que os licencia como professores de Body Pump® e, assim, o programa é ensinado profissionalmente e de acordo com as diretrizes desenvolvidas para seu uso.

Embora os benefícios potenciais do Body Pump® não tenham sido amplamente quantificados, o programa de treinamento pode elicitar a resistência muscular, o condicionamento aeróbico aprimorado, perda de peso (gordura) e manutenção ou aumento de massa corporal magra. Pfitzinger et al. realizaram um estudo com o objetivo de medir a demanda aeróbica e o gasto calórico de uma aula-padrão de Body Pump®; concluíram que, para populações mais sedentárias, como indivíduos de meia-idade sem histórico de treinamento aeróbico, o Body Pump® provavelmente proporciona uma demanda aeróbica relativamente maior, que seria suficiente para aprimorar o condicionamento aeróbico. Para indivíduos mais bem condicionados, proporciona apenas um estímulo de baixo a moderado para aumentar o condicionamento aeróbico; ou seja, não há estímulo suficiente para aprimorar a condição aeróbica de indivíduos já treinados.[28,29]

A A. C. Nielsen, empresa multinacional, especializada em auditorias, realizou um trabalho através de questionários aplicados em forma de entrevista por telefone, auxiliado por computador, com uma amostra final de 200 participantes, a pedido da Les Mills International. Seu objetivo era avaliar a resposta comportamental entre os praticantes de Body Pump®, assim como o grau de satisfação e a incidência de lesões em que incorriam os praticantes, com sua localização (realizada por meio de um questionário para detalhar a taxa de lesões em uma base anual). A taxa foi medida pela incidência de lesões significativas mantidas pelos últimos 3 meses como resultado da assiduidade em aulas de Body Pump®. Lesão significativa foi definida como aquela que requer atenção profissional ou que tenha impedido o indivíduo de participar das aulas por, pelo menos, 2 semanas.[29]

Por toda a amostra no geral, a taxa de 3 meses de lesão foi de 1,57%. Dessas pessoas, duas lesionaram as costas (não houve especificação da região) e uma, o ombro. No entanto, 15% dos entrevistados disseram ter alguma lesão com a prática do Body Pump®.

Em estudo realizado em nosso meio,[17] 35,1% dos praticantes de Body Pump® referiram presença de algum tipo de queixa; desses, 26,5% de dor na região lombar; 29,4%, de dor em todas as regiões da coluna e 11,8%, de dor no joelho.[17]

O Body Pump® é uma modalidade que pode ser segura, se bem orientada, principalmente se respeitado o princípio da individualidade biológica, mesmo quando o treinamento é feito em grupo.

As atividades praticadas em academias ainda requerem estudos científicos no campo do exercício em grupo. As variáveis são tão numerosas quanto cada pessoa em particular e os protocolos sob os quais elas são testadas. Existe uma dificuldade muito grande no meio científico quanto à tentativa de controlar as variáveis surgidas, assim como as que sequer puderam ser quantificadas.

Sabe-se dos benefícios trazidos pela prática da atividade física, embora se saiba também da dificuldade de se padronizarem exercícios em grupos visando à prevenção de lesões osteoarticulares, motivo pelo qual a avaliação física individualizada é importante para quem vai iniciar qualquer tipo de programa de exercícios, assim como as informações e orientações com o objetivo de prevenir lesões decorrentes do esforço e de movimentos inadequados que poderão gerar lesões capazes de interromper o programa de exercícios.

A maioria dos trabalhos afirma que a falta de formação profissional entre as pessoas que atuam nessa área contribuiria para aumento do aparecimento de lesão, já que uma boa parte dos instrutores não tinha formação acadêmica na área de Educação Física, e alguns não tinham formação em área nenhuma. Hoje, ainda existem lugares onde as aulas são orientadas por profissionais não formados ou ainda em formação, sem supervisão adequada.

Estudos prospectivos deveriam ser conduzidos com cada uma dessas modalidades de forma isolada, se possível, controlando ou isolando o maior número possível de variáveis, para que se possa, de uma forma mais segura, afirmar quais lesões podem surgir como consequência da prática das atividades em academias de ginástica.

■ REFERÊNCIAS BIBLIOGRÁFICAS

1. Filippi-Charpin AM. Les nouvelles gyms. France: Morisset-Paris, 1992.
2. Cooper KH. A means of assessing maximal oxygen intake: correlation between fiel and treadmill testing. J Am Med Assoc 1968;203:201-4.
3. Legwold G. Does aerobic dance offer more fun than fitness? Phys Sport Med 1982;10:147-51.
4. Rothenberger LA, Chang JI, Cable TA. Prevalence and types of injuries in aerobis dancers. Am J Sports Med 1988;16(4):404-7.
5. American College of Sports Medicine. Guidelines for Exercise Testing and Prescription. Philadelfia, PA: Lea & Febiger; 1991(4th ed.). p. 297.
6. American College of Sports Medicine. The recommended quantatity and quality of exercise for developing and maintaining fitness in healthy adults. Med Sci Sports 1979;10:7-9.
7. Garrick JG. Characterization of the patient population at sports medicine facility. Phys Sports Med 1985;13:73-76.
8. Hayes GW. Injuries arising from aerobic fitness classes. Can Fam Phys 1985;31:1517-19.
9. Garrick JG. Gillien DM, Whiteside P. The epidemiology of aerobic dance injuries. Am J Sports Med 1986;14(1):67-72.
10. Garrick JG, Requa K. Aerobic dance. A review. Sports Med 1988;6:169-79.
11. Francis LL, Frances PR, Welshens-Smith K. Aerobic dance injuries: a survey of instructors. Phys Sports Med 1985 Feb.;13:105-11.
12. Richie Jr DH, Kelso SF, Belluci PA. Aerobic dance injuries. A retrospective study of instructor and participants. Phys Sports Med 1985;13:130-36;138;40.
13. MacIntyre JG, Clement DB, Taunton JE et al. A survey of injuries in exercise to music classes. Med Sci Sports Exerc 1984;16(2):114.
14. Vetter WL, Helfet DL, Spears K et al. Aerobic dance injuries. Phys Sports Med 1985 Feb.;13:114-20.
15. Montgomery DL, Ismail AH. The effect of a four month physical fitness program on high and low fit groups matched for age. J Sports Med 1977;17(3):327-22.
16. Read MTF. Runner's stress fracture produced by an aerobic dance routine. Br J Sports Med 1985;18:40-41.
17. Campêllo LCA, Caporrino FA, Cohen M et al. Incidência de lesões na ginástica em academias. Centro de traumatologia do esporte da Universidade Federal de São Paulo, 2000.
18. Requa et al. Am J Sports Med. 1993 May-June;21(3):461-7.
19. Williford HN, Richards LA, Olson MS et al. Bench stepping and running in women. J Sports Med Phys Fitness 1998;38:221-26.

20. Rosentsweig J, Burrhus P. Am investigation of the intensity of work required to elicit a training effect in women. *J Sports Med* 1975;15(4):328-32.
21. Stanford D, Stanford PR, Velasquez KS. Aerobic requirement of bench stepping. *J Sports Med* 1993;14:129-33.
22. Olson MS, Williford HN, Blessing L *et al*. The cardiovascular and metabolic effects of bench stepping exercise in females. *Med Sci Sports Exerc* 1991;23(11):1311-17.
23. Kravitz L, Heyward VH, Stolarczyk MM *et al*. Does step exercise with handweights enhance training effects? *J Strength Cond Res* 1997;11(3):194-99.
24. Goss FL, Robertson RJ, Spin RJ. Energy cost of bench stepping and pumping light handweights in trained subjects. *Res Q Exerc and Sport* 1989;60:369-72.
25. Disponível em: <www.spining.com/corner/stories.htm>
26. Disponível em: <www.spining.com/backtobasics.htm>
27. Disponível em: <www.spining.com.br/brasil.htlm>
28. Unisports Centre for Sports Performance (Auckland 1999) commissioned by Les Mills International.
29. Neilsen AC. An attitudinal study on the Body Pump Workout commissioned by Les Mills International (Auckland) 1999.

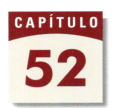

CAPÍTULO 52

MUSCULAÇÃO

Alberto de Castro Pochini ■ Emerson Garms ■ Fábio Augusto Caporrino

■ INTRODUÇÃO

O levantamento de pesos é provavelmente um dos esportes mais antigos que conhecemos. Desde o início da humanidade, o homem realizava levantamento de materiais, como pedras e metais, com o intuito de mostrar sua força e poder, garantindo a liderança de um grupo. A demonstração de força sempre esteve presente nos espetáculos circenses. Como esporte específico, o levantamento de peso surgiu na Europa no final do século XIX, com a organização do primeiro campeonato europeu em Rotterdã, em 1896, primeiro campeonato mundial em Viena, em 1898, e inclusão do esporte como modalidade olímpica durante os jogos de 1896. A Federação Internacional de Levantamento de Pesos foi criada em 1905. A popularidade do esporte origina-se do leste europeu e somente depois chegou à América já com uma série de variações de modalidades de demonstração de força e de hipertrofia muscular.

Atualmente, o esporte cresce em popularidade, principalmente pela grande preocupação com uma aparência saudável, pela "febre" do culto ao corpo, pelas constantes aparições na mídia, seja na forma de programas específicos, seja com artistas praticando musculação. O número de academias cresce a cada dia, e os equipamentos que antigamente eram bastante rústicos estão cada vez mais sofisticados e até computadorizados. Cresce também pelo fato de ser um aliado de outras modalidades esportivas, visando ao aumento da potência muscular e à consequente melhora do desempenho do atleta e diminuição do risco de lesões. A musculação ainda pode ser utilizada na fase de reabilitação como forma de ganho de massa e potência muscular diminuída com o afastamento do atleta de suas atividades normais. A preocupação com a saúde é um aspecto positivo, mas não se pode esquecer que, com a grande difusão do esporte, o aparecimento de academias nem sempre qualificadas e geridas por profissionais qualificados, e sim por "instrutores" de musculação com experiência prática, mas sem o embasamento teórico necessário no campo da anatomia, fisiologia e biomecânica, fundamentais para o entendimento da maneira correta da utilização dos equipamentos, realização dos exercícios, individualização dos treinos, tem-se generalizado o risco de aparecimento de lesões em seus praticantes.

■ DESCRIÇÃO DO ESPORTE

Levantamento de peso olímpico

A competição masculina é realizada em oito categorias, e a feminina, em sete. Os homens pesam de 56 kg a mais de 105 kg. Nas mulheres, os limites de peso vão de 48 kg a mais de 75 kg. A competição consiste em dois estilos: o arranco e o arremesso, com dez minutos de intervalo entre os mesmos. Cada competidor tem três chances de realizar os levantamentos (Figs. 1 e 2).

As barras são carregadas em progressões de 2, 5 kg a cada levantamento bem-sucedido, embora se possa aumentar em múltiplos de 2, 5 kg por opção do atleta. Existem três árbitros que decidem o levantamento válido (luz branca) ou inválido (vermelha). Quando o atleta em jogos olímpicos falha, deixando o peso cair ao chão, tanto durante o arranco como no arremesso, é desclassificado nos levantamentos específicos e na contagem total. A diferença entre os campeonatos mundiais e os jogos olímpicos é que, no primeiro, são contados os pontos para os dois estilos de levantamento, e, no segundo, os dois estilos são computados e acrescidos à contagem total. O atleta pode ser desclassificado no exame *antidoping* em caso de uso de substância proibida. A lista de substâncias proibidas publicada pela IWF (*International Weightlifting Federation*) inclui estimulantes (anfetamina, efedrina, cafeína, clembuterol e salbutamol), narcóticos (morfina, heroína etc.), esteroides anabólicos (nandrolona, androstenediona, oxandrolona, estanozolol etc.), diuréticos (furosemida, hidroclortiazida, clortalidona etc.), peptídeos e análogos do hormônio de crescimento (GH, ACTH, HCG, EPO etc.). Entre as drogas sujeitas a certas restrições, estão o álcool, anestésicos locais, corticosteroides e betabloqueadores.[1]

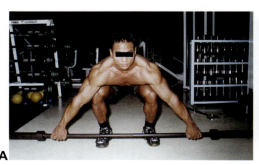 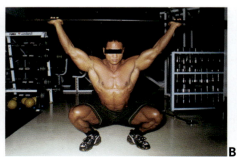 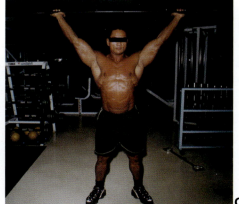

Figura 1. (**A-C**) Sequência do movimento de arranco.

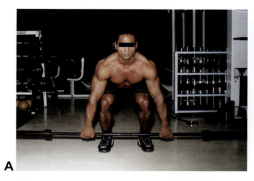
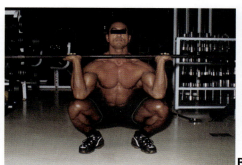
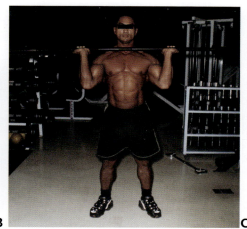
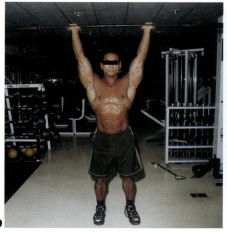
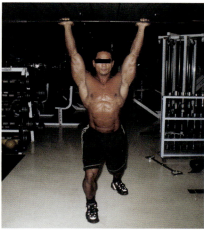

Figura 2. (A-E) Sequência do movimento de arremesso (*Lean and Jerk*).

Levantamento básico

As regras são coordenadas pela IPF (*International Powerlifting Federation*) e se baseiam em três levantamentos: a) agachamento; b) supino e c) levantamento terra (*deadlifting*). Exige-se idade superior a 14 anos. Os atletas têm três tentativas e quatro em caso de tentativa de recorde. No caso de empate, o atleta mais leve é o melhor ranqueado (Quadro 1).

No exercício do agachamento o atleta, com a barra sobre o dorso e em contato com o deltoide posterior, desce, flexionando os quadris e joelhos, até a posição em que o quadril está abaixo da linha dos joelhos, e, ao sinal do árbitro, pode, então, subir, estendendo o joelho e o quadril.

No exercício de supino, o atleta, com a autorização do árbitro, parte da extensão do cotovelo para sua flexão, descendo com a barra em direção ao esterno e não devendo se chocar violentamente contra esse (Fig. 3). Sua cabeça não deve perder o contato com o suporte do banco, bem como os pés não devem deixar o contato com o solo durante o levantamento. A barra não deve ser elevada após pausa e descida momentânea ou após se chocar com qualquer parte do banco do supino. O atleta pode realizar um máximo de quatro progressões na carga a ser levantada.

No levantamento terra, o atleta retira a barra do chão, empunhando-a com um dos antebraços em pronação, e o outro em supinação (Fig. 4). Retira a barra do chão ao estender os joelhos e os quadris, ambos fletidos. Deve chegar à posição de extensão total dos joelhos, e os ombros devem estar alinhados ao tronco sustentando a barra.

As anilhas apresentam cores correspondentes ao peso (Fig. 5 e Quadro 2).

Quadro 1. Categorias por peso

Categorias	Homens
Até 52,0 kg	-52,0 kg a 52,0 kg
Até 56,0 kg	52,01 a 56,0 kg
Até 60,0 kg	56,01 a 60,0 kg
Até 67,5 kg	60,01 a 67,5 kg
Até 75,0 kg	67,51 a 75,0 kg
Até 82,5 kg	75,01 a 82,50 kg
Até 90,0 kg	82,51 a 90,0 kg
Até 100,0 kg	90,01 a 100,0 kg
Até 110,0 kg	100,01 a 110,0 kg
Até 125,0 kg	110,01 a 125,0 kg
+125,0 kg	125,01 e acima
	Mulheres
Até 44 kg	-44,0 kg a 44,0 kg
Até 48,0 kg	44,01 a 48,0 kg
Até 52,0 kg	48,01 a 52,0 kg
Até 56,0 kg	52,01 a 56,0 kg
Até 60,0 kg	56,01 a 60,0 kg
Até 67,5 kg	60,01 a 67,5 kg
Até 75,0 kg	67,51 a 75,0 kg
Até 82,5 kg	75,01 a 82,5 kg
Até 90,0 kg	82,51 a 90,0 kg
+90,0 kg	90,01 e acima

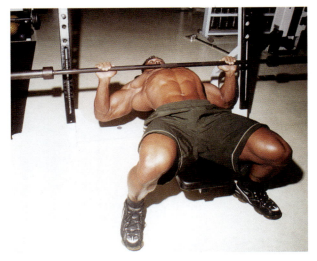

Figura 3. Exercício do supino onde o atleta não pode elevar a cabeça ou retirar os pés do chão durante o levantamento.

Quadro 2. Pesos (anilhas)	
25,0 kg	Vermelho
20,0 kg	Azul
15,0 kg	Amarelo
10,0 kg	Verde
5,0 kg	Branco
2,5 kg	Preto
1,25 kg	Cromo
0,50 kg	Cromo
0,25 kg	Cromo

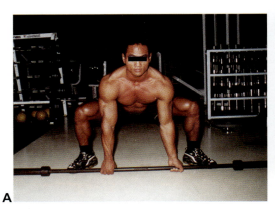
A

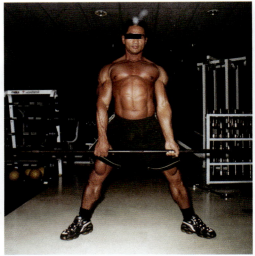
B

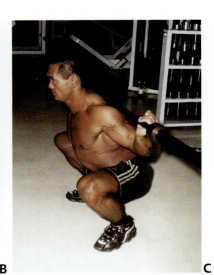
C

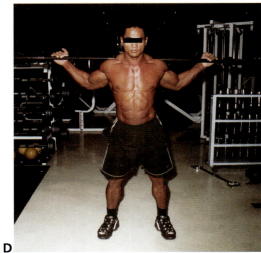
D

Figura 4. Levantamento terra (A), em que o atleta com um braço em pronação e o outro em supinação realiza a retirada da barra da plataforma (B) e permanece em extensão por alguns segundos. (C) Agachamento: o atleta precisa fletir o quadril abaixo da linha dos joelhos e retornar à extensão total dos joelhos e do quadril (D).

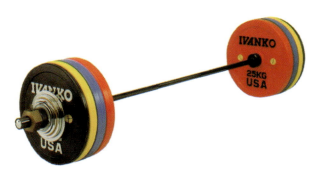

Figura 5. Pesos (anilhas) e sua característica de cores para auxiliar na visualização da carga que o atleta realiza o levantamento.

Fisioculturismo

A competição é dividida em duas sessões: o pré-julgamento e a apresentação final. Também apresenta exame *antidoping*. Os homens são divididos em seis classes de peso assim enumeradas:

- Peso superleve (até 65 kg).
- Peso leve (maior ou igual a 70 kg).
- Peso meio-leve (maior ou igual a 75 kg).
- Peso médio (maior ou igual a 80 kg).
- Peso meio-pesado (maior ou igual a 90 kg).
- Peso pesado (acima de 90 kg).

Mulheres são divididas em três categorias de peso:

- Peso leve (maior ou igual a 52 kg).
- Peso médio (maior ou igual a 57 kg).
- Peso pesado (maior que 57 kg).

Os competidores são avaliados por nove juízes que vêm de diferentes países para competições internacionais.

Eliminação pré-julgamento: todos os competidores, cinco por vez para homens e três para mulheres, realizam posições obrigatórias. Os 15 melhores competidores são selecionados pelos júris para as finais e os outros, eliminados da competição. Nas finais, os atletas realizam rotinas de posições livres e são avaliados quanto ao desenvolvimento muscular, coreografia etc. (Fig. 6). São sete as posições básicas para homens e cinco para mulheres.

EQUIPAMENTOS

Embora exista grande variedade de equipamentos usados na musculação, os atletas de levantamento de peso utilizam aparelhos padronizados que levam em consideração segurança, eficiência, proporcionando uma demonstração de força, de forma padrão e controlada.

Podem ser utilizados equipamentos onde são colocadas anilhas (pesos livres) ou máquinas, em que a carga a ser levantada se encontra na estrutura do aparelho. A barra padronizada para as competições de levantamento de peso onde são colocadas as anilhas apresenta um diâmetro maior, em relação ao local em que é

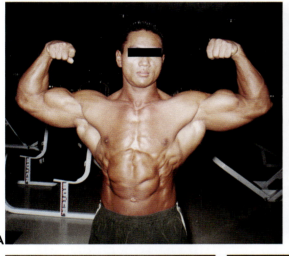
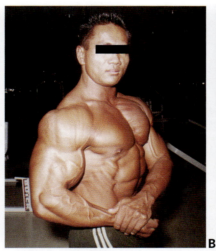
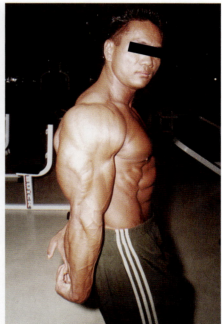
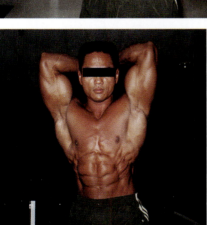
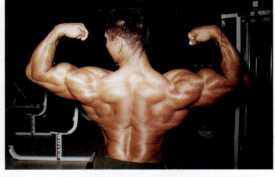
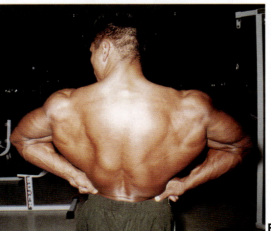

Figura 6. Posições obrigatórias no fisioculturismo. (**A**) Bíceps anterior; (**B**) bíceps lateral; (**C**) tríceps braquial; (**D**) abdominal e coxas; (**E**) bíceps posterior; (**F**) grande dorsal posterior (apenas homens).

realizada a empunhadura pelo atleta e pesa 20 kg. Pode ser de estrutura sintética ou de metal. Quando são utilizadas máquinas, teoricamente não ocorre o treinamento da musculatura de suporte que age equilibrando o balanço da barra, mas força adicional pode ser necessária, caso não haja o deslizamento ideal entre cabos e polias, o que expõe o atleta a eventuais lesões por sobrecarga.

A Figura 7 apresenta alguns dos equipamentos mais utilizados na prática do levantamento de peso competitivo e de academias.

Recentemente chegaram, como opção no treinamento de força, os aparelhos isocinéticos, caracterizados pela velocidade angular constante durante todo o arco de movimento realizado, o que proporciona uma maior e melhor utilização da força muscular nos diferentes momentos angulares do movimento. Em nosso meio, eles têm sido mais utilizados com a finalidade de reabilitação de lesões musculoesqueléticas e ligamentares.[1-9]

Outros acessórios incluem luvas, tiras de punho, cinturões, estabilizadores articulares, calçados e roupas apropriadas, bem como pó de giz, resinas ou carbonato de magnésio para diminuir a umidade das mãos com a barra. Faltam ainda trabalhos científicos que demonstrem real efetividade para alguns desses acessórios, como cinturões e estabilizadores articulares muito utilizados em competições. Os cinturões aumentariam a pressão intra-abdominal, reduzindo as forças compressivas nos discos intervertebrais e musculatura lombar, oferecendo maior conforto, proteção e estabilidade ao tronco,[2-5,10] embora não diminuam a fadiga da musculatura paravertebral.[6] O cinto utilizado em competições é grosso e cobre 12 cm (largura) na região lombar. Dados limitados existem quanto à efetividade de estabilizadores articulares, e as justificativas para o seu uso incluem manter a articulação aquecida, prover suporte externo articular e limitar a amplitude de movimento no sentido de proteger lesões, como as do punho por hiperextensão nos levantamentos olímpicos. Os calçados devem ser firmes, justos e antiderrapantes. As luvas proporcionam maior segurança ao empunhar a barra e previnem bolhas e calosidades nas mãos. As tiras também são utilizadas como forma de proteção da empunhadura, porém seu uso excessivo pode estar associado a enfraquecimento do punho.[7] As roupas devem dissipar calor, permitir movimentos amplos, ser confortáveis e leves (Fig. 8).

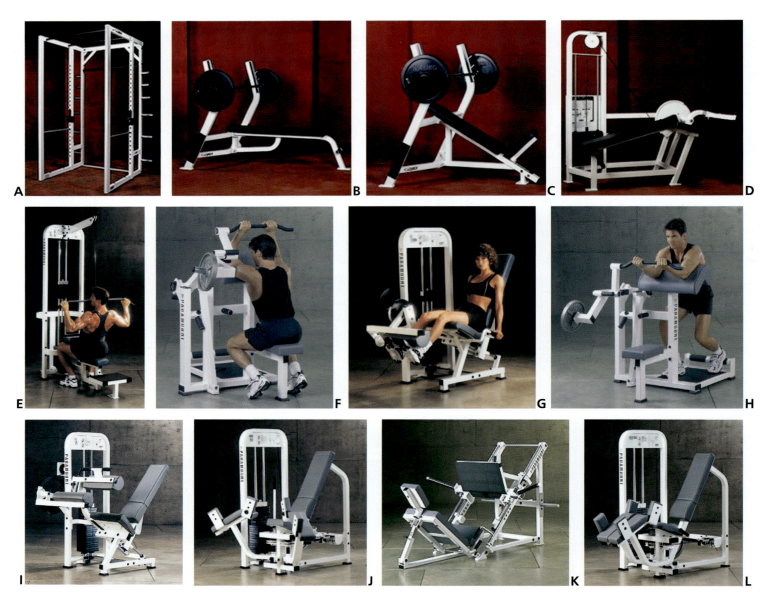

Figura 7. Equipamentos utilizados no treinamento de levantamento de peso competitivo e academia. (**A**) Aparelho de agachamento; (**B**) supino reto; (**C**) supino inclinado; (**D**) mesa flexora de joelho; (**E**) *pull-down* (puxador); (**F**) tríceps braquial; (**G**) cadeira extensora de joelho; (**H**) bíceps braquial (rosca); (**I**) cadeira flexora de joelho; (**J**) cadeira adutora de coxa; (**K**) *leg-press* 45 graus; (**L**) cadeira abdutora de coxa.

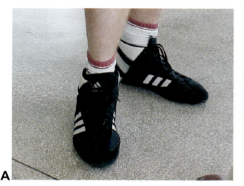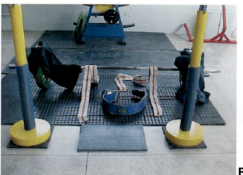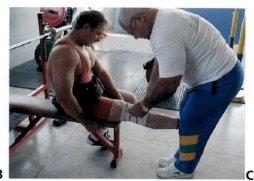

Figura 8. (A-C) Equipamentos para a prática do levantamento básico.

TREINAMENTO DE FORÇA

Muitas variáveis estão envolvidas no movimento de levantamento de peso. As duas principais são a força e a potência.

A força no levantamento de peso é definida como a habilidade de desenvolver reação muscular contra uma resistência de duração irrestrita.[1] Força máxima representa a máxima quantidade de carga que pode ser levantada durante uma repetição completa de um movimento particular, usando a força gerada por um grupo muscular específico.[8] Para que atinja a capacidade máxima de levantamento, o indivíduo, de formas consciente e inconsciente, promove algumas mudanças neurofisiológicas para aumentar a quantidade de força que é capaz de gerar: 1) recrutando maior quantidade de fibras musculares e unidades motoras; 2) iniciando movimento, quando o músculo está no comprimento ideal; 3) contraindo fibras de forma sincrônica; 4) relaxando a musculatura antagonista.[8,9] A força representa o principal fator de eficiência nos levantamentos básicos.

Em contraste com a força, a potência muscular é definida como a quantidade de trabalho realizada durante um período de tempo específico.[8] Depende da força e do movimento do corpo.[7] A potência é importante nos estilos olímpicos de levantamento de peso como um elemento de rapidez e velocidade, quando a barra é elevada. A potência muscular é demonstrável no levantamento de peso, em que os atletas apresentam a maior potência muscular, e em saltos verticais presentes em algumas modalidades esportivas. A potência muscular tem uma importância ainda não esclarecida nos levantamentos básicos. Durante o levantamento de peso, as contrações isométrica e isotônica são desenvolvidas.[8] Na contração isométrica, o comprimento da fibra muscular é constante, não gerando trabalho e apresentando menor risco de lesão do que a contração isotônica, caracterizada pela mudança do comprimento do músculo com a realização de trabalho.[8] Uma frequência de 5 a 6 repetições por sessão (série) de treinamento é a que oferece a maior eficiência em termos de ganho de força e segurança.[7] A força muscular, diferente do que se imagina, está associada à área de secção transversal do músculo. Isso equivale a dizer que, em modelos experimentais, utilizando músculos de diferentes áreas de secção transversal, os que apresentam maior hipertrofia muscular desenvolvem maior força, o que pode não ser observado na prática, em função da origem e inserção muscular, determinando mecanismos de alavanca,[11] ou em músculos afetados por patologias neuromusculares. A hipertrofia muscular pela atividade física ocorre com um trabalho de fortalecimento pelo menos acima de 75% da carga máxima (CM) desenvolvida.[11] Carpinelli et al.[12] não encontraram diferença entre a realização de uma ou várias séries de levantamento de peso quanto ao ganho de força e hipertrofia muscular. Nas primeiras 8 semanas, ocorre aumento de força muscular à custa de readaptação neuromuscular e, nas semanas subsequentes, à custa da hipertrofia muscular.[13] Utilizam-se pausa de 3 a 5 minutos entre as séries e descanso de 2 a 3 dias do grupo muscular utilizado, para novamente retornar à sua utilização, quando é realizado trabalho de ganho de força muscular com grande carga e poucas repetições do levantamento.[14] Vários programas de treinamento são desenvolvidos para ganho de força muscular, como a "pirâmide", em que o atleta inicia com cargas que podem representar mais trabalho de resistência e potência muscular de 50 a 60% da CM, e aumentam a cada série de levantamento, diminuindo o número de repetições obtidos com a carga utilizada, podendo atingir até 100% da CM (uma repetição) o que não é recomendado com frequência. Outra forma de ganho de força, mas com grande risco de lesão muscular, é o treino com contração excêntrica, quando o atleta realiza o movimento contrário ao levantamento habitual. Por exemplo, no exercício do supino reto, a contração excêntrica sairia da flexão para extensão do ombro, isto é, o atleta apenas desce a barra carregada com as anilhas e a musculatura se contrai vigorosamente, embora não haja encurtamento muscular (peitoral, deltoide etc.) e sim seu alongamento. Realiza-se o movimento com carga acima de 100% da carga máxima, necessitando da ajuda de um auxiliar para recolocar a barra sobre o apoio do supino. Os músculos são lesionados com incidência muito maior em movimentos excêntricos do que concêntricos.[7] Nos movimentos concêntricos, o músculo encurta com o movimento; já na contração excêntrica, o músculo aumenta de comprimento, mesmo realizando contração durante o movimento.

Na contração isocinética, utiliza-se um aparelho em que o atleta empurra determinada alavanca que se movimenta em velocidade constante, independente da força aplicada. Assim é requerida maior força do atleta em etapas do arco total de movimento, antes realizada com maior facilidade nos aparelhos convencionais (isotônica). Essa modalidade de treinamento é mais utilizada na fase de reabilitação de articulações lesionadas, e acredita-se que sua maior importância seja o ganho de forca submáxima.[7]

ASPECTOS NUTRICIONAIS

Para manter um balanço energético positivo, os halterofilistas requerem grande consumo calórico diário (2.000 a 8.000 kcal/diárias). Esse aporte calórico lhes proporciona maior ganho de peso, associado a maior ganho de massa muscular pela atividade de exercícios de hipertrofia muscular.[7]

O aumento do consumo calórico é obtido pela ingestão de carboidratos, proteínas e gordura. Os carboidratos são a principal fonte energética durante exercícios anaeróbios e deveriam constituir aproximadamente 50 a 60% do total de aporte calórico. As proteínas contribuem com uma pequena parcela do total de energia requerida durante o treinamento, se uma dieta regular está sendo seguida. Atletas em um treinamento de peso intenso podem requerer quantidades adicionais de proteína (1, 5 a 2 g/kg peso corporal/dia) comparado à dose regular recomendada para quebra e ressíntese proteica (0, 8 g/kg peso corporal/dia). Gorduras são concentrados combustíveis aeróbios (9 kcal/g de gordura comparados a 4 kcal/g de ambos os carboidratos e proteínas) e devem constituir de 20 a 30% do total calórico ingerido. Nos primeiros meses de preparação para competições de fisiculturismo, os atletas consomem dieta hipercalórica rica em proteínas para hipertrofia muscular. Em uma segunda fase, desenvolvem dieta hipocalórica, no sentido de diminuírem a gordura subcutânea. Nas últimas semanas que antecedem às competições, utilizam grandes quantidades de carboidratos, com a intenção de sobrecarregarem os músculos com glicogênio. Nessa busca de diminuir o tecido celular subcutâneo, o atleta segue dieta restrita de sódio e água, desenvolvendo hipocalemia, hipofosfatemia, rabdomiólise e tetraparesia flácida.[15] Também o estado de hemoconcentração em que o atleta se encontra está associado à trombose venosa, que apresenta maior incidência com o uso de esteroide anabolizante, como em caso descrito de trombose de seio venoso de crânio.[16] Minerais e vitaminas que funcionam como enzimas e coenzimas são usadas de forma excessiva pelos atletas. Faltam estudos que comprovem a necessidade de suplementação com tais substâncias sem que o atleta esteja em estado de carência das mesmas. O uso excessivo pode não só não levar à melhora do desempenho, como também a efeitos colaterais, como os depósitos de oxalato por excesso de ácido ascórbico, o que pode levar à nefrolitíase.

Suplementos, como a creatina, apresentaram resultados conflitantes na literatura. Terjung et al.[17] não encontraram associação de creatina a ganho de força muscular e sim um ganho de peso por retenção de líquido. Becque et al.[18] encontraram ganho de força muscular em exercício de flexão de cotovelo utilizando 2 g/dia, dose semelhante ao estudo anterior com associação negativa. Os trabalhos mais recentes têm indicado que há ganho de força muscular após suplementação de creatina.[17-21]

O uso de esteroides anabolizantes tem crescido cada vez mais nos esportes de levantamento de peso, embora sejam realizados exames *antidoping* nas competições internacionais. Os esteroides anabólicos são derivados da testosterona e têm sido aprimorados com o objetivo de dissociar-se o efeito androgênico, masculinizante do efeito anabólico. Os esteroides comumente usados são encontrados na forma de administração intramuscular ou via oral. O primeiro uso em atletas foi descrito na Rússia, em 1954, por halterofilistas e arremessadores, e, posteriormente, seu uso tornou-se amplo em outros esportes, como natação e futebol americano. Diferente do que foi descrito anteriormente, o uso de esteroide anabólico pode levar à hipertrofia muscular, não só em atletas treinados, como também em sedentários,[22] embora os efeitos anabólicos sejam potencializados se associados à dieta hiperproteica, quando se desenvolve intensa atividade de levantamento de peso, antes e durante o uso do esteroide.

O uso do esteroide anabolizante varia grandemente em relação ao perfil do usuário, embora haja algumas características peculiares do uso. Em um estudo,[23] envolvendo 20 atletas usuários de esteroides, a utilização era em ciclos que variavam de 7 a 14 semanas, utilizando duas ou três drogas via oral e duas de longa ação, de uso injetável. O ciclo descrito como curto se estende de 2 a 12 semanas. O ciclo longo apresenta média de 13 semanas, podendo atingir 68 semanas. Após cada ciclo, o atleta se abstém da droga pelo mesmo período da utilização, para que o corpo retorne à fisiologia normal. Exceção ocorreu com um atleta profissional de luta livre greco-romana, que ciclou o ano todo com a afirmação de que, quanto maior o ciclo, maior o ganho de força que se mantém.[23] Os atletas foram divididos em três grandes grupos: halterofilistas, fisiculturistas e levantadores de peso recreacionais, de acordo com o Quadro 3. A dosagem dos esteroides encontra-se relacionada no Quadro 4.

Quadro 3. Perfil de 20 usuários de esteroides anabólicos

Drogas	Total (N = 20) N (%)	Levantamento de peso competitivo (N = 5) N (%)	Levantamento de peso recreacional (N = 6) N (%)	Fisioculturismo (N = 6) N (%)
Drogas orais				
Metandrostenolona (Danabol)	17 (85)	4 (80)	5 (83)	6 (100)
Oxandrolona (Anavar)	15 (75)	2 (40)	6 (100)	6 (100)
Oximetolona (Anadrol)	16 (80)	4 (80)	6 (100)	6 (100)
Estanozolol (Winstrol)	2 (10)	0 (0)	0 (0)	1 (17)
Etilestrenol (Maxibolin)	1 (5)	0 (0)	0 (0)	0 (0)
Metenolona (Primobolin)	6 (30)	2 (40)	0 (0)	3 (50)
Drogas intramusculares				
Testosterona				
Propionato	1 (5)	0 (0)	1 (17)	0 (0)
Enantato	1 (5)	0 (0)	0 (0)	1 (17)
Cipionato	16 (80)	4 (80)	5 (83)	5 (83)
PEC*	2 (10)	1 (20)	0 (0)	0 (0)
Nandrolona decanoato (Deca-durabolin)	17 (85)	4 (80)	6 (100)	6 (100)
Metenolona (Primobolin)	3 (15)	1 (20)	0 (0)	1 (17)
Metandrostenolona (Danabol)	4 (20)	0 (0)	1 (17)	1 (17)
Drogas de uso veterinário				
Boldenona (Equipois)	10 (50)	2 (40)	1 (17)	5 (83)
Trembolona (Finajet)	8 (40)	1 (20)	3 (50)	3 (50)
Estanozolol (Winstrol-V)	7 (35)	2 (40)	1 (17)	3 (50)
HCG (Gonadotrofina Coriônica humana)**	2 (10)	0 (0)	0 (0)	0 (0)

*PEC indica testosterona (propionato, enantato e cipionato, que foram misturados e injetados).
**HCG não tem efeito anabólico e é usada para reverter a atrofia testicular.

Quadro 4. Perfil de dosagem dos esteroides anabólicos

Drogas	N	Estudo atual - Ciclo de uso - Semanas	Estudo atual - Ciclo de uso - Dose média	Estudos de eficácia prévia - Ciclo de uso - Semanas	Estudos de eficácia prévia - Ciclo de uso - Dose média
Agentes orais					
Metandrostenolona	10	7,2	28 mg/dia	5,4	23 mg/dia[1-3]
Oxandrolona	9	4,3	14 mg/dia	6,0	10 mg/dia[18]
Oximetolona	12	4,8	46 mg/dia		
Agentes intramusculares					
Nandrolona decanoato	10	7,6	197 mg/semana	9,0	1 mg/kg q 3 semanas[8]
Testosterona cipionato	11	6,4	269 mg/semana	6,0	100 mg/semana[5]
Agentes intramusculares de uso veterinário					
Boldenona	6	6,0	47 mg qod		
Trembolona	4	10,0	93 mg q3d		

Os esteroides estruturalmente induzem à mudança da composição corpórea, aumentando a massa magra (livre de gordura), promovendo alteração das características das fibras musculares com hipertrofia e formação de novas fibras musculares.[24] Ocorrem também maior recrutamento de unidades motoras,[24] e aumento da área de secção transversal do músculo, associado ao aumento correspondente das fibras musculares transversalmente. Basicamente apresentam três formas de ação: efeitos anticatabólico, anabólico e de motivação ao treinamento.[25] O efeito anabólico está associado ao aumento da síntese proteica e liberação de GH. O efeito de motivação foi comprovado cientificamente e pode estar associado ao aumento da agressividade, levando o atleta a se envolver com os treinamentos de forma mais intensa.[25] Dentre os três efeitos, o anticatabólico parece ser o mais importante na ação final da hipertrofia muscular.

Em relação aos efeitos colaterais, são descritos: alteração da função renal que é revertida pela descontinuidade do uso de esteroide, alterações na espermatogênese que podem resultar na infertilidade transitória também reversível após a retirada da droga em homens, ginecomastia que pode ser irreversível, tumores hepáticos benignos e malignos. Nas mulheres, além dos tumores descritos anteriormente, podem surgir alterações menstruais ou mesmo a interrupção da menstruação e aumento do clitóris, reversíveis com a descontinuidade do uso. Alterações, como hirsutismo e alteração da voz, podem ser irreversíveis.[25] Em estudo desenvolvido na Inglaterra[26] envolvendo 1.667 atletas, de ambos os sexos, com uso regular da droga, obtiveram-se 56% de atrofia testicular, 52% de ginecomastia, 36% de elevação pressórica, 56% de retenção hídrica, 26% de lesões tendíneas; seis homens descreveram alterações renais e cinco alterações hepáticas, 37% apresentaram alteração do sono. Das 14 mulheres entrevistadas, oito referiram alterações menstruais; oito, retenção de fluido; quatro, aumento do clitóris; três, diminuição dos seios; duas, aumento da pressão arterial; e quatro, alteração de sono, apesar de não haver descrição da dose de esteroide anabólico utilizada. A hepatotoxicidade da droga, mais frequente com as de utilização oral, pode ser monitorada pela dosagem da creatinoquinase, Gama-GT, das aminotransferases TGO e TGP.[27] As alterações cardíacas podem surgir em função da hipertrofia concêntrica do coração, aumento de LDL-colesterol e diminuição de HDL-colesterol,[25] bem como coronariopatia associada à alteração do perfil lipídico.[28] Outro trabalho envolvendo 20 atletas treinados descreve o aumento de 10 mmHg da pressão sistólica, aumento da libido nas 2 primeiras semanas com subsequente queda da mesma, aumento de acne cística e alopecia anterior (Quadro 5).[29]

Hill et al.[30] descrevem o abuso de esteroides em atletas pela mistura de vários tipos de drogas com efeitos sinérgicos ou pela antagonização de efeitos colaterais. O autor relaciona esportes, como levantamento de peso, futebol americano, fisiculturismo, corrida, natação, atletismo (esportes de arremesso, salto em altura e com vara), e ciclismo. Nesse estudo, é descrito o uso por atleta de levantamento de peso, de forma simultânea, de drogas, como metandrostenolona (dianabol), 60 mg oral diariamente, propionato de testosterona, 3 mL (100 mg/mL) de forma intramuscular, 2 vezes na semana e gonadotrofina coriônica, 1 mL (10.000 unidades/mL), uma vez por semana. Essa ingesta foi utilizada por 10 semanas antes de uma competição. Na semana da competição, o atleta utilizou 2,5 mL de cipionato de

Quadro 5. Efeitos adversos orientados e afetados em 20 usuários de esteroides

Efeitos adversos	Avisados N (%)	Afetados N (%)
Cardiovascular		
Elevação do pulso e/ou pressão	10 (50)	2 (10)
Sistema nervoso central		
Labilidade emocional e afetiva	8 (40)	2 (10)
Temperamento explosivo	8 (40)	1 (5)
Aumento ou diminuição da libido	6 (30)	2 (10)
Dermatológicos		
Acne	11 (55)	2 (10)
Alopecia	12 (60)	2 (10)
Estrias	2 (10)	0
Infecção no ponto de injeção	1 (5)	0
Endócrino		
Atrofia testicular/infertilidade	19 (95)	5 (25)
Ginecomastia	10 (50)	2 (10)
Distúrbios hidroeletrolíticos	6 (30)	0
Hepáticos		
Câncer, icterícia (aumento)	20 (100)	9 (45)
Metabólicos		
Hipercolesterolemia	3 (15)	0

testosterona de forma intramuscular. No dia anterior à competição, houve o uso de furosemida 1,5 mL (10 mg/mL) intramuscular e 160 mg por via oral em conjunto com 75 mg de potássio por via oral e 16 tabletes de cloreto de sódio. O atleta referiu que adquiriu todas essas drogas por fontes não médicas e que não houve qualquer acompanhamento médico durante o uso. O autor também alerta para a alteração de função hepática, anormal em 80% dos usuários de esteroide anabolizante oral, bioquimicamente pela alcalinização da posição C 17 do perfil estrutural da droga.[30] Muitas dessas alterações seriam reversíveis e benignas, porém alguns indivíduos desenvolveram insuficiência hepática e carcinoma hepatocelular, enquanto usavam esteroide por uso médico. A dose usual de esteroides para anemia aplásica é de 5 mg ao dia, e o atleta acima descrito, que apresenta ingesta usual entre outros atletas da sua equipe, mostrou dose 30 vezes superior à recomendada para os pacientes que são incapazes de produzir testosterona. A gonadotrofina coriônica utilizada visa a aumentar os níveis sanguíneos de estimulante da produção gonadal, que, nesse atleta, pelo uso de vários anabolizantes, encontram-se baixos. Os diuréticos teriam sido utilizados pela intensa retenção de sódio e água pelos esteroides. Outras drogas utilizadas por fisioculturistas, como a fenilpropanolamina, efedrina, garcínia e cromo, estão associadas à perda de peso, utilizadas muitas vezes para melhorar a definição muscular em competições. A fenilpropanolamina comprovadamente leva à perda de peso, bem como a efedrina, mas estão associadas à morte súbita em atletas. Garcínia apresenta efetividade controversa na literatura de perda de peso, e o cromo não apresenta efetividade comprovada.[31]

A insulina é utilizada como droga anabolizante por halterofilistas decorrente de sua semelhança estrutural com fatores de crescimento (IGF), sendo descritos casos de crise de hipoglicemia por uso de insulina por esses atletas.[32]

O hormônio de crescimento (GH) é um polipeptídeo produzido pela parte anterior da hipófise no SNC e é o principal responsável pelo crescimento na infância, apresentando ação em praticamente todos os tecidos do corpo. O GH está associado ao aumento da síntese proteica e mobilização de gordura com sua oxidação.

Foi demonstrado que alguns aminoácidos, como arginina, lisina e ornitina, sozinhos ou associados, podem aumentar a secreção do GH por liberação endógena, mas o efeito é bastante transitório. Propranolol, L-dopa, estado de hipoglicemia e alguns exercícios também demonstraram aumentar a síntese de GH. Atletas utilizam, de forma crescente, GH na busca da melhora do desempenho, associada à dificuldade na identificação dos usuários pelos exames de *doping*, em função de sua própria produção endógena. Antes da síntese de GH por DNA recombinante, a única fonte era a produção com base na extração da hipófise de cadáveres, e, nessa época, foram descritos vários casos da síndrome Creutzfeldt-Jakob, representada por infecção viral de evolução grave. Infelizmente tal infecção viral pode ficar incubada ou latente por 15 anos, e muitos atletas que fizeram uso no passado ainda podem apresentar a doença.[25] O interesse dos atletas pelo GH é limitado em razão do custo. A utilização do mesmo de forma injetável em um período de 8 semanas pode custar de 1.000 a 1.500 dólares.[25]

Excesso do GH na infância leva ao gigantismo e, após a finalização do crescimento, leva à acromegalia. Nessa doença, ocorre aumento do crânio e proeminências ósseas em geral, miopatia e fraqueza muscular. Osteoporose é frequente. O excesso de GH pode também levar a diabetes melito. Os homens acromegálicos apresentam impotência, e quase a totalidade das mulheres, alterações menstruais.[25]

Também é importante ressaltar uma importante complicação do uso de esteroides anabolizantes ou GH injetáveis que é representado pela piomiosite. Esta é a infecção grave do músculo e profunda, secundária à inoculação de bactérias, em geral da flora cutânea, por falta de assepsia no momento da injeção. Tais infecções em geral não são reconhecidas facilmente em nível de pronto-socorro por serem não usuais, e a demora no diagnóstico e na cirurgia de drenagem da infecção pode levar à lesão renal (mioglobinúria) ou cardíaca (endocardite bacteriana). Do ponto de vista muscular acaba ocorrendo grande destruição do músculo por ação bacteriana com sequelas variáveis do ponto de vista funcional do músculo.[33,34]

LESÕES MUSCULOESQUELÉTICAS NO LEVANTAMENTO DE PESO

Nos Estados Unidos da América, mais de 45 milhões de pessoas treinam com pesos regularmente. Lesões com risco de morte são raras, mas podem ocorrer, em especial no exercício do supino.[35] Em 1986, o levantamento de peso foi responsável por 43.400 visitas aos prontos-socorros de um total de 5,6 milhões de outros esportes.[36] Em 1995, o total de visitas a prontos-socorros aumentou para 56.400 em um total de 5,4 milhões de todos os esportes.[37] Aproximadamente 4.000 adolescentes ao redor dos 14 anos participam de competições de levantamento de peso e levantamentos básicos, e mais de 8.500 jovens dos 10 aos 20 anos competem no fisioculturismo. Centenas praticam esse esporte por recreação. Mesmo crianças e adolescentes estão, de forma crescente, treinando halterofilismo e ficando suscetíveis a várias lesões, necessitando de estudos mais profundos para posicionamento médico, efetivo, no sentido da prevenção.[38]

Grande número de lesões associadas ao levantamento de peso está descrito na literatura, embora a incidência de lesões seja menor do que em muitos dos outros esportes (Quadro 6).[38,39]

Estudos mais recentes têm mostrado menor prevalência de lesões no treinamento de peso que na maior parte dos outros esportes.[40-42]

Nestes últimos estudos os locais mais acometidos foram coluna, joelho e ombro. No levantamento olímpico predomina a flexão máxima do joelho tanto no arranco como no arremesso, o que pode explicar a maior incidência deste tipo de lesão por sobrecarga (lesão condral patela – joelho). Já no levantamento básico predomina sobrecarga na coluna no agachamento e ombro no supino.

Quadro 6. Lesões no levantamento de peso[39]

Rupturas musculares e tendinosas
- Ruptura do tendão/músculo bilateral*
- Avulsão do tendão bíceps braquial*
- Ruptura do tendão patelar
- Ruptura do músculo peitoral maior
- Avulsão do tendão do músculo tríceps braquial com neuropatia do n. radial*

Fraturas e luxações agudas
- Luxação semilunar
- Fratura de segunda costela associada ao supino
- Fratura do talo associada ao agachamento

Outras patologias agudas
- Dissecção aórtica*
- Morte
- Trombose por esforço
- Estenose de artéria ilíaca externa
- Infarto do miocárdio*
- Embolismo pulmonar*
- Pneumotórax espontâneo
- AVE*
- Hemorragia subaracnóidea
- Tetraplegia

*Associado ao uso de esteroide anabolizante.

Também é importante ressaltar a importância das lesões por sobrecarga que predominam no treinamento de força seja nos levantamentos de peso competitivos seja no fisiculturismo ou academias. Esta tendinopatia está relacionada com o aumento rapido da carga, ausência da pausa entre os grupos musculares utilizados e abuso do esteroide anabolizante. Esta tendinopatia pode ser representada pelas rupturas tendinosas comuns nestes atletas com o avançar da idade.[43-46]

Entre outras, ocorrem lesões, como rupturas musculares, luxações, rupturas discais (coluna lombar), fraturas fisárias, diafisárias e metafisárias no antebraço, osteólise de clavícula, espondilolistese e lesões meniscais. Casos graves, como de morte associada à queda dos equipamentos sobre o tórax ou a cabeça dos atletas, também foram descritos (Quadro 7 e Fig. 9).

As lesões podem ser divididas em: a) agudas (entorses ou estiramentos musculares), ou b) crônicas ou por sobrecarga (tendinites) (Quadros 8 e 9).

As rupturas ligamentares são classificadas em 3 graus, que variam desde frouxidão e presença de uma parada brusca do movimento até a ausência desse, quando uma articulação específica é submentida ao teste de estresse (Quadro 10).[47]

Num estudo que reuniu 71 atletas de levantamento básico, 28 apresentaram lesões com incidência cumulativa de 39,4%. Desses, 28 apresentaram 98 lesões, sendo que a maioria dos atletas apresentou pelo menos duas lesões em um acompanhamento de 17,1 meses.[48]

Como forma geral de prevenção, sugere-se um bom exame físico inicial como forma de afastar contraindicações ao levantamento

Quadro 7. Lesões musculoesqueléticas causadas pelo treinamento com pesos[38]

Atletas (idade)	Lesões	Causas
1 (9 anos) recreacional	Ruptura cardíaca (óbito)	Peso livre caiu do apoio do banco sobre o peito
1 (17 anos) recreacional	Ruptura dos discos L3-L4, L4-L5	Lesão aguda durante arremesso
7 (12-17 anos) recreacional, atletas	Fraturas epifiseais e metafisárias do rádio e/ou ulna	Levantamentos acima da cabeça como arremesso ou arranco
45 (média, 23,3 anos) atletas de levantamento de peso competitivo	Osteólise da clavícula distal	Supino
8 (18-24 anos) levantamento de peso competitivo	Espondilólise	Prática intempestiva de levantamento de peso
43 (13-19 anos) atletas	25 estiramentos lombares necessitando tração ou acamamento do atleta; duas rupturas de discos lombares; duas espondilolisteses; seis avulsões da espinha ilíaca anterior; quatro lesões meniscais do joelho; quatro entorses cervicais	

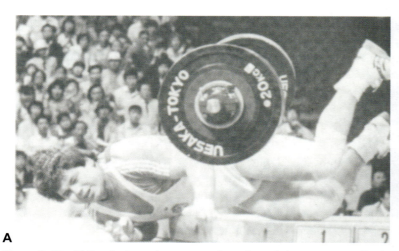 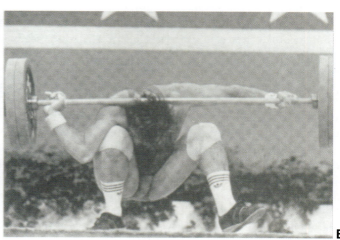

Figura 9. (A e B) Queda de equipamentos sobre atletas de levantamento olímpico, expondo-os às lesões osteomusculares. Notar em **B** a hiperextensão do punho direito do atleta.

Quadro 8. Classificação e cuidados imediatos das entorses e estiramentos

Severidade	Sintomas	Cuidados imediatos
Primeiro grau	Lesão microscópica mínima, dor leve com 24 horas de lesão; parestesia local pode ou não estar presente	Repouso, crioterapia (aplicar gelo por 20 minutos, descansar por 20 a 30 minutos e repetir), iniciar exercícios de movimentação
Segundo grau	Lesão macroscópica; dor durante atividade; dor e parestesia de moderadas a severas, principalmente quando submetidas a estresse	Igual ao primeiro grau, incluindo compressão e elevação (pode requerer imobilização por curto prazo, se movimentação ou preensão de peso causarem desconforto)
Terceiro grau	Ruptura ou avulsão parcial ou total de parte da estrutura, com dor intensa e perda da função; descontinuidade palpável pode estar presente	Igual aos anteriores, geralmente requer imobilização imediata

Quadro 9. Classificação e tratamento das lesões por tendinites (overuse)

Classificação	Característica	Tratamento
Tipo 1	Dor apenas após atividade	Reduzir a carga em 25%, crioterapia após o treinamento, alongamento, fisioterapia e reabilitação
Tipo 2	Dor durante a atividade, sem restringir o desempenho	Reduzir a carga em 50%, crioterapia após o treinamento, fisioterapia e reabilitação, anti-inflamatórios não esteroides
Tipo 3	Dor durante a atividade, restringindo o desempenho	Repouso da área lesionada, fisioterapia e reabilitação, anti-inflamatórios não esteroides, injeção local de corticosteroides
Tipo 4	Dor crônica, constante	Igual ao tipo 3, intervenção cirúrgica pode ser necessária

Quadro 10. Classificação das lesões ligamentares em graus

Severidade	Frouxidão	Stop (parada)
Primeiro grau	Nenhuma à leve	Presente
Segundo grau	Leve à moderada	Presente
Terceiro grau	Severa	Ausente

Adaptada de Garrick e Webb, 1990.[47]

de peso e o acompanhamento de técnico capacitado a aplicar um programa adequado às possibilidades do atleta. A Federação Americana de Levantamento de Peso apresenta como limite inferior de idade para competição 14 anos. Alguns estudiosos recomendam a participação de atletas com idade superior a 16 anos. Quando os adolescentes atingem o estágio 5 de Tanner de desenvolvimento sexual secundário, já passaram por sua velocidade de crescimento máxima, quando as cartilagens epifiseais apresentam maior chance de lesões no treinamento de força. Muitos equipamentos estão sendo desenvolvidos visando à segurança do atleta, como alguns aparelhos de agachamento, em que existe uma barra-limite inferior, que os impede de cair no chão ou sobre o atleta. Ainda assim é grande o número de aparelhos domésticos com que adolescentes acabam praticando o levantamento de peso sem supervisão e sem recursos de segurança. O aquecimento e alongamento são medidas obrigatórias antes e após os levantamentos[38] que devem começar com pouca carga e progredir à medida que segue o treinamento. Está descrito que atletas iniciantes em geral excedem seus limites e devem ser orientados a evitar tal conduta. A hiperextensão da coluna lombar, a hiperventilação ou manobra de Valsalva devem ser evitadas durante a prática do levantamento de pesos. A má utilização das técnicas de respiração pode levar à perda do controle dos pesos e lesões por alteração de consciência. Os atletas devem expirar quando em contração concêntrica e inspirar durante a fase excêntrica do movimento.

Embora pequena (1,1%), existe alteração da distribuição de força compressiva sobre a coluna em exercícios de musculação assimétricos;[49] além disso, a posição da coluna também está associada à sobrecarga, lesão discal e ligamentar. Mudando uma posição de –46 graus para +15 graus de extensão da coluna, pode-se ter uma alteração de 2.800 N de força, lembrando que de 80 a 90% da carga sobre a coluna recai em L1.[50] A musculatura abdominal é muito ativada de forma crescente quando o levantamento é efetuado, mostrando contração principalmente dos músculos oblíquos e também do reto anterior do abdome. A forma como a pressão abdominal protegeria a coluna vertebral de lesões ainda não é conhecida, mas alguns estudos comprovam a existência de tal associação.[51,52]

Quando um atleta sente dor durante a execução de um determinado exercício, o mesmo deve certificar-se de que realizou a atividade de forma correta. Caso a dor persista com a utilização das técnicas de levantamento de peso adequadas, devem-se diminuir a carga utilizada, suspender o exercício em execução por alguns dias e procurar um profissional da área médica para avaliação.[38]

Os atletas não deveriam treinar um grupo muscular específico mais do que 3 vezes por semana. O local de treinamento deve apresentar espaço suficiente, ser bem ventilado, ter piso que ofereça absorção de impacto e não seja escorregadio.[38] Os equipamentos devem ser submetidos à manutenção periódica, pois oferecem risco de lesões adicionais aos atletas, com o rompimento dos cabos que sustentam os pesos em aparelhos de roldanas, ou o aumento do atrito em aparelhos que utilizam trilhos, por falta de lubrificação.

Alguns pesquisadores sugerem que atletas pré-púberes deveriam praticar o treinamento de força como complemento a uma ginástica geral, sob supervisão rigorosa, em sessões com duração média de 30 a 40 minutos, sem ultrapassar a frequência de 4 vezes por semana.[38]

■ CONTRAINDICAÇÕES PARA O HALTEROFILISMO E TREINAMENTO COM PESO

- Cardíacas:
  - *Angina pectoris.*
  - Estenose aórtica (gradiente de pressão maior que 40 mmHg na válvula).
  - Estenose pulmonar.
  - Arritmia cardíaca, incontrolada.
  - Insuficiência cardíaca congestiva, incontrolada.
  - Necrose cística da aorta (Síndrome de Marfan).
  - Infarto do miocárdio, agudo ou recente.
  - Miocardite ou miocardiopatia.
  - Miocardiopatia obstrutiva hipertrófica.
  - Outras valvulopatias.
- Endócrinas:
  - Insuficiência suprarrenal.
  - Diabetes melito, incontrolado.
  - Anormalidades eletrolíticas.
  - Hipotireoidismo ou hipertireoidismo, sem tratamento.
- Infecções:
  - Doença infecciosa febril aguda.
- Metabólicas:
  - Insuficiência hepática ou renal, grave.
- Ortopédicas:
  - Fratura ou luxação recente.
  - Patologias discais lombossacras, sintomáticas.
  - Estiramento ou entorse, recente e sintomático.
- Pulmonares:
  - Doença pulmonar obstrutiva crônica, sem tratamento.
  - *Cor pulmonale.*
  - Pneumonites, agudas ou sem tratamento.
- Reumáticas:
  - Artrite degenerativa, aguda e sintomática.
  - Artrite reumatoide, aguda e sintomática.
- Circulatórias e vasculares:
  - Anemia, severa ou de etiologia desconhecida.
  - Aneurisma, extenso ou dissecante.

- Doença cerebrovascular, aguda ou sintomática.
- Embolia, aguda.
- Hipertensão, aguda.
- Tromboflebite, aguda.

LESÕES ESPECÍFICAS
Coluna

A coluna lombar, no halterofilismo, é solicitada a suportar grande carga de formas aguda e cumulativa durante o período de treinamento e competições.[53] Os halterofilistas têm grande incidência de alterações radiográficas na coluna, a maioria delas, encontradas em indivíduos assintomáticos com exame físico normal. Alguns estudos[54] mostraram redução do espaço intervertebral nos segmentos lombares baixos em 62% dos halterofilistas avaliados. São raros os achados radiográficos das lesões agudas.[54,55] Estiramentos musculares e outras lesões de tecidos moles da coluna lombar são as causas mais comuns de dor lombar em halterofilistas. Tais lesões resultam frequentemente de um movimento abrupto com dor aguda, profunda e localizada sem alterações neurológicas. Outras causas de dor lombar incluem as de causa discogênica ou não discogênica.[56,57]

Inicialmente, essas lesões são tratadas com repouso e crioterapia (gelo) nas 24 a 36 horas subsequentes e anti-inflamatórios não esteroides, seguidos por um programa de alongamento e fortalecimento muscular quando há alívio da dor. Dor lombar crônica pode resultar de uma reabilitação imprópria da coluna, fraqueza da musculatura abdominal, aumento da lordose lombar, encurtamento da musculatura isquiotibial ou discrepância dos membros inferiores.

Alguns trabalhos mostraram incidência de mais de 30% de lesões da coluna vertebral em halterofilistas olímpicos (Quadro 11).

A principal razão para essa alteração é o grande estresse tangencial na articulação interfacetária (articulação entre as vértebras). A força axial estimada pode atingir 1.500 kgf por segmento da coluna, atingindo 30 kN nos níveis lombares baixos. A espondilólise é associada a repetidos movimentos de hiperextensão da coluna lombar, podendo ser decorrente de fratura por estresse do pedículo (Figs. 10 e 11). Apresenta-se como dor subaguda, unilateral, bem localizada na região lombar, exacerbada pelo movimento de hiperextensão.[58] Diminuição da flexibilidade e encurtamento de musculatura posterior da coxa são encontrados em 80% dos casos.[59] Frequentemente o defeito acomete a quinta vértebra lombar. Radiografias lombossacras incluem AP, P e oblíquas, bem como mapeamento ósseo pode detectar o problema. Caso sejam confirmadas as alterações anteriores, o tratamento consiste na restrição às atividades que exacerbam os sintomas, no uso de coletes e aplicação de programa de exercícios individualizados. O mapeamento ósseo pode ajudar na diferenciação de espondilólise aguda ou crônica. A espondilolistese e a espondilólise apresentam similaridade no mecanismo de lesão e apresentação clínica, sendo que a primeira representa um deslocamento de uma vértebra sobre outra no sentido anteroposterior, associado a defeito ou lesão da articulação interfacetária, que ocorre na espondilólise, mas sem deslocamento da vértebra (Fig. 12).[60] A classificação da espondilolistese de acordo com o deslizamento se associa ao tratamento, sendo grau I o deslocamento correspondente a ¼ da vértebra; grau II, a ½ da vértebra, grau III, a ¾ da vértebra, e grau IV representando o deslocamento total do comprimento da vértebra. Graus I e II podem ser tratados conservadoramente com programas de exercícios e observação da progressão ou não dos sintomas. O programa de exercícios inclui diminuição da lordose lombar, alongamento da musculatura isquiotibial, fortalecimento da musculatura abdominal. Quando o atleta se torna assintomático, tem a autorização de retornar às atividades sem restrições, pois não há evidências de que a atividade atlética aumenta o risco de um maior escorregamento, especialmente se for seguido por um programa especial de reabilitação. Os graus III e IV, com escorregamento progressivo, dor lombar contínua, sintomas neurológicos, deformidades cosméticas seriam de indicações cirúr-

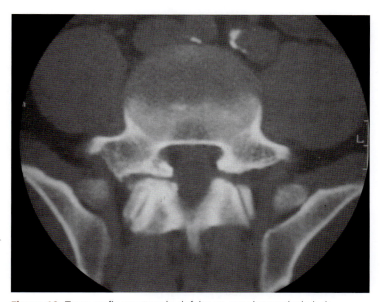

Figura 10. Tomografia mostrando defeito na *pars interarticularis* da espondilólise.

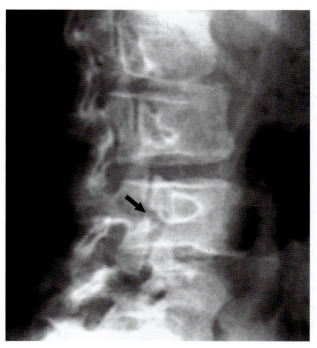

Figura 11. Fratura por estresse em pedículo vertebral de atleta de futebol americano com dor durante o levantamento de peso.

Quadro 11. Incidência de espondilólise por radiografias simples em esportes selecionados

Esporte	Incidência (%)
Mergulho	63,2
Halterofilismo	36,2
Luta greco-romana	33,0
Ginástica olímpica	32,0
Atletismo	22,5
Futebol americano	15,2
População em geral	5 a 6

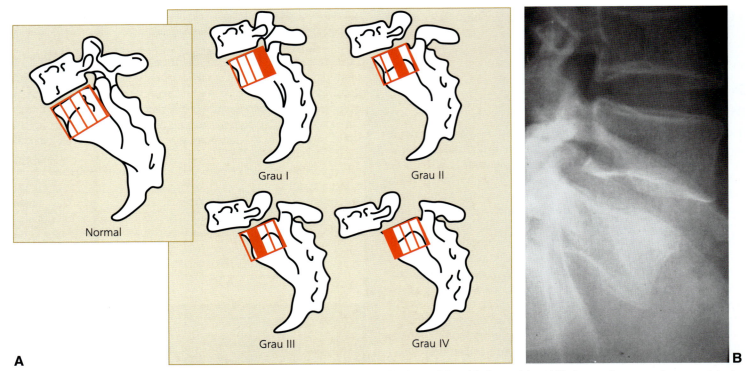

Figura 12. (**A**) Graus da espondilolistese: I (desloca 1/4 o tamanho normal), II (desloca 2/4), III (desloca 3/4) e IV (desloca todo o comprimento original da vértebra). (**B**) Radiografia de coluna lombar de atleta de levantamento de peso mostrando espondilolistese grau I.

gicas. O atleta é orientado a descontinuar o levantamento de peso e exercício que levam à rotação do tronco, como alguns estilos de natação, tendo como opção a utilização de bicicleta[7] ou exercícios em água, sem rotação do tronco.

A degeneração discal ocorre por desidratação e perda da elasticidade, tornando o disco mais fibrótico.[61] As maiores alterações se dão entre 25 e 30 anos de idade, período de pico das forças aplicadas na coluna.[62] A causa mais comum descrita é a mecânica. Os sintomas das degenerações discais e sua associação com herniação do núcleo pulposo incluem dor lombar, exacerbada pela tosse, com irradiação da dor para membros inferiores, parestesias e deficiências neurológicas. Os diagnósticos diferenciais incluem estenose lombar e causas não discogênicas, como síndrome do piriforme, sacroileíte, síndrome iliolombar, síndrome facetária, síndrome do quadrado lombar, bursite trocantérica e isquioglútea.[56,57] O tratamento conservador consiste no controle adequado da dor e fisioterapia. Após período de relativo repouso, são iniciados exercícios de reabilitação que enfocam flexibilidade lombar e fortalecimento da musculatura abdominal.[63] Medidas conservadoras mais agressivas para controle da dor com medicação e fisioterapia se mostraram úteis, mesmo quando radiculopatia está presente.[64]

A coluna cervical também pode ser um sítio de dor no treinamento de levantamento de peso. Jordan et al.[65] descreveram três pacientes que desenvolveram radiculopatia cervical aguda, enquanto treinavam. Em estudo epidemiológico sobre fatores de risco para hérnia cervical ou lombar, Mundt et al.[66] não encontraram associação entre treino com pesos e radiculopatia cervical. Também não houve risco aumentado para hérnia discolombar.

Ombro

A maior parte das lesões do ombro no halterofilismo resulta de estiramentos e sobrecarga da musculatura, envolvendo frequentemente os músculos do manguito rotador, deltoide, bíceps e peitoral maior. A síndrome do impacto pode ocorrer em halterofilistas e envolve, em geral, o tendão do manguito rotador (tendinite ou ruptura) e estruturas associadas (bursite). Essa síndrome é causada por insuficiência muscular ou desequilíbrio entre os músculos rotadores externos (principalmente o manguito rotador) e os rotadores internos (peitoral e subescapular), mais fortes. O impacto ocorre entre a tuberosidade maior (úmero), ligamento coracoacromial e a porção anterior do acrômio, ficando o manguito rotador situado entre essas estruturas. A forma do acrômio também pode predispor ao impacto. Bigliani classificou o acrômio em três tipos, de acordo com sua anatomia radiográfica: tipo I – acrômio plano; II – acrômio curvo e III – acrômio ganchoso. O tipo III é o mais associado à patologia do manguito rotador. No sentido de evitar a síndrome de impacto, algumas modificações na técnica de levantamento de peso se fazem necessárias. No supino, por exemplo, o espaço entre as mãos não devem ultrapassar 1,5 vez o comprimento do bisacromial (entre os ombros), a abdução deve ser inferior a 30 graus, e a extensão menor que 15 graus, o que diminui a sobrecarga sobre a cabeça longa do bíceps e as forças compressivas na região distal da clavícula.[67] A posição das mãos na barra também é importante. Quando se utiliza o antebraço mais em pronação, o músculo supraespinal está abaixo do acrômio, aumentando a chance de lesão. Já com o antebraço mais supinado, o bíceps apresenta maior chance de lesão por estar abaixo do acrômio.[67] A instabilidade glenoumeral pode ocorrer em atletas halterofilistas, apresentando clinicamente sinal de apreensão positivo, subluxação ou luxação glenoumeral. O tratamento varia, se existe instabilidade associada à frouxidão ligamentar, isto é, instabilidade em mais de uma direção (multidirecional), sendo que, nesse caso, torna-se importante a reabilitação, visando à propriocepção e ao fortalecimento global dos grupos musculares do ombro em abordagem inicial. Quando existe um trauma inicial associado à instabilidade, frequentemente com lesão do ligamento glenoumeral inferior e lesão de lábio anterior da glenoide, o atleta desenvolve recidiva da luxação glenoumeral, além de poder apresentar lesões associadas, como lesão de manguito rotador, casos em que se indica o tratamento cirúrgico. Nos atletas com instabilidade glenoumeral, algumas modificações no treinamento de força podem ser estabelecidas. Utilização do supino reto, preferencialmente ao inclinado, em que o ombro em 90 graus de rotação lateral e abdução leva à maior estresse das porções média e inferior do ligamento glenoumeral. Atenção especial deve-se ter na retirada da barra do apoio e sua reposição no final do exercício, quando o ombro se posiciona ainda em maior rotação lateral e abdução, com maior risco de subluxação e luxação glenoumeral. Quando se utiliza o "puxador", o atleta, sentado, puxa por sobre a cabeça uma barra presa a anilhas por polias e cordas, sendo a posição ideal do atleta 30 graus de extensão do tronco, puxando a barra em direção ao peito e não para trás da cabeça com o tronco reto, o que diminui a sobrecarga no ligamento glenoumeral inferior e aumenta a atividade dos adutores do ombro e estabilizadores da escápula, aumentando a estabilidade glenoumeral. O mesmo princípio deve ser utilizado para o exercício de desenvolvimento (*military press*), levantando e descendo a barra à frente da cabeça (Fig. 13).

A lesão do músculo peitoral maior tem aumentado nas últimas décadas principalmente em atletas de levantamento de peso.[68-73] O aumento de sua incidência está associado ao uso de esteroide anabolizante, levando o atleta a levantamentos com maior carga e a melhor diagnóstico da lesão. Na literatura, estão descritos cerca de 140 casos, sendo o mecanismo de lesão básico o indireto, em geral associado ao exercício no aparelho supino, onde o atleta, com os ombros em extensão e rotação neutra, tenta sobrepujar o peso da barra carregada, no sentido anteroposterior, em contração máxima (Fig. 14). O mecanismo direto ocorre mais nos esportes de contato e em idosos. No exame físico, encontram-se hematoma e edema com diminuição da força de adução e perda do contorno anterior da axila, principalmente quando o atleta contrai o braço em adução (Fig. 14). A ultrassonografia pode identificar a lesão, mas a ressonância magnética é capaz de mostrar sua extensão e se a ruptura é parcial ou total, se ocorreu na inserção, no ventre muscular ou transição osteotendínea (mais comum) (Fig. 15). O tratamento, nos casos de atletas e lesões completas agudas ou crônicas, é o cirúrgico, por sutura da unidade musculotendínea. No caso da ruptura na inserção, é realizada a colocação de âncoras ou perfurações no úmero para fixação da lesão por fios de sutura. O músculo peitoral também pode sofrer atrofia por compressão do nervo peitoral medial.[67]

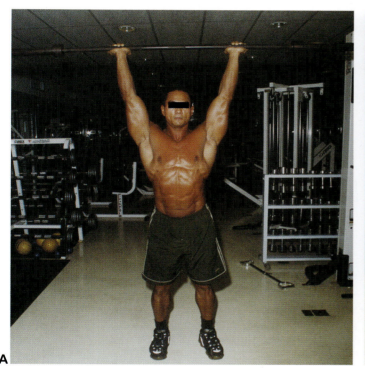 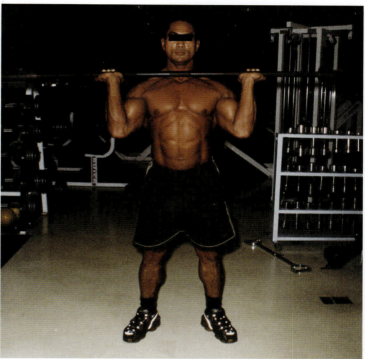

Figura 13. (**A** e **B**) Exercício de desenvolvimento ou *Military press*, que deve ser realizado com a elevação e descida da barra anterior e não posterior à cabeça.

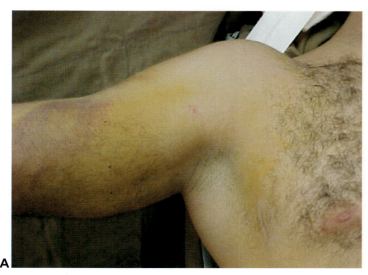 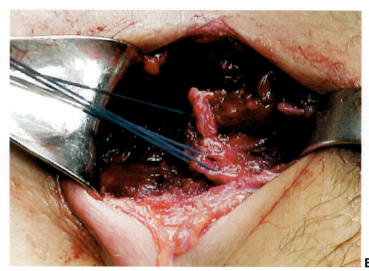

Figura 14. (**A**) Hematoma e equimose após ruptura de músculo peitoral maior no exercício de supino. (**B**) Visão no intraoperatório da ruptura do peitoral após reparo com fios inabsorvíveis.

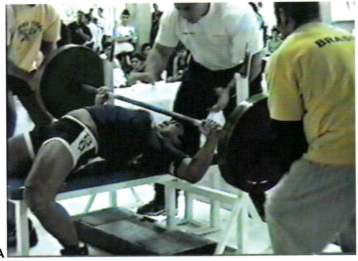
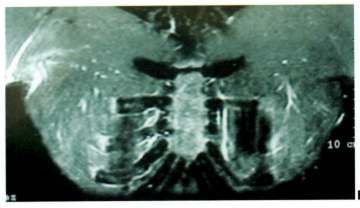

Figura 15. (**A**) Momento exato da ruptura do músculo peitoral maior à esquerda durante exercício do supino em campeonato de levantamento básico. (**B**) RM de uma ruptura do músculo peitoral maior em cortes coronais e axiais. Pode-se observar hipersinal à direita no local da inserção, compatível com ruptura do tipo desinserção no úmero.

Outra lesão muscular importante é a do bíceps braquial. Quando existe ruptura da cabeça longa do bíceps em sua origem, ocorre deficiência discreta de supinação (teste isocinético) e, no exame físico, constata-se se existem hematoma e perda do contorno anterior do braço (Fig. 16). O tratamento em atleta é cirúrgico, por meio principalmente da tenodese do tendão do bíceps na cabeça umeral, pela técnica do "buraco da chave" (Froisom e Oh) ou técnica de Hitchock. Pode ocorrer lesão na substância muscular, que é rara e de tratamento conservador.

São descritas lesões musculares menos frequentes, como do subescapular, grande dorsal, serrátil anterior e romboides (Fig. 17).

Osteólise da clavícula distal é associada ao levantamento de peso,[74] por sobrecarga na parte distal da clavícula, gerando microfraturas do osso subcondral e seu posterior reparo (Fig. 18).[75] Existe dor, principalmente na região acromioclavicular, durante realização do exercício no aparelho supino. Na evolução, a dor piora sem perda da movimentação glenoumeral. Características radiográficas incluem osteoporose, perda de osso subcondral e alterações císticas na região distal da clavícula em graus variados.[74,76,77] Tratamento é conservador, com fisioterapia e anti-inflamatórios. Cirurgia, que consiste na retirada de 1/3 distal da clavícula, está indicada na falha do tratamento clínico após 6 meses a 1 ano, podendo ser realizada por via aberta ou artroscópica.

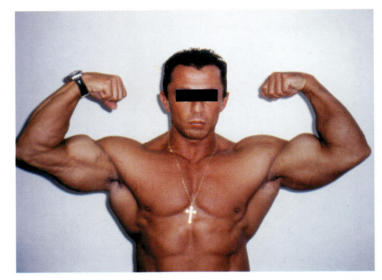

Figura 17. Lesão do músculo grande dorsal à direita.

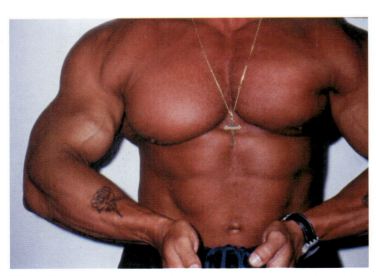

Figura 16. Ruptura de tendão de bíceps braquial de fisiculturista à direita em sua origem.

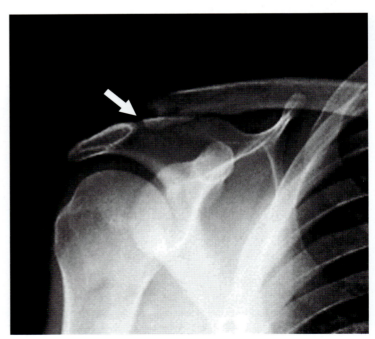

Figura 18. Radiografia mostrando imagem de osteólise lateral de clavícula em atleta de levantamento de peso.

Outras lesões na articulação do ombro relacionadas com o levantamento de peso são neuropatias, como do canal torácico, do nervo supraescapular e nervo torácico longo. Na síndrome do canal torácico, existe compressão dos vasos subclávios e plexo braquial pela hipertrofia dos músculos escalenos (Fig. 19). Também a hipertrofia do músculo peitoral menor pode comprimir nervos e vasos na hiperabdução e rotação externa do ombro. Tal síndrome pode ser de origem neurogênica ou vascular.

Esta síndrome deve ser suspeitada na presença de dor vaga na extremidade superior. Na neurogênica clássica, o paciente descreve dor no membro superior envolvido, com parestesia na região ulnar da mão e tenar, e fraqueza decorrente do acometimento do tronco inferior do plexo braquial. Na maior parte das vezes, o exame físico, eletroneuromiografia (ENMG) e estudos vasculares são normais. Testes provocativos são utilizados, mas a especificidade é baixa.[78,79] O teste de Roos promove hiperabdução e rotação lateral, e o paciente abre e fecha as mãos por 1 a 3 minutos com cotovelos estendidos e braços abduzidos 90 graus e em rotação externa.[80] O teste é positivo se reproduz os sintomas do paciente. Para os pacientes sintomáticos e com teste positivo, sugere-se o reequilíbrio muscular das regiões anterior e posterior do tórax, alongamento dos músculos peitorais e treino de propriocepção para evitar posições sintomáticas.

A neuropatia do nervo supraescapular ocorre sob o ligamento transverso da escápula mais comumente. Sua compressão afeta os músculos supra e infraespinais, sem alteração de sensibilidade. Pode ocorrer lesão pela abdução repetitiva, como no exercício de desenvolvimento ou *military press*.[81-83] Clinicamente, podem apresentar dor e fraqueza dos músculos descritos, associadas à atrofia com a evolução do quadro. ENMG ou RM podem auxiliar no diagnóstico. O tratamento envolve medicação para dor, movimentação para evitar contraturas musculares de grupos musculares, como romboides, grande dorsal, trapézio, serrátil anterior e estabilizadores da escápula. A ENMG pode mostrar reinervação, o que permitiria intensificar os exercícios. Na falha do tratamento não operatório, considera-se a cirurgia como o procedimento mais aceitável.

Escápula alada é outra patologia associada à neuropatia do ombro no levantamento de peso. Representa a lesão do nervo torácico longo que inerva o músculo serrátil anterior e estabiliza a escápula contra o gradiado costal. Nenhum exercício em especial demonstrou provocar essa lesão. Acredita-se que a posição de repouso dos ombros sobre suportes em alguns aparelhos pode estar envolvida.[84] O diagnóstico pode ser obtido com o auxílio da ENMG. Como tratamento, são sugeridos exercícios de circuito fechado para o ombro e repouso relativo, com melhora do quadro entre 3 a 24 meses.[39]

Cotovelo

As lesões que envolvem o cotovelo incluem a neurite ulnar, ruptura de bíceps distal, inserção de tríceps braquial, músculo ancôneo e compressões nervosas.[77] Quando a ruptura é distal no bíceps, existe importante perda da força de flexão e supinação,[85-88] sendo indicada cirurgia que visa à reinserção do tendão pelas técnicas de Boyd e Thompson na tuberosidade do rádio (Figs. 20 a 22).[89]

A ruptura do tendão do músculo tríceps pode ocorrer no arranco (um dos levantamentos olímpicos) e no exercício do supino, durante a contração excêntrica.[77,90] Tais lesões em atletas requerem tratamento cirúrgico (Fig. 23).

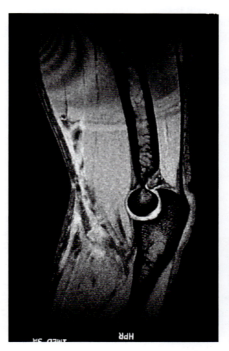

Figura 20. Rupturas de músculo bíceps braquial na sua inserção na tuberosidade radial. Imagem de RM com perda do hipossinal compatível com a região insercional do músculo.

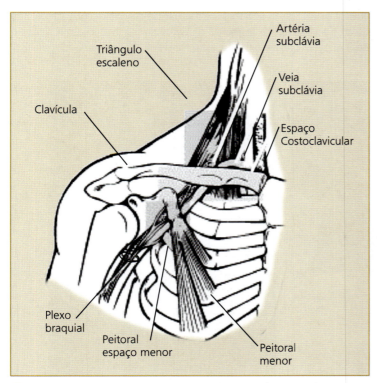

Figura 19. Síndrome do túnel torácico, onde vasos e nervos podem ser comprimidos.

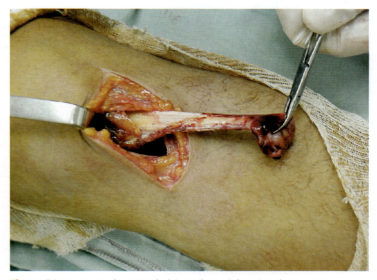

Figura 21. Rupturas de músculo bíceps braquial em sua inserção na tuberosidade radial. Achado intraoperatório da desinserção.

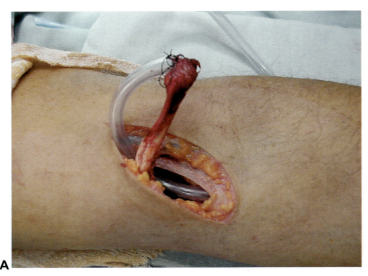 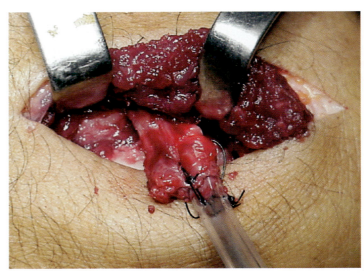

Figura 22. Técnica de Boyd-Anderson. (**A**) Incisão anterior e transporte do tendão do bíceps para posterior; (**B**) realizando sua refixação à tuberosidade radial.

Epicondilites medial e lateral resultam de atividade de esforço repetitivo, causando microtraumas, tanto na origem dos músculos extensores como flexores do punho, levando à inflamação crônica e dor. A epicondilite medial ocorre frequentemente por erro de técnica no levantamento de peso. Em geral, o tratamento é conservador, com repouso e anti-inflamatórios não esteroides, gelo, alongamento e fortalecimento muscular após alívio da dor. O uso de órtese (tira) no antebraço proximal pode oferecer algum alívio. Liberação cirúrgica do tendão conjunto pode ser necessária, caso não exista melhora com fisioterapia em lesão crônica.

A epicondilite lateral também frequente resulta em geral da preensão desenvolvida pela mão nos movimentos envolvendo barras ou pesos livres. Em geral é necessária para a completa remissão dos sintomas a mudança do tipo de exercício com maior apoio nos membros que na preensão no braço, evitando a preensão da mão (Fig. 24).

Traumas repetidos sobre o nervo ulnar no cotovelo podem resultar em uma neuropatia ulnar. Lesão pode ocorrer secundariamente à compressão do nervo entre as cabeças do flexor ulnar do carpo; subluxação do nervo sobre o epicôndilo medial ou ainda a importante hipertrofia do músculo tríceps braquial.[91,92] A queixa clínica pode ser de dor na face medial do cotovelo, com irradiação distal e parestesia ao longo da distribuição do nervo ulnar. O sinal de Tinel no cotovelo pode estar presente.[47] Fraqueza do punho,

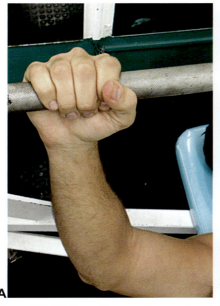

Figura 23. Visão do intraoperatório de ruptura do músculo tríceps braquial.

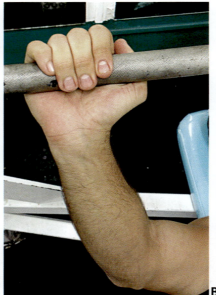 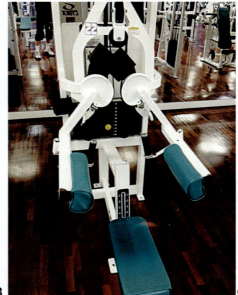

Figura 24. (**A**) Preensão normal em supino; (**B**) com menor preensão e (**C**) aparelho para fortalecimento de músculo deltoide com menor preensão da mão e menor risco de epicondilite lateral.

atrofia hipotenar e do músculo adutor do polegar, sinal de Wartenberg podem estar presentes.[92] Se diagnosticada precocemente, a neuropatia pode ser tratada de forma conservadora com repouso, imobilização, anti-inflamatórios, vitamina B6 e programa de reabilitação. Se o problema persistir, apesar do tratamento conservador, a liberação cirúrgica pode ser necessária. Retorno completo da atividade funcional é esperado após reabilitação. Síndrome compartimental do braço, embora rara, ocorre como resultado de sobrecarga, e frequentemente envolve os músculos tríceps e bíceps.[93] Tais achados apresentam-se como dor ao longo da extensão do músculo. Alterações neurológicas podem ocorrer, incluindo parestesias e fraqueza muscular secundária à isquemia e compressão de nervos periféricos.[94] Essa síndrome é acompanhada de intensa dor e fraqueza muscular na extensão passiva dos músculos envolvidos. Síndromes compartimentais podem ser tratadas com repouso, gelo, anti-inflamatórios e fisioterapia. Em caso de piora ou manutenção dos sintomas, realiza-se a liberação cirúrgica (fasciotomias). Luxação aguda do cotovelo ocorre em halterofilistas e deve ser reduzida em pronto-socorro após avaliação radiológica do cotovelo para afastar suspeitas de fraturas associadas a esse tipo de lesão (Fig. 25). Antes da redução, deve-se realizar cuidadoso exame físico para avaliar possíveis lesões neurovasculares associadas. Na evolução, é importante a avaliação da estabilidade do cotovelo. Caso se apresente estável a flexão-extensão, opta-se pelo tratamento não operatório, com imobilização por 2 a 3 semanas, no máximo, e fisioterapia. A instabilidade durante flexão-extensão ou varo e valgo na evolução pode indicar tratamento cirúrgico.

Punho e mão

A lesão de punho é comum em halterofilistas, em geral, resultante de hiperextensão da articulação durante o levantamento olímpico.[91] Radiografias são realizadas para diferenciar fraturas do punho ou lesões ligamentares que levam à instabilidade. São descritas fraturas de rádio e ulna. As fraturas da ulna com frequência ocorrem por estresse. Em um caso descrito,[95] a fratura por estresse da ulna ocorreu pelo levantamento de peso durante trabalho de hipertrofia do bíceps braquial. Inicialmente, o atleta de 22 anos referia dor apenas durante o exercício de flexão do cotovelo com resistência e, posteriormente, em vários outros exercícios na região mediodiafisária da ulna. Radiografias após 4 a 5 semanas de história mostraram lesão moderadamente esclerótica da ulna, acompanhada de neoformação de osso periosteal sem linha de fratura. Hipercaptação foi encontrada nessa região após cintilografia óssea com Tecnécio-99 m. O tratamento determinou a proibição do levantamento de peso. À medida que a dor foi diminuindo, o atleta foi instruído ao retorno progressivo à atividade, e, após 6 semanas da primeira visita, já apresentava uma rotina de levantamento acima da carga que realizava antes da dor. O tratamento pode consistir na limitação da atividade de levantamento e imobilização, quando linha de fratura é observada.

Fraturas de rádio e ulna distais estão associadas ao halterofilismo, principalmente na segunda fase do levantamento – arremesso (estilo olímpico de levantamento) – quando, após retirar a barra do chão, o punho passa de 15 graus em extensão para hiperextensão máxima e desvio radial.[95-98] Nessa fase, a carga imposta ao punho pode levar à fratura do rádio e ulna distais, bem como a lesões fisárias

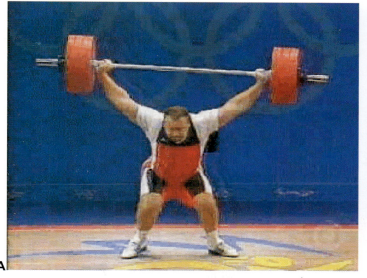
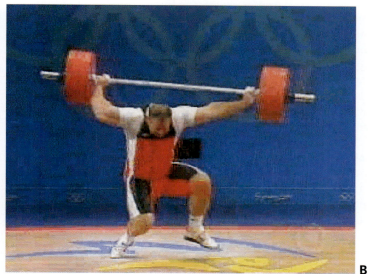
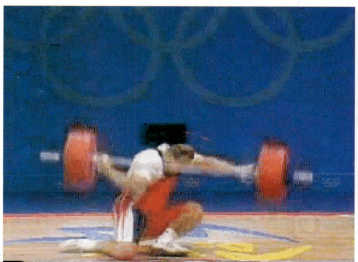
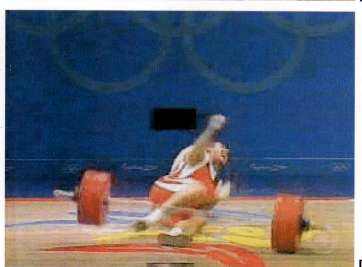

Figura 25. (A-D) Atleta de levantamento olímpico apresentou luxação de cotovelo direito durante arranco, nos Jogos Olímpicos de Sydney 2000.

(frequentemente Salter tipo II), no caso do esqueleto em desenvolvimento.[97] Síndrome de compartimento é descrita associada à dor no antebraço, especialmente à dorsiflexão passiva do punho.[99] O tratamento consiste em repouso, anti-inflamatório, e, nos casos refratários às medidas conservadoras, da fasciotomia do antebraço.

Reider et al. descreveram pseudoartrose de escafoide em atleta de 17 anos, que apresentou dor no punho, enquanto levantava 193 kg no exercício do supino, 5 meses antes da consulta. O paciente não procurou atendimento médico, por acreditar que se tratava de uma lesão insignificante.[100]

Também associada ao movimento de hiperextensão do punho com desvio radial durante o levantamento de peso, há descrição de luxação transpiramidal perissemilunar bilateral, ambos com padrão VISI.[101] Compressão de nervos periféricos pode estar associada ao halterofilismo, ocorrendo tanto na região do antebraço, como entre os ventres do músculo supinador (n. radial), músculo pronador redondo (n. mediano), cubital e Guyon (nervo ulnar).[74] Também há descrição de compressão do nervo musculocutâneo quando esse passa pelo músculo coracobraquial em três pacientes, associada ao levantamento de pesos e à hipertrofia do músculo coracobraquial, ou durante sua contração vigorosa intermitente.[102] O tratamento inicial é repouso e anti-inflamatórios. No caso de persistência dos sintomas ou piora do quadro neurológico, a descompressão cirúrgica é indicada.

Neurite ulnar secundária à compressão foi descrita em um atleta de elite do levantamento de peso, de 39 anos, com 261 kg de levantamento no supino, e 300 kg, no levantamento terra, praticando musculação por 20 anos. No atendimento inicial, o atleta referia parestesia na face ulnar do punho e fraqueza na empunhadura, sintomas iniciados 8 meses antes. No exame, apresentava atrofia da eminência hipotenar, diminuição da sensibilidade no lado ulnar da mão, tanto dorsal quanto volar, força muscular grau 4 de todos os músculos ulnares do antebraço e sinais positivos de Froment e Tinel no cotovelo. O paciente foi tratado cirurgicamente com epicondilectomia medial, liberação de partes moles e osteófitos. Retornou plenamente à atividade de levantamento de peso no nível competitivo, mas ainda com diminuição da adução do polegar e leve comprometimento sensorial do nervo ulnar.[92]

Cistos sinoviais do punho podem ocorrer, como herniações da cápsula articular ou bainha sinovial dos tendões, geralmente na face dorsal do punho e, a menos que sejam sintomáticos, o tratamento não é necessário. Em caso de sintomas dolorosos que não melhorem com medicação anti-inflamatória, pode ser realizada punção do cisto ou sua exérese cirúrgica.

As calosidades nas mãos são um problema frequentemente encontrado. Ocorrem como resultado da força de atrito da mão durante a empunhadura das barras, com ranhuras para melhorar a preensão. As calosidades são vulneráveis a lesões, como exposição da derme, e associação a infecções da pele adjacente.[7] O tratamento e prevenção consistem na utilização de luvas que diminuam o atrito sobre a pele.

Coxa e quadril

Lesões associadas aos grandes grupos musculares do quadril e coxa ocorrem em halterofilistas. Avulsão da espinha ilíaca anterossuperior é etiologicamente similar à avulsão tendinosa, decorrente de estresse excessivo. Em adolescentes, a não fusão óssea da apófise da crista ilíaca é suscetível à lesão. É descrito trauma de atletas jovens em levantamento terra quando realizavam extensão do quadril com joelhos flexionados.[103] Tipicamente o músculo sartório avulsiona um fragmento ósseo. Exame físico revela edema e dor local e, na evolução, hematoma. Radiografia confirma o diagnóstico. O tratamento é, em geral, não operatório, mas alguns autores relatam casos submetidos à redução aberta e fixação interna, com boa evolução.[39] Avulsão da apófise isquiática e musculatura posterior de coxa pode ocorrer no levantamento de peso. Tal como na avulsão da espinha ilíaca anterossuperior, a apófise isquiática ocorre em atletas imaturos esqueleticamente, associada a corridas e saltos. No levantamento de peso, a lesão pode dar-se no levantamento terra, agachamento ou mesa flexora de joelho.[39] Orava e Kujala[104] descreveram a experiência cirúrgica em vários casos de avulsão de musculatura posterior associada a levantamento terra e agachamento, embora o tratamento não operatório também esteja descrito.[105] Lesões da musculatura posterior de coxa acontecem com frequência, associadas à falta de flexibilidade, desequilíbrio muscular entre quadríceps e isquiotibiais, diferença dos isquiotibiais em relação à outra perna e sobrecarga de treinamento.[91] O tratamento inicial consiste na realização de crioterapia, repouso e elevação do membro. Nos casos de lesões recorrentes, algumas medidas preventivas devem ser associadas ao tratamento, ainda conservador, como o reequilíbrio muscular, exercícios de flexibilidade, correção da técnica do atleta visando especificamente ao esporte que pratica e aquecimento adequado antes da atividade física. Indicação cirúrgica é rara e em casos específicos.

Joelho

Ao contrário do que se imagina, as lesões de joelho não são muito frequentes no halterofilismo.[38,106] O trabalho de força muscular pode manter ou mesmo melhorar a estabilidade do joelho.[105,107] Quando as lesões de joelho ocorrem, geralmente resultam de aquecimento ou alongamento inadequados, técnica imprópria, pouca flexibilidade, exercícios utilizando carga máxima ou participação em atividades paralelas ao halterofilismo.[102] Outras causas são: displasia ou mau alinhamento patelar, aumento da flexão do joelho durante a realização do agachamento ou no levantamento olímpico. Quando o atleta realiza flexão superior a 40 graus, as forças atuantes na articulação femoropatelar aumentam proporcionalmente com a flexão. Durante o agachamento sob intensa flexão, o pico de estresse sobre a articulação do joelho chega a atingir 7,6 vezes o peso do corpo, o que deve ser evitado. Alguns atletas são submetidos a esse risco de lesão do joelho pela própria técnica do esporte, como no levantamento olímpico no exercício do arranco (Fig. 1). Exercícios de cadeia fechada são mais recomendados ao joelho que os de cadeia aberta. Nos de cadeia fechada, existe a flexão do joelho com os pés apoiados, isto é, não há movimentação dos pés, como no agachamento ou no leg-press (ver equipamentos). Na cadeia aberta – mesa extensora do joelho ou mesa romana –, os pés estão em movimento e acredita-se que exista sobrecarga da articulação femoropatelar e estruturas ligamentares do joelho.[93] O tratamento inicial é feito com elevação, repouso, gelo e proteção articular na fase aguda.[108]

A posição de flexão do joelho recomendada por estudos de biomecânica convém ser menor que 90 graus, já que, quanto maior a flexão acima de 90 grau há grande aumento da pressão patelofemoral.[109,110]

A tendinite patelar resultante de forças excessivas de contração do quadríceps causa lesões microscópicas nas unidades musculotendíneas do aparelho extensor. A dor pode estar localizada no polo inferior da patela (mais frequente), no ligamento patelar, tuberosidade anterior da tíbia ou tendão quadricipital. A dor pode ser desconfortável no repouso e melhorar com o início da atividade física. Blazina classificou a tendinite patelar em três tipos: tipo I representa dor após atividade física; tipo II, dor durante e após atividade física, sem prejuízo do desempenho do atleta; tipo III, dor durante e após atividade física, com prejuízo do desempenho atlético. Adicionou-se à classificação um novo subtipo, IV, em que existe ruptura do ligamento patelar. O tratamento inicial é conservador visando à analgesia, repouso e alongamento, e, nos casos com degeneração do tendão, a fisioterapia tem resultados limitados, estando indicado tratamento cirúrgico, que inclui desde ressecção do tecido degenerado, perfurações ósseas até sutura do tendão ou reconstrução do mesmo com reforço de outro tendão.[111]

A síndrome femoropatelar representa processo degenerativo resultante da destruição da cartilagem hialina da superfície articular da patela e côndilos femorais. Muitos fatores predispõem o halterofilista a essa condição: mau alinhamento do aparelho extensor (ângulo Q alterado), anormalidades morfológicas da patela ou patela alta, alterações como displasia do côndilo femoral, encurtamento dos músculos isquiotibiais ou banda iliotibial. Os sintomas presentes são dor anterior no joelho com flexão ativa, fraqueza, falseio, sensação de apreensão associados à subluxação, hipermobilidade e crepitação patelar.

O tratamento prescreve repouso e gelo inicialmente, seguidos por reabilitação ativa, incluindo alongamento e fortalecimento em arco de movimento, que não reproduzam os sintomas, e uso de imobilizadores do tipo joelheira.[112] O uso de reabilitação com aparelho isocinético pode favorecer a reabilitação. As bursites, que representam inflamação de uma ou mais bursas ao redor do joelho, podem ser ocasionadas por forças de compressão repetidas, geradas durante flexão e extensão dos grupos musculares, instabilidade do joelho secundária à osteoartrose e prévio desarranjo interno do joelho, além de trauma direto sobre a bursa. O tratamento se faz com crioterapia e anti-inflamatórios não esteroides. Injeção local de corticoide ou anestésico tópico são utilizados para aliviar a dor refratária às medidas antes descritas. A bursa mais frequentemente lesionada é a localizada inferior e anteriormente ao ligamento colateral medial da bursa anserina (pata de ganso). A bursite anserina é sequela comum de técnicas inapropriadas na execução de treinos de agachamento e levantamento olímpico.

As lesões ligamentares do joelho envolvem primariamente os ligamentos colaterais medial e lateral e geralmente resultam de rotação excessiva, estresse em varo ou valgo exagerados, hiperflexão ou hiperextensão. Deve-se diagnosticar lesão parcial ou total para direcionar o tratamento. Lesões meniscais ou dos ligamentos cruzados resultam do trauma direto, hiperextensão forçada ou torção do joelho. Provocam dor aguda, derrame articular nas primeiras horas, incapacidade de flexão-extensão total, dor ao deambular ou sentar e sensação de instabilidade. Em geral acompanham hemartrose, e radiografias devem ser realizadas para afastar suspeitas de fraturas. Lesões meniscais e ligamentares sintomáticas merecem tratamento cirúrgico para não ocorrer prejuízo no desempenho atlético. A relação de força entre os músculos isquiotibiais e o quadríceps deve ser de 2 para 3, ou 3 para 4. Lesões ou rupturas do ligamento patelar ou do tendão do músculo gastrocnêmio e inserção distal dos isquiotibiais têm sido descritas em halterofilistas. Hill et al.[30] descrevem ruptura do músculo reto femoral esquerdo em atleta usuário de vários tipos de anabolizante esteroide, quando realizava exercício de agachamento, tratado cirurgicamente. O atleta apresentou no passado ruptura parcial de músculo quadríceps de joelho direito tratada de forma não operatória. Lesões parciais podem ser tratadas conservadoramente, e rupturas completas dos tendões necessitam de tratamento cirúrgico.

Tornozelo e pé

As lesões do tornozelo e pé são raras comparativamente a outros esportes. Existe descrição de neuropatia por compressão do nervo plantar lateral com dor no pé, associada à prática do levantamento básico[113] e fratura do talo durante exercício de agachamento.[114] Utiliza-se, no levantamento olímpico, calçado que termina acima da linha do tornozelo, permitindo estabilização dessa articulação. São descritas fraturas no pé, principalmente por queda de anilhas ou equipamentos sobre o atleta.

■ TREINAMENTO DE FORÇA EM CRIANÇAS E ADOLESCENTES

Mais de 600 adolescentes estão registrados na Federação Americana de Halterofilismo, mais de 3.000 na Federação Americana de Levantamento Básico e mais de 8.500 participantes nas competições de fisioculturismo.

Embora estudos recentes demonstrem que programas de curto prazo em atletas pré-púberes aumentam a força sem risco de lesão significante,[115] ainda persistem dúvidas em relação a esse trabalho, quando de longa duração. Les Sewall et al. analisaram 18 crianças com idade de 10 e 11 anos que realizaram programa de ganho de força muscular, sendo que tais crianças em estágios I e II de Turner obtiveram ganho de mais de 40% da força máxima em um período de 9 semanas, sem lesões ou perda da flexibilidade.[115] Na literatura, estão descritas lesões de atletas na puberdade por queda, como fraturas fisárias, ruptura de discos intervertebrais e lesões na coluna lombar. Fraturas ou lesões fisárias unilaterais e bilaterais estão descritas,[97] associadas à fase do levantamento olímpico, quando se tem a mudança do punho de uma posição de 15 graus de extensão para hiperxtensão máxima e grande carregamento sobre os punhos, ocorrendo lesão de placa epifiseal Salter II. O tratamento se baseia no tipo de lesão fisária (I a VI). No caso de lesão fisária tipo II, realiza-se redução da fratura, desde que seja feita nos primeiros dias, e imobilização por 4 a 6 semanas. Após 3 a 4 dias, não é recomendada redução, pois pode gerar maior lesão sobre a placa de crescimento, e a criança ou adolescente devem ser orientados quanto à necessidade do acompanhamento a médio e longo prazos, visando ao diagnóstico de alterações, como, por exemplo, desvios angulares do punho. O acompanhamento de 71 atletas adolescentes em competição de levantamento básico, em 1980, mostrou 98 lesões, das quais a mais frequente foi a da coluna lombar baixa (50%); os joelhos, ombros e cotovelos foram as outras sedes frequentes (Quadros 12 e 13).[116]

Sítios de lesão em 71 atletas adolescentes em competição de levantamento básico (agachamento, supino e levantamento terra) (Quadro 14).

Em competições de levantamento de peso têm-se exigido idades mínimas que variam de 14 a 16 anos.[117]

Alguns estudos mais recentes têm mostrado que a supervisão também parece fundamental para o treino de força em adolescentes. Também muitos trabalhos visam a desmistificar o trabalho de força em crianças com maturação Turner III e IV. Importantes estudos mostraram o treino de força com uma repetição máxima sem repercussão de lesão após consentimento dos pais.[118-120] Entretanto parece importante a sugestão de treino utilizando mais aparelhos fixos, evitando, assim, queda de anilhas sobre o membro inferior ou queda com pesos. Há relatos na literatura da superioridade em relação ao recrutamento muscular maior no uso de pesos livres com relação a fixos (a comp muscle activdty), entretanto neste caso é importante visar segurança ao praticante. Também, o tipo de exercício pode ser mais bem adaptado para crianças ou idosos. Em adultos é comum o impacto da barra no esterno nas transições

Quadro 12. **Frequência (%) de lesões no levantamento básico distribuída por diagnósticos específicos**

Tipos de lesões	Porcentagem (%)
Estiramentos musculares	61,2
Tendinites musculares	12,2
Cãibras musculares	10,2
Entorses ligamentares	4,1
Escoriações	4,1
Lesões nervosas	3,1
Fraturas	2
Luxações	1
Outras	2

Quadro 13. Frequência de lesões (%) no levantamento básico em relação ao sítio de lesão

Sítios de lesão	Porcentagem (%)
Coluna lombar	50
Joelho	8,2
Tórax	7,1
Ombro	6,1
Cotovelo	6,1
Coluna torácica	4,1
Mão	4,1
Quadril	4,1
Abdome	3,1
Coxa	3,1
Tornozelo	2
Antebraço	1
Braço	1

excêntrica e concêntrica do movimento. Tal impacto pode ser evitado com aparelhos fixos ou mesmo restringindo o arco de movimento, o que mostra maior dispêndio de força na execução do movimento. O treino com pesos livres obviamente fica mais indicado aos iniciantes da prática de levantamento olímpico ou *powerlifting* sempre com supervisão.

■ TREINAMENTO DE FORÇA EM MULHERES

A presença feminina em competições de levantamento de peso bem como no treinamento utilizando fortalecimento muscular tem crescido significativamente, afastando a ideia de que os esportes que dependem de força sejam exclusivamente masculinos.

Ganho de força e hipertrofia musculares são esperados no treinamento muscular feminino, embora tal ganho seja menor do que o encontrado nos homens,[121] em razão de diferenças anatômicas e fisiológicas entre os sexos.[121-123]

Intenso treinamento de força pode ser prejudicial à função hormonal normal feminina, principalmente no que diz respeito à menstruação. Amenorreia associada ao exercício é mais frequente nos esportes que se caracterizam pelo grande *endurance*, mas tal alteração também é descrita em atletas que realizam o levantamento de peso com treinamento intenso.[124]

A mulher particularmente idosa, com média de idade de 68 anos, pode melhorar a força muscular e também a massa mineral óssea com o treinamento de peso.[108]

O consumo de esteroide anabolizante também tem aumentado entre as mulheres que realizam levantamento de peso.[125] Trabalho publicado em 1999 mostrou que mulheres vítimas de abuso sexual podem iniciar compulsão pela ideia de ganho de força muscular com uso de esteroide. Nesse estudo, 75 mulheres halterofilistas foram analisadas, sendo que dez praticantes foram vítimas de abuso sexual. Dessas, nove iniciaram hipertrofia muscular após terem sido violentadas, e oito apresentavam uso regular de esteroides anabolizantes.[126]

■ TREINAMENTO DE FORÇA EM IDOSOS

Os halterofilistas, em geral, atingem o pico de força entre 28 e 34 anos, diminuindo o desempenho posteriormente.[7] A força diminui com o distanciar dessa faixa, mas a capacidade de o músculo reagir ao treinamento de alta intensidade, hipertrofiando-se e mantendo-se, ocorre até mesmo em indivíduos muito idosos. Alguns atletas se mantêm competindo, ainda aos 50 anos, em levantamentos básico e olímpico. O motivo para a diminuição da força com a idade não é totalmente esclarecido e acredita-se que haja analogia com a diminuição da capacidade aeróbia em esportes de resistência em atletas idosos.

Estudo que envolveu dez pacientes geriátricos com média de idade de 90 anos mostrou hipertrofia[127,128] e ganho de força muscular, além de melhora do arco de movimento e funcionalidade com treinamento de força sob supervisão profissional.[127]

Também há relatos que o treinamento de força em idosos está relacionado com a melhora da ansiedade e sono.[129]

Quadro 14. Programa de treinamento de levantamento de peso em atletas (de acordo com o grau de escolaridade norte-americana)

	Atletas Junior High School (n = 98)	Atletas High School Freshman/Junior Varsity (n = 159)	Atletas High School Varsity (n = 97)
		Média ± DP	
Idade	Anos	13,3 ± 0,8	15,6 ± 0,5
Levantamento	Meses	7,62 ± 7,92	12,4 ± 3,3
Mín/sessões	45,0 ± 22,0	55,8 ± 38,8	53,6 ± 10,5
Sessões/semanas	3,33 ± 1,54	2,95 ± 1,91	3,44 ± 0,51
		% de atletas	
Orientados por treinadores	24,5	61,6	73,2
Treinamento na escola	14,3	69,2	93,8
Supervisionados	35,7	87,6	96,8
		% de atletas desenvolvendo levantamento de peso	
Levantamento terra	15,3	24,5	25,8
Agachamento	42,9	72,3	73,2
Levantamento de supino	95,2	98,7	97,9
Arremesso	3,1	28,3	35,1
Arranco	3,1	5,0	5,2

OUTRAS LESÕES ASSOCIADAS AO LEVANTAMENTO DE PESO

Hipertensão arterial no levantamento de peso pode contribuir para lesões vasculares (AVC).[130] Estudos mostram que a pressão sanguínea pode atingir, durante o levantamento de peso, níveis tão altos como 480/350 mmHg.[131,132] Narloch e Brandstater[133] mostraram que exalar o ar de forma lenta durante a fase de contração reduz a elevação de pressão arterial no levantamento de forma significativa. Portanto, evitar a manobra de Valsalva nesse intervalo pode ajudar a limitar a elevação da pressão arterial.

Hemorragias retinianas podem causar alterações agudas da visão e demandam tratamento não operatório.[134] Hemorragia subaracnóidea e AVC são raros, mas pacientes com história de aneurisma e risco de sangramento não devem realizar levantamento de peso.[43] A história de uso de esteroide anabolizante aumenta o fator de risco. Em quatro dissecções de aorta, descritas por Virgilio et al.,[44] dois pacientes utilizavam esteroide anabolizante e apresentavam hipertensão arterial. Todos os pacientes apresentavam degeneração cística da aorta média. Rabdomiólise e síndrome compartimental aguda dos membros foram descritas por vários autores.[45,135] Rabdomiólise de forma isolada ou associada à síndrome compartimental é de risco potencial à função renal e anormalidade de eletrólitos. Elevação da creatinoquinase a 76.000 UI/l foi descrita.[45] Tratamento envolve hidratação vigorosa, alcalinização da urina e estímulo à diurese.

REFERÊNCIAS BIBLIOGRÁFICAS

1. Atha J. Strengthening muscle. *Exerc Sport Sci Rev* 1981;9:1-73.
2. Myamoto K et al. Effects of abdominal belts on intra-abdominal pressure, intra-muscular pressure in the erector spinae muscles and myoelectrical activities of trunk muscles. *Clin Biomech* (Bristol Avon) 1999 Feb.;14(2):79-87.
3. Harman EA et al. Effects of a belt on intra-abdominal pressure during weight lifting. *Med Sci Sports Exerc* 1989;21(2):186-90.
4. Lander JE et al. The effectiveness of weight-belts during the squat exercise. *Med Sci Sports Exerc* 1990;22(1):117-26.
5. Lander JE et al. Biomechanics of the squat exercise using a modified center of mass bar. *Med Sci Sports Exerc* 1986;18(4):469-78.
6. Majkowski GR et al. The effect of back belt use on isometric lifting force and fatigue of the lumbar paraspinal muscle. *Spine* 1998;23(19):2104-9.
7. Fu FH. *Sports injuries. Mechanisms, prevention & treatment.* Baltimore: Williams & Wilkins, 1991.
8. Powers SK et al. *Exercice physiology.* Theory and application to fitness and performance. Dubuque IA: Brown, 1990.
9. Smith MJ et al. Muscle fiber type: their relationship to athetic training and rehabilitation. *Orthop Clin North Am* 1983;14(2):403-11.
10. Cholewicki J, Juluru K, McGill SM. Intra-abdominal pressure mechanism for stabilizing the lumbar spine. *J Biomech* 1999 Jan.;32(1):13-17.
11. Guyton AC, Hall JE. *Textbook of medical physiology.* 8th ed. Philadelphia: Saunders, 1991.
12. Carpinelli RN, Otto RM. Strength training. Single versus multiple sets. *Sports Med* 1998 Aug.;26(2):73-84.
13. Lillegard WA, Terrio JD. Appropriate strength training. *Med Clin North Am* 1994 Mar.;78(2):457-77.
14. Carroll TJ, Abernethy PJ, Logan PA et al. Resistance training frequency: strength and myosin heavy chain responses to two and three bouts per week. *Eur J Appl Physiol Occup Physiol* 1998 Aug.;78(3):270-75.
15. Britschgi F, Zund G. Bodybuilding. Hypokaliamie und hypophosphatamie. *Schweiz Med Wochenschr* 1991;121(33):1163-65.
16. Jaillard AS, Hommel M et al. Venous sinus thrombosis associated with androgens in a healthy young man. *Stroke* 1994;25:212-13.
17. Terjung RL, Clarkson P, Eichner ER. The physiological and health effects of oral creatine supplementation. *Med Sci Sports Exerc* 2000 Mar.;32(3):706-17.
18. Becque MD, Lochmann JD, Melrose DR. Effects of oral creatine supplementation on muscular strength and body composition. *Med Sci Sports Exerc* 2000 Mar.;32(3):654-58.
19. Kraemer WJ, Volek JS. Creatine supplementation. Its role in human performance. *Clin Sports Med* 1999 July;18(3):651-66, ix.
20. John MS, Tarnopolsky M. Oral creatine supplementation and athletic performance: a critical review. *Clin J Sport Med* 1998 Oct.;8(4):286-97.
21. Maganaris CN, Maughan RJ. Creatine supplementation enhances maximum voluntary isometric force and endurance capacity in resistance trained men. *Acta Physiol Scand* 1998 July;163(3):279-87.
22. Taylor DC, Brooks DE, Ryan JB. Anabolic-androgenic steroid administration causes hypertrophy of immobilized and nonimmobilized skeletal muscle in a sedentary rabbit model. *Am J Sports Med* 1999 Nov.-Dec.;27(6):718-27.
23. Perry PJ, Andersen KH, Yates WR. Illicit anabolic steroid use in athletes. *Am J Sports Med* 1990 July-Aug.;18(4):422-28.
24. Kadi F, Eriksson A, Holmner S et al. Effects of anabolic steroids on the muscle cells of strength-trained athletes. *Med Sci Sports Exerc* 1999 Nov.;31(11):1528-34.
25. Stannard JP, Bucknell AL. Rupture of the triceps tendon associated with steroid injections. *Am J Sports Med* 1993;21(3):482-85.
26. Korkia P, Stimson GV. Indications of prevalence, practice and effects of anabolic steroid use in Great Britain. *Int J Sports Med* 1997 Oct.;18(7):557-62.
27. Dickerman RD, Pertusi RM, Zachariah NY et al. Anabolic steroid-induced hepatotoxicity: is it overstated? *Clin J Sport Med* 1999 Jan.;9(1):34-39.
28. Hurley BF, Seals DR et al. High-density-lipoprotein cholesterol in bodybuilding versus powerlifters. *JAMA* 1984;252(4):507-13.
29. Giorgi A, Weatherby RP, Murphy PW. Muscular strength, body composition and health responses to the use of testosterone enanthate: a double blind study. *J Sci Med Sport* 1999 Dec.;2(4):341-55.
30. Hill JA et al. The athletic polydrug abuse phenomenon. A Case report. *Am J Sports Med* 1983;11(4):269-71.
31. Fillmore CM, Bartoli L et al. Nutrition and dietary supplements. *Phys Med Rehabil Clin N Am* 1999 Aug.;10(3):673-703.
32. Konrad C, Schupfer G, Wietlisbach M et al. Insulin as an anabolic: hypoglycemia in the bodybuilding world. *Anasthesiol Intensivmed Notfallmed Schmerzther* 1998 July;33(7):461-63.
33. Ejnisman B, Sayum Filho J, Andreolli CV. Piomiosite multifocal em atleta: relato de caso. *Rev Bras Ortop* 2007;42(5):157-60.
34. Berning JM, Adams KJ, Stamford BA. Anabolic steroid usage in athletics: facts, fictions and public relations. *J Strength Cond Res* 2004;18(4):908-17.
35. Jumbelic MI. Traumatic asphyxia in weightlifters. *J Forensic Sci* 2007 May;52(3):702-5.
36. Mazur LJ, Yetman RJ, Risser WL. Weight-training injuries. Common injuries and preventative methods. *Sports Med* 1993;16(1):57-63.
37. National Electronic Injury Surveillance System: 1995 *summary on injuries caused by weight lifting and sports.* US Consumer Products Safety Commission, Washington DC; 1997.
38. Risser WL. Musculoskeletal Injuries caused by weight training. *Clin Pediatr* 1990;29(6):305-10.
39. Ronald K. Reeves MD, Edward R et al. Weight Training Injuries: Part 1 and 2. *Phys Sportsmed* 1998;26(2).
40. Siewe J, Rudat J, Röllinghoff M et al. Injuries and overuse syndromes in powerlifting. *Int J Sports Med* 2011 Sept.;32(9):703-11.
41. Goertzen M, Schöppe K, Lange G et al. Injuries and damage caused by excess stress in body building and power lifting. *Sportverletz Sportschaden* 1989 Mar.;3(1):32-36.
42. Keogh J, Hume PA, Pearson S. Retrospective injury epidemiology of one hundred one competitive Oceania power lifters: the effects of age, body mass, competitive standard, and gender. *J Strength Cond Res* 2006 Aug.;20(3):672-81.
43. Sharma P, Maffulli N. Tendon injury and tendinopathy: healing and repair. *J Bone Joint Surg Am* 2005 Jan.;87(1):187-202.
44. Inhofe PD, Grana WA, Egle D et al. The effects of anabolic steroids on rat tendon. An ultrastructural, biomechanical, and biochemical analysis. *Am J Sports Med* 1995 Mar.-Apr.;23(2):227-32.
45. Chard MD, Cawston TE, Riley GP et al. Rotator cuff degeneration and lateral epicondylitis: a comparative histological study. *Ann Rheum Dis* 1994 Jan.;53(1):30-34.

46. Ejnisman B, Monteiro GC, Andreoli CV et al. Disorder of the long head of the biceps tendon. *Br J Sports Med* 2010 Apr.;44(5):347-54.
47. Garrick JC. *Sports injuries: diagnosis and management*. Philadelphia: Saunders, 1990.
48. Brown EW, Kimball RG. Medical history associated with adolescent powerlifting. *Pediatrics* 1983;72(5):636-44.
49. Hughes RE. Effect of optimization criterion on spinal force estimates during asymmetric lifting. *J Biomech* 2000 Feb.;33(2):225-29.
50. Shirazi-Adl A, Parnianpour M. Effect of changes in lordosis on mechanics of the lumbar spine-lumbar curvature in lifting. *J Spinal Disord* 1999 Oct.;12(5):436-47.
51. Cholewicki J, Juluru K, McGill SM. Intra-abdominal pressure mechanism for stabilizing the lumbar spine. *J Biomech* 1999 Jan.;32(1):13-17.
52. Mueller G, Morlock MM, Vollmer M et al. Intramuscular pressure in the erector spinae and intra-abdominal pressure related to posture and load. *Spine* 1998 Dec. 1;23(23):2580-90.
53. McKean MR, Dunn PK, Burkett BJ. The lumbar and sacrum movement pattern during the back squat exercise. *J Strength Cond Res* 2010 Oct.;24(10):2731-41.
54. Granhed H, Morelli B. Low back pain among retired wrestlers and heavy wight lifters. *Am J Sports Med* 1988;16:530-33.
55. Aggrawal ND, Kaur S. A study of changes in the spine in wight lifters and other athletes. *Br J Sports Med* 1979;13:58-61.
56. Namey TC. Diagnosis and treatment of nondiscogenic low back pain and sciatica. Part I. *J Pain Manage* 1990;207-13.
57. Namey TC. Diagnosis and treatment of nondiscogenic low back pain and sciatica. PartI I. *J Pain Manage* 1990;328–333.
58. Mc Carroll JR et al. Lumbar spondylolysis and spondylolisthesis in college football player. *Am J Sports Med* 1986;14(5):404-6.
59. Hensinger RN. Spondylolysis and spondylolinthesis en children and adolescents. *J Bone Joint Surg Am* 1989;71(7):1098-107.
60. Weiker GG. Evaluation and treatment of common spine and trunk problems. *Clin Sports Med* 1989;8(3):399-417.
61. Urban JPG et al. Swelling. Pressure of the lumbar intervertebral discs: Influence of age, spinal level, composition and degeneration. *Spine* 1988;13(2):179-87.
62. Miller JAA et al. Lumbar disc degeneration: Correlation with age, sex and spine level in 600 autopsy specimens. *Spine* 1988;13(2):173-77.
63. Feeler LC. Weightlifting. *Spine* 1990;4(2):366-76.
64. Saal JA. Nonoperative treatment of herniated lumbar intervertebral disc with radiculopathy. *Spine* 1989;14(4):431-37.
65. Jordan BD, Istrico R, Zimmerman RD et al. Acute cervical radiculopathy in weight lifters. *Phys Sportsmed* 1990;18(1):73-76.
66. Mundt DJ, Kelsey JL, Golden AL et al. An epidemiologic study of sports and weight lifting as possible risk factors for herniated lumbar and cervical discs. *Am J Sports Med* 1993; 21(6):854-60.
67. Rossi F, Triggs WJ, Gonzalez R et al. Bilateral medial pectoral neuropathy in a weight lifter. *Muscle Nerve* 1999 Nov.;22(11):1597-99.
68. Aarimaa V, Rantanen J, Heikkila J et al. Rupture of the pectoralis major muscle. *Am J Sports Med* 2004;32(5):1256-62.
69. Pochini AD, Andreoli CV, Belangero PS et al. Clinical considerations for the surgical treatment of pectoralis major muscle ruptures based on 60 cases: a prospective study and literature review. *Am J Sports Med* 2014 Jan.;42(1):95-102.
70. Pochini A, Ejnisman B, Andreoli CV et al. Reconstruction of the pectoralis major tendon using autologous grafting and cortical button attachment: description of the technique. *Tech Shoulder Elbow Surg* 2012;13(5):77-80.
71. Pochini AC, Ejnisman B, Andreoli CV et al.</*> Exact moment of tendon of pectoralis major muscle rupture captured on video. *Br J Sports Med* 2007;41(9):618-19.
72. Pochini AC, Ejnisman B, Andreoli CV et al. Pectoralis major muscle rupture in athletes: a prospective study. *Am J Sports Med* 2010;38(1):92-98.
73. Fleury AM, Silva AC, Pochini A et al. Isokinetic muscle assessment after treatment of pectoralis major muscle rupture using surgical or non-surgical procedures. *Clinics* (São Paulo) 2011;66(2):313-20.
74. Cahill BR. Osteolysis of the distal part of the clavicle in male athletes. *J Bone Joint Surg* 1982;64(7):1053-58.
75. Schwarzkopf R, Ishak C, Elman M et al. Distal clavicular osteolysis: a review of the literature. *Bull NYU Hosp Jt Dis* 2008;66(2):94-101.
76. Seymour EQ. Osteolysis of the clavicular tip associated with repeated minor trauma to the shoulder. *Radiology* 1977;123(1):56.
77. Herrick RT et al. Injuries of strength-power athletes with special reference to the knee. *Am Med Athletic Assoc* 1986;1(4):12-14.
78. Roos DB. The thoracic outlet syndrome is underrated. *Arch Neur* 1990;47(3):327-28.
79. Wilbourn AJ, Porter JM. *Thoracic outlet syndromes*. Spine state of the art reviews. Philadelphia: Hanley & Belfus, 1988;2:597-626.
80. Roos DB. New concepts of thoracic outlet syndrome that explain etiology, symptoms, diagnosis and treatment. *Vasc Surg* 1979;13(5):313-21.
81. Agre JC, Ash N, Cameron MC. Suprascapular neuropathy after intense progressive resistive exercise: Case report. *Arch Phys Med Rehabil* 1987;68(4):236-38.
82. Padua L, LoMonaco M, Padua R et al. Suprascapular nerve entrapment: Neurophysiological localization in 6 cases. *Acta Orthop Scand* 1996;67(5):482-84.
83. Zeiss J, Woldenberg LS, Saddemi SR. MRI of suprascapular neuropathy in a weight lifter. *J Computer Assist Tomogr* 1993;17(2):303-8.
84. Schultz JS, Leonard Jr JA. Long thoracic neuropathy from athletic activity. *Arch Phys Med Rehabil* 1992;73(1):87-90.
85. Ramsey ML. Distal biceps tendon injuries: diagnosis and management *J Am Acad Orthop Surg* 1999 May-June;7(3):199-207.
86. Klonz A, Reilmann H. Biceps tendon: diagnosis, therapy and results after proximal and distal rupture. *Orthopade* 2000 Mar.;29(3):209-15.
87. Karunakar MA, Cha P, Stern PJ. Distal biceps ruptures. A followup of Boyd and Anderson repair. *Clin Orthop* 1999 June;(363):100-7.
88. Leighton MM. Bush-Joseph CA. Bach Jr BR. Distal biceps brachii repair. Results in dominant and nondominant extremities. *Clin Orthop Relat Res* 1995 Aug.;(317):114-21.
89. Bain GI, Prem H, Heptinstall RJ et al. Repair of distal biceps tendon rupture: a new technique using the endobutton. *J Shoulder Elbow Surg* 2000 Mar.-Apr.; 9(2):120-26.
90. Bach BR et al. Triceps rupture: a case report and literature review. *Am J Sports Med* 1987;15(3),285-87.
91. Herrick R et al. *Prevention, diagnosis and treatment of common weightlifting injuries*. Colorado Springs: US Weightlifting Federation, 1990. p. 30-45.
92. Dangles CJ et al. Ulnar nerve neuritis in a world champion wighlifter. *Am J Sports Med* 1980;8(6):443-45.
93. Segan DJ. Weightlifting as a cause of bilateral upper extremity compartment syndrome. *Phys sportsmed* 1988;16(10):73-76.
94. Braddom RI. Musculocutaneous nerve injury after heavy exercise. *Argh Phys Med Rehabil* 1978;59:290-93.
95. Hamilton HK. Stress fracture of the diaphysis of the ulna in a body builder. *Am J Sports Med* 1984;12(5):405-6.
96. Francobandiera C et al. Distal radio-ulnar joint dislocation, ulna volar in a female body builder. *Med Sci Sports Exerc* 1990;22(2):155-58.
97. Gumbs V et al. Bilateral distal radius and ulnar fractures in adolescent weight lifters. *Am J Sports Med* 1982;10(6):375-79.
98. Rowe PH. Colles fracture due to weightlifting. *Br J Sports Med* 1979;13:130-31.
99. Bird CB. Weightlifting as a cause of compartment syndrome in the forearm. *J Bone Joint Surg Am* 1983;65(3):406.
100. Reider B, Yurkofsky J, Mass D. Scaphoid waist fracture in a weight lifter: a case report. *Am J Sports Med* 1993;21(2):329-31.
101. Wooton JR, Jones DH. An unusual weightlifting injury. *Injury* 1988 Nov.;19(6):446-47.
102. Randall LB. Musculocutaneous nerve injury after heavy exercise. *Arch Phys Med Rehabil* 1978;59:290-93.
103. Veselko M, Smrkolj V. Avulsion of the anterior-superior iliac spine in athletes: case reports. *J Trauma* 1994;36(3):444-46.
104. Orava S, Kujala UM. Rupture of the ischial origin of the hamstring muscles. *Am J Sports Med* 1995;23(6):702-5.
105. Tipton CM. The influence of Physical activity on ligaments and tendons. *Med Sci Spots Exerc* 1975;7(3):165-75.
106. Kulund DN. Warm up, strength and power. *Orthop Clin North Am* 1989;14(2):427-48.
107. Chandler TJ. The effect of the squat exercise on knee stability. *Med Sci Sports Exerc* 1989;21(3):299-303.
108. Renstrom PAFH. *Clinical practice of sports injuries prevention and care*. Enciclopedia of Sports Medicine. Wiley-Blackwell, 1994, vol. 5.
109. Escamilla RF, Fleisig GS, Zheng N <I>et al. Biomechanics of the knee during closed kinetic chain and open kinetic chain exercises. *Med Sci Sports Exerc* 1998 Apr.;30(4):556-69.

110. Escamilla RF, Fleisig GS, Zheng N et al. Effects of technique variations on knee biomechanics during the squat and leg press. *Med Sci Sports Exerc* 2001 Sept.;33(9):1552-66.
111. Colosimo AJ, Bassett FH, Jumper's knee. Diagnosis and treatment. *Orthop Rev* 1990 Feb.;19(2):139-49.
112. Brunet ME. Patellofemoral Reabilitation. *Clin Sports Med* 1989;8(2):319-29.
113. Johnson ER, Kirby K, Lieberman JS. Lateral plantar nerve entrapment: foot pain in a power lifter. *Am J Sports Med* 1992;20(5):619-20.
114. Mannis CI. Transchondral fracture of the dome of the talus sustained during weight training. *Am J Sports Med* 1983;11(5):354-56.
115. Les Sewall BS. Strength training for children. *J Pediatr Orthop* 1986;6(2):143-46.
116. Eugene WB. Medical history associated with adolescent powerlifting. *Pediatrics* 1983;72(5):635-44.
117. Michael AN. Strength training, weight and power lifting and body building by children and adolescents. *Pediatrics* 1990;86(5):801-3.
118. Faigenbaum AD, Kraemer WJ, Blimkie CJ et al. Youth resistance training: updated position statement paper from the national strength and conditioning association. *J Strength Cond Res* 2009 Aug.;23(5 Suppl):S60-79.
119. Myer GD, Quatman CE, Khoury J et al. Youth versus adult "weightlifting" injuries presenting to United States emergency rooms: accidental versus nonaccidental injury mechanisms. *J Strength Cond Res* 2009 Oct.;23(7):2054-60.
120. Faigenbaum AD, Milliken LA, Westcott WL. Maximal strength testing in healthy children. *J Strength Cond Res* 2003 Feb.;17(1):162-66.
121. Laubach LL. Comparative muscular strength of men and women: a review of literature. *Aviat Space environ Med* 1976;47(5):534-42.
122. Holloway JB. Strength training for female athletes. *Sports Med* 1990;9(4):216-28.
123. O'Shea JP. Power weight training and female athletes. *Phys Sportsmed* 1981;9(6):109-20.
124. Elliot DL, Goldberg L. Weight Lifting and Amenorrhea. *JAMA* 1983;249(3):354.
125. Ip EJ, Barnett MJ, Tenerowicz MJ et al. Women and anabolic steroids: an analysis of a dozen users. *Clin J Sport Med* 2010 Nov.;20(6):475-81.
126. Gruber AJ, Pope Jr HG. Compulsive weight lifting and anabolic drug abuse among women rape victims. *Compr Psychiatry* 1999 July-Aug.;40(4):273-77.
127. Fiantarone MA. High-intensity strength training in nonagerarians. *JAMA* 1990;263(22):3029-34.
128. Fontera WR. Strength conditiong in older men: Skeletal muscle hypertrophy and improved function. *J Appl Physiol* 1988;64(3):1038-44.
129. Herring MP, Jacob ML, Suveg C et al. Feasibility of exercise training for the short-term treatment of generalized anxiety disorder: a randomized controlled trial. *Psychother Psychosom* 2012;81(1):21-28.
130. Frankle MA, Eichberg R, Zachariah SB. Anabolic androgenic steroids and a stroke in an athlete: case report. *Arch Phys Med Rehabil* 1988;69(8):632-33.
131. MacDougall JD, Tuxen D, Sale DG et al. Arterial blood pressure response to heavy resistance exercise. *J Appl Physiol* 1985;58(3):785-90.
132. MacDougall JD, McKelvie RS, Moroz DE et al. Factors affecting blood pressure during heavy weight lifting and static contractions. *J Appl Physiol* 1992;73(4):1590-97.
133. Narloch JA, Brandstater ME. Influence of breathing technique on arterial blood pressure during heavy weight lifting. *Arch Phys Med Rehabil* 1995;76(5):457-62.
134. Pitta CG, Steinert RF, Gragoudas ES et al. Small unilateral foveal hemorrhages in young adults. *Am J Ophthalmol* 1980;89(1):96-102.
135. Bolgiano EB. Acute rhabdomyolysis due to body building exercise: Report of a case. *J Sports Med Phys Fitness* 1994;34(1):76-78.

CAPÍTULO 53

DANÇA

José Felipe Marion Alloza ■ Cristiano Frota de Souza Laurino ■ Eliana Santos

■ INTRODUÇÃO

Dança é movimento. Movimento e gestos ordenados no tempo e espaço que podem estar regulados pelos ritmos interior e pessoal do indivíduo ou imposto pelo ritmo exterior.[1] O ritmo é o ponto de partida para a dança.

A atividade dançante não é novidade para o ser humano, pois registros dessa atividade datam do Paleolítico Superior e vêm acompanhando a civilização em sua história, desenvolvendo-se e tornando-se complexo resultado de estudos específicos.[1] Segundo Curt Sachs, a dança pode ser considerada como a mais antiga das artes e também uma das mais básicas, pois o indivíduo usa o próprio corpo para elaborar o produto da criação, sendo capaz de exprimir emoções sem o auxílio da palavra.

O dançarino, portanto, é um "atleta-artista" ou "artista-atleta" que deve representar artisticamente, com atenção ao compromisso estético ao mesmo tempo em que executa os movimentos com vigor e precisão atlética. Pesquisas na medicina do esporte mostraram que as demandas do profissional da dança são tão grandes quanto as de um atleta de elite.[2]

O elemento em comum que o esporte competitivo e a dança compartilham é a exigência e demanda de treinamento físico na intenção de alcançar o máximo. O desejo dos atletas – no caso, bailarinos – em alcançar sua meta ou a do grupo pode resultar no trabalho em condições de extrema exigência, funcionando muitas vezes além do limite físico e até mesmo mental, o que eleva o risco de lesões.[3]

A exposição dos bailarinos a altos níveis de estresse físico, maiores do que os da população em geral, eleva o potencial de lesões, solicitando especial atenção dos profissionais da área de saúde e do desempenho humano, merecendo, portanto, espaço nesta publicação.

■ BIOMECÂNICA

O eixo (postura) é o centro de onde todo movimento se origina e por onde deverá fluir. O bailarino em movimento continuamente retorna a sua posição de alinhamento e gradualmente vai educando os reflexos, estabelecendo o mais eficiente estruturamento esquelético de como funcionar no ato da dança (Fig. 1).

O posicionamento é o relacionamento de cada parte do corpo, no repouso ou no movimento e a resultante distribuição do centro de gravidade (Fig. 2).

As posições básicas pelas quais, na técnica da dança (clássica), todos os movimentos devem passar necessitam ser bem ajustadas e executadas, se o dançarino deseja controle e eficiência (Fig. 3).

A coluna é o eixo do aprumo (estabilidade do dançarino), sendo que a raiz dessa estabilidade é o quadril, ajudado ainda pelo tornozelo, pé, mobilidade do joelho. O posicionamento correto do peso através do tornozelo e do pé é essencial, sendo que os pés dos bailarinos são fonte não só de força e suporte, mas também de percepção

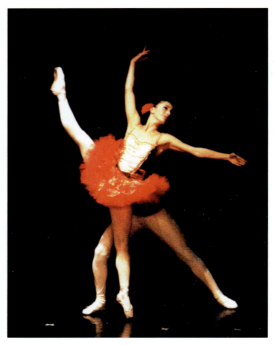

Figura 1. O bailarino e seu eixo de alinhamento.

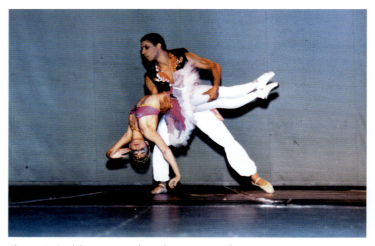

Figura 2. Posicionamento de cada segmento do corpo.

durante a dança. Sensações percebidas pelos pés serão informadas ao resto do corpo e refletidas imediatamente em cada movimento.[4]

A chave para a boa postura é o bom alinhamento da coluna com os demais segmentos articulares. O corpo fica idealmente balanceado, e nenhum esforço muscular desnecessário será desperdiçado para manter o posicionamento; dessa forma, importantes grupos musculares estarão livres para participar no desenvolvimento dos movimentos.

O sensível e expressivo uso dos braços, resultante do bom posicionamento dos ombros e da caixa torácica, a inclinação da cabeça,

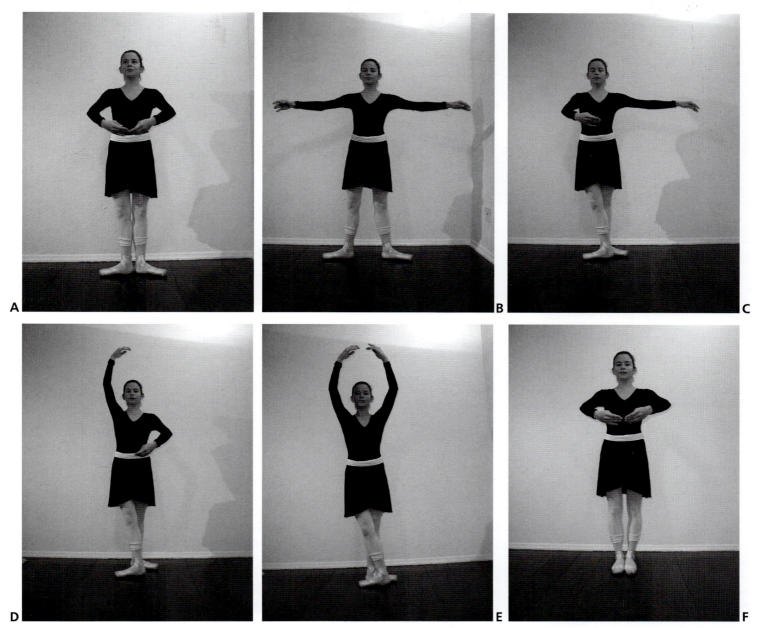

Figura 3. (A-F) Posições básicas da dança clássica.

a expressão do olhar são qualidades que poderão ser então exaltadas e diferenciar o bailarino de elite (Fig. 4).

O dançarino que tiver uma ideia clara do conceito de alinhamento para todo o seu corpo e execução correta das posições básicas terá maior chance de evitar problemas, assim como o médico que igualmente tiver essa consciência estará mais capacitado para a avaliação inicial, o tratamento e a recuperação do bailarino, identificando as possíveis compensações que podem surgir na tentativa de execução correta dos movimentos, apesar da dificuldade e impossibilidade, o que pode precipitar falhas técnicas que, consequentemente, resultem em lesões.

■ ANTROPOMETRIA

Outro ponto que o profissional da saúde deve levar em consideração na avaliação e tratamento dos bailarinos é o perfil característico que os diferencia de outros indivíduos e atletas. Esses dados são relevantes tanto no sentido do entendimento do padrão de normalidade quanto da avaliação de lesões e abordagem para o tratamento e reabilitação de possíveis lesões.

Quando se avaliam a flexibilidade, força muscular e amplitude de movimento dos indivíduos, constata-se que, em adição à técnica, os dançarinos têm um corpo equilibrado, magro, mas forte, e flexível, mas não hipermóvel, como esperariam alguns instrutores. Estes, muitas vezes, selecionam por esse quesito o principiante, não sendo isso, porém, o que define um bailarino profissional, mas sim o somatório de força, graça, capacidade de treinamento, entre outras qualidades.

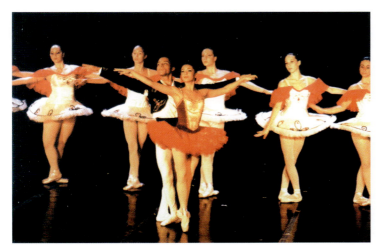

Figura 4. O bailarino e sua expressão.

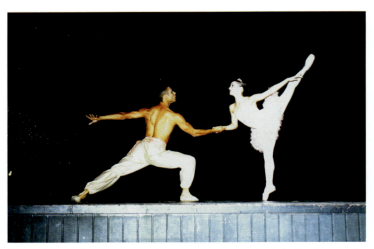

Figura 5. Trabalho constante sobre uma perna, grande abdução do quadril.

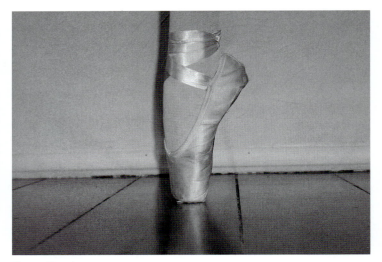

Figura 7. Pointe.

Encontra-se na avaliação, contrariamente à proporção normal, uma acentuada força de abdução *versus* a de adução do quadril, que foi explicada pela quantidade de trabalho realizado sobre uma perna com a contralateral elevada em posições variadas (Fig. 5). Já a força de adução foi notavelmente menor que o controle em cerca de 25% dos indivíduos estudados. O grande trabalho de rotação e giro externo do membro inferior ocorre segundo os estudos em cerca de 60%, resultantes de rotação acima do joelho, e os 40% restantes, resultantes da região distal da mesma articulação.

Para dançar "na ponta", a bailarina deve ter entre 90° a 100° de flexão plantar no complexo tornozelo-pé, o que torna possível o equino total. A flexão plantar desse complexo resulta da combinação de movimentos das articulações tibiotársica, subtalar mediotársica e metatarsofalângica, em especial do hálux. A articulação metatarsofalângica também é exigida ao máximo em sua dorsiflexão, quando os bailarinos, tanto mulheres quanto homens, têm de alcançar aproximadamente 100° desse movimento para realização da meia-ponta com eficiência (Fig. 6).

Os bailarinos apresentam uma amplitude de movimento notável em seus tornozelos (123°, os homens, e 135°, as mulheres) (Fig. 7). Outro achado significativo é o valor de força dos flexores do tornozelo e pé, que se mostra cerca de 40% maior que o padrão de normalidade populacional. Detalhe importante é que os extensores também são mais fortes, o que parece não afetar a razão flexores/extensores da articulação em questão.

É certo que somente essas características não irão tornar possível o reconhecimento de um bailarino bem preparado ou excepcional, pois, uma vez que sejam também artistas, o reconhecimento de padrões físicos por si só não é suficiente, mas importante.[5]

A correlação entre os bailarinos com atividade constante durante anos, seja no palco ou, mais tardiamente, em aulas, e a ocorrência de artrose precoce ou mais intensa em articulações de carga foram examinadas em estudo da *Academic Medical Centre* em Amsterdã, Holanda.[6] O estudo evidenciou um aumento significativo de artrose, do ponto de vista radiológico, nas articulações do tornozelo, subtalar e metatarsofalangiana do hálux dos bailarinos em relação a um grupo-controle, embora os dançarinos também mostrassem um aumento da amplitude de movimento das articulações subtalar, metatarsofalangiana do hálux e do quadril (flexão, rotação externa e abdução) sem queixas álgicas associadas. O fato demonstra, segundo os autores, que, apesar da sobrecarga e grandes esforços a que são submetidas as articulações, principalmente quando aterrissando de um salto ou quando da atividade na ponta ou meia-ponta, os profissionais, na sua maioria, não evidenciam repercussão clínica.

■ SCREENING PRÉ-TEMPORADA

Dois pontos de grande importância na vida do bailarino são o início dos estudos na arte da dança e o reinício da temporada, tanto dos iniciantes quanto dos profissionais, que precede programas de treinamentos e ensaios rigorosos e competitivos e que devem ser valorizados e analisados. Esse início ou reinício é de grande importância do ponto de vista médico enquanto diagnóstico, terapêutico e preventivo das lesões.

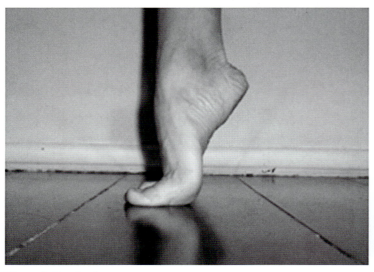

Figura 6. *Demi-pointe.*

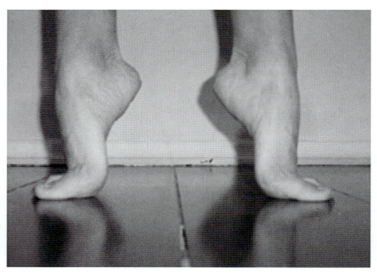

A avaliação do estudante de dança ou do bailarino profissional nessa fase não é bem instituída no mundo da dança, exceção à tradicional escola russa, onde dançarinos passam por programas de *screening* na iniciação e no decorrer de suas carreiras, o que pode ser estressante à primeira vista, mas que será de grande benefício no desenvolvimento do desempenho do bailarino independente do seu nível, justificando, portanto, sua instituição.[7]

De maneira geral, o processo de *screening* realizado pela equipe médica está organizado em:

- Histórico pessoal de saúde, patologias e atividade física.
- Exame físico: peso, altura, composição corporal, flexibilidade, postura, biomecânica do gesto na dança e a avaliação de segmentos articulares e miotendíneos (perfil do bailarino).
- Exames subsidiários: sangue, urina, radiografias.

A avaliação ou *screening* pré-temporada consome tempo e reservas financeiras, porém o resultado para a companhia de dança, professores, médicos, terapeutas e, principalmente, para o bailarino é excepcional, uma vez que possibilita a cada um o conhecimento da condição de saúde, além do desempenho físico e estético do momento, bem como da identificação de possíveis alterações ou lesões em relação a avaliações prévias, possibilitando o traçado de estratégias futuras.

A detecção precoce das deficiências ou lesões, porém, nem sempre ocorre. O mais comum aos profissionais da área médica é a avaliação das lesões na fase aguda ou até mesmo quando já instaladas cronicamente.

LESÕES

Através dos tempos, o desenvolvimento da dança e de suas diferentes modalidades foi-se tornando altamente complexo, sendo executado por pessoas e grupos organizados, com estudos específicos, aliando movimento, música e encenação.[1] Isto tudo resulta, como já discutido, em um atleta atuando no palco, com as demandas do desportista e do artista.

Esse duplo papel não coloca os bailarinos em uma confortável posição, pois estão sob a orientação de diferentes professores e coreógrafos com diferentes visões, experiências, ansiedades e opiniões. A controvérsia, porém, que é necessária e até sadia, no que diz respeito ao aspecto artístico, não deve surgir no aspecto mecânico ou biomecânico. Atenção e cuidado devem ser tomados para que essa realidade seja tratada com clareza e com base na realidade científica, com leis regidas pelas mesmas leis que governam os demais movimentos humanos.

Os ossos e articulações que formam o esqueleto do corpo humano somente se movem pela existência da ação muscular, que, por sua vez, é dirigida pelo sistema nervoso central.

Os músculos são um dos maiores focos de preocupação dos dançarinos, pois, segundo Louis, eles não apenas têm uma mente própria, como também sabem falar e avisam quando precisam de alimento ou repouso.[8] Não se pode, porém, negar o fato de que tudo se inicia na cortical cerebral. Nessa região, inconscientemente, visualiza-se o movimento que deverá ser realizado, e, então, uma sequência de eventos é desencadeada automaticamente. Esse centro formador desenha o movimento que o sistema musculoesquelético irá executar.

A perfeita interação desses centros será responsável pelo espetáculo que será produzido, e essa interação é que deve ser estudada e treinada.[4]

Nossa atenção, portanto, deve estender-se ao campo da observação científica, na busca de detalhes que possibilitem trabalhar do ponto de vista preventivo, diagnóstico, assim como curativo, quando da abordagem de lesões desses profissionais, procurando responder à necessidade de cuidados da classe, pois, conforme descreve Louis, "Que responsabilidade incrível para um corpo humano... aqui está um instrumento físico, forçado a se expandir e a transcender qualquer conceito de habilidade...é um artista fazendo seu trabalho e está de mãos dadas com a glória da realização e o pavor de ficar fora de forma...".[8]

Suas causas físicas e consequências financeiras

A preocupação com as lesões na prática da dança nos países ditos do primeiro mundo já atingiu o estágio do profissionalismo, reflexo não só da importância cultural conferida a essas modalidades artística e esportiva, mas também por custos e verbas administradas pelas grandes companhias. A dança é vista também como uma "empresa" que possui setores rentáveis e outros que podem resultar em gastos excessivos.

A lesão, sempre um fantasma que não surge com tanta frequência, mas que silenciosamente pode criar assombros na vida dos bailarinos, professores, coreógrafos e também dos dirigentes das companhias, é motivo de interesse e atenção não somente dos próprios bailarinos ou dos médicos, mas também dos empresários e dirigentes das companhias, o que sugere e viabiliza estudos e investimentos.

Um grupo do Setor de Medicina Desportiva do Saint Francis Memorial Hospital de San Francisco, Califórnia, analisou e estudou as lesões dos dançarinos profissionais de uma grande companhia durante 3 anos, com atenção também para os custos dos tratamentos.[9]

Cerca de 104 bailarinos sofreram 309 lesões, que resultaram em um gasto de U$398,396.00. O custo médio por lesão foi de U$1,289.00, e, embora apenas 4,2% das lesões tenham resultado em custos superiores a U$5,000.00, estes representaram 60% dos custos médicos.

No todo, puderam-se observar 2,97 lesões por bailarino, sendo que 23% dos lesionados apresentaram cinco ou mais traumatismos cada um, o que representa 51,9% dos acometimentos ocorridos. Observou-se ainda que, durante os 6 meses mais ativos, não era incomum que um terço ou até metade do corpo de baile estivesse em tratamento por alguma lesão, mesmo sendo esta compatível com a atividade; a maior parte das lesões ocorreu no decorrer da fase intermediária da temporada.

A análise de dados por parte dos autores sinalizou-se que alguns indivíduos estariam apresentando recorrência de lesões, correlacionando a ocorrência com variáveis, como sobrecarga, tratamento inadequado, técnica inadequada, potencial individual entre outros, alertando para a necessidade de estudo. Outra importante observação foi a de que as lesões mais graves não são a maioria, mas estas acabam por resultar em grande custo.

Para diminuir o risco da incidência de lesões e seus custos, devem-se inicialmente conhecer o corpo de baile, cada bailarino, identificar os possíveis fatores predisponentes das lesões, sejam estes extrínsecos ou intrínsecos a cada dançarino, e então estratégias para redução de risco podem ser aplicadas, o que, sem dúvida, irá beneficiar os bailarinos, professores, coreógrafos e também os dirigentes das companhias.

Etiologia

Muitos são os fatores relacionados e responsabilizados pela ocorrência e manutenção das lesões nos bailarinos.

De uma forma geral, podem ser classificados em:

- *Fatores extrínsecos:* grau de capacitação do instrutor, nível de prática da atividade e exigências contratuais, característica do evento que participa, equipamentos, tipo de piso onde se praticam os ensaios e espetáculos, temperatura ambiente, nutrição.

- *Fatores intrínsecos:* idade, sexo, genótipo, fenótipo, agilidade, coordenação, flexibilidade, composição muscular, ocorrência de lesões pregressas, técnica e perfil emocional.

As lesões evidenciadas nos bailarinos geralmente são desenvolvidas lentamente, durante um período de tempo e de natureza crônica; são resultantes de microtraumas, sobrecarga, falhas técnicas. Lesões agudas são mais incomuns e evoluem usualmente de maneira satisfatória com tratamento inicial adequado, porém a ocorrência de lesões severas, que é mais rara, resultará em necessidade de cuidados especiais e intensos para que o bailarino recupere sua condição pregressa.[3,10]

Diferentes solicitações dos diferentes indivíduos em fases diferentes da prática da dança são também notáveis.

A prática de balé é uma das atividades físicas organizadas mais frequentes para as crianças, em especial as meninas, que, desde pequenas, já se veem envolvidas com preocupação de desenvolvimento dentro da modalidade, implicando trabalho físico e preocupação estética (Fig. 8).

É sabido que um tempo longo de treinamento nas diferentes modalidades da dança, em especial para o balé clássico, é necessário para se desenvolver uma técnica aceitável, vigor e força, o que, portanto, deve ser adquirido de maneira gradual, com demanda de tempo e esforço gradativos aos corpos desses bailarinos. O respeito aos diferentes níveis de aprendizagem e adaptações é, pois, fundamental.

Distinguem-se três níveis básicos de aprendizagem:

- *Principiantes:* 1 a 2 vezes por semana, baixo impacto, sem ponta, posições básicas dos pés e braços, início de giros e controle do tronco.
- *Intermediário:* 3 a 5 vezes por semana, início do uso de pontas para as meninas, atitudes mais avançadas com maior exigência de equilíbrio e presença de saltos.
- *Avançado:* acentuado trabalho nas pontas, exercícios na barra e centro, introduz-se a dança em pares e iniciam-se os grandes saltos e manobras complexas.

O maior número e severidade das lesões registradas nos bailarinos iniciantes se deu no grupo avançado (90%), seguido pelo intermediário (33%). Não foram evidenciadas lesões para os principiantes.[11] Os autores inferem que o fator etiológico na maioria das vezes se relaciona com erros de técnica e sobrecarga, tanto por parte dos orientadores, quanto dos alunos.

Os bailarinos do sexo masculino são usualmente os responsáveis pelo carregamento das bailarinas e devem executar gestos e movimentos de grande vigor e força, o que expõe esses indivíduos à sobrecarga de membros superiores e musculatura do tronco de maneira distinta das bailarinas (Fig. 9).[3]

As bailarinas, assim como as ginastas e corredoras, têm predisposição ao desenvolvimento da "síndrome da tríade feminina", que consiste na disfunção hipotalâmica (amenorreia atlética), desarranjos nutricionais e redução de massa óssea. A etiologia da síndrome nem sempre é definida, porém, é certo que o compromisso estético e o intenso trabalho são fatores colaboradores, se não desencadeantes. No caso da ocorrência desse evento na infância ou adolescência, o pico de massa óssea será reduzido irreversivelmente com graves consequências, inclusive risco aumentado para osteoporose.[12]

Epidemiologia

Em recente estudo realizado no Centro de Traumato-Ortopedia do Esporte (CETE) da Universidade Federal de São Paulo (UNIFESP-EPM), os autores analisaram 171 dançarinos; 128 (74,9%) do sexo feminino e 43 (25,1%) do sexo masculino, não sendo evidenciada relação estatisticamente significativa entre o sexo e a presença de lesões, o mesmo ocorrendo com a variação de idade dos praticantes em correlação com possíveis lesões.

Os dançarinos, em sua maioria (70,8%), estavam em atividade em cinco ou mais aulas por semana com duração média de 4 horas, sendo que 90,6% não possuíam qualquer tipo de orientação nutricional. Os ensaios eram realizados em solo flexível (67,8%) ou solo rígido (29,8%).

A prática exclusiva da dança clássica foi informada por 36,8% dos entrevistados, já a prática de mais de uma modalidade foi detectada em mais de 50% dos dançarinos, sendo evidenciada uma associação estatisticamente significativa entre a presença de lesões e a prática associada de mais de uma modalidade. Constatou-se também que 73,7% dos indivíduos praticavam exclusivamente dança como modalidade esportiva ou profissional.

Das 128 mulheres que participaram desse estudo, 50 (39,1%) apresentaram ciclo menstrual irregular.

Analisados os afastamentos por lesões dos dançarinos avaliados, observou-se que 29,6% o fizeram por menos de uma semana; 41,6% foram afastados por um período entre uma semana e um mês; 16,8% permaneceram afastados por um tempo entre um e três meses, e 12,0% tiveram suas atividades na dança suspensas por mais de três meses, sendo, em conformidade com a literatura, as lesões dos membros inferiores as mais prevalentes.[2,3,5,9,10,13-16]

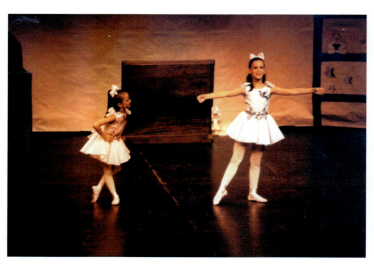

Figura 8. A criança e a dança.

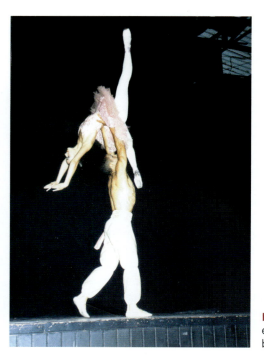

Figura 9. O bailarino e o carregamento das bailarinas.

Tratamento

O tratamento das diferentes lesões deve ter como objetivos o alívio da dor, a restauração da amplitude de movimento e estabilidade articular, a recuperação da força e resistência musculares, respostas proprioceptivas apropriadas e, finalmente, a confiança na habilidade da prática da dança.

No tratamento dos dançarinos, deve-se levar em consideração qual modalidade o indivíduo pratica e suas exigências, além do fator sempre presente de que, além da demanda física, os bailarinos devem corresponder à expectativa do desempenho artístico e suas exigências.

Prevenção

A prevenção das lesões na dança exige cuidado e observação para os possíveis fatores causais, aplicação das medidas profiláticas preventivas e análise de seus resultados.

Deve-se encorajar o aquecimento adequado dos dançarinos, a manutenção do trabalho aeróbio e anaeróbio, além do treinamento de força e de propriocepção. Atenção especial deve ser dada aos profissionais envolvidos com o ensino.

Em relação aos pequenos bailarinos, sabe-se que, em sua grande maioria, nascem sem deformidades nos pés, e que muitas alterações na prática da modalidade surgirão como consequência de fatores, como negligências na instrução, erros técnicos em treinamentos, sobrecargas e posturas incorretas (principalmente nas crianças de 4 a 8 anos que ainda não têm maturidade osteomuscular), ou ainda o uso de calçados inadequados.

As crianças têm que poder exercer a liberdade de movimento dos pés, estimulando o desenvolvimento da musculatura intrínseca e o contato constante com diferentes terrenos, evitando calçados apertados ou que exijam posturas firmes e de sobrecarga tanto do esqueleto quanto do mecanismo capsuloligamentar em formação, que aliás será o suporte verdadeiro no fundamento "ponta" das bailarinas.

Na adaptação ao uso das sapatilhas de ponta, devem ser sempre analisados tanto os pés e sua postura, quanto as sapatilhas e seus possíveis pontos de desgaste, áreas de pressão nos tendões, dedos e proeminências ósseas, adequada amarração e ajuste nas diferentes porções da sapatilha.

É certo que, assim como para com os demais atletas, deve-se estar de prontidão para o pronto atendimento desses especiais desportistas-artistas, e dessa relação mais estreita, sem dúvida, resultarão grandiosos espetáculos com mais saúde dos profissionais da dança.

REFERÊNCIAS BIBLIOGRÁFICAS

1. Mendes MG. *A dança*. 2. ed. São Paulo: Ática, 1987.
2. Wiesler ER, Hunter DM, Martin DF et al. Ankle flexibility and injury patterns in dancers. *Am J Sports Med* 1996;24(6):754-57.
3. Hald RD. Dance injuries. *Sports Med* 1992;19(2):393-411.
4. Grieg V. *Inside ballet technique: separating anatomical fact from fiction in the ballet class*. Pennington, NJ: Princeton Book, 1994.
5. Hamilton WG, Hamilton LH, Marshall P et al. A profile of the musculoskeletal characteristics of elite professional ballet dancers. *Am J Sports Med* 1992;20(3):267-73.
6. Van Dijk CN, Lim LSL, Poortman A et al. Degenerative joint disease in female ballet dancers. *Am J Sports Med* 1995;23(3):295-300.
7. Schon LC, Weinfeld SB. Lower extremity musculoskeletal problems in dancers. *Curr Opin Rheumatol* 1996;8:130-42.
8. Louis M. *Dentro da dança*. Rio de Janeiro: Nova Fronteira, 1992.
9. Garrick JG, Requa RK. Ballet injuries – An analysis of epidemiology and financial outcome. *Am J Sports Med* 1993;21(4):586-90.
10. Kamenski R, Fu FH. Dance and the arts. In: Fu FH, Stone DA. *Sports injuries – Mechanisms prevention treatment Maryland*. Baltimore: Williams & Wilkins, 1994. p. 291-305, cap. 18.
11. Barradas I, Parada L, Núñez L et al. Lesiones por la danza en niños. *Salus Militiae* 1993;18:34-37.
12. Foldes AJ, Danziger A, Constantini N et al. Reduced ultrasound velocity in tibial bone of young ballet dancers. *Int J Sports Med* 1997;18:296-99.
13. Kadel NJ, Teitz CC, Kronmal RA. Stress fractures in ballet dancers. *Am J Sports Med* 1992;20(4):445-49.
14. O'Malley MJ, Hamilton WG, Munyak J et al. Stress fractures at the base of the second metatarsal in ballet dancers. *Foot Ankle Int* 1996;17(2):89-94.
15. O'Malley MJ, Hamilton WG, Munyak J. Fractures of the distal shaft of the fifth metatarsal – Dancer's fracture. *Am J Sports Med* 1996;24(2):240-43.
16. Leanderson J, Eriksson E, Nilsson C et al. Proprioception in classical ballet dancers. A prospective study of the influence of an ankle sprain on proprioception in the ankle joint. *Am J Sports Med* 1996;24(3):370-74.

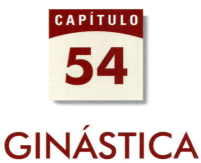

CAPÍTULO 54

GINÁSTICA

Benno Ejnisman ■ Cassiano Diniz Carvalho

■ INTRODUÇÃO

O termo ginástica é originado da palavra grega *gymnádzein* que significa treinar, e a tradução literal "exercitar-se nu". Anteriormente ao domínio romano sobre a Grécia, os exercícios físicos eram motivo de competição entre os gregos. Durante toda a idade média e após o domínio romano, os exercícios físicos passaram a ser uma atividade estritamente militar, ressurgindo na Europa, novamente como atividade de competição, apenas no início do século XVIII. Os gregos foram os primeiros a praticarem a ginástica como atividade esportiva.[1]

Na Grécia antiga a ginástica alcançou uma posição de destaque na sociedade, tornando-se uma atividade importante nos desenvolvimentos físico e cultural do individuo.[1]

Carrasco definiu a ginástica olímpica como sendo um domínio do corpo em situações inabituais, em diferentes alturas, velocidades e deslocamentos, posicionamentos e empunhaduras, que proporcionam diversificadas experiências motoras e cognitivas, sendo considerada um esporte olímpico de alta *performance*.[2,3]

Na Europa surgiram as escolas alemãs pautadas nos movimentos rítmicos e lentos; e a escola sueca à base de aparelhos. Ambas influenciaram o desenvolvimento do esporte idealizado pelo professor Friedrich Ludwing Jahn, em 1881, na Alemanha.[1] Este fundou o primeiro centro de treinamento de ginástica em Berlim, prática que se espalhou rapidamente para outras cidades alemãs, e posteriormente para outros países.[2] O esporte chegou ao Brasil, em 1824, com o início da colonização alemã no Rio Grande do Sul.[4]

Com a criação da Federação Internacional de Ginástica, em 1881, tornou-se possível a realização das primeiras competições internacionais da modalidade. Em 1896 ocorreram os primeiros Jogos Olímpicos, e a primeira edição do campeonato mundial realizou-se, em 1903, em Antuérpia.[1,5]

Nos jogos olímpicos, a ginástica é divida em olímpica e artística. As provas oficiais de ginástica olímpica variam com relação ao sexo, nas masculinas são seis (salto sobre o cavalo, exercícios de solo, cavalo com alça, argolas, barras paralelas e barra fixa), já na feminina são quatro provas (salto sobre o cavalo, trave de equilíbrio, exercícios de solo e barras assimétricas).[6]

A ginástica se assemelha a outros esportes como o atletismo, à medida que combina as tensões de corrida e salto. No entanto, tem suas próprias características ao exigir o uso prolongado dos membros superiores nas manobras de sustentação do peso, ou na resistência e suporte, quando o ginasta se apoia em aparelhos durante movimentos pendulares e/ou circulares, e saltos acrobáticos.[7]

Na última década aumentou muito a popularidade dessa modalidade. Nessa perspectiva, com o aumento da prática desse esporte, também ocorre uma maior exposição dos atletas a lesões.[8] Esse aumento da prática do esporte associado a uma idade cada vez mais precoce do início dos treinos têm aumentado o risco de lesão.[9] O índice de lesão em ginástica só é superado por esportes, como o futebol americano, lutas e *softball*.[10]

Pettrone e Ricciardelli definiram como atleta de alto risco, aquele que pratica mais de 20 horas semanais, que esteja em um alto nível competitivo e que realize exercícios em solo e barras, sendo que o salto mortal, manobra acrobática em que o corpo de uma pessoa gira 360° com os pés passando sobre a cabeça, e suas múltiplas variações têm-se apresentado como um dos movimentos que mais causam lesões.[11]

A maioria das lesões ocorre durante o treino (75,7 a 87%) e não nas competições (5,4 a 7,4%).[11,12] Curioso notar que 4,4% das lesões ocorrem durante o aquecimento para os treinos e competições.[11]

Os fatores que podem aumentar o risco de lesão destes atletas são:[13]

- Duração das sessões de treinamento, progressivamente maior desde a iniciação até o alto nível.
- Falta de auxílio ou ajuda do técnico ou outra pessoa durante a execução.
- Não utilização ou utilização não adequada dos equipamentos de proteção.
- Saídas dos aparelhos, principalmente as de elementos com piruetas (rotação em torno do eixo longitudinal do corpo), foram apontadas como uma grande causa de lesões no joelho.
- Aumento da dificuldade dos elementos e da competitividade.
- Falta de concentração.
- Excesso de treinamento.

Em seu estudo, Purnell *et al*.[12] constataram que os atletas atribuíram como principal causa de suas lesões, estarem treinando ou aperfeiçoando uma nova rotina, manobra, salto (42,4%); seguido de erro de técnica ou erro próprio (36,4%); e fadiga, excesso de treinamento, repetições (36,4%).

De um modo geral, os possíveis fatores causais são divididos em duas categorias, intrínsecos e extrínsecos.[14-16] Foram os primeiros caracterizados por pequenos períodos de descanso, excesso de treinos, fraqueza provocada por lesões prévias, não respeitar as orientações médicas, erros de técnica, fatores fisiológicos e falta de preparação. Já os fatores extrínsecos correspondem ao tipo de superfície em que os exercícios são realizados e as regras de segurança para a prática de cada modalidade.[17]

Na prevenção das lesões os fatores extrínsecos são modificados com maior facilidade. Entretanto, são os fatores intrínsecos os maiores responsáveis pelas lesões, conforme observado no estudo de Grapton *et al*.[17]

A incidência de lesão é de 0,5 e 3,7 lesões a cada 1.000 horas de prática do esporte, em atletas recreacionais e de elite respectivamente.[9,11,18-20] Os atletas de elite apresentam um maior número de lesões comparativamente aos de nível inferior, e se valorizam, cada vez mais, atletas mais jovens. Surgindo como vencedores, colocando em risco indivíduos ainda não amadurecidos, tanto no ponto de vista atlético, quanto psicológico, para enfrentar a exposição da mídia e decepção com as derrotas.[13]

EPIDEMIOLOGIA DAS LESÕES

As lesões na ginástica ocorrem frequentemente em razão de uma mentalidade de continuar, a todo custo, que impulsiona ginastas a competirem já lesionados, agravando lesões prévias ou criando novas lesões. Os atletas, em geral, competem com dores, hematomas considerando que isso faz "parte do jogo", aumentando o risco de lesões por fadiga ou excesso de uso.[21]

A faixa etária dos 11 aos 15 anos, especialmente para aqueles que treinam durante 8 horas por semana ou mais, coincide com o pico de incidência de lesões, possivelmente porque este é o período de estirões de crescimento com inevitável afrouxamento dos ligamentos, tornando-os vulneráveis.[8,22,23]

A essa faixa etária em que ocorre o estirão de crescimento do adolescente, em média aos 13 anos de idade, é atribuída um aumento das lesões.[24] Nessa perspectiva, nesse período do desenvolvimento do adolescente ocorrem perdas periódicas de força muscular, coordenação e flexibilidade.[25,26] Porém, existe controvérsia sobre a flexibilidade, alguns autores defendem que ela não altera durante o estirão de crescimento.[27]

Na ginástica as lesões dos membros inferiores ocorrem principalmente nos tornozelos, seguido dos joelhos. Já as lesões dos membros superiores, na maioria das vezes, envolvem o cotovelo nos atletas mais jovens, e o ombro nos atletas mais velhos. Lesões no punho e dedos também são comuns nas atividades que exigem as mãos para saltos artísticos e apoio, como no exercício em barra.[7]

A maioria das lesões nas atletas do sexo feminino ocorreu nos membros inferiores, entorses de tornozelo e desarranjos internos do joelho foram as lesões mais comuns.[9,20,28] Já as lesões do membro superior são mais comuns nos atletas do sexo masculino. Essa diferença está mais relacionada com a diferença do aparato entre os ginastas femininos e masculinos.[29]

Lund e Myklebust observaram em seu estudo que 84% das lesões ocorreram na fase de aterrissagem após as manobras acrobáticas, 11% ocorreram na fase de salto.[30]

Cabeça/tronco

Bayliss e Bedi observaram a incidência de 4 a 18% de lesões envolvendo a região maxilofacial, sendo mais frequente em homens com idade abaixo de 15 anos.[31] O risco parece ser proporcional ao nível de habilidade dos atletas, e a maior carga horária de treinamento.

A região lombar é frequentemente acometida tanto na ginástica, quanto nos esportes acrobáticos.[18,32] A dor na lombar baixa é encontrada em 86% de ginastas rítmicos, sendo esta a queixa mais frequente em atletas de ginástica rítmica (24,5%), geralmente secundária a movimentos repetitivos de hiperextensão, como o movimento de ponte, em que os atletas menos experientes realizam um fulcro de movimento nas vértebras lombares, principalmente nas articulações interfacetárias, para realizar o retorno à posição ortostática, por meio da elevação das pernas.[33,34] Além disso, as grandes pressões aplicadas na região lombar, durante a coreografia, podem gerar lesões e serem agravadas decorrente de posicionamento incorreto.[34]

Dixon e Fricker observaram que a coluna vertebral representa o segundo local de maior incidência de lesão nos ginastas, sendo que a espondilólise estava presente em 10% dos atletas acompanhados neste estudo, causando dores, que pioram com as corridas e com as quedas.[29]

Lesões dos membros superiores

O ginasta olímpico utiliza muito o membro superior, muitas vezes como base de sustentação, movimentos rápidos, repetidos, e a extensão máxima da articulação é muito solicitada no ginasta, podendo resultar em dor no cotovelo. Ginastas executam várias manobras acrobáticas muitas vezes em uma única sessão de treinamento, podendo aumentar o risco de lesão em um esqueleto imaturo.[35]

No estudo feito por Fellander e Wredmark, em ginastas masculinos, a extremidade superior era a mais lesionada com 83%, em razão de o perfil das provas do sexo masculino estar mais relacionado com a sustentação do peso do corpo, por executarem exercícios mais complexos e que envolvam mais velocidade, força e energia, sendo o lado direito o mais lesionado.[36] Nas mulheres ginastas também se observou um maior índice de lesão no membro superior direito. A maior incidência de lesão no lado dominante do atleta é decorrente da preferência pessoal do mesmo na entrada dos exercícios.[37]

A maioria das lesões do cotovelo ocorre durante os exercícios de solo, no salto sobre o cavalo e na trave. Os mecanismos de lesão são: tensões excessivas sobre o cotovelo e repetidas forças em hiperextensão, principalmente na posição em que se trava o cotovelo em supinação.[38]

Na ginástica acrobática de solo, a lesão tendínea é mais frequente nos membros superiores, particularmente nos punhos. Em ambas rotinas tanto em solo como em barras, o punho pode ser alvo de lesão durante o levantamento do peso através do membro superior, movimentos repetitivos, alta carga de impacto, compressão axial, forças torcionais, distrações em vários graus de desvios ulnar e radial e hiperextensão do punho estão envolvidos.[39,40] A ginástica acrobática em solo implica em contrações musculares que induzem às lesões dos tendões.

Lesões dos membros inferiores

Em um estudo epidemiológico realizado por Caine et al.,[18] foram observados 50 ginastas, havendo acumulado um total de 60 lesões durante 1 ano de acompanhamento. Segundo este trabalho, os membros inferiores são o local mais afetado, com 63,7%. Lindner e Caine[11] também colocam os membros inferiores como locais mais lesionados, e dentro deste destacam-se o tornozelo, o mecanismo de entorse com o tornozelo em inversão, durante a saída dos aparelhos, ou a prática dos exercícios em solo está normalmente relacionada.[6,9,18,28,29,41,42]

Tanto na ginástica quanto nos esportes acrobáticos a alta incidência de lesões agudas e recorrentes de tornozelo ocorrem na aterrissagem de grandes alturas após os saltos acrobáticos.[28]

As lesões crônicas dos joelhos e do tendão de calcâneo são muito frequentes nas ginastas. As dores anteriores de joelho aparecem como um fator limitante da *performance* do atleta. Dentre as patologias que causam essas dores, destacam-se as instabilidades patelofemorais, tendinites patelares e doença de Osgood-Schlater.[29]

As lesões na região pélvica e na coxa são responsáveis por cerca de 9% das lesões na ginástica olímpica, e geralmente são distensões musculares envolvendo a musculatura da coxa.[18]

Os esportes acrobáticos são caracterizados pelo alto nível de controle do corpo em várias posições, tanto no ar quanto no solo, e requerem uma adaptação das habilidades da ginástica artística. De maneira que se pode hipotetizar que as lesões ocorridas nos esportes acrobáticos se sobrepõem às lesões ocorridas na ginástica artística, afetando tornozelo, joelho, punho, cotovelo, lombar e ombro.[28,41,43]

Grampton et al.[17] observaram a epidemiologia das lesões em três diferentes modalidades da ginástica olímpica, ginástica acrobática, trampolim e *tumbling*. Durante 5 anos em seu estudo foram registrados 537 eventos traumáticos, sendo que a maior incidência de lesões ocorreu no trampolim (63,3%), seguido do *tumbling* (22,4%) e da ginástica acrobática (14,3%), podendo ser inferido que a maioria das lesões decorre dos saltos. Também em concordância com a literatura atual eles observaram uma maior incidência de lesões nos acrobatas de alto nível.

A maioria das lesões dos esportes acrobáticos ocorreu nos membros inferiores. As lesões musculares e ligamentares foram observadas com uma maior frequência na coluna e em membros inferiores, respectivamente. Já com relação às modalidades estudadas, as lesões no antebraço e joelho tiveram uma maior incidência no trampolim, bem como foram mais frequentes as lesões ósseas do membro superior nessa modalidade. As lesões do tornozelo foram mais relacionadas com o *Tumbling*. As lesões do punho e de tendões no membro superior foram mais frequentes na ginástica acrobática.[17]

Podemos inferir que as lesões nos esportes acrobáticos têm sua prevalência influenciada diretamente pelo tipo de exercício realizado pelo atleta. Dessa maneira, os atletas do trampolim sofrem mais lesões nos membros inferiores especialmente nos joelhos. As entorses de joelho são provavelmente causadas decorrente de uma aterrissagem no solo após um movimento incompleto, em que uma contração muscular inapropriada e antecipada ocorre durante a aterrissagem. Os membros superiores são usados na proteção contra quedas, e particularmente os punhos podem sofrer lesões sérias.[44,45]

Lund e Myklebust, em seu estudo prospectivo, avaliaram uma equipe de ginastas durante uma temporada de competição que durou 10 meses, compreendendo 17 competições e 1.134 horas de exposição.[30] Nesse estudo observou-se que das 115 lesões reportadas, 49 (43%) eram agudas, 58 (50%) eram exacerbações de lesões prévias e 8 (7%) eram reincidências de lesões. A incidência das lesões foi de 50,3 lesões para cada 1.000 horas de exposição ou 6,8 lesões a cada 1.000 *performances*. O tornozelo foi o local mais acometido, sendo 25,6 lesões a cada 1.000 horas de atividade física, sendo que, destas, 15 lesões a cada 1.000 horas levaram ao afastamento do atleta de suas atividades físicas.

Também nesse estudo observou-se que mais de 70% das lesões ocorridas durante a competição foram nos membros inferiores, sendo o tornozelo responsável por aproximadamente 50% delas.[30] Cerca de 16% das lesões dos membros inferiores ocorreram no joelho; no entanto, esse número foi abaixo do esperado, e foi atribuído a isto o fato de que a ginástica é um esporte em que o atleta aterrissa do salto com as duas pernas tocando ao solo, simultaneamente, enquanto que, em outros esportes, como voleibol e basquete, o atleta aterrissa com uma perna, o que seria um grande fator de risco para lesões do joelho.[46-48]

A grande proporção de exacerbações de lesões demonstrou que os atletas competiam sem ter-se recuperado totalmente de lesões agudas ou de sobrecarga prévias. Esse fato, associado ao alto número de lesões que levam ao afastamento do atleta de suas atividades, enfatiza a premissa de que todo o treino deve ser focado inteiramente na prevenção da lesão.[30]

Harringe *et al.*[49] observaram que 58% de um total de 110 atletas reportaram 147 lesões das quais 81% ocorreram durante o treino e 12% durante a competição, corroborando com os trabalhos citados anteriormente. Esses dados dão suporte à impressão de que os ginastas treinam e competem apesar das lesões. Esse fato aumenta o risco de lesões mais severas, como visto no grande número de exacerbação de lesão neste estudo.

PREVENÇÃO DE LESÕES NA GINÁSTICA OLÍMPICA

Com a necessidade de minimizar lesões e, ao mesmo tempo, não prejudicar o rendimento do atleta, percebe-se que o primeiro passo seria mudar o conceito de tratar o atleta somente quando estiver machucado. O treino deve ser todo focado na prevenção das lesões.[13]

A média de afastamento dos atletas lesionados é de aproximadamente 4,5 semanas, sendo que a maioria (66,7%) se recuperou em menos de 11 dias, e 10% dos atletas precisaram de um afastamento maior que 12 semanas.[11,12]

Vários fatores são importantes para que se possa fazer uma prevenção em atletas.[13]

- Formar uma equipe técnica com os conhecimentos da biomecânica da ginástica olímpica.
- Traçar metas a serem alcançadas durante a temporada.
- Fazer uma avaliação física detalhada na pré-temporada, tendo como objetivo identificar problemas congênitos ou adquiridos, por meio de anamnese e exames complementares; verificar força e resistência muscular, potência anaeróbica; mensuração da amplitude de movimento (ADM); avaliação postural e avaliação dos gestos desportivos do atleta.

Os fatores intrínsecos ou comportamentais são os principais responsáveis por causarem lesões nos esportes acrobáticos. Os treinadores e atletas devem respeitar cuidadosamente os conselhos médicos, além de respeitar os fatores fisiológicos.[50] Um aquecimento satisfatório e adaptado para a modalidade praticada, bem como uma preparação adequada podem ajudar a limitar o risco de erros técnicos.

As lesões são mais frequentes em competições de níveis nacional e internacional. Nesses níveis, as sessões de treino são numerosas e de grande intensidade. Nos períodos específicos de treinamento e preparação para as competições observa-se um aumento significativo das taxas de lesões possivelmente decorrente da fadiga central e periférica, as quais podem alterar os estímulos proprioceptores, com uma informação central e uma resposta motora, levando a movimentos errôneos.[10,37]

Os treinos devem ser direcionados a cada prova, levando em consideração a intensidade do treino, os períodos de recuperação e o crescimento puberal. Uma atenção especial deve ser à atribuída a preparação mental, uma vez que atletas cada vez mais jovens estejam participando competições profissionais.[17]

Alongamentos

Os alongamentos são importantes aliados do trabalho de prevenção, tendo como objetivo diminuir o encurtamento muscular, reduzir a pressão articular, aumentar a velocidade de resposta muscular e diminuir os quadros de dor durante a atividade física.[13]

Os atletas devem conscientizados da importância do alongamento antes de treinamentos e competições. Eles devem ser realizados de forma correta, com os atletas concentrados durante a execução, respeitando as normas de execução quanto ao posicionamento, tempo de permanência e número de repetições.[13]

A realização de um programa de alongamento, antes e após uma atividade física, deve ser estabelecida. O programa que antecede a atividade tem como objetivo preparar as articulações e os grupos musculares de maneira global para a execução da atividade. O alongamento pós-atividade tem como objetivo diminuir as tensões musculares do(s) grupo(s) muscular(es) mais solicitado(s) durante determinada prova ou treino.[13]

Fortalecimento

O fortalecimento muscular, assim como o alongamento, é fundamental no trabalho de prevenção de lesões. Tem com objetivo desenvolver os grandes grupos musculares servindo de base para suportar aumentos progressivos de cargas de treinamento e, ao mesmo tempo, melhorar o condicionamento físico geral do ginasta.[13]

Durante o ano deve haver uma manutenção do fortalecimento paralelo a um equilíbrio das exigências físicas, técnicas e táticas. O fortalecimento específico, iniciado na pré-temporada, se baseia nas avaliações já realizadas e deve respeitar as individualidades de cada atleta e as modalidades que o mesmo pratica.[13]

O fortalecimento visa a prevenir a recidiva de patologias já ocorridas, trabalhar as deficiências físicas já existentes.[13]

Propriocepção

A propriocepção promove a estabilidade estática e dinâmica necessária para prevenir lesões. É necessário que o programa de treinamento sensório-motor seja individualizado (tanto em relação ao atleta quanto à modalidade que o mesmo pratica), incluindo exercícios de equilíbrio e exercícios em cadeia cinética fechada.[6]

O programa de reeducação sensório-motora deve incluir movimentos repetitivos realizados consciente e lentamente, bem como de forma súbita. E, ainda, devem ser utilizados recursos que perturbem a realização do movimento, a fim de iniciar reflexo e contração involuntária muscular.[13]

Reeducação do gesto desportivo

O gesto desportivo correto é um dos fatores mais importantes no desempenho do atleta, e muitas vezes não recebe a devida atenção. Os vícios técnicos adquiridos a partir da não correção do gesto desportivo geram sobrecarga em determinadas regiões. De modo que a melhora do desempenho desportivo da ginasta é proporcional ao seu potencial para desenvolver novas técnicas, absorver maiores cargas físicas e compreender ações mais complexas.[13]

■ CONSIDERAÇÕES FINAIS

As lesões sofridas pelas ginastas ocorrem predominantemente nos membros inferiores, sendo o tornozelo o local mais acometido. A maioria das lesões ocorre durante os treinos.

A incidência das lesões é determinada pelo sexo do ginasta, à medida que este influencia na modalidade praticada. As provas que envolvem salto são as com maior risco de lesão, e a maioria destas ocorrem durante a aterrissagem.

Observa-se uma alta incidência de exacerbação de lesões e reincidência de lesões anteriores, o que nos permite inferir que nem os atletas e nem os seus treinadores estão respeitando as características fisiológicas do exercício, bem como as orientações médicas e dos demais profissionais da saúde envolvidos.

A prevenção das lesões deve ser o principal objetivo de treinadores e atletas. Ela minimiza o risco de lesões, propiciando, assim, um crescimento do atleta em termos técnicos quanto físicos e, com isso, prolonga a vida útil e rendimento do ginasta.

■ REFERÊNCIAS BIBLIOGRÁFICAS

1. Alvarenga FR. *História da ginástica olímpica*, 2003. Disponível em: <www.ginasticaolimpica.com.br>
2. Carrasco R. *Ginástica olímpica: tentativa de sistematização de aprendizagem*. São Paulo: Manole, 1982.
3. Gaio R, Gois AA, Batista JCF. *A ginástica em questão: corpo e movimento*. São Paulo: Phorte, 2010.
4. Publio N. *Evolução histórica da ginástica olímpica*. São Paulo: Phorte, 1998.
5. Souza EPM. *História da Ginástica*, 2003. Disponível em: <www.ginastica.com.br>
6. Abdalla RJ, Cohen M. *Lesões nos esportes: diagnóstico, prevenção, tratamento*. Rio de Janeiro: Revinter, 2003.
7. Hillman SK. *Avaliação, prevenção e tratamento imediato das lesões esportivas*. São Paulo: Manole, 2002.
8. Meeusen R, Borms J. Gymnastic injuries. *Sports Med* 1992;132(5):337-56.
9. Kolt GS, Kirkby RJ. Epidemiology of injury in elite and subelite female gymnasts: A comparision of retrospective and prospective findings. *Br J Sports Med* 1999;33(5):312-18.
10. Pettrone FA, Ricciardelli E. Gymnastic injuries: the Virginia experience 1982 – 1983. *Am J Sports Med* 1987;15(1):59-62.
11. Lindner KJ, Caine DJ. Injury patterns of female competitive club gymnasts. *Can J Sports Sci* 1990;15(4):254-61.
12. Purnell M, Shirley D, Nicholson L et al. Acrobatic gymnastics injury: occurrence, site and training risk factors. *Phys Ther Sport* 2010;11:40-46.
13. Carmona FG. *Prevenção nas afecções dos membros superiores na ginástica olímpica, 2003*. Monografia de conclusão do curso (Aperfeiçoamento/Especialização em o aparelho locomotor no esporte). Universidade Federal de São Paulo.
14. Gauchard GC, Chau N, Mur JM, Perrin PhP (2001) Falls and working individuals: role of extrinsic and intrinsic factors. *Ergonomics* 44:1330-1339.
15. Meeuwisse WH. Assessing causation in sport injury: a multifactorial model. *Clin J Sport Med* 1994;4:166-70.
16. Perrin PhP. Equilibration, proprioception et sport. In: Monod H, Rochcongar P. (Eds.). *Médecine du sport*. 4th ed. Paris: Masson, 2009. p. 19-25.
17. Grapton X, Lion A, Gauchard GC et al. Specific injuries induced by the practice of trampoline, tumbling and acrobatic gymnastics. *Knee Surg Sports Traumatol Arthrosc* 2013;21(2):494-99.
18. Caine D, Cochrane B, Caine CG et al. An epidemiologic investigation of injuries affecting young competitive female gymnasts. *Am J Sports Med* 1989;17:811-20.
19. Bak K, Kalms SB, Olesen S et al. Epidemiology of injuries in gymnastics. *Scand J Med Sci Sports* 1994;4:148-54.
20. Caine D, KnutzenK, HoweW et al. A three-year epidemiological study of injuries affecting young female gymnasts. *Phys Ther Sport* 2003;4:10-23.
21. Foley EC, Bird HA. "Extreme" or tariff sports: their injuries and their prevention (with particular reference to diving, cheerleading, gymnastics, and figure skating). *Clin Rheumatol* 2013;32(4):463-67.
22. Emery CA, Meeuwisse WH, McAllister JR. Survey of sport participation and sport injury in Calgary and area high schools. *Clin J Sports Med* 2006;16:20-26.
23. Purnell M, Shirley D, Crookshanks D. *Risk factors associated with adolescent dance injuries.* The 13th Annual Meeting of the International Association for Dance Medicine & Science London: International Association of Dance Medicine & Science, 2003.
24. Daly RM, Caine D, Bass SL et al. Growth of highly versus moderately trained competitive female artistic gymnasts. *Med Sci Sports Exerc* 2005;37:1053-60.
25. Gerrard DF. Oversue injury and growing bones: the younger athlete at risk. *Br J Sports Med* 1993;27:14-18.
26. Outerbridge AR, Micheli LJ. Overuse injuries in the young athlete. *Clin Sports Med* 1995;14:503-16.
27. Feldman D, Shrier I, Rossignol M et al. Adolescent growth is not associated with changes in flexibility. *Clin J Sports Med* 1999;9:24-29.
28. Marshall SW, Covassin T, Dick R et al. Descriptive epidemiology of collegiate women's gymnastics injuries: National Collegiate Athletic Association Injury Surveillance System, 1988-1989 through 2003-2004. *J Athl Train* 2007;42:234-40.
29. Dixon M, FrickerP. Injuries to elite gymnasts over 10 yr. *Med Sci Sports Exerc* 1993;25:1322-29.
30. Lund SS, Myklebust G. High injury incidence in TeamGym competition: a prospective cohort study. *Scand J Med Sci Sports* 2011;21:e439-44.
31. Bayliss T, Bedi R. Oral, maxillofacial and general injuries in gymnasts. *Injury* 1996;27(5):353-54.
32. Harringe ML, Nordgren JS, Arvidsson I et al. Low back pain in young female gymnasts and the effect of specific segmental muscle control exercises of the lumbar spine: a prospective controlled intervention study. *Knee Surg Sports Traumatol Arthrosc* 2007;15:1264-71.
33. Hutchinson MR. Low back pain elite rhythmic gymnasts. *Med Sci sports Exerc* 1999;31(11):1686-88.
34. Pool-Goudzwaard AL, Vleeming A, Stoeckart R et al. Insufficient lumbopelvic stability: a clinical, anatomical and biomechanical approach to 'a-specific' low back pain. *Man Ther* 1998;3:12-20
35. Mafulli N, Chan D, Aldrige MJ. Overuse injuries of the olecranon in young gymnasts. *J Bone Joint Surg* 1992;74(2):305-8.
36. Fellander TL, Wredmark T. Injury incidence and cause in elite gymnasts. *Arch Orthop Trauma Surg* 1995;114(6):344-46.
37. Sands WA, Shultz BB, Newman AP. Women's gymnastics injuries. A 5-year study. *Am J Sports Med* 1993;21(2):271-76.
38. Priest JD. Elbow injuries in gymnastics. *Clin Sports Med* 1985;4(1):73-83.
39. Webb BG, Rettig LA. Gymnastic wrist injuries. *Curr Sports Med Rep* 2008;7:289-95.
40. Weiker GG. Hand and wrist problems in the gymnast. *Clin Sports Med* 1992;11:189-202.

41. Caine DJ, Nassar L. Gymnastics injuries. *Med Sport Sci* 2005;48:18-58.
42. Harringe ML, Renström P, Werner S. Injury incidence, mechanism and diagnosis in top-level teamgym: a prospective study conducted over one season. *Scand J Med Sci Sports* 2007;17:115-19.
43. Kruse D, Lemmen B. Spine injuries in the sport of gymnastics. *Curr Sports Med Rep* 2009;8:20-28.
44. Barton N. Sports injuries of the hand and wrist. *Br J Sports Med* 1997;31:191-96.
45. Sandler G, Nguyen L, Lam L et al. Trampoline trauma in children: is it preventable? *Pediatr Emerg Care* 2011;27:1052-56.
46. Myklebust G, MaehlumS, Engebretsen L et al. Registration of cruciate ligament injuries in Norwegian top level team handball. A prospective study covering two seasons. *Scand J Med Sci Sports* 1997;7:289-92.
47. Myklebust G, MaehlumS, Holm I et al. A prospective cohort study of anterior cruciate ligament injuries in elite Norwegian team handball. *Scand J Med Sci Sports* 1998;8:149-53.
48. Krosshaug T, Nakamae A, Boden BP et al. Mechanisms of anterior cruciate ligament injury in basketball: video analysis of 39 cases. *Am J Sports Med* 2007;35:359-67.
49. Harringe ML, Lindblad S, Werner S. Do team gymnasts compete in spite of symptoms from an injury? *Br J Sports Med* 2004;38:398-401.
50. Goudard Ph, Perrin PhP, Boura M. Intérêt du calcul de la charge de travail pendant l'apprentissage des arts du cirque. *Cinésiologie* 1992;31:141-50.

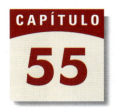

CAPÍTULO 55

HANDEBOL

José Felipe Marion Alloza ▪ Sheila Jean McNeill Ingham

■ HISTÓRICO

O handebol é um esporte antigo. Jogos em que se usavam as mãos e fazia-se uso de uma bola foram descritos por Homero na *Odisséia* e por Cláudio Galeno entre os romanos. Relatos similares seguem durante toda a história, mesmo durante a Idade Média. No século XIX, vários jogos semelhantes foram criados e são hoje considerados precursores do handebol. São eles o *Haaddbold* na Dinamarca, o *Hazena* na Tchecoslováquia, o *Ballon* no Uruguai, além do *raffball* e o *Konigsbergeball*, de onde derivou o *torball* (bola ao gol), praticado em um campo de 40 × 20 m.

O handebol propriamente dito foi introduzido na última década do século XIX na Alemanha, tendo sido levado ao campo em 1912 pelo alemão Hirschmann. Em 1919, o *torball* foi reformulado, dando origem ao handebol.

O primeiro jogo oficial de handebol foi realizado, em 1925, entre Alemanha e Áustria, com vitória dos austríacos por 6 a 3. A primeira participação do esporte em uma Olimpíada deu-se, em 1936, na Olimpíada de Berlim, com vitória alemã.

O handebol de salão é resultante do handebol de campo, e surgiu, em 1924, na Suécia, onde o rigoroso inverno impedia os adeptos do esporte de praticá-lo em campo aberto. Até o início da Grande Guerra, o handebol de salão foi ofuscado pelo de campo.

Logo após a Segunda Guerra Mundial, o handebol jogado a sete, o de salão, teve um grande avanço. Uma das principais causas que motivaram esse crescimento é que o handebol de salão permite maior mobilidade aos participantes: a velocidade é constante, bem como a entrada em jogo o que oferece troca contínua de posições, tanto no ataque, quanto na defesa.

Em 1955, suecos e dinamarqueses realizaram a primeira partida internacional de handebol de salão em Copenhague, terminando com a vitória da Dinamarca por 18 a 12.

No Brasil, o handebol foi introduzido por volta de 1930 por colônias alemãs em São Paulo, tendo sido a Federação Paulista, criada em 1940. O primeiro campeonato brasileiro da modalidade foi realizado, em 1974, e a Confederação Brasileira de Handebol foi criada, em 1979. A primeira participação brasileira em uma Olimpíada ocorreu no ano de 1992, em Barcelona. A equipe feminina marcou presença na Olimpíada de 2000 na Austrália, alcançando a oitava colocação.[1-3]

■ JOGO

A quadra oficial de handebol mede 40 × 20 m. O esporte é praticado por dois times compostos de seis jogadores de linha, um goleiro e cinco reservas. As substituições podem ser feitas a qualquer momento, dando uma maior dinâmica ao jogo (Fig. 1).[4]

A bola masculina é maior que a feminina e mede entre 58 e 60 cm, enquanto a feminina deve medir entre 54 e 56 cm.

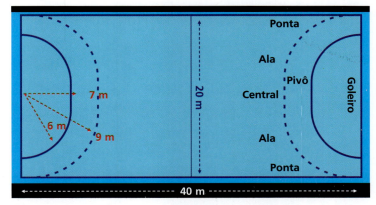

Figura 1. A quadra, medidas e posicionamento dos atletas.[4]

■ BIOMECÂNICA

Nos esportes, os princípios mecânicos são regras que dirigem os movimentos dos atletas. Esses movimentos, realizados em sequência, resultarão no desempenho de uma habilidade ou gesto esportivo. A boa técnica dependerá do padrão utilizado e resultará em eficiência e maior sucesso no objetivo da execução do gesto desejado.[5] Observa-se que uma boa técnica na realização de determinado gesto esportivo aparenta suavidade, boa coordenação e graça no uso das capacidades físicas.

Os gestos ou habilidades devem ser bem estudados para possibilitar uma melhor compreensão da eficiência do movimento e melhora de desempenho, além de permitir a atuação na prevenção e tratamento de muitas das lesões específicas do esporte.

O handebol é um esporte rápido, explosivo e de contato, cujos movimentos não são contínuos, cíclicos ou repetitivos. O atleta deve subir o mais alto possível, mantendo equilíbrio e estabilidade, lançar longe ou próximo com força e precisão, modificar formações de ataque e defesa, além de atuar na resistência contra forças disruptivas principalmente dos oponentes. O atleta do handebol não pode somente se concentrar na execução do gesto ou habilidade, pois muitas vezes deve tomar decisões rápidas. Mudanças de movimentos pela brusca alteração das condições de jogo, na maioria das vezes proporcionada pelos oponentes, têm como objetivo principal causar a falha do atleta na execução de seu movimento. Isso exige do indivíduo um maior trabalho proprioceptivo e neuromuscular para atuação harmônica de todos os grupos musculares e articulações (Fig. 2).[4]

A compreensão de como as forças operam e a detectação de aspectos que podem ser aprimorados ou corrigidos não são tarefas simples, devendo ser estudadas com método e critério.

A análise das habilidades e gestos esportivos pode ser realizada segundo os passos sugeridos por Carr:[5]

- Determinar os objetivos do gesto esportivo.
- Observar as características especiais desse gesto, habilidade.

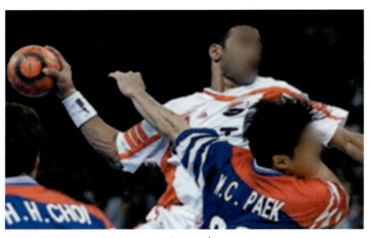

Figura 2. Ilustração de momento do jogo.[4]

- Estudar desempenhos excelentes dessa habilidade para comparação.
- Dividir o gesto a ser estudado em fases.
- Dividir cada fase em elementos-chave.
- Entender as razões mecânicas de cada elemento-chave.

■ FUNDAMENTOS

Definimos fundamentos como atitudes e gestos da modalidade fundamentais para sua prática. Os fundamentos devem ser ensinados e treinados desde o início da prática do esporte, sendo sua perfeita execução relevante tanto no que diz respeito à eficiência técnica, quanto à prevenção de lesões, principalmente aquelas por sobrecargas consequentes de um movimento executado de maneira incorreta (Figs. 3 a 8).[4]

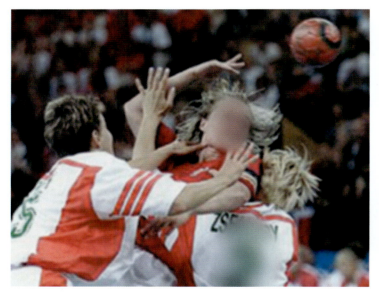

Figura 3. Passe.[4]

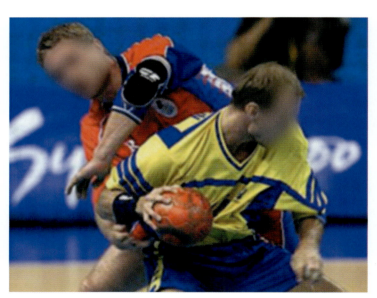

Figura 5. Finta.[4]

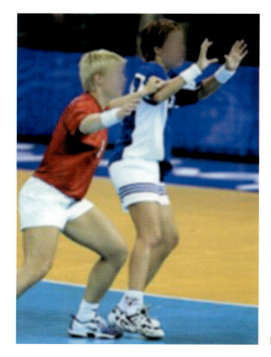

Figura 4. Recepção.[4]

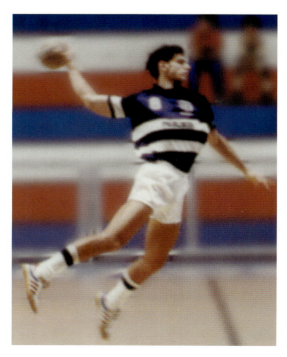

Figura 6. Arremesso.

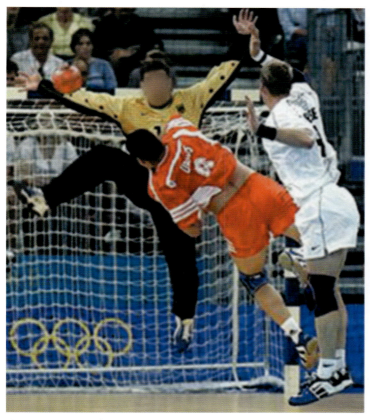

Figura 7. Bloqueio.[4]

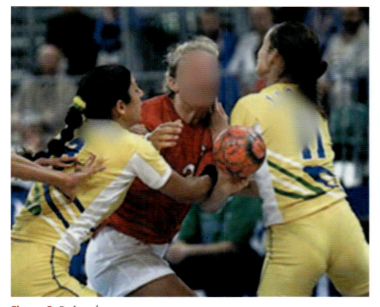

Figura 8. Defesa.[4]

■ FATORES CAUSADORES DE LESÃO NO HANDEBOL

A incidência e a severidade das lesões estão diretamente relacionadas com fatores pessoais, fatores relacionados com a modalidade e fatores ambientais.[6]

- *Fatores pessoais:* idade, sexo, agilidade, coordenação, flexibilidade, composição muscular, lesões pregressas, técnica, personalidade e equilíbrio emocional.
- *Fatores da modalidade:* capacitação do treinador, contato com oponentes e colegas no esporte coletivo, gesto esportivo específico ou de execução na especialidade, regras, equipamentos, característica do evento.
- *Fatores ambientais:* tipo de piso, temperatura.

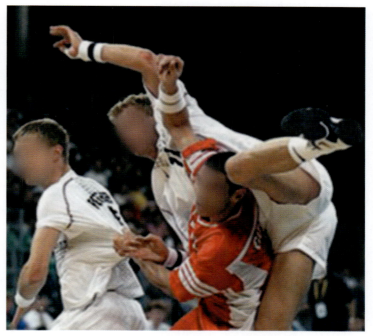

Figura 9. Ilustração de momento do jogo. Complexidade de movimento.[4]

Avalia-se a ocorrência de fatores inerentes à modalidade: esporte individual ou disputado em equipe, com ou sem contato físico, com presença de alta ou baixa incidência de saltos ou ainda se disputado *indoor* ou *outdoor*. Essa avaliação classifica o handebol como um esporte de alto risco para ocorrência de lesões, pois é um esporte coletivo com possibilidades de contato entre os oponentes e até mesmo indivíduos da mesma equipe, tendo o salto e corrida com constantes mudanças de direção dentre os gestos básicos de sua prática (Fig. 9).[4,6]

■ LESÕES

Em nosso meio, estudos sobre a etiologia, mecanismos de lesão e localização das lesões no handebol são raros. Motivados por esse fator e pela afinidade e interesse por esta modalidade que é praticada em todo o território nacional por um grande número de atletas, principalmente nos níveis escolar e universitário, está sendo desenvolvido no Centro de Traumato-Ortopedia do Esporte (CETE) do Departamento de Ortopedia e Traumatologia da Universidade Federal de São Paulo (UNIFESP – EPM) um estudo da modalidade, do qual se retiraram dados já analisados para comparação e enriquecimento deste seguimento do capítulo.

Seil *et al.*,[7] estudando a incidência de lesão, observaram a ocorrência de 14 lesões por 1.000 horas jogadas ou 0,49 lesão por atleta por ano, resultado similar ao encontrado por Backx *et al.*[6] e Yde Nielsen,[8] que encontraram 14 e 10 lesões por 1.000 horas jogadas, respectivamente.

Os autores mostraram que a ocorrência de lesões tem maior incidência durante o jogo em comparação ao treino; no entanto, o maior número absoluto de torções, por exemplo, ocorre durante treinamento, quando há maior tempo de exposição do atleta.[7,9,10] Esse fenômeno pode ser explicado pela maior intensidade, disputa e velocidade do jogo em relação ao treino, embora o tempo em que o atleta está em treinamento seja maior. Observou-se também que um maior número de lesões ocorre durante o treinamento em categorias dos mais jovens, cujos atletas estão em desenvolvimento de melhor técnica, coordenação e força.[11]

A avaliação de nosso estudo demonstrou 62,3% de lesões durante o treinamento e 35,0% durante o jogo. Pudemos observar que, do total de atletas (202), 22,3% atuam em mais de uma categoria, ou seja, atuam na categoria correspondente a sua idade e em uma categoria acima, o que também pode elevar o risco de ocorrência de lesões, uma vez que a carga total de horas de treino por semana seja aumentada.

Das 237 lesões ocorridas e analisadas, 189 (79,8%) resultaram em consulta médica, 134 (56,5%), algum tipo de tratamento fisioterápico, e 19 (8,0%) tiveram indicação de algum procedimento cirúrgico em consequência de lesão.

Os principais locais lesionados, tanto em nossa avaliação quanto em outros estudos, são joelho, tornozelo, mãos e dedos, superando o ombro.[7,8,12]

Esse fato desperta a atenção, uma vez que a modalidade tenha como um de seus fundamentos básicos o arremesso e que os atletas do handebol chegam a arremessar cerca de 48.000 vezes durante o ano, muitas vezes com o braço bloqueado durante o movimento.[7] Isto, por outro lado, demonstra a diversidade de movimentos e seus gestos considerados fundamentais: saltos e corrida com frequentes mudanças de direção.

Os diagnósticos mais frequentemente mencionados e detectados foram torção e fratura, dados também encontrados por Seil et al.[7] e Lindblat et al.[13] Wedderkopp et al.[9]

Pudemos constatar que 39 atletas, 19,3% dos analisados, sentem algum tipo de limitação ou incômodo quando jogam handebol.

O local de queixa mais frequente na prática do handebol é o joelho (35,9%), seguido pelo tornozelo (14,8%), ombro (12,0%) e região lombar (7,65%). A lesão crônica foi referida por 31,6% dos atletas como causa de dor durante a prática do esporte, e o principal diagnóstico mencionado foi a tendinite (16,3%).

Do total de queixas de dor (209), 68,9% (144 lesões) não tinham diagnósticos estabelecidos por um médico, e apenas 25,4% tinham acompanhamento médico em consequência da dor.

Mecanismos causadores de lesão

Dentre as causas diretas de lesão, Dirx et al.[12] destacam o contato com o oponente como responsável por 1/3 delas, seguido pelo contato com o solo, embora em 84% dos episódios não tenha havido violação das regras do jogo.

Em nosso estudo, o mecanismo indireto, contato com o solo, foi responsável por 32% das lesões, seguido pelo contato com o oponente (22%) e contato com a bola (16,5%).

O contato com a bola, assim como o contato com o oponente e até mesmo com o próprio colega, poderá resultar em lesões traumáticas de todos os segmentos do corpo do atleta, citando-se como exemplo olhos, boca, nariz, genitais, o que não é frequente, quando o jogo é disputado dentro de um mínimo de qualidade técnica. Já as lesões do aparelho musculoesquelético, como já citado, apresentam maior incidência.

O contato com a bola, que pode atingir velocidades de até 70 mph, foi responsável pela maior parte das lesões nos dedos e mão, também comprovado pelo estudo de Seil et al.,[7] demonstrando a importância e a necessidade de se aplicarem as técnicas de passe e recepção além do treinamento adequado da habilidade do bloqueio da bola por parte dos defensores e do goleiro.

No bloqueio da bola, pode-se ter como resultado: entorses, lesões capsuloligamentares e tendíneas, sem deixar de lado as fraturas e luxações; além ademais dessas lesões resultantes do trauma agudo não podemos deixar de salientar as lesões por impacto cumulativo, sendo as mais frequentemente observadas as epicondilites do cotovelo do goleiro (handball goalie's elbow), resultante de trauma repetitivo em extensão e os microtraumas dos vasos das mãos (regiões tenar e hipotenar), que podem resultar em trombos locais, além das lesões aos nervos da região constantemente traumatizada.[14]

Segundo Seil et al.[7] e Joergensen[15] grande parte das lesões ocorre durante as jogadas ofensivas, 1/3 das quais ocorre durante o contra-ataque, momento de grande velocidade e força do jogo. Outro detalhe analisado pelo mesmo autor foi que, quanto mais alto o nível técnico do atleta, maior a gravidade da lesão, provavelmente pela maior intensidade e velocidade do jogo. No entanto, há uma maior quantidade de lesões durante o treino no grupo tecnicamente inferior, conforme já se salientou anteriormente.

A posição de ala foi responsável pela maior incidência de dor no joelho na prática do handebol (30,7%) seguida pela ponta (21,3%). Já a posição de ponta foi responsável pela maior incidência de dor no tornozelo (35,5%) seguida pela ala (29,0%). Esses resultados são consistentes com outros trabalhos na literatura que mostram 36% de lesão em jogadores de ponta e 33% na ala e central.[11]

A lesão crônica, resultante de outras lesões não curadas totalmente, foi referida por 31,6% dos atletas como causa de dor durante a prática do esporte, e o principal diagnóstico mencionado foi a tendinite (16,3%).

Essas dores crônicas podem ser explicadas pelo excesso de treinamento e carga a que a grande maioria dos atletas é submetida; outro fator causal pode ser o emprego de uma técnica errada, gerando sobrecarga de certas articulações e grupos musculares.

O handebol, por ser um esporte de arremesso, acrescido pelo fato de que o braço de arremesso é frequentemente bloqueado durante o movimento, expõe a sobrecarga às articulações glenoumerais e dos cotovelos, o que resulta em uma alta incidência de lesões dos membros superiores, encontradas mais frequentemente naqueles jogadores com mais tempo de atividade e os que mais arremessam (pontas e alas) (Fig. 10).[4,7]

O mecanismo de arremesso pode ser dividido em três estágios: de preparação, de aceleração e pós-arremesso. Durante a preparação, o ombro é hiperestendido lateralmente, com rotação e abdução, e o cotovelo é fletido em cerca de 45°. Essa posição tensiona as estruturas capsulares anteriores do ombro e cabeça longa do músculo bíceps braquial e sobrecarrega as musculaturas flexora e extensora do cotovelo, podendo causar lesões crônicas, como tendinopatias, e agudas, como luxação glenoumeral pós-trauma.[7]

No estágio de aceleração, o ombro e o cotovelo são levados para frente mais rapidamente que o antebraço e a mão, gerando uma sobrecarga em valgo sobre o cotovelo. No final desse estágio, o ombro

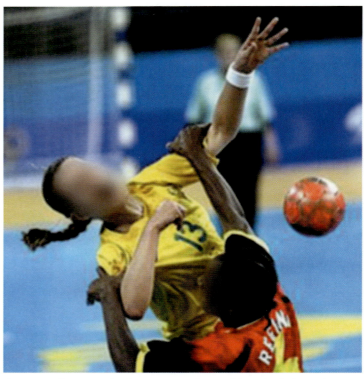

Figura 10. Ilustração de ala arremessando com bloqueio do braço.[4]

é bruscamente rodado medialmente, enquanto o antebraço e a mão são lançados à frente. Isto pode acarretar lesões dos rotadores mediais do ombro ou mesmo fraturas do terço proximal do úmero.

No estágio final pós-arremesso, o antebraço roda e prona, gerando uma força lateral no cotovelo que também pode vir a ser fonte de lesões crônicas ou agudas.

Prevenção

A prevenção das lesões na prática do handebol não é um objetivo fácil de ser realizado, e requer aprofundamento no estudo da modalidade, identificação dos fatores etiológicos das lesões para a aplicação de medidas preventivas que devem ser averiguadas após um determinado período de tempo.

O uso de equipamento para proteção do atleta, considerado um dos fatores de prevenção, não é regulamentado no handebol, e seu uso varia muito com a posição em que o jogador atua.

O goleiro é o que mais faz uso de equipamentos de proteção, como roupas acolchoadas, joelheiras, cotoveleiras, além do protetor para a genitália.

O atleta que mais frequentemente usa tornozeleiras é o ponta, talvez pela grande quantidade de saltos executados por ele na prática do esporte, o que, somado às bruscas mudanças de direção, resulta em uma maior incidência de entorses de tornozelo. A aterrissagem do salto é geralmente feita com o pé em flexão plantar, situação em que o ligamento talofibular anterior está mais vulnerável.[7] Este fenômeno também ocorre nos movimentos de mudança de direção principalmente laterolaterais, quando o lado medial do calçado toca primeiro o solo e produz um grande braço de alavanca em relação à subtalar.[16] De acordo com Seil et al.,[7] em 57% das vezes, os equipamentos de proteção foram usados para prevenção de uma nova lesão ou de dores crônicas.

Outro fator importante na prevenção de episódios traumáticos é o piso em que os treinos e jogos são realizados.[7] Podemos observar que os treinos são realizados em piso sintético (78,2%), cimento (20,3%) e de madeira (0,5%). Já para os jogos encontra-se piso sintético em 42,1%, madeira em 32,7% e cimento em 18,3% das vezes. Apesar da exigência de alguns quesitos para a disputa oficial de jogos, o mesmo não ocorre para os treinamentos, o que é de se lamentar, uma vez que o atleta passe mais tempo em seu ambiente de treinamento que, não sendo ideal, aumenta o risco de sobrecarga e consequentes lesões.

Ainda hoje não se têm dados irrefutáveis sobre esses fatores de risco. Mencionamos outros fatores que ainda devem ser estudados para que sua influência no mecanismo das lesões seja corretamente entendida: idade, experiência, alongamento e aquecimento, treinamento proprioceptivo, uso de equipamentos de proteção, além das regras do jogo que podem ter uma influência direta sobre a ocorrência de lesões.[12]

REFERÊNCIAS BIBLIOGRÁFICAS

1. Disponível em: <http//www.fphand.esp.br>
2. Santos R. (Ed.). *Handebol-1000 exercícios*. Rio de Janeiro: Sprint, 1997.
3. Handebol – Confederação Brasileira de Handebol – palestra Edições Desportivas, 1983.
4. Uol Esporte nas Olimpíadas 2000-AP. Disponível em: <http://www.uol.com.br/olimpíadas/fotos.shi>
5. Gerry C. *Biomecânica dos esportes*. São Paulo: Manole, 1998.
6. Backy FJG, Beijer HJM, Bol E et al. Injuries in high-risk persons and high-risk sports – A longitudinal study of 1818 school children. *Am J Sports Med* 1991;19(2):124-30.
7. Seil R, Rupp S, Tempelhof S et al. Sports injuries in team handball. *Am J Sports Med* 1998;26(5):681-87.
8. Yde J, Nielsen AB. Sports injuries in adolescent's ball games: soccer, handball and basketball. *Br J Sports Med* 1990;24:51-54.
9. Wedderkopp N, Kaltoft M, Lundgaard B et al. Injuries in young female players in European team handball. *Scand J Med Sci Sports* 1997;7:342-47.
10. Wedderkopp N, Kaltoft M, Lundgaard B et al. Prevention of injuries in young female players in European team handball. A prospective intervention study. *Scand J Med Sci Sports* 1999;9:41-47.
11. Lars Peterson, Per Renström. *Sports injuries. Their prevention and treatment*. Ndash, 1986, cap. 6.
12. Dirx M, Bouter LM, de Geus GH. Aetiology of handball injuries: a case control study. *Br J Sports Med* 1992;26:121-24.
13. Lindblad BE, Høy K, Terkelsen CJ et al. Handball injuries. An epidemiologic and socioeconomic study. *Am J Sports Med* 1992;20(4):441-44.
14. Tyrdal S, Bahr R. High prevalence of elbow problems among goalkeepers in European team handball. Handball Goalie's Elbow. *Scand J Med Sci Sports* 1996;6:297-302.
15. Joergensen U. Epidemiology of injuries in typical Scandinavian team sports. *Br J Sports Med* 1984;18:59-63.
16. Stacoff A, Steger J, Stussi E et al. Lateral stability in sideward cutting movements. *Med Sci Sports Exerc* 1996;28:350-58.

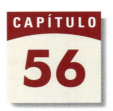

CAPÍTULO 56

BOXE

Emerson Garms ■ Ismael Vivacqua Neto

■ HISTÓRICO

A arte de combater golpeando com os punhos vem desde os primeiros tempos da história. Na Antiguidade, os Egeus já boxeavam, com os punhos nus, muito antes da chegada dos gregos, que incorporaram a luta. Há registros de 3000 a.C. da prática do boxe entre os egípcios, em homenagem a seu soberano.[1]

Gregos e romanos introduziram o uso de bandagens, inicialmente macias para a proteção dos punhos, que, posteriormente, tornaram-se duras, chegando a conter ponteiras metálicas (Fig. 1). O boxe recebia o nome de pancrácio e foi introduzido nos jogos olímpicos em 688 a.C, dividido em duas categorias: até 18 anos e maiores de 18 anos, não havendo limite de peso ou tempo, e os combates terminavam por abandono ou nocaute do adversário. Eram permitidos golpes com os pés e a luta corpo a corpo.[1-2]

O boxe teve um período de obscuridade de 400 d.C. até o Renascimento (séc. XV), sendo redescoberto no século XVIII pelos ingleses, que tiveram em James Figg seu primeiro campeão. Inicialmente praticavam o pugilismo sem luvas. A popularização do boxe se deu nos Estados Unidos, no século XIX, quando as principais regras do boxe foram definidas pelo Marquês de Queensbury, com base em regras da esgrima e com a ajuda de um boxeador, chamado John Graham Chambers, em 1867, tornando obrigatório o uso de luvas. Cada assalto tinha duração de 3 minutos por 1 de descanso, não sendo permitido golpe com o pé ou abaixo da linha da cintura. Não era permitido que os pugilistas se agarrassem. Quando ocorria um nocaute, era iniciada a contagem de 10 segundos, sendo o número de assaltos combinado entre os pugilistas e chegando, em alguns casos, até 40 assaltos previstos. Antes de o boxe se legalizar, as lutas eram realizadas clandestinamente, e perseguidas pela polícia. Em 7 de fevereiro de 1882, no Mississipi, foi realizada a primeira luta oficial, um combate entre pesos pesados John Lawrence Sulivan contra Paddy Rayan. A partir de então, o boxe criou verdadeiros mitos, como Jack Dempsey nos anos 1920-1930, Joe Louis nos anos 1930-1940, Rocky Marciano nos anos 1950, Muhammad Ali nos anos 1960-1970 e Mike Tyson entre 1980 e 1990, na categoria dos pesos pesados.[1-4] A partir da década de 1990, surgiu com grande destaque também o boxe feminino.

■ AMADOR OU PROFISSIONAL

Atualmente, o boxe é dividido em profissional e amador, sendo no boxe amador obrigatório o uso de protetores de cabeça, bucal, genital e luvas de 10 onças (280 g).[5]

No boxe profissional, não é obrigatório o uso de proteção na cabeça, e as luvas podem ser de oito onças (até o médio ligeiro) ou 10 onças (para as demais categorias). As lutas profissionais podem chegar até 12 assaltos. As lutas amadoras apresentam duração de quatro assaltos de 3 minutos por 1 minuto de descanso. Os árbitros, nas lutas amadoras, podem interromper o combate precocemente; já nas profissionais, essa interrupção é mais tardia. Nos amadores, se houver três aberturas de contagem (por golpe legal) para um boxeador em um mesmo assalto, a luta se encerra. Caso haja quatro contagens durante toda a luta, o combate é encerrado. No boxe profissional, esse critério de interrupção da luta é variável conforme a entidade que a promove. A Confederação Brasileira de Boxe segue a orientação do Conselho Mundial de Boxe, que determina interrupção do combate após três contagens em um mesmo assalto, sem limites de contagens durante toda luta. No boxe amador é permitida ao médico a interrupção da luta, quando o mesmo julgar necessário, bastando comunicar sua decisão ao diretor do combate. No boxe profissional, a interrupção pelo médico não é permitida, cabendo ao árbitro a responsabilidade por esta paralisação.

O pugilista é considerado nocauteado no momento em que toca o tablado com qualquer parte do corpo que não sejam os pés, como resultado dos golpes recebidos pelo adversário (Fig. 2). Caso o pugilista fique pendurado nas cordas, ou, se na avaliação do árbitro, aquele estiver abalado graças aos golpes que recebeu, mesmo que esteja em pé, também é considerado nocauteado. A partir desse momento, é iniciada a contagem protetora até 8 segundos e, mesmo o lutador estando recuperado, a luta só será reiniciada após os oito segundos (Fig. 3). Caso o pugilista permaneça de pé, mas sem condições de luta, o árbitro encerra o combate, sendo determinado o nocaute no boxe profissional ou RSCH (*referee stops contest due to head blows*); no boxe amador. Isso implica uma suspensão do atleta por 60 dias no boxe profissional.

Caso o boxeador profissional sofra um segundo nocaute em um período de 6 meses após o primeiro, ele ficará suspenso por 6

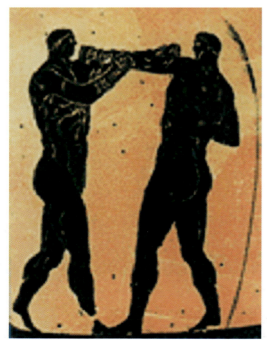

Figura 1. Pintura de luta da Grécia Antiga.

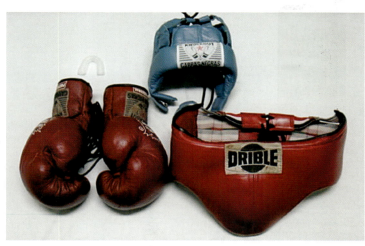

Figura 2. Materiais de proteção utilizados pelos atletas do boxe: protetor bucal, capacete, luvas e protetor genital.

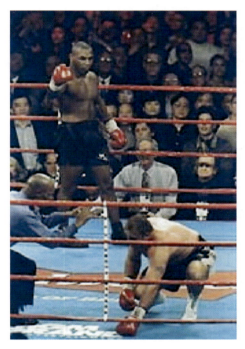

Figura 3. Contagem após nocaute.

- Meio-pesado até 81 kg.
- Pesado até 91 kg.
- Superpesado acima de 91 kg.

No boxe profissional as categorias por peso são:

- Palha até 47,627 kg.
- Superpalha até 48,988 kg.
- Mosca até 50,802 kg.
- Supermosca até 52,163 kg.
- Galo até 53,524 kg.
- Supergalo até 55,338 kg.
- Pena até 57,153 kg.
- Superpena até 58,967 kg.
- Leve até 61,235 kg.
- Superleve até 63,503 kg.
- Meio-médio até 66,678 kg.
- Médio ligeiro até 69,853 kg.
- Médio até 72,575 kg.
- Supermédio até 76,364 kg.
- Meio-pesado até 79,379 kg.
- Cruzador até 86,183 kg.
- Pesado mais de 86,183 kg.

EXAME MÉDICO PRÉ-LUTA

Os exames pré-luta são geralmente realizados no dia da competição e consistem em realizar uma história esportiva do atleta adequada, com antecedentes cardiológicos e clínicos. Um histórico de nocautes sofridos, problemas neurológicos, musculoesqueléticos, oftalmológicos e auditivos devem ser pesquisados mais enfaticamente. O exame clínico de preferência deve ser realizado em local isolado e sem a interferência e a presença de promotores, dirigentes ou comissão técnica.[4] No exame físico deve-se atentar para:

- *Cabeça*: observar possíveis lacerações da pele e orelhas; deve-se realizar uma inspeção dos olhos e fundoscopia, para observar a esclera e a retina; palpação do septo nasal em busca de lesões recentes, e otoscopia, para observar a integridade da membrana timpânica.
- *Cardiopulmonar*: sintomas cardiopulmonares são raros em pugilistas ativos; atentar para irregularidade de pulso; níveis pressóricos acima de 160/95 não podem ser tolerados, devendo-se colocar o atleta em repouso e em local tranquilo para nova mensuração.[6]
- *Musculoesquelético*: deve-se atentar principalmente para as mãos e punhos, buscando sinais de fraturas ou luxações; observar o tórax e a integridade dos arcos costais. Abdominal: pesquisar esplenomegalia, que pode indicar uma mononucleose. Neurológico: deve-se realizar exame neurológico completo, checar o estado mental, os reflexos, os nervos cranianos e o exame cerebelar.

LESÕES MUSCULOESQUELÉTICAS

As lesões musculoesqueléticas mais comuns entre os boxeadores são as das mãos, punhos e nariz. Outras lesões menos comuns, como fratura de escápula, mandíbula, lesões do manguito rotador, ruptura do músculo subescapular, luxação glenoumeral, podem ocorrer. Lesões ligamentares ou meniscais do joelho são raras.[4]

Mão e punho

Noble, em 1987,[7] realizou um estudo com 100 lesões de punho e mão em boxeadores, dividindo-as em três áreas A, B, C (Fig. 4). As da área A são lesões que incluem as bases do segundo ao quinto metacarpo e os demais ossos do carpo, que correspondem a 35% das lesões. As da área B incluem o polegar, o primeiro metacarpo e o escafoide e correspondem a 39% de todas as lesões. A área C abrange a região distal do segundo ao quinto metacarpos, somando 29% das lesões.

meses a partir do segundo nocaute. Sofrendo um terceiro no período de 12 meses, ficará afastado por 12 meses, a partir do último nocaute.

No boxe amador, o atleta que sofrer um nocaute deverá ficar afastado por 30 dias. Caso ocorra um segundo, num período de três meses ele será afastado por 3 meses, a partir do segundo nocaute e, se houver um terceiro, num período de 12 meses, esse boxeador será afastado por 12 meses. Em todos os casos de suspensão, os boxeadores devem ser avaliados pelo médico para que tenham autorização para retornar a lutar. São obrigatórias a avaliação médica prévia ao combate e a presença do médico durante a luta tanto no amador quanto no profissional.

O boxe amador segue a seguinte divisão de peso:

- Mosca ligeiro até 48 kg.
- Mosca até 51 kg.
- Galo até 54 kg.
- Pena até 57 kg.
- Leve até 60 kg.
- Meio-médio ligeiro até 63,5 kg.
- Meio-médio até 67 kg.
- Médio ligeiro até 71 kg.
- Médio até 75 kg.

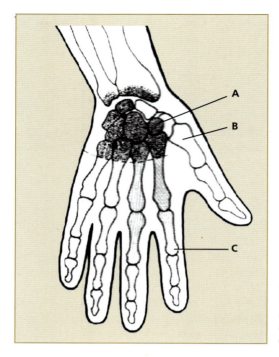

Figura 4. Áreas das lesões da mão dos atletas de boxe agrupadas em A, B ou C.

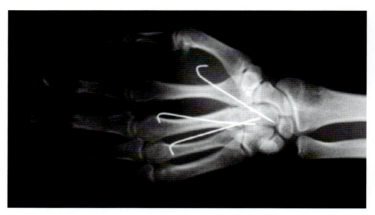

Figura 5. Pós-operatório de fixação de luxação de segunda e terceira articulações carpometacárpicas.

Polegar

Lesão do ligamento colateral ulnar da primeira articulação metacarpofalangiana

Esta lesão é análoga ao polegar do esquiador, causada por uma força de abdução do polegar, podendo ser completa ou incompleta. A posição convencional da luva pode favorecer sua ocorrência por manter o polegar abduzido. Atualmente, as luvas foram modificadas, mantendo a adução do polegar por meio de costuras. O tratamento para lesões incompletas é o de imobilização por 4 a 8 semanas; as lesões completas podem ser tratadas com reparo cirúrgico, embora o tratamento conservador possa apresentar bons resultados.

Lesão da primeira articulação carpometacárpica

Estas lesões podem ser divididas em sinovites, subluxações ou fraturas da base do primeiro metacarpo e são causadas por trauma direto do lado radial do punho. A sinovite é tratada com crioterapia, repouso, anti-inflamatório e diminuição da intensidade de treinamento (socar saco mais macio). As subluxações ou a fratura da base do primeiro metacarpo (fratura de Bennett) são mais bem tratadas com redução fechada e fixação percutânea com fios de Kirschner.

Punho

Lesão da segunda à quarta articulação carpometacárpica

Essas lesões podem ser divididas em sinovites, subluxações ou fraturas, acometendo mais frequentemente as segunda e terceira articulações. As fraturas são causadas por impacto direto sobre os metacarpos com o punho em posição neutra. Nas subluxações, os metacarpos estão em discreta flexão volar. As sinovites são tratadas com repouso, crioterapia e anti-inflamatórios, as subluxações, com redução fechada e fixação percutânea, as fraturas sem desvios, com imobilização, e as fraturas com desvios são tratadas com redução aberta e fixação, na maioria dos casos (Fig. 5).

Fratura de escafoide

Os boxeadores são instruídos a golpear com o segundo e terceiro metacarpos, sendo a força transmitida pelo capitato, escafoide e semilunar para o antebraço. A posição do escafoide ligando a fileira carpal proximal à distal torna-o mais suscetível a lesões. As fraturas de escafoide podem passar despercebidas inicialmente pela dificuldade de diagnósticos clínico e radiográfico. O atleta não procura atendimento médico nas primeiras semanas ou meses, podendo levar a um retardo de consolidação ou à pseudoartrose. As fraturas agudas sem desvio são tratadas com imobilização de 6 a 12 semanas, dependendo do local da fratura. As fraturas agudas com desvio devem ser reduzidas e fixadas, quando necessário, e imobilizadas por 6 a 12 semanas. As pseudoartroses assintomáticas não exigem tratamento, permitindo que o boxeador continue lutando. As sintomáticas exigem tratamento cirúrgico com fixação com parafusos e utilização de enxerto ósseo, quando necessário.[8]

Mão

Lesão da banda sagital da segunda à quarta articulação metacarpofalangiana

É provocada por impacto direto nessa região, sendo mais frequente na segunda articulação, seguida pela terceira e quarta.[9] Os sintomas incluem dor e edema local. Nas lesões mais extensas, pode ocorrer subluxação ou deslocamento do tendão extensor para o lado oposto da lesão. Os tratamentos das lesões menores ou agudas consistem na imobilização da articulação metacarpofalangiana, com o punho em extensão por três semanas. Nas lesões maiores ou crônicas (mais que 3 dias), opta-se pelo reparo cirúrgico. Essas lesões tendem a ser recorrentes nos boxeadores. A ruptura da cápsula dorsal está sempre associada a ela, devendo ser reparada cirurgicamente.[9] A prevenção dessas lesões é feita com bandagem e acolchoamento adequado.

Fratura dos metacarpos

As fraturas do colo e da diáfise são causadas por impacto direto na região. O segundo e o terceiro metacarpos são os mais acometidos por serem menos móveis.[11] Fraturas do colo do quarto e quinto metacarpos ocorrem por técnica inapropriada, sendo chamadas de "fratura do brigão". O tratamento, em geral realizado, é a redução fechada e imobilização. Nos casos instáveis, são realizadas a redução fechada e a fixação percutânea.[10-14]

Mandíbula

Colpitts, em 1990,[15] realizou um levantamento da distribuição e frequência das fraturas de mandíbula no boxe. O processo coronoide foi responsável por 2% das fraturas; o processo condilar, por 35%; o ramo da mandíbula, 4%; o ângulo da mandíbula, 20%; o processo alveolar, 4%, o corpo da mandíbula, 20%; e a sínfise púbica, 14% (Fig. 6).

Coluna cervical

As fraturas de coluna cervical são raras. Kewalramani e Kraus, em 1981,[16] relataram um caso de fratura de C6 por hiperextensão da

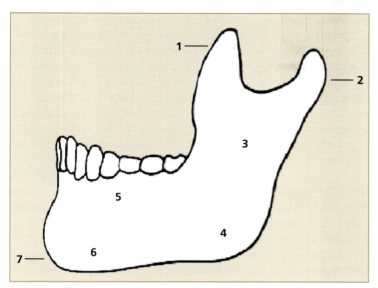

Figura 6. Distribuição e frequência das fraturas mandibulares no boxe.
1. Processo coronoide (2%); 2. processo condilar (35%); 3. ramo (4%);
4. ângulo (20%); 5. processo alveolar (4%); 6. corpo (20%); 7. sínfise (14%).

coluna cervical associado à quadriplegia. Strano e Marais, em 1983,[17] relataram um caso de fratura de arco de C1 como resultado de um longo tempo de prática de boxe. Jordan et al.,[18] em 1988, relataram um caso de fratura da massa lateral de C3 sem desvio, com o paciente sem dor ou sintomas neurológicos.

Lesões oculares

As lesões oculares foram descritas como raras em boxeadores amadores, segundo trabalho de Blonstain,[19] sendo observados quatro casos de lesão de retina e nenhum da câmara anterior, durante um período de 40 anos em que acompanhou boxeadores amadores britânicos. Whiteson[20] também descreveu que lesões de retina foram raras entre os boxeadores profissionais. Entretanto, a lesão ocular tem sua incidência aumentada pelo fato de as lesões serem mais bem diagnosticadas por oftalmologistas capacitados e exames complementares, como acuidade e campo visuais, lâmpada de fenda, tonometria e exame de retina.[21-24] A lesão pode ocorrer por traumas direto (no local) e indireto (distal a ponto de impacto).[25-27]

Tipos de lesões oculares

As lesões da câmara anterior incluem abrasões da córnea, lesões das lentes, hemorragia subconjuntival, lesão do corpo ciliar e diminuição do ângulo.[4] Palmer et al.[28] examinaram 55 boxeadores profissionais e documentaram uma diminuição do ângulo em 8%, sendo que, desses, entre 7 e 9% evoluíram com glaucoma crônico. Em 1989, num estudo com base em 286 boxeadores examinados, 22 oftalmologistas demonstraram 39% de diminuição do ângulo.

Palmer notou a presença de catarata em 12 dos 55 boxeadores examinados. Giovinazzo et al.[22] documentaram 19% da incidência de catarata em seu estudo com 74 boxeadores profissionais. Smith[27] examinou 118 boxeadores profissionais, documentando uma incidência de 10% de catarata.

As lesões da câmara posterior incluem todos os tipos de lesões da retina e do complexo vítreo. As lesões da retina, no boxe, são comuns e resultam em cegueira, se não forem tratadas adequadamente.[22,26,29] Os sintomas de descolamento de retina incluem diminuição da acuidade visual, perda do campo visual periférico, *flashes* luminosos e escotomas. Giovinazzo[22] examinou 74 boxeadores sem queixa ocular, porém, na fundoscopia, 24% dos atletas apresentavam lesões de retina. O mesmo autor correlacionou que a probabilidade de lesões da retina aumenta com o número de lutas e derrotas.

Algumas medidas de segurança, como o exame oftalmológico anual e o melhor preparo dos médicos para o diagnóstico das lesões oculares, podem ser tomadas para a prevenção e tratamento dessas lesões.[6,23]

Lesões cerebrais

As lesões cerebrais podem ser divididas em agudas e crônicas. Lampert e Hardman, em 1984,[30] descreveram seus mecanismos: a) aceleração rotacional; b) aceleração linear; c) lesões da carótida e seios carotídeos; d) lesões por desaceleração. Deve-se observar que a energia necessária para ocasionar alterações cerebrais é muito menor, se aplicada de forma rotacional, o que explica a maior incidência de nocautes que ocorrem quando aplicados golpes com essa dinâmica, como cruzados e *uppers* (Fig. 7).

Lesões cerebrais agudas

Ao contrário do que se crê popularmente, a incidência de morte por lesões agudas causadas pela prática do boxe não é mais elevada que em outros esportes.[31-35] No futebol americano, a incidência de morte é de 0,3 por 1.000 praticantes; no motociclismo de velocidade, esses valores sobem para 0,7/1.000; no mergulho, 1,1/1.000; no alpinismo, 5,1/1.000; no paraquedismo, 12,3/1.000; e, na corrida de cavalos, 12,8/1.000. No boxe, a incidência de morte é de 0,13 por 1.000 praticantes, sendo que a maioria delas se deve a lesões cerebrais agudas.[36,37]

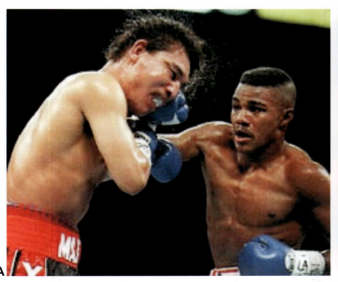 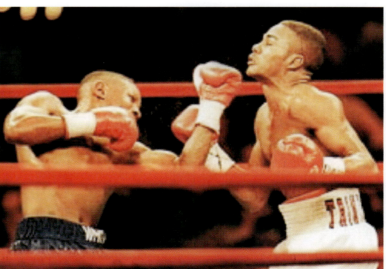

Figura 7. (**A**) Cruzado. (**B**) *Upper*.

As principais lesões agudas são os hematomas, as hemorragias intracerebrais, as lesões axonais difusas, os edemas cerebrais e as concussões.

Os hematomas são subdivididos em:

- *Hematoma subdural:* são encontrados em 75% dos lutadores que tiveram morte súbita no ringue. Os sinais clínicos incluem torpor, coma, midríase pupilar ipsolateral. O tratamento de emergência é a drenagem do hematoma.
- *Hematoma subdural subagudo:* os sintomas, como cefaleia, confusão mental, pensamento lentificado, podem ocorrer algumas horas ou dias após o nocaute (Fig. 8). O lutador deve ser observado nesse período.
- *Hematoma subdural crônico:* os sintomas ocorrem semanas ou meses após a luta. O tratamento depende do tipo e da localização do coágulo.
- *Hematoma epidural agudo:* é raro no boxe e é resultado da lesão da artéria meníngea média. Está associado em 75% das vezes à fratura do crânio. Os sintomas incluem rebaixamento da consciência progressiva até o coma. O tratamento é cirúrgico.
- *Hemorragia intracerebral:* essa lesão é menos comum que o hematoma subdural e mais frequente que o hematoma epidural. As localizações mais comuns dos coágulos são as regiões parassagital da cortical cerebral, a substância branca e os pedúnculos cerebelares.[38]
- *Lesão axonal difusa:* a extensão da lesão aumenta com o número de lutas e pode ser causada por trauma relativamente moderado. Seu prognóstico não é bom.[39]
- *Edema cerebral:* está frequentemente associado a hematoma subdural. O tratamento tem como objetivo diminuir a pressão intracraniana pela hiperventilação e colocação de um cateter intraventricular.[40]
- *Concussão:* é a lesão neurológica mais comum no boxe e pode ser caracterizada por uma perda da função neural após um trauma agudo, com um rápido e completo retorno da função.[41-43] Jordan, em 1991,[44] propôs uma classificação: grau 1, prejuízo transitório da função neurológica, sem perda da consciência com duração inferior a 10 segundos; grau 2, prejuízo transitório da função neurológica, sem perda da consciência, com duração superior a 10 segundos; grau 3, perda da consciência com completa recuperação dentro de um período inferior a 2 minutos; grau 4, perda da consciência por períodos superiores a 2 minutos. Alguns estudos demonstraram que não há alterações nos exames de tomografia computadorizada e ressonância magnética em casos de concussão. Os exames de eletroencefalografia podem ou não apresentar alterações. Parkinson et al.[43] demonstraram em seu estudo que o resultado de várias concussões não apresenta um efeito cumulativo. Por outro lado, Wedle et al.,[45] Gronwall e Wrightson[46] mostraram que os efeitos podem ser cumulativos.

Lesões cerebrais crônicas

A discussão sobre as lesões crônicas cerebrais do boxe é polêmica.[47-50] Elas se manifestam por vários sinais e sintomas que caracterizam uma síndrome. Na literatura, essa síndrome é denominada sob diversas formas, entre elas: *punch drunk*, demência pugilística, encefalopatia traumática progressiva crônica, psicopatia degenerativa do pugilista.[51-54]

A encefalopatia traumática progressiva crônica (ETPC) é caracterizada por uma combinação de sinais e sintomas corticais, piramidais, extrapiramidais, cerebelares e psiquiátricos.[51,55-58] Essa síndrome pode instalar-se após uma luta, próxima ao final da carreira do boxeador, ou muitos anos após sua aposentadoria, tornando difícil avaliar sua instalação e progressão. O quadro clínico é extremamente variável, sendo os principais sinais e sintomas:

- *Corticais:* fala arrastada, cefaleia, tontura, zumbidos e, principalmente, graus variáveis de demência. Um indivíduo afetado pode apresentar uma diminuição da capacidade cognitiva, percepção, capacidade de cálculo e memória. A demência na ETPC pode ser indistinguível da demência provocada pela doença de Alzheimer.[59]
- *Cerebelares:* desequilíbrio e instabilidade agravados pela tontura.
- *Piramidais:* fraqueza dos membros superiores, fraqueza muscular, espasticidade, reflexos hiperativos, sinal de Babinski positivo e presença de clônus. Esses sinais geralmente são os mais leves, porém, tendem a ocorrer mais cedo, e a falta de atenção impede que o boxeador os perceba.[60]
- *Extrapiramidais:* paralisia da musculatura facial, marcha arrastada, rigidez, tremores, hipofonia, diminuição ou perda de movimento. Esses sintomas tendem a ocorrer um pouco mais tardiamente, durante o curso da doença.
- *Psiquiátricos:* vários graus de deterioração da personalidade, comportamento violento, perda de atenção generalizada, intolerância ao álcool. Johnson, em 1969,[53] analisou boxeadores portadores de ETPC e distinguiu cinco síndromes psiquiátricas (amnésia crônica, demência, ciúme mórbido, raiva e psicose franca).

Considerando a variedade de manifestações da ETPC, é difícil a descrição de um caso típico.[4]

■ ASSISTÊNCIA MÉDICA DURANTE A LUTA

Critérios que determinam o final do combate:[61]

1. Cortes: existem alguns locais mais sujeitos à ocorrência de cortes ou lacerações, e alguns deles podem determinar o final da luta. Um local comum é a região lateral da órbita que, em geral, é inócuo. Os cortes que determinam o final da luta são: 1) na região superciliar, que podem lesionar o nervo supraorbital; 2) na região infraorbital, podendo lesionar o nervo infraorbital do ducto nasolacrimal; 3) na região palpebral, com possibilidade de lesão da lâmina tarsal; 4) na região labial, pela grande possibilidade de progressão da lesão; 5) na região nasal, quando associado à fratura do osso nasal (Fig. 9).[62]
2. Sangramento nasal: epistaxes incontroláveis podem determinar o final da luta, assim como coágulos na faringe, para evitar a aspiração.[62]

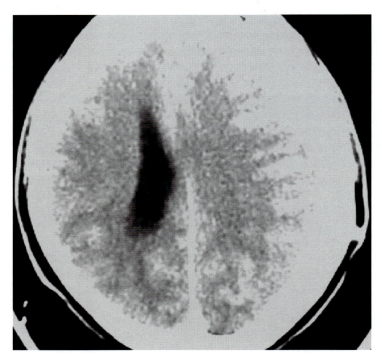

Figura 8. Hematoma subdural subagudo em atleta de boxe que necessitou de drenagem cirúrgica.

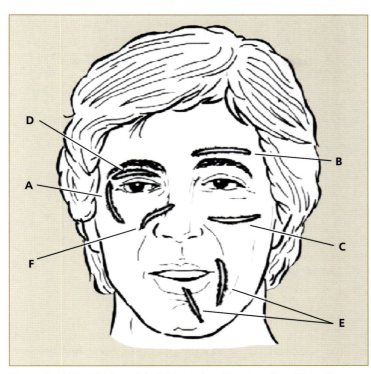

Figura 9. (A) Região lateral da órbita; (B) região superciliar; (C) região infraorbital; (D) região palpebral; (E) região labial; (F) região nasal.

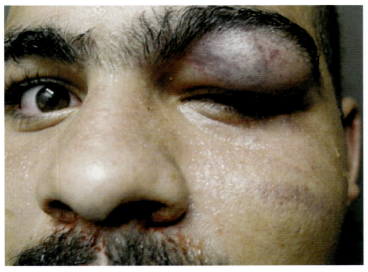

Figura 10. Hematoma palpebral que determinou fim de combate.

3. Lesões na cabeça: se o pugilista apresentar desorientação, sinais de amnésia, alteração da fala ou função motora e dificuldade para processar informações, a luta deve ser interrompida para sua avaliação. Se o boxeador estiver inconsciente, deve-se retirar o protetor bucal, para a desobstrução das vias aéreas e manter o pescoço imobilizado na eventualidade de existir uma fratura cervical.[62]
4. Qualquer lesão que prejudique o desempenho atlético em igualdade de condições com seu adversário, como lesões musculares, hematomas palpebrais que impeçam a visão, fraturas e luxações, torna imperativo o encerramento do combate (Fig. 10).

REFERÊNCIAS BIBLIOGRÁFICAS

1. Masterson DW. The ancient Greek origins of sports medicine. *Br J Sports Med* 1976;10:196-202.
2. Unterharnscheidt F. About boxing. Review of historic and medical aspect. *Tex Rep Biol Med* 1970;28(4):421-95.
3. Site do Popó. Disponível em: <www.popo.com.br>
4. Fu FH, Stone DA. *Sports injuries*. Baltimore: Williams & Willians, 1994.
5. Manual da Federação Paulista de Boxe. *Regras do Boxe* 2000. p. 22-24.
6. World Boxing Council President. Report 2000. p. 60-78; 1975.
7. Noble C. Hand injuries. *Am J Sports Med* 1987;15(4)342-46.
8. Shively RA, Sundaram M. Ununited fractures of the scaphoid in boxers. *Am J Sports Med* 1980;8(6):440-42.
9. Posner MA, Ambrose L. Boxer's Knuckle – Dorsal capsular rupture of the metacarpophalangeal joint of a finger. *J Hand Surg* 1989;14a(2)1:229-35.
10. Larose JH, Sik KD. Knuckle fracture. *JAMA* 1968;206(4):893-94.
11. Mckerrell J, Bowen V, Johnston G et al. Boxer's fractures-conservative or operative management? *J Trauma* 1987;27(5):486-90.
12. Porter ML, Hodgkinson JP, Hirst P et al. The boxer's fractures: a prospective study of functional recovery. *Arch Emerg Méd* 1988;5:212-15.
13. Veccaro AR, Kupcha PC, Salvo JP. Accurate reduction and splinting of the common boxer's fracture. *Orthopead Rev* 1990;19(11):994-96.
14. Van Demark R. A simple method of treatment of fractures of the fifth metacarpal neck and distal shaft. *S D J Med* 1983;36(7):5-7.
15. Colpitts RW. *Facial and oral injuries*. USA Amateur Boxing Federation, 1990. p. 17-19.
16. Kewalramani LS, Krauss JF. Cervical spine injuries resulting from collision sports. *Paraplegia* 1981;19:303-12.
17. Strano SD, Marais AD. Cervical spine fracture in a boxer-a rare but important sporting injury. *S Afr Med J* 1983;63:328-30.
18. Jordan BD, Zimmerman RD, Devinsky O et al. Brain contusion and cervical fracture in a professional boxer. *Phys Sports Med* 1988;16(6):85-88.
19. Blonstain JL. Boxing injuries. *J R Coll Gen Pract* 1969;18:100-3.
20. Whiteson AL. Injuries in professional boxing. Their treatament and prevention. *Practioner* 1981;225:1053-57.
21. Enzenauer RW, Muldin WM. Boxing-related ocular injuries in the United States Army; 1980 to 1985. *South Med J* 1989;82:547-49.
22. Giovinazzo VJ, Yannuzzi LA, Sorenson JA et al. The ocular complications of boxing. *Ophthalmology* 1987;94:587-96.
23. Goldsmith MF. Physicians aim to KO boxers' injuries; focus on eyes as title bout nears. *JAMA* 1987;257:1697-98.
24. Jordan BD. *Medical aspects of boxing*. Boca Raton, FL: CRC, 1993.
25. Litel GR. Eye injuries. In: USA/ABF. *Physicians Certificate Manual*, 1990. p. 37-40.
26. Maguire JI, Benson WE. Retinal injury and detachment in boxers. *JAMA* 1986;255(18):2451-53.
27. Smith DJ. Ocular injuries in boxing. *Int Ophthalmol Clin* 1988;28(3):242-45.
28. Palmer E, Lieberman TW, Burns S. Contusion angle deformity in prizefighters. *Arch Ophthalmol* 1976;94:225-28.
29. Carter JB, Parke DW. Unusual retinal tears in amateaur boxer. *Arch Ophthalmol* 1987;105:1138.
30. Lampert PW, Hardman JM. Morphologic changes in brains of boxers. *JAMA* 1984;251:2676-79.
31. Concil on Scientific Affairs. Brain injury in boxing. *JAMA* 1984;249:254-57.
32. Burns RJ. Boxing and the brain. *Aust N Z J Med* 1986;16:439-40.
33. Hillman H. Boxing. *Resuscitation* 1980;8:211-15.
34. Jordan BD, Campbell EA. Acute injuries among professional boxers in New York State: A two year survey. *Phys Sportsmed* 1988;18(1):87-91.
35. Lindsay KW, Mclatchie G, Jannet B. Serius head injury in sports. *Br Med J* 1980;281:789-91.
36. Atha J, Yeadon MR, Sandover J et al. The damage punch. *Br Med J* 1985;291:1756-57.
37. Kraus JF, Conroy C. Mortality and morbidity from injuries in sports and recreation. *Ann Rev Public Health* 1984;5:163-92.
38. Cruikshank JK, Higgiens CS, Gray JR. Two cases of acute intracranial hemorrhage in young amateur boxes. *Lancet* 1980;1(8169):626-27.
39. Gennarelli TA, Thibault LE, Adams JH et al. Diffuse axonal injury and traumatic coma in the primate. *Ann Neurol* 1982;12:564-74.
40. Mcquillen JB, Mcquillen EN, Morrow P. Trauma sports, and malignant cerebral edema. *Am J Forensic Med Pothol* 1988;9(1):12-15.
41. Beaussart M, Beaussart-Boulenge L. Experimental study of cerebral concussion in 123 amateur boxers, by clinical examination and EEGb Before and immediately after a fight. *Electroencephologr C Nerophysiol* 1970;29:528-33.

42. Breton F, Pincemaille Y, Tarriere C et al. Event-related potential assessment of attention and the orienting reaction in boxers before and after a fight. *Biol Psychol* 1990;31:57-71.
43. Parkinson D, West M, Pathiraja T. Concussion: comparison of humans and rats. *Neurosurgery* 1978;3(2):176-80.
44. Jordan BD. Neurologic injury in boxing. *Hosp Med* 1991.
45. Wledle WF, Groat RA, Fox CA. Experimental structural alterations in the brain during and after concussion. *Surg Gynecol Obstet* 1944;5:561-72.
46. Gronwall D, Wrightson P. Delayed recovery of intelectual function after minor head injury. *Lancet* 1974;2:605-9.
47. Lundberg GD. Boxing should be banned in civilized countries. *JAMA* 1983;249(2):250.
48. Lundberg GD. Boxing should be banned in civilized countries-round 2. *JAMA* 1984;251(20):2696.
49. Lundberg GD. Boxing should be banned in civilized countries-round 3. *JAMA* 1986;255(18):2483.
50. Lundberg GD. Brain injury in boxing. *Am J Forensic Med Pathol* 1985;6(3):192-98.
51. Hussey HH. Punch drunk. *JAMA* 1976;256(5):485.
52. Millspaugh JA. Dementia pugilistica. *US Naval Med Bull* 1937;35:297-303.
53. Johnson J. Organic psychosyndromes due to boxing. *Br J Psychiatry* 1969;115:45-53.
54. Courville CB. Punch drunk. *Bull L A Neurol Soc* 1962;27:160-68.
55. Roberts AH. *Brain damage in boxers*. London: Pitman Medical Scientific, 1969.
56. Critchley M. Medical aspects of boxing, particularly from a neurological standpoint. *Br Med J* 1957;1:357-66.
57. Charnas L, Pyeritz RE. Neurologic injuries in boxers. *Hosp Prac* 1986;30:30-39.
58. Mawdsley C, Ferguson FR. Neurological disease in boxers. *Lancet* 1963;1(7312):795-801.
59. Mckhann G, Drachman D, Folstein M et al. Clinical diagnosis of Alzheimer's disease: Report of the NINCDS-ADRDA work group under the auspices of department of health and human Services Task Force on Alzheimer's disease. *Neurology* 1984;34:939-44.
60. Friedman JH. Progressive parkinsonism in boxers. *South Med J* 1989;82:543-46.
61. Renstrom PAFH. *Injuries in boxing. Clinical Practice of Sports Injury*. Prevention and Care. Wiley-Blackwell, 1994.
62. Voy RO. *Medical responsibilities of the ringside physician*. USA/ABF. Ringside physician's. Certificate manual, 1990b. p. 3-8.

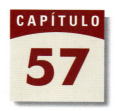

CAPÍTULO 57

TRIATLO

Gustavo Magliocca ■ Carla Arnoni

■ INTRODUÇÃO

O triatlo (do grego, *triathlon*) é um esporte de resistência que combina três práticas motoras em uma mesma prova: natação, ciclismo e corrida, oficialmente, nessa ordem. Sua história começou em 1978, quando aconteceu o primeiro Iron Man no Havaí. A partir daí, o esporte tem crescido entre os atletas amadores e profissionais, tornando-se esporte olímpico no ano de 2000 (Olimpíadas de Sidney). No Brasil, a modalidade chegou em 1981, e a primeira entidade representativa foi a Federação de Triathlon do Rio de Janeiro – FTERJ, fundada em 1985.[1,7,16]

A modalidade tem hoje quatro tipos de provas, diferenciando-se entre elas pelas distâncias percorridas. Os nomes que caracterizam cada uma dessas provas variam bastante na literatura, mas os mais encontrados são os listados no Quadro 1.[1,6,16]

Entre as conquistas brasileiras no triatlo estão a medalha de ouro nas modalidades individual feminina, individual masculina e por equipe mista no Campeonato Mundial Militar de Triathlon 2013 (Suíça) e o ouro no Campeonato Pan-americano de 2011. A Confederação Brasileira de Triathlon atualmente conta com 24 federações, tem mais de 2.250 atletas filiados, e a estimativa é de que cerca de 25.000 pessoas pratiquem o esporte em todo o território nacional. O fato de muitos desses praticantes não viverem do esporte implica uma carga extra ao dia do atleta, que tem uma rotina de trabalho além dos treinos necessários para a participação nas provas.[19]

■ ASPECTOS MUSCULOESQUELÉTICOS E FISIOLÓGICOS

O triatlo tem sido considerado um dos mais extenuantes desafios criados pelo homem por testar não só os limites da capacidade física, mas também os extremos de sua capacidade mental. É um esporte de *endurance* que exige do atleta sua máxima *performance* em três diferentes especificidades motoras. A demanda fisiológica da prática sequenciada das três modalidades é única, desse modo, impondo aos triatletas o desenvolvimento de características antropométricas e fisiológicas distintas das que são pertinentes aos demais atletas que praticam somente natação, ciclismo ou corrida. Os triatletas têm, habitualmente, elevada VO_2 Máx (máxima capacidade de transporte de oxigênio), baixo índice de gordura corporal, um limiar anaeróbio alto e economia de movimento. Por conta da diversidade natural da modalidade, os esportistas, muitas vezes, treinam duas disciplinas em um só dia. Nesses casos, o final de semana é normalmente reservado para estímulos longos. Os treinos são, em sua maior parte, de característica aeróbia com alguns estímulos de alta intensidade intervalada. De forma geral, os treinos de força entram na periodização semanal em sessões de baixa demanda energética ou em meio aos próprios treinos específicos.[2,16]

Apesar de o trabalho ser dividido entre vários grupos musculares, qualquer uma das distâncias do triatlo pode desafiar os estoques de combustível muscular e os níveis de glicose no sangue. Esses atletas também precisam driblar as condições ambientais em que estão competindo, visto que as provas normalmente ocorrem em locais úmidos e quentes, desafiando também reservas de líquidos e eletrólitos. A depleção de glicogênio muscular é acelerada quando a glicose do sangue está sendo rapidamente utilizada, conduzindo o corpo à exaustão. Essa pode ser a primeira etapa de uma série de eventos que conduzem à fadiga. O termo fadiga é utilizado para descrever uma diminuição no desempenho muscular diante de um esforço contínuo, juntamente com sensações gerais de cansaço. É um fenômeno reversível pelo descanso, mas tem relação positiva importante com o surgimento de lesões crônicas. Assim, a importância do entendimento dos fatores relacionados com a fadiga na prática do triatlo, por profissionais da saúde envolvidos no cuidado do atleta, faz-se necessária para a análise preventiva das lesões do aparelho locomotor.[2,6,10,15]

■ ÍNDICE DE LESÕES NO TRIATLO

Na literatura destinada à ciência do esporte, o triatlo é uma modalidade bastante estudada. Entender os mecanismos das lesões mais frequentes e os fatores que colocam o atleta em risco é fundamental para o desenvolvimento de um trabalho preventivo de qualidade. Alguns estudos epidemiológicos já citam mais de 70% de atletas reportando lesões crônicas, considerando lesões crônicas aquelas ocorridas por sobrecarga mecânica repetitiva. A etiologia das lesões nessa modalidade é multifatorial, sendo que os fatores de risco que contribuem para a lesão do triatleta são divididos comumente em extrínsecos (relacionados com o ambiente de treino e prova) e intrínsecos (aqueles inerentes ao atleta).[4,7]

A transição entre as modalidades do triatlo é uma característica única e que pode ter relação com o índice de lesões e com o desempenho no esporte. Existe alta correlação entre o tempo total de prova e os tempos isolados de corrida e ciclismo, mas essa correlação não é positiva quando comparada ao tempo isolado da natação, fazendo da transição ciclismo–corrida a mais determinante para o resultado final. Essa importância é evidenciada por dois fatos: 1) mais de 70% dos atletas correm em velocidades 10% mais baixas do que seria seu habitual para distâncias de 10km nos primeiros 500-1.000 m após o ciclismo; e 2) os atletas dessa modalidade reportam com frequência a sensação de coordenação motora prejudicada durante essa transi-

Quadro 1. Distâncias percorridas nos quatro tipos de provas propostas pelo triatlo (km)

Prova	Natação	Ciclismo	Corrida
Sprint ou curto	0,750	20	5
Padrão ou olímpico	1,5	40	10
Longo ou meio *Iron Man*	3	80	20
Iron Man	3,8	180	42,2

ção.[14] Alterações na cinemática da corrida (maior flexão de quadril, inclinação pélvica anterior e extensão de tronco) também já foram encontradas após 30 minutos de ciclismo na posição aerodinâmica, e essas variáveis têm influência direta no aumento do risco de lesões crônicas. Essas alterações verificadas no momento de transição entre ciclismo e corrida apresentam relação com o grau de fadiga instalada na musculatura após o tempo de atividade. Já foi descrita na literatura a diminuição da capacidade de gerar força e de manter a função muscular após a prova. Durante essa modalidade, a capacidade de a musculatura produzir força é notavelmente diminuída, enquanto o braço de força permanece inalterado. A fadiga já foi relacionada com alguns marcadores sanguíneos de lesão muscular, sugerindo que o colapso muscular é uma das mais relevantes fontes de fadiga. Apesar de os longos treinos e de a necessidade de aperfeiçoarem-se em três diferentes tarefas, alguns autores defendem que os triatletas têm uma vantagem importante sobre os atletas de um único esporte. Essa linha acredita que as lesões por sobrecarga podem ser dribladas, quando o treino específico varia, já que o atleta tem um período de descanso daquela modalidade que causa o desconforto. Um triatleta que desenvolveu a síndrome da banda iliotibial, por exemplo, pode direcionar seu treino específico para o ciclismo e para a natação durante o período de recuperação.[6,11,16,17]

Ainda existem controvérsias na literatura sobre qual prática induz a um maior número de acometimentos, apesar de grande parte dos estudos identificar maior índice de lesões relacionado com a fase de corrida. Essa inconsistência nos dados provavelmente deve-se ao fato de que as lesões por *overuse* são as mais comuns em triatletas, muito mais frequentes que lesões agudas e doenças, o que dificulta a análise do mecanismo que provocou de fato a lesão.[8] Muitos autores têm relacionado as lesões crônicas ao volume total de treino. Sugere-se que o aumento do número de horas e da quilometragem rodada tem interferência significativa na exposição. O erro na organização do treino é um fator de risco extrínseco muito comum nesse esporte. É importante destacar que essa organização pode não estar apenas relacionada com o volume total de treino, até pelo fato de que alguns artigos não encontram diferença significativa entre as horas semanais treinadas pelos atletas que apresentaram e pelos que não apresentaram lesões, mas sim com a combinação de atividades de treinos, com os intervalos de descanso, com individualidade da programação e com a melhora da biomecânica.[3,4,14,16]

As lesões agudas são minoria no quadro de acometimentos do triatlo. Nesses casos, as principais ocorrências são as contusões. Egermann *et al.* estudaram a prevalência de lesões em 656 triatletas após o Iron Man de 2000, na Alemanha. A distribuição das lesões está descrita no Quadro 2.[1,7]

As lesões de membros inferiores são as mais comuns em triatletas. Os estudos registram que os locais com maior índice de acometimento são joelhos, seguidos por pernas, tornozelo/pé, coluna lombar e depois ombros. O fato de os triatletas treinarem em maior volume semanal o ciclismo e a corrida (o que chega a somar 75% do volume total de treino), quando comparados à natação, pode justificar a distribuição de lesões nessa modalidade. O joelho também é o local mais acometido quando se analisam a corrida e o ciclismo de forma isolada. A tendinopatia patelar e a síndrome da banda iliotibial são duas lesões bem comuns nessas modalidades, e a correção da biomecânica da corrida e os ajustes da bicicleta são parte importante para melhor reabilitação das funções. Ao contrário das outras duas modalidades, onde os membros inferiores iniciam a força propulsiva, na natação, os atletas usam primeiramente seus braços para gerar tração. A sobrecarga repetitiva da musculatura do manguito rotador, do trapézio superior e do peitoral causada pode resultar em microtraumas que diminuem a estabilidade da cabeça do úmero. A dor no ombro é a mais frequente lesão quando analisamos isoladamente a natação.[1,9,18]

■ TRATAMENTO E PREVENÇÃO

A maior parte dos tratamentos propostos para os triatletas é conservadora, incluindo fisioterapia tradicional, modulação de cargas de treinamentos e trabalho mecanofuncional. As modalidades terapêuticas desempenham importante papel na redução da dor, no restabelecimento de amplitude articular, no controle do processo inflamatório e na recuperação da função anatômica. Os casos de indicação cirúrgica são menos frequentes. Nessas situações, a reabilitação pós-operatória desempenha os mesmos papéis supradescritos, mas levando em consideração também o tempo de recuperação dos tecidos envolvidos no procedimento.[5,12,13]

O trabalho preventivo é fundamental para um menor índice de lesão no esporte e engloba aspectos de força, controle motor, coordenação muscular e educação do movimento. Essas variáveis podem ser trabalhadas de forma isolada, uma a uma, e também de forma conjunta, assim, proporcionando interação das informações adquiridas com o treino. Dessa forma, o corpo terá à sua disposição um leque maior de estratégias para reverter uma situação que o exponha às lesões e suportará as cargas de treino com mais tranquilidade. Como os aspectos de prevenção se relacionam, é possível referir que a falha em um deles pode comprometer o sistema musculoesquelético e prejudicar a execução final do movimento. Esse comprometimento gera adaptações funcionais, as quais, por sua vez, levam ao *déficit* de outros aspectos, por conseguinte, formando um ciclo perigoso para o atleta. Um trabalho de força e controle motor, por exemplo, interfere diretamente na capacidade do corpo em assimilar as correções do movimento esportivo (Fig. 1). A educação do movimento, ou Reeducação Funcional, é o produto final desse processo (Figs. 2 e 3). Esse trabalho ensina o atleta a usar o movimento e a percepção para a melhora funcional, utilizando as variáveis físicas em favor da mecânica econômica de movimento.[3,11,12]

Quadro 2. Distribuição das lesões em atletas participantes do Iron Man 2000, Alemanha

	Contusões	Lesões musculotendíneas	Lesões ligamentares capsulares	Fraturas
Número de lesões (%)	335 (51)	217 (33,1)	190 (29)	78 (11,9)
% Membros superiores	34,2	19,8	16,2	47,9
% Tronco	10,1	0	0	21,2
% Membros inferiores	44,9	80,2	81,8	24,5
% Cabeça	10,8	0	0	6,4

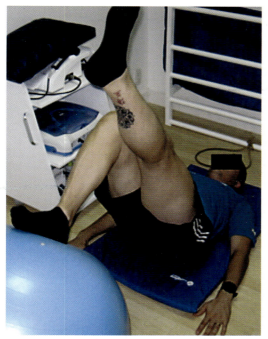

Figura 1. Fortalecimento de isquiotibiais com bola suíça.

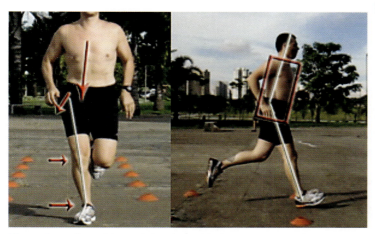

Figura 2. Avaliação biomecânica da corrida, base para a reabilitação funcional.

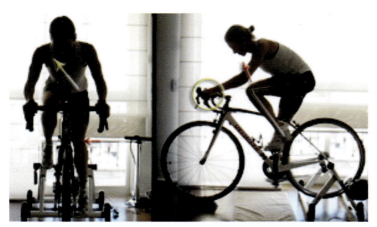

Figura 3. Avaliação da postura no ciclismo.

■ REFERÊNCIAS BIBLIOGRÁFICAS

1. Andersen CA et al. High prevalence of overuse injury among iron-distance triathletes. *Br J Sports Med* 2013;47:857-61.
2. Anjos MAB, Filho JF, Novaes JS. Características somatotípicas, dermatoglí?cas e ?siológicas do atleta de triatlo. *Fitness & Performance Journal* 2003;2(1):49-57.
3. Boling MC, Padua DA, Creighton RA. Concentric and eccentric torque of the hip musculature in individuals with and without patellofemoral pain. *J Athl Train* 2009;44(1):7-13.
4. Burns J, Keenan AM, Redmond AC. Factors associated with triathlon-related overuse injuries. *J Orthop Sports Phys Ther* 2003;33:177-84.
5. Clarsen B, Myklebust G, Bahr R. Development and validation of a new method for the registration of overuse injuries in sports injury epidemiology: the Oslo Sports Trauma Research Centre (OSTRC) Overuse Injury Questionnaire. *Br J Sports Med* 2013;47:495-502.
6. Del Coso J et al. Muscle demage and its relationship with muscle fatigue during a half-iron triathlon. *PLoS ONE* 2012;7(8):e43280.
7. Egermann M et al. Analysis of injuries in long distance triathletes. *Int J Sports Med* 2003;24:271-76.
8. Engebretsen L et al. Sports injuries and illnesses during the London Summer Olympic Games 2012. *Br J Sports Med* 2013;47:407-14.
9. Gaunt T, Maffulli N. Soothing suffering swimmers: a systematic review of the epidemiology, diagnosis, treatment and rehabilitation of musculoskeletal injuries in competitive swimmers. *Br Med Bull* 2012;103:45-88.
10. Kenney WL et al. *Fisiologia do esporte e do exercício.* São Paulo: Manole, 2013. p. 128-36.
11. Patrek MF et al. Hip-abductor fatigue and single-leg landing mechanics in women athletes. *J Athl Train* 2011;46(1):31-42.
12. Pimentel S, Pires, F. Lesões crónicas do joelho em ciclistas. *Revista da Sociedade Portuguesa de Medicina Física e de Reabilitação* 2011;20(1):38-44.
13. Prentice WE. *Modalidades terapêuticas em medicina esportiva.* São Paulo: Manole, 2002.
14. Rendos NK et al. Sagittal plane kinematics during the transition run in triathletes. *J Sci Med Sport* 2013;16:259-65.
15. Ryan M. *Sport nutrition for endurance athletes.* São Paulo: Velo, 2012. p. 233-61.
16. Strock GA, Cottrell ER, Lohman JM. Triathlon. *Phys Med Rehabil Clin N Am* 2006;17:553-64.
17. Thomas AC, McLean SG, Palmieri-Smith RM. Quadriceps and hamstrings fatigue alters hip and knee mechanics. *J Appl Biomech* 2010;2:159-70.
18. Wanivenhaus F et al. Epidemiology of injuries and prevention strategies in competitive swimmers. *Orthop Surg* 2012;4(3):246-51.
19. Disponível em: <www.cbtri.org.br>

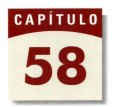

CAPÍTULO 58

BEISEBOL

Benno Ejnisman ■ Rogério Teixeira da Silva ■ Karina Mayumi Hatano

■ INTRODUÇÃO

O beisebol é um esporte coletivo composto por jogadores que se revezam no ataque (rebatedor) e na defesa. Embora pouco popular no país, o beisebol brasileiro é destaque no cenário internacional desde o ano de 2012 após classificação inédita da seleção brasileira para o *World Baseball Classic*, evento de maior importância no esporte. É um marco histórico com o ingresso dos primeiros jogadores brasileiros às Grandes Ligas Profissionais (*Major League Baseball*).

A criação do beisebol parece ter acontecido em torno de 1839, em Nova York, tendo chegado ao Brasil, em 1850, trazido por empresários de multinacionais, e desenvolvendo-se principalmente na comunidade japonesa de São Paulo e Paraná. O aumento do número de praticantes no país levou à inauguração do Centro de Treinamento (CT) de Ibiúna, em 1999, local onde os melhores atletas do país aperfeiçoam a técnica esportiva diariamente. Técnicos e *scout* internacionais visitam o CT com a finalidade de selecionar jogadores para atuar nos Estados Unidos e Japão.

O peso do taco de beisebol varia de 850 g a 1 kg, com tamanho máximo de 1,06 m, e uma tacada de um atleta profissional equivale a um tijolo caindo do vigésimo andar de um prédio. Nos arremessos, o atual recorde de um *fastball* lançado pelo *pitcher* (arremessador da equipe) é de 173,3 km/h.

No beisebol profissional norte-americano, existem duas ligas (Nacional e Americana), que disputam o *World Series* após serem definidos os respectivos vencedores. Existem mais de 4,5 milhões de praticantes amadores de beisebol; caso seja associado ao *softbol* há cerca de 40 milhões de americanos praticantes. Ambos esportes possuem modalidades feminina e masculina.[1] Atualmente no Brasil, existem cerca de 2.000 atletas federados à *Confederação Brasileira de Beisebol e Softbol*, além dos atletas universitários e das ligas amadoras.

Embora existam particularidades no beisebol e *softbol*, como o peso da bola, arremesso e dimensões do campo, os praticantes destes esportes apresentam taxas e padrões de lesões similares. Shanley et al.[2] avaliaram 207 atletas colegiais e observaram que a extremidade superior foi a região do corpo mais acometida em ambos os sexos, entretanto no *softbol* predominam as lesões em ombro, enquanto no beisebol as lesões de cotovelos precedem o número de lesões no ombro.

As lesões do beisebol são mais frequentes no sexo masculino, sendo que 55% são decorrentes de trauma com a bola ou o taco sobre a cabeça.[3] Pasternack et al.[4] avaliaram 2.861 atletas com idades de 6 a 18 anos, encontrando 81 lesões, sendo 81% agudas e 19% por sobrecarga. Ocorreram lesões agudas classificadas como graves em 0,008 para cada 100 horas de jogo, sendo 46% decorrentes de traumas com a bola ou taco e 27% de colisões, determinando um esporte relativamente seguro. Das lesões agudas, 62% decorreram de traumas com a bola, predominando os movimentos defensivos (68%).

MacFarland e Wasik[5] estudaram um time colegial por um período de 3 anos, encontrando 52 lesões ortopédicas, sendo 55% nos membros superiores, principalmente nos arremessadores (*pitcher*) com 69%, e a tendinite do manguito rotador a mais frequente, responsável por um maior tempo de afastamento.

A maioria das lesões e da biomecânica específica do arremesso está descrita no capítulo relacionado com o "arremesso".

■ LESÕES DO OMBRO NO BEISEBOL

O beisebol é um esporte que envolve um arremesso superior, realizado exaustivamente durante jogos, treinamento ou mesmo recreação. Durante esse movimento repetitivo, a cintura escapular está sujeita a uma série de forças de tração e compressão que podem determinar doenças específicas de esportes que envolvem o gesto esportivo. Em virtude do constante movimento de rotação lateral e abdução do ombro, com o objetivo de alcançar uma maior amplitude articular, o ombro dominante do arremessador geralmente apresenta um maior grau de rotação lateral e uma menor amplitude de rotação medial, o que pode alterar a estabilização do ombro e determinar graus variados de instabilidade.

O arremesso de beisebol é dividido em fases, na seguinte sequência: preparação para o arremesso (*windup*), fase de armar o lançamento antes da rotação externa máxima (*cocking*), fase final da aceleração (*late acceleration*), fase de desaceleração (*deceleration*) e lançamento da bola (*follow-trough*). Existem ainda algumas subespecificações das fases de arremesso, dependendo do autor. A fase de *late cocking* e *desaceleração* estão relacionadas com o maior número de patologias no ombro. Lesões múltiplas parecem ser causadas por mais de uma fase do movimento de arremesso.[6]

O traumatologista esportivo deve conhecer a anatomia (*labrum*, bíceps, desequilíbrio do manguito rotador), biomecânica (discinesia escapular, GIRD e TROMD), semiologia do ombro e fisiologia (diminuição de força, flexibilidade e desequilíbrio), com o objetivo de diagnosticar e prevenir as lesões. O trabalho multidisciplinar, envolvendo o técnico, preparador físico e fisioterapeuta, visa a manter amplitude articular adequada, reforço muscular e treinamento proprioceptivo, possibilitando a permanência do atleta por um período mais prolongado com uma articulação menos lesionada. A articulação do ombro necessita de momentos de repouso articular, bem como treinos específicos, que podem ser programados pela equipe médica.

O beisebol profissional envolve um grande número de jogos por ano, sendo que, por jogo, um arremessador chega a realizar 150 lançamentos, que podem causar lesões por sobrecarga, inclusive fraturas por estresse do membro superior, desde a clavícula, passando pelo úmero, até o antebraço.[7,8] Nas categorias menores é realizado controle da quantidade de bolas arremessadas pelo *pitcher* por jogo, com o intuito de prevenção de lesões de sobrecarga. A criação desta regra é voltada principalmente às crianças e adolescentes praticantes do esporte.

No Brasil, a maioria dos atletas federados está entre a faixa etária de 6 a 16 anos de idade. Krajnik S et al.[9] realizaram um estudo acompanhando atletas de beisebol e *softbol* em 74 colégios dos EUA, durante o período de 2005 a 2008. Nesta pesquisa, 91 atletas de beisebol e 40 atletas de *softbol* apresentaram lesão em ombro. Embora a taxa e padrão de lesão no ombro sejam semelhantes no beisebol e *softbol*, o que difere na prevalência e característica da lesão são as diferentes posições de campo de cada esporte (defesa e ataque), assim como a gravidade da lesão e o tempo de prática de beisebol e *softbol*. O que revela diferença pouco significativa na epidemiologia de lesões entre os sexos feminino e masculino. Tornando a lesão diretamente relacionada com a mecânica do arremesso e tempo de carreira.

O advento da artroscopia possibilitou melhor conhecimento da anatomia do ombro, associado a estudos das ciências básicas que definem sua estabilização, pois os cirurgiões mais antigos conheciam somente a luxação do ombro, dividindo-o em instabilidade traumática e atraumática (multidirecional), até o conhecimento do conflito interno do ombro.[10]

Dentre as doenças que envolvem o ombro do arremessador, a instabilidade é a mais frequente, quer seja detectada por meio de luxações, quer seja observada somente por meio de exames, como artrorressonância magnética, exame sob anestesia, ou mesmo artroscopia diagnóstica. Além da instabilidade, encontram-se lesões agudas, como luxações acromioclaviculares, fraturas, lesões do manguito dos rotadores.[11] No beisebol, essas lesões agudas ocorrem com mais frequência nos jogadores de campo (*outfields*), pois constantemente o ombro tem o contato com o solo durante o jogo.

Na avaliação do ombro de arremessador de beisebol, devem fazer parte da rotina do médico do esporte no exame fisco manobras principalmente para síndrome do impacto, lesão labral, instabilidade e lesão do manguito rotador.[12]

A lesão da cápsula anterior do ombro é uma patologia rara, mas uma lesão debilitante em arremessadores. Dentro do cenário do beisebol, esta patologia é chamada de *"bad lucky"* ("*má sorte*") entre os técnicos e atletas, pois se sabe da dificuldade de reabilitação de um jogador com esta lesão ao desempenho esportivo. Gulotta et al.[13] avaliaram 5 *pitchers* profissionais que não conseguiam mais lançar a bola com eficiência. Todos apresentaram falha do tratamento conservador, evoluindo para abordagem cirúrgica. Neste estudo observou-se que para lesão da cápsula anterior do ombro a reparação cirúrgica, tanto aberta como por artroscopia, pode produzir bons resultados na maioria dos pacientes.

O tratamento do ombro deve envolver uma abordagem abrangente, incluindo a restauração de todos os déficits da cadeia cinética do arremesso, alteração da mecânica e estabilidade articular funcional. A reabilitação deve abordar todos os fatores fisiológicos e mecânicos. Estes incluem estabilização de uma gama de movimento do quadril e da força nas pernas, a estabilidade e força do *core*, controle escapular, flexibilidade e alongamento dos músculos do ombro e rotação glenoumeral. A cirurgia deve abordar a reparação de estruturas para aperfeiçoar a capacidade de estabilidade funcional.[14]

■ LESÕES DO COTOVELO NO BEISEBOL

As lesões do cotovelo podem ocorrer por trauma direto, como quedas, ou traumas da bola e oponentes, porém, sem dúvida, as mais frequentes decorrem do movimento intenso que é colocado sobre a articulação do cotovelo, que chega a realizar uma extensão em torno de 2.300° por segundo durante a fase de aceleração.[15] Antes da saída da bola, existe um aumento da atividade do músculo bíceps do braço e uma diminuição do músculo tríceps, sabendo-se que, em estudos como esses, podem ser realizadas medidas preventivas e melhora do tratamento e rendimento dos atletas.

Uma classificação funcional para as lesões divide-se em compartimentos medial, lateral, anterior e posterior, sendo que as lesões laterais predominam por forças de compressão em valgo, enquanto as laterais, pelas forças de tração. No compartimento posteromedial, as cargas podem causar esporões ósseos e limitação do movimento.

As lesões por sobrecarga podem causar doenças incomuns, como fraturas por estresse, lesões cartilaginosas ou mesmo periostites, enquanto que, nos quadros agudos, predominam as fraturas e lesões ligamentares.[16,17]

O compartimento medial submete-se a repetitivas sobrecargas, responsáveis pela maioria das lesões, sendo que as mais comuns estão relacionadas com o ligamento colateral medial, músculos flexores e pronadores e neurites do ulnar.

A lesão mais frequente dos *pitchers* (arremessador da equipe) é a lesão do ligamento colateral ulnar (LCU). A biomecânica de lançamento no beisebol leva a uma sobrecarga importante deste estabilizador do cotovelo no arremesso. Por ser uma lesão de difícil reparação e reabilitação, é causa comum do abreviamento da carreira de um *pitcher*.[19]

Garrison JC et al.[19] compararam arremessadores de beisebol com e sem lesão de LCU. Os participantes com lesão de ligamento colateral ulnar demonstraram diminuição significativa da *performance* como arremessador e apresentaram baixos valores no teste de "balanço Y". Estes dados sugerem clinicamente uma potencial associação entre diminuição do equilíbrio e lesão de LCU.

Com o cotovelo em estresse em valgo, o nervo ulnar pode evoluir com uma neuropatia por tração no túnel cubital. A frouxidão do ligamento colateral ulnar pode contribuir para os sintomas, e lesões do LCU devem ser distinguidas dos sintomas do nervo ulnar. Durante o arremesso pode ocorrer subluxação do nervo ulnar. Esta pode ser palpada de posterior para o epicôndilo medial com o cotovelo em flexão máxima.[20]

No compartimento lateral, as forças de compressão levam às doenças da cartilagem, principalmente no atleta jovem, como a osteocondrite dissecante do capítulo.

No compartimento posterior, a rápida aceleração, determinada pelo músculo tríceps, ocasiona tendinites do tríceps e até rupturas, bem como hipertrofia do olécrano e limitação da extensão do cotovelo.[21]

No compartimento anterior, a repetitiva extensão do cotovelo pode determinar contraturas e processos inflamatórios da cápsula anterior, que geralmente melhoram com o tratamento fisioterápico.

■ LESÕES DA MÃO E DO PUNHO NO BEISEBOL

As lesões da mão e punho no beisebol são infrequentes, porém extremamente incapacitantes, diminuindo o desempenho do atleta, principalmente no movimento do arremesso. O diagnóstico deve ser preciso e precoce, tanto que se designou o termo "dedo do treinador" para os casos de lesões intraventriculares dos dedos, não diagnosticadas, mantendo-se o atleta nos treinamentos e que evoluíram com dor e rigidez, após 2 a 3 meses do trauma.[22]

Os praticantes de beisebol estão sujeitos a uma série de lesões da mão e punho, decorrente do contato com o taco e traumas sobre o solo ou de encontro com a bola. As fraturas dos dedos e metacarpos não são infrequentes, bem como lesões ligamentares e ferimentos das unhas. Deve-se ter bastante cautela para o tratamento das lesões do polegar do lançador, salientando-se as fraturas de Bennet, Rolando e lesões ligamentares que podem diminuir a precisão e força do lançamento. Nos rebatedores, a incidência de bolhas e calos, ocasionada pela fricção do taco, é alta, devendo-se cuidar preventivamente, protegendo as feridas e evitando o contato excessivo.

Os traumas repetitivos da bola de encontro à mão, que, durante uma partida, podem ser de 150 a 200 vezes, com velocidades acima de 80 a 90 km, podem determinar lesões vasculares, como da artéria ulnar, resultando em isquemias e tromboses.[23]

■ LESÕES DA COLUNA NO BEISEBOL

As lesões da coluna nesse esporte seguem o padrão das que ocorrem em outros esportes de arremesso. Alguns dados, porém, devem ser lembrados quando se pensa no movimento esportivo próprio desse esporte. Todas as regiões da coluna podem ser sedes de lesões, eventualmente graves, particularmente quando se levam em conta as lesões da coluna cervical por traumatismos diretos.

Com relação às diferentes posições que os jogadores ocupam no campo, o comportamento das lesões é diferente, por exemplo, em arremessadores (*pitchers*) e jogadores de campo (*outfields*). No primeiro grupo, a energia que é gerada para dar potência ao movimento é muito alta e ocasiona, principalmente, um aumento nas forças de cisalhamento no nível da coluna lombar. Outro fator importante é que esses jogadores apresentam um grande estresse rotacional, o que faz com que a chance de lesões articulares na porção posterior da coluna aumente. Nas outras posições do beisebol, a incidência de lesões na coluna é pequena.

Lesões da coluna cervical

Neste local, as lesões podem eventualmente ser graves, e até mesmo fatais. Em um levantamento do sistema de saúde pública dos EUA, observou-se que aproximadamente metade das lesões fatais no beisebol tinha como sedes a cabeça e o pescoço, e dessas as lesões da coluna cervical eram a maioria.[24]

Os principais mecanismos na gênese dessas lesões geralmente decorrem dos movimentos esportivos de impacto da bola, trauma para conquista de bases e movimentos acidentais de deslocamento e aceleração. Outro movimento específico do esporte que pode lesionar a coluna cervical é o impacto dos jogadores de campo (*outfields*) com as cercas de proteção do campo, quando esses procuram evitar uma tacada vencedora sem defesa (o chamado *home run*, ou corrida completa a partir da base inicial).

Como em todo traumatismo da coluna, atenção especial deve ser dada ao atendimento inicial do atleta para se evitarem sequelas. Em qualquer trauma (direto ou indireto) da coluna cervical, o atendimento inicial é o segredo do sucesso da terapêutica a ser aplicada em um segundo plano. Em outras seções deste livro, poder-se-ão encontrar as diretrizes básicas para o atendimento adequado nessas circunstâncias.

Outro fator importante do beisebol é o uso de equipamento de proteção específica para os jogadores. Itens de proteção para a cabeça são obrigatórios, tanto nas categorias infantis e juvenis, quanto nas profissionais. Cada jogador tem o seu material específico de proteção, e destacam-se o capacete de proteção do *catcher*, o capacete de proteção dos rebatedores e os de proteção dos homens da base entre outros.

No beisebol, existem duas técnicas principais de conquista das bases: aquela em que se escorrega e chega com a cabeça e mãos, e a outra em que chega à base com os pés. Essas diferentes técnicas desencadeiam uma incidência diferente com relação ao padrão de lesões apresentadas, sendo a primeira a de pior prognóstico com relação às lesões da coluna cervical.

Dentre os possíveis diagnósticos, devem-se incluir as contusões cervicais (por impacto da bola), as hérnias de disco traumáticas e degenerativas, a estenose de canal vertebral no nível cervical, as diversas formas de fratura vertebral e as lesões radiculares entre outras. Em cada uma delas, é de fundamental importância o diagnóstico adequado, para que sequelas não venham a ocorrer.

Lesões da coluna toracolombar

Como destacado anteriormente, esta é uma região do organismo importante para o movimento de arremesso do corpo, e, por isso, pode apresentar lesões importantes que devem ser tratadas com cautela.

Nesse tópico, as lesões musculares têm um lugar de destaque, e esta é sempre uma lesão de difícil tratamento no jogador profissional, principalmente no arremessador (*pitcher*). Distensões musculares paravertebrais são frequentes e podem acometer os paraespinhais, intercostais e, eventualmente, a musculatura abdominal.[25]

Em virtude do mecanismo rotacional, a incidência de lesões do disco intervertebral pode ocorrer com relativa frequência. Muito mais frequente, porém pouco diagnosticada, é a degeneração discal, que ocorre na maioria dos arremessadores profissionais. Eventualmente, a lesão pode ser aguda e causa uma herniação traumática do disco intervertebral, necessitando, em algumas ocasiões, de cirurgia para o tratamento adequado.

A sobrecarga repetitiva também pode causar outras lesões no arcabouço ósseo da coluna lombar, particularmente quando os movimentos de hiperextensão da coluna são frequentemente realizados. Aqui podem-se tornar evidentes as espondilólises e espondilolisteses.

■ LESÕES DO MEMBRO INFERIOR NO BEISEBOL

Apesar de ser considerado um esporte de arremesso, o membro inferior não se vê livre de lesões, principalmente no joelho e tornozelo de atletas de beisebol em fase de crescimento.

Lesões musculares

Estas lesões são comuns em qualquer esporte, e o beisebol não foge à regra. Com predomínio na região da coxa, elas geralmente ocorrem no início de uma corrida. Programas de treinamento adequados devem visar ao preparo adequado dos vários grupos musculares pelo fortalecimento de músculos associados e alongamentos para evitá-los.

Especialmente nos corredores de campo (*outfields*) e durante as corridas para avanço de base, a musculatura adutora é submetida constantemente a estresses longitudinais, que podem causar lesões de difícil tratamento. Como já destacado em outras seções deste livro, especial atenção deve ser dada a este tratamento, que deve visar ao acompanhamento multidisciplinar médico e fisioterápico, para que se evitem as recidivas, tão prejudiciais ao atleta competitivo.

O diagnóstico preciso é importante, pois, em alguns casos, a lesão ocorre na substância média do músculo, e, em outras é próxima à inserção miotendínea. Nos casos em que a recidiva é uma constante, calcificações podem ser observadas nas radiografias simples e no exame ultrassonográfico.

O tratamento deve ser muito bem realizado, pois em várias ocasiões as recidivas podem surgir, se o tratamento adequado não foi realizado na primeira oportunidade.

Lesões do joelho

A maioria das lesões dessa articulação é decorrente do contato entre os atletas, principalmente quando se está próximo de uma base e um atleta tenta defendê-la, enquanto o que está atacando tenta chegar. Ambos os atletas estão sujeitos a lesões, e elas geralmente são decorrentes de traumas em valgo.

Nas crianças participantes das ligas menores, uma lesão que pode ocorrer é o descolamento epifiseal do fêmur distal, que deve ser tratado prontamente. Ainda nessa faixa etária, podem ocorrer arrancamentos ósseos em vez de lesões ligamentares, que são mais frequentes nos adultos.

Outra lesão que pode ocorrer no joelho dos praticantes de beisebol e *softball* envolve a articulação femoropatelar. Gross[26] descreveu, em 1986, cinco casos de luxações de patela em arremessadores de *softball*, decorrente de técnicas inapropriadas de arremesso. Esse dado deve sempre ser lembrado, principalmente nas avaliações de pré-temporada, para que se possa agir na prevenção de lesões tão incapacitantes.

Lesões do pé e tornozelo

Nestes locais, as lesões mais frequentes são as torções, que, dependendo do mecanismo de trauma e da posição do tornozelo, podem determinar, além de lesões ligamentares, fraturas graves e de difícil tratamento.

Particularmente durante a conquista das bases, as torções de tornozelo podem ocorrer. Por isso, vários autores estudam as diferentes técnicas para que se possa chegar até a base, e geralmente as divide em dois grandes grupos: a técnica de conquista da base chegando com os pés e aquela em que chega primeiro com as mãos. A que causa maior incidência de lesões do tornozelo é a primeira.[27]

Esses movimentos de conquista das bases através da chegada em deslizamento são responsáveis por cerca de 14 a 71% das lesões no beisebol, sendo que quase a metade delas se dá no nível do tornozelo e pé.[28] Dentre as lesões mais frequentes, encontram-se as torções (46%), fraturas (36%) e lesões musculares. Medidas preventivas são muito importantes, e, entre elas, estão a proibição desse movimento em ligas infantis e juvenis, o ensino de técnicas adequadas do movimento e o uso de bases destacáveis ao invés das bases fixas.[29]

■ LESÕES DA CABEÇA E FACE NO BEISEBOL

O beisebol é responsável por 18,5% das lesões de cabeça quando comparados aos outros esportes. E das lesões apresentadas nesta modalidade, o trauma de face corresponde a 33,5%.[30] O impacto da bola é o principal mecanismo de lesão no beisebol.

A prevenção de um trauma envolve o uso de equipamento adequado: capacete apropriado para os rebatedores, uso de máscara específica para receptores e defensores e, ainda, para os árbitros do jogo.

■ CONCUSSÃO

Concussão é a lesão na cabeça mais comum nos esportes. É definida como um complexo processo fisiopatológico, afetando o cérebro, induzido por força biomecânica traumática, lesão cerebral caracterizada pela ausência de lesão anatômica estrutural.[31]

A concussão é associada a mudanças neuroquímicas e metabólicas com alterações no glutamato, potássio, lactato e glicose, assim como o fluxo sanguíneo cerebral.[32] O diagnóstico é clínico, e algumas ferramentas podem ser utilizadas para auxiliar no quadro.

O beisebol e o *softbol* estão entre os esportes com maior prevalência de concussão cerebral. E quando comparado aos dois gêneros, as mulheres apresentam cerca de 2 vezes mais chance de concussão. Existem duas causas principais que justificam este índice nestes esportes: a bola lançada pelo arremessador na direção do rebatedor ocasionalmente atingindo sua cabeça e a técnica de deslizamento do jogador no ataque ("peixinho").[33]

Os rebatedores são os mais sujeitos a um quadro de concussão. Isto se deve pela associação: velocidade e peso da bola com a curta distância entre o arremessador e o rebatedor. Esta distância no beisebol profissional corresponde a 18,44 m e no *softbol* 13,11 m. Sendo que nas categorias infantis, esta distância do arremessador é ainda menor, chegando a 11 m.[34]

Outro fator de risco para concussão cerebral é o trauma da cabeça contra o jogador adversário, no momento em que se executa a conquista de bases, utilizando a técnica de deslizamento "peixinho" (deslizamento do corpo em posição ventral com a cabeça).

O médico do esporte deve ter domínio no diagnóstico, além de conhecer a extensão e a natureza da Concussão. Deve ainda trabalhar divulgando informação aos técnicos, atletas e preparadores físicos para identificação e manejo do quadro clínico.[35]

Os sinais e sintomas são inespecíficos e abrangentes, envolvendo sintomas cognitivos, somáticos e afetivos. Perda de consciência, confusão mental, alterações de memória, vertigem, fotofobia, irritabilidade e labilidade emocional são alguns dos sintomas que o atleta pode apresentar após o trauma.

O SCAT (*Sport Concussion Assessment Tool*) e o *Impact Test* são ferramentas de grande valor que devem ser utilizados na avaliação pré-concussão (*baseline*) e pós-lesão no atleta. As duas avaliações contribuem com a determinação de sinais e sintomas neurocognitivos que auxiliam no diagnóstico e acompanhamento da evolução do atleta. A comparação dos resultados do *baseline* com o pós-evento auxilia o médico do esporte na avaliação dos efeitos e prognóstico do atleta. O retorno ao esporte deve ser gradual até estar assintomático. Prevenindo a evolução do quadro para a síndrome do segundo impacto - permanência de alterações cognitivas, somáticas e afetivas causadas pela de concussão.[36]

É recomendado uso de capacete e proteção da cabeça adequados pelos rebatedores e defensores para prevenção dos efeitos deste trauma no beisebol. E deve-se estar alerta principalmente quando os arremessos excedem 86 m/hora.[37]

■ FRATURA MAXILOFACIAL

O impacto da bola lançada ou rebatida diretamente na face do atleta é o principal responsável por fratura maxilofacial. Segundo o estudo de Jeffrey A *et al.*,[38] geralmente a bola atinge a face verticalmente em relação ao centro da face e horizontalmente na linha do nariz.

Yamamoto K *et al.*[39] reuniram dados de fraturas maxilofaciais entre os anos de 1982 a 2007, em um centro de referência em cirurgias oral e maxilofacial da Universidade Médica de Nara – Japão. Neste estudo, observou-se que aproximadamente metade das fraturas maxilofaciais relacionadas com esportes ocorreu no beisebol e *softbol*. Este resultado parece ser reflexo da popularidade e prática deste esporte no país.

As fraturas de mandíbula e em região de terço médio de face foram as mais prevalentes. E frequentemente o ângulo da mandíbula e o osso alveolar da maxila estavam envolvidos. O tratamento em sua maioria foi conservador, entretanto, foi necessário afastamento temporário do atleta ao esporte.

Collins e Comstock[40] realizaram um estudo epidemiológico das lesões no beisebol colegial. Das 431 lesões no beisebol, 11,6% foram atribuídas ao trauma por bola rebatida com o taco. Maior proporção das lesões atribuídas à bola rebatida foi na cabeça/face (48%) e boca/dentes (16%), quando comparadas às lesões de lançamento da bola por outro jogador (8,2% e 1,3%, respectivamente). Uma grande porcentagem de lesões relacionadas com a bola rebatida foi indicativa de tratamento cirúrgico (18%), quando comparada a outras lesões causadas pelo beisebol.

A fratura maxilar é classificada de acordo com a descrição de Le Fort. No atendimento de urgência ao atleta, o médico do esporte deve se atentar à perviabilidade da via aérea. Se a via aérea estiver pérvea, o atleta deve ser posicionado sentado, pois permite que o sangramento seja drenado para fora do corpo, facilitando a respiração bucal.[41]

LESÕES DO TÓRAX – *COMMOTIO CORDIS*

Commotio cordis (CC) é o desencadeamento de uma fibrilação ventricular (arritmia cardíaca) após trauma não perfurante na região precordial durante uma fase vulnerável da repolarização ventricular do coração. Não coexiste lesões de costelas, esterno e coração, e há ausência de doença cardíaca. E é relevante causa de morte súbita no atleta de beisebol.[42]

O lançamento de uma bola de beisebol, principalmente pelo *pitcher*, alcança uma velocidade alta suficiente para causar este trágico evento. O beisebol é o esporte de maior incidência de CC, atingindo 66%, seguido pelo *Softbol* (16%) e *Hockey* (12%). A real prevalência deste fenômeno é desconhecida em razão dos casos subdiagnosticados desta condição entre a comunidade médica.[43]

O tratamento-chave e de escolha para reversão deste quadro é a ressuscitação cardiopulmonar (RCP) eficiente, utilizando um desfibrilador externo automático (DEA).

Equipamentos de segurança e proteção utilizados no peito do jogador de beisebol fazem parte da prevenção primária do CC. Ter um DEA com acesso fácil pode mudar o desfecho do evento. Outras medidas de prevenção incluem acesso fácil e rápido ao DEA, além de orientação do manuseio deste aparelho a todos envolvidos com o esporte.

O aumento da divulgação do CC aos atletas e profissionais relacionados com o esporte proporciona uma redução do aumento deste evento fatal, através do reconhecimento desta condição arritmogênica.

LESÕES DE PELE NO BEISEBOL

Todos os atletas que utilizam tacos no esporte podem desenvolver doenças de pele, porém as equipes com maior nível de treinamento estão mais sujeitas a ter problemas relacionados com infecção, alergia, exposição solar e outras causas. Estas doenças podem, ainda, produzir sintomas que prejudiquem o desempenho atlético no beisebol.

BOLHAS POR FRICÇÃO

Os rebatedores e arremessadores usualmente possuem bolhas de fricção em suas mãos, decorrente da força de fricção no ato de girar o taco ou a força de torque ao lançar as bolas. A desaceleração abrupta do corredor ao conquistar as bases, também, pode levar à formação de bolhas nos pés.

Força de cisalhamento nestas áreas provoca movimento discreto das camadas superior e inferior da epiderme, levando à fadiga mecânica e redução de adesão intracelular. Os principais fatores de risco incluem equipamentos mal ajustados (vestuários, luvas de beisebol, chuteira), suor, calor e atividade prolongada.[44]

Estratégias de prevenção incluem usar luvas para rebater, utilização de talco e antitranspirantes tópicos nas áreas úmidas, usar calçados de tamanho adequado e cobrir áreas propensas às bolhas com bandagens de baixa fricção.

CALOSIDADES

Jogadores de beisebol frequentemente possuem calosidades (placa ou pápula hiperqueratósica, espessa e bem demarcada) nas mãos. Enquanto arremessadores possuem frequentemente calosidade na região palmar da mão, os rebatedores comumente possuem no primeiro dedo.

As lesões são causadas pelo espessamento do estrato córneo como um resultado de fricção repetitiva, pressão e exposição à umidade. Os atletas de beisebol muitas vezes optam por manter os calos para proteger contra o trauma cutâneo e bolhas, mas as lesões podem prejudicar a aderência ao segurar no *hand grip* do taco ou a bola. Pode ser ainda doloroso quando formar fissuras ou bolhas abaixo da calosidade.[44]

REFERÊNCIAS BIBLIOGRÁFICAS

1. Janda DH, Wojtys EM, Hankim FM et al. Softball slidding injuries: a prospective study comparing standart and modified bases. *JAMA* 1988;259:1848-50.
2. Shanley E et al. Incidence of injuries in High School Softball and Baseball Players. *J Athletic Training* 2011;46(6):648-54.
3. Cheng TL, Fields CB, Brenner RA et al. Sports injuries: an important cause of morbidity in urban youth. *Pediatrics* 2000;105(3):32.
4. Pasternack JS, Veenema KR, Callahan CM. Baseball injuries: A little league survey. *Pediatrics* 1996;98(3):445-48.
5. McFarland EG, Wasik M. Epidemiology of collegiate baseball injuries. *Clin J Sports Med* 1998;8(1):10-13.
6. Wassinger CA, Myers JB. Reported mechanics of shoulder injury during the baseball throw. *Phys Ther Rev* 2011 Oct.;16(5):305-9.
7. Morisawa K, Umemura A, Kitamura T et al. Apophysitis of the acromion. *J Shoulder Elbow Surg* 1996;5(2):153-56.
8. Wu CD, Chen YC. Stress fracture of the clavicle in a professional baseball player. *J Shoulder Elbow Surg* 1998;7(2):164-67.
9. Krajnik S, Fogarty KJ, Yard EE, Comstock RD. Shoulder injuries in US High School Baseball and Softball Athletes, 2005-2008. *Pediatrics* 2010;125:497.
10. Burkhart SS, Morgan CD, Kibler WB. Shoulder injuries in overhead athletes. The dead arm revisited. *Clin Sports Med* 2000;19(1):125-58.
11. McFarland EG, Blivin SJ, Doehring CB et al. Treatment of grade III acromioclavicular separations in professional throwing athletes: Results of survey. *Am J Orthop* 1997;26(11):771-74.
12. Pujalte GGA, Zaslow TL. A practical guide to shoulder injuries in the throwing athlete. *J Fam Pract* 2013 Apr.;62(4):175-80.
13. Gullota LV, Lobatto D, Delos D et al. Anterior shoulder capsular tear in professional baseball players. *J Shoulder Elbow Surg* 2014 Aug.;23(8):e173-78.
14. Kibler WB, Wilkes T, Sciascia A. Mechanics and pathomechanics in the overhead athlete. *Clin Sports Med* 2013;32:637-51.
15. Wemer SL, Flesig GS, Dillman CJ et al. Biomechanics of the elbow during baseball pitching. *J Ortop Sports Phys Ther* 1993;17:274-78.
16. Suzuki K, Minami A, Suenaga N et al. Oblique fracture of the olecranon in baseball pitchers. *J Shoulder Elbow Surg* 1997;6(5):491-94.
17. Grossfeld SL, Van Hest A, Arendt E et al. Pitcher's periostitis. A case report. *Am J Sports Med* 1998;26(2):303-7.
18. Madden CC, Putukian M, Young CC et al. *Netter´s Sports Medicine*. Philadelphia: Saunders Elsevier, 2010. p. 546-51.
19. Garrison JC, Arnold A, Macko MJ et al. Baseball players diagnosed with ulnar collateral ligament tears demonstrate decreased balanced compared to healthy controls. *J Orthop Sports Phys Ther* 2013 Oct.;43(10):752-58.
20. Madden CC, Putukian M, Young CC et al. *Netter´s Sports Medicine*. Philadelphia: Saunders Elsevier, 2010. p. 548-50.
21. Wilson FD. Valgus extension overload in the pitching elbow. *Am J Sports Med* 1983;11:83.
22. McCue FC, Andrews JR, Hakala M. The coach's finger. *J Sports Med* 1974;2:270.
23. Conn J, Bergan JJ, Bell Jl. Hypothenar harnmer syndrome: Postraumatic ischemia. *Surgery* 1970;68:1122-28.
24. Kraus JF, Conroy C. Mortality and morbidity from injuries in sports and recreation. *Ann Rev Public Health* 1984;5:163-92.
25. Safran MR, McKeag DB, Van Camp SP. *Manual of sports medicine*. Lippincott Williams & Wilkins 1998. p. 542, cap. 65.
26. Gross RM. Acute dislocation of the patella: The mudville mystery. *J Bone Joint Surg* 1986;68A:780-81.
27. Corzatt RD, Groppel JL, Pfautsch E et al. The biomechanics of head-first versus feet-first sliding. *Am J Sports Med* 1984;12(3):229-32.
28. Wheller BR. Slow pitch softball injuries. *Am J Sports Med* 1984;12(3):237-40.
29. Janda DH, Hankin FM, Wojtys EM. Softball injuries: cost, cause and prevention. *Am Fam Physician* 1986;33:143-44.
30. Lawson BR, Comstock RD, Smith GA. Baseball-related injuries to children treated in hospital emergency departments in the United States, 1994-2006. *Pediatrics* 2009 June;123(6):e1028-34.
31. Stefano et al. The Pathophysiology of concussion supplement. *Am Acad Phys Med Rehabilit* 2011 Oct.;3(10) 2:S359-68.

32. Madden CC, Putukia M, Young CC et al. *Netter's Sports Medicine*. Philadelphia: Saunders Elsevier, 2010. p. 317-20.
33. Laker SR. Epidemiology of concussion and mild traumatic brain injury 2011. *Am Soc Phys Med Rehabilitation* 2011 Oct.;3:S354-58.
34. *Considerações Técnicas da CBBS*. Livro de Regras de Beisebol – Confederação Brasileira de Beisebol e Softbol, 2013.
35. King D, Brugheli M, Hume P et al. Assessment, management and knowledge of sport-related concussion: systematic review. *Sports Med* 2014 Apr.;44(4):449-71.
36. Shehata N, Wiley JP, Richea S et al. Sports Concussion Assessment Tool: baseline values for varsity collision sport athletes. *Br J Sports Med* 2009 Oct.;43(10):730-34.
37. Athiviraham A et al. Analysis of baseball-to-helmet impacts in major league baseball. *Am J Sports Med* 2012 Dec.;40(12):2808-14.
38. Jeffrey A, Beyer JA, Rowson S et al. Concussions experienced by major league baseball catchers and umpires: field data and experimental baseball impacts. *Ann Biomed Eng* 2012 Jan.;40(1):150-59.
39. Yamamoto K, Murakami K, Sugiura T et al. Maxillofacial fractures sustained during baseball and Softball. *Dental Traumatology* 2009;25:194-97.
40. Collins CL, Comstock RD. Epidemiological features of high school baseball injuries in the United States, 2005-2007. *Pediatrics* 2008 June;121(6):1181-87.
41. Madden CC, Putukian M, Young CC et al. *Netter's sports medicine*. Philadelphia: Saunders Elsevier, 2010. p. 340-45.
42. Maron BJ, Estes M. Commotio cordis. *N Engl J Med* 2010;362-917-27.
43. Maron BJ, Gohman TE, Kyle SB et al. Clinical profile and spectrum of commotio cordis. *J Am Med Assoc* 2002;287(9):1142-46.
44. Farhadian JA, Tlougan BE, Adams BB et al. Skin conditions of baseball, cricket and softball players. *Sports Med* 2013;43:575-89.

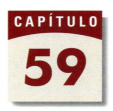

ARTES MARCIAIS

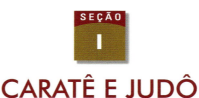

CARATÊ E JUDÔ

Fábio César Petri

■ INTRODUÇÃO

A denominação artes marciais engloba vários métodos de ataque e defesa de origem oriental, a maioria com ênfase não só à parte física, mas ao desenvolvimento de características de personalidade, como disciplina e respeito à experiência. Tradicionalmente, em suas origens, eram usadas como sistemas de ataque e defesa por grupos de lutadores profissionais com propósitos de sobrevivência e unidade, geralmente em campos de batalhas. Fora das situações de batalha, sociedades civilizadas iniciaram o seu uso como forma de autodefesa. A utilização de movimentos e golpes para tal finalidade envolve várias partes do corpo, e este como um todo. Certas modalidades utilizam armas especializadas. Tipicamente, cintas ou faixas coloridas são utilizadas para identificar o nível de habilidade do praticante, cores claras demonstrativas de pouca experiência, e cores escuras, reservadas para níveis mais avançados de conhecimento e prática. Cerca de apenas um em 500 participantes atinge o nível de faixa preta, que é o ponto de partida para estudos avançados.[1]

O interesse pelas artes marciais tem crescido nos últimos anos entre os países ocidentais, perfazendo ao redor de 75 milhões de praticantes em todo o mundo.[1] Somente nos Estados Unidos, são estimados 1,5 a 2 milhões de praticantes, embora algumas estatísticas cheguem a apontar até 8 milhões de pessoas. O crescimento da taxa de procura por esse tipo de esporte chega a 20 ou 25% por ano em algumas localidades.[2,3] As razões para tal procura incluem desde recreação e condicionamento físico, até a necessidade de aprendizado de técnicas para autodefesa e ataque, busca por disciplina pessoal e transformações filosóficas e psicológicas.[1] Um número crescente de praticantes do sexo feminino e crianças vem sendo observado.

São várias as modalidades existentes, com muitas escolas, sistemas e estilos diferentes: judô, caratê, aikido, jiu-jitsu, kung fu, tae kwon do etc., cada qual com suas características particulares, que podem provocar lesões comuns a seus praticantes.

O judô é um esporte olímpico, reconhecido como arte marcial, apesar de a Federação Internacional de Judô tê-lo designado como um esporte, e não como arte marcial.[1] O caratê é uma técnica de ataque e defesa amplamente praticada em todo o mundo, porém, apesar de ser considerada uma disciplina olímpica, ainda não é um esporte olímpico.[4] O tae kwon do tornou-se esporte olímpico a partir de 1988, na Coreia.

O risco de lesões sérias nas artes marciais é pequeno (16,9 por 100.000) se comparado a outros esportes, como o futebol americano (167 por 100.000), basquete (188 por 100.000), dança (18,8 por 100.000) e ginástica (23 por 100.000).[5,6] A maioria das lesões relatadas é de natureza leve ou moderada, consistindo principalmente em entorses, distensões, contusões e lacerações menores.[3] As lesões podem ser subestimadas e, em alguns estudos, chegam a 63% de casos não relatados, conforme observado por Birrer.[2] Esse fato pode ser causado por sentimentos de invulnerabilidade, comuns no âmbito das artes marciais; medo ou ansiedade pela percepção da lesão por parte do treinador; ou confusão na definição de lesão por parte dos entrevistados.[2] Além disso, o autor relatou um aumento do limiar de dor entre os praticantes de artes marciais quando comparado a outros esportes, além da ignorância quanto à gravidade da lesão apresentada, sendo esses também considerados fatores importantes na gênese da subestimação do número e gravidade das lesões nos estudos entre praticantes das modalidades de artes marciais.

Observações importantes a partir de estudos de epidemiologia e revisões das lesões nas artes marciais podem contribuir para o entendimento e prevenção das mesmas: são comuns contusões menores de extremidades tanto superiores, como inferiores, particularmente dos dedos.[7,8] As lesões são mais frequentes entre participantes inexperientes e do sexo masculino.[9-11] O uso de equipamento de proteção reduz o número e a gravidade das lesões.[9,12] O equipamento protege mais quem ataca do que quem se defende, e falhas em seu uso são diretamente relacionadas com o aumento do número e gravidade das lesões.[10,12-15] As atividades não supervisionadas, ou supervisão médica e técnica falhas conduzem a hábitos inadequados em treinos ou em técnicas de ataque, aumentando o número e gravidade das lesões.[14,16]

Em um estudo epidemiológico que levanta as incidências de lesões nas diferentes modalidades de artes marciais por 18 anos, Birrer[1] analisou uma amostragem que incluiu 31% de participantes de caratê, 36% de tae kwon do, 7% de judô, 8% de gonfu, 4% de tai chi e 14% que considerou miscelânea. Do total de participantes, 14% eram do sexo feminino, com média de idade de 20,3 anos, e 86% eram do sexo masculino, com média de idade de 21,1 anos. Foram encontrados 43% de contusões, porém eram as lesões menos graves; 27% de entorses/distensões; 13% de abrasões/lacerações; 6% de fraturas, que, juntamente com 5% de luxações e 6% do que considerou miscelânea, se constituiu o grupo de lesões de maior gravidade. A maioria das lesões ocorreu nos membros inferiores (40%), especialmente pernas, tornozelos, pés e dedos dos pés (29%). As mais graves ocorreram na face, cabeça e pescoço. Até os 10 anos de idade, as lesões se igualaram em número e gravidade para ambos os sexos. Após os 10 anos, surgiram lesões específicas do sexo (p. ex., genitais, seios), além de maior incidência e gravidade das lesões no sexo masculino. A atividade mais frequentemente associada a lesões foi a luta (74%); lesões atribuídas ao uso de armas (nunchaku, facas etc.) corresponderam a apenas 2%. Outros trabalhos concordam que lesões decorrentes do uso de armas são raras e, quando ocorrem, são de natureza leve.[5] A incidência e gravidade das lesões foram proporcionalmente maiores nas lutas livres do que em treinos controlados, o que também foi observado em outros estudos.[5] Nas lutas livres, houve mais lesões na cabeça e pescoço, enquanto, nas atividades controladas, houve mais lesões no tronco e extremidades. Por atividade, 69% das lesões ocorreram na fase de defesa; 23% no ataque e 8% em ambos. Torneios e competições foram associados à maior incidência e gravidade das lesões do que situações não competitivas, particularmente na cabeça e pescoço, provavelmente em razão da maior agressividade imposta nos golpes, decorrente de sentimentos competitivos. Esses traumas repetitivos na região da cabeça podem levar a disfunções neurológicas e psicossociais.[11,15,17] Indivíduos inexperientes (faixas de cores mais claras), particularmente com menos de um ano de treinamento, também foram mais suscetíveis. A maioria das lesões ocorreu nas lutas em que equipamento de segurança não foi utilizado.

A ocorrência de lesões nas artes marciais depende das características de cada modalidade. Basicamente, existem dois grandes grupos de características que podem levar a tipos mais específicos de lesão:

1. Golpes desferidos a distância, com predominância de traumas diretos contra várias partes do organismo do oponente, normalmente as permitidas pelas regras da determinada modalidade. Os golpes consistem basicamente em socos, chutes diretos e giratórios, que adquirem grande força e velocidade até atingirem o corpo do adversário (Fig. 1).
2. Golpes com base em embates corpo a corpo, utilizando atos, como torcer, girar, segurar-se, arremessar o adversário ao solo, prender e técnicas de ataque às articulações (Fig. 2).

Para o estudo das lesões nas artes marciais, iremos nos ater a uma modalidade representativa de cada grupo, o caratê e o judô, respectivamente, por serem modalidades amplamente praticadas em nível mundial, tanto como forma de condicionamento físico, como meio de autodefesa e competição, e por acreditarmos representar cada grupo de forma global, ficando lesões muito específicas para um estudo mais restrito.

CARATÊ

Histórico

O caratê foi desenvolvido na ilha de Okinawa, no Japão, a partir de técnicas de autodefesa próprias da região, que utilizavam principalmente as mãos e tinham a denominação geral de *te*. A ilha foi intensa-

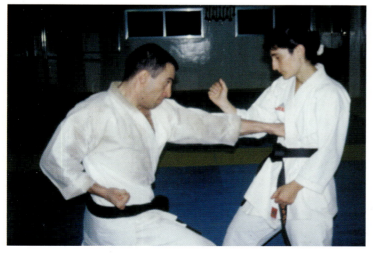

Figura 1. Golpes deferidos a distância.

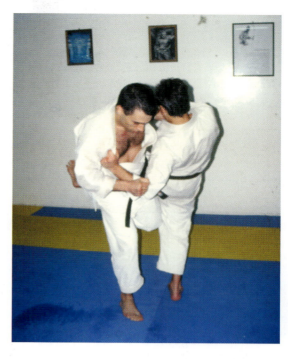

Figura 2. Golpes com base em embates corpo a corpo.

mente exposta a influências das rotas chinesas durante o século XV. Da combinação das artes marciais chinesas com essas técnicas, desenvolveu-se o caratê. Por volta do início do século XVII o governo de Okinawa confiscou todo tipo de arma. Os habitantes foram proibidos de transitar carregando armas, ensejando, então, a criação de um tipo de luta que utilizava principalmente as mãos (*te*, em japonês), permitindo que se defendessem das armas de bambu de seus opressores e desmontassem homens sobre cavalos com golpes voadores, marca registrada do caratê tradicional. Essa opressão, que durou cerca de 400 anos, também permitiu o desenvolvimento de armas a partir de objetos utilizados em fazendas e da arte como um todo, transformando o caratê numa arte marcial maior.[18] A palavra caratê, que só apareceu no início do século XX, é derivada da língua japonesa moderna e significa "mão vazia" (*Kara*-vazio; *te*-mão). Em 1902, a Comissão de Escola Pública de Okinawa recomendou a inclusão do caratê no programa de educação física do sistema de escolas da ilha. Este foi o primeiro reconhecimento oficial do caratê. Em 1922, o caratê foi introduzido por Funakoshi em todo o Japão, na Primeira Exibição Atlética Nacional, em Tóquio.[18] Este foi o final da transição do caratê de uma arte marcial praticada confinadamente para uma forma popular de condicionamento físico e defesa pessoal. Em 1936, Funakoshi estabeleceu as regras de ensinamento e graduação dos estudantes da arte. Apesar do aparecimento de outros instrutores interessados, geralmente é creditado a ele o título de fundador do caratê moderno.

O caratê foi introduzido nos Estados Unidos por soldados americanos que retornaram do Japão após a Segunda Guerra Mundial, e, mais tarde, por instrutores japoneses. O primeiro instrutor oficial da Associação Japonesa de Caratê, fundada em 1955, chegou aos Estados Unidos em 1961. Somente nos últimos 30 anos, o caratê tem-se desenvolvido como um esporte de competição, mas ainda não se tornou um esporte olímpico, apesar dos esforços.

Características

O caratê é uma modalidade de arte marcial que se caracteriza pela predominância de golpes a distância, em que o golpe adquire grande força e energia, até atingir o corpo do adversário.

A postura de combate entre os adversários costuma variar bastante durante a luta. Normalmente, os lutadores permanecem face a face, a uma certa distância, os pés em alinhamento com os ombros e os joelhos semiflexionados. De acordo com a distância entre os lutadores, todo o corpo pode girar, estender e desferir golpes que adquirem uma determinada aceleração até atingir o corpo do oponente, mas os lutadores nunca ficam segurando um ao outro, permanecendo a maior parte do tempo com os corpos separados. O propósito dessa movimentação é otimizar os efeitos de ataque e defesa inerentes à técnica. Os golpes consistem em bater, por meio de socos e pancadas, acertando o corpo do adversário com as extremidades superiores, utilizando as mãos abertas ou fechadas e os cotovelos; ou com as extremidades inferiores, por meio de chutes diretos ou giratórios, além de técnicas para se livrar do ataque do oponente. O carateca procura acertar áreas sensíveis do corpo do adversário enquanto se move a partir da postura de confronto, e a efetividade do golpe é julgada. A vitória é obtida por acúmulo de pontos.

Basicamente, o caratê possui três formas, com base no grau de contato permitido entre os participantes: caratê controlado ou tradicional, a modalidade mais praticada, caratê de contato restrito e caratê de contato total.

No esporte controlado ou tradicional (Caratê Shotokan), a competição dura apenas dois ou três minutos. Os pontos são marcados quando um golpe, tanto soco como chute, vence a guarda do oponente e alcança seu corpo, porém não é permitido contato entre o corpo do atacante e o do defensor. Como não é realmente realizado o contato, o juiz deve decidir se o golpe teria sido, por exemplo, lesivo ou fatal. Julgar uma competição de caratê exige, portanto, grande poder de imaginação. Obviamente, quando a técnica é mal aplicada, o contato ocorre, podendo levar a lesões. Se acontece contato excessivo entre os participantes, o juiz pode somente repreender ou desclassificar o atleta. Pontos cheios ou pela metade dependem do estilo e força da técnica utilizada.[19]

No esporte de semicontato ou contato restrito, certas áreas do corpo não podem ser atacadas. É uma forma pouco praticada.

A forma de contato total, também chamada de *full contact* ou Kyokushinkai, foi desenvolvida originalmente no Japão. Pelas regras, são permitidos golpes com contato total ao corpo, com socos e chutes, e à lateral da cabeça, com chutes giratórios. Não é permitido ataque à área da cabeça com qualquer parte dos membros superiores, nem golpes com a mão aberta. Pela própria característica do esporte, não são permitidos ataques às articulações do oponente, nem atos de agarrar ou segurar. A pontuação é marcada de acordo com a qualidade do golpe aplicado. Um ponto cheio e, subsequentemente, a vitória são concedidos com a queda do oponente, quando o mesmo é incapaz de manter-se de pé por 5 segundos. Quando antes desse tempo, ele consegue retornar à posição de pé, meio-ponto é concedido. Em algumas competições, após cada *round*, o participante deve quebrar duas ou mais pranchas de madeira de 1 polegada de espessura, utilizando socos com a mão fechada, região lateral da mão ou processo olecraniano do cotovelo. A não realização dessa tarefa desclassifica o lutador, não permitindo que volte à luta.

É utilizada para a realização do caratê uma vestimenta especial, o quimono. Não se usa, na maioria dos treinamentos e competições, qualquer tipo de revestimento especial para o solo, sendo, portanto, praticado em solo comum.[20] O treinamento inicia-se progressivamente com o "kihon", técnicas básicas praticadas sem um oponente; "kata", ou combinações de técnicas também praticadas sem oponente (Fig. 3); "kumite", luta com um oponente com movimentos combinados, para os principiantes, até a "prática livre" para indivíduos mais experientes e para as competições. O treino do caratê, assim como da maioria das artes marciais, é padronizado e progressivo, obedecendo uma sequência que permite um aprendizado mais racional, visando à prevenção de lesões, evitando que indivíduos ainda não qualificados tenham acesso à prática livre da modalidade.

Lesões

As lesões dentro desta modalidade acontecem decorrente principalmente de traumas diretos por golpes a distância. Como o caratê foi

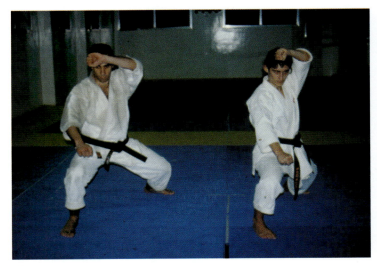

Figura 3. Kata.

desenvolvido originalmente com a intenção de matar ou mutilar o oponente, não é de se surpreender que as lesões decorrentes de sua prática, como esporte, podem ser potencialmente sérias. Desde que se tornou um esporte, regras têm sido introduzidas e utilizadas para garantir a segurança de seus praticantes e competidores. Para fundamentação das mesmas, devem ser realizados estudos com a finalidade de conhecer os potenciais efeitos das técnicas aplicadas sobre o corpo humano e as lesões que podem ser decorrentes de tal aplicação. Medidas efetivas para a prevenção destas lesões são de responsabilidade em grande parte dos médicos que se interessam pelo esporte, praticantes ou não. Os órgãos esportivos, juízes, técnicos e praticantes da modalidade devem estar conscientes das potenciais consequências de sua realização. Felizmente, a grande maioria das lesões tem-se mostrado de baixo grau de gravidade, por ser a modalidade tradicional amplamente mais praticada e sobre a qual versa a maioria dos estudos de epidemiologia das lesões.

Stricevic et al.,[18] estudando a incidência de lesões ocorridas no âmbito de seis campeonatos de caratê tradicional (três nacionais e três internacionais), encontraram uma lesão a cada 3,7 lutas. Quanto à natureza das lesões, os autores encontraram 40,24% de contusões; 24,40% de lacerações; 13,41% de epistaxes; 6,1% de fraturas; 7,31% de distensões; 4,9% de abrasões; 1,2% de concussões; 1,2% de entorses, ou seja, a grande maioria das lesões decorrentes de traumas diretos a distância. Houve mais lesões decorrentes de socos (80%) do que de chutes (20%), provavelmente pelo maior número de socos desferidos durante as lutas do que de chutes.

As lesões acometem principalmente três áreas do organismo:

1. **Cabeça e pescoço:** as lesões mais comuns são lacerações, abrasões, sangramentos nasais e contusões oculares. No estudo de Mc Latchie, epistaxe foi consequência de 41% das lesões, cortes nessa região somaram 30% das lesões; concussão cerebral, 15%; hematomas periorbitários, 6% e lesões em traqueia, 8%. Somente causam parada permanente da luta o sangramento persistente ou a abertura ocular insuficiente decorrente do edema. Fraturas podem ocorrer pelo trauma direto, principalmente as nasais e zigomáticas. As lesões na cabeça são frequentes e são potencialmente sérias, principalmente quando ocorre trauma no peito, que arremessa o participante de costas, e este bate a região occipital contra o chão sem revestimento.[9,22] Outros tipos de golpes que levam a lesões sérias são os giratórios e contra o dorso do pescoço, podendo levar a fraturas cranianas com depressão e deslocamentos cervicais, respectivamente.

2. **Lesões no tronco:** a lesão abdominal mais comumente observada (60% dos traumas ao tronco) é a clássica torção do corpo causada por trauma na região do plexo solar, próximo ao plexo

celíaco, que produz dificuldade respiratória transitória, com recuperação espontânea entre 20 e 40 segundos.[21] Fraturas de costelas por trauma direto contra o tórax são descritas, podendo ocorrer consequências, como o pneumotórax. Os pulmões podem ser atingidos por golpes diretos, socos e chutes, causando sua ruptura. O fígado, baço e rins são vulneráveis a chutes giratórios, sendo o pâncreas um sítio comum de lesão por trauma direto. Lesão testicular, responsável por 15% dos traumas ao tronco na série de Mc Latchie, é outra causa de interrupção de lutas pela dor aguda que causa, além de consequências mais sérias que podem advir.[21]

3. **Lesões nos membros:** as mãos, que são as armas de ataque, e os pés são frequentemente lesionados durante a realização dos golpes. Muitos competidores desferem golpes repetidos contra determinadas regiões dos membros, como a coxa ou perna até o membro falhar, ganhando, assim, a luta, e podendo levar a contusões graves e até fraturas. Cortes e abrasões nos membros foram responsáveis por 32% das lesões no estudo de Mc Latchie.[21] Luxações de dedos podem ocorrer no bloqueio de chutes e socos e foram responsáveis por 25% das lesões ocorridas nos dedos. As fraturas mais comumente vistas na mão são a do colo do 2º metacarpiano, fraturas de Bennet na base do 1º metacarpiano, fraturas por avulsão dos ligamentos colateral radial e ulnar na 1ª metacarpofalangiana, além de luxações do polegar. Os chutes giratórios altos podem ser bloqueados com o braço, ocasionando contusões do nervo radial, com neuropraxia e punho caído. Lesões de nervos periféricos foram responsáveis por 20% dos traumas no mesmo estudo. Chutes baixos contra pernas e coxas podem levar a sérias contusões musculares, inclusive com casos relatados de síndrome compartimental. Lesões no joelho podem ocorrer, sendo as mais comumente relatadas as de menisco em chutes giratórios.

Na modalidade de contato total, há um maior tempo de luta entre os adversários, cada *round* durando de 3 a 5 minutos, exigindo um maior preparo físico dos atletas. Pelo próprio contato físico aumentado, é de se esperar que ocorram mais lesões, como de fato ocorrem.[23] Porém com o aumento do interesse pela modalidade, os equipamentos de proteção têm sido mais utilizados, e os juízes têm exercido aplicação mais rigorosa das regras.[21] As técnicas de quebra de madeira por golpes provocam lesões principalmente nas mãos, com casos descritos de neuropraxias pelo trauma direto repetido e fraturas e luxações de dedos e metacarpianos, apesar de estudos mostrarem que as mãos de praticantes dessas modalidades não estão predispostas à artrose precoce e tendinites de mãos e punhos.[24,25]

Muito parecido com o caratê é o tae kwon do, uma arte marcial típica da Coreia, cujas origens remontam a mais de 1.800 anos. É praticado em pelo menos 140 países, e 120 nações são membros oficiais do maior corpo dessa organização esportiva, a Federação Mundial de Tae kwon do. Essa federação foi admitida pela Comissão Olímpica Internacional, em 1980, e o tae kwon do foi esporte demonstrativo nos Jogos Olímpicos em 1988 e 1992. Chegou ao Brasil em 08/08/1970, trazido pelo grão mestre Sang Min Cho, 8º Dan de Tae kwon do.[26,27]

Nas competições, os atletas usam aparatos de proteção para cabeça, peito, abdome, órgãos genitais, pernas e braços. Os competidores lutam em divisões de acordo com a idade, gênero, experiência e peso.

As lutas nas divisões de faixa preta geralmente duram três séries de 3 minutos cada. Uma luta pode ser ganha por pontos ou golpe decisivo (nocaute). Não são permitidos socos na cabeça, mas são válidos chutes na cabeça e no rosto e contabilizados como pontos. Não são permitidos chutes abaixo da linha da cintura.

Há artigos que comparam o tae kwon do e o caratê, dizendo inclusive tratarem-se da mesma arte marcial.[18] Apesar desta afirmação, entre esses dois esportes similares existem peculiaridades a serem citadas. Pelas regras do tae kwon do, não é permitido chutar abaixo da cintura, o que é válido no caratê. O soco no tae kwon do é pouco utilizado, pois o mesmo é computado como ponto somente quando desloca o adversário ou neutraliza um golpe. No caratê, esse golpe é mais utilizado, juntamente com as variações de golpes com os membros superiores. Pode-se concluir, pelas diferenças entre as regras desses dois esportes, que o caratê visa mais à luta franca, com menor distância entre os competidores. Já o competidor de Tae kwon do, utilizando basicamente chutes, realiza o combate mais a distância, pois necessita de espaço para esquivas e investidas. Algumas áreas anatômicas são mais afetadas em um esporte do que no outro, sendo que os mecanismos em determinadas lesões são diferentes. Podemos citar como exemplo clássico dessa diferença as lesões no joelho do taekwondista, que ocorrem principalmente por trauma indireto, torcional, e, no caratê, por trauma direto; as lesões na mão do carateca ocorrem com maior frequência comparada às lesões na mão dos praticantes de *tae kwon do*, em virtude das peculiaridades citadas anteriormente.

Um número grande de lesões tem sido observado no tae kwon do, inclusive um chute fatal e giratório em gancho na face, gravado em vídeo durante um torneio. O atleta faleceu em 24 horas por fratura de região occipital, hematoma subdural agudo bilateral e contusão dos lobos temporal e frontal. As lesões descritas decorrentes da prática da modalidade incluem múltiplas fraturas de costela com hemotórax, numerosas concussões cerebrais, retinopatias traumáticas com perdas parciais temporárias de visão, abrasões corneanas, fraturas nasais, fraturas de dentes, luxações de ombros, lesões meniscais e ligamentares de joelho, lesões do tendão do calcâneo, luxações e subluxações de patela, dedos, ossos metacarpais e metatarsais, uma gama de lesões ortopédicas variadas.[28]

No entanto quando se comparam estudos epidemiológicos entre esportes, o tae kwon do apresenta menor número de lesões em relação a outros esportes mais populares e com maior número de praticantes, como, por exemplo, o futebol e o judô.[10,29]

Muitos autores reportam o alto número de lesões decorrentes de traumas na cabeça. Rimel e Gronwall relataram sérias deficiências psicológicas decorrentes de traumas menores repetidos na cabeça.[30,31] Mais grave ainda é o fato de que esses sinais e sintomas podem aparecer após anos ou décadas.

Oler *et al.*[28] reportaram as lesões de dois torneios nacionais americanos de tae kwon do (um sênior e outro júnior), em que os traumatismos na cabeça e pescoço foram os mais referidos pelo corpo médico.

Feehan *et al.* sugeriram que os dados obtidos por Oler foram calculados, levando-se em conta traumatismos reportados pelos assistentes de medicina, sendo essas estimativas baixas, diante da totalidade de traumatismos ocorridos durante o torneio. A maior parte dos traumatismos não era grave o suficiente para afastar os atletas de competições futuras. Segundo o mesmo autor, 60% dos traumatismos que acontecem em competições e na prática esportiva não são relatados.

Estudos mais recentes, como o de Feehan *et al.*, mostram que a grande totalidade das lesões se dão nos membros inferiores, e apenas 10% ocorrem na região da cabeça. Outro fato importante observado nesse trabalho é que as lesões musculares e os entorses representaram 82% das lesões.

Acreditamos que este fato é decorrente da modernização da prática do esporte, como uso obrigatório de aparatos de proteção (capacete), pois muitos dos dados obtidos anteriormente em relação aos traumatismos na cabeça eram de épocas em que o uso do capacete não era obrigatório. Também há o fato de que atualmente existe uma maior competitividade entre os atletas, dificultando os combates e, por consequência, diminuindo o número de chutes certeiros na região da cabeça.

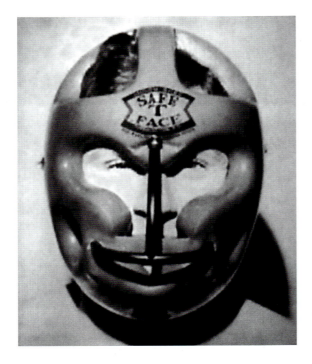
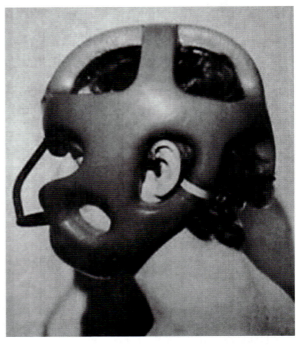

Figura 4. Capacetes de proteção.

A partir do ano 2000, o Tae kwon do tornou-se um esporte oficialmente olímpico, sendo esse um incentivo a mais para o crescente número de participantes da modalidade.

Prevenção de lesões

As medidas imediatas para prevenção de lesões dentro do caratê somente podem ser aplicadas pelos juízes, porém as alterações de regras e equipamentos utilizados competem aos órgãos que regem o esporte, a partir de estudos bem conduzidos. Juízes e participantes devem esforçar-se para que as regras que proíbem contato com determinadas partes do corpo sejam respeitadas, evitando técnicas perigosas e descontroladas. Uma postura mais rigorosa por parte do juiz, desclassificando, ao invés de apenas avisar, quando da utilização de técnicas descontroladas, pode ser um caminho, mas é importante a conscientização dos atletas quanto à importância da aplicação de técnicas bem controladas.

As principais mudanças recomendadas são a divisão de categorias para competição, levando-se em consideração o peso, idade e altura dos participantes, além de supervisão médica durante treinos e competições. Deve ser introduzida cobertura especial para o piso, para prevenir principalmente traumas na cabeça causados por quedas. Muitos dos chutes com trauma na região cervical deveriam ser abolidos de competições.[32]

Em um estudo sobre os efeitos da utilização de equipamento protetor no esporte, realizado em 1977, Mc Latchie e Morris[21] constataram que o uso de equipamento protetor para punhos, braços, pés e peito, assim como o uso de capacete, reduziu a incidência de lesões de 1 em 4 lutas para 1 em 22 lutas (Fig. 4).[9] O equipamento foi utilizado por 75% dos participantes do campeonato em questão, apesar de seu uso ter sido apenas recomendado, não obrigatório. Foram feitas críticas pelas organizações de caratê internacional ao uso de equipamento tão extenso, com o argumento de diminuição de movimentos e descaracterização do esporte. De fato, em torneios internacionais não é obrigatório o uso de equipamento de segurança, ou são utilizados apenas protetores de punho. Particularmente os capacetes foram criticados por esconderem as evidências do excesso de contato, como lacerações e fraturas da face e crânio, evitando medidas mais precoces.

Pela frequência de lesões na região da cabeça decorrente de socos, foi sugerido o uso de luvas protetoras, consistindo em uma camada de algodão com uma proteção de espuma de borracha de 1,5 cm de espessura cobrindo as articulações interfalângicas e metacarpofalângicas, porém o efeito de sua utilização ainda não foi suficientemente elucidado na literatura (Fig. 5).[4] Em estudo de 1988, Johansen e Noerregaard[4] encontraram a mesma incidência de lesões em competições em que a luva era obrigatória e naquelas em que essa não era utilizada (0,26 e 0,25 lesões por luta, respectivamente). Em sua série, lesões na cabeça, face e pescoço constituíram a maioria. A diferença não foi estatisticamente significativa, mas houve mais lesões na cabeça e pescoço nas competições em que eram utilizadas as luvas de proteção. Estatisticamente significativa foi a redução da gravidade das lesões, tanto na região da cabeça, como nas mãos e dedos, além da redução do número de lesões que necessitaram de tratamento médico. A explicação dos autores para o aumento do número absoluto de lesões foi o excesso de confiança dos participantes de que a luva protegeria o adversário contra lesões, diminuindo as evidências externas de trauma, em caso de contato acidental, e por isso imprimindo maior força aos golpes. O

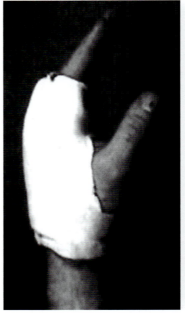
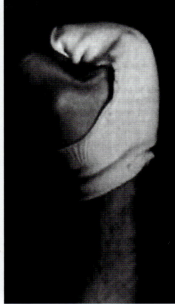

Figura 5. Luvas protetoras.

uso de equipamento protetor deve ser visto como um suplemento, não como substituto para respeito às regras e controle na realização das técnicas.

Alguns autores testaram a eficácia do uso de equipamento protetor por meio de condições experimentais. Schwartz et al.[15] compararam o efeito nas forças aplicadas por golpes na cabeça de um manequim, com e sem o uso de equipamentos de proteção para mãos e pés. Concluíram que as lesões na cabeça mantiveram os mesmos padrões, apesar do uso dos protetores. Schmid et al.[33] testaram a eficiência do uso de capacetes, simulando um golpe com uma bola suspensa, de 2,45 kg, colidindo com a cabeça a 4,7 m/s. O uso do capacete reduziu a aceleração de pico entre 15 e 25%. As forças envolvidas em golpes de caratê foram calculadas por um físico americano de nome Feld, ele próprio um carateca. A velocidade de um soco direto é de cerca de 9,8 m/s, e a de um chute de 14,4 m/s. Podem exercer forças da magnitude de 675 libras por cm^2.[34] Essas magnitudes são maiores do que as utilizadas por Schmid, portanto mais estudos devem ser realizados para determinar a eficiência do capacete.

A prevenção pode ser alcançada com um programa educativo dirigido às pessoas envolvidas com o esporte, esclarecendo as potenciais consequências para o organismo dos chutes e socos.

Especificamente para a modalidade de contato total, Oler et al.[28] sugeriram para a prevenção de lesões:

1. Mudança nas regras que promovem ou permitem contato violento com a cabeça.
   Recomendaram que nenhum contato deveria ser permitido com a cabeça de crianças e apenas contato restrito com a cabeça de adultos experientes.
2. Técnicas de treinamento adequadas, incluindo a proibição de lutas pelos pouco experientes, prática adequada dos fundamentos do esporte antes da prática livre.
3. Equipamento de segurança adequado, a partir de estudos bem estruturados.
4. Supervisão médica adequada, conforme recomendou McLatchie, apesar de se verem poucos médicos familiarizados com as várias facetas da cena de lutas.[21]
5. Pesquisa médica adequada sobre a patogênese e prevenção de lesões, promovendo embasamento para os itens anteriores.

JUDÔ

Histórico

O judô tradicional é diretamente derivado de uma das únicas formas de arte marcial existente no Japão por volta dos séculos XV e XVI chamada jiu-jitsu. O jiu-jitsu era a arte marcial utilizada pelos samurais, e várias formas dela se desenvolveram durante os períodos Sengoku (1477-1603) e Tokugawa (1604-1868). Em 1868, após várias guerras civis e períodos de muita turbulência interna, foi instaurado o regime de Império (Teno), com a restauração do Império Meiji. O sistema feudal foi extinto e houve uma completa reestruturação da sociedade. Com isto terminou o período dos samurais e senhores feudais, havendo uma centralização do poder e uma tendência à unificação de vários elementos da sociedade vigente. Com o fim dos samurais, as várias escolas de jiu-jitsu, na época, uma arte altamente desenvolvida, porém dispersa, tenderam a se extinguir.

Foi Jigoro Kano (1860-1939), considerado o pai do judô tradicional, quem estudou e pesquisou sobre todas as escolas de jiu-jitsu existentes e, a partir da combinação dos aspectos teóricos e práticos de suas observações, fundou um procedimento único, que considerou seguro e agradável a todos, permitindo um treinamento mais efetivo e abordando aspectos físicos e mentais. Visando à segurança em primeiro lugar, mas ao mesmo tempo preservando o suficiente para manter o aspecto do desafio, ele também estudou e eliminou todos os golpes e técnicas perigosos e potencialmente lesivos. Esse método ficou conhecido como o judô tradicional, e seu treinamento como Odokan, significando que seus princípios disciplinares deveriam ser altamente respeitados.[35] O judô é, portanto, a prática do jiu-jitsu com regras e regulamentações. Judô significa "caminho suave". O termo *do*, que acompanha também a palavra caratê-do (como é oficialmente chamado), significa "o caminho", ou "princípio disciplinar". Indica que as artes não devem ser simplesmente interpretadas como formas de técnicas combativas, mas deve ser dada ênfase na defesa pessoal e no desenvolvimento de uma personalidade madura tanto física como mentalmente. Ao praticante sempre é ensinado respeitar o conhecimento de pessoas mais velhas e experientes.

A partir de 1964, o judô tornou-se esporte olímpico em Tóquio, inicialmente com apenas três categorias, estabelecidas conforme o peso, e mais uma categoria aberta (absoluta). Em 1974, a Federação Internacional de Judô (FIJ) introduziu as novas regras do judô, que passaram a vigorar a partir dos Jogos Olímpicos de Moscou, em 1980, fazendo a divisão do esporte em sete categorias conforme o peso, que vigora até os dias atuais. Tiveram o objetivo de torná-lo mais dinâmico, com mais ação nas lutas e permitindo maior interesse pelo público leigo.[36] É um esporte praticado em todo o mundo, altamente popular na Europa, principalmente na França, e nos Estados Unidos. Há um crescente número de participantes do sexo feminino. No Japão, todos os policiais devem ter conhecimento das técnicas de judô, como método de treinamento de autodefesa. O Brasil iniciou a prática do esporte com a imigração dos primeiros professores japoneses, no início do século, desenvolvendo trabalho de ensino nos moldes do judô tradicional. Hoje é amplamente difundido entre os brasileiros, possuindo o país grande expressividade mundial, com grandes resultados em torneios internacionais, campeonatos mundiais e olimpíadas.

Características

O judô é um esporte combativo em que dois lutadores, seguindo técnicas e regras predeterminadas e vestindo um uniforme padronizado (*gi* ou quimono), permanecem frente a frente e lutam para determinar um vencedor. Os oponentes permanecem segurando um no uniforme do outro, uma das mãos na lapela e a outra na manga (Fig. 6), ou ambas as mãos nas mangas. Permanecem a maior parte do tempo entre os golpes com a base firme, as plantas dos pés no solo e os tornozelos afastados um do outro numa distância aproximada de um pé. O peso do corpo é igualmente distribuído entre ambos os pés. Os pés

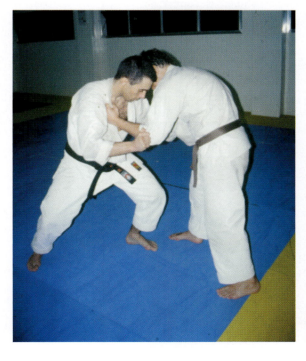

Figura 6. Luta de judô.

alternam-se na posição de apoio. Os movimentos são, na maior parte do tempo, suaves, com as plantas dos pés deslizando e esfregando o solo. Os golpes e os movimentos de defesa partem dessa posição, e consistem em empurrar, puxar, derrubar, arremessar, cair, estrangular, atacar as articulações e imobilizar o oponente.

O esporte permite ampla variedade de biótipos entre seus praticantes. Desenvolve e exige de seus competidores características, como equilíbrio, agilidade, força estática de membros superiores e força de explosão de membros inferiores, assim como capacidades aeróbia e anaeróbia.[36]

O solo para a prática do judô possui um revestimento especial, feito com placas à base de fibras naturais, cobertas com tecido, ou, mais recentemente, placas de espuma com densidade própria, chamado *tatame*, que permite um amortecimento no caso de quedas e diminui o atrito, quando do contato direto do corpo com o solo, nos movimentos de solo. Essas placas de revestimento normalmente são colocadas sobre um tablado de madeira e possuem medidas padronizadas (4 × 6 ou 4 × 8 pés), sendo ou não presas umas às outras com velcro nos quatro lados. O local utilizado para treinamentos da modalidade é chamado de dojo. A modalidade é praticada com os pés descalços.

No judô competitivo, de acordo com as regras, uma luta é ganha com um ponto cheio *(ippon)*, com dois meios-pontos *(wazaari)* ou com o maior número de pontos intermediários obtidos *(koka, yoko)*, se a luta terminar por tempo predeterminado.

Há basicamente quatro métodos de se ganhar uma luta dentro do judô:

1. **Técnica de arremesso (Nage-wasa)** (Fig. 7): se o atleta for arremessado a partir de sua posição básica e bater com as costas diretamente sobre o tatame com força, então é considerado ponto cheio *(ippon)*, mostrando que o arremesso foi feito de forma correta. Se um arremesso não for suficiente, ou seja, não acontecer exatamente da maneira correta (queda do adversário ao solo tocando com a lateral do corpo, p. ex.), mas o golpe merece crédito por parte do juiz, pode ser considerado meio-ponto *(wazaari)* ou pontos intermediários.
2. **Técnicas de imobilização (Osaekomi-waza):** se o atleta for mantido seguro no solo sobre suas costas sob completo controle do adversário por 25 segundos, um ponto cheio é considerado, e a luta é ganha. A técnica de segurar pode ser mudada durante o tempo predeterminado, contanto que o atleta mantenha o controle sobre o adversário. Se o oponente for seguro por 20 segundos, meio-ponto pode ser considerado, ou ponto intermediário, conforme o tempo no chão.
3. **Técnicas de estrangulamento (Shime-waza):** se um oponente for estrangulado até a inconsciência ou tiver que parar a luta para recuperar-se do estrangulamento, um ponto cheio é marcado. Atletas de categoria júnior, com 16 anos ou menos, são proibidos de usar essa técnica.
4. **Técnicas de ataque às articulações (Kansetsu-waza):** hoje em dia, somente é permitido ataque ao cotovelo (Fig. 8). Se o (a) oponente desistir, enquanto força de hiperextensão é aplicada a essa articulação, então é marcado ponto cheio, e a luta é ganha.

Além dessas técnicas, existem:

5. **Técnicas de solo (Katame-waza):** movimentos de treinamento que visam ao aprimoramento de técnicas aplicadas junto ao chão.
6. **Técnicas de queda ao solo (Ukemi):** para prevenir lesões durante os movimentos de queda o defensor, na maioria das vezes, cai em um movimento circular sobre seu próprio dorso.

A luta pode ser ganha por pontos, por desistência do adversário ou por decisão dos juízes, dependendo do contexto de regras do campeonato em questão. Portanto, o número de pontos ganhos na modalidade depende da excelência técnica com que cada manobra é realizada, além de parâmetros específicos do esporte. O sucesso no judô é reflexo da combinação de nível técnico e preparo físico demonstrado durante o combate, com força suficiente para a boa realização das técnicas de ataque e defesa.

Lesões

As lesões incidentes no judô são aquelas decorrentes principalmente dos movimentos específicos do esporte, conforme já exposto, ou seja, atos de puxar, empurrar, arremessar, estrangular e técnicas de ataque às articulações.

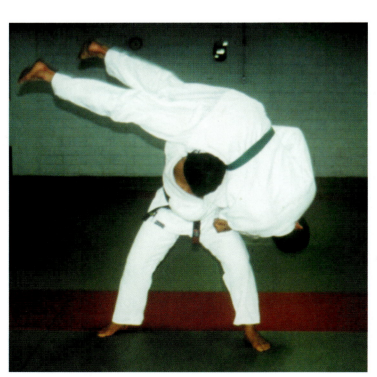

Figura 7. Técnica de arremesso.

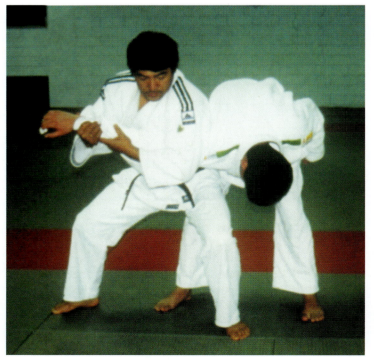

Figura 8. Técnica de ataque às juntas.

Assim como no caratê, o treinamento do judô obedece às mesmas fases para um aprendizado e desenvolvimento mais seguros e racionais. Essas fases podem ser divididas em dois estágios básicos. Primeiro, o estágio dos fundamentos, em que serão aprendidas técnicas fundamentais, como as de cair, segurar, arremessar e derrubar o adversário, seguido do aprendizado de aplicação dessas técnicas em exercícios livres *(randori)* e mesmo em competições.[35]

Desde que o judô foi considerado um esporte, a fase de aplicação adquiriu especial importância na gênese de lesões, principalmente no âmbito competitivo. Porém, as lesões também ocorrem na fase de fundamentos, que deve ser bem realizada para ajudar na prevenção de lesões em fases mais avançadas da prática.

O treinamento do judô enfatiza a segurança na prática de suas técnicas, porém as lesões ocorrem, e é importante o reconhecimento, tratamento e prevenção.[37]

Verificou-se, no Japão, que a incidência de lesões no judô é menor do que em outros esportes, como esqui, beisebol, caratê, ginástica de campo e skate em lesões reportadas em atendimentos por hospitais.[21] Esse mesmo fato foi verificado por trabalhos americanos, que mostram a incidência absoluta de lesões bem abaixo de esportes, como futebol americano, hóquei e similares a outras lutas.[38,39] Em nosso meio, Carazzato *et al.* (1995), em um estudo da incidência de lesões e atendimento médico desportivo nos Jogos Pan-americanos de Mar del Plata, realizados na Argentina, em 1995, encontraram o judô responsável pelo maior número de lesões na área de traumatologia, principalmente lesões articulares, dentre as 33 delegações presentes, e pelo quarto lugar no número de atendimentos gerais no departamento médico da referida competição. Destaque foi dado para o grande número de atletas da modalidade que apresentavam queixa de lombalgia (9 entre os 21 atletas presentes na competição).[29]

Kurihara e Wilson, em 1969, descreveram as lesões mais comuns no judô em ordem de frequência: entorses de tornozelos, e de punho, luxações de ombro, lesões nos dentes e na boca, fraturas de costelas e de clavícula.[40]

Koiwai, em 1965,[35] estudou lesões maiores dentro da modalidade, não levando em consideração lesões menores, como entorses, contusões e abrasões leves, apesar de, em seu estudo, não ter deixado claros os critérios pelos quais considerou as lesões graves. De um total de 70 lesões consideradas maiores, encontrou 27 luxações (40%), 27 fraturas (40%), sete entorses graves (10%), quatro concussões (5,7%), quatro contusões graves (5,7%), duas lesões de cartilagem do joelho (2,8%) e cinco consideradas miscelânea (7,15%).

Das 27 luxações, 18 envolveram o ombro: seis na articulação glenoumeral, 12 na articulação acromioclavicular. Sete envolveram o cotovelo; das duas restantes envolveu quirodáctilo, e a outra, um artelho.

Das 27 fraturas, 11 envolveram o membro superior: três, a clavícula; duas, o úmero; uma, o cotovelo; duas, o antebraço; uma, a mão e duas, os dedos. Oito envolveram os membros inferiores: uma, o joelho; uma, a tíbia e fíbula; 1, a tíbia; 1, a fíbula; e 4, artelhos. Houve 2 fraturas de vértebras, uma cervical e uma lombar.

Os três casos de contusões graves acometeram o deltoide, região dorsal e cotovelo.

Os casos de entorses graves foram uma cervical, quatro acromioclaviculares e três de tornozelo.

O grupo de miscelânea incluiu, por exemplo, lesão de tendão do calcâneo, queimaduras dos pés e lesão de aponeurose da mão.

Essas lesões foram associadas à técnica do judô utilizada no momento de sua ocorrência, sendo essas divididas em técnicas que envolvem arremesso do oponente (Nage ou Tachi-waza), técnicas de solo (Katame ou Ne-waza), técnicas de queda ao solo (Ukemi) e miscelâneas.

A grande maioria das lesões foi correlacionada com técnicas de arremesso (57 casos). Dessas, 14 foram decorrentes de técnicas de arremesso que utilizam preferencialmente as mãos (te-waza); 20 decorrentes de técnicas de arremesso que utilizam mais o quadril (koshi-waza); 17 de arremesso de pernas (ashi-waza) e seis de arremessos de sacrifício (sutemi-waza), distribuídos da seguinte maneira (Quadro 1).

As técnicas de solo foram responsáveis por quatro lesões, e as de queda ao solo por apenas uma. Das consideradas miscelânea, em número de oito, praticamente todas foram por mecanismos acidentais, como, por exemplo, um judoca que teve sua perna quebrada, quando outro atleta, que não o seu oponente, caiu sobre sua perna, durante prática livre de exercícios sobre o mesmo tatame.

Quanto às causas das lesões, foram divididas entre técnicas impróprias de arremesso, técnicas impróprias de queda ao solo, superfícies impróprias para a prática da modalidade, arremessos abortados, recorrência de lesões antigas, problemas nas técnicas de solo. O maior responsável pelo número absoluto de lesões foram técnicas inadequadas de queda ao solo (25,45%), seguidas por uma distribuição igualitária entre as outras causas (18,2%), menos recorrência de lesões antigas (12,75%) e técnicas de solo (7,27%).

As causas de lesões decorrentes de técnicas impróprias de arremesso podem ser divididas em três categorias: técnicas impróprias do arremessador (chamado de *tori*), técnicas impróprias daquele que está sendo arremessado (chamado de *uke*) e condições da superfície de queda.

As lesões mais comuns encontradas nesse estudo cometeram a região do ombro, e a causa mais comum foi decorrente de técnicas inadequadas de arremesso do oponente.

Outro mecanismo de lesão comum encontrado foi a queda sobre o membro superior estendido contra o tatame, quando o atleta é arremessado. As lesões mais comuns causadas por esse mecanismo se deram no cotovelo, antebraço e punho, principalmente fraturas e luxações. É importante lembrar que, nesse estudo, somente foram relatadas lesões que o autor considerou graves, e que, portanto, o perfil de lesões menores, como entorses e contusões leves, não é relatado.

As condições da superfície de prática do esporte foram levantadas nesse estudo como causadoras de lesões, como no caso de fraturas de dedos de pés e mãos por ficarem presos entre duas placas de tatame.

Técnicas de solo podem levar a lesões, principalmente quando o oponente tenta escapar dos movimentos de segurar aos quais está sendo submetido, como foram encontradas, decorrentes dessas técnicas, contusão de escroto, entorse cervical e entorse de joelho.

Quadro 1. Lesões correlacionadas com técnicas		
Te-waza	Seio-nage	9
	Taia-otoshi	
Koshi-waza	Makikomi-goshi	7
	Tsurikomi-goshi	3
	Hari-goshi	2
	Hane-goshi	1
	Ushiro-goshi	1
	Não especificado	6
Ashi-waza	Osto-gari	7
	Uchimata	3
	Sasae-tsurikomi-ashi	3
	Kosoto-gari	1
	Não especificado	3
Sutemi-waza	Tomoe-nage	2
	Uki-waza	2
	Tani-otoshi	1
	Não especificado	1

Nas técnicas de estrangulamento, o objetivo é a compressão dos vasos maiores do pescoço, levando à inconsciência. Existe a possibilidade de compressões repetidas a os vasos levarem, por lesão endotelial, à trombose de veias cerebrais e/ou manifestações petequiais hipóxicas na substância cerebral, além de estimulação dos efeitos reflexos do seio carotídeo. O tempo requerido para induzir perda de consciência com essas técnicas costuma ser curto (1 a 5 segundos).[37] Um judoca de 33 anos, após manobra de estrangulamento, evoluiu com deficiência permanente de memória por lesão de lobo temporal e afastou-se em definitivo do esporte, conforme relatado por Owens e Ghadiali, em 1992.[41] Outro estudo realizado, em 1997, descreveu o caso de um judoca de 29 anos, que, após sofrer manobra de estrangulamento, durante aula de judô, evoluiu com cefaleia frontal, náuseas, defeitos transitórios no campo visual e disfasia.[42] Cerca de 4 dias após o início do quadro, os exames complementares a que foi submetido mostraram áreas de infarto cerebral por embolia.

Técnicas de ataque às juntas tendem a produzir lesão de ligamentos e/ou luxação da articulação. Atualmente, já visando à prevenção de lesões mais graves, somente é permitido o ataque à articulação do cotovelo como forma de ganhar a luta.

No estudo realizado por Carazzato et al., em 1992, analisando os casos de traumatologia esportiva atendidos em um ambulatório, entre dez modalidades esportivas (voleibol, futebol de salão, handebol, ginástica olímpica, futebol, esgrima, tênis, basquete, bocha e judô), o judô foi o responsável pelo menor número de atendimentos. A região do corpo mais afetada na prática do judô foi o joelho, principalmente por lesões meniscais e ligamentares, seguido por lesões à coluna.[43]

Em 1996, Carazzato et al. analisaram, através de questionários, 129 atletas de judô separados em três níveis: nível A-59, atletas de nível internacional; nível B-33, de nível nacional e nível C-37 de nível estadual e/ou municipal, obedecendo às sete categorias por peso, segundo a FIJ, ou seja: até 60 kg – peso ligeiro; > 60 até 65 kg – peso meio-leve; > 65 até 71 kg – peso leve; > 71 até 78 kg – peso meio-médio; > 78 até 86 kg – peso médio; > 86 até 95 kg – peso meio-pesado e > 95 kg – peso pesado. Foi encontrado maior número de lesões nas categorias superiores, achado este caracterizado como consequência dos esforços maiores para alcançar melhores resultados. Outro achado diz respeito a um maior número de lesões nas categorias mais pesadas, porém com lesões semelhantes nos diferentes grupos. Os achados de lesões por área do corpo mostraram equivalência entre membros inferiores, superiores e segmentos axial e cefálico somados. Nesse trabalho, a região anatômica mais frequentemente lesada foi o ombro, seguida pelo joelho, mão, pé, tornozelo, lesões auriculares e cotovelo. Os autores chamaram a atenção para o fato de cerca de metade das lesões comprometer articulações.[36]

Algumas lesões, raras no âmbito ortopédico, são descritas na prática do judô, como a avulsão completa dos tendões dos isquiotibiais da tuberosidade isquiática.[44] Foram reportados dois casos com mecanismos de trauma diversos, um na extensão súbita do joelho da perna-pivô, com o quadril flexionado, durante o movimento de uchimata, e o outro, pela flexão e abdução forçadas dos quadris com os joelhos totalmente estendidos, durante o movimento de taiotoshi. Outra lesão rara, mesmo em esportes com alto risco de lesões, encontrada na prática do judô, foi um deslocamento dorsal da cabeça da ulna.[45,46] O mecanismo de trauma ocorreu durante uma luta, em que o atleta, segurando firmemente a vestimenta do oponente com o antebraço em meia pronação, foi arremessado lateralmente, ainda segurando a lapela da vestimenta, forçando uma hiperpronação do punho. Outro estudo descreve uma fratura osteocondral do côndilo femoral lateral, durante a prática sem contato de artes marciais, por um garoto de 16 anos. Pela localização da lesão na superfície inferolateral do côndilo lateral, nenhum dos mecanismos de trauma habituais para esse tipo de fratura pôde ser aventado (avulsão ligamentar, luxação de patela, secundário à osteocondrite).[47] Foi relatado um caso de lesão dos nervos torácico longo e escapular dorsal após luxação anterior traumática da articulação glenoumeral, causada por queda sobre o ombro durante uma luta de judô.[48]

Outro aspecto importante dentro do treinamento de qualquer modalidade esportiva, mas estudada especificamente no âmbito do judô por Callister et al., em 1990, é o relacionado com o excesso de treinamento, ou a chamada síndrome do *overtraining*, que acontece principalmente nos períodos que antecedem competições. Aumentando repentinamente por duas vezes o treinamento de atletas de elite durante um período predeterminado de 10 semanas, estudaram-se as consequências desse ato por meio de parâmetros fisiológicos e psicológicos. No estudo em questão, apesar de não ter havido manifestação clínica de sintomas por parte dos atletas, houve mudanças que poderiam pôr em risco o desempenho dos atletas, como diminuição no ganho de força e perda de força isocinética. Os outros parâmetros descritos para a síndrome de sobrecarga, como perda de peso e gordura corporal, aumento da frequência cardíaca em repouso e em esforços submáximos, diminuição do VO_2 e lactato sanguíneo, não foram observados nesse estudo. Os autores relacionaram esses resultados com grande quantidade de exercícios anaeróbios realizada pelos atletas, aventando também a possibilidade de atletas de judô de elite terem uma capacidade de tolerância ao aumento de carga nos exercícios, sugerindo mais estudos específicos para o esporte.[49]

OUTRAS LESÕES

Um tipo de lesão amplamente observado entre os participantes das modalidades de lutas que requerem o embate corpo a corpo, principalmente nas técnicas de solo, são os hematomas auriculares que ocorrem por atrito contínuo contra a vestimenta do oponente ou contra o próprio tecido do tatame. Estas lesões podem ser observadas em sua forma aguda (Fig. 9), podendo ser puncionadas e esvaziadas, normalmente com bons resultados. A crônica, chamada "orelha em couve-flor", de tratamento às vezes difícil, requer a participação de especialidades, como a cirurgia plástica. Essa lesão traumática foi descrita em coelhos por Petrolito et al., em 1993, correlacionando-a com esportes, como o judô.[50]

Um estudo de 1988 relatou o caso de um atleta de artes marciais que desenvolveu trombose venosa profunda nas veias tibial pos-

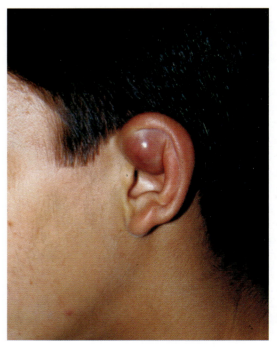

Figura 9. Hematoma auricular.

terior, poplítea e femoral por excesso de treinamento, negando trauma agudo à região.[51] Dissecção da artéria vertebral após uma sessão de judô foi descrita em 1994.[52]

Durante a realização da técnica de queda ao solo (ukemi) já descrita, são relatados casos de dor lombar crônica; cerca de 60% dos judocas de nível competitivo no Japão queixam-se de dor lombar de causa desconhecida. Fujita et al., em 1988, descreveram a formação de hematomas crônicos perirrenais pelo movimento repetitivo de ukemi, com traumas repetitivos à região lombar.[40] De Meersman e Wilkerson[53] demonstraram que, ao atingir o solo pela técnica de rolamento, após o arremesso de um lutador, a região lombar é submetida a forças compressivas da ordem de 1.819 joules sobre um tatame de 2,5 cm de espessura, resultando na "nefropatia do judô", com hematúria microscópica e inibição da taxa normal de filtração glomerular.[53] Muitas pesquisas mostram que atividades atléticas intensas resultam em proteinúria e hematúria.[37] Nas atividades do judô com treinamento intenso, normalmente é encontrada hematúria em cerca de 10 a 12% dos atletas no pós-exercício, sem qualquer repercussão clínica significativa.

CONCLUSÕES

Apesar de medidas, como o uso de equipamentos de segurança e mudança nas regras, poderem contribuir de forma positiva para a prática de um esporte mais seguro, este objetivo, no âmbito de treinamentos e competições das artes marciais, somente pode ser alcançado por meio da educação das pessoas relacionadas com o esporte, como atletas, árbitros, técnicos e organizadores. Essa educação deve ser com base no acompanhamento de estudos que trazem uma base científica para o conhecimento das lesões mais incidentes na modalidade esportiva, além de medidas para controle, tratamento e prevenção das mesmas. Além disso, importância deve ser dada à assistência médica antes, durante e após treinamentos e competições. Uma avaliação bem realizada na pré-temporada é de vital importância para o conhecimento dos atletas e percepção de tendências para determinados tipos de lesão. Sempre que possível, deve o médico assistente avaliar a possibilidade de retorno do atleta a suas atividades após lesões, tanto agudas quanto crônicas, em treinamentos ou competições.

REFERÊNCIAS BIBLIOGRÁFICAS

1. Birrer RB. Trauma epidemiology in the Martial Arts. AM J Sports Med 1996;24:72-79.
2. Birrer RB, Birrer CD. Unreported injuries in the Martial Arts. Brit J Sports Med 1983;17:131-34.
3. Birrer RB, Birrer CD. Martial Arts injuries. Phys and Sports Med 1982;10:103-8.
4. Johannsen HV, Noerregaard FOH. Prevention of injury in Karate. Brit J Sports Med 1988;22:113-15.
5. Birrer RB, Halbrook SP. Martial arts injuries: the results of a five-year national survey. Am J Sports Med 1988;16:408-10.
6. Tenvergert EM, Ten Duis HJ, Klasen HJ. Trends in sports injuries; 1982–1988: An in-depth study on four types of sport. J Sports Med Phys Fit 1992;32:214-20.
7. Hirata K. Injuries in Karate in all Japan. Jpn J Educ Med 1967;3:123-24.
8. Roback MD. The injury debate. BlackBelt 1979;1:38-40.
9. Mc Latchie GR. Analysis of injuries in 295 karate contests. Br J Acc Surg 1976;8:132-34.
10. Zemper ED, Pieter W. Injuries rats during the 1988 US Olympic trials for taekwondo. Br J Sports Med 1989;23:161-64.
11. Gronwall D, Wrightson P. Delayed recovery of intellectual function after minor head injury. Lancet 1974;2:605-9.
12. Kurland HL. Injuries in karate. Phys Sportsmed 1980;8:80-85.
13. Smith PK. Punching impact effect of the karate, boxing and thumbless boxing glove. In: Terauds J, Gowitzke BE, Holt LE. (Eds.). Biomechanics in sports III and IV. Del Mar Ca: Academic, 1987.
14. Klein KK. The martial arts and the caucasian knee: a tiger by the tail. J Sports Med 1975;3:44-47.
15. Schwartz ML, Hudson AR, Fernie GR et al. Biomechanical study of full contact karate contrasted with boxing. J Neurosurg 1986;64:248-52.
16. Klein KK. Why caucasian martial artists have greater knee problems. J Am Corr Ther Assoc 1976;7:51-56.
17. Aotsuka A, Kojima S, Furumoto H et al. Punch drunk syndrome due to repeated karate kicks and punches. Rinshu Shinkeigaku 1990;30:1243-46.
18. Stricevic MV, Patel MR, Okazaki T et al. Karate: historical perspective and injuries susteinad in national and international tournament competitions. Am J Sports Med 1983;11:320-24.
19. Hirata K. Injuries of karate in all Japan. Jpn Educ Med 1967;3:123-24.
20. McLatchie G. Karate and karate injuries. Glas Royal Inf 1981;84-86.
21. McLatchie GR, Morris EW. Prevention of karate injuries – A progress report. Brit J Sports Med 1977;11:78-82.
22. Joahannsen HV, Noerregaard FOH. Karate injuries – Relations to qualifications of participants and competition success. Ugeskr Laeger 1986;148:1786-90.
23. McLatchie GR, Davies JE, Caulley JH. Injuries in karate – A case for medical control. J Trauma 1980;20:956-58.
24. Niemann EA, Swan PG. Karate injuries. Br Med J 1971;1:233.
25. Crosby AC. The hands of karate experts. Clinical and radiological findings. Brit J Sports Med 1985;19:41-42.
26. Kim YJ. Taekwondo arte marcial coreana. São paulo: Thiré, 1995, vol. 1.
27. Feehan M, Walter AE. Pecompetition injury and subsequent tournament performance in full-contact Taekwondo. Br J Sports Med 1995;29:258-62.
28. Oler M, Tomson W, Pepe H et al. Morbidity and mortality in the Martial Arts: a warning. J Trauma 1991;31:251-53.
29. Carazzato JG, Rossi JP, Fonseca BB et al. Jogos Pan-Americanos – Mar Del Plata, 1995. Incidência de atendimento médico desportivo. Rev Bras Ortop 1995;30:727-34.
30. Rimel RW, Giordani B, Barth JT et al. Disability caused by minor head injury. Neurosurg 1981;9:221-28.
31. Gronwall D, Wrightson P. Delayed recovery of intellectual function after minor head injury. Lancet 1974;2:605-9.
32. Critchley GR, Mannion S, Meredith C. Injuries rates in Shotokan karate. Br J Sports Med 1999;33:174-77.
33. Schmid L, Hájek E, Votipka F et al. Experience with head-gear in boxing. J Sports Med Phys Fitness 1969;8:171-76.
34. Feld M, McNair R, Wilk S. The phyisics of karate. Sci Am 1979;240:150-58.
35. Koiwai EK. Major accidents and injuries in judo. Ariz Med 1965 Dec.;22(12):957-62.
36. Carazzato JG, Cabrita H, Castropil W. Repercussão no aparelho locomotor da prática do judô de alto nível- estudo epidemiológico. Rev Bras Ortop 1996;12:957-69.
37. Norton ML, Safrin M, Cutler P. Medical aspects of judo. NY St J Med 1967;15:1750-52.
38. Kujala UM, Taimela S, Antti-Poika I et al. Acute injuries in soccer, ice hockey, volleyball, basketball, judo, and karate: analysis of national registry data. BMJ 1995;311:1465-68.
39. Tenvergert EM, Ten Duis HJ, Klasen HJ. Trends in sports injuries; 1982-1988: An in-depth study on four types of sport. J Sports Med Phys Fitness 1992;32:214-20.
40. Fujita S, Kusunoki M, Yamamura T et al. Perirenal hematoma following judo training. NY ST J Med 1988 Jan.;88(1):33-34.
41. Owens RG, Ghadiali EJ. Judo as a possible cause of anoxic brain damage– a case report. J Sports Med Phys Fit 1991;31:627-28.
42. McCarron MO, Patterson J, Duncan R. Stroke without dissection from a neck holding manoeuvre in martial arts. Br J Sports Med 1997;31:346-47.
43. Carazzato JG, Campos LA, Carazzato SG. Incidência de lesões traumáticas em atletas competitivos de dez tipos de modalidades esportivas. Trabalho individual de duas décadas de especialista em Medicina Esportiva. Rev Bras Ortop 1992;27:745-58.
44. Kurosawa H, Nakasita K, Nakasita H et al. Complete avulsion of the hamstring tendons from the 1996.ischial tuberosity. A report of two cases sustained in judo. Br J Sports Med 1996;30:72-73.

45. Curr JF, Coe WA. Dislocation of the inferior radio-ulnar joint. *Brit J Surg* 1946;34:74-77.
46. Russo MT, Maffulli N. Dorsal dislocation of the distal end of the ulna in a judo player. *Acta Orthop Belg* 1991;54:442-46.
47. Mbubaegbu CE, Persy ALJ. Femoral osteochondral fracture – A non-contact injury in martial arts? A case report. *Br J Sports Med* 1994;28:203-5.
48. Jerosch J, Castro WH, Geske B. Damage of the long thoracic and dorsal scapular nerve after traumatic shoulder dislocation: case report and review of the literature. *Acta Orthop Belg* 1990;56:625-27.
49. Callister R, Callister RJ, Fleck SJ et al. Physiological and performance responses to overtraining in elite judo athletes. *Med Sci Sports Exerc* 1990;22:816-24.
50. Petrolito G et al. Traumatic auricular hematoma in athletes: histopathological findings and clinical considerations on the experimental animal model. *Acta Otorhinolaringol Ital* 1993;13:339-47.
51. Zigun JR, Schneider SM. Effort thrombosis (Paget-Schroetter's syndrome) secondary to martial arts training. *Am J Sports Med* 1988;16:189-90.
52. Lannuzel A, Moulin T, Amsallem D et al. Vertebral-Artery dissection following a judo session: a case report. *Neuropediatrics* 1994;25:106-8.
53. De Meersman RE, Wilkerson JE. Judo nephropathy: trauma versus non-trauma. *J Trauma* 1982;22:150-52.

SEÇÃO II

MMA – ARTES MARCIAIS MISTAS

Márcio Tannure ■ Flávio Cruz

■ HISTÓRIA DO ESPORTE

Os esportes marciais foram desenvolvidos para o entretenimento durante o tempo de paz entre as guerras e para manter os guerreiros em forma.

No Egito, as pirâmides gravam inscrições hieroglíficas de egípcios em luta e praticando artes marciais ao longo do Rio Nilo que datam de 3.000 a.C. (Fig. 1). Há relatos de técnicas de combate sem armas entre soldados da Mesopotâmia e Suméria (3.000 a.C. a 2.300 a.C.).

O primeiro esporte relacionado com as lutas marciais mistas é o Pankration. Os gregos acreditavam que foi criado pelo herói Teseu, que combinava luta livre com o boxe para derrotar o Minotauro no labirinto. O Pankration grego foi introduzido nos Jogos Olímpicos em 648 a.C., sendo os gladiadores romanos os primeiros praticantes de pankration (um esporte marcial que combina técnicas de boxe e luta livre). Assim, o termo "pankration", que é originado de duas palavras gregas: "Pan, que significa "tudo", e kratos, que significa "Poderes". Por volta de 700 a.C. *wrestling*, boxe e outros esportes de combate já faziam parte das Olimpíadas.

MMA é a sigla para Mixed Martial Arts, ou em português, artes marciais mistas.

Definido como uma modalidade de luta onde os praticantes não seguem um estilo específico de arte marcial. O nome técnico do esporte: Mixed Martial Arts (Artes Marciais Mistas). O praticante utiliza qualquer golpe ou técnica das mais diferentes artes marciais, como o Caratê, Judô, Muay Thai, Boxe, entre outras.

No Brasil, o esporte foi criado na década de 1930 pela família Gracie, com o objetivo de mostrar a superioridade técnica da arte marcial, difundida entre o clã: o Jiu-Jitsu Gracie. O conceito básico era o "vale-tudo", sem limite de tempo, em que técnicas de qualquer arte marcial eram válidas. Aos poucos, foi lapidado e chegou até o das artes marciais mistas, um esporte profissional (Fig. 2).

Atualmente o esporte tem evoluído, exigindo as regras cada vez mais rígidas, visando à integridade física do atleta. Os praticantes estão cada vez mais técnicos e mais bem preparados fisicamente.

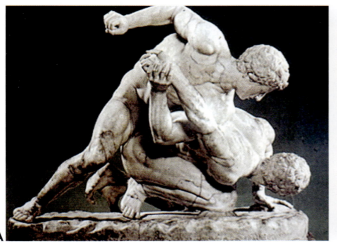
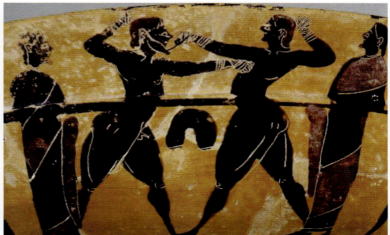
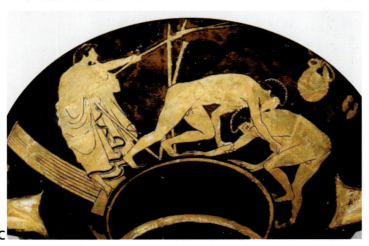

Figura 1. (A-C) Primeiros registros do Pankration grego.

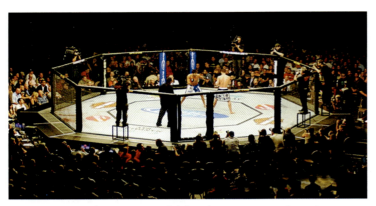

Figura 2. Evento de MMA, com dois lutadores ao centro do octógono.

O MÉDICO NO MMA

Dado o aumento da popularidade das artes marciais, é comum que médicos de várias especialidades encontrem pacientes que as praticam. De pacientes pediátricos a geriátricos, que convivem com várias desabilidades, podem-se encontrar benefícios físicos, psicológicos e terapêuticos na prática das artes marciais. Entretanto, estas práticas também oferecem riscos de lesões de diversas naturezas. Uma apreciação da demanda física das AMs é crucial para o entendimento da patogênese da lesão e para planejar o tratamento e prevenção, determinando o retorno seguro do praticante. Neste sentido, lutas de pleno contato estão associadas à alta incidência de lesões.

O Comitê Médico da CABMMA (Comissão Atlética Brasileira de MMA) é composto por profissionais que têm como responsabilidade garantir a segurança no esporte, assegurando ao atleta condições propícias para a evolução máxima de seu desempenho (Fig. 3).

É função do médico que atua no MMA:

- A checagem das condições gerais de saúde dos atletas.
- O acompanhamento da pesagem dos atletas.
- O acompanhamento dos combates do início ao fim e intervir em sua continuidade caso seja atestado que o estado de saúde do atleta não condiz com o estabelecido nas regras.
- A realização da inspeção médica após cada combate.
- A realização dos procedimentos médicos, após o combate.
- A realização dos exames antidoping.
- A avaliação e credenciamento das instituições de assistência médica curativa e preventiva aos atletas.
- A reavaliação e certificação periódica das instituições assistenciais credenciadas para atender aos atletas.

PESAGEM E CATEGORIAS DE PESO

Foram definidas as seguintes categorias de peso, com seus respectivos limites (Fig. 4):

- *Peso mosca (flyweight):* abaixo de 57 kg (125,9 lbs).
- *Peso galo (bantamweight):* entre 57,1 kg (126 lbs) até 61,1 kg (134,9 lbs).
- *Peso pena (featherweight):* entre 61,2 kg (135 lbs) até 65,7 kg (144,9 lbs).
- *Peso leve (lightweight):* entre 65,8 kg (145 lbs) até 70,2 kg (154,9 lbs).
- *Peso meio-médio (welterweight):* entre 70,3 kg (155 lbs) até 77 kg (169,9 lbs).
- *Peso médio (middleweight):* entre 77,1 kg (170 lbs) até 83,7 kg (184,9 lbs).
- *Peso meio-pesado (light heavyweight):* entre 84 kg (185 lbs) até 92,9 kg (204,9 lbs).
- *Peso pesado (heavyweight):* entre 93 kg (205 lbs) até 120,1 kg (264,9 lbs).
- *Peso superpesado (super heavyweight):* acima de 120,2 kg (265 lbs).

As comissões também podem permitir lutas em pesos combinados (*catchweight*). Não existe limite para estes pesos combinados, que são analisados de acordo com cada situação, porém há um limite tolerável de diferença de peso entre dois adversários para cada categoria de peso.

RESULTADOS DAS LUTAS

Uma luta pode ter apenas um dos seguintes resultados:

- Finalização (submissão):
  - Por desistência: quando um lutador usa sua mão para indicar que não deseja mais continuar.
  - Por desistência verbal: quando um lutador anuncia verbalmente que não deseja mais continuar.
- Submissão técnica: quando o árbitro interrompe a luta mesmo sem que o derrotado tenha indicado desejo de parar (utilizado normalmente em casos de desfalecimento).
- Nocaute técnico:
  - Por interrupção da luta pelo árbitro.
  - Por interrupção da luta pelo médico (quando uma contusão causada por manobra legal for severa demais, suficiente para interromper a luta).
- Nocaute
  - Decisão:
    - Unânime: para os três juízes o mesmo vencedor é apontado ao final dos *rounds* regulamentares.

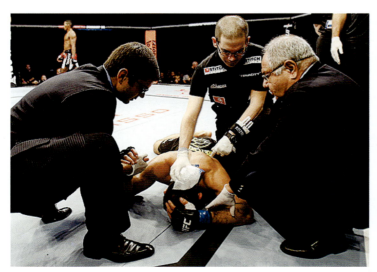

Figura 3. Médicos em ação durante o MMA.

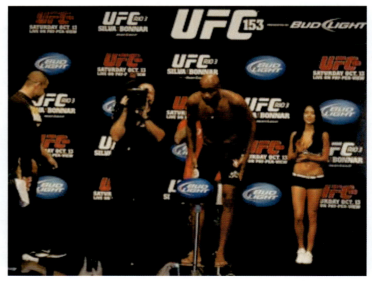

Figura 4. Atleta no momento da pesagem e definição do peso.

- Dividida: dois juízes apontam um lutador como vencedor, e o terceiro juiz aponta o outro lutador como vencedor.
- Majoritária: quando dois juízes apontam um lutador como vencedor, e o terceiro juiz aponta empate.
• Empate:
  - Unânime: quando os três juízes indicam empate ao final dos *rounds* regulamentares.
  - Majoritário: quando dois juízes indicam empate, e o terceiro aponta um vencedor.
  - Dividido: quando todos os juízes indicam resultados diferentes que somam empate técnico, quando os dois lutadores se machucam e não conseguem prosseguir no combate (casos de nocaute duplo).
■ Desclassificação: punição por alguma falta cometida por um dos lutadoes.
■ *No contest*: quando algum acontecimento fora das regras invalida o resultado.

■ AÇÕES NÃO PERMITIDAS NO COMBATE

São consideradas faltas no MMA:

■ Dar cabeçada no adversário.
■ Colocar o dedo no olho do adversário.
■ Morder ou cuspir no adversário.
■ Puxar os cabelos do adversário.
■ Agarrar o adversário pela boca.
■ Atacar a região genital do oponente.
■ Intencionalmente colocar um dedo em qualquer orifício do oponente.
■ Golpear com o cotovelo de cima para baixo.
■ Manipular juntas pequenas.
■ Golpear a espinha ou parte de trás da cabeça do oponente (até o topo da orelha e o ápice da coroa).
■ Golpear os rins com os calcanhares.
■ Qualquer golpe à garganta.
■ Agarrar, beliscar, torcer a pele ou carne.
■ Agarrar a clavícula.
■ Chutar a cabeça de um adversário caído.
■ Aplicar joelhadas na cabeça de um adversário caído.
■ Pisar em um adversário caído.
■ Utilizar linguagem abusiva no ringue ou octógono.
■ Utilizar conduta antidesportiva que possa machucar o adversário.
■ Atacar um oponente no intervalo.
■ Atacar um oponente quando este está sob cuidados do árbitro.
■ Timidez (evitar contato, intencionalmente derrubar o protetor bucal ou simular contusão).
■ Interferência de um *cornerman*.
■ Arremessar um oponente para fora da área de luta.
■ Desrespeitar as instruções dadas pelo árbitro.
■ Arremessar o adversário contra a lona sobre a cabeça ou coluna dele (bate-estaca).

■ TÉCNICAS PERMITIDAS

São permitidos golpes com o cotovelo, exceto se forem aplicados de cima para baixo. Aperfeiçoamentos das regras unificadas atualmente permitem qualquer tipo de ataque com cotovelos, exceto nas áreas do corpo, cujo contato não é permitido. Golpes que atingem a orelha são aceitos.

■ VESTUÁRIO

Os atletas devem lutar com *shorts* aprovados, sem nenhum tipo de calçado. Tornozeleiras e joelheiras são aceitas. Camisetas, *rashguards*, quimonos não são permitidos.

Os lutadores devem utilizar luvas leves (de 4 a 6 onças), deixando os dedos livres (Fig. 5). As luvas devem ser novas e entregues em perfeitas condições pelo promotor do evento e aprovadas pela Comissão Atlética local, ou serão substituídas. Nenhum competidor pode usar suas próprias luvas.

Em todas as categorias de peso as bandagens das mãos dos competidores devem ser restritas a gazes leves, com no máximo 15 jardas (13,7 m) de comprimento por 2 polegadas (5 cm) de largura, afixada por esparadrapo cirúrgico de, no máximo, 10 pés (3 m) por uma polegada (2,5c m) de largura, para cada mão. As bandagens devem ser postas no vestiário, na presença de um inspetor e do *cornerman*, chefe do oponente. Sob nenhuma circunstância as luvas de um lutador podem ser colocadas antes de receber aprovação do inspetor.

Todos os competidores devem usar protetor bucal durante as lutas (Fig. 5). O aparato será inspecionado e aprovado pelo médico presente ao evento. Um *round* não pode começar sem o protetor no lugar. Se o protetor cair involuntariamente, o árbitro deve pedir tempo, limpá-lo e reinseri-lo na boca do competidor que a perdeu no primeiro momento oportuno, sem interferir na ação imediata.

Lutadores devem usar protetor genital (coquilha), de tipo aprovado pelo comissário presente (Fig. 5). Lutadoras são proibidas de usar protetor genital. Elas devem usar protetor de seios, igualmente aprovados pelo comissário.

■ INCIDÊNCIA DE LESÕES

As artes marciais mistas (MMA) passam por um aumento na popularidade desde que surgiu na década de 1990. Constantemente o esporte enfrenta críticas relacionadas com excesso de violência e brutalidade. Considerado um esporte de extremo contato físico, o MMA tem escoriações faciais, como lesões mais frequentes, segui-

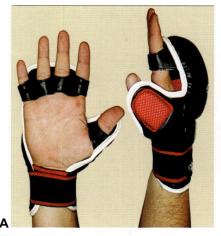
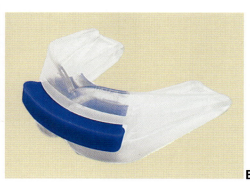
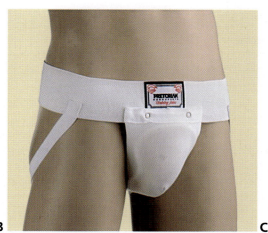

Figura 5. Equipamentos de proteção permitidos para atletas de MMA. (**A**) Luvas. (**B**) Protetor bucal. (**C**) Coquilha.

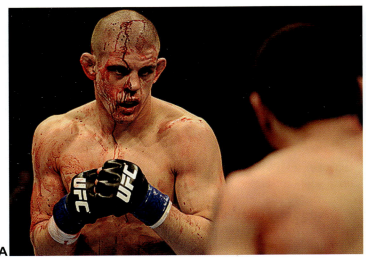 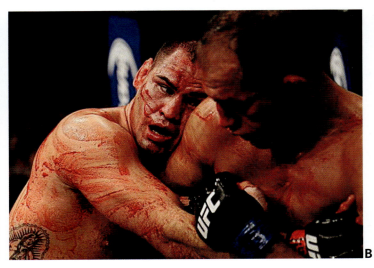

Figuras 6. Lesões na face e crânio de lutadores em combate.

das por lesões traumáticas, como fratura de ossos da face e de costela, luxação acromioclavicular e lesões ligamentares de membro inferior.

O crânio é o principal alvo dos golpes traumáticos (socos, chutes, cotoveladas e joelhadas) no MMA. A face é a região mais acometida nos combates (Fig. 6). Escoriações, lacerações e hematomas são as lesões mais comuns nesta região do corpo.

Os *jabs* e diretos são os mais utilizados. Por serem golpes retos, atingem normalmente a parte frontal do rosto. E o nariz é a principal saliência desta área.

O nariz é, frequentemente, lesionado, podendo apresentar fratura dos ossos nasais associada à lesão da cartilagem nasal, geralmente provocando epistaxe intensa. Traumas de maior energia podem ainda causar afundamento do osso do nariz chegando a causar riscos nas vias respiratórias do lutador acometido.

As fraturas dos membros superiores são comuns. Fraturas no punho, metacarpos e falanges podem fazer com que o lutador abandone a luta. No membro superior, as luxações acromioclavicular e escapuloumerais são frequentes e são uma tendência a indicar o tratamento cirúrgico pelo risco de lesões recorrentes.

As luvas foram projetadas para proteção das mãos dos lutadores. Porém, como o MMA manipula as mãos diferentemente do boxe, por exemplo, suas luvas também foram desenhadas para serem leves, e com os dedos à mostra.

Nos membros inferiores, os joelhos são as articulações mais acometidas e frequentemente lesionadas no período de treinamento para uma luta. Chegam a ser comuns os cancelamentos de disputas. Os traumas nos joelhos também podem acontecer durante os combates, tendo o Ligamento Cruzado Anterior a estrutura mais acometida, seguido pelos meniscos (Fig. 7).

Diferente de outros esportes em que as lesões dos ligamentos ocorrem por mudanças de direção em alta velocidade ou saltos, como o basquete, futebol e vôlei, no MMA a grande causa são os golpes com o intuito de finalização, principalmente os golpes na região do cotovelo, ombro, tornozelo e joelho.

Cada golpe aplicado possui um movimento específico com alavancas variadas, o que gera uma sobrecarga ligamentar quando o movimento da articulação chega ao seu grau máximo de movimento. Em certos casos os movimentos são muito rápidos, e o atleta não tem tempo de se defender, em outros, o lutador não desiste de uma imobilização para não perder a luta, e os ligamentos entram em sofrimento e se rompem.

Segundo Kochhar há um enorme potencial dos atletas de sofrerem ferimentos graves e potencialmente fatais em razão da natureza do esporte. O aumento acentuado no número de eventos profissionais tem despertado grande interesse no estudo e identificação das lesões.

Segundo Bledsoe *et al.* em um total de 171 lutas de MMA envolvendo 220 lutadores, houve um total de 96 lesões de 78 lutadores (Quadro 1). Das 171 lutas, 69 (40,3%) terminaram com pelo menos um lutador ferido. A taxa de prejuízo global foi de 28,6 lesões por 100 participações em lutas ou 12,5 lesões por 100 *rounds*. Laceração facial foi a lesão mais comum responsável por 47,9% de todas as lesões, seguido por lesão na mão (13,5%), lesão no nariz (10,4%) e lesões oculares (8,3%). A idade avançada foi associada a aumento significativo do risco de lesões. O resultado mais comum para uma luta de MMA foi um nocaute técnico (*TKO*), seguido por *tap out*. A taxa de lesões nas competições de MMA é compatível com outros esportes de combate.

Segundo *Reidar et al.*, em geral, o padrão de lesão no MMA é muito semelhante ao boxe profissional. Reidar avaliou, por pesquisa eletrônica, dados sobre lesões incidentes no MMA, apenas seis estudos eram elegíveis para incluir em sua revisão. Estes descrevem a região anatômica mais comumente ferida era a cabeça (variação de 66,8-78,0%), seguido pelo pulso/mão (variação de 6,0-12,0%), enquanto os tipos de lesões mais frequentes foram laceração (variação de 36,7-59,4%), fratura (variação de 7,4-43,3%) e concussão (variação de 3,8-20,4%).

Entretanto, existem muito poucas informações sobre as incidências de lesões no esporte. Outro fator importante é o aumento do número de combatentes do sexo feminino, é fundamental que estejamos conscientes de como padrões de lesão podem ser diferentes.

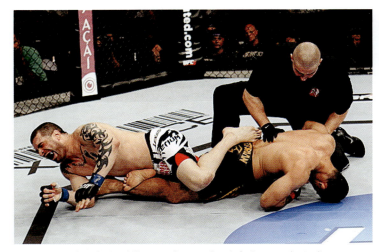

Figura 7. Golpe de imobilização do membro inferior com lesão ligamentar do joelho.

Um estudo de coorte retrospectivo examinou o padrão das lesões ocorridas em eventos de MMA em Nevada, EUA, em 5 anos; com 1.270 lutadores e 635 lutas. Foi observado que 300 dos 1.270 atletas tinham lesões documentadas (23,6 por 100 participações). As lesões mais comuns eram: lacerações e lesão nos membros superiores; concussão severa era 15,4 por 1.000 atletas (3%); não houve morte ou lesão grave. A conclusão foi que as lesões em lutas de MMA são similares às de outras lutas, e os riscos para lesões críticas eram baixos.

Alguns estudos foram realizados entre 2005 e 2012 em sua grande maioria nos Estados Unidos da América, um estudo foi realizado na Irlanda e outro na Austrália (Quadro 2).

Lembramos que é de suma importância que, por trás de todo lutador, deve haver uma equipe multidisciplinar composta por médicos, nutricionistas, fisioterapeutas, preparadores físicos/técnicos trabalhando em prol do melhor desempenho e, principalmente, na manutenção da saúde do atleta. Mais pesquisas epidemiológicas são necessárias para melhorar a precisão da estimativa de incidência de lesão, para determinar a gravidade da lesão e identificar mais fatores de risco para lesões no MMA.

Quadro 1. Incidência de lesões no MMA em competidores profissionais, setembro de 2001 a dezembro de 2004, Comissão Atlética de Nevada*

Local	Número (%)	Taxa de lesão por 100 competidores
Laceração fácil: 46	47,9	13,45
Olho: 8	8,3	2,34
Orelha: 1	1,0	0,29
Nariz: 10	10,4	2,92
Boca: 0	0	0
Mandíbula: 1	1,0	0,29
Nuca: 1	1,0	0,29
Ombro: 5	5,2	1,46
Braço: 1	1,0	0,29
Cotovelo: 2	2,1	0,58
Mão: 13	13,5	3,80
Tórax: 0	0	0
Abdome: 0	0	0
Costas: 2	2,1	0,58
Joelho: 3	3,1	0,88
Tornozelo: 2	2,1	0,58
Pé: 1	1,0	0,29

*Até quatro lesões referidas ao mesmo atleta por luta.

Quadro 2. Descrição dos artigos de pesquisa selecionados

Autor/Ano	Extração dos dados	Tipos de estudo	Amostra	Lesões
Baker et al., 2009	NI	Relato de caso	Um semiprofissional de MMA de 32 anos que sofreu uma ruptura completa do ligamento cruzado anterior após sofrer uma "chave de calcanhar"	–
Barthsch et al., 2012	Laboratório	Estudo experimental	Movimento de gancho com luvas (com e sem preenchimento) na cabeça (com e sem protetor)	O risco de lesão no pescoço do atleta de MMA é maior que no Boxe
Bledsoe et al., 2006	Comissão Atlética de Nevada	Estudo retrospectivo	171 partidas, 220 lutadores, 78 sofreram lesão	Laceração facial, lesão na mão
Buse, 2006	Vídeos disponibilizados pelas organizações dos eventos nos EUA e Japão	Estudo retrospectivo	642 partidas, 1.284 lutadores	182 paralisações por impacto na cabeça, 106 por estresse musculoesquelético, 91 por estrangulamento no pescoço e 83 por traumas diversos
Kochhar et al., 2005	NI	Estudo experimental	Subentendido que os autores escolheram dois atletas para aplicação dos golpes a serem analisados	Este estudo mostra que há um risco significativo de lesões cervicais
Ngai et al., 2008	Site da Comissão Atlética de Nevada	Estudo retrospectivo	635 partidas, 1.270 atletas, 300 sofreram lesão	Lacerações e lesões dos membros superiores, seguidos por lesão na face, lesão ocular, outros tipos de lesões, como torção, lesões nos membros inferiores e concussão

(Continua)

Quadro 2. Descrição dos artigos de pesquisa selecionados *(Cont.)*

Autor/Ano	Extração dos dados	Tipos de estudo	Amostra	Lesões
Rainey, 2009	NI	Estudo descritivo	55 atletas, entre homens e mulheres. Idade entre 18-39 anos do nível amador ao profissional	Lesões na cabeça/pescoço/face, seguidas pelas extremidades inferiores, extremidades superiores, tronco e na virilha. Lesões no nariz, ombro e dos pés. O tipo mais comum de lesão foram contusões, seguidas por lesões nos músculos ou tendões, entorses e abrasões
Roy e Smith, 2010	NI	Análise retrospectiva	8 atletas profissionais de MMA com hematomas auriculares	Hematomas auriculares
Scoggin et al., 2010	Competições profissionais de MMA no Havaí	Estudo observacional	Em 12 partidas foram analisados 116 ataques de 49 lutadores que resultaram em 65 lesões	Lesões por abrasões e lacerações, concussões, lesões faciais e lesões ortopédicas
Slowey et al., 2012	NI	Relato de caso	Um homem de 41 anos de idade que apresentou vertigem grave 2 dias após treino de MMA	Infarto cerebelar com oclusão completa da artéria vertebral direita
Seidenberg, 2011	NI	Revisão narrativa	Artigos sobre lesões no MMA	Cita resultados de trabalhos supracitados

NI = Não informado.

■ BIBLIOGRAFIA

Bahr R, Holme I. Risk factors for sports injuries – A methodological approach. *Br J Sports Med* 2003;37:384-92.

Bledsoe GH, Hsu EB, Grabowski JG et al. Incidence of injury in professional mixed martial arts competitions. *J Sports Sci Med* 2006 July 1;5(CSSI):136-42.

Kochhar T, Back DL, Mann B et al. Risk of cervical injuries in mixed martial arts. *Br J Sports Med* 2005;39(7):444-47.

Krauss E, Aita B. *Brawl: a behind-the-scenes look at mixed martial arts competition.* Toronto, Canadá: ECW, 2002.

Little JR, Wong CF. *Encyclopedia das Artes Marciais.* McGraw-Hill, 2000.

Lystad RP, Wilson KGJ. The epidemiology of injuries in mixed martial arts. A systematic review and meta-analysis. *Orthopaedic J Sports Med* 2014 Jan.;2(1).

Pate RR, Pratt M, Blair SN et al. Physical activity and public health. A recommendation from the Centers for Disease Control and Prevention and the American College of Sports Medicine. *JAMA* 1995;273:402-7.

Rainey CE. Determining the prevalence and assessing the severity of injuries in mixed martial arts athletes. *N Am J Sports Phys Ther* 2009 Nov.;4(4):190-99.

Surgeon General's report on physical activity and health. From the Centers of Disease Control and Prevention. *JAMA* 1996;276:22.

Woodward TW. A review of the effects of martial arts practice on health. *Wisconsin Med J* 2009;108(1):40-43.

Woodward TW. A review of the effects of martial arts practice on health. *WMJ* 2009 Feb.;108(1):40-43.

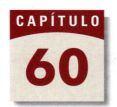

CAPÍTULO 60

ESPORTES AQUÁTICOS

Sérgio Schubert ■ Bruno de Azevedo Barbalho ■ Carina Cohen

■ LESÕES ORTOPÉDICAS NOS ESPORTES AQUÁTICOS

Esportes aquáticos olímpicos são aqueles que se submetem à Federação Internacional de Natação (FINA):

- Natação.
- Polo aquático.
- Saltos ornamentais.
- Nado sincronizado.
- Maratonas aquáticas

Compreender as causas de uma lesão esportiva é essencial para melhorar a sua prevenção, proporcionar um tratamento adequado e determinar o retorno aos treinamentos.

Neste capítulo, vamos abordar as lesões ortopédicas mais frequentes em cada um destes esportes.

■ NATAÇÃO

Os desenhos mais antigos encontrados de pessoas nadando datam de 6.000 anos, e foram encontrados a Sudoeste do Egito, na fronteira com a Líbia.

A natação fez parte dos primeiros Jogos Olímpicos da era moderna em 1896, em Atenas, mas apenas na Olimpíada de 1908, em Londres, as competições ocorreram pela primeira vez em uma piscina.

As mulheres estrearam nos Jogos Olímpicos de Estocolmo, em 1912.

A Maratona Aquática (10 km) estreou nos Jogos Olímpicos de Pequim em 2008, e tornou-se o quinto esporte sob a tutela da FINA em Olimpíadas.[1,2]

A natação é composta por quatro estilos: livre, costas, borboleta e peito.

Independentemente do estilo preferencial de cada nadador, o estilo livre ocupa sempre uma boa parte do treinamento.

No nado livre, o atleta combina as braçadas com o batimento das pernas (Fig. 1).

A braçada possui duas fases: a aquática e a aérea.

A fase aquática ou propulsiva é subdividida em:

1. **Agarre:** fase em que a mão entra na água.
2. **Tração:** fase em que a mão chega na linha do ombro.
3. **Empurre:** fase em que a mão vai para trás e para fora da água.

A fase aérea ou de recuperação é subdividida em:

1. **Desmanchamento:** o cotovelo e a mão saem da água, sendo que o primeiro a sair é o cotovelo.
2. **Recuperação:** a mão vai de trás para frente, com a mão e cotovelo sempre acima da água.
3. **Entrada:** a mão entra na água primeiro e depois o cotovelo.

A batida das pernas é responsável por aproximadamente ¼ da propulsão, e se faz concomitantemente com as braçadas, auxiliando,

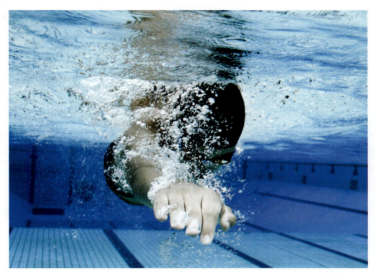

Figura 1. Natação: o nado livre.

além da propulsão, o equilíbrio do nado e a manutenção do corpo na posição horizontal.

Na natação, as causas mais comuns de lesões ortopédicas são por erro de técnica, aumento da intensidade dos treinos ou aumento da distância percorrida.[3]

Ombro

Um nadador pode realizar mais de 2.500 braçadas ao dia, fazendo com que a dor no ombro seja a manifestação musculoesquelética mais comum nestes atletas.[4-9]

O ombro é uma articulação instável do ponto de vista ósseo, portanto, o lábio da glenoide, o mecanismo de adesão-coesão, os ligamentos e os músculos e tendões são importantes para a manutenção da estabilidade e função normal.

A contração dos músculos do manguito rotador mantém a cabeça do úmero centralizada na glenoide durante os movimentos do ombro.

A contração repetida durante a natação torna os músculos propensos à fadiga.

Nos nadadores, a frouxidão glenoumeral pode aumentar com o tempo de treinamento, principalmente pelo alongamento da cápsula anterior.[10]

Por outro lado, Zemek e Magee demonstraram que o aumento da amplitude da articulação do ombro tem relação direta com a melhor *performance* nos nadadores.[11]

Embora importante para melhorar o desempenho dos nadadores, o aumento da amplitude de movimento pode reduzir a estabilidade do ombro. Com isso, a importância da função muscular torna-se maior, aumentando-se assim, o risco de fadiga.[5]

Estudos mostram uma correlação entre aumento da frouxidão ligamentar e dor nos ombros de nadadores.[12,13]

Sein *et al.* avaliaram 80 nadadores de elite, com idades entre 13 e 25 anos, dos quais, 84% possuíam sinais no exame físico para impacto subacromial, 69% apresentaram tendinite do supraespinal, confirmada pela ressonância magnética (RM). Os autores concluíram que a tendinite do supraespinal é a causa mais comum de dor em ombros nos nadadores.[14]

O impacto do ombro do nadador é causado por erros do estilo, por fadiga dos músculos do manguito rotador e estabilizadores da escápula ou pela frouxidão glenoumeral.[5,15,16]

A posição característica do impacto subacromial é a flexão e rotação interna durante a fase de recuperação (fase aérea).

No momento em que a mão entra na água, a força hidrodinâmica aplicada na face palmar gera uma força na articulação glenoumeral, causando elevação da cabeça umeral e consequentemente impacto (fase aquática).[17]

Na hiperextensão e rotação interna, durante a fase de empurre, a cabeça umeral é anteriorizada, agravando assim o impacto, quando a fadiga muscular está presente.[5,18]

Outros fatores, menos frequentes, também podem causar dor: artrite acromioclavicular, lesões labrais, rupturas do manguito rotador e patologias da cabeça longa do bíceps.

Na grande maioria das vezes, a dor no ombro do nadador responde bem ao tratamento fisioterápico, que consiste em analgesia, ganho de amplitude do movimento (principalmente alongamento da cápsula posterior e recuperação do ritmo escapuloumeral), reforço muscular e treino de propriocepção, além da correção do estilo.[19]

Joelho

O joelho é a segunda mais frequente fonte de dor em nadadores, causada principalmente por instabilidade femoropatelar e forças de tensão no ligamento colateral medial.[5]

Os nadadores do estilo peito apresentam uma maior incidência de dor em joelhos que os nadadores de outros estilos, causada principalmente pelo estresse no ligamento colateral medial. No momento em que os joelhos se encontram fletidos, e o quadril abduzido, o nadador faz uma adução forçada do quadril para dar o impulso com a perna, forçando assim o joelho em valgo (Fig. 2).[20-22]

O tratamento destas lesões se faz com analgesia medicamentosa e fisioterápica, repouso relativo (alternar o nado com outros estilos), reforço muscular, correção e reeducação do movimento.

Quadril

Pelo mecanismo de adução forçada no nado de peito, já citado anteriormente, os músculos adutores do quadril podem sofrer lesão tanto por microtraumas quanto por estiramento agudo.

Os nadadores de peito têm maior incidência de lesão nos adutores em comparação aos nadadores de outros estilos.[21,23]

Estas lesões musculares têm boa resposta ao tratamento fisioterápico.

Coluna

A força, resistência e flexibilidade muscular protegem a coluna lombar de lesões.

Hangai *et al.* demonstraram uma maior incidência de alterações degenerativas discais na coluna lombar de atletas nadadores comparados a um grupo-controle.[24]

O espaço intervertebral mais frequentemente envolvido é o L5-S1.[25]

Todos os quatro estilos mantêm a coluna em hiperextensão, o que pode sobrecarregar as estruturas posteriores da coluna lombar, causando contraturas musculares e/ou entorses ligamentares.

O tratamento visa a aliviar a dor com analgesia medicamentosa e fisioterápica e o reestabelecimento da amplitude de movimento e da força muscular.[26]

■ POLO AQUÁTICO

O polo aquático foi originado na metade do século 19 na Inglaterra e na Escócia como uma forma aquática do *rugby* (Fig. 3). Era inicialmente jogado em rios e lagos, o princípio baseava-se em carregar uma bola para a margem do adversário. A bola, que era feita de estômago de porco, em 1869, foi substituída por uma bola vulcanizada e inflada com ar, importada da Índia, chamada de Pulu, mas pronunciava-se polo, daí o nome Water Polo.

Um ano mais tarde, em 1870, o London Swimming Club desenvolveu regras para que o polo fosse jogado em piscinas.

O polo aquático foi o primeiro esporte coletivo introduzido em Olimpíadas,[1] inicialmente em 1900, em Paris como exibição, e definitivamente nas Olimpíadas de Saint Louis em 1904.[27,28]

O jogador de polo aquático fica predisposto a diversos tipos de lesões, tanto ortopédicas quanto traumatismos na cabeça, face, pavilhão auditivo e olhos, mas somente as lesões ortopédicas mais frequentes serão abordadas neste capítulo.

Ombro

O ombro é a articulação com maior incidência de lesões no polo aquático, o esporte envolve o nado com arremesso sem apoio em uma base sólida, aliado ao contato físico.[29]

As causas mais frequentes de dor podem ser decorrentes da síndrome do impacto (interno ou externo).

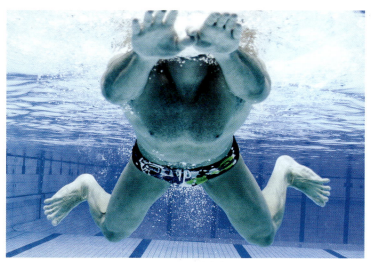

Figura 2. Pernada no estilo peito.

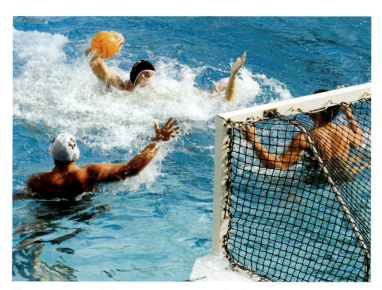

Figura 3. Polo aquático.

Impacto interno acomete mais os atletas jovens que nadam e se utilizam do arremesso, pois apresentam a cápsula anterior do ombro com maior frouxidão, causando um aumento da translação anterior da cabeça umeral na glenoide, aumentando assim a rotação externa. Isto faz com que no momento de rotação externa máxima do arremesso aconteça o impacto da tuberosidade maior contra a porção posterossuperior do lábio de glenoide.

O impacto externo acomete atletas mais velhos e tem origem multifatorial, mas principalmente por processos degenerativos do manguito rotador, levando consequentemente a lesões parciais ou totais destes tendões, portanto não dependem da frouxidão capsuloligamentar anterior.[6,30]

A lesão do manguito rotador geralmente apresenta-se como uma tendinopatia ou ruptura parcial articular em atletas jovens, a qual é tratada com diminuição da atividade esportiva, analgesia, alongamento e reforço muscular visando a melhorar a amplitude do movimento e a estabilidade do ombro.[31]

Quando o tratamento conservador falha ou a ruptura parcial do manguito rotador apresenta-se maior que 50% da espessura do tendão ou ainda quando ocorre uma ruptura completa, o tratamento cirúrgico está indicado.[32]

Ainda durante o arremesso, a CLB pode exercer força de tensão na sua origem no lábio superior da glenoide em dois momentos:

1. Rotação externa máxima, onde a CLB faz uma torção em torno do seu próprio eixo, denominado mecanismo de *peel back*.[33]
2. Durante a fase final do arremesso, a CLB faz uma tração na sua origem labral pela contração excêntrica do bíceps braquial (Fig. 4).[34]

Estes dois mecanismos de tensão da cabeça longa do bíceps sobre o lábio superior da glenoide podem causar a desinserção do lábio superior, tanto anterior quanto posterior à âncora bicipital (lesão SLAP).

Podem ainda ocorrer lesões labrais causadas por um trauma direto de outro jogador ou pela bola (que pode alcançar uma velocidade de 60 a 70 km/h em um arremesso) contra um braço abduzido e rodado externamente.[27]

Em jogadores de polo aquático, com lesões labrais que causam sintomas, o tratamento ainda causa controvérsias, mas muitos autores recomendam a correção cirúrgica imediata.[35,36]

Joelho

Pernada alternada (ou *eggbeater*) é um movimento dos membros inferiores para promover a propulsão horizontal do corpo, mantendo o tronco ereto acima da superfície da água e é utilizada tanto no polo aquático quanto no nado sincronizado. A posição do corpo para a pernada alternada é com o tronco ereto, os quadris fletidos a 90 graus, os joelhos fletidos, e as pernas fazem um movimento de rotação alternada em sentidos opostos.

O jogador usa o movimento de pernada alternada por aproximadamente 40 a 55% do jogo, dependendo da posição e da tática empregada pelo time. Este movimento pode causar uma força de tensão sobre o ligamento colateral medial do joelho, produzindo alterações degenerativas e inflamatórias na estrutura do ligamento, na sua origem ou inserção (Fig. 5).

O tratamento se faz com repouso, medidas analgésicas, alongamento, recuperação da força muscular e correção do movimento.[37]

Coluna

A dor na coluna cervical pode aparecer em virtude do movimento repetido e constante de rotação durante o nado. Um golpe direto de um oponente na face, região cervical ou tronco também pode causar lesão.[27]

Dor lombar pode afetar os jogadores de polo aquático pela hiperextensão da coluna ao nadar com a cabeça para fora da água ou pelo frequente movimento de rotação da coluna lombar durante o movimento de arremesso ou passe.[38]

As lesões da coluna são raras e geralmente são causadas por contratura muscular ou por entorse dos ligamentos.

O tratamento se faz com repouso, analgesia, alongamento e reforço muscular. A correção do estilo do nado é importante quando a causa da dor é por hiperextensão da coluna ao nadar.

Cotovelo

Podem ocorrer lesões do ligamento colateral ulnar decorrente de microfissuras em sua estrutura ou por tensão no ligamento, causada pelo valgismo do cotovelo durante o arremesso.[39]

O goleiro pode ainda sofrer impacto do olécrano na fossa olecraniana, por defender a bola com o antebraço mantendo o cotovelo em posição estendida (Fig. 6).

A osteocondrite dissecante do capítulo também pode afetar os atletas.[40]

O tratamento para estas patologias geralmente é conservador, com medidas fisioterápicas.

Para a osteocondrite dissecante do capítulo, se o tratamento conservador falhar, o tratamento artroscópico estará indicado.[41]

Mão

Durante o jogo ou treino podem ocorrer embates entre jogadores, causando entorses e luxações em articulações interfalangianas e metacarpofalangianas ou até mesmo fraturas de falanges e metacarpianos.

Estas lesões também podem ser causadas por trauma direto, pela bola.[42-44]

O tratamento consiste em medicação analgésica, imobilização e posterior fisioterapia para analgesia e ganho de amplitude de movimento.

Quadril

A causa mais comum de dor na região inguinal do jogador de polo aquático é a entesite do adutor longo do quadril.

É importante que ocorra um equilíbrio entre a força do adutor longo e a musculatura abdominal.

O tratamento da entesite do adutor longo do quadril baseia-se em repouso, analgesia, alongamento e reforço dos músculos adutores do quadril e abdominais.

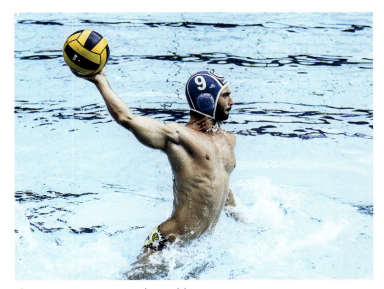

Figura 4. Arremesso no polo aquático.

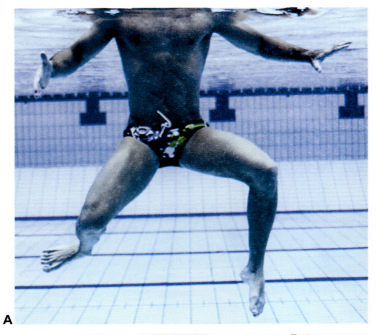
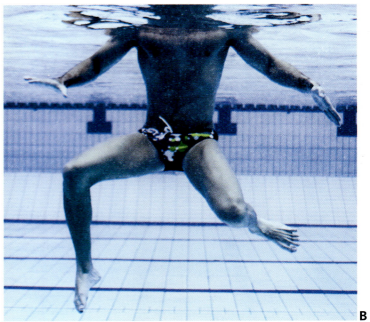
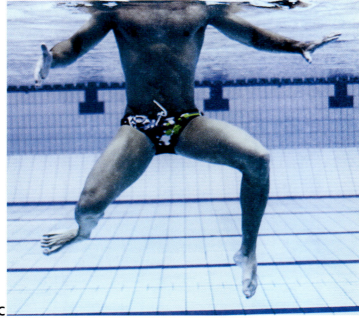

Figura 5. (**A-C**) Pernada alternada.

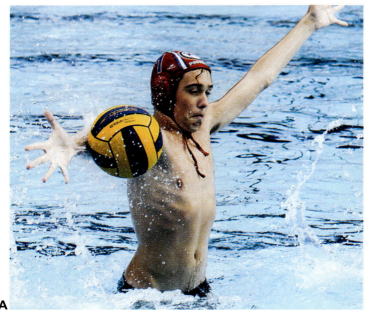
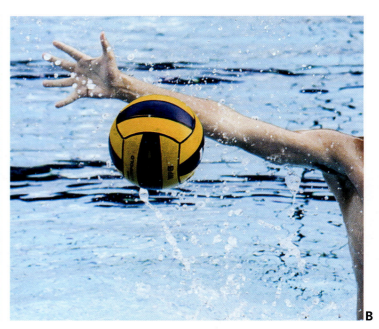

Figura 6. (**A** e **B**) Defesa da bola, com hiperextensão do cotovelo.

NADO SINCRONIZADO

O nado sincronizado é uma modalidade dominada pelo sexo feminino e que vem se tornando cada vez mais popular no mundo esportivo. Atrai espectadores pela delicadeza e beleza de suas apresentações. O esporte requer força, flexibilidade, resistência, expressão artística, *performance* e também capacidade anaeróbica que permita a submersão na água. Iniciou-se, em 1907, nos Estados Unidos, com apresentações da australiana Anette Kellerman[45] e, em 1952, tornou-se um esporte filiado à FINA. Foi introduzido nos Jogos Pan-Americanos, em 1955, no México, e, nas Olimpíadas, apenas em1984, em Los Angeles (Fig. 7).[46]

É reconhecido em 89 países, e o principal evento do nado sincronizado são os Jogos Olímpicos. A responsável pela implantação da modalidade no Brasil foi a nadadora Maria Lenk. Em 1943, ela organizou uma apresentação de nado sincronizado, algo inédito no país até então. O primeiro torneio do esporte realizado em terras brasileiras só aconteceu, em 1958, quando foi disputado o Campeonato Carioca.

São três apresentações (solo, dueto e conjunto de quatro a oito atletas) compostas de duas etapas: a rotina técnica (que avalia os elementos obrigatórios que cada país executa, são oito movimentos para cada coreografia) e a rotina livre (que avalia criatividade, impulsos, giros, torções e habilidades corporais) (Fig. 8).

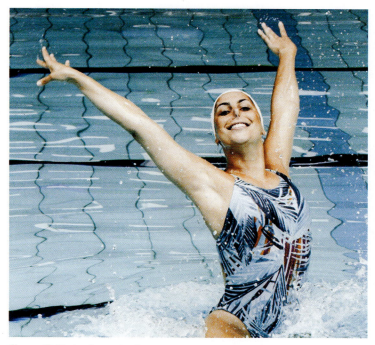

Figura 7. Nado sincronizado.

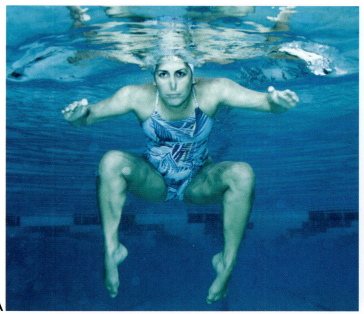

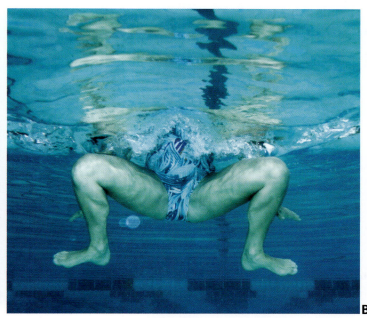

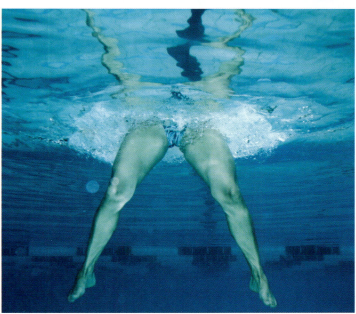

Figura 8. (**A-C**) Propulsão com os membros inferiores.

A apresentação em equipe é a mais popular entre os espectadores e é julgada por três critérios que são coreografia (variedade, criatividade, padrão de transição dos movimentos e cobertura de piscina), interpretação musical e modo de apresentação. Por isso, as atletas do nado sincronizado devem ter preparações física e técnica específicas, muito semelhante à dos ginastas, já que a graciosidade dos movimentos também conta na avaliação dos juízes

A maioria das nadadoras inicia muito jovens no nível competitivo. As atletas de elite treinam 6 dias na semana por 6 horas diárias e, dessa forma, é muito importante que o treinador e o médico do esporte trabalhem com a prevenção, saibam fazer o reconhecimento precoce das lesões e realizar o tratamento efetivo para evitar que se tornem crônicas.[47] As lesões ortopédicas encontradas no nado sincronizado podem ser traumáticas ou lesões por sobrecarga, como: instabilidade do ombro, contraturas da musculatura lombar, síndrome patelofemoral etc.

Nas manobras arriscadas de impulso e arremesso, as atletas sobrepõem embaixo da água o que leva ao risco, apesar de infrequente, de contusões, entorses ou até mesmo fraturas. Também é descrita lesão cerebral por síndrome pós-concussional. Ocorrem lesões também causadas por realização de giros verticais seguidos de movimentos explosivos em alta velocidade. As mais comuns são distensões na virilha, isquiotibiais e quadríceps.

Ombro

As atletas, em sua maioria jovens, apresentam alongamento da cápsula anterior por microtraumas repetitivos combinadas com hipermobilidade do ombro. O estresse contínuo das remadas com membros superiores para propulsão leva à inibição do controle muscular dos estabilizadores da escápula e depressores da cabeça umeral, resultando em perda de força e coordenação (Fig. 9).[47] Dessa forma levam aos quadros de instabilidade glenoumeral, tendinopatias do manguito rotador, síndrome do impacto e sobrecarga da articulação escapulotorácica.

O tratamento fisioterápico apresenta bons resultados e busca restaurar o balanço muscular umeral e controle escapular, além de correção de erros de técnica, redução da carga de treino e atividades com o membro superior acima do nível da cabeça. Uma vez readquirido o ritmo escapuloumeral normal, com força e resistência muscular para os padrões de movimentos necessários, o treino é reintroduzido gradativamente. Apesar de pouco frequente no nado sincronizado, deve-se diferenciar da síndrome do desfiladeiro torácico.

Joelho

Dor anterior no joelho é relativamente frequente nas atletas, porém a prevalência dessas lesões não está relatada na literatura. A incidência da síndrome patelofemoral tem diminuído em atletas de elite em decorrência de maior enfoque para prevenção, porém, ainda é bastante comum em atletas recreacionais da modalidade.[47] A sua origem no nado sincronizado é por sobrecarga, principalmente por movimentos repetitivos cíclicos das pernas chamado de pernada alternada ou *eggbeater* que permite o deslocamento das atletas na água. Este movimento também pode levar a estiramentos crônicos do ligamento colateral medial.

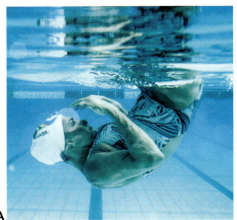
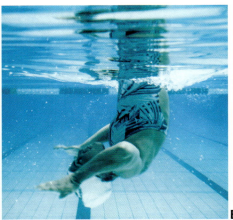
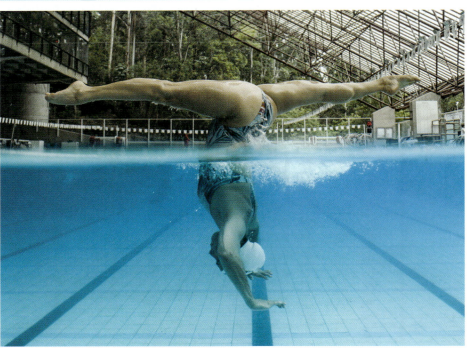

Figura 9. (A-C). Propulsão com os membros superiores.

O tratamento conservador apresenta bons resultados a longo prazo com analgesia, reeducação do atleta, modificação da atividade, ganho de flexibilidade e fortalecimento do quadríceps e vasto medial oblíquo.

Coluna vertebral

Lombalgias são frequentes em decorrência das posições de hiperextensão, repetidas rotações e torções de tronco, pela dificuldade de controle da coluna nos movimentos velozes e por ser a base de suporte para a pernada alternada. As dores lombares costumam estar associadas à hipertonia transitória de flexores de quadril e eretores da espinha, inflamação das facetas articulares, hipomobilidade e hipermobilidade de partes da coluna vertebral e alterações posturais.

No tratamento é enfatizada a correção das alterações primárias e reforço muscular, garantindo estabilização mecânica, seguida de reeducação dos movimentos e posterior automatização dos mesmos.[48]

O nado sincronizado é um esporte altamente técnico com grande grau de dificuldade e que requer participação da equipe multidisciplinar principalmente para proporcionar a potencialização da *performance* e prevenção de lesões.

■ SALTOS ORNAMENTAIS

Os saltos ornamentais têm origem na Alemanha e Escandinávia, nos séculos XVIII e XIX, mas existem registros de 480 a.C., em Nápoles, ao sul da Itália, de um homem mergulhando de uma plataforma elevada (Fig. 10).

Os saltos ornamentais foram disputados pela primeira vez nos jogos olímpicos de Saint Louis, em 1904, por competição no trampolim. A plataforma foi adicionada nos jogos, em 1908, em Londres.[2,49,50]

A plataforma possui medidas de 5, 7,5 e 10 m de altura, e o trampolim tem 1 e 3 m.[49]

As lesões nos saltos ornamentais podem ter fatores intrínsecos e extrínsecos.

Os fatores intrínsecos incluem variáveis individuais, como flexibilidade, força, estabilidade e mobilidade articular, habilidades, orientação espacial e características psicossociais.

Os fatores extrínsecos incluem o regime de treinamento, instalações e equipamentos utilizados para o treinamento na piscina ou fora da piscina.

Sabe-se que a incidência de lesões é maior nos treinos do que em competições, também é maior o risco do atleta lesionar-se em treinos na piscina do que fora dela. Há ainda uma maior incidência de lesões nos saltos em plataforma do que nos realizados no trampolim.[50]

Para compreender as lesões nos saltos ornamentais, ao invés de dividirmos as lesões em partes do corpo, como fizemos nos outros esportes, as analisaremos nas fases em que o salto ocorre.

O salto possui três fases: decolagem, voo, entrada.

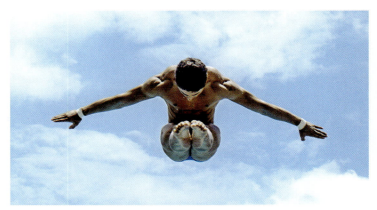

Figura 10. Saltos ornamentais.

Decolagem

A decolagem envolve o trabalho feito pelo saltador, enquanto ele está em contato com o trampolim ou plataforma (Fig. 11).

As lesões nesta fase estão associadas ao salto, portanto o mecanismo extensor do joelho é geralmente envolvido, causando tendinite patelar ou quadricipital, atrito patelofemoral, inflamação do tendão calcâneo e do tendão do tibial posterior pela contração muscular excêntrica. A maioria destes processos inflamatórios tendíneos é tratada por medidas fisioterápicas.

Pode haver carga excessiva sobre a coluna lombar se o saltador estiver em posição de hiperextensão lombar no momento de iniciar o voo. Medidas corretivas, como a anteriorização da pelve, pode prevenir esta sobrecarga lombar.

Para saltos com apoio sobre os membros superiores, os punhos ficam em dorsiflexão, os cotovelos em extensão e os braços em extensão acima da cabeça.

Voo

A fase do voo começa quando o saltador deixa o trampolim ou a plataforma e termina com o início do contato na água (Fig. 12).

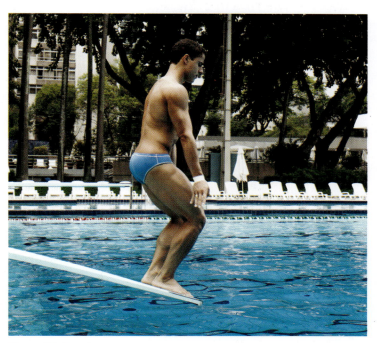

Figura 11. Decolagem.

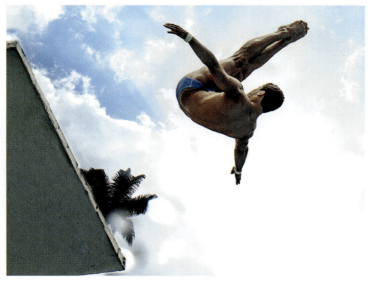

Figura 12. Voo.

Durante o voo, realizam-se manobras de rotação, flexão e extensão do tronco, podendo causar lesões na região da coluna (cervical, torácica ou lombar), geralmente por estiramentos musculares ou entorses ligamentares, que são tratados com repouso, analgesia, alongamentos e reforços musculares.

A maioria das lesões durante o voo é causada pela falha de técnica durante a fase de decolagem.

Entrada

A fase da entrada é a que apresenta a maioria das lesões (foi observada uma diminuição média de velocidade de 51 km/h para 33 km/h no momento da entrada); esta fase inclui o impacto com a água, a natação e as manobras subaquáticas (Fig. 13).[51] O desafio para o saltador consiste em dissipar as forças de impacto e promover a desaceleração durante a entrada na água, provocando o menor deslocamento de água para cima da superfície (*splashless*) (Fig. 14).

Para conseguir esta entrada e proteger a cabeça e coluna cervical da carga axial, o atleta faz uma união das mãos, dorsiflexão e desvio radial dos punhos, pronação dos antebraços e rotação externa máxima da articulação glenoumeral, atingindo a superfície da água com a palma das mãos (Fig. 15).[50]

Portanto, a falha de posicionamento neste momento pode levar à dorsiflexão forçada do punho, levando à microinstabilidade carpal, impacto dorsal, entorses e tendinites, que são tratados com repouso (eventualmente imobilização da articulação envolvida) e medidas fisioterápicas.[52]

O cotovelo fica bloqueado em extensão, e o tríceps faz uma contração isométrica para impedir a flexão desta articulação; isto pode causar lesão parcial ou completa do tendão do tríceps braquial.

As lesões parciais do tríceps braquial, quando não interferem na extensão completa do cotovelo contra a resistência, podem ser tratadas com fisioterapia, já as raras lesões, incompletas que comprometem a força de extensão do cotovelo ou as lesões completas, são tratadas cirurgicamente.[53]

O ombro recebe trauma indireto que pode causar contusões ósseas ou musculares, estiramentos capsuloligamentares e lesões labrais que podem levar à instabilidade da articulação glenoumeral.

As contusões e os estiramentos são tratados com medidas fisioterápicas, enquanto as lesões labrais, quando causam instabilidade, podem ser tratadas cirurgicamente.

■ AGRADECIMENTOS

Agradecimentos dos autores do capítulo aos profissionais, Ricardo Della Rosa (Diretor de Fotografia) e Lucas Gaspar Pupo (Fotógrafo Subaquático) pela qualidade das imagens apresentadas, bem como aos atletas Iosse Gonzáles Alonso, Jackson André Rondinelli de Oliveira, Lara Puglia Teixeira e Rafael Schubert Magri.

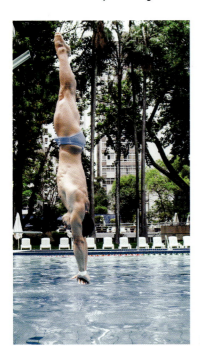

Figura 13. Entrada.

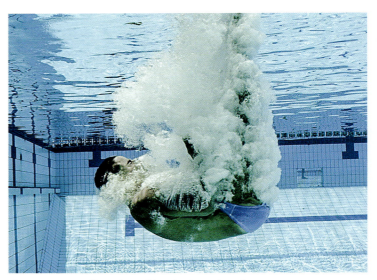

Figura 14. Manobra subaquática de desaceleração.

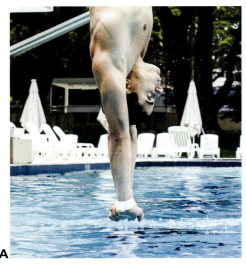
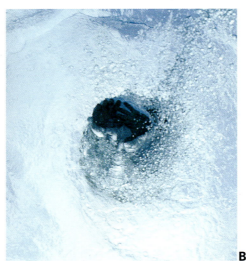
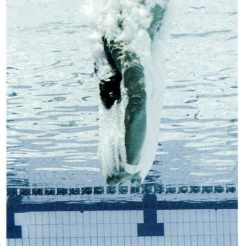

Figura 15. (A-C) Posição dos membros superiores durante a entrada.

REFERÊNCIAS BIBLIOGRAFICAS

1. Stasinos Stavrianeas. Caine DJ, Harmer PA, Schiff MA. (Eds.). *Epidemiology of injury in olympic sports*. Oxford: Wiley-Blackwell, 2010, cap. 1.
2. Craig Lord, Aquatics 1908-2008, the FINA Centenary Book, 2008.
3. Gaunt T, Maffulli N. Soothing suffering swimmers: a systematic review of the epidemiology, diagnosis, treatment and rehabilitation of musculoskeletal injuries in competitive swimmers. *Br Med Bull* 2012 Sept.;103(1):45-88.
4. Pink MM, Tibone JE. The painful shoulder in the swimming athlete. *Orthop Clin North Am* 2000;31(2):247-61.
5. Rodeo SA. Swimming. In: Krishnan SG, Hawkins RJ, Warren RF. (Eds.). *The shoulder and the overhead athlete*. Philadelphia: Lippincott, Williams & Wilkins, 2004. p. 350.
6. Godinho GG et al. *Clínica ortopédica, ombro do atleta*: Rio de Janeiro: Medsi 2000 Mar. p. 207-15, vol. 1.
7. Brushoj C, Bak K, Johannsen HV et al. Swimmers' painful shoulder arthroscopic findings and return rate to sports. *Scand J Med Sci Sports* 2007;17(4):373-77.
8. Bak K. The practical management of swimmer's painful shoulder: etiology, diagnosis, and treatment. *Clin J Sport Med* 2010 Sept.;20(5):386-90.
9. Bales J, Bales K. Swimming overuse injuries associated with triathlon training. *Sports Med Arthrosc* 2012 Dec.;20(4):196-99.
10. Rupp S, Berninger K, Hopf T. Shoulder problems in high level swimmers: impingement, anterior instability, muscular imbalance? *Int J Sports Med* 1995;16(8):557-62.
11. Zemek MJ, Magee DJ. Comparison of glenohumeral joint laxity in elite and recreational swimmers. *Clin J Sport Med* 1996;6(1):40-47.
12. Bak K, Fauno P. Clinical findings in competitive swimmers with shoulder pain. *Am J Sports Med* 1997;25(2):254-60.
13. Beach ML, Whitney SL, Dickoff-Hoffman S. Relationship of shoulder flexibility, strength, and endurance to shoulder pain in competitive swimmers. *J Orthop Sports Phys Ther* 1992;16(6):262-68.
14. Sein ML, Walton J, Linklater J et al. Shoulder pain in elite swimmers: primarily due to swim-volume-induced supraspinatus tendinopathy. *Br J Sports Med* 2010 Feb.;44(2):105-13.
15. Zemek MJ, Magee DJ. Comparison of glenohumeral joint laxity in elite and recreational swimmers. *Clin J Sport Med* 1996;6(1):40-47.
16. Rupp S, Berninger K, Hopf T. Shoulder problems in high level swimmers: impingement, anterior instability, muscular imbalance? *Int J Sports Med* 1995;16(8):557-62.
17. Yanai T, Hay JG, Miller GF. Shoulder impingement in front-crawl swimming: I. A method to identify impingement. *Med Sci Sports Exerc* 2000;32(1):21-29.
18. Scovazzo ML, Browne A, Pink M et al. The painful shoulder during freestyle swimming: an electromyographic cinematographic analysis of twelve muscles. *Am J Sports Med* 1991;19(6):577-82.
19. Ejnisman B, Lopes AD. In: Cohen M, Abdalla RJ. *Lesões nos Esportes*. cap. 60. Esportes Aquáticos. 1ª Edição, 2003.
20. Cohen M, Abdalla RJ, Ejnisman B et al. Incidência de dor no ombro em nadadores brasileiros de elite. *Rev Bras Ortop* 1998;33(12):930-32.
21. Rodeo S. Knee pain in competitive swimming. *Clin Sports Med* 1999;18:379-87.
22. Vizsolyi P, Taunton J, Robertson G. Breaststroker's knee: an analysis of epidemiological and biomechanical factors. *Am J Sports Med* 1987;15(1):63-71.
23. Grote K, Lincoln TL, Gamble JG. Source, hip adductor injury in competitive swimmers. *Am J Sports Med* 2004 Jan.-Feb.;32(1):104-8.
24. Hangai M, Kaneoka K, Hinotsu S et al. Lumbar intervertebral disk degeneration in athletes. *Am J Sports Med* 2009;37(1):149-55.
25. Kaneoka K, Shimizu K, Hangai M et al. Lumbar intervertebral disk degeneration in elite competitive swimmers: a case control study. *Am J Sports Med* 2007;35(8):1341-45.
26. Hutson M, Speed S. *Sports injuries*. Oxford, UK: Oxford University, 2011.
27. Franic M, Ivkovic A, Rudic R. Injuries in Water Polo. *Croatian Med* 2007 June;48(3):281-88.
28. Brooks JM. Injuries in water polo. *Clin Sports Med* 1999 Apr.;18(2):313-19, vi.
29. Colville JM, Markman BS. Competitive water polo. Upper extremity injuries. *Clin Sports Med* 1999;18:305-12.
30. Jobe CM, Coen MJ, Screnar P. Evaluation of Impingement Syndromes in the Overhead-Throwing Athlete. *J Athl Train* 2000;35:293-99.
31. Fukuda H. The management of partial-thickness tears of the rotator cuff. *J Bone Joint Surg Br* 2003;85:3-11.
32. Matava MJ, Purcell DB, Rudzki JR. Partial-thickness rotator cuff tears. *Am J Sports Med* 2005;33:1405-17.
33. Burkart SS, Morgan CD. The peel-back mechanism: its role in producing and extending posterior type II SLAP lesions and its effect on SLAP repair rehabilitation. *Arthroscopy* 1998 Sept.;14(6):637-40.
34. Andrews JR, Carson WG, McLeod WD. Glenoid labral tears related to the long head of the biceps. *Am J Sports Med* 1985;13:337-41.
35. Kuhn JE. Treating the initial anterior shoulder dislocation- an evidence-based medicine approach. *Sports Med Arthrosc* 2006 Dec.;14(4):192-98.
36. Bottoni CR, Wilckens JH, DeBerardino TM et al. A prospective, randomized evaluation of arthroscopic stabilization versus nonoperative treatment in patients with acute, traumatic, first-time shoulder dislocations. *Am J Sports Med* 2002 July-Aug.;30(4):576-80.
37. Jones JH. Swimming overuse injuries. *Phys Med Rehabil Clin N Am* 1999;10:77-94.
38. Ong A, Anderson J, Roche J. A pilot study of the prevalence of lumbar disc degeneration in elite athletes with lower back pain at the Sydney 2000 Olympic Games. *Br J Sports Med* 2003 June;37(3):263-66.
39. Chen FS, Rokito AS, Jobe FW. Medial elbow problems in the overhead-throwing athlete. *J Am Acad Orthop Surg* 2001;9:99-113.
40. Cain EL, Dugas JR, Wolf RS et al. Elbow injuries in throwing athletes: a current concepts review. *Am J Sports Med* 2003;31:621-35.
41. Moskal MJ. Arthroscopic treatment of posterior impingement of the elbow in athletes. *Clin Sports Med* 2001;20:11-24.
42. Hutchinson M, Tansey J. Sideline management of fractures. *Curr Sports Med Rep* 2003;2:125-35.
43. Rettig AC. Athletic injuries of the wrist and hand. Part I: traumatic injuries of the wrist. *Am J Sports Med* 2003;31:1038-48.
44. Amadio PC. Epidemiology of hand and wrist injuries in sports. *Hand Clin* 1990;6:379-81.
45. Weinberg S. Medical aspects of synchronized swimming. *Clin Sports Med* 1986;5:159-67.
46. Clark L. *Synchronized swimming, 60 Years to Celebrate*. Canadian Amateur Synchronized Swimming Association, 1985. p. 8.
47. Montjoy M. The basics of synchronized swimming and its injuries. *Clin Sports Med* 1999 Apr.;18(2):321-36.
48. Chu DA. Athletic training issues in synchronized swimming. *Clin Sports Med* 1999 Apr.;18:2 437-45.
49. Hashimoto FI. Saltos Ornamentais. *Rev Acta Bras Mov Humano* 2013 Jul./Set.;3(3)66-83.
50. Rubin BD. The basics of competitive diving and its injuries. *Clin Sports Med* 1999 Apr.;18(2):293-303.
51. le Viet DT, Lantieri LA, Loy SM Wrist and hand injuries in platform diving. *J Hand Surg* 1993;18(5):876-80.
52. Rubin BD. Orthopaedic aspects of competitive diving injuries. *In:* Golden D. (Ed.). *The proceedings of the United States diving sports sciences seminar*. Basel: Karger, 1983. p. 65.
53. Peter C, Yeh MD, Seth D et al. Distal triceps rupture. *J Am Acad Orthop Surg* 2010 Jan.;18(1):31-40.

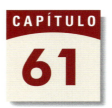

CAPÍTULO 61

GOLFE

Eduardo Benegas ▪ Mauro Gracitelli

■ INTRODUÇÃO

Golfe é um esporte popular no mundo e praticado por pessoas de todas as idades. Existem mais de 26 milhões de jogadores nos Estados Unidos da América (EUA), e cerca de 6 milhões desses são praticantes habituais, que jogam 25 ou mais partidas de golfe por ano.[1] Na Austrália, existiam cerca de 1,1 milhão de praticantes entre 1999 e 2000, sendo o 2º esporte mais popular, atrás apenas da prática de academia.[2] Na Alemanha, o número de jogadores duplicou de 1990 a 2000, com cerca de 370.490 jogadores federados e tem apresentado um aumento anual de até 10%.[2] No Brasil existem cerca de 25.000 jogadores e cerca de 50% destes estão no estado de São Paulo. Cerca de 9.000 são jogadores federados, e o esporte vem crescendo consideravelmente no país.

Além da prática esportiva competitiva, o golfe é uma opção interessante para um esporte recreativo, pois permite uma interação social e pode ser praticado por todas as idades e por diferentes níveis de habilidade, em virtude do seu sistema de pontuação. É um esporte de baixo impacto, com um componente aeróbico importante, também sendo interessante para um controle cardiovascular. A prática do golfe é realizada por todas as idades e é uma atividade recreativa ainda mais comum para pacientes idosos. Cerca de 25% dos jogadores nos EUA têm mais que 65 anos de idade.[3]

Apesar de incomum, as lesões decorrentes do golfe são um problema crescente. Considerando sua popularidade no mundo e o mercado envolvido com o jogo, existem poucos estudos sobre as lesões relacionadas com o golfe. Com o aumento dos participantes, o número de lesões relacionadas com o golfe tende também a aumentar. Em uma estatística americana de 1996, mais de 36.000 pessoas compareceram a um departamento de emergência por uma lesão relacionada com o golfe. A causa da maioria das lesões é o movimento repetitivo relacionado com o *swing* (movimento da tacada do golfe), que pode ser exacerbado pelo gesto esportivo incorreto, assim como pelo treinamento e jogo excessivo.[4]

■ O JOGO

As regras do golfe foram definidas em 1744, na cidade de Ebimburgo, na Escócia. O jogo consiste em sair de um local determinado, em campo aberto, e embocar a bola no menor número de tacadas possíveis, em buracos estrategicamente colocados, com distâncias variadas.

O jogo profissional normalmente é disputado em percurso de 18 buracos e, em uma competição, quem totalizar o menor número de tacadas ao término dos 18 buracos é o campeão. Os esportes amador e recreativo podem ser praticados em campos com nove buracos.

O golfe pode ser jogado individualmente ou em grupos de até quatro jogadores, e tem como particularidade a ausência de um adversário propriamente dito; o único adversário do golfista é o próprio campo.

Um campo de golfe oficial ocupa cerca de 1 milhão de metros quadrados. O percurso total de 18 buracos, geralmente, tem cerca de 6 quilômetros de extensão em linha reta, e o jogador leva cerca de 4 horas para concluí-lo.

Os principais campos de golfe do mundo são desenhados por grandes projetistas, que contribuem para a fama do campo. Cada buraco é planejado para testar a habilidade dos jogadores. Há buracos considerados fáceis, e outros difíceis. O buraco pode estar atrás de uma curva, em cima de um morro, no meio de um lago, ou, simplesmente, num campo aberto de fácil acesso.

O nível de habilidade ou *handicap* de cada jogador é determinado pela quantidade de tacadas que ele utiliza para completar um jogo de golfe de 18 buracos. "Par" é a pontuação esperada de um jogador profissional em um campo de golfe oficial, sendo geralmente de 72 tacadas. O *handicap* de um jogador consiste na diferença entre as tacadas obtidas e as tacadas esperadas para o campo. De modo simplificado, se uma pessoa realizou 90 tacadas em um campo de "par" 72, seu *handicap* seria de 18 tacadas acima da "par". Entretanto, o cálculo do *handicap* é mais complexo, e utiliza-se uma média ponderada para se calcular o *handicap* mensal de cada jogador, que envolve a dificuldade do campo e outras variáveis.

Quanto menor o *handicap*, mais habilidoso é o jogador. O *handicap* médio de jogadores australianos, por exemplo, é de 18,1 para homens e 27,5 para mulheres. Nos EUA, a média é de 16,1 para homens e 29,2 para mulheres. Um aumento gradual do *handicap* ocorre com o aumento da idade.[4]

■ EPIDEMIOLOGIA DAS LESÕES

Existe uma grande variação na incidência das lesões esportivas do golfe de acordo com os estudos avaliados. O Quadro 1 relaciona os principais estudos epidemiológicos. O Quadro 2 relaciona as principais topografias das lesões com diferentes grupos de jogadores.[5-12]

Para facilitar a compreensão, o membro superior direito foi padronizado em todo o texto como o membro dominante do jogador.

Lesões em jogadores profissionais

Em profissionais do sexo masculino, o local mais comum de lesões é a coluna lombar, seguido do punho esquerdo e ombro esquerdo.[9] Em profissionais do sexo feminino, o local mais comum é o punho esquerdo, seguido da coluna lombar e da mão esquerda.[9] Quando analisados em conjunto, as lesões mais comuns são do punho esquerdo e da coluna lombar.

Lesões em jogadores amadores

Em jogadores amadores, as lesões mais comuns incluem a coluna lombar, punho, cotovelo e o ombro. Alguns estudos demonstraram que a coluna lombar é o local mais comum de lesão em homens.[6,12] Lesões do cotovelo são mais comuns no sexo feminino, e Gosheger *et al.*[9] a citam como a lesão mais comum em amadores.

Quadro 1. Estudos epidemiológicos das lesões no golfe[5-9,46-48]

Estudo	Grupo de jogadores	N	Lesões mais comuns
McHardy et al.[5]	Amadores	588	Lombar, cotovelo, tornozelo, ombro
McCarroll et al.[6]	Amadores	1.144	Homens: lombar, cotovelo, punho/mão Mulheres: cotovelo, lombar, ombro
Batt[7]	Amadores	193	Homens: punho, lombar Mulheres: cotovelo
Theriault et al.[8]	–	528	Membros superiores (42,5%), coluna (39,7%), membros inferiores (17,9%)
Gosheger et al.[9]	Amadores e profissionais	643 amadores 60 profissionais	Amadores: cotovelo, lombar, ombro Profissionais: lombar, punho, ombro
Sugaya et al.[10]	Profissionais	283	Lombar, cervical, dorsal, cotovelo e ombro (igualmente)
McNicholas et al.[11]	–	286	Membros superiores, seguidos de coluna e joelho
Finch et al.[12]	–	34	Lombar, cotovelo e joelho

Quadro 2. Incidência das lesões de acordo com a categoria do jogador[5-7,9,10]

Local de lesão	Amadores	Profissionais
Lombar	15-34%	22-24%
Punho	13-20%	20-27%
Cotovelo	25-33%	7-10%

Mecanismo de lesão

A causa das lesões varia de acordo com o local acometido, e sua fisiopatologia será detalhada na explicação de cada lesão.

A sobrecarga ou *overuse* relacionada com os movimentos repetitivos do *swing* é a causa mais comum de lesões no golfe, principalmente em jogadores profissionais.[10] Em amadores, a técnica ou gesto esportivo incorreto é a causa mais comum de lesões. O *swing* incorreto seguido de uma batida errônea na bola é a causa mais comum de lesões no punho e coluna lombar, segundo Batt et al.[7]

Lesões por trauma direto da bola são incomuns, mas podem ser graves, sendo a causa mais comum de internação hospitalar por uma lesão relacionada com o golfe.[13] Acidentes com o taco de golfe são raros, mas são a causa mais comum de internação de crianças por lesões relacionadas com o golfe.[13] Acidentes com o carro de golfe também são descritos na literatura, mas não serão abordados nesse texto.

■ BIOMECÂNICA DO SWING

O *swing* consiste no principal gesto esportivo do golfe. O estudo do gesto esportivo é importante para a compreensão de como ocorrem as lesões e os potenciais mecanismos para sua prevenção e tratamento.

O *swing* do golfe pode ser dividido em até seis etapas (Fig. 1). A nomenclatura é variável e apresentaremos todos os sinônimos encontrados na literatura. Padronizamos a descrição dos movimentos para os jogadores destros para facilitar a compreensão do texto.

1) Fase de preparação (*setup* ou *address*)

A fase de preparação é o início do *swing* do golfe e depende de uma empunhadura estável para que ambas mãos funcionem como um unidade e de uma postura adequada.

Os joelhos e quadris permanecem fletidos e alinhados na fase inicial da preparação, conhecida como *address position*. Os ombros permanecem com um desnível de 15°, com o ombro esquerdo mais alto. A bola permanece próxima ao pé esquerdo, e sua posição varia de acordo com o comprimento do taco. A atividade muscular nessa fase é baixa, sendo realizada apenas para manter a postura adequada.

2) Backswing

O *backswing* é a fase em que o corpo inicia o movimento do taco e o prepara para a posição ideal. A cabeça do taco inicia o movimento, com os ombros e braços funcionando em conjunto como um pêndulo triangular, em uma posição conhecida como *take-away*. Durante todo o *backswing*, o corpo inicia o recrutamento de energia que será transmitido à bola. Os joelhos, quadris, ombros e a coluna realizam um movimento de rotação, gerando um torque que será transmitido à próxima fase. Nessa fase, existem grandes variações entre dois tipos de *swing*, clássico e moderno, que serão discutidos posteriormente.

3) Fase de transição

A transição é o breve período no topo do *backswing*, quando a porção inferior do corpo inicia a rotação interna, ou o movimento para frente, enquanto a porção superior e o taco continuam no topo do *backswing*. A transição é iniciada quando o jogador termina a transferência de carga no pé direito e começa a deslocar o peso em direção ao pé esquerdo. E é finalizada quando o taco para de se mover na direção contrária da bola.

O eixo do tronco está rodado externamente em relação ao eixo da cintura pélvica. Essa diferença é conhecida como "fator-X" e é variável entre os tipos de *swing*, sendo mais acentuada no *swing* moderno.

4) Downswing

Após a transição, o *downswing* é iniciado. O torque é gerado pela porção inferior do corpo e transmitido ao taco. A maioria do torque é gerada pelos glúteos, quadrado lombar direito, isquiotibiais, tríceps esquerdo, grande dorsal e extensores do punho.[14-16] Conforme o *downswing* progride, o peso é transferido para o pé esquerdo, enquanto os quadris movem-se lateralmente e rodam internamente, gerando torque rotacional e de inclinação lateral na coluna lombar. O *downswing* é a fase com maior incidência de lesões no golfe, sendo até duas vezes superior ao *backswing*.[14-16] O jogador com preparo físico inadequado apresentará maior dificuldade nessa fase para a transferência de força para a bola.

5) Fase de aceleração

Alguns autores descrevem como fase de aceleração o momento em que o taco passa da posição horizontal até o impacto. Outros consideram como uma etapa do *downswing*.

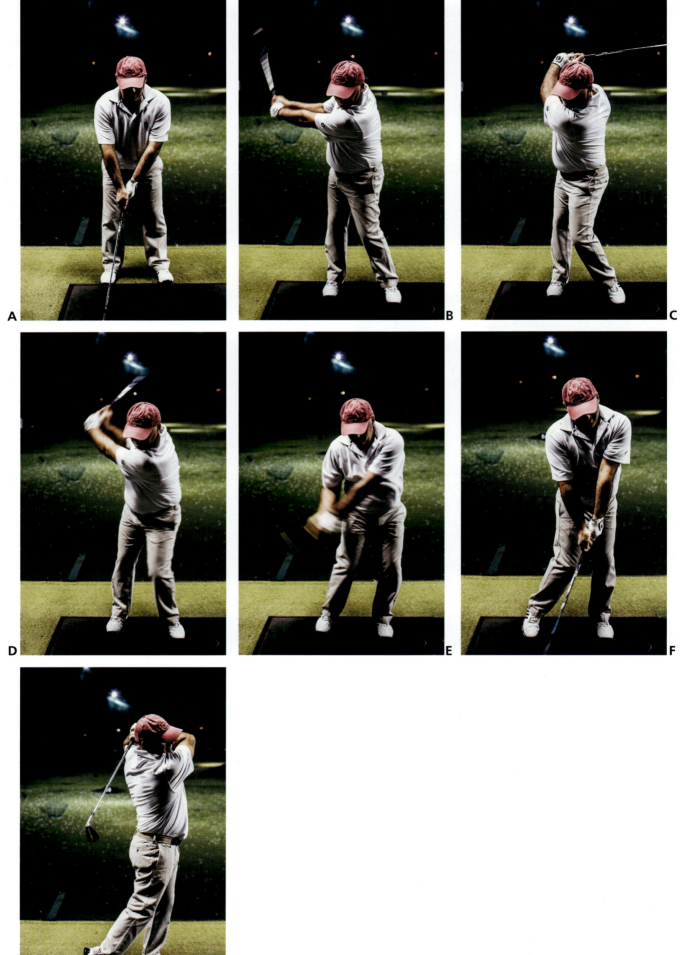

Figura 1. Etapas do *swing* do golfe. (**A**) Fase de preparação; (**B**) *backswing*; (**C**) fase de transição; (**D**) *downswing*; (**E**) fase de aceleração; (**F**) fase de impacto; (**G**) fase de complemento (*follow-through*).

6) Fase de impacto

O impacto é o momento em que a cabeça do taco entra em contato com a bola, em uma fração de tempo de 0,5 milissegundo, gerando toda a transferência de energia do movimento corpóreo. No impacto é necessário que o jogador libere as mãos no momento exato, para que ocorra uma transferência de força para a cabeça do taco.

Cerca de 80 a 95% do peso corporal é suportado pelo pé esquerdo. A atividade muscular está aumentada no quadrado lombar direito, nos glúteos, nos isquiotibiais, tríceps esquerdo, grande dorsal e extensores do punho.[14-16]

Lesões são comuns nessa fase e são ainda mais frequentes quando o jogador não acerta a bola corretamente ou quando existe uma resistência aumentada em razão do tipo de solo.

7) Fase de complemento (*follow-through*)

A fase de complemento ocorre após o impacto e é um movimento de desaceleração. Gera extensão dos quadris e da coluna lombar, supinação do antebraço esquerdo, pronação do direito, rotação externa do ombro esquerdo e adução do ombro direito. Conforme o taco desacelera, a coluna lombar pode hiperestender.

A fase de complemento é responsável por cerca de 25% das lesões do golfe.

■ TIPOS DE *SWING*

Existem dois tipos principais de *swing* no golfe. O *swing* clássico foi originado na Escócia e popularizado nos EUA no início do século XIX. O *swing* moderno foi introduzido por Jack Nicklaus na década de 1960. O conceito do *swing* moderno é gerar mais força na bola, aumentando a distância percorrida e permitindo tacadas mais altas, que fazem a bola parar mais rapidamente.

A diferença entre os dois tipos de *swing* está ilustrada na Figura 2. As diferenças principais estão na fase do *backswing* e do complemento (ou *follow-through*). No *swing* clássico, não existe uma diferença grande de rotação entre a cintura pélvica e a escapular, sendo que o quadril direito realiza uma rotação semelhante à do ombro direito. No *swing* moderno, o quadril permanece relativamente fixo,

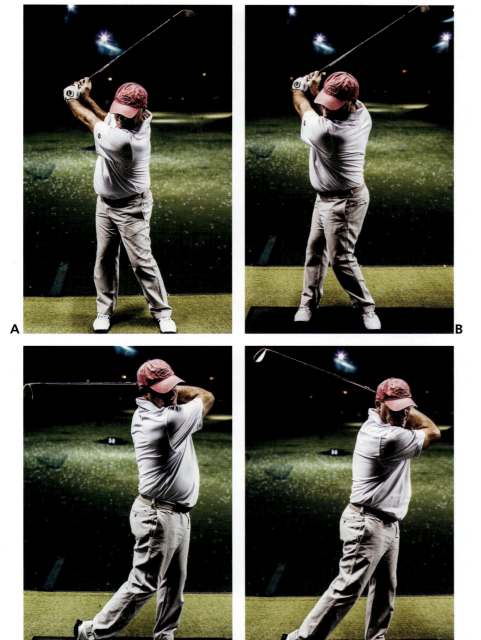

Figura 2. Tipos de *swing* no golfe. (**A**) *Backswing* moderno; (**B**) *backswing* clássico; (**C**) *follow-through* moderno; (**D**) *follow-through* clássico.

enquanto a cintura escapular realiza uma grande rotação. Essa diferença entre a rotação do quadril e do ombro é chamada de fator-X (Fig. 3). Uma das linhas do "X" é formada pelo eixo da cintura escapular, e a outra pelo eixo da cintura pélvica, na transição entre o final do *backswing* e o início do *downswing*, chamada fase de transição. Sua eficiência para a melhora da potência da tacada é popular, mas controversa.[14] Além disso, na fase de *follow-through*, o *swing* moderno preconiza uma maior hiperextensão da coluna lombar, conhecida como posição em "C reverso".

Apesar da potencial vantagem em ganho de velocidade, o *swing* moderno é considerado como um fator de risco para as lesões ortopédicas, principalmente da coluna lombar.

Um terceiro tipo de *swing*, que combina elementos de ambas as técnicas descritas previamente, tem ganhado popularidade. Ele utiliza o mesmo movimento do *backswing* da técnica moderna, associado a uma fase de complemento mais ereta, diminuindo a hiperextensão lombar.[14]

LESÕES ORTOPÉDICAS

Coluna lombar

A lombalgia é uma das principais lesões relacionadas com o golfe, representando entre 23,7 a 34,5% de todas as lesões.[4] Em virtude da biomecânica do *swing*, a coluna lombar é submetida à cargas equivalentes a até oito vezes o peso do corpo.[4,17] Sugaya *et al.*[10] avaliaram a prevalência de lombalgia em 283 jogadores profissionais de golfe. Nesses jogadores, a lombalgia foi responsável por 55% dos afastamentos de campeonatos.

Movimentos de torção axial, muito realizados no *swing* do golfe, são fatores de risco isolados para o desenvolvimento de lombalgia.[18,19] Além disso, durante o *swing*, a coluna lombar é submetida a movimentos de compressão, cisalhamento anteroposterior, torção e inclinação lateral.[18,19] Em razão da limitada rotação da coluna lombar e da ênfase ao movimento torcional durante o *swing*, a causa mais comum de lombalgia é de tecidos moles, que inclui distensões musculares, protrusão ou hérnia de disco e lesões da cápsula articular das facetas. Outras lesões incluem fraturas por estresse do corpo vertebral ou da *pars interarticularis*, espondilolistese e artrose facetária.[20,21]

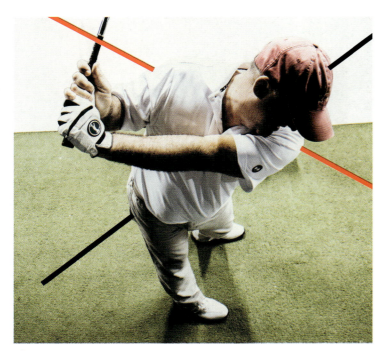

Figura 3. "Fator-X": diferença entre a rotação da cintura pélvica e a cintura escapular acentuada no *swing* moderno. Eixo da cintura escapular (linha vermelha). Eixo da cintura pélvica (linha preta).

A fisiopatologia da lombalgia no golfe está relacionada, portanto, com dois movimentos do *swing*:

1. A técnica moderna do golfe enfatiza uma rotação grande do ombro, com uma restrita rotação do quadril, mantendo-se os pés fixos no chão. Essa técnica realiza uma maior separação entre quadris e ombro, gerando maior velocidade rotacional e consequente velocidade na tacada fator-x. Esta rotação acentuada pode gerar tensão excessiva dos tecidos moles da coluna lombar, superando sua flexibilidade fisiológica e, consequentemente, causando lesões.[22]

2. Na fase do *follow-through*, a técnica moderna do *swing* indica que seja realizada um hiperextensão lombar, associada à rotação. Essa posição, conhecida como "C-reverso" também é considerada um fator de risco potencial para irritação da faceta articular. A hiperextensão também aumenta a contração dos extensores lombares, aumentando as forças de compressão lombar.[23] Além disso, microtraumas em uma coluna hiperlordótica são fatores de risco para espondilolistese.[24]

Em uma análise das diferenças entre o *swing* de amadores e profissionais, Hosea *et al.*[20] demonstraram, através de um estudo com eletroneuromiografia de superfície, que amadores produzem maior atividade paraespinal, com maior atividade muscular, menor precisão e eficiência quando comparados a profissionais. A técnica moderna do *swing* é considerada como uma das principais causas da lombalgia, tanto em jogadores profissionais, quanto em amadores.[14] Apesar dos riscos, o *swing* moderno é muito mais popular entre amadores e profissionais, pois é considerado como um fator importante para o ganho de potência e distância. As publicações mais populares atuais sobre o golfe orientam o aumento do "fator-X" e da hiperextensão lombar no *follow-through*.

A avaliação do gesto esportivo e a investigação do momento do *swing* em que a dor se manifesta são fundamentais para o tratamento e prevenção da lombalgia no golfe. O diagnóstico especializado de cada lesão é essencial, pois outras afecções podem coexistir. O prognóstico de retorno ao esporte é variável e deve ser individualizado, de acordo com o diagnóstico específico, idade do paciente e gravidade dos sintomas.

Após o diagnóstico e tratamento da fase aguda da lombalgia, o tratamento consiste na melhora da flexibilidade e força da coluna lombar, do abdome, dos membros inferiores e da cintura escapular. As musculaturas anterior e posterior do tronco permitem a estabilização da coluna vertebral. A melhora da função desse grupo muscular é parte essencial da reabilitação lombar.

A modificação do *swing* pode ser individualizada de acordo com os sintomas de cada jogador. Essas modificações incluem um *swing* em posição mais ereta da coluna lombar, com flexão adequada dos quadris e joelhos. A adoção da técnica clássica do *swing* pode auxiliar na prevenção de novas lesões. Nessa técnica, os quadris realizam a rotação junto com os ombros durante o *backswing* e na fase de complemento, a coluna vertebral permanece mais ereta, sem hiperextensão lombar.

Mão e punho

O punho é um dos locais mais comuns de lesão relacionada com o golfe. Durante o *swing*, o punho estabiliza o taco de golfe e é submetido a toda transferência de energia entre o movimento do corpo e a bola. O punho realiza diversos movimentos durante o *swing*, que incluem flexão, extensão e os desvios ulnar e radial, além de pronação e supinação.

Lesões do punho podem ser decorrentes de traumas ocasionados pelo impacto do taco contra a bola, por traumas direto no chão ou pela sobrecarga causada pelos movimentos repetitivos do *swing*.

As lesões podem ser categorizadas em articulares ou de tecidos moles. As lesões articulares mais comuns são as fraturas, principalmente a do gancho do hamato. As lesões de tecidos moles incluem as tendinopatias, principalmente do flexor ulnar do carpo.[4]

As fraturas do gancho do hamato são descritas no golfe desde 1972 e resultam do impacto do mesmo entre a mão esquerda e a porção mais superior do taco.[25] Outras fraturas por estresse podem ocorrer no punho por mudança repentina da posição e do *grip* do taco.[25] A fratura do hamato se manifesta por dor na região hipotenar. No entanto, as radiografias em frente e perfil de punho apresentam baixa sensibilidade para o diagnóstico. A incidência radiográfica do túnel do carpo pode auxiliar no diagnóstico. Nos casos duvidosos, a tomografia computadorizada pode esclarecer o diagnóstico. As fraturas do gancho do hamato podem apresentar complicações, como pseudartrose, lesão do nervo ulnar e ruptura dos tendões flexores. Essas fraturas podem apresentar-se tardiamente, até mesmo meses após a lesão, e podem necessitar de tratamento cirúrgico, com a ressecção do gancho.[26,27]

As tendinopatias decorrem de sobrecarga por uso repetitivo do punho, seja por excesso ou aumento abrupto do treino, pela mudança da empunhadura ou por erros de treinamento, associados à falta de repouso durante microtraumas. Forças importantes são geradas no punho antes do impacto, principalmente nos tendões flexores. O tendão do flexor ulnar do carpo no lado direito é mais suscetível a lesões por sobrecarga, que podem ser ainda piores quando o jogador atinge o chão antes da bola. Em jogadores iniciantes também pode ocorrer sobrecarga do extensor ulnar do carpo, em função da liberação do taco de golfe precocemente no *downswing*. Outras tendinopatias podem ocorrer em função da sobrecarga do punho, assim como a síndrome do túnel do carpo.

Após o diagnóstico e tratamento das lesões, a modificação do equipamento e do *swing* pode diminuir o risco de recorrência das lesões do punho e da mão. *Grips* mais espessos e macios podem auxiliar da diminuição da força necessária para segurar o taco.[14] Indica-se a troca dos *grips* a cada 40 ou 50 rodadas. Alguns jogadores se sentem mais confortáveis com o uso de luvas de proteção. A altura adequada do taco também é importante para reduzir o risco de lesões. Tacos muito curtos aumentam a pressão no gancho do hamato, aumentando o risco de fratura. Indica-se que a porção final do taco fique a 2,5 cm acima da eminência hipotenar da mão esquerda (Fig. 4). Modificações do *swing* também são recomendadas, para evitar força e movimentação excessiva dos punhos. A mudança das bolas ou do taco é sugerida por alguns, mas não existem evidências científicas atuais de que possam ter efeito na diminuição de lesões do punho, mão ou cotovelo.[14]

Ombro

Epidemiologia e fisiopatologia

A incidência de lesões do ombro no golfe é comum, entre 8 a 17,6% das lesões do golfe.[4,9] Em amadores europeus, o ombro chega a ser a 2ª causa mais comum de lesão.[4] Para muitos, o golfe não é considerado uma atividade de risco para os ombros, pois não realiza elevações acima da cabeça. No entanto, o movimento do *swing* exige uma movimentação intensa da cintura escapular para gerar velocidades de até 160 km/h e distâncias de até 270 metros da bola no campo.

E são nos extremos de movimento do *swing* em que as lesões do ombro são mais comuns: ao final do *backswing* e ao final do *follow-through*.

O ombro esquerdo exerce uma função importante para o *swing* e é nesse membro em que ocorre a maioria das lesões. Estudos demonstram incidência até três vezes maior no ombro esquerdo, e um estudo mais atual demonstrou que mais de 90% das lesões do ombro acometem o lado não dominante.

É essencial que seja identificada em qual fase do *swing* os pacientes apresentam sintomas. Durante o *backswing*, o membro não dominante sofre rotação interna, flexão e adução. Essa posição comumente gera dor acromioclavicular, mas também pode ocasionar síndrome do impacto subacromial e até instabilidade posterior. Na fase do *follow-through*, o ombro esquerdo permanece em abdução e rotação externa, e os sintomas podem ser decorrentes de síndrome do impacto, lesão do manguito, lesão do lábio superior e, mais raramente, de instabilidade anterior.

Biomecânica

Estudos sobre a atividade da musculatura do ombro durante o *swing* demonstraram que não há uma diferença significativa entre profissionais e amadores ou entre os sexos feminino e masculino.[16,28] Esses estudos demonstraram que há uma atividade sincronizada e relativamente pequena dos músculos supra e infraespinais no ombro esquerdo, com picos durante o início do *backswing* e na fase de complemento. Do manguito rotador, o músculo subescapular foi

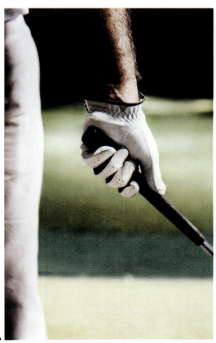
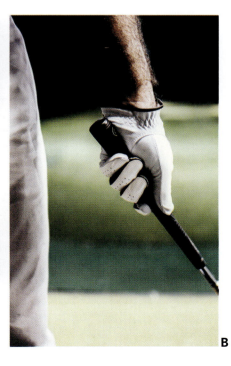

Figura 4. Empunhadura do taco de golfe. (**A**) Empunhadura de risco para fratura do hamato; (**B**) empunhadura adequada.

o que apresentou a maior atividade, em ambos os ombros, durante todo o *swing*, com pico durante a aceleração na fase de *downswing*.

Dentre todos os músculos do ombro, o peitoral e o grande dorsal foram os que demonstraram maior atividade. O grande dorsal apresentou maior atividade durante o *downswing*, no momento da aceleração, e o peitoral na aceleração e no complemento. O deltoide apresentou pequena atividade, exceto a porção anterior do deltoide durante a fase de *follow-through*.

A função da musculatura paraescapular também foi avaliada pelos mesmos autores.[15] O músculo trapézio, que auxilia na retração da escápula, apresentou maior atividade durante a fase de *downswing* e de aceleração para ombro esquerdo e durante a fase de *backswing* para o ombro direito. De modo semelhante ao trapézio, os romboides e o elevador da escápula do ombro esquerdo apresentaram maior atividade na fase de aceleração, durante o *downswing*. Os mesmos músculos apresentavam-se ativos durante o *downswing* do lado direito, para auxiliar na protração e estabilização da escápula. O músculo serrátil anterior apresentou atividade no ombro direito durante o *downswing* e de *follow-through*. E no lado esquerdo apresentou atividade em todas as fases do *swing*, explicando sua suscetibilidade à fadiga em alguns jogadores.

Síndrome do impacto e lesões do manguito rotador

Apesar de não ser um esporte de arremesso, o golfe envolve alguns graus de elevação do úmero associado a rotações para realizar o *swing*. Sintomas relacionados com os tendões do manguito rotador ocorrem mais nos extremos do *swing*, durante o *backswing* e o *follow-through*. Além disso, pacientes com afecções do manguito rotador podem apresentar fraqueza durante a fase inicial, alterando o movimento desde seu início.

Lesões do manguito rotador e impacto subacromial envolvendo o lado esquerdo estão entre as causas mais comuns de dor no ombro no jogador de golfe. Em estudo com 412 pacientes, 85 destes apresentavam dor no ombro, sendo que 93% desses apresentavam síndrome do impacto ou lesões do manguito rotador.[29] A prevalência de acrômios curvos ou ganchosos e de lesões do manguito em pacientes acima de 60 anos é alta, variando de 25,6% (60-70 anos) a 50% (80-90 anos).[30] A associação dos movimentos repetitivos do *swing* em pacientes com fatores de risco para dor no ombro favorece a ocorrência de lesões nessa faixa etária.

O tratamento das lesões do manguito e da síndrome do impacto no jogador de golfe segue os mesmos princípios da população em geral. A síndrome do impacto, tendinopatias e lesões parciais do manguito são tratadas conservadoramente. Na fase aguda, o tratamento consiste no afastamento das atividades esportivas associado ao uso de anti-inflamatórios e reabilitação. A reabilitação tem como princípios o ganho da amplitude normal, principalmente da cápsula posterior, e no fortalecimento do manguito rotador e cintura escapular.

Na falha do tratamento conservador após 6 meses e nas lesões transfixantes do manguito rotador, o tratamento cirúrgico pode ser indicado. Vives *et al*.[31] demonstraram bons resultados em um estudo com 29 jogadores amadores, com síndrome do impacto ou lesões do manguito rotador, submetidos a tratamento cirúrgico. Com uma média de seguimento de 3 anos, 26 dos 29 pacientes voltaram a jogar golfe sem diferença no *handicap* ou na distância da bola.

Modificações no *swing* podem facilitar o retorno ao esporte. Encurtar o *backswing* e a fase de *follow-through*, evitando a flexão do ombro, é uma alternativa para diminuir a sobrecarga no manguito rotador, permitindo um *swing* indolor e mais consistente.

Dor acromioclavicular

Dor acromioclavicular é outro diagnóstico comum para a dor no ombro de golfistas. Um outro estudo realizado com jogadores profissionais com dor no ombro demonstrou que 53% apresentavam dor secundária à articulação acromioclavicular, seguido de tendinopatia do manguito e síndrome do impacto (26%).[32]

Os sintomas dolorosos da articulação acromioclavicular podem ser decorrentes de artrose ou osteólise da clavícula distal. A artrose acromioclavicular é uma degeneração comum, e até 93% dos pacientes acima de 30 anos podem apresentar artrose assintomática.[33] A osteólise acomete, em geral, pacientes mais jovens e apresenta baixa incidência em jogadores de golfe.[32]

Os sintomas tanto da artrose quanto da osteólise se manifestam mais comumente com o ombro em adução máxima. Os sintomas se manifestam na fase do final do *backswing* no ombro esquerdo, quando o mesmo é submetido à adução máxima (Fig. 5).[28]

O tratamento da artrose acromioclavicular é inicialmente conservador. O tratamento consiste em afastamento da atividade física, crioterapia, uso de anti-inflamatórios tópicos e orais. Na falha do tratamento inicial, infiltrações com corticosteroides podem ser realizadas na articulação com alto índice de sucesso.[34] Para os casos resistentes ao tratamento, a cirurgia pode ser indicada. A cirurgia consiste na ressecção de 5 a 10 milímetros da clavícula distal, procedimento conhecido como "Mumford".[35] O tratamento da artrose

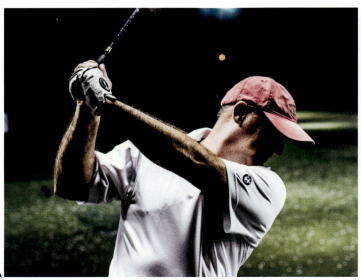
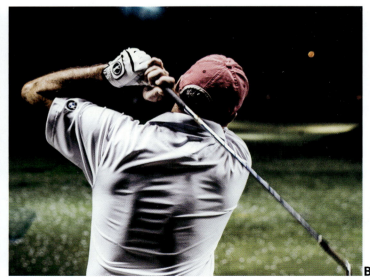

Figura 5. Posicionamento dos ombros nos extremos de movimento do *swing*. (**A**) Ao final do *backswing*, o ombro esquerdo está completamente aduzido e o direito em abdução e rotação externa; (**B**) ao final do *follow-through*, o ombro direito está completamente aduzido, e o esquerdo em abdução e rotação externa.

acromioclavicular apresenta bons resultados, e a maioria dos pacientes consegue retornar ao esporte.[32]

Durante o retorno ao esporte, o encurtamento do *backswing* pode evitar maior estresse na articulação acromioclavicular, diminuindo sua sobrecarga e, consequentemente, os sintomas.

Instabilidade

Instabilidade glenoumeral em jogadores de golfe é incomum, com incidência de até 12%.[28] A instabilidade glenoumeral pode ser anterior ou posterior. A instabilidade posterior pode ocorrer no *backswing* no ombro esquerdo, pois o mesmo é submetido a forças de adução e rotação interna (Fig. 5). Em uma análise retrospectiva de 8 jogadores profissionais com sinais de instabilidade posterior no ombro esquerdo, Hovis et al.[36] demonstraram que a dor no ombro desses pacientes ocorria ao final do *backswing*. Além disso, nos jogadores de golfe o subescapular tem uma demanda superior aos infra e supraespinais. Teoricamente, esse desbalanço pode ser acentuado e favorecer ainda mais a instabilidade posterior.

A instabilidade anterior pode ocorrer ao final do *follow-through* no ombro esquerdo ou ao final do *backswing* no ombro direito. Nesses momentos, o ombro permanece em abdução e rotação externa, e sintomas de apreensão ou até mesmo dor podem ocorrer, sem que necessariamente ocorra a luxação glenoumeral.

O tratamento da instabilidade depende dos sintomas e do grau de lesão das estruturas capsuloligamentares do ombro. Na ausência de lesões labiais ou ligamentares, visualizadas por exame de ressonância magnética, o tratamento inicial é conservador. A reabilitação deverá focar no fortalecimento dos manguito rotador, melhorando a estabilização do ombro. Além disso, o fortalecimento da musculatura paraescapular tem grande importância, principalmente do músculo serrátil anterior, que pode ser inibido pelos movimentos repetitivos do *swing*.

Nos pacientes com lesões labiais confirmadas pela ressonância magnética, o tratamento inicial pode ser conservador, desde que o paciente não esteja apresentando episódios de luxação. Na falha do tratamento conservador por 3 a 6 meses ou nos casos de lesão labial associada a luxações recidivantes, o tratamento cirúrgico é indicado. A cirurgia consiste no reparo do lábio glenoidal e capsuloplastia. Atualmente a preferência é o reparo através da artroscopia, com bons resultados estabelecidos na literatura.[37]

No retorno ao esporte, modificações do gesto esportivo podem auxiliar na prevenção da instabilidade. Além do fortalecimento regular do ombro, devem-se evitar os extremos de abdução e rotação externa dos ombros durante o *backswing* e ao final do *follow-through*.

Lesões do lábio superior (SLAP)

Lesões SLAP são muito mais comuns em esportes de arremesso. No entanto, podem também acometer o jogador de golfe. Existem apenas relatos de casos na literatura sobre a lesão SLAP no golfista.[28,38]

As lesões SLAP são de difíceis diagnósticos clínico e radiológico. Os testes clínicos para a lesão de SLAP têm baixa especificidade, e mesmo a ressonância magnética pode apresentar resultados falso-negativos.[39]

Os sintomas da lesão SLAP podem manifestar-se durante os movimentos de abdução e rotação externa ou durante os movimentos de adução do ombro do *swing*. Seu principal diagnóstico diferencial é a instabilidade anterior do ombro e a dor acromioclavicular. Além disso, a ressonância magnética ou a artrorressonância magnética podem auxiliar no diferencial. Para diferenciar o SLAP da artropatia acromioclavicular, a palpação acromioclavicular e o teste de O'Brien têm grande valor.

O tratamento inicial do SLAP é conservador e consiste na reabilitação. Para a fase aguda, segue-se o mesmo tratamento das tendinopatias do manguito rotador, mas com especial atenção ao alongamento da cápsula posterior e ao fortalecimento do músculo serrátil anterior e à porção inferior do músculo trapézio.

Na falha do tratamento conservador, a cirurgia pode ser indicada. A cirurgia é realizada por artroscopia, e a lesão SLAP pode ser tratada pelo reparo do lábio superior na glenoide ou pela tenodese do bíceps. O reparo é preferido nos pacientes mais jovens, abaixo de 30 anos. A tenodese do bíceps pode ser indicada nas lesões em que há comprometimento do bíceps superior a 30% e nas outras faixas etárias. O tratamento cirúrgico para lesões SLAP raramente é indicado em pacientes mais idosos, pois a fonte da dor geralmente não é causada pela lesão labial, que tende a ser mais degenerativa e sim por lesões associadas do manguito rotador ou pela artrose glenoumeral.

Cotovelo

O cotovelo é um local frequente de lesões no golfe, principalmente em pacientes amadores do sexo feminino.

A epicondilite medial é popularmente chamada de "cotovelo do golfista". No entanto, é a epicondilite lateral ou "cotovelo do tenista" a afecção mais comum do cotovelo no golfe, acometendo cerca de 85% dos casos. A causa mais comum da dor lateral é relacionada com sobrecarga por movimentos repetitivos, enquanto a causa mais comum de epicondilite medial é traumática, relacionada com a desaceleração súbita do taco.[40]

Lesões traumáticas ocorrem durante o impacto do taco em outro objeto, que não a bola, que pode ser uma pedra ou durante o jogo em areia densa.[4] Em amadores, o trauma causado pelo impacto do taco no chão (antes da bola) é comum, quando a biomecânica do *swing* não é adequada. Ambas as situações predispõem à lesão no punho e cotovelos. Nessa situação, serão submetidos à sobrecarga os tendões flexores do cotovelo direito e os tendões extensores do cotovelo esquerdo.

As lesões por sobrecarga são decorrentes de alterações no *grip* de amadores. A força excessiva na empunhadura e *grips* escorregadios são causas comuns.[41]

Apesar de sua incidência, existem poucos estudos avaliando o resultado das modificações do *grip* ou do *swing* do golfe nas lesões do cotovelo, e as condutas são com base nas lesões semelhantes nos esportes de raquete. Assim como na prevenção de lesões dos punhos, recomendam-se os cuidados com a empunhadura e a melhora do gesto esportivo do *swing*. Além disso, o uso de *braces* ou cintas no cotovelo pode ser indicado, apesar da falta de evidência científica de bons resultados no golfe.

Membros inferiores

Lesões dos membros inferiores são incomuns no golfe.

As lesões nos quadris representam 1% das lesões nos profissionais e 3% das lesões nos amadores.[14] No entanto, dor no quadril em jogadores seniores é uma queixa comum e comumente está relacionada com a artrose. Outras causas de lesão nos quadris também são descritas, como bursite trocantérica e dor relacionada com a banda ileitibial e ao tensor da fáscia lata, principalmente no sexo feminino.[14]

As lesões nos joelhos também representam cerca de 6% de todas as lesões no golfe.[9,42] O joelho é submetido a forças importantes. O joelho direito é submetido a maiores forças ao final do *backswing*, quando o taco ainda está em movimento lento (compressão de 540N), e o joelho esquerdo na fase de impacto e na fase de complemento (compressão de 756N).[43] Apesar de o *swing* não ser causa direta de lesões no joelho, o aumento das forças de compressão pode agravar doenças prévias, principalmente a osteoartrose. O golfe exige também muita caminhada, eventualmente em terrenos irregulares e de alta resistência, que podem piorar os sintomas da osteoartrose.

A reabilitação é a medida inicial nos pacientes com osteoartrose de joelho ou quadril, com diminuição do peso, exercícios de alongamento e fortalecimento dos rotadores do quadril, do quadríceps, isquiotibiais e gastrocnêmios.

A mudança do *swing* também é indicada. Uma postura com flexão dos joelhos e discreta rotação externa dos pés na fase de preparação, associada a movimentos mais suaves e menos abruptos pode auxiliar na diminuição da sobrecarga. Além disso, o transporte motorizado, principalmente em terrenos irregulares, pode diminuir a sobrecarga no joelho nas fases mais dolorosas.

GOLFE EM PACIENTES COM ARTROPLASTIA

A osteoartrose é uma doença prevalente em pacientes idosos.[44] Por ser um esporte praticado com frequência por pacientes idosos, é esperada uma alta prevalência de pacientes com artrose nesse esporte. A artroplastia das articulações do joelho, quadril ou ombro é comumente realizada para o tratamento da osteoartrose moderada e grave nos idosos.

A prática do golfe é uma atividade considerada viável para os pacientes submetidos à artroplastia. Há muitos exemplos de jogadores que retornaram ao jogo profissional após uma artroplastia.

Em uma pesquisa avaliando membros da Sociedade Americana de Ombro e Cotovelo, 91% dos cirurgiões permitiam que pacientes submetidos à artroplastia de ombro retornassem à prática do golfe.[45] Em uma série de casos com 24 pacientes submetidos à artroplastia do ombro, 23 pacientes conseguiram retornar ao golfe com uma média de 4,5 meses após a cirurgia, inclusive com um desempenho superior ao pré-operatório.

Os jogadores de golfe submetidos à artroplastia do joelho também apresentam bons resultados no retorno ao esporte. Mallon e Callaghan[46,47] demonstraram que 87% dos pacientes retornaram ao esporte sem dor, e apenas 35% relatavam dor leve ao final do jogo, com pior resultado no joelho esquerdo.

Após a artroplastia de quadril, os resultados também são semelhantes, com melhora funcional e baixa incidência de dor. Em média os pacientes retornam ao golfe com 3 ou 4 meses. Alguns cirurgiões retardam o retorno nas artroplastias sem cimento por até 6 a 8 meses.[48]

REFERÊNCIAS BIBLIOGRÁFICAS

1. Werner D. Driving toward prevention. *Phys Ther Prod* 2000;5:12-15.
2. Australian Bureau of Statistics. *Participation in sport and physical activity.* Canberra (ACT): Australian Bureau of Statistics, 2002. Doc. no. 4177.0
3. Stover C, Stoltz J. Golf for the senior player. *Clin Sports Med* 1996;15:163-78.
4. McHardy A, Pollard H, Luo K. Golf injuries: a review of the literature. *Sports Med* 2006;36:171-87.
5. McHardy A, Pollard H, Luo K. One-year follow-up study on golf injuries in Australian amateur golfers. *Am J Sports Med* 2007;35:1354-60.
6. McCarroll JR, Retting AC, Shelbourne KD. Injuries in the amateur golfer. *Phys Sportsmed* 1990;18:122-26.
7. Batt ME. A survey of golf injuries in amateur golfers. *Br J Sports Med* 1992;26:63-65.
8. Theriault G, Lacoste E, Gadoury M et al. Golf injury characteristics: a survey from 528 golfers. *Med Sci Sports Exerc* 1996;28:65.
9. Gosheger G, Liem D, Ludwig K et al. Injuries and overuse syndromes in golf. *Am J Sports Med* 2003;31:438-43.
10. Sugaya H, Tsuchiya A, Moriya H et al. Low back injury in elite and professional golfers: an epidemiologic and radiographic study. In: Farrally MR, Cochran AJ. (Eds.). *Science and golf III: proceedings of the World Scientific Congress of Golf*. Champaign (IL): Human Kinetics, 1999. p. 83-91.
11. McNicholas MJ, Nielsen A, Knill-Jones RP. Golf injuries in Scotland. In: Farrally MR, Cochran AJ. (Eds.). *Science and golf III: proceedings of the World Scientific Congress of Golf; 1998 Jul 20-24; St Andrews*. Champaign (IL): Human Kinet- ics, 1998. p. 65-72.
12. Finch C et al. The epidemiology of golf injuries in Victoria, Australia: evidence from sports medicine clinics and emergency department presentations. In: Farrally MR, Cochran AJ. (Eds.). *Science and golf: proceedings of the 1998 World Scientific Congress of Golf*. Champaign: Human Kinetics, 1998. p. 73-82.
13. Wilks J, Jones D. Golf-related injuries seen at hospital emergency departments. *Aust J Sci Med Sport* 1996;28:43-45.
14. Parziale JR, Mallon WJ. Golf injuries and rehabilitation. *Phys Med Rehabil Clin N Am* 2006;17:589-607.
15. Kao JT, Pink M, Jobe FW et al. Electromyographic analysis of the scapular muscles during a golf swing. *Am J Sports Med* 1995;23:19-23.
16. Pink M, Jobe FW, Perry J. Electromyographic analysis of the shoulder during the golf swing. *Am J Sports Med* 1990;18:137-40.
17. Recreation. Golf injuries. *Harv Health Lett* 2000;25:4-5.
18. Farfan HF, Cossette JW, Robertson GH et al. The effects of torsion on the lumbar intervertebral joints: the role of torsion in the production of disc degeneration. *J Bone Joint Surg Am* 1970;52:468-97.
19. Marras WS, Granata KP. A biomechanical assessment and model of axial twisting in the thoracolumbar spine. *Spine* 1995;20:1440-51.
20. Hosea TM, Gatt CJ. Back pain in golf. *Clin Sports Med* 1996 Jan.;15(1):37-53.
21. Chilton MD, Nisenfeld FG. Nonoperative treatment of low back injury in athletes. *Clin Sports Med* 1993;12:547-55.
22. Lindsay D, Horton J. Comparison of spine motion in elite golfers with and without low back pain. *J Sports Sci* 2002;20:599-605.
23. Callaghan JP, Gunning JL, McGill SM. The relationship between lumbar spine load and muscle activity during extensor exercises. *Phys Ther* 1998;78:8-18.
24. Gluck GS, Bendo JA, Spivak JM. The lumbar spine and low back pain in golf: a literature review of swing biomechanics and injury prevention. *Spine J* 2008;8:778-88.
25. Torisu T. Fracture of the hook of the hamate by a golfswing. *Clin Orthop Relat Res* 1972;83:91-94.
26. Ek ETH, Suh N, Weiland AJ. Hand and wrist injuries in golf. *J Hand Surg* 2013;38:2029-33.
27. Walsh JJ, Bishop AT. Diagnosis and management of hamate hook fractures. *Hand Clin* 2000;16:397-403-viii.
28. Kim DH. Shoulder injuries in golf. *Am J Sports Med* 2004;32:1324-30.
29. Jobe FW, Moynes DR, Antonelli DJ. Rotator cuff function during a golf swing. *Am J Sports Med* 1986;14:388-92.
30. Yamamoto A, Takagishi K, Osawa T et al. Prevalence and risk factors of a rotator cuff tear in the general population. *J Shoulder Elbow Surg* 2010;19:116-20.
31. Vives MJ, Miller LS, Rubenstein DL et al. Repair of rotator cuff tears in golfers. *Arthroscopy* 2001;17:165-72.
32. Mallon WJ, Colosimo AJ. Acromioclavicular joint injury in competitive golfers. *J South Orthop Assoc* 1995;4:277-82.
33. Stein BE, Wiater JM, Pfaff HC et al. Detection of acromioclavicular joint pathology in asymptomatic shoulders with magnetic resonance imaging. *J Shoulder Elbow Surg* 2001;10:204-8.
34. Shaffer BS. Painful conditions of the acromioclavicular joint. *JAAOS* 1999;7:176-88.
35. Snyder SJ, Banas MP, Karzel RP. The arthroscopic Mumford procedure: an analysis of results. *Arthroscopy* 1995;11:157-64.
36. Hovis WD, Dean MT, Mallon WJ et al. Posterior instability of the shoulder with secondary impingement in elite golfers. *Am J Sports Med* 2002;30:886-90.
37. Lenters TR, Franta AK, Wolf FM et al. Arthroscopic compared with open repairs for recurrent anterior shoulder instability. A systematic review and meta-analysis of the literature. *J Bone Joint Surg Am* 2007;89:244-54.
38. Jobe FW, Pink MM. Shoulder pain in golf. *Clin Sports Med* 1996 Jan.;15(1):55-63.
39. Parentis MA, Glousman RE, Mohr KS et al. An evaluation of the provocative tests for superior labral anterior posterior lesions. *Am J Sports Med* 2006;34:265-68.
40. Stockard AR. Elbow injuries in golf. *J Am Osteopath Assoc* 2001;101:509-16.
41. Murray PM, Cooney WP. Golf-induced injuries of the wrist. *Clin Sports Med* 1996;15:85-109.
42. Guten GN. Knee injuries in golf. *Clin Sports Med* 1996 Jan.;15(1):55-63.
43. Gatt CJ, Pavol MJ, Parker RD et al. Three-dimensional knee joint kinetics during a golf swing. Influences of skill level and footwear. *Am J Sports Med* 1998;26:285-94.
44. Izquierdo R, Voloshin I, Edwards S et al. American academy of orthopaedic surgeons clinical practice guideline onthe treatment of glenohumeral joint osteoarthritis. *J Bone Joint Surg Am* 2011;93:203-5.
45. Jensen KL, Rockwood CA. Shoulder arthroplasty in recreational golfers. *J Shoulder Elbow Surg* 1998;7:362-67.
46. Mallon WJ, Liebelt RA, Mason JB. Total joint replacement and golf. *Clin Sports Med* 1996;15:179-90.
47. Mallon WJ, Callaghan JJ. Total knee arthroplasty in active golfers. *J Arthroplasty* 1993;8:299-306.
48. Mallon WJ, Callaghan JJ. Total hip arthroplasty in active golfers. *J Arthroplasty* 1992;7(Suppl):339-46.

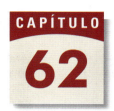

CAPÍTULO 62

AUTOMOBILISMO

Dino Antonio Oswaldo Altmann ▪ Moisés Cohen

■ INTRODUÇÃO

O atendimento médico em automobilismo está fundamentado na experiência médica adquirida no atendimento a feridos de guerra. Durante a Segunda Guerra Mundial, a mortalidade daqueles que chegaram até as instalações médicas era de 4,5%, o que representou um grande avanço em relação a guerras anteriores, graças à pronta evacuação, uso de sangue integral e, durante os últimos anos de guerra, ao uso de antibióticos. Durante a Guerra da Coreia, a mortalidade daqueles que atingiram os centros médicos foi de apenas 2,4%, e a proporção entre pacientes hospitalizados com feridas e os mortos em ação foi de 2,8:1. No conflito do Vietnã, a mortalidade permaneceu inalterada, porém a proporção entre os feridos hospitalizados e os mortos elevou-se para 4,15:1. Essa realização foi consequência do tratamento mais pronto e mais eficiente dos choques hemorrágico e traumático. A disponibilidade da rápida e eficiente evacuação por meio de helicópteros diminuiu o tempo entre o trauma e o tratamento eficaz e especializado em centros de retaguarda para 35 minutos. O uso de helicópteros passou a ser feito também na prática civil para o transporte precoce dos pacientes gravemente feridos.

No automobilismo, foi Sid Watkins, um prestigioso professor de neurocirurgia do London Hospital, o grande responsável pela padronização do atendimento médico e da segurança da era moderna do automobilismo. Como amante do automobilismo e médico do RAC Motor Racing, foi convidado, em 1978, pelo Sr. Bernie Ecclestone para comandar o grupo médico da Federação Internacional de Automobilismo (FIA).

■ INFRAESTRUTURA MÉDICA EM GRANDES PRÊMIOS

A infraestrutura médica de um Grande Prêmio varia conforme o circuito-sede e relaciona-se, principalmente, com a extensão da pista. Sempre é composta de Centro Médico no Circuito, Unidades de Atendimento em Pista e Hospitais de Retaguarda, para onde serão removidos eventuais acidentados (Fig. 1).

Centro médico

O centro médico do circuito é composto por uma sala de suporte à vida e queimados, unidade de terapia intensiva (UTI) com cinco leitos, centro cirúrgico com capacidade para duas cirurgias simultâneas, laboratório de análises clínicas, sala de radiografia, ultrassonografia, consultórios, ambulatório e sala de observação. Todas as dependências são equipadas com a mais alta tecnologia disponível.

A equipe médica é (ou deve ser) constituída por profissionais com experiência nas mais diversas especialidades, como cirurgia do trauma, neurocirurgia, anestesia, terapia intensiva, ortopedia, cirurgia torácica, cirurgia vascular, cirurgia plástica, cirurgia bucomaxilofacial, cardiologia, clínica médica, radiologia, urologia, otorrinolaringologia e oftalmologia.

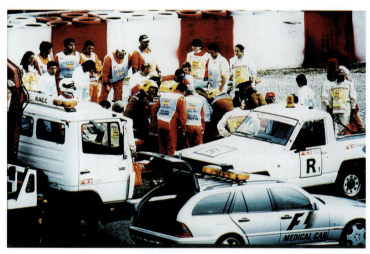

Figura 1. Equipe de atendimento em pista.

Enfermeiras com especialização em determinadas áreas dão apoio à equipe médica. Equipes administrativas também dão suporte para que o desempenho das atividades médicas possa ser otimizado.

Unidades de atendimento em pista

O atendimento deve ser ágil, preciso e seguro. Para tanto, as equipes recebem treinamento específico para atendimento pré-hospitalar por meio do curso PHTLS – *Prehospital Trauma Life Support* – idealizado pelo *Committee of the National Association of Emergency Medical Technicians* em cooperação com o *Committee on Trauma of the American College of Surgeons*.

No autódromo de Interlagos – São Paulo, as equipes são divididas entre o *Medical Car*, três carros de intervenção rápida, dois de extração e sete ambulâncias.

- *Medical Car*: carro providenciado pela FIA, que segue junto com o "circo" da Fórmula 1 para todas as provas do campeonato.
- *Intervenção rápida*: carros pilotados por profissionais de diversas categorias dos automobilismos nacional e internacional levam dois médicos com especialização em trauma e um oficial do Corpo de Bombeiros da Polícia Militar, com especialização em desencarceramento. São equipados com material médico de emergência.
- *Extração*: também pilotados por profissionais, levam equipes compostas por dois médicos, especialistas em trauma, quatro em extração, socorristas, e dois bombeiros especialistas em extração. Estas equipes recebem treinamento específico para retirada de um piloto que necessita de auxílio para sair do carro. São equipados com material de imobilização e também com ferramentas de extração.
- *Ambulâncias*: têm equipes compostas por médico, enfermeiro e motorista, todos com experiência em trauma. São equipadas

1019

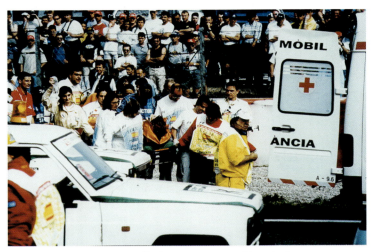

Figura 2. Equipe com experiência em trauma – UTIs móveis.

com medicamentos e aparelhos necessários para que sejam consideradas UTIs (unidades de terapia intensiva) móveis (Fig. 2).

DINÂMICA DE ATENDIMENTO EM PISTA

Os veículos ficam em locais estratégicos na pista, de forma que possam chegar a qualquer local, onde houver um acidente, em, no máximo, 30 segundos, depois de acionados. Estão em comunicação, via rádio, com o diretor-médico da prova, que aciona e dirige cada uma das equipes em caso de acidente. Na sala de controle da corrida, existem vinte monitores de vídeo, acoplados a gravadores de vídeo, que cobrem todos os pontos da pista e podem ser operados com controle remoto a partir dessa sala.

A comunicação entre equipes médicas e o diretor-médico é também de vital importância durante o atendimento a um acidentado para que possam ser tomadas as decisões corretas relativas à sequência do atendimento e eventual transferência para o Hospital de Retaguarda.

Os primeiros carros a chegarem ao local do acidente são o *Medical Car* e os de Intervenção Rápida, seguidos pelos carros de Extração e Ambulâncias.

Os médicos do *Medical Car* e Intervenção Rápida são responsáveis pelo primeiro atendimento e pela orientação à equipe de extração, quanto à melhor forma de retirar o piloto do carro, em função da sua gravidade clínica. A retirada do piloto com uso do KED (*Kendrick Extrication Device*) ou banco removível é sempre mais demorada e pode dar lugar à *extração rápida*, com uso de prancha de imobilização longa, nos casos de maior gravidade.

As ambulâncias são utilizadas para o transporte de um acidentado para o Centro Médico do autódromo, onde o mesmo passa por uma segunda avaliação, estabilização de sua condição clínica, como, por exemplo, imobilização de fraturas ou a interrupção de sangramento periférico.

A seguir, o acidentado é transportado de helicóptero aeromédico, para o Hospital de Retaguarda, onde será novamente avaliado por especialistas e submetido a exames de maior complexidade, recebendo o tratamento definitivo que cada caso requer.

ATENDIMENTO MÉDICO EM AUTOMOBILISMO

No automobilismo, o socorro médico a um acidentado é bastante peculiar, em virtude do tempo reduzido que as equipes médicas levam para chegar ao local do acidente. Dessa forma, pode-se encontrar ainda com vida um acidentado, cujo destino já estaria definido pela gravidade do impacto.

A morte relacionada com o traumatismo pode ocorrer em três fases distintas. A primeira ocorre nos primeiros minutos que seguem a um acidente, dificilmente podendo ser evitada, exceto pela desobstrução de **vias aéreas** obstruídas. Outras causas podem ser o traumatismo encefálico maciço, lesões do **tronco cerebral**, secção da **medula cervical** e ruptura de *grandes vasos* ou coração. Somente a prevenção é capaz de reduzir a mortalidade desta fase. A segunda fase compreende as primeiras horas após o acidente e é decorrente de **hematomas cerebrais**, **hemopneumotórax**, ruptura de vísceras, fraturas pélvicas e, ainda, lesões traumáticas múltiplas acompanhadas de grande perda sanguínea. A "primeira hora" de atendimento após o trauma é de vital importância para o sucesso do tratamento desse paciente. Na terceira fase, que acontece vários dias após o traumatismo, a morte é ocasionada por infecções e **insuficiência de múltiplos órgãos e sistemas**, também passíveis de prevenção quando ministrado o correto atendimento inicial.

Pacientes que recebem tratamento definitivo, normalmente representado pelo controle de hemorragias na sala de operações, na primeira hora após um acidente, têm maior possibilidade de sobrevida do que aqueles que o recebem mais tarde. Assim, a maior responsabilidade dos médicos de pista é gastar o menor tempo possível no local do acidente, realizando manobras que podem salvar a vida e preparando o paciente para transporte para o Hospital, que deve estar devidamente equipado para recebê-lo.

O fator mais crítico para qualquer paciente é o tempo decorrido entre o trauma e o tratamento definitivo. Nossa expectativa é que o atendimento em pista não demore mais do que 10 ou 15 minutos, tempo semelhante ao que deve ser despendido no Centro Médico antes da transferência do acidentado para o Hospital de Retaguarda, onde equipes já o esperam para o tratamento definitivo que poderá ser realizado nos 10 ou 15 minutos seguintes. Dessa forma, estaremos respeitando a "hora de ouro" do paciente **politraumatizado**.

Pacientes reconhecidamente menos graves podem ter seu período de atendimento inicial um pouco mais prolongado e seguro. Mesmo assim, não se deve demorar com sua remoção a um Centro de Trauma de Referência, uma vez que lesões potencialmente sérias podem ainda não ter manifestado alterações clínicas.

Em caso de **parada cardiorrespiratória**, as manobras de ressuscitação são consideradas como medidas de suporte, sendo o restabelecimento do ritmo cardíaco normal o tratamento definitivo. É importante ressaltar que esta situação justifica a transferência da vítima diretamente da pista para o Centro de trauma de Referência. Se a demora para se chegar ao Hospital for maior do que 20 minutos, a mortalidade será de 100%, independente da excelência do tratamento ministrado. Somente 4% dos pacientes vítimas de trauma fechado que chegam a um Hospital sobrevivem e mesmo assim com sequelas graves representadas por deficiências físicas e neurológicas.

O atendimento em pista tem como objetivo identificar e tratar uma possível obstrução das vias aéreas nos momentos iniciais após o trauma e reduzir a mortalidade da segunda e terceira fases, com ações precisas, não adicionando lesões ao traumatizado e prevenindo infecções posteriores.

NORMATIZAÇÃO DO ATENDIMENTO AO POLITRAUMATIZADO EM AUTOMOBILISMO

A simples observação da cena do acidente traz ao médico informações úteis quanto ao mecanismo do trauma, as possíveis lesões adquiridas e o grau de segurança do local.

Embora seja importante chegar rapidamente ao acidentado, é igualmente importante ter atenção com a segurança de quem atende e do próprio paciente. O carro de intervenção que chega ao acidente deve parar, protegendo a cena e comunicar à torre a situação, para que a direção da prova possa tomar atitudes que tornem a cena do acidente segura (Fig. 3).

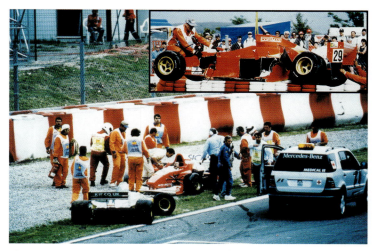

Figura 3. Chegada rápida de equipe ao local do acidente.

A avaliação inicial do piloto inicia-se de forma global à medida que o médico se aproxima do acidente, levanta a viseira do capacete e observa a condição das vias aéreas, respiração, suas condições **circulatória e neurológica**. Aproximando-se do piloto acidentado, o médico pode verificar seu **pulso radial** ao mesmo tempo em que pergunta o que aconteceu. A palpação do pulso radial permite avaliar sua presença, qualidade e frequência. A resposta verbal do piloto indica se a ventilação pulmonar está normal ou trabalhosa e o nível de consciência. Esse conjunto de informações vai permitir uma primeira avaliação da urgência da situação.

Uma vez que a impressão geral do acidentado seja estabelecida, o capacete e o HANS são retirados, e cinco parâmetros que compõem a avaliação inicial devem ser seguidos na seguinte ordem:

A) Vias aéreas e controle da **coluna cervical**.
B) Respiração/ventilação.
C) Circulação e sangramento.
D) Disfunção cerebral.
E) Exposição e proteção do meio ambiente.

A) Vias aéreas e controle da coluna cervical

As vias aéreas devem ser rapidamente checadas para verificar se estão permeáveis, ao mesmo tempo em que a coluna cervical é fixada em posição neutra. Movimento excessivo da **coluna cervical** pode adicionar lesão neurológica, pois a compressão óssea da medula pode ocorrer na presença de fraturas vertebrais. Mantendo-se a coluna cervical fixa, é então retirado o capacete do piloto e colocado o colar cervical. No caso de as vias aéreas estarem obstruídas, devem ser imediatamente permeadas por meio de métodos manuais e aspiração de secreções, ou, eventualmente, de ações mecânicas, como a utilização de **cânulas nasotraqueais, orotraqueais** ou a **traqueostomia**, quando há traumatismo grave da face, com obstrução das vias aéreas.

Algumas vezes, a razão da obstrução da via aérea é a simples queda da língua em um paciente desacordado. Em outras, podemos deparar com situações mais complexas, como o traumatismo de face.

B) Respiração/ventilação

No caso de a respiração não estar presente, a avaliação respiratória é imediatamente interrompida, e a ventilação, iniciada. Quando o paciente está respirando, deve ser estimada sua **frequência respiratória** e observado se está movimentando ar suficiente para suas **trocas respiratórias**. A **frequência respiratória** normal para o adulto está entre 12 e 20 movimentos respiratórios; portanto, se a frequência estiver mais baixa ou mais alta, significa que estamos frente a um problema que deve ser tratado.

O **suporte respiratório**, quando necessário, deve ser iniciado tão logo seja identificado o problema. Depois de solucionada essa alteração, prossegue-se a avaliação primária.

Nos traumatismos cranianos, com comprometimento do centro respiratório, pode haver parada da respiração ou diminuição da frequência respiratória, com diminuição da oferta de oxigênio aos tecidos. Nessa situação, vai haver aumento dos níveis sanguíneos de gás carbônico, que no cérebro provoca dilatação das veias. Como o cérebro está dentro de uma caixa fechada, representada pelos ossos do crânio, a dilatação dessas veias vai aumentar ainda mais a pressão dentro do crânio, já aumentada pelo inchaço e sangramentos, contribuindo assim para uma piora das funções cerebrais. Por essa razão, é importante em tal situação oferecer a ventilação assistida e hiperventilar o paciente, fazendo com que exista maior eliminação do gás carbônico (Quadro 1).

Nos pulmões, ocorrem as trocas gasosas entre o alvéolo – diminutos sacos de ar, localizados nas terminações das vias aéreas – e os capilares pulmonares – vasos sanguíneos muito finos que estão em contato com os alvéolos – entrando o oxigênio no sangue e retirando gás carbônico. Nas situações em que existe uma diminuição das superfícies de trocas gasosas nos pulmões ou uma diminuição da circulação pulmonar, vamos encontrar uma diminuição do oxigênio e aumento do gás carbônico no sangue. Para compensar essa deficiência de trocas, o paciente passa a respirar mais rápido. Infelizmente, à medida que aumenta a frequência respiratória, diminui a quantidade de ar movimentada por cada respiração, não sendo possível compensar o problema e cansando os músculos respiratórios. Por essa razão, é oferecido oxigênio ou mesmo a **ventilação assistida**.

C) Circulação e sangramento

O **débito cardíaco** e a condição circulatória podem ser avaliados pela simples verificação do pulso, **perfusão periférica**, cor e temperatura da pele. O pulso é analisado pela sua presença, qualidade, regularidade e frequência. Se o pulso radial não for palpável, o paciente provavelmente estará numa situação de *choque*. Um comprometimento circulatório pode ser diagnosticado pela frequência alta ou muito baixa do pulso, diminuição de amplitude, ausência dos pulsos periféricos, palidez e umidade fria da pele além de diminuição da **perfusão periférica** – quando se pressiona a pele com o dedo e solta, a área de compressão fica inicialmente pálida e rapidamente volta à coloração rósea inicial. Quando temos uma diminuição da perfusão capilar, o retorno à coloração normal demora mais do que dois segundos.

Nas situações em que temos sangramento, o organismo, como forma de se defender, desvia o sangue preferencialmente para órgãos mais nobres, diminuindo assim a perfusão periférica e aumentando a **frequência cardíaca** numa tentativa de bombear mais sangue, para suprir a deficiência de volume. Depois de determinado ponto, não consegue mais se defender, entrando em colapso, que é chamado choque.

Em caso de sangramento externo, a compressão vai controlar a maioria das hemorragias, até que o paciente possa ser removido para uma sala de operações com adequado equipamento.

| *Quadro 1.* Avaliação respiratória ||
Frequência respiratória	Tratamento
< 12	Ventilação assistida
12-20	Observação
20-30	Máscara de oxigênio
> 30	Ventilação assistida

Em situações em que há problemas circulatórios, o tratamento deve ser iniciado tão logo quanto possível com a punção de duas veias calibrosas e a administração de soro (*Ringer lactato*). Dessa forma, repõe-se o volume sanguíneo perdido, e evita-se que ocorra o choque.

A diminuição da circulação faz com que haja menos oferta de oxigênio aos tecidos, prejudicando, assim, a função dos diversos órgãos, com maior ênfase ao cérebro.

D) Disfunção cerebral

Uma vez avaliadas e corrigidas, à medida do possível, as condições que levam oxigênio para os tecidos, avalia-se a função cerebral, que é uma medida indireta da **oxigenação cerebral**. O nível de consciência do acidentado é determinado pela resposta a estímulos externos. Assim, podemos ter um paciente **alerta**, que responde a estímulos **verbais**, **dolorosos** ou que não responde (**responsivo**). O rebaixamento do nível de consciência deve alertar o médico para quatro situações principais: diminuição da oxigenação cerebral, lesões do sistema nervoso central, alcoolismo ou drogas e alteração metabólica (diabetes, convulsões e parada cardíaca).

Um paciente que não colabora, irrequieto, agitado, deve ser considerado **hipóxico** até prova em contrário. Portanto, sempre que houver um rebaixamento de consciência, a primeira medida a ser tomada é a oferta de oxigênio.

Durante o exame, o médico deve sempre procurar saber se houve perda de consciência após o trauma e por quanto tempo. Confusão e amnésia são também parâmetros a serem considerados na avaliação neurológica.

As pupilas devem estar iguais em tamanho, redondas e devem reagir ao estímulo luminoso.

E) Exposição e proteção do meio ambiente

Sem despir o paciente, é impossível que se faça uma avaliação completa das lesões causadas pelo trauma. No atendimento em pista, essa avaliação, de forma completa, é feita no Centro Médico. É importante que, após o exame, o paciente seja coberto, para que não perca calor para o meio ambiente e também em sinal de respeito. Via de regra a exposição do acidentado deve ser feita somente no Centro Médico do Autódromo para que não se perca tempo em pista e onde a temperatura é mais controlada.

Retirada de um piloto do carro (extração)

Em monopostos, a retirada de um piloto que não sai do carro por meios próprios é sempre realizada após imobilização da coluna e pode ser realizada basicamente de três maneiras diferentes. Nos carros da Fórmula 1, temos os assentos removíveis que, por si, com pequena interferência externa com relação à coluna cervical, imobilizam toda a coluna do piloto. Nos demais monopostos, utiliza-se o KED. A opção pela extração rápida é realizada com prancha longa de imobilização ou ainda com manobra de Rauteck.

A retirada de um piloto com esses métodos deve ser feita de forma ideal em até 4 minutos (Fig. 4). Eles devem ser utilizados quando as condições de cena e do paciente forem seguras e estáveis. Num paciente estável, o tempo não deve ser o fator de maior preocupação para a equipe que vai realizar a extração.

Quando as condições da cena forem inseguras, como a iminência de incêndio, ou de risco para a equipe médica e piloto, ou quando as condições clínicas do paciente forem tão instáveis que requeiram imediata intervenção que só pode ser realizada com o paciente deitado e fora do carro, realiza-se a chamada extração rápida. Depois da retirada do capacete, HANS e imobilização da coluna cervical pela colocação do colar cervical, o piloto é retirado do carro, deslizando diretamente sobre uma prancha de imobilização rígida. Essa manobra de extração leva pouco mais de um minuto. A manobra de Rauteck pode ser realizada antes da retirada do capacete do piloto.

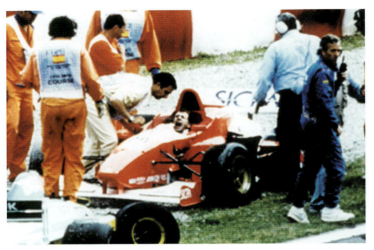

Figura 4. Extração do piloto – 4 a 8 minutos.

Outra situação, não menos preocupante, é a do piloto que já saiu do carro por meios próprios. Embora essa atitude denote menor gravidade no momento inicial, não significa inexistência de qualquer problema que possa vir a se manifestar posteriormente. Portanto, quando o choque do veículo for de maiores proporções, o piloto, mesmo fora do veículo, deve ser tratado como um politraumatizado, levado ao Centro Médico para nova avaliação e só então dispensado para retornar as suas atividades, quando assim for decidido.

O trauma do acidente pode provocar lesões musculares, principalmente por compressão dos músculos e vasos, podendo desenvolver, como consequência, um processo chamado rabdomiólise.

Não devemos esquecer que, mesmo jovens, os pilotos podem ter problemas clínicos responsáveis por acidentes e, igualmente nestes casos, alguns acidentes leves, inexplicados, merecem atenção médica.

Finalizando, existem inúmeras variáveis que colocam à prova a árdua preparação da equipe médica a cada minuto de treino e corrida. O Hospital deve estar preparado para o desafio, torcendo para que não haja acidentes, o que não desmerece e não significa que nosso trabalho será menor ou menos nobre.

■ TRANSPORTE PARA HOSPITAL DE RETAGUARDA

Após estabilização e monitorização do piloto acidentado no centro médico, este é rapidamente transportado para o Hospital de Trauma de referência. Devemos sempre ter o cuidado de manter a temperatura corpórea do paciente e para isso utilizamos cobertores térmicos.

■ PREVENÇÃO DAS LESÕES NO AUTOMOBILISMO

Acidentes são inerentes a este esporte e à atuação médica, que, junto em colaboração com engenheiros, visa também à prevenção das lesões decorrentes de acidentes. No automobilismo atuamos fundamentalmente em quatro áreas para prevenir estas lesões: condicionamento físico; equipamentos de uso pessoal; equipamentos de segurança dos carros e condições de segurança das pistas.

Condicionamento físico

Os pilotos são atletas amadores ou profissionais e necessitam de um bom condicionamento físico para pilotar com segurança, não sofrerem lesões decorrentes das demandas físicas exigidas pela pilotagem e, em caso de acidente, terem uma reserva cardiorrespiratória que os tornam mais refratários às lesões decorrentes do trauma.

A boa condição física auxilia também na reabilitação pós-traumática.

Equipamentos de uso pessoal

Vestimentas antichamas, capacete e dispositivo de proteção para cabeça e pescoço compõem o arsenal de proteção de uso pessoal do piloto. É de sua responsabilidade a integridade deste material e a atualização conforme as regras normativas estabelecidas pela Federação Internacional de Automobilismo (FIA).

Equipamentos de segurança dos carros

Modernamente, o conceito de segurança dos carros de corrida se inicia ao redor do piloto e segue de forma concêntrica para fora. O aspecto mais importante da segurança de um piloto está no banco onde está sentado e seu envoltório. Assim sendo, os bancos modernos de competição são fabricados com fibra de carbono, bastante resistentes ao impacto, têm abas de proteção lateral para cabeça, revestidas com espuma de absorção de impacto, abas para suporte dos ombros, tórax e uma extensão para pelve e coxas (Fig. 5). Entre o banco e a estrutura tubular lateral de reforço do carro (Santo Antonio), deve existir um espaço de 20 cm, e esta estrutura tubular deve ser abaulada para fora, ter tubos que se cruzam e um reforço no "X" (Fig. 6). No caso dos monopostos, os mesmos conceitos são válidos, sendo que o chassi construído em fibra de carbono torna-se a célula de sobrevivência do piloto. Estes chassis são submetidos a testes de resistência ao impacto lateral, frontal e também da estrutura superior em caso de rolamento.

Toda estrutura dos carros de corrida trabalham na função de dissipação de energia durante um acidente e particularmente nas laterais, na frente e atrás, existem estruturas construídas na forma de colmeias de abelha que têm a função de absorver impacto (Fig. 7).

Uma escotilha removível no teto dos carros de turismo foi criada para facilitar a retirada do capacete do piloto, em caso de acidente, auxiliando para minimizar a movimentação do pescoço, uma vez que o espaço dentro dos carros seja restrito. Auxilia também na colocação do KED (dispositivo para imobilização da coluna) durante a manobra de extração (Fig. 8).

Condições de segurança das pistas

As pistas modernas são projetadas com vistas à segurança. Áreas de escape mais largas e mais longas, asfaltadas, fazem com que os carros atinjam a barreira de pneus e escoradas por *guard-rails* com menor velocidade e menor frequência. Para que os pneus não se dispersem, são fixados entre si com parafusos, e à sua frente existe uma manta de borracha.

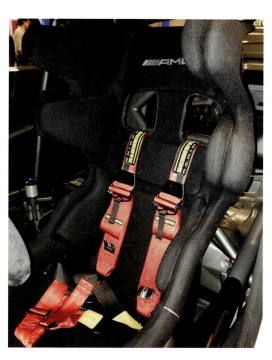

Figura 5. Banco de carbono.

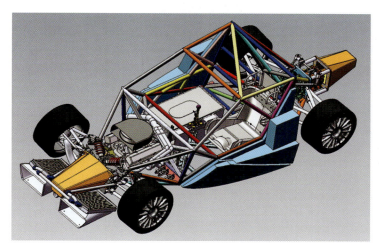

Figura 7. Estrutura de um carro de corrida.

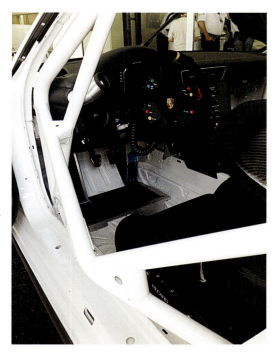

Figura 6. Tubos de proteção com reforço no X.

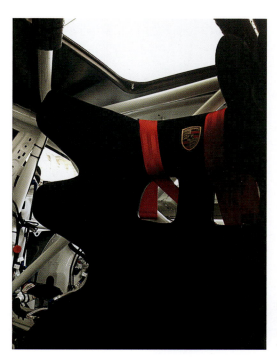

Figura 8. Escotilha removível no teto dos carros de turismo.

A largura das pistas, o ângulo das curvas e sua inclinação também contribuem para maior segurança encontrada nos autódromos atuais.

Outra preocupação é com os oficiais de competição que trabalham nas corridas e com o público. Por isso, o equipamento pessoal daqueles que trabalham e as gaiolas construídas para que pedaços de carro não os atinjam são de extrema importância, assim como seu treinamento. Grades protegem o público de eventuais destroços que possam se desprender em sua direção.

LESÕES MAIS FREQUENTES DECORRENTES DO TRAUMA

Os traumatismos cranioencefálicos liderados pela concussão cerebral são os mais frequentes vistos no automobilismo. O diagnóstico da concussão cerebral é fundamentalmente clínico uma vez que não tenhamos hoje métodos de imagens que nos mostrem estas lesões. Um teste neuropsicológico (IMPACT) é útil no diagnóstico e no controle da evolução destas lesões. A grande preocupação com o paciente que teve uma concussão cerebral é que ele venha a ter outro episódio na fase de recuperação desta lesão, uma vez que estes episódios repetitivos possam levar à encefalopatia crônica traumática ("lesão cerebral do boxer").

As fraturas da coluna vertebral, particularmente as fraturas em cunha dos corpos vertebrais da transição da coluna toracolombar estáveis, também são bastante frequentes e têm uma frequência semelhante à observada com fraturas de arcos costais.

Fraturas dos membros vemos com alguma frequência, enquanto que lesões de órgãos abdominais são raras.

LEITURA SUGERIDA

1. Medicine in motor sport. FIA Institute; 2011. Disponível em: <http://www.fiainstitute.com/publications/Pages/home.aspx>
2. Crosby ET. Airway management in adults after cervical spine trauma. *Anesthesiology* 2006;104:1293-318.
3. HolmesCL, Walley KR. The evaluation and management of shock. *Clin Chest Med* 2003;24:775-89.
4. Hopson LR, Hirsh E, Delgado J et al. Guidelines for withholding or termination of resuscitation in prehospital traumatic cardiopulmonary arrest: joint position statement of the National Association of EMS Physicians and the American College of Surgeons Committeee on Trauma. *J Am Coll Surg* 2003;96:106-12.
5. Richards CF, Mayberry JC. Initial management of the trauma patient. *Crit Care Med* 2004;20:1-11.
6. Vídeo: automobilismo: esporte exige perícia e atenção nos detalhes. Acesso em: 24 Ago. 2014. Disponível em: <http://www.gazetadopovo.com.br/automoveis/conteudo.phtml?id=1479890&tit=O-caminho-para-ser-um-piloto-de-corrida>
7. Acesso em: 24 Ago. 2014. Disponível em: <http://esporte.ig.com.br/automobilismo/stockcar/chicane+deixa+medico+da+stock+car+mais+tranquilo/n1597122993869.html>
8. Acesso em: 24 Ago. 2014. Disponível em: <http://www.cba.org.br/_img/dinamics/regulamentos/cda-2014—final—site.pdf>
9. Acesso em: 24 Ago. 2014. Disponível em: <http://rallyerechim.com.br/noticia/132>
10. Acesso em: 24 Ago. 2014. Disponível em: <http://www.fisiolucasmendes.com.br/2009/05/automobilismo.html>

CAPÍTULO 63

MERGULHO AUTÔNOMO RECREACIONAL

Fábio Augusto Caporrino ■ Gabriel Ganme

■ INTRODUÇÃO

O mergulho esportivo, em suas principais modalidades, é praticado por milhões de pessoas no mundo todo. Só nos Estados Unidos, existem mais de 3 milhões de mergulhadores autônomos ativos. No Brasil, estima-se que já tenham sido treinados mais de 100.000 mergulhadores autônomos.

Frequentemente comparado a outros esportes radicais, o mergulho esportivo cresceu bem mais que as outras atividades correlatas, pois mostrou, no decorrer dos anos, índices muito baixos de acidentes e de mortes. Esse crescimento faz necessário que o médico conheça melhor a fisiologia do homem sob a água para poder avaliar adequadamente os candidatos à prática da atividade, bem como tratar as patologias associadas.

Entendem-se por mergulho esportivo as atividades de mergulho realizadas por lazer. As principais modalidades são os mergulhos livre e autônomo. O primeiro envolve o uso de equipamento mínimo, ou seja, máscara e *snorkel*, nadadeiras e, eventualmente, roupa de proteção térmica. Nessa modalidade, o mergulhador faz incursões em apneia, limitadas em profundidade e tempo. Uma variação mais simples do mergulho livre é o *snorkeling*, em que o indivíduo se limita a observar o meio aquático, da superfície (Fig. 1).

Já o mergulho autônomo, ou scuba (*self-contained underwater breathing apparatus*), permite que o mergulhador leve seu suprimento de ar para baixo d'água, sem ficar ligado à superfície. O tempo da imersão é variado, dependendo primariamente do consumo de ar do indivíduo e da profundidade do mergulho. Como será explicado posteriormente, o consumo de ar é diretamente proporcional à profundidade. Nessa modalidade, o limite de profundidade é de 40 metros, o suficiente para observação de boa parte da fauna e flora subaquáticas, com mais cor e luz, sem grandes riscos associados (Fig. 2).

■ BREVE HISTÓRIA

O mergulho autônomo surgiu da vontade do homem de ficar o maior tempo possível sob a água, com liberdade de movimentos e locomoção. Três motivos levaram o ser humano ao mundo submarino: busca de alimentos, fins bélicos e riquezas. Há relatos arqueológicos, que datam de mais de 4000 anos a.C., de que o homem teria feito mergulhos em apneia, para a busca de alimentos, aliás, atividade popular até os dias atuais, com a prática da caça submarina. Relata-se que Alexandre o Grande teria usado mergulhadores para sabotagem de amarras de barcos inimigos na Fenícia no ano 330 a.C., e que o mesmo teria descido pessoalmente num sino, para observar o trabalho. O sino consistia em um grande vaso invertido, que aprisionava uma quantidade de ar, permitindo que o mergulhador fizesse várias incursões em apneia e voltasse ao sino, sem ter de voltar à superfície (Fig. 3).[1]

Os sinos foram utilizados por séculos e receberam uma série de melhorias, até os dias atuais. O cientista Edmond Halley, em 1690, usou um sino com um sistema de renovação de ar, conseguindo ficar submerso a 18 metros por mais de uma hora (Fig. 4).

Uma invenção notória foi o primeiro traje fechado de mergulho, criado por John Lethbridge, em 1715 (Fig. 5). O aparato permitiu a salvatagem de peças e riquezas de diversos barcos afundados. Na verdade, seu traje era apenas um barril de couro vedado, com buracos para os braços. O barril continha certa quantidade de ar, permitindo que o mergulhador trabalhasse submerso por algum tempo.

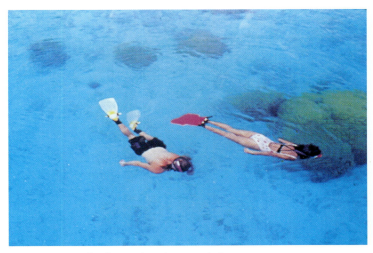

Figura 1. Mergulhador praticando o *snorkeling*.

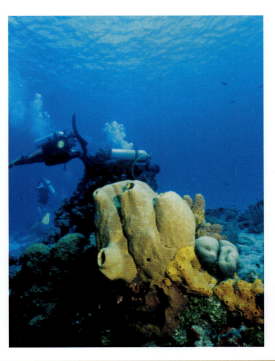

Figura 2. Mergulhador durante o mergulho autônomo.

Com a revolução industrial, surgia a capacidade de se bombear ar para o fundo do mar. A partir disso, em 1828, os irmãos Deane criam uma roupa adaptada de um traje de incêndio (Fig. 6). Augustus Siebe desenvolveu vedações e melhorias no traje dos Deane, dando origem ao primeiro equipamento de escafandria.[1-2]

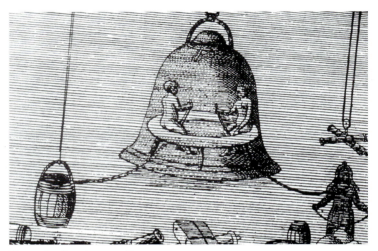

Figura 3. Sino de mergulho.

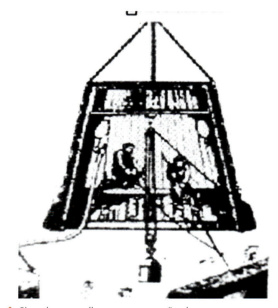

Figura 4. Sino de mergulho com renovação de ar.

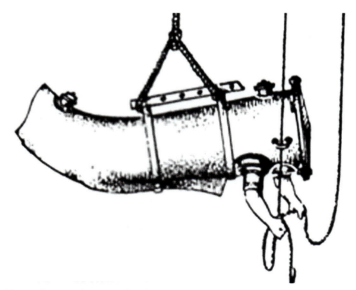

Figura 5. Traje de mergulho de John Lethbridge.

Em 1840, surgem os primeiros relatos de uma doença misteriosa, que ocorreu com mergulhadores na salvatagem de um navio. Em 1878, Paul Bert, estudando a fisiopatologia da doença, preconizou a recompressão, seguida de descompressão lenta, como tratamento do mal. Publicou, então, o tratado *La Pression Barométrique*. Apenas, em 1907, John Scott Haldane desenvolveu as primeiras tabelas de mergulho.

O primeiro equipamento que dava alguma autonomia de fundo com ar comprimido foi criado por Benoist Rouquayrol, em 1865. Seu equipamento tinha um pequeno compartimento que armazenava certa quantidade de ar. O mesmo fazia algumas incursões limitadas e voltava para o ponto de início, onde tinha que conectar seu equipamento a um umbilical da superfície, que fornecia novo suprimento de ar. Alguns fatos retardavam o surgimento de um equipamento efetivamente independente da superfície, como a falta de compressores de alta pressão, de metais para os cilindros, que suportassem essa alta pressão e de reguladores de demanda, ao invés de sistemas que suprissem ar continuamente, com grande desperdício (Fig. 7).

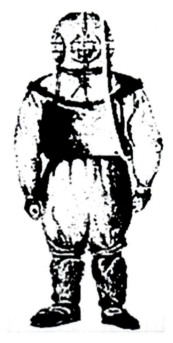

Figura 6. Roupa adaptada de um traje de incêndio dos irmãos Deane.

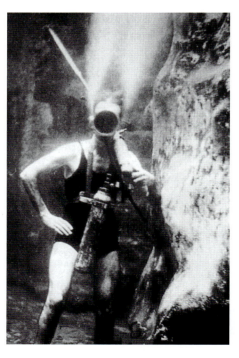

Figura 7. Equipamento autônomo com fornecimento contínuo de ar.

Nada realmente efetivo surgiria até 1943, quando o Capitão da marinha francesa, Jacques Ives Costeau, foi colocado em contato com o engenheiro Emile Gagnan. Em conjunto, desenvolveram o primeiro sistema de mergulho autônomo, com um regulador de demanda (Fig. 8). Estava criado o Aqualung (pulmão d'água). Esse equipamento vem evoluindo desde então, e diversas alternativas tentam modernizar a atividade do mergulho, muitas delas no âmbito da ficção científica. A ideia é maximizar o tempo que se pode ficar submerso e minimizar suas consequências. Entre as linhas de pesquisa notáveis, encontram-se a respiração de líquido oxigenado e experimentos feitos pela marinha americana com bactérias intestinais capazes de ajudar a eliminar nitrogênio do corpo, diminuindo a descompressão.[1]

■ EQUIPAMENTOS

Mergulhar é possível não só para profissionais, mas para a população em geral, tornando o mergulho um esporte recreativo. Isto aconteceu graças a equipamentos cada vez mais modernos, seguros e confortáveis, que adaptam o mergulhador ao ambiente aquático (Fig. 9).

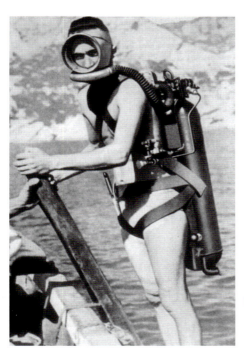

Figura 8. Capitão Jacques Ives Costeau testando o Aqualang em meados de 1943.

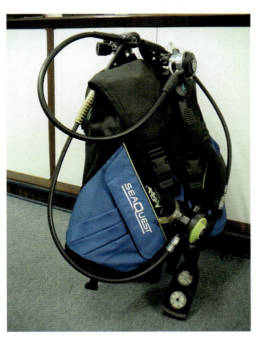

Figura 9. Os componentes do sistema SCUBA.

Para entender melhor o mergulho, é necessário conhecer os equipamentos utilizados e suas funções específicas. O mínimo que um mergulhador deve ter para a realização de um mergulho autônomo inclui o Sistema SCUBA, um colete equilibrador, mais conhecido como BC (*buoyancy compensator*), máscara, *snorkel*, nadadeiras, cinto lastro, faca, profundímetro, relógio submersível e roupas de exposição. Todo o equipamento pesa aproximadamente 18,5 kg.

Sistema SCUBA (*Self Contained Underwater Breathing Apparatus*)

Permite ao mergulhador manter-se sob a água, pois é um equipamento portátil de suprimento de ar formado por cilindro de alta pressão que armazena ar atmosférico comprimido, uma torneira para abrir e fechar o fluxo de ar, um regulador que fornece o ar do cilindro ao mergulhador e um manômetro submersível para monitoramento do suprimento de ar (Fig. 9).

Cilindros

Confeccionados de metal (aço ou alumínio) têm a função de armazenar ar atmosférico em altas pressões (Fig. 10). A pressão de trabalho de um cilindro pode variar de 200 a 276 BAR e a capacidade total de armazenamento, de 2.000 a 3.000 litros. Devem passar anualmente por um teste visual que verifica as condições das paredes internas e a presença de corrosão, possíveis de eventuais reparos, quando necessários. A cada 5 anos, deve-se também realizar um teste hidrostático, que detecta sinais de fadiga e estresse do metal. Todos os testes são realizados por profissionais habilitados e qualificados.

Torneiras

Estão acopladas ao bocal do cilindro e têm a função de abrir e fechar o fluxo de ar. São confeccionadas de metal cromado e possuem um disco de segurança que rompe em situações em que a pressão do cilindro aumenta a níveis preocupantes, como na exposição ao calor excessivo ou por excesso de ar durante uma recarga, impedindo sua explosão (Fig. 11).

Reguladores

Reduzem a alta pressão do ar dos cilindros a uma pressão respirável pelo mergulhador. Possuem dois estágios: o primeiro está acoplado à torneira do cilindro, e o segundo possui um bocal para o mergulhador. À medida que aumenta a profundidade, aumenta também a pressão ambiente ao redor do mergulhador, tornando a expansão do tórax e, consequentemente, a respiração, mais difícil. Portanto, de-

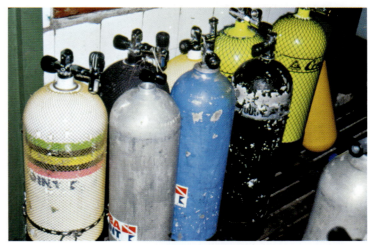

Figura 10. Cilindros para mergulho recreacional.

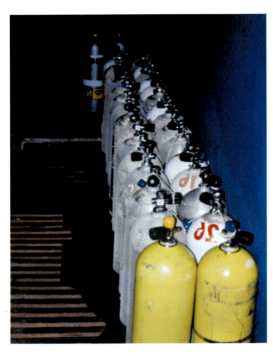

Figura 11. Torneira dos cilindros.

ve-se ter um equipamento que forneça ar ao mergulhador sob pressão, para facilitar o ato de respirar sob a água e que seja autoajustável com as variações de profundidade, isto é, quanto maior a pressão do ambiente, maior a pressão do ar fornecido ao mergulhador, que pode respirar com tranquilidade. Como consequência, o consumo de ar do cilindro é cada vez maior com o aumento da profundidade. O primeiro estágio dos reguladores reduz a pressão do ar proveniente do cilindro a uma pressão de 7 a 10 BAR acima da pressão do ambiente onde se encontra o mergulhador. Já o segundo estágio reduz essa nova pressão intermediária a uma que seja confortavelmente respirável pelo mergulhador. Todo regulador funciona como uma válvula de demanda unidirecional, fornecendo ar ao mergulhador somente quando esse realiza uma inspiração. O ar expirado é liberado no meio ambiente e não retorna aos cilindros. Devem ser submetidos à revisão anual (Fig. 12).

Colete equilibrador (BC)

Incorporado definitivamente ao mergulho no final dos anos 1970, regula a flutuabilidade do mergulhador, enquanto esse muda sua profundidade, podendo ainda servir como flutuador, tanto em situações de emergência, como na superfície, enquanto esse espera o parceiro antes de iniciar o mergulho. Funciona como um saco expansível que pode ser inflado oral ou mecanicamente com o ar do cilindro e desinflado por meio de mangueiras e válvulas de escape de ar. Os mais populares são vestidos como um colete de terno e possuem presilhas ajustáveis na parte frontal. São confeccionados com uma bolsa externa de proteção, geralmente de náilon e uma interna de uretano que retém o ar. Podem-se encontrar modelos de uma só bolsa de material emborrachado, realizando as duas funções.

Possuem um sistema de acoplagem ao cilindro, chamado de *backpack*, confeccionado com material plástico de alto impacto, com tiras de náilon para a retenção do cilindro (Fig. 13).

Mergulhadores com pouca experiência podem apresentar dificuldade no manuseio dos BCs, o que pode acarretar alguns problemas médicos que serão vistos neste capítulo.

Manômetro submersível

Permite controlar continuamente a quantidade de ar do cilindro durante o mergulho. Fica conectado ao primeiro estágio do regulador e, consequentemente, à torneira do cilindro. Como é um instrumento de precisão, deve ser manipulado com cuidado e revisado anualmente, juntamente com o regulador. Geralmente está acoplado ao profundímetro, bússola, ou ambos, em um console único (Fig. 14).

Máscaras

Os olhos não são aptos a enxergar sob a água, portanto deve-se criar um espaço aéreo entre eles e o ambiente marinho, permitindo focalizar os objetos, o que seria impossível diretamente na água. Esse

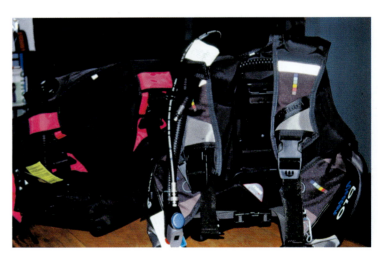

Figura 13. Colete equilibrador.

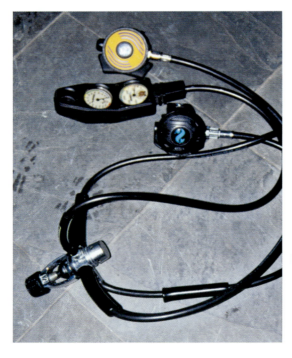

Figura 12. Montagem com regulador, octopus e console com manômetro e profundímetro.

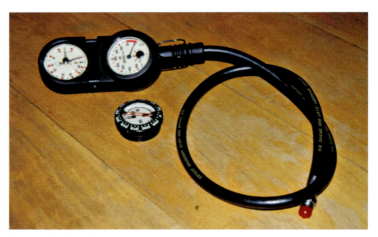

Figura 14. Manômetro submersível.

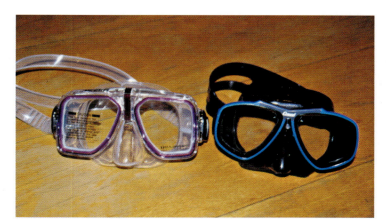

Figura 15. Máscaras de mergulho.

espaço aéreo deve ser compensado à medida que o mergulhador aumenta a profundidade do mergulho, com ar proveniente do nariz, evitando, assim, o barotrauma de máscara ou face, que será visto adiante com mais detalhes. Os óculos de natação são inadequados ao mergulho, pois o nariz fica fora, impossibilitando a compensação.

São compostas por uma fronte com lentes de vidro temperado, um saiote de borracha ou silicone, que engloba o nariz e uma tira ajustável do mesmo material do saiote (Fig. 15). Mergulhadores que necessitam de lentes corretivas podem adaptá-las à própria lente da máscara ou mergulhar com auxílio de lentes de contato. Essas últimas podem ser perdidas, caso entre água no interior da máscara durante um mergulho, situação não infrequente.

Um fenômeno bastante curioso acontece durante o mergulho. A luz viaja na água a uma velocidade diferente do que no meio aéreo, ocasionando um pequeno desvio do ângulo dos raios luminosos durante a transição de um meio para outro. O resultado é a magnificação dos objetos vistos sob a água, que parecem 25% maiores e mais próximos do que na realidade.

A luz sofre outros efeitos sob a água. Quando se aumenta a profundidade do mergulho, a claridade diminui, pois muitos raios são refletidos pela superfície, alguns dispersados e outros absorvidos, mas não de maneira uniforme. A primeira cor a ser absorvida é a vermelha, seguida pela laranja e amarela. Assim sendo, quanto maior a profundidade, menos luz haverá, e menos colorido será o ambiente. Quando em profundidades maiores, os objetos vermelhos, laranja e amarelos parecem marrons, cinza e pretos. Para se enxergar suas cores reais, deve-se usar uma lanterna subaquática.

Snorkel

Permite a respiração na superfície sem que o mergulhador tenha que retirar a face da água. No mergulho autônomo, o *snorkel* é utilizado durante a natação ou descanso na superfície, conservando o ar do cilindro. Fica acoplado ao lado esquerdo da tira regulável da máscara por uma presilha. É fabricado normalmente em duas peças, sendo um tubo plástico de, no máximo, 42 cm de comprimento, e a parte inferior, que contém o bocal de silicone ou borracha (Fig. 16).

Nadadeiras

Permitem que o mergulhador se mova na água com menos esforço e muito mais eficiência do que se estivesse nadando só com as mãos e os pés descalços. Promovem maior área de superfície, que é utilizada pelos membros inferiores para propulsão, liberando as mãos para outros afazeres. Basicamente possuem um compartimento para os pés, que pode ser fechado, tipo calçadeira completa ou aberto, com tira ajustável, necessitando, como complemento, botas de neoprene. O material utilizado é a borracha ou similar. Já a lâmina de propulsão é feita de termoplástico, PVC ou fibra de carbono (Fig. 17).

Facas

O mergulho esportivo é praticado em locais com abundância de vida marinha, o que atrai alguns pescadores. Esses, muitas vezes, abandonam redes e linhas que podem enroscar o mergulhador. Nessa eventualidade é que a faca se faz útil. Pode ser utilizada também para cortar cabos, como alavanca, chave de fenda e para cavar. Sua lâmina é feita de aço inox, com uma borda cortante, afiada, e outra serrilhada. Possui uma bainha com sistema de engate e desengate rápidos. Geralmente é carregada pelo mergulhador presa à perna (Fig. 18).

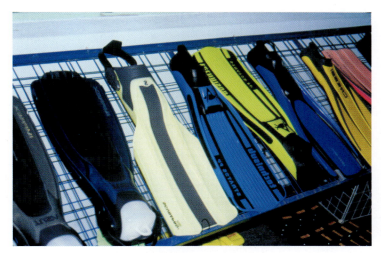

Figura 17. Nadadeiras com calçadeira completa e de tiras ajustáveis.

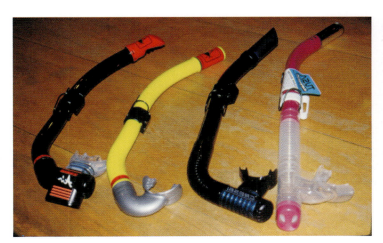

Figura 16. Snorkel.

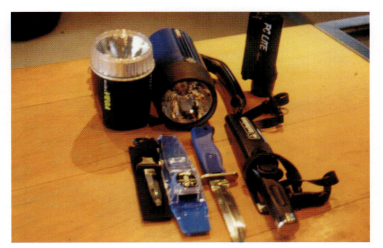

Figura 18. Facas para mergulho.

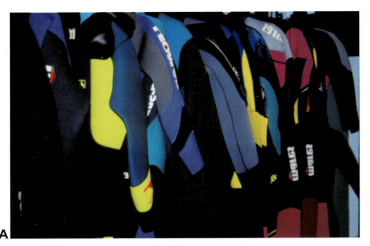
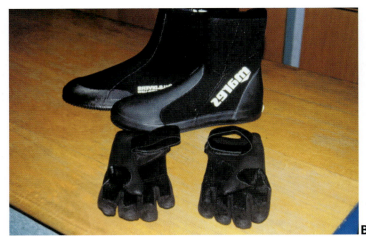

Figura 19. Roupas de neoprene (**A**). Luvas e botas (**B**).

Roupas de exposição

Existem alguns tipos de roupas de exposição que serão selecionadas pelo mergulhador, dependendo do tipo de ambiente a ser explorado. São necessárias para a prática do mergulho, pois, em contato com a água, perde-se calor cerca de 20 vezes mais rápido do que com o ar, podendo tornar o mergulho bastante desconfortável pelo frio no decorrer do mesmo, e até levar o mergulhador a um estado de hipotermia. As roupas confeccionadas com *lycra* ou náilon (*body suits*) são ideais para mergulhos em águas quentes, fornecendo proteção contra ferimentos abrasivos, mas com isolamento térmico mínimo.

As roupas úmidas são as mais utilizadas no mergulho esportivo. Existem vários modelos, cores e espessuras, o que permite o mergulho em uma larga faixa de variação de temperatura. Protegem contra abrasões e minimizam a perda de calor, reduzindo a quantidade de água fria que circula pela pele do mergulhador, que acaba por funcionar como um isolante térmico sobre o corpo. Quando o mergulhador inicia o mergulho, uma película de água do ambiente penetra pelos punhos, tornozelos e pescoço, ficando retida entre a roupa e a pele. Esta película absorve calor do corpo e entra em equilíbrio com a temperatura da pele. Então, se a película de água se mantiver no local, muito pouco calor será necessário para mantê-la aquecida. Para que isso aconteça, a roupa deve estar justa ao corpo do mergulhador. As roupas úmidas são geralmente confeccionadas de neoprene, revestidas nas duas faces por náilon.

As roupas secas são utilizadas geralmente sob temperaturas inferiores a 10 graus. O isolamento térmico é possível, pois a roupa mantém o mergulhador seco durante o mergulho. Possuem zíperes que impedem a entrada de água, bem como vedações no pescoço e nos punhos. São confeccionadas de neoprene, além de outros tecidos sintéticos, e necessitam de "roupas de baixo" para manter o aquecimento do corpo, bem como de orientação especial para seu uso.

Um componente que pode fazer parte da própria roupa ou ser adquirido separadamente é o capuz, que protege contra abrasões na cabeça e pescoço e minimiza a perda de calor pela cabeça, que pode chegar até 75% de todo o calor corporal.

Botas e luvas também têm o papel de proteção contra perda de calor e ferimentos. São feitas de neoprene e material para maior aderência na região volar dos dedos, palmas das mãos e plantas dos pés (Fig. 19).

Relógio ou cronômetro submersível, profundímetro e bússola

São peças de uso obrigatório no mergulho esportivo. O profundímetro fornece a profundidade em que o mergulhador se encontra e, portanto, assegura que certos limites específicos de profundidade não sejam excedidos durante o mergulho. Geralmente vem acoplado a um console com o manômetro submersível, como mostrado na Figura 14.

Para cada profundidade, existe um limite de tempo em que o mergulhador pode permanecer, sem a necessidade de realizar uma descompressão após o mergulho. A função dos relógios ou cronômetros é permitir ao mergulhador monitorar o tempo de mergulho constantemente.

A função das bússolas é a de facilitar a navegação subaquática. Normalmente também são encontradas nos consoles com o manômetro e profundímetro.

Computadores de mergulho

Vêm tornando-se cada vez mais comuns entre os mergulhadores. Embora sejam instrumentos caros, oferecem várias vantagens ao mergulhador. Esse equipamento calcula o mergulho em multinível, aumentando seu tempo, à medida que o mergulhador se desloca para profundidades menores, onde a absorção de nitrogênio é mais lenta. Incorporam a maioria dos equipamentos requeridos, como manômetro, profundímetro e cronômetro em uma peça única (Fig. 20).

■ ESTATÍSTICA DAS LESÕES NO MERGULHO

O mergulho passou a ser um esporte bastante seguro com o passar dos anos, pela melhoria progressiva dos equipamentos e, também, pela melhora das técnicas de ensino, tanto prático como teórico,[3-5] com instrutores e certificadoras reconhecidas mundialmente.

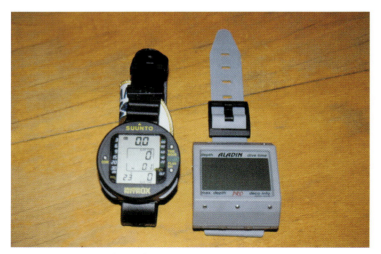

Figura 20. Computadores de mergulho.

LESÕES NO MERGULHO RELACIONADAS COM AS VARIAÇÕES DE PRESSÃO

Os barotraumas são lesões ocasionadas pela variação de pressão. Todas as cavidades aéreas do organismo humano são suscetíveis aos barotraumas, que ocorrem quando a mudança na pressão não é equilibrada. Durante a descida em um mergulho, a pressão da água aumenta cerca de uma atmosfera a cada 10 metros de profundidade, pois a água é cerca de 800 vezes mais densa que o ar. Deve-se somar, ainda, uma atmosfera de pressão da coluna de ar no nível do mar. Portanto, um mergulhador a 20 metros de profundidade está sob pressão de três atmosferas, isto é, uma atmosfera da coluna de ar e duas da coluna de água. Essa pressão comprime todos os espaços aéreos corporais. Caso a pressão interna desses espaços não seja equilibrada com esse aumento de pressão, ocorre sensação de desconforto e dor, podendo resultar em lesão de estruturas desses espaços.[3,5-10]

Barotrauma pulmonar ou síndrome da hiperinsuflação pulmonar

Acontece quando o ar respirado em profundidade e, consequentemente sob pressão, é aprisionado no interior dos pulmões durante o retorno do mergulhador à superfície.

Nos cursos de mergulho, o aluno é instruído exaustivamente a respirar continuamente e nunca bloquear a respiração, mas em situações de emergência, que envolvam principalmente mergulhadores de pouca experiência, o pânico pode fazer com que essa regra básica e importante do mergulho seja esquecida.

Nessa situação, o mergulhador retorna à superfície sem liberar o ar dos pulmões, isto é, com a glote fechada. O ar respirado sob pressão no interior dos pulmões vai se expandindo com a diminuição da profundidade e consequente diminuição da pressão externa. Se a glote permanecer fechada, ocorre ruptura alveolar. Outra situação em que o ar pode ficar aprisionado no interior dos pulmões acontece em indivíduos com asma, enfisema pulmonar ou bronquite crônica.[11] Esses possuem áreas nos pulmões suscetíveis à retenção de ar, como, por exemplo, um azarado mergulhador que tem uma crise de asma durante o mergulho.

Dependendo da destinação do ar após a ruptura alveolar, pode-se ter um quadro de embolia aérea, pneumotórax, pneumomediastino ou enfisema subcutâneo.[6-8,12]

No pneumotórax, o ar penetra no espaço pleural após a ruptura alveolar e, à medida que o mergulhador vai subindo, esse ar se expande, comprimindo o pulmão afetado e impedindo seu funcionamento normal. Se houver fístula de parênquima pulmonar com mecanismo valvulado, o pneumotórax pode tornar-se hipertensivo com desvio do mediastino para o lado contralateral, resultando em torção das veias cavas e choque que, se não tratado rapidamente, pode levar à morte.[13]

O tratamento inicia-se com o reconhecimento do problema. O mergulhador pode apresentar dispneia relacionada com o grau de compressão do parênquima pulmonar, abaulamento do hemitórax afetado (mais comum em indivíduos mais jovens), hipertimpanismo à percussão, ausência ou diminuição do murmúrio vesicular e dor torácica durante a respiração. No caso de pneumotórax hipertensivo, aparecem sinais de choque com pressão venosa alta e estase jugular. O mergulhador deve ser colocado sob oxigênio a 100% e encaminhado ao serviço médico, onde será realizada radiografia do tórax que revelará a linha da pleura visceral afastada do gradeado costal. Quando o paciente estiver em condições clínicas desfavoráveis ou com sinais de pneumotórax hipertensivo, deve-se instituir a terapêutica sem o exame radiográfico e o mais brevemente possível, contando apenas com os dados do exame físico. A drenagem é realizada no segundo espaço intercostal e linha axilar média com dreno tubular multiperfurado e sob selo d'água. Na maioria dos casos, a fístula fecha de maneira espontânea após a drenagem, mas se o borbulhamento no selo d'água persistir por mais de 10 dias, a sutura do pulmão afetado é indicada e pode ser realizada por toracotomia ou cirurgia videoassistida.

O ar pode ainda invadir o mediastino (pneumomediastino ou enfisema mediastinal) e acabar por comprimir o coração e os grandes vasos, interferindo com a circulação. Os sintomas são dor retroesternal, irradiada para os ombros, as costas e o pescoço, dispneia, cianose e choque nos casos graves. O paciente deve ser transferido prontamente para um serviço de emergência.[3,12,13]

O enfisema subcutâneo acontece pelo deslocamento do ar do mediastino para o tecido subcutâneo do tórax e pescoço. O mergulhador apresenta sensação de "aperto" no pescoço e crepitação à palpação das áreas envolvidas. Ocorrendo envolvimento das pregas vocais, pode ocorrer mudança no timbre da voz. Deve-se colocar o mergulhador sob oxigênio a 100% e mais uma vez procurar auxílio médico imediatamente.

Nos casos mais graves de pneumotórax, o ar rompe os alvéolos e penetra na circulação sanguínea. É a embolia aérea ou embolia gasosa. O ar passa dos alvéolos para as veias pulmonares, indo para o lado esquerdo do coração e seguindo para o cérebro, coração e vários outros órgãos. As bolhas funcionam como trombos e acabam por ocluir os capilares que promovem o suprimento sanguíneo desses órgãos, levando a um grande prejuízo de sua função. Conforme o mergulhador vai emergindo, a pressão do meio externo cai, e as bolhas vão se tornando maiores, provocando mais obstruções. Os sintomas são geralmente imediatos ou não levam mais que 10 minutos para ocorrerem. O mergulhador pode chegar à superfície já desacordado ou, nos casos mais graves, com parada cardiorrespiratória de difícil reversão. Podem-se encontrar como sinais e sintomas a dor de cabeça, inconsciência, paralisia, fraqueza, náusea, vômitos, dificuldade respiratória, dor precordial, confusão mental, distúrbios visuais e choque.[3,7,8]

O tratamento para a embolia aérea é a recompressão, e o sucesso desse tratamento é diretamente proporcional à rapidez com a qual foi instituído. O mergulhador deve ser transferido rapidamente, sob oxigênio a 100%, para o centro mais próximo que possua uma câmara hiperbárica a fim de iniciar a recompressão.[14] Como forma de prevenção, deve-se continuar a ensinar os novos mergulhadores a nunca prenderem a respiração enquanto estiverem realizando um mergulho autônomo, pois, apesar de o barotrauma pulmonar ser bastante perigoso, é o mais fácil de ser evitado; basta respirar continuamente em qualquer situação.

Barotrauma de orelha

Quando se mergulha até o fundo de uma piscina, nota-se uma sensação de compressão das orelhas. Isto ocorre pela elevação da pressão d'água à medida que a profundidade aumenta.

O barotrauma de orelha ocorre pela impossibilidade de equalização das pressões entre o meio ambiente e conduto auditivo externo, com a orelha média, separados pela membrana do tímpano.[15]

Enquanto o mergulhador submerge, a pressão do meio externo aumenta e "empurra" a membrana timpânica em direção à orelha média. Para que ocorra a equalização, deve-se aumentar a pressão da orelha média, injetando ar proveniente dos pulmões através da orofaringe e tuba auditiva. Isto é realizado, pinçando-se as narinas com os dedos e assoprando ar em direção ao nariz de maneira suave com a boca fechada. Pode-se conseguir o mesmo efeito com a deglutição de saliva. A manobra deve ser realizada durante a descida, antes que a sensação de desconforto apareça. Caso o mergulhador não seja bem-sucedido, deve retornar a uma profundidade menor, onde não ocorra desconforto e tentar a manobra de compensação e iniciar a descida novamente. Em caso de uma segunda falha no processo, o mergulho deve ser abortado.

A causa mais comum de inabilidade para a realização da compensação de orelha média é a disfunção tubária, que pode ser secundária a processos alérgicos (rinites), infecções de vias aéreas, hábito de fumar e processos inflamatórios locais. Um dos sinais indicativos de que a manobra de equalização não foi bem-sucedida é o sangramento nasal, que se traduz por uma força excessiva feita para a realização da mesma.[3,14,16]

Os barotraumas geralmente acontecem na descida, durante os 10 primeiros metros, onde a variação de pressão é maior, mas podem ocorrer na fase de subida no chamado bloqueio reverso, que é raro.

Caso a manobra de equalização não tenha sido bem-sucedida, e o mergulhador continue descendo apesar do desconforto sentido na orelha, pode ocorrer sensação de dor aguda. A dor, em alguns casos, pode diminuir de intensidade no decorrer da descida por ruptura de alguns vasos sanguíneos da membrana timpânica e orelha média, ocasionando sangramento e promovendo aumento momentâneo da pressão. Se o mergulhador continuar a desprezar os sintomas, pode ocorrer ruptura da membrana timpânica e entrada de água na orelha média.[17] Os sintomas vão desde a sensação de orelha tapada, escutar crepitação ao engolir, escutar a própria voz ecoando na orelha afetada, até a sensação de vertigem e vômitos. A orelha interna pode ser afetada mais raramente, caso a descida continue, com a ruptura da janela oval, que pode ocorrer também por força excessiva durante a manobra de equalização. Nesse caso, o mergulhador pode ter a audição comprometida permanentemente.[18]

A prevenção é o melhor tratamento para o barotrauma de orelha média. Deve-se evitar o mergulho na vigência de infecções das vias aéreas, estados alérgicos e otites. Os descongestionantes, tanto sistêmicos como tópicos, são contraindicados como forma de alívio dos sintomas antes do mergulho.[3,19]

Na ocorrência de um barotrauma, os mergulhos subsequentes devem ser suspensos, e a orelha do mergulhador, examinada por um médico. O exame otoscópico pode revelar sangramento na orelha média e membrana timpânica e ruptura da mesma. Sem a ruptura da membrana, o uso de descongestionantes, tanto tópicos como sistêmicos, e medicação para diminuição da dor são indicados. Na vigência de ruptura, antibióticos devem ser incluídos no arsenal terapêutico.

A ruptura normalmente cicatriza de maneira espontânea, raramente necessitando intervenção cirúrgica. Antes de retornar aos mergulhos, deve haver a liberação médica, com a ruptura totalmente cicatrizada.

Qualquer mergulhador que chegue à superfície com perda excessiva de audição, tontura persistente ou distúrbio de equilíbrio deve ser encaminhado prontamente a um otorrinolaringologista, pois pode ter ocorrido ruptura da janela oval, necessitando, então, de tratamento cirúrgico para prevenir dano permanente à audição.

Outra situação que pode ocorrer é a chamada vertigem alternobárica, que acontece durante a subida, quando o escape de ar, que é natural, ocorre de forma desigual entre as orelhas. O mergulhador sente tontura, que pode ser minimizada, realizando uma parada e voltando a emergir mais lentamente.

Barotrauma sinusal

Os seios da face também são considerados cavidades aéreas e estão sujeitos às variações de pressão durante o mergulho.

O barotrauma sinusal ocorre pela impossibilidade de compensação da pressão no interior dos seios da face durante a descida em um mergulho. A manobra de compensação é a mesma para a orelha média.

Indivíduos que têm problemas crônicos nos seios da face são mais suscetíveis aos barotraumas, bem como mergulhadores que realizam seus mergulhos na vigência de infecções de vias aéreas, processos alérgicos e sinusites.

Esses seios têm um orifício de comunicação com as vias aéreas que pode ser obstruído na presença das afecções citadas anteriormente. O barotrauma pode ocorrer com menor frequência durante a subida, com um pólipo sinusal agindo como uma válvula unidirecional, permitindo que o ar entre, mas não saia do seio.

A diferença de pressão causa edema e hemorragia da mucosa dos seios. O mergulhador relata dor de cabeça localizada entre os olhos ou com predomínio de um dos lados. Pode ocorrer dor sobre as arcadas dentárias superiores. A localização depende do seio acometido, frontal, maxilar etc. O mergulhador pode apresentar epistaxe, que é a exteriorização do sangramento sinusal.[1,3,7]

O tratamento baseia-se novamente na prevenção, orientando os indivíduos a não realizarem mergulhos na vigência das doenças relacionadas anteriormente. Caso ocorra dor durante a descida, o mergulho deve ser suspenso, com o retorno imediato à superfície.[1,3]

O tratamento medicamentoso é realizado com descongestionante tópico ou sistêmico e, se o paciente vier a apresentar rinorreia purulenta, pode-se estar diante de uma infecção secundária, e antibiótico deve ser associado.

Barotrauma dental

Entidade rara, o barotrauma dental é também conhecido como aerodontalgia. Acontece em dentes que possuem cavidades aéreas provocadas por cáries não tratadas, ou pelo próprio tratamento dentário inadequado, em que o dente continuou a ser corroído sob a obturação. Durante a descida, esses espaços aéreos não têm como ser equalizados, e a cavidade pode encher-se de sangue ou tecidos moles adjacentes, levando à dor aguda que impede a progressão da descida.[20]

O tratamento imediato é realizado com analgésicos e anti-inflamatórios locais e sistêmicos e o definitivo, com tratamento adequado do dente acometido. Pode ocorrer ainda mais raramente o barotrauma dental reverso, quando o ar respirado sob pressão penetra em uma cavidade aérea do dente durante o mergulho e, por algum tipo de mecanismo valvar unidirecional, não consegue sair durante a subida, causando dor aguda por sua expansão no interior do dente.

A única maneira de prevenção dos barotraumas dentais são as visitas periódicas ao odontologista.

Barotrauma facial ou de máscara

A função da máscara de mergulho é criar um espaço aéreo diante dos olhos do mergulhador, para que seja possível focalizar os objetos. Esse espaço está também sujeito às variações de pressão e deve ser compensado. Daí o fato de o nariz ser incorporado à máscara para que o mergulhador possa exalar ar em seu interior e ir equalizando a pressão durante a descida. O barotrauma facial é mais frequente entre os iniciantes do mergulho. Sem a compensação da máscara, ocorre a sensação de que os olhos e a face estão sendo puxados para fora, podendo ocorrer hematomas nos pontos de contato entre a máscara e o rosto, mais conhecido como "face de guaxinim" e hemorragia conjuntival. Existem poucos relatos de casos de ruptura de córnea em operados para a correção de miopia, mas ficou comprovado que, algum tempo após a cirurgia, esse risco é eliminado.

Com a repetição dos mergulhos e maior experiência, a equalização do espaço aéreo da máscara torna-se automática.

Outros barotraumas

O mergulhador pode possuir um conduto auditivo externo muito fino que impede a entrada de água durante o mergulho, criando um espaço aéreo que não pode ser compensado. Pode-se contornar facilmente o problema, inclinando-se a cabeça já dentro da água, permitindo que ela entre no conduto e desloque o ar para fora.[21]

Alimentos fermentativos ingeridos antes de um mergulho podem provocar a formação de grande quantidade de gazes durante a descida no mergulho. No retorno à superfície, ocorre diminuição da pressão externa, com consequente expansão dos gases, provocando a distensão do estômago e intestinos e sensação de cólica.

■ NARCOSE PELO NITROGÊNIO

Conhecida também como embriaguez das profundidades, surge quando se respira nitrogênio sob pressão. Ele é um gás presente normalmente na composição do ar atmosférico, mas é considerado como inerte, pois não participa das trocas gasosas. À medida que o mergulhador aumenta sua profundidade sob a água, a pressão da mistura gasosa do ar atmosférico também aumenta e, como consequência, ocorre aumento da pressão parcial de cada gás da mistura, inclusive do nitrogênio. O efeito narcotizante do nitrogênio começa já nos primeiros metros de profundidade, mas é imperceptível. À medida que a profundidade aumenta, surge a narcose, que, na maioria das pessoas, torna-se perceptível por volta dos 30 metros de profundidade, mas varia muito para cada indivíduo e depende das condições do mergulho. A sensação é semelhante aos efeitos da ingestão de etanol. No início, ocorre lentificação dos reflexos e sensação de bem-estar, que evolui para entorpecimento e náuseas, chegando, por fim, à depressão e perda de consciência.

O quadro acontece, porque o nitrogênio tem efeito anestésico, quando respirado sob determinada pressão, agindo nas sinapses dos neurônios e diminuindo a velocidade de transmissão do impulso nervoso.

Alguns fatores podem piorar ou antecipar a narcose, como a ingestão de bebidas alcoólicas, uso de drogas ilegais, ou legais, como anti-hipertensivos, calmantes e anti-histamínicos. Qualquer situação que maximize a frequência respiratória e o grau de estresse durante o mergulho pode antecipar a narcose, como mau condicionamento físico, estafa, águas muito frias e um mergulho exaustivo.[22]

O tratamento é muito simples: basta subir a profundidades menores, e os sintomas vão dissipando-se rapidamente.

■ DOENÇA DESCOMPRESSIVA

Conhecida desde o meio do século passado, a doença descompressiva ganhou fama e uma série de apelidos, muitas vezes mal interpretados por mergulhadores recreacionais. Com incidência baixíssima no mergulho esportivo (A DAN – *Divers Alert Network* – estima sua incidência de apenas um caso para mais de 3.000 mergulhadores),[5] merece ainda muito cuidado e respeito.

Breve história

Os primeiros relatos da enfermidade surgiram em meados do século passado, em trabalhadores de minas pressurizadas. Em 1854, os franceses, Pol e Watelle, descreveram a moléstia, relacionando-a com o tempo de exposição hiperbárica e com a pressão usada e com a velocidade da descompressão. Em 1878, o fisiologista francês, Paul Bert, compreendeu melhor sua fisiopatologia, descrevendo o nitrogênio como o gás envolvido na moléstia. Preconizou a recompressão, seguida de descompressão mais lenta, como tratamento para a moléstia. Neste ínterim, alguns apelidos para a doença foram surgindo. O primeiro foi o "Mal dos Caixões", por sua ocorrência em trabalhadores de caixas pressurizadas, usadas para permitir que trabalhassem a seco em leitos de rios. Depois, como Grecian BENDS, pois trabalhadores de caixões do fundeamento da Ponte Brooklin, em Nova York, comparavam a postura antálgica dos afetados à maneira de caminhar das mulheres da moda, na época. Para o mergulho, a luz só surgiu no início do século XX, quando o fisiologista escocês, John Scott Haldane, criava as primeiras tabelas de mergulho, permitindo que mergulhadores da marinha inglesa fizessem imersões até 60 metros de profundidade, sem risco importante de doença descompressiva.[1]

Desde então, houve uma série de evoluções tecnológicas e de estudos sobre a descompressão. À medida que o mergulho autônomo esportivo crescia, surgiam novas tabelas. A explosão recente do mergulho técnico vem causando um aumento de casos de doença descompressiva, mas a natureza desse tipo de mergulho difere bastante do mergulho autônomo esportivo. Um princípio simples do mergulho esportivo é que mergulhadores ficam no fundo até limites em que possam subir diretamente à superfície, enquanto mergulhadores técnicos frequentemente ultrapassam os mesmos, necessitando de paradas descompressivas durante a subida.

Fisiopatologia

A doença descompressiva é causada por bolhas de nitrogênio, ou outro gás inerte respirado pelo mergulhador, que se expandem no sangue ou nos tecidos do corpo, causando lesões em graus variáveis. Pode-se dizer que a formação de bolhas é condição causal para a doença descompressiva. Mas não se pode dizer que a presença de bolhas causa necessariamente essa condição, pois muitas vezes encontram-se bolhas no sangue venoso do mergulhador (detectadas por ultrassonografia *doppler*) sem que ocorra qualquer quadro clínico.[23,24]

Segundo a lei de Henry, "A solubilidade de um gás num meio líquido é diretamente proporcional à sua pressão parcial". Quanto maior a pressão a que o gás está submetido, maior será sua solubilidade. Quando se mergulha, à medida que se desce, dissolve-se nitrogênio no sangue e nos tecidos, na razão direta da pressão, que aumenta com a profundidade. Quando se começa a subir, a pressão diminui, bem como a solubilidade desse gás, e pode haver a enucleação de bolsas de ar preexistentes em alguns tecidos (chamados *micronuclei*), que expandem e formam bolhas. Para se evitar essa condição, usam-se as tabelas de mergulho, que procuram prever a diminuição de pressão de maneira gradual e aceitável, sem que se formem bolhas.

Em boa parte dos casos de doença descompressiva, encontra-se algum erro de técnica por parte do mergulhador, ou excesso nos limites de tempo e profundidade para o mergulho em questão.[25]

Absorção e a eliminação de nitrogênio

Quanto maior a profundidade, mais gás se respira sob pressão. A 10 metros de profundidade, respira-se o dobro de pressão de ar do que na superfície e, em consequência, o dobro de nitrogênio. Esse gás é absorvido pela respiração, indo para os alvéolos e difundindo-se para o sangue e os tecidos. A maneira com que o nitrogênio é distribuído pelo corpo envolve três fatores: difusão, perfusão e afinidade. A difusão é a tendência de um gás passar de uma área de maior concentração para uma área de menor concentração, em razão da diferença (gradiente) de pressão, até que haja equilíbrio.[26,27] Para exemplificar, imaginem-se alvéolos pulmonares (usar-se-á apenas um) e à circulação capilar à sua volta:

- Assim que se atinge o nível de 10 metros, o alvéolo passa a receber o dobro de pressão de N_2.
- Começa a haver difusão de N_2 do alvéolo para o sangue.
- À medida que o tempo passa, o gradiente de pressão de N_2 entre os dois vai diminuindo, assim como a velocidade de difusão.
- Se o mergulhador ficar muito tempo nessa profundidade (pressão), as pressões se igualam. Seu corpo está em estado de saturação total.

Quanto mais fundo, mais gás é absorvido. Se um mergulhador ficar muito tempo numa determinada profundidade, seu corpo irá se saturar de nitrogênio. Ou seja, seu corpo já recebeu todo o nitrogênio possível para aquela dada profundidade. Nesse momento, tudo que entra sai.

Perfusão é a quantidade de sangue que cada tecido recebe, ou seja, alguns tecidos recebem muito sangue, enquanto outros recebem pouco. Uma vez difundido dos alvéolos para o sangue, o N_2 é difundido do sangue para os tecidos. Cada tecido vai receber sua carga de nitrogênio também em função da perfusão, ou seja, da quantidade de sangue que ele recebe.

Existe ainda um terceiro fator, que é o quanto de afinidade um determinado tecido tem por N_2. Isto é basicamente dado pelo coeficiente de partição óleo-água (quantidade de gordura) nos tecidos. Mas não conclua daí que a obesidade, por si só, é um fator de risco para a doença descompressiva.

A eliminação ocorre por processo inverso, começando com diminuição da pressão de nitrogênio na respiração, nos alvéolos, no sangue e nos tecidos, até que se volte à mesma pressão do início do mergulho. Como já mencionado, essa eliminação deve ser gradual, para que não ocorra um gradiente de pressão muito grande entre N_2 tecidual, sanguíneo e respiratório, levando à supersaturação e consequente formação de bolhas. É importante lembrar que a eliminação total do nitrogênio leva a um tempo adicional, após a volta à superfície.[26-28]

Embora existam regras para voar ou subir a altitude após mergulhos, as mesmas vêm sendo reestudadas pela DAN.

Apresentação clínica

Os sinais e sintomas de doença descompressiva podem iniciar-se desde dez minutos até muitas horas após a volta à superfície, e eventualmente dias (relacionado com a exposição à altitude após mergulhar). Costuma-se classificar a doença de acordo com os sintomas e sua gravidade, embora muitas vezes seja difícil diferenciar o quadro:

- *Doença descompressiva do tipo 1:* moderada, com sintomas musculoesqueléticos isolados, como dor articular, sintomas cutâneos, como *rash,* acompanhados de prurido, em geral no tronco ou abdome, ou aumento de volume de gânglios linfáticos. A dor articular é descrita como lancinante e pode ocorrer ou não piora com a movimentação. A articulação mais acometida é a do ombro.[29] Casos mais leves envolvem apenas a pele, com *rash* troncular (ou em áreas de fragilidade capilar, como cicatrizes ou tatuagens) e pele *marmorata.* Muitas vezes, a simples administração de oxigênio nos primeiros socorros, associada à hidratação oral, resolve essa condição. A pele *marmorata* pode indicar condição mais grave.

  A obstrução de vasos linfáticos pelas bolhas é mais rara e, costumeiramente indolor, mas o edema da extremidade pode permanecer algum tempo, mesmo depois do tratamento.

- *Doença descompressiva do tipo 2:* mais grave, podendo haver envolvimento neurológico central e/ou periférico, e cardiorrespiratório. É importante enfatizar que muitos casos começam com sintomatologia de doença descompressiva do tipo 1 e acabam agravando-se, com sintomas de ambas as formas.[30,31]

  O comprometimento mais comum da doença descompressiva do tipo 2 atinge a porção sensitiva da medula, com níveis iniciais variados e evolutivos de estesias, que podem evoluir para paresias e até paralisias, comumente simétricas. Incontinência urinária e bexiga neurogênica podem estar presentes.

  O comprometimento do SNC inclui cansaço e fraqueza exagerados após o mergulho, cefaleias, visão em túnel, vertigem por comprometimento labiríntico (conhecido como *the staggers*) e alteração dos níveis de consciência. A perda abrupta de consciência é mais comum na embolia aérea, que pode estar associada à doença descompressiva.

Quadro 1. Sintomas mais frequentes de doença descompressiva em 1997

Sintomas	Tipo	Primeiro sintoma – número de casos	Total de ocorrências – número de casos
Sintomas neurológicos	Severos	19	124
	Leves	151	631
Total de sintomas neurológicos		**170**	**755**
Dor/pele/não específicos	Dor	157	366
	Cefaleia	33	122
	Fadiga extrema	22	109
	Náusea	22	80
	Rash cutâneo	6	25
	Outros	22	94
Total dor/pele/não específ.		**262**	**796**
Ambiguos	Mudanças na personalidade	2	9
	Perda de audição	1	3
Cardiorrespiratório	Dispneia	5	28
Outros	Desorientação	4	14
	Mialgia	2	6
	Sangramento	1	1
	Rigidez	1	6
	Edema	2	8
	Outros	2	10
Total ambiguos/C.R./outros sintomas		**20**	**87**
Total geral		452	1.638

Sinais e sintomas cardiorrespiratórios ocorrem em virtude da embolização venosa maciça (conhecida como *chokes*), gerando edema pulmonar, com dificuldade respiratória e/ou dor no peito. Essa forma grave, felizmente bastante rara, pode ocorrer quando um mergulhador omite uma série de paradas de descompressão, o que não deveria ocorrer no mergulho esportivo, de natureza não descompressiva[32] (Quadro 1).

Intervalo típico de tempo entre o final do mergulho e o surgimento dos sinais/sintomas de DD:

- Em 50% dos casos, os sintomas se iniciaram dentro de 30 minutos.
- Em 85% dos casos, os sintomas se iniciaram dentro de 1 hora.
- Em 95% dos casos, os sintomas se iniciaram dentro de 3 horas.
- Em 1% dos casos, os sintomas se iniciaram depois de 6 horas.

O diagnóstico é clínico, e exames complementares pouco auxiliam. O perfil e incidentes do mergulho, associados à sintomatologia, fazem o diagnóstico. Muitas vezes faz-se uma recompressão diagnóstica, e a melhora da sintomatologia nessa condição orienta o médico a uma recompressão terapêutica.

Fatores de risco para doença descompressiva

Fugindo um pouco do que se diz tradicionalmente, o principal fator de risco não está ligado à saúde, mas sim a mau comportamento do mergulhador. Uso de tabelas ou computadores nos limites, velocidades de subida exageradas, má hidratação anterior e posterior ao mergulho e desrespeito às regras de voos após mergulhos estão entre erros comumente encontrados no mergulho recreacional. O mergulho descompressivo por si só tem margem de risco diferente e é dependente de outros fatores envolvidos.

Outros fatores inerentes à saúde e hábitos de vida devem ser considerados:

- Idade: à medida que se envelhece a circulação e hidratação dos tecidos é menor, bem como aumenta a proporção de gordura corpórea. Pessoas mais velhas devem ser mais sábias e conservadoras na abordagem de seus mergulhos.
- Hidratação: perde-se líquido durante o mergulho (pelo ar seco do cilindro, e pelo reflexo de urinar, assim que se pula na água fria). O sangue bem hidratado elimina melhor o N_2.
- Doença preexistente.
- Exercício excessivo, imediatamente antes, durante ou depois do mergulho, aumenta a quantidade de possíveis sítios de nascimento de bolhas, ou seja, *micronuclei* de gás inerte (hoje acredita-se que as bolhas nasçam de núcleos de ar pré-formados nas células, à medida que se movimentam). Pode ainda gerar maior absorção de N_2 durante o mergulho.
- Tabagismo: eleva o teor de gordura no sangue.
- Frio durante o mergulho: além de tornar o mergulho desconfortável, causa uma vasoconstrição subcutânea, diminuindo a circulação nessa área, o que irá atrasar a eliminação de N_2.
- Alimentação gordurosa horas antes do mergulho: alguns médicos acreditam que a elevação dos níveis de lípides plasmáticos pode aumentar o risco de ocorrer doença descompressiva.
- Drogas e medicações que reduzam a função respiratória e/ou circulatória devem ser evitadas.
- Bebida alcoólica: causa desidratação e aumenta a fração de gordura no sangue.
- Condicionamento físico e obesidade: pessoas com melhor condição física e maior experiência em mergulho respiram e absorvem, normalmente, menos N_2 do que pessoas mal condicionadas para a atividade e os novatos.

Embora um bom condicionamento físico seja importante, existem excelentes mergulhadores um tanto sedentários e alguns atletas que, por má técnica de mergulho, gastam energia desnecessária e absorvem N_2 em excesso. Parece que pessoas obesas, mas condicionadas para o seu peso, não apresentam risco aumentado para a doença descompressiva.[33,34]

Primeiros socorros e tratamento

A base do socorrismo e do tratamento inclui a redução e até a eliminação das bolhas, diminuição de processos inflamatórios, edemas localizados e hidratação adequada do paciente. A redução de bolhas se faz pela administração de oxigênio. Seu princípio é gerar um grande gradiente de pressão entre a bolha de nitrogênio e os tecidos a sua volta, fornecendo 100% de oxigênio e, consequentemente, 0% de nitrogênio. À medida que a circulação e os tecidos se saturam de oxigênio, passa a haver contradifusão de N_2, que começa a ser eliminado. Ainda, a administração ajuda a oxigenar áreas pouco perfundidas, e sua vasoconstrição pode prevenir aumento de edemas no SNC.[35]

Os primeiros socorros e evacuação para a doença descompressiva incluem série de procedimentos que segue, sendo importante lembrar que qualquer quadro suspeito deve ser tratado como tal:

1. Inicie o fornecimento de oxigênio o mais rápido e na maior concentração possível.[34]
2. Mantenha a vítima deitada, em posição de recuperação e confortável.
3. Se a vítima estiver consciente e sem problemas urinários, ofereça líquidos isotônicos.
4. Contate o serviço de medicina hiperbárica ou de remoção médica mais próximo. Quanto menor o intervalo entre o surgimento dos sintomas e a recompressão em câmara hiperbárica, melhor o prognóstico.

Condições a evitar

1. Nunca menosprezar sintomas que possam parecer pouco importantes. Deve-se presumir que qualquer coisa fora do normal pode ser um sintoma causado por doença descompressiva. Assim que possível, forneça oxigênio.
2. Nunca tentar recomprimir a vítima na água. Isto pode agravar a situação. No mergulho recreacional não há equipamento adequado para tal. Como será visto posteriormente, a pressão necessária para reduzir adequadamente o tamanho de uma bolha é altíssima (o correspondente a pelo menos 50 metros de profundidade), o que levaria a uma absorção de nitrogênio muito maior e ter-se-ia uma pessoa confinada por horas debaixo d'água, sem falar na hipotermia decorrente.
3. Não interromper o fornecimento de oxigênio. Muitos casos parecem piorar inicialmente, pois o oxigênio é absorvido mais rapidamente do que o nitrogênio é expelido, equilibrado e metabolizado.

Mesmo que o paciente procure avaliação depois de alguns dias, a recompressão diagnóstica deve ser realizada e, muitas vezes, será seguida de recompressão terapêutica.

Tratamento

O principal fator no tratamento da doença descompressiva vem do uso de recompressão e de oxigênio hiperbárico. Algumas medicações são usadas classicamente, como a administração oral de 500 mg até 1 g de ácido acetilsalicílico, visando à diminuição da agregação plaquetária e de corticoides em casos de comprometimento do SNC.[36-41]

Trecho retirado do capítulo sobre doença descompressiva, do manual da Marinha Americana (*U.S. Navy*).

> *"A doença descompressiva resulta da formação de bolhas no sangue ou nos tecidos, e é causada pela eliminação inadequada de gás dissolvido, após um mergulho ou outra forma de exposição hiperbárica. Qualquer forma de doença descompressiva deve ser tratada com recompressão."*[37]

A recompressão em câmara e a administração de oxigênio hiperbárico são feitas concomitantemente. Enquanto a pressão ambiente aumenta, visando a diminuir o diâmetro das bolhas mecanicamente, o oxigênio acelera a eliminação de nitrogênio. Nas primeiras horas, o ideal é que o paciente vá para uma câmara com capacidade de pressurização até 5 ou 6 atmosferas, pois o tratamento da doença descompressiva do tipo 2 requer um pico de pressão, para redução de diâmetro das bolhas, seguido de um patamar de tempo com oxigênio hiperbárico em pressão menor, para eliminação de gás inerte. Quando já se passaram muitas horas do início do surgimento de sintomas (mais de um dia), o oxigênio hiperbárico é mais importante, e o pico de pressão inicial se torna inútil. Consequentemente, câmaras para oxigênio hiperbárico, do tipo *monoplace*, são bastante adequadas. Existem diversas tabelas de tratamento utilizadas, sendo as mais comuns as tabelas 5 e 6 da *U.S. Navy*.

É importante manter o paciente hidratado e monitorado, pois a hiper-hidratação poderia piorar um eventual edema cerebral. Em casos com envolvimento neurológico, muitos centros hiperbáricos fazem uso de corticoide endovenoso, embora o procedimento não tenha benefícios comprovados.

Prevenção

Mergulhadores podem prevenir a doença descompressiva com bastante facilidade, usando bom-senso e conservadorismo quanto ao uso de tabelas e computadores de mergulho. Devem ainda evitar ou minimizar os fatores de risco, além de hidratar-se bem antes e depois de mergulhar e subir lentamente ao final de cada mergulho.

LESÕES OCASIONADAS POR ANIMAIS MARINHOS

Ferimentos corto-contusos podem ocorrer com o contato direto com "cracas", ouriços e corais. As escoriações são potencialmente infectadas e devem ser lavadas com água corrente, exaustivamente, e tratadas com antibióticos locais e até sistêmicos de largo espectro, dependendo da extensão e gravidade da área comprometida.

Mordidas podem advir de animais, como barracudas, moreias, tubarões, entre outros, geralmente atraídos por algum objeto brilhante, se provocados ou em perigo. As roupas de neoprene, botas e luvas conferem alguma proteção, mas não evitam as lesões. O ferimento causado por uma mordida é potencialmente contaminado. O mergulhador deve suspender o mergulho, voltar à superfície para iniciar o tratamento da ferida, lavando-a com água doce em abundância e limpa, a fim de remover o maior número de contaminantes. Podem-se usar antibióticos tópicos e um curativo oclusivo com material estéril, evitando que ocorra maior contaminação até que o mergulhador seja atendido por um médico em um serviço de emergência. Serão realizados, então, o desbridamento de tecido desvitalizado, retirada de corpos estranhos e novo curativo. A antibioticoterapia sistêmica de largo espectro, terapia antitetânica, medicamentos analgésicos completam o tratamento, que continuará com curativos periódicos para acompanhamento do estado da lesão.

As mordeduras por cobra, além da lesão local provocada, têm o veneno como fator agravante. São instituídas medidas de primeiros socorros para a ferida e deve-se aplicar um enfaixamento compressivo com bandagem larga, proximal e distal ao ferimento para que ocorra a diminuição do retorno venoso e drenagem linfática. Associa-se a imobilização, e o mergulhador deve ser transportado, o mais rápido possível, a um serviço médico de emergência. Alguns peixes, como o "peixe-pedra", possuem espinhos em sua nadadeira dorsal que podem inocular veneno, bem como o "espinho" ou "ferrão" da cauda de algumas espécies de raias e requerem os mesmos cuidados descritos anteriormente.[42]

As queimaduras podem ocorrer por contato direto do mergulhador distraído com animais, como anêmonas, corais de fogo, caravelas entre outros. Os sintomas variam de pequenas alterações locais, como dor, sensação de ardor, formação de vesículas, pápulas, pústulas e até ulcerações com áreas de necrose, nos casos mais graves. As reações sistêmicas incluem febre, alterações gastrointestinais, cardiorrespiratórias e confusão mental. As medidas locais, como preparações anestésicas para diminuição da dor, esteroides para diminuição do processo inflamatório local, em associação a compressas frias, devem ser iniciadas o mais prontamente possível. Alguns casos mais graves, com grande comprometimento da superfície corporal, mais comum em crianças, devem ser transferidos para unidade hospitalar mais próxima para início imediato de medidas de suporte sistêmico.

CONTRAINDICAÇÕES NO MERGULHO RECREACIONAL

Não é necessário ser um superatleta para ingressar na atividade do mergulho, pois é um esporte que demanda baixo nível de estresse, quando realizado adequadamente. Saber nadar é um requisito básico para a realização do curso, em que é exigido nível mínimo de desempenho nesse quesito. Manter um bom condicionamento físico, com exercícios aeróbios regulares, é tão importante como mergulhar com a maior frequência possível. Existem contraindicações relativas e absolutas para a atividade do mergulho, e o mergulhador deve lembrar que, se não estiver em condições satisfatórias de saúde, estará colocando não só a sua vida em risco, mas a do seu parceiro de mergulho.[43]

DIRETRIZES PARA O EXAME MÉDICO DO MERGULHADOR AUTÔNOMO RECREACIONAL[44-46]

Instruções para o médico

O mergulho autônomo recreativo, Scuba, tem um índice de segurança excelente, e, para manter essa situação, é importante avaliar as deficiências físicas dos futuros mergulhadores que poderiam colocá-los em perigo no ambiente subaquático.

O Exame Físico do Mergulhador Autônomo Recreacional contém elementos da história médica, revisão de sistemas e exame físico. É projetado para descobrir condições que possam expor um mergulhador a situações de risco, como: doença descompressiva, hiperdistensão pulmonar com subsequente embolia cerebral e perda de consciência, que poderia conduzir ao afogamento. O mergulhador também deve poder resistir ao estresse do frio, adaptar-se aos efeitos ópticos da água e ter habilidades físicas e mentais para lidar com possíveis emergências.

A história, revisão de sistemas e exame físico devem, no mínimo, incluir os pontos sugeridos a seguir. A lista de contraindicações relativas e absolutas não é conclusiva, só contém os problemas médicos encontrados com maior frequência.

Algumas condições são contraindicações absolutas para a prática do mergulho, por colocarem o mergulhador em risco maior de dano grave ou morte. Outras são contraindicações relativas para a prática do mergulho, que podem ser solucionadas com o tempo e a intervenção médica formal. Em última instância, o médico deverá decidir com o paciente, com base na história clínica e no estado médico do paciente, se o indivíduo é qualificado fisicamente para a prática do mergulho.

Convém lembrar que o mergulho é um esporte recreativo, devendo, por isso, ser divertido e não uma fonte de risco de lesões.

Sistema cardiovascular

- *Contraindicações relativas:* os diagnósticos listados a seguir provavelmente impossibilitam o mergulhador de apresentar um desempenho adequado nas condições encontradas no mergulho recreativo. Tais patologias podem conduzir o mergulhador à isquemia cardíaca e suas consequências. O teste ergométrico é recomendável se houver qualquer dúvida sobre a capacidade de desempenho físico. O critério mínimo sugerido para o teste em tais casos é de 13 METS. Se os critérios mínimos não forem atingidos, o indivíduo é desqualificado. Condicionamento e novos testes podem tornar a qualificação possível.
  - Revascularização do miocárdio ou angioplastia para insuficiência coronariana.
  - Infarto do miocárdio.
  - Hipertensão.
  - Arritmia sugestiva de tratamento medicamentoso.
  - Regurgitação valvular.
  - Insuficiência cardíaca congestiva.
  - Prolapso assintomático da válvula mitral.
  - Marca-passo: o portador de marca-passo deve ter avaliada sua aptidão para mergulhar. Marca-passos devem ser certificados pelo fabricante como capazes de resistir a mudanças de pressão envolvidas no mergulho recreativo (para profundidades de 42 m ou 130 pés de água do mar).
- *Contraindicações absolutas:* bolhas gasosas venosas produzidas durante a descompressão podem cruzar comunicações intracar-

díacas e entrar na circulação cerebral com resultados potencialmente catastróficos. Hipertrofia assimétrica de septo e estenose valvular podem conduzir à perda de consciência durante exercício.

Sistema pulmonar

Qualquer processo ou lesão que impeçam a saída do ar dos espaços pulmonares (*air trapping*), como asma e doença pulmonar obstrutiva crônica (DPOC) cística ou cavitária infectada, colocam o mergulhador em risco de hiperinsuflação pulmonar, com ruptura alveolar e a possibilidade de embolia gasosa cerebral. Espirometria, testes de estímulo com metacolina e outros estudos para descobrir a capacidade pulmonar devem ser realizados para certificar-se de que o mergulhador não está sob risco. A ocorrência de pneumotórax durante o mergulho é catastrófica. Quando o mergulhador ascende, o ar respirado expande rapidamente na cavidade, produzindo tensão intrapulmonar.

- Contraindicações relativas:
  - Asma ou doença reativa de vias aéreas.*
  - Broncospasmo desencadeado por exercícios e mudança de temperatura.*
  - Lesão pulmonar sólida, cística ou cavitária.*
  - Pneumotórax secundário à cirurgia de tórax*, trauma ou perfuração de pleura*, história prévia de lesão por hiperinsuflação.*
  - Doença restritiva.**

  *Deve ser excluído *air trapping*.
  **Teste físico necessário.
- Contraindicações absolutas:
  - Asma em atividade, broncospasmo induzido por frio ou exercício, DPOC ou história de prova de função pulmonar alterada ou teste de estímulo positivo.
  - Doenças restritivas com limitação de atividade física.
  - Pneumotórax espontâneo.

Sistema neurológico

Anormalidades neurológicas que afetem a habilidade de um mergulhador para executar exercícios devem ser abordadas individualmente, com base no grau de comprometimento.

- Contraindicações relativas:
  - Enxaqueca ou dores de cabeça, cujos sintomas ou severidade prejudicam funções motoras cognitivas.
  - Trauma cranioencefálico com sequela, excluindo convulsão.
  - Hérnia de disco.
  - Neuropatia periférica.
  - Nevralgia de trigêmeo.
  - Lesão medular ou encefálica, sem deficiência neurológica residual.
  - Embolia gasosa cerebral sem exclusão de mecanismo de *air trapping*.
  - Paralisia cerebral na ausência de atividade convulsiva.
- Contraindicações absolutas: anormalidades em que o nível de consciência está sujeito à deterioração colocam o mergulhador sob maior risco de afogamento. Mergulhadores com anormalidade na perfusão de medula espinal ou cérebro têm alto risco de desenvolver doença descompressiva medular ou cerebral.
  - Convulsões, exceto convulsões febris na infância.
  - Tumor intracraniano ou aneurisma.
  - Ataque isquêmico transitório ou acidente vascular encefálico.
  - Doença, cirurgia ou lesão medular com sequela.
  - Doença descompressiva tipo II (grave e/ou em sistema nervoso central) com comprometimento neurológico permanente.

Otorrinolaringológico

Durante a subida e a descida, deve acontecer a equalização das pressões da água ambiente e do conduto auditivo externo, orelha média e seios da face. Caso não ocorra, o mergulhador pode apresentar desde dor, até ruptura de cavidade fechada, provocando incapacidade e possíveis consequências letais.

A orelha interna é fluida e não compressível. As interfaces flexíveis entre as orelhas média e interna, que são as janelas redonda e oval, estão sujeitas, no entanto, a mudanças de pressão. Rupturas prévias cicatrizadas das membranas dessas janelas possuem um risco maior de ruptura quando há dificuldade em igualar a pressão, ou nas grandes variações de pressão que ocorrem durante manobras de Valsalva vigorosas ou explosivas.

A laringe e a faringe devem estar livres de obstrução ao fluxo de ar. A estrutura da laringe e epiglote deve funcionar normalmente para evitar aspiração.

Os funcionamentos mandibular e maxilar devem permitir que o paciente segure seu equipamento SCUBA na boca. Indivíduos que tiveram fraturas faciais podem ser propensos a barotrauma e ruptura das cavidades aéreas envolvidas.

- Contraindicações relativas:
  - Otite externa de repetição.
  - Obstrução significativa do conduto auditivo externo.
  - História de lesão por frio significativa na aurícula.
  - Disfunção da tuba auditiva.
  - Otite média ou sinusite de repetição.
  - Perfuração da membrana timpânica.
  - Timpanoplastia.
  - Mastoidectomia.
  - Lesão auditiva condutiva ou neurossensorial significativa.
  - Paralisia facial não associada a barotrauma.
  - Próteses dentárias completas.
  - Fratura dos ossos da face.
  - Cirurgia oral com problemas de cicatrização.
  - Radioterapia na região da cabeça ou pescoço.
  - Disfunção temporomandibular.
- Contraindicações absolutas:
  - Membrana timpânica monomérica.
  - Perfuração da membrana timpânica.
  - Presença de dreno na membrana timpânica.
  - Estapedectomia.
  - Cirurgia de cadeia ossicular.
  - Cirurgia na orelha interna.
  - Ruptura da janela redonda.
  - Paralisia facial secundária ao barotrauma.
  - Doença da orelha interna diferente de presbiacusia.
  - Obstrução da via aérea superior não corrigida.
  - Laringectomia ou estados pós-laringectomia parcial.
  - Traqueostomia.
  - Laringocele não corrigida.
  - Doença descompressiva vestibular.

Gastrointestinal

- *Contraindicações relativas*: como em outros sistemas orgânicos e estados patológicos, um processo que debilita de forma crônica o mergulhador pode prejudicar seu desempenho físico. Atividades de mergulho podem acontecer em áreas onde cuidados médicos são de difícil acesso. Essa possibilidade deve sempre ser considerada.
  - Síndrome dispéptica.
  - Doença inflamatória intestinal.
  - Síndrome de má absorção.
  - Disfunções intestinais.

- Síndrome de mau esvaziamento gástrico, pós-gastrectomia.
- Hérnia hiatal ou paraesofágica.

■ *Contraindicações absolutas:* alterações anatômicas secundárias à cirurgia ou malformações que conduzem à retenção de gás podem causar sérios problemas. O gás retido em uma cavidade expande-se e pode levar à ruptura ou no caso do trato gastrointestinal superior, a vômitos, que, durante o mergulho, podem levar ao afogamento.
- Alto grau de obstrução gástrica.
- Obstrução intestinal leve crônica ou recorrente.
- Fístula enterocutânea sem drenagem espontânea.
- Divertículo esofágico.
- Refluxo gastroesofágico grave.
- Acalasia.
- Hérnias não corrigidas da parede abdominal que potencialmente possam conter alças intestinais.

Metabólico e endocrinológico

■ *Contraindicações relativas:* com a exceção do *diabetes melito*, alterações da função hormonal ou metabólica devem ser avaliadas, de acordo com o impacto que podem produzir na capacidade do indivíduo de tolerar o exercício moderado e o estresse ambiental do mergulho. Geralmente, mergulhadores com alterações hormonais devem estar o mais próximo possível do estado fisiológico ideal. Deve ser observado que obesidade predispõe à doença descompressiva e é um indicador de limitada aptidão física global.
- Alterações da produção hormonal.
- Obesidade.
- Insuficiência renal.

■ *Contraindicações absolutas:* as rápidas mudanças no nível de consciência, associadas à hipoglicemia dos diabéticos em terapia com insulina ou hipoglicemiantes orais, podem levar ao afogamento. O mergulho é contraindicado nesses casos.
- Gravidez: embolia gasosa venosa ocorrida durante descompressão pode levar a malformações fetais.
  Mergulhar é absolutamente contraindicado em qualquer fase de gravidez.

Hematológico

Anormalidades que resultam em alteração das características de fluxo podem aumentar o risco de doença descompressiva.

■ Contraindicações relativas:
- Traço falciforme.
- Anemia aguda.

■ Contraindicações absolutas:
- Anemia falciforme.
- Policitemia.
- Leucemia.

Musculoesquelético

Limitações relativas da movimentação, particularmente num ambiente como barco pequeno ou saídas da praia, carregando o equipamento completo, que pesa até 18,5 kg (40 libras), devem ser avaliadas. A habilidade para o exercício também deve ser considerada.

■ Contraindicações relativas:
- Lombalgia crônica.
- Amputação.
- Escoliose: deve ser avaliada sua repercussão na função pulmonar.
- Necrose asséptica: possível risco de progressão relacionado com a descompressão.

Comportamental

Comportamento: a capacidade mental e a característica emocional do mergulhador são importantes para um mergulho seguro. Quem faz um curso de mergulho tem de ser capaz de receber as informações apresentadas a ele pelos instrutores, ter segurança para planejar e executar seus próprios mergulhos e reagir a mudanças no ambiente subaquático. A motivação do estudante para aprender a mergulhar e sua habilidade para lidar com situações potencialmente perigosas também são cruciais para tornar o mergulho seguro.

■ Contraindicações relativas:
- Atraso do desenvolvimento.
- História de abuso de álcool ou droga.
- Episódios psicóticos prévios.

■ Contraindicações absolutas:
- Desmotivação para mergulhar: visando somente a agradar o cônjuge ou enfrentar fobias pessoais.
- Claustrofobia e agorafobia.
- Psicose ativa ou terapia medicamentosa para psicose.
- Síndrome do pânico.
- Abuso de álcool ou drogas.

■ REFERÊNCIAS BIBLIOGRÁFICAS

1. Kindwell EP. A short history of diving and diving medicine. In: Bove AA, Davis JC, (Eds.). *Diving medicine.* Philadelphia: Saunders, 1990. p. 1-8.
2. Shilling CW, Carlston CB, Mathis RA. *The physician's guide to diving medicine.* New York: Plenum, 1984
3. Fu FH, Sotne DA. *Sports injuries mechanisme, prevent, treatment.* Baltimore: Willians & Wilkins, 1994.
4. Divers Alert Network. *Report on 1990 diving accidents.* Durham, NC: Duke University Medicinal Center, 1992.
5. Divers Alert Network. *Report on 1996 diving accidents.* Durham, NC; Duke University Medicinal Center, 2000.
6. Betts J. Sports medicine (2). Common medical problems in subaqua sport. *Practioner* 1981;225(1358):1169-1174.
7. Melamed Y, Shupak A, Bitterman H. Medical problems associated with underwater diving. *N Engl J Med* 1992;326(1):3-35.
8. Edmonds C, Lowry C, Pennefather J. *Diving and subaquatic medicine.* 3rd ed. Oxford: UK: Butterworth-Heinemann, 1992.
9. Anonymous. Appendix 2. In: Bove AA, Davis JC. (Eds.). *Diving medicine.* Philadelphia: WB: Saunders, 1990:314.
10. Becker GD, Parell GJ. Medical examination of the sport scuba diver. *Otolaryngol Head Neck Surg* 1983;91(3):246-50.
11. Bradley ME. Pulmonary barotrauma. In: Bove AA, Davis JC. (Eds.). *Diving medicine.* Philadelphia: WB Saunders, 1990;188-91.
12. Kizer KW. Diving medicine. *Emerg Med Clin North Am* 1984;2(3):513-30.
13. Edmonds C, Lowry C, Pennefather J. *Diving and subaquatic medicine.* 3rd ed. Oxford: Butterworth-Heinemann Ltd 1992;11-23.
14. Dovenbarger J. Recreational scuba injuries. *J Florida* 1992;79(9):616-619.
15. Bennet P, Elliott D. The physiology and medicine of diving. 4th ed.
16. Neuman TS. Diving medicine. *Clin Sports Med* 1987;6(3):647-61.
17. Shupak *et al.* Diving-related inner ear injuries. *Laryngoscope* 1991;101:173-79.
18. Moon RE, Camporesi EM, Kisslo JA. Patent foramen ovale and decompression sickness in divers. *Lancet* 1989;51(1):513-14.
19. Strauss RH. Medical concerns in underwater sports. *Pediatr Clin North Am* 1982;29(6):1431-40.
20. Kieser J. Sinus barotrauma presenting as acute dental pain. *SAMJ* 1997;87(2):184.
21. Strauss RH. Diving medicine. *Am Rev Respir Dis* 1979;119(6)1001-23.
22. Bennett PB, Inert gas narcosis and HPNS. In: Bove AA, Davis JC, eds. *Diving medicine.* Philadelphia: WB Saunders, 1990:69-81.
23. Dickey Ls. Diving injuries. *J Emerg Med* 1984;1(3):249-62.
24. Replogle WH, Sanders SD, Keeton JE et al. Scuba diving injuries. *Am Fam Phuy* 1988;37(6):135-42.

25. Francis TJR, Smith DJ. Describing decompression illness. In: *Forty-second undersea and hyperbaric medical society workshop*. Bethesda, MD: Undersea and Hyperbaric Medical Society, 1991.
26. Francis TJR, Dutka AJ, Hollenbeck JM. Pathophysiology of decompression sickness. In: Bove AA, Davis JC, (Eds.). *Diving medicine*. Philadelphia: Saunders, 1990. p. 170-87.
27. Vann RD. Mechanisms and risks of decompression. In: Bove AA, Davis JC, (Eds.). *Diving medicine*. Philadelphia: WB Saunders, 1990. p. 29-49.
28. Wilmshurst PT, Byrne JC, Webb-Peploe MM. *Relation between interartrial shunts and decompression sickness in divers*, 1989;2(8675):1302-6.
29. Wilmshurst P, Ross K. Dysbaric osteonecrosis of the shoulder in a sport scuba diver. Case report. *Br J Sports Med* 1998 Dec.;32(4):344-45.
30. Wilmshurst P. Brain damage in divers. Diving itself may cause brain damage – but we need more evidence. *BMJ* 1993;314:689-90.
31. Houston AS, Kemp PM, Macleod MA *et al*. Use of significance image to determine patterns of cortical blood flow abnormality in pathological and at-risk groups. *J Nucl Med* 1998;39(3):425-30.
32. Good RJ. Diagnosis and treatment of decompression sickness. A general survey. In: Shilling CCW, Carlston CB, Mathias RA, eds. *The physician's guide to diving medicine*. New York: Plenum, 1984. p. 283-312.
33. Arthur DC, Margulies RA. A short course in diving medicine. *Ann Emerg Med* 1987;16:689-701.
34. Smizh DJ. Diagnosis and management of diving accidents. *Med Sci Sports Exerc* 1995;587-90.
35. Thom SR, Clark JM. The toxicity oxygen of oxygen, carbon monoxide and carbon dioxide. In: Bove AA, Davis JC, edsx. *Diving medicine*. Philadelphia: WB Saunders, 1990. p. 82-94.
36. Staff RT, Gemmell HG, Duff PM *et al*. Decompression illness in sports divers detected with technetium-99 m-HMPAO SPECT and texture analysis. *J Nucl Med* 1996;37(7):1154-58.
37. Hutzelmann A, Tetzlaff K, Reuter M *et al*. Does diving damage the brains? MR control study of divers' central nervous system. *Acta Rad* 2000;41:18-21.
38. Dyer J, Millac P. Late deterioration after decompression illness affecting the spinal cord. *Br J Sports Med* 1996;30:362-63.
39. Reuter M, Tetzlaff K, Hutzelmann A. MR imaging of the central nervous system in diving related decompression illness. *Acta Rad* 1997;38:940-44.
40. Marzella L, Yin A. Role of extravascular gas bubbles in spinal cord injury induced by decompression sickness in the rat. *Exp Molec Pathol* 1994;61:16-23.
41. Byrd JH, Hamilton WF. Underwater cave diving fatalities in Florida: a review and analysis. *J Forensic Sci* 1997;42(5):807-11.
42. McCall J, Sugrue W. An unusual diving injury. *New Zealand Med J* 1986;205.
43. Juss JH, Medical aspects of skin and scuba diving. *J School Health* 1972;42(4):238-42.
44. Linaweaver PG. Physical and psychological examination for diving. In: Shilling CW, Carlston CB, Mathias RA, (Eds.) *The physician's guide to diving medicine*. New York: Plenum Press, 1984. p. 489-520.
45. Millington JT. Physical standards for scuba divers. *J Am Board Fam pRact* 1988;1(3):194-200.
46. Dembert ML. Physical examination of scuba divers. *Am Fam Phys* 1979;20(2):91-93.

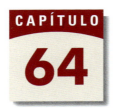

CAPÍTULO 64

ESPORTE DE AVENTURA

Marco Antonio Ferreira Alves

■ INTRODUÇÃO

O esporte é, sabidamente, um fenômeno social desde as sociedades mais primitivas. Com a evolução da nossa sociedade e por causa da mudança de uma série de paradigmas, principalmente o de buscar locais e diferentes formas de manifestação motora, no final do último século e, principalmente, no início deste século, o "homem" buscou experimentar essas manifestações por meio da prática de atividades, explorando a natureza ou ainda, mesmo em ambientes urbanos, buscando novas formas de explorar esse ambiente sob um "novo" olhar. Particularmente no início da década de 1970, como forma de lazer, surgiu uma série de atividades motoras em ambientes naturais, como montanhas, rios, trilhas, parques, exploração de cavernas, mergulhos, saltos, descidas em ambientes íngremes e acidentados, voo livre etc. Com o avanço dessa prática, principalmente no início da década de 1990, muitas dessas atividades, que num primeiro momento tinham basicamente o objetivo de exploração para sensação de desafiar e "vencer" os obstáculos impostos pela natureza ou curtir esse ambiente como forma de lazer e bem-estar, constituíram-se em modalidades esportivas, surgindo as competições e a necessidade, agora, de desempenhos físico, técnico e tático, e também de equipamentos, materiais e indumentária que garantissem não só o melhor desempenho esportivo, mas também maior segurança.

Assim, ao longo do mundo, milhares de pessoas têm procurado esses ambientes "naturais" desenvolvendo desde uma simples caminhada num parque até a prática em ambientes mais hostis e perigosos. Surge então a concepção de esportes radicais, de aventura, de ação e alguns outros termos que podem ser entendidos como a representação motora que parte da sociedade está buscando para um novo paradigma de esporte ou mesmo uma atividade física para bem-estar e lazer.

Diante desse quadro, surge a necessidade de se entender melhor o comportamento humano nessas práticas, considerando aspectos fisiológicos, biomecânicos, emocionais, tecnologia de materiais, equipamentos e indumentária, conhecimento das condições ambientais, riscos de lesões, doenças e distúrbios da saúde etc. Ainda, torna-se necessário o conhecimento das características gestuais de cada prática, regras e normas estabelecidas pelas entidades afins.

Dessa forma, o objetivo desse capítulo é conceituar esporte de aventura e discorrer sobre as principais modalidades, seus respectivos gestuais, suas regras, equipamentos e dados epidemiológicos sobre as lesões durante sua prática.

■ CONCEITOS

Ao longo dos anos tem havido discordância em relação à classificação dessas modalidades. Tivemos definições dos esportes de natureza como sendo os compromissados com a convivência com o meio ambiente e os de aventura, como os que se identificavam com atividades de risco. No entanto, houve crítica em relação a esse termo pois, na própria natureza, há a imprevisibilidade de riscos, apontando uma contradição nos termos apresentados como esportes de natureza e esportes de aventura. Nesse contexto, na maioria dessas modalidades há riscos provocados, calculados e imaginários, além da imponderabilidade da natureza. Nesse ponto, fica claro que as emoções estão intimamente ligadas à prática e não podem se dissociar, afinal o risco provoca sentimentos que vão além do vencer ou não um determinado obstáculo ou uma competição. Porém, a ideia difundida de que essas práticas não são riscos reais é contrária aos elevados números de acidentes e fatalidades que têm ocorrido nos últimos anos. No momento em que esse capítulo estava sendo finalizado, tivemos duas mortes em São Paulo, uma de um homem de 42 anos que morreu afogado praticando *Stand Up Paddle* na raia olímpica da USP, e outra de uma canoísta de 15 anos que treinava com a seleção brasileira e morreu afogada na represa Guarapiranga. Segundo informações preliminares houve falha na segurança porque supostamente alguns equipamentos necessários não estavam sendo utilizados. A canoísta foi encontrada sem colete salva-vidas que não usava porque, segundo seu técnico, atrapalhava na remada. Os fatos serão apurados, mas tragédias como essas podem ser evitadas com treinamento adequado e uso de equipamentos de segurança. Nesses esportes os riscos são intrínsecos à própria atividade e fazem parte do "pacote" dos esportes de aventura.

O termo "Esporte de Aventura" é voltado para o estímulo da competição, necessitando determinado nível de capacidades motoras para sua prática; já Atividade Física de Aventura na Natureza, termo proposto por Betran, não exige treinamento prévio para sua experimentação. Algumas opiniões levam em conta a definição de esporte como algo necessariamente competitivo.

Muitos autores consideram o uso do termo Esporte dentro da concepção proposta por Tubino (2002) que concebe três dimensões para o esporte moderno: esporte de rendimento que exige treinamento sistematizado e calendário de competições; esporte de participação que se refere às práticas das modalidades por prazer e lazer e esporte para educação quando a prática do esporte é uma ferramenta educacional. Pereira usa o termo Esportes Radicais em dois tipos distintos: Esportes de Ação e Esportes de Aventura.

1. **Esporte de ação:** o significado de ação é movimento, atitude ou comportamento; manifestação de vigor e energia; capacidade de fazer algo. Numa análise simples vemos que o símbolo dessas atividades está num movimento importante a ser executado, um gesto técnico complexo que traduza a sua emoção, a chamada manobra. A atitude é sinônimo de ação e está ligada ao perfil das pessoas que praticam determinada modalidade em relação à forma de linguagem, vestimenta e comportamento compartilhado entre todos da "tribo".

2. **Esporte de aventura:** a palavra aventura do latim *adventura* quer dizer o que está por vir, com o sentido de desconhecido, imprevisível. Esse sentido liga-se ao sentimento de buscar algo que não é tangível num primeiro momento, que é muito

comum aos praticantes de modalidades na natureza, principalmente aquelas onde a distância, o clima, o esforço físico, a privação e a incerteza estão presentes.

Esportes de ação e de aventura têm em comum o fato de estarem enraizados na busca por uma existência significativa e com o risco como agente fundamental para se viver experiências emocionais. Porém se distinguem nas características conforme proposto por Pereira (2008) como mostram os Quadros 1 e 2.

Como nos esportes de aventura está implícito vencer obstáculos naturais, essa condição possibilita às pessoas sensações de desafio, de conquista e alegria, de autorrealização, mas também, para outras pessoas e em muitos momentos, sensações de medo, frustração e "derrota". Isso faz com que, em muitas situações, haja a necessidade de movimentos incomuns e de grande esforço e até mesmo por circunstâncias que colocam o corpo em situações mais extremas.

Os esportes de aventura são caracterizados por necessitarem de uma preparação adequada, principalmente no controle emocional dos praticantes que objetivam *performance* esportiva. O controle emocional inadequado pode caracterizar fator inibidor do rendimento, e como o problema da preparação emocional é um dos mais complexos do treinamento esportivo, todo esforço deve ser feito, para permitir a os atletas responderem positivamente aos estímulos psicológicos que aparecerão nos treinamentos e competições. De forma geral, quanto melhor a autoconfiança e a autoeficácia do atleta, menor tende a ser o nível de ansiedade o que facilita o controle durante a prática e pode reduzir o risco de lesões e acidentes.

■ RISCOS EPIDEMIOLÓGICOS

Uma revisão sistemática sobre dados epidemiológicos de caráter geral sobre os principais riscos relacionados com os esportes de aventura mostrou que as práticas corporais na natureza podem apresentar riscos, principalmente quando não são tomados os devidos cuidados para a prevenção. Essa prevenção deve contemplar desde intervenções para as lesões musculoesqueléticas, lesões na epiderme e cuidados básicos com a saúde para evitar doenças causadas pela altitude, pela temperatura, por bactérias e parasitas. O ambiente selvagem esconde seus mais diversos mistérios, em que o homem nem sempre se encontra imune. Em alguns lugares do mundo a água de um rio ou corredeira ou mesmo a água utilizada para ingestão podem apresentar contaminação, levando a quadro de esquistossomose. Um surto causado pela bactéria *Leptospira interrogans* foi constatado na mais difícil competição de corrida de aventura a *Eco-Challenge* no ano de 2000, onde 42% dos atletas avaliados apresentaram casos de leptospirose, dos quais nove atletas morreram. O estudo ainda revela que esta epidemia poderia ter sido evitada, se houvesse prevenção por meio de medicamentos adequados. Outro aspecto epidemiológico identificado nas pesquisas sobre esportes de aventura foram os relacionados com as doenças de altitude. Estudos apontaram que as doenças de altitude mais frequentes são edema cerebral, edema pulmonar e a doença aguda na montanha (*acute mountain sickness*). É importante salientar que estas condições podem causar morte aos praticantes e também podem ser evitadas, quando há intervenção e alerta para prevenção neste grupo de risco.

Portanto, a promoção dos programas de intervenção preventiva pode contribuir para minimizar os casos constatados de doenças, lesões e distúrbios adquiridos durante a prática da atividade.

A Nova Zelândia é considerada um dos países mais ricos em belezas naturais. Queenstown foi nomeada como *Adventure Capital of the World* por atrair turistas, atletas ou simplesmente praticantes de esportes de aventura durante todo o ano, na busca de novos

Quadro 1. Classificação dos esportes de ação e de aventura, segundo meio da prática e modalidades. Adaptado de Pereira, 2008

Meio da prática	Esporte de ação	Esporte de aventura
Aquático	Surf, windsurf	Canoagem (rafting, caiaque, aqua ride, canyonning)
Aéreo	Base jump, sky surf	Paraquedismo, balonismo, voo livre
Terrestre	Bungee jump, sandboard	Montanhismo (escalada em rocha, escalada em gelo, técnicas verticais, tirolesa, rapel, arvorismo); mountain bike (down hill, cross country), trekking
Misto	Kite surf	Corrida de aventura
Urbano	Escalada indoor, skate, patins in line, bike (trial, bmx)	Le parkour

Quadro 2. Características gerais dos esportes de ação e de aventura. Adaptado de Pereira, 2008

Característica	Esporte de ação	Esporte de aventura
Habilidade	Predomina a estabilização	Predomina a locomoção
Capacidade motora	Predomina a potência (as manobras exigem velocidade)	Predomina a resistência orgânica (a estratégia e a escolha ganham importância)
Surgimento	Como atividade de lazer e uso do tempo livre	Como expedição ou exploração (militar, econômica ou científica)
Etimologia	Manifestação de força, vigor, movimento, comportamento e atitude	Experiências arriscadas, incomuns, perigosas e imprevisíveis
Objetivo	Em geral inicia como lazer; as competições geram eventos de grande importância	Forte relação entre lazer e turismo; pode ser usado como estratégia para educação
Local	Urbano e natureza; espaços construídos e eventos da natureza (mar, vento, encostas, paredões etc.)	Natureza e urbano; espaços naturais (a meta é sair de um ponto e chegar a outro)
Público	Média entre 15 e 25 anos	Média entre 25 e 35 anos
Perigo	Socorro mais próximo; menor ação do clima	Socorro mais distante; maior ação do clima
Organização	Existem regras, associações e formação de "tribos"	Existem regras, associações e formação de equipes
Mídia	Busca captar a manobra; relaciona-se com público-alvo na: atitude, vestimenta, comportamento e linguagem	Busca captar uma história; relaciona-se com o público-alvo na ecologia, qualidade de vida e meio ambiente

ambientes e desafios. Por isso são registrados inúmeros acidentes. Os dados epidemiológicos mostram que a maioria dos acidentes ocorreu em pessoas de faixa etária entre 20 a 50 anos de idade, principalmente os traumas instantâneos envolvendo quedas e escorregões. Resultados semelhantes também foram encontrados em praticantes na Inglaterra.

De forma geral, entendemos que, para os profissionais que forem trabalhar com pessoas que praticam essas modalidades de aventura, de forma recreacional ou competitiva, é de suma importância o conhecimento sobre dados epidemiológicos das lesões, doenças e distúrbios da saúde mais prevalentes, não só na modalidade em si, como também em relação ao ambiente onde forem praticadas. Em relação às lesões musculoesqueléticas, é importante entender os mecanismos pelos quais essas lesões se desenvolvem e os fatores predisponentes.

Em virtude do crescimento do número de praticantes desses esportes de aventura, isolados ou combinados, é importante que mais estudos epidemiológicos sejam realizados para maior conhecimento de como entender as várias condições inerentes a esses esportes a fim de possibilitar intervenções preventivas para que esse crescimento não se torne descontrolado e que, com base em evidências científicas, haja maior garantia na segurança de seus praticantes e maior eficácia na prevenção e tratamento das lesões características dessas modalidades.

■ RAFTING

A primeira experiência relatada ocorreu, em 1869, quando o major americano, John Wesley Powell, organizou uma expedição a bordo de barcos com remo central no rio Colorado, no *Grand Canyon* (EUA). Como era um barco não flexível e a tripulação não tinha a técnica adequada, houve vários problemas de capotamento.

Na década de 1950, com a popularização dos botes de borracha, esse esporte ganhou impulso comercial, principalmente nos Estados Unidos. No entanto, só na década de 1980, foram desenvolvidos os botes com sistema autoescoante, isto é, toda a água que entra no bote sai automaticamente por furos existentes nas laterais do fundo. Esse avanço facilitou as descidas de rios com corredeiras longas e contínuas, pois o bote, estando leve e com pouca água, tornou-se bem mais manobrável.

No Brasil, os primeiros botes para corredeiras foram trazidos no início da década de 1980 e utilizados nos rios Paraibuna e Paraíba do Sul, em Três Rios (RJ).

O *rafting* também é uma atividade que pode ser realizada em locais mais distantes, ao lado do *trekking* e do *canyoning*, entre outros, como diversão durante um final de semana. Porém, é bom lembrar que a segurança da atividade para pessoas que nunca a realizaram depende de vários fatores, entre os quais o grau de dificuldade dos rios, que seguem uma classificação básica de acordo com o nível das corredeiras e dos obstáculos. Os iniciantes começam pelas classes I, II e III, que compreendem rios com corredeiras mais contínuas e quedas de, em média, 3 metros. Os mais experientes partem para as classes IV e V, que são considerados de nível para competição e expedições, pois requerem técnicas mais apuradas para serem navegados e, os rios de classe VI, que são considerados perigosos e, portanto, não aconselháveis para a descida. O nível da água no dia da descida pode aumentar ou diminuir a classe das corredeiras (Fig. 1).

No Brasil, as competições mais importantes são o Campeonato Brasileiro de *Rafting* e o Campeonato Paulista.

No Mundo, as principais competições são o Mundial e o *Camel White Water Challenge*. Há também o Sul-Americano de *Rafting*, que classifica para o Mundial.

O esporte é organizado no Brasil pela Confederação Brasileira de Canoagem, modalidade *rafting* (CBCa), em São Paulo pela Federação Paulista de Canoagem, modalidade *rafting* (FPCa) e, em nível mundial pela *International Canoe Federation*, modalidade *rafting* (ICF).

Modalidades nas competições
- *Velocidade*: corrida contra o relógio. A descida de cada equipe é cronometrada e vence quem fizer o menor tempo.
- *Slalom*: ao longo do percurso no rio são colocadas balizas verdes e vermelhas que indicam uma característica específica de movimentos. Vence quem fizer o percurso no menor tempo, sem tocar as balizas.
- *Sprint*: apresenta as mesmas características da prova de velocidade, mas a largada é realizada por três botes. Nessa modalidade a disputa entre os botes torna a competição mais evidente.

Equipamento
- *Bote*: é composto por *hypalon*, um tipo de tecido de fibra de poliéster, revestido com borracha de neoprene, altamente resistente à abrasão; também pode ser revestido de polivinilcarbono (PVC) ou poliuretano.

Os barcos podem ter tamanhos de 12 a 20 pés com tripulações de 5 a 12 pessoas. Possuem furos nas laterais para facilitar o escoamento da água. A escolha do barco depende do nível do rio a ser descido. Por exemplo, um bote pequeno pode não ter muita estabilidade em alguns locais. Em campeonatos, são seis atletas por bote, e todos remam igualmente.

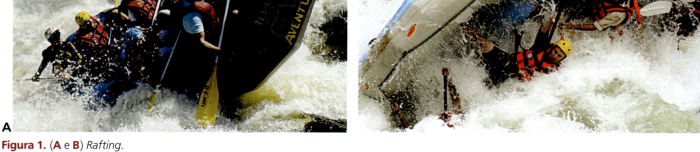

Figura 1. (**A** e **B**) *Rafting*.

- *Remos:* o material dos remos pode ser de plástico, com cabo de alumínio ou de fibra de carbono. O cabo tem uma cruzeta na ponta (como um "T"). Uma das mãos segura essa cruzeta, e a outra, o corpo do cabo para impulsionar o remo com a pá na posição vertical.
- *Capacete:* feito de plástico injetado e forrado com uma espuma para absorver o impacto, é utilizado para garantir maior segurança em caso de queda ou de capotamento do bote.
- *Colete:* é importante para garantir segurança ao praticante, não só pela flutuabilidade como também para proteção de impactos durante quedas e capotamentos.
- *Roupa e sapatilha de neoprene:* tem a função de proteger contra escoriações em caso de quedas ou capotamento do bote, assim como de águas com temperaturas muito baixas.
- *Cabo de resgate:* esse cabo é importante quando há necessidade de resgates. Consiste em uma corda de aproximadamente 20 metros.
- *Caiaque de segurança:* principalmente em rios com grau III, um caiaque fica em local estratégico para dar apoio em casos de resgates e acidentes.
- *Outros equipamentos e materiais que podem ser utilizados:* kit de primeiros socorros; equipamentos de comunicação (apito, telefone celular e rádio); lanterna; bomba de inflar; saco estanque.

Lesões

Há a necessidade de mais estudos sobre a epidemiologia das lesões relacionadas com a prática do *rafting*, mas, de modo geral, seguem o mesmo padrão dos esportes a remo descritos em outro capítulo neste livro. Podemos ter lesões por *over use*, relacionadas com a remada, principalmente pelos movimentos repetitivos do tronco e do ombro e as lesões instantâneas por quedas e contato com o próprio bote, com pedras no rio ou outra condição ou mesmo pelas mudanças bruscas na postura para a remada que também predispõe a lesões. Estudo realizado com canoístas da seleção brasileira feminina mostrou 5,06 lesões por cada 1.000 horas de prática. A topografia com maior frequência foram o tronco (56,41%), principalmente as contraturas musculares, os membros superiores (41,03%), principalmente as tendinopatias e com menor frequência os membros inferiores (2,56%). No entanto, no *rafting* são relatadas pelos atletas lesões peculiares, como, por exemplo, entorses de tornozelos que ficam presos no fundo do bote, além de escoriações e outros traumas decorrentes do contato direto que ocorre nas quedas ou capotamento do bote.

■ MOUNTAIN BIKE

No final dos anos 1970, um grupo de jovens do estado da Califórnia (EUA), com o objetivo de buscar "novas" aventuras sobre bicicletas, iniciou a descida de montanhas numa velocidade incompatível com as características da bicicleta para esse fim. Com suas *bikes*, passaram a frequentar as trilhas da região. A paixão crescente pelo novo esporte levou ao surgimento de vários grupos de ciclistas, que mais tarde definiriam o futuro do *mountain bike* (Fig. 2).

A partir desse momento, muitas empresas começaram a se interessar pelo esporte e desenvolveram adaptações nas bicicletas para permitir subidas e descidas em montanhas com maior rendimento, conforto e segurança, além de acessórios para essas novas *bikes* e indumentária para os seus pilotos.

As competições foram surgindo, e as sensações proporcionadas pelo esporte contagiaram uma série de adeptos e ajudaram a consagrar essa nova modalidade sobre duas rodas.

O esporte é organizado em nível nacional pela Confederação Brasileira de Mountain Bike (CBMTB), em São Paulo pela Federação Paulista de Mountain Bike (FPMTB) e em nível mundial pela International Mountain Bicycling Association (IMBA).

Modalidades

- *Downhill ou DH:* nessas provas os competidores descem as montanhas em alta velocidade, podendo atingir 90 km/h.
- *Uphill ou UH:* essa prova é caracterizada pela subida de trilhas com trajetos de até 8 km, com variação de tempo de 30 a 40 minutos.
- *Dual-Slalom ou DS:* nessa prova dois pilotos descem a trilha da montanha simultaneamente, em pistas diferentes, porém com as mesmas características.
- *Cross-Country ou XC:* essa prova é de longa distância, de 25 a 40 km. É uma prova de enduro, porque os atletas precisam vencer obstáculos naturais, como rios, montanhas entre outros, o que exige, em muitas situações, que o atleta carregue sua bicicleta sobre os ombros.

Equipamento

- *Bicicletas:* possuem marchas, pneus largos, sistema de amortecimento e um quadro reforçado para suportar a magnitude das forças externas.
- *Capacete:* os atletas usam capacete apropriado para proteger a cabeça contra eventuais quedas.
- *Óculos:* são importantes para evitar os respingos de lama, as "pedrinhas" e também os insetos que podem atingir os olhos.
- *Luvas:* são importantes para facilitar o controle da bicicleta, e também para amenizar o efeito do suor escorrido para a mão.
- *Roupas:* as camisas são importantes, principalmente as camisas feitas de *coolmax*, um tipo de tecido que absorve e evapora facil-

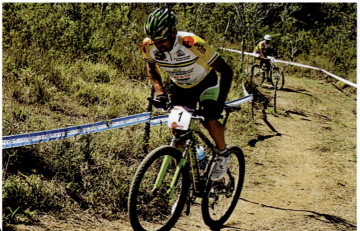
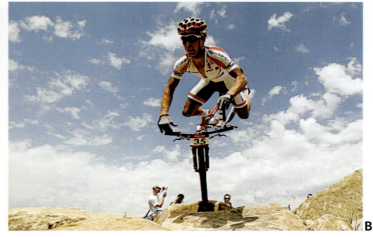

Figura 2. (**A** e **B**) *Mountain bike.*

mente o suor. As bermudas são feitas com tecidos especiais também e são acolchoadas.

- *Sapatilhas:* as sapatilhas são importantes para facilitar a fixação dos pés ao pedal, possibilitando posição correta e um melhor desempenho.

Os acessórios podem ser utilizados de acordo com a trilha a ser percorrida. Há bagageiros, alforjes (bolsas laterais), garrafa para água, ciclocomputadores para contagem da quilometragem, velocidade e tempo, câmeras de ar, bomba para encher pneu, colas adesivas, ferramentas entre outros.

Lesões

Durante as provas de *downhill* os atletas adquirem velocidades que podem ultrapassar os 100 km/h e ainda em terrenos acidentados. Nessas velocidades, a menor perda de atenção pode levar a um acidente com consequências óbvias de lesão. Embora o contato físico não seja permitido, pilotos disputam entre si a melhor posição, e assim as quedas comumente acontecem. Em algumas situações a velocidade não é alta, mas são feitas acrobacias também predispondo às quedas.

As lesões mais frequentes ocorrem em competição quando comparadas às que ocorrem em treinamento. Uma revisão narrativa da literatura encontrou riscos de lesão de 0,49% para o *cross-country* e 0,51% para o *downhill*. A taxa de lesão para cada 100 h de prática foi de 0,37 para o *cross-country* e 4,34 para o *downhill*. As lesões mais graves foram no segmento cervical, na cabeça e no pescoço, por queda sobre o guidão ao invés de queda para o lado da bicicleta que tende a resultar mais em lesões dos membros. Como consequência disso, as mulheres, por serem mais leves, tendem a cair mais sobre o guidão do que os homens. No entanto, a maioria das lesões ocorre em jovens do sexo masculino com idades entre 20 a 39 anos.

Os problemas mecânicos e a falta de tração na "pedalada" predispõem às lesões.

As lesões mais comuns (60-75%) são de tecidos moles, como escoriações, lacerações e contusões. A fratura mais comum é a da clavícula, sendo também frequente a luxação da articulação acromioclavicular.

Na região da cabeça, os atletas de *mountain bike* também estão predispostos a traumas orofacias, com 55% tendo fraturas dos ossos da face, 22% tendo trauma dentoalveolar e 23% com lesões dos tecidos moles. Por isso a importância do capacete e até de protetores bucais.

Os membros superiores também estão predispostos às lesões instantâneas tanto pelo apoio dos mesmos durante a queda, como também na tentativa de proteger a cabeça durante a queda. Das fraturas, há maior frequência da fratura da cabeça do rádio (35%), distal do rádio (30%) e do escafoide (28%).

Sintomas sensoriais e/ou motores nas mãos foram relatados por 92% dos pilotos numa condição ocasionada pela compressão de nervos no punho e também a "síndrome do martelo hipotenar" pela oclusão da artéria ulnar.

O choque contra o guidão pode provocar trauma em região abdominal. Estudo mostrou que o baço foi o órgão mais frequentemente lesionado (49%), o fígado (15%) e o intestino delgado (13%).

O tempo prolongado sobre o selim pode predispor às compressões nervosas como a do nervo pudendo. Daí a importância de selins mais adequados para as dimensões corporais do piloto. Estudo mostrou que, no exame de ultrassonografia, um total de 96% dos atletas de *montain bike* apresentaram anomalias patológicas na bolsa escrotal em comparação a 16% do grupo-controle. Os achados mais comuns foram cálculo escrotal (81%), cistos no epidídimo (46%), calcificações no epidídimo (40%), calcificações testiculares (32%), *hidroceles* (28%) e varicoceles (11%). Foram relatados casos de atletas mulheres que desenvolveram hipertrofia vulvar unilateral.

Nos membros inferiores, podem ocorrer lacerações e traumas corto-contusos pelo contato com os "dentes afiados" do pedal ou pelo contato com o terreno, bem como fraturas, principalmente no fêmur e ossos do pé.

CANYONING

Canyoning é um esporte que consiste na exploração progressiva de um rio ou *canyon,* transpondo os obstáculos verticais e anfíbios, através de diversas técnicas e por meio de vários tipos de equipamentos.

A origem do *canyoning* data do início do século XX com as expedições de Edouard Alfred Martel, um renomado explorador francês, hidrogeólogo que foi contratado pelo governo da França para explorar *canyons*, gargantas e cavernas no maciço dos Pirineus entre a França e a Espanha.

Por conta das suas necessidades profissionais, Martel acabou desenvolvendo técnicas de *canyoning* e, consequentemente, sendo o precursor do esporte por ter disciplinado a atividade, dado esse nome e criado uma nova ciência: a espeleologia.

O *canyoning* surgiu como esporte no final da década de 1970, em função do desenvolvimento de técnicas de exploração "vertical" e do desenvolvimento dos esportes de "águas brancas", como o *rafting* e a canoagem (Fig. 3).

No Brasil, teve início em 1990, com espeleólogos que mais tarde se autodenominaram "Grupo H$_2$Omem" e que se tornaram a maior referência dessa prática no Brasil. Em 10 anos de atuação, cadastraram mais de 2.000 cachoeiras através da exploração de dezenas de rios em gargantas, em 12 estados brasileiros.

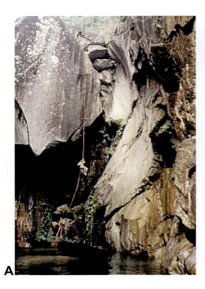
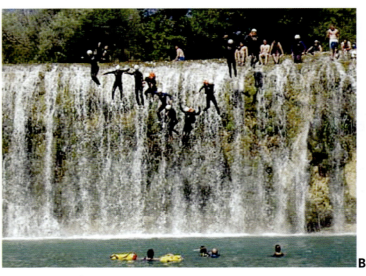

Figura 3. (**A** e **B**) *Canyoning.*

O canionismo é muito extenso, mas a vitrine dessa prática é o Rapel (descida) em cachoeiras, denominado de *cascading* que é amplamente praticado no Brasil. É uma atividade que explora a natureza, mas praticamente sem causar qualquer dano aos locais onde é praticado.

Nos Estados Unidos, usa-se o termo *Canyoneering* para definir essa atividade, e a Associação Americana de *Canyoneering* ainda a subdivide em *Canyon Paaling*, descida de *canyons* remando em canoas, caiaques ou botes de *rafting*; *Canyon Hiking*, caminhada através de *canyons* secos onde não há necessidade de técnicas especiais, e o *Canyoneering*, que é subdividido em seco, molhado e ambos, com declives íngremes e profundos ou suaves e contínuos.

Competição

Essa modalidade de esporte é recente, e as regras se baseiam em critérios de regularidade e não de velocidade. Um aspecto muito valorizado e pontuado é o trabalho em equipe e a desenvoltura dos participantes.

As principais competições foram realizadas em 1992 e 1993, nos Montes Pirineus (Espanha) e nas Ilhas Reunião, uma possessão francesa na costa africana do Índico, em 1995. No Brasil, foi realizada uma competição de *cascading*, em Minas Gerais, em 1998.

O Brasil atualmente está entre os dez maiores praticantes de *canyoning* no mundo, em função das condições climáticas e geográficas bastante propícias: relevo variado e temperaturas amenas o ano todo. No entanto, aqui não é reconhecido como atividade esportiva, e sim recreativa.

Equipamento
Básico

- Cinto cadeirinha ou Baudrier (para sustentar o corpo nas várias manobras com corda).
- Um descensor do tipo oito.
- Cabo-solteira para autossegurança (corda dinâmica de 3,5/9,5 mm).
- Mosquetões com e sem trava; ovais com e sem trava e de gatilho curvo para solteira.
- Roupa de neoprene e luvas (dedo inteiro) que evitam ferimentos pelo atrito da corda, além de aquecer as mãos.
- Capacete que protege e facilita a visão e a respiração debaixo das cachoeiras.

Equipamento complementar

- Mochila estanque ou vazada (à prova d'água).
- Calçado (botas de neoprene com solado reforçado ou botas resistentes à água).
- Fitas tubulares (20 mm de 2, 3 e 4 com cores distintas).
- Anéis de fita (tamanhos diversos).
- Cordas estáticas (9 a 10,5 mm) flutuantes, que não esticam, nem enroscam nas pedras e galhos no fundo do rio.
- Blocantes (punho, *croll, shunt*).
- Kit de grampeação (martelo, batedor, plaquetas, *spits* de 8 mm).
- Outros: roldanas, proteção de corda, cordeletes de 6 mm, malhas rápidas P15, *head lamp*, mosquetão de aço com trava, manta de sobrevivência (térmica), *kit* de primeiros socorros, apito, canivete, proteção para mapas.
- *Kit* de primeiros socorros.

Sistema de fixação e ancoragem

Esse sistema é importante para a segurança durante a descida, razão pela qual deve ser com base em critérios técnicos e conhecimento. Sua concepção prevê as variações e adaptações conforme as características do local da prática. Por exemplo, na Europa, onde a vegetação é escassa e predominam as rochas, usam-se mais grampos; já no Brasil, de vegetação mais abundante, a necessidade de grampear é menor e usam-se mais cordas.

Formas de transposição dos obstáculos
Tirolesa

A travessia é realizada por uma corda presa em duas extremidades. As transposições podem ser feitas usando mosquetão preso a um "cabo-solteira" e conectado à cadeirinha ou, ainda, preso a uma roldana que dará mais velocidade à travessia (Fig. 4).

Rapel

É uma técnica de descida controlada, em que o praticante desliza por cordas ou cabos, vencendo obstáculos, como cachoeiras, prédios, paredões, abismos, penhascos, pontes, declives entre outros. Antes o rapel era usado por alpinistas para descerem as montanhas depois de uma escalada, por equipes de resgate em suas operações ou simplesmente como aventura esportiva. Atualmente é praticado também como esporte de aventura, mesmo por quem não sabe escalar, uma vez que ele permite várias manobras durante a descida (Fig. 5).

Essa atividade é feita por meio de equipamentos, materiais e indumentária semelhantes aos utilizados no *canyoning* e que garantem segurança e eficácia na sua prática. Para se manter preso à corda, usa-se a cadeirinha, presa ao freio por um mosquetão, que é

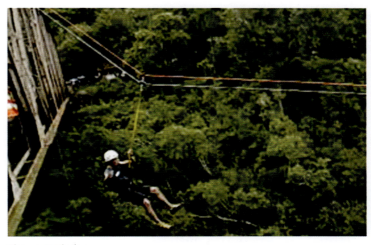

Figura 4. Tirolesa.

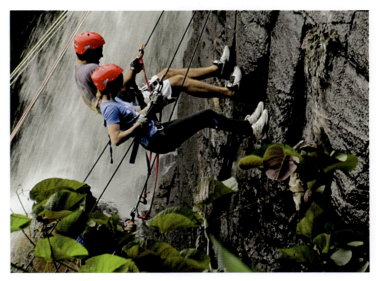

Figura 5. Rapel.

uma peça oval com um sistema de abertura, e, na maioria das vezes, com um sistema de trava, e permite que escaladores, espeleólogos ou mesmo *trekkers*, que gostem de aventuras mais radicais, desçam pelas cordas, com a alternativa de parada no meio de descida, para fotografias ou mesmo para contemplação da paisagem.

Cumprindo-se as normas de segurança, o rapel apresenta baixo risco na sua prática. Essas normas dizem respeito tanto ao equipamento quanto ao comportamento adotado pelo praticante durante a descida.

O equipamento deve ser confiável e estar em boas condições, sempre com a necessidade de manutenção periódica, que é simples, podendo ser feita pelo próprio praticante. A segurança deve estar acima de tudo, inclusive da economia. Portanto, é melhor optar por um bom equipamento, mesmo que caro, do que por um outro mais barato, mas cuja resistência e capacidade sejam duvidosas.

Water Trek
Consiste na caminhada ou marcha pelo leito do rio, normalmente no sentido da correnteza e onde haja pouca profundidade. Evita-se subir pelas pedras, o que aumenta o risco de acidentes.

Natação
Usada em trechos de águas mais profundas e sempre usando mochilas com apoio flutuante.

Floating
Técnica de natação em águas "vivas" onde os membros inferiores são posicionados de forma que os pés fiquem apontados para o sentido da correnteza (rio abaixo). O praticante fica sentado, com os ombros abduzidos ("braços abertos") e deixa que a correnteza desloque o corpo.

Tobogã
O corpo é deslizado em posição deitado com o tronco "ligeiramente" flexionado, os membros superiores em posição "cruzada" sobre o tronco para evitar contato dos cotovelos com saliências e outros obstáculos.

Saltos
A técnica varia de acordo com a altura do salto e da profundidade aonde o mergulho irá ocorrer. Verifica-se sempre, mesmo em locais já conhecidos, se não há novos obstáculos ou novas condições que possam caracterizar risco de traumas, como árvores ou rochas no local da queda.

Lesões
Não temos na literatura dados suficientes e confiáveis sobre a epidemiologia das lesões na prática do *canyoning*. Em geral sua a prática é segura, e os acidentes ocorrem principalmente quando não são respeitadas as normas de segurança e o uso do equipamento básico. Por não ser considerado como esporte, não há a caracterização de lesão específica, mas em geral estão relacionadas com quedas, escorregões, oscilações pelo balanço da corda etc.

Embora a prática do *canyoning* em nível elementar e em locais de praticamente nenhum grau de dificuldade seja bastante acessível, não está ausente de riscos, que são frequentemente subestimados. Os perigos resultam essencialmente da dificuldade de evacuação do local da prática e do risco de queda e entorses nas articulações do membro inferior que podem acontecer resultantes de o terreno ser muito irregular e escorregadio. Nos *canyons* mais difíceis os perigos estão mais relacionados com a dificuldade técnica em montar os rapéis, descer por cascatas com alto grau de dificuldade, e também pela alteração do comportamento motor por conta da fadiga. Pode haver também quadro de hipotermia.

Ressaltando que a falta de técnica, de equipamentos adequados ou em más condições e principalmente o despreparo do grupo podem levar a sérios riscos. A má avaliação de uma situação e a tomada de decisão errada podem "bloquear" um praticante sob uma queda d'água e levá-lo à morte. Também há o risco de afogamento.

■ TREKKING

O *trekking* pode ser considerado como uma herança da colonização inglesa nas suas migrações ao longo do mundo, particularmente nos continentes americano e africano, onde os *trekkers* se deslocavam viajando por meses carregando seus pertences.

Portanto, o termo *trek* significa migrar. Por esse conceito de migrar, mudar, viajar é que o termo *trekking* é utilizado para descrever as longas caminhadas por terrenos acidentados e nos mais variados tipos de condições climáticas. Nos Estados Unidos têm sido utilizados os termos *backpacking* e *hiking* (Fig. 6).

Como a caminhada faz parte do comportamento humano desde que nos tornamos bípedes, não temos um "marco" histórico que possa definir precisamente o seu início, mas ao longo dos tempos foram feitas várias expedições por todos os lugares do mundo para descobrimento, exploração e até como migração de povos e tribos. Principalmente pelas conquistas das montanhas, como fim ou como meio, a prática do *trekking* já poderia ser considerada sinônimo de aventura.

O *trekking* pode ser praticado por qualquer pessoa em qualquer idade desde que tenha as mínimas condições físicas e que o

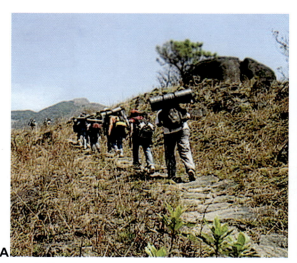
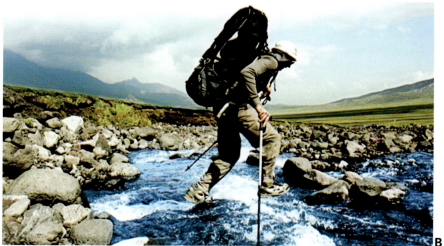

Figura 6. (**A** e **B**) *Trekking*.

local para sua prática seja compatível com as condições do seu praticante. O *trekking* é bastante acessível do ponto de vista financeiro e muito seguro para o seu praticante.

A organização da modalidade em nível nacional é feita pela Confederação Brasileira de *Trekking* (CBTrekking), no estado de São Paulo pela Federação Paulista de *Trekking* (FPTrekking) e em nível mundial pela *International Federation of Trekkers*.

Competição

Ainda não há uma entidade nacional que unifique o esporte de enduro a pé ou *trekking*. As competições realizadas no Brasil seguem um regulamento com três categorias: Graduados A, Graduados B e *Trekkers*. Todas as provas são de regularidade, ou seja, as equipes devem respeitar a obrigatoriedade de passar pelo posto de controle no horário preestabelecido.

A prova deve ter, no máximo, 100 equipes participantes, com mínimo de três e máximo de seis integrantes por equipe. A idade mínima é de 12 anos completos, e os menores de 16 anos deverão estar acompanhados de um responsável ou trazer a autorização assinada pelos pais. O termo de responsabilidade é parte integrante da ficha de inscrição, sem o qual não será aceita a participação de qualquer pessoa.

Regras

São fornecidas duas planilhas para cada equipe no início da prova, com as indicações de deslocamento, média de velocidade, observações e símbolos de referências. Se houver alguma confluência no percurso, é fornecida uma planilha complementar do trecho indicado.

Nas planilhas devem constar, obrigatoriamente, dados sobre tempo, distância em metros, símbolos de referência do sentido a ser seguido e informações complementares. Durante o trajeto, é obrigatório o uso de jalecos ou camisetas fornecidas pela organização. Existem outras informações importantes na planilha como:

- *Tempo*: a equipe deve marcar o tempo calculado para atingir os pontos de referência.
- *Distância e média de velocidade*: a equipe calcula a média horária de velocidade em cada trecho e a distância em metros.
- *Neutralizados ou Dark Zone*: são os pontos em que é dado um tempo livre para parada e que não entra na contagem geral do tempo.
- *Deslocamentos*: é definido um tempo para se caminhar num determinado trecho, onde as equipes não precisam manter média de velocidade.
- *Referências*: são indicações da direção a ser seguida, de forma direta ou com o auxílio de uma bússola.
- *Provas especiais*: as equipes que passaram pelas provas especiais ao longo do percurso ganharão bônus, conforme definido em planilha.
- *Planilha de ramificação*: nessa planilha estão os dados apenas do percurso de ida, podendo ou não passar pelo posto de controle no seu final. Pelo menos um integrante da equipe deverá percorrer o trecho descrito na planilha de ramificação. Será estabelecido um tempo para o percurso, e nada impede que o trajeto seja cumprido antes do tempo previsto.

Percurso

Deve ser composto de estradas, ruas, trilhas planas, subidas, descidas de dificuldade média com obstáculos naturais. Além disso, deve haver também os pontos neutralizados e de deslocamentos.

Largada

A largada, assim como a chegada, são locais estabelecidos previamente pela organização da prova. A ordem de largada é estabelecida de acordo com a chegada das fichas de inscrição, e pela classificação da última etapa. A largada deve obedecer a um intervalo de 2 minutos entre as equipes.

Equipamento

Os equipamentos de segurança necessários são fornecidos pela organização do evento. Mesmo assim as equipes devem levar os seguintes equipamentos obrigatórios:

- *Mochila*: deve ser confortável. É importante não comprar mochila muito grande porque certamente há grande possibilidade de se carregar algo que não seja necessário e dificultar o deslocamento. É importante evitar pendurar equipamentos e materiais no lado de fora porque esses podem prender em galhos, pedras etc., existentes no percurso. O equipamento deve ser acondicionado em camadas, colocando o material mais leve e volumoso em baixo e o mais pesado em cima, mais próximo das "costas" e perto "dos ombros". Em geral é importante levar lanterna, saco plástico para lixo, cronômetro, lanche de trilha, bússola, canetas, prancheta pequena, calculadora simples e *Kit* de primeiros socorros.
- *Bastão*: o bastão de *trekking* é um ótimo recurso para facilitar o equilíbrio nas descidas, quando há deslocamento anterior do centro de gravidade o que aumenta a carga sobre os joelhos e tornozelos. Pode ser feito de um tronco de madeira fino ou comprado em lojas especializadas. O bastão não precisa ser usado necessariamente em toda prova como se fosse uma regra porque em muitas situações é melhor ter as duas mãos livres.
- *Cantil*: levar água na mochila é indispensável, mesmo que haja informação segura de que haverá mais água potável no percurso. Aconselha-se também levar na mochila uma bebida isotônica para prevenir a desidratação e repor, além de líquidos, sais minerais perdidos com a transpiração.
- *Vestuário*: a roupa deve ser leve e confortável, de fácil absorção do suor e outros líquidos e, se possível, de fácil evaporação. Deve ser quente no frio, sem muitas camadas de malhas para não dificultar a locomoção e acumular peso, e fresca no calor. Algumas marcas produzem roupas esportivas que utilizam fios especiais para facilitar a evaporação do suor e ventilação do corpo. Os calções de sarja constituem um bom vestuário. É importante lembrar dos casacos e camisolas de frio e um casaco impermeável tipo corta-vento. Os materiais técnicos mais leves e transpiráveis são caros, mas vale a pena o investimento pela durabilidade e incremento do rendimento na prática do *trekking*.
- *Calçados*: é essencial um bom calçado. É comum cometer erros como, por exemplo, usar botas novas, levar calçado de alta-montanha para uma trilha de piso fácil e sem grandes declives, ou o inverso, usar sapatilhas num percurso muito irregular ou com neve por exemplo. Vale, portanto, o bom-senso e umas botas usadas, leves e com um bom apoio de tornozelo, são essenciais para não transformar um prazer num pesadelo. Devem ser evitados os calçados com solas lisas ou gastas. Existem no mercado, a preços acessíveis, calçados com pregas técnicas, sem costuras e que evitam o problema das bolhas nos pés.

Lesões

Grande parte das queixas acontece por problemas relacionados com os pés, muito por conta do tempo de caminhada, do tipo de solo, do tipo de calçado e meia e da umidade, principalmente quando há a necessidade de transpor rios e corredeiras e, muitas vezes, por falta de preparo adequado dos pés antes de iniciar uma trilha. As lesões mais frequentes são as bolhas, a delaminação e a fasceíte plantar.

Há na literatura relato de caso de praticante de esporte de aventura, em nível recreacional, que desenvolveu rabdomiólise após descida por rapel em cadeira seguida de *trekking* por trilhas íngremes e extenuantes com duração de 6 horas. Há a hipótese de que a cadeira usada para o rapel tenha comprimido as regiões inguinais e proximais dos membros inferiores, com risco de ter provocado isquemia transitória e lesão traumática direta. Atividade muscular extenuante é um fator importante na patogênese da rabdomiólise, principalmente em pessoas que são expostas a esforços intensos sem terem o treinamento adequado, associado a condições climáticas de muito calor e umidade. Embora a "rabdomiólise do exercício agudo" seja incomum, é importante ser reconhecida.

Cuidados com os pés

É fundamental conhecer quais são os principais pontos de atrito do calçado.

Convém usar um lubrificante para evitar abrasão que pode ser vaselina ou hipoglós (os mais usados) ou até mesmo sabão, aplicados em camadas, principalmente se o ambiente da trilha for úmido ou estiver molhado há muito tempo.

Não se devem usar meias novas porque elas precisam ser usadas previamente para soltarem algumas fibras e não usar meias muito velhas, que estão muito finas e não protegem de forma adequada. É importante optar por meias que tenham costura forte e verificar quais partes podem entrar em atrito com os pés e causar bolhas. As meias tipo *waterblocker*, que mantêm grande parte da água sem contato direto com os pés são as mais indicadas. Levar sempre meias sobressalentes.

No caso de haver áreas sensíveis pode ser utilizado micropore e acrescentar um lubrificante por cima para reduzir o atrito.

No caso de surgirem bolhas, pode ser feito um pequeno orifício para retirada do líquido, porém sem retirar a pele para que a área não fique mais sensível e depois a região é coberta com micropore e acrescenta-se uma camada de lubrificante. Hoje temos materiais de gel chamados de *second skin* que podem ser colocados sobre a região, não só protegendo, mas também reduzindo o atrito.

Em relação ao calçado, é importante que sejam apropriados para o tipo de trilha. É melhor o calçado que possua uma camada que não permita que a água permaneça dentro do mesmo, principalmente após nadar ou transpor rios e corredeiras. Dar preferência aos que possuem canos altos que são mais apropriados para evitar picadas de cobra ou outros animais peçonhentos. Como citado anteriormente, não utilizar calçados muito novos ou muito velhos. Outro aspecto importante é que, caso a pessoa faça uso de palmilhas, lembrar que isso aumenta a altura do pé e pode causar problemas por abrasão.

Em cada área de transição, antes de uma etapa de *trekking*, rapidamente deve-se cuidar dos pés e tentar mantê-los sempre secos.

■ MONTANHISMO

O montanhismo pode ser entendido como um termo genérico para descrever toda atividade motora relacionada com o ambiente de montanha. Num contexto esportivo, o montanhismo caracteriza toda prática de atividade de marcha em montanha e está ligado ao turismo ecológico e de recreação.

A exploração e transposição de montanhas sempre fizeram parte da história humana desde a origem dos homens, em viagens exploratórias e migratórias. Porém, o montanhismo como prática esportiva surgiu na Cordilheira dos Alpes, na Europa. Esse aspecto faz com que, frequentemente, os termos montanhismo e alpinismo sejam confundidos. Muitos acham que tudo é alpinismo, subir montanha, escalar, e, muitas vezes até o *trekking* "vira" alpinismo. O alpinismo é a prática do montanhismo na região dos alpes suíços, onde o esporte oficialmente nasceu, e assim como existe o termo "alpinismo" existe o andinismo nos Andes, o himalaismo no Himalaia entre outros.

Também é importante entender que montanhismo e escalada são atividades diferentes, mas que podem estar associadas em algumas montanhas onde, em algum momento, se faz necessária a escalada para a transposição sobre terreno com gelo, rocha ou outra condição (Fig. 7).

O montanhismo, na maioria das vezes, resume-se a caminhadas em montanhas, visando a atingir o cume. No entanto, mesmo sendo uma caminhada, é importante estar bem aclimatado à altitude e ter todo equipamento necessário para esta atividade, além de um guia de montanha.

É um esporte antigo cuja preparação para as expedições é a parte mais importante para a prevenção de problemas clínicos ocasionados pela exposição à altitude, e às vezes associados ao frio, principalmente quando se trata de expedições para montanhas de grandes altitudes.

Em 1492, o francês Antoine de Ville marcou a história do montanhismo ao conquistar o cume do Monte Aiguille, na França, de 2.087 metros de altitude. Porém, o ano de 1786 é considerado o ano que marcou o montanhismo moderno. Em 8 de agosto deste ano, dois franceses (Michel Paccard e Jacques Balmat) atingiram o cume do Mon Blanc, na França, de 4.810 metros de altitude. A realização desta façanha incentivou montanhistas do mundo todo a vencerem as grandes montanhas ao redor do mundo.

A maior montanha do mundo levou muito mais tempo e deu muito mais trabalho para ser conquistada. O pico do Monte Everest, de 8.848 metros, localizado na Cordilheira do Himalaia (Ásia) só foi conquistado em 1953 pelo neozelandês Edmund Hillary e pelo sherpa Tenzing Norgay.

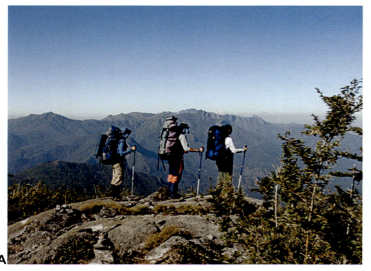
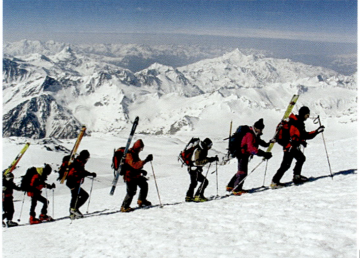

Figura 7. (**A** e **B**) Montanhismo.

No Brasil, a prática do montanhismo vem da época dos bandeirantes, que tinham que vencer os muitos obstáculos em suas viagens exploratórias. Somente no século XIX foram registradas as primeiras conquistas com fins de pesquisa, pioneirismo e levantamento topográfico no país. Algumas conquistas são relevantes na história do montanhismo no Brasil. Em 1856 José Franklin da Silva escalou o Pico das Agulhas Negras; em 1817 a inglesa Henriqueta de Carsteirs junto com seu filho atingiu o cume do Pão de Açúcar; em 1912 foi conquistado o cume do Dedo de Deus, de 1.692 metros. Outra data importante é 1919, quando foi fundado o Centro Excursionista Brasileiro, que serviu para difundir o montanhismo no Brasil.

No Brasil o montanhismo é organizado pela Confederação Brasileira de Montanhismo e Escalada (CBME). A CBME é membro da *Union Internationale des Associations d'Alpinisme* (UIAA) e também membro-fundadora da *International Federation of Sport Climbing*.

Equipamento

Os equipamentos usados no montanhismo são similares aos da escalada, principalmente quando houver necessidade de andar "encordado". Assim, é importante o uso de corda e cadeirinha, mosquetão, além de barraca apropriada para montanhas de grande altitude e temperaturas baixas e vestuário próprio para altitude e frio.

- *Cordas*: é um equipamento básico para segurança do montanhista, principalmente para proteger do risco de queda. Além da função de segurança, pode servir como sustentação em escaladas artificiais. As cordas mais atuais são construídas em diâmetros de 8 a 11 mm, com fibras de materiais sintéticos, como náilon e *perlon*. Conforme suas características de elasticidade são classificadas em cordas dinâmicas ou estáticas. Em escaladas, normalmente são utilizadas as cordas dinâmicas, apropriadas para absorver a aceleração durante uma queda. As cordas estáticas são mais apropriadas para o montanhismo e para o rapel.
- *Freios*: são peças metálicas de diferentes tipos com a função de controlar a descida no caso de haver necessidade de escalada na corda por meio de técnicas verticais.
- *Mosquetão*: é uma peça metálica em formato de elo com uma parte móvel (lingueta) que se fecha com a ação de uma mola interna. São construídos com ligas de alumínio ou aço e suportam tensões que variam, em média, de 20 a 30 quilonewtons. Existem mosquetões sem trava e com trava, que impedem uma abertura acidental. São fabricados em vários formatos, cada um com uma aplicação específica.
- *Fitas*: são tiras de material sintético unidas para formar um anel de grande resistência. As fitas são cortadas em diferentes tamanhos, de acordo com sua finalidade. São utilizadas para prender na cadeirinha, com a finalidade de segurança e recebe o nome de cabo-solteira. Se for utilizada em conjunto com dois mosquetões, recebe o nome de costura. Pode ser utilizada ainda na ancoragem em locais onde as cordas poderiam ser danificadas, como em bicos de pedras.
- *Cadeirinha*: é utilizada quando há necessidade de escalada e serve basicamente para sustentar o atleta. Sua função é manter o montanhista ou o escalador preso à corda, proporcionando conforto e segurança. Deve ser confortável para não impedir a liberdade de movimentos e também evitar compressões que possam causar isquemia. A cadeirinha também ajuda a distribuir a força de impacto pelo corpo em caso de queda do montanhista. Existem tipos diferentes de cadeirinhas, por exemplo, para espeleologia e outras para escalada.
- *Capacete*: em princípio é um equipamento de uso obrigatório, porém negligenciado por muitos montanhistas. Sua função básica é proteger a cabeça de pedras soltas que podem cair acidentalmente e de possíveis traumas por quedas e escorregões.
- *Sapatilhas*: a sapatilha oferece maior "sensibilidade" aos pés e é feita de uma borracha especial, que adere com maior facilidade ao terreno, principalmente às pedras.
- *Grampos e chapeletas*: são peças fabricadas em aço ou duralumínio. São fixadas na rocha através de buchas metálicas e parafusos. São utilizadas quando há necessidade de escalada, para segurança do montanhista e tem um orifício por onde é preso o mosquetão ou as costuras.

Equipamentos móveis

Quando houver necessidade de escalada no percurso, são utilizadas peças metálicas de formato semelhante a cunhas com cordas ou cabos de aço onde se prende o mosquetão ou costura durante a escalada. São utilizadas temporariamente nas fissuras das rochas com o objetivo de se criarem pontos de segurança. Os tipos principais são: *pitons*, *friends*, *excentrics* e *nuts*.

- *Magnésio*: o carbonato de magnésio é um pó branco, levado num saquinho preso na cinta do montanhista ou escalador. O magnésio é utilizado para absorver o suor nas mãos, mantendo-as secas e consequentemente mais aderentes.

Lesões

De forma geral as lesões no montanhismo podem estar relacionadas com quedas da própria altura, quedas durante descidas ou subidas por cordas nas escaladas, entorses, principalmente de tornozelo e joelho durante as caminhadas nos terrenos irregulares, lesões musculares, principalmente na coxa por escorregões e, assim como no *trekking*, lesões nos pés, principalmente as bolhas.

No entanto, podem ocorrer mortes na montanha decorrentes de trauma, alta altitude, ferimentos, baixas temperaturas, por avalanche e morte cardíaca.

Hoje, a cada ano, aproximadamente 100 milhões de pessoas viajam para ambientes de montanha para trabalho e lazer. Em algumas montanhas há enorme potencial de perigo, principalmente pela combinação da queda da pressão barométrica, temperatura e umidade, juntamente com o aumento da radiação solar e velocidade do vento. Isto significa dizer que aqueles que desejam praticar o montanhismo podem encontrar um conjunto extraordinário de desafios. Gerenciar esses desafios pode trazer sensações satisfatórias, mas, em alguns casos, esses fatores podem contribuir para danos graves ou mesmo a morte. Estudo mostrou que a taxa de mortalidade entre 1950 e 1989 no Himalaia foi de 2,3 em comparação a apenas 1,1 por 100 alpinistas para o período de 1990 a 2006. Essa redução também foi constatada em outro estudo, com uma redução de 4% para cada ano desde 1932 e uma redução de 53%, após a introdução de novos serviços e medidas de segurança em 1994.

Mortes entre *trekkers* e montanhistas são em grande parte causadas por quedas e tendem a resultar em um padrão semelhante de lesões. O padrão de mortes entre os montanhistas também está relacionado com o tempo gasto em determinadas áreas.

Quando o montanhismo é realizado em ambientes com neve, há risco de avalanche. Diante desse evento a maioria das vítimas morre por asfixia ao invés de lesões traumáticas. Estudo mostrou a hipotermia como causa em 2,8% e por asfixia em 91,6%. Após um soterramento completo na neve, a morte por asfixia é rápida com aproximadamente 60% das vítimas de uma avalanche morrerem dentro de 15 a 35 minutos.

Uma vez que a temperatura ambiente cai, em média, cerca de 5.5°C a cada 1000 m de altitude, é inevitável que o frio pode contribuir para risco de morte por hipotermia nos montanhistas. Essa morte por hipotermia tende a ocorrer como resultado de um evento inesperado, como uma lesão músculo-esquelética ou um episódio de mal agudo da montanha.

No entanto, a grande preocupação se dá por conta da altitude, as chamadas "doenças da altitude" que são causadas primariamente por hipóxia, mas sofrem influência do frio e tempo de exposição, sendo as principais síndromes, o mal agudo da montanha (MAM), o edema pulmonar da altitude (EPA) e o edema cerebral da altitude (ECA).

Uma subida com mudanças bruscas na altitude provoca queda na pressão barométrica e consequente redução da pressão parcial de oxigênio. A fim de lidar com esta mudança o corpo humano é submetido a um processo de aclimatação. Quando esse processo não é adequado pode levar ao desenvolvimento de condições fatais, como as citadas anteriormente (EPA e ECA).

Efeitos deletérios em potencial da hipóxia hipobárica incluem condições, como doença arterial coronariana, pneumopatias, hemoglobinopatias e gravidez. Felizmente, nos últimos anos as taxas de mortalidade começaram a cair. No entanto, o ambiente da montanha continua a ser um lugar que pode representar pouco ou muito perigo, e os devidos cuidados com equipamento, aclimatação, hidratação, vestuário etc. devem ser tomados por qualquer pessoa que inicie a prática do montanhismo e mesmo pelos mais experientes.

- *Mal agudo da montanha*: é a mais comum das doenças da altitude, sendo usualmente autolimitada e raramente leva à morte. Os sintomas surgem entre 4 e 8 horas após chegada à altitude. A despeito de existir uma tolerância individual à hipóxia hipobárica, a melhor forma de prevenção é a subida lenta. O quadro clínico inclui cefaleia, náuseas, insônia, anorexia e dispneia. Devem-se também evitar esforços extenuantes na fase inicial de aclimatação, fazer uma boa hidratação ingerindo pelo menos três litros de líquido ao dia e ter refeições leves com predominância de carboidratos.
- *Edema pulmonar da altitude (EPA)*: edema pulmonar da altitude é acompanhado de hipertensão pulmonar, aumento da permeabilidade capilar pulmonar e hipoxemia. É uma condição típica de montanhistas jovens e saudáveis, sendo precipitado por subidas rápidas a altitudes acima de 2.500 a 3.000 metros. Clinicamente, sua manifestação ocorre de 2 a 5 dias após exposição aguda à hipóxia hipobárica, surgindo até o 10º dia em 78% dos casos. Os sintomas são: dispneia anormal inicialmente ao esforço e posteriormente em repouso, cianose, tosse seca e depois mucossanguinolento e taquicardia. Trata-se de uma condição grave e potencialmente fatal, sendo fundamental descida imediata.
- *Edema cerebral da altitude (ECA)*: essa condição ocorre quando a altitude é maior de 4.500 m. Caracteriza-se por cefaleia intensa, confusão mental, alucinações e ataxia. O montanhista se apresenta cansado, sem condições de avaliar seu próprio estado de forma objetiva, com alucinações e marcha cambaleante, como se fosse um bêbado. Os movimentos finos das mãos, dedos e olhos são afetados. Necropsias mostraram edema e hemorragia petequial no cérebro. A prevenção é a subida lenta, boa hidratação e evitar esforços físicos extenuantes. O tratamento é a descida que deve ser imediata, pois a evolução ao óbito pode ser rápida.

Em vários casos o EPA e o ECA estão associados. Até 20% das pessoas que se apresentam com EPA também apresentam sinais de ECA, enquanto que até 50% das pessoas que morreram de EPA também tinham evidência de ECA na necropsia. Historicamente, EPA e ECA foram considerados como responsáveis pela maioria das mortes que ocorreram em altitude. Evidências sugerem que é possível que ambos, EPA e ECA, contribuam para os casos de mortes atribuídas a trauma ou hipotermia. Nos estágios iniciais de ECA, mudanças na consciência, anormalidades na função motora e a presença de perturbações visuais podem ocorrer, ao mesmo tempo em que no EPA letargia, mal-estar e falta de ar são comumente encontradas. É evidente que esses sintomas podem ter um efeito adverso sobre qualquer condição física na altitude e têm o potencial de aumentar o risco de uma queda fatal ou prolongar um período de exposição ao frio que subsequentemente resulta em hipotermia.

- *Morte súbita cardíaca*: enquanto o EPA e o ECA são mais prevalentes entre as causas não traumáticas de morte no montanhismo nos picos mais altos, em altitudes mais baixas a morte súbita cardíaca (MSC) parece ser mais prevalente. Essa condição é definida como uma "morte inesperada", não traumática que ocorre dentro de uma hora após o início dos sintomas. É responsável por até 52% das mortes durante o esqui alpino e 30% na prática do montanhismo. Em adultos, o exercício vigoroso, como o visto em algumas condições de montanhismo, é associado a um aumento na incidência de morte súbita cardíaca. É importante ressaltar que o exercício físico regular oferece proteção significativa contra a morte súbita cardíaca durante atividade vigorosa. O risco relativo desse evento cardíaco é de 150 em sedentários e apenas 5 nos que realizam exercícios físicos regulares.
- *Aclimatação*: como regra geral, em altitudes acima de 3.000 metros, em longas subidas, o desnível positivo entre duas noites sucessivas não deve passar de 300 m, com duas noites na mesma altitude a cada três dias. Em geral, considera-se como duas semanas o período necessário para aclimatação a altitudes até 2.300 metros. Acima dessa altitude, a cada elevação adicional de 610 metros deve-se acrescentar uma semana, até uma altitude de 4.572 metros, caracterizando uma aclimatação escalonada considerada mais fisiológica e segura.

CORRIDAS DE AVENTURA

As corridas de aventura são provas "multidisciplinares" de longa duração que podem variar de 1 a 10 dias e podem ter de 45 km a 1.100 km.

O universo de modalidades é diversificado e inclui canoagem, *trekking*, *mountain bike*, técnicas verticais e orientação cartográfica, sendo essa, a que constitui a principal modalidade para a escolha das rotas com a utilização de cartas topográficas e bússolas (Fig. 8).

Apesar de as corridas de aventura exigirem fisicamente muito dos seus praticantes, o esporte privilegia a estratégia, a experiência e o trabalho em equipe, e os principais atletas do mundo estão acima dos 40 anos.

Na história das corridas de aventura a hipótese mais aceita é de que sua origem foi na Nova Zelândia, em 1983, com a criação da *Coast to Coast*, prova de ciclismo, corrida e canoagem em terrenos *off road*. Também fala-se da sua criação, em 1985, quando o francês, Patrick Bauer, decidiu compartilhar sua experiência após completar um *trekking* de mais de 300 km no deserto do Saara criando, então, a *Marathon des Sables* no Marrocos, cujo percurso exigiu muita resistência, persistência e conhecimento de orientação para percorrer o Saara. Essa corrida é hoje chamada por muitos como a versão não motorizada do *Rally* Paris-Dakar.

Porém, o formato atual das corridas de aventura, com equipes mistas, e predominância de orientação por mapa e bússola, foi criado, em 1989, pelo jornalista francês Gerard Fusil, na chamada Raid Gauloises, hoje conhecida como *Raid World Championships*, e a primeira prova foi realizada na Nova Zelândia, com percurso de 500 quilômetros. Em 1992, Mark Brunnet liderou a primeira equipe americana a participar do Raid Gauloises. Em 1995, Brunnet criava a maior referência do esporte, o *Eco-Challenge*, mostrando e disseminando essa modalidade esportiva para mais de 60 milhões de telespectadores por meio da *Discovery Channel*. No primeiro ano, o evento foi realizado nos EUA (Utah) e rodou o mundo até a

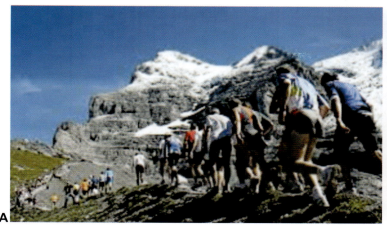 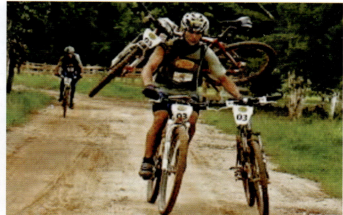

Figura 8. (A e B) Corrida de aventura.

edição final das Ilhas Fiji, em 2002. Atualmente as corridas de aventura estão espalhadas por todo o mundo. Existem dois circuitos mundiais de renome, o *Raid World Cup* e *Adventure World Series*. A força do esporte pode ser constatada em eventos com premiações milionárias, como o *Primal Quest* (250 mil dólares).

No Brasil, as corridas de aventura iniciaram, em 1998, quando o paulista Alexandre Freitas, que havia participado em 1997 do *Southen Traverse*, na Nova Zelândia, criou a Sociedade Brasileira de Corridas de Aventura, e a EMA – Expedição Mata Atlântica (200 quilômetros entre a Serra do Mar e a Ilhabela), e lançava o Brasil no esporte. Neste ano, surgiram provas curtas, organizadas pelo já falecido Mário Lopes. A EMA continuou a ser realizada, em 1999, 2000 e 2001, esta última realizada na Amazônia. Muitos adeptos iniciaram no esporte nesta fase, e houve espaço para novas organizações de provas em São Paulo e em outros locais pelo Brasil.

Em 2001, o atleta dessa modalidade, Said Aiach, criou o *Ecomotion*, inicialmente organizado com provas de 24 horas, estendendo-se posteriormente para as *Short Adventure's* (provas de 6 horas), e principalmente para o *Ecomotion* Pró, prova de 500 quilômetros, realizada a partir de 2003. Hoje, é a principal prova da América Latina e distribui 60 mil dólares em prêmios, sendo afiliada da *Adventure Racing World Series*.

Em 2004 foi criado o principal circuito de corridas de aventura do Brasil, o Brasil *Wild*, idealizado e dirigido pelo atleta de aventura Julio Pieroni. Hoje, o BW é frequentado pelas melhores equipes do país, e suas provas têm duração média de 24 horas. Atualmente, a maior referência de desempenho das equipes no Brasil é o RBCA — Ranking Brasileiro de Corridas de Aventura, que engloba as principais provas do calendário nacional.

Em 11 de janeiro de 2012 foi criada a Confederação Brasileira de Corrida de Aventura (CBCA), tendo como um dos primeiros objetivos a organização do Campeonato Brasileiro de Corrida de Aventura.

Há muito tempo, profissionais do Centro de Estudos em Traumatologia Esportiva (CETE) da Universidade Federal de São Paulo (UNIFESP) tem acompanhado algumas dessas corridas com o objetivo de entender os mecanismos de adaptação fisiológica em provas de longa duração, onde há superação física, mental, privação do sono acompanhada do estresse imposto pelas variações climáticas nas regiões onde acontecem as corridas, como altitude, calor, frio e umidade relativa do ar, assim como detectar as lesões mais frequentes nesse esporte, que vem crescendo em nosso meio. O formato dessas corridas envolve vários esportes, entre os quais o *mountain bike* e o *trekking*, consideradas modalidades básicas pois aparecem em todas as corridas e esportes, como montanhismo, equitação, canoagem, *raffting*, rapel, tirolesa, *boia cross*, *coastering*, *ride in run* entre outros, que podem estar envolvidos, dependendo das características ambientais do percurso escolhido.

A prova

O desafio da prova como um todo é superar as dificuldades impostas pelos obstáculos naturais do percurso, e, com espírito de equipe e colaboração mútua, superar os próprios limites.

Os percursos podem variar em distância e serem percorridos por meio das várias modalidades citadas, de acordo com as características ambientais da região onde a prova ocorrerá. Em algumas competições são incluídas algumas modalidades de percurso consideradas incomuns na corrida de aventura como um trecho de corrida em camelos (*Eco-Challenge* do Marrocos), um trecho de 100 km de patins *in line* (*Elf Authentic Adventure* das Filipinas), um trecho de jangada (embarcação local, no *Elf Authentic Adventure* do Brasil) entre outras.

O percurso só é divulgado horas antes da largada e deve ser seguido por meio da orientação de mapas e bússolas. Na maioria das provas, não é permitido o uso do *Global Position System* (GPS), até então só autorizado em uma única prova, o *Elf Authentic Adventure* de 800 km, realizado, em 2000, no Brasil.

Ao longo do percurso existem os chamados postos de controle (PCs), onde ficam os fiscais da prova para verificar o equipamento de segurança obrigatório das equipes e carimbar os passaportes que cada equipe deve levar ao longo da prova, com as respectivas assinaturas dos fiscais em cada PC o que comprova se a equipe está no percurso certo, assim como registrar os horários de chegada e saída de cada equipe. A passagem das equipes pelos PCs é obrigatória para a equipe competidora e obedece a sequência determinada pela organização. No caso de uma equipe não passar por um determinado PC estará automaticamente desclassificada ou deverá retornar ao PC pelo qual não passou para carimbar seu passaporte e continuar na competição.

Os PCs estão em locais estrategicamente escolhidos ao longo da prova, e alguns deles estão colocados nas chamadas áreas de transição, que são as áreas onde ocorrem as trocas de modalidades para o percurso. Nessas transições geralmente é montado um acampamento onde as equipes de apoio aguardam os competidores com o equipamento necessário para a troca de modalidades, e onde geralmente as equipes passam um pouco mais de tempo para poderem se preparar para o próximo trecho, trocando vestuário, se alimentando de forma mais consistente e recebendo cuidados necessários no caso de lesões ou outras condições de saúde.

É facultado aos fiscais do PC, em que se encontra a equipe competidora, impedir o prosseguimento dessa, desde que o organizador julgue haver risco à integridade física e mental de qualquer um dos integrantes da equipe competidora.

A competição é ininterrupta e vence quem cruzar a linha de chegada com o menor tempo, sem deixar de passar em nenhum dos postos de controle e sem levar punição.

O último PC ficará após a linha de chegada para a coleta do passaporte, do transmissor de localização de emergência e de eventuais equipamentos locados pela organização, os quais deverão estar nas mesmas condições em que foram entregues às equipes. As equipes que não passarem neste último PC serão desclassificadas. Quando a equipe competidora for se apresentar a este último PC, deverá ser acompanhada por sua equipe de apoio.

O número de competidores por equipe varia conforme as competições. O formato mais comum é de três a cinco competidores com pelo menos um de outro sexo, com equipe de apoio que pode variar de dois a três membros por equipe ou até mesmo em competições, como o *Eco-Challenge*, em que as equipes competem sem apoio. Nesse caso o transporte dos equipamentos e da alimentação é de total responsabilidade da organização. Cada participante é responsável pelo seu estado físico, mental, equipamento pessoal e da equipe, utilizados durante cada etapa de prova. Antes do início da prova e mesmo durante o seu desenvolvimento, cada participante deverá ter certeza de que está em condições para poder cumprir o trajeto e manter sua integridade física e mental, assim como a de seus companheiros.

A organização da prova exige que cada integrante da equipe inscrita assine um termo de responsabilidade declarando estar ciente dos riscos envolvidos e assumindo as consequências da veracidade dos dados declarados e de acidentes que eventualmente ocorrerem durante a prova, além de estarem cientes de que em muitos locais pode não ser possível às equipes de resgate os alcançarem.

A média de equipes participantes tem variado de 20 a 35 por competição, as equipes percorrem regiões com rios, corredeiras, montanhas, lagos, mares, matas e, fora do Brasil, chegam a enfrentar desertos, picos nevados e até áreas de vulcões ativos.

A segurança é uma das principais preocupações dos organizadores das provas. Para tanto, a organização se compromete a ter em todo o percurso uma equipe médica equipada para prestar os primeiros socorros e uma equipe preparada para resgates em situações e locais de maior risco para garantir socorro imediato e a remoção adequada para local especializado. Os competidores devem ter a segurança como prioridade. Participar de corridas de aventura implica total autonomia e autocontrole sobre as mais extremas e variadas condições. Conhecer a direção sem cometer erros, ser capaz de constantemente antecipar momentos de dificuldades, sempre tendo em seu poder equipamentos obrigatórios e saber gerenciar cada integrante dentro da equipe é muito importante.

O salvamento em ambientes naturais é caro e na maioria das vezes, complexo, podendo levar dias e causar grandes danos ao ambiente. Portanto, não se deve correr riscos sem necessidade.

A maioria das provas exige que as equipes tenham certificados de habilidades específicas como técnicas verticais. A organização se reserva no direito de exigir que as equipes repitam os testes num dia específico antes da prova.

Outro fator importante é um estudo prévio do impacto ambiental causado por uma corrida de aventura na região escolhida. Esse estudo é obrigatoriamente realizado pela organização do evento em conjunto com o órgão governamental responsável pela área. É terminantemente proibido abrir trilhas, fazer fogueiras, deixar lixos, danificar de forma total ou parcial a flora, ou usar a fauna local como alimento, sob pena de ser banido do esporte.

Nos últimos anos, tem havido também a preocupação dos organizadores com o lado socioeconômico das provas, obrigando cada equipe, em forma de tarefa, a levar algum projeto social que beneficie a população local e a região, já que essas competições acontecem em regiões isoladas da civilização e, na maioria das vezes, com grande dificuldade de acesso.

Equipamento de segurança obrigatório

Cada equipe competidora deverá manter consigo, durante toda duração de qualquer trecho, os equipamentos correspondentes à modalidade esportiva utilizada para aquele percurso, que devem possibilitar o melhor rendimento e segurança e devem ser apresentados à organização ou aos fiscais da prova a qualquer tempo em que forem solicitados.

Para a prática de cada modalidade esportiva utilizada no percurso há a necessidade do uso de equipamentos específicos.

Equipamento de corrida de aventura

- *Apito*: é fundamental, principalmente nas etapas aquáticas e serve para que um membro de uma equipe avise aos companheiros da sua localização.
- *Bússola*: imprescindível para a orientação e navegação.
- *Mapas do percurso*: importante para conhecimento da área e orientação do percurso. É fornecido pela organização.
- *Rádio transmissor*: também é fornecido pela organização.
- *Capacete*: deve ser usado ao longo de toda a corrida. Pode ser apenas um para todas as modalidades.
- *Faca ou canivete*: importante para utilização na alimentação, retirada de galhos ou qualquer outro obstáculo.
- *Lanterna ou head-lamp*: cada membro da equipe deve ter a sua, para as etapas noturnas. É importante levar pilhas ou baterias de reserva.
- *Light stick*: é um bastão que contém um fluido fluorescente. É usado como auxiliar na sinalização de bicicletas, canoas ou outros veículos durante as etapas noturnas.
- *Luvas*: podem ser usadas em etapas de *bike*, técnicas verticais ou equitação. Cada atleta deve ter o seu par que pode ser usado em todas as modalidades.
- *Mosquetões*: geralmente, os mais usados nas corridas de aventura são os de rosca, por garantirem maior segurança.
- *Cobertor de sobrevivência*: usado para aquecimento e para prevenção de hipotermia.
- *Colete salva-vidas*: usado nas etapas aquáticas.
- *Bicicleta*: nas corridas de aventura são usadas apenas as *mountain bikes*. Devem ter lanternas dianteira e traseira.
- *Cadeirinha*: usada nas etapas de técnicas verticais.
- *Solteiras*: são fitas usadas nas etapas de técnicas verticais para garantir maior segurança.
- *Remos*: na maioria das provas são oferecidos pela organização.
- *Filtro solar*: é recomendado no mínimo 15.

Kit de primeiros socorros

Os equipamentos de primeiros socorros poderão ser conferidos antes da largada, nos PCs ou áreas de transição e deverão ser apresentados sempre que forem solicitados. Devem conter antitérmicos, anti-inflamatórios, antieméticos, hidrosteril (ou produto semelhante que possa ser usado para purificar a água), repelente de insetos, esparadrapos, ataduras, luvas de látex e outros medicamentos que a equipe julgar necessário ou a organização exigir. Também podem conter pinça, tesoura, agulha e fio de sutura. Fica a critério de cada participante a complementação da lista dos equipamentos de primeiros socorros.

Equipamentos proibidos

- Armas.
- Qualquer meio ou instrumento para transporte não pertinente à modalidade em curso e não autorizado pelo organizador.
- Aparelho de GPS (*Global Position System*) de qualquer espécie.
- Equipamento de visão noturna.

- Quaisquer aparelhos eletrônicos de comunicação e de localização.
- Nadadeira.

Procedimento em caso de perigo

A equipe competidora deverá usar o rádio transmissor apenas para o resgate de alguém ou de si mesmo em caso de perigo (ataque de animais, ferimento grave, perigo de vida entre outros). Se a equipe estiver em perigo e o rádio transmissor estiver fora da área de alcance ou danificado, utilizar um sinalizador luminoso, sinais por espelho ou luz estroboscópica para atrair a atenção de alguém e obter socorro. O sinalizador luminoso será necessário para melhorar a localização da equipe competidora em caso de resgate. Assim que a equipe acidentada escutar a aproximação do socorro ou de outras pessoas, deve acionar esse sinalizador de acordo com as instruções de uso.

A equipe deve estar ciente de que o acionamento do resgate implica risco tanto aos que procedem o resgate quanto aos que necessitam dele, pois a equipe competidora pode estar fora de áreas apropriadas para resgate seguro.

Lesões

Como as características do percurso para cada corrida é única e liberada para conhecimento dos competidores apenas antes do início da prova não há como fazer uma preparação absolutamente específica para um determinado evento. É importante o foco na maximização das capacidades motoras, principalmente a aeróbia em cada atividade principal.

Em função da variabilidade das modalidades de esportes utilizados para o percurso, há limitação na caracterização das lesões pela falta de padrão em relação às condições climáticas, à distância e ao tipo de percurso. Podemos encontrar as lesões agudas e traumáticas e as lesões por uso excessivo.

Os dados epidemiológicos do CETE da UNIFESP, São Paulo, apresentaram os seguintes números:

- *Traumas:* principalmente pelas quedas nos trechos de *down hill* e *single track,* que englobam simples escoriações (60%), ferimentos corto-contusos (42%), entorse de joelho (3%), entorse de tornozelo (1,7%), fratura de costela (1%), fratura de falange distal do polegar (1%) e fratura em 1/3 distal do rádio (1%). Nos trechos de técnicas verticais não houve registro de qualquer ocorrência nas provas acompanhadas pela equipe do CETE.

Nos trechos de canoagem, houve ocorrência de queimaduras extensas pela luz solar (2,1%) por falta de protetor solar adequado, e fadiga muscular nos membros superiores (4,7%) nos atletas sem condicionamento adequado para remada em trechos longos.

Nos percursos de *trekking*, 43,2% dos atendimentos foram por ocorrência de lesões nos pés, como bolhas (31%), delaminação (9%), descolamento ungueal (2%) e fasceiite plantar, além de reações alérgicas a picadas de insetos (3,4%) em atletas que não usaram repelentes nos trechos de mata mais fechada. Também houve ferimento por picada de aranha (2,1%) e ferrada de arraia (1%).

Foram registrados casos de hipotermia leve em trechos noturnos de *mountain bike* e canoagem em que a temperatura baixa, associada à chuva e ao vestuário insuficiente, contribuiu para esse quadro clínico.

Alguns atletas apresentaram quadro de intolerância gastrointestinal (17%) por uso inadequado de aminoácidos, vitaminas e outros suplementos, assim como casos de desidratação leve, pela combinação de exposição solar com reposição hidroeletrolítica insuficiente e casos de desidratação moderada por combinação de desgaste físico por conta da temperatura e umidade altas.

A maioria dos atletas envolvidos é praticante de triatlo ou *mountain bike* e todos praticam algum esporte há pelo menos dois anos. Todos estavam usando equipamentos adequados para cada trecho das provas e seguiram as orientações básicas de segurança. A maioria das equipes ainda faz uso inadequado de suplementos assim como dos repositores energéticos e não possuem uma ideia muito clara da alimentação que deve ser feita nesse tipo de prova.

Estudo epidemiológico retrospectivo em atletas de corrida de aventura mostrou que uma ou mais lesões foram relatadas por 73% de todos os atletas nos 18 meses de busca da pesquisa. As lesões agudas ocorreram em 44% dos atletas de nível avançado, em 35% dos atletas de nível intermediário e em 19% dos iniciantes. As lesões por uso excessivo foram relatadas por 59% dos atletas de nível avançado, 54% nos de nível intermediário e em 56% dos iniciantes.

Em relação à topografia das lesões agudas, o tornozelo foi o mais acometido (23%) seguido de o membro superior/ombro (16%), do joelho e da região lombar (11% cada). Do total de lesões, 61% foram atribuídos à corrida e 22% ao ciclismo. O maior envolvimento dos membros inferiores, principalmente do tornozelo e na corrida, reflete o componente de instabilidade do terreno onde os atletas treinam e competem. O fato do membro superior/ombro serem a topografia em segundo lugar é comparável à ocorrência vista no *mountain bike* em função das quedas da bicicleta e na estrada.

Por uso excessivo as lesões do joelho foram mais prevalentes (30,6%) seguidas pela tíbia, região lombar e tendão do calcâneo (12,1% cada). Os atletas relataram 74% dessas lesões durante a corrida, e 9% no *mountain bike*. Está bem documentado na literatura que fatores extrínsecos, como erro no treinamento, calçados inadequados ou muito gastos, ajuste inadequado na *bike*, e fatores intrínsecos, como alterações biomecânicas, predispõem a muitas dessas lesões em membros inferiores.

Outro aspecto importante é que esse estudo mostrou que o tempo dedicado ao treinamento de flexibilidade foi considerado insuficiente, e apenas 16% dos atletas relataram fazer qualquer tipo de exercício para estabilização segmentar, principalmente do conjunto lombar/pelve/quadril. O número de horas dedicadas a esse tipo de treinamento pode ter sido subestimado pela prioridade em exercícios de musculação. Os 12,1% de lesões na região lombar identificadas neste estudo permitem estabelecer relação positiva com condicionamento sensório-motor inadequado da região lombopélvica (os chamados músculos do CORE).

As lesões agudas afastaram os atletas do treinamento em média 22 dias (1 a 120) e as por uso excessivo 24 dias (12 a 180). Não houve diferença significativa entre os níveis dos atletas. A procura por avaliação e tratamento clínico foi de apenas 44% de todas as lesões (52% no nível avançado, 41% no intermediário e 42% nos iniciantes).

O número total de horas de treinamento/semana foi correlacionado retrospectivamente por 18 meses com o número total de lesões sofridas (p < 0,01). Houve correlação entre horas/semana de treinamento no ciclismo, lesões agudas e total de lesões (p < 0,01). Isto se deve, obviamente, à maior chance de ocorrerem as quedas da *bike* e na estrada.

A quantidade de treinamento nas outras modalidades não influenciou o número de lesões. Um aspecto importante nesse estudo foi a correlação negativa observada entre o número de lesões por uso excessivo e o número de dias de folga por semana (p < 0,01). Esses dados mostram a importância do repouso semanal de pelo menos um dia completo para minimizar o acúmulo gradual das cargas sobre as estruturas musculoesqueléticas, principalmente as passivas, como tendões, ligamentos e ossos. O mesmo estudo não encontrou significância em outras relações.

É claro que há um impacto considerável das lesões sobre o rendimento para treinamento e para a competição nesta população, independentemente do nível do praticante, e que o tempo perdido em função dessas lesões também é fator importante. Isto é particularmente verdadeiro para os competidores avançados onde a margem entre ganhar e perder é bem estreita.

■ BIBLIOGRAFIA

Betrán JO. Rumo a um novo conceito de ócio ativo e turismo na Espanha. In: Marinho A, Bruhns HT. (Ed.). *Turismo, lazer e natureza.* Barueri São Paulo: Manole, 2003. p. 165.

Boggild AK et al. Environmental hazards in Nepal altitude illness, environmental exposure, injuries, and bites in travelers and expatriates. *J Travel Med* 2007;14(6):361-68.

Botton B, Schmitt EU, Bastos KS et al. Relato de caso de rabdomiólise em um praticante de esportes radicais rapel e trekking, uma emergência a ser reconhecida. *Arq Catarinenses Med* 2011;40(3):94-98.

Burtscher M, Bachmann O, Hatzl T et al. Cardiopulmonary and metabolic responses in healthy elderly humans during a 1-week hiking programme at high altitude. *Eur J Appl Physiol* 2001;84:379-86.

Campêllo L. Esporte de aventura. In: Cohen M, Abdalla RJ. *Lesões nos esportes – Diagnóstico, prevenção e tratamento.* Rio de Janeiro: Revinter, 2003. p. 860-69, 937, cap. 64.

Campos AL, Costa RVC. Atividade física em moderadas e grandes altitudes. morbidade cardiovascular e respiratória Rio de Janeiro: *Arq Bras Cardiol* 1999;73(1):113-20.

Carmont MR. Mountain biking injuries: a review. *Br Med Bull* 2008;85:101-12.

Ennes M. Os fatores de risco real nas atividades de montanhismo. *Cadernos UniFOA* 2013 abr.;Rev. 21.

Farahmand B, Hallmarker U, Brobert GP et al. Acute mortality during long-distance ski races (Vasaloppet). *Scand J Med Sci Sports* 2007;17:356-61.

Firth PG, Zheng H, Windsor JS et al. Mortality on Mount Everest 1921-2006: descriptive study. *BMJ* 2008;337:a2654.

Fordham S, Garbutt G, Lopes P. Epidemiology of injuries in adventure racing athletes. *Br J Sports Med* 2004;38:300-3.

Frauscher F, Klauser A, Hobisch A et al. Subclinical microtraumatisation of the scrotal contents in extreme mountain biking. *Lancet* 2000;356:1414.

Frauscher F, Klauser A, Stenzl A et al. US findings in the scrotum of extreme mountain bikers. *Radiology* 2001;219:427-41.

Freire M. Diálogo entre a educação e a natureza In: Schwartz GM. (Ed.). *Aventuras na natureza: consolidando significados.* São Paulo: Fontoura, 2006.

Gabry AL, Ledoux X, Mozziconacci M et al. High altitude pulmonary edema at moderate altitude (<2400 m; 7870 feet): a series of 52 patients. *Chest* 2003;123:49-53.

Hackett PH, Roach RC. High altitude cerebral edema. *High Alt Med Biol* 2004;5:136-46.

Hensel P, Perroni MG, Junior ECPL. Lesões musculoesqueléticas na temporada de 2006 em atletas da seleção brasileira feminina principal de canoagem velocidade. *Acta Ortop Bras* 2008;16(4):233-37.

Hohlrieder M, Brugger H, Schubert HM et al. Pattern and severity of injury in avalanche victims. *High Alt Med Biol* 2007;8:56-61.

Humphries D. Unilateral vulval hypertropy in competitive female cyclists. *Br J Sports Med* 2002;36:463-64.

Kim PTW, Jangra D, Ritchie AH et al. Mountain biking injuries requiring trauma centre admission. *J Trauma* 2006;60:312-18.

Lavoura TN, Machado AA. Esporte de aventura de rendimento e estados emocionais: relações entre ansiedade, autoconfiança e auto-eficácia Rio Claro: *Motriz* 2006 Maio-Ago.;12(2):143-48.

Leshem E et al. Clinical features of patients with severe altitude illness in Nepal. *J Travel Med* 2008:15(5):315-22.

McIntosh SE, Campbell AD, Dow J et al. Mountaineering fatalities on Denali. *High Alt Med Biol* 2008;9:89-95.

Pereira DW, Armbrust I, Ricardo DP. Esportes radicais de aventura e ação, conceitos, classificações e características. Santo André – SP: *Corpoconsciência FEFISA* 2008;12(1):37-55.

Salisbury R, Hawley E. *The Himalaya by the numbers.* 2007. Disponível em: <www.himalayandatabase.com>

Silva PPC, Freitas CMSM. Emoções e riscos nas práticas na natureza: uma revisão sistemática. Rio Claro: *Motriz* 2010 Jan./Mar.16(1):221-30.

Silveira JCF. Esportes na natureza e formação profissional em Educação Física. In: Sonoo CN, Souza C, Oliveira AAB. *Educação física e esportes: os novos desafios da formação profissional.* Maringá: DEF, 2002. p. 153-65, vol. 1.

Spink MJ. Trópicos do discurso sobre risco: risco-aventura como metáfora na modernidade tardia. Rio de Janeiro *Caderno Saúde Pública* 2001 Nov.-Dez.;17(6).

Tubino MJG. *Dimensões Sociais do Esporte.* 2. ed. São Paulo: Cortez, 2002, vol 11.

Tubino MJG. *O esporte como fenômeno social importante do século XX e do início do século XXI.* In: Congresso de educação física e ciências do deporte dos países da língua portuguesa. Galícia: Acoruna, 1998.

Windsor JS, Firth PG, Grocott MP et al. Mountain mortality: a review of deaths that occur during recreational activities in the mountains. *Postgrad Med J* 2009;85:316-21.

■ *SITES* CONSULTADOS

<http://3rdbillion.net/2013/10/mountain-bike/>
<http://accomodation-costa-rica.com/visit-costa-rica/what-to-do-in-costa-rica/adventure-in-costa-rica/rafting/>
<http://carcaraaventura.blogspot.com.br/2011/11/o-que-e-corrida-de-aventura.html>
<http://esporte.hsw.uol.com.br/corrida-de-aventura.htm>
<http://esporte.hsw.uol.com.br/rafting1.htm>
<http://esportesolimpicos.ig.com.br/index.php/tag/mountain-bike/>
<http://guabiraba.blogspot.com.br/2007/11/montanhismo.html>
<http://myguide.iol.pt/profiles/blogs/actividades-canyoning-na-rota>
<http://oglobo.globo.com/blogs/radicais/posts/2008/09/27/mundial-de-corrida-de-aventura-mundial-de-corrida-de-aventura-tera-mon-128963.asp>
<http://pt.wikipedia.org/wiki/Rafting>
<http://revistadeciframe.com/tag/surfe/>
<http://vilsongp.blogspot.com.br/2011/06/porque-praticar-canyoning.html>
<http://www.adventuremag.com.br/noticias/14/2762/alem-da-corrida-de-aventura-adventure-camp-visconde-de-maua-tera-prova-de-mountain-biking-e-corrida-de-montanha.html>
<http://www.climberca.pagetour.org>
<http://www.esportesradicais.org/category/montanhismo/>
<http://www.infoescola.com/esportes/montanhismo/>
<htpp://www.medicinadaaventura.com.br/index.php?option=com_content&view=article&id=71:a-historia-das-corridas-de-aventura&catid=38:corrida&Itemid=66>
<http://www.peruvianandes.com/joomla/index.php?option=com_content&task=section&id=26&Itemid=119>
<http://www.puretravel.com/blog/2013/08/03/top-10-essentials-for-high-altitude-trekking-adventures/>
<http://www.querocursos.com.br/curso-iniciacao-em-trekking/>
<http://ramanreis.blogspot.com.br/2012/07/o-que-e-montanhismo.html>
<http://www.returnofkings.com/27147/the-thrill-of-the-mountain-makes-you-a-man>
<http://www.sportlife.com.pt/index.php/moxigenio/item/934-v-jornadas-t%C3%A9cnicas-de-canyoning>
<http://www.sportsmafia.info/tag/cycling-mountain-bike-images/>
<http://www.trilhaseaventuras.com.br/o-que-e-canyoning/>
<http://www.victoriafalls-guide.net/victoria-falls-white-water-rafting.html>

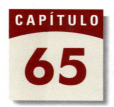

CAPÍTULO 65

ESPORTES A REMO

Carlos Vicente Andreoli ■ Felipe Tadiello ■ Guilherme Marques

■ LESÕES NO REMO

As competições a remo são, provavelmente, os mais antigos acontecimentos esportivos de que se tem notícia. Talvez as corridas a pé as tenham precedido, na história da humanidade. Na era moderna, toda organização esportiva começou com o remo, primeiro na Inglaterra e depois nos outros países da Europa e das Américas.[1]

No Brasil não foi diferente. Temos uma rica história de mais de 140 anos, testemunhando que o remo foi o berço e a fonte de todo o esporte nacional.[2]

Enquanto a origem do remo está perdida no tempo, desde que se têm proposto a aprender como o barco é propulsionado na água com o remo, remadores têm-se concentrado em estudos para melhorar a interação entre o corpo do remador e o barco, para aumentar a velocidade e a potência.

O remo é um esporte competitivo altamente aeróbico que exige conhecimentos técnicos, coordenação motora, resistência adequada e *endurance*[3] e, por conta destas características, está crescendo tanto na área competitiva, como recreacional. Também tem havido um crescimento de entusiasmo na utilização dos remos ergômetros, estendendo a temporada de remo e fazendo com que pessoas que nunca sentaram em um barco sejam capazes de remar.[4]

Um remador de elite desenvolve valores absolutos de ventilação maiores quando comparado a atletas de elite de resistência, e que ainda devem possuir uma otimização da coordenação motora, flexibilidade e força. Essa atividade proporciona vários benefícios físicos, porém também expõe o indivíduo a lesões em razão da demanda de um treinamento intensivo e rigoroso, com movimentos muito repetitivos.

Equipamentos

O Barco a remo pode acomodar de um a oito remadores e podemos classificá-los em dois tipos, barcos em que os atletas utilizam um remo – **palamenta simples** - ou com dois remos – **palamenta dupla**. Cada estação dentro do barco tem fixação dos calçados (finca-pé) e um assento deslizante. Os remos são seguros por uma das pontas, tendo múltiplos ajustes individuais possíveis para a subida do remo da água e a consequente remada (altura das travas do remo, posição e ângulo dos remos).[1]

Os barcos de palamenta simples são classificados em (Fig. 1):

- Dois com timoneiro.
- Dois sem timoneiro.
- Quatro com timoneiro.
- Quatro sem timoneiro.
- Oito com timoneiro.

Os barcos de palamenta dupla são classificados em (Fig. 2):

- *Skiff* (Fig. 3).
- *Double-skiff*.
- *Four-skiff*.

Em 1992, as pás dos remos sofreram alterações quanto às formas. A área de contato da pá com a água foi aumentada (Fig. 4).

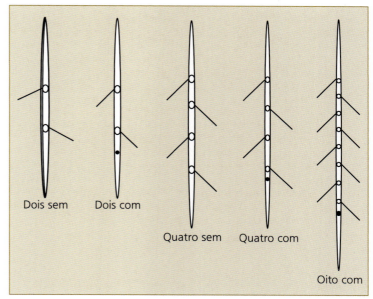

Figura 1. Barcos de palamenta simples.

Competições

As provas são organizadas de acordo com as classes dos remadores e as categorias dos barcos.[2] Os remadores passam de uma classe para outra, conforme o número de pontos ou vitórias que conseguirem, como se vê no Quadro 1.

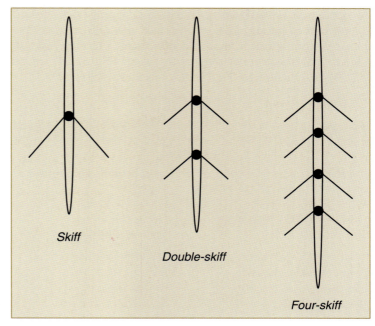

Figura 2. Barcos de palamenta dupla.

1055

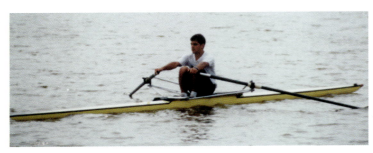

Figura 3. Barco *skiff*.

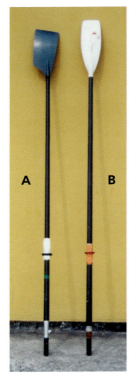

Figura 4. (A) Pá antiga. (B) Modelo de pá utilizada atualmente.

Biomecânica e cinesiologia do remo

Os mecanismos do remo diferem ligeiramente se um indivíduo utiliza um remo ou dois. A rotação necessária do corpo depende da modalidade: quando for boreste, a rotação é para esquerda, e, quando for bombordo, a rotação é para a direita. Essa rotação exige diferença em membros superiores, mas, em membros inferiores e coluna, a técnica é essencialmente a mesma. Sendo assim, a técnica básica da remada é dividida em quatro fases: (I) pegada (Fig. 5); (II) remada (Fig. 6); (III) finalização (Fig. 7); e (IV) recuperação (Fig. 8).[5]

Quadro 1. Classe dos remadores

Adultos	
Estreantes: todos os remadores são estreantes quando competem pela primeira vez **Principiantes ou aspirantes:** 0 a 4 pontos ou vitórias	A contagem dos pontos é a seguinte: 1º lugar – 01 ponto 2º lugar – 00 ponto 3º lugar – 00 ponto
Cadetes: 05 a 08 pontos **Juniores:** 09 a 14 pontos **Seniores:** 15 ou mais pontos **Infanto-juvenil** **Infantil:** 12 a 14 anos **Juvenil A:** 15 a 16 anos **Juvenil B:** 17 a 18 anos	As distâncias percorridas: Adultos – 2.000 m Infantil – 500 m Juvenil A – 1.000 m Juvenil B – 1.500 m

A fase da pegada (I) ocorre quando a pá do remo entra na água. Nesse ponto, os eretores espinhais estão relaxados, para permitir a flexão do tronco promovida pelo reto abdominal. O quadril é flexionado pela ação do iliopsoas. O sartório, juntamente com os músculos da região glútea, roda o quadril lateralmente. Isto permite ao corpo do remador ligeiro aumento na flexão do quadril. Os isquiotibiais, junto com os gastrocnêmios, realizam a flexão dos joelhos. Os músculos monoarticulares do quadríceps estão alongados pela flexão dos joelhos, enquanto que o biarticular reto femoral contribui para a flexão do quadril. Os tornozelos estão em dorsiflexão pela ação do tibial anterior. As extremidades superiores precisam

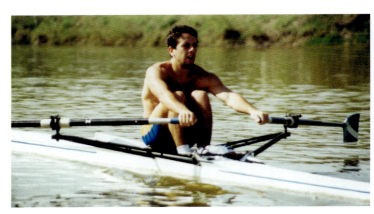

Figura 5. Fase da pegada.

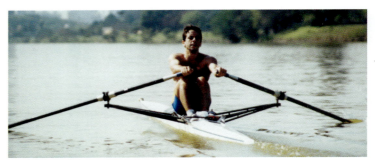

Figura 6. Fase da remada.

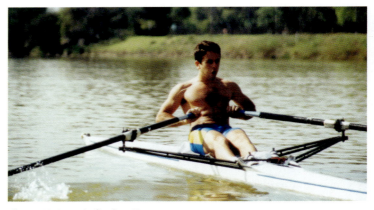

Figura 7. Fase de finalização.

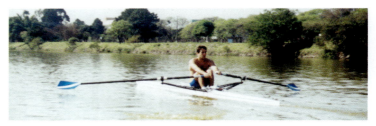

Figura 8. Fase de recuperação.

colocar o remo na água com movimentos coordenados e regulares. Os cotovelos estão estendidos pela ação do tríceps braquial. Os músculos flexores dos dedos e o polegar promovem a manobra das pás do remo. As pás são rodadas medialmente pelos flexores do punho, e agora, completamente retas, são colocadas dentro da água pela ação dos músculos do ombro. A abdução do ombro ocorre pela ação do deltoide médio e supraespinal, com o trapézio e o serrátil anterior, rodando lateralmente a escápula, elevando o ombro. Um pequeno grau de flexão do ombro ocorre pelas fibras anteriores do deltoide com contribuição dos músculos coracobraquial e porção curta do bíceps.

A velocidade do barco não é constante através da remada. O barco acelera na primeira porção da recuperação e desacelera com aproximação da pegada. Portanto, a velocidade do barco é mais lenta na pegada.

A remada (II) é a fase de maior potência. É dividida em três tempos. O primeiro demanda a máxima força gerada pela ação dos quadríceps, e os pés são estendidos pela ação dos gastrocnêmios e sóleo. Os outros grupos musculares são solicitados na sequência, desenvolvendo atividade isométrica. Se os extensores do joelho, os glúteos, os isquiotibiais e os eretos espinhais não forem contraídos energicamente, pode ocorrer uma queda funcional da coluna lombar, gerando uma dor aguda na região lombossacral, resultando num ineficaz poder de transferência da força das extremidades inferiores para as superiores. Todos os músculos do ombro estão contraídos para estabilizar a articulação, dentre eles o supraespinal e infraespinal, o subescapular, redondo maior, redondo menor e bíceps braquial. A escápula continua a ser estabilizada pelos músculos serrátil anterior e trapézio.

O segundo tempo da remada enfatiza a coluna. Os joelhos estão completando sua extensão, a movimentação das pás do remo na água continua graças à extensão do quadril pela ação dos músculos glúteos e isquiotibiais e, com a extensão da coluna, pelo músculo eretor espinhal. As extremidades superiores agora iniciam sua tração pela flexão do cotovelo realizada pelos músculos bíceps, braquial e braquiorradial.

No terceiro tempo da remada, os joelhos, o quadril e a coluna estão totalmente estendidos, e os tornozelos mantém a extensão. No final da remada, as extremidades superiores são solicitadas ao máximo. Os flexores dos cotovelos tornam-se dominantes para puxar os remos junto ao corpo. Os músculos flexor e extensor ulnar do carpo contraem-se para estabilizar e aduzir o punho. O antebraço é auxiliado na pronação pelo pronador redondo. O ombro é estendido, aduzido e rodado medialmente pelo grande dorsal e peitoral maior. É protraído pela ação do peitoral menor. O deltoide posterior e a cabeça longa do bíceps atuam na articulação do ombro, e a escápula é aduzida pelo trapézio e romboides.

A fase de finalização (III) ocorre, quando as pás são removidas para fora da água. Nessa fase, os joelhos e tornozelos mantêm sua posição, enquanto o quadril termina sua extensão. Os extensores da coluna continuam sua contração para permitir a manobra do remo. O ombro continua rodando medialmente pela ação do grande dorsal. Os extensores do punho contraem-se para horizontalizar a pá do remo, o tríceps estende o cotovelo rapidamente para abaixar as mãos e elevar as pás fora da água. A mudança de posição da pá de vertical para horizontal minimiza as chances de essa bater na água, melhorando a aerodinâmica na diminuição da resistência ao vento.

Na fase de recuperação (IV), o punho mantém-se estendido e os antebraços são distanciados do corpo pela ação do tríceps, completando a extensão do cotovelo. A adução do punho é cessada, a fim de permitir que as mãos se movimentem em posição neutra para a posição da pegada. As porções anteriores do deltoide, coracobraquial e bíceps flexionam o ombro. Durante esse movimento, o reto abdominal flete o tronco, e, uma vez que as mãos passem pelos joelhos, a corrediça começa a se mover para frente em razão da dorsiflexão do tornozelo, flexão do joelho e do quadril. Imediatamente antes da flexão máxima de membros inferiores, os punhos são fletidos, e as mãos rodam as pás em posição vertical, e reiniciando-se o processo.

A remada é uma movimentação contínua que precisa de uma interação dos segmentos do corpo. A incapacidade de manter a técnica correta pode levar o atleta a uma predisposição a lesões. Um iniciante deve adquirir uma técnica apropriada para prevenir essas lesões, além de otimizar o rendimento.

Alguns erros comuns da técnica devem ser evitados. Durante o início da fase de remada, o impulso precipitado da corrediça leva a uma sobrecarga do tronco, além da perda no rendimento. Durante a fase de pegada, a hiperflexão do tronco superior leva a uma posição vulnerável a lesões, além da diminuição do braço de alavanca.

É importante durante o treinamento do iniciante evitar fadiga em uma fase precoce, da qual pode-se desenvolver uma mecânica de movimento precária.

Lesões no remo

O Remo envolve um movimento repetitivo contínuo que sobrecarrega várias estruturas anatômicas continuamente dependendo da fase do movimento da remada. O treinamento fora da água para os remadores também envolve atividades repetitivas semelhantes, como levantamento de peso, corrida, bicicleta, esqui *cross-country*, remo em tanques e uso do remo ergômetro.

Portanto, a maioria das lesões de remo são lesões por sobrecarga e, muitas vezes, também pode estar relacionada com a uma mudança abrupta no volume de treinamento, alterações na técnica ou com a mudança do tipo de barco remado.

De acordo com o estudo de Rumball et al.[6], a região mais frequentemente lesionada é a região lombar, principalmente decorrente do excesso de hiperflexão e torção, e podem-se incluir lesões específicas, como espondilólises, disfunções da articulação sacroilíaca e hérnia de disco. Fraturas por estresse de costelas são lesões em que o indivíduo fica mais tempo afastado dos treinamentos e competições. Embora as teorias sejam abundantes para o mecanismo de lesão, a etiologia exata de fraturas por estresse da costela permanece desconhecida. Outras lesões discutidas, que são específicas para costelas, incluem costocondrite, subluxação articular costovertebral e tensões musculares intercostais. A dor no ombro é bastante comum em remadores e pode ser o resultado de uso excessivo, má técnica ou tensão na parte superior do corpo. Lesões relativas ao antebraço e punho também são comuns e podem incluir a síndrome de esforço compartimental, epicondilite lateral, DeQuervain e tenossinovite dos extensores do punho. Na parte inferior do corpo, as principais lesões relatadas incluem dor femoropatelar generalizada e síndrome da banda iliotibial.

Boland e Hosea,[7] em um estudo realizado em atletas das equipes de remo das Universidades de Harvard e Rutgers (Quadro 2).

Abaixo vamos listar as principais lesões no remo, mas é importante ressaltar que tanto para o tratamento, como para a realização de um bom programa preventivo, é necessário que sejam feitas avaliações individuais minuciosas das características biomecânicas, gestos esportivos e histórico de lesões de cada atleta.

Lesões do joelho

O remo envolve carga extrema da articulação femoropatelar, pois além da grande frequência de treinamentos na água, os treinamentos físicos, destinados a aumentar a força do quadríceps, acabam incluindo agachamentos e agachamentos com saltos, que aumentam ainda mais a pressão patelar. Portanto, considerando o movimento constante de flexão-extensão ativa com carga, as afecções mais co-

Quadro 2. Pesquisa das lesões ocorridas na Equipe de Harvard e Rutgers durante três anos. Avaliadas 180 lesões (47% homens, 62% mulheres)

Tipo de lesão	Ocorrência
Joelho	
Condromalacia	22
Fricção do trato iliotibial	15
Tendinite patelar	7
Lesões meniscais	3
Bursite da "pata de ganso"	2
Tendinite dos isquiotibiais	2
Lesão do ligamento colateral medial	1
Coluna	
Lesões mecânicas	29
Hérnia discal	5
Espondilólise	5
Arcos costais	
Fratura por estresse	8
Costocondrite	4
Contratura	3
Contusão	1
Membros superiores	
Tenossinovite dos extensores	8
Síndrome de impacto	4
Tenossinovite dos flexores	4
Tendinite bicipital	3
Entorse no polegar	2
Síndrome do túnel do carpo	1
Luxação acromioclavicular	1
Luxação glenoumeral anterior	1
Bursite olecraniana	1
Pé e tornozelo	
Entorse do tornozelo	12
Fascite plantar	3
Dor calcanear	3
Metatarsalgia	2
Tendinite fibular	2
Tendinite do tendão do calcâneo	1
Coalizão tarsal	1
Pé torto congênito	1
Miscelânea	
Fratura por estresse do fêmur	1
Bursite trocanteriana	1
Periostite tibial	3
Contratura isquiotibial	4
Fratura por estresse da fíbula	1
Lesão de músculos plantares	1
Contratura cervical	6
Contratura do quadríceps	3

mumente encontradas na região do joelho são a condromalacia e a fricção do trato iliotibial.[7]

Na condromalacia, dor na região anterior do joelho é a queixa principal, com piora ao subir e descer escadas, realizar exercícios de fortalecimento do quadríceps, além da própria prática do esporte. No exame, há crepitação femoropatelar, dor à palpação das facetas articulares da patela e à pressão da patela contra os côndilos femorais.

A fricção do trato iliotibial ocorre secundariamente à pressão do próprio trato sobre o côndilo femoral lateral no movimento de flexão-extensão, variando a posição de posterolateral à anterolateral em relação ao côndilo. No exame, há um encurtamento do trato iliotibial, dor à palpação local, e o teste de Ober pode estar positivo.

O tratamento para ambas as afecções baseia-se em medidas anti-inflamatórias e, principalmente, correção biomecânica, não só dos movimentos do joelho.

Além disso, deve-se buscar o equilíbrio muscular dos membros inferiores, com uma boa relação de forças entre flexo-extensores do joelho e também uma abordagem especial aos rotadores da coxa, que são os estabilizadores do quadril, objetivando, assim, a diminuição do valgo dinâmico do joelho, que pode ser um dos grandes vilões das síndromes femoropatelares (Fig. 9).

Prevenção

A prevenção baseia-se no equilíbrio muscular dos membros inferiores, como citado anteriormente, além disso, também se devem observar possíveis alterações rotacionais dos membros inferiores, como a anteversão femoral e torção tibial lateral, que podem levar a síndromes patelares, podendo-se corrigir a posição dos pés nos calçados fixados ao barco.

Coluna lombar

A coluna tem função de equilíbrio durante a remada, fazendo a principal ligação na transferência de energia dos membros inferiores para o remo.[8]

No entanto, a remada coloca pressões extraordinárias sobre a região da coluna lombar. A coluna começa a remada flexionada e durante o meio do curso a coluna se estende, mas continua a ser flexionada, isto é, uma amplitude de movimento de aproximadamente 30° de flexão a 30° de extensão.[9] A carga de compressão de pico ocorre durante uma segunda porção da fase da remada, com a coluna passando por cima da pelve para a posição estendida. A força de compressão, neste ponto da remada, corresponde à força de cisa-

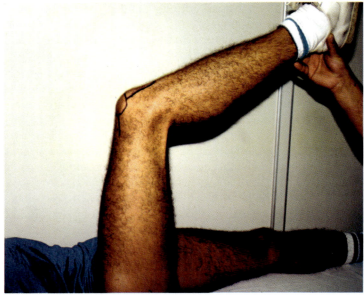

Figura 9. Alongamento da musculatura isquiotibial.

lhamento de pico, que normalizada para o peso corporal significa, em média, cerca de 6 a 7 vezes peso corporal para as mulheres e homens, respectivamente.[8]

Na remada em varredura, que ocorre nos barcos com palamenta simples, existe um estresse adicional às cargas já existentes nos barcos com palamenta dupla, pois ocorre também o movimento de rotação/torção e flexão lateral da coluna. Este gesto acaba predispondo contraturas musculares lombares, uma vez que haja maior carga sobre um dos lados do tronco.[10] O risco destes tipos de lesões aumenta, principalmente, quando os atletas de palamenta simples mudam o lado da remada no meio da temporada.[11]

Além disso, como já citado anteriormente, os atletas de remo têm aumentado muito a prática em remo ergômetro e acabam tendo um arco de movimento da remada menor e uma carga relativamente mais elevada por curso, o que, segundo Teitz et al.[12], está relacionado com o desenvolvimento da dor lombar, principalmente, em treinos maiores que 30 minutos no remo ergômetro.

Contudo, ainda há o risco de outras lesões decorrentes deste esporte, como espondilólise (Fig. 10) e hérnia discal, portanto é necessário realizar um exame completo do paciente, incluindo um exame neurológico minucioso e nunca deixando de lado a análise biomecânica durante o gesto esportivo. Deve-se, também, muitas vezes suspender ou diminuir o exercício por um intervalo mínimo, introduzindo, de acordo com a necessidade, anti-inflamatórios, miorrelaxantes e repouso. No período de reabilitação após a fase aguda, em que o foco é analgesia, é importante o programa de reeducação dos movimentos esportivos, concomitante a um bom trabalho de estabilização segmentar.

Prevenção

A prevenção dessa afecção baseia-se no desenvolvimento de uma boa sequência de exercícios de estabilização segmentar, que estimulam a ação antecipada dos estabilizadores dinâmicos da coluna lombar a serem ativados no momento adequado, sendo menos lesivos por serem realizados em posição neutra, devolvendo a função protetora e de transmissão de força dos membros inferiores até o remo.[13]

A técnica apropriada envolve um processo progressivo, iniciando-se com exercícios leves de contração dos músculos do tronco (abdominais – reto, oblíquos e transverso, paravertebrais lombares – músculos espinhais profundos e eretores da espinha, quadrado lombar e iliopsoas) e membros superiores, gradualmente incorporando a ação dos membros inferiores à remada.[10] O tronco deve agir como um braço de alavanca, e não deve ser submetido a um movimento de flexão durante a fase da puxada.

Além disso, também pode ser avaliada a necessidade de altas cargas de tempo no remo ergômetro, evitando que passe dos 30 minutos, que como mostrado anteriormente pode favorecer o aumento das dores lombares.

Fraturas por estresse dos arcos costais

As fraturas por estresse da costela foram relatados com pouca frequência no remo antes da introdução de um projeto de remo mais eficiente em 1992, que foi rápido e amplamente adotado.[4]

Estas fraturas tipicamente apresentam dores da parede torácica antes de progredir para uma fratura por estresse. A principal localização é na região posterolateral e periescapular (Fig. 11).[14]

Durante o curso de remo, o músculo serrátil anterior mantém a escápula firmemente contra a parede do tórax, enquanto a escápula realiza sua amplitude de movimento, da protração quando o curso começa, até a retração, quando a lâmina do remo sai da água. Os pesquisadores propuseram que o uso excessivo do músculo serrátil anterior leva a forças de flexão nas costelas, podendo causar fratura por estresse.

As lesões ocorreram mais frequentemente durante a fase de treinamento intenso.[15] A dor é exacerbada à palpação local e durante a fase da puxada ou na inspiração profunda. O tratamento baseia-se no repouso por 6 semanas, com fisioterapia analgésica, manutenção de atividades físicas sem excessos de membros superiores e tórax, além disso, muitas vezes há a necessidade de uso de anti-inflamatórios.

Prevenção

Para a prevenção, é realizado um trabalho de fortalecimento prévio da musculatura torácica e dos membros superiores, mas, mais importante do que isso, é a correção adequada da técnica, que deve ser feita por toda equipe multidisciplinar, para diminuir tensão sobre o serrátil anterior, diminuindo o alcance no início da remada e realizando o acompanhamento até o fim do curso da remada.

Ainda não existem documentos específicos sobre a prevenção dessas fraturas.

Tenossinovite dos extensores do punho

Esta afecção relaciona-se com o manuseio dos remos no barco no trabalho de treinamento na água, sendo provavelmente mais frequente nos barcos a dois remos para cada remador.[16] A ação dos

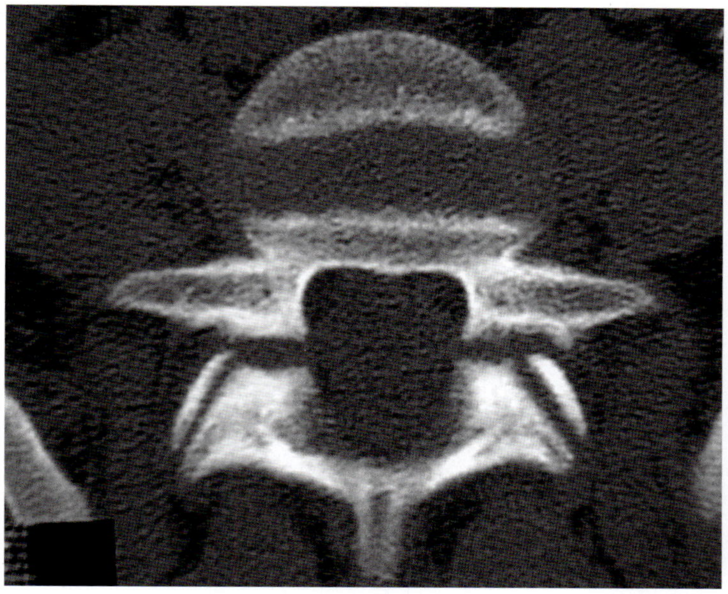

Figura 10. Tomografia computadorizada da coluna lombar, evidenciando espondilistese L4-L5.

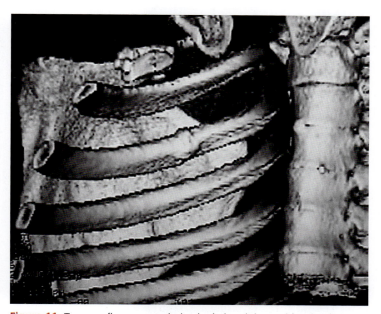

Figura 11. Tomografia computadorizada do hemitórax evidenciando fratura por estresse da costela.

músculos extensores do punho tem sua importância na fase final da remada, quando se horizontalizam as pás dos remos para reiniciar a recuperação. Esse movimento rotacional utiliza o abdutor longo do polegar, extensor curto do polegar e os extensores radiais longo e curto do carpo, que atravessam abaixo dos dois primeiros, causando dor e inflamação (Fig. 12).

O tratamento do processo agudo baseia-se na mudança de técnica, diminuição do estímulo ou até mesmo o repouso, correntes analgésicas, terapia manual para diminuição das tensões na região de origem dos extensores do punho e, em alguns casos, anti-inflamatórios. Geralmente 2 a 3 semanas de tratamento são suficientes. Em casos mais graves, a infiltração com corticoides pode ser uma alternativa.[16]

Prevenção

A prevenção consiste na análise e consequente mudança da técnica, incentivando a apanhar os cabos dos remos de maneira que os dedos realizem a rotação dos remos, e não o punho. A exposição dos antebraços a baixas temperaturas, associada ao não aquecimento prévio adequado pode também predispor a tais lesões. A longo prazo, o fortalecimento de todo membro superior e não só dessa musculatura pode auxiliar na prevenção.

Lesões cutâneas nas mãos

Em virtude do intenso esforço e trauma repetitivo, é frequente o aparecimento de lesões cutâneas, como flictenas, calosidades e outras, que, quando em contato com o papilomavírus humano, podem predispor a uma taxa aumentada de verruga vulgar na região palmar.[17]

Prevenção

O uso de luvas de proteção durante a prática do remo e treinamento com pesos pode prevenir, ao menos parcialmente, o aparecimento de tais lesões.

■ LESÕES NA CANOAGEM

A canoagem é uma atividade que utiliza uma embarcação de nome e características de canoa e que apresenta com finalidade essencial o deslocamento na água. A canoa é o principal meio tecnológico a utilizar remos, como auxiliares de propulsão, ativados manualmente por seus tripulantes, é considerada uma embarcação de transporte aberta.[18]

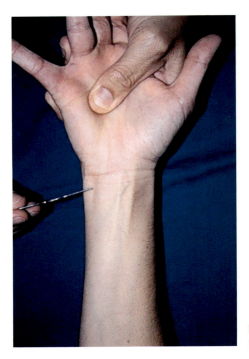

Figura 12. Região do punho do remador.

O relato mais antigo representa uma canoa e sua pá, com mais de 6.000 anos de existência, descoberta em uma tumba de um rei sumério.[18] Contudo, o formato das canoas semelhantes aos encontrados hoje origina-se dos índios da América do Norte, e o caiaque, dos esquimós da Groenlândia e do Alaska (Fig. 13).

Desde 1877, na Bélgica, a canoagem cresceu como modalidade esportiva e tornou-se olímpica, em 1936 (Berlim).[18]

O esporte canoagem inclui as modalidades canoa e caiaque (ou *Kayak*). Ambas são disputadas em Jogos Olímpicos em águas calmas, de metragem variada, conforme sexo e número de tripulantes. Na prova de *slalom*, em águas vivas ou turbulentas, o competidor percorre de 4 a 6 km objetivando cumprir a distância no menor tempo, respeitando as penalizações por tocar ou não passar por obstáculos. As maratonas são realizadas apenas em regatas internacionais, e o percurso varia entre 10 km a 100 km.[19]

Muitos praticantes são atraídos por esse esporte, pelo prazer de desfrutar a natureza em conjunto com o exercício, já que existe a possibilidade de praticá-lo em rios, lagoas e mares. Para os atletas competitivos, de alto desempenho, é necessário um treinamento rígido, que requer nível ideal de flexibilidade, coordenação, força, resistência, potência e velocidade. Em sua origem as embarcações eram feitas de troncos e couros de animais, hoje em dia, materiais muito mais leves e resistentes, como as fibras de carbono, são utilizados, chegando a pesar menos de 15 kg. Tanto o Caiaque quanto a canoagem podem ter formatos diferentes dentro de uma mesma modalidade, porém todas devem ter o mesmo peso.

Assim como outros esportes individuais, a canoagem possui um sistema de treinamento com base na perfeição e repetição dos gestos, até a aquisição da técnica perfeita e do automatismo do gesto, lembrando que toda essa técnica deve ser feita com a maior destreza possível para se atingir um mesmo objetivo, cruzar a linha de chegada, porém no menor tempo. Estas características do esporte proporcionam um alto risco de lesões por sobrecarga, decorrente da repetição constante do gesto esportivo.[20] Por ser também um esporte praticado em locais em que a ação da natureza é imprevisível, não se podem evitar os riscos de lesões por trauma, em acidentes ocasionais.

Equipamentos

As embarcações são divididas em canoa e caiaque.[21]

O caiaque é subdividido em três categorias: K1, K2 e K4 (um, dois e quatro tripulantes respectivamente) (Fig. 14).[22]

A canoa é subdividida em duas categorias: C1 e C2 (um e dois tripulantes respectivamente).

Os remos para o caiaque e a canoa são diferentes; para a canoa, o remo possui uma só pá, tornando a remada assimétrica, que requer uma técnica especializada para equilibrar a aplicação unilateral de forças. Isto muitas vezes reduz a velocidade e limita a manobra rápida. Para o caiaque, o remo possui duas pás, da qual resulta um estilo de remada simétrica, que se presta à aplicação rápida e

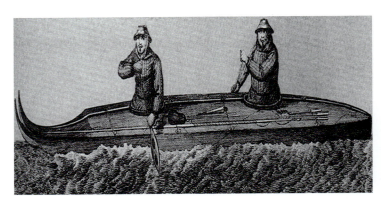

Figura 13. Canoa antiga.

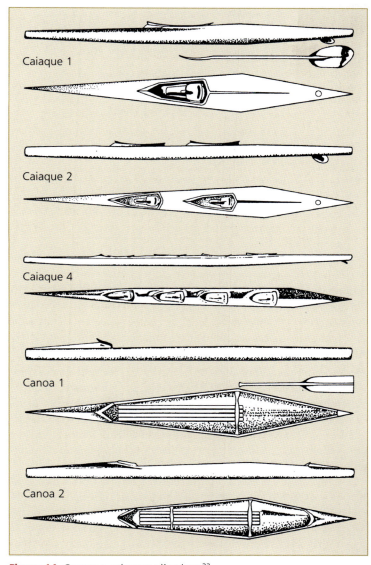

Figura 14. Canoas e caiaques olímpicos.[22]

- *Fase 3:* saída ou final.
- *Fase 4:* posição de equilíbrio.

Cada fase tem um objetivo específico:

- *Ataque:* é executar uma introdução da pá na água de um modo adequado e eficaz e conseguir, no menor tempo possível, a posição mais rentável na água.
- *Propulsão:* é transferir a máxima aceleração ao barco a partir do apoio da pá na água, mantendo-a o maior tempo possível na posição mais rentável.
- *Saída:* extrair rapidamente a pá da água sem provocar redução da velocidade do barco nem freio ativo.
- *Fase aérea:* é levar a pá o mais rápido possível ao ataque, criando condições para executar uma remada eficaz e mantendo velocidade do barco.

Canoa

A remada da canoa também se divide em quatro fases, porém, com uma biomecânica totalmente diferente do remo. Aqui o atleta encontra-se com uma perna fletida e apoiada na canoa com o joelho e a outra perna semiestendida com o pé apoiado na canoa, como nas Figuras 15 e 16.

- *Fase 1:* ataque
  - Objetivo: conseguir uma adequada e eficaz introdução da pá na água.

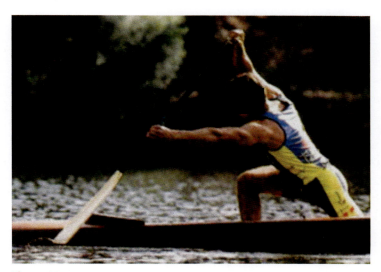

Figura 15. Ataque.

eficiente de forças em ambos os lados. Velocidade e navegabilidade são atributos especiais do caiaque.

Competições olímpicas

O programa olímpico em águas calmas conta com cinco categorias. K1, K2, K4, C1 e C2.[21]

As provas variam em função da distância, da embarcação e do sexo.

Os homens participam em todas as distâncias olímpicas (500 e 1.000 m.) e em todos os tipos de embarcação. As mulheres não competem em canoas e só fazem provas de 500 m.

As provas de *slalom* foram interrompidas em 1972 e só voltaram em Barcelona (1992), 30 anos depois. No *slalom,* mulheres e homens competem em caiaque e canoa.[18]

Na canoagem de velocidade as distâncias são de 200 m, 500 m e 1.000 m.

Técnica de movimento

Caiaque

A remada é dividida em dois ciclos: um direito e um esquerdo, compreendendo cada ciclo as seguintes fases:

- *Fase 0:* posição de equilíbrio.
- *Fase 1:* ataque.
- *Fase 2:* propulsão.

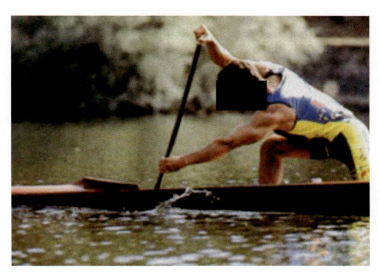

Figura 16. Tração.

- Início: contato do remo com a água até a total submersão. O contato na água deve ser feito numa distância predeterminada e individualizada para cada atleta. O ângulo formado entre o remo, o tronco do atleta e a canoa deve formar um triângulo equilátero.
- Final: quando o remo estiver completamente submerso.
- *Fase 2*: tração
  - Objetivo: transferir a máxima impulsão do barco a partir do apoio da pá na água.
  - Início: quando a pá se encontra completamente submersa.
  - Final: quando a pá inicia o movimento de saída (ascendente e exterior).
- *Fase 3*: saída
  - Objetivo: extrair rapidamente a pá da água e controlar a direção da canoa.
  - Início: quando a pá começa o movimento de extração.
  - Final: quando a pá está completamente fora da água.
- *Fase 4*: recuperação ou fase aérea
  - Objetivo: levar a pá o mais rápido possível ao ataque.
  - Início: quando a pá está completamente fora da água.
  - Final: quando a pá adquire sua posição inicial do ataque.

Alterações posturais esperadas no canoísta

Como a posição do Canoísta de Velocidade é bem assimétrica e a modalidade exige repetição do gesto, algumas alterações são esperadas em todo o corpo do atleta.

- *Ombros e membros superiores:*
  - Braço de elevação: hipertrofia de trapézio superior, deltoide, bíceps, peitorais com maior evidência e subescapular.
  - Braço de tração: romboides, trapézio médio e rotadores externos.
- *Coluna:* escoliose marcante e trofismo diferenciado, conforme o lado dominante da remada.
- *Membros inferiores:* glúteo, quadríceps e isquiotibiais da perna da frente hipertrofiados.
- *Cervical:* leve rotação.

Qualidades físicas do atleta canoísta

A condição física é determinada pela força, resistência, velocidade, flexibilidade e coordenação.[22]

- *Flexibilidade:* a flexibilidade dos músculos da face posterior do quadril condiciona a posição da pelve, portanto, da coluna e do tronco. Uma maior flexibilidade permite um maior grau de inclinação do tronco à frente.
- *Resistência:* tanto a geral como a específica garantem a repetição do gesto com sua máxima efetividade durante a prova.
- *Velocidade:* a velocidade segmentada é condicionada a partir do momento em que a técnica necessita.
- *Força:* é a capacidade de maior medida junto com a coordenação. Determina o estilo do canoísta.
- *Coordenação:* importante na primeira fase do aprendizado. Determina a adaptação da técnica de forma individual.

Existe um número grande de categorias e distâncias, e cada uma tem sua forma específica de treinamento. A identificação das fontes energéticas para a caracterização do esforço é muito importante, o trabalho integrado do técnico e do preparador físico na periodização correta do atleta é fundamental para o sucesso do atleta.

Lesões mais comuns na canoagem

Infelizmente existem poucos estudos sobre epidemiologia das lesões na Canoagem, tornando um pouco impreciso o mapa das lesões. O treinamento realizado durante todo o ano pode levar a lesões, tanto na água quanto em terra (musculação, corrida e treino do gesto no ergômetro). A grande maioria das lesões são atraumáticas e causadas pela repetição dos gestos e sobrecarga. As lesões mais comuns estão no Quadro 3.

Quadro 3. Lesões musculoesqueléticas em canoístas

Antebraço	Tenossinovite dos extensores, síndrome do túnel do carpo, síndrome compartimental
Ombro	Síndrome do impacto, tendinite bicipital, luxação/subluxação glenoumeral
Coluna	Contratura muscular torácica e lombar, hérnia discal lombar
Pelve	Bursite isquiática, tendinite dos isquiotibiais, compressão do nervo ciático e tendinite de glúteo mínimo
Pernas	Bursite peripatelar, tendinopatia patelar e síndrome do trato iliotibial
Miscelânea	Contusão nas mãos, calosidades nos dedos e região calcânea e fratura por estresse nas costelas

Antebraço

São lesões frequentes no esporte, sendo a mais comum a tenossinovite dos extensores do punho. É uma lesão por sobrecarga frequentemente constatada no período inicial do treinamento na água. Condições climáticas de temperatura podem predispor a tais lesões, quando o canoísta necessita de maior controle de remo, levando a uma sobrecarga de musculatura extensora. O lado dominante geralmente é o mais afetado.[20]

A tenossinovite crônica pode ser resistente ao tratamento conservador, exigindo afastamento da atividade até a completa recuperação. O tratamento conservador inclui o uso de anti-inflamatórios não esteroides e fisioterapia. Há raros casos de liberação cirúrgica.[21]

A tendinopatia dos flexores tem relação com o manuseio vigoroso do remo, especialmente em situações adversas ou competitivas. Isto também pode predispor a síndromes compressivas do nervo mediano no punho, bem como à hipertrofia da musculatura flexora. Raramente, atividade física muito intensa pode levar à síndrome compartimental no antebraço. O quadro clínico é de dor muito intensa logo após o exercício, com limitação da flexão do punho, dor à extensão passiva do punho e parestesia distal. Preventivamente, um programa de exercícios de alongamento e fortalecimento da musculatura é benéfico.

Ombro

Cada modalidade tem sua especificidade, tanto o caiaque quanto a canoagem apresentam lesões por sobrecargas decorrente de repetição dos gestos e força imprimida. A posição do ombro na remada e a repetição do gesto predispõem o atleta a algumas disfunções e lesões crônicas, assim como a hipertrofia muscular assimétrica e compensações.

Na canoagem de velocidade, o braço que realiza a elevação apresenta lesões características dos arremessadores, como síndrome do impacto e/ou degeneração dos tendões do manguito. O braço que realiza o movimento de tração apresenta com menor frequência lesões, mas as queixas de contraturas são frequentes na musculatura periescapular. O tratamento conservador nestas lesões geralmente traz bons resultados. Primeiro identificando a real causa da dor e, posteriormente, intervindo com fortalecimento dos músculos do manguito rotador ou melhora do recrutamento neuromuscular, eletrotermofototerapia, análise da biomecânica do gesto entre outros e, se necessário, tratamento medicamentoso.[20]

Canoístas de corredeiras são mais suscetíveis à luxação e subluxação glenoumeral, visto que o atleta aumenta o esforço para evitar virar o barco na água, numa posição de hiperextensão e abdução do ombro. É mais frequente no sexo feminino, que apresenta menor massa muscular na cintura escapular.

Lembrando, ainda, que algumas lesões nesse sítio podem estar relacionadas com a preparação física realizada constantemente. Um exemplo é a lesão muscular do peitoral maior que se relaciona o treino de supino com altas cargas.

Coluna

As lesões nesse segmento são bem comuns e raramente graves, não exigem o afastamento do atleta ou perda de treino. A escoliose na modalidade canoa é comum e causadora de diversas compensações em toda sua extensão, como visto anteriormente. A musculatura paravertebral, quadrado lombar e trapézios são muito exigidas e estão sujeitas a lesões e contraturas. Geralmente estas lesões também podem estar relacionadas com a falta de mobibilidade em algum seguimento da coluna ou quadril e falta de flexibilidade. Lesões mais graves podem ocorrer no trabalho com pesos. Hérnia discal e comprometimento neurológico podem ocorrer. O tratamento conservador com fisioterapia e medicamentoso, geralmente, traz ótimos resultados.

Já no caiaque as lesões na coluna ocorrem mais pela posição sentada num assento desconfortável. A musculatura paravertebral é muito exigida na manutenção do gesto. A posição sentada predispõe o surgimento de hérnias lombares.

O tratamento conservador com fisioterapia, alongamento de isquiotibiais, treino de estabilização do CORE, trabalho de mobilidade articular e liberação miofascial trazem bons resultados. Sempre lembrando que o trabalho preventivo deve ser estimulado e traz muitos benefícios.

Lesões da pelve

O canoísta passa grande parte do tempo sentado em um assento rígido. Com a rotação associada de cada remada, uma pressão considerável é transmitida às tuberosidades isquiáticas, podendo predispor à bursite isquiática, assim como à tendinite dos isquiotibiais. Modificações do assento podem ser benéficas. Outras medidas, como alongamento dos isquiotibiais e fisioterapia, são úteis. A infiltração local de corticoide pode ser necessária.[20]

Furúnculos na região podem aparecer em lesões cutâneas preexistentes. Cuidados locais das condições do pelo são importantes para a prevenção de tais afecções.

Compressão do nervo ciático na região glútea pode levar a parestesia distal. O uso de acolchoamento no assento e modificação periódica da posição auxilia na prevenção.

Na canoagem de velocidade ainda existem as tendinopatias de glúteos médio e mínimo em razão da posição da remada e gesto do esporte. O tratamento conservador com fisioterapia e medicamentoso traz bons resultados.

Pernas

Na canoagem de velocidade a bursite peripatelar, escoriações, tendinopatia patelar e síndrome do trato iliotibial são comuns, mas raramente afastam o atleta do treinamento. Um bom acolchoamento na região de apoio do joelho evita as bursites ou escoriações no joelho.

A tendinopatia patelar e a síndrome do tratoiliotibial observada nessas modalidades podem estar relacionadas com o treinamento extra, como musculação (agachamentos) e corrida. Nestas lesões o ideal é identificar o fator causal e atuar diretamente nele, com mudança dos fatores extrínsecos e intrínsecos. O tratamento com exercício excêntrico, gelo e eletrotermofototerapia surte bons resultados.

Miscelânea

A colisão do barco com outro barco, pedras ou remos pode ocorrer, e contusões são frequentes, principalmente no caiaque de corredeiras.[21]

Calosidades nas mãos, dorso dos pés e região calcânea são frequentes.

Fraturas por estresse nas costelas são relatadas tanto na canoagem, quanto no caiaque. As fraturas por estresse ocorrem quando há um desequilíbrio entre a absorção e a remodelação de cálcio. Locais aonde as forças de tração são constantes, estão sujeitas a esse tipo de lesão. Pode estar correlacionada ainda com a sobrecarga de treinamento, e fatores intrínsecos e extrínsecos devem ser investigados para resolução do problema.[21]

Prevenção

A prevenção de lesão deve ser estimulada e implantada dentro de uma rotina de treinamento, sendo sempre modificada e estimulante para que os atletas façam com o maior empenho possível. As intervenções aqui sugeridas são realizadas pela Seleção Brasileira de Canoagem de Velocidade.

- *Aquecimento pré-treino e pré-participação*: alongamentos dinâmicos, mobilidade lombar de ombro e pelve, treinamento neuromuscular com intuito de pré-ativar músculos estabilizadores de ombro, quadril e coluna.
- *Treinamento neuromuscular em dias de musculação*: treinamento isotônico de estabilizadores de ombro, coluna e pelve, CORE, treino de equilíbrio de membros inferiores e coluna lombar, pois sabemos que lesões prévias na coluna diminuem a ativação dos músculos profundos e estabilizadores da coluna, como os multifídeos e transverso do abdome.

■ CONCLUSÕES

As lesões nestas modalidades, como visto na sua grande maioria, ocorrem por sobrecarga e repetição do gesto esportivo, sendo a de causa atraumática soberana. Os afastamentos e as lesões mais sérias são incomuns e obtêm excelentes resultados com tratamento conservador. A interação entre toda equipe multi e interdisciplinar é de fundamental importância para o sucesso do atleta e para a elaboração das intervenções a serem tomadas, como, por exemplo, o treinamento preventivo e controle de cargas de treino.

■ REFERÊNCIAS BIBLIOGRÁFICAS

1. Gouraud O, Levrat O, Imbert C. *L'Aviron*. France: Vigot, 1990.
2. Lich H. *O Remo através dos tempos*. Porto Alegre: Corag, 1986.
3. Reid DA, Mc Nair PJ. Factors contributing to low back pain in rowers. *Br J Sports Med* 2000 Oct.;34(5):321-22.
4. Karlson KA. Rowing injuries – Identifying and treating musculoskeletal and nonmusculoskeletal conditions. *Phys Sports Med* 2000 Apr.;28(4):40-50.
5. Lamb DH. A kinematic comparison of ergometer and on water rowing. *Am J Sports Med* 1989;17(3):367.
6. Rumball JS, Lebrun CM, Ciacca SR et al. Rowing injuries. *Sports Med* 2005;35(6):537-55.
7. Boland AL, Hosea TM. *Injuries in rowing. Clinical Practice of Sports Injuries Prevention and Care*. Oxford: Blackwell Scientific, 1994. p. 624-32.
8. Hosea TM, Hannafin JA. Rowing injuries. *Sports Health* 2012 May;4(3):236-45.
9. Thomas P. Managing rowing. *Practitioner* 1989;3:446-47.
10. Koutedakis Y, Frischnetch R, Murthy M. Knee flexion to extension peak torque ratios and low-back injuries in highly active individuals. *Int J Sports Med* 1997;18:290-95.
11. Smoljanovic T, Bojanic I, Hannafin JA et al. Traumatic and overuse injuries among international elite junior rowers. *Am J Sports Med* 2009 June;37(6):1193-99.
12. Teitz CC1, O'Kane JW, Lind BK. Back pain in former intercollegiate rowers. A long-term follow-up study. *Am J Sports Med* 2003 July-Aug.;31(4):590-95.

13. França FJR, Burke TN, Claret DC et al. Estabilização segmentar da coluna lombar nas lombalgias: uma revisão bibliográfica e um programa de exercícios. *Fisioter Pesq* 2008;15(2):200-6.
14. Holden DL, Jackson DW. Stress fracture of the ribs in female rowers. *Am J Sports Med* 1985;13:342-48.
15. Karlson KA. Rib stress fractures in elite rowers. *Am J Sports Med* 1998;26:516-19.
16. Howell DW. Musculoskeletal profile and incidence of musculoekeletal injuries in light-weight women rowers. *Am J Sports Med* 1984;12:278-82.
17. Roach MC, Chertien JH. Common hand warts in athletes: association with trauma to the hand. *J Am Coll Health* 1995;44:125-26.
18. Byde A. *Canoeing*. London: Adam and Charles Black, 1978.
19. Conselho Nacional de Desportos: Canoagem. Brasília, MEC, 1976.
20. Walsh M. Preventing injury in competitive canoeist. *Phus Sportsmed* 1985;13:120-28.
21. Baker SAJ. Canoeist's disorientation following cold water immersion. *Br J Sports Med* 1981;5:111-15.
22. Dal Monte A, Faccini P, Colli R. Canoeing. In: Shephard RJ, Astrand PO. *Endurance in sport*. Oxford: Blackwell Science, 1992. p. 550-62.

CAPÍTULO 66

ESGRIMA

Carlos Vicente Andreoli ■ Leonardo Pires

■ INTRODUÇÃO

A origem da palavra esgrima é controversa. É definida como um substantivo feminino com três significados: arte de jogar as armas brancas; ato de esgrimar; jogo de armas brancas. Esgrima é um esporte originado no século XV, quando os espanhóis escreveram os primeiros tratados que regiam o esporte.[1] Sua popularidade fora da Europa começou em 1896, quando as modalidades florete e sabre foram introduzidas nos Jogos Olímpicos da Grécia, e em 1900, com o início da modalidade espada.[2-6] A primeira competição feminina ocorreu em 1924.[5] Os franceses, em 1907, trouxeram a modalidade para o Brasil, onde, em 1927, foi fundada a Federação Brasileira de Esgrima.[2,5] A história dessa modalidade é antiga, dividindo-se em três partes: antiga (armas pesadas utilizadas com o objetivo de levar o oponente ao chão), moderna (início da prática como esporte) e contemporânea (estágio atual).[4] No início, era considerada uma mistura de guerra e esporte, pois os lutadores disputavam para manter ou reconquistar a própria honra. Atualmente, a modalidade agrupa dois adversários que procuram alcançar a maior pontuação, em uma área restrita, utilizando-se de equipamentos adequados (Fig. 1). Os pontos são contados a partir do toque da arma no corpo do oponente, necessitando-se sempre de grandes atividades física e mental (Fig. 2).

■ ESTILOS

Em consequência da variação das regras entre os estilos, as ações dos esgrimistas também variam, sendo assim:[2-6]

1. **Florete:** nessa modalidade, os golpes são longos e realizados com arma de estocada. É bastante utilizada na iniciação de crianças. O toque é computado como ponto, quando a ponta do florete atinge o tronco do oponente. Os esgrimistas utilizam uma jaqueta de fio metalizado para a computação eletrônica dos pontos (Fig. 3).
2. **Sabre:** utiliza outro tipo de arma, cujo toque válido como ponto pode ser realizado com os lados da lâmina (corte e contra-

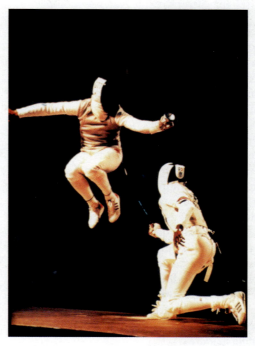

Figura 2. A esgrima é uma modalidade esportiva que exige grande atividade física dos competidores.

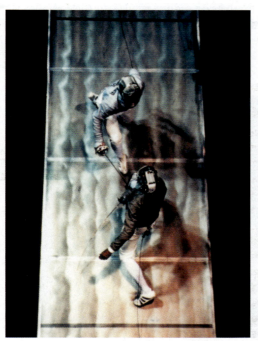

Figura 1. Combate realizado entre dois competidores, que procuram alcançar a pontuação necessária para a vitória no menor espaço de tempo.

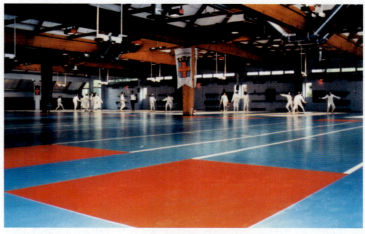

Figura 3. Conjunto esportivo composto por várias pistas de combate destinadas à prática da esgrima.

corte), além da ponta. O alvo inclui, além do tronco, a cabeça e os braços. Existe uma maior variedade de golpes com os braços do que no florete. O atleta veste uma jaqueta especial que delimita a superfície válida para a pontuação. Utiliza mais flechas (extensão abrupta do braço, seguida de desequilíbrio total do corpo em direção ao adversário) (Fig. 4).

3. **Espada:** também utiliza arma de estocada, e os pontos são válidos com o toque da arma em qualquer parte do corpo do adversário. Os esgrimistas utilizam mais a capacidade de agilidade e tempo de resposta, não usando frequentemente flechas.

MOVIMENTOS BÁSICOS

Esse esporte é composto por uma variedade de movimentos associados a um treinamento específico. O atleta utiliza técnicas diferentes nas três modalidades. Dentre os movimentos básicos, estão o ataque, a finta, a guarda e o contra-ataque. O esgrimista utiliza movimentos rápidos e precisos de flexão e extensão de membros, além de deslocamentos anteriores, laterais e posteriores. Os ataques podem ser realizados de forma simples ou composta, procurando o atleta usar uma finta para enganar o adversário e, posteriormente, realizar o ataque para perfazer os pontos. Nas defesas, o esgrimista realiza paradas, procurando rapidamente desviar-se da arma do oponente para contra-atacar. Dentre os movimentos mais característicos da esgrima destacam-se:

- *Linhas:* é o espaço em relação à mão, por onde o atleta pode movimentar sua arma com o objetivo de dar nome às ações ofensivas e designar um alvo a atingir. São 4: alta interna, alta externa, baixa interna e baixa externa.
- *Posições de esgrima:* são os lugares ocupados pelas mãos do esgrimista em relação às diferentes linhas. Essas posições variam de pronação para supinação e vice-versa.
- *Guarda:* é a posição fundamental da esgrima, em que o lutador está igualmente preparado para realizar ações de ataque, defesa e contra-ataque. Nessa posição, os membros inferiores estão em semiflexão contínua, e os membros superiores variando nas posições de flexão-extensão e pronação-supinação.
- *Engajamento:* é a situação em que as duas lâminas entram em contato. Existem tantos engajamentos quanto posições de esgrima.
- *Ataques simples:* é a ação ofensiva de um só tempo, precedida do alongamento dos braços (extensão de cotovelo e flexão de ombro). É classificada em três tipos: golpe direto, desengajamento e corte.
- *Parada simples:* é a reação defensiva oposta a uma ação ofensiva, desviando, com a própria arma, a arma do adversário. Os deslocamentos da mão e da lâmina variam em: *paradas laterais, circulares, diagonais e semicirculares.*
- *Respostas e contrarrespostas:* a resposta é uma ação ofensiva após ser controlado um ataque. Já a contrarresposta é também uma ação ofensiva, porém após ser controlada uma resposta ou contrarresposta. São classificadas como: simples direta, composta, por tomada de ferro e precedida de tomada de ferro.
- *Ataque ao ferro:* são ações pronunciadas, executadas sobre o ferro do oponente, com o objetivo de preparar e facilitar a ofensiva.

TREINAMENTO E CONDICIONAMENTO

O treinamento do esgrimista é geralmente dividido em três partes: condicionamento físico, treino específico e exercícios mentais. Alguns trabalhos sugerem que força e resistência cardiovasculares são de fundamental influência no desempenho do esgrimista.[7-9] Vander et al.[10] estabelecem que a técnica, a velocidade e a agilidade são fatores primordiais para o alto rendimento.

O condicionamento geral deve ser com base, segundo Grana,[11] em seis fatores: aquecimento, alongamento, treino de força; treino aeróbico e de resistência, treino específico do esporte, desaquecimento e relaxamento. Rothman et al.[12] sugerem ainda uma combinação de treino aeróbico com treino de força intervalado por períodos de relaxamento, por meio de técnicas respiratórias.

O treino específico deve ser muito bem supervisionado, já que um grande número de lesões ocorre durante essa etapa de preparação. O técnico necessita de conhecimentos específicos da modalidade. O lutador requer extrema concentração (Fig. 5). A intensidade, duração, frequência e o repouso devem ser criteriosos.[12] A dor e o desconforto são parâmetros importantes para pausas e alterações dos treinamentos. Essa etapa é muito importante, pois é o momento de introduzir os exercícios preventivos específicos.

Os exercícios mentais precisam ser enfatizados, já que o atleta carece de grande concentração e agilidade de resposta, além de auxílio no relaxamento global.[13] Esses fatores são importantes influenciadores do desempenho na esgrima.

O treinamento deve ser encarado como uma atividade complexa, em que o indivíduo precisa receber orientações individualizadas e exames rotineiros com o propósito preventivo.

MECANISMOS DE LESÃO

As lesões resultam de uma variedade de fatores que envolvem os equipamentos, a pista de combate e a própria técnica do atleta. A associação desses fatores desencadeia as lesões mais frequentes.

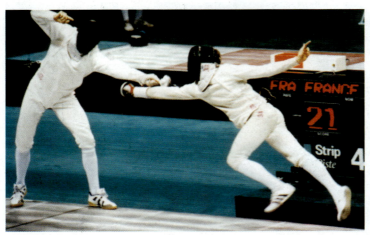

Figura 4. Movimento típico da esgrima, em que o atleta realiza extensão abrupta do braço, seguida de desequilíbrio total do corpo em direção ao adversário, com objetivo de marcar pontos.

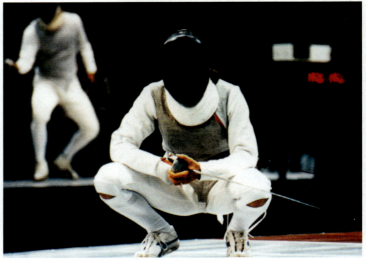

Figura 5. Concentração realizada momentos antes do combate.

Combate e equipamentos

A pista de combate, em muitas ocasiões, não é totalmente adequada. A superfície dura pode aumentar o impacto e causar lesões.[13] Quando é escorregadia, lesões, como contusões, entorses e distensões musculares, podem ocorrer[13] (Fig. 6). Após a montagem da pista alguns componentes podem separar-se, acarretando impactos para o atleta. Portanto, adequada montagem e fixação da pista e de seus componentes devem ser realizadas.

Os equipamentos utilizados no combate devem ser sempre inspecionados para se evitarem possíveis falhas. Os espaços de segurança devem ser respeitados como prevenção de possíveis choques.

O esgrimista

O esgrimista pode ser acometido por lesões a partir do momento em que os treinamentos são realizados de forma inadequada, já que o atleta necessita de força muscular, potência, resistência, equilíbrio e coordenação para suportar os combates com risco baixo de lesões.

A esgrima utiliza movimentos de grandes acelerações e aplica uma diversidade de forças contra o indivíduo, além, é claro, da própria força muscular e da gravidade.[13] Com isso, o atleta é submetido a altas forças em momentos alternados e a forças leves, moderadas e constantes. Portanto, é preciso estar sempre muito bem condicionado.

Erros de técnica

A variação da técnica dos esgrimistas é clara na comparação entre iniciantes e os de alto nível. Os movimentos realizados por aqueles de forma biomecânica inadequada provocam sobrecargas e lesões. Os movimentos feitos com técnica mais apurada têm menor risco de lesionar o atleta. Além disso, se os golpes forem aplicados com excessiva força, aumenta a probabilidade de traumas. As deficiências de coordenação e equilíbrio também são fatores de risco.[13]

■ LESÕES AGUDAS

A esgrima é um esporte complexo que apresenta uma grande variedade grande de lesões. Durante um período de 2 anos, Moyer et al.[13] avaliaram esgrimistas nos EUA e encontraram um total de 586 lesões, das quais 323 eram agudas. Houve relação estatisticamente significativa entre as armas e o segmento corporal afetado. Porém, não referiram diferenças entre o tipo de arma e o tipo de lesão. Segundo Lanesse et al.,[14] diferenças significativas não foram estabelecidas entre homens e mulheres em relação à incidência de lesões.

■ LESÕES MAIS FREQUENTES E SUA LOCALIZAÇÃO

Entre as 586 lesões relatadas por Moyer et al.,[13] no circuito de eventos norte-americanos, 33,2% foram entorses, 23,8% distensões, 17,9% distúrbios provocados pelo calor, 17,4% lacerações, além de contusões (6,2%), fraturas e rupturas tendíneas completas (1,2%) e distúrbios sistêmicos (0,3%).

O segmento anatômico mais afetado foi o tornozelo com 15,8%, seguido pela mão, com 8,4%; pelos dedos da mão (8,1%) e joelho (8%) (Fig. 7). Os distúrbios sistêmicos, provocados principalmente pelo calor, representaram 10,5% das lesões. As mais frequentes foram as entorses de tornozelo, lesões meniscais do joelho, subluxação da patela, distensões no nível da virilha e ruptura do tendão do calcâneo, além de lacerações e contusões na região do tronco. Os membros inferiores (40,8%) foram mais acometidos do que os superiores, (32,8% das lesões). Cerca de 8,1% das lesões ocorreram na cabeça e pescoço, e 6,5% foram relatadas no tronco.

Entre as categorias, a espada masculina é a mais afetada (45,8%), sendo responsável por mais de 50% dos episódios de entorses. A alta prevalência de lesões nessa modalidade pode ser atribuída ao fato de que a área de pontuação é mais extensa do que no florete e sabre, e, dessa forma, os golpes são dirigidos em maior quantidade. O sabre representa 20,7% das lesões, das quais a maioria (8%) é distensão. O florete registra 10,5% das lesões; 3,7% das quais é distensão. Nos eventos femininos, o florete sustenta 15,2% de todas as lesões, seguidas da espada com 6,8% e do sabre (0,9%). Na espada feminina, os distúrbios provocados pelo calor são as lesões mais frequentes (2,5%).

■ LESÕES POR SOBRECARGA

Na esgrima, o atleta mantém-se em um típico posicionamento corporal (guarda), que o torna propenso a desenvolver determinadas lesões por sobrecarga em variados segmentos corporais.

Durante o combate, o esgrimista deve manter a arma em constante posição de ataque, realizando movimentos circulares e laterais de punho por inúmeras vezes. Estes movimentos repetitivos acarretam processos inflamatórios. Além disso, ocorrem problemas de fadiga em competições em que o indivíduo participa de grande quantidade de combates em curto espaço de tempo.[13]

A musculatura extensora do tronco é frequentemente afetada por estiramentos e contraturas musculares.[13] Um programa de relaxamento e reforço musculares pode ser prescrito no intuito de prevenir tais acometimentos.

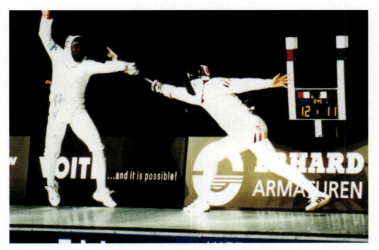

Figura 6. A pista de combate pode ser escorregadia, tornando-se um fator predisponente a lesões.

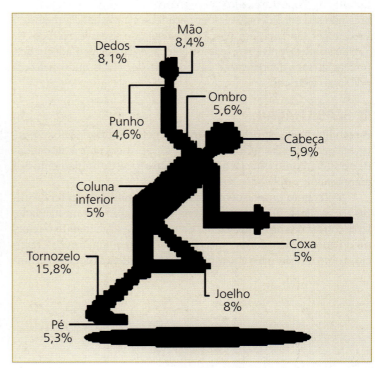

Figura 7. Principais segmentos corporais acometidos por lesões.

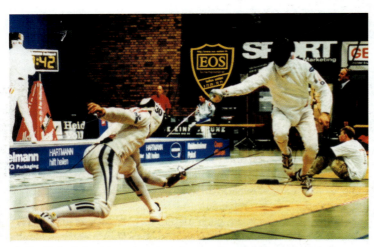

Figura 8. Posição típica adotada pelos membros inferiores durante o combate: estresse em valgo e rotação externa.

Gray e Basset, em 1990,[15] relataram a existência de uma incidência relativamente importante de osteocondrite dissecante da patela, já que a modalidade exige que os atletas permaneçam em constante semiflexão de joelho e são submetidos a constantes microtraumas causados por um estresse em valgo, no momento em que a perna é rodada lateralmente (Fig. 8). A síndrome da banda iliotibial também é atribuída a essa posição adotada durante o combate.

A tendência da hiperpronação[13] dos pés acarreta um aumento na incidência de síndromes inflamatórias, como a fascite plantar e tendinite do tibial posterior, além de patologias, como as periostites e as fraturas por estresse nas regiões da perna e pé.

Nystron et al.[17] demonstraram que os atletas praticantes de esgrima são propensos a apresentar assimetrias corporais, as quais necessitam de intervenção, evitando, dessa forma, lesões inesperadas.

ATENDIMENTO DURANTE AS COMPETIÇÕES

As regras influenciam o atendimento da equipe médica. Segundo Moyer et al.,[13] em competições internacionais, na ocorrência de lesões ou incidentes durante a luta, o esgrimista poderá utilizar 10 minutos para atendimento médico. Caso não possa retornar, esse é eliminado das competições individuais, podendo retornar no mesmo dia em outra oportunidade, caso a competição seja por equipes. Cãibras não são consideradas lesões pertinentes à assistência médica.[16] Precauções são feitas em relação aos *tapings* e sistemas médicos de auxílio ao atleta, pois esses, quando colocados em locais inadequados, podem alterar a interpretação da contagem de pontos, que é realizada por sinais elétricos.

REABILITAÇÃO

A reabilitação na esgrima segue os parâmetros utilizados nos esportes em geral, ou seja, utiliza adaptações específicas para a modalidade e o atleta, como associar ao tratamento o local de treinamento e os equipamentos utilizados rotineiramente.

A literatura propõe duas etapas básicas: modalidades terapêuticas e exercícios. Torg et al.[17] sugerem a utilização das modalidades terapêuticas nas primeiras etapas da reabilitação, facilitando o retorno do atleta às atividades específicas. Já Allman[1] enfatiza os exercícios como o meio mais eficaz de readaptar o atleta às condições funcionais anteriores à lesão. O treino específico do esporte é iniciado tão logo o esgrimista obtenha 70% da força muscular e 75% do equilíbrio do membro contralateral.[13]

Moyer et al.[13] estabelecem que o retorno ao esporte ocorrerá quando o atleta atingir 90% da função do membro contralateral; 100% da propriocepção; 90% da força muscular; 100% da resistência e potência. No final do tratamento, o esgrimista é orientado novamente quanto à correta utilização dos equipamentos e é reexaminado, retornando à atividade esportiva.

Em decorrência da própria natureza da esgrima e de seus equipamentos, deve-se enfocar, como na totalidade dos esportes, a prevenção. Essa evidenciará o condicionamento físico do atleta, bem como a correta utilização da técnica e dos equipamentos.

Existe a necessidade do acompanhamento individualizado, por equipes multidisciplinares, com o intuito preventivo, como também de retorno precoce do atleta ao máximo nível de atividade esportiva. O monitoramento por meio de exames rotineiros é necessário, pois deficiências proprioceptivas, psíquicas e assimetrias corporais acarretarão um número elevado de lesões, o que afasta o atleta dos treinamentos e competições, altera o desempenho e, consequentemente, os resultados, os quais, atualmente, dentro do esporte de alto nível, são responsáveis pelo menor ou maior apoio ao atleta.

REFERÊNCIAS BIBLIOGRÁFICAS

1. Allman FL. Rehabilitation of sports injuries: A pratical approach. In: Ryan AJ, Allman FL. (Eds.). *Sports medicine*. San Diego: Academic, 1989.
2. Castello H, Fencing J. A first-rate book in modern fencing, geautifully photographed and including methodology for both the standard and electrical foil. NY-Ronald Press. 1962. p. 110-18
3. Castello JM. *The theory and practice of fencing*. New York: Charles Scribner's Sons, 1973. p. 41-45.
4. Cléry R. *L'Escrime*. Universitaries de France, 1973. p. 17-37.
5. Duarte O. *Todos os esportes do mundo*. São Paulo: Makron Books1994. p. 76-78.
6. Grana WA, Lombardo JA, Sharkey BJ et al. (Eds.). *Advances in sports medicine and fitness*. Chicago: Year Book Medical, 1990.
7. Gray WJ, Basset FH. Osteochodritis dissecans of the patella in a competitive fencer. *Orthop Rev* 1990;19(1):96-98.
8. Lanesse R, Strauss R, Leizman D et al. Injury and disability in matched men's and women's intercollegiate sports. *Am J Public Health* 1990;80(12):1459-62.
9. Rio de Janeiro. Ed. Médica e Científica Ltda. (Medsi); 1986.Cap.er JL, Jaffe R, Adrian M. Fencing. In: Fu F, Stone D. Sports injuries. Williams & Wilkins 1994. p. 689–700.
10. Nystron J, Lindwall O, Ceci R et al. Physiological and morphological characteristics of world class fencers. *Int J Sports Med* 1990;11(2):136-39.
11. Roi GS, Fasci A. Survey of requests for medical assistence during fencing matches. *Ital J Sports Trauma* 1988;10(1):55-62.
12. Rothman J, Levine R. (Eds.). *Injury prevention and rehabilitation*. Philadelphia: WB Saunders, 1992.
13. Stewart KJ, Perecto AR, Williams CM. Physiological and morphological characteristics associated with successful fencing performance. *J Hum Ergol* 1977;6(1):53-60.
14. Thirioux P. *Escrime moderne*. Paris: Amphora, 1970. p. 76-81.
15. Torg JS, Vegso JJ, Torg E. *Rehabilitation of athletic injuries — an atlas of therapeutic exercises*. Chicago: Year Book Medical, 1987.
16. US Fencing Association. *USFA rules*. Colorado Springs: USFA, 1990.
17. Vander LB, Franklin BA, Wrisley D et al. Physiological profile of national class NCAA fencers. *JAMA* 1984;252(4):500-50.

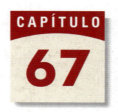

CAPÍTULO 67

SURFE E WINDSURFE

Gustavo Cará Monteiro

SURFE

O surfe originou-se há muitos séculos atrás. Não se sabe ao certo se foram os peruanos da era pré-inca ou os antigos polinésios do Pacífico Sul que o inventaram, mas foi com as expedições do navegador britânico, James Cook, na segunda metade do século XVIII que surgiram os primeiros relatos de homens deslizando sobre ondas. Estas descrições foram feitas nas ilhas do Taiti e Havaí.[1] O esporte foi levado para a Califórnia e Austrália no início do século XX, através de Duke Kahanamoku, um campeão olímpico de natação e polo aquático originário do Havaí. Duke é considerado o embaixador do surfe moderno após seu esforço para popularizar o esporte.

Nos dias atuais, o surfe é praticado por milhões de pessoas ao redor do mundo. O número de praticantes é estimado em 23 milhões de pessoas, seja na forma de recreação ou na forma de competição. Os praticantes do surfe abrangem uma grande faixa etária, sendo o esporte praticado desde os primeiros anos da infância até a idade mais avançada, por volta dos 80 anos. A participação feminina vem crescendo recentemente, e novas modalidades apareceram, como o surfe com remos ou *stand up paddle*, o surfe rebocado por *jet ski* ou *tow in*, e até o surfe associado ao velejo, como o kitesurfe.

A evolução do esporte fez com que ondas maiores fossem surfadas e se desenvolvessem manobras mais arrojadas visando às competições. A indústria que alimenta o surfe acompanhou o desenvolvimento do esporte, e bilhões de dólares são movimentados com o consumo de milhões de praticantes. A busca por ondas perfeitas e pouco frequentadas também alimenta o turismo, com um número cada dia maior de pessoas se deslocando em busca destas ondas.

Com o crescimento do esporte e aumento do número de praticantes, o número de lesões associadas à prática também aumentou. As novas manobras e busca por uma melhor *performance* nas competições também favoreceram o aumento das lesões.

O entendimento do esporte e das lesões específicas relacionadas com a sua prática permite que o profissional que atende estas pessoas possa fazer um trabalho preventivo e proporcionar um bom tratamento nos casos de lesões.

As lesões no surfe podem estar relacionadas com os movimentos, com a sobrecarga, com o ambiente e o equipamento. Muitas das lesões são relacionadas com o aparelho locomotor, mas existem outras lesões não ortopédicas. Lesões podem acometer os condutos auditivos decorrentes de trauma ou contato contínuo com a água. A pele e olhos também podem ser alvo de lesões em razão da grande exposição solar. O meio ambiente também pode promover lesões. Contato com animais marinhos, água poluída, altas temperaturas e desidratação, baixas temperaturas e hipotermia, e afogamentos estão relacionados com o meio onde o esporte é praticado.

Neste capítulo o enfoque será dado às lesões que acometem o aparelho locomotor.

Os estudos sobre as lesões durante a prática do surfe começaram a ser elaborados ainda na década de 1970 em locais onde era mais frequente a prática do esporte.[2]

Lodwen *et al.* publicaram artigos referentes às lesões na população australiana durante a década de 1980. Era muito grande a preocupação referente à exposição solar e incidência de câncer de pele, mas as lesões ortopédicas já eram mencionadas.[3,4]

Outros estudos epidemiológicos foram realizados visando a entender as lesões relacionadas com o esporte e buscar a prevenção adequada.[5-7]

Nathanson estudou as lesões em um grande grupo de praticantes nos Estados Unidos.[8] A pesquisa foi feita pela internet durante os anos de 1998 e 1999. Os formulários foram preenchidos de forma completa por 1.348 indivíduos que referiram 1.237 lesões agudas e 477 crônicas. Lacerações foram mencionadas como 42% das lesões, seguidas pelas contusões em 13%, entorses em 12% e fraturas em 8%. Os membros inferiores e cabeça foram os segmentos corpóreos mais acometidos, sendo 37% de ocorrência em cada um deles. A colisão contra a prancha ou o leito marinho foram os mecanismos de trauma mais frequentes, correspondendo a 84% das lesões. Surfistas com maior idade, mais experientes e que surfam ondas maiores apresentaram maior risco de lesão.

Este mesmo autor, Nathanson, estudou as lesões em uma população que praticava o surfe competitivo.[9] Os dados foram colhidos durante 32 campeonatos de surfe realizados entre 1999 e 2005. Foram documentadas 116 lesões em um total de 15.675 atletas (5,7 lesões/1.000 atletas, ou 13 lesões/1.000 horas). O autor encontrou um risco 2,4 vezes maior quando as ondas estavam maiores que dois metros de altura e 2,6 vezes maior quando o leito marinho era constituído de rochas ou corais.

Em um estudo realizado na população da Austrália, Taylor *et al.* descreveram as lesões mais frequentes.[10] Os autores avaliaram a incidência de lesões que ocorreram em um período de 12 meses, com 646 surfistas relacionados. Foram identificadas 168 lesões em 145 surfistas (0,26/lesões/surfista/ano). O mecanismo de lesão mais frequente foi a colisão do surfista com a prancha, contra outro surfista ou contra o leito do mar. As lacerações foram as lesões mais frequentes (46,4%), seguidas dos entorses (28,6%), luxações (10,7%) e fraturas (8,9%). Os segmentos corpóreos mais afetados foram os membros inferiores em 45,8% das lesões, e o segmento cefálico em 26,2% dos casos.

Meir *et al.* realizaram um estudo retrospectivo abrangendo 12 meses através de uma pesquisa pela internet envolvendo 685 surfistas australianos.[11] Cerca de 272 indivíduos (38,4%) referiram ter apresentado alguma lesão nos últimos 12 meses, lesão esta que fez com que permanecessem afastados do esporte até a melhora dos sintomas. Cerca de 118 praticantes (19,3%) precisaram de atendimento médico sendo que 25 indivíduos (4,1%) precisaram ser hospitalizados por um período de 1 a 9 dias. As lesões descritas se localizaram em diversos segmentos corpóreos, sendo joelho (15,9%), tornozelo ou pé (14,9%), coluna lombar ou torácica (13,9%), ombro (13,1%), cabeça (12,8%), quadril (9%) e coluna cervical (7,9%). A forma mais comum de lesão foi a laceração, quando um segmento do corpo se choca com a prancha ou outro objeto, como pedras ou coral. As lesões ortopédicas estavam relacionadas com a entorse decorrente do movimento ou sobrecarga. O joelho, principal articulação envolvida, sofre sobrecarga nas mudanças de direção que o surfista executa durante as manobras (Fig. 1). O ligamento cruzado anterior fica vulnerável nestes movimentos de torção do joelho. Algumas posturas específicas colocam o joelho em graus de flexão e posição em valgo, expondo o ligamento colateral medial a lesões (Fig. 2). Programas preventivos corrigindo desequilíbrios musculares ou que fortaleçam a musculatura ligada às articulações mais acometidas podem ocasionar a diminuição do número de lesões. Exercícios de propriocepção podem ajudar na prevenção, pois o surfe é um esporte que envolve muito equilíbrio e noções espacial e corporal.

Na literatura local, a contusão dos membros inferiores após o contato do surfista com a prancha foi a principal lesão encontrada. Pelas características do nosso leito marinho, predominantemente arenoso, o choque com rochas e corais é infrequente, reduzindo a ocorrência de lacerações.[12]

Lesões na coluna não são frequentes e geralmente ocorrem após a colisão do surfista contra o leito marinho em águas rasas. Menos frequentemente ocorrem após o choque contra a prancha de surf.

Dimmick et al. relataram 27 pacientes que procuraram atenção médica no principal hospital de uma região australiana com grande número de praticantes.[13] O estudo abrangeu um período de 24 meses. A idade variou de 27-71 anos. Nove pacientes não apresentaram alterações ao exame de radiografia e tomografia, e foram consideradas contusões como diagnóstico. Dos 18 pacientes restantes, nove (50%) apresentaram fratura ou luxação da coluna cervical, dois surfistas apresentaram fraturas torácicas, uma fratura lombar e quatro contusões medulares por prolapso de disco intervertebral.

As luxações do ombro podem ocorrer após a queda do surfista com o membro superior em uma posição vulnerável, ou o choque do membro contra a onda. Hay et al. mencionaram a importância desta lesão em seu estudo na população de surfistas ingleses.[14]

Lesões crônicas também podem ser encontradas após um trauma prévio. Brooks et al. relataram a presença de esporão no tálus de um surfista que desenvolveu dor e limitação da amplitude em seu tornozelo. Exames de imagem revelaram a presença da exostose que foi removida com melhora dos sintomas.[15]

Um novo tipo de lesão foi reportado recentemente em surfistas inexperientes. Thompson, em 2004, descreveu a mielopatia não traumática em nove indivíduos.[16] Esta lesão é encontrada em praticantes iniciantes, geralmente durante a primeira aula ou horas após a primeira sessão de surfe. Caracteriza-se pela perda súbita da força e sensibilidade ao nível da lesão medular, sem que tenha ocorrido qualquer trauma. Reflexos estão ausentes, e pode ocorrer conprometimento vesical e da motricidade intestinal. Investigação por imagens de ressonância magnética evidencia hipersinal na medula espinal em T2, consistente com quadro de isquemia do tecido nervoso (Fig. 3). As causas exatas para esta lesão não são claras.[17] Considera-se que o processo seja uma isquemia transitória da medula, que pode ser causada pela posição de extensão da coluna durante a remada, vasoespasmo arterial, embolismo fibrocartilaginoso por migração de fragmentos do disco intervertebral, ou estase venosa pela posição de decúbito ventral durante a remada. O diagnóstico é feito pela ressonância magnética, e o tratamento com corticoide e terapia trombolítica é indicado.[18,19] A resolução dos sintomas ocorre após alguns dias na maioria dos casos, mas há relatos de perda definitiva parcial da força, disfunção urinária persistente e até paraplegia. Estes pacientes com déficits definitivos apresentam alterações tardias compatíveis com sequela de isquemia na medula (Fig. 4).

Nos últimos anos novos relatos foram elaborados.[20-22] Chang descreveu 19 casos, sendo alguns em pacientes adolescentes, com idades variando de 15 a 46 anos.[23] Apesar de ser uma lesão infrequente, o número crescente de praticantes faz com que aumente a incidência da mielopatia não traumática. Não há até o momento uma definição quanto à prevenção desta lesão.

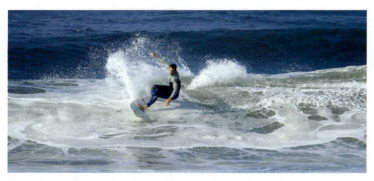

Figura 1. Surfista realizando mudança de direção com sobrecarga torcional dos joelhos.

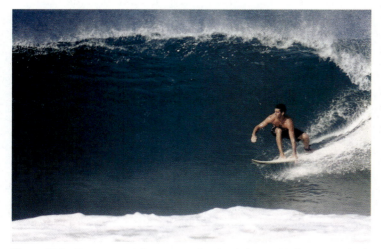

Figura 2. Surfista em posição para o tubo da onda com joelho esquerdo em posição de valgo, com sobrecarga do ligamento colateral medial.

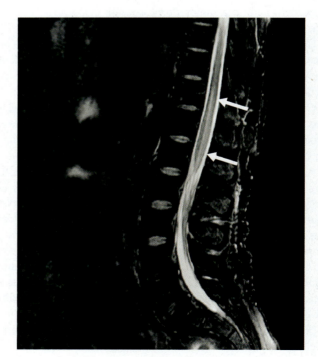

Figura 3. Corte sagital de ressonância magnética em T2 evidenciando área de hipersinal na medula, inferindo isquemia. Fonte: Aviles-Hernandez et al.[18]

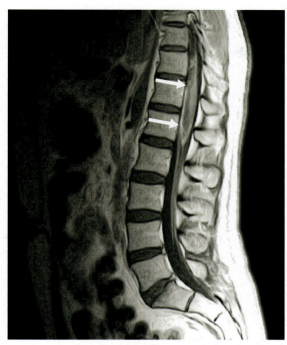

Figura 4. Corte sagital de ressonância magnética evidenciando imagem tardia de sequela de isquemia medular. Fonte: Aviles-Hernandez et al.[18]

Resumo e recomendações

A incidência de lesões durante a prática do surfe foi relatada por alguns autores. Taylor relatou a incidência de 0,26/lesões/surfista/ano.[10] Meir encontrou lesões em 38,4% de 685 praticantes no período de 12 meses que antecederam a pesquisa.[11] Nathanson relatou 5,7 lesões/1.000 atletas ou 13 lesões/1.000 horas de prática em surfistas competitivos.[9]

As lacerações são as lesões mais frequentes, após a colisão contra a prancha ou leito marinho, principalmente quando existe a presença de rochas ou coral. A prevenção com uso de protetores no bico e quilhas das pranchas, uso de capacete e vestimentas de neoprene podem minimizar estas lesões.

Os entorses e fraturas podem ocorrer. Com a evolução do esporte com manobras mais arrojadas, o aumento do número de competições, a busca por ondas maiores e o uso de *jet ski* na modalidade de *tow in*, a incidência destas lesões tende a aumentar. A preparação física com fortalecimentos específicos e treinos de propriocepção podem ajudar na prevenção destas lesões.

As lesões traumáticas da coluna vertebral ocorrem mais frequentemente na região cervical e estão relacionadas com a prática do esporte em águas rasas. A qualidade da onda está relacionada com o leito marinho e ondas mais tubulares acontecem quando a profundidade é menor. A prática em águas rasas deve ser realizada apenas por surfistas experientes, já que o risco de colisão com o leito marinho é maior.

A mielopatia não traumática ocorre em principiantes. Não existe uma forma de prevenção efetiva. O encaminhamento precoce para a unidade de emergência e o tratamento imediato podem minimizar a lesão medular, permitindo um melhor prognóstico.

■ WINDSURFE

O windsurfe é um esporte que combina o surfe com o velejo. A invenção do esporte é creditada a Newman Darby, em 1965, quando ele descreveu o *sailboard* nos rios da Pensilvânia, EUA.[24] Não foi estabelecida patente da invenção e, em 1968, Hoyle Schweitzer e Jim Drake patentearam o que seria o protótipo das pranchas atuais, com o uso de uma articulação universal para a conexão da vela, permitindo maior navegabilidade. O Esporte evoluiu desde então e passou a ser considerado esporte olímpico em 1984. Hoje em dia existem muitas modalidades de windsurfe, sendo as principais, a fórmula *windsurfing*, *speed sailing*, *slalom*, *course racing*, *wave sailing*, super X e *freestyle*. As modalidades que utilizam as ondas são as que têm potencial de causar mais lesões, graças às manobras intensas como saltos com grandes alturas e os giros. O windsurfe também foi o esporte pioneiro a deslizar sobre as ondas gigantes e só após o uso de *jet ski* que essas ondas foram conquistadas pelo surfe convencional. Muitos praticantes de windsurfe migraram recentemente para outra modalidade de surfe com auxílio dos ventos, o kitesurfe, que utiliza uma pipa como vela.

Estudos epidemiológicos determinaram as principais lesões encontradas nos praticantes.[25,26]

Nathanson, que realizou pesquisas também no campo do surfe convencional, realizou um estudo através de questionários escritos e via internet.[27] Cerca de 294 questionários foram entregues, descrevendo 339 lesões agudas e 150 crônicas. Os pés e tornozelos, joelhos e tórax foram as regiões mais frequentemente acometidas. As entorses corresponderam a 26,3% das lesões, seguidas das lacerações (21,2%), contusões (16,2%) e fraturas (14,2%). A colisão com o equipamento foi o principal mecanismo de trauma (64,5%), seguido pelo contato com o leito marinho (12%). As manobras que mais expuseram o praticante à lesão foram os saltos, seguidos das quedas em alta velocidade. A incidência de lesões foi de uma lesão para cada 1.000 dias velejados.

Perez-Turpin realizou um estudo com praticantes profissionais durante uma etapa de competição.[28]

Ele encontrou 84,6% das lesões nos membros inferiores, sendo o joelho a articulação mais frequentemente acometida. As lesões ocorreram durante a competição em 79,5% das ocasiões, sendo que o restante ocorreu durante treinamentos. Os autores salientam a necessidade do uso de equipamentos de proteção principalmente para os membros inferiores. Tais equipamentos limitam parcialmente os movimentos dos praticantes, sendo esta a razão da não utilização da proteção por parte dos competidores.

A sobrecarga ou fadiga foi identificada como fator de risco por Petersen.[29] Em um estudo abrangendo 327 praticantes da comunidade alemã, ele relatou que a maioria das lesões ocorria após a segunda hora de prática sem intervalo. Sugeriu uma pausa após 60 minutos de prática e que manobras mais arriscadas não devessem ser executadas na fase final de treinos longos, minimizando os riscos de lesão.

Outro estudo epidemiológico avaliou 107 praticantes em diferentes modalidades.[30] A incidência de lesões foi de 1,5/pessoa/ano. As lesões musculares foram as lesões mais frequentes, com 45% de incidência, seguido dos entorses em 8% dos casos. As lesões nos pés foram frequentes, sendo as de maior incidências nos membros inferiores.

O uso de mecanismo de fixação dos pés nas pranchas permitindo maior estabilidade durante manobras e saltos pode ser um causador de lesões. Wiit descreveu dois casos de lesões decorrentes do uso dos estabilizadores fixados aos pés.[31] Fratura da perna e lesão ligamentar do joelho ocorreram após mecanismos torcionais dos membros inferiores fixos à prancha durante eventos de queda. Os autores sugeriram que tais mecanismos de fixação dos pés deveriam permitir a liberação dos pés durante as quedas. Hetsroni descreveu a tendinite causada pelos mesmos mecanismos de fixação dos pés.[32]

O esporte com vela requer que o praticante execute a contração isométrica nos membros inferiores a fim de manter estável a vela contra a força do vento. Um aumento súbito da intensidade do vento pode fazer com que ocorra a contração excêntrica dos músculos, o que favorece as lesões. Dunkelman descreveu a lesão do músculo peitoral maior com esse mecanismo de lesão.[33]

Recentemente uma grande parcela de praticantes do windsurfe passou a praticar o kitesurfe, esporte onde a vela do windsurfe foi substituída por uma pipa. Esta nova modalidade permite saltos maiores que podem atingir 15 metros de altura e percorrer 30 metros de distância. As incidências de lesões reportadas são superiores à incidência de lesões do windsurfe, podendo ocorrer de 5,9 até sete lesões a cada 1.000 horas de prática.[34] Outros estudos desta modalidade devem ser realizados visando a identificar as principais lesões e mecanismos de trauma, podendo haver a prevenção e evolução dos equipamentos, visando à redução destas lesões.

REFERÊNCIAS BIBLIOGRÁFICAS

1. Kampion D, Brown B. *Stoked: a history of surf culture*. General Publishing Group, Inc. Los Angeles, 1997.
2. Allen RH, Eiserman B, Straehey CJ et al. Surfing injuries at Waikiki. *JAMA* 1977;237(7):668-70.
3. Lowden BJ, Pateman NA, Pitman AJ et al. Injuries in international surfboard riders. *J Sports Med Phys Fitness* 1987;27(1):57-63.
4. Lowden BJ, Pateman NA, Pitman AJ. Surfboard riding injuries. *Med J Aust* 1983 Dec.;2(12):613-616.
5. Dimmick S, Sheehan P, Brazier D et al. Injuries sustained while surfboard riding. *Skeletal Radiol* 2013;42(4):463-65.
6. Roger P, Llyod B. Surfboard injuries: a study over time. *Sport Health* 2006;24(3):21-23.
7. Sunshine S. Surfing injuries. *Curr Sports Med Rep* 2003;2(3):136-41.
8. Nathanson A, Haynes P, Galanis D. Surfing Injuries. *Am J Emerg Med* 2002;20(3):155-60.
9. Nathanson A, Bird S, Dao L et al. Competitive surfing injuries. A prospective study of surfing related injuries Among Contest Surfers. *Am J Sports Med* 2007;35(1):113-17.
10. Taylor D, Bennett D, Carter M et al. Acute injury and chronic disability resulting from surfboard riding. *J Sci Med Sport* 2004;7(4):429-37.
11. Meir R, Zhou S, Gillerad W et al. *An investigation of surf participation and injury prevalence in Australian surfers: a self-reported retrospective analysis*. EPublications@SCU, Southern Cross University, 2011.
12. Moraes GC, Bittrncourt ATG, Silveira ARG. Analysis of injuries prevalence in surfers from Paraná seacoast. *Acta Ort Bras* 2013;21(4):213-18.
13. Dimmick S, Brazier D, Wilson P et al. Injuries of the spine sustained whilst surfboard riding. *Emerg Radiol* 2013;20(1):25-31.
14. Hay CSM, Barton S, Sulkin T. Recreational surfing injuries in cornwall, united kingdom. *Wilderness Environ Med* 2009;20(4):335-38.
15. Brooks FM, Williams P, Carpenter C. Surfers ankle: a bony spur of the talar neck. *Brit Med J Case Report* 2009; doi:10.1136/bcr.07.2008.0502.
16. Thompson T, Pearce J, Chang G et al. Surfer's myelopathy. *Spine* 2004;29(16):E353-56.
17. Shuster A, Franchetto A. Surfer's myelopathyan unusual cause of acute spinal cord ischemia: a case report and review of the literature. *Emerg Radiol* 2011;18(1):57-60.
18. Aviles-Hernandez I, Garcia-Zozaya I, DeVillasante JM. Nontraumatic myelopathy associated with surfing. *J Spinal Cord Med* 2007;30:288-93.
19. Han J, Massagli T, Jaffe K. Fibrocartilaginous embolism- an uncommon cause of spinal cord infarction: a case report and review of the literature. *Arch Phys Med Rehabil* 2004;85:153-57.
20. Chung HY, Sun SF, Wang JL et al. Non-traumatic anterior spinal cord infarction in a novice surfer: a case report. *J Neurol Sci* 2011;302(1-2):118-20.
21. Dhaliwal A, Cenic M, Eesa S. An unusual case of myelopathy: surfer's myelopathy. *Can J Neurol Sci* 2011;38:354-56.
22. Fessa CK, Lee BS. An Australian case of surfer's myelopathy. *Clin J Sport Med* 2012;22(3):281-83.
23. Chang CW, Donovan DJ, Liem LK et al. Surfers' myelopathy: a case series of 19 novice surfers with nontraumatic myelopathy. *Neurology* 2012;79(22):2171-76.
24. Darby SN. Sailboarding. *Popular Science*, 1965 Aug.
25. Rosebaun DA, Dietz TE. Windsurfing injuries: added awareness of diagnosis, treatment, and prevention. *Phys Sportsmed* 2002;30(5):15-24.
26. Tomás AP, Alonso-Fernandéz D, Gutierez-Sanches A et al. Sport injuries: a retrospective study of elite windsurfers. *J Human Sport Exerc* 2012;7(2):446-53.
27. Nathanson AT, Reinert SE. Windsurfing injuries: results of a paper- and Internet-based survey. *Wilderness Environ Med* 1999;10(4):218-25.
28. Perez-Turpin JA, Cortell-Tormo JM, Suarez-Llorca C et al. Injuries in elite male windsurfers. *Rev Int Med Cienc Activ Fis del Deport* 2012;12:83-92.
29. Petersen W, Rau J, Hansen U et al. Mechanisms and prevention of windsurfing injuries. *Sportverletz Sportschanden* 2003 Sept.;17(3):118-22.
30. Dysun R, Buchanan M, Hale T. Incidence of sports injuries in elite competitive and recreational windsurfers. *Br J Sports Med* 2006;40(4):346-50.
31. Witt J, Paaske BP, Jorgensen U. Injuries in windsurfing due to foot fixation. *Scand J Med Sci Sports* 1995;5(5):311-12.
32. Hetsoni I, Mann G, Ayalon M et al. Extensor digitorum longus tendonitis in windsurfing due to footstrap fixation. *Clin J Sport Med* 2006;16(1):74-75.
33. Dunkelman NR, Collier F, RookJL et al. Pectoralis major muscle rupture in windsurfing. *Arch Phys Med Rehab* 1994;75(7):819-21.
34. Bourgois JG, Boone J, Callewaert M et al. Biomechanical and physiological demands of kitesurfing and epidemiology of injury among kitesurfers. *Sports Med* 2014 Jan.;44(1):55-66.

CAPÍTULO 68

SKATE

Diego Costa Astur ■ Rodrigo Figueiredo

■ HISTÓRICO

O *skate* surgiu na primeira metade do século XX nos EUA, como um instrumento derivado dos patinetes existentes naquele período. Mas foi apenas no final dos anos 1950 que a primeira prancha foi comercializada em série, proporcionando à maioria dos americanos o acesso a esta atividade esportiva. A aceitação foi tanta que rapidamente o *skate* se tornou bastante popular e praticado naquele país. Naquele momento, as rodas do *skate* comercializado eram de ferro e comumente se soltavam, sendo estas as responsáveis pela primeira lesão com incidência elevada entre os praticantes. Em decorrência do número elevado destas ocorrências, a sociedade norte-americana posicionou-se contra o *skate*, com inúmeras campanhas favoráveis ao seu banimento – o que culminou em muitos anos de ostracismo até que este esporte voltasse a ter alguma credibilidade.[1]

O verdadeiro boom do *skate* ocorreu nos anos 1970, quando as rodas de poliuretano começaram a ser utilizadas. Além disso, outros avanços no *design* da prancha e do eixo permitiram que novas manobras e modalidades surgissem entre os adeptos do *skate*. Os próprios praticantes começaram a inventar e construir suas próprias rampas e pistas, além de ser cada vez mais comum a prática deste esporte nas ruas, praças e grandes avenidas das cidades americanas. Apesar de o número de traumas decorrentes das rodas de ferro ter diminuído com as evoluções do equipamento, o surgimento destas novas modalidades, rampas mais complexas e obstáculos a serem superados resultou em um aumento das lesões neste esporte.[2,3]

No Brasil, o *skate* foi visto pela primeira vez no Rio de Janeiro. Provavelmente trazido por filhos de norte-americanos ou pelos poucos brasileiros que viajavam para os EUA naquela época. Os mesmos que começavam a praticar o surfe em nosso país.[1]

Atualmente, o *skate* é um esporte bem sedimentado, com regras bem definidas e muito popular no mundo todo. A mídia o tem divulgado por campeonatos e propagandas, é bem-aceito pela sociedade e bastante praticado em cidades onde o poder público passou a apoiar a construção de parques dedicados à prática deste esporte. O Brasil conta com um número bastante elevado de praticantes e celebridades conhecidas no mundo todo por suas conquistas neste esporte.[1]

■ MODALIDADES

O *skate* evoluiu nos últimos anos inventando e reinventando inúmeras modalidades bastante diferentes umas das outras, tornando a prática deste esporte muito democrática. Este é provavelmente um importante fator que justifica o número variado de lesões e diferentes dados encontrados na literatura relacionados com as características das mesmas. É preciso entender o esporte, o equipamento e o gesto esportivo de cada diferente modalidade para o correto entendimento da patologia e adequado tratamento.

Basicamente o *skate* é composto por quatro peças fundamentais: o *shape*, base em que o skatista se apoia e se equilibra durante a prática; *trucks*, peça de transição entre o *shape* e as rodas; rolamentos, que influenciam diretamente na velocidade do *skate*; e as rodas. A alternância das características destas peças diferencia os modelos de *skate*:

- *Tradicional*: mais comum e leve dos modelos usualmente vistos (Fig. 1).
- *Longboard*: *skate* mais longo utilizado para modalidades como *downhill speed* (Fig. 2).
- *Cruiser*: *skate* de passeio, costuma apresentar eixos maiores limitando a possibilidade de realizar manobras mais radicais.
- *Flat* clássico: maior *skate* de todos, bastante utilizado no *downhill slide*.

Atualmente, as modalidades podem ser divididas em:

- *Bowls*: praticada em bacias, que normalmente são piscinas com as laterais em formato curvo que permite ao praticante realizar as manobras como se fosse a lateral de um *half-pipe* (Fig. 3). Uma variação mais simples dos *bowls* são os *banks*.
- *Downhill*: é a modalidade mais antiga e mais barata do *skate*, por não ser necessário construir pistas. O objetivo é descer ladeiras de diferentes comprimentos o mais rápido possível. Daí o nome, *downhill-speed*. O *downhill slide* é semelhante ao *speed*, porém o objetivo é descer a ladeira dando slides (cavalos de pau ou derrapadas).
- *Freestyle*: também chamada de estilo livre. É a segunda modalidade mais antiga do *skate* com cerca de 40 anos. Consiste em realizar manobras consecutivas acompanhadas por música sem colocar o pé no chão, em lugares planos (Fig. 4).

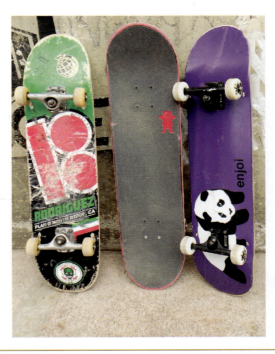

Figura 1. Skate tradicional. Podemos visualizar o *shape*, *trucks* e as rodas.

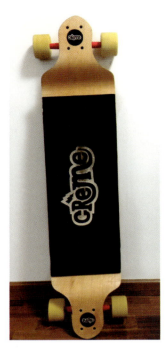

Figura 2. *Longboard* utilizado para *downhill*.

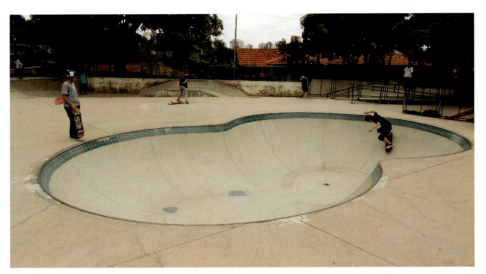

Figura 3. *Bowl* – piscina utilizada para a prática do skate e realização de manobras.

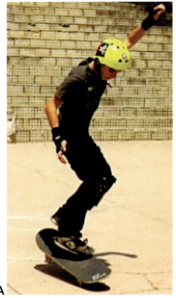
A

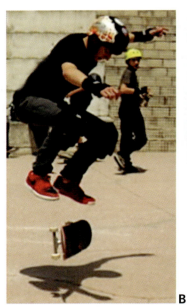
B

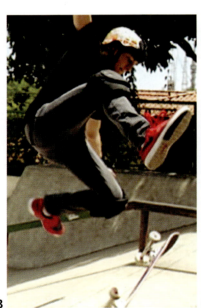
C

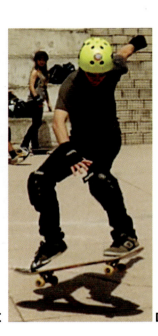
D

Figura 4. (A-D) Podemos observar a prática do *freestyle* – manobras no mesmo lugar, consecutivamente.

- *Megarrampa:* considerada a variante mais radical do *skate*. Em média, a rampa de descida possui 27 m de altura, podendo atingir 80 km/h e, em seguida, usando outra rampa, salta sobre um vão livre de 20 m de comprimento, aterrissando em mais uma rampa de descida que o impulsiona para um *quarter-pipe* com aproximadamente 9 m de altura, e faz com que o skatista possa atingir uma altura de até 16 metros do solo. A primeira megarrampa no Brasil foi montada em 2008 no Sambódromo do Anhembi.[4]
- *Miniramp:* variação dos *half-pipe*, por não apresentar vertical e com altura de até 2,50 metros. Praticada por adeptos de *Street, Vertical, Banks, Longboard* e *Downhill*. É o segundo tipo de rampa mais construído no Brasil, pela facilidade e relativo baixo custo (Fig. 5).
- *Slalom:* utiliza um *skate* bem mais estreito e menor que os tradicionais. Consiste em passar por vários cones alinhados fazendo zigue-zague, tentando ser o mais rápido sem derrubá-los.
- *Street:* possui o maior número de adeptos, correspondendo a 95% dos praticantes. Nesta modalidade o skatista utiliza obstáculos, como: monumentos, cones, praças, bancos, corrimãos, muretas,

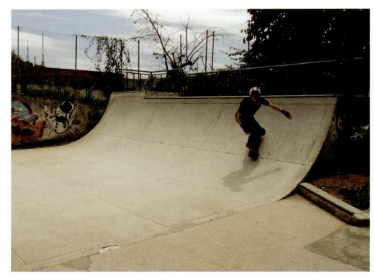

Figura 5. *Miniramp* – pequeno *half-pipe* que permite a realização de diferentes manobras por varias modalidades do *skate*.

Figura 6. Diferentes manobras da modalidade street. (**A**) Cone. (**B**) Corrimão. (**C**) 45°. (**D**) Trapézio.

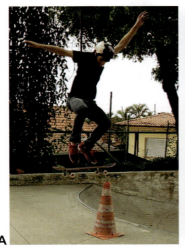
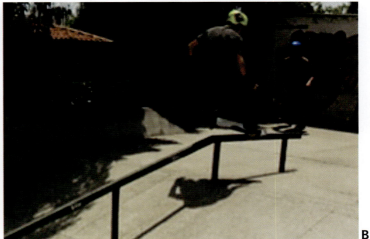
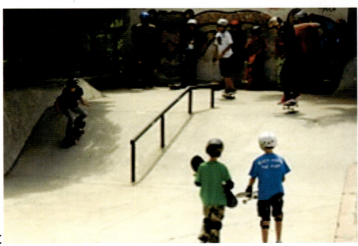
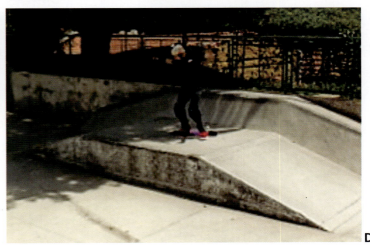

escadas, rampas em 45 graus, trapézio, entre outros, como obstáculos que devem ser superados (Fig. 6).

- *Vertical:* praticada em pistas com, no mínimo, 3,50 m de altura, podendo ser de concreto ou madeira, em formato de *half-pipe* (meio tubo parecendo um gigantesco U) ou *bowls* (bacia), havendo uma parede em vertical (90° com o chão) após a parede em curva.

EPIDEMIOLOGIA

A partir de sua invenção em meados dos anos 1960, a prática do *skate* se disseminou e atingiu adeptos em todos os continentes. Aliado à popularidade do esporte, começaram a surgir diversas lesões decorrentes de sua prática. Acredita-se que 50.000 pessoas são atendidas por profissionais da saúde, resultando em 1.500 internações por ano nos EUA – a maior parte destas, crianças e adolescentes.[5] Embora na maioria das vezes as lesões sejam passíveis de tratamento, acredita-se que 1% destas lesões sejam fatais.[6] Mesmo assim, o *skate* é considerado um esporte seguro e com incidência de lesões graves considerada pequena.[7,8]

Os principais praticantes desta modalidade esportiva são crianças e adolescentes entre 10 e 14 anos do sexo masculino.[7,9-12] Lustemberger *et al.* identificaram entre 2.270 lesões relacionadas com o *skate* uma proporção de 18% dos praticantes com menos de 10 anos, 58% com idade entre 10 e 16 anos, e 34% maiores de 16 anos.[6] Zalavras *et al.* avaliaram a incidência de lesões decorrentes do *skate* em hospital pediátrico. Das 2.371 fraturas tratadas neste centro, 191 foram decorrentes do *skate*.[13] Apesar do predomínio de praticantes jovens, cada vez mais pacientes mais velhos tem-se interessado e praticado esta modalidade esportiva, o que acaba resultando também em importantes lesões.[14,15]

A lesão ocorre na maioria das vezes na primeira semana de prática,[10] mas quanto mais experiente for o atleta, mais grave parece ser a lesão.[16] Kyle *et al.* encontraram 8,9 lesões para cada 1.000 participantes.[8] Geralmente o trauma ocorre em razão de quedas provocadas por falha na realização de manobras, irregularidade das pistas e equipamentos inadequados.[9,15,17]

A região mais acometida na presença da lesão são os membros superiores (50,4%), seguido pelos membros inferiores (23,5%), cabeça (22,7%) e região torácica (3,4%).[11,18] Os principais tipos de lesão são: abrasão (10,6%), contusão (18,7%), laceração (13,8%) e as fraturas (37,3%).[16,18]

As fraturas respondem por uma porcentagem bastante alta das lesões, e seu tratamento correto é de extrema importância para o adequado retorno à prática esportiva.[11,15] Na maioria das vezes acomete os membros superiores, principalmente o punho e antebraço, seguida pelas lesões dos membros inferiores, principalmente a perna e tornozelo.[7,9,13,17,18] Alguns estudos sugerem que as fraturas da perna, tornozelo e pé são mais comuns que aquelas nos membros superiores, respondendo por até 32% dos casos.[10,16] Kyle *et al.* relatam que são 1,2 fraturas do tornozelo para cada 1.000 praticantes e 0,6 fratura do rádio distal para cada 1.000 habitantes.[8] Outra lesão importante de se prevenir, e vital de se tratar e diagnosticar são as lesões na cabeça. Alguns estudos sugerem prevalência de até 30% deste tipo de lesão, que quando ausente de equipamentos de segurança, como o capacete, pode ser fatal.[6]

No Brasil, segundo dados do Datafolha de 2009, 5% dos domicílios apresentam algum praticante de *skate*. A maioria deles se encontram nas regiões metropolitanas e pertencem as classes mais favorecidas, como A e B. Noventa por cento dos praticantes são do sexo masculino e têm em média 16 anos de idade.[19]

PREVENÇÃO

Por se tratar de uma população predominantemente jovem, é importante que os mesmos sejam educados desde o início da prática

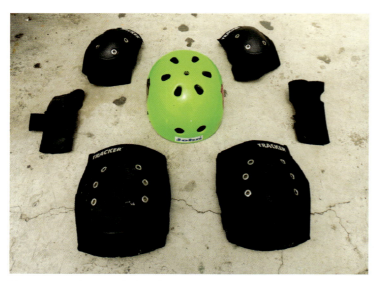

Figura 7. De cima para baixo observamos cotoveleiras, munhequeiras e joelheiras; ao centro, o capacete.

com o intuito de evitar as diversas lesões às quais os praticantes estão expostos.

Orientações e políticas educativas para estimular o uso de equipamentos de segurança é vital para esta prevenção. Os principais equipamentos de segurança são capacete, joelheira, cotoveleira e munhequeira (Fig. 7). Apesar de não existir nenhum estudo conclusivo sobre os reais benefícios destes equipamentos, o uso dos mesmos não deixa de proteger as regiões mais expostas à queda durante a prática esportiva, e evitando o impacto direto causador de lesões mais graves.[6,9,10,12,15,17] Mesmo assim, apenas 5 a 15% dos praticantes declaram usar equipamentos de proteção.[11,13,16]

Além disso, a maioria das lesões está relacionada com a prática do skate em vias públicas, como ruas e avenidas. Sessenta e cinco por cento dos praticantes utilizavam-se destas vias para praticar, segundo Fontain et al.[10] O ideal é que os atletas pratiquem em pistas adaptadas e planejadas, ação que pode ser responsável pela queda importante do número de traumas graves no skate.[5,12,15]

Por se tratar de um esporte que envolve um grande número de atletas menores de idade, é importante que exista o consentimento dos pais.[5] A academia americana de pediatria sugere que crianças com menos de 5 anos não andem de skate. As principais razões para esta orientação são: alteração do centro de massa, provocando alteração do equilíbrio, presença de esqueleto imaturo, sistema neuromuscular em fase de desenvolvimento e julgamento imaturo de seus atos.[10]

■ TRATAMENTO

O tratamento das lesões provocadas pelo skate é dependente da gravidade e tipo de lesão.

Em média, 2,9% das lesões requerem hospitalização.[8] Se apenas avaliarmos as fraturas ocorridas durante a prática esportiva, mais de 8% dos casos necessitam hospitalização.[11] Em média, cada paciente permanece internado por 7,3 dias.[18]

Abrasões, contusões e mesmo lacerações são tratadas na maioria das vezes em casa, com curativos, medicações sintomáticas e acompanhamento da evolução da lesão para retorno à prática.

As lesões mais prevalentes que exigem maior cuidado são as fraturas. Embora na população mais jovem a possibilidade de tratamento conservador seja mais frequente que na população adulta,[7] o número de indicações cirúrgicas tem aumentado, principalmente para redução e fixação das fraturas do antebraço, punho e tornozelo.[18,20] Em estudo realizado por Banas et al., a fratura mais comum foi a de rádio distal. Destas, 42% precisaram de redução, 42% acometeram a epífise, e 16% delas foram tratadas com cirurgia.[17]

■ REFERÊNCIAS BIBLIOGRÁFICAS

1. Viana A. Confederação Brasileira de Skate. Informações e regras.
2. Adams ID. Skateboard injuries. *Nurs Times* 1979;26:707-8.
3. Retsky J, Jaffe D, Christoffel K. Skateboarding injuries in children. A second wave. *Am J Dis Chil* 1991;145:188-92.
4. Oi MEGARAMPA, show radical em São Paulo em novembro Sk8.com.br, Glenda Carqueijo (ZDL), 2008.
5. Committee on Injury and Poison Prevention, American Academy of Pediatrics. Skateboard and scooter injuries. *Pediatrics* 2002;109(3):542-43.
6. Lustenberger T, Talving P, Barmparas G et al. Skateboard-related injuries: not to be taken lightly. A national trauma databank analysis. *J Trauma* 2010;69(4):924-27.
7. Rethnam U, Yesupalan RS, Sinha A. Skateboards: are they really perilous? A retrospective study from a district hospital. *BMC Res Notes* 2008;1:59.
8. Kyle SB, Nance ML, Rutherford Jr GW et al. Skateboard-associated injuries: participation-based estimates and injury characteristics. *J Trauma* 2002;53(4):686-90.
9. Hunter J. The epidemiology of injury in skateboarding. *Med Sport Sci* 2012;58:142-57.
10. Foutain JL, Meyers MC. Skateboarding injuries. *Sports Med* 1996;22(6):360-66.
11. Petersen MB, Jorgensen U. Skateboard accidents. *Ugeskr Laeger* 1991;153(21):1472-74.
12. Retsky J, Jaffe D, Christoffel K. Skateboarding injuries in children. A second wave. *Am J Dis Child* 1991;145(2):188-92.
13. Zalavras C, Nikopoulou G, Essin D et al. Pediatric fractures during skateboarding, roller skating, and scooter riding. *Am J Sports Med* 2005;33(4):568-73.
14. Tominaga GT, Schaffer KB, Dandan IS et al. Epidemiological and clinical features of an older high-risck population of skateboarders. *Injury* 2013;44(5):645-9.
15. Forsman L, Eriksson A. Skateboarding injuries of today. *Br J Sports Med* 2001;35(5):325-28.
16. Keilani M, Krall C, Lipowec L et al. Skateboarding injuries in Vienna: location, frequency, and severity. *PM R*. 2010;2(7):619-24.
17. Banas MP, Dalldorf PG, Marquardt JD. Skateboard and in-line skate fractures: a report of one summer`s experience. *J Orthop Trauma* 1992;6(3):301-5.
18. Schmid A, Rotzscher V. Pattern of injuries in skateboard accidents. *Unfallchirurg* 1993;96(12):641-44.
19. Datafolha 2009.
20. Bauer G, Kiefer H. A complex forearm injury caused by skateboarding. *Sportverletz Sportschaden* 1991;5(4):202-4.

CAPÍTULO 69

ESPORTES PARA AMPUTADOS

Marco Antonio Guedes de S. Pinto

■ INTRODUÇÃO

Falar em esportes para amputados num país que ainda luta para que esses tenham ao menos o atendimento básico necessário a sua reabilitação pode parecer pretensioso. Entretanto, isso não é verdade.

Desde os primórdios da história, o esporte vem atraindo e apaixonando multidões, seja no Império Romano, com suas corridas de biga e lutas de gladiadores, seja nas modernas praças esportivas de hoje.

A atividade esportiva pode representar para o amputado desde a simples prática de uma atividade saudável até exprimir o resgate de sua autoestima. Em qualquer caso, será desejável, não havendo contraindicação, mas sim correta indicação, com base na avaliação criteriosa do estado de saúde do paciente em questão.

Tome-se, como exemplo, o caso extremo do paciente idoso, portador de doença vascular periférica associada ao diabetes. Trata-se de pessoa de risco para a prática esportiva. Entretanto, exercícios leves e caminhadas diárias sob supervisão médica e fisioterápica só irão trazer benefícios, pois, além da melhora da condição cardiorrespiratória, caminhar, para o paciente portador de isquemia dos membros inferiores, é o melhor dentre os recursos disponíveis para estimular a circulação periférica. O trabalho muscular dos membros inferiores irá estimular a formação de circulação colateral e melhorar o aporte de sangue para a extremidade isquêmica.

Caminhar na rua, no ambiente de um clube ou de uma academia, motiva o amputado a sair de casa, favorecendo sua relação social e trazendo diferentes focos de interesse. Dentro de casa e sem estímulo, irá definhar física e mentalmente, antecipando um final melancólico a sua existência.

Nas devidas proporções e com resultados igualmente benéficos, a atividade esportiva irá beneficiar enormemente a vida do jovem paciente amputado, pela manutenção de seu condicionamento físico e inserção social.

■ ESPORTE ADAPTADO

Denomina-se esporte adaptado aquele em cujas regras ajustes são introduzidos, no intuito de permitir sua prática por pessoas portadoras de uma limitação física. Isto é frequentemente necessário, pois as regras e a instrumentação de uma modalidade esportiva são inicialmente destinadas a pessoas com habilitação física condizente com parâmetros normais de habilidade. Sem esses ajustes, torna-se inviável, por exemplo, a um usuário de cadeira de rodas praticar basquete. Entretanto, a adaptação das regras permite a prática desse esporte por cadeirantes, com a realização de partidas concorridas e interessantes, pouco ou nada devendo em competitividade e emoção aos jogos realizados por pessoas normalmente habilitadas.

Como já foi referido anteriormente, além da adaptação das regras, existe frequentemente a necessidade de instrumentação adequada à prática de determinadas atividades esportivas. A seguir, serão mostrados exemplos de esportes praticados por amputados e, quando necessária, a correspondente adaptação protética.

■ ACADEMIAS ESPORTIVAS

Em uma academia, o amputado terá a possibilidade de, sob supervisão de especialistas, submeter-se a condicionamento físico e treinamento específico antes de passar à prática de determinado esporte. Esse preparo tem a vantagem de minimizar o risco de lesões devidas à prática esportiva sem um condicionamento mínimo necessário (Fig. 1).

Atualmente algumas academias estão preparando-se para esse mercado ainda pouco explorado, representado pela pessoa portadora de deficiência física. Seus espaços físicos estão sendo ajustados quanto à acessibilidade, e seus professores vêm sendo preparados para cuidar desses clientes especiais.

A convivência entre pessoas fisicamente habilitadas e os portadores de deficiência física no ambiente das academias é também uma excelente oportunidade de intercâmbio entre essas comunidades, unidas pelo interesse comum da prática esportiva. Esse intercâmbio possibilita desmistificar a imagem do amputado como deficiente, tanto para uma população como para a outra.

■ ESPORTES COLETIVOS

São, em geral, praticados pelos amputados utilizando aparelhos protéticos convencionais. Exemplos disso são o voleibol e o basquete. Como exceção, há o futebol com muletas, praticado pelos atletas, utilizando muletas e sem prótese. O goleiro precisa ser portador de amputação de membro superior, e os demais participantes da equipe, portadores de amputação de membro inferior. Pelo fato de não ser necessário o uso de aparelhos sofisticados, portanto mais democrático, e também por fazer parte de nossa cultura, o Brasil se destaca na prática desse esporte, tendo conseguido excelentes classificações nos campeonatos mundiais disputados até agora.

Esportes coletivos na água, como o polo aquático, são mais bem praticados sem a utilização de prótese, pois, nesses casos, seu uso só viria atrapalhar a desenvoltura dos atletas.

■ ESPORTES INDIVIDUAIS

É nos esportes individuais que são encontradas as adaptações mais engenhosas, com exceção das competições de natação, que devem ser disputadas sem o uso de aparelho auxiliar. Um dispositivo desenhado especificamente para esse fim pode fazer enorme diferença, como veremos mais adiante.

É também nesse campo de criação objetivamente funcional que importantes contribuições tecnológicas são desenvolvidas para serem posteriormente absorvidas na fabricação das próteses convencionais. Novos conceitos surgem e se firmam, pois os atletas, utilizando aparelhos que os levam a assumir formas bizarras,

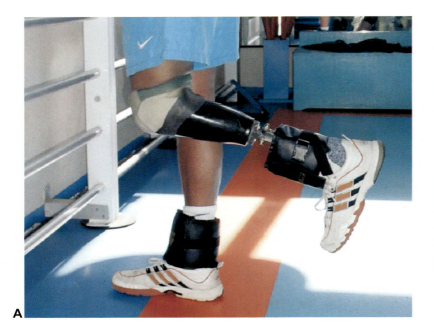
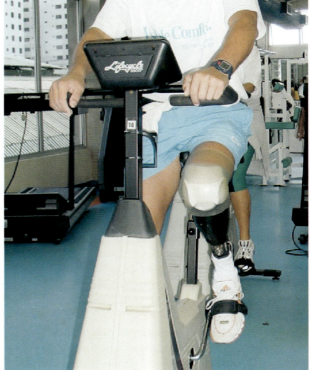
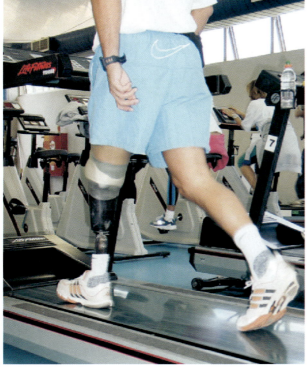
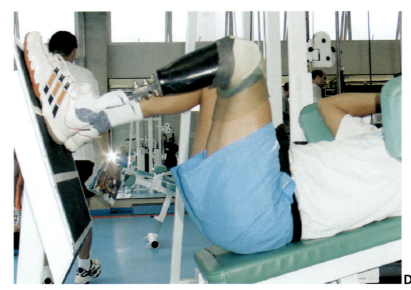

Figura 1. (A-D) Amputado transtibial exercitando-se em diferentes aparelhos em academia.

com uma conotação positiva e heroica, passam a definir um novo conceito estético, liberando toda uma cultura da infeliz ideia de que o amputado necessita vestir um disfarce de "normal" para poder ser aceito na convivência social (Fig. 2).

ATLETISMO

A grande mudança, em relação às provas de pista, ocorreu com o desenvolvimento dos pés de resposta dinâmica, que utilizam o peso do corpo, em princípio um causador de traumatismo para o coto de amputação, armazenando-o em forma de energia potencial durante a fase de absorção de choque e devolvendo essa energia como impulsão na fase de desprendimento do pé do solo. Este conceito revolucionário não poderia ter melhor representante do que o pé modelo Modular, fabricado pela Flex-Foot Inc., inventado por Van Phillips, pesquisador americano, em meados da década de 1980 (Fig. 3). Utilizando um desses dispositivos, Dennis Oehler, em 1988, durante as Paraolimpíadas de Seul, na Coreia do Sul, teve cronometrado o tempo de 12,73 segundos para os 100 metros rasos. Pouco tempo depois, diminuiu-o para 12,3 segundos. Atualmente, o tempo está reduzido, pelo americano Brian Frasure, a 11,33 segundos.

Os amputados transfemorais, para correr, devem a primeira grande contribuição a Terry Fox, um jovem canadense amputado transfemoral, decorrente de um tumor ósseo maligno, que, em 1980, utilizando-se de uma prótese com joelho policêntrico e um sistema telescópico, adaptado no segmento tibial e controlado por uma mola, com a finalidade de absorver o choque contra o solo, foi capaz de correr num estilo próximo ao normal, alternando os pés no solo e inaugurando uma nova era de corrida para os amputados acima do joelho. Com a evolução dos joelhos protéticos, tornando-se mais resistentes e com melhor controle das diferentes fases da

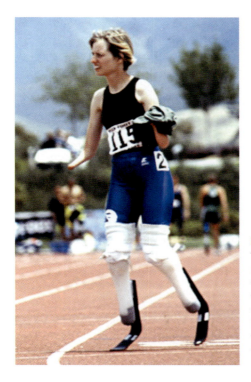

Figura 2. Atleta tetra-amputada com próteses especialmente desenhadas para corrida de velocidade. Nesses casos, o mimetismo da perna humana não é desejável, em razão do aumento do peso e perda aerodinâmica.

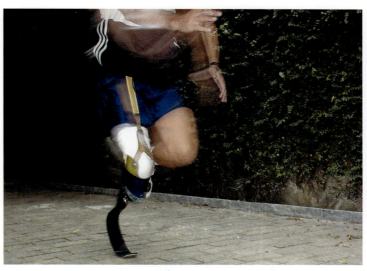

Figura 3. Lâmina modular projetada por Van Phillips, deformando-se sob ação do peso do atleta na corrida.

marcha ou da corrida, passou a ser possível maior confiabilidade e estabilidade sobre o aparelho na fase de apoio e, na fase de balanço, um rápido retorno à extensão, preparando a aterrissagem de maneira segura. Atualmente, o tempo dos 100 metros para os amputados transfemorais é de incríveis 12,86 segundos, pertencendo ao canadense Earle Connor.

Provas de longa distância, que há 15 anos eram consideradas heroicas, senão impossíveis, começam, nos dias de hoje, a fazer parte rotineira do programa das competições de atletismo para amputados.

O atual recordista mundial do triatlo olímpico, que consiste em nadar 1.500 metros, pedalar 40 km e correr 10 km, pertence ao brasileiro Rivaldo Martins, portador de amputação transtibial de causa traumática. Rivaldo, utilizando um pé modelo Re-Flex, com amortecedor vertical, de fabricação Flex-Foot, completou a prova em 2 horas, 8 minutos e 42 segundos (Fig. 4).

■ NATAÇÃO EQUIPADA

A natação competitiva proíbe a utilização de aparelhos auxiliares na disputa das diferentes modalidades. Entretanto, tanto nos treinamentos como na prática recreativa em piscinas ou no mar, é possível a utilização de uma nadadeira adaptada a um encaixe protético, que é vestido no coto de amputação (Fig. 5). Esses dispositivos são altamente recomendados, por permitirem ao paciente exercitar o membro afetado contra a resistência da água de maneira muito mais eficiente. Sem o aparelho, o coto, encontrando pouca resistência à movimentação, não será exercitado a ponto de melhorar significativamente seu trofismo, favorecendo, dessa maneira, a discrepância funcional entre o lado afetado e o lado normal.

■ TÊNIS

Pode ser praticado segundo as regras normais, desde que o paciente esteja adaptado a um aparelho protético com componentes adequados. A utilização de acessórios protéticos menos resistentes pode provocar sua quebra durante a disputa, com o risco de queda e ferimentos (Fig. 6). A utilização de um pé de resposta dinâmica será,

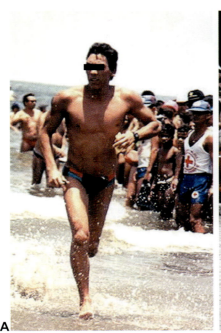
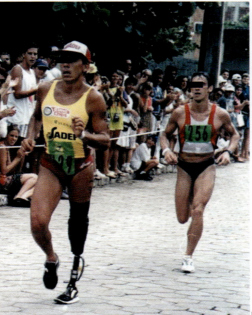
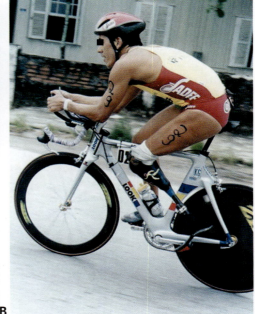

Figura 4. (**A-C**) Rivaldo Martins, recordista mundial de triatlo, respectivamente ao sair do mar após a etapa de natação, na corrida e no ciclismo.

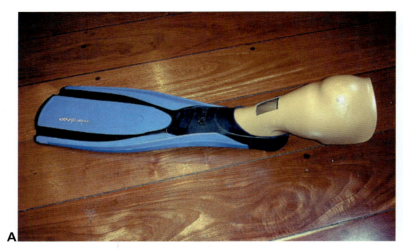
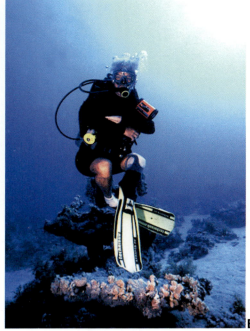

Figura 5. (**A**) Aparelho especialmente fabricado para natação de amputado transtibial. (**B**) Mergulhador autônomo amputado transtibial.

sem dúvida, vantajosa para um rendimento mais competitivo. Joelhos mecânicos com eixos e hastes mais resistentes são, também, fundamentais.

A prática do esporte com o paciente utilizando uma prótese é possível na maioria dos casos para os amputados transtibiais, pois a preservação da articulação do joelho permite uma boa mobilidade e agilidade. Pacientes portadores de amputação transfemoral muito proximal terão melhor condição para a prática do tênis em sua forma adaptada, utilizando cadeira de rodas. Nesse caso, uma diferença importante na regra é que a bola poderá tocar o chão duas vezes antes de ser rebatida.

CICLISMO

Para os amputados de membro inferior, o ciclismo pode ser mantido com ou sem o aparelho protético. Isto porque, para a maioria dos amputados transfemorais, torna-se extremamente desconfortável pedalar com a prótese vestida. O movimento constante do quadril e a proximidade do assento da bicicleta ao encaixe protético geram atrito e abrasão na área proximal do coto. Dependendo do tipo de encaixe utilizado e da distância percorrida, cedo ou tarde, formar-se-ão escaras bastante dolorosas. Modificações no assento da bicicleta e encurtamento do pé de vela pela metade, para diminuir a amplitude do movimento circunvolutório do membro afetado, podem melhorar bastante a situação. Na prática competitiva, a solução ideal tem sido a não utilização do aparelho protético. O pé remanescente, preso ao pedal pelo firma-pé, empurra e puxa, e o lado amputado permanece inativo.

Já os amputados transtibiais apresentarão rendimento bastante competitivo, pedalando com o pé são e também com o lado afetado, desde que o encaixe de sua prótese apresente um recorte adequado de sua borda posterior, liberando, dessa forma, os tendões dos músculos flexores do joelho, tanto medial como lateralmente. Isto permitirá uma maior flexão da articulação sem a ocorrência de pinçamento dos tendões ou de deslocamento do coto para fora da prótese,

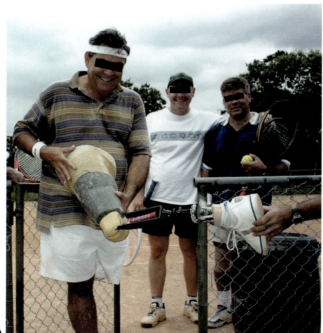
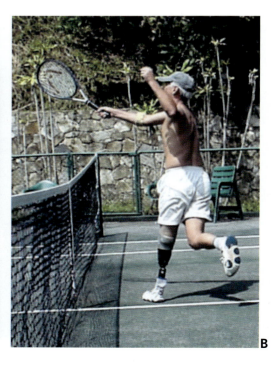

Figura 6. (**A**) Prótese para amputação transfemoral quebrada durante o jogo de tênis. (**B**) Amputados transtibiais são capazes de jogar com grande desenvoltura ao utilizarem o pé de resposta dinâmica.

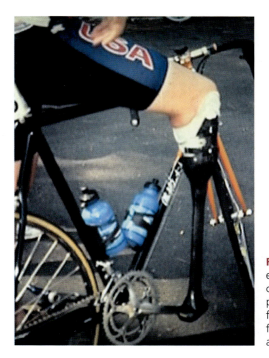

Figura 7. Prótese especial para ciclismo competitivo. Além de permitir máxima flexão do joelho, sua forma é a mais aerodinâmica possível.

empurrado por uma parede posterior muito alta. Na prática competitiva, desenhos especiais do pilão da prótese, mais aerodinâmico e até a eliminação do pé protético, desnecessário para pedalar, visam à redução do peso e à diminuição da resistência do ar durante as disputas (Fig. 7).

Os amputados de membro superior apresentarão adaptações da prótese com a finalidade de possibilitar maior estabilidade do corpo ao se apoiar no guidão.

CONCLUSÕES

- Com as devidas adaptações, quando necessárias, a prática esportiva por pessoas amputadas é possível e altamente desejável. Por seu intermédio, o amputado terá a possibilidade de manter um bom condicionamento físico, recuperar sua autoestima e reintegrar-se à vida comunitária.

- Ao interagir com amputados pela prática de esportes e "de bem com a vida", as pessoas da comunidade poderão ter uma visão mais correta de seu potencial de reabilitação e de sua real condição de reintegração social e profissional. Isso porá por terra muitos preconceitos ora existentes, que acabam por prejudicar o acesso dos amputados a uma condição de vida mais justa.

- Através da pesquisa gerada pela competitividade entre os diferentes fabricantes de componentes, surgem novos desenhos, novos materiais e novas técnicas de trabalho. Todos esses avanços serão, invariavelmente, incorporados pela indústria convencional para benefício de toda a comunidade de amputados.

BIBLIOGRAFIA

Bowker JH, Michael JW. *Atlas of limb prosthetics – Surgical, prosthetic, and rehabilitation principles*. American academy of orthopaedic surgeons. 2nd ed. St Louis: Mosby Yearbook, 1992.

Burgess E, Rappoport A. *CPhysical fitness: a guide for individuals with lower limb loss department of veterans affairs*. Washington: Scientific and Technical, 1989.

Humm W. *Rehabilitation of the lower limb amputee: for nurses and therapists*. 3rd ed. London: Bailliere Tindall, 1977.

Kelley JD, Frieden L. (Eds.). *Go for it! A book on sport ans recreation for persons with disabilities*. Orlando, FL: Harcourt Brace Jovanovich, 1989.

Levy WS. *Skin Problems of the Amputee*. St Louis: Green, 1983.

CAPÍTULO 70

ESPORTES PARAOLÍMPICOS

Giovanna Ignácio Subira Medina • Lucas Leite Ribeiro
Thatiana Carolina Schulze Goñi • Eiffel Tsuyoshi Dobashi

INTRODUÇÃO

O relato mais antigo sobre a participação de pessoas com deficiência data de 1888, na Alemanha, que foi destinado aos praticantes de futebol com déficit auditivo.[1] Em 1924 foram realizados em Paris, na França, os Jogos do Silêncio, com a participação de 145 atletas de nove países da Europa.

Historicamente, acredita-se que as competições esportivas paraolímpicas tenham início na Inglaterra e nos Estados Unidos, pela necessidade de tratar e reabilitar um grande número de homens sequelados que participaram da Segunda Guerra Mundial.

Em 1943, o neurologista alemão exilado na Inglaterra, Ludwig Guttmann, estabeleceu na cidade de Buckinghamshire o *National Spinal Injuries Centre* no Stoke Mandeville Hospital[2] e credita-se a ele a idealização do esporte paraolímpico. Os médicos deste centro, sob sua liderança, passaram a adotar o esporte adaptado como parte do processo de reabilitação e também com o propósito de auxiliar a reinserção social dos sequelados da segunda Grande Guerra Mundial. Em 1948, organizou a primeira competição esportiva envolvendo lesionados medulares que foi realizada na abertura dos Jogos Olímpicos de Londres e, portanto, a primeira competição para atletas em cadeira de rodas foi realizada.[3]

Em 1958, o Centro de Lesionados Medulares de Ostia propõe ao Comitê Olímpico da Itália que os Jogos Desportivos de Stoke Mandeville fossem realizados após os Jogos Olímpicos de Verão de Roma, com o intuito de que atletas lesionados pudessem competir pela primeira vez em caráter olímpico. Com isso, em 1960, foi realizada a primeira Paraolimpíada reconhecida pelo CPI – Comitê paraolímpico Internacional (*Internacional Paraolimpic Comitee*) (Fig. 1).[4] Desde então, o esporte adaptado evolui sobremaneira deixando de ser um esporte amador e de reabilitação para atingir o alto nível visto nos dias de hoje.

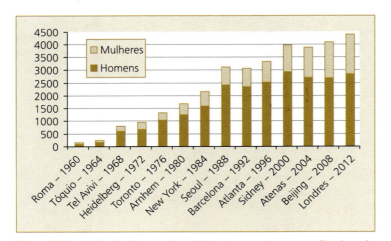

Figura 1. Evolução do número de participantes em Jogos paraolímpicos de Verão. Fonte: *International Paralympic Comitee*.[4]

O sucesso das primeiras competições proporcionou um rápido crescimento ao movimento paraolímpico que, em 1976, já contava com a participação de 40 países. Neste mesmo ano foi realizada a primeira edição dos Jogos de Inverno, determinando a um maior número de pessoas deficientes a possibilidade de praticar esportes em alto nível.

A atual explicação para o nome paraolímpico é que ele deriva da preposição grega *para*, que significa "junto a" ou "ao lado de" e, portanto, refere-se a uma competição realizada paralelamente aos Jogos Olímpicos. O termo paraolímpico é usado oficialmente desde os Jogos Olímpicos de Verão de 1988, que foram sediados em Seul, e dos Jogos de Inverno de 1992, realizados em Albertville. A partir destas datas os jogos passaram a ocorrer oficialmente sequencialmente aos Jogos Olímpicos. Dessa forma, usufruem da mesma infraestrutura para a competição, onde algumas adaptações são realizadas para facilitar a acessibilidade dos atletas, de acordo com cada modalidade praticada e deficiências englobadas.

Com o passar dos anos o esporte paraolímpico foi evoluindo expressivamente e passou a incluir novas categorias entre os atletas portadores de deficiências entre eles os amputados, paralisados cerebrais e deficientes visuais entre outros.[1]

O movimento paraolímpico, que nasceu com a finalidade de promover a melhoria nas condições de reabilitação e reinserção social das pessoas com deficiência, tem recentemente atingido o reconhecimento da sociedade como esporte de alto nível, com uma crescente participação dos meios de comunicação e dos patrocinadores que, em conjunto com a elevação da audiência, vêm estimulando a atenção de profissionais das mais diversas áreas relacionadas com a prática esportiva.

De forma geral, as motivações que levam o indivíduo a iniciar uma atividade esportiva são: do aprendizado, do prazer da prática e da competição, da necessidade de reabilitação, além do desejo de superar seus próprios limites. Porém, além dos benefícios determinados pela atividade física, a maioria dos atletas menciona uma série de adversidades, como: problemas do sono, opressão pela responsabilidade de vencer, aumento dos conflitos interpessoais, abandono do esporte decorrente dos problemas da saúde, das lesões e também pela falta de satisfação.

No Brasil, o esporte paraolímpico evoluiu sobremaneira ao longo dos últimos anos, especialmente, após a sua participação nos Jogos Paraolímpicos de Atenas, em 2004. A divulgação pelos diversos meios de comunicação fez com que um maior número de pessoas com algum tipo de deficiência procurasse a prática esportiva como forma de atividade física, recreacional ou competitiva. Sendo assim, o aumento do número de atletas com deficiência, praticantes da atividade física, também determinou um crescimento no número de lesões esportivas decorrentes de sua prática (Fig. 2).

Portanto, o número crescente de indivíduos com deficiência envolvidos com o esporte nas diversas faixas etárias, modalidades e

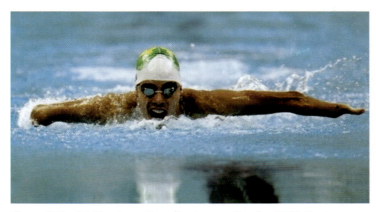

Figura 2. Daniel Dias, Jogos Paraolímpicos em Pequim, 2008. Fonte: Comitê Paralímpico Brasileiro (CPB).

níveis de competição passou a requer profissionais e equipes multidisciplinares com conhecimento específico nesta área para lidar com essa população particular.

Esta nova atividade entre os deficientes despertou o interesse de diferentes profissionais da área da saúde para auxiliar na determinação dos tipos específicos de treinamento a serem implementados devido às particularidades de cada modalidade praticada, mas também de acordo com cada tipo específico de deficiência.

CLASSIFICAÇÃO E MODALIDADES

Uma particularidade evidenciada no esporte paraolímpico é o sistema de classificação que existe para todas as modalidades (Quadro 1). Pelo fato de as diferentes deficiências influenciarem de diversas formas no desempenho de cada indivíduo, um sistema de classificação foi desenvolvido para cada modalidade esportiva e para cada tipo de deficiência. Em 2003 o CPI aprovou uma estratégia de classificação, que teve como objetivo o de desenvolver e implementar um sistema de classificação confiável, acurado e consistente. A intenção desta categorização é a de tornar a competição a mais justa possível, tentando incluir na mesma prova atletas com capacidade equivalente de competir. O sistema de categorização tem duas funções básicas: determinar a elegibilidade do indivíduo para competir em cada modalidade e agrupar os atletas com incapacidades semelhantes para as competições. Cada esporte tem critérios de elegibilidade com base nas capacidades necessárias para competir em cada modalidade. De forma geral, o atleta, para ser elegível, deve apresentar uma disfunção que resulte em uma limitação verificável e permanente. Esta disfunção deve limitar a capacidade do indivíduo de competir igualmente com atletas de alto nível sem deficiência. Para identificar possíveis fraudes durante os exames os avaliadores utilizam-se de métodos específicos para a análise. O atleta que infringe estas normas pode ser punido e impedido de participar de qualquer competição pelo período de dois anos, assim como sua equipe de suporte, como técnico e comissão técnica, pode ser igualmente penalizada por incentivar este tipo de conduta.

Para deficiências permanentes, os atletas, geralmente, recebem uma classificação permanente também. Entretanto, para deficiências que apresentem um caráter evolutivo, os atletas devem ser submetidos a reavaliações constantes, pois podem ser reclassificados de acordo com a progressão do nível de incapacidade.

É recomendado que a equipe de classificadores seja composta por indivíduos pertencentes à área da saúde (médicos, fisioterapeutas ou terapeutas ocupacionais) e também por aqueles com conhecimento técnico das modalidades esportivas envolvidas (treinadores, educadores físicos, cientista do esporte). Para que se tornem classificadores de cada uma das modalidades esportivas os profissionais envolvidos devem ter um conhecimento indiscutível sobre as doenças que avaliam onde sua preparação ocorre por meio de cursos específicos. Estes são treinados e certificados pelas federações regionais, nacionais e internacionais.

Para que um atleta seja considerado elegível para o esporte paraolímpico ele deve apresentar uma deficiência primária permanente. O Movimento Paralímpico oferece oportunidades esportivas para atletas que têm uma deficiência primária, que pertence a um dos dez seguintes tipos de imparidades.[5,6]

- Força muscular prejudicada.
- Amplitude de movimento passiva/dificuldades para realizar movimentos.
- Deficiência de um ou mais membros.
- Diferença do comprimento entre os membros inferiores.
- Baixa estatura.
- Hipertonia.
- Ataxia.
- Atetose.
- Deficiência visual.
- Deficiência intelectual.

Entretanto, algumas modalidades esportivas aceitam atletas com um tipo específico de deficiência, como é o caso do judô, onde participam indivíduos que apresentem exclusivamente deficiência visual (Quadro 2). Outras permitem que atletas com diferentes tipos de deficiência compitam entre si. Para assegurar uma competição justa, eles são classificados de acordo com a severidade de seu déficit, e não somente pelo tipo funcional que cada um apresenta. Portanto, é evidente que, para cada tipo de esporte, existem critérios próprios para a inclusão.[4]

Logo, podemos relacionar cada imparidade citada com uma das seguintes definições de deficiências: lesão medular, paralisia ce-

Quadro 1. Classificação dos atletas com deficiências

Atletas cadeirantes	Lesão ou doença da medula espinal que resulta na perda da função total ou pelo menos 10% da função dos membros inferiores. Inclui paraplegia, quadriplegia, poliomielite. Também pode incluir: Amputados e paralisia cerebral
Atletas com paralisia cerebral	Atletas com um distúrbio de "movimento e da postura, em razão de danos a uma área do cérebro que controla e coordena tônus muscular, reflexos, postura de um movimento." Inclui: acidente vascular cerebral, trauma encefálico, tetraplegia, paraplegia com espasticidade, ataxia e atetose
Atletas amputados	Atletas com pelo menos um grande conjunto de um membro perdido. Inclui: congênita, resultado de trauma. Pode ser um atleta de cadeira de rodas, dependendo do esporte
Atletas cegos	Qualquer condição que resulta em perda visual (< 20/200)
Atletas com deficiência intelectual	Atletas com limites substanciais de funcionamento intelectual em duas ou mais áreas de habilidades adaptativas: comunicação, autocuidados, vida doméstica, habilidades sociais, uso da comunidade, autodireção, segurança e saúde, acadêmicos funcionais, lazer e trabalho. Os atletas devem ter adquirido a sua condição antes dos 18 anos
Outros atletas	Atletas que não se encaixam em outro grupo. Exemplo: nanismo, osteogênese imperfeita, distrofia muscular, artrogripose

Fonte: Klenck C, Gebke K. Practical Management: common medical problems in disabled athletes. *Clin J Sport Med* 2007;17:55-60.

Quadro 2. Modalidades esportivas

	Lesão medular	Paralisia cerebral	Amputação	"Les Autres"	Deficiência visual	Deficiência intelectual
Esportes de verão						
Arco e flecha	X	X	X	X		
Atletismo	X	X	X	X	X	X
Basquete sobre rodas	X	X	X	X		
Basquete	X		X	X		X
Bocha		X				
Canoagem	X	X	X	X	X	
Ciclismo		X[1]	X	X	X	
Equitação	X	X	X	X	X	
Esgrima	X	X	X	X		
Futebol de 5		X			X	
Futebol de 7		X			X	
Goalball					X	
Halterofilismo	X	X	X	X		
Iatismo/vela	X	X	X	X	X	
Judô					X	
Natação	X	X	X	X	X	X
Remo	X	X	X	X	X	
Rugby sobre rodas	X[2]					
Tênis de mesa	X	X	X	X	X	X
Tênis sobre rodas	X	X	X	X		
Tiro	X	X	X	X		
Voleibol sentado			X	X		
Esportes de inverno						
Biathlon	X	X	X	X	X	
Curling sobre rodas	X	X	X	X		
Esqui cross country	X	X	X	X	X	
Ice Sledge Hockey	X	X	X	X		
Esqui alpino	X	X	X	X	X	

rebral, amputação ou deficiência do membro, deficiência visual, deficiência intelectual, *les autres*. O último grupo se refere àqueles atletas com algum tipo de deficiência física que não se encaixa na classificação dos demais grupos. As alterações que acompanham cada uma delas serão discutidas adiante.

Lesão medular

Chamamos de lesão medular toda aquela ocasionada às estruturas contidas no canal medular (medula, cone medular e cauda equina), proporcionado alterações motoras, sensitivas, autonômicas e psicoafetivas. Estas alterações se manifestam, principalmente, como paralisia ou paresia dos membros, alteração do tônus muscular, alteração dos reflexos superficiais e profundos, alteração ou perda das diferentes sensibilidades (tátil, dolorosa, pressórica, vibratória e proprioceptiva), perda do controle esfincteriano, disfunção sexual e alterações autonômicas (como vasoplegia, alteração de sudorese, controle de temperatura corporal) entre outras.

Em 70% dos casos, estas ocorrem por traumatismos, atingindo principalmente os adultos jovens. No Brasil a incidência de traumatismo raquimedular é de 40 casos novos/ano/milhão de habitantes, ou seja, cerca de 6 a 8 mil casos novos ocorrem por ano, sendo que, destes, 80% das vítimas são homens e 60% se encontram entre os 10 e 30 anos de idade.

A gravidade do quadro depende do local acometido e do grau de destruição das vias medulares aferentes e eferentes; quanto mais alto o nível da lesão e maior a extensão do dano, menor será a massa muscular disponível para a realização da atividade física e, portanto, menores serão a aptidão física e a independência funcional.

Além da paralisia motora, a lesão medular pode levar ao comprometimento dos reflexos autonômicos necessários para uma resposta normal ao exercício. Há perda do tônus vascular abaixo da lesão que, associada à paralisia motora, prejudica o retorno venoso, o que pode ocasionar uma diminuição do volume sistólico e do débito cardíaco.

Atletas com lesões medulares altas (acima de T6) apresentam um potencial de desenvolvimento reduzido do sistema cardiovascular e, portanto, apresentam comprometimento do consumo máximo de oxigênio, decorrente do envolvimento da inervação cardíaca simpática.[7] A cardioaceleração ocorre principalmente à custa da diminuição do tônus parassimpático e não do aumento da resposta simpática. Pode haver uma diminuição da frequência cardíaca máxima, que, em tetraplégicos, pode atingir níveis muito baixos entre 100 a 130 batimentos por minuto, à custa da atividade do nó sinoatrial.[8] A paralisia em graus diversos dos músculos acessórios da respiração pode levar os indivíduos com esta afecção a um grave comprometimento da função pulmonar que também vai depender do nível da lesão.[9] Apenas nas lesões altas podemos observar a disreflexia autonômica. Um estímulo doloroso abaixo do nível do dano medular desencadeia uma descarga simpática por intermédio de uma série de reflexos que levam a respostas cardiovasculares que podem elevar o rendimento, ao mesmo tempo que levam mais comumente à cefaleia e ao aumento desproporcional da pressão arterial e da sudorese.[10] Há também relatos de atletas que, reconhecidamente apresentam disreflexia autonômica e, por meio de manobras que desencadeiam um quadro doloroso, induzem voluntariamente, uma resposta simpática provocada, a fim de melhorar seu desempenho esportivo.[11,12]

A poliomielite é uma doença infectocontagiosa viral que afeta as células do corno anterior da medula que ocasiona quadro de lesão medular incompleta, com paresia ou paralisia flácida dos grupos musculares afetados com preservação das funções sensitiva e autônoma, acometendo em geral os membros inferiores de forma assimétrica.[13] Geralmente o quadro clínico se mantém estável na fase crônica; entretanto, 25% dos indivíduos desenvolvem, 30 a 40 anos após o quadro agudo, sintomas, como fraqueza muscular, fadiga, dores muscular e articular, além de distúrbios do sono e intolerância ao frio, denominada síndrome pós-pólio, cuja fisiopatologia parece estar relacionada com a sobrecarga crônica e perda de unidades motoras durante o envelhecimento.

Indivíduos com lesões medulares, dependendo do nível em que se localiza, podem se locomover com o auxílio de órteses adaptadas. Devemos nos atentar para o fato de que a marcha auxiliada por órtese onde o apoio se dá normalmente nos membros superiores pode predispor a lesões por impacto no ombro. No caso das cadeiras de rodas, o ombro e a coluna são os principais locais de acometimento das lesões, visto que a propulsão da cadeira, mudanças de direção, arremessos e bloqueios sobrecarregam essas estruturas.

O controle da temperatura é prejudicado pela incapacidade de sudorese abaixo do nível da lesão, assim como a abolição da sensação térmica da pele e do controle autonômico que colocam o atleta em risco para desenvolver hipotermia ou hipertermia.[14]

Paralisia cerebral

Definida como uma lesão do sistema nervoso central imaturo, não progressiva, ocorrida antes, durante ou após o nascimento, é caracterizada por alterações da postura e do movimento devido à lesão de áreas cerebrais que controlam o tônus muscular e os reflexos espinais. Além dos portadores de paralisia cerebral, podem participar de eventos esportivos para esse grupo, pessoas com outros tipos de lesão cerebral não progressiva, como os portadores de traumatismo cranioencefálico e acidente vascular encefálico.

O aumento do tônus muscular determina a necessidade de realizarem-se exercícios de alongamentos para manter o arco de movimento, porém estes devem ser evitados quando próximos da atividade física. A utilização da toxina botulínica é uma opção moderna para o controle da espasticidade,[15] porém, qualquer melhora na função do atleta deve ser reavaliada e, com isso, poderia haver uma mudança de sua classificação funcional.

Geralmente, os indivíduos com lesão cerebral apresentam um aumento de seu gasto energético para determinadas cargas submáximas e diminuição das respostas máximas, quando comparados aos indivíduos normais, determinados pela contração involuntária dos músculos antagonistas durante a realização do exercício. Apresentam ainda alterações do tamanho e da distribuição dos tipos de fibras musculares, porém sua microestrutura é normal, bem como a resposta ao treinamento do ganho de força muscular.

Os atletas com paralisia cerebral estão mais suscetíveis a apresentar episódios convulsivos, sendo a fadiga e a desidratação os maiores desencadeadores desses eventos, que ocorrem, principalmente, durante o aquecimento e o desaquecimento.[16]

Amputação ou deficiência do membro

Atletas amputados apresentam perda total ou parcial de um ou mais membros e quanto mais alto o nível de amputação maior será o gasto energético para as atividades esportivas. O desenvolvimento de componentes protéticos especiais para a prática de esportes permite aos amputados participar de inúmeras formas de atividade física. Um cuidado especial deve-se tomar em relação à adaptação das próteses ao coto de amputação, pois o impacto pode resultar em infecção local ou sistêmica.[17]

O uso da cadeira de rodas é mais comum para a prática de esporte nos casos de amputação bilateral transfemoral.

Deficiência visual

Participam de competições para deficientes visuais aqueles que possuem dano a uma ou mais estruturas do sistema visual, como o córtex visual, vias e nervos ópticos e globo ocular. Os atletas são classificados em três categorias, de acordo com grau de visão. Dependendo do esporte, os atletas das diferentes categorias podem competir entre si, como é o caso do judô, e em outras é necessário uso de vendas que cobrem os olhos, impossibilitando qualquer passagem de luz, como acontece no *goalball* e futebol de 5, ou mesmo com a participação de guias, como é o caso do atletismo e ciclismo.

Algumas modalidades apresentam riscos específicos para o aumento da pressão intraocular, como é o caso de esportes que devem ser evitados por aqueles que possuem glaucoma. É comum observarmos nesse grupo lesões perfurocortantes em membros, e a vacinação contra tétano deverá estar sempre atualizada. A recuperação pós-treino pode ser prejudicada pela alteração do ciclo sono-vigília naqueles que não apresentam qualquer percepção à luz.[18,19]

Deficiência intelectual

São elegíveis para competir na categoria de deficientes mentais os indivíduos que apresentem uma das seguintes condições: retardo mental, atraso cognitivo mensurável por avaliação formal ou problemas significativos de aprendizado ou vocacionais que necessitam de instrução especial. Além da participação nos Jogos Paraolímpicos, iniciada a partir de 1996, desde 1968 são organizadas competições internacionais, denominadas Olimpíadas Especiais, que incluem 22 modalidades esportivas.

Indivíduos com deficiência mental apresentam diminuição da aptidão física e da frequência cardíaca máxima, mais evidente nos portadores de síndrome de Down, cuja frequência cardíaca máxima pode ser até 30% mais baixa que a predita. Ainda não foi esclarecido se tais alterações são causadas pela deficiência mental ou pelo baixo nível de motivação para realização de esforço físico intenso, encontrado nesse grupo.

Les Autres

O nome *Les Autres*, que significa "os outros" em francês, designa todos os atletas com deficiência física que não se encaixam nos grupos previamente descritos; nesse grupo, estão incluídas pessoas com artrite reumatoide, distrofia muscular, esclerose múltipla, nanismo e cifoescoliose entre outros.

São elegíveis para participar de competições organizadas pelo CPI atletas que não podem competir em condições de igualdade com não deficientes, em virtude de uma desvantagem funcional causada por uma deficiência permanente. O sistema de classificação foi criado para minimizar o impacto das imparidades entre os competidores.

Cada modalidade esportiva possui seu próprio sistema de classificação, geralmente desenvolvido por suas respectivas federações internacionais, visto que cada esporte requer habilidades específicas. Além disso, algumas modalidades apresentam uma subdivisão em classes, que funcionam como categorias que englobam deficiências que afetam a *performance* em determinado esporte na mesma extensão. Por exemplo, observamos atletas paraplégicos e biamputados acima dos joelhos competindo na mesma classe do atletismo, na prova dos 1.500 metros, pois são comparáveis os efeitos de suas deficiências nessa modalidade e prova, mesmo que diferentes do ponto de vista médico. No caso de esportes coletivos, como o *rugby*, cada atleta recebe uma pontuação (quanto menor, maior é o grau da deficiência) e o time não deve ultrapassar uma certa soma de pontos na quadra ou campo, assegurando, assim, maior equilíbrio nas competições.

As classificações ocorrem antes das competições, e os atletas com deficiências evolutivas, como, por exemplo, a visual, devem ser submetidos a nova classificação periodicamente.

■ LESÕES NO ESPORTE ADAPTADO

As lesões no esporte paraolímpico acontecem com incidências semelhantes ao do esporte convencional, porém com padrões diferentes.

A lesão esportiva é toda síndrome dolorosa ou incapacitante que impeça ou prejudique o desempenho esportivo. Especialistas consideram que a lesão relacionada com a prática desportiva é a afecção que afasta o atleta ou prejudica o seu desempenho por um período superior a 24 horas.

As lesões agudas, segundo alguns, possuem nexo causal objetivo em que o momento inicial do dano é caracterizado de modo simples. As lesões crônicas são aquelas em que a evolução do transtorno tecidual é cumulativo e acaba determinando uma dor e/ou incapacidade funcional por um período superior a três semanas. As lesões consideradas leves, geralmente, são aquelas que afastam o atleta de suas atividades por um período até sete dias; as moderadas entre oito e 21 dias; as lesões graves ocorrem quando há necessidade de mais que 28 dias para o retorno de sua prática habitual. Neste quesito, observamos que a maioria das lesões encontradas em estudos de competições que abordam a prevalência destas é considerada leve.

Diversos estudos comprovam que os aspectos das lesões estão diretamente relacionados com a modalidade desportiva praticada pelo desportista do que com o tipo específico de deficiência e que as lesões ocorrem mais frequentemente no dimídio sadio como se observam nos indivíduos amputados somente em um dos lados.[2]

A pressão para o retorno do atleta à prática esportiva após uma lesão é habitual no esporte profissional, tanto olímpico quanto paraolímpico. Porém, a equipe multidisciplinar de saúde deve estar convicta ao liberar o atleta, tendo como base a satisfatória evolução do quadro, observando o tempo adequado para a cicatrização dos tecidos, utilizando o processo adequado de reabilitação e o grau da qualidade funcional desportiva relatada pelo atleta.

O binômio vigilância e prevenção pode ser ainda mais importante no desporto adaptado, pois as consequências funcionais do resultado insatisfatório do tratamento destas lesões podem determinar prejuízos incontestáveis, prejudicando sobremaneira o indivíduo com a deficiência.

Os macro e os microtraumas podem determinar maior comprometimento tecidual e funcional a esses atletas, especialmente quando associados a fatores intrínsecos, quando associados, determinados pelas alterações: do grau de força muscular, do equilíbrio, da marcha, da coordenação, da sensibilidade superficial e proprioceptiva, do tônus, da flexibilidade e do alinhamento anatômico. Estas condições, muitas vezes, levam o indivíduo à sobrecarga dos segmentos não afetados, determinando, funcionalmente, hiper-reflexia autonômica e disfunção da termorregulação. Os fatores extrínsecos estão relacionados com o uso de cadeira de rodas, órteses, próteses, inadequação do local para a prática dos esportes, irregularidade dos treinamentos etc. Os atletas que estão relacionados com tais fatores devem ser observados e cuidados individualmente, levando em conta suas deficiências, as habilidades adicionais e a modalidade esportiva que praticam.

O risco de lesão em atletas com deficiência visual é maior quando comparados aos atletas com outros tipos de incapacidade. Este fato poderia ser justificado pelo maior comprometimento da propriocepção nos indivíduos cegos do que naqueles com visão parcial, o que afetaria principalmente os membros inferiores determinando uma marcha anormal. Estes fatos são importantes para a formulação de estratégias para informar e implementar as vias de prevenção, fornecendo justificativas inquestionáveis para determinar o uso obrigatório de equipamento de proteção adicional.

Nos últimos anos, observamos a realização de ensaios clínicos randomizados que demonstraram os benefícios dos programas de prevenção de lesões no tema abordado neste capítulo. Em geral, as taxas de lesão não foram maiores no período de competição em comparação às ocorridas no período preparatório. A maioria dos estudos demonstra que as taxas de lesão são menores nos atletas mais jovens onde não há diferenças na prevalência entre homens ou mulheres.

Sabemos que, com o aumento do número de participantes em esporte adaptado recreativo e competitivo, é crescente o número de lesões associadas ao treinamento. Também é extremamente importante salientar que o atleta paraolímpico por definição já apresenta algum tipo de lesão previamente ao seu ingresso no esporte, e que devemos considerar todas as suas patologias de base, assim como suas manifestações. A seguir, discutiremos as principais lesões ortopédicas relacionadas com o esporte adaptado (Quadro 3).[20]

■ LESÕES DOS MEMBROS SUPERIORES

As lesões de membros superiores são comuns entre os indivíduos cadeirantes, seja ele um atleta ou não. A maioria das queixas é referente à articulação do ombro. Nos cadeirantes, os membros superiores acabam se tornando membros de carga para propulsão da cadeira de rodas e transferências, resultando em risco aumentado para lesões por sobrecarga.

Entre as afecções mais comuns que acometem este segmento estão a tendinite do cabo longo do bíceps, a síndrome do impacto do manguito rotador e a degeneração da articulação acromioclavicular.

Considerando que os cadeirantes utilizam seus membros superiores como elementos de carga durante as atividades de vida diária, recomendar repouso a estes indivíduos não é algo viável. Sendo assim, o mais indicado é que os profissionais da área da saúde estabeleçam um protocolo de prevenção de lesões para estes indiví-

Quadro 3. Padrão das lesões em atletas deficientes

Grupo	Lesão (% do total)
Cadeirantes	Ombros, braços, cotovelo (57%)
Deficientes visuais	Tornozelo, extremidade inferior (53%)
Paralisia cerebral	Joelho (21%), ombro, punho/antebraço, tornozelo/perna

Adaptado de Ferrara *et al.*[20]

duos. É muito importante eliminar os mecanismos de lesão, controlar os sinais iniciais de sobrecarga, ensinar técnicas alternativas para atividade de vida diária, fortalecer os músculos ao redor do ombro e otimizar a postura para alcançar um alinhamento normal do ombro, da cabeça e da coluna vertebral. Também é necessário que sejam efetuadas mudanças no ambiente, como a construção de casas adaptadas, criação de meios de transportes adequados e de locais que permitam uma acessibilidade suficiente. Estudos relacionados com este assunto reforçam a importância da reabilitação precoce e contínua para estes pacientes.

Contudo, caso ocorra uma afecção dos ombros, a condução clínica se assemelha muito da prática tradicional com os indivíduos não cadeirantes. Na fase aguda, o uso de anti-inflamatórios não esteroides, o gelo e as injeções locais com corticosteroides podem auxiliar no controle da dor, assim como a utilização de medidas fisioterapêuticas pode ser útil. Faz-se necessário também o uso da fisioterapia para adquirir reequilíbrio da musculatura da cintura escapular, melhorar a propriocepção e alongamentos.

O tratamento cirúrgico para as lesões do manguito rotador em usuários de cadeira de rodas é controverso. Existem estudos que mostram bons resultados após o reparo cirúrgico das lesões tendinosas, enquanto outros desaconselham este tipo de tratamento.

A compressão do nervo ulnar é comum entre os cadeirantes, sendo mais comum no canal de Guyon. Já a síndrome do túnel do carpo pode atingir entre 30 a 75% dos usuários de cadeira de rodas. Tais problemas são causados pela sobrecarga dos membros superiores, não apenas durante a prática esportiva, mas também nas atividades de vida diária, como locomoção e transferências. Já a incidência de compressão dos nervos periféricos está relacionada com o tempo de duração da deficiência.

A prevenção é feita com uso de proteção nos locais das proeminências ósseas e dos possíveis pontos de pressão. Em casos de compressão já instalada, medidas como o uso de anti-inflamatórios, órteses e infiltração com corticosteroides podem ser auxiliares. Em casos de falha do tratamento conservador a descompressão cirúrgica está indicada.

Não existem muitos estudos sobre as lesões dos membros superiores entre os atletas portadores de outras deficiências, como os amputados, os deficientes visuais, os paralisados cerebrais ou os com malformações congênitas. Em relação às lesões dos membros superiores, a maioria dos relatos faz referência aos cadeirantes. Entretanto, nossa prática com o desporto paraolímpico nos mostra que entre outras deficiências, a incidência de lesões se assemelha à população de atletas não deficientes. Ou seja, modalidades que usam os membros superiores predominantemente, como natação, tênis em cadeira de roda, basquete em cadeira de roda, tiro com arco, esgrima, entre outras, apresentam maior sobrecarga nos membros superiores, sendo as mais comuns as dores nos ombros (lesões decorrente do impacto interno, lesões do manguito rotador e do complexo bíceps e lábio da glenoide), cotovelos e punhos respectivamente.

Estudos específicos para cada uma das modalidades, relacionando as lesões com as deficiências em particular são necessários para elucidarmos alguns aspectos importantes da epidemiologia das lesões esportivas nestes atletas e, assim, permitir que as adequadas intervenções sejam aplicadas.

■ LESÕES DOS MEMBROS INFERIORES

As lesões osteotenomusculares são as mais frequentemente encontradas na prática esportiva. A sede da lesão varia de acordo com o tipo de esporte praticado, mas o segmento mais afetado é o membro inferior. Essas lesões devem estar intimamente relacionadas com a prática dos esportes mais populares e com específicos gestos esportivos, como o salto e a corrida brusca. Portanto, observamos que cerca de 90% das lesões esportivas se localizam no quadril, coxa, joelho, perna, tornozelo e pé. Num estudo com 1.280 pacientes com traumas esportivos, foram observados 45% de lesões na coxa e joelho, 9,8% no tornozelo e somente 7,7% no ombro. Dessas, 53,9% envolviam exclusivamente os tecidos moles.

As modalidades esportivas que demandam maior número de lesões aos membros inferiores são o atletismo, o futebol e o *goalball*. O dano musculotendíneo responde pela maioria e ocorre sobremaneira na coxa. As demais afecções são o entorse do tornozelo, as ligamentares do joelho e as fraturas por estresse relacionadas com a sobrecarga de treinamento.

A prevalência de lesões na Paraolimpíada de Londres, em 2012, foi de 10,9% atletas no período de competições. Lesões agudas constituíram 70%, sendo a maioria delas traumáticas, agudas, correspondendo a 52,2% do total. As lesões crônicas que agudizaram durante o período da competição representaram 17,8, e 30% foram ocasionadas por sobrecarga crônica.

De modo geral, os principais diagnósticos encontrados entre os desportistas paraolímpicos são as tendinopatias, as contraturas e as contusões. Com relação aos mecanismos há uma maior frequência das lesões determinadas por sobrecarga seguida daquelas determinadas pelo acidente. A lesão por sobrecarga é definida como um dano crônico ao tecido, resultado de diversos microtraumas que impedem a adequada recuperação dos tecidos.

Fraturas por estresse geralmente são descritas nos membros inferiores e acometem principalmente os praticantes do Atletismo. Dentre elas são descritas as fraturas tibiais na região posteromedial e a dos metatarsais. As que ocorrem nos metatarsais estão relacionadas diretamente com a sobrecarga de treinamento pré-competição. Estas acometem o dimídio sadio e são mais comuns em mulheres atletas que apresentam irregularidade menstrual e/ou distúrbio alimentar, o que caracteriza a "tríade da mulher atleta". Neste tipo de deficiência recomenda-se um estudo pormenorizado da marcha e gesto esportivo, como a realização de análises da corrida para ajustar a biomecânica do atleta e prevenir lesões.

Nos indivíduos amputados as lesões estão particularmente relacionadas com a interface entre a pele do membro amputado e a prótese utilizada. Invariavelmente, um problema no sistema de fixação da prótese, uma insuficiência do coxim adiposo muscular ou o excesso de treinamento podem levar à formação de bolhas, causar abrasões e úlceras de contato que podem levar o atleta ao afastamento num período crucial da sua carreira.

Nos amputados com comprometimento unilateral do membro inferior, observamos predomínio de lesões do membro inferior não afetado, atingindo com maior frequência o tornozelo. Os avanços tecnológicos, que permitiram o desenvolvimento de próteses que possibilitam um aumento da absorção da energia ao pé protetisado em contato com o solo, determinam uma sobrecarga súbita das forças musculares e articulares que atuam na região do tornozelo contralateral.

Um adequado ajuste do alinhamento das próteses é de fundamental importância para a prevenção de lesões nesse grupo, associada a um constante desenvolvimento de componentes protéticos mais eficientes.

Os diversos tipos de próteses utilizadas nos diferentes níveis de amputação podem causar danos por pressão sobre o coto, como bolhas, abrasões e ulcerações da pele que são muito prejudiciais e ocorrem particularmente pelo desajuste dos encaixes. Dessa forma, é fundamental assegurar uma acomodação adequada do membro amputado associado a um acolchoamento que evite áreas de hiperpressão. Além disso, medidas para diminuir a umidade local são aconselháveis.

Nesta população, existe uma associação de sobrecarga mecânica sobre a coluna lombar, e exercícios para estabilização da musculatura paravertebral, treinamento de propriocepção, assim como alongamentos podem minimizar estes desequilíbrios.

O joelho é a região mais afetada em pacientes paralíticos cerebrais deambuladores onde frequentemente são encontradas deformidades, como o geno valgo associado à pronação do pé. Estes atletas apresentam maior risco de lesão decorrente da espasticidade encontrada onde, p. ex., as lesões patelofemorais decorrem de espasmos ao redor do joelho pela ação do quadríceps e dos músculos isquiotibiais. As deformidades apresentadas nos pés são frequentes, sendo as mais comuns o pé equino, pé equinovaro e pé calcaneovalgo que predispõem às lesões por sobrecarga, como metatarsalgias, instabilidade do tornozelo, calosidades e úlceras de pressão. Nestes atletas a prevenção e o tratamento se fazem por meio de exercícios de alongamentos, uso de órteses, uso de medicamentos (baclofeno ou benzodiazepínicos), bloqueios químicos e cirurgias.

Atletas com deficiência visual apresentam incidência de lesões dos membros inferiores semelhante à de corredores não deficientes, sendo o tornozelo a região mais frequentemente atingida. Além disso, estes podem apresentar lesões na região cervicotorácica, possivelmente relacionadas pela necessidade de correção postural súbita que ocorre sem o auxílio do estímulo visual. Geralmente estes atletas sofrem lesões nos membros inferiores, como entorses de tornozelo e contusões.

Um estudo realizado com cinco atletas deficientes visuais praticantes do futebol apontou que as regiões do corpo mais atingidas foram o joelho (28,6%), os pés (17,1%), tornozelo (11,4%) e coxa (11,4%). Contusões ocorreram em 31,4%, entorses em 25,7% e tendinopatia em 8,6%.

Em relação aos atletas com deficiência mental, a incidência de lesões esportivas é baixa, sendo mais frequente em atletas com síndrome de Down e nas provas de atletismo, com predominância de lesões nos joelhos.

A reabilitação no tratamento do atleta com deficiência e lesão dos membros inferiores deve ser bastante cautelosa. Em alguns casos, o uso da termoterapia e da eletroterapia nos segmentos corporais com déficit de sensibilidade pode provocar lesões iatrogênicas. Outro aspecto importante está relacionado com a indicação do repouso prescrito para algumas condições patológicas com sinais inflamatórios francos. Para o tratamento da lesão do desportista paraolímpico, o repouso demasiado pode determinar uma progressiva perda da sua independência na transferência, locomoção e higiene pessoal.

■ LESÕES DA COLUNA

A coluna vertebral é composta por 33 vértebras, sendo 24 delas móveis e que contribuem para os movimentos do tronco e estão dispostas em quatro curvaturas que facilitam o suporte da coluna, proporcionando equilíbrio e maior aproveitamento da força do maior segmento do corpo, o tronco.[21] Separando os corpos vertebrais, encontramos o disco intervertebral que é uma estrutura fibrocartilaginosa capaz de suportar forças de compressão, de torção e de encurvamento aplicadas sobre a coluna. Seu papel principal é o de distribuir as cargas sofridas pela coluna e restringir o excesso de movimento, amortecendo o impacto.

Um disco intervertebral saudável funciona hidrostaticamente, ou seja, responde com flexibilidade sobre cargas baixas e com rigidez quando submetido ao aumento delas. Em movimentos como flexão, extensão e flexão lateral, desenvolve-se carga compressiva fora do eixo.[22]

O Quadro 4 demonstra a carga sofrida pelo disco L3, em um indivíduo com 70 kg.

A coluna vertebral, neste contexto, desempenha importante papel, em virtude da estratégica localização no centro do corpo, estabilizando e auxiliando no impulso. Ao realizar um movimento

Quadro 4. Cargas em diversas posições

Atividade	Carga sobre o disco L3 (Newton)
Decúbito dorsal	294
Em pé	686
Sentado ereto	980
Andando	833
Rotação do tronco	882
Flexão lateral	931

Adaptado de Nachenson A. Lumbar intradiscal pressure. In the Lumbar Spine and Back Pain, 1976.

com o membro superior ou inferior, a coluna participa, fornecendo estabilidade e magnificação a este movimento. No caso do basquetebol em cadeira de rodas há solicitação do tronco para o papel de suporte, mas também para o direcionamento dos movimentos em quadra, uma vez que o percurso da cadeira seja grandemente influenciado pelos posicionamentos e movimentos do tronco.

A instabilidade da coluna é considerada quando a movimentação fica alterada e, em geral, ocorre por perda ou alteração dos mecanismos estabilizadores, causando uma série de alterações no disco e compressão dural. A posição sentada proporciona o aumento de 40% da pressão no disco intervertebral em relação à posição em pé, uma vez que, cerca de, 75% do peso do indivíduo é apoiado sobre as tuberosidades isquiáticas, elevando a pressão exercida sobre a área caudal.

A pressão sobre os discos intervertebrais é maior quando o indivíduo está sentado, mesmo com o tronco ereto. Quando flexionamos o tronco, a situação mecânica é agravada, pois as bordas frontais das vértebras são pressionadas entre si com uma força consideravelmente maior. Nesta postura, a pressão intradiscal é aumentada cerca de 90% a mais do que na postura ortostática, e este mecanismo pode ocasionar lesões nos discos intervertebrais, nas vértebras e nas áreas periféricas à coluna. Assim, a permanência por longos períodos nesta posição determina fadiga e desconforto, fazendo com que os indivíduos, nestas condições, assumam posturas inadequadas, enquanto estão sentados, sendo esta uma condição de risco nos atletas que executam movimentos de velocidade, segundo Pequini e Mariño.[23]

■ LESÃO DAS PARTES MOLES

O dano às partes moles é mais comum no desporto paraolímpico, e a sua localização depende do tipo de deficiência, do equipamento usado e da modalidade esportiva praticada pelo esportista.[24,25]

O tratamento de lesões das partes moles em atletas com deficiência é semelhante ao dos não deficientes, observando-se algumas particularidades. A termoterapia e eletroterapia não devem ser utilizadas em áreas com alteração de sensibilidade. O repouso, frequentemente prescrito na reabilitação de lesões de partes moles, pode ser difícil de ser realizado, pois leva à perda de independência funcional para realização de atividades cotidianas, como locomoção e transferências; assim, o tempo de recuperação pode ser maior que o esperado.

■ CONSIDERAÇÕES ESPECIAIS SOBRE A CADEIRA DE RODAS

Uma das afecções mais comumente encontradas em usuários de cadeira de rodas é a lesão de pele, provocada pela pressão proporcionada pelo decúbito. Especialmente, naqueles com lesão medular, a falta de sensibilidade abaixo do nível do dano prejudica o reconhecimento das lesões adquiridas pela hiperpressão, principalmente nos tecidos próximos às proeminências ósseas. Isso também acontece em viagens longas. Todo esforço deve ser dispendido para prevenir o aparecimento das lesões sobre a pele. O menor sinal de alteração na coloração local determina que toda a carga deva ser retirada até que a perfusão da pele retorne ao normal. Essas medidas evitam que a lesão progrida para infecções mais profundas e severas de partes moles e ossos.

O usuário de cadeira de rodas deve manter uma atenção especial quanto ao uso de cintas e roupas apertadas que são utilizadas para mantê-lo firme sobre a cadeira de rodas. O edema dos membros inferiores pode ocorrer devido à obstrução do fluxo sanguíneo associada à deficiência do retorno venoso, que pode estar prejudicado pela ausência da ação muscular que atua como uma bomba de propulsão destes segmentos.

A cadeira de rodas para o deficiente físico passa a ser a extensão de seu corpo. As características deste instrumento passam a ter uma grande importância na dinâmica do esporte e na aquisição de habilidades individuais, coletivas e específicas, como adquirir velocidade entre outras.[26] Para que haja uma perfeita integração entre a cadeira de rodas e o atleta é necessário que se verifique a adaptação individual do tipo de deficiência do atleta, de acordo com quantidade de massa muscular remanescente, bem como avaliar a habilidade e a função no esporte que irá praticar. A cadeira de rodas deve estar perfeitamente adaptada ao atleta.

As lesões de membros superiores, principalmente nos ombros, são bastante frequentes na cadeira de rodas, atletas ou não atletas, indicando uma fragilidade da conexão entre tronco e membro superior. Há, também, uma alta incidência de lesões no cotovelo e punho. Tais problemas são causados pela sobrecarga dos membros superiores durante a prática esportiva e também nas atividades de vida diária, como locomoção e transferências. Durante essa prática, o ombro atua em conjunto com o cotovelo e o tronco, realizando gestos repetitivos durante todo o período do jogo. A propulsão da cadeira de roda é determinada biomecanicamente por movimentos do ombro, do cotovelo e do tronco. Para tanto, o movimento propulsor é iniciado pelas mãos na altura da linha do quadril, na parte superior do aro da cadeira, onde sucessivos toques são realizados simultaneamente, para frente e para baixo, até a extensão total dos braços, terminando com a palma das mãos que ficam voltadas para baixo.

Para fazer qualquer mudança de gesto esportivo, é realizada a frenagem da cadeira de rodas, provocando uma inclinação posterior do tronco, pressionado com as mãos simultâneas, de forma firme e gradativa, o aro de propulsão à frente da linha do quadril. Esse gesto antecede geralmente o arremesso. Durante o arremesso o ombro é a articulação mais sobrecarregada, pois esta é o elo de ligação para transferência da energia gerada pelos membros inferiores e tronco para o braço. No basquete sobre rodas, o arremesso da bola ocorre de modo biomecanicamente diferente quando comparado à prática convencional. A força de arremesso ocorre, somente, por meio do tronco e dos membros superiores.

No ombro existe uma série de sintomas dolorosos agudos e incapacitantes que ocorrem decorrente dos traumas, uso excessivo, movimentos incorretos que excedem os padrões dos limites fisiológicos dos movimentos estáticos e dinâmicos, alterações anatômicas e fatores extrínsecos cotidianos que impedem a realização das atividades da vida diária, profissionais e esportivas.

Um estudo com 1,4 mil pacientes com lesão medular demonstrou que 39% reportaram ter tido pelo menos uma úlcera por pressão no último ano, e 20,4% relataram apresentar uma lesão ativa quando realizada esta pesquisa. Os pesquisadores encontraram uma relação inversa entre a renda familiar, escolaridade e a ocorrência de úlceras por pressão e direta entre a idade e a presença atual de uma úlcera por pressão.[27]

Entre os lesados medulares, o comprometimento funcional do tronco causa uma retroversão pélvica que resulta em um achatamento da coluna lombar, acentuação da cifose torácica e extensão cervical. Essa postura, apesar de ser funcional por oferecer estabilidade ao indivíduo, pode proporcionar: deformidades, espasticidade, aumento do número de úlceras de pressão, dor cervical, dor nos ombros e diminuição da função respiratória.

CONSIDERAÇÕES FINAIS

A constatação de uma deficiência física ocasiona uma série de alterações que irão culminar com a deterioração da capacidade funcional e redução da capacidade física. Porém, os benefícios determinados pela atividade física são inquestionáveis para esta população, mas ainda não receberam uma atenção devida dos profissionais da área da saúde e das autoridades governamentais.

O que historicamente fora considerado meramente um método para reabilitar e ressociabilizar indivíduos sequelados da guerra, utilizando o esporte adaptado, passou, com o tempo, a ser entendido mundialmente como um meio de aprimorar a qualidade funcional e de vida dos indivíduos portadores de deficiências. A integração à sociedade também faz parte deste escopo. Porém, a prática esportiva paraolímpica determinou que uma série de estudos fossem proporcionados para interpretar a fisiopatologia das lesões que podem trazer benefícios para o entendimento destas condições patológicas, aprimorar técnicas de tratamento e desenvolver equipamentos para auxiliar as atividades cotidianas. Entretanto, ainda são necessários mais recursos e pesquisas sobre este tema.

REFERÊNCIAS BIBLIOGRÁFICAS

1. Conde AJM, Souza Sobrinho PA, Senatore V. *Introdução ao movimento paraolímpico: manual de orientação para professores de educação física*. Brasília, DF: Comitê Paraolímpico Brasileiro, 2006. p. 9-23.
2. Whitteridge D. "Ludwig Guttmann. 3 July 1899-18 December 1980". *Biographical Memoirs of Fellows of the Royal Society* 1983;29:226-226.
3. Webborn AD. Fifty years of competitive sport for athletes with disabilities: 1948-1998. *Br J Sports Med* 1999;33:138.
4. International Paralympic Commitee. *Sport Specific Classification*. Disponível em: <http://www.paralympic.org/Classification/Sports>
5. Tweedy SM. Taxonomy theory and tha ICF: foundantions for a unified disability athletics classification. *Adapt Phys Activ Q* 2002;19:220-37.
6. Tweedy SM, Valandewijck YC. International Paralympic Comitee position stand – background and scientific principles of classification in Paralympic sport. *Br J Sports Med* 2011;45:259-69.
7. Hoffman MD. Cardiorespiratory fitness and trainig in quadriplegics and paraplegics. *Sport Med* 1986;3:312-30.
8. Webborn N, Goosey-Tolfrey V. Spinal cord injury. In: Buckley J. (Ed.). *Exercise physiology in special populations*. Philadelphia: Churchill Livingstone, 2008. p. 309-34.
9. Linn WS, Adkins RH, Gong Jr H et al. Pulmonary function in chronic spinal cord injury: A cross-sectional survey of 222 southern California adult outpatients. *Arch Phys Med Rehabil* 2000;81:757-63.
10. Krassioukov A. Autonomic dysreflexia: current evidence related to unstable arterial blood pressure control among ahletes with spinal cord injury. *Clin J Sport Med* 2012;22:39-45.
11. Bhambhani Y, Mactavish J, Warren S et al. Boosting in athletes with high-level spinal cord injury: knowledge, incidence and atitudes of athletes in Paralympic sport. *Disabil Rehabil* 2010;32:2172-90.
12. Webborn AD. Boosting performance in disability sport. *Br J Sports Med* 1999;33:74-75.
13. Birk TJ. Polio e post-polio syndrome. In: Durstine JL. (Ed.). *ACSM's exercise management for persons with chronic disease and disability*. Champaign, Illinois: Human Kinetics,1997. p. 194-99.
14. Webborn N, Price MJ, Castle P et al. Cooling strategies improve intermitent Sprint performance in the heat of athletes with tetraplegia. *Br J Sports Med* 2010;44:455-60.

15. Coutinho dos Santos LH, Bufara Rodrigues DC, Simões de Assis TR et al. Effective results with botulinum toxin in cerebral palsy. *Pediatr Neurol* 2011;44:357-63.
16. Webborn ADJ. Heat related problems for the Paralympic games, Atlanta 1996. MAG Online Library. *Br J Ther Rehabil* 2013 Sept. 27;3(8)
17. Burkett B. Is daily walking when living in the paralympic village diferente to the typical home environment? *Br J Sports Med* 2010;44:533-36.
18. Khan SA, Heussler H, McGuire T et al. Therapeutic options in the management of sleep disorders in visually impaired children:a systematic review. *Clin Ther* 2011;33:168-81.
19. Mello MT. *Avaliação clínica e da aptidão física dos atletas paraolímpicos brasileiros: conceitos, métodos e resultados*. São Paulo: Atheneu, 2004.
20. Ferrara MS, Palutsis GR, Snouse S et al. A longitudinal study of injuries to athletes with disabilities. *Int J Sports Med* 2000;21(3):221-24.
21. Miller DI, Nelson RC. *Biomechanics of Sport*. Philadelphia: Lea & Febiger, 1973.
22. Ghista DN, Roaf R. *Orthopaedic mechanics: procedures and devices*. vol 2. New York: Academic, 1981.
23. Mariño PS. *Ergonomia aplicada ao design de produtos: um estudo de caso sobre o design de bicicletas*. Tese (Doutorado) São Paulo. FAU/USP, 2005.
24. Nyland J, Snouse SL, Anderson M et al. Soft tissue injuries to USA paralympians at the 1996 summer games. *Arch Phys Med Rehabil* 2000;81:368-73.
25. Ferrara MS, Peterson CL. Injuries to athletes with disabilities: identifying injury patterns. *Sports Med* 2000;30:137-43.
26. Burkett B. Technology in Paralympic sport: performance enhancement or essencial for performance? *Br J Sport Med* 2010;44:215-20.
27. Saunders LL et al. The relationship of pressure ulcers, race, and socioeconomic conditions after spinal cord injury. *J Spinal Cord Med* 2010;33(4):387-95.

CAPÍTULO 71

HIPISMO CLÁSSICO

Marcos Korukian ■ Alex Titan Lima da Silva ■ Dan Carai Maia Viola

■ INTRODUÇÃO

O cavalo foi introduzido no Brasil no período Colonial, e o hipismo, como esporte, remonta à época das invasões holandesas. A primeira prova esportiva que se tem registro foi realizada em Pernambuco, por Maurício de Nassau, desde então o Brasil "aculturou" seu universo equestre de norte a sul do país.

Atualmente existem competições hípicas e torneios nas suas mais variadas formas, desde o clássico com suas provas de Salto, Adestramento e Concurso Completo de Equitação (CCE, *Eventing* em inglês), passando pelo hipismo rural, com suas balizas e tambores, as provas de vaquejadas no Nordeste brasileiro e as tradicionais ginetadas e provas de freio, no sul do país.

Apesar de distintas, o cavalo torna-se o fator comum em todas essas atividades, e como em qualquer atividade esportiva existe com maior e menor grau um índice de risco envolvido, geralmente ligado à traumatologia, que, no caso das atividades equestres, varia de uma simples torção ao óbito.

Em todas as modalidades equestres, o maior risco de acidentes envolve, além das quedas, o coice, reação enérgica decorrente de susto ou incômodo do cavalo a algum estímulo externo ou interno, onde o animal desfere um golpe com seus membros posteriores ou traseiros para trás ou para os lados seja com um ou dois membros. Da mesma forma, porém mais raro o "manotaço", reação semelhante, porém desenvolvida com seus membros anteriores ou dianteiros. Estes golpes assemelham-se a chutes ou socos, porém, literalmente, com uma força cavalar, que, acertando o ser humano, pode desenvolver desde um simples hematoma a traumas complexos, como fraturas expostas, traumatismo craniano ou mesmo o óbito.

A Federação Equestre Internacional e entidades não governamentais estão atentas a estes riscos e desenvolvem constantes políticas para prevenção dos acidentes no esporte que variam, desde as mudanças de regras nas modalidades, às propagandas e campanhas preventivas, estimulando a utilização de equipamentos de proteção, como o capacete e o colete de proteção torácica.

Apesar de contarmos com inúmeras atividades esportivas que utilizam o cavalo, seus acidentes são semelhantes, e nosso objetivo aqui é mostrar quais são essas atividades e seus principais incidentes. Dessa forma, para restringir nosso universo, nosso foco estará voltado para as modalidades clássicas olímpicas, reguladas pela Federação Equestre Internacional. Escolhendo a escala progressiva de risco abordaremos na seguinte ordem: o Adestramento, o Salto e o Concurso Completo de Equitação.

■ ADESTRAMENTO (*DRESSAGE*)

A mais clássica das modalidades olímpicas tem sua origem nos antigos e tradicionais centros de equitação da Europa Medieval quando antes de se tornar uma disciplina esportiva era considerada um treinamento militar.

Tem por objetivo desenvolver no conjunto a leveza e graça dos movimentos do cavalo em liberdade, porém sob o comando do cavaleiro, apresentando, dentro de um espaço delimitado de 20 × 60 metros, movimentos obrigatórios que podem ser combinados com música, numa apresentação tipo *free style*, julgados por uma banca de juízes que, conforme a complexidade e grau do campeonato, variam de 2 a 7 juízes.

Considerada no senso geral a menos arriscada das modalidades, seus traumas mais comuns têm ligação direta ao esforço, que o cavaleiro desenvolve no treino diário com seu cavalo: distensões musculares, principalmente da musculatura lombar e traumas na coluna toracolombar, são as ocorrências mais comuns aos praticantes desta modalidade.

Estes traumas estão, em sua grande maioria, diretamente ligados à necessidade dos cavaleiros em estar intimamente ligado aos movimentos do animal, recebendo nestas áreas todo impacto direto decorrente da realização dos movimentos de trote, galope e das figuras de grau de exigência mais elevado como o Piaffe (trote no mesmo lugar) e as mudanças de pé ao galope (figura onde o movimento do dorso animal gera um impacto direto na coluna do cavaleiro) (Figs. 1 e 2). As quedas são menos frequentes no adestramento do que nas demais modalidades.

■ SALTO

No Brasil esta é a mais popular das modalidades, consequência direta dos sucessos e derrotas, envolvendo grandes expoentes do esporte mundial, como, por exemplo, Rodrigo Pessoa e o seu cavalo Balou-

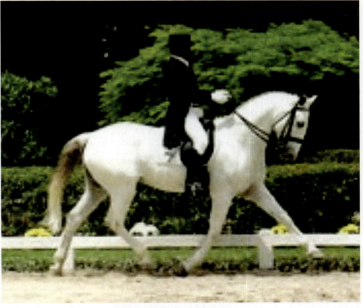

Figura 1. Galope. Foto de Rogério Clementino.

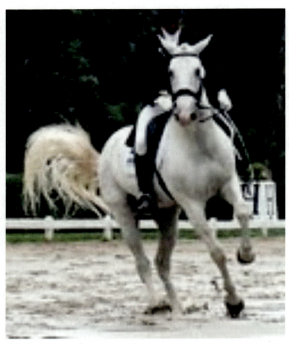

Figura 2. Piaffe: trote no mesmo lugar. Foto de Rogério Clementino.

bet du Rouet (após um episódio de "bufo"/refugo - recusa de saltar um obstáculo do cavalo nas olimpíadas de Sidney, em 2000, retornaram 4 anos depois, para conquistar a medalha de ouro em Atenas).

O salto de obstáculos pode ser considerado a mais glamurosa das modalidades equestres, uma espécie de Fórmula 1 do mundo equestre. Grandes circuitos mundiais e os maiores patrocínios são investimento garantido de grandes marcas, principalmente na Europa.

No salto, o conjunto é obrigado a realizar um percurso de obstáculos combinados, que variam em sua forma, podendo ser obstáculos verticais, onde se mede a vontade do cavalo em saltar alturas ou oxers, obstáculos onde além da altura, existe uma largura a ser vencida (Figs. 3 e 4). Além destes obstáculos básicos existem as tríplices, um obstáculo inclinado e o rio (um obstáculo de largura combinado com água). No circuito mundial, a altura máxima é de 1,60 m, e a largura 1,90 m; no obstáculo rio, sua largura máxima é de 3,5 m.

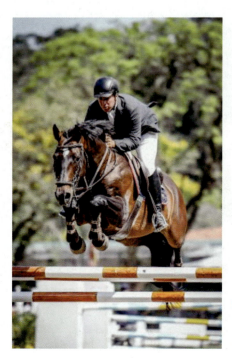

Figura 3. Obstáculos combinados. Foto de Luis Carlos Ruas – José Roberto Reynoso Fernandez Filho.

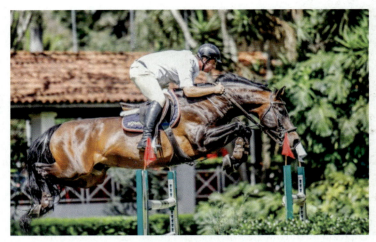

Figura 4. Obstáculos verticais. Foto de Luis Carlos Ruas – José Roberto Reynoso Fernandez Filho.

Para o julgamento desta prova existe um regulamento que combina tempo com as penalidades do percurso; entenda-se por penalidade o derrube da vara ou a recusa do conjunto em passar determinado obstáculo proposto (bufo/refugo), bem como outras ocorrências decorrentes como o "laço", volta realizada entre dois obstáculos e o desvio do obstáculo. Todas essas ocorrências são penalizadas em pontos (quatro pontos) ou acréscimos de tempo, classificando os conjuntos nos dias de prova, o vencedor do campeonato é o conjunto que soma o menor número de pontos nos dois ou três dias de competição.

Durante a prova os conjuntos atingem alta velocidade, geralmente 350 m/min, algo em torno de 21 km/h. Nessa velocidade, as quedas ainda na fase de aproximação dos obstáculos já podem levar a traumas e ferimentos. Durante os saltos, as quedas podem trazer lesões muito mais severas, pois além da velocidade horizontal o cavaleiro cai de alturas que podem superar os dois metros. Um mecanismo comum de queda e consequentemente lesões para o cavaleiro (e eventualmente para o cavalo) são os bufos. Nesta situação o cavaleiro é projetado para frente após a desaceleração brusca do animal. Além da velocidade e da altura, as quedas próximas aos obstáculos acrescentam aos cavaleiros os riscos de cair sobre os mesmos, o que pode agravar os traumas cranioencefálicos e as lesões osteoarticulares.

Dificilmente o cavalo "atropela" o cavaleiro. Por instinto, o cavalo é um animal passivo, presa e não predador, por isso sua reação primária a qualquer sensação de perigo é fugir. Sendo assim, ao observar o cavaleiro cair, sua primeira reação é se afastar do inesperado, isto reduz a possibilidade de atropelamento.

Porém, raras vezes, em algumas quedas, o cavaleiro pode ser esmagado pelo cavalo, num rolamento ocasionado por um tropeço ou embaraço com as varas do obstáculo, nestes casos as lesões tendem a aumentar de gravidade, causando por vezes traumatismos cranioencefálicos, fratura de Bacia ou lesões abdominais.

■ CONCURSO COMPLETO DE EQUITAÇÃO

Apesar de não gostarem muito da comparação, a prova de Concurso Completo de Equitação é chamada por alguns como o "Triatlo" da equitação (Fig. 5). A prova tem sua origem nos torneios de Cavalos D'Armas, prova militar, da época dos exércitos hipomóveis, que media a habilidade do conjunto para superar as dificuldades no campo de batalha.

O Concurso Completo de Equitação, *Eventing* em inglês, é uma prova de longa duração, realizada em 3 ou 4 dias, onde cavalo e cavaleiro devem realizar três provas consecutivas: adestramento no primeiro dia, *cross-country* no segundo dia, encerrando o terceiro dia de provas com um percurso de saltos de obstáculos.

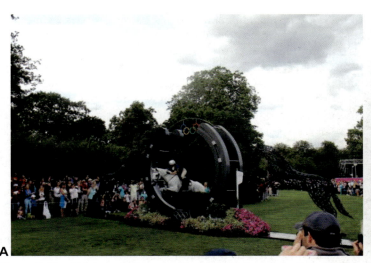
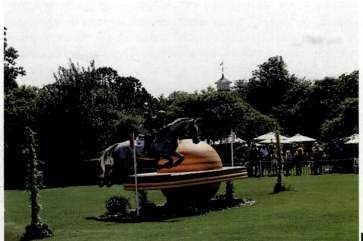

Figura 5. (A e B) Provas do Concurso Completo de Equitação. Fotos de Alex Titan Lima da Silva.

O percurso de *cross-country* consiste numa prova em campo aberto, onde o conjunto salta obstáculos rústicos, de alturas que variam nos níveis internacionais de 1,10 × 2,10 m a 1,45 × 2,00 m, a uma grande velocidade (algo em torno de 570 m/min, ou aproximadamente 35 km/h), com alturas e larguras predeterminadas, num percurso com distâncias que variam de 3 a 6 km aproximadamente, dependendo do nível e do tipo de prova (Fig. 6).

É prova com maior controle das modalidades clássicas e possui rígidas medidas de segurança, pois existe um alto risco de acidentes graves, podendo ocasionar o óbito do cavalo ou cavaleiro em determinado acidente que possam estar envolvidos.

As medidas de segurança realizadas para uma prova de *cross-country* estenderam-se para as outras modalidades, o suporte e aparato médico envolvido são de grande complexidade e necessitam de um controle centralizado e previamente treinado para responder prontamente a quaisquer acidentes que possam ocorrer, pois mesmo na ocasionalidade de um possível óbito, a prova não é suspensa.

Sendo assim a estrutura médica é composta e coordenada de forma que todos os possíveis incidentes estejam previstos num Plano de Evacuação Médica detalhado, explicando passo a passo e conforme a gravidade como, onde e de que forma o acidentado será atendido e medicado. Da mesma forma a Organização do Concurso providenciará, por meio do Plano de Gerenciamento de Crises, onde estarão dispostas as ambulâncias, qual o trajeto que elas devem percorrer (Circuito de ambulâncias) e as coberturas em caso de deslocamento, de acordo com a gravidade do incidente.

Em provas dos grandes circuitos, o Plano de Evacuação Médica deve incluir a Evacuação Aeromóvel e cabe ao oficial médico do concurso explicitar, em seu plano de evacuação, como o acidentado chegará até o heliporto e em que casos este tipo de evacuação será utilizado.

Desta forma, na prova de *cross-country* a preparação torna-se essencial para pronta resposta e sucesso do evento, possibilitando ações rápidas e precisas na eventualidade de qualquer incidente (Fig. 6).

Quanto às principais lesões numa prova de *cross-country*, são as mesmas decorrentes do salto, porém com o agravante de serem com o dobro da velocidade.

■ LESÕES ESPORTIVAS NO HIPISMO – LITERATURA MUNDIAL

Grossman *et al.*[4] foram os primeiros autores que estudaram as lesões nos esportes equestres. Através de um estudo prospectivo, avaliaram 110 cavaleiros que se machucaram na prática esportiva. Na sua casuística eles identificaram que menos de 20% dos cavaleiros utilizavam capacete no momento do acidente. Pounder identificou que 60% dos óbitos na prática esportiva do hipismo estavam relacionados com a não utilização de capacete.[10]

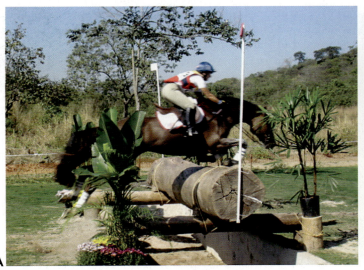
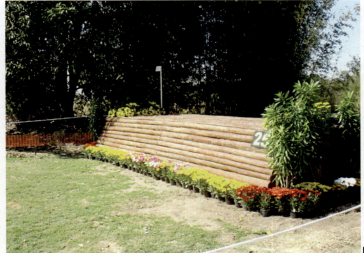

Figura 6. (A e B) Obstáculos rústicos no percurso de *cross-country*.

Condie et al.[3] alertaram para a importância do uso de capacetes na prática do hipismo. Os autores entrevistaram mais de 800 praticantes de hipismo, e mais da metade referiram que nunca ou raramente utilizam o capacete. Os praticantes de hipismo são bem informados sobre a importância dos equipamentos de segurança, porém, na sua maioria, não utilizam o capacete.

Loder realizou o maior estudo epidemiológico sobre lesões no Hipismo nos Estados Unidos.[8] Do total de 5.033 atletas lesionados, somente 30% estavam relacionadas com a prática esportiva. Os principais mecanismos de trauma foram queda (59%), cavaleiros arremessados pelo cavalo (22%) e traumas conduzindo o cavalo (9%). Cerca de 28% dos pacientes apresentaram fratura, e 12%, trauma cranioencefálico. As lesões mais frequentemente encontradas nos atletas foram: contusão/abrasão (31%), fraturas (28%), torção (18%), trauma cranioencefálico (12%) e escoriações (6%). As áreas do corpo mais frequentemente acometidas foram: cabeça e pescoço (24%), tronco (29%), extremidades superiores (30%), extremidades inferiores (16%) e múltiplas lesões (1%).

Em um estudo canadense, Sorli identificou 1.950 passagens hospitalares por traumas no hipismo (5 anos).[11] A taxa de mortalidade foi 7/1.000 acidentes, sendo que a maioria foi secundária a traumatismos cranianos. A região mais acometida pelos traumas foi a cabeça (20%), seguida pelos membros superiores (19%), tronco (18%), membros inferiores (18%) e coluna (7%). O tipo mais comum de traumatismo foi fratura (54,2%). As concussões cerebrais representaram 9% das lesões.

Estudando especificamente a população pediátrica, Nelson[1] e Bixby-Hammett[9] revisaram a casuística dos traumas em crianças e adultos jovens. Todos os estudos demonstram que as meninas são mais acometidas que os meninos, sendo a queda o mecanismo de trauma mais comum. As fraturas são comuns, e os traumatismos cranianos são os principais responsáveis por hospitalização e/ou óbito. Os autores reforçam o papel dos pediatras em informar os pais sobre os riscos e identificar as crianças que apresentam contraindicações para a prática do hipismo.

Um segundo estudo de Bixby-Hammett agrupou e analisou as informações de quatro bancos de dados, identificando as lesões relacionadas com esportes com cavalos em pacientes menores de 25 anos.[1] Os traumas cranioencefálicos foram responsáveis por 7% dos óbitos relacionados com o trauma. Cerca de 25% dos pacientes acidentados já haviam apresentado um traumatismo prévio, e cerca de 33% dos traumas ocorreram durante as aulas de hipismo.

Laurent et al.[7] observaram que a lesão mais frequentemente encontrada no hipismo é a fratura, especialmente nos membros superiores. No seu estudo foi identificado que as crianças menores de 11 anos apresentam lesões mais graves que a população mais velha.

PREVENÇÃO DE LESÕES

Watt et al.[12] realizaram uma revisão sobre a prevenção de lesões no hipismo. Os autores evidenciaram que há um grande número de recomendações para a utilização do capacete de segurança, entretanto não há comprovação de que o mesmo sempre seja eficaz na prevenção das lesões. Em virtude das características do capacete, muitos praticantes deixam de utilizar por acreditarem que o mesmo não tem função protetora. As principais recomendações para garantir a segurança na prática do esporte seriam: regras e regulamentos de conduta nos eventos, conhecimento do comportamento do animal, treinamento adequado do atleta, avaliação prévia de contraindicações da prática do esporte, educação pública sobre o esporte, educação do cavaleiro, utilização do equipamento e da roupa adequados, estribos de segurança, protetor de corpo, treinamento de técnicas de queda e de medidas de primeiros socorros para toda equipe e pista adequada e preparada para a segurança e prática esportiva. Apesar de as taxas de lesão serem baixas no hipismo, especialmente quando comparadas a outros esportes, as mesmas são graves. A prevenção e as medidas de segurança são fundamentais para diminuir o risco e a gravidade das lesões.

Ceroni et al.[2] estudaram especificamente as lesões traumáticas dos pés de crianças em esportes equestres. Apesar de serem raras, podem ocorrer fraturas por compressão do cuboide associado a outras fraturas do mediopé. O principal fator protetor para esses tipos de lesão é o uso de botas reforçadas e estribos apropriados.

RESUMO – LESÕES FREQUENTES NO HIPISMO

- *Principal mecanismo de trauma:* queda do cavalo.
- *Lesão ortopédica mais frequente:* fratura dos membros superiores.
- *Trauma cranioencefálico:* apresenta-se em 15 a 20% das quedas e é a principal lesão relacionada com a internação hospitalar e com o óbito na prática do hipismo.
- *Taxa de mortalidade:* varia de 2 a 7 eventos por 1.000 acidentes.

Os atletas negligenciam o uso do capacete, apesar de saberem que é importante e tem efeito protetor para os traumas cranioencefálicos.

SITUAÇÃO NO BRASIL

No Brasil o hipismo é vastamente praticado de forma amadora. Os atletas são na sua maioria jovens, com média de idade entre 25 e 35 anos. Por se tratar de esporte amador, muitas vezes com características recreativas, observamos que cerca de 95% das hípicas e clubes de hipismo não exigem dos praticantes atestados de saúde e/ou exames para o início da pratica esportiva.

O Estado de São Paulo é o maior reduto de praticantes de Salto no País. Conforme levantamento em agosto de 2008, nos últimos 10 anos a Federação Paulista de Hipismo (FPH) registrou mais de 5.000 concorrentes ligados a 292 entidades distintas e distribuídas por 158 cidades.[6]

CUSTO SOCIAL

Guyton et al.[5] avaliaram os custos do tratamento e a gravidade das incapacidades após acidentes de hipismo. Cerca de 59% dos pacientes apresentaram tempo de recuperação e de incapacidade prolongado. O custo médio do tratamento hospitalar dos pacientes foi de US$29,800.00, o que representa uma grande despesa seja para os seguros de saúde, para o governo ou mesmo para o paciente.

CONCLUSÃO

No hipismo a interação do atleta com o animal é de suma importância para a segurança dos dois. Apesar de raras, as lesões traumáticas podem levar a incapacidades funcionais provisórias, permanentes e até mesmo ao óbito.

Os atletas precisam se conscientizar que a utilização dos equipamentos de segurança, especialmente o capacete, é a única forma de minimizar os efeitos de um acidente grave.

Embora haja pouco conhecimento sobre a demografia de lesão ou a eficácia de prevenção, é provável que as lesões continuem a ocorrer. O grande desafio na redução das lesões equestres é a demonstração científica formal que as várias medidas de prevenção de lesões propostas são eficazes.

REFERÊNCIAS BIBLIOGRÁFICAS

1. Bixby-Hammett DM. Accidents in equestrian sports. *Am Fam Physician* 1987 Sept.;36(3):209-14.
2. Ceroni D, De Rosa V, De Coulon G et al. The importance of proper shoe gear and safety stirrups in the prevention of equestrian foot injuries. *J Foot Ankle Surg* 2007 Jan.-Feb.;46(1):32-39.

3. Condie C, Rivara FP, Bergman AB. Strategies of a successful campaign to promote the use of equestrian helmets. *Public Health Rep* 1993 Jan.-Feb.;108(1):121-26.
4. Grossman JA, Kulund DN, Miller CW *et al.* Equestrian injuries. Results of a prospective study. *JAMA* 1978 Oct. 20;240(17):1881-82.
5. Guyton K, Houchen-Wise E, Peck E *et al.* Equestrian injury is costly, disabling, and frequently preventable: the imperative for improved safety awareness. *Am Surg* 2013 Jan.;79(1):76-83.
6. Disponível em: <http://www.cbh.org.br/historico-salto.html>
7. Laurent R, Uhring J, Bentahar M *et al.* Epidemiology of equestrian injuries in children. *Arch Pediatr.* 2012 Oct.;19(10):1053-57.
8. Loder RT. The demographics of equestrian-related injuries in the United States: injury patterns, orthopedic specific injuries, and avenues for injury prevention. *J Trauma* 2008;65(2):447-60.
9. Nelson DE, Bixby-Hammett D. Equestrian injuries in children and young adults. *Am J Dis Child* 1992 May;146(5):611-14.
10. Pounder DJ. The grave yawns for the horseman. Equestrian deaths in South Australia 1973-1983. *Med J Aust* 1984 Nov. 10;141(10):632-35.
11. Sorli JM. Equestrian injuries: a five year review of hospital admissions in British Columbia, Canada. *Inj Prev* 2000 Mar.;6(1):59-61.
12. Watt GM, Finch CF. Preventing equestrian injuries. Locking the stable door. *Sports Med* 1996 Sept.;22(3):187-97.

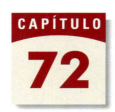

MOTOVELOCIDADE

Marcos Korukian ■ Davi Gabriel Bellan

■ INTRODUÇÃO

Esportes com veículos motorizados estão entre os mais populares do mundo, praticados em quase todos os países com extensa variedade de tipos. A força e o barulho dos motores e a relação direta com a velocidade fascinam pessoas de todas as classes sociais e faixas etárias. A paixão pelas máquinas, acrescida à emoção das disputas, é a base de popularização do esporte.

As competições mundiais de elite de carros, motocicletas e veículos afins atraem milhões de aficionados e movimentam orçamentos milionários. É considerado um esporte de elite na indústria do entretenimento. Mas as mesmas também devem ser tratadas como um sério risco à saúde do piloto. Há uma relação potencial direta entre a velocidade do veículo e a probabilidade e a gravidade de um acidente.[10]

As competições de carros e motocicletas são disputadas em asfalto e na terra. As disputas com carros na terra são agrupadas em várias divisões que formam o Rali. As principais modalidades do motociclismo fora do asfalto são o *Off-Road*, *Motocross* e Enduro. As competições mundiais de elite em pistas de asfalto são a Fórmula 1 e o MotoGP. Os dois eventos têm seus carros e motocicletas construídos unicamente para competição. As corridas são chamadas de Grandes Prêmios nas duas modalidades.[10]

■ MOTOGP

O primeiro campeonato de elite de motovelocidade mundial foi organizado pela *Fédération Internationale de Motocyclisme* (FIM), em 1949. Ao longo dos anos houve várias categorias que hoje não fazem mais parte do campeonato, como 50 cc, 80 cc, 350 cc, 500 cc e *sidecars*. O atual formato do Mundial de Motovelocidade é disputado em três categorias: o Moto3 (antiga 125 cc); Moto2 (conhecido anteriormente como 250 cc) e MotoGP (onde se corre com motores de 1.000 cc). Atualmente, a temporada do MotoGP inclui 18 corridas visitando 14 países em quatro continentes. Seu grid conta com os melhores pilotos do mundo.[19]

Esses motores de 1.000 cc geram potência acima de 190 HP. São máquinas construídas somente para o propósito de competição, não estando disponíveis para compra nem para serem dirigidas em vias públicas. Dessa forma são geralmente construídas a partir de materiais leves e caros, como o titânio e o plástico reforçado por fibras de carbono.[10]

Os eventos foram se tornando populares ano após ano, atraindo grandes públicos aos autódromos. As transmissões das corridas pela TV e as facilidades advindas das novas tecnologias de comunicação proporcionaram um crescimento extraordinário do esporte nos últimos anos.

O MotoGP tem hoje suas corridas mostradas pela TV para mais de 200 países, chegando a atrair público superior a 250 mil pessoas, como nas etapas de Jerez de la Frontera, na Espanha. A temporada de 2010 levou mais de 2,2 milhões de pessoas aos autódromos. Economicamente, estima-se que o esporte chega a movimentar €3 0 milhões na etapa de Barcelona.

Esse *boom* de crescimento e visibilidade foi ampliado exponencialmente pelo surgimento do piloto italiano, Valentino Rossi, uma lenda no esporte e ainda em plena atividade. Ele é considerado o melhor piloto da história da motovelocidade mundial. O maior ídolo da motovelocidade em todos os tempos. Talentoso, carismático e midiático, transformou-se em um dos atletas mais conhecidos e admirados do mundo. Gênio das pistas e mito no esporte, Rossi deu à categoria outra dimensão, uma dimensão mundial.[18]

O Brasil faz parte dessa história, possuindo reconhecimento internacional e recebendo diversos eventos internacionais com sucesso em suas competições. As primeiras motos chegaram ao país entre os anos de 1907 e 1909. De instrumento de locomoção, elas começaram a ser utilizadas, em 1914, para a disputa esportiva, principalmente em São Paulo. Mesmo sem a devida chancela de uma entidade que coordenasse o esporte no âmbito nacional, algumas competições de motociclismo foram realizadas no país, notadamente sob inspiração de imigrantes italianos, alemães, espanhóis, franceses, portugueses e húngaros que aportaram em terras brasileiras no início do século. Os registros contam que as primeiras competições foram disputadas no Viaduto do Chá, no bairro de mesmo nome na capital paulista.

Posteriormente foram fundados a Federação Paulista de Motociclismo, em 1925, e o Moto Clube do Brasil, no Rio de Janeiro, alguns anos depois.

■ INTEGRAÇÃO DO CONJUNTO HOMEM-MÁQUINA E A DINÂMICA DOS ACIDENTES DE MOTOVELOCIDADE

A interação entre o corpo e uma e máquina de velocidade acontece de forma distinta comparando os dois principais eventos mundiais motorizados. No automobilismo, o corpo humano fica protegido no interior de habitáculo e com movimentação restrita.

Já na motovelocidade o envolvimento se dá de forma integrada e dinâmica. Os 70 kg de massa humana formam um conjunto com os 160 kg da máquina capazes de andar a mais de 250 km/h. Este conjunto realiza, praticamente, uma função biomecânica ao produzir um equilíbrio real com base na inclinação que faz o piloto em cima da motocicleta. Uma inclinação não natural conforme as características do homo ereto.

Numa análise superficial, a memória genética do homem remete à sua condição de animal bípede, que tende a retornar à posição ereta depois de inclinar-se. Mas no esporte da motovelocidade essa 'lógica bípede' tem que submeter-se em função do equilíbrio. Em média, um piloto permanece 90% do tempo inclinado por volta percorrida em alta velocidade. Uma inclinação do corpo tal que inclina a motocicleta até 60 graus em relação ao solo. Com isso, o joelho toca o chão; cotovelo fica a menos de 10 cm, e a cabeça a não mais de um metro do chão.

Somente depois de muitos anos de prática nas pistas é que cérebro e corpo "se entendem" em relação à dinâmica que a motocicleta requisita. Enquanto esse sincronismo não acontece, as quedas e acidentes são inevitáveis. O paradoxo é que, na maioria das vezes, ao invés de proceder à ação correta, de inclinar mais a motocicleta, para contornar uma situação de crise (perda de aderência) e evitar a queda, o jovem piloto reage ainda mais em função da memória genética, e realiza movimento contrário, natural ereto. E cai, provando a dureza do asfalto.

A utilização de protetores passivos, como capacete, macacão de couro, luvas, botas, protetor de coluna e outros, entra em ação para minimizar ou até mesmo evitar as sequelas geradas pelo impacto e a fricção no asfalto (Fig. 1).

Capacetes reduzem a incidência e a gravidade das lesões na cabeça de motociclistas. Comparando usuários a não usuários, estes apresentam maior risco de lesões cefálicas graves de todos os tipos, assim como lesões e fraturas faciais graves. Não foram encontradas diferenças entre fraturas na coluna cervical e torácica, nem em lesões medulares com o uso do capacete.[15]

Roupas e vestimentas protetoras parecem reduzir o risco de lesão de tecidos moles, mas não alteram o risco de fraturas.

Proteção auditiva

O *National Institute for Occupational Safety and Health* (NIOSH) recomenda que os níveis de exposição não excedam 85 dBA por 8 horas de intensidade contínua, e que a cada 3 dB que se aumente a intensidade, diminua-se pela metade o tempo de exposição.

Essa relação entre o nível de pressão sonora e o tempo máximo de exposição permitido é o que pode ser considerado "seguro" sem o uso de protetores auditivos.

Segundo a NIOSH, um indivíduo que está exposto a 109 dBA poderá ficar exposto somente por 1 minuto e 53 segundos sem nenhuma proteção (Quadro 1). Considerando que o fluxo do ar turbulento ao redor do capacete atinge níveis de 120 dB, quando está em uma velocidade de 150 mph, e que muitos pilotos ainda não têm consciência sobre saúde auditiva, o risco de perda auditiva nessa população é grande e preocupante. Existe uma relação direta entre tempo de prática do esporte e o tempo de exposição a esse som, dessa forma com maior perda auditiva.[6,14]

Quando a queda é consequência de uma perda de aderência contínua, o piloto que já está muito inclinado somente "termina de deitar no chão". É o chamado *low side* (Fig. 2). Geralmente ocorre em altas e médias velocidades e apresenta alta fricção. Se não houver impactos contra obstáculos da pista, com barreira de pneus, a própria motocicleta ou a inexperiência de tentar parar de escorregar usando as mãos, as lesões são praticamente inexistentes.

O risco é maior quando a perda de aderência é alternada. A dinâmica acontece quando a motocicleta perde a aderência por fração de segundos que seja, e a recupera em seguida (*grip pneu*), o acidente se torna de alto risco. O chamado *high side* é consequência da recuperação instantânea da aderência da motocicleta (Fig. 3). Isso provoca uma 'segurada', uma redução violenta da velocidade, transformando-a numa catapulta. Nessa situação realiza a mesma função do salto com vara, arremessando o piloto para o alto, em velocidade (Fig. 4). Nesse caso, o piloto não está mais a 30 cm do solo, e sim a mais de 2 metros do chão, caindo no asfalto com a força da gravidade, somada e agravada pela velocidade empreendida no momento (energia cinética). A alta energia do impacto pode ocasionar lesões e fraturas. Clavículas e costelas são as mais rotineiras decorrentes do impacto.

As colisões podem ser contra anteparo fixo – grades de proteção, *guard rail*, barreira de pneus, barreira de sacos de areia, barreira de feno, *air fence* – ou anteparos móveis – como outros motovelocistas e motocicletas. O choque contra um anteparo fixo rígido é como colidir com uma parede de concreto, envolve uma grande transferência de energia para o piloto, que desacelera da alta velocidade que se encontra para zero em um instante, adquirindo potencial para gerar lesões graves. Já os choques contra as barreiras de proteção absorvem e distribuem boa parte dessa energia, minimizando os danos.

Para uma maior segurança podemos utilizar o *Airfence*, equipamento que consiste em bolsas de ar confeccionadas com tecido de PVC, material tão flexível quanto resistente, que são montadas em sobreposição umas às outras e instaladas sobre os *guard-rails*, muretas ou barreiras de pneus existentes nos autódromos.

O dispositivo absorve gradativamente o impacto de acidentes quando há saída de pista, impede que piloto e motocicleta sejam projetados de volta ao traçado, reduzindo o risco de colidirem com outros competidores, além de proporcionar uma desaceleração gradativa e, por consequência, minimizando lesões graves.

É consenso que o alto risco é um aspecto inerente ao esporte de motovelocidade. Diversos estudos sobre acidentes com motocicletas demonstram alta incidência de lesões, altos escores de severidade das lesões e altas taxas de morte.[20]

Para certificar-se que todos os competidores tenham a oportunidade de competir da forma mais segura possível, toda organização responsável por competições de motocicletas deve estabelecer regras estritas, protocolos de procedimentos durante a corrida, realizar inspeções técnicas, criar exigências quanto ao motor, manter licenciamento dos competidores, equipamentos de segurança entre outras.[20]

Em termos de atendimento médico, o nível mínimo recomendado de cuidado é ficha médica completa dos pilotos, ambulância de Suporte de Vida Avançado com equipe médica treinada em atendimento ao politraumatizado.[5]

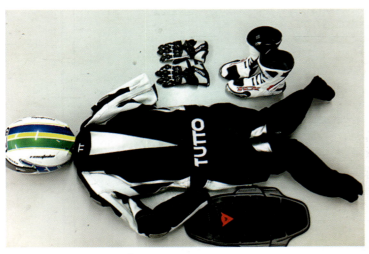

Figura 1. Equipamentos de proteção.

Quadro 1. Recomendação da NIOSH sobre o nível de intensidade (dBA) e o tempo de exposição permitido sem o uso de proteção auditiva	
85 dB	8 h
88 dB	4 h
91 dB	2 h
94 dB	1 h
97 dB	30 min
100 dB	15 min
103 dB	7 min 30 s
106 dB	3 min 45 s
109 dB	1 min 53 s

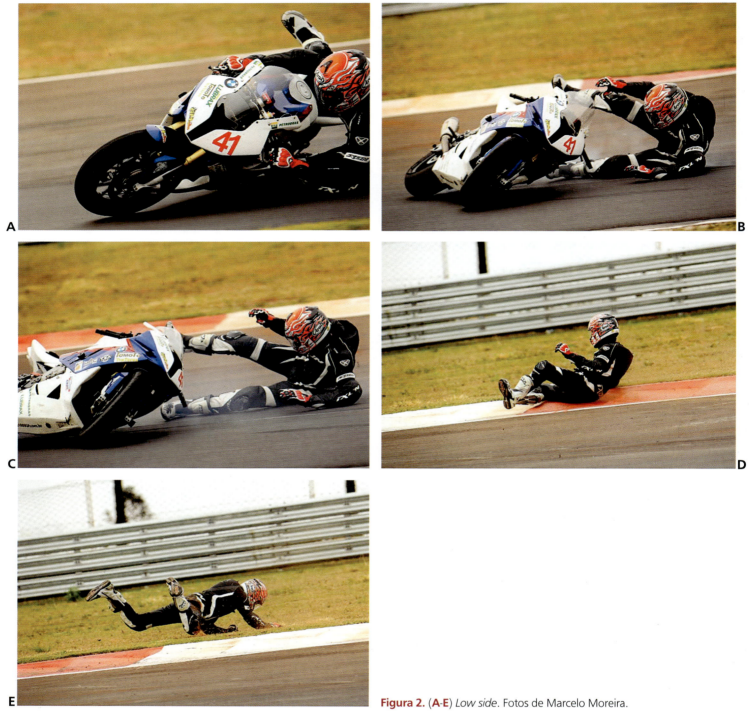

Figura 2. (A-E) *Low side*. Fotos de Marcelo Moreira.

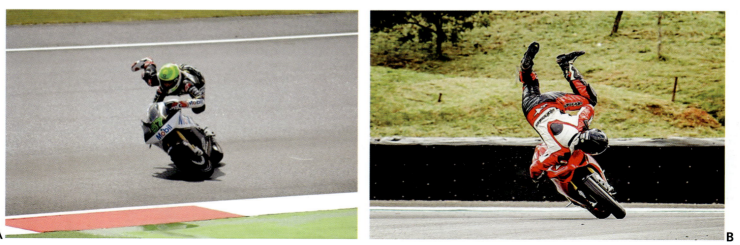

Figura 3. (A e B) *High side* em *grip pneu*. (A) Eric Granado. (B) André Cobalchini Chacal.

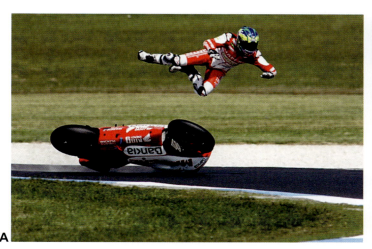 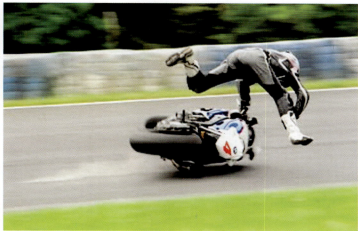

Figura 4. (A e B) *High side* arremessando o piloto para o alto, em velocidade. Fotos de Marcelo Moreira.

■ MEDICINA ESPORTIVA

Um atendimento de qualidade, onde a compreensão da prática e gesto esportivo, a análise precisa e pontual e a velocidade no socorro, faz-se fundamental para que vidas sejam poupadas.

As corridas de motocicletas em asfalto são o foco deste capítulo. Ainda há pouca literatura sobre o assunto. Avaliamos a literatura disponível sobre motovelocidade, introduzindo seu histórico no mundo e no Brasil, analisando quais são as lesões mais comumente encontradas, as prioridades e principais dificuldades do atendimento médico. O avanço na medicina desportiva, com o melhor entendimento dos padrões de lesões, das características de seus competidores e as particularidades de sua abordagem médica, permite a criação de protocolos de atendimento e um melhor preparo do profissional que irá recebê-los e atendê-los, tanto no âmbito preventivo quanto no tratamento definitivo de lesões.[2]

■ PADRÕES DE LESÃO ENCONTRADOS EM MOTOVELOCISTAS

O número de acidentes durante o treino ou corridas no curso da temporada Mundial de Motovelocidade geralmente alcança um número superior a 500. Apesar de muitos incidentes na temporada, o número de corredores referenciados a um hospital na urgência é baixo, cerca de quatro a cinco por temporada nos últimos anos. Isso graças ao avanço nos equipamentos de segurança, na precisão das motocicletas e pela presença de um serviço de facilidades médicas nos circuitos.[18]

Motovelocistas tipicamente sofrem múltiplas lesões em acidentes, sendo as cefálicas, de membro inferior e de pelve as mais frequentes (Quadro 2).[7]

Quadro 2. Lesões em motovelocistas[7,22]

Trauma cranioencefálico		
Lesões de partes moles	Contusões	
	Laceração	
	Abrasão	
Lesão do aparelho locomotor	**Tipo**	**Local**
	Fratura	Membro inferior e pelve
	Entorse	Membro inferior
	Luxação	Membro inferior e pelve
Lesão em coluna torácica		

Para o condutor de moto, a absorção da energia cinética em toda a sua superfície corporal no momento do trauma o torna extremamente vulnerável,[9] especialmente com a grande velocidade inerente ao esporte e sua consequente energia de impacto. O recorde de velocidade no esporte é de 347,4 km/h, Capirrosi em 2004.[18] Alex Barros, em Mugello, na corrida atingiu 343 km/h, sendo batido por Pedrosa que atingiu 349,3 km/h.

Em virtude da alta velocidade das modernas máquinas de corrida, órgãos internos, cabeça e pescoço podem submeter-se a grandes desacelerações, o que propicia lesões graves e fatais.[11,23]

Em estudos sobre lesões em motociclistas comuns, a maioria dos acidentes são contra objetos fixos no caminho ou ao seu redor. Na corrida isto ocorre com menor frequência, pois há barreiras de amortecimento e bancos de areia posicionados estrategicamente em curvas, que desaceleram veículos ou pilotos lançados.

Lesões cefálicas em motovelocidade são proporcionalmente mais graves do que as produzidas em estradas comuns e em outros esportes. Esses pilotos sofrem mais lesões à coluna torácica do que cervical, e lesões em múltiplos níveis da coluna são comuns.

Um estudo sobre *motocross* conduzido por um longo período e com inúmeros competidores relata uma incidência global de 94,5 acidentes em 1.000/ano nas corridas de *motocross*, e 115 em 1.000/ano para corridas no asfalto.[4,17] Comparando-se os dados do mesmo estudo aos dados apresentados pelo Comitê Olímpico Internacional de porcentagem média anual de acidentes em diferentes esportes no mesmo período, motociclismo *on-road* e em seguida motociclismo *off-road* são os esportes com a maior incidência de acidentes.

A maioria das lesões sofridas é de contusões com ou sem ferimentos (57%), seguidas de fraturas (24%), entorses e luxações (19%).[3]

Como todo possível politraumatizado, o atendimento de um motovelocista acidentado segue os princípios do ATLS, porém com algumas particularidades.[1] Pela significativa morbidade e mortalidade e pela alta frequência com que ocorrem, a prioridade no atendimento e nos cuidados com o motovelocista acidentado são lesões das vias aéreas, e da cabeça e pescoço.[5,13]

Existem certas particularidades na abordagem do motovelocista acidentado especialmente relacionadas com os equipamentos de segurança e equipamentos para aumento da *performance*.[7]

O capacete, apesar de comprovadamente benéfico na prevenção primária de lesões cefálicas, tornam a avaliação e o acesso à via aérea extremamente difícil.

Outro equipamento que deve ser considerado é o "cupim", dispositivo que foi inicialmente concebido para melhorar a aerodinâmica do piloto usando capacete. Ele não é um equipamento de segurança e dificulta a entubação orotraqueal e a estabilização da coluna cervical (Fig. 5).

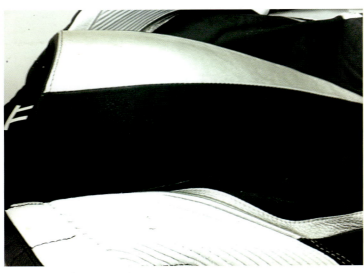

Figura 5. Cupim – macacão.

ATENDIMENTO MÉDICO

As observações de um acidente são importantes para avaliarmos a cinemática do trauma que pode fornecer detalhes sobre os padrões, gravidade de lesões e órgãos potencialmente envolvidos, importantes na avaliação primária e secundária das lesões (Fig. 6). No trauma fechado podem ter dois tipos de forças envolvidas no impacto: cisalhamento e compressão. Cisalhamento é o resultado da variação mais rápida de velocidade de um órgão ou estrutura em relação a outro órgão ou estrutura. Compressão é o resultado da pressão direta sobre um órgão ou estrutura.[15]

Na queda de motocicleta poderá sofrer muitos impactos em vários ângulos diferentes, assim como o corpo e os órgãos internos (Fig. 7). O piloto pode ser ejetado e sofrer, por exemplo, trauma direto na parede torácica pelo impacto, podendo resultar em fratura de costelas, contusão pulmonar, pneumotórax, lesões da aorta, artéria renal; por cisalhamento, lesões abdominais, principalmente de baço e fígado, lesões cranioencefálicas (concussão, hemorragias, hematomas), lesões ortopédicas das mais variadas localizações e gravidade. Na maioria das vezes pela inclinação da motocicleta, ocorre o deslizamento podendo também ocorrer queimaduras.

A avaliação dos equipamentos danificados ou quebrados, também é importante indicador de lesão e deve ser incluído na avaliação do mecanismo de trauma. O capacete quebrado é evidencia da força que foi atingido. Muitas vezes deparamos com o piloto sem lesões aparentes mas devem ser avaliados como se existissem lesões graves.

Deve ser realizado um planejamento médico de acordo com o circuito de cada autódromo, infelizmente não temos no Brasil uma pista exclusiva para motovelocidade, com grandes áreas de escape que poderiam minimizar as lesões no esporte.

Medical car

Veículo de intervenção rápida para dar assistência imediata ao piloto acidentado, principalmente as lesões respiratórias, reanimação cardiocirculatória e atendimento de emergência - Suporte avançado de Vida. (Fig. 8). Este veículo deve ter médico com experiência em atendimento de emergência e reanimação cardiorrespiratória e dois enfermeiros com experiência em trauma e emergência.

O *medical car* é equipado com (Fig. 9):

- Cilindros de oxigênios.
- Equipamentos e medicamentos para entubação endotraqueal, traqueostomia e suporte ventilatório, incluindo aspirador de secreção, oxigênio e de drenagem torácica.
- Equipamento de monitoração e reanimação, incluindo oximetria, pressão arterial e monitores de ECG e desfibrilador.
- Equipamentos para acesso venoso e fluidos, incluindo expansores de plasma coloides e soluções cristaloides.
- Drogas para reanimação cardíaca, analgesia, sedativo, anticonvulsivantes, agentes paralisantes, anestésicos e hipnóticos.
- Curativos para queimados.
- Equipamentos para imobilização de fraturas de membros superior e inferior, bem como da coluna vertebral, incluindo coluna cervical.
- Prancha para imobilização (utilizamos a maca a vácuo).

Em caso de acidente, o diretor de prova autoriza através de equipamento de rádio a entrada do medical, que após acionado chega no local no máximo em 30 segundos. Desenvolve avaliação para determinar a impressão geral do estado do piloto, e estabelecem-se valores basais para estados respiratório, circulatório, neurológico. Se

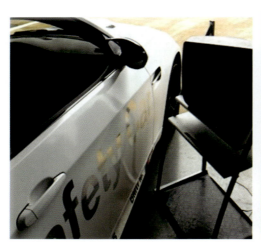

Figura 6. Monitor. Observação da cinemática do trauma.

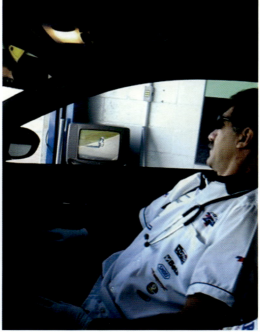

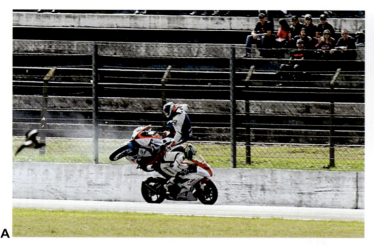
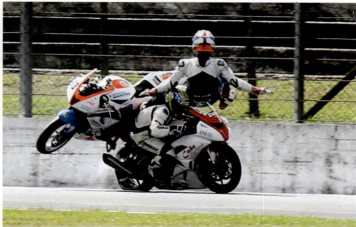
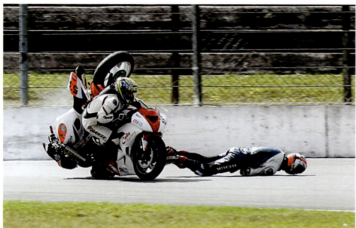

Figura 7. (A-C) Impactos na queda de motocicleta.
Fotos de Vanderley Soares.

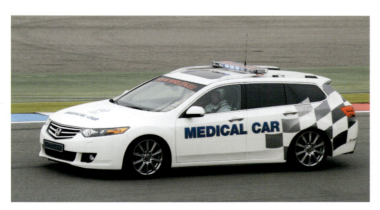

Figura 8. *Medical car*. Foto de Johanes F. Duarte.

forem encontradas condições com risco de morte, iniciam-se a intervenção urgente e reanimação. Todas as etapas são realizadas com rapidez e eficiência, o intuito é gastar o menor tempo possível no local, preparar para o transporte e deslocamento para sala de emergência do autódromo ou hospital, onde receberá tratamento definitivo. Deve-se respeitar a "Hora Ouro", agora chamada de "Período Ouro", porque para alguns pacientes, deve-se gastar menos tempo para iniciar o tratamento, ao passo que, para outros, pode-se necessitar de um tempo maior. Para tratar desta questão de atendimento de trauma grave, o tempo na cena não deve exceder 10 minutos. Na verdade, quanto menor, melhor.

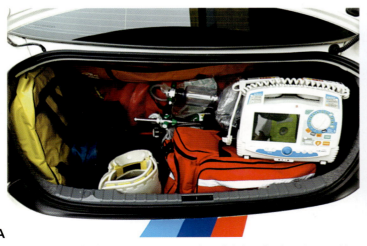
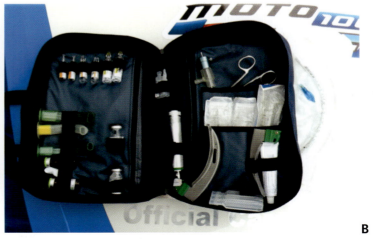

Figura 9. (A) Medical – Etapa Santa Cruz do Sul. **(B)** Mala vias aéreas – *kit* entubação.

CONCLUSÃO

Corridas motorizadas são esportes com alto risco em potencial.[10,8,12]

A velocidade associada a este esporte proporcionada por altas taxas de lesão ao praticante que excedem a maioria dos esportes.[18]

Dessa forma, estudos que analisam um esporte e suas características específicas (lesões mais frequentes, particularidades do atendimento, equipamentos de segurança) são necessários, pois preparam o médico para o melhor atendimento a seus atletas, aumentando a segurança do esporte, diminuindo eventos adversos e seus danos. O acompanhamento médico dos atletas, que envolve diagnóstico, tratamento e reabilitação de lesões, permite ao atleta manter a excelência em sua *performance*.

Um atendimento de qualidade, onde a compreensão da prática e gesto esportivo, a análise precisa e pontual e a velocidade no socorro se faz fundamental para que vidas sejam poupadas e que o espetáculo nunca pare.

REFERÊNCIAS BIBLIOGRÁFICAS

1. American College of Surgeons Trauma Committee. *Advanced trauma life support for doctors.* 8th ed. Chicago, IL: American College of Surgeons, 2008.
2. Cohen M, Abdalla RJ, Ejnisman B et al. Lesões ortopédicas no futebol. *Rev Bras Ortop* 1997 Dez.;32(12):940-44.
3. Gobbi A, Tuy B, Panuncialman I. The incidence of motocross injuries: a 12-year investigation. *Knee Surg Sports Traumatol Arthrosc* 2004 Nov.;12(6):574-80.
4. Goubier JN, Saillant G. Chronic compartment syndrome of the forearm in competitive motor cyclists: a report of two cases. *Br J Sports Med* 2003;37(5):452-53; discussion 453-54.
5. Grange JT, Bodnar JA, Corbett SW. Motocross medicine. *Curr Sports Med Rep* 2009 May-June;8(3):125-30.
6. McCombate, Binnington J. Hearing loss in grand prix motorcyclists. Br J Sports Med 1994 Mar.;28(1):35-37.
7. Hinds JD, Allen G, Morris CG. Trauma and motorcyclists: born to be wild, bound to be injured? *Injury* 2007 Oct.;38(10):1131-38.
8. Horner CH, O'Brien AA. Motorcycle racing injuries on track and road circuits in Ireland. *Br J Sports Med* 1986;20:157-58.
9. Debieux P, Chertman C, Mansur NSB et al. Lesões do aparelho locomotor nos acidentes com motocicleta. Acta Ortop. Bras 2010;18(6).
10. Lippi G, Guidi GC. Effective measures to improve driver safety. *Br J Sports Med* 2005;39:686.
11. Lippi G, Salvagno GL, Franchini M et al. Changes in technical regulations and drivers' safety in top-class motor sports. *Br J Sports Med* 2007 Dec.;41(12):922-25.
12. Minoyama O, Tsuchida H. Injuries in professional motor car racing drivers at a racing circuit between 1996 and 2000. *Br J Sports Med* 2004;38:613-16.
13. 13. Morais Neto OL, Montenegro MMS, Monteiro RA et al. Mortalidade por acidentes de transporte terrestre no Brasil na última década tendência e aglomerados de risco. Cienc. Saúde Coletiva 2012;17(9).
14. National Institute for Occupational Safety and Health (NIOSH)/Katya Freire- 1998. Disponível em: <www.audicare.com.br>
15. PHTLS – *Atendimento pré hospitalar ao traumatizado* – 6. ed 2007.
16. Sabeti-Aschraf M, Serek M, Pachtner T et al. The enduro motorcyclist's wrist and other overuse injuries in competitive enduro motorcyclists: a prospective study. *Scand J Med Sci Sports* 2008 Oct.;18(5):582-90.
17. Sanders MS, Cates RA, Baker MD et al. Knee injuries and the use of prophylactic knee bracing in off-road motorcycling: results of a large-scale epidemiological study. *Am J Sports Med* 2011 July;39(7):1395-400.
18. Site Grelak comunicações Clóvis Grelak. Disponível em: <www.grelak.com.br>
19. Site Moto GP. Disponível em: <www.motogp.com>
20. Tomida Y, Hirata H, Fukuda A et al. Injuries in elite motorcycle racing in Japan. *Br J Sports Med* 2005;39:508-11.
21. Varley GW, Spencer-Jones R, Thomas P et al. Injury patterns in motorcycle road racers: experience on the Isle of Man 1989-1991. *Injury* 1993 Aug.;24(7):443-46.
22. Weaver CS, Sloan BK, Brizendine EJ et al. An analysis of maximum vehicle G forces and brain injury in motorsports crashes. *Med Sci Sports Exerc* 2006;38:246-49.

ÍNDICE REMISSIVO

Entradas acompanhadas por um *f* ou *q* itálico indicam figuras e quadros, respectivamente.

A

AA (Aminoácidos)
  ingestão de, 29
  e CHO, 29
    antes da atividade, 29
    após a atividade, 29
AAC (Articulação Acromioclavicular), 111*f*, 117, 544
  lesões na, 906
    no voleibol, 906
  patologias da, 510
  problemas da, 492
    anatomia, 492
    biomecânica, 492
    classificação, 492
    epidemiologia, 492
    exame físico, 493
    história, 493
    imagem, 493
    lesão, 492
    luxação, 492
    tratamento, 493
      cirúrgico, 493
      não cirúrgico, 493
ABCD
  secundário, 223
ABER (Abdução-Rotação Externa), 465
Abertura
  teste de, 169, 170
    em valgo, 169
    em varo, 170
AC (Acromioclavicular), 465
  lesão traumática, 510
  luxação, 544-548
    anatomia, 544
    biomecânica, 544
    classificação, 546
    diagnóstico, 545
    tratamento, 547
AC (Coracoacromial), 465
  arco, 111*f*
Acrômio, 111*f*
ADM (Amplitude de Movimento), 354-357
  ativo livre, 354
  ativo-assistido, 354
  bloqueio, 355
    mole, 355
    rígido, 355
  e retorno ao esporte, 384
  passivo, 354
  sensações finais de, 354
ADM (Avaliação dos Movimentos Articulares)
  do ombro, 120
  do quadril, 150, 152
Adson
  teste de, 108*f*
Adução
  contra resistência, 156
  teste da, 156

Afecção(ões)
  escapulotorácicas, 576-582
    artroscopia escapulotorácica, 577
    escápula em ressalto, 577
    lesão do nervo, 580, 581
      axilar, 581
      escapular dorsal, 580
      espinal acessório, 580
      supraescapular, 580
      torácico longo, 580
Aferição
  da retração, 173
    do quadríceps, 173
    isquiotibial, 173
  de aumento da rotação interna, 173
    do quadril, 173
      em relação à rotação externa, 173
  do ângulo, 173
    coxa-pé, 173
    poplíteo, 173
    Q, 173
Água, 29
  aquecida, 374
    exercícios em, 374
      efeitos terapêuticos dos, 374
    propriedades físicas da, 373
      densidade relativa, 373
      flutuação, 373
      pressão hidrostática, 373
      refração, 373
      viscosidade, 373
AINEs (Anti-inflamatórios Não Esteroides), 465
Alinhamento
  inspeção estática do, 171, 172
    do joelho, 171
    do tornozelo, 172
Allen
  teste de, 131
Alongamento
  muscular, 420
  e RPG, 420
Alteração(ões)
  eletrocardiográficas, 35*q*
  e cardiopatia, 35*q*
Altitude
  exercícios e, 77
    aclimatação, 77, 78
    fisiologia da, 77
    período para, 78
    aclimatização, 77
    alterações clínicas da, 78
AMF (Frequência de Modulação da Amplitude), 315
Amputado(s)
  esportes para, 1077-1081
    lesões específicas, 1077-1081
      academias esportivas, 1077
      adaptado, 1077
      atletismo, 1078

  ciclismo, 1080
  coletivos, 1077
  individuais, 1077
  natação equipada, 1079
  tênis, 1079
Análise(s) Genética(s)
  estratégias para aumentar o poder das, 52
    aumentar o número de amostra, 52
    evitar estratificação populacional, 53
    fenótipos, 52
      homogeneizar os, 52
      subdividir os, 52
    realizar investigações multidisciplinares, 53
Anamnese, 11, 34
Ângulo
  aferição do, 173
  coxa-pé, 173
  poplíteo, 173
  Q, 173
Anomalia
  congênita, 220
    das artérias coronárias, 220
    e morte súbita, 220
Ansiedade, 65
Antebraço
  lesões no, 879, 1062
    na canoagem, 1062
    no basquete, 879
Antioxidante(s), 30
Aorta
  ruptura da, 220, 244
    e morte súbita, 220, 244
    traumática, 244
Aponeurose
  palmar, 129
  do MMSS, 129
Aposentadoria
  transição profissional e, 70
    por idade, 71
    por lesão esportiva, 70
    porque o corpo não aguenta mais, 71
Apreensão
  sinal da, 172
  teste da, 125
Arco(s)
  AC, 111*f*
  de movimento, 181*f*, 184
    da articulação talocrural, 184
    mensuração da, 184
  fisiológico, 112*f*
  de elevação do braço, 112*f*
A$_{RE}$ (Área de Radiação Efetiva) 329
Arousal, 65
Arremessador
  ombro do, 473, 554-558
    adaptações anatômicas, 475
    cinemática do arremesso, 474
    fisiopatologia, 475

1103

lesões em atletas arremessadores, 555
    dicinesia escapular, 556
    GIRD, 556
Arremesso, 205-212
  cinemática do, 474
  e afecções ortopédicas, 211
    correlação do, 211
  esportes com, 211
    golfe, 211
    natação, 211
    tênis, 211
  fases do, 207
  músculos envolvidos no, 206q
  tipos de, 206
Arte(s) Marcial(is)
  lesões específicas nas, 984-1000
    caratê, 984-993
      características, 985
      histórico, 985
      prevenção de, 988
    judô, 984-993
      características, 989
      histórico, 989
    MMA, 995-1000
      ações não permitidas no combate, 997
      categorias de peso, 996
      história do esporte, 995
      incidência de lesões, 997
      o médico no, 996
      pesagem, 996
      resultados das lutas, 996
      técnicas permitidas, 997
      vestuário, 997
Artelho(s)
  garras dos, 190
    redutibilidade das, 190
    prova da, 190
  hiperextensão dos, 187
    manobra da, 187
Artéria(s)
  axilar, 116f
    e seu ramo, 116f
      circunflexo umeral, 116f
      toracoacromial, 116f
  coronária(s), 220
    e morte súbita, 220
      anomalia congênita das, 220
      doença da, 220
  genicular, 761
    inferolateral, 761
Articulação(ões)
  anteriores, 104
    entre os corpos vertebrais, 104
  do joelho, 163q
    movimentos da, 163q
      músculos responsáveis pelos, 163q
  dos MMSS, 138
  esternoclavicular, 111f, 117
  glenoumeral, 111f, 113
    inervação, 116
    vascularização, 115
  interfalangianas, 181
  lesões da, 800, 906
    esternoclavicular, 906
      no voleibol, 906
    subtalar, 800
      classificação, 800
      diagnóstico, 800
      tratamento, 800
  patelofemoral, 171
    aferição, 173
      da retração, 173
        do quadríceps, 173
        isquiotibial, 173
      de aumento da rotação interna do quadril, 173
        em relação à rotação externa, 173
      do ângulo, 173
        coxa-pé, 173
        poplíteo, 173
        Q, 173
    compressão patelar, 172
      dos quatro quadrantes, 172
    crepitação, 172
    inclinação patelar, 172
    inspeção dinâmica, 172
      da excursão patelar, 172
    inspeção estática, 171, 172
      do alinhamento, 171, 172
        do joelho, 171
        do tornozelo, 172
      do estrabismo da patela, 172
    sinal, 172
      Clarke, 173
      da apreensão, 172
      de Fairbank, 172
      rabot, 172
      Zohlen, 173
    teste da patela, 172
      da compressão patelar, 172
      da horizontalização, 172
      da mobilidade, 172
    tilt, 172
  subtalar, 187
    mobilidade da, 187
    teste da, 187
Artroplastia(s)
  de MMII, 779-786
    atividades físicas *versus*, 779-786
      artroplastia e atividades esportivas, 780
      benefícios das atividades físicas, 779
      epidemiologia, 779
      prescrição de exercícios, 779
  nas fraturas, 573
    do úmero proximal, 573
  pacientes com, 1018
    golfe em, 1018
Artroscopia
  do quadril, 665-672
    anatomia artroscópica, 668
    complicações, 672
    cuidados pós-operatórios, 671
    IFA, 665
    resultados, 672
    técnica cirúrgica, 668
      anestesia, 668
      osteoplastia femoral, 671
      portais artroscópicos, 669
      posicionamento, 668
      reparo labral, 671
      tratamento do pincer, 670
  escapulotorácica, 577
  evidência atual na, 5
    de joelho, 5
    de ombro, 5
    de quadril, 5
ASES (Cirurgiões de Ombro e Cotovelo Americanos), 465
Aspecto(s) Psicológico(s)
  da lesão esportiva, 63-75
    ansiedade, 65
    arousal, 65
    ativação, 65
    atividade física *versus* estresse, 73
      versus burnout versus depressão, 73
    domínio afetivo, 64
      afeto, 64
      humor, 64
      sentimento, 64
    e agora?, 73
    estresse, 66, 72
      técnicas para administrar o, 72
    excitação, 65
    grupos especiais, 69
    motivação, 65
    o que são emoções, 63
    percepção através da visão, 71
      e reações corporais, 71
      relação das emoções, 71
        com o sistema biológico, 71
    rendimento dos atletas, 72
    transição profissional, 70
      e aposentadoria, 70
    treino da autorregulação no esporte, 72
Ativação, 65
  ou excitação, 65
  relação rendimento *versus*, 65f
Atividade Específica
  avaliação na, 13
    gasto calórico na, 13
      determinação do, 13
    sistemas energéticos envolvidos na, 13
      identificação dos, 13
Atividade Esportiva
  escalas de, 390
  e retorno ao esporte, 390
  preparo para a, 13
Atividade(s) Física(s)
  fisiologia da, 10-14
  alimentação e, 29
    antes, 29
    após, 29
    durante, 29
    estado de sínteses, 29
    favorecendo o, 29
  fisiologia da, 10-14
    avaliação do atleta, 10
    manutenção, 14
    preparo, 13
      para a atividade esportiva, 13
  na terceira idade, 97, 99
    avaliação médica admissional à, 97
      importância da, 97
    risco da, 99
  no adulto, 98q
  nutrição e, 27-32
    água, 29
    antioxidantes, 30
    demanda energética, 27
    macronutrientes, 27
      CHO, 27
      lipídeos, 28
      proteínas, 28
    minerais, 30
      cálcio, 30
      ferro, 32
      zinco, 31
    vitaminas, 30
      A, 31
      C, 31
      D, 30
      E, 31
  praticantes de, 27q
    estimativa energética para, 27q
    diária, 27q
  versus artroplastias, 779-786
    de MMII, 779-786
      benefícios das, 779
      e atividades esportivas, 780
      epidemiologia, 779
      prescrição de exercícios, 779
  versus estresse, 73
  versus burnout, 73
  versus depressão, 73
Atleta(s)
  avaliação do, 10, 34-38, 456
    clínica, 11
      anamnese, 11
      exame físico, 12
    coluna vertebral e, 456

ÍNDICE REMISSIVO **1105**

da aptidão física, 12
  aeróbia, 12
  anaeróbia, 12
  na atividade específica, 13
fatores, 10
  externos, 12
  metabólicos, 12
  nutricionais, 12
  psicológicos, 12
  somáticos, 10
protocolo, 34
  anamnese, 34
  ECG, 35
  ecocardiograma, 37
  exame físico, 35
  exames laboratoriais, 35
  pré-participação, 34*q*
  TE, 36
  teste cardiopulmonar, 36
com PCR, 221
  procedimentos no, 221
    ABCD secundário, 223
    classificação, 221
    definição, 221
    no ambiente habitual, 222
morte súbita em, 219-224
  causas de, 219
    anomalia congênita das artérias coronárias, 220
    CC, 220
    DAVD, 220
    doença da artéria coronária, 220
    estenose aórtica, 220
    miocardiopatia hiértrófica, 219
    miocardites, 220
    prolapso da valva mitral, 220
    ruptura da aorta, 220
    síndromes genéticas arritmogênicas, 220
  identificação de risco, 220
ombro do, 465-495, 584-589
  condições patológicas comuns, 475
    lesão do manguito rotador, 475, 485
      completa, 485
    problemas da AAC, 492
    reparo de manguito rotador, 488
      aberto, 488
      artroscópico, 490
      miniaberto, 488
      reabilitação após, 492
    SLAP, 480
  do arremessador, 473
    adaptações anatômicas, 475
    cinemática do arremesso, 474
    fisiopatologia, 475
  instabilidade anterior, 465
    anatomia, 465
    biomecânica, 465
    classificação, 465
    epidemiologia, 465
    exame físico, 466
    fisiopatologia, 465
    história, 466
    imagem, 467
    tratamento, 468
  instabilidade posterior, 471
    exame físico, 471
    história, 471
    tratamento, 471
  lista de abreviaturas, 465
  MDI, 472
    exame físico, 472
    história, 472
    tratamento, 472
  reabilitação do, 584-589
reabilitação de, 374
  atividades aquáticas para, 374
rendimento dos, 72

aspectos psicológicos do, 72
  entrevista inicial, 72
  testes psiclológicos, 72
sofreu lesão, 73
e agora?, 73
  experiências vivenciadas, 74
  mudanças na vida após, 74
  retorno para o esporte, 74
Atletismo
  lesões específicas no, 884-904
    arremesso, 900
      de peso, 902
    corrida, 885
      com barreiras, 888
      com obstáculos, 888
      de longa distância, 889
      de revezamento, 887
      de velocidade, 885
      meio-fundo, 889
    lançamento, 900
      de dardo, 900
      de disco, 902
      de martelo, 903
    marcha atlética, 892
    salto(s), 892
      com vara, 897
      em altura, 896
      em distância, 892
      triplo, 896
  para amputados, 1078
Ausculta
  do MMSS, 129
Automobilismo
  lesões específicas no, 1019-1024
    atendimento médico em, 1020
    dinâmica de atendimento em pista, 1020
    infraestrutura médica em grandes prêmios, 1019
      centro médico, 1019
      unidades de atendimento em pista, 1019
    mais frequentes, 1024
      decorrentes do trauma, 1024
    normatização do atendimento, 1020
      ao politraumatizado, 1020
    prevenção das, 1022
    transporte para hospital de retaguarda, 1022
Autopostura(s)
  aplicação prática das, 423
    da cadeia mestra, 424, 428
      anterior, 428
      posterior, 424
    bailarina, 427
    de pé, 427, 430
      contra a parede, 430
      inclinada para frente, 427
    rã no ar, 424
      braços abertos, 424
      braços fechados, 425
        com insistência sobre os MMII, 425
    rã no chão, 428, 429
      com braços abertos, 429
    sentada, 426
Autorregulação
  no esporte, 72
  treino da, 72
Avaliação
  da altura, 197
    do salto vertical, 197
      métodos para, 197
  da composição corporal, 15
    direta, 15
    indireta, 16
      campo, 17
      laboratório, 16
  da integridade dos tendões, 123
    do ombro, 123
      teste de, 123

do atleta, 10, 34-38, 456
  clínica, 11
    anamnese, 11
    exame físico, 12
  coluna vertebral e, 456
  da aptidão física, 12
    aeróbia, 12
    anaeróbia, 12
    na atividade específica, 13
  fatores, 10
    externos, 12
    metabólicos, 12
    nutricionais, 12
    psicológicos, 12
    somáticos, 10
  protocolo, 34
    anamnese, 34
    ECG, 35
    ecocardiograma, 37
    exame físico, 35
    exames laboratoriais, 35
    jovens, 34*f*
    pré-participação, 34*q*
    TE, 36
    teste cardiopulmonar, 36
do complexo, 169, 170
  posterolateral, 170
  posteromedial, 169
do LCA, 167
  Richey test, 167
  teste, 167
    da gaveta anterior, 167
    de Lachman, 167
do LCL, 170
  dial test, 171
  teste, 170
    da gaveta posterolateral, 171
    da rotação, 171
      lateral da tíbia, 171
      recurvato externa, 171
    de abertura em varo, 170
    de Hughston, 171
do LCM, 169
  dial test, 10
  teste, 169
    da gaveta anterior com pé em rotação externa, 169
    da rotação lateral da tíbia, 170
    de abertura em valgo, 169
do LCP, 169
  dial test, 169
  sag test, 169
  teste, 169
    ativo do quadríceps, 169
    da gaveta posterior, 169
    da posteriorização passiva da tíbia, 169
    da posteriorização passiva, 169
    da rotação lateral da tíbia, 169
    de Godfrey, 169
    de hiperextensão, 169
    de Lachman posterior, 169
    do recurvato, 169
isocinética, 378-381
  no esporte, 378-381
    contraindicações, 380
    indicações, 380
    interpretação de resultados, 379
    parâmetros de desempenho avaliados, 378
    protocolos de, 379
ligamentar, 166
  do joelho, 166
meniscal, 166
  teste, 166
    de Apley, 166
    de McMurray, 166
    de Merke, 166
    de Steinman, 166

Aventura
  esportes de, 1040-1054
    lesões específicas nos, 1040-1054
      canyoning, 1044
      conceitos, 1040
      corridas de aventura, 1050
      montanhismo, 1048
      mountain bike, 1043
      rafting, 1042
      riscos epidemiológicos, 1041
      trekking, 1046
Avulsão
  da crista ilíaca, 660
  da EIAI, 660
  da EIAS, 660
  do ísquio, 660
  do trocanter menor, 660

B

Barotrauma
  de máscara, 1032
  de orelha, 1031
  dental, 1032
  facial, 1032
  outros, 1032
  pulmonar, 1031
  sinusal, 1032
Báscula
  patelar, 788
Basquete
  lesões específicas no, 871-882
    atenção fisioterápica nas, 881
    biomecânica, 871
    epidemiologia, 872
    fatores predisponentes a, 873
    nas diversas regiões do corpo, 873
      antebraço, 879
      cabeça, 880
      coluna vertebral, 877
      cotovelo, 880
      coxa, 877
      joelho, 875
      mão, 879
      ombro, 880
      pé, 873
      perna, 875
      punho, 879
      quadril, 877
      tornozelo, 873
Beighton
  critérios de, 173
Beisebol
  lesões específicas no, 978-982
    bolhas por fricção, 982
    calosidades, 982
    concussão, 981
    da cabeça, 981
    da coluna, 980
      cervical, 980
      toracolombar, 980
    da face, 981
    da mão, 979
    de pele, 982
    do cotovelo, 979
    do MMII, 980
      do joelho, 980
      do pé, 981
      do tornozelo, 981
      musculares, 980
    do ombro, 978
    do punho, 979
    do tórax, 982
      CC, 982
    fratura maxilofacial, 981
Bíceps
  braquial, 124
    tendão da cabeça longa do, 124
      ruptura do, 124
  femoral, 760
Bíceps load test, 126
Bíceps tension test, 126
Bioimpedância
  elétrica, 21
    erros do método, 21
Biomecânica
  da coluna vertebral, 106
  da mão, 128-146
  do cotovelo, 128-146
  do ombro, 111
  do punho, 128-146
  do quadril, 150
Bolha(s)
  por fricção, 982
    no beisebol, 982
Bolsa(s)
  do ombro, 117
Boxe
  lesões específicas no, 968-973
    amador, 968
    assistência médica, 972
      durante a luta, 972
    exame médico pré-luta, 969
    histórico, 968
    musculoesqueléticas, 969
      cerebrais, 971
      coluna cervical, 970
      mandíbula, 970
      mão, 969
      oculares, 971
      punho, 969
    profissional, 968
Bursa
  aparência normal na US da, 261
Bursite
  do olécrano, 602
  isquiática, 656
  na US, 267
    subacromial, 267
    subdeltóidea, 267
  trocantérica, 657

C

Cabeça
  lesões na, 868, 880, 959, 981
    na ginástica, 959
    no basquete, 880
    no beisebol, 981
    no futebol, 868
Cadeia(s)
  musculares, 420
    e famílias de posturas, 420
    na RPG, 420
Calcâneo
  tendinopatia do, 48-49q
    risco de lesão de, 48-49q
      polimorfismo de DNA e, 48-49q
Cálcio, 30
Calor
  exercício e, 81
    achados laboratoriais, 83
    complicações, 72
    condução, 81
    convecção, 81
    distúrbios induzidos pelo, 82
    evaporação, 82
    fisiologia da aclimatação, 82
    lesão pelo, 83
      cuidados posteriores à, 83
    prevenção, 83
    radiação, 81
    tratamento, 83
Calosidade(s)
  no beisebol, 982
Campo
  teste de, 13
Canoagem
  lesões na, 1060
    alterações posturais no canoísta, 1062
    competições olímpicas, 1061
    equipamentos, 1060
    mais comuns, 1062
      antebraço, 1062
      coluna, 1063
      da pelve, 1063
      miscelânea, 1063
      ombro, 1062
      pernas, 1063
      prevenção, 1063
    qualidades físicas do canoísta, 1062
    técnica de movimento, 1061
Canyoning, 1044
  competição, 1045
  equipamento, 1045
    básico, 1045
    complementar, 1045
  lesões, 1046
  sistema de fixação, 1045
    e ancoragem, 1045
  transposição dos obstáculos, 1045
    formas de, 1045
      floating, 1046
      natação, 1046
      rapel, 1045
      saltos, 1046
      tirolesa, 1045
      tobogã, 1046
      water trek, 1046
Capacidade
  anaeróbia, 12
    determinação da, 12
    teste de, 12
Cápsula
  anterior, 602
    contratura da, 602
  aparência normal da, 264
    na US, 264
Caratê
  lesões no, 984-993
    características, 985
    histórico, 985
    prevenção de, 988
Carpo
  extensor ulnar do, 647
    subluxação do, 647
    tendinite do, 647
  flexor radial do, 647
    tendinite do, 647
  lesões do, 647
    ligamentares, 647
    perissemilunar, 648
  luxações do, 647
    ligamentares, 647
  túnel do, 649
    síndrome do, 649
Cartilagem
  aparência normal da, 265
    na US, 265
  elástica, 856
  estudo no esporte da, 855-864
    importância do, 855-864
    lesões específicas, 856
    tipos de cartilagem, 855
  fibrocartilagem, 856
  fibrosa, 856
  hialina, 856
Cc (Circunferência da Cintura)
  e índices derivados, 18
    em adultos, 19q
    critérios para, 19q
    risco relativo de doenças e, 19q
CC (Commotio cordis)
  e morte súbita, 220
  no beisebol, 982

ÍNDICE REMISSIVO

CC (Coracoclavicular), 465
CCE (Concurso Completo de Equitação), 1092
CFCT (Complexo da Fibrocartilagem Triangular)
  lesões do, 648
CHL (Ligamento Coracoumeral), 115f
CHO (Carboidratos), 27
  ingestão de, 29
    antes da atividade, 29
      e AA, 29
    após a atividade, 29
      e AA/proteína, 29
    durante a atividade, 29
Chute, 213-215
  componentes do, 213, 214f
    ângulo de aproximação, 213
    apoio do pé, 213
    balanço, 213
    contato com a bola, 215
    desaceleração, 215
    extensão do joelho, 214
    flexão do quadril, 214
CI (Corrente Interferencial), 315-318
  contraindicações, 318
  definição, 315
  parâmetros ajustáveis, 315
    AMF, 315
    forma de aplicação, 316
    frequência, 315, 316
      portadora, 315
      de varredura, 316
    mecanismo de analgesia, 316
    padrão de varredura, 316
  tempo de aplicação, 318
  vantagens, 315
Ciclismo
  para amputados, 1080
Cincinnati knee rating system, 387
Cinemática
  do arremesso, 474
Cintilografia
  óssea, 292, 294, 298
    indicações da, 294, 298
Clarke
  sinal, 173
Clavícula
  fraturas da, 560-565
    classificação, 565
    quadro clínico, 560
    tratamento, 565
CLB (Cabeça Longa do Bíceps)
  braquial, 270
    lesões da, 270
      ruptura, 270
      subluxação, 270
      tendinopatia, 270
      tendinose, 270
Coleman
  teste dos blocos de, 188, 189f
Coluna Vertebral, 103-110, 455-464
  aspecto da, 103f
    anatômico, 103f
    fisiológico, 103f
  avaliação do atleta, 456
  biomecânica da, 106
  cervical, 236-240, 970, 980
    lesões na, 970
      no beisebol, 980
      no boxe, 970
    traumatismo da, 236-240
      lesões, 236
      manejo inicial, 236
  considerações, 455
    anatômicas, 455
    biomecânicas, 455
  corpos vertebrais, 104
    articulações anteriores entre os, 104
  curvaturas da, 103f

disco, 457, 458, 459
  doença degenerativa do, 457
  hérnia de, 458
  lesões traumáticas do, 459
distensões, 456
  ligamentares, 456
  musculares, 456
espondilólise, 462
espondilolistese, 462
estrutura óssea, 104
lesão, 456, 463, 877, 916, 939, 1002, 1003, 1007, 1063
  fatores de risco para, 456
  na canoagem, 1063
  na musculação, 939
  na natação, 1002
  no basquete, 877
  no nado sincronizado, 1006
  no polo aquático, 1003
  no tênis, 916
  outras, 463
ligamentos, 105
  anteriores, 105
  posteriores, 105
  vista lateral dos, 105f
lombar, 461, 1014, 1058
  fraturas da, 461
  lesões na, 1014, 1058
    no golfe, 1014
    no remo, 1058
medula espinal, 104
músculos da, 105
  extensores do tronco, 106f
  responsáveis pela movimentação, 105
nervos espinhais, 104
  esquema ilustrativo do, 104f
semiologia da, 106
torácica, 460
  fraturas da, 460
toracolombar, 980
  lesões da, 980
    no beisebol, 980
vértebra, 104f
  cervical, 104f
  lombar, 104f
  torácica, 104f
Compartimento
  anterior, 595
  lateral, 593
  medial, 591
  posterior, 596
Complexo
  articular, 111f
    do ombro, 111f
  avaliação do, 169, 170
    posterolateral, 170
    posteromedial, 169
  do joelho, 160, 161, 162
    central, 160
    lateral, 162
    medial, 161
Composição Corporal, 15-25
  análise da, 15
  e esporte, 24
  métodos de avaliação, 15
    direta, 15
    indireta, 16
      campo, 17
      laboratório, 16
  modelos de, 15
Compressão
  do nervo digital ulnar, 650
  do polegar, 650
  patelar, 172
    dos quatro quadrantes, 172
  teste da, 156, 172, 186
    lateral da perna, 186
    patelar, 172

Compressão-Rotação
  do ombro, 122
  teste da, 122
Concussão
  cerebral, 229
    acompanhamento incorreto, 234
      riscos do, 234
    atendimento à, 233
      à beira do campo, 233
      avaliação pré-participação, 233
      retorno à prática esportiva, 234
      tratamento, 233
    avaliação clínica, 232
      métodos de, 232
    conceito, 230
    prevenção, 234
    sinais, 230q
      grupo de, 230q
    sintomas, 230
      grupo de, 230q
    no beisebol, 981
Condicionamento
  aeróbio, 98
    na terceira idade, 98
Condromalacia
  classificação, 771
  epidemiologia, 770
  etiologia, 770
  etiopatogenia, 770
  exame, 771
    de imagem, 771
    físico, 771
  história, 771
  radiocapitelar, 604
  tratamento, 771
Contratura
  da cápsula anterior, 602
Controle
  lombopélvico, 432
    considerações biomecânicas, 432
Contusão
  torácica, 241
Coração de Atleta
  MCH não obstrutiva e, 37q
    diagnóstico diferencial entre, 37q
    em casos limítrofes, 37q
Corpo(s)
  livres, 599
    no cotovelo, 599
  vertebrais, 104
    articulações anteriores entre os, 104
Corrente
  aussie, 321
  russa, 320
Corrida(s)
  de aventura, 1050
    a prova, 1051
    equipamento(s), 1052
      de segurança obrigatório, 1052
      proibidos, 1052
    kit de primeiros socorros, 1052
    lesões, 1053
    procedimento em caso de perigo, 1053
Cortical
  óssea, 265
    aparência normal na US da, 265
Costela(s)
  fraturas de, 241
    múltiplas, 241
    simples, 241
Cotovelo, 590-636
  anatomia funcional, 128-146
  antecedentes, 128
    familiares, 128
    pessoais, 128
  avaliação por imagem, 590-600
    aspectos práticos do exame, 590

condições patológicas, 590
  compartimento, 591
    anterior, 595
    lateral, 593
    medial, 591
    posterior, 596
  corpos livres, 599
  denervação, 600
biomecânica, 128-146
de tenista, 51, 593
do golfista, 591
dor no, 601q
  principais causas de, 601q
  por região, 601q
epicondilite do, 51, 627-631
  exames complemetares, 629
  lateral, 51, 593, 603, 627
  medial, 591, 628
  tratamento, 629
    cirúrgico, 630
    conservador, 629
    injeção, 629, 630
      de corticosteroide, 629
      de substâncias proliferativas, 630
    PRP, 630
    tenotomia percutânea, 630
      guiada por USG, 630
    terapia de onda de choque, 630
exame do MMSS, 128, 129
  aponeurose palmar, 129
  articulações, 138
  físico, 128
    geral ortopédico, 128
  músculos, 134
  nervos, 131, 132
    mediano, 132
    periféricos, 131
    radial, 133
    ulnar, 132
  ossos, 138
  pele e anexos, 129
  sistema vascular, 131
  tendões, 134
fraturas do úmero distal, 606-610
história, 128
identificação, 128
lesões no, 601-605, 612-614, 615-625, 634-636, 880, 908, 943, 978, 1003, 1017
  condrais, 634-636
    avaliação radiológica, 634
    classificação, 636
    etiologia, 634
    quadro clínico, 634
    tratamento, 636
  esportes que produzem, 601q
  ligamentares, 615-625
    anatomia, 615
    classificação, 621
    específicas, 616
    exame(s), 618, 619
      complementares, 619
      físico, 618
    fisiopatologia, 616
    mecanismo de, 616
    quadro clínico, 617
    tratamento, 621
  na musculação, 943
  no basquete, 880
  no beisebol, 978
  no golfe, 1017
  no polo aquático, 1003
  no voleibol, 908
  por sobrecarga, 601-605
    anteriores, 601
    exame(s), 601
      diagnósticos, 601
      físico, 601

laterais, 603
mediais, 604
posteriores, 602
tratamento, 605
traumáticas, 612-614
  reabilitação nas, 612-614
luxações do, 615-625
  ligamentares, 615-625
    anatomia, 615
    classificação, 621
    específicas, 616
    exame(s), 618, 619
      complementares, 619
      físico, 618
    fisiopatologia, 616
    mecanismo de, 616
    quadro clínico, 617
    tratamento, 621
semiologia, 128-146
US do, 273
  condições patológicas, 273
  considerações gerais, 273
Coxa
  lesões na, 877, 946
    na musculação, 946
    no basquete, 877
CPL (Compartimento Posterolateral)
  do joelho, 760
  lesões do, 760
    anatomia, 760
    classificação, 762
    exame, 761, 762
      complementares, 762
      físico, 761
    mecanismos de lesões, 761
    preferência do autor, 763
    quadro clínico, 761
    tratamento, 762
Crepitação, 172
Crioterapia, 351-353
  formas de aplicação, 351
    bolsas, 351, 352
      de gel, 352
      de gelo, 351
      químicas, 352
    imersão em gelo, 352
    e água, 352
    massagem com gelo, 352
    sprays, 352
  histórico, 351
  indicações, 351
    diminuir, 351
      a dor, 351
      o espasmo muscular, 351
    restringir a área do trauma, 351
  precauções, 352
  tempo de aplicação, 352
Crista Ilíaca
  avulsão, 660
Cross Chest Adduction test, 122
Curvatura(s)
  da coluna vertebral, 103f

D

DAC (Doença Arterial Coronária)
  obstrutiva, 36q
    diagnóstico/avaliação de, 36q
    pelo TE, 36q
Dança
  lesões específicas na, 952-957
    antropometria, 953
    biomecânica, 952
    causas físicas, 955
    consequências financeiras, 955
    epidemiologia, 956
    etiologia, 955
    prevenção, 957

screening pré-temporada, 954
tratamento, *957*
DAVD (Displasia Arritmogênica de Ventrículo Direito)
  e morte súbita, 220
DC (Densidade Corporal), 16
De Quervain
  tenossinovite de, 647
Decoaptação
  umeroacromial, 125
Dedo(s)
  em botoeira, 909
  em martelo, 181f, 909
  fraturas-luxações dos, 909
  sinal dos muitos, 189
Demanda
  energética, 27
Denervação, 600
Derrame
  articular, 383, 384q
    do joelho, 384q
      graduação da escala de, 384q
      e retorno ao esporte, 383
Desconforto
  respiratório, 243
    síndrome do, 243
Desempenho
  físico, 11f
    fatores determinantes do, 11f
Desfibrilação
  com desfibrilador semiautomático, 223
Deslizamento
  espaço de, 111f, 112f
    acromiotubercular, 111f
    escapulotorácico, 111f
    subacromial, 112f
Diagnóstico
  por imagem, 249-298
    medicina nuclear, 292-298
    radiografia, 251-254
    RM, 288-291
    TC, 284-287
    US, 255-283
Dial test, 169, 170, 171
Discinesia
  escapular, 480, 556
Disco
  doença degenerativa do, 457
    avaliação, 457
    tratamento, 458
  hérnia de, 458
    avaliação, 458
    tratamento, 459
  lesões traumáticas do, 459
    avaliação, 459
    tratamento, 460
Displasia
  troclear, 788
Dissociação
  escafo-semilunar, 647
  luxação perissemilunar, 648
Distensão(ões)
  da coluna cervical, 236
  musculares, 456
    e ligamentares, 456
      avaliação, 456
      tratamento, 457
Distribuição
  na terapia genética, 40
    estratégias de, 40
    vetores de, 40
Distúrbio(s)
  do joelho, 41
    terapia genética nos, 41
      artrite, 41
      lesão, 41
        cartilaginosa, 41
        meniscais, 41

patelofemorais, 171q
 classificação para os, 171q
 de Merchant, 171q
DMIE (Dano Muscular Induzido pelo Exercício), 51
 lesão de, 52q
 polimorfismo de DNA e, 52q
Dobra(s)
 cutâneas, 19
 erros do método, 20
Doença(s)
 complexas, 46
 estudos genéticos para, 46
 da artéria coronária, 220
 e morte súbita, 220
 de Dupuytren, 130f
 no 4° dedo, 130f
 de Kienböck, 642
 degenerativa, 457
 do disco, 457
 avaliação, 457
 tratamento, 458
 descompressiva, 1033
 apresentação clínica, 1034
 breve história, 1033
 condições a evitar, 1035
 fatores de risco para, 1034
 fisiopatologia, 1033
 nitrogênio, 1033
 absorção de, 1033
 eliminação de, 1033
 prevenção, 1038
 primeiros socorros, 1035
 tratamento, 1035
 intra-articulares do quadril, 652
 IFA, 652
 lesões, 654, 655
 do ligamento da cabeça femoral, 655
 labrais, 654
 luxação, 654
 subluxação, 654
Domínio
 afetivo, 64
 afeto, 64
 humor, 64
 sentimento, 64
Doping no Esporte
 uso do, 57-62
 agência mundial *antidoping*, 58
 código mundial *antidoping*, 58
 lista de substâncias proibidas, 58, 59
 métodos proibidos, 58
 aspectos históricos, 57
 definição atual de, 57
 material utilizado no controle, 59
 passaporte biológico, 58
 substâncias proibidas, 58
 AUT de, 58
 tipos de controle de, 58
 atleta em competição, 58
 ou não, 58
 fluido orgânico estudado, 58
Dor
 acromioclavicular, 1016
 no golfe, 1016
 crianças no esporte e, 843
 lombar, 843
 no joelho, 843
 no pé, 843
 no quadril, 843
 no tornozelo, 843
 pélvica, 843
 e retorno ao esporte, 383
 glútea, 655
 bursite isquiática, 656
 impacto isquifemoral, 656
 isquiotibiais, 655
 lesão dos, 655
 tendinopatia dos, 655

sacroilíaca, 655
síndrome do piriforme, 656
peritrocantérica, 656
 bursite trocantérica, 657
 ressalto do quadril, 657
 ruptura dos glúteos, 657
 médio, 657
 mínimo, 657
 tendinopatia dos glúteos, 657
 médio, 657
 mínimo, 657
Dosimetria, 303
 exemplo de, 304q
 com área de feixe fixa, 304q
 com parâmetros, 304q
 de área de feixe fixa, 304q
 de potência de saída fixa, 304q
 parâmetros determinantes para, 303q
Dupuytren
 doença de, 130f
 no 4° dedo, 130f
DXA (Absorciometria de Raios X de Dupla Energia), 17

E

ECG (Eletrocardiograma), 35
 de 12 derivações, 35q
 critérios para considerar o, 35q
Ecocardiograma, 37
EENM (Estimulação Elétrica Neuromuscular), 319-322
 aplicações clínicas, 321
 corrente, 320, 321
 aussie, 321
 russa, 320
 FES, 319
Efeito(s)
 cardiovasculares, 97q
 do envelhecimento, 97q
 do treinamento, 97q
 a longo prazo, 97q
 da KT, 396
 no esporte, 396
 circulatório, 400
 estabilidade articular, 402
 ligamentopatias, 404
 linfático, 400
 musculares, 396
 musculoesqueléticos diversos, 405
 senso posicional, 402
 tendinopatias, 404
EIAI (Espinha Ilíaca Anteroinferior)
 avulsão da, 660
EIAS (Espinha Ilíaca Anterossuperior)
 avulsão da, 660
Elevação
 anterior, 120f
 movimento de, 120f
EM (Eixo da Marcha), 184f
Emergência Clínica
 atleta com PCR, 221
 procedimentos no, 221
 ABCD secundário, 223
 classificação, 221
 definição, 221
 no ambiente habitual, 222
 morte súbita em atletas, 219-224
 causas de, 219
 anomalia congênita das artérias coronárias, 220
 CC, 220
 DAVD, 220
 doença da artéria coronária, 220
 estenose aórtica, 220
 miocardiopatia hipertrófica, 219
 miocardites, 220
 prolapso da valva mitral, 220
 ruptura da aorta, 220

 síndromes genéticas arritmogênicas, 220
 identificação de risco, 220
Emoção(ões)
 o que são, 63
 relação das, 71
 com o sistema biológico, 71
Entorse(s)
 da coluna cervical, 236
Envelhecimento
 alterações cardiovasculares no, 96
 efeitos no, 97
 cardiovasculares, 97q
 do treinamento físico, 97
Enxerto(s)
 meniscais, 674-678
 contraindicações, 675
 indicações do uso, 674-678
 reabilitação, 677
 técnicas do uso, 674-678
 transplante meniscal, 675
 aberto, 675
 artroscópico, 676
 tempo de ligamentização do, 384
 e retorno ao esporte, 384
Epicondilite(s), 627-631
 exames complemetares, 629
 lateral, 51, 593, 603, 627, 914
 do cotovelo, 51
 medial, 591, 604, 628
 tratamento das, 629
 cirúrgico, 630
 conservador, 629
 injeção, 629, 630
 de corticosteroide, 629
 de substâncias proliferativas, 630
 PRP, 630
 tenotomia percutânea, 630
 guiada por USG, 630
 terapia de onda de choque, 630
Equilíbrio
 muscular, 13
 teste de, 13
Escala(s)
 de atividade esportiva, 390
 Lysholm, 387
 TSK, 387, 390q
Escápula
 em ressalto, 577
Esgrima
 lesões específicas na, 1065-1068
 agudas, 1067
 atendimento durante as competições, 1068
 condicionamento, 1066
 estilos, 1065
 mais frequentes, 1067
 e sua localização, 1067
 mecanismos de lesão, 1066
 combate, 1067
 equipamentos, 1067
 erros de técnica, 1067
 o esgrimista, 1067
 movimentos básicos, 1066
 por sobrecarga, 1067
 reabilitação, 1068
 treinamento, 1066
Esôfago
 torácico, 246
 ferimentos do, 246
Espondilólise
 avaliação, 462
 tratamento, 463
Espondilolistese
 avaliação, 462
 tratamento, 463
Esporte(s) Aquático(s)
 lesões específicas no, 1001-1008
 nado sincronizado, 1005
 coluna vertebral, 1007

joelho, 1006
ombro, 1006
natação, 1001
   coluna, 1002
   cotovelo, 1003
   joelho, 1002
   mão, 1003
   ombro, 1001
   quadril, 1002
polo, 1002
   coluna, 1003
   cotovelo, 1003
   joelho, 1003
   mão, 1003
   ombro, 1002
   quadril, 1003
ortopédicas, 1001
saltos ornamentais, 1007
   decolagem, 1007
   entrada, 1008
   voo, 1007
Esporte(s) Paraolímpico(s), 1082-1089
  lesões específicas dos, 1082-1089
   cadeira de rodas, 1088
    considerações especiais, 1088
   classificação, 1083
   da coluna, 1088
   das partes moles, 1088
   dos MMII, 1087
   dos MMSS, 1086
   modalidades, 1083, 1084q
    amputação do membro, 1085
    deficiência, 1085
     do membro, 1085
     intelectual, 1085
     visual, 1085
    Les Autres, 1085
    lesão medular, 1084
    paralisia cerebral, 1085
   no esporte adaptado, 1086
Esporte(s)
  anatomia funcional aplicada aos, 101-216
  autorregulação no, 72
   treino da, 72
  biomecânica aplicada aos, 101-216
  com arremesso, 211
   golfe, 211
   natação, 211
   tênis, 211
  composição corporal e, 24
  crianças no, 836-847
   lesões traumáticas das, 836-847
    gravidade das lesões, 838
    incidência das lesões, 837
    lesões mais frequentes, 840
    localização das lesões, 838
    mecanismos de lesão, 838
    nível de organização esportiva, 838
    prevenção, 846
    tipo de esporte, 839
  efeitos da KT no, 396
   circulatório, 400
   estabilidade articular, 402
   ligamentopatias, 404
   linfático, 400
   musculares, 396
   musculoesqueléticos diversos, 405
   senso posicional, 402
   tendinopatias, 404
  estudo da cartilagem no, 855-864
   importância do, 855-864
    lesões específicas, 856
    tipos de cartilagem, 855
  lesões específicas dos, 865-1102
   a remo, 1055-1063
   aquáticos, 1001-1008
   artes marciais, 984-1000
   caratê e judô, 984-993

MMA, 995-1000
atletismo, 884-904
automobilismo, 1019-1024
basquete, 871-882
beisebol, 978-982
boxe, 968-973
dança, 952-957
de aventura, 1040-1054
esgrima, 1065-1068
ginástica, 958-961
ginástica em academia, 920-926
golfe, 1010-1018
handebol, 863-967
hipismo clássico, 1091-1094
mergulho autônomo, 1025-1038
  recreacional, 1025-1038
motovelocidade, 1096-1102
musculação, 928-949
no futebol, 867-869
no tênis, 912-918
para amputados, 1077-1081
paraolímpicos, 1082-1089
skate, 1073-1076
surfe, 1069-1072
triatlo, 975-977
voleibol, 906-911
windsurfe, 1069-1072
lesões ortopédicas nos, 453-864
  diagnóstico das, 453-864
  tratamento das, 453-864
primeiros socorros nos, 217-248
  emergência clínica, 219-224
   morte súbita em atletas, 219-224
  TCE, 226-234
  traumatismo, 236-248
   abdominal, 247-248
   da coluna vertebral cervical, 236-240
   torácico, 241-246
reabilitação nos, 299-451
  princípios de, 354-391
   ADM, 354-357
   avaliação isocinética no, 378-381
   critérios de retorno ao, 383-391
    reconstrução do LCA, 383-391
   flexibilidade de movimento, 354-357
   hidroterapia, 373-377
   propriocepção, 360-372
   recursos físicos, 301-353
   eletrotermofototerapia, 301-353
  técnicas de, 393-451
   estabilização lombopélvica, 432-435
   KT, 393-410
   pilates, 412-418
   RPG, 420-430
   terapia manual, 436-446
   treinamento funcional, 447-451
semiologia aplicada aos, 101-216
Estabilidade
  articular, 434
   treinamento da, 434
   princípios do, 434
  conceito de, 432
  considerações biomecânicas, 432
  definição de, 432
Estabilização
  CORE, 432-435
  lombopélvica, 432-435
   definição, 432
    da região, 432
    de zona neutra, 432
   estabilidade, 432
    conceito de, 432
    definição de, 432
   movimento, 432
    conceito de, 432
   proteção vertebral na região, 433
    como melhorar a, 433

   segmentar vertebral, 433
   história da, 433
   hipótese de Panjabi, 433
Estenose
  aórtica, 220
   e morte súbita, 220
  cervical, 238
   congenita, 239f
Esterno
  fraturas do, 242
Estratégia(s)
  de distribuição, 40
  na terapia genética, 40
Estresse, 66
  atividade física *versus*, 73
  versus burnout, 73
  versus depressão, 73
  como afeta, 67
   a parte biológica, 67
  e lesão esportiva, 69, 70f
   fatores que influenciam na, 69
    psicossociais, 69
   modelo do, 70f
  fontes de, 68q
   estudo quantitativo das, 68q
  fratura por, 295, 661, 849-853, 917
   classificação das lesões, 852
   diagnóstico, 851
   do colo femoral, 661
   do sacro, 661
   epidemiologia, 849
   fatores de risco, 850
   medicina nuclear na, 295
   no tênis, 917
   patogênese, 849
   tratamento, 852
  no esporte, 69q
   presença de, 69q
   sinais de, 69q
   sintomas de, 69q
  origem do, 66f, 68q
   estudo quantitativo da, 68q
  principais manifestações do, 67q
   no contexto esportivo, 67q
   e imunidade, 67q
   sistemas afetados, 68f
    resumo gráfico dos, 68f
  técnicas para administrar o, 72
   coping, 72
   estilo, 72
    de confrontação, 72
    de vida, 72
   imaginação, 72
   sugestões para evitar, 72
   visualização, 72
  teste de, 123, 124f
   do tornozelo, 185, 186f
    em valgo, 185
    em varo, 185, 186f
   em rotação lateral, 123, 124f
  tibial medial, 297
   síndrome do, 297
    medicina nuclear na, 297
Estrutura(s)
  aparência normal das, 257
   na US, 257
    bursa, 261
    cápsula/sinóvia, 264
    cartilagem, 265
    cortical óssea, 265
    ligamentos, 260
    músculos, 257
    nervos periféricos, 265
    tendão, 258
  de superfície, 179
   exame das, 179
    anexos, 179
    articulações interfalângicas, 181

musculatura, 181
    sensibilidade cutânea, 179
    suprimento sanguíneo, 179
    tegumento, 179
óssea, 104, 159
    da coluna vertebral, 04
    do joelho, 159
Estudo(s) Genético(s)
    considerações técnicas dos, 51
        análises genéticas, 52
            estratégias para aumenta o poder das, 52
        erros estatísticos, 51
    para doenças complexas, 46
Evidência
    atual, 5
    na artroscopia, 5
        de joelho, 5
        de ombro, 5
        de quadril, 5
    hierarquia de, 3
Exame(s)
    físico, 12, 35
    laboratoriais, 35
Excitação
    ativação ou, 65
Exercício(s)
    em água aquecida, 374
        efeitos terapêuticos dos, 374
    influência sobre o, 77-85
        do meio ambiente, 77-85
            altitude, 77
                alterações clínicas da, 78
            calor, 81
            frio, 79
            poluição, 84
Exercício Físico
    na terceira idade, 96-99
        atividade física, 97, 99
            avaliação médica adminissional à, 97
            risco da, 99
        conceitos, 96
        condicionamento aeróbio, 98
        envelhecimento, 96, 97
            alterações cardiovasculares no, 96
            efeitos do treinamento físico no, 97
        prescrição de treinamento, 98
            duração, 98
            intensidade, 98
            treinamento muscular, 98
Expressão Gênica
    em humanos, 53f
    regulação da, 53f

F

FABERE
    teste de, 110f
Face
    lesões na, 868, 981
        no beisebol, 981
        no futebol, 868
Faduri
    teste,155
Fairbank
    sinal de, 172
Fator (es) de Crescimento, 39
    efeito dos, 39q
        em tecidos, 39q
            do sistema musculoesquelético, 39q
FC (Frequência Cardíaca)
    durante jogo de futebol, 13f
    registro da, 13f
FCA (Frequência Cardíaca-Alvo), 98q
Ferida
    soprante, 245
Ferimento(s)
    torácicos, 245
        situações especiais nos, 245
            cardíacos, 246
            do esôfago torácico, 246
            ferida soprante, 245
            pneumotórax aberto, 245
Ferro, 32
FES (Estimulação Elétrica Funcional), 319
Física
    da radiologia, 251
    ultrassonográfica, 255q
        tópicos básicos para o entendimento da, 255q
Fisioterapia
    na lesão meniscal, 684
    avaliação da, 684
Flexibilidade
    de movimento, 354-357
        alongamento, 356
            e *performance*, 357
            e prevenção de lesão, 356
        teorias sobre, 355
    na RPG, 421
        importância da, 421
Força
    muscular, 384
        e retorno ao esporte, 384
    teste de, 13
Fototerapia, 301-308
    dosimetria, 303
        exemplo de, 304q
        parâmetros determinantes para, 303q
    interação *laser* tecido, 304
    LED, 301
    nas lesões, 306
        esportivas, 306
            lesões musculares, 307
            tendinopatias, 307
        ortopédicas, 306
            em OA, 306
    princípios gerais, 301
    terminologia, 301
Fratura(s)
    da clavícula, 560-565
        classificação, 565
        quadro clínico, 560
        tratamento, 565
    da coluna cervical, 239
    das falanges, 638
        distal, 638
        média, 639
        proximal, 639
    de costela, 241
        múltiplas, 241
        simples, 241
    do escafoide, 909
    do esterno, 242
    do rádio distal, 642
    do úmero distal, 606-610
        anamnese, 606
        anatomia, 606
        exame, 606, 607
            de imagem, 607
            físico, 606
        mecanismo de trauma, 608
            avaliação clínica, 608
            classificação, 608
        tratamento, 608
            cirúrgico, 609
            conservador, 608
    do úmero proximal, 566
        anatomia, 566
        avaliação clínica, 567
        classificação das, 568
        complicações, 573
            consolidação viciosa, 573
            necrose, 574
            ombro congelado, 573
            pseudoartrose, 574
        em duas partes, 569
            da tuberosidade, 569
                maior, 569
                menor, 569
            do colo, 569
                anatômico, 569
                cirúrgico, 569
        em três e quatro partes, 569
            complexas associadas a luxações, 570
        exames de imagem, 567
        inervação, 567
        lesões associadas, 567
        mecanismo de trauma, 567
        reabilitação pós-operatória, 573
        técnicas e implantes, 570
            artroplastias, 573
            fixação, 570
                aberta com placas, 570
                percutânea, 570
            hastes intramedulares, 571
            osteossíntese, 571
                com placas + enxertos, 571
                minimamente invasiva, 571
            redução fechada, 570
        tratamento, 568, 569
            cirúrgico, 569
            não cirúrgico, 568
        vascularização, 567
    dos metacarpianos, 639
    dos ossos do carpo, 640
        do escafoide, 640
        do hamato, 641
    maxilofacial, 981
        no beisebol, 981
        torácica, 460
        vertebral, 461
            lombar, 461
    no esporte, 660
        da pelve, 660
            fratura/avulsão, 660
            por estresse, 661
        do quadril, 660
            fratura/avulsão, 660
    por estresse, 295, 661, 849-853, 917, 1059
        classificação das lesões, 852
        diagnóstico, 851
        do colo femoral, 661
        do sacro, 661
        dos arcos costais, 1059
        no remo, 1059
        epidemiologia, 849
        fatores de risco, 850
        medicina nuclear na, 295
        no tênis, 917
        patogênese, 849
        tratamento, 852
Freiberg
    teste de, 156, 157f
Frio
    exercícios e, 79
        esfriamento pelo vento, 80
            indice de, 80
        lesões induzidas pelo, 80
        prevenção, 81
        respostas, 79
        tratamento, 80
Frouxidão
    ligamentar, 173
        critérios de Beighton, 173
Função
    muscular, 434
        classificação da, 434
Futebol
    lesões específicas no, 867-869
        cabeça, 868
        extremidade inferior, 868
            joelho, 868
            tornozelo, 869
        extremidade superior, 868
            ombro, 868
        face, 868

G

Gaveta
  teste da, 125, 167, 169, 171, 185, 186
    anterior, 167, 169, 185
      com pé em rotação externa, 169
      do tornozelo, 185
    anteroposterior, 125
    posterior, 169, 186
      da tíbia, 186
    posterolateral, 171
GC (Gordura Corporal), 16
  porcentagem de, 23q
    classificação da, 23q, 24q
      a partir de 18 anos, 23q
      para adolescentes, 23q, 24q
      para adultos, 23q
      para crianças, 23q, 24q
      para homens, 24q
      para mulheres, 24q
Gerber
  teste de, 124
Ginástica
  lesões específicas na, 958-961
    epidemiologia das, 959
      cabeça/tronco, 959
      MMII, 959
      MMSS, 959
    olímpica, 960
    prevenção de, 960
Ginástica em Academia
  lesões específicas na, 920-926
    aeróbica, 920
    fatores, 922, 923
      extrínsecos, 923
      intrínsecos, 922
GIRD (Déficit de Rotação Interna Glenoumeral), 465, 478, 556
Glúteo(s)
  médio, 657
    ruptura dos, 657
    tendinopatia dos, 657
  mínimo, 657
    ruptura dos, 657
    tendinopatia dos, 657
Godfrey
  teste de, 169
Golfe
  lesões específicas no, 1010-1018
    em pacientes com artroplastia, 1018
    epidemiologia das, 1010
      em amadores, 1010
      em profissionais, 1010
      mecanismo de lesão, 1011
    o jogo, 1010
    ortopédicas, 1014
      coluna lombar, 1014
      cotovelo, 1017
      mão, 1014
      MMII, 1017
      ombro, 1015
      punho, 1014
    swing, 1011, 1013
      biomecânica do, 1011
      tipos de, 1013
Grupo(s) Especial(is)
  atletas paraolímpicos, 70
  idosos, 69
  mulheres, 70
  obesos, 69

H

Hálux
  hiperextensão do, 187
    passiva, 187
  valgismo do, 189
    redutibilidade do, 189
    prova da, 189

Hamilton-Thompson
  teste de, 190
Handebol
  lesões específicas no, 863-967
    biomecânica, 963
    fatores causadores de, 965
    fundamentos, 964
    jogo, 963
    mecanismos causadores de, 966
    prevenção, 967
Hemotórax, 242
Hérnia
  de disco, 238, 458
    avaliação, 458
    da coluna cervical, 238
    tratamento, 459
  diafragmática, 244
  traumática, 244
Hidroterapia
  no esporte, 373-377
    efeitos fisiológicos da imersão, 373
      circulatório, 373
      muscular, 373
      nervosos, 374
        central, 374
        periférico, 374
      pulmonar, 373
      renal, 373
    exercícios em água aquecida, 374
      efeitos terapêuticos dos, 374
    propriedades físicas da água, 373
      densidade relativa, 373
      flutuação, 373
      pressão hidrostática, 373
      refração, 373
      viscosidade, 373
    reabilitação de atletas, 374
      atividades aquáticas para, 374
Hiperextensão
  teste de, 169
Hiperinsuflação
  pulmonar, 1031
  síndrome da, 1031
Hipismo Clássico
  lesões específicas, 1091-1094
    adestramento, 1091
    CCE, 1092
    custo social, 1094
    dressage, 1091
    frequentes, 1094
    literatura mundial, 1093
    prevenção de, 1094
    salto, 1091
    situação no Brasil, 1094
Hipótese
  de Panjabi, 433
    disfunção, 433
    subsistema, 433
      ativo, 433
      neural, 433
      passivo, 433
Horizontalização
  da patela, 172
  teste da, 172
Hughston
  teste de, 171

I

IFA (Impacto Femoroacetabular), 652
  diagnóstico radiográfico, 665
  quadro clínico, 665
  tratamento, 667
IFD (Articulação Interfalangiana Distal)
  lesão no nível da, 646
IFP (Articulação Interfalangiana Proximal)
  dos dedos, 644, 645
    luxação da, 644
    placa volar da, 645
      lesão da, 645

lesão no nível da, 646
ligamentos colaterais das, 644
  lesão dos, 644
IGHLC (Complexo do Ligamento Glenoumeral Infeior), 465
IKDC (*International Knee Documentation Committee*), 387, 388-389
Imagem
  diagnóstico por, 249-298
    medicina nuclear, 292-298
    radiografia, 251-254
    RM, 288-291
    TC, 284-287
    US, 255-283
IMC (Índice de Massa Corporal), 17
  classificação pelo, 18q
  de peso, 18q
  risco relativo de doenças e, 19q
Imersão
  efeitos fisiológicos da, 373
    sistema(s), 373, 374
      circulatório, 373
      muscular, 373
      nervosos, 374
        central, 374
        periférico, 374
      pulmonar, 373
      renal, 373
Impacto
  em esportes de arremesso, 907
    anteroinferior, 907
    posterossuperior, 907
  isquifemoral, 656
  no voleibol, 906
    síndrome do, 906
  olecraniano, 602
  posterior, 155
    teste do, 155
Impulsão
  teste de, 12
    horizontal, 12
    vertical, 12
Incisura
  escapular, 116f
    mostrando nervo, 116f
      axilar, 116f
      supraescapular, 116f
Inclinação
  patelar, 172
Inervação
  do joelho, 164
  do ombro, 115
Inspeção
  dinâmica, 172
    da excursão patelar, 172
  do joelho, 165
  do MMSS, 129
    estática, 129
    movimentação ativa, 129
  do quadril, 150
    dinâmica, 150
    estática, 150, 151f
  estática, 171, 172
    do alinhamento, 171, 172
    do joelho, 171
    do tornozelo, 172
    do estrabismo da patela, 172
Instabilidade
  cervical, 239q
    critérios para, 239q
      de Panjabi, 239q
      de White, 239q
  do ombro, 51, 506, 518-531, 544-548, 1017
    anterior, 507
      traumática, 507
    articular, 544-548
      anatomia, 544

biomecânica, 544
classificação, 546
diagnóstico, 545
lesões ligamentares e, 544
tratamento, 547
classificação da lesão, 519
descrição, 518
exame, 521, 523
complementares, 523
físico, 521
IMD, 507
mecanismos de lesão, 519
no golfe, 1017
posterior, 507
tratamento médico, 526
cirúrgico, 526
conservador, 526
do ombro do atleta, 465, 471
anterior, 465
anatomia, 465
biomecânica, 465
classificação, 465
epidemiologia, 465
exame físico, 466
fisiopatologia, 465
história, 466
imagem, 467
tratamento, 468
posterior, 471
exame físico, 471
história, 471
tratamento, 471
do tornozelo, 792
anatomia, 792
biomecânica, 792
classificações, 794
diagnóstico, 793
exames de imagem, 794
tratamento, 794, 795
cirúrgico, 795
conservador, 794
glenoumeral, 125, 908
no voleibol, 908
teste para a, 125
PL, 749-753
reconstrução da, 749-753
assistência fisioterapêutica, 749-753
rotatória, 604
posterolateral, 604
Instrumento(s)
para medida do salto vertical, 199
plataformas, 199, 200
de contato, 199
de força, 200
Integridade
dos tendões do ombro, 123
avaliação da, 123
teste de, 123
Interação
laser tecido, 304
Interactância
de raio infravermelho, 22
Iontoforese, 348-350
aplicações clínicas, 348
contraindicações, 348
desvantagens, 348
dose, 349
procedimentos, 348
vantagens, 348
Irritabilidade
teste especiais de, 122
Ísquio
avulsão do, 660
Isquiotibial(is)
lesão dos, 655
tendinopatia dos, 655

J

Jerk test, 126
Jobe
teste de, 123
Joelho, 159-173, 674-791, 734
anatomia do, 160*f*, 161*f*
central, 160*f*
dos meniscos, 161*f*
medial, 161*f*
posterolateral, 162*f*
articulação do, 163*q*
movimentos da, 163*q*
músculos responsáveis pelos, 163*q*
artroscopia de, 5
evidência atual na, 5
atividades físicas, 779-786
versus artroplastia, 779-786
de MMII, 779-786
avaliação ligamentar, 166
do complexo posterolateral, 170
do LCA, 167
do LCL, 170
do LCM, 169
do LCP, 169
do LOP, 169
complexo, 160, 161, 162
central, 160
lateral, 162
medial, 161
distúrbios do, 41
terapia genética nos, 41
artrite, 41
lesão, 41
cartilaginosa, 41
meniscais, 41
enxertos meniscais do, 674-678
contraindicações, 675
indicações do uso, 674-678
reabilitação, 677
técnicas do uso, 674-678
transplante meniscal, 675
estruturas ósseas, 159
inervação, 164
instabilidade PL, 749-753
reconstrução da, 749-753
assitencia fisioterapêutica nas, 749-753
LCA, 708-716, 725-736
lesões do, 725-736
tratamento fisioterápico das, 725-736
reconstrução anatômica individualizada, 708-712
abordagem para, 708-712
ruptura no futebol do, 714-716
importância da rotação na, 714-716
LCP, 738-758
lesões do, 749-758
assistência fisioterapêutica nas, 749-753
isoladas, 755-758
lesões, 679-691, 698-706, 760-767, 776-778, 868, 875, 909, 916, 946, 980, 1002, 1003, 1006, 1057
do LCA, 698-706
femoropatelares, 776-778
tratamento fisioterápico, 776-778
ligamentares, 760-767
colaterais, 760-767
meniscais, 679-691
tratamento fisioterápico das, 684-691
na musculação, 946
na natação, 1002
no basquete, 875
no beisebol, 980
no futebol, 868
no nado sincronizado, 1006
no polo aquático, 1003
no remo, 1057
no tênis, 916
no voleibol, 909
ligamento, 162
anterolateral, 162

LPFE, 788-791
músculos, 163
ruptura ligamentar, 718-723
em pacientes esqueleticamente imaturos, 718-723
semiologia, 165
articulação patelofemoral, 171
avaliação meniscal, 166
frouxidão ligamentar, 173
inspeção, 165
mobilidade articular, 165
palpação, 165
testes da gaveta anterior com rotações, 167
externa, 167
interna, 167
síndrome femoropatelar, 768-774
substitutos meniscais, 693-697
implante de menisco poliuretano, 693-697
técnicas e resultados, 693-697
suprimento sanguíneo, 164
US do, 277
condições patológicas, 277
considerações gerais, 277
Judô
lesões no, 984-993
características, 989
histórico, 989

K

Kienböck
doença de, 642
KT (Kinesio Taping*), 393-410
apresentação do método, 393
contraindicações, 396
efeitos da, 396
no esporte, 396
circulatório, 400
estabilidade articular, 402
ligamentopatias, 404
linfático, 400
musculares, 396
musculoesqueléticos diversos, 405
senso posicional, 402
tendinopatias, 404
Kinesio Tex Tape, 394
características da, 394
precauções, 396
princípios básicos da, 395

L

Lábio
glenoidal, 116*f*
vascularização do, 116*f*
Lachman
teste de, 167, 169
posterior, 169
Lag Sign
teste do, 123, 124
em rotação, 123, 124
interna, 124
lateral, 123, 124*f*
LAL (Ligamento Anterolateral), 761
Lasègue
teste de, 109*f*
LCA (Ligamento Cruzado Anterior), 45, 159, 160
avaliação do, 167
Richey test, 167
teste, 167
da gaveta anterior, 167
de Lachman, 167
lesão de, 47, 50*q*, 698-706, 720,
anatomia, 698
biomecânica, 699
complicações, 706
diagnóstico, 699
anamnese, 699
exame, 699, 701
complementares, 701

  físico, 699
  mecanismo, 699
  risco de, 50q
   polimorfismo de DNA e, 50q
  tratamento, 702
   não operatório, 702
   operatório, 702
   técnica cirúrgica, 704
  tratamento fisioterápico, 725-736
   programa de reabilitação, 729
  ruptura no futebol do, 714-716
   importância da rotação na, 714-716
    anatomia, 714
    avaliação clínica, 714
    biomecânica, 714
    dispositivos de medição, 714
    PKTD, 715
    radiografia em estresse, 714
    sistemas, 714, 715
     de navegação intraoperatórios, 715
     robotizados, 714
    testes manuais, 714
LCL (Ligamento Colateral Lateral), 162, 761
 avaliação do, 170
  dial test, 171
  teste, 170
   da gaveta posterolateral, 171
   da rotação, 171
    lateral da tíbia, 171
     recurvato externa, 171
   de abertura em varo, 170
   de Hughston, 171
 ruptura do, 594
LCM (Ligamento Colateral Medial), 161, 606
 avaliação do, 169
  dial test, 10
  teste, 169
   da gaveta anterior com pé em rotação externa, 169
   da rotação lateral da tíbia, 170
   de abertura em valgo, 169
 lesão do, 763
  anatomia funcional, 763
  classificação, 765
  complicações, 766
  diagnósticos diferenciais, 764
  exame(s), 764, 765
   complementares, 765
   físico, 764
  mecanismos de trauma, 764
  quadro clínico, 764
  tratamento, 766
LCP (Ligamento Cruzado Posterior), 159, 160, 738-746
 anatomia, 738
 avaliação do, 169
  dial test, 169
  sag test, 169
  teste, 169
   ativo do quadríceps, 169
   da gaveta posterior, 169
   da posteriorização passiva da tíbia, 169
   da posteriorização passiva, 169
   da rotação lateral da tíbia, 169
   de Godfrey, 169
   de hiperextensão, 169
   de Lachman posterior, 169
   do recurvato, 169
 biomecânica, 738
 complicações, 745
 diagnóstico, 740
 lesões do, 749-758
  assistência fisioterapêutica nas, 749-753
   biomecânica na reabilitação, 749
   tratamento, 749, 750
    conservador, 749
    pós-operatório, 750
  isoladas, 755-758
   anatomia, 755
   diagnóstico, 755
   história natural, 756
   incidência, 755
   mecanismo de lesão, 755
   tratamento cirúrgico, 757
 mecanismo de trauma, 739
 preferência do autor, 745
 reconstrução do, 751q
  protocolo de, 751q
 semiologia, 739
  avaliação do, 739
 tratamento, 740, 741
  cirúrgico, 741
  não cirúrgico, 740
LCR (Ligamento Colateral Radial)
 ruptura do, 594
LCU (Ligamento Colateral Ulnar)
 lesão do, 604
 ruptura do, 592
LED (*Light Emitter Diode*/Diodo Emissor de Luz), 301
Lesão(ões)
 bíceps-labial, 508
  superior, 508
 cartilaginosas, 598
 condral, 636q
  na osteocondrite dissecante do capítulo, 636q
   classificação da, 636q
 da articulação subtalar, 800
  classificação, 800
  diagnóstico, 800
   clínico, 800
   por imagem, 800
  tratamento, 800
   cirúrgico, 800
   conservador, 800
 da CLB braquial, 270
  ruptura, 270
  subluxação, 270
  tendinopatia, 270
  tendinose, 270
 da coluna cervical, 236
  distensões, 236
  entorses, 236
  estenose cervical, 238
  fraturas, 239
  hérnia de disco, 238
  neuropraxias do plexo braquial, 237
   e raízes cervicais, 237
  quadriparesia transitória, 237
 da mão, 638
  fatores de risco para as, 638
 da placa volar, 644
  da IFP, 645
   dos dedos, 645
  da MCF, 644
 de AAC, 492, 510
  traumática, 510
 do lábio glenoidal, 557
 do LCA, 698-706, 720, 725-736
  anatomia, 698
  biomecânica, 699
  complicações, 706
  diagnóstico, 699
   anamnese, 699
   exame(s), 699, 701
    complementares, 701
    físico, 699
  mecanismo de lesão, 699
  tratamento fisioterápico das, 725-736
   programa de reabilitação, 729
  tratamento, 702
   não operatório, 702
   operatório, 702
   técnica cirúrgica, 704
 do LCM, 763
  anatomia funcional, 763
  classificação, 765
  complicações, 766
  diagnósticos diferenciais, 764
  exame(s), 764, 765
   complementares, 765
   físico, 764
  mecanismos de trauma, 764
  quadro clínico, 764
  tratamento, 766
 do LCP, 749-758
  assistência fisioterapêutica nas, 749-753
   biomecânica na reabilitação, 749
   tratamento, 749, 750
    conservador, 749
    pós-operatório, 750
  isoladas, 755-758
   anatomia, 755
   diagnóstico, 755
   história natural, 756
   incidência, 755
   mecanismo de lesão, 755
   tratamento cirúrgico, 757
 do LCU, 604
 da MCF, 644
  do polegar, 644
 do ligamento, 655, 796
  da cabeça femoral, 655
  deltoide, 796
   diagnóstico, 796
   tratamento, 796
 do manguito rotador, 475, 485, 502, 537-542, 557, 907, 1016
  anatomia, 537
  classificação, 539
  completa, 485
   anatomia, 485
   biomecânica, 485
   comparação entre modalidades, 487
   exame físico, 485
   história, 485
   imagem, 486
   tratamento, 487, 488
    cirúrgico, 488
    não cirúrgico, 487
  diagnóstico, 538
  discinesia escapular, 480
  fisiopatologia, 537
  GIRD, 478
  impacto, 476
   externo, 476
   interno, 476
  incidência, 538
  no golfe, 1016
  parcial, 557
   articular, 557
  tratamento, 540
   cirúrgico, 540
   não cirúrgico, 540
 do nervo, 512, 580, 581
  axilar, 512, 581
  escapular dorsal, 580
  espinal acessório, 580
  supraescapular, 512, 580
  torácico longo, 580
 do punho, 638
  fatores de risco para as, 638
 do sindesmose, 797
  classificação, 798
  diagnóstico, 797, 798
   clínico, 797
   por imagem, 797
  tratamento, 798
   cirúrgico, 799
   conservador, 798
 do tendão, 595
  do bíceps do braço, 595

do tríceps, 596
dos isquitibiais, 655
dos sistema musculoesquelético, 45-54
  em atletas, 45-54
    varianes genéticas nas, 45-54
em valgo, 597
  complexas, 597
  mecanismo de, 597
específicas, 856, 865-1102
  das cartilagens, 856
    disco intervertebral, 860
    epifiseal, 857
    fibrocartilagem triangular, 863
    lábio glenoidal, 862
    meniscos, 860
    superfícies articulares, 856
  dos esportes, 865-1102
    a remo, 1055-1063
    aquáticos, 1001-1008
    artes marciais, 984-993
    atletismo, 884-904
    automobilismo, 1019-1024
    basquete, 871-882
    beisebol, 978-982
    boxe, 968-973
    dança, 952-957
    de aventura, 1040-1054
    esgrima, 1065-1068
    ginástica em academia, 920-926
    ginástica, 958-961
    golfe, 1010-1018
    handebol, 863-967
    hipismo clássico, 1091-1094
    mergulho autônomo recreacional, 1025-1038
    motovelocidade, 1096-1102
    musculação, 928-949
    no futebol, 867-869
    no tênis, 912-918
    para amputados, 1077-1081
    paraolímpicos, 1082-1089
    skate, 1073-1076
    surfe, 1069-1072
    triatlo, 975-977
    voleibol, 906-911
    windsurfe, 1069-1072
esportiva, 63-75
  aspectos psicológicos da, 63-75
    ansiedade, 65
    arousal, 65
    ativação, 65
    atividade física *versus* estresse, 73
      versus burnout versus depressão, 73
    domínio afetivo, 64
    e agora?, 73
    estresse, 66, 72
      técnicas para administrar o, 72
    excitação, 65
    grupos especiais, 69
    motivação, 65
    o que são emoções, 63
    percepção através da visão, 71
      e reações corporais, 71
    relação das emoções, 71
      com o sistema biológico, 71
    rendimento dos atletas, 72
    transição profissional, 70
      e aposentadoria, 70
    treino da autorregulação no esporte, 72
femoropatelares, 776-778
  tratamento fisioterápico, 776-778
    exame clínico, 776
    fisiopatologia, 776
    reabilitação femoropatelar, 776
fisárias, 843
  anatomia da cartilagem epifiseal, 844
    macroscópica, 844
    microscópica, 844

  cartilagem epifiseal, 844
    biomecânica da, 844
    fechamento da, 844
    papel da metáfise, 844
    placa fisária, 843
    etiologia da, 843
fototerapia nas, 306
  esportivas, 306
    musculares, 307
    tendinopatias, 307
  ortopédicas, 306
    em OA, 306
labral, 126, 654
  superior, 126
  teste para, 126
ligamentares, 544-548, 644, 647, 760-767, 801, 803
  colaterais, 760-767
    do joelho, 760-767
  das MTF, 803
    do hálux, 803
    dos pequenos dedos, 805
  do carpo, 647
    dissociação escafo-semilunar, 647
    do CFCT, 648
    luxação perissemilunar, 648
  do mediopé, 801
    classificação, 802
    diagnóstico, 801
    tratamento, 802
  do ombro, 544-548
    anatomia, 544
    biomecânica, 544
    classificação, 546
    diagnóstico, 545
    luxação AC, 544-548
    tratamento, 547
  dos dedos, 644
meniscais, 679-691
  anatomia, 679
  classificação, 681
    pelo potencial de reparo, 681*q*
    pelo suprimento vascular, 681*q*
  diagnóstico, 680
  epidemiologia, 679
  tratamento, 684-691
    cirurgia, 681
    fisioterapia, 681
  tratamento fisioterápico das, 684-691
    aspectos clínicos, 684
    avaliação da fisioterapia, 684
    conservador, 684
    pós-meniscectomia, 685
    reabilitação, 684
    sutura meniscal, 685
musculares, 822-833, 917, 980
  no beisebol, 980
  no tênis, 917
na coluna verterbal, 456, 463
  fatores de risco para, 456
  outras, 463
no aparelho locomotor, 200
  salto vertical e, 200
  relação entre, 200
no boxe, 971
  cerebrais, 971
  oculares, 971
no cotovelo, 601-605, 612-614, 615-625, 634-636
  condrais, 634-636
  ligamentares, 615-625
    anatomia, 615
    classificação, 621
    específicas, 616
    exame(s), 618, 619
      complementares, 619
      físico, 618
    fisiopatologia, 616
    mecanismo de, 616

    quadro clínico, 617
    tratamento, 621
  por sobrecarga, 601-605
    anteriores, 601
    exame(s), 601
      diagnósticos, 601
      físico, 601
    laterais, 603
    mediais, 604
    posteriores, 602
    tratamento, 605
  traumáticas, 612-614
    reabilitação nas, 612-614
ortopédicas, 453-864
  nos esportes, 453-864
    diagnóstico das, 453-864
    tratamento das, 453-864
ósseas, 598
por trauma, 297
  medicina nuclear na, 297
risco em atletas de, 47
  polimorfismos de DNA e, 47
    articulares, 46
    cotovelo de tenista, 51
    de LCA, 47
    de menisco, 49
    de tendão do calcâneo, 47
    epicondilite lateral do cotovelo, 51
    instabilidade do ombro, 51
    luxação recidivante de patela, 49
    musculares, 51
SLAP, 533-535
  anatomia, 533
  biomecânica, 533
  classificação, 533
  exame(s), 534
    complementar, 534
    físico, 534
  associadas, 533
  mecanismo de trauma, 533
  quadro clínico, 534
  resultados, 535
  tratamento, 535
tendinosas, 646, 822-833
  das polias flexoras, 647
  síndrome da intersecção, 647
  subluxação, 647
    do extensor ulnar do carpo, 647
  tendinite, 647
    do extensor ulnar do carpo, 647
    do flexor radial do carpo, 647
  tendões dos dedos, 646
    extensores, 646
    flexor profundo, 646
  tenossinovite, 647
    de De Quervain, 647
terapia genética na, 41, 42
  muscular, 42
  nos joelho, 41
    cartilaginosa, 41
    meniscais, 41
traumáticas, 459, 836-847
  das crianças no esporte, 836-847
    gravidade das lesões, 838
    incidência das lesões, 837
    lesões mais frequentes, 840
    localização das lesões, 838
    mecanismos de lesão, 838
    nível de organização esportiva, 838
    prevenção, 846
    tipo de esporte, 839
  do disco, 459
    avaliação, 459
    tratamento, 460
unidade muscular, 828
  classificação, 829
  diagnóstico, 830

fisiopatologia, 829
mecanismo de lesão, 828
retorno ao esporte, 832
terapias alternativas, 832
tratamento, 830
cirúrgico, 832
LFF (Ligamento Fabelofibular), 761
LGUS (Ligamento Glenoumeral Superior), 114
inserção dos, 115f
Lift off test, 124, 125f
Ligamento(s)
anterolateral, 162
aparência normal na US dos, 260
coracoacromial, 111f
coronário, 761
do menisco lateral, 761
da cabeça femoral, 655
lesão do, 655
da coluna vertebral, 105
anteriores, 105
longitudinal, 105
posteriores, 105
amarelo, 105
interespinal, 105
supraespinal, 105
principais, 105f
vista lateral dos, 105f
da pelve, 148f
deltoide, 796
lesões do, 796
diagnóstico, 796
tratamento, 796
Lim. Anae. (Limiar Anaeróbio)
determinação do, 12
pelo método direto, 12f
teste de, 12
Limite(s)
da terapia genética, 41
Lipídeo(s), 28
LOP (Ligameto Oblíquo Posterior), 161
LOT (Lesões Osteocondrais do Talo), 808-810
anatomia do talo, 808
e sua cartilagem, 808
características das, 809q
por MCgahan e Pinney, 809q
classificação, 809
artroscópica, 809q
de Berndt e Harty, 809q
pela RM, 809q
tomográfica, 809q
de Ferkel e Sgaglione, 809q
etiologia, 808
exames de diagnóstico, 809
fisiopatologia, 808
incidência, 808
localização, 808
mecanismo de lesão, 808
quadro clínico, 808
terminologia, 808
tratamento, 809
aloenxertos, 810
autoenxertos, 810
mosaicoplastia, 810
curetagem da, 810
estimulação medular, 810
implante de condrócitos, 810
LP (Ligamento da Patela)
terço central do, 703
reconstrução com, 703
do LCA, 703
LPFE (Luxação Patelofemoral Episódica), 788-791
anatomia patelofemoral alterada, 788
avaliação clínica, 790
aumento do ângulo Q, 790
mobilidade patelar transversa, 790
sinal, 790
da vírgula, 790

de baioneta, 790
do estrabismo divergente da patela, 790
do gafanhoto, 790
do J-invertido, 790
teste de *smille*, 790
consequências da, 788
LPFM, 788
báscula patelar, 788
fatores secundários, 790
história, 790
tratamento cirúrgico, 790
anatomia patológica da, 788
altura patelar, 788
displasia troclear, 788
TA-GT, 788
LPFM (Insuficiência do Ligamento Patelofemoral Medial), 788
LPO (Ligamento Poplíteo Oblíquo), 761
Ludloff
teste de, 154
Luxação(ões)
AC, 544-548
anatomia, 544
biomecânica, 544
classificação, 546
diagnóstico, 545
tratamento, 547
da IFP, 644
dos dedos, 644
de patela, 720
do cotovelo, 615-625
ligamentares, 615-625
anatomia, 615
classificação, 621
específicas, 616
exame(s), 618, 619
complementares, 619
físico, 618
fisiopatologia, 616
mecanismo de, 616
quadro clínico, 617
tratamento, 621
do quadril, 654
perissemilunar, 648
do carpo, 648
recidivante, 49
de patela, 49
Lysholm
escala, 387

M

Macronutriente(s)
CHO, 27
lipídeos, 28
proteínas, 28
Mandíbula
lesões na, 970
musculoesqueléticas, 970
no boxe, 970
Manguito Rotador, 112f, 113f
impacto do, 502
síndrome do, 502
lesões do, 475, 485, 502, 537-542, 557, 907, 1016
anatomia, 537
classificação, 539
completa, 485
anatomia, 485
biomecânica, 485
comparação entre modalidades, 487
exame físico, 485
história, 485
imagem, 486
tratamento, 487, 488
cirúrgico, 488
não cirúrgico, 487
diagnóstico, 538
discinesia escapular, 480

fisiopatologia, 537
GIRD, 478
impacto, 476
externo, 476
interno, 476
incidência, 538
no golfe, 1016
no voleibol, 907
parcial, 557
articular, 557
tratamento, 540
cirúrgico, 540
não cirúrgico, 540
Manipulação
articular, 437
Manobra
de Finkelstein, 137f
Mão
anatomia funcional, 128-146
antecedentes, 128
familiares, 128
pessoais, 128
biomecânica, 128-146
diagnóstico e tratamento, 638-650
lesões na, 638
fatores de risco para, 638
exame, 128, 129
MMSS, 129
aponeurose palmar, 129
articulações, 138
músculos, 134
nervos, 131, 132
mediano, 132
periféricos, 131
radial, 133
ulnar, 132
ossos, 138
pele e anexos, 129
sistema vascular, 131
tendões, 134
físico, 128
MMSS, 129
geral ortopédico, 128
face palmar da, 130f
aspecto normal da, 130f
história, 128
identificação, 128
lesões na, 879, 909, 916, 945, 969, 979, 1003, 1014, 1060
cutâneas, 1060
no remo, 1060
musculoesqueléticas, 969
no boxe, 969
na musculação, 945
no basquete, 879
no beisebol, 979
no golfe, 1014
no polo aquático, 1003
no tênis, 916
no voleibol, 909
semiologia, 128-146
Máquina(s)
versus funcionalidade, 447
no treinamento funcional, 447
Marcha, 194-196
análises, 194
cinemática, 194
cinética, 194
ciclo da, 194
fase, 194, 195
de apoio, 194
de balanço, 195
corrida, 196
determinantes da, 196
eventos da, 195
fase, 195
de apoio, 195
de balanço, 195

Matles
 teste de, 185
MBE (Medicina Baseada em Evidências)
 na medicina esportiva ortopédica, 3-7
  desafios e estratégias, 3-7
   à pesquisa de alta qualidade, 6
   para divulgar evidências, 6
   para melhora da prática, 7
  evidencia atual disponível na, 4
   na artroscopia, 5
  importância da, 3
   formando questão de pesquisa, 3
   hierarquia de evidência, 3
   praticando, 4
MCF (Articulação Metacarpofalângica)
 do polegar, 644
  lesão da, 644
  LCU da, 644
  placa volar da, 644
MCH (Miocardiopatia Hipertrófica)
 morte súbita na, 38q
  fatores de risco de, 38q
 não obstrutiva, 37q
 e coração de atleta, 37q
  diagnóstico diferencial em casos limítrofes, 37q
MDI (Instabilidade Multidirecional), 465
 do ombro, 472, 507
 do atleta, 472
  exame físico, 473
  história, 473
  tratamento, 473
Medicina Esportiva
 aplicação na, 295
  da medicina nuclear, 295
  fratura por estresse, 295
  lesões por trauma, 297
  Shin Splints, 297
  síndrome do estresse tibial medial, 297
 ortopédica, 3-7
  desafios à pesquisa na, 6
  de alta qualidade, 6
  MBE na, 3-7
   desafios e estratégias, 3-7
   evidência atual disponível na, 4
   importância da, 3
   melhora da prática, 7
Medicina Nuclear, 292-298
 aplicação na medicina esportiva, 295
  fratura por estresse, 295
  lesões por trauma, 297
  Shin Splints, 297
  síndrome do estresse tibial medial, 297
 cintilografia óssea, 292, 294, 298
  indicações da, 294, 298
 remodelação óssea, 292
 tecido ósseo, 292
  estrutura básica do, 292
Mediopé
 lesões ligamentares do, 801
  classificação, 802
  diagnóstico, 801
   clínico, 801
   por imagem, 801
  tratamento, 802
   cirúrgico, 803
   conservador, 803
Medula
 espinal, 104
Meio Ambiente
 influência sobre o exercício do, 77-85
  altitude, 77
   aclimatização, 77
   alterações clínicas da, 78
   fisiologia da aclimatação, 77
   período para aclimatação, 78
  calor, 81
   achados laboratoriais, 83
   complicações, 72

condução, 81
convecção, 81
distúrbios induzidos pelo, 82
evaporação, 82
fisiologia da aclimatação, 82
lesão pelo, 83
 cuidados posteriores à, 83
prevenção, 83
radiação, 81
tratamento, 83
  frio, 79
   indice de esfriamento pelo vento, 80
   lesões induzidas pelo, 80
   prevenção, 81
   respostas ao, 79
   tratamento, 80
  poluição, 84
Meniscectomia, 681
Menisco(s)
 anatomia dos, 161
 lateral, 761
  ligamento coronário do, 761
 lesão de, 49
Merchant
 classificação de, 171q
  para os distúrbios patelofemorais, 171q
Mergulho
 autônomo recreacional, 1025-1038
  lesões específicas no, 1025-1038
   breve história, 1025
   contraindicações, 1036
   diretrizes para o exame médico, 1036
   doença descompressiva, 1033
   equipamentos, 1027
   estatística das, 1030
   narcose pelo nitrogênio, 1033
   por animais marinhos, 1036
   relacionadas com as variações de pressão, 1031
MGHL (Ligamento Glenoumeral Médio), 114f, 465
Mineral(is)
 cálcio, 30
 ferro, 32
 zinco, 31
Miocardiopatia
 hiértrófica, 219
 e morte súbita, 219
Miocardite(s)
 e morte súbita, 220
MMA (Artes Marciais Mistas)
 lesões no, 995-1000
  ações não permitidas no combate, 997
  categorias de peso, 996
  história do esporte, 995
  incidência de lesões, 997
  o médico no, 996
  pesagem, 996
  resultados das lutas, 996
  técnicas permitidas, 997
  vestuário, 997
MMII (Membros Inferiores)
 artroplastia de, 779-786
  atividades físicas versus, 779-786
   artroplastia e atividades esportivas, 780
   benefícios das atividades físicas, 779
   epidemiologia, 779
   prescrição de exercícios, 779
 avaliação, 182
  como um todo, 182
  método de Staheli para, 182f
 lesões dos, 959, 980, 1017, 1087
  na ginástica, 959
  no beisebol, 980
  do joelho, 980
  do pé, 981
  do tornozelo, 981
  musculares, 980
 no golfe, 1017

mensurações dos, 177f
 posicionamento ideal para, 177f
 segundo Root, 177f
MMSS (Membro Superior)
 exame(s), 129
  aponeurose palmar, 129
  articulações, 138
  físico, 129
   ausculta, 129
   inspeção, 129
   palpação, 129
   subsidiários, 129
  músculos, 134
  nervos, 131, 132
   mediano, 132
   periféricos, 131
   radial, 133
   ulnar, 132
  ossos, 138
  pele, 129
   e anexos, 129
  sistema vascular, 131
  tendões, 134
 lesões dos, 959, 1086
  na ginástica, 959
Mobilidade
 articular, 165
 do joelho, 165
 da patela, 172
 teste da, 172
Mobilização
 articular, 437
  avaliação física através da, 437
   manobras de tratamento, 438
  contraindicações para, 442
Montanhismo, 1048
 equipamento, 1049
 móveis, 1049
 lesões, 1049
Morte Súbita
 de origem cardiovascular, 36f
  incidência anual de, 36f
 na MCH, 38q
  fatores de risco de, 38q
Motivação, 65
Motovelocidade
 lesões específicas na, 1096-1102
  atendimento médico, 1100
  medical car, 1100
  integração do conjunto homem-máquina, 1096
  dinâmica dos acidentes, 1096
  medicina esportiva, 1099
  motoGP, 1096
  padrões de, 1099
   em motovelocistas, 1099
Mountain Bike
 equipamento, 1043
 lesões, 1044
 modalidades, 1043
Movimento(s)
 arcos de, 181f
 básicos, 205q
  envolvimento dos, 205q
  nos diversos esportes, 205q
 conceito de, 432
 do ombro, 120f
  de elevação anterior, 120f
  de rotação medial, 120f
 flexibilidade de, 354-357
  alongamento, 356
  e performance, 357
  e prevenção de lesão, 356
  teorias sobre, 355
MPM (Músculo Peitoral Maior)
 ruptura do, 513
MTF (Articulação Metatarsofalângica)
 lesões ligamentares das, 803
 do hálux, 803

dos pequenos dedos, 805
Musculação
   lesões específicas na, 928-949
      aspectos nutricionais, 933
      coluna, 939
      contraindicações, 938
         para o halterofilismo, 938
         para treinamento com peso, 938
      cotovelo, 943
      coxa, 946
      descrição do esporte, 928
         fisioculturismo, 931
         levantamento básico, 929
         levantamento de peso olímpico, 928
      equipamentos, 931
      joelho, 946
      mão, 945
      levantamento de peso, 936, 949
         musculoesqueléticas, 936
         outras lesões associadas ao, 949
      ombro, 940
      pé, 947
      punho, 945
      quadril, 946
      tornozelo, 947
      treinamento de força, 933, 947
         em adolescentes, 947
         em crianças, 947
         em idosos, 948
         em mulheres, 948
Musculatura
   do tornozelo, 181
   e do pé, 181
      extrínseca, 181
      intrínseca, 182
Músculo(s)
   aparência normal na US dos, 257
   bíceps, 514
      do braço, 514
         ruptura do cabo longo do, 514
   da coluna vertebral, 105
      extensores do tronco, 106f
      responsáveis pela movimentação, 105
         da coluna cervical, 105
         do tronco, 105
   da região pélvica, 150f
   deltoide, 112f
      resultante das forças do, 112f
   do joelho, 163
      responsáveis pelos movimentos, 163q
         de articulação, 163q
   do quadril, 150f
   dos MMSS, 134
      cotovelo, 141
      extensores, 136
      flexores, 135
      intrínsecos, 137
      mão, 140
      polegar, 141
      pronadores, 135
      punho, 139
      sistema extensor, 138
         digital, 138
      supinadores, 136
   envolvidos no arremesso, 206q
   oblíquo abdominal, 106f
      externo, 106f
      interno, 106f
   prova do, 191
      do hálux, 192
         extensor longo, 192
         flexor, 192
      dos dedos, 192
         extensor, 192
         flexor, 192
      fibulares, 191
         curto, 191
         longo, 191

interósseos, 193
lumbricais, 192
tibial, 191
   anterior, 191
   posterior, 191
tríceps sural, 191
reto, 106f
   abdominal, 106f
subescapular, 514
   ruptura do, 514
tríceps, 184
sural, 184

N
Nado
   sincronizado, 1005
      lesões no, 1005
         coluna vertebral, 1007
         joelho, 1006
         ombro, 1006
Narcose
   pelo nitrogênio, 1033
Neer
   teste de, 121f
Nervo(s)
   axilar, 116f, 117f
   do MMSS, 131
      mediano, 132, 134
         síndromes compressiva do, 134
      periféricos, 131
         dermátomos, 131
         síndromes compressiva dos, 134
      radial, 133
      ulnar, 132
   espinhais, 104
      formação do, 104f
   lesão do, 512
      axilar, 512
      supraescapular, 512
   periféricos, 265, 649
      aparência normal na US dos, 265
      síndromes compressivas dos, 649
         digital ulnar do polegar, 650
         do nervo ulnar, 649
         do túnel do carpo, 649
   supraescapular, 116f, 117f, 908
      lesões do, 908
      no voleibol, 908
Neuropraxia(s)
   do plexo braquial, 237
   e raízes cervicais, 237
Nível(is)
   neurológicos, 109q
   lombossacros, 109q
   sensitivos, 107q
      da região cervical, 107q
Nomenclatura
   conceitos básicos de, 256
   da US, 256
Nutrição
   e atividade física, 27-32
      água, 29
      antioxidantes, 30
      demanda energética, 27
      macronutrientes, 27
         CHO, 27
         lipídeos, 28
         proteínas, 28
      minerais, 30
         cálcio, 30
         ferro, 32
         zinco, 31
      vitaminas, 30
         A, 31
         C, 31
         D, 30
         E, 31

O
O'Brien
   teste de, 122, 123f, 126
OA (Osteoartrite)
   em MMII, 779
      prescrição de exercícios, 779
   fototerapia em, 306
OAO (Osteoartrose do Ombro), 550-553
   avaliação por imagem, 551
      radiografias, 551
      RM, 551
      TC, 551
   etiologia, 550
   exame físico, 550
   quadro clínico, 550
   retorno ao esporte, 553
   tratamento, 551
      cirúrgico, 552
      conservador, 551
      medicações intra-articulares, 552
Ober
   teste de, 157
Olécrano
   bursite do, 602
Ombro, 111-126, 465-589
   afecções escapulotorácicas, 576-582
   anatomia do, 111
      articulação, 113, 117
         acromioclavicular, 117
         esternoclavicular, 117
         glenoumeral, 113
      bolsas, 117
   artroscopia de, 5
      evidência atual na, 5
   biomecânica do, 111
   complexo articular do, 111f
   diagnóstico do, 502-515
      e tratamento, 502-515
         AAC, 510
            lesão traumática, 510
            patologias da, 510
         IMD, 507
         instabilidade do ombro, 506
            anterior traumática, 507
            posterior, 507
         lesão, 502, 508, 512
            bíceps-labial superior, 508
            do manguito rotador, 502
            do nervo axilar, 512
            do nervo supraescapular, 512
            ombro da liga menor, 512
         patologias inflamatórias, 511
         ruptura, 513
            do cabo longo do bíceps, 514
            do músculo subescapular, 514
            do peitoral maior, 513
         síndrome do impacto, 502, 505
            coracoide, 505
            do manguito rotador, 502
         SLAP lesions, 508
   do arremessador, 554-558
      atletas arremessadores, 555
      lesões em, 555
   do atleta, 465-495, 584-589
      condições patológicas comuns, 475
         lesão do manguito rotador, 475, 485
            completa, 485
         problemas da AAC, 492
         reparo de manguito rotador, 488
            aberto, 488
            artroscópico, 490
            miniaberto, 488
            reabilitação após, 492
         SLAP, 480
      do arremessador, 473
         adaptações anatômicas, 475
         cinemática do arremesso, 474
         fisiopatologia, 475

instabilidade anterior, 465
   anatomia, 465
   biomecânica, 465
   classificação, 465
   epidemiologia, 465
   exame físico, 466
   fisiopatologia, 465
   história, 466
   imagem, 467
   tratamento, 468
instabilidade posterior, 471
   exame físico, 471
   história, 471
   tratamento, 471
lista de abreviaturas, 465
MDI, 472
   exame físico, 472
   história, 472
   tratamento, 472
reabilitação do, 584-589
fraturas, 560-565, 566-574
   da clavícula, 560-565
   do úmero proximal, 566
instabilidade do, 51, 518-531, 544-548
   articular, 544-548
      classificação, 546
      diagnóstico, 545
      lesões ligamentares e, 544
      tratamento, 547
   classificação da lesão, 519
   descrição, 518
   exame, 521, 523
      complementares, 523
      físico, 521
   mecanismos de lesão, 519
   tratamento médico, 526
      cirúrgico, 526
      conservador, 526
lesão do manguito rotador, 537-542
   anatomia, 537
   classificação, 539
   diagnóstico, 538
   fisiopatologia, 537
   incidência, 538
   tratamento, 540
      cirúrgico, 540
      não cirúrgico, 540
lesões, 868, 880, 906, 915, 940, 978, 1001, 1002, 1006, 1015, 1062
   na canoagem, 1062
   na musculação, 940
   na natação, 1001
   no basquete, 880
   no beisebol, 978
   no futebol, 868
   no golfe, 1015
   no nado sincronizado, 1006
   no polo aquático, 1002
   no tênis, 915
   no voleibol, 906
lesões SLAP, 533-535
   anatomia, 533
   biomecânica, 533
   classificação, 533
   exames, 534
      complementar, 534
      físico, 534
   lesões associadas, 533
   mecanismo de trauma, 533
   quadro clínico, 534
   resultados, 535
   tratamento, 535
luxação AC, 544-548
   classificação, 546
   diagnóstico, 545
   tratamento, 547
manguito rotador do, 112f
OAO, 550-553

semiologia do, 117
   ADM, 120
   antecedentes pessoais, 119
   avaliação neurológica, 120
   desfiladeiro torácico, 121
      testes para a síndrome do, 121
   exame físico, 119
   identificação, 118
   instabilidade glenoumeral, 125
      testes para, 125
   integridade dos tendões, 123
      testes de avaliação da, 123
   irritabilidade dos tendões, 121
      sinais de, 121
   lesão labral superior, 126
      testes para, 126
   moléstia atual, 118
      história da, 118
   queixa principal, 118
   testes especiais, 122
      de irritabilidade, 122
Orelha
   barotrauma de, 1031
Órgão(s)
   abdominais, 247q
      lesados, 247q
         em diferentes modalidades esportivas, 247q
Ortopedia
   RX em, 252
Osso(s)
   dos membros superiores, 138
Osteocondrite
   dissecante, 598, 636q
      do capítulo, 636q
         classificação da, 636q
         lesão condral na, 636q
Osteoplastia
   femoral, 671

P

Pace
   teste de, 156, 157f
Palmup test, 122
Palpação
   do joelho, 165
   do MMSS, 129
      movimentação passiva, 129
      sensibilidade, 129
   do quadril, 150, 151f
      face, 151
         anterior, 151
         lateral, 151
         medial, 151
         posterior, 151
PASTA (Lacerações de Manguito Rotador no Lado Articular), 465
Patela
   luxação de, 49, 720
      recidivante, 49
   teste da, 172
      da compressão patelar, 172
      da horizontalização, 172
      da mobilidade, 172
Patologia(s)
   inflamatórias, 511
      no ombro, 511
   patelares, 772
      avaliação radiológica das, 772
         radiografia, 772
         RM, 773
         TC, 773
Patrick
   teste de, 110f
Patte
   teste de, 124
PCR (Parada Cardiorespiratória)
   possíveis causas de, 222q
   procedimentos no atleta com, 221
      ABCD secundário, 223

      classificação, 221
      definição, 221
      no ambiente habitual, 222
         ajuda, 222
         cheque o pulso, 222
         desfibrilação, 223
         RCP, 222
         respiração, 222
         responsividade, 222
Pé(s)
   face, 178f, 179f
      dorsal, 179f
      medial, 178f
      plantar, 178f
   inervação do, 179f
      cutânea, 179f
   lesões no, 873, 910, 917, 947, 981
      na musculação, 947
      no basquete, 873
      no beisebol, 981
      no tênis, 917
      no voleibol, 910
   plano, 183f
      graduação do, 183f
   ponta dos, 187, 188f
   prova da, 187, 188f
   pronação do, 177f
   supinação do, 177f
   tornozelo e, 176-193, 792-821
      exame físico, 177
         com pé com carga, 182
         com pé sem carga, 177
         das estruturas de superfície, 179
         do MMII como um todo, 182
      história, 176
      lesões ligamentares, 792-806
      LOT, 808-810
      manobras, 184
         e testes especiais, 184
      tendinopatias do, 812-821
         do calcâneo, 812
         doenças dos fibulares, 817
         lesões dos fibulares, 818
         rupturas do tendão do calcâneo, 814, 816
            agudas, 814
            crônicas, 816
         subluxações dos fibulares, 819
   US do, 279
      condições patológicas, 279
      considerações gerais, 279
Pele
   e anexos, 129
   do MMSS, 129
   lesões de, 982
      no beisebol, 982
Pelve
   diagnóstico e tratamento, 652-662
      dor, 655, 656
         glútea, 655
         peritrocantérica, 656
      fraturas da, 660
         no esporte, 660
      pubalgia, 658
      síndrome dolorosa, 656
         do trocanter maior, 656
   lesões da, 1063
      na canoagem, 1063
Perna(s)
   lesões na, 874, 1063
      na canoagem, 1063
      no basquete, 874
Pesagem
   hidrostática, 16
Pesquisa
   formando questão de, 3
      intervenção, 3
         de comparação, 3

paciente ou população, 3
resultado, 3
tempo, 3
PG (Ponto Gatilho)
ativo, 443
avaliação clínica de, 444
contraindicação, 446
latente, 443
miofascial, 442
por que tratar um, 443
tratamento de, 444
benefícios do, 446
métodos de, 444
Pilates, 412-418
benefícios do, 412
controle motor, 413
histórico, 412
princípios, 412
terapêutico, 414
nas disfunções da coluna, 414
exercícios, 415, 417
de estabilização, 415
direcionais, 417
Pillings
teste de, 186
Pincer
tratamento do, 670
Piriforme
síndrome do, 656
PKTD (*Porto-Knee Testing Device*), 715
PL (Posterolateral)
reconstrução da instabilidade, 749-758
assistência fisioterapêutica na, 749-753
reabilitação após, 752
Plano(s)
anatômicos, 176f
do pé, 176f
Pletismografia, 16
Plexo Braquial
neuropraxias do, 237
e raízes cervicais, 237
Pneumotórax, 242
aberto, 245
Polia(s)
flexoras, 647
lesões das, 647
Polimorfismo(s)
de DNA, 46f, 47, 48-49q, 50q, 52q
e risco de lesões em atletas, 46, 50q, 52q
articulares, 46
cotovelo de tenista, 51
de DMIE, 52q
de LCA, 47, 50q
de menisco, 49
de tendão do calcâneo, 47
epicondilite lateral do cotovelo, 51
instabilidade do ombro, 51
luxação recidivante de patela, 49
musculares, 51
e tendinopatia do calcâneo, 48-49q
mais comuns, 46f
representação dos, 46f
importância clínica dos, 45
Poluição
exercícios e, 84
Posteriorização
passiva, 169
da tíbia, 169
teste de, 169
Potência
anaeróbia, 12
determinação da, 12
teste de, 12
Pressão
longitudinal, 156
da coxa, 156
teste da, 156

Primeiro(s) Socorro(s)
nos esportes, 217-248
emergência clínica, 219-224
morte súbita em atletas, 219-224
TCE, 226-234
traumatismo, 236-248
abdominal, 247-248
da coluna vertebral cervical, 236-240
torácico, 241-246
Processo
coracoide, 111f, 117f
Prolapso
da valva mitral, 220
e morte súbita, 220
Pronador
síndrome do, 602
Propriocepção, 360-372
avaliação sensório-motora, 361
instrumentada, 362
não instrumentada, 362
sistema sensório-motor, 360
na reabilitação, 360
considerações do, 360
TSM no esporte, 364
em idosos, 369
objetivos do, 369
principais lesões, 366
sugestões para, 368
Proteção
vertebral, 433
na região lombopélvica, 433
como melhorar a, 433
Proteína(s), 28
ingestão de, 29
e CHO, 29
após a atividade, 29
Prova
da gaveta metatarsofalângica, 190
da hipermobilidade, 189, 190f
do primeiro raio, 189, 190f
da ponta dos pés, 187, 188f
da redutibilidade, 189, 190
das garras, 190
dos artelhos, 190
do valgismo do hálux, 189
da rotação passiva, 187
da perna, 187
de Jack, 187, 188f
positiva, 188f
do músculo, 191
do hálux, 192
extensor longo, 192
flexor, 192
dos dedos, 192
extensor, 192
flexor, 192
fibulares, 191
curto, 191
longo, 191
interósseos, 193
lumbricais, 192
tibial, 191
anterior, 191
posterior, 191
tríceps sural, 191
PRP (Plasma Rico em Plaquetas), 39
Pubalgia, 658
Punho
anatomia funcional, 128-146
aneurismas no, 909
antecedentes, 128
familiares, 128
pessoais, 128
biomecânica, 128-146
diagnóstico e tratamento, 638-650
lesões no, 638
fatores de risco para, 638

estensores do, 1059
tenossinovite dos, 1059
no remo, 1059
exame, 128, 129
do MMSS, 129
aponeurose palmar, 129
articulações, 138
músculos, 134
nervos, 131, 132
mediano, 132
periféricos, 131
radial, 133
ulnar, 132
ossos, 138
pele e anexos, 129
sistema vascular, 131
tendões, 134
físico, 128
do MMSS, 129
geral ortopédico, 128
história, 128
identificação, 128
lesões no, 879, 909, 916, 945, 969, 979, 1014
musculoesqueléticas, 969
no boxe, 969
na musculação, 945
no basquete, 879
no beisebol, 979
no golfe, 1014
no tênis, 916
no voleibol, 909
semiologia, 128-146
US do, 276
considerações gerais, 276

Q

Quadríceps
teste do, 169
ativo, 169
Quadril, 148-157, 652-672
anatomia, 148
artroscopia do, 5, 665-672
anatomia artroscópica, 668
complicações, 672
cuidados pós-operatórios, 671
evidência atual na, 5
IFA, 665
resultados, 672
técnica cirúrgica, 668
anestesia, 668
osteoplastia femoral, 671
portais artroscópicos, 669
posicionamento, 668
reparo labral, 671
tratamento do pincer, 670
biomecânica, 150
diagnóstico e tratamento, 652-662
doenças intra-articulares do, 652
dor, 656
peritrocantérica, 656
fraturas do, 660
no esporte, 660
pubalgia, 658
síndrome dolorosa, 656
do trocanter maior, 656
lesões no, 877, 909, 916, 946, 1002, 1003
na musculação, 946
na natação, 1002
no basquete, 877
no polo aquático, 1003
no tênis, 916
no voleibol, 909
músculos do, 150f
ressalto do, 657
semiologia, 150
ADM, 151
anamnese, 150

exame, 150, 152
   físico, 150
   neurológico, 152
   testes especiais, 154
Quadriparesia
  transitória, 237
   da coluna cervical, 237

R

Rabot
  sinal, 172
Radiografia, 251-254
  das patologias patelares, 772
  física da radiologia, 251
  histórico, 251
  RX, 252
    em ortopedia, 252
    em traumatologia, 252
  técnicas, 251
Rafting
  equipamento, 1042
  lesões, 1043
  modalidades nas competições, 1042
Raio
  infravermelho, 22
   interactância de, 22
Raiz (es)
  cervicais, 237
   plexo braquial e, 237
    neuropraxias do, 237
RCP (Reanimação Cardiopulmonar), 221, 222
RCQ (Razão Cintura-Quadril), 18
  e risco para saúde, 18q
  conforme a idade, 18q
RCT (Ruptura/Laceração do Manguito Rotador/*Rotator Cuff Tear*), 465
Reabilitação
  após reparo, 485, 492
   de manguito rotador, 492
   de SLAP, 485
  de atletas, 374
   atividades aquáticas para, 374
  na lesão meniscal, 684
  nos esportes, 299-451
   princípios de, 354-391
    ADM, 354-357
    avaliação isocinética no, 378-381
    critérios de retorno ao, 383-391
     reconstrução do LCA, 383-391
    flexibilidade de movimento, 354-357
    hidroterapia, 373-377
    propriocepção, 360-372
    recursos físicos, 301-353
     eletrotermofototerapia, 301-353
   técnicas de, 393-451
    KT, 393-410
    estabilização lombopélvica, 432-435
    pilates, 412-418
    RPG, 420-430
    terapia manual, 436-446
    treinamento funcional, 447-451
Recolocação
  teste de, 126
Reconstrução
  da instabilidade PL, 749-758
   assistência fisioterapêutica na, 749-753
    reabilitação após, 752
  do LCP, 751q
   protocolo de, 751q
Recurso(s) Físico(s)
  eletrotermofototerapia, 301-353
   CI, 315-318
   crioterapia, 351-353
   EENM, 319-322
   fototerapia, 301-308
   iontoforese, 348-350
   TENS, 311-313
   UST, 323-343

Recurvato
  rotação, 171
   externa, 171
   teste da, 171
  teste do, 169
Refeição(ões)
  ao dia, 29
   distribuição de, 29
   número de, 29
Região
  lombopélvica, 432
   definição da, 432
Remo
  lesões específicas no, 1055-1063
   biomecânica do, 1056
   cinesiologia do, 1056
   coluna lombar, 1058
   competições, 1055
   do joelho, 1057
   equipamentos, 1055
   fraturas por estresse, 1059
    dos arcos costais, 1059
   lesões cutâneas, 1060
    nas mãos, 1060
   na canoagem, 1060
    alterações posturais no canoísta, 1062
    competições olímpicas, 1061
    equipamentos, 1060
    lesões mais comuns na, 1062
    prevenção, 1063
    qualidades físicas do canoísta, 1062
    técnica de movimento, 1061
   tenossinovite, 1059
    dos extensores do punho, 1059
Remodelação
  óssea, 292
   na medicina nuclear, 292
Rendimento
  versus ativação/excitação, 65f
   relação, 65f
Reparo
  de manguito rotador, 488
   aberto, 488
   artroscópico, 490
   miniaberto, 488
   reabilitação após, 492
  de SLAP, 485
   reabilitação após, 485
  labral, 671
  meniscal, 681
  tecidual, 313
   das lesões tendíneas, 313
   TENS no, 313
Respiração
  na RPG, 421
   importância da, 421
Resposta(s)
  adaptativas, 11q
  aos treinamentos, 11q
   aeróbio, 11q
   anaeróbio, 11q
Ressalto
  do quadril, 657
  posterior, 126
  teste do, 126
Retirada
  teste de, 124, 125f
Retorno ao Esporte
  critérios de, 383-391
   clínicos, 383
    derrame articular, 383
    dor, 383
    tempo de ligamentização do enxerto, 384
    testes ligamentares, 384
   escalas, 387
    de atividade esportiva, 390
    Lysholm, 387
    TSK, 387, 390q

   funcionais, 384
    ADM, 384
    estabilidade dinâmica, 384
    força muscular, 384
    sistema neuromuscular, 384
    testes, 384
   questionários, 387
    Cincinnati knee rating system, 387
    IKDC, 387, 388-389
   RLCA, 383-391
Retração
  aferição da, 173
   do quadríceps, 173
   isquiotibial, 173
Richey test, 167
RL (Rotação Lateral), 120, 121f
RLCA (Reconstrução do Ligamento Cruzado Anterior)
  anatômica, 704, 708-712
   anatomia, 708
    do feixe, 708
    locais de inserção, 708
   com banda simples, 704
   com dupla banda, 704
   diagnóstico, 708
    exame físico, 708
    história, 708
    imagem, 708
   exemplos de caso, 709
   individualizada, 708-712
    abordagem para, 708-712
   princípios cirúrgicos, 709
   reabilitação, 709
   retorno, 709
    ao esporte/atividade, 709
   tomada de decisão cirúrgica, 708
  com aloenxerto, 703
  com tendões, 703
   do quadríceps, 703
   dos isquiotibiais, 703
  com terço central, 703
   do LP, 703
  critérios de retorno ao esporte, 383-391
RM (Ressonância Magnética), 288-291
  contraindicações, 291
  cuidados, 291
  das patologias patelares, 773
  histórico, 288
  limitações, 291
  princípios básicos, 288
  sinal, 289
   semiologia do, 289
   sequências básicas do, 289
  sistema de, 288
   componentes do, 288
  vantagens, 291
Rolamento
  teste do, 155
Rotação
  do talo, 186
   teste da, 186
  interna, 173
   do quadril, 173
    aumento da, 173
  medial, 120f
   movimento de, 120f
RPG (Reeducação Postural Global*)
  aplicação prática das autoposturas, 423
   da cadeia mestra, 423, 428
    anterior, 428
    posterior, 424
  no esporte, 420-430
   alongamento muscular e, 420
   cadeias musculares, 420
   famílias de posturas, 420
   flexibilidade, 421
    importância da, 421

respiração, 421
  importância da, 421
  SGA, 420, 421
  princípios, 421
Ruptura(s)
  da aorta, 220
  e morte súbita, 220
  do cabo longo, 514
  do músculo bíceps, 514
    do braço, 514
  do LCA no futebol, 714-716
    importância da rotação na, 714-716
      anatomia, 714
      avaliação clínica, 714
      biomecânica, 714
      dispositivos de medição, 714
      PKTD, 715
      radiografia em estresse, 714
      sistemas, 714, 715
        de navegação intraoperatórios, 715
        robotizados, 714
      testes manuais, 714
  do LCL, 594
  do LCR, 594
  do LCU, 592
  do MPM, 513
  do músculo, 514
    subescapular, 514
  do tendão, 124, 592, 593, 594, 595
    da cabeça longa, 124
      do bíceps braquial, 124
    do bíceps do braço, 595
    extensor, 593, 594
    flexor comum, 592
  dos glúteos, 657
    médio, 657
    mínimo, 657
  ligamentar, 718-723
    em pacientes esqueleticamente imaturos, 718-723
      avaliação, 719
      epidemiologia, 719
  na US, 267, 270
    da CLB braquial, 270
    lesão, 267
      parcial, 267
      transfixante, 267
    sinais de confiabilidade nas, 268
      ultrassonográficos, 268
  traqueobrônquica, 244
    brônquios principais, 244
    traqueia, 244
      cervical, 244
      torácica, 244
    traumática, 244
    da aorta, 244
RX (Radiografia Simples), 251
  em ortopedia, 252
  em traumatologia, 252

S

Sag test, 169
Salter Harris
  classificação de, 846
Salto Vertical
  teste de, 197-201
    no controle do treinamento, 197-201
    e desempenho esportivo, 197-201
    e lesões que acometem o aparelho locomotor, 197-201
    instrumentos para medida, 199
    métodos para avaliação, 197
    tipos de salto vertical, 198
Salto(s) Ornamental(is)
  lesões nos, 1007
    decolagem, 1007
    entrada, 1008
    voo, 1007

SC (Esternoclavicular), 465
SDFP (Síndrome da Dor Femoropatelar)
  classificação, 769
  diagnóstico, 769
  exame, 768
    complementares, 769
    físico, 768
  história, 768
  tratamento, 769
Semiologia
  da coluna vertebral, 106
  da mão, 128-146
  do cotovelo, 128-146
  do joelho, 165
    articulação patelofemoral, 171
    avaliação meniscal, 166
    frouxidão ligamentar, 173
    inspeção, 165
    mobilidade articular, 165
    palpação, 165
    testes da gaveta anterior com rotações, 167
      externa, 167
      interna, 167
  do ombro, 117
    ADM, 120
    antecedentes pessoais, 119
    avaliação neurológica, 120
    desfiladeiro torácico, 121
      testes para a síndrome do, 121
    exame físico, 119
    identificação, 118
    instabilidade glenoumeral, 125
      testes para, 125
    integridade dos tendões do, 123
      testes de avaliação da, 123
    irritabilidade dos tendões, 121
      sinais de, 121
    lesão labral superior, 126
      testes para, 126
    moléstia atual, 118
      história da, 118
    queixa principal, 118
    testes especiais, 122
      de irritabilidade, 122
  do punho, 128-146
  do quadril, 150
    ADM, 151
    anamnese, 150
    exame, 150, 152
      físico, 150
      neurológico, 152
    testes especiais, 154
Sensibilidade
  cutânea, 179
    do tornozelo, 179
    e do pé, 179
SGA (*Stretching* Global Ativo)
  princípios do, 421
  RPG no esporte, 420
SGHL (Ligamento Glenoumeral Superior), 465
Shin Splints, 297
Silfverskiöld
  teste de, 184
Sinal(is)
  Clarke, 173
  da apreensão, 172
  de Fairbank, 172
  do sulco subacromial, 125
  dos muitos dedos, 189
  rabot, 172
  ultrassonográficos, 268
    de confiabilidade, 268
    nas rupturas, 268
  Zohlen, 173
Síndrome(s)
  compressivas dos nervos, 134, 649
    mediano, 134

periféricos, 134, 649
  digital ulnar do polegar, 650
  do nervo ulnar, 649
  do túnel do carpo, 649
  radial, 134
  ulnar, 134
da hiperinsuflação pulmonar, 1031
da intersecção, 647
do desconforto respiratório, 243
do desfiladeiro torácico, 121
  testes para a, 121
do dorso do punho, 649
do estresse tibial, 297
  medial, 297
    medicina nuclear na, 297
do impacto, 502, 505, 906
  coracoide, 505
  do manguito rotador, 502
  no golfe, 1016
  no voleibol, 906
do piriforme, 656
do pronador, 602
do túnel, 134, 603, 605
  cubital, 605
  do carpo, 134
  radial, 603
  dolorosa, 656
do trocanter maior, 656
femoropatelar, 768-774
  SDFP, 768
  condromalacia, 770
  patologias patelares, 772
    avaliação radiológica das, 772
genéticas, 220
  arritmogênicas, 220
  e morte súbita, 220
Sinóvia
  aparência normal na US da, 264
Sistema
  extensor, 138
    digital, 138
  muscular, 434
    global, 4343
    local, 434
      mecanismo de ação do, 434
      treinamento do, 434
  musculoesquelético, 256
    aplicações da US no, 256
    aparência normal das estruturas, 257
    planejamento de corte, 256
  neuromuscular, 384
    e estabilidade dinâmica, 384
    e retorno ao esporte, 384
  vascular, 131
    do MMSS, 131
    teste de Allen, 131
Sistema Biológico
  relação com o, 71
  das emoções, 71
Sistema Hormonal
  como os estressores afetam o, 68*f*
Sistema Musculoesquelético
  em atletas, 45-54
    lesões do, 45-54
      variantes genéticas, 45-54
    tecidos do, 39*q*
      efeito em, 39*q*
      dos fatores de crescimento, 39*q*
SJT (*Sargent Jump Test*), 197, 198*f*
Skate
  lesões específicas no, 1073-1076
    epidemiologia, 1075
    histórico, 1073
    modalidades, 1073
    prevenção, 1075
    tratamento, 1076

ÍNDICE REMISSIVO

SLAP (Lesões de Lábios Superiores Anterior e Posterior), 465, 508, 533-535
  anatomia, 480, 533
  biomecânica, 480, 533
  classificação, 481, 533
  epidemiologia, 481
  exame, 481, 534
    complementar, 534
    físico, 481, 534
  história, 481
  imagem, 482
  lesões associadas, 533
  mecanismo de trauma, 533
  no golfe, 1017
  no voleibol, 907
  quadro clínico, 534
  resultados, 535
  tratamento, 483, 535
    cirúrgico, 484
    não cirúrgico, 483
    reparo de, 485
      reabilitação após, 485
Speed
  teste de, 122
Spurling
  teste de, 108f
Squeeze test, 156
Staheli
  método de, 182f
    para avaliação, 182f
    dos MMII, 182f
STG (Tendões dos Músculos Semitendíneo e Grácil), 702, 703
Subluxação
  da CLB braquial, 270
    na US, 270
  do extensor ulnar, 647
    do carpo, 647
  do quadril, 654
Substituto(s)
  meniscais, 682, 693-697
    cuidados pós-operatórios, 693
    formação do novo tecido, 696
      evidências da, 696
    implante de menisco poliuretano, 693-697
      técnicas e resultados, 693-697
    procedimento de implantação, 693
    reabilitação, 693
    resultados, 695, 696
      clínicos, 695
      de eficácia, 696
      de segurança, 696
Sulco
  subacromial, 125
    sinal do, 125
Suprimento
  sanguíneo, 164, 179
    do joelho, 164
    do tornozelo, 179
    e do pé, 179
Surfe
  lesões específicas no, 1069-1072
    recomendações, 1071
    resumo, 1071
Sutura
  meniscal, 681q, 685
    indicações para, 681q
    pós-operatório, 685
      ADM, 686
      ativação do quadríceps, 685
      condicionamento, 687
      controle inflamatório, 685
      corrida, 688
      descarga de peso, 686
      edema do quadríceps, 685
      força, 687
      funcionais, 689
      mudança de direção, 689
      pliometria, 689
      retorno ao esporte, 689
      sensório-motor, 688
    pré-operatório, 685

T

Tamponamento
  cardíaco, 244
TC (Tomografia Computadorizada), 284-287
  aplicações da, 286
    artrotomografia, 286
    reconstruções, 286
    uso de contraste, 286
  curiosidades, 284
  das patologias patelares, 773
  histórico, 284
  técnica, 284
    helicoidal, 285
TCE (Traumatismo Cranioencefálico), 226-234
  conceito, 226
  concussão cerebral, 229
    acompanhamento incorreto, 234
      riscos do, 234
    atendimento à, 233
      atendimento à beira do campo, 233
      avaliação pré-participação, 233
      retorno à prática esportiva, 234
      tratamento, 233
    avaliação clínica, 232
      métodos de, 232
    conceito, 230
    prevenção, 234
    sinais, 230q
      grupo de, 230q
    sintomas, 230
      grupo de, 230q
  fisiologia, 226
    FSC, 226
    LCR, 226
  lesões, 226
    classificação das, 226
      de gravidade, 227
    primárias, 227q
    secundárias, 227q
    tipos de, 227
      axonal difusa, 227
      cerebrais secundárias, 227
      contusões, 227
      do couro cabeludo, 227
      hematoma, 227
        epidural, 227
        extradural, 227
        intraparenquimatoso, 227
        subdural, 227
      hemorragia subaracnoide, 227
      lacerações, 227
      ósseas, 227
  preparo do atendimento, 227
    primário, 228
      avaliação de lesões externas, 229
      avaliação neurológica, 228
      checagem da ventilação, 228
      controle das vias aéreas, 228
      controle hemodinâmico, 228
      correção da ventilação, 228
      proteção das vias aéreas, 228
    tratamento definitivo, 229
TCPE (Teste Cardiopulmonar de Exercício)
  recomendações para, 37q
    em atletas, 37q
    em esportistas, 37q
  TE e, 37q
    diferenças entre, 37q
TE (Teste Ergométrico), 36
  diagnóstico/avaliação pelo, 36q
    de DAC obstrutiva, 36q
    em atletas, 36q
    em esportistas, 36q
  e TCPE, 37q
    diferenças entre, 37q
  indicações de, 36q
Tecido
  ósseo, 292
    estrutura básica do, 292
    na medicina nuclear, 292
Tegumento
  exame do, 179
    dorsal, 179
    plantar, 179
Tendão
  aparência normal na US dos, 258
  do gastrocnêmio lateral, 761
Tendão(ões)
  da cabeça longa, 124
    do bíceps braquial, 124
      ruptura do, 124
  do calcâneo, 47
    lesão do, 47
  do infraespinal, 112f
  do músculo, 112f
    subescapular, 112f
  do ombro, 123
    integridade dos, 123
      teste de avaliação da, 123
  do redondo, 112f
    menor, 112f
  do supraespinal, 112f
  dos dedos, 646
    lesões dos, 646
      extensores, 646
      flexor profundo, 646
  dos MMSS, 134
    cotovelo, 141
    extensores, 136
    flexores, 135
    mão, 140
    polegar, 141
    pronadores, 135
    punho, 139
    sistema extensor, 138
      digital, 138
    supinadores, 136
  irritabilidade dos, 121
    sinais de, 121
  ruptura do, 592, 593, 594, 595
    do bíceps do braço, 595
    extensor, 593, 594
    flexor comum, 592
Tendinite
  do carpo, 647
    do extensor ulnar, 647
    do flexor radial, 647
Tendinopatia(s)
  bicipital, 601
  da CLB braquial, 270
    na US, 270
  do calcâneo, 48-49q
    risco de lesão de, 48-49q
      polimorfismo de DNA e, 48-49q
  do tornozelo e pé, 812-821
    do calcâneo, 812
    doenças dos fibulares, 817
    lesões dos fibulares, 818
    rupturas do tendão do calcâneo, 814, 816
      agudas, 814
      crônicas, 816
    subluxações dos fibulares, 819
  dos glúteos, 657
    médio, 657
    mínimo, 657
  dos isquitibiais, 655
  fototerapia em, 307
  patelar, 822-826
    anatomia, 822
    classificação, 823

diagnóstico diferencial, 824
etiologia, 822
exames complementares, 824
história clínica, 823
patologia, 823
tratamento, 825
tricipital, 602
Tendinose
na US, 266
da CLB braquial, 270
Tênis
lesões específicas no, 912-918
atividade metabólica específica, 913
biomecânica, 913
da coluna, 916
da mão, 916
do ombro, 915
do punho, 916
epicondilite lateral, 914
epidemiologia, 913
fraturas por estresse, 917
musculares, 917
no joelho, 916
no pé, 917
no quadril, 916
no tênis de mesa, 917
no tornozelo, 917
por fadiga, 912
por sobrecarga, 912
para amputados, 1079
Tenossinovite
de De Quervain, 647
dos extensores, 1059
do punho, 1059
no remo, 1059
TENS (Estimulação Elétrica Nervosa Transcutânea), 311-313
aplicação da, 312
eletrodos, 312
posicionamento dos, 312
tamanho dos, 312
tipos de, 312
sequência para, 313
tempo de, 313
contraindicações, 313
definição, 311
histórico, 311
indicações, 313
dor, 313
reparo tecidual, 313
das lesões tendíneas, 313
modalidades da, 311
breve-intensa, 312
burst, 312
convencional, 311
de acupuntura, 311
parâmetros de, 312q
para controle da dor, 312q
parâmetros ajustáveis, 311
princípios físicos, 311
Tensão
do bíceps, 126
teste da, 126
Terapia Genética, 39-54
aplicada à lesão esportiva, 39-42
fatores de crescimento, 39
PRP, 39
distribuição, 40
estratégias de, 40
vetores de, 40
limites da, 41
nos distúrbios do joelho, 41
artrite, 41
cartilaginosa, 41
meniscais, 41
lesão muscular, 42
direções futuras, 42

variantes genéticas nas lesões, 45-54
do sistema musculoesquelético, 45-54
considerações técnicas, 51
perspectivas, 53
polimorfismos de DNA, 47
risco de lesões em atletas, 47
variação genética entre indivíduos, 45
Terapia
manual, 436-446
avaliação continuada, 436
tratamento, 437
manipulação articular, 437
mobilização articular, 437
PG miofascial, 442
Terceira Idade
exercício físico na, 96-99
atividade física, 97, 99
avaliação médica admissional à, 97
risco da, 99
conceitos, 96
condicionamento aeróbio, 98
envelhecimento, 96, 97
alterações cardiovasculares no, 96
efeitos do treinamento físico no, 97
prescrição de treinamento, 98
duração, 98
intensidade, 98
treinamento muscular, 98
Teste(s)
ativo, 169
do quadríceps, 169
bíceps *load*, 126
bíceps *tension*, 126
cardiopulmonar, 36
cross chest adduction, 122
da adução, 156
contra resistência, 156
da apreensão, 125
da compressão, 156, 186
lateral da perna, 186
da compressão-rotação, 122
do ombro, 122
da gaveta, 125, 167, 169, 171, 185, 186
anterior, 167, 169, 185
com pé em rotação externa, 169
do tornozelo, 185
anteroposterior, 125
posterior, 169, 186
da fíbula, 186
posterolateral, 171
da mobilidade, 187
da articulação, 187
subtalar, 187
da patela, 172
da compressão patelar, 172
da horizontalização, 172
da mobilidade, 172
da posteriorização, 169
passiva, 169
da tíbia, 169
da pressão longitudinal, 156
da coxa, 156
da rotação, 169, 170, 171, 186
do talo, 186
lateral, 169, 170, 171
da tíbia, 170, 171
recurvato externa, 171
da tensão, 126
do bíceps, 126
de abertura, 169, 170
em valgo, 169
em varo, 170
de Adson, 108f
de Allen, 131
de avaliação, 123
da integridade dos tendões, 123
do ombro, 123

de campo, 13
de determinação, 12
da capacidade, 12
anaeróbia, 12
da potência, 12
anaeróbia, 12
do lim. anae., 12
de equilíbrio muscular, 13
de estresse, 123, 124f, 185
do tornozelo, 185
em valgo, 185
em varo, 185
em rotação lateral, 123, 124f
de FABERE, 110f, 155
de força, 13
de Freiberg, 156, 157f
de Gerber, 124
de Godfrey, 169
de Hamilton-Thompson, 190
de hiperextensão, 169
de Hughston, 171
de impulsão, 12
horizontal, 12
vertical, 12
de Jobe, 123
de Lachman, 167, 169
posterior, 169
de Lasègue, 109f
de Ludloff, 154
de Matles, 185
de Neer, 121f
de O'Brien, 122, 123f, 126
de Ober, 157
de Pace, 156, 157f
de Patrick, 110f, 155, 156f
de Patte, 124
de Phalen, 134f
de Pillings, 186
de recolocação, 126
de retirada, 124, 125f
de salto vertical, 197-201
no controle do treinamento, 197-201
e desempenho esportivo, 197-201
e lesões que acometem o aparelho locomotor, 197-201
instrumentos para medida, 199
métodos para avaliação, 197
tipos de salto vertical, 198
de Silfverskiöld, 184
de *smille*, 790
de Speed, 122
de Spurling, 108f
de Thomas, 154, 155f
de Thompson, 184, 185f
de Trendelenburg, 154f
de valsalva, 156
de VO$_2$ máx., 12
de Wingate, 12
de Yergason, 122
dial test, 169, 170, 171
do lag sign, 123, 124
em rotação, 123, 124
interna, 124
lateral, 123, 124f
do recurvato, 169
do ressalto posterior, 126
do rolamento, 155
dos blocos de Coleman, 188, 189f
especiais, 122
de irritabilidade, 122
Faduri, 155
funcionais, 384
e retorno ao esporte, 384
impacto posterior, 155
jerk test, 126
lift off, 124, 125f
ligamentares, 384
e retorno ao esporte, 384

palmup, 122
  para a instabilidade, 125
    glenoumeral, 125
  para a síndrome, 121
    do desfiladeiro torácico, 121
  para lesão labral, 126
    superior, 126
Richey test, 167
sag test, 169
squeeze test, 156
Thomas
  teste de, 154, 155*f*
Thompson
  teste de, 184, 184*f*
Tibia
  posteriorização da, 169
    passiva, 169
      teste de, 169
  rotação da, 169, 170, 171
    lateral, 169, 170, 171
      teste da tíbia, 170, 171
TIT (Trato Iliotibial), 760
TMA (Tríade da Mulher Atleta), 87-94
  alterações, 89, 90, 92
    alimentares, 89
      diagnóstico, 89
      tratamento, 89
    menstruais, 90
      diagnóstico, 90
      distúrbios menstruais mais comuns, 90*q*
      eixo hipotálamo-hipófise-ovário, 90
      tratamento, 91
    ósseas, 92
      diagnóstico, 92
      tratamento, 93
  consenso sobre, 87*f*, 88*f*
    atual, 88*f*
    primeiro, 87*f*
  prevalência da, 88*f*
    de apenas um componente, 88*f*
    dos três componentes, 88*f*
  rastreamento da, 88*q*
    painel de questões mínimas para, 88*q*
  risco acumulativo da, 93
  tratamento da, 94*f*
Too many toes, 189
Tórax
  lesões do, 982
    no beisebol, 982
      CC, 982
Tornozelo(s)
  alinhamento do, 172
    inspeção estática, 172
  e pé, 176-193, 792-821
    exame físico, 177
      com pé com carga, 182
      com pé sem carga, 177
      das estruturas de superfície, 179
      do MMII como um todo, 182
    história, 176
    lesões ligamentares, 792-806
    LOT, 808-810
    manobras, 184
      e testes especiais, 184
    tendinopatias, 812-821
      do calcâneo, 812
      doenças dos fibulares, 817
      lesões dos fibulares, 818
      rupturas do tendão do calcâneo, 814, 816
        agudas, 814
        crônicas, 816
      subluxações dos fibulares, 819
  estresse do, 185, 186*f*
    em valgo, 185
    em varo, 185, 186*f*
  extensão do, 184*f*
    mensuração da amplitude de, 184*f*
      manobra para, 184*f*

face anterior, 178*f*
gaveta do, 185
  anterior, 185
hiperextensão dos, 187
  manobra da, 187
instabilidade do, 792
  anatomia, 792
  biomecânica, 792
  classificações, 794
  diagnóstico, 793
  exames de imagem, 794
  tratamento, 794, 795
    cirúrgico, 795
    conservador, 794
lesões no, 869, 873, 910, 917, 947, 981
  na musculação, 947
  no basquete, 873
  no beisebol, 981
  no futebol, 869
  no tênis, 917
  no voleibol, 910
US do, 279
  condições patológicas, 279
  considerações gerais, 279
Transdutor (es)
  de alta definição, 255
Transição
  profissional, 70
    e aposentadoria, 70
      por idade, 71
      por lesão esportiva, 70
      porque o corpo não aguenta mais, 71
Transplante
  meniscal, 675, 682
    técnica para, 675
      atenções pré-operatórias, 675
      cirúrgica, 675
Traqueia
  ruptura de, 244
    cervical, 244
    torácica, 244
Trauma
  cervical, 236*f*
    remoção de paciente com, 236*f*
      protocolo para, 236*f*
  lesões por, 297
    medicina nuclear na, 297
Traumatismo
  abdominal, 247-248
    diagnóstico diferencial, 247
    exames subsidiários, 248
    mecanismo de trauma, 247
    prevenção, 248
    quadro clínico, 247
    tratamento, 248
  da coluna vertebral cervical, 236-240
    instabilidade cervical, 239*q*
      critérios para, 239*q*
    lesões da, 236
      distensões, 236
      entorses, 236
      estenose cervical, 238
      fraturas, 239
      hérnia de disco, 238
      neuropraxias do plexo braquial, 237
        e raízes cervicais, 237
      quadriparesia transitória, 237
    manejo inicial, 236
  torácico, 241-246
    abertos, 245
      ferimentos torácicos, 245
      situações especiais nos, 245
    fechados, 241
      contusão, 241
      fratura, 241, 242
        de costela, 241
        do esterno, 242

hemotórax, 242
hérnia diafragmática traumática, 244
pneumotórax, 242
ruptura, 244
  traqueobrônquica, 244
  traumática da aorta, 244
sindrome do desconforto respiratório, 243
tamponamento cardíaco, 244
Traumatologia
  RX em, 252
Treinamento(s)
  da estabilidade articular, 434
    princípios do, 434
  de força, 947, 948
    em adolescentes, 947
    em crianças, 947
    em idosos, 948
    em mulheres, 948
  do sistema muscular, 434
    global, 435
    local, 434
  funcional, 447-451
    com foco em prevenção de lesões, 448
      características predominantes nos, 448
    com foco em recuperação de lesões, 448
      características predominantes nos, 448
    conceito, 447
    informação, 451
    maquinas, 447
      versus funcionalidade, 447
    origem, 447
    risco, 451
  na terceira idade, 98
    muscular, 98
    prescrição de, 98
      duração, 98
      intensidade, 98
  respostas adaptativas aos, 11*q*
    aeróbio, 11*q*
    anaeróbio, 11*q*
Treino(s)
  funcionais, 448
    com foco em prevenção de lesões, 448
      características predominantes nos, 448
    com foco em recuperação de lesões, 448
      características predominantes nos, 448
Trekking, 1046
  competição, 1047
  cuidados com os pés, 1048
  equipamento, 1047
  largada, 1047
  lesões, 1047
  percurso, 1047
  regras, 1047
Trendelenburg
  teste de, 154*f*
Triatlo
  lesões específicas no, 975-977
    aspectos, 975
      fisiológicos, 975
      musculoesqueléticos, 975
    índice de lesões no, 975
    prevenção, 976
    tratamento, 976
Trocanter
  menor, 660
    avulsão do, 660
Tronco
  lesões no, 959
    na ginástica, 959
TSK (Escala de Cinesiofobia de Tampa/*Tampa Scale for Kinesiophobia*), 387
TSM (Treinamento Sensório-Motor)
  no esporte, 364
    em idosos, 369
    objetivos do, 369
    principais lesões, 366
    sugestões para, 368

U

UCLA (*University of California at Los Angeles*), 465
Úmero Distal
   fraturas do, 606-610
      anamnese, 606
      anatomia, 606
      exame, 606, 607
         de imagem, 607
         físico, 606
      mecanismo de trauma, 608
         avaliação clínica, 608
         classificação, 608
         tratamento, 608
            cirúrgico, 609
            conservador, 608
Úmero Proximal
   fraturas do, 566
      anatomia, 566
      avaliação clínica, 567
      classificação das, 568
      complicações, 573
         consolidação viciosa, 573
         necrose, 574
         ombro congelado, 573
         pseudoartrose, 574
      em duas partes, 569
         da tuberosidade, 569
            maior, 569
            menor, 569
         do colo, 569
            anatômico, 569
            cirúrgico, 569
      em três e quatro partes, 569
         complexas associadas a luxações, 570
      exames de imagem, 567
      inervação, 567
      lesões associadas, 567
      mecanismo de trauma, 567
      reabilitação pós-operatória, 573
      técnicas e implantes, 570
         artroplastias, 573
         fixação aberta com placas, 570
         fixação percutânea, 570
         hastes intramedulares, 571
         osteossíntese, 571
            com placas + enxertos, 571
            minimamente invasiva, 571
         redução fechada, 570
      tratamento, 568, 569
         cirúrgico, 569
         não cirúrgico, 568
      vascularização, 567
US (Ultrassonografia), 255-283
   condições patológicas, 266
      bursite, 267
         subacromial, 267
         subdeltóidea, 267
      rupturas, 267
      tendinose, 266
   considerações gerais, 255
      nomenclatura, 256
         conceitos básicos de, 256
      transdutores, 255
         de alta definição, 255
   no sistema musculoesquelético, 256
      aparência normal das estruturas, 257
         bursa, 261
         cápsula/sinóvia, 264
         cartilagem, 265
         cortical óssea, 265
         ligamentos, 260
         músculos, 257
         nervos periféricos, 265
         tendão, 258
      planejamento de corte, 256
      sinais de confiabilidade, 268
         nas rupturas, 268
            cotovelo, 273
            joelho, 277
            lesões da CLB, 270
            pé, 279
            punho, 276
            tornozelo, 279
UST (Ultrassom Terapêutico), 323-343
   aferição, 329
   agentes de acoplamento, 330
   A_{RE}, 329
   atenuação, 323
   calibração, 328
   contraindicações, 343
   efeitos terapêuticos, 335
   fase, 339, 340
      aguda, 339
      crônica, 340
      subaguda, 340
   fonoforese, 341
   frequência, 326
   intensidade, 324
   mecanismo de interação, 333
      cavitação, 333
      efeito térmico, 333
      força de radiação, 335
      microfluxo acústico, 335
   no estímulo à produção, 341
      de óxido nítrico, 341
   regime de pulso, 326
   sistema, 336, 338
      imune, 336
      osteoligamentar, 338
   tecido, 336, 337
      moles, 338
      muscular, 337
      ósseo, 336
   técnicas de aplicação, 332
      direta, 332
      por meios intermediários, 332
      subaquática, 332
   tempo de aplicação, 328

V

Valsalva
   teste de, 156
Valva Mitral
   prolapso da, 220
      e morte súbita, 220
Variação Genética
   entre os indivíduos, 45
      doenças complexas, 46
      estudos genéticos para, 46
      polimorfismos, 45
      importância clínica dos, 45
Variante(s) Genética(s)
   nas lesões, 45
   dos sistema musculoesquelético, 45-54
      em atletas, 45-54
Vascularização
   do lábio glenoidal, 116*f*
   do ombro, 115
Velocidade
   desempenho de, 200
      altura do salto vertical e, 200
      relação entre, 200
Vértebra
   cervical, 104*f*
   lombar, 104*f*
   torácica, 104*f*
Vetor (es)
   de distribuição, 40
   de genes, 40*q*
      dentro das células, 40*q*
      na terapia genética, 40
Visão
   percepção através da, 71
   e reações corporais, 71
Vitamina(s)
   A, 31
   C, 31
   D, 30
   E, 31
VO_2 máx. (Consumo Máximo de Oxigênio)
   teste de, 12
Voleibol
   lesões específicas no, 906-911
      como esporte de contato, 906
      versus lesões mais comuns, 906
      por fadiga, 910
      por sobrecarga, 910

W

Windsurfe
   lesões específicas no, 1069-1072
Wingate
   teste de, 12, 13*f*
      e teste de 250 metros, 13*f*
      comparação entre, 13*f*

Y

Yergason
   teste de, 122

Z

Zinco, 31
Zohlen
   sinal, 173
Zona Neutra
   definição de, 432